U0644139

第 11 版

斯莱森杰 - 福特伦
Sleisenger and Fordtran's
胃肠病学和肝病学
Gastrointestinal and Liver Disease
病理生理学、诊断、治疗和管理
Pathophysiology | Diagnosis | Management

下 卷

主编

MARK FELDMAN, MD
Chairman of Internal Medicine
Texas Health Presbyterian Hospital Dallas
Clinical Professor of Internal Medicine
University of Texas Southwestern Medical School
Dallas, Texas

LAWRENCE S. FRIEDMAN, MD
Professor of Medicine
Harvard Medical School
Professor of Medicine
Tufts University School of Medicine
Boston, Massachusetts
The Anton R. Fried, MD, Chair
Department of Medicine
Newton-Wellesley Hospital
Newton, Massachusetts
Assistant Chief of Medicine
Massachusetts General Hospital
Boston, Massachusetts

LAWRENCE J. BRANDT, MD
Professor of Medicine and Surgery
Albert Einstein College of Medicine
Emeritus Chief
Division of Gastroenterology
Montefiore Medical Center
Bronx, New York

副主编

RAYMOND T. CHUNG, MD
Director of Hepatology, Vice Chief, Gastroenterology
Division of Gastroenterology
Massachusetts General Hospital and Harvard Medical School
Associate Member, Broad Institute
Boston, Massachusetts

DAVID T. RUBIN, MD
Joseph B. Kirsner Professor of Medicine
Chief, Section of Gastroenterology, Hepatology, and Nutrition
Department of Medicine
University of Chicago
Chicago, Illinois

C. MEL WILCOX, MD, MSPH
Division of Gastroenterology and Hepatology
University of Alabama at Birmingham
Birmingham, Alabama

人民卫生出版社

·北 京·

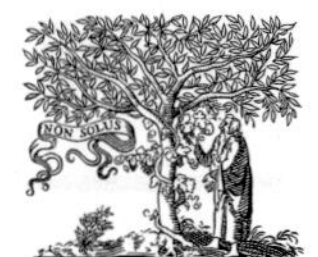

ELSEVIER
Elsevier (Singapore) Pte Ltd.
3 Killiney Road
#08-01Winsland House I
Singapore 239519
Tel: (65) 6349-0200
Fax: (65) 6733-1817

Sleisenger and Fordtran's Gastrointestinal and Liver Disease: Pathophysiology/Diagnosis/Management, 11/E

ISBN: 978-0-323-60962-3

This translation of Sleisenger and Fordtran's Gastrointestinal and Liver Disease: Pathophysiology/Diagnosis/Management, 11/E by Mark Feldman, Lawrence S. Friedman and Lawrence J. Brandt was undertaken by People's Medical Publishing House and is published by arrangement with Elsevier (Singapore) Pte Ltd.
Sleisenger and Fordtran's Gastrointestinal and Liver Disease: Pathophysiology/Diagnosis/Management, 11/E by Mark Feldman, Lawrence S. Friedman and Lawrence J. Brandt 由人民卫生出版社进行翻译,并根据人民卫生出版社与爱思唯尔(新加坡)私人有限公司的协议约定出版。

斯莱森杰-福特伦胃肠病学和肝病学:病理生理学、诊断、治疗和管理(第 11 版/下卷)(袁农、孙明瑜、李鹏、闫秀娥、鲁晓岚、王立主译)
ISBN: 978-7-117-37311-1

注　意

本译本由人民卫生出版社独立完成。相关从业及研究人员必须凭借其自身经验和知识对文中描述的信息数据、方法策略、搭配组合、实验操作进行评估和使用。由于医学科学发展迅速,临床诊断和给药剂量尤其需要经过独立验证。在法律允许的最大范围内,爱思唯尔、译文的原文作者、原文编辑及原文内容提供者均不对译文或因产品责任、疏忽或其他操作造成的人身及/或财产伤害及/或损失承担责任,亦不对由于使用文中提到的方法、产品、说明或思想而导致的人身及/或财产伤害及/或损失承担责任。

第 11 版

斯莱森杰 - 福特伦
Sleisenger and Fordtran's

胃肠病学和肝病学
Gastrointestinal and Liver Disease

病理生理学、诊断、治疗和管理
Pathophysiology | Diagnosis | Management

下 卷

主　编　Mark Feldman　Lawrence S. Friedman　Lawrence J. Brandt
副主编　Raymond T. Chung　David T. Rubin　C. Mel Wilcox
主　译　袁　农　孙明瑜　李　鹏　闫秀娥　鲁晓岚　王　立
主　审　张澍田　季　光　贾继东　黄永辉

人民卫生出版社
·北　京·

图书在版编目（CIP）数据

斯莱森杰-福特伦胃肠病学和肝病学：病理生理学、诊断、治疗和管理. 下卷 /（美）马克·费尔德曼（Mark Feldman），（美）劳伦斯·S. 弗里德曼（Lawrence S. Friedman），（美）劳伦斯·J. 布兰特（Lawrence J. Brandt）主编；袁农等主译. --北京：人民卫生出版社，2025. 1. --ISBN 978-7-117-37311-1

Ⅰ. R57

中国国家版本馆 CIP 数据核字第 2025C0T985 号

图字：01-2021-1476 号

斯莱森杰-福特伦
胃肠病学和肝病学：病理生理学、诊断、治疗和管理
Silaisenjie-Futelun
Weichangbingxue he Ganbingxue：Bingli
Shenglixue、Zhenduan、Zhiliao he Guanli
（下卷）

主　　译：袁　农　孙明瑜　李　鹏
闫秀娥　鲁晓岚　王　立
出版发行：人民卫生出版社（中继线 010-59780011）
地　　址：北京市朝阳区潘家园南里 19 号
邮　　编：100021
E - mail：pmph @ pmph. com
购书热线：010-59787592　010-59787584　010-65264830
印　　刷：人卫印务（北京）有限公司
经　　销：新华书店
开　　本：889×1194　1/16　　印张：67
字　　数：2843 千字
版　　次：2025 年 1 月第 1 版
印　　次：2025 年 2 月第 1 次印刷
标准书号：ISBN 978-7-117-37311-1
定　　价：750. 00 元
打击盗版举报电话：010 - 59787491　E - mail：WQ @ pmph. com
质量问题联系电话：010 - 59787234　E - mail：zhiliang @ pmph. com
数字融合服务电话：4001118166　E - mail：zengzhi @ pmph. com

主 编

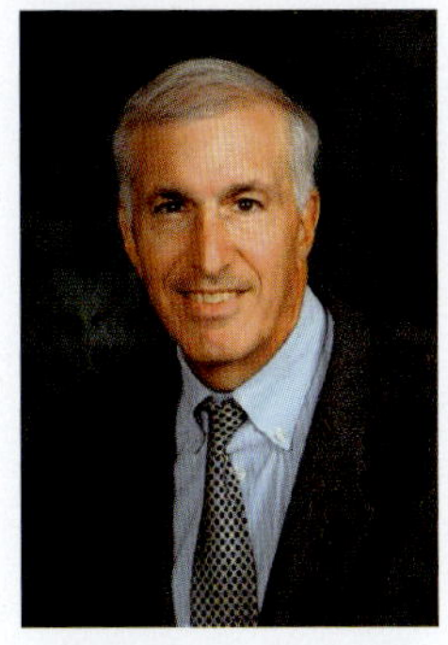

Mark Feldman, MD

第5~11版

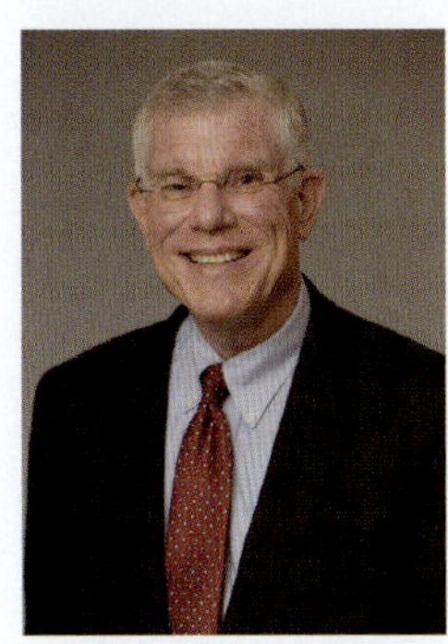

Lawrence S. Friedman, MD

第7~11版

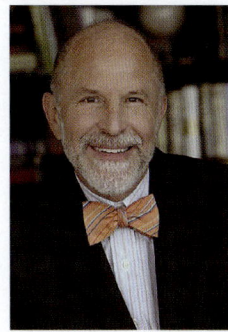

Lawrence J. Brandt, MD

第8~11版

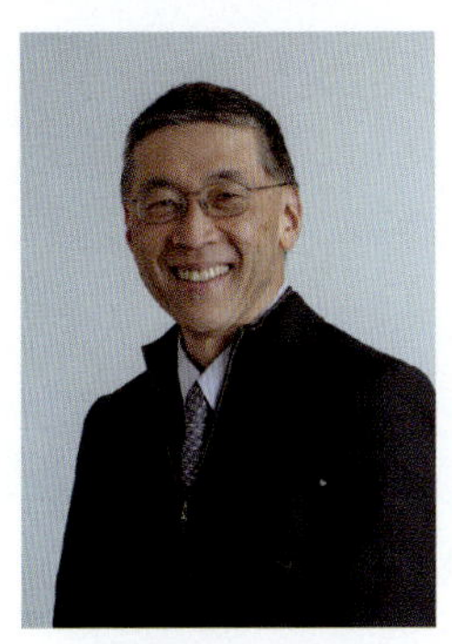

Raymond T. Chung, MD

第11版

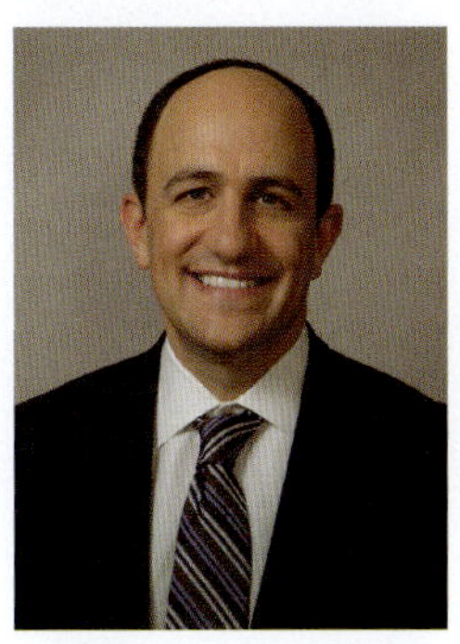

David T. Rubin, MD

第11版

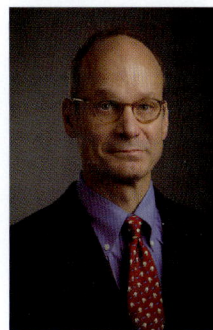

C. Mel Wilcox, MD

第11版

Marvin H. Sleisenger, MD

第1~7版

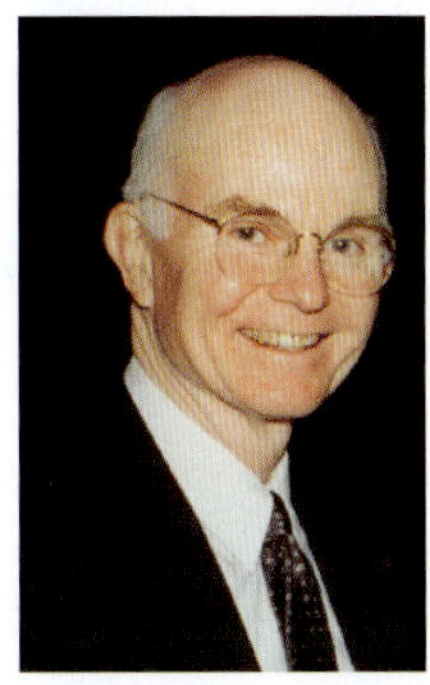

John S. Fordtran, MD

第1~5版

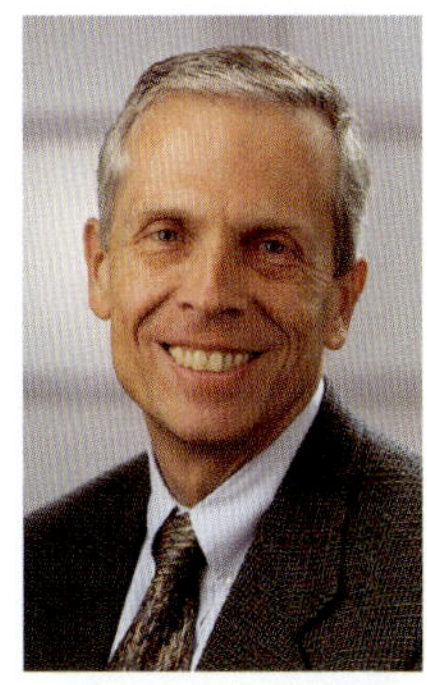

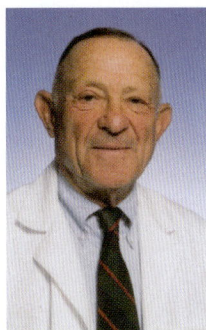

Bruce F. Scharschmidt, MD

第5和6版

主译和主审

主　　译

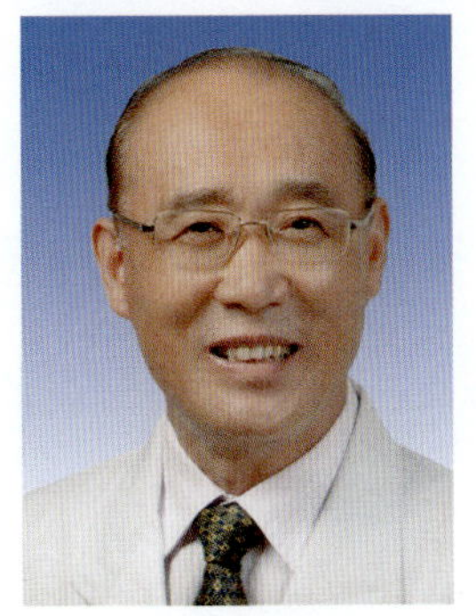
袁　农

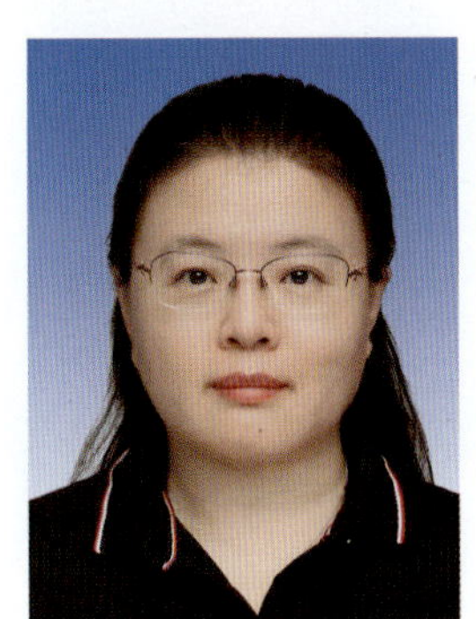
孙明瑜

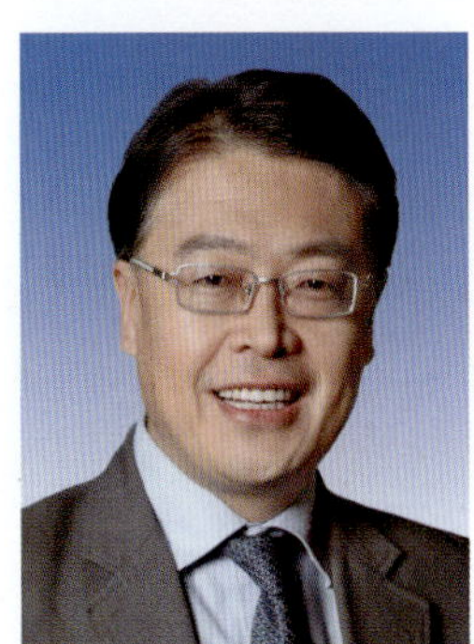
李　鹏

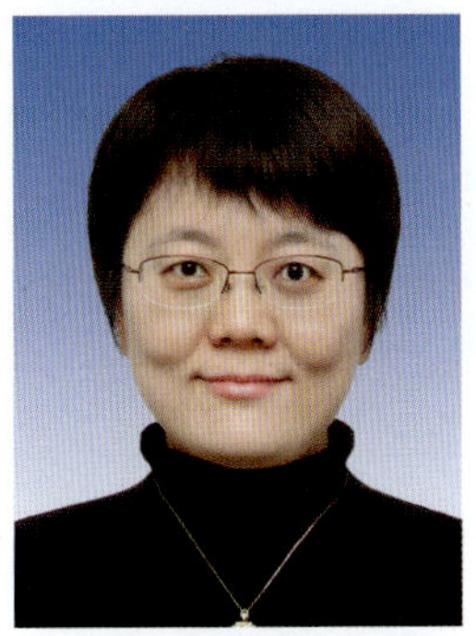
闫秀娥

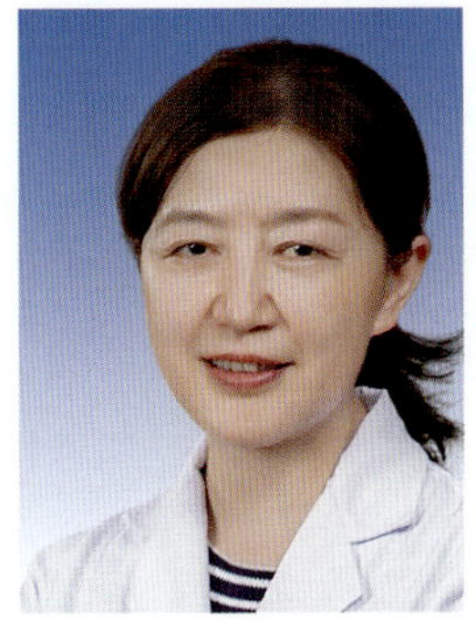
鲁晓岚

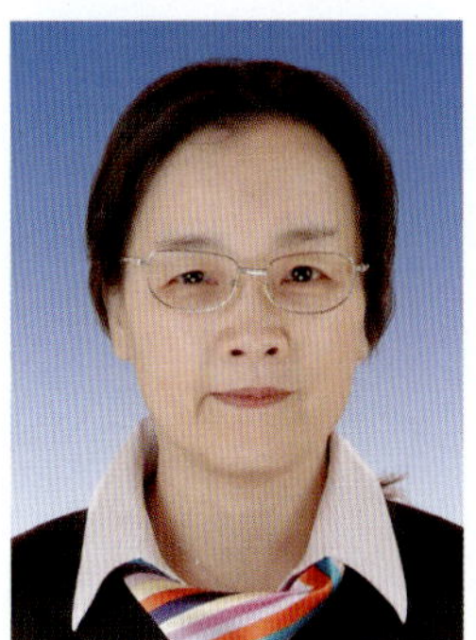
王　立

主　　审

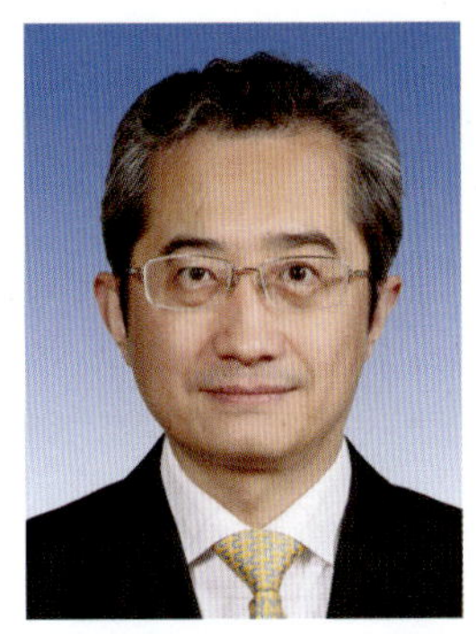
张澍田

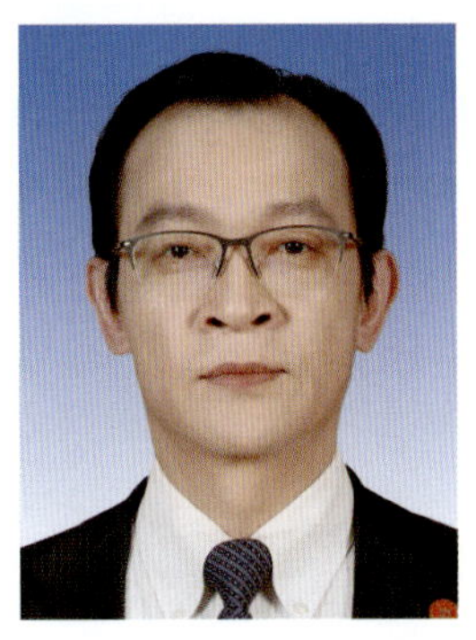
季　光

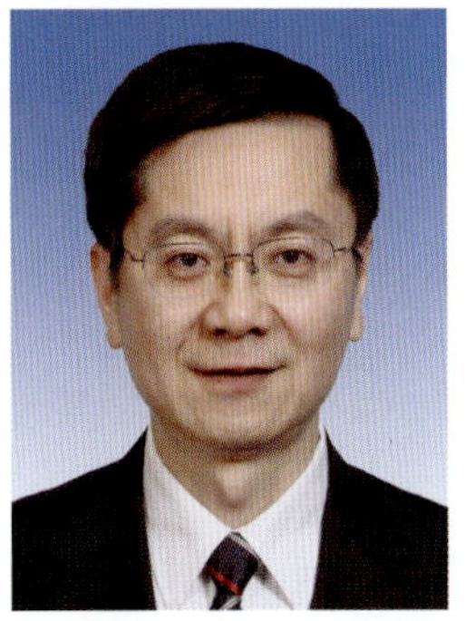
贾继东

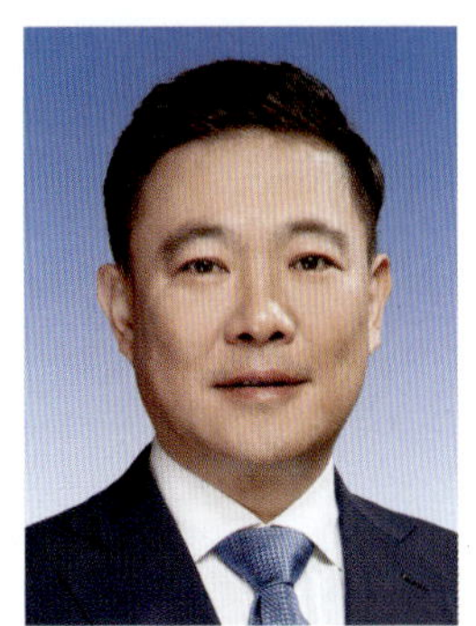
黄永辉

译者名单

主　译　袁　农　孙明瑜　李　鹏　闫秀娥　鲁晓岚　王　立

主　审　张澍田　首都医科大学附属北京友谊医院
季　光　上海中医药大学
贾继东　首都医科大学附属北京友谊医院
黄永辉　北京大学第三医院

译　者（以姓氏笔画为序）

王　立	重庆医科大学附属第一医院	消化科	主任医师
王　萍	陕西省人民医院	消化科	主任医师
王迎春	北京大学第三医院	消化科	副主任医师
王欣欣	首都医科大学附属北京佑安医院	病理科	主任医师、副教授
王俊雄	首都医科大学附属北京友谊医院	消化分中心	副主任医师
叶　蔚	浙江中医药大学附属杭州市中医院	脾胃病科	主任医师、教授
刘　军	陕西省人民医院	儿科	主任医师
刘　晖	首都医科大学附属北京佑安医院	病理科	主任医师
刘文正	北京大学第三医院	消化科	主治医师
闫秀娥	北京大学第三医院	消化科	主任医师、副教授
汤善宏	中国人民解放军西部战区总医院	消化科	副主任医师、副教授
祁兴顺	中国人民解放军北部战区总医院	消化科	副主任医师
孙明瑜	上海中医药大学附属曙光医院	肝病研究所	主任医师、教授
李　鹏	首都医科大学附属北京友谊医院	消化分中心	主任医师、教授
张　烁	浙江中医药大学附属第二医院	消化科	主任医师、教授
张　莉	西安交通大学第二附属医院	消化科	副主任医师、讲师
陈立刚	厦门大学附属中山医院	消化科	主任医师、副教授
郑　炜	北京大学第三医院	消化科	主治医师
胡伟玲	浙江大学医学院附属邵逸夫医院	消化科	主任医师
施海韵	首都医科大学附属北京友谊医院	消化分中心	副主任医师
袁　农	上海中医药大学附属曙光医院	肝病研究所	主任医师、教授
郭晓燕	西安交通大学第二附属医院	消化科	主任医师、教授
郭雪艳	陕西省人民医院	消化科	副主任医师
韩跃华	浙江大学医学院第二附属医院	消化科	主任医师
程　芮	首都医科大学附属北京友谊医院	消化分中心	副主任医师
程　妍	西安交通大学第二附属医院	消化科	副主任医师、副教授
鲁晓岚	上海复旦大学附属浦东医院	消化科	主任医师、教授
曾翔俊	首都医科大学	病理生理教研室	教授
谢　咚	上海中医药大学附属曙光医院	肝病研究所	博士后

学术秘书　程　芮　谢　咚

编者名单

Nezam H. Afdhal, MD, DSc
Senior Physician in Hepatology
Department of Gastroenterology
Beth Israel Deaconess Medical Center
Boston, Massachusetts, United States

Rakesh Aggarwal, MD, DM
Director
Jawaharlal Institute of Postgraduate Medical Education and Research
Puducherry, India

Taymeyah Al-Toubah, MPH
Gastroenterology and Oncology
H. Lee Moffitt Cancer Center
Tampa, Florida, United States

Jaime Almandoz, MD
Assistant Professor
Department of Internal Medicine, Division of Endocrinology
University of Texas Southwestern
Dallas, Texas, United States

Ashwin N. Ananthakrishnan, MD, MPH
Associate Professor of Medicine
Harvard Medical School
Division of Gastroenterology
Massachusetts General Hospital
Boston, Massachusetts, United States

Karin L. Andersson, MD, MPH
Assistant Professor of Medicine
Harvard Medical School
Hepatologist
Division of Gastroenterology
Massachusetts General Hospital
Boston, Massachusetts, United States

Farshid Araghizadeh, MD, MBA
Colon and Rectal Surgeon
Texas Digestive Disease Consultants (TDDC) and The GI Alliance (TGIA)
Dallas–Fort Worth, Texas, United States

Louis J. Aronne, MD
Sanford I. Weill Professor of Metabolic Research
Department of Medicine
Weill Cornell Medicine
New York, New York, United States

Fernando Azpiroz, MD, PhD
Chief
Department of Gastroenterology
University Hospital Vall d'Hebron
Professor of Medicine
Universitat Autònoma de Barcelona
Barcelona, Spain

Bruce R. Bacon, MD
Professor of Internal Medicine
Division of Gastroenterology and Hepatology
Saint Louis University School of Medicine
St. Louis, Missouri, United States

William F. Balistreri, MD
Director, Pediatric Liver Care Center
Gastroenterology, Hepatology, and Nutrition
Cincinnati Children's Hospital Medical Center
Cincinnati, Ohio, United States

Todd H. Baron, MD
Professor of Medicine
Division of Gastroenterology and Hepatology
University of North Carolina
Chapel Hill, North Carolina, United States

Bradley A. Barth, MD, MPH
Professor
Department of Pediatrics
University of Texas Southwestern
Dallas, Texas, United States

Lee M. Bass, MD
Associate Professor of Pediatrics
Gastroenterology, Hepatology, and Nutrition
Ann and Robert H. Lurie Children's Hospital of Chicago
Northwestern University Feinberg School of Medicine
Chicago, Illinois, United States

Alex S. Befeler, MD
Professor of Internal Medicine
Medical Director of Liver Transplantation
Department of Internal Medicine
Saint Louis University
St. Louis, Missouri, United States

Mark Benson, MD
Associate Professor of Medicine
Section of Gastroenterology and Hepatology
University of Wisconsin School of Medicine and Public Health
Madison, Wisconsin, United States

William Bernal, MD
Professor
Liver Intensive Therapy Unit
King's College Hospital
London, United Kingdom

Adil E. Bharucha, MBBS, MD
Professor of Medicine
Division of Gastroenterology and Hepatology
Mayo Clinic
Rochester, Minnesota, United States

Taft P. Bhuket, MD
Associate Clinical Professor of Medicine
Division of Gastroenterology
University of California, San Francisco
San Francisco, California
Chief of Gastroenterology and Hepatology
Director of Endoscopy
Alameda Health System
Oakland, California, United States

Yangzom D. Bhutia, DVM, PhD
Assistant Professor
Cell Biology and Biochemistry
Texas Tech University Health Sciences Center
Lubbock, Texas, United States

J. Andrew Bird, MD
Associate Professor
Pediatrics, Division of Allergy and Immunology
University of Texas Southwestern Medical Center
Director
Food Allergy Center
Children's Medical Center
Dallas, Texas, United States

Boris Blechacz, MD, PhD
Clinical Associate Professor of Internal Medicine
Gastroenterology and Hepatology
Palmetto Health—University of South Carolina
Columbia, South Carolina, United States

Diego V. Bohórquez, PhD
Assistant Professor
Departments of Medicine and Neurobiology
Duke University Medical Center
Durham, North Carolina, United States

Jan Bornschein, MD
Translational Gastroenterology Unit
John Radcliffe Hospital
Oxford University Hospitals
Oxford, United Kingdom

Christopher L. Bowlus, MD
Professor and Chief
Division of Gastroenterology and Hepatology
University of California Davis
Sacramento, California, United States

Lawrence J. Brandt, MD
Professor of Medicine and Surgery
Albert Einstein College of Medicine
Emeritus Chief
Division of Gastroenterology
Montefiore Medical Center
Bronx, New York, United States

Robert Scott Bresalier, MD
Professor of Medicine
Lydia and Birdie J Resoft Distinguished Professor in GI Oncology
Gastroenterology, Hepatology, and Nutrition
The University of Texas MD Anderson Cancer Center
Houston, Texas, United States

Simon J.H. Brookes, PhD
Professor
Human Physiology
College of Medicine, Flinders University
Adelaide, South Australia, Australia

Alan L. Buchman, MD, MSPH
Professor of Clinical Surgery
University of Illinois at Chicago
Medical Director
Intestinal Rehabilitation and Transplant Center
Chicago, Illinois, United States

Ezra Burstein, MD, PhD
Professor
Departments of Internal Medicine and Molecular Biology
UT Southwestern Medical Center
Dallas, Texas, United States

Andres F. Carrion, MD
Assistant Professor of Clinical Medicine
Program Director, Transplant Hepatology Fellowship
Division of Gastroenterology and Hepatology
University of Miami
Miami, Florida, United States

Scott Celinski, MD
Surgical Oncologist
Department of Surgery
Baylor University Medical Center
Dallas, Texas, United States

Francis K.L. Chan, MBChB(Hons), MD, DSc
Professor of Medicine
Department of Medicine and Therapeutics
Chinese University of Hong Kong
Hong Kong, China

Eugene B. Chang, MD
Martin Boyer Professor
Department of Medicine
University of Chicago
Chicago, Illinois, United States

Joseph G. Cheatham, MD
Associate Professor of Medicine
Department of Medicine
Uniformed Services University
Bethesda, Maryland
Program Director
Gastroenterology Fellowship
Naval Medical Center San Diego
San Diego, California, United States

Shivakumar Chitturi, MD
Associate Professor
Australian National University
Senior Staff Hepatologist
The Canberra Hospital
Australian Capital Territory, Australia

Daniel C. Chung, MD
Associate Professor of Medicine
Harvard Medical School
Division of Gastroenterology
Massachusetts General Hospital
Medical Co-Director
Center for Cancer Risk Analysis
Massachusetts General Hospital Cancer Center
Boston, Massachusetts, United States

Raymond T. Chung, MD
Director of Hepatology, Vice Chief, Gastroenterology
Division of Gastroenterology
Massachusetts General Hospital and Harvard Medical School
Associate Member, Broad Institute
Boston, Massachusetts, United States

Marcello Costa, MD
Matthew Flinders Distinguished Professor and Professor of Neurophysiology
Physiology
Flinders University
Adelaide, South Australia, Australia

Thomas G. Cotter, MD
Gastroenterology Fellow
Section of Gastroenterology, Hepatology, and Nutrition
University of Chicago Medicine
Chicago, Illinois, United States

Albert J. Czaja, MD
Professor Emeritus of Medicine
Gastroenterology and Hepatology
Mayo Clinic College of Medicine and Science
Rochester, Minnesota, United States

Brian G. Czito, MD
Professor
Radiation Oncology
Duke University Medical Center
Durham, North Carolina, United States

Paul A. Dawson, PhD
Professor
Pediatrics— Gastroenterology, Hepatology, and Nutrition
Emory University
Atlanta, Georgia, United States

Gregory de Prisco, MD
Diagnostic Radiologist
Department of Radiology
Baylor University Medical Center
Director of Medical Education
American Radiology Associates
Dallas, Texas, United States

Jill K. Deutsch, MD
Clinical Fellow
Department of Internal Medicine
Section of Digestive Diseases
Yale New Haven Hospital—Yale University School of Medicine
New Haven, Connecticut, United States

Kenneth R. DeVault, MD
Professor of Medicine
Mayo Clinic College of Medicine
Jacksonville, Florida, United States

Adrian M. Di Bisceglie, MD
Professor of Internal Medicine
Department of Internal Medicine
Saint Louis University
St. Louis, Missouri, United States

John K. DiBaise, MD
Professor of Medicine
Division of Gastroenterology and Hepatology
Mayo Clinic
Scottsdale, Arizona, United States

Philip G. Dinning, PhD
Flinders Medical Centre
Human Physiology
Flinders University
Adelaide, South Australia, Australia

J. Marcus Downs, MD
Program Director
Colon and Rectal Surgery
Texas Health Resources
Clinical Professor of Surgery
Colon and Rectal Surgery
University of Texas Southwestern Medical School
Dallas, Texas, United States

Douglas A. Drossman, MD
Professor Emeritus of Medicine and Psychiatry
Division of Digestive Disease and Nutrition
University of North Carolina
President
Center for Education and Practice of Biopsychosocial Care
Chapel Hill, North Carolina
President
Drossman Gastroenterology PLLC
Durham, North Carolina, United States

Kerry B. Dunbar, MD, PhD
Section Chief, VA Gastroenterology Section
Department of Medicine–Gastroenterology and Hepatology
VA North Texas Healthcare System–Dallas VA Medical Center
Associate Professor of Medicine
Department of Medicine–Division of Gastroenterology and Hepatology
University of Texas Southwestern Medical School
Dallas, Texas, United States

John E. Eaton, MD
Assistant Professor of Medicine
Department of Internal Medicine
Division of Gastroenterology and Hepatology
Mayo Clinic
Rochester, Minnesota, United States

Steven A. Edmundowicz, MD
Professor of Medicine
Interim Director, Division of Gastroenterology and Hepatology
University of Colorado Anschutz Medical Campus
Aurora, Colorado, United States

David E. Elliott, MD, PhD
University of Iowa Carver College of Medicine
Department of Internal Medicine
Division of Gastroenterology and Hepatology
Iowa City VAHCS
Department of Internal Medicine
Veterans Administration Health Care System
Iowa City, Iowa, United States

B. Joseph Elmunzer, MD, MSc
Peter B. Cotton Professor of Medicine and Endoscopic Innovation
Division of Gastroenterology and Hepatology
Medical University of South Carolina, Charleston
Charleston, South Carolina, United States

Charles O. Elson, MD
Professor of Medicine and Microbiology
Basil I. Hirschowitz Chair in Gastroenterology
University of Alabama at Birmingham
Birmingham, Alabama, United States

Grace H. Elta, MD
Professor Emeritus
Formerly the H. Marvin Pollard Collegiate Professor
Division of Gastroenterology
University of Michigan
Ann Arbor, Michigan, United States

Michael B. Fallon, MD
Professor of Medicine
Gastroenterology, Hepatology, and Nutrition
University of Arizona
Chair
Department of Internal Medicine
University of Arizona—Phoenix
Phoenix, Arizona, United States

Geoffrey C. Farrell, MD
Professor, Hepatic Medicine
Australian National University
Senior Staff Hepatologist
The Canberra Hospital
Australian Capital Territory, Australia

Jordan J. Feld, MD, MPH
Associate Professor of Medicine
University of Toronto
Research Director
Toronto Centre for Liver Disease
Senior Scientist
Sandra Rotman Centre for Global Health
Toronto General Hospital
Toronto, Ontario, Canada

Mark Feldman, MD
Chairman of Internal Medicine
Texas Health Presbyterian Hospital Dallas
Clinical Professor of Internal Medicine
University of Texas Southwestern Medical School
Dallas, Texas, United States

Nielsen Q. Fernandez-Becker, MD
Clinical Associate Professor of Medicine
Division of Gastroenterology and Hepatology
Stanford University
Redwood City, California, United States

Paul Feuerstadt, MD
Attending Physician
Gastroenterology
Gastroenterology Center of Connecticut
Hamden, Connecticut
Assistant Clinical Professor of Medicine
Gastroenterology
Yale University School of Medicine
New Haven, Connecticut, United States

Peter Fickert, Prof
Division of Gastroenterology and Hepatology
Medical University of Graz
Graz, Austria

Robert E. Fleming, MD
Professor of Pediatrics
Saint Louis University School of Medicine
St. Louis, Missouri, United States

Alexander C. Ford, MBChB, MD
Professor of Gastroenterology and Honorary Consultant Gastroenterologist
Leeds Institute of Medical Research
St. James's University of Leeds
Leeds Gastroenterology Institute
Leeds Teaching Hospitals Trust
Leeds, West Yorkshire, United Kingdom

John S. Fordtran, MD
Internal Medicine, Division of Gastroenterology
Baylor University Medical Center
Dallas, Texas, United States

Chris E. Forsmark, MD
Professor and Chief
Division of Gastroenterology, Hepatology, and Nutrition
University of Florida
Gainesville, Florida, United States

Lawrence S. Friedman, MD
Professor of Medicine
Harvard Medical School
Professor of Medicine
Tufts University School of Medicine
Boston, Massachusetts
The Anton R. Fried, MD, Chair
Department of Medicine
Newton-Wellesley Hospital
Newton, Massachusetts
Assistant Chief of Medicine
Massachusetts General Hospital
Boston, Massachusetts, United States

Scott Fung, MD
Associate Professor
Department of Medicine
University of Toronto
Staff Hepatologist
University Health Network
Toronto General Hospital
Toronto, Ontario, Canada

Vadivel Ganapathy, PhD
Professor
Cell Biology and Biochemistry
Texas Tech University Health Sciences Center
Lubbock, Texas, United States

John J. Garber, MD
Instructor in Medicine
Harvard Medical School
Assistant in Medicine
Division of Gastroenterology
Massachusetts General Hospital
Boston, Massachusetts, United States

Praveen Ramakrishnan Geethakumari, MD, MS
Assistant Professor
Division of Medical Oncology
Department of Internal Medicine
University of Texas Southwestern Medical Center
Dallas, Texas, United States

Marc G. Ghany, MD, MHSc
Liver Diseases Branch
National Institute of Diabetes and Digestive and Kidney Diseases
National Institutes of Health
Bethesda, Maryland, United States

Pere Ginès, MD, PhD
Chairman
Liver Unit
Hospital Clinic Barcelona
Full Professor of Medicine
University of Barcelona
Principal Investigator
Institut d'Investigacions Biomediques August Pi i Sunyer (IDIBAPS)
Barcelona, Spain

Robert E. Glasgow, MD
Professor and Vice Chairman
Surgery
University of Utah
Salt Lake City, Utah, United States

Gregory J. Gores, MD
Executive Dean for Research, Professor of Medicine
Division of Gastroenterology and Hepatology
Mayo Clinic
Rochester, Minnesota, United States

Peter H.R. Green, MD
Phyllis and Ivan Seidenberg Professor of Medicine
Columbia University Medical Center
New York, New York, United States

David A. Greenwald, MD
Director of Clinical Gastroenterology and Endoscopy
Division of Gastroenterology
Mount Sinai Hospital
New York, New York, United States

C. Prakash Gyawali, MD, MRCP
Professor of Medicine
Division of Gastroenterology
Department of Medicine
Washington University in St. Louis
St. Louis, Missouri, United States

Hazem Hammad, MD
Assistant Professor of Medicine
Division of Gastroenterology and Hepatology
University of Colorado Anschutz Medical Campus
Aurora, Colorado, United States

Heinz F. Hammer, MD
Associate Professor of Medicine
Department of Internal Medicine
Medical University
Graz, Austria

Stephen A. Harrison, MD
Visiting Professor of Hepatology
Radcliffe Department of Medicine
University of Oxford
Oxford, United Kingdom

David J. Hass, MD
Associate Clinical Professor of Medicine
Division of Digestive Diseases
Yale University School of Medicine
New Haven, Connecticut, United States

David M. Hockenbery, MD
Member
Clinical Research
Fred Hutchinson Cancer Research Center
Professor of Medicine
Division of Gastroenterology
University of Washington
Seattle, Washington, United States

Christoph Högenauer, MD
Associate Professor of Medicine
Department of Internal Medicine
Medical University of Graz
Graz, Austria

Jacinta A. Holmes, MBBS, PhD
Division of Gastroenterology
Massachusetts General Hospital
Boston, Massachusetts, United States
Gastroenterology
St. Vincent's Hospital
University of Melbourne
Fitzroy, Victoria, Australia

Colin W. Howden, MD
Hyman Professor of Medicine
Division of Gastroenterology
University of Tennessee Health Science Center
Memphis, Tennessee, United States

Patrick A. Hughes, PhD
Centre for Nutrition and Gastrointestinal Diseases
Adelaide Medical School
University of Adelaide
South Australian Health and Medical Research Institute
Nutrition and Metabolism
Adelaide, South Australia, Australia

Sohail Z. Husain, MD
Professor of Pediatrics
Division of Gastroenterology, Hepatology, and Nutrition
Stanford University School of Medicine
Stanford, California, United States

Christopher D. Huston, MD
Professor
Medicine, Microbiology, and Molecular Genetics
University of Vermont College of Medicine
Attending Physician
Medicine and Infectious Diseases
Fletcher Allen Health Care
Burlington, Vermont, United States

M. Nedim Ince, MD
University of Iowa Carver College of Medicine
Iowa City, Iowa, United States
Department of Internal Medicine
Division of Gastroenterology and Hepatology
Iowa City VAHCS
Department of Internal Medicine
Veterans Administration Health Care System
Iowa City, Iowa, United States

Rachel B. Issaka, MD, MAS
Assistant Member
Clinical Research and Public Health Science Divisions
Fred Hutchinson Cancer Research Center
Assistant Professor
Department of Medicine, Division of Gastroenterology
University of Washington
Seattle, Washington, United States

Johanna C. Iturrino, MD
Assistant Professor of Medicine
Harvard Medical School
Beth Israel Deaconess Medical Center
Boston, Massachusetts, United States

Theodore W. James, MD
Fellow
Division of Gastroenterology
University of North Carolina
Chapel Hill, North Carolina, United States

Harry L.A. Janssen, MD, PhD
Professor of Medicine
Gastroenterology and Hepatology
University of Toronto
Toronto, Ontario, Canada

Dennis M. Jensen, MD
Professor of Medicine
Professor of Medicine–Gastrointestinal
David Geffen School of Medicine at UCLA
Staff Physician
Medicine-Gastrointestinal
VA Greater Los Angeles Healthcare System
Key Investigator
Director, Human Studies Core and Gastrointestinal Hemostasis Research Unit
CURE Digestive Diseases Research Center
Los Angeles, California, United States

Pamela J. Jensen, MD
Department of Pathology
Texas Health Presbyterian Hospital Dallas
Dallas, Texas, United States

D. Rohan Jeyarajah, MD
Chair of Surgery
Assistant Chair of Clinical Sciences
Head of Surgery
TCU and UNTHSC School of Medicine
Fort Worth, Texas
Director, Gastrointestinal Services
Methodist Richardson Medical Center
Director, HPB/UGI Fellowship
Associate Program Director, General Surgery Residency Program
Methodist Richardson Medical Center
Richardson, Texas, United States

Peter J. Kahrilas, MD
Gilbert H. Marquardt Professor of Medicine
Feinberg School of Medicine
Northwestern University
Gastroenterology and Hepatology
Northwestern Medicine
Chicago, Illinois, United States

Vishal Kaila, BS, MD
Resident
Internal Medicine
Texas Health Presbyterian
Dallas, Texas, United States

Patrick S. Kamath, MD
Professor of Medicine
Division of Gastroenterology and Hepatology
Consultant
Gastroenterology and Hepatology
Mayo Clinic College of Medicine and Science
Rochester, Minnesota, United States

Gilaad G. Kaplan, MD, MPH
Professor of Medicine
University of Calgary
Calgary, Alberta, Canada

Purna Kashyap, MBBS
Associate Professor of Medicine
Physiology and Biomedical Engineering
Mayo Clinic
Rochester, Minnesota, United States

Jennifer Katz, MD
Assistant Professor of Medicine
Division of Gastroenterology
Montefiore Medical Center
Bronx, New York, United States

David A. Katzka, MD
Professor of and Consultant in Medicine
Gastroenterology
Mayo Clinic
Rochester, Minnesota, United States

Debra K. Katzman, MD, FRCPC
Professor of Pediatrics
Department of Pediatrics
The Hospital for Sick Children and University of Toronto
Toronto, Ontario, Canada

Jonathan D. Kaunitz, MD
Professor of Medicine and Surgery
UCLA School of Medicine
Attending Gastroenterologist
West Los Angeles Veterans Affairs Medical Center
Los Angeles, California, United States

Laurie Keefer, PhD
Professor
Medicine and Psychiatry
Icahn School of Medicine at Mount Sinai
New York, New York, United States

Ciarán P. Kelly, MD
Professor of Medicine
Gastroenterology
Harvard Medical School
Fellowship Program Director
Gastroenterology
Beth Israel Deaconess Medical Center
Boston, Massachusetts, United States

Sahil Khanna, MBBS, MS
Associate Professor of Medicine
Gastroenterology and Hepatology
Mayo Clinic
Rochester, Minnesota, United States

Arthur Y. Kim, MD
Associate Professor of Medicine
Harvard Medical School
Division of Infectious Diseases
Massachusetts General Hospital
Boston, Massachusetts, United States

Kenneth L. Koch, MD
Professor of Medicine
Department of Medicine
Section on Gastroenterology and Hepatology
Wake Forest University School of Medicine
Winston-Salem, North Carolina, United States

Benjamin Kulow, MD
Colon and Rectal Surgeon
Saint Luke's Health System
Kansas City, Missouri, United States

Rekha B. Kumar, MD, MS
Assistant Professor of Medicine
Endocrinology, Diabetes, and Metabolism
Weill Cornell Medical College
Attending Physician
Endocrinology, Diabetes, and Metabolism
New York Presbyterian Hospital
New York, New York, United States

Vidhya Kunnathur, MD
Assistant Professor
Division of Digestive Diseases
University of Cincinnati
Cincinnati, Ohio, United States

Joann Kwah, MD
Assistant Professor of Medicine
Albert Einstein College of Medicine
Gastroenterology
Montefiore Medical Center
Bronx, New York, United States

Brian E. Lacy, MD, PhD
Senior Associate Consultant
Division of Gastroenterology
Mayo Clinic
Jacksonville, Florida, United States

Anne M. Larson, MD
Professor of Medicine
Division of Gastroenterology/Hepatology
University of Washington
Seattle, Washington, United States

James Y.W. Lau, MD
Professor of Surgery
Department of Surgery
The Chinese University of Hong Kong
Director
Endoscopy Centre
Prince of Wales Hospital
Hong Kong, China

Ryan Law, DO
Assistant Professor
Division of Gastroenterology
University of Michigan
Ann Arbor, Michigan, United States

Benjamin Lebwohl, MD, MS
Assistant Professor of Medicine and Epidemiology
Columbia University Medical Center
New York, New York, United States

Anthony J. Lembo, MD
Professor of Medicine
Department of Medicine
Beth Israel Deaconess Medical Center
Boston, Massachusetts, United States

Cynthia Levy, MD
Professor of Medicine
Division of Hepatology
University of Miami
Miami, Florida, United States

Blair Lewis, MD
Medical Director
Carnegie Hill Endoscopy
Clinical Professor of Medicine
Mount Sinai Medical Center
New York, New York, United States

James H. Lewis, MD
Professor of Medicine
Director of Hepatology
Division of Gastroenterology
Georgetown University Medical Center
Washington, DC, United States

Rodger A. Liddle, MD
Professor of Medicine
Department of Medicine
Duke University Medical Center
Durham, North Carolina, United States

Steven D. Lidofsky, MD, PhD
Professor of Medicine
University of Vermont
Director of Hepatology
University of Vermont Medical Center
Burlington, Vermont, United States

Keith D. Lindor, MD
Senior Advisor and Professor
Office of the University Provost
Arizona State University Medicine
Gastroenterology and Hepatology
Mayo Clinic Hospital
Phoenix, Arizona, United States

Mark E. Lowe, MD, PhD
Harvey R. Colton Professor of Pediatric Science and Vice Chair
Department of Pediatrics
Washington University School of Medicine
St. Louis, Missouri, United States

Cara L. Mack, MD
Professor of Pediatrics
University of Colorado School of Medicine
Children's Hospital Colorado
Aurora, Colorado, United States

Ryan D. Madanick, MD
Assistant Professor of Medicine
Division of Gastroenterology and Hepatology
University of North Carolina School of Medicine
Chapel Hill, North Carolina, United States

Willis C. Maddrey, MD
Special Assistant to the President
Professor of Internal Medicine
Arnold N. and Carol S. Ablon Professorship in Biomedical Science
Adelyn and Edmund M. Hoffman Distinguished Chair in Medical Science
University of Texas Southwestern Medical Center
Dallas, Texas, United States

Matthias Maiwald, MD, PhD
Senior Consultant in Microbiology
Department of Pathology and Laboratory Medicine
KK Women's and Children's Hospital, Singapore
Adjunct Associate Professor
Department of Microbiology and Immunology
Yong Loo Lin School of Medicine
National University of Singapore
Adjunct Associate Professor
Duke-NUS Graduate Medical School
Singapore, Singapore

Lawrence A. Mark, MD, PhD
Associate Professor of Clinical Dermatology
Department of Dermatology
Indiana University School of Medicine
Indianapolis, Indiana, United States

Paul Martin, MD, FRCP, FRCPI
Chief, Division of Gastroenterology and Hepatology
University of Miami
Miami, Florida, United States

Ricard Masia, MD, PhD
Associate Director, Translational Pathology
Surface Oncology
Cambridge, Massachusetts, United States

Joel B. Mason, MD
Professor of Medicine and Nutrition
Divisions of Gastroenterology and Clinical Nutrition
Tufts University
Director
Vitamins and Carcinogenesis Laboratory
USDA Human Nutrition Research Center at Tufts University
Boston, Massachusetts, United States

Jeffrey B. Matthews, MD
Dallas B. Phemister Professor and Chairman
Department of Surgery
The University of Chicago Medicine
Chicago, Illinois, United States

Craig J. McClain, MD
Professor of Medicine and Pharmacology and Toxicology
Vice President for Health Affairs and Research
University of Louisville
Director
Gastroenterology
Robley Rex VA Medical Center
Louisville, Kentucky, United States

Stephen A. McClave, MD
Professor and Director of Clinical Nutrition
Department of Medicine
University of Louisville School of Medicine
Louisville, Kentucky, United States

Shilpa Mehra, MD
Assistant Professor of Medicine
Department of Medicine
Division of Gastroenterology
Albert Einstein College of Medicine
Bronx, New York, United States

Megha S. Mehta, MD
Assistant Professor of Pediatrics
University of Texas Southwestern Medical Center
Dallas, Texas, United States

Shivang S. Mehta, MD
Pediatric Gastroenterology Fellow
Department of Pediatric Gastroenterology
University of Texas Southwestern Medical Center
Dallas, Texas, United States

Joanna M.P. Melia, MD
Assistant Professor of Medicine
Johns Hopkins University School of Medicine
Baltimore, Maryland, United States

Frederick H. Millham, MD, MBA
Chair, Surgery
South Shore Hospital
Weymouth, Massachusetts
Associate Professor of Surgery (Part Time)
Harvard Medical School
Boston, Massachusetts, United States

Ginat W. Mirowski, DMD, MD
Adjunct Clinical Professor
Department of Oral Pathology, Medicine, and Radiology
Indiana University School of Dentistry
Professor of Clinical Dermatology (Clinical Track)
Department of Dermatology
Indiana University School of Medicine
Indianapolis, Indiana, United States

Joseph Misdraji, MD
Associate Professor of Pathology
Harvard Medical School
Associate Pathologist
Massachusetts General Hospital
Boston, Massachusetts, United States

Daniel S. Mishkin, MD, CM
Chief of Gastroenterology
Atrius Health
Boston, Massachusetts, United States

Bijal Modi, MD
Department of Internal Medicine
Division of Hematology and Oncology
Texas Health Presbyterian Hospital Dallas
Dallas, Texas, United States

John Magaña Morton, MD, MPH, MHA
Vice Chair for Quality
Department of Surgery
Chief
Bariatric and Minimally Invasive Surgery
Yale School of Medicine
Department of Surgery
New Haven, Connecticut, United States

William Conan Mustain, MD
Assistant Professor of Surgery
Division of Colon and Rectal Surgery
University of Arkansas for Medical Sciences
Little Rock, Arkansas, United States

Filipe Gaio Nery, MD
Physician
Departamento de Anestesiologia, Cuidados Intensivos e Emergência
Centro Hospitalar do Porto–Hospital Santo António, Porto
Researcher, EPIUnit
Instituto de Saúde Pública, Universidade do Porto, Porto
Researcher, Ciências Médicas
Instituto de Ciências Biomédicas de Abel Salazar
Porto, Portugal

Siew C. Ng, MBBS (Lond), PhD (Lond)
Professor of Medicine
Department of Medicine and Therapeutics
State Key Laboratory of Digestive Disease
LKS Institute of Health Science
The Chinese University of Hong Kong
Hong Kong, China

Mark L. Norris, BSc (Hon), MD
Associate Professor of Pediatrics
Pediatrics
Children's Hospital of Eastern Ontario
University of Ottawa
Ottawa, Ontario, Canada

John O'Grady, MD, FRCPI
Professor
Institute of Liver Studies
King's College Hospital
London, United Kingdom

Manisha Palta, MD
Associate Professor
Radiation Oncology
Duke University
Durham, North Carolina, United States

Stephen J. Pandol, MD
Professor
Medicine
Cedars-Sinai Medical Center
Los Angeles, California, United States

John E. Pandolfino, MD, MSCI
Hans Popper Professor of Medicine
Feinberg School of Medicine
Northwestern University
Division Chief
Gastroenterology and Hepatology
Northwestern Medicine
Chicago, Illinois, United States

Darrell S. Pardi, MD, MS
Vice Chair
Division of Gastroenterology and Hepatology
Associate Dean
Mayo School of Graduate Medical Education
Mayo Clinic
Rochester, Minnesota, United States

Michelle Pearlman, MD
Professor of Medicine
Department of Internal Medicine, Division of Digestive and Liver Diseases
University of Texas Southwestern
Dallas, Texas, United States

Vyjeyanthi S. Periyakoil, MD
Director, Palliative Care Education and Training
Department of Medicine
Stanford University School of Medicine
Stanford, California, United States

Patrick R. Pfau, MD
Professor, Chief of Clinical Gastroenterology
Section of Gastroenterology and Hepatology
University of Wisconsin School of Medicine and Public Health
Madison, Wisconsin, United States

Angela K. Pham, MD
Clinical Assistant Professor
Gastroenterology, Hepatology, and Nutrition
University of Florida
Gainesville, Florida, United States

Kimberly L. Pham, MD
St. George's University Grenada
West Indies, Grenada

Daniel S. Pratt, MD
Clinical Director, Liver Transplantation
Division of Gastroenterology
Massachusetts General Hospital
Assistant Professor of Medicine
Harvard Medical School
Boston, Massachusetts, United States

David O. Prichard, MB, BCh, PhD
Gastroenterologist
Gastroenterology and Hepatology
Mayo Clinic
Rochester, Minnesota

Michael Quante, PD, Dr
Technische Universität München
II Medizinische Klinik
Klinikum rechts der Isar
München, Germany

Eamonn M.M. Quigley, MD
Professor of Medicine and Chief, Gastroenterology and Hepatology
David M. and Lynda K. Underwood Center for Digestive Disorders
Houston Methodist Hospital
Weill Cornell Medical College
Houston, Texas, United States

Balakrishnan S. Ramakrishna, MBBS, MD, DM, PhD
Head
Institute of Gastroenterology
SRM Institutes for Medical Science
Chennai, Tamil Nadu, India

Mrinalini C. Rao, PhD
Professor
Department of Physiology and Biophysics
University of Illinois at Chicago
Chicago, Illinois, United States

Satish S.C. Rao, MD, PhD
Professor of Medicine
Harold J. Harrison, MD, Distinguished University Chair in Gastroenterology
Medicine-Gastroenterology/Hepatology
Augusta University
Augusta, Georgia, United States

Christopher K. Rayner, MBBS, PhD
Professor
Adelaide Medical School
University of Adelaide
Consultant Gastroenterologist
Department of Gastroenterology and Hepatology
Royal Adelaide Hospital
Adelaide, South Australia, Australia

Ahsan Raza, MD
General and Colorectal Surgery
Rapides Surgical Specialists
Alexandria, Louisiana, United States

Miguel D. Regueiro, MD
Chair and Professor of Medicine
Department of Gastroenterology and Hepatology
Cleveland Clinic, Digestive Disease and Surgery Institute
Cleveland, Ohio, United States

John F. Reinus, MD
Professor of Medicine
Department of Medicine
Albert Einstein College of Medicine
Medical Director of Liver Transplantation
Montefiore-Einstein Center for Transplantation
Montefiore Medical Center
Bronx, New York, United States

David A. Relman, MD
Thomas C. and Joan M. Merigan Professor
Departments of Medicine and Microbiology and Immunology
Stanford University
Stanford, California
Chief of Infectious Diseases
Veterans Affairs Palo Alto Health Care System
Palo Alto, California, United States

Arvind Rengarajan, MD
Barnes-Jewish Hospital
Department of Internal Medicine
Washington University in St. Louis
St. Louis, Missouri, United States

Joel E. Richter, MD
Professor and Director
Division of Digestive Diseases and Nutrition
University of South Florida
Director
Joy McCann Culverhouse Center for Swallowing Disorders
University of South Florida
Tampa, Florida, United States

Sumera H. Rizvi, MD
Assistant Professor of Medicine
Division of Gastroenterology and Hepatology
Mayo Clinic
Rochester, Minnesota, United States

Syed Mujtaba Rizvi, MD
Assistant Professor
Division of Medical Oncology
Department of Internal Medicine
UT Southwestern Medical Center
Dallas, Texas, United States

Eve A. Roberts, MD, PhD
Adjunct Professor
Pediatrics, Medicine, and Pharmacology and Toxicology
University of Toronto
Adjunct Scientist
Genetics and Genome Biology Program
Hospital for Sick Children Research Institute
Associate
Division of Gastroenterology, Hepatology, and Nutrition
The Hospital for Sick Children
Toronto, Ontario, Canada
Associate Fellow
History of Science and Technology Program
University of King's College
Halifax, Nova Scotia, Canada

Martin D. Rosenthal, MD
Assistant Professor
Surgery
University of Florida
Gainesville, Florida, United States

Marc E. Rothenberg, MD, PhD
Professor of Pediatrics
Cincinnati Children's Hospital Medical Center
Cincinnati, Ohio, United States

Jayanta Roy-Chowdhury, MBBS
Professor
Departments of Medicine and Genetics
Director, Genetic Engineering and Gene Therapy Core Facility
Albert Einstein College of Medicine
New York, New York, United States

Namita Roy-Chowdhury, PhD
Professor
Departments of Medicine and Genetics
Albert Einstein College of Medicine
New York, New York, United States

David T. Rubin, MD
Joseph B. Kirsner Professor of Medicine
Chief, Section of Gastroenterology, Hepatology, and Nutrition
Department of Medicine
University of Chicago
Chicago, Illinois, United States

Jayashree Sarathy, PhD
Associate Professor
Department of Biological Sciences
Program Director of Master of Science in Integrative Physiology
Benedictine University
Lisle, Illinois
Visiting Research Professor
Department of Physiology and Biophysics
University of Illinois at Chicago
Chicago, Illinois, United States

George S. Sarosi Jr., MD
Robert H. Hux MD Professor and Vice Chairman for Education
Department of Surgery
University of Florida College of Medicine
Staff Surgeon
Surgical Service
NF/SG VAMC
Gainesville, Florida, United States

Thomas J. Savides, MD
Professor of Clinical Medicine
Division of Gastroenterology
University of California San Diego
La Jolla, California, United States

Lawrence R. Schiller, MD
Attending Physician
Gastroenterology Division
Baylor University Medical Center
Dallas, Texas, United States

Mitchell L. Schubert, MD
Professor of Medicine and Physiology
Virginia Commonwealth University Health System
Chief, Division of Gastroenterology, Hepatology, and Nutrition
McGuire Veterans Affairs Medical Center
Richmond, Virginia, United States

Cynthia L. Sears, MD
Professor of Medicine and Oncology
Johns Hopkins University School of Medicine
Baltimore, Maryland, United States

Joseph H. Sellin, MD
Professor Emeritus
Division of Gastroenterology
Baylor College of Medicine
Chief of Gastroenterology
Ben Taub General Hospital
Houston, Texas, United States

M. Gaith Semrin, MD, MBBS
Associate Professor
Pediatric Gastroenterology and Nutrition
UT Southwestern Medical Center
Children Medical Center Dallas
Dallas, Texas, United States

Vijay H. Shah, MD
Professor
Medicine, Physiology, and Cancer Cell Biology
Chair
Division of Gastroenterology and Hepatology
Associate Chair of Research Medicine
Mayo Clinic College of Medicine and Science
Rochester, Minnesota, United States

G. Thomas Shires, MD
John P. Thompson Chair
Surgical Services
Texas Health Presbyterian Hospital Dallas
Dallas, Texas, United States

Maria H. Sjogren, MD, MPH
Senior Hepatologist
Department of Medicine
Walter Reed National Medical Center
Bethesda, Maryland, United States

Phillip D. Smith, MD
Professor of Medicine and Microbiology
University of Alabama at Birmingham
Birmingham, Alabama, United States

Elsa Solà, MD, PhD
Liver Unit
Hospital Clinic
Associate Professor
University of Barcelona
Researcher
Institut d'Investigacions Biomediques August Pi i Sunyer (IDIBAPS)
Barcelona, Spain

Rhonda F. Souza, MD
Co-Director, Center for Esophageal Diseases
Department of Medicine
Baylor University Medical Center
Co-Director, Center for Esophageal Research
Baylor Scott and White Research Institute
Dallas, Texas, United States

Cedric W. Spak, MD, MPH
Clinical Assistant Professor
Infectious Diseases
Baylor University Medical Center
Staff Physician
Infectious Diseases
Texas Centers for Infectious Disease Associates
Dallas, Texas, United States

Stuart Jon Spechler, MD
Chief, Division of Gastroenterology
Co-Director, Center for Esophageal Research
Department of Medicine
Baylor University Medical Center at Dallas
Co-Director, Center for Esophageal Research
Baylor Scott and White Research Institute
Dallas, Texas, United States

James E. Squires, MD, MS
Assistant Professor
Department of Pediatrics
UPMC Children's Hospital of Pittsburgh
Pittsburgh, Pennsylvania, United States

Neil H. Stollman, MD
Associate Clinical Professor
Department of Medicine, Division of Gastroenterology
University of California San Francisco
San Francisco, California
Chief
Division of Gastroenterology
Alta Bates Summit Medical Center
Oakland, California, United States

Sarah E. Streett, MD
Clinical Associate Professor
Director IBD Education
Division of Gastroenterology and Hepatology
Stanford University
Redwood City, California, United States

Jonathan R. Strosberg, MD
Associate Professor
Gastrointestinal Oncology
Moffitt Cancer Center
Tampa, Florida, United States

Frederick J. Suchy, MD
Children's Hospital Colorado
Professor of Pediatrics and Associate Dean for Child Health Research
Pediatrics
University of Colorado School of Medicine
Aurora, Colorado, United States

Aravind Sugumar, MD
Instructor
Gastroenterology and Hepatology
Cleveland Clinic Foundation
Cleveland, Ohio, United States

Shelby Sullivan, MD
Associate Professor of Medicine
Director, Gastroenterology Metabolic and Bariatric Program
Division of Gastroenterology and Hepatology
University of Colorado Anschutz Medical Campus
Aurora, Colorado, United States

Gyongyi Szabo, MD, PhD
Mitchell T. Rabkin, MD Chair
Chief Academic Officer
Beth Israel Deaconess Medical Center and Beth Israel Lahey Health
Faculty Dean for Academic Affairs
Harvard Medical School
Boston, Massachusetts, United States

Jan Tack, MD, PhD
Head, Division of Gastroenterology and Hepatology
Leuven University Hospitals
Professor of Medicine
Translational Research Center for Gastrointestinal Disorders (TARGID)
Department of Clinical and Experimental Medicine
University of Leuven
Leuven, Belgium

Nicholas J. Talley, MD, PhD
Distinguished Laureate Professor
Faculty of Health and Medicine
University of Newcastle, Australia
Newcastle, New South Wales, Australia

Jarred P. Tanksley, MD, PhD
Resident
Radiation Oncology
Duke University
Durham, North Carolina, United States

Narci C. Teoh, MD
Professor of Medicine
Australian National University
Senior Staff Hepatologist
The Canberra Hospital
Australian Capital Territory, Australia

Dawn M. Torres, MD
Program Director GI Fellowship
Department of Medicine
Walter Reed National Military Medical Center
Associate Professor of Medicine
Department of Medicine
Uniformed Services University of the Health Sciences
Bethesda, Maryland, United States

Kiran Turaga, MD, MPH
Associate Professor
Department of Surgery
The University of Chicago
Chicago, Illinois, United States

Richard H. Turnage, MD
Executive Associate Dean for Clinical Affairs
Professor of Surgery
University of Arkansas for Medical Sciences Medical Center
University of Arkansas for Medical Sciences
Little Rock, Arkansas, United States

Michael F. Vaezi, MD, PhD, MS
Professor of Medicine and Otolaryngology
Division of Gastroenterology and Hepatology
Vanderbilt University
Director
Center for Swallowing and Esophageal Disorders
Vanderbilt University Medical Center
Director
Clinical Research
Vanderbilt University Medical Center
Nashville, Tennessee, United States

Dominique Charles Valla, MD
Professor of Hepatology
Liver Unit
Hôpital Beaujon, APHP, Clichy-la-Garenne
France
CRI, UMR1149
Inserm and Université de Paris
Paris, France

John J. Vargo II, MD, MPH
Associate Professor of Medicine
Gastroenterology and Hepatology
Cleveland Clinic
Cleveland, Ohio, United States

Santhi Swaroop Vege, MD
Professor of Medicine and Director Pancreas Group
Gastroenterology and Hepatology
Mayo Clinic
Rochester, Minnesota, United States

Axel von Herbay, MD
Professor of Pathology
Faculty of Medicine
University of Heidelberg
Heidelberg Hans Pathologie
Hamburg, Germany

Margaret von Mehren, MD
Professor
Department of Hematology/Oncology
Fox Chase Cancer Center
Philadelphia, Pennsylvania, United States

David Q.-H. Wang, MD, PhD
Professor of Medicine
Departments of Medicine and Genetics
Director, Molecular Biology and Next Generation Technology Core
Marion Bessin Liver Research Center
Albert Einstein College of Medicine
Bronx, New York, United States

Sachin Wani, MD
Associate Professor of Medicine
Division of Gastroenterology and Hepatology
University of Colorado Anschutz Medical Campus
Aurora, Colorado, United States

Frederick Weber, MD
Clinical Professor
Division of Gastroenterology and Hepatology
University of Alabama Birmingham
Birmingham, Alabama, United States

Barry K. Wershil, MD
Professor
Pediatrics
Northwestern University Feinberg School of Medicine
Chief, Division of Gastroenterology, Hepatology, and Nutrition
Pediatrics
Ann & Robert H. Lurie Children's Hospital of Chicago
Chicago, Illinois, United States

David C. Whitcomb, MD, PhD
Professor
Medicine, Cell Biology and Molecular Physiology, and Human Genetics
University of Pittsburgh and UPMC
Pittsburgh, Pennsylvania, United States

C. Mel Wilcox, MD, MSPH
Division of Gastroenterology and Hepatology
University of Alabama at Birmingham
Birmingham, Alabama, United States

Christopher G. Willett, MD
Professor and Chairman
Radiation Oncology
Duke University
Durham, North Carolina, United States

Joseph C. Yarze, MD
Assistant Professor of Medicine
Harvard Medical School
Associate Physician
Division of Gastroenterology
Massachusetts General Hospital
Boston, Massachusetts, United States

Anahit A. Zeynalyan, MD
Resident
Internal Medicine
Baylor University Medical Center
Dallas, Texas, United States

中文版序言（一）

《斯莱森杰-福特伦胃肠病学和肝病学：病理生理学、诊断、治疗和管理》（第 11 版）是最权威的消化领域专著之一，涵盖胃肠病学、肝病学相关病理生理学、诊断、治疗、管理等综合内容，提供了消化领域在临床及基础方面全面、前沿的理论知识，是全球消化医生手中宝贵的经典教科书。

本书分为上、下两卷，首先从胃肠道生理、营养、症状体征、多器官消化系统疾病等角度进行了知识点总结，其次，通过解剖部位划分，细致地将每一个消化脏器相关疾病逐一概述，包含定义、流行病学、病理机制、临床表现、诊断与鉴别诊断、诊断路径、相关并发症、治疗、随访、患者教育等，在上一版教材内容基础上，全面更新相关知识点，书中插图典型、精美、引用最新研究进展，在启发读者进行基本知识回顾同时，进行拓展阅读，鼓励深入阅读，巩固和提高消化医生临床诊治、综合分析、掌握先进技术的能力，是消化医生手中最有力的工具书之一。

本书将消化系统疾病细致分类，对于消化专业年轻医生是一本真正可以全面、系统化的获得前沿知识的经典专著，引用了较多基础研究、临床实例，启发读者进行思考，鼓励阅读更多更新的研究进展和规范的诊疗措施，旨在提高在年轻医师成长过程中能够发现问题、分析问题、解决问题的能力，内容实用性很强，同时，书中附有大量真实的、彩色的、典型的临床病例图片，可以加深读者对疾病的理解和认识，特别是对各方面知识进行总结、归纳，绘制流程图、三线表、要点框，有助于对知识点的整体掌握、记忆。

本书翻译审校人员包括国内消化领域学科学术带头人、知名专家、中青年骨干，编译过程中，多次进行修改、审核、校稿，最终在专家、教授的群策群力下，在繁忙的临床工作之余，高效、高质量、高要求地完成了所有工作，付出了巨大努力。最后，衷心希望大家通过本书的学习，能有所收获，并提出宝贵的意见和建议。

张澍田　教授
首都医科大学附属北京友谊医院院长
国家消化系统疾病临床医学研究中心主任
中华医学会常务理事
中国医师协会常务理事
中国医师协会消化医师分会会长

2023 年 7 月

中文版序言（二）

《斯莱森杰-福特伦胃肠病学和肝病学：病理生理学、诊断、治疗和管理》（第 11 版）是一本涉及消化系统包括胃、肠、肝、胆和胰等的病理学、生理学、诊断学和疾病管理学的权威著作。十几代数百名世界著名消化病学专家对本书进行了更新迭代和补充，才铸就了这本全面、权威和实用的专著。

现今是一个期刊数量呈指数级爆炸增长的时代，对于临床医师和科研人员来说，这无疑令人感到兴奋。但是，也正因如此，时间的限制和信息的冗杂，全面地评估和吸收第一手信息可能变得愈加困难，获得一个更可靠的、更全面的、更新的综合类书籍和指南变得尤为重要。

本人对推荐这部新书感到非常兴奋和荣幸。这本世界巨著，是一本专门针对医学专业人士撰写的消化疾病学参考书籍，旨在提供关于消化疾病的发生发展、病理生理、诊断和治疗等方面的深入信息。本书力求系统、全面地介绍消化疾病学领域的知识，既有理论的深度，又有实践的指导，以帮助医学专业人士更好地了解和应对消化疾病。

本书共分为上、下两卷，每个部分涵盖了不同的主题，并按照逻辑顺序展开。上卷介绍胃食管胰胆病学，下卷包括肝脏和肠道病学，不但介绍了各系统的生理病理学，同时详细梳理了常见食管、胰、胆、肝脏、肠道相关疾病的病因发病机制，包括遗传因素、环境因素、生活方式等方面的影响，以帮助读者全面了解疾病的全过程。以大篇幅叙述了相关的临床表现、诊断和分型方法，包括症状、体征、实验室检查、影像学和病理学等方面，以帮助读者准确诊断和分类患者的疾病；同时深入介绍疾病经典和新的治疗方法，包括药物治疗、手术治疗和综合治疗等，帮助医生更好地制订治疗计划。另外，也涉及了相应的预防和管理策略，包括生活方式干预、饮食调节和心理支持等方面，以帮助患者减轻症状、预防复发和提高生活质量。

本书的特点之一是非常注重实用性。每个章节都配有丰富的临床案例和实用技巧，帮助读者更好地理解和应用所学知识。

本书也非常注重前沿性，介绍了新的研究成果和治疗方法，包括基因治疗、免疫治疗等前沿技术。此外，本书还介绍了各种新型诊断工具和治疗设备，包括内镜、影像导航系统等先进设备。

尤其是这本书还采用了大量精美、生动的插图和图表。这些插图不仅展示了疾病的发展过程和相关机制，还通过详细的示意图和病例分析帮助读者更直观地理解病情。同时，注重对重要概念的强调和讲解，使得读者能够轻松理解并且快速掌握重点知识。

此外，本书还配备大量的参考文献，方便读者深入学习和研究。这些参考文献的来源广泛，包括了研究论文、临床指南及专业学术期刊，为读者提供了更新、更深入的领域知识。

总之，本书是一部不可多得的肝胆肠胃疾病领域的权威著作。它不仅具有高度概括性、专业性、引导性和前瞻性，还具有一定的科普性和实用性，是极为宝贵的工具书。

我衷心地感谢整个翻译团队的辛勤努力和杰出贡献。该团队是由 30 多位全国知名医学院校的高年资医师和研究人员组成，他们的专业知识和丰富经验使得这部中译版巨著得以成功问世，并成为国内消化医学界的一件可赞誉的盛事。

无论您是临床医生，还是科研人员，我相信本书将是您不可或缺的学习和工作得力助手和良师，愿您能借助这部权威著作，进一步认识和探索消化和肝病领域的前沿知识，为我们共同的事业做出更大的贡献。

希望本书能够广泛传播，造福更多的读者和患者！

季　光
消化内科学教授
上海中医药大学校长
2023 年 7 月

中文版序言（三）

久负盛名的第 11 版 *Sleisenger and Fordtran's Gastrointestinal and Liver Disease：Pathophysiology/Diagnosis/Management* 于 2021 年由 Elsevier 出版社出版了。这部首版于 1973 年的消化病学名著的第一个特点是系统、全面，不仅包括了常见消化系统症状的诊断思路、检查方法和治疗手段及所有空腔和实质性器官的疾病，还包括了其他系统疾病及社会心理因素对消化系统的影响。第二个特点是注重对消化疾病相关基础知识的总结，对每个疾病的病因、发病机制及病理生理进行了深入浅出的描述。第三个特点是主编、副主编及 230 多位作者多是该疾病领域里的顶级专家。以本人较熟悉的肝脏疾病部分为例，负责编写乙型肝炎的专家为 Harry L. A. Janssen 教授，负责编写自身免疫性肝炎的专家为 Albert J. Czaja 教授，负责编写原发性胆汁性胆管炎的专家为 Keith D. Lindor 教授，负责编写血色病的专家为 Bruce R. Bacon 教授，负责腹水及其并发症部分的是 Pere Ginès 教授，负责编写急性肝衰竭的专家为 John O'Grady 教授。这些长期致力于相应疾病临床和科研工作的权威学者的亲自参编，保障了本书的学术水准和权威性。

在信息技术高度发达的今天，专业知识的获取也更加便捷。各种网络资源及移动终端的普及更使得各种专业信息唾手可得。这些信息获取方式的优势是能够超越时空的限制而对临床工作供即时帮助，但其局限性也不言而喻，其最主要的缺点是知识碎片化，而且文献质量良莠不齐。因此，对于年轻临床医生，特别是住院医生和专业学位研究生而言，必须认真研读一本临床专业经典名著，才能真正系统了解和掌握本专业的知识体系，包括本学科的基本范畴（学科内涵和外延）、疾病的基本概念、临床基本特征及基本诊疗原则等。

为便于更多的中国医生阅读这部消化病学名著，人民卫生出版社邀请上海中医药大学附属曙光医院袁农教授等消化界知名专家担任主译（6 位）和主审（4 位），并组织来自国内 7 家知名高等医学院校附属医院的 23 位中青年医生（其中 21 位副高级职称以上）将本书全文翻译成中文。学术著作的翻译历来是一项极为艰辛的智力活动，需要广博的专业知识，熟练的英文阅读能力，流畅的中文表达能力，而且还需要付出宝贵的时间、精力和耐心。作为本译著的主审之一，本人感谢全体译校者及编辑所付出的心血和汗水！

本书译稿经过多次审校及编辑加工，以尽量准确表达原文的真实内容。因翻译、审校本书的工作量巨大（上、下两卷共 132 章），不当甚至谬误之处在所难免，更难真正达到“信、达、雅”的最高翻译境界。在此，我们恳请广大读者不吝指教，对于阅读中发现的问题提出意见和建议，以便我们在重印或再版时尽量改进和提高。

贾继东　教授
首都医科大学附属北京友谊医院肝病中心
中华医学会肝病学分会前主任委员（2006—2012 年）
亚太地区肝病学会前主席（2009—2010 年）
国际肝病学会前主席（2013—2016 年）
2023 年 7 月

中文版序言（四）

我非常有幸能与张澍田教授、袁农教授等共同翻译《斯莱森杰-福特伦胃肠病学和肝病学：病理生理学、诊断、治疗和管理》这部消化系统经典名著。此书作为消化系统的旷世著作，其在消化界的地位和影响可与《史记》对中国文学史的影响相媲美。《史记》素有“史文学，双合璧，树正史，把典立”的文学特征，被赞誉为“史家之绝唱”。而本书则具有“全覆盖，样俱全，析秋毫，寻微幽”的撰写特点，堪称另一种“无韵之离骚”。但由于各种原因，目前这部消化巨著并未有中文版上市，也使国内很多医务人员不能尽享其魅力，不能不说是一种遗憾。幸好在袁农教授的大力倡导和精心组织下，着手翻译此书最新版，承蒙抬爱，我惶恐接下此翻译和审核任务。希望通过翻译团队的共同努力，为广大读者传递最准确的原著内容，并希望能在巩固基础、拓宽视野、提出创新等方面发挥其作用。

首先，本书具有“全覆盖”的特点，以脏器为横轴，不同疾病种类为纵轴，涵盖了几乎所有涉及消化脏器的疾病种类，勾画了一幅全面的消化系统疾病网格图。其次，本书具有“样俱全”的特点，体现在不仅仅包含了常见病，也详尽描述了很多少见病的发病机制，临床表现，诊断和治疗进展等，同时也全面描述了解剖、组织胚胎等基础知识，为读者能够正确理解疾病奠定基础。再次，本书具有“析秋毫”的特点，本书各个章节的撰写非常详细，对于疾病的“细枝末节”可以说做到了细致入微，可以帮助读者结合临床实践，理解临床少见表现。最后，本书具有“寻微幽”的特点，不仅仅是已达成共识的基本内容，本书还提供了很多疾病机制和疾病治疗方面的进展性内容，尤其是近年来靶向治疗和消化内镜等方面的飞速发展，为消化系统疾病的诊断和治疗打开了另一扇窗户，而本书也涉猎了很多此方面的内容。

一本好书如同一架梯子，可以引导我们登上知识的殿堂，衷心希望此中文版能让每一位读者获益，提高自身的专业技术水平，在消化系统疾病的探索中走得更高，更远！

黄永辉　教授

北京大学第三医院北方院区执行院长

中华医学会消化内镜分会常务委员

北京医学会消化内镜分会副主任委员

2023 年 7 月

中文版前言

早在1994—1996年，我在美国加州大学旧金山分校（University of California, San Francisco, UCSF）附属Moffit-Long医院做访问学者。当时Marvin H. Sleisenger教授任UCSF另一所附属医院——退伍军人事务医学中心（Veterans Affairs Medical Center）消化中心主任，那时我与他相识。当时UCSF附属3个医院的消化科医生、研究生及进修医生，每周三上午在Moffit-Long附属医院的HSW300进行消化疾病专题研讨会（Medical Grand Round）。Sleisenger教授几乎逢会必到，并在会上积极讨论发言。在讨论会上能经常聆听到他精辟的讲解和分析，当时给我留下了深刻的印象，对他非常敬佩。那时阅读到他与美国达拉斯西南医学中心消化科教授John S. Fordtran联合主编的*Gastrointestinal Disease*一书，受益匪浅。我学习期满后回国，在重庆医科大学附属第一医院消化科工作期间，一次偶然的机会，在医院临街的医学书店翻阅到了Sleisenger和Fordtran主编的由国内出版的英文影印版*Gastrointestinal and Liver Disease*：*Pathophysiology/Diagnosis/Management*一书，这是该书第6版，是在原胃肠病学基础上增加了肝脏病学后的首版。我购买了一套（上、下卷），此后对历次修订版本也不断参阅学习，对自己从事消化专业临床与教学工作帮助很大。

该书是一部消化病学世界级水平的经典权威著作，是美国及世界许多国家医学院校选读的消化病学教科书和参考书，特别是研究型医生更新知识、开拓思维、找准科研创新的切入点与突破口的参考著作。该书首版于1973年，由Marvin H. Sleisenger教授和John S. Fordtran教授领衔、联合全球消化病专家编著而成。该书出版发行之后，引起全世界消化专业同仁的广泛好评和赞誉，被公认是当代最具影响的消化病学经典著作。此后，该书每4~5年修订再版一次，至2021年已出版第11版。

该书第11版的学术价值和实用性概括为以下几点：

1. 全书共132章，是一部巨著，分上、下两卷。上卷共70章，从第1章至第42章讲述了消化病生物学、营养及消化各器官病变的症状体征等专题（相当于总论部分）。从第43章至第70章讲述了食管、胃、胆、胰疾病。下卷共62章，从第71章至第132章讲述了肝脏及大、小肠疾病。本书每章内容均密切联系基础理论和前沿知识，并突出论述了病理生理学。通过阐述各种疾病的发病机制，揭示疾病发生、发展和转归的规律，为消化疾病的诊断、治疗、预防提供了理论依据。

2. 全书132章，由来自北美、欧洲、澳大利亚及亚洲230多位著名消化病学专家编写而成。可以说每一章节都是各位专家长期从事临床、科研及教学工作的经验总结，有些还是专家长期从事的研究课题，是一生心血的积累！因作者来自世界各地，所以其理论与经验更具有国际性。

3. 本书不仅全面论述了消化系统的基础理论，包括胃肠生物学、分子生物学、免疫学、遗传基因学的前沿知识，而且对消化器官的解剖学、组织学、胚胎学及病理学均有详细的论述，并系统介绍了消化系统各种疾病的诊断、治疗、护理及预防。书中内容还涉及消化外科、小儿消化疾病，甚至涉及与消化系统疾病有关的口腔、皮肤、神经内分泌及传统医学等学科的疾病。

4. 书中讲述的消化系统疾病的流行病学、诊断、治疗药物和技能，均采用了随机对照试验、系统评价、meta分析等循证医学的方法进行评估。重视收集和分析原创性研究资料，明确哪些问题已基本解决，哪些问题尚未阐明，对指导临床研究选择最佳课题具有较好的参考价值。

5. 该书各章在文字论述的同时，均有精美的图表，共计1 100多幅。这些图表形象地解读了文章中论述的重点内容，为读者理解内容要点起到“看图识文”的效果。

将这部第11版原著翻译为中文在国内首次出版，无疑有助于国内消化专业内、外科医师及研究人员学习专业理论、更新学科知识、提高技术水平，同时也为学习消化专业的研究生、医学生们提供了一部经典的教科书和参考书，对推动国内胃肠病学和肝脏病学的临床、教学、科研的发展有所裨益。为此，我们与人民卫生出版社讨论协商同意后，组建了由北京、上海、西安、杭州、重庆等高等医学院校附属医院的33位消化专家组成的翻译团队，经过两年多的认真翻译、反复审校，现将上卷70章先期出版，下卷62章随后出版。在此，我对各位译、校、审专家表示衷心的感谢！

常言道“翻译”是遗憾之作，达到“信、达、雅”并非易事。有时我们翻译时，对原著中的不少英文词句审之又审、慎之又慎，但最终仍不如意。其原因可能与译者的专业知识、实践经验、医学英语水平和中文程度存在差别有关。因此译书中难免有不足之处，甚至错误。在此，恳请各位读者特别是国内消化界同仁指正！

袁　农

本书主译（执行）

西安交通大学第三附属医院原主任医师、教授

重庆医科大学附属第一医院原主任医师、教授

上海中医药大学附属曙光医院主任医师、教授

2023年7月

原著序言

试图为第 11 版 *Sleisenger and Fordtran's Gastrointestinal and Liver Disease*：*Pathophysiology/Diagnosis/Management* 一书撰写序言。这本教科书几十年来一直致力于为读者做好应对胃肠道和肝脏病患者提出挑战的准备。编著此书是一项艰巨的任务，但也是一种极大的乐趣。仅仅完成第 11 版教科书本身就是一个了不起的成就。一代又一代的胃肠病学家和肝病学家，一直依靠本书为读者提供了全面、最新、可靠的信息。

第 11 版是在以前版本基础上进行了扩充，本书既往的版本一直被是相关领域的重要参考书。在过去的半个世纪里，本书也是该领域图书馆的重要藏书。自出版以来，这本经典教科书一直在呈现各专业领域的学术进展。如今，我们这些对胃肠病学和肝脏病学感兴趣的人，有越来越多的方式获得激励、了解、教育和更新。举办讲座、与同事交流以及参加当地、地区和全国性的学术会议都有其作用。我们都要向广大的患者学习。在现有期刊数量显著增加的时代，对医学期刊中相关文章的阅读变得越来越困难。在当今时间有限的情况下，执业临床医生将比以往任何时候都更觉得这本教科书可靠、信息丰富和实用。在这两卷书中，概述了现在已知的情况，以及未来可能带来的情况。为了实现这些目标，作者需要具备技能、知识、实践经验和教学的综合能力。总的来说，这些努力成功地在我们感兴趣的领域提供了准确和全面的最新信息，有助于我们对过去和现在进行反思，并勾划出有待解决的问题。

我们有幸生活在胃肠病学和肝脏病学日新月异的时代。多份期刊上发表的大量新观点令人振奋，且往往势不可挡。我们每个人都必须评估和吸收新的信息，同时应努力将新的进展融入我们的实践中。要跟上时代保持领先并实现我们的目标，需要付出相当大的努力和奉献。有一个可靠和可信赖的指南来更新和激励我们是一种宽慰。

本书为我们提供了一个关于既定知识的坚实、权威的平台，并确定了在哪些方面正在取得进展，使我们在可预见的未来能够更好地武装起来。我们都需要了解新观察结果可能的有效性和有用性。至关重要的是，我们必须认识到导致我们得出结论的数据的确定程度。已经（也将有）明确的改变游戏规则的进展，还有许多看似不错的想法和方法结果却被回避了。新的概念必须被认识、反复检查、处理，然后融入我们的思维中，从而影响我们的行动。

本书涵盖主题的广度和深度令人印象深刻。我有幸为 2010 年出版的第 9 版撰写了序言。当比较从那时到现在知识的拓展时，人们可以理解我们所拥有的成就，以及我们希望（和期望）在未来实现的目标。

本书提供了一个有用且可信的指南，可供读者随时查阅。如果将过去版本中的章节与现在的章节进行比较，可以进一步验证我们的专业正在取得进展，其未来令人鼓舞。第 11 版的 3 位资深主编和 3 位副主编是最重要的权威专家，他们在确定感兴趣的主题和说服这些领域的专家分享知识方面的能力得到了广泛认可。撰写一篇关于自己所从事专业领域的最新评论可能是一项艰巨的任务，不仅需要知识，而且需要勇气。主编们肯定成功了。精心挑选各个章节的作者，使他们都能就需要强调什么内容提出自己的观点，阐述我们所知道的和我们需要知道的内容，以诊断和有效治疗特定的疾病，并就如何管理患者提供建议和指导，同时将新的观察结果融入实践中。

关于肝脏部分，目前对导致肝炎的病毒和药物诱导的肝脏疾病的了解，以及对肝脏中过多脂肪累积在慢性肝病病因中的许多后果的关注，令人惊叹。这些成果已被记录在案，在不久的将来有机会（和希望）获得更有效的治疗药物。就在这个版本出版之前，我们对几种类型的病毒性肝炎进行了有效、可普遍应用的治疗，我们所希望的大部分已经实现。现在很可能会发现有利于影响广泛脂肪性肝损伤的治疗方法，包括它们与心血管疾病的关系。广泛使用先进的内镜检查改变了许多胃肠道、胆管和胰腺疾病的评估和治疗方法。此外，就在几年前，谁能预见到生物疗法和微创手术的进步，将如何重新引导我们对一系列疾病的治疗，或肠道微生物菌群在许多疾病的发病机制中有多么重要。一旦我们了解了如何有利地改变肠道微生物菌群，就有望取得重大的进展。

下一步是什么？基因组编辑和对肠道微生物菌群的认识，目前还处于起步阶段，在未来的几年里，它们将受到广泛的关注。随着时间的推移，人类基因组工程和肠道微生物菌群的研究会越来越精确，需要不断进行深思熟虑的监督，以确保我们做我们应该做的事情，而不仅仅是我们能做的事情。在本版本中，对我们专业的许多方面都有未来的蓝图和预测。重要的是要摒弃那些没有被证明是有效的旧观念，同时要不断地重新审视我们认为自己所掌握的东西的基础，并适当地改变我们所做的事情。

当我们看到医学上已经（和正在）发生的事情，以及这些进展在胃肠病学和肝脏病学中的影响时，我们都感到惊讶。当然，最好的前景还没有到来，我们都希望用现在所掌握和应用的知识与技能，激励我们创造一个更美好的未来。

Willis C. Maddrey，MD

Dallas，Texas

原著前言

1971 年夏天，美国旧金山的 Marvin H. Sleisenger 博士和达拉斯的 John S. Fordtran 博士开始了一项新的计划：为胃肠病学家规划、编写和出版一本新的教科书——*Gastrointestinal Disease：Pathophysiology/Diagnosis/Management*。该书因包含了对所讨论疾病的病理生理学的最新论述而受到广泛赞誉，这在医学教科书中是第一次。自该书问世以来，后续版本每 4~5 年出版一次，我们很高兴这本受人尊崇的第 11 版教科书延续了创始主编们设定的传统和标准。可以肯定的是，自第 1 版出版以来已经进行了无数次的改进，例如增加了关于肝脏疾病的章节，在网络上和手持设备上提供了每月更新以引起人们关注版本之间发生的重要新进展，纳入了新的诊断和治疗流程的视频，以及来自世界各地作者的参与，使本书具有真正的国际风范。

2017 年夏天，现任主编与出版商会面协商，详细审阅了该书的第 10 版。最重要的是，由 3 名资深主编组成的核心小组邀请了 3 名副主编（Raymond T. Chung 博士、David T. Rubin 博士和 C. Mel Wilcox 博士）加入他们的行列，以促进对各章节的批判性审查，帮助选择最专业的作者，并提供内容更丰富的专业知识。每位副主编都与一位资深主编密切合作。我们希望这是一部易于阅读、精心编写、高度准确和全面的对胃肠道和肝脏疾病研究现状进行综述的著作。本书的目标读者主要是胃肠病学和肝脏病学家以及胃肠病学学员。我们希望这本书也能对普通内科医生、其他专业医生和各级学生都有所帮助。

回顾 50 年来，由于严格的基础科学和临床研究，我们在该领域取得的进展确实非常显著，而且未来将有更大的发展前景。第 11 版讨论的特色进展包括：改善慢性乙型和丙型肝炎的诊断和治疗；幽门螺杆菌感染的诊断和治疗进展及其对预防和治疗消化性溃疡病和胃肿瘤的益处；通过筛查和监测改进结、直肠癌的预防工作；Barrett 食管的识别和治疗以及食管腺癌预防的新方法；扩大使用生物制剂和新型小分子治疗和预防炎症性肠病复发；认识到越来越多的免疫和自身免疫性疾病不仅影响胃和肝胆系统，而且还影响胰腺和肠道；提高了对胃肠道出血患者进行风险分层和治疗的能力；以及肝脏、胰腺和小肠移植的持续进展。我们在对肠道微生物菌群的了解方面取得了显著进展，肠道微生物菌群正成为各种领域关注的焦点，如肠易激综合征、炎症性肠病、肥胖、肝性脑病和其他疾病，包括非胃肠道疾病。我们特别高兴的是，通过重新组织和更新病理生理学、临床表现和管理的讨论，完全重新设计了炎症性肠病章节，所有这些都在迅速发展。

不幸的是，这本教科书的最初联合创始主编 Marvin H. Sleisenger 博士于 2017 年 10 月 19 日逝世，享年 93 岁。我们非常怀念 Marvin！我们相信第 11 版的出版会得到他的认可和赞扬！

Mark Feldman，MD
Lawrence S. Friedman，MD
Lawrence J. Brandt，MD

原著致谢

第 11 版 *Sleisenger and Fordtran's Gastrointestinal and Liver Disease: Pathophysiology/Diagnosis/Management* 的主编和副主编们非常感谢来自北美、欧洲、亚洲和澳大利亚的 230 多位作者，他们为全书贡献了自己的知识、专业技能和智慧。我们也十分感谢爱思唯尔有才华的工作人员，他们帮助这本书获得了新的生命，特别是 Nancy Duffy、Dolores Meloni 和 Deidre Simpson。Cindy Thom 负责监督这本书的制作。特别感谢我们的助理——Sherie Strang、Alison Sholock、Amy Nash 和 Amy Majkowski，他们为我们提供了出色的秘书支持。还要感谢得克萨斯大学西南分校的 Willis C. Maddrey 博士的精彩序言，这是他第二次被邀请为本书做序。深情地缅怀 Marvin H. Sleisenger 博士，他在共同主编本书第 11 版的过程中不幸与世长辞。对 John S. Fordtran 博士持续不断的研究和贡献表示敬意。还非常感谢我们的爱人——Barbara Feldman、Mary Jo Cappuccilli、Lois Brandt、Kim Wilcox、Diane Abraczinskas 和 Rebecca Rubin 的爱和支持。最后，要感谢本书的读者，感谢他们对这本教科书的信心和信任。

我们将第 11 版献给你们，我们的读者，因为在我们编写、编辑和制作这本教科书的过程中，始终是以你们为中心。希望我们的书能满足你们的教育需要。

缩略词表

AASLD	American Association for the Study of Liver Diseases	美国肝病研究学会
ACG	America College of Gastroenterology	美国胃肠病学会
ACTH	Corticotropin	促肾上腺皮质激素
AE	Angioectasia	血管扩张
AFP	Alpha fetoprotein	α-胎甲蛋白
AGA	American Gastroenterological Association	美国胃肠病学会
AIDS	Acquired immunodeficiency syndrome	获得性免疫缺陷综合征
ALF	Acute liver failure	急性肝衰竭
ALT	Alanine aminotransferase	丙氨酸转氨酶
AMA	Antimitochondrial antibodies	抗线粒体抗体
ANA	Antinuclear antibodies	抗核抗体
ANCA	Antineutrophil cytoplasmic antibodies	抗中性粒细胞胞浆抗体
APACHE	Acute physiology and chronic health examination	急性生理学和慢性健康检查
APC	Argon plasma coagulation	氩离子血浆凝固
ASGE	American society for Gastrointestinal Endoscopy	美国胃肠内镜学会
AST	Aspartate aminotransferase	天门冬氨酸转氨酶
ATP	Adenosine triphosphate	三磷酸腺苷
BICAP	Bipolar electrocoagulation	双极电凝
BMI	Body mass index	体重指数
BRBPR	Bright red blood per rectum	经直肠鲜红血
CBC	Complete blood count	全血细胞计数
CCK	Cholecystokinin	胆囊收缩素
CEA	Carcinoembryonic antigen	癌胚抗原
CDI	*Clostridioides difficile* infection	梭状芽孢杆菌感染
CF	Cystic fibrosis	囊性纤维化
CFTR	Cystic fibrosis transmembrane conductance regulator	囊性纤维化跨膜转导调节因子
CMV	Cytomegalovirus	巨细胞病毒
CNS	Central nervous system	中枢神经系统
CO_2	Carbon dioxide	二氧化碳
COX	Cyclooxygenase	环氧合酶
CT	Computed tomography	计算机断层扫描
CTA	Computed tomography angiography	计算机断层血管造影
DAA	Direct-acting antiviral agent	直接作用抗病毒制剂
DIC	Disseminated intravascular coagulation	弥散性血管内凝血
DILI	Drug-induced liver injury	药物诱导的肝损伤
DNA	Deoxyribonucleic acid	脱氧核糖核酸
DU	Duodenal ulcer	十二指肠溃疡
DVT	Deep vein thrombosis	深静脉血栓形成
EBV	Epstein-Barr virus	EB 病毒
EGD	Esophagogastroduodenoscopy	食管胃十二指肠内镜
EGF	Epidermal growth factor	表皮生长因子
EMG	Electromyography	肌电图
ERCP	Endoscopic retrograde cholangiopancreatography	内镜逆行胰胆管造影

ESR	Erythrocyte sedimentation rate	红细胞沉降率
EUS	Endoscopic ultrasonography	超声内镜检查
FDA	U. S. Food and Drug Administration	美国食品药品管理局
FNA	Fine-needle aspiration	细针穿刺
GAVE	Gastric antral vascular ectasia	胃窦血管扩张
GERD	Gastroesophageal reflux disease	胃食管反流病
GGTP	Gamma glutamyl transpeptidase	γ-谷氨酸转肽酶
GI	Gastrointestina	胃肠道
GIST	GI stromal tumor	胃肠道基质瘤
GU	Gastric ulcer	胃溃疡
H&E	Hematoxylin and eosin	苏木精-伊红染色(HE 染色)
H2RA	Histamine-2 receptor antagonist	组胺-2 受体拮抗剂
HAV	Hepatitis A virus	甲型肝炎病毒
HBV	Hepatitis B virus	乙型肝炎病毒
HCC	Hepatocellular carcinoma	肝细胞癌
HCG	Human chorionic gonadotropin	人绒毛膜促性腺激素
HCV	Hepatitis C virus	丙型肝炎病毒
HDL	High-density lipoprotein	高密度脂蛋白
HDV	Hepatitis D virus	丁型肝炎病毒
HELLP	Hemolysis, elevated liver enzymes, low platelets	溶血、肝酶升高、血小板减少
HEV	Hepatitis E virus	戊型肝炎病毒
Hgb	Hemoglobin	血红蛋白
HHT	Hereditary hemorrhagic telangiectasia	遗传性出血性毛细血管扩张症
HIV	Human immunodeficiency virus	人免疫缺陷病毒
HLA	Human leukocyte antigen	人白细胞抗原
HPV	Human papillomavirus	人乳头状瘤病毒
HSV	Herpes simplex virus	单纯疱疹病毒
HP	Helicobacter pylori	幽门螺杆菌
IBD	Inflammatory bowel disease	炎症性肠病
IBS	Irritable bowel syndrome	肠易激综合征
ICU	Intensive care unit	重症监护室
IMA	Inferior mesenteric artery	肠系膜下动脉
IMT	Intestinal microbiota transplantation	肠道微生物群移植
INR	International normalized ratio	国际标准化比值
IV	Intravenous	静脉注射
IVIG	Intravenous immunoglobulin	静脉注射免疫球蛋白
LDH	Lactate dehydrogenase	乳酸脱氢酶
LDL	Low-density lipoprotein	低密度脂蛋白
LGI	Lower gastrointestinal	下胃肠道
LGIB	Lower gastrointestinal bleed	下胃肠道出血
LLQ	Left lower quadrant	左下象限
LT	Liver transplantation	肝移植
LUQ	Left upper quadrant	左上象限
MELD	Model for end-stage liver disease	终末期肝病模型
MEN	Multiple endocrine neoplasia	多发性内分泌瘤
MHC	Major histocompatibility complex	主要组织相容性复合物
MRA	Magnetic resonance angiography	磁共振血管造影
MRCP	Magnetic resonance cholangiopancreatography	磁共振胰胆管造影
MRI	Magnetic resonance imaging	磁共振成像
NAFLD	Nonalcoholic fatty liver disease	非酒精性脂肪性肝病
NASH	Nonalcoholic steatohepatitis	非酒精性脂肪性肝炎

NG	Nasogastric	鼻胃管
NPO	Nil per os(nothing by mouth)	禁食
NSAID	Nonsteroidal	非甾体抗炎药
O_2	Oxygen	氧
PBC	Primary biliary cholangitis	原发性胆汁性胆管炎
PCR	Polymerase chain reaction	聚合酶链反应
PET	Positron emission tomography	正电子发射断层摄影
PPI	Proton pump inhibitor	质子泵抑制剂
PSC	Primary sclerosing cholangitis	原发性硬化性胆管炎
PSE	Portosystemic encephalopathy	门体脑病
PUD	Peptic ulcer disease	消化性溃疡病
RA	Rheumatoid arthritis	类风湿性关节炎
RLQ	Right lower quadrant	右下象限
RNA	Ribonucleic acid	核糖核酸
RUQ	Right upper quadrant	右上象限
SBO	Small bowel obstruction	小肠梗阻
SBP	Spontaneous bacterial peritonitis	原发性细菌性腹膜炎
SIBO	Small intestinal bacterial overgrowth	小肠细菌过度生长
SOD	Sphincter of Oddi dysfunction	奥迪括约肌功能障碍
TB	Tuberculosis	结核
TG	Triglyceride(s)	甘油三酯
TIPS	Transjugular intrahepatic portosystemic shunt	经颈静脉肝内门体分流术
TNF	Tumor necrosis factor	肿瘤坏死因子
TNM	Tumor node metastasis	肿瘤转移结节
TPN	Total parenteral nutrition	全肠外营养
UC	Ulcerative colitis	溃疡性结肠炎
UDCA	Ursodeoxycholic acid	熊去氧胆酸
UGI	Upper gastrointestinal	上胃肠道
UGIB	Upper gastrointestinal bleed	上胃肠道出血
UGIS	Upper gastrointestinal series	上胃肠道系列检查
UNOS	United Network for Organ Sharing	器官共享联合网
US	Ultrasonography	超声检查
USA	United States of America	美利坚合众国
VLDL	Very-low-density lipoprotein	极低密度脂蛋白
WBC	White blood cell	白细胞
WHO	World Health Organization	世界卫生组织
ZES	Zollinger-Ellison syndrome	佐林格-埃利森综合征

目 录

下 卷

第 71 章　肝脏的胚胎学、解剖学、组织学和发育异常

Ricard Masia，Joseph Misdraji 著

章节目录

一、胚胎学

肝脏在妊娠 3~4 周时，发育为一个由前肠腹侧壁增殖的内胚层细胞长出的憩室，以响应来自邻近发育心脏的信号（图 71.1）[1,2]。在第 4 周，在肝脏憩室内可以识别出 2 个芽：头芽形成肝脏和肝门部胆道，而尾芽发育为形成胆囊和胆囊管的上芽和形成腹侧胰腺的下芽[3,4]。

最初，肝芽通过基底膜与横膈的间充质分离[1]。然而，不久后这种基底膜消失。E-钙黏蛋白在肝细胞中的表达下调。细胞从芽中分层，并以肝母细胞的索样形式侵入横膈——肝母细胞是分化为肝细胞和胆管细胞的双潜能细胞[2,5,6]。当它们侵入横膈间充质时，肝母细胞与内皮细胞混合，这种相互作用似乎对肝脏形态的发生至关重要[1]。

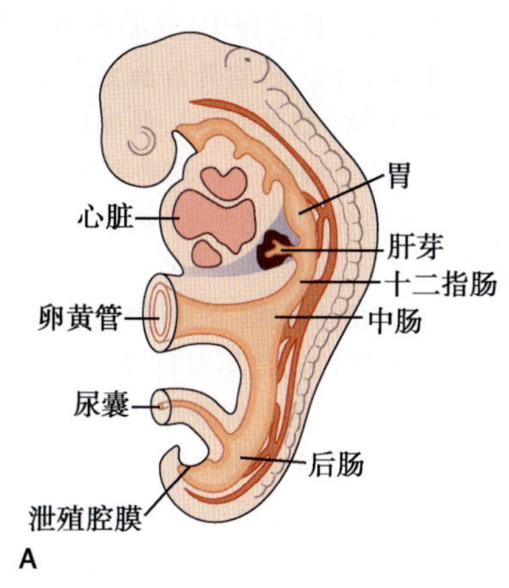

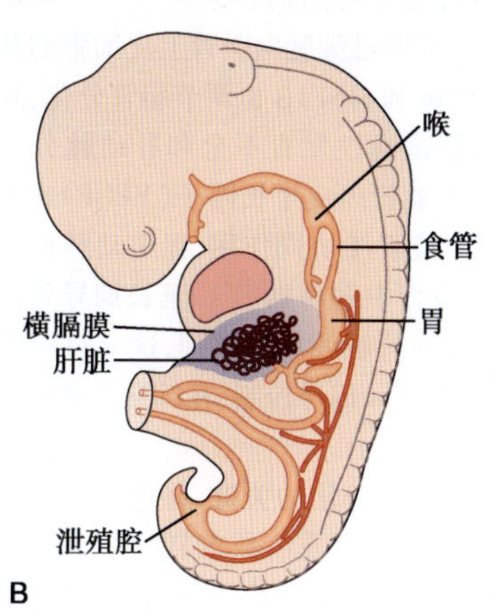

图 71.1　肝脏的胚胎学。A，在 3mm 胚胎阶段，肝芽根据发育中的心脏发出的信号形成。B，在 5mm 胚胎阶段，肝母细胞穿透横膈

肝分化高度依赖于心源性中胚层和横膈间充质的信号，它们分别产生成纤维细胞生长因子（FGF）和骨形态发生蛋白[2,5]。肝细胞分化的控制是复杂的，涉及处于不同发育阶段的多种转录因子。例如，GATA 4 和叉头盒 A（FoxA）参与发育的“竞争”，因为它们能够与致密染色质相互作用，并作为“先驱”因子，可以将染色质结构域标记为有能力响应后期发育线索表达（如 FGF）[6,7]，Prospero 同源盒蛋白 1（prox1）可能参与 E-钙黏蛋白（E-Cadherim）的下调，因为突变的肝母细胞维持高水平的 E-钙黏蛋白，并不能降解肝芽周围的基质[6]。肝细胞的终末分化需要一组转录因子的重叠相互作用，包括肝细胞核因子（HNF）1β、FoxA2、HNF1α、HNF4α1、HNF6 和肝受体同源物（LRH）-1[6,7]。这些交叉调节因子通过与彼此的启动子和其他肝脏转录因子的启动子结合，形成一个动态的转录网络，随着肝细胞成熟的进行产生协同的相互依赖[7]。Wnt 信号和 β-连环蛋白的作用是复杂的和阶段依赖性的。在早期发育过程中，典型的 Wnt/β-连环蛋白信号抑制造血表达的同源盒（Hhex），这是肝脏发育中的另一种早期转录因子，因此，在这个过程的早期，Wnt 必须在前内胚层

中被抑制，以促进内胚层向肝脏的转化。质量规范后，Wnt 信号传导促进肝的发生[6,8]。

大多数人认为，肝外胆道系统最初是作为一个实心结构发育的，在第 5 周结束时变为管状[3]。然而，它可能从一开始就发展成一个中空结构，这反驳了胆道闭锁是由胆管无法管道化引起的观点[9]。肝外胆道发育可能需要性别决定区 Y-box 17(SOX17)的表达，该区域受毛状/分裂增强子(Hes1)的同源物调控[6]。另一个参与肝外胆道发育的转录因子是 Hhex，在 Hhex 缺失的胚胎中，胆管被类似十二指肠的组织所取代[6]。肝外和肝内胆道系统在肝门处融合，或者从一开始就保持管腔的连续性[9]。

肝内胆管发育始于 6 周时，此时靠近门脉间充质的肝母细胞亚群强烈表达胆管特异性抗原(见第 62 章)[10]。这些胆道前体细胞在门脉间充质周围形成一个连续的单层环，称为导管板。下一步，该导管板部分变成双层，最接近门脉间充质的细胞保持胆管表型，而最接近实质的细胞类似肝母细胞，这一过程被称为瞬间不对称[11,12]。随后是一段重塑期，在两个细胞层之间出现局灶性扩张，并最终形成管腔。未参与导管形成的导管板部分通过细胞凋亡而退化，在出生前后剩余的导管并入门脉间充质[10]。导管的融合和延伸始于肝门，并延伸至肝外周[11,12]。出生时，最外围的小门管区需要额外的 4 周时间，才能将导管板发育成胆管[9]。同样，即使主要的胆管转运蛋白在妊娠中期表达[9]，胆小管在围产期和出生后早期发育完全成熟。

肝母细胞表型向胆管细胞的转换，需要各种信号系统和转录因子的协调活动。胆道分化的最早迹象是 SOX9 的表达，SOX9 是一种调节胆管发育时间的转录因子[6]。Wnt/β-连环蛋白信号系统也可能在肝母细胞向胆管上皮细胞的转化中发挥暂时作用[8]。HNF-6 和 HNF1β 也调节胆管分化，缺乏这些因子的小鼠表现出胆道囊性发育不全和肝动脉分支异常[11]。发育中的导管产生血管内皮生长因子(VEGF)，VEGF 与肝母细胞产生的血管生成素-1 协同作用，促进动脉血管生成，并将壁周细胞募集到发育中的动脉[11]。延长期导管结构的维持要求有丝分裂沿着导管轴线均匀排列，这一过程称为平面细胞极性，其由非典型 Wnt 信号控制，在纤维多囊肝疾病中存在缺陷[11]。

两个信号系统已成为胆道分化的关键，并将胆道分化限制在门静脉周围位置。门脉间充质生成的转化生成因子-β(TGF-β)刺激肝母细胞向胆系表型转换，TGF-β 信号在门静脉附近较大，而在肝实质中较少[11,12]。Notch 信号通路也参与胆管的发育，在门静脉间充质中表达的 Jagged 1 重组蛋白与肝母细胞上的 Notch 2 相互作用，以消耗肝细胞分化为代价诱导胆管分化[11-13]。Notch 信号通路也在胆小管形成中起重要作用。在其缺失的情况下，单层导管板以外的导管形成会受损[6]。编码 Jagged-1 的基因突变与先天性肝内胆管发育不良综合征(Alagille 综合征)有关(见第 62 章)。

来源于横膈的间皮细胞和间皮下细胞从肝脏表面向内迁移，产生星状细胞、门脉成纤维细胞和血管周围间充质细胞[14,15]。库普弗细胞是肝组织驻留的巨噬细胞，来源于卵黄囊衍生的红髓样前体，而不是骨髓中的造血干细胞(HSC)[16]。在小鼠胚胎中，类红系前体在卵黄囊中发育，迁移至胎儿肝脏并定植，产生胎儿红细胞、巨噬细胞、粒细胞和单核细胞。单核细胞前体对肝脏的接种似乎受到肝窦内皮细胞的调节[17]。随后，骨髓造血干细胞来源的细胞取代了红细胞、粒细胞和单核细胞，但 Kupffer 细胞在成年小鼠中仅被极少量取代。同样在骨髓成熟之前，胎儿肝脏是人类造血的主要部位。

(一) 肝干细胞和成熟谱系

肝干细胞在成熟肝脏中的存在一直存在争议，各种细胞群被认为具有这一功能。更广泛的共识是，成熟的肝脏含有一群不等同于胚胎干细胞(肝母细胞)，但具有自我更新、增殖和双潜能性(既能够生成肝细胞和胆管细胞)相似的肝干细胞群[18-20]。

这些干细胞表达上皮细胞黏附分子、神经细胞黏附分子和细胞角蛋白[19]，弱表达白蛋白，但不表达甲胎蛋白(AFP)[18,19]。它们也表达 wnt 靶基因富含亮氨酸重复序列的 G-蛋白偶联受体 5[21]。这些干细胞存在于 Hering 管(前胆小管)中，在肝损伤后生成肝细胞和胆管细胞[18,19]。它们的数量随着年龄的增长而减少[19]。当它们在培养物中生长时，产生更强烈表达白蛋白的肝母细胞样细胞索，表达上皮细胞黏附分子、AFP 和细胞内黏附分子 1，细胞角蛋白 19 表达减少，并失去神经细胞黏附分子[18]。相比之下，定向祖细胞是二倍体、单能、未成熟的细胞，仅产生一种成体细胞类型。它们是表达白蛋白和肝酶的中间肝细胞，或是排列 Hering 管、肝内胆管和胆小管内的胆管细胞("卵圆形细胞")[19,20]。二倍体成体细胞在达到传代培养能力之前，可以经历 6 或 7 轮分裂[19]。

(二) 血管发育

在早期发育过程中，胚胎内有 3 个主要静脉系统，胚外 2 个，胚内 1 个。胚胎外静脉系统为脐肠系膜静脉(卵黄静脉)和脐静脉(胎盘静脉)，胚胎内系统包括将胚胎静脉血引流至心脏的主静脉[22]。这些系统汇合到静脉窦，静脉窦是一个与心脏结合的四边形腔，卵黄和脐静脉通过肝心通道汇入静脉窦。

发育中的肝最终合并了卵黄静脉和脐静脉，通过分裂成肝细胞而被包围，并不对称发育[23]。此时，窦状隙由静脉窦进入，形成窦状网。右脐静脉退化，左脐静脉形成 2 个左右分流，一个右卵黄静脉(门静脉窦)，一个右肝心管(静脉管)[23]。这些分流将胎盘来源的动脉血从脐静脉到下腔静脉，绕过肝脏[22]。这些分流形成后，门静脉分支由卵黄和脐静脉的肝内部分发育而来。门静脉窦和部分左脐静脉形成左门静脉，而右卵黄静脉形成右门静脉[23]。出生后，左脐静脉的肝前段闭塞，成为肝脏的圆韧带(肝圆肌韧带)。在镰状韧带的游离缘，静脉导管塌陷而成为静脉韧带[22]。

在妊娠第 8 周左右，肝的动脉供应开始为腹腔干分支。到第 10 周，在肝的中心部位可见第一动脉神经根，到第 15 周，它们到达肝脏外周[22]。如前所述，动脉供血的发育与胆管发育密切相关。血管生成和血管重塑的过程，依赖于血管生长因子 VEGF 和血管生成素在导管板细胞和肝母细胞中的阶段特异性表达，以及在发育中的内皮细胞和血管周围平滑肌细胞中的受体[24]。

肝窦内皮细胞部分来源于一种称为"血管母细胞"的常

见内皮/血细胞祖细胞，最初位于卵黄和脐静脉，部分来源于静脉窦的心内膜[25]。内皮细胞成熟发生在妊娠第 5~12 周。在此期间，肝细胞板之间的肝窦内皮细胞获得窗孔，失去典型内皮标志物 CD34 和 CD31 的表达，并被富含肌腱蛋白和层粘连蛋白不良的窦周基质所包埋[22]。这些改变可能是胎儿期使肝适应其血细胞生成功能所必需的[22]。

二、解剖学

壁腹膜覆盖肝脏，但裸露区域除外，在裸露区域肝脏与横膈膜直接接触，由纤维组织和肝静脉悬吊[26]。围绕裸露区域的腹膜周围反射包括上下冠状韧带以及左右三角韧带，它们将肝脏连接到横膈膜上，这些无血管附件不是真正的韧带，但与 Glisson 囊相连续[27]。

传统上，肝脏中的 4 个叶是根据其外观进行区分的：即右叶、左叶、尾状叶和方叶。在前表面，镰状韧带将肝脏分为右侧和左侧两个解剖叶。在下表面，方叶由胆囊窝、肝门和肝圆韧带界定。尾状叶由下腔静脉沟、肝门和静脉韧带裂界定[28]。虽然这些肝叶很方便实用且众所周知，但它们并不是真正的功能性肝叶[27]。

真正的肝右叶和肝左叶大小大致相等，不是由镰状韧带分隔，而是由穿过胆囊床和下腔静脉切迹的平面分隔。这种没有外部迹象的平面被称为 Cantlin 线[26,28]。根据动脉血供、门静脉血供、胆道引流和肝静脉引流，将肝脏分为左右两个功能叶，每个功能叶分为 2 段，这些再细分为 2 个亚段[26]。已经提出了几种细分系统，但最广泛使用的系统是 Couinaud 分段系统及 Healey 和 Schroy 系统，Couinaud 分段系统遵循门静脉和肝静脉的分布[29]，Healey 和 Schroy 系统遵循胆管的分布[30]。在这些系统中，亚段编号为 1~8，尾状叶为亚段 1，其他亚段按顺时针方向图式排列（见图 71.2）[28]。

肝脏大约 70% 的血液供应和 40% 的氧气供应来自门静脉，30% 的血液供应和 60% 的氧气供应来自肝动脉[31]。门静脉由肠系膜上静脉和脾静脉汇合而成。在肝门处，门静脉分为左支和右支，肝右叶和左叶以此为基础[27,32]。虽然 Couinaud 分段系统认为左右门静脉分支供应 8 个静脉区域，但左右门静脉次级分支的数量差异很大[33]。肝动脉通常起源于腹腔干，但偶尔起源于肠系膜上动脉[32]。一种常见的变异是从胃左动脉分支的左肝动脉，和从肠系膜上动脉分支的右肝动脉[32]。在肝门内，肝动脉位于门静脉前方和胆管左侧。在肝脏中，动脉、门静脉和胆管被纤维鞘（Glissonial 鞘）包围，而肝静脉则缺乏这种结构[26]。3 条主要肝静脉汇入下腔静脉，虽然在 60%~85% 的人中，左静脉和中静脉合并为一条静脉进入下腔静脉[26,27,32]。

肝外胆道由肝总管、胆囊管、胆囊及左右肝管组成。左右肝管分别引流肝左叶和肝右叶。左右肝管融合形成肝总管。尾状叶通常引流至左肝管起始部或右肝管。胆囊管通常汇入其起始部以下的肝总管外侧，形成胆管（或胆总管）[34]。

（一）神经

交感神经或肾上腺素能神经纤维在血管周围形成丰富的神经丛。在较小程度上在胆管周围形成[35]。来自神经丛的纤维供应肝小叶，这些纤维沿着肝窦壁走行，主要在门静脉周围区域[35]。副交感神经纤维（胆碱能）支配肝动脉、门静脉和肝静脉的肝外和肝内分支，但只有少数纤维到达肝细胞[35,36]。内源性神经调节肝脏血流量、糖脂代谢、食物摄入和肝脏再生[37]。然而，随着肝移植的出现，鉴于失神经同种异体移植物的充分功能，肝脏神经系统的重要性一直受到质疑[36,38]。

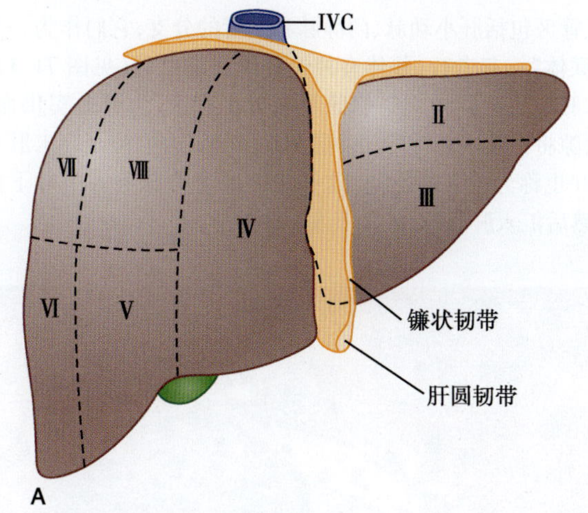

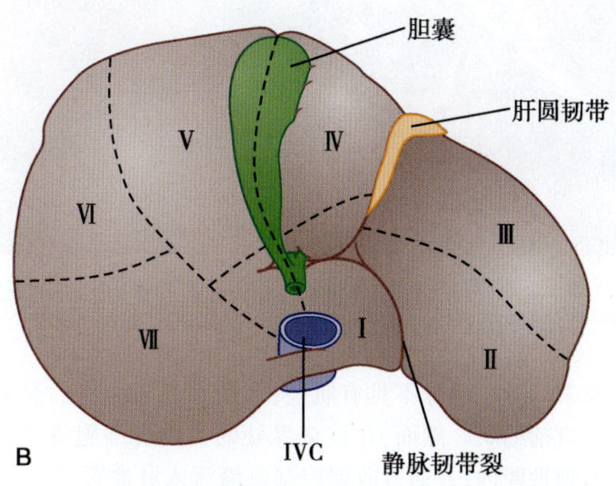

图 71.2　基于 Couinaud 分段系统的肝脏节段解剖。确定了 8 个节段。A，前视图。B，俯视图。IVC，下腔静脉

（二）淋巴管

肝脏凸面的浅表淋巴管穿过右侧或左侧三角韧带和镰状韧带。它们穿过横膈膜进入心前、膈上和食管旁淋巴结，或沿着膈下右动脉或膈下左动脉到达腹腔淋巴结[39]。来自肝脏内脏表面的浅表淋巴管主要流向肝脏淋巴结。从尾状叶开始，淋巴管引流到腔静脉前淋巴结。深部淋巴管在肝门处离开肝脏，汇入网膜孔处的椎间孔淋巴结和胰腺上淋巴结。与肝静脉一起离开肝脏的淋巴管延续在下腔静脉壁中。

三、组织学

肝脏的大部分由肝细胞排列成板状，由肝血窦分隔的 1 个或 2 个肝细胞厚的壁组成（见第 72 章）。肝细胞为多边形细胞，细胞核大小不一、呈圆形，常见双核细胞。肝实质内

的汇管区包括肝小动脉、门静脉和胆管的分支，它们作为一个“三联体”一起走行，并伴有神经纤维和淋巴管（见图 71.3）。终末肝小动脉和终末门静脉起源于汇管区，为肝血窦供血。窦状隙将汇管区来源的门静脉和动脉血混合引流至终末肝小静脉（也称为中央静脉）。这些终末肝小静脉汇入小叶下静脉，然后汇入肝静脉，最终汇入下腔静脉。

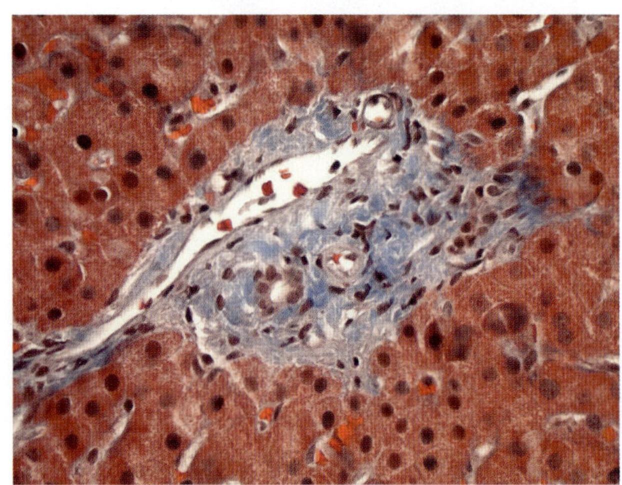

图 71.3 具有门静脉（左上）和成对小动脉和胆管（中心）的正常汇管区。胆管位于汇管区小动脉左侧。（Masson 三色，×200）

终末门脉小静脉不具有肌层，因此在其与血窦的交界处没有入口括约肌。然而，在该交界处的大内皮细胞将其细胞核膨出到管腔内，并通过收缩控制血液流入肝血窦[38]。在窦状隙与终末肝静脉连接的部位也会发生类似的出口括约肌样活动[38]。与终末门静脉相反，终末肝小动脉由平滑肌包埋，具有形成窦状隙前括约肌的能力[38]。

肝窦内皮细胞是在血液与肝细胞之间形成屏障的一种特殊内皮细胞（见图 71.1）。它们有窗孔，但缺乏基底膜，构成一个相对“渗漏”的屏障[25]。窗孔的大小因小叶而异（较大的窗孔朝向小叶中心区域），并随生理状态而动态变化。内皮细胞还通过旁分泌调节星状细胞的收缩性来调节窦状隙血管张力[25]。作为对损伤的反应，肝窦内皮细胞失去窗孔而获得基底膜（即它们变得“毛细血管化”）。剪切应力的增加激活了转录因子 Kruppel 样因子-2（KLF-2），导致血管收缩剂内皮素-1 的释放[25]。通透性降低和血管收缩增加导致肝窦内压力升高，促使门静脉高压症发生（见第 74 章）。肝窦内衬库普弗细胞，在门静脉周围区域数量更多、更大、吞噬活性更强[31]。它们的主要作用是清除血液中的衰老红细胞和内源性及外源性有毒物质[40]。库普弗细胞还处理低密度脂蛋白（LDL）并产生淋巴因子介质，指导肝细胞蛋白质合成、炎性介质和肝细胞保护前列腺素[38]。

肝星状细胞以前被称为“Ito 细胞”或贮脂细胞，是窦周细胞，在其静止状态下，是维生素 A 储存的主要场所[38]。它们环绕肝窦壁，可调节管腔的宽度。当肝星状细胞在肝脏炎症和损伤的情况下被激活时，它们转化为肌成纤维细胞，表达结蛋白和平滑肌肌动蛋白并合成细胞外基质[31]。活化的肝星状细胞是慢性肝病肝纤维化的主要效应器。

窦周间隙（即 Disse 间隙），位于肝窦内衬和肝细胞血管极之间，并通过多个窗孔与肝窦间隙相通[38]。该间隙包含血浆和Ⅰ、Ⅲ、Ⅳ和Ⅴ型胶原，它们作为器官的支架[38]。Mall 间隙是门静脉周围肝细胞与门静脉结缔组织之间的空间。淋巴液积聚在 Disse 间隙，然后进入 Mall 间隙，随后排入淋巴管[31,41]。淋巴管在门脉间隙与肝动脉分支形成网络[38]。

肝细胞的基底侧膜面向肝血窦，顶端膜面向胆小管。胆小管将胆汁直接分泌到 Hering 管的终末小管，终末小管部分由肝细胞排列，部分由胆管细胞排列[42]。Hering 管不止于汇管区周围的界板，而是延伸至肝小叶的门脉周围区域。Hering 管逐渐变成细胆管，细胆管完全由胆管上皮细胞排列[42]。细胆管依次与最小的小叶间胆管相连。小叶间胆管与隔胆管相连，然后进入肝胆管。在组织学上，较小的导管内衬立方细胞，而较大的导管内衬柱状上皮细胞。

肝实质组织

1833 年 Kiernan 将经典的肝小叶描述为六边形，其中心为中央静脉，3 个角为汇管区。因为许多腺体都有一个导管作为其功能单位的中心。Mall 设想肝的基本单位是以门脉为单位，界定其中心为汇管区，周边为中央静脉[38]。1954 年 Rappaport 提出肝腺泡概念，将肝腺泡定义为传入的终末门静脉和传入的肝动脉为血管周围的肝实质组织的肝细胞供给血液。在肝腺泡的周边是终末肝小静脉（中央静脉），它引流数个腺泡[38]。在该模型中，存在以下 3 个区域：①汇管区周围区域（区域 1）由含氧量较高的血液供给；②中间区域（区域 2）；③静脉周围区域（区域 3），接受含氧量相对较低的血液[38]。肝腺泡代表一个功能性结构单位，有利于描述如桥接坏死和纤维化等病变（图 71.4）[31]。

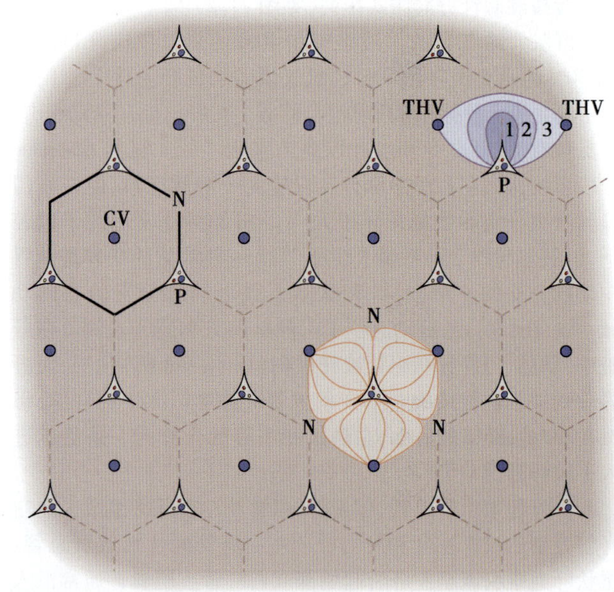

图 71.4 肝脏结构示意图。左侧为肝小叶，中央静脉为其中心，汇管区位于 3 个角。靠近中间的是门脉单位，汇管区在其中心，中央静脉和节点在其周边。右边是肝腺泡，其中心是传入终末血管（在汇管区内），其外周由终末肝小静脉或中央静脉引流。图中显示了从汇管区延伸至终末肝小静脉的 1、2 和 3 区。CV，中央静脉；N，节点；THV，终末肝小静脉；P，汇管区

1982 年 Matsumoto 和 Kawakami 提出了一种基于其血管构筑的肝脏构筑观点[43]。在这个概念中,门静脉和肝静脉系统分为传导部分和实质部分,传导部分从肝实质输送和引流血液,实质部分是初级肝小叶的基础。门静脉和肝静脉系统的实质部分由微小的侧分支组成,这些侧分支沿着传导部分的终末分支有序排列。门静脉分支的分裂频率是肝静脉分支的数倍,从而为每个肝静脉通道创建了更多数量的门静脉通道。门静脉系统的最终分支称为间隔支。同时"中央静脉"实际上是 6~8 个引流小静脉,分别单独面对相应的流入单位。由间隔支供血并由肝静脉分支引流的圆锥形肝细胞簇形成"初级小叶",几个初级小叶共同形成经典的肝小叶。

Matsumoto 和 Kawakami 还注意到,起源于间隔支的肝血窦在径向转向中央静脉之前,在门静脉附近有一个横向走行,这张横向血窦床形成了镰刀形的小叶灌注的"流入前沿",这不同于肝腺泡模型提出的线性供应(图 71.5)[43]。镰状的凸面紧贴汇管区,其臂沿间隔支延伸,凹面面向中央静脉。这种排列界定了两个区域:即由相邻镰刀形区域组成的经典小叶的外周部分;和由这些镰刀形区域结合的小叶中心部分。肝酶的免疫组织化学研究强调,汇管区和终末传入血管周围存在连续的门静脉周围网络,中央静脉周围存在明显的同心圆静脉周围区域,支持肝脏结构更类似于经典肝小叶而不是肝腺泡的观点[44]。

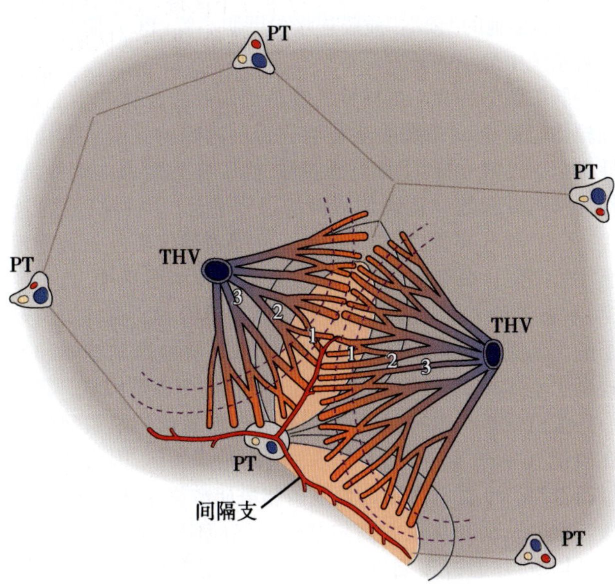

图 71.5　将肝腺泡模型 3 个区域的肝血流量与 Matsumoto 的肝脏结构概念进行比较的绘图。根据 Matsumoto 的模型,毗邻汇管区和终末传入血管(间隔支)的血窦形成血流动力等电位镰状灌注前沿(虚线)。该模型符合经典肝小叶而不是肝腺泡的概念。标记肝腺泡的区域,1 区域、2 区域和 3 区域。PT,汇管区;THV,终末肝小静脉

肝小叶的带状排列引起小叶肝细胞的功能异质性,或"代谢区带",即不同区域的肝细胞执行不同的代谢程序[45-48]。区域化已被证实可用于碳水化合物、脂质、氨基酸、氨和外源性化合物的代谢。例如,糖元异生主要发生在汇管区周围区域(1 区),而糖酵解主要发生在小叶中心区域(3 区)。由于一些酶呈非单一分布,分区可能比传统设想的更复杂[49]。代谢区带化的调节机制很复杂,但一个关键因素是跨小叶的氧梯度,其通过称为缺氧诱导因子的氧反应转录因子,导致参与代谢途径的基因的差异表达[50]。Wnt/β-连环蛋白(β-catenin)和音猬因子(Hedgehog)信号通路也发挥着重要作用,并表现出与缺氧诱导因子的实质性相互影响[50,51]。代谢分区及其失调可能是人类一些肝脏疾病(如 NASH)分区分布的基础,NASH(非酒精性脂肪性肝病)主要影响小叶中心区域[52]。

四、发育异常

(一) Riedel 叶

Riedel 叶标志为突出的肝右叶,其延伸至脐水平以下。Riedel 叶是一种解剖变异,女性多于男性。可误诊为腹部包块。肝脏生化检查水平正常,诊断通过超声检查确定。

(二) Abernethy 畸形

Abernethy 畸形是一种先天性肝外门-腔静脉分流。已知会发生两种类型的分流。在Ⅰ型分流中,门静脉血液完全分流到下腔静中,门静脉缺如。这种分流类型在女孩中的发生率高于男孩,并与其他先天性异常相关,如心脏缺陷、胆道闭锁和多脾,可能表现为高半乳糖血症、高胆红素血症、高氨血症或静脉曲张出血,并可并发肝肿瘤的形成而变得复杂,如局灶性结节性增生(见第 96 章)[54]。

Ⅰ型 Abernethy 畸形可进一步分为Ⅰa 亚型和Ⅰb 亚型,前者肠系膜上静脉与脾静脉不连接,因此无解剖门静脉。后者肠系膜上静脉与脾静脉连接,形成门静脉,然后汇入系统静脉[54,55]。在Ⅱ型 Abernethy 畸形中,门静脉完整,但与下腔静脉侧侧吻合导致分流,因此,在技术上讲,Ⅱ型并非真正的门静脉缺如。Ⅱ型分流均可发生在女孩和男孩中,与其他畸形无关[54,56]。

(刘军　译,袁农　校)

参考文献

第 72 章　肝脏生理学和能量代谢

Namita Roy-Chowdhury, Jayanta Roy-Chowdhury 著

章节目录

肝实质细胞(肝细胞和胆管细胞)和非实质细胞(肝窦内皮细胞、星状细胞、库普弗细胞和隐窝细胞)具有不同的功能,是通过广泛的相互作用而密切协调。这些细胞是高度极化的。肝细胞独特的极化模式在腺上皮细胞中是独特的。肝细胞极化的维持需要消耗能量,是广泛肝功能的关键。肝细胞分为功能区:1 区(汇管区周围)、2 区(中部)和 3 区(中央静脉周围)(见第 71 章)。不同区域肝细胞的基因表达和分化功能似乎受到细胞信号分子梯度的调节。尽管成年肝细胞通常相对静止,但在肝损伤或体积损失后,它们仍保留着终生大量再生的能力。目前正在揭示胆汁酸信号传导作为胆汁酸——法尼醇 X 受体——成纤维细胞生长因子轴的一部分,在肝脏再生中起关键作用,以及当达到适合体重的肝脏质量时最终停止增殖。肝脏除了具有合成和分泌功能外,还通过协调碳水化合物、蛋白质和脂质的合成、利用和分解代谢,在机体的能量代谢中发挥着核心作用。肝脏的分子"时钟"使机体所需的能量与营养物质可同步获得。

一、肝细胞类型和组织结构

肝细胞可分为 3 组:①实质细胞,包括肝细胞和胆管上皮细胞;②肝窦细胞,由肝窦内皮细胞和库普弗细胞(肝巨噬细胞)组成;③窦周细胞,由肝星状细胞和隐窝细胞组成。肝细胞占成人肝细胞群的 60%,约占肝组织体积的 78%(见第 71 章)[1]。

(一) 实质细胞

1. 肝细胞

肝细胞是直径约为 20 ~ 30μm 的一种大的多面体细胞[2]。与其高合成和代谢活性相一致,肝细胞富含细胞器。大约 30% 的人肝细胞为双核。肝细胞是极化上皮细胞。其细胞质膜具有 3 个不同的结构域:①通过专门的肝窦内皮细胞窗孔与血浆直接接触的肝窦表面(约占细胞表面的 37%);②包围胆小管(BC)的小管表面(约占细胞表面的 13%);③相邻表面。与腺上皮相似,窦状隙、胆小管和相邻的细胞质膜结构域也分别被称为基底外侧、顶端和侧面[3]。窦状隙和胆小管表面含有微绒毛,微绒毛极大地扩展了这些结构域的表面积。

(1) 极性

肝细胞独特的极化类型不同于其他上皮细胞,如肠、胆管或肾小管上皮,其在组织平面极化[4]。相比之下,在肝细胞中 2 个相邻细胞的"顶端"质膜连接包围胆小管(BC),胆小管是胆管系统中最小的分支。

肝细胞结构和功能极性的维持都需要线粒体产生能量,线粒体能量受 5' 单磷酸腺苷活化蛋白激酶的调节。结构极性由以下因素支持:①细胞外基质,除了作为附着支架外,还作为维持肝细胞分化表型所需的信号平台;②桥粒(紧密连接)蛋白,如连接蛋白 1(Claudin 1)和紧密连接蛋白 2,被划定胆小管间隔。肝细胞的功能极性是由各种溶质载体、离子通道、水通道和 APT 驱动的泵在特定质膜结构域的独特定位赋予的。基底外侧膜蛋白在内质网中合成,并在高尔基体和反式高尔基体网络(TGN)中修饰后直接运输到该结构域。其中一些蛋白质是单体的,因为他们仅通过糖基磷脂酰肌醇锚定在质膜双层的内小叶上。而另一些则是多面体,因为它们穿过膜双层。小管单体葡萄糖基磷脂酰肌醇终止蛋白(如 5'-核苷酸酶),最初从反式高尔基体网络(TGN)转运至基底外侧结构域,并通过顶端再循环内体从那里运至小管结构域。相比之下,小管多面体转运蛋白,如 ATP 结合盒蛋白(ABC)直接或通过顶端再循环内体从 TGN 转运至小管膜。对指定用于顶端和基底外侧位点的蛋白质货物,被认为是在 TGN 处分类,也可能在其他位点进行分类[5]。

(2) 质膜

质膜由甘油酸酯、胆固醇和鞘脂组成的脂质双层组成。作为水和大多数极性物质的屏障[3,6]。质膜的内小叶和外小叶在脂质、蛋白质和碳水化合物组成上存在差异,反映了它们的功能差异。小叶内的蛋白质介导特定分子的转运,并与细胞骨架结构和细胞外基质连接。肝细胞质膜由 36% 的脂质、54% 的蛋白质和 10% 的碳水化合物(按干重计)组成。肝细

胞质膜的外叶富含碳水化合物。

脂质筏是质膜外小叶的微结构区域(直径~50nm),高度富集胆固醇和鞘脂[7]。这些微结构域通过未知机制与内小叶中富含胆固醇的微结构区偶联。脂质筏与相关蛋白质在膜表面横向扩散在一起。一些表面受体在与配体结合时与筏体结合,或导致较小的筏体“聚集”成较大的筏体。脂质筏在胞吐和内吞过程中的信号转导、细胞凋亡、细胞黏附和迁移、细胞骨架组织和蛋白质分选中都很重要(见后文)。一些病毒可通过脂质筏进入细胞。

膜蛋白执行受体、酶和转运功能[8]。完整的膜蛋白一次或多次穿过脂质双层或被埋藏在脂质中。其他“外源性”蛋白分子与脂膜相关。膜蛋白可以横向旋转或扩散,但通常不会从一个小叶翻转到另一个小叶。特异性膜蛋白的浓度是通过其合成和降解之间的平衡来维持,这是膜囊泡脱落、膜内蛋白水解消化或内化进入细胞的结果。内化到细胞中的受体蛋白可能被降解或再循环到细胞表面。

内皮与窦状隙绒毛之间的间隙称为 Disse 间隙(见第 71 章)。在这个空间中,血浆与肝细胞之间的窦状隙表面存在液体和溶质的双向交换。在许多情况下,蛋白质促进了分子转移,这些蛋白质有助于沿着向下的浓度梯度扩散,或使用 ATP 衍生的能量将分子主动泵入 Disse 空间。Disse 间隙中的液体排入肝淋巴管,流向肝门淋巴管、乳糜池、胸导管,最终进入中心静脉循环。Disse 间隙中过多的液体进入肝脏表面的 Glisson 囊,像“出汗样”形成腹水。

(3) 细胞连接

肝细胞被组织成薄片状(在二维片中可见索状物),通过闭塞(“紧密”)、沟通(“间隙”)和锚定连接分隔(图 72.1)。紧密连接或桥粒在胆小管周围形成垫圈样密封,从而使细胞质和胆小管之间的溶质浓度存在差异。桥粒是将中间丝锚定在质膜上,将细胞连接在一起的特殊膜结构。缝隙连接是肝细胞连续膜的亚结构域,约占总表面膜的 3%。它们由具有中空核心的六角形颗粒组成,称为连接蛋白外显子,由 6 个连接蛋白分子组成[9]。一个细胞的连接外显子与相邻细胞的连接外显子连接,形成一个径向对称的圆柱体,可以打开或关闭中央通道。缝隙连接参与营养交换、细胞活动的同步和电脉冲的传导。

(4) 细胞骨架

肝细胞骨架支持亚细胞细胞器的组织、细胞极性、囊泡的细胞内运动和分子转运[10,11]。

它由微丝、微管和中间丝以及细胞骨架相关蛋白组成[12]。中间丝是纤维多肽的聚合物(细胞角蛋白和板层蛋白),为细胞提供结构支持。此外,神经丝出现在损伤的肝细胞中,形成马洛里小体(Mallory 小体)(也称为 Mallory-Denk 小体或 Mallory 透明小体)。肝细胞表达两种细胞角蛋白,即 CK8 和 Ck18。胆管上皮细胞表达这些蛋白和 CK19。凝激素是一种巨大的蛋白质,它将中间丝相互交叉连接,并与质膜、微管和肌动蛋白丝交叉连接。

微管是由 α 和 β 微管蛋白的聚合二聚体组成的中空管状结构(外径为 24nm),参与细胞内转运和细胞组织[13,14]。微管是细胞质囊泡运动的轨道,由三磷酸腺苷酶(ATP 酶)驱动的运动蛋白驱动蛋白、动力蛋白和缢断蛋白介导。例如,通

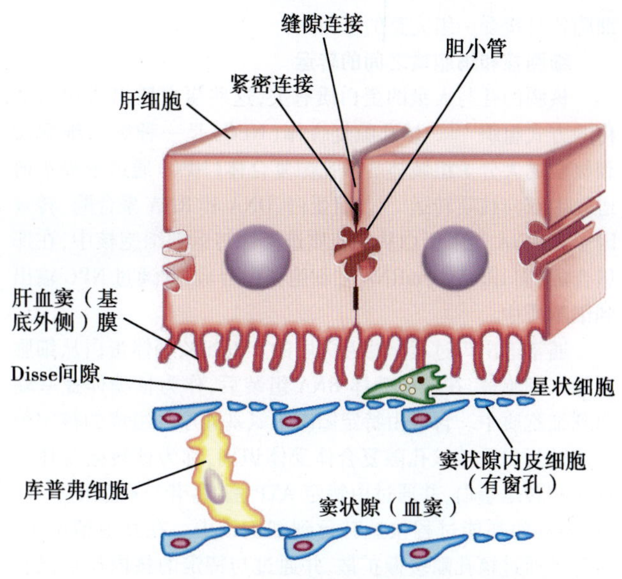

图 72.1　肝脏不同细胞类型之间的空间关系。肝窦血浆在 Disse 间隙与肝细胞直接接触。内皮细胞具有窗孔,缺乏基底膜。库普弗细胞位于肝窦腔内,与肝窦内皮细胞和门静脉血液直接接触。星状细胞位于内皮细胞和肝细胞之间,并与这两种类型细胞直接接触。肝细胞通过紧密连接和缝隙连接彼此相互连接。2 个相邻肝细胞质膜的小管结构域包围着胆小管

过秋水仙碱处理使微管解聚,抑制血浆蛋白分泌,而不影响蛋白合成。微管通过与高尔基体、中间丝和 F-肌动蛋白相互作用参与细胞组织[15]。在小管收缩过程中,它们还能保持表面膜的完整性[16]。

微丝由双螺旋 F-肌动蛋白链组成,是 G-肌动蛋白的聚合物。大量肌动蛋白相关蛋白控制 F-肌动蛋白的聚合、解聚和剪接。肌动蛋白与肌球蛋白一起维持细胞基质的完整性,促进胆小管收缩,并控制紧密连接的通透性。微丝对于受体介导的内吞作用(RME)和几个转运过程也很重要。肝细胞凋亡过程中细胞结构的崩溃和凋亡小体的形成,可能与肝细胞肌动蛋白细胞骨架的重塑有关[17]。

(5) 细胞核

肝细胞的细胞核相对比较大,有明显的核仁。2 个同心核膜通过中间丝网络稳定。一个在内膜内,一个在外膜外[18]。外核膜与内质网膜直接连接。2 个核膜之间的核周间隙包绕细胞核,与内质网腔连续。核膜含有孔隙,分子通过这些孔隙选择性地进出细胞质。核糖核蛋白网络和核周染色质从核仁放射出来。

核染色质含有染色体和相关蛋白。染色体由一系列基因组成,这些基因散布在基因内的 DNA 中。DNA 被转录为 RNA,RNA 经过多个加工步骤,产生信使 RNA(mRNA)分子,信使 RNA 分子跨核孔转运至细胞质中,在细胞质中与核糖体结合。核 DNA 还编码在蛋白质合成和其他功能中具有辅助作用的其他 RNA 类型。核糖体 RNA(rRNA)由核仁内的 DNA 编码。转移 RNA(tRNA)与氨基酸结合,并在翻译过程中提供核酸编码与生长蛋白链中连续氨基酸掺入之间的必要联系。其他 RNA 参与 mRNA、rRNA 和 tRNA 分子的加工。在细胞分裂前,染色质的 DNA 和蛋白质成分都是复制的。每个重复染色体的 2 个拷贝被精确地分离和分布,从而使 2 个子

细胞各自接受一组完整的基因。

细胞核和细胞质之间的转运

核膜的孔与大量的蛋白质有关，这些蛋白质以八边形对称的方式组织[19]。核孔隙复合体(NPC)是一种突入细胞质和核质的大分子组装体。核孔隙复合体(NPC)通过中央水通道发生双向核质转运[20]。组蛋白、DNA和RNA聚合酶、转录因子和RNA加工蛋白从细胞质选择性转运到细胞核中，在那里合成，而tRNA和mRNA在细胞核中合成，并通过NPC输出到细胞质中。

通常进出口过程是相互关联的。例如核糖体蛋白从细胞质导入细胞核，在与核糖体RNA组装后，作为核糖体亚基输出到细胞质中。含有由特定阳离子氨基酸序列组成的核定位基序的蛋白质被核孔隙复合体受体识别，称为核转运受体家族或核转运蛋白，并通过由特定ATP酶/鸟苷三磷酸酶(GTP酶)驱动的耗能过程快速转运到细胞核中。在其他情况下，大分子通过核孔隙缓慢扩散，并通过与特定的核内位点结合保留在细胞核中。小于5kD的分子自由扩散穿过核孔。

(6) 内质网

内质网是最大的细胞内膜隔室。由膜小管或扁平囊(池)组成，包绕着连续的管腔或空间，并延伸至整个细胞质[21]。发生活性蛋白质合成的内质网结构域具有附着的核糖体，称为糙面内质网。另一个结构域称为光面内质网，缺乏核糖体，是脂质生物合成、解毒和钙调节的位点。核包膜是内质网的一个特殊结构域[22]。

(7) 高尔基复合体

高尔基复合体由一叠扁平的囊状膜(池)组成，这些膜在边缘扩张[23]。在粗面内质网中合成的许多蛋白质被转运到蛋白质填充的转换囊泡中高尔基组织中。高尔基复合体面向内质网的方面是顺式面，对侧被称为反式面。糖蛋白被认为是通过穿梭囊在高尔基体囊之间转运的。在内质网中被N-糖基化的蛋白质的高度甘露糖基化的糖-辅基部分，在高尔基体囊中被加工成成熟形式。其他一些蛋白在高尔基复合体中被O-糖基化。然后对这些蛋白进行分类，转运到适当的细胞器中。(见后面关于胞吐和内吞的讨论)[24]

(8) 溶酶体

溶酶体由膜结合的囊和小管系统组成，这些囊和小管含有在pH 4.5~5.25时具有活性的水解酶[25,26]。ATP酶驱动的质子泵通过将氢离子导入溶酶体内腔来维持酸性pH[25]。这种溶酶体酶是具有N-连接寡糖的糖蛋白。在内质网中合成后，碳水化合物基团在高尔基体中被修饰，在高尔基体中其甘露糖残基被磷酸化。反式高尔基体堆叠中的M6P受体识别这些甘露糖-6-磷酸(M6P)基团[27]，导致它们分离并易位到晚期核内体中，后者转化为溶酶体[28,29]。

(9) 线粒体

线粒体约占肝细胞胞质体积的20%，负责细胞呼吸[31,32]。线粒体含有三羟酸循环(TCA)、脂肪酸氧化和氧化磷酸化的酶[31-33]。线粒体将底物氧化产生的能量保存为ATP的高能磷酸键。此外，部分尿素循环、糖元异生、脂肪酸合成、细胞内钙浓度调节和血红素合成发生在线粒体中，线粒体也在细胞程序性死亡或凋亡中发挥关键作用(见后文)[34]。

线粒体光滑的外膜在功能上与内膜不同，内膜高度折叠形成嵴。线粒体通过沿着微管转位定位在ATP利用的主要位点上。除可溶性酶外，线粒体基质还包括储存钙和其他离子的线粒体内大颗粒和含有线粒体核糖体的较小颗粒。嵌入基质内的线粒体DNA编码许多线粒体蛋白。其余的线粒体蛋白由核基因编码。

线粒体中的糖酵解和脂肪酸氧化产生化学中间体，这些化学中间体进入能量产生反应的三羧酸循环(TCA循环)[35,36]。TCA循环将乙酰辅酶A(乙酰CoA)分解为3分子烟酰胺腺嘌呤二核苷酸(NADH)、1分子黄素腺嘌呤二核苷酸(FADH2)和2分子二氧化碳。来源于NADH和FADH2的电子驱动线粒体内膜的电子传递途径，导致ATP的产生。电子穿过线粒体内膜到达内外膜之间的空间，产生驱动ATP合成的质子梯度[37]。

(10) 过氧化物酶体

过氧化物酶体是一种球形结构，它包围着含有晶格或结晶核的矩阵[38]。过氧化物酶体在肝细胞中含量丰富，被认为是生命所必需的。在过氧化物酶体中发生几种氧化分解代谢反应以及合成代谢反应，其在碳水化合物、脂质、蛋白质、脂肪和核酸代谢之间提供重要联系。

(11) 胞吐作用和内吞作用

胞吐和内吞作用是参与分子输出、输入和细胞内运输的途径。通过胞吐作用将新的蛋白质和脂质分配到质膜上，并通过胞吞作用将膜组分清除到细胞质隔室中，使细胞表面处于动态极化状态。在胞吐过程中，在内质网中合成的分泌蛋白依次通过顺式、中间式和反式高尔基体堆叠和反式高尔基体网络(TGN)，最终出现在细胞表面[39,40]。这种通过高尔基体堆叠的向量转运是通过被称为包被体或被膜小泡(COP)(COPⅠ和COPⅡ)的蛋白质包被的囊泡进行的，这些蛋白质与网格蛋白不同(见后文)[41,42]。三磷酸鸟苷-二磷酸鸟苷(GTP-GDP)交换因子和对每种类型囊泡具有特异性的GTP活化蛋白刺激膜结合和小GDP酶的催化活化。

一旦结合到膜上，GTP酶诱导COP蛋白的募集。在内质网中，第一个被招募的外壳蛋白是COPⅡ，并形成囊泡/管状簇。这些团簇被认为结合形成一个复杂的管状网络，称为内质网/高尔基体中间隔室。通过这种管状网络的膜获得COPⅠ蛋白导致囊泡的形成，这些囊泡进行双向蛋白转运进出于高尔基体堆叠。一些从高尔基体出口侧出现的囊泡，称为反式高尔基体网络(TGN)，可以同时转运多种蛋白分子，并将它们一起释放到细胞外介质中。携带膜蛋白和酶的其他类型囊泡，也会通过这种分泌途径到达特定的细胞内细胞器。这些囊泡在TGN中被分选，携带特定负荷物的囊泡被递送到适当的靶细胞器[43]。

内吞作用是通过胞饮作用、吞噬作用、受体介导的胞吞作用(RME)和小窝内化在内的过程输入细胞外大分子[44]。胞饮作用是指通过质膜内陷吞噬细胞外液的非选择性体相摄取。吞噬作用是吞噬细胞表面的颗粒和区域。与这些非特异性摄取模式相反，RME是特异性分子(配体)的摄取机制。配体与其特异性细胞表面受体结合后，配体-受体复合物集中在“凹坑”中，通过网络蛋白的3条重键和3条轻链组成的三叉结构(三螺旋)包被在细胞质表面。组装的涂层由12个五边形和可变数量的六边形组成，取决于涂层的尺寸。包被的凹坑作为包被囊泡进入下面的细胞质中[45]。在下一步中,囊泡失去网格蛋白外壳,被称为内体。内体囊泡沿着微管行进,可以采取 3 种不同的途径。一些内体返回细胞表面,所含的配体-受体复合物通过一种称为细胞脱胞作用的过程分泌出细胞。转铁蛋白是脱胞作用的原型配体。其他一些配体,如免疫球蛋白 A(IgA)低聚物,可能穿过细胞与受体一起分泌到胆汁中。这个过程被称为转胞作用[46]。

研究最多的 RME 类型是典型的内吞途径,其中内体的内部在质子泵的作用下被酸化,从而导致配体-受体解偶联[47]。通过尚未完全阐明的机制,解离的配体和受体被分类为不同的囊泡。含有配体的囊泡进入溶酶体,在那里配体在溶酶体水解酶的作用下降解。大多数不含配体的受体转移到细胞表面并补充受体池。一些受体,如胰岛素受体,不进行再循环,并在溶酶体中迅速降解。除了网格蛋白的募集外,内吞囊泡形成的启动需要衔接蛋白,特别是脂肪细胞/巨噬细胞脂肪酸结合蛋白(AP-2),其位于脂质双层和网格蛋白之间。非支架蛋白,如 GTP 酶和动力蛋白,在包被凹向包被囊泡的转化中也很重要。动力蛋白的这种功能需要与一种称为双载蛋白的蛋白结合。遗传学、细胞生物学和生物化学研究正在鉴定网格蛋白外壳和囊泡形成所需的其他蛋白质(经 Stockert 综述[47])。除了生理配体外,许多病毒利用 RME 进入细胞。

通过小窝的内化是大分子进入细胞的另一种途径。小窝蛋白与质膜上富含胆固醇的酯筏的细胞质方面结合,产生 50~60nm 的烧瓶状质膜内陷。这些内陷出芽进入细胞质形成囊泡,称为小窝或质膜囊泡。小窝执行多种功能,包括信号传导、钙调节、非网络蛋白依赖性内化和转胞作用。葡萄糖酰磷脂酰肌醇锚定蛋白、β-肾上腺素能受体和酪氨酸激酶集中在小窝中[48]。

(12) 肝细胞的功能区带

肝细胞在肝细胞板内的代谢区组织,以优化其代谢功能的方式使通过门静脉和肝动脉到达的分子内化,并进行生物转化、合成、分泌产物经肝静脉进入体循环,经胆管进入肠道(见第 71 章)。肝脏的功能单位由从汇管区周围区域(1 区)向中央静脉(3 区或中央静脉周围)延伸的一排 15~25 个肝细胞组成。例如,暴露于高氧合血液的 1 区肝细胞富含参与能量需求功能的酶(如糖原异生和尿素生成),而 3 区肝细胞专门参与糖酵解和异生物质代谢。相应地,1 区肝细胞表达 Ass110、As110、Alb8 和 Cyp2f29,而 3 区肝细胞以几乎相互排斥的方式表达 Glul 和 Cyp2e19。此外,2 区(中间带)肝细胞富含某些基因的表达,如 Hamp 和 Ham2(编码铁调素,一种调节全身铁水平的肝脏激素[见第 75 章])、Igfbp2、Mup3 和 Cyp8 b1。总体而言,在肝细胞中表达的所有基因中,近一半在空间上是分带的[49]。

肝区带化的发育机制似乎是基于 1 区细胞表达的腺瘤性结肠息肉病基因产物与 3 区 β-连环蛋白之间的空间分离和功能拮抗,后者被 3 区内皮细胞的 Wnt 信号激活。在缺乏 wnt 信号的情况下,一种降解复合物,包含肿瘤抑制基因腺瘤性结肠息肉病和轴蛋白(axins)的产物以及激酶 GSK-3β 和 Ck1,促进 β-连环蛋白的磷酸化和随后的降解。β-连环蛋白信号在 1 区的缺乏和信号向 3 区的上升梯度,被认为是产生和维持了基因表达和肝脏功能的分区[50]。

2. 胆管上皮细胞

胆管上皮细胞或肝内胆管上皮细胞是由大小细胞亚群组成,其细胞体积大致与肝内胆管的直径一致(见第 62 章)。与小胆管细胞相比,大胆管细胞具有相对更发达的内质网(ER)和较低的核-质比[51]。细胞色素 P450(CYP)依赖性单加氧酶活性的低表达为小胆管细胞提供了抵抗化学物质损伤的生存优势。例如,CYP2E1 介导的四氯化碳毒性中间体的形成,导致给予前毒素后大胆管细胞功能丧失,而小胆管细胞对毒素具有抵抗性。

(1) 分泌和吸收功能

胆管不仅是胆道引流的被动管道,而且在胆汁成分的分泌和吸收中发挥积极作用,以及对细胞外基质组成的调节。胆管细胞高度极化。位于胆管细胞顶端(管腔)表面的钠依赖性胆盐转运蛋白(ABAT)介导结合胆汁酸的摄取,而位于基底外侧表面的蛋白选择性剪接截短形式(ASBT)介导胆汁酸的钠非依赖性外排(见第 64 章)。位于顶端结构域的钠依赖性葡萄糖转运蛋白(SGLT1)和基底外侧结构域的易化葡萄糖转运蛋白 GLUT1 负责胆汁的葡萄糖重吸收。顶端和基底外侧表面的水通道蛋白-1 构成水通道,可能介导激素调节的水向胆汁转运。嘌呤能受体(P2u)刺激氯离子外流。肝细胞分泌到胆汁中的 ATP 激活顶端 P2u,调动 Ca^{2+} 储备,从而刺激胆管细胞 Cl^- 外流。大的胆管细胞表达胰泌素(secretin)和生长抑素(somatostatin)受体、氯化物/碳酸氢盐交换器和囊性纤维化跨膜传导调节因子(CFTR),这可能使这群胆管细胞能够调节胰泌素和生长抑素对水和电解质分泌的应答[52]。

(2) 初级纤毛

胆管上皮细胞是唯一具有初级纤毛的肝细胞。肝细胞分泌的"原代"胆汁随后被胆管上皮细胞修饰,胆管上皮细胞通过分泌 Cl^- 和 HCO_3^- 以吸收胆盐、葡萄糖和氨基酸调节胆汁的流动性和碱度,随后水沿渗透梯度被动进出胆管腔。这些功能需要感知由胆管上皮细胞初级纤毛提供的胆汁的流速、渗透压和组成。每个胆管上皮细胞有一个初级纤毛,由轴组成,称为轴丝。轴丝由 9 个围绕中空中心核心排列的外周微管双重线组成。轴丝附着在中心粒来源的微管组织中心,称为基体。大胆管上皮细胞的轴丝长 7.35±1.32μm,而小胆管上皮细胞的轴丝长约为小胆管上皮细胞的一半。初级纤毛从顶(腔)质膜延伸至胆管腔内,因此在策略上定位为机械感受器、渗透感受器和化学感受器,在初级胆汁的流动中,调节胆管上皮细胞的分泌和吸收功能[53]。

(二) 肝血窦细胞

1. 肝窦内皮细胞

肝窦内皮细胞(HSEC)占总肝细胞的 20%。HSEC 来源于静脉窦的血管母细胞和心内膜。这些细胞与毛细血管内皮细胞的区别在于,在其扁平、薄的延伸部分中存在窗孔(孔隙),形成筛板。与毛细血管内皮细胞不同,肝窦内皮细胞不形成细胞内连接,只是相互重叠(见图 72.1)。窗孔的存在和基底膜的缺失,使这些细胞成为哺乳动物机体所有内皮细胞中渗透性最强的细胞,允许血浆进入 Disse 间隙,并与肝细胞的窦状隙表面直接接触[54]。筛板被微管包围,窗孔的直径和数量由细胞骨架中含肌动蛋白的成分主动控制,以响应化学环境的变化[55]。因此,肝窦的特殊内皮内衬是血液和肝细胞之间的选择性屏障。肝窦内皮细胞可分泌前列腺素和多种蛋白,包括白细胞介素1(IL-1)和IL-6、干扰素、肿瘤坏死因子-α(TNF-α)和内皮素。肝窦内皮细胞调节肝血管张力,尽管在消化间期中肝血流量显著增加,其有助于维持较低的门静脉压力。肝窦内皮细胞使肝星状细胞保持静止状态,从而抑制肝内血管收缩和纤维化的发展。通过大量清道夫受体和甘露糖受体的作用,HSEC具有较高的内吞能力,可清除各种各样的代谢产物和微生物产物[56]。

2. 在肝再生中的作用

由于急性肝损伤或部分肝切除术导致肝质量损失后,肝血管内皮生长因子(VEGF)表达增加,其刺激骨髓窦状祖细胞增殖并动员它们进入血液循环中,随后植入肝窦状隙并分化为成熟的HSEC。VEGF通过HSEC产生肝细胞生长因子(HGF)刺激肝脏再生,从而导致肝细胞和肝窦内皮细胞增殖。此外,由于门静脉血流进入较小的肝体积导致的剪切应力增加刺激HSEC产生一氧化氮(NO),从而增强HGF对肝细胞的作用。部分肝切除术后被募集到肝脏的血小板黏附于HSEC上,并刺激分子分泌,这些分子在肝细胞和HSEC增殖和存活中很重要的。

3. 库普弗细胞

库普弗细胞(Kupffer cell)是一种特殊的组织巨噬细胞,占体内固定巨噬细胞总数的80%~90%。这些细胞来源于骨髓干细胞或单核细胞,在清除肠道门静脉血液中出现的颗粒物和有毒或异物方面具有高度活性[57]。库普弗细胞位于肝窦腔内,与内皮细胞直接接触(见图72.1)。它们具有刷毛包被的微胞饮作用的小泡、覆有绒毛的空泡和蠕虫样结构,这些结构是细胞在胞饮和吞噬作用中细胞活跃的特殊特征。丰富的溶酶体反映了它们在降解血流中摄取物质方面的重要作用。库普弗细胞分泌多种血管活性毒性介质,可能参与宿主防御机制和一些肝脏疾病的病理生理过程。当肝脏在受化学、感染或免疫损伤时,库普弗细胞数量和活性增加[58]。

(三) 血窦周围细胞

1. 肝星状细胞

肝星状细胞(HSC)也称为Ito细胞、维生素A储存细胞、脂肪储存细胞和脂肪细胞。这些细胞是星状细胞系统的一部分,星状细胞系统包括胰腺、肺、肾和肠中的相类似细胞。星状细胞位于内皮细胞内衬和肝细胞之间(见图72.1)。这些间充质细胞占所有肝细胞的5%~8%,是维持肝窦微环境稳态的旁分泌、自分泌、近分泌和化学引诱因子的重要来源。静止星状细胞的微丝和微管富集的扁平细胞质延伸储存维生素A富集的脂滴,并平行于内皮内衬扩散。从而接触一些其他细胞[59]。HSC表达视黄醇结合蛋白受体,介导视黄醇结合蛋白-视黄醇复合物的内吞作用[60]。

慢性肝损伤后,纤细的星形HSC被激活为细长的肌成纤维细胞。它们失去维A酸并上调细胞外基质成分的合成,如胶原、蛋白多糖和黏附糖蛋白。星状细胞活化是肝纤维化的中心事件[61]。HSC的激活是由邻近的HSEC、库普弗细胞、其他内皮细胞和肝细胞,以及血小板和白细胞的旁分泌刺激启动的。内皮细胞通过产生细胞纤连蛋白并将转化生长因子-β(TGF-β)的潜伏形式转化为其活性的促纤维化形式参与活化。TGF-β与其在星状细胞上的受体结合在星状细胞活化中起着关键作用。从肠道到达肝脏的细菌脂多糖(LPS)与Toll样受体4(TLR4)结合,通过2种不同的机制增强TGF-β对HSC的作用[62]。首先,HSC表达趋化因子增加导致分泌TGF-β的库普弗细胞趋化作用。其次,LPS与TLR4的结合通过衔接蛋白骨髓分化反应蛋白(MyD88)激活核因子kB(NF-KB),从而下调TGF-β伪受体骨形态发生蛋白和激活素膜结合抑制剂(BAMB 1),从而使HSC对TGF-β信号敏感。细胞外基质的三维结构调节HSC的形状、增殖和功能,可能是通过与细胞表面整合素结合的信号转导,随后是细胞骨架组装的变化。

这些刺激的持续作用使HSC的活化持久存在,导致细胞行为的几种离散变化,如增殖、收缩性、细胞外基质蛋白[例如胶原蛋白Ⅰ、Ⅲ、Ⅳ、Ⅴ和Ⅵ、层粘连蛋白、肌腱蛋白(tenascin)、粗纤维调理素(undulin)、透明质酸和蛋白聚糖]的过度表达。通过释放金属蛋白酶的基质降解,以及白细胞化学引诱剂和细胞因子的释放。在纤维化过程中,由于细胞增殖和凋亡之间的平衡发生变化,HSC的总数增加。这受到可溶性生长因子和基质的影响。

2. 隐窝细胞

隐窝细胞(pit cell)是肝脏的自然杀伤(NK)细胞,主要位于肝窦腔内,靠近库普弗细胞。它们具有大淋巴细胞的外观,并黏附在肝窦壁上,通常用绒毛延伸(伪足)锚定[63]。在人类肝脏中,隐窝细胞具有明显的极性、丰富的细胞质(含有致密颗粒)、明显的细胞中心和以透明质伪足和尾足(uropod)(在运动细胞的尾端形成的尾巴状结构)为特征的运动形状。细胞质颗粒在显微镜下表现为凹坑,因此命名为隐窝细胞。隐窝细胞寿命短暂,由肝外来源补充。

与循环NK细胞一样,隐窝细胞表达OX-8抗原,一些表达去唾液酸神经节苷脂神经节四酰基神经酰胺(缺乏唾液酸基的-GMr1)。隐窝细胞不表达泛T细胞标志物OX-19,OX-19由循环NK细胞表达。虽然隐窝细胞的来源仍有争议,但它们与其他内脏的NK细胞在抗原性上有关。隐窝细胞在肝脏中具有肿瘤细胞杀伤活性,也被认为是可清除病毒感染的肝细胞。它们每个细胞溶解细胞的活性大于循环NK细胞。隐窝细胞也可能在控制肝细胞生长和分化以及在肝移植排斥反应中发挥作用[64]。

二、不同细胞类型功能的整合

不同肝细胞群的功能整合,是通过直接的细胞间信息传递(如通过缝隙连接)、影响邻近细胞的旁分泌、细胞信号、与细胞外基质的相互作用,以及对内分泌和代谢通量(代谢流)的普遍反应进行的[65]。肝细胞与肝窦内皮细胞(HSEC)缺乏连续的基底膜,通过与细胞外基质的相互作用来维持细胞的空间关系。细胞外基质的锚定对于肝细胞的存活非常重要。锚定还为运动提供了牵引力,并允许肝细胞接收来自基质成分和基质结合生长因子的信号。肝细胞外基质成分是在发育过程中沿着肝细胞的迁移路径产生的,并表现出独特的分布和组织模式。HSC、肝细胞和一定程度上的内皮细胞是肝细胞外基质的主要生产者。结缔组织的过度沉积引起血流动力学特性的改变，最终损害肝功能[61]。

（一）细胞-基质的相互作用

肝脏中的细胞-基质相互作用对于维持肝细胞形态和增殖非常重要。例如，当在平坦的胶原层上铺板时，肝细胞合成 DNA 的水平比在由基底膜蛋白组成的凝胶上生长时高 4 倍。基质类型决定了培养肝细胞中白蛋白和其他肝细胞特异性基因产物的表达水平[65,66]。另一方面，细胞-细胞和细胞-基质相互作用决定了各种类型肝细胞合成和沉积肝细胞外基质蛋白的水平。这种相互作用还可调节介导细胞外基质重塑的特定酶及其抑制剂的生成。

整合素和非整合素受体介导肝细胞与细胞外基质的相互作用。整合素在特殊的细胞附着位点（通常包含精氨酸-甘氨酸-天冬氨酸基序）与细胞外基质蛋白结合，从而促进细胞外基质与细胞内细胞骨架网络的附着。这种附着导致细胞形状、扩散和迁移的变化。整合素还通过信号传导影响细胞增殖、分化、存活、凋亡和基因表达[67,68]。非整合素表面受体通过不同的机制介导细胞附着。

（二）细胞外基质的组分

细胞外基质的组分包括胶原蛋白、非胶原糖蛋白和蛋白聚糖。肝脏含有 5 种类型的胶原蛋白（Ⅰ、Ⅲ、Ⅳ、Ⅴ和Ⅵ）和 7 类非胶原糖蛋白（纤连蛋白、层粘连蛋白、内肌动蛋白/巢蛋白、腱糖蛋白、血小板反应蛋白、富含半胱氨酸的酸性分泌蛋白[SPARC]和波形蛋白）。肝细胞外基质还包括大量的蛋白聚糖和糖胺聚糖，如膜相关的黏结蛋白聚糖、血栓调节蛋白和 β 聚糖，以及细胞外基质相关的多功能蛋白聚糖、二聚糖、核心蛋白聚糖、纤调蛋白聚糖和基底膜蛋白聚糖[65,69]。

三、肝细胞再生和凋亡

（一）再生

正常成人肝细胞很少分裂，在任何给定的时间内，只有不到 1/10 000 的肝细胞进行有丝分裂，然而在肝损伤或肝质量损失后，肝脏具有替代组织质量的独特能力。肝移植后，当移植器官的大小根据受体的大小酌情增加或减少时，肝脏调节自身生长的能力是显而易见的。在儿童单叶肝移植成功后，也可看到这种精细调节的肝脏增生[70]。

已在啮齿类动物中对肝再生进行了广泛研究。切除大鼠 2/3 的肝脏后，残留的肝细胞增殖，并在数天至数周内恢复肝脏质量。虽然通常被称为“再生”，但事实上，这一过程是修复性增生，因为总的肝脏质量，而不是肝分叶解剖结构，是重建的。在大鼠中，DNA 合成在肝部分切除术后 24 小时达到峰值，此时约 35% 的肝细胞处于细胞周期中。细胞分裂发生在 DNA 合成后 6~8 小时。不同物种的 DNA 合成框架不同。例如在小鼠中，肝脏切除后 36~40 小时 DNA 的合成最多。因为 80%~95% 的肝细胞进行了有丝分裂，在 1~2 次细胞分裂后肝脏质量恢复。所有类型的肝细胞（包括二倍体、四倍体和八倍体细胞）在所有细胞核中合成 DNA 后，通过单核细胞有丝分裂或双核或四核肝细胞胞质分裂，参与这种准同步增殖。有趣的是，成人肝细胞而不是肝祖细胞，有助于部分肝切除术后的肝脏再生。只有当成人肝细胞的增殖因某些毒物或物理损伤而受到抑制时，祖细胞才会增殖，通常称为卵圆细胞。卵圆细胞被认为可产生肝细胞和胆管上皮细胞[71]。

1. 肝细胞有丝分裂调控的 Hippo-Yap 通路

Hippo 通路（河马信号通路）通过控制转录共激活因子 Yes 相关蛋白（YAP）和转录共激活因子与 PDZ 结合基序（TAZ）的稳定性，通过接触抑制细胞增殖、分化和组织稳态来调节细胞增殖。磷酸化级联反应，哺乳动物 Ser/Thr 激酶 Mst1 和 Mst 2（果蝇中的 Hippo）激活另一种激酶 Lats 1/2，使 YAP 和 TAZ 磷酸化，使其从细胞核中排出，保留在细胞质中并被降解。感知黏附分子连接断裂、上皮极性丧失、细胞形状改变和机械应力的几种机制使这种磷酸化级联反应失活，从而使未磷酸化的 YAP 和 TAL 在细胞核中聚集，在那里它们与 DNA 结合的 TEAD 转录因子以及许多其他转录因子相互作用，从而开启促生长因子和细胞凋亡抑制基因的表达。因此，Hippo-Yap 通路是几个主要信号通路的整合因子，包括细胞信号通路（Wnt）、G 蛋白偶联受体、表皮细胞生长因子（EGF）、骨形态发生蛋白/转化生长因子-β（TGF-β）和 Notch 通路，一旦组织体积重建，这些信号通路参与细胞质量损失后的和细胞静止后的细胞增殖[72]。

2. 介导肝再生的生长因子

由于急性肝损伤和部分肝切除术导致肝脏质量损失后，肝脏代偿性肥大需要血管床和肝细胞的连续增殖。最初，肝窦内皮细胞（HSEC）在肝脏血管内皮生长因子（VEGF）表达增加后再生，VEGF 可能扩增并募集骨髓窦状隙祖细胞分化为 HSEC。VEGF 通过 HSEC 产生肝细胞生长因子（HGF）刺激肝再生，HSEC 产生的 NO 增强 HGF 对肝细胞的作用。来自非实质细胞的附加信号（见图 72.2）[73,74]以及 LPS 和肠源性细胞因子，刺激库普弗细胞和 HSEC 产生 TNF-α 和 IL-6。生长因子，如 HGF，从肝基质的储存中释放，也由 HSEC 分泌，而 EGF 则由近端小肠和唾液腺的上皮细胞分泌到门静脉血中[73]。激素如三碘甲状腺原氨酸（T_3）、胰岛素和去甲肾上腺素是肝再生的重要协同因素[75]。

在细胞外基质成分和调节它们酶的表达中发生早期和晚期的变化。有丝分裂期大多在 3 天内完成，肝脏体积在 7 天左右恢复。当肝脏质量恢复到原来大小时，肝细胞恢复到静止状态，相差不到 10%。有丝分裂和细胞凋亡之间的平衡（见后文）微调了肝脏质量的恢复。肝细胞复制的严格自限性表明，存在有利于复制抑制的强大调节压力。肝脏调节其大小的能力取决于肝脏外产生的信号，如激素或代谢信号，以及肝脏内产生的内部信号[71]。与控制肝细胞复制的信号相比，对再生肝脏停止生长信号的了解较少。

3. 肝再生过程中的基因表达

再生过程是一个级联过程，使细胞从静息的 G_0 期进入 G_1 期、S 期（DNA 合成期）、G_2 期，然后进入 M 期（有丝分裂细胞期）（见图 72.2）（第 1 章）。部分肝切除术后，大量基因的表达在转录或转录后水平上被诱导或下调[73,75]。通过使用部分肝切除术和缺乏特异性细胞因子的基因敲除小鼠的研究；

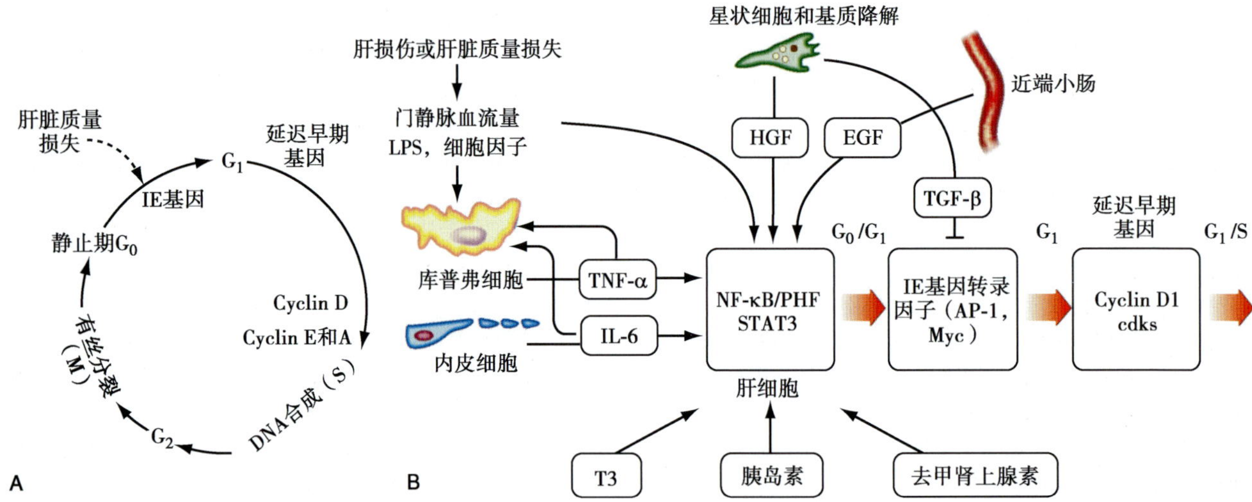

图 72.2　A，肝损伤或肝质量损失引起的肝细胞细胞周期反应。静止期肝细胞(G_0 期)在肝脏质量丧失(如部分肝切除术)后迅速进入合成前期(G_1 期)，同时表达即刻早期基因。这一阶段之后，依次是延迟早期基因和细胞周期蛋白(cyclin)的表达。大鼠 DNA 合成(S 期)在 24 小时达到高峰，小鼠在 36~40 小时达到高峰。此后不久，细胞进入 G_2 期并进行有丝分裂(M 期)。B，肝损伤或部分肝切除术后导致肝再生的信号序列。门静脉血中肠源性脂多糖(LPS)和细胞因子激活库普弗细胞和内皮细胞，释放肿瘤坏死因子-α(TNF-α)和白细胞介素-6(IL-6)。这些信号导致核因子 κB(NF-κB)[也称为肝切除术后因子(PHF)]和信号转导和转录激活因子-3(STAT3)的激活，而不需要新的蛋白质合成。肝生成因子(HGT)由肝星状细胞释放，也可能来源于基质降解后的储存部位。由近端小肠和唾液腺上皮细胞分泌的内皮生长因子(EGF)以及胰岛素、三碘甲状腺原氨酸(T_3)和去甲肾上腺素作为肝细胞从 G_1 期向 S 期转变的协同因子。即刻早期(IE)基因和转录因子(TF)，包括 AP-1 和 Myc，随着肝细胞进入 G_1 的初始阶段而表达。延迟的早期基因和细胞周期蛋白在 G_1 后期表达。抑制肝细胞 DNA 合成的肿瘤生长因子-β(TGF-β)在增殖期被阻断。去除细胞周期结束时的阻滞可能是使肝细胞恢复到静止状态的因素之一。AP-1，活化蛋白-1；cdks，细胞周期蛋白依赖性激酶；HGF，肝细胞生长因子。(Data from Taub R. Liver regeneration: from myth to mechanism. Nat Rev Mol Cell Biol 2004;5:836-47.)

阐明了肝再生期间各种基因的激活序列。这些基因包括细胞周期基因、代谢基因、编码细胞外基质蛋白基因、生长因子、细胞因子和转录因子。按时间顺序，这些基因可以分为即刻早期基因、延迟早期基因和细胞周期相关基因。这些基因的表达受信号转导通路的调节，信号转导通路接受和转导细胞复制和组织重塑的刺激。

(1) **即刻早期基因**

肝部分切除术后即刻早期基因几乎立即被激活，而不需要蛋白质合成。目前已发现 70 多个即刻早期基因，通过肝部分切除术后基因表达的微阵列分析，有望发现更多的即刻早期基因。其中许多即刻早期基因参与了与 DNA 合成无直接联系的代谢过程。除原癌基因 c-fos、c-jun、c-myc 和 c-ets 外，即刻早期基因还包括转录因子，如 NF-κB、信号转导子和转录激活因子-3(STAT3)、激活蛋白-1(AP-1)、c/EBPβ、(CCAAT 增强子结合蛋白 β)、胰岛素样生长因子结合蛋白-1、磷酸酶、环磷酸腺苷(c-AMP)应答启动子元件调节基因(CREM)、X 盒结合蛋白 1(XBP-1)和代谢基因，如磷酸烯醇丙酮酸羧激酶(PEPCK)和葡萄糖-6-磷酸酶。

在静止期肝脏中，NF-κB 保留在细胞质中，并通过与其抑制剂(iκB)结合而失活。TNF 与其细胞表面受体的结合启动了信号级联反应，最终导致 iκB 磷酸化，引起 NF-κB 释放和易位至细胞核，并导致可能参与即刻早期反应的十多个基因的转录激活。IL-6 基因是 NF-κB 的靶点之一。IL-6 是 STAT3 活化的强诱导剂，被认为在肝脏再生中起重要作用。肝脏再生过程中 C/EBPα 表达下调，而 C/EBPβ 表达被诱导。C/EBPα 可能通过抑制细胞周期抑制剂 P21 的蛋白水解降解和减少含有视网膜母细胞瘤蛋白 P107 的 E2F(E2F 转录因子)复合物来抑制肝细胞复制。另一方面，C/EBP β 可激活丝裂原活化蛋白激酶磷酸酶(MKP-1)、Egr-1(早期生长应答因子 1)转录因子以及细胞周期蛋白 cyclin B 和 E 的表达。CREM(CRE 调节蛋白)和 XBP-1 通过对 c-AMP 应答基因的作用参与肝再生的调控。

(2) **延迟早期基因**

延迟早期基因在即刻早期基因反应之后，但在细胞周期基因达到最大表达水平之前转录。这些基因的表达发生在 $G_0 \rightarrow G_1$ 期转变过程中，依赖于蛋白质的合成。这组基因包括编码 HRS/SRp40(RNA 转录本选择性剪接的剪接因子和调节剂)和抗凋亡基因 bcl-X 的基因。相比之下，促凋亡基因 BAK、BAD 和 BAX 在部分肝切除术后最初下调，并随后被诱导。

(3) **细胞周期基因**

细胞周期蛋白和细胞周期蛋白依赖性激酶(cdk_s)在细胞周期从 G_1 期到 S 期再到 M 期的进程中表达。在 G_1 期，cdk_s 催化视网膜母细胞瘤基因蛋白(pRb)的磷酸化，引起其与 E2F 蛋白家族的解离。这种解离消除了 pRb 对基因表达的抑制。在再生小鼠肝脏细胞周期蛋白 D1 中，mRNA 在 DNA 合成前表达，而细胞周期蛋白 Em RNA 的表达与 DNA 合成一致。细胞周期蛋白 D1 与 cdk_4 形成复合物，引起 pRb 磷酸化，导致 E2F(E2F 转录因子)活化。细胞周期蛋白 D1 也可能隔离细胞周期抑制剂 p27。

4. 细胞因子和生长因子在再生中的整合

在肝再生的早期可逆阶段，在此期间，肝细胞可以通过从静止的 G_0 状态移动到 G_1 早期进入细胞周期，被称为启动[73]。这一阶段是由细胞因子的作用引起的。其中研究最好的包括 TNFα 和 IL-6。活性氧簇的产生作为急性代谢变化的结果，并在肝脏功能质量损失后释放 LPS，可能在触发初始细胞因子反应中发挥作用。在启动过程中，NF-κB 和 STAT3 被激活，Ap-1 和 C/EBP 被表达。总之，这些因素导致部分肝切除术后即刻早期基因表达反应（见前文）。启动事件使肝细胞对生长因子敏感。在缺乏生长因子的情况下，细胞不能在 G1 期中移动超过确定的“限制点”。

肝再生的第二阶段，称为进展。需要 HGF 和 TGF-α 以及细胞周期蛋白 D1 和 E。在进展阶段，细胞越过 G1 期的限制点移动至 S 期及更远处。

当细胞周期蛋白 D1 表达达到峰值水平时，细胞在细胞周期中自主进展，不再需要生长因子。肝部分切除术后 HGF、TGF-α 和可能的 EGF 表达增加。这些因子是肝再生的直接有丝分裂原。EGF 与 EGF 受体和 TGF-α 受体结合，c-met 是 HGF 的受体。生长激素、甲状腺激素和甲状旁腺激素允许肝再生，而胰岛素和去甲肾上腺素被认为是辅助因素[73]。

肝细胞生长因子和 c-met

肝脏中肝细胞生长因子（HGF）的主要来源是库普弗细胞和 HSC。HGF 由非实质细胞作为单个 87~90kD 前蛋白产生，并裂解成约 64kD 和 32kD 肽，形成异二聚体[71,73]。大鼠肝部分切除后 12~24 小时 HGF mRNA 水平升高。在急性肝衰竭患者血清中观察到 HGF 水平升高，因此提示 HGF 在人肝再生中的重要作用。c-met、HGF 受体，是一种由 145kD β 链和 45kD α 链组成的异源二聚体，通过二硫键连接。c-met 的 2 条多肽链也来源于单个前体蛋白的蛋白水解裂解。β 链包含跨膜区和细胞内酪氨酸激酶结构域。HGF 与 c-met 细胞外结构域结合可激活酪氨酸激酶，从而启动信号转导通路。

（二）程序化细胞死亡

程序化细胞死亡或凋亡是肝脏再生不可或缺的一部分。细胞凋亡参与微调和重塑过程，从而导致肝脏结构的重建。细胞凋亡可清除受损、衰老或过剩多余的细胞，而不改变细胞的微环境。细胞中促凋亡蛋白的功能丧失、抗凋亡蛋白的过度表达或凋亡信号的丢失可导致 DNA 受损细胞的存活，进而导致多种形式的癌症[76]。

凋亡信号可以通过感知 DNA 损伤和不适当增殖信号的机制在细胞内产生。在某些情况下，凋亡信号至少以 3 种方式来自其他细胞[77]。首先，被识别为外来或致病原的细胞可能从免疫介导细胞接收凋亡信号。其次，相邻细胞或细胞外基质的培育信号可能丢失，从而导致锚定依赖性细胞凋亡。最后，一些细胞在转化生长因子-β1（TGF-β1）等某些生长因子的作用下发生凋亡。

与坏死相反，细胞凋亡是一个活跃过程，达到顶点最终导致细胞死亡。在细胞凋亡的潜伏期，细胞发生分子和生化变化，但在形态上保持完整。在执行阶段，发生了一系列急剧的结构变化，最终导致细胞碎裂并浓缩成膜包裹的凋亡小体。最初各种刺激，包括 DNA 损伤、生长因子撤除、毒素或辐射，触发凋亡途径。该信号通过一系列确定的蛋白质-蛋白质相互作用进行传导。最后，细胞死亡是通过被称为半胱天冬酶的特定蛋白酶的激活来执行的，半胱天冬酶裂解多种底物，导致 DNA 断裂、染色质凝结、细胞收缩和膜起泡。凋亡细胞可以被吞噬或仅与邻近细胞失去接触。细胞凋亡不会引起急性炎症反应。所有这些细胞凋亡的形态学特征与坏死的形态学特征相反，其中细胞肿胀将促炎物质释放到邻近空间[76]。

两种主要的凋亡途径包括细胞表面死亡受体的激活[77]和线粒体通透性改变[78]。至少 6 种不同的细胞表面分子可以作为死亡受体发挥作用。最具特征的死亡受体之一是 Fas（也称为 Apo1 或 CD95）。Fas 属于 TNF 受体家族。Fas 与 Fas 配体的结合导致 Fas 受体的胞质结构域与接头蛋白 FADD（Fas 相关蛋白与死亡结构域，又称 Mort1）的死亡结构域之间的相合作用，进而募集并激活半胱氨酸蛋白酶原-8（procaspase-8）。一旦被激活，半胱天冬酶-8（caspase-8）激活下游的半胱天冬酶（caspases），如半胱天冬酶-3。第二种主要途径涉及线粒体，由各种毒性损伤触发。Bax 或促凋亡蛋白（Bak）均可打开通道，从而将电子传递蛋白细胞色素 C 和其他蛋白从膜间隙释放到细胞质中。细胞色素 C 与支架蛋白 Apaf1 结合。Apaf1 的 C 端部分是细胞凋亡的负调控因子。N 端区域包含一个半胱天冬酶募集结构域和一个 ATP 酶结构域。细胞色素 C 和脱氧腺苷三磷酸（dATP）的结合消除了 Apaf1 C-末端的负调控影响，从而允许半胱天冬酶 9 的结合和自身活化。激活的半胱天冬酶 9，反过来激活半胱天冬酶 3 和 7，从而启动细胞死亡。此外，线粒体外膜的通透性化导致电子转运链的功能丧失，而电子转运链对于大多数线粒体功能（包括 ATP 的生成）至关重要。

肝再生过程中细胞凋亡相关基因的表达

肝再生是一个复杂的过程，涉及细胞复制、凋亡和重塑的平衡，由许多分子介质协调。参与细胞凋亡的基因在再生肝脏中活跃表达。这些基因包括诱导基因 c-fos、c-jun、c-myc、TP53、BAK、BAD、BAX 和 TGF-β，凋亡抑制基因 Bcl-2、Bcl-XL、TRPM-2/凝聚素（clusterin，也称簇集蛋白）、Rb 基因。其中一些基因也通过调控细胞周期参与细胞增殖。

四、肝脏蛋白质的合成和降解

（一）肝脏基因表达

与大多数器官相比，肝脏表达大量基因。超过 90% 的血浆蛋白和约 15% 的身体总蛋白量是在肝脏中产生的[79]。与所有哺乳动物细胞一样，基因表达是由 RNA 聚合酶Ⅱ介导的将基因转录为 RNA 转录本启动的。新生 RNA 通过用 7-甲基鸟苷覆盖 5' 端、切除非编码介于中间的序列（内含子）、将编码序列（外显子）拼接在一起进行修饰，在大多数情况下，在 3' 端加入多聚腺苷酸。经处理后的 mRNA 被主动转运出细胞核。在细胞质中，mRNA 与 40s 核糖体亚基和蛋氨酸 RNA 的结合需要几种起始因子、帽结合蛋白和 ATP 水解。

一旦形成这种起始复合物，60s 核糖体亚单位被招募，随着特异性 tRNA 识别相应的密码子并依次连接适当的氨基酸，多肽链延伸继续进行。链延伸需要延伸因子和 GPT 水解提供的能量。终止密码子的翻译停止需要终止因子的识别。在大多数情况下，新生蛋白通过氨基末端信号肽的裂解进行处理。许多蛋白质在分泌或转运到其他细胞内细胞器之前，会经历进一步的蛋白水解切割、共翻译糖基化和高尔基体中碳水化合物部分的修饰（见上文）。

基因表达在多个水平上受到调控。基因转录受染色质状态的调节,染色质状态决定了特定基因对转录机制的可及性,以及促进或抑制基因转录的特定转录因子的结合。转录后调节可能涉及差异剪接、mRNA 稳定性和翻译效率的调节、蛋白质折叠、与自身或其他蛋白质的结合、磷酸化或其他形式的蛋白修饰。调节蛋白质降解是调节净蛋白质含量的另一个重要机制。所有这些调节模式在肝细胞中都很活跃,是深入研究的领域。

一些在肝细胞中表达的基因,粗略地称为"看家基因",也在许多其他器官中表达。此外,许多其他基因的表达可优先或独特地发生在肝脏中。这些肝脏特异性基因的表达使肝脏能够发挥机体的基本功能,包括分泌血浆蛋白、糖原异生、糖原储存、葡萄糖代谢、胆固醇稳态、胆盐生成以及内源性代谢产物和外源性物质的解毒。在特定基因中的一系列顺式作用元件介导其肝细胞偏好表达[80]。这些顺式作用的 DNA 元件结合 HNFs 的不同家族。尽管这些因子均不具有完全的肝脏特异性,但只在存在这些转录因子组合相互作用的情况下,才会发生高水平的肝脏偏好基因表达。维持肝细胞富集的特异性转录因子的表达,涉及其他不相关的肝脏富集转录因子的交叉调节。一些参与肝细胞特异性的转录因子在胚胎形成过程中对肝组织的特异性也很重要。许多转录因子通常位于细胞质中。激素或细胞因子与其各自细胞表面受体的结合,通常通过磷酸化引起这些受体细胞质结构域的构象变化。这样的构象变化导致一系列事件,最终导致特定转录因子易位到细胞核,并与基因调控区域各自的顺式作用元件结合。因此,细胞外信号被转导为一系列细胞内事件,最终导致基因表达的诱导或抑制。

基因转录调控是基因表达调控的最重要但不是唯一的机制。RNA 的稳定性、翻译调控和翻译后修饰均可影响稳态浓度、细胞内或细胞外位置以及给定基因产物的活性。肝脏合成和分泌的主要血浆蛋白见表 72.1。

表 72.1　在肝脏中产生的一些血清蛋白

蛋白	分子量/Da	功能	与肝病的相关性	急性期反应期间的水平
α_1-酸性糖蛋白	40 000	抑制外周淋巴细胞对有丝分裂原的增殖反应	—	增加
白蛋白	66 500	结合蛋白,渗透性调节剂	慢性肝病减少	减少
AFP	66 300	结合蛋白	HCC 增加	减少
α_1-抗糜蛋白酶	68 000	抑制糜蛋白酶样丝氨酸蛋白酶	—	增加
α_1-抗胰蛋白酶	54 000	弹性蛋白抑制剂	与肝脏疾病相关的错义突变	增加
铜蓝蛋白	132 000	铁氧化酶	肝豆状核变性减少(Wilson 减少)	增加
补体 C3	185 000	补体途径	—	增加
补体 C4	200 000	补体途径	—	增加
C 反应蛋白	118 000	结合病原体和受损细胞启动其清除	—	增加
铁蛋白	450 000	细胞内铁储存	在血色病中增加	增加
纤维蛋白原	340 000	纤维蛋白止血、伤口愈合的前体	慢性肝病减少	增加
结合珠蛋白	≈100 000	结合溶血释放的血红蛋白	—	增加
血清淀粉样蛋白 A	9 000	未知	—	增加
转铁蛋白	79 500	铁结合蛋白	铁缺乏时增加	减少

Data from Katz N, Jungermam K. Metabolic heterogeneity of the liver. In: Tavoloni N, Berk PD, editors. Hepatic transport and bile secretion: physiology and pathophysiology. New York: Raven Press; 1993. P55; and Putnan Fw. Progress in plasma proteins. In: The plasma proteins; structur, function, and genetic control. Orlando: Academic Press; 1984. P45.

核受体

根据机体需要调节代谢途径和解毒机制往往需要协调上调或抑制一组基因的表达。在许多情况下,这种协调由核受体介导,如维 A 酸 X 受体(RXR)、肝脏 X 受体(LXR)、法尼醇 X 受体(FXR)、组成型雄甾烷受体(CAR)、过氧化物酶体增殖物激活受体(PPAR)和甲状腺激素受体(TR)[81]。例如,介导肝细胞摄取胆红素的蛋白质表达、胆红素的细胞内储存、胆红素的葡萄糖醛酸化和胆小管排泄的胆红素葡萄糖醛酸苷均可被 CAR 调节(见第 21 章)。核受体介导非蛋白小分子对基因的诱导或抑制。例如,苯巴比妥与细胞质中的 CAR 结合,导致 CAR 易位至细胞核,从而导致同时诱导在其顺式调控区具有 CAR 结合元件的多个基因。同样,胆汁酸与 FXR 结合,贝特类药物与 PPAR 结合,甲状腺激素与 TR 结合。在大多数情况下,核受体通过与 RXR 形成异二聚体发挥作用,尽管一些核受体可作为同源二聚体发挥作用。

(二) 蛋白质折叠

被输出到细胞内膜或分泌到血浆中的蛋白质被转移到内质网中。在内质网中折叠发生在通过高尔基体附着体分泌之前[82]。内质网含有许多促进有效折叠的分子伴侣和折叠催化剂。所有分子伴侣都能够并促进蛋白质折叠和组装，但它们的特异性功能不同。许多分子伴侣相互协同作用。一些分子伴侣从核糖体中出现时与新生链结合，并保护易聚集的疏水性区域。其他分子伴侣参与了晚期折叠，特别是对于包括寡聚物种和多分子组装体的复杂蛋白质。

除了促进适当的折叠，分子伴侣通过一系列复杂的糖基化和去糖基化过程，在蛋白质的“质量控制”中发挥着重要作用，以防止错误折叠的蛋白质从细胞中分泌[83]。未折叠或错误折叠的蛋白质通过泛素-蛋白酶体途径被靶向降解[84]。高达一半的多肽链不能满足内质网的质量控制机制。对于一些蛋白质，如囊性纤维化跨膜传导调节蛋白（CFTR）成功率甚至更低。在氨基酸替换的突变蛋白中，错误折叠的分子比例大大增加。一些分子伴侣能够拯救错误折叠的蛋白质，为它们提供另一个正确折叠的机会。在某些情况下，分子伴侣可以溶解因错误折叠而聚集的蛋白质。在某些情况下，这种主动干预的能量可能来源于 ATP 水解。许多分子伴侣，如热激蛋白，在应激情况下表达上调，此时蛋白错误折叠更容易发生。

除了分子伴侣外，几类折叠催化剂还可加速折叠过程中的步骤。例如，肽基脯氨酰异构酶可增加涉及脯氨酸残基的肽链的顺式/反式异构化速率，蛋白质二硫键异构酶可增强蛋白质内二硫键的形成和重组。

（三）蛋白质分解代谢

与蛋白质合成一样，蛋白质水解是导致机体蛋白质转换的主要过程。自噬-溶酶体途径和泛素/蛋白酶体途径是蛋白质降解的两种主要方式。自噬-溶酶体机制负责大量降解内源性蛋白质以及降解其他细胞组分，如 RNA、碳水化合物和脂质等。这一途径可能是一种细胞重组机制。自噬系统在生理上受血浆氨基酸亮氨酸、谷氨酰胺、酪氨酸、苯丙氨酸、脯氨酸、蛋氨酸、色氨酸和组氨酸水平的调节，可能通过与细胞表面受体结合和随后的细胞内信号传导。蛋白激酶级联反应，如西罗莫司、细胞外调节蛋白激酶（Erk）、真核翻译启动因子（elF2a）的其他机制靶点，可能参与自噬的调控。氨基酸可能通过这些途径与胰岛素联合发挥其作用[85]。分子伴侣介导自噬（CMA）是溶酶体中改变的胞质蛋白降解的一种选择性机制。在衰老动物中，对 CMA 至关重要的溶酶体受体的合成下降，从而导致改变了的蛋白质蓄积，并最终导致衰老肝脏和其他器官的特征性功能改变。在转基因小鼠中，CMA 的溶酶体受体的丰度一直保留到老年。受损较少的蛋白质在细胞内聚集，肝功能维持在年轻水平[86]。

泛素/蛋白酶体途径是哺乳动物细胞中正常短寿命蛋白质转换的主要机制[87]。泛素是一种小蛋白质，可以作为单体或多泛素链与自身或其他蛋白质共价连接。泛素通过泛素激活酶、泛素结合酶和泛素连接酶添加到靶蛋白上。泛素的第一个功能是与错误折叠的蛋白共价结合，从而指导蛋白酶体依赖性蛋白水解。众所周知，泛素和泛素相关蛋白通过修饰货物蛋白，以及通过调节细胞质蛋白运输机制的组分，通过内吞途径引导特定蛋白。泛素化通过调节有丝分裂细胞周期蛋白的更新，在细胞周期调控中发挥重要作用[88,89]。

尽管泛素/蛋白酶体途径，通常被认为是一个独立于溶酶体蛋白水解机制的过程，但溶酶体蛋白水解有时需要泛素化。内吞蛋白的一个子集必须与泛素结合，作为从质膜内化的触发因素[90,91]。因此，泛素结合似乎在几个蛋白质运输步骤中很重要，包括细胞内吞。待降解蛋白质的一级结构包含指定其稳定性的氨基酸序列，如疏水性氨基酸簇或 N-末端基序。二级结构也可能决定其构象稳定性或将疏水区域暴露于环境中。在三级结构水平上，蛋白酶体只能降解可溶性蛋白，而不能降解蛋白聚集体。尽管大多数错误折叠的可溶性蛋白被蛋白酶体降解，但当蛋白酶体系统饱和时，这些蛋白可被微自噬和大自噬降解。蛋白酶体降解和自噬之间的另一个相互影响水平，与附着在待降解蛋白上的泛素或泛素样蛋白的类型有关。错误折叠或受损的蛋白质首先被分子伴侣/共分子伴侣系统检测到。在合成过程中错误折叠的蛋白质或通过热休克、氧化或糖基化等过程变性的蛋白质附着在共伴侣蛋白上，如热激蛋白 70（Hsp70）相互作用蛋白的 C 端和 B 淋巴细胞瘤-2 基因（Bcl-2）相关的永生基因蛋白（athanogene）作为分子开关发挥作用，将错误折叠的蛋白引导到蛋白酶体或自噬途径进行降解。分子伴侣/共分子伴侣复合物早期鉴定的结果是将标签（通常是泛素）附着在待降解的蛋白上。泛素化的类型可能将底物导向一个或另一个降解途径。例如与蛋白质赖氨酸-48 连接的多聚泛素链可能将底物靶向蛋白酶体，而与赖氨酸-63 连接的多聚泛素链可能将底物靶向自噬途径[92]。

五、肝脏营养代谢

肝脏是许多代谢途径的枢纽，通过储存和调节全身营养物质的可用性，持续向全身提供能量[93]。反过来，肝脏的代谢功能受到胰腺、肾上腺、甲状腺和脂肪组织分泌的激素以及神经元输入的调节。肝脏-脂肪组织-脑-胰腺轴[94]以及肠道-脑-肝轴[95]协调身体组织能量供应的管理。脂肪组织，特别是内脏脂肪组织，作为脂质多余能量的储存库引流到门静脉循环中，通过释放游离脂肪酸（FFAs）进入血浆并释放一系列脂肪因子，增加或降低肝脏和其他组织的胰岛素敏感性，在肝脏能量代谢中发挥积极作用[94]。在营养吸收期间（进食状态），肝脏调节营养流量，因为吸收的营养物质被代谢、修饰以储存在肝脏和脂肪组织中，或作为能量来源提供给其他器官。在禁食期间，通过储存的燃料和合成来维持能量供应。饥饿诱导脂肪组织中的甘油三酯（TG）分解为游离脂肪酸（FFA）和甘油。FFA 可降低胰岛素敏感性，从而影响肌肉和肝脏中的葡萄糖代谢。FFA 结合并激活肝脏和其他组织中的过氧化物酶体增殖激活受体（PPAR），从而影响其基因表达[96]。在肝细胞中，FFA 氧化产生的大部分乙酰辅酶 A 用于合成酮体（如乙酰乙酸盐和 β-羟丁酸），酮体释放到血液循环中并被许多外周组织用作能量来源。TG 水解释放的甘油被肝脏用于合成葡萄糖，葡萄糖是神经元和红细胞（RBC）或 TG 的唯一能量来源。TG 被包装成极低密度脂蛋白（VLDL）（见后文）并返回脂肪组织[97]。

肠-脑-肝轴在葡萄糖稳态中的作用已确立[95]。在大鼠中，到达肠道的脂质通过乙酰辅酶 A 合成酶的作用产生长链脂肪酰基辅酶 A，该酶通过迷走神经向后脑孤束核发送传入信号。该信号通过供应肝脏的传出迷走神经纤维，导致 N-甲基-d-天冬氨酸离子通道依赖性谷氨酸能神经元神经传递，从而导致在肠道吸收后葡萄糖内流之前肝脏葡萄糖生成减少。由此可见，快速的肠-脑-肝传递有助于防止血糖水平的过度波动。遗憾的是，这种机制在持续摄入过量卡路里数天后变得无效。关于肝脏营养代谢的详细综述可在别处获得[98]。

（一）碳水化合物（糖类）

葡萄糖是脑、红细胞、肌肉和肾皮质的主要能量来源。维持足够的循环葡萄糖水平对于中枢神经系统（CNS）至关重要。中枢神经系统通常将葡萄糖作为其主要代谢燃料。人在禁食24~48小时后，脑可以利用酮体作为代谢燃料，从而将其对葡萄糖的需求量降低50%~70%[98]。肝脏是通过合成糖原和从前体生成葡萄糖来维持总碳水化合物储备的主要器官[99]。葡萄糖主要由红细胞生成的葡萄糖非氧化代谢产物（丙酮酸和乳酸）以及在长期饥饿或运动期间主要来源于肌肉的氨基酸前体衍生的。

1. 糖原异生的昼夜节律

昼夜节律时钟使营养物质可利用相关行为和能量代谢与昼夜周期相一致[100]。哺乳动物的昼夜节律时钟由转录因子运动输出周期Kaput（clock）与脑和肌肉Arnt样蛋白-1［BMAL1（生物时钟基因）］的异二聚体复合物组成。它启动周期（PER）1/2和隐花色素（CRY）1/2的表达。PER 1/2和CRY 1/2通过反馈抑制来抑制CLOCK的转录活性。此外，Bmal 1（时钟基因）的表达受到维A酸相关孤儿受体（ROR）的刺激，并受到核激素受体REV-ERBa（也称NR1D1）的抑制。PER和CRY的降解缩短了昼夜节律周期的长度，而CRY的稳定则延长了周期。除抑制CLOCK外，CRY1还通过有节律地抑制糖皮质激素受体和降低下调糖异生基因表达的核FoxO1水平来调控CREB（cAMP反应元件结合蛋白）/cAMP信号转导，从而抑制肝糖异生。已知泛素化介导的CRY1蛋白酶体降解受多种因素调节。对啮齿类动物的研究表明，大自噬通过选择性降解CRY1来影响昼夜节律时钟。当啮齿类动物依赖糖异生时，CRY1的降解消除了其对糖异生的抑制作用，从而使CRY1的降解与在营养物质不可获得时维持血糖水平的需求同步。高脂肪饮食加速CRY1自噬，从而导致与肥胖相关的高血糖症[101]。

2. 肝细胞对葡萄糖摄取和流出的调节

葡萄糖是代谢途径中的关键分子，因为它可以转化为氨基酸、脂肪酸或糖原（葡萄糖的主要储存形式）。葡萄糖通过葡萄糖转运蛋白-2进入肝细胞，促进葡萄糖跨肝窦膜扩散[102]。葡萄糖转运蛋白-2与葡萄糖转运蛋白家族的其他成员的不同之处在于，它与代谢条件或胰岛素水平无关。由于葡萄糖转运蛋白-2的低亲和力、高容量特性，肝内葡萄糖浓度由血糖水平决定，而血糖水平又受葡萄糖激酶活性调节（见后文）[103]。葡萄糖转运蛋白-1存在于脑、红细胞和肝细胞中，特别是肝腺泡3区，是一种低容量、高亲和力的葡萄糖转运蛋白，当循环葡萄糖浓度较低时，它允许肝细胞摄取葡萄糖。禁食期间葡萄糖转运蛋白-1表达的增加，可增强肝细胞对葡萄糖的摄取。肝细胞葡萄糖稳态是通过多种信号调节的相互关联的途径来维持的，从而防止竞争性途径同时运行[104]。图72.3说明了这些途径受控制葡萄糖和其他糖（如果糖）代谢通量的调节影响。

（1）葡萄糖-6-磷酸的形成

葡萄糖快速转化为葡萄糖-6-磷酸（葡萄糖-6-P）可调节肝细胞内的葡萄糖浓度，从而调节葡萄糖从肝细胞的流入或流出[99]。葡萄糖-6-P是一种节点分支点化合物，可进入3种独立的代谢途径：①合成糖原，可在禁食期间快速动员；②通过Embden-Meyerhof途径（又称EMP途径）进行无氧糖酵解，在线粒体中生成丙酮酸或乳酸，作为三羧酸循环（krebs）的底物；或③戊糖-磷酸分流，产生无氧糖酵解和脂肪酸合成所需的还原当量。戊糖-磷酸分流受线粒体葡萄糖-6-P脱氧酶活性的调节[102]。葡萄糖转化为葡萄糖-6-P是由己糖激酶（接受几种不同的己糖底物）和葡萄糖激酶（GK，也称为己糖激酶4型或D型）催化的，后者主要在肝和胰腺中表达，对葡萄糖具有特异性[105]。

葡萄糖激酶（GK）是一种低亲和力、高容量系统，不受反应产物葡萄糖-6-P的抑制。因此，GK活性水平调节肝细胞葡萄糖浓度，肝细胞葡萄糖浓度决定了肝细胞从肝窦血浆中对葡萄糖的净摄取。GK被胰岛素激活，并被胰高血糖素抑制[98]。GK基因突变与罕见的年轻人成熟期糖尿病（MODY）相关[105]。果糖-1-磷酸通过调节GK调节蛋白的抑制活性来调节GK活性[106]。果糖对GK的调节被认为可以防止葡萄糖和消耗ATP的葡萄糖-6-P之间的无效循环（也称底物循环）。饥饿降低GK活性，从而促进葡萄糖从肝细胞的流出。

（2）葡萄糖-6-磷酸转化为葡萄糖

葡萄糖-6-P转化为葡萄糖是由葡萄糖-6-磷酸酶（glu-6-pase）催化的，葡萄糖-6磷酸酶是一种多亚基酶，其活性位点位于内质网腔内。因此，葡萄糖-6-P需要穿过内质网膜才能去磷酸化。遗传性葡萄糖-6-磷酸酶缺乏可引起Ⅰa型糖原贮积病（见第77章）[107]。葡萄糖-6-P转运是由微粒体转运蛋白介导的，当其缺陷时，会引起Ⅰb型糖原贮积病。正如预期的那样，饥饿可增加葡萄糖-6-磷酸酶活性，导致肝细胞葡萄糖浓度增加，随后葡萄糖通过双向葡萄糖转运蛋白-2外流至肝血窦间隙。

葡萄糖-6-P可进入生成还原型烟酰胺二核苷酸磷酸的戊糖单磷酸分流。葡萄糖-6-P的另一个可能代谢途径是转化为果糖-6-磷酸，果糖-6-磷酸可进入果糖-6-磷酸-果糖1,6-二磷酸（果糖-1,6-P2）途径。果糖-1,6-P2调节丙酮酸激酶（PK）的活性，PK可影响后续丙酮酸（PYR）-磷酸烯醇式丙酮酸（PEP）途径中的底物循环。这些相反的酶反应调节糖异生前体的形成和糖酵解。

果糖6-P和果糖-1,6-P2的相对生成受6-磷酸果糖-1-磷酸激酶（6-PK-1-K）和果糖-1,6-二磷酸酶（果糖-1,6 2pase）的相反作用调节[99]。在这个循环中是一个独特的酶：6-磷酸果糖-2-激酶/果糖-2,6-二磷酸酶（6-ökinase/pase）。这种酶结合了6-PF-2K的特性及其相应的磷酸化酶活性，产生调节产物果糖-2,6-P2。果糖-2,6-P2是6-PF-1-K的强效激活剂和果糖-1,6-2 Pase的抑制剂。而且，有利于果糖-1,6-P2产物的形成。这种酶受到激素和营养调节素的调节，是葡萄糖代谢的另一种调节剂。在饥饿期间，当果糖-2,6-P2水平较低时，葡萄糖异生作用增强。另一方面，在再喂养和胰岛素给药期间发现的高水平6-果糖激酶/磷酸酶促进糖酵解和脂肪酸合成。6-果糖激酶/磷酸酶的磷酸化状态受c-AMP依赖性激酶位点和磷酸酶2A活性的调节。

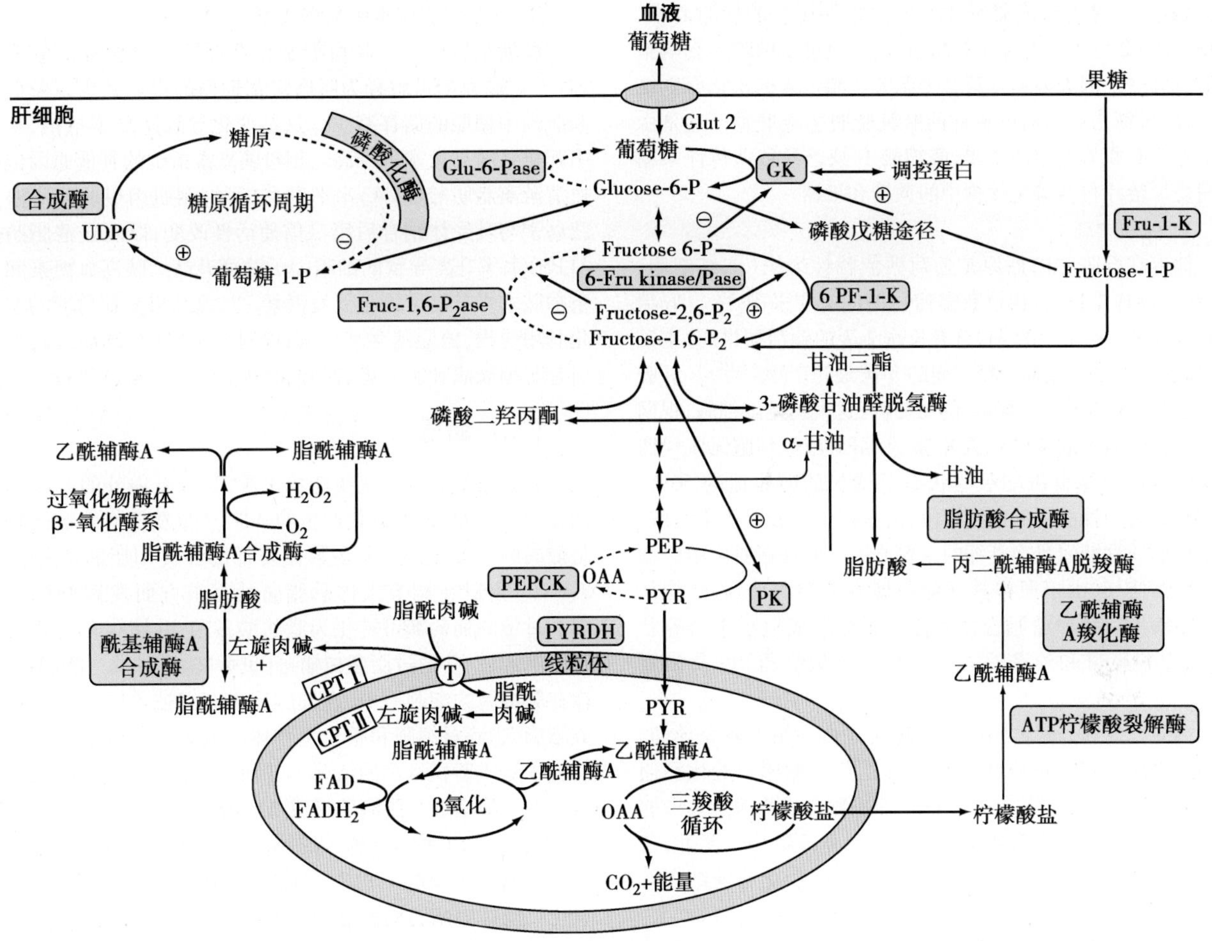

图 72.3　肝脏碳水化合物（糖）和脂质代谢。糖原异生途径用虚线识别。6-Fru kinase/Pase（6-磷酸果糖激酶/磷酸酶），6-磷酸果糖-2-激酶/果糖-2,6-二磷酸酶；6-PF-1-K，6-磷酸果糖-1-激酶；ATP，三磷酸腺苷；CPT，肉碱棕榈酰转移酶；FAD，黄素腺嘌呤二核苷酸；$FADH_2$，还原型黄素腺嘌呤二核苷酸；Fru-1-K，肝果糖激酶；Fruc-1,6-P2ase，果糖-1,6-二磷酸酶；Fructose-1-P，果糖-1-磷酸；Fructose-1,6-P_2，果糖-1,6 二磷酸；Frucose-2,6-P_2，果糖-2,6 二磷酸；Fructose 6-P，果糖-6-磷酸；GK，葡萄糖激酶；Glucose-6-P，6-磷酸葡萄糖；Glu-6-Pase，葡萄糖-6-磷酸酶；Glut 2，葡萄糖转运蛋白 2；OAA，草酰乙酸；PEP，磷酸烯醇式丙酮酸；PEPCK，磷酸烯式丙酮酸羧激酶；PK，丙酮酸激酶；PYR，丙酮酸；PYRDH，丙酮酸脱氧酶；T，肉毒碱：酰基肉碱转移酶；UDPG，尿苷二磷酸葡萄糖。（Data from Piklis SJ，Granner DK. Molecular physiology of the regulation of hepatic gluconeogenesis and glycolysis. Annu Rev Physiol 1992；54：885-909.）

从果糖-1,6-P2 开始，一系列 4 个生化反应导致 PEP 的形成，生成 8 个分子的 ATP[93]。作为葡萄糖代谢第三调节周期的一部分，PEP 可代谢为 PYR。丙酮酸激酶将 PEP 转化为 PYR，生成 2 个 ATP 分子。丙酮酸（PYR）是代谢途径中的另一个节点分支点，它可以在线粒体中进行进一步代谢形成乙酰辅酶 A。此后，它可以通过三羧酸循环（TCA）进行有氧代谢。在该途径中，PYR 可能完全代谢为水和二氧化碳，每分子 PYR 产生 15 个 ATP 分子。TCA 循环的其他产物也是脂肪酸（柠檬酸盐）或氨基酸（通过草酰乙酸形成）的前体。果糖-1,6-P2 也是丙酮酸激酶（PK）的诱导剂[108]。在逆反应中，PYR 被代谢为草酰乙酸，草酰乙酸是 L-天冬氨酸的前体。草酰乙酸通过磷酸烯醇式丙酮酸羧激酶（PEPCK）的能量依赖性活性转化，PEPCK 是一种重要的糖异生调节因子。PEPCK 的表达在转录水平上被胰岛素抑制[98,108]，并在空腹和糖尿病患者中上调。

3. 半乳糖和果糖的肝脏代谢

乳糖是母乳和牛乳中存在的主要双糖，可分为葡萄糖和半乳糖。半乳糖可转化为葡萄糖-6-P，之后可用于糖原合成，也可进一步氧化形成丙酮酸（PYR）或乙酰辅酶 A，用于额外的能量生成或脂肪酸合成[93]。半乳糖最初被半乳糖激酶磷酸化形成半乳糖-1-磷酸（半乳糖-1-P）。在尿苷二磷酸葡萄糖（UDPG）存在的情况下，尿苷酰转移酶进一步代谢形成葡萄糖-1-磷酸（葡萄糖-1-P）和尿苷二磷酸（UDP）-半乳糖。UDP-半乳糖可被 UDP-葡萄糖-4-差向异构酶差向异构化，形成 UDP-葡萄糖，它是葡萄糖-1-P 的前体。葡萄糖-1-P 可转化为葡萄糖-6-P。因此，与葡萄糖一样，半乳糖也可参与糖酵解途径。

果糖是饮食中一种丰富的糖，通过不同于肠葡萄糖转运蛋白的钠非依赖性载体被肠上皮吸收。它通过肝脏果糖激酶（Fru-1-K）转化为果糖-1-磷酸（果糖-1-P），使用 ATP 或 GTP 作为辅因子。果糖-1-P 通过去除抑制性调节蛋白激活葡萄糖激酶（GK）活性。果糖-1-P 不进入糖异生途径，但进一步被果糖-1-磷酸醛缩酶代谢形成两种丙糖：磷酸二羟丙酮和 3-磷酸甘油醛。磷酸二羟丙酮可异构化为磷酸甘油醛并进入糖酵解途径，也可还原成甘油醛-3-磷酸，为三酰甘油和磷脂提供甘油（丙三醇）骨架。甘油醛-3-磷酸可通过醛缩酶 B 与磷酸二羟丙酮结合，最终形成果糖-1,6-P2。根据肝脏的代谢需求，果糖-1,6-P2可用于糖异生和糖原合成，也可受糖酵解影响最终形成乳酸。因为果糖在第二个调节步骤进入碳水化合物循环，所以果糖是比葡萄糖更好的肝脏脂肪生成底物。这是由于果糖-1-P积累过多的结果，醛缩酶B缺乏导致遗传性果糖不耐受。治疗包括避免饮食中的蔗糖和果糖。

4. 糖原形成

储存在肝脏中的糖原是葡萄糖依赖性组织（如红细胞、视网膜、肾髓质和脑）快速获得葡萄糖的主要来源[109]。肝糖原储备在糖异生发生之前，含有长达2天的葡萄糖供应，主要来自乳酸，这是无氧葡萄糖代谢的3-碳最终产物[93,110]。肝脏糖异生每天产生高达240mg的葡萄糖，这大约是红细胞、视网膜和脑代谢需求的两倍。肌肉、肠道、肝脏或红细胞无氧代谢产生的3-碳前体可占非吸收状态下形成的糖原池的50%。丙氨酸是另一种主要的血糖前体，由肌肉蛋白分解代谢生成，这是长期禁食期间肌肉萎缩的主要原因。储存在肌肉中的糖原在局部使用，由于肌肉缺乏葡萄糖-6-磷酸酶，因此不能从细胞中输出。每种糖原合成前体的相对组成取决于营养状况、葡萄糖用量和给药途径（口服与静脉给药）以及激素调节。

糖原合成和分解之间的快速转换是由一系列酶介导的，这些酶受局部营养物质和激素的调节[93]。糖原磷酸化酶通过磷酸化激活，催化糖原亚基分解，而糖原合成酶通过去磷酸化激活，催化UDP-葡萄糖添加到扩张的糖原链中。此外，葡萄糖和葡萄糖-6-P是合成酶的变构激活剂，而葡萄糖结合使磷酸化酶失活。

糖原以两个不同的群体存在，包括分子量约为4×10[5]的前糖原和分子量为1×10[7]的大糖原，其浓度取决于有利于前糖原形成的酶（磷酸化酶和去分支酶）和有利于糖原形成的酶（分支酶）的相对活性。糖原启动糖原形成的能力在肝脏碳水化合物代谢中很重要。这两个不同的糖原池的存在，允许对葡萄糖水平进行微妙的控制，它们的相对作用可能在糖尿病等疾病状态中发挥生理作用。

5. 糖酵解-糖原异生途径的调节

糖酵解-糖原异生途径受激素信号和营养物质相对可用性的调节。胰岛素上调编码糖酵解酶的基因表达，并抑制负责糖原异生的代谢酶表达。胰高血糖素、儿茶酚胺、糖皮质激素和生长激素可增加细胞cAMP水平，从而增强糖原异生途径。在许多情况下，转录后mRNA的稳定或降解、翻译后磷酸化、终产物抑制或变构调节有助于特定酶的相对丰度或活性[99,108]。葡萄糖和果糖通过直接抑制或变构调节酶来调节酶的活性。在进餐状态下，胰岛素诱导的GK、6-PF-1-K和PK的高活性有利于PYR的形成，而磷酸烯醇式丙酮酸羧激酶（PEPCK）和其他糖原异生酶的活性较低。在禁食期间，血浆胰岛素水平的下降消除了糖原异生酶PEPCK和果糖-1,6-P2ase的抑制作用。同时，胰高血糖素和β-肾上腺素能激动剂的增加提高了细胞内cAMP水平，导致6-PK-2激酶活性的抑制和果糖-2,6-pase的刺激，从而降低了果糖-2,6-P2的浓度和果糖-1,6-P2ase的活化，以及糖原异生的净增加。在长期禁食后，底物供应的增加和各种酶浓度的改变，进一步刺激了糖原异生。

6. 肝硬化的碳水化合物代谢

肝硬化患者发生高血糖和相对高胰岛素血症的频率增加[111]。高血糖可解释为肌肉对葡萄糖的摄取减少以及肝脏和肌肉中糖原的储存减少。这些变化导致胰岛素抵抗，从而引起血浆胰岛素水平升高。相对胰岛素抵抗的其他原因包括血清游离脂肪酸（FFA）水平升高（可抑制肌肉摄取葡萄糖）、胰岛素与其受体结合后第二信使活性改变，以及血清脂肪酶（LPS）水平升高导致的细胞因子浓度升高。胰高血糖素和儿茶酚胺水平升高可能是促发因素。最终结果是葡萄糖的非氧化利用受损，糖原储存减少，肌肉对葡萄糖的摄取受损，从而引起与糖尿病和肥胖患者类似的相对胰岛素抵抗状态。

（二）脂质

脂肪酸是肝脏的重要能量来源，是肝脏内外的有效燃料储存库，因为脂肪酸氧化产生的ATP产量在任何生物燃料中是最高的[93]。此外，大多数器官都能够使用脂肪酸作为燃料[112]。肝脏在调节人体总脂肪酸需求方面发挥着核心作用。过量的葡萄糖可转化为脂肪酸备用，并储存在脂肪组织等远端部位，并通过脂蛋白输送（见后文）。甘油三酯（TG）储存在肝细胞的细胞质中，在细胞质中它们被单层磷脂包裹形成脂滴，脂滴对细胞和整个生物体的能量平衡很重要。在肝细胞中脂质蓄积过多的情况下，例如营养过剩时，获得胰岛素抵抗的风险增加。脂滴的形成可能需要过氧化物酶体增殖物激活受体α（PPAR α）诱导的雌激素受体（ER）蛋白家族，称为脂肪诱导转录本1和2（FIT-1和FIT-2）[113]。线粒体和过氧化物酶体中脂肪酸的β氧化具有不同的生理后果[114]。此外，脂肪酸是细胞膜的结构成分，在细胞功能和细胞锚定中很重要。与脂蛋白相关的脂肪酸合成的调节和脂肪酸向其他器官的转运，构成了肝脏在管理全身代谢需求方面的另一个关键作用。

1. 脂肪酸合成

脂肪酸合成发生在细胞质中，受乙酰辅酶A的可用性密切调控，乙酰辅酶A形成发育中的脂肪酸碳链的基本亚单位[93]。乙酰辅酶A主要在线粒体中合成，主要来源于碳水化合物代谢，其中一小部分来自氨基酸[6,14,15]。乙酰辅酶A与草酰乙酸缩合形成柠檬酸盐，柠檬酸盐从线粒体中输出，然后被胞质ATP柠檬酸裂解酶裂解，产生草酰乙酸和乙酰辅酶A。

通过乙酰辅酶A羧化酶的作用，将乙酰辅酶A转化为丙二酰辅酶A是脂肪酸合成的第一步。乙酰辅酶A羧化酶是调节脂肪酸合成的关键酶，因为它为脂肪酸碳链的延伸提供了必要的构成元件[115]。

丙二酰辅酶A被包含在单个肽链内的一组酶活性所使用，该肽链由显著的脂肪酸合成酶系统组成[93]。丙二酰辅酶A与酰基载体蛋白结合。催化活性包含在2个不同的结构域内，催化连续缩合、还原、脱氢和还原，这构成脂肪酸合成循环。添加到生长脂肪酸链上的每2个碳单位需要两个烟酰胺二核苷酸磷酸分子。在第一个循环完成后，4-碳丁基从酰基载体蛋白转移到外周巯基上，从而使其能够接受下一个丙二酰辅酶A基团重新开始整个循环。该循环继续额外6或7轮，直至合成碳-16（棕榈酸酯）或碳-18（硬脂酸酯）脂肪酸。然后释放脂肪酸-CoA并用于其他代谢途径。

脂肪酸链的进一步延长可以发生在线粒体或微粒体膜内[93]。在线粒体中,第一步是由烯酰辅酶A还原酶介导的。微粒体延长使用丙二酰辅酶A增加脂肪酰基辅酶A的大小,这一过程涉及4个单独的酶促反应。微粒体的延长能力具有组织依赖性,可满足特定器官的需求。脂肪酸链伸长直至达到适当的长度,然后脂肪酸与甘油酯化形成甘油三酯(TG)。这些新形成的TG可以通过脂蛋白转运到远端部位储存和使用。在碳水化合物过量的情况下,PYR可以通过线粒体丙酮酸脱氢酶复合物转化为乙酰辅酶A,作为脂肪酸前体,尽管碳水化合物的脂肪生成消耗了碳水化合物中约25%的能量。

2. 脂肪酸的β氧化

脂肪酸β氧化是许多器官(包括肝脏)的重要能量来源。β氧化发生在线粒体和过氧化物酶体中,该过程需要底物跨膜转运,界定这些细胞器。

(1) 线粒体β氧化

脂肪酸首先通过线粒体外膜中短链、中链或长链脂肪酸具有特异性的不同脂肪酰基辅酶A合成酶的活化形成脂肪酰基辅酶A,从而跨线粒体膜转运[93,116]。在线粒体内膜中,脂肪酰基辅酶A与肉毒碱的结合由肉毒碱棕榈酰转移酶ⅰ催化,形成脂肪酰基肉毒碱,后者由完整的内膜蛋白-脂肪酰基肉毒碱:肉毒碱转位酶,将其易位至线粒体中,以交换游离肉毒碱[117]。在线粒体内,由肉毒碱棕榈酰转移酶Ⅱ介导的逆反应释放脂肪酰基辅酶A,它成为β氧化的底物。β氧化所特有的第一步是形成由酰基辅酶A脱氢酶生成的反式烯醇脂肪酸。

酰基辅酶A脱氢酶将2个电子转移到黄素腺嘌呤二核苷酸(FAD)上,然后FAD将其转移到线粒体中的电子传递链上。3-酮基脂肪酰基辅酶A经过一系列连续反应生成乙酰辅酶A和脂肪酰基辅酶A,然后进行另一轮β氧化。乙酰辅酶A可进入三羟酸循环(TCA),从而生成12个ATP,也可进入3-羟基甲基戊二酰辅酶A循环形成酮体。只有肝脏中的线粒体能够形成酮体。线粒体β氧化的调节在于脂肪酰基肉毒碱的形成,由肉毒碱棕榈酰转移酶Ⅰ催化[117]。

丙二酰辅酶A是脂肪酸合成的基本亚基,是肉毒碱棕榈酰转移酶Ⅰ的强效抑制剂,因此可以防止β-氧化和脂肪酸合成同时发生。

(2) 过氧化物酶体β氧化

过氧化物酶体对脂肪酸β氧化的能力低于线粒体。过氧化物酶体对β氧化的相对作用取决于脂肪酸链长度和过氧化物酶体增殖物的实施。与线粒体中的脂肪酸氧化相反,过氧化物酶体中初始脂肪酰基辅酶A形成不需要脂肪酰基肉毒碱进入过氧化物酶体。在形成反式烯酰脂肪酰基辅酶A的下一个代谢步骤中,与线粒体相比,过氧化物酶体发生了另一个显著差异:产生的2个电子转移到黄素腺嘌呤二核苷酸(FAD)形成黄素腺嘌呤二核苷酸递氢体(FADH2),然后将其直接转移到氧气中形成过氧化氢。过氧化氢被过氧化氢酶解毒,形成水和氧。(在线粒体中,电子被输送到线粒体电子传递系统,最终生成水和ATP)。这种差异的意义在于过氧化物酶体中缺乏ATP的产生和过氧化氢的产生,在过渡金属存在的情况下,过氧化物酶体可产生毒性羟基自由基,并可促进脂质过氧化和氧化损伤。

在随后的反应中产生的NADH(烟酰胺腺嘌呤二核苷酸的还原态)需要从过氧化物酶体中去除,而在线粒体中NADH可以进入电子传递循环,并生成额外的ATP分子。过氧化物酶仅能代谢最小链长为10个碳、最大链长为24个碳的长链脂肪酸。与线粒体中一样,过氧化物酶体中的β氧化同样通过2-碳乙酰辅酶A裂解进行,直到形成辛酰基辅酶A。然后辛酰基辅酶A与肉毒碱结合形成脂肪酰基肉毒碱,脂肪酰基肉毒碱可通过线粒体内膜转运蛋白转运并完成β氧化。脂肪酸的β氧化在过氧化物酶体中形成的酰基辅酶A,可在形成乙酰肉毒碱后从过氧化物酶体中扩散出去[117]。

脂肪酸过氧化物酶体代谢的调节似乎仅在底物可用性水平上。它可能受到存在于所有细胞胞质中的可溶性脂肪酸结合蛋白(FABPs)家族的调节。过氧化物酶体途经提供了不需要柠檬酸盐形成的乙酰辅酶A,可用于脂肪酸合成。由于初始电子传递不与线粒体电子传递系统偶联,过氧化物酶体脂肪酸氧化的效率低于线粒体β氧化,可能提供一种消除能量损失的脂肪酸的方法。在给予大量降血脂药物(如氯贝丁酯)后过氧化物酶体增殖,从而导致过氧化物酶体脂肪酸β氧化的相对作用增加5~10倍。由于过氧化物酶体β氧化产生的ATP比线粒体中产生的ATP少,因此过氧化物酶体脂肪酸β氧化的相对增加可导致脂质质量减少和体重减轻。该途径还提供了一种生成过氧化氢的方法,其可被过氧化氢酶用于底物(如乙醇等)的氧化。

TG合成增加、脂质转运蛋白合成减少(见后文)以及β氧化水平降低可导致脂肪在肝细胞内蓄积(脂肪变性)。这一过程的典型例子是酒精性脂肪变性,当总热量摄入的很大一部分来自乙醇时,就会发生酒精性脂肪变性(见第86章)。乙醇代谢产生的过量NADH改变氧化还原电位,导致NADH/NAD比值增加,从而有利于形成α-甘油磷酸,进而促进TG形成。此外,线粒体中烟酰胺腺嘌呤二核苷酸(NAD)含量的降低可能会减少脂肪酸β氧化,从而促进脂肪酸的积累[118]。

3. 脂蛋白

载脂蛋白(apo)由肝脏合成,与TG、磷脂、胆固醇和胆甾醇酯结合,构成循环脂蛋白,介导脂质从肝脏转运至血浆,以及从血浆转运至肝和其他组织中。肝脏还表达循环脂蛋白的细胞表面受体,并调节这些重要大分子的血浆水平[119]。

(1) 类型

脂蛋白最初是根据它们的相对密度进行分类的,而相对密度与它们的颗粒大小呈负相关。按密度递增顺序列出如下:乳糜微粒、极低密度脂蛋白(VLDL)、中密度脂蛋白(IDL)、低密度脂蛋白(LDL)和高密度脂蛋白(HDL)。这些颗粒的密度差异,反映了特定脂质的类型和数量以及这些脂蛋白组分中存在的蛋白质比例[119]。特异性载脂蛋白与脂质结合形成脂蛋白,脂蛋白被血浆或内皮细胞中的酶修饰,并作为介导其被靶组织摄取的特异性脂蛋白受体的配体。

由于将脂质和胆固醇输送至细胞、转移至其他脂蛋白(由脂质转运蛋白介导)以及由脂肪分解酶催化,脂质组分处于恒定的动态通量中。TG是在肠上皮细胞中生成的乳糜微粒和在肝脏中产生的VLDL中所含的主要脂质。它们是外周组织和细胞膜结构成分的能量来源。胆固醇是LDL和HDL中的主要脂质。与TG不同,胆固醇不是燃料来源,而是作为膜的结构成分和类固醇激素的前体。胆固醇的转运通常以胆固醇酯的形成存在,胆固醇酯在血浆中通过卵磷脂-胆固醇酰基转移酶(LCAT)的活性生成(见后文)。

Tangier 病(家族性 α-脂蛋白缺乏症)是一种罕见的常染色体隐性遗传病,其特征是胆固醇酯在网状内皮细胞(包括扁桃体、胸腺和淋巴结),以及肝脏、脾脏和胆囊中蓄积,同时血清 HDL 胆固醇几乎不存在,目前公认为是由 ABC 超基因家族成员 ATP 结合盒转运蛋白 A1(*ABCA1*)突变引起的[120]。受累患者通常表现为扁桃体肿大、呈橙色,患动脉粥样硬化性心脏病的风险增加了 4~6 倍(见第 37 章)。虽然转运蛋白的功能尚不完全清楚,但其在质膜上的位置表明,它介导胆固醇脂从质膜的内叶到外叶的主动转运("快速翻转"),由此胆固醇酯可以从质膜转移到载脂蛋白并分泌[120]。

(2) 载脂蛋白

与 TG 转运相关的主要载脂蛋白是在肝脏合成的 apoB-100(载脂蛋白-B100)和在肠道合成的 apoB-48(载脂蛋白-48)[121]。这两种蛋白都是由相同的 mRNA 翻译而来。在人肠上皮中,apoB mRNA 发生转录后 RNA 编辑,通过胞苷脱氨基作用生成终止密码子,导致翻译为一种形式的 apoB,约为肝脏中生成的全长 apoB-100 大小的 48%。apoB-48 中缺失的羧基端结构域对于与 LDL 受体结合至关重要。与含 apoB-100 的 VLDL 不同,含 apoB-48 的乳糜微粒残留物可从血浆中快速清除,不会产生 LDL[121]。

ApoC 主要在肝脏中合成,在肠道和其他器官中少量表达,由 3 种不同的基因产物组成,这些产物可能会抑制肝脏摄取乳糜微粒残留物。ApoC-1 是 VLDL、HDL 和 IDL 的次要组分,其功能未知。ApoC-Ⅱ存在于 VLDL、IDL、HDL 和乳糜微粒中,是脂蛋白脂肪酶(LPL)的必需激活剂(见后文)。ApoC-Ⅱ的遗传性缺乏可引起高甘油三酯血症。ApoC-Ⅲ存在于 IDL、HDL 和乳糜微粒中,可能是 LPL 活性的抑制剂[122]。

ApoE 在肝脏中合成,存在于所有脂蛋白中。ApoE 对于清除血清中的脂蛋白残留物非常重要,可与 LDL 受体和其他膜蛋白结合,在将脂蛋白靶向作用于外周细胞上的特异性受体方面也很重要。apoE 基因存在 3 个主要等位基因(ε2、ε3 和ε4),其中ε3 等位基因丰度最高,而ε2/ε3 基因型最常见。每个等位基因与 LDL 受体结合的能力不同。缺乏 apoE 可导致乳糜微粒和 VLDL 残留物的清除率降低,从而导致血浆水平升高,进而增加动脉粥样硬化的风险[123]。ApoE 在中枢神经系统的脂质转运中也很重要,尤其是在神经元损伤后。单一 Apoε4 等位基因的遗传型与阿尔茨海默病的发病早于ε3/ε3 基因型 6~8 年有关[124]。

ApoA-Ⅰ和-Ⅱ在肝脏和肠道中合成。ApoA-Ⅰ是 HDL 脂蛋白的主要成分。在脂质缺乏的状态下,apoA-Ⅰ接受来自细胞膜上的胆固醇。ApoA-Ⅰ是卵磷脂-胆固醇酰基转移酶(LCAT)的关键激活剂,可增强血浆中的胆固醇酯化作用,ApoA-Ⅰ中缺乏特异性保守区域,会导致其 LCAT 激活特性的丧失。ApoA-Ⅱ是 HDL 的另一种组分。ApoA-Ⅳ是在肠道中合成的一种次要成分[125]。

(3) 通过自噬的甘油三酯(TG)溶酶体水解

TG 和胆固醇以脂滴的形式储存在细胞质中。在营养缺乏的过程中,脂滴中的 TG 被水解,生成被氧化的游离脂肪酸(FFAs)以提供能量。封闭的液滴通过自噬发生水解,巨噬是一种已知的细胞对饥饿的反应。通过与线粒体自噬(受损线粒体的自噬)类比,这一过程被称为大脂滴,它将自噬与脂质代谢联系起来[126]。

(4) 脂蛋白脂酶(脂解酶)

脂蛋白脂酶(LPL)在脂肪和肌肉细胞中合成,位于脂肪、肺和肌肉组织毛细血管床的管腔表面[127]。LPL 催化 VLDL、乳糜微粒或 HDL 中存在的 TG 脂解。LPL 受禁食、脂肪酸、激素和儿茶酚胺的刺激。LPL 缺陷纯合子患者在儿童期表现为重度高甘油三酯血症和胰腺炎。

肝脏 TG 脂肪酶(HTGL)是脂肪酶家族的另一个成员。其在肝脏中合成,并与肝内皮细胞的管腔表面结合。它参与 VLDL 或 IDL 的脂解,因此在 LDL 的形成中起主要作用。HDL 可能是 HTGL 活性的另一种底物。LPL 的遗传性缺乏导致含有 apoB-100 和 apoB-48 的大颗粒蓄积,几乎完全不存在较小的含 apoB 的脂蛋白。在动物研究中,HTGL 的抑制导致 VLDL 和 IDL 蓄积,TG 中 HDL 富集。

(5) 脂质转运蛋白

在血浆中,卵磷脂-胆固醇酰基转移酶(LCAT)和胆固醇酯转移蛋白(CETP)的活性促进了颗粒间的脂质交换[127]。LCAT 在肝脏中合成,apoA-Ⅰ是 LCAT 活性的辅助因子。CETP 主要在肝脏中合成,并与 HDL 结合循环。CETP 介导 HDL 中的胆固醇脂与乳糜微粒或 VLDL 中的 TG 交换。LCAT 与脂质转运蛋白、CETP 和磷脂转运蛋白结合的活性,对于胆固醇从非肝组织转移到肝脏至关重要[127]。

4. 肠道和肝脏的脂质转运

肝脏是从饮食和外周组织中接受脂肪酸和胆固醇的枢纽,将它们包装成脂蛋白复合物,并将复合物释放到循环中(图 72.4)。脂肪酸被肠上皮细胞吸收后形成 TG,胆固醇被酯化。这两种脂质均被包装成新生的乳糜微粒,主要由 TG(85%~92%)、磷脂(6%~12%)、胆固醇脂(1%~3%)、脂溶性维生素和以下载脂蛋白(1%~3%)组成:apoB-48、apoA-Ⅰ、apoA-Ⅱ和 apoA-Ⅳ[128]。新生的乳糜微粒进入组织间隙,并通过胸导管进入全身静脉循环。在组织间隙,乳糜微粒获得 apoC-Ⅱ,并激活 LPL,从而促进 TG 释放。获得 apoC-Ⅲ可减少 TG 释放,apoC-Ⅲ可抑制 LP L 活性。apoE 的添加对于获取乳糜微粒残余物至关重要,然后,乳糜微粒残余物可被肝细胞通过乳糜微粒残余受体吸收。

LPL 释放 TG 和外周组织提取 TG 增加了乳糜微粒残粒中的相对胆固醇酯浓度,肝细胞通过识别 apoE 上结合结构域的肝细胞膜转运蛋白吸收这些胆固醇脂。内吞的乳糜微粒残余物靶向溶酶体,在溶酶体中它们被降解。apoE 结合结构域的遗传突变,降低了乳糜微粒残粒的清除率。当乳糜微粒排泄延迟时,如 apoE 结合结构域发生突变或 LP L 活性或 apoC-Ⅱ水平降低时,蓄积在血清中的乳糜微粒残余物可能被内皮细胞或巨噬细胞吸收,后者转化为泡沫状细胞。泡沫细胞是脂纹和动脉粥样硬化的前体。脂肪酸吸收过量导致的 VLDL 分泌增加,也可与乳糜微粒残粒摄取系统竞争。

在细胞内激素敏感性脂肪酶的作用下,脂肪细胞释放的脂肪酸与血清白蛋白结合,并转运至其他组织(包括肝脏),用于合成磷脂和甘油三酯[129]。肝脏从低分子量前体合成胆

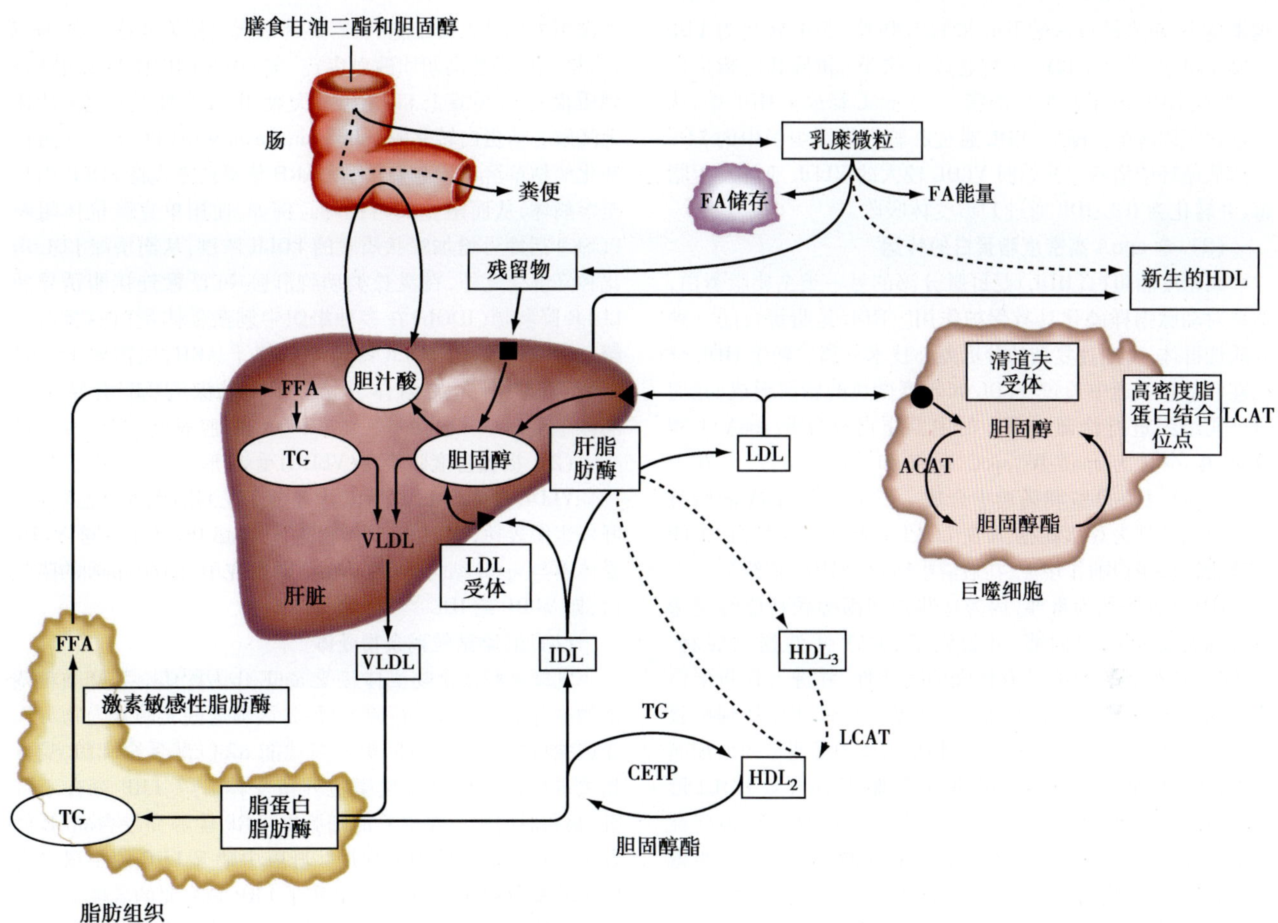

图 72.4　脂蛋白代谢。ACAT，酰基胆固醇酰基转移酶；CETP，胆固醇酯转运蛋白；FA，脂肪酸；FFA，游离脂肪酸；HDL，高密度脂蛋白；IDL，低密度脂蛋白；LCAT，卵磷脂胆固醇脂酰转移酶；TG，甘油三酯；VLDL，极低密度脂蛋白。（Modified from Shepherd J. Lipoprotein metabolism. An overview. Drugs 1994；47［Snppl 2］：1-10.）

固醇。肝脏胆固醇合成受限速酶 3-羟基-3-甲基戊二酰辅酶 A 还原酶（HMG-COA 还原酶）的调节。脂质以 VLDL 颗粒的形式从肝脏输出，VLDL 颗粒是非吸收状态下血浆甘油三酯的主要载体[93]。脂质可作为脂肪滴和胆固醇脂暂时储存在肝脏中，直接排泄到胆汁中，或代谢为胆汁酸。肝脏是体内固醇排泄的主要部位，也是胆汁酸合成的部位（见第 64 章）。

固醇类的协调输入、合成和排泄需要多种酶途径的复合调节。胆汁酸通过肝肠循环返回肝脏可调节这些酶的活性。胆汁酸通过肝肠循环每天循环 6～10 次，并在肝细胞质膜的顶端和基底外侧结构域使用特异性跨膜转运蛋白，以及细胞内结合蛋白[130]。在回肠末端，绝大多数胆汁酸分子通过钠依赖性胆汁酸转运蛋白被重新吸收。胆汁酸在肠道吸收脂肪的胶束化中也很重要，并作为胆汁酸依赖性脂肪酶活性的共激活因子。法尼醇 X 受体（FXR）是固醇核受体家族的一员，与胆盐结合并被胆盐激活。活化的法尼醇受体（FXR）和维生素 A 受体（RXR）的异二聚体调节编码关键胆盐转运蛋白的多个基因的协同调节。例如肝细胞窦状结构域的钠依赖性牛磺胆酸泵（NTCP）、小管结构域的胆盐输出泵、回肠末端的肠胆汁酸转运蛋白，和肝细胞中的胆固醇-7α-羟化酶（见第 64 章）[131]。

（1）含 ApoB 脂蛋白的转运

在空腹状态下，在肝中合成的 VLDL 取代乳糜微粒成为甘油三酯和胆固醇的主要转运蛋白。除全长 apoB-100 外，VLDL 还含有 TG（从血浆中摄取或在肝脏中合成）、胆固醇酯（外源性或内源性）和磷脂[132]。在禁食期间，VLDL 中的脂肪酸主要来源于脂肪细胞中激素敏感性脂肪酶的活性，而餐后，膳食脂肪酸是主要来源。脂肪酸可通过被动扩散或通过细胞膜窦状结构域中的脂肪酸转运蛋白被肝细胞摄取。在肝细胞胞质溶胶中，脂肪酸与丰富的 12kD FABP 家族结合储存，这可以将脂肪酸导向特定的亚细胞靶标，例如用于 VLDL 合成的光滑 ER（光面内质网）或用于 β 氧化的过氧化物酶体。FABPs 受过氧化物酶体增殖剂（例如，贝特类）的转录调节，这表明其在整体脂质代谢中的作用是生理性的。

ApoB-100 是 VLDL 中的主要转运载体，apoC-Ⅰ、C-Ⅱ、C-Ⅲ和 apoE 来源于血清中的其他脂蛋白。ApoB-100 的合成和 VLDL 的分泌受光面内质网中共同转运脂质和甾醇的可用性调节。ApoB-100 的合成可能发生显著变化，而不会改变 ApoB-100 mRNA 水平[133]。在光面内质网中合成后，apoB-100 与新合成的甘油三酯和胆固醇酯相互作用，通过特定的膜转运蛋白进入内质网。apoB-脂质复合物易位到管腔内，通过高尔基体转运，并以 VLDL 的形式分泌到肝窦腔内。当脂质组分不可用时，apoB-100 在内质网中发生降解。在血浆 TG 水平较低期间，肝脏分泌较小的 IDL 样颗粒，甚至 LDL 型颗粒。

在血浆中，LPL 和 HTGL 的活性从 VLDL 中去除 TG，生成越来越小、越来越致密的 IDL 和 LDL 颗粒。IDL 转化为 LDL 需要 apoE 的活性。LDL 颗粒通过去除 TG 和从其他脂蛋白(主要是 HDL)中获取胆固醇脂,并将 apoC 释放至 HDL 中,从而富含胆固醇酯。随后,LDL 通过肝脏和外周组织中的 LDL 受体从循环中清除。开始时 VLDL 较大的 VLDL 亚群发生脂解,并转化为 IDL,IDL 通过 LDL 受体吸收。

(2) 含 apoA 高密度脂蛋白的转运

高密度脂蛋白(HDL)是肝脏分泌的另一类主要脂蛋白,似乎对动脉粥样硬化具有保护作用。HDL 是脂蛋白的一种异质性群体,可通过复杂的分析离心技术分离。新生 HDL 分别在肝脏和肠道中通过 VLDL 和乳糜微粒的脂解形成,并通过外周组织进行修饰。HDL 的主要蛋白成分是 apoA-Ⅰ和 apoA-Ⅱ,少量为 apoA-Ⅳ、apoC、apoE 和其他成分[134]。在人类中,apoA-Ⅰ在肝脏和肠道中合成。新生的含 apoA 的脂蛋白复合物表现为盘状颗粒,可在 LCAT 和脂质转移蛋白 CETP 和磷脂转移蛋白的作用下,在血清中转化为 HDL 颗粒。

HDL3 亚类尤为重要,因为这些低胆固醇颗粒能够递送从外周膜提取的胆固醇,并为血浆 LCAT 活性提供底物。LCAT 形成的胆固醇酯具有极强的疏水性,并进入到脂蛋白复合物的核心中,从而在脂蛋白表面提供空间用于从细胞膜中提取额外的胆固醇。这种复合物随着胆固醇脂量的增加而增大,胆固醇脂可以容纳 apoc-Ⅱ和 C-Ⅲ,从而导致 HDL2 形成。CETP 从 HDL 中去除酯化胆固醇以换取 TG,TG 最终被 HTGL 水解,从而再生小的 HDL。apoc-Ⅱ的获得也促进脂蛋白脂肪酶(LPL)活性,从而增加脂解[127]。

载脂蛋白在 HDL 与乳糜微粒之间的移动,允许脂质和蛋白质在这两个池之间再循环。胆固醇和磷脂也转移到乳糜微粒,因为 TG 通过 LPL 活性释放到局部组织。随着残余物的进一步处理,apoC-Ⅱ和 apoC-Ⅲ、磷脂和胆固醇被转移回 HDL。从 VLDL 和乳糜微粒转移至 HDL 的 TG,由于其较小的体积更容易被基于内皮的脂肪酶脂解。随着 TG 的去除,这些颗粒恢复为 HDL3 和 apoC-Ⅱ,之后 apoC-Ⅱ和 apoE 再循环为乳糜微粒和 VLDL。

5. 脂蛋白受体

LDL 的主要脂蛋白受体、乳糜微粒残留、HDL 和清道夫受体是较大 LDL 受体超基因家族的成员[135]。这些受体具有 4 个主要结构特征:①富含半胱氨酸的补体型重复序列;②EGF 前体样重复序列;③跨膜结构域;④胞质结构域[136]。

(1) 低密度脂蛋白(LDL)受体

LDL 受体以低聚表面糖蛋白的形式存在,在 LDL 清除和胆固醇稳态中起着关键作用。它与细胞表面的配体结合,之后配体-受体复合物通过经典的内吞途径内化。配体在酸性内体囊泡中与受体解离。随后,配体被递送到溶酶体进行降解,受体返回到表面。LDL 受体存在于所有细胞类型上,然而,肝脏含有大约 70% 的 LDL 受体全身池。LDL 受体可识别 apoE 和 apoB-100,但不能识别 apoB-48。含有 ApoE 的乳糜微粒残留物、VLDL、LDL、IDL 和 HDL 均可通过 LDL 受体摄取。大约三分之二的 LDL 被该受体清除。功能性 LDL 受体纯合子缺陷的发生率约为 1/100 万人,与表现为童年期的动脉粥样硬化加速相关(家族性高胆固醇血症)。LDL 受体在物种间高度保守[135]。配体结合后,LDLR 通过网格蛋白依赖性内吞作用内化进入肝细胞,这需要网格蛋白相关分选蛋白 ARH(常染色体隐性高胆固醇血症)。含 LDLR 的内体要么再循环到质膜上,在质膜上 LDLR 被重复使用,要么被引导至溶酶体上降解。前蛋白转化酶 subtili-sin/kexin 9 型(PCSK9[前蛋白转化酶枯草溶菌素 9 型]),以 ARH 依赖性方式将 LDLR 引导至溶酶体,从而阻止其再循环。例如,使用单克隆抗体阻断 PCSK9 活性可增加窦状质膜的 LDLR 浓度,从而增加 LDL 内化和降解。此外,在灵长类动物肝脏中,泛素连接酶诱导的 LDLR 降解物(IDOL)在多种组织中刺激受体蛋白的蛋白水解。IDOL 介导的 LDLR 降解不依赖于 ARH,但需要 ESCRT(转运机制所需的内体分选复合物)将 LDLR 引导至溶酶体[119]。

(2) 极低密度脂蛋白(VLDL)受体

VLDL 受体与 LDL 受体具有高度序列同源性,但主要在肝外组织表达,如心脏、肌肉和脂肪。与 LDL 受体不同,VLDL 受体不与 apoB 结合,可特异性摄取富含 TG 的含 apoE 的脂蛋白,如 VLDL 或 IDL[135,136]。

(3) 乳糜微粒残余物受体

乳糜微粒残余物受体接受 apoE 作为配体。乳糜微粒残余物被肝脏从循环中清除,可能是因为这些大的复合物可以穿透独特的肝窦血管间隙。多功能 α2-巨球蛋白/LDL 受体相关蛋白(LRP)是乳糜微粒残留受体[137]。LRP 存在于肝脏、脑和肌肉中。在培养的细胞中,LRP 能够介导含 apoE 的乳糜微粒残余物的内吞作用。肝脏中缺乏 LRP 的小鼠没有肝脏乳糜微粒残余物摄取,证实了 LRP 是主要的乳糜微粒残余物受体。与 LDL 受体不同,LRP 能够结合许多无关联的配体,如脂蛋白、蛋白酶抑制剂复合物和蛋白质-脂质复合物。

(4) 低密度脂蛋白(LDL)清道夫受体

清道夫受体 A(SR-A)的配体包括脂多糖、聚阴离子脂质和 LDL,其中一些游离赖氨酸残基已被化学修饰[138]。这些受体在内皮细胞、巨噬细胞和库普弗细胞中以三聚体整合膜糖蛋白的形式存在。氧化的 LDL 通过清道夫受体内化,但在巨噬细胞中代谢较差,导致胆固醇脂在细胞内蓄积。迁移到富含脂质的动脉粥样硬化病变中的单核细胞,也可被诱导表达清道夫受体。

(5) 高密度脂蛋白(HDL)受体

在肝细胞、巨噬细胞、肾上腺细胞和脂肪细胞的质膜中,已经鉴定出一种高亲和力的 HDL 结合蛋白[138]。这些受体似乎能识别 HDL 颗粒中存在的特异性 apoA。HDL 受体不介导内吞作用,但仅能使脂质选择性地进出 HDL 脂蛋白。通过介导胆固醇从质膜转移到 HDL 脂蛋白,HDL 受体促进胆固醇逆向转运。HDL 受体是一种 B 类清道夫受体,称为 SR-B1[134]。该受体在肝脏、卵巢和肾上腺中含量最丰富——以前已证明这些器官是体内 HDL 摄取胆固醇的主要部位。HDL 是胆汁分泌胆固醇的主要来源。小鼠肝脏中 SR-B1 的过度表达增加了胆汁胆固醇分泌,降低了血浆 HDL[139]。相反,该受体的缺乏导致胆汁胆固醇分泌减少[140]。

6. 肝脏疾病中的脂质代谢紊乱

慢性肝病患者最常见的脂质异常是高甘油三酯血症(血浆水平为 250~500mg/dl),见于酒精性或病毒性肝病患者,当肝病改善后倾向于消退。过量乙醇摄入主要引起高甘油三酯血症，这是由于乙醇代谢产生的 NADH（烟酰胺腺嘌呤二核苷酸）增加导致脂肪酸合成增加和脂肪酸 β 氧化减少。适度饮酒与 HDL3 水平升高相关。可降低动脉粥样硬化的风险。随着肝硬化从 Child A 级进展到 C 级，LDL、HDL 和血清总胆固醇水平逐渐降低（见第 74 和 92 章）。血清胆固醇水平可能是非胆汁淤积性肝病患者有用的预后标志物[141]。

由于胆固醇、磷脂和通常分泌到胆汁中的胆盐的潴留，胆汁淤积性疾病表现为明显的异常脂蛋白血症[142]。例如，在 PBC 中观察到的血清总胆固醇和脂质水平的长期升高，可能与黄色瘤的形成有关（见第 91 章）。在胆汁淤积患者血清的 LDL 组分中，可鉴别出 3 种不同的脂蛋白：β2-脂蛋白（富含 TG），也称为脂蛋白 Y（Lp-Y）、脂蛋白 X（Lp-X）和正常 LDL。Lp-Y 似乎是与 IDL 不同的富含 TG 脂蛋白的残余物。TG 水平升高的胆固醇血症患者通常血清清澈（而非脂血症），因为大多数 TG 都包含在 Lp-Y 和 LDL 中。Lp-X 是一种由等摩尔量的过量磷脂和胆固醇与白蛋白和 apoC 家族的某些成员结合组成的复合物。多药耐药蛋白-3（MDR3）的磷脂翻转酶活性，也称为 ATP 结合盒蛋白 B4（ABCB4）（见第 64 章），对 Lp-X 的形成至关重要。缺乏 mdr2（MDR3 的鼠同源物）的小鼠在胆管完全梗阻引起的胆汁淤积过程中不能形成 Lp-X[143]。

在慢性实质性肝病患者中，血浆胆固醇酯水平通常会降低，这一发现表明，LCAT 活性因肝脏合成受损而降低。另外，LCAT 活性降低可能是由于 apoC-Ⅱ水平降低或受损肝细胞释放胆固醇酯水解酶，以及胆固醇酯转化为胆固醇所致。这些患者的慢性异常脂蛋白血症也引起细胞膜脂质改变，导致异常 RBC（如棘红细胞）的形成，以及具有潜在病理生理学后果的膜功能改变。

（刘军 译，袁农 校）

参考文献

第 73 章　肝脏生化与肝功能检查

Daniel S. Pratt 著

章节目录

在适当安排和解释血清肝脏生化检查时，即所谓的“肝功能检查”或“肝脏生化检查”，可用于肝病患者的评估和管理。术语肝脏生化检查优于肝功能检查，因为最常用的检查——转氨酶和碱性磷酸酶——不能测量已知的肝脏功能。这些检查有可能识别肝脏疾病，区分肝脏疾病的类型，衡量肝功能障碍的严重程度和进展，并监测对治疗的反应。然而，了解这些检测的缺点非常重要。没有一种检测能够准确评估肝脏的总功能能力，生化检查只能测量肝脏数千种生化功能中的几项。此外，单独使用这些检测对肝损伤缺乏灵敏度和特异性，必须使用一组检测来评估肝脏功能。最有助于评估肝脏疾病的标准检测组合包括：总胆红素和直接胆红素、白蛋白、凝血酶原时间和血清酶；ALT、AST、碱性磷酸酶(ALP)，偶尔还有 GGTP 和 5′核苷酸酶(5′NT)。对这些结果的解释与仔细的病史采集和体格检查相结合，可能提示特定类型的肝损伤，从而可以进行定向评价、外科手术的风险评估和预后估计。其他更专业的检测包括肝功能的定量检测和越来越多的评估肝纤维化程度的选择。

一、胆红素(见第 21 章)

(一) 代谢

胆红素是血红素(亚铁原卟啉Ⅸ)的分解产物，每天产生约 4mg/kg 体重的胆红素，其中近 80% 来自衰老红细胞中血红蛋白的分解和骨髓中过早破坏的红系细胞，其余来自血红蛋白(含血红素的蛋白，如肌红蛋白和分布在全身的细胞色素等)的周转[1]。胆红素代谢的最初步骤发生在网状内皮细胞，主要发生在脾脏。血红素通过微粒体酶血红素氧化酶转化为胆绿素。然后胆绿素通过胞质酶胆绿素还原酶转化为胆红素。

在网状内皮细胞中形成的胆红素是脂溶性的，几乎不溶于水。为了在血液中转运，非结合胆红素必须溶解。该过程是由与白蛋白的可逆、非共价结合启动的，白蛋白具有未结合胆红素的高亲和力和低亲和力结合位点。未结合胆红素-白蛋白复合物很容易通过肝血窦内衬的内皮细胞窗孔进入 Disse 间隙，在此过程中，胆红素与白蛋白解离，并通过蛋白介导的促进过程被肝细胞摄取，该过程可能由肝脏特异性有机阴离子转运蛋白介导。

进入肝细胞后，未结合胆红素在细胞质中与许多蛋白质结合，包括谷胱甘肽 S-转移酶超家族中的蛋白[2]。这些蛋白可减少胆红素反流回血清中，并将胆红素结合。在内质网中发现的胆红素尿苷二磷酸葡糖醛酸转移酶(B-UGT)，通过与葡糖醛酸结合产生胆红素单葡糖醛酸和双葡糖醛酸来溶解胆红素[3]。现在的亲水性胆红素扩散到胆小管膜，排泄到胆小管中。结合胆红素由多药耐药相关蛋白 2(MRP2)通过 ATP 依赖性过程穿过胆小管膜转运[4]。这是胆红素代谢中唯一的能量依赖性步骤，解释了为什么即使是急性肝衰竭(ALF)患者也主要有结合性高胆红素血症。一旦进入胆汁，结合胆红素就会不受干扰地通过，直到到达远端回肠和结肠，在那里含有 β-葡糖醛酸苷酶的细菌将结合胆红素水解为非结合胆红素，后者被细菌进一步还原为无色的尿胆原[5]。尿胆原或以原型、氧化型和以尿胆素(呈橙色)排泄，或者由肠道被动吸收进入门静脉系统。大部分被吸收的尿胆原经肝脏再排泄。小部分通过肾小球过滤并经尿液排泄。在尿液中从未发现非结合胆红素，因为在血清中非结合胆红素与白蛋白结合而不被肾小球滤过。尿中出现胆红素提示结合性高胆红素血症和肝胆疾病。

(二) 测量

术语直接胆红素和间接胆红素(分别大致对应于结合和

非结合胆红素），来自最初的 van den Bergh 反应[6]。血清胆红素仍在临床实验室通过该方法的一些改良进行测定[7]。在该试验中，胆红素暴露于重氮化磺氨酸中。胆红素的结合部分与重氮试剂迅速或“直接”反应，而不需要加速剂，因此可在 30~60 秒内通过光度分析测量结合胆红素部分。再加入促进剂（如乙醇或咖啡因）后 30~60 分钟测量总胆红素。然后从总胆红素中减去直接胆红素组分，则为非结合或间接胆红素部分。

已经开发了较新和更准确的胆红素测量方法，如高效液相色谱法，但通常不可用，因为它们操作更难，并且在大多数临床情况下不会增加重氮法提供的额外信息。这些新方法可以通过共价结合鉴定与白蛋白紧密连接的 δ 胆红素-结合胆红素。δ 胆红素见于在血清结合胆红素水平长期和严重升高的情况，由于共价结合的强度，δ 胆红素的半衰期也是白蛋白的半衰期，为 14~21 天。远远超过通常的血清胆红素半衰期 4 小时。鉴定 δ 胆红素解释了为什么一些长期黄疸患者的血清胆红素下降滞后于临床恢复，以及为什么一些结合性高胆红素血症患者没有胆红素尿。

使用重氮法，血清总胆红素的正常值在 1.0~1.5mg/dL，95% 的正常人群降至 0.2~0.9mg/dL[8]。间接成分的正常值在 0.8~1.2mg/dL。然而，重氮法往往高估了结合胆红素的量，尤其是在正常范围内。因此，随着时间的推移，结合胆红素的“正常”范围逐渐上升。一般而言，如果直接胆红素低于总胆红素的 15%，则可认为胆红素完全是间接的。最常报告的结合胆红素正常上限为 0.3mg/dL。即使出现血清中结合胆红素轻微升高，也可能为肝损伤增加。黄疸患者血清胆红素的测量和分级不能区分实质性（肝细胞性）和阻塞性（胆汁淤积性）黄疸。

高胆红素血症的程度和持续时间尚未被严格评估作为预后指标。一般情况下，病毒性肝炎患者的血清胆红素水平越高，肝细胞损害越大，病程越长。然而，患者可能死于 ALF，血清胆红素仅中度升高。血清总胆红素水平与酒精性肝炎的不良预后相关，是终末期肝病预后模型（MELD）评分的重要组成部分，用于评估终末期肝病患者的生存率（见后文和第 97 章）。治疗前血清胆红素水平与治疗期间胆红素水平，与原发性胆汁性肝硬化（PBC）患者的预后相关[9]。

（三）胆红素水平升高患者的处理方法

高胆红素血症可能是由于血红蛋白过度分解导致的胆红素产生过多，肝细胞摄取、结合或排泄胆红素受损，或受损肝细胞或胆管的非结合和结合胆红素的反流。结膜黄疸的出现提示血清总胆红素水平至少为 3.0mg/dL，但无法区分是结合性和非结合性高胆红素血症。茶色或可乐色尿液可能表明存在胆红素尿，从而可能提示为结合性高胆红素血症。

血清胆红素水平孤立升高的患者与胆红素升高伴转氨酶水平升高患者的评估完全不同，后者提示有肝细胞或胆汁淤积过程，将在下文讨论。对血清胆红素水平孤立性升高的患者进行评估的第一步是对胆红素进行分类，以确定其是结合型还是非结合型胆红素（图 73.1）。如果结合总胆红素低于 15%，则可以确保几乎所有的血清胆红素均为非结合的。由于血红蛋白过度分解导致的胆红素过度生成，可发生于许多遗传性或获得性疾病中的任何一种（表 73-1）。应审查患者

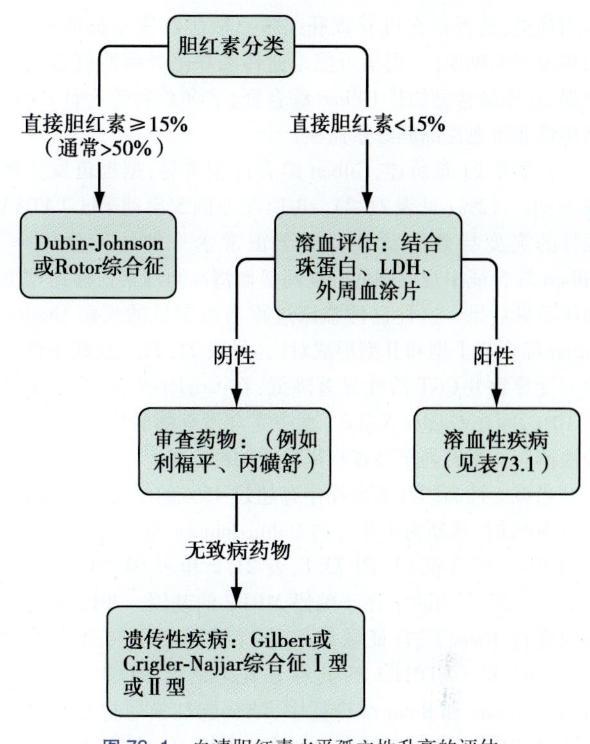

图 73.1　血清胆红素水平孤立性升高的评估

表 73.1　成人孤立性高胆红素血症的原因和机制

原因	机制
高间接胆红素血症	
溶血性疾病	胆红素生成过多
遗传性	
红细胞酶缺陷（如葡萄糖-6-磷酸脱氢酶缺乏）	
镰刀细胞病	
球形红细胞增多症和椭圆形红细胞增多症	
获得性	
药物和毒素	
脾功能亢进	
免疫介导	
阵发性睡眠性血红蛋白尿	
创伤性：大血管或微血管损伤	
无效红细胞生成	胆红素生成过多
钴氨素缺乏	
叶酸缺乏	
严重缺铁	
地中海贫血	
药物：利福平、丙磺舒	肝细胞胆红素摄取受损
遗传性疾病	胆红素结合受损
Grigler-Najjar 综合征Ⅰ型和Ⅱ型	
Gilbert 综合征	
其他	
血肿和大量输血	胆红素生成过多
高直接胆红素血症	
遗传性疾病	
Dubin-Johnson 综合征	结合胆红素排泄受损
Rotor 综合征	

的用药史，是否存在可导致肝细胞摄取胆红素受损的药物。如果没有明确原因，则很可能是遗传酶缺陷导致胆红素结合受损，其中最常见的是 Gilbert 综合征（吉尔伯特综合征，又名遗传性非溶血性高胆红素血症）。

正如第 21 章所述，Gilbert 综合征很常见，据报道发生频率为 6%～12%（见表 21.2）。B-UGT 基因 5′启动子区 TATAA 元件的突变导致酶活性降低至正常水平的约三分之一。Gilbert 综合征中观察到的轻度间接血清高胆红素血症通常无临床不良后果。这种良性临床过程与更罕见的疾病 Crigler-Najjar 综合征Ⅰ型和Ⅱ型形成对比（见表 21.2）。这些条件下的突变导致 B-UGT 活性显著降低：在 Crigler-NajjarⅡ型中低于 10%，而在 Crigler-NajjarⅠ型中完全没有酶活性，导致非结合血清胆红素升高至核黄疸风险增加的水平。

当孤立性高胆红素血症伴有超过 15% 的结合部分，通常超过 50% 时，诊断为不常见的 Dubin-Johnson 综合征或甚至罕见的 Rotor 综合征（见图 73.1、表 21.2 和表 64.5）。Dubin-Johnson 综合征的缺陷在于编码 MRP2 的基因。2012 年的一项研究将 Rotor 综合征缺陷定为有机阴离子转运多聚肽 OATP1B1 和 OATP1B3 的共存缺陷（见第 64 章）[10]。在 Dubin-Johnson 和 Rotor 综合征中，结合胆红素通过胆小管膜的排泄减少，导致血清结合胆红素水平升高。两种综合征均与不良临床结局无关，可能与高胆红素血症相关的其他胆汁酸转运遗传疾病在第 64 和 77 章中讨论。

二、氨基转移酶

血清氨基转移酶（也称为转氨酶）是急性肝细胞损伤最敏感的标志物，自 20 世纪 50 年代以来一直被用于识别肝病[11]。ALT（以前称为血清谷丙转氨酶或 SGPT）和 AST（以前称为血清谷草转氨酶或 SGOT），分别催化丙氨酸和 L-天冬氨酸的 α-氨基转移到酮戊二酸的 α-酮基。AST 存在于细胞质和线粒体中，广泛分布于全身。按浓度递减顺序存在于肝脏、心肌、骨骼肌、肾脏、脑、胰腺、肺、白细胞和红细胞中。ALT 是一种胞质酶，也存在于许多器官中，迄今为止在肝脏中的浓度最高，因此它是一种比 AST 更特异的肝损伤指标。转氨酶血清值的升高反映了富含这些酶的组织损伤或细胞膜通透性变化，导致 ALT 和 AST 渗漏到血清中，转氨酶的释放不需要肝细胞坏死，因此血清转氨酶升高的程度与肝损伤的程度无关[12]。

氨基转移酶在血清中无功能，其作用与其他血清蛋白类似。它们分布在血浆和间质液中，半衰期以天为单位测量。ALT 和 AST 在任何时候的活性都反映了它们进出循环的相对速率。它们很可能被网状内皮系统的细胞清除，AST 比 ALT 清除得更快。

不同实验室的血清转氨酶正常值差异很大，但获得普遍认可的数值是男性等于或低于 30U/L，女性等于或低于 19U/L。实验室之间正常范围内的差异是技术问题，不存在参考标准来确定血清 ALT 和 AST 水平的正常上限。因此，每个参考实验室负责确定当地定义的参考人群或使用 20 世纪 50 年代首次建立的正常范围[11]。正常范围定义为参考人群的平均值加上 2 个标准差，在均匀分布的人群中，大约 95% 将落在该“正常”范围内。一些研究者建议对氨基转氨酶的正常值进行修订，并对性别和体重指数（BMI）进行调整，但其他研究者则对实施此类变更的潜在成本和不明确的获益表示担忧[13-17]。一项纵向分析观察到，血清 ALT 水平随年龄的增长而降低，与性别、饮酒、BMI、糖尿病、血清 TG 水平和已知影响 ALT 水平的其他因素无关，因此促使研究者建议临床医生在解释血清 ALT 水平时，需要考虑患者的年龄，尤其是老年人[18]。血清转氨酶水平低于正常下限无临床意义。据报道，在接受血液透析的慢性肾脏病患者中出现这种情况，并认为部分是由于维生素 B_6 缺乏引起的。

血清氨基转移酶水平升高患者的处理方法

通常血清转氨酶水平在所有类型的肝损伤中均升高，高达 300U/L 的水平是非特异性的。在某些情况下，根据患者的特征、症状和体格检查结果评估转氨酶升高的程度和模式，可以提示特殊诊断并指导后续的评估（框 73.1）。转氨酶水平显著升高（>1 000U/L）的鉴别诊断包括病毒性肝炎（A～E）、毒素诱导的肝损伤、药物性肝损伤（DILI）、缺血性肝炎，以及少见的自身免疫性肝炎、急性布-加综合征、肝豆状核变性（Wilson 病）引起的急性肝衰竭（AlF）和急性胆道梗阻。

框 73.1　血清转氨酶水平升高的原因[a]

慢性、轻度升高，ALT>AST（<150U/L 或 5×正常值）

肝性

α1-抗胰蛋白酶缺乏症

自身免疫性肝炎

慢性病毒性肝炎（B、C 和 D）

血色病

药物和毒素

脂肪变性和脂肪性肝炎

肝豆状核变性（Wison 病）

非肝性

乳糜泄病

甲状腺功能亢进

重度、急性升高，ALT>AST（>1 000U/L 或>20～25×正常值）

肝性

急性胆管梗阻

急性布-加综合征（Budd-Chiari 综合征）

急性病毒性肝炎

自身免疫性肝炎

药物及毒素

肝动脉结扎

缺血性肝炎

肝豆状核变性（Wilson 病）

重度、急性升高，AST>ALT（>1 000U/L 或>20～25×正常值）

肝性

存在潜在酒精相关性肝损伤患者的药物或毒素

非肝性

急性横纹肌溶解症

慢性、轻度升高，AST>ALT（<150U/L，<5×正常值）

肝性

酒精性肝损伤（AST/ALT>2∶1，AST 几乎总是<300U/L）

肝硬化

框 73.1　血清转氨酶水平升高的原因[a]（续）

非肝性

甲状腺功能减退

Macoro-AST（巨天门冬氨酸氨基转氨酶血症）

肌病

剧烈运动

[a] 几乎任何肝脏疾病均可引起中度转氨酶升高（5～15×正常值）。

血清中 AST 与 ALT 的比值在一些特定情况下是有帮助的——也许最重要的是在识别酒精相关性肝病方面。如果 AST 水平低于 300U/L，AST 与 ALT 的比值大于 2 提示酒精相关性肝病，而比值大于 3 则高度提示酒精相关性肝病[19]。这一比例是由于酒精相关性肝病患者缺乏 5′-磷酸吡哆醛所致，肝脏合成 ALT 比 AST 合成更需要磷酸吡哆醛[20]。当慢性酒精相关性肝病患者出现叠加性肝损伤，特别是对乙酰氨基酚肝毒性时，转氨酶水平可能会显著升高，但 AST/ALT 比值仍保持不变。

AST 和 ALT 水平升高也可见于肌肉疾病。升高的程度通常低于 300U/L，但在罕见的情况下，如横纹肌溶解症，可以达到急性肝细胞疾病患者通常观察到的水平。在急性肌肉损伤的病例中，AST/ALT 比值最初可能大于 3∶1，但由于 AST 的血清半衰期较短，该比值迅速下降至 1∶1[21]。在慢性肌肉疾病患者中，该比值通常接近 1∶1。

尽管在慢性病毒性肝炎和非酒精性脂肪性肝病（NAFLD）患者中 AST/ALT 比值一般小于 1，但许多研究者观察到，随着肝硬化的发展，该比值升高并可能大于 1。研究表明，AST/ALT 比值大于 1 作为慢性丙型肝炎患者肝硬化的指标具有较高的特异性（94%～100%），但敏感性相对较低（44%～75%）[22]。随着肝硬化的发展，AST/ALT 比值的升高与肝硬化的发生发展密切相关。认为是由于功能性肝血流量受损，导致肝窦对 AST 的摄取持续减少所致[23]。

评估血清氨基转移酶水平升高的大多数患者无症状，且在常规筛选期间发现轻度升高（≤5 倍）。评估血清转氨酶轻度升高的第一步是重复检测，以确认升高值的持续性。如果转氨酶水平仍然升高，推荐的评价如图 73.2 所示。下一步是仔细询问病史，重点是确定患者的所用药物，包括非处方药（OTC）、补充和替代药物（CAM）以及滥用药物。将药物的使用与实验室检查结果异常在时间上相关联，有时会发现特定的诱发“祸首”，几乎任何药物，包括 OTC 药物、CAM 和滥用其他药物，都有可能升高血清转氨酶水平。相对常见的致病性药物包括：NSAID、抗生素、羟甲基戊二酰辅酶 A 还原酶抑制剂（他汀类）、抗癫痫药物和抗结核药（见第 88 章）。通过停药并观察到转氨酶水平恢复至正常，很容易确定所使用药物与转氨酶升高之间的相关性。用疑似药物再激发后，血清转氨酶水平升高是可以证实的，但通常不会进行。还应通过检测血清肌酸激酶和醛缩酶水平以排除肌肉疾病。

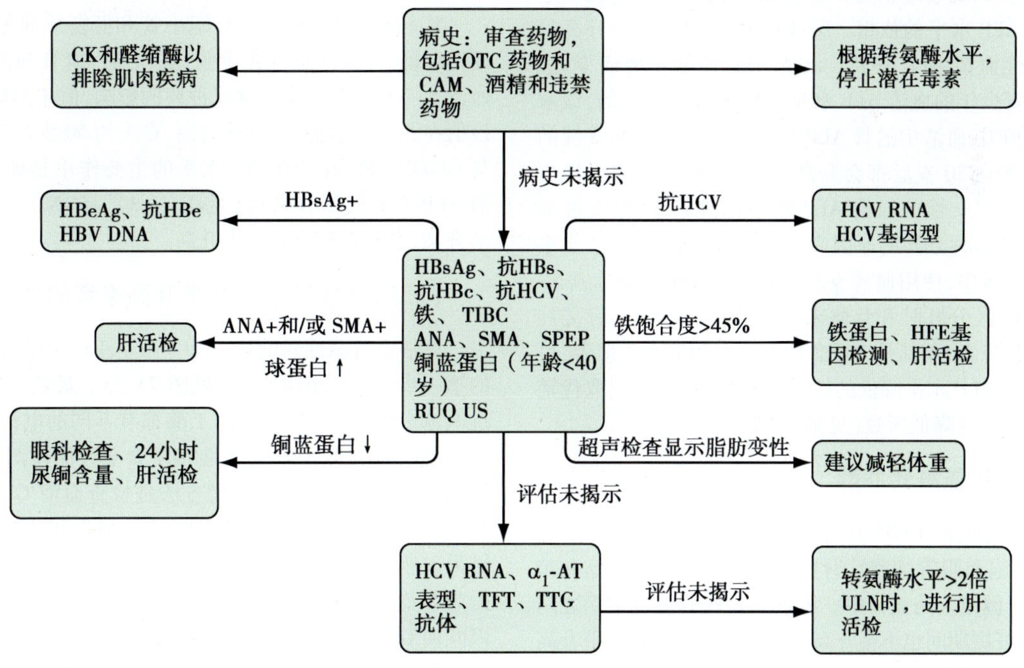

图 73.2　血清转氨酶水平无症状性升高的评估。α_1-AT，α_1-抗胰蛋白酶；ANA，抗核抗体；抗 HBc，乙型肝炎核心抗原抗体；抗 HBe，乙型肝炎 e 抗原抗体；抗 HBs，乙型肝炎表面抗原抗体；抗 HCV，HCV 抗体；CAM，补充和替代药；CK，肌酸激酶；HBeAg，乙型肝炎 e 抗原；HBsAg，乙型肝炎表面抗原；HFE，血色病；OTC，非处方药；SMA，平滑肌抗体；SPEP，血清蛋白电泳；TIBC，总铁结合力；TFT，甲状腺功能检查；TTG，组织转谷氨酰胺酶；ULN，正常值上限

评价的下一步是评估患者肝病的更常见和可治疗原因。包括慢性乙型和丙型肝炎、血色病、自身免疫性肝炎、肝豆状核变性和非酒精性脂肪性肝病（NAFLD）。尽管自身免疫性肝炎通常认为是中青年女性的一种疾病，但也见于男性，并且在所有种族中均有报告（见第 90 章）。肝豆状核变性的临床发病年龄通常在 3～55 岁，在排除其他原因后仍无法解释的所有 40 岁或 40 岁以下和 40 岁以上的转氨酶升高患者中，应首先考虑肝豆状核变性的诊断（见第 76 章）。在美国，

NAFLD 是导致血清转氨酶水平升高的最常见原因(见第 87 章),但尚无针对 NAFLD 的特异性实验室检查。

如果检测更常见的原因不能提供诊断,则应寻找不太常见的肝病原因,如 α_1-抗胰蛋白酶缺乏,以及转氨酶水平持续升高的肝外原因,如甲状腺疾病和乳糜泻[11]。对 11 项研究的 meta 分析表明,在 3%～4% 的病例中,未检测到的乳糜泻是其他原因无法解释的血清转氨酶水平升高的潜在病因(因此是一种比肝豆状核变性更常见的解释)[24]。如果这些疾病的检测结果为阴性,则根据转氨酶升高的程度决定是否进行肝活检,并认识到在大多数情况下,活检结果是不太可能改变治疗的。

三、碱性磷酸酶

碱性磷酸酶一词一般适用于广泛分布于全身的一组同工酶[25]。成人临床上最重要的同工酶位于肝脏和骨骼中,因为这些器官是血清碱性磷酸酶(ALP)的主要来源。其他同工酶来源于胎盘、小肠和肾脏。在肝脏中,ALP 存在于肝细胞的胆小管膜上,其精确功能尚不明确。ALP 的血清半衰期约为 7 天,尽管降解部位未知,但血清中 ALP 的清除与胆道的通畅性或肝脏的功能能力无关。肝胆疾病通过诱导酶的合成和渗漏到血清中导致血清 ALP 水平升高,这一过程是由胆汁酸介导的[26]。

已发现血清 ALP 水平存在许多生理个体变化。血型为 O 和 B 的患者由于脂肪餐后肠内 ALP 的释放引起血清 ALP 水平升高[27]。该观察结果是一些权威机构建议在空腹状态下检查血清 ALP 水平的依据。肠源性血清 ALP 水平升高见于良性家族性血清 ALP 升高。血清 ALP 值随年龄而变化。男性和女性青少年的血清 ALP 水平是成人水平的 2 倍,该水平与骨生长相关,血清中的骨 ALP 增加。尽管男性和女性的血清 ALP 水平在 30 岁后都会升高,但女性的升高比男性更明显,健康 65 岁女性的血清 ALP 水平比健康 30 岁女性高 50%[28]。造成这种差异的原因尚不清楚。在血清 ALP 水平单独升高的患者中,使用血清 γ-谷氨酰转肽酶(GGTP)或 5′-核苷酸(5′NT)区分肝脏和骨骼来源的 ALP 升高(见后文)。肝豆状核变性患者,尤其是出现急性肝衰竭和溶血的患者,可能会出现血清 ALP 水平降低的情况,这可能是由于铜取代辅因子锌导致酶活性降低所致(见第 76 章)。

(一) γ-谷氨酰转肽酶

γ-谷氨酰转肽酶(GGTP)广泛存在于组织的细胞膜中,包括肝脏(肝细胞和胆管细胞)、肾脏、胰腺、脾脏、心脏、脑和精囊。它存在于健康人的血清中。男性和女性的血清水平之间没有差异,在妊娠期间也不会升高。尽管血清 GGTP 水平升高对肝胆疾病具有很高的敏感性,但其缺乏特异性限制了其临床应用。检测血清 GGTP 水平的主要用途是确定血清 ALP 水平孤立性升高的来源,GGTP 在骨病中不升高(图 73.3)[29]。服用抗癫痫药物(包括苯妥英钠、卡马西平、丙戊酸钠和巴比妥类)的患者 GGTP 升高,以及一些用于抗逆转录病毒治疗的药物,如非核苷类逆转录酶抑制剂和蛋白酶抑制剂阿巴卡韦[30-32]。

饮酒的患者血清 GGTP 水平也会升高,因此一些专家提倡使用 GGTP 水平来识别未报告的饮酒的情况(见第 86 章)。血清 GGTP 水平升高对饮酒的敏感性范围在 52%～94%,但特异性较低限制了其在这方面的应用[33]。一项研究提示,高血清 GGTP 水平与 HCC 风险相关[34]。已经描述了 GGTP 水平的其他潜在用途。GGTP 水平检测,对腹腔镜下胆囊切除术患者胆管结石的阴性预测值为 97.9%——高于 ALP、总胆红素、ALT 和 AST[35]。在 56 万名保险申请人中,孤立的 GGTP 水平与死亡风险升高,以及代谢综合征、糖尿病和心血管疾病相关[36]。

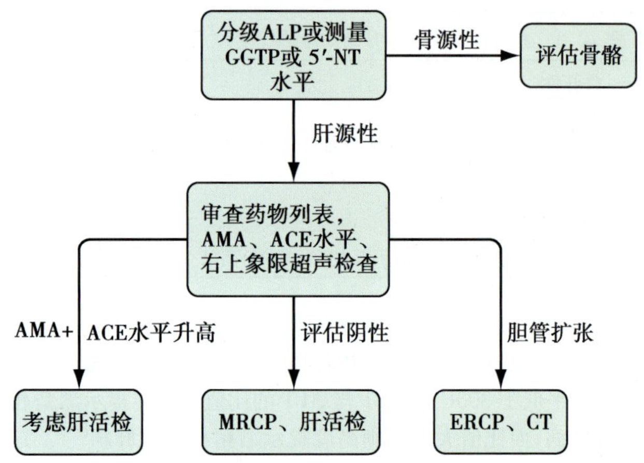

图 73.3　血清碱性磷酸酶水平孤立性升高的评价。ACE,血管紧张素转换酶;ALP,碱性磷酸酶;5′-NT,5′-核苷酸酶;AMA,抗线粒体抗体;MRCP,磁共振胰胆管造影

(二) 5′-核苷酸酶

5′-核苷酸酶(5′-NT)与胆小管和肝窦质膜相关,其功能尚不明确。5′-NT 也存在于肠、脑、心脏、血管和内分泌腺中。血清 5′-NT 水平不受性别或种族的影响,但年龄影响其水平,该值在儿童中最低,并逐渐升高,在大约 50 岁时达到平台期。与 GGTP 一样,血清 5′-NT 水平的主要作用是确定孤立的血清 ALP 升高的器官来源(见图 73.3)。5′-NT 水平在骨病中不升高,主要在肝胆疾病中升高。

(三) 碱性磷酸酶水平升高患者的处理方法

评估血清碱性磷酸酶(ALP)孤立性和无症状性升高患者的第一步是确定组织来源(见图 73.3)。最精确的方法是通过电泳分馏,ALP 的每种同工酶都有不同的电泳迁移率[37]。过去使用的涉及 ALP 热变性和尿素变性的检测方法既不敏感也不特异。可接受的替代方法是检查血清 GGTP 或 5′-NT 水平,两者中的任何一种升高均证实 ALP 升高是肝胆疾病的结果。然而,正常的 5′-NT 水平并不排除肝胆疾病的可能性,因为 5′-NT 和 ALP 在早期或轻度肝损伤中,不一定平行增加,因此使 GGTP 成为首选的检测方法。

肝源性 ALP 血清水平升高的主要价值是识别胆汁淤积性疾病(即与胆汁流受损相关的疾病,通常伴有黄疸)。一般而言,血清 ALP 升高与氨基转移酶水平不成比例,提示存在胆汁淤积性疾病(见第 21 章)。在约 75% 的慢性胆汁淤积症(肝内或肝外)患者中观察到血清 ALP 升高 4 倍,而较低的升高是非特异性的,可发生在广泛的疾病中。图 73.3 和图 73.4 说明了对胆汁淤积性转氨酶评估的建议——或者是孤立的 ALP 升高的建议(见图 73.3)或 ALP 与氨基转移酶相比不成比例升高的建议(见图 73.4)。

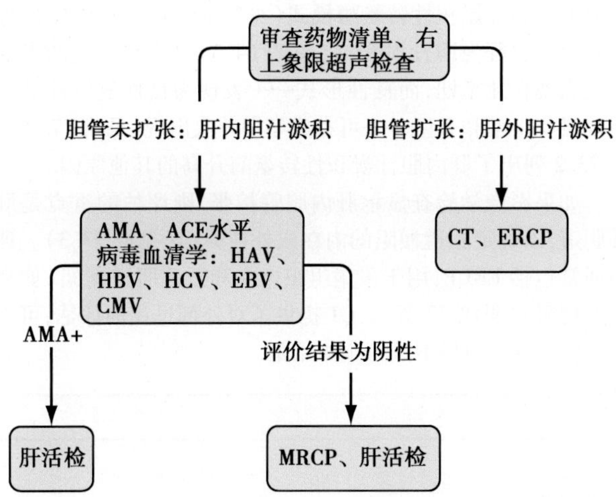

图 73.4　胆汁淤积性转氨酶升高的评估。ACE，血管紧张素转换酶；AMA，抗线粒体抗体；MRCP，磁共振胰胆管造影

评估 ALP 水平升高的核心是胆道成像。不存在肝内胆管扩张的研究重点是寻找肝内胆汁淤积的原因(框 73.2)，而存在胆管扩张的研究应评估导致肝外胆汁淤积的原因(框 73.3)。与转氨酶水平升高一样，胆汁淤积性转氨酶升高的肝内原因评估开始于仔细采集的用药史，包括 OTC 药物、CAM 和滥用药物，以及其使用与转氨酶水平升高的时间相关性。若停用致病性药物和转氨酶升高消退就足以确定诊断，一般不需要进行肝活检。改善的速度可能较慢，如果发生胆管破坏(“胆管消失综合征”)，这种变化可能是不可逆转的。

原发性胆汁性胆管炎(PBC)是一种经典的自身免疫性疾病。免疫损伤的特征是 T 细胞介导的肝内胆管破坏。虽然主要是一种中年女性的疾病，诊断时的中位年龄约为 50 岁，但 5%～10% 的受累患者为男性。报告的年龄范围为 22～93 岁。AMA 见于 95% 的患者血清中，结合胆汁淤积性血清转氨酶升高进行诊断，肝活检病理检查显示特征性组织学结果是确证性的(见第 91 章)。

框 73.2　成人胆汁淤积性转氨酶升高的肝内原因

药物[a]
- **单纯性胆汁淤积**
  - 合成代谢类固醇
  - 雌激素
- **胆汁淤积性肝炎**
  - 血管紧张素转换酶抑制剂：卡托普利、依那普利
  - 抗微生物药：阿莫西林-克拉维酸、酮康唑
  - 硫唑嘌呤
  - 氯丙嗪
  - NSAID：舒林酸、吡罗昔康
- **肉芽肿性肝炎**
  - 别嘌醇
  - 抗生素：磺胺类药物
  - 抗癫痫药：卡马西平、苯妥英钠
  - 心血管药物：肼屈嗪、普鲁卡因胺、奎尼丁
  - 保泰松
- **胆管消失综合征**
  - 阿莫西林-克拉维酸
  - 氯丙嗪
  - 双氯西林
  - 氟氯西林
  - 大环内酯类

PBC(原发性胆汁性胆管炎)

PSC(原发性硬化性胆管炎)

肉芽肿性肝病
- **感染**
  - 布鲁菌病
  - 真菌：组织胞浆菌病、球孢子菌病
  - 麻风
  - Q 热
  - 血吸虫病
  - TB、鸟分枝杆菌复合群、卡介苗
- **结节病**
- **特发性肉芽肿性肝炎**

其他
- 克罗恩病
- 重金属暴露：铍、铜
- 霍奇金病

病毒性肝炎
- HAV
- HBV 和 HCV，包括纤维化胆汁淤积性肝炎
- HDV
- HEV
- EBV
- CMV

特发性成人肝内胆管缺失症

遗传性疾病
- **进行性家族性肝内胆汁淤积**
  - 1 型(以前称 Byler 病)
  - 2 型
  - 3 型
- **良性复发性肝内胆汁淤积**
  - 1 型
  - 2 型

CF(囊性纤维变性疾病)

恶性肿瘤
- **HCC(肝细胞癌)**
- **转移性疾病**
- **副肿瘤综合征**
  - 非霍奇金淋巴瘤
  - 前列腺癌
  - 肾细胞癌

浸润性肝病
- **淀粉样变性**
- **淋巴瘤**

妊娠肝内胆汁淤积症

TPN(全胃肠外营养)

移植物抗宿主病

脓毒症

[a] 按组织学模式分类。药物列表并不全面。

原发性硬化性胆管炎(PSC)是一种以肝内外胆管炎症和纤维化或两者兼有为特征的免疫改变性疾病。该疾病与炎症性肠炎(IBD)密切相关,最常见于年轻男性。通过 MRCP 或 ERCP 的胆管造影术可确诊(见第 68 章)。

肉芽肿性肝病可由多种疾病引起(见框 73.2)。必须排除感染性病因,因为许多其他原因引起的肉芽肿性肝病的治疗是免疫抑制治疗。结节病是最常见的病因。诊断是基于典型的肝外表现,在某些情况下,血管紧张素转换酶水平升高。然而,肝脏受累是促进结节病治疗的罕见动力(见第 37 章)。

病毒性肝炎,特别是由 EBV 或 CMV 引起的病例,可表现为显著的胆汁淤积性转氨酶模式(见第 83 章)。许多家族性疾病会引起肝内胆汁淤积症(见表 64.5)。这些疾病的进展形式表现在儿童期,而良性形式——表现为良性复发性肝内胆汁淤积 1 型和 2 型——可在成年期首次出现(见第 77 章)。框 73.2 列出了肝内胆汁淤积性转氨酶升高的其他原因。

如果影像学检查显示肝内胆管扩张,则评估的重点是肝外胆道,以确定胆道梗阻的内在或外在原因(见框 73.3)。评估通常包括 ERCP,用于采集组织标本和置入胆道支架(如果存在梗阻)(见第 70 章)。CT 提供了对外部过程的评估,可以在 CT 或 EUS 引导下进行组织采集。

框 73.3 成人胆汁淤积性转氨酶的肝外原因

内在的(固有的)	微孢子虫病
AIDS(艾滋病)胆管病	寄生虫感染
壶腹癌	PSC(原发性硬化性胆管炎)
蛔虫病	**外在的(非固有的)**
自身免疫性胰腺炎	胆囊癌
胆管癌	恶性肿瘤
胆总管结石[a]	转移性肿瘤,包括转移性门静脉淋巴结病
CMV(巨细胞病毒)	Mirizzi 综合征
隐孢子虫病	胰腺癌
免疫介导的胆管损伤	胰腺假性囊肿
感染	胰腺炎
恶性肿瘤	

[a] 见第 65 和 66 章。

四、肝脏合成功能检查

(一) 白蛋白

从数量上讲,白蛋白是最重要的血浆蛋白,占血浆胶体渗透压的 75%,仅由肝细胞合成。成人平均每日约合成 15g 白蛋白,体液中分布有 300~500g 白蛋白。在白蛋白快速丢失或血清白蛋白浓度稀释性降低的情况下,肝脏能够使合成速率增加 1 倍[38]。白蛋白的半衰期为 14~21 天,有多个降解部位,包括皮肤、肌肉、肝脏和肾脏,以及肠道的渗漏。白蛋白合成受营养状况、渗透压、全身炎症和激素水平变化的调节[39]。因此,除了肝细胞功能障碍外,血清低白蛋白血症的鉴别诊断还包括营养不良、蛋白丢失性肠病或肾病综合征导致的过度丢失、慢性全身性炎症和激素失衡。

白蛋白在血清中的半衰期较长,这是其在急性肝损伤中无法作为肝脏合成功能标志物的原因。新诊断的肝炎患者血清白蛋白水平低于 3g/dL 时,应提高对慢性病程的怀疑。血清白蛋白是慢性肝病和肝硬化患者肝脏合成功能的极佳标志物。但肝硬化和腹水患者除外,这些患者的白蛋白生成可能正常或增加,但因分布容积增加,导致血清白蛋白水平降低。白蛋白在怀疑肝病程度较低的患者中没有筛查作用,一项研究在 449 例连续患者中,测量了血清白蛋白水平,结果有 56 例异常,其中仅有 2 例(0.4%)具有临床意义[40]。

(二) 凝血酶原时间

凝血是涉及凝血因子的一系列复杂酶促反应的最终结果,除凝血因子Ⅷ由血管内皮细胞产生外,所有凝血因子均在肝脏中产生。凝血酶原时间是衡量凝血酶原转化为凝血酶的速率指标,反映了外源性凝血途径(见第 94 章)。参与凝血酶原合成的因子包括Ⅱ、Ⅴ、Ⅶ和Ⅹ。国际标准化比值(INR)用于表示华法林治疗的抗凝程度。INR 根据特定实验室使用的促凝血酶原激酶试剂的特性对凝血酶原时间测量值进行标准化,初始测量值以国际敏感指数(ISI)表示,然后用于计算 INR。由于 ISI 仅在服用维生素 K 拮抗剂的患者中得到验证,因此人们对在慢性肝病患者中使用 ISI(和 INR)的有效性提出了质疑[41]。事实上,两项研究已经证明,目前确定的 ISI 对于计算肝硬化患者的 INR 并不准确,研究者提出,使用肝病对照患者进行特定的 ISI 和 INR 测定,可以消除肝硬化患者计算 INR 的实验室之间的变异性[42,43]。

除了肝脏合成功能降低之外,许多疾病也可引起凝血酶原时间延长:先天性凝血因子缺乏、维生素 K 缺乏(维生素 K 是因子Ⅱ、Ⅶ、Ⅸ和Ⅹ功能正常所必需的)和弥散性血管内凝血(DIC)。DIC 可通过测定血清中凝血因子Ⅷ水平来识别,在 DIC 时水平降低,在肝病时水平正常或升高。通过静脉注射维生素 K(如 10mg)可改善凝血酶原时间来确定维生素 K 缺乏症,凝血酶原时间改善 30%或更多与维生素 K 缺乏相符。黄疸患者口服维生素 K 可能无法被肠道吸收(见第 94 章)。

测量肝病患者的凝血酶原时间在急性肝病病例中最有用。与血清白蛋白不同，凝血酶原时间可评估当前肝脏的合成功能，在所有凝血因子中，凝血因子Ⅶ的血清半衰期最短（6小时）。凝血酶原时间对急性对乙酰氨基酚和非对乙酰氨基酚相关的肝衰竭（见第95章）以及酒精性肝炎（见第86章）具有预后评估价值。INR、血清总胆红素和肌酐水平是终末期肝病模型（MELD）评分的组成部分，可用作分配肝移植的供体器官（见第97章）。MELD评分可准确预测失代偿期肝硬化患者的生存率（见后文）。

凝血酶原时间并不是衡量肝硬化患者出血风险的准确指标，因为它只评估促凝血因子的活性，而不评估抗凝血因子如蛋白C和抗凝血酶等的活性，后者的生成在肝硬化中也减少。部分凝血活酶时间（PPT）评估凝血级联反应的内源性途径。在晚期肝硬化患者中PPT可延长，但PPT延长对检测凝血障碍的敏感性低于凝血酶原时间（PT）。

五、肝纤维化的检查

尽管肝活检是评估肝纤维化的标准方法，但肝纤维化的非侵入性测量方法已被开发并显示出良好的前景（见第74和80章）[44]。这些指标包括有效反映肝纤维化形成活动水平的单一血清生化标志物（迄今为止透明质酸是最好的）和旨在检测和分期肝纤维化程度的多参数检查（文献中描述了20多种此类检测）。

透明质酸是一种在间充质细胞中产生的葡糖胺基多糖，广泛分布于细胞外间隙。肝硬化患者血清透明质酸水平因肝窦毛细血管化而升高，通常被肝窦细胞降解（见第92章）。空腹透明质酸水平大于100mg/L对检测多种慢性肝病患者肝硬化的敏感性为83%，特异性为78%[45]。透明质酸已被证明可用于确诊慢性丙型肝炎、慢性乙型肝炎、酒精相关性肝病和非酒精性脂肪性肝炎（NASH）患者的进展期肝纤维化[46]。术前血清透明质酸水平也被证明与肝切除术后肝功能不全的发生相关[47]。

FibroTest是多参数血液检测中评价最好的。该检测包括结合珠蛋白、胆红素、γ-谷氨酰转肽酶（GGTP）、载脂蛋白A-1和α_2-巨球蛋白，对诊断慢性丙型肝炎患者的进展期纤维化具有较高的阳性和阴性预测值（见第80章）。一项研究表明，使用较高的指数截断值导致灵敏度为90%，特异性为36%，阳性预测值为88%，对慢性丙型肝炎患者桥接纤维化诊断的阴性预测值为40%[48]。该检测在慢性乙型肝炎和酒精相关性肝病患者中具有相似的性能特征，并且已被证明可预测服用甲氨蝶呤治疗银屑病患者的进展期肝纤维化[49]。较新的FIBRO Spect Ⅱ检测试剂盒（随后为FIBROSpect HCV和FIBROSpect NASH）结合了透明质酸、金属蛋白酶组织抑制剂1和α2-巨球蛋白。在一组慢性丙型肝炎患者中，FIBROSpect Ⅱ识别进展期纤维化的敏感性为72%，特异性74%[50]。

振动控制瞬时弹性成像（FibroScan）及声辐射力脉冲弹性成像使用超声波无创测量肝脏硬度（见第74章）。该技术发展的核心原理是纤维化导致肝组织硬度增加，以及剪切波通过硬材料的传播速度比通过弹性材料的传播速度更快[51]。超声换能器发射低频（50Hz）剪切波，测量该波通过一组组织"窗口"所需的时间[52]。组织窗为1cm×4cm——是平均肝活检标本面积的100倍。一项meta分析显示，瞬时弹性成像在区分肝硬化和无肝硬化时显示良好，但在估计较轻程度肝纤维化方面不太准确[53]。瞬时弹性成像已被证明可以准确识别慢性丙型肝炎、PBC、血色病、非酒精性脂肪性肝病（NAFLD）和肝移植[54-57]后复发性慢性肝炎患者的进展期肝纤维化，并于2013年获得美国食品药品监督管理局（FDA）批准用于肝病患者。

磁共振弹性成像（MRE）是另一种获得FDA批准的无创性技术。低频（65Hz）波传入肝右叶后测量肝脏的剪切力弹性。在一项研究中，发现MRE[58]对多种慢性肝病患者的肝纤维化分期优于瞬时弹性成像，但其价格更昂贵。

六、肝功能定量检查

已开发了定量功能检查，希望比血清胆红素水平更确切地评估肝脏的排泄或解毒能力。尽管这些检测提高了灵敏度，但除研究环境外，因其缺乏特异性和通常复杂的方法限制了其广泛的接受。

（一）吲哚菁绿清除率

吲哚菁绿（ICG）是一种无毒染料，仅通过肝脏清除，97%的给药剂量（0.5mg/kg，静脉推注给药）以原型排泄至胆汁中。ICG可直接用分光光度法测定。非侵入性方法（双色耳垂密度测定和指尖光学传感器）产生的数据似乎与血液采样测定的水平有很好的相关性。ICG的可能用途包括评估肝功能不全、测量肝脏血流量和预测肝病患者的临床结局。遗憾的是，ICG的测量已被证明对检测肝功能不全不敏感，并且由于病变肝脏的ICG提取减少，因此对肝硬化患者血流量的测量不准确。尽管ICG测量在某些临床情况下（如烧伤患者）显示出预测结局的一些前景，但尚未在研究协议之外被广泛使用[59]。

（二）半乳糖清除试验

研究了半乳糖清除能力试验（GEC）作为衡量肝脏功能质量的指标。半乳糖以单次静脉推注（0.5g/kg）给药，并采集血样。与健康对照组相比，肝硬化和慢性肝炎患者血清中半乳糖清除率降低。在一项781例新诊断肝硬化和GEC降低患者的研究中，GEC是短期和长期全阴性与肝硬化相关死亡率的强有力的预测指标[60]。

（三）咖啡因清除率

咖啡因清除试验是通过评估细胞色素P450 1A2、N-乙酰转移酶和黄嘌呤氧化酶的活性，以定量功能性肝的能力。咖啡因口服给药（200～366mg）后，测量血液、尿液、唾液、呼吸或头皮毛发中的咖啡因水平。替代（非血液测量）方法与血浆清除率方法具有良好的相关性。吸烟会增加咖啡因的清除率，药物相互作用会影响其结果。年龄增长与咖啡因清除率降低相关。夜间唾液咖啡因清除率已被证明与ICG测量和半乳糖清除率以及氨基比林呼吸试验的结果相关联[61]（见后文）。

（四）利多卡因代谢产物形成试验

利多卡因通过肝细胞色素 P450 系统代谢为其主要代谢产物单乙基甘氨酰二甲苯胺（MEGX）[62]。在利多卡因（1mg/kg）静脉给药后 15、30 和 60 分钟采集血清样本。在预测继发于病毒性肝炎的肝硬化患者的预后方面，MEGX 形成和半乳糖清除两者均不优于肝功能 Child-Turcotte-Pugh（CTP）评分（见第 92 章）或 MELD 评分（终末期肝病模型评分）[63]（见第 97 章）（见后文）。其他研究表明，MEGX 浓度的下降与慢性肝病患者的组织学恶化密切相关[64]。

（五）氨基比林呼吸试验

^{15}C 和 ^{14}C 氨基比林呼气试验（ABT）是测量肝混合功能氧化酶的质量。氨基比林的放射性甲基经过去甲基化，最终转化为标记的 CO2，然后呼出并可以测量。禁食过夜后，口服已知剂量的 ^{15}C-氨基比林（1~2μCi），每 30 分钟采集一次呼吸样本，持续 4 小时，一些研究者在 1 或 2 小时内检查单个样本。健康受试者在 2 小时内通过呼吸排出 6.6%±1.3% 的给药剂量。而肝细胞损伤患者排出的量相当少。在所有类型的严重肝病患者中，包括肝硬化、慢性肝炎、酒精相关性肝病和原发性肝细胞癌，氨基比林排泄的减少程度有相当大的重叠[65]。尽管关于该检测试验预测慢性肝病患者生存率的数据一直存在矛盾，但 2012 年一项纳入 50 例患者的研究显示，ABT 可准确预测 HCV 相关慢性肝炎患者的疾病进展风险[66]。

七、胆汁酸

胆汁酸由肝细胞中的胆固醇合成，与甘氨酸或牛磺酸结合并分泌到胆汁中（见第 64 章）。在进入小肠后，大部分胆汁酸被主动重吸收。肝脏可有效地从门静脉血液中提取胆汁酸。在健康人群中，血清中的所有胆汁酸均来自小肠中胆汁酸的重吸收。维持正常的血清胆汁酸浓度取决于肝血流量、肝脏摄取、胆汁酸分泌和肠道转运。血清胆汁酸是肝功能障碍的敏感但非特异性指标，可对功能性肝储备进行一定程度的定量。血清胆汁酸水平与慢性肝炎患者 ABT 结果中度相关[67]。遗憾的是，血清胆汁酸水平与慢性肝炎和酒精相关性肝病的组织学严重程度之间的相关性较差[68]。胆汁淤积性肝病患者血清胆汁酸水平升高，但 Gilbert 综合征和 Dubin-Johnson 综合征患者血清胆汁酸水平正常，可以用来区分差别。虽然血清胆汁酸水平下降是肝功能不全的高度特异性指标，但它们并不像最初希望的那样敏感。

八、肝脏生化检查的具体应用

肝脏生化检查已被用于监测和评估药物性肝损伤的严重程度、评估手术风险、确定肝移植的候选者和直接供体器官分配。

（一）药物性肝损伤

大多数具有肝毒性的药物可引起特异体质性肝损伤，定义为不可预测的损伤，发生在治疗药物水平，是不常见的（见第 88 章）。任何特定药物的特异体质性药物性肝损伤的估计频率范围为 1/100 000~1/1 000。这些反应的特点是潜伏期可变，从 5~90 天不等，甚至更长[69]。其他药物产生剂量依赖性毒性。这些损伤是可预测的，具有较高的发生率，并且通常具有已充分了解的机制。对乙酰氨基酚是引起剂量依赖性肝损伤的典型药物。在 80% 的病例中，对乙酰氨基酚的剂量超过 15g，几乎是推荐每日剂量的 4 倍。治疗范围内的对乙酰氨基酚剂量（≤4g/d）足以导致易感人群（如长期饮酒的人群）发生肝损伤。英国伦敦国王学院的标准确定了对乙酰氨基酚诱导的肝损伤预后不良的患者：动脉血 pH 低于 7.3 或 INR 高于 6.5、血清肌酐水平高于 3.4g/dL 以及 3~4 期肝性脑病的患者[70]（见第 88 和 95 章）。

大多数药物性肝损伤都是轻度的，对停药反应迅速，可完全缓解。血清转氨酶水平孤立性升高，甚至超过正常上限的 3 倍，也会有较好的结局。当转氨酶升高与临床黄疸相关时（即所谓的海氏法则，以已故的 Hyman-Zimmerman 博士命名），死亡风险增加高达 10%[71]（见第 88 章）。

（二）手术候选人资格与器官分配

急性和慢性肝病患者如果接受手术，其发病和死亡的潜在风险可能增加。风险取决于肝病的病因、肝病的严重程度和计划的手术[72]。尽管不建议在其他健康人群中进行常规的术前肝脏生化检查，但发现非预期的转氨酶水平升高应及时推迟手术，直至确定异常的病因为止。回顾性分析发现，急性病毒性肝炎患者接受剖腹手术的手术死亡率约为 9.5%[72]。急性肝炎患者应推迟择期手术。慢性肝炎患者的手术风险与肝脏组织学炎症的严重程度相关。那些仅有汇管区炎症和界面性肝炎者手术风险较低，而全小叶性肝炎者风险增加。慢性肝炎的病因并不影响结局。

组织学检查在评估酒精相关性肝病患者的手术风险中也很关键。单纯的肝脂肪性变与手术风险低相关，而在接受门体分流手术的患者中，酒精性肝炎与高达 55% 的死亡率相关。因此建议这些患者在择期手术前禁酒 3~6 个月。关于 NAFLD 患者手术风险的数据很少，但在接受肝切除术的患者中，死亡率似乎与脂肪变性的严重程度相关。脂肪性肝炎的风险可能高于脂肪变性。

据估计，有 10% 的晚期肝病患者在其生命的最后 2 年内接受了手术。肝硬化与手术风险增加有关，尤其是某些类型的手术，包括肝切除术、其他腹部手术和心胸外科手术。评估这些患者手术风险的数据是回顾性得出的，但一致指出肝功能 CTP 评分（Child-Pugh 分级）在预测围手术期死亡率方面是有用的。两项相隔 10 年以上进行的研究，检查了肝硬化患者腹部手术后的死亡率，并报告 Child-Pugh A、B 和 C 级肝硬化患者的死亡率几乎是恒等的：分别为 10%、30%~31% 和 76%~82%[73,74]。然而据报道，随着专家中心更多地使用腹腔镜手术，死亡率有所降低[75]。一般而言，Child-Pugh A 级肝硬化患者可进行手术，而 Child-Pugh B 级肝硬化患者的医疗状况应在计划手术前进行优化。Child-Pugh C 级肝硬化患者的死亡率是令人难以承受的，应避免手术。

终末期肝病模型（MELD）评分最初是为了预测，接受经颈静脉肝内门腔静脉分流术（TIPS）治疗的肝硬化和门静脉高压患者的生存率[76]。随后该评分被验证为晚期肝病患者生存率的准确预测指标。MELD 评分将 3 个客观变量合并为一个数学公式：9.57×loge（肌酐）+3.78×loge（总胆红素）+11.2×loge（INR）+6.43。工作范围为 6~40，该评分已被证明与接受肝移植以外手术（包括肝切除术、其他腹部手术和心脏手术）的患者的死亡率相关[77-79]。MELD 评分最常用于优先分配肝移植的供体器官[80]。在实施 MELD 评分以优先考虑分配器官后，等待名单上患者的死亡人数有所减少（见第 97 章）。

2016 年，为了器官分配的目的，将血清钠添加到 MELD 评分方程中：即 MELD+1.32×（137-Na）-［0.033×MELD×（137-Na）］。研究表明，这样做可以提高确定移植等待名单上死亡的预测准确性[81]。此外，研究人员表明，实施 MELD-Na 评分可预防 7% 的等待名单上患者的死亡[82]。尚未研究使用 MELD-Na 评分评估手术风险（肝移植除外）。

（刘军　译，袁农　校）

参考文献

第 74 章　肝硬化概述

Patrick S. Kamath, Vijay H. Shah 著

章节目录

肝硬化是多种慢性肝病的最终途径（框 74.1），是一种病理实体。定义为弥漫性肝纤维化，结节取代了正常的肝脏结构。慢性肝病进展为肝硬化的速度变化很大，从完全性胆道梗阻患者的数周到慢性丙型肝炎患者的数十年不等。肝硬化是美国人患病死亡率的主要原因之一，尤其是在人们生命中最富有成效的几年里折磨着他们。慢加急性肝衰竭（ACLF）在本章讨论，肝硬化的并发症（框 74.2）在其他章节中讨论（见第 21、92~94 和 96 章）。

框 74.1　肝硬化的病因
病毒
HBV
HCV
HDV
自身免疫
自身免性肝炎
PBC
PSC
毒素
酒精
砷
代谢
α_1 抗胰蛋白酶缺乏症
半乳糖血症
糖原贮积病
血色病
NAFLD（非酒精性脂肪性肝病）和 NASH（非酒精性脂肪性肝炎）
肝豆状核变性（Wilson 病）

框 74.1　肝硬化的病因（续）
胆道疾病
胆道闭锁
结石
肿瘤
血管
布-加综合征（Budd-Chiari 综合征）
心脏纤维化
遗传
CF（囊性纤维变性疾病）
溶酶体酸性脂肪酶缺乏症
医源性
胆道损伤
药物：大剂量维生素 A、甲氨蝶呤

框 74.2　肝硬化主要的并发症
门静脉高压
腹水
静脉曲张出血
恶性肿瘤
胆管癌
肝细胞癌（HCC）
细菌感染
菌血症
艰难梭菌感染（CDI）
蜂窝织炎
肺炎
自发性细菌性腹膜炎（SBP）
尿路感染
心肺疾病
心肌病
肝性胸腔积液
肝肺综合征
门脉性肺动脉高压
胃肠道疾病
胃肠道出血
非静脉曲张
静脉曲张
蛋白丢失性肠病
静脉血栓形成
肾脏疾病
肝肾综合征
急性肾损伤的其他原因
代谢疾病
肾上腺功能不全
性腺功能减退

框 74.2 肝硬化主要的并发症(续)
营养不良
骨质疏松症
神经精神疾病
抑郁症
肝性脑病
血液学疾病
贫血
高凝状态
脾功能亢进
凝血功能受损
病因不明
勃起功能障碍
疲劳
肌肉痉挛

一、发病机制

与肝纤维化发病机制密切相关的肝细胞类型是肝星状细胞。在正常肝脏中,肝星状细胞是位于 Disse1 间隙肝窦内皮细胞外的周细胞[1](见第 71 章)。肝星状细胞激活后转化为肌成纤维细胞(图 74.1)[2]。激活的特征是平滑肌肌动蛋白运动性和收缩性的表达增加。星状细胞开始生成各种形式的基质,从而导致肝纤维化,这对于肝纤维化的发展是最重要的[2]。纤维连接蛋白是星状细胞产生的最早的基质形式,最终产生其他形式的基质,包括 1 型胶原[3]。基质沉积反过来又导致肝星状细胞的进一步活化和肝血管结构改变[3]。与肝星状细胞活化最相关的典型途径包括通过血小板衍生生长因子、转化生长因子-β 和整合素信号通路介导的激酶活化途径。

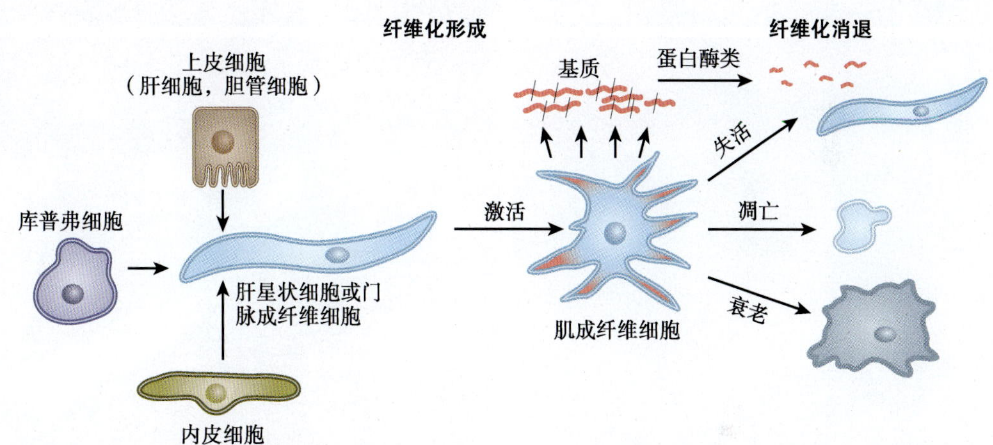

图 74.1 肝硬化纤维化发病机制及纤维化逆转的示意图。上皮细胞损伤结合库普弗细胞释放细胞因子和肝窦内皮细胞释放旁分泌分子,导致肝星状细胞(或肝门成纤维细胞)活化为肌成纤维细胞。肌成纤维细胞失活、凋亡或衰老导致纤维化逆转。基质蛋白酶的释放也可导致纤维化消退(详见正文)

除肝星状细胞外,包括门脉成纤维细胞在内的其他细胞[4]可能最终形成胶原基质沉积的肌成纤维细胞表型。门脉成纤维细胞比肝星状细胞更靠近门管区,并与 PBC 和 PSC 等门管区胆汁淤积性肝损伤引起的肝纤维化有关[4]。据推测,门管区周围区域的上皮细胞损伤会导致门管成纤维细胞转化为肌成纤维细胞。其他研究表明,即使在胆源性肝损伤中,肝星状细胞活化也可能是纤维化的起因[1]。

肌成纤维细胞以外的细胞类型在纤维化过程中也很重要。例如,上皮细胞损伤是大多数肝损伤导致纤维化的起始步骤。上皮细胞的损伤,无论是通过细胞凋亡、炎症或无菌性坏死,最终导致肝星状细胞的募集和活化[5]。由于炎性细胞因子的释放,巨噬细胞在纤维化中也很重要,其反过来导致肝星状细胞反式激活为肌成纤维细胞。巨噬细胞是一个复杂的靶标,因为一些亚类促进纤维化,而另一些亚类则是纤维化消退所必需的[2]。研究还表明,肝窦内皮细胞在纤维化发展中发挥着重要作用。肝窦内皮细胞通过自分泌和旁分泌信号通路参与血管生成。血管生成可能通过肝窦内皮细胞旁分泌释放肝星状细胞活化分子导致纤维化。因此,肝脏中的多种细胞类型参与了纤维化形成,而肝星状细胞因其产生丰富的基质能力,与参与这一过程密切相关。

二、诊断

虽然严格来讲肝硬化是一种组织学诊断(图 74.2),但结合临床、实验室和影像学特征可以帮助确诊肝硬化。一些提示肝硬化的体格检查结果是由于肝硬化肝脏对雌激素代谢的改变。大鱼际和小鱼际隆起处呈现强烈的红色,提示手掌红斑。Terry 指(趾)甲的特点是甲床近端苍白,也可累及整个甲板,主要累及拇指和示指。杵状指(趾)可能是由于门静脉高压导致肺部动静脉分流所致。男子出现女性型乳房增大,有可触及的组织。蜘蛛样毛细血管扩张症(或称血管瘤)是一种以中央小动脉和放射状血管为特征的扩张小动脉。用针头压迫中央小动脉时其变为白色,而在释放小动脉上的压力后"蜘蛛"再形成。一般来说,超过 2~3 个蜘蛛样毛细血管扩张被认为是异常的。扩张的腹部静脉(海蛇头),血液从脐部流向脐下区的下腔静脉和脐上区的上腔静脉,提示肝内门静脉高压。另一方面,若侧腹部静脉扩张,血液向上腔静脉引流,提示下腔静脉阻塞。腮腺肿大也是肝硬化的一个特征,尤其是酒精相关性肝硬化。

有慢性肝病病史并伴有胃食管静脉曲张、腹水或肝性脑病的患者很可能患有肝硬化,在这种情况下,进行肝活检对确

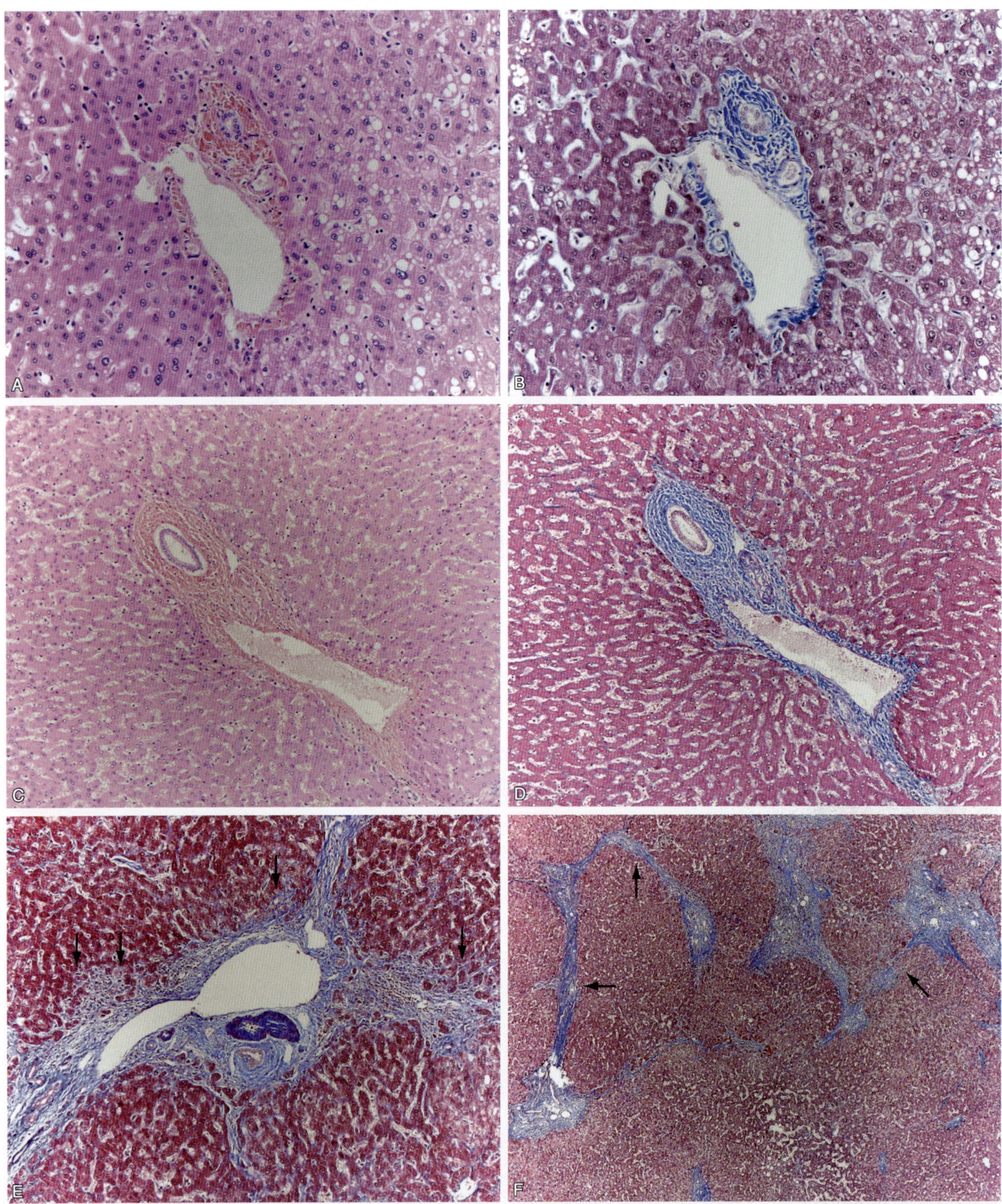

图 74.2 肝纤维化的组织学分期。A,正常汇管区包含门静脉分支、肝动脉分支和小叶间胆管。肝腺泡实质显示轻度脂肪变性,但无纤维化。这是纤维化 0 期(H&E 染色)。B,Masson 三色染色在 0 期汇管区以鲜明蓝色显示为正常,极少量的胶原蛋白。C,在 1 期(共分 4 期),显示汇管区胶原蛋白(纤维化)明显增多(H&E 染色)。D,通过 Masson 三色染色,1 期的纤维化蓝色显示突出。纤维化使汇管区扩大,但未累及汇管区周围的肝腺泡实质。E,汇管区周围纤维化为 2 期特征。可见蓝色纤维化使汇管区扩张。胶原蛋白并不局限于汇管区,也延伸至汇管区周围的肝腺泡实质(箭)(Masson 三色染色)。F,在 3 期,可见桥接纤维化。多个汇管区显示蓝色纤维化增加,并相互连接形成纤维桥(箭)(Masson 三色染色)

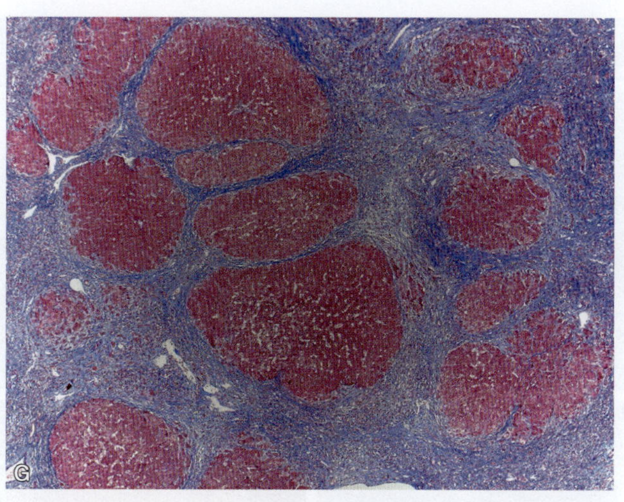

图 74.2(续) G,在 4 期肝硬化中,正常肝结构完全扭曲,代之为再生结节,被蓝色的纤维间隔分隔(Masson 三色染色)。(Images courtesy Taofic Mounajjed, MD, Rochester, Minn.)

认肝硬化并不重要。在诊断为慢性肝病但无这些并发症的患者中,体检如发现肝左叶肿大伴脾大以及有前面描述的肝病皮肤特征,则提示肝硬化,尤其是在血小板减少和肝合成功能受损的情况下(例如低蛋白血症、凝血酶原时间延长)。如果体格检查和实验室检查结果未提示肝硬化,影像学检查可以帮助诊断肝硬化。腹部超声检查(或其他横断面影像学研究)提示小结节性肝脏伴脾大和腹腔内侧支循环,腹部出现腹水,提示肝硬化(图 74.3)。许多市售工具结合血液学参数、肝脏生化检查和血清学标志物来确定肝纤维化的程度[6]。一般而言,这些工具可用于区分肝纤维化的早期和晚期阶段,但不能区分肝纤维化的各个阶段(见第 73 和 80 章)。

在可用的情况下,振动控制瞬时弹性成像(或称纤维弹性成像)、声辐射力脉冲(ARFI)弹性成像(超声弹性成像的另一种形式)[6]或磁共振弹性成像(MRE)可以帮助确诊肝硬化。在瞬时弹性成像中,肝脏硬度测量值(以千帕测量)大于 14kPa 提示肝硬化,数值大于 21kPa 与门静脉高压及其并发症[7]及肝切除术后并发症相关[3]。此外,如果肝脏硬度小于 19.5kPa,则不太可能出现食管静脉曲张[4]。ARFI 成像值大于 2.6m/S 提示肝硬化,而且 ARFI 成像比瞬时弹性成像更容易进行[6]。在 MRE 中,肝脏硬度值大于 5.9kPa 提示肝硬化,通常不需要肝活检来确认诊断。超声弹性成像或 MRE 显示的脾脏硬度增加与门静脉高压的发生相关[8]。需要强调的

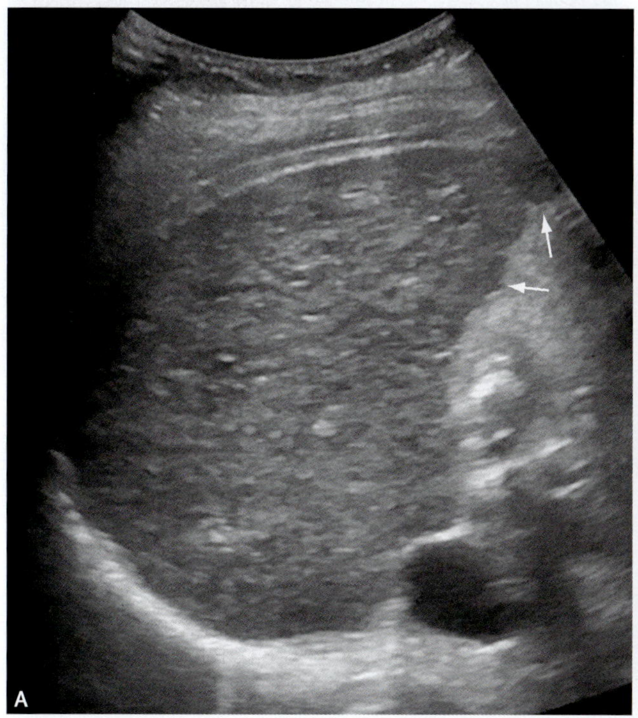

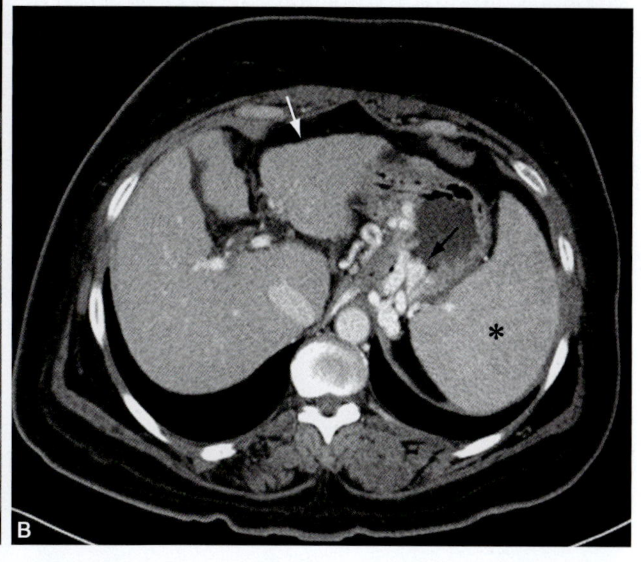

图 74.3 肝硬化的影像学检查。A,肝右叶的横向超声图像显示了具有表面结节的特征性不均匀肝实质(箭)。B,轴位增强 CT 图像显示肝左叶呈结节状(白色箭)。注意胃和食管静脉曲张(黑色箭)和脾肿大(星号)

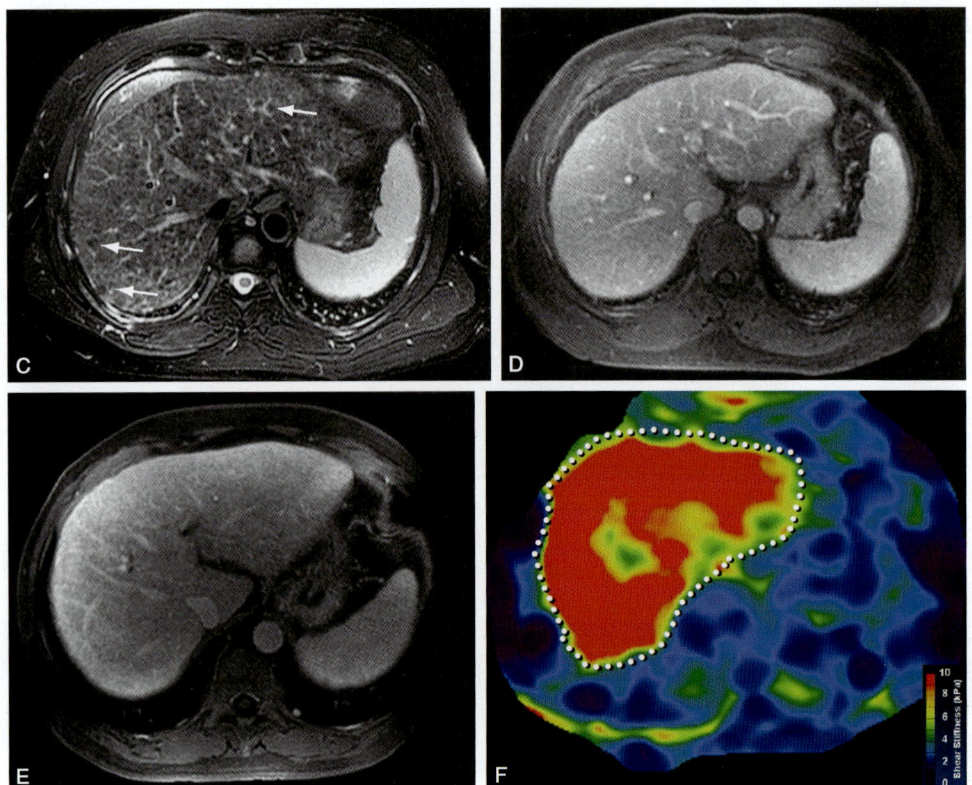

图 74.3(续) C,T_2 加权和 D 的图像,对比增强 T_1 加权 MRT 显示低信号铁质结节(白色箭)以及肝左叶增大和脾肿大。E,增强 MRI 图像显示肝脏不均匀,左叶增大。F,磁共振弹性成像的硬度图显示肝脏硬度增加(虚线轮廓),平均硬度值为 9.2kPa,正常肝脏硬度值小于 2.93kPa。(F,From Yin M. Talwalker JA, Glaser KJ, et al. Assessment of hepatic fibrosis with magnetic resonance elastography. Clin Gastroenterol Hepatol 2007;5:1207-13. Other images courtesy Sudhakar Venkatesh, MD, Rochester, Minn.)

是,在餐后状态和存在肝脏炎症、胆汁淤积和右心力衰竭的情况下,肝脏硬度可被高估。

长期以来肝脏活检一直是诊断肝硬化的金标准,但与成本和手术相关的风险有关,尽管其不常见(见第 21 章)。使用肝活检诊断肝硬化的主要问题包括取样误差和观察者之间在估计纤维化程度方面的分歧。临床发现和常规实验室检查的理想组合,以确定患者是否患有肝硬化,而不需要进行肝活检,已经以评分系统的方式得到了解决[9]。最常用的评分系统见表 74.1。其他评分系统也在实践中使用,在某些情况下用于评估特定肝病的纤维化,(如慢性丙型肝炎)并具有不同的表现特征(见第 73 和 80 章)。血清 AST/血小板比值指数(APRI)大于 2 提示肝硬化,Bonacini 肝硬化诊断评分为 7 或更高也提示肝硬化。若 Bonacini 评分小于 3 或 Lok 指数小于 0.2 则不支持肝硬化的诊断。如有腹水且血小板计数低于 160 000/mm^3 则诊断肝硬化的可能性更大,无肝大而质硬的肝脏和血小板计数≥160 000/mm^3 则不可能诊断为肝硬化。在诊断丙型肝炎、乙型肝炎、NAFLD 和酒精相关性肝病患者的肝硬化方面,瞬时弹性成像优于 APRI 等检查。

表 74.1 预测肝硬化的常用评分

APRI*

(AST/AST 正常值上限)×100/血小板计数(×10^3/mm^3)

BonAclnl 肝硬化判别式计分(CDS)†

血小板计分+ALT/AST 比值计分+INR 计分

计分	血小板/(×10^3/mm^3)	ALT/AST 比值	INR
0	>340	>1.7	<1.1
1	280~340	1.2~1.7	1.1~1.4
2	220~279	0.6~1.19	>1.4
3	160~219	<0.6	—
4	100~159	—	—
5	40~99	—	—
6	<40	—	—

表 74.1　预测肝硬化的常用评分(续)

LOK 指数[‡]
exp(对数概率)/[1+exp(对数概率)]
对数概率=-5.56-(0.008 9×血小板计数(×10³/mm³)+(1.26×AST/ALT 比值)+(5.27×INR)

[*] APRI 值越高,肝硬化的可能性越大,APRI 值越低,肝硬化的可能性越小。
[†] 改良 Bonacini CDS 的可能值范围为 0~11,评分越高表示肝硬化的可能性越高,评分越低表示肝硬化的可能性越低。
[‡] Lok 指数是标准化为 0 至 1 之间可能值的比值比,分数越高(即概率),肝硬化的可能性越大,而分数越低,肝硬化的可能性越小。
Adapted from Udell JA, Wang CS, Tinmouth J, et al. Does this patient with liver disease have cirrhosis? JAMA 2012;307:832-42, with permission.

三、自然史

肝硬化传统上分为代偿期和失代偿期。静脉曲张破裂出血、腹水,脑病、黄疸或肝细胞癌并发症的发生是失代偿期肝硬化的特征。在代偿期肝硬化中,不存在这些并发症。已提出肝硬化的 4 个临床分期:1 期和 2 期代表代偿期肝硬化,3 期和 4 期代表失代偿期肝硬化。1 期肝硬化表现为无腹水和静脉曲张;2 期肝硬化表现为有静脉曲张,但无出血和无腹水;3 期肝硬化表现为腹水伴或不伴有食管静脉曲张;4 期肝硬化以静脉曲张破裂出血伴或不伴有腹水为特征。未来,肝硬化的分期可能不仅考虑临床和组织学参数,还需考虑血流动力学和生物学数据[10]。大多数肝硬化患者的死亡是由于肝功能失代偿导致的肝和肝外器官衰竭。然而,在代偿期最常见的死亡原因是心血管疾病,其次是卒中、恶性肿瘤和肾脏疾病[11]。门静脉高压并发症、肝细胞癌和败血症,是失代偿期肝硬化患者死亡的常见原因[12]。感染现在被认为是肝硬化自然史上的一个独特阶段,即使在感染清除后也与生存率差相关[5]。已认识到在肝硬化患者中,导致多器官衰竭和死亡的替代途径是慢加急肝衰竭(ACLF)(见后文)。

四、预后

慢性肝病是美国第十二大死亡原因。在 45~64 岁人群中,肝硬化是第三大死亡原因。与一般人群相比,代偿期肝硬化患者的死亡风险增加 5 倍,而失代偿期肝硬化患者的死亡风险增加 10 倍。代偿期肝硬化患者的中位生存期为 9~12 年,而失代偿期肝硬化患者的中位生存期为 2 年。

在一项丹麦全国人群研究中,肝硬化患者的总生存概率在 1 年时为 66%,在 5 年时为 38%,在 10 年时为 22%[13]。大多数死亡与肝硬化有关。大多数代偿期肝硬化患者的死亡发生在向失代偿状态转变的过程中。在丹麦的研究中[13],无并发症患者的中位生存期为 48 个月,代偿期肝硬化患者的 1 年生存率为 83%,静脉曲张破裂出血患者的 1 年生存率为 80%,腹水患者的 1 年生存率为 71%,腹水和静脉曲张破裂出血患者的 1 年生存率为 51%,肝性脑病患者的 1 年生存率为 36%。

预后不仅取决于疾病的临床分期,还取决于是否存在并发症。用于确定死亡风险的通用评分包括 Child-Turcotte-Pugh 评分(即 Child-Pugh 分级)、MELD 评分及其修订(见第 73 和 97 章),以及血管性血友病(von Willebrand)因子水平[14](见第 94 章)。血管性血友病因子抗原水平大于 315% 与肝硬化失代偿风险增加相关。测量肝静脉压力梯度(HVPG)(见第 92 章)是评估预后的有用工具。但具有侵入性且成本昂贵,因此重复测量不切实际。

在老龄化肝硬化人群中,老龄化和衰老相关的并发症(如糖尿病、肌肉减少症、冠状动脉疾病)的组合也导致了负面结果。虚弱一词是指生理储备下降和对健康应激源的易损性增加的状态。肌肉减少症是虚弱的一个关键组成部分。虚弱对发病率、住院时间、ICU 住院天数以及等待肝移植名单死亡率产生负面影响[6]。

感染和肾衰竭通常与肝硬化患者的死亡率相关(见第 93 和 94 章)。与无感染的肝硬化患者相比,感染患者的死亡率增加 4 倍[15]。与无肾衰竭的患者相比,肾衰竭患者的死亡风险增加了 7~8 倍[16]。

因为大多数肝硬化患者的死亡是由于进展为失代偿状态,因此确定进展为失代偿肝硬化的风险非常重要。10 年从代偿状态到失代偿的概率为 58%。每年失代偿率随肝病病因的不同而异,HCV 相关性肝硬化患者为 4%,酒精相关性肝硬化患者为 6%~10%(如果持续饮酒则会更高),HBV 相关性肝硬化患者为 10%[17]。失代偿的风险也与血清白蛋白水平、MELD 评分和 HVPG(肝静脉压力梯度)相关。HVPG 低于 10mmHg 对 4 年内发生临床失代偿的阴性预测值为 90%[18]。MELD 评分的增加和血清白蛋白水平的降低也与失代偿有关。

五、治疗

代偿期肝硬化的治疗管理包括每 6 个月用超声监测肝细胞癌(HCC)(见第 96 章)、通过 EGD(上消化道内镜检查)筛查食管静脉曲张(见第 20 和 92 章)、戒酒、减轻体重和改变生活方式,尽管对酒精相关性肝硬化患者进行 HCC 筛查的成本效益存在质疑[19]。减轻体重与门静脉压降低和肝功能失代偿风险降低相关[7]。然而,应避免增加腹内压力和诱发静脉曲张出血风险的腹部锻炼。建议对 HAV、HBV、肺炎球菌性肺炎和流感进行免疫接种。减毒活疫苗对肝硬化患者不禁用。代偿期肝硬化进展为失代偿状态,可能会因治疗肝硬化的基础病因(如慢性乙型肝炎和丙型肝炎)、戒酒和减轻体重而延迟。使用他汀类药物的慢性病毒性肝炎患者发生肝功能失代偿和死亡的风险降低[8]。使用低分子量肝素可延迟失代偿,即使在无门静脉血栓形成的患者中也是如此,但目前不推荐使用(见第 85 章)。

一般情况下,肝硬化患者可使用每日最多 2 克的对乙酰氨基酚(见第 88 章)。失代偿期肝硬化患者,包括腹水的患者,应避免使用阿司匹林和其他非甾体抗炎药(NSAIDs)。禁忌使用氨基糖苷类抗生素药物,但可使用其他类抗生素,他汀类药物也可用于治疗高脂血症。糖尿病患者如果并发代偿期肝硬化,可使用口服降糖药物,但在失代偿期肝硬化患者中,需要预先使用胰岛素。肝硬化患者存在蛋白质-热量营养不良,建议经常吃高热量的小餐,以及睡前小餐。应监测脂溶性维生素和锌的水平,必要时给予补充。

肝硬化患者出现的问题包括疲劳、肌肉痉挛和性功能障碍,目前尚无明确的治疗方案。疲劳是降低患者生活质量的主要因素,可能是隐匿性脑病的表现。疲劳多见于肥胖、抑郁、睡眠呼吸暂停的患者。应寻找疲劳发生的可逆性原因,包括贫血和甲状腺疾病。肌肉痉挛也会损害患者的生活质量,与年龄、疾病严重程度和利尿剂的使用无关。遗憾的是,目前还无有效的治疗方法来缓解肌肉痉挛。勃起功能障碍是一个常见的问题,但通常用于治疗勃起功能障碍的磷酸二酯酶抑制剂等药物可能对肝硬化患者无效。患肝硬化的妇女很少妊娠。患肝硬化的孕妇需要由包括高危产科医生、肝病专科医生和内镜医生在内的医疗团队协调诊疗护理,因为在妊娠晚期发生静脉曲张出血的风险增加[9]。最后,有30%~40%的肝硬化患者会出现抑郁,尤其是丙型肝炎患者,抑郁症与肥胖、糖尿病以及睡眠障碍有关。选择性5-羟色胺再摄取抑制剂和米氮平是治疗肝硬化患者抑郁症的安全有效药物。

逆转纤维化

在将来,肝硬化的治疗将包括逆转肝纤维化和联合使用旨在降低门静脉压和肝脏炎症的药物来预防肝脏功能失代偿[21]。表明肝纤维化是可逆转的证据,来自人类的临床观察和肝纤维化动物模型的实验研究。纤维化可逆转的人体证据,是基于纤维化改善对控制基础疾病过程的反应这一观察结果。例如,继发于慢性胆道梗阻的肝纤维化患者,梗阻解除后,肝组织学显著改善。在成功治疗慢性病毒性肝炎的患者中也是如此。在动物模型中,形成纤维化信号通路的基因破坏可以预防或逆转肝纤维化(或两者兼而有之)[22]。一些化合物在动物模型中也被证明可以逆转或预防肝纤维化[22]。但在动物模型中纤维化的预防或逆转比在人类中更容易。

已研究出纤维化逆转介质的特定因子和通路包括:血管紧张素、核受体、受体酪氨酸激酶、整合素和基质降解蛋白[23]。这些通路广泛旨在通过诱导衰老、失活或细胞凋亡来逆转肝星状细胞的肌成纤维细胞状态[23](见图74.1)。并已在临床前期模型中进行了研究,然而,目前尚缺乏其在人体中临床效用的证据。

许多局限性限制了在人体中成功进行抗纤维化治疗。一个局限性是缺乏无创的精确评估纤维化的有效工具[23]。尽管美国弹性成像和MRE(核磁共振肠镜检查)取得了进展,但大多数临床试验仍需要肝活检,肝活检是有创性的,对患者没有吸引力。纤维化的消退可能需要数年才能实现,使试验设计更加复杂化。此外,纤维化的发生是一个多因素过程,通过特定的药物干预选择靶向正确的细胞是具有挑战性的。尽管纤维化的早期阶段可能易于控制消退,但由于固定的血管结构变化,纤维化的晚期阶段可能是不可逆的。头孢立克砜(cenicriviroc)治疗NASH纤维化的临床试验,是研究设计和观察疗效进展的典型例证[10]。

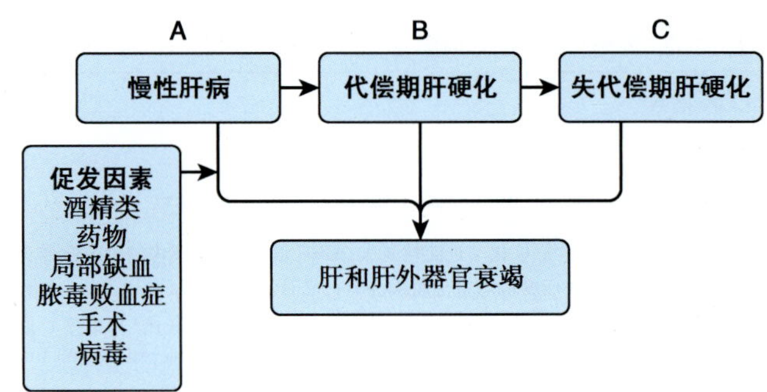

图74.4 慢加急性肝衰竭的类型(A型、B型和C型)和促发因素。失代偿期肝硬化表现为黄疸、腹水、静脉曲张出血和/或肝性脑病。(Modified from Jalan R, Yurdaydin C, Bajaj Js, et al. Toward an improved definition of acuteon-chronic liver failure. Gastroenterology 2014;147:4-10.)

六、慢加急性肝衰竭

慢加急性肝衰竭(ACLF)已被认为是慢性肝病患者自然史中的一种附加途径,在发生始终无法识别的突发事件后,患者可能发生导致死亡的肝和肝外多器官衰竭。ACLF的主要特征是基础慢性肝病、突发事件、肝和肝外器官衰竭以及高死亡风险。

(一)定义

不同专业学会提出的ACLE的各种定义之间存在相当大的差异,主要是因为东、西方引起肝和肝外器官衰竭的促发事件不同,在东方多为慢性肝病患者的HBV再激活、HEV重叠感染和酒精相关性肝炎,而西方多为酒精相关性肝炎和细菌感染[11]。然而,缺乏一致性的主要原因是该过程的病理生理学尚未确定,只能根据观察到的临床表现定义该病。ACLF的工作定义是在未治疗基础肝病、肝脏支持治疗或肝移植的情况下,伴有或不伴有肝硬化的基础慢性肝病患者的疾病,与3个月内的死亡率相关[12]。根据基础肝病的不同ACLF可进一步分为3型,即:A型,基础慢性肝病无肝硬化;B型,基础代偿性肝硬化;C型,基础失代偿性肝硬化[13](图74.4)。一个未满足的需求是将ACLF定义为:一种通过独特的病理生理学和诊断症状、体征或验证性试验可鉴别的独立存在的疾病实体,与慢性肝病、代偿性肝硬化和传统失代偿性肝硬化不同。

(二)流行病学

自20世纪90年代以来,因ACLF和肝硬化并发症住院的人数有所增加。在一项全国范围内的研究中,在肝硬化所有住院患者中超过5%是因为ACLF,而且数量一直还在上升[14]。其中超过2/3的患者发生感染,住院死亡率约为50%。存活患者出院后再入院的风险显著[15]。因此,ACLF的发病率增加,感染率高,死亡率高得令人无法接受,成本高昂,再入院的风险很大。事实上,ACLF患者住院1周后的死亡率高于ALF(急性肝衰竭)患者。与ALF患者的死亡率风险相反,高死亡率风险持续存在,ALF患者在大约3周后恢复到基线水平[16]。此外，大约一半列为肝移植的 ACLF 患者，往往在 6 个月内发生退出或死亡[17]。

（三）病理生理学

肠道微生物群在肝病中发挥重要作用，尤其是在酗酒导致细菌产物易位进入循环之后[18]。ACLF 患者的全身循环功能障碍和全身炎症特征比肝硬化失代偿患者更为突出[19]。细胞死亡标志物的水平也更明显[20]。随着 ACLF 的进展，这种炎症状态变得更加明显。炎症的机制尚不清楚，但包括继发于诱发因素的无菌性炎症，如过度饮酒诱导的肝细胞死亡和继发于细菌感染的炎症。

细菌感染是西方 ACLF 常见的诱发因素。宿主因素（包括年龄、遗传因素和并发症）和病原体相关因素（包括细菌的毒力和载量）以及致病相关分子模式的产生，可导致炎症状态的传播（见第 2 章）[24]。尽管如此，目前不建议对肝硬化患者常规使用抗生素以预防肝硬化并发症[21]。

免疫系统在 ACLF 发病机制中的作用正在演变。ACLF 患者对先天性免疫系统有明显的抑制作用[22]。有人假设疾病的严重程度与免疫耐受失败有关。还存在代偿性抗炎反应，导致免疫抑制，对继发性感染和器官衰竭的易感性增强[24]。

（四）临床特征和预后

患者具有全身炎症反应综合征的特征，伴有发热、心动过速、呼吸急促和白细胞增多。他们还有器官衰竭的表现，总结见表 74.2。器官衰竭的数量反过来决定预后，并在不同的评分系统中引起关注[23,25,26]。最简单地说，存在 2 个或 2 个以上肝外器官衰竭与预后不良有关。肾衰竭作为肝外器官衰竭，界定为存在 1 型肝肾综合征或需要肾脏替代治疗；脑功能衰竭界定为 3~4 级肝性脑病；循环衰竭界定为需要升压药物支持；呼吸衰竭界定为需要呼吸机支持（见第 94 章）。有 2 个器官衰竭的住院死亡率为 27%，3 个器官衰竭为 65%，4 个器官衰竭为 97%。

（五）治疗

目前尚不清楚 ACLF 是否可以预防。ACLF 患者最好由具有重症监护和肝移植专业知识的多学科团队进行治疗管理[27]。ACLF 确诊后进行的各种干预措施总结于表 74.3。

ACLF 患者的管理目标包括治疗诱发事件（如酒精相关性肝炎、HBV 感染）和积极支持衰竭器官。然而，目前器官支持治疗的有效性值得怀疑。例如肝肾综合征和晚期 ACLF 患者对特利加压素（terlipressin）的反应较差（见第 94 章）[28]。肝再生治疗和人工肝支持被认为是肝移植的桥梁，但迄今为止，生物人工肝支持尚未被证实是有效的（见第 95 章）。专门针对 ACLF 患者的研究尚未证实使用肝支持设备可改善死亡率[29,30]。肝再生治疗的前景良好，已证明粒细胞集落刺激因子和促红细胞生成素的联合治疗，可降低失代偿性肝硬化患者的死亡风险[31]。

肝移植为 ACLF 患者提供了长期生存的唯一希望（第 97 章）。然而，多器官衰竭的患者可能病情过重，不适合肝移植[32]。在接受肝移植的候选患者中（尤其是酒精相关性肝炎患者），长期结果良好[33]。未来的发展方向包括更易被接受的普遍一致的 ACLF 定义、败血症的早期诊断、严重酒精相关性肝炎的有效治疗、肝的再生治疗以及短期和长期人工肝和生物人工肝支持。

（刘军 译，袁农 校）

表 74.2　慢加急性肝衰竭中器官衰竭的临床表现

器官衰竭	临床表现
肾上腺	低血压
骨髓	抑制
脑	3~4 级肝性脑病
循环系统	需要血管升压药物支持
肾脏	1 型肝肾综合征或需要肾脏替代治疗
肝脏	代谢功能丧失伴低血糖、乳酸酸中毒、高氨血症、凝血障碍
肺	需要呼吸机支持的急性肺损伤和/或急性呼吸窘迫综合征

Modified from Bernac W, Wendon J. Acute liver failure. N Engl J med 2014; 370:1170-1.

表 74.3　慢加急性肝衰竭的管理措施

病理生理学	干预措施
肝衰竭	肝再生治疗；人工和生物人工肝支持和/或肝移植
诱发事件：	
酒精相关性肝炎	糖皮质激素
肝外器官衰竭	器官支持
乙型肝炎	抗病毒药物
感染	抗生素

参考文献

第 75 章　血色病

Bruce R. Bacon, Robert E. Fleming 著

章节目录

Trousseau 于 1865 年在法国病理学文献中首次描述了一例血色病病例[1]。大约 25 年后的 1889 年，von Recklinghausen 认为该疾病是一种引起皮肤色素沉着增加的血液疾病，于是引入了血红蛋白沉着症（“血色病”）一词[1]。1935 年，Sheldon 出版了一本专著，汇总了世界文献到目前为止报道的所有 311 例病例，包括他自己记录的几例。他认识到血色病是一种先天性铁代谢缺陷，疾病的病理表现是由于受累器官中铁沉积增加引起的[1]。1976 年，Simon 及其同事[2]证实遗传性血色病（HH）的基因与约 6 号染色体短臂上的人类白细胞抗原（HLA）区域相关联。Niederau 及其同事[3]的一篇经典论文显示了早期诊断对生存的益处，他们证明，如果 HH 在发生肝硬化或糖尿病之前被诊断和治疗，受累者的生存率与年龄和性别相匹配的人群相当。

1996 年，在 6 号染色体上发现了 *HFE* 基因，从而允许对绝大多数 HH 病例的突变进行基因检测[4]。最常见的致病 *HFE* 突变为 C282Y。几项前瞻性人群研究表明，在北欧血统的白种人群中，C282Y 纯合子状态的频率约为 1/250[5]。现在已认识到 C282Y 纯合性具有不完全的临床外显率，在症状性疾病中男性占主导地位[6]。HH 的特征是由于铁调节蛋白铁调素低表达导致的肠道铁吸收增加[5-7]。除了发现 *HFE* 和铁调素外，还发现了几个参与铁稳态调节的其他一些基因和蛋白，有助于更好地了解细胞铁的摄取和释放。其中一些基因突变会引起铁过载障碍，其特征与 *HFE* 相关的 HH 相似。此外，大量的临床和病理生理学研究改善了血色病诊断、家族筛查，并对正常和异常的铁稳态有了新的认识。如果早期诊断并得到适当治疗，HH 患者可望拥有正常的寿命。美国肝病研究协会和欧洲肝脏研究协会为 HH 的评估和管理提供了专家指南[8,9]。然而，仍存在一些争议[10]。2017 年血色病国际会议发布了一组关于 *HFE* 相关 HH 管理的建议，并考虑到官方指南中的差异[11]。

一、铁过载的原因

HH 包括几种遗传性铁稳态障碍，其特征是肠道铁吸收增加，导致组织铁沉积（框 75.1）。原发性血色病一词有时被用来描述这些疾病，将其与因红细胞生成障碍或反复输血引起的铁过载区分开来。肝脏始终是大多数过量铁的主要受体，并且总是与症状性 HH 有关。其他受累的器官系统包括胰腺、垂体、心脏以及关节间隙。

框 75.1　铁过载条件

遗传性血红蛋白沉着病（HH）
***HFE* 相关 HH（1 型）**
C282Y 纯合性
C282Y/H63D 复合杂合性
其他 *HFE* 突变
非 *HFE* 相关 HH
铁调素调节蛋白（*HJV*）突变（2A 型）
铁调素（*HAMP*）突变（2B 型）
转铁蛋白受体 2（*TFR2*）突变（3 型）
膜铁转运蛋白（*SLC40A1*）突变（4 型）
　功能丧失性突变
　功能获得性突变
非洲铁超载
继发性铁过载
铁过载性贫血
再生障碍性贫血
慢性溶血性贫血
吡哆醇反应性贫血
丙酮酸激酶缺乏症
铁粒幼细胞贫血
严重地中海贫血
肠外铁过载
右旋糖酐铁注射液
长期血液透析
红细胞输注
慢性肝病
酒精相关性肝病
乙型肝炎
丙型肝炎
非酒精性脂肪性肝病（NASH）
迟发性皮肤卟啉病
门-腔静脉分流术
胰岛素抵抗综合征伴铁过载
膳食铁过载
其他原因
血浆铜蓝蛋白缺乏症
先天性同种免疫性肝炎（新生儿血色病）
先天性转铁蛋白缺乏血症

迄今为止，遗传性血色病（HH）最常见的形式是 *HFE* 相关的 HH[5-7,12-14]。这是一种常染色体隐性遗传疾病，通常在北欧血统的成年人中发现。大多数 HH 患者为 *HFE* C282Y 突变纯合子。在 C282Y 突变阴性患者中，罕见 *HFE* 变体是 HH 的最常见原因[15,16]。其中最重要的是 H63D，约 10% 的复合杂合子（C282Y/H63D）患者有铁超载。

其他非 *HFE* 相关形式的 HH 不太常见，包括铁调素调节蛋白（*HJV*）、铁调素（*HAMP*）、转铁蛋白受体 2（*TFR2*）和膜铁转运蛋白（*SLC40A1*）基因突变[17-19]。*HJV* 和 *HAMP* 的突变导致更严重的铁过载，通常在儿童期表现为"青少年型 HH"。青少年型 HH 更常见的形式是由于染色体 1q 上的 *HJV* 基因突变，该基因编码铁调素调节蛋白，铁调素调节蛋白是铁调素表达的重要调节因子。铁调素基因 *HAMP* 的突变产生一种罕见形式的青少年型 HH，铁调素是一种肝肽激素，其作用是下调膳食铁吸收和细胞铁释放（见下文）。*TFR2* 基因的突变产生一种常染色体隐性遗传形式的 HH，临床上与 *HFE* 相关的 HH 相似，尽管它可能更早出现。TFR2 似乎是循环铁的传感器，随着转铁蛋白饱和度（TS）的增加，可上调肝细胞铁调素的表达。负责铁输出的膜铁转运蛋白的基因突变导致两种不同形式的铁过载，这取决于它们是否损害膜铁转运蛋白功能或损害铁调素介导的膜铁转运蛋白下调（即它们是功能缺失突变还是功能获得突变）[17-19]。功能缺失突变降低了膜铁转运蛋白的细胞表面定位，从而降低了其输出铁的能力，其结果是铁主要沉积在巨噬细胞中。这种疾病有时被称为经典的膜铁转运蛋白病，不同于其他形式的 HH。与其他形式的 HH 不同，肝脏铁负荷主要在库普弗细胞中，而不是在肝细胞中。这类膜铁转运蛋白突变通常不具有致病性。第二个类别包括功能获得性突变，这些突变消除了正常的铁调素介导的膜铁转运蛋白下调（内化和降解）。在这种情况下，膜铁转运蛋白从肠细胞和巨噬细胞中释放出过量的铁，并且过量铁的分布与其他形式的 HH 相似（主要在肝实质而不是库普弗细胞内）。

非洲铁过载（班图铁质沉着症）主要在撒哈拉以南的非洲观察到，被认为是非 *HFE* 相关的遗传易感性对膳食铁摄入过量的结果[19-21]。在大多数情况下，过量膳食铁的来源似乎与发酵玉米饮料生产中使用的铁锅有关。与 *HFE* 相关 HH 相反，非洲铁过载中的铁蓄积主要在库普弗细胞而不是肝实质细胞中。对铁过载的类似敏感性也可能影响某些非洲裔美国人[18]。在一些非洲铁过载的个体中发现了膜铁转运蛋白 Q248H 突变[19]，可能与铁调素敏感性降低有关[22]。

有多种形式的铁过载是由于膳食中过量铁吸收所致，其根本原因与铁代谢间接相关。这些被认为是继发性铁过载的形式（见框 75.1）[14]。继发性铁过载的原因包括红细胞生成障碍、某些类型的肝病和罕见的先天性无转铁蛋白血症。无效的红细胞生成导致红细胞生成激素红铁蛋白[23]，红铁蛋白下调铁调素并导致过量的膳食铁吸收和肝细胞铁过载。在反复输注红细胞的情况下，会发生医源性肠外铁过载。在这种情况下，铁沉积最初在网状内皮系统中（库普弗细胞）发现。在需要反复输注红细胞的无效红细胞生成患者中，同时存在肝实质和网状内皮铁过载，因为这些患者既受到铁吸收增加的刺激，又接受以红细胞输注形式的铁。先天性同种免疫性肝炎是大多数新生儿血色病的原因[24]。在这些情况下，免疫介导的胎儿肝损伤与铁过载的发生有关。妊娠期间免疫球蛋白（IVIG）治疗可显著减缓或阻止这种情况的发生。

二、病理生理学

HFE 相关 HH 的病理生理学可描述如下：首先由于铁调节激素铁调素的表达降低，导致肠道对膳食铁的吸收增加，其次是 HFE 蛋白的功能改变，从而导致铁诱导的组织损伤和纤维形成。

（一）肠道铁吸收

肠道铁吸收增加是 HFE 相关 HH 的致病特征[5-7,13]。因此，了解 HH 的发病机制需要回顾最终铁吸收的决定因素。由于没有重要的生理机制来调节铁的损失，所以铁稳态依赖于机体铁需求和肠道铁吸收之间的紧密联系。几乎所有膳食铁的吸收都发生在十二指肠，在十二指肠中，铁可以作为离子铁或血红素铁的形式被摄取[25]。*HFE* 相关 HH 患者对这两种形式铁的吸收都会增加。

肠上皮细胞对离子铁的吸收分为两个阶段：通过顶膜摄取和通过基底外侧膜转移（图 75.1A）。在摄取之前，离子铁必须从三价铁还原为亚铁状态，这一步骤是由十二指肠肠细胞的肠腔表面表达的铁还原酶完成的。亚铁通过二价金属转运蛋白-1 穿过顶膜。肠上皮细胞摄取的铁可作为铁蛋白储存（当衰老的肠上皮细胞脱落时，铁可经粪便排泄）或通过基底外侧膜转移至血浆中。后者通过转运蛋白膜铁转运蛋白发生。铁的基底外侧膜转移需要铁氧化酶亚铁氧化酶将二价铁氧化成三价铁。血红素的摄取是由一种身份仍不确定的转运蛋白进行的。一旦内化，血红素被降解，释放的铁由肠细胞以与吸收离子铁相同的方式处理。*HFE* 相关 HH 患者显示铁从肠上皮细胞向血浆的基底外侧膜转移增加。这种转移的增加可能是 HH 中参与肠道铁吸收的其他基因表达增加的驱动力，例如，膜铁转运蛋白和二价金属转运蛋白-1 的十二指肠表达增加。肠道铁吸收的主要调节因子是肽类激素铁调素。

（二）铁调素

铁调素是一种铁调节激素，通过协调铁吸收、动员和储存以满足红细胞生成和其他铁依赖过程的铁需求，在铁稳态中发挥核心作用（图 75.1B）[25-28]。铁调素主要在肝细胞中表达，并分泌到循环中。它与在巨噬细胞和肠细胞的基底外侧膜表面高度表达的膜铁转运蛋白结合，从而导致膜铁转运蛋白内化和降解，从而抑制铁输出。铁调素的表达受全身铁、红细胞生成、缺氧和炎症的调节。过量的铁和炎症诱导铁调素表达，进而导致肠道铁吸收减少和巨噬细胞铁释放减少。相反，铁缺乏、红细胞生成和缺氧可降低铁调素的表达，从而增加肠道对铁的吸收和巨噬细胞对铁的释放。

所有类型的 HH 中，铁过载都是由铁调素调节途径受损伤所致。在人类和小鼠中，*HFE*、*HJV*、铁调素或 *TFR2* 基因的突变或敲除降低了铁调素的表达，从而通过膜铁转运蛋白介导的铁转移增加了肠道铁吸收[25-30]。研究表明，铁诱导的铁调素表达调控涉及骨形态发生蛋白 6（BMP6）依赖性信号通路[25,27,28]。BMP6 与肝细胞上的特异性受体结合，从而触发

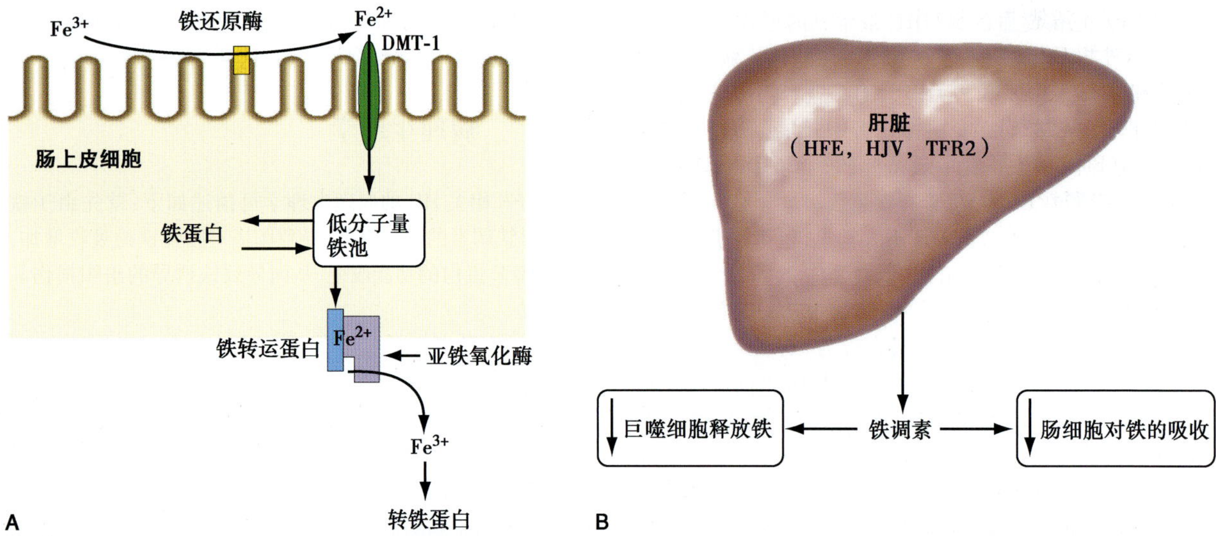

图 75.1　十二指肠肠上皮细胞铁的吸收途径及铁调素的作用。A，十二指肠肠上皮细胞是铁吸收的主要部位。在摄取之前，膳食离子铁需要从三价铁（Fe^{3+}）还原为亚铁（Fe^{2+}）状态。这是通过在肠细胞管腔表面表达的铁还原酶完成的。亚铁被顶膜二价金属转运蛋白-1（DMT-1）摄取。铁可作为铁蛋白储存在细胞内，然后与脱落的衰老肠上皮细胞一起丢失，或通过基底外侧膜转移到血浆中。后一种过程通过转运蛋白膜铁转运蛋白发生，且需要铁氧化酶亚铁氧化酶将铁氧化回三价铁状态，然后通过转铁蛋白将铁转运至红细胞和组织。B，铁调素由肝脏产生并分泌到血液中。遗传性血色病基因（HFE）蛋白、铁调素调节蛋白（HJV）和转铁蛋白受体2（TFR2）可能参与调节铁调素表达的肝脏铁感应机制。铁调素可减少巨噬细胞释放铁（从而增加巨噬细胞的铁储备），也减少十二指肠肠细胞对铁的吸收，从而减少循环中膳食铁的含量。在HFE相关的遗传性血色病中，功能性HFE蛋白的缺失会导致肝细胞对血浆铁的异常感知、铁调素水平不适当地降低、巨噬细胞铁储备减少以及十二指肠铁吸收增加

SMAD蛋白依赖的铁调素表达激活。选择性抑制BMP6信号可消除铁诱导的铁调素的上调。HJV是BMP6的辅助受体，有利于BMP6与其受体结合，敲除HJV基因可显著降低BMP6信号传导和铁调素的表达，引起铁过载。

炎性细胞因子白细胞介素-6通过信号转导和转录激活子-3（STAT3）信号上调铁调素，引起巨噬细胞铁潴留和肠道铁吸收减少。由此引起的低铁血症在慢性病贫血中起主要因果作用[25-28]。活性氧通过CCAAT（碱基序列）/增强子结合蛋白α介导的机制抑制铁调素的表达，这可能导致与酒精相关性肝病和慢性丙型肝炎相关的肝脏铁过载[31]。微量铁调素的开发——一种模拟铁调素作用的小肽——为低铁调素状态引起的铁过载障碍，提供了一种新的治疗方法的可能性[32]。

（三）HFE蛋白

*HFE*基因突变是绝大多数HH病例的原因，这一发现导致了对基因产物的深入研究[33]。*HFE*基因编码343个氨基酸蛋白质，由22个氨基酸信号肽、细胞外大结构域、单跨膜结构域和短胞质尾组成（图75.2）[4]。HFE蛋白的胞外结构域由3个环（α_1、α_2和α_3）组成，在第二和第三环内有分子内二硫键。HFE蛋白的结构与其他MHC 1类蛋白的结构相似，但有证据表明HFE蛋白不参与抗原呈递。然而，与MHC 1类分子一样，HFE蛋白与β_2-微球蛋白存在物理联系（见图75.2）。HH的主要突变导致α_3环（C282Y）中282位氨基酸的半胱氨酸被酪氨酸取代，并消除了该结构域中的二硫键[4]。该二硫键的丢失干扰了HFE蛋白与β_2-微球蛋白的相互作用，C282Y突变蛋白显示在细胞表面的呈递减少，在内质网中的滞留增加，并加速降解。与HH相关的第二种突变导致α_1链63位组氨酸变为天冬氨酸（H63D）。这种突变的生物学影响比C282Y突变小。

尽管进行了深入研究，但HFE影响铁调素铁依赖性调节

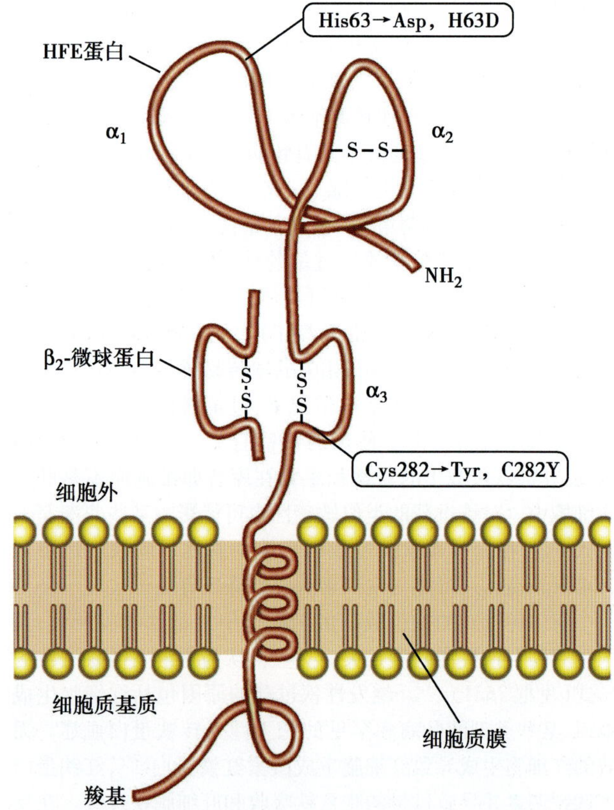

图 75.2　HFE蛋白与细胞表面β_2-微球蛋白结合的示意图模型。HFE蛋白的3个胞外结构域分别命名为α_1、α_2和α_3。β_2-微球蛋白与α_3结构域存在物理联系。HFE蛋白还包含一个跨膜结构域和一个胞内短结构域。显示了2种常见*HFE*突变C282Y和H63D的位置

的分子机制仍不清楚[34]。HFE 可与经典转铁蛋白受体 TFR1 结合[25],这种相互作用可能参与铁感应和铁调素调节。此外,HFE 和 TFR2 可能相互作用[35],并可能在与 HJV 的超级复合物中相互作用[36],这表明这些蛋白可能在铁依赖性骨形态发生蛋白(BMP)信号传导至铁调素中发挥作用。最近,人们发现 HFE 与 BMP1 型受体 Alk3 相互作用,以调节 BMP 和铁调素之间的信号传导[37]。无论机制如何,很明显肝细胞中 HFE 的功能丧失会导致与机体铁状态相关的铁调素表达不适当地降低。

(四) 铁诱导的组织损伤和纤维化

HH 的另一个主要病理生理机制与铁过载引起的肝损伤有关。在 HH 中观察到铁转运蛋白介导的膳食铁吸收和网状内皮细胞铁释放过量,导致血浆铁浓度超过转铁蛋白的结合能力。因此,在循环中发现了非转铁蛋白结合铁。非转铁蛋白结合铁很容易被肝细胞摄取,可能是 ZIP 金属转运蛋白家族的一员[38]。肝细胞铁负荷与晚期 HH 的肝纤维化和肝硬化有关。许多关于实验性肝脏铁过载的研究已经确定了铁依赖性脂质过氧化以及线粒体、微粒体和溶酶体膜依赖性功能的相关损伤[39]。铁诱导的脂质过氧化和纤维化之间的关系,已在几项研究中得到证实[40,41]。一种假说认为,铁诱导的脂质过氧化发生在肝细胞中,引起肝细胞损伤或死亡。库普弗细胞可能会被损伤的载铁肝细胞释放的产物激活,产生促纤维化细胞因子,继而刺激晚期肝星状细胞合成大量胶原蛋白,从而导致病理性纤维化[40,41]。

对肝脏以外器官(如心脏、胰腺和内分泌腺)铁诱导的组织损伤的研究有限。对心肌细胞的研究显示,铁诱导的过氧化反应导致了功能异常[42]。

三、临床特征

许多 HFE 相关 HH 患者就诊时无任何症状或体格检查结果。在家族筛查研究期间或通过常规筛查血生化组合中的血清铁研究结果,将其确定为先证者的纯合子亲属(表 75.1)[43,44]。然而,临床医生应该知道出现症状性疾病患者的典型临床表现。大多数有症状的 HFE 相关 HH 患者在检测时年龄为 40~50 岁之间。虽然 C282Y 纯合子在男性和女性之间均匀分布,但由于正常月经和分娩导致的铁丢失,以及可能与性别相关的疾病修饰基因,女性的临床外显率要低得多(表 75.2)[45-50]。

当患者出现症状时,最常见的是虚弱和嗜睡、关节痛、腹痛和男性性欲减退或性功能丧失[3,51]。HFE 相关 HH 患者可能会出现非特异性右上腹疼痛,这很有可能是因肝包膜膨胀引起的。大多数患者在体格检查时发现肝大,可能存在脾大和其他慢性肝病的并发症,包括腹水、水肿和黄疸。糖尿病的发生频率随着血色病的早期诊断而降低,在没有肝硬化的情况下通常不会出现(见下文)。检测 *HFE* 相关 HH 的细微的古铜色或石板灰色皮肤色素沉着时,通常需要临床医生的敏锐性(见下文)。器官损伤和症状通常与铁负荷的程度有关。当患者通过家族或人群筛查进行前瞻性识别时,无症状患者的频率显著增加[45-50]。

表 75.1 来自不同时间段的 3 项研究中遗传性血色病的临床特征

	1959—1983 年[3]	1990 年[43]	1990—1995 年[44]
变量			
病例选择方法	症状指数病例,家族筛查	通过 HLA 分型进行家族筛查	筛查生化检查,家族筛查
患者人数	163	37	40
男性	145	19	26
女性	18	18	14
平均年龄/岁	46	男 49,女 53	男 46,女 47
年龄范围/岁	18~77	11~79	23~73
症状/%			
虚弱或嗜睡	83	19	25
腹痛	58	3	3
关节痛	43	40	13
性欲减退、阳痿(占男性的%)	38	32	12
无症状	9	46	73
检查结果/%			
肝大	83	3	13
皮肤色素沉着	75	9	5
糖尿病	55	11	5
血清转氨酶水平升高	62	27	33
肝硬化	69	3	13*

*40 例患者中有 5 例患有肝硬化;1 例伴随慢性丙型肝炎,1 例患有酒精相关性肝病。

表 75.2 女性和男性中 C282Y 纯合子的临床外显率

临床表现	女性/%	男性/%
铁过载相关疾病*[50]	1	28
肝纤维化[45,48-50]	0~5	11~18
肝硬化[5,46,48-50]	0~2	1~12
掌指关节异常[45,48,50]	2~12	4~26

*定义为铁过载并伴有以下至少一种情况:原发性肝细胞癌(HCC)、肝纤维化或肝硬化、特征性关节病、血清转氨酶水平升高或由于遗传性血色病症状而诊断。

所有血清铁蛋白值升高的 *HFE* 相关 HH 患者的肝脏铁储备也应该增加,但肝脏铁负荷的程度往往不足以引起肝损伤。在 20 世纪 60 年代末,50% 以上的 HH 患者发现肝硬化[3],在 20 世纪 70 年代至 90 年代的研究中,只有 5%~10% 的患者发现肝硬化[43,44]。随后的人群筛查研究报告,C282Y 纯合子的肝硬化发生率更低[46,49,50]。血清转氨酶升高一般是轻微的。在常规静脉放血疗法和过量贮存铁耗尽的情况下(见下文),转氨酶升高通常可恢复正常。当 *HFE* 相关 HH 在发生肝纤维化或肝硬化之前被诊断和治疗时,则不会发生长期的肝脏异常。然而，在肝硬化发展后检测到 *HFE* 相关 HH 时，即使在成功静脉放血疗法后也可能发生肝细胞癌[52]，从而强调早期诊断和治疗的重要性。

其他可能发生的临床表现与非肝脏器官的铁负荷水平有关。在早期系列中，糖尿病是胰腺铁负荷的常见并发症[3]，但在随后的系列中，在病程早期诊断 HFE 相关 HH 的患者，很少出现糖尿病[43,44]。其他内分泌异常包括男性性欲减退和阳痿，这是由于铁对垂体功能的影响引起原发性睾丸功能衰竭和促性腺激素不足[53]，偶有甲状腺功能减退，肾上腺功能通常正常。肝硬化并发症也可能引起其他内分泌反应（见第 94 章）。

心脏表现很少发生，因为现在患者在 *HFE* 相关 HH 病程中的诊断早于过去。可发生心肌病、房性和室性节律紊乱以及心力衰竭[54]。*HFE* 相关 HH 关节病的特征是第二和第三掌指关节的变化，可见关节间隙变窄、软骨钙质沉着、软骨下囊肿形成、骨量减少和关节肿胀[51]。遗憾的是，静脉放血疗法通常不能改善 *HFE* 相关 HH 的关节炎症状。*HFE* 相关 HH 的皮肤色素沉着可能很微妙，其特征是主要黑色素沉着导致的青铜色变色或表皮基底层铁沉积导致的灰色色素沉着[51]。某些感染的频率，包括由创伤弧菌、单核细胞增多性李斯特菌、小肠结肠炎耶尔森菌和假结核耶尔森菌引起的感染，在铁负荷患者中增加，尽管很罕见。

四、诊断

自从 *HFE* 突变分析可用以来，HH 的诊断要求发生了变化。与过去一样，任何有典型症状或筛查铁测试结果异常的患者均应考虑该病。如果体格检查或家族史可疑，则应进行适当的血清铁测试以及 *HFE* 突变分析。随着基因检测的出现，对肝活检的需求已经减少。如前所述，在有症状的患者中，最常见的症状是疲乏、不适、右上腹疼痛和关节痛。不太常见的症状是慢性肝病、糖尿病和心力衰竭。由于许多症状是非特异性的或与其他常见疾病有关，HH 经常被临床医生忽视。

在 20 世纪 90 年代初期，HH 患者通常在健康体检时或出于其他原因获得的筛查血液生化检测结果异常后就诊[44]。许多商业实验室在其筛查血清生化检测组合中添加了铁和总铁结合力（TIBC），转铁蛋白饱和度（TS）计算为铁÷TIBC×100%，在许多患者中，即使未特别要求进行检测，也会无意中获得转铁蛋白饱和度。在一个系列中，1990—1995 年间新发现的 62% 的患者是以这种方式就医的[44]。另外 14% 的病例是通过对已知先证者的家庭成员进行筛查而确定的。因此，高达 75% 的患者是通过筛查实验室测试的方式来就医的。这些患者中的大多数是无症状的，且没有 HH 的体格检查结果，并且 HFE 相关 HH 的终末期并发症（如肝硬化和糖尿病）的发生率远低于早期出现该疾病症状的患者[44]。1998 年，美国医疗保健财务管理局（现为美国医疗保险和医疗补助服务中心）停止提供任何类型筛查试验的报销，此后，通过常规筛查发现的 HH 美国患者减少了。

当考虑有 HFE 相关 HH 的可能性时，诊断相对简单。应测量血清铁和血清总铁结合力（TIBC）（或转铁蛋白），并计算转铁蛋白饱和度和血清铁蛋白（表 75.3）。研究表明，没有必要在禁食状态下抽取血样。转铁蛋白饱和度值大于 45% 是 HFE 相关 HH 的早期表型表现。因此，转铁蛋白饱和度可能是比血清铁蛋白更敏感、更特异的检测 HFE 相关 HH 的方法。血清铁蛋白在患有 HFE 相关 HH 的年轻人中可能是正常的，或者由于多种原因在未受影响的人群中升高，包括各种类型的坏死性炎症性肝病（如慢性病毒性肝炎、酒精相关性肝病、非酒精性脂肪性肝炎）、某些恶性肿瘤和其他炎症性疾病。患有炎症性疾病的人血清铁蛋白水平升高且转铁蛋白饱和度值正常，通常表明该人没有 HFE 相关的 HH。另一方面，年轻人的转铁蛋白饱和度值升高而铁蛋白值正常并不能排除 HFE 相关的 HH。一项大型北美人群筛查研究表明，每 227 名白人中就有一名是 C282Y 突变纯合子，但只有 57% 和 88% 的女性和男性纯合子的铁蛋白值升高[47]。这一发现表明 C282Y 纯合子中不表达铁过载的比例比以前认为的要高。不表达队列中后续显示铁负荷证据的比例是不确定的。在一项对通过基因筛查确定的患者的纵向随访研究中，40% 的 C282Y 纯合子的血清铁蛋白水平升高，表明铁负荷逐渐增加[55]。

表 75.3 血清和肝脏中具有代表性的铁测量值以及表型 HFE 相关遗传性血色病患者的 *HFE* 突变分析结果

检验	正常值/结果	*HFE* 相关血色病数值/结果
血清		
铁		
/(μg/dL)	60~180	180~300
/(μmol/L)	11~32	32~54
转铁蛋白饱和度/%	20~45	45~100
铁蛋白		
男性/(ng/mL;μg/L)	20~200	300~3 000
女性/(ng/mL;μg/L)	15~150	250~3 000
肝脏		
铁染色	0,1+	3+,4+
铁浓度		
/(μg/g 干重)	300~1 500	3 000~30 000
/(μmol/g 干重)	5~27	53~536
肝铁指数/[(μmol/g 干重)÷年龄(岁)]	<1.1	>1.9
HFE 突变分析		
	wt/wt	C282Y/C282Y
	C282Y/wt	C282Y/H63D
	H63D/wt	

Wt，野生型。

一旦确定血清铁参数异常，就应进行 *HFE* 突变分析。如果患者是 C282Y 纯合子或复合杂合子（C282Y/H63D），并且血清铁蛋白水平低于 1 000ng/mL 且转氨酶值正常，则不需要进行肝活检[8,56-58]。但是，如果血清铁蛋白值高于 1 000ng/mL 或转氨酶值升高，则需要进行肝活检。如果确定肝活检是合适的，则应获得足够的组织用于组织病理学评估和肝脏铁浓度（HIC）的生化测量。随着基因检测的出现，肝活检仅用于评估肝脏的损伤(如果有的话)。图 75.3 显示了一种用于评估人们可能与 HFE 相关 HH 的拟议算法。如果未进行肝活检,可通过许多可用的肝纤维化检测或弹性成像无创获得晚期纤维化的证据(见第 74 和 80 章)。

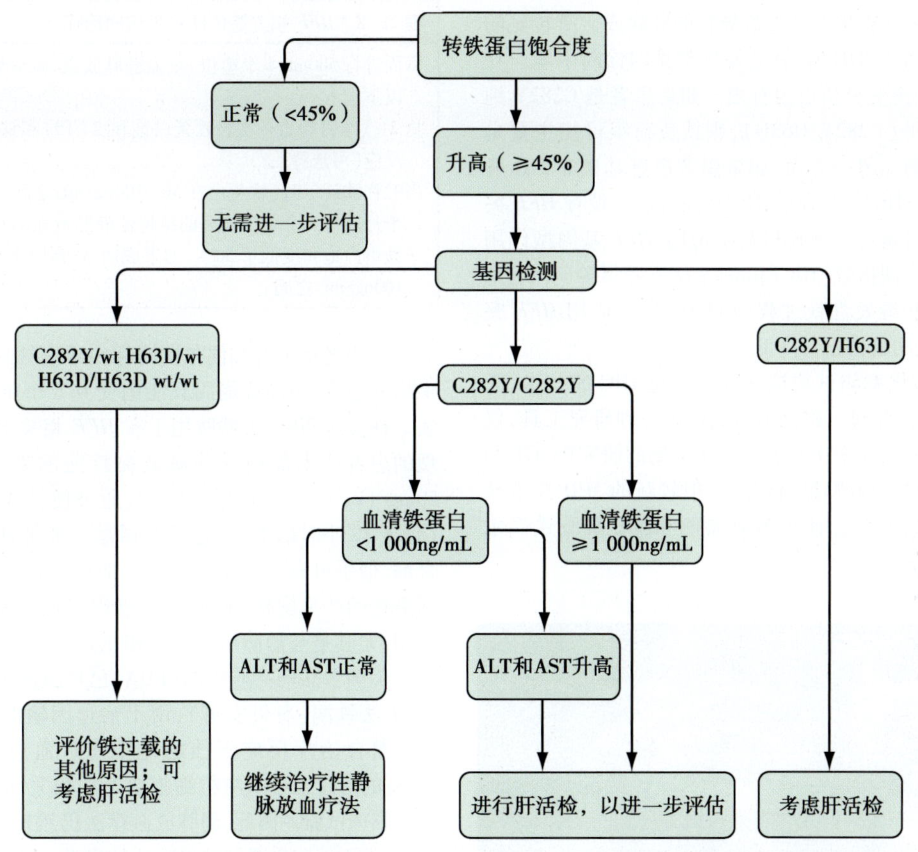

图 75.3　用于评估阴性家族史个体中可能的 *HFE* 相关遗传性血色病的流程。wt,野生型

当获得肝活检标本时,使用 Perls 普鲁士蓝染色用于确定和定位贮存铁。*HFE* 相关 HH 中的铁储备通常存在于汇管区周围肝细胞中,在库普弗细胞中很少或没有发现铁(图 75.4)[59]。在肝铁浓度(HIC)较高的患者,铁分布变为全小叶,在库普弗细胞和胆管细胞中均可见到贮存铁。在正常肝脏标本或经 *HFE* 突变分析证实的极早期 HH 患者标本中,可见到 1 级或 2 级 Perls 普鲁士蓝染色。在酒精相关性肝硬化或终末期肝病患者的标本中,偶尔可见到 3 级可染色铁,其中铁染色与 HIC 的相关性较差。在无其他疾病的情况下,HFE 模式中的 3~4 级可染色铁与 *HFE* 相关的 HH 一致。

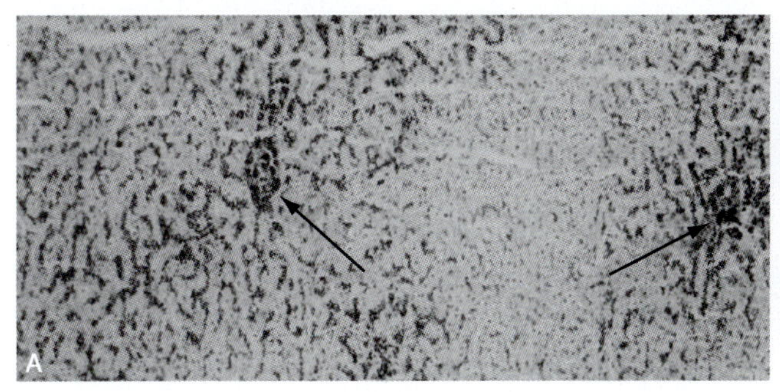

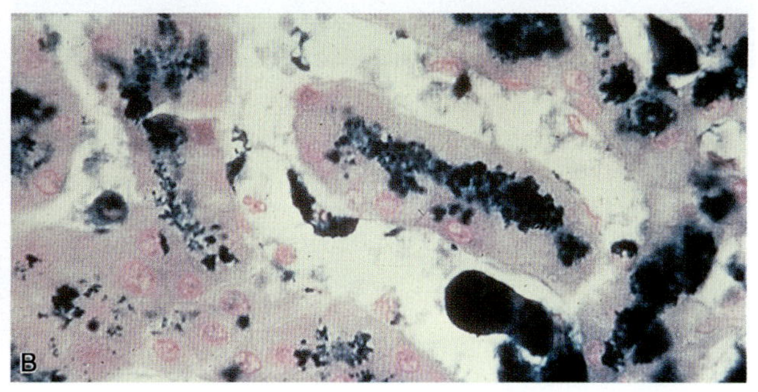

图 75.4　*HFE* 相关遗传性血色病的组织病理学。A,该肝活检标本取自一名 47 岁的 C282Y 纯合子女性,其转铁蛋白饱和度为 63%,血清铁蛋白水平为 1 190ng/mL。肝铁浓度(HIC)为 9 840μg/g,肝脏铁指数为 3.7。在低倍镜下,可见汇管区周围带(腺泡区 1)(箭)的铁沉积远大于小叶中心带(腺泡区 3)(Perls 普鲁士蓝;×100)。B,另一名 *HFE* 相关遗传性血色病患者的标本,在高倍镜下,观察到铁沉积主要发生在肝细胞中(排列成条索状),网状内皮(Kupffer)细胞(内衬中间血窦)中的铁蓄积较少。在 HIC 较高的患者中,铁沉积变为全小叶性,在库普弗细胞和胆管细胞中可见贮存铁(Perls 普鲁士蓝)。(A,Courtesy Elizabeth M. Brunt,MD,St. Louis,Mo;B,courtesy Edward Lee,MD,Washington,DC.)

除组织化学染色外,肝脏中的生化铁测量也很重要(见表 75.3)。通常情况下,出现症状的 *HFE* 相关 HH 患者的 HIC 大于 10 000μg/g(干重)(正常<1 500μg/g),HIC 值可能超过 30 000μg/g。在 HIC 超过 20 000μg/g 之前[60],通常不会出现纤维化和肝硬化。而在同时患有 *HFE* 相关 HH 和其他形式的慢性肝病(如酒精相关肝病或慢性病毒性肝炎)的患

者中，在HIC很低的时候和较年轻的时候，就可能发生纤维化或肝硬化[61,62]。在早期*HFE*相关HH的无症状或年轻的患者中，HIC升高的程度较轻，通常远低于10 000μg/g。

当不清楚患者是否患有铁参数异常的肝病或血清转氨酶水平升高的*HFE*相关HH时，就会发生常见的诊断困境。在这种情况下，*HFE*突变分析极为有用。如果患者是C282Y纯合子或复合杂合子(C282Y/H63D)，则铁负荷很可能主要是由遗传异常引起的。另一方面，如果患者患有基础非HH肝病、C282Y杂合子、H63D杂合子、H63D纯合子或没有*HFE*突变，那么，铁负荷可能是由基础肝病引起的，*HFE*基因型作用是次要的。使用肝铁指数[HIC(μmol/g)/患者年龄(岁)]来区分HH(>1.9)和继发性铁过载(≤1.9)[48]。应用*HFE*突变分析，肝铁指数的价值已经降低。

CT、MRI和磁化率测试均被认为是量化HIC的技术，无需进行肝活检(图75.5)。磁化率测试作为一种研究工具，仅在美国和欧洲的少数几个中心可用。在早期的研究中，CT和MRI通常不能可靠地检测轻度铁过载，但较新的MRI技术显示灵敏度有所提高[63,64]。使用MRI检测和量化肝脏铁偶尔对诊断有用。

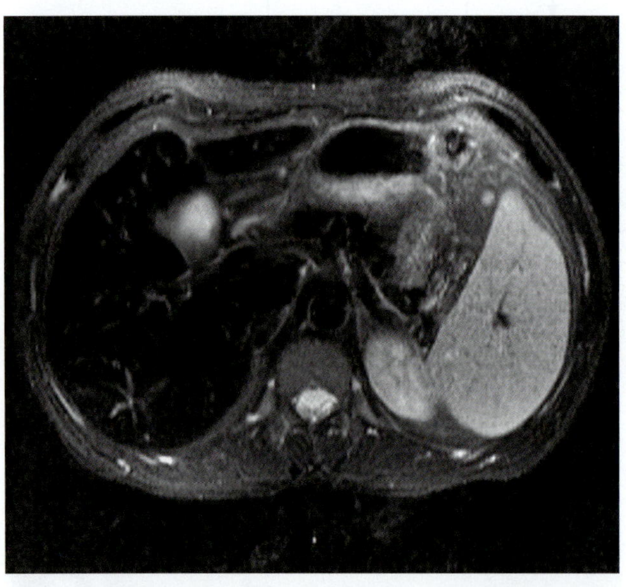

图75.5 血色病患者的MRI。这张T2加权图像显示，与脾脏中的正常信号强度相比，由于铁的磁敏感效应导致肝脏中的信号强度较低。在继发性铁过载中，由于网状内皮细胞中铁沉积增加，脾脏的信号强度也较低

五、治疗

*HFE*相关HH的治疗相对简单，大多数患者可接受常规治疗性静脉放血疗法进行治疗(框75.2)。理想情况下，诊断和开始治疗应在肝纤维化和肝硬化发生之前开始，如果是这样，患者的寿命将是正常的。根据血红蛋白浓度，每单位全血(500mL)约含有200~250mg铁，因此，具有10~20g过量贮存铁的C282Y纯合子需要延长的静脉放血疗法方案(移除40~80个单位的血液)。大多数患者可以耐受每周1个单位的全血静脉放血，偶尔年轻患者可以耐受每周2或3个单位的静脉放血。质子泵抑制剂(PPI)治疗可减少肠道对非血红素铁的吸收，并可能减少静脉放血疗法的需求。

框75.2 *HFE*相关遗传性血色病的治疗

每周进行500ml(1个单位)全血静脉放血，血细胞压积值降至37%以下。

每2~3个月检查一次转铁蛋白饱和度(TS)和铁蛋白水平，以监测反应(可选择)。

当贮存铁耗尽时(铁蛋白在50~100ng/mL之间，TS<50%)，每2~3个月进行1个单位全血的维持性静脉放血治疗。目的是保持转铁蛋白饱和度低于50%，如果成功，铁蛋白水平应该保持在50~100ng/mL之间。

一些老年患者和偶尔同时存在导致贫血的基础血液系统疾病的患者，每周或隔周只能耐受0.5个单位的静脉放血疗法。铁螯合药物，去铁胺用于有*HFE*相关HH和有心脏病表现的患者或不能耐受静脉放血疗法的患者。去铁胺，20~50mg/(kg·d)，每周给药5天，通过便携式泵连续皮下输注(每天12小时以上)。地拉罗司是一种每日一次的口服铁螯合剂，似乎可有效治疗HH[65]。地拉罗司治疗的负面影响包括潜在的严重副作用(肝功能衰竭、胃肠道出血、肾损伤)和费用，尤其是与静脉放血疗法相比。

美国食品药品监管局(FDA)已经批准了另一种口服铁螯合剂，去铁酮(奥贝安可)，用于治疗因输血导致铁过载且对既往螯合治疗反应不佳的地中海贫血患者。去铁酮在约1.7%的治疗患者中与粒细胞缺乏症相关，尚未在HH患者中进行临床试验。因此，静脉放血疗法仍然是HH的首选治疗方法，对于不能耐受静脉放血疗法的患者，可使用去铁胺螯合。

虽然不是绝对必要的，但每2~3个月获得转铁蛋白饱和度值和血清铁蛋白水平，对于预测铁储备最终恢复正常是有用的。通常血清铁蛋白水平随着肝脏铁储备的减少而逐渐下降，而转铁蛋白饱和度通常保持升高，直至铁储备恢复正常。在无并发症的病例中，每移除1个单位全血，铁蛋白水平下降约30ng/mL。

当贮存铁达到正常范围下限时，血清铁蛋白水平应在50~100ng/mL之间，转铁蛋白饱和度应小于50%。此时，大多数患者需要每2~3个月进行一次维持性静脉放血疗法。铁的再积聚率因个体而异，患者可能需要定期或不定期地进行维持性静脉放血疗法。由于未知的原因，偶有患者不会再次积蓄铁。

六、预后

通过治疗性静脉放血疗法，*HFE*相关HH患者的预后显著改善[3,66,67]。但肝硬化或糖尿病患者的预期寿命降低，*HFE*相关HH患者死于肝细胞癌的风险增加。肝细胞癌通常只见于已患有肝硬化的患者。静脉放血疗法一般不会逆转已确诊的肝硬化，但许多患者在积极治疗后会减轻肝纤维化[48]。遗憾的是，关节炎和性腺功能减退都没有改善，然而，除铁后糖尿病的治疗可能会变得更容易。性腺功能减退和关节炎未能改善，这表明其影响并不涉及铁毒性，而是低铁调素水平的未知影响。

对肝硬化 HH 患者肝细胞癌监测的价值存在争议，因为监测方法的成本效益尚未得到验证。大多数权威机构建议，在患有 *HFE* 相关 HH 的肝硬化患者中，每 6 个月进行一次带或不带血清甲胎蛋白（AFP）测量的影像学检查（超声或 CT）。随着小的、早期肝细胞癌检测和治疗方法的改进（如射频消融术、化疗栓塞术、切除术、肝移植），一般建议进行监测（见第 96 章）。

当诊断和治疗延误，出现终末期肝病并发症时，可能需要肝移植（见第 97 章）。在 *HFE* 基因分型可用之前的时代，针对肝移植后铁负荷患者结果的研究报告称，生存率明显低于其他患者。无论肝硬化的原因如何，目前已知 35%～78% 的终末期肝病患者都会发生显著的肝脏铁负荷[68]。只有大约 10% 的铁过载和终末期肝病患者为 C282Y 纯合子[69]。两项研究分析了确诊的 *HFE* 相关 HH 患者的肝移植后结果，发现 5 年生存率分别为 34% 和 55%，低于肝移植术后 72%～75% 的总生存率[70,71]。最常见的死亡原因是感染、心血管并发症和肝细胞癌复发。非 HH 铁过载患者的 5 年生存率（63%）高于 *HFE* 相关 HH 患者（34%），但仍略低于所有接受肝移植患者的生存率[70]。如果早期诊断出任何原因的铁过载，应对其进行治疗以降低肝移植术后的死亡率。

遗憾的是，在肝移植前通常没有诊断出 *HFE* 相关 HH 或肝脏疾病引起的继发性铁过载。可能导致未诊断或未治疗的 *HFE* 相关 HH 患者，肝移植后死亡率增加的一个因素是肝外部位（如心脏）的铁沉积程度。终末期肝病患者，对铁过载的高度怀疑指数应有助于改善诊断，并在肝移植前及时进行静脉放血疗法或铁螯合治疗。这些管理方法的改变应能降低术后并发症的发生率，并提高肝移植术后的长期生存率。

七、家族筛查

当已确定患有 *HFE* 相关 HH 的先证者并开始治疗时，临床医生仍要对患者的家庭负责[72]。建议先证者的所有一级亲属同时评估 *HFE* 基因型和表型（血清铁蛋白和转铁蛋白饱和度）。血清铁蛋白水平升高的 C282Y 纯合子或复合杂合子（C282Y/H63D）的亲属应接受治疗性静脉放血疗法。肝活检应用于检测铁蛋白水平大于 1 000ng/mL 的 C282Y 纯合子或复合杂合子的潜在肝纤维化或肝硬化，或者怀疑有其他伴随肝病。在无其他肝病（如非酒精性脂肪性肝炎、病毒性肝炎、酒精相关性肝病）的情况下，C282Y 杂合子的亲属没有发生进行性铁过载的风险。对于先证者的子女，建议对父母一方进行 *HFE* 基因分型，尽管必须承认并考虑对该人进行遗传歧视和污名化的可能性。如果父母一方不携带 C282Y 或 H63D 突变（即野生型/野生型的 *HFE* 基因型），那么这些子女没有铁负荷的风险，不需要进行 *HFE* 基因型分型。对于血清铁蛋白水平正常的 C282Y 纯合子或复合杂合子的儿童或其他亲属，应每年测量血清铁蛋白水平，如果铁蛋白值升高，则应开始静脉放血治疗。

（刘晖 译，刘军　袁农 校）

参考文献

第 76 章　肝豆状核变性

Eve A. Roberts 著

章节目录

铜是许多必需酶的组成成分，当铜过量存在时，对细胞有毒性。膳食中铜的摄入量通常超过生理所需的微量，控制细胞流入和流出的机制必须维持适当的平衡。人类铜转运的两种主要疾病是 Menkes 病和 Wilson 病，Menkes 病是一种与 X 连锁的肠道铜转运缺陷，可导致全身铜缺乏，Wilson 病是一种铜超载的常染色体隐性遗传疾病。1912 年，Kinnier Wilson 首次将肝豆状核变性（Wilson 病）描述为一种家族性疾病，其特征为进行性、致死性神经功能障碍伴肝硬化和角膜异常，即 Kayser-Fleischer 环[1]。Wilson 还观察到，一些典型患者的较年轻的兄弟姐妹死于肝病而没有出现神经系统异常。在这种疾病中，肝脏铜排泄不足以导致铜在肝脏、脑、肾脏和角膜中蓄积。多年来，根据一些有限的数据，Wilson 病在大多数人群中，估计的患病率约为 1/30 000，然而，很明显的是，等位基因的频率可能大于该估计值所暗示的频率[2]。而且，肝豆状核变性可能表现出不完全外显率，从而使确定等位基因的频率本身变得困难。

一、铜代谢

饮食中的铜在近端小肠被吸收。铜与白蛋白、组氨酸和 α_2-巨球蛋白松散结合，分布于多种组织中。门静脉血流将大多数铜导向肝脏。影响结缔组织和弹性蛋白交联（赖氨酸氧化酶）、自由基清除（超氧化物歧化酶）、电子转移（细胞色素氧化酶）、色素生成（酪氨酸酶）和神经传递（多巴胺 β-单加氧酶）的必需酶需要的微量铜。铜是细胞色素 c 氧化酶的关键成分，细胞色素 c 氧化酶是线粒体中电子传输链的复合体Ⅳ。分子铜在细胞内从不游离。肝细胞和其他细胞中的铜与金属伴侣蛋白结合（金属伴侣蛋白是一种低分子量的蛋白，可将铜特异性地转运至靶分子）。金属硫蛋白和谷胱甘肽也与细胞内铜结合。

在肝脏中，铜被掺入血浆铜蓝蛋白中产生铜蓝蛋白（也称为全铜蓝蛋白）。血浆中超过 90% 的铜是铜蓝蛋白的组成部分，铜蓝蛋白是一种 α_2-糖蛋白，含有 6 个铜分子，分子量为 132kD。通过免疫化学或酶学技术测量的成人血清铜蓝蛋白的正常浓度为 200~400mg/L，从出生时的极低水平升至生命最初几年的 300~500mg/L，然后恢复稳定到成人水平。由于铜蓝蛋白是一种急性期反应物，它的水平会因炎症（包括炎症性肝病）、妊娠和使用外源性雌激素而升高。大多数摄入的铜通过胆汁排泄，极小部分通过尿液排泄。当肠或肝细胞中铜超载时，金属硫蛋白（一类富含半胱氨酸的低分子量蛋白质）被诱导并以无毒形式螯合铜。铜在体内和肝细胞中正常的转运途径如图 76.1 和图 76.2 所示。

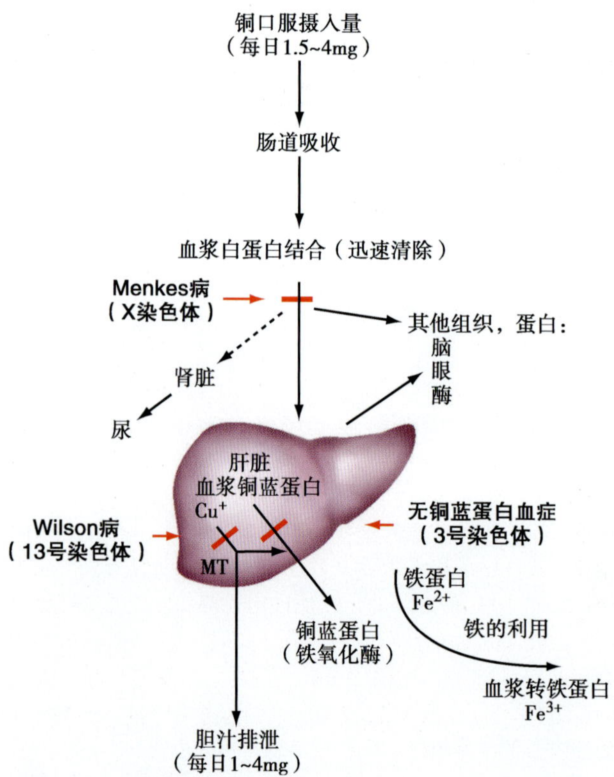

图 76.1　铜离子转运途径和铜代谢遗传病中受影响步骤的简化概述。MT，金属硫蛋白。（Modified from Cox DW. Genes of the copper pathway. Am J Hum Genet 1995;56:828-34.）

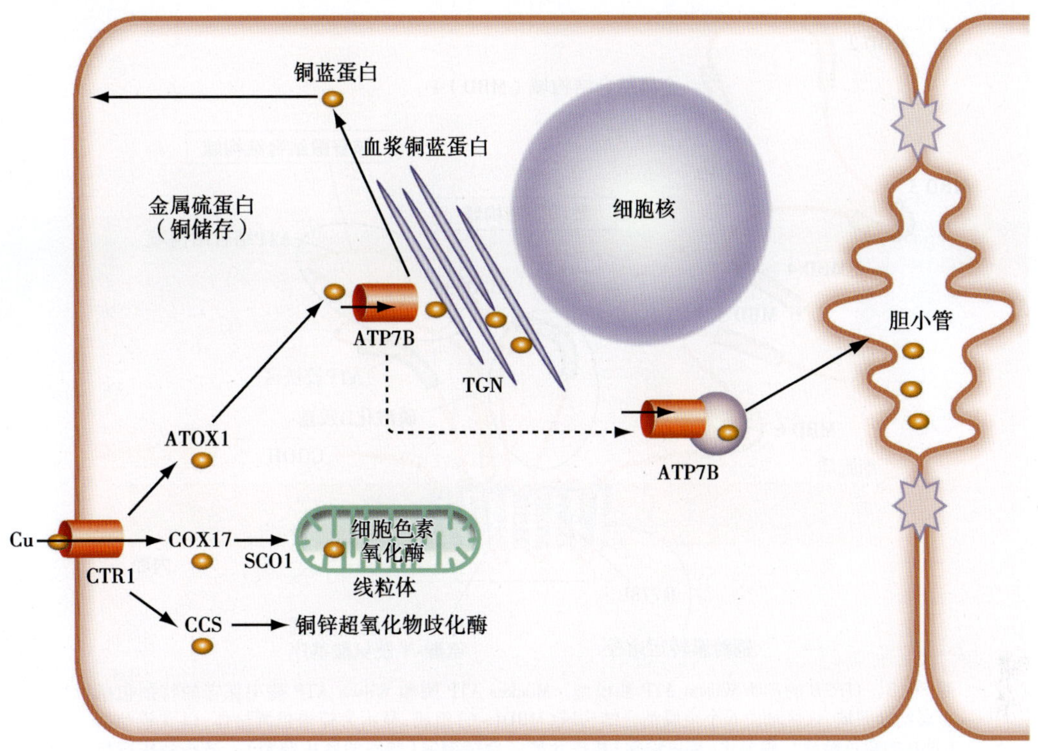

图 76.2　显示铜转运途径中主要蛋白质的肝细胞模型。低分子量金属伴侣蛋白[ATOX1(抗氧化剂 1 铜伴侣蛋白)、COX17(细胞色素 c 氧化酶 17)和 CCS(超氧化物歧化酶铜伴侣蛋白)]将铜(Cu)传递至特定靶蛋白(分别为 ATP7B、细胞色素氧化酶和超氧化物歧化酶)。SCO1(细胞色素氧化酶缺陷同源物 1)通过线粒体膜转运铜。ATP7B(显示为通道)从反式高尔基体网络(TGN)转运至细胞质囊泡,将铜转运至胆小管。CTR1,铜转运蛋白 1

二、分子发病机制

随着 Menkes 病(也称卷发综合征)相关基因和肝豆状核变性(Wilson 病)相关基因的鉴定,我们对 Wilson 病发病机制的认识迅速增加。通过对 1 例受累女性患者利用染色体断裂点克隆的 Menkes 病异常基因(*ATP7A*),发现与细菌铜抗性基因有关。通过连锁分析、染色体 13q14 相关区域的物理定位以及识别其与 Menkes 病基因的广泛同源性相结合,完成了突变导致肝豆状核变性(*ATP7B*)的基因的克隆[3,4]。*ATP7B* 基因的编码区长度为 4.1 千碱基,信使 RNA 约为 8 千碱基,该基因分布在 80 千碱基以上。该产物 ATP7B(称为 Wilson ATP 酶)是一种膜结合铜转运 P_1 型 ATP 酶,由 1 443 个氨基酸残基组成,分子量为 160kD。结构[3,5,6]在氨基末端"尾部"包括 6 个金属结构域(以前称为"铜结合单元")、一个磷酸酶 P 结构域、一个 ATP 结合 N-结构域和一个致动器 A-结构域、8 个形成孔的跨膜片段,以及部分无序的羧基末端,包括对细胞内运输很重要的三亮氨酸基序(图 76.3)。该基因的所有功能重要区域在细菌和酵母之间都是保守的。*ATP7B* 基因突变导致铜在肝脏中滞留。Long-Evans 肉桂(LEC)大鼠、来源于 LEC 大鼠的 LPP 大鼠和两种版本的毒性乳(tx)小鼠的同源 *ATP7B* 基因都有突变,因此是研究肝豆状核变性机制和治疗的合适模型[7-10]。通过在 Atp7b 中引入突变以排除外显子 2 而开发的敲除小鼠(Atp7b-/-)不能产生 Atp7b——即小鼠版本的 Wilson ATP 酶[11]。已经开发出肝脏中 Atp7b 表达靶向缺失的小鼠[12]。

尽管 *ATP7A* 在许多组织中都有表达,但在肝豆状核变性中异常的基因 *ATP7B* 主要在肝脏和肾脏中表达,在脑、肺和胎盘中表达较少[3]。在肝脏中,Wilson ATP 酶具有 2 种主要的细胞内功能:酶活性铜蓝蛋白的合成和铜的胆汁排泄。它定位于反式高尔基体网络中,并在铜增加的情况下将铜转运到细胞质囊泡。当细胞内铜浓度升高时,在肝细胞顶端(毛细胆管)膜附近发现 Wilson ATP 酶,这与其促进铜通过胆汁排泄的功能一致[13]。显然,Wilson ATP 酶也对周围肝细胞铜浓度具有传感功能。铜和间接的 Wilson ATP 酶在脂质代谢中的作用是一个重要的研究领域[14,15]。

其他蛋白质参与细胞内铜的处置。铜与细胞内金属伴侣蛋白(也称为铜伴侣蛋白)松散结合,被转运至特定的蛋白质,如细胞质中的超氧化物歧化酶和线粒体中的各种含铜蛋白质。金属伴侣蛋白——一种抗氧化剂 1 铜伴侣蛋白(ATOX1)将铜转运至 Wilson ATP 酶。根据最初的报道,Wilson ATP 酶的相互作用组包括:铜代谢结构域蛋白 1 抗体(COMMD1)、谷氧还蛋白、动力蛋白激活蛋白 p62、早幼粒细胞白血病锌指蛋白(PLZF)、丛生蛋白(载脂蛋白 j)和尼曼-匹克蛋白 C1,以及抗氧化剂 1 铜蓝蛋白(ATOX1)。然而,随着高通量测试,相互作用组被证明更加广泛[16]。COMMD1(最初称为 MURR1)是通过对 Bedlington 犬遗传性肝铜中毒的研究而确定的。受累犬表现出临床变异性,从 2~3 岁时的死亡或到不太严重的慢性疾病,再到肝脏高铜水平。通过定位克隆鉴定出所拟定的缺陷犬基因,该基因在一些[17](但不是所有的)受累犬中缺失了一个外显子。尽管 Bedlington 犬铜中毒的遗传机制可能比单纯的 COMMD1 功能障碍更复杂,但 Bedlington 犬的疾病突出了可能与过量铜反应有关的其他基因。研究发现 COMMD1

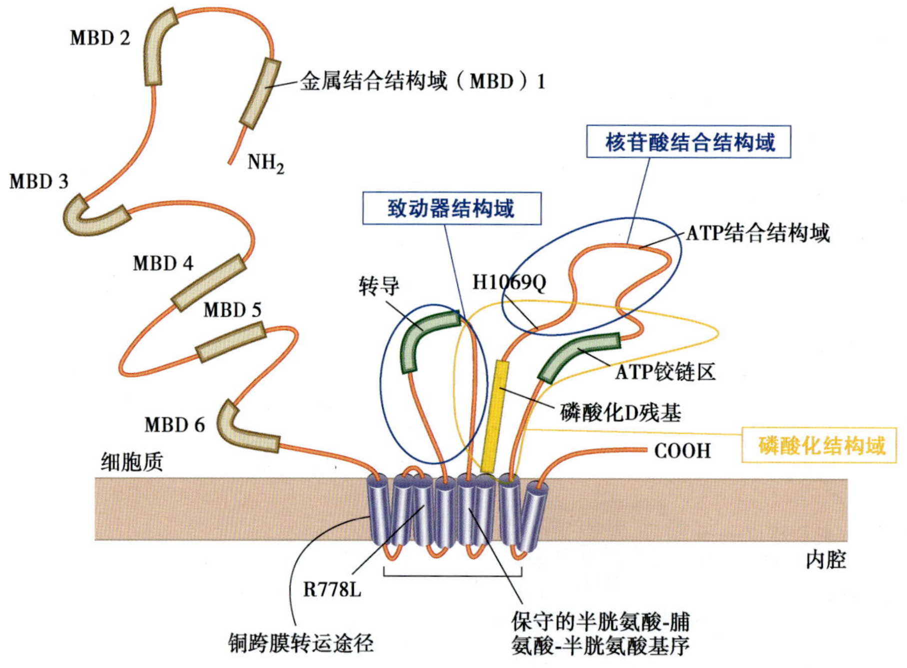

图 76.3 *ATP7B* 的产物 Wilson ATP 酶模型。Menkes ATP 酶和 Wilson ATP 酶中保守的特征包括金属结合区域，该区域由 6 个金属结合结构域（MBD1~6）组成，显示为棕褐色圆柱体，以及致动器（垂直的蓝色椭圆）、磷酸化（黄色轮廓）和核苷酸结合结构域（倾斜的蓝色椭圆）。这些结构域与之前的术语“转导”和“ATP 铰链区”（显示为绿色圆柱体）相比较。铜转运途径显示为跨越膜的 8 个紫色圆柱体。铜是从细胞质进入管腔。许多突变发生在功能重要区域。显示了常见错义突变 H1069Q 和 R778L 的位置。（Model modified Bull PC，Cox DW. Wilson disease and Menkes disease：new handles on heavy-metal transport. Trends Genet 1994；10：246-52.）

与 Wilson ATP 酶的氨基端相互作用，在其囊泡转运中起重要作用，COMMD1 也可能增强 Wilson ATP 酶的蛋白水解。此外，COMMD1 与 X 连锁的细胞凋亡抑制剂相互作用，后者也可以结合铜[18]。

三、病理学

在肝硬化发展之前的早期阶段，肝脏的组织学发现包括：脂肪变性、局灶性坏死、肝细胞中的糖基化细胞核，有时可见凋亡小体。随着肝实质损伤的进展，可能通过小叶坏死的反复发作，汇管区周围发生纤维化。肝硬化通常是大结节性的。

在肝豆状核变性的早期，肝细胞铜主要与金属硫蛋白结合，并弥漫地分布于肝细胞的细胞质中，因此，铜的组织化学染色为阴性。随着疾病的发展，铜含量超过了金属硫蛋白的存储能力，铜沉积在溶酶体中。铜的溶酶体聚集体可以通过铜或铜结合蛋白的特殊染色技术（例如，分别为红氨酸和地衣红染色）来检测。在硬化的肝脏中，一些区域可能根本没有可染色的铜。如果临床表现酷似自身免疫性肝炎（见后文），肝活检标本可能会显示典型的组织学特征，如界面性肝炎。炎症可能很严重。可发现 Mallory-Denk 小体。在出现典型的 Wilsonian 急性肝衰竭（ALF）的患者中（见后文），组织学发现证实了先前存在的肝病，通常为肝硬化，肝实质铜主要位于库普弗细胞而不是肝细胞中。

肝细胞线粒体的变化，是肝豆状核变性的一个重要特征，可通过电子显微镜鉴定[19]。线粒体大小不同，线粒体中致密体的数量可能增加。最显著的变化是由于嵴内膜和外膜分离导致线粒体嵴顶端扩张，嵴间隙增宽，直至出现不规则的囊性。如果只是顶端扩张，嵴类似网球拍。这一发现虽然不完全针对肝豆状核变性，但对诊断有帮助，即使在年轻和受影响最小的患者中也是如此。肝细胞的受累可能不均匀，在一些小叶的某些肝细胞中可能发现异常，而在其他小叶中则未发现异常。线粒体的变化可能是肝细胞中过量铜导致氧化损伤的结果[20]。事实上，由于铜蓄积引起的线粒体损伤似乎是肝豆状核变性发病机制的早期关键组成部分[21]。

四、临床特征

肝豆状核变性的临床表现具有变异性。本病在临床上任何年龄均可出现。肝豆状核变性已在幼儿和 60 岁以上的患者中发现。因此，年龄不再是诊断的标准。然而，大多数患者的年龄在 3~55 岁之间。临床表现可能是慢性或急性（有时是快速进展的）肝病、一种无临床显著肝功能障碍的进行性神经系统疾病、单独的急性溶血或精神疾病。临床变异性使得诊断确认变得困难[22,23]。

（一）肝脏表现

肝豆状核变性的肝脏表现在年轻患者中比在老年患者更常见。肝豆状核变性应被视为是任何儿童都可能发生的，无论是否有症状，伴有肝肿大、血清转氨酶水平持续升高或有脂肪肝的证据。症状可能是模糊和非特异性的，如疲乏、厌食或腹痛。偶有患者表现为类似急性肝炎的自限性临床疾病，伴有不适、厌食、恶心、黄疸、血清转氨酶水平升高和凝血试验结果异常。部分患者有发作性自限性黄疸病史，很可能是由于铜对红细胞膜的直接毒性而引起溶血所致。患者可能出现失代偿性慢性肝病伴肝脾肿大、腹水、血清白蛋白水平低和凝血试验持续异常。罕见患者有孤立性脾肿大而无肝肿大。其中很多发现与肝豆状核变性导致的门静脉高压有关，而与代谢紊乱本身无关。

肝豆状核变性可能出现在儿童和年轻人中，其临床肝病与自身免疫性肝炎难以区分（见第 90 章）[24]。与自身免疫性肝炎一样，肝豆状核变性发病可能是急性的，可能出现疲乏、不适、关节病和皮疹，实验室检查结果包括：转氨酶水平升高、血清免疫球蛋白 G（IgG）浓度显著升高，以及可检测到的非特异性自身抗体，如抗核抗体（ANA）和抗平滑抗体（抗肌动肌蛋白）。必须明确排除肝豆状核变性，因为这两种疾病的治疗方法完全不同。通过适当的治疗，表现为自身免疫性肝炎的肝豆状核变性患者，即使存在肝硬化，其长期前景似乎是良好的。

肝豆状核变性可表现为急性肝衰竭（ALF），伴有严重的凝血功能障碍和脑病（见第 95 章）。在一些患者中，脑病最初并不存在，而是在临床表现的几天内发生。ALF 通常具有高度特征性的临床表现，反映了铜过量在疾病机制中的作用。在这种“典型的 Wilson 急性肝衰竭”中，存在急性抗人球蛋白试验（Coombs 试验）阴性的血管内溶血，并可能发生肾功能衰竭。与其他病因的 ALF 相反，Wilson 性肝衰竭在临床明显疾病发作时，通常表现为不成比例的低转氨酶水平（通常远低于 1 500U/L）。血清碱性磷酸酶水平在正常范围内，甚至低于患者年龄段的水平，血清胆红素水平常因溶血而极度升高。在出现典型 Wilson ALF 的成年人中，基于简单生化检查（“美国”单位）的计算有助于做出诊断，特别是碱性磷酸酶与总胆红素水平比值小于 4，AST 与 ALT 水平比值大于 2.2 时[25]。这种情况下，血清铜蓝蛋白水平不能提供诊断信息（见后文）。裂隙灯检查可发现 Kayser-Fleischer 环。尿铜排泄量明显增加。这些患者需要紧急肝移植，因为他们对螯合治疗反应不佳，白蛋白透析和相关的单采治疗技术可作为临时措施，直至可进行肝移植（见下文，以及第 95 和 97 章）[26]。肝豆状核变性的这种表现并不罕见，受影响的患者约占急性肝衰竭移植患者的 3%（见第 95 和 97 章）。

一些肝豆状核变性患者有脂肪肝——单纯的脂肪变性或提示非酒精性脂肪性肝炎（NASH）的组织学特征（见第 87 章）。肝豆状核变性与高度流行的非酒精性脂肪性肝病（NAFLD）的鉴别很关键，但可能存在问题。最简单的诊断方法是测量基础 24 小时尿铜排泄量，在 NAFLD 中尿铜水平较低，而大多数肝豆状核变性患者的尿铜水平>40μg/24h（见后文）[27,28]。这些临床发现得到了 NAFLD 小鼠模型中肝脏铜浓度降低的观察结果的支持[29]。

反复发作的溶血可能易导致胆结石的发生。如果存在肝硬化，可能是另一个诱发因素。患有不明原因的胆石症，特别是胆红素结石的儿童，应进行肝豆状核变性的相关检查。与其他慢性肝病相比，肝豆状核变性很少并发肝细胞癌或胆管癌[30,31]。有报道，一例肝豆状核变性患儿发生肝细胞癌[32]。

在以肝病为主的患者中，常可以发现细微的神经精神受累的证据。情绪障碍（主要是抑郁，但有时是冲动或神经质的行为）、学习表现或笔迹的恶化和笨拙，可以通过仔细的直接提问来识别。轻声细语（发声过弱）是神经系统受累的另一个早期特征。

（二）神经系统表现

肝豆状核变性的神经系统表现往往发生在 20 岁、30 岁或更晚，但有报道见于 6～10 岁的儿童。大多数有神经系统表现的患者都有肝脏受累，尽管通常没有症状。神经系统受累遵循两种主要模式中的一种：运动障碍或强直性肌张力障碍。运动障碍往往发生得更早，包括震颤、协调不良和精细运动控制丧失。痉挛性肌张力障碍通常发生较晚，出现面具样面容、强直、步态障碍和假性延髓受累，如构音障碍、流口水和吞咽困难。罕见情况下，患者表现为周围神经病变或自主神经功能障碍。癫痫发作并不常见，智力并未受损。脑成像对于评估神经型肝豆状核变性是很重要的，在没有明显神经系统症状的情况下，结果可能是异常的。磁共振成像是最敏感的方式[33]。临床评定量表（肝豆状核变性统一评定量表和肝豆状核变性总体评估量表）已在两家不同的中心开发：它们具有不同的重点领域，但对系统评估很有价值[34]。

（三）精神表现

多达 20%的患者可能表现为纯粹的精神症状[35-37]。尽管抑郁症很常见，但这些症状变化很大。有报道称存在恐惧症和强迫行为，还可能出现攻击性或反社会行为。延误诊断是精神病型肝豆状核变性的一个重要问题。

（四）眼部体征

Kayser-Fleischer 环是由于角膜后弹力层中的铜沉积引起的。铜实际上分布在整个角膜中，但液体流动有利于铜在角膜边缘附近蓄积，尤其是在上极和下极，并最终环绕在虹膜周围。只有当虹膜色素沉着较轻，铜沉积较重时，才能在直接检查中看到 Kayser-Fleischer 环。必须进行仔细的裂隙灯检查。在裂隙灯检查中可看到不干扰视力的晶状体内铜沉积（向日葵白内障），并像 Kayser-Fleischer 环一样，在螯合治疗后消失。在 40%～60%的单纯肝脏受累患者和无症状患者中，可能不存在 Kayser-Fleischer 环。大多数肝豆状核变性有神经或精神表现的患者都有 Kayser-Fleischer 环，只有 5%的人没有。Kayser-Fleischer 环对肝豆状核变性没有特异性，偶见于其他类型的慢性肝病患者，通常具有明显的胆汁淤积成分，如 PBC、PSC 或家族性胆汁淤积综合征。在偶然发现 Kayser-Fleischer 环的罕见患者中，应排除肝豆状核变性。

（五）受累的其他系统

肝豆状核变性除神经系统疾病外，还可伴有各种肝外疾病。铜突然释放到血液中可引起自限性溶血性贫血。肾脏疾病，主要是范可尼综合征（Fanconi 综合征）可能是突出的。结果包括镜下血尿、氨基酸尿、磷酸盐尿和尿液酸化缺陷。肾结石也有报道。滑膜铜蓄积可引起关节炎，主要累及大关节。其他肌肉骨骼问题包括骨质疏松症和剥脱性骨软骨炎。主要在印度报道了所谓的骨肌肉表现。肾脏损伤可导致维生素 D 抵抗性佝偻病。骨骼肌中的铜沉积可引起横纹肌溶解症。铜在心脏沉积可导致心肌病或心律失常。肝豆状核变性的猝死归因于心脏受累,但罕见。可能发生内分泌紊乱。甲状旁腺功能减退可归因于铜沉积。闭经和睾丸问题似乎是肝豆状核变性本身造成的,而不是肝硬化。不孕或反复自然流产可能是肝豆状核变性的信号。也可能发生由胰腺中铜沉积引起的胰腺炎。

五、诊断

患有慢性肝病、震颤或肌张力障碍和 Kayser-Fleischer 环的患者在临床上很容易被诊断出来,但这类患者并不常见。诊断性评分系统(Leipzig 评分系统)[38]的评价有限[39,40],然而,它为诊断策略提供了一些指导。临床症状往往是诊断肝豆状核变性的主要先决条件,通过实验室检查可证实。应通过仔细的裂隙灯检查寻找 Kayser-Fleischer 环,必要时重复检查。Kayser-Fleischer 环缺失并不能排除肝豆状核变性的诊断。血清转氨酶水平通常轻度至中度升高。血清 AST 水平可能远高于 ALT 水平,这可能反映了肝细胞线粒体的损伤。

(一)检测项目

表 76.1 总结了肝豆状核变性患者与正常人的生化特征。低铜蓝蛋白浓度的典型特征已被证明不如以前认为的典型,部分原因是肝脏炎症可能足以升高血清铜蓝蛋白水平。此外,非常年幼的儿童血清铜蓝蛋白的正常范围增加。测定铜蓝蛋白的方法可能是肝豆状核变性患者铜蓝蛋白水平正常的最重要原因。大多数实验室使用的免疫学方法可同时测定血浆铜蓝蛋白和全铜蓝蛋白,通常会高估血浆中功能性铜蓝蛋白的真实含量。氧化酶测定法虽然在技术上对进行自动化检测的实验室不太方便,但为诊断提供了一种更可靠的铜蓝蛋白测定方法,因为该测定法可测定具有酶活性、含铜的铜蓝蛋白。该方法可以准确估计非铜蓝蛋白结合铜[41],并提示接受治疗的患者可能存在早期铜缺乏[42]。

表 76.1　正常成人和肝豆状核变性患者的生化参数

	正常成人	肝豆状核变性患者*
血清铜蓝蛋白/(mg/L) /(mg/dL)	200~350 20~35	约 0~200 约 0~20
血清铜/(μg/dL) /(μmol/L)	7~15 11~24	19~64 3~10
基础 24 小时尿铜/(μg/d) /(μmol/d)	≤40 ≤0.6	>40~10 000 >0.6
肝铜/(μg/g 干重)	20~50	>250(可能>70)

*对于所有检测,纯合子和杂合子的结果可能重叠。

血清铜蓝蛋白测定本身并不是肝豆状核变性的充分诊断测试。低血清铜蓝蛋白水平并不是肝豆状核变性所独有的,在其他类型的慢性肝病、肠吸收不良、肾病综合征和营养不良中,铜蓝蛋白的合成可能会减少。此外,在至少 10% 的肝豆状核变性杂合子中发现铜蓝蛋白浓度低于正常水平。然而,令人印象深刻的低铜蓝蛋白浓度(<10mg/dL)强烈提示肝豆状核变性。遗传性铜蓝蛋白血症是一种罕见的常染色体隐性遗传疾病,与脑、视网膜和胰腺中铁蓄积分别引起的神经、视网膜和胰腺变性有关[43]。观察到贫血和血浆铁蛋白水平升高。血浆铜蓝蛋白缺乏症已证实血浆铜蓝蛋白作为铁氧化酶的重要功能,铁氧化酶氧化铁从铁蛋白转运到转铁蛋白。在小鼠模型中,靶向破坏铜蓝蛋白基因证实了铜蓝蛋白在将铁转运出细胞中的关键作用[44]。罕见情况下,肝豆状核变性患者经过数十年严格的螯合治疗,如果铜蓝蛋白氧化酶活性降低至检测不到的水平,就可能类似于遗传性铜蓝蛋白缺乏症患者[45]。有报道肝豆状核变性和突变证实的遗传性血色病同时发生[46,47]。

肝豆状核变性患者的血清铜浓度较低,同时血清铜蓝蛋白水平也较低。非铜蓝蛋白结合铜浓度升高,可通过从总血清铜量中减去与铜蓝蛋白相关的铜量来估计。通过将血清铜蓝蛋白(mg/dL)乘以 3.15(每毫克铜蓝蛋白的铜量,单位 μg)来估计铜蓝蛋白结合铜的量(μg/dL)。在正常人中,非铜蓝蛋白结合铜浓度低于 15μg/dL。在肝豆状核变性中,非铜蓝蛋白结合铜的浓度超过 20μg/dL,在伴血管内溶血的典型肝豆状核变性 ALF 患者中甚至高出 10 倍。这种计算的有用性是有限的,它在很大程度上取决于铜和铜蓝蛋白测量的准确性,它不能作为诊断标准[48]。目前正在开发直接测量非铜蓝蛋白结合铜浓度的方法[49]。已开发了一种相当简单的测试方法来测定血浆隔室中的可交换铜:可交换铜与总铜的百分比,似乎可以提供准确的诊断数据[50,51]。尽管有语言惯例,但实际测定的并不是“游离”铜,因为血浆成分中的铜总是与白蛋白和各种氨基酸松散结合。从概念上讲,重点是这种铜是生物可利用的,称之为“可交换的”铜是其优点。

未治疗的肝豆状核变性患者血清尿酸和磷酸盐浓度可能较低,反映出肾小管功能障碍。尿液分析可显示镜下血尿,如果可能,应定量测定氨基酸尿、磷酸盐尿和蛋白尿。

对基础尿铜排泄的研究,最好是 3 次单独收集 24 小时尿,已被证明对诊断有用。尿铜排泄反映了血浆中非铜蓝蛋白结合铜的浓度。采集必须完全,并测量容量和总肌酐排泄量,在采集过程中防止铜污染至关重要。在绝大多数患者中,基础 24 小时尿铜排泄量升高至少是正常的 2~3 倍,然而,大于 100μg/d(>1.6μmol/d)的常规诊断标准虽然很典型,但不够敏感。对基础 24 小时尿铜排泄量大于 40μg/d(>0.6μmol/d)的患者,需要进一步研究肝豆状核变性[52]。杂合子通常具有正常的基础 24 小时尿铜排泄量,但在某些情况下该值可能处于异常边缘[53]。尽管正常人在给予 d-青霉胺后排泄的铜可高达基线水平的 20 倍,但有症状的肝豆状核变性患者排泄的铜会更多。在给予 d-青霉胺的标准激发试验中,每 24 小时尿铜排泄量≥25μmol(1 600μg)可诊断为肝豆状核变性,然而,该试验对诊断肝豆状核变性和鉴别无症状的受累同胞时缺乏敏感性[54]。

肝组织铜浓度,通常用中子活化分析或原子吸收光谱法测定,可提供重要的诊断信息。肝铜含量大于 250μg/g 肝干重被认为是肝豆状核变性的诊断标准。在大量经基因诊断患者的基础上,已提出肝铜含量高于 70μg/g 肝干重的值作为更好的诊断阈值,尽管失去了一定的特异性[27]。在足够大的样本中,如果肝实质浓度低于 40μg/g 肝干重,被认为是排除肝豆状核变性诊断的有力证据。肝活检样本必须在无外源性铜污染的情况下采集，但一般情况下可使用普通一次性肝活检针。重要的是，提交的样本必须充足，长度至少为1cm。在肝豆状核变性的早期阶段，当铜在肝细胞胞质中弥漫分布时，该测量可清楚地表明肝脏铜过载。而在肝豆状核变性的后期，肝脏铜的测定不太可靠，因为铜在肝脏中的分布不均匀，（见前文）。此外，由于凝血障碍或腹水，在此类患者中进行肝活检可能不安全，可以经颈静脉进行活检，或者可以省略肝铜测量。部分杂合子的肝组织含铜量轻度升高。肝铜浓度升高并非肝豆状核变性所特有的，慢性胆汁淤积或印度儿童肝硬化患者也可能出现肝铜水平升高。具体来说，多药耐药蛋白3（MDR3）缺陷的患者可能因为严重的肝铜潴留而被误诊为肝豆状核变性（见第64章）[55-58]。基因诊断是区分这两种疾病的侵入性最小的方法（见后文）。

（二）方法

鉴于有许多可用的诊断试验方法，需要一种有条不紊的方法。典型的肝豆状核变性患者，无论是否表现出肝脏还是神经系统症状，都可考虑是年龄在6~40岁之间，血清铜蓝蛋白水平低于5mg/dL（<50mg/L）并且有明确的Kayser-Fleischer环的患者。许多患者并不典型，年龄不再是一个有意义的诊断标准。当存在慢性肝病（表现为肝肿大或生化异常）或典型的神经系统症状时，血清铜蓝蛋白水平低（<140mg/L）[59]和基础24小时尿铜排泄量升高（>40μg/d）的组合，高度提示肝豆状核变性。典型的眼部表现完善了临床诊断，但不是必要的。经皮肝活检可用于评估肝损伤的严重程度，并测量肝实质铜浓度，有人认为这是诊断肝豆状核变性的必要条件。然而，对于严重肝功能不全的患者，该手术可能必须延迟。必须适当排除鉴别诊断中的其他临床疾病。最终，分子遗传学分析是唯一令人信服和可靠的诊断程序。

（三）突变分析

自描述原始突变以来，在许多不同人群中检测到超过600种报告的*ATP7B*基因突变。其中许多突变记录在肝豆状核变性疾病突变数据库中，包括参考文献和人群来源[60]。检测突变的常用方法是对基因的选择或所有外显子进行高通量测序，并辅以启动子区测序、仔细检查外显子/内含子边界，以及通过多重连接依赖性探针扩增技术排除大片段缺失。尽管突变的鉴别在技术上很简单，但必须注意检测到的变化引起的疾病，而不是罕见的正常变异，特别是对于单个氨基酸错义突变。由于酵母和哺乳动物铜转运系统之间的相似性，已开发了酵母和细胞试验系统用于变体的功能评估[61-63]。或者可以通过计算机模拟评估由于基因改变引起的Wilson ATP酶蛋白的结构变化。在可用于此目的的各种算法中，SIFT（从耐受中筛选不耐受）评分（预测氨基酸替换是否影响功能）对*ATP7B*及其基因产物最有效[64]。大多数肝豆状变性患者为复合杂合子，每个等位基因上都有不同的*ATP7B*突变。如果存在典型的临床症状和生化特征，并且检测到的一个突变被明确确定为致病突变，则一个突变的鉴定可能足以确认诊断。首选完整的遗传表征。采用目前的分析技术，可在95%以上的受累患者中发现2种突变。

迄今为止发现的*ATP7B*大多数突变为错义突变。整个基因都会发生小的缺失、插入、无义和剪接位点突变。在大约20%的Menkes病患者中发现的大基因缺失，很少发生在肝豆状核变性患者中，Menkes病中*ATP7A*的突变谱与*ATP7B*的突变谱不同[65]。不同种族有不同的特异性突变。35%~75%的欧洲肝豆状核变性患者存在组氨酸1069谷氨酰胺（*H1069Q*）突变，至少处于杂合子状态[66]。该基因的外显子8在欧洲人群中尤其富含突变。精氨酸778亮氨酸（R778L）突变在中国人群中很常见。突变检测在日本和地中海人群中更具挑战性，因为在这些人群中不存在高频率的突变。在具有种族同质性或确定突变谱有限的人群中，检测策略可以识别大多数患者的突变。撒丁岛是一个突出的例子，在那里疾病的发生率为每7 000个活产儿中就有1例[67]，以5′-非翻译区突变为主。在突变数量有限的人群中，使用定制的“Wilson病芯片”[68]可能具有成本效益。有针对性的下一代测序方法也在开发中[69]。

基因诊断对于识别简单杂合子非常重要。临床上正常、只有轻微的疾病迹象或发病年龄较晚的人，可能是只携带一个突变等位基因的杂合子。尚不清楚杂合子是否会发展成临床疾病或需要治疗。目前与*ATP7B*突变可能的不完全外显子的相关数据表明，这种人同样有可能患有非典型肝豆状核变性。因此，正确的基因诊断是至关重要的。

在肝豆状核变性中，确定基因型和表型之间明确的相关性模式的努力，在很大程度上令人失望。然而，可能存在重要的高水平基因型-表型相关性。*ATP7B*突变导致肝豆状核变性ATP酶缺失或完全无功能与严重的（通常是肝脏）疾病相关[70,71]。基因缺失、重复、无义突变和剪接位点突变可能几乎完全阻止基因产物的形成，从而产生严重缺陷。这种截断突变与全铜蓝蛋白产生缺乏和临床疾病早期发病[72]或与经典的肝豆状核变性急性肝衰竭有关[73]。常见的H1069Q突变往往与神经系统疾病和年轻人发病有关[74]。然而，这种突变发生在9岁以下患有肝病的纯合子中已有报道。这个和R778L的位置（见上文）如图76.3所示。许多突变发生在编码金属结合域6、跨膜片段和ATP环的外显子5-10和外显子13-20中[70,75]。

随着有机会通过直接鉴定突变来确认肝豆状核变性的诊断，人们发现肝豆状核变性的症状范围甚至比以前认识到的更广泛。没有一项单独的生化测试可以可靠地识别患者。在某些情况下，即使是所有的测试组合也不足以进行诊断。在有任何临床症状的患者中使用分子测试可能很快会成为常规，并且在*ATP7B*突变相对有限的人群中（如冰岛、撒丁岛、加那利群岛中的大加那利群岛、爱琴海的卡里姆诺斯岛）作为主要诊断干预措施已经是可行的。这些人群也可能适合当地的新生儿筛查项目。还应进行突变分析，以区分无症状患者和杂合子。

（四）一级亲属的诊断

如果在患者身上发现了突变，那么通过直接检测患者身上的突变，可以很容易地在一级亲属（兄弟姐妹、父母和后代）中进行突变分析。如果尚未发现突变，则可以使用基因侧翼的标记进行准确诊断。最有用的遗传标记是在正常人群中表现出广泛变异性的二核苷酸或三核苷酸片段，因此任何一个家族内的父母都会携带这些标记的不同等位基因。这种变异性允许在家族内分离时追踪疾病基因，如图76.4所示。重要的是，信息性标记位于基因的侧面，因为如果仅基因一侧的

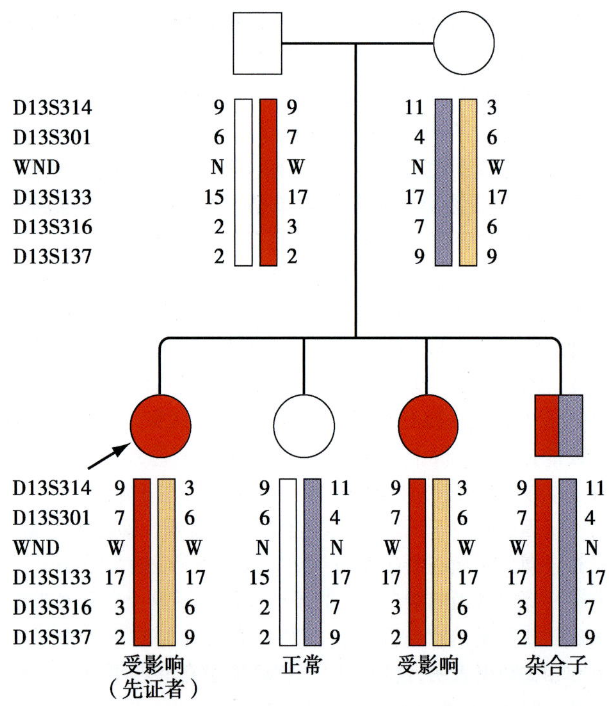

图 76.4 多态 DNA 微卫星标记对确诊的肝豆状核变性患者的兄弟姐妹的诊断应用。DNA 标记以着丝粒到端粒的顺序排列在左侧。3 个标记通常足以得出明确的结果：D13S314、D13S301 和 D13S316。数字代表列出的每个标记的等位基因。先证者（箭头）和被确认为受累的无症状兄弟姐妹显示为实心圆圈。WND，*ATP7B* 的原始（初步）名称

标记具有信息性，并且重组事件发生在基因附近，则可能导致错误诊断。标记或单倍型的组合可靠地表明了家族内的遗传状况。根据标记研究或基因诊断，经过生化检测，偶尔被认为是无症状患者的人，已被证明是杂合子。因此，强烈建议在开始治疗前确认基因型。相反，如果杂合子的临床诊断不确定，基因诊断可以提供大量的有用信息。

在缺乏基因分析的情况下，筛查应包括体格检查、肝脏生化检查、血清铜和铜蓝蛋白测定、基础 24 小时尿铜测定和仔细的裂隙灯检查。6 岁或 6 岁以下似乎未受影响的儿童，应在未来 5 至 10 年内每年复查一次。然而，当患者的 DNA 可用于突变分析时，使用侧翼标记或通过直接突变分析进行基因筛查是识别受影响一级亲属的最可靠方法。对于死亡患者，可使用尸检或活检材料中的组织。

越来越多的数据表明，肝豆状核变性患者的儿童中，肝豆状核变性的发病率高于预期。因此，必须对所有一级亲属进行筛查，而不仅仅是兄弟姐妹。

六、治疗

目前肝豆状核变性的 3 种治疗方法是公认的：d-青霉胺、曲恩汀和锌盐（表 76.2）[76]。与四硫代钼酸盐的螯合治疗仍处于实验阶段，但已接近临床应用（见后文）。通过有效的终生螯合治疗，大多数患者生活正常、健康。早期开始治疗很关键，对于确诊疾病且在无症状时即开始治疗的患者来说，预后是最好的。在婴儿期（<2 岁）常规进行螯合或锌治疗是有利的还是有害的仍不清楚。基因转移治疗的潜在作用尚不确定，然而，已报道了腺病毒相关载体血清型 8 在 Atp7b-/-小鼠中的成功[77,78]。单纯的饮食治疗是无效的，但大多数患者应该从饮食中去除富含铜的食物。这些食物包括内脏、贝类、坚果、巧克力和蘑菇。素食者需要特定的饮食咨询。如果认为患者饮用水中的铜浓度很高，应对水进行分析，并在管道系统中安装除铜装置。

表 76.2 肝豆状核变性的治疗建议

药物	剂量*	疗效监测试验	副作用监测试验
d-青霉胺（+吡哆醇 25mg/d）	初始：1～1.5g/d（成人）或 20mg/kg/d（儿童），分 2 或 3 次给药 维持：0.75～1g/d 根据需要维持尿铜排泄	24 小时尿铜：200～500μg（3～8μmol）/d 作为目标 24 小时尿铜：以 200～500μg（3～8μmol）/d 为目标	CBC；尿液分析；皮肤检查
曲恩汀†	初始：1～1.5g/d，分 2 或 3 次给药‡ 维持：0.75～1.2g/d，分 2 或 3 次给药	与 d-青霉胺相同 与 d-青霉胺相同	CBC；铁检查
锌剂	初始：50mg 元素锌，每日 3 次（成人）§ 维持治疗：根据疗效监测数据调整剂量¶	24 小时尿铜：<75μg（1.2μmol）/d 作为目标 24 小时尿铜：<75μg（1.2μmol）/d 作为目标	血清锌水平 血清 AST 和 ALT 水平

*如果可能的话，所有药物应尽可能在餐前 1 小时或餐后 2 小时服用，但必须调整给药时间，以增强对治疗的持续依从性。

†需要冷藏。

‡儿童曲恩汀的剂量尚未确定（约为 20mg/kg/d），分次给药。

§儿童锌的剂量尚未确定。典型剂量为 25mg 元素锌，每日 3 次，直至达到成年身材（≈50kg 体重），此时成人剂量为 50mg 元素锌，每日 3 次。5 岁以下儿童的剂量尚不明确。还可以对儿童的剂量进行滴定。以达到最佳的 24 小时尿铜排泄。

¶ 24 小时尿铜排泄量反映了全身铜负荷，因此可用于监测锌治疗，即使锌不会引起尿铜症。

d-青霉胺，由 J. M. Walshe 于 1956 年引入，对大多数肝豆状核变性患者有效。青霉胺是一种由 2 个甲基取代的含有巯基的氨基酸半胱氨酸，它大大增加了尿中铜的排泄量，临床上仅使用 d-青霉胺形式。对 LEC 大鼠模型的研究表明，d-青霉胺抑制铜在肝细胞溶酶体中的蓄积，并溶解铜以从这些颗粒中迁移，而不是从细胞质金属硫蛋白中迁移[79]。d-青霉胺除具有螯合作用外，还可抑制胶原交联，并具有一定的免疫抑制特性。在开始使用 d-青霉胺治疗后，以神经系统症状为主的患者的神经系统功能状况可能会恶化[80]，大多数（但并非所有的）患者在继续谨慎使用 d-青霉胺后可以恢复。替代曲恩

汀或锌可降低不良结局的风险，但所有这些药物均有可能导致神经系统功能恶化。从低剂量 d-青霉胺开始，在 2~4 周内缓慢增加剂量，可能有助于避免这种不良反应。一些患者在开始治疗后 7~10 天内出现发热反应伴皮疹和蛋白尿的。尽管 d-青霉胺可与糖皮质激素一起缓慢重启，但最好首选替代螯合剂。

d-青霉胺虽然非常有效，但可引起严重的副作用。累及皮肤的不良反应包括各种类型的皮疹、天疱疮和匐行性穿通性弹性组织变性。甲状腺功能减退已有报道。其他副作用从轻微（味觉丧失、胃肠道不适、关节痛）到严重（蛋白尿、白细胞减少、血小板减少）不等。再生障碍性贫血很少发生，并且在停用 d-青霉胺后并不总是逆转。肾病综合征、肺出血-肾炎综合征（Goodpasture 综合征）、肌无力综合征和类似系统性红斑狼疮（SLE）的系统性疾病均有报道。这些严重的副作用需要立即停用 d-青霉胺并使用不同的螯合剂。d-青霉胺的终身治疗是否无不良后果尚不完全清楚。服用 d-青霉胺治疗 30~40 年的患者可能会出现慢性皮肤变化，弹性组织丧失。尚不清楚抗纤维化作用是否会削弱其他结缔组织。从理论上讲，可能会发生其他微量金属的长期消耗。鉴于这些副作用，d-青霉胺维持治疗应以最低有效剂量进行。

曲恩汀或盐酸三乙烯四胺是 d-青霉胺不耐受患者常用的二线治疗。曲恩汀与 d-青霉胺的化学区别在于缺乏巯基。铜通过与平面环中的 4 个组成氮形成稳定的络合物而被螯合。曲恩汀可增加尿中铜的排泄，并可干扰肠道对铜的吸收。曲恩汀是一种不如 d-青霉胺有效的螯合剂，但这种差异无临床意义。曲恩汀对肝豆状核变性患者几乎没有明显的毒性——除了偶尔引起胃炎和通过螯合膳食铁诱导铁缺乏外。骨髓抑制罕见。d-青霉胺的不良反应在曲恩汀治疗期间可得到缓解且不会复发[81]。开始使用曲恩汀治疗后，神经系统功能恶化的报道很少。曲恩汀高度有效，即使对晚期肝纤维化患者或作为儿童的初始治疗也是如此[53]。

口服锌自 20 世纪 70 年代以来，开始在欧洲使用[82]，在北美锌作为一种治疗方式已进行了广泛的研究。其作用机制与螯合剂完全不同。在药理学剂量下，锌干扰胃肠道对铜的吸收，并增加粪便中铜的排泄。假定的作用机制是通过诱导肠道细胞中的金属硫蛋白。金属硫蛋白对铜的亲和力大于对锌的亲和力，并且优先结合来自肠道内容物中的铜。一旦结合，铜就不会被吸收，而是在正常周转过程中随着肠上皮细胞脱落而在粪便中丢失。锌可干扰脂质过氧化，并提高谷胱甘肽的可用性。

锌剂治疗的问题包括胃炎，这是一种常见的副作用，以及剂量的不确定性。使用硫酸锌以外的锌盐可以最大限度地减少胃炎，大多数锌盐同样可用于治疗肝豆状核变性。食物会干扰锌的有效性，一些研究者建议，在服用一定剂量的锌之前或之后的 1 小时内不要进食。这种给药方案往往会增加胃炎的严重程度，并且可能对青少年的依从性造成极大困难。另一种方法是不那么严格地避免在进餐时服用锌，并根据尿铜排泄量来滴定剂量。用锌治疗似乎没有其他副作用[83]。罕见患者在开始锌治疗时会立即出现肝豆状核变性恶化。长期研究表明，锌对神经型肝豆状核变性的治疗比对肝型肝豆状核变性的治疗更有效[80,84]。尽管人们对使用锌作为肝型肝豆状核变性的主要治疗方法感兴趣，但锌的首选作用是作为维持治疗。

长期治疗需要定期随访，有时需要密切随访。实验室检查包括全血细胞计数、肾功能检测（包括尿液分析）和肝脏生化检查。通过测量基础 24 小时尿铜排泄量来评估治疗的充分性，口服螯合剂尿铜排泄量应较高（200~500μg/d 或 3~8μmol/d），锌排泄量应较低（30~75μg/d 或 0.5~1.2μmol/d）。24 小时尿液中未检测到铜提示治疗过度。必须特别询问患者的总体健康状况和对药物治疗方案的依从性。使用锌剂治疗，可通过测量 24 小时尿锌排泄量（>2mg/d）或血清锌（>12.5μg/dL）来检查依从性。既往正常的血清转氨酶水平升高可能是不依从性的信号，也是持续肝损伤的证据。诊断为无症状的患者发生不依从的风险可能高于平均风险。

对于表现为失代偿性慢性肝病的患者，即使在缺乏广泛验证的情况下，锌与常规螯合剂（最好是曲恩汀）联合使用已成为一种流行的治疗策略。这两种类型的治疗必须在一天内暂时分散，两种药物给药之间至少间隔 4~5 小时，否则它们可能会相互抵消彼此的作用。这种短期强化诱导方案最适合有严重肝脏或神经系统疾病的患者[85]，目前仍处于半研究性阶段。一些严重肝豆状核变性的患者接受该方案治疗失败，需要紧急肝移植，对此应做好安排。

研究了四硫代钼酸铵治疗严重神经型肝豆状核变性的方法，因为与 d-青霉胺不同，它与早期神经系统功能恶化无关[86]。四硫代钼酸盐干扰肠道对铜的吸收，并以高亲和力与血浆铜结合。与 d-青霉胺不同，在 LEC 大鼠中发现四硫代钼酸盐在低剂量时可清除金属硫蛋白中的铜[87]。在血浆隔室中，四硫代钼酸盐与白蛋白形成高度稳定的三元络合物，有效地捕获铜[88]。铜似乎是通过这些络合物的胆汁排泄排出的。四硫代钼酸铵的问题是化学稳定性不足。一种新配方，四硫代钼酸双胆碱具有极好的稳定性，在药理学上等同于四硫代钼酸铵。二期临床试验表明其对肝豆状核变性有效[89]。尽管认为四硫代钼酸盐是无毒的，但骨髓抑制和肝毒性是值得注意的不良反应。其在治疗肝豆状核变性中的作用尚未确定。需要关于铜和钼酸盐整体处置的更详细信息。这种强效的铜结合药物可引起铜缺乏。

肝豆状核变性的其他潜在治疗方法正在研究中。一种是由甲基弯菌（甲烷氧化菌）产生的肽，这种甲烷肌动蛋白对铜具有高亲和力，并已被证明可逆转 LPP 大鼠的急性肝衰竭[90]。一种不同的方法涉及抑制肝细胞中特定的有丝分裂原活化蛋白激酶途径，以挽救某些错误折叠并捕获在内质网中的突变肝豆状核变性 ATP 酶（例如 H1069Q，R778L）[16]。另一种创新疗法涉及增强肝脏 X 受体在肝细胞中的作用[15]。

抗氧化剂可能有助于防止组织损伤。对铜负荷动物和肝豆状核变性患者的研究表明，铜可以增强组织中自由基的产生，从而可能引起肝脏损伤[91]。根据传闻数据，抗氧化剂 α-生育酚可能是肝功能失代偿患者的有益辅助治疗。

对于患有肝豆状核变性的妊娠患者，必须在整个妊娠期间继续进行治疗。如果在妊娠期间完全停止治疗，可能会发生产后肝功能失代偿。尽管许多妊娠期接受 d-青霉胺治疗的患者都取得了成功，但该药物被正式归类为致畸剂。有报道称，接受 d-青霉胺治疗的患者后代偶尔会出现严重的胶原蛋白缺陷,部分原因可能是长期积极治疗导致的铜缺乏,以及d-青霉胺的致畸作用[92]。接受锌治疗可能不太可能对胎儿发育中的胶原蛋白产生不利影响。除有利的传闻报道外,曲恩汀在妊娠期间的安全性尚不清楚。建议将d-青霉胺或曲恩汀的剂量明智地减少约孕前剂量的25%~50%是可取的,尤其是在预期通过剖宫产分娩的情况下。

七、预后

临床上明显的肝豆状核变性患者如果得到及时诊断并持续治疗,一般预后良好。无症状的一级亲属,根据生化或基因诊断,并在出现任何临床损伤迹象之前接受治疗,通常具有最佳的长期前景。如果治疗持续且耐受性良好,早期肝病患者的预后一般良好。严重的神经系统疾病可能无法通过治疗完全解决。

肝移植在肝豆状核变性中的作用有限(见第95和97章)。肝豆状核变性患者的急性肝衰竭需要肝移植。越来越多的临床报告表明,某种单采(如血浆置换)可以有效地将这些患者与移植连接起来,或在罕见情况下避免需要肝移植[93,94]。对药物治疗无效的严重肝病患者也可进行肝移植。结果是良好的,1年生存率为80%~90%,超过1年的生存率极佳[95,96]。严重的神经系统疾病在肝移植后可能会得到改善,但目前的研究尚无定论[22],因此不推荐肝移植治疗神经型肝豆状核变性。有肝豆状核变性神经或精神表现的患者在肝移植后似乎预后不佳,并且对药物治疗方案的依从性较差[97]。对治疗无效的严重失代偿性肝病患者或急性肝衰竭患者,应保留肝移植。活体供体肝移植,即使移植物来自简单杂合子的家庭成员,也能提供功能良好的移植物[98,99]。如果供体是患者的兄弟或姐妹,应对其进行*ATP7B*基因的突变分析,以排除无症状的肝豆状核变性。

肝豆状核变性患者停止服用螯合治疗(或锌剂)的预后较差。可能出现新的神经系统异常,如构音障碍。已观察到快速进行性肝功能失代偿,平均发生在停止治疗后3年内,最早在治疗停止后8个月内发生。肝损伤通常难以恢复螯合治疗。此类患者需要肝移植。

肝豆状核变性患者的生活质量可能受到药物毒性的影响。传闻观察表明,无限期使用d-青霉胺的患者,可能会在数十年内对胶原蛋白造成损害,但这种风险尚未得到充分评估。使用任何螯合剂都可能导致微量金属缺乏,但这些缺乏是否具有临床意义尚不清楚。如果血清铜蓝蛋白氧化酶活性为零,则可预测铁代谢异常,导致肝脏铁过载和贫血。应鼓励患者保持健康的生活方式,包括避免饮酒和肥胖。

(刘晖 译,刘军 袁农 校)

参考文献

第 77 章　其他遗传性肝脏代谢疾病

James E. Squires, William F. Balistreri 著

章节目录

代谢性肝病在新生儿期可能表现为急性、危及生命的疾病，或在青春期或成年期表现为慢性肝病，并发展为肝衰竭、肝硬化或肝细胞癌。在移植接受者科学登记处 2015 年的一份报告中，美国 13% 的肝移植是由于代谢性肝病引起的并发症而进行的[1]。当仅对儿科人群进行分析时，从 2011 年至 2013 年，大约 22% 的儿童肝移植是针对治疗代谢性或遗传性肝病并发症的[2]。非移植治疗方案的选择，在某些情况下，可能不需要肝移植[3-5]。

一、代谢性肝病的临床特征

代谢性肝病的各种表现特征列于框 77.1。年轻患者的某些代谢性肝病可能与其他疾病相似，如急性感染和中毒。相比之下，老年代谢性肝病患者可出现慢性肝病的症状和体征。由于代谢性疾病可以类似于多种其他疾病，因此需要高怀疑指数。对任何表现为胆汁淤积的婴儿进行评价时，应考虑代谢性肝病。任何进行性神经肌肉疾病、发育迟缓或发育里程碑退化的患者也需要进行评价。对血清转氨酶水平升高和有框 77.1 中一种或多种表现特征的所有年龄段的患者，应立即考虑代谢性肝病。

框 77.1　代谢性肝病的特征

症状	昏迷
	发育迟缓
	生长障碍
	高氨血症症状
	低血糖症状
	神经或运动功能退化
	反复呕吐
	癫痫发作
体征	腹水
	腹胀
	心功能不全
	白内障
	生理缺陷
	肝大
	张力减退
	黄疸
	身材矮小
	脾大
	异常气味
其他异常	酸中毒
	急性肝衰竭
	胆汁淤积
	酮症
	佝偻病

详细的病史往往会提高诊断代谢性肝病的可能性。有血缘关系家族史、多次流产或婴儿早期死亡的可能提示代谢紊乱。患有未确诊肝病、进行性神经或肌肉疾病或未确诊发育迟缓的近亲也应引起怀疑。某些食物的摄入可能与症状的发作有关，如尿素循环缺陷（UCD）、半乳糖血症或果糖血症患者。对特定饮食厌恶的历史可能会有所启示。

框 77.2 中列出了推荐的初始筛选检查。由于代谢性肝病患者通常表现为急性和复发性症状，并且许多此类疾病的特征性实验室检查异常，可能在急性发作期间恢复正常，因此当患者出现症状时应该进行诊断研究。在一些疑难病例中，应在急性疾病期间采集血清和尿液样本，并保存（冷冻）用于最终研究（如果可以的话）。肝活检可能很有价值。除了标准组织学的活检标本外，还应保存一份冷冻标本用于生化评估，并制备一份样本用于后续的电子显微镜研究，以观察亚细胞细胞器，这些细胞器可能在某些代谢性紊乱中表现出特征性变化。分子诊断测试的日益普及，可以对某些疾病进行基因型评估，以补充表型诊断。

框 77.2　代谢性肝病的筛选实验室研究*

血清	氨
	阴离子间隙计算
	胆汁酸
	凝血谱
	电解质
	铁蛋白
	胆红素分级
	γ-谷氨酰转肽酶
	葡萄糖
	乳酸†
	外周血涂片
	丙酮酸†
	尿酸†
尿	胆汁酸
	有机酸
	乳清酸
	还原性物质

*应保存急性发作期间的血清和尿液标本，用于后续研究。
†获得患者是否有酸中毒或神经系统症状。

二、α_1-抗胰蛋白酶缺乏症

α_1-抗胰蛋白酶（α_1-AT）缺乏是以常染色体隐性遗传的方式传播，并导致肺部和肝脏疾病的风险增加。这种缺乏症是世界上最常见的遗传性疾病之一，也是影响肝脏的第二常见代谢性疾病（仅次于遗传性血色病［见第 75 章］）[6]。

（一）病理生理学

作为蛋白酶抑制剂（Pis）丝氨酸蛋白酶抑制剂家族的典型成员，α_1-AT 与血清和组织中丝氨酸蛋白酶结合并促进其降解。最重要的丝氨酸蛋白酶是肺中性粒细胞弹性蛋白酶，其通过形成紧密的 1∶1 α_1-AT 弹性蛋白酶复合物而被 α_1-AT 抑制。因此，α_1-AT 的主要作用是防止肺部中性粒细胞弹性蛋白酶降解细胞外基质。α_1-AT 肺部疾病的发病机制反映了一种功能丧失机制。在表型为 PiZZ 的患者中，血清 α_1-AT 水平降低至正常血清浓度 85~250mg/dL 的 15% 以下。因此，中性粒细胞弹性蛋白酶活性相对不受抑制，从而导致肺气肿。已证明肺中少量异常 α_1-AT Z 聚合物的蓄积可促进炎症，并导致间质性肺病[7,8]。

等位基因 α_1-AT 突变变体产生 Pi 基因产物，可通过电泳方法与正常产物区分开来，将正常等位基因表示命名为 PiM。PiZ 变体产生突变的 α_1-AT Z 蛋白，由于 α_1-AT（*SERPINA1*）基因 342 位突变，该蛋白含有用赖氨酸残基取代谷氨酰胺的单个氨基酸。PiZ 等位基因的纯合性是 α_1-AT 缺乏症最常见和最典型的病理形式，能够导致肝脏和肺部疾病。已经描述了大约 125 种天然存在的 α_1-AT 变体。尽管这些变体中的大多数要么没有临床意义，要么极为罕见，但据报道，一些变体——［PiS（Iiyama）、PiM（Duarte）和 PiM（Malton）］——与肝损伤甚至肝硬化有关[7,9]。证实肝脏异常的其他变异包括 PiP（Brescia）、PiM（Wurzburg）、PiKing 和 PiS 等位基因，通常具有复合杂合性[7,9,10]。

在正常情况下，α_1-AT 在肝细胞的粗面内质网（ER）中产生，并通过高尔基体靶向分泌途径。突变 α_1-AT Z 蛋白的结构错误折叠和聚合导致其在肝细胞内质网中的异常滞留，从而导致肝硬化功能获得缺陷。已经提出了 α_1-AT 缺乏症中肝损伤的几种机制。

蛋白质不能正确地离开内质网会导致许多疾病。当发生错误折叠时，通常会发生几种生理反应。未折叠或错误折叠的蛋白质通过内质网相关降解（ERAD）被标记降解，其中分子伴侣和相关因子识别并靶向底物进行逆转录易位至细胞质，在细胞质中它们被泛素-蛋白酶体机制降解。如果发生错误折叠蛋白的持续积累，通常会触发一种互补的内质网质量控制机制——即未折叠蛋白反应[9,11]。自噬是减少异常蛋白聚集引起的内质网应激的第三种途径。如果 ERAD 的效率受损，就会发生自噬介导的破坏，即部分内质网以及蛋白质聚集体被称为自噬体的双膜结构吞噬，并被递送至溶酶体进行降解[12]。事实上，这些途径中的每一种都在机制上与 α_1-AT 相关肝病的发生有关。研究表明，异常 Z 型蛋白与其 ERAD 相关分子伴侣钙结合蛋白之间的相互作用受损，从而导致聚合物保留在内质网中[13,14]。此外，据报道，ERAD 缺陷与其他错误折叠蛋白变体（如 HFE 变体 H63D）可增加 α_1-AT 缺陷中肝损伤的风险[11]。其他研究表明，内质网中的 PiZ 聚合物与正常的未折叠蛋白反应激活无关[11,15]，而是与导致白细胞介素-6 和白细胞介素-8 促炎性释放的次级内质网超负荷反应途径有关，被认为有助于 α_1-AT 缺乏时肝损伤的发生[16]。自噬是通过 PiZ 在细胞内积累而被激活的。在 α_1-AT 缺陷的秀丽隐杆线虫模型中，使用自噬增强剂药物已被证明可减轻错误折叠的 PiZ 聚合物的积累和蛋白毒性[17-19]。

（二）临床特征

尽管经典的 α_1-AT 缺陷等位基因 PiZ 在北欧血统的人群中的患病率最高，但世界各地的许多种族亚群都受到影响，数以百万计的人具有缺陷等位基因组合（即 PiSS、PiSZ 或 PiZZ）[20-22]。在美国，PiZZ 和 PiSZ 缺陷等位基因组合的总体患病率分别约为 1/4 126 和 1/1 018[20,21]。越来越多的证据表

明，成人杂合子 α_1-AT 缺陷状态可能导致肝硬化、慢性肝衰竭和肝细胞癌的发生。此外，杂合性可能会加重成人肥胖和酗酒引起的慢性肝病，以及儿童胆汁淤积性肝病[23,24]。

在 Sveger 报道的迄今为止最公正的 α_1-AT 缺乏症流行病学研究中[25]，对 25 200 000 例瑞典婴儿进行了 α_1-AT 缺乏症筛查，发现 184 例婴儿具有异常等位基因形式的 α_1-AT（127 例 PiZZ、2 例 PiZnull、54 例 PiSZ 和 1 例 PiSnull），6 例婴儿（5 例 pizz 和 1 例 PiSZ）在儿童早期死亡，但只有 2 例死于肝硬化。约 10% 的 α_1-AT 缺陷（PiZZ）新生儿表现为胆汁淤积，多达 50% 的新生儿在 3 个月大时血清转氨酶水平持续升高，大多数是临床无症状的[25,26]。具有无效 α_1-AT 表型的患者不会发生肝病，而所有患者都会发生早发性肺气肿[27]。然而，使用秀丽隐杆线虫模型的研究已经证明了无效变体的促毒性作用。研究者得出结论，由于无效变体的降解机制与 PiZ 聚合物的降解机制不同，蛋白毒性机制也可能不同[28]。

经典形式的 α_1-AT（PiZZ）缺乏症患者的肝病严重程度存在很大差异，而且对受累患者易患严重、渐进性肝功能下降的因素知之甚少[29]。即使是发生肝硬化的儿童，其进展为终末期肝病（ESLD）也可能有高度的可变性[30]。此外，患有 PiZZ 的兄弟姐妹有不同程度的肝脏受累，在 Hinds 及其同事报道的一项研究中，7 例需要肝移植的 PiZZ 相关 α_1-AT 缺乏症的儿童中，有 5 例患有 pizz 的兄弟姐妹缺乏持续性肝脏受累[31]。因此，在确定 α_1-AT 缺乏症肝脏疾病的严重程度时，必须考虑其他因素[32]。内质网甘露糖苷酶 Ⅰ 和分拣蛋白（sortilin）已被确定为可能的遗传修饰候选物，有助于 PiZZ 纯合子肝脏疾病的发展[33,34]。

Sveger 最初研究[25]中的 150 例 α_1-AT 缺乏症患者，随后在 16 岁和 18 岁时接受了评估，没有一例患者的体格检查结果为肝病。在不到 20% 的 PiZZ 表型患者和不到 15% 的 PiSZ 表型患者中发现血清转氨酶或 γ-谷氨酰转肽酶（GGTP）水平升高[26]。到 30 岁时，对同一队列的分析显示，6% 的 PiZZ 患者和 9% 的 PiSZ 患者的血清谷丙转氨酶（ALT）水平略有升高[35]。对 647 例 PiZZ 表型患者的单独分析发现，当使用更严格的正常水平临界值时，49% 的患者转氨酶水平略有升高，这表明存在少量的持续性肝损伤[36]。

尽管在婴儿期和儿童期肝病往往较轻，但 α_1-AT 缺乏症的患者发生肝硬化和肝细胞癌的风险增加。一项针对 57 例患有肺部疾病的 PiZZ 成人的研究显示，63% 的患者通过常规肝脏生化检测和肝脏超声检查发现患有慢性肝病[37]。对美国 3 个大型肝移植数据库的进一步分析显示，在诊断为 α_1-AT 缺乏症的患者进行的肝移植中，绝大多数（77.2%）都是成年人。作者得出的结论是，α_1-AT 缺陷相关肝病主要是一种年龄依赖的退行性疾病，儿科病例代表了具有特别强大但尚未确定的修正因素的异常值[24]。因此，任何表现为非感染性慢性肝炎、肝脾大、肝硬化、门静脉高压或肝细胞癌的患者均应考虑 α_1-AT 缺乏症的诊断。

（三）组织病理学

随着患者年龄的增长，α_1-AT 缺乏症的组织病理学特征发生变化。在婴儿期，肝活检标本可显示胆管缺乏、胆管增生、细胞内胆汁淤积伴或不伴巨细胞转化、轻度炎性改变或脂肪变性，伴有少数特征性的过碘酸-Schiff（过碘酸希夫氏染色）阳性、抗淀粉酶小球[32]。这些由聚合的 α_1-AT Z 蛋白产生的包涵体，在汇管区周围肝细胞中最为突出，也可见于枯否细胞内。也可进行 α_1-AT Z 单克隆抗体的免疫组织化学来验证诊断。随着患者年龄的增长，这些变化可能会完全消失或进展为慢性肝炎或肝硬化。

（四）诊断

α_1-AT 被认为是一种肝脏急性期反应物，其释放可能受到应激、损伤、妊娠或肿瘤形成的刺激。因为这些因素可影响 α_1-AT 的产生，即使在 PiZZ 表型的患者中，α_1-AT 缺乏症的诊断也应基于表型分析，而不仅仅是血清 α_1-AT 水平[38]。肝活检标本虽然没有得到普遍的推荐，但可以证实诊断（图 77.1）。通过对基因组 DNA 的 PCR 分析，可以进行商业测试来检测最常见的突变等位基因。此外，可以快速进行分子遗传学测试、序列分析和缺失/重复分析，以识别常见和罕见的疾病变体[39]。

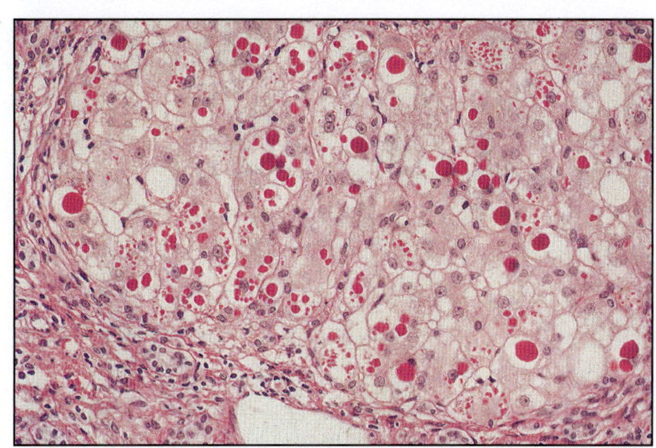

图 77.1 α_1-抗胰蛋白酶缺乏症的肝脏组织学。小球呈现高碘酸希夫氏染色（PAS）强阳性（淀粉酶消化后的 PAS）。（From Burt A, Portmann B, Ferrell L. MacSween's pathology of the liver. 6th ed. Philadelphia：Churchill Livingstone Elsevier；2012.）

加强对 α_1-AT 缺陷检测的一般建议是可用的[40,41]，然而，有针对性的方法已经实现了更高的检测率[42]。应有针对性地对慢性肺病成年人以及肺或肝病受累患者的兄弟姐妹进行筛查，并对筛查确定的 α_1-AT 缺乏症患者提供适当的教育和遗传咨询[32]。

（五）治疗

目前还没有针对 α_1-AT 缺乏症肝脏表现的疾病特异性治疗方法，最初的治疗仍是对症治疗。必要时提供脂溶性维生素补充剂、充足的营养和咨询以避免肥胖、饮酒、吸烟和二手烟的重要性再怎么强调也不为过。随着病理生理学的日益阐明，越来越多的治疗靶点正在被确定[43]。

了解自噬的作用和其他与清除错误折叠蛋白有关的机制，有助于研究评估增强自噬药物（如卡马西平、西罗莫司）的作用[44,45]。以及使用能够传递导致自噬活性增加的转录因子的病毒载体[46]。这些方法已经证明了减少动物细胞内包涵体和纤维化的能力，未来基于人类的研究是必要的[43]。另外，靶向增加错误折叠蛋白产物分泌的途径，也可能被证明是有益的。已证明辛二酰苯胺异羟肟酸能促进上皮细胞系分泌Z蛋白[47]。

RNA干扰分子的使用已经证明能靶向编码Z变体的mRNA,并阻止其产生。已证明该方法可以降低小鼠和非人类灵长类动物中α_1-AT的循环水平[43,48],减少、逆转和预防小鼠中的肝病[48]。单克隆抗体技术已被证明能够实现小分子干预,既有可能阻断异常聚合物的形成(从而减少细胞内错误折叠蛋白的积累),又有可能增加Z蛋白的分泌,从而保留对中性粒细胞弹性蛋白酶的抑制活性[49]。

总的来说,这些方法有可能减少肝细胞错误折叠的α_1-AT变体的蓄积,并改善损伤性刺激。包括使用干细胞技术在内的其他技术,可能与CRISPR(成簇的规则间隔的短回文重复序列)等基因编辑技术相结合,肯定会在未来更好地理解和治疗α_1-AT缺乏症的努力中发挥作用。

α_1-AT缺乏症仍然是进行肝移植治疗的最常见的遗传性肝脏疾病。由于α_1-AT缺乏引起的严重进行性肝病在成年男性中最常见,因此表明肝病损伤的机制与其他年龄依赖性退行性疾病的机制相似,严重的儿科疾病可能受到强效调节剂的影响[24]。肝移植不仅替代了受损的器官,而且纠正了代谢缺陷,从而阻止了系统性疾病的进一步发展。肝移植已被证明是对表型最严重患者的一种高效干预措施,儿童和成人的5年生存率在83%~90%之间[50,51]。尽管缺少关于α_1-AT缺乏引起肝病患者发生肝细胞癌风险的数据,但谨慎的方法是遵循美国肝病研究协会(AASLD)指南进行监测:肝硬化患者每6个月进行一次肝脏超声检查,同时有必要可测定血清甲胎蛋白[52]。

纯化α_1-AT替代治疗是美国食品药品监督管理局(FDA)批准用于治疗α_1-AT缺乏症相关肺部疾病的唯一治疗选择。与未接受治疗的患者相比,接受替代治疗的患者肺组织和功能的下降速度较慢。这种治疗对α_1-AT缺陷相关肝病没有益处。

三、糖原贮积病

已描述了超过12种不同的先天性糖原代谢疾病,但只有3种与严重肝病相关:糖原贮积病(GSD)Ⅰ型、Ⅲ型和Ⅳ型[53]。其他糖原贮积病可能引起肝大或肝脏组织学变化,但一般不会引起具有临床意义的肝脏疾病。在一般人群中,Ⅰ型、Ⅲ型和Ⅳ型糖原贮积病的总体发病率估计在1/50 000至1/100 000之间。

糖原代谢发生在许多组织中,但临床重要的区域是肌肉、肝脏和多形核中性粒细胞。机体利用糖原储存葡萄糖,并作为全身需要葡萄糖时的储备(见第72章)。糖原由排列成线性1,4键的长链葡萄糖分子组成。8%~10%的葡萄糖分子以1,6链连接,形成分支链,这使葡萄糖能够有效储存,同时最大限度地减少对细胞内渗透压的影响。糖原合成的底物葡萄糖-6-磷酸(Glu-6-P)和葡萄糖-1-磷酸来源于几种途径,包括果糖和半乳糖代谢循环,以及糖异生和糖原分解(图77.2)。

(一) Ⅰ型

糖原贮积病Ⅰ型是最常见的先天性糖原代谢缺陷疾病,

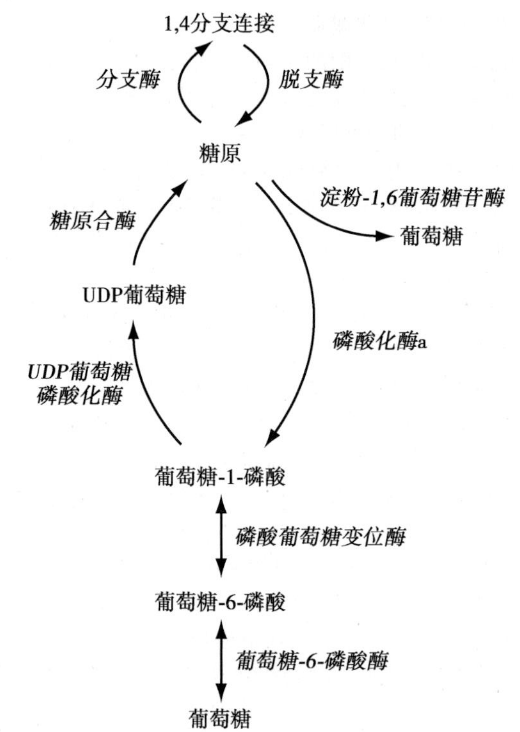

图77.2　糖原合成和糖原分解途径。酶以斜体表示。UDP,二磷酸尿苷

是由于参与葡萄糖-6-磷酸转位酶(由广泛表达的*SLC37A4*基因编码,GSD Ⅰb型)将葡萄糖-6-磷酸从细胞质转运到内质网的双组分酶系统缺失,以及随后通过位于内质网腔侧的葡萄糖-6-磷酸酶(葡萄糖-6-磷酸酶,由*G6PC1*基因编码,GSD Ⅰa型)裂解葡萄糖-6-磷酸。临床和分子遗传学观察揭示了糖原贮积病Ⅰ型、Ⅰa型和Ⅰb型的两种亚型,几乎占了所有病例[54]。两种形式的肝病临床表型相似,然而,GSD Ⅰb型患者通常具有间歇性严重的中性粒细胞减少症和多形核白细胞(中性粒细胞)功能障碍,使其容易反复发生严重的细菌感染和克罗恩样(Crohn)肠道疾病[54]。*G6PC3*基因编码的葡萄糖-6-磷酸酶同工酶的功能丧失,虽然也广泛表达,但导致严重的先天性中性粒细胞减少症4型,这是一种常染色体隐性遗传病[55]。

破坏葡萄糖-6-磷酸酶(Ⅰa型)或葡萄糖-6-磷酸转位酶(Ⅰb型)的功能,会抑制葡萄糖在糖异生、糖原分解和果糖或半乳糖代谢中的使用。这种无法释放储存的葡萄糖的情况,会导致在最后一次口服摄入葡萄糖后90到180分钟内发生低血糖。乳酸和脂肪酸代谢以及糖酵解途径被用作能量来源。

1. 临床特征

大多数GSD Ⅰ型患者在婴儿期出现代谢紊乱的症状,如严重低血糖或代谢性酸中毒引起的嗜睡、癫痫发作或昏迷、肝大引起的腹部突出、肌肉张力减退和精神运动发育延迟[54]。

体征一般包括肝大,脾脏正常大小。疾病长期控制不佳的患者表现为出身材矮小和生长障碍,可能容易发生肥胖。骨龄延迟和青春期后骨密度降低很常见[56]。黄色瘤可在青春期后出现,局限于肘、膝、臀部或鼻中隔,最后可导致鼻出血。GSD Ⅰ型患者易受各种神经损伤的影响,这些损伤可能导致癫痫、听力丧失和神经影像学结果异常,这可能是低血糖反复发作的结果[57]。

还可见到其他代谢和肝外合并症。乳酸水平可以达到正常水平的 4~8 倍,伴随的代谢性酸中毒可表现为肌无力、通气过度、不适、头痛或反复发热。高尿酸血症很常见,可导致痛风、关节炎或进行性肾病。继发于糖原沉积增加引起的肾脏肿大很常见,随着年龄的增长,可能会发展为需要透析和移植的进行性肾脏疾病、高血压及肾衰竭。由于低血糖,患者血清胰高血糖素水平长期升高,胰岛素水平下降。高甘油三酯血症和高胆固醇血症同时存在于 GSD Ⅰa 型和 GSD Ⅰb 型中(但在 GSD Ⅰa 中更为突出),这可能是黄色瘤形成频率较高的原因。在急性代谢失代偿期曾观察到高钙血症。出血功能障碍表现为反复鼻衄、容易淤伤、牙科手术后渗血和月经过多,可见继发于血小板功能受损或获得性血管性血友病[54,58]。

GSD Ⅰb 型患者常有严重的间歇性中性粒细胞减少和中性粒细胞功能障碍以及高血小板计数。克罗恩样炎症性肠病常发生于 GSD Ⅰb 型患者在严重中性粒细胞减少时,患者易发生严重的细菌感染,全身有脓肿形成[59]。在 GSD Ⅰb 型患者中,未发现细菌感染的严重程度或中性粒细胞减少的程度与葡萄糖-6-磷酸转运活性的分子缺陷之间的相关性,这表明其他未知因素,如修饰基因,决定了最终的疾病表型[60]。

2. 肝脏受累

GSDⅠ型的肝大是由于肝脏中糖原储存增加以及大量脂肪浸润所致,后者可能是由于脂质代谢的一系列紊乱所致,包括进入肝脏的游离脂肪酸流量增加[61]。患者血清氨基转移酶水平轻度升高,但一般不会发展为肝硬化或肝衰竭。

肝细胞腺瘤发生于 22%~75% 的患者中,最早见于 3 岁,但最常见见于 20 岁,随着患者年龄的增长,其大小和数量都有增加的趋势(见第 96 章)[62]。在 GSD Ⅰ型的肝细胞腺瘤中,β-catenin 突变的报告率为 28%,但与散发性腺瘤不同的是,未观察到肝细胞核因子-1α 失活,也可能发生炎症型腺瘤[63](见第 96 章)。在极少数情况下,腺瘤可转变为肝细胞癌,遗憾的是,血清甲胎蛋白(AFP)和癌胚抗原水平以及肝脏成像中病变的特征,并不能预测恶变[64]。代谢控制不良是否会增加 GSDⅠa 型患者肝细胞腺瘤形成的风险存在争议[65]。在一些患者中,已证实肝细胞腺瘤在充分营养治疗后消退和消失,但一般而言,病程是不可预测的,尤其是在依从性差的患者中[62]。由于影像学和血清标志物水平在预测该患者人群恶变方面的不可靠性,目前治疗还不能确定切除腺瘤还是肝移植更可取[66]。

3. 诊断

在 GSD Ⅰ型疑似病例中,突变分析是诊断的首选。通常首先进行完整的 G6PC 测序,除非存在中性粒细胞减少症,在这种情况下应进行 SLC37A4 测序[54]。尽管当怀疑 GSD Ⅰ型时不再需要进行肝活检,但可以在快速冷冻的肝组织上分析葡萄糖-6-磷酸酶活性。酶活性缺乏确诊为 GSD Ⅰa 型。靶向突变分析可用于已知家族突变患者的产前诊断和携带者检测,并且在了解特定种族的常见突变时可能有用[54]。可获得包括 *G6PC*、*SLC37A4* 和其他目标基因的多基因组[67]。

4. 治疗

GSDⅠ型是一种多系统疾病,最好由具有多种疾病治疗经验的医疗专业人员组成的团队进行管理。治疗的重点是预防急性代谢紊乱和潜在的长期并发症,使患者获得正常的心理发育和良好的生活质量。一般而言,具有代谢紊乱专业知识的主治医师应根据临床表现与其他专科医生协调患者的治疗,包括代谢营养师、肾脏病学家、遗传学家、内分泌科医生、肝病学家、遗传咨询师、神经科医生和心脏病专家[54]。

已经提出了 GSD Ⅰ型治疗的共识指南[54]。将血糖水平维持在 70mg/dL 或以上,对于实现良好的代谢控制非常重要。血糖水平应保持一致,以避免低血糖和血糖水平波动。对于婴儿和儿童来说,避免禁食超过 3~4 小时是非常重要的,因为经常会发生低血糖及其伴随的并发症。对于年龄较大的儿童和青少年,禁食 5~6 小时可能是安全的。定期血糖监测对制定最佳方案至关重要。通常建议少量多餐,避免使用蔗糖、果糖和半乳糖。对于紧急情况或过夜胃喂养,建议通过鼻胃造口术或手术放置的胃造瘘管建立通路。生的、未煮熟的玉米淀粉常在 6~12 月龄之间纳入管理。给药的一般指南是:幼儿 1.6g/kg 玉米淀粉,每 3~4 小时一次,大龄儿童、青少年和成人 1.7~2.5g/kg 玉米淀粉,每 4~5 小时一次。一些成年人可能只需要在睡前服用一剂玉米淀粉来维持其血糖水平[68]。过夜给予改良玉米淀粉已证明比未煮熟的玉米淀粉能更有效地预防低血糖[69]。由于最佳血糖控制并不总是可能的,而且如果无意中中断了葡萄糖的输注,则发生严重低血糖的风险很高,因此血清乳酸水平应保持在正常水平的上限,因为乳酸是大脑的替代燃料。由于饮食的限制性,需要补充多种维生素、钙和维生素 D。重要的是,治疗不足(导致低血糖)和治疗过度(导致胰岛素抵抗)都可能是有害的[54]。

患者应定期监测肝腺瘤的发生情况,特别是在青春期开始后。尽管良好的代谢控制可能导致腺瘤消退,但仍存在转化为肝细胞癌的风险,尤其是当病灶大小或数量迅速增加或血管分布增加时。应在基线检查时进行腹部超声检查,然后每 12~24 个月进行一次。可考虑采用其他成像模式,如 CT、MRI 或对比增强超声(超声造影)来表征可疑病变。经皮乙醇注射、射频消融和部分肝切除是肝腺瘤的治疗选择(见第 96 章)[54]。应在 GSD Ⅰ型患者中监测肾脏合并症的发生,包括超声评估,以确定肾脏大小和生长情况,以及是否存在肾结石或肾钙质沉着症。应定期评估尿液分析、测定尿电解质和肾小球滤过率(GFR)。血管紧张素转换酶抑制剂可用于超滤(持续估计的 GFR>140mL/min/1.73m^2)和发生微量白蛋白血症或蛋白尿时[54]。

出现贫血时应及时调查营养原因、腺瘤、小肠结肠炎和隐性失血。严重贫血应引发对 GSD Ⅰa 型腺瘤和 GSD Ⅰb 型小肠结肠炎的评估。患有 GSD Ⅰb 型中性粒细胞减少症的患者应接受粒细胞集落刺激因子治疗,尤其是在伴有发热、感染或小肠结肠炎的情况下[54]。

在 GSD Ⅰa 型缺陷的小鼠和犬模型中,腺病毒介导的重组葡萄糖-6-磷酸酶的基因替代治疗产生了令人鼓舞的结果,并且可能是未来人类的一种选择[70],然而,腺病毒载体基因组已被证明在载体给药后数周内逐渐丢失[71]。肝移植已在 GSD Ⅰ型患者中成功实施,但缺乏远期疗效[72,73]。肝移植纠正了 GSD Ⅰ型患者的代谢紊乱,并使耐受禁食和追赶生长恢复正常,然而,其他肝外合并症,如肾脏疾病和中性粒细胞减少症仍持续存在并进展[74]。

(二) Ⅲ型

GSD Ⅲ型是由 *AGL* 基因突变引起糖原脱支酶(GDE)缺

乏,并导致极限糊精单位的蓄积,从而限制磷酸化酶随后释放葡萄糖。由于GDE缺乏不会干扰葡萄糖-6-磷酸的代谢,GSD Ⅲ型患者保留了糖异生的有效机制。因此,临床病程比GSD Ⅰ型患者轻,患者可以禁食较长时间,大多数可存活至成年。然而,在婴儿期,GSD Ⅲ型可能与GSD Ⅰ型无法区分。

GDE具有两种独立的催化活性:一种是淀粉-1,6-葡萄糖苷酶,另一种是寡聚-1,4→1,4葡聚糖转移酶。这两种活性在GSDⅢ型的两种主要临床亚型Ⅲa和Ⅲb型中均缺乏。肝脏和肌肉组织中4种主要GDE mRNA亚型的差异表达区分了这两种类型:Ⅲa型影响肝脏和肌肉,占80%的患者,Ⅲb型仅影响肝脏,占15%的患者。已观察到2种GDE活性中的1种发生罕见的孤立损失(即Ⅲc型中的葡萄糖苷酶活性和Ⅲd型中的转移酶活性)[75,76]。

1. 临床特征

GSDⅢ型患者通常表现为低血糖、肝大和生长障碍。肝大是由于糖原沉积增加所致,而不是脂肪浸润。肝脏可能显示纤维间隔,极少导致明显的肝硬化和终末期肝病(ESLD)。血清乳酸和尿酸水平正常,转氨酶水平仅中度升高,直到晚期肝病发生。可能存在高脂血症,但不如GSD Ⅰ型明显。患者对果糖和半乳糖负荷反应正常。

GSDⅢ型患者也可能表现为进行性骨骼肌、心肌和眼球肌肉无力,随着活动和肌肉萎缩而加重[75,77]。未发现肾脏肿大,但可能发生心室肥大或心律失常,建议经常进行心脏评估和监测。肝大和酮症酸中毒性低血糖伴有血清转氨酶和肌酸激酶(代表肌肉损伤)水平升高提示为GSD Ⅲ型。通过靶向单基因检测和多基因组合鉴定致病性AGL变异体可证实诊断。如果基因检测不能确诊,可以直接进行外周血白细胞、肌肉或肝组织的酶学分析[75]。GSD Ⅲ型的合并症很常见,包括58%的心脏并发症、34%的神经肌肉并发症和11%的肝脏并发症[78]。

2. 治疗

有人建议采用高蛋白、低碳水化合物饮食既可使代谢活动正常化,也能确保正常生长、恢复肌肉功能,并最大限度地减少肝大。这种饮食为糖异生提供了充足的底物,同时减少了糖原储存的需要。与GSD Ⅰ型不同,GSD Ⅲ型患者不需要避免果糖和半乳糖,因为这些糖可以用于能量产生。难治性低血糖或持续性肝大的患者,可能需要夜间持续输注或玉米淀粉,就像用于GSD Ⅰ型的一样。肝移植已获得成功,但对于GSD Ⅲ型患者,即使是有肝硬化证据的患者,如果肝脏合成功能保持良好,通常不是必需的。移植后,肝外并发症如心脏和肌肉功能障碍仍持续存在[75,76]。

(三) Ⅳ型

分支酶的缺乏见于GSD Ⅳ型,这是一种罕见的综合征,也称为支链淀粉增多症(支链淀粉病)。糖原和支链淀粉在肝细胞中蓄积,导致肝大、腹胀、发育迟缓,最常见于婴儿期。肝脏疾病的症状在病程后期占主导地位。已观察到几种不同形式的GSD Ⅳ型:一种致死性围产期神经肌肉亚型,在子宫内表现为胎儿无活动能力变形序列、羊水过多和水肿,胎儿死亡通常发生在新生儿期;一种先天性神经肌肉亚型,在新生儿期表现为严重的肌张力减退、呼吸窘迫和扩张型心肌病,通常在婴儿早期死亡;一种典型的(进行性)肝脏亚型,患儿出生时表现正常,但迅速发展为发育停滞,伴有肝大、肝功能障碍、肌张力减退和扩张型心肌病,通常在5岁时死于肝衰竭;一种非进展性肝脏亚型,其中儿童表现出没有进展的肝功能障碍;以及一种罕见的儿童神经肌肉亚型,其临床特征可能要到第二十年才能出现,并且临床过程各不相同[79]。对分支酶基因的基因型-表型分析显示了高度的分子异质性,但没有明确的临床相关性[80,81]。

低血糖相对少见,对果糖和半乳糖激发的反应正常。血清乳酸和丙酮酸水平正常,血清转氨酶水平在肝脏亚型中通常升高。进行性大结节性肝硬化肝细胞中存在大量的高碘酸希夫反应阳性物沉积(支链淀粉)(图77.3)。肝硬化可进展为肝衰竭,罕见情况下也可发展为腺瘤和肝细胞癌[82]。GSD Ⅳ型的诊断可以通过肝组织或成纤维细胞的直接酶分析来进行。分子测试可能揭示*GBE1*基因的突变,其中已知病理变异会导致GSD Ⅳ型。

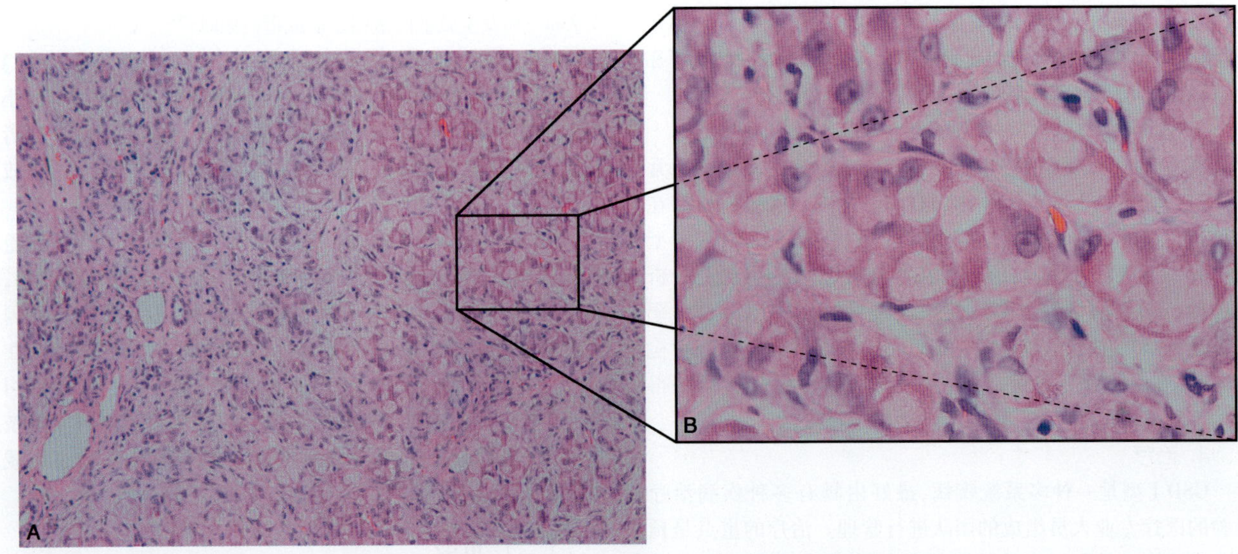

图77.3　糖原贮积病Ⅳ型患者肝活检标本的组织病理学。A,在低倍镜下,可见正常肝小梁结构丧失(H&E,×20)。B,高倍显微照片显示肝细胞内“毛玻璃”样细胞质内含物的蓄积,这一发现是支链淀粉样物质在细胞内异常处理的结果(H&E,×100)

如果疾病未得到治疗，大多数患者在出生后 3 年内死亡。高蛋白和低碳水化合物饮食与生长改善有关，但对肝脏受累影响不大。肝移植可纠正大多数患者的代谢错误和正常生长，然而，在一小部分患者中，已经描述了支链淀粉在心脏（进行性心肌病，导致死亡）和白细胞中的持续沉积[83]。已建立了 GSD Ⅳ型小鼠模型[84]，通过腺病毒介导的治疗实现了疾病的系统性纠正[85]。正在等待人体试验。

四、先天性糖基化障碍

先天性糖基化障碍（CDG）包括合成糖蛋白聚糖部分的酶或影响糖蛋白细胞内转运和功能的大分子中的一组遗传性缺陷[86]。CDG 可分为 4 类：①蛋白质 N-糖基化紊乱；②蛋白质 O-糖基化紊乱；③脂质糖基化紊乱；④其他糖基化途径和多种糖基化途径紊乱[87]。已报道了 130 多种涉及天冬酰胺（N）和丝氨酸/苏氨酸（O）连接蛋白糖基化的 CDG[88,89]。其临床范围广泛，影响每个器官系统。许多此类疾病会导致肝脏、肠道或两者的功能障碍[90]。

蛋白质糖基化是复杂的，涉及多个酶促步骤和亚细胞区室[91]。CDG 患者中碳水化合物基团改变的分泌性糖蛋白包括凝血因子、白蛋白和其他结合蛋白、生长激素、载脂蛋白、胰岛素和甲状腺素结合球蛋白。由于蛋白质糖基化发生在所有细胞中，因此 CDG 患者表现出多系统异常并不奇怪，通常以中枢神经系统异常为主[91]。

一般而言，潜在的糖基化障碍可以用生化生物标志物进行评估。然而，标志物并不能识别遗传缺陷。使用先进的质谱法检测血清转铁蛋白的异常是检测影响 N-糖基化途径的大多数疾病的最佳标志物[92]。

约 22% 的 CDG 患者存在肝功能不全[93]。一般来说，CDG 的肝脏受累较轻，在光学显微镜下通常可观察到肝脏脂肪变性和纤维化，在电子显微镜下可观察到溶酶体液泡称为髓小体，具有同心的电子致密膜以及可变的电子透明度和电子致密物质。罕见的患者可进展为肝硬化和肝衰竭[93]。

一种简化的命名系统使用一个非斜体基因名称；后面标注 CDG。例如，CDG-Ⅰa 是 PMM2-CDG（见下文）[90]。根据血清转铁蛋白（是这组疾病的标记蛋白）的特征性等电聚焦模式，已经确定了蛋白质 N-糖基化二聚体的两个主要组：Ⅰ组和Ⅱ组。Ⅰ组疾病涉及在转移至糖基化靶向蛋白前对脂质连接寡糖的异常加工，包括 3 种最常见和最具特征性的 CDG 类型（Ⅰa、Ⅰb、Ⅰc 型）。这 3 种疾病的共同临床特征为蛋白丢失性肠病、凝血障碍（包括促凝和抗凝两种状态）、进食困难和肝大[90]。据报道，在患有影响内质网中蛋白质 N-糖基化的遗传性疾病患者中，常染色体隐性疾病不同亚型的肝脏症状与多囊性肝病的肝脏症状重叠（见第 96 章）[94]。

CDG Ⅰa 型（PMM2-CDG）是由磷酸甘露糖突变酶（PMM）缺陷引起的，PMM 是一种将甘露糖-6-磷酸转化为甘露糖-1-磷酸的酶（图 77.4）。在 *PMM2* 基因中发现了多种不同的突变，大多数患者是突变的复合杂合子，这些突变可能保留了一些残留的 PMM 酶活性，因此认为 PMM 活性的完全丧失与生命不相容。靶向破坏小鼠体内的 *Pmm2* 基因会导致早期胚胎死亡[95]。PMM2-CDG 患者通常有严重的神经系统异常、畸形

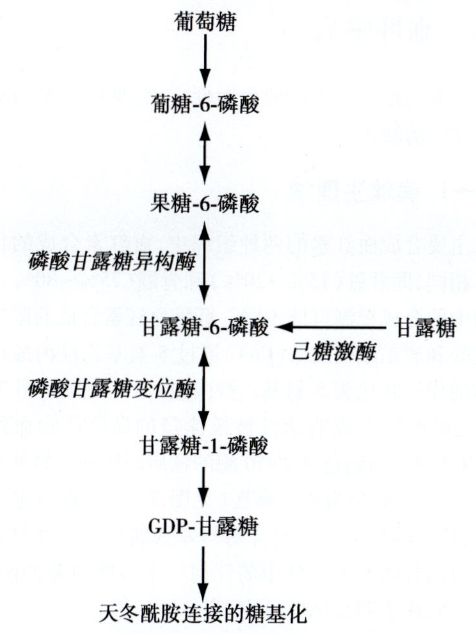

图 77.4　甘露糖代谢途径。酶以斜体表示。GDP，二磷酸鸟苷

（乳头内陷、脂肪分布异常和内斜视）以及先天性肝纤维化和脂肪变性[96]。

CDG Ⅰb 型（MPI-CDG）患者存在磷酸甘露糖异构酶缺陷，该异构酶可将果糖-6-磷酸转化为甘露糖-6-磷酸（见图 77.4）。除了顽固性腹泻、蛋白丢失性肠病、先天性肝纤维化外，还报告了高胰岛素性低血糖和周期性呕吐的反复发作[97]。通常不存在神经系统症状，与 CDG Ⅰa 型相比，畸形特征更不常见。许多 CDG Ⅰb 型患者已通过膳食甘露糖得到有效治疗，使 CDG Ⅰb 型成为唯一可特异性治疗的 CDG，尽管临床症状有所改善，但仍可能发展为肝纤维化[98]。已证明肝移植对少数临床完全康复的患者有益[99]。

在 CDG Ⅰc 型（ALG6-CDG）患者中观察到一过性肝大，但没有先天性肝纤维化，此外，CDG Ⅰc 型的临床特征与 CDG Ⅰa 型相似，但比 CDG Ⅰa 型轻[90]。CDG Ⅰh 型（ALG8-CDG）患者也可表现为蛋白丢失性肠病伴慢性腹泻、肝纤维化和不同程度的肝功能不全[90]。研究发现，CDG 病例未分型的患儿有孤立的隐源性慢性肝病、轻度凝血功能障碍，以及肝活检标本有轻度汇管区纤维化和局灶性脂肪变性[100]。

Ⅱ组 CDG 涉及影响 N-连接糖蛋白加工的缺陷[90]。大多数类型是由参与蛋白结合寡糖修剪和随后添加末端糖的酶缺陷所致。患者有明显的畸形特征和严重的发育迟缓。两名患有肝脾大、进行性黄疸、严重癫痫、反复感染和心力衰竭的婴儿，已被证明在保守的寡聚高尔基复合体的一个亚基中存在突变，从而导致糖基化蛋白细胞内转运中断。在复发性感染、慢性腹泻、进行性肝硬化以及肝脏排泄和合成功能正常的婴儿中，报告了另一种伴有肝脏受累的 CDG Ⅱ型疾病[101]。

任何患有不明原因的先天性肝纤维化、蛋白丢失性肠病或有促凝倾向的患者都应进行 CDG 评估。最初筛查是用等电聚焦的血清转铁蛋白水平，然后在成纤维细胞、白细胞或肝组织中进行验证性酶分析[90]。如果确诊为 CDG Ⅰb 型，则应开始口服甘露糖治疗。

五、血卟啉病

血卟啉病是一组不同的代谢性疾病，是由于参与血红素合成途径的酶缺乏。

（一）病理生理学

在主要合成血红素的两种组织中，血红素合成的代谢途径基本相同，即肝脏（15%～20%）和骨髓（75%～80%），但这些组织中的合成控制可能不同。肝脏血红素合成的限速步骤从甘氨酸和琥珀酰辅酶A（CoA）通过5-氨基乙酰丙酸（ALA）合成酶的作用转化为5-氨基乙酰丙酸（ALA）开始（图77.5）。5-氨基乙酰丙酸合成酶活性被该途径的最终产物血红素降低，并因诱导肝细胞色素P450酶的物质而增加。另外6个酶促步骤将ALA转化为原卟啉Ⅸ（见图77.5）。在该途径的最后一步，原卟啉Ⅸ通过铁螯合酶与亚铁偶联生成血红素。血红素合成途径的8个步骤中的任何一个步骤引起的酶缺乏，均可导致临床上明显的卟啉病[102]。

卟啉病通常根据临床特征分为两大类：急性卟啉病和皮肤卟啉病。急性卟啉病，是由于肝脏产生过量的卟啉前体，以严重的、可能危及生命的神经系统症状为特征。皮肤卟啉病，是由于光敏卟啉的过量产生，通常很少或没有神经系统症状，而是引起各种严重的皮肤损伤（表77.1）。其中5种卟啉病的主要表达部位是肝脏，另外2种同时累及肝脏和骨髓，只有1种仅累及骨髓[102]。

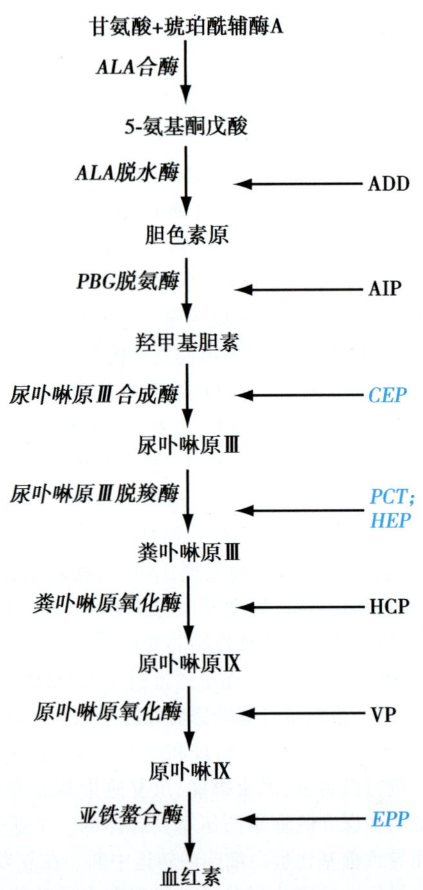

图77.5　血红素合成途径。注意到酶缺乏在各种形式卟啉病中的位置。在图中左侧，酶以斜体显示。在图中右侧的皮肤卟啉病的缩写用斜体和蓝色显示，急性卟啉病的缩写用罗马字体显示。ADD，5-氨基乙酰丙酸（ALA）脱水酶缺乏症；AIP，急性间歇性卟啉病；CEP，先天性红细胞生成性卟啉病；EPP，红细胞生成性原卟啉病；HCP，遗传性粪卟啉病；HEP，肝红细胞生成性卟啉病；PCT，迟发性皮肤卟啉病；VP，杂色卟啉病（混合性卟啉病）

（二）急性卟啉病

4种急性卟啉病的急性神经内脏发作的症状和体征差异很大。90%以上的患者出现腹痛，随后约80%的患者出现心动过速和深色尿液。神经精神特征包括歇斯底里、抑郁、精神病、意识错乱、幻觉、癫痫发作和昏迷，尽管很少有证据表明会发生慢性精神疾病。无法集中注意力可能是最初的主诉[103]。其他特征为便秘、四肢疼痛、感觉异常、恶心、呕吐、尿潴留、高血压、外周感觉缺陷（通常呈"沐浴躯干"分布）以及导致上行性麻痹或四肢瘫痪虚弱无力。这些神经系统发作似乎与ALA和卟胆原（PBG）的过量生成有关，从而导致这些神经毒性产物的血清和组织水平升高。

急性发作在女性中的发生率是男性的5倍，可能是由多种因素引起的，包括最常见的药物、饮酒和吸烟[104]。其他刺激因素包括禁食、感染和妊娠，一些女性在月经周期的黄体期报告了更严重的问题。该病65%～80%的患者具有临床潜伏性。

ALA脱水酶缺乏症（δ-氨基-γ-酮戊酸脱水酶缺陷型）是一种罕见的常染色体隐性遗传综合征，其酶活性低于3%。无症状携带者的酶活性为正常水平的50%。受累患者有严重的、复发性神经系统症状发作，可能危及生命。它们在尿液中排出大量的ALA。据报道，肝移植可使一名ALA脱水酶缺乏症患者的症状完全缓解[105]。

其余3种急性卟啉病——急性间歇性卟啉病（AIP）、遗传性粪卟啉病（HCP）和变异性卟啉病（VP）——分别由PBG脱氨酶（卟胆原脱氨酶）、粪卟啉原氧化酶和原卟啉原氧化酶部分缺乏所致。所有3种疾病均以常染色体显性方式遗传，表达多变。AIP是最常见的，在西方人群中的突变率约为每2 000人中有一例携带者，主要表现为自主神经系统的紊乱或精神疾病[102,106]。VP在南非比其他地方更常见。尽管HCP和VP引起的神经系统症状与AIP相似，但皮肤损伤也发生在HCP中，并在VP中占主导地位[107]。

（三）皮肤卟啉病

皮肤卟啉病与急性卟啉病的不同之处在于，受累患者很少或没有神经系统症状。在这些疾病中，过量的卟啉或卟啉原沉积在真皮浅层的毛细血管壁中，这些光反应性（光敏性）化合物会导致组织损伤，表现为暴露于光或过度机械操作区域的皮肤小泡和大疱。瘢痕、感染、色素变化和多毛症可随之而来，甚至导致严重的致残。

迟发性皮肤卟啉病（PCT）是卟啉病中最常见的一种，通常涉及尿卟啉原Ⅲ脱羧酶活性降低80%。患者通常在40岁以后出现。PCT有两种类型。Ⅰ型PCT影响80%的患者，是一种散发（获得性）形式，其中酶缺乏仅限于肝脏。Ⅱ型，影响其他20%的患者，具有家族性，以常染色体显性方式遗传，有不完全的遗传倾向，在所有组织中均有酶缺乏[108]。在Ⅱ型

表 77.1　卟啉病

急性卟啉病	酶缺陷	遗传方式	临床表现	表达部位	尿液和/或粪便中检出的物质
急性间歇性卟啉病	PBG 脱氨酶	常染色体显性	神经系统	肝脏	尿:ALA<PBG
ALA 脱水酶缺乏	ALA 脱水酶	常染色体隐性	神经系统	肝脏	尿:ALA
遗传性粪卟啉病	粪卟啉原氧化酶	常染色体显性	神经系统、皮肤	肝脏	尿:ALA>PBG,粪卟啉 粪便:粪卟啉
变异性卟啉病	原卟啉原氧化酶	常染色体显性	神经系统、皮肤	肝脏	尿:ALA>PBG,粪卟啉 粪便:粪卟啉、原卟啉原
皮肤卟啉病					
先天性红细胞生成性卟啉病	尿卟啉原Ⅲ合成酶	常染色体隐性	皮肤	骨髓	尿和粪便:粪卟啉Ⅰ
红细胞生成性原卟啉病	亚铁螯合酶	多样化	皮肤,罕见神经系统	肝脏,骨髓	粪便:原卟啉,粪卟啉
肝红细胞生成性卟啉病	尿卟啉原Ⅲ脱羧酶	常染色体隐性	皮肤	肝脏,骨髓	尿:尿卟啉,7-羧酸卟啉 粪便:异卟啉
迟发性皮肤卟啉病	尿卟啉原Ⅲ脱羧酶	常染色体显性或获得性	皮肤	肝脏	尿:尿卟啉,7-羧酸卟啉 粪便:异卟啉

ALA,5-氨基乙酰丙酸;PBG,卟胆原。

PCT 患者中,只有不到 10% 的患者会出现症状。Ⅰ型 PCT 与高酒精摄入、雌激素治疗以及全身性疾病(包括系统性红斑狼疮、糖尿病、慢性肾脏疾病和 HIV 感染)密切相关。HCV 感染也是 PCT 的已知易感因素。HCV 感染可增加肝细胞的氧化应激,并抑制铁调素的生成,增加肠道对铁的吸收,与美国 50%~70% 的 PCT 病例有关[109]。在Ⅰ型和Ⅱ型 PCT 患者中,引起遗传性血色病的 *HFE* 基因突变的频率增加,这些突变是 PCT 表型临床表达的易感因素(见第 75 章)[110]。铁过载增强了尿卟啉原氧化为尿卟啉原Ⅲ脱羧酶活性抑制剂的尿卟啉原亚甲基,从而解释了氧化应激增加与 PCT 表型暴露的相关性[111]。这种相关性与 PCT 患者肝活检标本的病理学结果一致,其中 80% 患有铁质沉着,15% 患有肝硬化,大多数有铁过载的证据。除了血清转氨酶水平升高外,患者通常没有明显的临床肝病迹象。

肝红细胞生成性卟啉病(HEP)是一种罕见的卟啉病,其发病机制与 PCT 相似。HEP 是由尿卟啉原Ⅲ脱羧酶基因的致病性变体引起的,导致尿卟啉原Ⅲ脱羧酶缺陷,产生的酶活性低于正常酶活性的 10%。皮肤病变类似于 PCT,表现为水疱性皮肤病变、多毛症和瘢痕形成,通常是严重的致残性皮肤病变。该病通常在出生后第一年表现出来。随着患者年龄的增长,皮肤病症状可能会消退,但以非特异性肝炎为特征的肝病却会恶化[112]。

先天性红细胞生成性卟啉病(CEP)是一种罕见的常染色体隐性遗传的卟啉病,由尿卟啉原Ⅲ合成酶缺乏引起,主要累及红细胞生成组织。患者通常在出生后第一年出现水疱和暴露区域的皮肤损伤,并可能出现粉红色尿液和光敏性。随着患者年龄的增长,通常会出现红牙病,这是一种典型的牙齿红色或褐色变色。在临床上,CEP 与 HEP 的区别在于,在某些病例中存在严重的 Coomb 阴性溶血性贫血。脾大常见。CEP 患者 ALA 合成酶 2(*ALAS2*)基因的功能获得性突变表明,*ALAS2* 是 CEP 疾病的修饰基因,通过增加 ALA 产生的通量[113]。

红细胞生成性原卟啉病(EPP)是由血红素合成途径中的最后一步亚铁螯合酶部分缺陷引起的。EPP 是卟啉病的第二常见类型,被认为是常染色体隐性遗传[114,115]。虽然骨髓是过量原卟啉的主要来源,肝脏和其他组织也有不同的分布,但在 EPP 患者中,皮肤是这种光毒性化合物沉积的主要部位。因此,主要的临床表现是敏锐的光敏性,这种光敏性可能在婴儿期出现,可导致广泛的症状谱(如瘙痒、灼热、疼痛)以及皮肤的瘢痕和苔藓样变。囊泡罕见。EPP 患者可有轻度低色素性小细胞性贫血[114]。

在患者的医疗报告中或通过血清转氨酶水平升高确定的临床肝病中,高达 33% 的 EPP 患者报告了这种疾病,其原因是肝内原卟啉进行性蓄积所致[114,116]。肝脏疾病通常发生在 30 岁以后,但在儿童中已有描述。肝脏呈黑色和结节状,伴有肝细胞坏死、汇管区炎症、胆汁淤积以及肝细胞、枯否氏细胞和胆管结构中大量的深棕色色素沉积,在偏振光显微镜下可观察到色素沉积物的双折射现象[117]。在生化方面,可测定红细胞总原卟啉(ePPIX)水平。其水平升高已被证明是疾病严重程度和肝功能不全的重要决定因素。对 ePPIX 水平较高(>2 000μg/dL)的患者,应更密切地监测肝病的证据[114]。

(四) 肝脏受累

卟啉病的肝脏受累是可变的,一般来说,急性卟啉病患者可有血清转氨酶和胆汁酸水平升高,急性发作时还会进一步升高。肝活检标本可显示脂肪变性和铁沉积。尽管这些变化是轻微的,但急性卟啉病患者发展为原发性肝癌的风险增加[118]。

(五) 诊断

卟啉病的诊断方法总结见表 77.1。单独的临床特征通常不足以确定诊断或区分不同形式的卟啉病。对于反复发作的严重腹痛、尿色加深、便秘和神经精神障碍的患者或有典型皮肤病表现的患者，应考虑卟啉病的诊断。为了区分不同的卟啉病，应采集尿液和粪便样本进行卟啉研究，并采集尿液样本进行 ALA 和 PBG 的定量测定。

在 AIP 中，尿液或血浆中 PBG 水平升高是特异性的，在急性发作期间可高达正常上限的 150 倍[102]。HCP 和 VP 患者在尿液中排泄出高水平的 ALA 和 PBG，与 AIP 患者相比，这些患者排泄出的 ALA 比 PGB 多。除了极少数 ALA 脱水酶缺乏症患者外，建议采用"现场"尿液检测尿液 PBG 来诊断急性卟啉病[119]。在 HCP 和 VP 中粪便粪卟啉均增加，而只有 VP 的粪便原卟啉含量也增加。

一旦生化确诊为卟啉病，应进行基因测序[120]。已确定了几种急性卟啉病的许多基因突变，包括 AIP、VP 和 HCP。特定的基因测序可以在特定的生化特征背景下进行，当结果不完整或不确定时，可以使用多基因面板[120]。鉴于高度的遗传异质性，缺乏明确的基因型—表型相关性，以及在 5%～10% 的可用技术家族中未能发现突变，因此不建议将基因检测作为一种通用的筛查工具[108,120]。如果发现了卟啉病的指数病例，则对无症状家庭成员进行筛查，并结合适当的遗传咨询，可能会有所帮助。

（六）治疗

急性卟啉病患者的总体生存率良好。治疗急性卟啉病发作的共识指南是可用的[119,121]。在急性发作期间，建议大量给予液体和葡萄糖（首选含 10% 葡萄糖的 0.45% 生理盐水），并可引起降低琥珀酰辅酶 A（ALA）合成酶活性的"葡萄糖效应"。给予止吐药、镇痛剂和抗癫痫药物（如有指征）[102]。静脉给予高铁血红素（血红素的同源物），是目前唯一针对急性发作的特异性治疗方法。该药的剂量为 3～4mg/kg、每日一次，通常有效，在治疗第 3 天时 PBG 水平显著下降。疼痛和恶心通常会得到缓解，一旦患者停用麻醉性镇痛剂并耐受口服摄入时，即可以出院[102]。值得注意的是，高铁血红素有几个缺点，包括溶液不稳定、配制后需要快速输注、需要使用大静脉或中心导管给药、对血小板功能和凝血产生负面影响，以及肝脏铁蓄积的可能性，从而导致铁过载诱导的损伤[102]。因此，正在开发静脉注射高铁血红素的替代品。病毒载体基因治疗和小干扰 RNA 方法均在研究中。每种方法都在人体中进行了小规模的研究。一项使用病毒基因疗法的初步研究表明，从安全性角度来看，该疗法具有良好的耐受性，但在递送正常的羟甲基胆色烷合成酶基因后，未观察到对 ALA 或 PBG 水平的影响[122]。一项针对 ALA 合成酶 1 的小干扰 RNA 治疗的 1 期研究旨在减少 ALA 的产生，该研究表明，ALA 合成酶 1 的表达在 24 小时内降低，并持续至少 1 个月[102]。未来确定复发性急性发作患者疗效的努力，可能有助于改善这些破坏性疾病患者的临床管理。

对急性肝卟啉病的长期治疗也有建议[120]。应进行基线体格检查，包括完整的皮肤和神经系统评估以及实验室检查。与卟啉病无关的铁缺乏很常见，应在出现时进行治疗，因为它会导致慢性症状[123]。应监测患者是否发生与卟啉病相关的肾病，通常表现为慢性肾小管间质性肾病或局灶性皮质萎缩[124-126]。在卟啉病患者的整体管理中，重要的是识别并随后避免或消除可能引发或加重急性发作的诱发因素。应特别注意已证明对卟啉病患者不安全或存在风险的药物，公开的药物数据库是可利用的。肝移植已成功用于对更传统的治疗方法无反应的严重、难治性疾病患者。由于相关的发病率和死亡率的增加，以及移植物中毒性代谢产物再次蓄积的风险，肝移植应被视为最后的治疗方法[120,127-130]。由于 HCC 的发生率增加，具有反复发作或既往症状的 AIP 患者，应在 50 岁以后每隔 6～12 个月接受一次肝脏影像学监测（见第 96 章）[120]。

急性卟啉病（AP）和晚期肾病患者可耐受肾移植并从中获益。一些同时患有反复发作和终末期肾病的患者接受了肝肾联合移植[131]。

卟啉病的皮肤后遗症最好避免阳光照射。激发卟啉的光波长（410nm）是许多光源所共有的，受卟啉病影响的患者不仅暴露在阳光下，而且暴露在家庭和荧光灯下都有风险。此外，由于这种波长能通过窗户玻璃，患者对室内阳光也很敏感。因此，患者必须使用特殊的防晒乳液，以阻断 400-410nm 范围内的光线。应尽可能减少皮肤创伤，早期治疗皮肤感染可减少瘢痕形成。特殊的屏幕对于防止室内光线可能特别有用。一些患者在手术（包括肝移植）期间发生了严重或致命的内部烧伤，因此必须采取适当的预防措施[102,132]。

PCT 的治疗最初包括去除任何致病因素，从历史上看，治疗方法包括静脉切开术以减少铁过载和肝铁质沉着。这种方法结合限制饮酒、烟草和雌激素，已被证明可以缓解病情[102]。对于不能耐受静脉切开术或对静脉切开术有不良反应的患者，螯合疗法已显示出一定的疗效[133]。氯喹是治疗铁耗竭的替代药物，它在肝细胞内形成复合物，以动员卟啉促进其尿液排泄，但该药物具有潜在的肝毒性，肝硬化或肾功能不全的患者应谨慎使用[134]。氯喹在 *HFE* 基因突变纯合子的 PCT 患者中的疗效各不相同，对于这些患者，静脉切开术应作为一线治疗[102]。重要的是，三分之二的 PCT 患者存在 HCV 合并感染，有报告表明，根除 HCV 可以消除 PCT 的皮肤表现[135]。HEP 的治疗策略与 PCT 相似，但不如 PCT 成功。

据报道，几种治疗干预措施可使 EPP 患者获得不同程度的临床改善，但尚未证实其长期疗效。根据皮肤相关症状与皮肤色素沉着呈负相关的观察结果，已建议使用口服 β-胡萝卜素等药物改善日光耐受性，然而系统性综述发现，没有足够的证据证实其疗效[136]。新型药物如 afamelanotide（阿法美拉诺肽），一种 α-促黑素细胞激素的同源物，可增加真黑色素的生成使皮肤变黑，在 3 期对照研究中显示获益[137,138]。在红细胞生成性原卟啉病（EPP）和终末期肝病（ESLD）患者中进行肝移植，结果不一，因为红细胞生成缺陷持续存在，同种异体移植物仍存在 EPP 相关损伤的风险[139,140]。对在美国接受肝移植的所有 20 例 EPP 患者进行的回顾性综述显示了独特的围手术期并发症，包括 4 例患者的光诱导组织损伤和 6 例患者的神经病变，以及 65% 存活超过 2 个月的患者中复发性 EPP 相关肝病。总体患者和移植物存活率在统计学上与同期在美国移植的所有其他患者相似[141]。在欧洲一项针对 34 例患有 EPP 相关肝病肝移植受者的研究中也报告了类似的结果[140]。因此，考虑到移植物疾病复发的风险较高以及术中内脏器官光动力损伤的额外风险，除急性肝衰竭（ALF）患者外，肝移植必须被视为对症治疗。据报道，在肝移植术后进行造血干细胞移植可以纠正潜在的酶缺陷，在 EPP 诱导的 ESLD 的儿童和成人中均获得成功[142,143]。

六、酪氨酸血症

4 种已知的人类疾病是由氨基酸酪氨酸分解代谢途径中的酶缺陷引起的，尿黑酸尿症和遗传性酪氨酸血症（HT）Ⅰ、Ⅱ和Ⅲ型。尽管所有参与该途径的酶均在于肝脏中发现，但只有 HT-1 会导致进行性肝功能不全。HT-1 以前被称为肝肾酪氨酸血症，也影响其他器官系统，特别是肾脏和周围神经。HT-1 是一种常染色体隐性遗传的疾病，在世界范围内的发病率约为 1/10 万。发病率在北欧较高（1/8 000），加拿大魁北克 Saguenay-Lac-St. Jean 地区的发病率更高（1/1 846），在那里记载了创始人效应[144]。我们对疾病过程病理生理学的了解取得了进展，以及新的治疗选择，例如降解途径早期步骤的抑制剂，极大地改善了受累患者的临床病程。

（一）病理生理学

酪氨酸代谢的途径如图 77.5 所示。酪氨酸血症患者的酶缺陷已在延胡索酰乙酰乙酸水解酶（FAH）中得到确认，FAH 是酪氨酸降解过程的最后一步。在 HT-1 患者中发现了 100 多种 FAH 突变，但 FAH 基因型和 HT-1 表型之间没有明显的相关性[145]。FAH 缺乏导致上游代谢产物延胡索酰乙酰乙酸（FAA）和马来酸乙酰乙酸的蓄积，然后转化为有毒中间体琥珀酰乙酰乙酸（SAA）和琥珀酰丙酮（SA）。已证明 FAA 可耗尽血液和肝脏中的谷胱甘肽，其结果可能是增强 FAA 的致突变潜力。SA 可能通过直接修饰酶活性位点的氨基酸，来抑制肾脏葡萄糖和氨基酸转运以及 ALA 降解为 PBG。SA 还可抑制从 HT-1 患者分离的成纤维细胞中的 DNA 连接酶活性[146]。随着时间的推移，高水平的 FAA 和 SA 对 DNA 完整性和细胞修复机制的联合作用，可能解释了从 HT-1 患者分离的成纤维细胞中染色体断裂增加以及 HCC 风险增加的原因[147]。

（二）临床及病理学特征

HT-1 患者表现为急性肝衰竭或慢性肝病，伴或不伴 HCC。在急性形式的 HT-1 中，患者在出生后的 6 个月内表现出肝病，症状包括与严重的肝脏合成功能障碍相关的症状，如低血糖、腹水、黄疸和凝血障碍，以及厌食、呕吐和易怒。实验室检查显示血清转氨酶、γ-谷氨酰转移酶（GGTP）和胆红素水平升高，凝血因子水平降低。血清酪氨酸、甲硫氨酸和甲胎蛋白水平升高。

尿液分析可显示为磷酸盐尿、葡萄糖尿、高氨基酸尿、肾性酸中毒以及 SA、SAA、ALA 和酚酸排泄增加。急性型 HT-1 在出生后 2 年内具有潜在致死性。在一项多中心研究中，van Spronsen 及其同事发现，77% 的酪氨酸血症患者在 6 个月大之前出现。如果患者在出生至 2 个月大之间出现，1 年和 2 年生存率分别为 38% 和 29%，如果患者在 2～6 个月之间出现，则 1 年和 2 年生存率分别为 74% 和 74%。如果首发症状在 6 个月大以后出现，两个时间间隔的存活率均会上升至 96%。死亡原因通常是反复性出血和肝衰竭，然而，HCC 和神经系统危象导致了一些患者死亡[148]。

慢性 HT-1 型患者的典型症状与急性 HT-1 型患者相似，但较后者轻，血清转氨酶水平以及血浆酪氨酸和甲硫氨酸水平可能在正常范围内。这些患者通常在 1 岁以后出现肝大、佝偻病、肾肿大、高血压、生长迟缓。他们也可能有神经系统问题，并发展为 HCC。急性和慢性肝病的肝脏病理变化各不相同。在急性型中，肝脏可能出现肿大，呈浅色结节状，或萎缩、变硬呈棕褐色。组织学检查可发现小结节性肝硬化、纤维间隔、胆管增生和堵塞、脂肪变性、假性腺泡和结节形成以及巨细胞转化。由于 FAH 基因突变的自发逆转，在 HT-1 患者的肝组织中发现了不同量的 FAH 酶活性。慢性型患者的逆转水平较高，肝脏发育不良的频率较低[148]。在慢性型酪氨酸血症中，肝脏出现肿大、粗糙和结节状。在组织学标本中，可能存在小结节和大结节肝硬化以及脂肪变性、纤维间隔和轻度淋巴浆细胞浸润。胆汁淤积不如急性型 HT-1 明显。可能存在大细胞或小细胞异型增生，反映了癌前病变，由于结节性改变，识别进展为 HCC 可能很困难。血清 AFP 值在 HCC 发生前升高，AFP 的测量对诊断没有帮助。筛查 HCC 需要影像学检查。

在酪氨酸血症患者中，肾脏受累几乎是普遍的。结果包括肾小球滤过率下降、近端肾小管功能障碍、肾肿大、磷酸盐尿（导致佝偻病的发生）、葡萄糖尿和氨基酸尿。毒性代谢物 SA 和 SAA 被认为对肾功能有直接影响。一些患者进展为肾衰竭，需要进行肾移植[149]。三分之一的患者发展为心肌病，最常见的是室间隔肥厚，可通过药物或手术治疗逆转[150]。

神经系统表现可能是老年酪氨酸血症患者最令人担忧的特征，受累患者可能会出现伴有神经危象的卟啉样症状[151]，其他并发症包括神经发育迟缓和注意力缺陷障碍，据报道，尽管早期诊断和治疗，这些疾病仍会发生[152,153]。

（三）诊断

酪氨酸血症的诊断和治疗建议是可用的[154]。在任何患有新生儿肝病或出血素质的儿童，或任何一岁以上患有未确诊的肝病、佝偻病或肝脏肿块的儿童中，均应怀疑酪氨酸血症的诊断。血清酪氨酸、甲硫氨酸、苯丙氨酸和 AFP 水平升高提示诊断。血清和尿液 SA 以及尿液 ALA 水平升高被认为是酪氨酸血症的特异性病症。可以通过淋巴细胞、红细胞、皮肤成纤维细胞或肝组织中 FAH 的测定来确认诊断。分子遗传学方法和靶向突变分析正变得越来越广泛，如果可能的话，建议用于新生儿筛查中检测到 SA 升高的所有病例。

可通过测定羊水中的 SA 水平或测量绒毛膜活检标本中的 FAH 活性进行产前诊断。如果已知家族中的特定基因突变，也可以从绒毛膜活检标本中进行早期基因诊断[155]。改进的新生儿筛查方法除了测量干燥血液标本中的氨基酸水平外，还测量 SA。HT-1 被纳入美国卫生与公众服务部部长推荐的统一筛查小组和美国医学遗传学和基因组学学院的核心条件小组，美国的每个新生儿都应该接受筛查[154,156]。

（四）治疗

1992 年，Lindstedt 及其同事发表了使用除草剂 2-（2-硝基-4-三氟甲基苯甲酰基）-1，3-环己二酮（NTBC）治疗酪氨酸血症的数据[157]。后来,Holme 和 Lindstedt 发表了一项大型长期研究的结果,该研究纳入了 220 例接受该药物治疗长达 7 年的 HT-1 患者[158]。NTBC 被称为尼替西酮(Orfadin),是酪氨酸代谢的初始步骤之一 4-羟基苯丙酮酸双加氧酶的强效抑制剂(图 77.6),据推测,阻断酪氨酸降解为其下游毒性代谢产物(FAA、SA 和 SAA)可以改善肝功能。接受治疗的患者表现出肝脏合成功能改善,表现为凝血酶原时间缩短,血清转氨酶水平降低以及肝实质异质性和影像学结节的减少。此外,血清 AFP 和 ALA 水平降低,肾小管功能障碍得到逆转[159]。因此,接受 NTBC 治疗的患者 AFP 水平升高应引起对患者不坚持治疗或发生 HCC 的关注[160]。

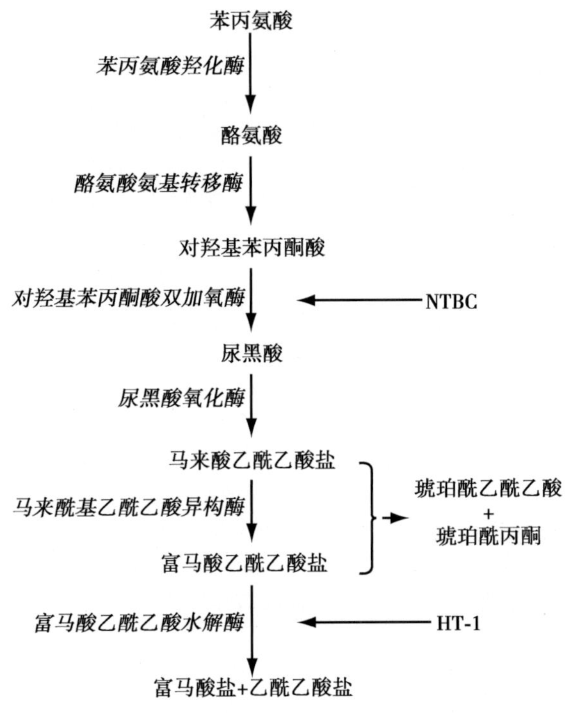

图 77.6　酪氨酸代谢途径。显示了遗传性酪酸血症Ⅰ型(HT-1)酶缺陷的位置和 2-(2-硝基-4-三氟-甲基苯甲酰基)-1,3-环己二酮(NTBC)的作用位点。酶用斜体表示

长期结果表明,早期报告中提到的所有参数都得到了持续改善,对肝移植的需求也有所减少[161]。学习问题导致的认知障碍可能是该患者群体长期使用 NTBC 的并发症,可能是由于慢性高酪氨酸血症的影响[162]。一旦怀疑诊断为 HT-1,应立即开始 NTBC 治疗,起始剂量为 1mg/(kg·d)。NTBC 的总计算量应在出生后的第一年分为每日 2 次给药。此后,可考虑每日单次给药[154]。使用 NTBC 需要仔细的临床和生化监测,已经开发并验证了一种快速液相色谱法联合负离子电喷雾电离串联质谱法,定量测定肝素化人血浆中的 NTBC[163]。应使用最小剂量的 NTBC 以达到 40~60μmol/L 的血液浓度和/或参考实验室正常范围内的血液 SA 水平[154]。

在 NTBC 难治性恶性肿瘤或失代偿性肝病患者或在那些 NTBC 不可用的患者中,肝移植在 HT-1 的治疗中发挥作用[154]。当有指征时,肝移植可提供代谢治愈。一项对 UNOS 数据库中 2008 年之前移植的 125 例 HT-1 患者的回顾显示,1 年和 5 年生存率为 90.4%[164]。

七、尿素循环缺陷(UCD)

尿素循环由 5 种酶组成,这些酶通过几个步骤将氨基酸代谢产生的氨加工成尿素。据报道,这些酶中的每一种都存在遗传缺陷,其总发病率估计为 1/35 000 出生婴儿,尽管部分缺陷可能会使这一数字更高[165]。虽然与尿素循环缺陷(UCD)相关的综合征与严重的肝损伤无关,但基本的遗传缺陷位于肝脏内,其临床表现可与其他代谢性肝病相似。

(一)病理生理学

尿素循环的步骤如图 77.7 所示。氨甲酰磷酸合成酶(CPS)Ⅰ由铵和碳酸氢盐形成氨甲酰磷酸。该步骤需要辅因子 *N*-乙酰谷氨酸,其是由 *N*-乙酰辅酶 A 和谷氨酸通过 *N*-乙酰谷氨酸合成酶合成的。鸟氨酸转氨甲酰酶(OTC)将氨甲酰磷酸与鸟氨酸结合形成瓜氨酸。第二种氮以天冬氨酸的形式进入循环,天冬氨酸在精氨酸琥珀酸合成酶(AS)的作用下与瓜氨酸结合形成精氨琥珀酸,然后通过精氨琥珀酸酶或精氨酸琥珀酸裂解酶(AL)转化为精氨酸和富马酸。然后,精氨酸酶在该途径的最后一步分解为催化精氨酸尿素和鸟氨酸。几种氨基酸转运蛋白,如柠檬酸,一种为尿素循环提供天冬氨酸的天冬氨酸/谷氨酸载体蛋白,参与将代谢产物穿梭到尿素循环中[166]。

CPSⅡ通过嘧啶合成途径,导致乳清酸的形成。如果代谢途径中 OTC 远端发生阻断,则该途径可使用过量的氨甲酰磷酸。通过药用苯甲酸钠和苯乙酸钠,可将氨基酸形式的过量氮分流到废氮排泄的替代途径,从而分别产生马尿酸盐和苯乙酰谷氨酰胺。

在尿素循环的所有 5 个步骤中均发现了酶缺陷。其中 4 种酶的缺陷是通过常染色体隐性遗传传递的,而 OTC 缺陷是作为一种 X 连锁特征传递的。OTC 基因中超过 417 种不同的突变导致 OTC 缺陷,这是最常见的 UCD[167]。此外,还表征了循环中其他酶或氨基酸转运蛋白(如 *N*-乙酰谷氨酸合成酶、柠檬酸)的许多缺陷[165]。此外,在 CPS Ⅰ缺陷患者中发现了许多 mRNA 不稳定突变[168]。

UCD 有 2 个主要的生化结果:精氨酸成为一种必需氨基酸(精氨酸酶缺乏除外[见下文]),氮在各种分子中蓄积,其中一些分子可能具有有害的毒性作用。

(二)临床特征

任何一种 UCD 患者的临床表现谱几乎相同,在新生儿期,这些疾病通常表现为急性危及生命的事件。高达三分之二的患者报告了晚期表现(>30 天)[169,170],与疾病或饮食变化[171,172]或精神症状相关的病例报告了成人晚期表现,这可能是最初的表现特征[173]。随着新生儿的出现,受影响的婴儿在最初的 24~72 小时内表现正常,直到他们的第一次进食,这提供了促进氨产生的初始蛋白质负荷,症状包括易激惹、喂养不良、呕吐、嗜睡、肌张力减退、抽搐、昏迷和过度换气,均继发于高氨血症[174]。尽管没有围产期危险因素,但新生儿可能被错误地认为患有败血症,因此可能会延误诊断性实验室检测查[175]。每当对新生儿进行败血症评估时,均应获得血氨水平,水平可能超过 2 000μmol/L(3 400mg/dL),正

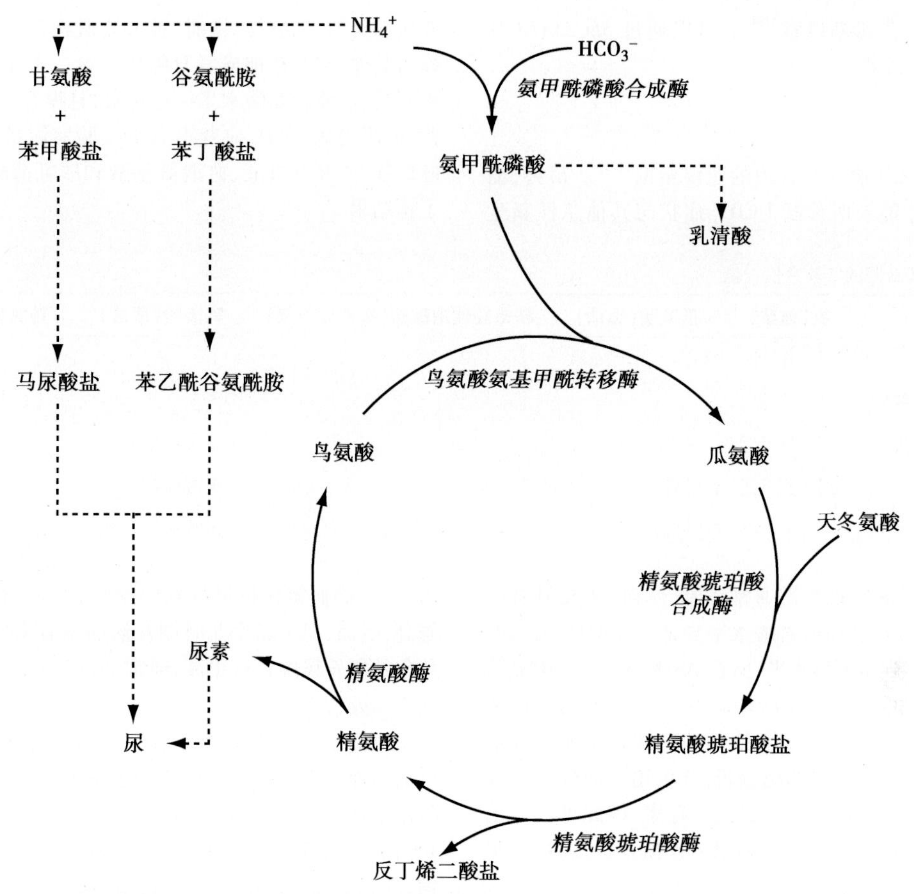

图 77.7　尿素循环。还说明了治疗上用于废物氮处置的替代途径(虚线)。酶用斜体表示

常水平为 50μmol/L(85mg/dL)以下。

对于所有年龄组,总生存率都会随着高氨血症发作时血氨峰值水平的升高而下降,血氨峰值水平低于 200μmol/L 和高于 1 000μmol/L 的生存率分别为 98% 和 47%[176]。新生儿高氨血症发作后的生存率为73%,而30 日龄以上患儿的生存率为 98%。OTC 缺乏症男性患者在高氨血症发作后的生存率为 91%,明显低于所有其他形式的 UCD 的生存率(93% ~ 98%)。血气分析显示呼吸性碱中毒,继发于氨对中枢神经系统影响引起的过度通气。血尿素氮水平通常较低,但在脱水或低灌注期间可能升高。血清肝酶水平通常正常或极轻度升高,但在高达 50% 的患者中报告了反映在未经维生素 K 纠正的严重凝血障碍中的 ALF[176,177]。

鸟氨酸转氨甲酰酶(OTC)缺陷是最常见的 UCD(57% ~ 62%),其次是精氨酸琥珀酸尿症(AL 缺陷,11.5% ~ 18%)和瓜氨酸血症(AS 缺陷,13% ~ 19%)[178]。OTC 缺陷的男性患者最早在 40 岁时被诊断,表型表现各不相同。多达 20% 的 OTC 缺陷的女性携带者可能会有症状,这种症状可能是严重的和致命的,尽管大多数女性携带者没有症状或只是进食高蛋白餐后恶心[167]。还描述了迟发性 CPS 缺陷[173]。成年 AS 缺陷在日本相对常见[179]。

迟发性 UCD 的症状和体征,尤其是 OTC 和 CPS 缺陷,包括发作性易怒、嗜睡或呕吐,自我诱导避免摄入蛋白质,如牛奶、鸡蛋和肉类,身材矮小或生长迟缓。神经系统症状也可以是偶发性的,包括共济失调、发育迟缓、行为异常、好斗、咬人、意识模糊、幻觉、头痛、头晕、视力障碍、复视、厌食和癫痫发作。急性高氨血症发作可类似于 Reye 综合征(瑞氏综合征)(见第 88 章)。此类事件可由高蛋白饮食、病毒或细菌感染、药物、创伤或手术突然发生。婴儿可能在断母乳后食用蛋白质含量较高的婴儿配方奶粉时发生。据报道,女性成人发作的 UCD,如 OTC 和氨甲酰磷酸合成酶(CPS)缺陷,发生在妊娠期间和产后,继发于生理应激增加和合并症,如妊娠剧吐[180,181]。

由 *SLC25A13* 基因突变引起的瓜氨酸缺陷可在新生儿中表现为由瓜氨酸缺陷引起的新生儿肝内胆汁淤积症(NICCD),在年龄较大的儿童中表现为因瓜氨酸缺陷引起的发育不良和血脂异常,在成人中表现为Ⅱ型瓜氨酸血症(CTLN2)的复发性高氨血症和神经精神症状[182]。NICCD 与低出生体重伴生长受限和一过性肝内胆汁淤积、肝大、弥漫性脂肪肝以及与肝纤维化、可变肝功能障碍、低蛋白血症、凝血因子降低、溶血性贫血和/或低血糖相关的实质细胞浸润病史有关[182]。在生物化学方面,NICCD 与患有胆道闭锁或特发性新生儿胆汁淤积症儿童的指标有显著不同,与疾病对照组相比,其血清胆汁酸水平较高、转氨酶水平较低,直接胆红素水平较低[183]。其他具体发现包括血液或血浆氨浓度、瓜氨酸和精氨酸的血浆或血清浓度、血浆或血清苏氨酸与丝氨酸的比值以及胰腺分泌型胰蛋白酶抑制剂的血清浓度增加[182]。在大多数 NICCD 患者中,所有的生化异常都会自行消退,或者只需很少的饮食限制(例如,使用无乳糖配方奶粉),然而,一些受累的婴儿在 1 岁之前就需要肝移植。因此,必须密切观察患有多种新生儿代谢异常筛查结果的黄疸婴儿,因为存在 NICCD 发展为 ESLD 的风险。一张超出正常范围的胖脸可能是一条诊断线索[184]。可以通过 *SLC25A13* 基因的序列分析进行诊断。

（三）诊断

可获得有关 UCD 诊断和管理的建议指南[174]。最终，需要高度怀疑指数才能及时诊断 UCD。症状与其他急性新生儿疾病类似，如感染、癫痫、肺或心脏疾病。后来的表现可以模仿其他行为、精神或发育障碍。第一条线索可能是血氨水平升高，血清转氨酶水平接近正常，且没有代谢性酸中毒。因此，如果考虑 UCD，应获得以下实验室测量结果，血清氨、动脉血气、尿液有机酸、血清氨基酸和尿乳清酸。表 77.2 回顾了预结果。

表 77.2 尿素循环缺陷的实验室检查值

酶缺陷	氨（血浆）	瓜氨酸（血清）	精氨酸琥珀酸盐（尿液或血清）	乳清酸（尿液）	精氨酸/鸟氨酸（血清）
氨甲酰磷酸合成酶	↑~↑↑↑	↓	↓	↓	↓
鸟氨酸氨基甲酰转移酶	↑~↑↑↑	↓	↓	↑↑	↓
精氨酸琥珀酸合成酶	↑~↑↑↑	↑↑↑	↓	正常~↑	↓
精氨酸琥珀酸酶	↑~↑↑↑	↑↑↑	↑↑↑	正常~↑	↓
精氨酸酶	↑	↑↑	↑↑	正常~↑	↑↑

UCD 患者的尿液有机酸谱通常正常，然而，血浆氨基酸谱不同，精氨酸、鸟氨酸和瓜氨酸水平异常。在 OTC 或 CPS 缺陷中几乎检测不到瓜氨酸水平，但在 AS 和 AL 缺陷中显著升高。血浆和尿液中发现精氨酸琥珀酸可将 AL 缺陷和 AS 缺陷区分开来。OTC 缺陷与 CPS 缺陷的区别在于尿中乳清酸排泄过多。可以进行直接的酶分析，并可用于部分缺陷或成年患者。新生儿早期诊断可以提高生存率，因此可以对已知携带者的家庭成员进行产前酶和遗传连锁分析，以帮助早期诊断[185]。

（四）治疗

对于疑似或确诊为急性 UCD 的婴儿，应停止所有外部蛋白质的摄入。应尝试将血清氨水平恢复到正常水平。使用口服乳果糖降低氮负荷尚未在该患者群体中进行研究。考虑到经常遇到的极高血氨水平，经常需要进行连续的动静脉血液透析或血液过滤。换血及腹膜透析是无效的。应采用废氮处置的替代途径，特别是苯甲酸钠和苯乙酸钠的静脉给药，然而，肝硬化患者应谨慎使用苯甲酸钠，因为观察到血氨水平反常升高[186]。口服苯丁酸盐可以替代苯乙酸盐，以改善可口性。

精氨酸、卡尼汀和长链脂肪酸在这些患者中通常以低水平存在，应予以补充[174,187]。低剂量精氨酸（100mg/kg/日）与氨清除剂一起可有效补充精氨酸，尽管共识指南推荐使用中等剂量的精氨酸（250mg/kg/d），但与高剂量精氨酸（500mg/kg/d）相比，可储存、维持低血氨水平并最大限度地减少肝酶升高[174,188]。一旦患者病情稳定，可提供低水平的膳食蛋白质（0.5~1g/kg），并根据耐受情况逐渐增加，以提供足够的蛋白质用于生长和组织修复，同时尽量减少尿素生成。然后为患者量身定制进一步的治疗和蛋白质限制，那些患有严重疾病的人，可能需要必需氨基酸来补充其蛋白质摄入。UCD 的长期饮食治疗已被证明在不同条件和中心之间存在显著差异。需要进一步研究与所接受的饮食治疗和营养支持类型相比的治疗结果[189,190]。

出现高血氨症昏迷和延迟诊断的患者预后较差[176]。首次高血氨症发作时的血氨水平是最终神经发育结果的粗略指南[191]。高血氨症越早得到治疗和正确诊断，其长期生存率越高，然而，对于新生儿时期存活的患者来说，严重的高血氨危象的复发风险仍然很高，通常是在并发病毒感染期间，这相当于高死亡率[192]。

UCD 患者尽管接受了治疗，但病情仍恶化或无改善者，已成功地接受了原位或辅助肝移植（见第 97 章），酶活性和氨水平恢复正常，恢复了耐受正常饮食的能力，1 年、5 年和 10 年的生存率分别为 93%、89% 和 87%[193]。如果考虑肝移植，理想情况应该在永久性神经损伤之前进行，因为移植后患者的神经功能状态不会改善。一个可能的例外情况是在 1 岁之前接受移植的患者，其发育和神经认知结果可能会得到改善[194,195]。肝细胞移植已在 UCD 患者中取得了一些成功，然而尚未实现代谢治愈[196,197]。

识别 UCD 患者有害突变的重要性可能会变得越来越重要，这不仅是一种允许携带者检测和产前诊断的手段，也是一种治疗决策的辅助手段。例如，突变导致最严重的 OTC 缺陷（例如，酶活性消失）的患者，可能优先从立即肝移植中获益，以防止严重的精神发育迟滞或死亡。而那些突变导致较轻疾病的患者，可以通过饮食限制和氨清除剂进行更好的医学治疗，以促进可能的肝移植之前的生长。尽管基因治疗的使用与 UCD 有着不详的历史[198]，但随着在敲除小鼠中成功纠正潜在的代谢异常，未来可能需要重新考虑它的使用[199]。

（五）精氨酸酶缺乏

人类中至少存在 2 种形式的精氨酸酶活性。精氨酸酶Ⅰ主要存在于肝脏和红细胞中，精氨酸酶Ⅱ主要存在于肾脏和前列腺中。精氨酸酶Ⅰ缺乏是 UCD 中最不常见的。高血氨症在受累患者中并不常见，但曾报告高血氨症昏迷和死亡[200]。临床特征与其他 UCD 不同，该疾病的特征是大脑皮层和锥体束的惰性恶化，导致进行性痴呆和精神性运动发育迟缓，痉挛性双侧瘫痪进展为四肢瘫痪、癫痫发作和生长障碍。该综合征常与脑瘫相混淆[201]。

实验室检查可发现血精氨酸值升高，轻度高氨血症，尿乳清酸排泄轻度增加。许多胍类化合物可能在这些患者的血液和脑脊液中蓄积，这可能具有重要的病理生理学作用。并且已证实胍乙酸(一种众所周知的强效致痫化合物)可用作精氨酸酶缺乏症患者治疗监测的靶点[202],在这些患者中,仍产生不同量的尿素,继发于肾脏中精氨酸酶Ⅱ的代偿性升高,从而改善了临床症状。通过酶学分析确认诊断,可在产前对脐带血标本进行酶学分析。治疗包括限制蛋白质摄入,并在必要时限制苯丁酸钠摄入[203]。

八、胆汁酸合成和转运缺陷

胆汁酸合成的途径和肝胆系统内胆汁酸转运的机制是复杂的,涉及位于肝细胞多个亚细胞部分中的几种酶和调节转运过程(见第 64 章)。随着分子生物学、遗传学和质谱学的进展,胆汁酸合成和转运方面的几种不同的先天性缺陷,已被确定为临床疾病的原因[204]。这些疾病的分类已得到明确,特别是在包括进行性家族性肝内胆汁淤积(PFIC)综合征的临床异质性病例子集中,对于一些疾病,这一进展改善了诊断和挽救生命的治疗。

PFIC 是指一组异质性常染色体隐性遗传疾病,可破坏胆汁形成,并表现为肝细胞源性胆汁淤积。从历史上看,PFIC 的诊断一直不准确,广义的标准包括存在慢性、持续的肝内胆汁淤积,排除可确认的代谢或解剖疾病,以及特征性的临床、生化和组织学特征[205]。其他症状和体征有严重瘙痒、肝大、喘息和咳嗽、身材矮小、性发育迟缓、脂溶性维生素缺乏、胆石症等。受累者表现出严重和进行性肝内胆汁淤积,通常在出生后的前几个月内表现出来,一般在 20 岁时进展为肝硬化和 ESLD。

由于胆汁酸合成或转运缺陷导致的特定类型的 PFIC 已经被确定,并且每一种 PFIC 都与参与胆汁形成的酶或肝细胞转运系统基因的突变有关。随着这些特定缺陷的发现,以及复杂的生物化学和分子方法以及基因突变分析的发展,现在可以使用诸如质谱分析、多基因胆汁淤积症面板和毛细管电泳 DNA 测序等技术进行精确表征。这些互补的检测可以快速、灵敏、经济高效地进行胆汁酸谱分析和突变筛查,以帮助肝内胆汁淤积患者的临床诊断。既往认为患有特发性新生儿肝炎或未确诊的家族性肝炎综合征现在可以准确诊断。表 77.3 列出了初级和次级胆汁酸合成和转运的已知缺陷。

(一) 胆汁酸合成缺陷

由于编码负责初级胆汁酸形成的酶的基因突变导致的胆汁酸合成缺陷,可能对肝脏和胃肠道功能和完整性产生深远影响。胆汁酸合成和代谢缺陷基本上可分为原发性和继发性。原发性酶缺陷涉及负责催化胆酸和鹅去氧胆酸(CDCA)合成中关键反应的酶的先天性缺陷。主要缺陷包括胆固醇 7α-羟化酶(CYP7A1)缺陷、3β-羟基-C27-类固醇氧化还原酶缺陷、Δ4-3-氧类固醇 5β-还原酶缺陷、氧固醇 7α-羟化酶缺陷、27-羟化酶缺陷或脑腱性黄色瘤病(CTX)、2-甲基酰基辅酶 A 消旋酶缺陷、三羟基胆甾烷酸 Co A 氧化酶缺陷、涉及胆汁酸-CoA 连接酶缺陷的酰胺化缺陷以及胆汁酸 25-羟基化途径中的侧链氧化缺陷导致胆汁醇的过度生成。影响原发性胆汁酸合成的继发性代谢缺陷包括过氧化物酶体疾病,如 Zellweger 肝脑肾综合征和相关疾病,以及 Smith-Lemli-Opitz 综合征。在

表 77.3　胆汁酸合成和转运的先天性缺陷

胆汁酸合成缺陷	
参与类固醇环修饰的酶的改变	3β-羟基-Δ5-C 2 7-类固醇氧化还原酶缺乏症(*HSD3B7*) Δ4-3-氧类固醇 5β 还原酶缺乏症(*AKR1D1*) 氧化甾醇 7α-羟化酶缺乏症(*CYP7B1*) 胆固醇 7α-羟化酶缺乏症(*CYP7A1*) 12α-羟化酶缺乏症(*CYP8B1*)
参与侧链修饰的酶的改变	CTX-甾醇 27-羟化酶缺乏症(*CYP27A1*) 2-甲基酰基辅酶 A 消旋酶缺乏症(*AMACAR*) 胆汁酸辅酶 A:氨基酸 N-酰基转移酶缺乏症(*BAAT*) 胆汁酸辅酶 A 连接酶缺乏症(*BACL*;*SLC27A5*) 甾醇 25-羟化酶缺乏(*CH25H*)
细胞器或细胞损伤	过氧化物酶体生物合成障碍 脑-肝-肾综合征(Zellweger 综合征) 新生儿肾上腺脑白质营养不良 婴儿 Refsum 病(又称植烷酸贮积症或遗传性共济失调性多发性神经炎样病) 肢根斑点状软骨发育异常 伴有单一过氧化物酶体功能丧失的疾病 广泛性肝合成功能障碍 急性肝衰竭(多种原因) 新生儿铁贮积病 酪氨酸血症 胆固醇代谢紊乱 Smith-Lemli-Opitz 综合征(亦称小头、小颌、并趾综合征)(*DHCR7*)
胆汁酸或磷脂转运缺陷	PFIC Ⅰ型:FIC1 缺陷(*ATP8B1* 或 *FIC1*) Byler 病(又称致死性肝内胆汁淤积综合征) 良性复发性肝内胆汁淤积症 Greenland 家族性胆汁淤积症 PFIC Ⅱ型:BSEP 缺乏症(*ABCB11*) PFIC Ⅲ型:MDR3 缺乏症(*ABCB4*) TJP2 缺乏症(*TJP2*) Farnesoid X 受体(*NR1H4*) 肌球蛋白 VB(*MYO5B*)

相应的基因以斜体表示。

BSEP,胆盐输出泵;FIC1,家族性肝内胆汁淤积症 1;MDR,多药耐药蛋白;PFIC,进行性家族性肝内胆汁淤积症;TJP,紧密连接蛋白。

胆汁酸合成缺陷患者中检测到的典型生化异常包括血清转氨酶和结合胆红素水平升高,GGTP 水平正常,血清胆固醇浓度通常也是正常的。

这类疾病对替代和置换治疗反应良好[206]。此类治疗的原理是:先天性胆汁酸生物合成缺陷导致正常营养和促胆汁分泌的初级胆汁酸的生成不足,以及肝毒性原始胆汁酸代谢产物生成过多[207]。替代治疗对胆酸有效,对熊去氧胆酸(UDCA)也可能有效。前者绕过酶阻断,为合成途径的早期步骤提供负反馈,而后者取代有毒胆汁酸代谢产物,起到对肝胆细胞的保护作用[208]。

1. 诊断

在患有任何病因的严重肝病的婴儿和儿童中,都可能发现尿液、血清和胆汁酸组成和浓度的显著变化。因此,确定这

些变化是原发性还是继发性肝功能不全可能很困难,有必要进行详细的生化评估。最初,使用液体二次电离质谱法发现了胆汁酸合成缺陷,具体而言,快速原子轰击电离质谱法可直接分析一滴尿液中的胆汁酸。随后应用了更先进的质谱方法,包括电喷雾电离串联质谱,以及基因测序技术。产生的质谱可以准确识别每种原发性缺陷特有的原发性胆汁酸缺失和非典型胆汁酸的存在[209]。

2. 参与类固醇环修饰的酶的疾病

胆汁酸生物合成最常见的先天性缺陷是 3β-羟基-Δ5-C27-类固醇脱氢酶/异构酶(3β-HSD)缺乏。这种疾病是由于胆汁酸合成途径中第二步的活性不足引起的,即 7α-羟基胆固醇转化为 7α-羟基-4-胆固醇-3-酮。该反应由微粒体 3β-羟基-Δ5-C27-类固醇氧化还原酶催化,该酶的缺乏导致肝细胞内 7α-羟基胆固醇的蓄积。未形成正常的初级胆汁酸(胆酸和 CDCA),相反,合成了保留 3β-羟基-Δ5-结构的 C24-胆汁酸,受累患者可出现皮肤瘙痒、黄疸、肝大、脂肪泻和脂溶性维生素缺乏[207,209]。成人 3β-HSD 缺陷的报道不仅强调了纯合性图谱在诊断常染色体隐性代谢疾病中的临床实用性,而且也说明了发生 3β-HSD 缺陷表达能力的广泛差异,并强调需要将胆汁酸合成缺陷视为所有年龄段患者肝病的可能原因[210]。

Δ4-3-氧类固醇 5β-还原酶(AKR1D1)缺陷首次在出生时患有明显和进行性胆汁淤积的单绒毛膜双胞胎中描述[211]。该胞质酶负责将 7α-羟基-和 7α,12α-二羟基-4-胆固醇-3-酮转化为相应的 3-氧代-5β(H)类似物。Δ4-3-氧类固醇 5β-还原酶缺陷通常导致新生儿胆汁淤积,并迅速进展为合成功能障碍和肝功能衰竭[211,212]。胆固醇 7a-羟化酶(CYP7A1)缺陷与成人高甘油三酯血症和胆结石疾病有关,它并不表现为胆汁淤积性疾病。

3. 参与侧链修饰的酶的疾病

胆汁酸侧链羟基化和氧化异常可能表现为神经系统疾病和/或脂溶性维生素吸收不良,一般而言,受累患者的肝病为轻度(见表 77.3)[213]。

CTX,即固醇-27-羟化酶缺陷,是一种罕见的常染色体隐性遗传性神经系统疾病。临床症状和体征包括成年期发病的进行性神经功能障碍(即共济失调、肌张力障碍、痴呆、癫痫、精神障碍、周围神经病变和肌病)以及过早出现的非神经系统症状(即肌腱黄色瘤、儿童期白内障、婴儿期腹泻、过早出现的动脉粥样硬化、骨质疏松和呼吸功能不全)[214]。CTX 是由固醇 27 羟化酶基因(*CYP27A1*)突变引起的,已用鹅去氧胆酸(CDCA)治疗(见第 64 和 65 章)[215]。典型的症状和体征,即血清和尿液中胆甾醇和胆汁醇水平升高、脑 MRI 异常、和 *CYP27A1* 基因突变证实了 CTX 的诊断[214]。及时诊断和开始 CDCA 治疗对预防神经损伤和恶化非常重要。在建立了重要的神经病理学后,治疗效果有限,病情可能会持续恶化[216]。

2-甲基酰基 CoA 消旋酶缺陷已在 1 名婴儿中发现,该婴儿肝酶水平轻度升高,血清 25-羟基维生素 D 和维生素 E 浓度降低[217]。

最后,胆汁酸合成最终与甘氨酸和牛磺酸结合,通过对尿液、胆汁和血清样本进行质谱分析以及对编码胆汁酸-CoA:氨基酸 N-酰基转移酶和胆汁酸-CoA 连接酶(基因符号 *SLC27A5*)的基因进行序列分析,确定了结合和酰胺化的遗传缺陷[213]。受影响的人表现出脂溶性维生素缺乏和生长障碍,这表明胆汁酸结合在脂质吸收中的重要性。在一些患者中,出现了以胆管病变为特征的肝脏疾病。口服甘胆酸治疗已被证明,在改善患有这些疾病的儿童和青少年的生长和脂溶性维生素吸收方面是安全有效的[218]。

4. 过氧化物酶体病

过氧化物酶体负责胆汁酸合成最终步骤中的 β 氧化,生成初级胆汁酸、胆酸和 CDCA。过氧化物酶体组装和功能缺陷对胆汁酸合成具有显著影响,因为过氧化物酶体含有胆汁酸氧化和结合所需的多种酶。过氧化物酶体病包括由一种或多种过氧化物酶体功能受损引起的一组不同的遗传疾病。这些疾病可细分为 3 个主要组:①引起多种异常的过氧化物酶体生物合成障碍(PBD);②导致有限功能障碍的单一过氧化物酶体蛋白(酶)缺陷;③单一过氧化物酶体底物转运缺陷[219]。PBD 包括一组具有相似临床和生化特征的疾病;该组包括 zellweger 综合征(ZS、又称脑-肝-肾综合征)、新生儿肾上腺脑白质营养不良(NALD)、婴儿 Refsums 病(IRD、又称植烷酸贮积症)和点状根状软骨发育不良(RCDP),其特征是四肢严重的肢端缩短、严重的骨骼异常、白内障和面部异常[219]。

PBD 是由至少 14 种不同的 PEX(或过氧蛋白)基因中的任何一种缺陷引起的,这些基因编码参与过氧化物酶体组装和增殖的蛋白。单一过氧化物酶体酶缺陷组包括 d-双功能蛋白和植物酰-CoA 羟化酶(成人 Refsum 病)缺陷等。单一过氧化物酶体底物转运缺陷组仅包括一种疾病,即 X 连锁肾上腺脑白质营养不良[220]。

这些神经代谢性疾病的发病年龄和严重程度变化很大,其临床和生化结果取决于受影响蛋白质在过氧化物酶体代谢中的特定功能。其范围包括婴儿期死亡、快速功能下降、长期缓慢下降和明显稳定的病程。脑 MRI 可检出白质脑病[221]。

肝脏组织学改变常见于过氧化物酶体疾病的患者[222]。总的来说,不同患者(和疾病小鼠模型)的比较并不能提供明确的组织学结果。尽管胆汁酸中间体的积累似乎是某些疾病肝损伤和衰竭的基础[217,223],但在其他情况下,类似水平的胆汁酸中间体并不能引起病理学变化[224-226]。

zellweger 谱系障碍(ZSD)包括 3 个单独的个体,它们被认为是同一临床和生物化学谱系中的不同表现:ZS、NALD 和 IRD[219]。ZSD 的多种特征包括独特的畸形特征(眼距过宽、前囟门大,耳垂变形)、新生儿肌张力减退、听力受损、视网膜病变、白内障、癫痫以及骨骼变化。ZS 患者通常在生命的最初几年内死亡,而 NALD 和 IRD 患者通常在十几岁甚至成年早期死亡[219]。肝大是常见的,ZS 患者发生的进行性肝病与其他胆汁酸合成缺陷中发现的类似[227]。过氧化物酶体的生物发生涉及多个 PEX 基因,需要将胞质蛋白靶向并导入过氧化物酶体膜和基质。输入用于过氧化物酶体基质的蛋白质,需要 2 个过氧化物酶体靶向信号(PTS1 和 PTS2)中的 1 个的引导。ZSD 患者在使用 PTS1 和 PTS2 的蛋白质输入方面存在缺陷,而点状根状软骨发育不良患者在使用 PTS2 的蛋白质输入方面存在缺陷[228]。

第二组过氧化物酶体病包括最常见的过氧化物酶体疾病——肾上腺脑白质营养不良。这种疾病是由于过氧化物酶体肾上腺脑白质营养不良蛋白缺陷引起的,该蛋白是膜转运蛋白 ATP 结合盒(ABC)超家族的成员之一(见第 64 章)[229]。NALD 是一种独特的常染色体隐性遗传疾病,必须与 ZS 和 X 连锁肾上腺脑白质营养不良相区别,所有这 3 种情况均会导致极长链脂肪酸的储存。出生时出现的 NALD 的临床特征包括肌张力减退、严重的精神运动迟缓和发育不良。

这些疾病与多种临床异常和广泛的生化异常有关。它们是通过生物化学和组织学评估的结合来进行诊断的,例如在组织活检标本中寻找极长链脂肪酸和超微结构异常,并且可以通过候选基因测序对疑似患者进行基因确认[219]。PBD 的 DNA 检测可用于亲属的携带者检测、早期产前诊断或植入前基因诊断,以及对其中一种疾病有复发风险的家庭进行咨询。

(二)胆汁酸转运缺陷

对肝内胆汁淤积综合征的研究增强了我们对肝脏排泄功能和胆汁酸代谢的理解(见第 64 章)。与胆汁酸转运生理学相关基因突变相关的疾病谱很大,而且还在不断增长。用于描述这些疾病的精确术语也在不断发展(见表 77.3)。从历史上看,PFIC 家族疾病包括一组罕见的疾病,可能是由胆汁分泌的特定缺陷引起的。胆汁酸转运缺陷的 3 种典型疾病包括家族性肝内胆汁淤积症 1(FIC1)疾病[Byler 病(致死性肝内胆汁淤积综合征),PFIC1]、胆汁酸盐输出泵(BSEP)疾病(PFIC2)和多药耐药蛋白 3(MDR3)疾病(PFIC3)[230]。然而,长期以来人们一直怀疑与胆汁酸转运相关的其他遗传缺陷可能是导致类似表型的原因,并且已经鉴定了至少 3 种与低 GGTP 肝内胆汁淤积症相关的后续遗传疾病,包括紧密连接蛋白 2(TJP2)、肌球蛋白 VB、和核胆汁酸法尼酯 X 受体(FXR)[231-234]。通过开发几种再测序芯片来帮助诊断,这些芯片可有效地识别最常见的致病突变。

FIC1 疾病(也称为 PFIC1 型或 PFIC1)包括至少由 3 种疾病状态的中间表型组成的一个连续统一体:Byler 病,通常在婴儿期出现,导致进行性胆汁淤积,通常伴有严重的瘙痒;良性复发性肝内胆汁淤积症(BRIC)Ⅰ型,从儿童期或成年期开始引起肝内胆汁淤积反复发作,可持续数天至数月,并可自行消退,不会造成可检测到的持续性肝损伤;以及妊娠期肝内胆汁淤积症(ICP)1 型,这是一种局限于妊娠期的短暂性胆汁淤积症,分娩后可完全缓解[230]。FIC1 疾病患者肝外特征的出现,包括慢性腹泻、耳聋和胰腺功能不全,表明 FIC1 蛋白具有生物细胞功能。

在 FIC1 疾病患者中,血清 GGTP、胆固醇水平正常或轻度升高,血清中胆汁酸水平升高,胆汁中胆汁酸水平降低。血清转氨酶和胆红素水平也轻度升高。肠道中胆汁酸运输受损,可能是某些患者出现明显吸收不良和腹泻的原因。这些肠道临床特征在肝移植后也不会消失,并且可能随着胆汁淤积的改善和末端回肠暴露于正常胆汁酸结构而恶化。FIC1 病患者肝组织的组织学表现为轻度胆管胆汁淤积,伴有不同程度的肝细胞气球样变和巨细胞转化,汇管区纤维化和最终肝硬化可能在疾病后期出现。(BRIC Ⅰ型和 ICP 1 型患者的肝组织学通常正常。)在 FIC1 疾病患者肝组织的电子显微镜评估中,在小管中可见特征性的粗颗粒状胆汁沉积("Byler 胆汁")[230]。

FIC1 疾病是由编码 FIC1 蛋白的 ATP8B1 基因(最初命名为 FIC1 基因)突变引起的,FIC1 蛋白是一种参与 ATP 依赖性氨基磷脂转运的 P 型三磷酸腺苷酶[235]。FIC1 蛋白在肝细胞小管膜和许多其他器官(包括肠和胰腺)中表达。FIC1 蛋白功能障碍导致低 GGTP 胆汁淤积表型的机制仍不确定。已经提出了两种病理生理学机制:第一种涉及通过在质膜的内侧叶上富集磷脂酰丝氨酸和磷脂酰乙醇胺来维持小管膜的完整性,包括微绒毛的形成。在疾病状态下,FIC1 功能障碍导致小管膜脂质构成异常,从而导致胆汁酸分泌中断,这解释了在 FIC1 疾病患者中发现的胆汁酸浓度降低的原因[236]。第二种提出的机制源于发现 ATP8B1 功能受损可以下调 FXR,FXR 是一种参与调节胆汁酸代谢的核受体,随后在肝脏中下调 BSEP 蛋白,在肠道中上调胆汁酸合成和顶端钠胆盐转运蛋白(见第 64 章)[236]。

BSEP 疾病(PFIC Ⅱ型,或 PFIC2)是由 *ABCB11* 基因的广泛突变引起的,该基因编码 ABC 蛋白作为小管 BSEP,控制胆汁酸从肝细胞分泌到胆汁中的主要转运蛋白[230]。BSEP 仅在肝细胞中表达,定位于小管膜,因此负责胆盐依赖性胆汁流,控制单价胆汁酸的转运(见第 64 章)。

BSEP 疾病进展型患者表现为血清胆汁酸水平高,但血清 GGTP 水平低或低于正常,通常伴有剧烈瘙痒、黄疸、体重增加不良和肝脾大[230]。此外,基因不同形式的 BRIC 和 ICP(Ⅱ型)与 *ABCB11* 突变有关。BRIC Ⅱ型患者合并胆石症,且无其他肝外表现[237]。

在 BSEP 病程的早期,在肝脏组织学检查中发现非特异性巨细胞肝炎,在电子显微镜镜下,可见小管内无定形胆汁沉积。由于不清楚的原因,临床上严重的、非缓解性肝内胆汁淤积症(归因于与 BSEP 表达缺失或严重缺陷相关的 *ABCB11* 突变)的患者,发生肝胆系统恶性肿瘤的风险增加,如肝母细胞瘤、HCC 和胆管癌[230]。因 BSEP 严重缺陷而接受原位肝移植的儿童,存在移植后发生胆汁淤积功能障碍的风险,其与移植后 BSEP 抗体产生继发的原始疾病相似[238]。这种现象被称为抗体诱导的 BSEP 缺陷症,可通过强化免疫抑制治疗或在治疗方案中添加抗体消耗药物来达到缓解。

MDR3 疾病(PFIC Ⅲ型或 PFIC3)是由编码 MDR3 糖蛋白(一种在肝细胞小管膜上表达的 ABC 磷脂酰胆碱转位酶)的 *ABCB4* 基因突变引起的[230]。该磷脂转运体参与胆汁磷脂(磷脂酰胆碱)的排泄[235]。MDR3 缺陷被认为是通过减少细胞保护性胆汁磷脂的排泄而导致胆汁淤积,留下未被磷脂灭活的细胞毒性、清洁胆汁酸池增加,引起随后的胆管损伤、GGTP 激增并释放到血清中。

MDR3 疾病患者也表现出几种疾病表型,从新生儿胆汁淤积到后来出现的肝硬化、肝内和胆囊结石、ICP、成人型胆管减少性胆汁淤积性肝病、药物诱导的胆汁淤积,以及一些短暂性新生儿胆汁淤积、成人特发性肝硬化和胆管癌[239,240]。MDR3 缺陷患者在常规显微镜下表现出高血清 GGTP 和胆汁酸水平以及胆小管增生。一些 ICP 女性患者已被证明是 *ABCB4* 突变的杂合子携带者,其他非遗传因素可能是该疾病完全表达所必需的[230]。

确定胆汁淤积的遗传原因有助于提高对肝脏疾病病理生理学的理解。其他具有已知遗传成分的慢性肝内胆汁淤积性疾病包括北美印第安人儿童肝硬化(由编码功能未知的核仁蛋白的 cirhin 基因单点突变引起的)[241]、由编码 claudin-1 的基因突变引起的新生儿黄疸性硬化性胆管炎[242]、编码双皮质素(doublecortin)结构域-2蛋白的基因突变引起的新生儿硬化性胆管炎[243]和*VP533B*(空泡蛋白分类33B)基因突变引起的关节挛缩-肾功能不全-胆汁淤积综合征。然而,在许多个体中,特别是那些GGTP正常的进行性胆汁淤积症的个体,尚未发现基因突变[244],并且正在应用新的基因测序技术来阐明遗传原因。

总的来说,这些努力导致了新基因的发现,其中编码蛋白的功能障碍或缺失会导致进行性胆汁淤积的表型。据报道,在患有严重肝病的儿童中,*TJP2*(紧密连接蛋白2)纯合子、截断突变,导致TJP2(也称为闭合带-2)的缺失,通常需要肝移植[234,245]。*NR1H4*编码FXR,这是一种胆汁酸激活的核激素受体,通过促进BSEP向小胆管膜的转运来调节胆汁酸代谢,*NR1H4*的突变可引起胆汁淤积性肝病[231]。严重、持续性*NR1H4*相关胆汁淤积的临床特征包括新生儿发病并迅速进展为ESLD、维生素K非依赖性凝血病、血清GGTP活性低至正常、血清AFP水平升高、肝脏BSEP表达检测不到[231]。同样,由*MYO5B*编码的肌球蛋白VB缺陷,(先前在微绒毛包涵体疾病儿童中确定为致病突变),已被证明会损害BSEP靶向小管膜,从而导致胆汁酸分泌受阻和胆汁淤积。定义为微绒毛包涵体疾病的难治性腹泻可以是不存在的或轻微的,并且MYO5B缺陷被假定为高达20%的以前未诊断的低GGTP胆汁淤积病例的基础[232,233]。

通常,具有导致胆汁淤积症的基因突变的个体出现在新生儿期,然而,随着新的研究进展,这些基因的突变在成人隐源性胆汁淤积症和ICP的发展中的作用已经得到了证实[246]。

治疗

改善瘙痒症状、优化营养状况和慢性肝病并发症的处理,是治疗胆汁酸转运障碍患者的主要医疗方法[247]。支持性治疗需要补充脂溶性维生素(A、D、E和K)并给予中链TG(甘油三酯),这些TG的吸收与胆汁酸无关。已证明UDCA(熊去氧胆酸)、利福昔明、羟嗪、考来烯胺、纳洛酮和舍曲林等止痒剂有不同程度的成功(见第91章)[248]。通过回肠切除术或部分胆道改道术阻断肠肝循环已被证明耐受性良好,并且通常(尽管不一致)可改善瘙痒和胆汁淤积[249],然而,分流时肝硬化的存在与不良结果有关,并可出现反复发作的、自限性胆汁淤积[247]。如果所有其他方法均失败了,肝移植可以带来良好的总体结果,胆汁酸合成和生长正常化,即使是接受来自潜在杂合子父母的活体供体器官的患者也是如此[230]。家族性肝内胆汁淤积1型(FIC1)缺陷的肝外表现,如腹泻,在移植后会恶化。由此产生的营养不良与肝移植物脂肪浸润的发生有关,脂肪浸润可发展为肝硬化,需要再次移植。在这些罕见的病例中,内外胆道分流术在改善疾病过程方面取得了一定的成功[250]。此外,PFIC2肝移植后可能出现抗体诱导的BSEP缺陷,特别是在重度截断或早期有害突变的患者中。

九、囊性纤维化

在胆管细胞顶端表面发现的CFTR(囊性纤维化跨膜转运蛋白)蛋白缺陷会导致广泛的肝胆疾病,统称为囊性纤维化(CF)相关肝病[CFLD(囊性纤维化相关肝病)][251]。尽管CF的肺部表现历来主导全因死亡率,但肺部疾病管理的改善导致了肺外并发症的发生频率增加,CFLD目前是CF患者死亡的第三大原因[252]。

(一)临床和病理学特征

CFLD的临床特征多种多样,包括肝酶升高、肝脂肪变性、新生儿胆汁淤积、局灶性胆汁性肝硬化(FBC)、多小叶性肝硬化、胆囊异常和胆管疾病[252],然而,CF的肝脏受累并不是该疾病的普遍特征。尽管在不到2%的新生儿胆汁淤积症患者中发现CF,但在任何出现新生儿黄疸的婴儿中都应考虑该诊断。高达30%的患者在新生儿期后可出现临床或症状性肝病。在CFLD受试者中,该疾病通常在儿童早期(约10岁)发生,男孩比女孩更常见[253]。

在CF患者中观察到的肝胆疾病可分为三类(表77.4)。CF的特征性病变是FBC,有或没有门静脉高压的证据,据报道,CF患者中非肝硬化性门静脉高压的发生频率增越来越高[254,255]。尸检发现,局造性胆汁性肝硬化(FBC)的发生率为11%~50%[252]。5%~10%的CF患者会进展为多小叶胆汁性肝硬化,并导致与门静脉高压相关的症状,如脾大和静脉曲张出血[256]。大约一半的患者还会发生肝脏脂肪变性,但似乎与结果无关。胆道异常的范围从基本上无症状的微小胆囊(在高达20%的患者中发现)到胆石症和胆管癌[257]。肝脏疾病的存在不一定与肺部疾病的严重程度相关。

表77.4 CF患者的肝胆疾病

CF特定的	肝脏
	局灶性胆汁性肝硬化伴胆汁淤胆
	多小叶胆汁性肝硬化伴胆汁淤胆
	胆道
	微胆囊
	黏液囊肿
	胆囊黏膜增生
继发于肝外疾病	肝脏(与心肺疾病相关)
	小叶中心坏死
	肝硬化
	胰腺
	纤维化(导致胆管压缩/狭窄)
CF患者的发生率增加	肝脏
	药物肝毒性
	脂肪肝
	新生儿胆汁淤积
	病毒性肝炎
	胆道
	胆泥
	胆管癌
	胆石症
	硬化性胆管炎

Modified from Balistreri WF. Liver disease in infancy and childhood. In: Schiff ER, Sorrell MF, Maddrey WC, editors. Schiff's diseases of the liver. 9th ed. Philadelphia: Lippincott-Raven; 1999. p 1379.

(二)病理生理学

CFLD的发病机制复杂。CF的特征性病变——FBC,可能是由 CFTR 蛋白功能缺陷所致，被认为是由小胆管阻塞导致慢性炎症改变、胆管增生和汇管区纤维化所致。在小鼠模型中，已证实 CFTR 功能障碍可导致纤维化肝脏疾病[258]。CFTR、toll 样受体-4 和 Rous 肉瘤致癌基因细胞同源物（Src）之间的复杂关系，是缺陷 CFTR 蛋白诱导胆道疾病的另一种机制。在正常生理条件下，CFTR 起到调节 toll 样受体-4 的作用，后者反过来抑制 Src 活性。然而当 CFTR 缺陷时，Src 可以自我激活，导致炎性细胞因子的产生增加和上皮屏障功能的丧失，从而导致胆管上皮炎症和通透性增加[259]。

尽管所有 CF 患者在胆管细胞中均表达有缺陷的 CFTR，但并非所有患者都发生 CFLD。特异性 *CFTR* 突变与 CFLD 之间无相关性[260]。CF 患者肝脏疾病的可变发生率和临床病程表明，其他遗传或环境因素也参与了疾病的表达。例如，已证明 α_1-AT Z 等位基因是 CF 患者肝脏疾病和门静脉高压的风险因素[261]，某些基因的肝脏表达与纤维化的严重程度相关[262]。许多基因的差异表达与肝纤维化形成有关，包括胶原蛋白、基质金属蛋白酶和趋化因子的下调，从而为 CFLD 的发病机制提供了转录基础的证据[262]。

（三）诊断

美国国立卫生研究院和囊性纤维化基金会关于 CFLD 的联合临床研究研讨会，提出了诊断 CF 患者进行性肝病的标准[252]。如果存在以下 2 种或 2 种以上，则确定 CFLD 的诊断：①经超声检查证实的肝大（例如，可触及肋缘下>2cm 的肝脏边缘）和/或脾大；②在排除其他原因引起的肝病后，ALT、AST、和 GGTP 的升高超过实验室正常值上限 6 个月以上；③如前所述，有粗糙、结节、回声增强或门静脉高压的超声检查证据；④显示 FBC 或多小叶性肝硬化的肝活检标本（如果进行了肝活检）。该领域的其他关注领域和关键兴趣点是扩大定义，纳入非肝硬化性门静脉高压患者，并整合新技术，如超声弹性成像和新型血清学生物标志物等，以更准确地诊断 CFLD[251]。

（四）治疗

应每年对患有 CF 的儿童进行检查，包括体格检查、肝脏生化和肝功能测试以及腹部影像学检查，以评估 CFLD[263]。对那些疑似 CFLD 的患者应该由肝病专家进行评估，以排除肝病的其他原因[263]。一旦 CFLD 的诊断确定，将肝脏专家纳入多学科护理团队对未来的管理和潜在干预措施至关重要。营养是重点关注的关键领域，因为 CFLD 的胆汁淤积可能会加重脂肪吸收不良。此外，应该鼓励通过避免饮酒、肝毒性药物、草药以及膳食补充剂和接种嗜肝病毒疫苗来优化整体肝脏健康。治疗的主要方法是减轻门静脉高压和肝硬化的并发症。尽管 UCDA 治疗通常是预先规定的，但很少有试验评估其有效性，而且证明其在 CF 中常规使用的证据尚不充分[264]。然而，在一些 CF 患者中，UDCA 治疗可以改善肝脏生化检查水平，但该药物阻止肝硬化进展的证据尚无定论[252]。

由于 CF 患者很少有真正的肝细胞功能障碍，肝移植通常保留给与门静脉高压相关的临床显著并发症的患者。关于候选资格的适当性和移植的最佳时机缺乏明确性，需要指导方针。

已发表的关于肝移植的数据显示，CFLD 患者在改善肺功能、营养状况和生活质量方面存在差异[252]。肝移植后的长期结果是可以接受的，但劣于其他疾病的移植结果。一项研究表明，肝移植对 CF 患者的肺功能既无益也无害[265]。门体静脉分流术是治疗静脉曲张破裂出血的有效方法，长期结果与接受肝移植的患者相当[266]。

十、线粒体肝病

许多与肝功能不全相关的疾病都归因于线粒体功能缺陷。除了参与尿素循环或能量代谢的线粒体酶缺陷外，一些线粒体肝病还涉及呼吸链/氧化磷酸化/电子传递缺陷或线粒体 DNA（mtDNA）水平的改变。线粒体基因组特别容易受到氧化损伤，这不仅是因为它与呼吸链的空间关系，还因为它缺乏保护性组蛋白和充分的切除和重组修复系统。mtDNA 几乎完全遗传自母体卵子，因此，许多原发性线粒体缺陷以显性方式遗传。然而，许多核基因，如 DNA 聚合酶-γ（*POLG*）、胸苷激酶 2（*TK2*）、脱氧鸟苷激酶（*DGUOK*）、*SCO1*、*BCS1L* 和 *MPV17*，编码对维持适量 mtDNA 和允许正常线粒体呼吸功能至关重要的蛋白质。大多数原发性涉及肝脏的线粒体疾病是由细胞核而非线粒体基因突变引起的[267]。

线粒体呼吸链疾病可影响 1/5 000 的新生儿，10%～20% 的患者发生肝脏受累[267,268]。临床特征的显著异质性（从单器官受累到多系统疾病），可能导致诊断延误或漏诊，并可能混淆治疗决策，例如，关于肝移植的可取性。这种临床表现的异质性很可能是由于观察到线粒体的数量和功能受到细胞核和 mtDNA 的独特影响，并且各种组织中的细胞可以包含正常和异常线粒体基因组的不同混合物（异质性）[267]。

肝脏疾病患者应考虑线粒体呼吸链缺陷的诊断，该患者有不明原因的神经肌肉症状，包括癫痫发作；涉及看似不相关的器官系统；快速进展的病程；或被证明是诊断性难题的慢性病程[267]。在大约 80% 的患者中，症状出现在 2 岁之前。血浆乳酸水平和乳酸与丙酮酸的比值通常升高，尤其是表现隐匿时[267,269]。鉴于有一系列复杂的测试可用于确定线粒体肝病的诊断，已经提出了一种分层的诊断方法。早期筛选测试的结果，如酰基肉碱谱或尿液有机酸水平，可能为能量代谢异常提供线索，并随后可能指导验证性测试以建立分子诊断。在选定的病例中，对患者的线粒体基因和核基因子集进行完整外显子测序或全外显子序列测序可能会得出明确诊断[270,271]。

在许多线粒体疾病中报告了婴儿肝衰竭，包括 *SCO1* 或 *BCS1L* 基因突变引起的细胞色素 C 氧化酶缺乏，*SUCLG1* 基因突变引起的琥珀酰辅酶 A 酶缺乏，编码线粒体特异性 tRNA 修饰酶的 *TRMU* 基因突变，以及编码线粒体翻译延伸因子 EFT 的 *TSFM* 基因的突变[272-274]。尽管血清乳酸和/或乳酸-丙酮酸的比值升高通常被确定为是这些疾病的关键特征，但这些标志物在急性肝衰竭背景下的临床应用可能特异性较低[275]。Alpers-Huttenlocher 综合征（儿童期进行性神经元变性伴线粒体功能障碍引起的肝病）婴儿通常在 6 月龄时开始出现呕吐、张力减退、癫痫发作和肝衰竭。通常肝脏疾病在临床上是不被怀疑的，并且在病程晚期变得明显。已证明 Alpers-Huttenlocher 综合征是由 POLG 和编码线粒体苯丙氨酰转移 RNA 合成酶的 *FARS2* 基因突变引起的[276]。此外，在 mtDNA 耗竭综合征（由 *POLG*、*DGUOK* 或 *MPV17* 基因突变引起的）中，低血糖症、酸中毒和肝衰竭在婴儿期早期发生，神经系统异常不太明显[277]。

Navaho 神经性肝病已被证明是由 mtDNA 耗竭和 *MPV17* 基因产物缺陷引起的，*MPV17* 基因产物参与 mtDNA 的维持和氧化磷酸化的调节[278,279]。其他累及肝脏的多系统性线粒体疾病有 Pearson 骨髓-胰腺综合征（由 mtDNA 片段的大片段缺失引起）、和累及肝脏的慢性腹泻和假性肠梗阻[280]。

线粒体疾病的肝活检标本通常显示大泡性和微泡性脂肪变性，电子显微镜下线粒体密度增加，偶见肿胀。免疫组化技术被更频繁地使用（例如，诊断细胞色素 c 氧化酶缺乏症）。可能存在胆汁淤积，与慢性肝病相关的疾病可表现为小结节性肝硬化。线粒体疾病中的乳酸血症可能是持续的、间歇性的或不存在的[281]。呼吸链电子转运蛋白复合物的酶活性的直接测量，可以在来自表达临床疾病的器官的冷冻组织上进行，尽管也可以使用皮肤成纤维细胞和淋巴细胞。世界上很少有学术中心能够进行线粒体呼吸测定（极谱研究）或 mtDNA 分析。

目前还没有针对线粒体呼吸链疾病开发出已知的改变病程的有效疗法。为延缓这些疾病的进展而提出的策略包括：使用抗氧化剂，如维生素 E 或抗坏血酸；电子受体和辅因子，如辅酶 Q10、硫胺素或核黄素；以及通过其他机制发挥作用的补充剂，如肉碱、肌酸或琥珀酸。然而，Cochrane 系统综述未能显示任何明确的证据支持其在线粒体疾病中的广泛应用，但是特定的疾病（如辅酶 Q 缺乏）可能对治疗有反应[280,282]。肝移植通常禁止用于这些患者，但一些报告证明已有成功的结果少[269,270,280]。

（刘晖 译，刘军　袁农 校）

参考文献

第 78 章　甲型肝炎

Maria H. Sjogren, Joseph G. Cheatham 著

章节目录

甲型肝炎是世界范围内最常见的急性病毒性肝炎[1]。它是由一种细胞病变、无包膜单链核糖核酸（RNA）病毒引起的自限性感染，主要通过受污染的食物或水经粪-口途径传播，有时可造成疫情暴发[1,2]。甲型肝炎病毒（HAV）于 1973 年首次被鉴定，当时科学家在感染 HAV 的志愿者粪便中检测到该病毒[3]。随后开发了用于诊断 HAV 感染的敏感和特异性的血清学检测方法，并在细胞培养中分离出 HAV[4]，从而使人们能够了解 HAV 感染的流行病学，并最终控制该疾病。

一、病毒学

1982 年，HAV 被归类为小核糖核酸病毒科的一种肠道病毒。随后对 HAV 的核苷酸和氨基酸序列进行测定，产生了一个新的属——即嗜肝病毒[5]。HAV 呈二十面体形状，直径为 27~28nm，能够在酸性环境中存活，但加热至 85℃ 1 分钟即失活。HAV 能够在海水中存活（存活率为 4%），在室温下的干燥粪便中可存活 4 周（存活率为 17%），在活牡蛎中可存活 5 天（存活率为 12%）[6]。HAV 只有 1 个已知的血清型，与乙型肝炎、丙型肝炎、丁型或戊型肝炎病毒或人类持续性 G 病毒（Pegivirus 病毒）没有抗原交叉反应性（见第 79~83 章）。HAV 基因组由长 7.48kb、单股、线性的正链 RNA 组成（图 78.1）。

HAV 在细胞培养系统中开始复制需要数周到数月的时间。支持 HAV 体外培养的灵长类动物细胞包括：非洲绿猴肾细胞、原代人成纤维细胞、人二倍体细胞和恒河猴胎儿胚肾细胞。细胞培养系统中 HAV 的复制由两种条件控制[7]。第一种是病毒的基因组成，HAV 毒株随着适应细胞培养，会在病毒基因组的不同区域发生突变。第二种是感染时宿主细胞的代谢活性。培养的细胞虽然同时被感染，但以异步方式启动

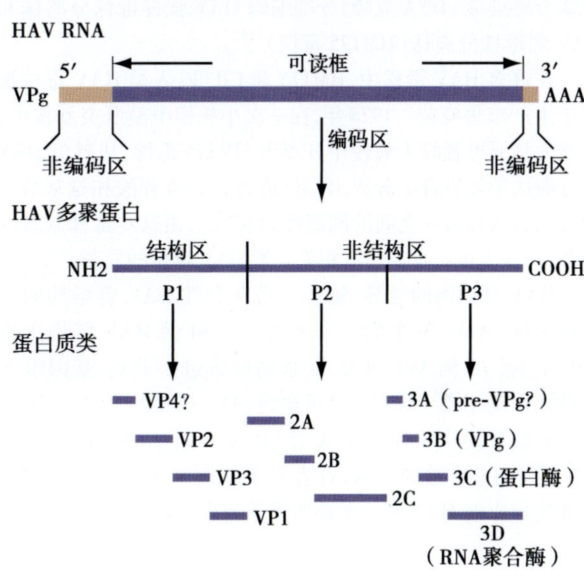

图 78.1　HAV 的基因组结构。VP，病毒蛋白；AAA，氨基酸；VPg，5′末端蛋白。（From Levine JE, Bull FG, Millward-Sadler GH, et al. Acute viral hepatitis. In: Millward-Sadler GH, Wright R, Arther MJP, editors. Weight's liver and biliary disease. 3rd ed. London: WB Saunders; 1992, p679.）

HAV 复制。这种不同步可能是由单个细胞代谢活性的差异引起的，但缺乏关于 HAV 复制的细胞周期依赖性的确切证据[8]。

病毒生命周期的第一步骤是其附着在细胞表面受体上。这些受体的位置和功能决定了组织嗜性。关于 HAV 进入细胞的机制知之甚少。一些研究表明，HAV 可通过替代受体结合机制（涉及非特异性血清蛋白）感染细胞。已证明在组织培养中 HAV 的感染性需要钙，如用胰蛋白酶、磷脂酶和 β-半乳糖苷酶处理细胞，可抑制 HAV 的感染性[9]。非洲绿猴肾细胞表面上的糖蛋白 HAVcr-1，已被确定是 HAV 的受体。用特异性单克隆抗体阻断 HAVcr-1 可防止其他易感细胞的感染。实验数据表明，HAVcr-1 不仅是一种附着受体，而且可能促进 HAV 的脱壳及进入肝细胞[10]。

一旦 HAV 进入细胞，病毒 RNA 是没有覆盖的，细胞宿主核糖体与病毒 RNA 结合，并形成多聚核糖体。HAV 被翻译成 2 227 个氨基酸的大型多聚蛋白。该多聚蛋白被组织成 3 个区域：P1、P2 和 P3。P1 区编码结构蛋白 VP1、VP2、VP3 和推定的 VP4。P2 和 P3 区编码与病毒复制相关的非结构蛋白（图 78.1）。

HAV RNA 聚合酶复制正 RNA 链。反过来，RNA 转录本被用于翻译成蛋白质，这些蛋白质用于组装成成熟的病毒颗粒。当 HAV 颗粒出现缺陷时，HAV RNA 的合成似乎发生下调[11]。此外，在持续感染期间观察到一组特异性 RNA 结合蛋白[12]。这些蛋白质的起源和性质尚不清楚，但它们在 RNA

模板上发挥活性,被认为在HAV的复制中发挥调节作用[13]。

人HAV毒株可分为4种不同的基因型(Ⅰ、Ⅱ、Ⅲ和Ⅶ型),而猿猴HAV的毒株属于基因Ⅳ、Ⅴ和Ⅵ型[14]。尽管核苷酸序列存在异质性,但人HAV的抗原结构在毒株间高度保守。HAV VP1/2A和2C基因被认为是病毒具有毒力的原因。如实验证明,动物感染14个嵌合体病毒基因组中的1个后,比较它们的基因型和表型,发现这些嵌合体病毒基因组来源于2个感染性cDNA克隆,分别编码HAV强毒毒株分离株和HAV弱毒株分离株(HM175毒株)[15]。

在许多HAV毒株中,HM175和CR326人类HAV毒株被用于生产市售疫苗。1978年,在一次小规模甲型肝炎暴发中,从澳大利亚患者的人粪便中分离出HM175毒株,从感染HAV的哥斯达黎加患者中分离出CR326毒株。核苷酸和氨基酸序列显示这两株毒株之间的同源性为95%。由这些毒株制备的疫苗,被认为可以抵御所有相关人类HAV毒株的侵袭。

HAV基因组的变异,被认为是在急性HAV感染期间急性肝衰竭(ALF)发生的一个因素。对84例HAV感染患者(其中包括12例ALF患者)的血清样本进行HAV基因组5′非翻译区测序[16],研究人员观察到,ALF患者的HAV基因组中核苷酸替换少于非ALF患者($P<0.001$)。核苷酸200与500之间的差异最为显著,这表明5′非翻译区中心部分的核苷酸变异影响HAV感染的临床严重程度。

二、流行病学

在美国所有50个州以及哥伦比亚特区,急性甲型肝炎是一种法定传染病。从1995年至2011年发病率稳步下降了95%以上。2011年,报告了1 376例急性HAV感染病例,对应的感染率为0.4例/10万人,而2001年为6例/10万人[17,18]。HAV感染率的降低在很大程度上是由于HAV疫苗的广泛接种(见下文)。2006年,美国疾病控制和预防中心(CDC)建议对所有50个州的儿童常规接种HAV疫苗。

尽管HAV疫苗接种的影响深远,但完整HAV疫苗接种系列的覆盖率仍低于其他常规儿童疫苗的接种率。2014年,美国19~35月龄儿童第一剂次HAV疫苗接种率为87%,但只有57.5%的儿童接种了第二剂次[19]。在接受第二剂次疫苗接种的人群中,超过90%的人将持续携带抗体40年,如果只接种一剂次疫苗者,仅为11年[20,21]。2013年至2014年,来自阿拉斯加、内华达州、犹他州、亚利桑那州和新墨西哥州的32 502名空军新兵的HAV抗体超过50%。来自其余45个州的新兵HAV抗体在50%以下,其中16个州的新兵HAV抗体低于35%[22]。在HAV低流行国家,成人HAV的低免疫率,导致大部分成年人群易受散发性食物相关疫情或人与人之间传播的感染。

2012年至2018年,由于疫情大规模暴发,美国HAV感染病例的数量有所波动。截至2018年,美国HAV感染数量与2016年水平相比激增了28%[23]。在这段时间内,有5个州报告了大规模暴发,最大一次发生在南加州,有704例病例(20年来最大的一次疫情)[23,24]。最著名的城市圣地亚哥报告了587例病例,其中402例住院,20例死亡。在州长宣布进入紧急状态后,圣地亚哥和加州公共卫生部通过提供流行病学分析和监测、为无家可归者和其他高风险人群接种疫苗、解决无家可归者的营地卫生和环境卫生问题以及使用次氯酸钠处理受HAV污染的高危环境表面区域,成功应对了疫情[24]。

在美国历史上,5~14岁儿童的疾病报告率最高。自实施疫苗接种以来,儿童的疾病下降速度很快。当按年龄组比较2012年至2016年的HAV感染率时,除0~9岁人群外,所有组的HAV感染率均有所增加(2016年为0.1例/10万人)。20~29岁和30~39岁人群的发病率最高(0.9例/10万人),这可能是因为这些人群中HAV抗体普遍较低。报告的HAV感染者的风险暴露行为也发生了转变,2001年至2007年,国际旅行是HAV感染最常见的风险因素,而2018年,食物和水源性传播是最常见的风险因素[25]。

全球每年约有150万人感染HAV[26]。病毒的分布取决于社会生态因素,如住房、卫生、疫苗接种计划和水质。随着这些因素的改善,疾病易感性已从儿童转向老年人[27]。HAV感染通常遵循三种流行病学模式中的一种[27,28]。在卫生条件较差的国家,大多数儿童在幼年时感染。尽管早期的血清流行病学研究成功显示,这些国家的学龄前儿童血清100%可检测到HAV抗体(anti-HAV),推测反映了以往存在亚临床感染,但随后的研究表明,感染HAV的平均年龄已迅速上升高到5岁及5岁以上,更有可能发生症状性感染。第二种流行病学模式见于工业化国家,这些国家的儿童和青年HAV感染率较低。第三种流行病学模式是在封闭或半封闭的社区中观察到的,例如南太平洋的一些孤立的社区,在那里HAV能通过蔓延感染整个人群,从而获得免疫。但此后的新生儿仍然对病毒敏感,直到病毒重新引入社区[27]。

HAV的主要传播途径是粪-口途径,通过个人与人接触或摄入受污染的食物或水传播。虽然罕见,但有文献报道输血[29,30]或血液制品后HAV通过肠外途径传播[31]。据报道,在注射毒品者、非注射违禁药物使用者和男-男性行为者(高达10%可能在疫情暴发年份感染)之间发生周期性疫情暴发[32]。老年人感染HAV的临床后遗症比年轻人更严重。因此,流行率低和最近疫情暴发的发达国家住院率很高,费用也增加[27]。

HAV能抵抗高温、冷冻、干燥和酸性环境,并能在粪便、土壤和污水中长期存活。在美国,努力提供有效的卫生服务及设施,在诸如无家可归的人群中维持健康的个人卫生习惯,在疫情暴发期间有效地防止通过粪-口接触受污染的食物和水的传播或人与人之间接触性传播[27,33]。解决无家可归和儿童疫苗接种系列完成率更高的成功倡议,将对美国HAV感染和其他感染性疫情暴发的频率,产生非常深远和持久的影响[34]。

三、发病机制

HAV侵入人体后可在胃酸中存活,穿过小肠黏膜,经门静脉到达肝脏,并被肝细胞吸收。在肝细胞中,病毒颗粒复制、聚集并分泌至胆小管中,继而进入胆管并排到小肠,最终随粪便排出。在病毒生命周期中肠肝循环持续存在,直至中和抗体和其他免疫机制中断该循环为止[35,36]。

HAV相关肝细胞损伤的发病机制尚不完全明确。在细胞培养系统中细胞很少损伤,这表明HAV不是细胞病变。更可能是免疫介导的细胞损伤。在免疫介导的 HAV 消除的过程中，anti-HAV 抗体的出现可导致肝坏死。

四、临床特征

HAV 感染不会引起慢性感染，但会导致急性自限性肝炎发作。在极少数情况下，急性甲型肝炎病程可能延长或复发，偶尔可能会发生严重的胆汁淤积[37]。潜伏期为 2~4 周，很少长达 6 周。既往健康者的死亡率很低。大龄儿童和成年人的发病率可能很高。

2010 年向美国 CDC 报告的甲型肝炎病例中，68.1% 的患者出现了黄疸，这是甲型肝炎最常见的临床特征。住院率和死亡率分别为 42.5% 和 1%，这可能反映了报告偏向于更严重的病例。成年人和老年人更有可能出现严重的肝功能障碍，常需要住院治疗，并且死亡率更高[38]。老年人发病率和死亡率的增加可能是由于肝脏再生能力降低、合并症增加和免疫功能下降（包括抗体与抗原的亲和力降低）所致[39]。相比之下，在 1991 年至 2011 年，美国现役军人中患有急性 HAV 感染的年轻人群的住院率为 1.3/100 000 人/年。由于 1996 年，国防部指令向所有现役和预备役人员提供 HAV 疫苗，目标是在 1998 年底对整个部队实施免疫接种。因此，从 2000 年至 2011 年，住院率降至（0.2~0.7）/100 000 患者/年[40]。

HAV 感染者通常表现为以下 5 种临床模式中的一种：①无症状，无黄疸；②有黄疸症状，约 8 周后自限性消退；③胆汁淤积，黄疸持续 10 周或更长时间[37]；④复发，在 6~10 周内发生 2 次或 2 次以上急性肝炎；⑤ALF。2 岁以下儿童通常无症状，其中仅有 20% 出现黄疸，而大多数（80%）5 岁及 5 岁以上儿童常出现症状。HAV 感染伴长期胆汁淤积是一种罕见的病变，但偶尔会导致不适当的侵入性检查，因为在黄疸持续数月的患者中，可能不容易接受急性肝炎的诊断，即使可检测到 anti-HAV 的免疫球蛋白 M（IgM）（见下文）[37]。可以观察到，10%~15% 的急性甲型肝炎患者在急性疾病消退后的 6 个月内出现复发，然而，这种复发（或其他任何病变）不会进展为慢性 HAV 感染[41]。在复发期间的粪便中可检测到 HAV[42]。胆汁淤积型甲型肝炎和复发性甲型肝炎均与死亡率增加无关。

在一项、回顾性观察性多中心研究中，47 例急性 HAV 感染处于前驱期患者（感染后 3~30 天）最常见的症状是发热（87%）、不适（74%）和黄疸（62%）[2]。其他前驱期症状还包括疲乏、无力、厌食、恶心、呕吐和腹痛，较少出现头痛、关节痛、肌痛和腹泻[43]。大约 90% 的感染者在出现其他症状之前出现深色尿，这种症状发生在前驱期症状出现的 1~2 周内。肝炎的症状可能持续数天至两周，一般临床黄疸也随之减轻。85% 的患者在体检时发现右上腹压痛和轻度肝大，脾大和颈部淋巴结肿大各占 15%。

60% 的患者在 2 个月内完全实现康复，几乎所有患者在 6 个月内全部实现康复。健康成年人急性甲型肝炎的总体预后良好。极少数患者发生潜在的致命并发症（如 ALF）[44]。

与戊型肝炎不同（见第 82 章），急性甲型肝炎与妊娠死亡率较高无关，然而，在对 13 例妊娠中期和晚期急性 HAV 感染病例的回顾性研究中，有 9 例（69%）出现了妊娠并发症，包括过早宫缩、胎膜早破、胎盘剥离和阴道出血。在这些患者中，8 例患者的并发症导致早产的中位孕周为 34 周（范围：31~37 周）[45]。

急性 HAV 感染必须通过适当的血清学检测，与其他原因引起的急性病毒性肝炎、自身免疫性肝炎（AIH）和其他原因引起的急性非病毒性肝炎鉴别。在某些情况下，诊断可能很困难，因为患者可能同时合并其他病毒感染，如慢性乙型肝炎或慢性丙型肝炎，并伴有叠加急性 HAV 感染。

（一）甲型肝炎病毒感染引起的急性肝衰竭

HAV 引起的急性肝衰竭（ALF）罕见于儿童、青少年或青年人。据美国 CDC 估计，2008 年病死率为 0.02/100 000 人，其中 75 岁以上人群的死亡率最高（0.12/100 000 人）。黑人和其他肤色人群的死亡率相似，黑人的死亡率略高于白人。2004 年至 2008 年，男性急性甲型肝炎患者的死亡率始终高于女性患者[46]。除年龄外，ALF 和死亡的风险因素还包括基础肝病和慢性病毒性肝炎[47]。2012 年一项研究中，ALF 相关死亡的临床预测指标为：血清肌酐水平 >2mg/dL、总胆红素 >9.6mg/dL、白蛋白 <2.5g/L。在这些预测指标中，血清肌酐水平 >2mg/dL 对预测 ALF 和死亡率方面具有最佳的灵敏度和特异度[2]。约 55% 的患者在患病第 1 周出现 HAV 引起的 ALF，约 90% 的患者在患病前 4 周出现 HAV 引起的 ALF，患病 4 周后很少发生 ALF[44]。据报道，1 例患者在 HAV 感染症状出现后 79 天发生晚期肝衰竭，并在肝移植（活体供体）后获得了长期生存（见第 97 章）[48]。

据报道，在 HAV 高流行的人群中，HAV 感染者更易发生 ALF。来自印度的一份报告显示，1994 年至 1997 年间，印度共有 276 例 ALF 患者，其中 10.6% 的成人病例是由 HAV 引起的。1978 年至 1981 年，在同一社区就诊的 206 例 ALF 患者中，HAV 仅占病例的 3.5%[49]。自 20 世纪 90 年代末以来，有 2 份报告描述了美国 ALF 患者中急性病毒性肝炎的病例数量下降[50,51]，这种下降主要归因于对 HBV 感染的控制。

（二）肝外表现

与急性 HBV 感染相比，急性 HAV 感染的肝外表现不太常见。最常见的肝外表现包括消逝性皮疹（14%）和关节痛（11%），以及罕见的白细胞破裂性血管炎、肾小球肾炎和关节炎。免疫复合物疾病被认为在其中起致病作用。皮肤血管炎一般常见于腿部和臀部，皮肤活检显示血管壁中存在 anti-HAV IgM 和补体。关节炎也常见于下肢。血管炎和关节炎均与冷球蛋白血症相关，尽管冷球蛋白血症常与 HCV 感染相关。急性甲型肝炎中的冷球蛋白已被证明含有 IgM anti-HAV。其他可能与免疫复合物疾病相关的罕见肝外表现包括：中毒性表皮坏死松解症、致死性心肌炎、无肝衰竭的肾衰竭、视神经炎、横贯性脊髓炎、多发性神经炎及胆囊炎。血液并发症包括血小板减少、再生障碍性贫血及红细胞再生障碍性贫血。病情迁延的患者出现肝外表现的频率越高。

（三）急性甲型肝炎后自身免疫性肝炎

据报道，几种病毒感染可能诱发自身免疫性肝炎（AIH）（见第 90 章）。在极少数情况下，急性甲型肝炎可发展为 1 型

AIH。AIH 也可能导致 IgM anti-HAV 的检测时间延长。遗传倾向被认为起了一定作用[52-57]。

五、诊断

在临床上，急性甲型肝炎与其他病毒性肝炎难以区分。诊断 HAV 感染是基于检测血清中特异性的 HAV 抗体（anti-HAV）（图 78.2）。急性甲型肝炎的诊断需要证明血清中存在 anti-HAV IgM。从患者出现症状开始，检测结果为阳性[55]，通常在约 4 个月内保持阳性[56]。一些患者在初次感染后一年多的时间内，可检测到低水平的 anti-HAV IgM[56]。anti-HAV IgG 在疾病发作时也可检出，通常终身存在，临床康复后被判读为既往 HAV 感染的标志物（通过市售总 anti-HAV 检测试剂盒的阳性结果和 anti-HAV IgM 的阴性结果证明）。

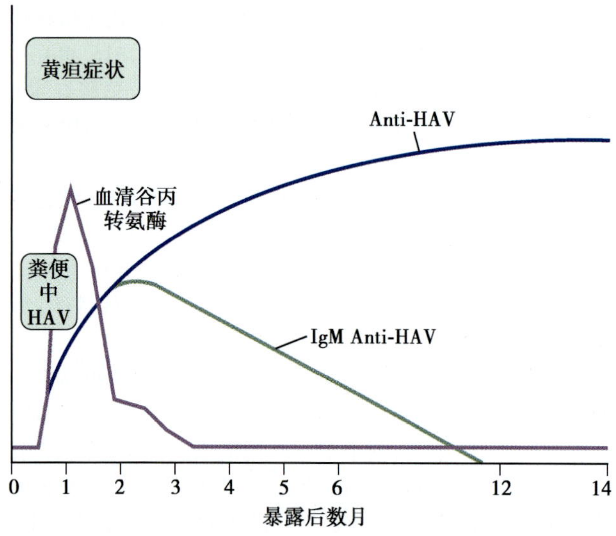

图 78.2　急性甲型肝炎病例的典型病程。HAV，甲型肝炎病毒；Anti-HAV，HAV 抗体；IgM，免疫球蛋白 M。（From Hoofnagle JH, DiBisceglie AM. Serologic diagnosis of acute and chronic viral hepatitis. Semin Liver Dis 1991；11：73-83）

HAV RNA 检测仅限于实验室研究。已在血清、粪便和肝组织中检测到 HAV RNA。病毒 RNA 可以通过 PCR 方法扩增[57]。通过 PCR 检测，已证实 HAV RNA 在发病后 21 天仍存在人血清中[32]。一份关于 1987 年 1 月至 2000 年 4 月期间[58]，76 例法国急性 HAV 感染患者的报告中描述了 HCV RNA 检测的使用，19 例患有 ALF，其中 10 例需肝移植，1 例在等待肝移植期间死亡。在血清和临床数据可用的 50 例患者中，确定了 39 例患者的 HAV RNA 状态，其中包括 19 例 ALF 患者。在这 50 例患者中有 36 例（72%）检测到 HAV RNA。在重症急性肝炎患者中，存在低滴度 HAV RNA 可能预示着预后不良，需要早期转诊接受肝移植。与其他研究一样，HAV 的基因型似乎对临床表现的严重程度没有影响[59]。

六、预防和治疗

1999 年 12 月美国 CDC，针对甲型肝炎或其不良后果风险增加的人群，发布了关于 HAV 免疫预防的建议。2006 年，免疫接种实践咨询委员会（ACIP）更新了这些建议，该委员会特别建议美国对儿童进行常规疫苗接种[32]。在美国，总体策略是保护人们免受疾病的侵袭，并降低 HAV 感染的发生率。现有的单价疫苗最初被批准用于 2 岁以上的儿童，但现在已批准可用于 12 个月后的儿童[26,60]。毫不奇怪，儿童发病率的下降幅度大于成人，有效地消除了儿童作为高危人群的风险，并有可能清除美国病毒的主要宿主[19,32]。框 78.1 列出了目前认为感染 HAV 风险最高的人群。2012 年 6 月，WHO 建议推迟在高流行国家的大规模疫苗接种计划，因为这些国家几乎所有人都在儿童时期无症状感染过 HAV，从而有效预防青少年和成年人的临床甲型肝炎。在 HAV 中度流行的国家（或具有高流行性和社会经济地位迅速改善的国家），相对较大比例的成年人群对 HAV 感染敏感，大规模接种 HAV 疫苗可能具有成本效益，建议使用。在低流行率或极低流行率的国家，WHO 已建议接种疫苗以提供个人健康获益。应提供疫苗接种的群体包括：前往中等或高流行地区的旅行者、需要终身输血液制品的人、男-男性行为者、慢性肝病患者、接触非人类灵长类动物的工作人员以及注射毒品的人[26]。

框 78.1　HAV 感染高风险人群

符合以下条件的健康人群：
- 前往流行区旅行
- 从事暴露可能性较高的职业
- 感染者的家庭成员
- 从流行区收养的婴儿或儿童

男男性行为者
HIV 检测呈阳性的人员
慢性肝病患者
凝血因子紊乱患者
注射毒品者或非注射违禁药品使用者

目前尚无治疗急性甲型肝炎的特效药。一般采用对症治疗。从历史上看，关注血清免疫球蛋白（IG）的检测和使用，一直是预防 HAV 感染的主要手段。优质 HAV 疫苗的可用性、IG 的高成本以及 IG 通过被动免疫的短期保护，显著限制了 IG 用于暴露前的预防使用。IG 仍适用于在 2 周内前往中等或高流行地区的易感人群（表 78.1）[61]。

2007 年 6 月，HAV 疫苗被批准用于无慢性肝病的 12 个月至 40 岁免疫功能正常人群的暴露后预防[62]。HAV 疫苗的这一新适应证是基于一项研究的结果，该研究比较了 HAV 疫苗和 IG 用于暴露后预防 HAV 感染的有效性。疫苗组 4.4% 的受试者发生临床甲型肝炎，而 IG 组为 3.3%[63]。分析显示两组之间无统计学差异（95% CI 0.70~2.67），但这可能排除了无症状感染者。在疫苗组中，162 例血清中存在 IgM HAV 的人和 IG 组中的 50 例被排除在外，这是因为他们没有症状或血清 ALT 水平升高没有达到正常上限值的 2 倍。许多无症状甲型肝炎患者仍有可能对他人造成感染风险。尽管 HAV 疫苗和 IG 在暴露于 HAV 后 2 周内接种似乎均有效。但 HAV 疫苗的优势包括长期保护（随后接种第二剂时）、良好的安全性及广泛的可用性[64]。暴露后使用 IG 预防仍然适用于 12 个月龄以下的婴儿，也可用于 40 岁以上个体，然而，该疫苗可能对后一组也有效（见表 78.1）。2017 年 7 月，考虑到供体中 HAV IgG

表 78.1　使用免疫球蛋白预防 HAV 感染给药指导

适应证	详情	剂量	同时接种 HAV 疫苗
暴露前预防	旅行 1 个月*,<2 周内开始	0.1ml/kg	是†‡
	旅行 2 个月*,<2 周内开始	0.2ml/kg	是†‡
	>2 个月的旅行*,<2 周内开始	0.2ml/kg(每 2 个月重复)	是†‡
暴露后预防	<12 个月和>40 岁 慢性肝病 HAV 疫苗禁忌 免疫功能低下患者	0.1ml/kg	是†‡,但仅当>12 月龄时

*前往 HAV 中度或高度流行地区。

†对于>12 月龄的婴儿和<40 岁的成人,应在与免疫球蛋白不同的解剖部位接种疫苗。

‡除非有疫苗禁忌证(例如,过敏)。

浓度降低(因为 IgG 效价降低),更新了 IG 的处方建议[Gama STAN S/D(由 Grifols Therapeutics, Inc, Clayton, NC 生产),美国 FDA 批准的唯一用于 HAV 预防的 IG](见表 78.1)[61]。

考虑到加拿大和英国的数据,自 21 世纪 00 年代初以来,HAV 疫苗一直用于暴露后预防。美国免疫实践咨询委员会(ACIP)指南得出的结论是,HAV 疫苗在保护接受者抵抗临床甲型肝炎方面是安全的,与 IG 相当。ACIP 指南允许近期暴露于 HAV 和既往未接种疫苗的人员,应在暴露后 2 周内尽快给予单剂单抗原 HAV 疫苗或 IG(0.01mL/kg)。标准疫苗接种方案详见表 78.2[61,62]。尽管 IG 被认为是安全的,但人们普遍认为它存在风险,因为它是一种血液衍生产品。IG 可引起发热和肌痛,与 HAV 疫苗一样,但 IG 注射部位的疼痛通常比疫苗更明显。可以在启动疫苗主动免疫的同时,使用 IG 进行暴露后预防[64]。

表 78.2　推荐的 HAV 疫苗*

疫苗	时间安排	年龄/岁	剂量	容量/mL	给药方案
HAVRIX	标准	1~18	720ELU	0.5	0,6~12 个月
	标准	>18	1 440ELU	1	0,6~12 个月
	加速	≥1	适合年龄的单次剂量	与年龄相符	旅行前≥2 周†
	暴露后预防	≥1	适合年龄的单次剂量	与年龄相符	暴露后<2 周†
VAQTA	标准	1~18	25U	0.5	0,6~18 个月
	标准	>18	50U	1	0,6~18 个月
	加速	≥1	适合年龄的单次剂量	与年龄相符	旅行前≥2 周†
	暴露后预防‡	≥1	适合年龄的单次剂量	与年龄相符	暴露后<2 周†
TWINRIX	标准	≥18	720ELU HAV,20mg HBV	1	0,1,6 个月
	加速	≥18	720ELU HAV,20mg HBV	1	0,7,21~30 天†

*在三角肌内注射疫苗。

†加强剂量的时间(长期保护所需):VAQTA,6 个月;HAVRIX,6~12 个月;TWINRIX,12 个月。

‡FDA 未经 FDA 批准。

ELU,酶联免疫分析(ELISA)单位;U,单位。

HAV 疫苗于 1995 年首次在美国获得许可,目前已有两种灭活 HAV 疫苗上市销售。疫苗在临床试验和上市后监测中的广泛使用,支持这些产品的安全性和有效性。HAVRIX 由 GlaxoSmithKline Biologicals (Rixensart, Belgium) 生产,VAQTA 由 Merck & Co lnc. (West Point, Pennsylvanian) 生产。两种疫苗均来自细胞培养物中生长的 HAV。最终产品经过纯化和灭活处理,其中含有明矾作为佐剂。两种市售疫苗的基本差异是用于制备的 HAV 毒株。HAVRIX 是用 HM175 毒株制备的,而 VAQTA 是用 CR326 毒株制备的[65,66]。然而,该差异几乎没有实际意义,因为这两种疫苗均安全且具有免疫原性。免疫接种剂量和方案见表 78.2。接种 HAVRIX 后,估计在血清中可检出 anti-HAV 约 40 年,免疫力可能持续更长时间[20]。在成年人中,最常见的局部副作用是注射部位酸痛(56%)、头痛(14%)和不适(7%)。在儿童中,最常见的副作用是注射部位疼痛(15%)、喂养问题(8%)、头痛(4%)和注射部位出现硬结(4%)[32]。

在美国 2012 年 11 月期间,疫苗不良事件报告系统收到了 20 057 份单独接种 HAV 疫苗或与其他疫苗联合接种后,发生不明原因的不良事件的报告。其中 1 230 份被认为是严重不良事件,包括吉兰-巴雷综合征、免疫性血小板减少性紫癜、血清转氨酶水平升高及儿童癫痫发作[32]。然而，无法确认这些事件归因于 HAV 疫苗，并且报告的发生率也没有超过预期的背景发生率。例如，吉兰-巴雷综合征的一般人群发病率为(0.5~2.4 例)/100 000 人/年，在接种 HAV 疫苗的成年人中，吉兰-巴雷综合征的发病率为 0.2 例/100 000 人/年[32]。

甲型肝炎和乙型肝炎疫苗的复方制剂(TWIN-RIX，GlaxoSmithKline Biologicals，Rixensart Belgium)可用，并且具有良好的有效性及安全性[67]。尽管一些长期研究显示，anti-HAV 在儿童和青少年中持续存在，但 1~6 岁儿童的 TWIN-RIX 的血清转换率明显低于标准单价疫苗[68]。因此，目前 TWIN-RIX 仅获批用于 18 岁及以上人群。

由于美国甲型肝炎流行病例的减少，现在感染 HAV 的患者中有很大一部分是前往流行区旅行的非免疫成年人。即使在旅行前就医咨询，但完成标准免疫接种程序的时间通常也不足。美国 FDA 批准 HAVRIX 和 VAQTA 用于计划旅行前的加速疫苗接种计划。如果在旅行前至少两周接种，单剂单价疫苗中的任何一种都会产生保护性 anti-HAV 滴度[62]。IG 对 2 周内的旅行者仍然具有初始和高效的被动免疫能力。2008 年，美国 FDA 还批准了 TWIN-RIX 的加速疫苗接种计划，该计划可以在 30 天内完成，并在 12 个月时进行加强接种。此前研究表明，当 TWIN-RIX 与标准和单剂单价疫苗的替代方案进行比较时，发现他们具有同等的保护作用。1 年后，使用 TWIN-RIX 的 HAV 血清转换率为 100%，HBV 血清转换率为 96.4%~100%[69,70]。正考虑将 TWIN-RIX 加速方案用于美国教养机构的新囚犯，在那里，高风险活动使囚犯面临 HAV 和 HBV 感染的风险[71]。给药方案见表 78.2。

另一个感染 HAV 风险可能增加的人群似乎是新来的国际收养人的密切接触者。2009 年，美国 CDC 在收到与新国际收养人密切接触者中，新发 HAV 感染的病例报告后，提供了在该人群中使用 HAV 疫苗的最新建议，其中包括一名来自埃塞俄比亚的无症状被收养人的无旅行家庭接触者中的 ALF 病例。1998 年至 2008 年，美国家庭从外国收养了大约 18 000 名儿童，其中 99.8% 的儿童来自 HAV 高流行或中等流行的国家。鉴于这些数据，美国 CDC 建议所有以前未接种疫苗的人都要接种疫苗，这些人估计在被收养人抵达美国后的前 60 天内，与来自 HAV 高流行或中等流行国家的国际被收养人有密切的个人接触[72]。

慢性肝病患者接种甲型肝炎病毒疫苗

如果慢性肝病患者感染 HAV，其 HAV 相关发病率和死亡率的风险会增加。因此，对 HAV 易感的慢性肝病患者，建议使用 HAV 疫苗进行暴露前预防[73]。这一建议应扩展到等待肝移植的患者以及已经接受肝移植的患者，尽管在这些人中 HAV 疫苗的免疫原性降低[74]。

患有基础慢性肝病的患者发生急性肝炎会导致相当高的发病率和死亡率。尽管现行指南建议所有慢性肝病患者接种 HAV 疫苗[32]，但几项成本效益分析的结果相互矛盾。2000 年发表的一份报告显示，通过接种 HAV 疫苗来挽救一例 HCV 感染患者的生命将要花费 2 300 万美元[75]，尽管该报告中的一些假设受到质疑[76]。另外两项针对慢性丙型肝炎患者进行的研究显示，接种 HAV 具有决定性的益处[77,78]。然而，这些研究中使用的方法不同，一些分析可能对 HAV 的发病率不敏感，或者可能低估了 ALF 患者的经济和社会成本。在儿童时期，在可能发生慢性肝病之前，对 HAV 进行普遍免疫，为有效预防 HAV 感染提供了最大的希望[79]。

感染 HIV 的患者应接种 HAV 疫苗。然而，由于免疫系统迟钝，对接种疫苗的应答可能会降低。早期的研究表明，在接受抗逆转录病毒治疗的 HIV 感染儿童中，HAV 血清转换率超过 97%[80]，然而，另一项研究发现，$CD4^+$计数低于 25/mm^3 和 HIV 病毒载量超过 400 拷贝/ml，预示着血清转换率降低[81]。尽管研究之间的差异可以部分解释为 anti-HAV 检测试剂盒的灵敏度不同，但似乎每个人免疫抑制程度越强，对接种疫苗产生应答的可能性就越小。在该人群中，应考虑检查疫苗接种后 IgG anti-HAV 滴度，以评估免疫力。小型研究表明，在对标准疫苗接种方案无应答的人群中，对第三剂 HAV 疫苗接种的额外获益是有限的[81]。

(祁兴顺　译，孙明瑜　刘军　校)

参考文献

78

第 79 章　乙型肝炎

Harry L. A. Janssen, Scott Fung 著

章节目录

目前全球约有 2.6 亿人是慢性乙型肝炎病毒（hepatitis B virus，HBV）感染者[1]，大多数感染者不会出现并发症；但仍有 15%～40% 的感染者会有严重的并发症如肝硬化或肝癌，并导致死亡[2,3]。据估计，慢性 HBV 感染每年导致全球超过 88.7 万人死亡[1]。从 1990 年到 2013 年，因肝硬化和肝癌导致的 HBV 相关死亡人数增加了 33%[4]。在美国，乙型肝炎导致的急性肝衰竭的比率一直在下降，慢性肝衰竭肝移植的病例数量也在下降[5]。这种下降很可能是由于更广泛的疫苗接种和抗病毒治疗的使用。不幸的是，这些有利的趋势被西方国家中来自高发病率地区移民的慢性乙型肝炎和肝癌新病例的持续增加所抵消[5,6]。

乙型肝炎疫苗在 20 世纪 80 年代初已经上市，但在许多发展中国家，因资源有限，无法制订新生儿普遍接种的政策导致围产期和新生儿时期仍是主要的感染来源。从全球角度来看，在高风险和中风险国家广泛实施早期疫苗接种计划，最终将对未来几代人的肝脏疾病相关死亡率产生最大的影响。在美国和西欧国家等低患病率地区，性滥交和毒品注射是大多数成人新发感染乙型肝炎的原因。然而，即使在低患病率地区，疫苗接种仍处于严重不足的状态，这导致未来进一步减少急性感染的发生率仍将是一项挑战。WHO 通过增加疫苗接种、筛查和治疗旨在消除全球乙型和丙型肝炎感染[7]。

一、流行病学

（一）地理分布和感染源

HBV 感染的发病率在世界各地差异显著。在高发地区，如东南亚（不包括日本）、中国和非洲大部分地区，慢性 HBV 携带者超过总人口的 6%，终生感染风险为 60% 到 80%[8]。在这些高危地区，围产期感染和儿童之间的水平传播是主要的传播途径。全球大约 60% 的人口居住在 HBV 高发病率的地区[9]。中等风险的地区包括南欧和东欧的部分地区、中东、日本、印度次大陆、前苏联大部分地区和北非。在这些地区，终生感染风险为 20%～60%；水平传播发生在广泛的年龄范围内，但新生儿感染也是很常见的。发病率低的地区包括北美、西欧、南美某些地区和澳大利亚，在这些地区，HBV 感染的终生风险低于 20%，病毒主要是在年轻人之间水平传播。性传播是欧洲和北美的主要传播方式，但吸毒仍是新增病例的主要原因。

至少有一半的乙型肝炎表面抗原（HBsAg）阳性携带者感染的原因是围产期传播。60%～90% 的乙型肝炎 e 抗原（HBeAg）阳性的母亲通常有较高的病毒血症（“病毒载量”）并将病毒传播给后代，而乙型肝炎 e 抗体（anti-HBe）阳性的母亲传播疾病的比率较低（5%～15%）。在普及疫苗接种已经实施了几十年的地区如中国台湾，新发感染和儿童肝癌的发生率已经大大降低[10]。

（二）传染性

HBV 通过体液感染经皮和黏膜传播。该病毒的传染性是艾滋病毒的 50～100 倍，是丙型肝炎病毒的 10 倍。高病毒载量的感染者不仅母婴传播风险高，而且在针管暴露后和在家庭接触环境中传播的风险也高。除了未被血液污染的粪便外，大多数体液中都可以用 PCR 等敏感技术检测到 HBV DNA。虽然 HBV 主要在肝细胞中复制，但在其他部位也存在

一个肝外感染性病毒库，如肾上腺、睾丸、结肠、神经节和皮肤中存在复制中间体和病毒编码蛋白[11]。慢性感染明显好转后，仍在外周单核细胞和肝组织中发现少量 HBV DNA[12,13]。肝外病毒的低水平复制可以解释在接受乙型肝炎核心抗体（anti-HBc）呈阳性的器官捐赠人群中 HBV 传播率相对较高的原因[14]。

（三）患病率

由于社会经济状况的改善、疫苗接种计划的普及以及有效的抗病毒治疗，在一些高发病率的国家，乙型肝炎的发病率正在下降[15]。据估计，美国的慢性 HBV 感染人数从 87.5 万至 220 万人不等[16,17]。近期移民到美国的人中，估计有 60% 出生在 HBV 高发病率的地区。这一发现解释了为什么美国大多数慢性 HBV 感染都是输入性的[2,16]（图 79.1）。

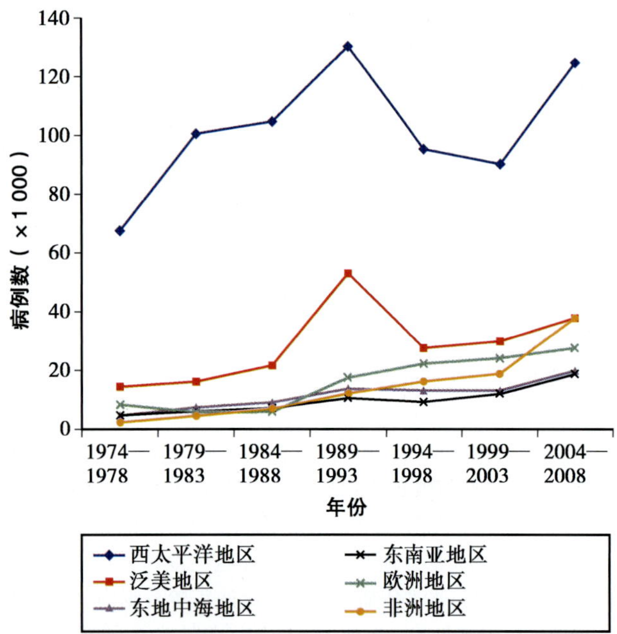

图 79.1　1974 年至 2008 年，按世界卫生组织来源地区输入美国的慢性 HBV 感染病例估计数量。（Modified from Mitchell T, Armstrong GL, Hu DJ, et al. The increasing burden of imported chronic hepatitis B—United States, 1974—2008. PLoS One 2011; 6: e27717, with permission of author.）

与新发慢性乙型肝炎病例的增长相反，自 20 世纪 90 年代以来，急性乙型肝炎病例呈下降趋势。下降的原因包括新生儿普遍接种疫苗、高危人群成人接种疫苗项目、性生活方式改变、血液筛查程序的改进以及病毒灭活的血液成分的使用[18]。由于疫苗接种率高，卫生保健工作人员的 HBV 感染率显著下降。

在许多发达国家，性活跃的年轻人是急性病例的高危人群。自 1995 年来，大多数由美国疾病控制与预防中心报告的急性乙型肝炎病例是由异性恋者之间的亲密接触引起的，其次是注射毒品和男性之间的性行为[19]。在美国，新发 HBV 感染者中最常见的危险因素是与阿片类药品滥用相关的毒品注射。在 30~49 岁的成年人中，新发 HBV 感染率最高，这表明高危成年人乙型肝炎病毒疫苗接种率低[20]。血液透析、针刺疗法、人工授精和输血（很少）仍会导致乙型肝炎病例，但这些病例只占新确诊急性感染病例总数的小部分。美国疾病控制与预防中心的数据显示，95% 以上的孕妇进行了 HBsAg 检测，婴儿疫苗覆盖率达 93%。然而，疾病控制与预防中心预估每年仍约有 1 000 例新生儿乙型肝炎的新发病例，这是由于未能完成疫苗接种计划[21]。

（四）急性乙型肝炎

患者感染 HBV 的年龄是临床结局的主要决定因素。由于对病毒的免疫耐受，围产期暴露导致多达 95% 的人处于慢性 HBV 携带者状态。相比之下，5 岁之前感染 HBV 的儿童有 30% 的可能性发展为慢性 HBV 感染。免疫系统完整的成年人中，只有 2%~5% 的人群会发生慢性感染[22]。三分之二的急性乙型肝炎患者是未被发现的无症状患者或有亚临床疾病；另外三分之一的病例会出现轻度到中度的急性肝炎，其中急性肝衰竭发生率为 1%。乙型肝炎占所有急性肝衰竭病例的 7%[23]。病毒的快速清除可能导致 HBsAg 在初次出现时从血清中清除。在这种情况下，急性乙型肝炎的准确诊断可能需要检测 anti-HBc 的免疫球蛋白 M（IgM）。

乙型肝炎引起的急性肝衰竭的自然生存率仅为 20% 左右。肝移植的存活率为 50%~60%。由于乙型肝炎免疫球蛋白（HBIG）和抗病毒药物的应用，接受肝移植后疾病很少复发。

（五）慢性乙型肝炎

幼年期的感染者中，四分之一到三分之一可能会发展为更严重的肝病（包括肝硬化和肝癌）。据估计，早期感染病毒的中年或老年男性中，有 15%~25% 的患者最终死于肝脏疾病相关病因。患者结局与宿主（年龄、性别、遗传背景、免疫状态）和病毒（血清 HBV DNA 水平、HBV 基因型、突变模式）因素有关。男性发生肝癌的可能性是女性的 4 倍。

病毒复制活跃和 HBV 引起的炎症及坏死肝细胞会影响患者肝硬化的进展速度。生存的主要决定因素是患者首次就医时肝病的严重程度[24]。肝硬化与生存时间的缩短及肝癌发生率的增加有关。抗病毒治疗出现前，乙型肝炎相关肝硬化患者 5 年和 20 年生存率分别为 55% 和 25%，轻度（非肝硬化）患者中分别为 97% 和 63%[25]。在一项研究中，代偿性 HBV 相关肝硬化患者的 5 年生存率为 84%，而伴有腹水、黄疸、肝性脑病或有静脉曲张出血史的肝硬化患者的 5 年生存率仅为 14%[26]。几项大型队列研究的多因素分析已经发现，年龄、腹水、高胆红素血症和肾功能障碍与 HBV 相关肝硬化患者的生存时间独立相关。因此，早期肝脏失代偿是抗病毒治疗和肝移植评估的直接指征。

早期 HBV 相关肝硬化患者血清 HBsAg 的清除与预后良好相关，包括改善肝脏组织学和功能、降低病毒再激活的风险、改善长期生存[24]。然而，HBsAg 清除对既往肝硬化患者的未来疾病进展并不是绝对保障[27]。

二、病毒学

乙型肝炎病毒是一种小型 DNA 病毒，属于肝病毒科。这个家族的其他成员是 HBV 样的病原体，感染土拨鼠、地松鼠和树松鼠、毛猴、鹤、苍鹭、罗斯鹅和鸭子。HBV 是一种小型[3.2 千碱基(kb)]病毒，其 DNA 基因组具有松弛、圆形、部分双链结构(图 79.2)。该基因组由 4 个可读框(ORF)组成，设计紧凑，其中几个基因重叠，并使用相同的 DNA 编码不同的病毒蛋白质。4 个病毒基因组成包括核心基因、表面基因、X 基因和聚合酶基因。核心基因编码核蛋白壳蛋白，在病毒的组装和 HBeAg 的产生中起着重要作用。表面基因编码 pre-S1、pre-S2 和 S 蛋白[包括大(L)、中(M)和小(S)表面蛋白]。X 基因编码 X 蛋白，该蛋白具有反转录激活特性，可能在肝癌发生中起重要作用。聚合酶基因有一个很大的 ORF(≈800 个氨基酸)，并且与整个表面 ORF 长度重叠。它编码一个大蛋白，其对组装和 DNA 复制(包括启动、RNA 及 DNA 依赖的 DNA 聚合酶和核糖核酸酶 H 激活)至关重要。

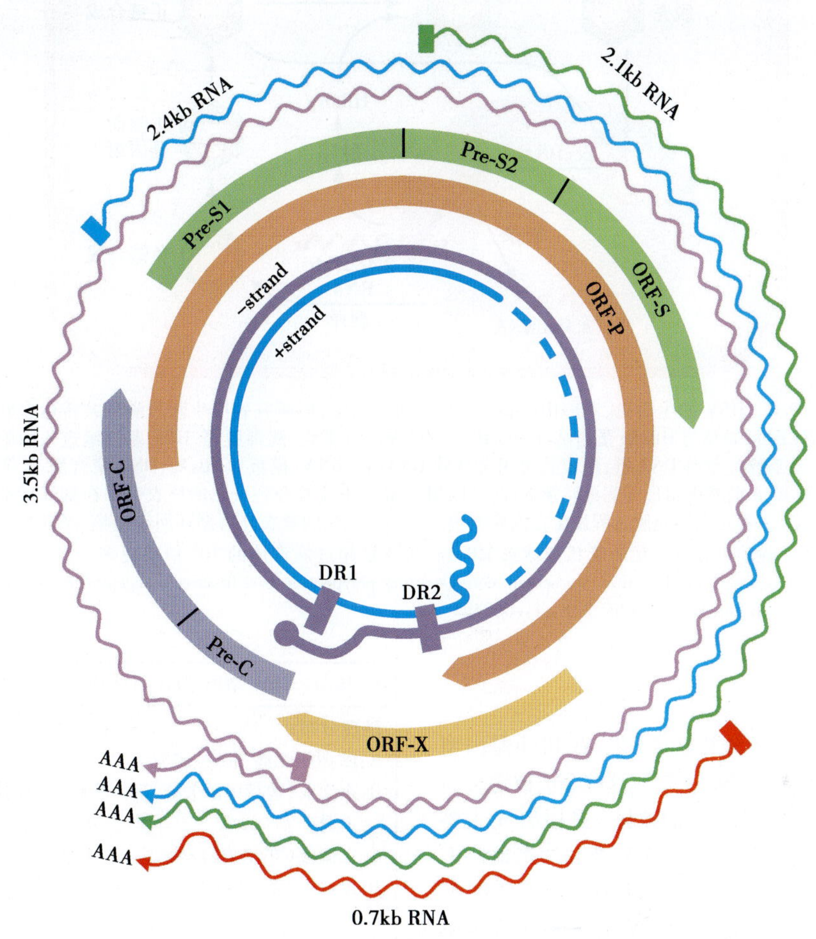

图 79.2 HBV 的分子结构和组织结构。病毒基因组及主要转录本的重叠 ORF(波浪线)。基因组部分为双链，有 4 个重叠的 ORF 或基因。S 基因编码病毒表面包膜蛋白[乙型肝炎表面抗原(HBsAg)]，由前 S1、前 S2 和 S 区组成。核心基因(C)由前核区(Pre-C)和核心区组成，分别产生 HBeAg 和核心蛋白。聚合酶(P)基因与整个 S 基因重叠，理论上该区域的突变可能导致 HBsAg 蛋白的变化从而影响 HBsAg 抗体的中和。第四个基因(X)编码一种尚未完全了解的蛋白质，乙型肝炎 X 蛋白(HBX)。在病毒复制过程中，两个 11 碱基对的直接重复序列(DR1 和 DR2)来合成链特异性 HBV DNA。AAA，RNA 3′端多聚腺苷尾

(一) 病毒复制

HBV 是一种 DNA 病毒，但其复制是通过 RNA 中间体进行的，需要激活病毒逆转录酶/聚合酶(图 79.3)。HBV 的突变率高于其他 DNA 病毒(估计每天有 10^{13} ~ 10^{15} 个点突变)[28]。完整的 HBV 基因组测序已经确定了 HBV 基因组中的大量突变，其中大多数是沉默子或不改变编码蛋白的氨基酸序列。然而，由于基因组重叠，一个 ORF(如聚合酶基因)中的一些沉默子突变可能导致重叠的 ORF(表面基因)中的氨基酸被取代，但临床意义并不确定。

HBV 的复制始于基因组前 RNA 的组装，通过宿主和病毒蛋白之间复杂的相互作用[29]。HBV DNA 聚合酶将基因组前 RNA 逆转录为负链 HBV DNA，这反过来又起到正链合成形成部分双链基因组的模板。在 HBV DNA 合成的同时，核衣壳成熟，并通过一种尚未完全了解的机制，与 S 蛋白相互作用，启动内质网中的病毒组装。S 蛋白是在内质网中合成的，在内质网中，排除宿主膜蛋白的单体聚集体，随后以亚病毒颗粒的芽孢形式进入管腔。HBsAg 在内质网和高尔基体中经历糖基化。与成熟的病毒粒子相比，非传染性亚病毒颗粒(球形和丝状 HBsAg)的分泌量非常大。这些亚病毒 HBsAg 颗粒在数量上超过病毒粒子 10^2 ~ 10^5 个可变因子，并可在血清中积聚高达 100μg/mL 的浓度[30]。

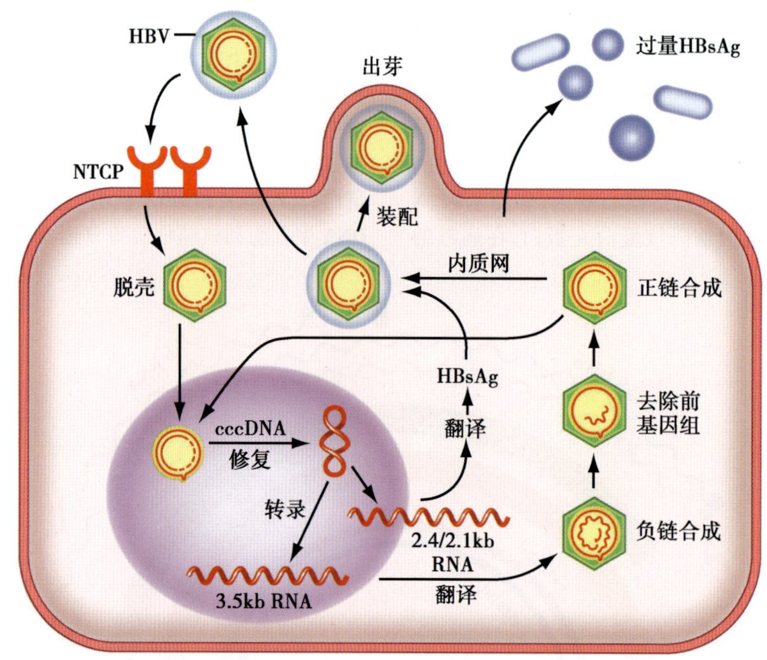

图 79.3　HBV 的生活史。与 HBV 结合的受体尚未确定，但研究表明牛磺胆酸钠共转运多肽（NTCP）可能是与 HBsAg 蛋白结合的受体。一旦进入肝细胞，病毒脱壳，HBV 基因组进入细胞核，然后修复单链 DNA 链，形成共价闭合环状 DNA（cccDNA）模板。HBsAg、DNA 聚合酶、X 蛋白和 RNA 前基因组形成病毒转录本；前基因组和聚合酶被整合到成熟的核衣壳并在翻译后被移除。表面蛋白的包膜过程发生在内质网中。一些无包膜的核衣壳再循环回细胞核，循环再次开始。血清中分泌大量的管状和球形 HBsAg，其数量超过病毒体的 10^3 倍或更多。（Yan H，Zhong G，Xu G，et al. Sodium taurochlate cotransporting polypeptide is a functional receptor for human hepatitis B and D virus. Elife 2012；1：e00049）

（二）基因型

基于全基因组比较的基因分类显示 HBV 有 10 个基因型（指定为 A~J）和许多亚型（框 79.1）[31]。这些分类被定义为整个 HBV 基因组序列的 8% 或以上的差异。基因型 A 主要位于北欧和美国。基因型 B 和 C 仅限于东亚和远东地区人群，但移民模式的变化导致了具有这些基因型的亚洲 HBV 携带者进入美国[32]。基因型 D 在世界各地都有发现，但在地中海地区、中东和南亚尤其普遍。基因型 E 位于撒哈拉以南非洲西部地区，基因型 F 位于中美洲。基因型 G 在美国和法国都有报道。基因型 H 在墨西哥被报道。基因型 I 和 J 是最近被发现的，分别在越南和日本被报道[31]。

各种基因型具有不同的临床意义[33]（见框 79.1），包括：①HBeAg 血清转化在 HBV 基因型 B 患者中较基因型 C 患者更早；②HBV 基因型 A 和 B 患者对干扰素（IFN）治疗应答优于 HBV 基因型 C 和 D 患者[34]。病毒基因型对前核和核心突变的频率也有影响，并可能对肝癌的发病率产生影响。目前尚无明确的证据表明基因型可影响 HBV DNA 对核苷（酸）类似物的应答。

尽管各种基因型的临床关系已越来越清楚，但尚未推荐对基因型进行常规检测，因为基因型分类通常并不会导致治疗的差异。然而，有一个例外，当患者正在接受聚乙二醇干扰素（PegIFN）治疗时，在基于年龄和其他因素的合适候选患者中，基因型检测可能具有临床价值，这是因为基因型 A 和 B 与较高的持续病毒学应答率和 HBsAg 清除率相关[35]。

框 79.1　HBV 基因型（A~J）的地理分布和临床关联

地理分布：

A：欧洲西北部、北美、中非

B：东南亚，包括中国大陆、日本和中国台湾（在北美的发病率正在上升）

C：东南亚（在北美的发病率正在上升）

D：南欧、中东、印度

E：西非

F：中南美洲、美国（美洲原住民）、波利尼西亚

G：美国、法国、德国

H：中美洲和南美洲

I：越南和老挝

J：琉球群岛、日本

提出的临床关联

更短时间实现 HBeAg 血清转换率和更高的 HBsAg 阴转率：B>C

干扰素治疗疗效：A>B≥C>D

预防/核心启动子突变频率：B 和 D>A 和 C

肝病活动的活跃性与病情进展的风险：C>B

转变为慢性肝病：非 A>A

HCC 风险：在中国台湾的年轻年龄组 B>C，但在日本的老年年龄组 C>B

（三）突变

HBV 基因组中的大多数突变是通过与野生型 HBV 核苷酸序列的比较识别的，在特定的 ORF 表现为沉默子或不改变氨基酸序列。其中，一些突变与重要疾病相关，这将在后文被提及。

1. HBV 表面抗原（HBsAg）

HBsAg 基因突变是由 HBsAg 基因的一级突变或核苷抗病毒治疗过程中重叠 DNA 聚合酶的基因突变引起的。一旦发生突变，突变的病毒粒子被免疫学选择为病毒的主要形式。HBsAg 基因在 124-147 氨基酸位置之间的突变可能非常重要，因为这一区域包括与 HBsAg 中和抗体（anti-HBs）结合的主要“a”抗原决定簇。这种突变会导致分析技术无法检测到 HBsAg，因为分析技术依赖于与 anti-HBs 的结合，也无法通过 HBIG 或接种疫苗中和 HBsAg。

HBsAg 基因突变的 HBV 感染者需检测 anti-HBc。血清 HBV DNA 水平与 HBsAg 携带者的变化程度相同。需要将这些突变体与“隐匿性”HBV 病例区分开来，隐匿性 HBV 感染同隐匿性肝硬化和肝细胞癌（HCC）风险增加有关[36,37]。

隐匿性 HBV 感染中，HBsAg 阴性患者在血清中可以检测到 HBV DNA[36]，但其中一些人可能缺乏 HBV 感染的其他血清学标记物（如 anti-HBc）。隐匿性 HBV 感染被认为是宿主免疫系统主动抑制病毒复制的结果，因此，血清中所检测到的 HBV DNA 是低水平的（<200IU/mL）。在 HBV 流行地区开展的大规模疫苗接种计划显示，疫苗逃逸的 HBsAg 突变发生率为 2%~3%。未来是否会进一步选择更多的突变体并增加疫苗大范围失败的风险仍有争议，但大多数现有证据不支持这种情况。HBsAg 基因突变在肝移植后 HBIG 治疗失败中的重要性争议较少。

2. 前核心、基本核心启动子和核心

HBV 基因组前核心和基本核心启动子区域的突变会影响 HBeAg 的产生。前核心突变导致核苷酸 1896 上产生终止密码子，终止了 HBeAg 的合成[38]；而核苷酸 1762 和 1764 上的基本核心启动子突变使 HBeAg 的合成减少了约 70%，同时保持基因组前 RNA 水平[39]。由于 HBeAg 免疫耐受作用的缺失，在严重肝炎病例中可观察到这两种类型的突变；核心启动子突变与 HCC 风险增加有关，并发现在 HBV 基因 C 型的患者中比率更高[31]。前核心和基本核心启动子突变体已在同一患者中出现过，在亚洲和南欧的 HBV 基因 B、C 及 D 型的患者中尤其常见。一项对居住在美国的 HBV 携带者的大规模血清调查发现，前核心和核心启动子突变是常见的（突变频率分别为 27% 和 44%）。两种 HBV 突变形式在 HBeAg 阴性患者中更为常见（前核心突变频率在 HBeAg 阴性和阳性患者中分别为 38% 和 9%；核心启动子在 HBeAg 阴性和阳性患者中分别为 51% 和 36%）[40]。除了这些突变外，核心基因的上游突变也会影响对 HBV 的免疫应答。核心基因突变会阻止病毒清除的关键步骤细胞毒性 T 淋巴细胞（CTL）对 HBV 的识别，因此，该突变有助于 HBV 免疫逃逸，并可能影响 IFN 的应答[41,42]。HBV 核衣壳免疫显性抗原表位的核心基因突变也会影响 $CD4^{+}$T 细胞的反应性。

围产期感染的 HBV 患者中，HBV 感染的前 20~30 年常会出现长时间的免疫耐受期，该期肝脏没有或少有坏死性炎症，测序研究表明，这一阶段核心基因序列稳定，核前突变也不常见。当患者进入免疫活跃期，并进行 HBeAg 血清转换时，核心基因突变更常见，此时包括许多 B 细胞和 T 细胞表位的核心基因区域观察到越来越多的突变，并且前核终止密码子突变体和核心基因突变体都与 IFN 治疗的不良反应有关[42]。

3. HBV DNA 聚合酶

该聚合酶的基因编码一种 DNA 聚合酶，它是将病毒 RNA 包裹成核心颗粒、将基因组前病毒 RNA 转化为病毒 DNA 负链（逆转录），并将第一个 HBV DNA 链转化为第二个正极性的 DNA 链的过程中所必需的。HBV 逆转录酶聚合酶基因的功能是高度保守的，因为削弱病毒复制效率的主要突变导致对这些变异的选择压力。HBV 复制保真度低，当病毒 RNA 逆转录到 DNA 时，对核苷酸碱基有错误配对的倾向。HBV DNA 聚合酶也缺乏任何校对能力，不能修复自己的错误，因此，当一个核苷酸碱基错位时，会作为碱基突变留在不断增长的病毒 DNA 链中，导致新的 HBV DNA 基因组与原始（野生型）基因组具有不同的序列。据估计，HBV DNA 聚合酶的总错误率为每 10 000 个核苷酸复制 1 个，也就是说，在一个感染者中，每天可能出现 1 000 万个碱基对错误。所有可能出现的单碱基突变在 24 小时内产生，尽管许多这样的突变会产生不可存活的病毒[43]。

单核苷酸或双核苷酸取代改变了 HBV DNA 聚合酶的逆转录酶结构域的氨基酸序列，从而减少了药物与活性位点的结合。对抗病毒药物的敏感性降低，又有足够的复制适应性在不断扩大的病毒种群（“准种”）中继续繁殖时，HBV 聚合酶基因突变可导致临床治疗时出现对核苷（酸）类似物明显的耐药性。

甚至在抗病毒治疗开始前，病毒高度复制和高突变性可以出现单一甚至双聚合酶突变体作为病毒准种的一个小成分。由于目前可用的分子分析方法（如线性探针技术）在灵敏度上的局限性，只有当这些突变体至少占整个病毒种群的 5%~10%，才会被检测到。超深焦磷酸测序是一种能够检测 HBV 突变体的技术，能够检测到不到病毒种群 1% 的突变体[44]。预计下一代测序技术的出现将进一步剖析病毒基因组的变异，为个性化的精准医疗开辟道路[45]。耐药 HBV 的持续感染与疾病的进展和抗病毒治疗后肝脏组织学改善的钝化相关[46]。据报道，肝炎的严重爆发也伴随着耐药突变体的出现[47]，这些突变体可能导致肝移植后发生进展性肝病[48]。此外，这些突变体的水平传播也已被描述。

三、发病机制

HBV 通常不是细胞病变的病毒，认为 HBV 相关肝病的严重程度与宿主对病毒的免疫应答强度有关。虽然有效清除病毒和长期预防再次感染同时需要细胞和体液免疫反应，但细胞免疫反应似乎是发病的主要机制。对 HBV 的免疫反应包括先天的或非抗原特异性反应（例如，自然杀伤细胞和干扰素）[49]和适应性免疫反应，包括病毒抗原的抗体、人类白细胞抗原Ⅱ类（HLA-Ⅱ）限制性 $CD4^{+}$ T 细胞和 HLA-Ⅰ类限制性 $CD8^{+}$CTL[50]。有研究表示，抗原特异性 T 细胞反应的诱导发生在淋巴器官中，其中宿主 T 细胞遇到由抗原呈递细胞（如树突状细胞、B 细胞和巨噬细胞）呈递的病毒肽抗原（或表位）[51]。这一过程导致 T 细胞的成熟和扩增，这些 T 细胞对这些病毒表位具有特异性，随后迁移到肝脏，在那里它们执行其效应功能。

在急性 HBV 感染期间，HBV 通过肝脏传播而不会引起临床显著的肝脏炎症[52]，当 HBV 达到对数复制阶段时可检测到 HBV 特异性 T 细胞，并且大多数 HBV DNA 由肝浸润的 HBV 特异性 $CD8^+$ 细胞释放的细胞因子所介导的非细胞病变机制从肝脏清除[53]。细胞介导的免疫应答在自限性感染中是有效的，因为应答是强烈的、多特异性的，并倾向于 1 型辅助 T 细胞功能。相比之下，慢性 HBV 感染者表现出罕见的、特异性低的、微弱的 HBV 特异性 T 细胞反应，不能清除感染的肝细胞中的 HBV[54]。在慢性乙型肝炎患者中，肝脏浸润中的大多数单个核细胞都是非抗原特异性的[55]。

$CD8^+$ 细胞毒性 T 淋巴细胞（$CD8^+$ CTL）是 HBV 清除的主要中介[56]，在慢性感染患者中，较高频率的 HBV 特异性 T 细胞与更好地控制 HBV 复制相关[57,58]。然而，$CD8^+$ CTL 的抗病毒功能也可以通过诱导趋化因子驱动肝炎期间观察到的非特异性单核炎症浸润，促进免疫病理[59]。为了被 $CD8^+$ CTL 识别，靶向肝细胞必须呈现病毒表位，即内源性加工的短肽，并与Ⅰ类 MHC 分子的肽结合槽匹配[60]。CTLT-细胞受体与肝细胞表面的肽-MHC 复合体结合可以直接杀死被感染的细胞，并由激活的 CTL 释放出有效的抗病毒细胞因子。虽然肝细胞表达主要组织相容性抗原Ⅰ（MHC-Ⅰ），但很少有证据表明它们表达 MHC-Ⅱ或被 MHC-Ⅱ类限制性 $CD4^+$ 辅助性 T 细胞直接识别。$CD4^+$T 细胞的激活需要在 MHC-Ⅱ分子中适当呈递病毒肽，这可能发生在淋巴组织或肝内抗原呈递细胞中，如树突状细胞、Kupffer 细胞和内皮细胞。$CD4^+$ 细胞产生抗病毒细胞因子，并帮助刺激中和抗体的产生，从而限制原发感染期间病毒在肝内的传播，并在防止再次感染方面发挥了重要作用。

四、自然史

慢性 HBV 感染的 5 个阶段：①HBeAg 阳性的慢性 HBV 感染（免疫耐受期）；②HBeAg 阳性的慢性乙型肝炎（免疫清除期）；③HBeAg 阴性的慢性 HBV 感染（非活动性携带者期）；④HBeAg 阴性的慢性乙型肝炎（再次激活期）；⑤HBsAg 阴性期（图 79.4）。在早期感染慢性 HBV 的患者中，这些连续的分期可能更明显。新的命名是基于对慢性疾病两个主要特征的描述：感染（无炎症）和肝炎（炎症）[61]。

HBeAg 阳性慢性 HBV 感染通常是在出生时或有感染史时被识别的最早阶段，其特征为 HBeAg 阳性、高水平的 HBV DNA（$\geqslant 10^7$IU/mL）、低水平或正常水平的血清转氨酶以及轻微或无肝脏坏死炎症或纤维化。在这一阶段，HBeAg 的阴转率较低。转基因小鼠实验表明，HBeAg 诱导新生小鼠对 HBV 的免疫耐受状态[62]。HBeAg 的围产期传播感染被认为是免疫耐受期的几个潜在机制之一[63]。

HBeAg 阳性慢性乙型肝炎通常在 HBV 感染几十年后开始，其特征是血清转氨酶水平升高、HBV DNA 水平低于 HBeAg 阳性慢性 HBV 感染、慢性肝炎的组织学表现。这种针对 HBV 的免疫激活的触发机制尚不清楚，但已证明 $CD8^+$CTL 介导感染的肝细胞的裂解。这一阶段的持续时间各不相同，经常持续多年。宿主免疫系统对病毒的持续反应可能导致 HBeAg 血清转换（随着血清中 anti-HBe 的出现，HBeAg 阴转）。在血清 AST 升高的年龄较大的儿童或成人中，HBeAg 自发血清转化的年平均率一般在 8%～15% 之间，但在亚洲儿童和免疫缺陷人群中，这一比例低得多[24]。

HBeAg 阴性慢性 HBV 感染是第三阶段，大多数发生在 HBeAg 血清学转换的患者中。这一阶段的特征是血清谷丙转氨酶（ALT）正常，低（<2 000IU/mL）或检测不到的血清 HBV DNA 水平（图 79.4）。随着时间推移，肝脏坏死炎症和纤维化不明显[64]。这种非活动性的阶段可能会持续一生。

HBeAg 阴性慢性乙型肝炎可能是由于对病毒复制失去免疫控制或免疫抑制药物治疗而自发的。再次激活的定义是血清 HBV DNA 的高水平重现，通常是血清 ALT 水平的显著升高，因此，HBeAg 血清转换并不表明为静止性疾病。多达 30% 的 HBeAg 血清转化患者进入了 HBeAg 阴性突变体（核前突变、核心启动子突变或两者结合）的选择所导致的活跃性疾病的后续阶段[65]。至少 50% 的患者表现出 HBV DNA 和转氨酶水平的波动，识别活动性疾病并排除非活动性 HBsAg 携带者状态可能需要连续评估血清 HBV DNA、定量 HBsAg 和转氨酶水平[66]。

HBsAg 阴性期是最后一个阶段，其特征是 HBsAg 阴性和 HBcAg 抗体阳性（anti-HBc），检测到或未检测到 HBsAg 抗体（anti-HBs）。在极少数情况下，HBsAg 阴转的结果可能与所应用的检测方法的灵敏性有关。这一阶段的患者 ALT 值正常，且几乎总是检测不到血清 HBV DNA。共价闭合环状 HBV DNA（cccDNA）仍可在肝脏中检测到。

如果活跃期肝炎仍未得到治疗，至少 20% 的病例将出现肝硬化。多种因素已被证实会增加肝硬化的风险，其中，年龄、男性、出现纤维化和持续的 HBV 复制可能是最重要的临床因素。合并 HDV、HCV 或 HIV 感染以及酒精滥用也与肝硬化和 HCC 发生率高相关。

当疾病进展为肝硬化时，可能会出现的并发症包括肝脏失代偿和 HCC。预计 HBV 相关肝硬化肝功能失代偿的年发病率为 5%～8%，HCC 的年发病率为 2%～4%[67]。与 HCC 风险增加相关的因素包括男性、年龄≥45 岁、直系亲属患有 HCC、肝硬化病史、HBeAg 阳性、从 anti-HBe 逆转为 HBeAg 阳性以及 HBV DNA 水平升高[68]。这些危险因素多参与预测慢性 HBV 患者 HCC 发生风险评分[69]。不存在任何危险因素的 HBsAg 阳性患者仍可发生 HCC，但发病率较低。此外，在经历了 HBsAg 血清学转换的肝硬化患者中也可能发生 HCC，所有肝硬化患者都需要持续监测[70]（框 79.2）。

（一）血清 ALT 作为疾病活动的替代标志物

血清 ALT 水平通常被用于评估慢性乙型肝炎患者的疾病活动性。然而，实验室参考范围内的血清 ALT 水平因缺乏疾病活动性被认为是不完美的替代标志物。临床实验室的正常参考范围以无肝病的献血者为基础，但这一人群包括有高于正常值上限（ULN）趋势的肥胖、酗酒和糖尿病人群。慢性乙型肝炎的指南推荐男性血清 ALT 的 ULN 为 35U/L，女性为 25U/L[70]。亚洲和美国的研究表明，高达 20%～30% 的亚洲 HBV 携带者血清 ALT 水平持续正常，血清 HBV DNA 水平超过 2 000IU/mL（约 10 000 拷贝/mL），肝活检标本有 2 级或更严重的炎症和 2 级或更严重的纤维化[71]。高于正常值 ALT 水平的 HBeAg 阴性的亚洲 HBV 携带者年龄较大、血清 HBV

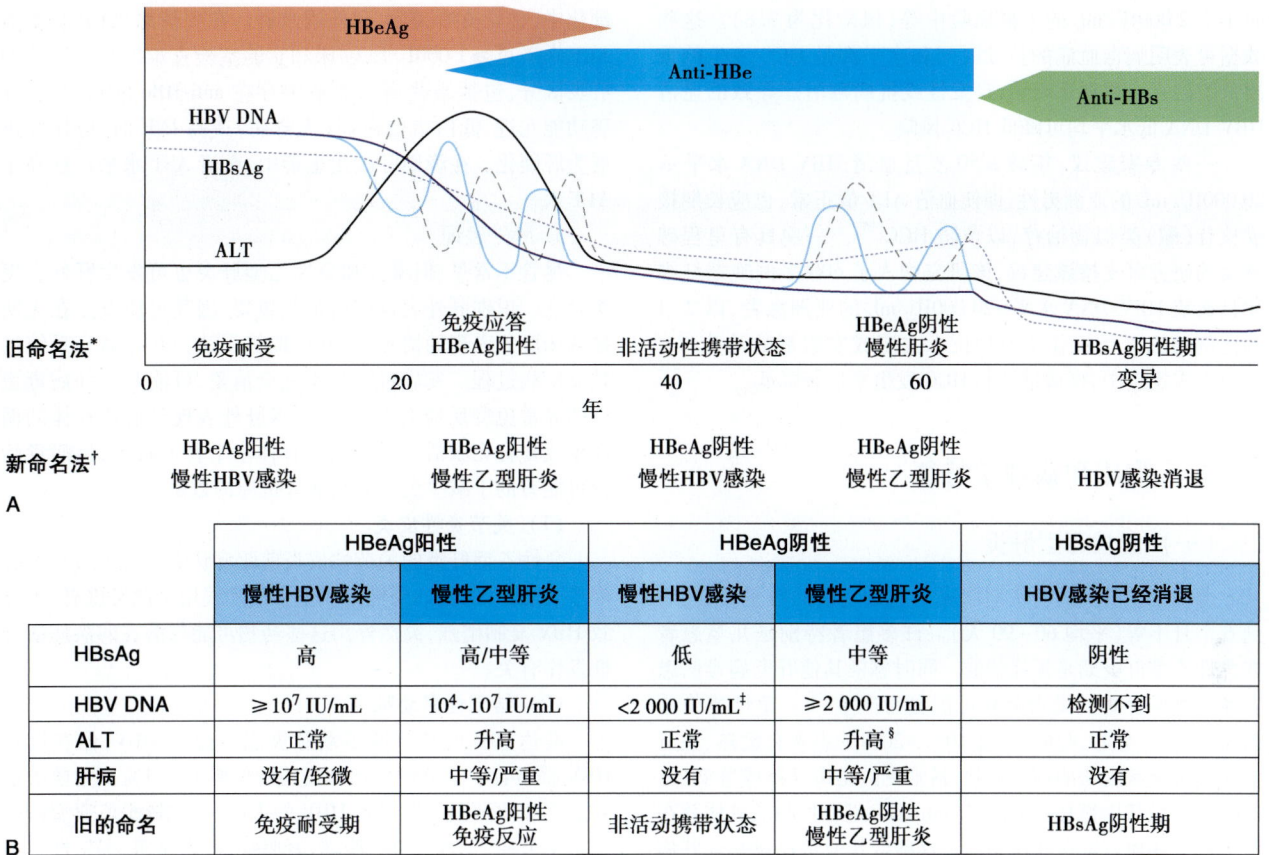

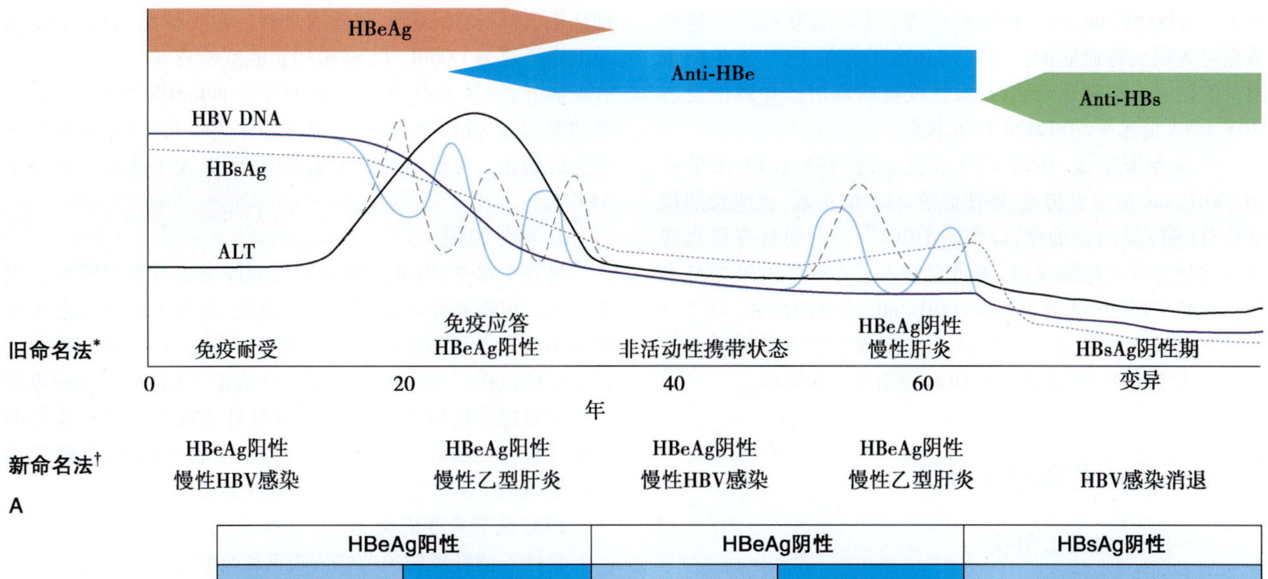

	HBeAg阳性		HBeAg阴性		HBsAg阴性
	慢性HBV感染	慢性乙型肝炎	慢性HBV感染	慢性乙型肝炎	HBV感染已经消退
HBsAg	高	高/中等	低	中等	阴性
HBV DNA	$\geqslant 10^7$ IU/mL	$10^4 \sim 10^7$ IU/mL	<2 000 IU/mL[‡]	≥2 000 IU/mL	检测不到
ALT	正常	升高	正常	升高[§]	正常
肝病	没有/轻微	中等/严重	没有	中等/严重	没有
旧的命名	免疫耐受期	HBeAg阳性免疫反应	非活动携带状态	HBeAg阴性慢性乙型肝炎	HBsAg阴性期

B

图 79.4　慢性 HBV 感染患者的自然史和新命名。课程图示见 A，各阶段标准见 B。特别是在生命早期感染的患者中，第一阶段是 HBeAg 阳性的慢性 HBV 感染期（以前称为免疫耐受期）。经过几十年的正常血清谷丙转氨酶（ALT）和高 HBV DNA 水平，这一阶段演变为不同持续时间的 HBeAg 阳性慢性乙型肝炎期（以前称为免疫反应期）。在这此阶段，存在活跃的病毒复制（高血清 HBV DNA 水平）和炎症（高血清 ALT 水平），是抗病毒治疗的指征。最终，患者进入 HBeAg 阴性慢性 HBV 感染的自发或治疗诱导期（以前称为非活动性携带状态），这阶段疾病活动度极小，可持续无限期。然而，在 HBeAg 血清转化时，免疫压力可能选择不能产生 HBeAg 抗原的病毒突变体（前核心、核心启动子或两者）。在 HBeAg 阴性慢性乙型肝炎的这一阶段，病毒和血清 ALT 水平通常会波动，通常需要抗病毒治疗。最后一个阶段是 HBsAg 阴性阶段（以前称为 HBsAg 阴性期），其特征为血清中 HBsAg 阴性和存在 HBcAg 抗体（anti-HBc），伴或不伴可检测到的 HBsAg 抗体（anti-HBs）。这一阶段被认为是 HBV 感染的功能性治愈。如果患者尚未进入这一阶段，如得不到治疗，往往会出现晚期疾病并发症。图片中显示了每个阶段的相对时间维度，请注意各阶段之间的特征可能存在显著重叠。

Anti-HBe，乙型肝炎 e 抗体；HBeAg，乙型肝炎 e 抗原；HBsAg，乙型肝炎表面抗原。（Data from * Lok AS，Zoulim F，Dusheiko G，Ghany MG Hepatitis B cure：from discovery to regulatory approval. J Hepatol 2017；67：847-61. ）

† European Association for the Study of the Liver. EASL 2017 Clinical Practice Guidelines on the management of hepatitis Bvirus infection. J Hepatol 2017；67：370-98.

‡ 部分无慢性肝炎症状的患者，HBV DNA 水平可在 2 000~20 000IU/mL 之间。

§ 基于传统正常值上限（约 40IU/L），持续性或间歇性。

框 79.2　建议进行肝细胞癌筛查的 HBV 感染者

- 20 岁以上非裔美国携带者
- 50 岁以上亚洲女性携带者
- 40 岁以上亚洲男性携带者
- 有肝细胞癌家族史的携带者
- 同时感染 HDV，HCV 或 HIV 的患者
- 乙型肝炎肝硬化患者（任何年龄）
- 持续活动性感染患者（血清 HBV DNA 水平高，并有持续肝损伤证据）

DNA 水平高于 2 000IU/mL、基础核心启动子 HBV 突变可能性更高，这些特征都可能与长期预后差相关[72]，因此，肝活检或非侵入性肝纤维化检查是确保不低估此类患者潜在肝病严重程度的有效工具。

（二）HBV DNA 水平与长期并发症

基于亚洲人群队列研究已经证实，血清 HBV DNA 水平是 HBV 感染者未来发展为肝硬化和 HCC 的唯一最佳预测指标[73,74]。在前瞻性 REVEAL-HBV 自然史队列研究中，对在中国台湾的 3 600 多例未经治疗的 HBV（HBsAg 阳性）感染者进行超过 11 年的随访。其中，60% 为男性，40% 年龄>50 岁，85% 为 HBeAg 阴性，95% 血清 ALT 水平正常（参照标准参考范围）。与未检测到血清 HBV DNA 的 HBV 感染者相比，肝硬化和 HCC 的相对风险与基线水平的 HBV DNA 水平相关[74]。即使血清 HBV DNA 水平低至 10 000 拷贝/mL（2 000IU/mL）也与较高的肝硬化和 HCC 相对风险相关。血清 HBV DNA 水平高于 20 000IU/mL 的人群相对风险最高（风险比为 10），血清 HBV DNA 水平从基线水平的大于 2 000IU/mL 自发降至随访

时小于2 000IU/mL的人群风险中等(风险比为3.8)。这些数据可表明病毒血症的持续时间和水平都是HCC发生的重要危险因素。数据还表明,自发性或抗病毒治疗导致的血清HBV DNA低水平均可降低HCC风险。

一些专家建议,年龄≥50岁且血清HBV DNA水平≥20 000IU/mL的亚洲男性,即使血清ALT值正常,也应长期接受核苷(酸)类似物治疗,以预防HCC[75]。一项具有里程碑意义的研究可支持该建议,该研究纳入了600多例晚期纤维化且血清HBV DNA水平>20 000IU/mL的亚洲患者,以2∶1的比例随机接受核苷类似物拉米夫定或安慰剂的治疗[76]。在拉米夫定组中,疾病进展和HCC发生率显著降低。

五、临床和病理学特征

(一) 急性乙型肝炎

急性乙型肝炎的潜伏期取决于病毒复制的数量,从几周到6个月不等(平均60~90天)。许多患者特别是儿童患者在急性乙型肝炎期是无症状的。同时感染其他肝炎病毒的患者和有基础肝病的患者症状可能更为严重[77]。急性感染的前兆是乏力、恶心、呕吐,并且10%~20%的患者有发热、关节痛或关节炎和皮疹的前驱症状,最常见的是斑丘疹或荨麻疹。这种前驱症状由循环的HBsAg-anti-HBs复合物激活补体并在滑膜和皮肤血管壁沉积所引起。这些症状通常在观察到肝病表现和血清转氨酶升至峰值前减弱。黄疸仅在约30%的患者中发生。

临床症状和黄疸一般在1~3个月后消失。通常,血清ALT高水平和血清HBsAg滴度一起下降并消失,约80%的患者在发病后12周出现HBsAg阴转。anti-HBc-IgM是确认急性乙型肝炎并与慢性感染鉴别的最佳病毒生物标志物。发病6个月后HBsAg的持续存在意味着发展为慢性感染状态,在未来6~12个月内恢复的可能性很小。

血清转氨酶水平在1 000~2 000U/L是急性乙型肝炎的典型症状,ALT高于AST。在黄疸性肝炎患者中,血清胆红素水平升高往往滞后于ALT水平升高。ALT峰值与预后无关,凝血酶原时间(INR)是最佳的预后指标。如果发展为急性肝衰竭(通常在症状发作后4周内出现)后未及时进行抗病毒和肝移植治疗,会导致多器官功能障碍、凝血功能障碍、脑病和高死亡率。年龄>40岁的患者似乎比年轻人更易发生迟发性肝功能衰竭,急性症状发作几个月后发生,并与脑病和肾功能障碍相关。这种重型HBV相关肝炎的发病机制尚不清楚,但可能涉及大量免疫介导的感染肝细胞的溶解和再生新肝细胞受损。

(二) 慢性乙型肝炎

慢性HBV感染患者往往缺乏急性病史或症状。当症状出现时,疲劳往往比其他症状更明显,如食欲缺乏和不适。即使在肝炎复发期间,患者仍可能无症状。在其他情况下,特别是合并肝硬化时,HBV感染的再激活可能与明显的黄疸和肝衰竭症状相关。

体格检查可能表现为正常或发现肝脾大。在失代偿性肝硬化中,常见黄疸、腹水和外周水肿。在病情恶化期间,血清ALT水平可≥1 000U/L,临床和实验室检查难以与急性乙型肝炎区分,包括某些病例血清中存在anti-HBc-IgM。当发现脾功能亢进、低白蛋白血症(无肾病)或高INR时,应怀疑进展为肝硬化。在晚期肝硬化患者中,血清AST水平往往高于ALT水平。

1. 肝外表现

尽管不常见,但慢性和急性乙型肝炎也可发生肝外表现综合征。识别肝外表现综合征很重要,因其可能发生在无明显临床肝病表现的情况下,并可能被误认为其他器官系统的独立疾病过程。发病机制尚不完全清楚,可能与肝外病毒蛋白的异常免疫反应有关[78]。许多肝外表现与血清补体的循环免疫复合物激活有关。血清补体水平普遍较低,抗病毒治疗可能有助于减少免疫激活病毒抗原的数量。

(1) 关节炎性皮炎

急性乙型肝炎的关节性皮炎前驱症状必须与关节炎的炎症形式加以区分,如果糖皮质激素治疗误用于此类患者,可导致HBV复制增强,突然停用这些药物可能与潜在的疾病活动性发作有关。

(2) 结节性多动脉炎

高达30%的结节性多动脉炎患者感染HBV,但在慢性HBV感染者中结节性多动脉炎的发病率不到1%。主要报道在北美和欧洲围产期感染HBV的人群,亚洲较少。典型特征包括关节痛、发热、皮疹、腹痛、肾脏疾病、高血压、多发性单神经炎和中枢神经系统异常。血浆置换可能有效,但抗病毒药物单用或联合血浆置换或免疫抑制治疗有最佳治疗应答。

(3) 肾小球肾炎

慢性HBV感染患者有几种类型的肾小球病变;最常见的是膜性肾小球肾炎和膜增生性肾小球肾炎[79]。肾活检标本显示免疫复合物沉积和肾小球基底膜细胞质内含物。肾病综合征是HBV相关肾小球肾炎最常见的表现。诊断需要肾活检标本中存在免疫复合物性肾小球肾炎,并通过免疫组化证实肾小球中有一种或多种HBV抗原沉积,如HBsAg、HBcAg或HBeAg。儿童的肾脏疾病通常在数月至数年内消退。HBeAg血清学转换后可能消退。成人HBV相关肾小球肾炎的自然史未被很好地定义,但一些报告表明肾小球疾病通常缓慢并持续进展[80]。使用IFN-α可成功治疗,与长期控制HBV复制有关[81]。核苷(酸)类似物治疗也可改善肾功能和减少蛋白尿[82]。

(4) 冷球蛋白血症

Ⅱ型冷球蛋白由具有类风湿因子活性的多克隆IgG和单克隆IgM组成,Ⅲ型冷球蛋白则包含多克隆IgG和IgM。Ⅱ型和Ⅲ型冷球蛋白血症与乙型肝炎相关,但与丙型肝炎不同的是,这种关联并不常见。冷球蛋白血症可能与全身性血管炎(紫癜、关节痛、周围神经病变和肾小球肾炎)有关,但常无症状。核苷(酸)类似物已成功用于治疗冷球蛋白血症[83]。

2. 组织病理特征

慢性HBV感染的特征是肝组织汇管区内单核细胞浸润。汇管区周围炎症常导致肝细胞界板破坏(界面性肝炎),常见炎性细胞和胶原从汇管区延伸至肝实质之间的界面(称为活动间隔)。在乙型肝炎再活动期,肝小叶炎症更强烈,与急性病毒性肝炎相似。脂肪变性不是慢性乙型肝炎的特征，但是慢性丙型肝炎的特征。

普通光镜下观察到的慢性乙型肝炎特有的组织学特征是毛玻璃样肝细胞（图 79.5）。这一形态学是由于扩张的内质网中聚集了 HBsAg 颗粒（直径 20~30nm）所致。由于 HBsAg 中含有高水平的半胱氨酸，毛玻璃样细胞对某些染料具有高亲和力，如地衣红、维多利亚蓝和醛品红。HBV 感染者中也可看到毛玻璃样肝细胞，在其细胞中可检测到高达 5% 的毛玻璃样肝细胞。大量毛玻璃样肝细胞常反映了病毒复制水平高。免疫荧光和电镜研究显示 HBcAg 存在于受累的肝细胞核内。在肝炎活动期，通常观察到细胞质核心抗原染色。核苷（酸）类似物成功治疗 HBV 感染后，细胞质核心抗原染色通常消失，但因 HBV cccDNA 转录模板的持久性，细胞核的核心抗原染色可能保留。

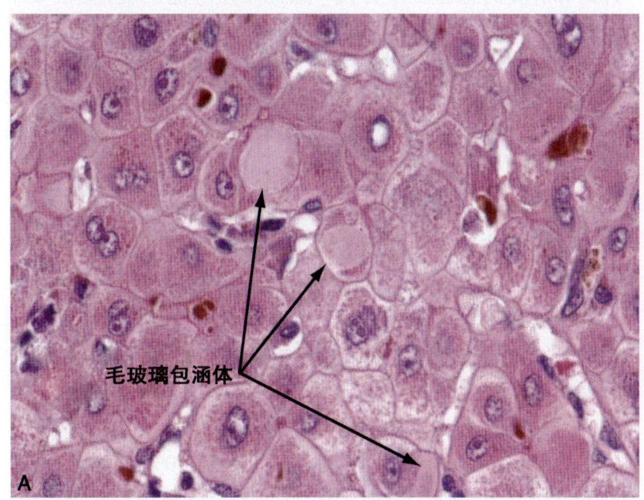

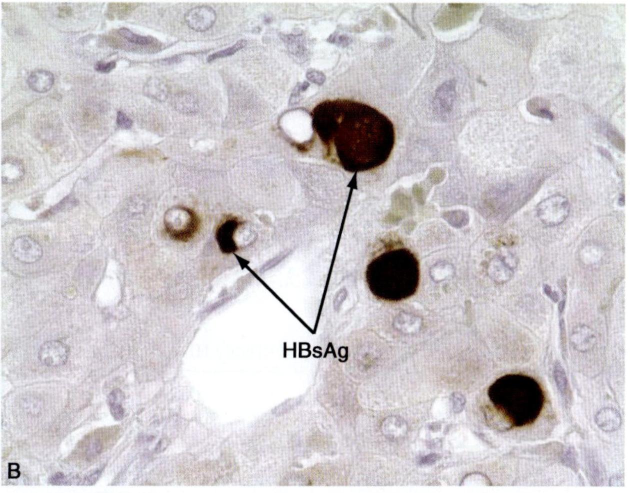

图 79.5　HBV 感染的组织病理学表现。A，显微镜照片显示肝细胞中的毛玻璃包涵体（H&E，×630）。这些包涵体代表内质网中的大量乙型肝炎表面抗原（HBsAg）。B，HBsAg 免疫组化染色（H&E，×630）。注意，褐色包涵体对应于 A 中观察到的毛玻璃包涵体。（Courtesy Dr. Gist Farr，New Orleans，LA.）

3. 急性发作和再次激活

慢性乙型肝炎转变为急性发作常以血清转氨酶水平急剧升高为特征。尽管缺乏对急性发作的统一生化定义，但常被定义为血清 ALT 水平至少增加至基线值的 2~3 倍（≥100IU/mL）。急性发作是乙型肝炎自然史的重要组成部分，因反复出现中-重度发作可引起组织学炎症。慢性乙型肝炎急性发作与多种情况有关（表 79.1）。多数在发作前病毒增殖，从而激活了对病毒感染肝细胞的细胞免疫反应。多数情况的病毒增殖机制尚不清楚，据推测可能是由于免疫系统对病毒复制的控制减弱，或出现适合复制的病毒突变体，如核心启动子突变体或耐药突变体 HBV。核苷（酸）类似物停药后可能出现病毒学复发。然而，无论病毒增殖的原因是什么，生化异常通常与血清 HBV DNA 水平增加同时出现或随之发生。

表 79.1　慢性乙型肝炎复发的鉴别诊断

复发的原因	评论
自发的	促使病毒复制和免疫控制丧失的因素尚不清楚
免疫抑制剂治疗	经常在停药期间或停药不久观察到复发；需要进行预防性的抗病毒治疗
抗 HBV 治疗	
干扰素	30% 的患者可在开始治疗的前 3 个月内观察到复发，这可能预示着某些患者出现 HBeAg 血清学转换
核苷（酸）类似物	
治疗期间	加强患者教育，提高用药依从性
抗病毒药物耐药性	主要是低耐药遗传屏障的药物，如拉米夫定和替比夫定，通过耐药性测试确认基因耐药性
治疗结束	症状提示临床复发（既往病毒抑制者血清 ALT 水平重新升高和血清 HBV DNA 重新出现）
HIV 合并感染	复发可能是抗逆转录病毒药物的直接毒性或免疫重建的结果；感染 HBV 增加了抗逆转录病毒药物肝毒性的风险
其他肝脏疾病	过度使用酒精 自身免疫性肝病 药物和毒素引起的肝损伤 非酒精性脂肪性肝病
前核心和核心启动子启动子突变体	携带变异 HBeAg 阴性患者，常见血清 ALT 水平的波动
合并 HCV 感染	在 HCV 感染的患者中，HBV 可能被抑制 在接受 DAA 治疗的 HBV 合并 HCV 感染患者中，要警惕 HBV 重新激活
合并 HDV 感染	在合并 HDV 感染的患者中，HBV 常被抑制 肝病进展的风险较高，需要密切监测

ART，抗逆转录病毒疗法；HBeAg，乙型肝炎 e 抗原。

（1）自发性发作

已在 HBeAg 阳性的 CHB 患者（年发生率为 5%~10%）

和 HBeAg 阴性的 CHB 患者(常见血清 HBV DNA 和 ALT 水平波动)中观察到自发性急性发作。目前尚不清楚严重的身体或精神压力是否会削弱免疫系统,导致病毒复制再次增加。

早期感染 HBV 的人群成年期急性发作更常见。这种情况,急性发作是由宿主驱动的,而不是病毒介导的,尽管对机制的了解较少,但很可能是病毒抗原特异性 T 细胞调控变化的结果[63]。

(2) 免疫抑制治疗诱发发作

传统的癌症化疗和用于治疗风湿、胃肠道和皮肤疾病的细胞毒性或免疫抑制治疗的一个公认并发症,是乙型肝炎再活动伴血清转氨酶水平升高[84,85]。表 79.2 中的药物已被报道可诱导乙型肝炎再活动(HBV-r)。治疗期间抑制对 HBV 的正常免疫反应导致病毒复制被认为是导致肝细胞广泛感染的原因。免疫抑制越强,病毒复制水平越高,因此,产生严重临床后果的可能性越大。已有充分证据证明 HBV-r 可导致重型肝炎、死于急性肝衰竭、推迟或无法继续治疗基础疾病。在癌症化疗或严重自身免疫性疾病的全身治疗中发生再活动时,患者可能不符合挽救性肝移植的条件。越来越多的证据表明,对需要使用免疫抑制药物治疗的患者筛查 HBsAg 和 anti-HBc 并对 HBsAg 阳性患者使用抗病毒药物进行预防性治疗是有益的。

表 79.2 不同免疫抑制剂和治疗方案引起的 HBV 再激活风险

药物治疗	风险*	
	HBsAg 阳性患者	HBsAg 阴性/anti-HBc-阳性患者
抗 CD20B 细胞消耗剂(利妥昔单抗、奥曲单抗)	高	高†
造血干细胞移植	高	中度†
蒽环类药物(多柔比星,表柔比星)	高	中度‡
大剂量泼尼松(每天>20mg)持续 4 周以上	高	中度‡
抗 CD 52(阿仑单抗)	高	低
抗 TNF(英夫利西单抗、阿达木单抗)	中度	中度‡
细胞因子或整合素抑制剂(阿贝西普、优特克单抗、那他珠单抗、维多珠单抗)	中度	中度
酪氨酸激酶抑制剂(伊马替尼、尼洛替尼、索拉菲尼)	中度§	中度§
细胞毒性化疗	中度	低
小剂量泼尼松(<10mg/d)持续 4 周以上	中度	低
实体器官移植的抗排斥治疗方案	中度	低
传统的免疫抑制治疗:硫唑嘌呤、甲氨蝶呤、6-巯基嘌呤	高	低
任何剂量的糖皮质激素<1 周	低	低
关节内糖皮质激素	低	低

*见框 79.3。
†AASLD 将风险分类为中度。
‡AASLD 将风险划分为低风险。
§AASLD 将风险分类为未定义风险。
Anti-HBc,乙型肝炎核心抗原抗体;HBsAg,乙型肝炎表面抗原。

(3) 抗病毒治疗诱发发作

在某些情况下,慢性乙型肝炎的抗病毒治疗可能与 ALT 升高和肝炎的急性发作有关。急性发作可能出现:①在 IFN 或核苷(酸)类似物治疗期间;②停用核苷(酸)类似物或糖皮质激素治疗后;③出现拉米夫定、阿德福韦、恩替卡韦或替比夫定耐药突变体的。

1) 干扰素治疗期间诱发 ALT 升高

由于药物的免疫刺激特性,大约三分之一接受 IFN 治疗的患者会发生急性发作。与其他基因型相比,基因型 A 的 HBV 感染患者更易引起血清 ALT 的急性升高。血清 ALT 的急性升高已被证明是持续病毒学应答的预测因子[86],在高水平病毒血症患者实现持续病毒学应答方面可能很重要[87,88]。晚期肝纤维化患者的急性升高与临床恶化相关,因此,IFN 在肝硬化患者中应谨慎使用,失代偿期肝硬化患者不应使用。

2) 核苷(酸)类似物治疗期间

核苷(酸)类似物研究治疗期间不到 10% 的患者出现 ALT 急性升高,并不比未经治疗的患者更常见或更严重。病毒载量降低是否会导致免疫能力的短暂恢复是有争议的,但这种相互作用在临床上似乎并不重要。血清转氨酶通常短暂升高,即使继续治疗也如此[89]。

3) 核苷(酸)类似物停药后

40% 以上的患者停药后出现血清 ALT 急性升高。这被认为是由 HBV 的迅速复发引起的,通常耐受良好,但可能与晚期肝病患者的严重临床恶化有关。恢复原治疗方案与 HBV DNA 水平下降有关。部分 HBeAg 阴性患者停止核苷(酸)类似物治疗可能导致血清 HBV DNA 水平一过性急剧升高,随后 HBsAg 水平显著下降,有时会出现 HBsAg 阴转[90]。

4) 其他抗病毒治疗期间

同时感染 HIV 和 HBV 患者在接受抗逆转录病毒治疗(ART)时会出现血清 ALT 急剧升高[91]。其原因可能是多种多样的。最常见的原因之一是因 ART 的有效性而导致免疫重建[92]。ART 前 CD4 水平低而 HBV DNA 水平高的患者往往发生该症状的风险最高,偶尔可能导致急性肝衰竭[93]。

HBV 感染增加了 ART 引起肝毒性的风险,常发生在治疗开始后的 6 个月内,如果 HBV DNA 水平适当下降,但血清转氨酶升高,则应怀疑肝毒性。HIV 感染者可能易出现 ALT 急剧升高,感染其他肝炎病毒的风险更高。

同时感染 HBV 和 HCV 的患者中,使用 DAAs 清除 HCV 后存在 HBV-r 和 HBV 爆发的潜在风险[94]。因此,对于 HCV 感染而接受 DAA 治疗的 HBsAg 阳性患者,应每 4~8 周监测一次 HBV DNA 水平,直至治疗后 3 个月,即使没有 HBV 感染治疗指标,也应考虑同时进行核苷(酸)类似物治疗。对于基线时血清中可检测到 HBV DNA 的 HBsAg 阳性患者,也可考虑采用经验性治疗。HCV 感染的 HBsAg 阴性、anti-HBc 阳性患者发生 HBV-r 感染的风险更低,如果 DAA 治疗期间或治疗后血清 ALT 水平升高或未能恢复正常,同样应考虑采用经验性 HBV 治疗[61,70]。

（4）与基因型变异相关的发作

前核突变的 HBV 慢性感染常与周期性肝细胞坏死有关，期间穿插着血清 ALT 水平正常和血清 HBV DNA 水平降低[65]。这可能与肝前核突变体浓度升高以及前核与野生核 HBV 浓度比值的变化有关。

HBV 基因组基底核心启动子区域的突变与肝脏炎症和病毒复制的组织学证据增加有关。在基底核心启动子突变的患者中，已有证据表明，无论是单独突变或与前核突变相关，HBV 感染重新激活可能会导致多种肝炎恶化。

（5）其他病毒感染引起的发作

慢性 HBV 感染者在重叠感染其他嗜肝病毒时（如 HAV、HCV 或 HDV），血清转氨酶水平可能会急剧升高，甚至出现明显的肝衰竭。据报道，当慢性乙型肝炎患者重叠感染 HDV 时，死亡率就会增加，而慢性 HDV 感染常与血清转氨酶水平的频繁波动有关。

据报道，叠加在慢性乙型肝炎上的急性丙型肝炎合与 HDV 重复感染在临床上同样严重，并与高肝衰竭率（34%）和死亡率（10%）相关[95]。在一项涉及 240 名中国 HBV 携带者的研究中，与 HAV 重叠感染的患者相比，HEV 重叠感染的患者并发症发生率显著更高，包括肝衰竭和死亡（33% vs. 2%）[96]。

六、诊断

HBV 感染的 2~10 周后，出现临床症状时或血清转氨酶水平升高前，血清中可检测到 HBsAg。在自限性急性肝炎中，HBsAg 常在 4~6 个月后无法检测到。HBsAg 持续超过 6 个月意味着演变为慢性 HBV 感染。

HBsAg 阴转几周后会出现 anti-HBs。在大多数患者中，anti-HBs 可终身存在，并提供长期免疫。在一些患者中，HBsAg 阴转后可能无法检测到 anti-HBs，但这些患者似乎不易发生复发性 HBV 感染[97]。在 HBsAg 阴转后的几周至几个月的窗口期内，anti-HBs 可能无法被检测到。可通过检测血清中 anti-HBc-IgM 来诊断急性 HBV 感染。

约 10%~20% 的 HBV 感染者在血清中存在 HBsAg 和 anti-HBs。这一发现的机制尚不清楚，但很可能与 HBsAg 蛋白微小变异而形成的抗体有关。这些异型抗体的存在与特定危险因素或临床病程变化无关，可能发生于有或无活动性肝病和处于病毒复制期的患者中。

急性和慢性 HBV 感染者中均可检测到 anti-HBc。急性感染期间，anti-HBc 主要是 IgM 类，常在急性肝炎发作后的 4~6 个月内可检测到，很少有患者在急性肝炎发作 2 年后仍可持续检测到。Anti-HBc-IgM 可在慢性乙型肝炎加重期检测到，甚至可以作为活性病毒复制的替代物。Anti-HBc-IgG 可在急性乙型肝炎康复患者和进展为慢性感染的患者中发现。

在全球肝炎低发病率地区（如美国），1%~4% 的普通人群血清中可检测到 anti-HBc。预计不到 5% 的患者血清中可检测到 HBV DNA（隐匿性 HBV 感染）[98]。相比之下，在全球肝炎高发病率地区，超过 50% 的患者血清中可检测到 anti-HBc，10%~30% 患者血清中能够检测到 HBV DNA[99,100]。在许多其他临床情况下，可能会发生 anti-HBc 的分离反应（表 79.3）。也许假阳性检测结果具有临床重要意义，这常是一类非常弱且不能重现的反应。对于无明显 HBV 暴露风险的患者，未能认识到这种可能性，可能导致不必要就医、不适当拒绝疫苗接种，并且拒绝患者献血或器官捐献。这类个体常对 HBV 疫苗接种有原发性而非记忆性反应。

表 79.3　对乙型肝炎核心抗原抗体（anti-HBc）单独阳性检测结果的可能解释

解释	评论
治愈或早期感染	常见于早期反复感染的世界流行地区，患者血清 HBV DNA 通常检测不到
假阳性结果	anti-HBc 弱阳性 3~6 个月后复查血清学
急性乙型肝炎的窗口期	anti-HBc IgM 在这一时期呈阳性，HBsAg 和 HBV DNA 在这一时期也呈阳性
隐匿性感染	与进行性肝损害相关的一种罕见的慢性乙型肝炎变异。通常可在低水平检测到血清 HBV DNA

HBsAg，乙型肝炎表面抗原；Ig，免疫球蛋白。

HBeAg 是一种病毒蛋白，可在早期急性 HBV 感染患者的血清中发现。HBeAg 通常在血清转氨酶水平达到峰值时或峰值后不久消失，HBeAg 在发病后 3 个月或更长时间持续存在，这表明极有可能演变为慢性 HBV 感染。在 HBsAg 阳性携带者的血清中发现 HBeAg，表明病毒处于高水平复制且密切接触后传染性更强。近 90% 的 HBeAg 阳性的慢性乙型肝炎患者血清 HBV DNA 水平持续高于 20 000IU/mL[101]。在 HBeAg 阳性的慢性感染免疫耐受期，血清 HBV DNA 水平可高达 $10^{12\text{-}13}$IU/mL。相比之下，anti-HBe 阳性患者血清 HBV DNA 水平更低，其中血清 ALT 持续或间歇性升高的患者血清 HBV DNA 水平最高。

HBV DNA 是评估 HBV 感染的重要组成部分。大多数临床实验室使用实时荧光定量 PCR 检测，其灵敏度为 5~10IU/mL，动态范围至少为 $7\log_{10}$IU/mL。血清 HBV DNA 定量通常用于评估患者是否适合抗病毒治疗以及用于监测治疗期间的应答。基线血清 HBV DNA 高水平（$>2\times10^8$IU/mL）患者对 Peg-IFN 治疗的应答低于血清 HBV DNA 低水平患者[102]。相比之下，基线血清 HBV DNA 水平尚未显示与核苷（酸）类似物治疗的应答相关，因为这些药物对病毒复制的抑制作用更强。在 12 周和 24 周等治疗关键期监测 HBV DNA 水平，可以预测在 Peg-IFN 及核苷（酸）类似物治疗中清除 HBeAg 的可能性。在过去，治疗期间血清 HBV DNA 的重现主要提示发生了耐药性[103]。然而，对于高耐药基因屏障核苷（酸）类似物治疗的情况并非如此，在此期间，HBV DNA 的重现更有可能表明对治疗的依从性较差[61]。

在全球，HBV 基因型 A~J 具有不同的地理分布，这对于评估 HBV 相关疾病的进展、HCC 风险以及对 Peg-IFN 及核苷（酸）类似物治疗的血清学应答具有重要意义。然而，基因型检测并未获得批准，因此很少在美国使用。

HBsAg 的定量分析方法已经越来越普遍，并在全球许多地方获得批准[104]。HBsAg 反映了 HBeAg 阳性患者的 cccDNA

活性，但这在HBeAg阴性患者中并非不适用，因为HBeAg阴性患者的HBsAg来源于整合DNA[30]。HBsAg水平因HBV基因型及HBV感染阶段不同而存在差异。在HBeAg阴性患者中，HBsAg用于区分真正的非活动性期（HBsAg水平<1 000IU/mL）和再次复发[66]。HBsAg水平也提供了肝脏疾病和HCC进展风险的预后信息。

HBeAg阳性和HBeAg阴性患者的临床试验表明，在Peg-IFN治疗期间HBsAg迅速下降，而在核苷（酸）类似物治疗的前几年HBsAg下降速度与之相比要慢得多[105]。第12周的高阴性预测值（>90%）可以经验性停药，避免HBeAg阳性和阴性患者不必要地延长PegIFN治疗时长，提示应启动不同的治疗方案[106,107]。核苷（酸）类似物治疗时，HBsAg水平下降>1log可预测HBsAg转阴，而在HBeAg阴性患者中，HBsAg水平<100IU/mL与巩固治疗后持续的非治疗应答相关[30]。

七、治疗

目前已有8种抗病毒药物被批准用于治疗慢性乙型肝炎，包括IFN-α（普通IFN及Peg-IFN）和核苷（酸）类似物［拉米夫定、阿德福韦、替比夫定、恩替卡韦、富马酸替诺福韦酯（TDF）和富马酸丙酚替诺福韦（TAF）］。核苷（酸）类似物通过抑制HBV DNA聚合酶逆转录酶功能靶向调节HBV复制，聚乙二醇干扰素（Peg-IFN）同时具有抗病毒和免疫调节作用。与Peg-IFN相比，核苷（酸）类似物安全性更高、给药途径简便、耐受性好，因此大多数患者使用核苷（酸）类似物治疗。一线核苷（酸）类似物包括TDF、恩替卡韦和TAF，具有较高的抗病毒效力和较低的耐药风险[108-110]。一线核苷（酸）类似物在晚期肝病患者中的治疗疗效显著，但Peg-IFN可能会导致肝脏功能进一步恶化进入失代偿期并引起危及生命的感染。虽然Peg-IFN的治疗时间较短（6~12个月），但需要通过注射给药且不良反应较多，因此临床上对于许多患者而言使用起来不太理想。

（一）治疗目标

慢性乙型肝炎治疗的目标包括延缓肝病进展、预防晚期并发症和提高生存率。一些研究已表明治疗的长期益处，如逆转肝硬化、降低HCC发生率以及减少对肝移植的需求[111,112]。治疗终点包括抑制血清HBV DNA、HBeAg阳性患者的HBeAg血清学转换、血清ALT正常、肝脏组织学改善。这些终点都可以通过使用Peg-IFN或核苷（酸）类似物长期抑制病毒复制来实现。然而，最理想的终点是HBsAg阴转或血清学转换，这与改善生存相关[113,114]。然而，使用Peg-IFN或口服药物治疗的患者中，只有不到10%达到HBsAg阴转[115,116]。因此，仍迫切需要发现新的疗法，使大多数慢性HBV患者实现“功能性治愈”（HBsAg阴转）。错过HBV筛查以及对HBV感染治疗适应证的混淆阻碍了实现治疗目标[117,118]。

（二）治疗障碍

世界卫生组织制订了到2030年消除病毒性肝炎的目标，这一目标的目的是将慢性病毒性肝炎的发病率降低90%，慢性HBV和HCV感染导致的肝脏相关死亡率降低65%[7]。为了实现全球消除肝炎的目标，大多数国家将需要加强HBV筛查、诊断及治疗工作。

HBV患者的治疗障碍包括：患者对肝病缺乏认识，以及在某些情况下需要终身监测和治疗。许多慢性乙型肝炎的移民人群来自高度流行的国家，其中有些人不愿意寻求医疗保健，由于文化、语言和经济障碍，可能不愿意开始治疗。社会污名仍然是HBV感染者的一个重要问题，他们可能对诊断感到尴尬或恐惧，并担心将HBV感染传播给其他家庭成员[117-119]。长期抗病毒治疗的另一个障碍是，许多财政资源有限的患者的治疗费用。在许多国家，只有少数患者可以获得私人用药保险，大多数患者需要公费报销或自费[120]。仿制抗病毒药物使许多患者极大地节约了成本，改善了获得治疗的机会，低成本的抗病毒药物将减少从其他国家进口个人使用药物的需求。语言障碍可能会妨碍对患者教育的尝试，尤其是在肝病监测、治疗需求和长期治疗依从性方面[121]。克服这些障碍的策略包括制订以患者母语为中心的教育方案，并建立特定语言的同行支持小组。

（三）适应证

治疗慢性乙型肝炎涉及许多因素，所面临的挑战是确定慢性乙型肝炎并发症高危人群。需要考虑的关键因素包括：高血清HBV DNA水平、高血清ALT水平以及晚期肝纤维化或肝硬化的证据[122]。其他重要因素包括患者的HBeAg状态、HBV基因型、年龄和并发症类型。开始长期抗病毒治疗前，患者必须有能力负担并愿意接受长期治疗。对许多人来说，治疗可能是无限期的，因此他们必须坚持终身监测血液样本和定期腹部超声检查。

1. HBV DNA

一些大型长期前瞻性研究得出基线血清HBV DNA水平与临床结局的关系[123-125]。随着血清HBV DNA水平升高和随访期间HBV DNA水平持续升高，发生肝硬化和HCC以及肝脏相关死亡率的风险增加。这些研究中的患者为HBeAg阴性的中年亚裔男性，30岁以下的患者比例较小。因此，在30岁以上的HBeAg阴性患者中，血清HBV DNA水平是不良结局的良好预测因子。在HBeAg阳性的老年患者中可能也是如此，但这些发现不适用于血清ALT水平正常的年轻HBeAg阳性患者。

2. ALT

许多研究表明，血清ALT水平与预后相关，但这种相关性不如血清HBV DNA水平那么强。ALT正常的患者，如果血清HBV DNA浓度高于10^4拷贝/mL（≈2 000IU/mL），则有发展为肝硬化和HCC的风险。在慢性乙型肝炎患者中，血清ALT水平是肝病的一个不完善的标志物。几项东亚的研究表明，较高的血清ALT水平与肝病的不良预后相关[126,127]。一项来自中国香港的对3 233名未经治疗的HBV感染者的研究表明，血清ALT水平正常甚至低于正常的患者发生HBV相关并发症的风险最低[126]。有研究表明，许多实验室使用的血清ALT的ULN对于慢性乙型肝炎携带者来说可能过高。因此，2018年AASLD慢性乙型肝炎指南建议男性和女性血清ALT的ULN分别为35U/L和25U/L[108]。HBV感染患者的正常或接近正常的ALT水平仍有可能成为肝脏疾病进展的风险,并可能需要治疗。

3. 肝纤维化

对于发生严重肝病风险较低的患者,为了减少过度治疗,开始治疗前,应通过其他标志物评估肝病的严重程度。方法包括纤维化的非侵入性标记,如瞬时或超声弹性成像或基于血清的纤维化标志物[如FibroSure、FIB-4、APRI、ELF(增强肝纤维化)评分]或至少超过轻度纤维化和/或炎症的肝活检证据。例如,瞬时弹性成像的肝脏硬度评分>10kPa与HBV感染者的肝硬化相关,而FibroTest(FibroSure)评分>0.8被认为是晚期纤维化(>3期纤维化)的标志[128,129]。短暂并轻度的血清ALT升高可能与重大疾病不相关,但长期或持续3~6个月以上的血清ALT升高可能与严重的肝损伤有关。因此,有必要对血清ALT水平正常的患者评估纤维化,以确定是否存在肝纤维化并做出治疗决策。

对于HBeAg阳性和HBeAg阴性的患者,当HBV DNA>2 000IU/mL时,应考虑治疗。较早的研究表明,一旦血清HBV DNA水平升高至约2 000IU/ml以上,会发生进行性肝损伤[130,131]。虽然血清HBV DNA水平<2 000IU/mL时肝损伤并不常见,但在低病毒载量时,一些患者可能会出现HBV所致的肝病。在这种情况下,可能需要肝活检以排除替代诊断并确认病毒引起的肝损伤。表79.1显示了已知慢性乙型肝炎患者血清ALT水平升高的鉴别诊断。此外,血清HBV DNA水平可能是波动的,因此需要重复测量。对于HBeAg阴性的慢性乙型肝炎患者,血清HBV DNA水平>2 000IU/mL并伴有血清ALT水平升高时需要治疗,这种形式的慢性乙型肝炎与更晚期的肝病相关,罕见完全缓解。

4. 治疗时机

HBeAg阳性的年轻人通常具有高病毒载量(>10^7IU/mL),并具有可变的血清ALT水平[132,133]。这些患者在肝活检中通常表现为无或仅有轻微的肝病。对于ALT水平升高的患者,可能不需要立即治疗,因为可能会经历自发的HBeAg血清转换。然而,很难预测哪些个体在发生显著肝损伤之前会发生HBeAg阴转。ALT正常和高病毒载量(免疫耐受期或HBeAg阳性慢性感染)的HBeAg阳性患者常不需要治疗,但应根据当前治疗指南进行定期监测(图79.6)。

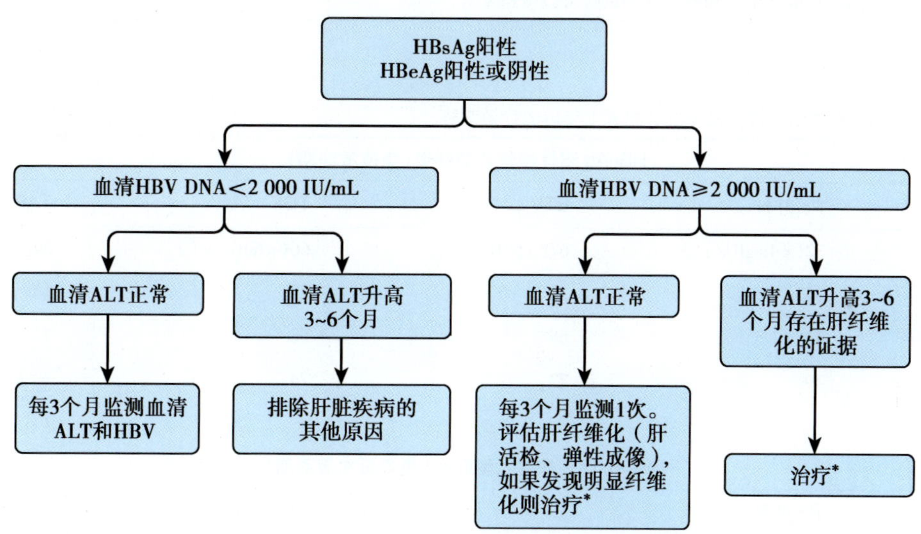

图79.6　选择慢性乙型肝炎患者进行抗病毒治疗的流程。抗病毒治疗的适应证包括:血清ALT水平持续升高大于ULN、血清HBV DNA水平大于或等于2 000IU/mL以及一定程度的肝纤维化。对于血清ALT水平正常或HBV DNA水平低于2 000IU/mL的患者,可能需要进行额外的评估,包括肝活检,以排除肝脏疾病的其他原因。* HBsAg阳性患者的一线药物:PegIFN、TDF、TAF或恩替卡韦;HBsAg阴性患者的一线药物:TDF、TAF或恩替卡韦。HBeAg,乙型肝炎e抗原;PegIFN,聚乙二醇干扰素;TAF,富马酸丙酚替诺福韦;TDF,富马酸替诺福韦酯

在一些治疗指南中,启动抗病毒治疗的ALT和HBV DNA阈值有所不同[108-110]。AASLD建议当血清ALT水平持续高于2×ULN(ULN,男性为35U/L,女性为25U/L)时开始治疗,而其他指南建议当血清ALT水平大于1×ULN时进行治疗。欧洲肝病研究协会指南建议,血清HBV DNA水平>2 000IU/mL与肝病进展有关,并将其作为开始治疗的条件。尽管肝活检并不是纤维化分期的强制性要求,但是建议在轻度肝纤维化以上的患者中进行肝活检(>METAVIR的2期纤维化)。肝活检不可行或存在禁忌证时,肝纤维化的非侵入性评估可能会有所帮助,如瞬时弹性成像、磁共振弹性成像或血清纤维化标记物[134]。

总之,治疗决策需要考虑以下几个因素:患者的年龄、血清HBV DNA水平、HBeAg状态和显著肝病的证据,表现为血清ALT水平持续或间歇性升高、肝活检提示有显著的肝纤维化或炎症的证据、非侵入性评估提示有严重肝纤维化的证据。最终,患者坚持治疗和随访将对慢性乙型肝炎抗病毒治疗的成功产生重大影响。

(四) 药物

TDF、TAF和恩替卡韦是最新一代的核苷(酸)类似物,疗效好,并具有很高的抗耐药性。对于HBeAg阳性或HBeAg阴性的患者,单药是有效的。一些治疗指南建议将TDF、TAF、恩替卡韦和PegIFN作为一线治疗方案[108-110]。然而,对于资源有限的地区来说,本不常使用的药物如拉米夫定和阿德福韦因其成本较低和可获得性而常被使用。

PegIFN 和核苷(酸)类似物各有优点和缺点。在决定治疗时应考虑,如表 79.4 所示。PegIFN 的一个主要优势是治疗时间限于 6~12 个月,且病毒学应答往往相当持久,特别是在 HBeAg 阳性的乙型肝炎患者中[135,136]。但是,该药物必须皮下给药,且会产生令人不快的副作用。对于希望在计划生育期间免费服药的有生育能力的年轻患者来说,治疗持续时间较短是一个重要因素。表 79.5 显示了在不同临床试验中不同抗病毒药物在非头对头比较中的相对效力。

表 79.4　聚乙二醇干扰素-α(P 优势 gIFN-α)与核苷(酸)类似物治疗的优缺点比较

代表	优点	缺点
PegIFN-α	有限的治疗时间(6~12 个月) 免疫调节和抗病毒特性 与核苷(酸)类似物相比,HBsAg 阴转或血清转换率更高; 持久的治疗后反应 无已知的耐药突变	皮下注射 常见的不良反应 根据 HBV 基因型的不同,只有小部分患者 HBsAg 阴转 晚期肝纤维化患者发生 ALT 升高的潜在风险 禁用于晚期/失代偿期肝硬化、无法控制的自身免疫性疾病和情绪障碍 老年患者和同时患有其他疾病患者的相对禁忌证; 治疗费用高
核苷(酸)类似物	良好的长期安全性 方便口服 有效和快速的病毒抑制 在接受一线治疗(恩替卡韦或替诺福韦)的初次治疗患者中,抗病毒药物耐药性的风险可以忽略不计	核苷类似物(阿德福韦,替诺福韦)有轻微肾病风险 低耐药基因屏障药物(拉米夫定、替比夫定)的耐药性 HBeAg 阳性和 HBeAg 阴性患者都需要长期/无限期的治疗 治疗费用高(多年)

HBsAg,乙型肝炎表面抗原。

表 79.5　一线抗病毒药物初次治疗慢性乙型肝炎患者 1 年后的疗效观察

HBeAg 阳性慢性乙型肝炎(免疫激动期)				
结果(%)	PegIFN-α*	ETV	TDF	TAF
病毒抑制	32(<4logIU/mL)	67(<60IU/mL)	66(<60IU/mL)	64(<29IU/mL)
HBeAg 阴转	34	22	21	14
ALT 正常化	41	68	68	72
组织学应答	49	72	74	N/A
HBsAg 阴转	3	2	3	1
HBeAg 阴性慢性乙型肝炎(免疫再次激活期)				
结果(%)	PegIFN-α	ETV	TDF	TAF
病毒抑制	43(<3logIU/mL)	90(<60IU/mL)	71(<60IU/mL)	94(<29IU/mL)
ALT 正常化	59	78	76	83
组织学应答	55	70	72	N/A
HBsAg 阴转	4	<1	0	0

*治疗后 24 周随访结束。
ETV,恩替卡韦;N/A,不可用,PegIFN,聚乙二醇干扰素;TAF,富马酸丙酚替诺福韦;TDF,富马酸替诺福韦酯。

1. 核苷(酸)类似物

核苷(酸)类似物已成为大多数初治和已接受过治疗的慢性乙型肝炎患者的标准治疗方案。TDF、TAF 和恩替卡韦等一线药物的无副作用和高疗效使其在临床上广泛使用。大约 70% 的 HBeAg 阳性和 95% 的 HBeAg 阴性患者在使用 TDF 治疗的第一年检测不到 HBV DNA[137]。病毒学应答随着治疗持续时间的延长而逐渐增加,尽管少数患者在连续治疗数年后可能会出现持续低水平的病毒血症或病毒再次升高[138]。这发生在至少 10%~15% 的患者中,可能是由于没有坚持长期治疗[139,140]。血清 HBV DNA 水平常会因对患者进行了坚持治疗重要性方面的教育而下降。TDF、TAF 和恩替卡韦的抗病毒药物耐药性是罕见的。持续使用 TDF 治疗 7 年的患者中还未发现抗病毒耐药突变[141]。表 79.6 总结了在临床使用的一线核苷(酸)类似物。

(1) 拉米夫定

拉米夫定是第一个被批准用于 HBV 的抗病毒药物,具有良好的长期使用安全性和相对较高的抗病毒效力。其主要缺点是 HBV 聚合酶的 YMDD(酪氨酸-甲硫氨酸-天冬氨酸-天冬氨酸)活性位点突变的快速发展:第 1 年为 20%、第 2 年为 35%、第 4 年超过 75%[142,143]。出于这个原因,拉米夫定已不

表 79.6 核苷或核苷类似物治疗 HBV 感染的选择

临床情况	一线治疗	二线治疗	评论
初始治疗	恩替卡韦或 TDF 或 TAF	替比夫定	如果在第 24 周血清中仍检测到 HBV DNA,停用替比夫定
既往使用过拉米夫定或替比夫定	换用为 TDF 或 TAF	恩替卡韦	恩替卡韦耐药由拉米夫定或替比夫定耐药引起
拉米夫定耐药	换用为 TDF 或 TAF	加用阿德福韦酯*	在疗程后期加用阿德福韦酯可能无法控制病毒复制
阿德福韦酯耐药	换用为恩替卡韦	TDF 或 TAF	阿德福韦酯耐药降低了对 TDF 的敏感性
初次使用拉米夫定和阿德福韦治疗失败†	换用为 TDF 或 TAF	替比夫定	如果使用过拉米夫定,怀疑用药不依从性;参见替比夫定的预防措施
恩替卡韦耐药	换用为 TDF 或 TAF	加用阿德福韦酯*	-
替比夫定耐药	换用为 TDF 或 TAF	加用阿德福韦酯*	-
高耐药基因屏障药物治疗期间持续低水平病毒血症	继续服用 TDF、TAF 或恩替卡韦,或改用其他药物	没有	应考虑不坚持用药;耐药性测试可能是必要的
初次治疗时 GFR 降低(<60mL/min)	恩替卡韦或 TAF	替比夫定	参见替比夫定的预防措施

*当无法获得高耐药基因屏障药物时。

†见正文关于初始治疗失败的定义。

GFR,肾小球滤过率;TAF,富马酸丙酚替诺福韦;TDF,富马酸替诺福韦酯。

再被推荐作为大多数患者的一线治疗药物;但在亚太地区仍被广泛使用[144]。在临床中,拉米夫定的短期治疗仍是可以接受的,例如在接受癌症化疗的患者中不活跃的 HBV 携带者,或者在怀孕期间预防 HBV 的母婴传播。

(2) 阿德福韦酯

阿德福韦酯是一种核苷酸类似物,对野生型和拉米夫定耐药的 HBV 都具有抗病毒活性,但效力有限,有 30% 的患者初次治疗失败[145]。在治疗 1 年后,大约有三分之一的患者出现可逆的肾毒性。此外,连续治疗 5 年后,近 30% 的患者发现逆转录酶(RT)突变从而对阿德福韦酯耐药(rtA181V/T 或 rtN236T)[146]。鉴于这些原因,阿德福韦酯不被推荐用于 HBV 的治疗。阿德福韦酯的副作用包括可逆的肾毒性和罕见的范科尼综合征(Fanconi syndrome)。

(3) 恩曲他滨

恩曲他滨在结构上与拉米夫定相似,同样能抑制 HBV DNA 聚合酶和 HIV 逆转录酶。FDA 未批准恩曲他滨用于乙型肝炎的治疗,但批准其与替诺福韦合用来治疗 HIV 感染。由于其与拉米夫定的结构相似,因此它具有交叉耐药性,且不能用于拉米夫定的耐药的抢救治疗[147]。

(4) 恩替卡韦

恩替卡韦是一种鸟苷类似物,比拉米夫定更有效,且对耐药性具有很高的遗传屏障,需要 2~3 个额外的 HBV 聚合酶突变叠加在先前存在的拉米夫定耐药突变的骨架上。在连续 5 年的治疗中,仅有 2% 的未曾接受过治疗的患者对恩替卡韦耐药,而对拉米夫定耐药的患者中,耐药率超过 50%[148,149]。初始治疗的 HBV 感染者推荐恩替卡韦每日 0.5mg 的剂量,而对拉米夫定耐药的 HBV 感染患者,推荐使用 1mg 的剂量;然而,恩替卡韦不是对拉米夫定耐药的 HBV 感染患者的首选方案,因为存在恩替卡韦耐药性长期发展的风险。TDF 是治疗拉米夫定耐药的 HBV 感染的首选药物,这是因为它们的耐药谱不相互重叠[108-110]。

在一项使用恩替卡韦治疗中国患者的长期随访队列研究中,99% 的患者存在血清 HBV DNA 的抑制,98% 的患者血清 ALT 水平达到正常,82% 的患者实现了 HBeAg 血清转换[150]。长期随访期间,只有 1% 的患者对恩替卡韦耐药。只有 2%~3% 的患者发生 HBsAg 阴转,HBsAg 阴转的预测因素包括基线 HBsAg 水平 <100IU/mL 和治疗中 HBsAg 每年下降 >0.2logIU/mL。恩替卡韦安全且耐受性良好,罕见的副作用包括乳酸中毒。

(5) 替比夫定

替比夫定是一种核苷类似物,对 HBeAg 阳性和 HBeAg 阴性患者的疗效比拉米夫定更佳[151]。然而,替比夫定治疗 1 年和 2 年后,分别有 5% 和 11% 的患者出现基因型耐药,这表明其耐药性仅略好于拉米夫定[152]。其与拉米夫定存在交叉耐药,故不能用作拉米夫定耐药时的抢救治疗。在北美,替比夫定不是治疗 HBV 感染的首选药物,因为 20%~30% 的患者有较高的耐药率和肌病的副作用。

(6) 富马酸替诺福韦酯(TDF)

TDF 是一种作用机制类似于阿德福韦酯的核苷酸类似物,作用于逆转录酶的核苷酸类似物抑制剂,随机临床研究显示它的药效明显更强。TDF 已在治疗 HBeAg 阳性和 HBeAg 阴性的慢性乙型肝炎患者中显示出疗效[137]。大型 3 期研究显示,超过 99% 的 HBeAg 阳性和 HBeAg 阴性患者在 7 年后可将 HBV DNA 抑制在 69IU/mL 以下;80% 的患者血清 ALT 恢复正常;HBeAg 阳性患者中 HBeAg 阴转率为 59%,7 年后 HBsAg 阴转率为 12%[141]。5 年的治疗结束时,80% 的患者的肝脏组织学有所改善[153]。长期使用 TDF 治疗后,75% 的肝硬化患者的 Ishak 纤维化评分至少降低了 2 分。在 7~8 年的持续治疗后,无病例对 TDF 产生抗病毒耐药性[154]。在同一时期的治疗中,高加索白种人患者中有 10%~15% 发生了 HBsAg 阴转。HBsAg 转阴的预测因素包括治疗时 HBsAg 水平下降、HBV 基因 A 型和慢性感染时间较短(<4 年)。对于 HBV-HIV 合并感染患者,推荐使用 TDF(或 TAF)作为抗逆转录病毒治疗方案的主要药物。TDF 与可逆的肾毒性和低磷血症有关,在接受长期治疗的患者中,有高达 2%~4%的患者出现肾毒性和低磷血症,很少有范可尼综合征的报道[155]。

(7) 富马酸丙酚替诺福韦(TAF)

TAF 是替诺福韦的一种新型前体药物,给药剂量比 TDF 低(每日 25mg),但能更有效地进入肝细胞。在对 HBeAg 阳性和 HBeAg 阴性的患者进行的大型 3 期研究中,TAF 与 TDF 进行了 2~3 年的比较,随后是 5 年时间的开放标签使用 TAF 治疗[156,157]。尽管两组之间的病毒学(HBV DNA<29IU/mL)和血清学应答相似,但接受 TAF 的患者在治疗 1 年后血清 ALT 正常率更高。根据血肌酐和肾小球滤过率的测量,在肾脏安全性方面,TAF 优于 TDF。双能 X 线吸收扫描显示,TAF 在骨安全性方面优于 TDF。改用 TAF 的 TDF 患者在 6~12 个月内不仅保持了病毒抑制,而且肾功能和骨密度得到改善,血清 ALT 正常率较高[158]。

(8) 疗效和结局

抗 HBV 治疗的随机对照试验通过在治疗 1 年(48 周)时的生化、病毒学和组织学终点来评估疗效。生化应答是指根据中心实验室测量的血清 ALT 水平正常化;病毒学应答是指检测不到血清 HBV DNA;组织学应答是指坏死炎症评分改善 2 分或更多,而不加重纤维化。对于 HBeAg 阳性的患者,血清学要求 HBeAg 阴转或血清转换为 anti-HBe。比较难定义的终点是 HBV 的功能性治愈,其定义为血清 HBsAg 阴转,有或无 anti-HBs,以及检测不到血清 HBV DNA。HBV 的完全治愈不仅要求检测不到血清 HBsAg 和 HBV DNA,而且还要求检测不到肝细胞中的 cccDNA[159]。

在接受核苷(酸)类似物治疗 1 年后,只有 15%~20%的人发生 HBeAg 血清转换。这一比例在第 2 年增加到 30%,到第 5 年达到 40%[141,152]。对于那些未实现 HBeAg 血清转换的患者,特别是有潜在肝硬化危险因素的患者,要继续治疗,这是因为在 HBeAg 消失或血清转换发生前停止治疗的患者几乎都会复发。HBeAg 血清转换的预测因素包括治疗前血清 ALT 升高、HBV 基因型以及基线时无肝硬化。对于 HBeAg 阴转的患者,建议在首次检测不到 HBeAg 后至少进行 1 年的巩固治疗,这种治疗方案已被证实可以减少停药后的复发风险,并最大限度地延长应答的持久性[108-110]。对于慢性 HBeAg 阴性患者,建议进行长期或维持治疗。因为尽管经过几年的治疗,但在停药后出现了病毒学复发和出现与 ALT 水平升高有关的血清 HBV DNA 复发率相对较高[160]。治疗指南建议对这些患者持续治疗,直到 HBsAg 阴转或发生血清学转换。然而,在一项针对 HBeAg 阴性非肝硬化患者替诺福韦停药的小样本量随机研究中,19%的停药患者实现了 HBsAg 阴转,这表明可能有一部分患者可以安全地停用核苷(酸)类似物的治疗,并取得意想不到的良好效果,特别是那些停药后血清 HBsAg 水平大幅下降的患者[161]。

无病毒学应答是指在抗病毒治疗 24 周时,血清 HBV DNA 水平降低 1log 或更少[162]。根据处方使用的数据库,至少有 10%~15%的患者未能适当服药,每月错过一次或多次服药[140]。建议对耐药遗传屏障较低的患者进行抗病毒耐药试验,以区分耐药性和不依从性。建议对不坚持用药者进行教育。对于在第 24 周内对拉米夫定或替比夫定无应答的患者,可以按照指南的建议,改用更有效的药物,如 TDF、TAF 或恩替卡韦(在无拉米夫定耐药的情况下),并在 3 个月后复查血清 HBV DNA 水平[163]。在接受 TDF、TAF 或恩替卡韦作为一线抗病毒治疗的患者中,无病毒学应答的情况极为罕见。对于那些使用 TDF 出现病毒学突破(血清 HBV DNA 比最低值增加 1logIU/mL)的患者,改用恩替卡韦是合理的(反之亦然)[108]。

少数使用 TDF、TAF 或恩替卡韦的患者会出现较慢的病毒学应答,在治疗 1 年后仍有病毒。在 TDF 的注册试验中,治疗 1 年后血清 HBV DNA 还能检测到的患者可以选择使用恩曲他滨加强治疗或继续 TDF 单药治疗[137]。经过 1 年的治疗后,两组中血清 HBV DNA 水平<69IU/mL 的患者比例相似,均为 70%。因此,治疗指南建议,对于使用高耐药基因屏障的药物(如 TDF 或恩替卡韦)治疗 1 年后血清中可检测到 HBV DNA 的患者,继续治疗,而非强化治疗。相比之下,对于那些接受低耐药基因屏障的药物(如拉米夫定、阿德福韦酯或替比夫定)治疗的患者,持续的低病毒血症可能表明患者出现了抗病毒药物的耐药。在使用拉米夫定或替比夫定的低病毒血症患者中,改用 TDF 或 TAF 是合适的,而对于那些使用阿德福韦酯仍有病毒血症的患者来说,恩替卡韦是一个合适的替代方案[108-110](表 79.6)。

(9) 监测

接受核苷(酸)类似物治疗的患者应每隔 3 个月进行一系列的 ALT 和 HBV DNA 评估,直到检测不到血清 HBV DNA 水平。一旦检测不到血清 HBV DNA 或低于 10~20IU/mL,对于接受高耐药基因屏障的抗病毒药物并坚持治疗的患者,随访间隔可延长到 6 个月。治疗期间,可每 6 个月测量一次 HBsAg 水平和 HBeAg 状态,以检测 HBsAg 下降和 HBeAg 阴转或 HBeAg 阳性患者的血清学转换。对于接受 TDF 治疗的患者,建议每 3~6 个月检测一次血清肌酐(或肾小球滤过率)和磷酸盐水平。在服用 TDF 的患者中,除非患者有多个骨质疏松的危险因素,否则不会常规使用双能 X 线骨密度仪评估骨密度。

(10) 治疗的持续时间

对于 HBeAg 阳性患者,治疗指南建议在 HBeAg 血清转换后继续治疗至少 12 个月,以减少病毒学复发的机会。据报道,在未接受充足的巩固治疗的患者中,复发和血清学转换的比率很高[164,165]。

HBeAg 阴性患者的最佳治疗时间尚不清楚;对大多数患者来说,这意味着要进行数年的抗病毒治疗。治疗 2 年就停止治疗的患者中,复发率很高(>80%),而且对这部分患者没有适当的停药指导。指南建议将 HBsAg 阴转作为 HBeAg 阴性患者的治疗终点,许多患者需进行终身治疗[32,108-110]。然而,欧洲指南建议,对于接受核苷(酸)类似物治疗的 HBeAg 阴性患者,如果病毒被持续抑制了 3~4 年,则可以停止治疗[109]。低定量的 HBsAg 水平(<100IU/ml)可能有助于预测持续的非治疗应答[166]。一项针对存在病毒抑制的 HBeAg 阴性非肝硬化患者进行的小型研究显示,在停止 TDF 治疗的情况下,有高达 20%的患者能够在治疗后实现 HBsAg 阴转,而在继续使用 TDF 的患者中并未出现 HBsAg 阴转,从而表明在

部分患者中停止治疗可能是安全和有效的[161]。

(11) 治疗应答的持久性

在接受核苷(酸)类似物治疗的 HBeAg 阳性患者中,HBeAg 血清转换后应答的持久性在治疗 1 年后约为 70%,但在治疗 3 年后可能下降到 50%[167]。与较高复发率相关的因素包括巩固治疗时间较短、HBV 基因型、基线 HBV DNA 水平和 HBsAg 定量水平[164,165]。然而,即使在长期病毒抑制后再停止治疗,病毒学复发在 HBeAg 阴性患者中也几乎是普遍的,临床复发(血清 HBV DNA 水平升高和 ALT(复发)率在 HBeAg 阴性患者中约为 50%[168]。在一项针对 HBeAg 阴性的欧洲患者(主要为 HBV 基因型 D 型感染患者)的研究中,有报道称在使用替诺福韦 4 年后停止治疗,持久应答率超过 60%,这表明 HBV 基因型和治疗时间是影响抗病毒治疗持久应答的重要因素[161]。

在亚洲的慢性乙型肝炎患者中,无论采用何种治疗方法,HBsAg 阴转都很罕见。在一项针对 HBeAg 阳性和 HBeAg 阴性患者使用替诺福韦与阿德福韦治疗的长期研究中,15% 的白种人患者 HBsAg 消失,而亚洲人为 0%[137]。同样,一项针对中国香港 222 名慢性乙型肝炎患者的研究称,连续服用恩替卡韦治疗 7 年的患者 HBsAg 消失率为 2.5%,这表明大多数亚洲慢性乙型肝炎患者都需要长期治疗[150]。

(12) 抗病毒治疗的耐药性

由于使用了具有高耐药基因屏障的药物,如 TDF、TAF 和恩替卡韦,治疗耐药性已成为一个小问题。然而,在一些国家,拉米夫定耐药很常见,需要对耐药突变和耐药谱有一定的了解,才能正确选择初始和挽救疗法。当出现基因型耐药时,特别是对拉米夫定的耐药,可能会发生继发性突变,从而降低对其他抗病毒药物的敏感性[169]。表 79.7 总结了特定的 HBV 聚合酶耐药突变、耐药率以及对目前使用的常见核苷(酸)类似物耐药患者的管理策略。

表 79.7 抗 HBV 感染药物的耐药特征

特征	HBV 耐药的核苷(酸)类似物				
	拉米夫定	阿德福韦酯	恩替卡韦	替比夫定	TDF/TAF
逆转录酶(rt)突变	rtL180M±rtM204V/I	rtA181V/T±rtN236T	rtL180M ± rtM204V/I ± rtS202I rtM250V	rtL180M±rtM204V/I	未知
耐药率	第 1 年:20% 第 4 年:75%	第 1 年:9% 第 3 年:30%	第 1 年:0% 第 3 年:1%	第 1 年:10% 第 2 年:25%	第 1 年:0† 第 8 年:0†
对其他药物的重叠耐药性	恩曲他滨 替比夫定 恩替卡韦	替诺福韦*	拉米夫定 恩曲他滨 替比夫定	拉米夫定 替比夫定 恩替卡韦	无
拟换用的药物	TDF 或 TAF	恩替卡韦,TDF 或 TAF	TDF 或 TAF	TDF 或 TAF	恩替卡韦

*对 TDF 部分耐药。

† TDF 的耐药率,2 年时未报告对 TAF 有耐药。

TAF,富马酸丙酚替诺福韦;TDF,富马酸替诺福韦酯。

1) 测试

监测抗病毒耐药性需要定期评估血清 HBV DNA 水平。持续治疗的患者 HBV DNA 水平上升至少 1logIU/mL 时,可能存在耐药性。基因型耐药可以通过各种方法确认,如群体测序、反向杂交、克隆分析和超深度测序方法。已知具有耐药性的常见聚合酶突变可通过市售的反向杂交测定法进行检测。这种方法可以检测出至少占病毒群体 10% 的耐药的 HBV[170]。超深层测序法的灵敏度更高,可检测出占 HBV 总类群不到 1% 的微小变异[171]。

2) 临床结果

在出现抗病毒药物耐药的患者中,已经有了不良临床结局的报道。许多证据表明,当发生耐药时,病毒学抑制的优势会不复存在[172,173]。在肝硬化患者中,如果发生拉米夫定或阿德福韦酯耐药的 HBV 感染的急性肝炎,这可能是致命的。如果对抗病毒药物产生耐药性,这提示需要改变疗法。早期发现耐药性对于避免 ALT 再次升高和肝病失代偿非常重要。表 79.7 显示了与各种药物耐药性相关的 HBV 聚合酶基因的置换[174]。

3) 拉米夫定的耐药性

拉米夫定单药治疗的耐药发生率很高:第 1 年为 15% ~ 20%,第 2 年为 30%,第 3 年为 50%,第 4 年≥75%[143]。出现拉米夫定耐药的患者临床结局不良,如无病毒学应答、HBeAg 血清转换率降低、肝功能失代偿和死亡;然而,许多相关研究是在有效的抢救治疗(如替诺福韦)出现前进行的。一项针对 280 名拉米夫定耐药突变(rtL180M±rtM204V/I)的慢性 HBV 患者的随机研究,比较了 TDF 与 TDF 联合恩曲他滨治疗 5 年的效果[175]。175 例患者在入组前接受了平均 4 年的拉米夫定治疗,10% 有肝硬化的证据。两组的病毒学抑制率相同(83%),5 年后 HBeAg 血清转换率相对较低(15%)。只有 7 例患者观察到 HBsAg 阴转或血清学转换。本研究和其他研究的数据表明,与 TDF 单药治疗相比,联合抗病毒治疗无益,TDF 是拉米夫定耐药的首选治疗方法。

4) 恩替卡韦的耐药性

恩替卡韦的耐药需要有耐拉米夫定的骨架(YMDD 突变)。YMDD 突变会降低恩替卡韦的药效,但不足以产生耐药性。尽管如此,在存在突变 rtM204V 和 rtL180M 的情况下,一个或多个额外的突变(rt169T、rtT184G、rtS202I、rtM250V)能够增加恩替卡韦的耐药性[176]。在对拉米夫定耐药患者使用恩替卡韦的研究中,使用恩替卡韦前,有一小部分患者在基线检测到恩替卡韦耐药突变。第 1 年治疗结束时,7% 的患者发现了基因型耐药,1.6% 的患者出现了病毒突破[148]。第 3 年治疗结束时,这一比例增加到 30% 以上。相比之下,在核苷(酸)类药物治疗无效的受试者中,3 年后只有 1% 的患者出现了对恩替卡韦的耐药性[177]。既往存在拉米夫定耐药的患者在使用恩替卡韦后有可能对恩替卡韦产生耐药。因此,恩替卡韦不应用于治疗拉米夫定耐药的 HBV 患者。一项韩国针对拉米夫定和恩替卡韦耐药患者的小型研究中,TDF 显示出与 TDF 联合恩替卡韦相似的疗效,分别有 71% 和 73% 的患者血清 HBV DNA 水平<15IU/mL[178]。恩替卡韦耐药可以通过 TDF 治疗,也可通过 TAF 治疗。

5) 替诺福韦的耐药性

迄今为止,HBV 单一感染患者接受了 7~8 年的持续 TDF 和 2 年的 TAF 治疗,还未出现 TDF 或 TAF 耐药病例[154]。尚无已知的替诺福韦的 HBV 聚合酶突变。一份病例报告记录了一名 HBV-HIV 合并感染患者的 rtA194T 替代,但这种突变在 HBV 单一感染的患者中的临床意义尚不清楚。在 TDF 的临床试验中,4% 的患者仍可检测到 HBV DNA,耐药性监测的群体测序未能发现任何位点的变化[137]。

虽然 TAF 还未对耐药的患者进行正式的研究,但在注册研究中发现少数患者在基线时有拉米夫定、阿德福韦或恩替卡韦耐药的突变。与 TDF 相比,对 TAF 的应答是相似的。根据体外研究和病例报告,TAF 预计对常见的抗病毒耐药突变具有显著的活性。一份病例报告表明,对于多药耐药的 HBV 感染,TAF 是 TDF 的合适的替代选择[179]。

6) 多药耐药性

临床上最常见的多药耐药是拉米夫定和阿德福韦耐药(rtM204V/I+rtN236T 或 rtA181T/V),因为这种药物组合使用的时间最长。在一项针对拉米夫定耐药的 HBV 感染者的小型研究中,患者使用阿德福韦存在长期的病毒血症,95% 的患者使用 TDF 作为挽救性治疗获得了快速的病毒学抑制[180]。在一份病例报告中,一位多重耐药的患者使用 TAF 进行治疗,在 6 个月内达到了病毒学抑制[179]。在一项对恩替卡韦和/或阿德福韦耐药的 HBV 感染者的研究中,发现绝大多数接受 TDF 抢救方案的患者有病毒学抑制[178],且在 3 年的时间内未发现 TDF 的耐药突变。综上所述,这些数据表明,TDF 或 TAF 对于治疗多药耐药的 HBV 感染是安全和有效的。

2. 干扰素-α(IFN-α)

IFN-α 具有抗病毒和免疫调节的作用,可以诱导长期的免疫调控。与核苷(酸)类似物相比,IFN 的潜在优势包括有限的治疗时间和无耐药性[136]。缺点包括副作用(疲劳、发热、寒战、抑郁、血细胞减少)和给药途径(皮下注射)。

PegIFN-α 在临床中取代了普通 IFN,因为其只需每周给药一次却具有同等的药效[181]。PegIFN 被 FDA 批准用于 HBeAg 阳性和 HBeAg 阴性的慢性乙型肝炎患者,剂量为每周 180μg,疗程 48 周。孕妇和失代偿期肝硬化患者禁用 IFN,但代偿期肝硬化患者(肝脏合成功能正常,无门静脉高压的证据)可考虑治疗。

(1) HBeAg 阳性慢性乙型肝炎

25%~40% 接受 IFN 治疗的患者发生 HBeAg 血清转换[135,182]。在长达 8 年的随访研究中,IFN 诱导的 HBeAg 血清转换的持久性很高(70%~80%)[183-185]。然而,只有 5%~7% 的患者发生 HBsAg 阴转[135]。IFN 诱导的 HBeAg 血清转换与总生存率和无并发症生存率的改善有关[186-189]。一些报告表明,在 IFN 治疗的患者中,HCC 的发生率降低。

(2) HBeAg 阴性慢性乙型肝炎

PegIFN-α 联合或不联合拉米夫定对 HBeAg 阴性患者需要治疗 48 周才有效[190]。63% 接受 PegIFN 治疗的患者在治疗结束时血清 HBV DNA 水平小于 400 拷贝/mL(80IU/mL),只有 19% 的患者在停止治疗 24 周后可持久抑制病毒。在随访 24 周时,有 36% 接受 PegIFN 治疗的患者达到血清 ALT 正常和血清 HBV DNA 水平低于 20 000 拷贝/mL(4 000IU/mL)的复合终点。在第 72 周,只有 4% 的患者发生 HBsAg 阴转。

(3) 治疗终点和应答持续性

在几项 PegIFN 试验中,持续病毒学应答可以定义为 HBeAg 阴转和低血清 HBV DNA 水平(<20 000IU/mL),因为与核苷(酸)类似物治疗相比,IFN 治疗后很少检测出 HBV DNA[189,190]。对 PegIFN 持久的应答可以控制 HBV 感染,数年后评估,约 80% 的 HBeAg 阳性患者会存在这种应答[135]。然而,只有 20%~30% 的 HBeAg 阴性患者对 IFN 有持续应答[191]。

(4) 应答的预测因素和停药原则

PegIFN 疗效有限,且具有潜在不良反应。因此了解应答的预测因子对于最佳治疗方案的选择是必要的。完善的停药原则限制了那些不太可能有应答的患者的继续治疗,并减少了潜在不良反应。对 PegIFN 无应答的因素包括高病毒载量(血清 HBV DNA>2×10^7IU/mL)、低血清 ALT(<2×ULN)、年龄>40 岁、男性和存在肝硬化。与 HBV 基因型 A 和 B 相比,基因型 C 和 D 的 HBeAg 血清转换率较低。治疗时,HBsAg 定量水平已被证明是对 PegIFN 治疗有应答的预测因子。在一项超过 800 名血清 HBsAg 水平>20 000IU/mL 的 HBeAg 阳性患者的研究中,经 PegIFN 治疗 24 周后,99% 的阴性应答预测值(定义为 HBeAg 消失及血清 HBV DNA 水平和<2 000IU/mL)为停止治疗的标准[192]。

(5) 聚乙二醇干扰素加核苷(酸)类似物

临床试验研究了 PegIFN 与核苷(酸)类似物的各种联合治疗方式,包括初始联合治疗、在核苷(酸)类似物治疗的基础上加用 PegIFN,以及从核苷(酸)类似物治疗切换到 PegIFN[189,190]。在一项大型研究中,超过 700 例 HBeAg 阳性和阴性的非肝硬化患者随机接受两种不同持续时间的 PegIFN-α2a(180μg/周,皮下注射):TDF+PegIFN 48 周或 TDF 单药治疗 120 周或 PegIFN 单药治疗 48 周[116]。72 周后,在接受联合治疗的受试者中,有 9% 的患者实现了 HBsAg 阴转,这在统计学上显著高于 PegIFN 单药治疗(3%)和 TDF 患者(0%)。尽管联合治疗组的 HBsAg 阴转在基因型 A 患者中最高,但血清 HBsAg 水平在第 24 周下降>3. 5logIU/mL 时,其阳性预测值为 85%,阴性预测值为 99%;与第 72 周 HBsAg 阴转的阳性预测值相关,提示这些参数可作为 PegIFN 联合核苷酸类似物停止治疗的规则。基于该研究,在一般临床实践中,不推荐 PegIFN 和核苷类类似物联合治疗。

3. 联合使用核苷(酸)类似物

已有多项关于单药治疗与核苷(酸)类似物联合治疗比较的研究探讨了核苷(酸)类似物联合治疗与单药治疗相比在改善病毒学和/或生化结果方面的潜力。一项单中心研究比较了拉米夫定联合阿德福韦酯与单独使用拉米夫定,它们在 HBV DNA 抑制、HBeAg 血清转换或血清 ALT 正常化方面无差异[193]。然而,与单药治疗相比,联合治疗组对拉米夫定的耐药性明显降低。然而,在另一项研究中,拉米夫定联合替比夫定对所有终点的有效性都低于替比夫定单药[194],可能是由于抗病毒的拮抗作用。

一项大型随机开放标签的多中心研究比较了恩替卡韦联合 TDF 与单独使用恩替卡韦,根据患者 HBeAg 状态随机分为联合治疗与单药治疗[195]。96 周后,两组达到终点血清 HBV DNA 水平<50IU/mL 的患者比例相似(83.2% vs 76.4%)。然而,在基线 HBV DNA 水>$8\log_{10}$IU/mL 的 HBeAg 阳性患者中,接受联合治疗的患者在第 96 周达到血清 HBV DNA 水平<50IU/mL 的比例更大。两组 HBeAg 转阴率相似,HBsAg 总体转阴率无差异。

另一项研究比较了 TDF 联合恩曲他滨和单用 TDF 在高病毒载量和正常血清 ALT 水平(免疫耐受)的 HBeAg 阳性患者的疗效[196]。抗病毒治疗 192 周后,联合给药组 76% 的患者血清 HBV DNA 水平<69IU/mL,单药组有 55%(P=0.016)。然而,只有 3 例患者发生了 HBeAg 血清转换,均为单独给药组,且在研究过程中未发生 HBsAg 阴转。这项研究清楚地表明,在免疫耐受患者中,抗病毒治疗导致 HBeAg 血清转换率低于预期,其研究结果支持这类患者应进行观察,而不是立即接受核苷类似物治疗的观点。未来需要大规模的长期研究来证明治疗免疫耐受患者是否最终会降低肝硬化或 HCC 的发生率。

总的来说,这些数据表明,与核苷(酸)类似物单药治疗相比,联合使用核苷(酸)类似物疗法没有令人信服的好处。然而,如果只有低耐药基因屏障的抗病毒药物可用,联合核苷(酸)类似物治疗仍是一个方案。

(五) 特殊人群

HBV 感染的特殊人群包括孕妇、HBV 感染的严重急性加重者、代偿和失代偿性肝硬化患者以及合并病毒感染(HIV、HCV 和 HDV)的患者。

1. 孕妇

在高发病率国家,母婴传播仍是最主要的 HBV 传播途径[197]。因此,所有孕妇都应该在怀孕的前 3 个月进行 HBV 筛查。HBV 传播的最危险的时期是分娩期,尽管也可能发生宫内传播。若孕妇发现 HBsAg 阳性,则将需要进一步检测,包括血清 HBV、血清 HBV DNA 和肝脏生化检测。HBsAg 阳性母亲所生的婴儿必须在出生后 12 小时内接受 HBIG 免疫预防和第一剂 HBV 疫苗,以及 2 个月和 6 个月的婴儿进行 HBV 疫苗接种。9~12 个月后可对婴儿进行免疫(anti-HBs)检测。怀孕期间具有高病毒载量的妇女发生免疫预防失败的比例高达 10%~30%[198,199]。

使用核苷(酸)类似物期间怀孕的妇女,如果正在接受 TDF、特比夫定或拉米夫定,在整个怀孕期间可以继续治疗。其他药物如恩替卡韦和阿德福韦酯的安全性尚未确定,因此正在考虑怀孕的育龄妇女,特别是那些不能停用这些治疗方案(晚期肝病或无血清转化的 HBeAg 阳性)的妇女,应改用更安全的药物,怀孕期间 HBV 管理见图 79.7。

血清 HBV DNA 水平>200 000IU/mL 的高病毒载量的孕妇应在妊娠晚期(30~32 周)开始使用孕期安全的核苷(酸)类似物(TDF、替比夫定或拉米夫定)进行抗病毒预防[108-110]。治疗可持续至分娩当天或产后 1 个月。妊娠期抗病毒预防与

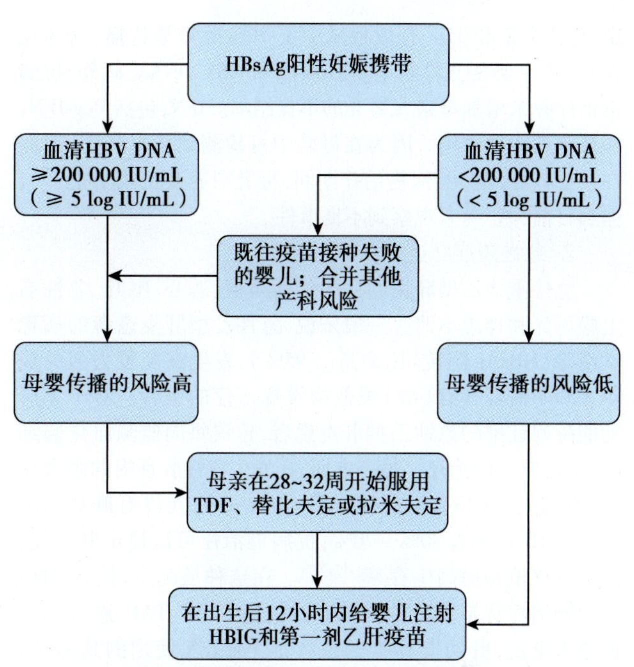

图 79.7　妊娠期 HBsAg 阳性孕妇的治疗方案。高病毒载量孕妇的治疗目标是在分娩时将血清 HBV DNA 水平降低几个 log 10IU/mL,以尽量减少新生儿感染的机会。抗病毒药物的选择仅限于妊娠期安全的药物,包括 TDF、替比夫定和拉米夫定。如有必要,这些药物可在产后继续使用,但在这种情况下不建议母乳喂养。有关药物选择的更多详细信息,请参见正文。HBIG,乙型肝炎免疫球蛋白;TDF,富马酸替诺福韦酯

新生儿免疫预防相结合已被证明可将母婴病毒传播的风险从单独免疫预防的 10% 降低到 0。一项中国的随机试验比较了 200 对母婴从第 32 周到产后 1 个月开始服用 TDF 与安慰剂的疗效。所有婴儿均接受 HBIG 和 HBV 疫苗标准护理[199]。TDF 在孕期的耐受性良好,TDF 组的母婴传播显著更低(0 vs 7%)。在另一项研究中,出生后一小时内进行免疫预防,总共注射了 4 剂乙型肝炎疫苗。这种强化方案在全球的大多数临床环境中无法实施,这项研究未观察到 TDF 预防的益处[200]。基于 TDF 在妊娠期的良好安全性和疗效,多数指南建议在 HBV DNA 水平>5logIU/mL 的妊娠期妇女使用抗病毒预防药物。其他需要进行抗病毒预防的高危情况包括既往怀孕期间出现过母婴传播、产科风险因素(如胎膜早破)、早产或侵入性检查(如羊膜腔穿刺术)[201]。

目前未接受治疗的 HBsAg 阳性妇女,如果在怀孕期间发现肝酶水平升高和病毒载量高,可在妊娠晚期前开始核苷(酸)类似物治疗。目标是治疗产妇肝病和预防产科并发症,如早产或宫内生长受限。在产后期间继续治疗,直到达到常见终点。高达 20% 的妇女可能会出现产后 HBV 感染发作,建议在产后 3~6 个月监测血清肝酶值和 HBV DNA 水平[202]。

从安全的角度来看,TDF 和替比夫定是 FDA 的 B 类药物,对母亲或婴儿无不良反应。使用拉米夫定(FDA C 类)也是合理的[203,204]。来自美国抗逆转录病毒妊娠登记的数据显示,HIV 阳性妇女使用 TDF 的数据证实了其安全性:TDF 的先天性畸形率不高于普通人群(2%)[205]。一项系统综述和荟萃分析评估了 26 项研究,纳入了 3 622 名在妊娠中期或晚期接受抗病毒治疗的妊娠 HBV 携带者[197],最后发现拉米夫

定、替比夫定和TDF有效地减少了70%的母婴传播,这体现在6~12月龄婴儿检测不到HBsAg和HBV DNA。此外,抗病毒治疗并未增加母亲或婴儿的不良结局。IFN,包括Peg-IFN,在怀孕期间被禁用。因为在母乳中可检测到少量药物,因此在接受核苷(酸)类似物治疗期间,母乳喂养被正式禁止[206],但到目前为止尚未观察到不良事件。

2. 急性重症肝炎

急性重症乙型肝炎的症状包括黄疸、恶心、呕吐、急性右上腹压痛和神志不清。一般来说,急性乙型肝炎患者的病毒学清除(HBsAg阴转)比率高(>95%),发生在免疫力强的成年人和不需要核苷(酸)类似物常规治疗的患者。对于无肝功能障碍证据的急性乙型肝炎患者,建议每周监测血化验结果,不需要立即治疗。另一方面,在发生急性肝衰竭的患者中(肝性脑病、INR>1.5、总胆红素>3mg/dL),在没有肝移植的情况下,死亡率为30%~70%,抗病毒治疗可以稳定肝功能,避免肝移植和提高生存率[207,208]。在这种情况下,核苷(酸)类似物治疗常是安全的,首选药物包括TDF、TAF、恩替卡韦或拉米夫定,肝功能异常的患者是Peg-IFN使用的禁忌证。急性重症乙型肝炎的最佳治疗时间未知,治疗终点为HBsAg阴转或血清学转化。

3. 肝硬化

核苷(酸)类似物治疗肝硬化和晚期肝病患者是安全有效的。一项中国台湾针对晚期肝病和高病毒载量的HBV感染患者的研究发现,与接受安慰剂的患者相比,接受拉米夫定的患者Child-Pugh评分有所改善、并发症更少,包括HCC和失代偿期肝硬化[111]。虽然对那些乙型肝炎肝硬化和低病毒载量的患者的疗效还不清楚,但现有的指南建议这一群体接受治疗。肝硬化患者首选的药物与非肝硬化患者相同(TDF、TAF或恩替卡韦),具体的治疗时间不确定。Peg-IFN可考虑用于肝硬化代偿良好的患者,但不适用于失代偿期肝硬化患者。TDF或恩替卡韦可通过发挥长期抗病毒作用来改善肝硬化[153,209]。在一项纳入了348例患者的研究中,患者在基线和第5年均接受了肝活检,并对TDF长期治疗有应答,持续治疗5年后,有75%的肝硬化患者改善[153]。对于TDF应答的人群,观察到超过60%的患者一个阶段肝纤维化减少。尽管无来自前瞻性临床试验的直接证据证明核苷(酸)类似物治疗能降低HCC的风险,但回顾性研究和建模的数据发现,与历史对照组相比,治疗组的HCC风险降低[112,199,210]。

对于失代偿期HBV肝硬化患者,无论血清HBV DNA水平如何,只要能检测到HBV DNA,就立即开始核苷(酸)类似物治疗。多项研究表明,核苷(酸)类似物治疗可改善肝功能和生存率。在一项非对照研究中,失代偿期HBV肝硬化患者接受拉米夫定治疗19个月,有65%的患者肝功能显著改善,随后无需肝移植[211]。在另一项研究中,接受长期核苷(酸)类似物治疗的患者的无肝移植生存率超过80%[212]。一项纳入失代偿期HBV感染患者的小型研究发现,与TDF单一治疗相比,TDF与恩曲他滨联合治疗在病毒抑制或稳定肝脏疾病方面未显示出益处[213]。肝功能改善常需6~9个月的治疗,在晚期肝病的情况下建议终身治疗。

总的来说,在失代偿期肝硬化患者中,核苷(酸)类似物治疗是安全的且耐受性良好。推荐的药物包括TDF、TAF和恩替卡韦。肾功能是该人群生存的主要预测因素,接受TDF的患者必须密切监测肾功能。如果TDF治疗时血清肌酐水平升高,则需要调整剂量;改用TAF或恩替卡韦等其他合理的选择。在一个小型研究中,接受恩替卡韦治疗的晚期肝硬化(MELD评分>20)的HBV感染患者发生了乳酸性酸中毒[214]。虽然尚不清楚乳酸性酸中毒是否与恩替卡韦有关,但本研究强调需要密切监测失代偿期肝硬化患者的肝功能变化,并排除治疗副作用。此外,无论抗病毒治疗效果如何,高危患者人群中超声筛查HCC都是关键的。

4. HBV-HIV合并感染

随着抗逆转录病毒治疗对HIV控制的改善,肝脏疾病已成为HIV患者死亡的主要原因之一[215]。估计有10%的HIV感染者合并感染HBV。HBV-HIV合并感染加速肝脏疾病向肝硬化和HCC进展。因此,美国卫生与公众服务部的指导方针建议,在所有HBV-HIV合并感染的患者均应进行HBV治疗,而不管对抗两种病毒都有效的抗逆转录病毒治疗的CD4计数如何,包括以替诺福韦为基础的方案(TDF或TAF)与拉米夫定或恩曲他滨联合使用,以避免HIV对替诺福韦产生耐药性[216]。建议使用不含抗HBV药物的抗逆转录病毒治疗方案的患者改用这种方案。相反,包含抗HBV药物如TDF或TAF的抗逆转录病毒治疗不应因HBV复发的风险而停止。虽然已有恩替卡韦耐药HIV聚合酶突变的病例报告,但在HIV被抑制的人群中添加恩替卡韦治疗HBV感染是合理的。

5. HBV-HCV合并感染

与单一感染患者相比,HBV-HCV合并感染患者往往有更严重的肝损伤和更高的肝硬化风险[217]。大多数情况下,最佳的治疗是针对更活跃的感染。HBV-HCV合并感染患者常表现为高水平的HCV病毒血症和HBV DNA抑制,反之亦然。HCV直接抗病毒(DAA)治疗期间或之后,HBV-HCV合并感染的患者中出现HBV再激活的病例已有报道[218]。来自亚洲的研究表明,HBsAg阳性和晚期肝纤维化的患者属于HBV再激活高风险人群[219]。这类患者在接受HCV DAA治疗时应预防HBV激活。相比之下,HBsAg阴性但anti-HBsAg阳性的患者可以至少在DAA治疗期间监测一次血清HBV DNA水平;当血清HBV DNA水平增加1logIU/mL时,开始HBV治疗。这些研究强调了HCV感染治疗前筛查HCV的重要性,以及在HCV的DAA治疗期间监测HBV的必要性。

6. HBV-HDV合并感染

HBV-HDV合并感染被认为是最严重的病毒性肝炎,发生并发症的风险很高,如肝硬化、HCC和肝移植[220-222]。来自HDV高发病率地区(如蒙古国、西非、东欧和南美洲)的HBsAg阳性患者应怀疑是否合并感染HDV,他们通常在40岁之前就会出现肝功异常,包括ALT升高、检测不出血清HBV DNA或较低HBV DNA水平[222]。其他危险群体包括免疫抑制患者、男同性恋行为和注射毒品者。使用核苷(酸)类似物治疗的慢性乙型肝炎患者,尽管HBV得到充分抑制,但血清ALT水平持续升高,也应怀疑HDV感染。HDV合并感染的诊断是通过检测血清中的抗HDV,而活动性疾病是通过参考实验室的HDV RNA检测阳性来确认的。

唯一被批准治疗HBV-HDV合并感染的疗法是给予至少48周的Peg-IFN。治疗目标是ALT正常化,这样能够抑制血清 HDV RNA 和改善肝坏死炎症和纤维化的组织学改善。然而，只有 20%～50% 的患者在使用 PegIFN 治疗 1 年后出现持续缓解，且晚期复发很常见[223-225]。核苷(酸)类似物不直接干扰 HDV 复制，但部分患者可能经历 HBsAg 水平降低，这对 HDV 的生命周期产生负面影响。有关单用阿德福韦酯或与 PegIFN 联合使用的研究未发现其可抑制 HDV RNA[223]。因此，迫切需要开发更多的治疗 HBV-HDV 合并感染的制剂。HDV 进入抑制剂(如 Myrcludex-B，可与牛磺胆酸钠共转运多肽(NTCP)结合)和 HDV 异戊酰化抑制剂(洛那法尼)正处于早期临床研究中，并显示出一些前景[226]。

(六) 免疫抑制治疗中的 HBV 再激活

HBV 再激活的定义在不同的研究中有所不同，因此，其发病率很难估计。HBV 再激活可定义为 HBV DNA 水平较基线增加(>1log)或 HBsAg 阴性者血清中 HBV DNA 重新出现和/或 HBsAg 血清逆转，有时会出现血清转氨酶水平升高，伴或不伴黄疸或其他肝衰竭征象[227,228]。HBsAg 阳性患者接受免疫抑制治疗的风险高于 HBsAg 阴性、anti-HBsAg 阳性患者，但也取决于特定的免疫抑制方案和是否存在肝硬化。

1. 筛选

鉴于乙型肝炎的高发病率，以及在接受免疫抑制治疗的患者中与 HBV 再激活相关的不良临床结局的可能性，美国临床肿瘤学会[229]和 AGA[230]指南建议对高危患者人群进行 HBV 筛查，而 AASLD 则建议对所有接受免疫抑制治疗的患者进行筛查[108]。推荐的血清学筛查试验包括 HBsAg 和 anti-HBc。HBsAg 阳性患者应检测血清 HBV DNA、HBeAg 和 anti-HBe[108-110,144]，以进一步证实潜在 HBV 感染的状态。

2. 风险分级

HBV 再激活的风险取决于 HBV 感染者的基线血清学状态和免疫抑制治疗的类型。一般来说，基线时 HBsAg 阳性患者发生 HBV 再激活的风险最高，而 HBsAg 阴性、anti-HBsAg 阳性患者发生 HBV 再激活的风险要低得多。此外，不同的免疫抑制剂诱导 HBV 再激活的风险不同。风险最高的是使用抗 CD20 单克隆抗体(例如利妥昔单抗、奥法木单抗、奥妥珠单抗)，而风险最低的是使用传统的和较弱的免疫抑制剂，如硫唑嘌呤或甲氨蝶呤[231]。根据风险等级，造成 HBV 再激活免疫抑制药物和细胞毒性药物分别列于框 79.3 和表 79.2。

框 79.3 基于风险评估的预防 HBV 感染突发的抗病毒预防建议

高风险(>10%)	停止免疫抑制治疗后至少 6 个月的预防(或 B 细胞消耗剂 12 个月)
中风险(1%～10%)	停止免疫抑制治疗后 6～12 个月的预防。如果患者愿意，可以考虑监测。监测的频率没有很好地定义；建议 1～3 个月一次
低风险(<1%)	不建议预防。建议定期监控。监测的频率没有很好地定义；建议 1～3 个月一次

在大多数报告中，HBsAg 阳性患者的再激活(HBV-γ)率为 10%～50%[231,232]，接受细胞毒性化疗的 HBsAg 阴性、anti-HBc 阳性患者的 HBV-γ 率为 3%～41%[233,234]。至再激活的中位时间为利妥昔单抗末次给药后 3 个月，或利妥昔单抗给药 6 次后约 6 个月，但 29% 的患者报告利妥昔单抗末次给药后超过 6 个月的迟发再激活[232]。由于接受抗 CD20 药物治疗的患者发生 HBV-γ 的风险较高，FDA 于 2013 年发布了对利妥昔单抗的严重警告[235]。

糖皮质激素被确定为 HBV 再激活的独立预测因子。这些药物被认为是通过作用于 HBV 基因组中的糖皮质激素受体来增加病毒复制，并可能会降低血清 ALT 的初始水平。在停用糖皮质激素后的 4～6 周，常可以看到 ALT 水平显著升高[236]。由于糖皮质激素常与其他免疫抑制剂联用，因此单独由高剂量糖皮质激素引起的风险仍难以确定，估计在 30%～70%[237-239]。相比之下，HBV 再激活在接受低剂量糖皮质激素(泼尼松每日 20mg，持续不到 4 周)的患者中并不常见[231]。

根据以往的病例报告发现传统免疫抑制剂如甲氨蝶呤、硫唑嘌呤和 6-巯基嘌呤的 HBV 再激活风险较低，发生率<1%。特别是在乳腺癌患者中，使用表柔比星等蒽环类药物发生 HBV 再激活的风险高(18%)[231,240]。在接受 TNF 抑制剂如英夫利西单抗或阿达木单抗的患者中，HBV 再激活的报道越来越多，在 HBsAg 阳性患者中 0～40%[241,242]，而在 HBsAg 阴性患者中仅为 0～5%[231,243,244]。然而，对于这一患者群体缺乏前瞻性研究的数据。

关于新型靶向治疗如阿巴他普、乌斯特金单抗、纳他珠单抗、维多珠单抗、伊马替尼和尼罗替尼的数据更少。AGA 的一项技术审查根据病例报告和潜在的生物学合理性，估计这些制剂有中等风险(1%～10%)。

3. 抗病毒预防

在预防 HBV-r 方面，一些小型随机对照试验和大型队列研究已经证明了抗病毒治疗拉米夫定或恩替卡韦的有效性[245-247]。一些荟萃分析和系统综述也报告了 HBV-r 显著下降了 80%～100%，同时也降低了与 HBV 相关的肝炎风险[248,249]。然而，总体死亡率并未下降，这表明总体存活率可能与潜在恶性肿瘤的预后有关。由于 HBV-r 而中断免疫抑制治疗的效果知之甚少，但一项荟萃分析表明，接受 HBV 预防治疗的患者中断化疗的需求率降低[250]。

拉米夫定因其成本相对低廉以及安全性和短期疗效良好而被广泛用于预防。然而，长期使用拉米夫定与发生抗病毒耐药突变(rtM204V/I±rtL180M)的高风险相关[143]。因此，具有高耐药基因屏障的高效抗病毒药物(如 TDF 或恩替卡韦)是当前指南建议的首选药物[108-110]。

在一项恩替卡韦与拉米夫定对比的随机对照试验中，在中国接受 R-CHOP(利妥昔单抗-环磷酰胺、表柔比星、长春新碱、泼尼松)治疗的弥漫性大 B 细胞淋巴瘤 HBsAg 阳性患者中，HBV-r(6.6% vs 30%，$P=0.001$)、HBV 相关肝炎(0 vs 13%，$P=0.003$)和化疗中断率(1.6% vs 18.3%，$P=0.002$)的发生率降低[251]。使用恩替卡韦和淋巴瘤分期较低与 HBV-r 风险较低相关。尚无随机对照试验比较 TDF 与拉米夫定，但根据现有数据，TDF 优于拉米夫定，至少等同于恩替卡韦。只有在接受短期免疫抑制治疗(<6～12 个月)且基线血清 HBV DNA 水平较低(<2 000IU/mL)的患者才应考虑使用拉米夫定。否则，TDF 或恩替卡韦应作为预防的首选药物。

4. 预防治疗的时间和持续时间

理想情况下，应在开始使用免疫抑制前进行抗病毒治疗，但确切时间尚未确定[230,231]。对于 HBsAg 阳性患者,预防治疗应在使用免疫抑制前至少 1 周,对于需要预防的 HBsAg 阴性、anti-HBc 阳性患者,情况可能也是如此。一些专家建议,如果可能,开始免疫抑制治疗前,应将血清 HBV DNA 水平降至 3logsIU/mL 以下[108-110,230]。

预防性抗病毒治疗的持续时间还取决于免疫抑制治疗的类型、基线 HBV DNA 水平和潜在肝病的严重程度。一般来说,在停用免疫抑制药物后,抗病毒治疗应持续至少 6~12 个月;大多数指南将这一持续时间延长至 12 个月以上,并使用 B 细胞耗竭型抗 CD20 药物[108-110,230,231]。对于造血干细胞或实体器官移植的患者,可能需要无限期地抗病毒治疗,因为这些患者可能会继续服用慢性免疫抑制药物,且有 HBV-r 的报道。对于血清 HBV DNA 水平>2 000IU/mL 的 HBsAg 阳性患者或有潜在肝硬化的患者,应根据目前针对肝硬化非癌症患者的治疗指南,进行较长时间的抗病毒治疗,直至达到通常的治疗终点。

5. 推迟治疗时间

在一项随机接受推迟拉米夫定治疗的 HBsAg 阳性淋巴瘤患者的研究中,每月监测 HBV 血清学检查,包括血清 HBV DNA 和 HBsAg,以检测早期 HBV-r[252]。推迟治疗组有 56% 的患者检测到 HBV-r,而预防治疗组的患者只有 12%。这些数据证实了预防的有效性,但也表明,如果非常密切的监测是可行的,推迟治疗对于 HBsAg 阳性患者可能是一种选择。然而,密切监测成本是昂贵的,在现实实践中难以获得,因此通常不推荐在接受免疫抑制治疗的 HBsAg 阳性患者中使用。另一方面,对于接受 HBV-r 中或低风险的免疫抑制剂治疗的 HBsAg 阴性、anti-HBc 阳性患者,建议单独监测[108-110,230,231]。

(七) 未来治疗

现有的抗病毒疗法可有效抑制病毒复制,使血清肝酶水平正常化,改善肝纤维化,甚至降低 HCC 等并发症风险。然而,绝大多数患者使用目前的治疗方法无法治愈,这些方法无法根除或沉默 ccc DNA[160]。HBV 的功能性治愈定义为 HBsAg 转阴,然而,遗憾的是在接受现有抗病毒药物治疗的慢性乙型肝炎患者中,只有 2%~10% 的患者发生 HBsAg 转阴达到功能性治愈[150]。因此,将需要靶向病毒生命周期中多个步骤的新型抗病毒药物,可能联合使用,以实现大多数患者 HBV 感染的治愈。鉴于治疗进展已实现了慢性丙型肝炎的治愈(见第 80 章),人们对临床开发中使用新型抗病毒和免疫调节剂实现 HBV 感染治愈产生了新的兴趣。

1. 进入抑制剂

HBV 和 HDV 与受体 NTCP 结合后进入肝细胞。因此,阻断 NTCP 是治疗慢性乙型肝炎的潜在策略。Myrcludex-B 是一种新的抑制剂,已在 HBV 和 HBV-HDV 合并感染患者中进行了研究。尽管观察到血清 HBV DNA 水平下降和血清 ALT 水平正常,但未观察到 HBsAg 水平显著降低,这表明该药物可有效预防新的肝细胞感染,但在清除已感染的肝细胞方面效果较差[253]。

2. ccc DNA 抑制剂

病毒进入肝细胞后,HBV 病毒粒子经历分解,HBV DNA 被输送到肝细胞核。松弛环状 DNA 转化为共价闭合环状 DNA(ccc DNA),ccc DNA 停留在细胞核内并有助于病毒的持久性。许多酶包括锌指核酸酶,已经被证明可以抑制 ccc DNA 从松弛环状 DNA 转化而来,并直接降解和表观修饰 ccc DNA[254]。CRISPR(簇状规则间隔短回文重复序列)相关的 9 系统(Cas9)代表了另一类 ccc DNA 抑制分子,在理论上可以靶向清除受感染的肝细胞中的 ccc DNA。虽然这组新型药物很有希望,但它们仍处于临床试验的早期阶段。

3. 小干扰 RNA

小干扰 RNA(siRNA)是与 HBV 病毒信使 RNA 结合并抑制的小分子,从而减少病毒蛋白的翻译。由于 HBV 通过 RNA 中间体进行复制,因此容易受到 siRNA 靶向的影响。利用针对 HBV 的 siRNA 观察到血清 HBsAg 水平显著降低。随着治疗时间的延长以及与其他抗病毒药物或免疫调节剂的联合使用,HBsAg 水平降低可能有助于功能性治愈[255]。

4. 核心蛋白组装调节剂

核心蛋白组装调节剂或变构修饰剂是一类以 HBV 衣壳组装为靶点的新型抗病毒药物。它们的主要作用机制是预防 HBV 封装和阻断病毒复制,从而导致不含病毒基因组的空衣壳。第二种抗病毒机制包括通过衣壳分解来抑制从头形成的 ccc DNA,从而减少肝细胞 ccc DNA 的补充。核心蛋白组装调节剂或变构调节剂与其他类别的抗病毒药物联用,在降低血清 HBV DNA 和 HBV RNA 水平方面显示出了良好前景。单靠这一策略是否会达到功能治愈还不确定[256]。

5. HBsAg 释放抑制剂

HBsAg 在 HBV 载体中过量产生,但这种病毒蛋白过量产生的确切原因尚不清楚。大多数 HBsAg 以亚病毒颗粒的形式存在,其中不含病毒 DNA 或 RNA。HBsAg 被认为可以耗尽 T 细胞,从而导致对病毒的免疫耐受并逃避免疫攻击。因此,HBsAg 水平的显著降低可能会恢复宿主对 HBV 的免疫力。尽管首批使用 HBsAg 释放抑制剂的研究前景广阔,但需要在设计良好的对照试验中加以证实[257]。

6. 免疫调节

恢复 HBV 特异性免疫反应的几种方法正在研究中。Toll 样受体(toll-like receptor,TLR)通常识别 HBV 等病原体,并通过在肝脏内源性产生 IFN 来刺激先天性和获得性免疫。TLR 激动剂上调 IFN 刺激基因以抑制病毒复制,而 HBV 则试图下调 TLR 的表达。TLR-7 激动剂可诱导 IFN 刺激的基因表达,但未观察到 HBsAg 水平显著降低[258]。在早期临床试验中,TLR-8 激动剂已显示出有效的免疫调节活性。视黄酸诱导的基因-Ⅰ通过检测 HBV 先天基因组 RNA 并诱导肝脏产生Ⅲ型 IFN,在先天免疫中发挥关键作用。视黄酸诱导的基因-Ⅰ激动剂可作为与核苷酸类似物联合方案的一部分,这将增加实现功能性治愈的患者数量[259]。

慢性 HBV 缺乏 T 细胞介导的反应部分是由于共抑制受体的表达和免疫抑制细胞因子的表达。免疫检查点抑制剂已被证明可以恢复抗肿瘤适应性免疫,且正在研究活化 HBV 特异性 T 细胞,从而逆转免疫衰竭[260],在动物模型和人类研究中获得了结果。这种方法的主要问题是可能诱发不受控制的肝炎发作和自身免疫。几种旨在提高 $CD8^+$ T 细胞对 HBV 反应的治疗性疫苗已经进行了评估,但收效甚微,但新的疫苗配方正在进行临床评估[260]。

八、预防

对 HBV 的免疫预防可通过使用 HBIG 的被动免疫或使用 HBV 疫苗的主动免疫来预防。主动免疫提供长期免疫，而被动免疫只能提供即时和短期保护。

（一）乙型肝炎免疫球蛋白

乙型肝炎免疫球蛋白（HBIG）由已知含有高滴度 anti-HBs 的血浆制备而成。许多临床试验已经确定了 HBIG 在预防高危人群 HBV 感染方面的疗效，例如血液透析患者、慢性乙型肝炎患者的性伴侣以及 HBsAg 阳性母亲的新生儿在出生后 12 小时内同时接种疫苗。在美国获得许可的 HBIG 的 anti-HBs 效价为 1∶100 000。在欧洲，有几种不同浓度和药代动力学特性的 HBIG 制剂。HBIG 是安全的，尽管会发生罕见的过敏反应。由抗原-抗体复合体形成引起的肌痛、皮疹和关节痛也有报道。

（二）乙型肝炎疫苗

目前上市的 HBV 疫苗使用重组 DNA 技术，将编码 HBsAg 的表面抗原基因（S-gene）引入酵母细胞的基因组中。美国有 3 种疫苗：Recombivax HB（Merck，1986 年获得许可）、Engerix-B（GlaxoSmithKline，1989 年获得许可）和 HEPLISAV-B（DynaVax，2017 年获得许可）。尚无 HBV 疫苗造成严重副作用的报道。这些疫苗使用氢氧化铝作为佐剂。HBV 疫苗肌内注射在成人的三角肌和新生儿和婴儿的大腿前外侧。

HBV 疫苗的 anti-HBs 滴度通常>100mIU/mL。抗体滴度>100mIU/mL 可 100% 防止 HBV 感染，而较低的抗体滴度（>10mIU/mL）在大多数情况下具有血清保护作用。抗体峰值滴度和抗体水平的持久性因人而异。在接种疫苗后的前两年里，效价稳步下降，有时下降到 10mIU/mL 以下。在不同人群中的研究表明，在 5~10 年的时间里，至少有 25%～50% 的受试者 anti-HBs 滴度下降到非保护性水平[261]。

虽然大约 90% 的患者接种 HBV 疫苗后出现保护性 anti-HBs 反应，但许多因素可以降低抗体反应。5%～8% 的 HBV 疫苗接受者未达到可检测到的 anti-HBs 水平（“无应答者”）。吸烟、肥胖、臀部注射、慢性肝病、存在 HLA-DR3、DR7 和 DQ2 等位基因、缺乏 HLA-A2 等位基因以及年龄较大可能与免疫原性降低有关。这种“低应答者”可能受益于更高剂量的疫苗。免疫功能低下患者的应答率也较低，例如移植受者、接受化疗的患者和终末期肝病患者。在一项对 62 例在肝移植等待名单上接受 3 剂 HBV 疫苗接种的肝硬化患者的研究中，应答率仅为 44%，但在给予额外的加强剂量后，应答率上升到 62%。这些表明，慢性肝病患者应该在发展为肝硬化之前接受疫苗接种[262]。只有 50%～60% 的血液透析患者对疫苗接种有充分应答。因此，慢性肝肾疾病患者应该在疾病发展之前的病程中及早接种疫苗，以确保对疫苗的最佳应答。

虽然建议 HIV 感染患者接种 HBV 疫苗，但该人群的应答率有所下降。在一项针对接受抗逆转录病毒治疗的稳定的 HIV 感染患者进行的大型随机研究中，给予 4 剂 HBV 疫苗方案的患者持久应答（anti-HBs>10mIU/mL）的比例为 71%[263]，高水平应答（anti-HBs>100mIU/mL）的患者占 42%。

由于接种 HBV 疫苗会产生强大的免疫记忆，即使在抗体滴度较低或无法检测到的患者中也能预防感染，因此不建议在具有免疫能力的成人和儿童中接种加强疫苗。另一方面，当 anti-HBs 滴度降至<10mIU/mL 时，高危患者（如正在进行血液透析的患者）应增加剂量[264]。来自中国台湾的数据显示，在出生时接种疫苗的青少年中，特别是那些未接种 HBIG 或疫苗剂量低于 4 剂的 HBeAg 阳性母亲所生的孩子，HBsAg 阳性率非常高。这表明母亲在出生时的病毒载量非常高，且在 15 岁或以上可能需要加强剂量[265]。

1. 疫苗接种时间表

经典的疫苗接种计划是在出生后 0、1 和 6 个月。超过 95% 的人在第三次接种疫苗后达到高 anti-HBs 滴度。然而，HELPISAV-B 疫苗只需要间隔 1 个月接种 2 剂。成人接种后 24 周的血清保护率为 91%～95%[266]。对于免疫力低下和血液透析的患者，建议接种 4 剂疫苗，其中第 4 剂接种以最大限度地提高 anti-HBs 滴度应答。如果疫苗接种中断，第二次接种应在第一次接种后尽快接种[267]。如果第三次接种未按期接种，则应在第二次接种后至少 2 个月接种。

在美国和 HBV 流行的国家，HBV 疫苗作为全民免疫计划的一部分，所有婴儿和儿童都接种了 HBV 疫苗。虽然已有 160 多个国家提议并批准普及婴儿疫苗接种，但并非所有国家都有财政资源来实施这样一个负担得起的或免费的疫苗接种计划[268]。

白喉-百日咳-破伤风（DPT）和乙型流感嗜血杆菌（Hib）（DTPw-Hb/Hib）联合 HBV 疫苗用于婴儿免疫接种。其他成分抗原不会降低对 HBV 的免疫原性[269]。在婴儿期或儿童期未接种疫苗的青少年也应接种疫苗。

2. 暴露后与围产期预防

表 79.8 列出了暴露于已知的 HBsAg 阳性来源后的预防建议。对于任何经皮肤、眼部或黏膜暴露，均应考虑接种暴露后疫苗。免疫预防的类型由来源的 HBsAg 状态和暴露者的疫苗接种应答状态决定。如果已知患者对既往疫苗接种有应答者，则无需采取进一步措施。

表 79.8　根据暴露者的疫苗接种状态推荐的 HBV 暴露后的预防

暴露者的疫苗接种状态	推荐的预防
未接种疫苗	HBIG（0.06mL/kg），并开始接种乙型肝炎疫苗
既往接种疫苗：	
已知有应答者*	无需采取措施
已知无应答者	NBIG×2 剂（间隔 1 个月）或 HBIG×1 剂，并开始 HBV 复种
抗体应答未知	检测 anti-HBs anti-HBs 滴度≥10mIU/mL：无需采取措施 anti-HBs 滴度<10mIU/mL：HBIG×1 剂，并进行疫苗加强

* anti-HBs≥10mIU/mL。
Anti-HBs，乙型肝炎表面抗原抗体；HBIG，乙型肝炎免疫球蛋白。

3. 二价疫苗

HAV 和 HBV 的联合疫苗已获得商业许可（TWINRIX, GlaxoSmithKline, Research Triangle Park, NC），并已被证明具有高度的免疫原性，对这两种病毒具有保护作用。该疫苗为 HAV 和 HBV 感染风险较高的人群提供了便利的管理，例如环球旅行者、男-男性行为者以及患有潜在慢性肝病的人[270]。

4. 建议

2018 年，美国 CDC 对 HBV 疫苗接种的最新建议包括普及婴儿疫苗接种，对无应答婴儿进行复种，对母亲 HBsAg 状态未知的婴儿进行血清学检测，对所有 HBsAg 阳性孕妇进行 HBV DNA 检测以及对慢性肝病患者进行疫苗接种[271]。此前，美国 CDC 还建议 19~59 岁的 1 型或 2 型糖尿病患者接种 HBV 疫苗，尽管 60 岁以上的糖尿病患者也可能受益于 HBV 疫苗接种[272]。

5. HBsAg 阳性医护人员

虽然在美国，由于 HBV 疫苗接种和严格遵守普遍预防措施，HBV 从医护人员传染给患者的情况很少出现，但美国 CDC 已经发布了对 HBsAg 阳性医护人员和学生的管理建议[273]。医护人员必须了解其 HBV 和其他血源性病毒状态，那些缺乏 HBV 免疫者，应在接种 HBV 疫苗后常规检测 anti-HBs 以验证免疫。如果仍检测不到 anti-HBs，建议重复接种疫苗，并检测 HBsAg 和 anti-HBc，以识别活动性 HBV 感染患者。

尚不清楚从医护人员传染给患者所需的 HBV 感染性的确切阈值，但认为其在 2 000~8 000IU/mL 范围内，无论 HBeAg 状态如何。然而，HBsAg 阳性的医疗保健提供者通常能够维持其目前的执业实践，但建议由独立小组对那些有暴露倾向操作的人员进行审查。由于担心被污名化和提供者回避定期血清学监测和必要时适当的抗病毒治疗，不建议预先告知患者医疗保健提供者的 HBV 状态。美国 CDC 和加拿大指南，并不禁止 HBsAg 阳性的医疗保健提供者或学生，在其他方面具备资格并同意在某些情况下进行 HBV DNA 监测的情况下执业或学习医学或从事牙科工作[274]。

易暴露倾向操作是指那些难以进行手术或可能发生针刺损伤的情况。其中包括在可视化较差的封闭腔内对针尖或其他尖锐物体进行手指触诊。对于进行有暴露倾向操作的人员，如外科医生、牙医、妇产科医生和外科住院医生，独立的专家小组必须每 6 个月审查一次其执业实践和 HBV DNA 结果。如果血清 HBV DNA 水平低于 1 000IU/mL，则可以维持正常的活动。如果 HBV DNA 高于该阈值，则暂停有暴露倾向的操作，直到 HBV DNA 水平降至 1 000IU/mL 以下（无论是自发的或通过抗病毒治疗）。进行有暴露倾向操作的医护人员可以选择开始长期抗病毒治疗，以维持病毒抑制，从而有可能常规从事临床活动，即使他们可能不符合开始治疗的常规标准。另一方面，对于不进行有暴露倾向操作的医护人员和学生，不需要专家小组的特别监督。

（祁兴顺　译，孙明瑜　袁农　校）

参考文献

第 80 章　丙型肝炎

Jacinta A. Holmes, Raymond T. Chung 著

章节目录

全世界有 7 100 多万人慢性感染丙型肝炎病毒(HCV)[1,2]。在美国,保守估计有 190 多万人感染 HCV[3]。HCV 在 50%~90% 的急性感染者中成功逃避宿主的免疫应答,从而导致大多数病例成为慢性感染。丙型肝炎的自然史差异很大;这种异质性的原因仍不完全清楚,但与病毒、宿主和环境因素有关。慢性 HCV 感染可导致肝硬化和肝细胞癌(HCC);1995 年后,由于丙型肝炎病毒感染人群的老龄化,丙型肝炎病毒相关死亡率急剧增加,2002 年左右趋于平稳,自 2003 年以来快速增加[4-6]。在美国和欧洲,HCV 相关性肝硬化并发症仍然是肝移植的主要指征。随着引入高效 DAA 疗法,预计到 2030 年这些并发症的发生率将下降。

慢性丙型肝炎(CHC)是目前唯一一种可以通过抗病毒治疗治愈的慢性病毒感染。重要的是,成功的抗病毒药物治疗可以预防许多 HCV 感染患者的短期和长期并发症[7]。对 HCV 复制周期的理解有了实质性的进展,同时开发出了复制子系统和 HCV 蛋白结晶的方法,使得研发靶向病毒生命周期中不同步骤的新型治疗药物成为可能,最终产生高效耐受性良好的无干扰素(IFN)治疗。DAA 联合治疗极大改变了治疗状况和效果,提供超过 95% 的大多数患者第 12 周的持续病毒学应答(sustained virologic response, SVR)率(SVR12,定义为停止治疗后 12 周血清中无 HCV RNA)。SVR12 几乎总是与第 24 周的 SVR(SVR24,定义为停止治疗后 24 周血清中无 HCV RNA,这是以前确定以干扰素为基础的治疗达到治愈的时间点)和持久的长期病毒根除相关[8-11]。术语持续病毒学应答(SVR)现在是指 SVR12。

一、病毒学

(一) 结构

HCV 病毒粒子是一种直径为 50nm 的包膜病毒[12]。2 个包膜蛋白 E1 和 E2 异二聚体,组装成四聚体,形成光滑的外层,呈"鱼骨状"二十面体对称的构型。包膜蛋白锚定在来源于宿主细胞的脂质双分子层包膜上,并包围着核壳体。核壳体被认为是由多个拷贝的核心蛋白组成的内部包裹基因组 RNA 的二十面体病毒外壳[13]。丙型肝炎病毒以各种形式出现在被感染宿主的血清中,包括:①与极低密度脂蛋白(VLDL)和低密度脂蛋白(LDL)结合的病毒粒子似乎代表有传染性的组分;②与免疫球蛋白(Ig)结合的病毒粒子;③游离病毒粒子。

(二) 基因组的组成

HCV 是一种单链正义 RNA 病毒,属于黄病毒科,已被归类为丙型肝炎病毒属(*Hepacivirus*)的唯一成员[14]。HCV 的基因组包含约 9 600 个核苷酸,具有一个可读框(ORF),编码一个约 3 000 个氨基酸的大病毒多肽前体。HCV ORF 上游两侧有 5′非翻译区(UTR),其作为内部核糖体进入位点指导帽非依赖性翻译(即在病毒信使 RNA 的 5′端不添加额外的核糖核酸),下游是 3′-UTR,这对于起动新的 RNA 链合成至关重要[15]。5′和 3′-UTR 部分是丙型肝炎病毒基因组中

最保守的区域。

（三）病毒复制和生命周期

虽然有报道外周血单核细胞、B 细胞、T 细胞和树突状细胞支持 HCV 复制，肝细胞是病毒复制的主要部位[16,17]。丙型肝炎病毒的进入过程包括包膜蛋白 E1 和 E2 附着在细胞表面分子（图 80.1）[18]；四次穿膜蛋白超家族的成员 CD81 的表达和功能对丙型肝炎病毒进入肝细胞至关重要[19]；此外，已证明具有从高密度脂蛋白（HDL）选择性将胆固醇酯输入肝细胞的人体清道夫 B 类 1 型受体与 E2 相互作用，也是 HCV 进入肝细胞必不可少的[20]，CD81 和清道夫 B 类 1 型受体在病毒进入的早期过程中是必需的。紧密连接蛋白-1（claudin-1）是一种在肝细胞上高度表达的紧密连接组分，与紧密连接相关蛋白（occludin）一起是进入细胞后期所需要的[21,22]。硫酸肝素蛋白多糖和低密度脂蛋白也被证明参与 HCV 进入细胞[23,24]，其他病毒进入所需的其他细胞因子和受体包括表皮生长因子（EGF）[25]以及胆固醇摄取受体尼曼-匹克 C1 样蛋白 1（Niemann-Pick C1 样 1）。

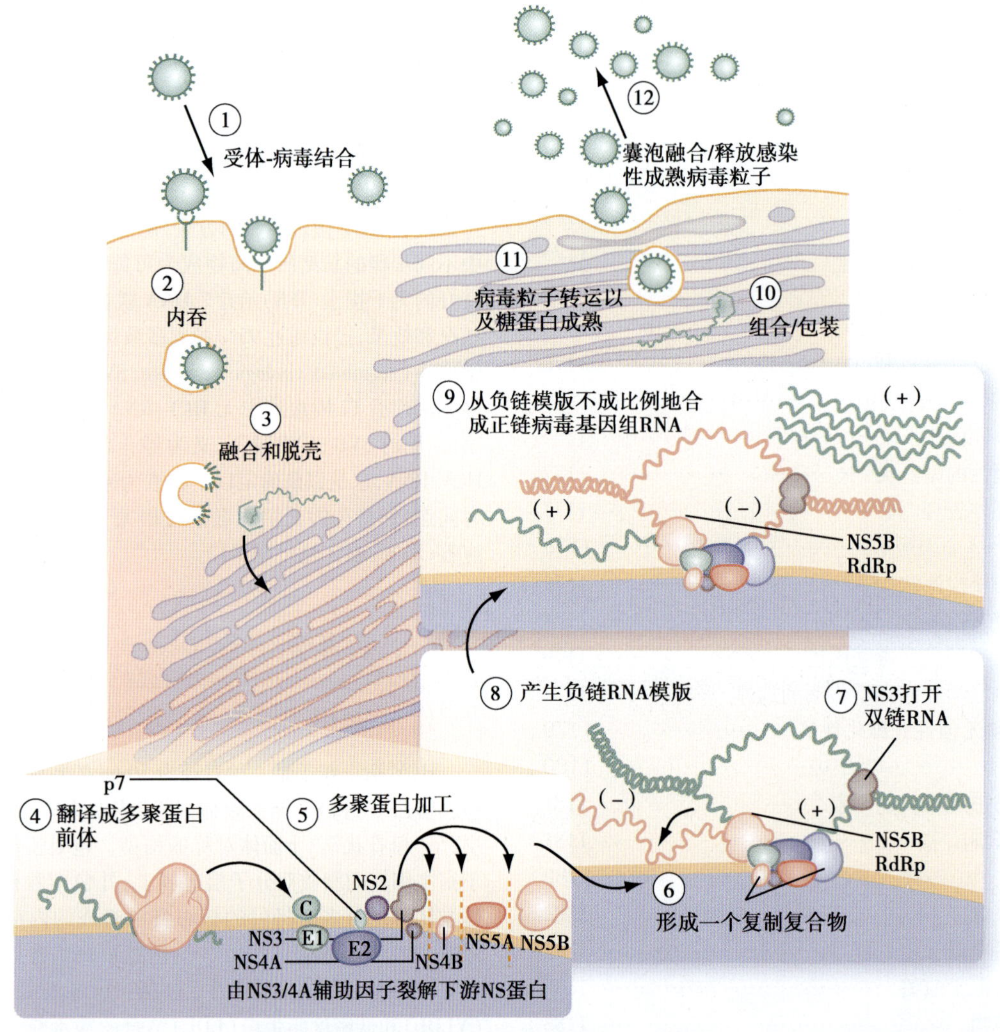

图 80.1 HCV 认定的生命周期（详见正文及图 80.2，HCV 蛋白功能）。C，核心；E，包膜；NS，非结构；RdRp，RNA 依赖性 RNA 聚合酶。（Reporoduced with permission from Pawlotsky JM，Chevaliez S，McHutchison JG. The hepatitis C virus life cycle as a target for new antiviral therapies. Gastroenterology 2007；132：1979-98.）

一旦丙型肝炎病毒附着在细胞上，与其他黄病毒一样，结合的病毒粒就会发生内吞作用。囊泡 pH 下降引起糖蛋白的构象变化，从而导致病毒与细胞膜融合，并将病毒 RNA 释放到细胞质中[26]。在细胞质中 5'-UTR 作为内部核糖体进入位点，引导 RNA 进入内质网上的锚定位点，并通过募集细胞蛋白（包括真核启动因子 2 和 3）和病毒蛋白介导 HCV 多聚蛋白翻译的帽非依赖性内部启动[27]。大的多聚蛋白经过翻译和翻译加工蛋白水解成至少 11 种病毒蛋白，包括结构蛋白［核衣壳（C），或 p21；包膜 1（E1），或 gp31；包膜 2（E2），或 gp70］及非结构性蛋白（NS2、NS3、NS4A、NS4B、NS5A 及 NS5B）（图 80.2）。这些特定非结构蛋白的功能将在本章后面介绍。

多聚蛋白加工后，NS4B 的表达引起的膜改变，在电子显微镜下称为膜网[28]，这个复制复合体与病毒蛋白、细胞成分和新生 RNA 链有关。丙型肝炎病毒复制是由 NS5B RNA 依赖的 RNA 聚合酶（RdRp）催化。正链基因组 RNA 作为合成负链中间体的模板。负链 RNA 作为产生大量正极性 RNA 链的模板，用于多聚蛋白的翻译和合成新的复制中间体，并包装

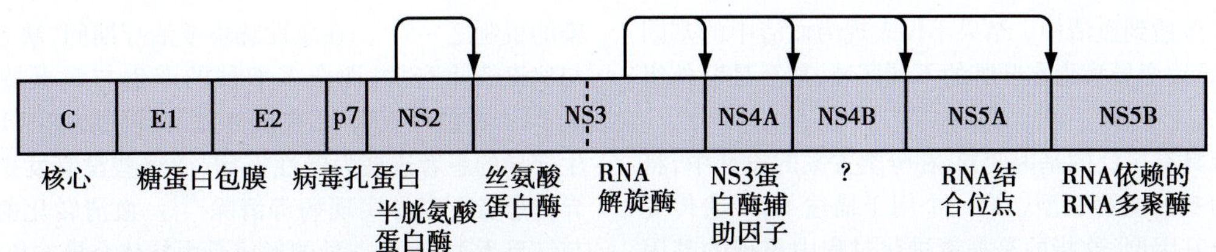

图 80.2　HCV 多聚蛋白示意图。结构蛋白 C(核心蛋白)、E1 和 E2(包膜蛋白)通过宿主信号肽酶从多聚蛋白中裂解。P7 是一种病毒穿孔蛋白,被内质网信号肽酶裂解形成离子通道,是组装和释放传染性病毒颗粒所必需。NS2 半胱氨酸蛋白酶自主催化将自身从多聚蛋白中裂解(第一个箭头)。NS3 蛋白酶切割剩余的非结构蛋白:NS3(丝氨酸蛋白酶和 RNA 解旋酶)、NS4A(NS3 蛋白酶辅助因子)、NS4B、NS5A(RNA 结合位点)和 NS5B(RNA 依赖的 RNA 聚合酶)(第二、第三、第四和第五个箭头)

成新的病毒颗粒[29]。

最后,病毒颗粒的形成是由内质网中的核心蛋白和基因组 RNA 的相互作用引发的[30]。与鼠疫病毒类似,HCV 的包装和释放很可能是低效的,因为大部分病毒仍然留在细胞中。释放后,病毒颗粒可能感染相邻的肝细胞或进入循环,在那里它们可感染其他细胞或宿主。

病毒蛋白功能

由 HCV 基因组翻译产生的大的多聚蛋白,被细胞和病毒蛋白酶切割,形成结构和非结构蛋白。结构蛋白通过短膜肽 p7 从非结构蛋白中分离出来,P7 被认为是一种病毒孔蛋白,一种在病毒颗粒成熟和释放中发挥作用的蛋白[31]。大多数 ORF 蛋白的晶体结构已经被阐明,并使人们对蛋白质的相互作用和功能有了了解。虽然这些蛋白对病毒复制最为重要,有些也与宿主蛋白相互作用,并可能通过损害宿主的免疫反应促进病毒的持续存在。

核心蛋白首先从大多肽中裂解,然后被宿主信号肽酶进一步处理[29]。在感染性丙型肝炎病毒粒子中,核心蛋白形成病毒核衣壳并结合 RNA。已发现核心蛋白附着在脂筏和内质网上,并转位到细胞核中。当核心蛋白附着在脂筏上时,它会招募非结构蛋白,从而导致感染性病毒粒子的组装。核心蛋白也可以通过灭活 Dicer 的 RNA 沉默活性与宿主免疫系统相互作用,Dicer 是一种细胞核糖核酸内切酶,可产生小干扰 RNA,结合并靶向 HCV RNA,使其被细胞破坏[32]。核心蛋白还可与 Janus 激酶-1(JAK1)和 JAK2 结合,改变信号转导转录激活因子(STAT)蛋白的活化,导致 IFN 的产生障碍[33]。在细胞外,核心蛋白可能通过下调树突细胞上的共刺激分子来抑制 T 细胞激活与增殖[34]。核心蛋白的特异性多态性蛋白质也与细胞内脂质积累有关[35];这可能是促进胰岛素受体底物-1 磷酸化的结果,从而导致胰岛素抵抗[36]。核心蛋白的突变也与患者发生肝癌的风险增加有关;核心蛋白本身就会在转基因小鼠引起 HCC[37]。

E1 和 E2 蛋白由宿主信号肽酶从多肽中切割下来[38],这两种蛋白质形成高度糖基化的异二聚体然后是四聚体,它们对病毒组装至关重要(见前文)。它们还通过与表面受体结合介导病毒进入细胞[39]。随后,它们也在宿主细胞膜和病毒包膜融合中起到作用。因为 E1 和 E2 在病毒粒子表面表达,它们是宿主抗体的靶标。E2 的前 27 个氨基酸形成高变量区 1(HVR1);HVR1 的改变被认为是一种病毒试图逃避抗体介导的免疫反应的方式。

P7 被内质网信号肽酶切割形成离子通道。这种病毒孔蛋白对感染性病毒粒子的有效组装和释放是必需的,但对进入细胞不是必需的。

NS2 与 NS3 和锌复合形成半胱氨酸蛋白酶,有两个复合活性位点,会自主催化从 NS3 切割 NS2[40]。到目前为止,尚未发现 NS2 在丙型肝炎病毒中的其他功能。NS3 除了与 NS2 结合用于 NS2-NS3 位点的自主催化裂解外,还具有多种功能。它是一种丝氨酸蛋白酶,通过与 NS4A 结合其作用显著增强,该酶导致 NS3-NS4A、NS4A-NS4B、NS4B-NS5A 和 NS5A-NS5B 位点的多聚蛋白裂解[41,42]。NS3 蛋白酶也裂解并因此破坏 Cardif 和 TRIF(Toll/白介素受体适配器诱导 IFN-β 结构域)的功能,它们是宿主细胞对病毒感染的 IFN 分泌反应的两个不同途径的中间体。这种特性可能对损害宿主对 HCV 感染的反应方面有显著影响。最后,一部分 NS3 蛋白作为解旋酶发挥作用,解开病毒 RNA 以及宿主 DNA。解旋酶的功能依赖于 ATP,可能需要 NS3 的二聚体化,并像"尺蠖"一样以离散的步骤行进行[46]。NS4A 与 NS3 以复合物作用于稳定蛋白酶和解旋酶活性,将复合物锚定到内质网膜[41,47]。它也调节 NS5A 的高度磷酸化[48]。唯一已知的 NS4B 的作用是诱导当 HCV 转录发生时细胞膜网的形成[49]。当 NS5A 结合锌并形成与内质网膜结合的同型二聚体[47]。NS5A 是病毒复制所必需的,在复制复合体内提供 RNA 结合位点[50],此外,NS5A 抑制感染细胞的凋亡[51,52],和一些突变提高了 IFN 治疗的敏感性[53],NS5B 是病毒 RNA 依赖的 RNA 聚合酶(RdRp)[41],这一晶体结构说明了引导单链 RNA 进入活性位点的隧道结构[54],它既可以合成 HCV 负链 RNA 模板也可合成正链 HCV RNA 基因组。

(四) 基因型和准种

丙型肝炎病毒具有固有的高突变率,导致整个基因组存在相当大的异质性。这种高突变率在一定程度上是由于 HCV RdRp 的结果,HCV RdRp 缺乏 3'至 5'-核苷酸外切酶校对能力,通常会去除复制过程中掺入的不匹配核苷酸。每复制 10^4~10^5 个核苷酸,平均发生一次错配。这种现象有利于病毒的高周转率,每日产生 10^{10}~10^{12} 个病毒粒子[55]。血清中 HCV 的半衰期估计约为 45 分钟[56]。相当大比例的新合成病毒基因组发生了改变。由于 HCV 蛋白的功能差异,基因组某些部分的遗传变异通过逃避或抑制宿主免疫系统而赋予优势,然而,其他突变如果导致复制机制的缺陷,对病毒来说可能是致命的。因此,遗传变异沿基因组的分布是不规则的。每种新的基因变异体都是在单个细胞中产生的,可能经肝脏或不经过肝脏传播到血清中。结果不仅表现为血清中的基因多样性,还会导致变异病毒在肝脏的不同区域,甚至是肝外组织中隔离存在。

由于病毒具有广泛的基因变异,在分类方案的设计中,将病毒序列分为基因型和亚型。第一个用于描述 HCV 遗传变异性的是病毒基因型,这指的是病毒进化过程中出现的基因不同的 HCV 分离株群。核苷酸测序显示在基因型之间的变异可达 34%[57],最保守区域(5'-UTR)有最大 9% 的核苷酸序列差异,而编码包膜蛋白(E1 和 E2)高度可变的区域的核苷酸序列在不同的基因型之间的差异为 35%～44%。序列聚类为 7 个主要基因型(以数字表示),序列相似性为 60%～70%,并且在这些主要基因型中超过 67 个亚型(用小写字母表示),序列相似性为 77%～80%[58],这个方案中由 Choo 和他的同事克隆的第一个变种被指定为 1a 型[59]。HCV 基因型是一种内在特征感染的 HCV 毒株,且不会随时间而改变;因此,在感染者中只需要确定一次基因型。混合基因型感染也可以观察到,反映一种以上的 HCV 病毒合并感染,或方法上对基因型检测存在问题。此外,已描述基因型之间的 HCV 重组体[60];这被认为是由于患者重复暴露于不同基因型的病毒之间的重组导致的。在 NS2 和 NS3 之间的重组事件已有报告[61]。

全球范围内,HCV 基因型的分布以及感染方式存在地理上的差异。在美国,基因 1a 型是最常见的,约占 HCV 感染的 46%,其次是基因 1b 型占 26%,基因 2 型占 11%,基因 3 型占 9%,基因 4、5、6 型或混合/其他型占 8% 以下[1]。种族之间在基因型的流行程度上存在差异;大约 90% 的非裔美国人感染 HCV 基因 1 型,而只有 70% 的白人和 71% 的西班牙裔感染基因 1 型[62]。在欧洲最多流行的基因型为 3 型(41%),其次为 1b 型(40%)、1a 型(13%)和 1c/其他型(18%)[1]。基因 4 型主要在埃及中东及非洲中部发现[1,63],在埃及大约 6.5%～7% 的人口感染了丙型肝炎病毒,超过 90% 为 HCV 基因 4 型[1,64],HCV 基因 5 型尽管最初只在南非分离,也见于欧洲特定的地区(法国和比利时)和中东(黎巴嫩和叙利亚)[1,65]。基因 6 型主要在亚洲发现。基因型的分布随着移民和移民的变化而改变病毒传播的主要方式。因此,病毒基因型的频率也因时而异。

在以干扰素为基础的治疗时代,HCV 基因型是一个重要预测治疗反应的因素。尽管 HCV 基因型对于 DAA 基础的治疗与预后相关性较小,但 HCV 基因型仍然很重要,因为一些 DAA 仅对特定的 HCV 基因型具有治疗活性。HCV 基因型也可能在疾病进展以及慢性 HCV 感染的并发症中起作用。具体而言,HCV 基因 3 型与更快的肝纤维化进展相关[66],也与肝硬化和 HCC 的风险增加相关[67]。

遗传异质性的第二个组成部分是准种形成[57],准种是密切相关的但异质性的单一感染者中的 HCV RNA 序列,是病毒复制过程中发生突变的结果。核苷酸改变的速率在不同的病毒基因组区域显著不同。突变最高的部分均存在于 E1 和 E2 区域,尤其是 HVR1 区域。尽管这个区域只占 E2 区域的一小部分,但它却占了包膜区域约 50% 的核苷酸变化和 60% 的氨基酸替换。

准种的发育可能是病毒逃逸宿主免疫应答并建立持续感染的机制之一[68]。在急性感染或治疗期间,缺乏准种多样性与病毒清除有关,而众多准种的产生与病毒持续存在相关联[69]。在急性疾病中,在抗体血清转化后基因 HVR1 区域发生变异的患者进展为慢性疾病,而那些没有发生这种基因变异的患者更容易实现病毒清除[68]。血清转化前的遗传变异与结果无关,表明准种的形成是由抗体介导的免疫压力所致。有趣的是,还尚未确定内源性 IFN 抵抗的 HCV 变种,说明病毒和宿主因素在确定病毒是否继续存在或清除中均起到重要作用。准种的数量增加也与快速进展为肝硬化和发生 HCC 相关。

二、流行病学

（一）发病率和患病率

基于在血清中检测 HCV RNA 的结果,世界范围内慢性丙型肝炎(HCV)感染的患病率估计为 1%,有超过 7 100 万人长期感染[1]。全球患病率从 1990 年到 2010 年有所上升[1]。显著的地理区域差异是存在的,感染率从荷兰、斐济和萨摩亚的 0.1%,到美国的 0.9%,埃及的 6.3%,加蓬的 7%[1]。2002 年,美国有 320 万到 500 万人感染 HCV[71];然而,这些估计是基于 HCV 血清阳性率(仅存在 HCV 抗体)。最近的研究估计了病毒血症患病数为 290 万,自 2006 年以来一直保持稳定,虽然这种情况可能会随着强效的无 IFN 的 DAA 治疗的出现而改变[1,72]。不同年龄组血清阳性率从 35～44 岁(2.5%)到 2005 年 55～64 岁(2.7%)[1]。因此建议对 1945 年至 1965 年之间出生的所有人员进行 HCV 抗体检测。2020 年,美国疾病预防控制中心(CDC)建议对所有 18 岁以上的成年人和所有怀孕的妇女必须进行 HCV 抗体检测,除非她们是在 HCV 感染率低于 0.1% 的特定环境中[73]。男性的患病率(2.1%)高于女性(1.1%),非裔美国人(3%)高于白人(1.5%)。其他丙型肝炎病毒感染的危险因素是注射吸毒[74]、1992 年(在许多国家实施输血前常规筛查)之前输注血液制品、终身超过 50 多名性伴侣、家庭收入低于贫困线、职业暴露以及在疾病流行的国家出生。美国 HCV 感染的患病率可能因为国家健康和营养调查数据没有评估无家可归者、被监禁者或在军队者而被低估。丙型肝炎病毒感染的流行病学趋势说明在年轻吸毒者的患病率有所增加[75]。

在世界范围内,出现 HCV 感染的 3 种不同流行病学模式:①以前通过医疗保健暴露,在老年人中的患病率最高;②通过注射吸毒暴露,这是自大约 1960 年首次获得数据以来的主要风险因素,在中年人中的患病率最高;③在所有年龄组感染率均较高的地区持续存在高水平的感染。

鉴于影响病毒多样性的因素(见前文),通过系统发育分析估计 HCV 的起源和年代分析是很困难的。最可能的估计是 HCV 起源于西方和亚撒哈拉地区[76],随后的全球传播可能是与贸易和人口迁移同时发生的。病毒的进化导致了基因型的地理分布,所以基因 1、2 和 3 型在北美和欧洲最常见。基因 4 型在中东最常见,基因 6 型在东南亚最常见。在日本,丙型肝炎病毒的传播在 20 世纪 20 年代从恒定过渡到指数传播,HCV 感染的患病率在老年人最高[77]。在日本,其次是在欧洲南部和东部,与医疗保健相关的程序——特别是再利用受污染的注射器——在病毒传播中扮演了重要角色。在美国,澳大利亚和其他发达国家,流行高峰是在40~49岁的人群,风险因素分析表明大多数HCV的传播发生在20世纪80年代中期和90年代中期之间,通过毒品注射传播。从20世纪30年代到20世纪80年代,丙型肝炎病毒的传播在埃及呈指数级增长,因为大规模疫苗接种和重复使用医疗器械[63]。在埃及和其他发展中国家,在所有年龄组中都观察到高感染率,表明存在持续获得丙型肝炎病毒感染的风险。

在美国,急性丙型肝炎病毒感染的流行病学发生了明显的变化。急性HCV的发病率在1989年达到顶峰,在随后的15年里逐渐下降,然后从2006年稳定到2010年[78]。在20世纪80年代中期的发病峰值为每年18万例,但发病降至每年20 000例以下[79]。许多因素有助于急性丙型肝炎发病率的下降。20世纪80年代,当血液从献血者那里购买时,2%~10%的血液单位被HCV感染,导致输血获得的HCV感染率高[80]。无偿献血机构、重组凝血因子的建立和HCV血液检测的实施(1990年至1992年间)显著减少输血获得性HCV感染。然而自2011年以来,急性丙型肝炎的发病率增加了4倍,特别18~39岁年龄组(18~29岁年龄组增加了400%,而30~39岁年龄组增加了325%)[81],可归因于流行注射毒品阿片类药物[82]。

在世界范围内传播的一个重要机制是,缺乏对注射器等医疗器械进行消毒灭菌。虽然HCV通过医疗器械传播的发生率已显著降低,但该风险尚未消除,即使在美国也是如此。在美国和其他发达国家,新发HCV感染主要是由于注射药物所致。

(二)传播

丙型肝炎病毒的传播方式可分为经皮传播(输血和针刺接种)和非经皮(性接触和围产期接触)。患者往往不愿透露经皮危险因素,因此明显的非经皮传播可能是隐性的经皮肤暴露。

1. 经皮传播

输血(在引入筛查前)和注射吸毒是记录最清楚的丙型肝炎病毒感染危险因素。1990年至1992年之间引入HCV抗体筛查献血者之后,与输血相关的HCV感染病例人数大幅下降至每200万单位输血少于1例,几乎消除了通过输血传播丙型肝炎病毒[83]。在许多国家,血液制品直接通过"迷你池"(mini-pool)检测HCV RNA,然而并非所有的发展中国家均实施血液制品筛查;因此,输血后相关HCV感染在这些地区仍然存在风险。

注射药物(毒品)一直是美国HCV的主要传播途径,占数新获得HCV病例的大多数[81,82]。在注射毒品者中HCV感染频率为57%~90%[74,78]。虽然HBV和HIV感染的风险因素与HCV感染的风险因素重叠,HCV感染在这3种病毒中的患病率最高。大多数的注射毒品者在使用共用工具注射毒品6个月内HCV抗体变为阳性。

慢性血液透析也与HCV感染率增加有关。在美国接受血液透析的患者中,出现HCV抗体的频率低于10%,而在约旦、沙特阿拉伯和伊朗等地的患者中则为55%~85%[84]。血清学检测HCV抗体可能低估了免疫功能相对低下人群的HCV感染频率,因此可能需要进行HCV RNA测试以获取准确的诊断结果[85]。

职业传播可由感染的患者传染给卫生保健工作者。在对医护人员的纵向研究中,如果从HCV抗体阳性来源经皮接种抗HCV血清转化率大约为0.3%~4%,尽管风险取决于针头的类型(空心针对实心针,输注对抽吸)、接种量、注射深度(即损伤深度)、体液在体外停留时间、病毒血症的水平(病毒载量)以及接种体液的HIV状态[86-88]。虽然较少见,但HCV也可能从医护人员传播给患者[89],由于急性HCV感染经常为亚临床感染,因此院内传播的发生频繁可能高于以前的认识。严格遵守普遍预防措施以保护医护人员和患者是至关重要的。没有治疗被证明对暴露后预防有效,即使有这种治疗,也没有数据支持这种治疗。

2. 非经皮传播

HCV传播的非经皮方式包括性行为和分娩。现有证据表明,存在非经皮途径传播,但效率较低。仅10%~20%的HCV感染患者报告其唯一的危险因素是性接触HCV感染的伴侣。然而,大多数血清流行病学研究表明,仅在一小部分HCV感染者的性接触者中检出HCV抗体。在一项针对否认肛交和月经期性交的HCV感染患者的单一血清阴性伴侣的大型前瞻性研究中,在10年内没有发生具有相同基因序列的HCV病毒传播的情况[90],类似地,一项研究随访了500例HCV抗体阳性患者及其长期异性伴侣,只确定了3对(0.6%)病毒株一致的夫妻[91]。计算出的最大HCV传播率为1/19万性接触者(每年0.07%)。因此,许多被认为是性传播结果的病例,很可能是其他暴露的结果,可能是没有报告或未被识别的暴露。然而,如果性伴侣感染了HIV或伴侣从事高风险性行为(如肛交),HCV的传播性增加[92]。

据报道,在世界各地包括美国、澳大利亚和欧洲,急性丙型肝炎的发病率在人类免疫缺陷病毒感染的男性同性恋患者中增加[93]。经黏膜危险因素包括特殊的性行为和黏膜给予毒品,被认为是导致HCV传播发生率增加的原因。

与围产期HBV感染的高效率传播相比(见第79章),围产期HCV感染的传播风险率较低,单纯HCV感染的患者平均为5.1%~6.7%,HCV-HIV合并感染的患者则高出2~3倍[94,95]。血清HCV RNA水平高的母亲(高病毒载量)更有可能将HCV传播给他们的婴儿,这一发现这或许可以解释为什么HCV-HIV合并感染的母亲所生的婴儿有更高的HCV感染风险。抗逆转录病毒疗法(ART)对HCV-HIV合并感染的母亲的治疗降低围产期HIV和HCV的传播[95]。阴道分娩的传播风险与剖宫产分娩的传播风险没有对照研究数据。但HCV通过阴道分娩传播危险性较高的证据并不令人信服。这一问题仍有争议,一些专家建议在羊膜破裂前择期剖宫产[94]。

尽管数据很少,来自母乳喂养的HCV传播风险可以忽略不计。美国CDC和国际社会已经得出结论,HCV感染的母亲进行母乳喂养通常是安全的[2,96]。由于婴儿可被动获得HCV抗体,如果可疑HCV感染需要检测HCV RNA。被感染的母亲的婴儿在18个月前不应进行HCV抗体的血清学检测,因为母体抗体可能会在婴儿血清内持续存在并导致诊断混淆。

3. 散发 HCV 感染

高达三分之一的 HCV 感染病例传播源未知。这种散发性 HCV 感染可能是由于未披露或未识别的经皮途径所致。鼻内使用可卡因不被认为是 HCV 传播的主要风险因素(尽管过去被认为是风险因素)的观察结果支持了这一假设[97]。当设备重复使用、共用或消毒不当时,HCV 感染可能通过非商业文身和身体穿刺获得。商业文身现在得到很好的控制,可能几乎不存在 HCV 感染的风险。HCV 的医源性传播在许多情况下都有充分的文献证实,最明显的是通过污染的多用途的小瓶和消毒不彻底的多次使用的器具和注射器传播,如在埃及的血吸虫治疗活动中所见[98]。

三、发病机制

HCV 持续存在的决定因素包括:①通过几种病毒机制逃避免疫应答;②先天免疫应答诱导不充分;③适应性免疫应答的诱导或维持不足;④病毒准种的产生;⑤诱导免疫耐受或耗竭[99,100]。50%~90% 的急性 HCV 感染者发生慢性肝炎。在少数急性 HCV 自发消退的患者中,发生早期和多特异性 T 细胞应答[101]。这种应答可在感染消退后 20 年内仍能检测到[102],并可能在随后暴露于 HCV 的情况下提供保护。尽管免疫反应在防止病毒持续存在中是必不可少的,但在那些没有清除病毒的患者中,免疫反应介导了肝细胞的破坏和肝纤维化。

(一) 病毒机制

在慢性感染患者中,肝损害的发病机制主要是由免疫介导的。然而,在 HIV 感染患者和器官移植受者中的一小部分免疫缺陷 HCV 感染患者中,会出现一种称为纤维化胆汁淤积性肝炎的综合征(见第 97 章)[103,104]。认为这些病例是由感染细胞的直接病毒肝毒性所致,因为病毒水平通常大于 3 000 万拷贝/mL,肝细胞含有大量病毒和病毒蛋白[105]。此类患者的生存率较差。

大多数 HCV 感染患者具有可变的免疫应答,虽然不足以根除急性感染,但似乎可调节持续性感染的活力,并避免发生纤维化胆汁淤积性肝炎。对 HCV 的免疫应答尚不完全清楚,因为概括人类疾病和免疫学的动物模型并不容易获得[106],因此大多数人类研究依赖于外周血中的观察结果,而不是肝脏免疫环境。

(二) 免疫介导机制

HCV 感染在宿主体内引起免疫应答,包括初始的先天性应答和随后的适应性应答。先天性免疫是抵抗病毒的第一道防线,包括自然杀伤(NK)细胞活化和由细胞识别的病原体相关分子模式触发的细胞抗病毒机制(见第 2 章)。这些过程可导致感染细胞在感染的最初数小时内凋亡。NK 细胞作为先天性免疫系统的效应细胞,也产生 TNF-β 和 IFN-α,这是树突状细胞成熟和随后诱导适应性免疫的关键细胞因子。NK 细胞也可以直接攻击病毒感染的细胞,其他免疫细胞也可以通过不同的效应分子攻击[108]。然而,随后病毒启动了许多机制,破坏宿主控制感染的能力。

病毒相关的先天和后期的适应性免疫应答的破坏发生在几个层面。NK 细胞功能减缓可能是因为当 HCV E2 蛋白与其细胞受体 CD81 结合时,NK 细胞介导的细胞毒性和细胞因子的产生被中断[109]。在急性和慢性丙型肝炎中,NK 细胞上 TNF 相关凋亡诱导配体的表达均与疾病活动相关[110,111],因此 NK 细胞在丙型肝炎的免疫发病机制中起直接作用。病原相关分子模式激活多个细胞过程,包括 JAK-STAT(Janus 激酶-信号转导和转录激活子)蛋白通路及 Toll 样受体-3,两者的激活最终导致细胞产生 IFN,IFN-刺激基因(ISG)和将抗病毒特性传递给细胞的 IFN 调节因子。NS3/4 蛋白酶降解 β 干扰素 TIR 结构域衔接蛋白(TRIF)(该通路中的一种必需中间体),并切割 IFN 启动子刺激因子-1(信号级联中的一种中间体),当视黄酸诱导基因-1 结合病毒中间体时阻断 IFN 的活化[112]。此外,HCV 核心蛋白促进 STAT1 降解,抑制 STAT1 磷酸化,促进细胞因子信号转导诱导的抑制因子(JAK-STAT 信号转导的抑制剂),并损害 ISG 因子-3(ISGF3),一种 STAT-1、STAT-2 和 IFN-β 启动子刺激因子(IRF-9)结合到 IFN-刺激应答元件的启动子区域,从而抑制干扰素应答基因的转录。即使 IFN 应答基因被激活,NS5A 和 E2 都可以破坏蛋白激酶 R 的功能来抑制转译,从而允许病毒复制[112]。此外,NS5A 抑制 2'-5'-寡腺苷酸合成酶,该酶在 HCV 感染时表达,并导致 HCV RNA 降解。综上所述,HCV 能够在几个层面上破坏先天性免疫反应,这些策略似乎在建立感染的慢性化中至关重要。

HCV 损害先天性免疫应答的能力可以防止对感染产生强烈的适应性免疫应答。NK 细胞不能充分激活树突状细胞,因此,HCV 感染患者 $CD8^+$ 和 $CD4^+$T 细胞的启动不充分[113]。即使产生充分足够的 T 细胞应答,HCV 感染患者汇管区有大量的调节性 T 细胞[114];这些细胞的肝内免疫调节作用尚未得到证实,只是推测。

HCV 特异性 T 细胞在病毒复制部位富集,与外周血相比,肝脏中的数量增加[115]。$CD8^+$淋巴细胞占优势,提示细胞毒性 T 淋巴细胞是肝细胞损伤的主要致病因素。肝脏中的 T 细胞免疫应答可能导致感染细胞直接裂解,并通过分泌的抗病毒细胞因子抑制病毒复制[99]。

细胞免疫应答在 HCV 感染的发病机制中起着举足轻重的作用,而体液免疫应答的重要性尚不清楚。病毒蛋白抗体的产生似乎与感染阶段或免疫反应性无关。此外,给予高滴度富集的 HCV 或 HCV 特异性免疫球蛋白对人体的病毒水平或持续性几乎没有影响。

总之,病毒产物在导致慢性感染而不是病毒清除的免疫调节中起着不可或缺的作用。病毒和免疫反应可能在肝细胞损伤的发生发展中起作用。肝细胞损伤导致肝纤维化的机制在第 74 章讨论。

四、临床特征

(一) 急性丙型肝炎

丙型肝炎约占急性肝炎病例的 20%。然而,急性丙型肝炎在临床实践中很少见到,因为几乎所有的病例都没有症状。病毒传播后 7~21 天内,血清中可检测到 HCV RNA[116]。可能出现较长的潜伏期，特别是在只有少量病毒传播的情况下。这些数据表明，潜伏期的持续时间可能因不同传播途径而有所不同。血清 HCV RNA 水平在感染后迅速升高，随后在感染后 4~12 周血清 ALT 水平延迟升高，提示肝脏损伤。血清 ALT 水平经常达到正常上限的 10 倍以上，一些个体的血清胆红素水平相应升高（图 80.3）[117]。一些患者在病毒传播后 2~12 周出现临床症状，但大多数患者在急性保持无症状，并且大部分感染者没有意识到自己的疾病。因此，研究 HCV 感染的早期阶段并不容易。调查了在 HCV 感染急性症状期招募的患者，80% 的患者表现出不同的症状[118]。然而，即使在有症状的患者中，大多数临床症状也是非特异性的。常报告的症状包括：乏力、恶心、腹痛、食欲缺乏、轻度发热、瘙痒和肌痛。黄疸是最特异的肝脏相关症状，50%～84% 的临床显性急性 HCV 感染患者发生黄疸。与其他嗜肝病毒感染相反，HCV 引起的急性肝衰竭（ALF）仅有个案报道（见第 95 章）。当急性 HCV 感染发生在大量饮酒或合并 HBV 或 HIV 感染时，症状表现可能更加明显，临床过程更加严重。

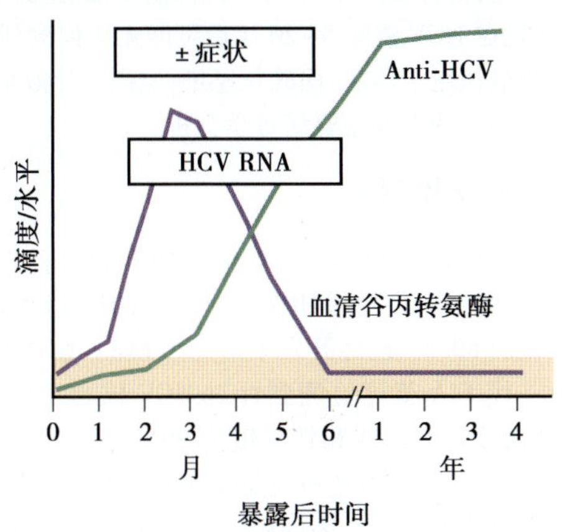

图 80.3　急性丙型肝炎病毒感染后恢复的典型病程。急性感染时可出现或不出现症状。Anti-HCV，HCV 抗体。（Modified from the Centers for Disease Control and Prevention，www.cdc.gov/hepatitis/Resources/Professionals/Training/serology/training.htm #one.）

急性感染后的病毒持续存在率从 45% 到 90% 以上。年龄和性别明显影响慢性化风险，年轻和女性患者的慢性化发病率最低。其他可能起作用的因素包括：感染源和接种量的大小（注射毒品者的慢性化程度低于经输血获得 HCV 感染的患者），宿主的免疫状态（免疫缺陷状态，如无丙种球蛋白血症以及 HIV 感染），以及患者的种族（美国非裔美国人的病毒持续率高于白人和西班牙裔美国人）[119]。最后，在急性感染期间发生黄疸的有症状患者的自发清除率高于那些无症状的患者[120]。

已发现临近 IFN λ-3 或白介素 28B 的单核苷酸多态性（SNPs），基因（*IFN-λ3*，*IL28B*）与急性丙型肝炎的结局有关。*IFN-λ3* 基因位于染色体 19，编码 IFN-λ3。2009 年 Ge 及其同事[121]报告了 *IFN-λ3* 基因区（rs12979860 CC）的一个特异的在以聚乙二醇 IFN-α 为基础的慢性丙型肝炎治疗反应中起重要作用的 SNP。此后不久，Thomas 和他的同事发现了同一单核苷酸多肽性（SNP）在急性 HCV 感染后自发清除中的主要作用[122]。随后，这些发现在不同的研究者和队列研究中得到了证实[120,123]。然而，有症状和无症状急性 HCV 感染患者之间的清除与 *IFN-λ3* 基因型的相关性可能不同，因为在 20 世纪 70 年代末单一来源暴发的一组暴露于 HCV 的东德妇女队列中，IFN-λ3 CC 多态性只与无黄疸患者的自然恢复有关[120]。

（二）慢性丙型肝炎

慢性 HCV 感染的患者血清谷丙转氨酶（ALT）水平通常升高。然而，由于 ALT 水平通常会波动，多达一半的患者在特定时间 ALT 水平都可能是正常的[124]。在大约 20% 的病例中，ALT 水平可能长时间保持正常，尽管在这些病例中 ALT 也可发生短暂的升高[124]，ALT 水平持续正常在女性中更常见，这种情况通常与血清 HCV RNA 水平较低以及肝活检标本上炎症和纤维化较轻相关。

大多数慢性丙型肝炎患者在晚期肝纤维化发生之前无症状。然而，被诊断为慢性感染的患者却经常主诉非特异性症状，如疲乏、腹部隐痛或抑郁，他们在健康相关生活质量（HRQOL）的所有方面的评分始终低于 HCV 阴性者[125]。HRQOL 的下降是否与病毒因素、社会因素（如注射吸毒）、社会污名化或者与诊断本身相关的担忧有关尚不清楚。尽管如此，如果患者对抗病毒治疗获得持续应答，HRQOL 评分就会改善。比较不常见的症状包括关节痛、感觉异常、肌痛、干燥综合征、恶心、厌食和注意力集中困难。这些症状的严重程度可能但不是一定与基础肝病的严重程度相关。

（三）肝外表现

丙型肝炎病毒感染者可能会出现肝外症状，这些表现可能发生在已知的患有慢性丙型肝炎病毒感染的患者。HCV 肝外表现的分类见框 80.1，是基于现有数据的强度来证明相关性。分别以多克隆 IgG 加单克隆 IgM 和多克隆 IgG 加多克隆 IgM 为特征的 2 型及 3 型冷球蛋白血症，均可由 HCV 感染引起。在 HCV 感染的患者中，19%～50% 的患者血清中有冷球蛋白，但在这些患者中只有 5%～10% 有冷球蛋白血症的临床表现，且多见于肝硬化患者。症状和体征包括疲劳、关节痛、关节炎、紫癜、雷诺现象、血管炎、周围神经病变和肾病。当检测到类风湿因子、存在冷球蛋白和血清中补体水平较低时诊断是明确的。然而，冷球蛋白检测的可靠性取决于样本的正确处理和加工[126]。

肾小球疾病一般表现为冷球蛋白血症性肾病，膜增生性肾小球肾炎和膜性肾病等。冷球蛋白血症性肾病表现为不同程度的血尿、蛋白尿、水肿和肾功能不全，肾活检标本上有膜增生性肾小球肾炎的特征。在诊断时，20% 的 2 型冷球蛋白血症患者有肾脏受累，随着时间的推移，另有 35%～60% 的患者发生肾脏受累。在大约 15% 的患者中，冷球蛋白血症性肾病进展为终末期肾病，需要接受透析治疗。

由于 HCV 感染驱动了这些肝外表现，因此在有症状的冷球蛋白血症患者中应考虑治疗基础的 HCV 感染。关于使用无干扰素的 DAA 方案治疗 HCV 肝外表现的数据有限，其中大多数涉及第一代蛋白酶抑制剂联合长效干扰素/利巴韦林（PegIFN/RBV）进行治疗，现在已不再推荐使用。然而，鉴于新型无干扰素的高效 DAA 方案，共识指南建议根据标准 HCV

感染治疗指南，使用无 IFN 的 DAA 方案治疗肝外表现[127]。除抗病毒治疗 HCV 感染外，靶向 B 细胞的单克隆抗体（利妥昔单抗的抗 CD20 治疗）治疗已经被证明对丙型肝炎相关的冷球蛋白血症有效，特别是患有严重肾脏疾病的患者，因为利妥昔单抗减少产生冷球蛋白的 B 细胞克隆[128,129]。尽管这种方法已在随机对照研究中被证明单独使用或与 IFN+RBV 联合使用有效，利妥昔单抗用于 HCV 肝外表现的治疗未获许可。泼尼松、环磷酰胺、其他化疗药物以及血浆置换已经使用并获得不同程度的效果，然而，这些方法不能治疗根本的 HCV 感染。

丙型肝炎病毒感染引起的血管炎患者可能受益于低剂量的白细胞介素-2 治疗。这一细胞因子可促进免疫抑制性调节性 T 细胞的存活[130]。

丙型肝炎病毒感染与 B 细胞性非霍奇金淋巴瘤的及意义不明的单克隆免疫球蛋白病有关[131]。在美国，淋巴瘤的相对风险较小（1.28）[132]。感染 HCV 的患者中最常见的淋巴瘤形式是滤泡性淋巴瘤、慢性淋巴细胞性淋巴瘤、淋巴浆细胞性淋巴瘤，边缘区淋巴瘤[131]。随着时间的推移，2 型冷球蛋白血症在 8%～10% 的患者演变为淋巴瘤。尽管已知 HCV 感染与淋巴瘤有关，但 HCV RNA 不会整合到宿主基因组中，因此不能认为 HCV 是一种典型的致癌病毒。相反，HCV 表现出嗜淋巴细胞性，可能通过免疫系统的慢性刺激促进异常 B 细胞克隆的发育和选择。此外，在一些[133]但并非所有[134]研究中，在 HCV 感染患者中发现了 B 细胞的基因重排，特别是 Bcl2/J_H 重排和 t(14;18) 易位。

HCV 感染的其他肝外表现包括迟发性皮肤卟啉症、扁平苔藓和干燥综合征。此外，胰岛素抵抗和糖尿病也被认为与 HCV 感染有关，尽管这种相关性的存在被质疑。HCV 感染抗病毒治疗的持续病毒学应答（SVR）在胰岛素抵抗患者中降低；然而，如果可以根除 HCV，胰岛素抵抗往往会改善。一项观察进一步支持了 HCV 感染和胰岛素抵抗的相关性[135]。尽管 HCV 感染与甲状腺癌和特发性肺纤维化之间的联系已有描述，也观察到其他多种情况与 HCV 感染相关，但这些疾病与 HCV 感染的真正的关联还没有明确（见框 80.1）。

框 80.1　HCV 感染的肝外表现

已证明的
自身免疫性甲状腺炎
B 细胞非霍奇金淋巴瘤
扁平苔藓
混合性冷球蛋白血症
单克隆丙种球蛋白病
迟发性皮肤卟啉病

可能
慢性多关节炎
糖尿病
特发性肺纤维化
非冷球蛋白血症性肾病
干燥综合征
甲状腺癌
肾细胞癌
白癜风

虽然与疾病无关，许多 HCV 感染个体血清自身抗体阳性（例如 9% 的 ANA 滴度大于 1∶40，20% 的平滑肌抗体滴度大于 1∶40，抗肝肾微粒体抗体占 6%）[136]。因此，在 HCV 感染患者中诊断自身免疫性疾病不能仅基于血清学检测结果。

肝外表现谱可能对 HCV 感染者的总生存期产生不利影响。基于中国台湾人群 R、E、V、E、A、L-HCV（病毒载量升高和相关肝病/癌症的风险评估）的前瞻研究，随访了近 24 000 名 30～65 岁的成年人，结果表明 HCV 感染者与抗-HCV 阴性者相比，不仅肝脏相关死亡率增加以外，肝外疾病的死亡率也较高[137]。

五、诊断

几种免疫学和分子分析法用于检测并监测丙型肝炎病毒感染。血清中 HCV 抗体较高血清效价[一般为酶免疫测定法（EIA）比值>9]表示暴露于病毒，但不能区分急性、慢性和已恢复的感染。从感染自然恢复或抗病毒治疗后 SVR 的患者血清抗 HCV 通常持续多年。HCV 抗体滴度随着时间的推移可下降，并且在 HCV 清除 5～20 年后可能无法检测到[138,139]。血清学检测最初用于诊断，而确认感染、监测治疗效果以及评价免疫功能不全的患者需要病毒学分析。

（一）间接检测法

酶联免疫分析（EIA）检测不同的 HCV 抗原的抗体。急性感染后产生症状、检测到 HCV 抗体、出现 HCV RNA 的时间发展过程见图 80.3。已经开发了第三代 EIA。在感染后早至 7～8 周第三代 EIA 就可检测到针对 HCV 核心、NS3、NS4 和 NS5 抗原的抗体，敏感性和特异度为 99%[140]。但尽管病毒持续复制，但在接受血液透析或免疫功能低下的患者中，血清学检测结果可能为阴性。因为第三代 EIA 的性能特点很好，已不再需要用重组免疫印迹试验证实。相反，抗-HCV 阳性的患者应该进行 HCV RNA 检测来确定是否有活跃的病毒血症或感染已清除。

（二）直接检测法

定量、高灵敏度、"实时"HCV RNA 检测代表了在 HCV 抗体阳性个体确定 HCV 病毒血症的最高技术水平[141]。大多数方法的检测下限位 10～15IU/mL[142]。这些测定方法的线性动态范围为 1～7 log_{10}IU/mL，是实践中的首选测试方法。转录介导的扩增也非常敏感，但现有的检测是在较低的动态范围内测试，不能定量。这些非常敏感的测试的优点包括急性感染后 1～3 周内就阳性，以及在抗病毒治疗期间检测到低水平残留的感染。

所有定量测试的缺点是在不同的检测之间缺乏可比性。尽管试图用转换为一个标准的 IU/mL 浓度来解决不同检测方法的差异，结果仍然多变。报告的转换系数从每 IU/mL 0.9 拷贝/mL 至每 IU/mL 5.2 拷贝/mL。由于这个原因，抗病毒治疗期间的监测建议在同一实验室并采用同一种检测方法。

一种比核酸检测 HCV RNA 以确认 HCV 病毒血症的更便宜更快的替代方法是 HCV 核心抗原检测。全自动免疫测定法已经开发出来以检测 HCV 核心抗原,并证明在不同的 HCV 基因型和患者人群中该检测方法是有效的[143,144],但在敏感度上有很大的限制。因此,该试验不能用于监测抗病毒治疗的反应并对治疗做出决定。但如果只是需要证实病毒血症,检测 HCV 核心抗原是检测 HCV RNA 的合理的选择。

(三) 丙型肝炎病毒基因组

确定 HCV 的基因型和亚型是很重要的,因为有些 DAA 疗法只被推荐用于特定的 HCV 基因型和亚型。HCV 基因分型可以通过几种方法检测。最准确的是使用 PCR 方法和直接对 NS5B 或 E1 区测序;然而,这种方法在临床实践中并不实用。HCV 基因型可以通过评估类型特异性抗体来进行,当与 HCV 基因组序列分析结果进行比较时,在有免疫能力的患者有 90% 的一致性。测试也可以通过逆向与基因型特异性探针杂交、限制性片段长度多态性分析或 PCR 扩增 HCV 基因组 5'非翻译区进行。这些检测与正确基因型的一致性为 92%~96%;识别基因 1 型具有最高的精确度。由于研究区域的基因突变,无论使用何种技术,在 10%~25% 的病例发生亚型识别错误。使用基因型特异性探针对 HCV 基因组的 5'部分进行逆转录分析的线性探针检测(INNO-LiPA)是最流行的 HCV 基因分型商业检测方法。

(四) 血清学和病毒学检测的选择

对于 HCV 感染低风险的患者,EIA 检测 HCV 抗体结果为阴性足以排除 HCV 感染。如果 HCV 抗体检测阳性结果,应进行 HCV RNA 检测以确认活动性感染。对于高危患者,如已知有 HCV 风险因素、最近暴露于丙型肝炎病毒或者免疫功能低下或进行透析,检测血清 ALT 水平升高的患者,HCV 抗体阳性结果足以证实 HCV 感染;然而,还应进行 HCV RNA 检测以确认感染活跃。如果 HCV 抗体结果为阴性,则应该在最近接触过 HCV 的患者中进行 HCV RNA 检测,以防因时间短不足以产生 HCV 抗体,或宿主免疫功能低下未能产生足够的 HCV 抗体导致 HCV 抗体假阴性的结果[96]。

六、肝活检和无创性纤维化评估

HCV 感染导致的进行性肝损伤的风险个体差异很大,一些患者在感染数十年后很少或没有进展,而另一些患者迅速进展为肝硬化[145]。有无肝硬化出现也影响治疗的选择和持续时间;因此,建议对所有 HCV 感染患者进行肝损伤程度的评估。多年来,这种评估是通过经皮肝活检进行(框 80.2),但目前无创方法用于肝纤维化分期的初步评估,当无创标记物不能确定时,保留肝活检。无创检测结果与其他无创肝纤维化标志物检测结果或临床表现不一致或需要排除其他肝病的原因。

框 80.2　丙型肝炎患者进行肝脏活检的原因

- 评估和监测肝癌
- 评估伴随的肝病
- 丙型肝炎治疗决策
- 纤维化分期,包括非侵入性纤维化标记物与其他非侵入性纤维化评估方法或临床表现不一致时

一些组织学评分系统已经用于将肝损伤量化为不同的炎症分级和不同的纤维化阶段(图 80.4)(参见第 73 和 74 章)。第一个使用的系统是 Knodell 和同事描述的组织活动指数(Histology Activity Index,HAI)。该系统的组成部分包括:汇管区周围炎症和坏死(0~10 级),小叶炎症和坏死(0~4 级),汇管区炎症(0~4 级),以及纤维化(0~4 级)。这个评分系统把炎症和纤维化结合变成一个分数。Scheuer 建立了一个简化的将炎症程度与纤维化阶段分开的评分系统:汇管区炎症和界面性肝炎(0~4 级),小叶活动性炎症(0~4 级),以及纤维化阶段(0~4 级)。Ishak 系统是一个修正的 Knodell 系统,将肝组织学分级与纤维化分期分开。Ishak 的纤维化评分分为 0~6 级(1 或 2 级,汇管区纤维化扩大;3 或 4 级,桥接纤维化;5 或 6 级,肝硬化)(见图 80.4)。纤维化分级越高,Ishak 分级在临床试验中对肝纤维化进展评分使用就越普遍。METAVIR 评分系统在实践中最受欢迎;它比前面提到的所有系统都要简单。炎症的等级分为 0~4 级(无、轻度、中度和重度),纤维化分级分为 0~4 级(1 级,汇管区纤维化扩大;2 级,汇管区纤维化伴间隔形成;3 级,桥接纤维化;4 级,肝硬化)(见图 80.4)。

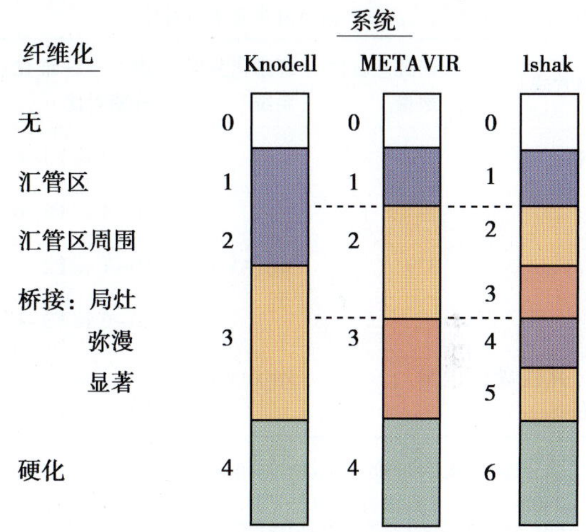

图 80.4　Knodell、METAVIR 和 Ishak 的肝纤维化分期系统的比较。METAVIR 分期系统与 Scheuer 系统相似。纤维化程度分期为汇管区期、汇管区周围期、桥接纤维化期和肝硬化期(见图 80.5)

尽管肝活检标本检查被认为是确定肝炎症分级与纤维化分期的金标准,但肝活检仍有一定的局限性,包括:①相关不良反应发生率(在某些系列中疼痛发生率高达 30%,0.3% 的患者发生出血或胆汁漏)和死亡率(0.03%);②费用高;③患者接受度差;④观察者与观察者之间结果解释的差异(使用当前的评分系统,观察者与观察者之间肝病理学家对纤维化分期的一致性分别为 90% 和 85%);⑤结果的解释不准确,特别是对肝硬化的诊断(假阴性率为 15%);⑥取样误差(在同时获得的肝右叶和左叶活检标本中,观察到 1 期肝纤维化的差异为 33%,2 期肝纤维化的差异为 2.4%)[146,147]。当缺乏经验的病理学家用复杂的评分系统来评估肝组织时,观察者之间与观察者内部差别增大。抽样在小的活检标本中,错误尤其常见。活检至少要用 16 号口径的针,长度 15~20mm 以上,并包含至少 6 个汇管区,而 11 个或更多最为理想[148,149]。

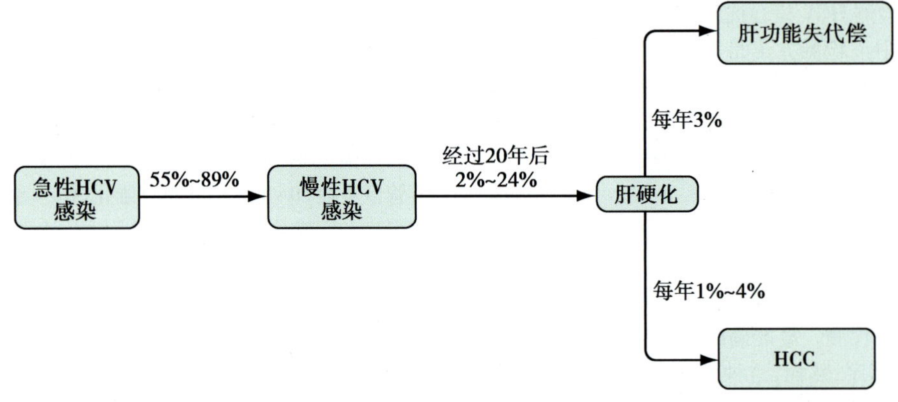

图 80.5　HCV 感染的自然史。肝功能失代偿包括腹水、肝性脑病、静脉曲张出血、肝肾综合征或肝脏合成功能障碍

由于肝活检的局限性，现已有评估肝纤维化的无创检查开发出来(表 80.1)(见 74 章)。FibroSure(或 FibroTest)是一种肝纤维化的无创检查方法，根据性别和年龄进行了调整，从血清 α_2-巨球蛋白水平、触珠蛋白、载脂蛋白 A-1、GGT 和总胆红素得出了一个综合评分，该测试准确地将 0 期和 1 期纤维化患者与肝硬化患者区分开来；然而，它对显示中间肝纤维化分期作用不大。AST/血小板比值指数(APRI)最初主要用于诊断或排除肝硬化[150]，在最初的评估中显示，APRI 评分为 0.5 分或以下，可排除肝硬化的准确性达 81%，然而，该指数不能区分较低水平的肝纤维化。

表 80.1　使用无创检测预测丙型肝炎患者肝纤维化

检测方法	研究患者的数量	纤维化分期系统	组织学纤维化(F)分期对比	灵敏度*/%	特异度*/%	纤维化、肝硬化的PPV/%	测试精确度†/%
APRI	270	Ishak	F0~2 vs F3~6	41	95	88	70
			F0~4 vs F5~6	89	75	57	77
FibroSure	339	METAVIR	F0~1 vs F2~4	100	22	50	57
			F0~2 vs F3~4	70	95	91	84
瞬时弹性成像(FibroScan)	327	METAVIR	F0~1 vs F2~4	56	91	88	68
			F0~3 vs F4	86	96	78	94

*区分高纤维化阶段和低纤维化阶段的敏感度和特异度。

†准确度=(敏感性)(患病率)+(特异性)(1-患病率)。

APRI，AST/血小板比指数；PPV，阳性预测值。

Data from Wai CT，Greinson JT，Fontana RJ，et al. A simple noninvasive index can predict both significant fibrosis and cirrhosis in patients with chronic hepatitis C. Hepatology 2003；38：518-26；Imbert-Bismut F，Ratziu V，Pieroni L，et al. Biochemical markers of liver fibrosis in patients with hepatitis C virus infection：a prospective study. Lancet 2001；357：1069-75；and Ziol M，Handra-Luca A，Kettaneh A，et al. Noninvasive assessment of liver fibrosis by measurement of stiffness in patients with chronic hepatitis C. Hepatology 2005；41：48-54.

另外一些技术和仪器(例如瞬时弹性成像，声波辐射脉冲成像，磁共振弹性成像)现在可用来确定肝脏硬度(见第 74 章)。最常用的系统是瞬时弹性成像(FibroScan)评估与肝纤维化程度相关肝脏硬度。在一项荟萃分析中预测肝硬化的受试者工作曲线下的面积(准确度的估计值)为 0.94[151]，联合瞬时弹性成像与血清标记增加纤维化和肝硬化预测的准确性，并可对许多肝硬化患者避免进行肝活检[152,153]。虽然非侵入性检测有显著改进，但所有可用的测试都有局限性。最重要的是这些测试没有评估肝脏炎症的程度，炎症可显著改变非侵入性检测结果。此外，虽然肝硬化可以通过几项无创检测准确预测，对纤维化评分的精细区分不如肝活检检查可靠。

无论血清转氨酶升高的程度如何，建议在对慢性丙型肝炎进行初始评估的患者中，通过肝活检或非侵入性方法确定肝纤维的分期。而当临床表现提示肝硬化时(如出现腹水、脾大、蜘蛛痣、血小板计数降低、凝血酶原时间延长)，或影像学检查有肝脏结节、门静脉高压症证据时，不建议进行肝活检。肝活检也不适用于成功抗病毒治疗之后，尽管组织学通常在 HCV 根除后随时间推移显著改善(见后文)。建议对所有肝硬化患者监测 HCC 和静脉曲张，包括抗病毒治疗达到 SVR12 的患者，因为这些患者的风险仍然增加(见第 92 和 96 章)[154]。

七、自然史

一旦确定慢性 HCV 感染，很少发生 HCV 自发清除。慢性丙型肝炎可引起持续的肝损害，导致肝硬化，随后出现 HCC(图 80.5)。肝病的个体病程具有高度变异性。患者可能报告右上腹不适、恶心、疲乏、肌痛、关节痛或体重减轻等症状。然而,所有这些临床特征均无特异性,与肝损伤的严重程度无关。大多数肝脏相关症状仅限于晚期肝硬化患者。

慢性 HCV 感染最严重的并发症是失代偿性肝硬化(见第 74 章和第 92~94 章)或发生 HCC(见第 96 章)导致的肝脏相关死亡率。自 20 世纪 90 年代以来发表的研究表明,肝硬化的发生率存在显著差异。尽管在一些队列(如 20 世纪 70 年代末通过接受污染的抗免疫球蛋白 D 感染的年轻女性)中报告的肝硬化发生率非常低[155],但在医院环境中高达 69% 的患者出现了肝硬化[156]。在一项荟萃分析中,Thein 和同事计算出,在已发表的大量研究中,在 HCV 感染发生后 20 年内,平均有 16% 的患者发生肝硬化[157]。27% 的肝硬化可归因于 HCV 感染,研究之间的范围很广(14% ~ 62%),可以通过地区差异和辅助因素的存在来解释[119,158]。

临床实践中的一个关键挑战是确定疾病进展风险高的患者,可能更需要立即抗病毒治疗。一些报告的慢性丙型肝炎肝脏相关预后的影响因素仍有争议(表 80.2;见下一节)。尽管如此,其中一些因素可能有助评估肝硬化的风险,并确定需要立即进行抗病毒治疗的患者。

表 80.2 慢性丙型肝炎病毒感染患者肝纤维化进展的相关因素

已确定的因素	可能的因素	不相关的因素
年龄>40 岁	肝铁浓度增加	病毒基因型
酒精消耗	男性性别	病毒载量
合并乙型肝炎病毒感染	血清 ALT 水平	
合并人类免疫缺陷病毒感染		
免疫抑制状态		
胰岛素抵抗		
使用大麻		
肥胖		
血吸虫病		
严重的肝脏坏死性炎症		
吸烟		
白种人		

(一) 与进展相关的因素

年龄是慢性 HCV 感染纤维化进展最重要的危险因素之一(见表 80.2)。更长时间的感染也与更高分期的肝纤维化相关,但儿童时期获得的 HCV 感染似乎病程进展缓慢[159]。总的来说,丙型肝炎相关肝硬化的发展似乎是一个随着年龄增长呈指数加速增长的动态过程。纤维化随着年龄的增长加速发展的机制还没有很好的定义。肝脏再生能力改变、免疫系统改变、端粒缩短可能起到作用。在各种原因的肝病患者中都有描述年龄大于 40 岁的患者有更高的纤维化进展风险[160],一些研究提示,一般来说老年人,尤其是在感染时年龄比较大,是纤维化进展的危险因素[161-163],但并非所有研究都支持这种观点。总之,65 岁左右的丙型肝炎患者,大多数都会发展成肝硬化,而与感染时的年龄无关[164]。

一些研究表明,病毒的传播方式可能影响肝损伤程度;然而,纤维化进展中的传播途径的作用仍有争议。相比之下,女性性别似乎有保护作用。然而纤维化进展在男性 HCV 感染者要快得多,这表明激素因素在调节肝纤维化发生中可能起到重要作用[165]。遗传因素也在肝硬化的发展中也起作用。组织学活动和肝硬化发生率在非裔美国人比高加索人低[166]。一些特定的基因被认为与纤维化进展有关;其中包括 HLA Ⅰ类和Ⅱ类抗原的一些变异体[167]。对 HCV 感染患者已提出基于 7 个基因多态性的肝硬化风险评分[168];该评分能够预测初始轻微慢性丙型肝炎患者的纤维化进展[169]。

血清转氨酶水平的提高被广泛用于一种肝内正在发生炎症的替代标志,而慢性丙型肝炎期间血清 ALT 水平升高与肝纤维化进展的风险增加有关[170]。血清 ALT 正常的患者报道纤维化进展较低,但正常 ALT 水平不排除纤维化进展的可能性[124]。

据报道,不同 HCV 基因型的丙型肝炎的自然史存在差异。几项研究表明,感染 HCV 基因 3 型的患者疾病进展加速[171],这与 HCV 基因 3 型感染患者的死亡率较高的报道一致[172]。在基因 2 型 HCV 感染患者中,肝炎的发作似乎更为频繁并可能导致更严重的肝病病程[173]。相比之下,病毒载量与肝损伤程度或纤维化无关[174]。

肝脂肪变性是慢性丙型病毒性肝炎的组织学特征之一。多项研究表明脂肪变性与慢性 HCV 感染患者的肝纤维化分期有关[171]。一些研究表明 HCV 感染本身可引发肝脏脂肪变性以及非酒精性脂肪肝炎(NASH),且 HCV 感染可能导致胰岛素抵抗。也有证据表明,HCV 感染与肝脏脂肪变性之间存在直接的相关性。HCV 基因 3 型感染与脂肪变性之间存在最强的相关性,在表达 HCV 基因 3 型的小鼠模型中显示出存在一种直接的分子效应[175]。

肝脏铁贮积的轻度到中度增加与更晚期的肝纤维化相关。然而,在 C282Y 或 H63D 杂合子(见第 75 章)与 HCV 感染患者纤维化进展风险增加之间没有建立一致性的相关性。肝脏铁浓度的减少也不能降低纤维化进展的风险或者提高对抗病毒治疗的反应[176]。

过度饮酒显然是引起肝硬化的一个独立危险因素。慢性酒精摄入量超过 50g/d 与 HCV 感染患者肝硬化风险显著增加相关。另一方面,基于人群的研究报道,咖啡消耗对 HCV 感染的总死亡率有降低效果,总体来说饮用咖啡与较好的病程相关[177],Freedman 等也做过同样的研究,表明咖啡消耗越多,肝纤维化分期较低,纤维化进展减少,脂肪变性和胰岛素抵抗减少,血清 ALT 水平降低;每日喝 3 杯或 3 杯以上的人预后最好[177,178]。

(二) 肝细胞癌

肝细胞癌(HCC)的发病率自 20 世纪 80 年代在工业化国家迅速上升(见第 96 章)。在美国,HCC 的发生率比 1975 年高 3 倍[179],全球 HCV 的流行导致全世界 HCC 发病率上升。总的来说,慢性丙型肝炎引起的 HCC 约占全球 HCC 病例的 25%,特别在东亚地区有高患病率[77]。HCC 在 HCV 感染患者的发生是一个缓慢的与年龄相关的过程,在欧洲和美国 HCV 相关肝癌发病高峰尚未到达,而那里大多数感染发生在 20 世纪 70 年代和 80 年代。但在一些欧洲国家如意大利,

HCC 相关的死亡率峰值可能已经达到了[180]。相比慢性乙型肝炎、由 HCV 引起的肝细胞癌常常不会在非肝硬化的肝脏中发生，尽管在一些没有发生肝硬化的患者检查发现 HCC。Lok 和同事们报告在非肝硬化的晚期肝纤维化的慢性丙型肝炎患者中 HCC 发生率为每年 0.8%[181]；然而，在患有肝硬化的患者中的 HCC 每年发病风险显著增高，为每年 1.4%～4.9%[181-183]。据报道，在 HCV 相关的肝硬化患者总的 5 年 HCC 发生风险高达 7%～30%[184,185]。肝细胞癌的出现通常是 HCV 相关肝硬化的第一个临床并发症，并常在明显肝脏失代偿发生之前就出现。

慢性丙型肝炎病毒感染患者发生 HCC 的危险因素与慢性丙型肝炎相关肝硬化发生相关危险因素相似。例如，老龄与 HCC 发生率增高相关，且男性和大量酒精消耗是公认的风险因素。此外，2 型糖尿病被认为是一个重要的独立风险因素[186,187]。合并 HBV 感染增加了肝细胞癌的风险。重要的是，各种风险因素协同作用增加肝细胞癌的总体风险。遗传因素也促进肝癌的发生。Kumar 和同事在 721 例 HCV 相关 HCC 患者进行了一次全基因组相关研究，结果表明编码 MICA（主要组织相容性 I 类多肽相关序列 A）基因的一个单核苷酸多态性（SNP）（rs2596542）与 HCV 感染者肝细胞癌发生风险强相关[188]，相反，咖啡消耗与 HCC 发生风险降低相关[189]。

八、治疗

IFN-α 单药治疗已被批准用于治疗慢性丙型肝炎，在 HCV 被识别之前曾被称为非甲、非乙型肝炎。从那时以后，在治疗方面取得了重大进展，包括延长治疗时间、长效聚乙二醇化 IFN、口服鸟嘌呤核苷类似物利巴韦林（RBV），以及最近的直接抗病毒药物（direct acting antiviral，DAA）。HCV 非结构性蛋白晶体化和复制子体系的产生（见前文）为表征 HCV 的生命周期、产生高通量药物开发模型，并最终产生 DAA 铺平了道路[190-194]。2011 年，第一批 DAA 特拉匹韦（telaprevir）和波普瑞韦（boceprevir）获得批准用于慢性丙型肝炎基因 1 型感染的治疗，2013 年，西咪匹韦（simeprevir，另一种蛋白酶抑制剂）和索磷布韦（sofosbuvir，首创核苷酸聚合酶抑制剂新药）均获批准，最初与 PegIFN 和 RBV 联合使用。高效、耐受性好的无干扰素的 DAA 方案的产生，其中很多已经得到了美国 FDA 的批准，导致丙型肝炎的治疗模式完全转变。随着治疗的不断改进，药物的选择可能会从基于 DAA 的可获得性、HCV 基因型和肝病分期的日益高度个体化治疗，转变为适用于所有患者的单一方案。

（一）目标

HCV 感染治疗的首要目标是根除该病毒。实现这一目标的结果之一是预防与失代偿肝硬化和肝癌发生相关的肝脏相关死亡。在完成 12 周的治疗后，血液中的病毒检测阴性的持续病毒学应答（sustained virologic response，SVR）是一个很好的 HCV 感染消退的衡量标志。晚期复发是罕见的。长期随访研究证实，在完成 DAA 治疗 12 周后血清 HCV RNA 呈阴性的患者 99%以上会保持持续应答[8-11]。SVR 也与 IFN 联合 RBV 治疗过程中肝脏炎症的减少及纤维化的消退有关（图 80.6）[195]。此外，健康相关生活质量（HRQOL）的改善也在 IFN 联合 RBV 治疗成功的患者中有文献记载[196]，关于 DAA 治疗对这些终点的影响的数据有限，因为这些疗法最近刚得以应用而使长期随访受到限制；然而，肝脏弹性成像纤维化积分在成功的 DAA 治疗后会有改善，尽管尚不清楚这是否代表纤维化的真正消退还是肝脏炎症的消退[197,198]。

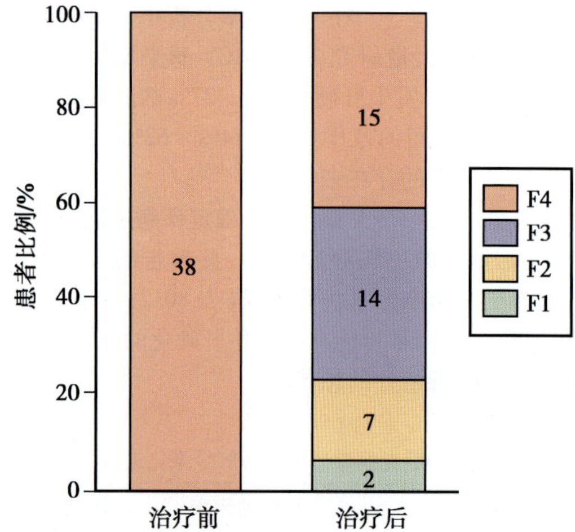

图 80.6 38 例慢性丙型肝炎患者抗病毒治疗后获得持续病毒学应答的肝硬化逆转。F1～F4 表示肝纤维化分期，F4 表示肝硬化。（Redrawn from D'Ambrosio R, Aghemo A, Rumi MG, et al. A morphometric and immunohistochemical study to assess the benefit of a sustained virologicalresponse in hepatitis C virus patients with cirrhosis. Hepatology 2012；56：532-43.）

抗病毒治疗可阻止临床终点事件的发生。已有晚期肝纤维化的患者在用 DAA 治疗获得 SVR 后，可观察到肝脏相关的死亡和肝脏失代偿发生显著减少[199-206]。也有文献记载，对抗病毒治疗有反应的患者中肝癌发生率显著降低[203,207]。SVR 也与治疗时有晚期纤维化或肝硬化患者的总体生存率改善有关[7,202-205]，特别是与 PegIFN/RBV 治疗后 SVR 患者终末期肾衰竭[208]、心血管疾病[208,209]、脑血管疾病[208,209]发生率较低。

（二）适应证和禁忌证

随着高效和耐受性良好的无 IFN 的 DAA 方案的开发，以及清除 HCV 后为改善各种原因和肝脏相关的死亡率以及生活质量带来的明显益处，意味着应该考虑在所有慢性丙型肝炎患者中进行抗病毒治疗。此外，随着越来越多的具有不同的药代动力学和药物-药物相互作用（DDI）特性的无 IFN 和许多无 RBV 的 DAA 方案问世，这种治疗很少有临床禁忌，但是早期急性 HCV 感染、失代偿性肝硬化伴高 MELD 评分的等待肝移植的患者（见后文和第 97 章）以及孕妇要除外。

由于 RBV 是一种致畸剂，因此患者及其伴侣在治疗期间和停止治疗后 6 个月内，不愿意采取充分的避孕措施并避免妊娠，是开始或继续使用含 RBV 的 DAA 方案的绝对禁忌证。目前，关于新 DAA 在妊娠期间安全性的数据不足，因此，不建议在妊娠期间使用。

（三）病毒学应答

在以干扰素为基础的治疗中，HCV 从循环清除是后续 SVR24 的重要预测因子。SVR 的预测指标包括快速病毒学应答（RVR，治疗第 4 周时 HCV RNA 水平阴性）和一个完整的早期病毒学应答（治疗 12 周时 HCV RNA 水平阴性）[2]。然而，有了这些非常有效的 DAA，大多数患者在 DAA 治疗期间达到 RVR。此外未能获得 RVR 并不排除后续基于 DAA 治疗的 SVR12[210,211]。美国肝病学会（AASLD）及美国传染病协会（IDSA）指南建议治疗第 4 周进行 HCV RNA 检测，不是决定停止治疗而是要确保坚持治疗[212]。

（四）药物

1. 干扰素

在 20 世纪 80 年代后期，基于干扰素的治疗方案成为 HCV 感染抗病毒治疗的基石。干扰素是天然存在的糖蛋白，具有广泛的抗病毒、抗增殖和免疫调节作用。聚乙二醇干扰素是由不同长度的聚乙二醇（PEG）分子结合的干扰素组成。大分子增加了 IFN 的半衰期，从而允许每周给药一次。在美国和其他地方获准使用两种聚乙二醇干扰素。第一种是 40kD 聚乙二醇干扰素 α-2a，每周使用 180μg 固定剂量。第二种是 12kD 聚乙二醇干扰素 α-2b，根据患者的体重每周处方剂量为 1.5μg/kg。聚乙二醇 IFN 取代在过去使用的标准干扰素，并使得 SVR 显著增加[213]。IFN 的使用已被无 IFN 的 DAA 方案所取代。

2. 利巴韦林（RBV）

RBV 是一种具有抗 DNA 和 RNA 病毒作用的口服鸟嘌呤核苷类似物。当 RBV 与 IFN 联合使用时，治疗结束时应答改善，复发率降低。已经提出了几种机制来解释 RBV 与干扰素联合给药时的协同效应，包括：①改变细胞因子环境，导致从 2 型辅助性 T 细胞（Th2）转变为 Th1 免疫应答；②通过抑制宿主酶肌苷单磷酸脱氢酶耗尽细胞内三磷酸鸟苷；③抑制 HCV RdRp 的作用；④在 HCV RNA 复制过程中诱导致死性突变；⑤增加对Ⅰ型 IFN 的反应能力[214]。RBV 一般耐受好，但会导致剂量依赖的溶血性贫血。给药的剂量取决于患者的体重，治疗过程中必须监测患者的血红蛋白水平。此外，在有心肺病史不能耐受 Hgb 水平的突然下降的患者，如果需要 RBV 的治疗必须谨慎使用。此外，RBV 是致畸性的；要求服用 RBV 的患者及其伴侣避免治疗期间和停药后 6 个月内怀孕。RBV 在血清中有很长的累积半衰期，并由肾脏排泄；因此会导致严重的副作用，特别是在肾脏疾病患者引起溶血，RBV 的剂量必须根据肾功能调整，对于肌酐清除小于 50mL/min 的患者给药要格外小心。血液透析不能去除 RBV。在无 IFN DAA 方案中，利巴韦林仍然联合用于更难治疗的患者群体，如基因 3 型 HCV 感染、肝硬化以及之前治疗失败的患者。

3. 直接抗病毒药物（DAA）

抗 HCV 的新型 DAA 包括靶向 HCV 的 NS3/NS4A 蛋白酶、HCV NS5A 蛋白和 HCV NS5B 聚合酶。这些药物通过干扰 HCV 生命周期中的相应步骤抑制丙型肝炎病毒的复制。一个理想的 DAA 方案应该对所有 HCV 基因型都有活性；具有强抗病毒能力，口服生物利用度好，可每日一次给药；具有极少的药物-药物相互作用（DDI）；毒性小而耐受性好；具有高耐药屏障。与 IFN 联合 RBV 相反，DAA 耐药，包括基线耐药或在 DAA 治疗期间选择性耐药，已众所周知会影响某个 DAA 治疗方案的成功或在 DAA 失败后的再治疗方案的选择。关于耐药屏障考虑两个因素：基因屏障，即需要数个氨基酸的替换引起耐药，以及耐药相关替代（resistance-associated substitution，RAS）的适应度，即 RAS 在准种群内维持复制和被选择的能力（框 80.3）。

框 80.3 在某些情况下可考虑 RAS 检测的方案

艾尔巴韦/格拉瑞韦

建议所有考虑接受艾尔巴韦/格拉瑞韦治疗的 HCV 基因 1a 型患者进行 NS5A RAS 检测。如果存在耐药性，应延长治疗持续时间（见正文）或考虑替代方案。

索磷布韦/雷迪帕韦

NS5A RAS 检测推荐用于既往接受过治疗并考虑接受索磷布韦/雷迪帕韦治疗的 HCV 基因 1a 型患者。如果检测到 NS5A RAS 使雷迪帕韦的活性降低到原来的 1/100 以上，应考虑替代方案。

索磷布韦/维帕他韦

如果考虑使用索磷布韦/维帕他韦，建议对有潜在肝硬化或经治疗的 HCV 基因 3 型患者进行 NS5A RAS 检测。如果存在 Y93H NS5A RAS，应加用利巴韦林或考虑替代方案。

达卡他韦/索磷布韦

如果考虑索磷布韦联合达卡他韦，建议对有潜在肝硬化或经治的 HCV 基因 3 型患者进行 NS5A RAS 检测。如果存在 Y93H NS5A RAS，应加用利巴韦林或考虑替代方案。

RAS，耐药相关替代。

这些 DAA 中有许多现在可以药物固定剂量组合（fixed-dose combination，FDC）的形式获得。几种已批准的无干扰素 DAA 方案允许每日一次、一片药物剂量的治疗。每类 DAA 和已批准的 DAA 的属性列于表 80.3。

（1）NS3/4A 蛋白酶抑制剂（-previrs）

HCV NS3/4A 蛋白酶抑制剂通常具有较高的抗病毒效力，但在耐药性抗性的发展方面有所不同。大多数化合物在 HCV 基因 1b 型感染中的应答率优于基因 1a 感染型[215]。波普瑞韦和替拉瑞韦是 2011 年美国 FDA 批准的前 2 种 DAA；然而这些药物与显著毒性和有限的 HCV 基因型抗病毒活性相关，需要每日 2 次或每日 3 次给药，且药片大。随后，开发了第二波第一代蛋白酶抑制剂，西咪匹韦和法达瑞韦具有更有利的安全性特征和给药方案更高，剂量和给药时间更好；西咪匹韦于 2013 年获得美国 FDA 的批准。这些蛋白酶抑制剂与 PegIFN 和 RBV 联合使用，已被第二代蛋白酶抑制剂与其他 DAA 联用所取代，后者具有延长 HCV 基因型活性的额外优势。美国 FDA 批准的蛋白酶抑制剂有西咪匹韦、帕利瑞韦（用利托那韦增效）、格拉瑞韦、格卡瑞韦和伏西瑞韦，这些药物均与其他类别的 DAA 联合使用。

（2）NS5A 抑制剂（-asvirs）

NS5A 抑制剂的特点是皮摩尔剂量下具有非常高的抗病毒效力。这些药物的跨基因型疗效各不相同，第二代 NS5A 抑制剂的基因型覆盖率高于第一代 NS5A 抑制剂。已批准的和第二代 NS5A 抑制剂包括达卡他韦、雷迪帕韦、奥比他韦、艾尔巴韦、维帕他韦和派仑他韦。

表 80.3 DAA 类型的特点

	覆盖的基因型	效价强度	耐药屏障	药物-药物相互作用	代谢	批准的药物*
NS3/4A 蛋白酶抑制剂(-previrs)	+~++	++~+++	+~++	++~+++	肝脏	西咪匹韦 格拉瑞韦 帕利普韦 格卡瑞韦 伏西瑞韦
NS5A 抑制剂(-asvirs)	+~+++	+++	+~++	+~++	肝脏	达卡他韦 奥比那韦 艾尔巴韦 雷迪帕韦 维帕他韦 派仑他韦
核苷类 NS5B 抑制剂(-uvirs)	+++	+++	+++	+	肾脏	索磷布韦
非核苷类 NS5B 抑制剂(-uvirs)	+	+~++	+	++	肝脏	达沙布韦

*按照批准顺序。
+,最低;+++,最高。

(3) **NS5B 聚合酶抑制剂(-buvirs)**

HCV NS5B 聚合酶抑制剂被归类为核苷类或核苷酸类似物和非核苷类聚合酶抑制剂。非核苷类聚合酶抑制剂是最弱的一类抗 HCV 药物,因为其耐药屏障很低。这类药物中的大多数主要针对 HCV 基因 1b 型和较低程度上对基因 1a 型有抑制作用。非核苷类聚合酶抑制剂靶向聚合酶蛋白的不同结构域,理论上使用不同的非核苷聚合酶抑制剂的组合是可能的。重要的是针对不同的聚合酶结构域的药物之间没有交叉耐药[216]。美国 FDA 批准的非核苷类抑制剂只有达拉布韦。相比之下,核苷(酸)类似物在所有 HCV 基因型中都是有活性的,具有较高的耐药屏障。虽然核苷(酸)类似物可能会出现耐药突变,但适应度很低而不会出现迅速扩大,因为它们会导致链反应终止从而阻断 HCV 的复制。一个三磷酸化药物通常是需要被激活。第一个在大数量患者中试验的药物为美利他滨(mericitabine)[217,218]。遗憾的是,这个化合物只有适度的抗病毒活性,在使用美利他滨联合蛋白酶抑制剂治疗的 2 期试验中经常观察到治疗后复发及治疗过程中突破。第一个被批准的核苷类 NS5B 聚合酶抑制剂为索磷布韦,具有泛基因型活性和非常高的耐药屏障[219]。

(4) **已批准的常用 DAA**

1) 索磷布韦

索磷布韦是一种泛基因型 NS5B 核苷酸抑制剂,以 400mg 片剂或作为药物固定剂量组合的一部分与其他 DAA 给药(稍后讨论),随餐或不随餐服用。索磷布韦主要以一种活性代谢物通过肾脏排泄(80%)。因此,建议在估计肾小球滤过率(eGFR)小于 30mL/min/1.73m^2 的患者中减少剂量。严重肝脏损伤患者无需调整剂量,从而使索磷布韦适用于失代偿性肝硬化患者。索磷布韦耐受性良好,与 RBV 联合使用时最常见的不良事件是疲劳和头痛。虽然索磷布韦不被肝脏广泛代谢,但是它由 P 糖蛋白(P-gp)转运;因此,索磷布韦不应与强 P-gp 诱导剂(如利福平、卡马西平、苯妥英或圣约翰草)共同使用。晚期纤维化患者(代偿和失代偿肝硬化)索磷布韦联合 RBV 治疗有肝功能失代偿伴乳酸酸中毒的报道。这被认为是 RBV 引起的线粒体毒性所致,已知发生于肝功能失代偿患者的线粒体毒性或乳酸性酸中毒与索磷布韦的使用之间还没有具有说服力的关联[220]。

虽然确切机制还不完全清楚,接受胺碘酮治疗的患者禁用索磷布韦,因为联合用药数小时到数周有严重的危及生命的心动过缓的发生报道。如果含有索磷布韦的 DAA 方案计划用于服用胺碘酮的患者,且胺碘酮可以安全停用,DAA 应该在胺碘酮停药至少 3 个月之后使用,因其半衰期较长。对于其他抗心律失常药,也建议谨慎联合使用。

2) 索磷布韦/雷迪帕韦

索磷布韦(见上文)联合 NS5A 的抑制剂雷迪帕韦(ledipasuir)以双药药物固定剂量组合索磷布韦 400mg 和雷迪帕韦 90mg 作为单一片剂,随餐或不随餐每日一次给药。与索磷布韦相反,雷迪帕韦主要在肝脏代谢,随胆汁无改变地排泄。尽管如此,雷迪帕韦可以安全地用于严重肝损伤患者,而对血浆雷迪帕韦水平或药代动力学无显著影响。而索磷布韦通过肾脏排泄,对有严重肾功能损伤的患者(eGFR<30mL/min/1.73m^2)不建议使用此方案。最常见报告的不良事件为疲劳和头痛。雷迪帕韦和索磷布韦两者均通过 P-gp 和乳腺癌耐药蛋白(BCRP)转运,因此强效的 P-gp/BCRP 诱导剂将降低索磷布韦和雷迪帕韦水平。由于这个方案包含索磷布韦,与索磷布韦单药存在 DDI 的药物也同样存在适用于这一药物固定剂量组合。不推荐联合瑞舒伐他汀用药,因为雷迪帕韦抑制有机阴离子转运多肽(OATP),使用其他羟甲基戊二酰-辅酶 A 还原酶(HMG-CoA 还原酶)抑制剂也需要仔细监测他汀类药物相关的不良事件。改变胃 pH 的药物,如抗酸剂、H_2 受体拮抗剂(H_2RA)和质子泵抑制剂(PPI)也可能影响雷迪帕

韦水平，因为随胃 pH 上升，雷迪帕韦在胃中的溶解性降低。在这种方案的真实世界临床研究经验中，接受高剂量 PPI 的患者 SVR 率略低[221]。因此，H_2RA 和 PPI 的给药时间应与索磷布韦/雷迪帕韦间隔 12 小时，最大日剂量为法莫替丁 40mg 或奥美拉唑 20mg。索磷布韦/雷迪帕韦可与抗逆转录病毒药物一起服用，但除外替诺福韦和含利托那韦/可比司他方案，因可增加替诺福韦水平而需要监测。

3） 艾尔巴韦/格拉瑞韦

联合 NS5A 抑制剂艾尔巴韦（elbasvir）50mg 和 NS3/4A 蛋白酶抑制剂格拉瑞韦（grazoprevir）100mg 剂量固定组合可获得每日服用一片的片剂剂型，随餐或不随餐服药。格拉瑞韦和艾尔巴韦均部分通过 CYP3A4 代谢，主要经胆汁和粪便排泄。两者均与血浆蛋白广泛结合。格拉瑞韦引起严重肝损伤的报道显著增加，因此与所有蛋白酶抑制剂一样，该药物禁用于 Child-Pugh B 级或 C 级肝硬化患者。该方案在严重肾衰竭患者中是安全的。最常见的不良事件为头痛和疲乏。需要考虑的相关 DDI 是 CYP3A 和 P-gp 的诱导剂，包括一些抗逆转录病毒药物（参见表 80.4）。

表 80.4 与 DAA 的药物-药物相互作用

共同给予的药物类别	直接抗病毒药物（DAA）							
	达卡他韦	艾尔巴韦/格拉瑞韦	格卡瑞韦/派仑他韦	索磷布韦/来迪派韦	PrOD	索磷布韦	索磷布韦/维帕他韦	索磷布韦/维帕他韦/伏西瑞韦
麻醉剂，肌肉松弛剂					丁哌卡因 氯胺酮替扎尼定			
止痛剂	安乃近	芬太尼 安乃近 羟考酮	阿芬太尼 芬太尼 氢可酮 安乃近 羟考酮	丁丙诺啡 芬太尼	阿芬太尼 丁丙诺啡 可待因 右旋丙氧芬 二乙酰吗啡 双氢可待因 芬太尼 氢可酮 氢吗啡酮 美洛昔康 安乃近 吗啡 羟考酮 曲马多	–	丁丙诺啡 安乃近	丁丙诺啡 安乃近
抗螺旋体药物	–	–	–	–	阿苯达唑 伊维菌素 吡喹酮	–	–	–
抗心律失常药	胺碘酮 地高辛 决奈达隆 奎尼丁	胺碘酮 决奈达隆 奎尼丁	胺碘酮 地高辛 决奈达隆 奎尼丁	胺碘酮 地高辛 决奈达隆 奎尼丁	胺碘酮 苄普地尔 地高辛 丙吡胺 多非利特 决奈达隆 氟卡尼 利多卡因 普罗帕酮 奎尼丁 维纳卡兰	胺碘酮 决奈达隆	胺碘酮 地高辛 决奈达隆 奎尼丁	胺碘酮 地高辛 决奈达隆 奎尼丁

表 80.4　与 DAA 的药物-药物相互作用(续)

共同给予的药物类别	直接抗病毒药物(DAA)							
	达卡他韦	艾尔巴韦/格拉瑞韦	格卡瑞韦/派仑他韦	索磷布韦/来迪派韦	PrOD	索磷布韦	索磷布韦/维帕他韦	索磷布韦/维帕他韦/伏西瑞韦
抗生素	氯霉素 克拉霉素 红霉素 异烟肼 利福布汀 利福平 利福喷丁 泰利霉素 醋竹桃霉素	贝达喹啉 异烟肼 利福布汀 利福平 利福喷丁 利福昔明 泰利霉素 醋竹桃霉素	贝达喹啉 克拉霉素 红霉素 异烟肼 利福布汀 利福平 利福喷丁 利福昔明 泰利霉素 醋竹桃霉素	贝达喹啉 异烟肼 利福布汀 利福平 利福喷丁 泰利霉素	贝达喹啉 氯霉素 克拉霉素 克林霉素 红霉素 异烟肼 莫西沙星 利福布汀 利福平 利福喷丁 利福昔明 泰利霉素 醋竹桃霉素	异烟肼 利福布汀 利福平 利福喷丁	异烟肼 利福布汀 利福平 利福喷丁 醋竹桃霉素	克拉霉素 红霉素 异烟肼 利福布汀 利福平 利福喷丁 利福昔明 泰利霉素 醋竹桃霉素
抗凝剂、抗血小板药、纤溶药	阿哌沙班 达比加群 依度沙班 艾曲波帕 利伐沙班 替格瑞洛 华法令	阿哌沙班 达比加群 依度沙班 艾曲波帕 苯丙香豆素 利伐沙班 替格瑞洛 华法令	苊香豆醇 阿哌沙班 达比加群 依度沙班 艾曲波帕 氟茚二酮 苯丙香豆素 利伐沙班 替格瑞洛 华法令	阿哌沙班 达比加群 依度沙班 苯丙香豆素 利伐沙班 替格瑞洛 华法令	苊香豆醇 阿那格雷 阿哌沙班 氯吡格雷 达比加群 双嘧达莫 依度沙班 氟茚二酮 苯丙香豆素 普拉格雷 利伐沙班 噻氯匹定 华法令	华法林	阿哌沙班 达比加群 依度沙班 艾曲波帕 利伐沙班 替格瑞洛 华法令	阿哌沙班 达比加群 依度沙班 艾曲波帕 氟茚二酮 苯丙香豆素 利伐沙班 替格瑞洛 华法令
抗痉挛药	卡马西平 艾司利卡西平 奥卡西平 吡仑帕奈 苯巴比妥 苯妥英 去氧苯巴比妥 唑尼沙胺	卡马西平 艾司利卡西平 奥卡西平 苯巴比妥 苯妥英 去氧苯巴比妥 卢非酰胺	卡马西平 艾司利卡西平 奥卡西平 苯巴比妥 苯妥英 去氧苯巴比妥 卢非酰胺	卡马西平 艾司利卡西平 奥卡西平 苯巴比妥 苯妥英 去氧苯巴比妥 唑尼沙胺	卡马西平 氯硝西泮 艾司利卡西平 乙琥胺 拉考沙胺 拉莫三嗪 奥卡西平 吡仑帕奈 苯巴比妥 苯妥英 去氧苯巴比妥 卢非酰胺 舒噻嗪 噻加宾 丙戊酸钠	卡马西平 奥卡西平 苯巴比妥 苯妥英 去氧苯巴比妥 卢非酰胺	卡马西平 艾司利卡西平 奥卡西平 苯巴比妥 苯妥英 去氧苯巴比妥 卢非酰胺	卡马西平 艾司利卡西平 奥卡西平 苯巴比妥 苯妥英 去氧苯巴比妥 卢非酰胺

表 80.4　与 DAA 的药物-药物相互作用(续)

共同给予的药物类别	直接抗病毒药物(DAA)							
	达卡他韦	艾尔巴韦/格拉瑞韦	格卡瑞韦/派仑他韦	索磷布韦/来迪派韦	PrOD	索磷布韦	索磷布韦/维帕他韦	索磷布韦/维帕他韦/伏西瑞韦
抗抑郁药	奈法唑酮	–	–	–	安非他酮 氯丙咪嗪 去甲文拉法辛 多虑平 丙咪嗪 米氮平 舍曲林 曲唑酮 文拉法辛	–	–	–
抗糖尿病药	卡格列净 瑞格列奈	酮康唑	格列本脲 瑞格列奈 维格列汀	卡格列净	卡格列净 格列本脲 格列齐特 吡格列酮 瑞格列奈 罗格列酮 沙格列汀	–	恩格列净 瑞格列奈	恩格列净 瑞格列奈 维格列汀
抗真菌药	艾沙康唑 伊曲康唑 酮康唑 咪康唑 泊沙康唑 伏立康唑	–	酮康唑 泊沙康唑	咪康唑	灰黄霉素 艾沙康唑 伊曲康唑 酮康唑 泊沙康唑 伏立康唑	–	–	–
抗组胺药	比拉斯汀 西替利嗪 非索非那定	比拉斯汀	阿司咪唑 比拉斯汀 非索非那定 特非那定	比拉斯汀	阿司咪唑 氯苯胺 非索非那定 氯雷他定 特非那定	–		比拉斯汀 非索非那定
抗偏头痛药	–	二氢麦角胺 麦角胺 甲基麦角碱	二氢麦角胺 麦角胺 甲基麦角碱	二氢麦角胺 麦角胺 甲基麦角碱	二氢麦角胺 依立曲坦 麦角胺 夫罗曲坦 甲基麦角碱 佐尔曲普坦	–	–	–
抗寄生虫病药	青蒿素 青蒿琥酯 双氢青蒿素 甲氟喹 伯氨喹 奎宁	青蒿素 青蒿琥酯 双氢青蒿素 奎宁	甲氟喹 奎宁	甲氟喹 奎宁	蒿甲醚 青蒿素 青蒿琥酯 阿托伐醌 双氢青蒿素 卤泛曲林 苯芴醇 甲氟喹 氯胍 奎宁		青蒿素 青蒿琥酯 双氢青蒿素	青蒿素 青蒿琥酯 双氢青蒿素 甲氟喹 奎宁

表 80.4 与 DAA 的药物-药物相互作用(续)

共同给予的药物类别	直接抗病毒药物(DAA)							
	达卡他韦	艾尔巴韦/格拉瑞韦	格卡瑞韦/派仑他韦	索磷布韦/来迪派韦	PrOD	索磷布韦	索磷布韦/维帕他韦	索磷布韦/维帕他韦/伏西瑞韦
抗精神病药,精神抑制药	帕立哌酮	阿立哌唑 匹莫齐特 喹硫平	阿立哌唑 氯氮平 帕利培酮 匹莫齐特 喹硫平 硫利达嗪	帕利培酮 匹莫齐特	阿立哌唑 阿塞那平 氯丙嗪 氯普噻吨(泰尔登) 氯氮平 氟哌噻吨 氟奋乃静 氟哌啶醇 伊潘立酮 奥氮平 佩拉津 匹莫齐特 喹硫平 利培酮 硫利达嗪 三氟拉嗪 齐拉西酮 珠氯噻醇	–	–	帕利培酮
抗焦虑药,催眠药,镇静剂	异戊巴比妥	异戊巴比妥 氯噻平 咪达唑仑	异戊巴比妥 氯噻平	异戊巴比妥 氯噻平	阿普唑仑 异戊巴比妥 溴哌啶醇 丁螺环酮 氧异安定 二钾氯氮 氯噻平 安定 艾司唑仑 氟西泮 劳拉西泮 氯甲西泮 咪达唑仑(口服) 咪达唑仑(胃肠外) 奥沙西泮 夸西泮 三唑仑 扎莱普隆 佐匹克隆	异戊巴比妥	异戊巴比妥	异戊巴比妥
β受体拮抗剂	卡维地洛	–	卡维地洛	卡维地洛	比索洛尔 卡维地洛 柳胺苄心定 氧烯洛尔	–	卡维地洛	卡维地洛
支气管扩张剂	–	–	茶碱	–	福莫特罗 沙美特罗 茶碱	–	–	–

表 80.4　与 DAA 的药物-药物相互作用(续)

共同给予的药物类别	直接抗病毒药物(DAA)							
	达卡他韦	艾尔巴韦/格拉瑞韦	格卡瑞韦/派仑他韦	索磷布韦/来迪派韦	PrOD	索磷布韦	索磷布韦/维帕他韦	索磷布韦/维帕他韦/伏西瑞韦
钙通道阻滞剂	氨氯地平 地尔硫䓬 非洛地平 尼卡地平 硝苯地平 尼索地平 维拉帕米	非洛地平	地尔硫䓬 维拉帕米	氨氯地平 地尔硫䓬 非洛地平	氨氯地平 地尔硫䓬 非洛地平 尼卡地平 硝苯地平 尼索地平 尼群地平 维拉帕米	–	地尔硫䓬	地尔硫䓬 维拉帕米
癌症治疗	达沙替尼 厄洛替尼 依维莫司 伊立替康 拉帕替尼 甲氨蝶呤 米托蒽醌 尼洛替尼 替西罗莫司 长春瑞滨	博舒替尼 维布妥昔单抗 厄洛替尼 埃罗替尼 伊马替尼 伊立替康 拉帕替尼 甲氨蝶呤 米托蒽醌 尼洛替尼 替西罗莫司 长春碱 长春新碱 长春瑞滨	博舒替尼 维布妥昔单抗 阿霉素 厄洛替尼 埃罗替尼 伊马替尼 伊立替康 拉帕替尼 甲氨蝶呤 米托蒽醌 尼洛替尼 舒尼替尼 长春碱 长春新碱 长春瑞滨	厄洛替尼 依维莫司 伊立替康 拉帕替尼 米托蒽醌 替西罗莫司 长春瑞滨	硼替佐米 博舒替尼 维布妥昔单抗 顺铂 达沙替尼 厄洛替尼 依托泊苷 依维莫司 吉非替尼 伊马替尼 伊立替康 拉帕替尼 来曲唑 米托蒽醌 尼洛替尼 奥沙利铂 索拉非尼 舒尼替尼 他莫昔芬 替西罗莫司 长春碱 长春新碱 长春瑞滨	–	埃洛替尼 埃罗替尼 伊马替尼 伊立替康 拉帕替尼 甲氨蝶呤 米托蒽醌 尼洛替尼 他莫昔芬 替西罗莫司 长春碱 长春新碱 长春瑞滨	厄洛替尼 埃罗替尼 伊马替尼 伊立替康 拉帕替尼 甲氨蝶呤 米托蒽醌 尼洛替尼 他莫昔芬 替西罗莫司 长春碱 长春新碱 长春瑞滨
避孕药,激素替代	–	–	雌二醇 炔雌醇	–	去氧孕烯 地诺孕素 雌二醇 炔雌醇 炔诺酮		雌二醇	雌二醇 炔雌醇
勃起功能障碍	–	–	–	–	西地那非 他达拉非 伐地那非	–	–	–

表 80.4 与 DAA 的药物-药物相互作用(续)

共同给予的药物类别	直接抗病毒药物(DAA)							
	达卡他韦	艾尔巴韦/格拉瑞韦	格卡瑞韦/派仑他韦	索磷布韦/来迪派韦	PrOD	索磷布韦	索磷布韦/维帕他韦	索磷布韦/维帕他韦/伏西瑞韦
胃肠道药物	阿瑞匹坦 西咪替丁 咯哌丁胺(易蒙停)	西沙必利 咯哌丁胺(易蒙停)	西咪替丁 西沙必利 多潘立酮 氟哌利多 艾司奥美拉唑 法莫替丁 兰索拉唑 咯哌丁胺(易蒙停) 奥美拉唑 泮托拉唑 雷贝拉唑 雷尼替丁 柳氮磺吡啶	氢氧化铝 抗酸剂 西咪替丁 西沙必利 埃索美拉唑 法莫替丁 兰索拉唑 咯哌丁胺(易蒙停) 奥美拉唑 泮托拉唑 普卢卡必利 雷贝拉唑 雷尼替丁	阿瑞匹坦 西沙必利 多潘立酮 氟哌利多 艾司奥美拉唑 兰索拉唑 纳络酮 奥美拉唑 泮托拉唑 雷贝拉唑 柳氮磺吡啶	氢氧化铝 抗酸剂	阿瑞匹坦 西咪替丁 艾司奥美拉唑 法莫替丁 兰索拉唑 奥美拉唑 泮托拉唑 雷贝拉唑 雷尼替丁 柳氮磺吡啶	氢氧化铝 抗酸剂 西咪替丁 艾司奥美拉唑 法莫替丁 兰索拉唑 咯哌丁胺(易蒙停) 奥美拉唑 泮托拉唑 雷贝拉唑 雷尼替丁 柳氮磺吡啶
肝炎核苷酸类似物	–	–	–	TDF	–	–	TDF	TDF
草药,补充剂,维生素	葡萄柚汁 锯棕果 圣约翰草	圣约翰草	圣约翰草	圣约翰草	地奥司明 葡萄柚汁 锯棕果 圣约翰草	圣约翰草	圣约翰草	圣约翰草
HIV 进入/整合酶抑制剂	埃替拉韦/cobi/FTC/TAF 埃替拉韦/cobi/FTC/TDF	埃替拉韦/cobi/FTC/TAF 埃替拉韦/cobi/FTC/TDF	比克替拉韦/FTC/TAF	埃替拉韦/cobi/FTC/TAF	比克替拉韦/FTC/TAF 埃替拉韦/cobi/FTC/TAF 埃替拉韦/cobi/FTC/TDF 马拉韦罗	–	埃替拉韦/cobi/FTC/TDF	埃替拉韦/cobi/FTC/TDF
HIV NNRTIs	地拉韦啶 依法韦仑 依曲韦林 奈韦拉平 利匹韦林	依法韦仑 依曲韦林 奈韦拉平	依法韦仑 依曲韦林 奈韦拉平	依法韦仑	地拉韦啶 依法韦仑 依曲韦林 奈韦拉平 利匹韦林	–	依法韦仑 依曲韦林 奈韦拉平	–
HIV NRTIs	–	–	–	TDF	FTC/TAF	–	TDF	TDF
HIV 蛋白酶抑制剂	齐多夫定 cobi/ATV/DRV 福沙那韦 茚地那韦 利托那韦 沙奎那韦 替拉那韦	齐多夫定 cobi/ATV/DRV DRV 福沙那韦 茚地那韦 洛匹那韦 奈非那韦 利托那韦 沙奎那韦 替拉那韦	齐多夫定 cobi/ATV/DRV DRV 福沙那韦 茚地那韦 洛匹那韦 奈非那韦 利托那韦 沙奎那韦 替拉那韦	cobi/ATV/DRV 洛匹那韦 替拉那韦	齐多夫定 cobi/ATV/DRV DRV 福沙那韦 茚地那韦 洛匹那韦 奈非那韦 利托那韦 沙奎那韦 替拉那韦	奈非那韦 替拉那韦	替拉那韦	齐多夫定 cobi/ATV/DRV DRV 福沙那韦 茚地那韦 洛匹那韦 奈非那韦 利托那韦 沙奎那韦 替拉那韦

表 80.4　与 DAA 的药物-药物相互作用(续)

共同给予的药物类别	直接抗病毒药物(DAA)							
	达卡他韦	艾尔巴韦/格拉瑞韦	格卡瑞韦/派仑他韦	索磷布韦/来迪派韦	PrOD	索磷布韦	索磷布韦/维帕他韦	索磷布韦/维帕他韦/伏西瑞韦
高血压、心力衰竭药物	阿利吉仑 波生坦 伊拉地平 奥美沙坦 雷诺嗪	安贝生坦 波生坦 坎地沙坦 依普利酮 伊拉地平 哌唑嗪 雷诺嗪	阿利吉仑 安贝生坦 波生坦 坎地沙坦 依那普利 依普利酮 厄贝沙坦 伊拉地平 奥美沙坦 哌唑嗪 雷诺嗪 替米沙坦	阿利吉仑 依普利酮 厄贝沙坦 伊拉地平 雷诺嗪	阿利吉仑 安贝生坦 贝那普利 波生坦 可乐定 多沙唑嗪 依那普利 依普利酮 呋塞米 吲达帕胺 厄贝沙坦 伊拉地平 伊伐布雷定 拉西地平 乐卡地平 马西替坦 奥美沙坦 雷诺嗪 利奥西呱 西地那非 他达拉非 替米沙坦 曲前列环素 缬沙坦 希帕胺	-	波生坦 哌唑嗪	阿利吉仑 安贝生坦 波生坦 坎地沙坦 依那普利 厄贝沙坦 伊拉地平 奥美沙坦 哌唑嗪 雷诺嗪 替米沙坦 缬沙坦
非法娱乐性药物	-	γ-羟基丁酸	γ-羟基丁酸	-	安非他明 大麻 可卡因 摇头丸 γ-羟基丁酸 麦角酸 麦角酰二乙胺 甲氧麻黄酮 甲基苯丙胺(苯环利啶)	-	-	-
免疫抑制剂	-	环孢霉素 西罗莫司 他克莫司	环孢霉素 西罗莫司 他克莫司	-	环孢霉素 霉酚酸酯 西罗莫司 他克莫司	-	-	环孢霉素 西罗莫司 他克莫司

表 80.4 与 DAA 的药物-药物相互作用(续)

共同给予的药物类别	直接抗病毒药物(DAA)							
	达卡他韦	艾尔巴韦/格拉瑞韦	格卡瑞韦/派仑他韦	索磷布韦/来迪派韦	PrOD	索磷布韦	索磷布韦/维帕他韦	索磷布韦/维帕他韦/伏西瑞韦
降脂药物	阿托伐他汀 氟伐他汀 洛伐他汀 匹伐他汀 普伐他汀 瑞舒伐他汀 辛伐他汀	阿托伐他汀 氟伐他汀 吉非罗齐 洛伐他汀 瑞舒伐他汀 辛伐他汀	阿托伐他汀 依折麦布 氟伐他汀 吉非罗齐 洛伐他汀 匹伐他汀 普伐他汀 瑞舒伐他汀 辛伐他汀	阿托伐他汀 氟伐他汀 洛伐他汀 匹伐他汀 普伐他汀 瑞舒伐他汀 辛伐他汀	阿托伐他汀 依折麦布 氟伐他汀 吉非罗齐 洛伐他汀 匹伐他汀 普伐他汀 瑞舒伐他汀 辛伐他汀	–	阿托伐他汀 氟伐他汀 洛伐他汀 匹伐他汀 瑞舒伐他汀 辛伐他汀	阿托伐他汀 依折麦布 氟伐他汀 洛伐他汀 匹伐他汀 普伐他汀 瑞舒伐他汀 辛伐他汀
其他药物	活性炭 秋水仙碱 消胆胺 考尼伐坦 右苯丙胺 苯丁酸甘油酯 兰瑞肽 左旋甲状腺素 洛非西定 鲁马卡托/依伐卡托 莫达非尼 奥利司他 司维拉姆 雷尼酸锶 熊去氧胆酸	活性炭 秋水仙碱 消胆胺 右苯丙胺 依利格鲁司特 氟立班丝氨 苯丁酸甘油酯 洛非西定 鲁马卡托/依伐卡托 莫达非尼 奥利司他 雷尼酸锶 熊去氧胆酸	活性炭 秋水仙碱 消胆胺 右苯丙胺 依利格鲁司特 氟立班丝氨 苯丁酸甘油酯 洛非西定 鲁马卡托/依伐卡托 莫达非尼 奥利司他 雷尼酸锶 熊去氧胆酸	活性炭 秋水仙碱 消胆胺 右苯丙胺 苯丁酸甘油酯 洛非西定 鲁马卡托/依伐卡托 莫达非尼 奥利司他 司维拉姆 雷尼酸锶 熊去氧胆酸	活性炭 阿托西汀 溴隐亭 卡利普多 西洛他唑 氯米芬 秋水仙碱 消胆胺 考尼伐坦 环苯扎林 右苯丙胺 多奈哌齐 依利格鲁司他 立班丝氨 苯丁酸甘油酯 异维甲酸 兰曲肽 左旋甲状腺素 洛非西定 鲁马卡托/依伐卡托 米诺地尔 莫达非尼 奥利司他 司维拉姆 雷尼酸锶	活性炭 消胆胺 鲁马卡托/依伐卡托 莫达非尼 奥利司他 司维拉姆 雷尼酸锶 熊去氧胆酸	活性炭 秋水仙碱 消胆胺 右苯丙胺 苯丁酸甘油酯 洛非西定 鲁马卡托/依伐卡托 莫达非尼 奥利司他 雷尼酸锶 熊去氧胆酸	活性炭 秋水仙碱 消胆胺 右苯丙胺 苯丁酸甘油酯 洛非西定 鲁马卡托/依伐卡托 莫达非尼 奥利司他 司维拉姆 雷尼酸锶 熊去氧胆酸
催产素	米非司酮	麦角新碱	麦角新碱	麦角新碱	麦角新碱 米非司酮	–	–	–
帕金森综合征药物	–	–	–	–	雷沙吉兰 罗匹尼罗	–	–	–

表 80.4　与 DAA 的药物-药物相互作用(续)

共同给予的药物类别	直接抗病毒药物(DAA)							
	达卡他韦	艾尔巴韦/格拉瑞韦	格卡瑞韦/派仑他韦	索磷布韦/来迪派韦	PrOD	索磷布韦	索磷布韦/维帕他韦	索磷布韦/维帕他韦/伏西瑞韦
类固醇	地塞米松	–	地塞米松	–	倍他米松 布地奈德 环索奈德 氯倍他索(外用) 地塞米松 氟氢可的松 氟尼缩松 氟替卡松 氢化可的松(外用) 甲基强的松龙 莫美他松 泼尼松龙 曲安奈德	–	–	–
泌尿系药物	–	–	–	–	阿呋唑嗪 度他雄胺 坦索罗辛 托特罗定	–	–	–

蓝色,潜在弱相互作用;橙色,潜在相互作用;红色,显著相互作用-不能同时用药。

ATV,阿扎那韦;cobi,可比司他;DRV,达芦那韦;FTC,恩曲他滨;NNRTIs,非核苷类逆转录酶抑制剂;NRTIs,核苷类逆转录酶抑制剂;PrOD,帕利瑞韦/利托那韦/奥比他韦/达沙布韦;TAF,富马酸丙酚替诺福韦;TDF,富马酸替诺福韦酯。

4) 索磷布韦/维帕他韦

索磷布韦 400mg 和下一代 NS5A 抑制剂维帕他韦(velpatasvir)100mg 组成单片固定剂量组合片剂,每日一次,随餐或服随餐给药。这种固定剂量组合具有泛基因型活性。维帕他韦通过 CYP2B6、CYP2C8 和 CYP3A4 进行肝脏代谢,并也通过 P-gp,BCRP 和较低程度通过 OATP1B1 运输。维帕他韦可适用于严重肝损伤的患者,不改变维帕他韦血浆浓度或药代动力学。该药物固定剂量组合报告的主要不良事件是头痛,疲劳和恶心,其频率与安慰剂组报告相似。由于维帕他韦由 CYP 代谢并和 P-gp/BCRP 结合,强效 CYP 及 P-gp 诱导剂禁用于与该方案联合使用(见表 80.4)。与来迪派韦相同,维帕他韦的溶解度随胃 pH 的增加而降低;因此,索磷布韦/来迪派韦治疗时使用抗酸剂、H_2RA 和 PPI 治疗的推荐也参照索磷布韦/维帕他韦。

5) 索磷布韦/维帕他韦/伏西瑞韦

索磷布韦 400mg、维帕他韦 100mg 和 NS3/4A 蛋白酶抑制剂伏西瑞韦(voxilaprevir)100mg 作为 3 药共同配制药物固定剂量组合单一片剂,每日随餐服用一次。此药物固定剂量组合具有泛基因型活性。伏西瑞韦主要通过 CYP3A4 在肝脏中代谢,并且像维帕他韦一样,是 P-gp、BCRP、OATP1B1 和 OATP1B3 的抑制剂。与所有蛋白酶抑制剂一样,伏西瑞韦有显著增高的中重度肝损伤报道,因此 Child-Pugh B 级肝硬化患者不建议使用、Child-Pugh C 级肝硬化患者禁用该药物。最常见的三联不良事件有头痛、腹泻和恶心,表明伏西瑞韦增加了额外的胃肠道毒性。因为这些药物由 CYP3A4 代谢,并是转运蛋白抑制剂,在与这些转运体的底物和 CYP3A4 强诱导剂联合使用时可诱发 DDI,包括抗逆转录病毒药物(见表 80.4)。此外,特别是瑞舒伐他汀,禁忌联合用药,因为联合用药可使瑞舒伐他汀的血浆水平提高 19 倍。由于有升高血清 ALT 的风险,索磷布韦/维帕他韦/伏西瑞韦在服用炔雌醇类药物避孕的女性中禁用。因为该方案还含有维帕他韦,DDI 与增加胃 pH 的药物也是相关的。

6) 格卡瑞韦/派仑他韦

联合 NS3/4A 蛋白酶抑制剂格卡瑞韦(glecaprevir)100mg 与 NS5A 抑制剂派仑他韦(pibrentasuir)40mg 共同配制为两种药物固定剂量组合片剂,一次 3 片,每日一次随餐服用。二个药物都主要在胆汁中排泄,并且是转运蛋白 P-gp、BCRP、OATP1B1 和 OATP1B3 的抑制剂。因为使用格卡瑞韦的患者发生中度和重度肝损伤明显较高,这种方案禁用于 Child-Pugh B 级和 C 级肝硬化患者。该方案对严重肾损害患者是安全的,包括进行和没有进行透析的终末期肾病(ESRD)患者。与许多其他 DAA 一样,DDI 包括 P-gp 和 CYP3A4 的强诱导剂,包括抗逆转录病毒药物(参见表 80.4)。格卡瑞韦的溶解度随着胃 pH 的增加而降低;然而,PPI 相当于奥美拉唑 40mg/日的剂量,不需要调整剂量;尚未正式研究更高的剂量。

（五）急性丙型肝炎

尽管 HCV 暴露后预防无效，但急性 HCV 感染的治疗是有效的[222]。然而，在干扰素时代，急性丙型肝炎的早期治疗更为重要，因为不同队列的研究表明，如果急性丙型肝炎在早期接受干扰素治疗的应答率更高（>85%），而慢性 HCV 感染相比之下总体应答率仅为 54%～56%[222]。由于相当大比例的患者可能在没有任何抗病毒干预的情况下自行清除急性感染，因此提出了不同的策略以避免不必要的治疗，尤其是干扰素[118,222]。患者的 *IFN-λ3* 基因型可以提示是否患者更可能或不太可能自发恢复[223,224]；然而，*IFN-λ3* 检测的阳性预测值低于 90%，治疗决定不能仅基于患者的 *IFN-λ3* 基因型。一项前瞻性随机试验，比较了即刻单用聚乙二醇干扰素治疗急性丙型肝炎与 12 周后 HCV RNA 没有自发转阴的患者延迟开始联合聚乙二醇干扰素及利巴韦林治疗[225]。意向治疗分析显示延迟治疗导致较低 SVR 率，但在“治疗依从性”分析中给出了类似的应答率。因此延迟治疗是有效的，但早期治疗因为失访的患者较少具有优势。无干扰素的 DAA 方案对单一急性 HCV 感染[226-228]和 HIV 阳性患者急性 HCV 感染[229-230]两种情况的治疗效果的数据正在呈现；然而，这些研究规模较小，对于最佳治疗方案、开始治疗时间治疗持续时间和成本效益尚未达成共识[231]。

治疗急性丙型肝炎的合理方法是在考虑 DAA 治疗之前监测血清 HCV RNA 至少 12～16 周，以便有足够的时间进行自发性清除。在 HIV 共同感染背景下的急性丙型肝炎的治疗与 HCV 单一感染患者相似[229,230,232]。鉴于 DAA 方案的高效和良好的安全性，同样用于慢性 HCV 感染的方案也推荐用于急性 HCV 感染（参见后文）[2,212]。不再推荐基于 IFN 的方案。

（六）慢性丙型肝炎

与大多数其他慢性病毒感染相比，HCV 感染的治愈是可能的。丙型肝炎病毒具有完全的细胞浆内生命周期；因此在没有耐药性的情况下抑制病毒复制可以治愈 HCV 感染的细胞。

直到 2011 年，HCV 感染的标准治疗方法是联合 PegIFN 和 RBV。然而基于干扰素的治疗总体治愈率低（54%～56%）[2,96,235]，并具有显著毒性，导致 14% 的患者停止治疗。此外，许多患者不符合 IFN 的治疗条件或不能耐受 IFN，使这些患者的治疗选择受到限制。

第一代 DAA（特拉匹韦、波普瑞韦、西咪匹韦和索磷布韦）被开发为用于联合 PegIFN 和 RBV 治疗的“三联疗法”[236-243]。尽管 SVR 率较高，局限性是对 HCV 基因型活性抑制有限，在 PegIFN/RBV 基础上的额外毒性，对肝硬化患者和既往无效应答者反应性低，以及考虑耐药相关替代（RAS），符合 PegIFN/RBV 的使用条件等。随后，开发了无干扰素的 DAA 联合方案（见上文）。不再推荐基于干扰素的治疗丙型肝炎病毒感染的方案。

DAA 的组合靶向不同和互补的 HCV 生命周期中的步骤（见图 80.1）彻底改变了 HCV 感染的治疗，SVR 率超过 95%，且毒性很小。首个验证概念的研究发表于 2012 年，显示 4 例慢性丙型肝炎患者通过无干扰素的 DAA 联合治疗获得 SVR[244]，所研究的化合物是 HCV NS5A 抑制剂达卡他韦和 HCV NS3 蛋白酶抑制剂阿那匹韦。在丙型肝炎病毒 1a 型患者中 SVR 率只有 22%（2/9）；然而，SVR 率在丙型肝炎病毒基因型 1b 型的患者明显较高（初治患者 90%，既往对 IFN 治疗无应答或不符合条件者 82%）[245]，提供概念性证明无干扰素治疗可以治愈丙型肝炎，但所有口服联合方案在丙型肝炎病毒基因型和亚型之间可能不同的疗效。自这项研究以后，许多 DAA 都经历了临床开发，其中 13 项截至 2020 年初获美国 FDA 批准（5 个蛋白酶抑制剂、6 个 NS5A 抑制剂和 2 个 NS5B 抑制剂）。最早的无干扰素 DAA 方案是丙型肝炎病毒基因型特异的，而最近批准的无干扰素方案覆盖全部基因型。无干扰素 DAA 方案在每种丙型肝炎病毒基因型/亚型、有或没有肝硬化、有无治疗史的背景情况进行了讨论，因为这些因素在选择无 IFN 的 DAA 方案时是重要的考虑因素。特殊人群包括失代偿肝硬化患者、肝移植术后 HCV 复发患者及肾脏损伤患者的治疗将在后文讨论。

美国 FDA 批准的用于治疗慢性丙型肝炎感染的 13 种 DAA 包括：NS3/4A 蛋白酶抑制剂，西咪匹韦、帕利普韦（利托那韦增强型）、格拉瑞韦、格卡瑞韦和伏西瑞韦；NS5A 抑制剂，达卡他韦、奥比那韦、来迪派韦、艾尔巴韦、维帕他韦和派仑他韦；NS5B 抑制剂，索磷布韦和达沙布韦（见表 80.3）。泛基因型药物或固定剂量复方药（药物固定剂量组合，FDC）包括索磷布韦、索磷布韦/维帕他韦、索磷布韦/维帕他韦/伏西瑞韦和格卡瑞韦/派仑他韦。基因型特异性药物或药物固定剂量组合包括索磷布韦/来迪派韦和艾尔巴韦/格拉瑞韦。利巴韦林可以加入一些在较难治疗人群的无干扰素 DAA 方案，如 HCV 基因 3 型肝硬化患者。

1. 基因 1 型

建议根据 HCV 亚型、治疗史、是否存在肝硬化以及某些治疗方案是否存在基线 NS5A RAS，为 HCV 基因 1 型患者推荐几种美国 FDA 批准的无干扰素 DAA 方案。

（1）基因 1a 型的初始治疗

截至 2020 年初，有 4 种无干扰素 DAA 方案，推荐用于 HCV 基因 1a 型无或有代偿性肝硬化患者，均具有相似的疗效（表 80.5）。

1）索磷布韦/雷迪帕韦

非肝硬化和代偿性肝硬化患者。根据注册的Ⅲ期临床研究的数据，索磷布韦（400mg）/雷迪帕韦（90mg）的药物固定剂量组合，每日一次，持续 12 周治疗被批准用于无肝硬化的 HCV 1a 基因型感染患者，ION-1[246]和 ION-3[247]。ION-1[246]研究了 HCV 基因 1（1a 和 1b）型患者，包括无肝硬化或有（16%）代偿期肝硬化的患者，用索磷布韦/雷迪帕韦治疗 12 周或 24 周，联合或不联合 RBV。所有治疗组和丙型肝炎病毒亚型的 SVR12 率达到 97%～99%，表明 12 周无 RBV 的索磷布韦/雷迪帕韦治疗就足够了。SVR12 率在有或没有代偿性肝硬化的 HCV 基因 1a 型感染的患者相似（分别为 98% 和 97%）。因此，这一方案推荐用于无肝硬化和有代偿性肝硬化的基因型为 1a 的 HCV 感染患者。ION-3 研究了是否索磷布韦/雷迪帕韦治疗时间可以缩短[247]，并比较了 8 周索磷布韦/雷迪帕韦有无 RBV 联合与 12 周索磷布韦/雷迪帕韦治疗初治的基

表 80.5　治疗丙型肝炎病毒基因 1 型感染的 DAA 方案

方案	持续时间/周	纤维化分期	SVR12/%	研究
初始治疗				
基因 1a 型推荐				
艾尔巴韦(50mg)/格拉瑞韦(100mg)	12*	F0~3,F4	92	C-EDGE[248]
格卡瑞韦(300mg)/派仑他韦(120mg)	8	F0~3	97~99	SURVEYOR-Ⅰ/Ⅱ[251], ENDURANCE-1[252]
格卡瑞韦(300mg)/派仑他韦(120mg)	12	F4	99	EXPEDITION-1[253]
索磷布韦(400mg)/来迪派韦(90mg)	8*	F0~3	94	ION-3[247]
索磷布韦(400mg)/来迪派韦(90mg)	12	F0~3,F4	99	ION-1[246]
索磷布韦(400mg)/维帕他韦(100mg)	12	F0~3,F4	98	ASTRAL-1[249]
基因 1a 型替代方案				
艾尔巴韦(50mg)/格拉瑞韦(100mg)	16‡	F0~3,F4	100	C-EDGE[248]
基因 1b 型推荐				
艾尔巴韦(50mg)/格拉瑞韦(100mg)	12	F0~3,F4	99	C-EDGE[248]
格卡瑞韦(300mg)/派仑他韦(120mg)	8	F0~3	100	ENDURANCE-Ⅰ/Ⅱ[251] ENDURANCE-1[252]
格卡瑞韦(300mg)/派仑他韦(120mg)	12	F4	100	EXPEDITION-1[253]
索磷布韦(400mg)/来迪派韦(90mg)	8*	F0~3	94	ION-3[247]
索磷布韦(400mg)/来迪派韦(90mg)	12	F0~3,F4	97~99	ION-1[246]
索磷布韦(400mg)/维帕他韦(100mg)	12	F0~3,F4	99	ASTRAL-1[249]
经历过 PegIFN/RBV 治疗				
基因 1a 型推荐				
艾尔巴韦(50mg)/格拉瑞韦(100mg)	12*	F0~3,F4	94	C-EDGE[255,344]
格卡瑞韦(300mg)/派仑他韦(120mg)	8	F0~3	99.7	EUDURANCE-1[252]
格卡瑞韦(300mg)/派仑他韦(120mg)	12	F4	99	EXPEDITION-1[253]
索磷布韦(400mg)/来迪派韦(90mg)	12	F0~3	95~100	ION-2[254]
索磷布韦(400mg)/维帕他韦(100mg)	12	F0~3,F4	98	ASTRAL-1[249]
基因 1b 型推荐				
艾尔巴韦(50mg)/格拉瑞韦(100mg)	12	F0~3,F4	100	C-EDGE[255,334]
格卡瑞韦(300mg)/派仑他韦(120mg)	8	F0~3	99	ENDURANCE-1[252]
格卡瑞韦(300mg)/派仑他韦(120mg)	12	F4	99	EXPEDITION-1[253]
索磷布韦(400mg)/来迪派韦(90mg)	12	F0~3	95~100	ION-2[254]
索磷布韦(400mg)/维帕他韦(100mg)	12	F0~3,F4	99	ASTRAL-1[249]
NS3/4A 蛋白酶抑制剂加 PegIFN/RBV 经治				
基因 1 型推荐				
索磷布韦(400mg)/维帕他韦(100mg)	12	F0~3,F4	100	ASTRAL-1[249]
索磷布韦(400mg)/来迪派韦(90mg)	12	F0~3,F3	94~96	ION-2[254]
格卡瑞韦(300mg)/派仑他韦(120mg)	12	F0~3,F4	92	马格伦-1[257]
基因 1 型替代方案				
艾尔巴韦(50mg)/格拉瑞韦(100mg)+基于体重的 RBV	12*	F0~3	96	C-SALVAGE[311]
艾尔巴韦(50mg)/格拉瑞韦(100mg)+基于体重的 RBV	16‡	F0~3,F4	96	C-SALVAGE[311]
索磷布韦(400mg)/来迪派韦(90mg)+基于体重的 RBV	12	F4	100	SIRIUS[256] Pianko 等[312]

表 80.5　治疗丙型肝炎病毒基因 1 型感染的 DAA 方案(续)

方案	持续时间/周	纤维化分期	SVR12/%	研究
不包含 NS5A 抑制剂的 DAA 经治				
基因 1 型推荐				
索磷布韦(400mg)/维帕他韦(100mg)/伏西瑞韦(100mg)	12	F0~3¶,F4¶	97	POLARIS-4[258]
格卡瑞韦(300mg)/派仑他韦(120mg)	12	F0~3,F4	F0~3 为 99 F4 为 89~91	ENDURANCE-1[252] EXPEDITION-1[253] MAGELLAN-1[257]
索磷布韦(400mg)/维帕他韦(100mg)	12	F0~3§,F4§	96	POLARIS-4[258]
基因 1 型替代方案				
索磷布韦(400mg)/来迪派韦(90mg)+基于体重的 RBV	12	F0~3¶¶	98~100	Osinusi 等[313] Wyles 等[314]
NS5A 抑制剂经治				
基因 1 型推荐				
索磷布韦(400mg)/维帕他韦(100mg)/伏西瑞韦(100mg)	12	F0~3,F4	95(1a) 100(1b)	POLARIS-1[258]
基因 1 型替代方案				
格卡瑞韦(300mg)/派仑他韦(120mg)	16**	F0~3***,F4**	91	MAGELLAN-1[257]

*如仅 HCV 单纯感染,基线 HCV RNA<600 万 IU/mL。
†无基线 NS5A RAS 的患者。
‡基线 NS5A RAS 患者。
§仅 HCV 基因 1b 型患者。
¶仅 HCV 基因 1a 型患者。
¶¶排除西咪匹韦失败患者。
**不包括含有蛋白酶抑制剂的 DAA 方案。
F0~3,METAVIR 纤维化分期 0~3;F4,METAVIR 纤维化分期 4 期,代偿期;PegIFN,聚乙二醇化干扰素;RAS,耐药相关替代;RBV,利巴韦林;SVR12,治疗结束后 12 周持续病毒学应答。

因 1 型 HCV 感染患者的效果。在这项研究中排除了代偿性肝硬化患者。在一项意向治疗分析中,治疗组中 SVR12(93%~95%)没有差别,尽管复发率数值在为期 8 周的治疗组中无论是否联合 RBV 都较高。8 周无 RBV 的析因分析显示基线高病毒载量(>600 万 IU/mL)患者的复发率较高。虽然是析因分析,这些数据对于推荐非肝硬化的基线 HCV RNA 水平低于 600 万 IU/mL 的 HCV 基因 1 型初治患者采用 8 周索磷布韦/来迪派韦无 RBV 的治疗方案是足够的。真实世界临床经验研究证实了 8 周和 12 周索磷布韦/雷迪帕韦对这组患者的疗效相似。

2) 艾尔巴韦/格拉瑞韦

无基线 NS5A RAS 的非肝硬化和代偿性肝硬化患者。基于 3 期 C-EDGE 研究的数据,艾尔巴韦(50mg)/格拉瑞韦(100mg)的药物固定剂量组合每日一次,持续 12 周的治疗也被批准用于 HCV 基因 1a 型感染[248],HCV 基因 1、4 和 6 型的初治患者随机接受艾尔巴韦/格拉瑞韦治疗 12 周,与安慰剂 12 周然后服用艾尔巴韦/格拉瑞韦 12 周比较。丙型肝炎病毒 1a 型感染患者的 SVR12 率为 92%。在这项研究所有入组患者中的 SVR12 率相似(非肝硬化患者 94%,代偿性肝硬化患者 97%)。HCV 基因 1a 型中 SVR12 率在基线 NS5A RAS 患者显著降低,尤其是 HCV 基因 1a 型伴肝硬化的患者。因此,推荐对艾尔巴韦存在基线 NS5A RAS 的 HCV-1a 型非肝硬化患者治疗延长至 16 周。这一组合不建议用于对艾尔巴韦有 NS5A RAS 的 HCV-1a 型肝硬化患者。

3) 索磷布韦/维帕他韦

非肝硬化和代偿性肝硬化患者。基于 ASTRAL-1 研究,索磷布韦(400mg)/维帕他韦(100mg)的药物固定剂量组合每日一次共 12 周是被批准用于丙型肝炎病毒 1a 型感染的泛基因型方案[249]。这一研究评估索磷布韦/维帕他韦治疗 12 周对丙型肝炎病毒基因 1~6 型、无或有偿性肝硬化(19%肝硬化患者)的效果。丙型肝炎病毒 1a 型的总 SVR12 率为 98%,接受或不接受利巴韦林者相似。总 SVR12 率在代偿性肝硬化患者具有可比性(99%)。有趣的是,有了这种方案基线 NS5A RAS 的存在(>15%)并不影响 SVR12 率[250]。

4) 格卡瑞韦/派仑他韦

非肝硬化患者。根据 SURVEYOR-Ⅰ/Ⅱ[251]和 ENDURANCE-1[252]试验,NS3/4A 蛋白酶抑制剂格卡瑞韦(100mg)加 NS5A 抑制剂派仑他韦(40mg)是一种泛基因型治疗方案,可作为 FDC(固定剂量复方制剂)片剂每日一次给药,每次 3 片,治疗非肝硬化 HCV 基因 1a 型感染持续 8 周[252]。对该 FDC 方案的 8 周和 12 周进行了评估,结果显示 8 周组的

SVR12 率为 99%，12 周组为 99.7%，表明在非肝硬化 HCV 基因 1a 型感染患者中具有非劣效性。因此，建议对 HCV 基因 1a 型感染的非肝硬化患者使用格卡瑞韦/派仑他韦治疗 8 周。

代偿性肝硬化患者。在 EXPEDITION-1 研究中，相同的格卡瑞韦/派仑他韦药物固定剂量组合方案治疗 12 周也在代偿性肝硬化患者中进行了评估[253]。在 HCV 基因 1a 型感染的代偿性肝硬化患者中，SVR12 率为 98%，仅有 1 例患者出现了相关 SVR12。

(2) 基因 1b 型的初始治疗

对 HCV 基因 1a 型患者也推荐 4 种相同的无 IFN DAA 方案，用于治疗 HCV 基因 1b 型感染，所有方案的疗效相似（见表 80.5）。

1) 索磷布韦/雷迪帕韦

非肝硬化和代偿性肝硬化患者。根据前述注册的 ION-1[246]和 ION-3[247]三期临床研究数据，索磷布韦（400mg）/雷迪帕韦（90mg）的固定剂量复方制剂（FDC），每日一次，持续 12 周也被批准用于 HCV 基因 1b 型感染，ION-1 研究的 SVR12 率为 97% 至 99%[246]，无论 HCV 亚型及肝纤维化阶段如何，所有治疗组结果均相似。与 HCV 基因 1a 型感染相似，ION-3 研究的析因分析表明只有非肝硬化患者并且 HCV RNA 水平低于 600 万 IU/mL 才能缩短至 8 周[247]。真实世界临床经验研究随后证明了 8 周和 12 周的索磷布韦/雷迪帕韦疗效相似。

2) 艾尔巴韦/格拉瑞韦

非肝硬化和代偿性肝硬化患者。根据Ⅲ期 C-EDGE 研究艾尔巴韦（50mg）/格拉瑞韦（100mg）的药物固定剂量组合，每日一次，持续 12 周也被通过用于 HCV 基因 1b 型感染[248]。HCV 基因 1b 型患者 SVR12 率为 99%（高于 HCV 1a 型感染），而在无代偿期和有代偿期肝硬化的患者相似。基线 NS5A RAS 不影响 HCV 基因 1b 型感染患者的 SVR12 率。

3) 索磷布韦/维帕他韦

非肝硬化和代偿性肝硬化患者。基于 ASTRAL-1 研究，索磷布韦（400mg）/维帕他韦（100mg）的药物固定剂量组合每日一次 12 周的治疗也批准用于 HCV 基因 1b 型感染的患者[249]。丙型肝炎病毒基因 1b 型感染的 SVR12 率达 99%，与未接受联合 RBV 治疗的患者及非肝硬化和肝硬化患者之间相似。

4) 格卡瑞韦/派仑他韦

非肝硬化患者。基于 SURVEYOR-1 和 ENDURANCE-1 试验，格卡瑞韦（100mg）加派仑他韦（40mg）每日服用 3 片，持续 8 周也批准用于 HCV 基因 1b 型感染[251,252]。这一 8 周和 12 周的药物固定剂量组合方案在 HCV 基因 1b 型非肝硬化患者进行评估。对 HCV 基因 1b 型两组患者的 SVR12 率均为 100%，显示 8 周方案对非肝硬化患者已经足够。

代偿性肝硬化患者。相同地，在 EXPEDITION-1 研究中，格卡瑞韦/派仑他韦的药物固定剂量组合 12 周方案也在代偿性肝硬化患者进行评估[253]。所有 HCV 基因 1b 型肝硬化患者均获得 SVR12。

(3) PegIFN/RBV 经治的基因 1a 型

美国 FDA 已批准四种推荐的无干扰素 DAA 方案联合或不联合 RBV，用于既往接受过干扰素（标准或聚乙二醇化）治疗的非肝硬化 HCV 基因 1a 型感染患者。此外，对于 IFN/RBV 治疗失败的 HCV 基因 1a 型代偿性肝硬化患者，推荐 3 种美国 FDA 批准的无干扰素 DAA 方案及 1 种替代方案（见表 80.5）。

1) 索磷布韦/来迪派韦

非肝硬化患者。根据 ION-2 研究，索磷布韦（400mg）/来迪派韦（90mg）的药物固定剂量组合每一次，连续治疗 12 周，建议用于以前接受过聚乙二醇干扰素联合或不联合 RBV 治疗的 HCV 1a 型的非肝硬化患者[254]。接受 12 周或 24 周的索磷布韦/来迪派韦，无论是否联合 RBV，在非肝硬化 HCV 基因 1 型患者中，SVR12 率为 95%~100%，在 12 周和 24 周组中无论丙型肝炎病毒的亚型如何及是否加用 RBV 均相似。因此无 RBV 的 12 周的索磷布韦/来迪派韦治疗方案建议用于 PegIFN/RBV 治疗经历的 HCV 1a 型感染患者。在代偿性肝硬化患者中，索磷布韦/来迪派韦再加 RBV 是一种替代方案（见下文）。

2) 艾尔巴韦/格拉瑞韦

无基线 NS5A RAS 检查的非肝硬化和代偿性肝硬化患者。基于 C-EDGE 研究，艾尔巴韦（50mg）/格拉瑞韦（100mg）的药物固定剂量组合，每日一次，共 12 周，已被批准用于丙型肝炎病毒基因 1a 型有既往 PegIFN/RBV 治疗失败经历的非肝硬化和代偿性肝硬化患者[255]。接受 12 周或 16 周艾尔巴韦/格拉瑞韦联合或不联合 RBV 治疗的患者，在 12 周组无论是否使用 RBV 的 SVR12 率为 94%。此外，SVR12 率在 16 周有或无 RBV 组相似（分别为 97% 和 95%）。与 HCV 基因 1a 型初治患者类似，在基线 NS5A RAS 患者 SVR12 率明显较低（52% SVR12）。因此，无论纤维化分期如何，12 周的艾尔巴韦/格拉瑞韦无 RBV 方案建议用于基线无 NS5A RAS 的 PegIFN/RBV 经治失败的丙型肝炎病毒 1a 型感染患者。

3) 索磷布韦/维帕他韦

非肝硬化和代偿性肝硬化患者。基于 ASTRAL-1 研究，索磷布韦（400mg）/维帕他韦（100mg）的药物固定剂量组合每日一次，为期 12 周，该方案已批准用于非肝硬化和代偿性肝硬化的既往 PegIFN/RBV 治疗失败的 HCV 基因 1a 型患者治疗[249]。SVR12 在非肝硬化 PegIFN/RBV 治疗经历的 HCV 基因 1 型感染者为 98%。总体 SVR12 率在非肝硬化和代偿性肝硬化患者的情况相似（99%）。因此，推荐 12 周的索磷布韦/维帕他韦用于有 PegIFN/RBV 治疗经历的 HCV 基因 1a 型感染的非肝硬化和代偿性肝硬化患者。

4) 格卡瑞韦/派仑他韦

非肝硬化患者。基于 ENDURANCE-1 研究，格卡瑞韦（100mg）/派仑他韦（40mg）的药物固定剂量组合以每次 3 片服用，每日一次，持续 8 周，该方案被批准用于非肝硬化 HCV 基因 1a 型 PegIFN/RBV 经治的患者[252]。非肝硬化患者随机接受 8 或 12 周的格卡瑞韦/派仑他韦。在 8 周组 SVR12 率为 99.1%，在 12 周组为 99.7%，显示 8 周治疗对 HCV 基因 1a 型感染的非肝硬化患者就足够了。

代偿性肝硬化患者。根据 EXPEDITION-1 研究，推荐对代偿期肝硬化患者采用格卡瑞韦（100mg）/派仑他韦（40mg）药物固定剂量组合 3 片服用，每日一次，共 12 周[253]。HCV

基因1型患者的SVR12率为99%，除一名患者外所有患者达到SVR12。因此，12周的格卡瑞韦治疗/派仑他韦推荐用于代偿性肝硬化患者。

5）替代的无干扰素DAA方案

表80.5列出了有代偿性肝硬化的HCV基因1a型感染患者接受PegIFN/RBV治疗的替代方案，为索磷布韦/来迪派韦联合基于体重的RBV治疗12周。

（4）PegIFN/RBV经治的基因1b型

美国FDA批准了4种无干扰素的DAA方案用于之前接受过干扰素（标准或聚乙二醇化）联合或不联合RBV治疗的无肝硬化的HCV基因1b型感染患者。此外，3种美国FDA批准的无干扰素DAA方案和1种替代方案可用于有干扰素/RBV治疗经历的HCV基因1b型感染的代偿期肝硬化患者（见表80.5）。

1）索磷布韦/来迪派韦

非肝硬化患者。根据ION-2研究，索磷布韦（400mg）/来迪派韦（90mg）的药物固定剂量组合每日一次，持续12周，是美国FDA批准用于接受过PegIFN/RBV治疗的HCV基因1b型感染的无肝硬化患者的方案[254]。ION-2评估12周或24周索磷布韦/来迪派韦联合或不联合RBV治疗。在HCV基因1b型感染非肝硬化患者SVR12率为95%～100%。12周及24周组无论HCV亚型，有或无RBV的SVR率相似。因此，12周的索磷布韦/来迪派韦推荐在HCV基因1b型感染、以前接受过PegIFN/RBV治疗的非肝硬化患者中使用，对于代偿期肝硬化患者索磷布韦/来迪派韦加RBV是一种替代方案（见下文）。

2）艾尔巴韦/格拉瑞韦

非肝硬化和代偿性肝硬化患者。基于C-EDGE研究，艾尔巴韦（50mg）/格拉瑞韦（100mg）的药物固定剂量组合12周建议用于HCV基因1b型感染的之前接受过PegIFN/RBV治疗的非肝硬化和代偿性肝硬化患者[255]。在此项研究中，12周和16周艾尔巴韦/格拉瑞韦联合或不联合RBV在之前接受过PegIFN/RBV治疗的HCV基因1型感染患者进行评估。这项研究还包括代偿性肝硬化患者，无论肝纤维化分期所有4个治疗组的SVR12率相似（94%到97%）。因此，建议12周艾尔巴韦/格拉瑞韦的无RBV的治疗。

3）索磷布韦/维帕他韦

非肝硬化和代偿性肝硬化患者。基于ASTRAL-1研究，索磷布韦（400mg）/维帕他韦（100mg）的药物固定剂量组合12周批准用于非肝硬化和代偿性肝硬化HCV基因1b型PegIFN/RBV经治患者[249]。此研究评估了12周或24周索磷布韦/维帕他韦（含或不含RBV）治疗HCV基因1、2、4、5或6型感染的患者，包括代偿性肝硬化患者。HCV基因1b型患者（初治或经治）的SVR12率为99%。此外，总的SVR12率在非肝硬化和代偿性肝硬化患者（99%）及初治和经治患者（99%）相似。因此，推荐12周的索磷布韦/维帕他韦用于以前接受过PegIFN/RBV治疗，无或有代偿性肝硬化的HCV基因1b型感染患者。

4）格卡瑞韦/派仑他韦

非肝硬化患者。基于ENDURANCE-1研究格卡瑞韦（100mg）/派仑他韦（40mg）的药物固定剂量组合每日一次，每次服用3片，被批准用于HCV基因1b型感染的PegIFN/RBV经治的无肝硬化患者[252]。在这项研究中，格卡瑞韦/派仑他韦治疗8或12周在HCV基因1型感染的PegIFN/RBV经治的无肝硬化患者进行评估。SVR12率在8周组为99%，12周组为99.7%，显示8周组的非劣效性。因此建议8周的格卡瑞韦/派仑他韦用于HCV基因1型感染的曾接受过PegIFN/RBV治疗的非肝硬化患者。

5）替代的无干扰素DAA方案

丙型肝炎病毒基因1b型感染接受过PegIFN/RBV治疗的代偿性肝硬化患者的替代方案列于表80.5，包括帕利瑞韦/利托那韦/奥比他韦/达沙布韦（PrOD）12周、西咪匹韦加索磷布韦12周、达卡他韦加索磷布韦12周，及在非肝硬化患者PrOD 12周、索磷布韦/来迪派韦加RBV治疗12周。

（5）NS3/4A蛋白酶抑制剂加PegIFN/RBV经治的基因1型

3种美国FDA推荐的方案和1种替代的无干扰素DAA方案用于HCV基因1型（1a和1b）、以前有用第一代NS3/4A蛋白酶抑制剂联合PegIFN/RBV治疗经历的非肝硬化患者。对于代偿期肝硬化患者有2种美国FDA批准的方案和2种替代方案（见表80.5）。

1）索磷布韦/来迪派韦

非肝硬化患者。基于ION-2研究，索磷布韦（400mg）/来迪派韦（90mg）的药物固定剂量组合每日一次，持续12周建议用于NS3/4A蛋白酶抑制剂联合PegIFN/RBV治疗经历的HCV基因1型感染的非肝硬化患者[254]。在所有经治的HCV-1患者（PegIFN/RBV或PegIFN/RBV加NS3/4A蛋白酶抑制剂），12周有或无RBV组的SVR12率分别为94%和96%，24周有或无RBV组的SVR12为99%。代偿期肝硬化组的复发率较高。因此，12周的索磷布韦/来迪派韦推荐用于非肝硬化的有NS3/4A蛋白酶抑制剂联合PegIFN/RBV治疗经历的HCV基因1型感染患者。

2）索磷布韦/维帕他韦

非肝硬化和代偿性肝硬化患者。基于ASTRAL-1研究，索磷布韦（400mg）/维帕他韦（100mg）的药物固定剂量组合，每日一次，持续12周也被批准用于HCV基因1型、既往采用NS3/4A蛋白酶抑制剂联合PegIFN/RBV治疗的非肝硬化和代偿性肝硬化患者[249]。无论肝纤维化分期，这些患者的SVR12率为100%。

3）格卡瑞韦/派仑他韦

非肝硬化和代偿性肝硬化患者。基于MAGELLAN-1研究格卡瑞韦（100mg）/派仑他韦（40mg）的药物固定剂量组合，每日一次，每次3片口服，持续12周也建议用于HCV基因1型感染的、之前有NS3/4A蛋白酶抑制剂联合PegIFN/RBV治疗失败、有代偿期肝硬化和无肝硬化的患者[257]。在MAGELLAN-1研究中，经历过DAA治疗的HCV基因1型感染的患者接受12周或16周的格卡瑞韦/派仑他韦治疗。12周和16周组的总SVR12率相似（分别为89%对91%）。当仅考虑接受蛋白酶抑制剂而非其他DAA，SVR12率在两组均为100%。

4）替代的不含干扰素的DAA方案

HCV基因1型感染NS3/4A蛋白酶抑制剂经治的非肝硬

化和代偿性肝硬化患者的替代方案为无基线 NS5A RAS 者艾尔巴韦/格拉瑞韦加 RBV 12 周，有基线 NS5A RAS 者 16 周（见表 80.5）。索磷布韦/来迪派韦联合 RBV 也是 HCV 基因 1 型感染、既往使用 NS3/4A 蛋白酶抑制剂治疗的代偿性肝硬化患者的替代方案。

（6）索磷布韦（无 NS5A 抑制剂）经治的基因 1 型

建议两种无干扰素 DAA 方案用于治疗 HCV 1a 型感染、两种无干扰素 DAA 方案用于治疗既往接受一种含索磷布韦而不含 NS5A 抑制剂方案治疗的 HCV 基因 1b 型感染的无肝硬化和代偿性肝硬化患者。另一种替代方案可用于已接受含 NS5A 抑制剂而不含西米瑞韦的方案治疗的 HCV 基因 1 型感染的非肝硬化患者（见表 80.5）。

1）索磷布韦/维帕他韦/伏西瑞韦

基于 POLARIS-4 研究，索磷布韦（400mg）/维帕他韦（100mg）/伏西瑞韦（100mg）的药物固定剂量组合每日一次、持续 12 周方案批准用于 HCV 基因 1a 型感染、先前接受包括索磷布韦而不含 NS5A 抑制剂的无干扰素 DAA 方案治疗的代偿性肝硬化和无肝硬化患者[258]。在这项研究中[258]，先前接受过不含 NS5A 抑制剂的索磷布韦方案治疗的非肝硬化和代偿期肝硬化患者随机分为 12 周的索磷布韦/维帕他韦/伏西瑞韦（三联治疗）或索磷布韦/维帕他韦（双重治疗）。SVR12 率在三联治疗组为 97%，相比双重治疗组的 90%，而在索磷布韦/维帕他韦治疗的患者复发率更高。

2）格卡瑞韦/派仑他韦

基于 ENDURANCE-1[252]、EXPEDITION-1[253] 和 MAGELLAN-1[259] 研究，建议格卡瑞韦（100mg）/派仑他韦（40mg）的药物固定剂量组合，每次服用 3 片，每日一次，持续 12 周用于基因 1 型（1a 或 1b）既往接受过含索磷布韦方案治疗的非肝硬化和代偿性肝硬化患者。ENDURANCE-1 评估在初治和经治（包括之前使用索磷布韦［但非 NS5A］治疗失败）非肝硬化患者使用 8 周和 12 周的格卡瑞韦/派仑他韦治疗[252]，总 SVR12 率分别为 99.1% 和 99.7%；然而只有 3 名之前曾使用含索磷布韦方案治疗的患者参加了这项研究，EXPEDITION-1 纳入 HCV 基因 1、2、4、5 或 6 型代偿性肝硬化患者[253]，包括之前使用过含索磷布韦的 DAA 方案治疗失败的患者。患者接受 12 周的格卡瑞韦/派仑他韦治疗。HCV 基因 1 型感染患者的 SVR12 率为 99%，在 8 周组有 1 例 HCV 基因 1a 型患者经历病毒复发。在 MAGELLAN-1 研究中[259]，HCV 基因 1 和 4 型感染并 DAA 经治患者，包括西咪匹韦加索磷布韦和 NS5A 抑制剂治疗失败患者，接受 12 或 16 周格卡瑞韦/派仑他韦治疗。尽管研究规模较小，两组总的 SVR12 率相似（分别为 89% 和 91%）。SVR12 率在之前 NS5A 治疗史的患者（88% ~ 94%）比单独使用 NS3/4A 蛋白酶抑制剂患者（100%）较低。因此，基于这些有限的数据，12 周的格卡瑞韦/派仑他韦推荐用于含索磷布韦方案治疗失败患者的治疗。

3）索磷布韦/维帕他韦

基于 POLARIS-4 研究，索磷布韦（400mg）/维帕他韦（100mg）而无伏西瑞韦的药物固定剂量组合推荐用于 HCV 基因 1b 型感染、既往使用索磷布韦但不含 NS5A 的方案失败的无肝硬化或代偿性肝硬化的患者[258]，评估了索磷布韦/维帕他韦/伏西瑞韦三联方案与索磷布韦/维帕他韦双重方案在这一患者群体中的治疗效果。三重治疗组的 SVR12 率与双重治疗组相似（分别为 96% 和 95%）。相比之下，在 HCV 基因 1a 型感染患者中，双重疗法组的 SVR12 疗效比率较低；因此，建议对 HCV 基因 1a 型患者采用三重疗法进行治疗。

4）替代的无干扰素 DAA 方案

HCV 基因 1 型索磷布韦经治（而不是 NS5A 抑制剂或西咪匹韦失败）的非肝硬化患者的替代治疗方案是索磷布韦/来迪派韦联合 RBV 治疗 12 周（见表 80.5）。

（7）NS5A 抑制剂经治

NS3/4A RAS 通常适应性差，常被野生型复制力更强的病毒所替代，因此在含 NS3/4A DAA 的不成功治疗后，数月内消失，与 NS3/4A RAS 不同，NS5A RAS 在含有 NS5A 的 DAA 方案治疗期间具有高复制能力，因此，即使在移除 NS5A 抑制剂的选择压力之后，NS5A RAS 在准种群中仍持续多年，成为优势病毒株[260,261]。这一观察结果对于先前含 NS5A 抑制剂治疗失败的患者重新选择治疗方案具有意义，美国 DFA 批准的一个替代的无干扰素 DAA 方案可用于 HCV 基因 1 型感染、有或无代偿性肝硬化、并且有既往接受含 NS5A 抑制剂方案治疗经历的患者（见表 80.5）。

1）索磷布韦/维帕他韦/伏西瑞韦

基于 POLARIS-1 试验，索磷布韦（400mg）/维帕他韦（100mg）/伏西瑞韦（100mg）的药物固定剂量组合每日一次，连续 12 周被批准用于 HCV 基因 1 型感染、NS5A 抑制剂的治疗经历的非肝硬化和代偿性肝硬化患者[258]。在 POLARIS-1 中，NS5A 抑制剂经治的、HCV 基因 1 至 6 型感染的非肝硬化和的代偿性肝硬化患者接受了 12 周的索磷布韦/维帕他韦/伏西瑞韦治疗。大多数患者此前接受过来迪派韦（51%）或达卡他韦（27%）治疗。HCV 基因 1a 型（95%）和 HCV 基因 1b 型（100%）感染患者中 SVR12 率较高。此外，不管是否存在基线 NS5A RAS（97% 存在 NS5A 的 RAS，97% 存在 NS3 及 NS5A RAS）。SVR12 值在代偿性肝硬化低于非肝硬化患者（肝硬化 93% 比非肝硬化 99%）。这些数据支持使用三重 DAA 方案治疗有 NS5A 抑制剂治疗经历的 HCV 基因 1 型感染的无肝硬化或有代偿性肝硬化的患者。

2）替代无干扰素 DAA 方案

HCV 基因 1 型感染既往接受一种 NS5A 抑制剂治疗史、非肝硬化和代偿性肝硬化患者的替代的无干扰素治疗方案是格卡瑞韦/派仑他韦延长 16 周治疗，除非患者之前接受过一种蛋白酶抑制剂治疗（见表 80.5）。

2. 基因 2 型

一些美国 FDA 批准的不含干扰素的 DAA 方案推荐用于感染 HCV 基因 2 型的患者；推荐的方案取决于治疗史和是否存在代偿性肝硬化。

（1）初始治疗

美国 FDA 批准了两种推荐的不含干扰素的 DAA 方案，用于治疗初治患者的 HCV 基因 2 型感染（表 80.6）。

1）索磷布韦/维帕他韦

非肝硬化和代偿性肝硬化患者。基于 ASTRAL-1[249] 和 ASTRAL-2[262] 研究，索磷布韦（400mg）/维帕他韦（100mg）的药物固定剂量组合，每日一次，为期 12 周方案，建议用于治疗

表 80.6 推荐治疗 HCV 基因 2 型感染的 DAA 方案

治疗方案	持续时间/周	纤维化分期	SVR12/%	研究
初治				
格卡瑞韦(300mg)/派仑他韦(120mg)	8	F0~3	96~100	SURVEYOR-Ⅰ/Ⅱ[251,263] ENDURANCE-1[252]
格卡瑞韦(300mg)/派仑他韦(120mg)	12	F4	100	EXPEDITION-1[253]
索磷布韦(400mg)/维帕他韦(100mg)	12	F0~3,F4	99~100	ASTRAL-1[249] ASTRAL-2[262]
PegIFN/RBV 经治				
格卡瑞韦(300mg)/派仑他韦(120mg)	8	F0~3	96~100	SURVEYOR-Ⅰ/Ⅱ[251,263]
格卡瑞韦(300mg)/派仑他韦(120mg)	12	F4	100	EXPEDITION-1[253]
索磷布韦(400mg)/维帕他韦(100mg)	12	F0~3,F4	100	ASTRAL-2[262]
索磷布韦联合 RBV 经治				
索磷布韦(400mg)/维帕他韦(100mg)	12	F0~3,F4	97	POLARIS-4[258]
格卡瑞韦(300mg)/派仑他韦(120mg)	12	F0~3,F4	99~100	EUDURANCE-2 EXPEDITION-1[253]
索磷布韦联合 NS5A 经治				
索磷布韦(400mg)/维帕他韦(100mg)/伏西瑞韦(100mg)	12	F0~3,F4	100	POLARIS-1[258]

F0~3,METAVIR 纤维化阶段 0~3;F4,METAVIR 纤维化 4 期,代偿期;PegIFN,聚乙二醇干扰素;RBV,利巴韦林;SVR12,治疗完成后 12 周的持续病毒学应答。

HCV 基因 2 型感染的无肝硬化或有代偿性肝硬化的初治患者。ASTRAL-1 评估索磷布韦/维帕他韦 12 周治疗初治和经治的、HCV 基因 1、2、4、5 或 6 型感染的有代偿性肝硬化或没有肝硬化患者[249]。在 HCV 基因 2 型感染的患者,SVR12 为 100%。在 ASTRAL-2 研究中[262],初治的 HCV 2 型感染的无或有代偿性肝硬化(14%)的患者接受索磷布韦/维帕他韦或索磷布韦联合 RBV 治疗 12 周。总的 SVR 率在接受索磷布韦/维帕他韦(99%)患者略高于索磷布韦联合 RBV(94%)的治疗。对非肝硬化患者(99%)和代偿性肝硬化患者(100%)的有效性相似。因此,索磷布韦/维帕他韦 12 周方案推荐用于 HCV 基因 2 型感染患者的初始治疗,无论肝纤维化分期如何。

2) 格卡瑞韦/派仑他韦

非肝硬化患者。基于 ENDURANCE-2、SURVEYOR-1 及 SURVEYOR-Ⅱ研究,格卡瑞韦(100mg)/派仑他韦(40mg)的药物固定剂量组合每日一次,每次服用 3 片,持续 8 周治疗,也被批准用于 HCV 基因 2 型感染的非肝硬化患者的初始治疗[251,263]。ENDURANCE-2 评估 12 周格卡瑞韦/派仑他韦对初治和经治 HCV 基因 2 型感染的无肝硬化患者的效果。SVR12 率为 99%;没有观察到病毒学失败,一名没有达到 SVR12 的患者在治疗后第 4 周失访(该患者确实实现 SVR4)。SURVEYOR-Ⅰ和 SURVEYOR-Ⅱ是在所有 HCV 基因型的非肝硬化患者不同治疗持续时间(8 周和 12 周)及蛋白酶抑制剂的剂量确定研究[251,263]。SVR12 率在所有组的有效性从 96% 到 100% 不等,在 8 周和 12 周治疗组及含或不含 RBV 组的有效性等同。因此,建议格卡瑞韦(100mg)/派仑他韦(40mg)治疗 8 周,每日服用 3 片,推荐用于 HCV 基因 2 型感染的无肝硬化患者。

代偿期肝硬化的患者. 基于 EXPEDITION-1 研究数据,格卡瑞韦(100mg)/派仑他韦(40mg)每日一次,每次 3 片,持续 12 周治疗,批准用于 HCV 基因 2 型初治的代偿性肝硬化患者[253]。研究纳入了初治和 IFN 经治的有代偿性肝硬化的 HCV 基因 1、2、4、5 或 6 型感染患者。HCV 2 型感染者的 SVR 率达 100%。

(2) PegIFN/RBV 经治

有两种无 IFN 的 DAA 方案推荐用于 HCV 基因 2 型感染、无肝硬化和有代偿性肝硬化、PegIFN/RBV 经治的患者(见表 80.6)。

1) 索磷布韦/维帕他韦

基于 ASTRAL-2 研究,索磷布韦(400mg)/维帕他韦(100mg)的药物固定剂量组合每日一次的 12 周方案被美国 FDA 批准用于治疗 HCV 基因 2 型感染、有代偿性肝硬化和无肝硬化、既往 PegIFN/RBV 治疗失败的患者[262]。在 ASTRAL-2 研究中[262],HCV 基因 2 型感染的之前接受过 PegIFN/RBV 治疗的患者随机化给予索磷布韦/维帕他韦或索磷布韦加 RBV 治疗 12 周。接受索磷布韦/维帕他韦治疗的患者的总 SVR12 率较高(索磷布韦/维帕他韦 100% 对比索磷布韦加 RBV 81%)。只纳入少数经治的代偿性肝硬化患者,但这些患者的 SVR12 率为 100%。

2) 格卡瑞韦/派仑他韦

非肝硬化患者。根据 SURVEYOR-Ⅰ及 SURVEYOR-Ⅱ研究,格卡瑞韦(100mg)/派仑他韦(40mg)的药物固定剂量组合每日服用 3 片,为期 8 周,方案被批准用于 HCV 基因 2 型感染的既往 PegIFN/RBV 治疗失败的无肝硬化患者[251]。SURVEYOR-Ⅰ是一个格卡瑞韦/派仑他韦 12 周治疗 1~6 型

HCV感染、无肝硬化的初治与经治患者的剂量范围研究。SURVEYOR-Ⅱ评估格卡瑞韦/派仑他韦持续8周治疗HCV基因1~6型感染、初治与经治的非肝硬化患者。SURVEYOR-Ⅰ的SVR12率为96%至100%，SURVEYOR-Ⅱ为98%，且无论治疗史SVR率相似。

代偿期肝硬化患者。基于EXPEDITION-1研究格卡瑞韦(100mg)/派仑他韦(40mg)，每日一次，每次3片，为期12周，该方案被批准用于HCV基因2型感染的代偿期肝硬化、PegIFN/RBV经治患者[253]。在EXPEDITION-1中，初治及经治的HCV基因1、2、4、5或6型感染的代偿期肝硬化患者接受12周的格卡瑞韦/派仑他韦治疗。HCV基因2型感染患者的SVR12率为100%。因此12周的格卡瑞韦/派仑他韦推荐用于HCV基因2型感染的先前PegIFN/RBV治疗失败的代偿性肝硬化患者。

(3) 索磷布韦经治的患者

两种无干扰素的DAA方案获得批准用于HCV基因2型感染的代偿性肝硬化或无肝硬化、既往索磷布韦联合RBV或索磷布韦联合PegIFN/RBV治疗失败的患者(见表80.6)。

1) 索磷布韦/维帕他韦

根据POLARIS-4研究，索磷布韦(400mg)/维帕他韦(100mg)的药物固定剂量组合每日一次、为期12周的方案批准用于索磷布韦经治的HCV基因2型感染的代偿性肝硬化和无肝硬化患者[258]。POLARIS-4研究中，HCV基因1、2、3或4型患者，包括代偿期肝硬化患者和先前索磷布韦治疗失败患者，随机化接受索磷布韦/维帕他韦/伏昔瑞韦三重治疗或索磷布韦/维帕他韦二重治疗12周。双重治疗组的SVR12率为97%，三重治疗组100%。因此，双重治疗推荐用于既往使用索磷布韦但不含NS5A方案治疗的HCV基因2型感染患者。

2) 格卡瑞韦/派仑他韦

基于来自ENDURANCE-2和EXPEDITION-1的有限的数据，服用格卡瑞韦(100mg)/派仑他韦(40mg)的药物固定剂量组合，每日一次，每次服用3片，持续12周，建议用于HCV基因2型感染的之前经索磷布韦加RBV治疗失败的代偿性肝硬化和无肝硬化患者[253]。ENDURANCE-2募集HCV基因2型感染的非肝硬化患者，包括少数既往索磷布韦联合RBV治疗失败的患者。格卡瑞韦/派仑他韦治疗12周后HCV基因2型感染患者的总SVR12率为99%，所有索磷布韦经治的患者均达到SVR12。EXPEDITION-1募集HCV基因1、2、4、5或6型代偿性肝硬化患者，包括之前索磷布韦联合PegIFN/RBV治疗失败的患者。患者接受了12周的格卡瑞韦/派仑他韦治疗[253]；HCV基因2型感染患者的SVR12率为100%。因此，推荐12周的格卡瑞韦/派仑他韦用于既往索磷布韦治疗失败的HCV基因2型感染的非肝硬化和代偿性肝硬化的患者。

(4) NS5A抑制剂经治

基于POLARIS-1试验，建议一种无干扰素的DAA方案用于HCV基因2型感染、无或有代偿性肝硬化、先前使用含有NS5A抑制剂方案治疗失败的患者(见表80.6)[258]。

索磷布韦/维帕他韦/伏西瑞韦

索磷布韦(400mg)/维帕他韦(100mg)/伏西瑞韦(100mg)药物固定剂量组合，每日一次，每次一片，被批准用于HCV-2既往接受过一种含NS5A抑制剂方案的患者，除外既往接受过格卡瑞韦/派仑他韦治疗的患者。在POLARIS-1研究中[258]，HCV基因1~6型感染的先前接受过含NS5A抑制剂的DAA方案的患者，包括代偿性肝硬化患者，接受索磷布韦/维帕他韦/伏西瑞韦治疗12周。在HCV基因2型感染的患者中SVR12率为100%，尽管仅纳入5名HCV基因2型患者。

3. 基因3型

美国FDA批准了几种无干扰素的DAA方案用于HCV基因3型患者；推荐的方案取决于治疗史，是否有肝硬化，以及肝硬化患者能否接受某些方案，有无基线NS5A RAS(表80.7)。

(1) 初始治疗

两种无干扰素的DAA方案被批准用于丙型肝炎病毒基因3型、无肝硬化的初治患者(见表80.7)。2种干扰素方案和2种替代方案推荐用于HCV基因3型的初治的肝硬化患者。

1) 索磷布韦/维帕他韦

非肝硬化和代偿性肝硬化患者基于ASTRAL-3研究数据，索磷布韦(400mg)/维帕他韦(100mg)药物固定剂量组合持续12周方案，已获批准用于非肝硬化及代偿期肝硬化HCV基因3型感染患者的治疗[262]。初治和经治患者接受索磷布韦/维帕他韦治疗12周或索磷布韦加RBV治疗24周。在初治患者，索磷布韦/维帕他韦治疗的非肝硬化患者SVR12率(索磷布韦/维帕他韦98%对比索磷布韦加RBV90%)明显高于代偿性肝硬化患者(索磷布韦/维帕他韦为93%，对比索磷布韦加RBV 71%)。16%的参与者具有基线NS5A RAS，这些患者的SVR12率较低(基线NS5A RAS的SVR12 88%，没有基线NS5A RAS为97%)。Y93H NS5A RAS与维帕他韦活性下降相关；有该RAS患者的SVR12率为84%。因此，HCV基因3型的代偿期肝硬化患者，建议对基线NS5A进行RAS检查，如果存在NS5A RAS，应联合RBV或考虑使用替代的DAA方案。

2) 格卡瑞韦/派仑他韦

非肝硬化患者。基于ENDURANCE-3研究格卡瑞韦(100mg)/派仑他韦(40mg)的药物固定剂量组合每日3片，持续8周，该方案被批准用于无肝硬化的HCV基因3型感染患者[252]。ENDURANCE-3比较格卡瑞韦/派仑他韦8周和12周以及索磷布韦加达卡他韦12周治疗非肝硬化HCV基因3型感染初治患者的效果，所有3个治疗组的SVR12率相似(两个格卡瑞韦/派仑他韦治疗组均为95%，达卡他韦加索磷布韦组为97%)。因此，格卡瑞韦/派仑他韦8周推荐用于HCV基因3型非肝硬化患者。

代偿期肝硬化患者。格卡瑞韦/派仑他韦的药物固定剂量组合每次3片、每日一次，也被批准用于HCV基因3型感染的代偿性肝硬化患者；然而，根据SURVEYOR-Ⅱ研究，治疗时间为12周。SURVEYOR-Ⅱ研究(第3部分)评估了格卡瑞韦/派仑他韦治疗12或16周，初治和经治的HCV基因3型感染的代偿期肝硬化患者。SVR12率在所有治疗组无显著差别，从91%到98%不等。因此HCV基因3型感染的代偿性肝硬化患者建议使用格卡瑞韦/派仑他韦12周的治疗。

表 80.7　丙型肝炎病毒基因 3 感染的 DAA 方案

治疗方案	持续时间/周	纤维化分期	SVR12/%	研究
初始治疗				
推荐				
格卡瑞韦(300mg)/派仑他韦(120mg)	8	F0~3	95	ENDURANCE-3[252]
格卡瑞韦(300mg)/派仑他韦(120mg)	12	F4	91~98	SURVEYOR-Ⅱ[264]
索磷布韦(400mg)/维帕他韦(100mg)	12	F0~3,F4†	98	ASTRAL-3[262]
替代方案				
索磷布韦(400mg)/维帕他韦(100mg)/伏西瑞韦(100mg)	12*	F4	96	POLARIS-3[267]
索磷布韦(400mg)/维帕他韦(100mg)加基于体重的 RBV	12	F4*	95	ASTRAL-3[262,263]
PegIFN/RBV 经治				
推荐				
索磷布韦(400mg)/维帕他韦(100mg)	12	F0~3†	91	ASTRAL-3[262]
格卡瑞韦(300mg)/派仑他韦(120mg)	16	F4	91~98	SURVEYOR-Ⅱ[264]
索磷布韦(400mg)/维帕他韦(100mg)/伏西瑞韦(100mg)	12	F4	96	POLARIS-3[263]
替代方案				
艾尔巴韦(50mg)/格拉瑞韦(100mg)+索磷布韦(400mg)	12	F4	100	C-ISLE
格卡瑞韦(300mg)/派仑他韦(120mg)	16	F0~3	95~96	SURVEYOR-Ⅱ[251]
索磷布韦(400mg)/维帕他韦(100mg)/伏西瑞韦(100mg)	12*	F0~3	96~97	POLARIS-3[263]
索磷布韦(400mg)/维帕他韦(100mg)加基于体重的 RBV	12	F4	96	Pianko 等[312]
DAA 经治,不包括 NS5A 抑制剂				
推荐				
格卡瑞韦(300mg)/派仑他韦(120mg)	16	F0~3,F4	97	SURVEYOR-Ⅱ[264,265]
索磷布韦(400mg)/维帕他韦(100mg)/伏西瑞韦(100mg)	12	F0~3	95	POLARIS-1[258]
DAA 经治,包括 NS5A 抑制剂				
推荐				
索磷布韦(400mg)/维帕他韦(100mg)/伏西瑞韦(100mg)+基于体重的 RBV	12	F0~3,F4	93~99	POLARIS-1[258]

*如果存在 Y93H NS5A RAS。

†在无基线 Y93H RAS 的患者中。

F0~3,METAVIR 纤维化 0~3 期;F4,METAVIR 纤维化 4 期,代偿期;PegIFN,聚乙二醇干扰素;RBV,利巴韦林;SVR12,完成治疗 12 周后的持续病毒学应答率。

3）替代无干扰素 DAA 方案

HCV 3 型感染的代偿性肝硬化并存在 Y93H RAS 的初治患者的 2 种替代方案是索磷布韦/维帕他韦加基于体重的 RBV 或索磷布韦/维拉帕韦/伏西瑞韦治疗 12 周(见表 80.7)。

(2) PegIFN/RBV 经治

针对既往接受过 PegIFN 和利巴韦林治疗的非肝硬化 HCV 2 型感染患者,推荐使用一种无干扰素 DAA 方案和两种备选方案。此外,针对既往接受过 PegIFN 和利巴韦林治疗的 HCV 3 型感染代偿性肝硬化患者,有两种推荐的无干扰素 DAA 方案和两种备选方案可供选择。

1）索磷布韦/维帕他韦

基于 ASTRAL-3 研究,索非布韦(400mg)/维帕他韦(100mg)的药物固定剂量组合,每日一次,该 12 周的方案被批准用于 HCV 基因 3 型感染以前接受过 PegIFN/RBV 治疗的无肝硬化患者[262]。在ASTRAL-3中,HCV基因3型感染的初治和PegIFN/RBV经治的非肝硬化和代偿性肝硬化患者被随机分为12周的索磷布韦/维帕他韦组或24周索磷布韦加RBV治疗组。在经治患者中,非肝硬化患者的SVR12率为91%,代偿性肝硬化患者为89%,低于初治的非肝硬化患者(SVR12 98%)。然而索磷布韦/维帕他韦组SVR12率明显高于24周的索磷布韦联合RBV治疗组(非肝硬化患者为71%,HCV基因3型感染的代偿性肝硬化患者为58%)。基线NS5A RAS,尤其是Y93H替代也显著降低了SVR12率(84%);因此,不建议索磷布韦/RBV联合用于基因3型感染的经治的肝硬化患者。

2）格卡瑞韦/派仑他韦

基于SURVEYOR-Ⅱ研究,格卡瑞韦(100mg)/派仑他韦(40mg)的药物固定剂量组合每日一次每次3片16周方案建议用于HCV基因3型感染的PegIFN/RBV经治的肝硬化患者[251,253]。HCV基因3型初治或经治的代偿性肝硬化的患者分别接受12周或16周的格卡瑞韦/派仑他韦治疗。在初治患者中12周格卡瑞韦/派仑他韦治疗的SVR率为98%;经治患者中16周格卡瑞韦/派仑他韦治疗的SVR率为96%。因此,对于PegIFN/RBV经治的肝硬化患者建议。

3）索磷布韦/维帕他韦/伏西瑞韦

基于POLARIS-3研究,索磷布韦(400mg)/维帕他韦(100mg)/伏西瑞韦(100mg)的药物固定剂量组合每日一次,持续12周,该方案推荐用于HCV基因3型感染的PegIFN/RBV经治的代偿性肝硬化患者[263]。在POLARIS-3中,PegIFN/RBV经治患者接受了12周的三联治疗;SVR12为96%。

4）替代不含干扰素的DAA方案

2种用于PegIFN/RBV经治的HCV基因3型感染的无肝硬化患者的无干扰素替代方案是格卡瑞韦/派仑他韦治疗16周和索磷布韦/维帕他韦/伏西瑞韦治疗Y93H NS5A RAS患者(参见表80.7)。对于代偿性肝硬化患者的替代方案为艾尔巴韦/格拉瑞韦加索磷布韦12周或索磷布韦/维帕他韦加RBV治疗12周[266]。

(3）DAA经治,不包含NS5A抑制剂

在既往接受过DAA治疗(不包括NS5A抑制剂)的感染HCV基因3型的非肝硬化和代偿性肝硬化患者中,有2种获批的无干扰素DAA方案(见表80.7)。

1）索磷布韦/维帕他韦/伏西瑞韦±利巴韦林

基于POLARIS-1研究,索磷布韦(400mg)/维帕他韦(100mg)/伏西瑞韦(100mg)的药物固定剂量组合每日一次、持续12周方案也推荐用于HCV基因3型感染、先前使用含NS5A抑制剂的DAA方案治疗失败的无肝硬化和代偿性肝硬化患者[258]。在POLARIS-1研究中[258],DAA经治(包括NS5A抑制剂治疗经历)HCV基因1~6型感染的非肝硬化和代偿性肝硬化患者接受索磷布韦/维帕他韦/伏西瑞韦治疗12周。HCV基因3型感染中的SVR12率为95%。基线NS5A RAS患者SVR12率较高(97%)。在此项研究招募的患者中,总SVR12率在所有HCV基因型感染的代偿性肝硬化患者较低(代偿性肝硬化患者和非肝硬化患者93%比99%);因此,建议在DAA经治的HCV基因3型感染的代偿期肝硬化患者加用按体重剂量的RBV。

2）格卡瑞韦/派仑他韦

格卡瑞韦(100mg)/派仑他韦(40mg)的药物固定剂量组合每日一次,每次3片,也推荐用于HCV基因3型DAA经治(不含NS5A抑制剂)有或无肝硬化患者。在SURVEYOR-Ⅱ研究中[264,265],HCV基因3型感染、有或无肝硬化、既往经历过以索磷布韦为基础的无NS5A抑制剂方案治疗的患者,接受16周的格卡瑞韦/派仑他韦治疗;无论基线纤维化分期如何,SVR12为97%。因此,推荐在HCV基因3型感染经治(有DAA但不含NS5A抑制剂)、有或无肝硬化患者使用16周的格卡瑞韦/派仑他韦治疗方案。

(4）NS5A抑制剂DAA经治

在既往接受过含NS5A抑制剂方案治疗的HCV基因型患者中,推荐了一种无干扰素的DAA方案。

索磷布韦/维帕他韦/伏西瑞韦±利巴韦林

基于POLARIS-1研究,索磷布韦(400mg)/维帕他韦(100mg)/伏西瑞韦(100mg)的药物固定剂量组合每日一次,持续12周的方案也推荐用于HCV基因3型感染、先前使用含NS5A抑制剂的DAA方案治疗失败的非肝硬化和代偿性肝硬化患者[258]。SVR12率为95%。有复发经历的是有肝硬化的患者;因此,HCV基因3型感染NS5A抑制剂经治的肝硬化患者建议加用基于体重的RBV。

4. 基因4型

一些美国FDA批准的不含干扰素的DAA方案推荐用于感染HCV基因4型的患者;推荐的方案取决于治疗史和是否存在代偿性肝硬化(表80.8)。

索磷布韦/维帕他韦/伏西瑞韦

格卡瑞韦/派仑他韦

服用格卡瑞韦(100mg)/派仑他韦(40mg)的药物固定剂量组合每日3片,该方案也推荐用于HCV基因4型感染、DAA经治(不含NS5A抑制剂)、有或无肝硬化患者。在SURVEYOR-Ⅱ研究中[264,265],HCV基因3型感染、之前接受过索磷布韦基础的不含NS5A抑制剂方案治疗的有或无肝硬化患者,接受16周的格卡瑞韦/派仑他韦治疗;无论基线纤维化分期如何,SVR12为97%。因此,HCV基因3型、经治(DAA但非NS5A抑制剂)、有和无肝硬化的患者建议16周的格卡瑞韦/派仑他韦治疗。

(1）初始治疗

四种美国FDA批准的无干扰素的DAA方案,推荐用于HCV基因4型感染的初治患者,无论有无肝硬化(见表80.8)。

1）索磷布韦/维帕他韦

非肝硬化和代偿性肝硬化患者。基于ASTRAL-1研究索磷布韦(400mg)/维帕他韦(100mg)的药物固定剂量组合每日一次,是一种被批准用于HCV基因4型感染的泛基因型方案[249]。这项研究评估索磷布韦/维帕他韦12周在HCV基因1~6型感染、无肝硬化和代偿性肝硬化(19%)患者的治疗效果。HCV基因4型感染者的总SVR12率为100%。所有纳入的患者中无肝硬化和代偿性肝硬化患者总SVR12率相似(99%)。采用这种方案治疗,出现基线NS5A RAS(>15%)不影响SVR12率[250]。

表 80.8 HCV 基因 4 型感染的 DAA 方案

方案	持续时间/周	纤维化分期	SVR12/%	研究
初始治疗				
推荐				
格卡瑞韦(300mg)/派仑他韦(120mg)	8	F0~3	93~100	SURVEYOR-Ⅰ/Ⅱ[252,263] ENDURANCE-1[263]
格卡瑞韦(300mg)/派仑他韦(120mg)	12	F4	100	EXPEDITION-1[253]
索磷布韦(400mg)/维帕他韦(100mg)	12	F0~3,F4	100	ASTRAL-1[249]
艾尔巴韦(50mg)/格拉瑞韦(100mg)	12	F0~3,F4	96~100	C-EDGE[248,264]
索磷布韦(400mg)/来迪派韦(90mg)	12	F0~3,F4	92~95	SYNERGY[268] Abergel 等[269]
PegIFN/RBV 经治				
推荐				
索磷布韦(400mg)/维帕他韦(100mg)	12	F0~3,F4	100	ASTRAL-1[249]
格卡瑞韦(300mg)/派仑他韦(120mg)	8	F0~3	93~100	SURVEYOR-Ⅱ[252,263] ENDURANCE-1[263]
格卡瑞韦(300mg)/派仑他韦(120mg)	12	F4	100	EXPEDITION-1[253]
艾尔巴韦(50mg)/格拉瑞韦(100mg)	12	F0~3*,F4*	89	C-EDGE[255,270]
索磷布韦(400mg)/来迪派韦(90mg)	12	F0~3	91	SYNERGY[268] Abergel 等[269]
替代方案				
艾尔巴韦(50mg)/格拉瑞韦(100mg)加基于体重的 RBV	16	F0~3†、F4†	92	C-EDGE[334,332,333]
索磷布韦(400mg)/来迪派韦(90mg)+基于体重的 RBV	12	F4	92~100	SYNERGY[268] Abergel 等[269]
DAA 经治,包括 NS5A 抑制剂				
推荐				
索磷布韦(400mg)/维帕他韦(100mg)/伏西瑞韦(100mg)	12	F0~3,F4	97	POLARIS-1/4[258]

*仅 PegIFN/RBV 治疗后病毒学复发的患者。

†仅 PegIFN/RBV 治疗后出现病毒学突破或无应答的患者。

F0~3,METAVIR 纤维化 0~3 期;F4,METAVIR 纤维化 4 期,代偿期肝硬化;PegIFN,聚乙二醇干扰素;RBV,利巴韦林;SVR12,治疗完成后 12 周的持续病毒学应答。

2) 格卡瑞韦/派仑他韦

非肝硬化患者。根据 SURVEYOR-1[251]、ENDURQNCE-4[252]及 SURVEYOR-Ⅱ非肝硬化试验[252],以及 EXPEDITION-1 代偿期肝硬化试验[253],格卡瑞韦(100mg)/派仑他韦(40mg)的药物固定剂量组合每日 3 片,每日一次服用,持续 8 周方案批准用于 HCV 基因 4 型感染的初治患者。在 SURVEYOR-Ⅰ[251],HCV 基因 4 型初治非肝硬化患者的 SVR12 率为 100%。同样,在 ENDURANCE-4 中,HCV 基因 4 型的非肝硬化患者的 SVR12 率为 99%。SURVEYOR-Ⅱ评估缩短为 8 周的格卡瑞韦/派仑他韦治疗[263]。SVR12 率为 93%;没有病毒学应答失败,并且意向治疗分析中未达到 SVR12 的患者均因失访。因此 8 周的格卡瑞韦/派仑他韦药物固定剂量组合方案推荐用于 HCV 基因 4 型感染的初治的非肝硬化患者。

代偿性肝硬化患者。基于 EXPEDITION-1 试验,格卡瑞韦/派仑他韦的药物固定剂量组合方案 12 周治疗推荐用于 HCV 基因 4 型感染、初治的代偿期肝硬化患者[253]。HCV 基因 4 型感染、初治的代偿性肝硬化患者中 SVR12 率达 100%。

3) 索磷布韦/来迪派韦

非肝硬化和代偿性肝硬化患者。基于 SYNERGY 研究数据和一项小的开放标签研究索磷布韦(400mg)/来迪派韦(90mg)的药物固定剂量组合每日一次为期 12 周方案被批准用于 HCV 基因 4 型感染的无肝硬化患者。在 SYNERGY 研究中,初治和经治的 HCV 基因 4 型感染患者,包括有代偿期肝硬化患者,接受索磷布韦/来迪派韦 12 周的治疗。SVR12 率为 92%。相似地,在 Abergel 及其同事的研究中,初治患者的 SVR12 率为 95%。

4）艾尔巴韦/格拉瑞韦

非肝硬化和代偿性肝硬化患者。根据来自 C-EDGE 的研究及一项艾尔巴韦/格拉瑞韦的第 2/3 期计划的合并分析数据[248]，艾尔巴韦（50mg）/格拉瑞韦（100mg）的药物固定剂量组合每日一次，持续 12 周，也被批准用于 HCV 基因 4 型感染患者[248]。在 C-EDGE 中[248]，HCV 基因 1、4 和 6 型的初治患者随机接受艾尔巴韦/格拉瑞韦治疗 12 周，对比安慰剂治疗 12 周然后服用艾尔巴韦/格拉瑞韦 12 周的治疗。C-EDGE 研究中 HCV 基因 4 型中感染患者的 SVR12 率达 100%[248]，在合并分析中为 96%。总的 SVR12 率在所有入选患者相似。与丙型肝炎病毒 1a 型感染相反，基线 NS5A RAS 不影响 SVR12 率。

（2）PegIFN/RBV 经治

有四种无干扰素 DAA 方案批准用于 PegIFN/RBV 失败的 HCV 基因 4 型感染的无肝硬化患者。此外，有 3 个批准的和 1 个替代的无 IFN 的 DAA 方案用于 HCV 基因 4 型 PegIFN/RBV 治疗失败的代偿期肝硬化患者（见表 80.8）。

1）索磷布韦/维帕他韦

基于 ASTRAL-1 研究索磷布韦（400mg）/维帕他韦（100mg）的药物固定剂量组合每日一次，持续 12 周方案推荐用于 HCV 基因 4 型感染、既往 PegIFN/RBV 治疗失败的无肝硬化或有代偿性肝硬化患者[249]。在 ASTRAL-1 中，HCV 基因 1、2、4、5 和 6 型感染既往经过 PegIFN/RBV 治疗的代偿性肝硬化和无肝硬化的患者接受索磷布韦/维帕他韦治疗 12 周。HCV 基因 4 型感染患者的 SVR12 率为 100%。无论纤维化分期（非肝硬化患者和代偿性肝硬化患者均为 99%）或治疗史（初治和经治的患者均为 99%），SVR12 率都是相似的。

2）格卡瑞韦/派仑他韦

根据 SURVEYOR-Ⅱ[251,263]及 EXPEDITION-1[253]研究，格卡瑞韦（100mg）/派仑他韦（40mg）的药物固定剂量组合一天一次、一次 3 粒、持续 8 周方案建议用于 HCV 基因 4 型感染既往 PegIFN/RBV 治疗经历的无肝硬化患者；12 周方案用于 HCV 基因 4 型感染 PegIFN/RBV 治疗经历的代偿期肝硬化患者[251,263]，HCV 4 型感染的初治和经治非肝硬化患者接受 12 周的格卡瑞韦/派仑他韦治疗。所有 HCV 4 型感染者的 SVR12 率为 100%。在 SURVEYOR-Ⅱ（第 4 部分）中，HCV 基因 4 型感染的初治和经治非肝硬化患者接受了 8 周的格卡瑞韦/派仑他韦治疗。总 SVR12 率为 93%；没有病毒学失败，3 名未能达到 SVR12 的患者全部失访。在 EXPEDITION-1[253]，HCV 基因 1、2、4、5 和 6 型感染的初治和经治代偿期肝硬化患者接受 12 周的格卡瑞韦/派仑他韦治疗。HCV 基因 4 型感染患者的总 SVR12 率为 100%。因此，8 周的格卡瑞韦/派仑他韦建议用于非肝硬化患者，12 周用于 HCV 基因 4 型感染 PegIFN/RBV 经治的代偿性肝硬化患者。

3）艾尔巴韦/格拉瑞韦

艾尔巴韦（50mg）/格拉瑞韦（100mg）药物固定剂量组合每日一次，持续 12 周的治疗方案也建议用于 HCV 基因 4 型感染、既往 PegIFN/RBV 治疗后复发的非肝硬化和代偿期肝硬化患者，基于该方案的第 2 和第 3 期计划的合并分析结果[264]。所有 HCV 基因 4 型经治患者使用艾尔巴韦/格拉瑞韦治疗 12 周的总 SVR12 率为 88%，使用艾尔巴韦/格拉瑞韦加 RBV 治疗 12 周为 93%，艾尔巴韦/格拉瑞韦 16 周为 60%，艾尔巴韦/格拉瑞韦加 RBV 治疗 16 周为 100%。在子分析中，根据既往对 PegIFN/RBV 的反应，SVR12 率在先前部分或无应答者及经历病毒性突破者显著高于先前复发患者。因此，12 周艾尔巴韦/格拉瑞韦推荐用于 HCV 基因 4 型感染先前 PegIFN/RBV 治疗复发的代偿性肝硬化或无肝硬化患者。不建议对之前部分或无反应者以及那些经历过 PegIFN/RBV 治疗病毒学突破的患者使用此方案；治疗应该延长到 16 周，在这些患者中还应加用 RBV（替代方案）。

4）索磷布韦/来迪派韦

基于 SYNERGY 研究和来自索磷布韦/来迪派韦的Ⅱ期研究数据，索磷布韦（400mg）/来迪派韦（90mg）的药物固定剂量组合每日一次，疗程 12 周，批准用于 HCV 基因 4 型感染的既往接受过 PegIFN/RBV 治疗的无肝硬化患者；在代偿期肝硬化患者建议加用基于体重的 RBV。在 SYNERGY 研究中对 HCV 基因 4 型感染的经治的非肝硬化和代偿期肝硬化患者，索磷布韦/来迪派韦 12 周治疗的总 SVR12 率为 100%，在开放标签的Ⅱ期研究中为 91%。因此，12 周的索磷布韦/来迪派韦推荐用于 HCV 基因 4 型既往 PegIFN/RBV 经治的非肝硬化患者。由于这项研究包括的代偿性肝硬化患者数量很少，建议在这些患者的治疗中加用基于体重的 RBV。

5）替代不含干扰素的 DAA 方案

HCV 基因 4 型感染 PegIFN/RBV 经治的代偿性肝硬化患者的替代的无干扰素 DAA 方案是帕利普韦/利托那韦/奥比他韦加 RBV 治疗 12 周，以及索磷布韦/来迪派韦加 RBV。

（3）DAA 经治

一种无干扰素的 DAA 方案被批准用于 HCV 基因 4 型感染的既往 DAA 治疗失败（包括含有一种 NS5A 抑制剂的方案）的非肝硬化和肝硬化患者（见表 80.8）。

索磷布韦/维帕他韦/伏西瑞韦。根据 POLARIS-1 和 POLARIS-4 研究，索磷布韦（400mg）/维帕他韦（100mg）/伏西瑞韦（100mg）的药物固定剂量组合每日一次，为期 12 周，该方案被批准用于治疗 HCV 基因 4 型感染的既往使用一种 DAA 方案治疗失败（包括那些含有一种 NS5A 抑制剂）的无肝硬化和代偿期肝硬化患者[258]。在 POLARIS-4 研究中 HCV 基因 1 至 6 型感染之前接受过 DAA 治疗（而不是一种 NS5A 抑制剂）的非肝硬化和代偿性肝硬化患者随机进入索磷布韦/维帕他韦/伏西瑞韦（三重治疗）组或索磷布韦/维帕他韦（双重治疗）组治疗 12 周[258]。三重治疗组的总 SVR12 率为 97%（HCV 基因 4 型患者为 100%），接受双重治疗的患者为 90%。无论纤维化分期和治疗史如何，获得的 SVR12 率都相似。在 POLARIS-1[258]中，含 NS5A 抑制剂的 DAA 方案经治的 HCV 基因 1 至 6 型感染患者接受三重治疗 12 周。HCV 基因 4 型感染患者的 SVR12 率为 100%，其中无肝硬化和代偿性肝硬化以及有和没有基线 NS5A RAS 患者的 SVR12 率相似。

5. 基因 5 型

美国 FDA 批准的几种不含干扰素的 DAA 方案，推荐用于 HCV 基因 5 型患者；推荐的方案取决于治疗史和是否存在代偿性肝硬化（表 80.9）。

（1）初始治疗

3 种美国 FDA 批准的无干扰素 DAA 方案推荐用于 HCV 基因 5 型初治患者（表 80.9）。

表 80.9 HCV 基因 5 型感染推荐的 DAA 方案

方案	持续时间/周	纤维化分期	SVR12/%	研究
初始治疗				
格卡瑞韦(300mg)/派仑他韦(120mg)	8	F0~3	100	S URVEYOR-Ⅰ/Ⅱ[251,263] ENDURANCE-4
格卡瑞韦(300mg)/派仑他韦(120mg)	12	F4	100	EXPEDITION-1[253]
索磷布韦(400mg)/维帕他韦(100mg)	12	F0~3,F4	96	ASTRAL-1[249]
索磷布韦(400mg)/来迪派韦(90mg)	12	F0~3,F4	95	Abergel 等
经历过 PegIFN/RBV 治疗				
格雷卡普雷韦(300mg)/派仑他韦(120mg)	8	F0~3	100	Puoti 等[265]
格卡瑞韦(300mg)/派仑他韦(120mg)	12	F4	100	Puoti 等[265]
索磷布韦(400mg)/来迪派韦(90mg)	12	F0~3,F4	95	Abergel 等[265]。
索磷布韦(400mg)/维帕他韦(100mg)	12	F0~3,F4	97~100	ASTRAL-1[249]
DAA 经治,包括 NS5A 抑制剂				
索磷布韦(400mg)/维帕他韦(100mg)/伏西瑞韦(100mg)	12	F0~3,F4	100	POLARIS-1[258]

F0~3,METAVIR 纤维化 0~3 期;F4,METAVIR 纤维化 4 期,代偿期;PegIFN,聚乙二醇干扰素;RBV,利巴韦林;SVR12,治疗完成后 12 周的持续病毒学应答。

1) 格卡瑞韦/派仑他韦

非肝硬化患者。基于 SURVEYOR-Ⅰ[251]、SURVEYOR-Ⅱ[251]和 ENDURANCE-4 研究,格卡瑞韦(100mg)/派仑他韦(40mg)的药物固定剂量组合 3 片服用,每日一次,持续 8 周方案被批准用于治疗 HCV 基因 5 型感染无肝硬化的初治患者。SURVEYOR-Ⅰ 和 SURVEYOR-Ⅱ 研究中[251],包含 HCV 基因 5 型感染的患者,接受 8 周和 12 周格卡瑞韦/派仑他韦治疗,尽管在这些研究中患者人数少。仅有 3 名 HCV 基因 5 型的患者被纳入研究,但 SVR12 为 100%。

代偿性肝硬化患者。EXPEDITION-1 评估 HCV 基因 1、2、4、5 和 6 型感染的代偿性肝硬化患者[253]。HCV 基因 5 型感染患者的 SVR12 率为 100%;然而,只纳入了 2 名患者。

2) 索磷布韦/维帕他韦

非肝硬化和代偿性肝硬化患者。基于 ASTRAL-1 的研究数据,索磷布韦(400mg)/维帕他韦(100mg)药物固定剂量组合每日一次持续 12 周治疗[249],包括 24 例 HCV 基因 5 型感染无肝硬化和有代偿性肝硬化患者,SVR12 率为 96%。

3) 索磷布韦/来迪派韦

非肝硬化和代偿性肝硬化患者。基于一项开放标签研究的有限数据,索磷布韦(400mg)/来迪派韦(90mg)药物固定剂量组合每日一次 12 周也推荐用于 HCV 基因 5 型感染的无肝硬化和代偿性肝硬化患者。Abergel 等纳入 41 名 HCV 基因 5 型患者接受开放标签的索磷布韦/来迪派韦治疗 12 周。在初治患者 SVR12 率为 95%。只纳入 3 名有代偿性肝硬化的患者,但所有 3 名患者均达到 SVR12。

(2) PegIFN/RBV 经治

3 种无干扰素的 DAA 方案推荐用于 HCV 基因 5 型感染的 PegIFN/RBV 经治的非肝硬化和代偿性肝硬化患者(见表 80.9)。

1) 格卡瑞韦/派仑他韦

基于一项Ⅱ期和Ⅲ期计划的综合分析结果[265],格卡瑞韦(100mg)/派仑他韦(40mg)的药物固定剂量组合每日服用 3 片,每日一次,持续 8 周,该方案被批准为 HCV 基因 5 型感染、既往接受过 PegIFN/RBV 治疗的无肝硬化患者;持续 12 周治疗方案用于 HCV 基因 5 型感染 PegIFN/RBV 治疗失败的代偿性肝硬化患者。所有 HCV 基因 5 型感染的非肝硬化初治和经治患者经过 8 周治疗实现 SVR12,且肝硬化患者经过 12 周的治疗 100% 达到 SVR12。

2) 索磷布韦/来迪派韦

根据一项小型开放标签研究,索磷布韦(400mg)/来迪派韦(90mg)药物固定剂量组合,每日一次,疗程 12 周,该方案也推荐用于 HCV 基因 5 型感染、既往接受 PegIFN/RBV 治疗的无肝硬化或代偿性肝硬化患者,在经治患者中总 SVR12 率为 95%。

3) 索磷布韦/维帕他韦

根据 ASTRAL-1 研究,索磷布韦(400mg)/维帕他韦(100mg)药物固定剂量组合每日一次,持续 12 周,该方案推荐用于 HCV 基因 5 型感染 PegIFN/RBV 经治的无肝硬化和有代偿性肝硬化患者[249]。只纳入少数经治患者,但初治和经治患者的总 SVR12 率为 97%(无病毒学失败),且所有 11 例经治患者的 SVR12 率为 100%。

(3) DAA 经治

一种无干扰素的 DAA 方案推荐用于 HCV 基因 5 型感染、既往曾接受过 DAA(包括含 NS5A 抑制剂的 DAA 方案)治疗的无肝硬化和有代偿性肝硬化患者(见表 80.9)。

索磷布韦/维帕他韦/伏西瑞韦

基于 POLARIS-1 研究索磷布韦(400mg)/维帕他韦(100mg)/伏西瑞韦(100mg)的药物固定剂量组合,每日一次,连续 12 周,被批准用于 HCV 基因 5 型感染、曾接受过包括一种 NS5A 抑制剂的 DAA 方案治疗的无肝硬化和有代偿性肝硬化患者[258]。在 POLARIS-1 研究中,HCV 基因 1~6 型感染的 DAA 经治的非肝硬化和代偿期肝硬化患者,包括曾接受一种 NS5A 抑制剂治疗的患者给予 12 周的索磷布韦/维帕他韦/伏西瑞韦治疗。仅募集到一名 HCV 基因 5 型感染患者并获得 SVR12。

6. 基因 6 型

对于感染 HCV 基因 6 型的患者，建议使用美国 FDA 批准的几种不含干扰素的 DAA 方案，推荐的方案取决于治疗史和是否存在代偿性肝硬化（表 80.10）。

表 80.10 HCV 基因 6 型感染推荐的 DAA 方案

方案	持续时间/周	纤维化分期	SVR12/%	研究
初始治疗				
格卡瑞韦（300mg）/派仑他韦（120mg）	8	F0~3	100	SURVEYOR-Ⅰ/Ⅱ[251,263] ENDURANCE-4[263]
格卡瑞韦（300mg）/派仑他韦（120mg）	12	F4	100	EXPEDITION-1[253]
索磷布韦（400mg）/维帕他韦（100mg）	12	F0~3，F4	100	ASTRAL-1[249]
索磷布韦（400mg）/来迪派韦（90mg）	12	F0~3，F4	96	Gane 等[266]
PegIFN/RBV 经治				
格卡瑞韦（300mg）/派仑他韦（120mg）	8	F0~3	92	Puoti[265]
格卡瑞韦（300mg）/派仑他韦（120mg）	12	F4	100	Puoti 等[265]
索磷布韦（400mg）/来迪派韦（90mg）	12	F0~3，F4	96	Gane 等[266]
索磷布韦（400mg）/维帕他韦（100mg）	12	F0~3，F4	100	ASTRAL-1[249]
DAA 经治，包括 NS5A 抑制剂				
索磷布韦（400mg）/维帕他韦（100mg）/伏西瑞韦（100mg）	12	F0~3，F4	100	POLARIS-1[258]

F0~3，METAVIR 纤维化 0~3 期；F4，METAVIR 纤维化 4 期，代偿期肝硬化；PegIFN，聚乙二醇干扰素；RBV，利巴韦林；SVR12，治疗完成后 12 周的持续病毒学应答。

（1）初始治疗

获准用于 HCV 基因 5 型感染的 3 种无干扰素 DAA 方案同样也被美国 DFA 批准用于 HCV 基因 6 型感染的初治患者（见表 80.10）。

1）格卡瑞韦/派仑他韦

非肝硬化患者。根据 SURVYOR-Ⅰ[251]、SURVEYOR-Ⅱ和 ENDURANCE-4 研究，格卡瑞韦（100mg）/派仑他韦的药物固定剂量组合每日一次，每次服用 3 片（40mg），持续 8 周，该方案被批准用于治疗 HCV 基因 6 型感染的初治患者。在 SURVEYOR-Ⅰ和 SURVEYOR-Ⅱ（第 2 部分）研究中[251]，HCV 基因 6 型感染的初治非肝硬化患者的 SVR12 为 100%。ENDURANCE-4 也观察了对 HCV 基因 6 型感染的患者使用格卡瑞韦/派仑他韦 12 周的治疗效果，在纳入的 19 名 HCV 基因 6 型感染的患者中 SVR12 率为 100%。在 SURVEYOR-Ⅱ第 4 部分的研究中，评估了格卡瑞韦/派仑他韦 8 周对 HCV 基因 1、2、4、5 和 6 型感染患者的治疗效果。HCV 基因 6 型感染的无肝硬化患者的 SVR12 率为 90%（9/10）；没有病毒学失败，未达到 SVR12 的一名患者失访。

代偿期肝硬化患者。EXPEDITION-1 研究了格卡瑞韦/派仑他韦药物固定剂量组合 12 周方案治疗 HCV 基因 1、2、4、5 和 6 型感染的代偿性肝硬化患者的效果[253]。7 名 HCV 基因 6 型感染患者的 SVR12 率为 100%。因此，12 周的格卡瑞韦/派仑他韦推荐用于 HCV 基因 6 型感染的代偿性肝硬化初治患者。

2）索磷布韦/维帕他韦

非肝硬化和代偿性肝硬化患者。基于 ASTRAL-1 研究，索磷布韦（400mg）/维帕他韦（100mg）的药物固定剂量组合每日一次也被批准用于 HCV 基因 6 型感染的患者[249]，其中纳入了 HCV 基因 1、2、4、5 和 6 型感染的无肝硬化和代偿性肝硬化患者。在参加这项研究的 41 例 HCV 基因 6 型感染患者中，SVR12 率为 100%。此外在 POLARIS-2 研究中，9 名 HCV 基因 6 型感染患者被分配入索磷布韦/维帕他韦 12 周治疗组[263]。SVR12 率为 100%，无论纤维化分期如何，总 SVR12 率相似。因此，12 周索磷布韦/维帕他韦被推荐用于 HCV 基因 6 型感染、无肝硬化和有代偿性肝硬化的患者。

3）索磷布韦/来迪派韦

非肝硬化和代偿性肝硬化患者。根据一项小型开放标签研究的有限数据，索磷布韦（400mg）/来迪派韦（90mg）药物固定剂量组合，每日一次，推荐用 HCV 基因 6 型感染的无肝硬化和代偿性肝硬化的患者[266]。在这项研究中，25 例初治的无或有肝硬化患者接受索磷布韦/来迪派韦治疗 12 周。SVR12 率为 96%；未获得 SVR12 的患者是由于持续的药物滥用在第 8 周提前终止治疗。

（2）PegIFN/RBV 经治

对于感染 HCV 基因 6 型的 PegIFN/RBV 经治非肝硬化和代偿性肝硬化患者，也推荐 3 种针对 HCV 基因 5 型的无干扰素 DAA 方案（见表 80.10）。

1）格卡瑞韦/派仑他韦

基于一项 2 期和 3 期计划的合并分析结果[265]，格卡瑞韦（100mg）/派仑他韦（40mg）的药物固定剂量组合每日服用 3 片、持续 8 周被批准用于 HCV 基因 6 型感染的既往接受 PegIFN/RBV 治疗的非肝硬化患者，12 周方案用于 HCV 基因 6 型感染、PegIFN/RBV 治疗失败的肝硬化患者[265]。

Puoti 和同事报告 8 周治疗后 92% 的 HCV 基因 6 型感染

的非肝硬化初治和经治患者达到 SVR12[265]；没有病毒学失败。在接受 12 周治疗的代偿性肝硬化患者，SVR12 率为 100%。

2）索磷布韦/来迪派韦

基于一项小的开放标签的研究，索磷布韦（400mg）/来迪派韦（90mg）的药物固定剂量组合每日一次，为期 12 周的方案也建议用于 HCV 基因 6 型感染、既往接受过 PegIFN/RBV 治疗的无肝硬化和代偿性肝硬化患者[266]，初治和经治患者的总 SVR12 为 96%。

3）索磷布韦/维帕他韦

根据 ASTRAL-1 研究[249]，索磷布韦（400mg）/维帕他韦（100mg）药物固定剂量组合每日一次 12 周被推荐用于 HCV 基因 6 型感染的 PegIFN/RBV 经治的无肝硬化和代偿期肝硬化患者，只有很少数目的经治患者纳入研究，但 3 个经治患者的总 SVR12 率为 100%。

（3）DAA 经治

一种无干扰素的 DAA 方案推荐用于 HCV 基因 6 型感染，曾接受过 DAA（包括含 NS5A 抑制剂的方案）治疗的无肝硬化和有代偿性肝硬化患者（见表 80.10）。

索磷布韦/维帕他韦/伏西瑞韦

基于 POLARIS-1 研究[258]，索磷布韦（400mg）/维帕他韦（100mg）/伏西瑞韦（100mg）的药物固定剂量组合每日一次为期 12 周方案被批准用于 HCV 基因 6 型感染、以前接受过 DAA 治疗（包括一种 NS5A 抑制剂）的无肝硬化和代偿性肝硬化患者，在 POLARIS-1 中[258]，HCV 基因 1～6 型、非肝硬化和代偿性肝硬化、DAA 经治患者，包括接受过一种 NS5A 抑制剂治疗的患者，用索磷布韦/维帕他韦/伏西瑞韦治疗 12 周。6 名 HCV 基因 6 型感染者的 SVR12 率为 100%。

（七）监测和安全

1. 监测

在开始抗病毒治疗前，应获得患者肝脏的基线生化指标、全血细胞计数（CBC）和国际凝血酶原时间活动度（INR）水平。女性在开始 RBV 治疗之前需进行妊娠试验。HCV 基因型和血清 HCV RNA 水平对确定 RBV 的剂量和治疗持续时间是必要的（见上文）。此外，由于传输途径相同和乙型肝炎病毒重新激活的风险（见下文），应进行艾滋病毒和乙型肝炎病毒检测。

对使用 RBV 治疗的患者、贫血、咳嗽、咽炎、失眠、呼吸困难、瘙痒、皮疹、恶心和厌食是最常见的副作用。最严重的副作用是贫血和致畸。贫血与无干扰素 DAA 方案所需短期治疗的关系不大，并且在许多情况下完全排除了 RBV。溶血性贫血是可逆的，并通常在治疗停止后的第一个月内缓解。如果患者有严重的可能因贫血加重的共病，可选择一种无 RBV 的 DAA 方案。

所有患者应获得基线血清 HCV RNA 水平。治疗中病毒动力学不能预测采用新的 DAA 方案治疗后的 SVR12；因此在治疗第 4 周 HCV RNA 的检测仅建议用于确保依从治疗。

2. 安全性

DAA 药物的耐受性良好。据报道最常见的不良事件为恶心、头痛和疲乏。与每个 DAA 相关的特定不良事件在已前面进行了讨论。生化异常不常见，通常没有临床意义；因此，在治疗第 4 周，除了常规全血细胞计数和肝脏生化检测外，一般不需要在 DAA 治疗期间进行其他特定的监测。

3. DAA 治疗期间 HBV 的再激活

HBV 再激活是免疫抑制治疗公认的并发症，但对以前暴露于 HBV 的患者进行 DAA 治疗后出现 HBV 再激活是一个出人意料的事件。在注册的每个被批准的无干扰素 DAA 方案的研究中，HCV-HBV 合并感染者均被排除。然而，自从这些药物被批准和广泛使用以来，多于 24 例 HBV 再激活病例已向美国 FDA 报告或发表[273-281]，包括 2 例死亡和另一例需要肝移植的急性肝衰竭的病例，因此促使美国 FDA 发出黑框警告。有趣的是，在这些报道的病例中，HBV 再次激活不仅发生于现症 HBV 感染（既乙型肝炎表面抗原阳性，有或无可检测的 HBV DNA）、隐匿性感染，而且最令人惊讶的是，还可发生于既往感染（乙型肝炎表面抗原阴性，HBV DNA 阴性，但乙型肝炎病毒核心抗原的抗体阳性）。与干扰素相反，DAA 获得定向参与 HCV 复制周期的特异性 HCV 蛋白，并不具有直接的免疫调节特性或抗 HBV 活性，因此，在这种情况下 HBV 再激活的潜在机制尚不清楚。

对以干扰素为基础与以 DAA 为基础的无干扰素治疗后，HCV-HBV 共感染者的 HBV 再激活的一项系统综述和荟萃分析显示，HBV 再激活发生率，以干扰素为基础的 14.5% 和以 DAA 为基础的 12.2%，两种治疗方案相似。然而，两种治疗方案的临床表现不同，在 DAA 治疗期间，HBV 再激活发生得更早，临床表现更严重。由于 HBV 再激活的真实频率尚不清楚，因此不建议对 HBV 进行预防性抗病毒治疗，应在 DAA 治疗 HCV 期间监测 HBV（当前或既往）感染的患者。在 DAA 治疗期间血清转氨酶水平突然升高的患者，应怀疑 HBV 再激活。

（八）特殊人群

由于许多 DAA 药物的药代动力学特性和药物相互作用（DDI），特殊人群的治疗方案可能不同，包括 HCV-HIV 共感染、失代偿性肝病、肝移植后 HCV 感染复发和晚期肾脏病患者。

1. HCV-HIV 共感染

由于传播途径相同，HCV-HIV 合并感染并不少见。HCV-HIV 共感染患者比单纯 HCV 感染患者更可能快速进展为肝硬化；因此，对这些患者总是应该考虑 HCV 感染的治疗[276]。女性患者、年龄超过 33 岁、在抗逆转录病毒治疗（ART）后 CD4 计数的增加少于 100/mm^3 或 HCV 感染未治疗的患者肝纤维化进展风险更高。

在干扰素时代，HCV-HIV 共感染患者的 SVR 率显著低于 HCV 单一感染患者[277]；然而，使用较新的无干扰素 DAA 方案治疗下，HCV 单一感染患者的 SVR12 率与 HCV-HIV 共感染患者相同[285-289]。需要考虑抗逆转录病毒药物与 HCV 蛋白酶抑制剂之间的药物-药物间相互作用（见前文和表 80.4）。否则，HCV-HIV 共感染患者的抗 HCV 感染治疗的禁忌证与那些单一 HCV 感染患者没有区别。

2. 失代偿性肝硬化

在 IFN 时代，失代偿性肝硬化患者的治疗非常具有挑战性，因为 IFN 和 RBV 两者均有引起肝衰竭的风险而被视为禁忌，这些药物用于失代偿性肝硬化患者的疗效和安全性也差。引入无干扰素的 DAA 方案简化了这些患者的 HCV 治疗；然而,在移植等待名单上的患者的抗病毒治疗的最佳时机仍不明了。治疗 HCV 感染与获得临床和生化参数的显著改善之间需做权衡[290-293],因为会延长等待名单上的时间或可能提供的改善不足以避免肝移植[286]。一个模型研究表明 MELD 阈值在 23 和 27 之间的治疗是有益的,但器官分配联合网(UNOS)上不同地区的截断值可能不同[287]。因此,MELD 积分大于 23~27 或严重门静脉高压患者进行肝移植可能比即刻抗病毒治疗获益更多[288]。因为 HCV 蛋白酶抑制剂由肝脏清除,许多含有这些药物的方案都不推荐或禁用于失代偿肝硬化患者。失代偿性肝硬化患者不推荐或禁忌的方案有帕利普韦、西咪匹韦、格拉瑞韦和基于格卡瑞韦的方案。格卡瑞韦/派仑他韦和索磷布韦/维帕他韦/伏西瑞韦尚未在失代偿性肝硬化患者中进行研究,因此不做推荐,有待进一步的安全性和有效性数据。关于艾尔巴韦/格拉瑞韦在失代偿性肝硬化患者使用的安全性和疗效的Ⅱ期临床数据有限,因此不建议使用这一药物固定剂量组合。

丙型肝炎病毒基因 1、4、5 和 6 型

一种无 IFN 的 DAA 方案推荐用于 HCV 基因 1、4、5 或 6 型感染的适合用 RBV 治疗的失代偿性肝硬化患者。对于 HCV 基因 1、4、5 或 6 型感染不适合使用 RBV 的失代偿性肝硬化患者,一种无 RBV 的方案被推荐。对于 HCV 基因 1、4、5 或 6 型感染的既往使用含索磷布韦但不含 NS5A 抑制剂方案治疗的失代偿期肝硬化患者推荐一种治疗方案;HCV 基因 1、4、5 或 6 型感染的既往接受过含索磷布韦但不含 NS5A 抑制剂方案治疗的失代偿期肝硬化患者,推荐一种无干扰素的 DAA 治疗方案用于先前 DAA(包括 NS5A 抑制剂)治疗失败的患者(表 80.11)。

表 80.11　失代偿期肝硬化患者推荐的 DAA 方案

方案	持续时间/周
适用 RBV	
基因 1、4、5 或 6 型	
索磷布韦(400mg)/来迪派韦(90mg)加低剂量 RBV(如耐受则增加剂量)	12
索磷布韦(400mg)/维帕他韦(100mg)加基于体重的 RBV	12
不适用 RBV	
基因 1、4、5 或 6 型	
索磷布韦(400mg)/来迪派韦(90mg)	24
基因 1~6 型	
索磷布韦(400mg)/维帕他韦(100mg)	24
DAA 经治,包括 NS5A 抑制剂	
基因 1、4、5 或 6 型	
索磷布韦(400mg)/来迪派韦(90mg)加低剂量 RBV(如耐受则增加剂量)	24
基因 1、2、3、4、5 或 6 型	
索磷布韦(400mg)/维帕他韦(100mg)/伏西瑞韦(100mg)加基于体重的 RBV	24

F0~3,METAVIR 纤维化 0~3 期;F4,METAVIR 纤维化 4 期,失代偿期;RBV,利巴韦林。

1）索磷布韦/来迪派韦加或不加低剂量利巴韦林

基于 SOLAR-1[284],SOLAR-2[282]和几个真实世界研究[221,290],索磷布韦(400mg)/来迪派韦(90mg)的药物固定剂量组合加每日低剂量 RBV(600mg),持续 12 周,如能耐受则 RBV 加量的方案推荐用于 HCV 基因 1、4、5 或 6 型感染、适合 RBV 治疗的失代偿性肝硬化患者。在 SOLAR-1 研究中[284],HCV 基因 1 或 4 型感染的非肝硬化和肝硬化(包括失代偿性肝硬化)患者在肝移植术后接受索磷布韦/来迪派韦加 RBV 治疗 12 周或 24 周。并在无肝硬化和代偿性肝硬化患者加基于体重的 RBV,对失代偿性肝硬化患者加低剂量 RBV 治疗。非肝硬化患者 12 周组和 24 周组的 SVR12 率分别为 96% 和 98%。代偿性肝硬化患者 12 周组与 24 周组 SVR12 率均为 96%。在 Child-Pugh B 级肝硬化患者 12 周组和 24 周组 SVR12 率分别为 86% 和 88%。Child-Pugh C 级肝硬化患者的 SVR 12 显著较低:12 周组和 24 周组分别为 60% 和 75%。治疗副作用随治疗时间延长发生频率稍增高,主要是因为 RBV。终止率低(7%~8%)。大多数患者的 MELD 评分下降。SOLAR-2 还纳入了 1 型和 4 型 HCV 感染的初治和经治失代偿期肝硬化患者[282]。同样,患者随机分为 12 周或 24 周服用索磷布韦/来迪派韦加低剂量 RBV 治疗组。在 Child-Pugh B 患者中,12 周组和 24 周组的 SVR12 率分别为 90% 和 98%。然而,在 Child-Pugh C 级患者中,SVR12 发生率显著降低(12 周组和 24 周组分别为 75% 和 77%)。一些患者的 MELD 评分有改善,但也观察到尽管抗 HCV 治疗成功但 MELD 评分恶化。28% 的患者发生严重不良事件,但与 SOLAR-1 相反,在 12 周组和 24 周组之间的副作用发生率没有差异。在真实世界经历中在英国对 HCV 基因 1 型感染失代偿患者采用索磷布韦/来迪派韦,加或不加低剂量 RBV 的 12 周方案治疗[290],接受和未接受 RBV 的患者的 SVR12 率分别为 86% 和 81%,MELD 评分在 42% 的患者改善。停药率为 6%,20% 需要减少 RBV 剂量。在 HCV-TARGET 中[221],失代偿性肝硬化患者的 SVR12 率为 90%。SVR12 率在接受 12 周和 24 周治疗的患者相似。

索磷布韦(400mg)/来迪派韦(90mg)药物 FDC(固定剂量复方制剂)每日一次,为期 24 周的方案推荐用于 HCV 基因 1、4、5 或 6 型感染的符合 RBV 治疗的失代偿性肝硬化的患者。基于来自代偿性肝硬化患者的数据(见上文),索磷布韦(400mg)/来迪派韦(90mg)的药物固定剂量组合 24 周加低剂量 RBV 推荐用于 HCV 基因 1、4、5 或 6 型感染、之前接受过一种含索磷布韦方案(但不是一种 NS5A 抑制剂)治疗的失代偿性肝硬化患者。

2）既往 DAA 经治的患者

关于既往使用含 NS5A 抑制剂治疗方案失败的失代偿性肝硬化患者的无干扰素的 DAA 方案的数据有限。

DAA 经治。关于丙型肝炎病毒基因 1、4、5 和 6 型感染的既往接受过 DAA 治疗(包括 NS5A 抑制剂治疗)的失代偿性肝硬化患者的再治疗策略数据有限。根据 HCV-TARGET 研究,索磷布韦(400mg)/来迪派韦(90mg)的药物固定剂量组合加低剂量 RBV 治疗 24 周推荐用于这些患者,总 SVR12 率为 90%[221]。

3）索磷布韦/维帕他韦加或不加基于体重的利巴韦林

根据 ASTRAL-4 研究,索磷布韦(400mg)/维帕他韦(100mg)的药物固定剂量组合每日一次,加基于体重的 RBV

为期 12 周的治疗，建议用于 HCV 基因 1、4、5 或 6 型感染、适合 RBV 的失代偿肝硬化患者[283]，在 ASTRAL-4 中，HCV 基因 1、2、3、4 和 6 型感染的初治和经治失代偿性肝硬化患者随机分配为服用索磷布韦/维帕他韦 12 周组，索磷布韦/维帕他韦加基于体重的 RBV 治疗 12 周组，或索磷布韦/维帕他韦治疗 24 周组。在这 3 个治疗组中，总 SVR12 率分别为 83%、94% 和 86%。在 47% 的患者 Child-Pugh 评分改善，11% 显示尽管获得 SVR 但 Child-Pugh 评分增加。

索磷布韦(400mg)/维帕他韦(100mg)的药物固定剂量组合每日一次，推荐用于 HCV 基因 1、4、5 或 6 型感染的不适合 RBV 的失代偿性肝硬化患者。

DAA 经治患者。索磷布韦(400mg)/维帕他韦(100mg)的药物固定剂量组合每日一次，加基于体重的 RBV 治疗 24 周推荐用于 HCV 基因 1、4、5 或 6 型感染的既往接受任何 DAA 方案、包括含有 NS5A 抑制剂方案治疗的失代偿性肝硬化患者。这是基于一项关于既往曾使用 DAA 治疗(含 NS5A 抑制剂)的代偿期肝硬化患者的 2 期研究结果。HCV 基因 1、2 和 3 型感染患者的 SVR12 率分别为 97%、93% 和 75%。既往 NS5A 经治的失代偿性肝硬化患者的治疗数据有限。

3. 肝移植术后 HCV 复发

慢性丙型肝炎的并发症(包括 HCC)是肝移植最常见的适应证(见第 97 章)。肝移植时血清中可检测到 HCV RNA 的患者几乎普遍经历异体移植物的 HCV 再感染。肝移植后丙型肝炎的自然病史特点是肝纤维化更迅速进展。至少 25% 的患者会在移植后 5~10 年内发生肝硬化。肝移植患者一旦发生肝硬化，会呈现出一个加速恶化的自然历程，12 个月后失代偿发生率高达 40%[291,292]。

不同国家和移植项目中，丙型肝炎患者移植后 5 年生存率显著低于因其他慢性肝病接受肝移植的患者。与丙型肝炎病毒感染患者移植物丧失功能相关的因素包括供体年龄较大、供体器官脂肪变性、特异性免疫抑制方案、女性、移植后 1 年同种异体移植物高坏死性炎症活性以及高丙型肝炎病毒载量[291,293]。认为影响移植物 HCV 感染长期结局的其他因素包括：疱疹病毒感染[294]、HLA 匹配程度以及供体和受体 *IFN-λ3* 单倍型的匹配[306-308]。T 细胞和 NK 细胞介导的细胞免疫应答被认为在移植后慢性丙型肝炎发病机制中起主要作用。HCV 特异性 T 细胞应答与组织学和临床结局的改善相关[298]，也与肝移植后 HCV 自发清除相关[298]。在移植前将血清 HCV RNA 降低到检测不到的水平，可能在某些情况下预防再次感染[299,300]；这在 IFN 时代是很困难的，因为以干扰素为基础的治疗存在显著发病率和死亡率风险。而不含干扰素的 DAA 方案已经改变这些患者的 HCV 治疗[301]；然而，如前所述，在临床和生化参数的潜在改善与延迟移植之间需要权衡。因此，如果丙型肝炎病毒感染不能得到安全治疗或移植前治疗的获益有限，则可在肝移植后治疗 HCV 感染(见表 80.3)。在初次手术恢复后，移植后早期治疗 HCV 感染，可能会显著改善移植后 HCV 复发患者的移植物存活率和长期结局。理想情况下，在开始抗病毒治疗时，患者应接受稳定的免疫抑制方案进行治疗。

已认为免疫抑制治疗可影响移植物 HCV 感染的结局。2 种获批的钙调磷酸酶抑制剂环孢霉素和他克莫司已在 HCV 感染的肝移植受者中进行了广泛研究[302]。一些早期研究表明，环孢霉素免疫抑制可能与移植物丙型肝炎较好的组织学结局相关；然而，绝大多数后续研究没有确定环孢霉素和他克莫司在肝移植后 HCV 感染结局方面的主要差异[302]。相反，一项对 8 000 多例 HCV 阳性肝移植患者的回顾性研究显示，环孢霉素治疗组的死亡、移植失败、疾病复发导致的肝衰竭以及急性细胞排斥反应发生率略高于他克莫司治疗组[303]。最后，在选择 DAA 治疗方案时必须考虑免疫抑制方案，以避免肝移植后由于药物相互作用(DDI)导致的移植物 HCV 感染复发，特别是与细胞色 P450(CYP)系统强代谢的 HCV 蛋白酶抑制剂(见表 80.4)。

(1) 丙型肝炎病毒基因 1、4、5 和 6 型

对于肝移植后 HCV 感染复发的 HCV 基因 1、4、5 或 6 型感染的无肝硬化患者，推荐一种无干扰素的 DAA 方案。对于肝移植后 HCV 感染复发的 HCV 基因 1、4、5 或 6 型的肝硬化和失代偿性肝硬化患者，推荐一种不含干扰素的 DAA 方案(表 80.12)。

表 80.12 推荐用于肝移植术后 HCV 复发的 DAA 方案

方案	持续时间/周	同种异体移植物纤维化分期
基因 1、4、5 或 6 型		
索磷布韦(400mg)/来迪派韦(90mg)	12	F0~3
索磷布韦(400mg)/来迪派韦(90mg)+基于体重的 RBV	12	F4
索磷布韦(400mg)/来迪派韦(90mg)加低剂量 RBV(如耐受则增加剂量)	12~24*	失代偿期 F4
基因 1 至 6 型		
格卡瑞韦(300mg)/派仑他韦(120mg)	12	F0~3，F4†
索磷布韦(400mg)/维帕他韦(100mg)	12	F0~3，F4
索磷布韦(400mg)/维帕他韦(100mg)加低剂量 RBV	12~24*	F4，失代偿期 F4
索磷布韦(400mg)/维帕他韦(100mg)/伏西瑞韦(100mg)	12	F0~3，F4†

F0~3，METAVIR 纤维化 0~3 期；F4，METAVIR 纤维化 4 期，失代偿期；RBV，利巴韦林。
*初治患者为 12 周，经治患者为 24 周。
†不建议用于失代偿期肝硬化。

索磷布韦/来迪派韦±RBV

基于 SOLAR-2[282]，和几个真实世界的研究[304,305]，索磷布韦(400mg)/来迪派韦(90mg)的药物固定剂量组合，每日一次，为期 12 周，推荐用于肝移植术后 HCV 基因 1、4、5 或 6 型 HCV 感染的非肝硬化患者。代偿性和失代偿性肝硬化患者建议添加基于体重的 RBV，如耐受则增加剂量。在 SOLAR-2 研究中[282]，HCV 基因 1 或 4 型感染患者肝移植术后接受索磷布韦/来迪派韦联合 RBV 治疗 12 周或 24 周。无肝硬化和代偿性肝硬化患者给予基于体重的 RBV，对失代偿性肝硬化患者使用低剂量 RBV。移植后无肝硬化患者 12 周组和 24 周组的 SVR12 率分别为 95% 和 97%，Child-Pugh B 级肝硬化患者 12 周组和 24 周组 SVR12 率分别为 95% 和 100%，Child-Pugh C 级肝硬化患者 12 周组和 24 周组 SVR12 率分别为 33% 和 80%。

在真实世界 HCV-TARGET 研究中[304]，肝脏和肾脏移植受者，包括失代偿性肝硬化和既往 NS5A 治疗失败的患者，接受索磷布韦/来迪派韦联合或不联合 RBV 治疗 12 周或 24 周，加或不加 RBV 的 SVR12 率分别为 97% 和 95%。在另一项真实世界研究中[306]，肝移植患者接受 8 周、12 周或 24 周的索磷布韦/来迪派韦加或不加 RBV 治疗。总 SVR12 为 96%，接受 8 周或 12 周治疗且无 RBV 治疗方案者 SVR12 率同样高。没有可归因于 HCV 的移植物损失。因此，建议将 RBV 加入代偿性和失代偿性肝硬化患者的治疗方案，而既往经治的失代偿性肝硬化患者接受 24 周的治疗。

(2) 丙型肝炎病毒基因 1~6 型

对于肝移植后 HCV 基因 1~6 型感染复发的非肝硬化和代偿期肝硬化患者。推荐两种无干扰素的 DAA 方案。此外，对于肝移植后复发 HCV 基因 1~6 型感染的失代偿期患者，推荐 1 种无干扰素的 DAA 方案(见表 80.12)。对于肝移植后复发 HCV 1~6 型感染的失代偿期肝硬化患者，推荐一种无干扰素的 DAA 方案。

1) 格卡瑞韦/派仑他韦

基于 MAGELLAN-2 研究[307]，格卡瑞韦(100mg)/派仑他韦(40mg)的药物固定剂量组合每日一次、一次 3 片、为期 12 周，该方案建议用于肝移植术后 HCV 基因 1、4、5 或 6 型感染复发的非肝硬化和代偿性肝硬化患者。在 MAGELLAN-2 中，无肝硬化的 HCV 基因 1~6 型感染的肝肾移植受者接受格卡瑞韦/派仑他韦治疗 12 周。所有患者均已行移植术后至少 3 个月并接受稳定的免疫抑制治疗，患者的耐受良好并且 SVR12 为 98%。不建议在失代偿期肝硬化患者使用此方案。

2) 索磷布韦/维帕他韦加或不加 RBV

索磷布韦(400mg)/维帕他韦(100mg)的药物 FDC(固定剂量复方制剂)每日一次，为期 12 周方案推荐用于肝移植术后 HCV 基因 1~6 型感染复发的非肝硬化和代偿期肝硬化患者。同一药物固定剂量组合加低剂量 RBV 治疗 12~24 周，如耐受则增加剂量，推荐用于肝移植后 HCV 基因 1~6 型感染复发的失代偿期肝硬化患者。既往经治患者采用 24 周治疗。这一推荐基于一项肝移植后 HCV 复发患者的小型研究。对所有 HCV 基因 1~4 型患者 SVR12 率为 93%~100%。治疗耐受性良好，但在 23% 的患者需改变免疫抑制药物。

3) 索磷布韦/维帕他韦/伏西瑞韦

索磷布韦(400mg)/维帕他韦(100mg)/伏西瑞韦(100mg)的药物 FDC 每日一次，为期 12 周，推荐用于肝移植后 HCV 基因 1~6 型复发的非肝硬化和代偿性肝硬化患者。

4. 慢性肾病(CKD)

作为丙型肝炎病毒感染的肝外并发症，HCV 本身可导致 CKD。此外，在 HCV 感染患者蛋白尿和 CKD 发生率增加、CKD 进展加速，透析的全因死亡率较高[308,309]。因此，及时治疗 HCV 感染对改善 CKD 患者的结局非常重要。在 IFN/RBV 时代，由于这些药物相关的毒性治疗很困难，尤其是贫血。然而无干扰素和 RBV 方案的产生显著简单化了这些患者的抗病毒治疗。

1、2、3、4 或 5 期慢性肾病

1 期 CKD(肾功能正常)定义为肾小球滤过率(eGFR)大于 90mL/min。2 期 CKD(轻度肾功能损害)定义为 eGFR 60~89mL/min。3 期 CKD(中度肾功能损害)定义为 eGFR 30~59mL/min。4 期 CKD(重度肾功能损伤)定义为 eGFR 15~29mL/min。5 期 CKD[终末期肾脏病(ESRD)]定义为 eGFR 小于 15mL/min。在 1~5 期 CKD 患者中，任何已批准的 DAA 方案均不需要调整剂量，因此，应根据 HCV 基因型、纤维化分期和治疗史选择 DAA 方案，如前所述。

5. 妊娠

如前所述，关于妊娠期 DAA 使用的安全性数据不充分；因此，不建议在妊娠期使用。RBV 有致畸性作用，因此对妊娠患者禁用。此外，鉴于无干扰素 DAA 方案治疗持续时间较短(大多数方案为 8~12 周)，目前的建议是，应尽可能在妊娠前治疗 HCV，以尽量减少垂直传播的任何风险。如果不可能在孕前治疗，则应在产后阶段开始治疗。

(郭津生 译，孙明瑜 袁农 校)

参考文献

第 81 章　丁型肝炎

Marc G. Ghany 著

章节目录

丁型肝炎病毒（HDV，也称 δ 型病毒）是丁型肝炎的致病病毒，导致急、慢性肝炎。它是慢性病毒性肝炎最严重的类型之一。HDV 被归类为卫星病毒，因为它的生命周期依赖于乙型肝炎表面抗原（HBsAg）的存在（详见第 79 章）。

一、流行病学

HDV 感染在世界范围内均有发生，据估计，全球 5% 的乙肝表面抗原携带者感染 HDV，相当于约 1 500 万人[1]。然而，由于世界上许多地区漏报以及 HBV 携带者中缺乏 HDV 的系统性筛查，很难确定真正的全球患病率。据报道，HDV 患病率在地中海地区、中东、亚洲中部和北部、非洲西部和中部、中国台湾以及亚马孙地区最高[2]。患病率在北美、北欧、日本和韩国较低。

尽管 HDV 需要 HBV 辅助下才能复制增殖，但 HDV 感染的地理分布并不总是反映 HBV 感染的地理分布。例如，HDV 感染的流行率在远东地区相对较低，该地区是 HBV 感染的流行区。这种不一致可能与不同的传播途径、不同的 HDV 基因型和不同的个体遗传易感性有关。

自 20 世纪 80 年代以来，HDV 的流行率在某些地区（如地中海国家）有所下降，但在非洲和亚马孙流域等地区仍保持稳定。在意大利，1983 年至 1992 年间，HBV 携带者的 HDV 感染率从 24.6% 下降至 14.4%[2]；随后，在 1997 年时跌至 8.7%[3]，但紧接着 2014 年上升至 11.9%[4]。在西班牙，从 1975 年到 1992 年，患病率从 15% 下降到 7.1%，2010 年后下降到不到 5%[5,6]。在土耳其，1980 年至 2005 年间，感染率从 31% 下降至 11%[7]；在中国台湾，感染率从 1983 年的 23.7% 下降到 1996 年的 4.2%，直到 2012 年，一直在普通人群中保持着低感染率（4.4%）[8,9]。HDV 感染率的下降归因于乙肝疫苗的广泛接种、更多地使用避孕套预防性传播疾病以及社会经济条件的改善。有报告表明，地中海地区 HDV 感染率似乎已趋于平稳，可能由于来自流行区的移民和注射毒品者之间的持续传播而再次上升。

美国 HDV 感染率因研究人群不同而不同。美国国家健康与营养调查（NHANES），是一项涵盖了 1999 年至 2012 年基于全人群的调查，调查显示 HDV 感染的总体流行率为率 0.02%[10]。据报道，2011 年至 2016 年期间流行率告知 0.11%，相当于约 35.7 万名活动性或既往 HDV 感染者[10a]。由于排除流浪者、被监禁者和被收容者等这些高危人群，这可能低估了真实的 HDV 流行率。美国退伍军人健康管理局（VA）对 1999 年 10 月至 2013 年 12 月期间所有乙肝表面抗原阳性退伍军人的回顾性分析显示，HDV 发生率为 3.4%，然而，这些高危人群中只有 8.5% 接受了 HDV 检测[11]。相比之下，巴尔的摩和旧金山的注射毒品者调查显示，乙肝表面抗原阳性者的 HDV 发生率更高，分别为 50% 和 36%。[12,13]

HDV 在南美洲亚马孙西部地区的 HBsAg 阳性人群中高发，其流行率为 32%[14]。一项对撒哈拉以南地区普通人群 HDV 感染率的综述显示，西非的感染率 7.3%，中非 24.6%，东非和南非为 0.05%[15]。

传播方式

HDV 的传播途径与 HBV 相似（详见第 79 章）：主要是通过接触血液和其他感染性的体液[16]；因此，主要的传播方式是静脉注射毒品和性传播；但据报道，在流行地区有家族内传播[17-21]。与 HBV 不同的是，母婴传播不是 HDV 的主要传播途径。

二、病毒学

HDV 被认为是一种卫星病毒。卫星病毒是一种亚病毒，有自己的核酸，通常是 RNA，需要辅助病毒才能传播和增殖。HDV 是德尔塔（delta）病毒科德尔塔病毒属的唯一成员。HDV 是目前已知的感染人类的最小传染源，与其他传染性动物病原体没有相似之处。把 HDV 比作植物类病毒，因为它们的 RNA 有几个共同的特征：圆形结构、分子内碱基配对引起的紧密折叠以及通过滚环机制复制。

（一）结构

完整的传染性病毒颗粒是一个直径约为 36nm 的球形小颗粒。其外有 3 种 HBV 包膜蛋白，分别为大、中、小乙肝表面抗原（L-HBsAg、M-HBsAg、S-HBsAg），核心为核糖核蛋白（ribonucleoprotein，RNP）。RNP 由病毒基因组与小的或大的丁型肝炎病毒抗原（HDAg）组成。病毒基因组为单股、负链的 RNA，相当于 1 700 个核苷酸[22]。其高含量的尿苷胞嘧啶（GC）导致近 74% 的核苷酸自我互补，从而使基因组形成部分双链、棒状 RNA 结构[23]。

（二）生活史

HBV 和 HDV 进入肝细胞的机制相似。HDV 病毒最初与由大 HBsAg 的前 S1 结构域和 S 结构域的抗原环介导对的硫酸肝素蛋白聚糖相互作用（图 81.1）。在锚定肝细胞时，HDV 通过 L-HBsAg 的前 SI 的氨酰化 N 末端区域与钠离子-牛磺胆酸共转运蛋白（NTCP）不可逆地结合，并通过一种未知的机制被肝细胞吸收[24]。RNP 可能是通过病毒外膜与内膜的融合释放到细胞质中。RNP 复合物通过 HDAg 内的核定位信号转运至细胞核[25]。

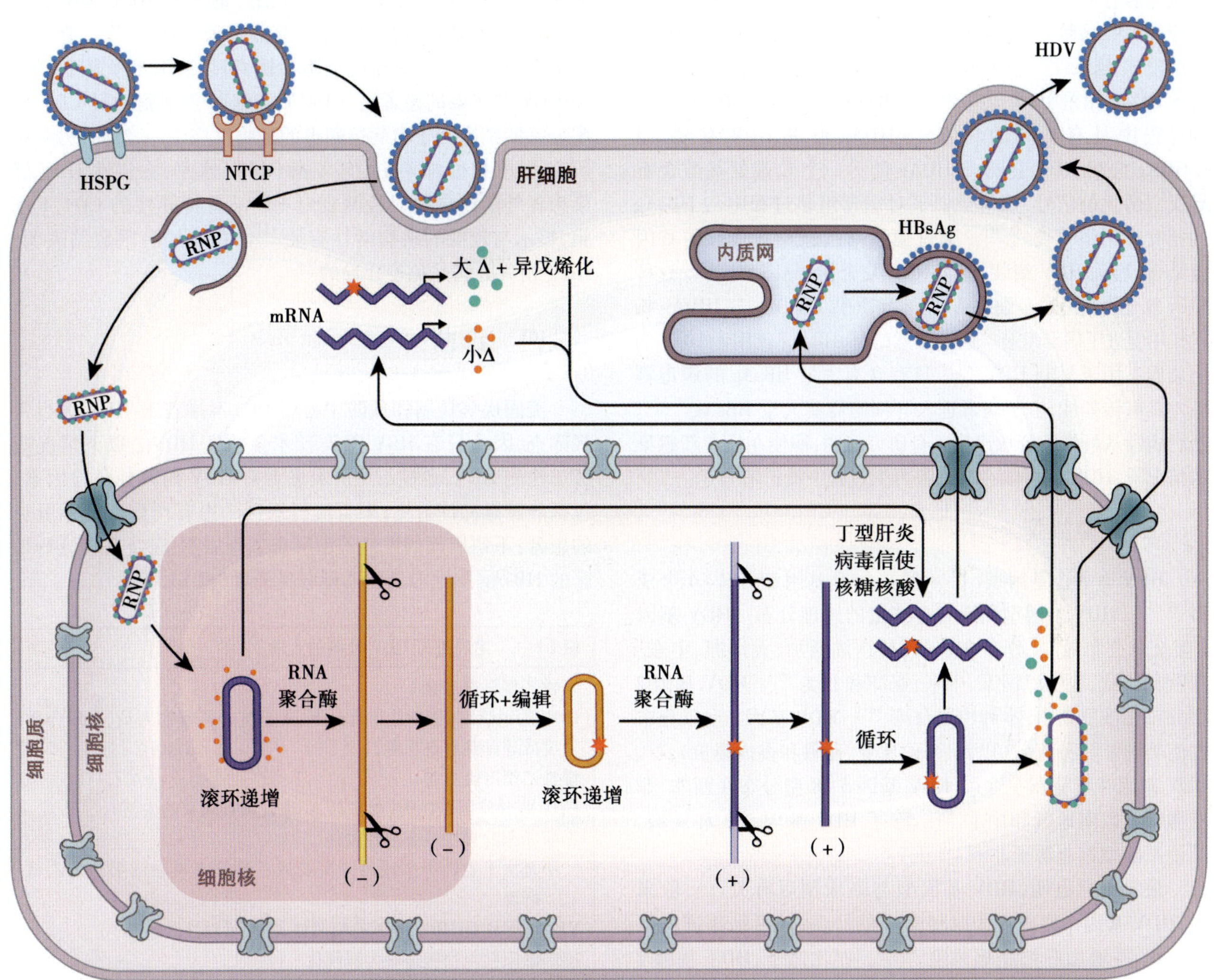

图 81.1 HDV 生活史。HDV 病毒颗粒最初与大型乙型肝炎表面抗原（L-HBsAg）的前 S1 结构域和 S 结构域的抗原环介导的硫酸乙酰肝素蛋白多糖（HSPG）相互作用，然后通过 L-HBsAg 的前 S1 的酰胺化 N 末端区域与牛磺胆酸钠共转运蛋白（NTCP）不可逆结合。HBsAg 之后通过一种不明确的机制进入肝细胞。假定病毒膜与内涵体膜融合，核糖核蛋白（RNP）释放到细胞质中。RNP 复合体通过 HDAg 内的核定位信号转运至细胞核。使用肝细胞 RNA 聚合酶Ⅰ～Ⅲ在细胞核中复制 HDV RNA 基因组，该过程依赖于小 HDAg（S-HDAg）。HDV 采用双滚环复制机制，由此首先合成 HDV RNA 作为线性抗基因组 RNA，其含有基因组多聚体，这些多聚体通过抗原链中编码的核酶切割至均匀的一个单位长度[28]。单体的循环是由核酶和细胞连接酶实现的。在第二次滚环复制中，环状单体 RNA 作为产生 HDV 基因组多聚体的模板，被基因组链中编码的第二种核酶切割。HDV 基因组包含一个开放的阅读框，该阅读框位于抗基因组 RNA 链上，从中转录线性多聚腺苷酸化抗基因组 mRNA 并转运至细胞质编码 HDAg。在复制周期中，一部分抗基因组通过胞外酶腺苷脱氨酶进行编辑，使 S-HDAg 可读框从终止密码子转变为色氨酸密码子，从而导致可读框延长 3’[35-37]。这种细长的 mRNA 导致 L-HDAg，它与 S-HDAg 在 C 末端相差 19 个氨基酸。S-HDAg 和 L-HDAg 在 HDV 复制过程中具有不同的功能。S-HDAg 促进 HDV 复制，而 L-HDAg 抑制 HDV 复制。LHDAg 的额外的 C-末端氨基酸包含一个异戊烯化信号，这似乎对病毒组装过程中与 HBsAg 的相互作用很重要。HDV 组装是由 HDV 抗原与新合成的基因组结合而产生 RNA 复合物启动的。这种 RNA 复合物被转运到细胞质中，在细胞质中，L-HDAg 与 HBsAg 的相互作用促进病毒组装。HBsAg 是 HDV 组装而非复制所必需的。然后从肝细胞分泌出完整的病毒颗粒

HDV 利用肝细胞 RNA 聚合酶Ⅰ、Ⅱ、Ⅲ在细胞核中复制 HDV RNA 基因组,这一过程依赖于 S-HDAg[26,27]。HDV 采用双滚环机制复制,首先将 HDV RNA 合成为线性抗原的 RNA,该 RNA 包含一个多聚体,该多聚体被抗原链中编码的核酶切割成均匀的片段(见图 81.1)[28]。单体的循环是通过核酶和细胞连接酶实现的[29,30]。在第二次滚环复制时,环状单体 RNA 作为模板复制 HDV 基因组多聚体,该多聚体被基因组链中编码的第二核酶切割。

HDV 基因组含有单个可读框,位于抗原组 RNA 链上,线性聚腺苷酸化的抗原组 mRNA 被转录并转运至细胞质编码 HDAg(见图 81.1)[31-34]。在复制周期中,一部分抗原组经过细胞酶腺苷脱氨酶的编辑,将 S-HDAg 可读框从终止密码子尿苷腺嘌呤鸟嘌呤(UAG)改变为色氨酸密码子 UGG,从而使可读框 3'延长[35-37]。延长的 mRNA 即 L-HDAg,其在 C 末端与 S-HDAg 相差 19 个氨基酸。S-HDAg 和 L-HDAg 在 HDV 复制过程中具有不同的功能。S-HDAg 促进 HDV 复制,而 L-HDAg 抑制 HDV 复制;L-HDAg 的另一个 C 端氨基酸含有异戊二烯化的信号,该信号似乎对病毒组装过程中与 HBsAg 的相互作用很重要[38,39]。通过德尔塔抗原与新合成的基因组结合,启动 HDV 组装,产生 RNP 复合物(见图 81.1)。这种 RNA 复合物被运送至细胞质,在细胞质中,L-HDAg 与 HBsAg 相互作用促进了病毒组装。值得注意的是,HBsAg 仅用于 HDV 的组装而不用于复制 HDV[40]。只有含有大量 HBsAg 的病毒颗粒才具有传染性,由于病毒进入肝细胞需要大量 HBsAg[41,42]。然后病毒从肝细胞释放出来。有研究表明,即使在没有新感染的情况下,HDV 也可能在肝细胞再生过程中被扩增[43]。

(三) 基因型

HDV 有 8 个基因型(1~8 型),每个基因型有 2~4 个亚型[44,45]。HDV 基因型和亚型有特定的地理分布。HDV 基因 1 型全球分布最广,分布在非洲、马达加斯加、大洋洲、中东、东欧和西欧、地中海国家、中东、亚洲和北美[46]。HDV 基因 2 型分布在俄罗斯、日本和中国台湾[46]。HDV 基因 3 型仅分布在南美洲亚马孙流域(巴西、哥伦比亚、秘鲁和委内瑞拉)[46]。HDV 基因 4 型分布在远东,HDV 基因 5~8 型分布在西非、非洲撒哈拉以南地区和中非[46]。除了 HDV 基因 2、3 和 4 型,其他基因型都起源于非洲。

最新研究表明,HDV 基因型与临床预后有关。一般来说,HDV 基因 1 型表现为时轻时重的肝炎,且可迅速进展至肝硬化,并增加肝细胞癌风险[47,48]。相比之下,HDV 基因 2 型表现为轻型肝炎[49,50]。据报道,HDV 基因 3 型会导致急性肝炎的暴发,容易发生急性肝衰竭和死亡率高[51]。HDV 基因 4 型表现为重症肝炎[52]。有关 HDV 基因 5~8 型的研究未见报道。各基因型对以干扰素为基础治疗伴或不伴核苷类似物的治疗反应是否存在差异尚不清楚。主要针对西欧或亚洲患者(可能是 HDV 基因 1 型感染)的研究显示,25%~47% 的患者 HDV RNA 在治疗后持续清除[53-55]。在一项有趣的研究中,HDV 基因 3 型感染的巴西患者中 95% 的患者在接受聚乙二醇干扰素联合恩替卡韦治疗后 6 个月 HDV RNA 仍持续抑制,这表明 HDV 基因 3 型可能对聚乙二醇干扰素治疗有较好的应答[56]。

三、发病机制

关于 HDV 感染发病机制的资料较少,不能解释与 HBV 单纯感染相比引起更严重的肝炎。根据肝活检标本病理对严重细胞毒性和肝细胞损伤病变的描述,认为 HDV 可能是直接的细胞病变。在急性 HDV 感染的患者和实验感染的黑猩猩中,肝病理可见具有显著的微泡脂肪变性和轻微的实质炎症[57,58]。然而,这些变化可能仅限于 HDV 基因 3 型,而在其他基因型中可能看不到。另外一些研究表明,HDV 诱导肝损伤的致病机制很可能与宿主对病毒的免疫反应有关。在嵌合小鼠模型中,与 HBV 感染相比,HDV 已被证实可以诱导强烈的先天免疫反应[59]。此外,未经治疗的慢性 HDV 感染患者中,外周自然杀伤细胞数增加,但都是未分化的[60]。有研究报道,HDV 感染患者体内细胞毒性 $CD4^+$ 细胞水平高于 HBV 和 HCV 共感染的患者高,$CD8^+$T 细胞和 B 细胞通过 $CD4^+$ 细胞分泌的细胞因子引起抗病毒的免疫反应[61]。然而,另一项研究表明,根据血清谷丙转氨酶(ALT)水平,在慢性 HDV 感染患者外周血中可以检测到对 HDAg 有特异性的 $CD4^+$T 细胞,提示与较低的疾病活性有关[62]。现有的有限数据表明,HDV 相关肝病是免疫介导的。

四、诊断

美国疾病控制和预防中心(CDC)不推荐对 HDV 进行常规筛查,因为只有 HBV 感染者才会感染 HDV。以下情况应考虑检测 HDV:急性乙型肝炎患者有 HDV 的其他危险因素,包括静脉毒品注射史;来自流行地区的患有严重或慢性肝炎的患者;不明原因的慢性乙型肝炎急性加重;以及来自流行地区的 HBsAg 阳性的慢性乙型肝炎患者(框 81.1)。

框 81.1 建议进行 HDV 检测的人群

急性乙型肝炎患者

HDV 的风险因素(如注射毒品者、来自流行国家的人员、表现为重度或迁延性肝炎患者)

慢性乙型肝炎患者

HDV 的风险因素(如注射毒品者、来自流行国家的人员)

不明原因的慢性肝炎急性发作

不是由于急性甲型或丙型肝炎或乙型肝炎再激活引起的乙型肝炎

HBsAg 阳性且 HBV DNA 持续阴性,但有活动性肝病

HBsAg 阳性伴快速进展为肝硬化

HBsAg,乙型肝表面抗原。

有几种检测方法可用于诊断丁型肝炎(表 81.1)。在美国,唯一可用于商业检测感染的方法是 HDV 总抗体(IgM 和 IgG)和抗 HDV IgM。其他未经批准的检测包括 HDAg、HDV RNA 和 HDAg(免疫组化法)。诊断的第一步应先检测 HDV 总抗体,因为一旦 HDV 感染,血清中总会出现。急性 HDV 共感染可以通过以下方法与 HDV 重叠感染区分:是否存在乙肝核心抗原的 IgM 抗体(抗 HBc IgM)。急性 HDV 共感染时,抗 HDV IgM 和抗 HBc IgM 阳性;而急性 HDV 重叠感染时,HDV 总抗体阳性而抗 HBc IgM 阴性(见表 81.1)。共感染早期可

表 81.1 HDV 感染的血清学标志物类型

血清学标志物	急性 HBV-HDV 合并感染	急性 HDV 重复感染	慢性 HDV 感染
HBsAg	阳性	阳性	阳性
抗 HBc IgM	阳性	阴性	阴性
HDAg	阳性(早期、一过性)	阳性(早期、一过性)	阴性
抗 HDV 总抗体	弱阳性(一过性、低滴度)	阳性(高滴度)	阳性(持续高滴度)
抗 HDV IgM	弱阳性(一过性、低滴度,可能是感染的唯一指标)	阳性(高滴度)	阳性(持续高滴度)
HDV RNA	阳性(早期、一过性)	阳性(早期、持续)	阳性(通常持续)

HBsAg,乙型肝炎表面抗原;HBc,乙型肝炎核心抗原;HDAg,丁型肝炎抗原。

以在血清中检测出 HDV RNA,但这个检测仅用于科研。因此,临床上急性共感染的诊断取决于抗 HDV IgM、HBsAg 和抗 HBc IgM 的检测[63]。

慢性 HDV 感染应通过检测到血清 HDV RNA(逆转录聚合酶链式反应法)来诊断,有可能的话,应检测肝活检组织上的 HDAg(免疫组化法)来诊断。HDV 总抗体阴性不能排除急性 HBV-HDV 共感染。此外,慢性 HDV 感染患者的肝活检标本中可能检测不到 HDAg,尤其是在感染晚期。

(一) HDV 抗原

HDAg 是唯一由 HDV 编码的蛋白。它是一种核磷蛋白,以两种形式存在:一种是 S-HDAg(24kD),病毒基因组复制所必需的;另一种是 L-HDAg(27kD),病毒颗粒组装所必需的并抑制 HDV 复制[64]。这两种形式的氨基酸序列是相同的,除了 L-HDAg 的 C 末端多了 19 个氨基酸[35]。有几种方法可用于检测血清 HDAg,包括酶联分析法和放射免疫分析法,在美国仅用于科研。在急性 HDV 感染期间,HDAg 可在症状出现后 1~10 天内可检测到,但其存在是一过性的。HDV 在急性感染之后通常被清除,HDAg 开始下降[63,65]。在黑猩猩的动物实验上也观察到了类似情况,在 HDV 感染的急性前期或急性早期可检测到 HDAg[66]。由于人类通常在感染的急性期之前不会出现症状,因此在急性感染期间可能检测不到 HDAg。

HDAg 检测对诊断慢性 HDV 感染不敏感,因为在慢性感染期间有高滴度的中和抗体,并可以干扰 HDAg 检测。然而,通过直接免疫荧光法或免疫组化染色,可以在慢性 HDV 感染患者的肝活检标本中检测到 HDAg[67]。肝组织的 HDAg 检测已被认为是诊断慢性 HDV 感染的“金标准”;然而,HDV 感染超过 10 年的患者,高达 50% 的肝活检标本可能检测不到 HDAg,这表明 HDV 复制水平可能会随着时间延长而减少[68]。对于 HDAg 阴性的患者,血清中高滴度的 HDV RNA 和 HDV 抗体有助于慢性 HDV 感染的诊断。

(二) HDV 抗体

HDV 感染最可靠的标志物是 HDV 抗体。目前市面上有两种抗体,抗 HDV IgM 和 HDV 总抗体(IgM 和 IgG 型),这两种抗体都可以在目前感染的患者中检测到。抗 HDV IgM 在 HDV 急性感染时就在血清中出现,而抗 HDV IgG(即 HDV 总抗体阳性、抗 HDV IgM 阴性)在疾病后期出现[63]。在急性自限性的 HBV-HDV 共感染中,通常首先检测到抗 HDV IgM,然后在恢复期检测到抗 HDV IgG。也可能仅检测到抗 HDV IgM 或抗 HDV IgG[63]。相反,在慢性 HBV 携带者发生急性 HDV 重叠感染时,抗 HDV IgM 和 IgG 都可以在急性期检测到且滴度高,并在慢性期持续存在。慢性 HDV 患者血清 IgM 型 HDV 抗体滴度高,这通常与肝病活动度相关[69,70]。因此,抗 HDV IgM 经常被视为严重肝损伤的标志物[70]。抗 HDV IgM 下降可能提示疾病活动度下降或 HDV 感染好转[69,70]。在 HDV 感染恢复期,患者血清中仍可能检测到抗 HDV IgG,但水平较低。抗 HDV IgG 不是一种保护性抗体[71]。HDV RNA 检测是区分慢性 HDV 感染期与恢复期唯一可靠的方法。

已经开发了一种高通量定量微阵列抗体捕获(quantitative microarray antibody capture,Q-MAC)技术用于抗 HDV IgG 检测。其原理是将重组 HDV 抗原固定在涂有非连续、纳米结构的、等离子金膜的载玻片上,从而能够利用荧光作为检测信号,在患者非常少量的血清中定量测定 HDV 抗体[72]。已显示捕获的 HDV 抗体的定量阈值与免疫印迹法检测的阳性或与实时定量 PCR 检测的 HDV RNA 相关。与现有的检测相比,该方法的优势在于只需要患者非常少量的血清,具有高通量筛选的潜力。

(三) HDV RNA

通过 RT-PCR 检测 HDV RNA 被认为是诊断当前 HDV 感染的金标准[73]。有几种基于实时 PCR 的测定可以定性和定量检测 HDV RNA 水平[74-49]。然而,许多检测显著低估了 HDV RNA 水平,甚至无法检测到 HDV RNA[73,80],这是由于 HDV 的高度遗传多样性以及在检测中使用不同的引物探针。这就突显了 HDV RNA 检测开发上市是具有挑战性的,目前美国市面上也没有。WHO 国际标准允许优化各个中心和实验室的定量分析。除了诊断用途,还需要开发标准化的检测方法来监测 HDV 感染对新型抗病毒疗法的应答情况。逆转录-聚合酶链检测(RT-PCR)也将允许对 HDV 基因组测序和鉴定 HDV 基因型,尽管这种检测的临床实用性尚不确定。

五、临床特征

急性 HDV 感染的临床表现与其他嗜肝病毒引起的急性肝炎无法区分(详见第 78~80 和 82 章)。临床表现通常为无症状肝炎,仅通过血清转氨酶水平升高来识别。大约 20% 至 30% 的感染者出现症状性肝炎伴黄疸。典型症状包括厌食、疲劳、低热、流感样症状以及右上腹疼痛或隐痛。很少有急性肝衰竭。与其他基因型相比,急性肝衰竭可能更常见于 HDV 基因 3 型。

HDV 共感染(图 81.2)通常表现为黄疸,且自限性。一些

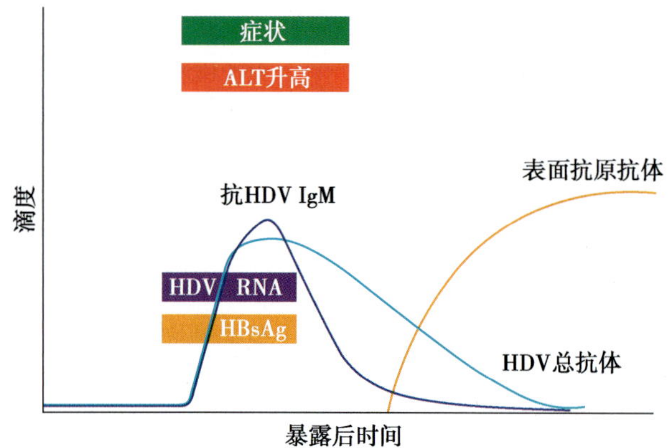

图 81.2 急性 HDV 合并感染的血清学变化过程。通常首先检测 HBV 的血清标志物,随后检测 HDV 的血清标志物。乙型肝炎核心抗原(抗 HBc)免疫球蛋白 IgM 抗体的存在,是急性 HDV 合并感染的重要依据,也是区分急性 HDV 合并感染和重叠感染的鉴别标志。在急性共感染早期,除非是重症肝炎,否则检测不到丁型肝炎抗原(HDAg),但在 1~2 周内,可检测到 HDV IgM 抗体(抗 HDV)。抗 HDV IgG 的出现通常在发病后延迟数周,在某些情况下,仅在恢复期短暂出现。急性 HDV 合并感染的抗体应答较晚且较差,给诊断带来困难。应重复进行抗 HDV IgM 检测,以确认 HDV 合并感染。在共感染早期可在血清中检测到 HDV RNA。HBsAg,乙型肝炎表面抗原

患者可能出现血清转氨酶水平间隔数周的双相升高[71]。血清转氨酶水平升高的第一个峰值与 HBV 复制有关,第二个峰值与 HDV 复制有关。HBV 和 HDV 的血清学标志物在急性 HDV 共感染时都可以检测到,包括抗 HBc IgM、HBsAg、HBV DNA、抗 HDV IgM 和 HDV RNA[71]。HDAg 的表达在 HDV 共感染中通常是短暂的,并且可能不表达。急性肝炎通常在几周内好转,伴随着肝脏生化指标逐渐恢复正常。随着感染好转,HBV DNA 和 HDV RNA 快速下降,HBsAg 消失后出现 HbsAb 抗体[71,81]。偶尔,在 HBsAb 出现后和血清转氨酶恢复正常后,抗 HDV IgM 可能持续存在。血清中持续存在 HBsAg、HBV DNA、HDV RNA、抗 HDV IgM 和/或抗 HDV IgG 提示已演变为慢性 HDV 感染。

HDV 重叠感染(图 81.3)是指稳定期的慢性 HBV 携带者

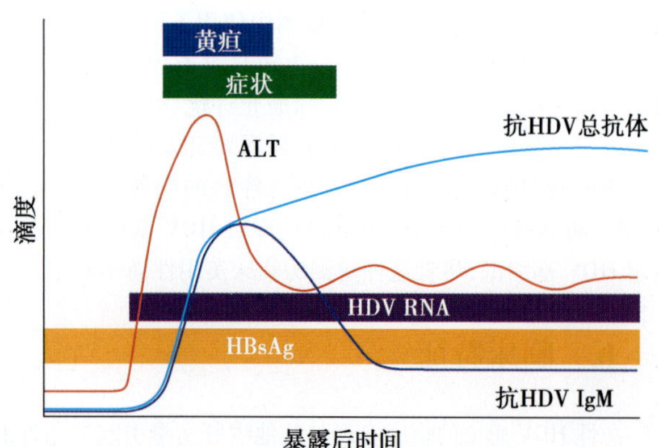

图 81.3 急性 HDV 重叠感染的血清学变化过程。在慢性乙型肝炎背景下,发生急性 HDV 重叠感染。丁型肝炎抗原(HDAg)和 HDV RNA 可在感染早期检出。与急性 HDV 合并感染相反(见图 81.2),抗 HDV IgM 和抗 HDV IgG 均在急性 HDV 重叠感染的症状早期出现。抗 HBc IgM 通常不存在或以低水平存在。急性 HDV 重叠感染的诊断是通过抗 HDV 和 HBsAg 的检测阳性以及抗 HBc IgM 的阴性而确定的。HBsAg,乙型肝炎表面抗原

出现急性肝炎的临床表现。HDV 重叠感染的临床表现与慢性 HBV 感染急性发作相似。这两种诊断通常很容易区分,因为 HDV 重叠感染患者血清中可检测到 HDV RNA 和抗 HDV IgM,以及相应的血清 HBV DNA 水平下降或低滴度,而典型的乙肝爆发是 HBV DNA 水平升高。此外,与慢性 HBV 感染突发或 HDV 共感染不同的是,HDV 共感染血清中检测不到抗 HBc IgM。

六、自然史

(一) 急性丁型肝炎病毒感染

急性丁型肝炎病毒感染可能与 HBV 共感染,也可能与慢性 HBV 感染重叠感染。在大多数(超过 90%)急性 HDV-HBV 共感染的患者中,两种感染在 6 个月内同时好转。进展为慢性 HDV 感染的风险通常小于 5%。急性肝衰竭罕见,但比 HBV 感染更常见,可能与感染的 HDV 基因型有关。相比之下,大多数(90%)急性 HDV 重叠感染患者进展为慢性肝炎。急性 HDV 重叠感染有时会导致 HBV 携带者出现慢性肝衰竭急性加重和肝脏失代偿(详见第 74 章)。不太常见的情况是,HDV 感染好转而慢性 HBV 感染持续存在;急性 HDV 重叠感染导致 HBsAg 清除、两种感染都好转的情况很少见。在急性 HDV 重叠感染期间,血清 HDV RNA 水平很高,因为 HDV 病毒生命周期所必需的 HBsAg 通常在慢性 HBV 携带者中高水平存在[68]。高血清 HDV RNA 水平的结果是抑制 HBV 复制和 HBV DNA 的相对血清低水平[82]。

(二) 慢性丁型肝炎病毒感染

慢性 HDV 感染有多种临床表现,从轻度慢性肝炎到重症肝炎伴快速进展至肝硬化和肝病失代偿期。在慢性 HDV 感染的早期阶段,血清 HDV RNA 水平往往很高,并随着时间推移而逐渐下降[68]。在慢性感染晚期,血清 HDV RNA 下降可能导致 HBV DNA 的升高。20 世纪 70 年代初的研究,主要来自南欧,报道了注射毒品者中慢性 HDV 感染的严重病例,并迅速进展为肝失代偿[3,83-85]。回顾性研究发现,这些患者中许多人被证明同时感染了 HCV 或 HIV,这也就解释了其快速进展的原因[86-90]。随后的研究证实,只有少数慢性 HDV 患者快速进展至肝硬化和肝失代偿。相反,大多数慢性 HDV 感染的患者表现出最初的活动性肝炎,并迅速进展至肝硬化,之后,转变为非活动性肝炎,病程逐渐趋于慢性。一项意大利的队列研究值得关注,在随访长达 28 年的 299 名慢性 HDV 感染患者中,肝硬化的年发病率 4%,HCC 的年发病率 2.8%,自发的 HBsAg 血清转化率仅为 0.25%[91]。西班牙的另一项研究报道了相似的结果,该研究表明,在平均随访 13 年的 158 名慢性 HDV 感染患者中,72% 的患者病情稳定,18% 患者进展至肝失代偿,3% 患者 HCC,8% 患者 HBsAg 血清学转换[92]。快速进展至肝硬化的危险因素包括:高水平的 HDV 复制和 HDV 基因型[91,92]。一旦进展至肝硬化,两种病毒中的任一种可能占主导,或者两种病毒都可能自发清除。与 HDV 基因 2 和 4 型比[48,51],HDV 基因 1 和 3 型可能更容易快速进展为肝病。肝硬化病程短,通常预后好,预估 5 年生存率

为 81%~90%[93]。与单纯慢性 HBV 感染相比,慢性 HDV 感染与快速进展为肝硬化和死亡率相关[94,95]。

关于慢性 HDV 感染是否与 HCC 风险增加有关,一直存在争议。欧洲病毒性肝炎联合行动针对代偿期肝硬化患者进行的一项研究显示,与慢性乙肝患者比,慢性丁型肝炎患者 HCC 风险增加 3 倍,死亡率增加 2 倍[95,96]。同样,来自瑞典的一项研究,通过瑞典医院出院和门诊登记数据显示,与单纯慢性 HBV 感染比,慢性 HDV 感染患者 HCC 发病率增加了 6 倍[97]。各研究结果都有差异,无论是肝失代偿率、死亡率还是 HCC 发病率,都可能与不同人群的感染年龄、病程以及 HDV 基因型有关。

七、治疗

(一) 急性丁型肝炎

急性丁型肝炎主要是支持性治疗。目前尚无上市的 HDV 特效药。急性肝衰竭患者可选择肝移植(详见第 95 章)。

(二) 慢性丁型肝炎

慢性 HDV 感染目前没有有效的治疗。对于考虑治疗的患者,目前唯一有效的抗 HDV 的药物是干扰素-α 和聚乙二醇干扰素-α。治疗需个性化,权衡患者获益和药物的副作用。应考虑血清 ALT 升高、HDV RNA 高水平且肝活检提示慢性肝炎的患者进行治疗。治疗目标是根除 HDV 和 HBV 或长期抑制 HDV 和 HBV,以防止进展至肝硬化、失代偿性肝病和慢性 HDV 感染导致的死亡。HDV RNA 的持续抑制可以降低肝脏相关并发症(肝脏失代偿、肝细胞癌、肝移植和肝脏相关的死亡)的风险[55]。

1. 干扰素-α 和聚乙二醇干扰素-α

干扰素-α(IFN-α)和聚乙二醇干扰素-α(PegIFN-α)是目前唯一具有抗 HDV 作用的药物。标准 IFN-α 治疗方案的最有效剂量和疗程尚未确定。一项纳入 61 例患者的随机试验,分为未治疗组和治疗组,治疗组 IFN-α 500 万 U/m^2,每周 3 次,持续 4 个月,然后干扰素-α 300 万 U/m^2,每周 3 次,治疗 8 个月[98]。在治疗终点时,两组间差异没有统计学意义,治疗组 HDV RNA 阴转率 45% (14/31),未治疗组 27% (8/30)。治疗结束后继续随访 12 个,两组的 HDV RNA 阴转率仍没有差异。在治疗终点时,治疗组 26% 患者 ALT 恢复正常,未治疗组 7%;但在随访终点时,治疗组只有 3% 的患者 ALT 恢复正常,未治疗组 0%[98]。在另一项研究中,对 41 名慢性 HDV 感染患者进行为期 48 周的 IFN-α2a 高剂量(每次 900 万 U,每周 3 次)和低剂量(每次 300 万 U,每周 3 次)治疗,与不治疗比较。在治疗结束时,完全应答(定义为血清 ALT 正常和 HDV RNA 检测不到)率高剂量组为 50%、低剂量组 21%、未治疗组 0;但所有患者在治疗结束 12 个月后均出现病毒学复发[99]。经过 12 年随访,与低剂量组和未治疗的患者相比,高剂量组临床预后好和生存率高,尽管这些患者大多数在治疗开始前就有活动性肝硬化[100]。一项 meta 分析(包含 5 项研究、169 名患者)显示,与不治疗比,干扰素-α 在少数患者中有效抑制病毒复制和改善肝病活动度,但这种疗效在大多数患者中很少能持久[101]。因此,IFN-α 的疗效是混杂的,且只有一小部分患者获益。指南推荐使用的方案是干扰素-α 900 万 U,每周 3 次或 500 万 U,每周 3 次,疗程 1 年。

PegIFN-α 似乎比标准干扰素-α 治疗慢性丁型肝炎更有效,但研究较少。少数已发表的研究显示,PegIFN-α 2b 治疗 48~72 周,17%~43% 的患者在治疗结束 6 个月病毒持续抑制[54,102-106]。长期的应答率尚未报道。小样本量的研究或病例报道显示延长 PegIFN-α 治疗(2~12 年)可以清除 HDV 和 HBsAg,但由于副作用,许多患者需要减量或停药,因此,对大多数患者来说,这不是一个可行的治疗[107]。指南推荐 PegIFN-α 180μg,皮下注射,每周一次,疗程 1 年,作为慢性 HDV 感染的首选治疗。值得注意的是,IFN-α 和 PegIFN-α 禁用于晚期肝硬化患者。

2. 聚乙二醇干扰素-α 和核苷(酸)类似物的联合治疗

包括利巴韦林、阿德福韦和替诺福韦在内的几种核苷类似物,已与聚乙二醇干扰素(PegIFN-α)联用治疗慢性 HDV 感染。一般来说,比起单用 PegIFN-α,在抑制 HDV RNA 方面,PegIFN-α 联合核苷(酸)类似物治疗没有显示出优势;但与富马酸阿德福韦酯或替诺福韦酯联合可能有利于降低 HBsAg(详见第 79 章)。在一项研究中,38 例慢性 HDV 感染患者分两组治疗,一组 PegIFN-α 2b 1.5μg/kg,每周一次,加利巴韦林治疗 48 周,然后,单用 PegIFN-α 2b 1.5μg/kg,每周一次,治疗 24 周,然后另一组单用 PegIFN-α 2b 1.5μg/kg,每周一次,治疗 72 周[103]。单用 PegIFN-α 治疗的患者血清 HDV RNA 阴转率 19%,而联合治疗组的阴转率 7%,可见利巴韦林对病毒清除无效[103]。另一项研究,分为 3 组治疗,一组 PegIFN-α 2a 180μg,每周一次联合阿德福韦酯 10mg,每天一次,一组 PegIFN-α 2a 180μg,每周一次联合安慰剂,一组单用阿德福韦酯 10mg,每天一次,疗程均为 48 周[54]。在治疗终点显示,接受 PegIFN-α 2a 治疗的两组的 HDV RNA 阴转率(PegIFN-α 2a 联合阿德福韦酯组 23%,PegIFN-α 2a 单用组 24%)高于单用阿德福韦酯治疗组(0%)[54]。治疗结束 24 周后,PegIFN-α 2a 组的患者 HDV RNA 阴转率 28%,而阿德福韦酯组为 0。然而,经过平均 4.5 年的随访,HDV RNA 阴转的患者中超过一半的患者出现病毒学复发[108]。总体而言,这项研究表明,在 PegIFN-α 治疗中联合阿德福韦酯在抗病毒方面没有获益,持续的病毒学应答并不常见,阿德福韦酯单药治疗对抑制 HDV 复制作用很小甚至没有。另一项研究评估了 PegIFN-α 2a 180μg,每周一次伴或不伴富马酸替诺福韦酯联合治疗,疗程 96 周[109]。在治疗终点,联合治疗组患者 HDV RNA 阴转率为 47%,而 PegIFN-α2a 单药治疗组为 33%;然而,相当一部分患者在治疗结束后复发。停止治疗后 24 周,接受联合治疗的患者中 HDV RNA 阴性的比例下降至 30%,接受 PegIFN-α 2a 单药治疗的患者中下降至 23%[109]。因此,无论是延长 PegIFN-α 治疗的持续时间,还是 PegIFN-α 与核苷(酸)类似物联合治疗,均未显示出对治疗慢性 HDV 感染有益。

3. 核苷(酸)类似物

核苷(酸)类似物在抑制 HDV 复制方面是无效的[110],但可能在伴有高水平 HBV DNA 的慢性 HDV 感染患者中发挥作用,有助于控制 HBV 相关肝病(详见 79 章)。还可以想象,核苷(酸)类似物通过降低 HBsAg 水平和抑制 HDV 复制可能使慢性 HDV 感染患者获益。然而,核苷(酸)类似物对降低 HBsAg 的作用往往很小(<1logIU/ml),几乎没有证据支持其用于慢性 HDV 感染患者。

4. 肝移植

肝移植(LT)是 HDV 失代偿肝硬化患者唯一的选择(详见第 97 章)。由于使用了与 HBsAg 结合的乙型肝炎免疫球蛋白,肝移植可能治愈 HDV 感染[111]。事实上,肝移植治疗慢性 HDV 感染的疗效优于慢性 HBV 感染,并且可能对两种感染都有效[111-113]。使用乙肝免疫球蛋白后,移植物再感染率低于 10%[113]。

5. 新的治疗方法

由于缺乏合适的病毒靶点和动物模型,阻碍了抗 HDV 药物的研发。针对靶向病毒入胞和组装的几种有前景的药物,正处于不同的研发阶段,用于治疗慢性 HDV 感染。

(1) 进入抑制剂

如前所述,HDV 进入肝细胞依赖于 L-HBsAg 的前 S-结构域和 S 结构域的抗原环与硫酸乙酰肝素蛋白多糖的相互作用,以及 L-HBsAg 的前 S1 的酰胺化 N-末端区域与肝细胞特异性 NTCP 的结合[114]。Myrcludex B(又称布尔韦肽)是一种合成的脂肽,其模拟 L-HBsAg 前 S1 的受体结合位点,并与 NTCP 不可逆地结合,从而阻断未感染的肝细胞被感染[115]。Myrcludex B 目前在进行 2 期临床试验。在一项研究中,24 名慢性 HDV 感染患者[HBeAg 均阴性(详见第 79 章)]随机分组,接受 Myrcludex B 2mg,皮下注射单药治疗,然后 PegIFN-α 2a 180μg,每周一次,治疗 48 周;或 Myrcludex B 2mg,皮下注射联合 PegIFN-α 2a 180μg 每周一次,治疗 24 周,然后 PegIFN-α 2a 180μg,每周一次,治疗 24 周;或 PegIFN-α 2a 180μg,每周一次,单药治疗 48 周[116]。中期分析报告显示,Myrcludex B 给药期结束(即最初 24 周),Myrcludex B 治疗组、PegIFN-α 2a 治疗组和两者联合治疗组中,分别有 2 例、2 例和 5 例患者 HDV RNA 呈阴性。所有队列患者的 HBsAg 水平保持不变。尽管有患者血清结合胆汁酸轻度升高,但 Myrcludex B 的治疗通常耐受性良好[116]。这些初步数据表明,Myrcludex B 治疗可以与降低 HDV RNA 水平,并且联合 PegIFN-α 用于治疗慢性丁型肝炎患者,可带来获益。

基于这些初步数据,在 120 名慢性 HDV 感染患者中,其中一半患有肝硬化,随机分组,接受 Myrcludex B 2mg、5mg、10mg 每天一次,皮下注射,联合替诺福韦 300mg 每天一次,疗程 24 周,随后替诺福韦单药治疗 24 周;或替诺福韦单药治疗 48 周[117]。Myrcludex B 给药 24 周后,41 例患者的数据用于分析。主要终点为 HDV RNA 下降至少 2log,2mg 组患者达到主要终点的百分比为 46.4%,5mg 组 46.8%,10mg 组 76.6%,而替诺福韦组仅有 3.3%[117]。然而,在 Myrcludex B 停药后,大多数患者出现血清 HDV RNA 水平反跳。在随访第 12 周时,2mg 组有 60% 应答者出现 HDV RNA 复发,5mg 组有 80%,10mg 组有 83%[117]。在基线和治疗第 24 周时,对 22 名患者进行了肝活检,结果显示,Myrcludex B 和替诺福韦联合治疗,HDV RNA 和抗原在肝内明显下降[118]。这些数据表明 Myrcludex B 具有剂量依赖性的抗病毒作用,但治疗 24 周后复发率很高。还需进一步研究确定是否有可能持续抑制 HDV RNA,如果有,需要确定清除 HDV RNA 所需的合适剂量和疗程。已经有计划开展 Myrcludex B 联合 PegIFN-α 治疗的研究。

(2) 病毒组装抑制剂

病毒的组装依赖于宿主蛋白酶异戊二烯转移酶(法尼基转移酶),这是大 δ 抗原异戊二烯化所必需的[119,120]。洛那法尼(lonafarnib),是一种法尼基转移酶抑制剂,已被证实可以在体外和体内阻止 HDV 病毒颗粒释放[120,121]。在一项验证性试验中,对 14 名慢性 HDV 感染患者分为两个剂量组评估,洛那法尼 100mg,每天两次或 200mg,每天两次[122]。在治疗第 28 天时,100mg 组血清 HDV RNA 平均下降 0.73logIU/mL,200mg 组平均下降 1.54logIU/mL[122]。在随访中发现,HDV RNA 在停药后 4 周内恢复至基线水平。在另一项探索性试验中,对 15 名患者(每组 3 人)分组,接受洛那法尼 200mg,每天 2 次和 300mg 每天 2 次,疗程 12 周;或 100mg、200mg、300mg,每天 2 次联合 PegIFN-α 2a 180μg,每周一次,疗程 8 周;或 100mg 每天 3 次,疗程 5 周;或 100mg 每天 2 次联合细胞色素 P450 3A4 抑制剂利托那韦 100mg,每天 1 次,疗程 8 周[123]。洛那法尼单药治疗 8 周可以使 HDV RNA 下降 1.2~2logIU/mL,在每天两次接受 300mg 治疗的患者中观察到最佳的抗病毒反应。100mg 每天 3 次,没有比 200mg 每天 2 次获益更多,HDV RNA 分别下降 1.6 和 1.2logIU/mL。洛那法尼 100mg,每天两次联合 PegIFN-α 2a 180μg,每周一次,治疗 8 周,HDV RNA 平均下降 1.8logIU/mL。患者对较高剂量的洛那法尼联合 PegIFN-α 治疗不耐受,未能完成研究。洛那法尼 100mg,每天 2 次联合利托那韦 100mg,每天一次,治疗 8 周,HDV RNA 下降幅度最大,HDV RNA 下降 2.4logIU/mL[123]。HDV RNA 下降伴随着血清 ALT 下降,但 HBsAg 水平没有变化。治疗结束后随访发现,除 2 名患者外,所有患者的 HDV RNA 回到基线水平[123]。在这两项研究中,药物耐受性均受到剂量依赖性胃肠道不良反应的限制,包括腹胀、恶心、腹泻、体重下降。利托那韦联合低剂量的洛那法尼治疗改善了部分胃肠道不良反应。有关小剂量洛那法尼联合利托那韦(含或不含 PegIFN-α 2a 或 PegIFN-λ)的治疗方案以及更长的疗程的相关研究正在进行之中。

(3) 病毒释放抑制剂

核酸聚合物是带负电荷的寡核苷酸,被认为会破坏 HDV 与硫酸乙酰肝素蛋白聚糖的相互作用[124,125];然而,有证据表明,进入抑制不是其作用方式。核酸聚合物似乎能结合病毒释放所需的 HBsAg,但其确切的机制尚不清楚[124,126]。慢性 HBV 和 HDV 感染患者核酸聚合物治疗的研究正在开展中。在一项开放性研究中,12 名慢性 HDV 感染的患者接受核酸聚合物 REP-2139 500mg,每周一次,持续 15 周;随后 REP-2139 250mg,每周一次联合 PegIFN-α 2a 180μg 每周一次,皮下注射,持续 15 周;然后 PegIFN-α 2a 180μg,每周一次,持续 33 周[127]。所有患者出现 HBsAg 下降,平均下降 3.5log 10IU/mL,有 5 名患者获得 HBsAg 清除。在 HBsAg 水平降低的同时,REP-2139 治疗使 HDV RNA 水平显著下降,平均下降 5.3log 10IU/mL,12 名患者中有 9 名患者在治疗结束时检测不到 HDV RNA[127]。在随访 1 年后,仍有 7 名患者 HDV RNA 保持阴性。REP-2139 治疗安全且耐受性良好。

总之,几种具有明显抗病毒活性的有前景的药物正在开发中,用于治疗慢性 HDV 感染。初步证据表明,它们需要与其他药物联合使用,包括 Peg IFN-α 和核苷(酸)类似物,可能需要长期给药。延长给药将引起人们对长期用药安全性的担忧,在对其获益提出进一步建议之前,正在等待研究的结果。

八、预防

由于 HDV 在其生命周期内依赖于 HBsAg。因此可通过对未暴露于 HBV 的个体接种 HBV 疫苗实现 HDV 感染的一级预防。应针对 HDV 感染风险较高的人群(包括注射毒品者、男性同性恋者)进行疫苗接种。在土拨鼠肝炎模型中的实验已经证明,通过主动免疫对 HDV 感染进行部分保护是可行的,但还需进一步的研究[128]。在没有特定 HDV 疫苗的情况下,慢性 HBV 感染者应接受行为方法方面的教育和咨询,以限制暴露于 HDV。

(黄燕萍 译,孙明瑜　袁农 校)

参考文献

第 82 章　戊型肝炎

Rakesh Aggarwal 著

章节目录

戊型肝炎是由 HEV 引起的一种病毒性肝炎。这种疾病通常是急性的、自限性的，与黄疸有关，在 20 世纪 80 年代首次被认识，1955 年[1]在印度德里的一次大流行期间和 1978 年[2]在印度克什米尔的另一次流行期间采集的血清发现缺乏 HAV 和 HBV 感染的血清学标志物[3]。回顾过去，18 世纪和 19 世纪世界各地发生的几起暴发肝炎均具有类似于戊型肝炎的流行病学特征[4]。在 1983 年，通过免疫电子显微镜鉴定出 HEV[5]，其基因组在 20 世纪 90 年代初被克隆出来并进行测序[6]。最初认为 HEV 感染仅限于居住在发展中国家的人类并引起急性肝病。然而，随后在猪（“猪 HEV”）和其他动物物种[7]中发现了类似 HEV 的基因组序列，并鉴定了与发达国家本地获得的人类病例（包括患有慢性肝炎的免疫抑制者和健康的献血者）中与动物 HEV 遗传相关[8]，表明宿主范围和地理分布比此前认为的更广。此外，HEV 感染也被证明与慢性肝病和一些肝外表现有关。

一、病毒学

HEV，属于肝炎病毒科，是一种小型二十面体的病毒体[9]，直径为 27~34nm，具有包膜（在循环中）和非包膜（在粪便中）形式。它全长约 7.2kb、单股正链、多聚腺苷酸 RNA 基因组，具有 3 个分别编码病毒非结构蛋白、病毒衣壳蛋白和小的多功能蛋白的可读框（1~3）[10]（图 82.1）。衣壳蛋白显示出一个突出的结构域，该结构域参与 HEV 与易感细胞的结合，并包含中和表位[11]。该病毒在体外显示出其较弱生长，其进入、复制和从宿主细胞释放的机制仍不确定。

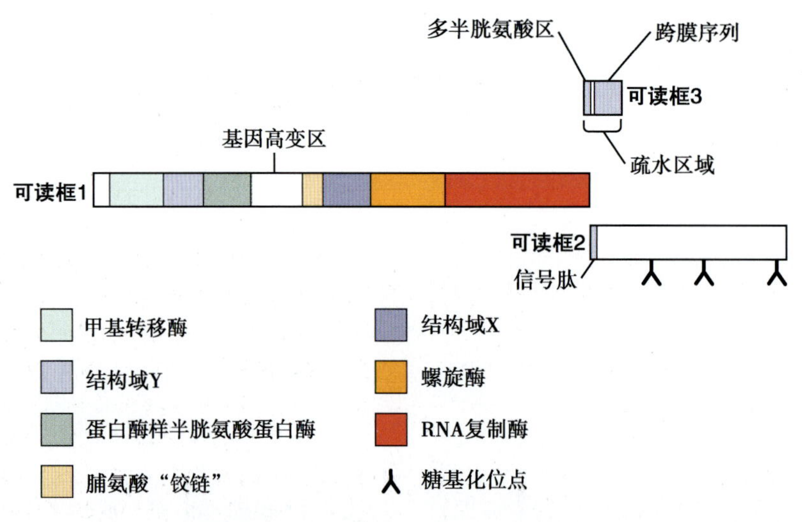

图 82.1　HEV 基因组。显示了 3 个可读框

HEV 家族由 2 个属组成：鱼类戊型肝炎病毒属（感染鱼类）和正戊型肝炎病毒属（感染哺乳动物和鸟类）[9,12]。后一个属由 4 种组成：正肝病毒属 A（感染人类，家养猪和野猪，鹿，绵羊，兔子，骆驼，猫鼬）；B（鸟类）；C（大鼠，雪貂，鼩鼱、袋狸、水貂）；D（蝙蝠），以及一些未分类的分离株（驼鹿，狐狸，白鹭）。已知只有正肝病毒属 A 会感染人类。该属菌株的系统发育分析揭示了 8 种不同的基因型，其中 4 种（基因 1~4 型，表 82.1），可引起大多数人类发病[9,12]。这 4 种基因型显示了不同的地理分布和宿主特异性。

基因 1 型包括来自亚洲和非洲的分离株，基因 2 型包括来自墨西哥的一种菌株和来自西非的一些分离株；这两种基因型均仅限于人类，并与水源传播疾病暴发有关。相比之下，

表 82.1　导致人类感染的 HEV 基因型及其地理分布

基因型*	人类感染	动物感染
1	南亚、东南亚和中亚、非洲	—
2	墨西哥、西非	—
3	美国、南美、欧洲(法国、西班牙、英国、荷兰)、日本	美国、中国、日本、东南亚、澳大利亚、新西兰、南美
4	中国、日本、越南	印度、中国、日本
7	中东(仅报告 1 例)	中东

*据报道,基因 5、6 和 8 型仅在动物中引起感染。

HEV 基因 3 和 4 型在几种动物中传播,特别是在猪、野猪和鹿中,仅偶尔引起人类感染。HEV 基因 3 型在欧洲,美国和南美引起人类疾病,HEV 基因 4 型在东北亚(中国、日本和越南)引发疾病,在欧洲偶有病例。在报告人类 HEV 基因 3 或 4 型感染病例的地理区域中,猪和人类 HEV 分离株属于相同的基因型。此外,与来自世界其他地区的猪和人 HEV 分离株相比,这些地区的猪和人 HEV 菌株之间的遗传相似性通常更大,这表明人畜共患病传播到人类[13]。然而,印度是一个高度流行的地区,人类和猪分离株在遗传上是不同的,分别属于基因 1 型和 4 型[14,15]。猪 HEV 的自然感染是通过粪-口途径发生的,通常在 2~4 月龄时,并伴有短暂性病毒血症,无临床表现,尽管肝活检标本可能显示轻度肝炎。基因 5~8 型似乎仅感染动物,除了偶尔报告感染人的基因 7 型 HEV 来自骆驼[16]。尽管它们具有相当大的基因组异质性,但所有 HEV 基因型与单一血清型均显示出广泛的血清学交叉反应。

二、流行病学

观察到由 HEV 引起的感染人类疾病的两种不同的流行病学模式:①主要是 HEV 基因 1 或 2 型的引起疾病;②低流行地区主要为 HEV 基因 3 或 4 型(表 82.2)。

(一) 高流行地区

在亚洲(印度次大陆、东南亚和中亚)、中东、非洲、南美部分地区和墨西哥的发展中国家,HEV 疾病高度流行[17,18]。在这些地区,人类 HEV 感染以暴发的形式发生[1,2,19,20],同时也有频繁的散发病例。疫情暴发可能规模庞大,可导致数百至数千例,总体人口发病率从 1% ~ 15% 不等,成人(3% ~ 30%)高于儿童(0.2% ~ 10%),男性高于女性。

典型 HEV 感染,孕妇的感染和死亡率很高。疫情从单峰、短暂暴发到持续 1 年以上的长期、多峰流行不等。在这些地区,戊型肝炎占散发性急性肝炎病例的 50% ~ 70%;这些病例在人口统计学和临床上与暴发期间观察到的相似。

在这些地区,HEV 感染的主要传播途径是粪-口途径。在大多数疫情发生时,流行病学调查显示疾病的发生与粪便污染饮用水相关(框 82.1)。在某些情况下,已经在废水、污水和饮用水中检测到 HEV RNA。疫情暴发经常伴随着大雨和洪水,但其中一些与夏季河流流量减少有关,从而导致水污染物浓度增加。HEV 基因 1、2 型是这些地区人类戊型肝炎病

表 82.2　与 HEV 基因 1 和 2 型与基因 3 和 4 型相关的流行病学和临床特征比较

特征	基因 1 和 2 型	基因 3 和 4 型
人类疾病的流行病学模式	大流行、小暴发、散发病例多发	小部分散发性急性肝炎病例
受影响的人群	其他方面健康的年轻人;男性>女性	大多数是老年人,通常伴有其他合并症;男性>女性
人畜传播	未报道	已证明,可能的途径是食用未煮熟的肉类或与动物密切接触
经水传播	众所周知会发生,是最常见的途径	未知
动物宿主	无	有(猪、野猪、鹿)
严重程度	严重程度不同,包括急性肝衰竭,严重疾病在妊娠女性中尤其常见	严重程度和不良结局与合并症有关
慢性感染	尚不清楚急性感染后是否会发生	免疫抑制者;接受免疫抑制药物治疗的移植受者

框 82.1　HEV 基因 1 和 2 型的特征

- 引起急性感染,但无慢性证据
- 应对发展中国家涉及数千人的大规模疫情负责
- 常见散发病例
- 粪-口传播,通常通过污染水传播
- 15~40 岁的年轻人罹患率最高,儿童不常见
- 临床疾病最易发生于青壮年
- 人与人之间的传播不常见
- 无肠外或性传播的证据
- 孕妇发生严重疾病(ALF)的可能性更大,死亡率高(15% ~ 25%),尤其是在妊娠晚期
- 已知会发生母婴(经胎盘)传播

例中普遍存在的基因型,似乎不会在动物中引起自然感染或实验性感染;因此,可能的水污染来源是来自患有临床疾病或亚临床 HEV 感染的人的粪便。尽管有关人类亚临床 HEV 感染的数据很少,但在猕猴模型中,亚临床 HEV 基因 1 型感染期间已证明了病毒排泄[21]。

在流行和散发性环境中,HEV 的人与人之间的传播是存在的[22,23]。从孕妇到新生儿[24]的垂直传播和输血传播[25]在 HEV 基因 1 型的主要流行区域中有记录,但这些模式对整体疾病的发病率占比似乎很低。

高流行地区的血清阳性率通常高于发达国家,并且随着年龄而增长。在印度,成年人的血清阳性率约为 40%[26],比经常暴发和散发疾病以及在同一地区青春期检测到 HAV 抗体的预期低。这些观察结果表明,随着时间推移,HEV 抗体(抗 HEV)滴度降低或有消失的可能性。相比之下,在尚未报道戊型肝炎暴发的埃及,抗 HEV 通常在儿童中发现,其在年轻人中的血清阳性率超过 70%[27],人们对这些发现了解甚

少,有人提出可能感染了 HEV 减毒株或动物株。

(二) 低流行地区

在欧洲、北美、亚洲、澳大利亚和新西兰,戊型肝炎以病例和病例系列报告的形式报道,占急性病毒性肝炎病例的不到1%。最初,这些罕见的病例大多数被认为与前往 HEV 流行地区有关。然而,已经确认了一些由本地(本地获得)HEV 感染引起的病例[28,29]。在低流行地区的这些本地病例主要与 HEV 基因 3 型有关,其中一些病例分布在日本和中国,由 HEV 基因 4 型引起[28,29]。

在英国[30],急性戊型肝炎患者经常出现黄疸等肝病特征,但许多黄疸患者伴有非特异性症状或无症状的血清转氨酶升高。病例数量似乎在春季和夏季出现高峰,该病在沿海和港湾地区的居民中似乎更为常见。欧洲其他地区具有相似特征的病例系列,但北美地区较少[28,29]。

低流行地区本土戊型肝炎的感染来源和途径尚不清楚。现有证据强烈表明,大多数此类病例与猪(或其他动物)的人畜共患病有关。这种传播似乎是通过食用未煮熟的动物肉,与受感染的动物密切接触者,或动物粪便对水源的污染。据报道,日本有一定的 HEV 感染动物向人类传播的实例,其中两个家庭的成员在摄入未煮熟的鹿肉后发展为戊型肝炎;从这些病例中获得的病毒基因组序列与从剩余肉中获得的相似[31]。来自人类戊型肝炎病例的基因组序列在低流行的各个区域显示出与来自同一区域的猪 HEV 分离株基因序列密切相似。HEV 基因组序列已从日本、欧洲和美国的猪肝和猪肝香肠中分离出来,并且与这些地区的人类戊型肝炎病例密切相关[32,33]。食用来自 HEV 污染的水中生或未煮熟的贝类也相关。

这些地区的一些 HEV 感染似乎与通过受感染的血液和血液制品传播有关。在欧洲和北美的各个国家,在 1/15 000~1/6 000 的健康献血者中检测到 HEV RNA,并且在这种受感染的血液和血液成分的接受者中显示了 HEV 感染的传播[34,35]。

在 HEV 基因 3 型感染的地区,即使在同一国家,抗 HEV 血清阳性率也存在很大差异。这可能部分是由于所用检测方法的差异,但可能代表了感染率的真正地理差异。在美国[36]、英国[30]和其他的欧洲国家健康人群中,HEV 血清阳性率与相对较少临床疾病的发生率相比显得较高。这些高发病率可能与 HEV 基因 3 型的亚临床感染有关;其他解释包括与其他药物的血清学交叉反应,暴露于 HEV 样病毒的动物宿主或假阳性结果。

过去在中国,HEV 基因 1 型通常引起疾病暴发;然而,2000 年后没有暴发的报道,零星病例主要由 HEV 基因 4 型引起。这些发现可能代表了从高流行模式到低流行模式的流行病学转变。

三、发病机制

当前对急性 HEV 感染期间病毒学、血清学和病理事件的理解(图 82.2)基于来自实验感染的动物、2 名人类志愿者和少数患者的数据。在摄入 HEV 和到达肝脏之间发生的事件

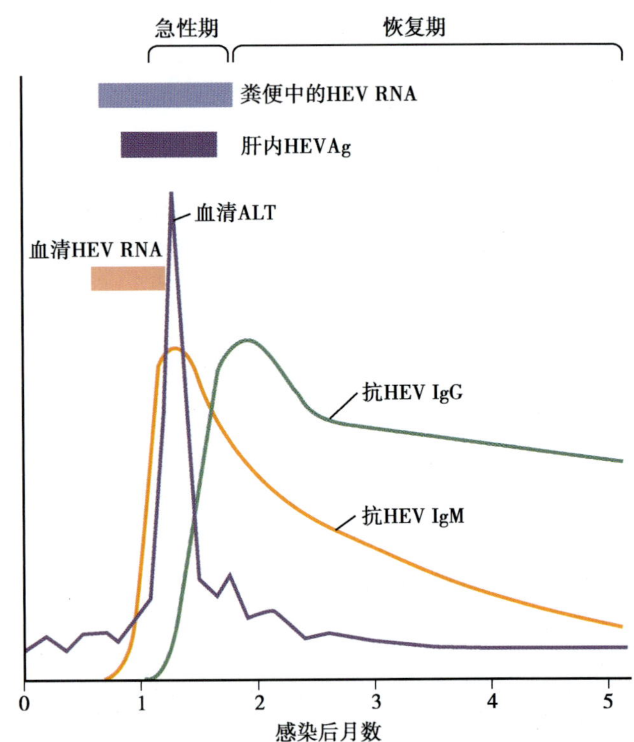

图 82.2　HEV 感染的典型过程(基于在人类受试者和实验感染灵长类动物中的研究)。Ag,抗原;IgG,免疫球蛋白 G;IgM,免疫球蛋白 M

尚不清楚。潜伏期范围为 2~10 周。在人类中,大约在疾病发作前 1 周,可以在粪便中检测到 HEV。病毒血症和粪便中的病毒分别持续到疾病发作后约 2 周和 4 周。在实验感染的灵长类动物中,HEV RNA 在血清 ALT 水平升高前几天出现在血清、胆汁和粪便中。接种后 7 天内可见 HEV 抗原在肝细胞中的表达,可累及 50% 以上的细胞,并随着血清 ALT 水平的升高而急剧下降[37]。血清 ALT 升高和肝脏组织病理学变化的出现通常与血清抗 HEV 的出现相对应。

现有证据表明,HEV 是非细胞病变的。这与 HEV 特异性免疫反应与肝脏病理改变是一致性,表明戊型肝炎的肝损伤是免疫介导的,如同乙型和丙型肝炎一样。关于 HEV 感染期间细胞免疫事件的数据相对有限。急性戊型肝炎患者显示 $CD4^+$ 和 $CD8^+$T 细胞对 HEV 蛋白的反应[38-41],尽管这些免疫反应的质量和强度在使用不同技术的研究中有所不同。在一些研究中,急性肝衰竭患者的免疫反应比没有急性肝衰竭的患者弱[42]。此外,HEV 特异性 T 细胞反应似乎随时间下降。此外,还报道了自然杀伤细胞、自然杀伤 T 细胞和调节性 T 细胞的变化[43]。来自实验性 HEV 感染黑猩猩的基因表达数据表明,感染可能诱导先天性免疫应答,并且适应性免疫似乎对清除病毒不那么重要[44]。免疫抑制者中慢性 HEV 感染的发生表明 T 细胞反应在病毒清除中发挥了作用。

急性戊型肝炎的组织病理学变化与其他形式的急性肝炎相似,包括肝细胞气球样变,嗜酸性小体,局灶性实质坏死以及小叶和汇管区炎症浸润。一些患者有明显的胆汁淤积,其特征是小胆管胆汁淤积和实质细胞腺体样转化,肝细胞变化不明显[45]。肝脏显示 $CD8^+$T 细胞浸润[46]。疾病严重程度与肝实质亚大量或大量坏死和塌陷有关。慢性 HEV 基因 3 型

病毒血症与长期肝脏炎症和损伤的证据有关，并且可以随着时间的推移从慢性肝炎发展为肝硬化[47]。

妊娠期严重肝损害的原因，尤其在妊娠晚期，仍然未知，尽管怀疑免疫和激素因素起一定作用。这些因素包括辅助 T 细胞 1 型/2 型细胞因子平衡偏向辅助性 T 细胞 2 型细胞因子[48]，这些患者外周血单核细胞和肝组织中核因子 κB（NF-κb）的 p65 亚基受到抑制[49]，病毒载量高，IL-12 与 IL-10 的比值较高[50]，孕酮受体和黄体酮诱导的阻断因子的表达降低[50]。

HEV 不同基因型的发病机理和病程各不相同，基因 3 和 4 型引起的疾病较轻，尽管有慢性感染的可能性。怀孕期间感染 HEV 基因 1 或 2 型（但不是基因 3 或 4 型）与严重疾病的发生率更高有关。

四、临床特征

（一）急性戊型肝炎

HEV 基因 1、2 型感染其临床特征最常见的是急性黄疸性肝炎（见框 82.2），类似于急性甲型或乙型肝炎（参见第 78 和 79 章）[51]。疾病开始前驱期，伴有各种流感样症状，包括发热、畏冷、腹痛、厌食、反感吸烟、呕吐、陶土样便、深色尿液、腹泻、关节痛和短暂的黄斑皮疹。随后在 1~7 天内出现黄疸，深色尿液，浅色粪便和瘙痒，持续长达数周。体格检查显示黄疸，肝脏轻度肿大，质软和轻微压痛，有时还会出现轻度脾大。实验室检查异常包括尿胆红素，高直接胆红素血症以及血清 ALT、AST 和 GGTP 水平的显著升高。血清 ALT 升高可能先于症状出现，其升高幅度与肝损伤的严重程度无关。可能出现轻度白细胞减少和相对淋巴细胞增多。彩超可显示肝脏轻度肿大、肝实质回声增粗、胆囊壁水肿、汇管区扩大、脾脏稍肿大，其主要目的是排除胆道梗阻引起黄疸的原因。

框 82.2　急性戊型肝炎的临床特征

2~10 周的潜伏期
不同的临床表现：
　无黄疸性肝炎
　黄疸性肝炎
　重型肝炎导致 ALF
　无症状感染
临床疾病与其他类型的急性病毒性肝炎相似（孕妇除外）
儿童病情较轻，死亡率低（0.07%~0.6%）（孕妇除外，见表 82.2）

急性戊型肝炎通常是自限性的。少数患者病程迁延，伴有明显的胆汁淤积（胆汁淤积性肝炎），包括持续数周至数月的持续黄疸，明显的瘙痒，血清碱性磷酸酶水平明显升高，最终自发消退。高流行地区的病死率普遍较低——在以医院为基础的数据中为 0.5%~4%，而在暴发期间的人群调查中病死率为 0.07%~0.6%[19]。

一些 HEV 感染者仅具有非特异性症状，类似于急性病毒性发热性疾病，血清氨基转移酶升高而没有黄疸（无黄疸性肝炎），有些仍然完全无症状。这些形式似乎在儿童中更常见。无黄疸和无症状感染比黄疸更常见，因为流行地区很大一部分 HEV 血清反应阳性的人不记得曾经有过黄疸。在一小部分患者中，疾病严重并伴有急性或亚急性肝衰竭。

孕妇，特别是妊娠中期或晚期的孕妇，在戊型肝炎暴发期间比其他人群更容易受到影响，结局更差，死亡率为 5%~25%。在印度克什米尔的一次流行发病中，戊型肝炎在孕妇发病率为 17.3%（在妊娠 1、2、3 期发病率分别为 8.8%、19.4% 和 18.6%），而非怀孕妇女的发病率为 2.1% 和相似年龄男性的发病率为 2.8%[52]。发生急性肝衰竭的孕妇大约 22%，可导致流产，死产和新生儿死亡率的增加。在观察到 HEV 基因 3 型感染的地理区域中，除了患者通常年龄较大且更有可能有饮酒和其他并存疾病的病史外，其表现通常相似[8,30]。此外，肝脏疾病似乎比基因 1 型 HEV 报道得更为温和。这些地区的一些病例可能无法确诊，如在最初被诊断为药物诱导的肝炎患者中，通过回顾性血清学检测鉴定出戊型肝炎[53]。

肝外表现

在 HEV 感染者中已报道了几种肝外表现，主要为病例报告或小病例系列。这些包括多种神经、肾脏、血液和自身免疫表现以及急性胰腺炎。其中，神经系统表现是最常见的报道，特别是在低流行区域，以 HEV 基因 3 型为主[54]。在以 HEV 基因 1 型为主的地区，急性胰腺炎的报道更频繁。这些表现的机制及其病毒因果关系仍不确定。

（二）慢性戊型肝炎

慢性感染 HEV，持续病毒血症和粪便排泄超过 3~6 个月，甚至 1 年[55]；所有此类病例均来自低流行地区，并与 HEV 基因 3 型相关，偶尔与基因 4 型相关。持续感染仅限于免疫抑制的人，包括器官移植受者，接受癌症化疗或免疫疗法的人以及 HIV 感染者。这些患者可能是无症状的或具有轻度，持续的肝病临床症状，并且经常具有较高的血清 ALT 和 AST 水平，表明肝脏持续炎症。随着时间的推移，进行性肝损伤和纤维化可能导致肝硬化的发展[47]。这种并发症的总体频率仍不清楚。在这种情况下，感染的主要途径似乎与低流行地区的本土病例相似。曾考虑是否通过移植器官传播，但似乎不太可能。

五、诊断

人类 HEV 感染可以直接通过检测临床标本中的 HEV RNA 或病毒衣壳抗原来诊断，或者间接通过证明病毒特异性宿主免疫应答来诊断（见图 82.2）[56]。HEV RNA 的检测主要依赖于实验室自行研制的逆转录 PCR 检测，因为商业检测仅在 21 世纪 10 年代才开始在某些地区使用。可以使用酶免疫测定法在血清中检测 HEV 抗原。用于检测 HEV 的免疫球蛋白 M 和 IgG 抗体的酶联免疫测定法，是基于在大肠杆菌或昆虫细胞中表达的重组 HEV 蛋白，对应于 HEV 的免疫原性表位的合成肽，其编码来自 ORF2 和 ORF3 区域的多个线性抗原表位的合成基因表达的蛋白质[56]。

血清中抗 HEV IgM 的存在强烈提示急性感染，而抗 HEV IgG 的检测表明急性或恢复期或过去暴露。IgM 抗 HEV 出现在临床疾病的早期，持续 4~5 个月，并且在戊型肝炎暴发期间可以检测到 80%~100% 的病例。抗 HEV IgG 出现在抗

HEV IgM 之后的几天，并且在至少一年到几年的时间内仍然可以检测到。随着时间的推移，抗 HEV IgG 似乎显示出滴度下降并且可能变得无法检测到；确切的时间范围尚不清楚。在不同国家，用于检测 IgM 和抗 HEV IgG 的几种商业试剂盒使用来自不同 HEV 菌株的不同靶抗原，并且使用不同的表达系统生产，使得各种测试的结果不可比较。在一项研究中，6 种 IgM 抗 HEV 试验的敏感性从 72% 到 98% 不等，特异性从 78% 到 96% 不等[57]。最近开发的测定方法似乎更好，尽管尚未就最佳测定方法达成共识。截至 2020 年初，在美国所有检测方法均未获得临床使用许可。

在感染急性期和慢性感染者的粪便和血清中，可检测到 HEV RNA。HEV 抗原可在急性戊型肝炎的初始阶段检测到，但在后期无法检测到[58]。

在疾病流行地区，HEV 感染的临床诊断通常基于抗 HEV IgM 的存在。相比之下，在疾病罕见的地区，这种结果的阳性预测值不够高，HEV RNA 的检测通常被认为对于确定诊断很重要。病毒基因组的检测对于免疫缺陷者可能缺乏抗体反应的 HEV 感染的诊断也是必不可少的。用于诊断和评估慢性 HEV 感染患者对治疗的反应（见后文）。病毒基因分型需要扩增和测序病毒基因组的一部分。HEV 抗原在急性或慢性 HEV 感染诊断中的作用仍不清楚。

六、治疗

急性戊型肝炎通常是自限性的，只需要支持治疗，抗病毒治疗在这种情况下没有作用。急性或慢性急性肝衰竭患者需要进入 ICU，支持治疗，控制脑水肿的措施以及考虑肝移植（参见第 95 和 97 章）。在孕妇中，终止妊娠尚未被证明具有任何益处；由凝血功能紊乱导致的产后出血可能需要用新鲜的冷冻血浆进行治疗。

在慢性 HEV 感染中，停用或减少免疫抑制药物的剂量可使约 1/3 的患者的 HEV 病毒血症消失。在慢性戊型肝炎患者的回顾性病例系列中，利巴韦林的中位剂量为每日 600mg，持续 3 个月，显示出很高的持续病毒学应答率（治疗停止后 3~6 个月血清中没有检测到 HEV RNA）[59]；然而，没有对照试验。在没有反应的患者中，已经识别出 HEV 基因组的突变[60]。在一些患者中，使用聚乙二醇化干扰素-α 诱导持续的病毒学反应。但是干扰素在器官移植患者中使用，存在急性排斥反应的风险。

七、预防

在流行地区预防戊型肝炎主要取决于清洁饮用水的供应和严格关注污水处理。在流行病环境下，改善水质的措施，就像沸水一样简单，可以使新发病例数量迅速下降。在流行地区，暴露前或暴露后使用免疫球蛋白似乎无法对 HEV 感染提供任何保护。在低流行地区，通过强调彻底烹饪猪肉和避免未煮熟的肉类，可以避免人畜共患病传播，这些措施对于免疫抑制者可能特别重要。

欧洲一些国家已经引入了通用目标（针对高风险接受者）或部分（在选定的中心或地理区域）对捐献血液进行 HEV RNA 筛查。在其他几个领域这种筛选正在考虑中[62]。

使用不同重组 HEV 衣壳蛋白对 HEV 敏感的灵长类动物进行的实验研究表明，尽管没有阻止病毒排泄，但对肝炎和病毒血症具有保护作用[63]。其中两种疫苗已经进行了人体试验。

首个在人体上进行有效性试验的疫苗含有一种重组截段的 HEV 衣壳蛋白，这种蛋白在昆虫细胞中作为病毒样颗粒产生，氢氧化铝作为佐剂。一项 2 期、双盲、随机安慰剂对照试验，在尼泊尔近 2 000 名血清阴性的年轻人（>99% 男性）中接受了 3 剂这种疫苗或匹配的安慰剂（在 0、1 和 6 个月时）[64]。在 2 年的随访期内，疫苗对临床急性戊型肝炎表现出 95.5% 的保护效力，尚无法提供长期保护的相关数据。尽管在所有志愿者中第三次接种疫苗后 1 个月时 IgG 抗 HEV 的滴度很高，但在随访结束时仅在 56% 中检测到。

第二种疫苗由 239 氨基酸长的截段 ORF2 蛋白组成，该蛋白已在大肠杆菌中表达并形成 23nm 病毒样颗粒。在中国南方的一项基于人群的随机试验中，有 110 000 多名志愿者，在 13 个月的随访期内，给予 3 次肌内剂量（0、1 和 6 个月时）显示出对 100% 临床急性戊型肝炎的保护作用，并且是安全的，只有轻微的局部不良事件[65,66]。在长达 4.5 年的长期随访中，保护效力率为 87%。这种疫苗 2012 年已经在中国上市，但其他地方没有。

HEV 疫苗可能对前往戊型肝炎高度流行地区的旅行者、居住在这些地区的孕妇和慢性肝病患者有用。关于这些疫苗在各种高危人群（孕妇、慢性肝病患者和免疫抑制患者）中的有效性和安全性、在暴露后环境中和对 HEV 基因 1 型或 3 型疾病的有效性、保护效力的持续时间，以及对亚临床 HEV 感染和受粪便散落病毒的影响，将有助于促进该疫苗的广泛使用。

（陈立刚 译，孙明瑜 袁农 校）

参考文献

第 83 章 其他病毒引起的肝炎

Jordan J. Feld 著

章节目录

除了甲肝至戊肝外，许多其他病毒也显示出嗜肝性，因为病毒血症偶尔与血清转氨酶水平升高有关，并且可能在肝细胞中发生病毒复制。然而，很难确定这些病毒与急性或慢性肝病的因果关系。这类病毒包括人 HPgV［以前称为庚型肝炎病毒（HGV）和 GB 因子］、TT 病毒（TTV）、Sanban 病毒、Yonban 病毒、SEN 病毒和 TTV 样微小病毒。其他新型病原体，如 NV-F 病毒样因子，可能会加重慢性丙型肝炎的严重程度，虽然已有报道，但人们对其知之甚少。

其他病毒性疾病有时可能累及肝脏，作为全身感染的一部分。此类感染的病原体包括 HIV（见第 35 章）、EB 病毒（EBV）、巨细胞病毒（CMV）、单纯疱疹病毒（HSV）、水痘-带状疱疹病毒（VZV）、引起严重急性呼吸综合征（SARS）的冠状病毒、细小病毒 B19 和人类疱疹病毒 6 型（HHV-6）。感染这些病毒中很少会导致严重的、有时甚至是致命的肝炎。

一、发现新型肝炎病毒

在长期寻找与输血相关的非甲、非乙型肝炎病因的过程中（见第 80 章），发现了候选肝炎病毒，主要发生在个体或少数急性临床肝炎且所有已知病毒检测均为阴性的患者中。具有更先进的测序技术（如宏基因组学）的病毒发现计划仍在继续，希望能在甲至戊型肝炎（即非甲-戊型肝炎）检测为阴性的急性肝炎综合征个体中分离病原体。尽管已经确定了许多病毒，但在大多数情况下，很难证明这些病毒与肝病的因果关系。

二、GBV-C/HPgV

发现了 GB 病原体（GBV）和 HGV，随后显示为同一病毒的 2 个分离毒株。一名 35 岁的外科医生，姓名首字母为 GB，发生了急性黄疸性肝炎，当他的血清被连续接种到健康的绢毛猴体内时，它们同样也患上了肝炎。对感染 GB 血清衍生病毒的绢毛猴进行分析，鉴定出 2 种不同的病毒，分别标记为 GBV-A 型（GBV-A）和 GBV-B 型（GBV-B）[1]。GBV-A 或 GBV-B 均不感染人类，但随后由同一名研究者从人类样本中鉴定出第三种与 GB 因子密切相关的病毒，并将其归类为 GBV-C[2]。大约在同一时间，另一个研究小组从一名隐源性非甲-戊型肝炎患者的血清中独立鉴定出一种病毒，他们将其命名为 HGV[3]。随后的研究发现 HGV 和 GBV-C 的基因组之间有 96% 的同源性，表明它们实际上是同一病毒的 2 个毒株[4]。由于大型流行病学研究尚未证明 GBV-C/HGV 感染与急性或慢性肝炎之间存在任何联系，因此使用术语“庚型肝炎病毒”受到质疑。最近，甚至 GBV 的这个名字也受到了挑战。GBV-A 和 GBV-B 只感染美洲灵长类动物，最近发现的一种被称为 GBV-D 的相关病毒只感染蝙蝠。事实上，即使是索引患者（“GB”）随后也被证明感染 HCV 是其肝病的原因。因此，2011 年采用了新的命名法，仅保留了原始 GBV-B 毒株的名称 GBV，并将其他相关病毒称为 Pegivirus，以表明其引起持续性（Pe）感染[5]。并起源于历史上命名为 G 或 GB 病毒[5]。它们都属于 GBV-C 类，现在被称为 HPgV。值得注意的是，尽管 HPgV 与 HCV 在结构上有一些相似之处，但 HPgV 不应再被归类为肝炎病毒。尽管在许多非甲-戊型的急性和慢性肝炎患者中检测到 HPgV，并可能持续数年，但其似乎不会引起肝脏（或任何其他）疾病，即使在免疫功能低下者中也是如此[7-16,18,20-23]。HPgV 感染已在旧大陆猴中确定，包括食蟹猴[12,17]。有趣的是，在急性接种和进展为慢性 HPgV 感染后，很少观察到序列进化支持该病毒家族的非致病性。它主要（如果不是唯一的）是淋巴系统感染[6]，对于 HIV 感染者，合并感染 HPgV 与 HIV 相关疾病的病程较轻和抗逆转录病毒治疗的反应较好有关[37,38]，可能是通过直接竞争相同的细胞类型或通过诱导细胞因子[18-43]。

由于 HPgV 感染与临床肝病无关，因此没有专门针对 HPgV 的治疗方法。在 HIV-HCV-HPgV 合并感染者中，使用聚乙二醇干扰素和利巴韦林治疗会使 31% 的患者持续清除 HPgV，对 HCV 或 HIV 感染过程无明显的后续影响[44]。在接受干扰素和利巴韦林治疗的 HPgV 和 HCV 合并感染的患者中，在治疗期间血清中的 HPgV RNA 消失，但停止治疗后所有患者均再次出现[45,61]。重要的是，未观察到 HPgV 感染对 HCV 或 HBV 感染治疗应答产生影响[10,46]。尚未报告 HCV DAAs 对 HPgV 复制的影响或 HPgV 对 DAAs 应答的影响。

三、TT 病毒感染

TTV 最早于 1977 年在日本的一个急性输血后非甲-戊肝炎患者(患者名字带有首字母 TT)中通过代表性差异分析被鉴定出来[47]。TTV 也被称为输血传播病毒和 Torque-Teno 病毒[48]。

(一) 病毒学

TTV 是一种无包膜、单链、负极性、环状 DNA 病毒。它与一个被称为环状病毒科的动物病毒家族密切相关,这些病毒与人类疾病无关。TTV 是第一个被鉴定的人类单链环状 DNA 病毒,并不完全地符合任何已知的病毒科。随后发现了其他类似 TTV 的病毒,共同组成了人指环病毒科[49,50]。

根据观察到肝脏中的病毒水平高于感染患者的血清病毒水平可以发现 TTV 是嗜肝的。TTV 也已在肝细胞内被鉴定出来,并通过原位杂交和 PCR 显示其可以复制;然而,在杂交信号阳性的细胞中没有或只有轻微的形态学变化[51]。TTV 也被证明会在刺激的外周血单个核细胞和骨髓细胞中进行复制[52]。

(二) 流行病学

TTV 在世界范围内均有发现,且较为常见。最初的研究记录了 1%~40% 的健康献血者存在 TTV 感染[53]。随着更广泛的引物被用于检测不同的基因型,献血者中报告的 TTV 感染率急剧增加,在一些研究中接近 100% 感染率[54]。TTV 的感染率随着年龄的增长而增加,但似乎在幼儿期达到平台期[55]。TTV 也存在于各种非人类灵长类动物物种中。

(三) 临床特征

尽管 TTV 在首次发现的患者中与急性肝炎相关,但其他研究并没有支持 TTV 与肝病之间的因果关系[56-59]。在最初研究中[47],在暴露后 6 周和血清 ALT 水平上升前 2 周检测到病毒血症。

(四) 治疗

关于 TTV 感染治疗的正式研究尚未进行。一项针对 HCV-TTV 合并感染患者的小型研究表明,TTV 感染对聚乙二醇干扰素和利巴韦林治疗 HCV 感染的持续病毒学应答没有影响。尽管 10 例患者中有 6 例在治疗后 TTV 病毒血症消失,但其中 4 例在 6 个月内复发[60]。

四、Sanban 病毒、Yonban 病毒、SEN 病毒和 TTV 样微小病毒感染

自 1997 年发现 TTV 以来[47],日本已分离到几株具有小 DNA 基因组的类似病毒,分别命名为 Sanban 病毒、Yonban 病毒和 TTV 样微小病毒[48]。这些病毒分为 29 个基因型,序列差异大于 30%[61]。与 TTV 一样,它们很容易通过肠外途径传播,也可以通过粪-口途径传播。迄今为止,没有一个与人类肝病有明确的联系。

1999 年,在 1 例不明原因输血后肝炎的 HIV 阳性患者(患者名字中带首字母 SEN)中发现了一种新病毒。这种病毒是通过使用 TTV 原型的退化引物发现的。SEN 病毒是一种小的、无包膜的单链 DNA 病毒,但与 TTV 不同的是,SEN 病毒的基因组是线性的。核苷酸测序与原型 TTV 有 50% 的同源性,但只有 30% 的氨基酸是同源的。对多个分离株进行测序显示,序列差异为 15%~50%[62]。

与 TTV 一样,SEN 病毒既通过肠外途径,也通过粪-口途径传播[63]。虽然存在垂直传播,但在大多数情况下不会导致慢性感染。围产期和肠外获得的 SEN 病毒自然清除似乎不能防止再感染[64]。患病率的差异是显著的,在有肠外危险因素的患者中,特别是合并 HCV 感染的患者,SEN 病毒的感染率最高[65]。在美国健康献血者中的感染率约为 2%,在日本约为 10%[65,66,84]。

SEN 感染的临床意义仍然存在争议。一项针对输血后非甲-戊型肝炎患者的研究表明,SEN 是大多数(12 个中的 11 个)病例的病因。45% 的感染者 SEN 病毒血症持续 1 年以上;然而,在大多数(86%)获得 SEN 感染的输血患者中并没有发生临床肝炎,其余发生肝炎的患者都没有暴发性的病程,在随访期间也没有发生慢性肝病或肝硬化[67]。其他报告和病例系列也在急性肝衰竭和慢性肝炎或肝细胞癌患者中发现了 SEN 或 TTV 病毒的存在,但因果关系难以确定[68]。大多数研究表明,SEN 或该组中的任何其他病毒与人类疾病之间没有联系,这些病毒也没有对慢性病毒性肝炎的治疗过程或反应产生影响[63,69]。

五、寻找其他非甲-戊型病毒性肝炎感染

对于急性肝炎持续感染的病例,而已知的肝病病毒和有肝脏受累的系统性感染检测结果阴性,这样的病例通常被称为非甲-戊型肝炎,但一些研究者更喜欢用“不确定的肝炎”一词来表示可能是由非病毒性病原体引起的[70]。随着技术的进步,如下一代宏基因组测序,提高了识别新病毒或其他人类病原体的能力,使用这种方法,所有提取的 RNA 和 DNA 都以无扩增或最小扩增进行测序。虽然这种方法避免了与扩增有关的偏差和错误,并能同时检测多种病毒,但这种方法的灵敏度低于基于 PCR 的标准方法[71]。一项旨在发现 HIV-HCV 合并感染的注射毒品人群中的病毒研究发现,宏基因组方法对已知病毒的灵敏度为 10 000 拷贝数或 IU/ml[72]。然而,该方法成功地记录了一种新的人类 pegivirus 病毒,它也被称为 HPgV 2[72]。尽管合并感染这种新发现的病毒并没有明显的临床后果,但该方法突出了该技术检测新病原体的能力。随着技术的不断进步,灵敏度可能会提高。

尽管宏基因组工具功能强大,但也有潜在的缺陷。中国研究者在急性非甲-戊型肝炎患者队列中发现了病毒片段。在全基因组组装后,将新的病毒暂时命名为 NIH-CQV,并发现其与细小病毒科和圆环病毒科病毒具有同源性。在 90 例患者中,63 例(70%)可检测到 DNA,而在 45 例对照组中均未发现[73]。然而,这种病毒后来被证明与一种称为细小病毒样杂交病毒的病毒相同,最终发现这种病毒是用于核酸提取的二氧化硅结合物的污染物,而不是真正的人类病原体[74],从而突显了强大的测序技术有导致虚假结论的潜力。

HPgV、SEN 病毒、TTV 和其他病原体最初被报道为急性病毒性肝炎的病因;但是,随后仔细进行的研究表明,在病例

和对照组中这种频率是相似的，因此对病毒和急性病毒性肝炎的因果关系产生了怀疑。具有良好特征的“不确定肝炎”的临床病例和适当的控制，对于严格的独立验证发现和正确评估任何新的微生物与肝病之间的联系至关重要。

六、可能涉及肝脏的系统性病毒感染

（一）EB 病毒（EBV）

EBV 感染是常见的，涵盖了广泛的临床表现。大多数受感染的婴儿和儿童无症状，或有轻度、非特异性症状，而青少年和成年人通常表现为咽炎、发热和淋巴结肿大[75]。虽然通常是亚临床的，但在 EBV 单核细胞增多症患者中，无论是仅表现为血清氨基转移酶升高或是急性甚至致命性肝衰竭的罕见病例中，肝脏几乎是普遍受累的[76]。

高达 90% 的急性单核细胞增多症患者的血清转氨酶和乳酸脱氢酶升高是正常上限的 2 至 3 倍。酶水平通常在 1~2 周内升高，峰值水平通常低于正常上限的 5 倍，远低于急性甲型、乙型、丁型或戊型肝炎患者通常出现的水平[77]。碱性磷酸酶水平升高是常见的，在多达 45% 的病例中可观察到轻度高胆红素血症[77,78]。大多数患者的肝脏生化水平指标在 1 个月内恢复正常，通常是在临床症状完全缓解之前[79]。与传染性单核细胞增多症一样，30 岁以上的成人 EBV 肝炎往往比年轻人和儿童更严重[80]。老年人偶尔会出现黄疸、发热和右上腹疼痛，这些症状可能与肝外胆道梗阻相混淆[81]。虽然黄疸可能是由病毒诱导的胆汁淤积引起的，但高胆红素血症应排除自身免疫性溶血性贫血。在感染 EBV 并继续口服避孕药的年轻女性可见胆汁淤积性黄疸伴瘙痒。

由 EBV 肝炎引起的致死性急性肝衰竭（ALF）在免疫功能良好和免疫功能低下的人群中都有描述，并且似乎与比寻常更强大的 EBV 病毒负荷有关，特别是在 T 细胞中，而不是在 B 细胞中[82]。一小部分患者在初次感染时发展为慢性 EBV 感染，类似于传染性单核细胞增多症，并累及肝脏、肺和其他器官，并且不会消退，可能危及生命。血液中发现高水平的 EBV DNA，并伴有发热、肝炎和淋巴结肿大[83]。使用免疫抑制剂治疗可诱导缓解，但只有造血干细胞移植被报道有明确疗效[83]。除慢性 EBV 感染外，EBV 感染患者还可能出现以发热、肝脾大、肝脏合成功能障碍、血细胞减少和明显的高铁蛋白血症（>10 000μg/L）为特征的噬血细胞综合征。该综合征也被称为噬血细胞性淋巴组织细胞增生症，是由自然杀伤细胞（NKT）失调引起的，导致淋巴细胞增殖和活化与不受控制的噬血细胞作用和细胞因子的产生。该综合征与原发性或再激活的 EBV 感染有关，也见于血液系统恶性肿瘤和胶原血管疾病（见第 37 章）[84]。据报道，成功的治疗方法有糖皮质激素或环孢素的免疫抑制治疗或两者兼用，化疗和造血干细胞移植。虽然罕见，但该综合征通常很严重，可能是致命的[85]。

EBV 肝炎是成人急性肝炎的一个相对罕见的原因，仅占第三级中心 1995 年报告的肝炎病例的 0.85%。值得注意的是，只有少数人（12%）有传染性单核细胞增多症的临床特征，但所有的患者均有淋巴细胞增多，88% 患者有脾大[86]。也可见到轻度血小板减少。传染性单核细胞增多症检测试剂盒对检测嗜异性抗体很敏感，但不是 EBV 感染的特异性检测方法。EBV 特异性免疫球蛋白 M 抗体水平在血清中早期达到峰值，并可能持续数月，此时会出现 IgG 抗体。腹部超声检查的结果通常是非特异性的，可能包括肝大、淋巴结肿大，可能还有胆囊壁增厚，据报道这预示着更严重的肝脏疾病[87]。肝脏活检不是诊断的必要条件，如果进行肝脏活检的话，会显示汇管区和肝窦单核细胞浸润，且不破坏肝脏结构，多核巨细胞不是特征。在更严重的病例中，局灶性肝脏坏死可能是明显的。活检样本的原位杂交或 PCR 检测可用于确诊，但 EBV 蛋白免疫组化学检测很少呈阳性[88]。

目前尚无针对 EBV 肝炎特异的治疗方法，阿昔洛韦可抑制 EBV 复制并减少病毒从鼻咽部脱落，但对临床症状或结果没有影响[89]。有报道称使用更昔洛韦治疗可改善急性和慢性 EBV 肝炎，但这种方法没有进行充分的研究[90]。对 EBV 引起的急性肝衰竭进行了肝移植治疗。EBV 很少引起肝移植后的肝炎，但与移植后淋巴增生性疾病相关（见第 36 章）。EBV DNA 通常在 LT 后的血液中发现，但病毒滴度与症状或并发症无关[91]。同样，尽管在移植后肝炎的情况下可以从肝脏中分离出 EBV DNA，但其与移植物存活或其他结果无关（见第 97 章）[92]。相比之下，高水平 HHV-6 DNA 与移植物肝炎有关，并影响移植物存活率[92]。据报道，在肾移植后的慢性 EBV 型病毒肝炎患者中，用利妥昔单抗治疗可改善血清肝酶水平和肝脏病理状况[93]。

（二）巨细胞病毒（CMV）

巨细胞病毒是疱疹病毒科最大的成员，与其他疱疹病毒一样，在原发感染消除后，它终生处于潜伏的、不复制的状态。因此，由 CMV 引起的临床疾病可能是原发感染，或者更常见的是潜伏感染的再激活[94]，特别是在免疫力低下的人群中。

在免疫功能良好的儿童和成人中，原发性 CMV 感染通常是亚临床的，但可能引起类似单核细胞增多症的疾病。肝脏受累是很常见，特点是轻度至中度的血清转氨酶（88%）和碱性磷酸酶（64%）升高，伴有或不伴有肝脾肿大[95]。尽管大多数病人的临床病程是轻度的，但也有罕见的肉芽肿性胆汁淤积性 CMV 肝炎，伴有或不伴有黄疸的病例，甚至出现致命的大面积肝坏死[96]。除了先天性 CMV 综合征（黄疸、肝脾肿大、血小板减少性紫癜和严重的神经系统损伤），CMV 也是新生儿肝炎的常见原因之一[97]。一些病例报道也提示 CMV 感染与急性门静脉血栓形成之间可能存在关联。然而，其机制尚不清楚[98]。

细胞免疫功能受损的患者可发生播散性、危及生命的 CMV 多器官受累感染（见第 35 章和 36 章）。CMV 累及肝胆在 AIDS 患者中常见，可表现为肝炎、胰腺炎或无结石坏疽性胆囊炎[99]。CMV 也可引起 AIDS 相关的胆管病，表现为慢性胆汁淤积和类似 PSC 的临床和影像学表现（第 35 章）[100]，患者可单独或合并肝内外（或两者）胆管狭窄和扩张（见图 83.1）。抗病毒治疗对这种综合征没有效果，但乳头括约肌切开术，无论是否放置胆道支架，都可能改善症状[99]。器官移植受者也有患侵袭性 CMV 肝炎的风险，包括纤维化胆汁淤积性肝炎（见第 97 章），但尚不清楚这些患者不会发生胆管病的原因[101]。

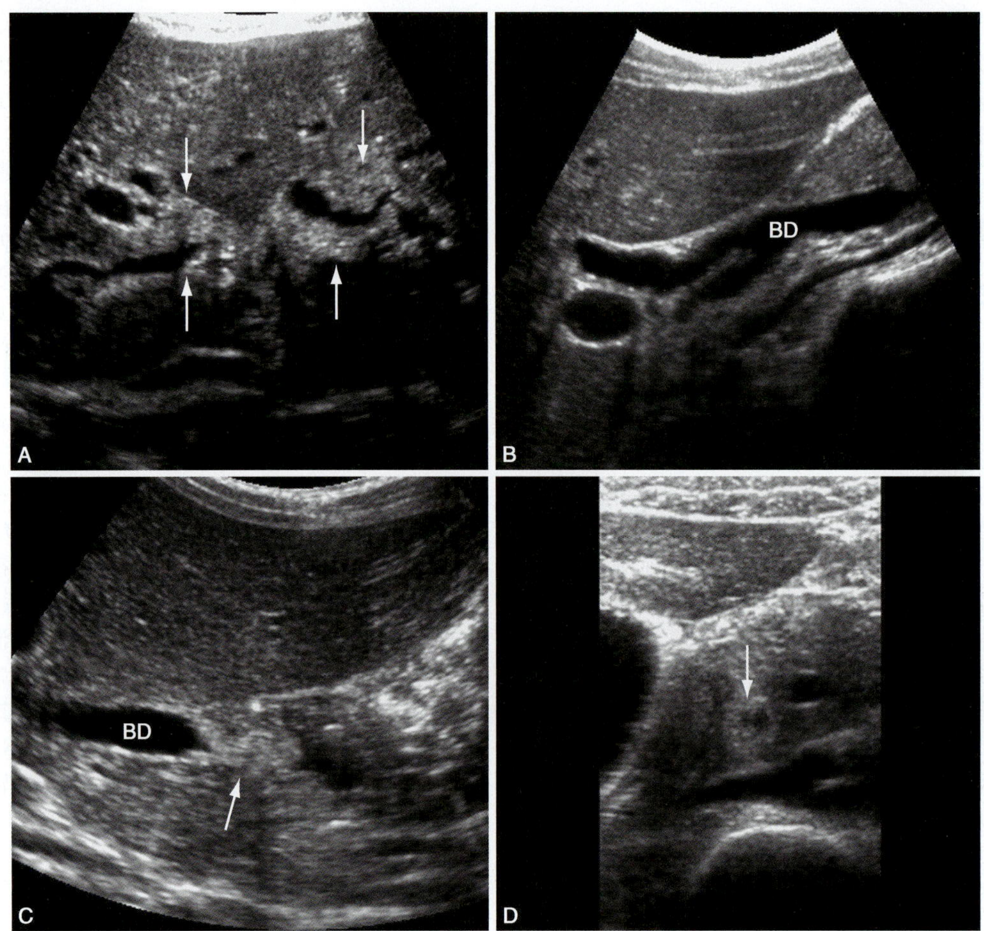

图 83.1 AIDS 胆管病和 CMV 感染的超声检查结果。A,见增厚的一层回声组织(箭),围绕中心汇管区引起肝内胆管不规则狭窄。B,胆管扩张,其管壁轻微不规则。C,扩张的胆管在回声增强的壶腹部(箭)突然变细,表明乳头狭窄。D,从胰头尾侧横向观察,见壶腹部(箭)扩大

CMV 肝炎可能难以与 LT 受者的移植排斥反应相区分。CMV 型肝炎很难与肝移植受者的移植物排斥反应相区分[102]。

CMV 感染的诊断是基于血清学和核酸检测、肝活检或两者结合的结果。在急性原发性 CMV 感染中,存在着 CMV 的 IgM 抗体。对于潜伏的 CMV 重新激活的患者,有必要用 PCR 直接测量病毒血症。由于 CMV 病毒血症先于器官受累,检测血液中的 CMV PCR 是对免疫功能低下患者的一个有用的筛查工具[103]。在肝活检标本中常见的是多核巨细胞伴单核门静脉实质炎症浸润和胆汁淤积。在肝细胞或胆道上皮细胞中可以看到大的核包涵体,有时被称为“猫头鹰眼”包涵体(图 83.2)。

对于具有免疫活性的成年人患有轻度 CMV 疾病,没有必要进行治疗。对于免疫力低下的病人,需要进行抗病毒治疗。更昔洛韦是一种鸟苷核苷类似物,其细胞内半衰期比阿昔洛韦长得多,已被证明是最有效的药物治疗。主要的毒性是骨髓抑制,特别是粒细胞减少。由于病毒血症与疾病预后相关,更昔洛韦应持续使用,直到 CMV 抗原血症检测不出来为止[104]。对更昔洛韦耐药或不耐受的病人,可选择的药物包括膦甲酸和西多福韦。

(三) 单纯疱疹病毒(HSV)

HSV 通常引起口腔或生殖器的黏膜皮肤水疱性病变,内脏受累可能发生在某些临床环境中。HSV 肝炎可见于新生

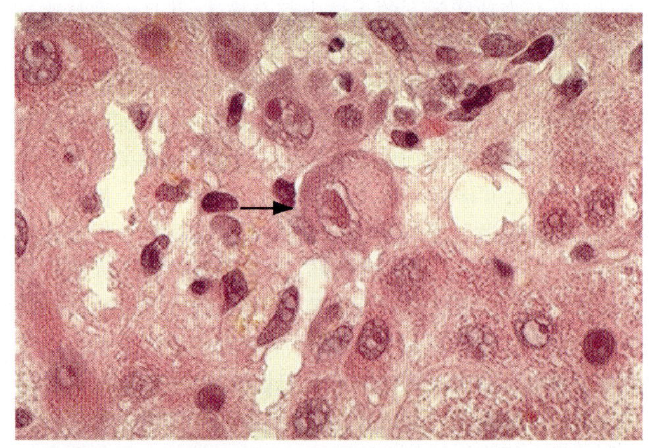

图 83.2 CMV 肝炎的组织病理学。在中间(箭)是一个大肝细胞,具有一个大细胞核,包含一个“猫头鹰眼”包涵体(H&E 染色)。(Courtesy Maha Guindi, MD, Toronto, Canada.)

儿、孕妇和免疫力低下者,可具有侵袭性并危及生命,在某些系列中报告的死亡率高达 80%[105]。肝炎可能是 HSV-1 或 HSV-2 引起的[106]。在具有免疫活性的人中,也有严重 HSV 肝炎的报道[107]。在分娩时暴露于受感染的母体生殖道分泌物的新生儿中,可出现多器官受累的严重肝炎,并经常出现肾上腺功能不全[108]。严重疾病和需要 LT 的危险因素包括缺

乏皮肤损伤、PCR 检测 HSV DNA 阳性、血小板减少和肝脏合成功能障碍[109]。在孕妇中，HSV 肝炎通常有暴发性病程。这种疾病常见于妊娠晚期(65%的患者)。只有 50%的病例有黏膜皮肤病变，临床高度怀疑对确保及时诊断很重要[110]。孕产妇和围产期死亡率接近 40%，在最大的病例研究中，25%的患者仅在尸检时才被诊断出来。早期诊断和开始抗病毒治疗至关重要[111]。

免疫功能正常的急性生殖器 HSV 感染患者中，有 14%可能出现轻度的、无症状的肝酶升高。相比之下，免疫力低下的患者可能会出现 ALF[112]。与重新激活相比，肝炎常出现在急性感染时，表现为发热、白细胞减少和血清转氨酶水平显著升高。可见凝血功能障碍，包括 DIC 和黄疸[113]。在报告的病例中，只有 50% 在就诊时出现皮疹，58% 在尸检时被确诊[114]。进展到死亡或需要肝移植的风险因素包括男性、年龄超过 40 岁、血清 ALT 水平超过 5 000U/L、血小板计数低于 75 000/mm^3 以及缺乏抗病毒治疗[114]。

肝脏活检对诊断至关重要，特别是在妊娠期。因为肝功能衰竭可能会迅速发展，因此可能需要经颈静脉途径而不适合经皮穿刺。可以看到局部或广泛的出血性或凝固性坏死，很少有炎症浸润。在坏死边缘的肝细胞中可发现核内(Cowdry A 型)包涵体。此外，一些汇管区周围的多核肝细胞呈现毛玻璃样改变，提示有病毒包涵体(图 83.3)[115]。电子显微镜、免疫组化染色和 PCR 技术可用于确诊[116]。血清 PCR 检测可通过早期治疗机构进行快速诊断[117]。

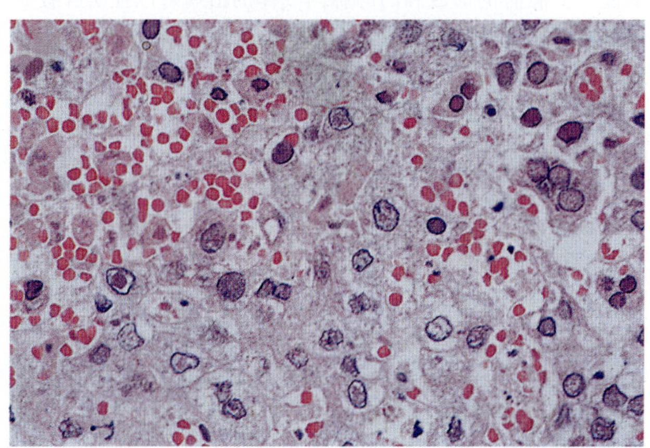

图 83.3　HSV 肝炎的组织病理学。在坏死区边缘，一些肝细胞为多核，许多细胞核含有嗜酸性病毒(Cowdry A 型)包涵体(H&E 染色)。(From Lucas SB. Other viral and infectious diseases and HIV-related liver disease. In：Burt AD，Portmann BC，Ferrell LD，editors. Pathology of the liver. 5th ed. London：Churchill Livingstone；2007. p 446)

HSV 型肝炎起病急骤，在诊断确认之前应进行经验性治疗。大剂量静脉注射阿昔洛韦(至少 10mg/kg，每 8 小时一次)是有效的，而且对孕妇似乎是安全的[118]。由于有严重复发的报道，可能需要长期治疗[107]。尽管肝移植(LT)成功，但 HSV 肝炎的移植后的结果令人失望，在欧洲移植登记处，HSV 肝炎移植后一年的生存率只有 38%[119]。

(四) 水痘-带状疱疹病毒(VZV)

与 HSV 感染一样，VZV 感染偶尔也会并发肝炎。高达 3.4%的水痘患儿的血清肝酶水平可能升高；然而，临床显著性肝炎仅有少数报道[120]。尽管成人的 VZV 再活化通常局限于皮肤，但也可能发生肝脏、肺和胰腺的受累[121]。在骨髓或实体器官移植受者中，很少有内脏受累的报道。如果怀疑有内脏受累，应该用大剂量的阿昔洛韦静脉注射治疗。

(五) 其他

据报道，许多其他病毒也累及肝脏，从轻度肝炎到 ALF。在 2003 年冠状病毒引起的急性重症呼吸综合征(SARS-Cov)暴发期间，在急性病期间通常观察到血清转氨酶水平升高。随后，有 3 例患者报告了 SARS 肝炎病例，通过逆转录酶-PCR 技术在肝脏中证实了引起 SARS 的冠状病毒，但在电子显微镜下未观察到病毒颗粒。这 3 例均符合世界卫生组织 SARS 的标准。肝脏组织活检显示有明显的细胞凋亡、肝细胞气球样变和中度肝小叶淋巴细胞浸润[122]。

细小病毒 B19 是一种常见的儿童皮疹病原体，也可能诱发再生障碍性贫血。肝酶升高也有报道，在免疫功能正常和免疫功能不全的个体中，均报告了罕见的合成功能障碍甚至 ALF 的肝炎病例[123-125]。重度或暴发性病例在儿童和青少年中比在成人中更常见报道，然而，由于可能识别不足和报告不足，真实的发生率尚不清楚[126]。已报告了罕见的由细小病毒 B19 引起的慢性肝炎病例。据报道，HBV 和 HCV 感染患者中细小病毒 B19 暴露的频率增加[127]，一些研究报道与较差的肝脏预后相关[128]，但这并不是一个普遍的发现[129]。使用 IgM 和 IgG 细小病毒 B19 抗体的血清学检测或通过 PCR 方法检测血液或肝脏组织中的病毒 DNA 进行诊断。目前尚无特异性治疗。

HHV-6 也与肝炎和 ALF 相关，最常见于 LT 后再激活的情况，包括表现为合胞体巨细胞肝炎[130-132]。

尽管尚未证实与特定病毒的明确相关性，但已认识到一种以重度急性肝炎后再生障碍性贫血为特征的综合征。一些病例与急性病毒性肝炎的已知原因(HAV、HBV、细小病毒 B19)相关[133,134]，但在其他病例中，所有病毒学检测均为阴性[135]。该综合征影响儿童和青年人，其特征为血清转氨酶水平显著升高、结合性高胆红素血症伴 CD8$^+$ T 细胞为主的汇管区损伤和肝活检显示的内皮损伤[136]。骨髓衰竭发生在初始出现症状后数周至 2 个月内[137]。抗胸腺细胞球蛋白和环孢素或造血干细胞移植治疗对小系列患者有效[133,137]。

非特异性肝脏生化检查异常在许多病毒性疾病中都很常见，包括流感、基孔肯雅热(Chikungunya)、中东呼吸综合征、埃博拉病毒感染和 2019 年新冠病毒感染(COVID-19)，并且可能发生罕见的明显肝炎[138]。

(汤善宏　译，孙明瑜　袁农　校)

参考文献

第 84 章　肝脏细菌、寄生虫和真菌感染，包括肝脓肿

Arthur Y. Kim，Raymond T. Chung 著

章节目录

肝脏是过滤被吸收的肠管内容物的初始部位，特别容易与各种微生物接触。除病毒感染外（见第 78～83 章），肝脏还可能受到下列因素的影响：①肝外的细菌或寄生虫感染的扩散；②螺旋体、原生动物、蠕虫或真菌的原发感染；③细菌或分枝杆菌感染的全身性影响。

一、累及或影响肝的细菌

（一）革兰氏阳性菌和革兰氏阴性菌

有许多肝外感染均可导致肝功能异常，其严重程度从肝功能生化检测结果的轻微异常到出现明显的黄疸不等，但很少会引起肝功能衰竭。

1. 中毒性休克综合征：金黄色葡萄球菌或 A 组链球菌属

中毒休克综合征是一种由中毒休克综合征毒素引起的多系统疾病。该毒素是一种引起 T 细胞激活和大量细胞因子释放的超级抗原。以往的研究认为，该综合征与金黄色葡萄群菌引起的严重感染息息相关，但目前的研究进展提示，这类疾病更常表现为 A 组链球菌感染，尤其是坏死性筋膜炎所导致的并发症[1]。金黄色葡萄球菌中毒性休克综合征的危险因素包括卫生巾的使用和手术伤口感染。典型的临床症状包括猩红热样皮疹、黏膜充血、低血压、呕吐和腹泻[2]。该病常见肝脏受累，严重程度从血清转氨酶水平升高到黄疸和广泛的肝脏坏死不等。肝脏的组织学表现包括微脓肿和肉芽肿。疾病的确诊主要依赖于对伤口、血液或其他身体部位的毒性化脓性链球菌或金黄色葡萄球菌的培养。手术干预是伤口感染与坏死性筋膜炎的关键处理措施。此外，目前推荐将克林霉素与另一种活性剂联合使用作为干扰细菌毒素产生的有效措施。对金黄色葡萄球菌有效的抗生素包括萘夫西林（对甲氧西林敏感的金黄色葡萄球菌）和万古霉素或利奈唑胺（对甲氧西林耐药的金黄色葡萄球菌）。青霉素对化脓性链球菌有效。目前对静脉注射免疫球蛋白治疗化脓性链球菌相关性中毒休克综合征患者的治疗方式仍存在争议，故而并不推荐使用[3]。

2. 产气荚膜梭菌

由产气荚膜梭菌导致的梭菌性肌坏死是一种混合厌氧菌感染。这种疾病常表现为进展迅速的局部伤口疼痛，腹痛及腹泻。皮损常有颜色改变甚至出现大疱，之后气体迅速扩散，进而导致高死亡率。高达 20% 的气性坏疽患者可能出现黄疸，其致病机制主要为细菌产生的外毒素引起的大量血管内溶血[4]。脓肿的形成和门静脉内气体的出现可以证实肝脏受累。但肝脏受累在这类患者中并不影响死亡率。梭菌的存在预示着肝硬化患者的预后很差[5]。手术切除是关键的治疗措施，而青霉素和克林霉素是有效的抗生素。

3. 放线菌

放线菌病最常由衣氏放线菌引起。该菌是一种革兰氏阳性厌氧菌。尽管颈面部是该菌最常感染的部位，但是仍有 13%～60% 的患者存在消化道受累[6,7]。15% 的腹部放线菌病患者伴有肝脏受累，目前认为这是由腹部其他部位的转移性扩散引起的。放线菌性肝脓肿的常见表现包括发热、腹痛、和厌食症伴体重减轻[8,9]。其病程比常见的化脓性肝脓肿（见后）更为缓慢，因此可能被误认为是肿瘤[8]。此外，瘘的形成和周围组织如胸膜间隙的侵犯也时有发生。血清学指标常表现为贫血、白细胞增多、红细胞沉降率升高和血清碱性磷酸酶水平升高。影像学表现是非特异性的，肝叶两侧可见多发脓肿。

疾病的确诊依赖于脓肿腔抽吸液中观察到特征性硫磺样颗粒或厌氧菌培养阳性。大多数脓肿通过长期的静脉注射青霉素或口服四环素的方式治疗。较大的脓肿可以经皮穿刺引流或手术切除[10]。

4. 李斯特菌

在成人中，单核细胞增生李斯特菌感染的患者很少出现肝脏受累。一份报告描述了 34 例累及肝脏的李斯特菌病，严重程度从孤立脓肿到多发性脓肿以及急性和肉芽肿性肝炎不等[11]。肝脏组织学特征为多发脓肿和肉芽肿。诱发条件包括免疫抑制、糖尿病和潜在的肝病（肝硬化、血色病和慢性肝炎）。弥散性李斯特菌感染的确诊依赖于血液或肝脓肿抽吸

液的培养结果阳性。也有报道称单核细胞增生李斯特菌感染可引起的胆囊炎[12]。首选抗生素为氨苄西林或青霉素，常与庆大霉素协同作用[13]。

5. 沙门菌和志贺菌

一些病例报告描述了由肠道志贺菌感染引起的胆汁淤积性肝炎[14,15]。肝脏的组织学表现包括门静脉和门静脉周围的多形核白细胞（中性粒细胞）浸润，肝细胞坏死和胆汁淤积。志贺菌属感染引起的严重肝功能障碍已有报道[16]。

由伤寒沙门菌引起的伤寒是一种全身性感染，常累及肝脏。这类患者常见血清转氨酶水平升高，但血清胆红素水平仅少数情况下可能上升[17]。一些患者可能出现急性肝炎样症状，特点是发热和轻度肝脏肿大[18]。由伤寒沙门菌所导致肝脏感染可以并发胆囊炎和肝脓肿[19]。

尽管在肝组织中可以观察到致病菌，但目前认为伤寒沙门菌感染所导致的肝脏损伤更可能是由细菌内毒素介导的。内毒素可引起肝内局灶性坏死、门脉周围单核细胞浸润和库普弗细胞增生。这些变化与革兰氏阴性菌所导致的败血症相似。散布在肝脏各处的特征性伤寒结节是库普弗细胞极度肥大和增生的结果。该病的临床病程可能严重，死亡率接近20%，尤其是对于那些治疗延误或伴有其他沙门菌感染并发症的患者。伴有黄疸和脑病的严重伤寒可通过血清碱性磷酸酶水平升高、轻度凝血酶原低血症、血小板减少、肝肿大和AST 水平高于 ALT 水平等特征与急性肝功能衰竭鉴别[20]。头孢曲松是治疗伤寒的一线药物。在低耐药性的地区可选择环丙沙星。

甲型副伤寒沙门菌和乙型副伤寒沙门菌是造成副伤寒的主要病菌。与伤寒一样，副伤寒也会出现肝脏生化检测结果异常，常见血清转氨酶水平升高，伴或不伴肝肿大[21]。肝脓肿是该病的一种罕见并发症[22]。第三代头孢菌素一线抗菌药，如果耐药率低，则使用氟喹诺酮类药物。

6. 耶尔森菌

小肠结肠炎耶尔森菌感染在儿童中表现为回结肠炎，在成人中表现为末端回肠炎或肠系膜腺炎。耶尔森菌感染可能会并发关节炎、蜂窝织炎、结节性红斑和败血症等疾病。大多数伴有复杂病例均会存在潜在的合并症，如糖尿病、肝硬化或血色病。过量的组织铁可能是一个易感因素，因为铁可以促进耶尔森菌的生长。

这种疾病的亚急性败血症形式类似于伤寒或疟疾。多发脓肿弥漫性地分布于肝脏和脾脏。在某些情况下，小肠结肠炎耶尔森菌肝脓肿的发生可能导致潜在血色病被检出[23,24]。这类疾病的死亡率约为 50%。氟喹诺酮类药物可用于大多数病例，第三代头孢菌素则是败血症的首选用药。

7. 淋球菌

约 50% 的弥散性淋球菌感染患者可见血清碱性磷酸酶水平升高，30%～40% 的患者中可见 AST 水平升高。黄疸在该病患者中少见。

淋球菌感染最常见的肝脏并发症是 Fitz-Hugh-Curtis 综合征。这是一种由骨盆感染直接传播引起的肝周炎（见后文）[25]。在临床上，患者常表现为右上腹突发的尖锐疼痛。这种疼痛可能会与急性胆囊炎或胸膜炎相混淆。大多数患者有盆腔炎病史。该综合征与淋球菌性菌血症的区别在于肝脏上有特征性的摩擦音和阴性的血培养结果。该病的确诊主要依赖于阴道内的淋球菌培养。淋球菌感染的总体预后似乎不受肝周炎的影响[26]。尽管受到各类抗生素耐药性的影响，但头孢曲松仍然是首选抗生素。与沙眼衣原体合并感染应该选用阿奇霉素或多西环素进行经验性治疗（见下文）。

8. 军团菌

嗜肺军团菌是一种顽固的革兰氏阴性菌，是军团病的致病菌。尽管肺炎是该病的主要临床表现，但也常见肝脏生化检查结果异常。50% 的病例存在血清转氨酶水平升高，45% 的病例存在碱性磷酸酶水平升高，20% 的病例存在胆红素水平升高（但通常没有黄疸）。此外，肝脏受累并不会影响最终临床结果。肝脏组织学改变包括微泡性脂肪变性和局灶性坏死，偶尔也可以在肝脏组织中看到致病菌。疾病的确诊主要依赖于血清或痰液中检出直接荧光抗体或尿液中检出抗原[27]。阿奇霉素或氟喹诺酮是首选的抗生素。

9. 类鼻疽伯克霍尔德菌

类鼻疽伯克霍尔德菌是一种经土壤和水源传播的革兰氏阴性菌，主要流行于东南亚地区。类鼻疽的临床症状严重程度从无症状感染到累及肺部、胃肠道和肝脏的暴发性败血症不等。肝脏的组织学改变包括炎性浸润、多发微脓肿和局灶性坏死。通过对肝脏活检标本的吉姆萨染色可以显示致病菌。在慢性疾病中，可以发现肉芽肿。部分肝脓肿CT 表现为“蜂窝状”[28]。对脓肿处理措施包括引流或清创。头孢他啶或美罗培南是首选的初始药物，随后将长时间使用甲氧苄啶或磺胺甲噁唑，是否加入多西环素需要额外的考量[29]。

10. 布鲁菌

布鲁菌病可由受感染的猪、牛、山羊和绵羊（分别为猪种布鲁菌、流产布鲁菌、马耳他布鲁菌和羊种布鲁菌）传染，通常表现为急性发热性疾病。大多数感染者出现肝脏异常，严重者可出现黄疸。肝活检标本中常见多发非干酪性肝肉芽肿，汇管区或肝小叶的局灶性单核浸润较为少见[30]。在少数情况下，布鲁菌病也可导致肝脾脓肿[31,32]。该病的诊断主要是结合血清学检测，动物接触史以及从肝组织标本培养结果三方面进行考量。布鲁菌脓肿的治疗方式主要是手术引流。链霉素和多西环素联合使用是最有效的抗菌疗法。

11. 贝纳柯克斯体（Q 热）

贝纳柯克斯体常通过吸入动物粉尘感染人群。这种感染可以引发 Q 热，其特征是反复发热、头痛、肌痛、乏力、肺炎和培养结果阴性的心内膜炎。该病常累及肝脏[33]。主要的异常表现是血清碱性磷酸酶水平升高，伴有 AST 或胆红素水平轻微升高。肝脏的组织学特征是特征性纤维蛋白环肉芽肿。该病的确诊主要依赖于补体结合抗体的血清学检测[34]。多西环素是治疗该病的有效抗生素。

12. 巴尔通体病（奥罗亚热，猫抓热，杆菌性血管瘤病）

巴尔通体是一种顽固性革兰氏阴性杆菌，可引起一系列疾病。巴尔通体杆菌感染是哥伦比亚、厄瓜多尔和秘鲁的地方病。它由沙蝇传播，并常引起一种急性发热性疾病，称为奥罗亚热。该病常伴有黄疸、溶血、肝脾肿大和淋巴结病。肝小叶中心坏死和脾梗死也可发生。多达 40% 的患者死于败血症或溶血症[35]。及时的治疗可预防严重并发症。一线治疗药物为环丙沙星，严重者联合头孢曲松。

猫抓病是主要由汉赛巴尔通体感染引起的一种疾病，常见于儿童和年轻成人。该病的典型症状包括皮肤和淋巴结表现，但很少会累及内脏，如肝脏和脾脏的坏死性肉芽肿感染[36]。该病常与接触猫或猫身上的跳蚤有关。轻度的猫抓病常使用阿奇霉素进行治疗。

杆菌性血管瘤病是一种传染性疾病，主要影响艾滋病患者或其他免疫力低下人群。在大多数情况下，该病由汉赛巴尔通体引起，但在一些情况下该病也可由五日热巴尔通体引起[37]。杆菌性血管瘤病最常见的特征是多发性血红色丘疹性皮肤病，但也有散发性感染，并且有的病例无皮肤受累[38]。该病可累及肝脏、淋巴结、胸膜、支气管、骨骼、大脑、骨髓和脾脏。其他表现包括持续性发热、菌血症和败血症。在没有其他解释的情况下，当血清转氨酶水平升高时，应怀疑出现了肝脏感染。杆菌性血管瘤病患者的肝脏感染可能表现为肝紫癜症或充血性囊肿(见第 85 章)。从组织学上看，艾滋病患者紫癜症的特征是炎性黏液样基质，其中含有杆菌团块和环绕于充血性囊肿周围的扩张的毛细血管。疾病的确诊主要依赖于 PCR 检测[39]。多西环素是治疗杆菌性血管瘤病的一线药物。严重病症的治疗常采用利福平或庆大霉素。如果患者存在内脏感染，应延长治疗时间[37]。

13. 细菌性败血症和黄疸

黄疸可能并发于革兰氏阴性菌或革兰氏阳性菌引起的系统性败血症。在重度感染中释放的外毒素和内毒素可以直接或间接地通过 TNF-α 等细胞因子，抑制胆汁酸和其他有机阴离子穿过肝窦和胆管膜，从而导致肝内胆汁淤积(见第 21 章)[40]。血清胆红素水平可达到 15mg/dL 或更高。此外，黄疸的严重程度与死亡率无关。肝活检标本的培养结果常为阴性。

(二) 衣原体

Fitz-Hugh-Curtis 综合征

尽管以前认为肝周炎常由淋球菌性输卵管卵巢炎引起(见前文)，但现在发现其更常与沙眼衣原体感染相关。该病表现类似于淋球菌感染引起的肝周炎，即 RUQ 疼痛伴泌尿生殖道感染，如盆腔炎。该病可以通过腹腔镜或剖腹探查直接确诊。子宫内膜炎、输卵管炎的病理表现和生殖道沙眼衣原体的微生物学检测可支持诊断。肝脏生化检查结果一般正常。该病应依据沙眼衣原体或盆腔炎的治疗指南选择治疗方法[41]。

(三) 立克次体

1. 落基山斑点热

落基山斑点热是一种全身性蜱传立克次体疾病。由于及时发现与发热和暴露史有关的典型黄斑丘疹，该病死亡率已经显著下降。然而，有一小部分患者因为多器官累及，死亡率依旧很高[42]。目前认为，微生物诱导的凝血障碍将导致一些患者发生特征性严重血管炎。这种多器官疾病常累及肝脏。在一项尸体解剖研究中，9 例死者中有 8 例的门静脉中发现了立克次体。门静脉炎、门静脉血管炎和肝窦噬红细胞作用在这些患者中均有发现，但肝脏坏死少见。该病的主要临床表现为黄疸，血清转氨酶和碱性磷酸酶水平升高。黄疸可能是炎症性胆管阻塞和溶血的联合结果，并与死亡率增加相关[33,43]。

2. 埃立克体

埃立克体是寄生在白细胞上的立克次体。在美国，人类单核细胞埃立克体病主要由查菲埃立克体引起，较少由犬埃利希体引起。人粒细胞无形体病(以前称为人粒细胞埃立克体病)是由嗜吞噬细胞无形体引起的[33,44]。与落基山斑点热相比，该病常无皮疹。80% 以上的病例累及肝脏，常表现为轻微、短暂的血清转氨酶升高。较高程度的转氨酶升高偶尔发生，并与胆汁淤积、肝脾肿大和肝衰竭有关。肝细胞内病原体增殖并激发免疫反应可引起肝损伤。病变部位可以观察到局灶性坏死、纤维蛋白环肉芽肿和胆汁淤积性肝炎。通常可见混合性汇管区和淋巴窦浸润。在使用多西环素等适当的抗生素进行治疗后，该病可得到缓解[45]。

(四) 螺旋体

1. 钩端螺旋体病

钩端螺旋体病是世界上最常见的人畜共患病之一，病原体广泛存在于家养和野生动物中。人类因为接触受感染的尿液或受污染的土壤或水源而感染病原体。在人类中，该病可进展为无黄疸性钩端螺旋体病或 Weil 综合征。

无黄疸型钩端螺旋体病占病例的 90% 以上，其特点是双相性疾病。第一阶段往往突然开始，出现与发热、钩端螺旋体病和结膜充血相关的病毒性疾病样症状，这也是重要的诊断依据。在短暂的缓解之后，95% 的病例的第二阶段表现为肌痛、恶心、呕吐、腹部压痛，在某些病例中还可出现无菌性脑膜炎[46]。在此阶段，少数患者出现血清转氨酶和胆红素水平升高并伴有肝肿大。

Weil 综合征是一种严重的黄疸型钩端螺旋体病，占所有病例的 5% 至 10%。这种疾病的第一阶段通常以黄疸为特征，可能持续数周。在第二阶段，患者可能出现高热，并以肝肾表现为主。当血清胆红素水平(主要为结合胆红素)接近 30mg/dl 时，可诊断黄疸。血清转氨酶水平通常不超过正常上限的 5 倍[47]。急性肾小管坏死经常发生，并可导致肾衰竭，这种临床表现往往是致命性的。此外，由免疫复合物引起的毛细血管损伤常导致出血性并发症[46]。在大多数尸检标本中，钩端螺旋体可见于肾小管，但很少见于肝脏。肝脏组织学表现一般是非特异性的，并且少见肝坏死。在电子显微镜下，肝细胞中可见线粒体改变和膜被破坏，表明这有可能是一种毒素介导的损伤。

在临床基础上结合第一和第二阶段的血液或尿液标本培养的阳性结果可诊断钩端螺旋体病。当培养结果不明确时，血清学检测可辅助诊断。在发病的前几天内服用多西环素对疾病有效。大多数患者康复后不会存在残留的器官损伤。

2. 梅毒

(1) 继发性梅毒

肝脏受累是继发性梅毒的特征[48]。继发性梅毒的肝炎发病率从 1% 到 50% 不等[48,49]。该病的症状和体征通常是非特异性的，包括厌食、体重减轻、发热、乏力和喉咙痛。手掌和脚底可出现典型的瘙痒性斑丘疹性皮疹。黄疸、肝肿大和RUQ压痛少见。几乎所有的患者都存在全身性淋巴结病。生化检查一般显示血清转氨酶和胆红素水平轻度升高,血清碱性磷酸酶水平不成比例地升高,常见孤立性碱性磷酸酶升高[50]。患者还可能出现蛋白尿。

梅毒性肝炎的肝脏组织学检查通常显示门静脉周围和小叶中心区域的局灶性坏死。典型的炎症浸润包括中性粒细胞、浆细胞、淋巴细胞、嗜酸性粒细胞和肥大细胞[48,49]。此外,病变区域可见库普弗细胞增生,但胆管损伤少见。一些病例中还可观察到肉芽肿。高达50%的患者可通过银染色证实存在螺旋体。该病的治疗首选青霉素,治疗后症状消失,并且没有后遗症。

(2) 三期(晚期)梅毒

目前三期梅毒较为罕见。尽管肝脏病变在晚期梅毒中常见,但大多数患者无症状出现。一些患者的症状表现为厌食、体重减轻、疲劳、发热或腹痛。三期梅毒的特征性肝脏病变是单发或多发性树胶样肿。该病变的中心部位为坏死组织,周围的肉芽组织由淋巴浆细胞浸润和动脉内膜炎组成,可出现大量瘢痕组织沉积,使肝脏呈分叶状外观(分叶肝)。如果未能及时发现肝脏受累,则疾病可能进展为肝细胞功能障碍和门静脉高压伴黄疸、腹水和胃食管静脉曲张。肝梅毒树胶样肿可在青霉素治疗后得到控制[51]。

3. 莱姆病

莱姆病是一种由蜱虫携带的伯氏疏螺旋体引起的多系统疾病。病变主要累及皮肤、心脏、神经和肌肉骨骼。目前已证实,该病将累及肝脏。在314例患者中,肝脏生化检查结果异常,19%的患者出现血清转氨酶和乳酸脱氢酶水平升高[52]。该病临床表现包括厌食、恶心和呕吐、体重减轻、RUQ疼痛和肝肿大。临床症状通常在发病后数天至数周内出现,并常伴有前哨皮疹和游走性红斑[53]。应考虑与埃立克体病或无形体病合并感染的可能。

在该病的早期阶段,人们认为螺旋体从皮肤经血液传播至包括肝脏在内的其他器官[33]。莱姆病肝炎患者的肝脏组织学检查常显示肝细胞膨胀,有丝分裂活动明显,微泡脂肪,库普弗细胞增生,混合性肝窦内浸润,以及肝实质内和窦内螺旋体[54]。

该病的确诊依赖于对具有典型临床病史的患者进行生化血清学检查。肝脏受累在播散性疾病中更常见,但似乎不影响总体预后。经多西环素、阿莫西林、克拉霉素或阿奇霉素口服后治疗后,原发疾病预后极好[55]。头孢曲松是治疗晚期疾病的首选药物[45,54]。

(五) 分枝杆菌

约25%的肺结核患者和80%的肺外结核患者在肝活检标本中可发现肉芽肿。结核性肉芽肿与结节性肉芽肿的区别在于中心干酪样化、抗酸杆菌染色阳性、肉芽肿较少且有聚集的趋势[56]。肝脏中的多发性肉芽肿可能在接种卡介苗后出现,特别是在免疫力低下的人群中。由结核引起的多发性肉芽肿患者很少有临床意义上的肝脏疾病表现,仅偶尔出现轻度肝肿大。在粟粒性感染中,患者可能会出现黄疸伴血清碱性磷酸酶水平升高。肝结核性肉芽肿病的治疗与活动性肺结核的治疗相同,即四联用药[57]。第35章将讨论鸟分枝杆菌复合群感染患者中的肝脏受累情况。

二、寄生虫

见表84.1和表84.2。

表 84.1 肝脏和胆道寄生虫病的病理分类

病理过程	疾病
肝	
肉芽肿性肝炎	毛细线虫病
	片形吸虫病
	血吸虫病
	类圆线虫病
	弓蛔虫病
汇管区纤维化	血吸虫病
肝脓肿或坏死	阿米巴病
	弓蛔虫病
多囊肝	棘球蚴病
肝紫癜症	杆菌性血管瘤病
网状内皮细胞	
库普弗细胞感染或增生	巴贝西虫病
	疟疾
	弓蛔虫病
	内脏利什曼病
胆道	
胆管炎	华支睾/后睾吸虫病
	片形吸虫病
胆管增生	蛔虫病
	华支睾吸虫病
	隐孢子虫病
	片形吸虫病
胆管细胞癌	华支睾/后睾吸虫病

(一) 原虫(另见第113章)

1. 疟疾

据估计,在100多个国家中,每年有3亿至5亿人感染疟疾。在疟疾生命周期的两个阶段,肝脏将受到影响,即红细胞外期与红细胞期,这也与实际的临床疾病表现相吻合。

(1) 疟原虫的生活史

图84.1显示了典型的疟疾寄生虫的生命周期。由蚊子携带的疟疾子孢子进入人体内,并循环到肝脏,进入肝细胞。当裂殖体破坏后,裂殖子被释放入血中,并进入红细胞内。导致疟疾的主要疟原虫种类在释放的裂殖子数量和成熟时间方面有所不同。恶性疟原虫和三日疟原虫感染的裂殖子不会残留于肝脏,而间日疟原虫和卵形疟原虫感染的部分裂殖子将

表 84.2　肝脏和胆道的寄生虫疾病

疾病(病因)	流行区域	发病诱因	病理及生理	临床表现	诊断	治疗*
原虫						
阿米巴病(溶组织内阿米巴)(另见第 113 章)	全世界,尤其是非洲,亚洲,墨西哥,南美洲	卫生条件差,性接触	血行扩散及组织浸润,脓肿形成(见图 84.10)	发热,RUQ 疼痛,腹膜炎,右隔膜抬高,破裂	粪便中发现虫卵,血清学检查(ELISA, CIE, IHA),肝脏影像学检查	甲硝唑,每次 750mg,每日 3 次,连续 7~10 天,口服或静脉;或替硝唑,每日 2g,连续 3 天,口服;之后添加药物包括双碘喹啉,每次 650mg,每日 3 次,连续 20 天,口服;二氯尼特,每次 500mg,每日 3 次,连续 10 天,口服;或氨苷菌素(巴龙霉素),每日 25~35mg/kg,分 3 次口服,持续 7~10 天
疟疾(恶性疟原虫、三日疟原虫、间日疟原虫、卵形疟原虫、诺氏疟原虫)	非洲,亚洲,南美洲	输血,静脉用药	肝细胞对子孢子的清除;肝脏内的红细胞外复制	软肝肿大,脾肿大,肝功能衰竭罕见(恶性疟原虫)	在血液涂片上鉴定寄生虫	恶性疟原虫:氯喹(氯喹敏感),甲氟喹单用,奎宁和多西环素或克林霉素合用,磺胺多辛与乙胺嘧啶复方剂,阿托伐醌与丙胍复方剂(氯喹耐药)或青蒿素衍生物 三日疟原虫:氯喹 间日疟原虫、卵形疟原虫、诺氏疟原虫:氯喹和伯氨喹合用(氯喹敏感)或甲氟喹和伯氨喹合用(氯喹耐药)
巴贝虫病(巴贝虫)	美国	接触鹿蜱虫	多器官受累的溶血现象	发热,贫血,肝脾肿大,肝脏检查结果异常,血红蛋白尿	在血液涂片上鉴定寄生虫,PCR	口服阿奇霉素,第一日 500mg,随后每日 250mg,每日一次,合用阿托伐醌,每次 750mg,每日两次,持续 7~10 天,或口服克林霉素,每次 600mg,每日 3 次,合用奎宁,每次 650mg,每日 3 次,连续服用 7~10 天,或静脉注射克林霉素,每次 300~600mg,每日 4 次
内脏利什曼病(杜氏利什曼原虫)	欧亚大陆,中美洲,南美洲	免疫缺陷(艾滋病、器官移植)	RE 细胞感染	发热、体重减轻、肝脾肿大、继发性细菌感染、皮肤色素沉着症(黑热病)	在脾脏、肝脏或骨髓发现无鞭毛虫	五价锑(葡萄糖酸锑钠和锑酸葡胺)20mg/(kg·d),持续 28 天;或脂质体两性霉素 B(IV)3mg/(kg·d),第 1~5 天,第 14 天,第 21 天;或氨苷菌素(巴龙霉素)16~20mg/(kg·d),持续 21 天;或乙磺酸戊脒 2~4mg/(kg·d),持续 15 天;或米替福辛 2.5mg/(kg·d),持续 28 天
弓形虫病(刚地弓形虫)	全世界范围内	先天性感染、免疫缺陷(艾滋病、器官移植)	寄生虫在肝脏内生长导致炎症,坏死	发热,淋巴结肿大,偶有肝脾肿大,不典型淋巴细胞增多	血清学(IF, ELISA),从组织中分离出寄生虫	乙胺嘧啶,第一日 100mg,随后每日 25~50mg,合用磺胺嘧啶,每日 2~4g,分 4 次给药;或者克林霉素,每次 300mg,每天 4 次,联合亚叶酸 10~25mg,每天 1 次,持续 2~4 周
线虫(参见第 144 章)						
弓蛔虫病(犬弓蛔虫,猫弓蛔虫)	全世界范围内	接触猫狗,特别是 5 岁以下儿童	幼虫向肝脏的迁移(内脏幼虫迁移症)	肉芽肿形成伴嗜酸性粒细胞增多	从组织中分离出幼虫、血清学(ELISA)	阿苯达唑,10mg/(kg·d),每天分 2 次服用,持续 5 天,或甲苯达唑,每次 100~200mg,每天两次,持续 5 天
肝毛细线虫病(肝毛细线虫)	全世界范围内	接触啮齿动物	幼虫向肝脏迁移;对虫卵的炎症反应	急性、亚急性肝炎,轻度肝肿大,脾肿大,嗜酸性粒细胞增多	肝脏活检标本中的成虫或虫卵(见图 84.2)	碘化噻唑青胺、葡萄糖酸锑钠、阿苯达唑或噻苯达唑等药物可能具有一定疗效

表 84.2　肝脏和胆道的寄生虫疾病(续)

疾病(病因)	流行区域	发病诱因	病理及生理	临床表现	诊断	治疗*
蛔虫病(蛔虫)	热带气候地区	食用生蔬菜	幼虫向肝脏迁移;成虫对胆管的侵入	腹痛,发热,黄疸,胆道梗阻,肉芽肿	粪便中发现卵或成虫	单剂量阿苯达唑,400mg;甲苯达唑,每次 100mg,每日 2 次,连续 3 天;双羟萘酸噻嘧啶,11mg/kg,最高 1g;单剂量伊维菌素,200μg/kg
类圆线虫病(粪类圆线虫)	亚洲、非洲、南美、南欧,美国	免疫功能低下患者(艾滋病、化疗、器官移植)容易发生再感染	幼虫从肠道迁移至肝脏	肝肿大,偶见黄疸,幼虫停留在门脉或小叶	粪便或十二指肠吸出物中发现幼虫	伊维菌素 200μg/(kg·d),持续 2 天;或阿苯达唑 400mg/d,持续 3 天
旋毛虫病(旋毛虫)	温带气候地区	食用未煮熟的猪肉	血行播散至肝脏	偶见黄疸、胆道梗阻,幼虫在肝窦	病史,嗜酸性粒细胞增多症,发热,肌肉活检	糖皮质激素治疗过敏症状;阿苯达唑 400mg,每日 2 次,持续 10~15 天;或甲苯咪唑 200mg/d;持续 10~15 天
吸虫(参见第 114 章)						
血吸虫病(曼氏血吸虫病,日本血吸虫病)	亚洲,非洲,南美洲,加勒比地区	常接触水的旅行者	宿主对门静脉中的虫卵的免疫反应	急性:嗜酸性粒细胞浸润 慢性:肝脾肿大,窦前门静脉高压症,肉芽肿	在粪便,直肠或肝活检标本中检出虫卵	吡喹酮 40~60mg/kg,分 2~3 次,1 天 急性毒性血吸虫病:吡喹酮 40~60mg/kg,分 2~3 次,1 天+糖皮质激素
片肝吸虫病(肝片吸虫)	全世界范围内	养牛或养羊;食用受污染的豆瓣菜	幼虫的迁移透过肝脏;穿透胆管	急性:发热、腹痛、黄疸、胆道出血 慢性:肝肿大	在粪便中检出虫卵或 ERC 发现胆道中存在吸虫	三氯苯哒唑 10mg/kg,单剂量口服
华支睾吸虫病和后睾吸虫病(华支睾吸虫,维氏后睾吸虫,猫后睾吸虫)	东南亚,中国,日本,韩国,东欧	食用未熟淡水鱼	迁移通过十二指肠球部;胆管内虫卵沉积	胆道增生、梗阻、硬化性胆管炎、结石形成、胆管癌	在粪便中检出虫卵或 ERC 发现胆道中存在吸虫	吡喹酮 75mg/kg,分 3 次服用,持续 1 天
绦虫						
棘球蚴病(细粒棘球绦虫,多房棘球绦虫)	全世界范围内	饲养牛羊(细粒棘球绦虫)	幼虫向肝脏迁移;包囊形成(棘球蚴囊)	轻度肝肿大,发热,嗜酸性粒细胞增多,囊肿破裂,胆道梗阻	血清学(ELISA,IHA),肝脏成像	手术切除或经皮穿刺引流。围术期服用阿苯哒唑,每次 400mg,每日 2 次,持续 8 周

*除非另有说明,否则所有药物均为口服给药。

CIE,对流免疫电泳;ELISA,酶联免疫吸附试验;ERC,内镜逆行胆管造影术;IF,免疫荧光;IHA,间接血凝试验;RE,网状内皮。

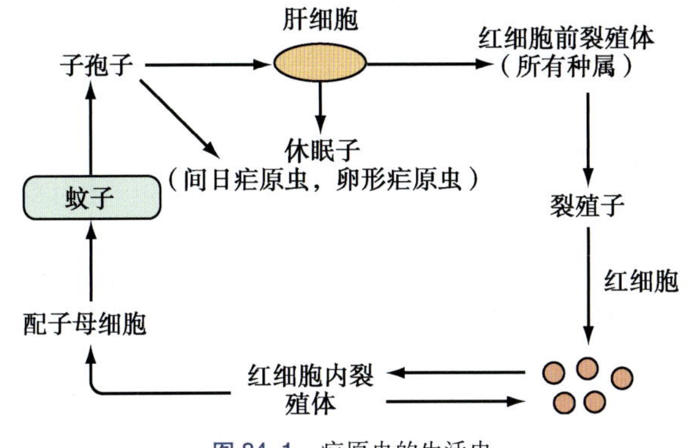

图 84.1　疟原虫的生活史

会以休眠孢子的形式存在于肝脏中,当被激活时,可再次分裂并成熟为裂殖体,维持红细胞外期的进行。目前已经确认诺氏疟原虫是能够感染人类的第五种疟原虫。该疟原虫感染偶尔会导致严重的临床症状,包括黄疸、肝功能障碍和急性肾损伤[58]。

肝损伤的程度随疟疾种类(最严重的是恶性疟原虫)和感染的严重程度而变化。非结合性高胆红素血症最常见的原因是溶血。肝细胞功能障碍可导致结合性高胆红素血症。生化检查可见血清转氨酶和 5′-核苷酸酶水平中度升高[59]。此外,肝脏合成功能障碍(如凝血酶原时间延长,低白蛋白血症)也可被观察到。在严重恶性疟疾中,低血糖和乳酸中毒是晚期和危及生命的并发症[60]。在恶性疟疾急性期,门静脉血流可逆性减少,可能是由于被寄生的红细胞对门静脉分支的微阻塞所致[61]。

(2) 组织病理学特点

在首次感染的急性恶性疟疾患者中,肝脏巨噬细胞和库普弗细胞吞噬寄生和未寄生的红细胞,导致巨噬细胞过度肥大以及大量疟原虫色素(寄生虫降解血红蛋白的结果)沉积于库普弗细胞中[62]。组织病理学特征包括库普弗细胞增生伴色素沉积和单个核浸润。病变区域还可见肝细胞肿胀和中心性坏死。此外,所有的异常在有效的治疗之后均可恢复正常。

(3) 临床特征

只有疟疾的红细胞期与临床疾病相关。急性感染的症状和体征通常在接触病原体后30至60天出现,包括发热(通常是潮热)、乏力、厌食、恶心、呕吐、腹泻和肌痛。溶血引起的黄疸在成人中很常见,特别是在恶性疟原虫严重感染的情况下。一般来说,肝功能衰竭只见于伴有病毒性肝炎或恶性疟原虫严重感染的患者[63,64]。有研究发现在86例恶性疟疾患者中,有15例患者出现了肝性脑病,4例发生了死亡[63]。轻度肝脾肿大常见。细胞减少症在急性感染中很常见。鉴别诊断包括病毒性肝炎、肠胃炎、阿米巴肝脓肿、黄热病、伤寒、结核病和布鲁菌病。

(4) 诊断

急性疟疾的诊断依赖于临床病史、体格检查和外周血涂片上寄生虫的鉴定。由于血液中的寄生虫数量可能较少,当怀疑指数较高时,应由有经验的检验员进行反复涂片检查。诺氏疟原虫在形态学上可能与三日疟原虫相似。PCR检测有助于区分这两种疟原虫[58]。目前已有快速抗原检测方法,但尚未广泛应用[65]。

(5) 治疗

急性疟疾的治疗取决于寄生虫的种类,对于恶性疟原虫感染的治疗,取决于氯喹的耐药性。氯喹通常对其敏感种属的流行地区有效。难治性恶性疟原虫感染可用甲氟喹单独治疗;奎宁和多西环素或克林霉素;乙胺嘧啶-磺胺多辛;阿托伐醌和氯胍的组合;或青蒿素衍生物(包括青蒿素、蒿甲醚和青蒿琥酯[66])治疗。对于间日疟原虫和卵形疟原虫感染,在氯喹或甲氟喹的基础上加用伯氨喹(在无葡糖-6-磷酸脱氢酶缺乏的人群中),可消除肝脏中红细胞外裂殖体[67]。

(6) 高反应性疟疾脾肿大(热带脾肿大综合征)

在疟疾流行地区,反复接触疟疾可能引起异常免疫反应,其特征是B淋巴细胞、循环疟疾抗体的大量产生和循环免疫复合物水平的增加,进而导致肝窦淋巴细胞密集增多和网状内皮细胞系统受到刺激。临床表现包括巨脾,抗疟抗体水平显著升高,血清免疫球蛋白M(IgM)水平增高。脾功能亢进会引起严重的衰弱性贫血,尤其是在育龄妇女中[68]。静脉曲张出血并不常见,但可能是由于脾和门静脉血流量显著增加而导致门静脉高压所致。治疗包括终生抗疟治疗和输血。

2. 巴贝虫病

巴贝虫病由巴贝虫引起,是一种由鹿蜱(肩突硬蜱)传播的类似疟疾的疾病[69]。这种疾病在美国东北部沿海地区和中西部地区流行。临床表现为发热、贫血、轻度肝脾肿大、肝脏生化检查异常、血红蛋白尿、骨髓活检标本中的噬血细胞现象。该病在脾功能和免疫功能低下的患者中尤为严重。在少见病例中,可能会出现明显的全血细胞减少。肝脏受累可反映全身性疾病的严重程度,但通常并不严重。无并发症的病例采用以下活性药物进行联合治疗:①阿奇霉素,第一日500mg,随后每日250mg,每日一次,合用阿托伐醌,每次750mg,每日两次,持续7~10天;②克林霉素,每次600mg,每日3次,合用奎宁,每次650mg,每日3次,连续服用7~10天。严重者可静脉注射克林霉素,并考虑部分或全部换血[45]。

3. 利什曼病

内脏利什曼病常由杜氏利什曼原虫引起。该病流行于地中海国家、中亚、前苏联、中东、中国、印度、巴基斯坦、孟加拉国、非洲、中美洲和南美洲[70]。来自这些地区的移民、归国旅行者和军事人员应常患该病。无鞭毛虫被沙蝇(新世界的罗蛉,旧世界的白蛉)吞食,变成有鞭毛的前鞭毛体。在进入人体宿主后,前鞭毛体将被网状内皮细胞系统中的巨噬细胞吞噬,并在那里繁殖。

(1) 组织病理学特点

内脏利什曼病患者的肝脏、脾脏、骨髓和淋巴结的单核吞噬细胞中常可发现病原体。病变区域常可见到库普弗细胞的增殖,在这些细胞中可检测到无鞭毛体(又称利杜体)[71]。携带寄生虫的细胞有时也会聚集于非干酪性肉芽肿中[72]。肝细胞坏死的程度从轻微到严重不等。疾病愈合时常伴随纤维沉积,有时肝脏也会呈现肝硬化外观。此外,慢性肝病的并发症是罕见的。

(2) 临床特征

杜氏利什曼原虫引起的内脏感染始于沙蝇叮咬部位的丘疹或溃疡性皮肤病变。在2~6个月(有时数年)的潜伏期后,患者会出现间歇性发热、体重减轻、腹泻(杆菌、阿米巴菌或利什曼菌)和进行性肝脾肿大引起的疼痛等临床表现,并常伴有全血细胞减少和多克隆性高丙球蛋白血症。由网状内皮细胞功能抑制引起的继发性细菌感染是死亡的重要原因,包括肺炎、肺炎球菌感染和结核病。

阳性体征包括肝肿大、巨脾、全身性淋巴结肿大和肌肉萎缩,严重患者可出现黄疸或腹水[73]。皮肤的灰色色素沉着是印度患者的特征性表现,因此该病又称为黑热病。此外,在该病中也常见由肉芽肿形成的口腔和鼻咽部结节。

(3) 诊断

疾病的确诊主要依赖于病史、体格检查和病变组织样本在瑞特-吉姆萨染色后的显微镜下表现。脾脏活检的准确率最高(90%)。肝活检的风险较低,且与脾穿刺的准确率相近。骨髓活检的准确率为80%,且观察时间越长,准确率可能越高[74],并高于淋巴结活检的准确率。培养需要专门的培养基,并可能需要几周的时间。血清学检测[酶联免疫吸附测定(ELISA)、免疫荧光、直接凝集反应]可用于内脏利什曼病的支持诊断,但并不敏感,尤其是在免疫功能低下的宿主中[75]。利什曼素皮肤试验(蒙氏试验)对急性内脏疾病没有帮助。血液或其他组织样本的PCR检测也可用于诊断和监测[76]。

(4) 治疗

五价锑化合物已被用于各种形式的利什曼病。在美国,通过疾病控制和预防中心可获得肠外葡萄糖酸锑钠治疗感染。使用锑剂治疗应至少持续 4 周，但持续的用药也会在体内累积毒性。替代的肠外药物包括两性霉素 B 脂质体和氨基糖苷类抗生素（巴龙霉素）[77]。灭特复星是一种口服的磷胆碱类似物，据报道其对内脏利什曼病的治愈率为 82%～97%[78,79]。未进行免疫重建的艾滋病和利什曼病合并症患者通常对常规治疗方案治疗无效或治疗后容易复发[75]。

4. 弓形虫病

由刚地弓形虫引起的弓形虫病在世界各地广泛流行。在美国，血清学调查显示，在 12～49 岁的人群中，接触弓形虫的比例已从 14% 下降到 9%[80]。这种感染可能是先天获得的，也可能是机会性感染。在艾滋病患者中，该病能引起脑肿块病变。刚地弓形虫卵主要通过土壤、水或受污染的肉类进入人体，并在肠道中成熟，成为子孢子。这些子孢子穿透肠黏膜，成为速殖子，并进行系统循环，侵入多种细胞[81]。严重的弥散性感染可累及肝脏。

（1）临床特征

虽然大多数原发性感染无症状，但获得性弓形虫病也可表现为单核细胞增多症样疾病症状，包括发热、寒战、头痛和局部淋巴结肿大[82]。肝肿大、脾肿大和血清转氨酶水平轻微升高在该病中少见[83,84]。免疫缺陷宿主受到感染后，可能会出现肺炎、心肌炎、脑炎，极少数情况下会出现肝炎[81,85]。弓形虫病可引起非典型淋巴细胞增多症，这是寄生虫病中一个少见的特征。

（2）诊断

最好的诊断方法是使用高特异性间接免疫荧光法或酶免疫分析法检测特异性 IgM 或 IgG 抗体[86]。特异的组织染色技术和组织培养系统可以支持辅助诊断。血清和肝脏的 PCR 分析也有助于无法明确诊断的病例[87]。

（3）治疗

所有伴有严重症状感染的患者以及免疫功能低下的患者或发生急性感染且不伴并发症的孕妇都应接受抗生素治疗。治疗包括乙胺嘧啶和磺胺嘧啶的联合使用，加入叶酸可减少血液毒性。治疗时间应持续 2～4 周[81]。

（二）蠕虫（另见第 114 章）

1. 线虫

线虫是一种无节的蠕虫，并存在厚厚的角质层覆盖身体。弓蛔虫病和毛细线虫病常影响肝胆并表现出相应临床特征，而蛔虫病、圆线虫病和旋毛虫病较少影响肝胆或影响程度不太严重。

（1）弓蛔虫病

犬弓蛔虫和猫弓蛔虫分别感染狗和猫。该感染在世界范围内广泛流行，特别是在儿童中。感染源主要通过土壤中的胚胎卵子或受污染的食物进入宿主体内。虫卵在小肠中孵化并释放出幼虫，幼虫穿透肠壁，进入门静脉循环，到达肝脏和体循环。在被狭窄的血管通道阻塞之后，未成熟的蠕虫将穿透血管壁并在组织中迁移，引起出血性、坏死性和继发性炎症反应。幼虫被困在组织中将引起肉芽肿形成，其中嗜酸性粒细胞占主要组成部分。组织幼虫可能在炎症囊或肉芽肿中停留数月至数年。肝脏、大脑和眼睛最常受到累及[88]。

1）临床特征

大多数感染者无症状。主要临床症状包括两类：①内脏幼虫迁移所导致的临床症状；②与非特异性症状相关的隐性感染，包括腹痛、厌食、发热和喘息[88]。内脏幼虫移行症最常见于有异食癖病史的儿童。其症状包括发热、肝肿大、荨麻疹、伴有持续性嗜酸性粒细胞增多的白细胞增多症、高丙球蛋白血症和血型等血凝素升高[88]。弓蛔虫病与慢性胆汁淤积性肝炎[89]以及化脓性肝脓肿的发展有关[90]。肺部表现包括哮喘和肺炎。神经受累可导致局灶性或全身性癫痫发作、脑病和异常行为[88]。眼部幼虫迁移常引起肉芽肿病变、玻璃体炎、葡萄膜炎、视力丧失和斜视[91]。

2）诊断

对于有异食癖、猫狗接触史和持续性嗜酸性粒细胞增多症的人，应考虑弓蛔虫病[92]。粪便检测对弓蛔虫病没有帮助，因为弓蛔虫不会在人体内产卵，也不会停留在胃肠道中。虽然一般不建议盲目穿刺活检，但通过检测受累组织中的幼虫可作出明确诊断[93]。嗜酸性肉芽肿可能是内脏幼虫迁移症的特异性表现[94]。肝活检可能是区分内脏幼虫迁移症和肝毛细线虫病的必要方法（见后文）。针对幼虫抗原的 ELISA 检测的强阳性结果可以提供支持诊断。

3）治疗

由于内脏迁移症存在自限性，支持疗法是主要的治疗方式。必要情况下可以使用阿苯达唑抗寄生虫治疗，治疗剂量为 10mg/(kg·d)，每天分 2 次服用，持续 5 天，或使用甲苯达唑，治疗剂量为 100～200mg，每天两次，持续 5 天。患者若存在严重的肺、心、眼或神经系统受累，则需要使用全身糖皮质激素进行治疗[93]。

（2）肝毛细线虫病

人类感染肝毛细线虫的情况并不常见。肝毛细线虫主要通过被胚胎卵子污染的土壤、食物或水进入宿主。虫卵在盲肠释放出幼虫，穿透肠黏膜，进入门静脉循环，并停留在肝脏。感染 4 周后，成虫分解，将卵释放到肝实质，通过巨噬细胞、嗜酸性粒细胞和巨细胞引起强烈的炎症反应。病症消退常伴随明显的卵周纤维化。

1）临床特征

肝毛细线虫病通常表现为急性或亚急性肝炎。症状包括发热、恶心、呕吐、腹泻或便秘、厌食、肌痛、关节痛、轻度肝肿大，偶有脾肿大。实验室检查可发现白细胞增多伴嗜酸性粒细胞增多，血清 AST、碱性磷酸酶和胆红素水平轻度升高，贫血，红细胞沉降率增加。胸部 X 线片可能提示肺炎[95]。

2）诊断

肝脏活检发现成虫或虫卵可明确诊断（图 84.2）。肝脏的组织学表现包括坏死、纤维化和肉芽肿[96]。在粪便中发现肝毛细线虫虫卵并不表明是急性感染，而可能表明摄入了含卵的未熟动物肝脏。

3）治疗

总的来说，肝毛细线虫病的治疗效果至今仍不理想。有报道称，在终末期患者中使用碘化噻唑青胺、葡萄糖酸锑钠、阿苯达唑或噻苯达唑可能具有一定疗效[96]。

（3）蛔虫病

人蛔虫现今已感染了至少 10 亿人，这些人主要集中于社

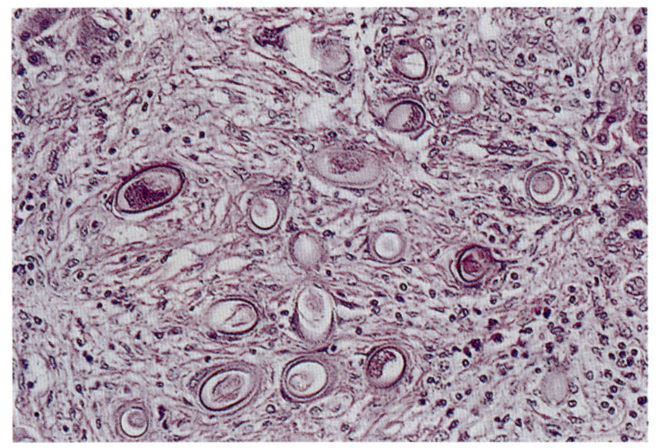

图 84.2　肝毛细线虫病的组织病理学。在大量虫卵周围可见到肝内肉芽肿。(From Lucas SB, Zaki SR, Portmann BC. Other viral and infectious diseases nd HIV-related liver disease. In: Burt AD, Portmann BC, Ferrell LD, editors. MacSween's pathology of the liver. 6th ed. London: Churchill Livingstone; 2012. p 436.)

会经济地位较低的地区[97]。人类常因摄入含虫卵的生蔬菜而获得感染。虫卵在小肠中孵化并释放出幼虫,幼虫穿透肠黏膜进入门静脉循环并到达肝、肺动脉及肺。这些幼虫生长在肺泡间隙,不断反流入咽并被吞咽入食管。在摄入2~3个月后,幼虫在肠道中再次成熟为成虫。

1) 临床特征

症状一般出现蠕虫感染负担较重的患者中,大多数感染者无症状。咳嗽、发热、呼吸困难、喘息、胸骨下胸部不适和肝肿大等症状可能感染后在前2周内出现。慢性感染更常见的特征是发作性上腹部或脐周疼痛。如果蠕虫感染负担特别重,可能会出现小肠并发症,如梗阻、肠套叠、肠扭转、肠穿孔或阑尾炎[98]。胆道内崩解的蠕虫碎片可诱发胆道结石[99]。在既往存在胆道或胰管疾病的患者中,该蠕虫更容易迁移到胆管,并进展为梗阻性黄疸、胆管炎或肝内脓肿[97,100]。

2) 诊断

有反流虫体或粪便中排出较大虫体(长15~40cm)史,提示患有蛔虫病。在没有此类病史的情况下,主要通过鉴定粪便标本中特征性虫卵做出诊断。幼虫也可在痰液和胃液以及肝和肺活检标本中发现。在有胆道或胰腺症状的患者中,可进行US、MRCP或ERCP等检查。通过ERCP还可以将蛔虫取出[101]。胸部X线检查可显示浸润,并可出现嗜酸性粒细胞增多。

3) 治疗

该病可以通过下列方案进行治疗:①单剂量阿苯达唑,400mg;②甲苯达唑,每次100mg,每日2次,连续3天;③双羟萘酸噻嘧啶,11mg/kg,最高1g;④单剂量双氢阿维菌素,200μg/kg[102]。存在肠梗阻或胆道梗阻的患者可能需要内镜或手术干预。

(4) 类圆线虫病

粪类圆线虫广泛流行于热带和亚热带,南欧和东欧,以及美国。感染者通常无症状。丝状蚴穿透人类完整皮肤引起感染。进入人体的丝状蚴可移行至肺部,通过肺泡迁移入咽,并被吞食到达肠道。最终丝状蚴在肠道成熟并产生杆状蚴。如果杆状蚴直接在肠道内转变为具有感染性的丝状蚴,则可引发自身感染。丝状蚴穿透肠壁或肛周皮肤可引起再次感染。严重感染或免疫缺陷患者发生感染可引起相应症状。在后一种情况下,丝状蚴通常会扩散到还未受感染的组织中,并导致重度感染综合征[103]。

1) 临床特征

急性感染可引起瘙痒性皮疹,随后患者会出现发热、咳嗽、喘息、腹痛、腹泻和嗜酸性粒细胞增多症等症状。在免疫功能低下的患者中,重度感染综合征可导致多器官受累,包括肝、肺和大脑。若存在肠道菌群失调并引发了败血症的情况,应当考虑出现了重度感染。因为这种情况大多是幼虫钻洞通过肠道黏膜所导致的[104]。肝脏受累的表现包括黄疸和胆汁淤积性肝脏生化检查异常。肝活检标本可能会提示门静脉周围炎症或嗜酸性肉芽肿性肝炎。在肝内胆管、淋巴管和门静脉的小分支中可发现幼虫。

2) 诊断

ELISA检测和血清滴度学检测可用于判断患者治疗后的反应。活动性感染的确诊主要依赖于粪便或肠道活检标本中检出幼虫。已经确诊为类圆线虫病的患者在影像学检查结果中若存在肝胆梗阻图像,则应考虑是否存在寄生虫播散的可能。

3) 治疗

对于急性感染患者的治疗,首选药物是双氢阿维菌素,剂量为200mg/(kg·d),持续2天。该药有较高的清除率。另一种替代药物是阿苯达唑,成人和2岁以上儿童每天服用400mg,连续服用3天。但这种药物对播散性疾病的疗效较差,故而可能需要多次治疗。与原发性急性感染相比,重度感染综合征需要更长疗程的治疗。

(5) 旋毛虫病

人类食用生的或未煮熟的带有旋毛虫幼虫的猪肉可能感染旋毛虫,这些幼虫在小肠中释放,穿透肠黏膜,并通过体循环传播。幼虫可在心肌、脑脊液、大脑中发现,但较少见于肝脏和胆囊。之后,幼虫重新进入血液循环,到达横纹肌,并形成包囊。

1) 临床特征

蠕虫感染负担较高的患者将出现临床表现,包括腹泻、发热、肌痛、眼眶周围水肿、白细胞增多并伴有明显嗜酸性粒细胞增多。在肝脏活检标本中,很少能看到幼虫侵入肝窦。胆道梗阻可引起黄疸。肝脏并发症可能是患者死亡的重要因素[107]。

2) 诊断

疾病的确诊主要依赖于患者存在的特征性病史,包括发热和嗜酸性粒细胞增多症。在感染的急性期,旋毛虫抗体血清学检测可能对诊断没有意义。但在感染2周后,血清学检测结果将有助于诊断。肌肉活检有助于该病的诊断,而DNA检测目前仍处于试验阶段。

3) 治疗

该病的治疗主要包括以下几种方式:①使用糖皮质激素缓解患者过敏症状;②使用阿苯达唑进行抗蠕虫治疗,每次400mg,每日两次,持续10~15天,或使用甲苯达唑,每日200mg,持续10~15天[108]。

2. 吸虫

(1) 血吸虫病

全球约有2.3亿人感染了血吸虫属吸虫。曼氏血吸虫常见于西半球、非洲和中东地区,埃及血吸虫常见于非洲和中东地区,日本血吸虫和湄公血吸虫常见于远东地区,间插血吸虫常见于非洲中部的部分地区。后两种血吸虫感染比其他 3 种更加罕见，并且分别会引起肝病和结肠疾病[109,109a]。

1）血吸虫的生活史

感染周期从游离尾蚴在淡水中穿透皮肤开始（图 84.3）。尾蚴在 24 小时内到达肺血管，之后穿过肺部，到达肝脏，并在肝脏停留。尾蚴在肝脏发育成成虫，再进行交配。不同血吸虫成虫的迁移途径略有不同，最终迁移的目的地大致包括以下 3 种，即肠系膜下小静脉（曼氏血吸虫）、肠系膜上小静脉（日本血吸虫）或膀胱周围的静脉（埃及血吸虫）。不同的迁移位置也会导致不同的临床并发症发生。每只雌性吸虫每天可产 300～3 000 枚卵。虫卵沉积在末端小静脉中，最终迁移至受累器官的腔内，部分卵子也会在之后随粪便或尿液排出体外。留在器官内的卵子会引起强烈的肉芽肿反应，而排出的卵在淡水中立即孵化，成为毛蚴感染钉螺。毛蚴在钉螺体内转化为尾蚴，然后释放到水中，并可能再次感染人类[109]。

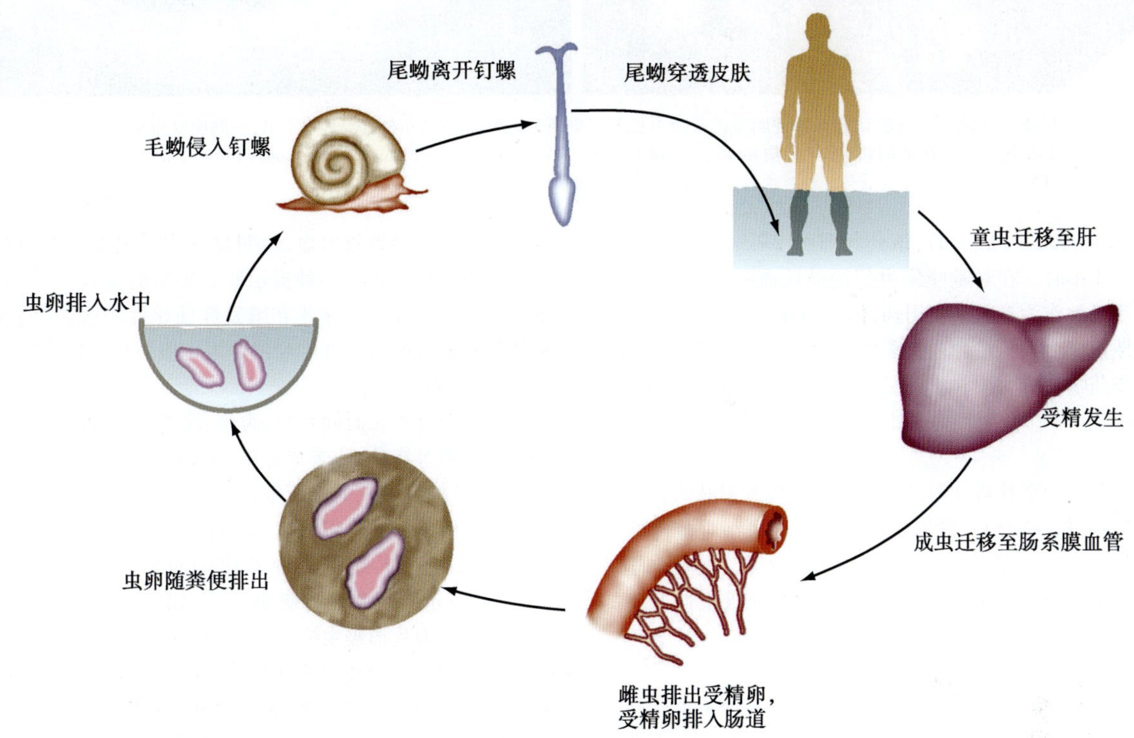

图 84.3　血吸虫的生活史。（From Gitlin N，Strauss R. Atlas of clinical hepatology. Phila delphia；WB Saunders；1995. p 72.）

2）临床特征

宿主对成虫和虫卵的免疫反应可能引发急性毒血症性血吸虫病［片山综合征（Katayama syndrome）或片山热（Katayama fever）］。该病主要在感染后约 4～6 周发生，临床常表现为头痛、发热、寒战、咳嗽、腹泻、肌痛、关节痛、触痛性肝肿大和嗜酸性粒细胞增多。未经治疗的急性血吸虫病总是进展为慢性疾病。肠系膜感染会导致肝脏并发症，包括汇管区周围纤维化、窦前型阻塞，最终导致门静脉高压。这是对沉积在肝脏中的虫卵的炎症反应的结果。汇管区周围纤维化的发生似乎与 TNF-α 的产生有关[110]。当虫卵或成虫通过肝脏进入体循环时，肺和中枢神经系统可能受到影响，特别是日本血吸虫感染时，可导致肺动脉高压和肺心病[111]。重度血吸虫感染时，门静脉高压症不断加重，导致胃食管静脉曲张、脾肿大和罕见的腹水。

慢性血吸虫感染可能并发沙门菌感染的易感性增加[112]。乙型或丙型肝炎病毒合并血吸虫感染在生活在流行地区的人群中也很常见。这可能加速肝脏疾病的进展和 HCC 的发生[113]。在非洲肠血吸虫病中，可以发生结肠假息肉，在某些情况下引起蛋白质丢失性结肠病和在降结肠炎性肿块的形成。

慢性血吸虫病的实验室检查结果包括：复发性胃肠道出血或脾功能亢进引起的贫血、白细胞增多并伴有嗜酸性粒细胞增多、ESR 升高和血清 IgE 水平升高。肝脏生化检查结果一般是正常的，直至疾病进入晚期。

3）诊断

对于存在暴露史、腹痛、腹泻和发热的患者，应当考虑急性血吸虫病的可能性。疾病的确诊主要依赖于多次粪便检测检出的虫卵。在疾病早期，粪便检测的结果经常是阴性的。血清学检测，如 ELISA 或免疫印迹（Western blot）不能区分既往感染和活动性疾病，但可能对返回的旅行者有用。乙状结肠镜或结肠镜检查可发现直肠乙状结肠或横结肠受累，该诊断方法可应用于粪便中排出虫卵很少的慢性疾病。超声和肝活检可证实汇管区周围（呈烟斗杆样或陶土烟斗杆样）纤维化（图 84.4），但由于其对检测血吸虫卵不敏感，因此不适用于诊断急性感染[114]。CT 可显示门静脉主干分支周围的低衰减环，并且在增强后更加明显[115]。

4）治疗

吡喹酮是首选的治疗药物，在不同的血吸虫感染患者中，其剂量不同。在埃及血吸虫与曼氏血吸虫感染患者中，其剂量为 40mg/（kg·d），在日本血吸虫与湄公血吸虫感染患者

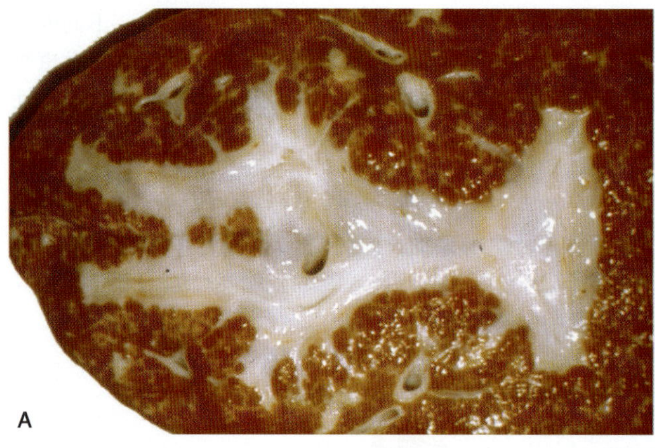

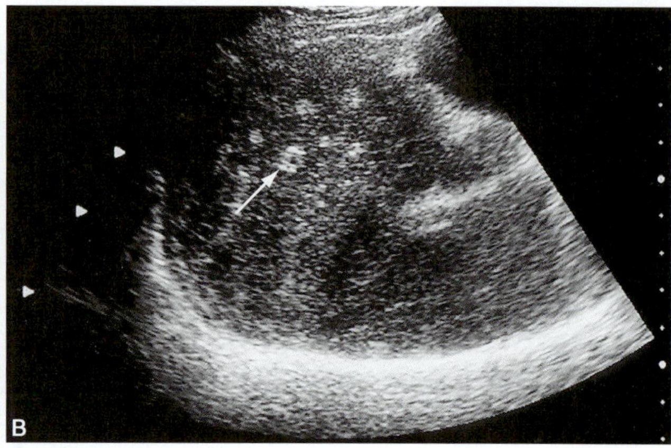

图 84.4　烟斗杆样纤维化。A，肝脏切除标本证明曼氏血吸虫长期感染所致的特征性烟斗杆样纤维化。B，一例血吸虫病患者肝脏超声图像显示烟斗杆样纤维化，可见血管周围回声密集的环形区域（箭）。（A，Courtesy Dr. Fiona Graeme-Cook，Boston，MA；B，Courtesy Dr. Mark Feldman，Dallas，TX.）

中，其剂量为 60mg/（kg·d），该药每日分 2~3 次服用，间隔时间至少 4 小时。在对吡喹酮耐药的曼氏血吸虫患者中，可使用奥沙尼奎作为有效替代用药，但该药在目前已较难获得。急性毒性血吸虫病的治疗通常需要泼尼松抑制免疫介导的杀虫反应或药物反应，并与吡喹酮联合应用，以合适的药物剂量治疗 3~6 天[109]。发生片山热的患者通常需要在 2~3 个月后进行再治疗[116]。

静脉曲张的套扎或注射硬化剂疗法对控制静脉曲张出血是有效的（见第 92 章）。晚期慢性血吸虫性肝病可能需要进行远端脾肾分流术或食管胃断流术伴脾切除术。在吡喹酮被广泛应用于血吸虫感染患者之后，患者并发血吸虫性肝病的情况已变得罕见。

（2）片形吸虫病

片形吸虫病在欧洲、拉丁美洲、北非、亚洲、西太平洋和美国部分地区流行。片形吸虫病是由肝片吸虫引起的。虫卵通过受感染哺乳动物的粪便进入淡水，孵化后变成毛蚴。毛蚴感染钉螺，最终形成可移动的尾蚴，并附着在豆瓣菜等水生植物上。宿主在食用含有囊蚴的植物后将受到感染，随后囊蚴透过肠壁，进入腹腔，穿透肝包膜，最终在胆管中定居，并在胆管中成熟。成熟的吸虫会产生虫卵，并通过宿主的粪便传播，完成生命周期[117]。

1）临床特征

该病的临床特征可以分为 3 个阶段（或综合征）：急性或侵袭性期、慢性潜伏期和慢性阻塞期[118]。急性期的肝片吸虫正处于迁移入肝的过程中，该期患者以发热、RUQ 疼痛和嗜酸性粒细胞增多等症状为特征。此外，该期患者还常见荨麻疹伴皮肤划痕症和非特异性胃肠道症状。体检经常发现发热和肝脏肿大。脾脏肿大仅在 25% 的病例中可以见到，而黄疸更为罕见。该期患者的肝脏生化检查的异常表现较轻[119]。嗜酸性粒细胞增多可能较为明显，甚至有时超过差异白细胞计数的 80%[120]。

潜伏期的吸虫正处于进入胆管的过程中，可持续数月至数年。该期患者可能出现模糊不清的胃肠道症状。嗜酸性粒细胞增多症持续存在，并且可能出现发热症状[119]。

慢性阻塞期是由成虫诱发的肝内和肝外胆管炎症和增生的结果。可能导致反复的胆道疼痛、胆管炎、胆石症和胆道梗阻。上皮损伤会导致出血，但明显的胆道出血是罕见的。肝脏生化检查通常显示一种提示胆道梗阻的模式[121]。长期感染可能导致胆汁性肝硬化和继发性硬化性胆管炎，但尚未证实其与胆道或肝脏恶性肿瘤的令人信服的相关性[122]。

2）诊断

若患者存在长时间发热、腹痛、腹泻、轻度肝肿大、嗜酸性粒细胞增多等症状，应考虑诊断该疾病。由于在急性期无法检出虫卵，故而该期的诊断依赖于抗体检测，通常是 ELISA 检测。在潜伏期和慢性阻塞期，疾病的确诊主要是依据粪便、十二指肠抽吸标本或胆汁中检出的虫卵[123]。有时超声或 ERCP 可显示胆囊和胆管吸虫[124]。如果一个家族中的一名成员被诊断为片形吸虫病，则应对所有家庭成员进行评估。

肝脏组织学表现包括坏死、肉芽肿伴嗜酸性细胞浸润和夏科-莱登晶体。嗜酸性粒细胞脓肿，胆管上皮增生，门脉周围纤维化也可在病变区域被观察到[125]。

3）治疗

三氯苯达唑为该病的首选药物，剂量为 10mg/kg，单剂量口服治疗。吡喹酮、甲苯达唑和阿苯达唑对片形吸虫病无效。其他可能有效的药物包括硫氯酚和硝唑尼特[117]。

（3）华支睾吸虫病和后睾吸虫病

华支睾吸虫、麝猫后睾吸虫和猫后支睾吸虫是后睾科的吸虫。华支睾吸虫和麝猫后睾吸虫感染在东亚和东南亚广泛流行，并与较低的社会经济环境息息相关。猫后支睾吸虫主要在东欧地区流行，并感染当地人类和家畜。这 3 种疾病的生命周期相似，临床表现相似。虫卵随粪便进入淡水，感染钉螺后孵化成游离尾蚴。游离尾蚴感染鱼或小龙虾，以囊蚴的形式在皮肤或肌肉中产卵。哺乳动物宿主在食用生的或未煮熟的鱼时被感染。囊蚴在小肠中脱囊并迁移到十二指肠球部和胆管，在那里成熟为成虫。感染可持续 20 年或更长时间。

1）临床特征

一般来说，急性感染在临床上是无症状的。少有的症状包括发热、腹痛和腹泻。慢性感染的临床表现与吸虫感染负荷相关，并以肝胆特征为主，包括发热、右上腹疼痛、轻度肝肿大和嗜酸性粒细胞增多。如果胆管内的吸虫负担重，就会出现慢性或间歇性胆道梗阻，并经常伴有胆结石、胆囊炎、黄疸的发生，最终导致复发性化脓性胆管炎（见第 68 章）。

肝脏生化检查结果多显示血清碱性磷酸酶和胆红素水平增高。长期感染引起剧烈炎症，导致汇管区周围纤维化，胆管上皮增生和不典型增生明显，最终增加疾病进展为胆管癌的风险[123,126]。由华支睾吸虫病或后睾吸虫病引起的胆管癌往往是多中心的，并且多发生在肝门的次级胆道根部。伴有体重减轻、黄疸、脘腹痛或腹部肿块的感染者应怀疑为胆管癌(见第 69 章)。

2）诊断

华支睾吸虫病或后睾吸虫病的确诊主要是依赖于粪便中特征性吸虫卵的检出。在疾病晚期继发胆道阻塞后，该方法无法有效进行。晚期病例的确诊主要依赖于手术时胆管或胆囊中相应吸虫的检出或术后引流或经皮穿刺所获得的胆汁中相应吸虫的检出(图 84.5)。内镜或术中胆管造影多显示患者肝内胆管中细长、均匀的充盈缺损、胆管出现交替扩张和狭窄，类似于硬化性胆管炎。血清学诊断方法不能区分既往和当前的感染[117]。

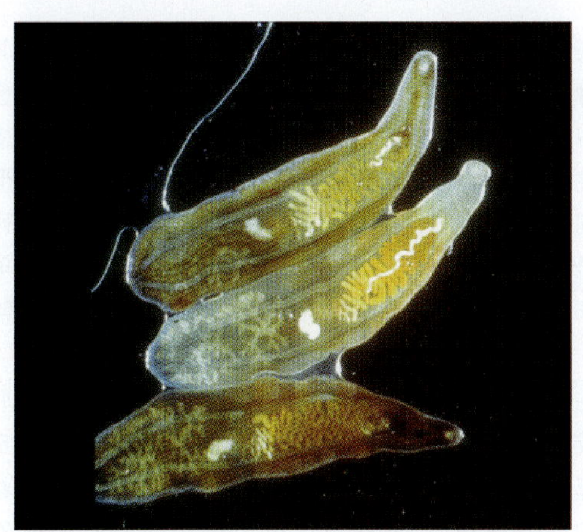

图 84.5　华支睾吸虫。(Courtesy Dr. Fiona Graeme-Cook，Boston，MA.)

3）治疗

所有华支睾吸虫病或后睾吸虫病患者都应接受吡喹酮治疗。吡喹酮的有效剂量为 75mg/kg，分 3 次服用，持续 1 天。该药的副作用不常见，包括头痛、头晕和恶心。治疗后，可在粪便或胆道引流液中看到死吸虫。当感染吸虫的负荷很高时，死吸虫和周围的碎片或结石可能导致胆道阻塞。这种阻塞需要进一步的内镜或手术引流处理[117]。

4. 绦虫(带虫)

1. 棘球蚴病

细粒棘球绦虫感染广泛流行于世界上用狗帮助饲养牲畜的地区。多房棘球绦虫分布在北美洲北部和欧亚大陆，而沃格尔棘球绦虫分布在中美洲和拉丁美洲的零星地区。

1）棘球蚴的生活史

含有虫卵的狗粪能污染蔬菜，而当人类摄入被污染的蔬菜后，就会发生感染。虫卵在小肠中孵化，释放出六钩蚴，六钩蚴穿透肠黏膜，通过血管或淋巴管迁移到远处。肝脏是最常见的迁移部位(70%)，其次是肺(20%)、肾、脾、脑和骨。在这些器官中，棘球蚴囊以囊泡的形式生长并产生成千上万的原头蚴。囊壁由 3 层结构组成，包括由宿主衍生并可钙化的角质层和由蠕虫衍生的中间无细胞层和内生发层。棘球蚴囊生发层以无性生殖方式产生原头蚴。在棘球蚴破裂之后，生长于内生发层的原头蚴将被释放出。棘球蚴成虫含有一个头节、一个颈节和一个成熟或不成熟的孕节。其中头节包含一个有 20~50 个小钩的顶突和 4 个吸盘。狗主要是通过食用患有棘球蚴病的羊、牛或其他牲畜的器官而受到感染。

2）临床特征

大多数仅肝脏中存在棘球蚴囊的患者无明显临床症状。随着细粒棘球蚴囊在肝脏内生长(图 84.6)，患者逐渐出现低热、疼痛、轻度肝肿大(通常累及右肝叶)和嗜酸性粒细胞增多等症状。随着棘球蚴囊逐渐长大，它们可能会自行破裂，或在外伤后进入肺部，从而导致呼吸困难和咯血。囊肿大量破裂并使得囊肿内容物进入腹膜或肺部可引起危及生命的过敏反应。囊肿破裂进入胆道可引起胆管炎和梗阻，并可见明显的嗜酸性粒细胞增多。在高达 20% 的肝病患者中，肝囊肿的反复感染可导致化脓性肝脓肿。棘球蚴囊病或囊破裂引起的罕见并发症包括胰腺炎、门静脉高压症、布-加(Budd-Chiari)综合征和破裂后的囊肿内容物进入心包。

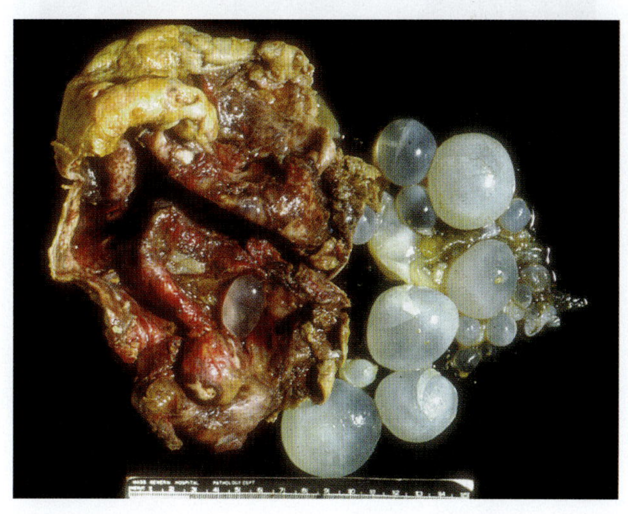

图 84.6　细粒棘球蚴绦虫引起的包虫囊肿的肝切除标本。可见多个子囊。(Courtesy Dr. Fiona Graem-Cook，Boston，MA.)

多房棘球绦虫具有高度侵袭性。在感染该寄生虫后，患者的肝脏内将出现实性肿块，故而很容易将该病与肝硬化或癌混淆。患有泡型棘球蚴病的患者通常在显微镜下可观察到肺泡样肝结节[127]。原头蚴在内生发层大量产生，并通过头节侵犯周围的肝实质。发生在胆管和血管的感染和实质性坏死可导致胆管炎、肝脓肿、败血症、门静脉高压、肝静脉闭塞和胆汁性肝硬化。此外，该病的确诊时间较晚，通常在病变出现广泛浸润或远处转移时方能作出诊断。而此时的病变已无法通过手术的方式治疗处理，故而该病的死亡率很高，接近 90%[127]。

沃格尔棘球绦虫感染的临床表现介于上述两种感染之间。感染该寄生虫的患者将产生充满液体的特征性虫囊，其组成包括原头蚴和子囊。尽管该感染的侵袭性不如多房棘球绦虫感染，但也可累及邻近组织。

3）诊断

存在肝肿大和腹部肿块的患者应考虑肝棘球蚴病。最重要的诊断方式是影像学和血清学检测。在感染细粒棘球绦虫患者的腹部平片上,可观察到多达四分之一的肝囊肿存在环状钙化。US 和 CT 检查的敏感性和特异性都很高(图 84.7)[128]。两种方法均显示在大约一半的囊肿中形成囊内分隔和子囊。增强 CT 可显示无血管性囊腔并伴有环形增强。经皮穿刺囊腔存在引发过敏反应的可能性,故而以往并不建议穿刺囊腔。然而,也有报告表明,在严格控制的条件下,使用细针穿刺并辅以抗寄生虫治疗,可以提高经皮穿刺诊断和治疗的安全性[129,130]。在囊腔液中发现原头蚴或抗酸小钩可证实诊断[131]。ELISA 是诊断该病的最佳血清学方法,其灵敏度为 84%~90%[132]。检测循环抗原可能是未来有价值的诊断方式。过去常用的包虫皮内试验是一种非特异性的诊断方式,故而现今已不再推荐使用。

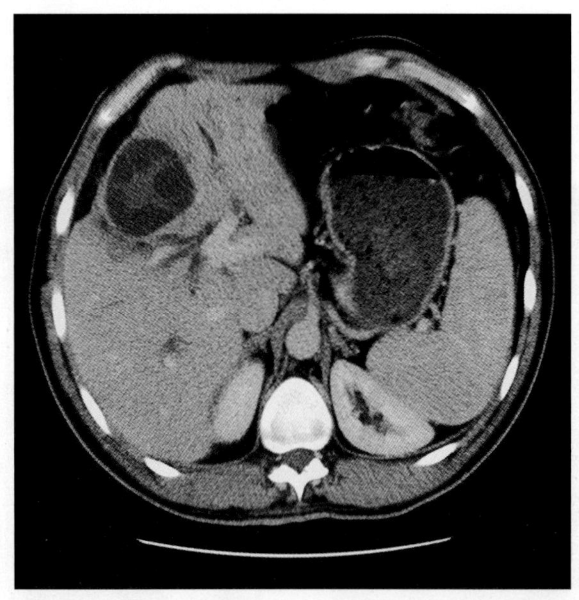

图 84.7　CT 显示肝包虫囊肿的典型表现。(Courtesy Dr. Mukesh Harisinghani, Boston, MA.)

多房棘球绦虫感染可通过 ELISA 和 CT 联合诊断,其特征性表现是散在的钙化坏死组织。在沃格尔棘球绦虫感染的患者中,CT 可显示肝脏或腹膜腔多囊性病变。

4）治疗

在过去,年轻患者的可触及囊肿总是通过手术治疗,而在当前的许多情况下,手术仍然是首选的治疗方法。手术的关键是在避免囊肿内容物外溢的情况下去除绦虫。在治疗途中必须小心分离囊肿,并在抽吸囊腔前注射杀菌剂。手术方式包括囊切除术、内囊切除术、网膜成形术和袋形缝术。在一些情况下,还可通过腹腔镜治疗。而在复杂的情况下,患者可能需要进行肝叶切除术或半肝切除术。钙化的囊肿不需要切除。

也有研究数据表明,经皮穿刺引流术是一种较为安全有效的替代治疗方式[133]。除了手术或引流治疗外,服用抗蠕虫药物也是推荐的治疗方式,如阿苯达唑,每日 10mg/kg,持续 8 周[134]。在长期控制棘球蚴囊肿生长的情况下,可以较为安全地施行穿刺、抽吸、注射(杀孢子剂)和再抽吸(PAIR)等操作[130]。目前也有报道,注射阿苯达唑可治疗肝棘球蚴囊肿[129]。因此,目前在棘球蚴囊病患者的治疗方面,也存在许多非手术的治疗方式。这两种方式的选择主要取决于病变的程度和类型[135]。不能施行手术或经皮穿刺治疗的囊肿应使用选择药物治疗。药物治疗首选是阿苯达唑或甲苯达唑。此外,药物治疗需要确保大剂量和长时间两个要点(如阿苯达唑 10mg/(kg·d),分 2 次剂量服用,每个疗程持续 28 天,重复 3~4 个疗程,疗程之间休息 2 周)。

三分之一的多房棘球绦虫感染病例可通过手术切除的方式达到治愈。但是在大多数患者在疾病确诊时,已进入晚期阶段。在这种情况下,姑息性引流或长期使用阿苯达唑或其他苯并咪唑氨基甲酸酯类药物可延长患者生存期[127,136]。手术是针对沃格尔棘球绦虫感染患者的最有效的治疗方式。

三、真菌

(一) 念珠菌

在免疫功能严重低下的人群中,念珠菌可能会引起侵入性全身感染并累及肝脏(见第 35 和 36 章)。在弥散性多器官疾病中,肝脏可被白念珠菌和相关物种感染。大多数播散性感染发生在接受大剂量化疗的白血病患者中,并且在严重中性粒细胞减少症的恢复期表现更加显著。在几个系列研究中,51%~91%的伴有播散性念珠菌感染的患者发生了肝念珠菌病[137,138]。这类疾病往往是致命的,并伴有较高的死亡率[138]。

在受感染宿主中少见的表现包括孤立性或局灶性肝念珠菌病或肝脾念珠菌病[139]。目前认为念珠菌在胃肠道定植可以引起局灶性肝念珠菌病。在高剂量化疗引起的中性粒细胞减少和黏膜损伤后,该病患者可出现局部播散的现象[139]。由此引起的门静脉真菌血症会播散至肝脏中,并导致肝脏微脓肿和大脓肿的形成。

在累及肝脏的局灶性或播散性念珠菌病患者中,常见临床症状包括发热、腹痛、腹胀、恶心、呕吐、腹泻和轻度肝肿大。血清学检查结果常见血清碱性磷酸酶、血清转氨酶和胆红素水平升高。腹部 CT 和 MRI 是检查肝或脾脓肿的敏感性检查,而检查结果通常显示多发性的脓肿(图 84.8)[140,141]。在死亡病例中,患者生前肝活检或腹腔镜检查结果可显示肉眼可见的结节,肝坏死伴微脓肿,以及念珠菌属所特有的酵母相或菌丝相[142]。活检材料的培养结果在大多数情况下为阴性。目前已开发的 PCR 检测方法可用于诊断肝念珠菌病[143]。

静脉注射两性霉素 B 治疗局灶性肝念珠菌病的有效率(近 60%)高于弥散性肝念珠菌病。然而,此方法的治疗成效同样远非最佳。两性霉素 B 的替代药物包括两性霉素脂质体和静脉注射棘球白素(如卡泊芬净、米卡芬净或阿尼芬净),棘球白素通常在氟康唑等唑类降级治疗前使用[144,145]。辅以糖皮质激素治疗将有助于中性粒细胞数量回升,并加速肝念珠菌病患者的炎症反应恢复[146]。在高危患者中广泛使用预防性氟康唑将降低了致命性内脏真菌感染的发生率,但同时也会促进耐药真菌感染[147]。

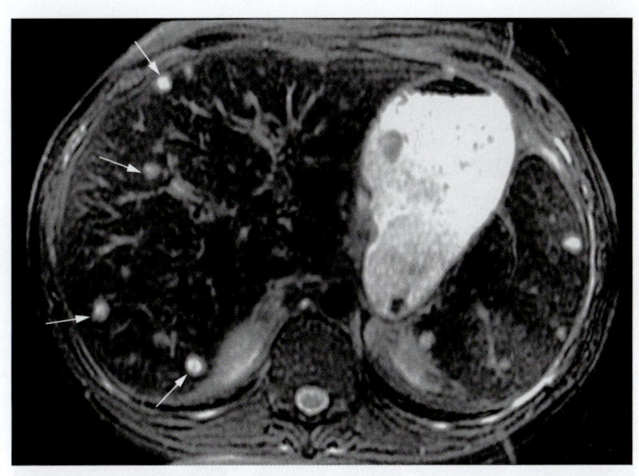

图 84.8　T2 加权 MRI 显示了肝脾念珠菌病的特征性高强度小病灶（箭）。（Courtesy Dr. Mukesh Harisinghani，Boston，MA.）

（二）组织胞浆菌病

荚膜组织胞浆菌主要通过呼吸道侵入人体，在大多数情况下该病仅限于肺部。然而，免疫功能严重低下的人群（如艾滋病患者）易患播散性组织胞浆菌病（见第 35 章）。急性和慢性进行性播散性组织胞浆菌病均可侵犯肝脏。慢性播散性组织胞浆菌病患者可出现发热、口咽溃疡、肝肿大和脾肿大等临床症状[148]。急性播散性组织胞浆菌病似乎是原发性肺部感染的延伸，在患有急性播散性组织胞浆菌病的儿童中，常见明显的肝脾肿大，并与高热和淋巴结病息息相关。在一组包含 111 例播散性组织胞浆菌病患者的系列研究中，39% 的患者出现血清 ALT 水平升高，27% 的患者出现血清 AST 水平升高，55% 的患者血清碱性磷酸酶水平大于 200U/L[149]。大约 30% 的伴有急性疾病（通常是免疫缺陷病）成年患者存在肝脾肿大。

用标准的 H&E 染色可在肝活检标本中鉴定出真菌酵母形式。乌洛托品银染色法是检测干酪样坏死区或肉芽肿中酵母形态的首选方法。该微生物很难培养，而且几乎在活检标本中从不生长。因此，补体结合抗体的血清学检测有助于确诊。在可能无法产生抗体应答的免疫功能低下者中，检测尿液和血清中荚膜组织胞浆菌抗原可能是有用的[150]。治疗药物包括两性霉素 B、氟康唑或伊曲康唑。

四、肝脓肿

（一）化脓性肝脓肿

在过去，大多数化脓性肝脓肿在合并有阑尾炎和门静脉炎的年轻患者中发生。由于早期诊断和有效的抗生素治疗，这种情况在当前已变得罕见。现在，大多数化脓性肝脓肿是隐源性或在有潜在胆道疾病的老年男性中发生[151]。该病的诱发条件包括恶性肿瘤，免疫抑制，糖尿病，既往胆道手术或介入内镜检查。

1. 发病机制

胆道感染（如胆管炎、胆囊炎）是最常见的肝脓肿病因。感染可从胆管，沿穿通血管或邻近脓毒灶（包括门静脉炎）扩散至肝脏。化脓性肝脓肿可作为内镜下括约肌切开术治疗胆管结石的晚期并发症或在胆肠吻合术后 3~6 周内出现[152]。化脓性肝脓肿可能并发复发性化脓性胆管炎。这种情况常见于东亚和东南亚，其特征是反复发作的胆管炎，肝内结石的形成，以及在大多情况下发生的胆管寄生虫感染（见前文和第 68 章）。化脓性肝脓肿很少并发于潜在腹部疾病引起的菌血症，如憩室炎、阑尾炎、穿孔或穿透性消化性溃疡、胃肠道恶性肿瘤、IBD 或腹膜炎。此外，化脓性肝脓肿同样很少并发于由细菌性心内膜炎或异物穿透结肠壁引起的菌血症。有研究表明，化脓性肝脓肿患者发生胃肠道恶性肿瘤的风险是其他患者的四倍[153]。伴有潜在糖尿病或肝硬化的患者发生肝脓肿的风险可能会增加[154,155]。化脓性肝脓肿有时可能是肝细胞癌或胆囊癌的表现，也可能是肝肿瘤化疗栓塞或经皮消融治疗后的并发症[151]。

大约 40% 的化脓性肝脓肿无法明确感染源。口腔菌群可能是这类病例的潜在来源，尤其是病例中患有严重牙周病的患者（通常是酗酒者）。

2. 微生物学

大多数化脓性肝脓肿是多重细菌感染的。框 84.1 列出了从肝脓肿中培养的细菌。最常分离出的细菌包括大肠埃希菌和克雷伯菌、变形杆菌、假单胞菌和链球菌种，尤其是米氏链球菌群（咽峡炎链球菌）。肺炎克雷伯菌的某些毒力菌株可在无潜在肝胆疾病的情况下引起肝脓肿，并常伴有转移性感染[157,158]。随着培养方法的改进和早期诊断，更多由厌氧菌引起的化脓性肝脓肿在目前已被明确诊断。最常见的厌氧菌是脆弱拟杆菌和坏死梭杆菌。此外，厌氧链球菌也已被发现。化脓性脓肿伴复发性化脓性胆管炎可能由伤寒沙门菌引起。梭状芽孢杆菌和放线菌是引起化脓性肝脓肿的罕见致病菌。此外，很少有化脓性肝脓肿由小肠结肠炎耶尔森菌、多杀巴斯德菌、副流感嗜血杆菌和李斯特菌引起。脓毒性类鼻疽在目前也有报道。由金黄色葡萄球菌感染引起的肝脓肿在儿童和伴有败血症的患者或伴有其他与宿主抵抗力受损相关的疾病（包括慢性肉芽肿疾病）的患者中最常见[159]。肝脏真菌脓肿可能发生在免疫功能低下的患者中，尤其是那些伴有血液恶性肿瘤的患者（见前文）。

3. 临床特征

在抗生素出现以前的时代，化脓性肝脓肿患者通常表现为急性尖峰热、右上腹疼痛等症状，以及在许多情况下还表现为休克。引入抗生素后，化脓性肝脓肿的表现变得不那么急性。表现通常是隐匿性的，特别是老年患者，表现为不适、低热、厌食、消瘦和腹痛隐痛，腹痛可随活动而加剧。在确诊之前，症状可能已经存在 1 个月或更长时间。多发肝脓肿是胆道疾病的典型来源。与孤立性脓肿相比，多发脓肿与更急性的全身表现有关，通常伴有败血症和休克。当脓肿位于肝圆顶附近时，疼痛可放射至右肩，并因膈肌刺激而引起咳嗽或肺不张。

体格检查通常显示发热、肝肿大和肝压痛，并且这些症状会因运动或敲击而加重。脾肿大一般仅在慢性脓肿中可见，而腹水是罕见的。在没有胆管炎的情况下，黄疸只在疾病的晚期出现。如果门静脉已形成血栓，则疾病恢复后患者仍可能伴有门静脉高压症。实验室检查结果包括贫血、白细胞增多、ESR

框 84.1　可从化脓性肝脓肿患者的脓肿和血液中分离出的生物体

革兰氏阴性需氧菌
大肠杆菌
肺炎克雷伯菌
肠杆菌属亚种
假单胞菌属亚种
柠檬酸杆菌属亚种
摩根菌属亚种
变形杆菌属亚种
沙门菌属亚种
黏质沙雷菌*
耶尔森菌属亚种*
类鼻疽伯克霍尔德菌*
二氧化碳嗜纤维菌*
多杀巴斯德菌*
木糖氧化无色杆菌*
革兰氏阳性需氧细菌
肠球菌属亚种
化脓性链球菌
金黄色葡萄球菌
米勒链球菌(咽峡炎)属
单核细胞增生李斯特菌*
蜡样芽孢杆菌*
厌氧细菌
拟杆菌属亚种
梭杆菌属亚种
链球菌属亚种
消化链球菌属亚种
消化球菌属亚种
普雷沃菌属亚种*
梭菌属亚种*
放线菌属亚种*
其他
念珠菌属亚种
结核分枝杆菌

*罕见。

升高、肝脏生化检查结果异常,尤其是血清碱性磷酸酶升高。

4. 诊断

至少 50% 的病例可通过血液培养标本发现致病菌[160]。对抽吸液体的直接培养有助于识别致病菌和确定对应抗生素的敏感性,因此,应将抽吸液体进行有氧和无氧培养[161]。胸部 X 线可显示右膈抬高和肺不张。US 和 CT 是首选的影像学方法,可检出直径 1cm 的脓肿。超声检查价格便宜,操作准确,能引导脓肿穿刺。在 90% 的病例中,抽吸液培养标本会产生阳性结果(如果患者一直在使用抗生素,则其阳性程度可能会较低)。CT 检查也很精确,灵敏度接近 100%,但比 US 昂贵。肝脓肿在 CT 上通常呈低密度,在不到 20% 的病例中可显示边缘增强图像(图 84.9)。CT 可以精确定位脓肿,评估其与邻近结构的关系,并检测脓肿中的气体。脓肿内出现大量气体可能会导致患者死亡。

肝脓肿必须与肝脏中的其他肿块病灶区分开,如囊性病变、良恶性肿瘤、软组织肿瘤(神经纤维瘤、平滑肌瘤和恶性纤维组织细胞瘤)、局灶性结节性增生、血管瘤(见第 96 章)以及炎性假瘤。MRI 对小脓肿的检测灵敏度高于 CT,小脓肿在 T1 加权图像上信号强度低,在 T2 加权图像上信号强度高,在钆增强图像上增强。ERCP 适用于影像学表现为胆道结石或明显胆汁淤积的患者[162]。动脉造影术在区分脓肿和肿瘤方面价值较小。

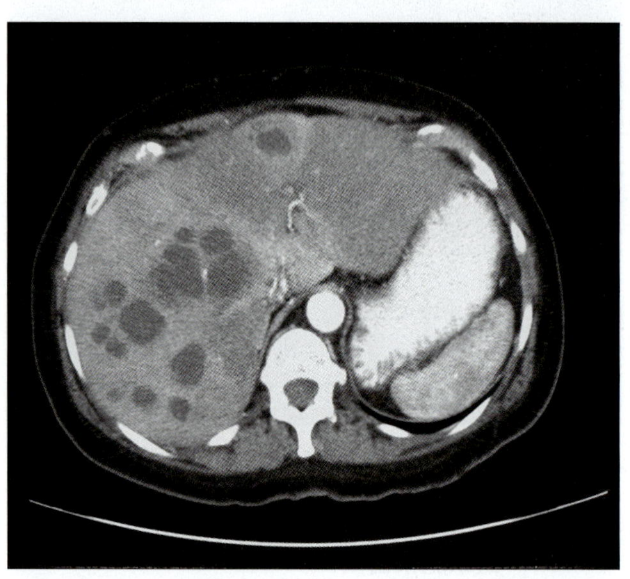

图 84.9　CT 显示肝内多发性脓肿。(Courtesy Dr. Mukesh Harisinghani, Boston, MA.)

肝脏炎性假瘤(也称为浆细胞肉芽肿)是一种罕见的良性病变,其特征是增生的纤维组织被炎症细胞浸润。该病的病因在目前尚不清楚。受感染者(典型为年轻男性)通常存在近期感染史,但很少从病灶中分离出病原体。其他相关疾病包括慢性炎症和自身免疫性疾病,特别是上行性胆管炎和原发性硬化性胆管炎,以及糖尿病、干燥综合征、痛风、溃疡性结肠炎、克罗恩病、HIV 感染、EBV 感染和急性粒细胞白血病。患者典型表现为间歇性发热、腹部不适、呕吐、腹泻、体重减轻和乏力,体格检查可发现肝肿大、右上腹压痛和黄疸。此外,患者可能会发生门静脉高压症,实验室检查结果也与肝脓肿相似,包括 50% 的病例将出现多克隆性高球蛋白血症。其影像学检查常被解释为肿瘤或脓肿。该病的治疗方法常为手术切除,但在根据穿刺活检结果做出诊断之后,一些患者可能会自行恢复,或在使用抗生素或糖皮质激素治疗后恢复[163,164]。

5. 预防与治疗

化脓性肝脓肿最好的预防方法是及时治疗急性胆道和腹部感染,并在适当的抗生素支持下充分引流感染的腹腔内积液。针对病原菌进行的抗生素治疗是肝脓肿的治疗方案之一。脓肿引流通常在影像学引导下经皮穿刺引流。对于大于 5cm 的病灶,留置引流管通常放置于脓肿处,直到脓腔溶解。但对于较小的病灶,间断穿刺引流与持续引流管引流的效果可能相同[165,166]。在多发性脓肿的患者中,通常仅引流较大的脓肿,而较小的脓肿仅进行单纯的抗生素治疗,但符合这种条件的小脓肿较少,每个病变可能都需要引流处理。在小脓肿患者中,同样仅需进行单纯的抗生素治疗。当肝脓肿伴胆道梗阻或与胆道相通时，可通过内镜或经肝途径进行胆道减压（见第 70 章）。对于经皮引流不完全、黄疸未解决、肾损害、多房性脓肿或脓肿破裂的患者，需要进行手术引流治疗[167]。在一些病例中，可以通过腹腔镜的方式进行进一步治疗。

若培养结果尚不明确，则首选抗生素应为广谱抗生素，如第三代头孢菌素，或氟喹诺酮加甲硝唑，并且抗菌谱需覆盖厌氧生物。如果怀疑患者存在阿米巴病，应在脓肿抽吸前使用甲硝唑（见后文）。替代方案包括碳青霉烯类以及 β-内酰胺和 β-内酰胺酶抑制剂的联合制剂。这两种治疗方案均对包括厌氧菌在内的肠道微生物有效。在获得培养和药物敏感试验结果后，应针对特定致病菌进行静脉抗生素治疗。在明确治疗存在临床效果之后，继续进行持续 6 周的口服治疗[168]。

自 20 世纪 80 年代以来，使用抗生素和经皮穿刺引流治疗的肝脓肿患者的死亡率有所改善[167,169]。延误诊断、多发性脓肿、血液培养中发现多重细菌感染、真菌感染、休克、黄疸、低蛋白血症、胸腔积液、潜在的胆道恶性肿瘤、多器官功能障碍、败血症或其他相关疾病可能会导致患者预后较差[167,170-174]。化脓性肝脓肿的并发症包括脓胸、胸膜或心包积液、门静脉或脾静脉血栓形成、心包破裂、胸腹瘘管形成和败血症。转移性脓毒性眼内炎发生在多达 10% 的糖尿病患者，这些患者均伴有肺炎克雷伯菌感染引发的肝脓肿[175]。

（二）阿米巴肝脓肿

世界上有 10% 的人均存在阿米巴病，其中在热带和亚热带地区最常见（另见第 113 章）[176,177]。该病的流行地区包括非洲、东南亚、墨西哥、委内瑞拉和哥伦比亚。在美国，这是一种好发于年轻人的疾病，通常好发于西班牙裔成年人。阿米巴肝脓肿是阿米巴病最常见的肠外表现。与居住在流行地区的患病者相比，由外地前往流行地区后发生阿米巴肝脓肿的患者年龄较大，以男性为主，并伴有明显的肝肿大和大脓肿或多个脓肿。若患者出现阿米巴肝脓肿则应怀疑其是否存在免疫缺陷疾病，尤其是艾滋病[178,179]。其他高风险患病人群包括住院患者和男男性行为者。影响疾病严重程度的宿主因素包括年轻、怀孕、营养不良、酗酒、使用糖皮质激素和恶性肿瘤。

1. 发病机制

溶组织内阿米巴在其生命周期中以滋养体或包囊形式存在（图 84.10）。感染后，阿米巴包囊进入胃肠道，在结肠中成为滋养体，侵入结肠黏膜，产生典型的烧瓶状溃疡。这种病原体通过门静脉循环进入肝脏，并在此形成脓肿。有时，微生物会越过肝脏，在肺或大脑中形成脓肿。阿米巴肝脓肿也可向胸膜、心包和腹膜间隙等部位穿破。

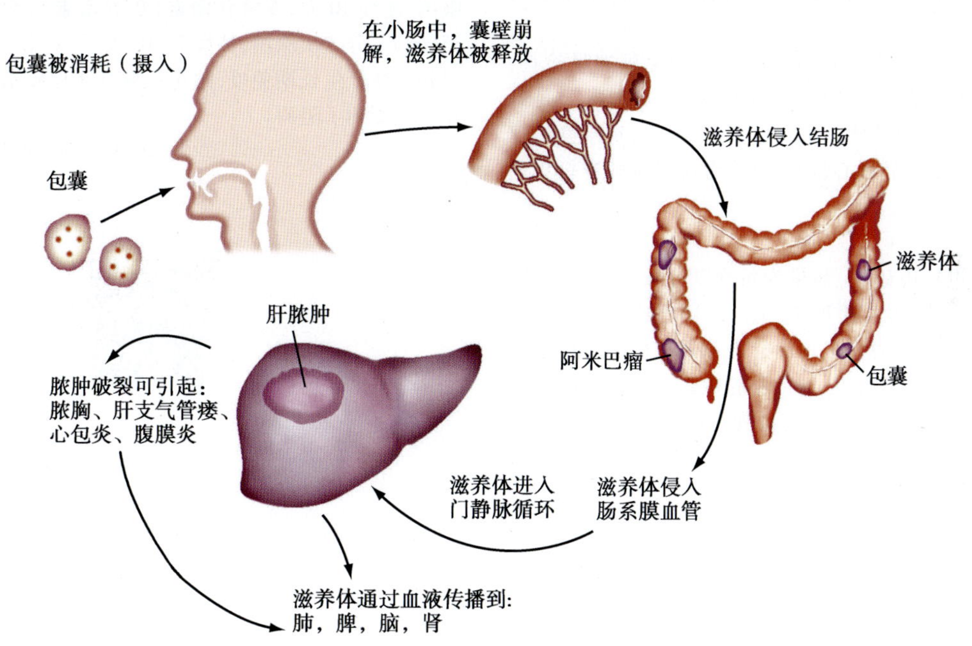

图 84.10　阿米巴病中溶组织阿米巴的生活史。（From Gitlin N, Strauss R. Atlas of clinical hepatology. Philadelphia: WB Saunders; 1995. p 64.）

2. 临床特征

阿米巴肝脓肿在男性中的发病率是女性的 10 倍，在儿童中罕见[176]。阿米巴肝脓肿比化脓性肝脓肿更容易出现急性症状。确诊后，症状平均会持续 2 周。肠道感染和随后的肝脏感染之间可能存在长达数年的潜伏期，不到 10% 的患者存在血性腹泻并伴有阿米巴痢疾。

疼痛通常发生于右上腹，但也可能局限于右胸、上腹部或右肩。间歇性发热、乏力、肌痛和关节痛是常见的表现，而黄疸是不常见的表现，并代表着预后不良。患者可能存在肺部症状和体征，但心包摩擦音和腹膜炎少见。体格检查时偶可闻及肝脏摩擦音。该病的实验室检查结果与化脓性脓肿相似。该病较少合并细菌病原体感染。阿米巴脓肿的罕见并发症包括脓肿破裂进入腹腔内、胸腔内和心包以及多器官衰竭。

3. 诊断

阿米巴肝脓肿的诊断是基于临床病史，肝脏成像和血清学检测结果。只有 50% 的患者可以从粪便中分离出病原体。肝脏影像学检查不能区分化脓性和阿米巴肝脓肿（图 84.11）。阿米巴肝脓肿通常位于靠近膈肌的右肝叶，且常常为单发（表

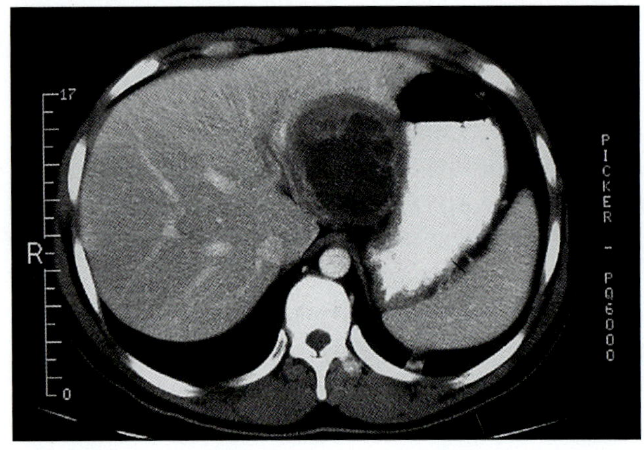

图 84.11　CT 显示肝脏左叶有一个大的阿米巴脓肿。(Courtesy Dr. Mark Feldman Dallas,TX.)

84.3)[180]。适用的血清学检查方法包括 ELISA、间接血凝试验、乙酸纤维素沉淀素检测、反免疫电泳、免疫荧光抗体检测和快速乳胶凝集试验。血清学检测结果结合临床背景作出解释,因为血清抗体水平可能在疾病恢复或治愈后数年仍处于较高水平。这些试验的敏感性约为 95%,特异性大于 95%。在感染的前 10 天内,检测结果可能出现假阴性[177]。PCR 检测可明确阿米巴 DNA,ELISA 可检测标本中的阿米巴抗原[181-183]。

如果诊断仍不确定,应进行阿米巴脓肿穿刺抽吸检查。如出现红褐色糊状抽吸物("凤尾鱼酱"或"巧克力酱")是典型的表现,很少发现滋养体。如果在 5~7 天后对抗生素治疗无反应或肝左叶脓肿靠近心包时,也可考虑对脓肿进行穿刺抽吸[184,185]。

4. 治疗

标准疗法包括甲硝唑,剂量为每次 750mg,每日 3 次口服,必要情况下可静脉注射 7~10 天。替硝唑或氯喹作为替代用药。通常在 96 小时内显现治疗效果。在服用甲硝唑一个疗程后,大多数专家建议添加口服腔内杀虫剂以清除肠道中残留的阿米巴,如双碘喹啉,剂量为每次 650mg,每日 3 次服用,连续 20 天,或二氯尼特,剂量为每次 500mg,每日 3 次服用,连续 10 天,或氨苷菌素(巴龙霉素),剂量为每日 25~35mg/kg,分 3 次服用,持续 7~10 天[186]。由于自然感染无法引起机体产生长期免疫,溶组织内阿米巴疫苗的研发在某种程度上受到了阻碍。

表 84.3　化脓性肝脓肿与阿米巴肝脓肿的比较

变量	化脓性肝脓肿	阿米巴肝脓肿
数量	多发性常见	单发性常见
部位	任何部位均可出现	常见于肝右叶并靠近横膈
病情缓急	亚急性	急性
黄疸	轻度	中度
诊断	US 或者 CT 检查以及脓肿穿刺抽吸	US 或者 CT 检查以及血清学检查
治疗	引流(如果条件支持)+静脉抗生素治疗(见正文)	甲硝唑,750mg/次,每日 3 次,连续 7~10 天,口服或静脉给药;或替硝唑,2g/日,连续 3 天,口服;之后添加药物包括:双碘喹啉,650mg/次,每日 3 次,连续 20 天,口服;二氯尼特,500mg/次,每日 3 次,连续 10 天,口服;或氨苷菌素(巴龙霉素),25~35mg/(kg·d),分 3 次口服,持续 7~10 天

(汤善宏　译,孙明瑜　袁农　校)

参考文献

第 85 章 肝脏血管性疾病

Filipe Gaio Nery, Dominique Charles Valla 著

章节目录

肝脏血管性疾病的特征主要是血管或淋巴管改变，不包括由实质性或胆道疾病引起的血管改变。主要改变包括影响大血管或小血管（或两者）的阻塞、瘘管、动脉瘤或缺失（发育不全或消失）。本章综述了肝脏血管系统一组异质性疾病，以及心血管疾病累及肝脏的情况。涉及肝脏的血管炎症将在第 37 章中进行讨论。

一、布-加综合征

布-加综合征（Budd-Chiari syndrome, BCS；又称巴德-基亚里综合征），是指因为肝静脉或末端下腔静脉阻塞引起的一系列临床表现的综合征[1-3]。曾有人构建了肝段阻塞性下腔静脉病（obliterative hepatocavopathy）这一术语，特指下腔静脉阻塞或下腔静脉肝静脉开口处阻塞，用来与 BCS 进行区分[4]。然而，这种区分并没有被大家广泛接受。通常，原发性 BCS 常发生于以静脉为主的病变，而继发性 BCS 发生于静脉之外的病变。

（一）流行病学

BCS 是一种罕见疾病。在瑞典，1990 年至 2001 年的发病率估计为 1.4/100 万[5]。在意大利西北部，2002 年至 2012 年间因 BCS 住院的患者中，男性发病率为 2.0/100 万，女性为 2.2/100 万[6]，高于法国 2010 年的一项调查数据 0.68/100 万[7]。一个病例系列报道显示 BCS 女性发病率稍高，平均发病年龄为 38 岁[8]。在亚洲 BCS 的发病率可能更高。在尼泊尔加德满都，1990 年至 1992 年，BCS 占肝脏相关疾病住院人数的 17%[9]。在中国，BCS 的总发病率和患病率分别为 0.88/100 万和 7.79/100 万[10]。

目前，在西方患者中已确定的 BCS 常见危险因素如表 85.1[3]。2009 年的一项研究显示，在 84% 的患者中可发现至少一个危险因素，46% 的患者可发现两个及以上危险因素。只有 5% 的患者存在局部危险因素（如静脉异常）[8]。

（二）病因学

BCS 的病因列于框 85.1 中。在原发性 BCS 患者中，骨髓增生性疾病占比高达 41%[11]，远高于非内脏静脉血栓患者的比例（详见第 37 章）[12]。在同时患 BCS 和骨髓增生性疾病的患者中，即使在有门静脉高压的情况下其血细胞计数仍可正常。很难将原发性蛋白 C、蛋白 S 或抗凝血酶缺乏认定为 BCS 的病因之一，因为肝脏疾病时各种凝血酶抑制剂也可非特异性地减少[3]。有研究显示，多种凝血或纤溶因子的基因遗传多态性与 BCS 的发生风险增加有关，但其临床相关性尚未确定[13]。

在亚洲，很少报道因骨髓增生性疾病、阵发性睡眠性血红蛋白尿和口服避孕药引起 BCS[14-17]。但在中国，因高同型半胱氨酸血症和亚甲基四氢叶酸还原酶 C677T 多态性引起 BCS 很常见[18]。在尼泊尔，与在中国一样，下腔静脉终末梗阻与极端贫困之间存在着无法解释的联系[9,18]；这一原因占绝大多数，可能导致对其他潜在原因认识不足。BCS 报道病例中大约 7% 与妊娠或产褥期有关，但这些报道之间数据存在很大差异[9]。

继发性 BCS 与以下几点有关：①恶性肿瘤或泡棘球蚴病侵袭肝脏静脉；②囊肿或局灶性结节性增生压迫静脉，这种情况患者通常没有临床明显肝病；③多囊肝或肝脓肿引起的压迫和炎症；④腹部或胸部钝性创伤[3]。

表 85.1 欧洲布-加综合征和急性门静脉血栓形成的获得性和遗传危险因素队列研究

危险因素*	布-加综合征 (n=163)[6] 危险因素比例/%	急性门静脉血栓形成 (n=102)[28] 危险因素比例/%
骨髓增生性肿瘤	39	21
近期口服避孕药的使用	33	44
JAK2 基因 V617F 突变	29	16
抗磷脂综合征	25	8
全身性疾病†	23	4
高同型半胱氨酸血症	22	11
阵发性睡眠性血红蛋白尿	19	0
因子 V Leiden 突变	12	3
局部因素‡	6	21
近期妊娠	6	1
蛋白 C 缺乏	4	1
凝血因子Ⅱ(凝血酶原)基因 G20210A 突变	3	14
蛋白 S 缺乏	3	5
抗凝血酶缺乏	3	2
>1 个风险因素	46	52

*并非所有患者都评估了每种风险因素。
†包括结缔组织病、IBD、白塞病和艾滋病毒感染。
‡急性胰腺炎、腹腔内感染病灶,或腹部创伤。
JAK2,酪氨酸激酶 2。

框 85.1 布-加综合征的原因

高凝状态
抗磷脂综合征
抗凝血酶缺乏
JAK2 基因 V617F 突变
亚甲基四氢叶酸还原酶 C677T 多态性
骨髓增生性肿瘤*
口服避孕药
阵发性睡眠性血红蛋白尿
产后血小板减少性紫癜
妊娠期
蛋白 C 缺乏
蛋白 S 缺乏
凝血酶原基因 G20210A 突变
镰状细胞病
感染
曲霉病
丝虫病
包球囊肿(细粒棘球蚴或多发性棘球蚴)
肝脓肿(阿米巴或化脓性)
盆腔蜂窝织炎
血吸虫病
梅毒
结核
恶性肿瘤
肾上腺癌
肝细胞癌
平滑肌肉瘤
白血病
肺癌
粘液瘤
肾癌
横纹肌肉瘤
其他
白塞病
乳糜泻
达卡巴嗪治疗
炎症性肠病
腹腔镜胆囊切除术
腔静脉的膜性阻塞
多囊性肝病
结节病
腹部或胸部的外伤

*可能与 *JAK2*(酪氨酸激酶 2)基因 V617F 或钙网蛋白基因突变有关。

(三) 发病机制

通常至少需要 2 条主要肝静脉对应的区域受阻塞,才出现 BCS 临床表现[20]。在不同的主要静脉之间和不同患者之间,肝静脉阻塞的模式和速度不同[4,20]。最初为肝静脉内血栓形成,然后肝静脉可能转变为纤维条索或发生静脉壁增厚,这一过程可累及不同长度,并导致不同程度的狭窄。短的静脉狭窄可形成类似静脉蹼。通常情况下,闭塞主要发生在肝静脉在下腔静脉的开口处及其附近的下腔静脉[4],最终导致侧支循环形成,引流到邻近的尚通畅的肝内和肝外静脉。当下腔静脉阻塞时,将通过腰静脉和奇静脉形成侧支循环。这种经过皮的侧支循环为本病的诊断提供了有用的线索。大的侧支有可能恢复肝静脉引流,并缓解所有临床症状和体征,因此预后良好[20]。

肝静脉和静脉窦压力增加,可引起肝小叶中心区肝静脉窦扩张和充血,并导致腹水形成。肝静脉流出道阻塞,还可减少压力较低的门静脉系统的血流量。由于存在血液淤滞和潜在的血栓形成风险,常导致肝内和肝外门静脉血栓形成(PVT)[21]。肝血流减少还会导致肝小叶的中央小叶区域发生缺血性凝固性坏死和细胞凋亡,进而导致肝功能障碍或肝衰竭[21]。随后,肝细胞的丢失最终导致所谓肝脏实质消失,肝细胞被结缔组织取代[21]。

仍保留血供的肝脏区域容易发生体积增大,常见于肝脏Ⅰ段(即尾状叶),因为其独立于主要肝静脉,且有单独的静脉回流系统(见第 71 章)。这些缺乏门静脉供血滋养、但动脉流入增强的肝脏区域容易发生再生性变化,这些变化可以是微观的(再生灶或结节性再生性增生)或宏观的(再生性大结节或局灶性结节性增生)[21]。通常纤维化横跨肝小叶中心区域,最终导致静脉中心性肝硬化。在小鼠部分下腔静脉结扎模型中,肝纤维化的发展与纤维蛋白在肝窦内沉积和拉伸有关，它可诱导肝星状细胞活化[22]。相关的门静脉阻塞也会诱发汇管区-汇管区或汇管区-中央静脉桥接纤维化。肝脏的静脉和门静脉结构的异步受累，解释了肝脏不同区域之间的巨大差异[21]。

（四）临床表现

临床表现从完全无症状到急性肝衰竭再到慢性肝病，呈现多样化[8,23]。然而，布-加综合征引起急性肝衰竭很少见[24]。临床主要特征包括腹水、腹部疼痛和发热。所有慢性肝病的并发症都可能发生，包括胃肠道出血、细菌感染、肝肾综合征和脑病[8,23]。血清转氨酶、肌酐、胆红素和白蛋白水平以及凝血酶原时间，都会有不同程度的改变[8,23]。血清碱性磷酸酶水平的中度升高也是常见的。BCS 潜在原因也会影响血细胞计数。在骨髓增生性疾病的患者中，由于明显的脾功能亢进，血细胞计数通常正常或减少[8,25]。这种正常血细胞计数和严重的门静脉高压症之间的显著不平衡，提示患者存在骨髓增生性疾病。有研究显示在有 *JAK2* 基因 V617F 突变的骨髓增生性疾病和 BCS 患者中，肝功能障碍比那些没有该基因多态性的患者更严重[25]。

（五）诊断和自然史

BCS 患者在腹部多普勒超声、CT 或 MRI 成像上可表现出肝静脉和下腔静脉的各种异常（图 85.1），包括：①静脉不显示；②因完全或部分阻塞导致上游静脉扩张；③静脉弥漫性狭窄和不规则；④转化为条索样残留。临床上，常可见到侧支循环将外周肝静脉区域的血液引流到另一条静脉，无论是肝内还是肝外。这些侧支静脉循环的大小、走向和位置各异[20]。临床上，也常见以下表现（见图 85.1）：①肝段体积缩小和增大同时存在，包括Ⅰ段增大；②腹水、门体分流、脾脏增大；③动脉期和门静脉期出现斑片状强化，在晚期则斑片状强化消失，提示因淤积导致门静脉灌注减少；④动脉期明显结节状强化，但门静脉期及晚期消失，无洗脱期，提示为大的再生结节，在一些再生结节中央可见纤维瘢痕（图 85.2）[21]，而有些再生结节也可能显示在洗脱期[26]。

由于 BCS 的临床表现多样，在任何急性或慢性肝病患者都应考虑 BCS 的诊断，特别是当有 BCS 的病因存在时。诊断是基于肝静脉或下腔静脉阻塞的直接或间接证据[1-3]。鉴别诊断包括肝窦梗阻综合征（SOS；见下文）、缩窄性心包炎（见下文）和肝硬化（见第 74 章）。通常，多普勒超声在显示肝静脉流出道梗阻的准确性非常高，但主要取决于操作者的经验和临床警惕性。MRI 和 CT 是诊断 BCS 很好的选择。MRI 对于显示肝结节的特征尤其有用（见图 85.2）。一般不建议肝活检用于诊断 BCS，除非 BCS 患者出现以下情况：①大肝静脉和下腔静脉通畅，而小静脉有血栓形成；②症状表现类似肝硬化，但肝静脉在影像上未显示。一般不需要直接（经肝）或逆行（经颈静脉）肝静脉造影用于 BCS 诊断，但结合静脉压力测量，肝静脉造影术可用于经皮治疗（见下文）。若要鉴别肝脏良性再生性结节和原发性肝癌，通常需要超声引导肝活检[26]。

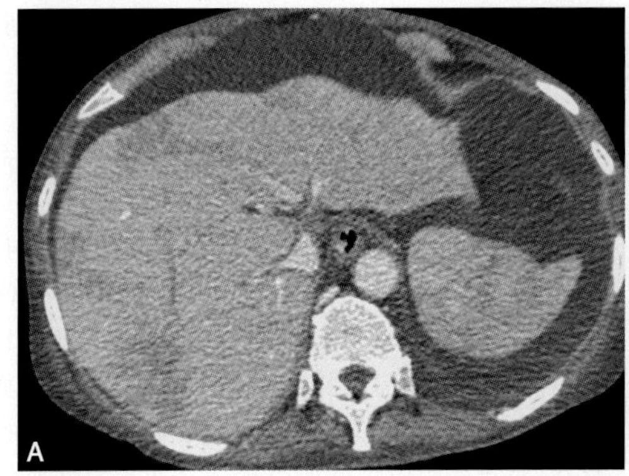

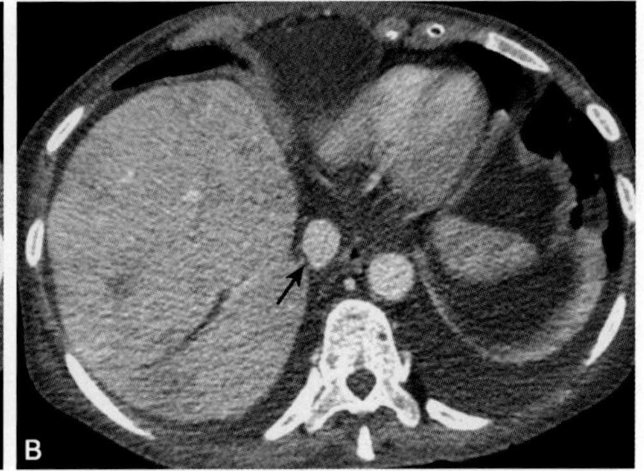

图 85.1　布-加综合征患者的 CT 表现。如图所示静脉期血管强化明显。如 A 显示肝脏形态改变和不均匀强化，腹水形成。可见肝静脉细长、无强化，如 B 中箭所示，汇聚成增强的通畅的下腔静脉

应查明 BCS 潜在原因，以评估预后并实施适当的治疗（见表 85.1）。建议对 BCS 潜在原因的评估应包括：系统性疾病的一般检查，继发性 BCS 的影像学检查，全血细胞计数，*JAK2* 基因 V617F 突变，钙网蛋白基因突变（若患者脾脏长度 >16cm，血小板计数 >200 000/mm^3 但未检测到 *JAK2* 基因 V617F 突变时），流式细胞术以检测阵发性睡眠性血红蛋白尿血细胞，凝血因子Ⅴ基因 Leiden 突变和凝血酶原基因 G20210A 突变，以及狼疮抗凝物和抗 β_2-糖蛋白Ⅰ抗体以检测抗磷脂综合征[1,3,27]。只有在凝血酶原水平正常时，才需要检测抗凝血酶、蛋白 C 和蛋白 S 水平。若 *JAK2* V617F 和钙网蛋白基因突变均为阴性，应考虑骨髓活检。即使找到一种病因，也不应停止寻找其他病因[3]。

我们并不完全清楚 BCS 晚期的自然病程。早期研究表明，90% 的 BCS 患者会在诊断后 3 年内死于肝病。随后的数据表明，无症状 BCS 患者的中长期预后良好。但是，BCS 患者若合并下腔静脉梗阻，其发生原发性肝癌的风险较高（见第 96 章）[26]。

（六）治疗

根据一项广泛接受的治疗流程，所有原发性 BCS 患者均应接受抗凝治疗和针对危险因素的病因治疗[1-3]。常规抗凝治疗会明显改善 BCS 患者的预后[29]。对静脉血栓栓塞症的抗凝治疗，应遵循相关指南。对有门静脉高压症状（腹水、静脉曲张出血、肝性脑病）的 BCS 患者，应根据肝硬化患者的推荐治疗意见进行适当的药物或内镜治疗（详见第 92 和 94 章）。对于主要肝静脉或下腔静脉短狭窄的无症状患者，是否

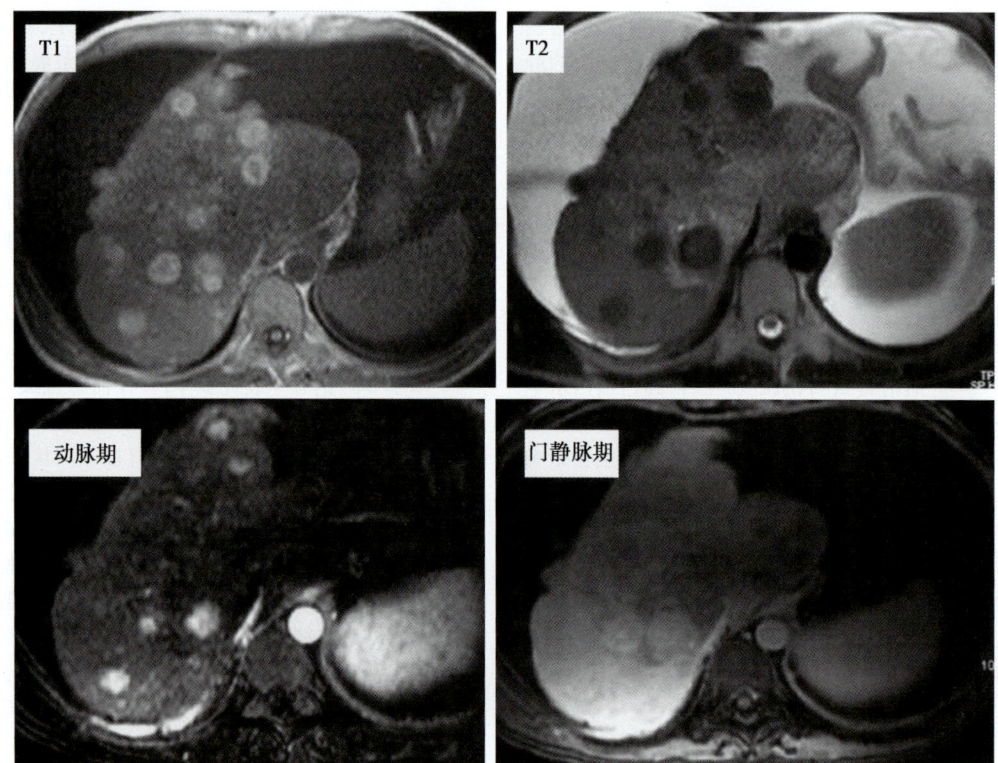

图 85.2 布-加综合征患者的 MRI 表现。从图中可以看到许多直径小于 2cm 的再生大结节在 T1 加权序列中呈高信号，在 T2 加权序列则呈低信号。在动脉期肝结节明显强化，而在门静脉期呈等信号

应该接受经皮血管成形术仍存在争议。对于有症状的患者，建议行经皮血管成形术并做好术后随访。若 BCS 患者的临床症状和体征在经皮血管成形术后没有得到很好的控制，或血管成形术不可行时，通常建议经腔静脉入路行 TIPS 术（见第 92 章）。当患者经 TIPS 治疗没有改善，或 TIPS 不可行或失败时，应考虑外科门-腔静脉分流手术或肝移植（见第 92 和 97 章）。考虑到 BCS 临床诊疗、介入和外科管理的困难性和复杂性，建议将 BCS 患者转诊到有专科经验的医疗中心[1,3]。

有报道显示，BCS 的这一治疗流程有很好的长期疗效[30]。在中位 4 年的随访中，20% 的患者死亡；80% 的 BCS 患者仍然存活，其中 25% 的患者通过药物治疗存活下来，约 5% 患者在经皮血管成形术和支架植入术后存活，约 40% 患者接受 TIPS、约 10% 患者进行肝移植后生存。85% 的 BCS 患者接受了抗凝治疗，其出血率为 17%。门静脉高压是导致出血的主要原因，其次是颅内出血。出血相关的病死率为 2%，与一般静脉血栓栓塞抗凝患者相似。尽管亚洲 BCS 患者在梗阻程度和病因上与西方患者存在差异，但这种阶梯式治疗也取得了类似的结果。在印度，对于 CTP 评分 9 分以下的 BCS 患者，单独抗凝治疗的应答率为 60.5%[31]。在中国，BCS 患者在经皮腔内血管成形术和支架置入术（如果需要的话）后，10 年生存率为 73%[32]；另一项研究显示，51 例 BCS 患者 TIPS 术后 3 年的生存率为 76.9%[33]。

BCS 患者的预后评估包括 CTP 或 MELD 评分（见第 92 和 97 章）[30,34]。一项大型的欧洲多中心队列研究，对预测无干预生存时间的 Rotterdam 评分及预测 TIPS 术后总生存时间的 BCS-TIPS 预后指数评分进行了外部验证[30]。然而，这些评分对于指导个体患者的管理效用有限[34]。BCS 患者合并急性肝衰竭的住院病死率高达 60%[24]，这种治疗流程可用于这些患者。BCS 患者长期并发症还包括原发性肝癌和潜在疾病引起的并发症[1,3,26]。

二、肝外门静脉阻塞

肝外门静脉阻塞（EHPVO）可能延伸到肝内门静脉，也可能不会延伸到肝内门静脉[1,35]。继发性 EHPVO 可由门静脉受恶性肿瘤侵犯、压迫或包绕所致。原发性 EHPVO 包括急性门静脉血栓和门静脉海绵样变。急性门静脉血栓的特征是在没有海绵状变的情况下，影像学显示门静脉腔内有固体物存在；对于是否应将近期出现症状作为急性血栓形成的评价标准一直存在争议。急性血栓形成的门静脉随后转化为门静脉海绵样变，常被称为慢性门静脉血栓。门静脉海绵样变的特征是正常门静脉消失，并被门静脉侧枝网络所取代。门静脉海绵样变是否总是发生于血栓形成之后尚不清楚。当在儿童中发现门静脉海绵样变性时，应首先考虑先天性血管畸形。因此，EHPVO 是所有导致门静脉阻塞的首选通用术语。如果有明确的急性门静脉血栓病史，之后发展为门静脉海绵样变，这时可用慢性门静脉血栓形成来描述门静脉阻塞的改变；但若无明确的急性血栓的病史，那么门静脉海绵样变是更合适的描述性术语[1,35]。

瑞典的一项尸检研究显示，EHPVO 的患病率高达 1.0%[36]。然而，在另一项基于出院诊断的瑞典研究中揭示，EHPVO 患病率要低得多，仅为 3.7 例/10 万[37]。这些数值之间明显的差异表明，EHPVO 通常发生在许多疾病的晚期阶段，大约 1/3 的患者中都存在慢性肝病和腹部恶性肿瘤[36,37]。

（一）非肝硬化急性门静脉血栓形成

1. 病因

2010 年的一项前瞻性研究显示，67% 的急性门静脉血栓患者至少有 1 个静脉血栓形成危险因素，18% 的患者有 2 个危险因素[38]。只有 25% 的患者发现了如血管异常或损伤等局部危险因素。此外，有局部危险因素的患者中有三分之一也有血栓形成的系统性危险因素[38]。因此，同原发性 BCS 一样，急性门静脉血栓形成通常有多种相关系统性危险因素，而通常未发现局部危险因素。门静脉血栓形成的危险因素见表 85.1，潜在危险原因列于框 85.2。与 BCS 不同，门静脉血栓形成在西方和亚洲的研究中有类似的相关因素[3,15,17,25,37-40]。骨髓增生性疾病占总病例的 25%～35%[11]。与原发性 BCS 相比，口服避孕药、阵发性睡眠性血红蛋白尿、凝血因子Ⅴ基因 Leiden 突变与门静脉血栓形成无明显关系，而凝血酶原 G20210A 基因突变似乎与门静脉血栓形成关系更密切[39]。

框 85.2　门静脉血栓形成的原因

高凝状态	**干预治疗或手术**
抗磷脂综合征	酒精注射治疗
抗凝血酶缺乏	结肠切除术
凝血因子Ⅴ基因 Leiden 突变	内镜下硬化术
亚甲基四氢叶酸还原酶 C677T 多态性	胃底折叠术
骨髓增生性肿瘤*	胃束带手术
肾病综合征	肝动脉栓塞化疗术
口服避孕药	肝胆手术
阵发性睡眠性血红蛋白尿	胰岛细胞注射术
妊娠	肝移植术
凝血酶原基因 G20210A 突变	腹膜透析
蛋白 C 缺乏	肝肿瘤射频消融术
蛋白 S 缺乏	脾切除术
镰状细胞病	TIPS 术
感染	脐静脉导管
阑尾炎	**门静脉血流受损改变**
胆管炎	布-加综合征
胆囊炎	肝硬化
憩室炎	胆管癌
阿米巴或化脓性肝脓肿	肝细胞癌
血吸虫病	结节再生性增生
脐静脉感染	胰腺癌
炎症性疾病	肝窦阻塞综合征
白塞病	**其他**
炎症性肠病	中心肥胖
胰腺炎	膀胱癌
	胆总管囊肿
	高海拔生活

*可能与 *JAK2*（Janus 激酶 2）基因 V617F 或钙网蛋白基因突变有关。

2. 发病机制

门静脉血栓形成相关的局部因素主要分 3 类：①炎症灶，特别是急性胰腺炎[41]，以及细菌性胆管炎、阑尾炎和憩室炎；②门静脉、脾静脉或肠系膜静脉的损伤（如脾切除术，腹部钝性创伤）；③由于肝硬化或非肝硬化性肝内阻滞导致门静脉血液淤积[42]。目前，引起门静脉血栓发展的诱因大多尚不清楚。不同患者不同阶段，门静脉血栓闭塞在程度（部分或完全）和范围（仅涉及门静脉主干或其两个分支之一或脾静脉或肠系膜上静脉[或两者兼有]）上有差别。急性门静脉血栓通常独立于局部因素，而与明显的全身炎症反应综合征相关。然而，临床上很少见到的重叠性细菌感染。相比之下，原发性感染性血栓是化脓性门静脉炎的特征，常见的感染菌包括拟杆菌、大肠杆菌或链球菌[42,43]。

只要门静脉血栓没有延伸到肠系膜静脉，肠道似乎就不会出现缺血表现[44]。肠道缺血和坏死发生可能性，与广泛性肠系膜静脉血栓形成引起的强烈血管收缩有关[42,44]。一般没有肝脏缺血性损伤的证据，除非肝动脉也被阻塞，此时可发生循环性休克并引起肝梗死。在门静脉血栓发病后数小时或数天内，就会出现肝动脉血流量增加和门静脉侧支的快速开放，使得门静脉阻塞段周围血液流通，从而维持肝血流量[43]。

3. 临床表现

在无并发症的急性门静脉血栓形成阶段，主要症状是严重腹痛，常伴有持续发热。相比之下，腹部查体常无阳性体征。发热伴寒战则提示化脓性门静脉炎。血细胞计数可能显示非特异性变化，主要反映全身炎症反应综合征或潜在的血液疾病。肝功能试验通常正常或仅有轻微的短暂变化。

4. 诊断和自然史

门静脉血栓在腹部影像通常呈现为门静脉内有实性物质填充，并可不同程度延伸到门静脉分支或脾和肠系膜上静脉(图 85.3)[3]。首选多普勒超声检查，可显示门静脉无血流，血栓在早期阶段并不总是高回声。增强 CT 对显示门静脉腔内充盈缺损最准确。当血栓小于 30 天时，未增强的 CT 图像表现为高密度。当血栓仅限于门静脉的一个分支时，在肝脏动脉期，血栓形成分支相对应区域增强更明显[42]。在 CT 上可出现“马赛克样”，即在肝脏的外周区域动脉期可出现斑片状增强，并在门静脉期持续存在，但在晚期变为均匀增强。这种模式提示门静脉血液淤积[42]。在血栓形成数天内，在增强的门静脉期可见侧支血管，特别是在胆囊壁等部位[42]。MRI 可见类似 CT 检查的门静脉管腔充盈缺损和灌注改变，但可能无法紧急情况下使用。在无并发症的门静脉血栓形成病例，可见弥漫性肠壁增厚，这可能反映了肠血管流出道梗阻引起的肠淤血。在没有肠道缺血的情况下，有时还可以检测到少量的腹水[38]。

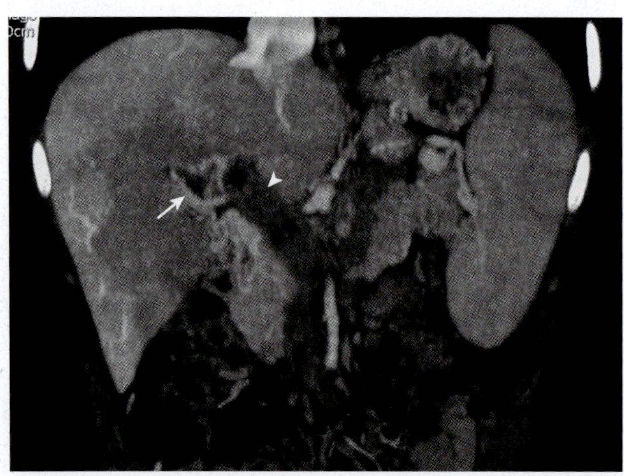

图 85.3 急性门静脉血栓形成患者的 CT 图像。门静脉期显示血管增强，门静脉和肠系膜静脉增宽，箭头提示门静脉主干无强化，肝门处可见门静脉扩张，箭所指处胆囊壁明显强化

急性门静脉血栓形成的自然病程尚不清楚。在没有无创性影像检查手段对急性腹痛进行评估的时代，大多数急性门静脉血栓病例常被忽视。直到出现门静脉高压相关晚期并发症时，行影像检查才会发现肝外门静脉阻塞[45]。有限的数据表明，有症状的急性门静脉血栓患者不太可能出现门静脉自发性再通[3,42,46]。目前，尚不清楚，发生急性门静脉血栓时是否可以没有症状，无症状性门静脉血栓是否会出现消退。

肠道缺血通常发生在疼痛持续数天的患者中。若患者腹痛合并腹水或直肠出血，通常预示着肠缺血。肠道广泛缺血会出现多器官功能障碍、酸中毒或乳酸血症的体征，这时需要手术探查[3,42]。在腹部影像学上，均匀或不均匀的低衰减性或高衰减性肠壁增厚、肠扩张，肠壁增强异常或不增强，肠系膜瘀滞，腹水、囊样气肿和门静脉内气体，都提示肠缺血或坏死[47]。肠管壁增强的减弱和肠腔的扩张曾被建议作为区分透壁性肠梗死和非透壁缺血的鉴别标准[48]。自发性肠道缺血坏死是致命的；然而，一些非透壁性肠缺血的患者有时可以自行恢复，并在以后出现肠狭窄时才被发现[49]。静脉性肠梗死是短肠综合征的主要原因(见第 106 和 118 章)。

在排除导致门静脉阻塞的恶性疾病后，门静脉腔内有实性物质存在就可诊断为急性门静脉血栓。恶性阻塞包括门静脉附近肿瘤，动脉期可见腔内物质增强，或腔内物质活检发现肿瘤细胞。有时门静脉血栓患者合并腹痛和全身炎症反应综合征，影像上出现胆囊壁增强，有可能被误诊为急性胆囊炎(见图 85.3)。

5. 治疗

在急性门静脉血栓患者早期开始抗凝，约 40% 可出现门静脉完全再通和 15% 可出现门静脉部分再通[38,46]。抗凝治疗的目的就是防止门静脉系统血栓进一步发展，以及避免肠缺血和坏死[38,46]。因抗凝治疗导致的并发症可能极少见[38,45]。因此，即使在肠缺血的后期，抗凝治疗也能增加患者生存率[50,51]。

在开始抗凝治疗 6 个月内未能实现门静脉再通者，则之后门静脉再通的可能性也比较小[38]。在抗凝至少 1 年后，还能出现脾静脉或肠系膜静脉继续再通[38]。然而，目前还没有足够的数据支持延长抗凝时间超过 6~12 个月。当决定延长抗凝时间时，必须考虑到血栓的延伸和潜在的血栓形成的危险因素[1,3]。通常在抗凝治疗失败后进行溶栓治疗，可以达到与抗凝治疗类似的再通率。然而，溶栓治疗引起的不良事件的发生率和病死率均相对较高[46]。因此，急性门静脉血栓患者溶栓治疗的获益风险比通常是不可接受的[1,3]。肠缺血的手术适应证等问题在本书第 118 章讨论。

对于无并发症的急性门静脉血栓患者，无论是否发生门静脉再通，长期总生存期相对较好[3,42]。预后主要取决于潜在的基础疾病[42,52]。腹水和脾静脉受累已被确定为非再通的独立预测因素；同时具有这两个特征的患者中，无人实现门静脉再通[38]。在因肠系膜静脉血栓形成引起的急性肠缺血患者中，平均住院病死率为 44%，提示这种情况严重危及生命[53]。由静脉血栓引起的肠梗死也是导致短肠综合征和后期死亡率高的原因。早期开始抗凝治疗可能对预防这一严重并发症至关重要[38]。

(二) 门静脉海绵样变性

门静脉海绵样变性和成人急性门静脉血栓形成的原因相似，但在门静脉海绵样变阶段发现的局部因素比例较低[45]。

因此，建议对于成年人进行类似与原发性布-加综合征的潜在危险原因的评估检查[1,3]。在解释凝血抑制因子水平降低和抗心磷脂抗体水平低的情况时应谨慎，因为这些发现在门腔静脉海绵样变患者中很常见但非特异[3,42]。在儿童患者中，易栓因素相对少见[54-57]，更常见的是血管畸形，提示就像曾有脐带插管和脐部感染史一样，先天性缺陷也仅是促进儿童门静脉血栓形成的因素[56,57]。

门静脉海绵样变并不能预防或缓解门静脉高压症状。这些门静脉-门静脉侧支起源于肝门部和胰腺中已存在的静脉。这些门静脉侧支可很广泛或很局限。来自胆管静脉的侧支循环可导致胆管变形，这种情况被称为门静脉高压性胆管病或门静脉胆管病[58]。这些胆道变化偶尔伴有胆汁淤积的表现。如果没有基础肝脏疾病，则肝脏结构和功能保持正常，因为门静脉海绵样变至少可以部分恢复受阻的入肝门静脉血流，同时增加了肝动脉血流[42]。肝活检通常无异常[42]。即使在肝功正常以及肝活检结果正常或接近正常的患者中，门静脉海绵样变也可导致肝脏外周段萎缩（肝左叶、肝右叶第Ⅵ和Ⅶ段）和中心段肥大（肝右叶第Ⅰ和Ⅳ段）（详见第 71 章），表明前者灌注受损[59]。肝活检标本上有时可见发生机制不明的肝窦性扩张[60]，以及再生性肝细胞改变或微小门静脉纤维化[61]。血浆凝血因子和凝血抑制因子水平均降低[62]，且随门体分流而加重、随门静脉灌注恢复而改善[63]。在这些患者中常可见到轻微肝性脑病[64]。然而，总的来说，门静脉海绵样变对肝功能的影响似乎是有限的。

在出现与门静脉高压症相关的胃肠道出血之前，大多数门静脉海绵样变的患者没有任何症状或体征[52]。通常是通过发现脾肿大、食管静脉曲张或血小板减少而偶然做出诊断。最明显的实验室检查发现与脾功能亢进有关。肝功能通常正常或接近正常，但血浆凝血因子和抑制因子水平可呈中度降低[52]。胆道系统的表现包括与胆道结石相关的疼痛和胆囊炎[65]。即使在没有门静脉高压性胆管病的情况下，血清 GGT 和 ALP 的水平也可出现轻到中度升高。相反，门静脉高压性胆管病患者的肝功能试验结果往往正常。超声和 CT 或 MRI，无论有无血管增强对比，都可发现门静脉被一个复杂的静脉网络所取代的情况（如图 85.4）[59,66]。肝脏可能出现肝外周段萎缩和肝中央段肥大；动脉期结节呈高回声强化，静脉期及延迟期呈等或略高信号，无衰减，这些征象提示肝脏良性局灶性结节样再生[59,66]。

关于门静脉海绵样变的自然病程资料有限。门静脉高压性胃肠道出血是最常见的并发症，其次是复发性静脉血栓形成，主要发生在门静脉区域[52]。既往有消化道出血史和中到重度食管静脉曲张，是门静脉高压性胃肠道出血的独立危险因素，而潜在的易栓因素是血栓复发的独立危险因素[52]。约 25%门静脉海绵样变患者并发胆道疾病，主要是胆管扩张[65]，然而，慢性胆汁淤积症并不常见。

现代的影像学技术的发展使得我们很容易确诊典型的门静脉海绵样变[1,3]。但是，仍存在一些潜在的问题，主要与门静脉海绵样变的不典型表现有关：一些患者存在一条在小网膜中笔直延伸的大的门静脉侧枝血管，可能被误认为是正常的门静脉主干。在极少数患者，看起来像实性肿块导致的胆道梗阻，其特征是在门静脉期可见门静脉及胆管并行周围“假瘤”样增强[67]，需要与胆管癌鉴别。

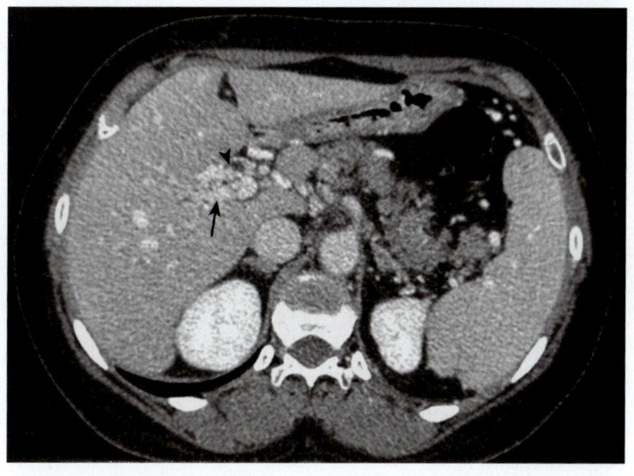

图 85.4　门静脉海绵样变患者 CT 影像。本照片为血管增强门静脉期图像，门静脉分叉处未见显示，被门静脉期增强的蜿蜒状结构所取代，此即门静脉海绵样变（如箭所示）。增强的胆管壁结构代表相应的胆管静脉（如箭头所示）

治疗门静脉海绵样变所面临的挑战是如何平衡治疗中出血和血栓形成风险。基于目前有限的数据，与未抗凝治疗相比，药物抗凝治疗与胃肠道出血风险或严重程度并未明显增加[52]。有间接证据显示，与无抗凝治疗相比，抗凝治疗可有效预防血栓复发[1,3]。因此，无食管静脉曲张且血栓形成风险较强的患者，可能受益于抗凝治疗。对于其他患者，是否长期抗凝治疗应该个体化处理，应考虑个体血栓形成潜在风险，和对接受抗凝治疗的依从性[1,3]。非选择性 β-肾上腺素受体阻滞剂或内镜下静脉曲张套扎，可预防门静脉高压相关的消化道再出血[68]。对门静脉海绵样变患者来说，外科门体分流手术或 TIPS 治疗的可行性有限，而且其长期血管通畅率尚不清楚[1,3]。由门静脉海绵样变引起的门静脉高压并发症的治疗同肝硬化患者相同（详见第 92 章）。门静脉海绵样变的儿童患者中，利用脐静脉再通行 Meso-Rex 分流术可获得极好的效果，已经成为治疗小儿门静脉海绵样变的首选手术方法[63]，但这种手术在成年患者中缺乏经验（见第 92 章）。

门静脉海绵样变患者的病死率主要与基础疾病有关，而不是门静脉高压并发症[3,42]。肠系膜上静脉受累，是长期预后不良的独立预测因素[40,69]。

三、肝硬化门静脉血栓形成

肝硬化门静脉血栓形成最常见于疾病晚期患者，例如，在等待肝移植的患者中，其 1 年发生率高达 16.4%[70]。但也常见于 Child-Pugh A 级和 B 级肝硬化患者，其 5 年发生率为 10.7%[71]。门静脉血栓形成与以下多种因素独立相关：较高的 MELD 或 CTP 评分、门静脉血流速度下降、严重的食管静脉曲张，以及研究结果不尽相同的因素，如凝血酶原基因 G20210A 突变等遗传性易栓因素[71-74]。与非肝硬化性门静脉血栓形成相比，肝硬化门静脉血栓形成通常是非闭塞性的[72]，门静脉海绵样变性也不常见。

门静脉血栓形成的临床表现必须与导致其形成的情况加以区分。许多患者在常规超声检查发现门静脉血栓时并没有急性症状。当门静脉血栓延伸到肠系膜上静脉时，可引起肠缺血的临床表现[74]。

肝硬化门静脉血栓形成可伴有肝脏缩小及肝病并发症[74,75]。然而,门静脉血栓形成与肝硬化并发症的因果关系尚未阐明[75]。独立于肝脏基础疾病的严重程度时,门静脉血栓对肝移植前生存率的影响很小或无影响[76]。但另一方面,门静脉血栓形成使肝移植手术变得更加困难[72],并与肝移植后生存率的降低有关[77]。

非肝细胞癌相关性门静脉血栓形成与恶性肿瘤浸润引起的门静脉栓子很难区分。以下特征提示恶性肿瘤浸润引起的门静脉栓塞:门静脉直径明显增宽,门静脉附近有肝脏肿瘤,在影像检查动脉期可见门静脉内栓子有强化,或普勒超声或超声造影可见门静脉内有动脉信号,腔内占位活检标本中可发现恶性细胞[3,78]。

目前,针对门静脉血栓形成有两种治疗方案:抗凝治疗和TIPS[72,73,79,80]。然而,目前尚缺乏对照临床试验,这两种方法的实际益处尚不清楚。经抗凝治疗约50%的患者可预期门静脉完全再通,可几乎完全阻止血栓进一步延伸,血栓相关出血风险也降低[81]。目前在临床上,抗凝药物的选择(低分子量肝素、口服维生素K拮抗剂或直接口服抗凝剂)以及各种药物达到抗凝最佳效果的治疗时间,仍有待进一步研究[79,80]。有文献表明,早期抗凝治疗可以提高门静脉血栓再通率[80]。临床上,目前尚无最佳的实验室目标和监测方法。当影像学上可见肝内门静脉分支时,TIPS似乎是可行的。在经抗凝无效的门静脉血栓形成患者中,TIPS治疗可使超过50%的患者发生再通[72,73]。

一项针对在无门静脉血栓形成的Child-Pugh B和C级肝硬化患者随机对照临床试验发现,给予48周的依诺肝素患者耐受性良好,完全阻止了门静脉血栓的发生,并防止了失代偿的发生和死亡[82]。这些发现间接支持以下观点,即:肝内门静脉和肝静脉分支血栓形成,是肝硬化患者肝外门静脉血栓形成(PVT)和失代偿的决定因素[75,83]。在推荐肝硬化患者进行预防性抗凝治疗之前,尚需更多临床试验来证实这些发现。

四、特发性非肝硬化门静脉高压症

特发性非肝硬化门静脉高压症(INCPH)是一种门静脉高压综合征,其特征为:有门静脉高压症,但肝外门静脉及肝静脉通畅,且无可识别的非肝硬化肝内门静脉高压病因,无肝硬化或肝硬化原因[84]。INCPH、特发性门静脉高压症、非肝硬化门静脉纤维化和肝门静脉硬化症等术语都曾用来描述本病[85]。肝内门静脉高压症已经明确的病因包括血吸虫病和先天性肝纤维化(见第62和84章)以及肝窦阻塞综合征(SOS)(见下文)。INCPH可同时存在各种门静脉高压和不同寻常组织学改变(如非肝硬化门静脉纤维化、特发性门静脉高压症、肝门静脉硬化症),或仅有组织学特征性改变(如闭塞性门静脉病变、结节性再生性增生、窦周纤维化)但无临床显著门静脉高压的疾病,存在重叠。

根据病因不同,INCPH可分为4类[84,86]:①长期接触某些药物和毒素,包括去羟肌苷、硫唑嘌呤、6-硫鸟嘌呤等嘌呤类似物和奥沙利铂;②免疫疾病,包括结缔组织疾病、常见变异型免疫缺陷病和艾滋病毒感染;③易栓疾病,包括骨髓增生性疾病、抗磷脂综合征和蛋白S缺乏;④遗传因素,包括特纳综合征(Turner syndrome)、端粒酶病、Adams-Oliver综合征和家族性闭塞性门静脉病(位于4号染色体上基因异常所致)[87]。家族聚集现象表明,INCPH可能有其他遗传基础[84,86],但仍有半数以上病例的病因无法明确[86]。

INCPH肝活检标本可显示多种病变[86]。其主要病理改变可能是肝内门静脉阻塞,伴有肝窦扩张、肝细胞再生,及其所导致的肝窦周围或门静脉纤维化。另一种情况是,原发性静脉损伤主要发生在肝窦。但有时,无论是肝脏穿刺活检获得的小样本,还是晚期移植后肝脏大样本,均无法为INCPH的病因提供足够线索[86]。闭塞性门静脉病的特征是:大多数汇管区的门静脉完全丧失(如图85.5),或门静脉血管壁明显增厚,正常门静脉结构被许多网状小血管取代,相当于微观海绵状瘤,汇管区附近出现扩张、壁薄的异位微血管[86,88]。通常,很少或没有小叶内炎症或门静脉炎症。纤细桥接性间隔是不完全性间隔纤维化的常见病理改变,在相关疾病中尤为突出[84]。典型的结节性再生性增生的特征是广泛分布的再生结节及其周边的肝板萎缩(图85.6)。常可见到分散的和不太明显的肝细胞再生[86]。我们仍然不能确定结节性再生性增生是否总是与门静脉的闭塞性改变有关[88]。常见肝外门静脉钙化,提示原发疾病在门静脉壁[89],其相关的肝外门静脉血栓的发生率很高[84]。

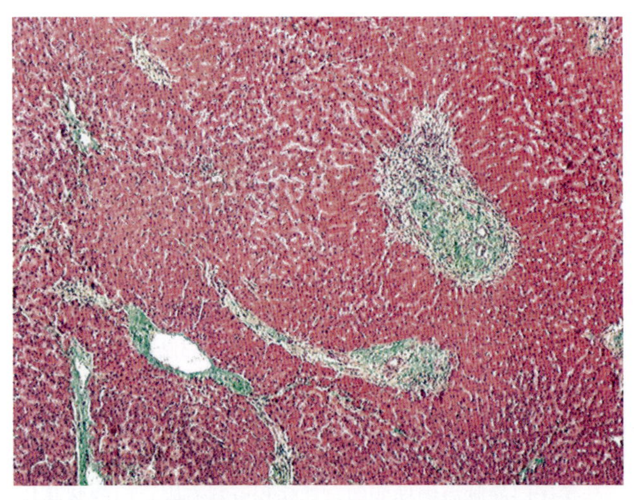

图85.5 闭塞性门静脉病的组织病理学。硬化的汇管区不规则地分布于无肝硬化背景内,其中缺乏通畅的门静脉分支(Masson三色染色,×40)

INCPH引起肝内门静脉血流受阻,导致门静脉高压,HVPG(见第92章)通常正常,但有时也可能会升高,因为阻塞的位置并不总是仅仅位于肝窦前[88]。与BCS和EHPVO一样,常可见到肝动脉扩张和再生性大结节(类似于局灶性结节性增生样结节)[89]。

INCPH临床表现与肝外门静脉阻塞(EHPVO)相似,主要表现为门静脉高压,脾脏明显增大,但无腹水或肝衰竭。然而,仍有一些患者因晚期肝病而前来进行肝移植,他们常被误诊为肝硬化[84,86]。另一方面,在无明显门静脉高压症的患者,也可发现闭塞性门静脉病变。

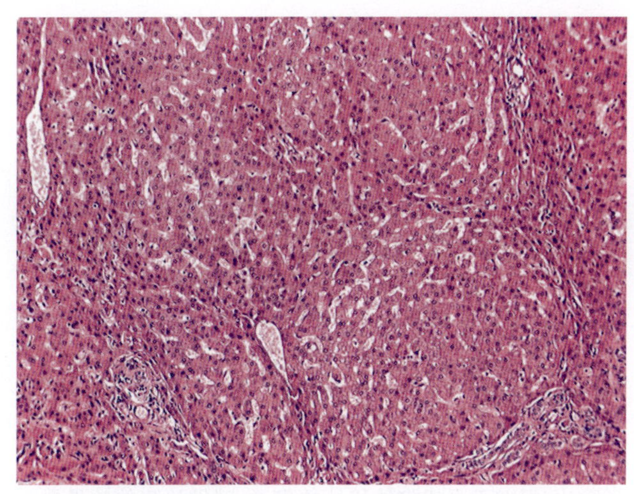

图 85.6　结节性再生性增生的组织病理学。腺泡内的小再生结节被萎缩的肝细胞包绕，肝实质无纤维化（H&E 染色，×100）

实验室检测通常显示血清转氨酶、GGTP 和碱性磷酸酶水平有轻到中度的升高。有时也常见血清胆红素、白蛋白和凝血因子水平的异常，但变化不明显[84,86,88]。血细胞计数特点是提示脾功能亢进。

在腹部影像学上，常可观察到肝内门静脉异常（内径减小、闭塞性血栓形成或缺失等），局灶性结节性增生样结节和血流灌注障碍。与肝硬化患者相比，Ⅳ段肝实质萎缩少见。有时可在发病初期观察到肝外门静脉阻塞（EHPVO）[88]。

在没有 EHPVO 的情况下，诊断需要排除肝硬化。其主要鉴别点是本病没有肝硬化的原因，尽管存在严重的门静脉高压症，但肝功基本正常。肝活检是诊断必需的，而且病理学专家和足够的肝组织取材至关重要[86]。当同时存在 EHPVO 时，门静脉高压不应仅仅归因于肝外门静脉阻塞。肝瞬时弹性成像（见第 73、74 和 80 章）有助于区分 INCPH 和肝硬化，当门静脉高压显著但肝硬度相对较低（<20kPa）时，应考虑为 INCPH[90]。血浆代谢组学检查也可能被证明有助于鉴别诊断[91]。

临床表现上，INCPH 若出现门静脉高压（主要表现为静脉曲张出血）和门静脉血栓，其管理方法与肝硬化相同（见前面和第 92 章）。此外，对于出现严重门静脉高压临床表现而肾功能正常的患者，可考虑行 TIPS 术（见第 92 章）[92]。治疗 INCPH 相关并发症患者也可获益。抗凝治疗的理由包括本病常与易栓症相关、发生肝外门静脉血栓形成的风险较高、有治疗后肝功能显著改善的个别报道，以及根据在肝硬化患者中使用抗凝治疗预防门静脉血栓形成的数据来进行外推[82]。但是，这一治疗策略的获益风险比尚不清楚，故考虑抗凝治疗时需要谨慎[84]。

目前，关于 INCPH 结局和预后的数据有限。有研究揭示，门静脉高压症似乎并不是导致死亡的重要原因[84]。在随访 5 年期间，20% ~40% 的患者新发门静脉血栓，易栓因素是发生门静脉血栓的危险因素[86]。但是，门静脉血栓形成对治疗结果的实际影响尚不清楚。随访显示，其短期和中期的预后良好，似乎比肝硬化患者要好得多。然而，从长期预后来看，10% 的 INCPH 患者可发展至晚期肝病[86,88]，其基线预测因素仍然未知。INCPH 患者合并肝细胞性肝癌的风险也不清楚[84]。

五、肝窦阻塞综合征（肝小静脉闭塞病）

肝窦阻塞综合征（SOS）的特征是，主要发生于肝小叶中央的肝窦内皮细胞破坏，伴有局灶性肝窦阻塞因而导致肝内淤血[3,93]。在许多但并非所有情况下，肝小叶中央静脉也会存在非血栓性闭塞，因此最初被称为 HVOD。在实际工作中，有时也会产生一些混淆（见下文），因为该病的诊断是临床诊断，而不是病理学诊断。

（一）病因

SOS 几乎完全是由于对造血干细胞和肝窦内皮细胞都有毒的因素引起的一种肝病[3,93]。这些因素包括肝部放疗、化疗、免疫抑制剂和含吡咯生物碱的药物（见第 36 和 89 章）。SOS 最常见的人群是接受造血干细胞移植、腹部恶性肿瘤放化疗、硫嘌呤衍生物类免疫抑制治疗、结直肠癌肝转移化疗药物奥沙利铂者[94]。与食用被含有生物碱植物污染的面粉有关的流行，以及服用含生物碱草药或制剂相关的散发病例，仍时有发生（见第 89 章）[3,93]。药物在肝脏中转化，并被谷胱甘肽解毒，可能由于肝窦内皮细胞中谷胱甘肽含量较低，所以肝窦内皮细胞似乎比肝细胞对转化药物的毒性作用更敏感[3,93]。在没有暴露于硫唑嘌呤的肝移植受者中，也发现了类似于 SOS 的变化。一些观点认为，与移植物排斥反应相关的内皮炎，也是引起 SOS 的特殊原因（见第 97 章）[95]。

在造血干细胞移植背景条件下，SOS 形成的危险因素包括：肝基础病（尤其是铁超载和病毒性肝炎），使用雌激素以防止子宫出血，移植后使用高强度抗排异方案（尤其是含有白消安或环磷酰胺的方案）以及使用吉妥珠单抗奥唑米星。这些情况下，SOS 平均发生率约为 20%[3,93]。

（二）病理

SOS 两个主要组织病理学特征是肝窦扩张和小叶中心区肝细胞丢失（图 85.7）。其严重程度因人而异[3,93]。偶尔，肝窦充血非常明显，以至于类似肝紫癜病（见下文）。中央静脉内皮损伤表现为细胞变圆，随后内皮下水肿和出血，产生特征性的管腔偏心狭窄。在肝窦扩张严重的区域，中央静脉损伤更为明显。肝静脉和窦周纤维化导致不同程度的闭塞。一个重要特征是，汇管区周围、汇管区和汇管区血管保持完整。对野百合碱诱导的大鼠 SOS 模型研究表明，最早的病变是肝窦内皮细胞损伤，而来源于骨髓的内皮前体细胞对于修复窦内皮细胞损害至关重要[3,93]。急性发展的肝窦梗阻可引起相应区域突然缺血，以及与窦后阻塞相关的门静脉高压[3,93]。

（三）临床特征与诊断

SOS 的临床和实验室表现与 BCS 非常相似，从无症状到急性伴明显的肝缺血性坏死，再到亚急性或慢性伴有腹水，整个过程常见不同严重程度的肝功能障碍。在影像学上，可观察到肝脏体积增大，有提示灌注异常的马赛克样改变，类似于 BCS。门静脉、肝静脉以及肝动脉的血流模式的变化是非特异性的[3,93]。在接受造血干细胞移植的患者中，通常在骨髓预处理后 2 个月内，一般不超过 100 天，出现 SOS 的临床症状和体征。在 100 天后的肝活检标本仍可显示 SOS 的特征，但

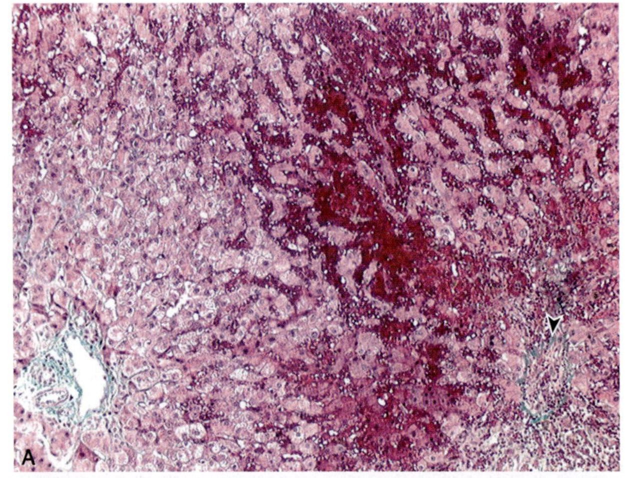

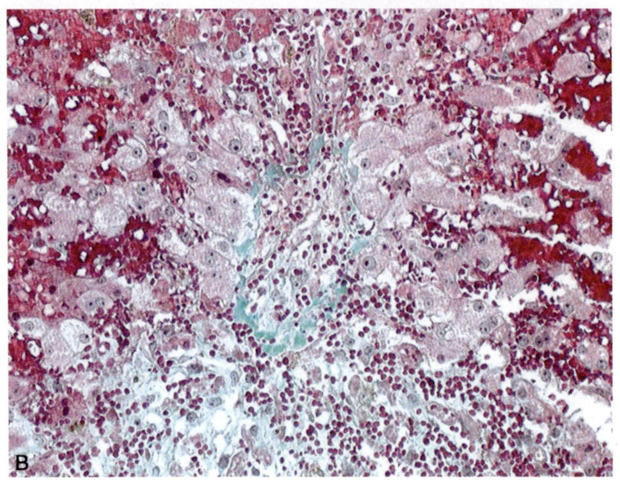

图 85.7 肝窦阻塞综合征的组织病理学。A,肝组织内可见大量肝小叶中心淤血,并伴有终末肝静脉闭塞(箭头)(Masson 三色染色,×100)。B,高倍图像显示终末肝静脉被水肿内皮和胶原组织闭塞(Masson 三色染色×250)

可能与其他疾病同时存在(如移植物抗宿主病、病毒性肝炎等)[3,93]。只有通过影像学检查显示大肝静脉和下腔静脉通畅,并通过肝活检才能确诊 SOS。SOS 还需要与右心衰竭(见下文)、小肝静脉血栓形成引起的 BCS、单纯肝窦扩张或肝紫癜病(见下文)相鉴别。由于在造血干细胞移植的患者中很难进行肝活检,遂提出了临床诊断标准,通常包括体重增加或腹水,血清胆红素水平升高,以及没有其他原因的肝功能障碍,特别是需要除外脓毒症和移植物抗宿主病引起的肝功损害[3,96]。肝静脉压力梯度升高[3,93]。然而,这些临床特征是非特异性的,也可能与先前存在的肝基础疾病有关,如输血相关的病毒性肝炎和铁过载、药物毒性、血液病、酒精相关性肝病或代谢综合征等。

(四)治疗

SOS 的治疗方案主要在造血干细胞移植的患者中进行了评估。预防 SOS 的措施主要是降低造血肝细胞移植术前的预处理强度[3,93]。尽管一项开放标签随机对照临床试验显示,在接受去纤苷的儿童群体中,临床诊断的 SOS 发病率有一定程度的下降,但建议用于预防 SOS 的药物均未显示出对生存率有任何益处[97]。然而,有限证据表明去纤苷能降低 SOS 的发生率[98]。一项关于去纤苷预防高危成人患者 SOS 的 3 期临床试验结果尚未发表[99]。一项基于历史对照的病例对照研究显示,用去纤苷治疗已发生严重 SOS 的患者,可能有助于部分改善其临床结局[99]。据报道,贝伐珠单抗可以预防与奥沙利铂相关的 SOS[94,100]。另有文献报道,高剂量甲基泼尼松龙作为单一治疗 SOS 的方案的应答率为 64%[101]。

SOS 的发生对患者总体预后有负面影响。血清胆红素或转氨酶升高是直接预测患者短期预后的主要决定因素[96]。在造血干细胞移植患者中,SOS 相关的早期病死率从 0% 到 67% 不等,但在这些虚弱的多器官衰竭患者中,SOS 对病死率的影响很难分析[3,93]。在接受奥沙利铂治疗转移性结直肠癌的患者中,SOS 的发生增加了肝切除术后并发症的发生率[100]。对肝转移患者,术前化疗缩小病灶,有良好的获益-风险比;但对于可切除转移灶的患者,辅助治疗的效果提高不明显[100]。SOS 的长期后遗症包括肝脏中央静脉周围纤维化、结节性再生性增生和局灶性结节性增生[3,93,102],后两者似乎是肝内灌注异常和动脉化不均匀改变导致的非特异性结果。

六、先天性门体分流

先天性门体分流(CPSS)的特征是在没有肝实质或胆系疾病的情况下,门静脉系统和体静脉循环之间存在大量异常分流[3,103,104]。这种疾病也被称为 Abernethy 畸形,可分为两种:1 型的特征是门静脉缺失,肝脏无门静脉血流注,原门静脉属支与下腔静脉或其分支形成端-侧分流;2 型的特征是门静脉可显示,门静脉血流分部灌注肝脏,但门静脉与下腔静脉之间形成明显的侧-侧分流(具体见第 71 章)。根据分流在肝内或肝外的位置,2 型 CPSS 可进一步分为不同的类型[103]。既往研究显示,1 型 CPSS 以女性为主,常伴内脏转位、多脾和先天性心脏缺陷,这提示本病为先天性畸形。2 型 CPSS 的病因尚不清楚。据报道,CPSS 的患病率为三万分之一[103]。文献回顾显示,目前只有 320 例 CPSS 病例报道[104]。

将 CPSS 关闭后,通常会形成类似正常门静脉结构对肝脏的再灌注,因此提示"门静脉缺失"这一词不适用于描述本病[103]。其临床表现与门静脉分流和剥夺进入肝脏的门静脉血流有关。因为患者体内存在门体分流,故不难理解一些患者会出现肝性脑病、原发性肺动脉高压或由肝肺综合征引起的低氧血症(见第 94 章)。门静脉血液被分流导致肝脏血供减少,就可以解释肝脏血供动脉化和肝再生结节形成,包括结节性再生性增生和再生性大结节,常被报道为肝腺瘤或局灶性结节性增生[103,104]。

在报道的 CPSS 病例中,1/3 患者有血氨升高及神经系统异常表现。神经系统受累的程度从脑成像异常和神经心理测试中的细微异常,到学习障碍和明显的脑病。在 CPSS 后期可能出现严重神经系统异常[103,104]。约 1/4 CPSS 患者合并肝肿瘤,其特征为典型的良性再生性大结节或局灶性结节性增生。即使完全良性的结节也可能呈现外观异质性,且其大小或特征并不能保持稳定。少数患者可发生而门静脉性肺动脉高压和肝肺综合征[103,104]。在临床上,CPSS 患者发生肝功能障碍和腹水非常少见。

根据超声、增强 CT 或 MRI 的特征表现可以诊断 CPSS[3,103]。在不明原因脑功能障碍的患者中，高氨血症和 MRI 显示脑内异常信号常提示存在门体系统分流。对于半乳糖血症筛查呈阳性的新生儿，应考虑 CPSS 的诊断。对于有多个再生性大结节的患者，应常规筛查 CPSS 和遗传性出血性毛细血管扩张症（见下文）。

对合并 CPSS 合并肝性脑病、肝肺综合征或门静脉性肺动脉高压的患者，应考虑针对 CPSS 的特殊治疗。可以选择经皮血管介入术或外科手术来闭塞门体分流[103]。即使在手术前不能识别门静脉腔，在分流口关闭后也可实现肝脏门静脉再灌注[103]。当存在门静脉压力较高且门静脉未显示时，分期逐步封堵可能是一种选择。门体分流封堵可减少后期对肝移植的需求。对于 CPSS 合并的肝脏巨大再生结节，不应考虑手术切除或肝移植，除非结节呈现明确的异常增生或考虑肝细胞癌。此外，肝切除术后残肝的代偿性增大，可能要比没有门体分流的情况下要慢得多。

分流封堵对 CPSS 合并的脑性脑病、门静脉性肺动脉高压及肝肺综合征的疗效很好，而且可以使巨大肝结节缩小[103]。有少数关于 CPSS 合并肝细胞癌的病例报道，因此应该对患者进行定期腹部影像学随访监测[3,10,104]。

七、缺血性肝炎

肝炎通常指肝脏的炎症，所以术语“缺血性肝炎”一词并不确切，因为本病通常不存在炎症。一个更为生理学的术语是“缺氧性肝炎”，因为该综合征的主要原因是组织缺氧，这可能是心力衰竭或任何其他病因引起休克导致肝脏灌注不足、呼吸衰竭引起的系统性低氧血症或败血症引起的需氧量增加[105]。然而，因为该病临床表现与其他形式的急性肝炎相似，以急性肝小叶中心坏死为病理特征，因此仍采用“缺血性肝炎”这一术语来描述此类疾病。缺血性肝炎可能是肝血管性疾病中最常见的一种类型。

（一）病因

调查显示，在所有血清 AST 极端升高（>3 000U/L）的病例中，缺血性肝炎约占 1/2[106]。缺血性肝炎最常见的病因是心血管疾病，占总病例的 70% 以上，其次是呼吸衰竭和脓毒症，各占比不足 15%[105]。有研究证实，在 50% 的缺血性肝炎患者中，低血压是诱因，但不一定需要表现出明显低血压才能发生缺血性肝炎。临床上低血压通常在急性心肌梗死、严重心力衰竭或脓毒症中明显，但在短暂性心律失常或无症状冠状动脉缺血事件后可能不那么明显。心力衰竭的存在，显著增加了任何原因导致的心输出量下降的可能性，从而导致缺血性肝炎。超过 80% 的缺血性肝炎是在心力衰竭的基础上发生的[107]。急性创伤、出血、烧伤和中暑也可导致缺血性肝炎，但在没有基础心脏病的情况下，发生缺血性肝炎的可能性大大降低。

（二）临床特征与诊断

当患者因其他与肝脏无关的问题而住院检查发现肝功能血清转氨酶极端升高（>3 000U/L）时，通常首先应考虑缺血性肝炎。体格检查通常主要为肝外原发病的表现。因脑灌注减少，故患者常出现精神状态改变。实验室检查显示，血清转氨酶水平极端升高（>3 000U/L）。血清 LDH 水平亦显著升高且往往高于 ALT，因此 ALT/LDH<1.5 提示缺血性肝炎，可用与病毒性肝炎鉴别[108]。凝血酶原时间可能延长 2~3 秒，血清胆红素水平通常轻度升高，且其峰值出现转氨酶峰值后。血清肌酐和血尿素氮水平常因急性肾小管坏死而升高。其生化特征是，血清转氨酶水平在血流动力学损伤后 1~3 天达到峰值，并在 7~10 天内恢复正常。

这种严重的急性肝损伤还需要与病毒感染、自身免疫、毒素和药物引起的急性肝炎（见第 73 章）相鉴别。虽然缺血性肝炎通常不需要肝穿，但在缺血性肝炎的标本中我们可以看到小叶中心肝细胞单纯性坏死，且肝小叶结构正常（如图 85.8）。有时很难做出缺血性肝炎的明确诊断，但典型的血清转氨酶和 LDH 急剧大幅度升高且随后在几天内迅速下降，更常见于缺血性肝炎，而不是其他原因导致的严重急性肝损害（见图 85.9）[109]。

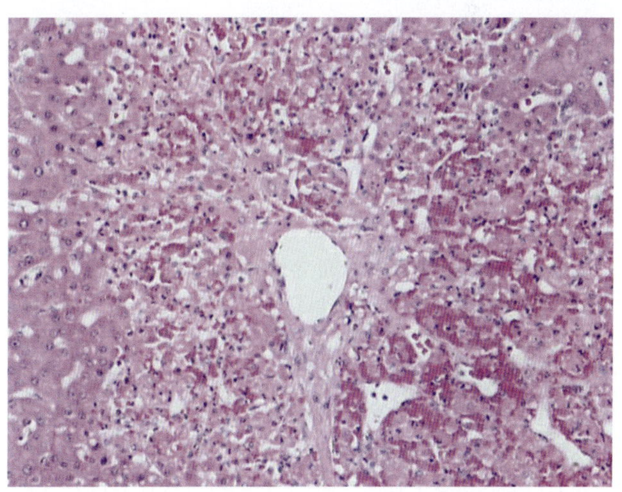

图 85.8 缺血性肝炎的组织病理学。低倍率显微镜显示肝小叶中心坏死、肝细胞丢失和肝窦充血，但只有少量炎症浸润，中央静脉周围纤维化明显（H&E 染色）。（Courtesy Dr. Pamela Jensen, Dallas, TX.）

（三）治疗

大多数缺血性肝炎是短暂的和自限性的。在最严重的患者中，缺血性肝炎只是多器官衰竭的一种表现，提示预后不良。由缺血性肝炎引起的急性肝衰竭并不常见，这种情况更多可能发生在慢性心力衰竭或肝硬化（“急性慢性”肝衰竭，见第 74 章）患者中。缺血性肝炎患者的总体预后主要取决于潜在易感疾病的严重程度，而不是肝脏疾病的严重程度。对于缺血性肝炎没有特定的治疗方法，治疗的重点是改善心输出量和全身氧合。

八、淤血性肝病

心力衰竭对肝脏的影响主要包括肝血流减少、肝静脉压力升高和动脉血氧饱和度降低[110]。右心衰竭导致中心静脉

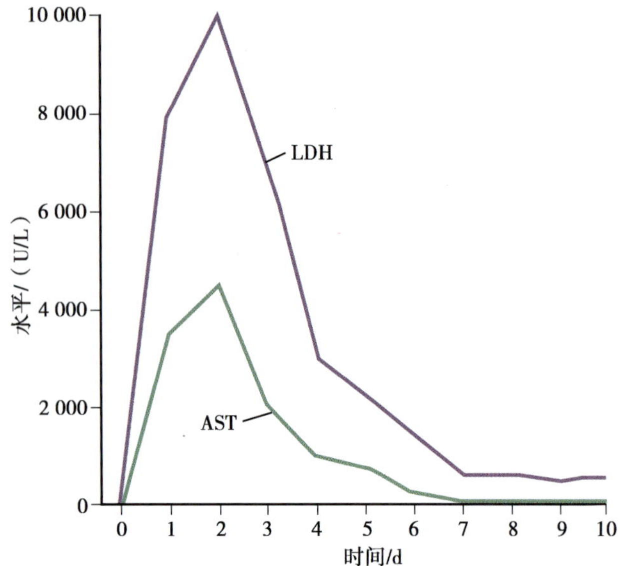

图 85.9　缺血性肝炎时血清 AST 和 LDH 水平的变化。(Adapted from Gitlin NG, Serio KM. Ischemic hepatitis: widening horizons. Am J Gastroenterol 1992;7:831-6.)

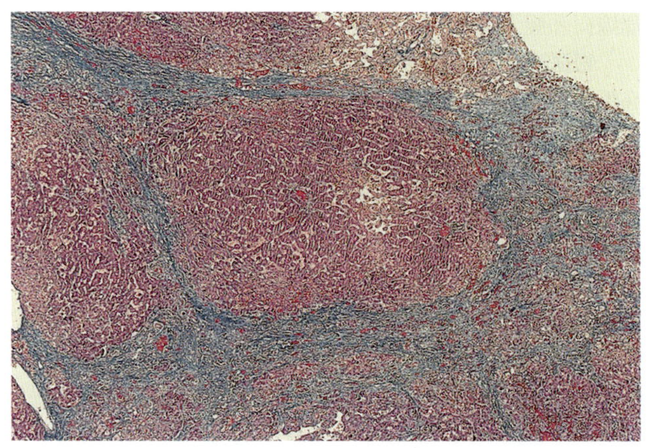

图 85.10　心源性肝硬化的组织病理学。这张低倍显微镜图显示汇管区位于肝再生结节中央和连接中央静脉的桥接纤维化。瘢痕的大小和结节的存在证明了纤维化是一个长期进程。即使在低倍显微镜图下，也可以明显看到肝硬化的典型特点，肝窦扩张并充血，而无明显炎症细胞(Masson 三色染色)。(Courtesy Dr, Edward Lee, Washington, DC.)

压力升高从心脏直接传递到肝窦，形成肝小叶中心淤血和肝窦水肿，进一步减少了氧输送。所叠加的缺血性肝炎的损伤效应在这些患者中很常见(见前文)。急性和慢性肝损伤导致进行性肝小叶中心纤维化。这种纤维化形成的主要决定因素，可能是肝窦扩张引起的机械力和瘀滞导致血管内血栓形成[22]。

肝血窦压力升高和淤血可导致腹水形成，这类腹水的特征是高血清-腹水白蛋白梯度和高蛋白浓度(见第 93 章)。

在临床上，主要表现为心力衰竭的症状和体征。常见右上腹钝痛伴肝肿大。如果出现三尖瓣反流，肝脏可能会出现搏动，肝颈静脉反流征阳性。这类患者常无蜘蛛痣和静脉曲张，一般也不会出现仅由淤血性肝病所引起的静脉曲张出血。常见血清胆红素水平轻度升高(<3mg/dL)，只有不到 10% 的患者在严重或急性心力衰竭时出现黄疸[111]。在超过 75% 的淤血性肝病病例中，凝血酶原时间延长，不易用维生素 K 治疗纠正。其他肝脏生化检查通常正常或仅轻度升高。通过有效治疗潜在的心力衰竭，肝功能将缓慢改善或恢复正常。超声检查对排除其他肝胆疾病是有用的。淤血性肝病的典型 CT 和超声表现包括肝肿大、腹水、下腔静脉和肝静脉扩张，增强 CT 显示门静期肝脏不均匀强化。

淤血性肝病的组织学特征包括肝细胞萎缩、肝窦扩张和小叶中心纤维化。在肝穿标本上也常见到与缺血性肝炎一致的肝小叶中心坏死，通常与近期低血压有关[112]。通常肝纤维化在中央静脉之间(而不是汇管区之间)延伸形成桥接纤维化，产生具有心源性肝硬化特征的“逆向肝小叶”(如图 85.10)。纤维化在肝脏中的分布高度变异，且与局灶性肝窦血栓形成相关，伴有中央静脉和门静脉闭塞，进而导致局部缺血、细胞实质消失及脉纤维化[113]。

淤血性肝病的存在并不影响心力衰竭患者的预后；病死率主要取决于其心脏基础病的严重程度。有时，需行腹腔穿刺术放腹水以缓解张力性腹水，但主要治疗还是旨在要改善心脏疾病。

九、缺血性胆管病

缺血性胆管病(IC)是由动脉血流受损引起的一种胆管损伤性疾病[114]。尽管炎症不是主要机制，缺血性胆管炎这一术语仍使用。胆管的动脉血供受损大多为医源性，包括肝移植、肝脏和胆管手术、动脉化疗和栓塞[114]。本病也可能在感染性休克或创伤重症监护幸存者中发生[115]。全身性动脉疾病相对少见，结节性多动脉炎和原发性或继发性抗磷脂综合征是最典型的例子[116]。尽管本病在肝移植受者中相对常见，但总体上很少见。

胆管系统血供几乎完全来自动脉，主要来源于肝总动脉的分支，少部分来源于其他动脉分支(如横膈分支)通过肝包膜穿过肝脏，离开肝门。当一条动脉分支受阻时，这些动脉之间广泛的吻合就会开放，这就解释了为什么结扎或栓塞一个孤立的大动脉通常没有危害。胆管周围动脉丛也充当了侧支通路。在侧支无法代偿时可发生胆管缺血[117]，这可能在肝移植术后早期发生(由于肝脏血管分离)，或由动脉炎、氟尿嘧啶输注中毒性损伤或小颗粒栓塞导致胆管周围小动脉血管阻塞时发生。在遗传性出血性毛细血管扩张症患者，胆管周围动脉丛被盗血，从而导致胆管缺血性损伤(见下文)。在因休克而收住重症监护病房的患者，非闭塞性缺血也可导致胆管病[114]。

缺血性胆管病的初始阶段是胆道黏膜缺血性坏死，导致胆道铸型形成。随后，胆管壁发生全层缺血、可能导致坏死，并伴有胆汁外渗，在肝实质或肝门形成胆汁瘤。随后，缺血区发生纤维化引起胆管狭窄[114]。

缺血性胆管病急性期临床表现为疼痛、全身炎症反应综合征(SIRS)和胆汁淤积性黄疸。这一初期阶段发生在胆管缺血损伤后的几天到几周，可能没有被识别。直到发展到后期出现胆汁淤积特征或细菌性胆管炎的表现时，才会被诊断[114]。MRI 或直接胆管造影最初显示胆管细小不规则、扩张，有胆道铸型物所致的填充缺陷。随后，可能形成胆汁瘤，伴或不伴感染。在疾病晚期,肝外肝内胆管可出现类似 PSC 样的多发性狭窄(见第 68 章)。缺血性胆管炎所致的胆管狭窄,通常在左右肝管末端和胆总管近端部分特别明显[114]。

缺血性胆管病的诊断,在很大程度上依赖于患者有胆管动脉血供可能受损的基础疾病和胆管改变[114]。诊断首选 MRCP,可显示胆管铸型、胆汁瘤和胆道狭窄。IC 初期的主要鉴别诊断包括胆道结石和脓肿,晚期鉴别诊断包括原发性或继发性硬化性胆管炎(见第 68 章)。在 ICU 住院期间,胆管的缺血性损伤可能会被忽视,导致诊断 IC 困难[115]。在肝移植后,用超声监测胆管动脉血流,是早期诊断肝动脉损伤的基础(见第 97 章)。

在肝移植受者中,最重要的是早期预防和纠正肝胆管动脉血流受损(见第 97 章)。早期识别肝动脉损伤,才能通过经皮血管介入或手术和矫正之。在其他患者中,主要是全身支持治疗。肝移植是治疗缺血性胆管病的唯一效果确切的方法。若不行肝移植,则弥漫性 IC 的预后非常差[114]。除非累及主胆管,一般局部缺血性胆管狭窄预后较好。后期主要因肝衰竭和败血症导致死亡。

十、特发性肝窦扩张和肝紫癜病

特发性肝窦扩张的特征是,在没有肝窦后阻塞或异常细胞或物质浸润肝窦的情况下而出现明显肝窦腔扩张增宽(如图 85.11A)[60,118,119]。肝紫癜病类似于特发性肝窦状扩张,其特征是"湖状"充血性肝窦扩张增宽(见图 85.11B)[120]。虽然,肝紫癜病的病因和临床特征与特发性肝窦扩张相似,但它较后者更罕见、更严重。

有文献报道,特发性肝窦扩张可分为以下 4 类[60,118,119]:①门静脉流入道损伤,包括 EHVPO、闭塞性门静脉病、先天性门体静脉分流(CPSS)和结节病;②肿瘤,包括肿瘤肝转移、肾细胞癌和霍奇金病;③与全身炎症反应综合征(SIRS)相关的非肿瘤性疾病,包括卡斯特曼病(Castleman 病)、克罗恩病、类风湿性关节炎、大动脉炎、系统性红斑狼疮、结节病、细胞内微生物感染、急性细菌性肾盂肾炎和巴尔通体感染;④暴露于某些药物和毒素,比如硫嘌呤和奥沙利铂等。虽然,口服避孕药与肝窦扩张有关,但通常合并其他病因[118]。总之,特发性肝窦扩张的发生率很低,但也可能因此常被低估。

肝窦扩张,可能出现空腔或充满红细胞。在大多数病例,内皮细胞的外观正常。与扩张的肝窦相邻的肝细胞板通常呈萎缩性状态。肝脏的其他区域可能观察到肝细胞再生或明显的结节和窦周围纤维化[60,118,119]。肝窦扩张的机制尚不清楚。IL-6 可能在其病理改变中发挥一定的作用,但尚未得到证实。

通常该疾病无临床症状。腹痛究竟是其一种表现,还是仅仅是导致患者就诊的触发因素,目前尚无定论。此类患者肝功能大多仅轻度异常。其他的实验室特征也仅仅反映患者原有的基础疾病情况[60,118,119]。其影像学特点是在 CT 或 MRI 肝脏表现为模糊不均匀,特别是在肝脏周边包膜下区域。在动脉期和门静脉期,肝脏呈马赛克样或模糊结节状。增强晚期图像则显示肝实质均匀[121]。但本病有时也可无特殊影像学改变。

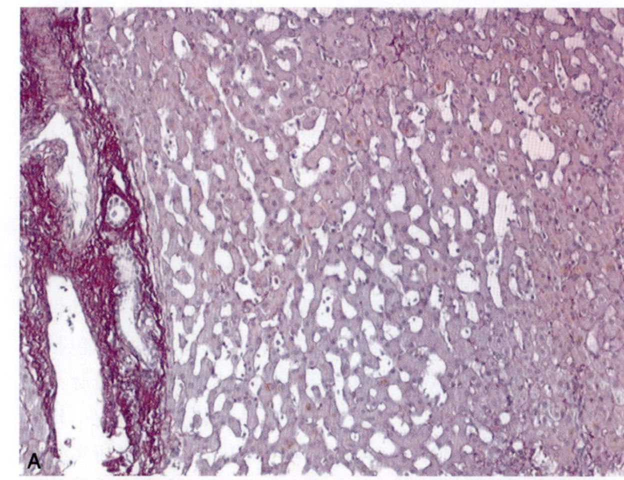

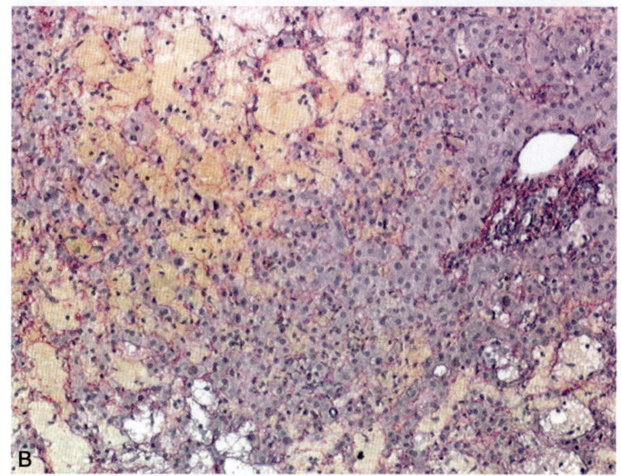

图 85.11 肝窦扩张和肝紫癜病的组织病理学。A,单纯非充血性肝血窦扩张,肝细胞板和窦壁连续。B,肝紫癜病,肝细胞板和窦壁包绕肝小叶血性囊腔(天狼星红染色,×100)

在排除了引起肝脏异常灌注的其他病因后,静脉注射造影剂后肝脏强化呈"马赛克样"对于诊断肝窦状扩张具有一定特异性。在组织学上,肝紫癜病具有以下特点可与肝窦扩张相鉴别:圆形湖状充血,肝窦扩张的区域在肝小叶内随机分布,肝窦内皮破坏伴 Disse 腔内红细胞聚集。SOS 的特点是中央静脉相关的病变和临床存在易感因素,尽管有时可能无法与肝紫癜病区分。

临床上,目前对这两种疾病都没有明确的治疗方法。对于特发性肝窦扩张,一般预后很好,主要取决于其基础疾病。对于肝紫癜病,文献曾偶有报道会合并严重并发症,其中包括门静脉高压、肝衰竭、肝破裂,甚至死亡。

十一、肝动脉瘤和肝梗死

肝动脉瘤(HAA)是指肝动脉壁上局部充满血液的球囊样瘤体。HAA 并不常见,但它们在内脏动脉瘤中居第二位(仅次于脾动脉瘤),占内脏动脉瘤总数的 20% 以上。真性动脉瘤涉及动脉壁的内膜、中膜和外膜三层结构。大多数真性 HAA 累及肝外部分,呈孤立性、囊状,累及整个动脉壁。在过去,HAA 的主要病因是真菌感染;但现在,肝动脉瘤通常是由动脉粥样硬化、内膜中层变性及创伤引起,而感染引起者较少见。真性 HAA 还有一些其他罕见原因,包括结节性多动脉炎、SLE、大动脉炎、川崎病等血管炎和马凡氏综合征、先天性结缔组织综合征(Ehlers-Danlos 综合征)及遗传性出血性毛细血管扩张症(见下文)等结缔组织疾病[122]。近一半的 HAA 是假性动脉瘤,其特征是血液从血管中渗漏,但被周围组织所包裹。假性动脉瘤通常由肝活检、经肝胆道引流、胆囊切除术、肝切除术或肝移植等所引起的创伤所致[123]。

HAA 的症状包括上腹疼痛或右肋软骨下疼痛,但大多数患者在动脉瘤破裂前无症状。偶尔可检查到右上腹脉动性肿块或震颤。患者可能因肝动脉瘤破裂出现胆道症状,包括胆道出血、上腹痛和黄疸;如破裂至门静脉时,会伴门静脉高压和静脉曲张出血;如破裂至腹腔,则伴有腹痛和休克。HAA 破裂病死率超过 30%。非动脉粥样硬化性动脉瘤和多发性肝动脉瘤的破裂风险较高,应该进行治疗。虽然肝动脉瘤破裂的风险与其大小无关,但对直径大于 2cm 的动脉粥样硬化性动脉瘤,应该进行治疗[122]。

采用多普勒超声和 CT 很容易诊断 HAA,但血管造影对于确诊肝动脉病变、明确其侧支循环和制订治疗方案特别有用。血管造影介入栓塞可有效治疗肝动脉假性动脉瘤[123]。对于真性肝外动脉瘤,在术前确认其有侧支循环、离胃十二指肠动脉较远、无肝硬化且门静脉通畅的前提下,可采用血管栓塞治疗;但应优先选择外科手术切除动脉瘤,以降低肝梗死的风险[124]。

尽管,动脉粥样硬化在普通人群中很常见,但它却是肝脏疾病的少见病因。临床上,肝动脉内膜增厚和粥样硬化,比冠状动脉受累更少见,且发生年龄更大[125]。仅由动脉粥样硬化引起的肝梗死更是罕见。肝脏有双重血供,无疑有助于防止局部缺血。然而,动脉粥样硬化是大约 1/3 HAA 病例的主要原因[124]。此外,由于胆管血供全部来源于肝动脉,故动脉粥样硬化可导致缺血性胆管病变,并形成胆道狭窄和梗阻(见前文)[126]。动脉粥样硬化的存在,有时会影响用于肝移植的供体肝脏的使用。这是因为,动脉粥样硬化加大了肝移植术中动脉吻合术的难度,并可能使肝脏在运输和再灌注过程中更容易发生缺血性损伤。

前面章节已经介绍过,大多数肝梗死主要是由门静脉血流急剧减少所致,主要发生于肝移植或肝胆手术后;其他的少见原因还包括可引起肝动脉闭塞或肝动脉血流减少的系统性疾病。肝动脉闭塞可由动脉粥样硬化、血栓形成、栓塞、结节性多动脉炎和镰状细胞病等引起。肝梗死的其他原因包括休克、创伤、高凝状态、子痫前期或其他妊娠并发症。患者可表现为腹痛、恶心、呕吐和血清转氨酶水平升高。肝梗死灶可能位于肝脏外周,在超声上可呈肝周楔形低回声区或 CT 上呈低衰减,少见的情况是肝脏中心出现圆形梗死灶。肝梗死灶还需要与局灶性肝脂肪变性、肝脓肿或肿瘤相鉴别。目前,其治疗主要是针对潜在基础疾病。

十二、遗传性出血性毛细血管扩张症

遗传性出血性毛细血管扩张症(HHT),亦称 Osler-Weber-Rendu 综合征,是一种常染色体显性遗传性疾病,其特点是广泛的皮肤、黏膜和内脏毛细血管扩张(见第 20 和 38 章)[127]。据报道,HHT 在人群中发病率为 1 万~2/万。大多数患者的基因突变位于 2 个已知与该病相关的基因中,它们分别编码内糖蛋白(又称 HHT1 基因型)和活化素 A Ⅱ型受体样激酶 1(activin A receptor type Ⅱ-like 1, ALK1)(又称 HHT2 基因型),这两个基因都参与了 TNF-β 信号通路。突变的 SMAD4 基因可能导致一种罕见综合征,同时合并青少年息肉病和 HHT。在第 5 号和第 7 号染色体上还发现了其他致病基因[127]。44%~74% 的 HHT 患者合并肝血管畸形(HVM),这种情况在 HHT2 基因型比 HHT1 基因型更为常见[3]。HTT 外显率随着年龄增加而增加,平均 HVM 发病年龄是 52 岁,且女性发病率高于男性[128,129]。

HHT 中异常的血管导致直接动-静脉连接[127]。从显微镜下观察,肝脏这种血管畸形在肝脏中以无规则方式弥漫分布,从毛细血管扩张到大的动静脉分流不等[128,129]。大约 20% 的患者在发病后 4 年随访发现血管畸形范围增大[128]。HHT 的动静脉分流可分为以下 3 种类型,但也可并存[3,128,129]:①肝动脉-肝静脉分流,可引起全身血管阻力降低,心输出量高,最终发展为心力衰竭;②肝动脉-门静脉分流,可产生门静脉高压;③最罕见的是门静脉-肝静脉分流,可导致肝性脑病。血液分流可导致缺血性胆管病和肠系膜缺血[128,129]。肝动脉血流量显著增加,肝动脉也相应扩张[128,129]。血流改变和门静脉入肝血流减少可引起肝实质灌注不均匀,进而导致肝结节性再生、再生性大结节和局灶性结节性增生,这些结节常发生在血供保留且肝动脉血流丰富的区域[128,129]。

肝血管畸形最常见的并发症是高输出量心力衰竭和门静脉高压。门静脉高压症患者中,胃肠道出血更常与肠道毛细血管扩张有关,而较少与胃食管静脉曲张破裂有关(见第 38 章)[129]。有时可在肝脏区域听到收缩期杂音。与缺血性胆管炎相关的急性严重胆管炎并不常见。一种可引起急性肝衰竭的特殊情况是大胆管急性缺血坏死,也就是临床所称的肝脏“急性解体”(acute disintegration)[3]。肝功试验常见血清碱性磷酸酶和 GGTP 水平升高,而血清胆红素水平正常。这些肝功异常并不一定与大胆管损伤有关[128,129]。

肝血管畸形在腹部影像学上表现为肝脏在动脉期呈不均匀、肿大、畸形和斑片状增强[128,129]。动脉期即可见肝静脉增强,提示严重的肝动-静脉分流。肝动脉明显扩张。再生性大结节和局灶性结节性增生,在动脉期可能有特征型的均质增强,而在后期达到与周围实质相似的密度。单纯的良性结节偶尔可能非常不均匀,甚至在晚期出现清除[128,129]。要识别遗传性毛细血管扩张症患者,需要了解详细病史、家族史和全面查体。对于肝脏多发性局灶性结节性增生的患者,应考虑 HHT 的诊断。对无 HHT 家族史的散发性病例,需要进行基因检测来确诊。对已知或疑似 HHT 患者,若影像学表现为动脉期即有肝静脉早显和肝动脉扩张的动脉-静脉分流的间接证据,应考虑该患者存在肝血管畸形[3,128]。推荐首先进行超声检查以明确肝脏血管情况。对这类患者而言,肝活检是危险的,一旦诊断为 HHT 伴肝受累,很少需要肝穿[3]。在这种情况下,肝结节最可能是良性再生结节或局灶性结节性增生,而 HHT 相关的肝血管畸形合并的胆道疾病可能是缺血性胆管病。

无症状 HHT 通常不需要治疗。但 HHT 引起的高输出量心力衰竭需要积极治疗[3]。对于合并门静脉高压症并发症的患者,可依据肝硬化患者的治疗指南进行对症治疗(见第 92 章)[3]。一线对症治疗无效的 HHT 患者,二线治疗方案可考虑贝伐珠单抗治疗[130]、分期血管栓塞治疗和肝移植手术[3]。每种方案都有潜在致命性并发症的重大风险,只有肝移植的疗效是确定的。超过 90% 的肝血管畸形患者无症状,但并发症的发生率为 3.6/(100 人·年),病死率为 1.1/100(100 人·年)[128]。多普勒超声肝脏受累程度分级与临床预后相关[128]。合并心力衰竭和门静脉高压症的发生率分别为 1.4/(100 人·年)和 1.2/(100 人·年)[128]。心力衰竭和门静脉高压各占 HVM 相关死亡的一半[128]。大约 2/3 HHT 患者对复杂的 HVM 的一线强化治疗有完全应答,因而无需血管栓塞或肝移植[128]。文献报道行肝移植术后生存率接近 90%;肝移植对合并心力衰竭的疗效优于合并门静脉高压症者[131]。

十三、糖尿病性肝病

糖尿病已知的肝脏并发症包括非酒精性脂肪性肝炎、Mauriac 综合征和糖原性肝病[132]。糖尿病性肝血管硬化(DHS),是指长期胰岛素依赖型的糖尿病患者中发现的肝血管疾病,尸检发现率高达 12%[132]。此类患者血清碱性磷酸酶水平升高,而转氨酶正常或接近正常[133]。糖尿病性肝血管硬化通常无典型的影像学特征,常伴其他血管如肾脏和视网膜微血管受累[132,133]。Mauriac 综合征患者还表现为严重的生长发育迟缓和性发育延迟。这是一种影响肝脏的糖尿病微血管病变,与非酒精性脂肪性肝病不同,病理上会出现肝小动脉分支玻璃样增厚和窦周围基底膜沉积[133]。一般无临床症状,预后不详[132,133]。

(郭雪艳 译,鲁晓岚　贾继东 校)

参考文献

第 86 章　酒精性肝病

Gyongyi Szabo, Craig J. McClain 著

章节目录

酒精性肝病(ALD)一直以来都是基础科学研究者和临床医生面临的一个挑战性难题。虽然自 20 世纪 40 年代起开展了大量研究和临床试验，但是这一疾病的许多重要问题尚未得到解决[1]。其中最重要的是以下几个方面：①为什么酗酒人群中只有小部分发生肝硬化？②重度 ALD 的发病机制是什么？③重度 ALD 患者最有效的治疗是什么？

一、流行病学

2016 年，一项包括世界 195 个地区的全球疾病负担系统分析显示，饮酒是死亡和伤残调整寿命年的第七大主要风险因素[2]。年龄在 15~95 岁的人群中有 32.5%是现行饮酒者。另一项研究表明，1999—2016 年间，美国的年肝硬化死亡人数增加了 65%，而年肝细胞癌(HCC)死亡的人数增加了 1 倍[3]，其中酒精是导致这些事件的主要因素。此外，2007—2016 年美国慢性肝病死亡率趋势显示，由于直接抗病毒药物(DAA)的使用，丙型肝炎相关死亡率开始下降，而 ALD 相关死亡率持续上升[4]。

在发达国家，酗酒是肝硬化的最常见病因(见第 74 章)。在美国，酗酒是 44%的肝脏疾病死亡的根本原因(每年约 13 000 例死亡)，超过了第二大最常见肝脏疾病—丙型肝炎[5-7]。在欧洲和美国，ALD 及其并发症每年造成约 50 000 人死亡[8]。然而，尽管成瘾和心理障碍越来越多地得到医疗保健和社会保障系统的援助，但酒精成瘾依然受到严重歧视[9]。

大量研究表明，与男性相比，女性饮酒时间较短、每日饮酒量较低的情况下就会发生 ALD[10,11]。基于人群的调查表明，男性每天饮酒 40~80g，而女性每天饮酒 20~40g，持续 10~12 年，就有患肝脏疾病的重大危险[10-12]。图 86.1 说明了美国销售的各种含酒精饮料的酒精含量、常见规格和“标准杯”的定义[13]。美国 1 标准杯的酒精含量是 14g，这一标准化为规范报告饮酒量提供了一个定义。美国和欧洲的数据表明，被诊断为酒精性肝炎或肝硬化的患者，通常每天摄入约 15 个标准杯的酒精饮料。

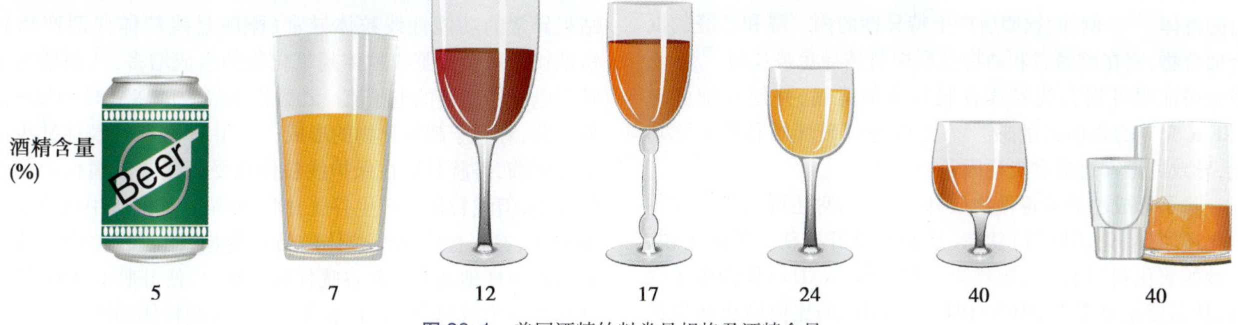
355mL普通啤酒
=
263mL麦芽酒（展示在355mL玻璃杯中）
=
148mL佐餐酒
=
89~118mL强化葡萄酒（如雪利酒或波特酒，图示为104mL）
=
59~89mL烈性甜酒、利口酒或开胃酒（图示为74ml）
=
44mL白兰地或干邑（1小杯）
=
44mL 80°蒸馏酒
酒精含量(%)
Beer
5
7
12
17
24
40
40

图 86.1 美国酒精饮料常见规格及酒精含量

二、疾病谱

长期酗酒可导致一系列肝脏损伤，包括轻度脂肪肝、脂肪性肝炎、脂肪性肝炎伴纤维化、肝硬化和 HCC（图 86.2）[14-17]。在 90%～100% 的重度饮酒者中均可见到[17,18]肝细胞中脂肪堆积，是酒精摄入后最早发生的病理改变。尽管脂肪肝被认为是一种良性的疾病，在戒酒后很快就会逆转，但在持续大量饮酒的患者中，有 10% 会在 5 年内发展为肝硬化[19]。大约 10%～35% 的酗酒者会出现肝组织炎症坏死和纤维化（酒精性肝炎），这种病理变化比脂肪变性更严重。根据肝脏组织学特征，ALD 的疾病谱包括酒精性脂肪肝、酒精性肝炎伴或不伴纤维化，以及酒精性肝硬化。然而，目前尚不清楚组织学检查结果与临床表现的相关性[20]，例如，酒精性肝炎的病理改变既可以在症状轻微的患者（轻度酒精性肝炎）中出现，也可在有严重临床表现的患者（重度酒精性肝炎）中出现。但总体来说，临床诊断的轻度酒精性肝炎比重度酒精性肝炎病例更少，可能是因为轻度酒精性肝炎患者只有恶心、腹泻或乏力等非特异性症状，从而不会去就医或去急诊科就诊[21]。

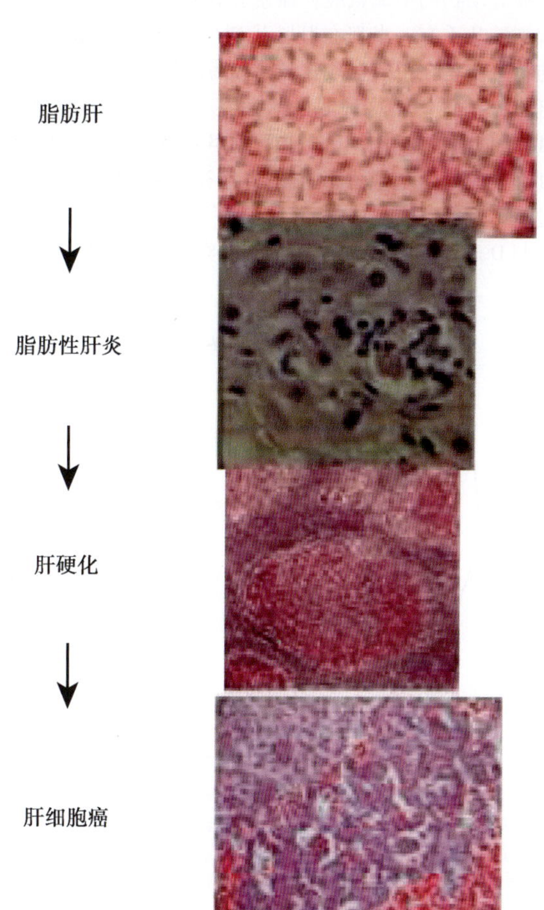

图 86.2 酒精性肝病的组织学变化谱

酒精性肝炎是一种重要的临床疾病，主要有以下原因：①重度酒精性肝炎患者的短期病死率极高；②重度酒精性肝炎患者在无肝硬化的情况下仍可发生门静脉高压；③酒精性肝炎是肝硬化的前兆，其远期病死率比单纯脂肪肝患者高 9 倍[19,22]。如果持续酗酒，8%～20% 的酗酒者肝组织会出现细小的网状纤维化（小结节性肝硬化）。随着时间的推移，这种病变可以发展为较大的结节，出现宽大的纤维间隔（大结节性肝硬化）[16]，甚至发展为 HCC[23]。

三、发病机制

（一）乙醇代谢及其毒性代谢产物

肝脏是乙醇代谢的主要器官，胃等其他器官在乙醇代谢的作用较小。乙醇在肝脏中的代谢主要依赖以下 3 个系统：乙醇脱氢酶（ADH），细胞色素 P450 2E1（CYP2E 1），以及重要性最小的过氧化氢酶[24]。ADH 是构成低浓度乙醇代谢的主要酶系统，而当乙醇浓度较高（>10mmol/L）时，组织中参与代谢的是 CYP2E1。此外，长期暴露于乙醇可使 CYP2E1 活性上调，从而加快慢性酗酒者体内的乙醇代谢。ADH 和 CYP2E1 均可以将乙醇转化为乙醛，后者再由乙醛脱氢酶（ALDH）转化为乙酸。乙醛是一种具有高度活性和潜在毒性的化合物，是酒精引起多种全身毒性作用的主要物质，如恶心呕吐、头痛和脸红。

乙醛可以与蛋白质或小分子(如半胱氨酸)上的活性残基形成加合物,被认为是酒精性肝病的主要分子基础。这些化学修饰会改变或干扰正常生物代谢过程,引起细胞毒性,刺激宿主发生自身免疫性反应,从而引起自身免疫样表现。在ALD患者和动物ALD模型中都发现了针对这种氧化修饰蛋白的抗体[25]。例如,饮酒后产生特异性的丙二醛和乙醛的混合加合物,它在酗酒者和动物模型中可诱导免疫反应[25]。乙醛也被证明可损害线粒体谷胱甘肽的运输,并使肝细胞对TNF-α介导的杀伤更敏感[26]。乙醛还可破坏肠黏膜屏障功能,导致内毒素血症和炎症因子的产生。

除了形成乙醛等毒性物质外,乙醇代谢还可以改变细胞氧化还原(氧化还原剂)状态,从而导致肝损伤。具体来说,乙醇的氧化利用烟酰胺腺嘌呤二核苷酸(NAD+)作为电子受体,从而使还原态NAD(NADH)与NAD+的比值向更还原的状态转变[24]。这种氧化还原状态的转变会阻碍正常的碳-二甲基水合物和脂质代谢,继而发生多种变化,包括甘氨酸、细胞ATP的供应减少和肝脏脂肪变性增加。

(二)其他代谢机制

1. 氧化应激

氧化应激是促氧化剂与抗氧化剂之间的失衡。活性氧(ROS)和活性氮(RNS)是有利于机体的正常代谢产物(例如,有助于杀菌)[27]。但当ROS及RNS产生过多和/或抗氧化防御不足(例如,维生素、硒、线粒体谷胱甘肽水平低下),可导致肝损伤。以下是ALD的氧化应激的几种间接标志物:①蛋白质氧化(如蛋白质硫醇或羰基产物);②脂质氧化(如异前列腺素、丙二醛);③DNA氧化(如氧化脱氧鸟苷);④抗氧化剂的消耗或诱导(如维生素E、谷胱甘肽、硫氧还原蛋白)[28]。

多种因素的刺激引起肝脏氧化应激。饮酒后,肝细胞CYP2E1活性增强,部分源于mRNA的稳定性。CYP2E1系统通过释放电子从而启动氧化应激[27]。CYP2E1主要分布于酒精介导肝损伤的肝小叶内。此外,在小鼠体内和体外培养的HepG2细胞(人肝癌细胞系)中,过表达CYP2E1能够增强酒精的肝毒性[29,30]。促氧化剂的另一个主要来源是非实质细胞和浸润性炎症细胞(如中性粒细胞),它们被用于正常细胞活动,例如消灭入侵的外来微生物。肝脏中Kupffer细胞和浸润性巨噬细胞产生促氧化剂的主要酶系统包括:还原型辅酶Ⅱ(NADPH)和诱导型一氧化氮合酶[31]。缺乏NADPH氧化酶的小鼠或经NADPH氧化酶阻滞剂——二联苯碘硫酸盐(diphenyleneiodonium sulfate)处理的小鼠,对乙醇诱导的肝损伤具有抵抗力[32]。NADPH氧化酶复合体的一个关键亚基——p47phox,已被证明在小鼠肝实质细胞发生ALD的过程中起作用[33]。浸润的中性粒细胞利用髓过氧化物酶等酶系统产生次氯酸(HOCl-,一种可引起氧化应激的卤化物)和RNS。一项研究表明,中性粒细胞中p47phox氧化途径受microRNA-223的调控[34]。氧化应激至少通过两种主要途径引起肝损伤:直接损伤肝细胞和干扰细胞信号传导。其中肝细胞的直接损伤可以通过脂质过氧化和DNA损伤等标志物来检测。氧化应激中细胞信号传导通路尤为重要,例如,核因子κB(NF-κB)等转录因子的激活在肿瘤坏死因子(TNF)等炎症细胞因子的产生中起着关键作用。

2. 线粒体功能障碍

线粒体是肝脏氧的主要消耗和ROS的主要产生的场所。现已证明ALD可导致线粒体功能障碍,而线粒体功能障碍也会引发氧化应激[35]。ALD的线粒体异常包括光镜和电子显微镜下观察到的巨型线粒体,以及可导致^{13}C-酮酸呼气测试结果异常的功能性线粒体异常(酮酸是线粒体代谢产物)。短期饮酒可使肝脏线粒体超氧化物的生成增多,从而增加了呼吸电子传递链的电子流。乙醇摄入导致的NADH/NAD+比值升高,有利于超氧化物的形成[27]。由于肝脏线粒体缺少过氧化氢酶,谷胱甘肽在保护线粒体免受氧化应激损伤中起关键作用,但线粒体不产生谷胱甘肽,而是从细胞质中吸收。在ALD中,谷胱甘肽向线粒体的转运受损,同时线粒体谷胱甘肽被选择性地消耗。而谷胱甘肽的缺乏,使肝脏对TNF的毒性作用更为敏感,且TNF本身也会损害线粒体功能。

正常线粒体功能的维持需要细胞质和线粒体基质间持续的物质交换,而这又有赖于线粒体内膜上的特异性交换蛋白。不同的是,大多数水溶性物质在细胞质和膜间隙之间的交换是通过线粒体外膜上的电压门控阴离子通道进行的。酒精诱导的电压门控阴离子通道的关闭,限制了物质分子向膜间隙的自由扩散,因而导致线粒体功能障碍[36]。这一过程可能是酗酒和ALD引起线粒体功能全面改变的原因之一。

3. 甲硫氨酸、S-腺苷甲硫氨酸、叶酸代谢异常

哺乳动物的甲硫氨酸代谢主要在肝脏进行,每天摄入的甲硫氨酸几乎有一半都在肝脏代谢(图86.3)。甲硫氨酸代谢的第一步是在甲硫氨酸腺苷转移酶的催化下形成S-腺苷甲硫氨酸(SAMe),而这种酶的活性在ALD时受到抑制[37-39]。SAMe是体内甲基化作用最重要的甲基直接供体,是多胺合成过程中的氨丙基基团的前体,也是谷胱甘肽的一种前体,并通过转硫途径合成半胱氨酸。

ALD患者的SAMe缺乏在20世纪80年代初首次被注意

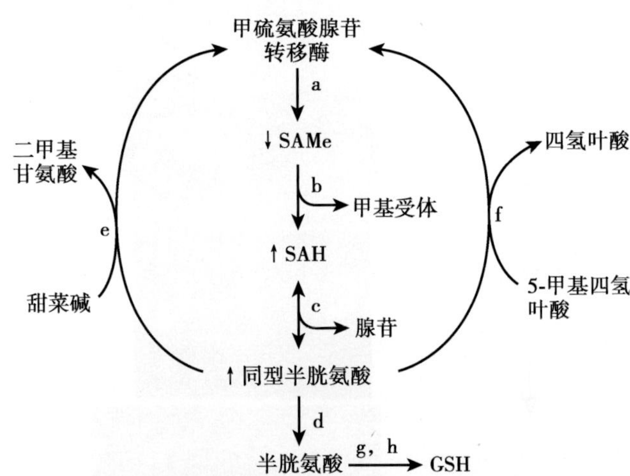

图86.3　肝脏甲硫氨酸代谢。长期饮酒可引起S-腺苷甲硫氨酸(SAMe)缺乏以及同型半胱氨酸和S-腺苷同型半胱氨酸(SAH)水平升高。a,甲硫氨酸腺苷转移酶;b,参与转甲基化反应的酶,包括磷脂酰乙醇胺N-甲基转移酶;c,SAH转移酶;d,胱硫醚B合成酶;e,甜菜碱-同型半胱氨酸甲基转移酶;f,甲硫氨酸合成酶;g,谷氨酸-半胱氨酸合成酶;h,谷胱甘肽(GSH)合成酶。↑↓,酒精的影响

到,当时观察到酗酒者对甲硫氨酸的清除延迟(可能是因为甲硫氨酸转化为 SAMe 受阻)。随后,在酗酒者的肝活检标本中发现,功能性甲硫氨酸腺苷转移酶活性低于正常。给予外源性 SAMe 可以纠正上述缺陷并减轻多种实验性肝损伤的严重程度。

在酒精诱导的肝损伤模型中,SAMe 被证明能维持线粒体谷胱甘肽水平。线粒体谷胱甘肽消耗是 ALD 的致病因素之一,在实验性 ALD 中,SAMe(而不是其他谷胱甘肽前体)可以防止谷胱甘肽过度消耗(可能是通过保护线粒体谷胱甘肽转运系统)[40]。抗氧化反应元件(ARE)是上游调控序列的重要组成部分,存在于许多肝脏保护基因上,包括大多数Ⅱ期解毒酶(见第 88 章)。核因子 E2 相关因子 2(NF-E2-related factor 2,Nrf2)是与 ARE 结合的关键转录因子,通过 Keap1-Nrf2-ARE 通路在细胞应激反应中发挥关键作用。在实验性胆汁淤积性肝病模型中,Nrf2 结合减少,SAMe 治疗可以在一定程度上预防这种情况。因此,SAMe 治疗可能有助于维持谷胱甘肽(GSH)水平,并通过维持适当的 Nrf2 结合,从而诱导其他抗氧化途径[41,42]。SAMe 也减少脂多糖(LPS)诱导的 TNF 释放,并增加单核细胞系统中白细胞介素-10(IL-10)的释放[37]。同样的,在饮食诱导的 SAMe 缺乏大鼠中,血清 TNF 水平升高,对内毒素诱导的肝毒性的敏感性也显著增加,而注射 SAMe 可以阻断这种肝毒性。这些数据表明 SAMe 或许能够直接保护肝脏,并且可能对 LPS 刺激细胞因子的产生起调节作用。

尽管 ALD 患者血清 SAMe 水平降低,但其下游产物 S-腺苷同型半胱氨酸(SAH)和同型半胱氨酸水平升高[38,39,43]。研究表明,SAH 水平升高,可使肝细胞对 TNF 介导的损伤敏感,且 SAH 可能是 TNF 介导杀伤作用导致肝损伤的重要生理学增敏剂[43]。通过给予甜菜碱可以去除同型半胱氨酸和 SAH,从而有利于同型半胱氨酸再生甲硫氨酸。叶酸也可以通过 5-甲基四氢叶酸(5-MTHF)在同型半胱氨酸再生甲硫氨酸过程中起关键作用[44]。叶酸缺乏促进了小型猪肝损伤的发生,酒精摄入后可通过多种不同途径干扰正常的叶酸代谢——包括阻碍肠道吸收和增加肾脏排泄等[44]。总之,这些数据说明了甲硫氨酸-转甲基-转硫代谢变化在 ALD 中的重要作用,以及这些变化与 TNF 肝毒性之间的关系[39]。

4. 缺氧

肝小叶(肝脏的功能单位)的中央区氧分压最低,且对缺氧最敏感(见第 71 章)。长期饮酒可增加肝脏的氧摄取和肝小叶的氧梯度。大鼠长期灌胃模型揭示了肝脏缺氧的机制以及这些机制与尿液酒精水平(UAL)变化的关系[45]。在高 UAL 时,可观察到肝脏缺氧,并伴有 ATP 减少;NADH/NAD+ 的比值趋向还原状态;缺氧诱导因子(HIF)基因表达上调。当 UAL 下降时,发生再灌注损伤,并产生自由基,肝酶释放达到顶峰。肝细胞特异性 HIF-1α 在酒精灌胃小鼠模型中表达上调,且导致肝内脂质蓄积[46]。一项研究表明,ALD 中 HIF-1α 的升高受其负性调节因子 microRNA-122 的调控[47]。MicroRNA-122 是肝细胞中含量最丰富的 microRNA,ALD 小鼠模型和患者的血液中 microRNA-122 水平升高,但在肝脏中却显著降低,可能是由于酒精对这种 microRNA 转录有直接抑制作用[47]。酒精摄入时,肝脏 HIF 和 HIF 调节蛋白表达上调,但肠道 HIF 显著下调。这种下调引起肠黏膜通透性增加,进而引起肠源性内毒素血症和肝损伤。事实上,在实验性 ALD 中,肠道益生菌 Lactobacillus GG 就是通过维持肠道 HIF 水平而发挥作用的[48,49]。

5. 内质网应激、蛋白酶体功能障碍和细胞自噬

未折叠或错误折叠蛋白质的堆积会引起内质网(ER)应激反应。为了应对内质网应激反应,细胞激活了一系列称为未折叠蛋白反应的信号通路,这些通路既可以是保护性的(通常是短期的),也可以是有害的(通常是长期的)。未折叠蛋白反应的长期影响之一是甘油三酯(TG)和胆固醇的生成增加,进而导致脂肪肝。ALD 中内质网应激反应的潜在诱因包括:同型半胱氨酸增加、乙醛和丙烯醛加合物以及氧化应激[50-52]。此外,内质网应激反应和内质网相关分子 STING 的级联激活,触发干扰素调节因子 3 的磷酸化,已被认为是酒精诱导肝细胞损伤的重要机制。磷酸化干扰素调节因子 3 与线粒体凋亡蛋白相互作用,导致肝细胞损伤、细胞凋亡和损伤相关分子模式(DAMP),如 ATP 和尿酸等的释放,从而促进炎症小体的激活(见第 88 章)[53]。

真核细胞中大多数细胞蛋白主要通过泛素-蛋白酶体系统和细胞自噬两个途径降解,而在 ALD 中这两个途径均受到影响[54]。泛素-蛋白酶体途径是真核细胞首要的蛋白水解途径(见第 72 章),它能够控制参与基因调控、细胞分裂和表面受体表达、应激反应以及炎症反应的多种蛋白质的水平。蛋白酶体系统现在被认为是一种细胞防御机制,它还可以清除发生突变、错误翻译或氧化应激产生的不规则和损坏的蛋白[55]。

动物实验表明,长期摄入乙醇会导致蛋白酶体的蛋白水解活性显著降低,从而引起异常蛋白的蓄积,包括氧化蛋白的蓄积[56]。蛋白酶体功能降低与肝脏氧化应激水平显著相关。酗酒者的肝细胞内含有大量的泛素,因为它们不能被蛋白酶体充分降解,而以细胞内容物或 Mallory(或 Mallory-Denk)小体的形式堆积[57]。当肝细胞因蛋白酶体抑制而死亡时,释放出细胞因子如 IL-8 和 IL-18。其中,IL-8 可募集中性粒细胞,可能在酒精性肝炎中性粒细胞浸润时发挥作用,而 IL-18 可以维持肝脏炎症状态[58]。

近些年开始出现酒精对细胞自噬影响的研究,而细胞自噬是一种负责降解长寿命或聚集的蛋白质和细胞器的过程(见第 72 章)。在大鼠中的研究表明,饮酒抑制了细胞自噬的多个关键步骤[59]。

(三)免疫和炎症机制

1. 肠-肝轴和病原体相关分子模式(PAMP)

目前普遍认为,肠道菌群和肠源性毒素在 ALD 及其并发症的发生发展中起着关键作用(图 86.4)[60]。在 20 世纪 60 年代研究表明,无菌啮齿动物或使用抗生素"消毒肠道"的啮齿动物,对营养和毒素引起的肝损伤具有抵抗力。更早期研究表明,胆碱缺乏饲料喂养的大鼠会发生肝硬化,但口服新霉素可以预防这种情况[61]。然而,在饮水中加入内毒素,则新霉素无法预防肝损伤和纤维化的发展[61]。之后,抗生素、益生元和益生菌都曾被研究预防用于酒精性肝损伤[62]。大量临床研究也表明,与健康对照组相比,不同阶段 ALD 患者(单

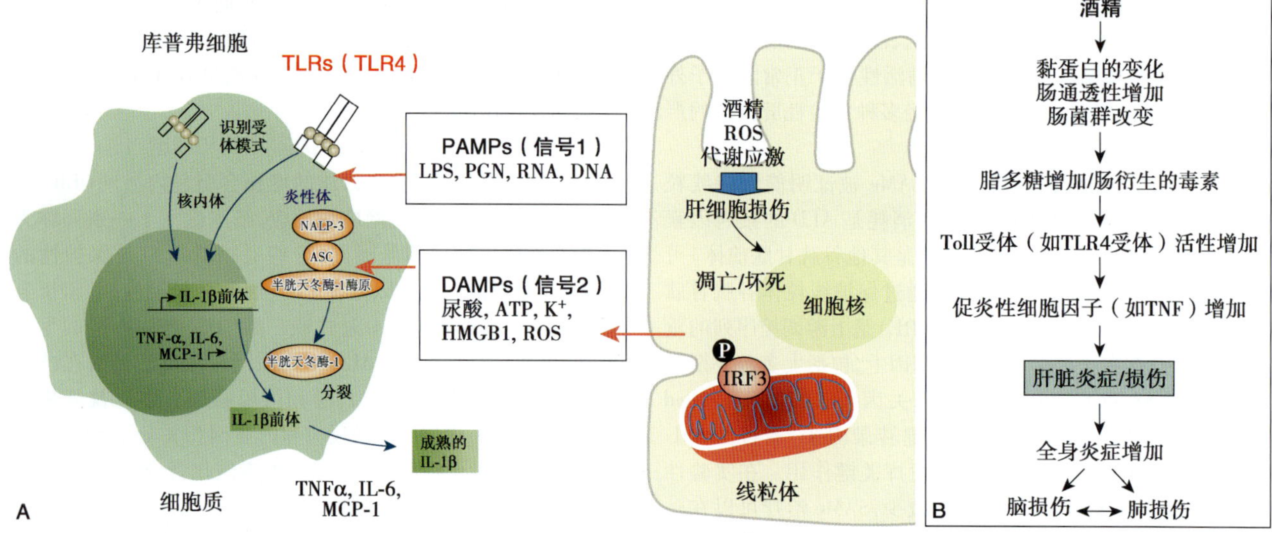

图 86.4 肠-肝轴。A，在某些情况下，肠源性病原体相关分子模式（PAMPs），包括脂多糖（LPS）、脂肽、去甲基化 DNA、双链 RNA 等，从肠道转移到门静脉和肝脏，在那里它们被特异性识别受体——Toll 样受体（TLRs）——识别，随后启动固有免疫应答、产生炎症介质、激活炎症小体，随后造成肝损伤。酒精损伤的肝细胞也释放损伤相关分子模式（DAMP），如尿酸、ATP、K^+、HMGB1 和 ROS，并作为第二个信号进一步激活炎症小体。B，酒精改变肠道屏障功能，从而导致细菌和 LPS 易位、TLR 激活、细胞因子产生、肝损伤以及潜在的其他器官损伤，包括脑部炎症，这可能会进一步刺激饮酒。更多详细信息见正文。ASC，凋亡相关斑点样蛋白；HMGB1，高迁移率族蛋白-1；IL，白细胞介素；IRF3，干扰素调节因子 3；LPS，脂多糖；MCP-1，单核细胞趋化蛋白-1；NALP-3，NACHT、LRR 和 PYD 结构域蛋白；PGN，肽聚糖；ROS，活性氧；TNF，肿瘤坏死因子。（From Iracheta-Vellve A，Petrasek J，Satishchandran A，et al. Inhibition of sterile danger signals，uric acid and ATP，prevents inflammasome activation and protects from alcoholic steatohepatitis in mice. J Hepatol 2015；63：1147-55.）

纯脂肪肝、肝炎和肝硬化）的血浆内毒素水平均显著提高。在实验性 ALD 啮齿动物模型中也观察到了乙醇相关内毒素血症，这为内毒素在肝损伤发展中的重要作用提供了依据。抗生素可使小鼠体内肠道微生物显著减少，这不仅能明显减轻酒精引起的肝脏炎症，也能减轻肠道和脑的炎症[63]。然而，尽管这一措施能预防酒精所导致的循环 LPS 增加并消除了肝脏炎症，但酒精仍能诱导小鼠血清 ALT 升高，提示酒精对肝细胞有直接损伤作用[63]。

LPS 是典型的 PAMP，通过被肝内免疫细胞和许多其他类型细胞上表达的膜识别受体 TLR-4 识别，从而为宿主提供强烈的炎症信号[64]。随着肠道渗漏的增加，许多不同类型 PAMPs 可以通过门静脉循环易位到肝脏，并促进炎症细胞的激活[65]。多种因素与酒精诱导的肠道屏障功能障碍和内毒素血症有关，包括肠道菌群失调和肠屏障完整性受损（图 86.4）。酒精可促进长期酗酒者肠道内革兰氏阴性菌的过度生长。一项对住院酗酒者的肠道菌群的研究显示，其肠道菌群组成发生了变化，双歧杆菌（Bifidobacteria spp.）和乳肝菌（Lactobacilli spp）数量减少[66]。人们研究发现，ALD 患者体内缺乏嗜黏蛋白阿克曼菌（Akkermansia muciniphila）而补充嗜黏蛋白阿克曼菌，可以改善小鼠的酒精性肝病[67]。另一项研究发现，经过 10 天的大量酒精饲养，早期即可出现酒精相关的肠道菌群嗜黏蛋白阿克曼菌减少[68]。大量动物实验表明，长期酒精饲养能改变肠道菌群。在 ALD 动物模型中，酒精灌胃 3 周后肠道内需氧菌和厌氧菌均过度生长[69]。肝脏脂肪变性和脂肪性肝炎发生的同时，肝脏内的细菌也易位到体循环中。而且益生元疗法可以减轻肝脏的损伤。在另一项研究中，给小鼠酒精饲养 8 周[70]，肠道菌群的主要变化发生在疾病晚期阶段，而肠道屏障功能障碍和内毒素血症发生较早。随着肠道菌群的改变，粪便 pH 升高，在最后 2 周使用益生菌疗法能有效治疗肝脏疾病（表现为血清肝酶水平降低，内毒素血症减轻，以及肠三叶因子和紧密连接蛋白的修正）。在这些研究中，酒精摄入降低了肠道中抗菌肽的水平。

在 ALD 患者和动物模型中，酒精及其代谢物乙醛都能诱导肠道对 LPS 等各种大分子的通透性增加[39]。肠道屏障完整性的破坏，使 LPS 穿过肠上皮屏障发生易位。事实上，在酗酒者的乙状结肠组织活检中，紧密连接蛋白（ZO-1）水平较健康对照组降低，这可能与酗酒者比对照有更高的 miRNA-212 表达有关[71]。也有报道称，酒精诱导的氧化应激和实验动物肠道中一氧化氮的产生，可导致紧密连接完整丧失、肠道渗漏、内毒素血症、肝脏炎症和肝损伤[72]。许多研究表明，肠道紧密连接蛋白的再分布和表达下调，可导致 ALD 实验动物模型的肠道通透性增高[39]。肠内促炎因子（如 TNF 和 IL-6）的产生增加，也能通过改变紧密连接的形态和分布，导致酒精性内毒素血症，从而产生一个内在的恶性循环，进一步放大细菌易位效应[73]。最后，有新证据表明肠道真菌也与 ALD 有关，酒精依赖患者肠道真菌多样性降低和念珠菌过度生长[74]。同样，抗真菌治疗可抑制酒精相关性肠道真菌过度生长，并增加了血清 β-葡聚糖水平[74]。

2. 炎症小体激活和损伤相关分子模式

炎症小体是细胞内的多蛋白复合体，可以感受损伤细胞和病原体发出的危险信号，聚集并介导激活半胱天冬酶-1（caspase-1），从而导致前体 IL-1β 和 IL-18 裂解为生物活性形式[75]。ALD 的肝脏内可见炎症小体激活，而且其中炎症小体 NLRP3 可能起核心作用（图 86.4）。ALD 患者体内损伤相关分子模式（DAMP）（包括尿酸和 ATP）的水平升高；而抑制这些无菌危险信号，可以防止小鼠体内炎症小体的激活[76]。已证实代谢性 DAMP 可介导酒精性肝病(ALD)中受损肝细胞之间的炎症和交互作用,从而介导免疫细胞活化[77]。长期饮酒不仅在肝脏中可引起的炎症小体激活,在酒精饲养小鼠的大脑中也发现了 NLRP3 型炎症小体的激活和 IL-1β 水平的升高[78]。炎症小体的激活需要两个信号:第一个通常是 TLR 介导的信号,诱导产生 IL-1β 前体;第二个通常是 DAMP 介导的信号,导致炎症小体和 capase-1 的激活,从而释放具有生物活性的 IL-1β[79]。IL-1 β快速与其的受体结合,放大炎症反应,加重肝脏损伤,促进肝纤维化形成[79]。用重组 IL-1 受体拮抗剂抑制 IL-1β 的作用,可以改善小鼠的酒精性肝病,并促进长期酒精暴露后的肝脏再生[80,81]。

炎症小体的激活也可导致细胞焦亡,这是一种细胞损伤和死亡的形式[82]。细胞焦亡在小鼠酒精性肝病中已有报道。酒精性肝炎中,肝细胞内 caspase-11 表达上调,而 caspase-11 下游的消皮素-D(gasdermin D)可导致细胞焦亡[83]。

除 ATP 和尿酸外,实验证据显示其他 DAMP 在 ALD 中也发挥作用。例如,作为肝细胞分泌的正常胞内及核内蛋白,高迁移率族蛋白 1(HMGB-1)在 ALD 中高表达[84]。其他的 DAMP,如 IL-33 和它的可溶性诱骗受体 ST2(IL-1 受体样受体 1),也被证明在小鼠 ALD 的早期和晚期发挥不同的作用[85]。

3. 细胞因子产生失调

在 ALD 的啮齿类动物模型中,可持续观察到血浆和肝脏内炎症细胞因子(如 TNF)的浓度升高,这在很大程度上是受到肠源性毒素刺激的结果(见图 86.4)。内毒素可激活 TLR-4,募集衔接分子 MyD88 和 TRIF(诱导干扰素-β的含有 Toll/IL-1 受体结构域的衔接分子),而后各自激活下游信号级联反应。数据表明,MyD88 非依赖途径的 TRIF 在实验性 ALD 的发生发展中更为重要,而非酒精性肝炎(NASH)似乎是通过 MyD88 依赖途径进行信号传导的[86]。

自 20 世纪 80 年代以来,人们已经关注到 ALD 患者的细胞因子代谢异常,初步观察到来自酒精性肝炎患者的外周血单核细胞,可显著增加基线时和 LPS 刺激下的 TNF 水平[87,88]。在酒精性肝炎或肝硬化患者中,TNF 诱导的细胞因子和趋化因子,如 IL-6、IL-8、IL-18、单核细胞趋化蛋白 1 等分子的血清浓度升高,而且其升高程度通常与急性期反应、肝功能下降和临床预后不良相关[87]。

这种增强的对生理性刺激(如 LPS)的细胞因子反应称为激发(priming)。血清或尿液中新蝶呤和其他标志物水平升高,表明单核细胞和 Kupffer 细胞在 ALD 中处于激发状态。通过用相应浓度的酒精培养单核细胞系,可在体外重现 LPS 刺激 TNF 生成的激发机制。这种反应至少部分是通过诱导 CYP2E1 和氧化应激来实现的[89]。在 ALD 中,促炎毒性细胞因子水平升高,而且单核细胞和 Kupffer 细胞分泌的保护性抗炎因子(如 IL-10)的水平也同时降低[90]。

目前已有多种方法通过减少细胞因子的产生或降低其活性,来阻断或减轻肝脏损伤,例如使用抗生素调节肠道菌群和 LPS,使用氯化钆破坏 Kupffer 细胞,以及使用抗氧化剂(如谷胱甘肽前体)抑制细胞因子的产生,均可成功减轻酒精诱导的大鼠肝损伤[87]。益生元(例如燕麦麸)和益生菌也被证明可以减轻实验性酒精性肝损伤时的内毒素血症。此外,抗 TNF 抗体也被用于预防酒精饲喂大鼠的肝损伤,而缺乏 TNF Ⅰ型受体的小鼠不会发生酒精性肝损伤[92]。

肝细胞通常对 TNF 的杀伤具有抵抗力,然而酒精饲养大鼠的肝细胞或在酒精孵育的肝细胞则对 TNF 杀伤敏感[29,93]。其相关机制包括线粒体谷胱甘肽缺乏、SAH 蓄积和蛋白酶体抑制等。因此,在 ALD 中,由于单核细胞和 Kupffer 细胞的激发增加了 TNF 的产生,导致肝细胞对 TNF 的杀伤敏感。这些过程与前文描述的机制密切相关,如氧化应激、线粒体功能障碍、甲硫氨酸代谢异常和蛋白酶体功能障碍。

4. 对改变的肝细胞蛋白的免疫应答

在停止乙醇暴露后,酒精性肝炎的组织学变化仍可持续数月,表明存在持续的免疫或自身免疫反应。现已明确 ALD 患者存在自身免疫反应,可出现磷脂、抗利尿激素(ADH)、热休克蛋白和其他潜在抗原的相关抗体。酒精代谢产物(如乙醛或羟乙基自由基)与肝脏蛋白质相互作用后产生新抗原,ALD 患者针对这些抗原的免疫反应风险更高。一些研究也将 ALD 的遗传易感性和自身免疫联系起来[94]。

(四) 遗传学和表观遗传因素

酒精代谢系统中的基因多态性,如 CYP2E1 和 ADH,可能在 ALD 的易感性中起作用。核苷多态性导致 ALDH 中的谷氨酰胺被替换为赖氨酸,可使 ALDH 活性显著降低或缺乏,从而导致乙醛堆积[95-99]。CYP2E1 可被诱导,饮酒后其活性可增加 20 倍。C2 变异体具有比 C1 变异体更高的活性,因此它可能导致更高水平的乙醛蓄积、氧化应激和肝损伤[100-104]。然而,这些基因多态性不能解释不同患者之间 ALD 的疾病谱。

有报道称 TNF 和 IL-10 基因启动子区域的多态性与 ALD 的易感性相关,有待进一步研究[105]。马铃薯糖蛋白样磷脂酶编码基因 3(PNPLA3,rs738409)的序列变异可调控非酒精性脂肪性肝病(NAFLD)中的脂肪变性、坏死性炎症和纤维化(见第 87 章)。同样的变异也被证明是进展性 ALD 的一个稳定的遗传风险因素[105]。一项大规模的全基因组关联研究发现,19 号染色体上 2 个基因的变异,TM6SF2 和 MBOAT 7,与酒精性肝硬化显著相关[106,107]。

表观遗传学机制主要包括:通过 DNA 甲基化改变染色质结构和翻译后组蛋白修饰来调控基因表达,而不改变 DNA 序列[108-110]。组蛋白乙酰化是调控基因表达的关键步骤,与转录活性增强有关,而去乙酰化会抑制转录。核心组蛋白乙酰化的稳定程度取决于组蛋白乙酰转移酶和组蛋白脱乙酰基酶(HDAC)相对活性的平衡。酗酒可显著影响肝脏Ⅰ、Ⅱ和Ⅳ类 HDAC 的 mRNA 的表达[111]。这些有力证据表明,酗酒诱导的 HDAC 改变通过调节与肝脏脂肪变性相关基因的表达而致病。

另一种表观遗传效应是 microRNA(miRNA,转录后调节基因表达的非编码小 RNA 分子)。多种 miRNA 作为生物标志物或分子介质,与 ALD 和 HCC 相关。例如,现已证明 miRNA155(miR-155)可调控 LPS 诱导的 Kupffer 细胞的 TNF-α 的产生和 ALD 患者巨噬细胞 TNF 的产生[112]。此外,在小鼠模型中,miR-155 的缺失可通过调节过氧化物酶体增殖物激活受体(PPAR)-α 和炎症相关的 PPAR-γ,从而减轻酒精诱导的肝脏脂肪变性。与对照组相比,酒精饲养的敲除 miR-155

基因的小鼠的纤维化基因表达也有所降低[113]。

（五）新兴机制

内源性大麻素是一种普遍存在的脂质信号分子，通过特定的大麻素受体CB1和CB2来调节其作用，似乎在ALD中也起一定作用。有研究表明，阻断CB1受体能使肥胖和脂肪性肝炎模型动物的体重下降，减轻脂肪肝和高脂血症。此外，阻断CB1受体可减轻多种肝硬化动物模型的肝纤维化[114]。

营养不良是另一新机制。微量营养素（如维生素A、D和锌）和宏量营养素（如膳食脂肪）的改变，逐渐被认为在ALD的发生发展中起一定作用[112]。有研究发现，ALD中存在血清锌水平降低、膳食锌摄入量不足以及锌代谢改变[115]。锌在多种代谢途径中起着关键作用，包括锌指蛋白的功能发挥。氧化应激可导致锌脱离锌指蛋白，致后者丧失功能活性。因此，调节营养素水平可能成为预防或治疗ALD的一种方法。

（六）纤维化

肝纤维化可进一步发展为肝硬化，是ALD的主要进展过程，代表了对损伤的不当愈合反应（见第74章）。纤维化的发展是一个动态过程，纤维瘢痕组织不断重塑；停止酒精暴露，纤维化可能会消退。激活的星状细胞（肌成纤维细胞）是肝脏产生胶原的主要来源。通常星状细胞处于静止状态，是维生素A的主要储存库。激活的星状细胞呈现肌成纤维细胞样收缩表型，并产生胶原蛋白。TGF-β是星形细胞活化和胶原蛋白产生的主要刺激因子，参与星状细胞活化的其他细胞因子，还包括血小板源性生长因子和结缔组织生长因子（见第72和92章）。虽然肝星状细胞是肌成纤维细胞的主要来源，但其他常驻细胞（门静脉成纤维细胞）、骨髓源性间充质细胞和正在进行上皮-间质转化的细胞也被认为是肌成纤维细胞的来源[116]。值得注意的是，肝星状细胞中的Toll样受体4信号在星状细胞激活、肌成纤维细胞趋化因子分泌、肌成纤维细胞与Kupffer细胞间的相互作用以及肌成纤维细胞对TGF-β信号的增敏中起重要作用[117]。

氧化应激也在星状细胞激活中起主要作用，多种抗氧化剂在体外可以阻断星状细胞的激活和胶原的生成。ALD患者血清中脂质过氧化的特异性产物4-羟基-壬烯醛水平升高，Ⅰ型前胶原蛋白和组织金属蛋白酶抑制因子-1基因的表达上调。基质金属蛋白酶-1在降解Ⅰ型胶原中起主要作用，在ALD中组织金属蛋白酶抑制因子-1水平也升高。氧化应激一方面增加了星状细胞的激活和胶原的产生，另一方面减少了基质的降解[118-120]。

与纤维化相关的主要细胞外基质（ECM）蛋白是Ⅰ型胶原，但其他ECM蛋白也会堆积，包括纤维蛋白。肝脏是调节纤维蛋白凝血系统的主要器官，纤维蛋白代谢通过凝血和纤溶两条途径进行调节[24]。即使在没有凝血酶级联增强纤维蛋白沉积的情况下，纤溶酶原激活物抑制剂-1也可抑制纤溶，从而导致纤维蛋白ECM堆积。在肝病模型中，肝损伤通常涉及凝血级联反应和纤溶的失调，导致肝窦内纤维蛋白凝块形成[24]。纤维蛋白凝块阻塞肝实质内的血流，从而引起局部缺氧，随后发生肝细胞死亡[24]。总之，不同细胞类型（如星状细胞和Kupffer细胞）和主要代谢途径（如伤口愈合、凝血、先天免疫）之间的重要相互作用，在纤维化的早期和晚期阶段都起着关键作用。

四、酗酒的诊断

对于有大量饮酒史、有其他器官系统损伤或有频繁摔倒、撕裂或骨折病史的患者，应怀疑酗酒。初诊时只有10%有饮酒问题的患者被发现[121]。由于诊断和治疗延误，许多患者在被转诊到胃肠病或肝病科时已发展为肝硬化[122]。漏诊在青少年和老年患者中很常见，在育龄期妇女中漏诊尤其令人担忧[123,124]。为了确保更及时地诊断酗酒，首先是在各种医疗实践中统一酗酒筛查方法。常用的方法有3种：10个问题的酒精依赖疾患识别测验（AUDIT），3个摄入量问题的简化版AUDIT（AUDIT-concise，AUDIT-C），以及4个问题的CAGE（Cut，Annoyed，Guilty，Eye-opener）问卷[125,126]。另外，使用单一的问题："在过去的1年里，你有多少天每天饮酒量在x杯及以上？"（其中男性的$x=5$，女性的$x=4$），也可以识别有酗酒风险的个体[125]。还有一些专为孕妇酗酒开发的筛查方法[124]。无论哪种方式，重要的是医生应将系统筛查纳入他们的临床实践[127]。

一直以来，研究者致力于开发能识别有饮酒问题的可靠实验室指标。尽管实验室指标的敏感性不及筛查问卷方法，但对否认饮酒的疑似饮酒者特别有用。血液或呼气酒精含量测定是检测近期饮酒最敏感和最直接的指标，尤其对酗酒者[128]。但由于乙醇在血液、尿液和呼气中的半衰期很短，使这种检测的使用受到限制。因此，寻找可在酗酒后较长时间可检测到的酗酒相关生物标记物成为研究重点。目前，这些生物标记物中使用最广泛的可能是糖缺失转铁蛋白[129]。据报道，通过将糖缺失转铁蛋白与平均红细胞体积和血清γ-谷氨酰转肽酶（GGTP）水平相结合，对诊断酗酒的敏感性和特异性更高[130]。对两种酒精代谢物磷脂酰乙醇和乙基葡糖醛酸苷的测定，也显示出在检测近期饮酒情况方面的应用前景[131,132]。磷脂酰乙醇已被用于从ICU到移植术后的各个阶段的近期饮酒情况的评估[133]。另一种创新的方法是，开发皮肤传感器和可穿戴设备来持续监测饮酒情况[134]。

五、酒精性肝病的诊断

临床上通过病史基本上可以对ALD和酒精性肝炎做出准确诊断，肝活检可进一步增加诊断的正确率[20]。国家酗酒和酒精滥用研究所的临床共识对急性酒精性肝炎的临床诊断依据做了说明[135]。酒精性肝炎的定义：包括大量饮酒（>50g/d）至少6个月，且在60天内出现黄疸，伴有血清胆红素水平大于3mg/dL、血清AST水平升高（50~400U/L）、血清AST/ALT大于1.5，并且排除其他原因引起的肝炎[135]。本共识对酒精性肝炎的分类如下：确诊——肝活检明确诊断；很可能——具有临床和实验室特征，且无潜在的易混淆问题；可能——存在易混淆的问题。

（一）病史

大多数脂肪肝患者没有症状。酒精性肝炎和肝硬化的患者也可能无症状，但许多患者有非特异性主诉，包括食欲减退、恶心和呕吐、乏力、黄疸、体重减轻、腹痛、发热和腹泻。

(二) 体格检查

在美国，有关 ALD 最详细的临床资料，来自典型组织学表现确诊为 ALD 的住院患者的研究[136,137]。脂肪肝和酒精性肝炎患者最常见的体征是肝肿大，无论疾病严重程度如何，超过 75% 的患者可发现肝肿大。酒精性肝炎和肝硬化的患者也可能有肝脏压痛、肝脏杂音、蜘蛛痣、脾肿大和外周水肿。大约 60% 的患者中存在黄疸和腹腔积液，在病情严重的患者中更为常见(表 86.1)。通常，严重的患者可以发生不同程度的肝性脑病。部分酒精性肝炎患者可有发热，体温可高达 40℃，且持续数周(可能是由 IL-1 和 TNF 等炎症因子介导)。

表 86.1　酒精性肝病住院患者的症状和体征

症状或体征	病例数/%			
	疾病严重程度			总计
	轻度 (*n*=89)	中度* (*n*=58)	重度† (*n*=37)	
肝肿大	84.3	94.7	79.4	86.7
黄疸	17.4	100	100	60.1
腹腔积液	30.3	79.3	86.5	57.1
肝性脑病	27.3	55.2	70.3	44.6
脾肿大	18.0	30.9	39.4	26.0
发热	18.0	31.0	21.6	22.8

*中度定义为血清胆红素水平>5mg/dl。

†重度定义为血清胆红素水平>5mg/dl，凝血酶原时间延长>4 秒。

Data from Mendenhall CL. Alcoholic hepatitis. Clin Gastroenterol 1981；10：417-41.

肝硬化代偿期的患者体格检查可无明显阳性体征，但大多数患者存在明显的肝脾肿大。随着疾病的进展，肝脏体积缩小并出现多个坚硬的结节。肝硬化失代偿期的患者通常有肌肉萎缩、腹腔积液、蜘蛛痣、肝掌和掌筋膜挛缩症(Dupuytren 挛缩)，通常也可见到腮腺和泪腺肿大。病情严重者有梅尔卡氏线(Muehrcke 线)或白甲，肝肺综合征患者可见杵状指(见第 92 章)。

(三) 实验室检查特征

1/3 的脂肪肝住院患者有实验室检查异常，通常包括血清 AST 和 ALT 水平轻度升高。如表 86.2 所示，在酒精性肝炎和肝硬化患者中，即使病情严重，血清转氨酶水平也只轻度升高[136,137]。血清 AST 水平几乎一直低于 400U/L，且通常伴血清 ALT 水平的轻微升高，AST/ALT 比值大于 2 是 ALD 的特点。ALD 患者 AST/ALT 大于 2，部分原因是患者缺乏 5′-磷酸吡哆醛(一种不成比例地影响血清 ALT 活性的辅因子，见第 73 章)。血清碱性磷酸酶水平可从正常到大于 1 000U/L，血清胆红素水平可从正常到 20~40mg/dL，血清白蛋白水平可能正常或降低至 1.0~1.5g/dL。大多数 ALD 患者都有贫血和不同程度的血小板减少。而白细胞计数通常正常或升高，偶尔可达到类白血病状态的程度。重症患者通常有明显的凝血酶原时间延长(通常用 INR 表示)，血清肌酐值通常会升高。

表 86.2　酒精性肝病住院患者的典型实验室指标*

实验室检查	疾病严重程度		
	轻度 (*n*=89)	中度* (*n*=58)	重度† (*n*=37)
红细胞压积/%	38	36	33
MCV/μm^3	100	102	105
WBC 计数/mm^{-3}	8 000	11 000	12 000
血清 AST 水平/(U/L)	84	124	99
血清 ALT 水平/(U/L)	56	56	57
碱性磷酸酶水平/(U/L)	166	276	225
血清胆红素水平/(mg/dL)	1.6	8.7	13.5
凝血酶原时间延长/s	0.9	2.4	6.4
血清白蛋白水平/(g/dL)	3.7	2.7	2.4

*中度定义为血清胆红素水平>5mg/dL。

†重度定义为血清胆红素水平>5mg/dL，凝血酶原时间延长>4 秒。

MCV，平均红细胞体积。

Data from Mendenhall CL. Alcoholic hepatitis. Clin Gastroenterol 1981；10：417-41.

(四) 组织病理学

ALD 通过临床即可诊断，其敏感性、特异性均很好，通常不需要肝活检确定诊断。但肝脏组织活检有利于筛选临床试验对象、判断肝损伤严重程度以及明确非典型病例的诊断(图 86.2)。每日饮酒量超过 60g 的患者，大多数肝内可见小叶中心及中央静脉周围脂肪浸润。酒精性肝炎的典型组织学特征包括肝细胞气球样变性、受损肝细胞内酒精性透明样变(Mallory 或 Mallory-Denk 小体)以及周围中性粒细胞浸润[14,15,17]。大多数患者有中度至重度脂肪浸润，也可能存在不同程度的纤维化，许多患者表现出明显的窦周纤维化，有时伴有终末肝小静脉的部分或完全闭塞(硬化性透明坏死)[17,22]。肝硬化时出现完全被纤维组织包裹的肝再生结节。

酒精性肝硬化典型表现为小结节型或大小结节混合型。在并发酒精性肝炎的患者中，普遍可见酒精透明小体，硬化性透明坏死和中重度脂肪浸润也十分常见。有研究发现，在长期戒酒的酒精性肝硬化患者中，其组织学特征逐渐转变为大结节型肝硬化，与其他肝脏疾病引起的肝硬化很难区分(见第 74 章)[16,17,22]。

(五) 可能类似酒精性肝病的疾病

尽管 ALD 的临床诊断通常非常简单，但其他疾病的临床表现和组织学特征与 ALD 存在相似之处，有时容易导致误诊。与 ALD 有共同临床表现或组织学特征的最常见的疾病包括 NAFLD、遗传性血色病和布-加综合征。

1. 非酒精性脂肪性肝病

非酒精性脂肪性肝病(NAFLD)是最难与 ALD 鉴别的疾

病（见第87章）。NAFLD与ALD的组织学特征有相当大的重叠[17,138]。因此，区别这两种疾病时需要结合临床和病理仔细分析。ALD患者通常表现出更晚期肝病的临床特征。NAFLD患者更有可能出现代谢综合征的表现，包括外周胰岛素抵抗、肥胖、高血压和血脂异常，这些表现有时并不是同时存在[139,140]。NAFLD患者每周饮酒量男性低于21杯，女性低于14杯[141]。当患者饮酒量可疑时，鉴别两种疾病尤为困难，建议使用标准化问卷来评估饮酒量[141]。

2. 遗传性血色病

ALD所致肝内继发性铁过载与遗传性血色病有时难以鉴别（见第75章）。酒精性肝硬化终末期肝病患者血清铁和铁蛋白水平升高，而肝脏铁水平升高常提示遗传性血色病[142]。更复杂的是，15%~40%的遗传性血色病患者每天饮酒超过80g[143]。

遗传性血色病和ALD重叠的临床特征包括肝大、睾丸萎缩、心肌病和糖耐量减低。遗传性血色病（HFE）基因突变检测和肝脏铁指数测定，是鉴别两种疾病的最佳方式。酒精性肝硬化和铁过载患者中很少有C282Y纯合子或C282Y与H63D的杂合子HFE突变，且很少肝脏铁指数大于1.9[142,144]。

3. 药物性肝损伤

药物性肝损伤（DILI）可发生在长期饮酒者和ALD患者中（见第88和89章）。近40年来，关于大量饮酒和对乙酰基氨基酚毒性之间的相互作用一直都有研究[145]（见后文），与其他药物如甲氨蝶呤、异烟肼和某些抗逆转录病毒药物的相互作用也有报道[146]。此外，ALD患者经常服用易导致DILI的药物，如某些抗生素。对药物性肝损伤协作网（Drug-Induced Liver Injury Network）上的数据进行的meta分析显示，同化类固醇是酗酒人群发生DILI的最常见原因[146]。然而，酗酒者与不饮酒者相比，DILI并未与肝脏相关死亡或肝移植（liver transplantation，LT）的增加相关。因为DILI临床表现形式多样，所以对肝脏生化检查异常的酗酒者或ALD患者，要高度警惕DILI。

六、影响酒精性肝病进展的辅助因素

大量饮酒者仅有部分（约35%）会进展为严重的肝病，如酒精性肝炎或肝硬化。因此，必然有影响因素抑制或促进疾病的发生和发展。影响疾病发生和进展的因素可能是固有的（如遗传），也可能是后天获得的（如吸烟、饮食）。对ALD重要的11个影响因素见框86.1，本节将对部分影响因素进行阐述。其他影响因素，如持续饮酒（最重要的辅助因素）和遗传学，将在本章其他部分讨论。

肥胖和吸烟与ALD高度相关。肥胖是酒精性肝病和肝硬化疾病进展的独立危险因素[125,127,147,148]。超重的酒精性肝炎患者发展为HCC的风险升高[149]。吸烟可以加速纤维化的进展，增加HCC的风险[125,150,151]。

饮食和营养在ALD中起主要作用，ALD患者有不同程度的营养缺乏[152]。来自退伍军人健康管理局的合作研究项目发现，几乎每个酒精性肝炎患者都有不同程度营养不良[153-156]。这些患者的能量摄入大约50%的来自酒精。尽管没有总能量摄入不足，但蛋白质和微量元素的摄入往往不足。

框86.1　可能影响酒精性肝病进展的辅助因素

年龄
持续饮酒
饮食/营养
遗传学/表观遗传学/家族史
药物和毒品滥用
肥胖
职业和环境暴露
其他肝脏疾病
种族
性别
吸烟

膳食脂肪是ALD的一种宏量营养素膳食调节剂。膳食中的不饱和脂肪，尤其是富含亚油酸的脂肪，对酒精引起的肝损伤有促进作用[157-159]。亚油酸在酶促作用下转化为具有生物活性的氧化物，氧化的亚油酸代谢产物具有高度的炎症性和肝毒性。疾病早期常有微量元素锌的缺乏，促进酒精性肝损伤的发生发展[160]。

酒精与药物（包括处方药、非处方药和违禁药物）可能会相互作用导致肝脏毒性。例如，慢性酗酒者更容易受到对乙酰氨基酚肝毒性的影响（见第88章）。HIV感染者常酗酒，而酒精滥用可能会增加抗逆转录病毒药物的肝毒性[161]。违禁药物，如3,4-亚甲基二氧基甲基苯丙胺（摇头丸），如常与酒精一起服用，可能与酒精发生相互作用[162]。

工作场所或环境中暴露的某些可能的毒素具有肝毒性，而酒精会加重其毒性。氯乙烯（vinyl chloride，VC）是一种潜在的工业暴露毒物，酒精可加重其毒性（见第89章）。VC诱导的脂肪性肝炎可能与酒精性脂肪性肝炎在组织学难以鉴别，已被称为中毒相关性脂肪性肝炎[163]。VC的代谢途径与乙醇相似，这可能解释了毒性相关性脂肪性肝炎和酒精相关性肝炎之间相似性。环境暴露毒物往往是含有多种物质的污染物而非单一种化合物。一项使用含有22种临床相关污染物（北方污染物的混合物）的混合物的研究表明，高脂肪饮食和摄入酒精均增加了暴露小鼠脂肪肝和肝损伤的发生频率[164]。

目前认为，女性发生ALD的风险高且进展快[10,11,165]。对慢性酒精饲喂的大鼠或小鼠的研究表明，雌性比雄性更容易发生肝损伤。女性发生肝病的风险因素包括性激素水平、内毒素血症、脂质过氧化、趋化因子和核因子-κB（NF-κB）的活化。胃ADH活性降低和首关代谢降低也可能导致女性血液中酒精水平高于男性。这些风险因素对于确定女性饮酒的“安全”水平非常重要。研究认为女性每日饮酒量超过20g肝损伤的风险增加。

种族和ALD的易感性有关。来自一项多中心大型研究表明，西班牙裔（73%）比非西班牙裔白人（52%）和非洲裔美国人（44%）更容易患酒精性肝病，其中非洲裔美国人更有可能合并乙型肝炎或丙型肝炎等混杂因素[166]。

1/4~1/3ALD合并丙型肝炎[167]。合并丙肝的ALD，病情更严重，年龄较轻时病情就可能进展到晚期，且生存期更短[7,125,127,167]。另外，酒精在HCV相关的HCC的发生发展中有协同作用（见第80和96章）[149,168,169]。

七、预后

ALD 患者的预后取决于病理损伤的程度、营养状况、晚期肝病并发症的发生、是否存在其他合并症如肥胖和 HCV 感染,以及患者是否戒掉不良饮酒嗜好。总的来说,脂肪肝患者预后最好,酒精性肝炎或肝硬化患者预后中等,肝硬化合并酒精性肝炎患者预后最差(图 86.5)[170]。评估 ALD 患者的预后,对于重度酒精性肝炎患者是否需要特殊治疗以及酒精性肝硬化患者是否需要 LT 尤为重要。

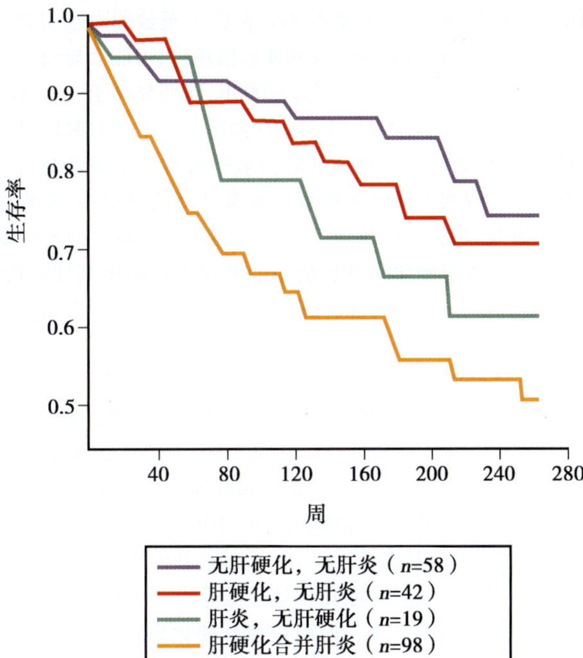

图 86.5 按疾病组织学严重程度分层的酒精性肝病患者的生存率。(From Orrego H, Black JE, Blendis LM, Medline A. Prognosis of alcoholic cirrhosis in the presence or absence of alcoholic hepatitis. Gastroenterology 1987;92:208-14, with permission.)

(一) 酒精性肝炎

在美国,酒精性肝炎占住院总人数的 1%。其中近 7% 的患者在首次住院期间死亡,40% 的重症患者在出现临床症状 6 个月内死亡[171,172]。与重症相关的临床特征包括肝性脑病、凝血酶原时间显著延长、血清胆红素水平大于 25mg/dL,以及肾功能不全。

目前,多个模型被用于预测危重症患者的短期预后[173]。Maddrey 和 Boitniott 建立的简单判别函数(discrimination function,DF),可有效识别短期存活率低的酒精性肝炎患者[174]。DF 的修正公式(mDF)={4.6×[凝血酶原时间(s)-对照凝血酶原时间(s)]}+[血清总胆红素(mg/dL)],有助于识别预后不良需要给予特殊治疗的酒精性肝炎[75]。3 项前瞻性研究表明,mDF 值≥32 的患者预后较差,1 个月病死率为 35%~50%(表 86.3)[175-177]。因此,大多数关于酒精性肝炎治疗的研究把 mDF 作为病例入选标准。mDF 值≥32 的患者,还可根据肝性脑病和急性肾损伤情况进一步分层[175,178]。

表 86.3 酒精性肝炎 Maddrey 判别函数(DF)* 与预后的相关性

	非重症	重症
评分	<32	≥32
短期死亡率/%	10	30~60
糖皮质激素治疗	否	是

*DF={4.6×[凝血酶原时间(s)-对照凝血酶原时间(s)]}+[血清总胆红素(mg/dL)]。

另外 3 个预后模型,终末期肝病评分模型(MELD 评分)(见第 97 章)、格拉斯哥酒精性肝炎评分和 ABIC 评分,用于预测重度酒精性肝炎患者的生存率(表 86.4~表 86.6)[179,180]。尽管每个模型都有其局限性,但似乎都可有效选择患者进行药物治疗[125,127,181]。多项研究显示,mDF 值小于 32 的患者的短期存活率在 83%~100%[181]。ABIC 评分系统纳入了年龄、胆红素、INR 和肌酐,根据评分将患者分为轻、中、重三组,3 个月生存率分别为 25%、70% 和 100%,可更准确地判断酒精性肝炎患者的预后(表 86.5)[182]。

表 86.4 酒精性肝炎 MELD 评分* 与 3 个月病死率的相关性

评分	3 个月死亡率/%
22	10
29	30
33	50
38	80

*MELD={0.957×log[血肌酐(mg/dL)]+0.378×log[血清总胆红素(mg/dL)]+1.12×log[INR]+0.643}×10。

表 86.5 酒精性肝炎 ABIC 评分* 与 90 天死亡率的相关性

严重程度	90 天死亡率/%
轻度(<6.71)	0
中度(6.71~8.99)	30
重度(≥9.0)	75

*ABIC 评分=(年龄×0.1)+[血清总胆红素(mg/dL)×0.08]+[血清肌酐(mg/dL)×0.3]+(INR×0.8)。

表 86.6 格拉斯哥酒精性肝炎评分

参数	得分		
	1	2	3
年龄/岁	<50	≥50	-
WBC 计数/(10^9/L)	<15	≥15	-
血尿素氮/(mmol/L)	<5	≥5	-
血清总胆红素/(μmol/L)	<125	125~250	>250
INR	<1.5	1.5~2.0	>2.0

总分在 5~12 分。总分≥9 提示预后差。

(二) 酒精性肝硬化

酒精性肝硬化患者的 5 年病死率为 60%~85%[183]。在

15年内,如果未接受LT,预计病死率为90%[184]。患者的预后与各种并发症密切相关。无并发症的患者1年病死率为15%~20%,静脉曲张出血的患者1年病死率为20%,腹腔积液的患者1年病死率为30%,静脉曲张出血合并腹腔积液的患者1年病死率为50%,肝性脑病的患者1年病死率为65%[183]。临床上使用最广泛的预测酒精性肝硬化预后的工具是Child-Turcotte-Pugh(CTP)评分(见第97章)。尽管CTP评分存在局限性,但由于它简单易行,被广泛用于肝硬化患者的危险分层。基于起病时的CTP评分,酒精性肝硬化患者的5年生存率差异很大(图86.6)[185,186]。另一个用于预测酒精性肝硬化预后的模型是MELD评分。MELD模型在美国被用于供体器官分配系统,可预测各种肝病患者的短期生存率(见第97章)。

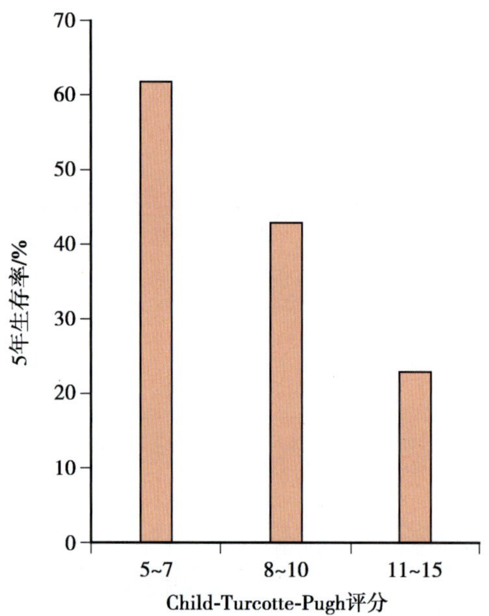

图86.6 根据Child-Turcotte-Pugh评分评估酒精性肝硬化患者的5年生存率。(Data from Chalasani N, Younossi Z, Lavine JE, et al. The diagnosis and management of non-alcoholic fatty liver disease: practice guideline by the American Association for the Study of Liver Diseases, American College of Gastroenterology, and the American Gastroenterological Association. Hepatology 2012; 55: 2005-23; and Gleeson D, Evans S, Bradley M, et al. HFE genotypes in decompensated alcoholic liver disease: phenotypic expression and comparison with heavy drinking and with normal controls. Am J Gastroenterol 2006; 101: 304-10.)

(三) 慢加急性肝衰竭

慢加急性肝衰竭是指代偿期肝硬化患者病情进展逐渐出现并发症,或者突然出现黄疸和凝血功能障碍,短期内出现腹腔积液或肝性脑病(见第74章)[183,187,188]。酒精摄入量增多致酒精性肝炎、合并病毒感染及药物中毒是慢加急性肝衰竭最常见的3个诱因[189]。

肝硬化失代偿期或慢加急性肝衰竭的住院患者极易继发感染,而引起肝性脑病、脓毒症、急性肾损伤和多器官衰竭[190,191]。合并3个及以上脏器衰竭,经ICU治疗的患者,90天病死率超过90%[192]。序贯器官衰竭评分比CTP或其他肝脏相关评分能更准确地反映ICU患者的预后(见第74章)[125,192,193]。

1. 急性病毒性疾病

酒精性肝硬化患者一旦感染嗜肝病毒(HAV、HBV、HEV等)和非嗜肝病毒(甲型流感病毒等),可能会迅速进展至失代偿期[187]。因此,所有ALD患者应常规接种免疫疫苗,以免感染后引起病情恶化。

2. 肝毒性药物

摄入肝毒性药物或草药后,可能引起酒精性肝硬化发生不明原因的病情迅速恶化,发病率和病死率均很高。由于CYP2E1的诱导,酗酒者对于对乙酰基氨基酚的肝脏毒性特别敏感(见第88章)。长期酗酒者在数天至数周内服用对乙酰氨基酚等缓解头痛、牙痛或其他轻微疼痛,可能会导致病情迅速恶化[195],其AST值常超过1 000U/L,明显高于一般ALD患者,但其他临床特点与ALD没有差别。由于住院时已经发生肝损伤,所以对乙酰基氨基酚的水平通常对疾病诊断治疗没有帮助。寻找血清转氨酶水平异常升高的原因,需要仔细询问患者及家属,在住院前几天至几周内是否摄入对乙酰氨基酚。酒精性肝硬化患者病情短期恶化也可能由其他药物、草药和膳食补充剂的特殊肝脏毒性反应导致(见第88章和第89章)[196,197]。

3. 肝细胞癌(HCC)

在美国,尽管其他癌症的发病率呈下降趋势,但自2000年以来,HCC的发病率却增加了约一倍,酒精被认为是HCC的主要病因(见第96章)。酒精引起和促进HCC发生的可能机制包括,乙醛-DNA加合物的形成、ROS的产生、慢性炎症、谷胱甘肽缺乏、癌基因低甲基化、肝细胞维甲酸缺乏、肝纤维化以及自然杀伤细胞功能和数量降低等[198]。研究证实酒精能加重动物模型的肝癌。但酒精性肝硬化患者HCC的发生率仍不清楚[199]。尽管长期以来ALD一直被认为是美国和欧洲HCC的主要原因,但许多ALD患者合并感染HCV。研究表明,合并HCV感染的患者HCC发病率是无HCV感染的正常人群的2~3倍[23]。HCC的风险与酒精摄入量有明显的相关性,而在合并HCV感染的人群中,HCC的风险约增加了一倍[169]。男性患HCC的风险高于女性,并随着年龄增长而增加[149]。HCC风险持续存在,建议对酒精性肝硬化患者每6个月进行影像学检查(见第96章)。

八、治疗

ALD的治疗原则就像一个倒金字塔,所有患者都需要调整生活方式,大多数患者需进行营养干预,一些患者需药物治疗,只有少数患者需要肝移植。重要的是,治疗策略的选择至少部分取决于疾病严重程度。

(一) 戒酒和调整生活方式

提高酒精性肝硬化患者的生存率最重要措施是避免持续过量饮酒[125,127,184,186,200]。戒酒或饮酒量大幅减少的患者3年生存率为70%~80%,而在继续大量饮酒的患者仅为20%~30%[200]。即使没有完全戒酒,仅减少饮酒量也能提高生存率(图86.7)[184]。问题是如何有效避免过量饮酒。

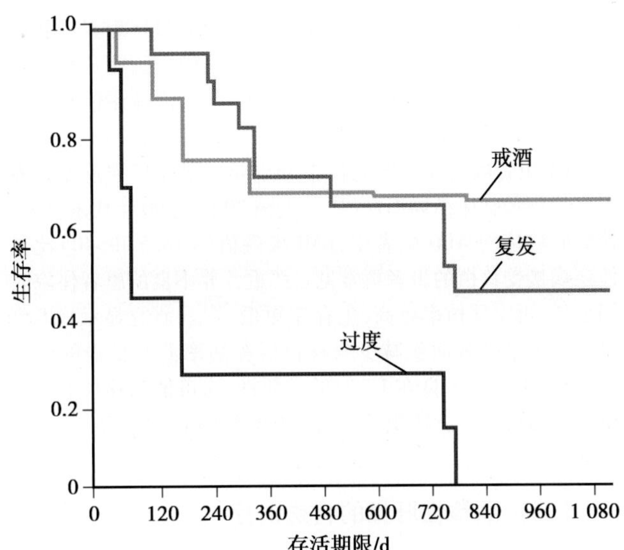

图 86.7 根据饮酒情况，酒精相关性肝硬化患者出院后 3 年内的生存率曲线：戒酒，戒酒患者；复发，有一个或多个戒酒期和一个或多个酗酒期交替的患者；过度，在第一次随访时间点酗酒的患者。戒酒与酗酒患者的生存率存在显著差异（$P<0.001$）。（Modified with permission of Veldt BJ, Laine F, Guillygomarc'h A, et al. Indication of liver transplantation in severe alcoholic liver cirrhosis: qualitative evaluation and optimal timing. J Hepatol 2002;36:93-8.）

首先，应评估患者是否存在过量饮酒、饮酒的严重程度以及患者是否有戒酒或减少饮酒量的动力。不健康饮酒包括高风险饮酒、酗酒或酒精依赖[201]。在初级医疗保健机构中，高风险饮酒但尚未形成酒精依赖者，对短期干预措施应答良好，其饮酒量减少，酒精相关性肝损伤减轻，病死率降低[125,202]。短期干预也可有效减少孕妇的饮酒量，从而降低胎儿死亡率[124]。在消化科急性疾病诊疗中看到的大多是酗酒或者酒精依赖者。虽然短期干预对个别患者可能非常有效，但对大多数患者来说，如果想要获得长期缓解，则需要转诊到正规的酒精和药物滥用咨询师那里进行评估和专业治疗。经过一个疗程后 20%～30% 的患者可保持戒酒 1 年，另有 10% 的患者可将酒精摄入量降低到避免饮酒不良后果的程度[201]。

目前，美国食品药品管理局已经批准 3 种口服药物（戒酒硫、阿坎酸和纳曲酮）和 1 种缓释注射剂（纳曲酮）用于治疗酒精依赖。这些药物疗效有限，且均有副作用，故未能被广泛应用[125,127,201]。巴氯芬是一种 γ-氨基丁酸 B 受体激动剂，可降低酒精性肝硬化患者对酒精的渴求和改善戒断症状，从而减少酒精复饮率[125,203]。巴氯芬（酒精性肝硬化中进行过研究）和阿坎酸是仅有的两种治疗 ALD 的药物。因现有预防酒精复饮的药物的效果有限，一些新的治疗方法正在研究中[204]，包括减少神经炎症的治疗，因为神经炎症反应可能是持续饮酒的一个因素。参与互助组织，如匿名戒酒会，通过建立社会支持降低复饮风险[201]。

干预的目标是持续戒酒，改善酒精性肝损伤的组织学特征、降低门脉压力、减缓肝硬化的进展[125,127]。持续戒酒后，2/3 的患者在 3 个月内可见显著的临床改善[127]。2 年内，多数患者可达到完全的临床和生化恢复，肌肉总量增加，并可能安全停用利尿剂和其他肝脏治疗药物[205]。饮酒量减少到“安全”水平可以降低 ALD 病死率和并发症发生率，但只有 10% 的患者能够较长期维持在安全饮酒量[201]。3/4 的患者会在 1 年内复饮。长期维持治疗方案很重要。临床医生也可以通过不带偏见的定期随访，为长期治疗患者提供持续咨询和支持。同时对肥胖和吸烟这两个 ALD 的共病进行干预，对缓解 ALD 进展也很重要。

（二）营养支持

营养不良是 ALD 患者中普遍存在的临床问题。中至重度酒精性肝炎或肝硬化患者均可表现出不同程度的营养不良，而营养不良与肝脏相关并发症及病死率有明显相关性。营养不良患者 LT 术后 ICU 观察期较长、住院时间较长和病死率较高[206]。保证提供合适的营养支持是 ALD 患者诊治过程中最容易被忽视的方面。

准确评估肝病患者的营养状况非常困难。许多相关检查结果都会受到肝病或饮酒的影响。如白蛋白和前白蛋白是在肝脏中产生的，其血清水平与肝脏疾病的严重程度比与营养状况更相关。在肾功能异常和体液潴留的患者中，BMI 和肌酸耐量指数等人体测量指标并不可靠[205,206]。蛋白质-能量营养不良的主观整体评估是一种简单的床旁工具，经常用于评估明显的营养不良，尤其适用于伴有肌肉萎缩和腹腔积液的患者[205-207]。测量握力和前臂肌肉质量也有助于评估患者的营养状况[206,207]。

充分的营养支持对重度酒精性肝炎患者的治疗至关重要。在退伍军人管理局的两项大型研究中，6 个月的病死率与自主膳食摄入量呈现量-效关系（图 86.8）[205]。尽管营养师和肝病医生给患者提供了营养支持的知识和专业治疗，仍有 2/3 患者的摄入未能达到推荐的 2 500kcal/d 热量[205]。重度酒精性肝炎患者常因营养摄入不足而导致住院时间延长。这些患者通常长时间食欲不佳，加上这类患者常被医嘱要求限制盐、水和蛋白质的摄入，而且常因各种操作而中断营养支持，这均导致患者缺乏足够的营养。重度酒精性肝炎患者通常处于高代谢状态，静息时能量消耗高于正常人。因此，这种危重患者迫切需要充足的营养支持，如果患者不能自主进食至少 2 500kcal/d，强烈建议放置鼻-胃管一方便给予营养支

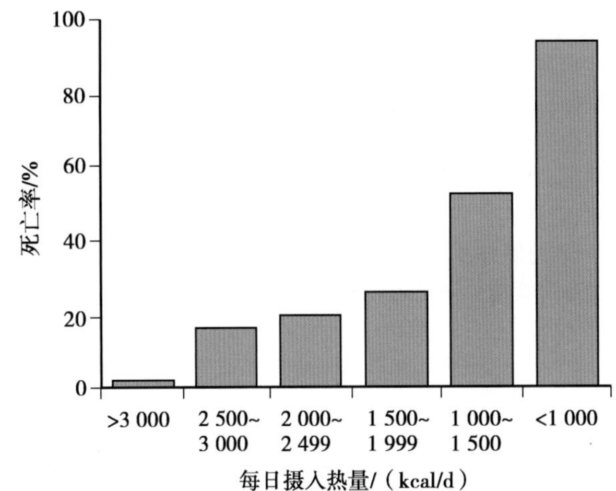

图 86.8 自主膳食摄入量与重度酒精性肝炎患者生存率的关系。（From McClain CJ, Barve SS, Barve A, Marsano L. Alcoholic liver disease and malnutrition. Alcohol Clin Exp Res 2011;35:815-20, with permission.）

持，即使患者有食管静脉曲张[205,208]。研究显示，糖皮质激素治疗可以提高自主膳食摄入量，但通过肠内营养提供充足的热量可达到同样的1个月生存获益，并显著降低1年内的病死率(图86.9)[136,209]。

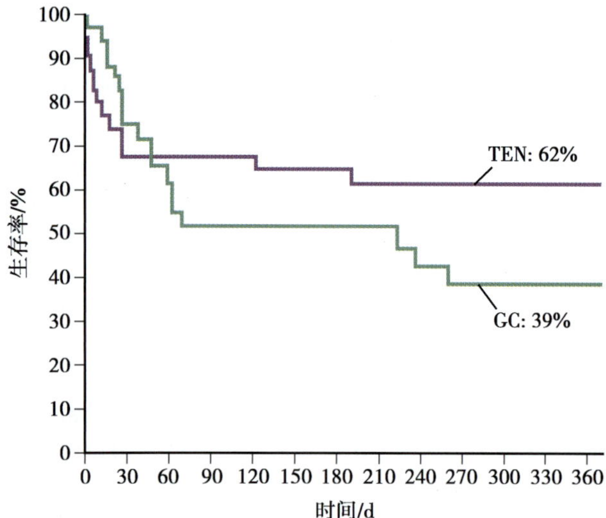

图86.9 72例重度酒精性肝炎患者随机接受全肠内营养(TEN)或糖皮质激素治疗(GC)后1年的生存率。(From Cabre E, RodriguezIglesias P, Caballeria J, et al. Short-and long-term outcome of severe alcohol-induced hepatitis treated with steroids or enteral nutrition: a multicenter randomized trial. Hepatology 2000;32:36-42, with permission.)

稳定的肝硬化患者的营养缺乏程度几乎与酒精性肝炎患者相同[205]。营养不良的发生风险随着疾病的进展而增加。例如，Child-Pugh A级肝硬化患者发生严重营养不良的风险为45%，而Child-Pugh C级患者增加到了95%[205,206]。与普通内科住院患者相比，需要住院的肝硬化患者的营养不良发生率明显升高，且住院时间明显延长，住院死亡风险增加2倍[210]。即使在病情稳定的肝硬化代偿期患者，营养不良同样与病死率(20%比0%)及并发症发生率(65% vs 13%)明显相关[206,207]。

肝硬化患者的肝糖原储备不足。因此，肝硬化患者在禁食12小时后即出现饥饿代谢模式，而正常人在禁食48小时后才出现饥饿代谢模式，因此，即使短时间的营养不足就会导致肝硬化患者外周肌肉蛋白分解，进而引起蛋白质营养不良。肝硬化失代偿期患者还呈高代谢状态。因此，肝硬化患者蛋白质推荐摄入量高于正常人[207,208]。一项随机对照试验结果显示，合理的营养补充对肝硬化患者具有积极作用，每晚摄入700kcal的便餐，12个月内肌肉总量增加2kg[211]。因此，重度酒精性肝炎或肝硬化患者应在夜间(晚上9点)加餐，以防止夜间“饥饿”；对于门诊患者夜间加餐同样很重要。

限制蛋白质摄入对肝性脑病并无益处，且可能会酿成灾难性后果[205,207,212]。如果尽管给予了适当的药物治疗，标准的肠内营养仍引起肝性脑病，应给予富含支链氨基酸的肠内营养配方，以满足氮的摄入(见第94章)[205,208]。

ALD患者还可能出现多种维生素和矿物质缺乏[205,208]。除了我们熟知的叶酸和维生素B缺乏外，脂溶维生素(A、D和E)和矿物质(镁、硒和锌)缺乏也是ALD患者某些症状和体征的常见原因[206]。例如，锌缺乏常导致ALD患者皮肤病变、夜盲、易怒、意识不清和肝性脑病、食欲缺乏、味觉和嗅觉改变、性腺功能减退和伤口愈合不良[213]。正确评估和纠正营养物质缺乏是治疗ALD患者的一个重要方面。

LT患者的营养状况同样十分重要。肥胖症和重度营养不良均预示临床结局不良[214]。美国20世纪90年代末以来，接受肝移植的ALD患者中，BMI极端值(<18.5和>40)比其他疾病接受移植的患者更常见。严重营养不良的患者住院时间更长，再次移植率更高，生存率更低[214]。研究显示，CT测量的腰大肌横截面积减少与移植后存活率低有很强的相关性，证实了营养不良在LT时的重要性，这可能为移植等候名单患者提供了一种更系统和更客观的检测营养不良的方式[215]。

(三) 酒精性肝炎的特殊治疗

1. 糖皮质激素和己酮可可碱

20世纪80年代末，美国的一项小规模前瞻性随机多中心研究首次证明，糖皮质激素治疗可以提高重度酒精性肝炎患者短期生存率[175]。入选患者均为确诊的酒精性肝炎，且mDF(酒精性肝炎判定函数)大于32和/或伴有自发性肝性脑病。治疗方案为每天32mg甲泼尼龙，持续28天后在2周内减停。接受甲泼尼龙治疗组患者28天死亡率仅为6%，而安慰剂治疗组为35%。目前，普遍认为糖皮质激素治疗可以改善重度酒精性肝炎患者1个月的生存率，这一结果在之后的多个研究中均得到证实。但是，糖皮质激素对3个月或6个月生存率并无明显效果。对糖皮质激素治疗重度酒精性肝炎的meta分析也得到了同样结论[216]。

糖皮质激素通过与细胞质中糖皮质激素受体(GR)结合后，被转运到细胞核并与糖皮质激素反应基因启动子区域的GR元件相结合，启动某些抗炎基因的表达，从而减轻炎症[217]。有的患者糖皮质激素治疗无效，可能是由于多种机制引起糖皮质激素抵抗所致。识别糖皮质激素抵抗患者(25%~30%)，早期选择其他疗法非常重要。临床上，如糖皮质激素治疗7天，血清胆红素水平仍无改善，可作为判断重度酒精性肝炎糖皮质激素抵抗的简单方法[218]。Lille模型结合了年龄、血清白蛋白、血清肌酐、凝血酶原时间、血清胆红素和第7天血清胆红素变化等因素(框86.2)，用于评估7天糖皮质激素疗效，评分大于或等于0.45的患者6个月生存率为

框86.2 Lille模型评分*

影响因素

年龄

血清白蛋白

血清胆红素(初始)

胆红素水平(第7天)

血清肌酐

凝血酶原时间

*Lille模型评分=3.19-0.101[年龄(岁)]+0.147[血清白蛋白(g/L)]+0.0165(第7天血清胆红素变化)-0.206[血清肌酐(mg/dL)]-0.0065[初始血清胆红素(mg/dL)]-0.0096[凝血酶原时间(s)]。

第7天的评分决定对治疗的调整。评分<0.45时6个月死亡率为15%。评分≥0.45时，6个月死亡率为75%。

25%，可停用糖皮质激素；而评分低于 0.45 的患者生存率为 85%，继续糖皮质激素治疗可能获益。这一评分系统有助于识别出那些应用糖皮质激素治疗无益的患者，以便尽早停用糖皮质激素[219]。

己酮可可碱（PTX）是一种非选择性磷酸二酯酶（PDE）抑制剂，早期研究中被认为可以提高生存率，许多肝病医生把它作为糖皮质激素的替代治疗[220,221]。PTX 在预防和治疗早期肝肾综合征方面似乎特别有效（见第 94 章）。PTX 可升高细胞内环腺苷酸和环磷酸鸟苷的浓度，从而正向调节细胞因子炎症反应，使促炎因子 TNF 减少、抗炎因子 IL-10 增加。但后续相关研究结果并未证明 PTX 对重度酒精性肝炎患者的生存有益，部分原因可能是由于出现了更新、更好的治疗肝肾综合征及重度酒精性肝炎的手段和方法，同时由于 PTX 需要每天服用 3 次，易引起胃肠道不适，限制了其用药依从性。PTX 是一种作用较弱的 PDE 抑制剂，现在已开发出更强效的、具有选择性的 PDE 抑制剂。

STOPAH 试验是有关重度酒精性肝炎治疗的重要研究，对比了泼尼松龙、PTX、泼尼松龙和 PTX 联合用药、安慰剂对重度酒精性肝炎的疗效[222]。此项大规模多中心研究纳入 1 000 多名重度酒精性肝炎患者，结果显示泼尼松龙可以稍微降低 28 天内患者死亡率，但对远期死亡率没有影响。各组 28 天死亡率均低于 20%，90 天死亡率均低于 30%（图 86.10）。但 1 年时的总病死率高达 56%，其中只有 37% 的患者在 1 年内持续戒酒。因此，复饮严重影响病情及预后。STOPAH 试验证明了糖皮质激素可以改善重度酒精性肝炎患者 1 个月的生存率，而 PTX 对生存率没有影响。PTX 和糖皮质激素联合用药未明显提高疗效。另外，其他研究结果显示，对糖皮质激素无效的患者改用 PTX 也不能提高生存率。

因此，目前可以在部分重度酒精性肝炎使用糖皮质激素

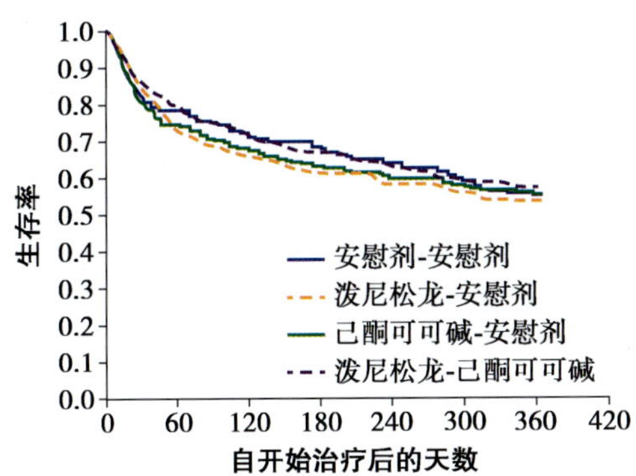

风险患者数							
安慰剂-安慰剂	272	199	159	142	121	104	89
泼尼松龙-安慰剂	274	182	139	116	102	91	84
己酮可可碱-安慰剂	271	178	133	119	104	95	83
泼尼松龙-己酮可可碱	272	201	157	137	115	101	84

图 86.10　STOPAH 试验结果。图为 4 个研究组的 1 年生存率曲线。接受泼尼松龙治疗的重度酒精性肝炎患者与未接受泼尼松龙治疗的患者相比，前 28 天的生存优势不显著［优势比为 0.72；95% 可信区间（CI）为 0.52～1.01；$P=0.06$］。接受己酮可可碱治疗的患者与未接受己酮可可碱治疗的患者相比，没有显著的生存优势（优势比，1.07；95% CI，0.77～1.49；$P=0.69$）。（From Thursz MR, Richardson P, Allison M, et al. Prednisolone Orpentoxifylline for alcoholic hepatitis. N Engl J Med 2015；372：1619-28.）

治疗[223]。但应在 1 周甚至更早（4 天）进行疗效评估，按照早期停药原则对疗效不佳者早期停药，以确保仅在可能获益的患者中继续使用糖皮质激素（图 86.11）。因为 PTX 具有良好的安全性，有些肝病医生可能仍会在某些特殊患者中使用。显然，目前仍需要研发更好的药物。新策略应根据疾病严重程度选择药物并确定不同疗程。另外，针对不同多靶点的多药联合疗法也是很有吸引力的策略。

2. 正在研究中的新疗法

关于酒精性肝炎的其他药物治疗也有诸多研究。这些药物包括雄激素、丙硫氧嘧啶、抗氧化剂和选择性抗 TNF 治疗。目前尚未证实它们能提高患者生存率[5,125-127,171,181]。目前，美国国立卫生研究院资助了多项研究，以评估酒精性肝炎的新机制和新疗法。一项研究将 IL-1 受体拮抗剂和己酮可可碱及锌联合用药用于治疗重度酒精性肝炎，其立项依据是酒精性肝炎患者血清 IL-1 水平非常高，而阻断 IL-1 受体可以改善实验性酒精性肝炎[224]。一项研究应用益生菌（乳杆菌 GG）治疗中度酒精性肝炎，还有一项研究应用抑制肠道吸收内毒素的口服制剂（结果尚未分析）。粒细胞集落刺激因子（G-CSF）可以刺激肝细胞再生并改善粒细胞的功能，在重度酒精性肝炎患者中有良好的应用前景[225]。基于此，美国国立卫生研究院资助了一项多中心的研究，旨在对比泼尼松、阿那白滞素（一种 IL-1 抑制剂）加锌、G-CSF 的疗效，主要观察终点是 90 天病死率。粪便移植是一种非药物治疗，目前对重度酒精性肝炎的治疗受到广泛关注，并在预试验中显示出了阳性结果[226,227]。表 86.7 列出了多种正处于临床研究中的治疗酒精性肝炎或肝硬化的药物。

几种基于临床前研究的新治疗方法，可能值得在未来的临床试验中继续探索。在酒精性肝炎和 ALD 动物模型中，脾酪氨酸激酶的水平升高，给予化学合成的脾酪氨酸激酶抑制剂可显著减少酒精诱导的脂肪变性、肝脏损伤、炎症和纤维化[228]。小鼠经过别嘌醇（降低内源性 DAMP 尿酸水平）或丙磺舒（促进尿酸肾脏排泄和抑制 ATP 信号通路）给药处理后，酒精引起的肝损伤、脂肪变性和炎症显著减轻[76]。这些药物的治疗作用与 NLRP3 炎性小体的激活受到抑制有关[76]。另一种传统药物——地高辛，在 ALD 和 NASH 中均能有效地维持细胞内环境稳定，并抑制缺氧诱导因子-1α（HIF-1α）通路的激活[229]。

在长期大量饲喂酒精的小鼠模型中，给予 IL-22 可以改善酒精性肝损伤，可能因为 IL-22 有抗氧化和抗凋亡作用。IL-22 还可以减轻肝脏脂肪变性，并具有抑菌作用[230]，目前正在进行一项开放标签临床试验。一项抑制 CCR2/CCR5 信号通路的研究表明，小分子抑制剂可以治疗小鼠的肝损伤（血清 ALT 升高）、脂肪变性、巨噬细胞和中性粒细胞浸润、炎症因子释放以及肝硬化，从而显著逆转 ALD[231]。塞尼韦洛（cenicriviroc）是 CCR2/CCR5 抑制剂，正处于 NASH 纤维化的 3 期人体临床试验阶段，将在 ALD 中进行临床研究。

3. 推荐用药

糖皮质激素治疗可显著提高部分重度酒精性肝炎患者的生存率[175,176]。以下 3 种情况限制了糖皮质激素的使用：①有明显的禁忌证，许多患者不宜使用糖皮质激素治疗；②相当数量的患者对激素应答不佳；③糖皮质激素对慢性肾脏病

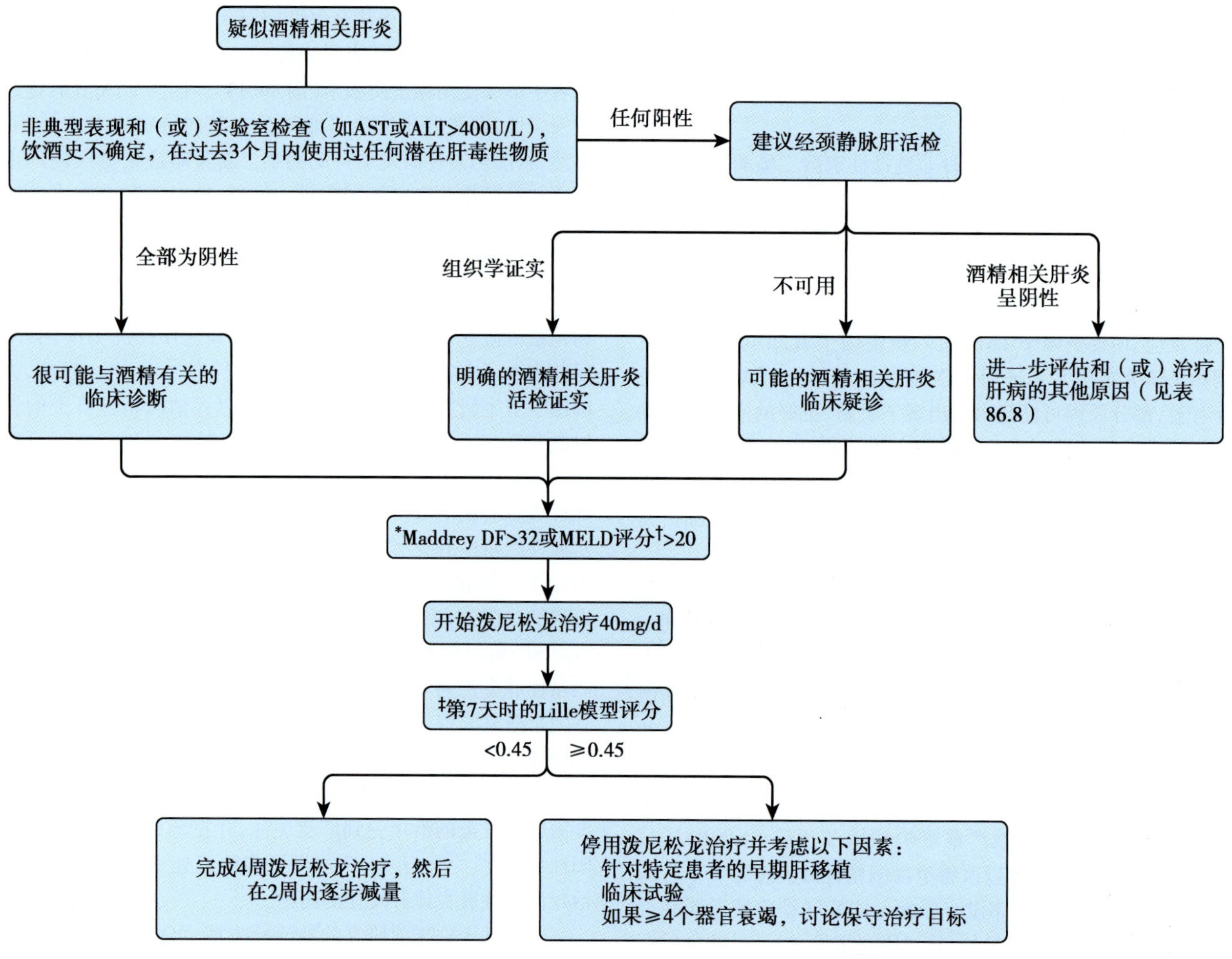

图 86.11 疑似酒精相关肝炎患者的管理流程。* Maddrey 判别函数(DF)计算如下:4.6(患者凝血酶原时间-对照凝血酶原时间)+血清总胆红素水平(mg/dL)。† MELD 评分基于血清胆红素水平、INR 和血清肌酐水平(见第 97 章)。‡ Lille 模型评分基于患者的年龄、血清白蛋白、血清胆红素、血清肌酐和凝血酶原时间

表 86.7 临床应用或研究中的治疗酒精相关性肝炎的药物

无效	当前临床应用	研究中
合成类固醇	糖皮质激素	抗生素
抗氧化剂	己酮可可碱	抗内毒素
秋水仙素		细胞因子抑制剂/炎症小体抑制剂
卵磷脂		
丙硫氧嘧啶		FXR 激动剂/激素核受体调节剂
S-腺苷甲硫氨酸		
		细胞死亡抑制因子
		益生元/益生菌/营养支持治疗
		再生刺激物

FXR,法尼酯-X 受体。

或急性肾损伤患者作用有限,并且不能预防肝肾综合征。因此,对于有糖皮质激素治疗禁忌证或任何程度肾脏疾病的患者,应积极采取标准治疗方案,同时注意营养、感染和充分灌注等因素,并积极评估,争取 LT 的机会(见后文)。表 86.8 列出了管理疑似重度酒精性肝炎患者时应考虑的因素。

(四) 酒精性肝硬化的特殊治疗

戒酒是唯一能显著提高酒精性肝硬化患者生存率的治疗方法。此外,所有住院和门诊患者都应该接受充分的营养支持。多年来,人们尝试了多种治疗方法,包括水飞蓟宾、S-腺苷甲硫氨酸(SAMe)、甜菜碱、秋水仙素、雄激素、卵磷脂、维生素 E 和 PTX。然而,没有一种药物被证明可以提高酒精性肝硬化患者的生存率[5,125]。

(五) 肝移植(LT)

在美国和欧洲,酒精性肝硬化是肝移植(LT)治疗的第二大类疾病,丙肝肝硬化位列第一,但随着治疗丙型肝炎的直接抗病毒药物的出现,酒精性肝硬化已成为美国 LT 最常见的疾病(见第 80 章)[232]。LT 治疗酒精性肝硬化的效果非常好(见第 97 章)。合并 HCV 感染、吸烟相关的癌症、心血管疾病以及再次酗酒,是移植后存活率降低的重要因素[151,233-236]。几乎一半的移植患者在 LT 术后再次饮酒,但饮酒量很少达到酗酒状态[237]。在移植手术前后,应进行包括成瘾研究专家、精神科医生和移植医生等多学科会诊,为 ALD 患者 LT 术后实现长期高质量生活提供保障[238,239]。

表 86.8 管理疑似重度酒精性肝炎患者时应考虑的因素

诊断酒精性肝炎的初步依据	
临床表现	长期大量饮酒，新发黄疸，乏力，腹腔积液，水肿，皮肤瘙痒，发热，意识不清/嗜睡/烦躁，扑翼样震颤，肝肿大伴压痛，脾肿大，足部水肿
实验室检查	血清总胆红素突然升高(>3mg/dL)，AST >ALT(通常>2 倍 ULN)，GGTP >100U/m，白蛋白<30g/L，INR >1.5，白细胞计数>12 000/mm^3
排除其他导致黄疸的原因	
自身免疫性肝炎	首次发病和/或临床疑诊时排除自身免疫性肝炎(见第 90 章)
DILI	询问治疗用药、营养补充剂、药房购药记录等详细用药史(见第 88 章)
缺血性肝炎	鉴别是否有低血压、感染性休克、大出血或最近吸食可卡因(见第 85 章)
机械性梗阻	排除 HCC，胆道梗阻，布-加综合征 行腹部超声检查，如有指征，行 MRI
病毒性肝炎	排除急性甲型、乙型、丙型或戊型肝炎，特别是首次发病或高度临床疑诊时(见第 78~82 章)
酒精滥用与肝脏相关并发症的治疗	
酗酒	咨询成瘾专家 中度戒断症状：巴氯芬 重度戒断症状：苯二氮䓬类、苯巴比妥
肝性脑病	寻找诱因：胃肠道出血、感染、服药依从性差 去除潜在诱因：添加乳果糖、利福昔明、锌(见第 94 章)
感染	排除肺炎、蜂窝织炎、SBP、尿路感染、脑膜炎 胸部 X 线片 如有适应证，应用广谱抗生素
肾功能不全	早期发现和密切监测 白蛋白扩容 如果有进展性肝肾综合征，考虑静脉注射白蛋白加血管收缩药(见第 94 章)

ULN，正常值上限。

许多表现为晚期酒精性肝硬化患者，如果戒酒，肝功能也可能恢复到不需要 LT 的程度(图 86.12)[200]。戒酒的效果如此之好，所以要求在移植前应先戒酒一段时间是合理的；然而，如果戒酒 3 个月肝功能仍无明显好转，则不进行肝移植就可能无法存活[232]。许多移植中心和保险公司要求在传统的 6 个月戒酒期之后，将患者转诊至移植中心进行移植前酒精中毒情况和肝移植适宜性评估，从而使患者被列入移植等候名单的机会最大。1997 年戒酒"6 个月规则"开始实行，目的是促使患者养成戒酒的习惯，确保肝脏功能最大程度地恢复，但目前认为，"6 个月规则"与长期存活率或戒酒成功率无明显相关性。

移植前后准确评估饮酒状态是非常重要的。评估饮酒状态的方法前面已经叙述，可以通过病史采集方法、特异的生物

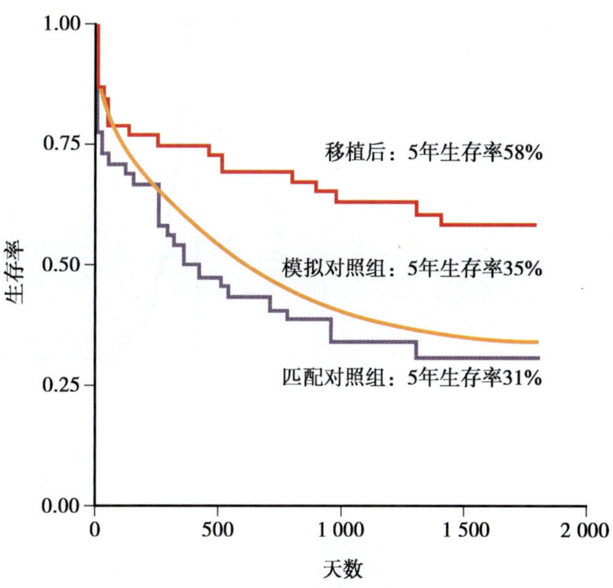

图 86.12 与匹配对照组($P=0.008$)和模拟对照组(即根据模型预测)($P=0.001$)相比，Child-Turcotte-Pugh 评分 11~15 的患者在戒酒 6 个月后进行肝移植(顶线)，5 年以上生存率有所提高。(Modified from Poynard T, Naveau S, Doffoel M, et al. Evaluation of efficacy of liver transplantation in alcoholic cirrhosis using matched and simulated controls; 5-year survival. Multi-centre group. J Hepatol 1999; 30:1130-7.)

标记物和可穿戴酒精传感器等进行评估。成瘾专家比肝病医生更能准确评估移植后饮酒的风险，故提倡由成瘾专家和肝病医生联合进行移植后随访[240]。此外，据报道，磷脂酰乙醇诊断饮酒特异性为 100%，可以诊断 90% 以上中度到重度饮酒者，已被用于移植后的饮酒评估[241]。

由于重度酒精性肝炎患者可能存在近期饮酒行为，移植后极有可能继续饮酒，而经过戒酒和适当的药物治疗后肝功能有可能恢复，所以认为重度酒精性肝炎不是 LT 的合适人选[5,127,171]。一项来自法国-比利时多中心研究对上述观点提出了质疑，该研究结果显示经糖皮质激素治疗无效的重度酒精性肝炎患者早期接受 LT 后，比没有接受 LT 者的生存率显著提高(图 86.13)[242]。美国的一单中心研究(6 个月生存率为 100%)[243]及包括 8 个 UNOS 地区的 12 个中心的美国酒精性肝炎早期肝移植协作组的 ACCELERATE-AH 研究也得出了相同结论(见第 97 章)[244]。在该研究中，患者肝移植术后的 1 年生存率和 3 年生存率均很高(分别为 94% 和 84%)，3 年持续饮酒率为 17%。随着 LT 适应证的扩大和多学科联合治疗，接受 LT 的 ALD 患者会越来越多。

(六) 优化管理

只有在全球医学界对酒精滥用的早期诊断做出重大承诺的情况下，才能降低与酒精滥用相关的可怕发病率和死亡率。为了实现这一目标，需要所有各层级的医疗保健门诊系统地应用酒精问卷调查。政府部门建立监管制度，定期监测、对违规行为进行迅速、准确和适度的制裁，有望减少因酒驾和酒后家庭暴力所致的拘捕人数[245]。

对于病情稳定的肝硬化患者，没有任何药物被证明可以提高生存率，唯有坚持戒酒是最重要的健康管理。晚间加餐

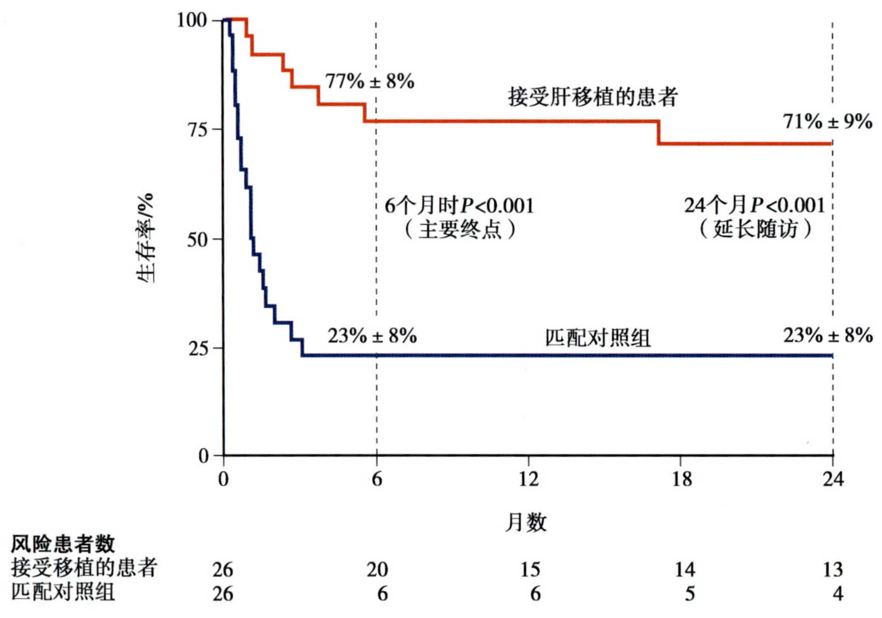

图 86.13　26 名未接受皮质类固醇治疗但接受早期肝移植的重度酒精性肝炎患者和未进行 LT 的匹配对照组的生存曲线。（From Mathurin P，Moreno C，Samuel D，et al. Early liver transplantation for severe alcoholic hepatitis. N Engl J Med 2011；365：1790-800，with permission.）

的营养支持也十分重要。所有患者都应接受推荐的疫苗接种，和定期监测 HCC 和食管静脉曲张（见第 92 和 97 章）。体重管理和戒烟也非常重要。

对于酒精性肝炎或肝硬化的住院患者，应及时纠正电解质紊乱和补充维生素，及时治疗酒精戒断症状。入院初期，如果患者的精神状态正常，应给予营养丰富的饮食。对重度酒精性肝炎患者应进行肠内营养，以确保充足的能量和蛋白质摄入。对于无全身性感染或消化道出血的重度酒精性肝炎患者，应考虑短程糖皮质激素治疗。经过筛选的患者，包括不适合糖皮质激素治疗的患者，应转诊至肝移植中心进行临床评估。合并多器官衰竭的患者预后极差，应早期进行临终关怀，为患者和家庭提供适当的帮助。对于仔细筛选的酒精性肝硬化以及对药物治疗无效的重度酒精性肝炎患者，LT 可以有效延长生存期，并提高生活质量。

（程妍　译，鲁晓岚　贾继东　校）

参考文献

第 87 章　非酒精性脂肪性肝病

Dawn M. Torres, Stephen A. Harrison 著

章节目录

非酒精性脂肪性肝病（NAFLD）的患病率因肥胖症在全球范围内的流行而显著上升，目前在西方已成为慢性肝脏疾病的主要病因。NAFLD 被视为是代谢综合征在肝脏的表现，而且和 2 型糖尿病、阻塞性睡眠呼吸暂停（OSA）及心血管疾病密切相关。尽管心血管疾病是所有 NAFLD 患者死亡的主要病因，但是其中符合非酒精性脂肪性肝炎（NASH）组织病理学标准的患者中，肝脏相关的心血管疾病的发病和死亡风险最高。Ludwig 及其同事在 1980 年首次使用 NASH 这一术语，来描述一组血清肝酶升高的中年患者，他们没有饮酒史，但肝组织活检有酒精相关性肝炎表现的证据[1]。随后的研究提出了"双重打击"假说，在单纯性脂肪肝（isolated fatty liver, IFL）到 NASH 的进展过程中，首次"打击"是肝脏脂肪变性，第二次"打击"是氧化应激，最终导致肝脏损伤[2]。随后人们认识到，与单纯性脂肪肝患者相比，肝组织活检提示脂肪性肝炎的病人进展为肝硬化的更高风险。相应地，我们对于 NASH 发病机制的认识源于二重打击假说。NASH 或许将是 21 世纪 20 年代美国肝硬化最常见的原因以及肝移植（LT）的主要适应证。NAFLD 和 NASH 是重要的公共卫生问题，认识其流行病学和发病机制对于有效诊断和治疗患者至关重要。

一、流行病学

NAFLD 发病率的上升伴随于肥胖率的上升。在 2016 年，美国有 39% 的成年人超重，另外有 13% 的人达到了肥胖标准。这些数据是 1975 年的 3 倍[3]。对于患病率的估计，在很大程度上取决于被调查人群中可收集到的信息及用于确定诊断的标准（即肝生化检测水平、影像学结果或肝活检结果）。尽管 2016 年的一项 meta 分析表明，全球 NAFLD 患病率为 25%[4]，但由于大多数 NAFLD 的患者都是无症状的，因此美国和全球 NAFLD 的患病率尚未完全确定。对 NASH 患病率的估计最初来自尸检研究，在 18.5% 的显著肥胖者和 2.7% 的非肥胖者中发现了脂肪性肝炎[5]。在 13.8% 的显著肥胖者中发现进展期肝纤维化，而仅有 6.6% 的非肥胖者有此表现。随后，一项针对接受减肥手术的患者的研究证实了肥胖者中 NAFLD 和 NASH 的高发病率，分别高达 91% 和 37%[6]。

Dallas Heart 使用磁共振波谱成像技术对 2 200 多名成年人进行研究，发现无症状人群中脂肪肝的发生率为 31%[7,8]。随后在中国、日本和韩国开展的以超声为检测手段的基于人群的队列研究报道，NAFLD 患病率从 10% 到 24% 不等[9~11]。一项结合了超声与肝组织学的最大样本量的研究评估了来自美国圣安东尼奥市的无症状中年人群，结果显示，在受调查者中 NAFLD 和 NASH 的患病率分别为 46% 和 12.2%[12]。

大多数患者于 40 至 60 岁的中年时期发现患有 NAFLD，但目前 NAFLD 在儿童和青少年中的发病率也有所增加，后两者中超重和肥胖率为 30%[13]。小儿 NAFLD 的患病率也相应上升，一项 meta 分析表明，一般小儿人群中 NAFLD 的总平均患病率为 7.6%；在儿科肥胖门诊患者中 NAFLD 的患病率高达 34.2%[14]。

大多数相关研究报告称 NAFLD 在男性中比女性更常见，女性患病率比男性更晚达到峰值，而且女性绝经后更易于到达疾病的晚期[15]，这表明 NAFLD 与性激素和绝经相关[16]。NAFLD（特别是 NASH）通常与糖尿病有关，糖尿病病人中 NAFLD 的患病率为 60% 至 76%，NASH 患病率为 22%[17]。这一数据并不令人惊讶，因为 NAFLD 被认为是代谢综合征的肝脏表现。代谢综合征的定义为同时具有以下 3 种或者 3 种以上的条件：腹型肥胖，高甘油三酯血症，低高密度脂蛋白（HDL）血症，高血压，空腹血糖水平升高[18]。

种族因素在 NAFLD 中的作用正在变化。早期 Dallas Heart 研究表明，种族因素在 NAFLD 的发病中相当重要，与白种人 33% 的患病率和非裔美国人 24% 的患病率相比，西班牙裔美国人 NAFLD 的患病率最高（45%）。Williams 及其同事也报告了类似的发现，西班牙裔美国人 NAFLD 患病率为 58.3%，而白种人为 44%，非洲裔美国人为 35%。出现这一趋势的原因似乎是多方面的。NASH 临床研究网络的一项研究发现，在同样患有 NASH 的人群中，与白种人相比，西班牙

裔美国人往往更年轻、运动量更少、饮食中碳水化合物含量更高[19]。一项系统评价和 Meta 分析证实，NAFLD 的患病率在西班牙裔中最高，其次是白种人，然后才是非洲裔美国人，但这 3 个种族人群中的肝纤维化比例相似[20]。

生活方式非常重要，摄入较多的高果糖玉米糖浆和含糖汽水，以及久坐的生活方式，都与 NAFLD（特别是 NASH）的发生相关。遗传因素在 NAFLD 发展过程的重要性或许将会得到证实。目前已发现特定基因的单核苷酸多态性（SNP）与患 NAFLD 的风险升高有关。第一个被发现的相关 SNP 位于 22q13 染色体上的含马铃薯块茎储藏蛋白（patatin）样磷脂酶结构域蛋白 3（*PNPLA3*）基因，该基因编码脂肪营养蛋白。脂肪营养蛋白是一种由 481 个氨基酸构成的蛋白质，介导三酰甘油合成[21]。等位基因 rs738409 突变导致 148 位的异亮氨酸变成蛋氨酸（I148M），这一突变已被证实可致肝脂肪变性和肝脏炎症[22]。这种变异在西班牙裔中更常见，其次是白种人和非裔美国人，这或许是西班牙裔人群中 NASH 患病率更高的原因。随后的研究证实了 I148M SNP 与肝脂肪变性、NASH 甚至纤维化的相关性，一项 meta 分析表明携带 I148M SNP 者发生 NASH 的比值比（OR）为 3.26（95% CI，2.14～4.95），发生肝纤维化的比值比为 3.25（95% CI，2.86～3.70）[23]。最近，跨膜溶血脂酰肌醇酰基转移酶 7（*MBOAT7*）基因也已被证明与肝脂肪变性、脂肪性肝炎[24]以及潜在的肝细胞癌（HCC）[25]的发展有关。其他许多基因的遗传多态性也已得到研究，包括那些编码与极低密度脂蛋白（VLDL）分泌有关的蛋白的基因[载脂蛋白 B（apoB）、跨膜蛋白 6 超家族（2TM6SF2）]，与脂肪生成调节相关的基因[葡萄糖激酶调节蛋白（GCKR）、Krüppel 样因子 6（KLF6）]，与固有免疫系统相关的基因[干扰素 λ3（IFNL3）]，以及与线粒体氧化相关的基因[超氧化物歧化酶 2（SOD2）][26]。目前正在进行的研究，将让我们更深入地认识肝脂肪变性以及脂肪性肝炎发展过程中遗传和宿主因素之间复杂的相互作用。

二、定义和相关内容

大泡性脂肪变性的肝细胞超过 5% 是诊断 NAFLD 的关键特征。如前所述，单纯性脂肪肝（IFL）的定义是无显著坏死性炎症或纤维化的肝脂肪变性（图 87.1），是大多数患有 NAFLD 的患者遭受的“首次打击”。进一步，诊断 NASH 的标准需满足肝细胞气球样变和混合炎性细胞浸润的小叶炎症。此外，在 NASH 患者的肝活检样本中也可以观察到 Mallory-Denk（或 Mallory）小体、铁沉积、胆管反应、巨线粒体、过碘酸希夫反应阴性的库弗氏细胞及门静脉周围肝细胞的空泡核等变化（图 87.2）[27]。如果存在纤维化，则主要集中于 3 带的窦周和细胞周围（“窦周纤维化”）（见第 71 章），随着疾病进展，纤维化可延伸到汇管区和汇管区周围区域（框 87.1）。酒精性脂肪肝和酒精性脂肪性肝炎在组织学上与 IFL 和 NASH 难以区分（见第 86 章），尽管在病理医生的描述中，酒精性脂肪肝比 NASH 更常见纤维闭塞性静脉病变和胆汁淤积[28]。小儿 NAFLD 在组织学上与成人不同，其特征是汇管区的慢性炎症和纤维化，而肝细胞气球样变和 Mallory-Denk 小体较少[29]。

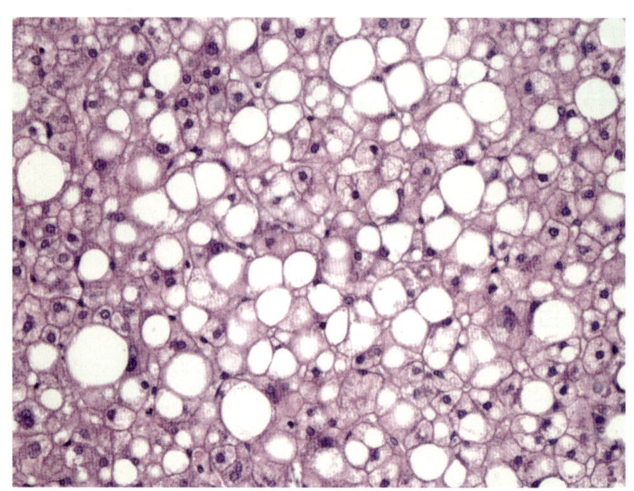

图 87.1 单纯性脂肪肝的组织学特征。其特征是无明显坏死性炎症或纤维化的弥漫性大泡性脂肪变性。糖原核多见（H&E 染色）。（Courtesy Dr. Gregory Y. Lauwers，Boston，MA.）

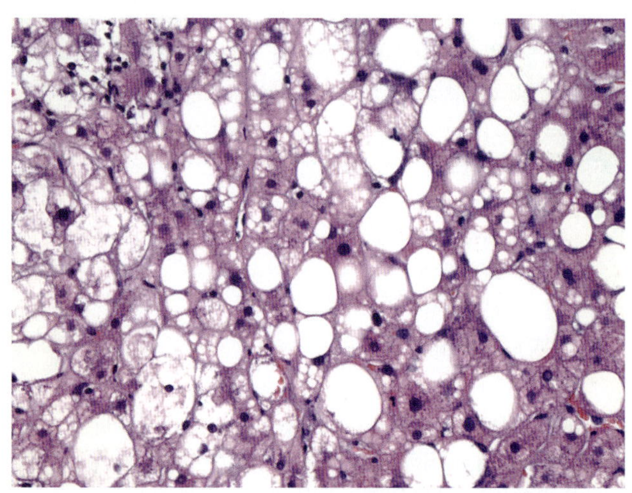

图 87.2 NASH 的组织学特征。组织中存在弥漫性或微小静脉周围的大泡性脂肪变性。小叶炎症中有中性粒细胞、淋巴细胞和其他单核细胞浸润。其标志性特征是不同程度的肝细胞气球样变和坏死。组织中也存在糖原核。亦可见小且稀疏的 Mallory 小体（H&E 染色）。（Courtesy Dr. Gregory Y. Lauwers，Boston，MA.）

框 87.1 NAFLD 的组织学特征

在全部或大多数情况下可观察到：

大泡性脂肪变性

弥漫性或小叶中央性脂肪变性；其程度可能与 BMI 相关

实质炎症

多形核中性粒细胞、淋巴细胞、其他单个核细胞浸润

肝细胞坏死

肝细胞气球样变

有不同的概率观察到：

静脉周围、窦周围或门静脉周围纤维化（37%～84%），15%～50% 中度至重度；在 3 区最常见（静脉周围）

肝硬化（活检标本为 7%～16%）

Mallory 小体

糖原核

脂肪肉芽肿

肝组织铁染色阳性

为就 NASH 的病理分类达成共识，美国国立卫生研究院 NASH 临床研究网络的病理委员会在 2005 年提出了一个包含 14 个组织学特征的评分系统[30]。NAFLD 活动性评分(NAS)计算了脂肪变性、小叶炎症、肝细胞气球样变的无权重总分，最后总分在 0～8 分(表 87.1)。0～2 分提示"非 NASH"，5 分或更高则表明存在 NASH。尽管 NAS 主要是一种研究工具，而且 NASH 不是一个由此评分来定义的疾病，但 NAS 提供了一个可以准确地评估治疗后疾病活动变化的框架。

其他可能会促进肝脂肪变性的情况也应予以考虑(框 87.2)。全肠道外营养(TPN)、快速体重减轻或饥饿同样可导致肝脂肪变性。有些外科手术也与肝脂肪变性有关，主要是那些可以导致肠道吸收功能急剧下降和减轻体重的手术，例如广泛的小肠切除术、胆胰分流术和空肠回肠旁路术。有些药物也会引起肝脂肪变性，例如胺碘酮、丙戊酸、甲氨蝶呤、他莫昔芬、糖皮质激素、某些抗逆转录病毒药物、四环素类药物。可致肝脂肪变性的系统性疾病包括 Wilson 病、无脂蛋白血症和脂肪营养不良等。

表 87.1 NAFLD 活动性评分

脂肪变性/%	
5	1
5～33	2
33～66	3
气球样变	
无	0
少量	1
大量	2
小叶性炎症	
轻度	1
中度	2
重度	3
总分	
0～2	可能不是 NASH
3～4	中间型
5～8	可能是 NASH

框 87.2 脂肪肝的病因

获得性代谢紊乱

糖尿病

血脂异常

Kwashiorkor 病(恶性营养不良症)和重度消瘦型营养不良

肥胖

饥饿

细胞毒性和细胞抑制药物

L-门冬酰胺酶

杂氮胞苷

博来霉素

顺铂

5-氟尿嘧啶

甲氨蝶呤

四环素*

其他药物和毒素

胺碘酮

抗逆转录病毒药物(去羟肌苷、司他夫定、齐多夫定)

樟脑

氯仿

可卡因

乙醇

溴化乙醇

雌激素

糖皮质激素

灰黄霉素

蛇足石松(金不换，草药补充剂)

硝苯地平

呋喃妥因

NSAIDs(布洛芬、吲哚美辛、吡罗昔康、舒林)

他莫昔芬

丙戊酸

金属

锑

钡盐

铬酸盐

汞

磷

低原子序数稀土

铊化合物

铀化合物

先天性代谢异常

无 β 脂蛋白血症

家族性肝骨病

半乳糖血症

糖原贮积病

遗传性果糖不耐受

高胱氨酸尿症

系统性肉碱缺乏症

酪氨酸血症

特发性小叶性脂膜炎(Weber-Christian 综合征)

肝豆状核变性

外科手术

胆胰转流术

广泛小肠切除术

空肠回肠旁路术

其他情况

炎症性肠病 IBD

石油化学品工业暴露

伴 SIBO 空肠憩室病

部分脂肪营养不良

TPN

*四环素通过抑制线粒体 β-氧化而具有细胞毒性。

三、发病机制

Day 和他的同事在 1988 年（见前文）提出的"双重打击"假说，为我们提供了一个理解肝脂肪变性、脂肪性肝炎及纤维化复杂机制的框架。"双重打击"假说指出，脂肪酸代谢紊乱导致脂肪变性，肝细胞以及信号通路因此发生一些变化，这使得肝细胞容易受到第二次打击。第二次打击可能是 1 个或多个环境因素、遗传因素导致，其结果是肝细胞坏死和炎症。在少数情况下，某些目前未完全阐明的因素会激活纤维化级联反应，最终导致肝硬化。因此，不难理解为何至今尚未发现与 NAFLD 相关的单一机制，因为其发展过程中受各种环境和遗传因素影响，众多因素相互作用，其发展途径也是非线性的，最终促进肝脂肪变性、脂肪性肝炎和纤维化。

（一）肝脂肪变性

肝脂肪变性是 NAFLD 的标志性组织学特征，是游离脂肪酸（FFA）过度积累的最终结果。通常，供给肝脏的 FFA 来源于肠道吸收（以乳糜微粒残余物的形式）或脂肪组织中甘油三酯（TG）的脂解。在肝脏中，FFA 的代谢有多种去向，可被线粒体氧化，可酯化为 TG，可作为合成磷脂和胆固醇酯的原料，可参与组成 VLDL 经肝脏分泌入血（见第 72 章）。脂肪酸代谢受到儿茶酚胺、胰高血糖素、生长激素和胰岛素的严格调控。当脂肪酸代谢转变为有利于脂肪生成而非利于脂肪分解时，TG 就会在肝内积累。当肠道吸收的和脂肪组织提供给肝脏的 FFA 超过线粒体氧化、磷脂合成和胆固醇酯合成所需的量时，就会发生这种变化。当脂蛋白的合成减少或脂质从肝脏的输出受到阻碍时，TG 也会在肝脏中积累。

FFA 过度积累引起的胰岛素抵抗被认为是大多数 NAFLD 患者发生肝脂肪变性的主要因素。脂肪组织和肝脏中胰岛素信号通路受损、高脂饮食、脂肪从头合成增加，共同导致了 NAFLD 的肝脂肪变性[31]。从食物中吸收的果糖直接通过门静脉输送到肝脏，在肝脏中激活碳水化合物反应元件结合蛋白和固醇调节元件结合蛋白-1（sterol regulatory element binding protein，SREBP），从而促进脂肪的从头合成[32]。

在 NAFLD 患者的肝脏中可见过多且功能失调的内脏脂肪组织，其进一步促进了继发于胰岛素抵抗的胰岛素高分泌。已有研究表明，在 NAFLD 的肝脏中特异性促炎细胞因子分泌增加，例如瘦素、TNF-α、IL-6、抵抗素和纤溶酶原激活物抑制剂-1，而抗炎细胞因子脂联素的分泌减少。肥胖、胰岛素抵抗、糖尿病、和代谢综合征患者中血清脂联素水平下降[33]。较高的瘦素水平和较低的脂联素水平与肝脏炎症和纤维有关[34]。

有关 NAFLD 发病机理的研究表明，胆汁酸（bile acids BA）及其核激素受体是肝和肝外组织中碳水化合物和脂质代谢过程中能量稳态的重要调节剂（见第 64 章）。从回肠远端吸收的 BA 与多种核激素受体结合。研究最多的核激素受体是法尼醇 X 受体（FXR），它被认为是 BA 合成的主要调节剂。现已证实，激活 FXR 可减少脂肪的从头合成，破坏 VLDL 的合成和组装，并增加 FFA 的 β 氧化[35]。其他核激素受体，例如 G-蛋白偶联胆汁酸受体（G-prorein-coupled bile acid receptor，TGR-5）、鞘氨醇 1 受体 2 和孕烷 X 受体（pregnane X receptor，PXR，NR1I2）也十分重要，将来或许能成为治疗靶点[36]。

（二）脂肪性肝炎

胰岛素抵抗和高胰岛素血症在脂肪变性的发生发展中至关重要，但对于什么因素导致随后进展为脂肪性肝炎和纤维化，尚缺乏共识。单纯的脂肪变性可被认为是一种旨在减轻肝脏中长链饱和脂肪酸的影响的保护机制。如果保护过程不堪重负或有缺陷，可能会发展为脂毒性，有可能激活许多信号通路，最终导致肝细胞凋亡和星状细胞活化。确切的信号通路目前仍未发现，但已经找到了几个关键通路。

脂质是细胞结构的重要组成部分，细胞稳态、通讯和调节均涉及脂质。FFA 水平的上升可以通过多种机制直接对肝细胞产生毒性。几种特定 FFA（包括棕榈酸、胆固醇、溶血磷脂酰胆碱和神经酰胺）水平的升高，对胞内的各种细胞器尤为有害[37]。这些有毒脂质促进氧化和内质网应激，改变线粒体功能，诱导自噬，激活肝星状细胞和导致纤维化[38]。自噬是肝细胞内的另一种管家过程，涉及对不需要的蛋白质和细胞器的自身消化（见第 72 章）。脂质在肝细胞中的毒性作用还体现在通过细胞释放胞外囊泡来增加炎症反应，胞外囊泡是生物活性分子，可激活肝星状细胞并促进 NASH 中的纤维增生[39]。

音猬因子（hedgehog）信号通路是肝损伤后肝脏修复同步应答中的重要组成部分，也是 NAFLD 的发病机制中涉及的失调通路。脂毒性可激活音猬因子通路，从而促进汇管区炎症、肝细胞气球样变和肝纤维化的发生发展[40]。激活音猬因子信号通路可导致静止期肝星状细胞转化为肌成纤维细胞，进而产生自然杀伤细胞的趋化因子[41]。自然杀伤细胞分泌的促纤维化细胞因子，可进一步激活肌成纤维细胞。在 NASH 患者中，肝纤维化的程度（见后文，第 74 章）与音猬因子通路的激活程度直接相关[42]，以小鼠为模型开展的研究表明，抑制音猬因子通路可以逆转肝纤维化[43]。

随着人们对胃肠道与肝脏之间密切关系的认识加深，肠道微生态在 NAFLD 发展中的作用显得越来越重要。胃肠道中的微生物（主要是细菌）参与食物消化，并作为重要的调节剂作用于免疫系统（见第 3 章）。菌群失调是指有益菌群和有害菌群之间的失衡状态，可导致肠道通透性改变和免疫紊乱[44]。有研究表明，NASH 患者的肠道中存在独特微生物群[45]。在接受过空肠回肠旁路手术或十二指肠转流手术（过去为治疗肥胖症而开展）的病人中，NASH 的发展与小肠细菌过度生长（SIBO）有关，因而使用抗生素可以降低发生 NASH 的风险，甚至可以通过改进手术程序、消除发生 NASH 的风险[46,47]。

人类的肠源性内毒素与肥胖和果糖的摄入有关[48,49]。Yang 及其同事的研究证明，有肝脂肪变性的 ob/ob 小鼠，极易发生内毒素诱导的肝细胞损伤，这些动物暴露于低剂量的细菌脂多糖（LPS）后，NASH 会迅速进展[50]。内毒素（尤其是革兰氏阴性细菌的）的增加通过 toll 样受体 4 激活了 Kupffer 细胞，从而上调了几种炎症通路，包括激活 c-Jun 氨基末端激酶和核因子 κB，并释放促炎细胞因子，例如 TNF-α 和 IL-1β。在后续的研究中，比较了饲喂高果糖高脂饮食的野生型小鼠和缺乏 LPS 结合蛋白的小鼠，其结果也表明，LPS 在 NAFLD 发展中发挥着关键作用[51]。

任何一种假定的机制都不可能解释所有患者 NAFLD 的发病机理。各种机制之间确切的相互作用仍有待阐明。图 87.3 中总结了我们目前对 NASH 发病机制的认识，重点是正在研究的具有治疗靶点的途径。

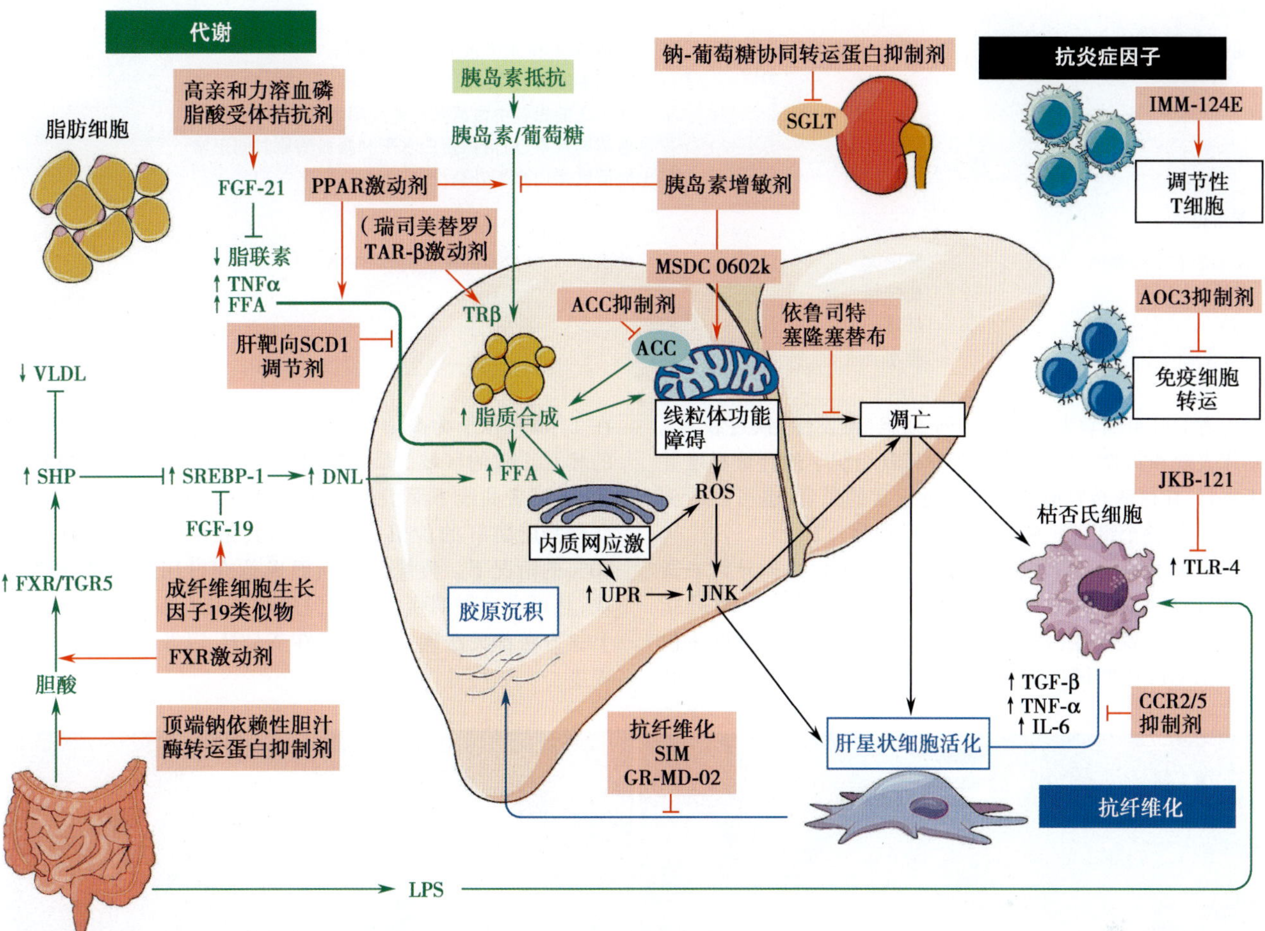

图 87.3　NAFLD 和 NASH 药物治疗的作用机制。显示了具有代谢、抗炎和抗纤维化作用的现有药物和实验药物（其中一些已在正文中讨论）的作用部位。ACC，乙酰辅酶 A 羧化酶；AOC，含铜胺氧化酶；DNL，新生脂肪生成；ER，内质网；FFA，游离脂肪酸；FGF，成纤维细胞生长因子；FXR，法尼醇 X 受体；GR-MD-02，半乳糖凝集素-2 抑制剂；IL，白细胞介素；JNK，c-Jun 氨基末端激酶；LPS，脂多糖；PPAR，过氧化物酶体增殖物激活受体；ROS，活性氧；SIM，辛妥珠单抗；SGLT，钠-葡萄糖协同转运蛋白；SHP，小异源二聚体伴侣；SREBP，固醇调节元件结合蛋白；TLR，toll 样受体；TR，甲状腺受体；UPR，未折叠蛋白反应。（From Konerman MA，Jones JC，Harrison SA. Pharmacotherapy for NASH：current and emerging. J Hepatol 2018；68：362-75.）

四、临床特征和诊断

NAFLD 的临床表现和实验室检查的特征总结于表 87.2 中。NAFLD 通常因肝脏生化检查水平升高或因在影像检查中发现肝脂肪变性而偶然被发现。大多数 NAFLD 患者无症状，但有些患者可有右上腹隐痛、乏力和不适等症状。肝肿大是常见的体征，但由于此类患者通常体格肥胖，因而在体格检查中通常很难分辨。慢性肝病的特征仅在 NASH 相关肝硬化的患者中可见，如脾大、蜘蛛痣和腹水（见第 74 章）。为了确诊 NAFLD，必须排除酒精性肝病，仅在没有大量饮酒的情况下（在大多数临床研究中，这个标准是每天饮酒折合酒精少于 20~40g）才能诊断为 NAFLD。在有代谢危险因素同时又大量饮酒的患者身上，无法确定哪个因素是最重要的，可以认为两者都是病因。在代谢相关脂肪性肝病中，血清 AST 或 ALT 或两者水平经常同时轻度至中度（1.5~4 倍）升高，且很少超过正常上限的 10 倍，其中血清 ALT 水平往往大于 AST 水平。这与酒精性脂肪肝相反，其 AST 水平通常比 ALT 水平高至少 2 倍。一项关于 NAFLD 的大型回顾性研究显示，患者的平均血清 ALT 水平为 83IU/mL，平均血清 AST 水平为 63IU/ml[52]。其他 NAFLD 患者的 ALP 和 GGT 水平也可有升高；但除 NAFLD 相关性肝硬化患者外，血清胆红素水平、凝血酶原时间和血清白蛋白水平通常是正常的。

多达 1/4 的 NAFLD 患者可有低滴度（<1∶320）的抗核抗体（ANA）阳性，尽管它们不会影响临床表现和疾病的预后[53]。其他慢性肝病的实验室检查为阴性。NAFLD 可以与 HCV 同时存在，尽管 HCV 感染（特别是基因型为 3 型的 HCV）本身可以促进肝脂肪变性（见第 80 章）。NAFLD 患者的血清和肝铁水平可能升高。尤其是，20%～50% 的 NAFLD 患者可有血清铁蛋白水平升高，这可能是进展期疾病的标志。一项纳入 628 名 NAFLD 成年患者的研究指出，血清铁蛋白大于正常上限 1.5 倍是 NAS 评分升高的独立危险因素[54]，尽管 NAFLD 患者遗传性血色病的发病率并未比一般人群升高，这

表 87.2　NAFLD 的临床和实验室特征

症状	体征	实验室检查特征
常见		
无(48%~100%患者)	肝肿大	血清 ALT 和 AST 水平升高 2~4 倍 在大多数患者中 AST/ALT 比值<1 在 1/3 的患者中血清碱性磷酸酶水平略有升高 血清胆红素、血清白蛋白水平和凝血酶原时间正常 血清铁蛋白水平升高
不常见		
模糊的右上腹疼痛 乏力 不适	脾肿大 蜘蛛痣 肝掌 腹水	低滴度(<1:320)的抗核抗体(ANA)

些患者的肝组织学表现为 Kupffer 细胞(继发性)铁过载[55]。临床表现和实验室检查结果与 NAFLD 组织学的严重程度并不平行,在血清转氨酶正常或接近正常的患者,也可以看到 NAFLD 的整个组织学变化谱(包括肝硬化)[56]。

影像学检查可以评估不明原因的肝生化指标异常或疑似 NAFLD。肝超声检查可见回声增强的"明亮肝",与肝脂肪变性的表现一致(图 87.4)。脂肪肝的影像学检查还包括腹部 CT(脂肪肝的肝脏密度低于脾脏)和 MRI(脂肪肝在 T_1-加权像上为高信号)。可以看到脂肪沉积相对较少的相对正常的区域。CT 和 MRI 对脂肪肝有很好的检测效果,受试者曲线下面积(AUROC)为 0.90 或更大[57];超声在检测脂肪肝的价值也较好,尤其是在肝脂肪含量大于 20% 的情况下。传统的横断面成像亦可用于评估肝脏肿块,且可在进展期疾病发现门静脉高压(见第 74 章)。但上述方法都无法确定是否存在 NASH,以及其病变的严重程度。

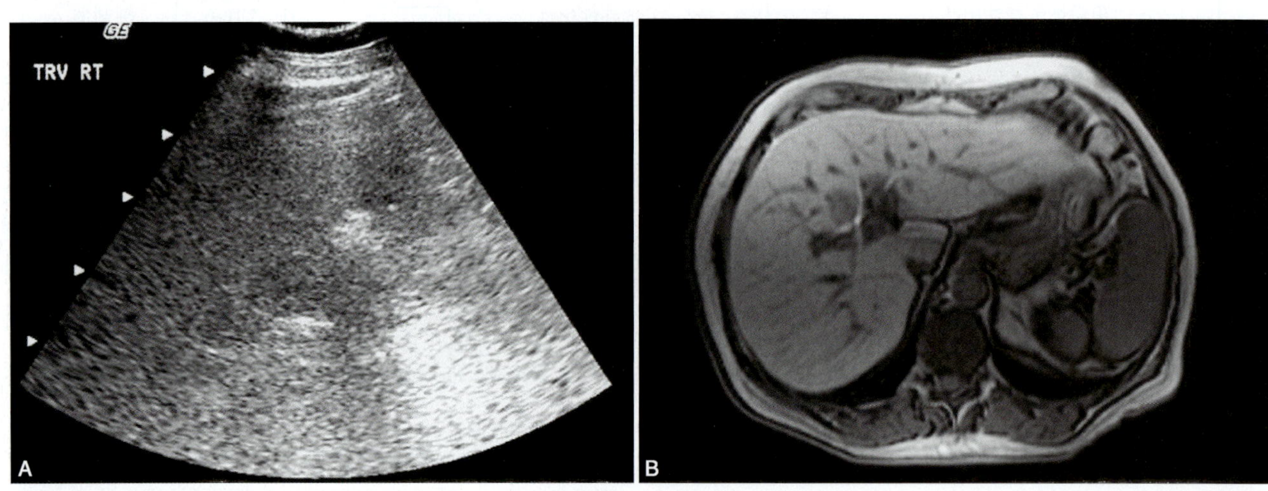

图 87.4　脂肪肝的影像学检查。A,UC 显示回声增强。B,MRI T_1-加权显示"明亮"的肝脏。(Courtesy Dr. Mukesh Harisinghani, Boston, MA.)

(一) 肝活检

通过横截面成像发现肝脂肪变性且排除了其他慢性肝病时,NAFLD 的诊断相对容易,但仍需要进行肝活检以诊断 NASH 患者。现实情况是,大多数 NAFLD 患者不愿接受进行肝活检。肝活检是一种侵入性检查,有罕见但严重的并发症,包括出血甚至死亡。在多达 20%~30% 的普通人群中进行肝活检是不现实的。区分 NASH 与单纯性脂肪肝(IFL)至关重要,因为 NASH 患者有发展为肝硬化的风险。理想的策略是,只选择肝活检结果可能影响治疗决策的患者(例如,需要采用更积极治疗策略的患者),或参与临床试验的患者,或在有肝硬化的情况下筛查 HCC,进行肝活检。目前正在研究使用先进的影像技术、实验室检查和评分系统来识别应进行肝活检的高风险患者,或作为评估脂肪性肝炎和纤维化的潜在的无创方法(图 87.5)。

(二) 肝纤维化的影像学检查

新的成像技术在识别肝纤维化方面比在检测坏死性炎症方面更成功。研究最多且应用最广的是基于美国的振动控制瞬时弹性成像技术(vibration-controlled transient elastography, VCTE),该技术使用低振幅剪切波传播通过肝实质(见第 74 和 80 章),波速与肝脏硬度相关,来判断肝脏硬度。这种无创性技术的优点包括简便和易于为患者接受。肝脏硬度的可变临界值已被用于识别进展期肝纤维化,一项研究表明,尽管使用常用的 M 探头时有 27% 的受试者会得到不可靠的结果,但该检查的 AUROC 为 0.93,临界值(cutoff 值)为 9.9kPa[58]。

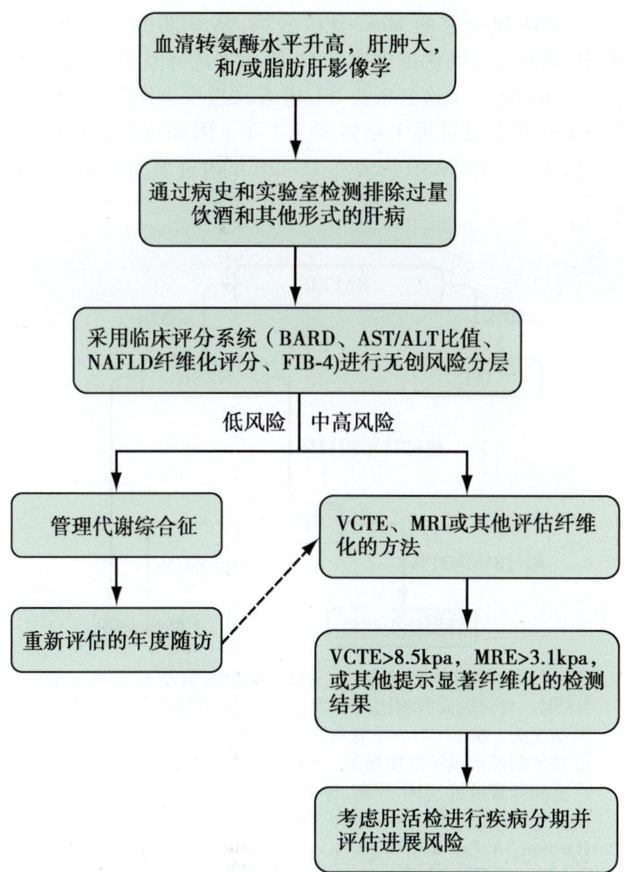
血清转氨酶水平升高，肝肿大，和/或脂肪肝影像学
通过病史和实验室检测排除过量饮酒和其他形式的肝病
采用临床评分系统（BARD、AST/ALT比值、NAFLD纤维化评分、FIB-4)进行无创风险分层
低风险
中高风险
管理代谢综合征
重新评估的年度随访
VCTE、MRI或其他评估纤维化的方法
VCTE>8.5kpa，MRE>3.1kpa，或其他提示显著纤维化的检测结果
考虑肝活检进行疾病分期并评估进展风险

图 87.5　疑似 NAFLD 患者。NAFLD 的诊断是基于临床和组织学标准。大多数患者因血清转氨酶水平升高和/或肝肿大而接受评价。当不存在过量饮酒且实验室检查结果排除肝病的其他原因时，应考虑 NAFLD 的诊断。影像学检查可显示脂肪肝。无创风险分层适用于确定谁患晚期肝纤维化的风险更大，应转诊立即进行肝活检。肝活检是诊断的标准手段，也是唯一能可靠鉴别单纯性脂肪变性和 NASH 的检测方法，尽管评估纤维化的无创方法越来越多地被使用。BARD，BMI、AST/ALT 比值、糖尿病；FIB-4，纤维化-4（血小板计数、年龄、AST、ALT）；MRE，磁共振弹性成像；VCTE，振动控制瞬态弹性成像

目前一种新型的 XL 探头已被开发，用以提高肥胖患者检查结果的准确性和可靠性[59]。一项队列研究表明，VCTE 可以准确地区分早期和进展期纤维化，但在区分纤维化的中间阶段和区分是否存在 NASH 方面不甚准确[60]。评估肝脏硬度的其他非侵入性方法包括声辐射力脉冲弹性成像和超声波剪切成像。声辐射力脉冲弹性成像测量短间期、高强度声推脉冲在肝脏中的传播速度。一项针对 291 例 NAFLD 患者的大型研究比较了所有 3 种基于超声的检查，发现它们在检测 F2 期，F3 期和 F4 期肝纤维化时的 AUROC 无明显差异[61]。

磁共振弹性成像（MRE）将 MRI 与弹性成像相结合，对于检测 NAFLD 纤维化的分期是准确的。MRE 对 NAFLD 患者的肝纤维化分期的检查效果非常好，并且优于 VCTE[62-64]。MRE 的缺点包括成本相对较高以及应用受限，因为需要特定的 MRI 软件和硬件。

（三）肝纤维化的实验室检查

目前已有简单、无创、定量的实验室检查来评估患者是否存在脂肪性肝炎和肝纤维化。研究最多的用于检测患者是否存在 NASH 的单一标记物是一种细胞凋亡标记物：细胞角蛋白（CK）-18[65,66]，但是该方法目前仍未用于临床，因为它似乎没有足够的敏感性和特异性单独用于预测 NASH。

目前也正研究使用临床评分系统预测 NASH 和进展期肝纤维化。这些评分系统使用临床或实验室变量，包括容易获得的结果（如血清肝酶水平和血小板计数）和坏死性炎症或纤维化的替代标志物（如载脂蛋白 A-1、金属蛋白酶抑制剂 1（TIMP-1）等。

NAFLD 的主要临床评分系统包括：Fibro Test（FibroSure）；FibroMeter；NAFLD 纤维化评分；Fibrosis-4（FIB-4）；AST 与血小板比值（APRI）；BARD（BMI、AST/ALT 比值、糖尿病）；增强肝纤维化（ELF）评分（TIMP-1，Ⅲ型前胶原氨基末端前肽［PllINP］，透明质酸）；NASH 测试；AST/ALT 比值。采用阳性和阴性预测值来比较这些评分系统的准确性，其结果往往是：更复杂和昂贵的测试［如 FibroTest（ELF）］并不优于就诊时采用的更简捷的基本实验室检测。这些评分系统较为擅长预测无纤维化或进展期纤维化，但对区分纤维化的中间阶段没有多大帮助[67]。

NAFLD 纤维化评分是上述临床评分算法最常用的，它包括年龄、BMI、高血糖、AST/ALT 比、血小板计数、血清白蛋白水平[68]。该评分的低临界值显示具有 88%～93% 的高阴性预测值，其高临界值显示具有 82%～90% 的高阳性预测值。这表明使用该评分系统的患者中有四分之一会得到不确定的结果；对于这些患者，需要进行肝活检才能进行准确的分期。美国国家健康和营养调查中的一项 1988—1994 年的队列研究调查了 US 和 NAFLD 纤维化评分在临床中的作用，研究提示，NAFLD 纤维化评分预测死亡率增加及进展期肝纤维化[69]。在线可获得的 FIB-4 指数[70]，仅使用血小板计数、年龄、AST 和 ALT 数据，就可以相对较为准确地预测是否存在进展期纤维化，正如一项退伍军人患者的研究所报道的那样，其 AUROC 为 0.62～0.80[70]。这两种评分系统在老年人群的中都有 20%～35% 假阳性率，因而在 65 岁或以上患者中有局限性[71]。这些评分系统是临床实践中对大型 NAFLD 患者队列进行风险分层的有效辅助手段。AST/ALT 比率可以用作一项"独立"检测，进展期肝纤维化的 NAFLD 患者中其值接近 1。框 87.3 列出了 NAFLD 中进展期纤维化的常见危险因素。

框 87.3　进展期* NAFLD 的风险因素

临床因素
老年（>50 岁）
肥胖
糖尿病/胰岛素抵抗
种族（西班牙裔）
高血压
实验室因素
AST/ALT 比值接近 1
血清 ALT 水平>正常水平上限的两倍
血清 AST 水平>40U/L
组织学因素
坏死性炎症活动（肝细胞肿胀、坏死）
铁染色阳性
纤维化

*NASH 和进展期肝纤维化。

(四) 局灶性脂肪肝

与 NAFLD 呈弥漫性实质改变不同,局灶性脂肪肝是局部或斑片状病变,在影像学检查中表现为肝脏占位性病变。由于腹部影像检查灵敏度的提高,无论成人还是儿童的检查结果中,上述情况愈发常见。在 CT 图像上,局灶性脂肪肝具有以下特征:通常为非球形,无占位效应,并且 CT 衰减值与软组织一致[72]。局灶性脂肪肝的密度接近水,与肝转移瘤的密度不同,肝转移瘤的密度更接近肝细胞的密度。US 和 MRI 可用于确定局灶性脂肪肝的诊断(图 87.6)。当图像中存在占位效应,低回声和高回声混合区域,形状不规则或有恶性肿瘤病史时,不应诊断为局灶性脂肪肝。在这种情况下,建议在超声引导下进行细针活检。没有证据表明局灶性脂肪肝的发病机制与 NAFLD 相似。实际上,局灶性脂肪肝的发病机理尚不确定,可能与流向肝脏的静脉血流改变、组织缺氧或肠道脂蛋白吸收不良有关。在没有伴随的肝脏疾病的情况下,病变往往自行消退。无需特殊治疗。

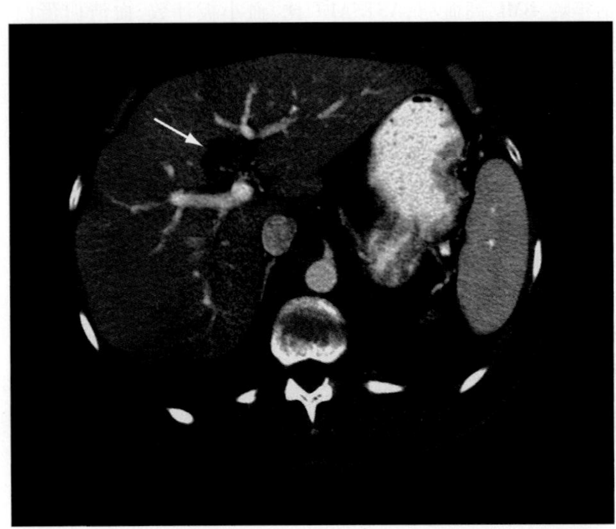

图 87.6 局灶性脂肪肝。CT 显示局灶性脂肪肝(箭)。其特征表现为:非球形、无占位效应、CT 衰减值与软组织一致。US 和 MRI 也可以确诊局灶性脂肪肝。(Courtesy Dr. Mukesh Harisinghani, Boston, MA.)

五、自然史

NAFLD 的自然病史在很大程度上取决于基线是肝脏组织病理,它做出 NASH 的诊断并对肝纤维化进行量化评估。IFL 患者没有肝细胞坏死和纤维化,其预后明显更好,且组织学和临床进展的可能性更低[73]。NAFLD 患者的总病死率比没有 NAFLD 的对照组更高[74]。NASH 患者的肝脏相关死亡率的增加[75,76]。纤维化似乎是疾病特异性死亡率的最重要的预测因子。一项对 229 例经活检证实为纤维化 3~4 期的 NAFLD 患者长达 33 年的队列研究显示,这些患者病死率增加,风险比为 3.3[置信区间(CI),2.27~4.76],且与 NAS 评分无关[77]。纤维化的进展速度在不同患者中有很大的差异,似乎没有临床或实验室数据可以准确地预测其病程。一项包含 11 项队列研究的 Meta 分析表明,从 0 期的基线开始,NASH 的年度纤维化进展率 0.14 期,IFL 的年度纤维化进展率为 0.07 期[78]。这意味着 IFL 患者每进展 1 期需 14.3 年,而 NASH 患者每进展 1 期需要 7.1 年。因而可以合理地估计,大约 11% 的 NASH 患者在 15~20 年内进展为肝硬化(图 87.7)[79]。

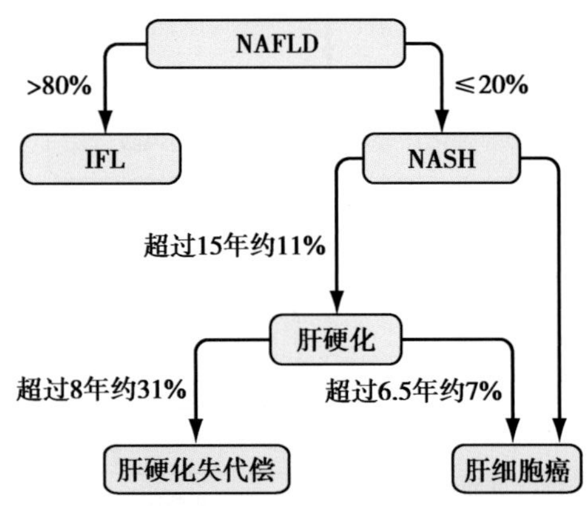

图 87.7 NAFLD 的自然史,包括单纯性脂肪肝(IFL)和 NASH。与一般人群相比,IFL 很少进展为肝硬化,与死亡风险增加无关。NASH 与心血管疾病、恶性肿瘤和肝硬化及其并发症导致的死亡风险增加相关。NASH 纤维化的进展与糖尿病、严重胰岛素抵抗、BMI 升高、体重增加>5kg、吸烟和血清转氨酶水平升高相关。(Adapted from Torres DM, Williams CD, Harrison SA. Features, diagnosis and tretment of nonalcoholic fatty liver disease. Clin Gastroenterol Hepatol 2012;10:837-58。)

NAFLD 和酒精性肝炎在组织学上是相似的,但在临床结果上大相径庭。酒精相关性肝炎患者的 5 年生存率仅 50%~75%,因为其肝硬化及发生并发症的患者比例较大(>50%)(见第 86 章)。一项研究表明,NASH 患者的长期生存率显著优于酒精相关性肝炎患者[80]。

在 NAFLD 相关肝硬化的患者中,病情转归可能与其他原因的导致的肝硬化相似。NAFLD 可能是大多数隐源性肝硬化患者的病因[81],是 LT 的第二常见的适应证[82],并且有可能成为 21 世纪 20 年代 LT 的主要适应证(见第 97 章)[83]。

随着 NASH 肝硬化的发病率上升,NAFLD 相关的 HCC 的发病率正在增加。一项研究显示每年增加 9%[84],另一项研究表明有 7% 的 NASH 肝硬化患者将在 6.5 年内发展为 HCC[85]。有报道 HCC 也可发生在非肝硬化的 NASH 患者中,这给诊断带来了困境[86],因为在如此庞大的人群中随访监测 HCC 的可行性很低(见第 74 和 97 章)。

六、临床相关内容

如前所述,代谢综合征以及糖尿病与 NAFLD 在临床上密切相关。许多其他疾病,例如心血管疾病、阻塞性睡眠呼吸暂停症(OSA)、维生素 D 缺乏、结肠腺瘤、甲状腺功能减退、慢性肾病、多囊卵巢综合征等也与 NAFLD 在临床上存在关联。经研究证明,心血管疾病是 NAFLD 患者死亡的首要原因。鉴于 NAFLD 与代谢综合征之间存在着密切的联系,这一结论显得顺理成章。但也有证据表明 NAFLD 是心血管疾病的独立危险因素,其 OR 值为 2.05(95%CI,1.81~2.31)[95]。一项通过冠状动脉 CT 血管造影对样本量为 5 121 的无症状人群进行的研究显示，NAFLD 是亚临床冠状动脉粥样硬化的独立危险因素[96]。

OSA 在一般人群中很常见，发生率预计为 1%～4%，在肥胖人群中的发生率更高(25% 至 35%)。对接受减肥手术的病态肥胖患者的队列研究发现，慢性间歇性缺氧可致高非酒精性脂肪肝半定量评分(NAS 评分)和肝纤维化的增加[97]。一项研究表明，肥胖的 OSA 患者的 NAFLD 发生率大于 90%，而 50% 的 NAFLD 患者具有 OSA 的症状[98]。

维生素 D 缺乏可导致内毒素暴露增加(见前文)。与 NAFLD 相似，维生素 D 缺乏症也广泛流行。尽管有 Meta 分析表明维生素 D 缺乏症与 NAFLD 的组织学严重程度无关[100]，但 NAFLD 和维生素 D 缺乏症之间似乎并非简单地共存，因为维生素 D 缺乏症在与年龄、性别、血清 TG 和葡萄糖水平的因素无关的情况下，常常发现于 NAFLD 人群中[99]。虽然目前尚无前瞻性研究表明维生素 D 替代治疗可以改善 NAFLD 或 NASH，但在实践中通常常规检查 NAFLD 患者的维生素 D 水平，并按需补充维生素 D。

几项回顾性和前瞻性研究表明 NAFLD 与结肠腺瘤之间存在关系[101]。在韩国进行的一项基于人群的研究[102]以及在中国进行的一项前瞻性研究[103]显示，在 NAFLD 患者中，结肠腺瘤以及晚期肿瘤如癌症、高度不典型增生或绒毛组织学的发生率更高。在一项样本量为 26 540 例的研究中，受试者在首次接受结肠镜检查的当天同时进行腹部超声检查，其结果表明，与没有 NAFLD 的患者相比，NAFLD 患者的晚期结直肠肿瘤的发生率更高(OR 值 1.2;95%CI,0.99～1.47)[104]。

据报道，NAFLD 与慢性肾脏疾病有关。一项大型 Meta 分析表明，NAFLD 患者慢性肾脏疾病的发病率增加 40%[105]。同样，在对一组没有慢性肾脏疾病的中年患者开展的研究中，通过 NAFLD 纤维化评分和 US 评估患者是否患有 NAFLD 以及其严重程度[106]，发现 NAFLD 患者发生慢性肾脏病的风险更高，同时 NAFLD 患者中非酒精性脂肪肝纤维化评分(NFS 评分)得分更高者慢性肾脏病风险也会随之升高。

七、治疗

尽管 NAFLD 的最佳治疗方式尚未确定，但人们普遍认为应针对 NASH 患者，尤其是纤维化患者进行治疗。目前用于治疗试验的每个组织学终点或替代终点都有局限性。治疗的最终目标是：在组织学上改善脂肪变性、炎症和纤维化，但单一药物治疗不太可能产生上述所有效果。而且随着纤维化的恶化，脂肪变性和炎症则通常反而会改善。因此，必须分别评估 NASH 和纤维化。如前所述，目前用于量化组织学改善程度的评分系统中，最为大家所认可的是 NAS，如果其得分下降 2 分，肝细胞气球样变会减少 1 分，会被认为是成功干预的表现[107]。在晚近的研究中，纤维化的改善(未列入 NAS)已成为治疗试验的主要终点，尽管纳入这一终点会延长治疗试验的持续时间，从 6～12 个月延长到数年。大多数试验的组织学终点是：纤维化稳定的情况下的 NAS 得分降低 2 分，或者在 NAS 得分不变的情况下改善纤维化。

尽管肝活检仍然是诊断的金标准，但因为它是侵入性的检查，且其结果常受不同阅片者间的差异以及采样误差的影响(见前文)。所以，人们越来越希望找到生物标志物作为临床治疗试验的替代终点。在临床治疗试验中，常采用无创检查的结果作为肝纤维化的标志物，例如 VCTE 和 MRE。可以在 VCTE 上添加受控衰减参数软件以量化脂肪变性。生物化学标记物(例如 CK-18)和评分系统(包括 ELF 和 NAFLD 纤维化评分)均在实践中得到应用。治疗试验中很难使用临床结果作为终点，除非试验持续时间较长，且专注于研究终末期肝病患者，因为在这些患者身上可能发生静脉曲张出血或肝性脑病等适合作为研究终点的临床结果。在那些以减少纤维化为目标的临床治疗试验中，可以测量肝静脉压力梯度来评估门静脉压力的变化(见第 92 章)。

在过去，NAFLD 的治疗包括减轻体重、避免有害药物和毒素以及控制相关的代谢紊乱，包括糖尿病和高脂血症。现在将治疗策略分为生活方式改变、减重手术干预和药物联合治疗(表 87.3)。

(一) 改变生活方式

改变生活方式这一治疗方法的通常包括：以减少热量摄入为目标的减肥、调整三大主要营养物质摄入和体育运动(包括有氧和抗阻力活动)。大多数限制热量摄入的研究中都包括运动锻炼的成分，因此很难评估哪种方法效果最佳。

一些随机对照试验显示，营养咨询和限制热量摄入可使体重减轻，并可改善肝组织学变化。一项为期 12 个月对 261 名患者进行随访的大型前瞻性试验表明，患者体重减轻至少 10% 能从整体上改善 NASH，体重减轻至少 5% 可减轻肝纤维化程度或使其不再进展[108]。类似地，一项包含 8 项随机对照试验的 Meta 分析表明，患者体重减轻至少 5% 可改善肝脂肪变性，体重减轻至少 7% 可降低 NAS 评分[109]。实现上述减肥目标的最佳方法仍然不确定，而且仅少数患者能长期持续减肥。

在对 NASH 的研究中，尚未有研究涉及地中海饮食或低碳水化合物饮食等特定饮食。尽管有部分数据表明地中海饮食可以改善肝脂肪变性[110]，但没有证据支持某种饮食习惯可以普遍降低患者的能量摄入。限制摄入饱和脂肪酸和高果糖玉米糖浆也可能是有益的，因为高饱和脂肪酸和高果糖的饮食与 NASH 相关[111]。一项大型回顾性研究甚至表明，每日果糖摄入量与更晚期的纤维化阶段之间存在相关性，但目前还没有前瞻性试验证明限制果糖可以改善组织学表现[112]。

ω-3 脂肪酸在美国被批准用于治疗高甘油三酯血症，并作为 NAFLD 的潜在疗法被进一步研究。一项 Meta 分析研究了共包含 355 例患者的 9 项研究，其结果表明，尽管缺乏组织学数据，但可证明补充 ω-3 脂肪酸可改善肝脂肪变性[113]。若要在体重不变的情况下改善肝脂肪变性，每日 ω-3 脂肪酸补充剂剂量的中位数为 4g。而其他试验结果未能显示补充 ω-3 脂肪酸对 NAFLD 和 NASH 的患者有益[114,115]。补充 ω-3 脂肪酸能否作为 NAFLD 或 NASH 的治疗手段尚需进一步研究，但它作为治疗高甘油三酯血症的方法可应用于此类患者中。

摄入含咖啡因的咖啡与慢性肝病之间存在着联系，并且已有大型回顾性研究证明咖啡对酒精性肝病[116]以及慢性丙型肝炎[117]具有保护作用(参见第 74、80 和 86 章)。初步研

表 87.3　NAFLD 的当前和未来治疗选择

方式	影响	评价
饮食建议		
减肥 5%~10% 适度限制热量摄入，目标每天减少 500~750kcal	整体上改善 NASH	难以维持
停止或减少饱和脂肪酸、高果糖玉米糖浆的摄入	摄入太多这类食物是 NASH 和纤维化加重的危险因素	尚缺乏相关的前瞻性试验
考虑使用 ω-3 脂肪酸替代物	减轻肝脂肪变性改善血清甘油三酯水平	缺乏能改善 NAFLD/NASH 的组织学表现的证据 对高甘油三酯血症有用
考虑经常喝咖啡，每天 2~3 杯	降低纤维化风险	最佳用量尚不清楚
运动建议		
有氧和/或阻力训练 3~4 次/周，目标是消耗 400kcal	改善胰岛素抵抗	减重是最佳的结果
减肥手术		
袖状胃切除术，RYGB，LAGB	在60%~80%的病例中 NASH 以及纤维化好转或治愈	仅当生活方式难以改变以及合并其他手术适应证时
药物治疗(当前)		
维生素 E 800IU/d	改善 NASH 的作用温和；不能减轻纤维化	对非糖尿病患者有效 可能有引发前列腺癌的风险
吡格列酮每日 30~45mg	改善 NASH，有可能改善纤维化	会引起很多副作用(如体重增加、骨质疏松症、水肿、充血性心力衰竭) FDA 未批准用于 NASH
肠促胰岛素类似物(艾塞那肽和利拉鲁肽)	有样本量较小的研究证明，该类药物可改善胰岛素抵抗，减轻体重，改善肝组织病理变化的作用较为温和	有 GI 副作用 新药司美格鲁肽目前正在试验研究中
己酮可可碱	有可能可以改善 NASH 和肝纤维化	在小型试点试验中证明有效
他汀类药物	不能改善 NASH 的组织学改变	对NAFLD 患者的安全性较高，可降低心血管疾病的风险
依折麦布	试点试验中发现该药疗效较温和	对NAFLD 患者来说的安全性较高，可用于高脂血症，但不能用于治疗 NAFLD/NASH
药物治疗(未来)		
FXR 激动剂： 奥贝胆酸	改善 NASH 的组织学表现	副作用：瘙痒、LDL 升高、HDL 降低
Aldafermin	正在进行的 2 期临床试验	副作用：腹泻、恶心、糖尿病
抗纤维化药物： Cenicriviroc，emricasan，selonsertib，GR-MD-02	正在进行的第 2 期和第 3 期临床试验	有望用于临床，但尚需更多数据
PPAR-α/δ 激动剂：Elafibranor	疗效相对温和	副作用：血清肌酐水平升高

FXR，法尼酯 X 受体；GR-MD-02，半乳糖凝集素-2 抑制剂；LAGB，腹腔镜可调式胃束带；PPAR，过氧化物酶体增殖物激活受体；RYGB，Roux-en-Y 胃旁路手术。

究表明，这也适用于 NAFLD 患者，患者咖啡摄入量与较低阶段的肝纤维化相关[118,119]。这种益处在每天摄入 2~3 杯含咖啡因的咖啡患者中被观察到，并且其他含有咖啡因的饮料、脱咖啡因的咖啡以及浓缩咖啡似乎均无此效果[120]。

NASH 患者更习惯于久坐，心血管健康状况更差[121]。体育锻炼也属于生活方式干预，推荐与营养咨询共同干预或作为单一疗法。在一项为期 12 个月的治疗试验证明，适度或者剧烈的体力活动可有效降低肝内 TG 含量，尽管这种改善似乎主要是由体重减轻介导的[122]。而其他样本量较小的试验和 meta 分析表明，减少肝内 TG 含量未必一定要通过减轻体重的方式[123-125]。运动对 NASH 的作用尚不明确，一项对经活检证实的 NASH 患者进行的大型回顾性队列研究发现，中等强度的运动(3.0~5.9 代谢当量)不能改善 NASH 或纤维的严重程度[126]。剧烈活动(≥6 代谢当量)确实改善了 NASH 组织学变化，并且纤维化程度随着活动剧烈程度的加倍而改善。2018 年 AASLD 的实践指南建议患者加强体育运动并减少热量摄入，其最终目标是随着时间的推移持续地减肥[83]。不过指南尚未就运动的类型和强度提出具体建议。

尽管改变生活方式似乎对 NAFLD 有益，但不推荐单独使用某种生活方式作为干预措施，也没有一种生活方式可以适合所有患者[127]。减轻 5%~10% 的体重很难实现，而且随着时间的推移更加难以维持。AASLD 实践指南[83]和 2012 年 3 个学会的联合实践指南[128]都建议采取低热量饮食与增加体育锻炼相结合的方式，并以体重减轻 7%~10% 为目标，但均未就饮食结构的组成和运动类型给出具体建议。

（二）减重手术

很多大型回顾性和前瞻性队列研究表明[128,129]（见第 8 章），减肥手术可导致体重大幅度减轻，从而能改善 NAFLD 患者的代谢参数和肝组织学情况。在一项对 109 名 NASH 患者开展的研究中，受试者在减肥手术后一年接受了肝活检随访，85% 的患者的 NASH 痊愈，33% 的患者肝纤维化得以改善[130]。最初人们担心肝纤维化会随着体重的迅速减轻而恶化，这是没有依据的。正如一项 Meta 分析所证明的那样，减肥手术后肝纤维化比基线改善了 11.9%[131]。尽管不建议将减肥手术作为 NASH 的治疗方法，但大量数据表明，对于因为其他原因需要手术的 NASH 患者，减肥手术是可行的选择。NASH 肝硬化患者会面临较高的手术并发症风险，尽管一些中心的研究结果显示在 Child-Pugh A 级的肝硬化患者中行袖状胃切除术取得了令人鼓舞的结果[132]（见第 8 章）。

（三）药物治疗

目前已有多种药物用于治疗 NAFLD，包括以下几大类：减肥药物、胰岛素增敏剂、抗氧化剂、细胞保护剂或抗纤维化剂。

1. 减肥药物

可用于减肥的药物数量有限，经研究用于治疗 NAFLD 患者的更少（见第 7 章）。迄今为止研究最多的是奥利司他，该药是一种胰脂肪酶和胃脂肪酶的可逆抑制剂。这种药物导致肠道脂肪吸收不良，引起体重轻度减轻。目前市场上该药有两种类型：处方药[罗氏鲜（Xenical Roche）]以及非处方药（剂量较低）[（葛兰素史可-阿利（Alli GlaxoSmithKline）]。最初的试验结果显示该药有较好的应用前景，但随后样本量更大的随机对照试验表明，接受奥利司他的和接受安慰剂的患者相比，两者体重减轻程度相近[133,134]。无论采取何种治疗，体重减轻 9% 是在组织学上改善脂肪变性和坏死性炎症所需的阈值。由于屡屡收到胆石症、胆汁淤积以及罕见的肝损伤的案例报告，因此 FDA 在 2009 年发布了奥利司他的上市后警告。该药的应用因上述案例报告、较小的减肥效果、可致脂肪泻以及可能导致其他药物吸收不良等因素受到限制。其他减肥剂，包括芬特明、氯卡色林和芬特明/托吡酯，尚未用于 NAFLD 患者的治疗研究。

2. 抗氧化剂

抗氧化剂通过减少肝脏中活性氧的产生，以最大程度地减少氧化应激，是 NAFLD 另一种潜在的治疗途径。维生素 E 是目前研究最多的抗氧化剂，它有廉价且高效的优点，已作为治疗 NAFLD 的药物在成人和儿童群体中进行过研究。在大多数研究中，维生素 E 具有良好的耐受性，能改善血清转氨酶水平，减少肝脂肪变性。在非糖尿病人群中，能改善脂肪性肝炎，但不能改善肝纤维化[135,136]。因为在糖尿病患者应用维生素 E 有心血管风险的顾虑，故不推荐对患有糖尿病的 NAFLD 患者使用维生素 E[137]。有 Meta 分析[138]显示该药会引起全因死亡率增加，但这一结论被一项样本量更大、更全面的研究推翻[139]。尽管该药会引起前列腺癌发病率轻度增加，但 AASLD 仍建议[83]无糖尿病的 NASH 患者可以考虑服用维生素 E 治疗[140]。

3. 糖尿病治疗药物

高胰岛素血症性胰岛素抵抗与 NAFLD 之间的关系为治疗提供了合理的目标。二甲双胍、噻唑烷二酮类（TZD）和肠促胰素类似物都是治疗糖尿病的药物，已在 NASH 治疗中进行了研究。二甲双胍是一种改善高胰岛素血症和提高肝胰岛素敏感性的双胍类药物，可改善 ob/ob 小鼠的肝肿大和肝脂肪变性[141]，但对人类的 NAFLD 的影响较小[142,143]。目前不推荐使用二甲双胍作为 NAFLD 或 NASH 的治疗方法。

TZD 是高效的过氧化物酶体增殖物激活受体（peroxisome proliferator-activated receptor，PPAR）-γ 激动剂，该受体是一种表达于脂肪组织、肌肉和肝脏中的核受体。在脂肪细胞中，PPAR-γ 促进细胞分化并减少脂肪分解和 FFA 释放。TZD 通过增加肌肉中的葡萄糖排出和减少肝葡萄糖输出来改善胰岛素抵抗。TZD 中的罗格列酮和吡格列酮已在几项大型、设计良好的随机对照试验中进行了研究，大多数患者药物治疗耐受良好，该类药物可降低胰岛素抵抗，降低肝生化指标和改善组织学表现[141,144,145]。罗格列酮因导致冠状动脉事件发生率增加受到 FDA 警告而应用受限；目前吡格列酮是用于临床的主要药物。一项 meta 分析证实，吡格列酮在改善患或不患糖尿病的 NASH 患者的肝纤维化方面疗效显著[146]。TZD 治疗的缺点包括：患者的平均体重在为期 1～3 年的疗程中增加 1～2kg，促进骨量丢失[147]，可能导致膀胱癌的发生率升高[148]。持续的治疗显然是必要的，因为随后的研究证明，患者在停止药物治疗后 NASH 复发[149]。幸运的是，一项包含 101 例患者的研究在其为期 36 个月的随访中发现，糖尿病前期或患有糖尿病的 NASH 患者长期服用吡格列酮是安全、有效及耐受良好的[150]。综合了风险与益处后，2018 年 AASLD 实践指南推荐吡格列酮作为活检证实的 NASH 患者的治疗方法[83]。

肠促胰素类似物是另一类治疗糖尿病的药物，虽然在 NASH 人群中的研究尚少，但已初步显示出其应用前景。艾塞那肽和利拉鲁肽是胰高血糖素样蛋白 1 受体（glucagon-like protein-1 receptor，GLP-1）激动剂，可提高胰岛素敏感性、降低血糖水平及有适度的减肥效果。艾塞那肽已在动物模型[151]还有人类试验中[152,153]显示出良好的疗效。在一项对 52 例患者进行的随机对照试验中[154]，利拉鲁肽治疗组 39% 的患者出现包括治愈 NASH 的明显的组织学改善，安慰剂组为 9%。另一种 GLP-1 激动剂司美格鲁肽（semaglutide）的 2b 期试验正在进行[155]。该药体重减轻的作用可能是其胃肠道副作用（恶心、腹泻等）导致的，我们期待更进一步的研究结果。

4. 细胞保护剂

目前认为细胞保护剂可阻止细胞凋亡并下调炎症级联反应。UDCA 是一种细胞保护剂，有小样本量的试验显示其治疗 NASH 有不错的效果[156,157]，但随后有这一结论被样本量更大的对照试验推翻[158]。目前不推荐将 UDCA 用于 NAFLD 或 NASH 的治疗。

已酮可可碱（PTX）也是一种细胞保护剂，已在 NASH 患者中进行了研究，其可抑制促炎细胞因子（包括 TNF-α），从而减少活性氧的产生[159]。两项初步试验以及一项随机对照试验显示，PTX 的作用包括：不同程度的组织学改善，降低肝脏生化指标，改善胰岛素抵抗[160,161]。另一项样本量较小的开放标签的研究表明，与仅改变生活方式相比，在改变生活方式的同时服用 PTX 治疗 1 年后，患者 NAS 评分降低更多，但纤维化未见改善[162]。仍需进一步的研究来证明 PTX 能否作为 NASH 的主要治疗药物。

5. 降脂药

NASH 患者往往同时患有高脂血症，在 NAFLD 患者中使用降脂药被认为是一种潜在的双靶点疗法，可同时治疗两种疾病。高脂血症最常用的药物是他汀类药物，它抑制 3-羟基-3-甲基戊二酰辅酶 A(3-hydroxy-3-methylglutaryl-coenzyme，HMG-CoA)还原酶，该酶是胆固醇生物合成的关键酶(见第 64 章)。他汀类药物在 NASH 初步治疗试验中的显示出一定疗效[163,164]。没有以肝酶水平或改善肝脂肪变性作为替代终点的大样本量试验中，也显示了该药的疗效，并证明其可改善患者的心血管结局[165,166]。推荐使用他汀类药物治疗合并高脂血症的 NASH 患者。但是，他汀类药物可作为 NASH 的主要治疗药物尚需进一步研究。

依折麦布是另一种降脂药物，在动物模型[167]以及在 24 例 NAFLD 患者中进行的 1 项试点试验显示其可改善肝脏组织学病变[168]。同样地，依折麦布尚需更多证据方可作为 NASH 的主要治疗药物。在获得更多证据之前，专家小组建议单用他汀类药物或用他汀类药物联合依折麦布或吡格列酮作为 NAFLD 和 NASH 的治疗方法[169]。

6. 其他疗法

血管紧张素受体阻滞剂(ARB)通常用于治疗高血压、心力衰竭和慢性肾脏疾病，而上述疾病可能与 NAFLD 相关。在动物模型中，ARB 能抑制肝星状细胞活性，从而改善肥胖小鼠的肝纤维化[170]。一项初步试验表明，该药在人体内也有类似的疗效。但一项样本量较大的随机对照试验显示，对于肝脏的组织学病变，使用罗格列酮联合氯沙坦疗效未优于仅使用罗格列酮[171]。仍需进行进一步研究来确定 ARB 对 NASH 是否有效。

如前所述，胆汁酸的合成和转运在 NAFLD 发病机理中具有重要作用，提示其可能是新的潜在的治疗靶点(见第 64 章)。法尼醇 X 受体(FXR 受体)是调节脂质和葡萄糖稳态的主要"导体"。FXR 激动剂奥贝胆酸具有用于治疗 NASH 的前景，大型随机对照试验(FLINT 试验)的结果表明，使用奥贝胆酸治疗后，患者代谢参数和肝脏组织学均有所改善[172]。该药的副作用包括瘙痒、LDL 水平升高和 HDL 水平降低等，因目前对这些副作用的严重性尚无清晰的认识，正在进行一项更大的 3 期临床研究以阐明这些问题。

抗纤维化药物是潜在的治疗药物，正在进行深入研究。因为纤维化和疾病的预后之间存在直接联系，所以治疗纤维化十分关键。将纤维化作为主要研究终点通常会导致研究时间过长，在没有干预的情况下，纤维化进展一个阶段可能需要大约 7 年(见前文)[173]。目前许多抗纤维化药物已经或正在研究中，包括 emricisan、selonsertib、aldafermin、GF-MD-02。在 2 期研究中，selonsertib 在改善纤维化的同时不引起 NAS 评分升高，但随后的 3 期研究未能证实其具有抗纤维化作用[174]。在 2 期试验中 aldafermin 与安慰剂相比，可明显改善纤维化或治愈 NASH。

通过对 NASH 发病机理的研究可找到其他新颖的治疗方法。目前认为肠道菌群变化和 SIBO 会促进 NASH 的发生发展，这可能为治疗提供新的出路。Elafibranor 是 PPAR-α/δ 双重激动剂，有助于维持葡萄糖和脂质稳态。一项已发表的大型随机对照试验显示，在意向治疗分析中，使用 elafibranor 治疗在治愈 NASH 的同时不会恶化纤维化，而且该药的副作用不严重[175]。但该药对血清肌酐水平的具有的潜在影响，以及其疗效过于温和(仅 19% 的患者病情改善)，因而仍需进行进一步研究。

大多数 NASH 治疗试验都仅涉及一种药物，这些药物通常针对能导致炎症或纤维化的途径。联合疗法可以作用于多个不同途径并提高疗效。一些 2 期试验已经开始使用这种方法，希望联合治疗与单一种药物治疗相比能具有相同或更大的疗效。

总之，目前 NAFLD 的治疗主要依赖于生活方式干预，一旦治疗成功且疗效持续，就可以在组织学和生化水平方面产生显著的益处。尽管对合并代谢疾病(例如糖尿病或高脂血症)的治疗也可能在肝组织学方面产生一定的改善，但这不足以支持将其用作 NASH 的主要治疗方法。在特定的目标人群中可以考虑使用吡格列酮和维生素 E。对于患有 NASH 和手术适应证的肥胖患者，减肥手术是一种不错的选择。

(四) 肝移植

如前所述，NASH 肝硬化是肝移植(LT)第二常见的适应证，并有望成为 21 世纪 20 年代 LT 的主要适应证[87]。移植受很多共病情况的限制，尽管 NASH 肝硬化的 30 天移植死亡率更高，但 1~3 年的死亡率与其他 LT 适应证的死亡率近似[88-90]。心血管疾病在 NASH 患者中比较常见，因而术前充分的心脏风险分层十分重要。Van Wagner 和他的同事的研究证明，与酒精性肝硬化患者相比，进行 LT 的 NASH 肝硬化患者心血管事件的发生率增加，特别是在围手术期，OR 值为 4.12(95CI，1.91~8.90)[91]。尽管大多数患者在 LT 后 5 年有复发性的肝脂肪变性，但只有 5% 的患者在此期间发展为复发性肝硬化[92]。另一种情况是，供肝脂肪变性越来越普遍，能在 1/3~1/2 的潜在的肝供体和尸体肝移植供体中发现[93]。供体肝脏的脂肪变性可导致原发性移植物无功能，以及患者总体预后较差[94](见第 97 章)。脂肪变性小于 30% 的移植物是可用的，脂肪变性大于 60% 的移植物通常被认为是不可用于移植的。脂肪变性程度中等(30%~60%)的患者需要参考个案和该中心的情况进行评估。在摘取供体之前，需要咨询病理学专家及进行肝活检以确定供体的是否可用。

(程妍 译，鲁晓岚　贾继东 校)

参考文献

87

第 88 章　药物性肝损伤

Shivakumar Chitturi, Narci C. Teoh, Geoffrey C. Farrell 著

88

章节目录

一、肝脏的药物代谢

（一）肝脏在药物清除中的作用

经肠道吸收的药物和其他毒素通过门脉循环大量进入肝脏。大多数药物的亲脂性化合物特性，使得他们易被肝脏摄取，但很难以原形由胆汁或尿液排出。肝脏通过多种适应性（诱导性）代谢途径对这些物质进行代谢解毒，包括：改变原药物分子结构（1 相）；将药物或其代谢物与亲水基团相偶联，如糖基化、氨基酸化、硫酸化等（2 相）；通过耗能方式将原始药物或其代谢产物或结合物排入胆汁（3 相）。某一特定化合物的清除过程中可能涉及 1 相和 2 相，或全部 3 相过程。多种细胞核受体通过调控或协同调控转录，调节介导这 3 相反应的蛋白质（酶、膜转运体等）的表达和亚细胞定位，从而调节肝脏清除药物的 3 相反应。

（二）药物代谢的途径

1. 1 相反应和细胞色素 P450

药物代谢 1 相反应包括氧化、还原和水解反应，其产物无需进一步修饰即可被偶联或被排泌[1,2]。

大多数 1 相反应由微粒体药物氧化酶催化，该类氧化酶以细胞色素 P450（cytochrome P450，CYP）基因超家族中的一个血红素蛋白作为关键分子。药物氧化酶对于药物、环境毒物、类固醇激素、脂质、胆汁酸等的复杂催化作用，正是来源于多种密切相关的 CYP 蛋白。人类肝脏中存在 20 多种 CYP 酶类[2,3]。

1 相反应首先是氧分子与血红素辅基中的铁结合，随后从烟酰胺腺嘌呤二核苷酸磷酸（nicotinamide-adenine dinucleotide phosphate，NADPH）细胞色素 P450 还原酶（一种黄素蛋白还原酶）中接受一个电子而被还原，从而生成的“活性氧”与药物或其他亲脂性化合物相结合。氧被还原并嵌入药物底物的过程产生了许多化学中间体，包括自由基、亲电子“氧中间体”（如不稳定环氧化物、醌亚胺等）及因被还原而具有反应性的活性氧（ROS）。最典型的例子是 CYP2E1 催化对乙酰氨基酚代谢为 N-乙酰-*p*-苯醌亚胺（N-acetyl-*p*-benzoquinone imine，NAPQI），后者是一种与对乙酰氨基酚肝毒性有关的氧化性芳香族代谢物。其他活性醌类化合物的例子包括曲格列酮、奎宁和甲基多巴的代谢物。类似地，一些植物毒素也经肝脏代谢，产生具有潜在肝毒性的双萜类环氧化物（见第 89 章）[4]。活性氧有显著的组织损伤作用，尤其是通过氧化应激，触发组织应激反应及细胞凋亡途径（详见后文）。

肝腺泡 3 带的 CYP 蛋白含量明显高于 1 带。CYP2 的分布常局限于肝小静脉周围 1～2 个肝细胞的窄带。这在一定

程度上解释了为何有的药物或毒素,例如对乙酰氨基酚和四氯化碳转化而来的反应性代谢产物,所致的肝损伤在某特定区带更重。

(1) 细胞色素 P450 酶的遗传和环境决定因素

1) 细胞色素 P450 表达的药物遗传学和多态性

CYP 酶在肝脏的表达由遗传决定。这一发现在很大程度上解释了,为何健康人群中药物代谢速率的差异可达 4 倍以上。有些个体可能会缺乏某些较小的 CYP 酶类的基因表达。例如缺乏 CYP2D6 的弱代谢者,由于该酶参与代谢异喹胍和哌克昔林,因此可有常规剂量下的哌克昔林蓄积,从而发生严重的不良反应,包括慢性肝炎和肝硬化[5]。其他例子还有可影响华法林、奥美拉唑和苯妥英代谢的 CYP2C9,以及影响华法林代谢的 CYP2C19 等[2];3% 的白人和 15% 的亚洲人是华法林的弱代谢者。

2) 发育调控和组成表达

成年后,一些 CYP 酶类的表达随年龄增长可出现轻度下降,但与遗传变异、环境影响和肝病的影响相比,这种变化很小。CYP3A4 和 CYP2E1 表达的性别差异,可解释某些药物(如红霉素、氯氮平、咪达唑仑)在女性中代谢稍强,但尚不清楚这种差异是否导致女性肝脏药物反应的风险增加。

3) 营养和疾病相关变化

无论是在健康人还是肝病患者,营养状态都可影响某些 CYP 酶类的表达[1,2,6]。例如,肥胖、高脂肪摄入、糖尿病和节食等,可增加 CYP2E1 表达[2,6]。改变肝脏 CYP 表达的疾病包括甲状腺功能减退(降低 CYP1A)和垂体功能减退(降低 CYP3A4)[2]。肝硬化与总细胞色素 P450 水平降低以及肝脏灌注减少有关,其结果是经肝脏快速代谢的普萘洛尔等药物的清除率降低[2]。然而,肝硬化的影响对不同 CYP 家族(表 88.1)之间以及肝病类型之间有所不同(例如 CYP3A4 水平在胆汁淤积性肝病中不变,但在肝细胞性肝病中降低)。

表 88.1 人类药物代谢 1 相中涉及的细胞色素 P450(CYP)

CYP 同工酶	底物	肝病对 CYP 活性的影响
CYP1A2	咖啡因、茶碱、氯硝西泮	↓↓↓
CYP2A6	氟烷、甲氧氟烷	↓↓
CYP2C9		↓
CYP2C19	西酞普兰、地西泮、奥美拉唑	↓↓↓
CYP2D6	可待因、氟哌啶醇、美托洛尔	↔
CYP2E1	安氟醚、氟烷、对乙酰氨基酚	↓
CYP3A4	胺碘酮、卡马西平、环孢素、特非那定	↓↓↓

4) 适应性反应和酶诱导

暴露于亲脂性物质可引起适应性反应,一般包括短暂性肝细胞损伤(详见后文),以及新酶蛋白合成,这一过程称为“酶诱导”。CYP3A4 作为人类肝脏中主要的细胞色素 P450,其组成型和诱导型表达的遗传调控分子基础已经明确[7]。药物如利福平可与孕烷 X 受体(pregnane X-receptor,PXR)相互作用,而后者是转录调节因子孤儿核受体家族的成员[7]。活化的 PXR 和类似的组成型雄甾烷受体(CAR),再分别与异源生物调节增强子模块内 CYP3A4 结构基因上游的同源核苷酸序列结合。这种相互作用可调节 CYP3A4 启动子下游,并最终调节 CYP3A3 蛋白的转录。类似的控制机制也存在于其他几种 CYP 途径,特别是那些参与胆汁酸合成的途径[7,8]。

环境因素诱导微粒体酶的常见例子包括:吸烟和大麻(CYP1A2)、酒精(CYP2E1 和可能的 CYP3A4)[9]。多种药物是 CYP 酶的强效诱导剂。例如异烟肼诱导 CYP2E1、苯巴比妥和苯妥英可增加多种 CYP 的表达等[2]。利福平与圣约翰草[10]的活性成分金丝桃素类似,是 CYP3A4 的强效诱导剂,能够引起常规药物和补充替代医学(complementary and alternative medicine,CAM)制剂之间的相互作用。肝脏对于药物代谢酶类的调控已有另文讨论[2,8]。

药物诱导性肝病的影响是两方面的。一方面,可能是由于 PXR 和 CAR 的激活,酶的诱导通常不局限于 CYP 系统。这种诱导作用还可能影响胆汁酸代谢和肝脏生长,并可能导致血清碱性磷酸酶和 GGT 水平的增加,这可能是肝脏对慢性摄入药物的一种适应性反应,即“肝脏适应”。另一方面,一种药物可能通过影响药物代谢酶的表达和活性或药物清除(3 相反应),从而影响肝脏对其他药物的代谢或清除。这种药物-药物间相互作用可能与药物诱导的肝损伤机制有关。

5) 药物代谢产物的抑制作用

某些化合物能抑制药物的代谢。例如在服用多种药物的个体中,葡糖醛酸化和硫化等反应会竞争 2 相通路,促进了非偶联药物向 CYP 系统的呈递。这可部分解释,齐多夫定和苯妥英等药物能降低肝脏对对乙酰氨基酚的耐受阈值。

(2) 药物氧化的其他途径

除 CYP 酶类之外,线粒体电子传递系统可在药物代谢中产生组织损伤反应中间体,例如源于硝基呋喃衍生物(呋喃妥因,可卡因等)的硝基自由基。随后,通过黄素蛋白还原酶将电子传递至氧分子,产生过氧化物及其他活性氧。某些抗癌药物如多柔比星、咪唑类抗菌药等,可参与产生活性氧的其他氧化还原循环反应过程。

2. 2 相反应(共轭)

2 相反应可对母体化合物或药物代谢产物进行酯化以产生亲水性结合物,使之易于排入胆汁或尿液。负责的酶包括葡糖醛酸基转移酶、磺基转移酶、谷胱甘肽 S-转移酶、乙酰及氨基酸 N-转移酶等。共轭反应也受到 CAR 和其他核转录因子的调节,并可通过耗尽其限速辅因子(如葡糖醛酸和无机硫酸盐)而被抑制。当底物浓度过饱和时,这些酶系统的相对低效限制了药物清除效率。目前普遍认为药物的偶联物是无毒的,且 2 相反应是一种解毒反应。当然也存在例外,如某些谷胱甘肽偶联物可通过半胱氨酸 S 共轭 β 裂解酶介导的反应成为高反应性中间体。一般而言,偶联反应受肝病影响极小;但在失代偿期肝硬化时,某些酶活性降低,因而对某些药物的清除减弱,这可能对镇痛剂(吗啡而非哌替啶)及安定剂(奥沙西泮而非地西泮)药物的临床选择有影响。当前对该类酶的调控机制及其对于 DILI 的潜在意义,仍知之甚少。

3. 3 相反应

这一阶段是将药物、药物代谢物及其偶联物分泌入胆汁的过程。数种转运体参与了这些通路,主要涉及 ATP 结合盒(ATP-binding cassette,ABC)蛋白,并由 ATP 水解供能(见第

64 章)。ABC 转运蛋白在自然界中广泛分布,包括 CF 跨膜电导调节体、微管铜转运体和肠道铜转运体等(见第 76 章)。

多药耐药蛋白 1(multidrug resistance protein 1,MDR1,基因符号 *ABCB1*)在肝细胞的顶端(毛细胆管)质膜上呈高表达,可将阳离子药物特别是抗癌药物转运入胆汁。多药耐药相关蛋白(multidrug resistance-associated protein,MRP)属于 ABC 转运体的另一家族,同样在肝脏中表达。该家族中至少有 2 个成员负责从肝细胞中排出药物(及其他)偶联物:肝细胞基底外侧膜上的 MRP-3(基因符号 *ABCC3*)促进药物偶联物进入血窦循环;毛细胆管膜上的 MRP-2(基因符号 *ABCC3*)将内源性物质(如胆红素二葡糖醛酸酯、白三烯-谷胱甘肽偶联物、谷胱甘肽等)及药物偶联物泵入胆汁。该相还涉及分泌胆汁酸的胆盐输出泵(bile salt export pump,BSEP)、分泌磷脂的 MDR3(人类基因符号 *ABCB4*,小鼠基因符号 *Mdr2*)等其他毛细胆管转运体。上述基因的多态性与人类胆汁淤积性肝病有关。BSEP 可与多种药物相互作用[11]。

这些药物消除途径的膜表达及活性的调控相当复杂。其表达改变或活性受损(因药物间竞争、膜脂组成改变、活性代谢物或共价结合的损害),可能导致药物蓄积、胆汁流受损、胆汁淤积性肝损伤等。这已在雌激素[12,13]、曲格列酮[14]、特比萘芬[15]、氟氯西林[16]等药物中得到了证实,并对药物性胆汁淤积等其他形式的肝损伤机制具有广泛意义[11]。

(三) 肝病对药物代谢的影响

考虑肝病患者用药的安全性,医生需要了解药物的肝脏提取率(即吸收和代谢率)、药物的处理(在肝、肾及其他)、经肝脏代谢的途径、药效和并发症之间有无潜在相互作用等。肝脏对药物的处理相当复杂,幸运的是大多数药物在大多数肝病患者中都是安全的。以下两种情况值得关注:可以减少肝脏血流减少的肝病如肝硬化和门静脉高压(会降低肝脏对高清除率药物的清除)和肝脏代谢(合成)功能的下降。除等待肝移植的患者之外,还包括酒精性肝炎和肝硬化、严重自身免疫性肝炎(AIH)和病毒性肝炎失代偿期的患者。这类患者口服高清除率药物时,由于肝脏首过清除率下降,全身生物利用度可增加 2~10 倍,因此必须大幅减少使用剂量。典型例子是普萘洛尔,通常在这种情况下,普萘洛尔用于降低门静脉压力,降低静脉曲张出血的风险。肝硬化患者的通常起始剂量应为每天 10~20mg,而针对心血管适应证时的剂量为每天 160~320mg。其他受严重肝病影响的高清除率药物包括哌替啶、三环类抗抑郁药、沙丁胺醇等。

受肝病影响最大的肝脏药物代谢和消除途径是 CYP 的途径(见表 88.1)。如前所述,胆汁淤积性肝病几乎不影响 CYP3A4,所以几乎不影响肝脏对糖皮质激素、血管紧张素转换酶(angiotensin-converting enzyme,ACE)抑制剂、环孢素、HIV 蛋白酶抑制剂等常用药物的代谢。依靠胆汁排泄而在肝脏清除的药物代谢几乎不受肝病的影响,但是癌症化疗药物是个例外,在有黄疸的患者这类药物会增加肝脏损伤的风险。相比之下,肝病对结合途径(2 相反应)的影响要小得多,这一特性可用于选择镇静剂或主要镇痛药物(详见后文)。应避免使用已知会诱发肝脏并发症的药物。肝硬化患者肌酐清除率受损,有发生庆大霉素肾毒性的风险。另一个挑战是如何在酒精性肝硬化患者中适当选择镇静剂来控制酒精戒断。有肝硬化者不宜使用地西泮治疗,因为地西泮代谢依赖 CYP 酶,所以肝硬化患者的地西泮代谢清除延迟,可能会导致肝性脑病;选择单独通过偶联代谢的苯二氮䓬类药物(如奥沙西泮)会更安全。其他通常与肝脏药物代谢无关的副作用包括,对凝血因子合成的过度影响(尽管华法林代谢通常不受肝病影响)、NSAID 类药物的水钠潴留(同时可致胃肠道高出血风险)、二甲双胍等口服降糖药引起的代谢性酸中毒或严重低血糖、服用 ACE 抑制剂或主要镇静剂后的低血压等。对乙酰氨基酚可能是肝硬化时最安全的镇痛药物(见下文)。但一般而言,常用药物(如抗菌药、直接抗病毒药物、抗癫痫药、抗抑郁药、抗高血压药、他汀类及口服避孕药等)对肝病患者都是安全的。

二、药物引起的肝脏疾病

(一) 定义和重要性

药物是肝损伤的常见原因,一般通过肝脏生化指标异常来界定,特别是血清 ALT、碱性磷酸酶或胆红素水平等升高至正常上限(ULN)两倍以上。由于检测肝损伤的生化指标升高也可解释为肝脏适应性反应的一部分,因此药物性肝损伤(DILI)在临床实践中很难定义。有证据表明,肝脏对药物适应多表现为短暂、一过性、自限性的肝脏受损,随后固有免疫帮助其恢复正常。此外,DILI 的严重程度变化很大,轻者可以是肝脏结构和功能的轻微非特异性改变,重者可发展为 ALF、肝硬化和肝癌不等[17]。

药物诱导肝脏疾病应限于组织学损伤特征已经得到全面阐释的肝损伤病例。除对乙酰氨基酚、抗癌药物及某些植物性或工业性肝毒素之外,大多数 DILI 病例代表药物不良反应或肝脏药物反应,这些有害的效应通常是无意的、在推荐剂量下即可出现,其潜伏期(通常为 1 周到 3~6 个月)相较直接肝毒素(数小时至数天)更长,并可出现药物过敏等肝外反应的特征。

虽然 DILI 是整体人群中的黄疸或急性肝炎的少见原因,但 DILI 是老年人群急性重型肝炎的重要原因。因 DILI 而住院患者的总病死率约为 10%[18],不同药物的病死率差异很大[19,20]。由于自发报告不足,肝脏药物反应的报告频率事实上被低估了[19,20]。据可靠的前瞻性和流行病学研究表明,大多数类型的药物性肝病的发病率(或风险)为每 10 000~100 000 人中有 1 例[21]。因为药物性肝损伤发病率低且不可预知性,所以通常称为特异体质型药物反应。由于临床发病率低,医生在诊疗过程中可能不会考虑到 DILI 可能,从而导致漏诊。这在补充和替代药物制剂中尤应重视(见第 89 章)。如果在出现药物性肝炎症状后未能停用致病药物,或再次暴露于该药,是 DILI 所致 ALF 的常见且是可以避免的原因[1,22-24]。另一挑战是,DILI 可与已知其他肝胆疾病具有相似的临床症状和病理表现。此外,尽管个别药物(和某些药物类别)通常会产生一种“特征性综合征”,但它们也可能与其他甚至有时是多种临床病理综合征相关。

DILI 是药物撤市最常见原因之一,因此对医疗经济、法律及监管等多方面都会产生影响。因为大多数类型的特质性损肝药物反应是不常发生的,因此该类药物的严重肝损伤在上市前很难被发现。历史上,潜在肝毒性大的药物多数都被毒性更小的药物替代了,如曲格列酮(原型噻唑烷二酮)及溴芬酸(一种非甾体抗炎药),两者都因致死性肝毒性而被停用[1,22,24-25]。

现有的常规药物和补充和替代医学(CAM)制剂数量不断增加,其中包括数百种少见的可导致肝损伤的药物,这对临床医生的诊疗带来了挑战[1,5,22-25],包括处方药物时需充分掌握患者信息,以及能够把特定药物和特定肝损伤类型联系起来[1,26,27]。另一进展是认识到在复杂的医疗环境下,药物毒性可与其他肝损伤原因相互作用,例如骨髓移植、癌症化疗、HIV 感染的抗逆转录病毒治疗(antiretroviral therapy,ART)、慢性病毒性肝炎患者的抗结核治疗、PBC 患者的利福平所致肝炎、他莫昔芬引起的 NAFLD(尤其是 NASH)等。

(二) 流行病学

流行病学频率或风险,即特定数量暴露人员中的不良反应数量,是表达药物反应常见程度的最佳术语。发病率和流行率等依赖时间的术语并不合适,因为频率与暴露持续时间没有线性关系。对于大多数反应来说,发病出现在相对较短的暴露时间或者潜伏期内,尽管某些形式的慢性肝病发生在数月或数年后。药物性肝损伤的发生频率来源于向药厂或药物不良反应监测机构提交的上市后监测报告。在美国,经 FDA 批准后,制药公司必须报告严重的不良事件(任何导致死亡、生命威胁、住院或永久残疾的事件)。然而,药物批准上市后再鼓励医生及药剂师自愿通过 MedWatch 项目撰写报告就比较被动。尽管如此,MedWatch 接收的报告中药物不良反应稍低于 10%[19],与法国的报告率类似(<6%)[20]。药物诱导的严重肝毒性电子软件(electronic tool for drug-induced serious hepatotoxicity,eDISH)是一个可以帮助识别临床试验中可能有严重肝病风险受试者的制图工具,可以获得所有受试者的即时实验室数据(特别是血清转氨酶和胆红素水平),以及个别患者的时间序列数据,以供进一步研究[27]。

1. 病例界定:何种药物?

很多药物可以导致 DILI[5,28]。然而,大多数药物的肝损伤的证据仅限于个别或少量病例报告,比如给科学期刊或监管机构的信件,或者小型观察系列报告中。因此,大多数药剂导致肝损伤的证据是间接的和不完整的,通常缺乏病理特征描述、彻底排除其他肝损伤病因、全面评估因果关系,以及服药和发病的关联等信息(见后文)[1,5,25]。2016 年 LiverTox DILI 数据库中列出的药物中,只有约一半与 DILI 有令人信服的关联。其中,22%(76 种)是基于 12~50 例的报告得出的,13%(22 种)是基于 50 例以上的报告得出的[28]。一般来说,临床实践和社区中最常用的药物,包括抗菌药、抗肿瘤药和非甾体抗炎药,都是导致 DILI 的药物。后面将详细讨论如何在多种可疑药物中识别主要致病药物。

2. 肝脏药物反应的频率

肝脏药物反应的发生率常因报告不完整而被低估。由于病例的界定标准不确切(见后文),且病例识别及报告依赖于观察者的技能水平和积极性,所以估算的频率不够准确[1,5,25]。药物诱导性肝病的首发病例被报道引起了处方者的注意,加之处方不当(如仅批准使用 7 天的溴芬酸被长期使用、某些国家滥用氟氯西林和阿莫西林-克拉维酸等)等因素,可能会出现一个明显的"小流行"。更适用于肝毒性的流行病学方法包括,处方事件监管、记录关联性、病例对照研究等。其中处方事件监管和记录关联性现已被用于估算某些抗菌药(红霉素、磺胺类、四环素、氟氯西林、阿莫西林-克拉维酸等)和非甾体抗炎药的肝损伤频率[26]。

流行病学研究证实了目前药物性肝损伤的发病率低。对于非甾体抗炎药,肝损伤的风险为每 100 000 人中 1~10 人;阿莫西林克拉维酸与胆汁淤积性肝炎的发病率为每 100 000 人中有 1~2 人;低剂量四环素导致的肝毒性不到每百万人中有 1 例[1,18,21,22]。对于具有代谢型肝毒性的药物,肝损伤的频率可能更高,如异烟肼对暴露人群所致的肝损伤可达 2%,其风险取决于患者的年龄、性别、同时服用的其他药物、是否存在 HBV 及 HCV 感染等。某些药物存在其他的致病性宿主因素,可以通过病例对照研究来明确其归因风险,例如阿司匹林与瑞氏综合征(Reye syndrome)的联系、口服避孕药与肝脏肿瘤和肝静脉血栓形成的联系等。已故 Hyman Zimmerman 在 20 世纪 70 年代提出假设,认为血清 ALT 升高水平和肝损伤和严重程度相关[22]。根据"Hy 定律",当血清 ALT 上升至正常上限的 3 倍及以上伴血清胆红素浓度升高至正常上限 2 倍以上、而血清碱性磷酸酶水平无明显升高(<2×ULN)时,提示该药物可能在 10% 的黄疸患者引起 ALF。因此,当 3 期临床试验的 2 500 名患者中发现 2 例 DILI 相关的黄疸时,预计在上市阶段每 12 500 名服药患者中就会有 1 例 ALF。有学者认为应当修改 Hy 法则以提高其识别可能进展为 ALF 病例的特异性[29,30],如应用大于 5 的 R 值(ALT/ULN 与 ALP/ULN 之比)或改进的 nR 值(取能计算出更大 R 值的 ALT 或 AST)。利用西班牙 DILI 队列对该标准进行验证,发现其预测 ALF 的特异性由 44%(Hy 法则)提高到了 67%(R 值)和 63%(nR 值),而其敏感性相似[29]。上述标准均有待进一步验证。

3. 药物作为肝病病因的重要性

肝毒性在社区人群黄疸或急性肝炎病例中占比不到 5%,在慢性肝病中占比更少[1,22],但药物是引起严重肝病及老年肝病的重要因素。法国的重症肝炎住院病例中,由药物引起的占 10%[22],而 50 岁以上肝炎病例中由药物引起者占 43%[23];美国某机构报告超过一半的 ALF 病例由药物引起[23]。各国药物相关的致病模式和频率均有所不同,例如韩国有超过 1/4 的 DILI 病例由草药和膳食补充剂引起(见第 89 章)。

在大多数 DILI 病例中,药物是导致肝损伤的唯一原因;少数情况下,药物增加了无药物暴露时也能出现的肝病的相对风险,如瑞氏综合征中的水杨酸盐、肝静脉血栓形成中的口服避孕药(OCS)、与酒精性肝病及 NAFLD 相关肝纤维化中的甲氨蝶呤、NAFLD 及 NASH 中的他莫昔芬等。已有肝病的患者对于 DILI 易感性的影响很小,但目前已证实慢性 HCV 感染与某些药物,以及慢性 HBV 感染与抗结核化疗之间具有潜在的相互作用。此外,通常预后良好的肝脏药物反应(如对阿莫西林-克拉维酸等)一旦发生在已有慢性肝病的患者中,则进展为肝衰竭的可能性增加。

4. 风险因素

对于剂量依赖性肝毒素如对乙酰氨基酚、甲氨蝶呤，以及某些部分剂量依赖性特异质性反应的药物（如溴芬酸、四环素、丹曲林、塔克林、羟青霉素等），DILI 发生风险影响因素包括药物剂量（日剂量≥50mg 时更易出现 DILI）[31]、血药浓度和持续服药时间。而对于特异质性反应来说，宿主因素才是导致肝损伤的关键。遗传易感性很可能是决定性因素，但其他原发因素和环境等也可影响到肝损伤风险（见表 88.2），其中重要的因素包括：年龄、性别、其他物质暴露史、既往有药物反应个人史或家族史、肝病的其他危险因素，以及其他并发症等[21]。

（1）遗传因素

遗传因素是影响 DILI 以及其他药物反应（如青霉素过敏）的因素[32]。然而，目前尚未证实在有过敏性疾病的患者中某类 DILI 的发生率增加。遗传因素决定药物激活和抗氧化途径，编码影响毛细胆管的胆汁分泌的蛋白，调节免疫应答、组织应激反应和细胞凋亡通路。与家族性肝药物不良反应倾向相关的药物文献很少，包括丙戊酸和苯妥英钠[33]。遗传性线粒体疾病是丙戊酸肝毒性的风险因素[33]。某些类型的药物性肝病与反应性代谢综合征有关（见后文），尤其是药物诱导的肝炎和肉芽肿反应。初步研究表明，特定的 HLA 单倍体与某些药物诱导的肝病无关，或仅有微弱的关联。全基因组关联研究（genome-wide association studies，GWAS）揭示了特定的人类白细胞抗原单倍体（HLA）与数种药物间存在较强的关联，如氟氯西林和阿莫西林-克拉维酸等（见表 88.3）[34]。

表 88.2　影响药物引起肝病风险的因素

因素	典型药物	影响
遗传因素	氟烷、苯妥英、磺胺类	家族中多发
	阿巴卡韦、阿莫西林-克拉维酸、氟氯西林	强 HLA 相关性
年龄	氟烷、异烟肼、呋喃妥因、曲格列酮	60 岁以上：发生频率及严重程度增加
	丙戊酸、水杨酸类	儿童更多见
性别	氟烷、米诺环素、呋喃妥因	女性好发，尤其是慢性肝炎患者
	阿莫西林-克拉维酸、硫唑嘌呤	男性好发
剂量	对乙酰氨基酚、阿司匹林、部分草药及膳食补充剂	血药水平与肝毒性风险直接相关
	羟青霉素、他克林、四环素	非特异质性反应，与剂量部分相关
	甲氨蝶呤、维生素 A	总剂量、给药频率及暴露时长与肝纤维化风险有关
	丙戊酸	家族史，与线粒体酶缺陷有关
其他药物	对乙酰氨基酚	异烟肼、苯妥英和齐多夫定能够降低剂量阈值并增加肝中毒的严重程度
	丙戊酸	其他抗癫痫药能增加肝中毒风险
	抗癌药物	血管毒性相互作用
其他药物反应个人史	安氟醚、氟烷、异氟醚	同类药物间存在罕见的交叉过敏现象
	红霉素类	
	双氯芬酸、布洛芬、噻洛芬酸	
	COX-2 抑制剂、磺胺类	
酗酒	对乙酰氨基酚	降低剂量阈值，结局更差
	异烟肼、甲氨蝶呤	肝损伤及纤维化风险增加
营养状态		
肥胖	氟烷、甲氨蝶呤、他莫昔芬、曲格列酮	肝损伤及纤维化风险增加
节食	对乙酰氨基酚	肝中毒风险增加
既往肝病	海恩酮、匹莫林	肝损伤风险增加
	抗结核药物、布洛芬	乙肝及丙肝患者肝损伤风险增加
其他疾病/状态		
糖尿病	甲氨蝶呤	肝纤维化风险增加
HIV/AIDS	磺胺类	肝毒性风险增加
肾衰竭	甲氨蝶呤、四环素	肝损伤及纤维化风险增加
器官移植	硫唑嘌呤、白消安、硫鸟嘌呤	血管毒性风险增加

表 88.3　DILI 相关的遗传变异

药物	分类	等位基因	DILI 比值比(CI)
氟氯西林	抗生素	HLA-B*57:01	80.6(23~285)
噻氯匹定	抗血小板药物	HLA A*33:03	36.5(7.3~184)
米诺环素	抗生素	HLA-B*35:02	30
罗美昔布	非甾体抗炎药	HLA-DQA1*01:02;**DRB1* 1501**;DQB1* 06:02;DRB5*01:01	6.3(4.1~9.6)
双氯芬酸	非甾体抗炎药	*ABCC2*[MRP2]C-24T	6(2.4~17)
希美加群	凝血酶抑制剂	HLA-DRB1*07:01	4.4
奈韦拉平	蛋白酶抑制剂	HLA-B*58:01	3.5
阿莫西林-克拉维酸	抗生素	**HLA-DRB1*1501**;DRB5*01:01;DQB1*06:02	2.3(1.0~5.26)
特比萘芬	抗真菌药物	HLA-A*33:01	2.3
性激素	多样	*ABCB11*[BSEP]V444A	1.7~4

*加粗表示该等位基因在某药引起 DILI 的发病机制中最为重要。
ABC,ATP 结合盒;BSEP,胆盐输出泵;CI,可信区间;MRP2,多药耐药相关蛋白 2。

(2) 年龄

大多数肝脏药物反应在成人中更常见。例外情况包括丙戊酸肝毒性,这在 3 岁以下的儿童中最常见,但在成人中罕见;以及 Reye 综合征,水杨酸盐在其中起着关键作用。在成人中,40 岁以上人群发生异烟肼肝毒性的风险更大,类似的观察还见于呋喃妥因、氟烷、阿维 A 酯、双氯芬酸及曲格列酮[1,5,18,21]。老年人群中药物不良反应频率增加,在很大程度上是暴露增多、多药共服及药物代谢变化引起的。同时,肝毒性的临床严重程度也会随年龄而明显增加,例如异烟肼和氟烷的致死性反应[1,5,18,21]。

(3) 性别

女性更易出现药物性肝炎,这一差异不能简单地归因于其药物暴露更多,例如氟烷、呋喃妥因、磺胺类药物、氟氯西林、米诺环素及曲格列酮等药物的毒性。其中,呋喃妥因、双氯芬酸或米诺环素引起的药物性慢性肝炎,易发生于女性的倾向尤为显著[1,22]。相反,某些胆汁淤积性药物反应(如阿莫西林-克拉维酸等),在不同性别中发生频率大致相同,甚至更常见于男性。硫唑嘌呤诱发的肝病,在男性肾移植患者中发生的频率高于女性[35]。

(4) 多药共服

服用多种药物的患者,比服用一种药物的患者更容易出现不良反应[1,5,25]。其机制为某药增强了 CYP 介导的将另一药物转化为有毒中间体的代谢过程(见后文),如对乙酰氨基酚、异烟肼、丙戊酸、其他抗惊厥药物及抗癌药物等的毒性作用。此外,药物可通过减少胆汁流量或竞争胆管排泄途径,来改变药物处理过程(3 相反应)。这一机制可能是 OCS 与其他药物相互作用诱发胆汁淤积的原因。药物及其代谢物也可通过细胞毒性和细胞凋亡机制相互作用,如通过线粒体损伤、胞内信号通路、转录因子激活以及调控参与应激和损伤应答的肝脏基因等,触发炎症反应和细胞凋亡[6,36]。

(5) 既往药物反应

既往药物不良反应史一般会增加发生同种药物及其他药物反应的风险,但在药物性肝病病例中,相关药物发生交叉敏感的情况很少见。药物(或药物类别)之间具有交叉敏感的有卤代烷麻醉剂(见第 89 章)、红霉素、吩噻嗪和三环类抗抑郁药、异烟肼、吡嗪酰胺以及某些非甾体抗炎药等。需要强调的是,既往发生过对同一药物的反应,是 DILI 严重程度增加的主要危险因素[22]。西班牙的一项关于有 DILI 病史者再发 DILI(不同药物)的风险研究表明[37],复发性 DILI 很少见(1.2%),且最常由结构或靶点相似的药物引起,而其他表现与自身免疫性肝炎(AIH)一致,这些发现提示其机制更可能是免疫介导的过程,或者实际上应诊断为 AIH。

(6) 酒精

长期过量摄入酒精降低了对乙酰氨基酚引起的肝毒性的剂量阈值,并提高了其严重性,增加了异烟肼肝炎、烟酸(烟酸、烟酰胺)的肝毒性和甲氨蝶呤引起的肝纤维化的风险和严重性。

(7) 营养状况

肥胖与氟烷诱发肝炎的风险密切相关,并且是服用甲氨蝶呤或他莫昔芬者发生 NASH 和肝纤维化的独立危险因素。节食可增加对乙酰氨基酚肝毒性的易感性[38]。有学者提出营养不良也可能与异烟肼肝毒性有关[39]。

(8) 既存肝病

一般而言,酒精性肝硬化和胆汁淤积性疾病等肝病,并不会增加肝脏不良反应的易感性[40],但有一些情况例外,如某些抗癌药物、烟酸、匹莫林、海恩酮等的毒性作用。存在肝病病史是甲氨蝶呤诱发肝纤维化的重要因素。患有慢性 HBV 或 HCV 感染或 HIV/AIDS 的患者,在进行抗结核或抗逆转录病毒治疗[41]、接触布洛芬或其他非甾体抗炎药、进行骨髓移植前的骨髓抑制(可致肝窦阻塞综合征)[42]或服用抗雄激素如氟他胺和醋酸环丙孕酮[43]时,肝损伤风险增加。有关报告显示,HCV 感染和抗逆转录病毒治疗期间的肝损伤具有很强的关联性,其风险可能增加了 2~10 倍[44,45]。

(9) 其他疾病

类风湿性关节炎(RA)可增加水杨酸类肝毒性的风险,但目前尚不清楚是否柳氮磺吡啶在 RA 患者中比在 IBD 患者中更易诱发肝炎。糖尿病、肥胖和慢性肾病患者,更常出现甲氨蝶呤所致的肝纤维化,而 HIV/AIDS 可增加磺胺类药物过敏的风险[46-48]。一项回顾性队列研究表明,糖尿病患者中药物性 ALF 的年龄和性别标化发病率为 0.08~0.15/1 000 人年,与所用药物无关(曲格列酮使用率很低),且在药物暴露后的前 6 个月发病率最高(约 0.3/1 000 人年)[47]。肾移植是硫唑嘌呤相关血管损伤的危险因素,而肾脏疾病可增加四环素诱发脂肪肝的易感性[22]。此外,在骨髓移植后[41]及 HCV 感染者中,由抗癌药物引起的肝窦阻塞综合征更为常见[1,5,22,24,25]。

(三) 病理生理学

1. 肝损伤的毒理机制

(1) 直接肝毒素及活性代谢产物

高肝毒性物质可损伤线粒体和质膜等重要亚细胞结构,从而抑制能量产生,改变离子梯度,并破坏细胞的完整性。这种严重的细胞损伤机制,并不适用于目前引起肝损伤的药物,因为后者大都需要代谢激活从而介导肝细胞损伤。由此产生的活性代谢产物,可与重要的细胞靶点相互作用,特别是诸如富含硫醇的蛋白质及核酸等具有亲核基团的分子。它们与 ROS 一同作为氧化物,在肝细胞内建立氧化应激,即促氧化剂和抗氧化剂之间的不平衡状态。ROS 同时也是介导应激反应的关键信号分子(见后文)。另外,活性代谢产物与大分子(尤其是蛋白质和脂质)不可逆结合,通过使关键酶失活或形成蛋白-药物加合物,从而产生损伤。这种加合物可能会被识别为引起肝损伤的免疫破坏靶点。尽管如此,越来越多的证据提示"直接肝毒素"如对乙酰氨基酚等,也通过免疫应答激活肝内固有免疫,并释放相应致病性活化分子的模式。后者(以及内毒素等细菌产物的病原体相关分子模式)可触发 Toll 样受体,从而激活促炎和细胞凋亡途径(见第 72 章)[49]。

(2) 氧化应激和谷胱甘肽系统

肝脏常暴露于以下各种原因所导致的氧化应激环境中:肝细胞尤其是在线粒体和微粒体电子传递系统(如 CYP2E1)中氧气的减少,库普弗细胞、内皮细胞、受到刺激的中性粒细胞及巨噬细胞中还原型烟酰胺腺嘌呤二核苷酸磷酸(NADPH)氧化酶催化的 ROS 和硝化物形成等。肝脏具有良好的抗氧化机制以抵抗氧化应激,如维生素 E 和维生素 C 等微量营养素、金属硫蛋白和泛醌等富含硫醇的蛋白质、铁蛋白等金属螯合蛋白,以及相关酶类如能够代谢活性代谢产物的过氧化氢酶、代谢 ROS 的过氧化氢酶和超氧化物歧化酶、代谢脂质过氧化物的谷胱甘肽过氧化物酶等。其中,谷胱甘肽(L-δ-谷氨酰胺-L-半胱氨酸-甘氨酸)是哺乳动物肝脏中最重要的抗氧化剂[36]。

肝细胞是合成谷胱甘肽的唯一部位。肝脏的谷胱甘肽水平很高(5~10mmol/L),可通过增加其合成所需的半胱氨酸供应进一步提高含量。这一机制是对乙酰氨基酚中毒的硫醇解毒基础。促氧化剂能够增加肝细胞的谷胱甘肽的合成,就像通过氧化还原敏感性转录因子 Nrf 的信号传导使 CYP2E1 过表达时一样[6,36,50,51]。通过表达限速酶谷氨酸半胱氨酸连接酶促进谷胱甘肽的合成,也是对乙酰氨基酚等药物导致线粒体损伤的一种反应。其还原形式,即还原型谷胱甘肽(GSH),是多种抗氧化途径的关键辅助因子,包括硫代二硫化物交换反应和谷胱甘肽过氧化物酶等。谷胱甘肽过氧化物酶对过氧化氢具有比过氧化氢酶更高的亲和力,可以处理脂质过氧化物、自由基和亲电子性药物代谢产物等。GSH 同时也是谷胱甘肽 S 转移酶所催化的偶联反应的辅助因子,参与将代谢产物转运至胆汁的 3 相药物消除途径。其他反应无需酶的催化,产物包括谷胱甘肽-蛋白质混合的二硫化物和氧化的谷胱甘肽等。后者可通过由谷胱甘肽还原酶催化的给质子反应,被还原为谷胱甘肽。

正常情况下,肝细胞内的谷胱甘肽多处于还原状态,表明这一途径对维持细胞的氧化还原能力具有重要作用。NADPH 的还原形式是谷胱甘肽还原酶的重要辅助因子,其形成需要 ATP 参与,提示肝脏的线粒体完整性对于能量产生以及对抗氧化应激的抵抗力至关重要。谷胱甘肽在肝细胞中并非均匀分布,而是在细胞质中浓度最高。在线粒体中,氧化呼吸持续生成副产品氧自由基,部分药物或代谢产物可干扰线粒体呼吸链,因此其内必须保有足够的谷胱甘肽。线粒体通过从细胞质中主动摄取以维持其谷胱甘肽水平,这种转运系统可被慢性酒精暴露及某些脂肪毒性(如胆固醇)所改变,因此是药物毒性的又一潜在靶点[36]。

(3) 细胞损伤的生化机制

与细胞酶类的共价结合、膜质的过氧化等曾被认为是肝中毒的核心机制,但现已不再被视为细胞损伤的唯一途径了。目前认为,蛋白质、磷脂脂酰侧链(脂质过氧化)及核苷类的氧化,似乎是中毒性肝损伤的特征性生化应激的组成部分。在一项实验中,健康志愿者应用可导致血清 ALT 短暂升高的一种低分子量肝素之变异体后[17],除>90% 的受试者出现了转氨酶上升之外,胞质及线粒体等亚细胞器损伤的标志物、细胞角蛋白(cytokeratin,CK)8/19 的 M30 片段产物等凋亡标志物、miRNA-122 等微小 RNA、DNA 及高迁移率族蛋白-1(high-mobility group box-1,HMGB1,细胞坏死时释放的一种 DAMP)等也升高了。作者的结论是,肝素类药物通过继发反应激活了固有免疫应答,引起了轻度自限性细胞坏死。这种继发反应,包括蛋白质通过腺苷二磷酸核糖基化或蛋白酶激活进行的翻译后修饰、通过激活内源性核酸内切酶进行的 DNA 裂解以及通过激活磷酸酶破坏脂质膜等,可能也在 DILI 中起到了一定作用[6]。其中某些分解代谢反应,可通过内质网和线粒体中存储的 Ca^{2+} 进入或释放增多,引起胞质中钙离子浓度增高来启动[6,36]。内质网应激在 DILI 发病中的潜在作用尚不明确[52,53]。

肝毒性物质最终通过共同的生化途径(如通过 Ca^{2+} 上升激活催化酶)导致肝细胞死亡这一观念,已被证明不足以解释各种致死性肝细胞损伤。相反,多种过程均可破坏关键细胞器,从而引起细胞内应激,从而激活信号通路和转录因子。通过激活 c-Jun 氨基末端激酶(c-Jun N-terminal kinase,JNK)等信号转导途径所致线粒体损伤,可能与对乙酰氨基酚等数种药物的肝毒性密切相关[49,54-56]。之后将讨论到,这些因素的平衡可以启动细胞死亡或促进细胞保护。

(4) 细胞死亡类型

1) 细胞凋亡

细胞凋亡是一种依赖能量的程序化细胞死亡形式,通常会导致个别细胞的受控性死亡。细胞凋亡除了在发育、组织调控和癌变中起主要作用之外，对于毒性、病毒性和免疫介导的肝损伤也相当重要[57-60]。细胞凋亡的超微结构特征是：细胞及细胞核收缩，核染色质凝结和边集，质膜出泡，最终细胞碎裂为包含完整线粒体及其他细胞器的膜结合体。这些凋亡小体被周围的上皮细胞和间充质细胞所吞噬，保留了含核酸和完整线粒体的细胞碎片。这些碎片随后被溶酶体消化利用，不释放生物活性物质。因此，纯粹的细胞凋亡（通常仅在体外发生）不会引发炎症反应。凋亡中的细胞过程通常由半胱天冬酶（caspase）介导，该类蛋白水解酶在其活性位点上存在一个半胱氨酸，可在天冬氨酸残基上切割多肽。肝毒性试验中也存在非半胱天冬酶介导的程序性细胞死亡。

在常见的肝损伤类型中，如缺血-再灌注损伤、胆汁淤积及毒性肝损伤等，细胞凋亡很少是其诱发细胞死亡的唯一形式，通常都会涉及细胞坏死与肝脏炎症反应。促死亡信号的激活是否会导致细胞死亡，取决于以下因素：促生存信号、反应速度、可用的谷胱甘肽和 ATP 含量、其他细胞的作用等。这里将简要讨论其中的某些因素，更详细的回顾另见他处[6,57-60]。

肝细胞凋亡可通过检测具有肝细胞特异性的细胞角蛋白 8 和 18 的 caspase-3 裂解产物（M30）来确定。当促凋亡的细胞内信号通路被激活时，在胞内毒性生化过程（内源途径）或细胞表面受体激活转导细胞死亡信号（外源途径）的作用下，肝细胞启动凋亡程序。促凋亡受体属于 TNF 受体超家族，具有所谓的死亡结构域。这类受体包括同源配体为 Fas（同源配体为 Fas-ligand，Fas-L）、TNF-R1（同源配体为 TNF）以及 TNF 相关凋亡诱导配体（TNF-related apoptosis-inducing ligand，TRAIL）受体（同源配体为 TRAIL）等。除了典型的肝毒素如醌类、维生素 K 和过氧化氢之外，已有研究证明，某些药物（如对乙酰氨基酚、植物性双萜化合物等）可被转化为促氧化反应代谢物，从而启动以下程序：CYP 介导形成活性代谢产物→谷胱甘肽消耗→线粒体损伤释放细胞色素 c 及发生通透性改变→caspase 激活→细胞凋亡。

线粒体在凋亡的促进和拮抗途径中都有着关键性作用[55,57,58,60]。在源途径中，促凋亡受体死亡域的激活募集连接分子、Fas 相关死亡域和 TNF 受体相关死亡域，结合并激活 caspase-8 酶原，形成死亡诱导信号复合体。随后，caspase-8 将 B 细胞淋巴瘤/白血病（B cell lymphoma/leukemia，Bcl-2）家族中促凋亡的 Bid 裂解为 tBid，tBid 继而使 Bax 转位至线粒体后与 Bak 聚集以提高线粒体通透性[57]。接着，细胞色素 c、结合凋亡蛋白抑制因子（inhibitor of apoptosis proteins，IAPs）等 caspase 抑制蛋白的 Smac、凋亡诱导因子（apoptosis-inducing factor，AIF，又称 Apaf）等其他促死亡分子释放[58]，促使凋亡小体形成，激活 caspase-9，最终激活 caspase-3，完成细胞死亡（图 88.1）。不同部位的胞内应激可释放其他提高线粒体通透性的蛋白，如细胞骨架的 Bmf、内质网的 Bim 等，而 Bcl-2 家族的 Bcl-2 和 Bcl-xL 可以作为生存因子，通过调节线粒体完整性来拮抗凋亡。保护性机制目前尚未完全明确，但已知可能涉及髓样细胞白血病-1 基因序列（myeloid cell leukemia sequence 1，Mcl-1）。应激激活的 JNK 等蛋白激酶，通过降解 Mcl-1，使线粒体保护性蛋白 Bcl-xL 磷酸化并失活等，也可发挥促凋亡作用[59]。

凋亡所致的细胞死亡一般通过 caspase-3 的激活来最终实现，但迄今已发现了多条不依赖 caspase 的程序性细胞死亡途径[60]。内质网应激可通过激活 caspase-12 绕过线粒体改变，独立激活凋亡小体的 caspase-9。程序性细胞死亡的终末阶段是耗能过程，因此 ATP 的消耗可停止受控的"细胞自杀"，转而引起细胞坏死（见后文）或被称为"凋亡性坏死（apoptotic necrosis，或 necrapoptosis）"的叠加模式[61,62]。此外，当细胞大量凋亡，超过快速吞噬作用的承受能力时，可引起继发性细胞坏死[62]。

在中毒性肝损伤过程中，胞内毒性生化过程和促凋亡死亡受体的激活并相互排斥的细胞死亡途径。药物毒性可以通过多种途径使受损肝细胞易感于 TNF-R 或 Fas 所介导的细胞凋亡，包括阻断肝细胞中的保护性转录因子核因子 κB（nuclear factor kappa B，NF-κB）、抑制嘌呤和蛋白质合成等。另外，激活库普弗细胞（通过内毒素等），以及募集活化的炎症细胞，也可增加 TNF 的产生。

拮抗细胞死亡的重要保护性机制是抑制 caspase，如通过一氧化氮（nitric oxide，NO）或 ROS 来化学阻断半胱氨酸巯基，或者消耗谷胱甘肽等[6]。相关的蛋白抑制因子有 IAP 家族、热休克蛋白及 FLICE（caspase-8）抑制蛋白（FLICE-inhibitory proteins，FLIP）[57-59]。FLIP 可竞争结合 Fas 相关死亡域，从而抑制 caspase-8 的激活；Bcl-2 和 Bcl-xL 能够抑制线粒体通透性；磷脂酰肌醇 3 激酶/Akt 可磷酸化 caspase-9 并激活 NF-κB。

2）细胞坏死

与细胞凋亡相比，细胞坏死是相对不受控的过程，可引发质膜的广泛损伤，干扰离子转运，导致膜电位崩溃，细胞膨胀，最终细胞破裂死亡。药物诱导的线粒体损伤可通过改变膜通透性，使储存的 Ca^{2+} 被释放到胞质中，引起其他离子梯度紊乱，破坏能量的产生。啮齿动物模型和人类对乙酰氨基酚的肝毒性均表明，内切酶的释放可损伤线粒体、裂解核 DNA，由此可知，线粒体酶是对乙酰氨基酚活性代谢产物 NAPQI 的一个特殊靶点[63]。线粒体损伤的启动还可激活多条信号通路（JNK、糖原合酶激酶-3β 等），从而引起进一步的线粒体功能障碍[55]。Reye 综合征样障碍（常由丙戊酸，或非阿尿苷、地达诺新、齐多夫定、扎西他滨等核苷类似物，以及可能"摇头丸"引起）的毒理机制，可能也是线粒体损伤。线粒体损伤通过凋亡或坏死均能导致细胞死亡[61,62]，其途径主要取决于细胞的能量状态与损伤的速度和严重性。当 ATP 存在时，细胞死亡可通过凋亡进行；而线粒体缺乏能量时，死亡机制就转变为细胞坏死。这种细胞死亡过程的二分法是人为的，事实上凋亡和坏死所表示的更可能是细胞死亡时一系列终末期形态和机制的叠加谱[36,62]。

细胞坏死不同于凋亡的一个重要方面是，细胞的非受控溶解会释放危险相关分子模式（如 HMGB1）和脂质过氧化物、醛类、类花生酸等大分子分解产物。这些产物可作为循环白细胞的趋化剂，参与肝实质的炎症反应。药物毒性过程中产生的氧化应激，甚至在细胞死亡发生前就可以上调内皮细胞表达分泌的黏附分子和趋化因子，从而促进肝脏炎症反应的募集。这一过程是部分药物诱发肝病的主要方式。淋巴细胞、多形核白细胞（中性粒细胞和嗜酸性粒细胞）及巨噬细胞

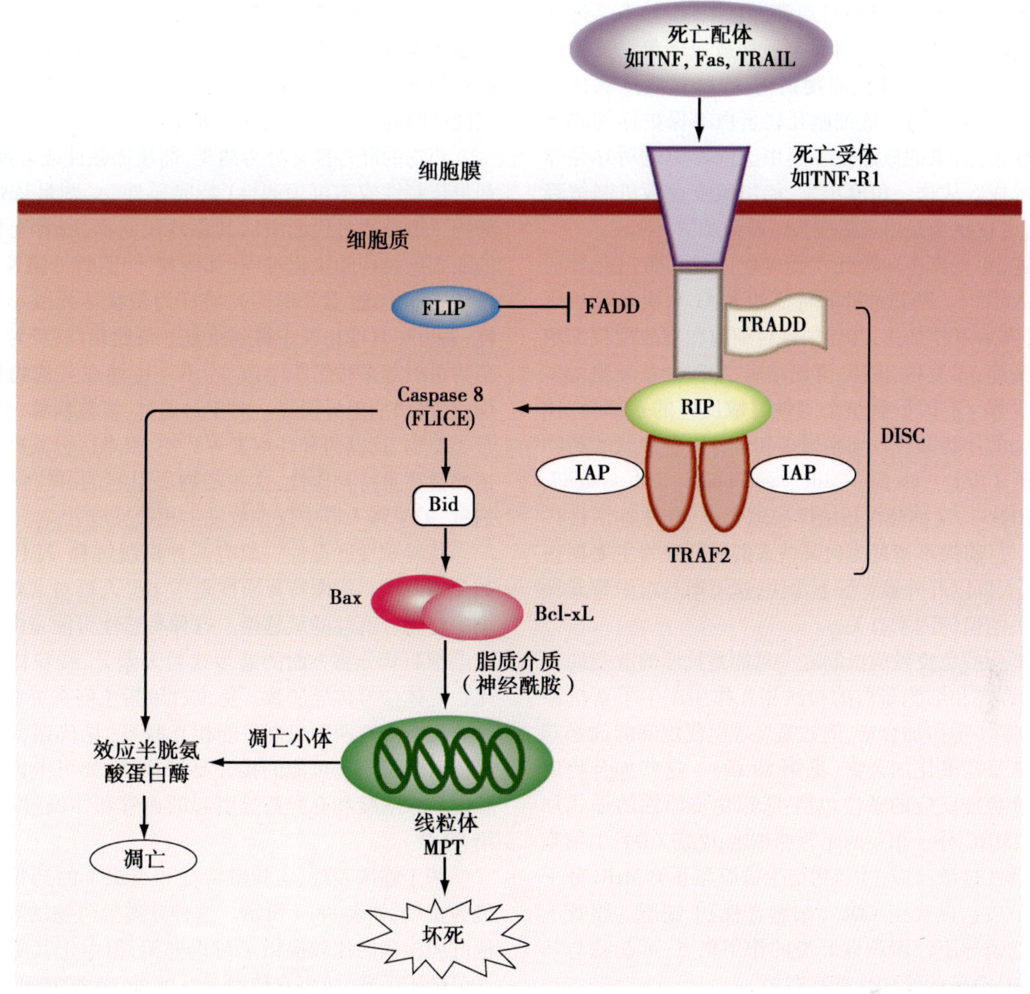

图 88.1　哺乳动物细胞凋亡及坏死途径。详见正文。Bcl，B 细胞淋巴瘤/白血病家族（成员有 Bax、Bid 及 Bcl-xL 等）；DISC，死亡诱导信号复合体；FADD，Fas 相关死亡域；FLIP，FLICE 抑制蛋白；IAP，凋亡蛋白抑制因子；MPT，线粒体通透性改变；RIP，受体相互作用蛋白；TNF，肿瘤坏死因子；TNF-R1，TNF 受体-1；TRADD，TNF 受体相关死亡域；TRAF2，TNF 受体相关因子-2；TRAIL，TNF 相关凋亡小体

也可能进入肝脏，参与细胞介导的免疫应答[64]。

3）氧化应激

肝细胞中尤其是线粒体内发生严重氧化应激时，会诱发细胞坏死，而少量（或渐进）的氧化应激暴露可触发细胞凋亡。这是因为 ROS 和氧化应激能够激活 Fas 信号、JNK 等激酶、p53 以及微管组装，破坏蛋白质折叠，从而导致内质网的未折叠蛋白反应[64]。

氧化应激还可通过线粒体呼吸链解偶联、释放细胞色素 c、大量氧化并释放谷胱甘肽（Fas 信号传导需谷胱甘肽参与）等途径，放大细胞死亡进程。与此相反，某些情况下氧化应激又能通过抑制 caspase 或激活 NF-κB 拮抗细胞凋亡。这种双向的作用使得很难预测氧化应激对肝损伤究竟是促进还是保护作用。

（5）肝脏非实质细胞和固有免疫应答的作用

除迁移性细胞之外，肝脏内的非实质细胞的激活可能在药物和毒素诱导的肝损伤中发挥重要作用，如作为定居巨噬细胞和抗原提呈细胞的库普弗细胞，以及定居肝脏发挥抗原加工和固有免疫的树突状细胞和自然杀伤（NK）T 细胞等。活化的库普弗细胞和募集来的白细胞可能因释放 TNFα、白介素（IL）-1β 和 Fas-L 等细胞因子而产生毒性作用，进而在某些情况下可引起肝细胞的凋亡或坏死[62]。活化的库普弗细胞还可释放 ROS、硝化物、白三烯和蛋白酶等。有学者认为，无菌性炎症反应可能有利于清除细胞碎片和组织修复[65]。

肝窦或肝脏终末静脉的上皮细胞由于其谷胱甘肽含量较低，故易受部分肝毒素的损伤作用，例如能引起肝窦阻塞综合征（肝静脉闭塞性疾病）的吡咯里西啶生物碱（Pyrrolizidine alkaloids）[66]。其他类型的药物性血管损伤，多由肝窦上皮细胞受累引起。

肝星状细胞是肝纤维化中参与基质沉积的主要肝细胞类型。甲氨蝶呤诱发肝纤维化时，星状细胞激活。目前多认为维生素 A、ROS 或药物代谢产物等，可能会将星状细胞转化为合成胶原蛋白的肌成纤维细胞。

2. 免疫机制

机体的适应现象也很重要，其机制因药而异[67]。总体上，本身毒性较高的药物更可能在应用早期即出现 ALT 升高，典型例子如异烟肼。尽管该类药物在部分病例中与 DILI 相关，但其 DILI 发病率通常仅 0.01%～1%，与之相对的是在应用本药早期血清 ALT 升高者的占 3%～30%。因此，多数

病例中的血清 ALT 暂时性升高且通常为自限性,并不会进展为具有重要临床意义肝损伤,因而是一种适应现象。过去认为,适应的产生与拮抗活性代谢物损伤、谷胱甘肽抗氧化途径,以及偶联酶、排泄途径、抗细胞死亡蛋白等保护性细胞蛋白的生成相联系,后来的概念主要集中于固有免疫诱导是导致适应最终形成。从这一角度出发,能用免疫过敏机制解释的药物反应,可被视为是由于适应失败造成的。

如前所述,免疫攻击涉及死亡受体配体或孔蛋白介导的颗粒酶的引入[36,68]。药物过敏的特征如下:①初次暴露后延迟发作,再暴露后发作加快;②伴中性粒细胞和嗜酸性粒细胞浸润的肝脏炎症;③发热、皮疹、淋巴结病、嗜酸性粒细胞增多和其他器官受累。有时肝脏是全身性过敏反应的一部分,比如之后将讨论的伴嗜酸性粒细胞增多和全身中毒症状的药物反应综合征(drug reaction with eosinophilia and systemic symptoms,DRESS),又称药物超敏反应综合征,既往称活性代谢物综合征。目前尚不清楚为何某些人群以肝脏为主要损伤部位,而其他人群以肝外器官受累为主,这可能与组织特异性基因表达相关的遗传因素有关。

药物性肝病的免疫致病机制之一可能是抗原的改变的概念,即药物代谢物和细胞蛋白的初次相互作用产生了新抗原(半抗原)或药物-蛋白加合物,例如氟烷等卤代烷麻醉剂暴露后所生成的三氟乙酰化加合物(见第 89 章)。这些加合物启动组织损伤性免疫反应的条件包括:①以免疫原性的形式加工,如通过与 MHC 分子相关的库普弗细胞;②需 $CD4^+$ T 细胞参与以协助诱发过敏反应;③药物衍生抗原与Ⅱ类 MHC 分子需在靶细胞上表达以吸引 $CD8^+$(细胞毒性)T 细胞。胆管上皮细胞是药物诱导胆汁淤积性肝炎的作用靶点,可能就与其表达Ⅱ类 MHC 分子的倾向性更高有关。

尽管针对三氟乙酰化蛋白加合物的抗体,可见于大多数从氟烷所致肝损伤恢复后患者的循环中[69],但该类抗体的特异性和致病性仍存在疑问。另外,药物所诱导的抗体可通过宿主酶的分子模拟,引起免疫介导的肝细胞裂解[70]。实验表明,双氯芬酸的抗体依赖性细胞免疫,是药物性肝病的一个致病机制[71]。对于不形成半抗原的药物来说,免疫相关性肝损伤仍可通过药物与 MHC 分子的非共价直接作用(如希美加群和 HLA DRB1*07:01)[72],或药物修饰 MHC 结合槽使内源性肽被视为异体肽以诱发免疫反应,从而导致免疫相关性肝损伤[73]。

免疫致病机制的另一种类型是免疫系统失调,称为药物性自身免疫[74]。该机制可导致针对微粒体酶的抗肝肾微粒体(liver-kidney microsome,LKM)抗体等药物诱导性自身抗体的产生。CYP2C9 是替尼酸抗 LKM 的作用靶点,而氟烷性肝炎中抗 LKM 针对的是 CYP2E1。非组织特异性自身抗体(如 ANA、平滑肌抗体等),可在呋喃妥因、甲基多巴或米诺环素所致的肝炎患者中检测到。与自发性自身免疫类似,药物诱导的自身免疫也是由遗传决定的免疫耐受异常引起的。

(四)临床病理学特征

1. 分类

肝脏药物反应与其他肝病相仿,但由于类别间的重叠现象,分类往往比较困难。一种典型的综合征可与多种药物相关,而一种特定药物也常引起多种临床病理表现。此外,肝病的临床表现、实验室特征和组织学表现可能并不一致。因此,尽管识别特定的模式或症状至关重要,但药物应用与肝损伤之间的时间关系对诊断更为重要。

药物的肝毒性常分为两类:剂量依赖性或可预测性,和非剂量依赖性或不可预测性(特异质性)。剂量依赖性肝毒性药物一般需通过代谢激活其毒性代谢物,或者干扰关键部位的亚细胞结构和生化过程(如线粒体、胆管分泌等)[12]。肝损伤常迅速出现(数小时内),特征为带状坏死或小泡性脂肪变性,并可在其他物种中得到重复。与此相反,特异质性肝毒性药物可引起多种组织学改变,不一定能在其他物种中导致损伤,且潜伏期差异明显。对于丹曲林、氟氯西林、环磷酰胺、核苷类似物、抗癌药和环孢素等药物,很难区分其肝毒性为剂量依赖性还是特异质性,这些药物所引起的肝损伤部分依赖于剂量,但暴露人群中仅少数发生相关反应。

特异质性肝毒性一般有两种机制解释,即代谢特异质性和免疫过敏。代谢特异质性是指罕见人群对常规剂量通常安全的药物肝毒性的敏感性。这种易感性可能是由于药物代谢或毛细胆管分泌方面的遗传或后天差异、线粒体缺陷或细胞死亡受体信号传导所致。免疫过敏指免疫系统参与介导对药物的反应。这两种机制可能相互联系(见代谢特特异质性)。其他致病机制也可能间接介导肝损伤,如可卡因、摇头丸、动脉内氟尿嘧啶和麻醉药等引起的血管和体温过高等变化(见第 89 章)。

基于临床表现、实验室特征和组织学的药物肝毒性分类最为实用,如表 88.4 所示。这种分类为药物诱导的肝病和其他肝胆疾病的比较提供了讨论框架,但由于其临床和病理特征可能不一致,故仍有待完善。此外,各类型间存在重叠,尤其是从严重坏死(剂量依赖性或特异质性肝毒性均可引起)到伴小叶炎症的局灶性坏死(肝炎)再到胆汁淤积。许多药物可产生从肝炎到胆汁淤积的一系列综合征,有些还包括胆汁淤积-肝细胞型的混合型反应。肉芽肿性肝炎的肝脏生化检测结果与肝炎、胆汁淤积或混合反应的典型特征,也难以区分。

药物可以改变肝脏生化检测结果,但不引起明显的肝损伤。这种适应性应答包括利福平、环孢素、茚地那韦相关的高胆红素血症,以及苯妥英和华法林相关的血清 GGTP 和碱性磷酸酶水平升高[1,22]。对于其他药物来说,短暂的 ALT 或 AST 升高可能与肝细胞坏死有关(如前述肝素),但对于一些药物,如异烟肼,适应和轻微损伤之间的区别是模糊的,这种情况下的适应可能是对氧化损伤的反应。相反,肝脏肿瘤或肝纤维化可在肝脏生化检查无明显异常的情况下发生,前者与性类固醇或氯乙烯单体有关,后者与甲氨蝶呤、砷或高维生素 A 有关。药物性肝病分类还应考虑疾病的持续时间。一般来说,慢性肝病比急性反应更少归因于药物和毒素,但诊断慢性肝病时若不考虑药物因素可导致漏诊,从而出现严重后果[24,25]。与大多数肝病不同,药物和毒素是肝脏血管病变的重要原因。药物还与慢性胆汁淤积、慢性肝炎、脂肪性肝炎、肝纤维化、肝硬化和良恶性肝脏肿瘤等有关。

2. 组织病理学特征

尽管尚未发现 DILI 的特异性病理特征,但某些组织学模

表 88.4　药物性肝病的临床病理学分类

类型	说明	涉及致病药物举例
肝脏适应	无症状;血清 GGTP 及 AP 水平升高(偶尔 ALT 升高)	肝素、苯妥英、华法林
	高胆红素血症	HIV 蛋白酶抑制剂、利福平
剂量依赖性肝中毒	肝炎症状;区带、桥接及大块坏死;血清 ALT 升高 5 倍以上,常>2 000U/L	对乙酰氨基酚、阿莫地喹、海因酮、烟酸
其他细胞性中毒,急性脂肪变性	弥漫或局限性小泡性脂肪变性;部分剂量依赖,严重肝损伤,线粒体中毒表现(如乳酸酸中毒)	ART 药物、去羟肌苷、非阿尿苷、左旋门冬酰胺酶、一些草药及膳食补充剂、丙戊酸
急性肝炎	肝炎症状;局灶、桥接及大块坏死;血清 ALT 升高 5 倍以上;部分有药物过敏肝外表现	醋丁洛尔、丹曲林、双硫仑、阿维 A 酯、氟烷、伊匹单抗、异烟肼、酮康唑、呋喃妥因、纳武单抗、派姆单抗、苯妥英、磺胺类药物、特比萘芬、曲格列酮
慢性肝炎	病程 3 个月以上;界面性肝炎,桥接性坏死,肝纤维化,肝硬化;慢性肝病临床及实验室表现;部分存在自身抗体	双氯芬酸、阿维 A 酯、米诺环素、奈法唑酮、呋喃妥因(见表 88.8)
肉芽肿性肝炎	肝肉芽肿伴多种肝炎及胆汁淤积;血清 ALT、AP 及 GGTP 水平升高	别嘌醇、卡马西平、肼屈嗪、奎尼丁、奎宁(见表 88.7)
不伴肝炎的胆汁淤积	胆汁淤积,无炎症;血清 AP 水平超过 2 倍正常值	雄激素类、口服避孕药
胆汁淤积性肝炎	胆汁淤积,伴有炎症;肝炎症状;血清 ALT 及 AP 升高	阿莫西林-克拉维酸、氯丙嗪、醋酸环丙孕酮、红霉素类、三环类抗抑郁药
胆汁淤积伴胆管损伤	胆管病变及胆汁淤积性肝炎;胆管炎的临床特征	氯丙嗪、右旋丙氧芬、氟氯西林
慢性胆汁淤积	持续时间>3 个月	
VBDS	小胆管缺失;类似于 PBC 但 AMA 阴性	氯丙嗪、氟氯西林、甲氧苄啶、磺胺甲噁唑
硬化性胆管炎	大胆管狭窄	动脉内氟脲苷、病灶内杀介螨剂
脂肪性肝炎	脂肪变性,局灶性坏死,Mallory 小体,细胞周围纤维化,肝硬化	胺碘酮、哌克昔林、他莫昔芬
肝纤维化及肝硬化	纤维化,结节状增生(根据病因还可有界面性肝炎、脂肪性肝炎、胆管缺失和胆汁淤积)	醋酸环丙孕酮(另见 VBDS、慢性肝炎、脂肪性肝炎)甲氨蝶呤
血管疾病	结节性再生性增生,肝窦阻塞综合征,其他	更多(见表 88.10)
肿瘤	HCC、腺瘤、血管瘤等	更多(见第 96 章)

AP,碱性磷酸酶;ART,抗逆转录病毒治疗;VBDS,胆管消失综合征。

式可提示 DILI[75],如带状坏死、小泡性脂肪变性(伴线粒体损伤),以及肝细胞坏死伴胆汁淤积的混合组织学特征。与临床表现不平行的严重坏死也表明可能有药物因素参与,而破坏性胆管病变、中性粒细胞和嗜酸性粒细胞显著增多(至少占炎症细胞的 25%)常提示药物诱导的胆汁淤积性肝炎。肝肉芽肿形成是另一种常见的 DILI 表现。在脂肪性肝炎、肝纤维化及肝脏肿瘤病例中,虽然性激素能增加肝脏肿瘤的血供,且常与肝窦扩张及肝紫癜病有关,但目前暂无具体药物的证据。相较于 NASH 而言,胺碘酮和扑热息林引起的药物性脂肪性肝炎,其严重病变更接近于酒精性肝炎[76]。而其他药物(如他莫昔芬、甲氨蝶呤等)所致的损害,较难与 NASH 区分。虽然发现"特征性"病变有利于诊断,但大多数 DILI 仅在病情严重或未按预期改善或停药后无缓解时才接受肝活检。疑诊 AIH 时应尽可能行肝脏组织学检查,但应认识到其局限性。在一项研究中,4 名肝病专家回顾了 35 例 AIH 和 28 例 DILI,仅基于组织学的观察者间一致性仅为 46%,但纳入常规的临床病理标准后,观察者间的一致性略有改善(高达 71%)。使用包含特定组织学特征的模型时效果最佳[77]。

3. 临床特征

病史采集和体格检查可为诊断肝脏药物反应提供重要线索,其中接触药物或毒素后肝损伤的发展过程最为重要。通过识别肝中毒的特定危险因素(如服用对乙酰氨基酚的患者长期过量饮酒),结合药物过敏的全身症状,可能有助于作出诊断。全身症状包括发热、皮疹、黏膜炎、嗜酸性粒细胞增多、淋巴结肿大、单核细胞增多症样综合征、骨髓移植、血管炎、急性肾损伤、肺炎和胰腺炎等。药物代谢产物可作为半抗原启动免疫破坏性组织反应,当遗传易感性人群暴露于该类药物时,可出现上述症状,称 DRESS 综合征(见上文)。病毒的再激活(尤其是人类疱疹病毒-6 和-7,以及 EBV 感染)也与其发病机制有关[78]。

(1) DRESS 综合征

可导致药物疹伴酸性粒细胞增多及系统症状(DRESS 综合征)的药物包括:磺胺类、氨基青霉素、氟喹诺酮类、氯氮平、抗惊厥药物(如苯妥英、拉莫三嗪、苯巴比妥、卡马西平、丙戊酸、米诺环素)、抗逆转录病毒(如奈韦拉平、阿巴卡韦)、己酮可可碱、一些非甾体抗炎药及中草药等[78]。危险因素包括一级亲属的病史(可将风险提高至1/4)和个人药物过敏史(包括阿司匹林)。在开始服用新药时,若同时使用糖皮质激素或丙戊酸等药物,可将风险增加4~10倍。狼疮和HIV/AIDS等免疫障碍性疾病,分别可将风险提高10倍及100倍。

典型的DRESS综合征发生于开始用药后的1~12周,"前哨症状"有发热、咽炎、乏力、眶周水肿、头痛或耳痛、流涕及口腔溃疡等,以严重皮疹为基本特征。红斑反应最常见,可能演变为中毒性表皮坏死溶解或多形性红斑,通常伴有黏膜炎(Stevens-Johnson综合征)。早期变化包括中性粒细胞增多和急性期反应物水平升高,随后可能出现非典型淋巴细胞增多和嗜酸性粒细胞增多。约13%的病例出现肝脏反应,包括胆汁淤积、急性肝炎和肉芽肿。其他表现还有淋巴结病(16%)、肾炎(6%)、肺炎(6%)及严重血液学异常(5%)等。在对172例报告为DRESS或药物超敏反应的病例进行的12年回顾中,所有患者都出现了皮肤改变,但最常与"可能"或"明确"为DRESS综合征相联系的表现包括:嗜酸性粒细胞增多、肝脏受累(59%肝脏生化检测异常,12%肝肿大)、发热及淋巴结病[79]。

(2) 发病潜伏期

特异质性反应从开始用药到出现临床症状和实验室异常之间存在潜伏期。免疫过敏性肝炎(如DRESS综合征)的潜伏期通常为2-8周;而异烟肼、丹曲林和曲格列酮等药物的潜伏期则为6~20周或更长。肝损伤偶尔在停用致病药物较长时间后才出现,如奥昔哌汀和阿莫西林-克拉维酸可达2周。其他情况下,药物初次暴露时肝中毒罕见,但在后续疗程中会更加频繁出现,且严重程度更高,例如氟烷、呋喃妥因和达卡巴嗪。因此,既往存在服药反应的个人史,是诊断DILI的一个关键。

(3) 去激发和再激发

服药和肝毒性的时间关系还表现在停药后的反应,即去激发。去激发应在停用致病药物后数日至数周内出现明显好转。但酮康唑、曲格列酮、阿维A酯和胺碘酮等,也可出现例外,其药物反应可能加重,临床恢复可延迟数月之久。尽管某些药物诱导的胆汁淤积会很迁延,如怀疑药物反应所致的黄疸持久不退时,常提示其他诊断。在极少数情况下,当患者存在多种药物暴露或收益大于风险,尤其是没有更安全的替代品时,为确诊药物性肝病或证明某种药物参与发病,可能会进行再激发试验[80]。然而这种方法具有潜在的危险,一项研究报告称18%的再激发患者出现了严重肝细胞性损伤,其中2例死亡[81]。因此,只有在充分知情且书面同意的情况下,最好经伦理委员会批准后,才进行再激发试验。

(五) 诊断

由于缺乏特异性的诊断标志,因此诊断DILI需有临床怀疑、详尽的用药史、考虑服药和肝病的时间关系,并排除其他疾病。因果关系评估,即对支持或反对某药的证据所进行的客观权衡,是一种概率性的诊断形式[81]。目前已出现了多个评估因果关系的临床量表[25,81,82]。肝活检有助于排除其他病因和鉴别具体致肝损伤药物。再激发是药物性肝病的标准试验,但在实践中几乎不用。未来可能通过体外试验来验证特定药物[69,81],或毒理基因组学方法,如转录组学、代谢组学和蛋白质组学(分别测量循环mRNA/微小RNA、代谢产物和细胞蛋白质的改变)等[83]。一些研究中,毒物基因组的变化先于血清转氨酶水平的变化,因此这些变化有希望成为早期DILI生物标志物[84]。

1. 医生的意识

医生应了解潜在肝毒素的来源,包括处方药和非处方药(如布洛芬)、补充和替代医学(CAM)制剂(见第89章)、消遣性毒品(如可卡因和摇头丸)、自我投毒以及食物和水的供应、家庭、工作场所和社区中的环境污染物等。然而患者和医生并不总能注意到肝脏药物反应的早期非特异性症状,例如直至今日仍会发生本可预防的异烟肼肝毒性所致肝衰竭死亡[85]。尽管关于持续开展潜在肝毒性药物的教育很重要,但医生有专业和法律义务告知患者可能的药物不良反应。

在不明原因或难以解释的肝病病例中,尤其是在混合型或不典型胆汁淤积和肝炎病例中,排除常见原因的胆汁淤积尤其老年患者中,或者当组织学特征提示药物因素时,应考虑到药物毒性。在这些情况下,必须特意详细调查用药史,并应注意到信息的其他来源(家人和基层医疗服务提供者)、家用药物、非处方药和环境毒素(见第89章)等。LiverTox是一个基于网络的可搜索数据库,其中有处方药和非处方药所致肝损伤的相关信息。

2. 排除其他疾病

在诊断DILI前,应排除病毒性肝炎(包括戊型肝炎)[86]、AIH、血管和代谢性疾病等其他肝病。某些类型的药物引起的慢性肝炎与自身抗体相关,表面上类似于AIH。如已排除胆道梗阻,应考虑药物引起的胆汁淤积,并且可能需要进行肝脏活检。

3. 肝外特征

皮疹、嗜酸性粒细胞增多和其他器官受累,支持对肝脏药物不良反应的诊断(DRESS,见上文)。但这些表现并不常见,尤其是对于引起非免疫性特异质性肝损伤的药物来说,没有这些表现并不能排除DILI。针对个别药物性肝病的特异性诊断试验已经问世[69],但尚未被普遍认可。对于剂量依赖性肝毒素(如对乙酰氨基酚)而言,血药浓度可能有所帮助。

4. 时间关系

大多数药物的服用与肝损伤发病和缓解之间的时间关系,仍是诊断时需考虑的主要因素。时间上符合本病的标准包括服药与发病的关系、停药后的转归,以及再给药时的反应[1,22-25]。再激发可能于无意中发生。如血清ALT或碱性磷酸酶水平增加至少2倍,则视为再激发阳性[18,22-25]。特定病例下,可能会有意地进行再激发试验(如前所述)。

5. 哪种药物

应该注意新型的或非专利药物引起肝损伤的重视。对于正在服用多种药物的患者,开始服用时间距离肝损伤起病前最近的药物往往是其病因。若该药可能性较小,而同时服用了另一常导致肝毒性的药物,则后者更可能是罪魁祸首。如果可能,应该停止使用最有可能的肝毒性药物或所有治疗药物。如患者病情好转,可以谨慎地重新应用肝损伤可能性较小的药物。

6. 肝活检的适应证

肝活检有助于疑难病例的诊断，尤其是当摄入已知肝毒性药物与肝损伤发作之间的时间关系尚不清楚时。在临床上，黄疸出现于开始服用阿莫西林-克拉维酸后 2~6 周内，或伴其他 DRESS 综合征表现的急性肝炎发生于作为抗逆转录病毒治疗的一部分而服用奈韦拉平的患者，均提示药物导致的可能性高，此时一般无需肝活检。相反，在有肝脏生化指标明显异常（如血清 ALT 水平升高 5 倍以上）及支持 AIH 的血清学证据的患者，如果有 3~6 个月内服用他汀类药物史，则诊断比较具有挑战性，一般只能通过肝活检来鉴别。

7. 病毒性肝炎患者的注意事项

与无病毒性肝炎的患者相比，慢性乙型肝炎肝或丙型肝炎患者接受抗结核化疗、布洛芬或其他非甾体抗炎药、抗癌药物和抗逆转录病毒治疗时，发生肝损伤的风险更高。临床上更常见的情形是，既往血清 ALT 水平低于 150U/L 的患者，在常规随诊时发现 ALT 水平高（>300U/L）。在丙型肝炎患者中，血清 ALT 升高更可能是 DILI 的结果，而不是丙型肝炎活动的自发变化，特别是当 ALT 水平大于 1 000U/L 时。在风险增加的情况下（如空腹、酗酒、服用其他药物）和使用 CAM 制剂（见第 89 章）时，服用中等剂量的对乙酰氨基酚，是引起这种情况最常见的药物。临床怀疑对于 DILI 的识别至关重要，因为医生将据此提供恰当的建议。检测血清中的对乙酰氨基酚水平对疑难病例的诊断可能有所帮助，但高风险背景下多次规律服用中等剂量时，其测定结果比较难以解释，这与自杀时一次大量服用不同。

（六）预防和管理

除对乙酰氨基酚肝毒性之外，药物性肝病几乎没有有效的治疗方法，肝衰竭患者可行肝移植术。因此，必须特别强调肝损伤的预防和早期发现，以及及时停用致病药物。安全使用对乙酰氨基酚、非甾体抗炎药和 CAM 制剂等非处方药非常重要。

大多数导致 DILI 的药物都属于特异体质性肝毒性，其肝损伤发生率低。避免该类药物的滥用可以减少肝脏不良反应的整体发生率，阿莫西林-克拉维酸和氟氯西林等抗生素就是典型例子。同样，也应尽量避免多药治疗。新药上市后监测至关重要，所有医生都应参与向监测机构报告不良反应。

对于剂量依赖性的肝毒性药物，遵循剂量指南或监测血药水平，有助于预防这类药物导致的 DILI，通过剂量控制已经几乎消除了某些 DILI，如四环素诱导的脂肪肝、阿司匹林肝炎，以及甲氨蝶呤诱导的肝纤维化等。在具有特定风险因素的情况下，预防肝毒性的发生至关重要，如幼儿应避免丙戊酸与其他药物同服，酗酒者避免使用甲氨蝶呤等，中等剂量的对乙酰氨基酚也禁用于酗酒者及空腹状态[38]。氟烷不应在 28 天内重复使用，并应避免用于既往可能有卤代烷麻醉剂过敏史的患者。

早期发现也至关重要。应提前告知患者需报告任何不良症状，特别是不明原因的恶心、乏力、右胁痛、嗜睡或发热等。这些非特异性表现可能是药物性肝炎的前驱症状，提示需行肝脏生化检验，如结果提示肝损伤，则应停用当前治疗方案。

开具一个药物处方后是否应定期监测肝脏生化，是一个更复杂的问题。尽管有作者和药品厂商常推荐进行这种筛查，但其效率和成本效益尚不清楚。肝损伤往往起病急，故每月或每 2 周进行 1 次筛查很难奏效。此外，在接受临床试验的安慰剂治疗组中，高达 7.5% 的患者血清 ALT 水平持续升高。即使决定监测肝脏生化指标，但停药的 ALT 阈值也尚不明确，如异烟肼可导致 30% 的暴露人群出现部分肝脏生化指标异常。一般而言，血清 ALT 水平超过 250U/L 或高于 5 倍正常上限时建议停用异烟肼，但血清胆红素升高、白蛋白降低、凝血酶原时间延长或出现其他相关症状时，是提示需停药的更明确指征。相反，血清 GGTP 升高或血清碱性磷酸酶轻度升高，常提示是肝脏适应而非肝脏损伤。我们不推荐常规筛查，但服用甲氨蝶呤时除外；但常规筛查可能在丙戊酸、异烟肼、吡嗪酰胺、酮康唑、丹曲林及噻唑烷二酮类药物等治疗中有用，这是因为在部分病例中肝损伤的发生是延迟性或是渐进的，或因为这种筛查可能有助于向患者和医生强调注意其潜在的肝毒性。肝活检或血清生物标志物、弹性成像（见第 73 和 74 章）等无创方法，可能有利于评估服用甲氨蝶呤患者的肝纤维化。

DILI 的处理包括停药和服用解毒剂。在临床实践中，对 DILI 的治疗常仅限于停用致病药物。未能停药是导致 ALF 和慢性肝病等不良预后的最主要因素[24,25]。摄入金属元素和对乙酰氨基酚等毒素后，宜通过洗胃来清理未被吸收的胃内容物。除非是在特定情况下（例如对乙酰氨基酚），试图清除已经吸收的毒素（活性炭血液透析、强制利尿等）在大部分情况下无效。硫醇替代疗法，通常用 N-乙酰半胱氨酸（N-acetylcysteine，NAC），可作为对乙酰氨基酚中毒的解毒剂。

除了停用致病药物之外，DILI 的处理还需要对症支持治疗。NAC 可用于 ALF，但应考虑尽早安排肝移植（见第 97 章）[23]。UDCA 可能在药物引起的胆汁淤积中有用。总的来说，糖皮质激素对治疗药物性肝病无效，但偶有报道提示其在阿维 A 酯、别嘌呤醇、双氯芬酸或酮康唑等所致病情迁延的肝炎病例中有效[1]。糖皮质激素可主要用于非典型和难治性病例，尤其是伴有血管炎的病例。

三、剂量依赖性肝毒性

目前临床上剂量依赖性的肝毒性较为少见，主要包括对乙酰氨基酚、部分草药和膳食补充剂、植物和真菌毒素、阿莫地喹、海恩酮、维生素 A、甲氨蝶呤、环磷酰胺、抗癌药物、四氯化碳、磷，以及金属（尤其是铁、铜、汞）等。

（一）对乙酰氨基酚

1. 一般性质、频率和易感因素

对乙酰氨基酚（扑热息痛）每天 1~4g 的推荐剂量是安全的，但自 20 世纪 60 年代以来已经报道为自杀而服用对乙酰氨基苯酚产生的肝毒性。对乙酰氨基酚在大多数国家仍是 DILI 的最常见病因，它也 ALF 的一个主要病因，虽然基于硫醇的解毒剂有效[23,87]。试图自杀通常是对乙酰氨基酚过量的原因。尽管有争议[88]，但肝病医生和儿科医生都遇到过 Zimmerman（齐默尔曼）和 Maddrey（马德雷）所称的“治疗性意外事故”引起的对乙酰氨基酚中毒[89]。这种案例常见于有酗酒习惯的成人、禁食或营养不良的儿童或服用与对乙酰氨基酚有相互作用的药物者，他们每日服用中等治疗剂量的对乙酰氨基酚（每3日10~20g）即可出现肝损伤[89]。

单次服用对乙酰氨基酚超过7~10g（或儿童140mg/kg）可引起肝损伤，但这种结果并非无法避免。严重肝损伤（血清ALT>1 000U/L）或致死病例中的剂量往往超过15~25g，但由于个体间的差异，即使一次性摄入大量对乙酰氨基酚（大于50g）仍有可能存活[90]。在未予治疗的对乙酰氨基酚过量人群中，严重肝损伤发生率仅为20%；而出现严重肝损伤的患者病死率为20%[90]。与此相反，在重度饮酒者中，每日服用2~6g对乙酰氨基酚即可引起致命性的肝毒性[88-91]。

表88.5总结了对乙酰氨基酚引起肝毒性的危险因素。儿童对对乙酰氨基酚引起的肝毒性有相对的抵抗性[92]，这可能与其摄入剂量较小、呕吐的可能性大或生物抵抗相关。然而儿童静脉注射对乙酰氨基酚导致的肝损伤，已有报告（通常是由于给药错误）[93]。多剂量给药之后，尤其是禁食期间或超过基于体重的推荐剂量时，具有较高的病死率[94]。相比之下，合并基础肝病并不增加对乙酰氨基酚肝毒性的易感性。

表88.5　对乙酰氨基酚诱发肝毒性的风险因素

因素	关联
年龄	儿童可能比成人更好发
剂量	最小肝毒性剂量：成人7.5g（约100mg/kg），儿童150mg/kg 剂量>15g时可能出现严重毒性
血药水平	受剂量、服药后时间、胃排空影响 是提示肝毒性风险的最佳指征（见正文及图88.2）
长期酗酒	降低中毒剂量阈值；恶化预后（也与延迟发病相关）；肾毒性常见
节食	降低中毒剂量阈值——治疗性灾害（见正文）
同服药物	降低中毒剂量阈值——治疗性灾害；恶化预后（如异烟肼、苯妥英、齐多夫定）
发病时间	延迟发病或治疗较晚（>16小时）提示预后较差

虽然为自杀过量服用对乙酰氨基酚在年轻女性中更常见，但男性死亡更常见，这种差异可能是因为后者的酗酒和症状迟发导致的[87,91,95]。对乙酰氨基酚中毒后12小时内给予硫醇治疗可基本消除严重肝损伤（见后文），故就诊时间至关重要。治疗性意外事故也会导致更严重的结果[88]。同时服用苯巴比妥、苯妥英钠、异烟肼和齐多夫定等药物时，肝毒性风险增加。这些药物可通过诱导CYP2E1（异烟肼）、CYP3A4（苯妥英），或通过与葡糖醛酸化途径竞争（齐多夫定），促进对乙酰氨基酚向N-乙酰基-对苯醌亚胺（NAPQI）的氧化代谢。酒精和禁食可以通过增强CYP2E1的表达和消耗肝脏谷胱甘肽两种途径，增加对乙酰氨基酚肝损伤风险。禁食还可通过消耗葡糖醛酸化和硫酸化途径的辅助因子，从而影响对乙酰氨基酚的偶联过程[38]。对乙酰氨基酚的肝毒性可导致3区肝坏死，严重时可扩展至亚大块（桥接）或全腺泡（大块）坏死，但炎症很轻，可以完全恢复而不留下纤维化。对乙酰氨基酚所致细胞坏死的区带模式与肝毒性机制有关，特别是表达于肝腺泡3区的CYP2E1的作用，也与肝腺泡3区肝细胞中谷胱甘肽水平较低其他区域的肝细胞低有关。

2. 临床病程、转归和预后指标

服用过量乙酰氨基酚后的头2天无肝损伤表现，恶心、呕吐和嗜睡通常是由同时摄入的酒精和其他药物引起的；48~72小时后，血清ALT水平可能升高，可能出现厌食、恶心、呕吐、疲劳、乏力等症状，可伴有肝区疼痛；若出现反复呕吐、黄疸、低血糖和ALF的其他表现，特别是凝血功能障碍和肝性脑病等，则表明病情严重。肝脏可因严重的细胞坏死而萎缩。血清ALT水平常在2 000~10 000U/L之间，如此高的ALT水平有助于在诸如酗酒或病毒性肝炎患者等复杂情况下确定其诊断[89]。

预后不良[87,88,91,95]的指标包括：4期肝性脑病、酸中毒、严重和持续的凝血因子合成障碍、肾衰竭、血清ALT水平下降，伴凝血酶原时间恶化（另见第95章）。肾衰竭反映了急性肾小管坏死或肝肾综合征。不常见的伴随症状还包括心肌损伤[90]，以及对乙酰氨基酚过敏病例中罕见的皮肤和肺脏受累[96]。死亡多见于药物过量后第4~18天，通常由脑水肿和败血症合并肝脏和多器官衰竭引起。大多数患者能够完全康复。偶尔有明显的慢性肝中毒的病例由持续服用对乙酰氨基酚（每日2~6g）所致，通常发生于易感性个体，如酗酒或既往有潜在的未被发现的疾病肝病患者[1,22]。

3. 治疗

服用对乙酰氨基酚过量后4小时内出现症状的患者，应使用大侧孔鼻胃管洗胃，1~2小时内服用活性炭效果最佳，但在服用缓释制剂或同时服用影响胃排空的药物后出现严重过量的患者中，可以延长至4小时以内。气道受损是使用活性炭的禁忌。处理的目的是确定哪些患者应接受基于硫醇的解毒剂治疗，以及在严重肝损伤的患者中评估明确其是否适合肝移植。

就诊时即应检测对乙酰氨基酚的血药浓度。然而因胃排空延迟，服药后4小时内的血药浓度可能会低估暴露程度。4小时后对乙酰氨基酚的血药浓度是评估急性药物过量患者肝损伤风险的可靠指标（不包括有治疗性意外的患者）。随后参考Rumack-Matthew的对乙酰氨基酚毒性列线图，以评估肝损伤风险（图88.2）[90]。解毒剂治疗适应证包括可靠的严重中毒病史（超过10g），或对乙酰氨基酚血药水平达到列线图上的中或高风险带，或两者兼有[90,95]。存在风险的患者应住院观察。

只有当谷胱甘肽浓度低于临界值因而允许NAPQI引起肝损伤时，才发生肝坏死。给予半胱氨酸供体可刺激肝脏合成谷胱甘肽，许多半胱氨酸前体或巯基供体都可用，其中以NAC为首选药。美国倾向于选择口服制剂[87,90]，负荷剂量140mg/kg，之后每4小时给药70mg/kg，持续72小时。该方案十分有效，尽管从理论上来说，胃排空延迟和呕吐可能造成NAC肠道吸收减少。在欧洲和澳大利亚，N-乙酰半胱氨酸（NAC）在缓慢静脉推注后进行静滴（150mg/kg加入200ml 5%葡萄糖溶液，15分钟输完；如对乙酰氨基酚血药浓度提示肝中毒高风险，则4小时后以50mg/kg的剂量输注，24小时总剂量为300mg/kg）[90]。静脉注射方案现已被FDA批准，也用于美国的许多医疗中心[97]。静脉注射途径发生过敏反应

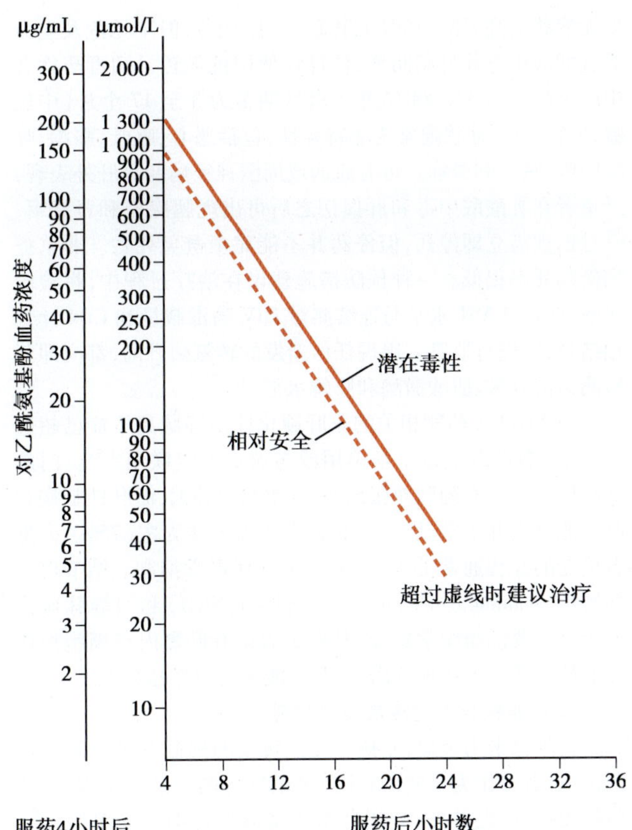

图 88.2 Rumack-Matthew 对乙酰氨基酚毒性列线图。肝毒性风险与对乙酰氨基酚血药浓度和服药后的时间长短相关。(Smilkstein MJ, Knapp GL, Kulig KW, et al. Efficacy of oral *N*-acetylcysteine in the treatment of acetaminophen overdose. Analysis of the National Multicenter Study[1976-1985]. N Engl J Med 1988;319:1557-62.)

的频率可能更高,因为其全身血药水平更高。NAC 的不良反应很常见,但一般程度轻微[98],偶有皮疹、血管性水肿和休克等严重不良反应。因此,NAC 必须在密切监督下进行使用。已知对 NAC 敏感的患者,可选用效果相当的蛋氨酸,但尚无商品化制剂,必须新鲜配制,且常常引起呕吐[90]。此外还有疗程更短(12 小时)和更简单(2 袋与 3 袋)的其他方案[99,100],尽管耐受性良好,但评价研究都是回顾性的,不足以证明其与标准方案相比的非劣性[99]。

如果在服用对乙酰氨基酚后的 16 小时内给予 NAC,则可完全消除对乙酰氨基酚引起的严重肝损伤[87,90,95]。16 小时后提供巯基效果不佳,因为此时对乙酰氨基酚已经氧化为 NAPQI 且已发生巯基氧化,线粒体损伤和细胞死亡途径多已被激活。即便如此,中毒后的 16~36 小时给予 NAC,仍可降低对乙酰氨基酚肝中毒的病死率[87,90,95],这可能是由于 NAC 能够稳定 ALF 患者的血管反应性。因此,NAC 可以用于对乙酰氨基酚过量后症状出现较晚的患者。一些对乙酰氨基酚中毒后发生 ALF 的患者,肝移植也是一种选择[101]。肝移植病例的选择取决于前述预后指标,并且很大程度上取决于能否成功进行心理康复的前景(见第 97 章)。依从性差和移植后自残,无法通过移植前评估来准确预测[101]。有数据显示,在所列患者中约 60% 接受了肝移植,存活率在 70% 以上[95]。

4. 预防

安全使用对乙酰氨基酚要求不超过最大推荐剂量,并向患者宣教有可能降低中毒剂量阈值的危险因素。酗酒、服用其他药物(尤其是苯妥英、齐多夫定和异烟肼)及禁食的患者,对乙酰氨基酚的日剂量不能超过 2g。对于严重心肺疾病或晚期肝硬化患者,长期使用对乙酰氨基酚时需保持谨慎。尽管已有相关的公众教育表明其危害,但服用对乙酰氨基酚自杀仍时有发生。通过减少对乙酰氨基酚单位包装片数、减少每片剂量(325mg)和使用泡罩包装,使得片剂或胶囊不太容易大量获取,或许能够降低因尝试自杀造成伤害的可能性[102]。

(二) 其他病因

有些肝毒素不像对乙酰氨基酚那样具有明显的剂量依赖性,但仍会引起细胞病变,如广泛的水肿、弥漫性或局限性小泡性脂肪变性和局限性坏死[1,22]。其损伤反映了代谢的特异质性,即药物或其代谢产物之一累积并干扰蛋白质合成或中间代谢,或两者兼而有之。线粒体常为主要的亚细胞靶点,其他代谢活跃的组织也可受累。丙戊酸、四环素和抗逆转录病毒治疗引起的严重肝损伤,可伴有胰腺炎和肾小管损伤,代谢性酸中毒伴休克样状态也很常见。该症状首次发现于静脉注射高剂量四环素(4 天以上日剂量大于 2g)的孕妇、服用雌激素的男性及肾衰竭患者[22]。如有适当的剂量限制,这种反应是完全可以预防的。

1. 烟酸(尼克酸)

烟酸是一种剂量依赖性肝毒素,其肝损伤通常发生于日剂量超过 2g 时,但极少数情况下低剂量(日剂量 500mg)的烟酸缓释剂也可诱发肝毒性[103]。其临床病理表现轻重不一,从血清 ALT 水平轻度短暂升高、黄疸、急性肝炎、胆汁淤积,到 ALF,后者可发生于单次大剂量(20g)服用天然烟酸补充剂之后[104]。服用磺脲类药物及既往有肝病史(尤其是酒精性肝炎)的患者,发生上述肝损伤的风险上升。症状出现时间从开始服药后 1 周至 4 年不等。停药后症状可完全缓解。肝活检标本可见肝细胞坏死及小叶中心胆汁淤积。不同烟酸制剂间相互替换时应该调整剂量,从速释剂型改为缓释剂型时,烟酸剂量需减少 50%~70%[105]。

2. 丙戊酸(丙戊酸钠)

丙戊酸相关肝损伤几乎只发生于儿童,以 3 岁以下为著。有线粒体酶缺乏症(主要涉及鸟氨酸循环或长链脂肪酸代谢)(见第 77 章)、遗传性共济失调及瑞氏综合征家族史,或者兄弟姐妹中有丙戊酸肝中毒病史的人群,其风险更高;同时服用多种药物是另一个危险因素。成人病例很少见。近一半(8/17)丙戊酸中毒者存在线粒体聚合酶 γ 基因(polymerase γ gene, *POLG*)突变,与配对人群对照组相比,这些突变使得肝损伤风险增加了 20 倍以上[106]。服用丙戊酸的患者肝损伤的总体风险从高危组(3 岁以下、多药治疗、线粒体酶遗传缺陷)的 1/500 人,到低危组中小于 1/37 000 不等[107]。

丙戊酸的毒性与剂量不具有相关性,但半数患者的丙戊酸血药水平较高。丙戊酸在 CYP 的催化下代谢为 2-丙基-4-戊烯酸,后者是动物和体外试验中呈现剂量依赖性肝毒素。因此有观点认为,丙戊酸是一种隐匿剂量依赖性毒物,其肝毒性代谢产物的蓄积(在 CYP 诱导性抗癫痫药物的共同暴露下)能够损伤(尤其是线粒体酶部分缺乏的)幼儿等易感宿主的线粒体[108]。丙戊酸还可抑制肉碱合成,后者是参与线粒体脂肪酸 β 氧化的辅助因子。

症状出现于第 4~12 周,通常为非特异性,如嗜睡、乏力、食欲缺乏、精神差、癫痫加重、肌无力及面部肿胀等。典型病例可随后出现肝中毒表现,包括厌食、恶心、呕吐、肝区不适及体重减轻等[107,108]。出现黄疸时,如发生低血糖、腹水、凝血功能障碍和脑病,常提示 ALF,甚至死亡。某些病例以共济失调、精神障碍和昏迷等神经系统症状为主,几乎没有肝脏受累表现。另外也有病例表现为发热和轻度肝肿大,提示瑞氏综合征可能,这类病例一般预后较好。其他肝外症状还有脱发、低纤维蛋白原血症、血小板减少和胰腺炎等。晚期通常表现为肾衰竭、低血糖、代谢性酸中毒和严重细菌感染。

实验室表现为血清胆红素和转氨酶水平升高,其中 AST 水平一般高于 ALT。凝血因子水平显著降低、低白蛋白血症和高氨血症,也很常见。肝脏显像可见低回声,提示脂肪变性或广泛性坏死。组织学检查提示,存在局限性或广泛小泡性脂肪变性的病例中,有 2/3 出现了亚大块或大块肝坏死[108]。超微结构观察表明线粒体有明显异常。

治疗以支持疗法为主。小型非随机研究表明,静脉补充左旋肉碱可以减少高氨血症的发生,从而提高严重肝损伤[109]和虽无肝病但有高氨血症性相关精神症状患者[110]的生存率。有成功肝移植的案例,但往往预后不佳,尤其是儿童[111]。少数成年患者在肝移植后可能预后良好[112]。预防有赖于遵守指南,包括 3 岁以下儿童及线粒体酶异常患者,避免丙戊酸与其他药物联用等。建议对高危人群进行 POLG 突变的预先筛查[113]。服用丙戊酸的患者中至少 40% 会出现肝脏的生化检验异常,因此不能据此准确预测丙戊酸肝中毒的发生。应向患者和父母宣教,报告治疗开始 6 个月内任何不良症状的重要性。

3. 抗逆转录病毒药物

肝脏的生化指标异常和肝病的临床表现,在 HIV/AIDS 患者中很常见,其潜在原因有 HBV、HCV 和其他肝胆感染,淋巴瘤及其他肿瘤等。抗逆转录病毒治疗(常联合使用 3 或 4 种药物)发生肝损伤的频率至少为 10%[40,45]。由于 HIV 合并 HBV 或 HCV 感染可增加肝中毒风险,因此所有患者应在抗逆转录病毒疗法(ART)治疗开始前筛查病毒性肝炎[114]。

(1) 核苷(酸)逆转录酶抑制剂(NRTIs)

在体外,NRTI 类药物是线粒体 DNA 聚合酶的弱抑制剂,其效力排序如下:扎西他滨>地达诺新>司他夫定>拉米夫定>齐多夫定>阿巴卡韦。氧化应激也可引起肝中毒,使得线粒体 DNA 进一步缺失,最终导致氧化磷酸化、脂肪酰 β 氧化受损,以及胰岛素抵抗。阿巴卡韦导致的肝损伤,可作为全身过敏反应的一部分在 6 周内出现,这一并发症与 HLA-B* 57:01 相关。排除携带该多态基因的患者,可以消除阿巴卡韦过敏反应(0% 相比于对照组的 2.7%)[116]。

齐多夫定、地达诺新和司他夫定,是最常引起肝损伤的 NRTI 类药物[116,117]。HIV 感染者线粒体药物中毒的危险因素包括:肥胖、女性、怀孕,以及联用地达诺新与司他夫定[116,117]。线粒体肝中毒的特征包括:广泛的小泡性或大泡性脂肪变性(或两者兼具)、乳酸酸中毒,和可进展为 ALF 的肝脏生化指标异常。在接受抗逆转录病毒治疗的患者中,常见无症状的高乳酸血症(尤其是司他夫定),但罕见危及生命的乳酸酸中毒伴肝脂肪变,估计在使用抗逆转录病毒药物者中的风险为 1.3/1 000 人年。潜伏期多为 3 至 17 个月(中位数,6 个月)。症状通常为非特异性,包括恶心、呕吐、腹泻、呼吸困难、嗜睡和腹痛。可有肌病或周围神经病变等肝外表现,严重者在乳酸酸中毒和肝损伤之后可出现胰腺炎和肾衰竭,一旦出现需立即停药,但停药并不能完全避免死亡。非重症病例病死率很低。一种预防措施建议在治疗过程中,将检验血清 ALT 和 AST 水平与连续测量 HIV 病毒载量和 CD4 计数相结合,以进行监管。出现任何新发的转氨酶升高,都应即刻检测血清乳酸、肌酸激酶和胰酶水平[117]。

与 NRTI 类药物相关的非肝硬化性门静脉高压症已超过 60 例,多数涉及地达诺新单用或与司他夫定联用[118]。门静脉高压的特征有静脉曲张出血、腹水和脾肿大,而肝性脑病和肝功能衰竭并不常见[119]。相关病例以男性为主(75%)。患者接受的疗程通常 1~9 年,并已实现病毒学抑制。结节再生性增生(nodular regenerative hyperplasia,NRH)和门静脉血栓形成是主要的组织学病变,其机制假说有肝窦内皮细胞损伤和血栓形成。停用地达诺新,并不能逆转门静脉高压。

(2) 非核苷类逆转录酶抑制剂

与阿巴卡韦类似,非核苷类逆转录酶抑制剂可导致急性肝炎,后者可作为早期(<6 周)过敏反应的一部分出现,一般包括皮疹、淋巴结病、外周和组织嗜酸性粒细胞增多等[120],停药后 4 周内可缓解。在一些用于暴露后预防的病例中,奈韦拉平也能引起严重的肝中毒[121]。奈韦拉平的肝毒性与一种特定的 HLA 单倍型有关(在非洲黑人中为 B* 58:01,OR 3.5),其频率随 CD4 计数的增加而增加[122],目前已确定了其 CD4 阈值(男女性分别为每立方毫米细胞数>400 个和>250 个)。潜在的乙型或丙型肝炎,可增加肝损伤的风险[123]。1997 年至 2000 年向 FDA 提交的 12 份报告显示,超过一半患者(12 人中的 7 人)有急性肝炎,1 名需要肝移植,其余患者存在无症状的血清转氨酶水平升高。部分病例没有遵循所推荐的 2 周剂量递增方案[121]。一例 HIV-HCV 混合感染的患者,在接受奈韦拉平-依非韦伦序贯治疗后出现了中毒现象[124]。

(3) 蛋白酶抑制剂

使用蛋白酶抑制剂的患者往往有血清转氨酶水平的升高,但肝炎在临床上少见,所涉药物最常见的有利托那韦、茚地那韦和阿扎那韦,后两者也可导致没有临床后果的高非结合胆红素血症。急性重型肝炎罕见。在部分病例中,伴有外周或肝嗜酸性粒细胞增多,提示其肝损伤可能是基于免疫过敏发生的[125]。接受高剂量利托那韦(日剂量>400mg)的患者中,有 2.9% 至 30% 出现了急性肝炎,但在低剂量方案中一般不会复发,除非是用于肝硬化晚期患者的联合治疗方案[126]。病程整体上较轻,停药后肝损伤能很快缓解。偶有可进展为 ALF 的病例,其肝活检表现为严重的小泡性脂肪变性、胆汁淤积和广泛的纤维化。

有研究表明,HIV 和乙肝或丙肝混合感染者在使用蛋白酶抑制剂时发生肝中毒的频率更高,不过肝损伤多能迅速缓解;这表明总体来说,蛋白酶抑制剂对混合感染患者并不是特别有害[127]。该类药物还可诱导或抑制 CYP3A4,从而引起许多药物间相互作用[128]。此外,慢性 HBV 感染可能因抗逆转录病毒治疗期间的免疫重建而被再次激活。

4. 阿司匹林

阿司匹林可引起血清 ALT 水平显著升高，提示药物性肝炎，但只有当血中水杨酸盐浓度超过 25mg/100ml 时才会出现肝毒性[129]。个体的易感因素包括低白蛋白血症、活动性青少年型 RA 和 SLE。阿司匹林引起的大多数肝毒性病例，是通过生化检验而非临床表现来鉴别的，症状一般出现于大剂量阿司匹林治疗的几天至数周内，ALF 和死亡罕见，停药后病情迅速缓解，此时可重新应用低剂量水杨酸盐。所有水杨酸盐都表现出了肝脏毒性，因此用其他水杨酸盐替代阿司匹林没有意义；肝活检示非特异性的局灶性肝炎，伴肝细胞变性和水肿样改变。有没有脂肪变性，是鉴别阿司匹林肝损伤和瑞氏综合征重要病理特征。

Reye 综合征与发热儿童服用阿司匹林有关。尽管 Reye 综合征并不仅是药物性肝病的一种形式，但阿司匹林在其多个发病机制中都有重要作用。Reye 综合征通常出现在看似轻微的病毒感染后 3-4 天，特征为急性脑病和肝损伤，后者表现为血清转氨酶升高至少 3 倍，以及特异性组织学改变。反对发热幼儿使用阿司匹林的公共卫生运动，已有效地降低了 Reye 综合征的发病率，但个案病例仍然时有发生。一些因表现相似而曾被误诊为 Reye 综合征的先天性代谢异常患者，最终得到了确诊，也是 Reye 发病率下降的原因之一。

青少年型 RA［变应性亚败血症(Still 病)］或 SLE 患者的瑞氏综合征发病风险极高。慢性肝病或药物过敏并无特征性表现，更依赖临床医生能怀疑到该病并减少阿司匹林剂量(或停药)，停药后一般可以很快恢复。虽然可以再次低剂量使用阿司匹林，但通常换用其他 NSAID 类药物。

5. 其他

门冬酰胺酶属于抗白细胞药物，常常引起可逆性肝中毒，但偶尔也会导致伴有弥漫小泡性脂肪变性的肝衰竭[22]。一项 GWAS 显示应用门冬酰胺酶后的血清转氨酶水平升高，与 NAFLD 导致的含 Palatin 样磷脂酶域蛋白 3(palatin-like phospholipase domain-containing protein 3，PNPLA3)变体［rs738409 (C>G) I148M］(见第 87 章)间存在联系[130]。阿莫地喹和海恩酮等抗寄生虫药物，也与重型和致死性的剂量依赖性肝损伤有关(约为 1∶15 000 暴露人群)[131,132]。

四、药物诱导的急性肝炎

急性肝炎指以肝脏炎症和明显的肝细胞坏死或变性为特征的病变，更严重的病变包括带状和桥接性坏死或大块(泛小叶)肝坏死；这些病变可能与暴发性或亚急性 ALF 有关[1,22]。急性肝炎约占肝脏药物不良反应的 50%[18-21]，所涉致病药物种类繁多[1,22,24,133,134]。

根据有无与药物过敏的临床和实验室表现(表 88.6)，可以大致将药物性肝炎分为两类。没有药物过敏特征者的肝损伤可能源自特异质型代谢、部分剂量依赖性、肝炎与药物代谢间的关系或化学毒性。呋喃妥因是免疫过敏的例子，而异烟肼是特异质型代谢例的例子。其他相对常见的类型包括与肉芽肿反应和慢性肝炎相关的那些药物性肝炎。

表 88.6　药物性急性肝炎：免疫过敏反应与代谢特异质性

特点	免疫过敏反应	代谢特异质性
频率	小于每 10 000 暴露者 1 例	每 10 000 暴露者 1~50 例
好发性别	女性，常≥2∶1	不定，女性稍多
肝炎发病潜伏期	相当固定，2~10 周	不定，2~24 周，偶尔>1 年
剂量相关性	无	一般无关，但 DILI 中日剂量>50mg 的药物很多
药物间相互作用	无	酒精；偶见其他药物(如异烟肼和利福平)
停药后转归	迅速好转(罕见例外如米诺环素)	多样；偶有改善缓慢甚至恶化(如曲格列酮)
再激发阳性	总是；常在 3 日内发热	常见(约占三分之二)，2~21 天内出现肝脏生化检验异常
发热	经常；多为首发症状，前驱症状之一	少见，症状不明显
肝外表现(皮疹、淋巴结病)	常见	罕见
嗜酸性粒细胞增多：		
血液	病例中 33%~67%	病例中<10%
组织	多见，显著	常见，但程度较轻
自身抗体	经常出现	罕见
举例	阿维 A 酯、甲基多巴、米诺环素、呋喃妥因、苯妥英、磺胺类	丹曲林、异烟肼、酮康唑、吡嗪酰胺、曲格列酮

(一) 免疫过敏性反应

1. 呋喃妥因

呋喃妥因是一种长期以来与肝损伤相关的泌尿杀菌剂[135]，其发生频率在暴露人群中为(0.3~3)例/10 万人[136,137]。患病风险随年龄的增长而增加(尤其是 65 岁之后)。急性病例的三分之二发生于女性，慢性肝炎的男女比例为 8∶1[136,137]。与呋喃妥因相关的肝脏疾病包括急性肝炎、偶可伴胆汁淤积症状、肝肉芽肿、伴自身免疫表现的慢性肝炎、ALF 和肝硬化等[136,137]。其因果关系已由再激发试验证明,但未观察到剂量相关性。因摄入经呋喃妥因治疗的奶牛所产牛奶而出现的肝损伤病例也有报告[138]。

呋喃妥因引起的肝细胞和胆汁淤积或混合型损伤,以及急性和慢性肝炎的相对频率,一直存在争议。其不良反应表现为一系列生化和组织学改变,且与患者的临床转归没有明显关联。慢性化主要取决于服药时间长短,急性病例多短于6周,而90%的慢性病例多大于6个月[136,137]。慢性肝炎患者常在出现药物引起的肝损伤症状后仍然继续服用呋喃妥因,或者在一次肝损伤恢复后又再次服用该药治疗。与慢性呋喃妥因肝炎相关的病死率为20%,而急性肝炎的病死率为5%~10%[136]。

从初次药物暴露到肝病发作的潜伏期为数天至6周不等。早期症状多无特异性(如发热、肌痛、关节痛、疲劳、乏力、厌食及体重减轻等),随后出现肝炎的特征性表现,如恶心呕吐、肝区不适、黄疸等,偶有皮肤瘙痒。20%的患者出现皮疹,也可出现淋巴结病。20%的患者出现肺炎,可发展为肺纤维化,表现为咳嗽和呼吸困难。很少发生肝衰竭,可伴有腹水、凝血功能障碍和脑病。慢性肝炎患者的临床表现(如蜘蛛痣、肝脾大、肌萎缩和腹水等)提示肝硬化可能。

肝脏生化检验显示血清 ALT 水平显著上升,但其结果更多为混合型,血清碱性磷酸酶水平也有增加。另外检验结果也可表现为胆汁淤积。血清胆红素水平的升高多与反应的严重程度成比例。该药所引起的急性药物性肝炎常出现低白蛋白血症,此与其他大多数药物不同。血清球蛋白水平升高,在慢性肝炎患者比在急性肝炎患者更为常见[136]。33%的病例可出现嗜酸性粒细胞增多。部分急性肝炎患者,以及80%的慢性肝炎患者存在自身抗体(ANA 和平滑肌抗体),使得呋喃妥因所致的急性重型肝炎与 AIH 的鉴别比较困难[139]。与 AIH 不同,HLA-B8 和-DRw3 的频率没有增加[136,137]。肝活检常表现为明显的融合性纤维化、纤维化带和大叶性或弥漫性肝萎缩[140]。

治疗上以支持为主,即使在具有自身免疫表现的慢性肝炎患者中,糖皮质激素也没有明显疗效。停用呋喃妥因后症状很快缓解。监测肝脏生化检验水平的作用和成本效益比均较低。

2. 其他

甲基多巴是最早与免疫过敏性药物性肝炎相关的药物之一,除孕妇外,现已很少使用,故相关病例罕见[141]。其肝脏反应从无症状的肝脏生化水平异常,到急性重型肝炎、肉芽肿形成、胆汁淤积症,再到伴桥接性坏死和肝硬化的慢性肝炎不等。在女性多发、临床和实验室改变、病程及过敏的肝外表现等方面,该药均与呋喃妥因相似。

苯妥英可导致严重急性药物性肝炎,发病率不到万分之一。男性和女性的病死率相同,儿童亦可发病。非洲裔美国人可能比欧洲人更容易受累[142]。皮疹、发热、嗜酸性粒细胞增多、淋巴结病、假单核细胞增多症等过敏表现十分常见,提示免疫过敏是 DRESS 综合征的一部分。部分存在苯妥英反应的患者有个人或家族性的酶缺陷,以致处理苯妥英芳烃氧化物的能力下降[142],这表明苯妥英毒性的致病机制中可能存在某种活性代谢物。21 世纪初其病死率(13%)较之前已有明显下降(40%)。部分患者的死因为肝功能衰竭,其他的则由严重的全身过敏、骨髓移植、皮肤和肾血管炎或剥脱性皮炎等引起。罕见的肝脏反应有胆汁淤积型肝炎和胆管损伤。苯妥英治疗常与微粒体酶参与的肝脏适应性反应相关,2/3的患者血清 GGTP 水平上升,2/3 的患者血清碱性磷酸酶升高。组织学表现为肝细胞胞浆呈磨玻璃样,提示滑面内质网增生。

巴比妥类药物,包括苯巴比妥等,很少与急性肝炎相关。其病例类似于苯妥英反应,发热和皮疹常见,肝衰竭时死亡率高。在新型抗癫痫药物中,拉莫三嗪[143]、非尔氨酯[144]和托吡酯[145]都与 ALF 相关。

磺胺类药物可引起急性肝炎,甲氧苄啶/磺胺甲基异噁唑(TMP/SMX)等复方制剂相对常见[146]。单用甲氧苄啶也与胆汁淤积性肝炎相关,估计风险为1.4例/10万暴露者[146]。TMP/SMX 的反应,更类似于甲氧苄啶而不是磺胺类药物,即胆汁淤积症或胆汁淤积性肝炎比肝炎更常见。HIV/AIDS 患者对磺胺过敏具有较高易感性。其他药物可有与磺胺类药物不同的磺胺部分,因此可能提高了出现交叉过敏反应的风险,例如有2名既往存在磺胺类药物过敏史的女性,在使用塞来昔布时出现了重症肝炎。同样,磺酰脲类药物(如格列齐特)也偶尔与具有免疫过敏特征的药物性肝炎相关[147]。

从磺胺类药物暴露到出现肝炎的潜伏期为5~14天,临床表现多为发热、皮疹、黏膜炎(Stevens-Johnson 综合征)、淋巴结病和血管炎(即 DRESS 综合征的症状)。可能出现较严重的反应,甚至死亡。肝脏生化检验结果以肝细胞性为主,但也可呈混合性或胆汁淤积性。此外,还可存在肝肉芽肿、慢性肝炎等表现。

柳氮磺吡啶多与急性重型肝炎相关,并且该并发症可能比已知的更常见(一项研究中为0.4%)[148]。尽管其毒性一般归因为磺胺酰部分[149],但美沙拉明(美沙拉秦)也可导致急性肝炎。这一发现证实了其分子中的水杨酸基部分也可能具有致病性。与水杨酸类所致肝炎(见前文)类似,柳氮磺吡啶的肝毒性在 RA 患者中比 IBD 患者更为普遍。其他表现还有伴自身免疫特征的慢性肝炎、肉芽肿性肝炎等[150]。

用于治疗 IBD 的药物中,抗 TNF 抗体可导致急性肝细胞性或肝细胞-胆汁淤积混合性肝损伤[151]。英夫利西单抗最为多见(每120位受试者中就有1例),而阿达木单抗(1/270)和依那西普(1/430)相对较低[152]。发病时间各不相同,平均潜伏期为14~18周(范围为2~104周)。肝细胞中毒常常伴有胆汁淤积,提示存在自身免疫基础(ANA 和平滑肌抗体阳性、浆细胞浸润和肝细胞玫瑰花环等组织学表现),短期糖皮质激素多可加速其缓解。不过抗 TNF 药物停用后极少复发,这与真正的药物性 AIH 不同。

免疫检查点抑制剂是一组与急性肝炎相关的新兴药物。该类药物通过阻断细胞毒性 T 淋巴细胞相关抗原4(如伊匹单抗)或程序性死亡-1/程序性死亡配体-L1(如派姆单抗、纳武单抗),重新激活 T 细胞的抗癌细胞活性。肝损伤(见于该类药物暴露人群的不到5%)作为全身的免疫相关性中毒的一部分而出现,胃肠道、皮肤及其他器官均可受累。通常在开始用药后6周内发病。一项研究中有11名患者接受了1~4

次剂量的伊匹单抗，其肝活检显示有类似 AIH 的全小叶性肝炎、明显的肝窦组织细胞浸润、中央静脉内皮炎等[153]，严重时还有桥接性和融合性坏死。临床表现为，从无症状的转氨酶升高到急性重型肝炎，包括发生于 0.2% 病例的致死性肝衰竭。症状的严重程度决定了治疗方案，从轻型病例的暂时停药，到重症的永久停药并使用高剂量糖皮质激素和/或霉酚酸等免疫抑制剂不等[154]。

米诺环素和低剂量四环素导致的急性重型肝炎（部分需要肝移植）虽然罕见，但十分重要[155]。米诺环素是目前使用的少数可引起药物性 AIH（见后文）的药物之一。

双硫仑（安塔布司）偶尔可引起急性肝炎，甚至会导致肝衰竭[156]。双硫仑肝炎一般很容易与酒精性肝炎相鉴别，其血清 ALT 水平常升至 10 倍甚至更高。

在新型口服抗凝药中，希美加群因其肝毒性而被停用；利伐沙班和其他直接凝血酶拮抗剂主要与急性肝细胞性或肝细胞-胆汁淤积混合性损伤相关，病例多可缓解[157]。ALF 也可见，但往往存在混杂因素[158]，两项荟萃分析显示这些药物引起肝损伤的可能性低于华法林或低分子量肝素[159]。鉴于利伐沙班有再激发试验阳性的明确案例[157]，处方该类药物时应认识到其肝毒性作用。

β-肾上腺素能阻断剂偶尔可引起肝毒性。醋丁洛尔、拉贝洛尔、卡维地洛、美托洛尔都与急性肝炎相关，部分病例较重，部分由再激发证实。这些数据尚不足以确定是否存在免疫过敏。钙通道阻滞剂如硝苯地平、维拉帕米[160]、地尔硫䓬[161]和氨氯地平[162]的安全性良好，但也有潜伏期短（5 天至 6 周）且伴有其他免疫过敏表现的急性肝炎的罕见病例报道。

在血管紧张素Ⅱ受体拮抗剂中，厄贝沙坦与 2 例胆汁淤积症相关[163]。两例中黄疸均发生于开始治疗后的 1 个月内，肝脏组织学检查提示均有明显的胆汁淤积，1 例出现了炎症浸润和嗜酸性粒细胞增多。停药后很快达到临床缓解，但其中一例的肝脏生化水平超过 1 年仍未恢复。胆管缺失是罕见的并发症。氯沙坦、缬沙坦和坎地沙坦也与急性肝炎或胆汁淤积性肝炎有关[164-166]。

ACE 抑制剂诱发的肝病是该类药物的一个重要副作用，其发病率为 9/10 万。卡托普利（该类药物中最老且可能是肝毒性最强的一种）、依那普利和雷米普利的药物反应，一般表现为胆汁淤积性肝炎，但也可发生肝细胞性或混合性反应[167,168]。过敏症状（DRESS 综合征）如发热、皮疹和嗜酸性粒细胞增多等，可伴随卡托普利肝毒性而出现[167]。肝脏组织学检查，可见明显的小叶中心胆汁淤积伴嗜酸性粒细胞门脉浸润[167]。肝脏生化异常通常在停药后缓解，但部分病例中会延迟至 6 个月。ALF 与赖诺普利有关，单纯胆汁淤积见于福辛普利[169]，而进展为胆管缺失或肝硬化的胆汁淤积性肝炎，则分别与雷米普利和依那普利存在关联[170]。

羟甲基戊二酰辅酶 A（hydroxymethylglutaryl-coenzyme A，HMGCo-A）还原酶抑制剂（通常称为他汀类药物）与严重肝损伤之间没有较强的相关性，尽管提交给药物安全监督机构的公开报告和数据似乎并不一致。1%～3% 使用他汀类药物的患者出现了剂量相关的血清转氨酶水平升高[171]。肝损伤常表现为无症状的血清 ALT 和 AST 水平轻度（<2 倍）升高。这种升高多在停用他汀类药物后迅速逆转，即使继续治疗也可很快恢复。洛伐他汀[172]、普伐他汀[173]、阿托伐他汀[174]、辛伐他汀[175]和瑞舒伐他汀[176]等均有相关的急性肝炎或胆汁淤积性肝炎报道[177]。旧有数据估计与他汀类有关的 DILI 风险低于百万分之一人年，但近期数据提示为暴露人群的 1/11 000～1.2/100 000[178]。涉及最多的为阿托伐他汀（41%），但总体上氟伐他汀的 DILI 发生频率最高（17 例/100 000 人年）。大多数肝脏反应发生于 3～6 个月内。三分之一的患者出现了黄疸，2 例死于 ALF。1 位以 40mg 的日剂量服用阿托伐他汀 15 个月的患者，当加至每日 80mg 时出现了严重肝细胞性损伤[179]。再激发试验存在阳性结果。不推荐使用相一种汀类药物再治疗，但 5 例成功换用了其他他汀类药物（提示缺少类效应）。在肝损伤的模式上，阿托伐他汀（57%）比辛伐他汀（25%）更常与胆汁淤积性和混合性反应相关。小型病例研究发现他汀类与 AIH 相关联，但因果关系的证据水平较低。由于使用该类药物者约占总人口的 15%，故而不可避免地会有部分患者发生 AIH 时正在服用他汀类药物。现有报告中，停用他汀类药物后 AIH 缓解的病例并不多见。

有研究认为基线时有肝脏生化异常的患者服用他汀类药物时肝损伤风险增加，但一项高剂量普伐他汀的对照试验结果不支持该结论，该试验证实了有基线肝生化异常的患者使用他汀类药物肝损伤风险并未增加[180]。与之类似，在达拉斯心脏研究中使用他汀类药物的患者并不比未使用该类药物的患者更易出现血清 ALT 升高[181]，他汀类的肝中毒风险也与血清 ALT 基线水平无关[182]，使用该类药物反而有可能降低纤维化进展及肝脏失代偿风险[183]。此外，未服用他汀类药物的患者血清 ALT 水平升高时，比使用该类药物的患者更易出现心血管事件（30% 比 10%，相对风险降低了 68%）[184]。FDA 不再要求对服用他汀类药物的患者的血清转氨酶水平进行监测。引起肝细胞损伤的其他降血脂药有烟酸和非诺贝特，后者也与胆汁淤积性和混合性肝损伤有关，包括慢性肝炎和 ALF[185]。

与维生素 A（见第 89 章）不同的是，合成类视黄醇如阿维 A 酯和阿维 A 的肝毒性不可预测。阿维 A 酯相关的血清转氨酶升高占其暴露人群的 10%～25%[186]，并可随剂量的减少恢复正常，从而提示存在部分剂量依赖性[186]。阿维 A 酯可引起急性肝炎，部分由再激发试验所证实。大多数患者为 50 岁以上的女性，2 例与慢性化相关，1 例对糖皮质激素有应答。阿维 A 酯现已被阿维 A 取代，后者也可引起急性肝炎，偶尔伴有胆管损伤、进行性肝纤维化，并且偶尔出现 ALF（阿维 A 过量后）[187]。

胃酸抑制药物安全性相当高，尽管存在罕见的肝脏不良反应，以及因肝毒性而停用两种 H_2RA 类药物（奥美替丁和乙溴替丁）的报告。西咪替丁、雷尼替丁和法莫替丁可引起急性肝炎，大多为轻度，且常伴有胆汁淤积症状。部分病例已被再激发试验证实。一些西咪替丁反应具有免疫过敏的特征。孤立的肝中毒病例可归因于奥美拉唑、兰索拉唑和泮托拉唑等 PPI 类药物，但并非所有病例都有明确的因果关系[188]。

扎鲁司特属于白三烯受体拮抗剂，与多例 ALF 有关[189]。孟鲁司特与少数急性肝炎以及导致胆管缺失的胆汁淤积性肝炎病例相关[190]。

单纯胆汁淤积被发现与噻氯匹定有关，后者是一种抗血小板药物。组织学表现还有偶发的胆汁淤积性肝炎伴胆管损伤和小泡性脂肪变性。携带 HLA 单倍型 A*33:03（见表 88.3）和某些细胞色素多态性（CYP2B6*1H 或*1J）的日本个体发生噻氯匹定肝中毒的风险增加[191]。目前氯吡格雷比噻氯匹定被更优先选用，但前者也可导致肝细胞性或混合性肝损伤[192]。

（二）代谢特质性

1. 异烟肼

自 20 世纪 70 年代就已确定异烟肼可引起肝损伤，至今仍有死亡病例报道[193-196]。异烟肼暴露人群中约 2% 出现肝炎，其中 5%~10% 致死。异烟肼肝炎的风险和严重程度随年龄增加而增加，30 岁时风险为 0.3%，50 岁后升至 2% 以上[193,194]。男女总体上发病率相同，但 70% 的致死病例为女性，黑人和西班牙裔女性风险尤甚[193,194]。其中毒风险与异烟肼剂量或血药水平无关。肝损伤的主要基础可能是对其活性代谢产物的直接生物活化，但在部分病例中可识别出抗药物/抗 CYP 抗体，提示免疫也参与其中[195]；遗传因素的作用尚存争议。有研究指出，编码药物代谢或解毒过程所涉酶类（CYP2E1、N-乙酰转移酶、谷胱甘肽 S 转移酶）的特定基因与之相关，但数据间相互矛盾[196]。长期酗酒[193,194]，或同时服用利福平、吡嗪酰胺和对乙酰氨基酚等[197]，可增加异烟肼肝毒性的发生频率和严重程度。有研究表明，在慢性 HBV 感染者，异烟肼及其他抗结核药物引起肝损伤的风险更高[198]，但并非所有研究均支持这一点。在一些国家，营养不良可能影响了异烟肼的肝毒性。HCV 或 HIV（或两者都有）的感染者，在抗结核药物治疗期间血清 ALT 明显增高的风险上升了数倍，丙肝抗病毒治疗成功后，可安全地再次应用抗结核药物。

接受异烟肼治疗的患者在前 10 周内血清 ALT 水平升高了 10%~36%，通常程度较轻，并可自行恢复。出现肝炎的患者，暴露到发病的潜伏期从 1 周至 6 个月以上（中位数为 8 周）不等，严重者为 12 周[193,194]。尽管印度经验显示，肝炎恢复后多数病例可再次应用异烟肼和利福平，但再次暴露于异烟肼后肝损伤发生的潜伏期更短。三分之一的患者可有前驱症状，如厌食、恶心和呕吐等。在数天后可出现黄疸，且在大约 10% 的病例中是唯一的症状。发热、皮疹、关节痛和嗜酸性粒细胞增多并不常见。

肝脏生化检验提示肝细胞损伤，半数患者血清的 AST 水平超过 ALT。血清胆红素水平一般较高，升至 10 倍以上时表明预后较差。一项研究中三分之一的患者凝血酶原时间延长[193]，其中 60% 死亡。肝活检显示肝细胞损伤，半数病例表现为局灶性损伤，残余肝细胞常伴有明显的水肿样改变。其余半数患者表现为区带性、亚大块或大块肝细胞坏死，炎症多局限于汇管区。少见的特征是提示早期肝硬化的胆汁淤积和小叶再生。

异烟肼的致死病例与疗程较长或发病后未及时停药相关[193,194,199]，因此，大多数异烟肼肝炎相关死亡是可以预防的，如果及早报告症状并在严重肝损伤发生之前就停用异烟肼，可以很快恢复。

以支持治疗为主，严重者需肝移植。异烟肼肝中毒是美国的 DILI 肝移植的第 2 位原因，仅次于对乙酰氨基酚[198]，好在移植的结果尚佳（1 年生存率 85%）[200]。成人比儿童更敏感，但儿童可出现严重肝中毒，美国 10 年间（1987—1997 年）有 8 名儿童因异烟肼肝毒性而接受肝移植[201]。

避免异烟肼肝毒性最好的方法是预防，关键在于确定潜伏性结核感染本身的风险是否超过了采用异烟肼预防的风险。治疗潜伏性结核感染的新方案越来越受欢迎，4 个月的利福平方案比传统异烟肼疗法的肝毒性更小[202]。最佳监测方案尚未确定，每 2 周或每月检测血清 ALT 水平，并不能完全防止严重肝中毒迅速发病。尽管早期症状没有特异性，但有效的预防取决于早期识别症状。未来的方案可能是采用药物基因组学策略，正如新加坡的一项研究显示，临床和基因组信息[N-乙酰转移酶 2（N-acetyltransferase 2，NAT2）慢乙酰化状态]相结合的模型，优于仅凭临床数据[203]。

2. 其他抗结核药物

大多数涉及利福平的肝损伤发生于同时服用异烟肼的患者，但少数也可出现在有基础肝病的患者接受利福平单药治疗时[204]。吡嗪酰胺（及相关的乙硫异烟胺）属于剂量依赖性肝毒素，由于分枝杆菌耐药菌株的出现，该药现以低剂量使用（每日 1.5~2g）。联用异烟肼和吡嗪酰胺的患者，可能发生相当严重的肝损伤[197]。建议在治疗期间监测血清 ALT 水平。异烟肼、吡嗪酰胺和乙硫异烟胺之间可有交叉敏感性。一项关于潜伏性结核感染治疗方案的网状荟萃分析显示，基于吡嗪酰胺的方案肝损伤风险最高[205]。

3. 抗真菌药物

酮康唑可引起 5%~17% 的暴露患者血清转氨酶水平上升[206,207]，但有症状的肝炎较为少见（0.007%~0.020%）。女性（男女比为 1:2）及 40 岁以上人群，对于其肝损伤尤为易感[206-208]。同时服用与酮康唑消除代谢途径（CYP3A4）相似的药物（如洛伐他汀），可致肝中毒[209]。反应一般较轻，但也可能相当严重，偶见 ALF[210]。既往多次接受治疗的患者再次暴露于该药时，可在 1~3 天内出现急性肝炎甚至过敏反应[211]。慢性肝病患者发生严重急性肝损伤的风险增加[212]。

其相关病死率为 3%~7%[206,207]。发病多在 6~12 周内，停药后极少见。其毒性与药物剂量无关。出现症状后仍继续使用酮康唑易致不良结局。发生急性肝炎的患者中 50% 具有黄疸，多达三分之一有恶心、厌食和呕吐等非特异性症状。罕见发热、皮疹、嗜酸性粒细胞增多等免疫过敏特征。肝脏生化改变以肝细胞性和混合性模式为主，有时也可出现胆汁淤积性肝炎或单纯性胆汁淤积[206]。黄疸通常在 12 周内消退，但缓解过程可能需要数月之久[206,207]。肝硬化是急性肝损伤后的罕见并发症[213]。

数例胆汁淤积性肝炎的报告归因于特比萘芬[214]，暴露人群中发病频率为 2~3 例/100 000 人[214]。携带 HLA-A*33:01 的患者，发生特比萘芬相关性 DILI（尤其是胆汁淤积和混合性）的风险增加[215]。发病时间通常不超过 4~6 周。停药后一般可恢复，但长期胆汁淤积伴胆管缺失的病例也有报道。胆汁淤积时间延长时，使用 UDCA 可以加速其恢复过程[216]。其他可能与特比萘芬相关的表现包括：一例接受肝移植的患者出现了肝窦阻塞综合征[217]，以及 16 例 ALF 报告[218]——这一转归的发生频率估计为暴露人群的百万分之一[219]。

氟康唑和伊曲康唑的肝毒性,似乎低于酮康唑和特比萘芬[220],只有不到 5% 的患者肝脏生化指标升高。一些罕见的严重肝脏坏死病例,可归咎于氟康唑,但其他原因并不除外。伊曲康唑相关的 ALF 也已有报道[221-223]。服用伏立康唑的患者中,有 20% 出现了血清转氨酶水平上升。某肝脏 ICU 记录了接受伏立康唑治疗的患者,因明显的肝炎临床表现而停药的病例[224]。

4. 抗糖尿病药物

(1) 噻唑烷二酮类

曲格列酮是首个过氧化物酶体增殖物活化受体 δ 激动剂,因肝毒性而停用。早期临床试验中,血清转氨酶水平上升占受试者的 0.5%~1.9%,但直到上市后才认识到该药有严重的肝毒性,期间报告了超过 75 例致死性肝中毒或需要接受移植的肝衰竭[225,226]。病例多发生于老年女性和肥胖者,即 2 型糖尿病患者的好发人群。尽管一例呈进展性病程的患者可归因于辛伐他汀和曲格列酮同时应用,但目前尚缺乏有既往肝病史或其他用药史者更容易发生曲格列酮肝毒性的证据[227]。导致肝损伤的机制普遍认为是线粒体损伤,但也有学者提出了其他机制(如活性代谢物、BSEP 抑制等)[228]。

曲格列酮肝毒性常在治疗开始后的 9~12 个月才发作[229,230],极少病例在用药不久(8 天)发病[231]。临床表现为恶心、疲劳、黄疸、呕吐以及肝衰竭的症状等,常可快速进展为 ALF,有时停药后病情仍持续恶化[232]。肝活检标本、移植切除下来肝脏或尸检材料的组织学检查,可见亚大块或大块肝坏死,伴外死后塌陷瘢痕、胆管增生和嗜酸性粒细胞[233]。严重的胆汁淤积症也有报道[234],有时与在其他原因所致 ALF 病例(如丙戊酸)中见到的类似,其致病机制并不一定与没有胆汁淤积的病例不同。

罗格列酮和吡格列酮等第二代噻唑烷二酮类药物所导致严重的肝损伤很少见。在临床试验中,只有不到 0.3% 的受试者出现了血清 ALT 水平上升(>3×ULN)[226],与罗格列酮($n=6$)和吡格列酮($n=5$)相关的肝中毒很少[235]。另外报告了 2 例与吡格列酮相关的胆汁淤积性肝炎伴胆管损伤[236]。停用吡格列酮后病情多可恢复,极少发生 ALF[237]。尽管 FDA 汇集的病例系列显示病死率很高(80%)[238],但其因果关系受到了药品厂家的质疑[239,240],即应考虑到糖尿病患者存在肝脏并发症背景及其他混杂因素。相比之下,法国的一项药物警戒研究得出的结论为,该类药物的肝脏反应风险与其他口服降糖药相似[241]。FDA 推荐在开始治疗前测定肝脏生化基线水平,治疗前血清 ALT 水平应低于 2.5 倍 ULN。建议治疗的第一年中每 2 个月检测血清 ALT 水平,此后定期观察,若 ALT 水平持续升高(>3×ULN),则需停药。出现提示肝炎的症状时应立即评估。因曲格列酮引起黄疸的患者,不应服用其他噻唑烷二酮类药物[242]。

(2) 其他口服降糖药

肝细胞损伤在早期磺脲类药物(氨磺丁脲、美他己脲和氯磺丙脲等)中相当常见[243]。目前使用的此类药物(甲苯磺丁脲、妥拉磺脲、格列苯脲和格列本脲)很少导致胆汁淤积症或胆汁淤积性肝炎[244,245]。与结构上存在关联的磺胺类药物类似,部分病例中也存在过敏表现(发热、皮疹、嗜酸性粒细胞增多[即 DRESS 综合征])。停药后多可缓解,但甲苯磺丁脲和妥拉磺脲引起慢性胆汁淤积,并进展为胆管消失综合征(vanishing bile duct syndrome,VBDS)的病例已有报道。2 例死于肝衰竭,其中一例有潜在肝硬化。格列齐特[245]和格列本脲也与肝细胞损伤相关,后者还可引起肝肉芽肿[246]。二甲双胍、阿卡波糖、瑞格列奈和人工胰岛素很少导致肝损伤。

5. 用于治疗精神病及神经系统疾病的药物

已有数种神经阻滞剂被认为可引起药物性肝炎。部分反应可能是免疫过敏,其他的则与代谢特异质性有关,视药物结构而定。常用的抗抑郁药,如氟西汀[247,248]、帕罗西汀[249]、文拉法辛[250]、曲唑酮[251]、托卡朋[252]和奈法唑酮等,均有报告出现了该类反应。

(1) 抗抑郁药

1) 单胺氧化酶抑制剂

异丙嗪是最早与急性肝炎相关的药物之一。1% 接受该药治疗的患者出现了反应,并且往往较为严重,已有死于 ALF 的报告。肼取代基(异丙嗪、异烟肼、乙硫异烟胺、吡嗪酰胺和烟酸均有)被证实为其肝毒性基团[253]。苯乙肼和异卡波肼偶可引起肝细胞损伤,但单胺氧化酶抑制剂现已很少使用。

2) 三环类抗抑郁药

三环类抗抑郁药结构上与吩噻嗪相似,偶可致胆汁淤积性肝损伤,肝细胞型损伤更少。停药后多能恢复,但阿米替林[254]和丙米嗪[255]可导致长期胆汁淤积。

3) 选择性 5-羟色胺再摄取抑制剂(SSRI)和其他现代抗抑郁药

在服用氟西汀和帕罗西汀的无症状患者中,已观察到了肝酶升高[247]。少数急慢性肝炎归咎于使用 SSRI 类药物[247,248],一些急性肝炎由四环类抗抑郁药米氮平引起[256]。奈法唑酮(已停用)与亚急性肝衰竭相关[257]。肝组织学检查示小叶中心、亚大块或大块肝坏死。曲唑酮能够引起急慢性肝细胞损伤[251,258]。发病时间可延至 18 个月,也可在开始用药后 5 天内出现[259]。偶有报道表明,使用多种抗抑郁药,或抗抑郁药和其他神经阻滞剂联用时,会出现严重的肝毒性[260,261]。药物监管部门警告了去甲肾上腺素再摄取抑制剂托莫西汀相关急性肝细胞损伤(包括 ALF)的病例,但最终只有少数病例被认为与该药相关联[262]。

(2) 抗精神病药物

除氯丙嗪(见下文)之外,其他抗精神病药物也可引起肝损伤,包括肝细胞性或混合性(氯氮平、奥氮平、喹硫平)和胆汁淤积性(利培酮)反应。偶有 ALF 病例被归因于氯氮平。部分该类药物(氯氮平、奥氮平),也能通过增加体重促进肝脏脂肪变性[263]。

(3) 其他神经系统药物

托卡朋是一种用于帕金森病的儿茶酚氧位甲基转移酶(catechol-*o*-methyl transferase,COMT)抑制剂,已有 4 例 ALF 与之相关[264],患者均为 70 岁以上女性,伴有黄疸和血清 ALT 水平升高,1 例患者尸检示小叶中心性肝坏死,在上市后的监管中发现了另外 3 例急性肝细胞损伤病例。整体上,托卡朋对于监管到位的患者来说是安全的。目前 FDA 指南建议,开始治疗后的前 6 个月每 2~4 周进行一次血清 ALT 检测,此后由主诊医师自行判断检测频率。对血清 ALT 升高(至少 1~2

倍 ULN)的患者应密切观察,持续升高(>2×ULN)则提示需停药。另一 COMT 抑制剂恩托卡朋仅与极个别显著肝损伤相关[265]。

阿吡坦[266]、唑吡坦[267]和苯他西泮[268]是具有肝毒性的镇静催眠药物。苯他西泮的临床病理模式类似于慢性肝炎,但没有自身抗体或其他免疫学特征[268]。

他克林是一种可逆性胆碱酯酶抑制剂,曾用于治疗阿尔茨海默病。25%的患者血清 ALT 水平升高>3×ULN,2%可升至>20×ULN,女性多于男性[269]。停药后肝酶变化即可缓解。症状较少见,血清 ALT 明显升高时也仅伴有恶心和呕吐。肝活检提示脂肪变性和轻度小叶性肝炎。50%的病例出现了轻度肝细胞损伤,但最终能够耐受[269]。黄疸见于孤立报告,提示存在罕见的严重肝中毒可能。其肝损伤机制尚不明确,但在他克林肝毒性动物模型中观察到了线粒体损伤。

丹曲林是一种骨骼肌松弛剂,有 1%的暴露者出现肝炎,病死率约 28%[270],年龄多在 30 岁以上。三分之一的患者无症状,其余有黄疸和肝炎表现。肝活检显示肝细胞坏死,常为亚大块或大块性[270]。对服用丹曲林的患者,建议每 2 周进行肝脏生化检验,发现异常时应及时停药。

其他特殊肝毒素有替扎尼定(作用于中枢的肌松剂)[271]、阿尔维林(平滑肌松弛剂)[272]和利鲁唑[273]。肝硬化患者服用替扎尼定时有低血压风险。该药经 CYP1A2 代谢,因细胞色素活性降低(见表 88.1),可致其血药水平升高[274]。利鲁唑已批准用于治疗肌萎缩性脊髓侧索硬化症,在临床试验中有 1.3%至 10%的受试者出现了血清 ALT 水平升高。目前报道了两例急性肝炎伴小泡性脂肪变性的病例,分别发生于开始治疗后的第 4 和第 8 周[273]。肝细胞损伤偶尔迁延至 6 个月。停用利鲁唑后,肝脏生化检验水平可迅速恢复。

6. 非甾体抗炎药

非甾体抗炎药偶可引起 DILI,可伴或不伴免疫过敏表现,并伴有不同程度的肝细胞损伤和胆汁淤积。溴芬酸因其肝毒性已被停用[275]。

尽管 COX-2 抑制剂的 UGI 毒性低于传统非甾体抗炎药,但就肝损伤风险而言其安全性并不一定更高[276]。少数急性肝炎(部分为重症)病例与尼美舒利和塞来昔布相关,而罗非昔布与胆汁淤积性肝损伤相关[277]。此外,罗美昔布因其严重肝毒性现已停用[276]。临床试验中,塞来昔布的肝损伤发生率与安慰剂组患者相似(分别为 0.8%和 0.9%)[277]。联用双氯芬酸时,其血清转氨酶水平升高。在塞来昔布引起的严重肝细胞损伤病例中,女性是危险因素之一[278]。症状出现于用药开始后 4 天至 4 周内,偶有延迟(5 个月至 2 年)。肝脏生化及组织学检查所见多符合肝细胞性或混合性肝损伤模式,胆管缺失和导管周围纤维化罕见[277]。部分患者出现嗜酸性粒细胞增多和皮疹,提示 DRESS 综合征。停药后多数患者可在 1~4 个月内恢复。在向 FDA 报告的 18 例塞来昔布相关肝损伤患者中,有 12 例缓解,2 例肝移植,4 例发病后生化异常持续了 6~18 个月[279]。由于存在交叉反应,故塞来昔布禁用于既往有磺胺类药物过敏史的患者。

尼美舒利是一种 COX-2 选择性非甾体抗炎药,尽管肝损伤的总体风险较低[281],但仍可引起急性肝炎和肝衰竭死亡[280],尤其是在女性中。发病时间多在开始用药后的 1~15 周(偶可达 8 个月)。肝损伤风险因素包括较长疗程(>30 天)和较高剂量[282]。可出现外周性嗜酸性粒细胞等过敏表现。肝活检示小叶中心性或桥接性坏死,偶尔表现为单纯胆汁淤积。停药后症状通常在 2~17 个月内缓解。

五、药物诱导的肉芽肿性肝炎

药物性肉芽肿性肝炎(见第 37 章)占比为 2%~29%[150,246,283-285]。超过 40 种药物及外界物质与肝肉芽肿相关(表 88.7),但并不都有全身性炎症或可信的因果关系证据。许多药物(如氟烷、甲基多巴、呋喃妥因、曲格列酮、胺碘酮、阿莫西林-克拉维酸等)更常引起其他肝损伤模式。部分药物的相关性可能是偶然的。

临床上的前驱表现为治疗开始后的 10 天至 4 个月内出现发热和全身症状(如乏力、头痛和肌痛)。肝肿大和肝区压痛常见,25%的患者可有脾肿大。药物过敏的肝外表现普遍存在,如嗜酸性粒细胞增多(30%)。肝脏生化指标一般表现为混合性,因为肝肉芽肿具有浸润性,并且多可出现部分肝细胞坏死或胆汁淤积。持续暴露于某些可引起肉芽肿性肝炎的

表 88.7 药物诱导的肉芽肿性肝炎:主要致病药物、发病频率、风险因素、临床病理特征及预后

致病药物*	发病频率	风险因素	临床病理特征	预后
卡马西平	16/100 000 治疗年	40 岁以上,无性别偏好	三分之二表现有肉芽肿性肝炎;其余为急性肝炎、胆汁淤积;无药物过敏表现	暂无死亡病例,恢复迅速
保泰松	1/5 000 暴露者	无年龄或性别偏好	急性重型肝炎,也有胆汁淤积和胆管损伤;常见药物过敏表现;偶有血管炎	死亡率 25%,伴肝细胞坏死者尤甚
别嘌醇	罕见(<40 例)	老年,黑人,肾衰竭、使用噻嗪类	急性肝炎、胆汁淤积性肝炎、胆管损伤均多见,皮疹(剥脱性皮炎),肾炎,血管炎	死亡率 15%,伴血管炎者尤甚
肼屈嗪	罕见	老年,慢乙酰化者可能	急性肝炎,胆汁淤积性肝炎,胆管炎等均多见;药物过敏表现较少;未发现血管炎	反应严重,但尚无死亡病例
奎宁	罕见	未发现风险因素	三分之二有急性肝炎;皮疹,间质性肺炎,Coombs 试验阳性,血小板减少症	预后良好

*据可靠报告能引起肉芽肿性肝炎的其他药物有阿司匹林、格列本脲、美沙拉秦、呋喃妥因、罂粟碱、苯妥英、普鲁卡因、奎尼丁、柳氮磺吡啶、磺胺类等。如正文所言,还有很多药物报告了发病的个例。

药物，会导致更严重的肝病类型，如胆汁淤积性肝炎伴或不伴胆管损伤及肝坏死（见表 88.7）。另一潜在并发症为小血管炎，可累及肾脏、骨髓、皮肤和肺，死亡率很高。

六、药物诱导的慢性肝炎

药物引起的慢性肝炎的定义为持续 6 个月以上的肝炎，但在药物反应中常不恰当地仅根据肝脏组织学表现作出定义。组织学表现包括界面炎、桥接性坏死和纤维化。由于上述表现早在发生严重反应后 6 周即可出现，因此不能用来证实慢性肝炎。当肝炎的临床或生化证据持续 3 个月以上，或有慢性肝病的临床和实验室表现，或存在肝纤维化的组织学依据时，慢性肝炎的诊断才会更具说服力。导致慢性肝炎的病因中药物并不常见（表 88.8），因为所涉药物如甲基多巴等现已几乎不用。尽管如此，识别药物因素并及时停药，对于避免不良转归来说仍然很重要。

表 88.8　药物诱导的慢性肝炎：致病药物、风险因素、临床病理特征及预后

致病药物*	风险因素	临床病理特征	预后
呋喃妥因	40 岁以上；90% 发生于女性；发病后未停药	慢性肝炎表现，肝衰竭；部分伴胆汁淤积；20% 有肺炎；高球蛋白血症常见，ANA，SMA	死亡率 10%
甲基多巴	50 岁以上；80% 发生于女性；重复治疗，敏感患者继续用药	黄疸，腹泻，肝衰竭；高球蛋白血症，ANA，SMA；病程迁延	高死亡率
双氯芬酸	65 岁以上；多数病例发生于女性	慢性肝炎表现，肝衰竭；高球蛋白血症，ANA，SMA	少数病例糖皮质激素有效
米诺环素	年轻女性；长期用药	多为药物性 SLE 综合征的一部分（关节炎，皮疹，肾炎）；高球蛋白血症，ANA	严重时可能死亡或需肝移植；糖皮质激素有时可用
异烟肼	50 岁以上；发病后未停药；长疗程	伴有肝硬化时病情严重，可致死；无免疫现象	高死亡率或需肝移植
丹曲林	30 岁以上；剂量，长疗程	黄疸，肝衰竭；无免疫现象	高死亡率
阿维 A 酯	50 岁以上；三分之二发生于女性	黄疸，体重减轻，肝衰竭；停药后恶化	2 例糖皮质激素有效
对乙酰氨基酚	中等剂量（每天 2～6g）规律服药；酒精，节食，其他药物	无慢性肝病表现，无自身免疫现象；这些是慢性中毒病例	停药后肝脏生化检验水平迅速恢复正常

*包括阿司匹林、西咪替丁、非诺贝特、氟西汀、石蚕属、氟烷、甲氨蝶呤、磺胺类、曲唑酮等在内的几种药物也有报告显示与慢性肝炎相关，但因果关系证据的可靠性不足。其他如双醋酚丁和天尼酸等，当前仅有历史价值。

SMA，平滑肌抗体。

慢性肝炎在女性（约 4 倍）和老年患者（如呋喃妥因所示）中更为常见，但在儿童中少见。与慢性肝炎相关的药物更容易导致急性肝炎。慢性肝炎被识别前的潜伏期往往更长，故服药时间较长可能是慢性肝炎的一个危险因素。一项研究中，DILI 发作后出现慢性肝炎或肝脏相关的发病及死亡的患者，其用药的平均时间显著大于未出现不良结局的患者（153 天 vs 53 天）[286]。

药物性慢性肝炎可分为两种。其一与急性肝炎相似，但更加严重、病程更长，或者发病较晚（可能是由于未能及时识别），可称为慢性中毒。慢性肝病的临床和实验室表现较少，且缺乏自身免疫特征。治疗措施包括停药和治疗肝衰竭（见表 88.8）。

另一种从慢性肝炎的蜘蛛痣、肝缘变硬、脾大、瘀斑、腹水及其他门静脉高压和肝衰竭相关并发症等表现来看，更接近于 AIH。除血清 ALT 和胆红素水平上升之外，低白蛋白血症和高球蛋白血症也很普遍。重症患者的凝血酶原时间延长。多存在 ANA 和/或平滑肌抗体，但无其他免疫疾病史和 HLA-B8 及-DRw3 等位基因所示的遗传易感性等自身免疫现象，此与特发性 AIH 不同。一般无需免疫抑制疗法，停药后病情可自行好转。个别病例中，糖皮质激素偶尔能加速恢复。不过免疫抑制疗法一般可以停药，此与大多数（65%）AIH 病例中停药后仍会复发不同[140]。

（一）双氯芬酸

双氯芬酸使用广泛，其安全性至少与类似的非甾体抗炎药相当。然而提交给美国药物性肝损伤网络的报告表明，双氯芬酸是其中最常见的非甾体抗炎药[287]，其肝中毒发生频率（11/100 000）远高于既往报告所示［（1～5）/100 000］[288]。临床试验中血清转氨酶水平升至正常上限 3 倍和 10 倍以上的病例分别有 3.1% 和 0.5%，但较少因肝病而接受住院治疗（0.023%）[289]。现已报告了超过 200 例双氯芬酸引起的肝炎[290]，其中数例为无意的再激发所证实。仅 4 例死亡，5 例被视为慢性肝炎。有文献记录了双氯芬酸肝毒性的遗传易感性[291]。在病例中，观察到了涉及代谢途径的基因上多态性，这些途径可产生药物活性代谢物，并影响胆道排泄。药物代谢物-蛋白质加合物所致的免疫反应，现已得到了确认[291]。

女性和老年人患肝炎的风险增加。肝损伤发病前可出现厌食、恶心、呕吐和乏力等前驱症状，通常见于 3 个月（1～11 个月）内。有 25% 的患者可出现发热及皮疹[290]。肝脏生化结果显示急性肝炎伴或不伴胆汁淤积。反应往往较重，50% 的病例可有黄疸。肝组织学检查显示急性小叶性肝炎，严重时为桥接性或融合性坏死、界面性肝炎及汇管区纤维扩张。预后一般较好，停药后即可缓解。药物性慢性肝炎的临床及实验室表现（腹水、低白蛋白血症、高球蛋白血症、黄疸等）有

时提示 AIH,但自身抗体的出现频率暂不清楚。这些病例通常在停药后能够自行好转,也有部分病情迁延的病例使用了糖皮质激素[292]。与其他非甾体抗炎药的交叉敏感性似乎很罕见,但与布洛芬之间的交叉敏感已有报告[292]。双氯芬酸极少引起严重肝中毒,因此监测肝脏生化并不现实。临床医生应意识到双氯芬酸可致急慢性肝炎,并建议患者报告不良反应。

(二) 米诺环素

米诺环素与少数药物诱导的系统性红斑狼疮(皮疹、多发性关节炎、高球蛋白血症和 ANA)、具有自身免疫表现的慢性肝炎或两者兼具的病例相关[293]。与对照组相比,HLA B*35:02 等位基因携带者的 DILI 风险增加了近 30 倍[294]。发病时间晚至开始治疗后的 6 个月以上(中位潜伏期 318 天),年轻女性尤其常见。在美国,米诺环素是引起儿童特异性药物相关肝毒性最常见的药物[295],肝损伤较为严重,部分患者死亡或需肝移植。有进展为肝硬化的报道[296]。停药后病程仍可能迁延,部分患者接受了糖皮质激素治疗[294]。

七、药物诱导的急性胆汁淤积

(一) 重要性、反应类型和诊断

胆汁淤积性药物反应包括伴有或不伴有肝炎的急性胆汁淤积症、伴有胆管炎的胆汁淤积性肝炎和慢性胆汁淤积症,可以伴有类似于 PBC 的 VBDS(见第 91 章),或伴有类似于硬化性胆管炎的胆道狭窄(见第 68 章)[297,298]。药物性胆汁淤积的临床及生化表现与其他肝胆疾病相似,故临床医生须在所有胆汁淤积患者中详细询问用药史。及时停用致病药物能够预防不良结局,并避免不必要的侵入性检查或手术。

临床表现包括皮肤瘙痒、尿色加深、大便陶土色,严重时可出现黄疸。肝脏生化结果显示血清碱性磷酸酶水平明显升高,伴有血清 ALT 和 GGTP 水平轻度增高及高结合胆红素血症。由于急性胆汁淤积对肝细胞完整性的毒性作用或所伴随的"肝炎",血清 ALT 水平可升至 8 倍。此种胆汁淤积患者的血清 ALT 和碱性磷酸酶水平升高的相对比(以正常上限倍数计算)通常小于 2∶1[297]。有混合性胆汁淤积和肝炎的病例,高度提示存在药物反应。

肝胆影像学检查对排除胆道梗阻和肝、胰肿物至关重要。如未发现上述改变,则更倾向于药物性胆汁淤积,此时常建议行肝活检。某些组织学表现提示肝脏药物反应,而其他(如汇管区水肿)提示胆道梗阻。若与服药时间有关联,则表明药物反应的可能性较高,应停用相关药物,并观察病情有无改善。

治疗上以缓解症状为主,尤应注意皮肤瘙痒(见第 91 章)[297-299]。考来烯胺可改善瘙痒,UDCA 对部分顽固性病例有效[299,300],利福平、光疗、血浆置换和阿片类受体拮抗剂(如纳洛酮、纳曲酮、纳美芬等)为三线治疗药物[299],糖皮质激素无效,抗组胺药往往疗效不佳或导致过度镇静。

(二) 单纯胆汁淤积不伴肝炎

胆汁淤积的特点是毛细胆管、库普弗细胞和肝细胞内有胆汁潴留,仅伴极轻微炎症或肝细胞坏死,可称为纯粹性、毛细胆管性或单纯性胆汁淤积。不伴肝炎的胆汁淤积,提示胆汁流受阻为主要问题。典型致病药物为性激素,其他药物一般引起胆汁淤积性肝炎,偶见单纯胆汁淤积(如阿莫西林-克拉维酸、磺胺类药物、灰黄霉素、酮康唑、他莫昔芬、华法林、布洛芬等)[297,298]。环孢素能够导致肝脏生化检验异常,其表现类似于胆汁淤积,但通常以高胆红素血症为主[1]。该反应较轻,减量后可迅速逆转。他克莫司也可引起胆汁淤积[301],而西罗莫司则多导致急性轻型肝炎[302]。

类固醇

(1) 口服避孕药类固醇

口服避孕药类固醇(OCS)引起胆汁淤积的频率,在暴露女性中为 2.5/10 000 人。OCS 相关的胆汁淤积部分依赖于剂量,其发生率在应用低剂量雌激素制剂者比应用高剂量者更低[303]。遗传因素使得该病在智利和斯堪的纳维亚女性中的发生频率较高[298]。既往有妊娠期肝内胆汁淤积病史的患者风险更高(50%)(见第 40 章)。雌激素类药物最为常见,可损害 BSEP 或毛细胆管对水的转运功能(或两者兼之)[304]。与毛细胆管转运相关的基因多态性(如 *ABCB4*、*MDR3*、*BSEP*),同样是某些 OCS 病例的基础(见第 64 章)[305,306]。症状多出现于开始使用 OCS 后的 2~3 个月,极少延迟至 9 个月。可有短暂的恶心和乏力等轻微前驱症状,随后出现皮肤瘙痒和黄疸。血清碱性磷酸酶水平中度增高,血清转氨酶水平短暂上升,偶可超过 10 倍正常上限。血清 GGTP 水平一般无明显改变。停药后,通常在数天至数周内迅速恢复。慢性胆汁淤积很少[298],急性肝炎也不多见[307]。

激素替代疗法对肝病患者来说安全性良好,但黄疸患者的血清胆红素水平可有升高。肝病患者在激素替代疗程中,应监测其肝脏生化指标[298]。

(2) 合成代谢类固醇

高剂量合成代谢类固醇常引起可逆性单纯胆汁淤积,通常在治疗开始后的 1~6 个月内发病,停药后多缓解,但也可出现胆汁淤积病情迁延伴胆管缺失;合成代谢类固醇极少引起急性肝细胞损伤[308]。

OCS 和 17-烷基化合成代谢类固醇都与胆汁淤积、血管病变及肝脏肿瘤相关(见后文),其关联强度各不相同。肝脏腺瘤与使用 OCS 关联显著,而 HCC 与 OCS 的关系存在争议[309]。相比之下,HCC 与使用合成代谢类固醇的关联更为密切。同样,肝脏和门静脉血栓形成是 OCS 而非合成代谢类固醇的副作用,但后者引起的肝紫癜病则比 OCS 更常见。

(三) 胆汁淤积伴肝炎

胆汁淤积伴肝炎是一种常见的肝脏药物反应,特征为明显的胆汁淤积和肝细胞坏死。肝组织学检查示小叶内及汇管区炎症,多可见中性粒细胞、嗜酸性粒细胞和单核细胞浸润。该类反应与药物诱导的急性肝炎、不伴肝炎的胆汁淤积和胆汁淤积伴胆管损伤等存在重叠。致病药物有氯丙嗪(见后文)、抗抑郁药和其他精神类药物、红霉素和其他大环内酯类药物[310],以及相关的酮内酯类抗生素(泰利霉素[311]、克林霉素[312])、磺胺类药物、羟青霉素[313]、酮康唑[219]、磺酰脲类药物、舒林酸[314]、布洛芬、吡罗昔康[315]、头孢唑林[316]、卡托普利[167]、氟他胺[317]、依那普利[168]、普伐他汀[171]、阿托伐他汀[172]、噻氯匹定[318]、环丙沙星及其他氟喹诺酮类药物[319]及二甲双胍[320]等。

1. 氯丙嗪

氯丙嗪肝炎发现于上 20 世纪 50 年代，是典型的药物性胆汁淤积性肝炎[321]，其肝脏反应包括从 20%～50% 的用药者出现无症状性肝脏生化异常，到罕见的暴发性肝坏死不等。胆汁淤积性肝炎的发生频率视研究类型波动于 0.2%～2.0%，较低值很可能代表了在一般人群中的风险。暂未其发现发病与药物剂量或潜在肝病关联；女性明显好发，随年龄增长发病率无显著上升，但儿童罕见。

发病多在开始用药后的 1～6 周内，也可出现在停药后 5～14 天。再激发时起病加快。发热等非特异性前驱症状常见，胃肠道反应及黄疸次之，与药物诱导的单纯胆汁淤积相比，在氯丙嗪肝炎所致的瘙痒更常见且出现时间更晚；少数患者有严重右上腹痛，皮疹较少；血清胆红素、ALT 及碱性磷酸酶水平升高。10%～40% 的患者有嗜酸性粒细胞增多。多数可完全恢复：三分之一在 4 周以内，三分之一在 4～8 周，其余在 8 周以后[300,321]。大约 7% 的病例在 6 个月后仍未完全恢复。

2. 阿莫西林-克拉维酸

超过 150 例胆汁淤积性肝炎由该抗生素引起，总体频率为每 10 000 处方出现 1.7 例，危险因素有男性、老年（>55 岁）及长疗程[322]。克拉维酸成分既被怀疑，因为替卡西林-克拉维酸也能导致类似病变[323]。但后续研究报道单用阿莫西林时也有相似的胆汁淤积型或混合型 DILI，提示阿莫西林成分同样参与其中[324]。

症状多出现于 6 周内（平均 18 天），也可出现在停药 6 周内。30%～60% 的患者可有过敏表现，如发热、皮疹和嗜酸性粒细胞增多。肝组织学检查可见胆汁淤积伴轻度汇管区炎症。常见胆管损伤（一般程度较轻）及小静脉周围胆汁淤积伴脂褐素沉积。组织学表现还包括肝脏肉芽肿、胆管缺失和肝硬化[325]。多数患者 4～16 周内好转，鲜有死亡或需要肝移植的病例[324]。在 11% 的患者，血清转氨酶水平升高可持续 6 个月以上，一般（但并非所有）可恢复正常。

其发病机制涉及固有和/或适应性免疫应答或解毒缺陷，其证据包括：肝损伤与特定 HLA Ⅱ类（HLA-DRB1*15：01-DRB5*01：01-DQB1*06：02）单倍型和Ⅰ类抗原之间的强相关性[326]，以及识别阿莫西林和克拉维酸特异性 T 细胞的研究[327]。特定 HLA 基因型与临床表现差异（肝细胞性或胆汁淤积/混合性）、严重程度及发病年龄有关。也有报道发现了"保护性"基因（HLA-DRB1*07 家族）[328,329]。携带某些谷胱甘肽 S 转移酶基因型（双空基因型，*GSTT1* 和 *GSTM1*）的患者，发生肝损伤的风险增加了 2 倍，提示解毒缺陷与肝毒性有关[330]。

3. 氟喹诺酮类药物

大多数氟喹诺酮类药物都与急性肝细胞、胆汁淤积或混合性反应有关[331]，其中左氧氟沙星和莫西沙星的发生频率最高[332]。曲伐沙星因肝毒性已被停用。可急性起病（1～39 天，中位数为 8 天），也可停药后 30 天内发病。有时存在过敏表现。停药后多可缓解，但转为 ALF、慢性胆汁淤积或 VBDS 的病例也有报道[319]。

（四）胆汁淤积性肝炎伴胆管损伤

一些导致胆汁淤积性肝炎的药物如氯丙嗪[300]和氟氯西林[313]，可以引起胆管损伤。胆管损伤的严重性可能是 VBDS（见后文）的决定性因素。临床表现类似细菌性胆管炎，伴上腹痛、发热、寒战、轻度肝肿大、黄疸和胆汁淤积。肝脏生化指标呈典型的胆汁淤积。与本病相关的药物有卡马西平[333]、右旋丙氧芬[334]及甲基二胺，后者为工业毒素，曾在食用受其污染面粉所做面包的人群中引起黄疸爆发（Epping 黄疸）（见第 89 章）[335]。

右旋丙氧芬

右旋丙氧芬属于阿片类镇痛药，可单用或以复合镇痛剂的形式使用，与超过 25 例伴有胆管损伤的胆汁淤积有关[334]，部分病例已由无意的再激发试验所证实。女性明显好发。症状常在 2 周内出现，常有腹痛的前驱症状，疼痛有时较为剧烈，并与其他原因引起的胆管炎相似。黄疸多见。ERCP 示胆管正常。肝活检表现为胆汁淤积，伴因炎症以及轻度纤维化而导致的汇管区扩大，有时也可见汇管区水肿。其他表现包括不规则胆道上皮及坏死，胆管外层有中性粒细胞及嗜酸性粒细胞浸润。胆管增生普遍存在。一般均能缓解，肝脏生化指标在 1～3 个月内可恢复正常[334]。

八、药物诱导的慢性胆汁淤积

当典型的肝脏生化改变持续 3 个月以上时，考虑为慢性药物性肝病[298]，早期定义要求停药后黄疸超过 6 个月或无黄疸型胆汁淤积（血清碱性磷酸酶及 GGTP 水平升高）超过 12 个月[297]。药物性慢性胆汁淤积并不常见，但涉及药物至少有 45 种[297-299,321,335-337]。在肝损伤的慢性化病例中，氟氯西林占 10%～30%[298]，氯丙嗪占 7%[300]，红霉素占比小于 5%[337]，其他药物如四环素[338]、阿莫西林-克拉维酸[339]、布洛芬[340]、复方磺胺甲噁唑[341]和环丙沙星[342]等只有孤立的中毒病例。

发生慢性胆汁淤积前常有严重的急性胆汁淤积性肝炎，偶尔可与 Stevens-Johnson 综合征相关[340]。肝脏反应初期胆管损伤的严重程度是慢性化病程的决定因素之一[332]。其所涉及的机制还可能包括胆管上皮的持续中毒或免疫破坏[336]。肝活检特征为缺乏较小（间隔、小叶间）的胆管和胆小管，多伴有胆汁淤积，汇管区炎症亦能损伤胆管。这一过程可导致不可逆的胆道通畅性丧失以及 VBDS[343]。

其临床表现的特点就是慢性胆汁淤积，症状以严重瘙痒为主。可能有持续黄疸、尿色加深和大便发白，但这也并不是固定不变的，因为即使肝脏生化异常未能改善，上述症状也可缓解。严重时可出现肠道吸收不良、体重减轻和维生素 K 缺乏引起的瘀斑；某些病例中还可出现黄色瘤、结节性黄斑瘤等严重高胆固醇血症的其他并发症。体检时可发现肝脏肿大变硬，但脾大不常见，除非进展至门静脉高压。一般 AMA 阴性。病例大多能够缓解，但罕见情况下也可出现严重胆管缺失和胆汁性肝硬化[297,298]。

(一) 氟氯西林

在欧洲、斯堪的纳维亚和澳大利亚,氟氯西林是药物性肝炎的重要原因[313,344]。氟氯西林引起的肝毒性通常病情较重,因全身症状及相关的胆汁淤积性肝炎已有数例死亡。其病程迁延,发生慢性肝炎和 VBDS 结局者所占比例较高[344]。肝损伤风险为 1 例/12 000 暴露者,尤其是 70 岁以上及接受重复治疗的患者(分别为 39/10 万和 110/10 万)[345]。GWAS 显示 HLA-B*57:01 与肝损伤风险呈强相关(OR 80.6)[346]。其他羟青霉素(邻氯西林和双氯西林)较少与胆汁淤积有关[313]。苯唑西林可引起急性肝细胞损伤[347]。

(二) 纤维性胆管狭窄

较大胆管的纤维性狭窄可引起慢性胆汁淤积。公认的原因包括病灶内注射福尔马林治疗肝包虫病,以及动脉内输注氟脲苷治疗转移性结直肠癌。输注氟脲苷数月后,中毒性肝炎、胆管损伤或两者兼有的频率高达 25%~55%,不过随着现代治疗方案的进步,其频率已显著下降至 5%左右[348]。非结石性胆囊炎也有出现。ERCP 提示狭窄多位于肝总管及左右肝管。与 PSC 不同,通常不累及胆总管和较小的肝内胆管。可能还有局部缺血及胆管上皮细胞中毒。停用氟脲苷之后,病情一般能够出现缓解,部分患者需进行胆管扩张或支架植入术。

九、药物诱导的脂肪性肝炎和肝纤维化

脂肪性肝炎属于慢性肝病,其脂肪变性伴有局灶性肝细胞损伤、玻璃样变、包括中性粒细胞在内的混合细胞型局部炎症,以及中央周围(3 带)和细胞周围的进行性肝纤维化(见第 86 和 87 章)[349]。酒精是常见的病因。NASH 与胰岛素抵抗、糖尿病、肥胖及某些药物(如马来酸哌克昔林和胺碘酮)有关[349]。除了引起脂肪性肝炎、慢性肝细胞或胆管损伤之外,一些外源性物质还通过作用于肝非实质细胞(尤其是星状细胞)来直接促进纤维形成。刺激肝纤维化的物质有砷剂、维生素 A 及甲氨蝶呤等。

(一) 胺碘酮

胺碘酮的肝毒性的疾病谱较广,从发生于 15%~80%患者的肝脏生化指标异常,到包括 0.6%罕见 ALF 在内的具有明显临床症状的肝病。静注胺碘酮引起了 7 例 ALF,曾怀疑是其载体(聚山梨酯 80)的作用,因为患者可安全地再次口服胺碘酮[350-354];但是,静脉注射不含聚山梨酯 80 的胺碘酮制剂仍可诱发 ALF。其他学者对此诊断提出了异议,认为上述病例为缺血性肝炎而非药物中毒[356]。长期使用可导致脂肪性肝炎,15%~50%肝中毒患者可进展为肝硬化[351,352]。

胺碘酮诱发的肝病的一个显著特点是,即使停用胺碘酮,病情仍会持续恶化[352,354]。胺碘酮高度富集于肝脏,经过数周治疗后,该药可占肝脏湿重的 1%。所含的碘能够吸收辐射,因此 CT 上肝影不透明[354]。这种影像虽然奇怪,但没有临床意义。

胺碘酮储存于肝脏还能引起磷脂沉积,后者属于存储障碍,特征为溶酶体增大,其内充满轮状膜性物质(髓样小体)。用胺碘酮喂养的动物中,磷脂沉积的进展具有时间和剂量依赖性[353]。磷脂沉积可能是由于磷脂酶的直接抑制,或通过形成不可降解的药物-磷脂复合物而产生的,与 NASH 和肝细胞损伤无关。其他偶见的肝脏异常包括肉芽肿形成和 ALF,似乎是由于急性重型肝炎或瑞氏综合征样疾病所引起的[357]。胺碘酮富集于线粒体,可能中断线粒体电子传递[358]。在啮齿类动物模型中,胺碘酮能够引起小泡性脂肪变性,促进线粒体产生 ROS,并导致脂质过氧化[358,359]。

慢性肝病见于治疗后 1 年及以上(中位数为 21 个月)。疗程长短和药物总剂量是慢性肝病的危险因素[357,360],单次剂量增加不是危险因素。低剂量胺碘酮同样能引起肝硬化[361]。其他毒性作用在肝病患者中更为多见,也可能与剂量有关[360]。临床表现有疲劳、恶心、呕吐乏力和体重减轻,其他慢性肝病特征如肝肿大、黄疸、腹水、瘀斑等也可出现。实验室检查显示,血清转氨酶水平上升(可达 5 倍 ULN)和血清碱性磷酸酶水平轻度增高。血清 AST 和 ALT 水平之比接近 1,此与酒精性肝炎的表现明显不同。病情严重时可有明显的黄疸、低白蛋白血症和凝血酶原时间延长。在服用胺碘酮的患者,通常很难确定其肝脏生化异常和肝肿大的原因,因此可能需要进行肝活检。肝脏组织学表现有磷脂沉积、脂肪变性、局灶性坏死伴 Mallory 小体、中性粒细胞浸润和细胞周围纤维化等[352]。通常可见肝硬化。

胺碘酮肝病的预防和管理比较困难,因为服用胺碘酮的患者大都存在肝脏生化异常,尤其是在心衰患者。此外,无论患者的血清 ALT 基线水平是否升高,胺碘酮肝中毒的发生频率相似,因此仅不应因为患者 ALT 水平升高而停用胺碘酮[362]。无症状或病情较轻时,停胺碘酮 2 周至 4 个月后可出现缓解;但严重肝损伤的病死率很高[352,360],停用胺碘酮并不一定能改善临床表现,因为肝脏可以长时间储存胺碘酮;一项研究显示停药者的结局(多为致死性心律失常)甚至更差[352]。尽管推荐进行连续动态检测肝脏生化指标[360],但这一手段在减少肝损伤和总体病死率方面的效果尚不明确。

(二) 他莫昔芬和其他药物诱导的脂肪性肝炎病因

对 1990 年所报道的与脂肪性肝炎相关的药物,很难证明其因果关系[363],主要是由于 NASH 在代谢综合征(见第 87 章)患者中很常见。钙通道阻滞剂罕与脂肪性肝炎相关[364],甲基多巴与中年肥胖女性肝硬化相关[365],但这些相关性可能是偶然的。其他药物如雌激素[366]和糖皮质激素[367]等,由于其代谢能够影响驱动 NASH 的危险因素,因此可能在易感人群中诱发 NASH。另外,NASH 和他莫昔芬之间的相关性更强。

他莫昔芬可引起多种形式的肝损伤[368],如胆汁淤积、肝细胞癌[369]、肝紫癜病[368]、急性肝炎、大块肝坏死[368]、脂肪变性和脂肪性肝炎等,偶尔伴肝硬化[371-373]。在一项包含 66 名有 3~5 年他莫昔芬服药史的女性乳腺炎患者的研究中,24 名存在肝脂肪变性的影像学证据[372]。发生 NAFLD 的中位时间大约为 2 年[374]。另有 7 名患者在服用 7~33 个月他莫昔芬后被诊断为 NASH[371]。他莫昔芬疗程中,有肝脂肪变影像

学证据（或脂肪性肝炎组织学依据）的女性，代谢上与大多数 NASH 患者相似：半数表现为肥胖，且其 BMI 的增加与肝脂肪变相关。他莫昔芬能够诱发高甘油三酯血症，后者是 NASH 的另一危险因素。苯扎贝特属于过氧化物酶体增殖物活化受体 α 激动剂，可降低肝脂肪变的严重程度[375]。因此，在诱发脂肪性肝炎的过程中，他莫昔芬可能与其他代谢因素发挥协同作用。这一假设得到了意大利一项研究的支持，该研究表明他莫昔芬相关的 NAFLD 或 NASH 主要见于存在代谢综合征的超重或肥胖女性[376]。

临床医生应认识到，接受他莫昔芬治疗的女性发生肝脂肪变及脂肪性肝炎的频率较高（约 30%）。接受他莫昔芬治疗者，应通过体格检查（以发现肝肿大）和肝脏生化检验来监测这一不良反应。有专家建议每年进行肝脏影像学检查（超声或 CT）[377]。若停药后肝脏生化检验异常并未缓解，则应进行肝活检，有时还要排除转移性乳腺癌。许多患者在停用他莫昔芬后病情好转，但是否停药，应在与患者的肿瘤医生讨论后再作决定。由于葡萄糖耐量异常的风险增加了 3 倍，因此改善体重是有益的[378]。其他芳香酶抑制剂（如阿那曲唑、来曲唑）也与肝脂肪变性相关，但比他莫昔芬少见得多[379]。

托瑞米芬是一种他莫昔芬类似物，但导致肝脂肪变或脂肪性肝炎的频率比他莫昔芬更低（<10%）[377]。雷洛昔芬属于选择性雌激素受体调节剂，有两篇报告分别提示，该药与脂肪性肝炎和伴嗜酸性粒细胞增多的急性肝细胞损伤相关[380]，但前者由于未能排除 NASH 既往史，而不能确定其因果关系。其他与脂肪性肝炎相关的药物包括伊立替康（用于结直肠癌）[381]、马来酸哌克昔林和己烷雌酚（4,4'-二乙氨基乙氧基己烷雌酚），后两种现已停用[363]。

（三）醋酸环丙孕酮

接受抗雄激素治疗转移性前列腺癌的患者中，有 2%～5% 出现了严重 DILI。尽管非甾体药物氟他胺和比卡鲁胺最为常见，但醋酸环丙孕酮（cyproterone acetate，CPA）的反应往往十分严重。平均潜伏期略低于 6 个月。其组织学模式有急性肝炎、亚大块坏死、胆汁淤积性肝炎和 AIH 样表现等[382]。尽管 90% 的 CPA 相关性 DILI 可缓慢恢复（超过 6 个月），但已有报道发生肝硬化和 HCC 者。推荐监测肝脏生化检验[382]，然而尚无证据支持该措施能够有效预防严重反应的发生。应告知使用 CPA 及其他抗雄激素的患者，需报告可能提示肝损伤的新发症状。

（四）甲氨蝶呤

甲氨蝶呤的毒性具有剂量依赖性。20 世纪 50 年代，急性儿童白血病的高剂量甲氨蝶呤疗法造成了严重的肝纤维化、肝硬化和少数 HCC。20 世纪 60 年代甲氨蝶呤被用于治疗银屑病，有高达 25% 的患者出现了肝纤维化和肝硬化。此后，更清晰认识到了甲氨蝶呤对肝纤维化的剂量依赖性促进作用，尤其是在酗酒或已有肝病的患者中。为监测甲氨蝶呤治疗的安全性，指南建议在治疗前及治疗过程中定期进行肝活检。现在甲氨蝶呤通常以每周低剂量方案，用于治疗类风湿关节炎、银屑病及其他包括 IBD 在内的免疫疾病。避免每日给药并将周剂量减至 5～15mg，已在很大程度上克服了甲氨蝶呤的肝毒性[383-385]。

1. 风险因素

甲氨蝶呤诱导肝纤维化的危险因素见于表 88.9，其中最为重要的有剂量、饮酒和肝病史[384,385]。甲氨蝶呤治疗的总剂量、递增剂量、给药间隔和疗程均可影响肝纤维化风险。在累计摄入 3g 甲氨蝶呤之后，出现组织学改变的机会为 20%，但只有 3% 的患者进展为晚期肝纤维化[386]。肥胖和糖尿病是肝纤维化的重要危险因素，相关群体 NASH 易感，并与 CYP2E1 的诱导有关。长期低剂量甲氨蝶呤疗程中，NASH 和甲氨蝶呤所致肝损伤具有很强的相关性[387]，因为甲氨蝶呤本身也有可能引起类似于脂肪性肝炎的肝损伤。年龄增长、肾功能受损以及与某些药物同服，可减少甲氨蝶呤的消除或者通过取代血浆蛋白结合位点上的甲氨蝶呤，从而促进其组织摄取。药物遗传因素可能也发挥了一定作用。涉及叶酸代谢和甲氨蝶呤进出红细胞的单核苷酸基因多态性，也与其肝毒性有关[388]。

与银屑病和类风湿关节炎相关的肝脏损害，包括从生化指标异常（占病例的 25%～50%）和轻微的组织学改变（50%～70%）到纤维化（11%）和肝硬化（1%）不等。对于银屑病患者来说，饮酒是一项合并因素。一项荟萃分析显示[385]，饮酒是接受甲氨蝶呤治疗者晚期肝纤维化最重要的决定因素：每日饮酒量超过 15g 时进行性肝纤维化的发生风险为 73%，相比之下不满足该项时风险仅为 26%。

低剂量（5～15mg）甲氨蝶呤每周单次给药时导致肝纤维化的可能性，一直存在争议[383-385]。由于缺乏有治疗前肝脏组织学的对照研究，目前能得到的数据有限；另一个严重的缺陷是，肝脏异常在 RA 和银屑病患者中本来就较高。现有结论是，尽管如今的方案有可能会促进肝纤维化，但至少在超微结构水平上，暂未发现明显的严重肝病案例。确实，有多次肝活检的病例分析显示，即使继续使用低剂量的甲氨蝶呤，其纤维化程度仍会降低[386]。因此，尽管甲氨蝶呤依然是肝病的潜在致病因素，但晚期纤维化在很大程度上是可以预防的。

2. 临床病理特征

肝脏生化检验异常在服用甲氨蝶呤的患者中很常见，但未出现生化异常时偶尔也会进展至晚期肝纤维化。类似地，恶心、疲劳和腹痛等不良反应也相当普遍，但肝纤维化患者通常没有症状，除非并发了肝衰竭或门静脉高压。有时可见肝缘变硬、肝脾大和腹水。肝脏生化指标可正常或仅有非特异性改变，如血清 ALT 和 GGTP 水平轻度升高等。随着病情的进展，会出现低白蛋白血症和血小板减少，但罕见黄疸和凝血功能障碍。

肝脏组织学表现可据 Roenigk 系统进行分级[385]。其中，Ⅰ级和Ⅱ级表明存在不同程度的脂肪变、细胞核多形性和炎症坏死，但无纤维化。更晚期时纤维化程度增加如下：Ⅲa 级，少量纤维隔；Ⅲb 级，桥接纤维化；Ⅳ级，肝硬化。肝纤维化模式中的细胞周围纤维化，也是酒精性脂肪性肝炎和 NASH 的特征之一。也有报道肝硬化伴汇管区和小叶内炎症很轻，或完全没有炎症。

3. 结局和预防

严重临床后遗症（门静脉高压、肝衰竭、HCC）现已罕见。一篇包含了 32 项研究、超过 13 000 名 RA、银屑病和 IBD 患者

表 88.9 甲氨蝶呤诱导的肝纤维化的风险因素

风险因素	重要性	预防措施
年龄	60 岁以上风险增加,可能与肾脏清除率减少和/或纤维形成的生物效应有关	老年人慎用甲氨蝶呤
剂量	剂量递增	每周 5~15mg 时较为安全
	给药频率	每周大剂量(冲击)比每日给药安全
	治疗时间	每 2 年考虑行肝活检
	累积(总)剂量	每 4~5g 甲氨蝶呤考虑肝活检
饮酒	每日饮酒>15g(1~2 倍)时风险增加	若未限制饮酒,应避免使用甲氨蝶呤;存在相关病史时应考虑治疗前肝活检
肥胖、糖尿病	风险增加	考虑治疗前及间断行肝活检
既往肝病史	风险大幅增加,尤与酒精及 NASH 相关	强制治疗前肝活检;禁用甲氨蝶呤,或根据肝纤维化、总剂量和疗程长短安排肝活检;疗程中监测肝脏生化检验
系统性疾病	银屑病可能比风湿性关节炎风险更高(取决于既往肝病史及饮酒)	无
肾功能受损	因清除率下降而风险上升	减小剂量;慎用甲氨蝶呤
其他药物	砷剂、非甾体抗炎药和维生素 A 可能增加风险	慎用甲氨蝶呤;监测肝脏生化检验水平
	叶酸能降低风险	建议同时给予叶酸治疗
遗传因素	肝毒性风险增加与涉及甲氨蝶呤出入红细胞及叶酸代谢的基因 SNP 相关	未来可考虑治疗前基因筛选

SNP,单核苷酸多态性。

的荟萃分析显示,甲氨蝶呤与高发的转氨酶水平上升相关,但肝衰竭、肝硬化或死亡的风险并没有增加[389]。肝移植的病例,一般与甲氨蝶呤治疗中的监管不到位有关[390]。发生严重肝硬化的病例(Roenigk Ⅲb 级和Ⅳ级),多与甲氨蝶呤减量或停药后无改善甚至仍有进展相关[386]。症状相对较轻时,是否需停用甲氨蝶呤应在慎重权衡后再作判断。在早期发现轻度肝纤维化的患者,在额外进行 2 年或 2g 甲氨蝶呤治疗后,定期行肝活检可能有益。现已提出了预防甲氨蝶呤引起肝纤维化的建议[384,391]。肝损伤风险较高时,如果可能,应尽量避免使用甲氨蝶呤。接受甲氨蝶呤治疗的患者应当戒酒,反之每周饮酒超过 100g 的人则应禁用甲氨蝶呤[384,385,390]。仅当肝生化异常或个人史(如饮酒)和临床表现(如 NASH 的危险因素肝肿大)均提示可能存在潜在肝病时,才建议在治疗前进行肝活检[73]。IBD 患者发生甲氨蝶呤肝中毒风险很低(<1 例/100 人月)[392]。

为了观察疗程中的病情变化,推荐肝脏生化检验,但由于缺乏特异性和敏感性,该项检验存在一定问题。一个国际风湿病学专家组提出了如下指导:逐渐增加剂量,同时予以叶酸,每 1~1.5 个月检测血清 ALT 和 AST 水平,直至甲氨蝶呤剂量稳定后改为每 1~3 个月一次。如果 ALT 或 AST 水平升至 3 倍正常上限,则应停用甲氨蝶呤,但肝脏生化检验水平恢复正常后可再次开始较低剂量。当 ALT 或 AST 水平持续大于 3 倍正常上限、血清白蛋白减少或肝肿大时,应进行肝活检[393]。

美国皮肤学会指南[394]建议,无危险因素的患者在甲氨蝶呤剂量累计达 4g 后,要么进行肝活检,要么停药,或者改用其他药物。拒绝肝活检而规律复查 ALT 和 AST 也是一种选择。然而,如果患者存在危险因素,该指南建议在剂量累计为 1~1.5g 之后即进行肝活检,此后每使用 1g 甲氨蝶呤或者肝酶水平持续升高时,均需活检[394]。其他能够评估肝纤维化的非侵入性方法目前还在探索之中,例如单用反映胶原蛋白周转率的血清生物标志物(如Ⅲ型前胶原氨基端肽),或者结合影像学手段(瞬时、横波及磁共振弹性成像)。不过,对于在实践中使用上述手段的最佳模式,暂未达成共识[395]。

十、药物诱导的血管毒性

药物和化学毒素是肝脏血管损伤的主要原因[396],包括几种不常见的肝脏疾病,如肝窦阻塞综合征(以前称为静脉闭塞性疾病,一种肝静脉流出道阻塞)、肝紫癜病(肝血窦扩张和破坏)、非肝硬化性门静脉高压和 NRH(表 88.10)(见第 85 章)。其损伤机制主要是对肝窦及其他血管内皮细胞的剂量依赖性毒性,尤其是当药物与放疗联合或同时使用时。炎症细胞的激活可能也起重要作用。个别药物(如硫唑嘌呤)可能与不止一种血管综合征相关,多种病变类型还可发生重叠或相互转化。肝脏成像和门静脉压力测量有助于诊断;一些疾病,特别是 NRH,在穿刺活检标本中难以证实。

硫唑嘌呤

硫唑嘌呤的肝脏并发症虽然罕见(<0.1%)但可能很严重,其表现多样,并且起病较晚。许多病例都发生于复杂的医疗情况中,尤其是在器官移植后,此时的免疫激活、病毒感染和其他药物等都可能增加肝中毒风险。硫唑嘌呤的核心作用,已由再激发试验阳性及停药后病情改善所证实[397,398]。

表 88.10　药物性肝血管疾病的类型*

疾病类型	临床病理学特征	结局	所涉及致病药物
肝窦阻塞综合征	腹痛，轻度肝大，腹水，肝衰竭；偶有慢性肝病，其他门静脉高压表现	高死亡率；部分可演变为结节性再生性增生	白消安，6-巯基嘌呤（尤骨髓移植者）；硫唑嘌呤，放线菌素，丝裂霉素，吡啶生物碱
结节性再生性增生	门静脉高压，脑病（尤静脉曲张出血后）；活检可确诊	预后相对较好	硫唑嘌呤，白消安，放线菌素，地达诺新，6-巯基嘌呤
非肝硬化性门静脉高压	脾大，静脉曲张，脾亢；伴相关肝病时可有腹水	预后取决于病因及与肝损伤之间的关系	抗癌药物，砷剂，硫唑嘌呤，地达诺新，甲氨蝶呤，氯乙烯，维生素 A
肝紫癜病	可能是偶然发现；肝大，肝破裂，肝衰竭；根据手术所见及血管成像确诊	预后取决于病因及并发症	合成代谢类固醇，硫唑嘌呤，6-巯基嘌呤
肝窦扩张	肝大，腹痛	停用口服避孕药后可能逆转	口服避孕药类固醇

*另见第 85 章。

与硫唑嘌呤相关的病变包括，无症状的血清转氨酶水平升高（服药者的 5%~15%）、单纯胆汁淤积、胆汁淤积性肝炎伴胆管损伤[398,399]、局灶性坏死、HCC（长期使用时）以及血管毒性[397]。后者包括肝窦阻塞综合征、肝紫癜病、NRH 和非肝硬化性门静脉高压等[397,399,400]。

胆汁性肝炎是最常见的表现。其他损伤包括肝 3 区坏死和充血，提示急性血管损伤，类似于其他硫嘌呤的血管毒性。所有肝脏血管综合征都与硫唑嘌呤相关，特别是在器官移植之后；但 NRH 和肝窦阻塞综合征仅见于 IBD 患者[396]。

早期研究显示毒性与治疗的剂量和时长无关，但一项病例系列研究（n=11）不支持这一观点。该研究认为，硫唑嘌呤和 6-巯基嘌呤的剂量增加，是肝损伤的一个风险因素（59% 的病例），提示该类药物至少具有部分剂量依赖性[401]。大多数患者（86%）的肝损伤，出现于最后一次剂量增加后的 3 个月内。几乎只有男性在肾移植术后才出现肝脏血管损伤。移植术后胆汁淤积反应在 2 周至 22 个月内均可出现，而血管毒性稍晚，一般为 3 个月至 3 年，个别可超过 9 年[400]。发病较晚的原因可能是未及时识别，故被发现时往往伴有门静脉高压和肝衰竭。此时病情仍能缓解[398]，但总体病死率很高。

在硫唑嘌呤肝毒性病例中，可以尝试用 6-巯基嘌呤来替代硫唑嘌呤，但有发生交叉反应的可能[401]。6-巯基嘌呤的肝损伤与硫唑嘌呤类似，包括肝细胞坏死（个别可致命）、胆汁淤积性肝炎、肝窦阻塞综合征和 NRH[402]。有报道显示，在因 IBD 而使用 6-巯基嘌呤的患者中，NRH 的发生频率可高达 33%~75%，但这一并发症在低剂量方案中较为少见（6%）[403]。

十一、肝脏肿瘤

迄今已发现，药理学和环境因素与良恶性肝脏肿瘤之间存在一些关联，但由于上述关联相当罕见，因此其因果关系一直难以证明。对于某些性激素相关的肿瘤以及氯乙烯诱导的血管瘤而言，致病药物的相对风险已得到了确认。目前主要研究的肿瘤有海绵状血管瘤、肝细胞腺瘤、HCC、血管肉瘤及胆管癌（见第 69 及 96 章）。

（郭晓燕 译，鲁晓岚　贾继东 校）

参考文献

第 89 章　由麻醉剂、化学品、毒素、草药和膳食补充剂引起的肝病

James H. Lewis 著

章节目录

尽管当代吸入和胃肠外给药的麻醉剂很少具有肝毒性[1]。但氟烷肝炎在西方国家已经成为历史[2]，但它仍在其他地方使用，并不断有急性肝损伤的报告[3,4]。与现代麻醉剂和大多数其他药物引起的肝毒性大多不可预测不同（见第 88 章），因接触职业和环境中的化合物和其他毒素引起的肝损伤往往是可预测的，与剂量相关，且主要是细胞毒性[5-7]。在工业化国家，因接触工业肝毒性化学品所致的职业危害比过去减少很多，但有关化学制剂、金属、杀虫剂、掺假食用油和植物毒素的肝毒性报告并没有消失，特别是在发展中国家[8]，其引起肝癌的风险也没有消除[9]。随着补充和替代医学制剂的使用不断增加，特别是在慢性肝病患者中[10]，有关潜在肝毒性草药制剂、膳食补充剂和减肥产品造成的肝损伤报告也陆续出现（见第 131 章）[10-12]。蘑菇中毒引起肝损伤似乎逐渐增多，已有研究报道水飞蓟素正成为一种潜在的解毒剂[13,14]。尽管如此，因急性肝衰竭（ALF）行紧急肝移植的病人中，有相当大的比例是由于菌丝、草药制剂和各种化合物所致（见第 95 和 97 章）[13-16]。LiverTox 数据库是一个有关药物性肝损害的宝贵资源。

一、麻醉剂

目前使用的挥发性吸入性麻醉药是为医疗目的而开发的最强化学肝毒素的衍生物[1,2]。氯仿是临床上最早的卤代烷烃麻醉剂，虽早已被临床医师淘汰，但其仍是一种重要的实验性肝毒性药物。1956 年，临床医生引入氟烷作为一种乙醚替代品，它更安全、不会爆炸，是一种卤烷化合物，但可产生一种急性肝毒性综合征，特别是在反复暴露后[1,2,17-19]，这类综合征很罕见，但是预后较好。随后出现的麻醉剂如甲氧氟烷、安氟烷、异氟烷都被认为是引起类似肝损害的原因，尽管安氟烷和异氟烷引起肝损害远少于氟烷，但最新的麻醉药物七氟烷和地氟烷报道的案例更少[20,21]，因为这些药物的代谢程度相对较低。CYP2E1 酶代谢[22]。现在，美国已经不再生产氟烷，但其他国家仍在使用，尤其是伊朗[3,4,23]。氟烷是一个典型的由免疫学因素介导的药物性肝损伤的案例[24]。

（一）氟烷

一项回顾性美国全国氟烷研究结果曾被作为免除氟烷作为肝毒性原因之一的证据基础[25]，但现在认为这个研究存在严重缺陷[2]。20 世纪 60—70 年代，全球报告了氟烷导致肝毒性病例近 1 000 例[19,26]。研究报道，在麻醉后的数天至数周，患者会出现术后发热、嗜酸性粒细胞增多、黄疸和肝坏死等相当一致的临床表现，通常是在反复接触氟烷后，其病死率较高（框 89.1）。也有少数文献报道显示，麻醉师、外科医生、护士和实验室工作人员接触和偶尔使用氟烷后也会出现肝损伤[27]；研究者在受氟烷影响的患者体内发现了三氟乙酰化蛋白抗体，表明这类人以前曾接触过氟烷[27]。最近，有报道称麻醉师暴露于氟烷后尿中的溴化物水平会升高[23]。

术后氟烷相关性肝炎可分为两种类型。1 型为轻微型，即 10%～30% 的患者术后第 1～10 天会出现轻度、无症状、自限性血清 ALT 升高；暴露于 2 次或 2 次以上氟烷后，患者出现肝损伤风险高于反复使用恩氟烷、异氟烷和地氟烷等其他替代药物者[21]。有研究显示，这些患者没有免疫激活的证据[28]，其血清 ALT 的升高通常会迅速逆转。

框 89.1　氟烷相关性肝炎的流行病学、临床和组织病理学特征

流行病学特征

估计发病率

首次接触后：(0.3~1.5)/10 000

多次接触后：(10~15)/10 000

男女比例 1：(2~3)

出现首次症状的潜伏期

首次接触后：6 天(11 天出现黄疸)

多次暴露后：3 天(6 天出现黄疸)

风险因素

年龄较大(>40 岁)

女性

两次或两次以上的暴露史(记录在 60%~90% 的病例中)

肥胖

家族倾向

用苯巴比妥、酒精或异烟肼诱导 CYP2E1

临床表现

黄疸(25%)(血清胆红素范围：3~50mg/dL)

发热(75%；75% 出现在黄疸前)；寒战(30%)

皮疹(10%)

肌肉痛(20%)

腹水、肾衰竭和/或胃肠道出血(20%~30%)

嗜酸性粒细胞增多(20%~60%)

血清 ALT 和 AST 水平：(25~250)×ULN

血清碱性磷酸酶水平：(1~3)×ULN

组织病理学特征

3 区大块肝坏死(30%)；亚大块坏死(70%；尸检发现)

炎症较病毒性肝炎轻

嗜酸性粒细胞浸润(20%)

肉芽肿性肝炎(偶有)

转归及结局

死亡率(肝移植前时代)：10%~80%

症状可在 5~14 天内消失

完全恢复需 12 周或更长时间

无慢性肝炎表现

预后不良因素

年龄>40 岁

肥胖

短期内出现黄疸

血清胆红素水平>20mg/dL

凝血功能障碍

CYP2E1，细胞色素 P450 2E1；ULN，正常值的上限。

2 型为氟烷相关性肝炎的主要形式，是一种罕见的、与剂量无关的严重药物性肝损伤，有免疫过敏和代谢异常的特征(见框 89.1)[2]。初次接触氟烷后，这种药物性肝损害发生率仅为 1/10 000[29]，但在接触 2 次或 2 次以上后，特别是在几周内重新给药时，其发生率增加至约 1/1 000[2]。组织学上可见典型的 3 区(小叶中心)坏死[29]。在没有肝移植的时代，其病死率高达 14%~71%[2]，目前在使用氟烷的发展中国家其致死率仍很高[3,4]。

1. 风险因素

氟烷相关性肝炎的宿主相关危险因素详见框 89.1。这种类型的药物性肝炎在儿童很少见[21]；小于 10 岁患者仅占总人数的 3% 左右，30 岁以下病人占比不到 10%[21,26]。在 2008 年伊朗的一个系列研究中，60% 的患者年龄大于 40 岁，未发现小于 18 岁的未成年患者[3]。40 岁以上者患氟烷相关性肝炎往往更为严重。2/3 的病例发生在女性，多达 90% 的患者在几周或几个月内因重复接触氟烷而发病[2,30]。两次暴露之间的时间间隔可能长达 28 年[31]，在反复暴露后，肝炎发病更早，病情也更严重。肥胖是另一个危险因素，可能是因为人体脂肪可储存氟烷。苯巴比妥、酒精和异烟肼可诱导细胞色素 P450(尤其是 CYP2E1)酶，后者可将氟烷代谢为有毒的中间体；丙戊酸钠对其有抑制作用，苯妥英钠对其无特异性作用。

2. 病理

美国军队病理研究所对 77 例氟烷相关性肝炎的研究显示[30]，根据反应的严重程度不同，可以看到不同程度的肝损伤。在所有尸检标本均发现位于 3 区的大块或亚大块坏死，而肝穿刺活检资料显示损伤程度变化更大——从约 1/3 患者的点状坏死到 2/3 患者出现明显的 3 区坏死。炎症反应不如急性病毒性肝炎重。

3. 发病机制

大约 1/3 的氟烷通过涉及 CYP2E1 和 CYP2A6 的氧化途径代谢，而不到 1% 通过还原途径代谢[4]。氟烷相关性肝炎通过以下 3 种潜在机制中的一种或多种发生，按重要性递减顺序排列：超敏反应、肝毒性代谢物的产生和缺氧[2]。超敏反应在发病机制中起作用的证据包括反复暴露后易感性增加和潜伏期缩短、药物过敏的标志性症状和体征(如发热、皮疹、嗜酸性粒细胞增多和肉芽肿形成)，以及新抗原和抗体的检测。氟烷氧化产生三氟乙酸(trifluoroacetic acid，TFA)，它是由赖氨酸和氟烷代谢物之间的反应产生的，它作用于肝细胞蛋白产生新抗原，这是造成 2 型肝损伤的原因[4]。相比之下，还原途径产生的自由基可以作为反应性代谢物，造成轻微肝损伤[32-34]。Zimmerman 推测，氟烷损伤很可能是由于还原代谢物造成的免疫增强从而引起 3 区坏死[2]。因此，氟烷的肝毒性取决于患者的易感性，以及促进肝毒性或免疫原性代谢物产生的因素[2]。氟烷相关性肝炎小鼠模型显示，雌性易感可能是由于雌激素介导的 γ-干扰素水平增加，和自然杀伤细胞活性增强所致[35,36]。

近期的小鼠模型表明，肝内形成的 TFA 氟烷蛋白复合物可以打破免疫耐受。肝损伤与针对氟烷蛋白复合物的 IL-4、免疫球蛋白 G1 和 E 水平增加以及嗜酸性粒细胞和 $CD4^+$T 细胞的肝脏浸润增加相关，这些都是过敏反应的特征[37]。

4. 转归及结局

在早期，氟烷相关性肝炎的病死率很高；进入肝移植时代后，必要时行肝移植治疗挽救了患者生命[38]。当自发恢复时，症状通常在 5~14 天内消失，并在几周内完全恢复[2]。据文献报道，免疫抑制剂仅偶尔能改善患者结局[21]。Zimmerman 怀疑氟烷是否会导致慢性肝炎[2]。但是，一系列病例表明,反复暴露(特别是七氟烷)后确实可能会导致慢性肝损伤[39]。急性氟烷相关性肝炎的不良预后因素包括:年龄大于40岁、肥胖、严重凝血功能障碍、血清胆红素水平大于20mg/dL和短期内出现黄疸[2,3,26]。

最好的治疗方法是预防,尤其是避免再次接触,特别是曾有类似反应发生时。有氟烷肝炎病史的患者,禁止重复使用氟烷[3,38]。在动物模型中,已经报道了锌、双硫仑(阻断CYP2EI)和其他化合物对氟烷相关性肝炎的保护作用[40],但尚未证明对人类有价值。

(二) 其他麻醉剂

卤化麻醉药导致肝损伤的程度与其经肝CYP酶代谢的程度有关:20%~30%氟烷通过肝脏CYP酶代谢,甲氧氟烷大于30%,安氟烷2%,七氟烷小于1%,异氟烷和地氟烷仅0.2%甚至更少在肝脏通过CYP酶代谢[22]。因此,如表89.1所示,新型卤化麻醉药引起肝炎的发生率远低于氟烷。

表89.1 除氟烷以外的肝毒性麻醉药

麻醉剂	代谢百分比	肝炎发生率	与其他卤化麻醉剂的交叉反应	其他临床特征
甲氧基氟烷	>30	低	是	肾毒性
安氟烷	2	1/800 000	是	与氟烷类似
异氟烷	0.2	罕见	是	与氟烷类似
地氟烷	<0.2	很少报道	是	心脏毒性,恶性高热
七氟烷	很少见	罕见	不确定	无报道

甲氧氟烷引起肝毒性和高频率的肾毒性,导致其停用[41]。安氟烷引起与氟烷相似的临床综合征,麻醉后3天内出现发热,3~19天内出现黄疸[42,43]。据估计,安氟烷引起的肝损伤发生率约为1/800 000[20]。

尽管异氟烷在肝脏的代谢率很低[22],但仍有一些异氟烷相关肝损伤的报道[44-48]。曾有一个病例,首次暴露于恩氟烷22年后出现可疑的交叉敏感性[45]。在疑似异氟烷肝毒性的患者中已检测到TFA肝蛋白[46]。在实验中,大鼠多次暴露于异氟烷后,在腺泡周围分布的凋亡肝细胞数量仅为3%左右。它们只在少数小叶中可见,表明其引起肝毒性的可能性较低[49]。

作为新一代卤化麻醉药,地氟烷和七氟烷几乎对肝脏没有不良影响。地氟烷在肝脏中生物转化极低,研究显示其与暴露大鼠中产生的TFA抗体无关[22]。只有零星的文献曾报道接受地氟烷麻醉的患者出现肝损伤[50]。七氟烷在肝脏中生物转化也很低,只有罕见的报道涉及该药物在术后出现肝功能障碍[51,52]。在动物模型中,大鼠反复暴露于七氟烷后产生的凋亡肝细胞少于1%[49]。

乙醚、一氧化二氮和环丙烷缺乏卤化部分,因此没有明显的肝毒性[2],而且氯胺酮引起肝损伤的报道也很少[53]。异丙酚被认为基本没有肝毒性,即使对肝硬化患者也是如此[54]。虽然,异丙酚对线粒体膜有很高的亲和力,但在动物模型中并没有观察到对线粒体功能的严重损害[55]。

(三) 手术后黄疸

25%~75%的患者术后出现肝功能障碍,从肝脏生化指标轻度升高到肝衰竭,近50%的肝硬化患者术后出现黄疸[56]。由于流向肝脏的血流受损,上腹部手术的患者术后发生黄疸风险最高,同样患胰腺炎、胆囊炎和胆管损伤的患者术后黄疸发生率风险也很高[56]。框89.2列出了术后黄疸和肝功能障碍的多种原因,大致分为肝细胞损伤、胆汁淤积和间接高胆红素血症。在这种情况下,如红霉素、阿莫西林-克拉维酸、甲氧苄啶/磺胺甲噁唑、氟喹诺酮类等抗生素(见第88章)以及前面讨论的卤化麻醉药,都可能引起药物性肝损害。

框89.2 术后肝损害的原因

肝细胞损伤(主要是血清ALT升高,伴或不伴高胆红素血症)
急性输血相关性病毒性肝炎
同种异体肝移植排斥反应
肝动脉血栓形成
吸入性麻醉药——氟烷,其他药物
缺血性肝炎(休克肝)
其他药物——抗高血压药物(如拉贝洛尔)、肝素
未确诊的慢性肝病——非酒精性脂肪性肝炎、丙型肝炎、其他肝病
胆汁淤积性黄疸(血清碱性磷酸酶±ALT升高;直接高胆红素血症)
结石性胆囊炎
良性术后胆汁淤积
胆管损伤——胆囊切除术或肝移植后
胆管梗阻——胆结石、胰腺炎
心脏搭桥术中时间延长
胆管炎
药物——阿莫西林/克拉维酸、氯丙嗪、红霉素、泰利霉素、甲氧苄啶/磺胺甲噁唑、华法林、其他
胆道出血
胆道泥沙样结石
长时间TPN
脓毒症
间接高胆红素血症(血清碱性磷酸酶和ALT通常正常)
吉尔伯特综合征
溶血性贫血(G6PD缺乏症,其他原因)
多次输血
血肿再吸收

G6PD,葡萄糖-6-磷酸脱氢酶。

表89.2对比了卤代麻醉药引起的肝炎、缺血性肝炎(休克肝)[57](见第85章)以及术后早期胆汁淤积性肝损伤的特征。胆汁管型肾病(bile cast nephropathy)是一种相对较新的临床病症,在慢加急性肝损伤(见第74章)患者(包括术后患者)可导致高胆红素血症和肝肾综合征(见第94章)[58]。

表 89.2　术后急性肝损伤的特征比较

特征	麻醉药相关肝炎	缺血性肝炎	术后胆汁淤积
发生率	罕见	不罕见	常见
潜伏	2~15 天	24 小时内	几天
发热、皮疹、嗜酸性粒细胞增多	有	无	无
血清 ALT/AST	(25~200)×ULN	可超过 200×ULN(AST≫ALT)	极轻度或正常
黄疸	常见	罕见	常见(直接高胆红素血症)
组织学	3 区坏死	凝固性坏死,窦状充血	胆汁阻塞,胆汁淤积
死亡率	高	因诊断而异	不因肝脏疾病死亡
恢复时间	最多 12 周	10~12 天的对症支持	多变,可能延长
风险因素			
年龄	成人,>40 岁	任何年龄	任何年龄
性别	女性>男性 2∶1	女性=男性	女性=男性
体重	肥胖	任意体重	任意体重
低血压	伴或不伴	50% 伴有	不伴

ULN,正常值上限。

二、化学品

(一) 商业及工业化学品

在数万种商业和工业用途的化合物中,有数百种被美国国家职业安全和健康研究所在其《化学品危害指南》中列为可致肝损伤的物质[59]。美国国家医学图书馆,在其毒理学和环境健康信息计划中保持了一个化学毒素数据库[60],就像其他资源那样[61,62]。表 89.3 列出了以肝毒性为主要毒性的各种化学制剂。

表 89.3　以肝毒性为主要毒性的各类化学制剂

类别	化学名称	其他化学名称
脂肪族硝基化合物	2-硝基丙烷	Dimethylnitromethane, iso-Nitropropane
芳香胺类	4,4'-二氨基二苯基甲烷	二氨基二苯甲烷,MDA
芳香族硝基化合物	2,4,6-三硝基甲苯	1-甲基-2,4,6-三硝基甲苯,TNT
氯化碳氢化合物	六氯萘	卤蜡
氯化溶剂	二氯乙烷	1,2-二氯乙烷
	1,1,2,2-四氯乙烷	二氯乙二醇
	四氯化碳	四氯化乙炔
	二氯化丙烷	1,2-二氯丙烷
卤化溶剂	1,2-二溴乙胺	二溴乙烷、二溴化乙烯
亚硝胺	N,N-二甲基亚硝胺	二甲亚硝胺,DMNA,ND-MA
其他溶剂	二甲基甲酰胺	N-亚硝基二甲胺,DMA
	四氢呋喃	环氧四乙烷,四亚甲基氧化物,THF
	N,N-二甲基乙酰胺	二甲基乙酰胺,DMAC,乙酸

Adapted from reference Haz-Map, available at www.haz-map.com/hep-tox1.htm;accessed April 7,2018.

暴露于化学制剂后,其毒性最常通过吸入或皮肤吸收,较少经口服被胃肠道吸收或通过胃肠外途径被吸收。因大多数化学毒素都是脂溶性的,当它们被吸收时可以很容易地穿过生物膜到达肝脏等靶器官[5,6,8]。暴露于四氯化碳和磷等肝毒性化学制剂后,通常会导致急性细胞毒性损伤,包括 3 个不同阶段,类似于过量服用对乙酰氨基酚(见第 88 章)或摄入有毒蘑菇(见下文)后观察到的损伤(表 89.4)[2,5]。较少出现急性胆汁淤积性损伤[63]。如框 89.3 所示,氯乙烯等许多化学制剂也会致癌,因化学制剂导致肝脏恶性肿瘤在第 96 章描述[2,63]。表 89.3 所列各种化学制剂的主要毒性是肝毒性,但这些化学制剂也可能还有更广泛的其他毒性[5]。

1. 四氯化碳和其他氯代脂肪烃

四氯化碳(CCl_4)是引起肝脏 3 区坏死导致肝衰竭的典型例子(见表 89.4)。其肝损伤是由 CYP2E1 催化将其代谢为有毒的三氯甲基自由基的过程介导的[18,64]。酒精可通过诱导这种细胞色素酶,从而增强肝损伤[2]。大多数病例是由于工业或家庭事故造成的,如吸入含 CCl_4 的干洗液或被酗酒者当作饮料误食[2,65]而出现肝损害。在细胞水平上,CCl_4 对细胞膜的直接损伤会导致细胞内酶和电解质的渗漏,进而导致钙转移和脂质过氧化[18]。其导致肝脏脂肪变性的机理是:卤代烷基化过程抑制了脂蛋白微粒向肝细胞外的转运,因而甘油三酯在肝脏中积累[64]。CCl_4 比其他卤代烷烃和卤代烯烃毒性更大,因为其毒性与键解离能水平、卤素原子数量和链长成反比(表 89.5)[2,64]。在较早的系列研究中,CCl_4 引起肝损伤的临床表现和组织学改变与其暴露程度成正比,同时合并急性肾小管坏死和胃肠道出血的病死率为 10%~25%[2,5]。CCl_4 还可以引起内切酶的激活,导致染色体损伤和突变,从而可能导致癌变。

表 89.4 摄入各种肝毒素后发病各阶段

阶段	毒物			
	对乙酰氨基酚	磷	毒伞蕈	四氯化碳
Ⅰ(1~24h)				
毒性发作	立刻	立刻	延迟 6~20 小时	立刻
厌食,恶心,呕吐,腹泻	+	++++	++++	+
休克	−	+	±	−
神经系统症状	−	+	±	−
Ⅱ(24~72h)				
无症状潜伏期	+	±	+	+
Ⅲ(>72h)				
黄疸	+	+	+	+
肝衰竭	+	+	+	+
肾衰竭	+	+	+	+
血清 AST 和 ALT 最高值(×正常值上限)	1 000	<10~100	500	500
带状坏死	3	1	3	3
脂肪变性	−	++++	+	+
病死率/%	5~15	25~50	20~25	20~25

Adapted from Zimmerman HJ. Hepatotoxicity. The adverse effects of drugs and other chemicals on the liver. 2nd ed. Philadelphia:Lippincott Williams & Wilkins;1999。

框 89.3 由化学制剂引起的肝损伤临床病理谱

急性肝坏死

四氯化碳和其他卤代烷烃

可卡因,"摇头丸",苯环利定

卤代芳烃、硝基脂肪族、硝基芳烃

氟氯烷

铜盐、无机砷、铁、磷

微泡性脂肪变

硼酸

十氯酮

可卡因

二甲基甲酰胺

联氨

次甘氨酸

铊

甲苯、二甲苯

胆汁淤积

α-萘异氰酸酯

苯胺油菜籽油

二硝基苯酚

亚甲基二苯胺

百草枯

亚急性肝坏死

三硝基甲苯

肝窦阻塞综合征

吡咯烷类生物碱,砷,二氧化钍

化学毒性肝硬化

六氯苯、多氯联苯

四氯乙烷

肝紫癜

二氧芑

慢性肝病

肝硬化

氯脂肪族化合物,三硝基甲苯,砷,吡咯利西啶生物碱

肝门静脉硬化症

砷、氯乙烯

恶变

肝细胞癌

黄曲霉毒素、砷、二氧化钍

肝血管肉瘤

砷、二氧化钍、氯乙烯

肝血管内皮瘤

砷

表 89.5　卤代烷烃化合物的相对肝毒性

化合物	相对肝毒性
四氯化碳	++++
四氯乙烷	++++
氯仿	++
三氯乙烯	+到++
1,1,2-三氯乙烷	+到++
四氯乙烯	+
1,1,1-三氯乙烷	+
二溴甲烷	±
二氯甲烷	±
甲基氯	–

++++,最大损伤;–,轻微或无损伤。

From Zimmerman H. Hepatotoxicity. The adverse effects of drugs and other chemicals on the liver. 2nd ed. Philadelphia: Lippincott Williams & Wilkins; 1999; Zimmerman H, Lewis J. Chemical-and toxin-induced hepatotoxicity. Gastroenterol Clin North Am 1995;24:1027-45.

尽管氯仿(又称三氯甲烷)作为麻醉剂的用途早已被放弃(见上文)[2,5,8,65],但仍是一种重要的实验性肝毒素。1,1,1-三氯乙烷可引起包括慢性肝炎在内的肝损伤[66],曾有报道吸入该药用于治疗三叉神经痛,而在其生产过程中接触到该化合物的工人,多达 10% 会出现黄疸和肝坏死[8]。

氢氯氟碳(hydrochlorofluorocarbon,HCFC)与肝损伤有关,一些工人在暴露于二氯三氟乙烷(HCFC-123)和 1-氯四氟乙烷(HCFC-124)后出现肝损伤,是因为这两种物质都可代谢为活性中间体三氟乙酰卤化物,类似于与氟烷毒性相关的中间体[57]。在许多患者的血清中可检测到针对 CYP2E1 或 P58 蛋白二硫异构酶亚型的自身抗体,在肝活检标本中可发现肝脏 3 区坏死。与氟烷一样,乙醇可能会增强其肝毒性[68]。

2. 氯乙烯和其他氯化乙烯

过去,塑料制造工厂的工人会接触到氯乙烯单体(vinyl chloride monomer,VCM)或一氯乙烯,在塑料制造过程中,氯乙烯又被加热形成聚氯乙烯(polyvinyl chloride,PVC);在这个过程中工人会吸入含有 VCM 的有毒气体[8,9]。氯乙烯在环境中无处不在,据环境保护署统计,至少 10% 的有毒废物场中存在氯乙烯[6]。据估计,已有 8 万多名化工行业的工人接触过氯乙烯[69]。虽然 PVC 似乎是无毒的,但长期暴露于 VCM 则可导致慢性肝损伤,包括结节性肝包膜下纤维化、肝窦扩张、肝紫癜,以及与门静脉高压相关的汇管区周围纤维化[2,5]。80% 非肥胖化学工人中存在毒性相关的脂肪性肝炎,其中超过一半有明显的纤维化;16% 发展为血管肉瘤(见第 96 章)[70]。虽然在 20 世纪 70 年代对 17 名暴露于氯乙烯工人的冷冻切片的观察结果显示,脂肪性肝炎的生物标志物 ALT 和细胞角蛋白 18 均阴性,但此类人群中可见脂肪酸及其氧化代谢物水平均升高,这作为这些血浆代谢组异常的一部分,区别于未暴露此有毒物质的健康志愿者,其准确率达 94%[69]。

氯乙烯也会致癌[71],并被国际癌症研究机构列为一类致癌物[9]。1974 年在肯塔基州一家轮胎制造厂的工人中,首次发现肝血管肉瘤是一种与职业相关的恶性肿瘤[72],其平均潜伏期为 25 年,发生风险与接触的时间和程度有关[69,71]。酒精似乎通过诱导 CYP2E1,将氯乙烯转化为有毒或致癌的代谢物(2-氯环氧乙烷),从而增强氯乙烯在啮齿类动物中的肝致癌性[2],在人类当中可能也是如此。在 20 世纪 70 年代末报道的所有肝血管肉瘤病例中,15%~25% 患者有氯乙烯暴露史[5]。1974 年制定的严格卫生措施,显著降低了肝血管肉瘤的发生;然而,暴露最高的人发生汇管区周围肝纤维化的风险仍然增加了 4 倍,这可能是发生肝血管肉瘤的前兆[73]。既往接触氯乙烯的人群应定期进行临床检查以早期发现肝肿瘤,而有慢性肝脏基础病或接触高水平氯乙烯的患者,应定期进行肝脏影像学检查。在 PVC 工厂工作的人应定期监测肝脏生化指标,而那些指标持续异常的人应离开工厂[73]。

3. 非卤化有机化合物

苯与动物的轻微肝损伤有关。甲苯,曾被报道在一名"胶水吸嗅者"("glue sniffer")(指通过吸嗅胶水等物质中的有机溶剂的芳香气味而达到心理快感的人,译者注)引起了肝脏脂肪变性和坏死[74],也与妊娠期急性脂肪肝相关,并可导致工业暴露后血清 GGTP 水平升高[5]。二甲苯可引起轻度肝脂肪变性,而苯乙烯(乙烯基苯)在长时间暴露后导致血清转氨酶水平升高[5]。在暴露于丙烯腈、苯乙烯和其他弹性体或聚合物,并被疑诊为相关脂肪性肝炎的工人中发现,血清细胞角蛋白水平和促炎细胞因子水平升高[18],因此有可能作为职业性肝损伤的潜在生物标志物[75]。

4. 三硝基甲苯和其他硝基芳香族化合物

三硝基甲苯(TNT)在第一次世界大战期间首次被观察到具有肝毒性,当时英国、德国和美国的一些军火工人发生了严重的急性和亚急性肝坏死;病死率超过 25%[2,5]。第二次世界大战期间,肝毒性的发生率较低,大约每 500 名工人中就有 1 人受到影响,但高铁血红蛋白血症和再生障碍性贫血的估计发生率要高出 50 倍[5]。经常接触 TNT 2~4 个月后出现亚急性肝坏死。经皮吸收是暴露的主要来源。在一些患者中,数天至数月内即可发生快速进展的肝衰竭和死亡,尸检时可发现大块肝坏死。在其他病例中,亚急性损伤在几个月后进展为微结节性肝硬化和门静脉高压症。相对较低的损伤频率表明,这与有毒代谢物的形成有关[2]。硝基苯和二硝基苯在第一次世界大战期间也被观察到具有肝毒性。与 TNT 一样,过度暴露会导致高铁血红蛋白血症[5]。

5. 硝基脂肪族化合物

硝基甲烷、硝基乙烷和硝基丙烷均可引起不同程度的肝损伤。2-硝基丙烷作为溶剂、燃料添加剂、清漆去除剂和火箭推进剂,在职业性暴露后可导致致命的大块肝坏死。与慢性吸入丙烷和丁烷相关的中毒性肝炎也有报道[76]。

6. 多氯联苯和其他卤代芳香族化合物

多氯联苯(polychlorinated biphenyl,PCB)是一种合成的氯化芳香烃,由联苯、萘和三苯基的三氯、四氯、五氯和六氯衍生物的混合物组成,用于变压器、冷凝器、电容器、电缆绝缘材料和工业流体的制造。已经合成了 100 多种不同的同源物[9]。二战期间观察到的多氯联苯暴露引起的急性和慢性肝毒性,与 TNT 暴露所致者相似[5,6]。在电气材料的焊接过程中,吸入多氯联苯和氯萘混合物的熔化所释放的有毒烟雾,是最常见的暴露方式[2]。肝损伤的严重程度与氯分子的数量有关[5]。肝损伤早在持续暴露后7周就出现了，并伴有厌食、恶心、面部和手的水肿。痤疮样皮肤损伤（氯痤疮）通常发生在肝损伤之前。一旦出现黄疸，暴发性病例在2周内死亡，其特征为大面积坏死（即所谓的急性黄色萎缩），亚急性病例在1~3个月后死亡。一些在急性损伤后存活下来的人出现了肝硬化[2]。由于多氯联苯对健康和环境造成危害而被禁止生产，其供应从20世纪70年代的峰值显著下降[77]，尽管许多产品仍在使用中[9]。

多溴联苯似乎比多氯联苯毒性更强。食用被多溴联苯污染的牲畜的牛奶和肉类，会导致暴露者肝肿大和肝酶水平轻微升高[5]。

7. 其他化合物

二甲基甲酰胺是一种用于合成树脂和皮革工业的溶剂，可导致动物发生与剂量相关的大块肝坏死[78]，在人体中会产生局灶性肝坏死和微泡性脂肪变性[5]。大多数接触超过1年的人会出现临床症状，但离开工作场所后症状就会慢慢消失[5]，可出现双硫仑样症状[79]。饮酒、HBV感染和高BMI是危险因素[80]。在动物实验中已经详细描述了二甲基乙酰胺的肝毒性，而人体接触后的报道很少见[81]。

肼及其衍生物用作喷气发动机和火箭的燃料，同时也是实验性肝毒素和致癌物。据报道，吸入后会导致动物发生肝脏脂肪变性[2]、人类发生可逆性损伤[82]。溴代烷和碘代烷在杀虫剂和飞机燃料中使用，偶尔导致肝脏损伤[5]。在自杀未遂事件中摄入二溴化乙烯（二溴乙烷）后可导致3区的肝脏坏死，并且在职业暴露或意外中毒后可引起与心、肾毒性相关的致命肝毒性[83]。

（二）杀虫剂

虽然人们接触杀虫剂、除草剂和其他杀虫剂很常见，但由这些化合物造成的急性肝损伤却很少见，其中许多是氯化碳氢化合物[2,5]。有关二氯二苯三氯乙烷（DDT）和艾氏剂、杀草强、氯丹、狄氏剂、林丹、灭蚁灵等其他有机氯化合物导致肝损伤或致癌性的证据有限[2]，但2012年的一项研究表明，这些含氯化合物可能导致肝细胞癌[84]。在越南广泛使用的橙剂（Agent Orange）是一种由2种苯氧基除草剂，即2,4-二氯苯氧乙酸（2,4-D）和2,4,5-三氯苯氧乙酸（2,4,5-T），组成的混合物。据报道患者长期接触橙剂后可出现急性肝炎，可能与二噁英（在一些氯化有机化合物的生产中形成）污染有关[85,86]。此外，越南退伍军人的慢性肝损伤可能与病毒感染或酒精有关，而不是橙剂引起的[83]，一些人肝癌的发生与慢性乙型肝炎有关[87]。

曾有病例报道显示，口服或皮肤接触二氯二甲基二吡啶（即百草枯）与自杀和杀人未遂导致的肝毒性事件有关[88]。患者会出现剧烈呕吐和大量腹泻导致低钾血症，并在口服后经常有口腔、咽部和食管腐蚀性损伤的表现。患者死亡原因主要是肾、呼吸、心脏和肝多脏器衰竭；病死率高达70%，且经常发生在最初的48小时内。其组织病理学改变包括3区肝坏死，小大不等的肝小叶间胆管损伤[89]。临床上，医生们曾尝试用炭化血液灌流术联合环磷酰胺、地塞米松、呋塞米以及维生素B和C联合治疗百草枯中毒，即所谓的“加勒比方案”，但结果显示摄入超过45mL的患者接受或不接受这种治疗都可能死亡[88]。在动物实验中发现，N-乙酰半胱氨酸和水飞蓟素对百草枯中毒引起的肝损伤可能具有一定保护作用[90]。

有研究显示，氯惹酮（cloretone）会损害胆道排泄、脂质运输和储存[91]，但其主要临床表现似乎是神经毒性改变[92]。职业性暴露于本品后，可发生肝脏脂肪变性和血清转氨酶水平升高。在大量暴露于氯惹酮的人群中发现了轻微的肝酶异常[5]。受污染谷物中的六氯苯与迟发性皮肤卟啉症（见第77章）和肝损伤有关[5]。

长期以来无机砷一直被用作他杀或自杀剂，在过去治疗银屑病和哮喘时，常因摄入福勒氏溶液（即三氧化二砷）而接触有毒的砷[2,5]。有机砷存在于海产品中，而无机砷主要存在于受污染的土壤、地下水[9]和自制的酒精[2]中。若摄入砷剂量大于3g，患者可在1~3天内死亡，但肝损伤通常被胃肠道、神经系统和循环系统症状所掩盖，最终导致中枢神经系统抑制和循环衰竭[2]。患者可出现类似肝窦阻塞综合征的表现（见第85章）[5]；另外在248名摄入砷污染饮用水长达15年的患者中，超过90%的患者出现了非肝硬化性门静脉高压症[93]。

在葡萄园工人、农民和金矿工人中，仍然可以观察到职业性接触无机砷[94]。尽管自20世纪40年代以来，本品作为杀虫剂的使用就一直在减少。用铬化砷酸铜作为防腐剂处理的木材可能是另一种暴露源[95]。与砷中毒相关的临床综合征包括：黑脚病等皮肤病变、贫血、糖尿病、听力损失、神经行为障碍和心血管疾病，以及良性和恶性肝脏疾病[96]。慢性肝损伤包括肝硬化和非肝硬化门静脉高压症可能是癌前疾病，患者在暴露10多年后，可能出现血管肉瘤、血管内皮瘤和肝细胞癌等肝肿瘤[9,97]。研究发现，在砷所致肝癌患者的血清中表皮生长因子（EGF）受体水平升高，可能作为一种生物标志物[98]。有研究者用硫醇螯合剂治疗砷中毒取得了不同程度的成功，联合使用维生素C和E等抗氧化剂可能会有增加疗效[99]。

三、金属

（一）铁

在美国，每年大约有5 000起意外铁中毒的病例，大多数发生在那些把铁补充剂错当成糖果误服的儿童身上[2]。硫酸亚铁片按重量计算含有20%的铁元素，铁中毒的严重程度与所摄入的剂量相关[5]。一般摄入低于20mg/kg的铁元素不会产生严重的毒性，而超过200mg/kg的剂量可能会致命[2]。只有在摄入后的12小时内测血清铁浓度超过700mg/dL时才会出现严重的损伤[100]。铁本身没有肝毒性，但铁离子和亚铁离子可以通过自由基产生和脂质过氧化作用，从而引起肝细胞膜破裂和坏死[101]。临床上，铁中毒引起明显的肝损伤并不常见，但在最严重的铁中毒患者中可发现肝1区坏死[2]。铁中毒的临床特点是首先出现胃肠道损伤，随后胃肠道症状消退，然后才出现明显肝毒性伴肾衰竭[102]。有些病例可迅速发展为急性肝衰竭，需要肝移植治疗[103]。在动物模型发现,高压氧治疗急性铁中毒有效[104],这可能为人类铁中毒提供一种潜在的治疗方法。

(二) 磷

白磷中毒很少见,因为被用来制作鞭炮和火柴的白磷早在20世纪中期就被禁止生产了[5]。此后文献报道的磷中毒病例通常是摄入含磷的鼠药或蟑螂药[2]。摄入后不久,患者在24小时内会出现呕吐、消化道出血、惊厥、休克和死亡。呕吐物及粪便中可检出磷,在夜间或暗处可发磷光,呕吐物、粪便和呼吸道大蒜状气味,都是磷中毒典型特征。磷中毒主要的肝脏病理改变是肝脏脂肪变性和坏死,最突出的是在汇管区周围。血清转氨酶水平一般不高于正常水平上限的10倍[2]。

(三) 铜

铜中毒会导致类似铁毒性的临床综合征。通常,铜的中毒量为1~10mg,特别是在南亚次大陆[5,101]。患者在摄入后最初几个小时内会出现呕吐、腹泻和腹痛,并伴有金属味。在第2天或第3天,患者会出现胃肠道糜烂、肾小管坏死和横纹肌溶解和3区肝坏死。高血铜会引起黄疸、肝损伤和急性溶血[5]。铜中毒病死率为15%,早期死亡原因为休克和循环系统衰竭,晚期死亡原因为肝肾衰竭[2]。

(四) 二氧化钍

二氧化钍(thorotrast)是一种放射性二氧化钍的胶体悬浮液,又叫胶体二氧化钍,在20世纪上半叶有超过5万人用胶体二氧化钍作静脉造影剂[2]。随后发现胶体二氧化钍在潜伏期20到40年后,可引起肝血管肉瘤和胆管癌。胶体二氧化钍潜伏期很长,研究者认为可能是由于放射性核素分布不均匀和发射的α粒子范围有限[105]。组织学上,在肝脏库普弗细胞和巨噬细胞中发现二氧化钍为深棕色折射颗粒,通过光谱分析证实为二氧化钍颗粒[7]。与砷一样,胶体二氧化钍也可导致患者出现肝窦阻塞综合征和布-加综合征(见第85章)[7]。胶体二氧化钍的半衰期很长,可长达数百年,除了可引起肝细胞性肝癌外,暴露者还有患白血病的风险[106];这些患者需要终身随访,因为大约20%的胶体二氧化钍暴露者会发生肝脏恶性肿瘤[107]。

(五) 其他

虽然实验动物研究显示镉可引起动物肝坏死和肝硬化[108],但是目前尚缺乏暴露于镉会造成重大的人体伤害的证据[2]。一些金属具有肝毒性,可能与细胞凋亡有关[109]。由于库普弗细胞可吞噬不溶性磷酸,故铍可导致2区肝坏死[2]。长期的工业暴露(通常通过吸入高浓度的氧化物或磷混合物)与肝(和肺)肉芽肿的形成有关[5]。在动物模型研究中,曾用螯合剂和抗氧化剂治疗铍中毒[110]。慢性摄入或环境暴露可引起的铅的肝毒性,还可引起腹痛、便秘和脑病等更复杂的临床症状[111]。铬化合物(特别是六价铬化合物)对动物和人类都具有肝毒性,因为铬化合物可引起肝线粒体损伤和其他肝细胞应激[112]。

四、滥用药物

药物滥用者经常出现肝功异常,特别是那些使用可卡因和甲基苯丙胺衍生物的人[113]。

(一) 可卡因

可卡因是一种剂量依赖性的肝毒素[5]。60%急性可卡因中毒患者可出现肝功异常,并产生一系列相关临床表现,从无症状的肝脏生化指标轻度升高,到伴有血清ALT水平显著升高的严重肝损伤(>1 000U/L)[114]。相关临床特征包括横纹肌溶解、低血压、高热、DIC和肾衰竭[2,5]。在39例横纹肌溶解症患者中,23例出现严重肝毒性和高死亡率[115]。可卡因所致肝损伤,可能与其在肝脏内通过酶CYP2E1和CYP2A形成的有毒代谢物(如诺可卡因氮氧化物)有关[116],故经常饮酒的人的肝毒性也会增强[5]。有研究发现,在动物实验中,N-乙酰半胱氨酸预处理可降低可卡因肝毒性的风险[117],但N-乙酰半胱氨酸对人可卡因中毒引起的肝损伤治疗作用尚未确定。

(二) 其他

"摇头丸"(化学名为3,4-亚甲基二氧基甲基苯丙胺)是一种具有兴奋和致幻作用的苯丙胺衍生物,可导致肝坏死,出现一种类似在气氛炽热的夜总会("锐舞")疯狂跳舞类似中暑样综合征的症状[118,120]。这种伤害可能是致命的,在某些肝损害严重者需要肝移植[120-122]。CYP酶在这种药物和其他所谓的人工合成药物毒性中的作用,可能与CYP2D6或其他细胞色素的遗传基因多态性有关[123]。

苯环利定(又称"天使粉")是另一种可导致肝损伤的兴奋剂,肝损伤只是恶性高热综合征的一部分,出现3区肝坏死、充血和塌陷,血清AST和ALT升高等缺血性肝炎的表现[124]。

大麻本身与急性或慢性肝损伤无关[110]。但是,未经治疗的慢性丙型肝炎患者日常使用大麻可出现相关肝纤维化进展[125]。合成大麻素(通常又被称为"香料""K2"或其他名称)可引起动物肝脏脂肪变性,并有少数病例报道其可引起人类相关肝损伤。虽然在一些病例报道中提示大麻素可引起肝坏死导致肝衰竭,但其发生机制不详,能够证实病理与临床因果关系的研究也很少[126]。

大麻二酚油是大麻中主要的植物类抗毒素之一,被用于治疗多种疾病,包括慢性疼痛和癫痫发作[127]。大麻二酚油是抗癫痫药物复合制剂大麻二酚(Epidiolex)的主要成分,2018年被FDA批准用于治疗Lennox-Gastaut综合征和Dravet综合征,这两种儿童疾病所致的癫痫对传统抗惊厥药物无效[128,129]。在人体试验中,10%~20%的接受Epidiolex的患者通常在开始治疗后的一个月内出现血清ALT升高大于正常值的3倍以上,而胆红素正常。这些肝酶升高通常是自限性的,在停用或减少大麻二酚油或同时服用的丙戊酸剂量后恢复正常;在未接受丙戊酸治疗的受试者中,未见ALT升高[128,129]。在动物中,当大麻二酚油急性给予剂量相当于人类所用Epidiolex人类最大剂量时,或低剂给药量超过10天时,转氨酶和胆红素以剂量相关的方式增加。这种亚急性给药方案在3~4天后,75%小鼠会产生严重的肝毒性[130]。这些研究人员还发现,给小鼠胃内灌注大麻二酚油3天,并于第4天腹腔注射对乙酰氨基酚后,出现明显肝毒性,死亡率高达

37.5%。相反,当同时给小鼠应用大麻二酚油与对乙酰氨基酚时,没有观察到死亡[131]。

在动物实验中,先后给予大麻二酚油和对乙酰氨基酚,可以观察到 c-Jun N-末端激酶(JNK)的激活程度更大,并可引起肝窦阻塞综合征样损伤。研究者认为,两种药物先后使用,可能导致了肝脏内谷胱甘肽消耗增加和氧化应激升高,从而产生严重肝损伤[131]。鉴于大麻二酚油、对乙酰氨基酚和丙戊酸这些潜在严重肝毒性的药物之间不良相互作用,美国 FDA 已发出警告,详细说明了其安全性问题,并呼吁对大麻二酚油开展进一步研究[132]。

五、植物性和环境性肝毒素

表 89.6 列出了肝毒性蘑菇、水果和其他食品的例子,包括被真菌霉菌毒素污染的谷物和坚果或其他潜在有害的化合物,包括阿拉伯茶。

表 89.6 植物性和环境性肝毒素

肝毒素	有毒成分	疾病类型	备注
橡木果	次甘氨酸	肝微泡性脂肪变性	牙买加呕吐病
黄曲霉	黄曲霉毒素 B1	急性肝炎,门静脉高压症	致肝癌
达马里曲霉	环吡嗪酸	急性肝炎	-
环胱甘肽	甲基氧化甲醇	急性肝炎	-
阿拉伯茶	不详	慢性肝炎、纤维化、肝硬化	饮茶患者中慢性乙型和丙型肝炎患者多,无法分析致病性
有毒蘑菇	α-鹅膏蕈碱,毒伞素	急性肝衰竭	类似于对乙酰氨基酚损伤

(一) 蘑菇

在 5 000 多种蘑菇中,大约有 100 种为有毒蘑菇,但只有大约 1/3 的蘑菇可致患者丧命。含有鹅膏毒素的蘑菇有 3 种属:鹅膏菌属、盔孢伞属和环柄菇属[132]。在太平洋西北部、加利福尼亚北部和美国东部,90% 以上的致命中毒病例由毒伞菌(死亡帽)或白毒伞菌(毁灭天使)引起[133,134]。

摄入仅仅 50g(2 盎司)有毒蘑菇可能就会致命。在自然界中,蘑菇是含毒素最强和最致命的物种之一[135]。α 鹅膏毒素耐热,可以抵抗干燥多年,并且不会被烹饪灭活。鹅膏毒素在胃肠道迅速吸收,通过肠肝循环到达肝细胞,抑制 mRNA 的产生和蛋白质的合成,进而导致细胞坏死。第二种毒素,即鬼笔鹅膏素,会导致患者严重胃肠炎,之后产生肝脏和中枢神经系统损伤[136,137]。鬼笔鹅膏素通过干扰细胞肌动蛋白的聚合来破坏细胞膜。在食用含鬼笔鹅膏素的毒蘑菇后有 6~20 小时的潜伏期,然后会出现剧烈腹痛、呕吐和腹泻等最初消化道症状;发病 24~48 小时会出现肝细胞性黄疸和肾衰竭,随后出现精神错乱、谵妄、抽搐,最终在 72 小时后昏迷[2,128,129]。毒蘑菇引起肝脏特征性病理改变为包括脂肪变性和 3 区肝坏死,电镜下可见核仁包涵体[5]。而肝功监测血清中 ALT 和 AST 的水平显著升高,类似于对乙酰氨基酚和其他化学中毒事件[138]。在一个有 8 例患者的病例研究中[139],患者平均血清 AST 水平为 5 488U/L(范围 1 486~12 340U/L),ALT 平均值为 7 618U/L(范围 3 065~15 210U/L),胆红素平均值为 10.5mg/dL(范围 1.8~52mg/dL),通常在发病第 4 天和第 5 天达到峰值。在另一个来自旧金山的 27 例患者的病例分析中[140],入院后 24~48 小时,平均 ALT 水平为 2 185U/L(范围为 554~4 546U/L),而 AST 峰值低于 4 000U/L。研究者还观察到这些患者中出现急性肾损伤,甚至需要透析[139,140]。传统意义上,特别是当患者血清 ALT 水平超过 1 000U/L 时,病死率很高,有些患者需要行紧急肝移植[140,141]。在一个东南亚的病例系列中,93 例患者中有 23 例(24.7%)出现肝脏损害,23 人中有 10 人(43.5%)死亡;所有死亡均与血清胆红素水平大于 5mg/dL 相关[142]。一项中国的研究报告显示,从摄入毒蘑菇到出现症状的时间约为 14h,其中记录了 4 例死于急性肝衰竭[143]。意大利的一个病例分析提示,真菌学家能够识别出近 90% 的含毒物种,从而帮助管理这些有毒物种[144]。北美真菌学协会等的网站提供了各种有毒物种的照片,以帮助识别摄入的蘑菇类型。

一些患者食用有毒蘑菇后采用保守治疗也得以存活,包括活性炭灌洗、青霉素 G、N-乙酰半胱氨酸[使用标准的口服或静脉注射方案(见第 88 章)],以及水飞蓟素治疗(见第 131 章)[136]。然而,这些治疗并不总是有效的。一项对美国和欧洲 20 年来 2 108 例病例大型回顾研究显示,青霉素 G 无论是单独使用或与其他疗法联合应用,均疗效有限[132]。目前尚未发现糖皮质激素对毒蘑菇中毒有效,但血浆置换或血液灌注在某些情况下是有益的[145]。2012 年的一项研究提示,静脉注射水飞蓟素(从乳蓟中分离),首次负荷剂量为 5mg/kg,然后 24 小时内持续注射 20mg/kg,并采取标准支持措施,能有效地将近 1 500 例毒蘑菇中毒患者的病死率降低到 10% 以下[14]。这些结果促使作者推荐水飞蓟素作为毒蘑菇中毒的一种解毒剂。

(二) 其他

橡树未成熟的果实(原产于牙买加)含有低糖素 A,是一种肝毒素,可产生一系列胃肠道症状和肝微泡性脂肪变性的临床综合征,称为牙买加呕吐病,类似于瑞氏综合征(Reye 综合征)(见第 88 章)[146,147]。也有文献报道慢性摄入未成熟的橡树果可导致胆汁淤积性黄疸[147]。

苏铁素是一种强效肝毒素和肝癌致病原,存在于苏铁树的果实中。日本有文献报道因食用苏铁坚果而引起小规模急性肝损伤流行。这种所谓的毒素就是甲氧基甲醇,通常在食用前加工过程中被消除或使其失活[5]。

黄曲霉毒素是一种真菌毒素,普遍存在于热带和亚热带地区。它可污染花生、腰果、大豆和储存在温暖、潮湿条件下的谷物，是众所周知的肝毒素和肝癌致病原[2,5]。黄曲霉毒素 B1 是一种有效的 RNA 合成抑制剂，是该家族中肝毒性最大者。在肝脏内黄曲霉毒素经由 CYP 酶形成反应性代谢物而引起肝损伤，营养不良可能导致谷胱甘肽的消耗，从而增强患者肝损伤。当患者大量摄入含黄曲霉毒素 B1 食物时，会出现一种以发热、不适、厌食和呕吐为特征的临床综合征，随后是黄疸。在接下来几周内，甚至会发展为门静脉高压伴脾肿大和出现腹水。在大规模流行病学研究中，病死率接近 25%，并与摄入的毒素剂量有关[5]。3 区肝坏死，非炎症改变是该疾病特征性病变。其他组织学表现包括胆汁淤积、微泡性脂肪变性和胆管增生[148]。

肝细胞癌的发生风险与黄曲霉毒素的摄入量有关，特别是在撒哈拉以南的非洲和中国东部，那里以小麦作为主食往往超过大米[149]。酒精和有机磷农药二氯二苯三氯乙烷（俗称 DDT，见前文），可能在肝癌发生中发挥增强作用[150]。一个更重要的协同因素就是乙肝病毒[151,152]。*TP53* 抑癌基因的突变频率与这些区域的肝细胞癌的发展相关，但这种突变在西方国家肝细胞癌患者中很少见（见第 96 章）[151]。

咀嚼新鲜的阿拉伯茶叶，来自东非和也门的男性更喜欢这样，也可导致慢性肝损伤，包括严重肝纤维化和肝硬化、肝衰竭和死亡[153-156]。这种肝损伤似乎具有剂量依赖性，但肝毒性成分尚未确定。尽管许多患者同时有乙型肝炎、丙型肝炎、酒精性和血吸虫病等慢性肝病的其他危险因素，但病例对照研究强烈表明，阿拉伯茶日益严重地危害人类健康[157]。

六、维生素

维生素、膳食、减肥和增肌补充剂、草药和其他营养品，通常是许多 CAM 制剂的主要成分，它们的使用日益增加（见下文和第 131 章）[158]。根据 2012 年美国健康访谈调查的结果，近 4 200 万美国人（占总人口的 18.6%）在前一年使用过草药或顺势疗法治疗各种健康状况[158]，包括慢性肝病[10,159]，尽管缺乏正式的对照临床试验来评估这些疗法在这种情况下的安全性和有效性[158,160-162]。一项 1 040 名慢性肝病（包括 18% 的肝硬化）患者的人群调查表明，27.3% 的患者在同时使用 CAM 制剂[159]。最常用的产品是维生素和其他膳食补充剂，占 18%，草药占 16.8%。有趣的是，多达 32% 的受访者的医生为其处方了 CAM 制剂[159]。

许多所谓的健康食品、膳食、减肥和膳食补充剂及草药产品都含有肝毒素，严重者可导致急性肝衰竭和需要紧急肝移植[15,16,163,164]。尽管 1994 年美国颁布了《膳食补充剂健康和教育法》，但涉及这类膳食补充剂的安全问题仍然存在[161,165,167]。

（一）维生素 A

在维生素补充剂中，维生素 A 是超治疗剂量下摄入时最重要的肝毒素。维生素 A（又称视黄醇）是一种剂量和时间依赖性肝毒素，可引起肝功损伤，从无症状的血清转氨酶水平升高到轻微的肝组织学改变，到窦周纤维化甚至出现非肝硬化性门静脉高压，还有因维生素 A 引起肝硬化的病例报道[168]。据估计，大约有 1/3 的美国人服用含有维生素 A 的维生素补充剂，多达 3% 的维生素产品每天提供至少 25 000IU 的维生素 A。维生素 A 摄入过多通常是自我摄入的结果，而不是故意过量摄入。在各年龄段均有维生素 A 摄入过多病例，无年龄差别[169]。在报道的维生素 A 引起肝病的病例中，维生素 A 的平均日剂量接近 10 万 IU，平均持续时间为 7. 2 年，平均累积剂量为 2. 29 亿 IU。维生素 A 每日摄入剂量为 10 000～45 000IU 即可引起肝损伤[170]，若每天摄入维生素 A 25 000IU 6 年以上，则会发展成肝硬化[168,170]。相比之下，长期使用低剂量的维生素 A 补充剂（相当于每天 250～5 000mg 视黄醇）似乎没有肝毒性[171]。

维生素 A 在肝脏中的半衰期较长，为 50 天到 1 年[170,172]。所以，尽管停止口服维生素 A，肝脏内维生素 A 也会缓慢释放，导致肝脏持续纤维化[173]。遗传因素可能在此类疾病中也起一定作用，4 名服用大剂量维生素 A 治疗先天性鱼鳞症的兄弟姐妹，均发生了明显的家族性维生素 A 过多症[174]。据报道，阿拉斯加人虽然摄入含大量维生素 A 的新鲜北极熊肝脏[168]，但不会引起肝损伤[175]。维生素 A 的水溶性、乳化和固体制剂的毒性是油制剂的 10 倍，因为水油混溶制剂具有更高的血浆峰值水平，更高的肝脏浓度和更少的粪便排泄[176]。

维生素 A 导致肝毒性是因为肝星状细胞的激活，而肝星状细胞是人体内维生素的主要储存部位。由此导致的肝细胞增生和肥大产生肝窦梗阻和肝脏内胶原合成增加，从而导致门静脉高压[177]。也曾有病例报道患者因摄入维生素 A 过多导致罕见的肝紫癜病。乙醇干扰了维生素 A 的前体：β-胡萝卜素转化为视黄醇；在各种实验模型中已证实乙醇和β-胡萝卜素的结合可致肝毒性[178]。

肝活检标本内观察到维生素 A 储存增加，在紫外线照射后肝活检标本可见特有的绿色自发荧光[168]。过量的维生素 A 最初储存在位于 Diss 间隙的星状细胞内，使得肝星状细胞增生和肥大。增大的透明星状细胞可压迫肝窦，形成“瑞士奶酪”或蜂窝状的外观[168]。肝细胞损伤通常很轻微，伴有微泡性脂肪变性和局灶性变性，无明显的肝坏死或炎症。窦周纤维化可由活化的星状细胞转化为肌成纤维细胞引起。一个被广泛引用的病例系列研究显示[168]，维生素 A 引起的肝病中 59% 为肝硬化，34% 为慢性肝炎，21% 为微泡性脂肪变性，14% 为窦周围纤维化，3% 为肝紫癜。

维生素 A 过多症患者中，常见的表现是肝肿大；严重的病例中，患者可出现脾肿大、腹水和食管静脉曲张破裂出血[2,168]。维生素 A 过多症也可累及皮肤和中枢神经系统[2]。2/3 患者中肝功能异常是非特异性的，血清转氨酶和碱性磷酸酶水平仅轻度升高。

维生素 A 毒性的诊断主要依赖于饮食史、用药史和临床症状。血浆维生素 A 水平可正常，肝脏维生素 A 储备增加和特征性肝脏组织学表现可支持该诊断[179]。如果肝毒性未被发现或被误诊，诊断可能会推迟数年[168,170]。

较轻的维生素 A 过多症患者，在停用维生素 A 后，临床症状可以消失，肝酶逐渐恢复正常；但在严重中毒时，患者病情可能会持续恶化，特别是在肝硬化已经存在的情况下[170]。若临床诊断肝衰竭和肝硬化则提示预后不良，可能需要行肝移植治疗[2]。酒精会增强肝毒性,应避免饮酒。在其他类型的肝病中,通常应避免补充维生素 A,因为这可能会加重肝损伤和肝纤维化[178]。偶有使用维生素 A 代谢产物阿维 A 酸引起严重肝损伤的报道[180]。

(二) 烟酸

烟酸(又名维生素 B_3)主要通过抑制肝细胞二酰基甘油酰基转移酶 2,增加高密度脂蛋白、减少甘油三酯合成,以及减少极低密度脂蛋白和低密度脂蛋白分泌,来治疗血脂异常[181]。很少报道给予治疗量中效常释剂型的烟酸能引起肝损伤,但会引起脸红和其他不适的副作用[182-184]。但是,当大量服用烟酸(如 20 000mg)时,常释剂型的烟酸也会引起急性肝衰竭,甚至需要肝移植[185]。与常释剂型相比,缓释剂型的烟酸能降低其血管舒张作用,似乎肝毒性更显著,表现为约 20%的患者出现 ALT 和 AST 升高[182]。已有中毒病例发生于从常释转换为缓释剂型后。据报道,烟酸引起肝损伤潜伏期变化很多,从 1 周到 2 年不等[182]。临床表现为急性肝细胞坏死引起的症状,包括恶心、呕吐和疲劳,随后出现黄疸和皮肤瘙痒,这些临床表现通常在 4~8 周内恢复,很少发展成急性肝衰竭[183]。重要的是,烟酸与他汀类药物联合使用并不会加重肝损伤风险[186]。

烟酸肝损伤的机制被认为有剂型和剂量依赖性,其肝毒性与肝脏内嘧啶代谢物的形成有关。酰胺化途径可迅速将常释制剂转化为烟酸,通过形成前列腺素而导致血管舒张和脸红;尽管缓释制剂可减少短期内烟酸释放数量,但可促进烟酸转化为有肝毒性的嘧啶中间体,进而引起肝损伤[187]。因此,控释剂和缓释剂的烟酸是肝病患者的禁忌[188]。

七、草药、膳食及减肥和增肌补充剂

第 131 章详细描述了肝病患者越来越多的使用补充替代医学(CAM)制剂[10,159,160]。水飞蓟素(又叫奶蓟)是这些患者中最常用的草药制剂[10],虽然看起来似乎是很安全[189],但如果无效[190-192],来自其他几类草药、膳食、减肥和增肌补充剂(统称为 HDS)的肝毒性报告数量,正在与在美国和其他西方国家使用 CAM 疗法的增加同步上升[163,167,193,197]。事实上,在 21 世纪初,由 HDS 引起的肝毒性病例的比例逐渐上升,2004—2013 年期间在美国 U. S. DILI 网络上登记的由 HDS 引起的肝病比例从 7%上升到 20%[193],在一些来自中国和亚洲其他国家的病例系列研究中超过了 50%[198-200]。

几十种 HDS 化合物被列为潜在肝毒性物质,包括几种已不再出售的(包括含石蚕和地衣酸的产品)和经过重新配方[如乐脂(Hydroxycut)]的产品(见表 89.7)[193-197,201]。尚缺乏足够的证据来证明其他相关药物的肝毒性[202]。同样地,由美国国立卫生研究院和美国国家医学图书馆编制的 LiverTox 数据库,审查了 50 种最突出的 HDS 的潜在肝毒性,并得出结论,近 40%的 HDS 没有证据表明它们与临床肝毒性有关(见表 89.7)。此外,尽管有 50 多种传统中药(traditional Chinese medicines,TCM)与肝损伤有关[203],但这些化合物中大约只有一半与肝损害存在因果关系[204]。当前瞻性分析中医药对肝损伤的发生(定义为血清 ALT 水平>ULN)时,21 470 名无肝病的患者中不到 4%会出现 ALT 水平大于 ULN 但小于 5 倍 ULN,只有 0. 12%患者 ALT 水平超过 5 倍 ULN,停药后肝功可恢复正常[205]。同样,在韩国医院服用草药的近 6 900 名住院患者中,5. 1%的患者被诊断为肝损伤(基于入院时肝生化检测水平升高),3. 1%的患者在出院时发生肝损伤[206]。在 354 例入院时肝脏生化检测水平升高的患者中,只有 9 例(2. 5%)在接受草药治疗后进一步升高;而在近 4 800 例入院时肝脏生化检测水平正常的患者中,只有 27 例(0. 6%)在出院时出现肝损伤。该研究得出结论,草药很少会加重现有的肝损伤,而新发肝损伤也不常见[206]。

表 89.7 草药、膳食、减肥和增肌补充剂肝毒性的证据水平*

充分的肝毒性证据	肝毒性报告	肝毒性的证据不足
芦荟	合成代谢类固醇	青蒿素
竹芋粉	Bakuchi	蜂花粉
黑升麻	共轭亚油酸	药鼠李
药鼠李	Euforia	Chaso
白屈菜	Exilis	酶类
紫草	绿茶提取物	葡萄糖胺软骨素
石蚕	康宝莱	乐脂
积雪草	乐脂	Lipolyz
绿茶提取物	Limbrel(flavocoxid)	麻黄
千里光	LipoKinetix	槲寄生
苍术苷	Lipolyz fat burner	烟酸(治疗剂量)
金不换	烟酸	海巴戟
卡瓦	OxyELITE Pro	Onshido
薄荷油	ProLean	红米酵素
野百合		SlimQuick
锯棕榈		维生素 A(治疗剂量)
番泻叶		
黄芩		
蓟		
传统中药		
地衣酸		
缬草		

Adapted from reference Brown AC. Liver toxicity related to herbs and dietary supplements:online table of case reports. Part 2 of 5 series. Food Chem Toxicol 2017;107(PtA):472-501.

*据夏威夷大学补充和替代医学系报道。

在少数情况下,FDA 和其他卫生当局已经对几种产品发出了警告,要求将其退出市场,例如在美国的卡瓦、麻黄、地衣酸及乐脂[201,207]和在法国的石蚕(见下文)被禁用。肝病患者在就诊时,都应该询问是否服用草药[208]。Estes 和他的同事们记录了 20 例急性肝衰竭患者中,有一半病人在 2 年内服用过几种常用的中药制剂(包括减肥药 LipoKinetix、中药黄芩、麻黄、小槲树和卡瓦）[164]。

表 89.8 列出了与肝损伤相关最常见的 HDS 化合物及其已知或潜在的肝毒性成分。Teschke 及其同事对许多 HDS 产品的可疑肝毒性进行了越来越多的质疑和批评，他们已经注意到这些药物因果关系评估的许多缺陷[209-214]。虽然，有些病例充分地证实了这些药物能引起肝损伤，但另一些病例没有充足的证据及其他明确肝损伤的原因[214]。另外发现，已知的几种草药配方被其他肝毒性物质所污染，而这种情况可能比目前所认识的更常见[215-217]。事实上，HDS 产品标签错误不仅经常发生，而且有潜在的危险性。在密西西比大学国家天然产品研究中心，Navarro 和同事使用超高效色谱结合质谱分析发现，在 1 260 多名患者使用的 340 多种 HDS 产品中，只有 272 种产品标签上列出了其成分。他们发现，在所测试 HDS 产品中，超过 50% 的标签成分特别不准确[218]。这些差异包括 80% 的产品未能明确标出其中的甾体化合物、超过 50% 的产品未标出其中的营养维生素，以及超过 40% 的产品未表示出其中的植物成分。更令人不安的是，在一半的膳食补充剂中发现了未标注的合成代谢类固醇，而在其他产品中还发现了双氯芬酸和他莫昔芬等未标注的潜在肝毒性物质[218]。同样，Philips 和他的同事们在一项对印度传统治疗师使用的草药和阿育吠陀化合物的研究中发现，砷、铅、汞、锑和镉等重金属的有毒量是其安全水平的 10 倍到 100 倍不等[219]。据报道，一些接受这些化合物治疗的患者的病死率增加，但并不一定是由于肝毒性所致。在早期的一项研究中，Navarro 和同事研究了 HDS 中儿茶素的存在。他们发现儿茶素与绿茶提取物（green tea extract，GTE）和其他产品的肝毒性有关[220]。他们检测的 97 种产品中有一半以上至少含有一种儿茶素；然而，在 73 种含有儿茶素的 HDS 产品中，有近 40% 产品标签上没有列出 GTE 或儿茶素成分。减肥产品最有可能以这种方式被错误标记。因此，错误的标签出现相反情况也不足为奇，例如将儿茶素列为成分的几种产品中不含或仅含可忽略不计的儿茶素[220]。

表 89.8　肝毒性草药、膳食、减重和增肌补充剂（HDS）的特征

名称	用途	来源	肝毒性成分	肝损伤
黑升麻	治疗绝经期症状	黑升麻提取物	不确定；三萜糖苷类？	潜伏期 2~12 周；急性肝细胞性黄疸，部分病例为自身免疫性肝炎；2~6 个月内缓解
药鼠李	泻药	药鼠李皮	蒽苷	胆汁淤积性肝炎
灌木丛（杂酚油灌木）	烧伤药膏、减肥、肝毒性	三齿落叶松	氮氢化钾盐酸	急性病毒性肝炎样肝损伤；潜伏期 3~12 周；肝炎，急性肝衰竭导致肝移植；阳性再激活病例
Chaso/onshido	减重	—	N-硝基芬氟拉明	急性肝炎，急性肝衰竭
聚合草	草药茶	共生植物属	吡咯利嗪类生物碱	潜伏期 1~2 个月后的急性 SOS，伴有急性 RUQ 疼痛、恶心、腹水、体重增加和肝细胞性黄疸，可导致急性肝衰竭；一种发病隐匿的亚急性或慢性损伤
石蚕	减重、退热	石蚕属	石蚕苷 A（二萜类、环氧化物）	平均 9 周后出现急性病毒性肝炎样肝损伤；潜伏期为阳性再激活和快速恢复，罕见的 ALF 报告；第二种形式的损伤类似于自身免疫性肝炎，潜伏期 6~9 个月，表现为关节痛和发热
白屈菜	胆囊结石，IBS	大白屈菜	不确定；异喹啉？	潜伏期 1~6 个月，表现急性胆汁淤积性肝炎，约占 50%，2~6 个月恢复
绿茶提取物	多种功效	茶多酚	儿茶素	潜伏期 3 个月内（0.5~7 个月），类似急性病毒性肝炎；活组织检查显示不同程度坏死、嗜酸性粒细胞增多；无免疫过敏特征；大多数可恢复
康宝莱	膳食补充剂，减重	—	各种各样的麻黄碱	潜伏期 2~9 个月，隐匿性肝细胞或混合性损伤，临床表现为疲劳、恶心、腹痛和黄疸；无过敏特征；罕见急性肝衰竭病例
乐脂	减重	茶多酚，其他成分	不确定	急性肝炎，急性肝衰竭？
苍术苷	多种功效	月桂木虱	白术酸钾	肝坏死
卡瓦	抗焦虑	卡瓦胡椒	卡瓦内酯？胡椒甲基胱氨酸（与其他污染物相比）	潜伏期 2~24 周，急性肝炎或胆汁淤积性肝炎，偶尔有过敏反应特征和再激活阳性报告；罕见报道急性肝衰竭需要肝移植病例；大多数患者在 1~3 个月内恢复
红茶菇	减重	地衣生物碱	地衣酸	急性肝炎（见 LipoKinetix）
类黄醇	骨关节炎	类黄酮	黄芩苷，表儿茶苷？	急性混合性肝损伤

表 89.8　肝毒性草药、膳食、减重和增肌补充剂(HDS)的特征(续)

名称	用途	来源	肝毒性成分	肝损伤
LipoKinetix	减重	地衣生物碱	地衣酸	急性病毒性肝炎样肝损伤伴黄疸;有急性肝衰竭需要肝移植病例
槲寄生	哮喘、不孕症	白果槲寄生	不确定	肝炎(与帽柱木结合)
OxyELITE Pro	减肥,健身	多种成分	霓石?	急性病毒性肝炎样肝损伤伴黄疸,ALT 明显升高;肝活检显示严重坏死;无过敏特征;黄疸病例的死亡率为 10%;亚急性或慢性自身免疫特征是第二种损伤模式
薄荷油	堕胎药	穗花薄荷属,薄荷属长叶薄荷	长叶薄荷酮,单萜类	在摄入后数小时内产生急性对乙酰氨基酚样损伤,导致循环衰竭、DIC 和多器官衰竭,伴缺血性肝炎引起的肝损伤
旱莲草	治疗前列腺症状	多种成分	不确定	慢性胆汁淤积
檫树	草药茶	白檫木	黄樟素	肝细胞性肝癌(动物实验)
番泻叶	泻药	大叶仙	千里光碱;蒽酮	急性肝炎
黄芩	抗焦虑	黄芩	二萜类 vs 掺杂物	潜伏期 6~24 周,急性肝细胞性黄疸,快速消退;罕见急性肝衰竭报道
传统中药				
金不换	助眠,止痛剂	石竹属	左旋四氢棕榈碱	急性或慢性肝炎或胆汁淤积症,脂肪变性
麻黄	减重	麻黄属	麻黄碱	急性病毒性肝炎样损伤伴疲劳、恶心、腹痛、黄疸,严重者可致急性肝衰竭需要肝移植;大多数在 1~6 个月内恢复
首乌片	抗衰老,神经保护,泻药	何首乌	蒽醌?	急性肝炎或胆汁淤积症
小柴胡汤	多种功效	黄芩	二萜类化合物	肝细胞坏死、胆汁淤积、脂肪变性、肉芽肿
缬草	镇静剂	缬草	不确定	罕见的轻度~中度肝细胞性或混合性肝损伤,2~4 个月后恢复;与其他草药制剂一起服用时才发生急性肝衰竭

SOS,肝窦阻塞综合征。

除了许多 HDS 产品的潜在肝毒性外,一些研究人员已经注意到这些产品可能通过 CYP 系统或 P-糖蛋白介导草药之间的相互作用[221,222]。最著名例子就是圣约翰草,一种 CYP3A4 的强诱导剂,可以降低几种药物的生物利用度和随后的有效性,包括某些治疗慢性丙型肝炎的 DAA 方案(见第 80 章)[223]。

在美国和其他国家,草药产品和膳食补充剂的生产和审查标准并不像药品那么严格[161],所以,人们认为大多数 HDS 是食品而非药品,是安全的[167]。因此,许多组织已经呼吁人们加强对这些产品的生产加工、质量控制、安全性和有效性的监管[162,166,224-227]。此外,人们正在开发筛选传统中药和 HDS 中活性物质的肝毒性的改进方法[167,228,229],并建议进行更准确的因果评估(包括开发新的 HDS 生物标志物),以提高病例记录的质量[230,231]。

通过西班牙和美国药物性肝损伤的两个大型病例队列,可详细了解西方国家 HDS 肝损伤的临床表现和结局。对西班牙 DILI 登记数据库的分析发现,与常规药物所致的肝损害患者相比,HDS 相关肝损伤患者更年轻,平均年龄为 48 岁~55 岁,女:男性别比为 63%:49%,女性更多见[197]。78% 的 HDS 肝损伤患者出现黄疸,而且是促使患者就医的最常见症状。28% 的 HDS 肝损伤患者会出现发热、皮疹、嗜酸性粒细胞增多等超敏特征,HDS 肝损伤患者进展为肝衰竭的比例为 6%,而常规药物引起肝衰竭的比率为 4%,而合成代谢类固醇损伤患者均没有发展为肝衰竭。美国 DILI 数据库分析发现,健身类 HDS 肝损伤可导致年轻男性出现可逆性黄疸,而非健身类 HDS 肝损伤主要发生在中年妇女,本质上是肝细胞型的。而且在西班牙 DILI 登记数据库发现,HDS 肝损伤患者较非 HDS 肝损害患者,更易发生死亡或肝移植(发生率 13% vs 3%)[11]。

(一) 毒性特征

下面所讨论的各种具体 HDS 和中药引起肝毒性的临床病理特征都来自现有的最佳证据[7,11,12,193-197,201-203]。

1. 吡咯生物碱

吡咯生物碱(pyrrolizidine alkaloid,PA)存在于世界上大约 3% 的开花植物中,通常作为药茶或其他制剂而摄入,可在人类和牲畜中产生急性和慢性肝病,包括肝窦阻塞综合征(sinusoidal obstruction syndrome,SOS)[232]。SOS 在 20 世纪 50

年代被首次报道于牙买加儿童的一种疾病，其临床表现为急性腹胀、明显肝肿大和腹水——类似 Budd-Chiari 综合征的三联征（见第 85 章）[5]。SOS 与服用由千里光属、天芥菜属、十字花属和聚合草属等植物制成的“灌木茶”关联。这些含 PA 的植物多被作为民间草药治疗儿童急性疾病。研究显示，SOS 组织学特征是肝小叶中心充血和肝小静脉闭塞，导致充血性肝硬化。在阿富汗，人类和动物曾因摄入受 PA 污染的谷物和面包，而导致 SOS 大规模流行，当时有 8 000 人和无数的绵羊受害[5]。尽管紫草（又称聚合草）是一种剂量依赖性肝毒素，但在许多网站上仍有出售，并且可以在世界各地的“药用”茶饮中找到足以产生肝毒性剂量的这种植物[233-235]。

肝毒性 PA 是环状双内脂类，其中黄藤碱、野百合碱可引起肝、肺均受损。其机制可能是经肝脏微粒体产生的 PA 活性代谢产物可妨害细胞内核酸合成，导致肝窦内皮细胞进行性消失和肝窦内血栓形成，同时损伤肝终末小静脉内皮细胞，并伴有纤维蛋白沉积[231,232]。吡咯生物碱和脱氢倒千里光裂碱经 CYP 系统代谢与细胞蛋白结合以形成吡咯-蛋白加合物，通过消耗谷胱甘肽，从而损伤肝窦内皮细胞[236]。在 PA 相关 SOS 患者中检测到这些吡咯-蛋白加合物有助于诊断 SOS，其诊断阳性预测值为 95.8%，阴性预测值为 100%[237]。除了 PA，PA N-氧化物也被发现具有肝毒性[238]。

SOS 可引起急性、亚急性和慢性肝损伤。急性 SOS 的肝脏组织学改变以 3 区肝细胞坏死和肝窦状扩张为特征，导致 Budd-Chiari 综合征样症状伴腹痛，并在摄入 PA 后 3~6 周内迅速出现腹水[5]。在牙买加，15%~20% 的 SOS 患者迅速死亡。大约一半的急性 SOS 患者可自行恢复；其余的则过渡为慢性肝损伤[2]。在 SOS 引起的亚急性和慢性肝病中，中央静脉周围纤维化及其所形成的中央静脉之间的桥接纤维化，导致了一种类似慢性肝充血（所谓的心脏性肝硬化）的肝硬化。这种因 SOS 导致的肝硬化曾一度占牙买加肝硬化病例的 1/3，此类患者往往在 1~3 年内因门静脉高压并发症而死亡[2]。某些 PA 如紫草提取物，与黄曲霉毒素一样，也诱导 *TP53* 基因突变，因而也有导致肝癌的作用[232]。

2. 石蚕属植物

石蚕等唇形科植物的花朵曾被用来制作药茶而使用多年。20 世纪 80 年代中期，在法国，石蚕主要用于制作减肥胶囊。但是，这种减肥胶囊引起几十例肝损伤，甚至肝衰竭导致死亡，迫使其在 1992 年退出法国市场[208,239]。大多数此类肝损伤患者为中年妇女，服用石蚕 3~18 周后发生急性肝细胞损伤，常伴有黄疸。而这种肝损伤通常在停药后 1.5~6 个月内消失，许多人在再次服用石蚕后立即复发。石蚕通过其毒性代谢产物与免疫过敏反应之间的相互作用，从而引起肝毒性。石蚕含有多种化合物，包括糖苷类、黄酮类和呋喃二萜类化合物，它们均可在肝脏内经 CYP 系统（特别是 CYP3A 酶）被转化为活性代谢物[221]。呋喃二萜石蚕苷 A 被认为是其毒性成分[240,241]。在动物模型中，该分子与细胞蛋白的共价结合、肝脏谷胱甘肽的耗竭、细胞凋亡以及细胞骨架膜受损（形成囊泡），最终导致细胞破坏。肝细胞膜上的环氧水解酶是抗石蚕抗体所针对的靶点，而该抗体可见于长期食用石蚕茶患者的血清中[242]。据报道，头花石蚕、毡石蚕等其他石蚕类植物也可引起肝损伤[243,244]。

3. 阔叶灌木丛

沙漠灌木刺柏（*Larrea tridentata*）的干叶，也被称为灌木或丁香树，被磨成茶或胶囊或片剂用于治疗各种疾病。文献曾报道多例服用这种茶或药后出现的肝炎；大多数情况下，在使用这种茶或药 1~12 个月内发病，并在停药数周至数月内缓解[245]。在向美国 FDA 报告的 13 例病例中，观察到了急性肝细胞性或胆汁淤积性肝损伤，其中 2 例导致急性肝衰竭需要肝移植，4 例患者进展为肝硬化。此类患者出现肝损伤同时，可伴肾毒性和皮疹[245]。其活性成分去甲二氢愈创木酸是 COX 和脂氧合酶途径的抑制剂，是导致肝损伤的原因；但其机制也可能涉及植物雌激素诱导的肝损伤[246]。有一个再激发后发病的案例，提示此类植物引起肝损伤可能与免疫特异反应有关[236]。

4. 薄荷油

薄荷为胡薄荷和唇萼薄荷这 2 种相关植物的俗称。人们用薄荷叶子制作薄荷油、薄荷片和薄荷茶。这种植物含有胡薄荷酮和少量其他单萜酮。薄荷呋喃等胡薄荷酮的氧化代谢物可与肝细胞蛋白结合并消耗谷胱甘肽，从而导致肝损伤[221,247]。薄荷引起的肝细胞损伤病例，包括致命性肝坏死，伴有摄入数小时内的胃肠道和中枢神经系统毒性。在动物实验中，采用双硫仑和西咪替丁抑制 CYP 系统对胡薄荷酮的代谢，可以限制肝毒性[248]。在人类病例研究中，使用 N-乙酰半胱氨酸对薄荷油的毒性有一定保护作用[248]。

5. 传统中草药

中国中医临床医生使用的传统中药包括 800 余种成药[249]。大多数成药由几种不同的草药组成，通常有一种主药被称为“君药”[249]。Teschke 及其同事的一篇中药文献综述包括了 50 多种不同的草药和草药混合物，但仅约一半化合物与肝损害存在因果关系[204]。以下讨论的是几种已经明确可致肝损伤的中药传统制剂[203,204]。

金不换（又称千层塔）是一种传统的草药，作为镇静和镇痛药已使用了 1 000 多年[246]。文献报道了金不换所致的大量肝损伤病例[250]，在使用推荐剂量金不换所致肝损伤病例中，其发病潜伏期为 7~52 周，平均 20 周。金不换引起相关肝损伤的症状和体征包括：发热、疲劳、恶心、瘙痒、腹痛、肝肿大及黄疸。少数患者的肝活检标本显示轻重不同的组织病理学改变，包括伴嗜酸性粒细胞增多的小叶性肝炎、伴微泡性脂肪变性的轻度肝炎和汇管区纤维性扩张。这类肝损伤可在 2~30 周内缓解，平均病程为 8 周，但再次服用金不换会导致复发[251]。唯一的好发因素是女性。除 1 例胆汁淤积型患者外，多数患者的血清 ALT 水平通常升高 20~50 倍，而碱性磷酸酶水平仅轻度升高。在更严重的病例中，高胆红素血症表现尤为突出。文献曾报道 1 例慢性肝炎病例。其损伤机制可能与左旋四氢棕榈碱相关，后者是一种与 PA 结构相似的具有神经活性的代谢物。美国 FDA 早在几年前就已禁止进口金不换止痛药[246]。

小柴胡汤和大柴胡汤中含有黄芩，这是一种可能的肝毒素[252]。这类肝损伤的范围包括肝细胞坏死、微泡脂肪变性、胆汁淤积、肉芽肿形成，以及自身免疫性肝炎发作[252,253]。患者服用从何首乌中提取制作的首乌片后，可出现可逆性急性肝炎或胆汁淤积[254]。

麻黄，源自麻黄属植物，据报道可引起急性肝损伤，有时引起严重肝炎，包括急性肝衰竭[164,249,255,256]。其活性成分麻黄碱在被用作兴奋剂和减肥药时，可引起心血管和中枢神经系统严重不良事件，甚至死亡[257]。美国FDA在2004年发布了一项裁决，认为含有麻黄的产品存在不合理的风险，应该避免使用[258]。

6. 减重产品

据报道，12例患者因服用中草药减重剂Chaso和onshido而发生了严重肝损伤，其血清ALT升高283~4 074U/L，平均为1 978U/L[259]。其中2人进展为急性肝衰竭，1例因肝衰竭死亡，1例接受肝移植后存活。其肝毒性成分可能是N-亚硝基芬氟拉明，它是食欲抑制剂芬氟拉明的衍生物，1997年已经从美国市场撤出[260]。

另一种膳食补充剂LipoKinetix用于快速减重，由苯丙醇胺、熊果酸钠（又称地衣酸）、二碘多甲状腺素、育亨宾和咖啡因组成，很多人在服用之后出现了急性肝炎，严重者进展为急性肝衰竭需行肝移植治疗[163,261]。7例既往体健的患者（4例女性，3例男性；平均年龄27岁）服用该减重药后，均出现肝损伤，其中5例患者潜伏期不到4周，另外2例潜伏期8~12周。患者的平均血清ALT水平450IU/L（范围为438~14 150U/L），平均血清胆红素水平6.5mg/dL（范围为2.2~14.6mg/dL）。但没有发现明显的免疫过敏的证据。所有患者在停药4个月内血清ALT和胆红素水平恢复正常，临床表现也自行消失[261]。据报道，1名既往体健的28岁非肥胖女性，在服用了非处方的熊果酸钠减肥制剂后，发生了急性肝衰竭需行紧急肝移植[262]，提示熊果酸可能是LipoKinetix的肝毒性成分。地衣酸是康普茶的一种成分，也与肝损伤有关[246]。地衣酸是CYP2C19和CYP2C9的强效抑制剂，它能与其他药物或补充剂相互作用，产生药物-药物相互作用，从而引起肝毒性[263]。

康宝莱（Herbalife）、儿茶素（SlimQuick）、乐脂（Hydroxycut）和OxyELITE Pro等其他含有多种成分的减重药、健身和膳食营养补充剂，因与严重肝损伤相关而受到科学和大众媒体的关注。尽管，在许多病例服用的制剂不同，肝损伤也可能有其他原因，但是Teschke和同事的一项分析提示[213]，Herbalife与严重的肝损伤包括需要肝移植的病例有关[264,265]。

曾有报道，膳食补充剂乐脂与近20例自发报告的可能的肝损伤有关，其中2例患者因严重肝损伤需要肝移植，1例患者死亡。所以，该产品于2009年从美国市场被召回[266,267]。乐脂中两种活性成分GTE（山茶属）和麻黄属被认可可能与肝损伤有关[268]，尽管在有些病例中GTE与肝损伤的相关性存在疑问[209]。虽然，美国FDA未能确定其特定的肝毒性成分，但Hydroxycut以咖啡因作为主要成分重新配方再次进入市场后，仅有1例肝损伤的报告[269]。

SlimQuick产品含有多种维生素、植物和其他成分，包括GTE。在已发表的肝损伤报道中，GTE是常见的暴露因素[270]，尽管其肝损伤确切机制尚不清楚[197]。

OxyELITE Pro是一种健身、减重和增强体能的补充剂，因其肝毒性已受到FDA的审查。它独特的故事反映了HDS市场所面临的许多监管和生产方面的问题，也是对价值400亿美元的膳食补充剂行业的一个警示[271]。从2012年开始，美国FDA收到了来自33个州、2个国家和波多黎各地区100多份不良药物反应报告，与OxyELITE Pro有关的病例可追溯到2010年，其中近50%的报告涉及肝病[272]。2013年，FDA禁止在所有膳食补充剂中使用OxyELITE Pro高级配方中的原始活性成分1,3-二甲基戊胺[272]，这种兴奋剂会引起高血压，并与心脏病发作、癫痫发作、精神障碍和死亡有关[273]。OxyELITE Pro经过重新配方，用印枳碱代替1,3-二甲基戊胺，其中印枳碱是一种从亚洲棕榈树（*Agele marmelos*）叶中提取的生物碱。但是，在2013年夏威夷和军队中首次报告了新配方OxyELITE Pro引起严重肝炎病例后[274-276]，到2013年10月底，夏威夷内外报告了50多例类似病例[271,272]。因此，2013年10月，美国FDA发布了一个警告，禁止使用新配方的OxyELITE Pro，并要求制造商停止生产，并召回和销毁其零售产品[277]。

许多文献记录了OxyELITE Pro的历史[271,276-279]。美国疾病控制和预防中心、FDA及美国军事与急诊医学部的调查人员所做的总结报告，提供了有关此问题的最全面信息，包括了详细的时间线、众多机构参与试图确认病例，以及患者的临床特征和预后[274]。然而，一项关于新配方OxyELITE Pro-New的动物实验中，研究人员发现雌性小鼠中血清AST和ALT水平升高，以及死亡率升高，提示即使是最新配方也可能引起肝损伤[280]。

7. 卡瓦

卡瓦是一种天然镇静和抗焦虑剂，源自胡椒植物（*Piper methysticum*）的根。因为卡瓦有严重的肝毒性，包括引起致命性肝衰竭[164,282]，所以这种草药产品在欧盟和加拿大被禁止之后[281]，一直是美国FDA警告消费者的对象[246]。对FDA报告的78例肝损伤病例进行回顾性研究，发现11例肝衰竭和4例死亡病例[283]。然而，其他研究人员对监管机构使用因果关系评估的有效性提出了质疑，当使用更准确的肝脏特异性因果关系量表评估时，只发现了罕见的卡瓦引起肝毒性的病例[211,284]。虽然，研究已证实卡瓦内酯可以抑制CYP酶，消耗肝内谷胱甘肽，并可能抑制COX[283]引起肝毒性，但卡瓦引起肝毒性主要成分可能是卡瓦生物碱。另一种解释是，霉菌对原材料的污染导致了卡瓦肝毒性[216]。虽然，文献中没有发现黄曲霉毒素中毒的确凿证据[285]，但因其可诱导肝细胞凋亡和线粒体损伤，可能是导致肝损伤的原因[286]。

8. 黑升麻

黑升麻（*Actaea racemosa*，*Cimicifuga racemosa*）用于治疗更年期症状，有文献报道本品可能引起肝损伤[287]，包括1例具有自身免疫性肝炎特征的病例[288]。黑升麻引起肝损伤的观点受质疑[289]，一项包括5项研究、共涉及1 100多名女性的荟萃分析，并没有发现黑升麻异丙烯提取物对肝脏有不良影响的证据[290]。

9. 白屈菜提取物

根据动物研究和经公认的肝脏特异性因果关系评估的临床报告发现，白屈菜（罂粟科白屈菜属）提取物具有肝毒性[291]。其毒性成分似乎是异喹诺酮类生物碱[292]。其临床特征包括可逆性肝细胞性或胆汁淤积性肝损伤伴黄疸，约2个月可恢复。大多数患者都是服用各种治疗消化不良药物的女性[291]。Teschke及其同事进行的正式因果关系评估分析，证实了该药物的潜在肝毒性[292]。

10. 类黄醇

类黄醇又称黄酮类化合物，是一种植物衍生的生物类黄酮混合物，被作为治疗骨关节炎的医疗食品。在美国 DILI 网络数据库报道的肝损伤病例中，这是一种罕见的肝毒性原因[293]。4 名中年妇女因关节炎相关症状服用类黄醇后 1~3 个月内出现急性肝细胞损伤。此类肝病的临床特征包括腹痛、发热、瘙痒和皮疹，其血清 ALT 平均峰值为 1 286U/L，碱性磷酸酶中度升高（平均峰值 510U/L）伴黄疸，血清胆红素平均峰值为 9.4mg/dL（2.0~20.8mg/dL）。类黄醇可引起中等程度肝损伤，无急性肝衰竭的报道，所有 4 名患者均在停药后几天内开始恢复[293]。

11. 藤黄果

藤黄果是一种热带水果，其果皮含有羟基柠檬酸，用作抑制食欲和减肥补充剂。其活性成分通过抑制 ATP 柠檬酸裂解酶来减少脂肪酸的合成和糖原的储存。一些病例报道显示，藤黄果可引起肝细胞性（和较少见的胆汁淤积性）肝损伤，其潜伏期为 1 周~几周，临床表现通常有恶心、呕吐、疲劳和黄疸，也曾有严重肝损伤和急性肝衰竭的病例报道[294-298]。Crescioli 等记录了 4 例藤黄果引起急性肝损伤的病例，使用国际医学科学组织理事会（CIOMS）其因果关系评分为可能[298]。这些研究者还将因果关系评分应用于文献综述，并得出相同的结论，即藤黄果可能是 HDS 引起肝损伤的原因之一。

12. 卡痛

传统上，卡痛（*Mitragyna speciosa*）被用来煮茶治疗疼痛和用作兴奋剂，但最近在美国和其他地方，人们更多用它作为一种未经批准的手段来改善吸毒戒断症状[299]。其活性成分是帽柱木生物碱和 7 羟基帽柱木生物碱，作为部分 μ 和 δ 阿片受体激动剂，前者介导欣快感、镇痛和呼吸抑制[300]。然而，美国疾病控制与预防中心估计，2010—2015 年间，与毒品过量相关的卡痛使用增加了 10 倍以上[301]，因此与使用卡通相关的胆汁淤积性肝损伤、癫痫发作和死亡病例报道，也越来越多[300,302-304]。虽然卡痛引起肝脏组织学信息有限，但研究表明它可引起急性肝脏 3 区胆汁淤积，并伴有轻度汇管区炎症和胆管损伤，类似于抗线粒体抗体阴性的原发性胆汁胆管炎[305,306]。美国 FDA 已将卡痛列为阿片类药物，称其可能存在滥用、成瘾和其他潜在的致命风险[307]，并建议慎用卡痛[308,309]。

（二）草药化合物的肝脏保护作用

与本章中所讨论的 HDS 肝毒性相反，整个研究领域正致力于在动物模型中探索天然营养品和植物药的肝脏保护作用，用来对抗各种化学物质、药物和其他肝毒素（包括对乙酰氨基酚和 CCl4）所引起的肝损伤。已有针对这一主题的文献综述[310-314]。

（郭雪艳 译，鲁晓岚　贾继东 校）

参考文献

第 90 章　自身免疫性肝炎

Albert J. Albert J. Czaja 著

章节目录

自身免疫性肝炎（autoimmune hepatitis，AIH）是一种原因不明的疾病，其临床特点包括：血清自身抗体阳性、高 γ 球蛋白血症、肝组织学存在界面性肝炎（图 90.1）以及淋巴浆细胞浸润（图 90.2）[1]等。该病的诊断需排除其他具有类似特征的慢性肝病，如 Wilson 病、慢性病毒性肝炎、药物性肝损伤、非酒精性脂肪性肝病（NAFLD）和免疫性胆管病（原发性胆汁性肝硬化（PBC）及原发性硬化性胆管炎（PSC）[1]。小叶中心坏死（肝腺泡 3 带）（图 90.3）提示急性重症 AIH[2-5]或慢性 AIH 的自发加重[6,7]。

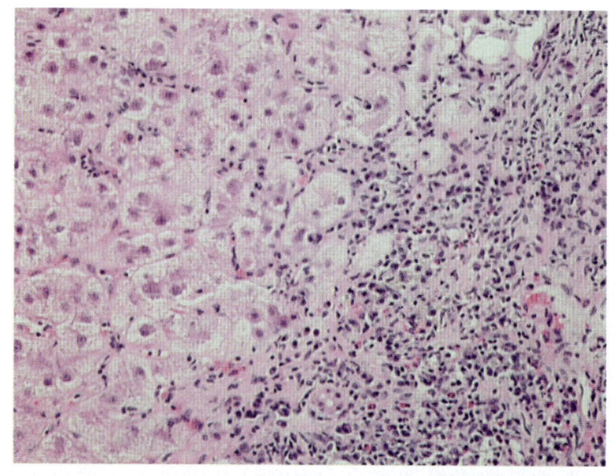

图 90.1　界面性肝炎的组织病理学。汇管区界板被淋巴浆细胞浸润而破坏。这种组织学模式是自身免疫性肝炎的标志，但不具备特异性（H&E 染色，×200）

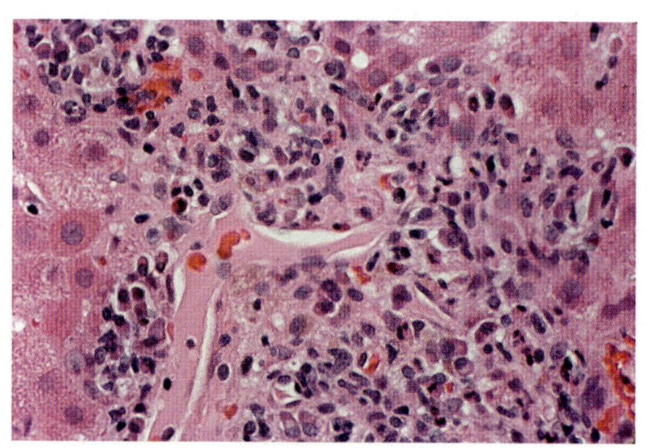

图 90.2　淋巴浆细胞浸润的组织病理学。浆细胞以核周光环晕为特征，聚集在汇管区。并随着界面性肝炎逐渐延伸到肝实质（H&E 染色，×400）

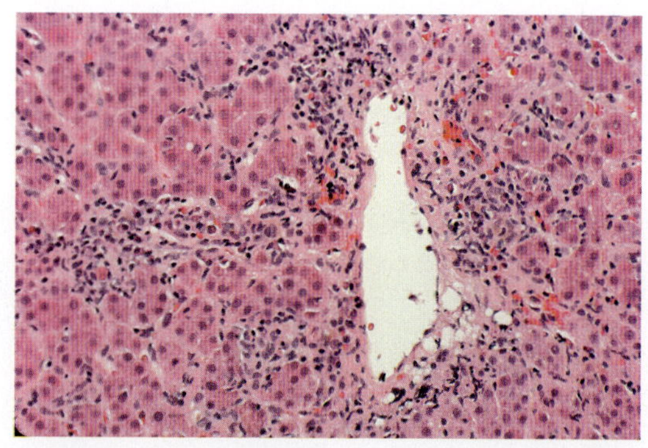

图 90.3　小叶中心 3 带坏死伴肝细胞玫瑰花结的组织病理学。单核炎症细胞围绕终末肝小静脉，弥漫分布于肝实质中。肝脏结构紊乱，肝细胞玫瑰花结位于门脉小静脉周围区域（H&E 染色，×100）

一、流行病学

（一）发病率

AIH 呈全球分布，可发生于任何年龄和性别[8,9]。其年发病率波动于 0.67/10 万人（以色列南部）～2.0/10 万人（新西兰）[10,11]。即使在种族相近和地理相邻的国家中，AIH 发病率的差异也较明显。据报道，AIH 的年发病率在瑞典为 0.85/10 万人[12]，荷兰为 1.1/10 万人[13]，丹麦为 1.68/10 万人[14]，挪威为 1.9/10 万人[15]。儿童 AIH 的年发病率也从加拿大的 0.23/10 万人[16]波动至美国的 0.4/10 万人[17]。AIH 发病率在多个国家地区呈逐渐增加趋势：西班牙从 1990 年的 0.83/10 万人增长至 2003 年的 1.07/10 万人[18,19]；丹麦从 1994 年的 1.37/10 万人增长至 2012 年的 2.33/10 万人[14]；荷兰的年发病率在近 10 年间持续上升[13]。相比之下，新西兰的年发病率较为稳定（2001—2007 年一直稳定在 2.0/10 万人）[11]。在美国，约有 10 万～20 万人患有 AIH；在欧美地区，AIH 可导致 2%～3% 儿童及 4%～6% 成人行肝移植[20]。

（二）患病率

全球范围内，AIH 的患病率波动于 4.0/10 万人（新加坡）[21]到 42.9/10 万人（阿拉斯加土著）[22]。在欧洲地区，AIH 患病率可从瑞典的 10.7/10 万人[23]到丹麦的 23.9/10 万人不等[14]。亚太地区国家澳大利亚（8.0/10 万）[24]、以色列南部（11.0/10 万）[10]和新西兰（24.5/10 万）[11] AIH 的患病率与欧洲地区相似。加拿大非本土儿童的 AIH 患病率明显低于本土儿童（前者为 2.4/10 万，后者为 9.9/10 万）[25]，但与美国儿童 AIH 患病率（3.0/10 万）[17]相似。

1. 女性易感性

AIH 好发于女性，无论任何年龄和种族[9]。该病在儿童和成人中的男女性别比相类似，均以女性为主，尤其在美国（66%～76%）[17,26]、加拿大（60%）[16]和英国（75%）明显[27]。成年女性的占比差异较大，从阿拉斯加[22]和以色列南部[10]的 91%～95%，到新西兰[11]、丹麦[14]、瑞典[12]、荷兰[13]、美国[28]、挪威[15]的 71%～80% 不等。新加坡的男女比例为 11∶1[21]，美国为 3.5∶1[29]。在西班牙，女性的年发病率和患病率是男性的 5 倍，其中，女性的年发病率为 1.37/10 万，患病率为 19.17/10 万；而男性的发病率为 0.26/10 万，患病率为 3.66/10 万[18]。

2. 发病高峰年龄

基于人群的流行病学研究表明，AIH 主要见于中老年人，其发病年龄高峰因国家而异[9]。荷兰男性发病中位年龄为 43 岁，女性为 48 岁[13]。丹麦的发病年龄高峰是 70 岁[14]，而新西兰的发病年龄高峰在 60～69 岁之间[11]。早期研究表明，AIH 多见于年轻女性[30]，在 10～30 岁和 40～60 岁之间呈双峰发病[31]，或因性别而异，男性多见于青少年后期，女性多为绝经后[12]。这些研究可能因转诊到三级医疗中心的诊疗模式而存在偏倚，或表明疾病自然史已经发生改变。

二、病理生理学

AIH 是维持自身抗原免疫耐受的稳态机制紊乱的结果（图 90.4）[32]。主要组织相容性复合体（MHC）内的基因可能有利于不同年龄组、地理区或种族之间的触发抗原的呈递，MHC 外的遗传多态性可能影响临床表型和结果[33]。外源抗原和自身抗原之间的分子模拟[34,35]，有利于肝脏浸润细胞毒性 $CD8^+$ T 淋巴细胞分化和增殖的细胞因子通路失调[36]，调节性 T 细胞（Tregs）数量和功能缺陷[37-40]，和反调节分子，如微小核糖核酸（miRNA）[41]、程序性死亡-1（PD-1）蛋白及其配体[42-46]、可溶性 CD163[47,48]、巨噬细胞迁移抑制因子[49,50]和 B 细胞活化因子（BAFF）[51,52]可能导致稳态失衡。细胞凋亡主要由活化 $CD8^+$ T 淋巴细胞表面的 Fas 配体（FasL/CD95L）与肝细胞表面的 Fas 死亡受体（CD95/APO-1）连接介导，是肝细胞损失的主要方法[53]，库普弗细胞产生的活性氧（ROS）可诱导线粒体功能障碍、肝细胞凋亡、肝星状细胞活化和进行性肝纤维化（见图 90.4）[54]。

（一）遗传易感性

北美白人和北欧人 AIH 易感等位基因位点为 DRB1*03:01 和 DRB1*04:01[55,56]。DRB1*04:04 和 DRB1*04:05 是墨西哥[57]、日本[58,59]、中国大陆[60]和阿根廷成年人 AIH[61]的遗传易感基因，DRB1*04:05 和 DQB1*04:01 是韩国人的易感等位基因[62]。DRB1 基因上的易感等位基因可编码 MHC Ⅱ类分子的抗原结合槽，它们的区别主要在于该槽内的氨基酸的不同[33]。与 AIH 相关的 DRB1 等位基因可编码相似的抗原提呈递槽，并具有共同表位的触发抗原。

DRB1*13:01 与阿根廷[61]和巴西[63,64]儿童的 AIH 有关，DRB1*13:01 和 DRB1*03:01 是委内瑞拉的易感等位基因[65]。Meta 分析发现 DRB1*13:01、DRB1*04:05、DQB1*02 和 DQB1*06:03 是南美洲的主要易感等位基因[66]。DRB1*13:01 与 DRB1*03/DRB1*04 等位基因编码不同的 MHC Ⅱ类的抗原结合槽，因此，它们可以识别具有不同触发抗原的个体。抗肝肾微粒体抗体-1（anti-LKM1）阳性患者的遗传背景倾向为 DRB1*07[67,68]和 DQB1*02:01，其与 DRB1*07 和 DRB1*03 呈强连锁不平衡，已被认为是该型 AIH 的主要遗传决定因素[69]。

MHC 外的多个基因多态性也与 AIH 有关[32,33]，它们可能影响疾病的发生和临床表型[70]。但这些变异等位基因尚未在患者队列中发现，其致病性尚不清楚。全基因组关联研究已在北欧患者中描述了 *SH2B3* 基因和 *CARD10* 基因的多态性，值得进一步研究[71]。

（二）表观遗传因素

表观遗传变化在不改变 DNA 序列的前提下，可以影响基因的转录活性[72,73]。这些变化可能由环境因素（污染物、感染和饮食）诱发，能传递给后代，并影响临床表型[74-76]。Micro RNA 可导致基因沉默，miR-22 和 miR-12 表达与血清 ALT 水平和 AIH 肝脏炎症组织学分级表明，mi-RNA 破坏了抗炎基因或去抑制促炎基因的转录活性[41]。维生素 D 激活调节基因中的维生素 D 反应元件[77,78]，可能是调节 AIH 免疫、炎症和纤维化反应的表观遗传因素[79-81]。表观遗传学改变处于 AIH 研究的早期阶段，但它们可能有助于解释疾病表现的多样性，并将环境因素与其发生和结果联系起来[74-76]。

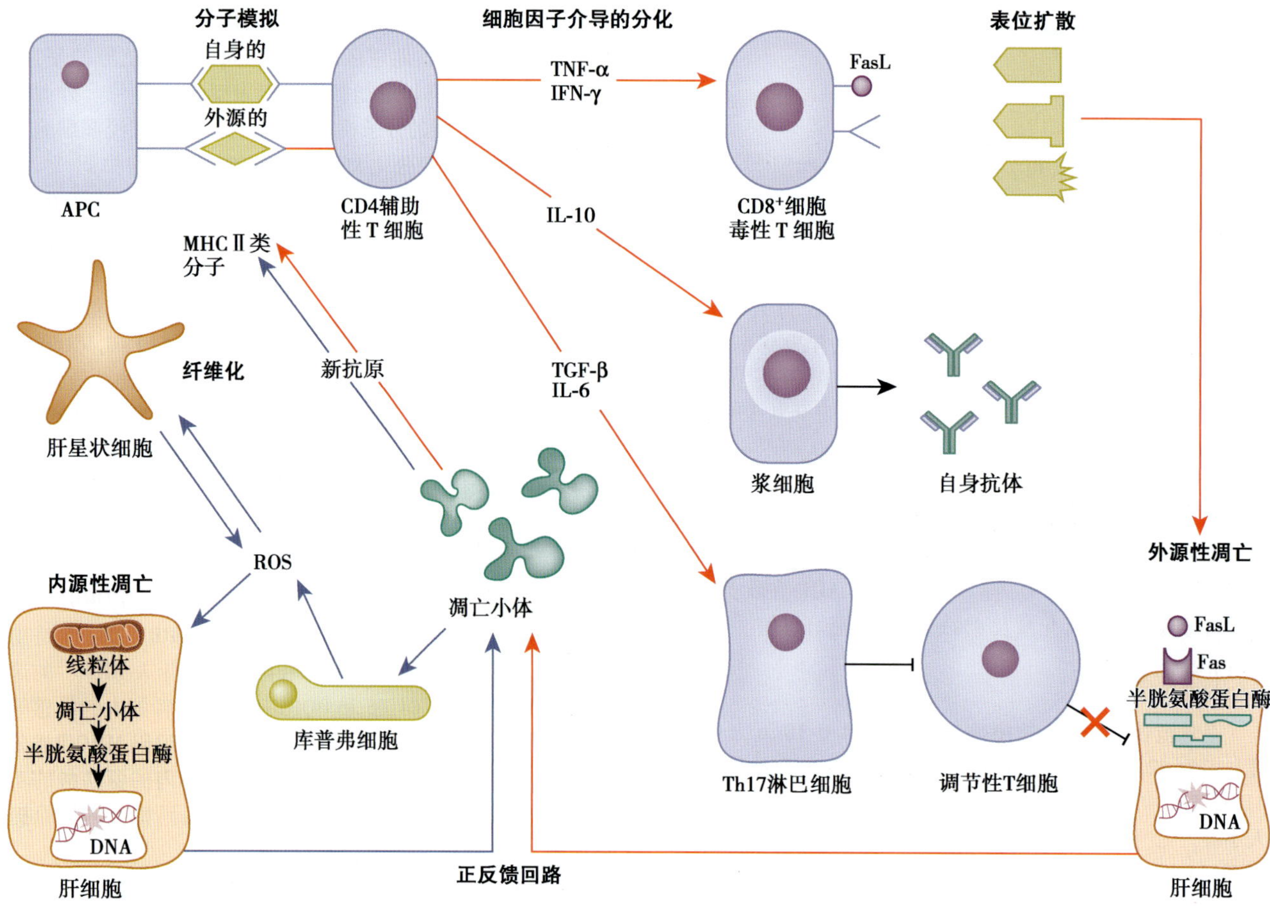

图 90.4　自身免疫性肝炎的假定致病机制。抗原呈递细胞(APC)通过在 MHC Ⅱ类分子的抗原结合凹槽中呈递同源的外源和自身抗原(分子模拟)激活 CD4⁺辅助性T细胞。然后,活化的CD4⁺辅助性T细胞可沿细胞因子途径分化为肝脏浸润的CD8⁺细胞毒性T细胞、产生抗体的浆细胞和辅助性T淋巴细胞17(Th17淋巴细胞)(细胞因子定向分化)。分化由干扰素(IFN)-γ、肿瘤坏死因子(TNF)-α、白细胞介素(IL)-10、转化生长因子-β(TGF-β)及IL-6介导。Th17淋巴细胞可以抑制调节性T细胞,并限制(红色×)其抑制外源性凋亡的能力。活化淋巴细胞对远离原始抗原触发的自身抗原的反应性扩散(表位扩散),活化淋巴细胞的混杂活性可促进炎症活动。肝脏浸润的携带Fas配体(FasL)的CD8⁺细胞毒性T细胞可与肝细胞表面的Fas受体结合,激活半胱氨酸蛋白酶(caspases),促进肝细胞的凋亡(外源性或受体介导的凋亡)。凋亡小体可作为新抗原,在正反馈回路中刺激初始CD4⁺辅助性T细胞的活化(红色箭头)。凋亡小体也可激活库普弗细胞产生活性氧(ROS),进而激活肝星状细胞,促进肝脏纤维化,改变线粒体膜通透性,并触发肝细胞凋亡(内源性或线粒体凋亡)。这些机制产生的凋亡小体构成了维持免疫反应的另一个正反馈回路(蓝色箭头处)

(三) 自身抗原和分子模拟

AIH 自身抗体抗-LKM1 针对的主要自身抗原为细胞色素 P450 2D6(CYP2D6)[82]。另一个可能引发自身反应的自身抗原是亚胺甲基转移酶环化脱氨酶,该酶是抗-1型肝细胞溶质抗原(anti-LC1)所针对的靶点[83,84]。用人 CYP2D6 和人亚胺甲基转移酶环化脱氨酶免疫小鼠[85]或感染表达人 CYP2D6 的腺病毒,可诱导 AIH 的组织学特征和抗 LKM1 的表达[86]。大多数 AIH 患者缺乏抗-LKM1(见下文),其疾病的主要自身抗原尚不明确[87]。长期或反复暴露于与自身抗原同源的外来肽序列,能导致动物模型的自身耐受丧失[35,85,88-90],因此分子模拟被认为是产生自身抗体和致敏 CD4⁺淋巴细胞的机制(见图 90.4)[91,92]。分子模拟也可能扩展自身反应性,因为同一自身抗原内仅少量显性序列同源物即可在疾病过程中诱导反应性("表位扩散")[35]。目前,已经确认 CYP2D6 与 HCV[93]、HSV1 型[94]和 CMV[95]的肽序列有同源性。

在实验模型[96]和 AIH 患者[97]中均发现了肠道微生物组的改变(失调),并在患者的循环系统中检测到肠源性脂多糖[97]。肠道微生物产物和活化的免疫细胞通过渗透肠黏膜屏障易位,可能是打破自身抗原免疫耐受的另一个基础[98]。

(四) 淋巴细胞分化和肝细胞损失

活化的 CD4⁺T 淋巴细胞,通过细胞因子途径分化为肝脏浸润性 CD8⁺细胞毒性 T 细胞、B 淋巴细胞、浆细胞和辅助性 T 淋巴细胞 17(Th17)(见图 90.4)[99]。肝脏浸润的 CD8⁺细胞毒性淋巴细胞通过 Fas 配体与肝细胞凋亡受体结合诱导肝细胞凋亡(外源性凋亡)[53]。B 淋巴细胞和浆细胞调控自身抗体的产生[99],而 Th17 细胞通过产生促炎性白细胞介素(IL-17),诱导 IL-6 产生、促进 Th17 细胞增殖,并抑制 Tregs 功能,从而维持和加强炎症活动[100,101]。库普弗细胞吞噬凋亡小体会产生 ROS,从而诱发线粒体功能障碍、caspase 活化和肝细胞的凋亡(内源性凋亡)[53,54]。肝星状细胞转变为肌成纤维细胞,细胞外基质扩展,导致肝脏纤维化[102]。这种具有破坏性的炎症过程,可以通过产生凋亡小体的自扩增环来维持,凋亡小体可作为新抗原(见图 90.4)[103-105]。维持免疫反应性的主要调节缺陷尚不确定。有观点认为可能由于 Tregs 数量减少和功能降低[37-39],但尚未被证实[106]。

三、临床表现

（一）症状和体征

AIH 可无明显症状[107-109]，亦可表现为慢性非特异性症状，如疲劳、乏力、关节痛或闭经[20,110,111]，也可突然出现症状，如黄疸[112-114]。急性重症（暴发性）AIH 是指在起病后 26 周内出现肝性脑病，可见于 3%～6% 的英国[115]和美国[4]患者。乏力是本病最主要的症状，可见于 86% 的患者。而瘙痒和色素沉着是胆汁淤积相关症状，提示出现本病的可能性小[116]。

通过健康相关的生活质量问卷评估发现，AIH 患者的生活质量普遍下降，并且疲劳、抑郁和焦虑的症状比普通人更常见[117]。抑郁和焦虑主要与患者对疾病进展的担忧有关，可能需要有针对性的咨询。这些症状的持续或出现可能会降低患者对治疗的依从性，从而影响患者结局[118]。生理性压力与 AIH 复发有关[119]，其机制可能是增加了促炎细胞因子的产生[120,121]。

至少有 25% 的成人 AIH 患者体格检查未见异常。肝肿大是最常见的体征，也可能出现脾大。14%～44% 的患者并发肝外自身免疫性疾病[122-126]，而相关的自身免疫性疾病可能会掩盖无症状的亚临床 AIH[109,126]。自身免疫性甲状腺炎、弥漫性毒性甲状腺肿（Graves 病）和类风湿性关节炎（RA）是最常见的并发疾病，乳糜泻也可出现在 2%～4% 的 AIH 患者[127-129]。自身免疫性多内分泌腺病综合征患者会出现多发性内分泌器官衰竭、黏膜念珠菌病和外胚层萎缩症，其中 10%～15% 的患者也可合并 AIH[130]。

（二）实验室检查

血清中 AST、ALT 和 γ-球蛋白升高反映肝脏炎症的严重程度，也是 AIH 患者的主要实验室特征[131]。血清 IgG 升高是本病的标志，而 IgM 和 IgA 水平一般正常或接近正常[132]。83% 的患者出现高胆红素血症，但 TBIL 水平通常<3 倍正常值上限（ULN）[133]。同样，血清碱性磷酸酶（ALP）水平升高也较常见（约占 81%），但 67% 的患者升高幅度<2ULN。少数患者血清 ALP>4ULN，这对 AIH 的诊断提出了挑战[133]。血清 γ-谷氨酰转肽酶（GGT）水平可能会升高，糖皮质激素治疗期间 GGT 水平的改善，是治疗应答的独立预测因素[110,134,135]。

高铁蛋白血症通常与其他铁代谢紊乱一起出现，包括血清铁浓度增高和转铁蛋白饱和度增加[136]。高铁蛋白血症及血清 IgG 低于 2ULN 与治疗期间的生化完全应答有关，高铁蛋白症有望成为预后生物标志物[136]。

在 51%～92% 的非胆汁淤积性慢性肝病患者[137-140]以及 81% 的 AIH 患者，血清维生素 D 水平较低[81]。血清中 25-羟基维生素 D 水平下降，可能反映了肝脏将维生素 D3 转化为羟化形式的功能受损。血清维生素 D 水平也逐渐成为预测治疗效果、肝硬化进展、肝衰竭相关死亡率增加或肝移植（LT）风险的生物标志物[141]。因此，应在就诊时评估血清 25-羟基维生素 D 水平，并对有缺乏者进行补充和监测。

（三）血清学特点

诊断 AIH 的常规自身抗体包括抗核抗体（ANA）、抗平滑肌抗体（SMA）和抗-肝肾微粒体抗体 1 型（抗-LKM1）（表 90.1）[20,110,142]。间接免疫荧光法（IIF）检测 SMA 和 ANA，对于 AIH 诊断的敏感性为 43%，特异性为 99%，准确性为 74%[143]。抗-LKM1 抗体通常在 SMA 和 ANA 缺少的情况下检测到，其特异性为 99%，诊断准确性为 57%[143]。抗-LKM1 抗体仅存在于 1%～4% 的北美 AIH 成年人中[87]，和大多数北美 AIH 患者表现为 ANA、SMA 或两者兼有[143]。自身抗体是诊断 AIH 的线索，但并不能确立其存在。

表 90.1　自身免疫性肝炎的血清学标志物

自身抗体	抗原靶点	特征
抗核抗体（ANA）	多种核抗原	存在于 80% 的 1 型 AIH 患者中 43% 的 1 型 AIH 患者并发 SMA 作为唯一的标志物，其诊断准确性为 56%
抗平滑肌抗体（SMA）	肌动蛋白（F 和 G） 非肌动蛋白组分（14%）	存在于 63% 的 1 型 AIH 患者中 作为唯一的标志物，其诊断准确性为 61% 如果存在抗核抗体，诊断准确性为 74%
抗肝肾微粒体抗体 1（anti-LKM1）	CYP2D6（主要表位，193～212 个氨基酸序列）	2 型 AIH 标志 ANA 和 SMA 通常不存在 32% 的 AIH 患者同时使用抗 LC1 抗体 主要存在于儿童中 与 HLA DRB1*07 相关
抗可溶性肝抗原抗体（anti-SLA）	转移核糖核蛋白［tRNP（ser）sec］；重新命名为 Sep［O-磷酸丝氨酸］tRNA：：NA：：NA 硒代半胱氨酸合成酶（SEPSECS）	对 AIH 的诊断特异性高（99%） 与 HLA DRB1*0301 相关 通常伴随抗-Ro/SSA 抗体（96%） 与重度疾病和复发相关 可能是 AIH 唯一的标志物

表 90.1 自身免疫性肝炎的血清学标志物(续)

自身抗体	抗原靶点	特征
非典型核周抗中性粒细胞胞浆抗体(atypical pANCA)	β-微管蛋白 5 型	存在于 50%~92% 的 1 型 AIH 患者中 2 型 AIH 中不存在 与 PSC 和 UC 相关 可能是 AIH 的唯一标志物 可能是肠源性反应的结果
抗肌动蛋白(anti-actin)	肌动蛋白(F 和 G)	存在于 86% 的 SMA 阳性 AIH 患者中 未检测到非肌动蛋白相关 SMA 同时使用抗 α-辅肌动蛋白与严重疾病相关
抗肝细胞溶质抗原抗体 1 型(anti-LC1)	甲亚胺氨基转移酶环脱氨酶	经常与抗 LKM1 抗体同时发生(32%) 主要见于年轻患者(年龄≤20 岁) 与抗 LKM1 抗体的临床表型相同 在北美患者中罕见

AIH,自身免疫性肝炎;抗-LC1,抗肝细胞胞质 1 型抗体;抗-LKM1,抗肝/肾微粒体 1 型抗体;抗-SLA,抗可溶性肝抗原抗体;CYP2D6,细胞色素 P450 2D 6;pANCA,核周抗中性粒细胞胞浆抗体;Ro/SSA,核糖核蛋白/Sjögren 综合征 A 蛋白;SMA,抗平滑肌抗体。

SMA、ANA 和抗-LKM1 抗体可采用啮齿动物组织或 Hep-2 细胞系为基质,通过 IIF 检测;也可以采用重组或高度纯化的抗原为基质,通过酶联免疫法(ELISA)检测[144]。IIF 一直是诊断 AIH 的首选方法,因为 ELISA 所采用的重组抗原可能与 IIF 检测到的抗原不同[144]。其他 AIH 的血清学标志物有核周抗中性粒细胞胞浆抗体(pANCA)、抗-可溶性肝抗原抗体(anti-SLA)及抗-肌动蛋白抗体和抗-LC1(表 90.1)[145,146]。

非典型 pANCA 常见于 AIH、PSC 和溃疡性结肠炎(UC)[145-148]。它们针对的是细胞核内的抗原,而不是粒细胞的细胞质,并且主要与核纤层的蛋白质结合[149]。非典型 pANCA 靶向的主要抗原是 β-微管蛋白亚型 5,它与一种进化的细菌前体蛋白具有同源性,可能与肠道微生物群的反应性有关[98,150]非典型 pANCA 的检测对常规自身抗体阴性的患者有重要诊断意义[20,151]。

抗 SLA 抗体主要靶向参与硒代半胱氨酸转运的转移核糖核蛋白[tRNP(ser)sec][152],这种抗原靶点被命名为 SEPSECS [Sep(O-磷丝氨酸)Sec(硒代半胱氨酸)tRNA 合成酶](见表 90.1)[153-155]。抗-SLA 抗体与 HLA DRB1 * 03 密切相关,该抗体阳性患者通常表型较重,并在停药后易复发[156,157]。在美国,15% 的 AIH 患者存在抗-SLA 抗体[158],并常与核糖核蛋白/干燥综合征 A 抗原的抗体同时存在[159,160]。抗-SLA 抗体可能是 AIH 起病时的唯一血清学标志物[161]。

ELISA 检测 AIH 患者 SMA 抗体时有很高的敏感性(74%)和特异性(98%),但 IIF 检测 SMA 时发现,其对肌动蛋白和非肌动蛋白底物都有反应,这可能会增加其阳性预测价值(见表 90.1)[162-164]。14% 的 SMA 阳性 AIH 患者抗-肌动蛋白抗体阴性[162]。一项评估分析认为 SMA 对肌动蛋白和 α-肌动蛋白(肌动蛋白的一个组成部分)的反应性[165],可能是 AIH 重症和不良预后的特征[166,167]。

抗-LC1 抗体靶向亚胺甲基转移酶环化脱氨酶[83,84],且其重组的人类抗原已被用于 AIH 实验的小鼠模型(见表 90.1)[85]。通常在抗-LKM1 阳性患者中也可检测到抗-LC1,但抗-LC1 也可能是 AIH 唯一的血清学标志[168]。抗-LC1 阳性的 AIH 患者通常发病年龄较小,平均年龄 8 岁,发病年龄介于 2~26 岁[169],且常并发其他自身免疫性疾病,如白癜风、糖尿病、系统性红斑狼疮[168],发病时血清 ALT 水平可达 6~33ULN,通常在 3 年内可发展为肝硬化[168,170]。临床表型与仅表达抗-LKM1 的患者没有区别[168]。抗-LC1 在北美成年 AIH 患者中很罕见[171]。

(四) 组织学特征

界面性肝炎是诊断 AIH 的必要条件,但这种组织学表现缺乏疾病特异性(见表 90.1)[20,110,172],故需除外病毒性、药物性、遗传性和代谢性肝损伤因素[173]。淋巴细胞炎症或淋巴-浆细胞炎症、肝细胞玫瑰花环、细胞穿入现象和肝细胞肿胀,是其他常见的组织学表现[173,174]。全小叶型肝炎可在急性发病期或停药复发时出现[173,175]。桥接坏死和多小叶坏死,表明肝内炎症活动较重[173]。可在整个肝腺泡中及界面炎部位见到较多浆细胞,但只有 66% 的 AIH 患者可在汇管区发现成群或成片的浆细胞(见表 90.2)[176]。浆细胞的出现与中-重度界面炎同时存在,对 AIH 诊断的特异性为 81%,阳性预测率为 68%[176]。在 7%~9% 的 AIH 患者肝活检标本中,可发现淋巴细胞聚集并围绕、攻击胆管,因此有胆管病变并不能完全排除 AIH[177-180]。

29% AIH 患者会出现小叶中心坏死,且在肝硬化患者和非肝硬化患者中出现的频率相似(见表 90.3)[7]。在急性发作的患者,界面性肝炎、淋巴-浆细胞浸润和肝细胞玫瑰花环可能与小叶中心坏死并存[2,7,113,181,182]。急性重症(暴发性)AIH 的组织学特征包括:小叶中心坏死伴出血、重度界面炎、中心静脉周围淋巴-浆细胞浸润,伴有肝细胞脱落或坏死("小叶中心静脉周围炎"),50% 重症 AIH 出现淋巴细胞聚集,90% 重症 AIH 出现浆细胞浸润[4]。肝硬化见于 28%~33% AIH 的患者[12,108,183-185],在 60 岁或 60 岁以上的患者中比 30 岁或 30 岁以下的年轻人中更常见(33% vs 10%,$P=0.03$)[122]。这些结果表明,早期 AIH 在老年人中诊断不足。

表 90.2　修订的自身免疫性肝炎诊断的原始评分系统

类别	变量	评分
性别	女性	+2
碱性磷酸酶/谷草转氨酶（AP/AST）	>3	-2
	<1.5	+2
γ-球蛋白或 IgG 水平	>2.0×ULN	+3
	(1.5~2.0)×ULN	+2
	(1.0~1.5)×ULN	+1
	<1.0×ULN	0
ANA、SMA 或抗-LKM1 滴度	>1∶80	+3
	1∶80	+2
	1∶40	+1
	<1∶40	0
抗线粒体抗体(AMA)	阳性	-4
病毒标志物	阳性	-3
	阴性	+3
用药史	是	-4
	否	+1
饮酒量	<25g/d	+2
	>60g/d	-2
人类白细胞抗原(HLA)	DR3 或 DR4	+1
并发免疫性疾病	甲状腺炎、UC、滑膜炎及其他	+2
其他肝脏自身抗体	抗-SLA、抗-肌动蛋白抗体、抗-LC1、非典型 pANCA	+2
肝组织学特征	界面性肝炎	+3
	浆细胞浸润	+1
	玫瑰样花结	+1
	无上述表现	-5
	胆管改变	-3
	其他特征	-3
治疗反应	完成	+2
	复发	+3
治疗前评分		
确定诊断		>15
可能的诊断		10~15
治疗后评分		
确定诊断		>17
可能的诊断		12~17

抗-LC1，抗肝细胞胞浆 I 型抗体；抗-LKM1，抗肝/肾微粒体 1 型抗体；抗-SLA，抗可溶性肝抗原抗体；IgG，免疫球蛋白 G；pANCA，核周抗中性粒细胞胞浆抗体；SMA，抗平滑肌抗体；ULN，正常值上限。

Adapted from Alvarez F, Berg PA, Bianchi FB, et al. International Autoimmune Hepatitis Group report: review of criteria for diagnosis of autoimmune hepatitis. J Hepatol 1999; 31: 929-38. Used with permission from Elsevier.

表 90.3　自身免疫性肝炎诊断的简化评分系统

类别	变量	评分
自身抗体*		
ANA 或 SMA	1∶40	+1
	≥1∶80	+2
抗-LKM1	≥1∶40	+2
抗-SLA	阳性	+2
免疫球蛋白水平		
IgG	>1×ULN	+1
	>1.1×ULN	+2
肝组织学结果		
形态学特征	符合 AIH	+1
	典型 AIH	+2
病毒性疾病		
无病毒性肝炎	无病毒标志物	+2
治疗前总评分		
确定诊断		≥7
可能的诊断		6

*通过间接免疫荧光法测定自身抗体滴度。AIH，自身免疫性肝炎；抗-LKM1，抗肝肾微粒体 1 型抗体；抗-SLA，抗可溶性肝抗原抗体；SMA，抗平滑肌抗体；ULN，正常值上限。

Adapted from Hennes EM, Zeniya M, Czaja AJ, et al. Simplifed criteria for the diagnosis of autoimmune hepatitis. Hepatology 2008; 48: 169-76. Used with permission of John Wiley & Sons.

（五）生物标志物

目前，大量研究拟通过识别可量化的生物特征，如酶、基因产物、代谢产物、细胞表面标志物、细胞因子或抗体，从而完善和实行 AIH 的个性化治疗策略。这些特征可以用于诊断（诊断型生物标志物）、反映疾病的风险或严重程度（预测型生物标志物），预测疾病预后（预后型生物标志物）或反映治疗应答情况（治疗型生物标志物）[141]。血清铁蛋白、维生素 D 和血管紧张素转换酶属于预后型生物标志物[81,136,186]，而血清中 miR-21 和 miR-122、程序性死亡受体 1（PD-1）和其配体（PD-L1 和 PD-L2）、巨噬细胞迁移抑制因子、可溶性 CD163 和 BAFF 的水平，作为治疗性生物标志物进行评估[141]。代谢组学分析血液或尿液中代谢产物有望反映代谢变化，这些代谢变化能够揭示主要致病机制和炎症活动[187-190]。下一代生物标志物有望使管理流程个体化，从而确保治疗终点，降低复发频率或不必要的长期治疗，并可通过药物学和分子干预提供靶点确定关键致病机制。

四、诊断和分类

确诊 AIH 需要具备 ANA、SMA 或抗-LKM1 抗体一项或多项阳性、高丙种球蛋白血症主要表现为血清 IgG 水平升高、界面性肝炎的组织学特征、并排除其他类似表现的疾病[20,110,116,172]。当临床表现提示 AIH，但未达到确诊标准时，可作为可能诊断[116]。常规自身抗体阴性，但有非典型 pANCA、抗-SLA、抗肌动蛋白或抗-LC1 阳性的患者，被归类为可能患有 AIH 疾病[116]。

肝组织学检查对于确诊 AIH 至关重要[20,110,172]，因为 AIH 的临床表现、实验室和血清学特征可能和其他疾病相似，特别是 NAFLD[191] 和药物性肝损伤[192,193]。此外，具有与 PBC 或 PSC 有相似表现的特殊类型 AIH（见下文），也需要通过肝组织检查相鉴别并接受相应治疗[194-198]。在初治患者中，瞬时弹性成像测量的肝脏硬度（见第 73 和 80 章）与肝脏组织炎症活动相关，而不是肝纤维化程度[199]。因此，只有在糖皮质激素治疗 6 个月或更长时间后，瞬时弹性成像才有可能成为评估 AIH 是否有肝硬化的准确诊断方法[199]。

（一）评分系统

国际自身免疫性肝炎组织（IAIHG）提出的综合评分系统适应了 AIH 的各种表现，并提供了反映糖皮质激素治疗前后诊断的综合评分（表 90.2）[116]。该综合评分系统旨在确保临床试验中研究人群的可比性，并为系统评估疾病的所有特征提供了模板。综合评分系统在诊断急性发作 AIH（91% vs 40%）[200] 和急性重症（暴发性）AIH（40% vs 24%）方面优于简化评分系统[201]。但是，综合评分系统不适合用于诊断 AIH 变异综合征[194]。

为了便于临床应用，国际自身免疫性肝炎组织提出了简化诊断评分系统，可分为自身抗体水平（IF 法）、血清 IgG 水平、肝组织学改变和排除病毒性肝炎等 4 个部分（表 90.3）[132]。虽然综合诊断评分系统敏感性高于简化积分系统（100% vs 95%），但是简化诊断评分系统比综合诊断评分系统具有更高的特异性（90% vs 73%）和准确性（92% vs 82%）[201-204]。

这些评分系统尚未通过前瞻性临床试验验证，因此，评分系统的诊断决不能凌驾于临床判断之上。每个系统都是基于评分作出“确定”AIH 或“可能”AIH 的诊断。而这种分类方法并非十分精确，诊断为可能 AIH 的患者炎症变化常不明显[205]。另外，这些评分系统是基于 IIF 法进行抗体测定，不适用于 ELISA 法[144]。

（二）分类

两种类型的 AIH 具有不同的血清学特征[206]。这种分型可用于临床工作，也可用于研究分类，以确保人群的一致性，但这并不表示两种 AIH 具有不同原因、严重程度或临床结局，每种类型的治疗策略都是相似的。已有学者建议在成人中取消该分型命名[207]。

1. Ⅰ型

Ⅰ型 AIH 的典型特征是 SMA 或/和 ANA 阳性[20,110,172]。非典型的 pANCA 抗体（通常是高滴度）可在高达 90% 的Ⅰ型 AIH 中检测到[147]，而在Ⅱ型 AIH 中检测不到[208]。Ⅰ型 AIH 的年龄从 1[209]～90 岁[210] 不等，美国报道的男女比例为 1∶3.5[9,28,29]。自身免疫性甲状腺炎（12%）、毒性弥漫性甲状腺肿（Graves）（6%）、溃疡性结肠炎（UC）（6%）、风湿性关节炎（RA）、恶性贫血、系统性硬化症、Coombs 阳性溶血性贫血、乳糜泻、自身免疫性血小板减少症紫癜、症状性冷球蛋白血症、白细胞破坏性血管炎、肾炎、结节性红斑、SLE 或纤维性肺泡炎等疾病可在Ⅰ型 AIH 患者中独立或合并存在[122-124,126]。60 岁以上的 AIH 患者更容易合并甲状腺和风湿性疾病（42% vs 13%），而 30 岁以下的年轻患者更容易合并 UC 和自身免疫性溶血（13% 对 vs 0%）[122,211]。

对于所有并发炎症性肠病（IBD）或有明显胆汁淤积特征（血清 ALP≥2ULN 或血清 GGT≥5ULN）的患者，有必要做 MRCP 或 ERCP 以排除 PSC，特别是上述特征经糖皮质激素治疗未得到明显改善时[195,198]。25%～75% 的Ⅰ型 AIH 会出现突发症状，如疲劳、关节痛、发热或黄疸[114,212]；3%～6% 的患者可能表现为急性重症（暴发性）肝炎[3-5]。日本报道的急性重症发生率为 7%～16%[213-216]。

2. Ⅱ型

Ⅱ型 AIH 的特点是抗-LKM1 阳性[217]。抗-LC1 和抗-LKM3 也可见于Ⅱ型 AIH[218,219]。大多数Ⅱ型 AIH 患者是儿童，年龄分布在 2～14 岁[217]，在英国，14%～38% 的儿童 AIH 都存在抗-LKM1 抗体[27,220]。在欧洲，特别是德国和法国，20% 的成人 AIH 存在抗-LKM1 抗体[217]；而在美国，18 岁以上的 AIH 患者仅有 4% 存在抗-LKM1[87]。18% 的 AIH 并发自身免疫性疾病，包括自身免疫性甲状腺炎、白癜风和 1 型糖尿病[123,217]。另外，Ⅱ型 AIH 也可能出现急性或暴发性表现[5]。

（三）临床表现

1. 无症状型

29%～45% 的 AIH 患者无典型临床症状[107-109]。无症状和有症状 AIH 患者发生中重度界面性肝炎（91% vs 95%）及肝纤维化（41% vs 44%）的比例相似。26%～70% 的无症状患者最终可出现临床症状[107,108]。无症状患者血清 ALT 和胆红素水平低于有症状患者，病理分级较低，但伴发自身免疫性甲状腺疾病和皮肤疾病的概率更高[109]。无症状和有症状患者的疾病进展和治疗应答相似，并且对于无症状患者来说，治疗也是必要的[109]。

未治疗的无症状患者也可出现自发缓解，但通常是不可预测、不完全的，且仍可缓慢进展[221]。无症状 AIH 患者可进展为肝硬化和肝衰竭，未经治疗的无症状轻症 AIH 患者的 10 年生存率，低于接受治疗的重症 AIH 患者（67% vs 98%）[221]。AIH 患者肝脏炎症活动可自发波动，活动期应首选治疗而非观察[20,109,110,221]。对出现自身免疫性甲状腺疾病或皮肤疾病的患者，应评估是否患有无症状的亚临床型 AIH[109]。

2. 急性或急性重型（暴发型）

AIH 可以急性或急性重症（暴发）起病，常被误诊为病毒性或药物性肝损伤[2-5,222-224]。急性表型可能为先前存在的慢性 AIH 的自发急性发作、新发急性疾病、慢性疾病重叠感染或中毒性肝损伤（“慢加急性”），或由于曾经病毒感染、服用免疫调节药物后引发的急性疾病[5]。

急性重症 AIH 表现为血清 AST 和 ALT 显著升高、肝性脑病以及组织学改变，通常包括小叶中心坏死并出血、淋巴滤泡和浆细胞浸润[4]。78%的患者界面炎与小叶中心坏死同时存在[2]，急性重症 AIH 的组织学改变主要发生在小叶中心，而非门静脉周围[4]。由于缺乏典型的实验室检查改变，该型 AIH 诊断相对困难。25%～39%的患者血清 IgG 水平正常，29%～39%患者 ANA 阴性或弱阳性(滴度≤1∶40)[213,215,225]。是否需要进行经颈静脉肝活检，需要根据临床判断[225]。在一些疑难病例中，可以采用国际综合诊断积分系统进行临床诊断[5,200,201]。

急性 AIH 患者腹部 CT 或 MRI 可能会显示有腹水、脾大以及肝表面结节形成(通常提示存在明显肝纤维化和既往存在慢性肝病)[226]。此外，CT 平扫出现肝内不均匀密度减低提示急性重症 AIH 可能[227,228]。65%的 AIH 相关急性肝衰竭(ALF)患者存在肝内不均匀低密度区域，而只有 5%病毒性肝炎相关 ALF 患者存在上述 CT 表现[228]。

泼尼松或泼尼松龙单药治疗(成人每天 0.5～1mg/kg，儿童每天至多 2mg/kg)对至少 20%的患者有效。但糖皮质激素治疗并未提高总体生存率，MELD 评分>40 分的患者生存率较低。治疗成功的关键是：在 1～2 周内根据患者的临床状态和治疗应答迅速放弃无效治疗，并进行肝移植。中度至重度肝性脑病患者最好接受肝移植治疗[228a,228b]。

3. 自身抗体阴性型

13%的不明原因慢性肝炎患者符合国际 AIH 诊断标准，但缺乏 ANA、SMA 和抗-LKM1[229-233]。自身抗体阴性患者在年龄、性别、伴发免疫性疾病、组织学特征以及实验室检查方面与典型 AIH 患者相似[229,232,233]。此外，自身抗体阴性患者的 HLA 表型以及对糖皮质激素治疗的应答，亦与自身抗体阳性患者无差别[229-231]。该类患者的自身抗体可能未被包括在传统检测项目中，或被抑制了，或延迟表达。

非典型 pANCA 和抗-SLA 抗体阳性可以帮助 15%～20% AIH 病例诊断[158,233]，而抗-LC1 可能是该病的另一个独立标志[168]。针对组织谷氨酰胺转移酶或肌内膜的 IgA 抗体的出现，提示可能存在类似于 AIH 的乳糜泻相关肝病[234,235]，后续随访发现一些自身抗体阴性的患者后期会出现常规自身抗体[236]。综合积分诊断系统(见表 90.2)有助于糖皮质激素治疗前和治疗后 AIH 的诊断，有研究表明 67%～87%的血清阴性患者在接受糖皮质激素治疗后病情有所改善[233]。

4. 药物相关型

9%的诊断为 AIH 的患者存在药物性肝损伤(DILI)(见第 88 章)，因此，诊断时应排除所有患者药物性肝损伤的可能性[192]。目前，米诺环素和呋喃妥因是诱发类似 AIH 的急性特异性肝损伤的主要药物，约 90%的病例都是由这些药物引起的[192,237]。药物诱导的自身免疫性肝损伤多见于女性(80%～90%)，69%的患者可出现黄疸；18%的患者发病年龄为 65 岁以上；急性发作较为典型(药物暴露的中位时间为 42 天，范围为 20～117 天)；15%～20%的患者出现过敏反应，如发热、皮疹和嗜酸细胞增多[193]。组织学特征包括界面性肝炎伴门静脉以及门静脉周围淋巴细胞、浆细胞和嗜酸性粒细胞浸润[174]。汇管区中性粒细胞浸润和细胞间胆汁淤积，尤其支持药物性损伤的诊断，而汇管区和肝腺泡内浆细胞浸润、肝细胞玫瑰花结及细胞穿入现象(见前文)则更倾向于典型 AIH 的诊断[174]。此外，组织学可能存在肝纤维化，但肝硬化罕见[192,193]。

药物诱导的 AIH 的诊断关键是：药物暴露与疾病发作之间的间隔以及停药后的疾病发展情况。药物诱导的 AIH 通常在停药后消退，而典型的 AIH 则持续存在[192,193]。停用可疑药物后，通常加用糖皮质激素治疗，因为明确诊断较为困难，而病情的严重性不允许观察等待[192,193]。50%～87%的典型 AIH 患者，在获得生化缓解和停用糖皮质激素后经常会复发[238,239]，而药物性肝损伤则不会[192,193]。但是，疾病复发并不排除药物暴露将预先存在的“潜在”AIH 转化为典型 AIH 的可能性[240]。

5. 胆汁淤积型

如果在典型 AIH 的背景下出现轻度胆汁淤积的实验室或组织学改变，有理由考虑其他诊断，但并不排除 AIH 的可能性。AIH 患者中血清 ALP 和 GGT 水平升高很普遍，但通常仅轻度升高，且对糖皮质激素治疗有应答[133-135]。约 18%的 AIH 患者存在 AMA 阳性[241]，且在长达 27 年的观察中也没有演变为 PBC[242]。同样地，在典型 AIH 组织学改变的情况下，出现孤立的胆管损伤可能是短暂的，不会影响治疗应答或长期预后[177,179,180]。此外，为北美白人和北欧 AIH 患者制定的胆汁淤积标准，可能并不适用于其他地域和种族背景的 AIH 患者[8,243-246]。以 AIH 为主要表型的患者出现胆汁淤积的实验室和组织学改变，还表明可能存在变异或“重叠”综合征[195,196,198]。

(四) 变异(“重叠”)综合征

AIH 患者出现胆汁淤积实验室证据以及胆管损伤或缺失的组织学特征，即为 AIH 相关的变异(“重叠”)综合征，但目前尚缺乏正式的疾病命名以及明确的治疗策略(表 90.4)[194,195,197,198]。国际自身免疫性肝炎小组建议，有胆汁淤积表现的 AIH 患者应按其主要诊断进行分类，而不是按其重叠特征进行分类[194]。通过这种分类方法，AIH 患者出现胆汁淤积特征构成了典型疾病的变异表型，而不是不同疾病的并发症。肝组织活检是主要的诊断手段[203,247]，应避免使用 AIH 的诊断评分系统，因为其在变异综合征中的效果不佳，[194,203,247]。

1. 自身免疫性肝炎伴 AMA 阳性及胆管损伤或缺失

AIH 患者可能出现 AMA 阳性[133,241,248]或胆管损伤/缺失的组织学特征(见表 90.4)[249]。这种变异综合征发生的概率占 AIH 患者的 2%，占 PBC 患者的 19%[195,250,251]。重叠综合征的诊断必须存在中重度界面性肝炎，且至少满足 AIH 的 1 个其他特征以及 PBC 3 个特征中的 2 个[194,252]。AIH 的其他特征包括：血清 ALT≥5ULN，IgG≥2ULN，或 SMA 阳性。PBC 诊断必须包含以下特征中的 2 个：血清 ALP≥2ULN 或 GGT≥5ULN；AMA 阳性；组织学表现为慢性非化脓性破坏性胆管炎(旺炽性胆管病变)(见第 91 章)[249]。以临床判断为金标准的情况下，上述诊断标准对具有 PBC 特征的 AIH 变异综合征的敏感性和特异性分别为 92%和 97%[253]。

表 90.4 自身免疫性肝炎变异型“重叠”综合征的诊断标准和治疗

AIH 变体	诊断标准	经验治疗方案
AIH 伴 AMA 和类似 PBC 的胆管损伤或损失	AIH 组分： 界面性肝炎加 2 个特征中的 1 个： ALT≥5×ULN IgG≥2×ULN 或存在 SMA PBC 组分(3 个特征中的 2 个)： AIK phos≥2×ULN 或 GGTP≥5×ULN AMA 存在 花斑样导管病变	联合治疗(EASL 认可)： 泼尼松或泼尼松龙(30m/d,逐渐减量至 10mg/d)和硫唑嘌呤(50mg/d)+UDCA(13~15mg/kg) 个体化经验性治疗： 布地奈德(每日 9mg)和硫唑嘌呤(每日 50mg)+UDCA(每日 13~15mg/kg) 布地奈德(每日 6mg)+UDCA(每日 10~15mg/kg) 环孢素(3mg/kg/d) 吗替麦考酚酯(每日 1~3g) 仅 UDCA(每日 13~15mg/kg) 泼尼松(每日 10mg)+硫唑嘌呤(每日 50mg)
AIH 伴 PSC 胆管造影改变	典型 AIH 特性 未检出 AMA 胆管造影显示局灶性胆管狭窄和扩张 组织学检查可能显示胆管缺失或损伤、门静脉水肿和纤维闭塞性胆管炎	联合治疗(EASL、AASLD 认可)： UDCA(每日 13~15mg/kg)和泼尼松或泼尼松龙(每日 0.5mg/kg,逐渐减量至每日 10~15mg)+硫唑嘌呤(每日 50~70mg) 避免大剂量 UDCA(每日 28~30mg/kg) 个体化经验性治疗： 泼尼松龙(每日 20~80mg,逐渐减量至每日 7.5~10mg)加硫唑嘌呤(每日 75~150mg)
具有不明原因胆汁淤积特征的 AIH	典型 AIH 特征 未检出 AMA 胆管造影正常 组织学检查胆管损伤或损失 可能为小胆管 PSC 或 AMA 阴性 PBC	个体化经验性治疗： 泼尼松或泼尼松龙(每日 10mg)和硫唑嘌呤(每日 50mg)+UDCA(每日 13~15mg/kg) 泼尼松或泼尼松龙(每日 10mg)和硫唑嘌呤(每日 50mg) UDCA(每日 13~15mg/kg) 警告： 尚无方案获得认可 必须根据反应调整治疗

AIH,自身免疫性肝炎;alk phos,血清碱性磷酸酶水平;ASC,自身免疫性硬化性胆管炎;EASL,欧洲肝脏研究协会;IgG,免疫球蛋白 G;SMA,平滑肌抗体;ULN,正常值上限。

对满足上述诊断标准的患者,推荐 UDCA(熊去氧胆酸)[13~15mg/(kg·d)]联合糖皮质激素治疗[195,196,254,255]。联合治疗方案比单独使用小剂量 UDCA 或泼尼松生化应答率高(67% vs 27%),对肝纤维化进展的抑制率高(100% vs 50%)[254]。重叠综合征患者 5 年无肝移植生存率为 100%,10 年无肝移植生存率为 92%[253]。在某些特定的病例,布地奈德可作为泼尼松的替代品,但疗效有限(见下文)[255]。

那些同时患有 AIH 及轻度胆汁淤积特征的患者,可能不符合现有的变异综合征诊断标准[194,252],他们通常对标准糖皮质激素疗法有应答[250,251]。75% 的患者可获得生化缓解,8% 的患者出现肝衰竭、死亡或需要进行肝移植[250]。

2. 自身免疫性肝炎伴 PSC 样的胆管改变

AIH 患者的胆管造影可能会出现 PSC 的典型表现如局灶性胆管狭窄和扩张;而 PSC 患者也可能存在 AIH 的实验室和组织学特征(见表 90.4)[196,250]。PSC 患者并发 AIH 的概率为 6%~11%[195,196,198],而 AIH 患者并发 PSC 的概率为 8%~17%[195,256,257]。AIH 儿童也可能存在不典型的胆管造影改变(“自身免疫性硬化性胆管炎”)[220]。当患者并发 IBD、有无法解释的胆汁淤积实验室或组织学改变,以及对常规糖皮质激素疗法无应答时,都应积极完善 MRCP 或 ERCP 检查。

AIH-PSC 重叠综合征的治疗是经验性的,在常规糖皮质激素治疗(泼尼松或泼尼松龙单药或与硫唑嘌呤联合)[258-260]和 UDCA[13~15mg/(kg·d)]与糖皮质激素单药或与硫唑嘌呤联合治疗中报告了病情改善[257,261]。尽管没有强有力的临床观察结果,但欧洲肝病研究学会(EASL)[252]和美国肝病研究学会(AASLD)[262]均推荐了与 UDCA 联合的免疫抑制治疗。但应避免大剂量 UDCA 治疗[28~30mg/(kg·d)],因为可能会发生肝毒性和肝衰竭,这可能是由于石胆酸浓度增加所致(见第 68 章)[263,264]。

UDCA[13~15mg/(kg·d)]联合泼尼松 10mg/d 和硫唑嘌呤 50mg/d 可以改善实验室指标[261],并在 93 个月的平均随访期内维持生存[257]。一项中位观察时间为 12 年的研究发现,肝纤维化在治疗过程中逐渐进展,并且 75% 的患者最终进展为肝硬化[261]。伴有 PSC 影像特征的 AIH 患者的生存率,低于典型 AIH 或具有 PBC 特征的 AIH 患者[259]。

3. 自身免疫性肝炎伴不明原因的胆汁淤积特征

8% 的 AIH 患者具有胆管损伤的组织学特征和胆汁淤积的实验室表现,但没有 AMA 阳性和 PSC 的胆管造影改变(见表 90.4)[178,250]。这种特殊形式可能包括 AMA 阴性的 PBC 患者[265-267]和小胆管 PSC 患者[260,268-270]。有这种特殊胆汁淤积表现的患者,对糖皮质激素、UDCA 单药或糖皮质激素联合 UDCA 的治疗应答并不一致[178,250,271],且尚无标准管理方案。AIH 合并 AMA 阴性的 PBC 患者在使用 UDCA 和糖皮质激素治疗期间,肝衰竭的发生率低于 AIH 合并 AMA 阳性的 PBC 患者(19% vs 50%),而实验室缓解率则高于 AIH 合并 AMA 阳性的 PBC 患者(90% vs 50%)[272]。因此,一般将 UDCA 和糖皮质激素的经验性联合疗法作为初始方案,后续根据治疗应答和耐受程度进行调整。

4. 自身免疫性肝炎伴肝脏浸润性 IgG4 阳性浆细胞

3%~35% 的 AIH 患者肝脏中可能出现免疫球蛋白 G4 (IgG4) 阳性的浆细胞浸润,被命名为 IgG4 相关 AIH[273-275]。这类重叠综合征患者的诊断需要满足以下条件:符合明确诊断 AIH 的国际诊断标准;病理可见 IgG4 阳性浆细胞浸润≥10 个细胞/高倍视野,以及血清 IgG4≥1 350mg/L[274,276]。目前,只有 3.3% 的 AIH 患者符合上述标准[274]。

IgG4 相关 AIH 属于 IgG4 相关疾病的范畴,IgG4 相关疾病还包括自身免疫性胰腺炎和 IgG4 相关性胆管炎(见第 59 章和第 68 章)[277]。胰腺和胆道系统出现大量淋巴浆细胞浸润时可能导致胰腺增大或胆管狭窄,故应及时对胰腺和胆道系统进行评估。60%~70% 的自身免疫性胰腺炎患者会出现肝脏损伤,因此,必须将 IgG4 相关肝病与 IgG4 相关 AIH 区分开来[278]。汇管区周围 IgG4 阳性浆细胞浸润、汇管区炎症、门静脉硬化、胆管损伤、小叶性肝炎和胆汁淤积,是 IgG4 相关肝病的特征[278],而明显的 IgG4 阳性浆细胞浸润和其他典型的 AIH 特征,则是 IgG4 相关 AIH 的特征[274,276]。在 IgG4 相关 AIH 中,血清 IgG4 水平通常会升高,但并非一定升高[275],并且部分病人血清 IgG4 水平升高同时可能还伴有 IgE 水平升高[274]。以上证据表明,这种类型重叠综合征可能是由产生过敏反应的抗原所触发的[274,279,280]。IgG4 相关 AIH 与典型 AIH 的区别在于,其对常规糖皮质激素治疗应答更好[273-275],停药后不复发[275],晚期可能出现自身免疫性胰腺炎[281]或 IgG4 相关性胆管炎[274]。IgG4 相关 AIH 也可新发于肝移植术后[282]。

五、治疗

(一) 适应证

所有 AIH 患者均应接受治疗(表 90.5)[20,109,110,172,221]。体弱患者,尤其是老年人和孕妇,需要在密切监测的情况下进行个体化治疗[211,283-287];无症状的轻症患者可以先观察[110,172,288,289]。如果在观察期间临床症状或实验室检查表现出持续或逐渐加重的肝脏炎症时,应及时进行治疗。只有实验室检查或组织学上均没有疾病活动表现时,才有理由暂不治疗[110,172]。

表 90.5　AASLD、BSG 和 EASL 认可的一线治疗方案

AASLD 认可的联合治疗方案	AASLD 认可的单药治疗方案	BSG/EASL 认可的联合治疗方案
诱导期×4 周:	诱导期×4 周:	诱导期×10 周:
泼尼松或泼尼松龙:	泼尼松或泼尼松龙:	泼尼松龙:0.5~1mg/(kg·d)
30mg/d×1 周	60mg/d×1 周	(例如:体重 60kg 的患者)
20mg/d×1 周	40mg/d×1 周	60mg/d×1 周
10mg/d×2 周	30mg/d×2 周	50mg/d×1 周
硫唑嘌呤:50mg/d		40mg/d×1 周
		30mg/d×1 周
		25mg/d×1 周
		20mg/d×1 周
		15mg/d×2 周
		12.5mg/d×2 周
		硫唑嘌呤:泼尼松龙治疗 2 周后开始,1~2mg/(kg·d)
		50mg/d×2 周,此后 100mg/d
维持治疗期:	维持治疗期:	维持治疗期:
泼尼松或泼尼松龙:	泼尼松或泼尼松龙:	泼尼松龙:10mg/d
10mg/d	20mg/d	硫唑嘌呤:100mg/d
硫唑嘌呤:50mg/d	可根据反应和耐受性调整剂量	可根据反应和耐受性调整剂量
可根据反应和耐受性调整剂量		
在巯基嘌呤甲基转移酶活性和硫唑嘌呤耐受的所有患者中首选,特别是肥胖、糖尿病、骨量减少或情绪不稳定的患者	在重度细胞减少、硫嘌呤甲基转移酶活性缺失、硫唑嘌呤不耐受或不愿在妊娠期间使用的患者中首选	在所有具有硫嘌呤甲基转移酶活性和硫唑嘌呤耐受性的患者中优先考虑

BSG,英国胃肠病学会;EASL,欧洲肝脏研究学会;AASLD,美国肝病研究学会。

（二）治疗方案

泼尼松或泼尼松龙联合硫唑嘌呤是首选治疗方案（图90.5）[20,110,172]。药物治疗启动后至少持续4周作为诱导缓解期。在这一阶段，泼尼松或泼尼松龙的剂量应逐渐减少，直至达到维持水平；维持阶段需持续至达到治疗终点。在维持阶段，可根据患者对疾病的应答和耐受性来调整药物剂量[289,290]。尽管许多的治疗方案已被应用[20,110,172]，但目前仍缺乏统一的治疗方案[291]。目前尚未对各种被认可的治疗方案进行头对头比较，不同学会新指南中提出的建议，都基于相对薄弱的临床证据[292,293]。

AASLD推荐的方案是泼尼松联合硫唑嘌呤治疗：泼尼松

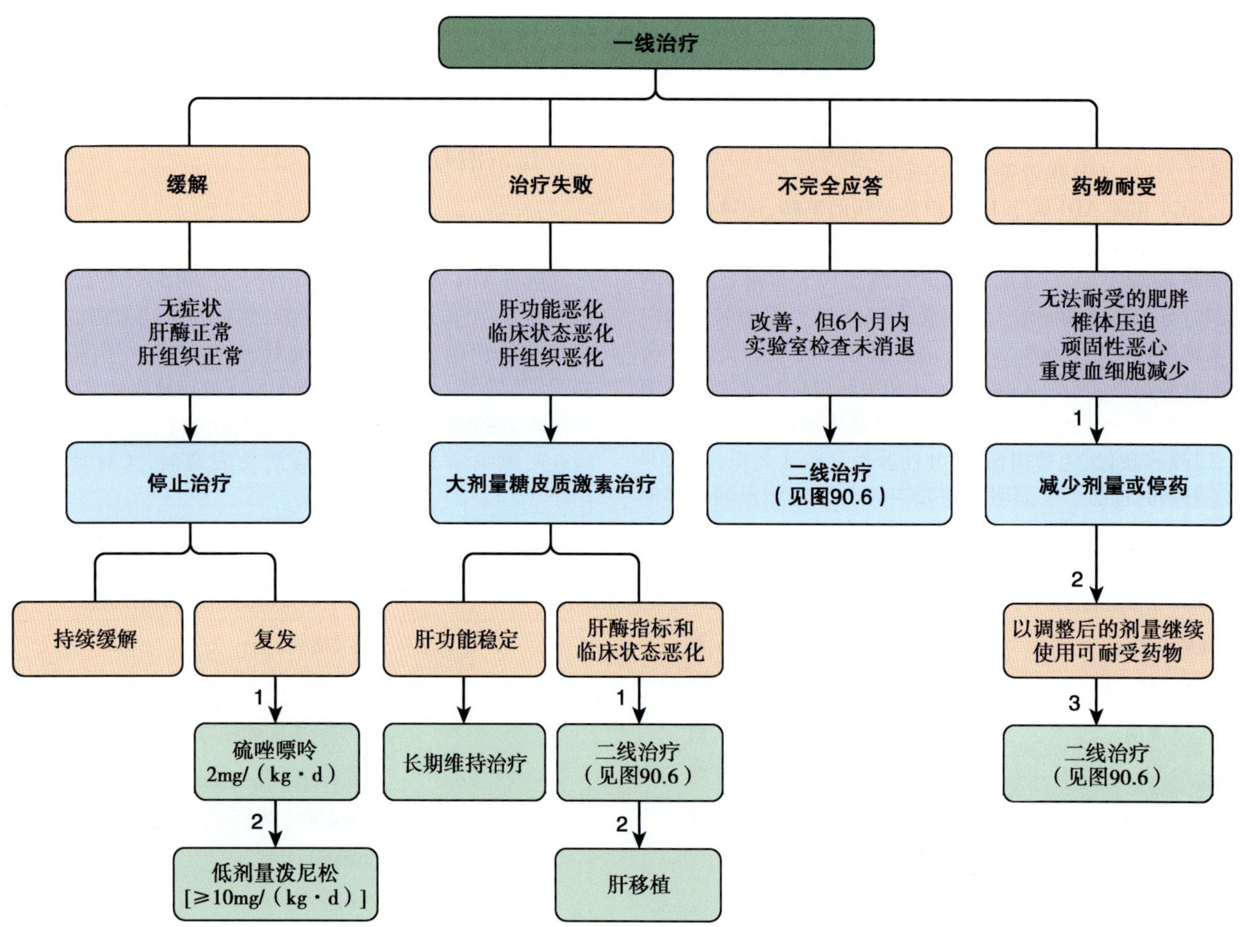

图90.5 基于一线治疗应答情况的自身免疫性肝炎的管理方案。一线治疗持续至达到缓解、治疗失败、不完全应答和药物不耐受标准（浅紫色框）时，然后根据反应停止治疗、增加剂量或减少剂量（浅蓝色框）。对剂量调整或停药的反应（棕褐色框）确定了对其他二线疗法的需求（浅绿色框）。流程图中的粗体数字表示推荐的治疗顺序

起始30mg/d，4周内逐渐减至10mg/d；硫唑嘌呤50mg/d（见表90.5）[20]。大剂量泼尼松单独疗法：起始60mg/d，4周内逐渐减至20mg/d。单独疗法与联合疗法一样有效，但会引起更多糖皮质激素相关的副作用，前者副作用发生率为44%，后者为10%[294-296]。泼尼松或泼尼松龙单药治疗主要适用于严重的血细胞减少（白细胞计数<2.5×10^9/L或血小板计数<50×10^9/L）、巯基嘌呤甲基转移酶（TPMT）缺乏、已知硫唑嘌呤不耐受或担心近期怀孕的患者[295,297]。

在欧洲，泼尼松龙是首选[110,172]。泼尼松龙是泼尼松的活性代谢物，不需要在肝内转化。泼尼松龙相对于泼尼松，可以更快地达到血浆峰值浓度，前者所需时间为1.3±0.7h，后者却为2.6±1.3h；此外，泼尼松龙具有更高的生物利用度（99%±8% vs 84%±13%）[296,298]，但这些并不会对治疗结果产生差异[299]。EASL推荐的方案是在诱导缓解期给予泼尼松龙：起始0.5~1mg/（kg·d），10周内减至维持剂量10mg/d（见表90.5）。硫唑嘌呤1~2mg/（kg·d），通常在泼尼松龙治疗2周后开始[110,172]，随着泼尼松龙剂量的减少，硫唑嘌呤剂量可增加至100mg/d[110]。没有肝硬化的病人，血清转氨酶水平恢复得更快[300]。

布地奈德是一种合成糖皮质激素，肝脏首过清除率≥90%，且其代谢产物无糖皮质激素活性[296,301-305]。布地奈德可以减少IL-1β、IL-2、IL-6、IL-8、TNF-α和γ-干扰素等细胞因子的产生，并能抑制T淋巴细胞和单核细胞的活化和增殖[296,306-309]。在一项大型随机临床试验中显示，与泼尼松（40mg/d，逐渐减至10mg/d）联合硫唑嘌呤[1~2mg/（kg·d）]治疗6个月后相比，布地奈德（3mg，每日3次）联合硫唑嘌呤=1~2mg/（kg·d）]治疗的AIH患者血清AST和ALT复常率更高（47% vs 18%），且副作用更少（28% vs 53%）[310]。但其组织学缓解情况和远期治疗应答的情况尚不清楚[310]。

布地奈德可作为AIH的一线治疗药物[10,255,302,311,312]，但

其疗效可能取决于不同的治疗人群[313]。AIH 儿童在使用布地奈德治疗期间,未达到血清转氨酶复常的发生率高于使用泼尼松和硫唑嘌呤治疗者,治疗 6 个月后其发生率分别为 32% 和 33%[314];治疗期间还会出现疾病的自发活动[315];在合并[255,316]和未合并[317]肝硬化的患者中,都可出现糖皮质激素相关副作用;治疗期间合并的自身免疫性疾病,能否同时得到控制尚不确定[317];且肝硬化患者的疗效可能较差[311]。对于肝硬化患者,尚不推荐使用布地奈德,因为它会引起糖皮质激素相关的副作用,且有门静脉血栓形成的风险[228a,317a]。

未来的研究应致力于布地奈德的改进,当前方案存在的问题可以通过改进剂量和更好地选择患者人群来解决[313]。更多证据表明,布地奈德有很多优点,包括患者体重增加较少,尤其是在接受治疗的儿童中更明显[314];还有助于减少成人患者骨质疏松的发生,这些优势可抵消对其引起的副作用的担忧[317,318]。未经治疗的、无肝硬化的轻症或无并发症的 AIH 患者,以及患有肥胖症、糖尿病、高血压或骨质疏松症的患者,都可选用布地奈德(3mg,每日 3 次)和硫唑嘌呤[1~2mg/(kg·d)]联合疗法。但是目前系统综述和 meta 分析,尚未表明布地奈德治疗优于泼尼松或泼尼松龙治疗[228a,310,318a]。

1. 硫唑嘌呤治疗前的评估

(1) 甲基转移酶活性

6-巯基嘌呤(6-MP)是硫唑嘌呤的中间代谢物,硫嘌呤甲基转移酶(TPMT)参与 6-MP 向其非活性代谢产物 6-甲基巯基嘌呤(6-MMP)转化的过程(参见第 116 章)[297,319-321]。这一代谢途径缺陷可以影响 6-MP 转化为 6-鸟嘌呤核苷酸(6-TGN)的量。6-TGN 是硫唑嘌呤的活性代谢物,与其治疗作用和毒副作用有关。0.3%~0.5%的正常人 TPMT 活性几乎为零[322-325],此类患者在接受硫唑嘌呤治疗时,可导致严重的骨髓抑制[326-328]。

与未出现治疗副作用 AIH 患者相比,硫唑嘌呤不耐受的患者血液中 TPMT 活性明显降低[329]。然而,对血液 TPMT 活性进行基因型和表型筛查,并没有降低 AIH 患者中硫唑嘌呤治疗相关副作用的发生率[329-332],也未发现硫唑嘌呤相关副作用的发生与低 TPMT 活性有关[330,332]。在硫唑嘌呤治疗前进行 TPMT 筛查的目的是发现那些有严重骨髓抑制风险的极少数患者,可能更适于肝硬化患者和先前即存在血细胞减少的患者。[289,333]。

(2) 硫唑嘌呤治疗与妊娠

硫唑嘌呤与怀孕小鼠的先天性畸形(腭裂、骨骼异常、胎儿水肿、胸腺缩小、贫血和骨髓抑制)有关[334];胎盘对硫唑嘌呤的代谢产物只有部分屏障作用[335];这使得硫唑嘌呤可能是一些患有 AIH[336]或 IBD[337]孕妇发生胎儿畸形的一个因素。但是,与这些担忧相反的是,大量的临床经验表明:患有 AIH[283,284,338-340]和 IBD[341-343]的孕妇,在接受硫唑嘌呤治疗时并没有过高的风险。此外,胎儿出生不良结局的风险可能更多地与母体疾病的严重程度有关,而不是与硫唑嘌呤治疗有关[344]。

上述临床经验支持 EASL 的建议,即妊娠期 AIH 的管理方案必须个体化,且患有 AIH 的孕妇可以继续接受硫唑嘌呤治疗[110]。怀孕期间的另一种管理策略是停用硫唑嘌呤,调整泼尼松或泼尼松龙的剂量,来维持对炎症活动的抑制。AIH 的炎症活动通常在怀孕期间消退,分娩后加剧,因此必须监测并相应地调整治疗方案[283,345]。

2. 辅助性干预措施

对 HAV 和 HBV 无免疫性的患者,应在免疫抑制治疗之前接种疫苗[346]。长期接受糖皮质激素治疗的患者,骨骼保护策略应包括:每 1~5 年(具体时间间隔取决于评估结果)采用双能量 X 射线吸收仪评估骨密度[20,110,347,348]。根据保护骨骼的一般准则,应鼓励患者补充钙和维生素 D,并定期进行负重运动[347,349],当骨质疏松持续存在时,可服用双磷酸盐,特别是阿仑膦酸钠,该药物已得到了临床试验的支持[350,351]。

(三) 治疗应答情况

1. 缓解

疾病缓解是指没有临床症状,肝脏炎症相关的实验室指标正常,组织学上恢复正常肝脏结构或无活动性肝硬化(图 90.5)[110,172]。80%~90% 的患者血清转氨酶水平会迅速改善[352,353],但组织学的改善会比实验室改善滞后 3~8 个月[131]。实验室检查结果正常并不能排除组织学活动、疾病进展或生存率降低[131,354,355],因此,即使出现实验室缓解也必须继续维持治疗。

缓解目前被定义为血清 AST、ALT 和 IgG 的水平均恢复正常[110,172]。治疗应至少持续 3 年,并在获得完全实验室缓解后至少持续治疗 24 个月才能考虑停药[110]。血清 AST、ALT 和 IgG 水平迅速恢复正常,并至少持续 6 个月,即预示着组织学得到缓解。随访首选肝组织学活检以评估组织学应答情况,但并非必须手段[110,172,354,356]。

在治疗开始后的前 3 个月内进行超声弹性成像显示肝脏硬度较前降低,这与组织学炎症分级相关而与纤维化分期无关[199]。完全的实验室缓解指标与 AIH 患者肝脏硬度降低密切相关,并预示着组织学炎症活动的降低以及肝纤维化的消退[357]。这些发现都表明,实验室缓解是组织学改善的一个标志,并且超声弹性成像可能是评估治疗应答的一项重要非侵入性检查。磁共振弹性成像是另一种无创性检查,它可以准确地反映由肝活检确定的肝纤维化分期(另见第 73 和 80 章)[358]。各种弹性成像技术在监测 AIH 肝纤维化进展和逆转方面的作用,有待于前瞻性临床试验来验证。

治疗应答的速度和程度也可以预测预后,应定期监测。与缓解时间较慢的患者相比,在 6 个月内达到实验室和组织学缓解的患者,进展为肝硬化和需要进行 LT 的概率较低[359]。此外,血清 ALT 水平<50% ULN,IgG<12g/L 以下可很好的预测疾病处于非活动期[360]。治疗方案应根据病人的应答情况进行调整,通过个体化治疗以达到最佳效果[110,172]。实验室指标通常在 3~12 个月得到缓解[353,361],组织学通常在 22 个月内达到正常或接近正常[362]。

2. 治疗失败

经过一线治疗后肝脏炎症指标(血清 AST、ALT 或 IgG 水平)或肝脏功能指标(血清胆红素水平)仍在恶化称为治疗失败(见图 90.5)[363]。连续治疗 3 个月后,实验室指标没有改善也提示治疗失败[353]。9% 的重症 AIH 患者通常在 3 个月内出现治疗失败,但需要确认病人依从性[363]。

6-硫鸟嘌呤核苷酸(6-TGN)水平的测定与治疗反应相关(>220pmol/8×10^8 个红细胞),低水平可能表明免疫抑制不充分或依从性差[364-368]。而 6-TGN 水平可能有助于评估治疗的依从性[369],但其在监测治疗或预测硫唑嘌呤毒性方面的价值尚不明确[332,370]。因此治疗失败时有必要重新对最初的肝脏活检标本阅片或重复肝活检，以除外重叠综合征或药物毒物性肝损伤（硫唑嘌呤引起的肝损伤或糖皮质激素引起的脂肪肝）。一旦确认治疗失败，则需要进行二线治疗（见后文）。

3. 不完全应答

不完全应答是指反映肝脏炎症的实验室指标虽有改善，但不足以达到完全缓解的标准[20]。14%的AIH患者可出现不完全应答，这些患者有疾病进展的风险[359]。不完全应答意味着疾病缓解速度较预期慢。虽然预期的治疗应答时间目前尚无定论，但在6个月内达到生化和组织学缓解的患者，进展为肝硬化和肝衰竭的风险明显降低[359]。治疗6个月后出现不完全应答的患者，应评估其原因，如误诊、依从性差、药物毒性，并考虑进行二线治疗。这类患者可以与治疗失败或无应答的病人使用相同的管理方案（见图90.5及下文）。管理方案必须以患者应答为标准，做到个性化，以确保疾病逐渐缓解。

4. 药物毒性

80%的患者在使用泼尼松或泼尼松龙治疗至少2年后会出现外观变化，如面部圆润、背部肥大、肥胖、痤疮、紫纹、脱发或面部多毛症，出现这些变化则表明需要调整药物剂量[294-296,371]。严重的副作用，如骨质疏松症伴有椎体压迫、糖尿病、白内障、精神疾病、机会性感染、胰腺炎及高血压，通常发生在使用大剂量泼尼松（20mg/d）且治疗超过18个月的患者，此时需要停药[294,371]。

在接受硫唑嘌呤治疗的患者中，46%出现血细胞减少，通常随着剂量的减少而改善[295,297,330]。6%的患者因严重的血液学异常而停药。尽管严重的骨髓抑制较罕见，但也是在使用硫唑嘌呤前进行TPMT活性评估的一个理由（见前文）[110,289]。肝硬化患者在治疗期间可能由于药物的直接作用、脾功能亢进或两者兼有等原因，出现血细胞减少症[330,331]。

胆汁淤积性肝病、恶心、呕吐、皮疹、胰腺炎、关节痛、肠道吸收不良及机会性感染等，是硫唑嘌呤的其他潜在副作用[295,297]。5%的患者会出现早期的不良反应，如恶心、呕吐、关节痛、发热、皮疹或胰腺炎，此时需要停药[372]。在每天服用50mg硫唑嘌呤的AIH患者中，其相关副作用发生率约为10%。如果红细胞中6-TGN浓度较高，则支持硫唑嘌呤相关毒性的临床判断[110,365,367]。

硫唑嘌呤治疗的另一个并发症是致畸[336,337]，长期免疫抑制可能出现癌症[373]。在多数临床经验中，硫唑嘌呤致畸风险较低[283,340,341,343]，但肝外恶性肿瘤发生的风险是正常人的1.4倍[374]。总的来说，在接受泼尼松单药治疗或泼尼松与硫唑嘌呤联合治疗的AIH患者中，有13%的患者因出现药物相关的并发症而需要终止治疗[295]。

在AIH患者中，布地奈德的副作用发生率低于标准联合治疗，前者为28%，后者为53%[310]。副作用包括体重增加、不明原因的腹部不适、关节痛加剧，以及自身免疫性疾病的新发或加重[314,317,318]。布地奈德具有很高的肝脏首过清除率，可以防止糖皮质激素相关副作用。但是这一优势在肝硬化患者中会被削弱，使用布地奈德治疗的肝硬化患者可以出现与常规糖皮质激素治疗相同的并发症[255,316,317]。在使用布地奈德作为二线治疗的患者中，8.3%出现了治疗相关副作用[317]。接受布地奈德治疗的肝硬化患者会发生门静脉血栓，但其与药物或疾病的关系尚不清楚。

出现药物毒性或不耐受时应首先考虑减少剂量或停药（见图90.5）。与糖皮质激素不耐受有关的代谢障碍和精神异常，以及硫唑嘌呤毒性引起的消化道症状和血小板减少，通常可通过减少其剂量、并同时增加联合治疗方案中其他可耐受成分的剂量来改善。副作用持续存在或恶化时，应停药并选择替代药物（见下文）。

5. 其他并发症

在接受治疗的患者中，10%～40%会发生肝硬化。治疗失败、不完全应答和停药后复发都可导致肝硬化的发生。但是，即使血清转氨酶和球蛋白正常，肝硬化也可发生[355,375]。治疗应答出现的快慢可以影响肝纤维化的进展倾向，因为在6个月内出现应答反应的患者，比应答反应出现较慢的患者，发展为肝硬化的概率要低[359]。制定个性化治疗方案以快速实现应答，可能是一种预防肝硬化的策略。13%的肝硬化患者会发生食管静脉曲张，6%的肝硬化患者在治疗后5年内可发生任何原因的消化道出血[376]。

肝硬化患者发生肝细胞癌（HCC）的概率为1%～9%[377-379]，年发生率为1.1%～1.9%[373,379,380]。在瑞典，AIH患者HCC的标准化发生机会比为23.3（95% CI为7.5～54.3）[381]，而在新西兰，肝胆恶性肿瘤的标准化死亡机会比为42.3（95% CI为20.3～77.9）[382]。HCC的主要危险因素是长期存在肝硬化，高危患者的特征包括肝硬化10年或10年以上、门静脉高压、持续的肝脏炎症以及免疫抑制治疗3年以上[373,383]。

5%的AIH患者可发生不同类型的肝外恶性肿瘤[373,374]。在新西兰，其标准化发病机会比为2.7（95% CI为1.8～3.9）[382]。非黑素瘤皮肤癌是最常见的肝外恶性肿瘤[384]。肝硬化患者有发生HCC的风险，免疫抑制者有发生肝外恶性肿瘤的风险，因此应对肝硬化患者每6个月进行一次肝脏超声检查（见第96章）[20,172,385]，并对所有接受治疗的患者采取标准的癌症监测以及时发现肝外恶性肿瘤[289]。在不同病因引起的肝硬化患者中，血清AFP结合肝脏US检测，比其他单项检查有更好的HCC诊断效能[386-388]。这些针对AIH患者发生HCC的监测措施，尚未得到AASLD的认可[389]，但这并不影响个性化监测策略的实施[289]。

（四）停药治疗

血清AST、ALT和IgG水平恢复正常的患者，如果能维持这种改善状况至少24个月，就可以考虑停药[110]。肝活检不是停药前的必要检查，但也应将其考虑在内，特别是起病时病情较重者或生化缓解持续时间不确定者[110,172,290]。在缺乏与AIH发病机制密切相关的生物标志物的情况下，任何实验室检查或组织学评估，都不能可靠的预测疾病活动或复发倾向[390]。停药的决定必须高度个体化，并基于药物耐受性、生化应答的程度及持续性，必要时根据肝活检结果确定是否停药[110,172,290]。

在一项中位随访时间为28个月（范围为17～57个月）的研究中发现，停药后患者血清ALT水平小于正常值上限一半、血清IgG<12g/L，都是获得持续性缓解的特征[360]。达到肝组织学缓解，可将复发率从76%降至28%[391]。生化缓解和组织学缓解均支持可以停药。肝活检可以进一步确保患者已达到最佳的实验室和组织学终点，减少过早停药引起的疾病复发。

糖皮质激素的停药应循序渐进，并至少密切监测 6 周。硫唑嘌呤的剂量通常在停药期的前半段时期保持不变，随后减少一半剂量，直至与糖皮质激素同时停药。

1. 复发

复发是指在停药后重新出现疾病活动的实验室和组织学表现[20]。停药后出现血清 AST 水平升高超过 3ULN 以上与界面性肝炎相关，据此即可在未行肝穿的情况下诊断复发[131]。

50% 的患者在停药后 6 个月内复发[392,393]，而且大多数患者（70% ~86%）在 3 年内病情会加重[238,392-394]。恢复原治疗方案通常可获得再次缓解。94% 的再治疗患者在 4±1 个月内可获得生化缓解，59% 的患者可在 8±2 个月内获得组织学改善[392]。复发的风险包括：进展为肝硬化（10%），甚至出现肝衰竭（3%）[329]。因此，高度个体化地选择停药患者[110,172]、寻找反映关键致病机制的生物标志物[390]，是未来有望实现长期停药的关键。

复发的患者可采用泼尼松或泼尼松龙联合硫唑嘌呤重新治疗，直到再次达到生化缓解（平均持续时间为 4±1 个月）[392]。随后将硫唑嘌呤的剂量增加至 2mg/（kg・d）[395,396]，并在泼尼松或泼尼松龙的剂量逐渐减至可以维持正常肝脏生化水平的最低剂量时，长期继续用药（见图 90.5）。对硫唑嘌呤不耐受的患者，可以单独使用泼尼松或泼尼松龙，调整剂量以维持正常的肝脏生化水平[397]。

再治疗并停药后，再次复发的概率超过 70%[392]，多次复发和再治疗与进展为肝硬化（38%）、肝衰竭死亡或肝移植（20%）以及药物副作用（70%）有关[239]。复发后的治疗通常需要长期维持。在 10 年的观察期内，80% 患者的疾病活动可以被完全控制，硫唑嘌呤不耐受者长期患病的概率为 7%，肝病相关病死率为 2%[396]。接受长期维持治疗的患者，可以再次尝试停药，这取决于他们对药物应答的程度、持续性以及对药物的耐受性[362]。

2. 持续缓解

在持续至少 3 年的研究期间，19% ~40% 的患者可达到持续缓解而无需治疗[238,362,391,393,398-400]，其中 36% 患者的缓解状态可延长到至少 5 年（范围为 68~198 个月；平均时间 130±7 个月）[290,400]。停药标准的规范化将有助于预后的稳定[110,172,401]。持续缓解的患者仍有自发复发的风险，10% 的患者在观察 49~265 个月后复发（平均 110±27 个月；中位时间为 76 个月）[393]。对所有获得持续缓解的患者都需要进行年度实验室评估，并应在出现疲劳或关节痛等症状时随时进行评估[393]。

（五）二线治疗

经过一线治疗但病情恶化（治疗失败）、无改善（无应答）、肝脏生化水平有改善但未恢复正常者（不完全应答），或对泼尼松、泼尼松龙或硫唑嘌呤（药物毒性）不耐受的患者，都是二线治疗的对象（见图 90.6 和表 90.6）[402,403]。二线治疗方案包括大剂量糖皮质激素联合大剂量硫唑嘌呤[20,402-404]、吗替麦考酚酯[135,404-413]、钙调磷酸酶抑制剂[412,414-424]、布地奈德[317,318]及 6-巯基嘌呤（6-MP）[425,426]。如果二线治疗方案失败，则提示患者可能需要肝移植[363]，因此应进一步研究其他可替代性药物对 AIH 中的疗效，包括环磷酰胺[1~1.5mg/（kg・d）][427]、甲氨蝶呤（7.5mg/w）[428,429]、西罗莫司（2mg/d，调整至血清水平 10~20ng/dL）[430,431]、TNF-α 单克隆抗体（英夫利西单抗）[432]、CD20 单克隆抗体（利妥昔单抗）[433-437]及 BAFF 的抑制剂[51,438]。

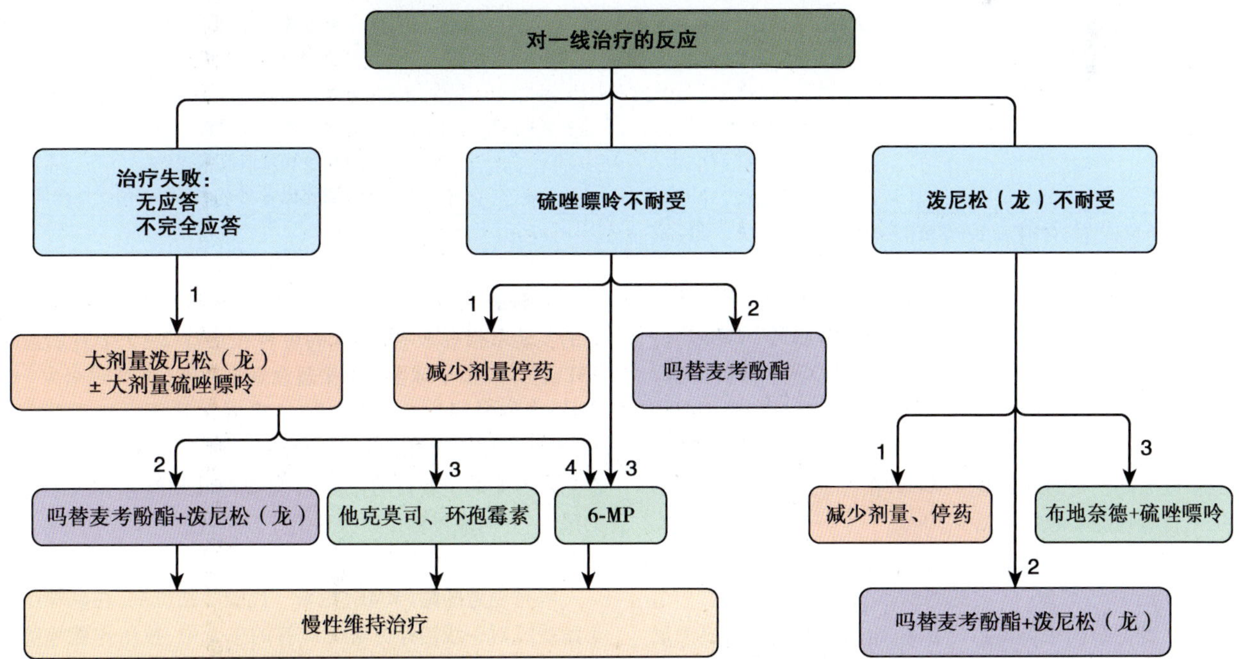

图 90.6 建立自身免疫性肝炎二线治疗的管理流程。浅蓝色框表示对一线治疗的反应情况。二线治疗的选择取决于对一线治疗的反应情况（也见图 90.5）。治疗失败（无应答或不完全应答）可通过大剂量泼尼松或泼尼松龙联合大剂量硫唑嘌呤治疗（棕褐色框）进行治疗。吗替麦考酚酯与泼尼松（龙）、钙神经磷酸酶抑制剂（他克莫司、环孢霉素）或 6-巯基嘌呤（6-MP）联合用药是替代因素。每种二线治疗方案通常都需要长期维持治疗，并对剂量和药物进行相应的个体化治疗。硫唑嘌呤不耐受或泼尼松（龙）不耐受证明减量或停药为首选措施是正确的（黑框）。如有必要，可考虑使用替代药物的方案（如吗替麦考酚酯）（浅紫色框）。浅紫色框表示预先设定的二线治疗。浅绿色框表示首选的三线治疗方案。流程图中的粗体数字表示可能的治疗顺序

表 90.6 自身免疫性肝炎的主要二线治疗方案

二线治疗方案	给药方案	结果
大剂量泼尼松或泼尼松龙+硫唑嘌呤	主要针对治疗失败或无应答患者 诱导期:泼尼松或泼尼松龙,30mg/d;硫唑嘌呤,150mg/d×1 个月 维持期:泼尼松或泼尼松龙减量,每月减少 10mg,直至泼尼松或泼尼松龙维持剂量,10mg/d。硫唑嘌呤剂量减少,每月 50mg,直至维持剂量 50mg/d	实验室改善:100% 实验室分辨率:35% 治疗失败:0% 糖皮质激素停药:41%
大剂量泼尼松或泼尼松龙	主要用于治疗重度血细胞减少症、无 TPMT 活性或硫唑嘌呤不耐受的治疗失败患者 诱导期:泼尼松或泼尼松龙,60mg/d×1 个月 维持期:病情改善后,泼尼松或泼尼松龙每月减少 10mg,直至泼尼松或泼尼松龙维持剂量 20mg/d	与联合治疗方案相似
吗替麦考酚酯+糖皮质激素或其他药物	主要用于硫唑嘌呤不耐受和无应答患者 吗替麦考酚酯,0.5~3g/d,加泼尼松或泼尼松龙或其他药物(钙调磷酸酶抑制剂或布地奈德)	实验室改善:47%~60% 不完全应答:32% 治疗失败:8% 严重不良事件:3% 治疗结束副作用:9% 因副作用而减少剂量:14% 糖皮质激素停药:40%
6-巯基嘌呤	主要针对硫唑嘌呤不耐受患者。 6-MP[1.5mg/(kg·d)]或 25mg/d,增加至 50mg/d,作为硫唑嘌呤的替代药物	症状改善:75% 治疗结束副作用:25% 从无应答中抢救的实例
环孢霉素或他克莫司联合或不联合泼尼松或泼尼松龙	主要针对治疗失败或无应答患者 环孢霉素(Neoral):初始 2~5mg/kg/d);谷水平 100~300ng/mL 时调整剂量 他克莫司:初始 0.5~1mg/d,后调整为 1mg~3mg/d,每日 2 次,以达到 3ng/mL 的血清水平(范围,1.7~10.7ng/mL)	环孢霉素: 实验室改善:93% 无应答或不耐受:7% 他克莫司: 实验室改善:98% 无应答或不耐受:2%
布地奈德	主要用于糖皮质素不耐受性或依赖患者 布地奈德:9mg/d,加硫唑嘌呤或其他药物	实验室改善:67% 肝脏生化检查水平正常:43% 开始使用泼尼松龙:25% 布地奈德依赖:38% 骨密度稳定或改善:93% 肝硬化患者对布地奈德的耐受性降低

6-MP,6-巯基嘌呤;TPMT,硫嘌呤甲基转移酶。

1. 大剂量糖皮质激素联合硫唑嘌呤

泼尼松或泼尼松龙(30mg/d)联合硫唑嘌呤(150mg/d)适用于一线治疗中病情发生恶化(治疗失败)或无改善(无应答)的患者(见图 90.6 和表 90.6)[20,402-404]。诱导期至少要持续一个月,直到实验室指标有所改善再改变治疗方案。随后,泼尼松或泼尼松龙的剂量减少 10mg,在每个月都继续改善的情况下将硫唑嘌呤的剂量减少 50mg。

在药物减量过程中一旦生化指标有任何程度的恶化,即需要增加药物的剂量,以达到此前改善时的水平[20,402,403]。逐渐恢复到原来的维持期治疗方案,继续服用泼尼松或泼尼松龙 10mg/d,联合硫唑嘌呤 50mg/d 持续治疗,直到可以再次尝试减少剂量。对有严重的血细胞减少症、TPMT 活性缺乏或硫唑嘌呤不耐受的患者,应给予泼尼松或泼尼松龙(60mg/d)(见表 90.6)。在每个月生化指标都有改善的情况下,每次剂量减少 10mg,直至达到维持水平。

大剂量糖皮质激素方案通常在 6±1 个月内可使大多数患者的实验室指标改善,35% 的患者在治疗 2~9 个月后血清 AST、胆红素和 γ-球蛋白水平逐渐恢复正常(平均时间为 5±1 个月;中位时间为 5 个月)[404]。患者在停药后几乎都会复发,因此需要个体化的长期治疗和监测[404]。优先选择替代性二线方案的主要目的,是为了降低糖皮质激素相关副作用的风险,并向减停糖皮质激素治疗方案过渡[228a]。

2. 吗替麦考酚酯

吗替麦考酚酯(MMF)是新一代嘌呤拮抗剂,在硫唑嘌呤不耐受或对一线治疗方案无应答的患者中,被用作硫唑嘌呤的替代品(见图 90.6 和表 90.6)[1,297,413,439,440]。吗替麦考酚酯(0.5~3mg/d)与糖皮质激素或其他免疫抑制剂(钙调磷酸酶抑制剂或布地奈德)联合使用,可使 47%~60% 的患者实验室指标得到改善[297,404-413,441]。

治疗中位时间为 25 个月(范围为 13~60 个月)时,约

60% 的患者可以获得完全生化应答，而不完全应答、治疗失败和严重不良事件（包括一名患者死亡）的发生率分别为 32%、8% 和 3%[413]。9% 的患者因发生不良事件、药物不耐受或药物毒性而需要停药，14% 的患者需要减少剂量以减少副作用（主要是恶心和腹泻）[413]。

与非肝硬化患者相比，肝硬化患者获得完全生化缓解的概率较低（47% vs 66%），而且感染和严重不良事件的发生率也较高[413]。有研究发现 MMF 在难治性肝病患者中的应答率低于硫唑嘌呤不耐受患者（12% vs 58%）[297,441]，但在另一项研究中并未观察到这种现象[413]，这可能与肝硬化在两组人群中的占比不同有关。40% 接受 MMF 治疗的患者可以完全停用糖皮质激素，治疗结束时的副作用发生率在 3%～15% 之间[1,297,413,441]。

恶心、腹泻、腹痛（11%）、皮疹包括皮肤癌（7%）、疲劳（7%）和白细胞减少（1%）是最常见的副作用[135,408,441]。一种反映胎儿脑神经嵴迁移异常的胚胎病，可导致小耳症、无耳症、外耳道闭锁、口唇裂、结肠瘤、高血压、小颌畸形和先天性心脏缺陷[442-445]。

MMF 也可用作一线治疗，与泼尼松龙联合使用[135]。88% 的患者血清转氨酶和 γ-球蛋白水平通常在 3 个月内恢复正常；58% 的患者在 8 个月可停用泼尼松龙；3% 的患者出现严重的副作用[135]。因此，还需要进行随机临床试验来确定是否可将 MMF 作为一线药物。到目前为止，尚未在系统综述和 meta 分析中发现 MMF 作为二线疗法比其他方案更具优势的证据[445a,445b]。

3. 6-巯基嘌呤

对硫唑嘌呤不耐受或无应答的患者，可采用 6-MP 治疗（见图 90.6 和表 90.6）。一项研究发现 6-MP[1.5mg/(kg·d)]可在 6 个月内使一线治疗应答不佳的难治性患者的血清 ALT 水平恢复正常[425]。另两名对硫唑嘌呤不耐受患者（一名出现严重的恶心、呕吐和腹泻，另一名患者则有发热和关节痛）服用该药后耐受性良好。

另一项研究发现 20 名硫唑嘌呤不耐受（主要为恶心、呕吐或腹泻）的患者中，有 15 人在使用 6-MP 后症状得到改善，出现生化缓解，服用剂量开始为 25mg/d，后来逐渐增加到 50mg/d[426]。另外 5 名使用 6-MP 的患者，则出现了和原来服用的硫唑嘌呤相似的严重的副作用而停药，包括消化道症状或白细胞减少症。2 名对硫唑嘌呤应答不完全的患者，对 6-MP 的应答也不完全。

上述有限的经验表明，6-MP 主要用于硫唑嘌呤引起的消化道副作用患者[425,426]。硫唑嘌呤是一种前药，在血液中通过非酶性、基于谷胱甘肽的途径转化为 6-MP[297,319,320]。而中间代谢物 6-MP 进一步在肝脏中通过次黄嘌呤鸟嘌呤磷酰转移酶介导的酶依赖性途径转化为 6-TGN，或者通过黄嘌呤氧化酶途径转化为 6-硫尿酸，或通过 TPMT 途径转化为 6-MMP（见第 116 章）[297]。

硫唑嘌呤和 6-MP 的毒性归因于衍生物 6-MMP，每种药物的作用和毒性之间的相似性归因于这种常见的衍生物[320]。将 6-MP 与其母体分子区分开的一个关键差异是，硝基咪唑与硫唑嘌呤在转化为 6-MP 过程中的非酶裂解[320,446-448]。这种分子转化可能会增强患者对 6-MP 的耐受性。

4. 钙调磷酸酶抑制剂

环孢素和他克莫司都被用于治疗失败或无应答的病人。在小规模的临床试验中，这两种药物作为挽救性治疗都是成功的（图 90.6 和表 90.6）[297,441]。环孢素使 93% 的患者生化指标改善，他克莫司则使 87% 的患者生化指标改善。7%～13% 的患者出现药物不耐受或无应答的情况[297,441]。环孢素的初始剂量为 2～5mg/kg，随后调整剂量，以达到 100～300ng/mL 的最低浓度[421]。他克莫司的初始剂量为 0.5～1mg/d，随后增加剂量至 1～3mg，每日 2 次，以达到 3ng/mL 的血清水平（1.7～10.7ng/mL）[422,424]。这两种钙调磷酸酶抑制剂在治疗 AIH 时没有明确剂量推荐或监测策略。

环孢素治疗的副作用包括高血压、肾毒性、机会性感染、麻痹、精神错乱、瘙痒、牙龈增生、牙龈炎、多毛症、高脂血症、胰腺炎、发热、呕吐、腹泻、呼吸困难及恶性肿瘤等[297,449]。5% 的患者出现精神疾患、幻觉、失明、癫痫发作、共济失调、肌肉无力或无动性缄默症[450,451]。他克莫司也有类似的毒性，最常见的副作用包括糖尿病、神经毒性、肾毒性、腹泻、瘙痒症及脱发[452]。

环孢素被用作儿童[420,423]和成人[421]的一线药物时，其疗效与作为挽救性治疗时的效果相似。与传统的免疫抑制方案相比，钙调磷酸酶抑制剂作为主要治疗的优势并不确定，而且将其作为一线治疗药物也尚未得到认可[20,110,172]。尚未在系统综述和 meta 分析中发现他克莫司作为二线疗法比其他疗法更有优势的证据[445a,445b]。

5. 布地奈德

布地奈德（9mg/d）已用于 30 例糖皮质激素不耐受和 30 例糖皮质激素依赖的患者（定义为无法将泼尼松或泼尼松龙的剂量减少至 10mg/d 以下）（见图 90.6 和表 90.6）[317]。该药物与其他免疫抑制剂联合使用，包括硫唑嘌呤、吗替麦考酚酯、环孢素或 6-MP，治疗 6 个月后实验室改善率为 55%，24 个月后为 67%。

在 43% 因泼尼松龙副作用而接受布地奈德治疗的患者中，血清转氨酶和 IgG 水平在 24～36 个月内恢复正常；69% 因泼尼松龙依赖而接受布地奈德治疗的患者，在 36 个月后血清肝生化检查指标恢复正常[317]。由于布地奈德相关副作用或免疫抑制不充分，25% 的患者需要重新使用泼尼松龙治疗，38% 的患者发生布地奈德依赖，平均随访 63 个月。但是，布地奈德主要的优势是，93% 的受试者骨密度保持稳定或得以改善[317]。这些发现与另一项研究的结果相似，提示在难治性患者中，维持骨密度稳定是布地奈德治疗的主要优势[318]。

布地奈德通过与泼尼松龙相同的糖皮质激素受体发挥作用，因此，对泼尼松或泼尼松龙难治的 AIH 不太可能对布地奈德发生应答[313]。此外，在晚期肝纤维化患者中，药物的快速肝脏清除在预防副作用方面的优势可能会降低[255,316]。糖皮质激素不耐受的首选治疗方法仍然是停药或减少剂量，硫唑嘌呤或替代抗炎药物可以调整剂量给药，以补偿减量方案。

（六）改变治疗模式

目前 AIH 的治疗策略是基于产生广泛免疫抑制的药物，研究进展主要集中在不同药物的最佳组合、理想的给药剂量和适当的治疗时间方面。随着对 AIH 致病机制的阐明以及靶向关键致病途径能力的提高,AIH 的管理模式有望迎来新的篇章,这部分得益于在其他免疫介导的疾病中已经取得的进展[390,438]。

初步的临床研究已经探索了 TNF-α[432] 和 CD20[434] 单克隆抗体的作用,BAFF 受体的抑制性抗体(VAY736)对标准治疗应答不完全或不耐受的患者(NCT03217422)的疗效将在合作临床试验中进行评估[313]。新一代疗法包括:小剂量 IL-2 可促进 Treg 功能[313,453],核因子相关因子 2 激动剂可减少氧化应激[54,454],关键趋化因子抑制剂[455,456],烟酰胺腺嘌呤二核苷酸氧化酶[457],血管紧张素Ⅱ[102,458,459]可限制肝纤维化,器官特异性 Tregs[460,461]的过继转移以补充不足的细胞数量或应答能力。此外,对肠道微生物群的研究,可能会增强和扩大已经在动物模型和 AIH 患者[96,97]以及系统循环中的肠道衍生抗原和免疫细胞中证明的生物失调的观察结果[97]。这些观察结果可能预示着调整饮食、益生菌制剂、抗生素、肠道菌群再植,以及加强肠道黏膜屏障或调节肠道 Toll 样受体的药物制剂,都可能作为补充性治疗[98]。

六、肝移植

对于肝衰竭患者,无论其处于挽救治疗的哪个阶段都应考虑进行肝移植(LT)前评估[402]。MELD 评分大于 16 分(见第 97 章)、急性失代偿、顽固性症状、治疗不耐受以及发现肝癌(见第 96 章),都是评估 LT 的指征[462]。10% 对常规治疗无应答的患者需要进行 LT 治疗[463],在英国和美国,每年每 100 万人中有 0.5~0.8 人需要进行 LT[464]。在自身免疫性肝病中,与 PBC 和 PSC 相比,因 AIH 需要 LT 的概率最低,PSC 需要 LT 的概率最高[464]。这一发现也可能反映了 AIH 一线和二线治疗方法的相对有效性。

在成人中[463,465-467],AIH 患者肝移植后 5 年生存率为 73%~79%,儿童则高达 86%[468]。根据欧洲肝移植登记处的报告,LT 后 5 年存活率为 73%,儿童和 50 岁以下的成年人结果相似[467]。50 岁以上的成年患者 5 年生存率低于青年患者,前者 5 年生存率为 61%,后者为 78%,这可能是由于 50 岁以上成年人发生致命性感染并发症的概率增加所致[467]。因 AIH 而需肝移植的患者,由于感染而死亡的概率高于 PBC 患者(危险比 1.8;$P<0.002$)[467]。

8%~12% 的患者在移植后 1 年内 AIH 复发,36%~68% 的患者在移植后 5 年内 AIH 复发(复发时间范围:移植后 2 个月~12 年;中位时间:2 年)[469-472]。复发后有可能进展为肝硬化,13%~23% 的患者移植肝失去功能,可能需要重新移植[473,474]。复发性 AIH 患者的 5 年存活率为 89%~100%,与因其他肝脏疾病肝移植或非复发性 AIH 而需移植的患者存活率相似[474,475]。再移植的患者仍然可以发生 AIH[476]。

在因非自身免疫性肝病而接受 LT 治疗的患者中,随访 0.1~9 年后发现 1%~7% 的患者会出现术后新发 AIH[477-481]。常见于儿童,也可见于成人[482]。新发 AIH 患者中,62% 出现了肝脏纤维化[480];8%~23% 需要进行再次移植[480,483];4 年存活率为 95%[483]。及时进行免疫抑制治疗可能是治疗成功的关键,例如针对难治性患者可采用西罗莫司治疗[430,484]。

七、预后

在英国的一个非移植中心,AIH 患者的 10 年和 20 年总生存率分别为 91% 和 70%,而该中心的标准化死亡机会比分别为:全因死亡率 1.63(95% CI:1.25~2.02);将需要进行 LT 也归为"死亡"后,死亡机会比增加至 1.86(95% CI:1.49~2.26),其中,非肝脏相关疾病死亡机会比为 0.91(95% CI:0.62~1.19)[361]。在英国[361]、丹麦[14]和瑞典[23]的基于人群的流行病学研究中,肝硬化已被认定为导致死亡率增加的一个因素,而男性与不良预后之间的关系结果并不一致[14,29,485]。

AIH 的 10 年肝脏相关病死率在美国(6.2%~7.5%)[183,486,487]、丹麦(10.2%)[14]、英国(9%)[361]和以色列南部(10.3%)[10]之间具有可比性,但在亚太国家和同一国家的不同地区或民族之间,病死率差异显著[9]。新加坡 AIH 的 5 年肝脏相关病死率为 29%,印度的总体病死率不等,如印度西部(孟买)[488]中位存活时间为 7 年者可达 12%,而印度中北部(新德里)[489]患者平均存活时间为 15.7±17 个月者达 25%。在美国,与白人患者相比,非裔美国患者在发病后出现肝衰竭的概率较高(38% vs 9%,$P=0.001$);后者起病合并进展期肝纤维化的比例也较高($P=0.01$);并且其总体病死率也高于白人患者,其中非裔美国患者总体死亡率为 24%,美国白人为 6%($P=0.009$)[486]。同样地,亚裔美国患者的病死率(29%)高于西班牙裔美国患者(5%)和美国成年白人(8%)[487]。此外,非裔美国患者和西班牙裔美国患者住院治疗的需求比白人高得多,并且黑人种族在统计学上是预测 AIH 患者住院期间病死率的一个重要预测因素[490]。

病死率的差异反映了遗传、社会经济、环境和文化方面的因素,这些因素最终影响患者的诊断和治疗的及时性。这些差异可能反过来又解释了肝硬化发病率和长期生存率的差异,例如在欧洲、以色列南部和美国,肝硬化的发生概率为 12%~29%[10,13,14,183],新加坡为 42%[21],印度为 71%~76%[488,489]。在美国以西班牙裔为主的城市社区中,随着初级保健资源的获得率的提高,肝硬化发病率从 46% 降低到 23%,5 年生存率从 68% 提高到 89%。因此,在城市和农村社区、种族群体和地理区域扩大这些资源,可能是改善临床结局的有效途径。

(郭晓燕 译,鲁晓岚　贾继东 校)

参考文献

第 91 章 原发性胆汁性胆管炎

John E. Eaton, Keith D. Lindor 著

章节目录

原发性胆汁性胆管炎（PBC）是一种自身免疫性肝病，中年女性发病多见，是美国成人最常见的慢性胆汁淤积性肝病。PBC 的疾病特征是进行性肝内胆管破坏，进而导致胆汁淤积，以及与胆汁淤积、肝硬化和门静脉高压相关的症状和并发症。2015 年原发性胆汁性肝硬化的命名被原发性胆汁性胆管炎所取代，因为大多数 PBC 患者并没有“肝硬化”[1]。疲劳和瘙痒是 PBC 最常见的症状；然而，在偶然发现反映胆汁淤积的肝酶升高的患者中，多达一半是无症状的。血清中碱性磷酸酶水平升高和 AMA 抗体的存在是 PBC 高度特异性的疾病特征。熊去氧胆酸（UDCA）是唯一可改善未能行肝移植（LT）患者生存的药物。奥贝胆酸（Obeticholic acid，OBA）被批准用于对 UDCA 不耐受或 UDCA 疗效不佳的患者。虽然 OBA 已被证明可以改善肝功能指标并可作为预测长期生存的替代标志物，但对没有行肝移植患者生存的实际影响仍然未知。在后 UDCA 时代，肝移植作为挽救治疗方案变得不太常见，但仍然为延长终末期 PBC 患者生命提供了一个医疗方案。慢性胆汁淤积的并发症，如骨质减少性骨病、脂溶性维生素缺乏、高胆固醇血症和脂肪泻，应该得到治疗。

一、流行病学

PBC 在世界各个国家和地区均有发病，主要为女性发病，女性与男性的发病比例为 9:1。PBC 初诊患者通常在 40~60 岁[2]。直到 20 世纪 70 年代初，PBC 都被认为是一种罕见病，表现为持续性黄疸，几乎不可避免地会进展为终末期肝病。而我们现在对 PBC 流行病学和自然史的理解对这一概念提出了挑战。PBC 似乎比以前认为的更常见，因为人们对这种疾病的认识不断提高，并且通过广泛使用筛选试验识别无症状患者。结果 PBC 在疾病早期的诊断越来越多[2]。

PBC 患病率因国家而异，以色列为 19/100 万，明尼苏达州欧姆斯特郡为 402/100 万，年发病率为（0.7~49）/100 万[3]。PBC 在北美和欧洲更为普遍的观点正受到来自中国数据的挑战，这些数据表明中国 PBC 的患病率和发病率与欧美相似[4]。多项研究表明 PBC 的发病率正在增加，但是还有些研究的结论与此并不一致[4-8]。尽管如此，PBC 的患病率似乎正在增加，这可能是早期诊断和后 UDCA 时代患者生存期得到延长的结果[3,6,9,10]。

在美国[5]，年龄校正后的女性 PBC 发病率为 45/100 万人年，男性为 7/100 万人年（总体为 27/100 万人年）[5]。女性 PBC 患病率为 654/100 万，男性为 121/100 万（总体为 402/100 万）[5]。美国的一个大型，且涵盖多个地区的 PBC 研究报道，64% 的 PBC 患者为高加索人，21% 是西班牙裔，8% 是非洲裔美国人，7% 是亚裔/太平洋岛民或美洲印第安人[11]。

二、发病机制

虽然 PBC 的病因仍然未知，但它可能是一种免疫介导的疾病，由环境与遗传易感个体之间的复杂相互作用而发病。PBC 的几个特征提示自身免疫发病机制参与其中，这些特征包括强烈的先天，体液和细胞免疫反应；对线粒体自身抗原的耐受性丧失，表现为高度特异性的 AMA 抗体的存在；T 淋巴细胞参与胆管的破坏，以及免疫调节中的诸多异常。与其他自身免疫性疾病一样，PBC 好发于女性；PBC 患者及其一级亲属患其他类型自身免疫性疾病的概率增加。PBC 发病可能由

对一种或多种异体或自身抗原的免疫介导应答引发，导致胆管的进行性破坏、慢性胆汁淤积，最终导致胆汁性肝硬化。事实上，淋巴细胞被募集并通过多种趋化因子归巢到肝脏似乎是 PBC 发病机制的重要一步[12]。围绕胆管的炎症细胞的免疫组织化学表型显示这些细胞是 $CD4^+$ 和 $CD8^+$T 淋巴细胞的组合，伴有 B 淋巴细胞和自然杀伤细胞。胆管破坏直接由与胆道上皮接触的 $CD4^+$ 和 $CD8^+$ T 细胞的细胞毒性诱导。B 淋巴细胞在 PBC 炎症反应中相对不常见，但有时也可以成簇出现。细胞内黏附分子［如细胞内黏附分子-1（ICAM-1）］在许多上皮细胞上强表达，特别是在淋巴细胞损伤区域；这些分子可能有助于破坏性淋巴细胞与其靶标之间的相互作用，并且已经在 PBC 患者的胆管细胞中发现[13]。在 PBC 的早期胆道病变中，常可见嗜酸性粒细胞浸润和肉芽肿形成。PBC 主要是一种累及肝内小胆管的疾病，这些胆管的胆管上皮细胞丢失，并导致胆汁淤积性损伤。PBC 并不局限于肝脏，唾液腺和泪腺也会发生异常，相关的细胞表型变化与胆管上皮细胞中观察到的相似。

（一）自身抗体

抗线粒体抗体（AMA）在 20 世纪 60 年代首次在 PBC 患者中被报道，一直以来被认为是该疾病最敏感和特异性的免疫学标志物。AMA 抗体直接作用于丙酮酸脱氢酶复合物（PDC-E2）的 E2 组分，支链 2-氧代-酸性脱氢酶复合物（BCO-ADC-E2）的 E2 单元和 2-氧代-戊二酸脱氢酶复合物（OGDC-E2）的 E2 亚基。其他 AMA 还识别 PDC 的 E1a 亚基（PDC E1a）和 PDC 的二氢硫辛酰胺脱氢酶结合蛋白（E3BP）。这些分子都位于线粒体内膜上。在 PBC 患者中，这些分子中的至少 1 种与 AMA 起反应。AMA 针对的最常见抗原是 PDC-E2；PDC-E2 反应抗体存在于 90%～95% 的 PBC 患者血清中[14]。

AMA 似乎没有细胞毒性：①它们在肝移植后持续存在且没有疾病复发的证据；②疾病严重程度与抗体效价无关；③它们并不总是存在于 PBC 患者中；④它们在注射重组 PDC-E2 蛋白后的动物模型中出现，但并没有导致胆管破坏或炎症。Western 免疫印迹分析显示，不同类型或数量的线粒体抗原与 PBC 肝脏病变的阶段无关，与特定的临床，生化，组织学、免疫表型或 Mayo 风险评分无关（见下文）[15]。虽然 AMA 主要是免疫球蛋白（Ig）G 1 和 IgG3 亚型，但大多数 PBC 患者表现出血清 IgM 水平的多克隆升高；而 IgM 并不直接针对线粒体或核抗原。这一现象提示 B 细胞的多克隆激活且抗体类型转换失败，代表了 B 细胞的异常激活[16]。

ANA 存在于近一半的 PBC 患者和高达 85% 的 AMA 阴性 PBC 患者中（见后文）。通过免疫荧光检测，与 PBC 患者最相关的 ANA 抗体是抗多核点抗体（抗 MND，其分子靶标是被称为 Sp100 的一个 100-kd 可溶性蛋白），抗着丝粒抗体和抗核包膜抗体。抗核包膜抗体的免疫荧光表征为边缘样（rim 样）和膜状的；其分子靶标是核孔复合物的结构组分，如 gp210 和核蛋白 p62，以及核膜组分，例如层粘连蛋白 B 受体。在 18% 的 AMA 阳性 PBC 患者和高达 45% 的 AMA 阴性 PBC 患者中可发现抗 gp210 抗体。ANA 中的抗 MND 和 rim 样及膜状抗核包膜抗体在正常和其他疾病对照中相对罕见或不存在，但与 PBC 密切相关，可被认为是 AMA 阴性 PBC 患者的替代标志物[17,18-20]。gp210 抗体用于诊断 PBC 的特异性大于 99%。gp210 抗体，可能还有 p62 抗体，还可提供预后信息，它们似乎与预后不良的侵袭性 PBC 有关[18,21,22]。

（二）遗传因素

PBC 患者亲属中也会发生 PBC，PBC 患者一级亲属中细胞介导的免疫异常，以及与其他自身免疫性疾病（如多发性硬化症和乳糜泻）相关的关键免疫调节通路中，风险基因位点的存在，均表明 PBC 发病与遗传相关。事实上，5% PBC 患者有家族史，且单合子型（60%）比双合子型双胞胎（0%）发生 PBC 的概率高得多。此外，在 PBC 患者的一级亲属中（20% 的姐妹，15% 的母亲和 10% 的女儿）中经常检测到 AMA[17,23]。

既往报道一致性最好且是最强的遗传关联来自 HLA 基因座Ⅱ类结构域，特别是 HLADRB1*08 家族。HLA 基因产物对于抗原呈递和维持免疫耐受性是必需的。DRB1*0801 和 DRB1*0803 分别与北美/欧洲和日本人群的疾病易感性相关。而 DRB1*11 和 DRB*13 在欧洲人群中则被发现具有保护性[24]。

尽管如此，80%～90% 的 PBC 患者缺乏最常见的 HLA 易感等位基因，这表明非 HLA 基因是重要的。事实上，全基因组关联研究已经确定了 30 多个非 HLA 易感基因。这些基因可能有关键的免疫调节作用，如 T 细胞分化，toll 样受体，TNF 信号传导，白细胞介素-12 和其他细胞因子信号传导通路[17,25,26]。迄今为止鉴定出的相关基因可能解释了 PBC 不到 20% 的遗传可能性。因此，表观遗传学被认为在 PBC 的发病机制中起重要作用[23]。表观遗传修饰有可能在不改变 DNA 的情况下产生表型变化。事实上，DNA 甲基化，组蛋白修饰和小 RNA 都通过各种机制参与 PBC 的发病[23,27]。

（三）细胞凋亡

细胞凋亡过程的失调可能通过 3 种机制导致免疫耐受性的丧失和自身免疫性疾病的进展。首先，凋亡细胞的清除受损或增强可导致炎症反应增强或自身免疫原片段的累积。其次，细胞凋亡过程的遗传缺陷可以通过干扰淋巴细胞的诱导耐受性功能缺失而导致自身免疫。最后，细胞凋亡是一种常见的病理生理事件，偶尔会导致异常的自身抗原呈递，从而导致自身免疫[28]。

在细胞凋亡过程中，胆管上皮细胞（与其他上皮细胞不同）将完整的，具有免疫活性的 PDC-E2 易位至凋亡小体（称为 apoptopes）[29]。当 AMA 存在时，这些胆管凋亡小体与来自 PBC 患者的巨噬细胞一起培养时，随之而来的炎症反应可能导致周围细胞的凋亡[30]。除了刺激固有免疫系统外，PDC-E2 可以与抗原呈递细胞介导的循环免疫复合物反应，抗原呈递细胞将抗原表位呈递给 T 细胞，从而导致特异性 T 和 B 细胞活化[31]。这可能有助于解释 PBC 主要累及中小胆管。可溶性腺苷酸环化酶是调节细胞凋亡的碳酸氢盐传感器。碳酸氢盐分泌减少（例如由疏水性胆汁酸诱导）可以通过激活腺苷酸环化酶使胆管细胞对胆汁盐诱导的细胞凋亡敏感。在体外抑制腺苷酸环化酶可阻止细胞凋亡[32]。这些发现可以部分解释 UDCA（一种已被证实可以抑制细胞凋亡的药物）延迟

PBC 疾病进展的机制(见后文)。他们还为其他可能的治疗靶标提供了线索[33]。

(四) 分子模拟

宿主自身抗原和不相关的外源物质之间的分子模拟是解释自身抗体如何介导自身蛋白的产生,打破免疫耐受并导致自身免疫性疾病的假设之一。由感染导致的外源蛋白的分子模拟长期以来被认为是 PBC 发病的一个始动事件。微生物产生大量外来抗原,这些抗原共同构成疾病发生的主要决定因素而被免疫系统识别。这些潜在的抗原包括可被炎症细胞上的特异性受体识别的多种碳水化合物、脂质和蛋白质。在 PBC 中,PDC-E2 似乎是外来抗原模仿的理想对象。PDC-E2,特别是其内部脂酰结构域,在细菌,酵母和哺乳动物中高度保守。PBC 中的自身免疫现象可能是来自微生物蛋白的肽段模拟 T 细胞抗原表位,并被异常表达的 HLA Ⅱ类分子呈递给 T 细胞。在 PBC 患者免疫应答中涉及的感染因子包括多种细菌和病毒,如大肠杆菌[34]。多项研究表明尿路感染与 PBC 之间存在关联[26]。

(五) 有害异物和其他涉及物质

有害异物是外来化合物,其可能通过诱导天然蛋白质分子结构的改变来重塑自身蛋白,使其足以诱导产生免疫反应。而免疫系统可以同时识别修饰蛋白和天然蛋白。PBC 血清已被证明对用化学合成物如 2-辛炔酸和 2-壬炔酸修饰的 PDC-E2 有强烈反应,并且已被证明给动物注射后可诱导 PBC 样肝脏病变[35-37]。此外,来自 PBC 患者的抗 PDC-E2 自身抗体可与有害异物,包括 2-辛烯酸和 6,8 双(乙酰硫基)辛酸,产生交叉反应;它们还识别硫辛酸,其可共价结合到 PDC-E2[38]。几项流行病学研究发现吸烟与 PBC 之间存在关联[26,39]。对 223 名 PBC 患者的一项研究表明,吸烟是进展期肝纤维化(Metavir F3-F4 期,见第 73 和 74 章)的独立危险因素,吸烟史每增加 1 包-年,肝纤维化进展的可能性增加 5%[40]。因此,应该向吸烟的 PBC 患者告知这种风险。

三、临床特征

(一) 无症状的疾病

实验室检测的广泛使用使得高达 60% 的 PBC 患者在无症状阶段得到确诊。肝脏活检结果提示一些无症状的 AMA 阳性及肝脏生化检查正常的人可有 PBC 的病理表现;这些人后续可能会出现慢性胆汁淤积的症状,体征和实验室阳性结果。然而,大多数在筛查中发现具有正常肝脏生化结果的 AMA 阳性的人最终并不会被诊断为 PBC[14,41]。

(二) 有症状的疾病

典型的有症状的患者(表 91.1)是一名主诉有疲劳或瘙痒的中年妇女。其他症状包括右上腹痛,厌食和黄疸。疲劳虽然相对非特异性,但被许多患者认为是最困扰的症状。疲劳的病因往往是多因素的[42],常常在整个病程中持续存在,较高的疲劳水平与死亡风险和肝移植需求增加有关[43,44]。与健康人群相比,非肝硬化的 PBC 患者会表现出睡眠模式的改变[45]。因而评估患者是否存在疲劳并评估其他潜在原因是重要的。

表 91.1 PBC 的症状和体征

症状或体征	频率/%
疲乏	21~85
瘙痒	19~55
色素沉着	25
肝肿大	25
脾大	15
黄斑瘤	10
黄疸	3~10
右上腹痛	8
无	25~61

瘙痒症可以发生在病程中的任何时候,早期、晚期,或在病程中间断出现。瘙痒症一般在白天是间断出现的,而给患者带来最大困扰的是在傍晚和晚上。瘙痒症通常随着疾病的进展而消退,但在一些患者中,严重的,顽固性的瘙痒症可以在疾病的早期阶段,并且可能需要肝移植来进行有效的解决。胆汁淤积性肝病中的瘙痒症可能部分由溶血磷脂酸和外切核苷酸焦磷酸酶/磷酸二酯酶 2 介导,该酶介导从溶血磷脂酰胆碱产生溶血磷脂酸。血清溶血磷脂酸水平和外切核苷酸焦磷酸酶/磷酸二酯酶 2 活性与瘙痒的严重程度有关[46]。在一项针对 770 名英格兰 PBC 患者的研究中,在第 1、5 和 10 年时发生瘙痒的累积风险分别为 19%,45% 和 57%[47]。

大多数 PBC 患者在初诊的时候并没有黄疸。黄疸发生在疾病过程的后期,通常是持续的,并与预后差相关。PBC 症状还可能与脂溶性维生素缺乏,伴或不伴自发性骨折的骨痛,或存在 PBC 相关的自身免疫性疾病(表 91.2)相关。晚期肝病的症状和体征,如腹水、胃食管静脉曲张出血和肝性脑病,通常发生在 PBC 的后期。

在体检中,最常见的体征是皮肤色素过度沉着(由黑色素沉积引起)、肝脾肿大、黄斑瘤,晚期患者则会出现黄疸。男性患者的症状似乎比女性少,而自身免疫表现,特别是 Sjögren 综合征,在男性中也不那么频繁。否则,PBC 在男性和女性患者中的临床表现就会是完全一样的。

(三) 相关的疾病

PBC 患者经常合并的其他疾病(见表 91.2)被认为与免疫紊乱有关。这些相关疾病包括 Sjögren 综合征[表现为眼干(干燥性角结膜炎)和口干]、系统性硬化症(硬皮病)及其变异型、类风湿性关节炎、某些皮肤疾病、肾小管酸中毒和甲状腺炎。

PBC 患者发生恶性肿瘤的概率增加。早期研究发现患有 PBC 的女性患乳腺癌的风险增加,但未被随后的 meta 分析证实。原发性肝癌是与 PBC 相关的重要恶性肿瘤,风险比一般人群高近 19 倍[48]。

表 91.2 PBC 相关疾病

疾病	频率/%
Sjögren 综合征	72~100
肾小管酸中毒	50~60
关节炎/关节病	4~42
胆结石	33
自身免疫性甲状腺炎	15~20
系统性硬化症及其变异型	15~19
皮肤病变——扁平苔藓，盘状狼疮，天疱疮	11
雷诺病	8
CREST 综合征及其组成的任一症状	7
乳糜泻	1~7
原发性肝癌	1~3

CREST 综合征：钙质沉着症，雷诺现象，食管运动障碍，指端硬化，毛细血管扩张。

四、诊断

当满足以下 3 项标准中的 2 项时，即可确诊 PBC：反映慢性胆汁淤积的肝功指标升高［通常伴有碱性磷酸酶≥1.5 倍正常值上限（ULN）］、血清 AMA 升高（滴度≥1∶40）或肝活检病理结果符合 PBC。通常不需要进行肝活检（见后文）[14]。

（一）生化特征

肝脏生化检测结果提示胆汁淤积。几乎所有患者的血清碱性磷酸酶和 γ-谷氨酰转肽酶水平升高。血清转氨酶（AST，ALT）水平轻度升高（通常低于 ULN 的 3 倍）；显著升高（超过 ULN 的 5 倍）明显不寻常，可能提示 PBC-自身免疫性肝炎重叠综合征（见第 90 章）或与病毒性肝炎共存。血清胆红素水平在早期阶段通常是正常的，但在病程中会缓慢升高。血清胆红素水平高，白蛋白低，凝血酶原时间延长提示疾病晚期和预后不良。血清免疫球蛋白（特别是 IgM）和胆汁酸水平都是升高的[14]。

（二）血清学

间接免疫荧光（IIF），免疫印迹和酶联免疫吸附测定可以检测 AMA。IIF 是目前最常用的方法，在 90% 至 95% 的 PBC 患者中可以检测到 AMA；然而，IIF 检查需要由熟练的检验技师进行，有时 PBC 患者的 AMA 结果会被误读为假阴性。免疫印迹和酶联免疫吸附法的检测灵敏度和特异性高于 95%，并且可以在 IIF 检测 AMA 阴性的 PBC 患者中检测出 AMA。AMA 也可以在没有 PBC 的人群中检测到。人群中无 PBC 的 AMA 阳性率为 16/10 万，其中只有 1/6 的这些人会在 5 年后发展为 PBC[41]。在 PBC 患者中发现的其他自身抗体包括类风湿因子（70%）、平滑肌抗体（66%）、ANA（50%）和抗甲状腺（抗微粒体，抗甲状腺球蛋白）抗体（41%）。

（三）组织病理

PBC 最早的组织学变化之一可能是终末胆小管的减少，这点可以通过胆管细胞角蛋白 19 染色来证实[49]。在疾病早期，小胆管上皮细胞的损伤也可见到（图 91.1 及图 91.2A 和 B）。在许多情况下，最重要也是唯一的诊断线索是胆管缺失，其定义为超过 50% 的汇管区小叶间胆管炎症性破坏。旺炽性胆管病变，即节段性的小叶间胆管上皮细胞退化，形成界定不清、非干酪样上皮肉芽肿，几乎可以诊断 PBC，但只在相对较少的病例中发现，主要是在早期阶段。

最流行的两个组织学分期系统是由 Ludwig 及其同事和 Scheuer 提出的，他们将疾病分为 4 个阶段。这两个系统都描述了 PBC 进行性的病理变化，最初开始于汇管区的胆管，最终进展为肝硬化。Ludwig 1 期疾病的特征是汇管区炎症及小叶间胆管炎症性破坏，范围可达 100μm（按直径计算）。这些病变通常是局灶性的，被描述为旺炽性胆管损害，其特征是胆管周围有明显的炎症和坏死。汇管区的范围通常被淋巴细胞的增多而扩大，也可看到少量的中性粒细胞或嗜酸性粒细胞。在 Ludwig 2 期疾病中（见图 91.2A），炎症从汇管区延伸到肝实质，形成被称作界面性肝炎的病变，其在以前被称为碎片状坏死。胆管的破坏与胆小管的增殖可以同时存在。Ludwig 3 期疾病的特征在于瘢痕化和纤维化。可以在汇管区、汇管周围区域以及肝实质看到淋巴细胞的浸润，但这一阶段的标志性病理改变是存在没有再生结节的纤维化。Ludwig 4 期疾病的特征为肝硬化伴纤维间隔和再生结节（见图 91.2B 和第 74 章）[50]。

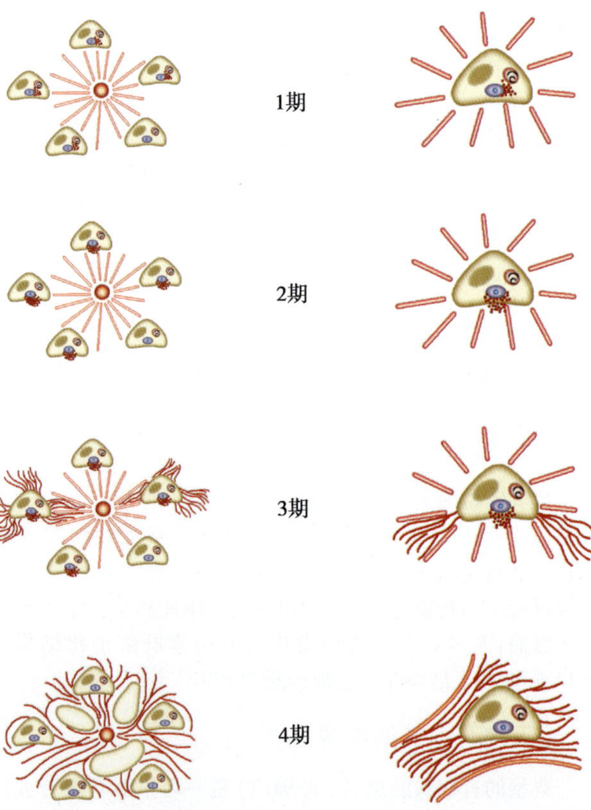

图 91.1 PBC 病理分期系统（Ludwig 分期）的示意图。示意图左侧显示每个阶段围绕一个中心静脉的 5 个汇管区。右侧则放大显示了每个阶段的单个汇管区（胆管为蓝色）。在 1 期，炎症局限于汇管区，集中在胆管上。在 2 期，炎症延伸到肝实质（界面性肝炎或碎屑样坏死）。在 3 期，存在纤维化；在 4 期，存在肝硬化

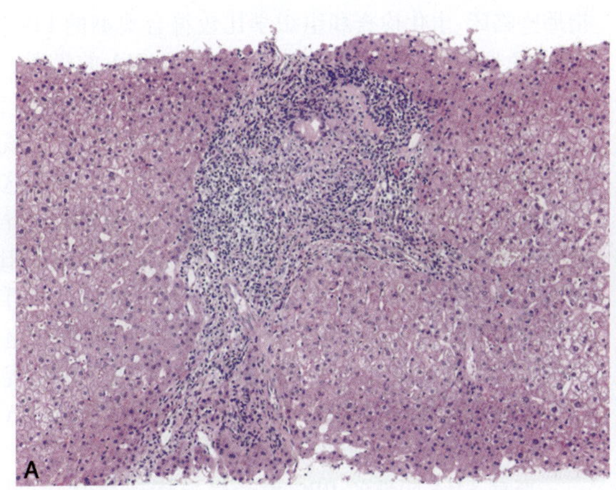

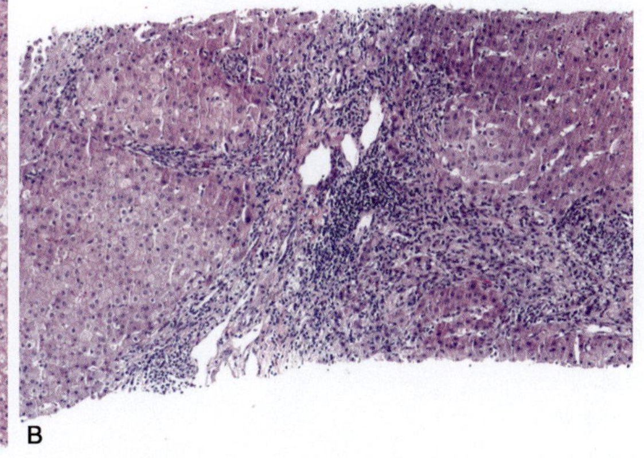

图 91.2　A,2 期 PBC 显微镜下照片。单核炎性细胞扩大了汇管区范围,并破坏了肝界板区域(界面性肝炎)。胆管周围有炎性细胞,无明显纤维化(H&E 染色,×100)。B,4 期 PBC。存在肝硬化,肝实质周围有纤维化区域。汇管区仍可见致密的单核炎性细胞浸润,伴界面性肝炎(H&E 染色,×100)

大多数 PBC 患者的肝脏病变呈现进行性进展;少数患者组织学稳定时间比较长,只有罕见个体的组织学病变会呈现好转趋势。Markov 模型已被用于描述随时间推移的 PBC 组织学进展概率(表 91.3)。

表 91.3　PBC 患者组织学进展到较高期的概率

进展概率/%	初始组织学阶段		
	1	2	3
1 年	41	43	35
2 年	62	62	50

在 AMA 阳性人群中,大于 1.5 倍 ULN 的血清碱性磷酸酶联合小于 5 倍 ULN 的 AST 需高度怀疑是 PBC[13]。因此,大多数患者不需要肝活检,但如果是 AMA 阴性的 PBC(见后文)或考虑其他诊断如累及小胆管的原发性硬化性胆管炎或与自身免疫性肝炎重叠(见第 68 章和第 90 章),则应考虑行肝活检[50]。

(四) 影像学

使用 US、CT 或 MRI 进行横断面成像可用于排除胆道梗阻,并在生化检查提示胆汁淤积患者的诊断评估和肝硬化患者监测原发性肝癌的过程中起关键作用。除了肝脏回声增强和门静脉高压的征象外,几种影像学征象似乎在 PBC 患者中很常见。近三分之二患者在 MRI 上可以在门静脉周围看到"晕环征"(以门静脉分支为中心的 T_1、T_2 加权低信号影)和腹腔内淋巴结肿大[51]。门静脉周围淋巴结保持稳定,对于避免过度关注潜在的恶性肿瘤是重要的;但是,对于较大的淋巴结还是需要警惕恶性肿瘤。超声和磁共振弹性成像越来越多地用于肝纤维化的无创评估(见第 73 和 74 章)。瞬时弹性成像的结果与肝纤维化的程度有很好的相关性,其在 PBC 中的表现与其他慢性肝脏疾病中的表现相似。此外,肝脏硬度已被证明是 PBC 独立的预后因素[52,53]。

五、自然病程

已经有研究报道了有症状的 PBC 患者以及具有正常或异常肝脏生化检查水平的无症状 PBC 患者的自然病程。随着时间的推移,PBC 的自然病程已经有所改善。例如,调整后的确诊 10 年后出现肝功能失代偿风险(腹水、静脉曲张出血或肝性脑病)、原发性肝癌和肝相关死亡率在 20 世纪 70 年代分别为 19%、10% 和 35%,但在 21 世纪 00 年代则明显改善,分别为 6%、2% 和 6%[2]。PBC 患者预后的改善部分归功于 UDCA 的广泛使用和疾病的早期诊断。已经开发了用于预测个体患者生存率的预后模型,并帮助我们理解哪些患者对治疗有反应,进而有较好的预后(见后文)。

(一) 无症状的疾病

一项早期研究报道了 29 名 AMA 阳性(效价为 1:40 或更高),肝脏生化检查正常,没有症状的 PBC 患者,其中 24 名患者(83%)的肝脏组织学符合或者可以确诊 PBC,仅 2 名患者的组织学是正常的。中位随访时间为 17.8 年(范围为 11~24 年)。24 名患者(83%)的肝脏生化检查在中位随访 5.6 年(范围为 0.9~19 年)后持续异常,22(76%)名患者出现与 PBC 相关的持续不适,包括疲劳,瘙痒和右上腹不适。中位随访 11.7 年(范围为 6.4~16.8 年)(从第一例 AMA 阳性患者算起)后,没有患者死于 PBC。这项研究表明,AMA 阳性和肝脏生化检查正常的无症状 PBC 患者的疾病常处于早期;随着时间的推移,典型的 PBC 临床表现可能也会出现。这些患者可能代表了 PBC 的一个亚型,其自然病程与一般 PBC 患者不同。

无症状的 PBC 患者病情较有症状的患者更轻[53]。那些在几年内持续保持无症状的患者可能比有症状的患者的生存期明显延长,但他们的预期寿命仍然低于与其年龄和性别匹配的正常人群。大约 40% 的确诊初期无症状的患者在随访 5~7 年内会出现 PBC 症状,如果随访时间足够长(95% 在 20 年后),大多数无症状患者最终会出现症状[54]。当症状出现时,预期寿命会显著下降,并且与其他有症状患者相同。

(二) 有症状的疾病

与无症状 PBC 患者相比,具有慢性胆汁淤积症状的 PBC 患者疾病会更快地进展到终末期肝病并且预后更差。在有症状的 PBC 患者中已经确定了几个预后不良的独立预测因子（框 91.1）。

框 91.1　各种临床研究中 PBC 患者生存的独立预测因素

临床表现
年龄
腹水
水肿
肝脏肿大
静脉曲张出血
实验室检测
血清白蛋白水平
血清碱性磷酸酶水平
血清胆红素水平
凝血酶原时间
肝脏组织学
胆汁淤积症
肝硬化
纤维化
Mallory 透明体

PBC 患者门静脉高压的表现及其并发症类似于其他类型肝硬化。大多数有门静脉高压的 PBC 患者都有肝硬化；然而，一些有中重度肝脏炎症的 PBC 患者可以发现门静脉高压，而肝活检标本却没有肝硬化。胃食管静脉曲张的发展是一个不良的征象，大约三分之一的 PBC 患者在长期随访期间会出现。大约 40% 的这些患者将在发生静脉曲张的 3 年内经历一次或多次静脉曲张出血，导致生存率降低。需要注意的是，静脉曲张可以发生（尽管很少）在早期阶段（1~2 期）的 PBC 患者。来自一项大型医疗中心的数据显示 1、2 期 PBC 患者静脉曲张的发生率为 6%[55]。

（三）生存预测

如果未经治疗，PBC 的病程可持续 15~20 年。血清胆红素和碱性磷酸酶水平都是可以预测无移植生存的重要标志物。一项针对 4 800 多名患者的多中心国际研究表明，血清胆红素水平大于 1.0ULN 的患者 10 年无移植生存率为 41%（如果胆红素水平小于 1 倍 ULN，则为 86%），碱性磷酸酶水平大于 2 倍 ULN 的患者为 62%（如果碱性磷酸酶水平小于 2 倍 ULN，则为 84%）[56]。

为了预测 PBC 患者的生存期，已开发了预后模型，其中一些模型依赖于 Cox 比例风险回归模型分析。在这些模型中，梅奥风险评分已经经过交叉验证，可以预测患者的无移植生存。同样，GLOBE 评分结合了患者的年龄和实验室参数（碱性磷酸酶，白蛋白，胆红素和血小板计数），可预测 UDCA 治疗患者的无移植生存（见后文）[57]。事实上，对 UDCA 治疗有生化反应是预测患者预后的重要因子（见后文）。

六、抗线粒体抗体阴性原发性胆汁性胆管炎

抗线粒体抗体（AMA）阴性原发性胆汁性胆管炎（PBC）是指那些临床、生化检查和组织学比较符合典型的 PBC，但通过 IIF 或免疫印迹技术未在血清中检测到 AMA 的患者。在所有符合其他标准的 PBC 患者中，5% 被确认为 AMA 阴性[14]。

大多数 AMA 阴性的 PBC 患者都有抗核抗体（核周边缘样或多核点样）或平滑肌抗体（或两者都有）。虽然这些患者可能通过血清中缺乏 AMA 来被区分，但 AMA 的特异性抗原 PDC-E 2 在其胆道上皮的顶端区域表达，就像 AMA 阳性患者所表现的那样，这一观察表明两者的发病机制是一样的。事实上，AMA 阴性和阳性患者具有相似的临床，实验室和组织学特征。当在 PBC 患者中检测调节性 T 细胞和被提示在自身免疫性疾病发病中起作用的 T 细胞亚型时，在 AMA 阳性患者和阴性患者之间没有发现差异[58]。

当对 AMA 阴性的 PBC 患者做疾病评估时，应排除其他有类似临床表现的疾病。对于 AMA 阴性的患者，肝脏穿刺活检成为明确 PBC 诊断并排除其他肝脏疾病的必要手段。此外，MRCP 成像对于诊断其他胆管病变（如 PSC）是必不可少的。肝活检和 MRCP 以及特定的实验室检查将帮助鉴别一些其他疾病，例如乳糜泻，丙型肝炎，结节病，小胆管 PSC 和 IgG4 相关的自身免疫性胆管炎。

AMA 阴性的 PBC 患者的自然病程、及对 UDCA 的治疗反应类似于 AMA 阳性患者[57]。AMA 阴性的 PBC 患者应以每日 13~15mg/kg 的剂量接受 UDCA 治疗（见后文）。

七、治疗

已发表的大量对照和非对照临床研究已经评估了用于 PBC 患者的各种药物。这些药物根据其作用机制可以分类为胆汁酸和免疫抑制、抗炎、促尿铜排泄或抗纤维化剂。除了治疗 PBC 本身，识别、预防和治疗与 PBC 相关的并发症对于患者的管理也很关键（图 91.3）。

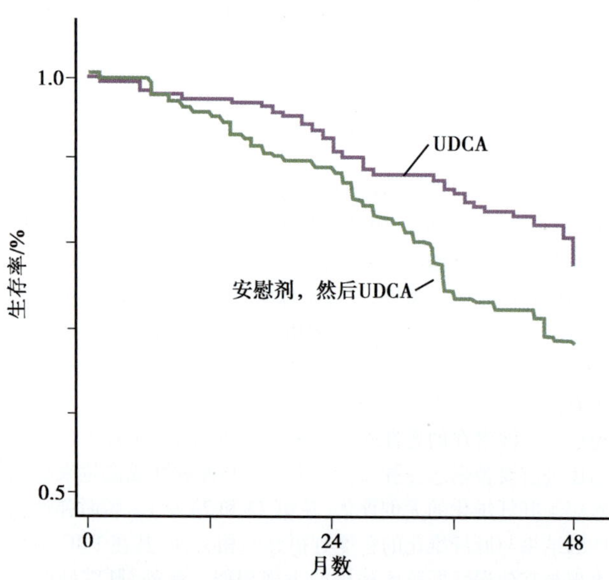

图 91.3　548 例 PBC 患者的生存分析。接受 UDCA 治疗 4 年的患者的生存概率显著高于先接受安慰剂再接受 UDCA 的患者（$P<0.001$，相对风险比 1.92；95% CI 1.30~2.82）。UDCA，熊去氧胆酸。（Adapted from Poupon R, Lindor KD, Cauch-Dudek K, et al. Combined analysis of French, American and Canadian randomized controlled trials of ursodeoxycholic acid therapy in primary biliary cirrhosis. Gastroenterology 1997；113：884-90.）

（一）熊去氧胆酸

熊去氧胆酸（UDCA），是鹅去氧胆酸的 7β 差向异构体，其天然成分在人体胆汁中少量存在（少于总胆汁酸的 4%）。UDCA 治疗 PBC 患者最佳成本效益比的剂量是 13～15mg/（kg·d），可以分次随餐服用。

UDCA 起效的几种机制包括：促进肝脏分泌；抑制肠道吸收有毒、疏水性、内源性的胆汁盐；稳定肝细胞膜对抗有毒胆汁盐；抑制细胞凋亡和纤维化；用非肝毒性 UDCA 替代有些可能有肝毒性的内源性胆汁酸；以及减少 MHCII 类抗原的表达[58]。在 UDCA 治疗期间，血清和胆汁中 UDCA 的比例增加至总胆汁酸的约 50%，内源性胆汁酸的比例，如胆酸、鹅去氧胆酸、脱氧胆酸和石胆酸随之下降[59]。

由于其良好的安全性和患者依从性，UDCA 成为所有治疗 PBC 的药物中最受关注的。UDCA 治疗可以迅速和持久地改善肝脏生化指标，改善界面性肝炎、炎症、胆汁淤积、胆管数量减少和胆管异常增殖的组织学严重程度[60-62]。UDCA 可以显著降低疾病进展为胃食管静脉曲张，原发性肝癌和腹水的风险，并延迟疾病进展为肝硬化[63-65]。诊断时确诊 1 期、2 期或 3 期 PBC 的患者，用 UDCA 治疗 5 年后发展为肝硬化的预测概率分别为 4%、12% 和 59%；UDCA 治疗 10 年时，发展为肝硬化的概率分别为 17%、27% 和 76%[64]。

UDCA 已被明确证明可以提高无肝移植的生存率（见图 91.3）[66]。一项只包括随机对照试验的 meta 分析得出结论（其中 UDCA 的剂量和随访的持续时间都足够）显示 UDCA 治疗使得肝移植的概率显著降低，死亡率略有下降。此外，长期研究表明，对 UDCA 治疗有生化反应的患者的存活率与健康对照相似[67]。一些研究未能证明 UDCA 治疗 PBC 患者有生存获益，但这些研究设计中都有一些缺陷，最显著的是纳入样本量少和使用次优剂量的 UDCA，进而导致可能排除了有意义的结论。

大约 20%～40% 的患者对 UDCA 治疗无应答。UDCA 治疗无效与无移植生存率降低和疾病相关并发症（包括原发性肝癌在内）风险增加有关[68]。男性患者及早期诊断的患者似乎不太可能对 UDCA 治疗产生反应（30 岁之前诊断的患者，对 UCDA 的治疗反应率为 50%；70 岁之后诊断的患者，其治疗反应率为 90%）[69]。已经提出了各种标准来评估对 UDCA 治疗的反应性，这些标准基于肝脏生化检查，主要是血清碱性磷酸酶水平的改善。目前已经提出了各种用于评估的碱性磷酸酶截断值，其中治疗后 1 年碱性磷酸酶水平下降至 ULN 的 2 倍可能是最佳截断值[56,70-73]。GLOBE 评分是一个经过充分验证的预后评分系统，其使用患者的年龄、碱性磷酸酶、总胆红素、白蛋白和血小板计数来预测 UDCA 治疗 1 年后的无移植生存率，并允许医生在 UDCA 试验性治疗一段时间后对患者进行危险分层。事实上，它的预测效果优于早期的预测系统，如巴黎标准[57]。GLOBE 评分大于 0.30 的 10 年无移植生存率为 60%，而 GLOBE 评分小于或等于 0.30 的 10 年无移植生存率为 92%。同样，UK-PBC 风险评分系统也在多中心研究中建立并得到验证，该研究纳入 3 165 名 PBC 患者，评估指标包括基线白蛋白，血小板计数，和 UCDA 治疗 12 月后的胆红素，碱性磷酸酶及转氨酶水平，用于预测肝移植或肝脏疾病相关死亡，该系统的受试者工作特征曲线下的面积大于 0.90[74]。鉴别出 UDCA 无应答者很重要，以便可以考虑换用新的或增加辅助治疗方案。

（二）其他药物

1. 奥贝胆酸

奥贝胆酸（OBA）是一线法尼醇 X 受体（FXR）激动剂。FXR 是一种表达在肝脏、肾脏、肾上腺和肠道中的核受体，在胆汁酸代谢、肝脏再生和炎症中起关键作用。OBA 亲和力比天然 FXR 配体鹅去氧胆酸强 100 倍。临床前研究数据表明 OBA 具有抗纤维化和利胆功能[75]。

2016 年，OBA 被批准用于对 UDCA 不耐受或 UDCA 用药 1 年后未得到预期反应的 PBC 患者。两项 2 期临床研究使用的 OBA 剂量高达 50mg/d，可以改善肝脏生化指标的，但是会出现剂量依赖性瘙痒，这是 OBA 最常见的不良反应。在最关键的 3 期临床研究（POISE）中，纳入 217 名 UDCA 无应答或 UDCA 不耐受者，他们随机接受以下 3 种治疗中的 1 种：安慰剂；OBA 5mg/d 组，如果需要，剂量可调至 10mg/d；OBA 10mg/d[76]。超过 90% 的受试者在研究期间仍保留 UDCA 用药。主要研究终点是血清碱性磷酸酶水平小于 ULN 的 1.67 倍，较基线水平至少减少 15%，并且总胆红素水平达到正常。5～10mg OBA 组（46%）和 10mg OBA 组（46%）较安慰剂组（10%）有更多患者达到研究终点[76]。在极少的对 UDCA 不耐受的患者中，OBA 单药治疗在改善肝脏生化指标方面也似乎有效[77]。

瘙痒症是 OBA 的常见副作用（56%～68%），安慰剂为 38%，以较低剂量开始治疗可能有助于减轻这种副作用。服用 OBA 后还观察到血清 HDL 胆固醇水平的降低，其对心血管风险的长期影响（如果有的话）尚不清楚[76]。对于非晚期肝病的患者，5mg/d 的 OBA 是推荐的起始剂量。如果药物耐受性良好，并且在较低剂量下无法实现肝脏生化指标的充分改善，则剂量可增加至 10mg/d。OBA 用于晚期肝病患者中的研究数据有限。对于 Child-Pugh B 级或 C 级肝硬化患者，OBA 的剂量应为每周 5mg；在这些患者中以高于每周 5mg 的剂量使用 OBA 会增加不良事件，包括肝功能衰竭和死亡。总之，OBA 治疗满足了 UDCA 无应答者的治疗需求，其可改善肝脏生化指标，但仍需更多研究探讨其长期安全性和疗效，特别是在晚期肝病患者中。

2. 贝特类

非诺贝特和苯扎贝特都已被用于 PBC 的治疗。几项 meta 分析，其中纳入的大部分是小型回顾性研究，表明非诺贝特和苯扎贝特都可以改善 PBC 患者的肝脏生化指标，即使在 UDCA 无应答者中也是如此[78,79]。在一项纳入 120 名 UDCA 无应答者的回顾性研究中，接受非诺贝特加 UDCA 治疗的患者中有 41% 得到了肝脏生化指标的改善，而接受 UDCA 单一治疗的患者中这一比例仅为 7%，非诺贝特还可提高 PBC 患者的无肝移植生存期。然而，非诺贝特使用后可导致肝硬化患者血清胆红素水平升高，从而增加了对晚期 PBC 患者使用该药物的顾虑[80]。在对 27 名 UDCA 无应答者进行 8 年随访的小型随机临床研究中，苯扎贝特可降低 Mayo PBC 风险评分和血清碱性磷酸酶水平，但可引起血清肌酐水平轻度升高。

该研究未能显示苯扎贝特对患者无移植生存率的获益[81]。在一项纳入48名患者并进行3年随访的回顾性研究中，苯扎贝特也能改善患者肝脏生化指标，并提示了对瘙痒症状的改善，但并没有显示苯扎贝特治疗与血清肌酐升高之间存在相关性[82]。另一项纳入100名使用UDCA治疗失败的PBC患者的一项随机安慰剂对照研究表明，31%的苯扎贝特治疗组患者得到了完全的生化水平改善（血清碱性磷酸酶、AST、ALT和总胆红素水平和INR达到正常水平），而这一比例在安慰剂组为0%，两者有统计学差异[83]。

3. 泼尼松龙和泼尼松

泼尼松龙和泼尼松可能至少在短期内改善PBC患者的血清碱性磷酸酶、氨基转移酶水平和肝脏组织学损伤。然而，糖皮质激素相关的副作用，特别是骨量减少，阻碍了这些药物在PBC患者中的使用[84]。

4. 布地奈德

布地奈德是一种糖皮质激素，结构上与16α-羟基泼尼松龙类似，布地奈德经肝脏首关代谢的程度很高，全身作用很小。一项随机多中心临床研究，纳入了79例非肝硬化（1~3期）的PBC患者，41例随机接受口服布地奈德（每日6mg）与UDCA联合治疗（每日15mg/kg），而36例接受UDCA单药治疗[85]。治疗3年后，与UDCA单药相比，布地奈德联合UDCA治疗可获得更多的组织学改善。糖皮质激素的副作用导致仅1名患者停止治疗，其他7名患者出现了轻度糖皮质激素相关的副作用。在早期的一项开放标签研究中，22名接受UDCA治疗多年但反应不理想的PBC患者接受口服布地奈德（3mg/次，每日3次）治疗1年[85]。在UDCA治疗基础上加用布地奈德可改善肝酶水平，对其他重要的预后标志物如胆红素水平和Mayo风险评分没有影响。在该研究中，加用布地奈德与骨质疏松症和激素面容的加重有关，尤其是那些患有更晚期（3~4期）PBC的患者[86]。

总的来说，研究表明布地奈德可能可以给早期PBC患者带来潜在益处，但在进展期PBC患者中使用，可带来全身糖皮质激素相关不良反应。因此，在布地奈德可以被推荐用于治疗PBC之前，设计合适的长期对照试验是必要的。

5. 甲氨蝶呤

一些观察性研究报道了甲氨蝶呤治疗PBC患者可获得生化和组织学的改善。在一项甲氨蝶呤治疗PBC的安慰剂对照研究中，每周7.5mg剂量的甲氨蝶呤治疗6年后，不仅没有任何获益，而且与安慰剂相比会增加不良事件的发生。一项大型随机研究评估了UDCA（每日15mg/kg）联合甲氨蝶呤（每周15mg/m^2体表面积，最大剂量每周20mg）与UDCA联合安慰剂的疗效对比[87]。在该研究中，265名确诊PBC且血清胆红素水平低于3mg/dL的患者被分配到2个治疗组中的1个；平均研究周期为7.5年。甲氨蝶呤联合UDCA组与UDCA-安慰剂组相比，不具有降低死亡风险的优势（不论有无肝移植）。因此，不应常规推荐甲氨蝶呤单药或联合UDCA用于PBC患者的治疗。

6. 无效药物和联合治疗

其他药物如青霉胺、硫唑嘌呤、苯丁酸氮芥、环孢素、马洛替酯、四环素、他克莫司、沙利度胺、乌司奴单抗和水飞蓟素已被评价用于治疗PBC，但这些药物均未报告令人信服的疗效证据，且有些药物还有严重的不良反应。这些药物目前都不能被推荐用于治疗PBC。10个使用不同方法学的临床研究已经检验了秋水仙碱在PBC中的疗效。系统回顾了这些研究后，未发现秋水仙碱对患者死亡率、肝移植、组织学进展或肝脏生化检查水平的影响[88]。

有多个开放和对照试验研究了不同作用机制的药物联合治疗PBC的疗效。研究的联用组合包括：UDCA和甲氨蝶呤，UDCA和秋水仙碱，环孢素和泼尼松龙，苯丁酸氮芥和泼尼松龙，UDCA和泼尼松龙或泼尼松，UDCA和舒林酸，以及UDCA、泼尼松龙和硫唑嘌呤。尽管已经报道了一些这些组合在短期内的肝脏生化指标改善作用，但由于纳入的患者数量少，随访时间短，以及药物相关副作用的风险，目前在没有更多证据支持的情况下，暂不允许推荐这些组合中的任何一种用于PBC的治疗。一些药物正在进行第二阶段临床试验：胆汁酸疗法（如第二代FXR激动剂、成纤维细胞生长因子19类似物、钠依赖性胆汁酸转运蛋白抑制剂）、过氧化物酶体增殖物激活受体激动剂和免疫制剂[如抗CXCL10（C-X-C模体趋化因子10）、抗白细胞介素-12、抗CD40][89]。

八、慢性胆汁淤积症并发症的管理

（一）骨病

具有自发性骨裂倾向的骨质减少性骨病是慢性胆汁淤积性肝病的常见并发症。患有PBC的女性失去骨量的速度大约是年龄匹配的对照组的两倍，这种加速的骨丢失是形成减少而不是骨吸收增加的结果。PBC患者的骨质疏松症涉及骨重塑受到干扰，其原因是多因素的，目前对其了解甚少。它可能涉及多个因素，包括胰岛素生长因子-1缺乏，性腺机能减退，胆汁淤积，遗传易感性（如维生素D受体基因多态性），维生素D水平降低，以及肝移植后服用免疫抑制剂[90]。

双源X线吸收测定法和双光子吸收测定法是精确量化骨量的无创技术。大约14%~52%的PBC患者患有骨质疏松症（定义为腰椎或股骨颈的T评分低于-2.5），大约10%患有严重的骨病，定义为Z评分低于-2（T值指将被检者的骨密度与同性别的健康青年人的骨密度平均值进行比较，得出高于[用+号表示]或低于[用-号表示]年轻人的标准差数；Z值则是将被检者的骨密度与同性别、同年龄正常人群的骨密度平均值相比较）[90]。PBC患者患骨质疏松（T值低于-2.5）的风险比性别匹配人群高8倍，患严重骨病（Z评分低于-2）风险比健康的性别和年龄匹配人群高4倍[90]。骨质疏松发生的概率随着肝病的进展而增加；1期或2期PBC患者的骨量与年龄和性别匹配的健康人群的骨量相似，但3期或4期PBC患者的骨量显著降低[91]。PBC患者发生各种骨折和椎骨骨折的累积频率分别为21%和11%[92]。骨质疏松筛查建议在以下情况中进行：PBC确诊时，经历过脆性骨折或正接受长期糖皮质激素（大于3个月）的患者，以及拟行肝移植的患者[90]。建议每2~3年对有风险的个体重复进行骨质疏松筛查[14,91,92]。

骨病的治疗包括充分的运动和补钙（每日口服1 200~1 500mg）和维生素D（每日口服600~800IU，如果缺乏，每周1次或2次口服25 000~50 000IU）。双膦酸盐极大地改变了治疗一般人群骨质疏松的做法。与安慰剂相比，阿仑膦酸盐可显著改善PBC患者的骨量[90]。一项小型回顾性研究发现注射用双膦酸盐（唑来膦酸盐、帕米膦酸盐和伊班膦酸盐），对PBC患者安全有效，对口服双膦酸盐治疗有禁忌的患者应考虑使用注射用双膦酸盐[90,93]。

（二）脂溶性维生素缺乏症

大多数有脂溶性维生素缺乏症的 PBC 患者处于疾病晚期并伴有黄疸。脂溶性维生素缺乏通常是由肠腔中胆汁盐量减少引起的肠吸收不良导致的。对于胆红素大于 2mg/dL 的 PBC 患者，应每年检查维生素 A、D 水平以及凝血酶原时间[14]。

通过测定 PBC 患者维生素 D 的主要代谢产物 25-羟基维生素 D 去排除维生素 D 缺乏症的诊断。当出现维生素 D 缺乏症时，每周给予 25 000~50 000IU 的维生素 D（1 次或 2 次给药），通常足以使患者达到正常的血清维生素 D 水平。因为维生素 D 的 25-羟基化在 PBC 患者中是可正常进行的，所以可以给患者开维生素 D（而不是更昂贵的 25-羟基维生素 D 或 1,25-羟基维生素 D）进行治疗。

在 PBC 患者中，维生素 A 缺乏可导致夜间视力下降。当血液中维生素 A 水平较低且患者有症状时，应采用口服维生素 A 替代疗法，每日 100 000IU，持续 3 天，然后每日 50 000IU，持续 14 天。如果患者缺乏但无症状，每周 2 或 3 次 25 000~50 000IU 的剂量就足够了。通过重复进行血清维生素 A 测定和评估患者对黑暗的适应性（如果必要）来评估替代疗法是否必须。

严重胆汁淤积的情况下可出现维生素 K 缺乏症，临床表现为凝血酶原时间延长。通过口服维生素 K 试验性治疗（每日 5~10mg），以观察凝血酶原时间是否改善。如果可以改善，应该让患者每日口服 5mg 水溶性维生素 K 进行维持治疗。

有少数 PBC 患者会出现维生素 E 缺乏。通常情况下，维生素 E 缺乏之症会导致神经系统异常，主要影响脊髓背侧柱，其特征是反射消失，本体感觉丧失和共济失调。对于有慢性胆汁淤积和血清维生素 E 水平较低的患者，口服大剂量维生素 E（每日 100mg）进行替代疗法可能会阻止神经病变的进展。

（三）高脂血症

在高达 85%的 PBC 患者中会发现脂质异常。HDL 水平通常在 PBC 的早期阶段会显著升高；随着疾病的进展，HDL 水平逐渐降低，LDL 水平逐渐升高。尽管如此，心肌梗死和卒中的风险似乎并没有增加[14]。一些高脂血症患者可能发生黄色瘤（胆固醇在皮肤中沉积），治疗可能麻烦。

PBC 患者可以从降脂治疗中获益，使用他汀类药物似乎是安全的，并且不会引起肝功能恶化[94]。UDCA 治疗已被证明可以降低 PBC 患者的 LDL 水平，并且在一些有黄斑瘤的患者中也是有用的。手术切除黄斑瘤很少成功，应该避免做这种尝试。

（四）瘙痒

PBC 患者瘙痒的原因尚未完全了解，多种药物可缓解瘙痒症状（表 91.4）。胆汁酸结合树脂考来烯胺是第一种被报道可以缓解瘙痒的药物。在大多数患者中，考来烯胺治疗是有效的，但这些患者可能需要忍受其不佳的口感，腹胀和偶发性便秘等令人不快的副作用。推荐的总剂量为每日口服 3~12g，在早餐前 30 分钟给予一半剂量，早餐后 30 分钟再给予另一半剂量，当胆囊排空时药物以最大程度与胆汁酸结合。所有可能与考来烯胺结合的药物（包括 UDCA）都应在考来烯胺给药前或给药后数小时服用。考来维仑比考来烯胺具有更高的胆汁酸结合能力和更少的副作用；然而，小型随机对照研究表明，尽管血清胆汁酸水平显著降低，但考来维仑在改善瘙痒症方面并不比安慰剂更有效[95]。

并非所有患者的瘙痒症状都能在使用考来烯胺治疗后得到缓解。抗生素利福平也可有效缓解 PBC 患者的瘙痒。大多数患者对利福平治疗有反应，且在治疗开始后 1 周内开始获益。起始剂量为 150mg，每日 2 次口服，偶尔需要更高的剂量。利福平可诱导药物代谢酶，因此，在同时给药时需谨慎。利福平与可逆性肝损伤相关。

UDCA 治疗偶尔也可以减轻瘙痒症，尽管有时瘙痒可能会随着 UDCA 的使用而恶化。在温暖的国家，在不使用防晒霜的情况下暴露于紫外线下可以缓解瘙痒症，因此毫不奇怪，PBC 的瘙痒症在夏季会消退。有假设提出，瘙痒症可能与内源性阿片类药物的释放有关。阿片受体拮抗剂纳洛酮在双盲试验中也显示出有明显的益处[96]。口服阿片受体拮抗剂如纳美芬和纳曲酮可改善 PBC 患者的瘙痒症状，尽管需要进一步研究来评估其安全性。5-羟色胺再摄取抑制剂舍曲林（75~100mg 口服）可缓解瘙痒（视觉模拟量表评估）并促进瘙痒抓痕的愈合[97]。由于其镇静作用，抗组胺药如苯海拉明和羟嗪有助于治疗与瘙痒相关的失眠症，这种瘙痒在夜间总是给患者带来很多困扰。PBC 的瘙痒症几乎总是可以通过肝移植得到治愈，这对于患有严重顽固性瘙痒症的患者来说是可行的一个选择（见表 91.4）。

表 91.4　胆汁淤积相关瘙痒症的药物治疗

药物	口服治疗方案	疗效	不良反应
考来烯胺	餐前 30 分钟服用 3~4g 与 UDCA 相距 2 小时	对大多数患者有效	脂肪吸收不良，其他药物肠道吸收减少、便秘
利福平	150~300mg/次，每日 2 次	来自对照试验的证据表明，对一些患者有效，但不是全部的	参与药物代谢的肝酶诱导剂、潜在肝毒性、尿液和分泌物红橙色变色
UDCA	13~15mg/(kg·d)	对妊娠期肝内胆汁淤积症有效	未报道重大毒性
纳曲酮	50mg/d	在小型对照试验中显示有效	阿片类药物戒断症状，罕见肝毒性
抗组胺药：		除镇静外，很少能显著缓解	困倦
苯海拉明	25~50mg/次，每日 4 次		
羟嗪	25mg/次，每日 3 次		

（五）脂肪泻

晚期PBC患者可发生脂肪泻。已经描述了几种原因，最重要的原因是胆汁酸递送减少伴小肠中胆汁酸胶束浓度不足。偶尔胰腺外分泌功能不全，可以作为一些PBC患者中出现广泛腺体功能障碍的一部分。在少数PBC患者中也报道了会同时出现乳糜泻，并且小肠细菌过度生长（SIBO）可能是一些PBC和系统性硬化症患者脂肪泄的原因。由于每一个不同的致病原因都有特定的和不同的治疗方法，所以确定脂肪泻的确切原因很重要。对肠胆汁酸浓度降低的患者，通常饮食中采用中链甘油三酯替代长链甘油三酯和总脂肪酸摄入量减少可以获益。胰腺外分泌功能不全的患者可使用胰腺替代疗法；乳糜泻患者需要避免进食麸质；小肠细菌过度生长的患者应间断口服广谱抗生素。

九、肝移植

对于终末期PBC患者来说，最好的治疗选择是肝移植。对其他原因导致的慢性肝病患者进行肝移植适应证的评估，也同样适用于PBC患者。这些适应证包括与门静脉高压相关的并发症。在PBC患者中，与慢性胆汁淤积相关并发症的进展，例如严重疲劳感，顽固性瘙痒症和严重肌肉消瘦导致的生活质量降低，以及在没有肝恶性肿瘤的情况下血清胆红素水平持续升高，应促使临床医生考虑对患者进行肝移植治疗，即使在没有肝硬化的患者中也是如此。

器官共享联合网络（UNOS）的数据显示，PBC患者的肝移植率有明显的下降趋势[98]。从1995年到2006年，美国肝移植的绝对数量平均每年增加249例，但PBC患者的绝对移植数量平均每年减少5.4例[97]。在欧洲也观察到这种下降趋势[99]。由于PBC患者现在普遍可以得到UDCA的治疗，因此PBC患者肝移植数量的减少，可能与UDCA治疗缓解疾病进展相关。

肝移植明显改善了PBC患者的生存率和生活质量。肝移植后1年生存率高于90%，大多数移植中心的5年生存率为80%或更高。活体供体肝移植后的结果似乎与5年死亡供体肝移植的结果相当，PBC复发率较低[100]。

PBC可能在肝移植后复发。复发率在不同中心有所差异，范围为0%～35%。复发性PBC通常发生在肝移植后6年，并且复发风险随着时间的推移而增加。复发性PBC患者的肝脏生化指标可以正常或轻度升高。AMA可能在移植后持续存在，并且AMA水平升高与PBC复发无关。因此，复发性PBC的诊断在很大程度上依赖于组织学表现。他克莫司免疫抑制治疗一直是目前对于PBC复发认识的最确定的危险因素。使用UDCA用于肝移植后的预防性治疗可能会降低PBC复发的风险（UDCA组的10年复发风险为21%，非UDCA组为53%），但仍需要前瞻性对照研究来确认回顾性研究的观察结果[101]。移植后PBC复发似乎并不能显著降低生存率，尽管在一些研究中一小部分患者移植物衰竭。UDCA可能在复发性PBC的治疗中发挥作用，其使用与肝脏生化检查水平的改善相关[102]。

（王萍　译，鲁晓岚　刘军　校）

参考文献

第 92 章　门静脉高压和静脉曲张出血

Vijay H. Shah，Patrick S. Kamath 著

章节目录

静脉曲张出血、肝性脑病和腹水是肝硬化的主要并发症（见第 74、93 和 94 章），是由门静脉高压导致的。门静脉高压的定义是：肝窦压力升至 6mmHg 或以上。门体侧支循环可减轻肝窦高压，但可引起胃食管交界处和其他部位的静脉曲张。

一、正常门静脉循环

门静脉系统将来自食管、胃、小肠、大肠、胰腺、胆囊和脾脏毛细血管的血液输送到肝脏。门静脉由脾静脉和肠系膜上静脉在胰颈后方汇合而成[1]。肠系膜下静脉通常汇入脾静脉。胃左静脉，也称为冠状静脉，通常在脾静脉和肠系膜上静脉汇合处进入门静脉（图 92.1）。门静脉长约 7.5cm，沿肝动脉和胆管的背侧进入肝门。门静脉最上端 5cm 范围内无任何属支[2]。在肝门处，门静脉分为左、右两个分支，分别供应左半肝和右半肝。脐静脉汇入门静脉左支，胆囊静脉汇入门静脉右支。门静脉汇入肝窦，肝窦再经肝静脉汇入下腔静脉。肝左静脉和肝中静脉通常汇合进入下腔静脉，开口邻近肝右静脉。肝尾状叶单独回流入下腔静脉（见第 71 章）。

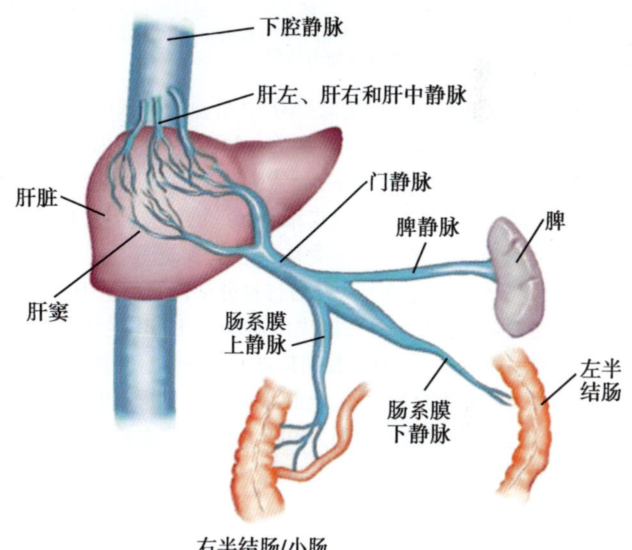

图 92.1　门静脉循环解剖图。门静脉循环系统及肝流出道血管结构图

正常肝脏的循环系统是一个高顺应性、低阻力系统，能够适应大的血容量，餐后也不会明显增加门静脉压力。肝脏接受门静脉和肝动脉的双重血液供应，占总心输出量的近 30%。来自肠系膜静脉循环的门静脉血约占肝脏总血流量的 75%，而肝脏其余的血液来自肝动脉，肝动脉直接从主动脉的腹腔干动脉为肝脏汲取富氧的血液。门静脉和肝动脉供给的血流汇入到高顺应性的专门血管通路，即肝窦。来自门静脉和肝动脉的肝脏血流存在一种动态的、代偿的相互作用。当进入肝脏的门静脉血流减少时，如门静脉血栓形成，则动脉血流量增加，以试图将肝脏总血流量维持在恒定水平。同样，肝动脉闭塞时，门静脉血流量会代偿性增加。这种旨在维持肝脏总血流量的自身调节机制称为肝动脉缓冲效应。

肝窦具有高通透性，有助于将大分子输送到位于内皮细胞腔外侧的肝实质细胞。肝血窦没有真正的基底膜，且内皮细胞有窗孔，因此具有高通透性。肝窦的另一独特之处是 Diss 间隙，即存在于内皮细胞外与肝细胞相邻的窦间隙，内有

肝星状细胞(HSC)和肝 Kupffer 细胞(图 92.2;见第 71 和 74 章)。当门静脉高压引发肝窦血流紊乱时,这两种细胞与内皮细胞共同在调节肝窦内血流动力和稳态方面发挥重要作用。在正常条件下,HSC 保持静止状态并贮存维生素 A。在肝硬化或门静脉高压时,HSC 被活化因而具备收缩能力,从而发挥窦周细胞功能。肝 Kupffer 细胞通过产生具有强效细胞和血管调节作用的细胞因子来促进血管稳态。非窦性肝血管(如门静脉小分支和终末肝小静脉)中的内皮细胞和平滑肌细胞在肝血管调节中起着重要作用,特别是在正常肝脏中,此时 HSC 未活化处于静止状态,收缩性较小。

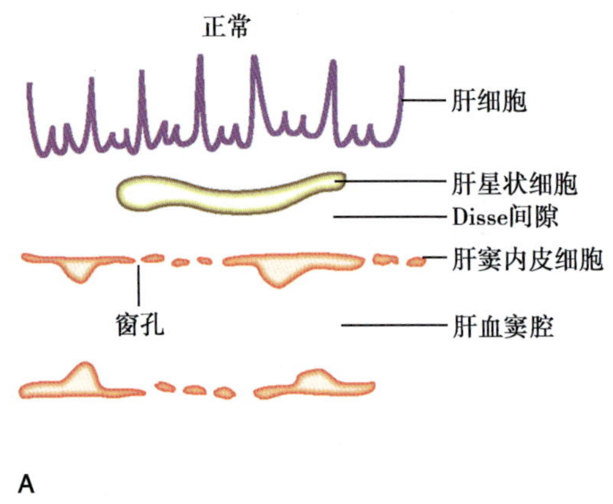

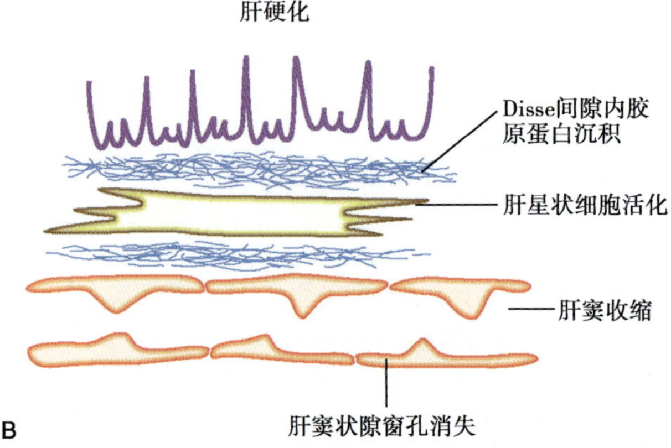

图 92.2　正常肝脏微血管显微解剖图。A,窦状隙内由具有窗孔的窦内皮细胞构成,便于将大分子物输送至 Disse 间隙。静止的 HSC 位于 Diss 间隙内与肝实质细胞和内皮细胞相邻。B,肝硬化时,肝微循环发生一系列变化,包括内皮细胞窗孔消失、肝窦收缩、HSC 活化及随之发生胶原蛋白沉积及收缩力增强

众多研究证实了一氧化氮(NO)在肝血管舒张中的重要作用,NO 来源于内皮一氧化氮合酶(eNOS)。血窦内血流摩擦引起的剪应力,是肝窦内 eNOS 衍生的 NO 产生的最有效的生理刺激之一。相反,由内皮细胞释放的内皮素-1(ET-1)通过与位于 HSC 上的 ET-A 受体结合来促进肝血管收缩。ET-1 似乎也在 HSC 中产生,并通过自分泌回路促进 HSC 收缩。有趣的是,ET-1 亦可与内皮细胞上的 ET-B 受体结合。该信号通路通过激活 eNOS 反而促进血管舒张。其他与肝血管调节相关的血管介质包括:血红素加氧酶系统产生的一氧化碳、交感肾上腺素能激动剂去甲肾上腺素、肾素依赖性血管收缩剂血管紧张素、前列腺素、血栓素及白三烯和硫化氢。

二、门静脉高压症的血流动力学原理

在肝硬化以及大多数非肝硬化性门静脉高压症中,门脉阻力的变化和血流量的变化均可引起门静脉高压。流量和阻力对压力的影响可用欧姆定律的公式表示:

$$\Delta P = F \times R$$

其中门脉循环的压力梯度(ΔP)是门脉血流(F)和血流阻力(R)的乘积。门脉阻力或门脉血流的增加均会导致压力增加。门静脉高压几乎总是由门脉阻力和门脉流量均增加引起的(图 92.3)。动静脉瘘(AVF)是唯一例外,在其初始阶段主要是通过门静脉血流速增加导致门静脉高压,而无门静脉阻力增加。门静脉阻力增加的机制取决于门静脉高压的部位和成因,仅就西方国家而言,肝硬化是最常见原因。因为肝内阻力增加和顺应性的降低,即便对健康肝脏毫无影响的微小血流变化,也会对肝硬化的门静脉压力产生明显刺激。门脉流入量的增加是全身性失调的一部分,称为高动力循环状态。扩张的侧枝血管和新生血管形成将高压力的门脉系统和低压力的体循环静脉连接起来。不幸的是,这种血管生成和侧支循环建立的过程并不足以使门静脉压力正常化,反而会导致门静脉高压的并发症,如食管静脉曲张[3]。

影响门静脉血流和阻力变化的因素可分为机械性和血管性。机械性因素包括肝硬化肝脏的纤维化和结节形成,血管结构的扭曲,以及为应对高动力循环状态下持续增长的血流量和剪应力而发生的全身和内脏血管系统重塑。血管原因包括肝内血管收缩所致的肝内阻增加,以及伴随高动力循环状态而来的全身和内脏血管扩张。导致门静脉高压的血管原因更为重要,因为它们动态且可逆的,可作为实验性治疗的靶点(图 92.4)。与此相反,针对因瘢痕、再生结节以及血管重构等机械性原因引发门静脉高压,目前尚缺乏有效疗法。事实上,大多数针对门静脉高压症的有效疗法,都是基于纠正门静脉循环的血流动力学改变[4,5]。有些药物可以减轻肝内阻力的增加(如下文)。

(一) 肝内阻力增加

肝硬化中,门静脉阻力增加在很大程度上是因为血管内径缩小这一机械性因素导致。除再生结节和肝纤维隔原因外,机械性因素还包括肝窦毛细血管化和细胞肿胀(包括肝实质细胞和肝巨噬细胞)。如前文所提,即便在肝硬化中,因肝血管内径缩减所导致的门静脉阻力增加也不仅仅是单纯的机械性因素[6]。肝循环的血流动力变化亦会增加肝内阻力[7,8]。这些变化的特点是肝血管收缩和对血管扩张刺激物的反应受损。肝内阻力的增加在很大程度上决定于血管内径的变化,即便血管内径的轻微减小亦会导致肝内阻力的明显增加。就血液黏稠度和血管长度而言,虽然其影响程度轻微,但同样会导致肝内阻力发生变化。影响肝内阻力变化的因素间关系可用泊萧叶定律(Poiseuille's law)来表达:

$$R = \frac{8\eta L}{\pi r^4}$$

其中 R 指肝内阻力,ηL 是血液黏稠度和血管长度的乘积,r 代表血管半径。

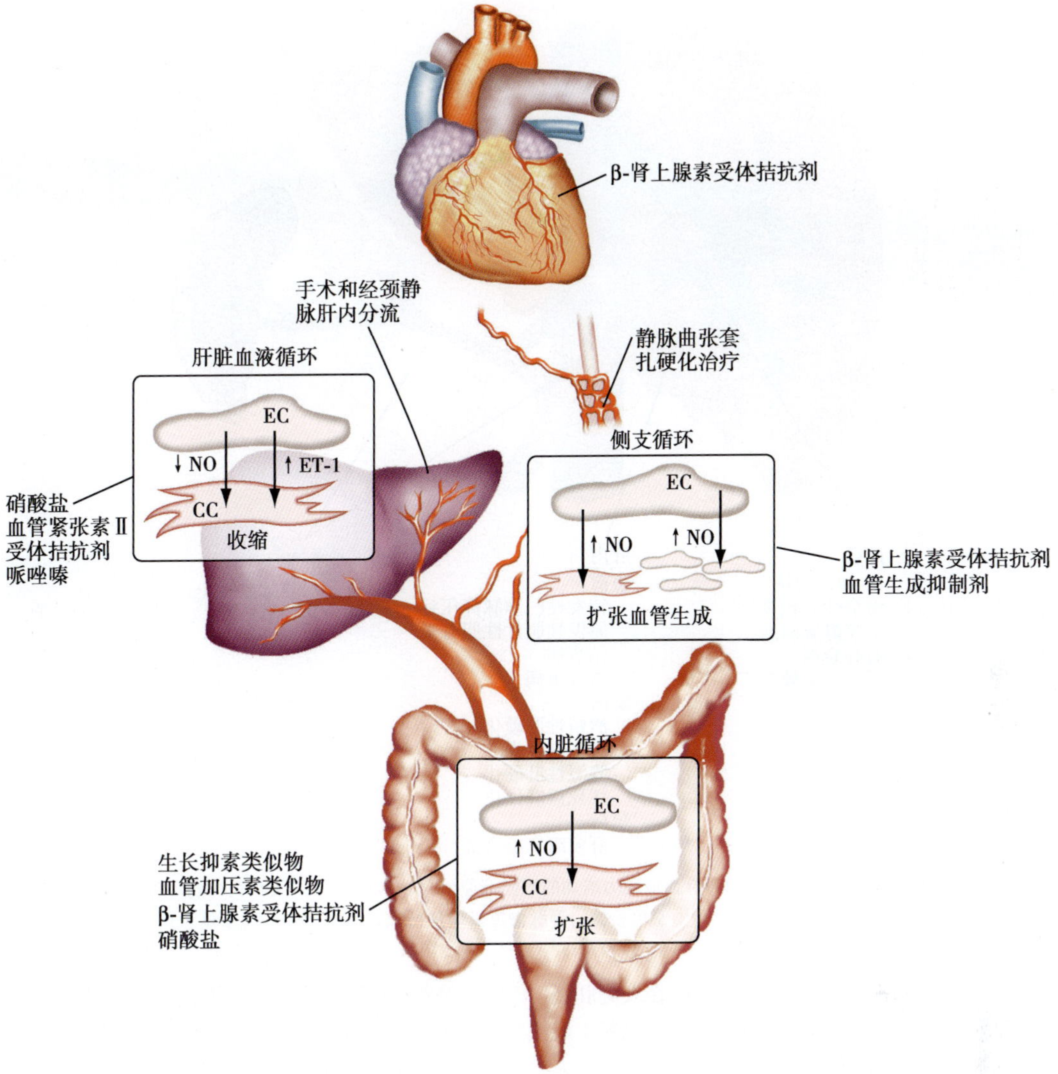

图 92.3 门静脉高压所致血管失衡和降门脉压治疗的作用部位。门静脉高压通常导致肝内阻力增加及门静脉流量增加。肝内阻力增加是由于一氧化氮分泌减少和 ET-1 分泌增加引发的动态血管收缩与肝脏结构性原因共同所致。门静脉血流量增加是一氧化氮分泌增加引发的内脏循环中的血管扩张所导致的结果。处于高压的门静脉系统和体静脉系统间生成侧支循环,如食管静脉曲张。但这些侧支循环不足以完全降低门静脉高压。侧支血管的发展依赖于现有侧支血管的扩张,以及新血管和血管芽(新生血管)的生成。针对不同部位血流动力学紊乱的疗法如图所示:CC,可收缩的细胞(包括 HSC、血管平滑肌细胞);EC,内皮细胞

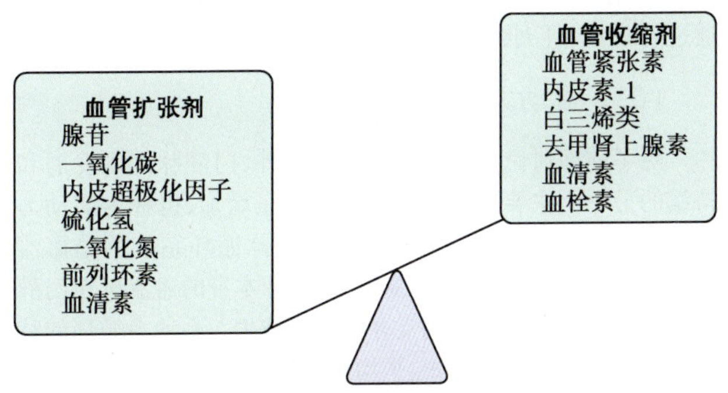

图 92.4 门静脉高压症相关的代表性血管扩张和收缩分子。增加血管扩张剂的剂量或减少血管收缩剂的剂量均会导致内脏血管扩张。同样的,对门静脉高压症患者减少血管扩张剂的剂量或增加血管收缩剂的剂量均会导致肝内血管收缩

尽管最初研究估计血管活性改变仅占肝硬化门脉阻力增加的 10%~30%,但后续研究发现,此预测值可能低估了肝血管收缩对肝内阻力增加的贡献值。在非肝硬化性门静脉高压症中,肝内阻力增加可能发生在肝血管上游部位(肝前)或下游部位(肝后),如图 92.5 分别显示门静脉血栓和肝静脉血栓形成。此外,肝内阻力增加的部位可被更准确表述为与肝窦(窦性)、肝窦上游门静脉(窦前性)及肝窦下游肝静脉(窦后性),可分别见于酒精性肝硬化、血吸虫病及肝窦阻塞综合征。门静脉循环中的压力仅在阻力增加的部位之后升高。在孤立的门静脉血栓形成中,尽管有明显门静脉高压,肝功能通常能大部分保留。

大部分证据表明,血管扩张剂一氧化氮分泌的减少和血管收缩剂 ET-1 受体分泌的增加共同导致肝血管内阻力的增加。动物肝硬化模型研究显示,上皮细胞分泌的一氧化氮减

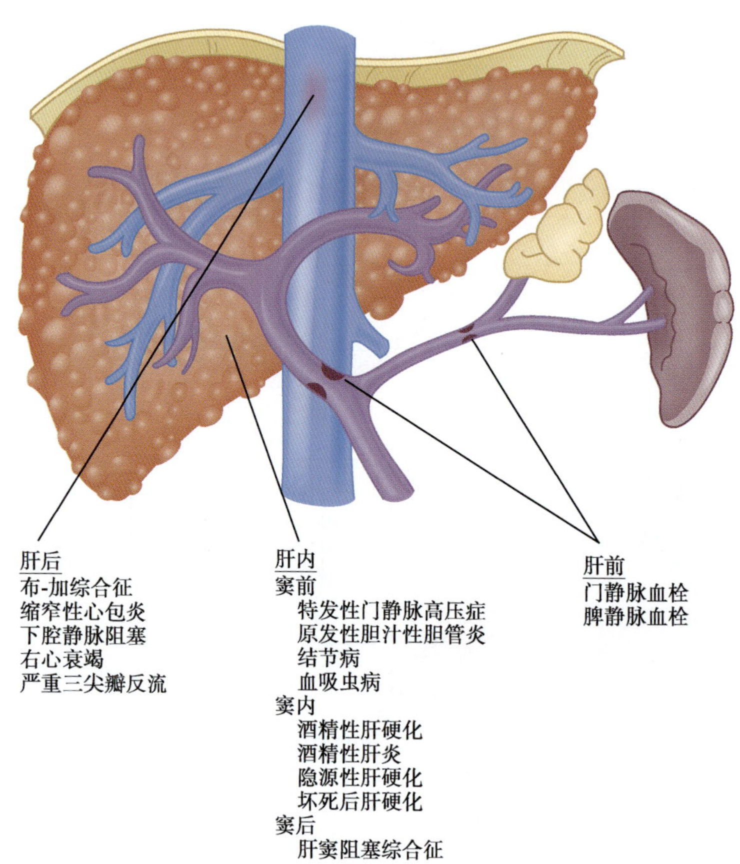

图 92.5 门静脉高压症分类。门静脉血流压力增加的不同部位（肝前、肝内、肝后）及相关疾病。许多疾病表现出的是混合模式。门静脉高压很少会由于单独的门静脉血流量增加所致，如动静脉分流（未显示）

少导致肝脏对一氧化氮利用度降低[7,9,10]。同样，在人类肝硬化也观察到类似结论[11]。许多相关研究显示，一氧化氮生成减少不是因为肝脏 eNOS 含量降低，而是由于 eNOS 激活的关键步骤缺陷所致[9,10]。例如，在肝硬化实验模型[10]和人类肝硬化中都观察到了 eNOS 抑制蛋白微囊蛋白-1 的增加。另一个抑制 eNOS 分泌一氧化氮的通路是硬化肝脏中 eNOS 的 AKT（蛋白激酶-B）磷酸化程度降低，同时 eNOS 抑制蛋白 G 蛋白偶联受体激酶（GRK）上调。不管这一缺陷的机制如何，NO 的减少使得肝硬化时被激活并获得高度收缩性的 HSC 紧缩其所包绕的肝血窦，从而增加门静脉压力。在临床实践中，NO 可以通过单硝酸盐等 NO 供体药物来供给。NO 供体药物的疗效，部分是通过松弛那些主动收缩的 HSC 而发挥的[13,14]。然而，这些药物的全身作用会引起副作用并加剧高动力循环状态。临床试验和基础实验研究表明，他汀类药物可以激活肝脏中的 eNOS，从而减低门静脉高压[15]。这是最有希望的治疗门静脉高压的新药靶点之一[16]。

过量 ET-1 同样可导致门静脉高压症的肝内血管收缩，其机制可能是通过增强 HSC 的收缩能力，从而促肝脏血管的收缩[17,18]。在实验模型中，ET-1 及其受体表达均增加，在 HSC 和内皮细胞内最为明显[17,19,20]。在门静脉高压症患者体内，其血浆和肝脏中的 ET-1 水平也同步上升[21]。门静脉高压症时 ET-1 活化的原因尚不清楚，但可能继发于转化生长因子-β（一种关键性纤维化生成因素）[20]。门静脉高压症实验研究显示内皮素拮抗剂的作用变异很大，且可能有肝毒性，这打击了开展此类药物临床研究的热情[22]。生长抑素通过抑制内脏循环来降低门静脉压力，也能通过阻止 ET-1 依赖的 HSC 收缩来发挥其作用[23]。

其他血管活性介质，如半胱氨酸白三烯、血栓素、血管紧张素及硫化氢，也与肝硬化时肝内阻抗增加有关[24,25]。使用抑制 HSC 收缩的血管紧张素拮抗剂来降低门静脉压力的尝试，产生了矛盾的结果[26]。有研究价值潜力的药物包括他汀类药物和靶向激酶抑制剂，如索拉非尼[15,27]。卡维地洛也值得关注，作为一种非选择性 β 受体阻滞剂（稍后讨论），也可通过阻断 α_1-肾上腺素能受体来改善肝窦灌注[28]。

（二）高动力循环

除了前面讨论的门静脉阻力增加外，门静脉高压发展和持续的另一个主要因素是门静脉血流量增加，也称为高动力循环。门静脉流入量指的是流入门静脉循环系统的总血流量，而不是门静脉本身的血流量，门静脉本身的血流量在门静脉高压中可能由于门体侧支分流反而减少。高动力循环的特征是外周和内脏血管扩张、平均动脉压降低和心输出量增加。血管扩张，尤其是内脏血管床扩张，可增加进入门静脉循环的血流总量[29]。

内脏血管舒张在很大程度上是由于内脏小动脉舒张和内脏血管充血所致。门静脉高压的实验研究表明，内脏血管内皮细胞通过产生过量一氧化氮,从而促进内脏血管扩张、增加门静脉血流量[30-38]。在体循环和内在循环中,过量产生的一氧化氮导致内脏和血管扩张、高动力循环和充血;相反,在肝循环中,一氧化氮不足导致肝内阻力增加。

NO 生成的增加可能部分来自切应力依赖性和切应力非依赖性的 eNOS 表达增加,这可以部分通过 β 受体阻滞剂纠正[36,39-44]。通过细胞因子或机械因素激活现有 eNOS,似乎也有助于通过 eNOS 磷酸化和蛋白质相互作用等途径,使全身和内脏血管产生过量的 NO[41-45]。介导这一过程的生理刺激尚不清楚,但可能包括 ET-1(在门静脉高压患者的血清中升高)和细胞因子 TNF-α。TNF-α 抑制剂可改善门静脉高压患者和实验动物的门静脉压力和内脏循环障碍;然而,TNF-α 抑制剂用于晚期肝病和 MELD 评分较高的患者并不安全(见下文和第 97 章)[46]。TNF-α 可能来源于肠道内毒素,而清除肠道细菌似乎可纠正人体的高动力循环,提示其与肠道炎症有关[47]。有研究表明,肠道微生物和脂多糖与门静脉高压的血流动力学有关[48]。血管内皮生长因子(VEGF)也可过度激活 eNOS 从而参与这一过程[49]。

其他可能舒张全身和内脏血管的介质包括:花生四烯酸乙醇胺(一种内源性血管扩张大麻素)[50-52],血红素加氧酶[14,53-55],环氧化酶(COX)[56],以及先天免疫系统的激活剂脂多糖[48]。据可信证据支持,门静脉高压患者的平滑肌细胞存在原发性缺陷,尤其是钾离子通道缺陷[57-61]。实际上,现有治疗门静脉高压的药物,主要是靶向内脏小血管平滑肌细胞而不是针对内皮细胞。例如像奥曲肽这样的合成生长抑素类似物,通过收缩内脏平滑肌细胞,限制血液流入门静脉,可以明显但短暂地降低门静脉压力,特别是在进餐后。非选择性 β 受体阻滞剂和加压素通过收缩内脏小动脉,减少门静脉血流从而降低门静脉压力。由于肝内阻力持续存在,针对门静脉血流量增加的疗法通常不能完全恢复门静脉压力,但常可缓解进食所致的门静脉血流的显著增加。联合疗法通常采用某种能降低肝内阻力的药物,例如硝酸盐配伍另一种能减少门静脉血液流入的药物,如 β 受体阻滞剂,比单独使用一种药物更能有效地降低门静脉压力。卡维地洛兼具 β 受体阻滞剂和舒张肝窦血管的作用[62]。

(三) 侧支循环和静脉曲张

门静脉压力的升高导致门体侧支循环的发生和发展[63]。门静脉高压时,由于门静脉压力高于体静脉压力,原本进入侧支循环的少量血流和汇入门静脉循环系统的血流被逆转了。所以,侧支循环中的血流发生逆转,血液从门静脉系统流向体静脉系统。侧支循环形成的部位包括:食管末端和胃近端,其中胃食管静脉曲张是门静脉和体静脉系统间建立的主要侧支;脐部,残留的脐静脉与门静脉左支相通,并在脐周形成明显的水母头状侧支循环;腹膜后(尤其是女性),在卵巢血管和髂静脉间形成侧支循环;直肠、肠系膜下静脉与阴部静脉相连,形成直肠静脉曲张。

在胃食管交界处部有四个不同静脉引流的区域与食管静脉曲张的形成有关[64]。胃区静脉可延至胃食管交界处下方 2~3cm 处,包括纵向排列在黏膜下层和固有层的静脉。这些静脉在贲门上端汇集并进入胃短静脉和胃左静脉。栅状区静脉从胃区近端延伸 2~3cm,汇入食管下段。该区域静脉分 4 组沿食管黏膜皱襞纵向平行分布。栅状区静脉最终与固有层静脉汇合。栅状区的穿支静脉不与食管远端的外周静脉交互。栅状区是门静脉和体静脉系统的重要分水岭。更靠近食管栅状区的是穿支区,这里汇聚着静脉网络。这些静脉被称为穿支静脉,因为它们几乎不纵向分布,而仅沟通食管黏膜下层静脉和食管外静脉。主干区位于食管穿支区附近,是最长的区,长约 10cm,通常以固有层中的 4 条纵向静脉为特征。

食管栅栏区的静脉最容易出血,因为在这个层面上没有穿支静脉将黏膜下层的静脉与食管周围的静脉连接起来。而主干区静脉曲张不容易出血,是因为该处的穿通静脉与食管周围静脉相通,从而使得该区的静脉曲张得到减压。食管周围静脉可以汇入奇静脉系统。所以,奇静脉压力升高也是门静脉高压症的标志。食管下段的静脉引流需通过冠状静脉,也就是穿过胃贲门再引流至门静脉。

胃底血液通过胃短静脉汇入脾静脉。因此,在门静脉高压症情况下,胃底可能会出现静脉曲张。脾静脉血栓形成通常会导致孤立的胃底静脉曲张。由于脾静脉靠近肾静脉,自发性脾肾分流可能发生,这在胃静脉曲张患者比食管静脉曲张患者更常见[65,66]。

肝内门静脉高压症的主要侧支血流模式是通过右冠状静脉和左冠状静脉,只有一小部分血流通过胃短静脉。因此,大多数因肝内门静脉高压症的患者出现食管静脉曲张,或由食管静脉曲张延续形成胃静脉曲张。不幸的是,尽管会出现广泛的侧支循环,但是由肝硬化导致的门静脉高压病仍会持续进展。门静脉高压症进展有如下几个原因:①严重的肝内阻塞性阻力;②侧支血管内的阻力;③门静脉流入血量的持续增加。通过新血管再生及扩张以及已有侧支血管血流量增加,可形成侧支循环床[3,67]。血管内皮细胞生长因子(VEGF)是一种关键的促一氧化氮合成的生长因子,可能有助于血管生成及侧支血管的反应[54,68]。有文献报道,在门静脉高压和侧支血管生成的实验模型中,抑制 VEGF 或 NO 的表达,可能抑制血管生成反应从而减缓侧支循环的加重[67-72]。β 受体阻滞剂和奥曲肽可能部分通过收缩侧支血管而起到降门脉压的作用[73-76]。通过抑制靶向激酶从而抑制 VEGF 的表达和血管生成,有可能成为降门脉压治疗的新焦点[49]。

门静脉压力梯度至少大于 10mmHg 会促进胃食管静脉曲张的发生;门静脉压力梯度至少大于 12mmHg 会导致食管胃静脉曲张出血。但这并不意味着门静脉压力梯度高于 12mmHg 的门静脉高压症患者都会出血,还需要其他局部因素增加曲张静脉壁张力[77]。影响静脉曲张壁张力的因素关系可由拉普拉斯(Laplace)定律表述:

$$T=Pr/w$$

其中 T 指代静脉壁张力,P 指代曲张静脉管腔和食管腔之间的跨壁压力梯度,r 是曲张静脉的半径,w 是曲张静脉壁的厚度。当曲张静脉壁变薄,曲张静脉的半径和压力增大,直至超过允许的静脉管壁压力时,曲张静脉就发生破裂。这些生理学观察在临床上表现为,在缺乏软组织支撑的部分(w)存在较大静脉曲张(r)且门静脉压力(P)升高的患者,因静脉曲张管壁张力(T)超出限度而导致静脉曲张出血的风险最大。明显可观察到缺乏软组织支撑的部位就是胃食管交界处。该部位缺乏软组织支撑且血管密度大,因而更易导致胃食管结合部静脉曲张出血。拉普拉斯定律也对旨在对降低门静脉压力的药物治疗的相关性有意义。门静脉压力降低可降低曲张静脉的跨壁压力梯度,从而减少了曲张静脉壁张力过大和静脉破裂的风险。临床上,将肝静脉压力梯度降低到小于 12mmHg 几乎可消除曲张静脉出血的风险。门静脉压力和静脉曲张相关因素是动态变化的,且受腹内压增加、进食引导的上升门静脉压等诸多生理因素,以及门静脉压昼夜周期性变化、酗酒等病理生理因素的影响;此外,门静脉压力和食管静脉曲张压力在不同时间可能也会发生变化。

三、门静脉压力的测量

门静脉压力可通过间接或直接方式测量。测量门静脉压力最常用的方法是测定肝静脉压力梯度(HVPG),这是一种间接测量方式。直接测量门静脉压力或测量脾髓压力属有创操作且比较复杂,故不是常用方法。虽然也可以测量曲张静脉压力,但在临床实践中很少使用。临床上,常使用瞬时弹性成像(或其他基于超声的技术)或磁共振弹性成像来判断是否存在门静脉高压,但还不能用于测量具体的门静脉压力(见第 73 和 74 章)。

(一) 肝静脉压力梯度

肝静脉压力梯度(HVPG)是肝静脉楔压(WHVP)和肝静脉自由压(FHVP)之间的差值。1951 年首次报道使用 HVPG 来评估门静脉高压[78],之后被证实是预测门静脉高压并发症的最佳指标。

HVPG 测量需要在放射引导下将导管插入肝静脉,直至导管不能再前进,也就是导管已“楔入”肝静脉。可通过股静脉或颈静脉路径将导管插入肝静脉。楔入导管的目的是在肝窦和导管之间形成连续的血液流体柱。因此,测到的导管内压力即肝窦压力。因为肝内纤维化程度存在区域差异,而纤维化严重区域的 WHVP 可能更高,这是导管直接测压的不足之处。在肝右静脉内使用球囊闭塞导管,形成与肝窦连续的停滞液柱,实际上消除了上述变化对 WHVP 测量的影响,因为球囊导管测量的是肝脏更大范围内的平均 WHVP[79]。球囊放气后测得的肝静脉压力即为 FHVP。

HVPG 不能有效地检测窦前性门静脉高压。例如,在门静脉血栓导致的门静脉高压症患者中,HVPG 正常。而且,HVPG 会低估 PBC 患者的肝窦压力和窦前性因素所致的门静脉高压[80]。所以,HVPG 仅可准确检测窦性或窦后性门静脉压力。

HVPG 是门静脉和腹腔段下腔静脉之间的压力梯度。相反,如果将右心房压力当作腹内压,则会对肝窦压做出错误估计[81]。

腹内压力的升高会同时增加 WHVP 和 FHVP,所以 HVPG 可保持不变。HVPG 的优点就是“零”参考点的变化对 HVPG 没有影响[82]。HVPG 需至少重复测量 3 次,以证明这些数值可重现。通过向肝静脉注射造影剂,证实膨胀球囊完全闭塞肝静脉,以确认球囊处于楔嵌的位置。应观察到的肝窦图像,以确认没有侧枝流向其他肝静脉。气囊放气则造影剂被快速洗脱。如果给球囊充气能记录到压力骤升,则确认位置正确。然后压力变得稳定,直到球囊放气,此时压力急剧下降。对资深医师而言,HVPG 测量是高度可重复、准确并安全的。

HVPG 测量的适应证包括:①监测药物预防静脉曲张出血的门静脉压力;②作为门静脉高压预后指标[83];③作为治疗门静脉高压的临床药物试验终点[84];④评估肝硬化患者肝脏切除的风险;⑤结合静脉造影、右心压测量或经颈静脉肝活检等手段,寻找门静脉高压症的病因(如窦前、窦性或窦后,见表 92.1)。尽管监测降门脉压力的治疗效果是 HVPG 测量最具前景的用途,但在对照试验证明其有用性之前,HVPG 尚未成为常规检查手段[85]。

表 92.1 肝静脉压力梯度在门静脉高压鉴别诊断中的应用

门静脉高压类别	WHVP	FHVP	HVPG
肝前	正常	正常	正常
窦前	正常	正常	正常
窦内	增加	正常	增加
窦后	增加	正常	增加
肝后			
心力衰竭	增加	增加	正常
布-加综合征	-	肝静脉无法插管	-

FHVP,肝静脉自由压;HVPG,肝静脉压力梯度;WHVP,肝静脉楔压。

(二) 脾髓压力

测定脾髓压力是测量门静脉压力的一种间接测量方法,包括采用细针经皮穿刺脾髓。窦前性门静脉高压患者脾髓压力会升高,而 HVPG 正常。然而,由于脾脏穿刺有发生并发症特别是出血的潜在风险,故临床上很少采用脾髓压力测定。

(三) 门静脉压力

临床上,偶尔直接测量门静脉压力,可经皮肝穿刺门静脉途径、经颈静脉穿刺途径,或在极少情况下在手术中进行(麻醉会影响门静脉压力)。经皮肝穿刺途径,需要超声引导下的门静脉穿刺。导管经导丝引导进入门静脉主干。随着 TIPS(见下文)应用越来越多,放射科医生掌握了经颈静脉穿刺以测量门静脉压力的专业技能。直接测量门静脉压力可用于 HVPG 无法测定的情况下,如在布-加氏综合征(见第 85 章)引起肝静脉闭塞的患者[86];正在准备施行门体分流外科手术时,或在 HVPG 可能正常的肝内窦前性门静脉高压(如特发性门静脉高压)患者。

(四) 内镜下曲张静脉压力

当曲张静脉内压力扩张超过曲张静脉壁张力时,静脉曲张就会破裂并出血(见上文)。食管曲张静脉内压力和食管腔内压力之间的差异(即静脉间跨壁压力梯度)的测量可能是比 HVPG 更重要的出血风险指标[87,88],尤其是在门静脉血栓形成和其他因素引起的 HVPG 正常的门静脉高压症患者中。

食管曲张静脉内压力可由多种方法测量:用连有压力传感器的针穿刺,在内镜前端使用微型气动压力敏感仪,或使用内镜球囊进行测压。研究证实,既往有静脉曲张出血的患者比既往无出血患者的静脉曲张压力更高[89]。在出血期间,若食管曲张静脉压高于 18mmHg，则可能止血失败，并能预测早期再出血[90]。在接受药物治疗的患者，如果曲张静脉压较基准降低 20% 以上者比降低 20% 以下者的出血率更低，而后者出血的风险为 46%[89]。目前，尚未发现适合且安全有效地用于日常临床的测量食管静脉曲张压力的方法。

四、静脉曲张的检测

（一）食管、胃、十二指肠镜检查

食管、胃、十二指肠镜（EGD）是检测胃食管静脉曲张最常用的方法。通常认为，所有肝硬化患者都应当行胃镜检测以明确是否存在食管胃静脉曲张。对于首次未发现食管胃静脉曲张的肝硬化患者，应在 2~3 年内再次复查胃镜。对于首次发现轻度食管静脉曲张的肝硬化患者，应在 1~2 年内复查[91,92]。目前尚无可推荐常规用于临床的判断对哪些患者进行内镜筛查获益最多的可靠无创检查方法[93]。当血小板低于 110 000/mm^3 且瞬时弹性成像测得的肝硬度超过 25kPa（见第 73 和 74 章）时，可以比较准确地提示需要治疗以防止静脉曲张出血[94]。预测大的食管静脉曲张风险的无创标指标，尚需大型多中心临床研究验证。初步数据表明，无线视频胶囊内镜（见第 20 章）[95] 和 CT 血管成像，是不需行胃镜患者的备选筛查方式。此外，在美国，CT 筛查可能比内镜检查更具成本效益（见下文）[96]。

食管静脉曲张的内镜分级较为主观。临床上使用众多标准以试图规范食管静脉曲张报告。最著名的标准是日本门静脉高压症研究学会制定的食管胃静脉曲张内镜标准。其术语包括红色征、静脉曲张的颜色、静脉曲张的直径、静脉曲张的部位[97]。红色征阳性包括鞭痕征（即静脉曲张上纵向排列的鞭纹样痕迹）、樱桃红斑点（直径在 2~3mm 或以下樱桃样点状发红）、血疱样斑点（直径在 4mm 或以上的血疱）以及弥漫性发红。食管曲张静脉颜色为白色或蓝色。胃镜最常见的描述是食管曲张静脉的形成。食管静脉曲张呈短直线状为Ⅰ级，蛇状弯曲但小于食管周长 1/3 为Ⅱ级，曲张静脉粗大且占据食管周长 1/3 以上者则为Ⅲ级。静脉曲张可位于食管的下 1/3、中 1/3 或上 1/3 位置处。在所有上述描述中，食管下 1/3 处曲张静脉的尺寸是最重要的。其直径仅在退镜时才可确定（如图 92.6）。小的食管曲张静脉直径不大于 5mm，而大的 z 曲张静脉直径大于 5mm[97-98]。活检钳可作为测量曲张静脉直径的参照，若曲张静脉直径超过一个张开活检钳的尺寸，则其直径往往可能大于 5mm。大的食管静脉曲张、Child-Pugh C 级的肝硬化（见后文），且静脉曲张表面有红色阳性的患者，在 1 年内有极高的出血风险[99]。食管静脉曲张出血风险的增加与红色征有关，但并非独立于大的静脉曲张带来的风险。因此，无论食管静脉曲张是否红色征阳性，建议对所有大的食管静脉曲张患者进行预防性治疗，以防止静脉曲张出血（见下文）。

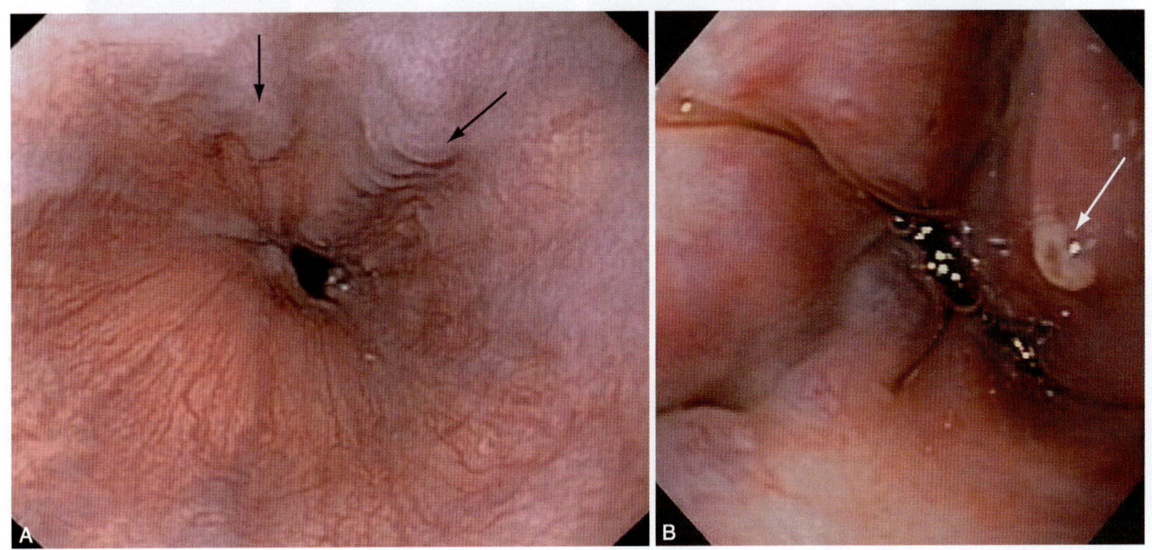

图 92.6　食管静脉曲张的内镜表现。A，EGD 显示食管远端静脉扩张且竖直（食管小静脉曲张）（箭）。B，EGD 显示大的食管静脉曲张，直径大于 5mm，所见纤维蛋白栓（箭）提示最近活检部位

（二）超声检查

临床上，多普勒血管超声（Doppler US）已广泛用于肝脏来评估门静脉高压。US 提示门静脉高压的特征包括脾肿大、门体侧支循环形成和门静脉血流方向逆转（离肝血流）。有研究表明，门静脉直径超过 13mm 且脾静脉和肠系膜静脉不随呼吸变化，是门静脉高压症的敏感但非特异性指标[100,101]。但是，大多数诊疗中心临床中并未常用这些标准。超声诊断可用来检测门静脉血栓。这通常表现为门静脉中不显示或海绵样变（海绵状瘤）。而后一种情况表明，在发生门静脉血栓的部位存在大范围侧支循环网[102]。脾静脉血栓同样可通过多普勒超声诊断发现，在临床上对门静脉高压症的初始评估极为有用。但这项技术并未被用来对门静脉高压的病程进行定量评估。肝、脾的剪切波弹性成像或声辐射力脉冲成像，对检测门静脉高压症可能有用，但其灵敏度尚不足以推荐用于作为监测药物治疗门静脉压力下降的方式（见第 73 和 74 章）[103]。通过声辐射力脉冲成像来综合检查肝、脾硬度值也可以识别食管静脉曲张的风险[104]。

（三）计算机断层扫描

计算机断层扫描（CT）可用于显示门静脉高压的诸多特征，如肝脏形态异常、腹水、脾肿大、侧支循环的形成以及门体分流（见图 92.7 和图 92.8）。CT 也可用于发现食管胃静脉曲张。多排 CT 对胃底静脉曲张诊断的准确性至少与 EUS 相当（见后文）。CT 尤其有助于区分黏膜下静脉曲张和胃底周围静脉曲[105]，在评估是否存在门体侧支循环时，CT 是传统门静脉血管造影的一种非侵入性的替代方法。尽管如此，CT 还不是诊断食管大静脉曲张的推荐筛查方法，但 CT 最终有可能被证实是一种具有成本效益比的筛查方法。相比内镜检查，患者更容易接受 CT[96]。

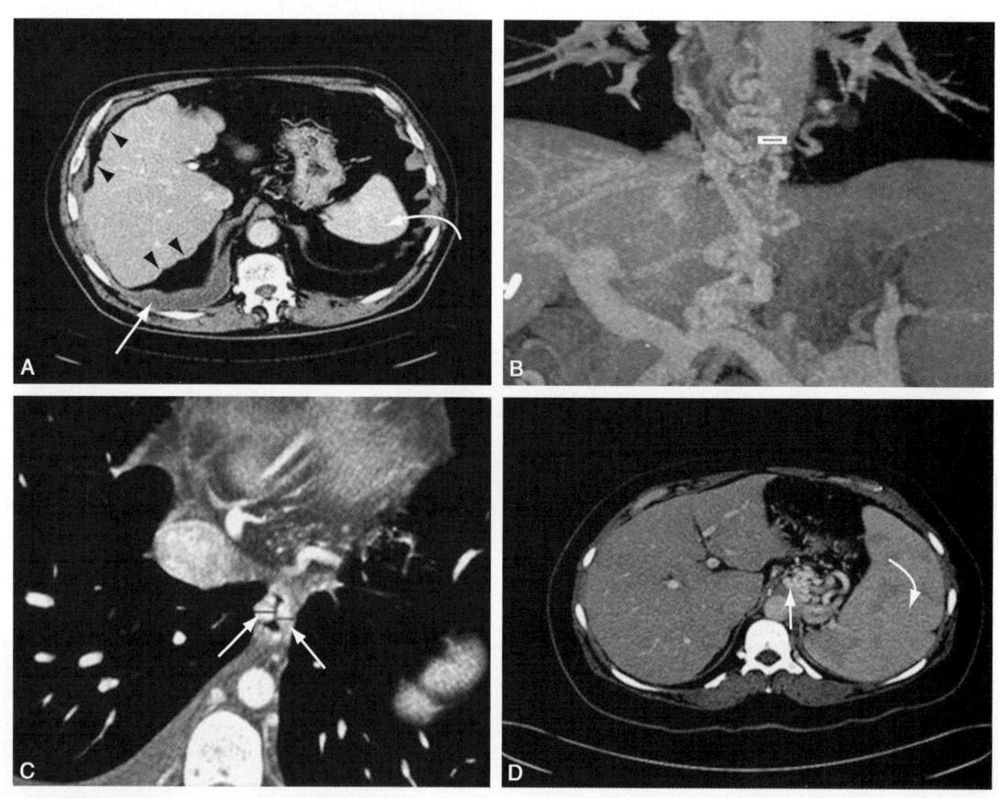

图 92.7 门静脉高压患者的腹部 CT 表现。A，图像显示肝硬化典型的肝脏不规则轮廓（箭头）。右侧胸腔少量积液（直箭）。肝脏相对于脾脏呈低信号（弧形箭），是酒精相关性肝硬化肝脏脂肪浸润的典型表现。B，CT 冠状切面显示食管静脉曲张对比增强（光标）。C，图像显示 2 个直径为 5mm 和 6mm 的食管大静脉曲张（箭）。静脉曲张几乎彼此相对。D，图像显示一簇胃食管侧支丛（直箭）。还可见脾肿大（弧形箭）

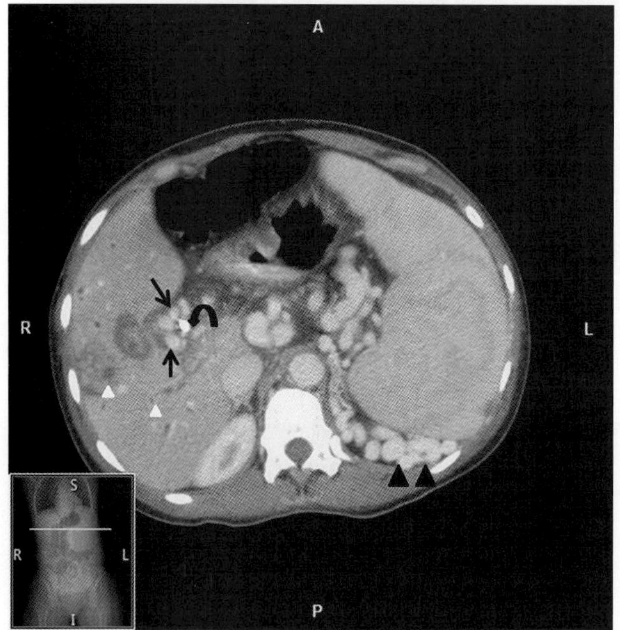

图 92.8 CT 显示胆总管静脉曲张（直箭）围绕胆管内的支架（弯曲箭）。还可见胆管扩张（白色箭头）和脾周静脉曲张（黑色箭头）

（四）磁共振成像

钆剂增强磁共振成像（MRI）是检测食胃管静脉曲张的一种潜在有用方法[106]。通常门静脉高压患者的门静脉及奇静脉的血流速会加快，可以通过 MRI 来检测门静脉和奇静脉内的血流[107]。MRI 可提供肝脏血管结构的具体细节，同时还可以发现门静脉高压症患者的门静脉血栓和检测脾脏硬度[108]。与超声瞬时弹性成像不同，MRI 弹性成像能准确评估脂肪肝的硬度。MR 弹性成像技术用于药物治疗门静脉高压的疗效评估还需进一步研究。

（五）超声内镜检查

通过超声微探头或使用具凸振或线性阵列的超声内镜检查（EUS），已用于评估食管胃静脉曲张。EUS 已用于研究食管静脉曲张的几个方面，包括通过测量曲张静脉的横截面积以识别高出血风险的患者[77]；观察胃左静脉、奇静脉及食管旁侧支静脉的直径及血流；观察内镜下治疗后曲张静脉的变化；筛选胃食管静脉曲张内镜下套扎治疗术后的复发者（见后文）[109]。EUS 联合内镜测量曲张静脉压力，以评估曲张静脉管壁张力，这是静脉曲张出血的预测指标（见前文）[110-112]。

EUS 还可以准确定位来指导内镜下静脉曲张结扎或注射黏合剂手术(见后文)[113]。

五、门静脉高压的病因

根据门静脉血流阻力部位,门静脉高压可分为肝前、肝内和肝后性,详见图 92.5。根据肝内血流阻力部位可分为窦前、窦性和窦后性。门静脉高压症的许多病因与多个部位血流阻力增加有关。例如,酒精性肝硬化可能出现窦前、窦性、窦后的血流阻力都增加。所以,按照血流阻力部位分类的方法不一定适合于所有门静脉高压患者。临床上,根据不同病因来进行门静脉高压分类更有用(框 92.1)。

框 92.1 门静脉高压病因
常见病因
肝硬化
血吸虫病
肝外门静脉血栓形成
特发性门静脉高压
心肌纤维化
少见病因
结节再生性增生
肝部分结节性转化
纤维多囊性肝病
结节病
恶性肿瘤
内脏动静脉瘘
遗传性出血性毛细血管扩张(HHT)

(一) 常见病因

1. 肝硬化

门静脉高压相关并发症是肝硬化的常见临床表现(见第 74 章)。尽管所有病因的肝硬化都与门静脉高压症有关,但有些特征是疾病特有的。在酒精相关性肝病中,HVPG 可以准确反映门静脉压力的升高;此外,门静脉高压症还可在没有肝硬化的情况下出现,但是在肝硬化患者中门静脉高压症的表型则更为明显。非肝硬化的酒精性肝病患者的小静脉周围病变,可能是此类患者引起门静脉高压的窦前性因素[114](见第 86 章)。自身免疫性肝炎患者通常在没有发展到肝硬化阶段就可出现门静脉高压表现[115]。但是,自身免疫性肝炎患者合并食管胃静脉曲张出血的风险却不高(见第 90 章)。在血色病患者中,门静脉高压也可早于肝硬化出现,且随着纤维化程度的增加而加重。尽管 HVPG 低于 12mmHg,但血色病患者仍可能出现静脉曲张出血,这表明有窦前因素参与其中。放血疗法有助于缓解血色病患者的门静脉高压(见第 75 章)[116]。原发性胆汁性胆管炎(PBC)患者门静脉高压症状也会早于肝硬化出现,随着组织学分期的增加,静脉曲张出血的风险增加[117]。研究显示,PBC 早期患者的门静脉高压主要由窦前因素引起,随着病情进展,窦性因素逐渐增加。所以,HVPG 可能低估了 PBC 患者的门静脉压力[80]。熊去氧胆酸治疗 PBC 可能会降低门静脉压力(见第 91 章)。门静脉高压也可发生在原发性硬化性胆管炎(PSC)患者(见第 68 章)和胆管狭窄患者(见第 70 章)。尽管通常需要较长的胆道梗阻时间才能导致门静脉高压,但慢性酒精相关胰腺炎引起的慢性胆管梗阻的患者,在数月内会发生门静脉高压(见第 59 章)[118]。胆管梗阻患者的门静脉高压症会在胆道梗阻解除后消退。25% 的伴晚期肝纤维化或肝硬化的非酒精性脂肪性肝病(NAFLD)患者,会出现门静脉高压症状。然而,如果肝脏脂肪变性广泛,即便没有纤维化也会出现门静脉高压[119]。

2. 血吸虫病

血吸虫病是全球范围内导致门静脉高压症的常见原因(见第 84 章)。食管静脉曲张出血是肝脾血吸虫病患者死亡的主要原因。这类患者的门静脉高压是由曼氏血吸虫或日本血吸虫卵沉积在肝窦前门静脉梗阻引起的。宿主反应导致肉芽肿性炎症,从而引起肝窦前和门静脉周围纤维化[120]。持续严重感染可引起肝内纤维化,导致俗称的“黏土管”或简称“管型”纤维化。门静脉周边的胶原蛋白沉积会导致门静脉血流进行性阻塞、门静脉高压以及静脉曲张出血、脾肿大及脾功能亢进。肝小叶结构通常保留。如果肝血吸虫病患者合并 HBV 或 HCV,会导致肝纤维化、肝衰竭和 HCC 风险增加[121]。

在血吸虫病的初期,属于肝窦前阻塞,HVPG 仍保持正常。部分患门静脉高压的血吸虫患者可能合并门静脉血栓形成。肝血吸虫患者可行门体分流术治疗静脉曲张出血,其长期效果显著。

3. 肝外门静脉血栓形成

肝外门静脉血栓形成是引起门静脉高压的肝前、窦前原因,也是儿童门静脉高压常见的原因(见第 85 章)。门静脉血栓形成的最常见原因包括血液病,如真性红细胞增多症或其他骨髓增生性肿瘤。其他原因包括:易栓血栓状态,如抗凝血酶、蛋白 C 或蛋白 S 缺乏;抗磷脂综合征(或抗磷脂抗体综合征);阵发性夜间血红蛋白尿;口服避孕药;肿瘤,通常是腹内肿瘤;炎性疾病,如胰腺炎、IBD 或憩室炎;腹部创伤;术后状态尤其是脾切除术后。高达 25% 的肝硬化患者可能会出现门静脉血栓形成[122]。与 HCC 的相关性可能不像以前认为的那样强烈。胰腺肿瘤或胰腺炎引起的孤立性脾静脉血栓,通常与血栓易感性无关。脐静脉脓毒症可能是门静脉血栓形成病因,但即使在这些情况下,相关的易栓血栓状态也可能是另一个诱发因素。

急性和亚急性门静脉血栓通常不表现为静脉曲张出血[1]。慢性门静脉血栓在影像学检查中,表现为门静脉及脾静脉中无显影和广泛侧支循环。患者可能出现非特异性临床症状,或静脉曲张出血、脾功能亢进。出血通常来自胃食管静脉曲张,但也可能来自十二指肠静脉曲张,很少来自其他异位部位。有文献报道,门静脉血栓患者也可能合并胆囊静脉曲张[123]。

有临床症状的慢性门静脉血栓患者需要对症治疗,其目的在于控制静脉曲张出血或防止再出血。对于食管静脉曲张较轻但有血栓形成倾向的患者,最好使用抗凝治疗。因为抗凝对这些患者是利大于弊。门脉血栓形成很少需要局部或全身溶栓治疗。溶栓仅适用于急性门静脉血栓延伸至肠系膜上静脉,并有急性小肠缺血的患者。内镜治疗用于控制急性静脉曲张出血和预防再出血。使用β肾上腺能阻滞剂类等药物预防静脉曲张出血可能对门静脉血栓患者也有效,但这种方法尚未得到充分研究。与肝硬化静脉曲张出血的患者相比,门静脉血栓患者静脉曲张出血的致死率和并发症发生率均较低,这是因为此类患者不存在凝血异常和肝脏合成功能障碍。外科门体分流手术适用于保守治疗无法控制出血的患者。如果没有合适的静脉供吻合,可将较大的侧支静脉吻合至体静脉[125]。后文提到的肠系膜-门静脉左支旁路术特别有效,其在降低门静脉压力的同时保留门静脉血流,避免了肝性脑病发生[126]。许多患有慢性门静脉血栓形成及肝硬化的患者可以行TIPS,长期通畅性极佳[127]。门静脉血栓与肝病严重程度有关,文献报道,肝硬化患者门静脉血栓的年发生率为2%~10%[128]。建议对上述患者进行CT或MRI筛查以排除与癌栓相关的HCC可能。研究显示,肝硬化患者的抗凝治疗是安全的,并且抗凝与较高的门静脉再通率和降低肝硬化并发症发生率相关[129]。在使用抗凝血剂的患者中,并存疾病对消化道出血结局的影响远大于抗凝治疗本身[130]。对部分内镜和药物治疗失败的患者,施以TIPS手术后能取得良好疗效[131]。图92.9提供了肝硬化患者门静脉血栓形成的管理方法。

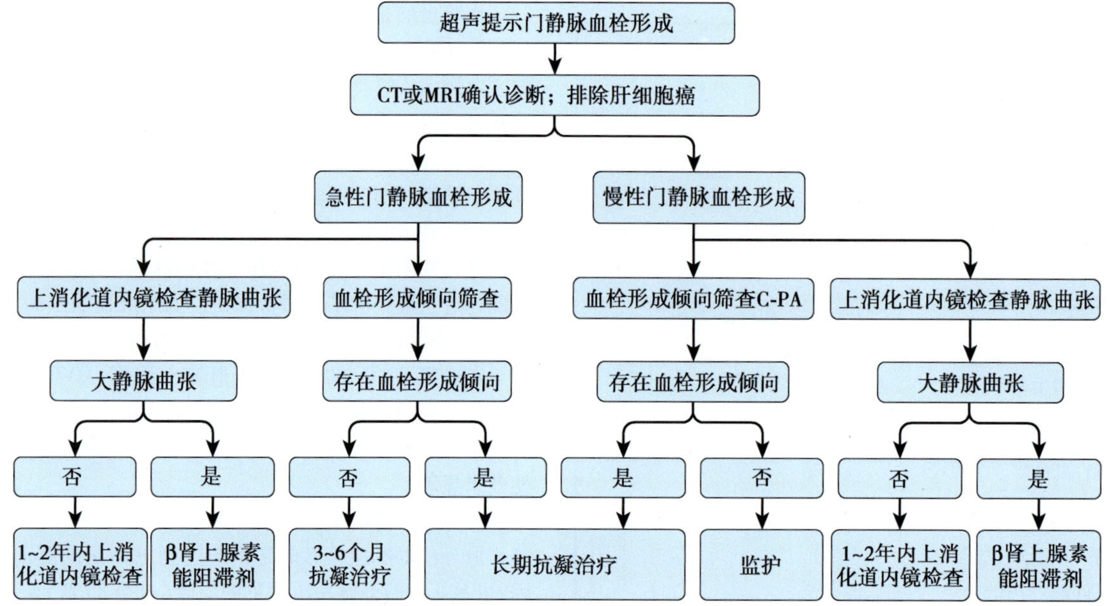

图92.9 肝硬化患者门静脉血栓形成的管理流程。C-P,Child-Pugh分级

4. 特发性门静脉高压症

特发性门静脉高压症在西方国家较为罕见,但在印度和日本等亚洲部分地区很常见。当门静脉压力升高但无肝脏组织学变化或肝外门静脉血管阻塞时,可诊断为该症[132]。特发性门静脉高压症患者的门静脉周围肝细胞、门静脉以及肝血窦内中ET-1浓度升高[134],但患者的肝活检标本可能完全正常[133]。特发性门静脉高压还有众多别名,诸如肝门静脉硬化症、非硬化性门脉纤维化症、慢性充血性脾大症[135,136]。一些学者还将结节性再生性增生和不完全间隔纤维化纳入广义特发性门静脉高压[137]。特发性门静脉高压症最好仅限于描述在光学显微镜下未发现肝脏病变且门静脉系统通畅的门静脉高压症患者。而肝门静脉硬化症指随肝内门静脉内皮下增厚而并发的闭塞性门静脉病变,这些静脉随之发生血栓性栓塞和血管再通。该病程后期汇管区纤维化尤为显著(见第85章)。

尽管砷中毒、接触氯乙烯以及维生素A中毒可能会引起少数特发性门静脉高压,但大多数特发性门静脉高压患者的病因尚不清楚(见第89章)。主要临床表现是静脉曲张出血以及明显脾肿大导致的脾功能亢进。肝功通常呈正常,但有时ALP轻度升高。腹水很少见。因为是窦前阻塞,HVPG通常正常[138]。尽管有文献报道此类患者在门体分流术后较长期随访中也会出现肝性脑病[133],但此类患者对门体分流术的耐受度良好。对于内镜和药物治疗无效地静脉曲张出血患者,TIPS是很好的选择[139];特发性门静脉高压患者生存率也有所降低,有些患者也可能需要进行肝移植[140]。特发性门静脉高压患者的脾功能亢进几乎不会严重到需要手术切除脾脏的地步。

5. 心源性肝硬化

心源性纤维化或心源性肝硬化见于在心力衰竭导致的长期肝淤血患者,且在儿童时期接受过心脏手术并存活超20余年的复杂先天性心脏病患者中越来越多(见第85章)。曾接受过Fontan手术(又称“肺动脉下心室旷置术”)患者更容易发生肝硬化。Fontan手术后的慢性肝淤血后遗症被称为Fontan相关性肝病,其长期后遗症还包括门静脉高压症和HCC,并可能发生静脉曲张出血[141]。

(二)少见病因

1. 结节性再生性增生

结节再生性增生是一个组织病理学诊断,其特征为3区肝细胞萎缩和1区肝细胞肥大,但无明显纤维化(见第37和

96 章)[142]。越来越多学者认为这种疾病是门静脉高压的原因,甚至可能发生在肝移植后[143]。在确诊的 Budd-Chiari 综合征中,也可以看到类似的组织学改变[144]。结节性增生在组织学检查中可能不明显,除非进行网状染色以显示出微结节。这种变化是由于肝脏高灌注区与低灌注区之间的不平衡造成的,前者导致再生结节,后者导致萎缩。结节性再生性增生与多种疾病有关,主要是特发性门静脉高压症、血液病和风湿病,以及药物,如化疗药物、抗逆转录病毒药物和硫唑嘌呤等药物(见第 37 章)。肝功检查可见血清氨基转移酶轻度升高。门静脉高压症主要临床表现为静脉曲张出血。有些患者也可能出现腹水,这表明其肝窦压力升高[145]。虽然,尚未报道结节再生性增生合并 HCC,但部分患者仍需要肝移植治疗。

2. 肝部分结节性转化

肝部分结节性转化是一种较罕见的肝脏病变,其特征是在肝门周围出现大结节[146]。肝脏影像检查可见这些肝结节,而肝脏的其余部分正常或表现为再生性结节性增生。肝脏生化检查通常正常。类似于结节性再生性增生,肝脏部分结节性转化与肝脏门静脉灌注的失衡有关。该异常仅限于肝门部的分支,而结节性再生性增生的异常灌注更弥漫。虽然有大结节的患者可感受疼痛,但其主要表现为静脉曲张出血。再生结节很少发展为 HCC。接受外科门体分流术治疗的患者长期预后良好。

3. 纤维多囊性肝病

纤维多囊性肝病是一组疾病,包括 Caroli 病、Caroli 综合征(Caroli 病和先天性肝纤维化)、单独的先天性肝纤维化和多囊性肝病(见第 62 和 96 章)。先天性肝纤维化通常与肝脏 Caroli 病、肾脏多囊病和骨髓海绵肾相关(见第 62 章)。先天性肝纤维化的主要表现是静脉曲张出血[147]。对于顽固性静脉曲张出血患者,可考虑使用门体分流手术,其术后长期肝性脑病的风险较低。由于囊肿对门静脉系统的广泛压迫,无论是否伴有多囊性肾病,多囊性肝病患者偶尔发生门静脉高压(见第 96 章)[148]。门静脉高压会随囊肿的治疗而减轻[149]。

4. 结节病

门静脉高压症是肝结节病的少见表现(见第 37 章)[150]。肝结节病患者的 HPVG 升高,提示肝内阻力增加的部位可能在窦后。在本病初期,肝内阻力主要在窦前。糖皮质激素可降低部分肝结节患者的门静脉高压。

5. 恶性肿瘤

门静脉高压症与白血病、淋巴瘤、系统性肥大细胞增多症有关(见第 32 和 37 章)[151]。TIPS 可用于治疗骨髓增殖性肿瘤患者的门静脉高压并发症[152],但与治疗其他疾病相比,支架内血栓形成风险较高[152]。HCC 患者即便没有肝硬化也可能发生门静脉高压症状(见第 96 章)。HCC 患者门静脉高压症受多因素诱发,如门静脉血栓、肿瘤的压迫静脉壁及肝动脉-门静脉瘘等。肝转移瘤的患者可见食管静脉曲张,尽管静脉曲张出血不常见[153]。

6. 内脏动静脉瘘

当急剧发生腹水和静脉曲张出血时,特别是伴有异常腹部杂音时,应怀疑内脏动静脉瘘的可能。如果腹部内脏动脉破裂入肠系膜静脉,门静脉压可急剧升高,可达到全身动脉压的水平[154]。其结果可导致急性门静脉高压症并发腹水及静脉曲张出血。有脾动静脉瘘者,可在腹部左上象限听到的杂音;有肝门部动静脉瘘者,可在腹部右上象限听到杂音。对于长期动静脉瘘患者,门静脉流入增加可导致继发性肝窦周围纤维化。在早期阶段,栓塞或结扎瘘可改善门静脉高压。然而,在晚期,门静脉纤维化已发展至进展期,即使栓塞瘘管也可能无法完全纠正门静脉高压。

7. 遗传性出血性毛细血管扩张

遗传性出血性毛细血管扩张(HHT,又称 Osler-Weber-Rendu 病),是门静脉高压症的罕见病因(见第 20、37 和 85 章)。诊断标准包括黏膜及皮肤毛细血管扩张、鼻出血、内脏动静脉瘘(通常肺及肝脏)及有家族病史。HHT 的临床表现取决于瘘管形成的部位。肝动-静脉瘘主要表现为胆道疾病,主要为胆道狭窄和胆管炎,以及高输出量心力衰竭;肝动脉-门静脉瘘经可导致门静脉高压症和胆道狭窄。门静脉和肝静脉之间的瘘虽然较罕见,但会导致肝性脑病[155]。在某些 HHT 患者中发生的肝结节性再生性增生可加重门静脉高压症[156]。贝伐珠单抗可能会部分改善此类血管损伤[157]。

六、临床评估

食管胃静脉曲张出血患者临床表现为呕血和或黑便。慢性失血是门静脉高压性胃病或消化道血管扩张的常见表现。静脉曲张出血患者的典型表现是不费力的反复呕血,呕吐物呈暗红色(见第 20 章)。对所有消化道出血及肝病体征的患者(见第 74 章)都应怀疑门静脉高压,表现为黄疸、蜘蛛痣、肝掌、掌腱膜挛缩、腮腺肿大、睾丸萎缩、第二性征消失、腹水及脑病。脾肿大是门静脉高压症的重要线索,腹水的出现表明食胃管静脉曲张极可能存在。有些患者因为有内脏动静脉瘘可在左上腹或右上腹听到血管杂音。门静脉高压患者上腹部出现静脉嗡鸣声(静脉杂音)表示镰状韧带处存在侧支血流。

实验室检查常显示肝脏合成功能障碍,包括凝血酶原时间延长、低蛋白血症、高胆红素血症以及贫血。血小板减少症和白细胞减少反映脾功能亢进,在酗酒者可观察到骨髓抑制。严重门静脉高压出血患者可能出现低血容量性休克和肾功能不全。腹部影像学检查经常发现脾肿大、侧支循环形成、肝脏回声和外形异常以及腹水。

七、治疗

门静脉高压症的治疗目的在于通过药物减少门静脉血流量,如 β 肾上腺能阻滞剂、加压素或其类似物;或者通过药物减少肝内阻力,如硝酸酯类;或者通过放射、手术方式建立门体分流。还可通过内镜或放射介入技术治疗静脉曲张。

(一) 药物治疗

治疗门静脉高压症的药物有两类:减少肝内血流量的药物和减少肝内血管阻力的药物(框 92.2);减少肝内血流量的药物有加压素及其类似物、生长抑素及其类似物。β-肾上腺素能阻滞剂虽然也可降低门静脉血液流速，但仅用于预防静脉曲张出血和再出血。作用于血管内阻力的药物包括 α-肾上腺素能阻滞剂，血管紧张素受体阻滞剂以及硝酸酯类。但目前只有卡维地洛和硝酸酯被用于临床。利尿剂通过减少血浆容量降低门静脉压力，但对无腹水的患者不推荐使用。促动力药物通过收缩食管下括约肌降低静脉曲张压力，但未经临床试验评估。

框 92.2　治疗门静脉高压使用的药物

减少门脉血流量的药物

非选择性 β-肾上腺素能阻滞剂（如：普萘洛尔或纳多洛尔等）

生长抑素及其类似物

加压素及特利加压素

降低肝内阻力的药物

α_1-肾上腺素能阻滞剂（如：哌唑嗪）

血管紧张受体阻滞剂

硝酸酯

1. 加压素及其类似物

加压素是一种内源性肽类激素，可收缩内脏血管，减缓门静脉血液流入，从而降低门静脉压力。但此药有严重的全身性副作用。通过促成内脏血管收缩，加压素可致肠坏死。而且，加压素对心肌有直接的负性肌力作用和负性心率作用，导致心输出量减少和心动过缓。心脏后负荷的增加可导致心肌梗死。加压素作用于肾脏可导致低钠血症。

特利加压素或三甘氨酰-赖氨酸-加压素是一种半合成的加压素类似物，可被内皮肽酶裂解释放赖氨酸加压素。与血管加压素相比，特利加压素与血管加压素类似物的循环水平较低和全身性副作用发生率较低相关。加压素与特利加压素及硝酸酯联合使用以降低全身性副作用的风险。基于更好的安全性，特利加压素较加压素更优先选择。此外，使用特利加压素治疗的静脉曲张出血患者的生存率也有所提高。

2. 生长抑素及其类似物

生长抑素是一种 14 个氨基酸组成的多肽。目前已发现 5 种生长抑素受体（SRTR 1~5），但这些受体在人体内的实际分布尚未清楚。静脉注射后，生长抑素在循环中的半衰期是 1~3 分钟，因此人们合成了更长效的生长抑素类似物。这些类似物中最广为人知的是奥曲肽、兰瑞肽和伐普肽[158]。生长抑素通过抑制胰高血糖素的释放，减少门静脉压力和侧支血流量[159]。使用生长抑素的最佳剂量和疗程尚未得到充分研究。单次注射 250mg 的生长抑素后，门静脉和奇静脉血流量减少，但效果仅持续数分钟[160]。增加剂量后，HVPG 明显下降。生长抑素还可通过减少餐后内脏血流量来降低门静脉压力[161]。静脉曲张出血后，胃肠道腔内的血液，如同进食一样，导致门静脉血流增加和门静脉压力升高。而生长激素可缓解这种压力的升高。

静脉给药后，奥曲肽在循环中的半衰期是 80~120 分钟，但对门静脉的降压效果不能长期持续。尽管持续输注奥曲肽能减少餐后门静脉压力的升高，但并不能降低门静脉压力[61,162]。长效奥曲肽不能可靠地降低门静脉压力，而且大剂量用药带来的副作用也妨碍了该药在治疗门静脉高压症中的使用[163]。

一些随机对照试验证实，生长抑素或奥曲肽在控制急性静脉曲张出血方面能起到与特利加压素或硬化疗法的同等效果。同样，早期应用伐普肽可能有助于控制出血，但并不能明显降低病死率[164]。在临床实践中，使用生长抑素或奥曲肽应同步进行内镜治疗静脉曲张出血。

3. β-肾上腺素能阻滞剂

自从 Lebrec 与其同事里程碑式的研究展示这些药物在抑制静脉曲张再出血方面的功效以来[165]，非选择性 β-肾上腺素能阻滞剂得到了广泛应用。非选择性 β 肾上腺素能阻滞剂如普萘洛尔或纳多洛尔是首选。阻断心脏 β_1-肾上腺素能受体，可降低心输出量。阻断可引起肠系膜循环的血管舒张的 β_2 肾上腺素能受体，使 α_1 肾上腺素能受体无对抗作用，从而使门静脉血流量减少。心输出量减少和门静脉血流量减少共同降低门静脉压力。纳多洛尔要优于普萘洛尔，是因为纳多洛尔主要通过肾代谢，具低脂溶性，这使得纳多洛尔在诸如抑郁这样的中枢神经系统（CNS）副作用方面风险更低。监测 HVPG 变化可以最准确地评估不同 β 受体阻滞剂的效果，但这种方法在临床中并没有广泛应用。静脉推注普萘洛尔 20 分钟后出现急性血流动力学应答（将 HVPG 降低 10%，或低于 12mmHg），可预测出血风险的长期降低[166]。当肝功能恶化时，β-肾上腺素能阻滞剂的获益减少[167]。通常用来检测 β 受体阻滞剂效果的方式是观察心率下降，这只是对 β_1-肾上腺素能受体被阻滞的测量。即便在使 β_1 肾上腺素能受体被充分阻滞的情况下，继续增加 β-肾上腺素能阻滞剂的剂量依然能使部分患者从中获益，因为这可以增加对 β_2-肾上腺素阻滞的效果。但是，增加剂量会导致更多的副作用，同时也有可能使得治疗被中止[168]。通过 HVPG 检测 β 受体阻滞剂的使用患者发现，大幅降低门静脉压力，减少出血风险或可提高生存率[169]。当预防性使用 β 受体阻滞剂的患者发生急性静脉曲张出血，未表现出更低的生存率[170]。就严重腹水患者而言，有研究报道显示使用 β-肾上腺素能阻滞剂可能致病死率增加。然而，一项 meta 分析显示，使用非选择性 β-肾上腺素能阻滞剂与肝硬化合并可控性腹水和顽固性腹水患者的全因死亡率增加无关。Meta 分析结果并不支持非选择性 β 能阻滞剂应该在所有腹水患者中均常规停用的观点[171]。但是，在伴有肾衰竭的腹水患者中，应该停用非选择性 β 肾上腺素能阻滞剂（见 93 章）[172]。

4. 兼具 α 及 β-肾上腺素能阻滞的药物

卡维地洛是一种兼具非选择性 β 受体阻滞剂和弱 α 受体阻断活性的药物。α 受体通常会增加肝内循环的阻力。所以阻断 α 受体可降低肝内血管阻力，进一步降低门静脉压力。卡维地洛可能与低血压及肾钠潴留有关，故 Child-Pugh C 级肝硬化患者需谨慎使用。卡维地洛兼有抗氧化及抗增殖作用，在防止静脉曲张首次出血方面可能优于内镜下套扎。此外，卡维地洛可延缓肝硬化患者的食管静脉曲张从小向大的进展[173]。被随机分配到每日 12.5mg 卡维地洛组的肝硬化患者的出血风险低于内镜下曲张静脉套扎（10% vs 23%），但两者均为降低总体病死率和出血相关病死率。卡维地洛在降低静脉曲张出血风险方面与纳多洛尔联合单硝酸异山梨酯相当,但副作用更小[174]。卡维地洛的起始剂量为 3.125mg、每日 2 次,剂量逐步增加至最大每日 25mg。剂量增加通常受到动脉低血压的限制[175]。

5. 硝酸酯

短效(硝酸甘油)或长效(单硝酸异山梨酯)硝酸酯类药物可导致血管扩张。血管舒张是由于血管平滑肌细胞内钙减少所致。相较于动脉舒张,硝酸酯导致静脉扩张,而不是动脉扩张,主要通过减少门静脉血流量来降低门静脉压力。其对肝内阻的作用不如通常认为的那么明显。目前,加压素联合硝酸甘油控制急性静脉曲张出血的应用较少。硝酸酯不再被推荐单独或联合 β 受体阻滞剂,作为预防静脉曲张出血的一级预防。若单独使用 β 受体阻滞剂不能降低 HVPG 合理下降时,单硝酸异山梨酯可考虑配合 β 受体阻滞剂联用,作为预防静脉曲张再出血的二线预防。在美国,由于副作用,尤其是低血压和头痛。患者不太可能耐受长期服用硝酸酯。

6. 降低肝血管内阻力的药物

治疗门静脉高压症的理想药物,应当既能选择性降低肝血管内的阻力而又不妨碍全身血管舒张。除卡维地洛和硝酸酯以外,其他可降低肝内阻力的药物包括 α_1-肾上腺素能阻滞剂,如哌唑嗪(prazosin)。长期服用哌唑嗪,可使门静脉高压相关的全身高动力循环恶化,引起钠滞留和腹水[176]。普萘洛尔联合哌唑嗪可改善哌唑嗪对全身循环的不良影响。氯沙坦(losartan)作为一种血管紧张素的Ⅱ型受体Ⅰ类拮抗剂,可降低门静脉压力而对体循环无明显影响[177]。在随机对照试验中,氯沙坦或其他血管紧张素拮抗剂如厄贝沙坦(Irbesartan)并未显著降低门静脉压力。事实上,服用氯沙坦或厄贝沙坦的患者有肾功能恶化[178,179]。ET 受体阻滞剂和肝选择性一氧化氮载体都是具有前景的靶向肝内血管阻力的研究性药物[13]。辛伐他汀(simvastatin)可降低门静脉压力的同时,降低肝内阻并保持肝脏血流量[15]。可惜的是,在随机对照试验中,在标准治疗中加入辛伐他汀并未降低再出血率。在亚组分析中,辛伐他汀与 Child-Pugh A、B 级肝硬化患者的生存率有关,但须关注横纹肌溶解风险增加[16]。

(二) 内镜治疗

在防治静脉曲张出血方面,内镜治疗是唯一被广泛认可的预防静脉曲张出血、控制急性静脉曲张出血和预防再出血的方法。内镜治疗静脉曲张方案包括静脉曲张硬化和套扎。使用内镜下喷洒止血和超声内镜导引的血管治疗,是正在研究中的控制静脉曲张出血的方法[180]。

1. 硬化疗法

除非视线不佳阻碍出血静脉曲张的套扎,内镜硬化疗法已经被内镜套扎大规模所取代。现有证据不支持紧急硬化作为静脉曲张出血的一线治疗方案(框 92.3)[181]。采用硬化疗法治疗静脉曲张时,需要将硬化剂注入曲张静脉内或其周围。在尝试静脉内治疗时,通常会进行静脉旁注射。常用硬化剂包括十四烷基硫酸钠、鱼肝油酸钠、油酸乙醇胺及酒精。硬化剂的选择是基于其可用性,而不是基于一种药物优于另一种药物的疗效。

框 92.3　静脉曲张内镜治疗的并发症*
内镜治疗中
吸入性肺炎
胸骨后胸痛
内镜治疗后
出血
食管运动功能障碍
食管狭窄
食管溃疡
纵隔炎
穿孔
全身性(硬化疗法相关)
肠系膜静脉血栓
肺栓塞
脓毒症
*硬化及套扎治疗。

内镜疗法的并发症可在治疗期间或之后发生。注射期间,患者或感受到某种程度的胸骨后不适,并可持续至术后。更严重的并发症包括:硬化剂诱发的食管溃疡相关出血、狭窄和穿孔。术后口服硫酸铝或质子泵抑制剂(PPI),可缓解硬化疗法导致的溃疡风险。

2. 静脉曲张套扎

内镜套扎静脉曲张依然是治疗急性静脉曲张出血和防范再出血的首选内镜疗法,然而,套扎在治疗胃静脉曲张中作用有限。静脉曲张套扎较注射硬化剂操作更为简便。步骤包括将曲张静脉吸入内镜顶部安装的套扎帽,然后用扎带环绕。扎带套进曲张静脉导致血栓形成。多环套扎装置可进行多次套扎,而无需多次抽出或插入内镜。食胃管交界处的曲张静脉最先被结扎,随后套扎更多近端的曲张静脉,以每 2cm 结间隔螺旋式进行,最后抽出内镜。食管中段或近端的曲张静脉无需套扎。与硬化治疗相比,内镜静脉曲张套扎的并发症更少,只需更少的疗程即可实现曲张静脉闭塞。在胃食管静脉曲张急性出血时,相较于硬化疗法,套扎不会导致持续的 HVPG 上升[182]。

内镜静脉曲张套扎治疗也可导致局部并发症,包括食管溃疡(图 92.10)、狭窄以及动力障碍,尽管发生率比硬化治疗低。若套扎胃底曲张静脉,可引发较大溃疡且很严重。尽管支持使用 PPI 的证据有限,但通常建议静脉曲张套扎后应使用 PPI。

3. 可拆卸圈套器及夹子

可拆卸圈套器通常用于治疗结肠内大型息肉。但用于胃静脉曲张治疗的经验有限。可拆卸圈套器的“尾部”可能干扰或影响内镜检查时的视线。此外,圈套器分离过程中对曲张静脉的牵拉可导致静脉曲张破裂。使用圈套器的技术难度,限制了其在静脉曲张治疗中的广泛应用。在食管静脉曲张治疗方面,圈套器并不优于套扎治疗,由于圈套器的应用难度,因此其不是一个很好的选择。夹子也被用于治疗大的静脉曲张,特别是异位部位的静脉曲张,但经验有限(见第 20 章)。

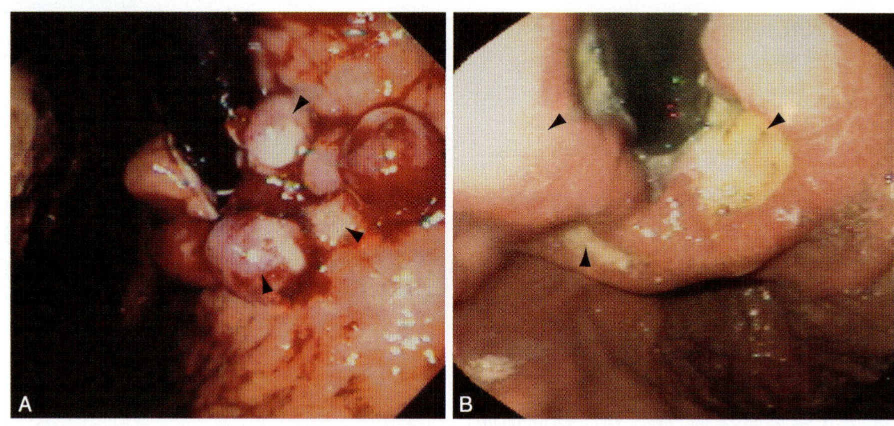

图 92.10 胃静脉曲张及食管静脉曲张套扎治疗相关溃疡的内镜视图。A,翻转位下的胃食管交界处,可见多个套扎的曲张静脉(箭头),与息肉类似。B,同一患者在内镜套扎 4 周后,食管、胃、十二指肠镜检查部位的溃疡(箭头)

(三) 球囊填塞和支架

大约 10% ~15% 的急性静脉曲张出血患者对药物或内镜治疗无效。球囊填塞压迫治疗可作为实施 TIPS 前的临时过渡措施。因为静脉曲张位于表层、血管壁较薄且血流通过黏膜下血管,所以其易于被压缩。三腔两囊管(Sengstaken-Blakemore)是一种三腔管:一个管用于抽吸胃内容物;另一腔管用于将胃球囊充气到 200~400mL;第三个腔管给食管球囊充气。明尼苏达管(Minnesota tube)是一种改进的三腔两囊管,有更大的胃球囊(500mL)和增加了用于胃食管抽吸的管腔。林纳管(Linton-Nachlas)有单独的 600mL 胃球囊并配有腔管以抽吸胃及食管内容物。这些三腔管都可用于给胃球囊充气。对于 80% ~90% 的患者而言,球囊压迫可控制出血长达 24 小时。通过放置气管导管可减少肺部误吸入的风险。如置管后不能控制出血,给胃球囊再充气和定位比给食管球囊充气更为重要。

因为置入充气球囊的相关风险,自膨胀金属涂覆支架被用于压迫食管静脉曲张。这些支架可留在原位长达两周后再移除。在控制食管静脉曲张出血方面,食管支架比球囊填塞压迫更为有用,并发症更少[183]。因此,在药物或内镜治疗不能控制静脉曲张出血的患者,食管支架可能是首选。

(四) 经颈静脉肝内门-体静脉分流术

经颈静脉肝内门-体静脉分流术(TIPS)通过在肝静脉和门静脉的肝内分支建立通道,从而降低门静脉压力。经皮经颈静脉插入分流管。TIPS 发挥门腔静脉侧-侧分流术的功能,用于治疗门静脉高压症的并发症,主要包括静脉曲张出血、难治性腹水及布加综合征和肝性胸水(见第 85、93 和 94 章)。由介入放射科医生置入 TIPS,其死亡率低于 1% ~2%。TIPS 通常在患者镇静状态下置入。建议在血小板高于 60 000/mm^3 且 INR(凝血酶原国际标准化比值)低于 1.5 的患者中进行,但紧急状态下可例外。当原发硬化性胆管炎(PSC)患者需要紧急置入 TIPS 时,建议使用广谱抗生素。

TIPS 置入,即经颈静脉通道对肝静脉插管,并使用 Rösch 对门静脉插管。穿入导丝连接肝静脉和门静脉分支。接着扩张通路,置入支架并按需扩张,以降低门腔静脉压力梯度(即肝血管汇流处的门静脉与下腔静脉间的压力差)至 12mmHg 以下(图 92.11)。通常使用覆膜支架。支架通过未覆膜部分固定于门静脉上,同时用特氟龙涂覆的部分在肝实质内构建通道并进行肝静脉引流。使用覆膜支架替代裸支架,可降低分流道狭窄的发生率[184]。

经验丰富的操作者可在超过 95% 的病例成功置入 TIPS[185]。术后 24 小时在血流动力学清醒状态下测量的门静脉压力梯度,可预估其长期压力梯度[186]。

术后并发症可分为手术相关、早期(30 日内发生)、晚期(30 日后)(表 92.2)。手术相关、早期、晚期并发症的预防及处理方案列于表 92.3。

难治性静脉曲张出血是 TIPS 最常见的适应证。当药物及内镜治疗无效时,用 TIPS 来控制静脉曲张急性出血并预防静脉曲张再出血,特别是针对比 Child-Pugh A 级治疗更困难的 B、C 级肝硬化患者。与持续给药或内镜治疗相比,早期应用 TIPS(在静脉曲张出血的 72 小时内)治疗再出血高风险的患者(Child-Pugh B、C 级伴活动性出血,或 MELD 评分高于 18 且需要输注 4 单位以上红细胞者),治疗失败率和死亡率降低,并未增加肝性脑病的风险[187]。防止静脉曲张再出血和治疗难治性腹水,是经随机对照证实的 TIPS 的唯一适应证。若 24 小时内通过 2 次内镜治疗仍未能控制住静脉曲张出血时,TIPS 通常作为挽救性治疗。TIPS 也用于治疗孤立性胃底静脉曲张出血和预防再出血。在外科经验丰富的诊疗中心,对肝合成功能保存(Child-Pugh A 级)的患者而言,外科门体分流术可能优于 TIPS(见后文)。

对于失代偿期肝硬化患者而言,TIPS 在治疗难治性出血方面效果显著[188]。超过 90% 的患者失血得到控制,但病死率仍较高(90 日内死亡率超过 60%)。TIPS 在处理难治性胃静脉曲张出血的患者也观察到类似结果[189]。

在一项对 12 个随机对照试验的 meta 分析中,与内镜诊治疗相比较,TIPS 的再出血率较低,但肝性脑病发生率较高,生存率未见差异[190]。与静脉曲张套扎联合 β 阻滞剂治疗相比,TIPS 在预防静脉曲张再出血方面占优,但未提高生存率,且发生早期肝性脑病的比例较高[191,192]。覆膜支架有较好的通畅性,且在治疗难治性腹水患者方面具有较高的存活率[193]。数据显示,在每年操作 20 次以上置入 TIPS 的医疗中心,TIPS 术后的临床效果较好[194]。所以,对于药物和内镜治疗无效的静脉曲张出血患者来说,应在经验较丰富的医疗中心进行 TIPS 置入。

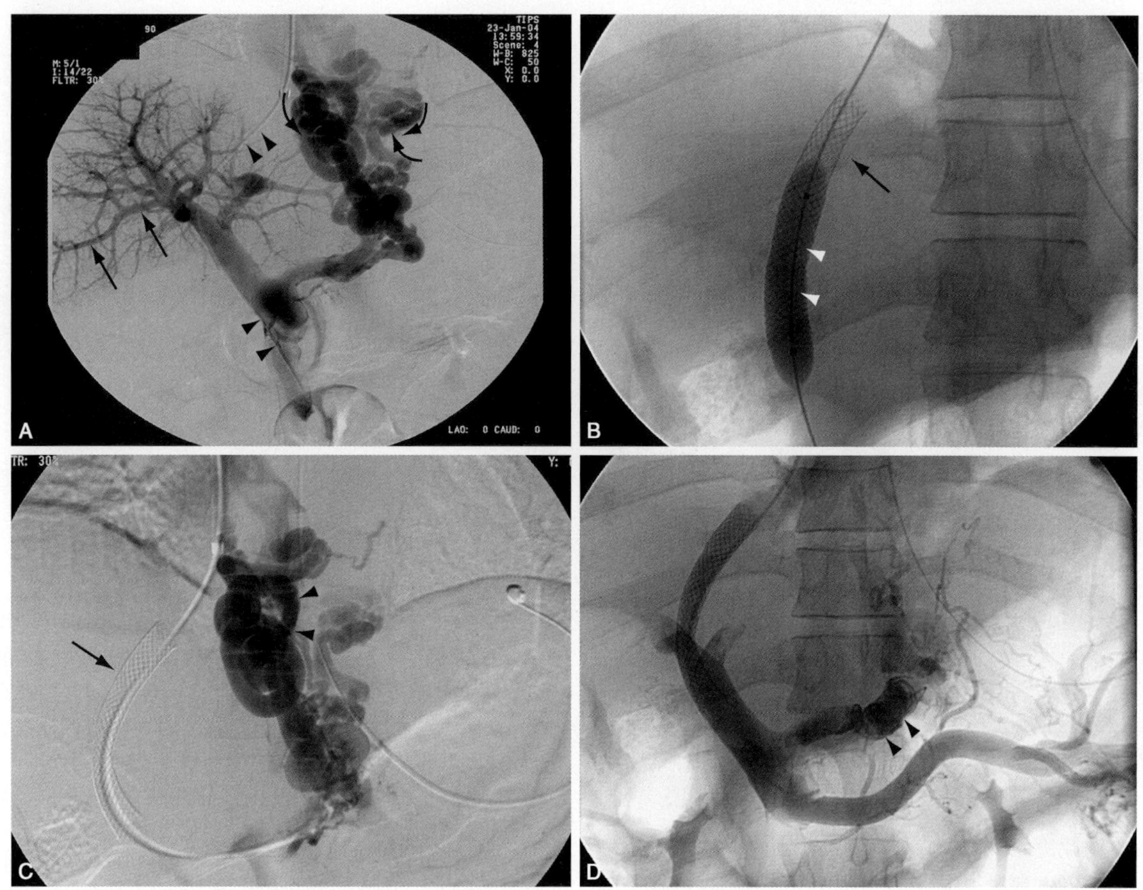

图 92.11 置入 TIPS。A,门静脉系统中置入导管行门静脉造影(箭头)。门静脉系统的轮廓清晰(直箭)。可见胃食管侧支血管(弯曲箭)。B,在肝静脉和门静脉之间置入支架(箭)。用球囊(箭头)扩张肝实质内通道。C,扩张支架(箭)后,门静脉造影显示胃食管静脉曲张持续存在(箭头)。D,钢弹簧圈(箭头)栓塞曲张静脉后,肝内门静脉血管不显影,表示门静脉血流呈现离肝性分流

表 92.2 TIPS 置入并发症

发生时间	并发症
手术相关(危及生命)	心肺衰竭 颈动脉穿刺伤 腹腔内出血 脓毒症
术后早期(1~30 日内)	心律失常 发热 穿刺部位血肿 溶血性贫血 肝性脑病 穿刺部位疼痛 进行性肝衰竭 肺动脉高压 分流道血栓形成 支架移位 造影剂过敏
术后晚期(>30 日)	肝性脑病 肾衰竭 门静脉血栓形成 进行性肝衰竭 分流道狭窄或血栓形成

Modified from Kamath PS, McKusick M. Transjugular portosystemic shunt (TIPS). Baillieres Clin Gastroenterol. 1997;11;327-49.

表 92.3 TIPS 置入并发症的预防及治疗

并发症	预防	治疗
经颈静脉入路过程中意外损伤颈动脉	超声引导下,以便建立静脉通路	手动压迫颈动脉穿刺部位以防止血肿
门静脉入路期间肝包膜撕裂	避开萎缩的肝叶,并将活检针的行程限制在 3~4cm 以内	通常无需治疗。对严重出血,应输注血液制品至稳定;安排腹部 CT 和外科会诊
肝外穿刺门静脉系统	术前 CT 预先标注门静脉分叉点	将导管留置在原位进行门脉造影;用作肝内门静脉穿刺的指导,快速建立正常的分流通道,然后取出误穿的导管
肝内动脉或胆道穿刺	在肝内中心进行	通常无需治疗,移除导管继续进行。如果发生瘘管,用钢弹簧圈栓塞供血动脉
分流管置入后败血症	预防性给予抗生素,严格无菌操作	广谱抗生素

表 92.3 TIPS 置入并发症的预防及治疗(续)

并发症	预防	治疗
早期分流道血栓形成	放置支架时避免锐角,支架末端不得紧贴静脉内膜	使用脉冲喷雾技术输送的溶解剂,进行分流静脉造影和血凝块溶解。延长分流管以确保支架覆盖肝内分流通道,并确保肝静脉和门静脉中有足够的长度
分流管置入后不可控制的脑病	在高风险患者中使用窄分流道	通过置入其他同心支架缩小分流管道直径。使用钢弹簧圈栓塞分流通道
分流管狭窄	使用更宽或覆膜支架。避免胆管损伤	扩张分流管或行经皮腔内斑块旋切术。必要时置入另一枚支架
分流术后肝衰竭	MELD 评分>24 的患者应避免操作	考虑早期肝移植

Modified from Kamath PS. McKusick M. Transjugular portosystemic shunt (TIPS). Baillieres Clin Gastroenterol 1997;11:327-49.

1. 随访评价

非覆膜 TIPS 狭窄率很高,根据所使用的监测技术和狭窄的定义不同,其发生率大约为 20%~78%。使用覆膜支架,此风险可降低至约 15%。目前尚未确定监测 TIPS 狭窄的最佳间隔时间和最具成本效益的方法。多普勒超声通常用于鉴别 TIPS 狭窄,但该方法的阴性预测值较低,阳性预测值可接受。评估 TIPS 是否狭窄的最佳方式是看是否需要再次置入 TIPS。唯一确定分流通畅的可靠方法,是通过 TIPS 进行静脉造影和门静脉的压力梯度测定。若此压力梯度升高至 12mmHg 以上,则需要扩张狭窄的支架或放置额外支架。

2. 选择患者

TIPS 可能减少门静脉入肝的血流量从而致肝功能恶化,增加肝性脑病的风险,并降低了某些患者的生存率。所以,应该选择性进行 TIPS。急诊 TIPS 与高病死率有关[195,196]。在为预防静脉曲张再出血而行 TIPS 的患者中,30 日内病死率可高达 44%。预后不良的因素包括:血清 ALT 高于 100U/L、血清胆红素高于 3mg/dL,TIPS 前与出血无关的肝性脑病。Child-Turcotte-Pugh 积分(表 92.4)越高的患者,其生存率越低。Child-Pugh 分级有一定局限,它不能很好地区分同一级 Child-Pugh 患者的存活率。而且部分诸如腹水、脑病这样的 Child-Turcotte-Pugh 评定参数依赖主观判定。对 TIPS 术后患者存活率评估的需求而推出了 MELD 评估体系(见章)。该数学模型起初由血清肌酐水平、INR、血清胆红素水平以及肝病病因组成。随后,MELD 公式被修正为只包含 3 个参数——肌酐、INR、胆红素[197],后来又补充了血清钠浓度——MELD-Na(见第 97 章)。MELD 评价体系在预测肝硬化患者生存率方面被广泛认可,也包括接受 TIPS 治疗的患者。这在生存率评估上要优于 Child-Pugh 分级。

表 92.4 Child-Turcotte-Pugh 评分系统及 Child-Pugh 分级

参数	评分		
	1	2	3
腹水	无	轻	中/重度
脑病	无	轻/中度	中/重度
胆红素/(mg/dL)	<2	2~3	>3
白蛋白/(g/dL)	>3.5	2.8~3.5	<2.8
凝血酶原时间(增加秒数)	1~3	4~6	>6
总评分	**Child-Pugh 分级**		
5~6	A		
7~9	B		
10~15	C		

置入 TIPS 后的死亡概率可通过在线公式测算。MELD 评分 14 及以下的患者 TIPS 后生存率较高。提示在此类患者中(见前文)可按常规置入 TIPS。MELD 评分超过 24 的患者 TIPS 后生存率下降,3 个月内死亡率接近 30%。这种高风险的死亡率应在术前与患者充分商讨。对 MELD 评分在 15~24 分的中间群体,是否 TIPS 取决于患者意愿、医生判断以及未来进行肝移植的可能性。此方案已经独立验证[198]。MELD-Na 评价体系预测 TIPS 术患者预后的准确度尚未充分验证,但在因难治性腹水而接受 TIPS 治疗、MELD 评分低和低钠血症的患者中,MELD-Na 评分的预测准确性可能高于传统 MELD 评分。

(五) 经球囊阻塞逆行静脉闭塞术

当在腹部横断面成像中显示脾肾分流较大时,经球囊阻塞逆行静脉闭塞术(BRTO)可用于封堵胃静脉曲张。经股静脉进入左肾静脉,再插入脾肾分流通道。其他途径是通过已有的 TIPS 或经颈静脉穿刺进入脾静脉。然后,用球囊阻断分流后,胃底静脉曲张用弹簧圈栓塞。尽管栓塞后腹水和脾肿大会加重,但这些并发症相对容易处理[199]。此闭塞术的长期耐受性尚不明确。BRTO 已用于预防和控制胃静脉曲张出血。

(六) 手术治疗

治疗门静脉高压的手术可分为 3 类:非分流术、门体分流手术以及肝移植。对于非肝硬化门静脉高压症和 Child-Pugh A 级肝硬化患者来说,当标准的药物及内镜治疗失败时,外科手术治疗(肝移植除外)通常作为一种挽救性治疗。对于缺乏医疗条件的门静脉高压症患者(远离可处置静脉曲张出血的医疗中心或难于在出血时交叉配血),在病程早期也可考虑手术治疗。如何定义标准治疗失败,取决于患者就诊的具体情况、是否有手术专业知识以及保守疗法的结果。所有肝硬化或静脉曲张的患者都应考虑肝移植。

1. 非分流手术

非分流手术包括食管横断术和胃食管血管断流术。这些应用较少,仅在特定病例中需要。

(1) 食管横断术

通过离断与吻合食管,食管横断术在控制静脉曲张出血方面极为有效,同时较门体分流术发生脑病的风险更低。在 24 小时内两次内镜治疗都未能控制食管出血的情况下,以往就会考虑实施食管横断术[179]。但与内镜硬化疗法相比,病死率并未改善。随着 TIPS 出现,食管横断术不再被推荐。

(2) 血管断流术

在广泛的脾及门静脉血栓形成患者中,当没有合适的静脉用于建立门体分流时,通常使用断流术来防止静脉曲张的再出血[200]。据 Sugiura 与 Futagawa 描述的早期手术,同时实施了胸廓切开术和剖腹手术[201]。现在,断流术通过腹部探查结合脾切除术进行。该术式包括:胃大弯处全断流并结合胃小弯上方三分之二处断流,以及食管下方 7.5cm 处环周断流。术后出血复发的概率各有不同,但可能高达 40%,依具体手术人数及随访周期而定。

2. 门体分流术

伴随 TIPS 的增加,外科分流术在治疗难治性静脉曲张出血的应用明显减少。在儿童中,外科分流术几乎仅限于非肝硬化性门静脉高压症导致的难治性出血,如先天性肝纤维化和门静脉血栓形成[126]。外科门体分流术被分为:选择性分流术,如远端脾肾分流,部分分流术,如侧对侧校准门腔静脉分流术;以及全身性门体分流术,如侧对侧门腔静脉分流术或端对侧门腔静脉分流术。

(1) 选择性分流术

远端脾肾分离术是最为广泛使用的选择性分离术,最早由 Warren 和其同事描述[202]。远端脾肾分离术中,只减压胃食管交汇处和脾脏静脉曲张,肠系膜上静脉和体静脉的门静脉高压保持不变,因此虽控制了门静脉曲张出血,但腹水的风险持续存在。分流手术包括:门静脉-奇静脉断开,然后在脾静脉和左肾静脉端侧吻合(图 92.12)。必须游离整个胰腺,并需结扎左肾上腺静脉。远端脾肾分离术可对大约 90% 的静脉曲张出血患者有效,与已报道的全分流术相比,肝性脑病发生率更低[203]。

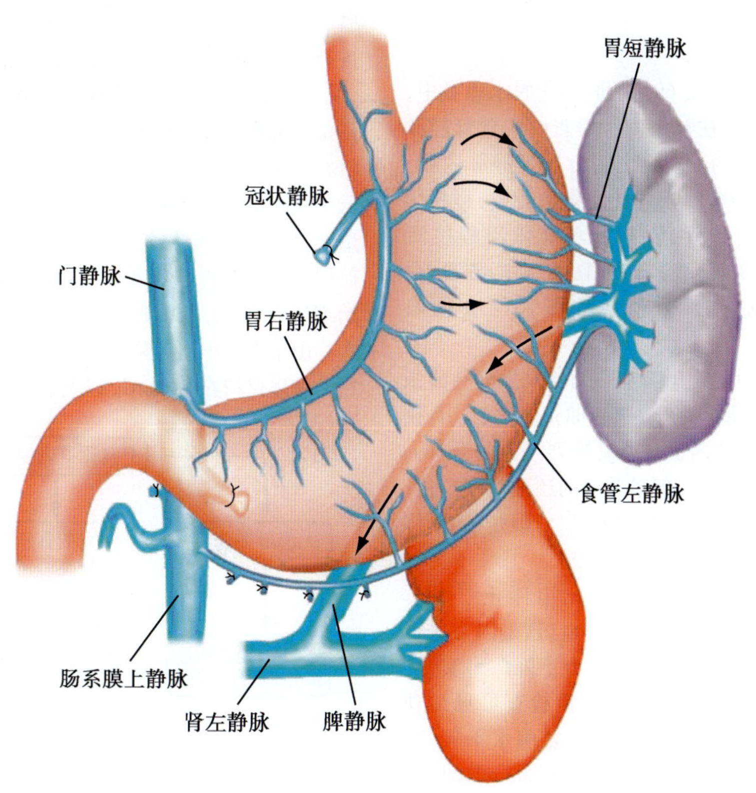

图 92.12　远端脾肾分流。远端脾肾分流术后描绘的解剖图。此手术中,脾静脉与肠系膜上静脉断开并与胰腺分离,所有侧支血管均被结扎。门静脉系统与奇静脉系统分离,所有胃食管连接处的血流经过胃短静脉流入脾静脉。然后脾静脉与左肾静脉端侧吻合

(2) 部分门体分流术

部分门体分流术是在门静脉和下腔静脉之间插入合成的移植物。当分流通道直径为 8mm、门静脉压力下降至 12mmHg 时,大部分患者的向肝血流可保持正常[204]。这种分流术预防静脉曲张再出血效果及肝性脑病的发生率,与远端脾肾分流术效果类似。与远端脾肾分流术患者一样,由于肝窦压力没有降低,约 20% 的部分门体分流术患者发生腹水[205,206]。

(3) 门腔静脉分流术

此前描述过端对侧和侧对侧门腔静脉分流术,但目前仅有端对端门腔静脉分流在实际应用[207]。任何直径超过 12 毫米的分流术均会导致门静脉血的完全分流。直径小于 12mm 的分流术,需通过插入移植物,或构建静脉间的直接吻合。由于肝窦压力下降,静脉曲张出血和腹水会得到很好的控制。完全分流后静脉曲张的再出血率低于 10%,但肝性脑病的发病率约为 30% 至 40%。门腔静脉分流术后患者肝移植手术并发症增加、术中输血需求增加,但与从未接受过门腔静脉分流术的患者比较,其肝移植结果无明显差异。然而,对于计划肝移植的患者,最好避免门腔静脉分流手术。

（4）肠系膜-左门静脉旁路分流术

肠系膜-左门静脉旁路分流术，即 Rex 分流术，是对门静脉左支肝内部分通畅的肝外门静脉血栓患者实施的分流术。门静脉血液可通过 Rex 分流术恢复进入肝脏，从而降低了肝性脑病或儿童长期学习障碍的风险。颈静脉植入物在肠系膜上静脉和肝内门静脉左支 Rex 隐窝处搭桥。（Rex 隐窝位于门静脉左支向肝内三、四段供血的分支处）。对于伴门静脉高压相关并发症的肝外门静脉血栓形成的儿童，和肝移植后发生门静脉血栓的成人[126]，Rex 分流术是首选的治疗方法。基于儿童内镜或药物治疗效果的数据有限，在具备外科手术经验的前提下，也推荐将 Rex 分流术作为肝外门静脉阻塞患者静脉曲张出血的一级和二级预防[208]。

八、门静脉高压相关出血特定原因的管理

（一）食管静脉曲张

1. 自然病程

大约 40% 的肝硬化患者以及 60% 的肝硬化腹水患者中，都存在食管静脉曲张症[98]。在首次内镜检查时无食管静脉曲张的肝硬化患者中，每年约 5% 的比例会发生静脉曲张。在首次内镜检查存在小的静脉曲张的肝硬化患者中，每年约 10% 的比例转为大静脉曲张，主要与肝功能障碍程度有关[209]。相反，随着酒精相关肝病患者戒酒后肝功能改善，会明显降低静脉曲张的风险，部分静脉曲张甚至会彻底消失[210]。

高达 25% 的静脉曲张确诊病患者会在两年发生静脉曲张出血[209]。最佳预测出血的指标似乎是静脉曲张的大小。直径 5mm 以下的静脉曲张患者两年内出血风险是 7%；而大于 5mm 者的两年内出血风险是 30%[209]。但最关键的还是 HVPG 值，因为低于 12mmHg 者的几乎没有出血风险[88]。但是，尚未将通过测量 HVPG 评估出血纳入常规临床实践。

经初次治疗后约 80%～90% 的患者出血停止[209,211]。大约半数静脉曲张出血患者可自发停止出血，这是因为血容量减少导致内脏血管收缩，因而门静脉压力下降。事实上，过度输血可能增加再出血的机会[212]。内镜检查可见活动性出血、初始血细胞比容较低、血清氨基转氨酶水平较高、Child-Pugh 分级较高、细菌感染、HVPG 值高于 20mmHg 以及门静脉血栓等因素，均与 5 天内未能控制出血有关[211,213-215]。大约三分之一停止出血的患者，会在随后 6 周内再出血。在全部再出血事件中，大约 40% 发生在首次出血后 5 日内。再次出血的预测因素包括：急诊内镜检查时可见活动性出血、胃静脉曲张出血、低蛋白血症、肾功能不全和 HVPG 高于 20mmHg[209]。急性静脉曲张出血的死亡风险在 1 周内为 5%～8%，6 周内为 20%[209]。早期再出血、MELD 值高于 18、需要输注 4 单位及以上的红细胞[217]、肾功能不全且持续进展的患者，死亡风险最高。导致 6 周内病死率增加的其他因素包括：酒精性肝硬化、血清胆红素值偏高、血清白蛋白偏低、肝性脑病以及肝细胞癌。

食管静脉曲张出血的治疗分为一级预防（预防静脉曲张患者的首次出血），控制急性静脉曲张出血，或二级预防（预防首次出血幸存者的再出血）。尽管 β 受体阻滞剂有可能延缓小的静脉曲张发展为大的静脉曲张，但目前尚无有效的治疗方法防止肝硬化患者发生静脉曲张和腹水。

2. 预防出血

（1）药物疗法

β 受体阻滞剂预防静脉曲形成的效果，即一级前预防的效果尚未被证实[79,218]。针对 Child-Pugh C 级肝硬化伴有小的静脉曲张的患者，可考虑使用 β 受体阻滞剂治疗。所有静脉曲张直径大于 5mm 的患者应考虑预防性治疗（一级预防）以防止静脉曲张出血。内镜下的其他特征，例如是否有红色征，并不影响是否开始预防性治疗的决定。β 受体阻滞剂降低的绝对风险比例约为 10%，即每治疗 10 名患者可防止 1 人出血。对照患者组的病死率为 28.4%，服用 β 受体阻滞剂患者的病死率可降至 23.9%，绝对风险下降 4.5%，即每治疗 22 名患者可有效防止 1 人死亡。对于服药期间未出血且无副作用的患者，应长期持续服用 β 受体阻滞剂，因为停药会导致出血风险升高[219,220]。在服药期间出现首次出血的患者，即使进行静脉曲张套扎，其后续出血及死亡风险亦会升高[221]。

β 受体阻滞剂的副作用可能被过度强调了，因为只有大约 15% 的患者因为副作用而需要停药[222]。基线心率和血压记录将有助于确定患者是否适合使用 β 受体阻滞剂。静息收缩压低于 90mmHg 提示患者可能对 β 受体阻滞剂不耐受。在其他患者中，理想情况下应测量基线的 HVPG 水平（图 92.13）。可使用普萘洛尔或纳多洛尔的长效制剂；长效普萘洛尔的一般起始剂量为 60mg，每日 1 次，纳多洛尔的起始剂量为 20mg，每日 1 次。由于夜间出血风险最大，应在夜间服用 β 受体阻滞剂[107]。在收缩压保持在 90mmHg 以上的前提下，普萘洛尔或纳多洛尔

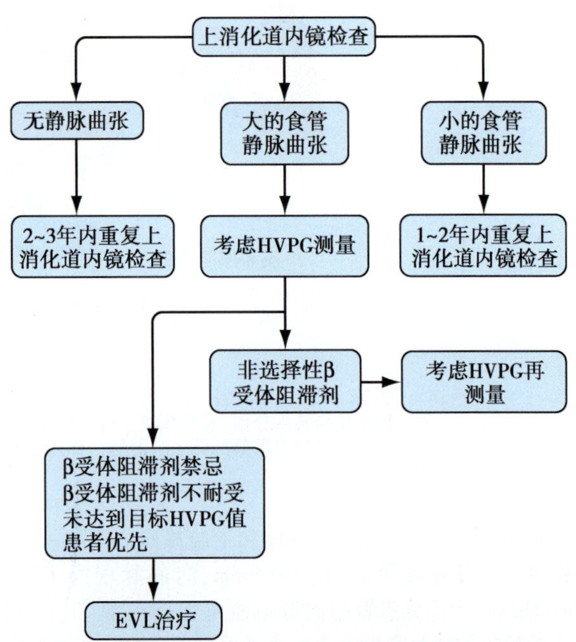

图 92.13　肝硬化患者食管静脉曲张出血的一级预防策略。有大的静脉曲张的患者可以在开始非选择性 β 肾上腺素能阻滞剂（β 受体阻滞剂）使用之前测量肝静脉压力梯度（HVPG），并在 β 受体阻滞剂使用达到最大耐受量 1 个月后再次测量。治疗的目标是将 HVPG 降低至 <12mmHg 或降幅 ≥ 20%。EVL，内镜下静脉曲张套扎；HVPG，肝静脉压力梯度

的剂量可每 3～5 天逐步增加，直到目标心率低于基线值 25%，或为 55～60 次/min，或达到最大耐受剂量。达到目标心率所需的长效普萘洛尔或纳多洛尔的每日剂量范围为 40～160mg。收缩压低于 90mmHg 的患者最容易出现副作用。在有高血压或冠状动脉疾病的患者中，卡维地洛的初始剂量为每天 6.25mg；剂量可增加到每天最多 25mg。卡维地洛的副作用和禁忌证与其他非选择性 β 受体阻滞剂相似。

接受药物治疗的患者，除非发生胃肠道出血，否则无需进行内镜检查。在 HVPG 降至 12mmHg 以下的患者中，出血风险几乎为 0。HVPG 降低至少 20% 的患者静脉曲张出血风险低于 10%。不幸的是，只有 30%～40% 的患者对 β 受体阻滞剂应答[222]，肝功能较好的患者应答最佳。对于 β 受体阻滞剂不耐受或有禁忌证的患者，应进行内镜治疗预防（见下文）。不幸的是，β 受体阻滞剂治疗不能使 HVPG 降低到小于 12mmHg 或降幅小于 20% 的患者，可能对内镜下静脉曲张套扎治疗应答也不佳[223]。

（2）**内镜治疗**

内镜治疗的首选方法是静脉曲张套扎。目前对硬化疗法用于预防静脉曲张出血已进行了广泛的研究，但仍不做推荐[224]。meta 分析表明，与 β 受体阻滞剂治疗相比，内镜下静脉曲张套扎治疗出血风险较低，但病死率无差异[225]。随后的一项研究表明，β 受体阻滞剂实际上可以降低非出血相关的死亡[226]。β 受体阻滞剂的副作用比静脉曲张套扎治疗更常见，但静脉曲张套扎的并发症可能会危及生命。

19 项随机临床试验比较了内镜下静脉曲张套扎术和非选择性 β 受体阻滞剂对成人静脉曲张出血一级预防作用。在降低胃肠道出血和静脉曲张出血风险方面，静脉曲张套扎术优于 β 受体阻滞剂（RR，分别为 0.69 和 0.67）。然而，当只有高质量的试验被纳入分析时，这种获益就丧失了。出血相关病死率没有差异，表明 β 受体阻滞剂可能具有降低出血风险以外的益处[227]。

在制定治疗方案的时候，应与患者讨论治疗选择的风险和益处，并进行个体化治疗。β 受体阻滞剂更便宜，使用更方便，可能降低胃底静脉曲张和门静脉高压性胃病（PHG）出血的风险。对于有 β 受体阻滞剂禁忌证或对 β 受体阻滞剂无应答或不耐受的高危静脉曲张患者，套扎是唯一的选择。目前不推荐联合使用非选择性 β 受体阻滞剂和内镜下静脉曲张套扎作为一级预防。

3. 控制急性出血

急性食管静脉曲张出血是威胁生命的紧急情况，需要由训练有素的肝病医师、内镜医师、重症监护人员、放射科医师和外科医师组成的团队进行管理。治疗的目的是使患者复苏，控制出血，预防并发症（见第 20 章）。应立即建立两条大的静脉输液通路。输红细胞的目标是维持红细胞比容值在 25% 左右。与血红蛋白水平低于 9g/dL 即进行输血的策略相比，只有当血红蛋白水平低于 7g/dL 才输红细胞的限制性策略更能提高 Child-Pugh A 级和 B 级肝硬化患者的生存率[228]。红细胞输注过量可能增加大量输血相关的风险，包括低凝状态；另一方面，过量使用生理盐水会增加发生腹水和腹腔间隔室综合征的风险[229]。

最佳的 INR 和血小板计数目标控制值尚不清楚[230]。红细胞未取回之前可输注生理盐水。对于活动性出血患者，需要保护气道，建议行气管内插管。对所有患者均应使用抗生素，以预防菌血症和自发性腹膜炎（见第 93 章）。诺氟沙星是首选药物，服用方法是 400mg 口服，每日两次，连续服用 7 天。如果没有诺氟沙星（如在美国），可以口服 500mg 环丙沙星（2 次/d），连续 7 天[231]。如果不能口服，推荐每 24 小时静滴 1g 头孢曲松，连续 7 天；环丙沙星，每 12 小时静滴 400mg；或左氧氟沙星，每 24 小时静滴 500mg。感染控制失败与病死率和再出血风险显著增加有关[232]。在标准治疗基础上，再加入重组因子Ⅶa 并没有显示出可改善出血的优势[233]。

内镜治疗联合血管活性药物治疗静脉曲张出血优于单独的药物治疗。药物治疗应该尽早开始，在一些中心患者被救护车转运到医院途中就开始使用。可选用的药物包括生长抑素、奥曲肽、伐普肽或特利加压素。血管活性物质使用可提高止血效果，并缩短住院时间。研究表明上述药物似乎没有一种明显优于其他药物[234]。因此，药物的选择取决于可及性和医生的偏好。在美国，奥曲肽是最常用的药物。特利加压素是许多其他国家的首选药物，因为它可以提高生存率[235]。药物治疗应该持续 5 天，以防止早期再出血；然而，当与静脉曲张套扎治疗结合使用时，24 小时和 72 小时的特利加压素疗程可能同样有效[236]。

一旦患者血流动力学稳定，就应尽快进行内镜下治疗。在内镜检查中，如果发现静脉曲张活动性出血，就可以诊断为静脉曲张出血。当出现近期出血的迹象，如白色纤维蛋白血栓或曲张静脉上方有红色血凝块；或存在有出血风险的静脉曲张，如樱桃红色斑点、血疱样斑点或红色鞭痕征或者在没有任何其他可能引起胃肠道出血的病变的情况下发现食管静脉曲张破裂，都建议在初次内镜检查时进行内镜下治疗，静脉曲张套扎治疗是首选方法。

在内镜下，应该套扎活动性出血的曲张静脉（图 92.14），套扎部位应在出血部位或紧贴其下方，同时对其他大的静脉曲张也应该进行套扎。如果没有发现活动性出血，套扎应从胃食管交界处的静脉曲张开始，以 2cm 的间隔向近端螺旋式进行。如果出血掩盖了静脉曲张，应该在胃食管交界处进行环周套扎，直到出血得到控制，但是这种病例发生食管狭窄的长期风险将会增加。85%～90% 的患者的出血可以通过药物和内镜联合治疗而得到控制。

约 10%～15% 的患者无法控制出血，其定义为符合以下 3 项标准中的任何一项：①需输注 4 个单位或更多的红细胞，以维持血细胞比容值高于 25%；②无法将收缩压增加 20mmHg 或大于 70mmHg；③心率持续大于 100 次/min。再出血是指在初始控制（生命体征和血红蛋白水平稳定）24 小时后再次出血[237]。当 24 小时内的 2 次内镜治疗均未能控制静脉曲张出血时，应进行 TIPS 等挽救性治疗，尽管采取挽救性治疗后其病死率仍高（图 92.15）。对于治疗失败风险高的患者（Child-Pugh C 级、Child-Pugh B 级，活动性出血，或 MELD 评分>18，需要输血>4 单位红细胞），在出血控制后 72 小时内进行 TIPS 可降低病死率和治疗失败率[187]。紧急外科门体分流术，尽管在控制静脉曲张出血方面极为有效，但由于病死率过高而被放弃。食管支架治疗可用于病情暂时稳定的患者，直到可进行最终的有效治疗，只有在食管支架技术无法获得的情况下，才进行球囊填塞。

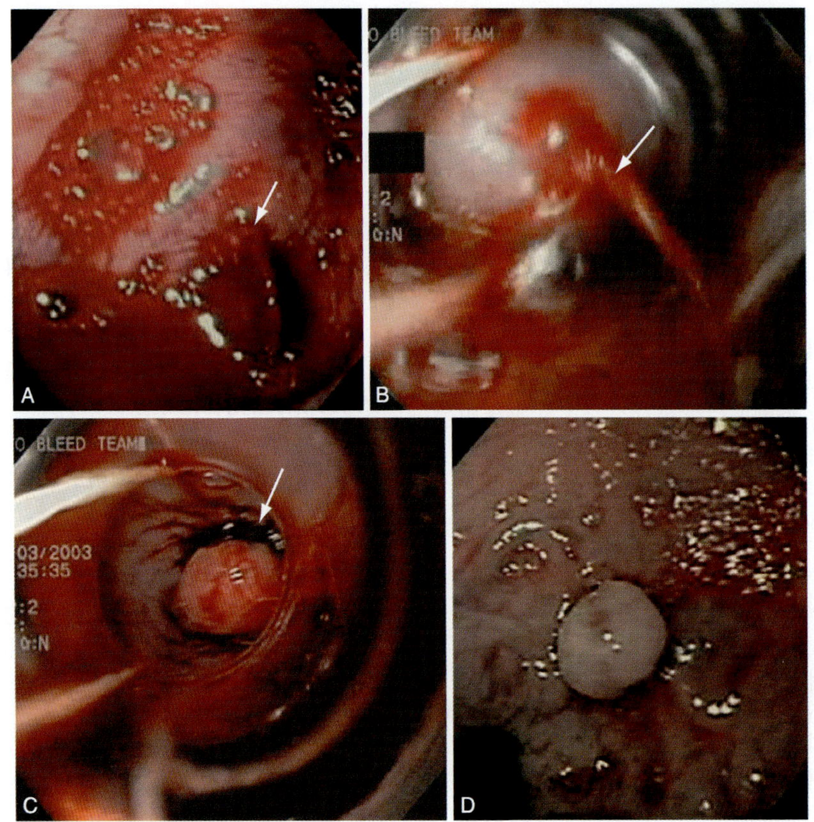

图 92.14 食管静脉曲张出血套扎术。A,内镜下可见食管远端(箭)曲张静脉活动性出血。B,静脉曲张套扎环放置就位,活动性出血的静脉被抽吸到套扎环中(箭)。C,套扎曲张静脉,出血停止。D,套扎环在位,完全控制出血。(Images courtesy Dr. Louis M. Wong Kee Song, Rochester, Minn.)

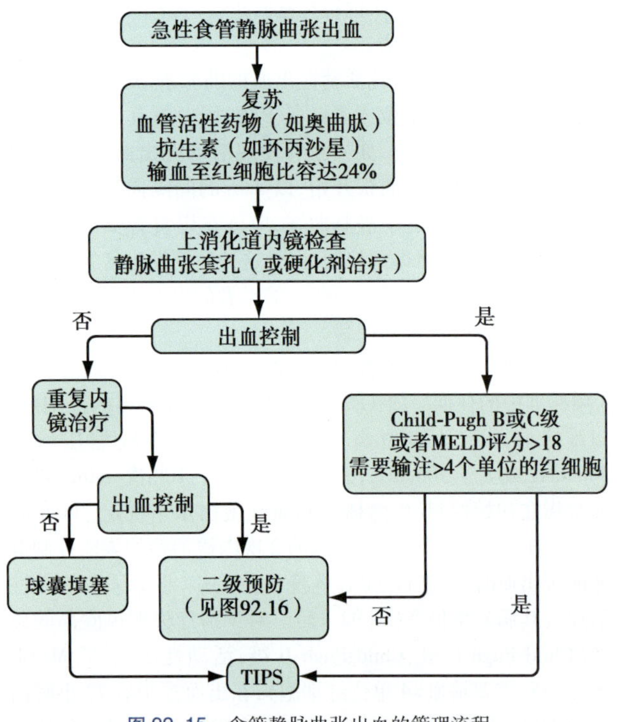

图 92.15 食管静脉曲张出血的管理流程

4. 预防再出血

所有发生静脉曲张出血的患者均应接受预防性治疗(二级预防),以降低再出血风险,否则高达 80% 的患者会在 2 年内发生再出血。出血时 MELD 评分小于 11 分的患者,其 6 周死亡风险为 5%;而 MELD 评分大于 20 分的患者,其 6 周病死率为 20%[238,239]。因此,肝硬化患者应接受肝移植评估(见第 97 章)。预防静脉曲张再出血的选择包括药物治疗、内镜治疗和门体分流术(外科或介入),或这些治疗方式的组合。

内镜下静脉曲张套扎和非选择性 β 受体阻滞剂联合治疗是首选的一线治疗方案,可使用长效普萘洛尔或纳多洛尔。理想情况下,应监测 β 受体阻滞剂的血流动力学应答,目标是将 HVPG 降低 20% 以上或降至低于 12mmHg。如果这些目标没有实现,可以添加单硝酸异山梨酯。优先考虑单硝酸异山梨酯缓释剂型,初始起始剂量为 30mg/d。然而低血压和头痛很常见,且常因此而需要停用单硝酸异山梨酯。酒精相关性肝硬化患者长期药物治疗的有益效果,主要见于坚持戒酒的患者[240]。

对于肝功能较差且不能耐受 β 受体阻滞剂的患者,可单独进行内镜下静脉曲张套扎术以预防静脉曲张再出血(图 92.16)。在临床实践中,通常在初始静脉套扎控制出血后 7~14 天,开始第一次二级预防性套扎。与 2 周间隔相比,1 周套扎间隔可更快地消除静脉曲张,但并未降低出血风险[241]。如果 HVPG 监测发现已降低至低于 12mmHg 或降幅超过 20%,则无需再进行静脉曲张套扎。对于在药物治疗期间出血的患者,应进行静脉曲张套扎。反之亦然,对于单独进行过静脉曲张套扎术并出现复发性出血的患者,应使用 β 受体阻滞剂。尽管在非肝硬化门静脉高压患者中,与单纯静脉曲张套扎相比，加用普萘洛尔和单硝酸异山梨酯可能并不会降低出血风险[242]。

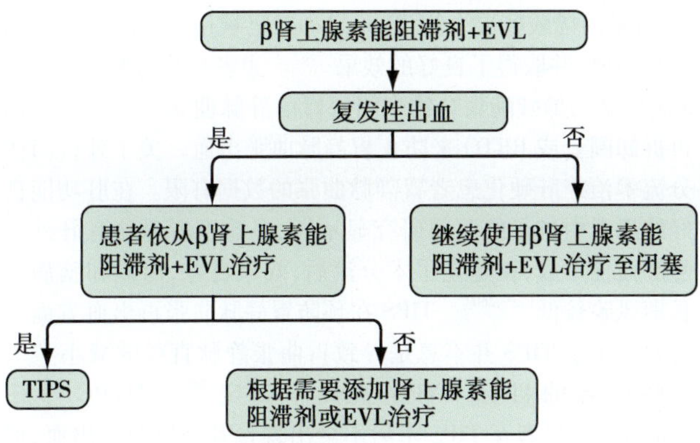

图 92.16　预防复发性食管静脉曲张出血的流程（二级预防）。EVL，内镜下曲张静脉套扎术

与单独使用 β 受体阻滞剂相比，静脉曲张套扎联合 β 受体阻滞剂可降低 Child-Pugh A 级患者再出血的风险，但不能进一步降低 Child-Pug B 级或 C 级患者再出血的风险。两组病死率均未降低。然而，与单纯静脉曲张套扎相比，β 受体阻滞剂和静脉曲张套扎联合降低了所有肝硬化患者再出血的风险，并降低了 Child-Pugh B 级和 C 级肝硬化患者的病死率[243]。这些结果在美国尚未得到证实。尽管进行了最佳的药物和内镜治疗，但仍有静脉曲张再出血的患者需要门体分流术。即使在 Child-Pugh A 级肝硬化患者中，TIPS 也可能与远端脾肾分流一样有效，治疗的选择取决于当地治疗经验[244]。

（二）胃静脉曲张

胃静脉曲张分类应用最广泛的是 Sarin 分类[245]。根据该分类，1 型胃食管静脉曲张（GOV1）延伸至胃食管交界处下方 2～5cm，并与食管静脉曲张连续；2 型胃食管静脉曲张（GOV2）位于贲门和胃底，与食管静脉曲张连续。在没有食管静脉曲张的情况下，发生在胃底的静脉曲张称为孤立性胃静脉曲张 1 型（IGV1），而发生在胃体、胃窦或幽门的静脉曲张则称为孤立性胃静脉曲张 2 型（IGV2）。

大约 25% 的门静脉高压患者有胃静脉曲张，以 GOV1 型最常见，约占所有胃静脉曲张的 70%。肝内型门静脉高压可能与 GOV1 和 GOV2 有关。脾静脉血栓形成通常导致 IGV1，但肝硬化可能仍是导致胃底静脉曲张的最常见原因。

1. 自然病程

胃静脉曲张通常发生在进展期门静脉高压症。GOV2 型和 IGV1 型患者的出血比其他类型的胃静脉曲张患者更常见；换句话说，胃底静脉曲张出血比胃食管交界处的静脉曲张出血更常见。食管内压为负压，腹内压为正压，胃静脉曲张跨壁压梯度低于食管静脉曲张跨壁压梯度。然而，胃静脉曲张的直径往往大于食管静脉曲张。胃静脉曲张有胃黏膜支撑，而食管下三分之一处的静脉曲张往往无支撑。因此，胃静脉曲张可能只有当血管直径很大时才出血，正如一项研究所所示，胃静脉曲张直径>20mm 且 MELD 评分>17 分的患者比曲张静脉直径小的患者更容易出血[246]。尽管胃静脉曲张比食管静脉曲张出血频率低，但如果将患者的肝硬化严重程度（Child-Turcotte-Pugh 评分）匹配，出血率可能相当[245]。与食管静脉曲张相比，在 HVPG 小于 12mmHg 的情况下，胃静脉曲张即可出现出血[247,248]。食管静脉曲张治疗后，与食管静脉曲张连续的胃静脉曲张也可能消退。然而，如果食管静脉曲张得到控制，而胃静脉曲张持续存在，则患者预后较差，这可能是因为肝病较为严重。

2. 预防出血

遗憾的是，评价药物或内镜治疗对胃静脉曲张出血的一级预防效果的研究较少，建议仍然主要参考食管静脉曲张治疗的指南。较大的胃静脉曲张（直径>20mm），尤其是 MELD 评分高于 17 分的患者，最容易出血。由于这些胃静脉曲张通常与食管静脉曲张相关，因此可以应用非选择性 β 受体阻滞剂以预防静脉曲张出血。在预防胃静脉曲张出血方面，氰基丙烯酸酯胶注射可能比 β 受体阻滞剂治疗更有效[246]，但尚无大型研究证实其疗效，因此目前尚不推荐。TIPS 也不推荐用于胃静脉曲张出血的一级预防。球囊导管逆行静脉栓塞术（BRTO）已在非对照研究中用于预防胃静脉曲张出血，并取得了一些成功。

3. 控制急性出血

治疗食管静脉曲张出血的方法同样适用于急性胃静脉曲张出血，包括容量复苏、避免过度输血，以及使用诺氟沙星 400mg 每日两次或环丙沙星 500mg 每日两次进行抗生素预防性治疗 7 天。内镜检查需在患者容量复苏和病情稳定后进行，通常需要在气管插管保护下进行。胃静脉曲张出血的内镜诊断可能较困难，因为血液汇集在胃底部影响镜下观察。如果观察到以下情况，应考虑胃静脉曲张出血的诊断（图 92.17）：胃曲张静脉正在出血；发现胃食管交界处或胃底出现血液；在胃中发现血液，并且在没有其他出血原因的情况下观察到具有“白乳头征”（提示纤维蛋白-血小板栓）的胃静脉曲张；或在食管和胃中无其他病变的情况下，发现胃静脉曲张[249]。

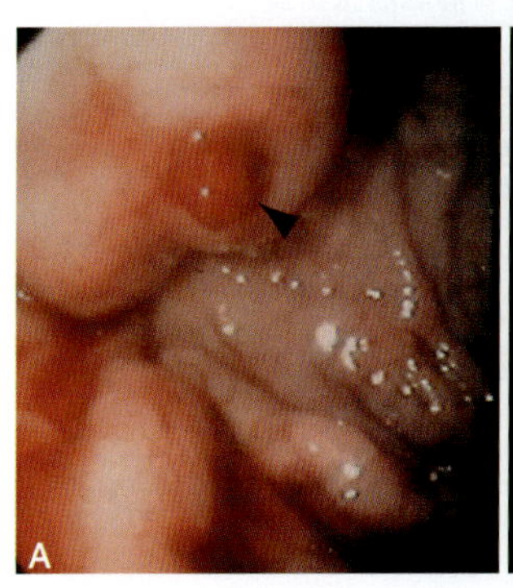

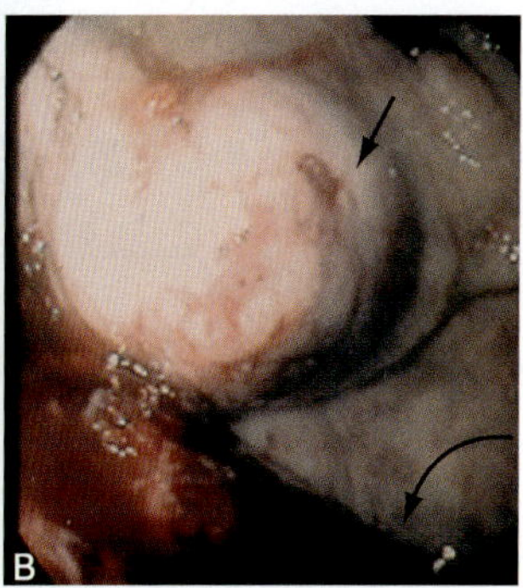

图 92.17　胃静脉曲张出血。A，可见胃静脉曲张活动性出血（箭头）。B，胃静脉曲张出血（直箭）在注射十四烷基硫酸钠后得到控制。弯箭表示血液在胃中汇集

由于缺乏评价胃静脉曲张出血药物治疗的对照研究，因此使用的药物是基于食管静脉曲张出血相关的临床数据。血管活性药物的治疗应尽早开始，最好在内镜治疗前至少 30 分钟开始。胃底静脉曲张出血的首选内镜治疗是注射氰基丙烯

酸酯聚合物，通常是 N-丁基-2-氰基丙烯酸酯[250,251]，但这些组织黏合剂目前在美国尚不可获得。当注射的氰基丙烯酸酯黏合剂与血液接触变硬时，静脉曲张会发生闭塞。内镜可能会被胶水损坏，但如果使用硅凝胶覆盖镜子前端，并在注射后 15~20 秒内避免抽吸，则能将风险最小化[252]。注射部位静脉曲张上的黏膜最终会脱落，硬化的聚合物则被排出。幸运的是，由此导致的溃疡发生较晚，出血风险低于硬化剂治疗相关溃疡。研究表明氰基丙烯酸酯注射优于静脉曲张套扎术和使用酒精的硬化剂治疗[251]。氰基丙烯酸酯注射的并发症包括菌血症和静脉曲张溃疡。偶有报道肺和脑栓塞，通常发生在自发性大型门体或肺内分流的患者中。栓塞可能通过自发性脾肾分流发生。因此，使用放射介入治疗闭塞分流和内镜下静脉曲张注射胶的联合方法可能是更安全的策略[253]。

对于 GOV2 或 IGV1 的注射，建议使用后屈内镜方法。十四烷基硫酸钠、油酸乙醇胺和鱼肝油酸钠等硬化剂对控制胃静脉曲张出血效果不佳[254]。当对胃静脉曲张进行硬化治疗时，所需的硬化剂体积大于食管静脉曲张，发热和胸骨后疼痛更常见。消除 GOV1 比消除 GOV2 或 IGV1 容易得多。IGV1 是最难闭塞的胃静脉曲张，如果存在，应尽早考虑治疗，如无法使用氰基丙烯酸盐黏合剂，则应进行门体分流术。

虽然一些研究者建议结扎直径达 20mm 的胃静脉曲张，但我们的经验并不支持这一建议[255]。套扎直径大于 10mm 的静脉曲张通常是不安全的。如果静脉曲张位于贲门，则套扎是最安全的。由于胃底静脉曲张被黏膜覆盖，将整个曲张静脉引入套扎装置通常是不可能的。套扎环的应用会导致在静脉曲张上产生大溃疡，有时会造成灾难性的后果（见图 92.10）。

如果内镜和药物治疗无法控制胃静脉曲张出血，则可使用 Linton-Nachlas 管作为临时措施。大多数内镜和药物治疗无法控制胃静脉曲张出血的患者都需要 TIPS，它可以控制 90% 以上患者的出血——与 TIPS 在控制食管静脉曲张出血方面的有效率相当（图 92.18）[189,256]。

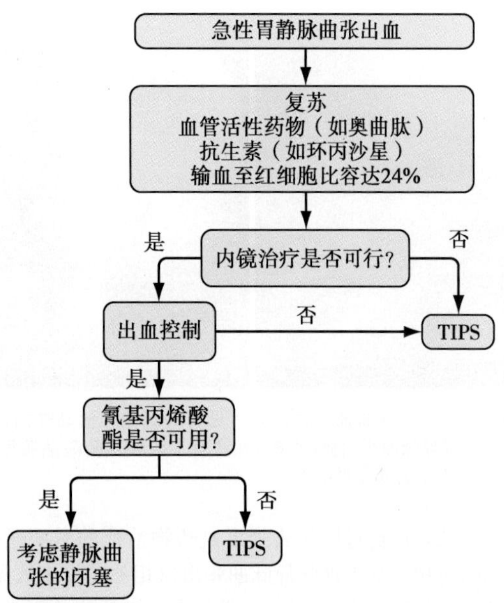

图 92.18　门静脉高压患者胃静脉曲张出血的管理流程

4. 预防再出血

氰基丙烯酸酯胶注射在预防胃静脉曲张再出血方面可能优于非选择性 β 受体阻滞剂[257]。在一项小型研究中，2-辛基-氰基丙烯酸酯聚合物（Dermabond）已被用于预防胃静脉曲张再出血，并取得了良好的效果[258]。患者平均需要使用 2 或 3 次氰基丙烯酸酯聚合物来闭塞胃的静脉曲张。也可以使用可拆卸圈套或 BRTO 来防止胃静脉曲张出血。关于外科门体分流术治疗肝硬化患者胃静脉曲张的数据有限。在肝功能良好的患者中进行的两项研究显示，大多数患者合并有肝外门静脉血栓形成，在建立手术分流后，效果良好，出血和脑病的长期风险较低[259,260]。TIPS 在预防胃静脉曲张再出血方面也有效。由于 TIPS 并不总是导致胃曲张静脉直径的减小[261]，这些患者的目标 HVPG 值尚不确定[248]。HVPG 小于 12mmHg 的患者在 TIPS 术后不会出现食管静脉曲张出血，但仍可能会出现胃静脉曲张出血。因此，如果 HVPG 降至 12mmHg 以下，但胃底静脉曲张在门静脉造影成像时仍然突出（特别是曾经出现过胃底静脉曲张出血的患者），则对胃底静脉曲张应该进行栓塞治疗。

（三）异位静脉曲张

发生在食管和胃以外部位的静脉曲张称为异位静脉曲张，占所有静脉曲张相关出血事件的比例不到 5%。异位静脉曲张最常见的表现是黑便或呕血，也可能表现为胆道出血、血尿、腹腔出血、或腹膜后出血。十二指肠是异位静脉曲张的常见部位，通常与门静脉阻塞有关。但在西方，十二指肠静脉曲张的常见原因是肝硬化。门静脉阻塞患者常见的十二指肠静脉曲张可能与门静脉血栓周围形成的侧支血管有关，这些侧支血管连接胰十二指肠静脉和十二指肠后静脉，再流入下腔静脉[262]。在一些肝外门静脉阻塞患者中，静脉曲张在胆囊和胆管周围形成，引起门静脉高压性胆管病和胆道狭窄（见图 92.8）。

异位静脉曲张的另一个常见部位是 IBD 和 PSC 患者结直肠切除术后回肠吻合口周围[263]。静脉曲张发生在造口部位黏膜皮肤边缘的水平，称为吻合口静脉曲张，吻合口静脉曲张没有特征性的静脉曲张表现，而表现为围绕吻合口组织的蓝色光晕，吻合口组织则外观灰暗且易碎，基于此可识别吻合口静脉曲张。吻合口静脉曲张出血的临床表现十分明显。

在结肠镜检查的肝硬化患者中有 10%~40% 的患者会出现肛门直肠静脉曲张，需与痔疮相鉴别（图 92.19）。直肠静脉曲张是痔上静脉和痔中静脉扩张，而痔疮是齿状线以上血管丛扩张。直肠静脉曲张随着指压后而塌陷，但痔疮不会。

对于所有门静脉高压伴明显胃肠道出血的患者，如果内镜检查未发现明显出血来源，或存在 Hgb 水平下降伴腹痛和腹围增加，应考虑异位静脉曲张出血。腹腔内出血的患者在腹部 CT 上会显示腹腔内游离液体分层，是新鲜血液与腹水混合的典型表现。对继发于异位静脉曲张出血的腹腔内出血的诊断，可以通过腹腔穿刺出带血凝块的腹水来证实。

治疗

对于怀疑有异位静脉曲张出血的患者，可最先给予血管活性药物控制出血。如果内镜下可见出血部位，如是十二指肠或结肠静脉曲张，则可进行内镜下治疗[264]。内镜下注射

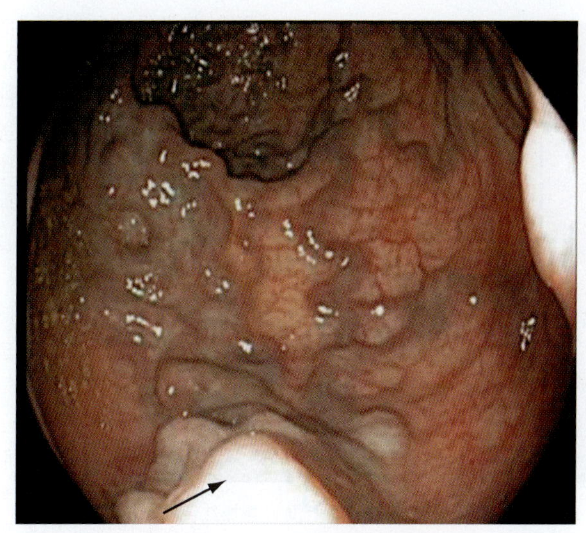

图 92.19　结肠静脉曲张的内镜图像(箭)

黏合胶或套扎术是治疗十二指肠静脉曲张破裂出血的首选方法。结肠静脉曲张的直径往往更大,可能需要使用止血夹。对吻合口静脉曲张出血明显的患者,可以进行局部压迫止血。由于吻合口静脉曲张出血可见且可早期发现,故其出血的死亡率较低[265]。吻合口静脉曲张的经皮硬化治疗可在超声引导下进行。

目前没有异位静脉曲张出血的一级预防建议。为预防异位静脉曲张再出血,通常尝试进行 β 受体阻滞剂药物治疗,但尚无研究数据支持该方法。如果门静脉通畅,则可进行吻合口静脉曲张的经肝栓塞术(图 92.20),使用该方法可以控制大多数患者的吻合口静脉曲张出血。然而,由于门静脉高压持续存在,再出血率很高。对于栓塞未能成功预防再出血的患者,可考虑行 TIPS 手术[266]。

对于因肝外门静脉血栓形成而导致的门静脉高压患者,如果没有适合 TIPS 分流术所需要的静脉,建议进行外科门体分流术。在极少数考虑用外科手术分流术治疗吻合口静脉曲张的情况下,仅应进行非选择性门体分流术,例如门腔静脉分流术、肠系膜腔静脉分流术或近端脾肾分流术。

伴有腹腔内出血的异位静脉曲张患者预后较差,因为其诊断较困难,并且常需要行剖腹手术才能做出诊断。急性出血可以通过经肝动脉栓塞或手术结扎曲张静脉来进行控制。对于危重患者,应该先行 TIPS 手术,然后栓塞出血的曲张静脉。

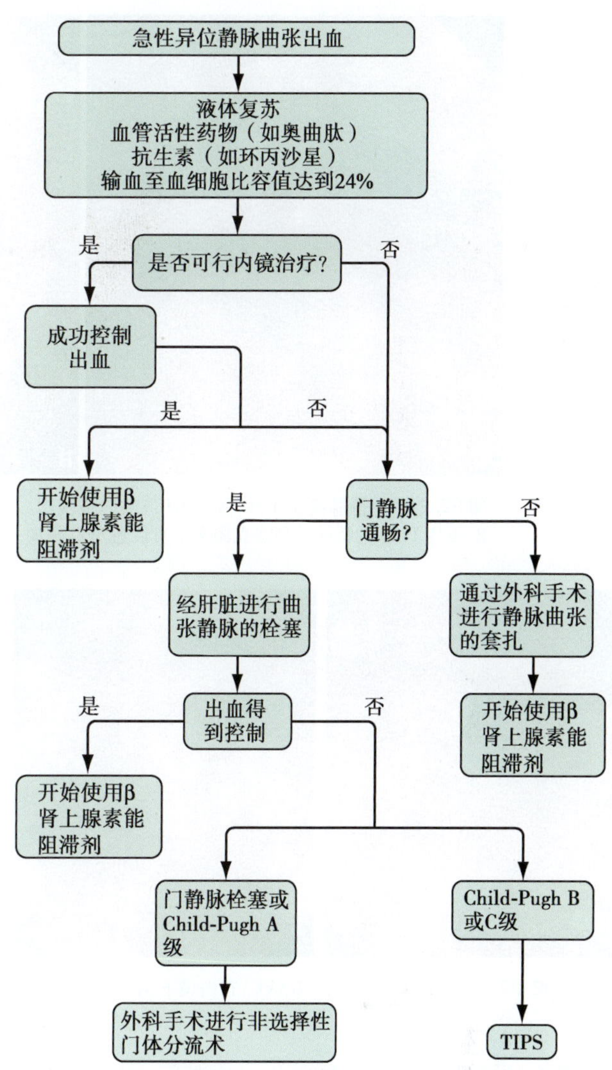

图 92.20　门静脉高压症患者异位静脉曲张出血的管理流程

(四) 门静脉高压性胃病和胃血管异位

门静脉高压患者胃中的黏膜变化包括门静脉高压性胃病(PHG)和胃血管扩张(GVE)。这些病变的组织学特征不同,且对 TIPS 治疗的应答不同。类似 PHG 的结肠表现称为门静脉高压性结肠病(见第 38 章)。

PHG 的诊断是基于内镜检查时胃黏膜表现出特征性的马赛克样图案。其特点是由边缘凹陷的小多边形组成。叠加在这种马赛克样图案上的通常可能是直径大于 2mm 的红点。当仅出现马赛克样图案时,被认为是轻度 PHG,当看到重叠散在的红色斑点时,被认为是重度 PHG(图 92.21)[267] PHG 的病因和发病机制知之甚少,其发生与肝硬化的持续时间有关,但不一定与肝功能障碍的程度有关。食管静脉曲张内镜治疗后 PHG 的检出率增加,可能是这些患者门静脉高压持续时间较长的结果。

在胃血管扩张中(GVE),扩张血管聚集的内镜下表现为没有马赛克背景的红色斑点[268]。当扩张血管聚集局限于胃窦时,使用术语胃窦血管扩张(GAVE)(见第 20 和 38 章)。如果胃窦内扩张血管聚集呈线性,则可用西瓜胃来描述此改变(图 92.22)。当红色斑点在远端和近端胃中弥漫分布时,首选术语为弥漫性胃血管扩张[269]。

PHG 和 GVE 有时很难区分(表 92.5)。马赛克图案背景和近端分布有利于诊断 PHG。GVE 不太常见,常发生在缺乏马赛克图案背景的情况下,通常位于胃窦,尽管病变也可能存在于近端胃。当内镜诊断不能明确时,建议进行黏膜活检。GVE 在组织学上表现为黏膜毛细血管扩张,伴有局灶性纤维蛋白血栓,并伴有梭形细胞增殖[270]。在小肠中也可观察到类似的血管扩张病变,并可能导致急性或慢性胃肠道失血。

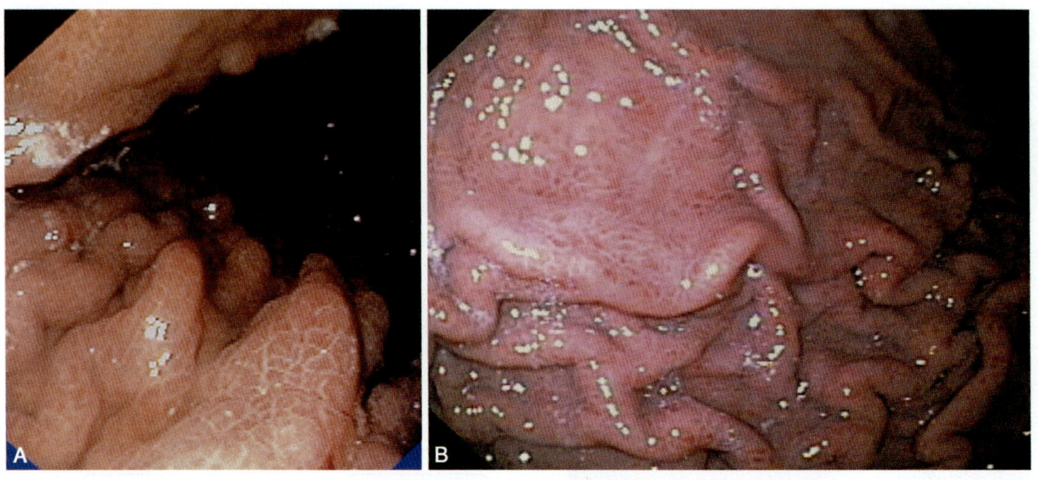

图 92.21 门静脉高血压性胃病(PHG)的内镜视图。A,轻度 PHG 的特征在于马赛克图案上没有叠加红色斑点。B,重度 PHG 的特征是马赛克图案上有红色斑点叠加

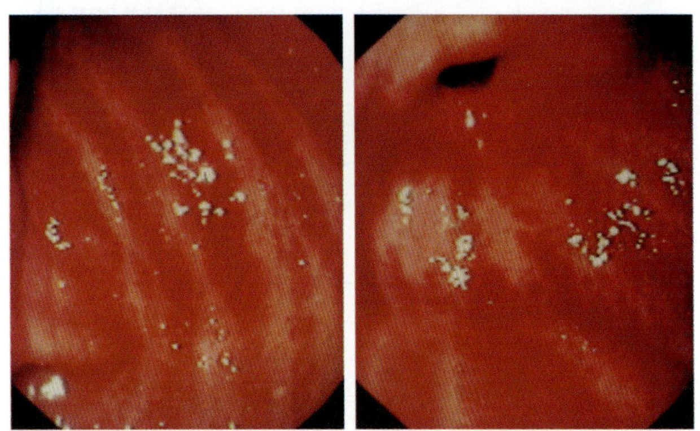

图 92.22 严重胃窦血管扩张(GAVE)在内镜下呈“西瓜胃”

表 92.5 门静脉高压性胃病(PHG)与胃血管扩张(GAVE)的比较

特征	PHG	GAVE
分布	近端胃	远端胃
马赛克模式	存在	缺失
红色征	存在	存在
胃黏膜活检结果		
血栓	-	+++
梭形细胞增殖	+	++
纤维玻璃样变	-	+++
治疗	β-肾上腺素能阻滞剂	内镜治疗
	APC?	胃窦切除术
	TIPS	LT

APC,氩离子凝固术。

治疗

PHG 约占门静脉高压患者所有胃肠道出血(急性和慢性)病例的四分之一,但不到所有急性出血事件的 10%。更常见的表现是慢性缓慢出血和贫血。目前不推荐重度 PHG 患者使用药物治疗预防出血(一级预防)。小样本研究表明,奥曲肽可用于控制急性出血[271]。建议使用 β 受体阻滞剂来预防重度 PHG 患者的慢性失血[272,273]。当患者在使用 β 受体阻滞剂和补铁后仍依赖输血时,可考虑行 TIPS 手术(图 92.23)。TIPS 可减少输血需求,并可在内镜下看到黏膜病变逆转[269]。

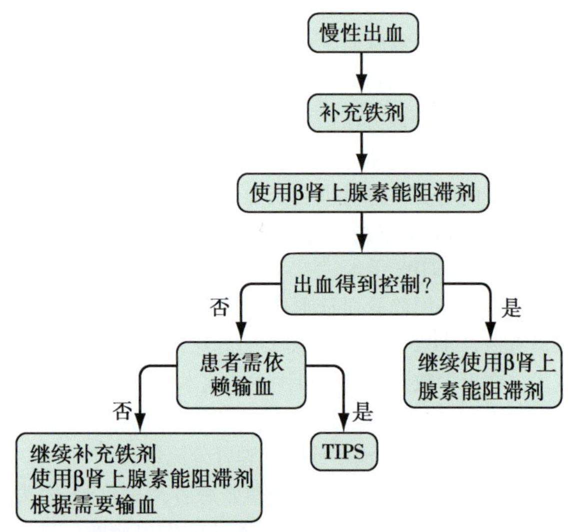

图 92.23 门静脉高压性胃病慢性出血的管理流程

GVE 的管理存在困难。初期治疗包括补充铁剂和输注红细胞以改善贫血症状。如果病变局限,血小板计数大于约 45 000/mm^3,且 INR 小于 1.4,可采用热消融治疗,如氩等离子凝固术,可能是有帮助的(图 92.24)。氩等离子体凝固的常用设置为 60~90 瓦特的能量水平和 1~2L/min 的气体流速。如果凝固参数不是最佳的,则热凝固可导致许多患者黏膜出血增加。口服血小板生成素受体激动剂艾曲泊帕(可增加血小板计数)似乎与减少手术相关出血风险无关[274]。当胃内存在弥漫、广泛的血管扩张时,可尝试使用液氮或 CO_2 进行冷冻治疗[275]。如果内镜治疗失败,口服雌激素-孕激素联合治疗(雌二醇 35μg+炔诺酮 1mg/d)可能减少输血需求[276]。由于每日服药,不存在突破性阴道出血的风险。罕

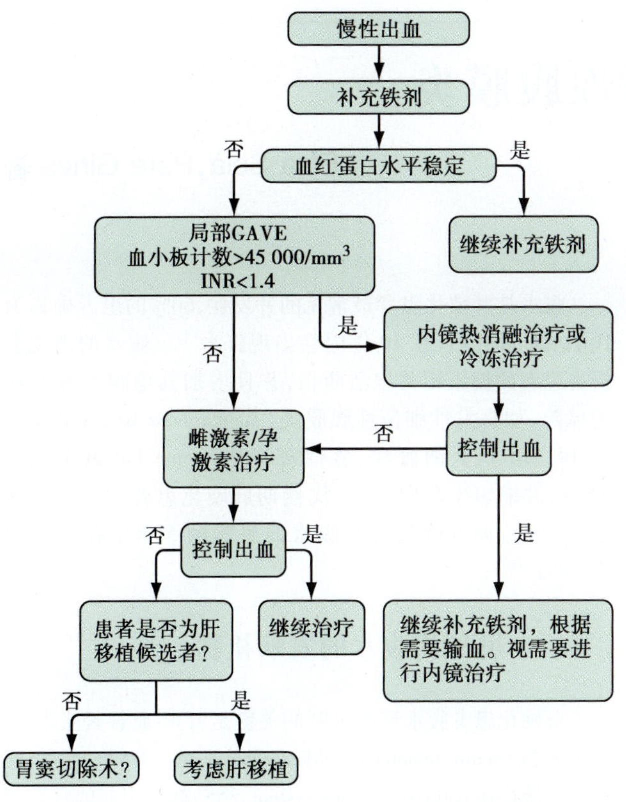

图 92.24 胃窦血管扩张症(GAVE)慢性出血的管理流程

见情况下,男性乳房发育伴疼痛,可能会限制该联合用药在男性患者中的使用。贝伐珠单抗可能对内镜和其他药物治疗失败的患者带来获益;很少需要手术切除胃窦。TIPS 不能降低 GVE 患者的出血风险,但显著增加肝性脑病的风险[269];因此,不建议将 TIPS 手术作为 GVE 的治疗选择。相比之下,即使存在门静脉高压,肝移植也可逆转 GVE,这表明 GVE 与肝衰竭有关,而非门静脉高压[277,278]。

(五) 其他非静脉曲张原因

胃肠道出血的其他原因包括消化性溃疡、Dieulafoy 病变、Mallory-Weiss 撕裂、痔疮和门静脉高压性结肠病。肝硬化患者出血期间的病死率与肝功能障碍程度和出血严重程度相关,而与出血原因无关(如溃疡或食管静脉曲张出血)[279]。肝硬化患者出现下消化道出血的最常见原因是门静脉高压性结肠病和痔疮,憩室病是不太常见的原因[280]。肝硬化患者,尤其是酒精相关性肝硬化患者[281],消化性溃疡出血风险增加[282],但溃疡出血风险似乎随年龄增长而降低[283]。

(王萍 译,鲁晓岚 贾继东 校)

参考文献

第 93 章 腹水和自发性细菌性腹膜炎

Elsa Solà, Pere Ginès 著

章节目录

腹水是指腹腔内液体的异常积聚。在西方国家，肝硬化是腹水最常见的原因，占所有病例的 80% 以上，其他疾病也可以引起腹水，包括心力衰竭、恶性肿瘤、结核病或胰腺疾病（表 93.1）[1,2]。本章将着重介绍肝硬化腹水及其并发症的病理生理、评估和处理。

表 93.1 腹水的病因

病因	%
肝硬化（合并或不合并感染）	85
其他门静脉高压相关性疾病（包括 2 个病因占 5%）	8
心脏疾病	3
腹膜转移癌	2
其他非门静脉高压性疾病	2

Data from Runyon BA, Montano AA, Akriviadis EA, et al. The serum-ascites albumin gradient is superior to the exudate-transudate concept in the differential diagnosis of ascites. Ann Intern Med 1992; 117: 215-20.

腹水是肝硬化患者最常见的并发症，60% 的患者确诊为代偿期肝硬化后，在 10 年内会出现腹水[3]。腹水的出现会损害患者的健康相关生活质量，并且增加其他相关并发症的风险，如自发性细菌性腹膜炎（spontaneous bacterial peritonitis, SBP）、低钠血症、急性肾损伤（acute kidney injury, AKI），并缩短生存期[3-5]。代偿期肝硬化患者的 5 年生存率为 80%，而肝硬化合并腹水的患者的 5 年生存率仅约为 30%[2,6]。

一、肝硬化腹水的发病机制

肝硬化患者腹水形成机制的关键是肾素-血管紧张素-醛固酮系统（renin-angiotensin-aldosterone system, RAAS）和交感神经系统（sympathetic nervous system, SNS）激活引起的肾钠潴留[2,7-10]。肾脏钠潴留导致细胞外液容量增加，诱发腹水和水肿。大量证据表明，这些肾脏紊乱的潜在驱动因素是内脏动脉血管扩张引起的体循环障碍[8]。肝硬化患者最常见的功能性肾损伤，包括肾排钠能力下降、水清除力受损以及肾血管收缩引起的肾小球滤过率（glomerular filtration rate, GFR）的下降。钠潴留是腹水和水肿发展的关键因素，而水潴留是稀释性低钠血症发展的原因，肾血管收缩导致肝肾综合征（hepatorenal syndrome, HRS）（见第 94 章）。从时间顺序上说，钠潴留是在肝硬化患者最早出现的肾功能改变，稀释性低钠血症和 HRS 在疾病的更晚期出现[2,7-10]。

除了血流动力学改变外，慢性全身炎症状态进一步造成循环功能损害，特别是在进展期肝硬化患者中，可引起肾脏及多器官的衰竭。图 93.1 总结了肝硬化腹水的病理生理机制。

（一）钠潴留和细胞外液容量增加

钠潴留是肝硬化患者肾功能异常最常见和最早的表现，是细胞外液容量增加、腹水和水肿形成的关键因素[7,11]。钠与水以等渗透压的方式被保留，因此，钠潴留会引起细胞外液体容量增加。钠潴留的量取决于饮食中的钠和尿液排出的钠之间的平衡。如果从尿液中排出的钠低于摄入的钠，就会发生腹水和水肿。我们观察到通过减少饮食中钠的摄入量或应用利尿剂增加钠排泄，可以治疗腹水，这点支持钠潴留是腹水发生的核心机制[11,12]。实际上，通过增加尿钠排泄，来达到负钠平衡也是肝硬化腹水患者药物治疗的目标（见后文）。

肝硬化腹水患者的钠潴留程度因人而异。一些患者的尿钠排泄量相对较高，而另一些患者的尿钠浓度较低

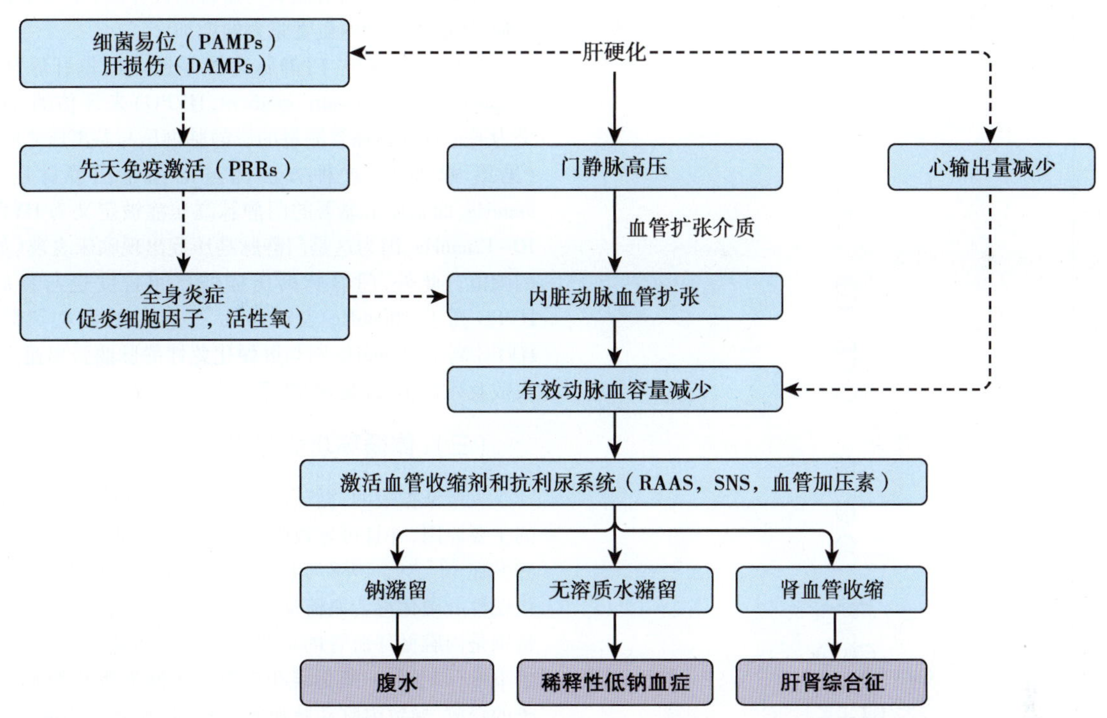

图 93.1　晚期肝硬化患者腹水与肾功能障碍的病理生理学机制。以内脏动脉血管扩张为特征的体循环功能障碍是肝硬化患者出现肾功能异常的关键机制。动脉内的有效血容量减少，触发血管收缩剂和抗利尿系统的激活，以维持动脉压在正常范围内。这些系统的激活可以造成肾功能的损害，导致肾钠潴留、无溶质水排泄障碍和肾血管收缩，从而导致腹水、稀释性低钠血症和肝肾综合征的发生。在疾病晚期（虚线表示），心输出量减少也参与有效血容量的减少。最终，细菌易位引起的病原体相关分子模式（PAMPs）和肝损伤产生的损伤相关分子模式（DAMPs），然后通过模式识别受体（PRRs）激活先天免疫，引发肝硬化患者的全身性炎症。炎症介质的释放造成循环功能的进一步损伤。RAAS，肾素-血管紧张素-醛固酮系统；SNS，交感神经系统

（图 93.2）。大多数因严重或难以控制的腹水而需要住院治疗的患者都有明显的钠潴留（尿钠排泄量<10mmol/d），难治性腹水患者的钠潴留尤其严重。而在肝硬化合并轻中度腹水的患者中，出现明显钠潴留的患者比例较低，且大多数患者的钠排泄量超过 10mmol/d（未接受利尿剂治疗）。此外，中度钠潴留患者对利尿剂的应答通常优于明显钠潴留患者[11,13,14]。

在健康受试者中，约 95% 的钠滤过后在肾小管被重吸收（近端肾小管重吸收 60%～70%，升支粗管重吸收 30%～40%，集合管重吸收 5%～10%）[7]。在大多数情况下，肝硬化患者的钠潴留是由于钠的肾小管重吸收增加，因为它发生在 GFR 正常或仅中度降低的情况下[7,11,13,14]。在肝硬化患者中，不同节段肾单位对钠重吸收增加的原因尚不完全清楚，因为实验和临床研究获得的结果并不一致。采用锂清除实验（评估近端肾小管钠的重吸收）的研究提示，肝硬化腹水患者的近端肾小管钠重吸收明显增加[15,16]。然而，一些临床研究却表明，在大部分没有肾衰竭的肝硬化腹水患者中，盐皮质激素受体拮抗剂螺内酯可以诱导尿钠的排出，因而提示远端肾单位在钠重吸收增加中发挥了主要作用[12,17-20]。

总体数据表明，在无肾衰竭的肝硬化患者中，钠潴留是由于近端和远端肾小管对钠的重吸收增加所致。如前所述，RAAS 和 SNS 活性的增加在肾钠重吸收增加中起主要作用[7,8,11]。肾衰竭患者的钠潴留通常比没有肾衰竭患者的钠潴留更为明显，这是由于肾衰竭患者的钠滤过减少而保钠系统显著激活所致。

（二）门静脉高压

门静脉高压是晚期肝硬化患者出现循环功能障碍的触发因素[8,9]。肝硬化的形成是一个慢性的过程，时间常常超过 20 年，是肝脏对慢性损伤（如酒精摄入、慢性病毒性肝炎、非酒精性脂肪肝）应答而出现进行性炎症和纤维化的结果（见第 74 章）。肝硬化发展导致肝脏结构明显异常、肝内循环显著紊乱，进而导致门静脉系统血流阻力增加和门静脉高压（见第 92 章）[21]。胶原进行性沉积和肝实质内结节形成导致肝窦结构扭曲，进而导致肝内阻力增加[8,21,22]。除了结构变化对门脉血流阻力被动增加外，血流阻力增加的另一个重要原因来自受损肝细胞间的动态相互作用和肝星状细胞（hepatic stellate cell，HSC）及肝内皮细胞的收缩，以及肝内血管扩张剂和血管收缩物质水平的失衡[23-25]。已证实一氧化氮（nitric oxide，NO）是肝内血管张力的关键调节因子。大量证据表明，尽管肝硬化患者的内脏和体循环中产生过多的血管扩张因子，如 NO，但肝硬化患者的肝内循环中，内皮型一氧化氮合酶产生的 NO 减少，并导致肝内血流阻力增加[24-26]。此外，肝内血管张力也受 HSC 调节，HSC 在激活后表现为肌成纤维细胞表型。激活的 HSC 收缩力增加，引起血管张力增加和肝内阻力增加[21,27]。最后，肝内炎症也在血管阻力增加导致门静脉高压中发挥了作用。在进展期肝硬化中，Kupffer 细胞参与了肝脏炎症和氧化应激的发展，导致肝内血管阻力增加。通过病原相关分子模式和 Toll 样受体信号通路，Kupffer 细胞诱导

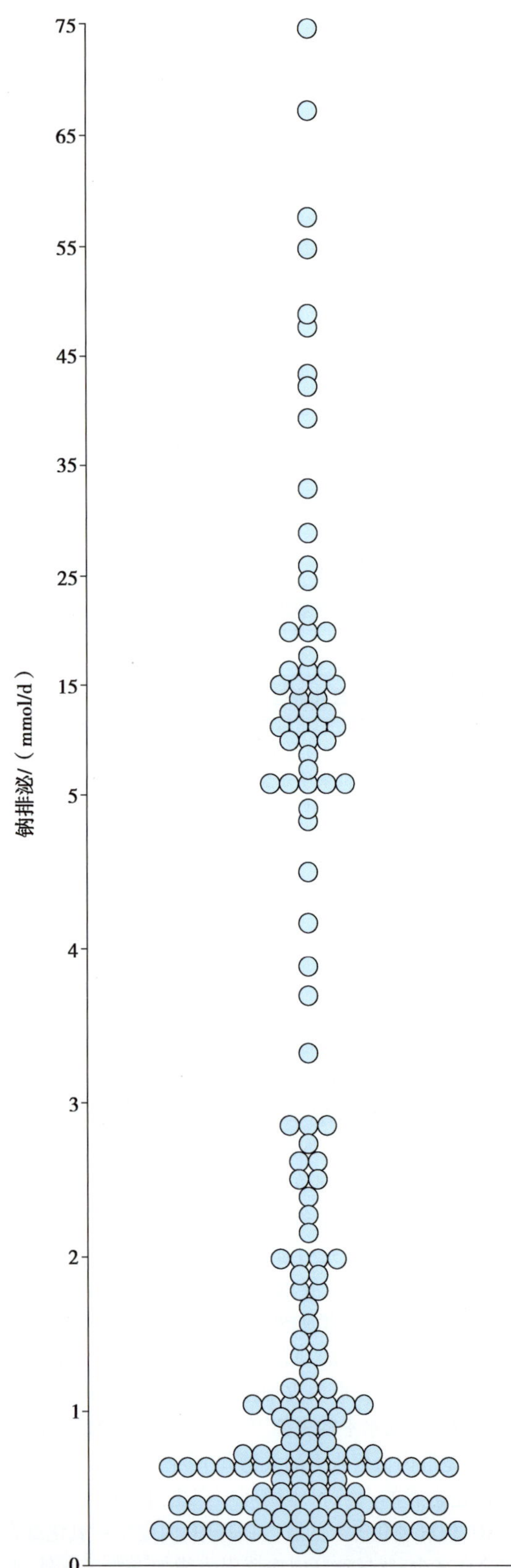

图 93.2 肝硬化和腹水患者肾钠排泄的变异性。这张图显示了 204 例肝硬化并腹水患者在低钠饮食和无利尿剂治疗的情况下个人尿钠排泄量。肝硬化腹水患者肾钠潴留的程度随着患者特征的不同而具有一定的变异性。那些需要住院治疗的腹水患者，特别是难治性腹水患者，通常表现出明显的肾钠潴留

产生促炎细胞因子、活性氧和血管活性介质，导致肝脏和全身炎症，从而造成肝内血管张力的增加[25]。

在临床实践中，门静脉高压是通过测量肝静脉压梯度（hepatic venous pressure gradient，HVPG）来评估的，HVPG 定义为通过肝静脉插管测量的肝静脉楔压与游离压之间的差值（见第 92 章）。这种方法测量的正常门静脉压力可达 5mmHg，而临床上显著的门静脉高压症被定义为 HVPG 高于 10~12mmHg，因为这是门静脉高压症出现临床表现（如腹水）的阈值。此外，门静脉高压症的严重程度也与预后有关，HVPG 高于 16mmHg 表明患者有较高的死亡风险[29]，而 HVPG 高于 20mmHg 则与肝硬化急性静脉曲张出血患者治疗失败及死亡相关（见第 92 章）[30]。

（三）体循环功能障碍

大量证据表明，循环功能障碍是肝硬化患者肾功能不全的主要原因，并且可导致腹水、低钠血症和肝肾综合征的主要并发症[2,7-9,31]。1988 年提出的动脉血管扩张理论，描述了失代偿性肝硬化患者血流动力学障碍的特点为全身动脉血管，特别是内脏循环血管的扩张[8]。如前所述，门静脉高压是初始事件，如 NO、一氧化碳和内源性大麻素等几种血管扩张因子的释放，导致内脏动脉血管的扩张、血管阻力降低，从而降低有效动脉血量和动脉压[7-9]。

肝硬化早期，患者没有症状，呈现中度肝血管阻力的增加和门静脉压力增加。这时，中度内脏动脉血管扩张引起的全身血管阻力轻度降低，可由心输出量增加来平衡，从而维持动脉容量和动脉压在正常的范围内[7-9]。在进展期肝硬化，患者出现各种并发症，内脏动脉血管扩张严重，全身血管阻力显著降低，这时已不能通过进一步心输出量增加来代偿。这时血管扩张引起的血管内动脉循环需求增加与实际血管内血容量之间的差异，造成动脉内有效血容量降低[7-9]。此外，在这个阶段，心输出量减少也会导致动脉充盈不足[31]。RAAS、SNS，以及在疾病后期被激活的血管加压素等血管收缩系统尚能保持动脉压在正常范围内，以维持内环境稳定。这些系统的激活有助于维持有效的动脉血容量和维持动脉血压在正常范围内，但对肾功能有严重的损害，出现水钠潴留导致腹水、水肿及稀释性低钠血症。在疾病的晚期，如果这些系统极度激活，患者会出现明显的肾血管收缩，从而导致肾小球滤过率降低和 HRS 的发生（见第 94 章和图 93.1）[2,7-9]。

1. 肾素-血管紧张素-醛固酮系统

所有参与肝硬化钠潴留发病的潜在因素中，醛固酮的研究最为广泛。大多数肝硬化腹水患者的血浆醛固酮水平升高并有明显的钠潴留[13,32-37]。数据显示尿钠排泄与血浆醛固酮水平呈负相关[13,32-37]，在绝大多数无肾衰竭的腹水患者中，使用醛固酮特异性拮抗剂——螺内酯，可以逆转钠潴留[20,38-40]，以上均支持醛固酮在钠潴留和腹水发病机制中的重要作用。在血清醛固酮水平不升高的情况下，肝硬化患者也可能发生钠潴留，提示可能有醛固酮以外的因素引起肝硬化患者的钠潴留[38]。然而，有人认为，肝硬化患者存在肾小管对醛固酮的敏感性增加[13,33]，这可以解释醛固酮水平正常的患者对螺内酯也有利钠效果。

肝硬化腹水患者血浆醛固酮浓度增高，可由 RAAS 活性

的增加从而刺激醛固酮分泌增加来解释[7,34,38,41]。血浆肾素活性(plasma renin activity,PRA)可用来评估 RAAS 的活性,大多数腹水患者 PRA 增高,且与血浆醛固酮的浓度密切相关[35,42-44]。给肝硬化腹水患者使用血管紧张素Ⅱ受体拮抗剂或转化酶抑制剂,可增加 PRA 从而导致动脉压和全身血管阻力的显著降低,提示 RAAS 的激活是肝硬化腹水患者为维持动脉血压稳定的一种反应[45-47]。

2. 交感神经系统

体循环中血浆去甲肾上腺素(norepinephrine,NE)浓度是交感神经系统(sympathetic nervous system,SNS)激活的标志,它在大多数肝硬化并腹水患者中升高,而在无腹水患者中正常或仅略有升高[48-52]。血浆 NE 水平的增加是由于 SNS 活性的增加,而不是 NE 的清除受损,因为肝硬化并腹水患者 NE 释放入血明显增加,而血浆中 NE 的清除正常[52,53],且在许多血管区域,包括肾脏、内脏器官、心脏、肌肉和皮肤,SNS 的活性均增加,因此支持 SNS 广泛激活的概念[53-54]。

有充分的证据表明 SNS 参与了肝硬化的钠、水潴留。SNS 活性与钠、水潴留相关[49,54]。此外,一项针对少数腹水患者的研究表明,利尿剂联合 SNS 活性抑制剂可乐定,比单独使用利尿剂能更产生更强的利尿作用[55]。肝硬化并腹水患者 SNS 活性增加的原因尚不完全清楚,最有可能的解释是,动脉血管扩张导致动脉有效血容量减少,继而压力感受器介导 SNS 激活[52,56]。有数据表明,应用加压素类似物和白蛋白,或置入 TIPS 或腹膜静脉分流管等增加有效动脉血容量的方法,均可抑制 SNS 的活性(见后所述和第 92 章)[57-60]。

(四) 全身性炎症

越来越多的证据表明,失代偿期肝硬化与慢性进行性全身炎症相关,而后者可能在疾病的进展和并发症的发生中发挥重要作用(见第 2 章)[2,10]。失代偿期肝硬化与血清炎症标志物水平升高有关,如 C 反应蛋白和白细胞计数,这些标志物的升高与疾病的严重程度相平行,但与细菌感染无关[10,61]。此外,进展期肝硬化患者血清促炎细胞因子水平也升高,如白细胞介素(IL)-6、IL-8 和 TNF-α[61,62]。

肝硬化合并腹水的患者会发生细菌易位,即细菌或细菌产物从肠道进入肠系膜淋巴结,这主要是由于肠道通透性增加而造成(见后文)[63]。有人提出假设,这些被称为病原相关分子模式(PAMP)的细菌产物可能激活循环中的固有免疫细胞上的模式识别受体,继而激活免疫细胞,引起促炎介质和活性氧的释放,导致炎症反应。此外,由于局部炎症和细胞死亡导致肝脏损伤所产生的损伤相关分子模式(DAMP),也可以激活模式识别受体。这些全身炎症介质的释放进一步加重了循环功能障碍(见图 93.1)[2,10]。

二、诊断

如前所述,在西方,肝硬化是腹水产生的主要原因。对首次出现腹水的患者,其病情评估应重点聚焦在确定慢性肝病的诊断,并排除如心力衰竭、恶性肿瘤、结核或胰腺疾病等其他原因。评估应包括仔细的临床病史采集、体格检查,实验室检查评估肝肾功能、血清和尿电解质浓度,以及腹部超声检查和腹水分析(框 93.1)[1,2,5]。

框 93.1　肝硬化首次出现腹水患者的评估

肝病的评估

标准血液检测:肝功能,凝血参数,全血细胞计数

腹部超声

胃镜

肝活检(选择病例)

肾功能评估

血清肌酐

血清钠、钾浓度

尿钠排泄量(最好收集 24 小时尿液)

尿液蛋白定量(最好收集 24 小时尿液)

腹水分析

多形核白细胞(中性粒细胞)计数

总蛋白和白蛋白浓度

细菌培养(用血培养瓶)

其他检查视临床表现而定:葡萄糖、乳酸脱氢酶、淀粉酶、甘油三酯、胆固醇、细胞学检查、分枝杆菌

可根据国际腹水俱乐部(International Club of Ascites)对腹水量进行分级。1 级腹水被定义为只有超声能检测到的轻度腹水;2 级定义为体格检查可检出的中度腹水;3 级是指有明显腹胀的大量腹水。尽管经过适当的治疗、在 1 年内仍至少发生 3 次腹水,被定义为复发性腹水[64,65]。

(一) 实验室检查

肝功能应通过标准的肝生化和凝血功能来进行评估(见第 73 和 94 章)。肾功能的评估应包括血清肌酐、血清和尿电解质浓度,及 24 小时尿钠和尿蛋白。这些实验室检查应在开始利尿治疗前进行[1,2,5]。

肾钠排泄的评估

尿钠排泄能力的评估可以对钠潴留进行定量分析,有助于肝硬化并腹水患者的管理。因为钠摄入量可能影响钠排泄,理想情况是在控制钠摄入量的情况下收集尿液(检查前 5~7 日予以低钠饮食,每日摄入量约为 90mmol/d)。尽管对某个"点"的尿液进行分析测定其钠浓度,也可估算钠的排泄量,但最好评估 24 小时的钠排泄量,因为这更能代表全天的钠排泄。对于第一次出现腹水或原有腹水加重(如,接受治疗后腹水明显增加)的患者,应在不使用利尿剂的情况下测定钠排泄。在接受利尿剂治疗的患者中,测定钠排泄可能有助于监测对治疗的反应(见下文)。

测定基线尿钠排泄量也是有用的,它有助于预测患者对利尿剂治疗应答,并与预后相关。中度钠潴留(尿钠≥10mmol/d)的患者比明显钠潴留的患者,更可能对小剂量利尿剂治疗产生应答。最后,钠潴留程度还可为肝硬化腹水患者的预后提供信息。基线尿钠排泄量低于 10mmol/d 的患者中位生存时间仅为 1.5 年,而尿钠排泄量≥10mmol/d 的患者中位生存时间为 4.5 年(图 93.3)[66,67]。

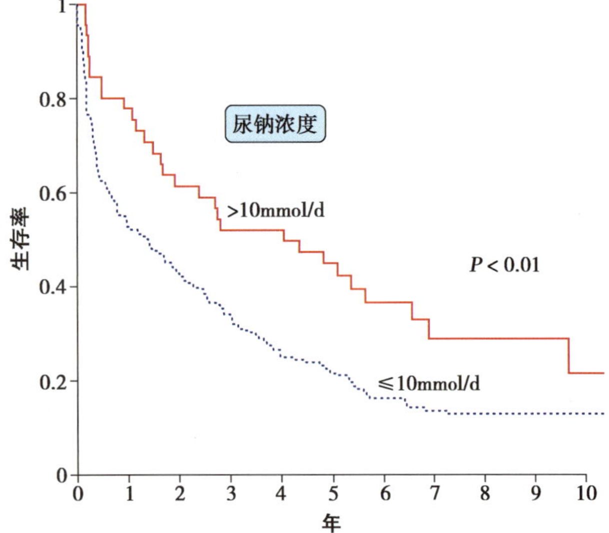

图 93.3 肾脏钠浓度与肝硬化并腹水患者预后的关系。本图显示了 204 例肝硬化并腹水患者，不同肾钠排泄量对应的生存率，肾钠排泄量与这些患者的预后相关。肾性钠潴留明显(尿钠浓度≤10mmol/L)的患者的生存率明显低于肾钠浓度大于 10mmol/L 的患者。肝硬化并腹水患者的其他预后因素包括动脉血压、血清钠浓度和血清肌酐水平。(Adapted from Ginès P，Càrdenas A，Solà E，Schrier RW. Liver disease and the kidney. In：Coff-man TM，Falk RJ，Molitoris BA，et al.，editors. Schrier's diseases of the kidney. 9th ed. Philadelphia：Lippincott Williams & Wilkins；2012)

(二) 腹部超声检查

对于所有首次出现腹水的患者，应进行腹部影像学检查，通过对肝实质进行评估来支持肝硬化的诊断，并评估门静脉和肝静脉的通畅情况，并排除肝脏肿瘤。腹部超声简单、经济、高效，因此是首选检查。除所有第一次出现腹水的患者以外，对于既往腹水出现疗效不佳却无法解释时，也应进行超声检查[1,5]。

(三) 腹水分析

腹水分析有助于发现腹水感染，对于原发病诊断不明的病例，还可排除肝硬化以外的其他腹水原因。对所有第一次出现 2 级或 3 级腹水的患者，以及因并发症住院的腹水患者，应采用标准的 1.5 英寸(肥胖者更长)22G 针头进行诊断性穿刺。应评估腹水多形核白细胞(中性粒细胞)绝对计数以及总蛋白和白蛋白浓度，并同时进行腹水培养[2,64,65]。

腹水中性粒细胞计数高于 250×10^6/L 可诊断为 SBP(见下文)。已证明腹水蛋白浓度与预后相关。此外，腹水蛋白低于 15g/L 也与 SBP 发生风险增加相关(见后文)[68]。

腹水培养应抽取至少 10ml 腹水，并在穿刺后立即将腹水注入血培养瓶中。如果确诊腹水感染，腹水培养将非常有助于指导治疗。腹水感染的最常见原因是 SBP，在这种情况下，培养结果多为单一微生物。对于培养结果为多种微生物的，应考虑继发性细菌性腹膜炎。

血清-腹水白蛋白梯度(serum-ascites albumin gradient，SAAG)是判断腹水是否与门静脉高压相关的一种敏感和特异的方法(框 93.2)[1,2,70]。计算 SAAG 需要测定血清和腹水中的白蛋白浓度，计算方法为血清中的值减去腹水中的值，SAAG 是减法计算，而非比率。如果 SAAG≥11g/L，判定患者有门静脉高压症，其准确率约为 97%。如果 SAAG 低于 11g/L，则患者不太可能有门静脉高压[70]。尽管 SAAG 不能明确腹水病因，但它是判断有无门静脉高压的一个间接而准确的指标。当病史、体格检查、常规血液检查、腹部超声等检查仍不能明确腹水病因时，SAAG 可以提供一些帮助。

框 93.2 根据血清-腹水白蛋白梯度对腹水进行分类
高梯度≥1.1g/dL(11g/L)
酒精相关性肝炎
ALF
布-加综合征
心源性腹水
肝硬化
妊娠期脂肪肝
大面积肝转移
“混合性”腹水
黏液性水肿
门静脉血栓形成
肝窦阻塞综合征
低梯度<1.1g/dL(11g/L)
胆源性腹水
肠梗阻或梗死
肾病综合征
胰源性腹水
腹膜转移癌
术后淋巴漏
结缔组织疾病性浆膜炎
结核性腹膜炎

是否采用其他检查，应基于患者的临床表现及排除肝硬化以外的腹水原因的需要。如果怀疑腹水感染、继发细菌性腹膜炎而不是 SBP，检测腹水中的葡萄糖、淀粉酶、脂肪酶和乳酸脱氢酶(LDH)可能有用。葡萄糖是一种小分子，容易扩散至血管外液。因此，腹水中的葡萄糖水平通常与血浆中的相似，除非葡萄糖被白细胞或细菌消耗。在继发性细菌性腹膜炎的情况下，由于腹水中的白细胞和细菌数量显著增加，葡萄糖水平明显降低，接近 0mg/dL；此外，腹水 LDH 水平由于从中性粒细胞释放而显著增加，通常比血清水平高数倍。最后，腹水革兰染色发现混合微生物，对于诊断继发性腹膜炎的典型表现有帮助[69]。

仅当怀疑胰腺疾病或结核时，才应进行胰酶浓度测定和分枝杆菌培养。最后，如果怀疑腹水的病因是恶性肿瘤，应进行腹水细胞学检查；细胞学检查在合并腹膜肿瘤的患者中可能为阳性，而当肿瘤局限于肝脏时，则不大可能呈阳性。

三、腹水的鉴别诊断

如前所述，高达 20% 的腹水可能由肝硬化以外的其他原因引起(表 93.1)[1,2,5]。通过病史采集、体格检查以及常规的血液检查和腹部超声,肝硬化应该很容易诊断。当不能确诊肝硬化时,应排除其他原因引起的腹水。

约 5%的腹水可由心力衰竭引起。心力衰竭的临床表现可能与肝硬化类似,因为患者都会出现腹水,也可能出现胃肠道的静脉曲张。然而,对于心源性腹水患者通常有呼吸困难,即使行大容量穿刺术(large-volume paracentesis,LVP),呼吸困难仍持续存在(见下文)。另一方面,与肝硬化不同,尽管 SAAG 为 11g/L 或更高,心源性腹水的特点是腹水总蛋白浓度高(≥25g/L)。肝硬化患者通常有低血细胞比容值和低血小板计数,而心源性腹水患者不会有这种情况。另外,在心力衰竭患者中,胸片可能会显示心脏扩大。尽管腹水分析可提示患者为心源性腹水,但还应行超声心动图或心导管检查来确诊。需强调的是,一些原因不明的持续性腹水患者可能患有缩窄性心包炎,由于无症状,因此可能难以根据临床原因进行诊断。怀疑缩窄性心包炎的一个较好的临床体征是颈静脉压明显升高。

恶性肿瘤占腹水病例的不到 10%,腹水细胞学检查具有特异性,但不敏感,仅有 40%~70%的肿瘤性腹水患者可在腹水中检出恶性细胞[76]。因此,其他指标也用于恶性腹水的鉴别诊断。据报道,与肝硬化患者相比,腹膜恶性肿瘤患者腹水中胆固醇明显升高,这个指标有助于鉴别诊断。数据表明,先进行腹水胆固醇测定,对腹水胆固醇浓度低于 45mg/dL 的患者,再进行细胞学检查和腹水 CEA 测定,这样顺序在鉴别恶性腹水方面具有较好的成本效益比[77,78],但这一发现尚需证实。

在西方国家,腹膜结核是腹水的罕见病因,但大多数腹膜结核患者都会出现腹水。尽管发生率较低,结核感染的危险因素包括:HIV 感染、免疫抑制治疗和肝硬化。对于有持续发热、体重减轻和其他危险因素的患者,临床上应怀疑腹腔结核。腹水中找到结核分枝杆菌,即可确定结核性腹水的诊断[79]。腹腔结核患者的腹水蛋白质浓度升高,腺苷脱氨酶也会升高,但腺苷酸脱氨酶敏感性较低,尤其是在肝硬化患者中。如果高度怀疑结核性腹膜炎,并且使用上述方法都无法确诊,则要考虑行腹腔镜获取腹膜组织学检查[79]。

胰源性腹水并不常见,急性重症胰腺炎或有慢性胰腺炎病史的患者可出现腹水,典型的胰源性腹水中淀粉酶浓度和脂肪酶浓度均升高[81]。

乳糜性腹水是指由甘油三酯水平大于 2g/L(通常大于 10g/L)引起的乳白色外观的腹水[82]。乳糜性腹水由腹腔内淋巴管破裂引起。肝硬化是乳糜性腹水最常见的病因,内脏动脉扩张引起的淋巴流量增高和压力增高被认为是其发生的原因。除肝硬化外,腹膜后手术和癌症或淋巴瘤患者的根治性手术,也可能与乳糜性腹水的发生相关[1,82]。

四、预后

2 级和 3 级肝硬化腹水患者的预后较差,患者的中位生存时间 1 年。因此,腹水患者,尤其是难治性腹水患者应被视为肝移植的候选患者[6]。

在肝硬化合并腹水患者中,死亡的独立预测因素包括低动脉血压、低钠血症、低 GFR 和低肾钠排泄[67]。肝硬化患者血清钠浓度的预后价值体现在 MELD 评分上[83,84]:现在计算 MELD 评分不仅包括血清肌酐、胆红素和 INR,还包括血清钠浓度(见第 97 章)。

五、腹水的并发症

腹水是肝硬化和门静脉高压出现其他并发症的危险因素。腹水最常见和最严重的并发症有包括 SBP 在内的腹水感染(见后文)、难治性腹水和 HRS(见第 94 章)。其他腹水相关的并发症包括肝性胸腔积液和腹壁疝。

肝性胸腔积液是指无肺、心或胸膜疾病的情况下,失代偿性肝硬化合并腹水患者的胸腔积液。肝性胸腔积液的发生是由于小的膈肌缺损,吸气引起的胸腔负压使腹水进入胸膜腔。肝性胸腔积液的并发症包括呼吸衰竭和自发性细菌感染。当患者出现胸腔积液时,应排除心肺和胸膜疾病。应进行诊断性胸腔穿刺术,以评估胸腔积液的性质并排除感染,自发性细菌性脓胸的诊断标准与 SBP 相同(见后文)。通常,肝性胸腔积液患者胸腔积液的蛋白浓度较低。肝性胸腔积液的发生与生存率降低相关,其中位生存期约为 1 年,因此,这类患者应考虑行肝移植[2,85,86]。同腹水患者类似,MELD 评分低估了肝性胸腔积液患者的不良预后[83]。

腹壁疝常见于肝硬化腹水患者,尤其是在难治性腹水患者中的发生率高达 20%。通常是脐疝,偶尔是腹股沟疝。除了生活质量受损,腹壁疝的主要风险是嵌顿或穿孔。尽管肝硬化腹水患者的手术风险增加(见第 73 章),但应根据个体情况考虑行择期疝修补术[87]。临床经验表明,对于拟行肝移植的受者,大多数肝移植外科医生倾向于暂不手术,将疝修补推迟到肝移植时进行。腹部弹性束缚带可作为一种减轻疼痛和防止疝增大的措施。对于有持续疼痛、皮肤破溃、结痂或颜色变黑的患者,应紧急进行疝的手术修补[87-89]。

六、肝硬化腹水的管理

肝硬化腹水患者发生其他并发症(如顽固性腹水、SBP 或 HRS)的风险高,无这些并发症者定义为无并发症腹水。根据国际腹水俱乐部和国际指南,对于无并发症腹水的治疗决策取决于腹水的分级(见后文)[2,64,65]。

(一) 无并发症腹水

无并发症的腹水患者通常可在门诊进行治疗。腹水治疗的目的是达到负钠平衡,因此,腹水治疗的基础是减少钠摄入,同时通过应用利尿剂增加肾脏钠的排泄。

1. 一级腹水

关于一级腹水患者的自然病史以及治疗是否可以阻止其进展,目前还没有数据。指南建议对一级腹水的患者不进行治疗[2]。

2. 二级腹水

二级腹水患者表现为中度的肾钠潴留，多数患者的基线尿钠排泄>20mmol/L。此外，患者的GFR通常正常，无溶质水的排泄不受影响。多数情况下，通过减少膳食钠的摄入和应用利尿剂来增加肾钠排泄，就可以很容易地达到负钠平衡，从而使腹水减少[2]。没有证据表明长期卧床可促进腹水的流通，因此不建议卧床休息。此外，除非患者有相关的低钠血症，没有必要限制液体量[2,7]。

（1）限制钠盐摄入

对于从未出现腹水的肝硬化患者，不建议将限制饮食钠作为预防策略。相反，在一些2级腹水患者中，尤其是首次出现腹水的患者，仅通过限盐饮食就可能使腹水消退。应将膳食钠摄入量适度限制在80~120mmol/d，相当于每天摄入约4.6~6.9g食盐，一般相当于“无添加盐”饮食，同时避免食用预制食品。不建议对钠摄入量进行更严格的限制，因为这经常导致耐受性差，并可能损害患者的营养状况[2,7,12,90,91]。此外，过度限制钠可能与利尿剂诱发的低钠血症的相关。适当的营养教育是保证患者依从性并避免治疗相关并发症的关键。

（2）利尿剂

腹水治疗中应用的利尿剂是抗盐皮质激素和袢利尿剂[1,2,7]。由于醛固酮增多症在肝硬化肾钠潴留中起关键作用，因此抗盐皮质激素（特别是螺内酯或依普利酮）是肝硬化腹水治疗的一线药物[2,29,72]。抗盐皮质激素药物的作用机制缓慢，因此其剂量不宜在前次剂量改变后72小时内增加。由于近端肾小管钠重吸收也参与了肾钠潴留的病理生理过程，尤其是在有长期腹水病史的患者，袢利尿剂也适用于这种情况，但不应单独使用，只能与抗盐皮质激素类药物联合应用[2]。

关于2级腹水的治疗是应采用抗盐皮质激素单独治疗，还是联用袢利尿剂，一直存在争议。有两项研究比较了两种方案的治疗效果，一种是对抗盐皮质激素无应答者逐步加用递增剂量的呋塞米，另一种是开始就联合应用抗盐皮质激素和呋塞米[93,94]。这些研究的结果相互矛盾。在一项研究中，两种方案的效果相似，而另一项研究则表明联合方案在较短时间内减少腹水方面更为有效。产生这种不一致结果的原因可能是纳入患者人群的差异；在一项研究中，大多数患者为第一次出现腹水，而在另一项研究中，大多数患者为复发性腹水。鉴于以上结果，指南建议第一次出现腹水的患者初始治疗时，单用抗盐皮质激素（即螺内酯100mg/d）治疗，因为这样既有可能获得积极的应答，又有较低的副作用发生率。如无应答，每间隔72小时以上增加100mg，直至最大量400mg/d；对治疗仍无应答（定义为每周体重减轻少于2 kg）或出现高钾血症的患者，应在原治疗方案上加用呋塞米，初始剂量为40mg/d，按需调整，每次增加40mg，至最终剂量为160mg/d[1,2,7]。相比之下，对于复发性腹水患者，最佳治疗方案是抗盐皮质激素和袢利尿剂联合治疗，并根据缓解情况如前所述逐步增加剂量[7]。利尿剂治疗目标为：无外周水肿的患者体重减轻≤0.5 kg/d，或有腹水和外周水肿的患者体重减轻≤1 kg/d[1,2,7]。腹水清除后，应将利尿剂剂量降低至维持患者无腹水所需的最低剂量，以避免不良事件，如AKI、肝性脑病或低钠血症。框93.3总结了2级腹水的管理。

框93.3 二级（中度）腹水的管理

饮食

低钠饮食（80~120mmol/d）

利尿剂

首次腹水发作：

螺内酯，100mg/d，根据治疗反应，每72小时逐步增加剂量，最大剂量为400mg/d

如果无反应或出现高钾血症，加用呋塞米，40mg/d，逐步增加至最大剂量160mg/d

复发性腹水：

螺内酯与呋塞米联合利尿治疗（剂量同上）

监测

每日体重（无水肿患者建议减重0.5 kg/d，腹水并水肿患者建议减重0.5~1 kg/d）

一旦腹水开始减少，继续低钠饮食和最低剂量的利尿剂，以避免腹水的再次增加

3. 三级腹水

3级或大量腹水患者的治疗选择是大容量穿刺术（LVP）（框93.4）[1,2,7,95]。LVP是一种安全的操作，相关并发症的风险很低[2,96]。凝血障碍不是LVP的禁忌证，因为即使在INR>1.5和血小板计数<50×10^9/L的患者，穿刺出血风险也很低。尽管一些中心常常在LVP前输注新鲜冰冻血浆或血小板，但没有数据支持；仅在严重凝血疾病（如DIC）或存在其他危险因素（如穿刺部位腹部皮肤感染或严重肠管扩张）的情况下，LVP才是禁忌。

框93.4 三级（重度）腹水的管理

饮食

低钠饮食（80~120mmol/d）

大容量穿刺术

静脉输白蛋白（每放1L腹水，输8g白蛋白）

利尿剂

为避免腹水蓄积，应继续使用最低剂量的利尿剂

如果患者既往未接受过利尿剂治疗，则开始使用螺内酯100mg/d，呋塞米40mg/d

如果患者正在接受利尿剂治疗，则以更高剂量的利尿剂重新开始治疗。如果对治疗无反应，评估患者的钠摄入量是否依从低钠饮食，并逐步增加利尿剂剂量直至螺内酯（400mg/d）和呋塞米（160mg/d）的最大值

大量放腹水而不扩充血浆容量与穿刺后循环功能障碍（PPCD）综合征相关。PPCD综合征的特征是：腹水患者本就不足的有效动脉血容量进一步减少，以及内源性血管收缩系统（尤其是RAAS）的显著激活[2,7,97]。其临床特征是腹水快

速再积聚，发生 HRS 和低钠血症的概率增加，病死率增加[2,7]。LVP 后应进行血浆容量扩充，以防止 PPCD 的发生。当放腹水的量超过 5 L 时，静脉输注 20% 白蛋白在预防 PPCD 方面比其他血浆扩充剂（如右旋糖苷-70、生理盐水或聚明胶肽（明胶降解形成的多肽及尿素的聚合物））更有效。而 LVP<5L 时，PPCD 的风险较低，白蛋白的疗效与其他血浆扩充剂相似[2,98]。由于有传播朊病毒的潜在风险，许多国家不使用聚明胶肽。一项随机临床试验的 meta 分析显示，LVP 后给予白蛋白更有效，不仅可以预防 PPCD，而且可以降低低钠血症的风险和病死率[99]。一项成本效益分析表明，LVP 后给予白蛋白比使用其他血浆扩充剂更具成本效益，因为输白蛋白与随后一个月内肝硬化并发症发生率的降低相关[100]。建议在 LVP 超过 5 L 后，应静脉输注 20% 白蛋白（8g/L 腹水）进行血浆容量扩充。尽管 PPCD 的风险较低，LVP 低于 5 L 的患者也应接受白蛋白治疗，以避免其他血浆扩充剂的相关风险[2]。LVP 后，患者应继续使用能避免腹水再蓄积的最小剂量利尿剂治疗[2,7,101]。

4. 利尿剂治疗的并发症

利尿剂治疗相关的最常见并发症是 AKI、肝性脑病和电解质水平异常，特别是高钠血症、低钾血症或高钾血症[1,2]。肝硬化并腹水患者的循环功能障碍，使其容易出现细胞外液量减少和肾脏低灌流诱发的 AKI[7,8]。袢利尿剂可导致钾、镁丢失，而抗盐皮质激素可导致高钾血症。低钠血症也是一种常见的治疗相关的并发症。虽然低钠血症更常与袢型利尿剂相关，但在使用抗盐皮质激素治疗时也会发生低钠血症。低钠血症可能是由袢利尿剂抑制 Na-K-Cl 转运体引起的。血浆容量减少也可以触发精氨酸-抗利尿激素的释放，从而导致无溶质水的重吸收和低钠血症的出现。男性乳房痛是抗盐皮质激素最常见的副作用之一；但减量后疼痛通常会得到改善，尽管少数患者需要停药并使用替代的保钾利尿剂，如阿米洛利。利尿剂相关的副作用也包括肌肉痉挛，并导致健康相关的生活质量的下降。输白蛋白和应用巴氯芬被认为是治疗肌肉痉挛的有效选择[102,103]。

出现严重低钠血症（血清钠浓度<125mmol/L）、AKI、肝性脑病或失能性肌肉痉挛时应暂停利尿剂治疗。如果出现严重的低钾血症（<3mmol/L）应停用呋塞米，如果出现高钾血症（>5.5mmol/L）应停用抗盐皮质激素[2]。

考虑到几种治疗相关的潜在副作用，特别是在第一次出现腹水和治疗的最初几周，需要监测几次患者的肾功能（血清肌酐、钠、钾）并对患者进行临床访视，从而调整剂量并及时发现潜在的治疗相关并发症[2,93]。患者可能从肝硬化护理专家的访视中获益，后者也可能提供电话咨询。

（二）难治性腹水

难治性腹水定义为：由于对最大剂量利尿剂治疗缺乏应答或出现了与利尿剂治疗相关的并发症妨碍了有效利尿剂剂量的使用，导致的持续的或反复腹水[65]。难治性腹水的诊断标准见框 93.5。

约 10% 的肝硬化腹水患者在随访中会出现难治性腹水。难治性腹水与短期预后不良相关，其中位生存期约为 6 个月[104]。因此，所有难治性腹水患者都应考虑肝移植[1,2]。对于难治性腹水，可以考虑以下几种治疗方案。

框 93.5　难治性腹水的诊断标准

抗利尿剂的腹水

由于对限钠和利尿剂治疗缺乏反应，无法流动的腹水或无法预防的早期复发

利尿剂难治性腹水

因利尿剂并发症导致不能应用有效剂量的利尿剂，使腹水不能消退或不能预防腹水的早期复发

既往治疗

患者必须接受强化利尿剂治疗（螺内酯 400mg/d，呋塞米 160mg/d）至少 1 周，并限制盐摄入量<80mEq/d

其他定义

缺乏反应：4 天内平均体重减轻<0.8kg，尿钠排出量低于钠摄入量

早期腹水复发：腹水初次消退后 4 周内再次出现 2 级或 3 级腹水

利尿剂诱导的肝性脑病：在没有任何其他促发因素的情况下发生的脑病

利尿剂诱导的肾损害：治疗有效的腹水患者血清肌酐水平升高>100%，达到>2mg/dL

1. 大容量穿刺术

大容量穿刺术（LVP）的同时静脉输白蛋白扩充血浆容量被认为是难治性腹水患者的一线治疗方案（见前文所述）[1,2,7]。

2. 利尿剂

一旦出现难治性腹水，应停止利尿剂治疗，以防止不良反应，因为在这些患者中尚未证明利尿剂的有益作用。然而，对于使用利尿剂能够维持尿钠排泄>30mmol/d 的患者，如果能耐受，可以继续使用利尿剂治疗，以延迟腹水形成和增加 LVP 的间隔时间[2,7]。

3. 经颈静脉肝内门体静脉分流术

经颈静脉肝内门体静脉分流术（transjugular intrahepatic portosystemic shunt，TIPS）是一种将肝内门静脉分支与肝静脉流出道连接起来的分流术，可使门静脉系统压力减低，从而解决门静脉高压（见第 92 章）。TIPS 可改善有效血容量和肾脏血流动力学，增加肾血流量和尿钠排泄，从而更好地控制腹水[105-107]。当使用非覆膜支架时，TIPS 的一个常见并发症是高达 50% 的患者发生肝性脑病[108]。使用覆膜支架可显著降低肝性脑病的发生率。一项比较 TIPS（使用覆膜支架）和 LVP 治疗复发性腹水的随机对照试验显示，接受 TIPS 治疗的患者 1 年无移植生存率增加，而肝性脑病的发生率并没有显著增加[109]。在另一项研究中，将 TIPS 用于预防静脉曲张出血，而不是治疗腹水，结果显示使用 8mm 覆膜支架时，肝性脑病的发生率为 18%[110]。

6 项研究非覆膜支架 TIPS 治疗复发性或难治性腹水效果的随机对照试验[11-116]和 7 项基于既往随机对照试验的 meta 分析[117-123]的数据显示，对于复发性或难治性腹水的治疗，TIPS 比 LVP 更有效；然而，TIPS 与较高的肝性脑病发生率相关。使用覆膜支架的研究有限，但也表明 TIPS 比 LVP 能更好地控制腹水。对于复发性腹水的患者，TIPS 比 LVP 能获得更高的生存率改善，但是对于难治性腹水患者，TIPS 未显示出明显的生存获益。国际指南建议，对复发性和难治性

腹水患者应评估是否可行 TIPS 治疗,因为 TIPS 可提高复发性腹水患者的生存率,并可使难治性腹水患者的腹水得到更好的控制。推荐使用小直径的覆膜支架,以减少支架功能异常和肝性脑病的发生率[2]。TIPS 置入后,应继续利尿治疗和限钠饮食直至腹水消退,并建议密切随访,以早期发现潜在并发症。

慎重选择接受 TIPS 的患者至关重要,因为 TIPS 对进展期肝病患者可能有害。事实上,大多数评估 TIPS 治疗腹水的试验都排除了极晚期肝硬化和重度心肺疾病患者。总体而言,对于血清胆红素水平>3mg/dL(有例外)、血小板计数<75 000/mm^3(尤其<20 000/mm)、2 级以上或慢性肝性脑病、多发性肝囊肿、未解除的胆道梗阻、合并活动性感染、进行性肾衰竭、严重的心脏收缩或舒张功能不全或肺动脉高压的患者,不推荐 TIPS。

4. 其他治疗

(1) 药物

除利尿剂外,我们也评估了其他旨在通过改善循环功能来改变腹水病理生理的药物。米多君是 α1-肾上腺素激动剂,已证明可改善肝硬化并腹水患者的血液循环和肾功能[124]。在血管收缩药中,米多君的优势是可以口服,因此方便在门诊长期使用。小型随机对照试验和先导性研究评估了米多君单独用药和米多君与其他药物(即可乐定、血管加压素 V_2 选择性拮抗剂、奥曲肽和白蛋白)联合治疗腹水的效果[125-127]。这些研究表明,在短期随访中,应用米多君与全身血流动力学改善和腹水得到更好控制相关。然而,一项随机对照试验针对肝移植等待名单上的肝硬化患者研究了米多君联合白蛋白预防并发症的效果,结果呈阴性。米多君联合白蛋白与 RAAS 活性的轻微降低相关,但在腹水的控制、肝硬化的其他并发症的预防或生存率方面并无改善[128]。因此,米多君的作用仍存在争议,需要进一步研究。

长期静脉输注白蛋白也被认为是控制失代偿期肝硬化患者腹水的一种治疗方法。有限的数据表明,首次腹水发作后给予白蛋白和利尿剂治疗 1 年与生存率显著提高相关[129]。一项随机研究表明,白蛋白联合利尿剂长期给药(长达 18 个月)与腹水控制改善和生存率增加相关[130]。鉴于该研究[130]信息有限,并且和之前提到的关于米多君和白蛋白的试验[128]之间结果不一致,因此不建议将白蛋白作为所有失代偿性肝硬化合并腹水患者的长期用药。

伐普坦(vaptans)类药物是肾血管加压素 V_2 受体的选择性拮抗剂,可以口服给药,可诱导无溶质水排泄[131],从而让血清钠浓度升高。如前所述,进展期肝硬化患者的血管加压素水平通常升高,这也会导致液体潴留。此类药物主要用于治疗高血容量性低钠血症,但也有研究评价其用于腹水的治疗[132,133]。关于 satavaptan 联合利尿剂治疗腹水的 2 期研究结果很有前景。这些研究表明,satavaptan 联合利尿剂治疗可有效控制腹水,表现为体重下降和 LVP 后腹水复发延迟[132,133]。然而,3 期研究并未显示 satavaptan 在控制无并发症的腹水和难治性腹水方面有益。而且接受 satavaptan 治疗的患者的发病率和死亡率都高于接受安慰剂治疗的患者[134]。因此,satavaptan 的开发终止。没有证据表明其他 vaptans,如托伐普坦对腹水的治疗有效。

(2) α 泵系统

α 泵系统是治疗难治性腹水潜在新方法[135]。α 泵系统是一种自动泵,它将腹水从腹膜腔输送到膀胱,在那里通过排尿自然排出。与 LVP 一样,α 泵系统是难治性腹水的对症治疗方法,但不会改变引起腹水出现的致病机制。

该系统在局部或全身麻醉下植入腹壁皮下。该装置由一个电池驱动的泵和泵上连接的一个从腹腔收集腹水的腹膜导管组成。腹水由泵通过另一根置入膀胱的导管输送。与 LVP 相比,该系统可将腹水从腹腔持续地运送至膀胱,每日的排出量可通过无线系统设定。迄今为止,对这些患者中,尚未推荐使用白蛋白来扩充血浆容量。

两项多中心研究评估了 α 泵系统治疗复发性或难治性腹水的疗效和安全性。这些研究的结果表明,与标准治疗相比,α 泵系统显著减少了肝硬化合并复发性或难治性腹水患者的 LVP 的次数和量[135,136]。值得注意的是,两项研究均显示该治疗存在较多副作用,包括与器械相关的不良反应和肝硬化并发症,尤其是 AKI。此外,一项单中心研究评估了 10 例接受 α 泵系统治疗的患者的肾脏和循环功能,结果显示在 1 年的随访期间,7 例患者发生了 18 次 AKI。该研究显示 GFR 在 6 个月内显著降低,且与 PRA 和血浆 NE 浓度显著升高相关,提示循环功能受损,这能解释 AKI 的风险增加[137]。因此,尽管已证明 α 泵对难治性腹水有效,但仅推荐用于不适合 TIPS 的患者,并且应仅限在有经验的中心应用。此外,考虑副作用发生频率较高,必须对患者密切监测,并连续评估他们的肾功能[2]。

(三) 肝性胸腔积液

在无禁忌证的情况下,肝移植是肝性胸腔积液患者的最终解决方案。肝性胸腔积液的一线治疗包括利尿剂治疗;然而,肝性胸腔积液可能在适当的利尿治疗下仍持续存在[2,138,139]。治疗性胸腔穿刺适用于缓解呼吸困难症状[2];然而,胸腔穿刺术的效果是短暂的,患者通常需要反复进行治疗性胸腔穿刺术。有数据表明,TIPS 对一些肝性胸腔积液患者有效,可以作为最终治疗或作为肝移植前的过渡治疗。使用各种药物(如滑石粉、四环素)进行胸膜固定术,已显示出对高达 80% 病例有效,但它也伴有较高的不良事件发生率[139a]。因此,胸膜固定术仅推荐用于不适合 TIPS 或肝移植的患者[2]。

(四) 禁用药物

体循环血流动力学受损和肾功能不稳定的肝硬化并腹水患者,易发生 AKI[7]。因此,如果应用破坏维持正常血压和肾功能稳态机制药物,就可能导致不良事件发生,特别是 AKI。

肝硬化合并腹水是应用 NSAIDs 的禁忌证。NSAIDs 抑制肾脏前列腺素合成,而肝硬化合并腹水患者舒血管性肾前列腺素合成增加,以代偿血管紧张素Ⅱ的血管收缩作用。使用 NSAIDs 会导致前列腺素合成减少、肾血管收缩,从而引起

AKI 的发生[140]。

如前所述,RAAS 激活有助于维持肝硬化腹水患者的动脉压在正常范围内。抗高血压药,如:血管紧张素转化酶抑制剂、血管紧张素Ⅱ受体拮抗剂和 α_1 肾上腺素能阻滞剂,也禁止用于肝硬化和腹水患者,因为它们可能导致低血压,从而导致 AKI[141,142]。肾毒性较高的抗生素,如氨基糖苷类,也应避免用于肝硬化腹水患者,除非一些无其他可选方案的特定病例[143]。

非选择性 β 受体阻滞剂

非选择性β受体阻滞剂(non-selective beta-blocker,NSBB)被广泛用于肝硬化患者消化道出血的一级和二级预防(见第92章)[144]。进展期肝硬化患者,尤其是有难治性腹水或 SBP 的患者,应用 NSBB 的安全性存在争议。法国的一项研究首先提出了警告,其结果显示,难治性腹水患者接受β受体阻滞剂治疗后,病死率增加,发生 PPCD 的风险也增加[145]。该研究提出的假设是,NSBB 可能诱发低血压,导致肝硬化门静脉高压相关的高动力循环加重、器官灌注受损和 HRS 等并发症的发生。然而,随后的研究没有证实这些结果,一些研究甚至报告了失代偿期肝硬化患者接受β受体阻滞剂治疗后的生存率增加[146-149]。NSBB 对失代偿期肝硬化患者的生存有益的原因可能不止在于其对血流动力学的影响,还与 NSBB 对细菌移位、肠道通透性和炎症的有益作用有关[150,151]。使用 NSBB 是否会对肝硬化失代偿患者,尤其是难治性腹水患者产生负面影响,尚需在未来的随机对照试验中予以评估。与此同时,Baveno Ⅵ共识指南和欧洲肝脏研究协会(European Association for the Study of the Liver)关于失代偿性肝硬化患者管理的指南建议,进行性低血压(收缩压<90mmHg)或发生并发症(如出血、脓毒症、SBP 或 AKI)的患者应停用 NSBB。患者从这些并发症中恢复后,可以重新开始使用β受体阻滞剂。如果禁忌证持续存在或患者不耐受 NSBB,应采用非药物方法预防静脉曲张出血,特别是内镜下套扎术(见第 92 章)[2]。

七、自发性细菌性腹膜炎

细菌感染是肝硬化患者的常见并发症,并与其他肝硬化并发症(如 AKI、肝性脑病)的发生和不良预后相关[152-155]。肝硬化患者发生细菌感染的风险较高;例如,肝硬化患者发生脓毒症的风险是无基础慢性肝病患者的 2.6 倍[155-156]。住院的肝硬化患者的细菌感染率为 25% ~46%[157-159]。

SBP 是肝硬化腹水患者的主要并发症之一,定义为腹水的细菌感染,没有任何特定的可识别的腹腔内可治疗的感染源[154]。SBP 和尿路感染是肝硬化患者最常见的感染类型,其次是肺炎、软组织感染和自发性菌血症。由于早期诊断和适当的治疗,多年来 SBP 的预后已有所改善,但死亡率仍约为 20%[157,158]。

SBP 的临床表现具有异质性。SBP 可表现为局部症状,如腹痛、呕吐或腹泻,也可无局部症状,并有以下表现:①全身炎症体征(如发热、白细胞计数高、血清 C 反应蛋白水平高、心动过速);②肝功能恶化;③肝性脑病;④AKI;⑤感染性休克。另外,SBP 患者也可能无症状。因此,在所有肝硬化合并腹水患者入院时,以及任何时候有并发症出现(尤其是出血、肝性脑病和 AKI),都应进行诊断性穿刺,以排除 SBP。SBP 的早期诊断对于改善预后至关重要,抗生素治疗的延迟与死亡率显著增加相关[160-162]。

(一) 发病机制

肝硬化患者细菌感染风险增加可由多种因素解释,包括以肠道微生态失调为特征的肠-肝轴改变、肠道通透性增加和细菌移位,以及肝硬化特有的免疫功能紊乱[2,154,155]。在 SBP 中,腹膜局部因素也可能起作用。遗传因素也可能增加肝硬化患者感染的风险;例如,*NOD2*(核苷酸结合寡聚化结构域蛋白 2)基因变异的患者发生 SBP 的风险增加,预后不良[163]。

1. 肠-肝轴变化

肝硬化可以出现肠-肝轴不同水平的改变,这些改变导致病理性细菌易位和内毒素外溢进入体循环,从而促进细菌感染的发生[53]。肝硬化患者的肠道通透性增加可能由几个因素引起,包括肠黏膜的结构变化(如充血、水肿)、氧化应激和局部炎症[63,164]。此外,据报道,小肠细菌过度生长(SIBO)也在细菌易位中发挥作用,并且至少在一定程度上是肝硬化患者肠道传输延迟的结果。有研究提示,自主神经功能障碍、NO 增加和氧化应激在这些患者的肠动力下降中起一定作用[63]。

2. 肝硬化相关免疫功能障碍

进展期肝硬化可导致免疫应答受损,这是患者对细菌感染易感性增加的一个关键因素[165]。肝损伤导致器官的免疫监视能力受损。此外,肝脏合成的参与固有免疫和模式识别的蛋白质减少,从而导致吞噬细胞的杀菌能力下降。肝硬化进展也与循环免疫细胞功能受损相关。如前所述,失代偿性肝硬化与全身性炎症相关,全身性炎症的特征是循环免疫细胞持续活化,表现为活性标志增加而吞噬能力受损[165]。随着肝硬化进展,免疫功能障碍的特点是免疫功能低下,而免疫功能低下被认为与较晚期肝病患者,尤其是慢加急性肝衰竭(ACLF)患者的细菌感染风险增加相关[159]。ACLF 是以急性失代偿肝硬化伴一个或多个器官衰竭为特征的综合征。细菌感染被认为是 ACLF 的主要诱因(见第 74 章)[159]。

3. 局部因素

除全身因素外,腹膜局部因素也可能影响肝硬化患者腹水感染的易感性。尽管数据不一致,但一般而言,低腹水蛋白浓度(10~15g/L)与 SBP 风险增加相关[68,166]。此外,一些报告提示,肝硬化合并腹水患者的腹腔巨噬细胞可能功能受损,细菌清除能力下降,从而导致对细菌感染的易感性增加[167,168]。但是,总体来说,关于局部因素的资料有限。

(二) 诊断

SBP 的诊断基于腹水中的中性粒细胞计数。腹膜感染引起局部炎症反应,从而导致腹水中性粒细胞计数增加。具有最佳灵敏度的 SBP 诊断界值是腹水中性粒细胞计数 $250\times10^9/L$[2,69]。虽然目前认为测定中性粒细胞计数的金标准是人工显微镜检查,但这种方法耗时且存在观察者间差异。大多数中心使用的自动法已被证明与人工计数一致。但 SBP 快速诊断试剂条灵敏度低,故不推荐使用[169]。

腹水培养应始终用血培养瓶进行。然而,SBP 的诊断并不需要培养结果呈阳性,但如果培养结果呈阳性,则腹水培养有助于指导抗生素治疗。尽管方法有所改进,但仍有多达 60%的 SBP 患者腹水培养结果为阴性。培养结果阴性的 SBP 患者应与培养结果阳性的患者接受相同的治疗[1,2,152-155]。

在某些情况下,患者腹水培养结果阳性,但腹水中性粒细胞计数低于 250×10^9/L。这种情况被称为细菌性腹水。在大多数情况下,细菌性腹水是由于腹水的自发性细菌定植所致;它既可以是无症状的,也可以伴有腹痛等症状或全身性炎症的体征。尽管在一些患者中,细菌腹水可能只是一过性细菌定植(可自发消退),但在另一些患者中,细菌腹水可能导致 SBP 的发生[2,68]。

在极少数情况下(约占腹膜炎病例的 5%),肝硬化腹水患者也可能因肠穿孔或其他腹腔内疾病发生继发性细菌性腹膜炎。如前所述,继发性细菌性腹膜炎应包括在腹水和 SBP 的鉴别诊断中。患者常表现为腹痛,腹水中性粒细胞计数高,蛋白浓度高,腹水培养有多种微生物。如果临床怀疑,应进行 CT 检查以确认诊断,并应考虑外科手术[2,152-155]。

(三) 治疗

1. 一般治疗

诊断 SBP 后尽快开始抗生素治疗至关重要,因为延迟抗生素治疗与死亡率增加和感染性休克相关[2,152-155,160]。事实上,一些研究表明,抗生素治疗无效是肝硬化合并细菌感染患者死亡的最强预测因素之一。SBP 患者应定期检查生命体征,以便早期发现循环障碍和感染性休克。肝硬化合并细菌感染的患者发生其他并发症的风险增加,尤其是 AKI 和 ACLF[159]。因此,应监测肝肾功能。

2. 抗生素

选择合适的抗生素治疗对提高生存率至关重要。抗生素经验性治疗应基于以下因素:①多重耐药菌(multidrug resistant,MDR)的风险;②感染严重程度;③当地流行病学[2,154,155]。对于社区获得性感染,引起 SBP 的最常见细菌是革兰阴性菌[68,154]。因此,社区获得性 SBP 患者的经验性抗生素通常选择第三代头孢菌素,其他备选方案包括:阿莫西林/克拉维酸和氟喹诺酮[2,153,154]。然而,由于氟喹诺酮类耐药细菌的发生率高,因此不建议将氟喹诺酮类药物作为 SBP 的预防用药(见下文)[2,154,155]。

MDR 细菌(定义为在 3 个及以上抗菌药类别中,对至少 1 种药物不敏感的细菌)引起的感染在 21 世纪 10 年代显著增加。MDR 感染的主要危险因素包括反复住院或与医疗环境反复接触、无创操作和近期抗生素治疗[2,155,158,169a]。肝硬化患者通常存在这些危险因素,因此发生 MDR 细菌感染的风险高。医院获得性 SBP 由 MDR 菌引起的风险较高。此外,MDR 细菌感染可使 SBP 的死亡率增加 4 倍[158,161,162]。MDR 细菌的流行病学在不同的地理区域存在差异。

在 MDR 菌低流行地区,哌拉西林/他唑巴坦被推荐作为医院获得性 SBP 患者的一线治疗药物。然而,对于有严重医院获得性 SBP 的患者(即符合脓毒症标准的患者,或者在 MDR 细菌高发地区),推荐的经验性抗生素治疗是美罗培南单独用药,或者美罗培南与万古霉素、达托霉素或利奈唑胺联用[2,155]。图 93.4 总结了 SBP 的管理和经验性抗生素治疗的建议。应根据细菌培养的药敏结果调整抗菌药物使用方案,避免 MDR 菌的扩散。

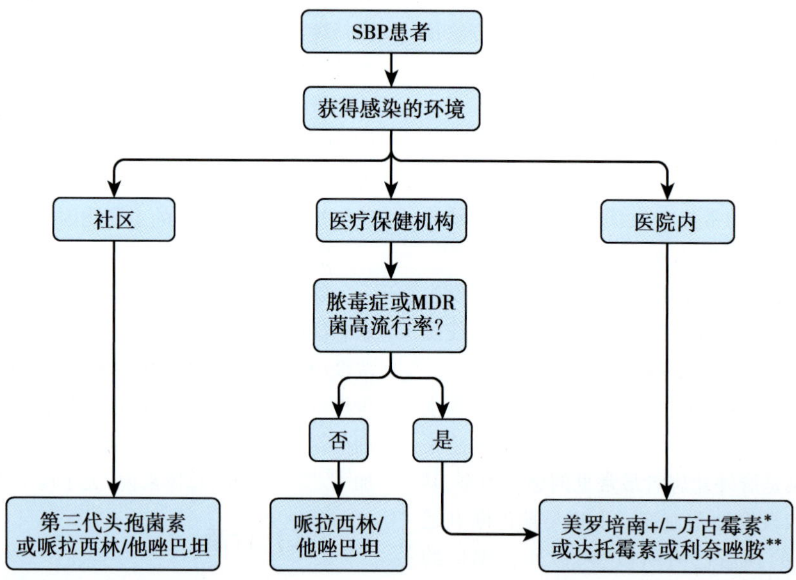

图 93.4 SBP 患者经验性抗生素治疗选择的流程。经验性抗生素治疗的选择应基于获得感染的环境(社区、医疗保健相关机构或院内感染)、SBP 的严重程度(见图 93.5),以及患者是否患有败血症或居住在多重耐药(MDR)细菌高流行地区。* 静脉输注万古霉素应在耐甲氧西林金黄色葡萄球菌(MRSA)和万古霉素敏感肠球菌流行率高的地区使用。** 达托霉素或利奈唑胺应在万古霉素耐药肠球菌流行率高的地区使用。(Adapted from European Association for the Study of the Liver. EASL Clinical Practice Guidelines for the management of patients with decompensated cirrhosis. J Hepatol 2018;69:406-60 and Piano S, Brocca A, Mareso S, Angeli P. Infections complicating cirrhosis. Liver Int 2018;38 Suppl 1:126-33.)

用于评估感染严重程度的新标准已在肝硬化合并细菌感染患者中得到验证。脓毒症-3 标准为一般人群提供了脓毒症的新定义:宿主对感染的反应失调导致危及生命的器官功能障碍。器官功能障碍定义为序贯器官衰竭评估(SOFA)评分快速改变≥2 分[170]。有人建议将一种更新的评分系统,快速 SOFA 评分[qSOFA(至少有以下两项:精神状态改变、收缩压≤100mmHg 和呼吸频率≥22 次/min]用作脓毒症的筛查。已证明这些诊断标准对肝硬化伴细菌感染患者的死亡预测方面较之前应用的全身炎症反应综合征标准更为准确[171]。图 93.5 显示了使用新标准评估肝硬化患者 SBP 严重程度的流程。

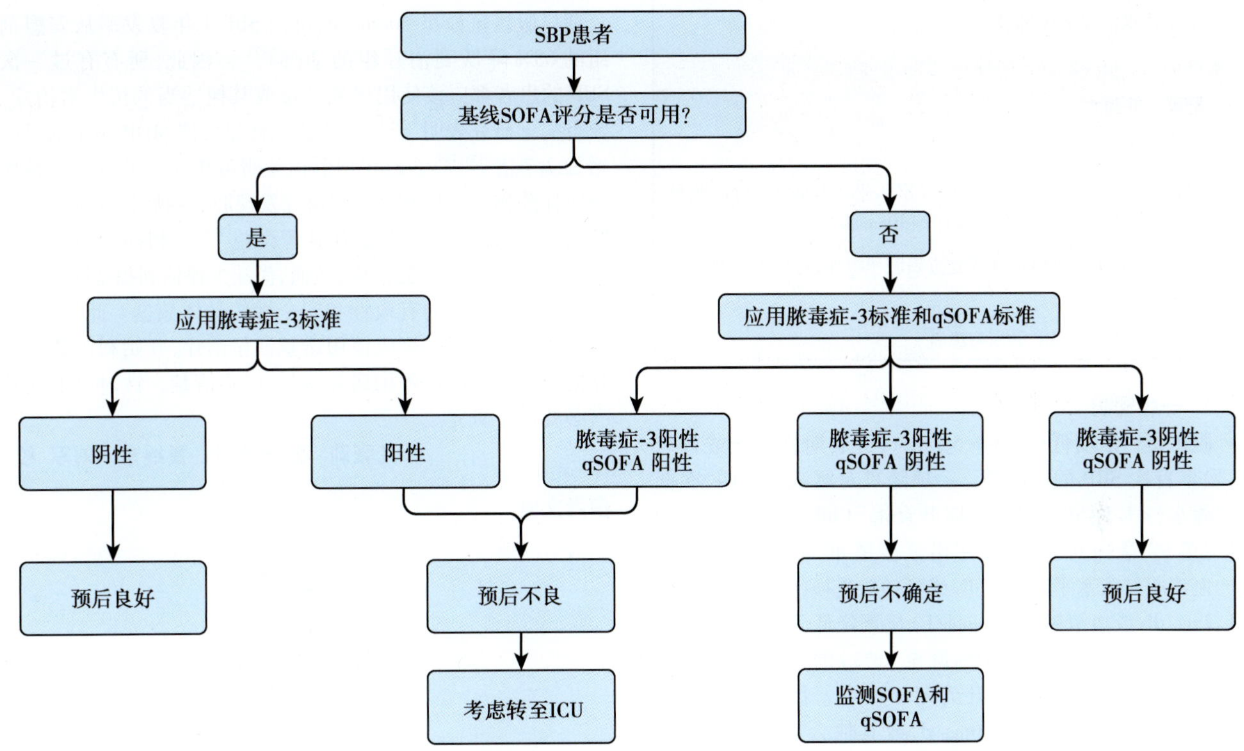

图 93.5 使用脓毒症-3 和 qSOFA 标准评估肝硬化患者细菌感染预后的流程。这些标准是针对一般人群制定的,并已在肝硬化和细菌感染患者中得到验证。脓毒症-3 标准包括危及生命的器官功能障碍,SOFA 评分增加至少 2 分。qSOFA 评分包括以下至少两项:精神状态改变、收缩压≤100mmHg 和呼吸频率≥22 次/min。SOFA,序贯器官衰竭评估;qSOFA,快速 SOFA 评分。(Adapted from European Association for the Study of the Liver. EASL Clinical Practice Guidelines for the management of patients with decompensated cirrhosis. J Hepatol 2018;69:406-60;and Piano S,Brocca A,Mareso S,Angeli P. Infections complicating cirrhosis. Liver Int 2018;38 Suppl 1:126-33.)

应在抗生素治疗开始后 48 小时再次进行诊断性腹腔穿刺,以监测抗生素治疗的疗效[2,154,155]。如果此时腹水的中性粒细胞计数与治疗前值相比减少未达到 25%,则很大可能患者对治疗无应答,结局不良。如果抗生素治疗未显示出疗效,则 SBP 很可能是由对当前抗生素耐药的细菌引起,应根据培养药敏结果修改治疗方案,或经验性治疗 MDR 细菌[2,154,155]。据报道,所谓的泛耐药菌(定义为对除 2 种或更少抗菌药物类别外,其他所有类别抗生素中至少 1 种药物不敏感)和全耐药细菌(定义为对所有抗菌药物类别的所有药物均不敏感)的出现频率有所增加。这些细菌的增加,可能会降低推荐用于 SBP 患者的、标准广谱抗生素的疗效[158]。对泛耐药菌或全耐药细菌的感染治疗,可能会使用已知肾毒性高的,而肝硬化和腹水患者通常会避免使用的抗生素,例如万古霉素、氨基糖苷类药物或多黏菌素。如果必须使用这些抗生素来治疗 SBP,则应密切监测患者的肾功能。此外,应检测万古霉素或氨基糖苷类药物的血药浓度,并相应地调整抗生素用量[2]。这些是基于 SBP 的流行病学和国际指南建议;然而,流行病学随时间和地理区域而变化,经验性抗生素治疗需要根据这些变化进行调整。

3. 急性肾损伤的预防

未发生感染性休克的 SBP 可能会导致进一步的循环功能障碍,从而增加 HRS 的发生风险。一项随机安慰剂对照试验表明,与单独应用抗生素治疗相比,在无感染性休克的 SBP 患者中,诊断后即静脉输注 20% 白蛋白(1.5g/kg)并在第 3 天静脉输注 1g/kg 的白蛋白,可显著降低 1 型 HRS 的发生率,死亡率从 30% 降至 10%[172]。白蛋白治疗对血清胆红素水平大于 4mg/dL 和血清肌酐水平大于 1mg/dL 的患者特别有效。目前尚不清楚白蛋白对不符合这些标准的患者是否有效,因为当两项标准均不符合时,1 型 HRS 的发生率较低。指南建议对所有 SBP 患者给予静脉输注白蛋白,诊断当天输注剂量为 1.5g/kg 体重,诊断第 3 天为 1g/kg 体重[2]。

(四) 预防

SBP 预防的目标是减少高危患者的感染频率。由于来自肠道的革兰氏阴性菌易位在 SBP 的病理生理中起着关键作用,因此预防的目的在于通过减少革兰氏阴性菌来实现肠道的选择性净化。口服诺氟沙星是首选治疗方法,但在美国无法获得,可用环丙沙星或甲氧苄啶-磺胺甲噁唑代替[2,154,155]。

虽然已经说过预防性使用抗生素的益处，但长期使用抗生素可能会导致 MDR 细菌的出现，因此预防性抗生素只可应用于高危人群(框 93.6)。

框 93.6 SBP 的预防

一级预防：诺氟沙星 400mg/d 或环丙沙星 500mg/d 或复方磺胺甲噁唑，1 片双倍规格片剂/d

标准：

肝硬化并腹水

腹水白蛋白<15g/dL

Child-Pugh 评分≥9 分、血清胆红素水平≥3mg/dL、血清肌酐水平≥1.2mg/dL 或低钠血症<130mmol/L

二级预防：诺氟沙星 400mg/d 或复方磺胺甲噁唑，每日 1 片双倍规格片剂

标准：既往发生过 SBP 的所有患者

1. 一级预防

腹水蛋白浓度低(<1～1.5g/dL)、进展期肝硬化或肾衰竭，发生首次 SBP 的风险高。一项随机对照试验表明，在低蛋白腹水(<1.5g/dL)和进展期肝衰竭[Child-Pugh 评分≥9 分(见第 92 章)]患者中，使用诺氟沙星 400mg/d 进行一级预。血清胆红素水平≥3mg/dL 或肾功能受损(血清肌酐水平≥1.2mg/dL 或血清钠<130mmol/L)显著降低了发生 SBP(从 61%降至 7%)和 HRS(从 41%降至 28%)的 1 年概率，并改善了 3 个月生存率(从 62%升至 94%)[172a]。因此，推荐这些患者长期口服氧氟沙星 400mg/d，或其他合适的替代抗生素[2,145,155]。在肝硬化持续改善和腹水消退的患者中，可以停止抗生素预防用药。对于有消化道出血的住院患者，推荐静脉注射头孢曲松 1g/d，连续 7 天。

2. 二级预防

SBP 恢复后患者再次复发 SBP 的风险很高，1 年内复发的风险约为 70%[68]。一项随机、双盲、安慰剂对照试验显示，长期口服诺氟沙星 400mg/d，可使 SBP 1 年复发率从安慰剂组的 68%降低到治疗组的 20%[173]。因此，所有有过一次 SBP 的患者都应该使用诺氟沙星或其他适当的抗生素治疗。流行病学研究表明，长期服用诺氟沙星可使 MDR 感染的风险增加 2.7 倍[158,174]。已提出利福昔明可作为一种潜在的替代预防性药物。一项病例对照研究发现肝性脑病患者应用利福昔明，可在预防 SBP 方面有显著获益[174]。利福昔明理论上可以有效预防 SBP 的发生；然而，尚缺少评估利福昔明在 SBP 一级和二级预防的有效性和安全性的具体数据。此外，利福昔明预防的患者是否应该用诺氟沙星治疗，开始利福昔明治疗的患者是否应该停用诺氟沙星，尚不清楚。针对以上问题有必要进行研究。

(张莉 译，鲁晓岚 贾继东 刘军 校)

参考文献

第 94 章　肝性脑病、肝肾综合征、肝肺综合征和肝病的其他系统并发症

Shivang S. Mehta, Michael B. Fallon 著

章节目录

慢性肝病和急性肝衰竭（ALF）破坏正常稳态，引起全身表现，这些全身表现可能成为肝病的主要临床特征。大多数的肝外综合征在肝移植后可逆转。

一、肝性脑病

肝性脑病（HE）包括一过性的、轻微的、可逆的神经症状以及明显的精神神经症状等一系列表现。HE 常见于慢性肝病和门静脉高压症的患者，也可见于 ALF。50%～70% 的肝硬化患者会发生 HE，其出现常提示预后不良，1 年和 3 年的无肝移植生存率分别为 42% 和 23%[1]。HE 症状包括从轻度的神经认知障碍到明显的昏迷[2,3]。HE 通常存在诱发因素，导致血氨升高。HE 的确切病理生理机制尚不明确，而主要治疗方法是消除诱发因素和过量的氨[4]。LT 通常会逆转 HE。

（一）病理生理学

HE 的发生与多个因素独立出现或其联合作用相关。这些因素在急、慢性肝病中可能有所不同，包括神经毒素的产生、血脑屏障通透性的改变和异常神经递质的产生（图 94.1）。目前，研究最清楚的参与 HE 发生的神经毒素是氨，其主要在结肠中产生。在结肠中，细菌代谢蛋白质和其他氮基产物而生成氨；肠细胞由谷氨酰胺合成氨[4-6]。氨产生后进入门静脉循环，正常情况下，氨会被肝细胞代谢和清除。肝硬化合并门静脉高压的患者肝功能下降及门体分流，从而造成循环血氨水平的升高。尽管血清氨浓度检测对 HE 的诊断缺少敏感性和特异性，但是高达 90% 的 HE 患者中可观察到动脉高氨血症。血脑屏障通透性增加，促进了小脑和基底神经节对氨的摄取和提取[7-9]。急性高氨血症似乎可引起脑水肿、星形胶质细胞肿胀，并对肌醇等神经元活性化合物的运输产生直接影响，从而促进 HE 的发生[10-12]。氨也可能直接引起星形胶质细胞的炎症反应，从而导致细胞肿胀和细胞毒性脑水肿[13]。

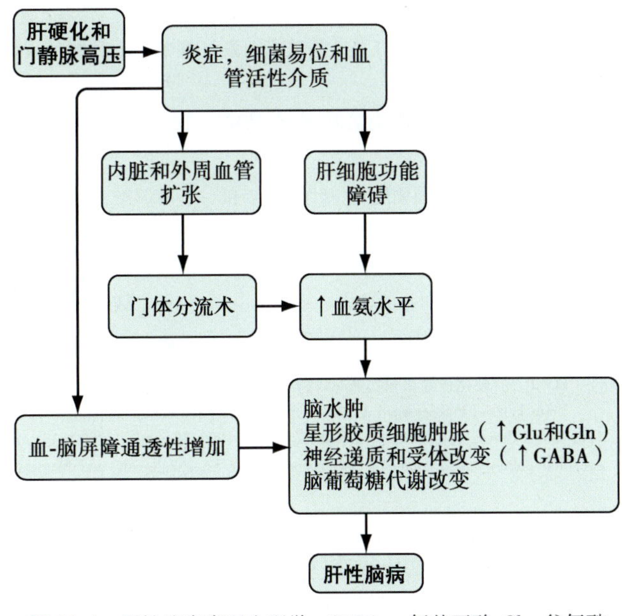

图 94.1　肝性脑病病理生理学。GABA，γ-氨基丁酸；Gln，谷氨酰胺；Glu，谷氨酸

HE 的其他改变会影响神经细胞膜的流动性、中枢神经系统(CNS)神经递质的表达和神经递质受体的表达与激活[14,15]。关于γ-氨基丁酸(GABA)-苯二氮䓬系统的研究目前最为清楚。在 HE 动物模型中,尽管 CNS 苯二氮䓬水平和 GABA 受体浓度没有变化,但星形胶质细胞(外周型)的苯二氮䓬受体敏感性增加,从而增强了 GABA-苯二氮䓬系统的激活[16,17]。这种激活有部分正向反馈机制,表现为星形胶质细胞产生神经甾体(别孕烷醇酮和四氢去氧皮质酮),而后者可引起 $GABA_A$-苯二氮䓬受体系统的进一步激活[18,19]。其他影响 CNS 的神经递质[包括 5-羟色胺(5-HT)、一氧化氮(NO)、循环阿片肽、锰和氧自由基]的产生增加,也是 HE 发病的原因[4,20-22]。锰中毒通常由口服、吸入或经静脉接触非法麻醉剂中的锰引起,导致多巴胺能神经功能障碍,从而引起 HE[23,24]。

谷氨酰胺酶显性特定基因突变可增加显性 HE 的风险,且与肝合成功能异常和是否存在轻微 HE 无关。这种风险可能由谷氨酰胺酶转录活性增强所介导的,引起氨和谷氨酸浓度的增加[25]。其他研究发现,肝硬化伴或不伴 HE 患者的结肠黏膜菌群存在差异,造成其结肠菌群的代谢产物不同,从而影响 HE 的发生[26]。最后,高氨血症,尤其在 ALF 中,也可通过谷氨酰胺合成酶增加星状胶质细胞谷氨酰胺的产生。星状胶质细胞谷氨酰胺和谷氨酸浓度升高是 CNS 功能障碍的相关因素之一[5,27,28]。

(二) 临床特征和分类

HE 可出现在急性或慢性肝病患者中,表现为可逆性神经认知方面的症状和体征,包括从认知能力改变到深度昏迷的一系列表现。HE 通常存在诱发因素,如胃肠道出血、电解质紊乱、感染、药物及脱水。因此,在特定的临床情况下,需仔细评估是否存在 HE。HE 偶尔也可能是慢性肝病的首发表现。显性 HE 的轻微表现包括:健忘、笔迹改变、驾驶困难和睡眠颠倒[29,30]。随着病情的进展,临床表现包括扑翼样震颤、躁动、行为失控、癫痫发作和昏迷。但需要排除引起精神状态改变的其他因素,特别是低血糖、低钠血症,药物摄入也要考虑;当有神经系统定位体征时,还要考虑凝血功能障碍及创伤引起的颅内器质性异常;除非在这些情况下,颅内出血的可能性较低[31]。

可根据 4 个因素包括基础疾病、临床表现严重程度、病程以及是否存在诱发因素,对 HE 进行分类[32]。与基础疾病相关的 HE 主要有 3 种类型:A 型,ALF;B 型,无肝实质疾病的门体分流;C 型,慢性或终末期肝病合并门静脉高压[3]。其中 C 型 HE 是最常见的类型,过去 HE 常根据 West Haven 肝性脑病分级标准分为 0~4 级(表 94.1)[33]。肝硬化神经认知功能障碍谱(SONIC)命名系统,扩充了对 HE 严重程度的描述,反映了广泛的临床表现谱,并优化了临床及研究分型。根据 SONIC 分类,肝硬化患者的 HE 可分为:①未受损型;②隐匿性(或轻微型)HE;③显性 HE[34]。未受损的患者无临床、神经生理或神经心理测量异常;隐匿性或轻微型 HE 患者(临床表现正常而认知或神经生理测试异常)符合 West Haven 标准的 1 级 HE;显性 HE 患者为 West Haven 标准的 2 级或更高级别(见表 94.1)。这种分类既可以避免对轻微型 HE 和 1 级 HE 进行区分,也可以利用定向障碍,特别是时间定向障碍,这个独特的临床特征,有效地区分 1 级和 2 级 HE,也就是显性与隐匿性 HE[2,35]。

表 94.1　肝性脑病的临床分级:West Haven 分级标准和 SONIC 分类

West Haven 标准			SONIC 分类			
分级	智力功能	神经肌肉功能	分型	精神状态	特殊测试	扑翼样震颤
0	正常	正常	未受损型	未受损	正常	无
轻微	检查结果正常;工作或驾驶有细微变化	视觉或心理测试或数字测试的轻微异常	隐匿性 HE	未受损	异常	无
1	性格变化,注意力缺失,易怒,情绪低落	震颤或共济失调				
2	睡眠-觉醒周期变化,嗜睡,情绪和行为变化,认知功能障碍	扑翼震颤,共济失调步态,言语异常(语速慢且含糊不清)	显性 HE	受损	异常	有(昏迷时消失)
3	意识水平改变(嗜睡),思维混乱,迷失方向和健忘症	肌肉僵直,眼球震颤,阵挛,巴宾斯基征,反射减退				
4	昏睡或昏迷	压眶反射消失,对强刺激无反应				

SONIC,肝硬化神经认知功能障碍谱。

From Ferenci P, Lockwood A, Mullen K, et al. Hepatic encephalopathy —definition, nomenclature, diagnosis, and quantification: final report of the working party at the 11th World Congresses of Gastroenterology, Vienna, 1998. Hepatology 2002;35:716-21; and Bajaj JS, Cordoba J, Mullen KD, et al. The design of clinical trials in hepatic encephalopathy—an International Society for Hepatic Encephalopathy and Nitrogen Metabolism(ISHEN) consensus statement. Aliment Pharmacol Ther 2011;33:739-47.

HE 按病程可细分为:①发作性、复发性 HE(在 6 个月的时间内多次发作);②持续性(行为改变一直存在,且伴随显性 HE 的复发)。最后,根据是否存在感染、胃肠道出血、药物及其他诱发因素,将 HE 分为原发性和继发性[32,36]。

(三) 诊断

没有特定的实验室检查可以肯定地提示 HE 的存在。血氨浓度检测常用于肝硬化门静脉高压的患者,但血氨对于 HE

的诊断,缺少敏感性与特异性。而肝性脑病以外其他临床情况也可以导致血氨升高,如胃肠道出血,某些药物摄入(如利尿剂、酒精、麻醉剂、丙戊酸),抽血时止血带压迫时间过长,血液样本处理和冷却延迟[16,37,38]。在慢性肝病患者中,动脉血氨的测定与静脉血氨相比,没有优势[12,39-41]。在没有肝硬化和门静脉高压的情况下,血氨水平可能是判断 HE 的一个有用指标,见于影响氨生成及代谢的代谢相关疾病患者,如尿素循环或脯氨酸代谢紊乱(框 94.1)[42,43]。

框 94.1　高血氨症的鉴别诊断

- 急性肝衰竭
- 慢性肾病
- 吸烟
- 肝硬化
- 胃肠道出血
- 先天性代谢缺陷
  - 脯氨酸代谢紊乱
  - 尿素循环缺陷(如氨甲酰磷酸合成酶 I 缺乏症、鸟氨酸氨基甲酰转移酶缺乏症、精氨酸琥珀酸裂解酶缺乏症、N-乙酰谷氨酸合成酶缺乏症)
- 药物/毒素
  - 酒精
  - 利尿剂(如:乙酰唑胺)
  - 麻醉剂
  - 丙戊酸
- 肌肉劳累及缺血
- 门体分流术
- 采血取样技术和条件
  - 高体温
    - 高蛋白饮食
    - 使用止血带

随着标准化的神经心理量表和神经认知测试的开发,大家认识到既往的常规评估对临床 HE 的诊断敏感性不够[44-48]。一些简单的测试如 HE 心理学评分和心理学 Stroop 测试(使用纸-笔或电子表格,评估认知的灵活性和精神运动速度),可用来评估患者的注意力、专注度、精细运动和定向能力,对 HE 的诊断具有高度的特异性[44,49,50]。通过这些测试,常常可以发现影响患者生活质量和驾驶能力的隐匿性 HE,同时这些患者也有较高的转为显性 HE 的风险。而通过对轻微型 HE 的治疗,可以提高患者的生活质量、认知测试结果和驾驶能力[30,51,52]。现在已经有智能手机应用程序——Encevin App 的面世,是 Stroop 测试的简化版本,可用于隐匿性/轻微型 HE 的检测[53]。

许多用于 HE 诊断的其他新型影像和功能测试方法,正在研究之中。磁共振(MR)波谱和部分反转恢复的 MR T1 标测(TAPIR)已用于定量测量临床相关参数的[44,54]。临界闪烁频率试验,是一种评估大脑皮质功能的简单的基于光学的试验,已证明是轻微 HE 的可靠标志物。但这些功能检测在临床实践中是否有用,仍不清楚[45-47]。

(四) 治疗

HE 的治疗主要是消除或纠正诱发因素(如出血、感染、低钾血症、药物治疗、脱水),降低血氨,避免氨对 CNS 的毒性作用。过去,限制蛋白饮食是 HE 治疗的重要组成部分,但之后的研究表明,限制蛋白质-热量的摄入对 HE 患者并没有益处[55-57]。对于 HE 患者,优先考虑植物蛋白和乳制品蛋白,因其具有比动物蛋白更好的热氮比。补充支链氨基酸可能对 HE 有益,但对病死率或生活质量似乎没有影响[58]。

不可吸收双糖一直是治疗 HE 的基石。口服乳果糖或乳糖醇(后者在美国没有)在肠道细菌的作用下产生的代谢产物,具有通便和降低肠道 pH 的作用,从而抑制氨的吸收[59]。与安慰剂相比,这些药物可改善急、慢性 HE 患者的症状,但并不能改善心理量表测试的表现和病死率。其副作用较为常见,包括:腹部绞痛、肠胃胀气、腹泻和电解质紊乱。尽管灌肠给药的有效性尚未得到评估,但对于误吸风险高的患者,可将乳果糖经肛给药(作为灌肠)。

口服抗生素也用于治疗 HE,其目的是改善肠道菌群,降低粪便的 pH,以促进氨的排泄。抗生素通常作为乳果糖治疗后的二线药物,或用于那些对不可吸收双糖不耐受的患者。利福昔明 550mg 每日两次口服,在 2010 年被批准用于治疗慢性 HE 及降低终末期肝病患者显性 HE 复发的风险[60,61]。利福昔明的耐受性和副作用均优于乳果糖,但经济成本更高[62-66]。其他抗生素,包括新霉素、甲硝唑和万古霉素,曾进行过小型的临床试验和病例研究,但它们对慢性 HE 患者的有效性尚未确定。

已有研究对其他几种可改变肠道菌群、调节氨的生成或影响氨在肠道吸收的药物,作为治疗 HE 的潜在方案进行了评估。阿卡波糖是一种用于治疗 2 型糖尿病的肠道 α-葡萄糖苷酶抑制剂,它可抑制肠道对碳水化合物和葡萄糖的吸收,并加快它们向结肠的传输,从而导致糖分解菌群和蛋白分解菌群的比例增加,从而降低血氨的浓度。一项随机对照双盲交叉试验证明,阿卡波糖可改善肝硬化和成人糖尿病患者的轻度 HE[67]。同样,益生菌制剂也被用于改变肠道菌群和减少氨的生成。一些研究表明,益生菌制剂可能对轻度 HE 的患者有益[68-74]。一项 Cochrane 系统评价显示,益生菌可促进显性 HE 的恢复、改善其生活质量,降低血氨浓度,但并不能降低病死率[75]。

促进氨清除的治疗策略也可能有助于 HE 的治疗。苯甲酸钠、苯丁酸钠和苯乙酸钠都可以增加氨从尿液的排泄,已被 FDA 批准用于治疗尿素循环酶缺陷引起的高氨血症,并可能改善肝硬化患者的 HE。然而,苯甲酸钠会引起钠负荷过高,该药物的疗效也尚不明确[76]。使用锌的原因是肝硬化患者常发生锌缺乏,并且锌可以增加尿素循环中的一种酶——鸟氨酸氨基甲酰转移酶的活性。因此也可以改善 HE,然而,尚未确定锌的明确的疗效[77-79]。使用分子吸附再循环系统(MARS)的体外白蛋白透析,可降低慢加急肝衰竭患者的血氨水平,并改善重度的 HE(见第 74 章和第 95 章)[80,81]。最后,L-鸟氨酸-L-天门冬氨酸(一种氨基酸鸟氨酸和天门冬氨

框 94.3 肝肾综合征(HRS)的管理

预防静脉曲张出血

预防静脉曲张出血的措施(如:β-受体阻断剂,内镜套扎术)

己酮可可碱治疗重度酒精相关性肝炎(见第 86 章)

预防 HRS

避免血容量耗竭(利尿剂、乳果糖、胃肠道出血、无足够容量补充的大量腹腔穿刺)

合理管理肾毒性药物(ACEIs、ARBs、非甾体抗炎药、抗生素)

及时诊断和治疗感染(SBP,脓毒症)

预防 SBP(见第 93 章)

HRS 的治疗

停用所有肾毒性药物(ACEIs、ARB、非甾体抗炎药、利尿剂)

抗生素治疗感染

静脉输注白蛋白:就诊时静脉输注白蛋白 1g/(kg·d)(最大剂量,100g/d),根据需要继续每日 20~60g 的剂量,以维持中心静脉压在 10~15cmH_2O 之间

血管升压药治疗(除白蛋白外)

特利加压素*——从 1mg 静脉注射,每 4 小时一次开始,如果治疗第 3 天基线血清肌酐水平未改善 25%,则增加到 2mg 静脉注射,每 4 小时一次

或

米多君和奥曲肽——开始口服米多君 2.5~5mg,每日 3 次,并增加到最大剂量 15mg,每日 3 次。滴定至 MAP 升高至少 15mmHg。开始奥曲肽 100μg,皮下给药,每日 3 次,然后逐渐增加至最大剂量 200μg,皮下给药,每日 3 次,或开始奥曲肽 25μg 静脉推注,并以 25μg/h 的速度持续给药

或

去甲肾上腺素——0.1~0.7μg/(kg·min)静脉输注,每 4 小时增加 0.05μg/(kg·min),滴定至 MAP 增加至少 10mmHg

血管升压药治疗的持续时间通常最多为 2 周,直至 HRS 逆转或进行 LT

患者的 LT 评估

*在美国不可用。

ACEIs,血管紧张素转换酶抑制剂;ARBs,血管紧张素受体阻滞剂;MAP,平均动脉压。

1. 药物治疗

早在 20 世纪 60 年代首次报告了在 HRS 患者中,使用血管收缩剂单药或者联合胶体液体治疗。此后,研究了几种方案,包括:特利加压素加白蛋白;米多君、奥曲肽和白蛋白;去甲肾上腺素和白蛋白。已发表的汇总分析证实,使有血管收缩剂的目标导向方法可改善 HRS 患者的肾功能[119,120]。

特利加压素为选择性加压素 1 受体激动剂,是一种静脉给药的血管收缩剂,在欧洲已得到应用,并通过了美国 FDA 的审批,用于治疗 1 型 HRS[121]。特利加压素可持续静脉注射,也可以分次剂量间断静脉注射,已证明持续静脉注射的耐受性更好,且起效剂量比一次性静脉注射时所需的剂量小。多项随机对照试验和荟萃分析对特利加压素的疗效进行了评估[90,122-134]。在两项针对 1 型 HRS 患者的多中心研究中,特利加压素联合白蛋白(见框 94.3)比单用白蛋白能更加有效地改善患者的血清肌酐水平(30%~43% vs 8%~13%),但是两组患者的生存率没有显著差异[131,132]。此外,在一项研究中还发现,与单独应用白蛋白相比,特利加压素可显著增加心血管并发症,这一发现与 Cochrane 系统评价的结果一致。因此,要强调在特利加压素的使用过程中,密切监测心血管并发症的重要性[131,134]。在一项对两个更大样本量的随机研究(OT-0401 和 REVERSE 试验)的汇总分析显示,在 HRS 的逆转率方面,特利加压素联合白蛋白优于单用白蛋白(27% vs 14%,$P=0.004$)。在 1 型 HRS 中,基线肾功能不全较轻、血清胆红素水平较低的患者,对特利加压素的应答率更高,从而支持在疾病早期即开始应用[135]。这些研究都表明,特利加压素联合白蛋白可改善 HRS 患者的肾功能。

特利加压素联合白蛋白在等待肝移植或者进行了肝移植的 2 型 HRS 患者中的研究显示,并没有改善移植前或移植后的临床结局[136]。

米多君是口服的 α_1-肾上腺素激动剂。奥曲肽为生长抑素类似物,可抑制内源性血管舒张剂。两者与白蛋白联用,可用于治疗 1 型 HRS[137,138]。在 2 项研究中显示,与未治疗相比,应用米多君,剂量滴定至平均动脉压升高,可改善患者血清肌酐水平和生存率,且很少有严重的副作用[139-141]。该方案的优点在于给药方便,且似乎具有良好的安全性。特利加压素联合白蛋白,米多君联合奥曲肽和白蛋白,两个方案间进行了头对头的随机对照研究,结果发现特利加压素治疗组的患者肾功能恢复率更高(70.4% vs 28.6%,$P=0.01$),且特利加压素以静脉输注的方式给药似乎具有更好的耐受性[142,143]。

去甲肾上腺素(正肾上腺素)是一种广泛使用、静脉给药的 α1-肾上腺素激动剂。与白蛋白联用,可作为特利加压素的替代品[144,145]。两项小样本量随机临床试验证明在 HRS 的治疗上,去甲肾上腺素、米多君加奥曲肽、特利加压素(均与白蛋白联用)具有相同的有效性和安全性,其应答率为 40%~75%,复发率为 20%[146,147]。然而,有研究显示,去甲肾上腺素治疗 HRS 有显著的心血管副作用,因此须关注其安全性问题。一项 Cochrane 系统评价显示,特利加压素联合白蛋白跟其他血管活性药物联合白蛋白相比,没有证据支持或反对其更有益或更有害作用[148];然而,在一项大型开放标签随机对照试验中显示,对慢加急肝衰竭患者 AKI 的治疗上(见第 74 章),特利加压素优于去甲肾上腺素(40% vs 16.7%,$P=0.004$)[149]。

2. 介入及外科治疗

(1) 经颈静脉肝内门体静脉分流术

经颈静脉肝内门体静脉分流术(TIPS)可有效治疗利尿剂抵抗性腹水,这是 2 型 HRS 的前兆(见第 93 章)[150,151]。四项探索性研究评估了 TIPS 在未纳入 LT 候选名单的 1 型或 2 型 HRS 患者中的应用[152-155]。在这些研究中,TIPS 术后患者的血清肌酐下降、钠排泄增加、神经体液反应改善,但并未改善生存率。其中主要受益者是 2 型 HRS 患者。使用米多君、奥曲肽和白蛋白,然后实施 TIPS,似乎对一小部分 1 型 HRS 患者有效。TIPS 用于治疗 HRS 的一个重要局限性是,有可能使失代偿性肝硬化患者的肝功能恶化。

（2）肝移植

肝移植(LT)是唯一既能逆转肝功能障碍又能纠正 HRS 的治疗方法。确诊 HRS 的患者都应考虑 LT[84,85,91,156]。与没有 HRS 的患者相比,HRS 患者 LT 术后并发症的发生率和住院病死率更高,有高达 35%的 HRS 患者需要长期肾脏替代治疗[85,95,156]。有 HRS 的患者肝移植后 3 年生存率约为 60%,而无 HRS 的 LT 患者 3 年生存率为 70%～80%。术前肾功能不全的持续时间、程度和原因(HRS 或 ATN)可能是生存的独立预测因素,需要血液透析的患者死亡风险比不需要血液透析的患者高 1.77 倍[156-159]。一项对 20 项研究的系统回顾和荟萃分析显示,在 83%的 LT 患者中,HRS 逆转,但移植后病死率高于非 HRS 患者的死亡率(风险比 1.29)[160]。

3. 其他治疗方法

采用人工肝支持治疗技术(MARS)进行体外白蛋白透析是一种实验性治疗方法,能有效清除循环系统中水溶性毒素以及白蛋白结合毒素[161]。一些小样本量随机试验表明,MARS 可改善 HRS 患者的血清肌酐及生存率,但在对血管收缩剂没有应答的 1 型 HRS 患者中无改善[162,163]。其他几种血管收缩药物治疗,包括多巴胺和奥曲肽联合白蛋白,并不能改善 HRS 的结局,且在一项研究中发现,使用非选择性内皮素受体拮抗剂来抑制 HRS 患者的肾内血管收缩是有害的[164]。

三、肝肺综合征和门静脉性肺动脉高压

肝硬化和门静脉高压症可伴发多器官的血管改变。在肺循环中,已发现两个完全不同的疾病,肝肺综合征(HPS)和门静脉性肺动脉高压(POPH)。当肺的微血管改变影响气体交换时,可出现 HPS,见于 5%～30%接受 LT 评估的患者[165-167]。当阻力血管收缩、重塑,造成肺动脉压力增加时,就会发生 POPH,多达 5%的肝硬化患者中发现这种改变。这两种疾病发生于相似的临床情况下,可能有共同的致病途径,但发病机制尚未完全明确。存在 HPS 和 POPH 的患者病死率增加。尽管 LT 可以逆转大多数患者的 HPS,但缺少有效的药物治疗。改善 POPH 患者肺血流动力学的药物已经出现,但 LT 对 POPH 的疗效尚不明确,因为移植后的早期临床结局似乎较差[168-176]。

(一) 病理生理学

1. 肝肺综合征(HPS)

HPS 的特征是微血管改变以及肺前毛细血管和肺毛细血管床扩张。HPS 患者的肺血管内舒血管物质(主要是 NO)产生增加。尽管循环 NO 和肺内 NO 浓度增加是 HPS 患者的特征性改变,但短期抑制 NO 对氧合改善的差异很大;对于终末期患者,LT 后 1 年以上 HPS 才能缓解[172,177-180]。这些发现表明,其他血管活性介质、肺微血管的血管重塑和血管生成,可能参与了 HPS 的发生。与无 HPS 的患者相比,HPS 患者中血管生成相关基因的单核苷酸多态性更为普遍,这一发现支持血管生成在 HPS 发生中的作用[181]。

在大鼠胆管结扎诱导的 HPS 动物模型中,也观察到了肺 NO 的过量产生,并发现其由一系列的病理生理事件触发。胆汁的产生和内皮素-1(endothelin-1)的释放增加,以及剪切应力诱导的肺微血管内皮素-B 受体过表达,驱动了内皮素 1 介导的内皮 NO 合酶(eNOS)的产生[182-184]。此外,巨噬细胞黏附在肺血管床,导致了一系列血管活性通路激活,包括诱导型 NO 合酶(iNOS)驱动的 NO 生成、血红素氧化酶-1 驱动的一氧化碳生成,以及血管内皮生长因子(VEGF)介导的血管生成。内皮素受体拮抗剂和 NOS 抑制剂、细菌易位、TNF-α 和血红素氧化酶均可改善动物模型的 HPS[185-191]。

内皮素-B 受体的激活、趋化因子受体过表达、肺微细血管 TNF-α,均可驱动单核细胞的黏附[190,192]。因此,抑制内皮素-B 的激活、VEGF 信号转导、趋化因子信号通路和 TNF-α 信号转导,可以减少巨噬细胞的聚集,从而改善 HPS(图 94.3)[190,192-200]。在已建立的小鼠 HPS 模型研究中发现,胎盘生长因子过表达和 VEGF 通路活化与血管改变有关[201]。

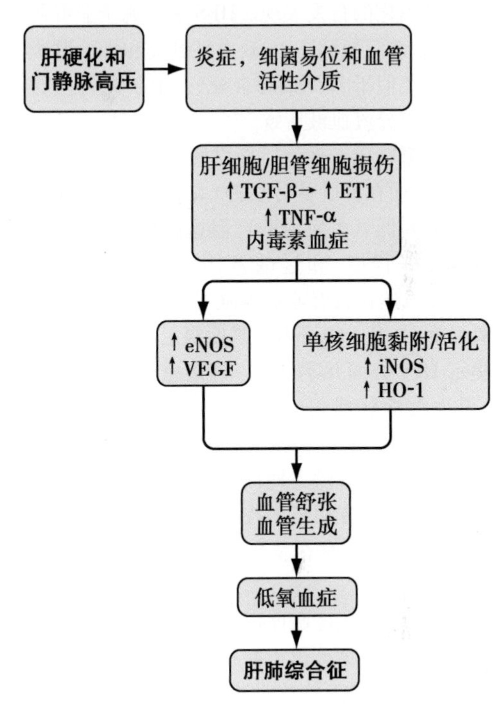

图 94.3　肝肺综合征的病理生理。eNOS,内皮型一氧化氮合酶;ET1,内皮素-1;HO-1,血红素加氧酶 1;iNOS,诱导型一氧化氮合酶;TGF-β,转化生长因子-β;VEGF,血管内皮生长因子

2. 门静脉性肺动脉高压(POPH)

POPH 的发生机制尚不清楚。组织学上,POPH 与其他形式的肺动脉高压(PAH)的特征相似:动脉中层增生肥大、丛状动脉病变和原位血栓形成[202-204]。然而,门静脉高压在其发生过程中的确切作用尚未阐明,POPH 是否具有与 PAH 相同的病理生理机制也不清楚。研究发现和 PAH 一样,POPH 女性较男性多见[205]。此外,内皮素-1 和雌激素代谢改变,也可能与 POPH 的发生相关[206,207]。相反,尚未在 POPH 患者中发现血清素代谢的基因多态性,其似乎可增加一部分 PAH 患者的血管张力[208]。然而,用于 PAH 的治疗似乎对 POPH 也有效的观察结果,支持两种疾病的下游效应子机制相似的观点。

(二) 临床特点和诊断

1. 肝肺综合征(HPS)

HPS 的定义是指由于肺内血管舒张导致肺泡动脉氧分压

差($AaPO_2$)增加($AaPO_2$正常值为15mmHg,>64岁为20mmHg),可合并低氧血症。可根据低氧血症的程度对HPS进行分级:轻度(PaO_2≥80mmHg),中度(PaO_2>60~80mmHg),重度(PaO_2=50~60mmHg),极重度(PaO_2<50mmHg)[209]。在准备接受LT的肝硬化患者中,HPS的发生率为5%~35%[165,168,173]。HPS显著增加了肝硬化患者的病死率。与没有HPS的患者相比,有HPS者LT术后的生存率更低,尤其合并严重低氧血症时[210]。研究发现,在LT后HPS患者的生存率有改善,即使在病情严重的患者中也是如此[211-213]。这种疗效的提高,可能与手术技术的进步、MELD评分对终末期肝病肝移植的优先级分配(见第97章),以及围手术期护理的改善有关[172,214]。

HPS是慢性肝病患者中最常见的呼吸道疾病。偶尔,HPS可能是肝硬化的首发表现。HPS也可见于非肝硬化性门静脉高压、肝后性门静脉高压、缺血性肝炎和慢性肝炎。在儿童中发现一种类似于HPS的综合征,是由于先天性异常导致肝脏从肺循环中分流血液所致[215-217]。

HPS的典型临床表现包括直立性呼吸急促(呼吸困难在直立位时加重,而在仰卧位时改善)和直立性低氧血症(直立位时组织缺氧和低氧血症加重),但这两种情况相对罕见,以及呼吸困难、杵状指、和远端发绀的隐匿发作和缓慢进展[165,168,218]。虽然在没有心肺疾病的肝病患者中,出现杵状指和低氧血症(PaO_2<60mmHg)高度提示HPS,但是其他临床特征在提示HPS方面并不可靠。许多患者,尤其是早期HPS患者,表现为无症状或仅在劳力时才出现症状。咳嗽也是HPS的一种表现[168,219]。多达70%的HPS患者有明显的睡眠低氧血症[220]。HPS随着时间推移而加重,清醒时有中度低氧血症的患者,常有明显的夜间氧饱和度不足[220,221]。大多数研究发现,HPS的存在及严重程度与肝功不全的程度没有明显相关性[172,222]。

诊断HPS需要:临床高度怀疑、动脉血气分析、检测是否存在肺内分流,并排除可以引起低氧血症的原发心肺疾病。诊断肺内分流最敏感的检测方法是超声心动图造影[223],即通过外周静脉注射经剧烈震荡产生微泡的生理盐水,这种微泡作为造影剂在经胸超声心动图检查期间可观察到。正常情况下,微泡从右心室进入到肺,并被限制在肺泡毛细血管床,而不能到达左心室。在有心脏内分流的患者,微泡早期即可到达左心室(注射后1~3个心动周期内),而在有肺内分流的患者中,微泡延迟到达左心室(注射后3~6个心动周期)。高达60%的肝硬化患者在超声心动图造影上有肺内血管扩张,但只有一部分患者具有足够的血管扩张,从而导致动脉血气结果异常和HPS。

对于有肺部症状和低氧血症的患者,如发现肺内分流,应排除心肺本身的疾病。LT前通常会进行胸片/胸部CT和肺功能检查。如果发现潜在的可逆性心肺疾病,应予以治疗,并对氧合能力进行复评。在极小部分有严重低氧血症(PaO_2<60mmHg)的患者,既有肺内分流也有严重的心肺疾病,如果锝-标记的聚合白蛋白扫描异常,则提示分流分量大于6%,可证明气体交换异常是由HPS所导致[223-225]。

对于考虑LT的患者,脉搏血氧仪是筛查HPS最便捷工具。如数值小于96%,判断PaO_2低于70mmHg(敏感性100%,特异性88%),很可能有中度的HPS,这些患者需进行进一步的评估(图94.4)[220,226]。然而,一项多中心研究发现,用脉搏血氧仪进行筛查可能不足以检测HPS。该研究中发现,大多数HPS患者的血氧测定正常。这些患者之所以能保持相对正常的PaO_2,是由于肺过度通气造成PCO_2降低、$AaPO_2$升高和PaO_2升高。那些出现严重低氧血症的患者,可能与一氧化碳和2,3-二磷酸甘油酸浓度升高造成氧离曲线异常有关[227]。

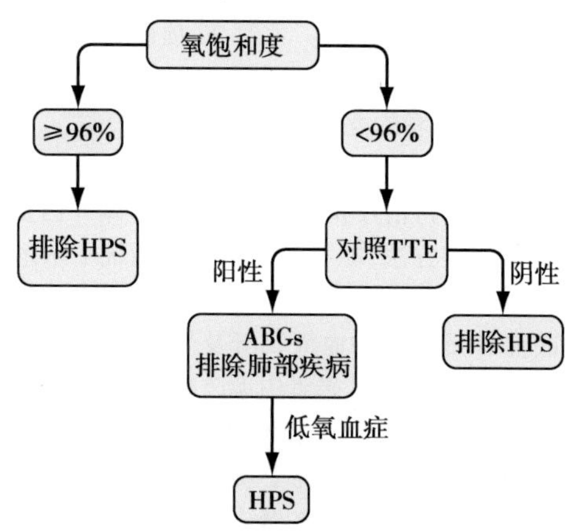

图94.4 在拟接受肝移植的患者中筛查肝肺综合征(HPS)方法的流程。ABGs,动脉血气;TTE,经胸超声心动图

2. 门静脉性肺动脉高压(POPH)

POPH定义为门静脉高压背景下发生的肺动脉高压(PAH)。POPH的诊断标准为:在由肝前、肝内、肝后的门静脉高压的患者(有脾肿大、血小板减少、门体静脉分流及门静脉血流动力学异常的证据),存在世界卫生组织定义的PAH,即静息时平均动脉肺压(mPAP)大于25mmHg,运动时大于30mmHg,肺毛细血管楔压低于15mmHg,肺血管阻力超过240dyn·s·cm^{-5}[166,228,229]。通常根据mPAP升高程度对POPH进行分级,mPAP与LT的死亡风险相关,并影响相关治疗决策[225]:轻度POPH(mPAP=25~35mmHg)与并不增加LT的手术风险,可能不需要药物治疗;中度POPH(mPAP=35~50mmHg)与LT的手术风险增加相关,是药物治疗的指征;严重POPH(mPAP>50mmHg)肝移植死亡风险惊人地增加,是手术禁忌证,通常采用内科治疗。在接受LT评估的肝硬化患者中,有6%被发现有POPH,其预后比没有POPH的肝硬化患者更差。

POPH最常见症状是劳力性呼吸困难;其他非特异性症状,如端坐呼吸、疲劳、胸部压迫感、晕厥、水肿、头晕,也可能发生[229]。PAH的特征性体征包括颈静脉压升高、肺动脉第二心音亢进、三尖瓣反流杂音和下肢水肿,以上体征均有报道,但均不够敏感或特异,不能用于诊断。在肝硬化患者中,外周水肿与腹水程度不成比例,应及时考虑是否继发于肺动脉高压引起的右心室功能障碍。一些研究显示,即使在伴有显著POPH的肝硬化患者,大多数也没有临床症状[170,230]。

诊断POPH有赖于临床高度怀疑,对所有考虑进行LT的患者,以及有相关提示症状或体检异常的患者,都应进行

POPH 评估。经胸超声心动图是推荐的筛查手段，因为它既可评估右心功能，又可通过评估三尖瓣膜反流喷射来估计右心室的收缩压[231]。此外，也应考虑和评估其他导致右心压力升高的原因（如继发性肺动脉高压、容量超负荷、高动力循环）。评估右心室收缩压的方法在各医疗中心之间有所不同，但总体来说，在没有明显肺动脉狭窄的情况下，右心室的收缩压高于 40mmHg 或超声心动图上提示存在右室异常，则支持进一步检查。如果没有以上两种情况，则可基本上可排除 POPH[170]。对于所有超声心动图提示 POPH 的患者，应进行肺动脉导管检查，以明确 POPH 的诊断并评估其严重程度。肺动脉导管检查结果有助于鉴别容量超负荷与 POPH 引起的高动力循环状态。

（三）治疗

1. 肝肺综合征（HPS）

HPS 的治疗选择有限。目前尚没有疗效确切的药物，仅有一些病例报道和小样本量研究表明一些治疗可能会改善氧合。因此，对肝合成功能良好的患者，如有低氧血症，通常仅给予对症治疗，直到氧合恶化到需要作为 MELD 评分（见第 97 章）的例外情况，可列入 LT 名单。尽管合并 HPS 的患者 LT 术后病死率高于没有 HPS 者，但是 LT 可逆转大多数患者的 HPS[210,212,232,233]。

（1）药物治疗

许多药物被经验性、或基于实验模型的数据，用于 HPS 的治疗[177,225,234-236]。两项小型的无对照临床研究和一项随机对照试验报道，大蒜制剂可以改善 HPS 患者的氧合[234]。已酮可可碱治疗 HPS 的两项小样本量、非对照的临床研究，得出了相互矛盾的结果[193,199]。氧疗通常用于有静息性或运动性诱导的低氧血症（PaO_2<60mmHg）的 HPS 患者，尽管尚无研究证明其临床获益。

（2）介入治疗

两种介入技术：TIPS（降低门静脉压力）和肺血管造影术（栓塞肺内分流区域），在一些病例报道和小样本量病例研究中显示可以改善 HPS[225,237]。但这些方法是侵入性的，且不确定有效。因此，一般不推荐使用 TIPS 或血管造影及栓塞来治疗 HPS[237,238]。而高分辨率 CT 可检测到引起低氧血症和易栓症的动静脉分流[225]。

（3）肝移植

LT 可逆转 80% 患者的 HPS[177]。然而，移植后低氧血症可能持续存在，特别是移植前就有严重低氧血症的患者，他们有可能术后一年以上才能缓解。尽管观察结果尚不一致，LT 术后病死率在患有 HPS 者高于没有 HPS 者[211-213]。术后病死率的增加，部分与 HPS 的严重程度有关。一项前瞻性研究表明，有重度低氧血症（PaO_2<50mmHg）和明显的肺内分流（分流分数>20%）的患者，移植后病死率明显增加[172,173,210,232]。此外，还观察到一些特殊的并发症，如 LT 术后一过性低氧血症恶化、肺动脉高压进展和栓塞性脑血管事件，这些可能导致术后的不良结局。鉴于低氧血症严重程度与非移植的 HPS 患者不良预后之间存在相关性，应将 HPS 和静息 PaO_2 低于 60mmHg 作为 MELD 的例外情况，以增加此类患者接受移植的优先等级[212,232,233]。

2. 门静脉性肺动脉高压（POPH）

自 21 世纪初以来，由于治疗 PAH 的口服血管扩张剂的出现，POPH 的治疗已经发生了很大的变化。一般来说 LT 禁用于中度至重度 POPH 患者，因为右心功能不全可导致围手术期病死率增加。但通过药物治疗，可以降低 PAP 和肺血管阻力，降低围手术期并发症发生率，从而使 POPH 患者可以接受 LT 治疗。

（1）药物治疗

POPH 的治疗主要是经验性的，因为缺乏经过随机对照试验的评估。一般来说，利尿剂用于容量超负荷的治疗，如果存在低氧血症则进行氧气补充，抗凝药可用于那些没有肝功能失代偿、严重凝血障碍或静脉曲张的 POPH 患者。一项研究显示，停用 β-受体阻滞剂可改善 POPH 患者的右心功能。因此，对于合并静脉曲张的 POPH 患者，一些临床医生建议采用内镜套扎治疗静脉曲张，而停用 β-受体阻滞剂[239]。

总之，POPH 的药物治疗与其他形式的 PAH 相似，尽管尚未报告关注 POPH 的随机对照试验。主要的治疗靶点包括增强前列环素和 NO 信号传导，以及抑制内皮素信号传导。

个案报道和病例系列研究显示，前列环素类似物可使临床获益。注射用依前列醇需要静脉给药因而使用不便，而新型药物（伊洛前列素、曲前列环素）给药更方便[175,230,240,241]。此外，目前有一种新型的口服前列环素受体激动剂（司来帕格），可以提供方便、有效的治疗[242]。

口服内皮素受体拮抗剂，包括波生坦（一种内皮素-A 和-B 受体双重拮抗剂）、安立生坦和马西替坦（高选择性的内皮素-A 受体拮抗剂），也已用于 POPH 的治疗[243-246]。波生坦有可能引起肝毒性，故一般不再用于 POPH 的治疗。安立生坦和马西替坦在 POPH 患者中的应用逐渐增多，目前也有正在进行的随机试验[247]。

最后，口服的磷酸二酯酶-5 抑制剂，包括西地那非，通过抑制环 GMP 分解而增加 NO 的信号转导，尽管对肺动脉压力的改善幅度不大，但在 POPH 患者中大多耐受良好。长效磷酸二酯酶-5 抑制剂（他达拉非和伐地那非）正在研究之中，并被越来越多地应用于临床[248-252]。一种环 GMP 的直接类似物（riociquat）也已获批准用于 PAH 的治疗，似乎对 POPH 也有益[247,253]。

（2）肝移植

通常认为中度至重度 POPH 是 LT 的禁忌证，特别是当 mPAP 高于 40～50mmHg 时[214]。随着口服降肺动脉压药物的应用，可以考虑采用药物治疗联合肝移植来改善肺血流动力学，并尝试逆转 POPH[254]。有 3 项病例系列研究探索了这种治疗方法[240,255,256]。尽管不同中心的结果有所不同，但一些患者的 POPH 在 LT 后似乎得到了缓解。那些对药物治疗有应答（mPAP 低于 35mmHg 和 PVR 小于 400dyn·s·cm^{-5}）的 POPH 患者，可以考虑作为 MELD 的例外情况优先接受 LT。但是，对药物治疗有应答的 POPH 患者，以及药物治疗后完全缓解的 POPH 患者,LT 是否有效仍有待明确。器官获取和移植网络数据库的一项大型的回顾性研究显示,MELD 评分大于 12、肺血管阻力大于 450dyn·s·cm^{-5} 的患者,在等待名单上病死率最高。MELD 评分小于或等于 12 且肺血管阻力小于或等于 450dyn·s·cm^{-5} 的患者等候病死率明显较低,因此可将移植推迟到其 MELD 评分上升时[257]。

四、肝硬化性心肌病

20 世纪初即发现了肝硬化患者的体循环血流动力学改变;20 世纪 50 年代,观察到酒精性肝病患者存在着高动力循环状态(动脉血压降低、外周血管阻力降低、心排血量增加),当时将这种改变归因于酒精的影响[258]。随后的研究发现,酒精性肝病患者对血管收缩剂反应性降低,将其归因于酒精对心脏的影响,并被称为酒精性心肌病(alcoholic cardiomyopathy)[259],后被更广义地称为肝硬化性心肌病(CCM)。

(一) 病理生理学

虽然 CCM 的诊断标准尚未建立,但在 2005 年蒙特利尔世界胃肠病大会上,共识小组基于以下 3 个主要病理生理特征提出了诊断标准:①心室结构和功能异常;②药物、生理或手术应激下心室反应异常;岸心脏电生理异常(图 94.5)[260-264]。

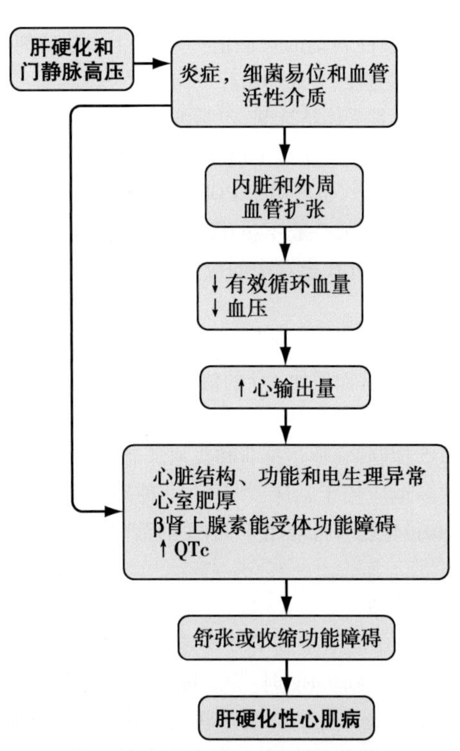

图 94.5 肝硬化性心肌病病理生理学的流程图。QTc,按心率校正的 QT 间期

组织学和超声心动图检查发现的主要心室结构和功能异常包括:左心室肥厚以及舒张、收缩功能障碍[265-268]。舒张期改变的特征是心肌肥厚、纤维化和内皮下水肿引起的心肌硬度增加,可能诱发并加重腹水[269-273]。此外,还观察到心肌收缩功能受损和心肌细胞的组织学损伤[274]。肝合成功能障碍的严重程度是否与心功能的异常程度相关,尚不清楚[275]。在肝硬化患者和动物模型中可观察到心室对应激和运动的反应受损[262,265,267],这种改变的原因为 β-肾上腺素信号通路障碍引起的心肌时相和收缩反应异常[276-278],以及 NO、一氧化碳、内源性大麻素过度产生造成的心肌细胞受损[96,279-283]。在 CCM 患者中观察到的最明显电生理异常是校正后的 QT 间期(corrected QT interval,QTc)延长[284,285]。QTc 延长的程度似乎与肝脏疾病的严重程度相关,并与心脏的电-机械性分离事件和心功能障碍相关[286]。LT 后这些异常情况似乎可以改善。

(二) 临床特征和诊断

CCM 通常在应激情况下才可以出现临床表现,因此诊断困难,疾病进展很难识别。一些肝硬化的常规治疗手段,也可能导致明显的心功能异常。例如,一项前瞻性多中心研究显示,与反复穿刺大量放腹水相比,在因难治性腹水而接受 TIPS 的患者中有超过 10% 出现心衰征象[287]。随后的研究表明,肝病的严重程度(以 MELD 评分测量)和术后 28 天出现舒张功能障碍,都是 TIPS 术后肝硬化患者死亡的独立预测因子[288,289]。同样地,一项研究发现,47% 的患者在移植后 24 小时内出现肺水肿的影像学表现。这种改变并非完全因容量补充所致,心功能障碍可能也起到了一定作用[290,291]。存在舒张功能障碍的肝硬化患者有生存率降低的趋势,但多变量分析显示,年龄和肝功能障碍的程度才是死亡的主要预测因素[273]。最后,一些前瞻性研究发现 HRS 患者的心输出量低于未发生 HRS 的患者,从而支持了心功能障碍在 HRS 发病中的作用[101,102]。

目前尚缺乏 CCM 的精确诊断标准,因为没有发现基线临床、影像学或生化结果可以明确预测应激状态下明显心功能障碍的出现[292-296]。QTc 延长和超声心动图显示舒张功能障碍的证据很容易检测到,但似乎与应激条件下发生心功能障碍的风险无关。心功能障碍的血清学标志物,如脑利钠肽、心房钠尿肽和肌钙蛋白 I 浓度升高,似乎与 QTc 延长、舒张功能障碍和肝脏疾病的严重程度相关。应用超声心动图和心室造影来评估应激条件下的心功能已有报道,但检查所见心功能可能受损与之后的临床上发生的心功能不全之间,没有明显的相关性。尚需进一步工作来确定血清学标志物和压力测试在 CCM 诊断中的作用[295,296]。在发现有心力衰竭证据的肝硬化患者中,应排除引起心功能障碍的其他原因,包括冠状动脉疾病、瓣膜异常和其他原因引起的心肌疾病。

(三) 治疗

在怀疑 CCM 的患者,针对容量超负荷的治疗包括标准的支持治疗和利尿剂[297]。减轻前负荷和后负荷的药物应慎用,因为这些药物可能会加重体循环血管舒张造成的潜在低血压[262]。影响肌力和时相的药物似乎不能带来益处[260]。

在无明显心衰且心电图或超声心动图特征符合 CCM 的患者中，长期使用醛固酮拮抗剂可轻微改善超声心动图特征，短期服用非心脏选择性 β-肾上腺素能阻滞剂可改善 QTc 延长[297-299]。这些药物是否能预防或改善应激时的心功能障碍，尚不清楚。

LT 对肝硬化患者心脏异常的效果尚未完全确定。一项小型研究表明，肝硬化患者的静息超声心动图异常和应激下核素心室成像异常，在 LT 后可得到改善或逆转[300]。LT 后 CCM 能否逆转仍需要进一步的数据确定。

五、内分泌功能障碍

肝硬化与内分泌系统的异常有关，包括肾上腺功能不全、性激素代谢异常、甲状腺疾病和骨质疏松。

（一）肾上腺功能不全

肾上腺功能不全会使败血症患者的预后变差，而败血症作为一种生理异常也见于肝衰竭的患者，因此对肝病的患者要进行肾上腺功能不全的评估。多项研究表明，代偿或失代偿期肝硬化的危重症患者均存在相对性肾上腺功能不全，发生率为 10%～92%[301-306]。由于缺乏标准的诊断方法，因此不同文献报道的发生率差异较大[307]。肾上腺功能相对不全，可导致血流动力学不稳定以及死亡率增加[303,308]。有两项研究发现糖皮质激素可提高患者的生存率，但其他两项研究发现糖皮质激素治疗增加了胃肠道出血、院内感染以及机会性感染的风险，从而导致病死率增加[302,304,309]。目前提出的相对性肾上腺功能不全的病理生理机制包括：①肝脏疾病造成胆固醇合成不足，造成应激状态下由胆固醇合成肾上腺皮质醇能力受损；②循环内毒素和促炎细胞因子水平增加[98,310,311]。目前相对性肾上腺功能不全尚缺乏标准化的诊断标准，一些重症肝病患者能否从糖皮质激素治疗中获益，正在积极研究中。

（二）性腺功能障碍

历史数据显示，肝硬化患者中枢性和外周性性腺功能减退的患病率很高（70%～80%）。其性腺功能减退与游离或生物可利用睾酮浓度降低有关，而降低程度与肝功能不全的程度成正相关[312,313]。性激素结合球蛋白能结合血清中的睾酮和 17β-雌二醇，但对雌激素的亲和力低于睾酮。肝硬化患者性激素结合球蛋白浓度升高（导致激素平衡向有利于雌激素的方向转变）和硫酸脱氢表雄酮（雄激素的前体）减少，可能是男性患者出现“女性化综合征”的原因[313-315]。急性和慢性饮酒对睾丸间质细胞有直接的毒性作用，并可引起下丘脑-垂体-性腺轴的改变。这些改变包括血清黄体生成素浓度的降低，及其对促性腺激素释放激素反应性的降低[316,317]。螺内酯常用于治疗液体超负荷，通过从雄激素受体和结合蛋白中置换雄激素，增加雌二醇的产生和睾酮的清除，从而引起男性的乳房发育及疼痛[318]。局部外用睾酮似乎可以改善 LT 后慢性移植肝失功能患者的肌力和生存率，但补充睾酮是否能改善移植前肝硬化患者的性腺功能减退症状和体征，尚不清楚[319]。

（三）甲状腺功能障碍

在肝硬化患者中可以发现许多甲状腺异常，包括甲状腺体积增加和血清中游离三碘甲状腺原氨酸水平降低。这些改变似乎与肝脏疾病的严重程度相关，甲状腺疾病的存在，可能是生存率下降的一个预测因子[320-323]。在丙型肝炎或自身免疫性肝病患者中，甲状腺功能减退和自身免疫性甲状腺疾病的患病率增加[324-326]。有研究显示，甲状腺细胞中可以检测到 HCV，提示此病毒可能通过直接细胞毒性影响甲状腺功能[327]。以干扰素为基础的抗病毒治疗可导致甲状腺炎，从而引起甲状腺功能亢进或减退，发生率为 10%～15%（见第 80 章）[328]。对甲状腺疾病的常规筛查是否会影响生存率或生活质量，尚不清楚。

六、骨病

在各种病因所致的慢性肝病患者中，骨质疏松的发生率为 12%～55%[329]。其潜在危险因素包括胆汁淤积、母系的髋部骨折史、进展期肝病、饮酒、低 BMI、口服糖皮质激素超过 3 个月以及高龄。与年龄匹配的对照组相比，女性 PBC 患者患骨质疏松症的风险高 4 倍，骨折的风险高 2 倍（见第 91 章）[330]。使用 UDCA 治疗并不影响 PBC 患者的骨密度，但避免使用糖皮质激素和改善营养似可减少骨质疏松症的发生率[331,332]。对于肝硬化患者（尤其是 PBC 和 PSC 患者）以及需要接受糖皮质激素治疗 3 个月以上的患者，监测骨密度是筛查骨质疏松症的有效手段[330,332-334]。目前对慢性肝病患者骨质疏松症的治疗主要基于对绝经后妇女骨质疏松治疗的研究，本领域的相关研究正在进行中。钙和维生素 D 以及治疗性双膦酸盐的使用可改善骨密度，且未发现有明显副作用[334,335]。

七、凝血病变

由于肝硬化患者通常存在凝血酶原时间（PT）延长和血小板减少，因此被认为具有出血倾向。然而，在肝硬化患者中抗凝因子与促凝因子均存在异常，两者之间的相互作用不仅可导致出血倾向增加，还可能导致高凝状态和血栓形成风险增加[336,337]。这些临床事件的确切机制尚未完全明确[338]。

（一）凝血酶原时间延长

肝硬化患者的肝细胞功能逐渐减退导致促凝因子的合成减少，包括维生素 K 依赖因子（Ⅱ、Ⅶ、Ⅸ、Ⅹ）、Ⅴ因子和Ⅺ因子。随着肝脏疾病进展，凝血功能异常逐渐加重，可以通过检测 PT、活化部分凝血酶原时间（APTT）、INR 来评估[339]。一般并不认为单独的 PT 延长是肝硬化患者自发性出血的主要危险因素，但当出血发生时确实会增加出血的严重程度[340]。

临床上通常给予新鲜冰冻血浆(FFP)、维生素K,偶尔使用重组Ⅶa因子,来纠正慢性肝病患者的凝血功能障碍,特别是在出血或侵入性操作前[341]。但是,上述治疗措施对降低静脉曲张出血严重程度的临床研究证据并不强[342-344]。此外,临床上为显著缩短肝硬化患者PT所需输注的FFP容积(>6单位),与急性肺损伤和容量超负荷的风险增加显著相关[345,346]。应用重组Ⅶa因子可以使PT正常,一项小型非对照的研究发现,应用重组Ⅶa因子后接受肝活检的患者均不需要输血[347]。然而,对进行侵入性操作的肝硬化患者给予重组Ⅶa因子的效果,尚未经安慰剂对照试验证实。

INR也是MELD评分的关键组成指标,用于预测肝病患者的生存率和LT的优先程度(见第97章)[348]。在肝硬化中使用INR时需要关注的一个问题是,当采用标准化国际敏感性指数来校正不同凝血酶试剂的敏感性时,会出现实验室间的显著变异[349]。使用不同试剂检测同一患者样本得到的平均INR,差异可高达25%。使用肝硬化患者的样本来调整国际敏感性指数,似乎可以消除这种差异,但耗时较多故未被广泛使用[350]。因此,INR不管是作为出血的预测因子,还是用于MELD评分计算以确定器官分配的优先等级,均具有局限性。

(二) 血小板减少症

血小板减少是肝硬化门静脉高压症的常见表现,且常与脾功能亢进有关。肝脏对促血小板生成素合成减少和直接的骨髓毒性(如来自酒精或HCV)也可降低血小板计数[351]。肝硬化患者除了血小板数量异常,血小板凝血酶的生成似乎也受到影响,尤其是当血小板计数低于50×10^9/L时,这种影响可导致血凝块形成的减少[352]。另一方面,肝硬化患者血清中血管性血友病因子(vWf)水平较高,而vWf裂解蛋白酶ADAMTS13(一种含有血栓反应蛋白1型结构域成员13的去整合素和金属蛋白酶)水平较低,这可促进血小板在血管损伤部位血管内皮的黏附[353,354]。虽然在肝硬化患者中通常血小板功能受损(通过检测出血时间来评估),但不管是出血时间延长、还是使用去氨加压素来纠正出血时间,都不会对出血的风险产生影响[355,356]。一种普遍接受的观点是,血小板减少本身似乎并不会增加肝硬化患者出血的风险,输注血小板是否能减少侵入性手术患者的出血风险或减少静脉曲张出血患者的输血需求,均尚不确定。然而,临床实践中,在侵入性手术前或活动性出血时,经常会输血小板,使血小板计数最低达到50×10^9/L[345,346]。

(三) 异常纤维蛋白原血症

异常纤维蛋白原血症在肝硬化患者中很常见,既可表现为纤维蛋白溶解亢进也可表现为纤维蛋白溶解减低。纤溶亢进见于高达46%的肝硬化患者,表现为D-二聚体及纤维蛋白原降解产物水平升高和血块溶解时间延长[357,358]。这些异常是由于纤溶激活剂和抑制剂的产生改变,内毒素血症对凝血级联反应的激活,以及肝合成功能障碍背景下纤溶蛋白清除率的降低。有假说认为随着肝病的进展,纤溶亢进变得更加严重,最终导致明显的DIC,进一步增加了出血的风险。然而,慢性肝病也与纤溶减低有关,包括纤溶酶原水平降低和纤溶酶原激活物抑制剂水平的升高[359-361]。此外,肝病患者会发生很多促凝血和抗凝血因子的变化,目前尚缺乏标准化的以及被统一接受的促纤溶因子和抗纤溶因子检测,因此很难评估纤维蛋白原异常对肝病出血风险的影响[359]。抗纤溶亢进治疗,如3-氨基己酸等化合物,已用于疾病稳定的肝硬化患者或LT期间预防出血,但支持这种治疗方法的数据有限[362,363]。

(四) 内源性抗凝剂

除了促凝蛋白产生减少,肝硬化患者的肝脏合成功能障碍还影响内源性抗凝蛋白的产生,包括蛋白C、蛋白S、抗凝血酶、组织纤溶酶原激活剂及血栓调节蛋白[364]。这些异常可增加高凝状态和血栓形成的风险。据报道,与非肝病对照组相比,慢性肝病患者发生门静脉血栓、深静脉血栓和肺栓塞的风险均增加[365-367]。部分患者可能有潜在的遗传性或获得性高凝状态病因,包括V Leiden因子和凝血酶原20210A基因突变、蛋白C或S水平降低及D-二聚体水平升高,从而导致血栓的形成[368-371]。对于伴有胃食管静脉曲张的非肝硬化门静脉血栓形成患者,抗凝似乎安全、有效。据报道,抗凝治疗也用于预防肝硬化患者门静脉血栓形成和肝功能失代偿。一项小型非盲法研究显示,与未接受预防治疗的患者相比,接受为期12个月、剂量为4 000IU/mL依诺肝素预防门静脉血栓形成的失代偿期肝硬化患者,临床结局更好。此研究强调了门静脉血栓形成对肝硬化自然病史的影响,及对终末期肝病患者促凝状态进行治疗可改善肝脏相关预后的结论[372]。抗凝治疗在肝硬化门静脉血栓的治疗和预防中的作用,以及高凝是否会影响肝硬化某些并发症的发生,均尚不清楚(见第85章)[373,374]。

(五) 血栓弹力图

血栓弹力图(TEG)是一种简单的即时检测,用于评估参与止血的多种成分,包括血凝块形成的细胞和血浆成分,其强度和稳定性。一项应用TEG的研究表明,尽管标准实验室检测项目显示血小板减少和凝血时间延长,但许多肝病患者实际上处于稳态平衡,其凝血功能是正常的,甚至可能是增强的[375]。这些观察结果推动了一些研究,以观察TEG用于预测食管静脉曲张再出血风险[376]、LT期间大量输注血制品的需求[377],以及移植后的住院时间和发生移植物功能障碍的风险[378]。

TEG在临床实践中的应用也在逐渐推行中,用于指导肝硬化和凝血疾病患者在侵入性操作中对血液制品的需求。一项随机对照试验比较了两种干预方法,一种为给予新鲜冰冻血浆(FFP)和/或血小板使INR小于1.8、血小板计数高于50×10^9/l的标准方法;另一种是以TEG作为指导的方法。在TEG指导法中,当凝块形成的反应时间("R时间")大于40分钟时(反映了凝血因子缺乏导致凝血酶生成减少),才给予剂量为10mL/kg理想体重的FFP;当血凝块的最大振幅或强度降低时(反映了血小板功能受损),给予血小板。结果显示，TEG 指导组患者的血制品用量明显减少，但术后事件的发生率无差异[379]。然而，TEG 在检测凝血方面也有局限性，因为它未考虑内皮来源的凝血成分，包括 vWf 及其裂解蛋白 ADAMTS13。然而，TEG 似乎还是大大完善了对肝硬化患者凝血功能的评估，并有可能取代传统策略用于优化侵入性操作前的凝血功能。

（张莉　译，鲁晓岚　贾继东　校）

参考文献

第 95 章　急性肝衰竭

John O'Grady, William Bernal 著

章节目录

急性肝衰竭(ALF)的特点是肝脏受到突然损伤并造成毁灭性后果,通常先前肝脏没有疾病。凝血异常和肝性脑病是反映肝损伤严重程度的两个最重要的特征,两者都是做出 ALF 的临床诊断所必需的。仅显著的凝血异常而没有明确的肝性脑病被描述为"急性肝损伤"[1,2]。ALF 有一系列亚型以反映其临床表现和预后的差异[3,4]。ALF 的病因可能是药物诱导、病毒、免疫、缺血、中毒或不明原因。绝大多数患者没有先前存在肝病的证据,但这一要求有 2 个例外:①既往有无症状性肝硬化背景的年轻 Wilson 病患者有急性表现;②自发或由于免疫抑制或化疗引起乙型肝炎病毒(HBV)感染的再激活。

ALF 在西方国家是一种罕见的疾病,每年每百万人口中的发生少于 6 例。对于每个已识别的病因发生 ALF 的风险也很低。如甲型或乙型病毒性肝炎患者的 ALF 发生风险少于 1%,对乙酰氨基酚过量者约 0.2%。ALF 是最严峻的医疗紧急情况,因为它可能在几天或几周内导致多器官衰竭,并几乎累及身体所有系统。肝性脑病可能并发脑水肿和颅内高压,并与高死亡率相关。ALF 的剧烈和严重程度需要快速的多学科方法处理,随着时间的推移总的生存率进行性改善,超过 70%[5,6]。早期识别、改进重症监护方案、紧急肝移植(liLT)都有助于显著改善预后。但迄今为止,肝脏支持设施尚未证实有益。

一、定义

急性肝衰竭是一个总括术语,已取代了先前的描述,包括暴发性肝衰竭、亚急性重型肝炎和迟发性肝衰竭。临床相应背景下出现肝性脑病仍然是诊断 ALF 的最重要的要素。使用的定义包括:出现症状或黄疸和进展到肝性脑病的时间间隔为 8 周~6 个月。一种基于临床模式和预后的分类方法根据发生黄疸和肝性脑病之间的时间间隔将 ALF 分为 3 组:超急性肝衰竭(最多 7 天)、急性肝衰竭(8~28 天),以及亚急性肝衰竭(4~24 周)[3]。超急性肝衰竭的患者更可能发生脑水肿,但也更有可能在没有进行肝移植的情况下恢复。在疾病谱的另一端,亚急性肝衰竭患者的凝血异常较轻,脑水肿倾向更低,但仅医疗处理的结果较差。尽管观察到脑水肿的发生频率与结局的改善与肝移植无关,但是此分类的使用仍延续。在美国,ALF 的原始定义(发病后 8 周内出现肝性脑病和凝血异常)仍然被广泛使用,尤其是在肝移植的选择标准中[7]。

21 世纪 10 年代,"慢加急性肝衰竭"的病名得到广泛使用,但在定义上没有达成共识(见第 74 章)[8]。一个实际的定义是肝衰竭由一种会导致 ALF 的损伤触发,但发生在已经有肝病的患者,也包括那些与肝硬化相关的损伤(如门静脉高压性出血、脓毒症)。

二、病因和流行病学

ALF 的病因模式表现出地理差异,在某些地区,潜在的病因自 20 世纪 90 年代以来发生了显著变化[1]。一致的发现是有一个相当大的患者队列尽管进行了详尽的搜索仍无法确定 ALF 具体原因(表 95.1)。该特定的群体被不同地定义为血清阴性肝炎、非甲-戊型肝炎、病因不明的肝炎。在某些地理区域这一组代表了单一最大的 ALF 患者队列(高达 32% 的病例)。其中又以中年女性和亚急性疾病模式多见。在美国,基于对乙酰氨基酚加合物的检测这些病例的一部分被认为与对乙酰氨基酚有关,但在其他地方尚未重现这一发现[9]。未识别的毒素或自身免疫过程是其他假设的潜在机制,但迄今为

止,在这种情况下还没有发现新型嗜肝病毒[10]。主要发现的导致 ALF 的病毒是甲型肝炎病毒(HAV)、乙型肝炎病毒(HBV)、丁型肝炎病毒(HDV)和戊型肝炎病毒(HEV)。这些病毒感染引起 ALF 发生的风险据估计占住院人数的 0.1% ~ 4%[11]。在发达国家,HAV 和 HBV 相关 ALF 的发病率可能会由于疫苗接种计划和一系列有效的抗乙肝病毒药物治疗而随着时间的推移逐渐下降。然而,有证据表明乙型肝炎病毒携带者因化疗或使用免疫抑制剂后病毒复制再激活而导致的 ALF 的发生率增加(见第 79 章)。戊型肝炎在亚洲和非洲部分地区很常见,是西方国家罕见但公认的病因,有观察到与猪传播有关(见第 82 章)[12,13]。暴露于 HCV 似乎很低,尽管已有充分证据的病例报告。

表 95.1　各国 ALF 的病因*

原因	英国	美国	法国	印度	日本	西班牙
对乙酰氨基酚	54	46	2	—	—	2
不确定	17	14	18	24	45	32
药物反应	7	12	15	5	—	17
甲型肝炎病毒或乙型肝炎病毒	14	10	49	33	55	37
戊型肝炎病毒(HEV)	—	—	—	38	—	—
其他	8	18	16	—	—	12

*每个国家总病例的百分比。

ALF 的 3 种模式与药物有关:剂量相关性、特异质性和超敏反应。最经典的一种引起剂量依赖相关毒性的药物的例子是对乙酰氨基酚(或扑热息痛,在美国以外被广泛引用),摄入量是 ALF 风险的决定因素之一。特异质性反应通常可参照药物诱导的肝损伤(DILI)。在一项对 300 例 DILI 患者的前瞻性研究中,涉及了 100 多种不同的药物;其中 46% 是由于抗生素,15% 是由于中枢神经系统药物所致(见第 88 章)[14]。氟烷肝炎常见于 20 世纪 70 年代和 80 年代,现在主要是历史性回顾意义,是高敏反应的一个例子,首次接触风险可忽略不计,但再次给药 ALF 发生风险会上升(见第 89 章)。

(一) 药物

1. 对乙酰氨基酚

对乙酰氨基酚是一种部分剂量依赖性肝毒素,剂量超过 48g 时死亡率最高。已知抗癫痫治疗、频繁饮酒和营养不良是增加对乙酰氨基酚毒性的敏感性的因素。对乙酰氨基酚也是其他器官的直接毒素,尤其是肾脏,可能还有胰腺。N-乙酰半胱氨酸是补充谷胱甘肽的底物,如果在对乙酰氨基酚摄入的 16 小时内开始给药是有效的解毒剂,此时血清对乙酰氨基酚超出时间依赖的肝损伤发生所需浓度。N-乙酰半胱氨酸后期给药也有益于降低肝损伤的严重程度(参见第 88 章)。

对乙酰氨基酚过量是英国和美国 ALF 的最常见原因[1]。在英国通常是出于自杀或自杀意图,但在美国,大多数情况考虑是非故意过度用药所致[15]。此类非故意过量服用("治疗意外")通常会在服药后几天内发生;而故意过量可以不同,ALF 发生可以只在服药后几个小时发生。1998 年,英国颁布了立法,限制对乙酰氨基酚的非处方使用,这导致对乙酰氨基酚相关死亡人数减少 40% 以上[16]。在美国已建立对乙酰氨基酚产品黑框警告和包装标签。

2. 特异质反应

在大多数情况下,DILI 的诊断取决于暴露在候选药物以及 ALF 发生之间存在的时间关系。约 10% 的患者出现嗜酸性粒细胞增多和全身症状的药物过敏反应表现(见第 88 章)[17]。在英国国王学院 医院超过 3 300 例 ALF 患者的系列中,190 例 ALF 与对乙酰氨基酚以外的药物相关;最常见的药物列于表 95.2[1]。氟烷和非处方药物亚甲二氧基-N-甲基苯丙胺(MDMA,"摇头丸")是最常见的两种引起 ALF 的药物,与氟烷有关的 ALF 几乎只见于 1973 年至 1993 年之间;而 MDMA 仅在 1994 年后出现。抗结核治疗、抗生素和抗惊厥药是其他主要引起 ALF 的药物类别,但大样本的混杂药物组反映了有大量可能引起 ALF 的潜在致病药物。在 141 名美国药物诱导 ALF 肝移植受体者中,异烟肼(16%)、丙硫氧嘧啶(9%)、苯妥英钠(7%)和丙戊酸(7%)是最常见的确定的致病药物[18]。药物引起 ALF 发生的风险低,从非甾体抗炎药(NSAIDs)的 0.001% 到异烟肼和利福平联合用药的 1% 不等。补充和替代药物、草药和膳食补充剂也会导致 ALF(见第 89 和 131 章)[19]。药物性 ALF 患者主要为女性,其原因尚不明确[20]。

表 95.2　英国国王学院医院在两个时间段内与 ALF 相关的药物或药物类别*

	1973—1993 年 (*N*=85)	1994—2008 年 (*N*=105)
氟烷	53	2
抗结核药物	11	22
抗惊厥药	4	12
抗生素	3	7
抗肿瘤药物	1	5
抗逆转录病毒药物	0	4
MDMA	0	17
非甾体抗炎药	0	4
联合用药	2	6
混杂的药物	11	26

*每种药物的病例数。

MDMA,亚甲二氧基-N-甲基苯丙胺。

From Bernal W, Hyrylylanen A, Gera A, et al. Lessons from look-back in acute liver failure? A single centre experience of 3300 patients. J Hepatol 2013; 59:74-80.

（二）病毒感染

甲型病毒性肝炎相关的 ALF，主要见于没有经过儿童时期感染获得自然免疫力的人群。患 ALF 的风险与患者感染时的年龄相关[21]。来自美国急性肝衰竭研究组的数据指出，ALF 的发生率由于甲型肝炎疫苗接种率的提高而下降[22]。

HBV 在多种情形下可引起 ALF[11]。典型的发生是在初次感染后因针对病毒的攻击性免疫反应引起，但越来越不常见。有些病例在发病时除乙型肝炎核心抗原的免疫球蛋白 M(HBc IgM)抗体外没有血清学或病毒学证据。类似的情况可能出现在慢性乙型肝炎感染患者。在乙型肝炎 e 抗原(HBeAg)血清转化为抗体(抗 HBe)时发生。另一种 ALF 机制是血清 HBV DNA 高水平的大量病毒复制，可自发或在使用免疫抑制药物(例如，造血干细胞或实体器官移植)或化疗时发生。这种危险可能通过对有风险的患者恰当地预防性使用抗病毒药物而去除(见第 79 章)。丁型病毒性肝炎发病率正在全世界范围内下降但之前与 ALF 的发生相关，是与 HBV 同时感染或重叠感染的结果(见第 81 章)。

急性 HEV 感染在印度和其他热带国家很常见。它是一种水源性传播病毒，流行病学特征与 HAV 相似。HEV 感染可导致孕妇严重的发病率和死亡率，尤其在妊娠晚期。虽然孕妇更有可能发生 ALF，但 HEV 感染者 ALF 的结局与性别、妊娠状态和妊娠阶段无关(见第 82 章)[23]。

ALF 的不常见病毒原因包括单纯疱疹病毒(HSV)-1、-2 和-6 型，水痘带状疱疹病毒、EB 病毒(EBV)、巨细胞病毒(CMV)、细小病毒 B19 和重症急性呼吸道综合征冠状病毒 2 型(SARS-CoV-2)。在这些病因中 HSV 是最重要的考虑因素，因为阿昔洛韦早期干预可能有效，在 50% 的病例中观察到相关的皮肤病变(见第 83 章)。

（三）不常见病因

1. 妊娠相关 ALF

ALF 是一种罕见的妊娠并发症[24]。发生 ALF 的风险在第一次怀孕男性胎儿时最高。已经描述了 3 种不同的妊娠相关综合征：急性妊娠脂肪肝、先兆子痫和 HELLP 综合征，尽管在许多情况下，三者的表现是重叠的。有提示性的实验室发现，包括：在先兆子痫患者中高血清转氨酶水平，妊娠期急性脂肪肝患者有高尿酸水平，HELLP 综合征(溶血、肝转氨酶升高和血小板减少综合征)(见第 40 章)。

2. 血管疾病

肝静脉血栓形成或 Budd-Chiari 综合征，可以 ALF 表现发病。这是 ALF 肝脏增大的少数原因之一。在这种情况下，单独药物治疗预后不佳，最优治疗为肝移植[25]。缺血性肝炎现在被认为是医院环境中急性肝炎的一个相对常见的原因，由全身性低血压和/或右侧肝脏充血心力衰竭的作用引起[26]。住院患者血清转氨酶显著升高的一个常见原因是缺血性肝炎，虽然很少进展为 ALF，但可能因有潜在的心脏或其他病因而与高死亡率相关(见第 85 章)。

3. 高热

急性肝损伤可发生在体温过高的情况下，这可能是由药物反应引起的，通常与脱水的后果同时发生，最常见的致病因素之一是娱乐性药物摇头丸(参见第 89 章)。在炎热环境中过度的体力消耗也会引发 ALF，这与其他器官，尤其是肌肉损伤的证据，以及横纹肌溶解症的证据有关。

4. 自身免疫性肝炎

ALF 可以是典型的自身免疫性肝炎的表现，伴自身抗体呈强阳性和血清 IgG 水平升高。这种情况下可以推测自身免疫性疾病是 ALF 的真正潜在病因。低滴度的自身抗体伴有不太明显的 IgG 水平增加，常见于亚急性型 ALF，并不能可靠地表明自身免疫的病因(见第 90 章)。

5. 肝豆状核变性（Wilson 病）

Wilson 病的急性表现通常发生在 20 多岁，占病例的 25%。诊断通常由相关溶血引起的非结合性高胆红素血症所提示。腹水是早期肝硬化的临床特征。患者通常存在 Kayser-Fleischer 环(K-F 环)。在既往接受过治疗的患者中，观察到相似的临床表现，这些患者已停止螯合治疗多年。血清碱性磷酸酶与总胆红素的比值低于 4，以及 AST 与 ALT 的比值高于 2.2，可准确区分 Wilson 病和其他原因引起的 ALF(见第 76 章)。

6. 蘑菇中毒

毒鹅膏蕈中毒最常见于中欧、南非和美国西海岸。严重腹泻和呕吐是典型的早期症状，在摄入毒蘑菇后数小时内发生，4~5 天后出现肝衰竭(见第 89 章)。

三、诊断

ALF 的诊断是临床诊断，是基于急性肝损伤和凝血障碍患者的脑病表现。脑病通常是明显的，从意识模糊到昏迷，然而，亚急性肝衰竭患者可能需要进行心理测试，以检测精神状态的微小变化。但继发于低血糖或尿毒症的精神功能改变，偶尔可能被误判为肝性脑病。

标准的初始实验室检查包括全血细胞计数、凝血试验、肝脏生化试验、血清电解质和肾功能检查、血糖、血清淀粉酶和动脉 p 或血清乳酸测试。这些检查可对肝损伤的严重性进行初步评估，并有助于指导治疗，而系列数据有助于评估预后。为确定病因，初步检查应包括筛查常见病毒因素和自身抗体(表 95.3)。

表 95.3　ALF 病因的诊断试验

病因	诊断试验
所有病例的检查项目	
HAV	HAV-IgM 抗体
HBV	HBsAg，HBc-IgM，HBV DNA
HEV	HEV-IgM 抗体
对乙酰氨基酚	血药浓度
自身免疫性肝炎	自身抗体*、血清 Ig 水平
对疑似病因的检查项目	
异质性药物反应	嗜酸性粒细胞计数、肝组织学
妊娠期急性脂肪肝	超声、血清尿酸水平、肝组织学
HELLP 综合征	血小板计数

表 95.3　ALF 病因的诊断试验(续)

病因	诊断试验
先兆子痫或子痫	血清转氨酶水平
Wilson 病	尿铜、血清铜蓝蛋白水平、血清碱性磷酸酶/胆红素比值、血清 AST/ALT 比值 裂隙灯检查 K-F 环
Budd-Chiari 综合征	肝静脉成像
肝脏恶性肿瘤	肝脏影像学、肝组织学
缺血性肝炎	血清转氨酶水平

*ANA,抗平滑肌抗体;可能是肝肾微粒体 1 型抗体。
抗 HBc,乙型肝炎核心抗原抗体;HBsAg,乙型肝炎表面抗原;Ig,免疫球蛋白。

常规使用超声和 CT 或 MRI 对肝脏成像,通常很少提供特异性信息。肝脏体积可能因 ALF 的病因而异,很少有门静脉高压证据,然而,门静脉高压可见于亚急性肝衰竭,在这种情况下,评估肝脏体积有助于判断预后(见下文)[27]。除 Budd-Chiari 综合征外,肝脏肿大在 ALF 并不常见,应考虑潜在恶性肿瘤浸润或酒精相关性肝炎诊断[27]。肝脏成像可为妊娠相关 ALF 提供信息,如可显示妊娠急性脂肪肝或先兆子痫的脂肪浸润或异常组织灌注特点。肝活检在 ALF 诊断和治疗中的作用有限。融合性坏死和实质塌陷的特征性表现是非特异性的,在亚急性肝衰竭中,从再生区取样可能没有帮助,因为表面上健康的肝组织并不能提示存活的可能性(图 95.1 和图 95.2)。因此,ALF 患者不常规进行肝活检检查。肝活检结果可能支持特异性诊断,如自身免疫性肝炎(特征性炎症)、丙戊酸毒性(小泡性脂肪变性)、Wilson 病(肝硬化、可能的界面性肝炎、肝细胞气球样变性,脂肪变性),妊娠期相关综合征(妊娠急性脂肪肝的脂肪浸润特征或继发于先兆子痫或子痫的纤维蛋白微血栓和坏死),和 Budd-Chiari 综合征(静脉充血,肝血窦扩张)。肝活检的最大适应证是排除肝肿大患者的恶性浸润或酒精相关性肝炎,特别是考虑肝移植时(见下文)。

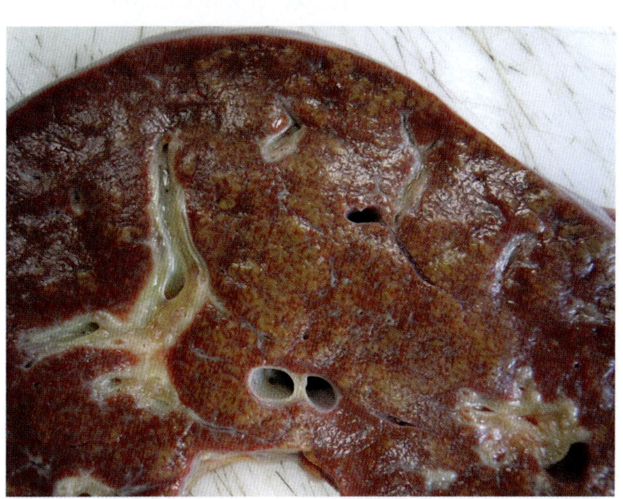

图 95.1　亚急性肝衰竭患者肝移植时切除的肝脏-切面。与较深的坏死区域相比,再生区域颜色较浅,且为淡黄色。(Image courtesy Dr. Yoh Zen, London, UK.)

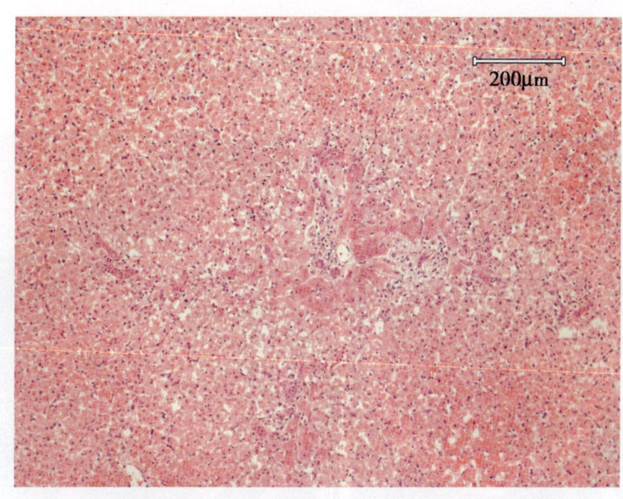

图 95.2　对乙酰氨基酚相关 ALF 的组织病理学。该标本来自肝移植切除的肝脏。融合性凝固性坏死累及整个肝小叶,图中央显示了一个小的汇管区,并保留汇管区周围肝细胞的薄层边缘(H&E,×100)。(Image courtesy Dr. Alberto Quaglia, London, UK.)

四、临床特征

ALF 可引发灾难性的多器官衰竭。黄疸是一种预期的发现,但在超急性肝衰竭的患者中可能不显著,尤其是对乙酰氨基酚相关肝损伤。提示肝衰竭发生的其他典型症状有肝臭和震颤,是继发于慢性肝病的肝性脑病的标志性表现;很少见于亚急性肝衰竭患者。腹水是肝豆状核变性(Wilson 病)和布-加(Budd-Chiari)综合征患者的表现,并见于许多亚急性肝衰竭患者,无论潜在病因是什么。

(一) 肝性脑病

肝性脑病是诊断 ALF 所必需的。典型地分为 1~4 级。1 级或 2 级肝性脑病患者表现出不同程度的嗜睡或定向障碍,但可以被唤醒,并对言语刺激做出适当反应。进展到 3 级肝性脑病时,在患者变为只能对简单的指令有反应的意识障碍之前,通常有一段躁动的时期。4 级脑病时患者深度昏迷,仅对疼痛刺激最为敏感。在对乙酰氨基酚诱导的 ALF 患者显示肝损伤与肝性脑病发生之间最短的时间是 3 至 4 天。对于其他病因,发病时间点和肝性脑病的进展率是不同的,并构成用于前面讨论的 ALF 的亚型分类的基础。

(二) 颅内高压与脑水肿

脑水肿是 ALF 的标志性并发症、主要死亡原因,并是影响肝移植成功的要素。早期临床研究表明达 80% 的发生 3 或 4 级肝性脑病的患者出现脑水肿,但未发现在疾病谱上风险一致,从超急性肝衰竭患者的 70%、急性肝衰竭的 55%、亚急性肝衰竭患者仅占 15% 不等[3]。来自英国国王学院医院的一个急性肝损伤和 ALF 大型单中心回顾性研究证实颅内高压的发病率大幅减少,1984—1988 年为 76%,2004—2008 年仅为 20%[5]。类似的发病率的下降也在日本的一个大型系列中注意到[28]。

脑水肿的临床特征包括全身性高血压、去大脑僵直、换气过度、瞳孔反射异常，最终损害脑干反射和功能。很少观察到视乳头水肿。医疗管理的结果通常是完全康复或死亡，尽管有报道少数存活患者遗留神经功能缺损（图 95.3）。

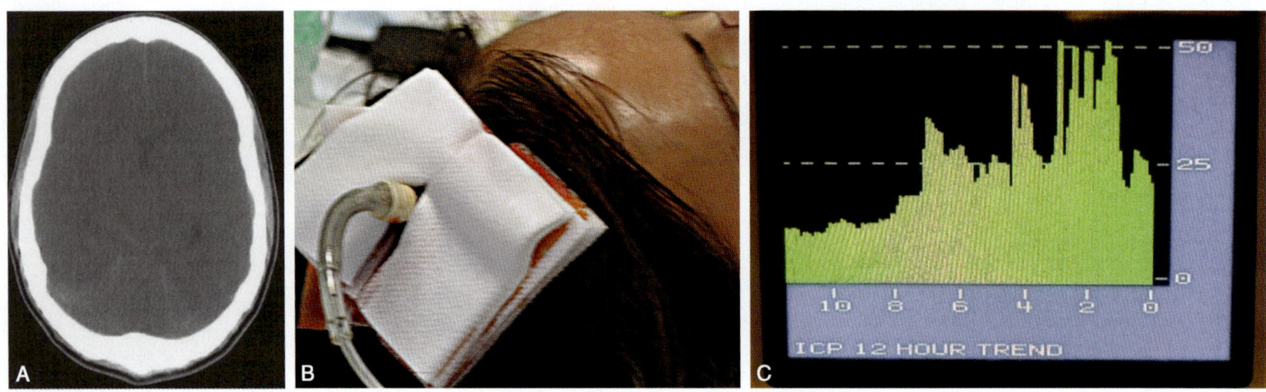

图 95.3　ALF 患者的神经系统检测。A，脑部 CT 显示严重肿胀。B，颅内压（ICP）原位监测仪。C，压力描记图显示 ICP 升高（mmHg）。（Image courtesy Dr. William Bernal，London，UK.）

（三）血流动力学改变和循环衰竭

ALF 的血流动力学变化与观察到的全身炎症反应综合征（SIRS）或脓毒症相似[18]。初始表现为高动力循环，心输出量增加，全身外周血管阻力下降，由于疾病进展心输出量下降或无法维持足够的平均动脉压导致循环衰竭。这是一个引起 ALF 死亡和肝移植失败的共同原因。发生心律失常可能是由于明确的促发事件，如低钾血症或高钾血症、酸中毒、缺氧或潜在心脏病诱发病毒性肝炎等渗性脱水所致。肾上腺功能不全也常使 ALF 的病程复杂化。

（四）感染

与没有肝病的类似疾病患者相比，存在 ALF 患者极易感染，发生感染的风险是前者的两倍。感染是导致死亡的常见原因，独立或是循环和多系统衰竭的组成部分。在感染反应谱中存在免疫抑制的表现，包括多形核白细胞（中性粒细胞）功能缺陷，2 级或更严重的肝性脑病患者中已证明 80% 有细菌感染，32% 的病例有真菌感染，最近的研究已经证实感染仍然很常见，并且导致死亡率增加[29,30]。

真菌感染尤其难以诊断。细菌性和真菌性脓毒症的危险因素包括共存的肾衰竭、胆汁淤积、免疫抑制治疗和肝移植。

（五）急性肾损伤

急性肾损伤（AKI）在 ALF 患者中很常见，可能发生在 40%～80% 的病例中，并与死亡率增加相关[31]。对乙酰氨基酚相关 ALF 与其他药物引起的 ALF 之间存在差异。过量服用对乙酰氨基酚后的 AKI 可能是早期发生的直接肾毒性的结果，与肝损伤同时发生。早期的肾功能障碍也可见于 Wilson 病、毒蘑菇中毒和妊娠相关综合征。一般引起 AKI 的风险因素是低血压、感染和出现 SIRS。ALF 时尿素合成受损，血清肌酐水平是监测肾功能的首选指标。

（六）血液学异常

大部分凝血因子（除由内皮细胞产生的Ⅷ因子以外的所有凝血因子）以及一些凝血和纤溶抑制剂（见第 94 章）由肝脏产生。由于半衰期短（以小时测量），循环纤维蛋白原、凝血酶原和Ⅴ、Ⅶ、Ⅸ和Ⅹ因子水平在急性肝损伤后迅速下降。凝血的实验室参数如凝血酶原时间和 INR 及单个因子（如因子Ⅴ）的水平被广泛用作肝损伤严重程度的指标。除了肝脏合成凝血因子减少，有证据表明周围消耗增加。偶尔会观察到明显的 DIC，尤其是妊娠相关综合征。

抗凝蛋白（如蛋白 C 和 S）的合成，与抗凝血酶一样也会减少，并经常与凝血因子的水平保持生理平衡。这一发现可能解释临床观察到的虽然有严重的实验室凝血指标异常但很少有临床出血的证据。事实上，出血的风险与血小板计数的关系更为密切，ALF 中有血小板功能的定量和定性缺陷。在高达 70% 的患者中可见血小板计数低于 100 000/mm^3，且血小板聚集作用受损。有证据表明血小板黏附性增加可能是由于循环血管性血友病因子水平增加所致。

Coombs 阴性溶血性贫血是 Wilson 病的特征，Coombs 阳性溶血性贫血可见于与自身免疫性肝炎相关的 ALF。再生障碍性贫血在年轻患者中与血清阴性肝炎相关，并可能与微小病毒 B19 感染有关。在 ALF 中红细胞吞噬作用的发现越来越多而且预后差。

五、治疗管理方法

（一）总体策略

ALF 的存活率已显著提高，超过 70% 患者有望存活。英国国王学院医院（King's College Hospital）1973—2008 年的经验表明医学照护的改善和肝移植独立地提高总生存率，使其从 16.7% 增加到 62.2%，接受肝移植的患者生存率 86%，接受药物治疗者生存率 48%[5]。美国急性肝衰竭研究小组还报告了 1998 年至 2013 年间生存率的改善，包括进行肝移植和没有肝移植的患者[6]。时间至关重要，重要的获益来自早期识别 ALF，及时有效地开启治疗，以及尽早转移到具有监护机构的专家中心，处理并发症（见下文），并在适当情况下考虑紧急肝移植。

（二）一般措施

在非专业环境中，初始的优先事项是对肝性脑病患者的充分液体复苏和气道保护。大量证据支持对乙酰氨基酚相关急性肝损伤患者快速适当液体复苏的重要性。代谢性酸中毒是严重毒性损伤的指标，与预后不良有关[33,34]。然而，当酸中毒对早期液体复苏有反应时，生存前景将显著改善[33]。

N-乙酰半胱氨酸治疗对乙酰氨基酚过量已得到充分证实，并且在摄入对乙酰氨基酚后 15 小时内给药，可有效预防肝损伤。N-乙酰半胱氨酸适用于当血液中药物水平超过摄入后血液水平-时间图中 2 条曲线的阈值时：一条曲线用于标准患者[美国的阈值略低（见图 1,88.2)，高于英国]，另一项针对有肝毒性增加风险因素的患者，如正在使用酶诱导剂（如抗癫痫治疗）、经常酗酒或营养不良的患者。在英国，已确定 N-乙酰半胱氨酸在对乙酰氨基酚诱导的急性肝损伤中的扩展作用，但在美国进行的一项在 173 例非对乙酰氨基酚引起的 ALF 患者中，进行的 N-乙酰半胱氨酸双盲、随机对照试验显示，总生存期无差异（70% vs 66%）[35]，然而，随机化时，1～2 级肝性脑病患者的无移植生存期显著延长（见第 88 章）。

对 HBV 有效的抗病毒药物（如恩替卡韦）明确适用于 HBV 感染再激活的患者和高水平的病毒血症患者，可能对急性 HBV 感染和 ALF 患者有益，即使预期可从血清中自发快速清除病毒（见第 79 章）[36]。青霉素和水飞蓟素可能对鹅膏蕈中毒的患者有益，特别是在摄入毒蘑菇后立即给药时（见第 89 章）。当 Wilson 病患者发生肝性脑病时，D-青霉胺无效，但在没有肝性脑病的急性表现患者中应考虑使用（见第 76 章）。同样，在自身免疫性肝炎中，糖皮质激素治疗很少能挽救已确诊的 ALF 患者，并可能通过诱发感染使过程复杂化（见第 90 章）[37]。

六、预后

了解 ALF 患者的预后对于提供最佳处理方案至关重要，特别是需要将患者转移到肝移植中心并决定可能需要的肝移植。3 个重要的预后决定因素几乎在发病时立即可见，即 ALF 的潜在病因、患者年龄、脑病的分期。另一个预后不良的早期指标为肝性脑病发生前黄疸史超过 7 天；大多数“自发”存活者都有超急性 ALF 的分类。随着疾病的进展器官衰竭的模式和严重程度也有助于洞察预后，预测也得到相对较少的实验室检查支持。各种元素已被整合组成预测模型。

1989 年出版的英国国王学院医院标准是最早的预测模型之一[34]。不同的对乙酰氨基酚诱导和非对乙酰氨基酚诱导 ALF 预测模型见框 95.1。这些标准已经过 meta 分析报道，总体对非对乙酰氨基酚引起 ALF 的特异性为 82%，而对乙酰氨基酚相关 ALF 的特异性为 95%[38,39]。含 1 105 例非对乙酰氨基酚病因 ALF 的 18 项研究中分析在晚期肝性脑病患者检测的特异性为 93%，随疾病进展重复应用于个体患者时，这个标准的特异性为 88%[38]。对乙酰氨基酚相关的含 1 960 名患者的 14 项研究的 meta 分析提示特异性高而相对敏感度较低（58%）[39]，部分因为这一模型的非动态应用。1995 年之前，非对乙酰氨基酚 ALF 的敏感性为 85%，但 2005 年后下降到 58%，在未提供肝移植的中心最低[38]。发病和开始复苏后血清乳酸水平可预测对乙酰氨基酚相关 ALF 的存活率，但在前面描述的 meta 分析已证明对标准没有补充[33,39]。

框 95.1 英国国王学院医院提示 ALF 预后不良的指标

对乙酰氨基酚病例

服药 24 小时后动脉 pH<7.25*

所有以下内容：

- 凝血酶原时间>100 秒或 INR>6.5
- 血清肌酐水平>3.4mg/dL(300μmol/L)或无尿
- 3～4 级肝性脑病

非对乙酰氨基酚病例

凝血酶原时间>100 秒或 INR>6.7

以下任意 3 项：

- 不良病因（血清阴性肝炎或药物反应）
- 年龄<10 岁或>40 岁
- 急性或亚急性类别（黄疸持续时间>7 天）
- 血清胆红素水平>17.5mg/dL(300μmol/L)
- 凝血酶原时间>50 秒或 INR>3.5

*后续修订：在充分液体复苏后，动脉 pH<7.25 或血清乳酸>3.0mmol/L

Clichy 标准是另一组在法国持续应用的有效决定预后的参数[40]。这些标准基于 V 因子水平，对 30 岁以下患者的阈值低于 20%，年龄较大的患者不到 30%。这些标准适用于发生过 2 级肝性脑病，但似乎对对乙酰氨基酚相关 ALF 患者的预测效果有限[41]。

MELD 评分已验证可用于慢性肝病患者的预后判断，并随后应用于 ALF 患者（第 97 章）[42]。MELD 评分的组成（胆红素、INR、血清肌酐）是公认的疾病严重程度参数，在未经修改的表中，MELD 评分可能显示出作为非对乙酰氨基酚病因患者的预测评分的作用[42]。MELD 组分已被纳入其他预测模型中。在印度开发的混合模型结合了预后的经典指标（年龄>50 岁、黄疸至肝性脑病时间>7 天、凝血酶原时间>35 秒和血清肌酐水平>1.5mg/dL)，与不良预后相关的临床并发症（晚期肝性脑病和脑水肿）[43]。德国的一项研究结合了血清胆红素、血清乳酸和病因[44]。一个称为急性肝衰竭研究组指数结合了 3 类变量：临床（昏迷等级）、实验室（INR、血清胆红素、血磷）和凋亡标志物（M30）[45]。这个模型与英国国王学院医院标准和 MELD 评分比较，敏感性较高（为 86%），但特异性相对较低为 65%。最近，美国一研究小组提出预测所有 ALF 病因生存率的替代模型，基于入院时的标准临床变量，包括昏迷程度、病因、对血管加压药的需求，以及入院时的血清胆红素和 INR 值[46]。虽然暂时还没有经外部验证，该模型正确预测了 66% 的病例的结局。APACHE Ⅱ 评分和序贯器官衰竭评估指数与结局密切相关，可能相比英国国王学院的标准和 MELD 分数是对对乙酰氨基酚相关 ALF 患者更好的预测因子[47,48]。许多疾病特异性预测模型（毒蕈中毒以及妊娠患者）也有描述[49,50]。

影像学和组织学检查对预后的影响相对有限。评估存活肝细胞的体积可能有预测价值，临界质量为25%～40%提示预后良好。这种方法在超急性肝衰竭中最可靠，组织学变化是均匀的，活的肝细胞可能躲过了急性肝损伤，从而形成了临床恢复的基础。然而，在进展较慢的综合征中，出现一个类似地图样的模式，再生的区域夹杂着塌陷的区域。从再生区域取样可能提示肝脏正在恢复，但实际上存活的前景很差。肝脏体积的评估对于亚急性型ALF患者很有价值，特别是当肝性脑病的程度和凝血异常的严重程度不是特别明显时[27]。

七、肝移植

肝移植(LT)是ALF存活率提高的主要原因之一，从20世纪70年代的20%以下提高到21世纪初的70%以上(另见第97章)[51-53]。来自移植受者科学登记处和欧洲肝移植登记处的数据表明，大约8%的总体器官利用发生在ALF患者中[53,54]。英国国王学院医院对1973—2008年间收治的2 095例患者的经验显示，19%的ALF和2级或以上肝性脑病患者接受了肝移植。最近一段时间内，非对乙酰氨基酚病例的肝移植率增加到53%，对乙酰氨基酚病例的肝移植率增加到35%[5]。肝移植的应用因ALF的病因而异，在美国，对乙酰氨基酚相关ALF患者的LT应用明显较低，仅为8%，而其他病因的LT应用约为40%。

采用两种基本方法选择ALF患者进行肝移植。第一种是使用预后不良的指标(见前文)来决定哪些患者进入等待名单，然而，使用这些预后模型产生了临床紧张关系，反映了模型在敏感度和特异性方面的相对优势和劣势。这种方法依赖于对个体患者将从肝移植中获益的高度信心，以证明有限资源的使用是合理的。未能列出因该模型缺乏敏感性而随后死亡的肝移植患者，意味着该患者错过了机会。第二种方法是列出所有符合条件的患者，并在获得合适的供体器官时做出移植的决定。这种方法有利于个体患者，但存在不必要的移植以及稀缺器官转移的风险，这些器官本可以更好地用于其他患者。与对乙酰氨基酚相关的ALF，“不必要的移植”的可能性是显著和最大的，正如法国的经验所说的那样，其中近一半最初等待肝移植的患者，在其自身肝功能恢复后存活出院而不需进行肝移植[41]。

供体器官分配系统优先考虑ALF患者，使大多数等待列表上的患者在48～72小时内接受移植。在欧洲，平均捐献者的年龄为41岁，几乎全部来自脑死亡的捐赠者[53]。

大约70%的器官ABO血型与受体相同，大约5%是不相容的[53]。等待时间影响ABO不匹配移植物、脂肪变性肝脏、来自非心跳死亡供体的肝脏和其他次优潜在移植物的使用策略(见第97章)。在欧洲从1994年到1998年，辅助移植达到顶峰，占肝移植的4%，此后，这一数字下降到2%[53]。辅助肝移植旨在作为无移植生存期的桥梁，通常在手术后3年内。结果与原位移植的结果相当，约70%的患者在自体肝脏恢复了足够的功能后，使移植物功能逐渐退化。活体肝移植在亚洲得到了广泛的认可，在亚洲死亡供体捐赠有限，但在欧洲，只有不到1%的移植发生在活体捐赠之后。

等待名单上的死亡率在19%～28%，与对乙酰氨基酚相关的ALF死亡率最高[41,55]。在这些患者中，一些患者从未分配到合适的器官，而在其他患者中，当出现移植机会时，因为患者病情已严重恶化到无法从肝移植中获益的程度，从而决定不进行肝移植。支持后一种决定的证据有限，但对这一问题的深入了解来自两项研究——一项是采用美国器官资源共享网络(UNOS)数据库对1 457名患者进行的分析和一项对英国国王学院医院列出的310名患者进行的分析[56,57]。这些研究确定了与预后相关的5个临床因素：分别为BMI高于30、血清肌酐水平高于2mg/dL、受体年龄大于45～50岁、需要正性肌力药物支持和使用生命支持。这些个体参数在临床上不适用于识别病情过重而无法从肝移植中获益的患者，但在分组后表现更好。在美国的研究中，当一个都不存在时，存活率为81%，而当存在四个时存活率仅为42%[56]。

因此，不进行肝移植的决定通常是基于临床并发症。有脑干损伤的客观证据，瞳孔固定且完全散大的患者不进行肝移植，但在其他脑水肿患者中，脑灌注或颅内压增高没有自动从移植中排除患者的评估阈值。关于感染，务实的方法是不禁忌经过48小时适当抗生素治疗的感染患者进行移植。然而，已确认系统性真菌感染应该是肝移植禁忌证。对正性肌力药物的要求是疾病严重程度的替代标记，剂量和剂量动态递增会影响继续移植的决定。解释这些移植的潜在禁忌证随着患者年龄的变化而改变，因为年龄较轻的患者更有可塑性，更有可能在手术后恢复。

2004—2009年，欧洲ALF肝移植后患者的1年总体存活率为79%，移植物存活率为73%[53]。在美国，使用死亡供体患者的1年存活率与之相似(78.6%)，但使用活体供体的患者1年存活率在数值上更高(87%)[54]。1年后，存活率的下降远没有其他接受肝移植的患者队列明显，可能是因为ALF患者较年轻，影响移植物功能的复发性疾病风险低得多。在对欧洲肝移植登记数据的总体分析中，基础疾病的病因与结局不相关。但与因非对乙酰氨基酚相关ALF而接受肝移植的患者相比，对乙酰氨基酚相关ALF患者在肝移植后的死亡风险高24%[53]。无明确原因的血清阴性肝炎或ALF患者，与原发性移植物无功能或早期移植物功能障碍的风险较高相关。对乙酰氨基酚相关ALF的肝移植存活者比较死亡者早约2天接受移植物(药物摄入后第4天 vs 第6天)。

八、并发症的治疗

(一) 神经系统并发症

肝性脑病一直是ALF的临床特征，但在大多数患者很少有针对性的治疗。主要的例外是亚急性肝衰竭患者，是可能从标准治疗中受益的慢性肝病患者，包括乳果糖和不吸收性口服抗生素治疗。实验性方法有支链氨基酸、苯二氮䓬拮抗剂氟马西尼和体外肝脏支持设备(见后文)，还没有带来生存获益的证据，也还没有广泛使用。因此，肝性脑病的治疗基本上是处理潜在的肝脏疾病。随着肝性脑病的进展，患者的气道保护很重要，一旦发生3级及以上肝性脑病是气管插管和机械通气的适应证。这时，需要足够的镇痛和镇静，而异丙酚、芬太尼被认为是一种合适的组合[58]。此外，异丙酚可降低癫痫发作的风险，在这些患者中经常无法识别。在这时应给予减少脑水肿风险的其他措施包括控制循环血氨浓度和发热的处理[58]。护理操作包括最小化触觉刺激和运动，将头部抬高至 20°～30°，避免旋转颈部。

可接受治疗的主要神经系统并发症是脑水肿。甘露醇一直是治疗颅内压升高的主要药物，但现在高渗盐水被认为是一种替代的一线治疗方法。这些解决方案部分通过增加血清渗透压和减少脑星形胶质细胞水肿发挥作用。然而，对甘露醇的快速反应，通过改善大脑血液流动发挥作用。建议快速提供 0.25～0.5mg/kg 的冲击量以获得最大利尿效果，无尿患者通过血液过滤控制液体去除速度。根据临床复发模式决定这一处理过程的重复直到血清渗透压超过 320mOsm[58]。高渗盐水的优势在于甘露醇也会增加血压。在一项随机对照试验中输注高渗盐水诱导高钠血症（血清钠 145～155mmol/L）已经证明降低颅内压对严重脑病患者具有预防作用[59]。用高渗盐水（200mL 2.7%或 20mL 的 30%溶液）冲击治疗，通常可以有效地控制颅内压。

一旦渗透法不再有效控制颅内压，已有二线治疗干预措施的描述。尽管几乎没有证据表明这些干预措施可以独立提高生存率，但可能成为有效通往肝移植的桥梁。过度通气可减少动脉 pCO_2 和控制脑充血，限制颅内压力激增，但可能以减少大脑血供为代价，可能只是用于紧急情况的方法[58]，诱导亚低温（核心体温降低至 32～33℃），在病例系列中表现出良好的前景，但在一项随机对照试验中没有显示优于 36℃ 的处理方法，因此只保留用于难治性颅内高压以及其他治疗方法难治时的治疗[60]。其他更具历史意义的措施包括苯巴比妥（或硫喷妥钠）和静脉使用吲哚美辛[58]。肝切除术偶尔被认为是绝望中的最后行为，因为它可以预测地保证持续 18～24 小时的改善期。这种策略通常是为了争取时间，当潜在供体器官已被确定用于移植[58,61]。

直接监测颅内压存在争议，尚未进行临床试验。在当脑水肿的频率高达 70%、随之而来的死亡率也很高时，早期检测颅内压增高的优势及合理优化治疗干预具有显著意义。随着脑水肿发生率的显著下降，其目前对死亡的影响有限，这个观点也发生改变。颅内出血的风险和缺乏生存率提高的证据进一步反对常规使用直接颅内压监测。21 世纪 10 年代的使用报告提示出血并发症发生率较低，但与生存率的提高无关[62]。在病例精细选择中，其使用重点是基于无创性危险分层的脑水肿易感性证据。临床脑水肿的危险因素包括年轻、超急性表现、需要血管加压素支持及存在持续高水平的动脉血氨[63,64]。当放置颅内压监测器时，监测应持续至肝移植术后 24 小时，如果早期移植物功能受损则需更长时间。

（二）感染

ALF 免疫抑制的主要后果是频繁的细菌和真菌感染常导致进行性多器官衰竭和死亡（见上文）[65]。SIRS 可能是感染的经典临床指标，感染的检测依赖于高度的临床怀疑以及密切的微生物监测。脑病入院时，SIRS 的存在是菌血症的重要预测因素。预防性抗生素的早期临床试验表明，全身性抗生素的应用可将感染细菌培养阳性率降低一半，但代价是增加高耐药微生物的检测[66]。此外，主要的临床结局（包括死亡率和肝移植率）或经济效益（例如，ICU 或住院时间缩短）的显著改善并未伴随感染率的降低，同样，小肠清洁并不能有效改变观察到的感染模式。

预防感染的标准原则适用于 ALF 患者。感染部位和病原与其他危重患者的情况相似，抗生素的选择应反映机构抗生素使用政策而不是患者疾病的原因[58]。预防性使用全身抗真菌治疗尚未接受正式评估，但应考虑在有危险因素（如肝移植前肾衰竭、严重胆汁淤积、既往或同时进行免疫抑制治疗时使用）。这个建议的理由是难以发现全身性真菌性败血症，以及如果诊断为全身真菌感染对其肝移植候选资格的不利影响。对于细菌感染，应采用特定的对危重患者通用的抗真菌疗法。感染的易感性是 ALF 肝移植术后持续存在的另一个并发症，治疗计划应扩展到这一阶段的治疗管理。

（三）血流动力学不稳定与低氧血症

大多数 ALF 患者出现全身血管扩张伴有效中心血容量减少。快速恢复循环容量是处理血流动力学不稳定的关键初始步骤。尽管液体的选择基于患者的生化状态和临床状况。有没有证据建议使用哪一种特定的配方优于其他，但应避免选择右旋糖苷溶液诱发或加重低钠血症、盐溶液引起高氯血症或血清乳酸水平因乳酸林格液治疗升高。对于应用液体后仍持续低血压的患者，可能需要血管加压或正性肌力治疗，并以有创血流动力学监测为指导。去甲肾上腺素是普遍首选的血管收缩药物，根据需要同时输注低剂量加压素加以支持[58]。正性肌力疗法的选择取决于临床状况，尤其是发现有肾上腺功能不全患者。一般来说，因为肾上腺素可加重高乳酸血症不作为首选。一些 ALF 患者可能有一定程度肾上腺功能不全的可能导致血流动力学不稳定。在这些患者中，补充氢化可的松可能会减少血管加压素的需求，但具有免疫抑制的常见风险，并且没有显示出可以提高生存率[58]。

气道保护是插管和启动受控机械通气的适应证。此后，低氧血症和增加氧气需求不常见，但可能继发于肺不张、感染、液体过载、出血或任何这些因素的组合。偶尔可见早期急性呼吸窘迫综合征，尤其是对乙酰氨基酚相关 ALF 患者，并与插管前误吸、SIRS、胰腺炎或脑水肿有关[58,67]。胸腔积液更常见于亚急性肝衰竭患者。腹内压升高的情况常会影响 ALF 患者的肺功能，应予以常规监测（见第 11 章）。

在优化处理肺部并发症、处理和控制颅内高压及脑水肿的方案之间存在许多潜在矛盾。气管内吸引可能引发颅内压激增，但有效的气道冲洗在保护肺部免受感染是首选的，应该在镇静下进行。呼气末正压可能损害脑静脉引流，但实际上有脑水肿风险的严重脑病患者的耐受性良好。

（四）急性肾损伤

ALF 患者发生急性肾损伤（AKI）的初步处理与其他危重患者的 AKI 没有区别，这些患者通常有明显的循环血容量减少（见第 94 章）。在少尿或生化检查有肾功能不全证据的患者提示体液不足需要尽早补充，目标为快速纠正低血压和恢复肾灌注。继发性肾损伤通过有效治疗脓毒症，最大限度地减少肾毒性药物的使用和避免静脉造影剂的成像检查。

特利加压素不适用于超急性 ALF 患者，因为肾损伤的模式是急性肾小管坏死；理论上特利加压素可能对一些亚急性 ALF 肾损伤进展缓慢的患者有效，但尚无数据支持这种方法。合并肝、肾衰竭的代谢复杂性，特别是与高乳酸血症或高氨血症有关的情况，提示应考虑采用肾脏替代治疗进行早期干预。连续性的肾脏替代治疗优于间歇性血液透析，因为连续性肾脏替代治疗的血流动力学不稳定性较低，加重潜在性或既定脑水肿的风险较低，此外，高滤过率可有效控制循环中的氨水平[68,69]。肝移植后，已确诊的肾衰竭通常持续存在，非对乙酰氨基酚诱导的 ALF 患者的恢复，一般早于对乙酰氨基酚诱导的 ALF 患者。

ALF 的凝血异常通常不能为体外循环提供足够的临床抗凝，用于肾脏替代治疗的最佳抗凝药物有争议。支持特定方法的数据很少，各中心的做法也不尽相同。前列环素似乎耐受性很好，一些中心报告成功局部使用柠檬酸盐抗凝，但要求密切监测总游离血钙水平，因为严重肝功能不全可能会影响柠檬酸盐的代谢。肝素抗凝通常用于更多无血小板减少且病情稳定的患者，并需要密切监测活化部分凝血活酶时间比率[58]。

(五) 凝血功能障碍

常规预防性补充凝血因子似乎是直观的，但并不适用[58]。尽管凝血实验室检查通常异常，但功能检查可能非常正常，甚至提示血栓发生的倾向，自发出血在 ALF 患者实际上并不常见[32]。通常会出现平衡的、不稳定的自稳现象，这是由于肝脏合成的促凝因子和抗凝因子均平衡减少所致(见第 94 章)[70]。

使用新鲜冷冻血浆的早期对照试验未能显示成功提高生存率，并认为对少数消耗性凝血异常患者有害。使用新鲜冷冻血浆会干扰采用凝血异常评估预后和监测疾病的进展，并导致液体超载的风险。

预防性凝血支持更常用于预测主要的侵入性手术(如颅内植入压力监测器)或肝移植。凝血因子支持可能也适用于出血的患者，主要是旨在纠正血小板减少或低纤维蛋白原血症。有人建议，细节管理可以辅助功能性凝血测试，如血栓弹性成像，但这种方法尚未得到充分评估(见第 94 章)。关于重组蛋白Ⅶa 因子在 ALF 中的应用数据有限，因其使用并不常见，并可能与增加血栓形成风险相关[58]。

(六) 代谢紊乱

低血糖在 ALF 患者中很常见，可能会被误诊为发生晚期肝性脑病。低血糖的症状和体征通常被掩盖，需要常规进行血液葡萄糖监测，同时根据需要服用葡萄糖。30% 的对乙酰氨基酚过量 ALF 患者存在代谢性酸中毒，相关死亡率特别高。液体复苏是一线治疗，但持续性酸中毒可能是开始血液滤过的指征。代谢性酸中毒在其他病因引起的 ALF 患者中发生率为 5%，发生在病程后期，也与不良结局相关。高乳酸血症可能反映全身组织缺氧和肝脏受损时外周血乳酸产生增加及肝脏清除受损，其检测提示总的疾病严重程度。在自发性呼吸的大部分病因引起 ALF 的患者，碱中毒是主要的酸碱异常，可能与低钾血症有关。低钠血症可能反映呕吐患者的钠缺乏，因此对静脉注射生理盐水有反应；也可能是稀释性的由于抗利尿激素分泌过多或细胞内钠离子发生变化所致。如果严重，低钠血症可能是脑水肿发生的重要辅助因素。在对乙酰氨基酚诱导的 ALF 中低磷酸盐血症在肾功能保全时最常见。密切监测和替代治疗是对低钾血症、低磷血症和低镁血症的恰当处理方法。

(七) 营养缺乏

虽然 ALF 的标准患者通常在发病时营养状态良好，但疾病对代谢过程的影响可以是严重的。在脓毒症和肝移植时患者的分解代谢率进一步增加。许多理论上的问题，包括由于肠梗阻及肠外营养对肝脏的潜在不良反应导致对肠外营养的不耐受，限制了营养选择。此外，营养补充剂的含量可能受到以下影响，如理论上的氨基酸比例在介导脑病中的作用、脂质代谢困难，以及希望减少胃肠道内蛋白质的影响。

肠内营养有助于保持小肠黏膜完整性。而实际上经口进食在入住 ICU 后 24 小时内是正常的，开始目标为 2~30kacl/(kg·d)，蛋白质负荷为 1~1.2g/(kg·d)，初次给药应通过鼻胃管。配对研究显示胃肠外喂养的耐受性比理论上预期的要好得多。脂质溶液被有效地从血清中清除，标准氨基酸制剂似乎对肝性脑病无临床影响。蛋白质摄入量仅在选定的严重肝损害和高氨血症患者短期内受到限制。连续肾脏支持系统在液体负荷管理方面提供良好的灵活性处理，并有助于维护进通路将感染并发症发生率控制在预期范围内。

九、体外肝支持

利用体外肝支持设施提高 ALF 患者存活率的尝试可追溯到 20 世纪 70 年代，但在大多数小样本的研究中未能提供有益的证据[71]。最近，已有少数几个较大样本的随机对照试验进行，但结果混杂。

ALF 是常使用体外肝支持设施的疾病。由于迅速进展至死亡或恢复，因此对患者群具有吸引力。然而，肝支持设施的试验治疗因以下事实变得复杂化：在分配供体器官后和评价对该支持设施治疗的反应(作为无移植生存期的桥梁)之前，许多患者转为肝移植。因此，在后来的研究中通过评估支持设施桥接患者与 LT 的能力，对支持设施进行了评价。设计试验的其他挑战反映了 ALF 的异质性，特别是在肝再生能力方面。

最实用的肝脏支持设施不依赖于生物成分，而是依赖于过滤、白蛋白透析或血浆置换技术。使用最广泛的设施是基于白蛋白透析回路的分子吸附剂回收利用系统(Molecular Adsorbents Recyling System, MARS)。在一个病例系列报道了有希望的效果后，在法国进行了一项大型随机对照试验，在 3

年期间招募了 110 名患者[72]。MARS 组 6 个月的生存率为 85%，而对照组为 76%。对乙酰氨基酚相关 ALF 患者的生存率差异更大，分别为 85% 和 69%，但该差异无统计学意义。然而，大多数患者被列为肝移植，中位延迟仅 16 小时，68% 的评价的队列接受了肝移植。尽管该研究结果为阴性，但基于试验设计和 LT 的混杂效应，无法忽视 MARS 获益的可能性。

还报道了 ALF 中大容量血浆置换的随机对照试验，结果令人鼓舞。在该项研究中，182 例患者随机接受标准药物治疗或 3 天大容量血浆置换[73]。血浆置换组的存活率（59%）高于对照组（48%）。获益仅限于无移植生存率，血浆置换并不能改善肝移植后的生存率。这项研究需要谨慎解释，因为它是在 11 年的时间里进行的，研究结果尚未被重现。

（郭津生　童晶晶 译，孙明瑜　袁农 校）

参考文献

第 96 章 肝肿瘤和囊肿

Adrian M. Di Bisceglie, Alex S. Befeler 著

章节目录

肝脏占位病变包括肿瘤、肿瘤样病变、脓肿、囊肿、血肿和融合性肉芽肿。肝肿瘤可能起源于肝脏——来自肝细胞、胆管上皮或间充质组织——或从远处或邻近器官的原发肿瘤转移而来。在世界大部分地区的成年人中，肝转移瘤比肝脏原发性恶性肿瘤更常见，而在儿童中，原发性恶性肿瘤的数量超过肝脏转移瘤和良性肿瘤。除海绵状血管瘤外，肝脏良性肿瘤在所有地理区域和所有年龄段中均罕见。

一、恶性肿瘤

（一）肝细胞癌

1. 流行病学

肝细胞癌（HCC）是最常见的肝脏原发性恶性肿瘤。它是男性第五大常见癌症，女性第八大常见癌症，在癌症年死亡率中排名第四[1,2]。HCC 的发病率信息来自不断增加但数量仍然有限的癌症登记处，这些数据可能仅将各国归类为广泛风险类别。此外，在低收入发展中国家，特别是非洲撒哈拉以南地区，HCC 常被漏诊和漏报，在某些情况下甚至可高达 50%。尽管信息来源不尽准确，但 HCC 确实存在地区分布差异。自 20 世纪 80 年代以来，日本 HCC 的发病率显著增加，而在西方发达国家包括北美和东欧发病率增长则较缓慢[3]。有趣的是，日本一项研究显示，在 2000 年，HCC 发病率开始下降，这可能与感染 HCV 的群体老龄化有关[4]，在一些欧洲国家包括法国和意大利也出现了类似的下降趋势[5]。相比之下，在美国，HCC 是自 2000 年以来发病率增长最快的肿瘤，而其他的常见恶性肿瘤比如肺癌、乳腺癌、前列腺癌和结肠癌的发病率却逐渐下降[6]。美国 HCC 的发病率存在着相当大的种族和民族差异。亚裔的 HCC 发病率最高，几乎是西班牙裔白人 2 倍、白种人的 4 倍多[7]。

从 HCC 低发病率国家移居到 HCC 高发病率的移民，即使在新居住地生活了几代，仍然保持原居住国家的低发病率。但是，从 HCC 高发病率国家移居到 HCC 低发病率国家后，其 HCC 发病率变化不尽相同，这取决于原居住国家 HCC 发病的主要危险因素，以及慢性 HBV 感染（如果是主要危险因素的话）主要是通过围产期母婴传播还是水平传播获得[2,8,9]。

男性通常比女性更易患 HCC。在肿瘤高风险人群中，男性的高发情况（平均男女比例为 3.7∶1）较其在中低风险人群（2.4∶1）中更明显[1,2]。在工业化国家，在没有肝硬化的情况下，男性和女性患 HCC 的人数几乎相等。

HCC 发病率随着年龄的增长而逐渐增加，在老年人群中，其发病率趋于平稳[1,2]。然而，在中国人中，尤其在非洲黑人中，HCC 患者的平均年龄明显低于其他人群。这一发现与日本的年龄分布形成鲜明对比，在那里 70~79 岁男性 HCC 的发病率最高[4]。HCC 在儿童中很少见[10,11]。

2. 病因与发病机制

与许多其他病因不能确定的恶性肿瘤相比，HCC 的直接病因通常是可以确定的，最常见的是慢性病毒性肝炎或肝硬化。HCC 病因较多，发病机制复杂。目前有 4 个确定的主要的致病因素，见框 96.1。在世界各地不同地区，不同危险因素的不同混合可能部分解释不同人群中 HCC 的生物学特征的差异[12]。

（1）乙型肝炎病毒（HBV）

目前全世界上约有 3.87 亿 HBV 携带者，其中高达 25% 的人会发生 HCC（见第 79 章）。HBV 感染占 HCC 的 80%，在东亚和非洲人群中占比较高[12,13]。持续的 HBV 感染先于 HCC 发生数年或若干年，这一时间间隔符合病毒和肿瘤之间的因果关系。

在高危人群中，HBV 携带者主要是在幼儿期通过围产期母婴传播或水平传播而感染[14,15]。大约 90% 的儿童感染后成为慢性乙肝病毒携带者，与未感染者相比，这部分早期感染人群终生发生 HCC 的相对风险超过 100 倍[16]。

框 96.1 肝癌的危险因素
主要危险因素
慢性 HBV 感染
慢性 HCV 感染
肝硬化
NAFLD
其他肝脏疾病
α_1-抗胰蛋白酶缺乏症
血色病
下腔静脉膜性梗阻
1 型和 2 型糖原贮积病
1 型遗传性酪氨酸血症
Wilson 病
其他遗传性疾病
共济失调毛细血管扩张征
高瓜氨酸血症
其他因素
吸烟
糖尿病
食物暴露于黄曲霉毒素 B_1
口服类固醇类避孕药

自 20 世纪 80 年代初以来，已经有了可以有效预防 HBV 感染的疫苗问世。将该疫苗纳入扩大免疫规划并持续时间足够长的国家，儿童的 HBV 携带率下降了 90% 甚至更多。中国台湾于 1984 年开始普及接种乙肝疫苗，儿童 HBV 携带率下降了 90% 以上，有研究显示，在接种疫苗的年龄组儿童中，HCC 死亡率降低了 70%[17]。这一发现为最终根除 HBV 导致的 HCC 提供了希望，并为 HBV 在 HCC 发病中的因果关系提供了进一步证据。

虽然 HBV 导致 HCC 的确切机制尚不清楚，但该病毒似乎具有直接和间接致癌作用[18]。在约 90% 的 HBV 相关 HCC 中[11]，可以观察到 HBV DNA 整合到宿主细胞 DNA 中。病毒整合时在染色体插入的位点似乎是随机的，而且病毒整合是否为 HCC 发生的必需条件，目前仍不确定。HBV 直接致癌作用包括病毒整合导致的细胞基因顺式激活、整合病毒 DNA 两侧 DNA 序列的改变、HBV 编码蛋白（特别是 X 蛋白）对远程细胞基因的转录激活以及病毒突变的影响。HBV X 蛋白对其他基因转录活性的调控可能通过以下途径介导：与特异性转录因子相互作用，激活丝裂原蛋白激酶和 Janus 激酶/信号转导子和转录激活子（JAK/STAT）通路，以及影响细胞凋亡和调节 DNA 修复。研究表明 HBV 复制水平（以血清 HBV DNA 水平即病毒载量来衡量）与 HCC 风险存在明确的联系。血清 HBV DNA 水平高于 10^4 拷贝/mL 的患者发生 HCC 的长期风险显著增加。一项随机对照试验也显示，经抗病毒治疗的患者，HCC 的发病率降低与治疗期间血清 HBV DNA 水平的降低有关（见下文），尽管目前其他研究尚未证实这种获益[14]。

HBV 的间接致癌作用主要是通过病毒诱导肝脏出现慢性炎症坏死，甚至是肝硬化。这种由细胞持续或反复发生的坏死和再生导致的肝细胞更新率增加，可以成为有效促进肿瘤发生。此外，肝硬化时由于结构改变导致肝细胞生长失控，以及肝脏炎症产生氧化应激等也是 HBV 的间接致癌机制。来自 REVEAL（病毒载量升高和相关肝病/癌症的风险评价）的研究数据显示，在台湾地区，HBV 基因 C 型和 HBV 基因组的基础核心启动子和前核心区的特异性等位基因与 HCC 的高风险相关[15]，而在阿拉斯加，基因 F 型与 HCC 有更强的相关性[16]。Chisari 及同事创建的转基因小鼠模型，为研究肝细胞损伤在 HCC 发生中的作用提供了支持[17]。REACH-B（慢性乙型肝炎肝细胞癌发生危险评估）评分为慢性 HBV 感染者中 HCC 风险评估提供了一种简单易用的工具，参数包括性别、年龄、血清 ALT 水平、HBeAg 状态和血清 HBV DNA 水平[15]。

（2）丙型肝炎病毒（HCV）

当今世界约有 7 100 万人慢性感染 HCV，发生 HCC 的风险大大增加。在日本、意大利和西班牙，HCV 是 HCC 最常见的单一致病因素，而在其他工业化国家，HCV 感染者常合并酒精滥用，两者已成为肝癌的主要原因[8,18]。HCV 相关 HCC 患者的年龄通常比 HBV 相关 HCC 患者更大，这可能与 HCV 感染主要发生在成年有关。

几乎所有 HCV 相关 HCC 都存在肝硬化，即便例外者也绝大多数存在慢性肝炎和纤维化。这一结果强烈提示，慢性肝脏病变在 HCV 相关肿瘤的发生中起关键作用。因为 HCV 基因组不整合到宿主 DNA 中，所以该病毒必须通过一些其他方式发挥直接致癌作用。

对大量慢性丙型肝炎和肝硬化或桥接纤维化患者长期随访发现，HCC 5 年累计发生率略高于 5%。在肝硬化患者中为 7.0%，高于基线时仅存在桥接纤维化的患者（4.1%）[20]。一项多变量分析模型显示，HCV 相关 HCC 的其他因素包括年龄较大、黑人、血小板计数较低、存在食管静脉曲张和吸烟。

慢性 HCV 感染的成功治疗及持续病毒学应答（参见第 80 章），与肝纤维化消退和 HCC 发生率降低相关[19,21,22]。尽管肝硬化患者清除 HCV 后仍可能发生 HCC[19,22-24]，但现代直接抗病毒类药物（DAA）的确提高了 HCV 治愈率。但采用聚乙二醇干扰素长期维持治疗在慢性丙型肝炎患者中预防 HCC 并未成功[25,26]。

（3）肝硬化

HCC 通常在肝硬化的背景下发生。任何病因的肝硬化都可并发 HCC[27]。一项对 2 126 名患有肝硬化的美国退伍军人的长期随访研究发现，在平均 3.6 年的随访时间里，100 人（4.7%）患 HCC。发病率为 1.3/100 患者/年[27]。发生 HCC 的危险因素包括肥胖、血小板计数下降和抗-HBc 阳性。意大利的一项类似研究发现，HCV 肝硬化患者 HCC 的发病率为 3.7/100 患者/年，HBV 肝硬化为 2.0/100 患者/年。年龄和男性是肝硬化患者发生 HCC 的危险因素[20]。相反，丹麦一项研究，纳入 8 000 余名酒精性肝硬化患者，结果发现，HCC 的 5 年累积发病风险为 1.0，表明酒精性肝硬化患者发生 HCC 的风险可能低于 HCV 肝硬化患者[28]。

(4) 黄曲霉毒素 B_1

非洲和亚洲部分地区，食物暴露于黄曲霉毒素 B_1（来源于真菌黄曲霉和寄生曲霉）是导致 HCC 的重要危险因素。在热带和亚热带地区，这些霉菌在自然界中普遍存在，并污染主要食品（见第 89 章）。流行病学研究表明，饮食中黄曲霉毒素 B_1 的摄入量与 HCC 发病率之间存在强相关性。此外，黄曲霉毒素 B_1 和 HBV 在 HCC 发病机制中发挥相互协同作用[29]。过度摄入的黄曲霉毒素 B_1，可能通过使肿瘤抑制基因 *TP53* 密码子 249 的第三个碱基发生失活突变，而促进 HCC 的发生[30,31]。

(5) 其他条件

多达 45% 的未经治疗的血色病患者发生 HCC（见第 75 章）[32]。既往认为 HCC 只发生在肝硬化背景下（当然事实可能如此），但在无肝硬化的患者中也有 HCC 的报道[33]。组织中过量的游离铁，可能通过产生致突变的活性氧物质从而致癌[34]。饮食铁超负荷的非洲黑人患 HCC 的风险增加[35]，以及喂高铁饲料的大鼠在无肝硬化条件下发生异型增生和 HCC[36]，这些观察性研究结果都为游离铁致癌这一理论提供了支持。HCC 偶尔发生于肝豆状核变性患者，但都发生在肝硬化情况下（见第 76 章）[37]。癌变可归因于肝硬化，但也可能是继发于肝脏铜沉积导致的氧化应激[38]。HCC 也可能发生在伴有肝硬化的其他遗传性代谢性疾病患者，如 α_1-抗胰蛋白酶缺乏症和 1 型遗传性酪氨酸血症；以及无肝硬化的某些遗传性疾病患者中，如 1 型糖原贮积病（见第 77 章）。在先天性或获得性下腔静脉膜性梗阻的患者，HCC 的发生率约为 40%（见第 85 章）。

肥胖、糖尿病和非酒精性脂肪性肝病（NAFLD）在 HCC 病因中的作用已被认可[39-41]，尽管这些重叠条件促进 HCC 发生的机制尚不清楚。NAFLD 相关肝硬化 HCC 发病率似乎低于 HCV 肝硬化，但仍有显著的风险[42]。糖尿病也是 HCC 的危险因素，但目前尚不清楚这种风险是否独立于 NAFLD[41]。

在 HCC 发病率较低且无明显其他高风险因素的国家，口服类固醇类避孕药物与 HCC 存在显著统计学相关性。尽管流行病学证据尚不一致，大多数证据表明吸烟是 HCC 的次要风险因素，重度吸烟者比不吸烟者发生 HCC 的风险高 50%。HIV 感染患者 HCC 的发病率高于普通人群，可能与 HIV 感染人群常合并慢性病毒性肝炎有关[44]。

尽管以上因素作为 HCC 的危险因素已被认可，但它们导致 HCC 的确切机制仍待阐明。在慢性肝病背景下，多种细胞通路参与导致肝细胞不受限制地增殖和血管生成增加，这些通路已成为针对 HCC 分子治疗的新靶点（框 96.2）（见下文）[45]。

框 96.2　参与肝癌发生的关键分子途径

血管生成信号

表观遗传启动子甲基化和组蛋白乙酰化

生长因子刺激受体酪氨酸激酶

JAK/STAT 信号

PI3-kinase/AKT/mTOR

p53 和细胞周期调控

泛素-蛋白酶体

Wnt/β-catenin

JAK/STAT，janus 激酶/信号转导和转录激活子；mTOR，雷帕霉素的机制（或哺乳动物）靶点。

Adapted from Roberts L. Emerging experimental therapies for hepatocellular carcinoma: what if you can't cure? In: McCullough A, editor. AASLD Postgraduate Course, 2007. Boston: AASLD; 2007. p 185.

3. 临床特征

HCC 的典型临床症状包括腹痛和体重减轻，目前有许多患者在出现这些典型临床症状前就明确诊断为 HCC，这种早期诊断可能归功于对慢性肝病患者的定期监测。（见下文）。在进展期病例中，HCC 患者通常出现典型的临床症状和体征，诊断相对直接。此外，HCC 通常发生在肝硬化背景下[46]，合并 HCC 时，肝硬化患者可能出现突然的难以解释的病情变化。

有些 HCC 患者通常直到肿瘤晚期才能意识到肿瘤的存在。最常见（通常也是首发）的症状是右季肋部或上腹部疼痛。其他症状见表 96.1。

表 96.1　HCC 的症状和体征

症状	频率/%
腹痛	59~95
体重减轻	34~71
虚弱	22~53
腹部肿胀	28~43
非特异性胃肠道症状	25~28
黄疸	5~26
体征	
肝肿大	54~98
腹水	35~61
发热	11~54
脾肿大	27~42
消瘦	25~41
黄疸	4~35
肝血管杂音	6~25

体格检查结果因疾病分期而异（见表 96.1）。病程早期，可能仅有肝硬化的临床表现，甚至无异常发现。进展期 HCC 患者，通常首次就诊时就可以发现肝脏体积增大，甚至明显肿大。HCC，尤其是晚期患者，肝区压痛是较为常见，且可能较

为明显。触诊时肿大的肝脏表面可呈现光滑、不规则或明显结节状。肿瘤上方可听到动脉杂音[47]，这种杂音可在心脏收缩期闻及，音质粗糙，并且不受患者体位改变的影响。尽管这种体征无特异性，但对诊断 HCC 的有一定的价值。在肿瘤位置偶尔可以听到摩擦音，这种情况更常见于肝转移瘤或肝脓肿。

腹水可能在患者首次就诊时已出现，也可能随着肿瘤进展而出现。在大多数患者，腹水的病因是长期存在的肝硬化及门静脉高压（见第 93 章），但也可能是原发性肿瘤或转移瘤侵犯腹膜或阻塞肝静脉或上腔静脉所引起[48]。腹水也可能呈血性。如果同时有脾肿大，提示存在肝硬化及门静脉高压。

体格检查还可以发现肝硬化的体征。当 HCC 侵犯肝静脉并阻塞下腔静脉时，下肢会出现重度凹陷性水肿并延伸至腹股沟区[48]。HCC 患者很少出现 Virchow-Trosier 淋巴结（左侧锁骨上窝淋巴结肿大）、Sister Mary Joseph 结节（脐周）或腋窝淋巴结肿大等体征。

副肿瘤的临床表现

HCC 的一些有害作用不是由肿瘤或转移灶的局部作用引起的（框 96.3）。HCC 的每一种副肿瘤综合征都是少见甚至罕见的。B 型低血糖是其中一种相对重要的并发症，通常不到 5% 的患者会发生，主要是表现为疾病早期出现严重低血糖[48]，目前认为机制是由于肿瘤细胞对胰岛素样生长因子Ⅱ前体的加工缺陷引起的[49]。相比之下，A 型低血糖症症状较轻，常出现在 HCC（和其他肝脏恶性肿瘤）的晚期。它是由于肝脏被肿瘤广泛浸润，且常伴有肝硬化，因此不能满足肿大且迅速生长的肿瘤和身体其他组织对葡萄糖的需求，从而导致低血糖。

框 96.3 与 HCC 相关的副肿瘤表现
类癌综合征
高钙血症
高血压
肥厚性骨关节病
低血糖
神经病
骨质疏松
红细胞增多症（红细胞增多症）
多发性肌炎
卟啉症
性征改变-同性性早熟，男性乳房发育症，女性化
甲状腺毒症
血栓性静脉炎
水样腹泻综合征

另一种重要的副肿瘤综合征是红细胞增多症，发生在不到 10% 的 HCC 患者[50]。该综合征可能是由于肝脏肿瘤细胞合成促红细胞生成素或促红细胞生成素样物质引起的。

HCC 患者，尤其是硬化变异型者，在无溶骨性转移的情况下可能出现高钙血症。重度高钙血症可能出现典型的并发症，包括困倦和嗜睡等。病因可能是肿瘤细胞分泌甲状旁腺激素相关蛋白[51]。

HCC 的皮肤副肿瘤表现罕见，但在非洲黑人 HCC 患者，圆形糠疹可能是一个有价值体征。该皮疹表现为躯干和大腿单个或多个圆形或椭圆形色素沉着的鳞状病变，直径范围为 0.5～25cm[52]。

4. 诊断

HCC 诊断的金标准是病理。在实际诊疗过程中（如为了开始治疗），典型的肝脏影像学表现也可诊断 HCC。影像学检查中可见到异型增生结节甚至再生性肝硬化结节，可能会与 HCC 混淆[53,54]，因为尽管异型增生结节和 HCC 的动态增强模式分别具有其特异性表现（见下文），但也会出现一些重叠表现，导致诊断困难。根据欧洲和美国肝病学会的指南共识，以及现有已发表的文献证据，无论是否伴有血清 AFP 水平升高，都可以根据特征性影像学表现对 HCC 做出诊断，[54-57]。

（1）血清肿瘤标志物

血清肿瘤标志物本身不能诊断 HCC，但可联合影像学检查用以诊断 HCC。此外，它们提高对 HCC 的疑诊，随后进行更敏感和系列的肝脏影像学检查。常规的肝脏生化检查不能区分 HCC 和与其他肝脏肿块病变或肝硬化。

由 HCC 合成和分泌的许多物质没有生物活性。然而，少数由足够大比例的肿瘤产生，以保证其用作诊断 HCC 的血清标记物，其中最有价值的是 AFP。

1）甲胎蛋白（AFP）

AFP 是一种 α_1-球蛋白，通常在胎儿血清中浓度较高，此后在身体内微量存在。血清 AFP 再次明显升高强烈提示 HCC（或肝母细胞瘤［见下文］）[58]，尤其是在 HCC 风险人群中。

AFP 可用于 HCC 的诊断、监测和预后。关于 HCC 诊断，现有指南是基于活检或肝脏成像，不需要使用 AFP。显然，在适当的临床背景下，AFP 水平显著升高（>10 000ng/mL 至>1 000 000ng/mL）可诊断为 HCC。尽管没有统一的诊断临界值，但在大多数情况下，与肝脏肿块相关的高于 400ng/mL 的 AFP 值可视为诊断值[59]。

筛查 HCC 的目的，是发现可以治愈的早期肿瘤。AFP 曾被用于早期肝癌的筛查，但有时结果令人失望。Marrero 及其同事对一大批 HCC 患者和相匹配的对照组进行了对比，发现最佳血清 AFP 临界值为 10.9ng/mL，其诊断 HCC 灵敏度最高，然而，即使在该临界值，诊断 HCC 的敏感性也仅为 66%[60]。因此，对于是否应将常规检测 AFP 作为 HCC 监测方案仍有争议[61]。

血清 AFP 水平对于 HCC 的预后具有一定的价值，尤其是肝移植患者，血清 AFP 水平高于 1 000ng/mL 时，HCC 预后欠佳，且复发率较高。与较低水平者相比，AFP 水平高于 500ng/mL 者，肝移植术后预后较差。关于 HCC 的分化程度与 AFP 的水平相关性的研究结果尚不一致[62]。

内胚层来源的肿瘤、非精原细胞性生殖细胞肿瘤、妊娠和急性肝衰竭背景下的再生肝脏患者，也可出现血清 AFP 假阳性结果（HCC）。血清 AFP 水平逐渐升高高度提示 HCC。由于当 AFP 作为 HCC 的血清标志物时,可能存在假阳性或假阴性结果,因此应继续寻找理想的标志物,然而,目前尚未证明替代标志物比 AFP 更有价值。

2) 岩藻糖基化 AFP

AFP 具有结构异质性。其微观异质性是指寡糖侧链的差异,可导致糖蛋白对凝集素的亲和力不同。与非癌变肝细胞分泌的 AFP 不同,肝癌细胞分泌的 AFP 含有异常复杂的糖链。小扁豆凝集素反应片段(AFP-L3)是 AFP 的一种异质体,可提高 AFP 诊断 HCC 的特异性,尤其是当 AFP 血清水平介于 10ng/mL 到 200ng/mL 之间时[63,64]。AFP-L3 诊断 HCC 的推荐界值为高于 10%,但其特异性因 AFP 的绝对水平而有差异。目前尚无研究证实 AFP-L3 在 HCC 早期诊断方面比单独使用 AFP 具有更高的灵敏度或特异性[60,63]。因此,在没有其他证据(如影像学提示)的情况下,AFP-L3 不足以诊断 HCC。

3) 脱-γ-羧基凝血酶原

在大多数 HCC 患者中,脱-γ-羧基凝血酶原(DCP)(也称为维生素 K 缺乏或拮抗剂Ⅱ产生的凝血酶原)的血清浓度升高[65]。DCP 是一种由肝癌细胞中凝血酶原前体的转录后羧化缺陷引起的异常凝血酶原[66]。DCP 被认为是比 AFP 更好的标记物,或者至少可以与 AFP 互补[67-69]。但一项西方 HCV 肝硬化患者中进行的大型研究并未证实这一发现[70]。因此,由于缺乏适当的诊断临界值,DCP 在 HCC 诊断中的确切价值仍需进一步验证。

4) 其他标志物

还有许多对于 HCC 有潜在诊断价值的血清标志物,但目前都没有可满足临床检测的高通量测定方法。例如:磷脂酰肌醇蛋白聚糖-3(GPC 3)、高尔基体蛋白、肝细胞生长因子、IGF-1、转化生长因子-β1 等标志物在 HCC 诊断中的作用,有待进一步研究。

(2) 影像学

HCC 的诊断通常需要基于肝脏局灶性病变的影像学证据,尽管发现较大的浸润性病变也有诊断意义。由于 HCC 的血液供应来自新形成的异常动脉(新血管生成),因此可以在肝脏动态对比成像观察到动脉高强化[53,71,72]。随着结节从低度异型增生转变为高度异型增生,进而发展为 HCC,主要血供从门静脉转换到动脉,肝脏动态造影成像中,新的异常动脉分支产生特征性动脉期强化,随后在门静脉期和延迟期呈现低强化("洗脱")[57,53]。欧洲和美国肝脏学会建议,影像学可以对于直径大于 1cm、动脉期明显强化、门静脉期或延迟期洗脱的结节,做出明确无创诊断

美国放射学会创建并更新了肝脏成像报告和数据系统分级标准(LI-RADS),该系统根据 CT 或 MRI[76]上肝结节大小和成像特征对其进行分类,并已被改编为适用于描述器官共享网络(UNOS)移植名单患者的术语。LI-RAD 分类有助于临床医生评估结节是否具有 HCC 的风险,LI-RAD 3 为中等风险,LI-RAD 4 为很可能的 HCC,LI-RAD 5 为明确的 HCC。LI-RADS 的每一级的标准在前瞻性和回顾性队列研究中已得到验证,但该系统作为一个整体尚未得到充分验证[73],一些研究显示,超声发现的直径小于 2cm 的 LI-RAD 5 类结节和 LI-RAD 4 结节之间几乎没有差异[77]。

1) 超声

超声可检测到大多数的 HCC,但无法将 HCC 与肝脏其他占位性病变区分开来。因此,超声作为筛查工具比诊断工具更有效。与所有成像方法一样,其灵敏度随着病变大小的增加而增加。对 8 项使用肝移植切除的肝外移植体组织学研究的系统综述显示,超声敏感性中等[汇总估计值,48%;95% 置信区间(CI),34%~62%]及良好的特异性(97%;95% CI,95%~98%)[54]。超声的优势包括安全性、可用性和成本效益。缺点包括缺乏标准化、依赖于检查者水平和对某些体型(特别是肥胖)和肝脏脂肪浸润的灵敏度有限。

因为受脂肪、出血和坏死的影响,HCC 的超声表现多样。较小(<5cm)的肿瘤通常为低回声,并可能伴有薄层包膜。小 HCC 也可以表现为均匀的高回声,因此常与局灶性脂肪或血管瘤难以区分[78]。随着肿瘤体积的增大,结节的复杂性也随之增加。位于右横膈膜正下方的肿瘤可能很难以发现。超声多普勒技术可用于评估下腔静脉、门静脉及其大分支、肝静脉和胆道的通畅性。

动态对比增强多普勒超声将静脉注入 CO_2 微泡,通过灰度成像和彩色多普勒超声观察肿瘤结节中的肝动脉和门静脉血流特征,从而区分恶性和良性肝结节[79]。因为目前 FDA 未批准该技术用于心脏以外的研究,因此该技术目前并未在美国开展。

2) CT

多时相(也称为动态)多排 CT 是诊断 HCC 最常用的成像技术[54,78,79]。因为 HCC 的诊断依赖于 CT 或 MRI,因此必须对成像设备、图像采集和动态造影剂定时进行一定的技术规范[26,80]。动态增强 CT 可包括平扫期、动脉期、门静脉期和延迟期。HCC 最典型以及最具诊断价值的影像学表现是动脉期明显强化(未受累肝脏不增强),而在门静脉期及延迟期,未受累肝脏逐渐增强,而强化的结节中央逐渐消失(洗脱),及出现包膜强化(图 96.1)[26,81]。当病灶直径大于 2cm 时,该模式对 HCC 的特异性几乎为 100%[81-83]。当结节直径为 1~2cm 时,诊断 HCC 或高级别异型增生结节的特异性大于 95%[26,84-86]。CT 常发现的所谓富血供病变,表现为动脉期

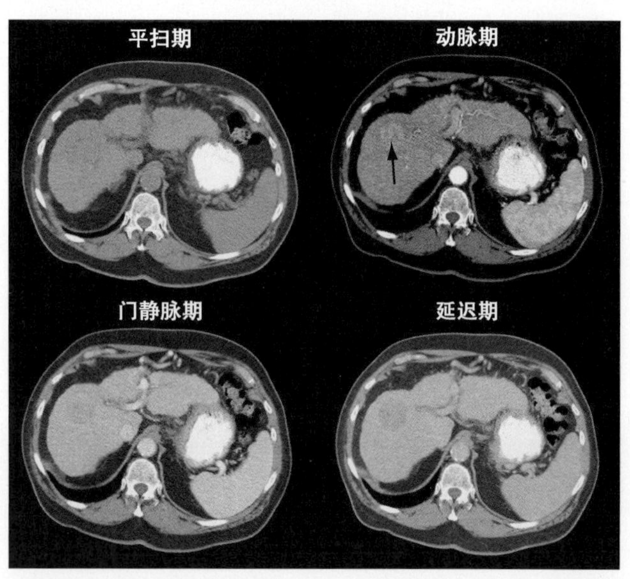

图 96.1 HCC 患者的动态 CT 显示在平扫期未发现病变,给造影剂后动脉期肝右叶有增强病变(箭头),门静脉期有微弱增强病变,延迟期病变更加清晰

增强，门静脉期和延迟期与周围肝脏密度相等。这些病变性质可能是异型增生结节、动脉-门静脉分流、非典型血管瘤、HCC、肝内胆管细胞癌、融合性纤维化或异常静脉回流。直径小于 2cm 的结节约 30% 为 HCC。HCC 和胆管细胞癌都会随着时间生长，而其他结节在随访可能消失或保持稳定。HCC 在 CT 上也可能表现为其他模式，如仅在延迟成像上的洗脱、乏血供结节或含脂肪结节[57,87]。指南建议对直径大于 1cm 的病变进行活检，对小于 1cm 且无特征性动脉期增强和门静脉期洗脱的病变，进行系列定期影像检查随访[26]。总体而言，汇总分析显示，CT 检测 HCC 的灵敏度和特异性的分别为 67.5%（95% CI，55%～80%）和 92.5%（95% CI，89%～96%）。动态 CT 还可用于检测门静脉或肝静脉的侵犯以及确定肿瘤的位置和数量；这些影像学发现对于制订治疗计划至关重要（见下文）。

3）MRI

使用钆造影剂（细胞外液对比剂）的动态 MRI 是另一种区分 HCC 与正常肝组织的方法。MRI 的表现和多期对比增强的结果与 CT 相似或稍优于 CT（图 96.2）。T_2-加权图像高信号结节是 HCC 的特异性表现[57,78]。MRI 检测 HCC 的灵敏度和特异性的汇总估计值为 80.6%（95% 置信区间，70%～91%）和 84.8%（95% CI，77%～93%）[54]。尽管总体上尤其是灵敏度方面 MRI 略优于 CT，但影像学技术手段的选择还取决于当地的经验和患者因素（在受限空间内屏住呼吸的能力、大量腹水的存在和肾功能）[88]，有必要密切关注技术规范[80]。对于那些表现为非典型血管增强模式的患者，使用新技术可能提高 MRI 诊断 HCC 的特异性，例如弥散加权图像上高信号和在肝胆特异性造影剂（钆塞酸）的晚期图像上无增强[88]。LI-RADS 被广泛地应用于对 CT 或 MRI 发现的结节进行分类，在 HCC 高风险的患者中，将结节分类为明确良性、良性可能大、HCC 中度可能、HCC 可能大和明确 HCC（分别对应 LI-RADS 类别 1～5 类）（见上文）[89]。

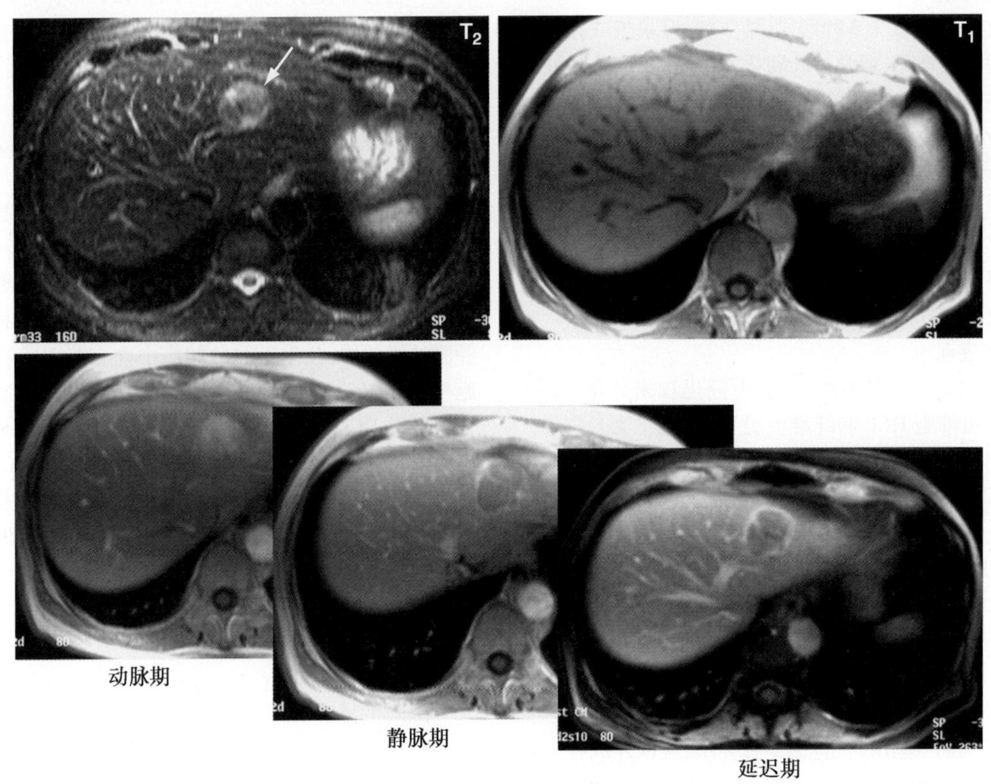

图 96.2　肝脏的多相 MRI 显示特征性 HCC 表现，包括 T_2-加权像（左上图）的高信号（箭），T_1-加权像等信号和低信号（右上图）。在动脉期给予造影剂期间增强（左下图），静脉期和延迟期的中心造影剂洗脱和囊膜增强（底部中间图和右图）

4）正电子发射计算机断层扫描（PET）

全身 18-氟代脱氧葡萄糖 PET-CT 检查（PET-CT）可用于某些 HCC 的评估。动态 CT 和 MRI 的敏感性优于 PET-CT。几项回顾性病例系列研究表明，肝脏原发病变对造影剂的高亲和力提示治愈性治疗后复发的潜在风险增加。一旦明确诊断为 HCC，需进行胸部成像（通常使用非增强 CT）和基于临床症状的身体其他区域成像等检查，对肿瘤进行分期。尤其是当肝脏肿瘤超出米兰标准（见下文），骨扫描或 PET-CT 有时可以识别未明确的肝外转移，而这将改变后续治疗计划。PET-CT 在 HCC 中的应用有待进一步研究。

5）肝血管造影

随着 CT 和 MRI 的发展，肝动脉造影在 HCC 诊断中的作用变得有限。数字减影血管造影有助于识别富血供的肝癌，但可能漏掉乏血供肿瘤。HCC 的肝血管造影表现包括直径不一且不再规律逐级变细的动脉，较小分支排列异常及毛细血管排空延迟。在计划对肿瘤进行介入栓塞、化学栓塞和放射栓塞，或将细胞毒性药物直接注入肝动脉或其分支的情况时，血管造影是标识肝动脉解剖的必要手段(见下文)。

(3) **腹腔镜**

目前腹腔镜检查很少用于 HCC 诊断，但可用于探查有无腹膜和其他肝外转移，确定肝脏非肿瘤部分是否为肝硬化，并可在腹腔镜直视下进行活检。

5. 病理学

肝细胞癌的确诊取决于典型的组织学特征。通常可通过经皮活检或 FNA 获得合适的样本。US 或 CT 下引导穿刺活检，可以提高手术标本的数量和安全性。腹腔镜下活检也是一种替代方法。肿瘤穿刺活检确实有沿针道扩散的风险，但风险很小。HCC 的病理诊断基于国际共识专家组的建议。建议对 GPC 3、热休克蛋白 HSP 70 和谷氨酰胺合成酶进行免疫染色，或对基因表达谱[GPC 3、LYVE 1(编码淋巴管内皮透明质酸受体-1)、BIRC 5(编码杆状病毒凋亡抑制剂重复序列-5 或生存素)]进行检测，或两者同时进行，用以区分高度异型增生结节和早期 HCC[75]。

(1) **大体外观**

HCC 可能表现为以下 3 种形式：结节状、巨块型或弥漫性浸润。结节型最为常见，通常与肝硬化并存，其特征是肝脏中散在分布的多个大小不等的圆形或不规则结节，部分结节可能会互相融合。巨块型的特点是一个大的局限性肿块，通常有小卫星结节。这类肿瘤在年轻的非肝硬化患者中更常见，且最容易自发破裂。弥漫浸润型 HCC 最罕见，大部分肝脏被不明显的微小肿瘤结节均匀浸润，难以与肝硬化的再生结节区分。尸检报告显示，高达 70% 的 HCC 病例中有门静脉及其分支肿瘤侵犯，肝静脉和胆管较少受累。

(2) **微观表现**

HCC 在组织学上可分为高分化、中分化和未分化(多形性)形式，以及祖细胞 HCC 和纤维板层 HCC(见下文)。

1) 高分化

尽管 HCC 的侵袭性强，预后欠佳，但大多数肿瘤分化良好。有时在一个肿瘤可以同时出现小梁型和腺泡型(假腺体型)差异。在小梁型中，肿瘤细胞生长在不规则的网状板，并由不明显的窦状隙分隔，窦状隙内排列的为类似库普弗细胞的扁平细胞。小梁类似于正常成人肝脏的小梁，但通常较厚，可能由几层细胞组成。窦壁附近可见少量胶原纤维。肿瘤细胞呈多边形，胞浆丰富，呈轻微颗粒状，嗜酸性少于正常肝细胞。细胞核大，染色深，核仁突出。无论哪一种类型，可以合成胆汁是 HCC 的标志。肝腺泡中可以有腺样组织。其结构为肿瘤细胞层包绕胆管腔组成，其内可能含有浓缩胆汁。由于细胞变性和丢失，可能形成管状或假乳头状外观，或在实性小梁有囊性结构形成。单个细胞常呈圆柱形，可能比小梁细胞更细长。

2) 中分化

包括了实性、肉瘤性、硬癌性和透明细胞类型 HCC，以及伴有淋巴样基质的 HCC[90]。在实性类型肝癌中，细胞通常很小，但形状差异很大。偶见多形性多核巨细胞。肿瘤以实性肿块或细胞巢的形式生长。胆汁分泌罕见，结缔组织不明显。在较大的肿瘤中心，常见缺血性坏死。在硬癌类型中，肿瘤细胞生长在被丰富的纤维间质分隔的狭窄肝细胞束中，偶尔出现管状结构。在大多数肿瘤中，这些细胞类似于肝细胞。罕见情况，肿瘤细胞主要为或完全为透明细胞。更常见的是，肿瘤中存在透明细胞区域。透明细胞是由于含有大量糖原或者脂肪而呈现“透明”外观。

3) 未分化

在未分化型 HCC，细胞呈现多形性，大小和形状差异很大。细胞核也极其多变。大量形状奇特的巨细胞，可能呈梭形，类似肉瘤。因为存在 AFP、α_1-抗胰蛋白酶或其他蛋白质，在所有类型的 HCC 中，几乎都可以看到球状透明结构。偶见 Mallorys 小体。

4) 祖细胞 HCC

有一类 HCC 似乎起源于肝脏干细胞，即前体细胞，位于 Hering 管附近(见第 71 章)。前体细胞活化与慢性病毒性肝炎和肝硬化有关，推测与肝细胞衰老有关。这些肿瘤在形态学上可能表现为典型的 HCC 或 HCC 与胆管细胞癌混合型。肿瘤细胞角蛋白(CK)19 染色呈阳性，相比典型 HCC，这类肿瘤侵袭性更强[91]。

6. 转移

尸检报告显示 40%～57% 的 HCC 患者可以出现肝外转移[92,98]。最常见的部位是肺(在一些报告中高达 50%)和区域淋巴结(≈20%)。肾上腺也经常受累。

7. 纤维板层型 HCC

纤维板层型 HCC 是 HCC 的一种特殊类型，好发于无慢性肝病的年轻人，无性别差异。维板层型 HCC 不分泌 AFP，其病因不是慢性乙型或丙型肝炎，因此几乎都发生在非肝硬化的肝脏中[93-95]。其肝细胞的特征是形态饱满，含丰富嗜酸性物质，周围包绕着由丰富的纤维间质形成的薄而平行的纤维带，这些纤维带将细胞分隔成小梁或结节。细胞质中充满肿胀的线粒体，几乎半数的肿瘤中含有苍白或透明小体。细胞核突出，有丝分裂少见。纤维板层型 HCC 免疫组织化学特征与普通 HCC 不同，可伴或不伴肝硬化，因此 CK7 表达丰富，但 GPC3 染色阳性率很低[96]。纤维板层型 HCC 手术切除率高，比传统 HCC 预后更好。但是对化疗的应答并不比其他类型的 HCC 好。文献报道有混合型纤维板层型 HCC，其肿瘤既具有常见 HCC 的组织学外观，又有纤维板层型 HCC 的表现。这种混合型纤维板层 HCC 生物学特征更接近于常见 HCC，预后比典型的纤维板层型 HCC 差[93]。

8. 分期

HCC 的准确分期对于判断预后和制订治疗方案至关重要。目前关于 HCC 的分期系统一直存在争议，部分原因是 HCC 分期必须考虑基础肝脏疾病的严重程度以及肿瘤的大小和扩散程度。与所有癌症一样，TNM 系统可用于 HCC 分期，但该系统不能包括基础肝脏疾病。一项[97]来自美国的队列研究比较了包括 Okuda 分期、TNM、意大利肝癌计划评分、巴塞罗那分期(BCLC)、中国香港中文大学预后指数、日本联合分期和 GETCH 系统的 7 种分期系统，发现 BCLC 分期系统(图 96.3)对 HCC 生存独立预测能力最佳。AASLD 的 HCC 管理实践指南中也推荐使用 BCLC 系统用于 HCC 分期[26]。该分期分类还包括了基于分期的治疗计划[98]。除了肿瘤分期外，肝脏损伤程度是 HCC 治疗的潜在限制因素，因此还有多种系统用来对肝损伤程度进行分期。Child-Pugh 分级较为应用广泛(见第 92 章)，白蛋白-胆红素(ALBI)分级是一种客观评分，也可协助制定治疗计划[99]。

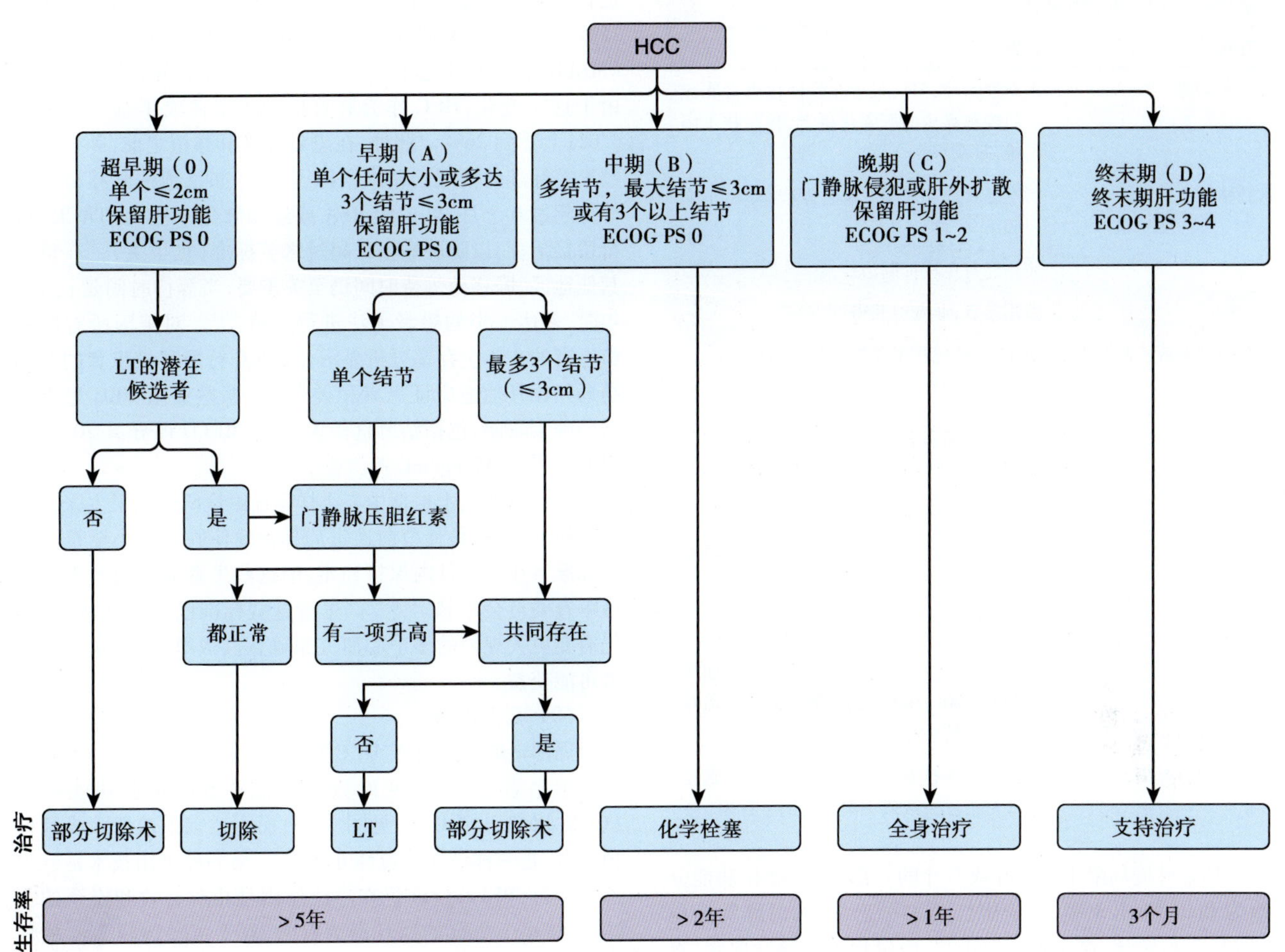

图 96.3　巴塞罗那肝癌分析系统（BCLC）分期和治疗方案及相关预期生存率。根据肿瘤大小和扩散情况、患者的东部肿瘤协作组（ECOG）体能状态［PS，范围为 0（良好）至>2（差）］的等级，以及肝功能（Child-Pugh 分级）进行分期（见第 92 章）。超早期（0 期）HCC 患者是手术切除的最佳条件。早期（A 期）HCC 患者是根治性治疗（切除、死亡供体 LT 或活供体 LT，或通过经皮无水乙醇注射或射频消融进行局部消融）的候选者。中期（B 期）HCC 患者可从经动脉化疗栓塞中获益。晚期 HCC 患者，定义为存在肉眼可见的血管浸润，肝外扩散或癌症相关症状（PS 1 或 2）（C 期），可从索拉非尼或仑伐替尼一线治疗，以及瑞戈非尼或纳武利尤单抗作二线治疗中获益。终末期疾病（D 期）患者应接受对症治疗。当治疗失败或存在治疗禁忌时，治疗策略将从一个阶段过渡到另一个阶段。（Adapted Forner A，Reig M，Bruix J. Hepatocellular carcinoma. Lancet 2018；391：1301-14.）

9. 自然史和预后

有症状的 HCC 预后很差；事实上，该肿瘤的年发病率和死亡率几乎相同。预后不良的主要影响因素包括首次就诊时肿瘤负荷以及合并肝硬化和肝功能障碍。有临床表现的 HCC 自然病程进展快，伴进行性肝肿大、腹痛、消瘦和黄疸加深，并常在 2 至 4 个月内导致死亡。然而，在工业化国家，该肿瘤似乎进展缓慢，生存时间更长[100]。目前已有肿瘤自发性消退病例报道，但十分罕见（见下文）。早期 HCC，有多种治疗方式可供选择，并且通常能够延长生存期。

10. 治疗

自 20 世纪 80 年代以来，HCC 治疗取得了重大进展，使美国 HCC 人群的 5 年生存率提高至 24.5%[5]；这些进展包括化疗栓塞和多靶点激酶抑制剂索拉非尼的应用，以上治疗进展均有随机对照试验的循证医学依据。进展期肝癌的治疗包括较新的多激酶抑制剂和免疫检查点抑制剂，如瑞戈非尼、乐伐替尼、卡波替尼、雷莫芦、纳武利尤和帕博利珠单抗。大量临床证据显示，伴有门静脉高压和肝硬化的 HCC 患者，肝移植优于其他治疗（见第 97 章）。因为 HCC 通常是基础肝病（通常是肝硬化伴不同程度的失代偿）和癌症本身 2 种疾病的组合，因此在选择治疗时必须考虑以上两种因素。当面对 HCC 患者时，临床医生应决定选择最佳的初始治疗方案：如果符合标准，应选择手术切除或肝移植；如有可能，根据肿瘤大小，选用乙醇或射频消融（RFA）；化疗栓塞；如果肿瘤分期较晚，可选择靶向化疗。表 96.2 描述了 HCC 的治疗选择。巴塞罗那肝癌分析系统（BCLC）的分期分类和治疗方案有助于指导临床医生选择最合适的治疗方案（见图 96.3）。

（1）手术切除

无论是肿瘤切除术还是肝移植，手术治疗都为 HCC 提供了最佳的治愈机会。要达到手术切除目的，肿瘤最好局限于肝脏一叶，位置良好，且理想状态下最好是非肿瘤性肝组织无肝硬化。在经验丰富的外科中心，肿瘤平均直径为 8.8cm 的非肝硬化 HCC 患者，可实现术后 5 年和 10 年生存率分别为 40% 和 26%[101]。但不幸的是，这些患者占西方病例的 5% 以下[102,103]。

表 96.2 HCC 的治疗选择

方式	评论
手术切除	治愈性治疗,但仅限于非肝硬化患者和无门静脉高压的肝硬化患者,存在技术困难,复发率高
肝移植	特定患者成功率高(米兰标准;参见正文和第 97 章)
	需要终身免疫抑制治疗
	费用昂贵,非普遍获得
射频消融或乙醇注射	对小肝癌,包括多发性肿瘤可治愈
	复发率高
经动脉化疗栓塞术	对肝功能储备良好的不可手术切除的肿瘤,可延长生存期;非治愈性治疗
化疗	获益不明;姑息性治疗;药物毒性常见
靶向分子疗法	索拉非尼是第一个可以改善患者生存率的药物。
	伦伐替尼生存率改善与索拉非尼相当
	瑞戈非尼,卡博替尼和雷莫芦单抗(如果 AFP>400ng/mL)可改进索拉非尼治疗失败后的生存率
免疫检查点抑制剂	纳武利尤单抗和帕博利珠单抗提高索拉非尼治疗失败或不耐受后的生存率

如果肿瘤局限于肝左叶或右叶的一部分,肝硬化功能分级为 Child-Pugh A 级,血清胆红素水平正常,无门静脉高压(即基于影像学、血小板计数正常、内镜检查无静脉曲张、直接测量的肝静脉压力梯度<10mmHg),也可进行肝段切除[102]。符合这些标准者,其 5 年生存率可以达到 50%或更高。较小肿瘤和单发肿瘤预后较好。在无法进行肝移植的地区,手术切除是一种可行的选择,特别是对于无门静脉高压症,且 MELD 评分等于或小于 9 分或 Child-Pugh A 级患者(见第 97 章)。手术要求所有的肿瘤结节都需要切除,且切缘阴性,需要留下具有足够功能的肝体积(通常定义肝硬化患者需要保留≥40%的肝体积)以维持术后存活[104-106]。总体而言,仅约 15%的患者可满足手术切除条件。在专业外科中心进行的肝癌切除术手术死亡率低于 5%,但在小的外科中心,其死亡率几乎高出 3 倍[107]。不幸的是,切除术后的长期复发率超过 50%,并且几乎不可能进行挽救性肝移植[108]。

(2) 肝移植

肝移植适用于肿瘤无法切除但病变仅局限于肝脏的患者,或晚期肝硬化并肝功能差而无法切除的患者(见第 97 章)[26]。肝移植是 HCC 的理想治疗方法,因为它提供了尽可能大的切除范围,切除了有可能新发肿瘤高风险的剩余肝脏,并置换了功能障碍的肝脏。因为移植后免疫抑制治疗会加速肿瘤生长,因此肿瘤侵犯肝外的患者易出现肝移植失败。由于供肝有限性,肝移植治疗 HCC 的预期结局应与其他肝移植适应证相似,并优于其他 HCC 治疗,这一观点被普遍认可。多项大型系列研究表明,符合米兰标准即单个肿瘤最大 5cm 或 2~3 个病灶,每个病灶最大 3cm,无大血管浸润或转移的候选者,其 5 年生存率为 70%~75%,肿瘤复发率为 10%-15%[102,109-111]。据此衍生出了 HCC 终末期肝病评分模型(MELD)例外标准途径,该途径于 2002 年在美国开始采用。由于这一变化,HCC 作为肝移植的频率在成年总人数中由 4.6%上升到 26%。此外,在患者接受肝移植之前,肿瘤进展超米兰标准的情况已基本消除[62,112]。如果预估肝移植时间等待超过 6 个月,可采用 RFA 或经动脉化疗栓塞(TACE)进行桥接治疗,以防肿瘤生长超过米兰标准(见下文)。在世界其他地区,肝移植等待时间仍至关重要,当等待时间延长至 1 年时,多达一半的患者无法进行移植[102]。对美国所有肝移植患者的 4 年生存率分析显示,因 HCC 行肝移植患者的总体结局仅比其他适应证患者稍差[62],在某些亚组 HCC 患者的结局确实较差,包括结节直径 3~5cm、MELD 评分≥20、血清 AFP 水平≥455ng/mL 者。

一些权威人士根据中心小样本前瞻性研究结果主张扩大米兰标准,前提是移植前通过局部治疗使肿瘤缩小至符合米兰标准且在 3 个月内保持稳定,但这些患者需要通过美国区域审查委员会审核[113,114]。尽管这些标准已被广泛应用,但仍需要更大规模的多中心研究来确认其效果,并确定哪些患者可能获益。

(3) 局部消融

局部消融治疗对于 HCC 较小(通常直径小于 3~5cm),但由于患者意愿、病变的数量和位置或严重肝功能障碍(Child-Pugh B 或 C 级;见图 96.3)而不适宜手术切除或肝移植患者,是一种潜在治愈性方法[26]。第一种可用技术是经皮乙醇注射(PEI),目前仍在广泛使用且相对有效和安全的方法,对于小于 2cm 的病灶最为有效,对于直径达到 3cm 的病灶也是有效的[115]。PEI 需要多次治疗,对于小肿瘤和为保留肝功能的患者,其生存率与手术切除相似,但目前尚无随机研究证实此种等效结果[116]。PEI 并发症包括肿瘤针道转移等,但相对罕见。目前射频消融基本取代了无水乙醇注射,因为它更有效,尤其是较大的肿瘤(对直径达 3cm 的肿瘤最有效,对直径达 5cm 肿瘤也有效),所需治疗次数更少,并发症发生率相似[117]。射频消融可经皮或通腹腔镜或开放手术方法进行,其生存率与手术切除相似,但复发率更高,并发症也不常见[116,118]。对于邻近大血管或大胆管的病变,PEI 通常优于 RFA。微波消融是最近发展的热消融技术,与 RFA 相比,其潜在优势是邻近血管的热量损耗更少,治疗时间更快,临床结局相似。目前联合肝脏器官共享网(UNOS)的规则要求等待 6 个月才能获得 HCC 的 MELD 例外标准,因此,即使随机对照试验尚未确定获益,但 PEI 或 RFA 的局部消融治疗通常适用[119]。

(4) 化疗栓塞

经肝动脉化疗栓塞术(TACE)是一种姑息治疗方法,适用于肝功能相对较好(Child-Pugh A 级或 B 级,总胆红素水平<3mg/dL),体能状态良好,但因肿瘤大小、数量或位置无法进行局部消融治疗的患者(见图 96.3)[26]。有 6 项随机试验和一项 meta 分析比较了栓塞或化疗栓塞与支持性治疗的效果,结果显示治疗组生存率改善[120-126]。因各地临床指南及临床试验不同,TACE 方案存在较大差异(如化疗药物、治疗次数、栓塞剂的使用)。随后一项 meta 分析(包括 2 项其他随机试

验)对栓塞治疗生存获益提出了质疑,但meta分析的统计学效力不足以检测出差异[127]。最近,多柔比星洗脱珠TACE已取代传统TACE,其疗效相同或更好,但副作用更少[128]。一项小规模研究显示,在亚洲肝储备功能较好的HBV相关性肝病患者中,TACE联合RFA或索拉非尼(见下文)的耐受性良好,但与单独TACE相比,并没有明显的生存优势。在将其纳入标准临床实践之前,谨慎的做法是等待大型随机临床试验来证明联合治疗方案的明显优势。虽然肝移植前TACE的有效性尚未完全阐明,但因为在美国等待肝移植时间通常要超过6个月,因此仍在临床应用广泛经常实施[129,130]。

从理论上讲,TACE可缩小肿瘤大小,从而使切除或移植成为可能(降级)或可行更保守的切除,尽管关于这种方法是否有效的研究结果不一[131,132]。

(5) 化学疗法

多种抗癌药物,包括烷化剂、抗肿瘤抗生素、抗代谢物、植物生物碱、铂金衍生品、甲基苄肼、雌激素受体调节剂和生长激素抑制素,都曾尝试以单药或联合用药的方式,以及通过不同给药途径用于治疗HCC。但总体应答率均低于20%,没有显示出生存优势。目前有多种小分子靶向抗癌药物被研发出来并用于HCC的治疗[123,133]。索拉非尼是一种Raf蛋白激酶抑制剂,也是血管内皮生长因子受体和血小板衍生生长因子受体酪氨酸激酶活性抑制剂,是这些新药中第一个与支持治疗相比显示可以改善生存率的药物[134]。在肝功能良好(Child-Pugh A级或早期B级)、门静脉血栓形成、肝外肿瘤或其他治疗失败的患者可考虑使用本品(见图96.3)。伦伐替尼(lenvatinib)是一种多激酶抑制剂,研究证实在进展期HCC的一线治疗中不劣于索拉非尼[135]。瑞戈非尼(regorafenib)与卡博替尼(cabozantinib)都是多激酶抑制剂,可改善索拉非尼治疗失败的Child-Pugh A级进展期HCC患者的生存率[136]。纳武利尤单抗和帕博利珠单抗都是程序性细胞死亡受体单克隆抗体,在索拉非尼治疗后进展的HCC患者,有提高总体应答率和改善中位生存期的趋势[137]。使用武利尤单抗和帕博利珠单抗和其他免疫检查点抑制剂单药治疗或与靶向分子疗法联合治疗的Ⅲ期研究正在进行中。肝硬化晚期(Child-Pugh C级)或出现肿瘤晚期症状(东部肿瘤协作组体能状态PS评分>2)的患者预后较差,只能给予支持性治疗(见图96.3)[74]。

(6) 替代技术和联合治疗

目前一些新型局部消融技术治疗HCC正在研究中,包括冷冻消融、激光消融和外照射等,但这些技术尚未与PEI和RFA进行充分比较,它们的使用仅限于临床试验。钇(Y)-90微球放射栓塞的作用(可用于癌栓患者)尚未明确,有待随机试验进一步验证,特别是需与TACE比较。一项随机对照试验中显示,使用Y-90微球进行放射性栓塞和TACE相比,生存率相似,肿瘤进展时间延长,其中大多数患者可“桥接”至肝移植[138]。两项针对既往局部治疗失败的HCC患者的随机试验显示,使用Y-90微球进行放射性栓塞治疗的患者生存率与使用索拉非尼类似[139,140]。索拉非尼作为根治性切除术或热消融术后的辅助治疗是无效的[141]。在一项中型随机试验中,TACE联合索拉非尼并没有改善肿瘤进展时间或生存率[142]。

11. 监测

由于症状性HCC很少适合手术治愈,且对保守治疗反应不佳,因此迫切需要预防肿瘤或在出现症状前阶段检测肿瘤,此时仍可能进行手术干预。2005发布并于2011年和2018年更新的AASLD实践指南提供了监测建议(表96.3)[55,61]。应将HCC高风险患者纳入监测项目,每隔6个月进行一次US检查。由于AFP假阳性率较高,尤其是在血清ALT水平升高的患者中,因此AFP检测HCC的作用尚不确定。其他HCC血清标志物在筛查中的作用尚未证实,其使用仅限于临床研究。虽然CT和MRI是诊断HCC的有效成像方式,但不建议在监测中常规使用,但如果由于患者的体型而无法获得足够的超声图像,则可以考虑使用。越来越多的证据表明,对肝硬化患者进行HCC的监测,通过检测早期发现HCC并进行治愈性治疗,来改善患者的预后[143]。

表96.3 建议进行HCC监测的人群

监测群体	肝癌的年发病率/%
乙肝肝硬化	3~8
丙肝肝硬化	3~5
PBC和4期纤维化	3~5
血色病和肝硬化	未知,可能>1.5
α_1-抗胰蛋白酶缺乏和肝硬化	未知,可能>1.5
HBV携带者,亚洲男性>40岁	0.4~0.6
HBV携带者,亚洲女性>50岁	0.3~0.6
HBV携带者,HCC家族史	未知(高于无家族史)
HBV携带者,出生在非洲	至少0.5(HCC发生与年轻人)
HCV感染和3期纤维化*	<1.5
HBV携带者,<40岁(男性)和<50岁(女性)*	<0.2
其他不明原因肝硬化	未知

*对这一群体的监测益处不确定。

Adapted from Bruix J, Sherman M. Management of hepatocellular carcinoma: an update. Hepatology 2011;53:1020-22.

12. 预防

尽管许多国家通过婴儿乙肝疫苗普种在预防乙肝相关HCC方面取得了巨大进展,但普及乙肝疫苗对肿瘤发生的全面影响需要很多年才能实现。中国台湾地区由于在20世纪80年代中期开始实施婴儿全面接种乙肝疫苗计划,目前已证明其儿童HCC的发生率大幅降低[144]。同样,在阿拉斯加,1984年开始实行婴儿普遍接种HBV疫苗计划,阿拉斯加原住民儿童的HCC被逐渐消除[145]。同时,世界范围内大量现有HBV携带者仍处于HCC风险中,而且预防慢性病毒性肝炎癌变方面的进展甚微。此外,近期内不会有针对HCV的疫苗出现,尽管有肿瘤预防药物的试验正在进行,但预防黄曲霉毒素诱导的肿瘤远未成为现实。

HBV和HCV的抗病毒治疗在降低HCC发病率方面的作用已经引起相当的关注。一项随机对照试验显示,与安慰剂相比,使用核苷类似物拉米夫定长期治疗的慢性乙型肝炎的患者其临床事件发生率包括 HCC 发生率,显著降低(见第 79 章)[14]。几项大型回顾性研究表明,使用含干扰素方案和 DAA 成功治疗的慢性丙型肝炎患者,HCC 的发生率下降(见第 80 章)[19,22,146]。

(二) 肝内胆管癌

胆管癌是起源于胆管上皮的恶性肿瘤。根据所累及胆道部位命名:肝内小胆管(外周胆管癌)、肝管分叉(肝门部胆管癌或 Klatskin 瘤)和肝外胆管(胆管癌)。肿瘤的位置对临床症状和治疗方法影响重大。过去,根据第 9 版国际疾病分类,肝门周围胆管癌被归为肝内组,尽管其起源于肝外,是最常见的类型[147,148]。而本节将仅讨论真正的肝内胆管癌,肝外胆管癌包括肝门周围型将在第 69 章讨论。

1. 流行病学

肝内胆管癌约占所有原发性肝癌的 10%~20%,占胆管癌的 20%。其患病率的地理差异非常显著,男性为(0.2~96)/100 000,女性为(0.1~38)/100 000,这是因为不同人群中已知危险因素的频率存在巨大差异[149]。亚洲部分地区的发病率最高,最显著的是泰国、中国、日本和韩国的某些地区。这些地区发病率高的原因可能是某种肝吸虫对胆道的慢性感染(见第 84 章)[150]。美国的总体发病率为 0.85/100 000,男性是女性的 1.5 倍。白人的患病率与非裔美国人相当,大约是亚洲人的一半。肝内胆管癌罕见于 40 岁以前人群,全球平均发病年龄约为 50 岁。新的流行病学数据表明,目前该病平均发病年龄已超过 65 岁。此外,全球发病率和死亡率正在增加[147]。美国的监测、流行病学和终点事件登记数据显示,自 20 世纪 70 年代末至 90 年代末,肝内胆管癌发病率增加了 165%[149]。这一发病率增加,可能是由于肝硬化患病率尤其是 HCV 相关肝硬化的增加[151]。

2. 病因和发病机制

尽管大多数胆管癌的基础病因并不清楚,但已有多种危险因素被确定。肝内胆管癌与麝猫后睾肝吸虫的相关性最强,这是一种在东南亚部分地区流行的肝吸虫病,通常通过摄入生鱼或未煮熟的鱼感染[149,152]。华支睾吸虫(一种肝吸虫)与肝内胆管癌的相关性较弱(见第 84 章)[153]。在 20 世纪 50 年代已被禁止使用的放射造影剂二氧化钍,已被证实与肝内胆管癌有相关性[154]。年轻时被诊断为 PSC 与胆管癌相关性高,其终生风险为 8%~20%(见第 68 章)[155-157]。先天性和后天性胆道异常,可导致胆汁淤积、慢性炎症和感染[如胆道闭锁[158]、胆管错构瘤[159]、先天性肝内胆管阶段性囊性扩张(Caroli 病)[160]、胆总管囊肿[160]、肝内胆管结石]均与胆管癌的发生有关(见第 62 章)。上述危险因素,在肝门周围和肝外胆管癌尤为显著,但它们可能在肝内胆管癌的发生中也起作用。糖尿病似乎也增加了这两种类型肿瘤的风险[161]。肝硬化,尤其是由 HCV 肝硬化和酒精性肝硬化,也与胆管癌有关[149]。

胆管细胞恶变通常发生在炎症或胆汁淤积(或两者兼有)的环境中,通常具有已知风险因素。目前有观点认为这些环境因素和遗传倾向(例如,致癌基因或胆盐转运蛋白缺陷)相结合,导致遗传缺陷累积,从而引起癌变[147,162]。自然杀伤细胞受体 G2 D 基因多态性与 PSC 患者胆管癌风险增加相关[163]。分子水平的很多变化已经被报道,包括 *K-ras* 基因、白细胞介素(IL)-6 基因突变,*TP53* 和 *p16* 等位基因缺失或突变,以及许多其他基因(见第 69 章)。

3. 临床特征

周围型胆管癌在进展到晚期之前很少出现症状。其临床特征与 HCC 相似,包括身体不适、体重减轻、腹痛、黄疸,后者可能比 HCC 更常见和突出[160,164]。

4. 诊断

在周围型胆管癌患者中,通常只有血清碱性磷酸酶水平升高。CA19-9 是胆管癌最常用的血清肿瘤标志物,但有明显的局限性,因为在胰腺癌、结直肠癌、胃癌和妇科肿瘤以及急性细菌性胆管炎中,其水平也会升高(见第 60 和 69 章)[165]。此外,在 7% 的 Lewis 血型阴性人群中始终检测不到 CA19-9。在非 PSC 的不明原因胆道梗阻患者中,CA19-9 诊断界值为 100U/mL 时,其敏感性为 53%,阴性预测值为 72%~92%。在 PSC 患者,CA19-9 的敏感性波动于 38%~89%,特异性波动于 50%~98%。在 PSC 患者中,联合检测 CEA 并未提高 CA19-9 的诊断效能(见第 68 章)。CA19-9 升高患者生存率较差,与 TNM 分期无关[166]。

超声成像有助于发现胆道梗阻。动态对比增强 CT 或 MRI 可进一步确定病变位置,并有助于评估切除的可能性[147,167]。MRI 和 MRCP 在发现病变和确定胆道梗阻部位方面比 CT 灵敏度更高。胆管癌在 MRI 上表现为 T1 加权像低信号,T2 加权像中等信号。动态造影时,肿瘤通常在动脉期、门静脉期和延迟期有渐进性增强,从而有助于与 HCC 鉴别,后者通常在后两期出现洗脱(见上文)。EUS 下对无 PSC 患者的病灶进行 FNA 穿刺,可提高原发病灶和淋巴结转移诊断的敏感性和特异性,但其缺点是可能会导致腹膜种植,因此,如果考虑手术切除,则应避免之。经皮活检也有腹膜种植的风险,如果肿瘤有可能切除,则通常应避免进行经皮活检。

5. 病理学

周围型胆管癌通常是一个大的孤立性肿瘤,但也可呈多发结节。大体外观呈灰白色,质硬,偶见脐状突起,通常形成一个局灶性肝肿块[168];偶尔,肿瘤也可沿胆管生长并浸润胆管或形成胆管内乳头状病变[167]。肿瘤呈乏血供,很少发生内出血或破裂。转移性结节可不规则地分布于整个肝脏。肿瘤远端的胆管可能扩张,导致某些病例发生胆汁性肝硬化。约 50% 的病例发生局部淋巴结转移。

显微镜下,胆管癌与其他腺癌相似,表现为腺泡或管状结构[168]。大多数肿瘤为高分化至中等分化。可见黏液分泌,但无胆汁生成。肿瘤细胞引起不同的间质组织增生反应,在许多肿瘤中,胶原化基质可能是最突出的特征。胆管癌和转移性腺癌的鉴别很困难,一些专家主张,如果没有发现其他部位的原发性肿瘤,则可认为肝脏腺癌就是胆管癌[169]。免疫组织化学染色可能有助于鉴别诊断,胆管细胞癌 CK7 通常染色强阳性,CK20 染色阴性或弱阳性。免疫组织化学染色通常用于排除常见的转移性腺癌,但必要时需要进行影像学检查和内镜检查排除胆囊、胰腺和上消化道癌的转移[170]。

6. 治疗和预后

肝内胆管癌通常难以早期诊断,其年死亡率几乎与肿瘤的年发病率相同[160,164]。在美国,SSER 数据库数据显示,胆管癌诊断后的长期生存率令人沮丧,1 年生存率仅为 28%,5 年生存率低于 5%。自 20 世纪 80 年代末以来,5 年生存率并没有改善[149]。

手术切除是肝内胆管癌的唯一治愈性治疗,因此对于疑似或确诊的肝内胆管癌患者,建议进行肿瘤分期评估能否手术切除。评估分期的检查通常包括腹部动态增强 MRI 和 MRCP(如果 MRI 不可用,可行动态增强螺旋 CT)和胸部 X 线或胸部 CT[147]。小样本病例系列研究显示,PET-CT 没有比其他成像方法提供更多的价值。EUS 联合 FNA 检查可疑淋巴结,可使未被识别的转移灶的检出率提高至 20%,但应避免经十二指肠或经胃对原发灶进行活检,因为针道种植转移的风险较大。肝内胆管癌的手术方案应由有经验的肝胆外科医生确定,且要求手术切缘干净,这通常需要行较大范围的肝切除术[167]。手术切除标准需排除以下所有情况:肝外转移、门静脉或肝动脉主干受侵或被包绕、双侧节段性胆管受累、对侧肝叶萎缩。肿瘤直径大、多发性病变、淋巴结转移和肝硬化,提示术后预后较差[171,172]。此外,患者必须从内科学角度上适合接受手术,并具有足够的肝脏储备。充分选择手术切除的患者,中位生存期为 1~2 年,5 年生存率为 29%~36%。单独肝移植或联合新辅助和辅助化疗导致不可接受的高复发率和 5 年生存率低于 50%。

小样本病例系列和对照研究显示,对于不可手术切除的肝内胆管癌,传统 TACE 或 TACE 联合药物洗脱微珠治疗的中位生存期约为 1 年[171]。Y-90 微球放射栓塞病例系列报告的有效率与 TACE 相似,但尚未与 TACE、化疗或支持性治疗进行随机对照比较[171]。化疗后的应答率和生存率都很有限。一项随机试验显示,顺铂和吉西他滨联合治疗局部晚期或转移性胆管癌,可使生存期延长 3.6 个月[169]。使用外照射治疗不可切除的局部晚期肝内胆管癌的小规模研究,显示出良好的局部控制,其中位生存期约为 2 年[171]。一项化疗联合外放射治疗能否获益的随机对照试验目前正在进行中。因此,对于不能手术切除胆管癌,目前尚无明确的治疗途径推荐。

(三) 肝母细胞瘤

1. 流行病学

肝母细胞瘤是儿童第三大常见恶性肿瘤,也是最常见的肝脏恶性肿瘤。尽管有成年人发病的个案报道,但肝母细胞瘤几乎都发生于 3 岁前的儿童;男孩的发病率是女孩的两倍[173,174]。

2. 病因和发病机制

肝母细胞瘤可为零星发生,也可能与遗传性综合征有关,如家族性腺瘤性息肉病(FAP)(见第 126 章)和 Beckwith-Wiedemann 综合征(以巨舌症、巨大胎儿、中线腹壁缺损、耳部皱襞或小凹及新生儿低血糖为特征),提示 5 号和 11 号染色体可能在肿瘤发生中起一定作用。散发性肝母细胞瘤的发病机制尚不清楚,来自儿童肿瘤组的一项研究已确定父母职业暴露与肝母细胞瘤之间的相关性[175]。大多数肝母细胞瘤患者携带肿瘤抑制基因 FAP 的突变,而此基因可下调 β-连环蛋白;另有相似数量的患者携带 β-连环蛋白基因的活化突变,这些证据提示 Wnt 信号通路可能在肿瘤发生中发挥作用(见第 1 章)[176]。出生时体重低于 1 500g 的儿童患肝母细胞瘤的相对风险约为 20,但其机制尚不清楚[177]。

3. 临床特征

大多数患有肝母细胞瘤的儿童因腹胀而就诊。其他就诊原因包括发育不良、体重减轻、食欲缺乏、腹痛、易怒和间歇性呕吐和腹泻[178]。患肝母细胞瘤的患儿,几乎都有肝肿大,肝脏质硬并伴有触痛。表面光滑或结节状。肝母细胞瘤很少破裂。20% 的患者有远处转移,通常发生在肺部[179]。由于肝母细胞瘤可分泌人绒毛膜促性腺激素,偶尔会导致男孩性早熟[180]。

4. 诊断

80%~90% 肝母细胞瘤患者的血清中甲胎蛋白明显升高,可有助于诊断[181]。少数血清甲胎蛋白水平低的患者的预后似乎更差[182]。常见贫血和血小板增多症,这归因于血清血小板生成素水平升高。平扫影像学上可见到肺转移瘤,偶尔可见斑点状钙化。尽管结果无特异性,但超声仍然是使用最广泛的首选检查。CT 和 MRI 用于确定肿瘤的范围,并制订手术计划。肝动脉造影显示肿瘤为无血供肿块[183]。

5. 病理学

肝母细胞瘤是由不完全分化的肝细胞前体恶变衍生而来。其成分是多样的,反映了它们中胚层起源的多潜能性、胚胎和胎儿发育的阶段性。病理学家根据肝母细胞瘤的组织病理学表现将其分为不同的亚型,每种亚型的预后均可进行风险分层。单纯胎儿型预后极佳,而侵袭性小细胞未分化肿瘤的预后最差,通常需要强化的治疗干预[177]。肿瘤通常为单发,直径 5~25cm,边界清楚(约一半有包膜)。其颜色不同,从棕褐色到灰白色,可合并出血、坏死和钙化灶。包膜表面可见明显的血管。上皮性肝母细胞瘤为实体瘤,而混合型肿瘤常被胶原组织的白色条带分隔成小叶。

肿瘤中存在两种类型的上皮细胞[184]。第一种类似于胎儿肝细胞,排列成不规则的肝板,通常厚度为 2 个细胞,单个细胞之间有小胆管,肝板之间有窦状隙。第二种是胚胎性的,并且比胎儿型分化程度更低。混合型肝母细胞瘤含有间充质组织,后者由高度细胞化的原始型间充质与上皮成分紧密混合而成。可能存在软骨和横纹肌。肝母细胞瘤可有鳞状细胞灶,伴或不伴角化,以及异物型巨细胞。血管侵犯可能很明显。最常见转移部位为肺、腹部淋巴结和脑。

6. 治疗和预后

肝母细胞瘤进展迅速。孤立性病变且位置适合者,可行肝切除,手术通常是治愈性的,其 5 年生存率可高达 75%[178]。顺铂单药或与联合其他化疗药物治疗肝母细胞瘤有效,在符合选择标准的患者中生存率可达 90%[185]。当肿瘤不可手术切除时,新辅助化疗可以缩小肿瘤体积至可手术标准。双叶多灶性肿瘤且无肝外器官或组织受累的患者,肝移植也获得了令人鼓舞的结果[186]。如果不能手术切除或手术后肿瘤复发,通常预后较差。由于活体和劈裂式肝移植技术的进展,肝移植发挥着越来越大的作用(见第 97 章)。

(四) 血管肉瘤

1. 流行病学

肝脏血管肉瘤为罕见肿瘤,但是最常见的肝脏恶性间叶肿瘤[187,188]。它几乎只发生在成年人,最常见于60~70岁的成年人[189,190]。男性发病率是女性的4倍。

2. 病因和发病机制

尽管肝血管肉瘤罕见,但它仍是一种值得特别关注的疾病,因为目前已经有些特定的危险因素被确定,但大多数病例的病因并不明确。在早先的报道中,肿瘤发生于暴露于二氧化钍大约20年后(见第89章)[191]。使用含砷杀虫剂和饮用被砷污染葡萄酒的德国酒商,也有肝血管肉瘤发生[192]。一些血管肉瘤患者之前曾服用了多年亚砷酸钾(福勒溶液)治疗银屑病[193]。1974年首次报道了暴露于氯乙烯单体(VCM)的工人发生肝血管肉瘤[189,194,195]。该单体通过内质网酶转化为有活性的代谢物,在*K-ras*和*TP53*基因中形成DNA加合物和鸟苷-腺嘌呤转换。血管肉瘤发生在暴露于VCM 11~37年后(或在较短时间内大量初始暴露后)[187]。诊断本病时患者的平均年龄为48岁。除血管肉瘤外,暴露于VCM的患者发生HCC和软组织肉瘤的风险可能会增加。

3. 临床特征

最常见的症状是上腹痛。其他常见主诉为腹胀、快速进展的肝功能衰竭、身体不适、体重减轻、食欲缺乏和恶心[188,189]。偶尔发生呕吐。症状持续时间一般为1周至6个月,但少数患者在就医前症状已持续2年。

体格检查肝脏肿大通常有压痛。其表面不规则,或可触及明显的肿块。在肿大的肝脏上偶尔可听到动脉杂音。可能存在脾肿大,归因于肝纤维化和随后的门静脉高压,后者也可能使VCM暴露复杂化。经常出现腹水,腹水有时可能为血性。患者常有黄疸。发热和坠积性水肿较少见。大约15%的患者在肿瘤破裂后出现急性腹腔积血。很少出现肺或骨转移。

4. 诊断

肝血管肉瘤患者可能存在血清胆红素水平升高和进行性肝功能障碍的其他证据,尤其是在肿瘤的晚期。在暴露于二氧化钍的患者中,可能在肝脏和脾脏中有明显的不透射线沉积物[191]。超声、CT或MRI可显示一个或多个肿块病变,但弥漫性浸润性肿瘤可能看不到。肝动脉造影显示特征性表现[196],肝动脉被肿瘤移位,除中心区域缺乏血供之外,在动脉期中期呈红晕状和"水坑状"持续数秒。

5. 病理学

肝脏血管肉瘤通常为多中心性。其特征性表现是充满血液的囊性病变,尽管也可以看到实性生长的肿块[197]。病变界限清楚,但无包膜。较大的肿块呈海绵状,突出于Glisson鞘下。

显微镜下最早期的变化是,在整个肝脏中有分界不明显的灶状分布的核深染的肥大肝窦内皮细胞。随着病变的进展,出现肝窦扩张和肝板破坏,肿瘤细胞被胶原组织包绕。由恶性细胞排列组成的血管间隙扩大,导致肿瘤呈海绵状。恶性内皮细胞通常是多层的,并可以由纤维组织支撑并以复杂的叶和簇的形式投射到腔中。肝小叶通常被拉长,边缘不清晰。细胞质透明,呈弱嗜酸性。细胞核深染,大小和形状差异较大;一些细胞是多核的。可观察到吞噬现象。髓外造血灶很常见,大多数病例侵犯门静脉和中央静脉。50%的肿瘤有远处转移。

6. 并发症和预后

肝血管肉瘤生长迅速,预后很差,常在6个月内死亡。患者可能存在由肿瘤内血小板截留引起的血小板减少[巨大血管瘤-血小板减少综合征(Kasabach-Merritt综合征)]、DIC伴继发性纤维蛋白溶解[198]或肿瘤循环内红细胞破裂碎片引起的微血管病性溶血性贫血[199]。

7. 治疗

通常无法手术,因为多为晚期肿瘤。即使进行了手术,存活期通常仅为1~3年,尽管少数孤立性肿瘤患者可长期存活[188]。对放疗和化疗的效果很差。

(五) 上皮样血管内皮瘤

1. 流行病学

上皮样血管内皮瘤是一种罕见肿瘤,估计发病率低于0.1/100 000[187]。一项病例分析纳入了一家专科转诊中心的137例本病患者[200],三分之二为女性,可发生在成年期的各个年龄段。

2. 临床特征

临床症状通常为非特异性,如腹痛和体重减轻。

3. 诊断

影像学检查可见典型的富血供肿块,可能浸润整个肝脏。病例个案报道显示,肿瘤可以在PET上显示。明确诊断需要活体组织学检查。上皮样血管内皮瘤需与婴儿型血管内皮瘤相鉴别,后者是一种常见的婴儿期肝脏肿瘤,可伴有腹胀、发育不良、心力衰竭、毛细支气管炎,甚至婴儿猝死(见下文)。Ⅱ型婴儿血管内皮瘤往往侵袭性更强,在某些情况下可能与肝血管肉瘤难以区分[201,202]。

4. 病理学

肿瘤常为多发性,或弥漫分布于整个肝脏。组织学上它们的特征是,存在含有空泡的树突状细胞和上皮样细胞,代表细胞内腔。这些细胞的内皮标记物(如因子Ⅷ相关抗原、CD34或CD31)染色呈阳性。

5. 并发症和预后

本病具有低度恶性潜能,必须与血管肉瘤相鉴别,因为如果恰当的积极治疗,本病预后良好。可有肝内或肝外转移。

6. 治疗

上皮样血管内皮瘤的主要治疗方式是外科手术,包括切除或肝移植。即使是晚期肿瘤甚至转移性病灶,肝移植治疗依然有效。本肿瘤对放疗或化疗似乎不敏感。

(六) 其他

未分化(胚胎性)肉瘤是一种罕见的原发性肝脏恶性肿瘤,儿童和成人均可发生[203,204]。肿瘤具有侵袭性,但通过根治性手术和化疗可获得长期生存[205]。肝脏的其他罕见肿瘤包括脂肪肉瘤[206]、原发性淋巴瘤(见第32章)[188,207]和横纹肌肉瘤[204]。

(七) 肝转移癌

1. 流行病学和病因学

肝脏是最常见的肿瘤转移扩散的靶器官。40%~50%的肝外原发性恶性肿瘤成人患者可发生肝转移[208]。肝转移癌发生率高的最主要原因是肝脏的双重血供和肝窦内皮中存在窗孔，这有助于恶性肿瘤细胞渗透到肝实质中[209]。肝转移瘤的原发肿瘤通常位于门静脉系统分布的主要部位，包括胰腺、胃和结肠。除此之外，肺和乳腺肿瘤也是肝转移癌最常见的来源。

2. 临床特征

肝转移引起的症状通常不存在，或被原发肿瘤症状所掩盖。偶尔，可归因于转移的症状和体征是无症状原发性肿瘤的表现。在这种情况下，症状可能包括身体不适，体重减轻及上腹部疼痛。当出现黄疸时，偶尔是由于正常肝组织被肝转移癌取代所致。根据肝转移癌累及的程度，肝脏有时甚至明显肿大，其表面可不规则，检查者可触及脐样结节。在肝转移灶上可听到摩擦音。

3. 诊断

CT 是最常用的影像学检查方法[210]。多层螺旋 CT 多相扫描和动脉门静脉造影 CT 较常规 CT 检查更敏感。静脉注入 CO_2 微泡的动态对比增强多普勒超声检查，对肝转移瘤的诊断也有帮助[78]。T1 加权 MRI 也可能有帮助，氧化铁增强 MRI 效果更好。18-FDG PET-CT 有助于判断肝脏肿块的良恶性，更重要的是，有助于发现并定位对治疗决策有影响的肝外病灶。

4. 病理学

（1）大体外观

肝转移瘤通常为多发性[208]。其病理学特征因原发肿瘤起源而异。转移瘤呈扩张式生长（当分散分布时），或浸润性生长。单个转移瘤可达较大的尺寸，出现多发转移瘤时，肝脏可以明显肿大。转移瘤外观通常为灰白色，可合并散在出血或中心坏死。个别转移瘤可能被静脉淤积区包围。包膜下病变常呈脐状。有研究认为，与非肝硬化肝脏相比，肝硬化时的肝脏更不容易为转移瘤提供驻留环境，但这一观点尚待证实。

（2）显微特征

大多数肝转移瘤的显微镜下特征，包括间质生长的程度，与其原发肿瘤相同。肝转移瘤通常很容易从周围肝组织中区分出来。可能会出现门静脉或肝静脉浸润，尽管其发生率低于 HCC[208]。病理上可能很难区分转移性腺癌和原发性胆管癌（见上文）[169]。

5. 治疗和预后

患者的预后取决于肝组织被转移灶取代的程度。肿瘤负荷越大，预后越差，大约 50% 的患者在出现症状后仅存活 3 个月，只有不到 10% 的患者存活超过 1 年[211]。改进的成像方式、切除手术技术的进步以及新的化疗药物和局部治疗使个体患者获得长期生存成为可能。结肠直肠癌患者的长期生存常通过切除肝转移瘤来实现，其中相当一部分患者已实现治愈或已获得长达 20 年的无病生存期[211-213]。接受孤立性结肠癌肝转移切除术的患者，5 年生存率可达 60%[214]。如果原发肿瘤已被完全切除，且转移灶仅局限于肝脏，应考虑切除肝转移灶[215]。多个病例系列表明，对术前化疗有反应的孤立性乳腺癌肝转移患者，有可能获得长期生存[215]。病例系列还表明，切除小体积的神经内分泌肿瘤（<肝脏体积的 25%），有症状的肝脏转移瘤患者潜在获益[215]。

肝移植联合或不联合化疗仅限于少数罕见的生长缓慢的恶性肿瘤患者，如神经内分泌肿瘤，但通常禁用于其他类型的转移性疾病。对于不能耐受或拒绝手术切除的结直肠癌肝转移患者，射频消融术是一种有效的疗法。其他治疗转移灶的侵入性方法，如乙醇注射、冷冻探针冷冻和激光汽化，值得进一步研究。放射治疗和动脉内灌注细胞毒性药物的作用有限。

二、良性肿瘤

（一）肝细胞腺瘤

1. 流行病学

肝细胞腺瘤（也称为肝腺瘤和毛细血管扩张性局灶性结节性增生[FNH]或腺瘤）是罕见的肝脏良性上皮肿瘤，好发于 20~50 岁的女性中。肝腺瘤通常与应用雌激素有关，包括口服含外源性雌激素的避孕药（OCP），也可见于无外源性雌激素摄入史者及男性。在服用口服避孕药的人群中，肝细胞腺瘤的年发病率为（30~40）/100 万，而非服用者为（1~1.3）/100 万[216]。服用口服避孕药超过 5 年、年龄较大和使用高效激素均会增加肝腺瘤风险。停止雌激素使用后通常肝腺瘤会逐渐消退，这一现象为雌激素在发病机制中的作用提供了支持。低剂量雌激素替代治疗在肝细胞腺瘤发生中的作用尚不明确，因此在明确患有肝腺瘤的个体中应谨慎使用雌激素。肝细胞腺瘤与合成类代谢雄激素类固醇使用和家族性腺瘤性息肉病（FAP）相关。

肝细胞腺瘤常见于糖原贮积病患者，其中Ⅰ型患者中肝腺瘤发生频率为 22%~75%，Ⅲ型为 25%。在这一人群中，男性发病率更高，且通常是在儿童期即已诊断（见第 77 章）[217]。

肝腺瘤病通常是指多发性（人为定义为>10 个）肝细胞腺瘤病例，目前认为该病与生殖细胞和体细胞中肝细胞核因子-1α（HNF-1α）突变，以及邻近肝实质的 NAFLD 相关。目前尚不清楚肝腺瘤病是否是一个独立的疾病，但由于病灶数量较多，它可能比单个或数个腺瘤的临床治疗更难[218,219]。

2. 病因和发病机制

已在肝细胞腺瘤中鉴定出多个基因改变。法国波尔多的研究人员提出并得到其他团体的验证的分类方法，将肝细胞腺瘤分为 4 组表型-基因型[220,221]（见图 96.4）。这一分组方法现已被 WHO 采用并纳入消化系统肿瘤分类。每组病例转化为 HCC 的风险和对治疗意义各不相同。在 35%~45% 的肝细胞腺瘤患者中，发现了编码 HNF-1α 的 *TCF1* 基因的双等位基因突变，这组肿瘤被称为 HNF-1α 失活型[218,220,221]。HNF-1α 通过影响肝细胞分化参与肝脏发育，还参与调节葡萄糖和脂质代谢[218,222]。大多数突变为体细胞突变，生殖细胞突变与青年人中的成人发病型糖尿病 3 型有关（一种在 25 岁以前出现常染色体显性遗传的非酮症糖尿病），这种突变在肝腺瘤病患者中很常见（见上文）[223]。第二个是 Wnt 途径，可见于 10%~25% 的 HCC 患者，在 15%~19% 的肝细胞腺瘤中被激活[220,221,224]。β-连环蛋白通过该途径激活后似乎增加腺瘤恶变的风险，并且该途径与糖原贮积病和男性患腺瘤相关[220,225]。第三种途径包括急性炎症反应，可通过肿瘤的组织学检查证实[220,225],并与肥胖和酒精有关(见图 96.4)。该亚型中通常存在 IL-6 炎症信号通路的激活,而后者主要通过 IL-6/JAK/STAT3 通路(包括 FRK 和 GNAS 复合基因座)中的基因突变实现[222]。该组患者中的一小部分还表达 β-连环蛋白,导致恶性肿瘤风险增加。第四组没有可识别的特异性相关突变,被称为未分类型腺瘤。

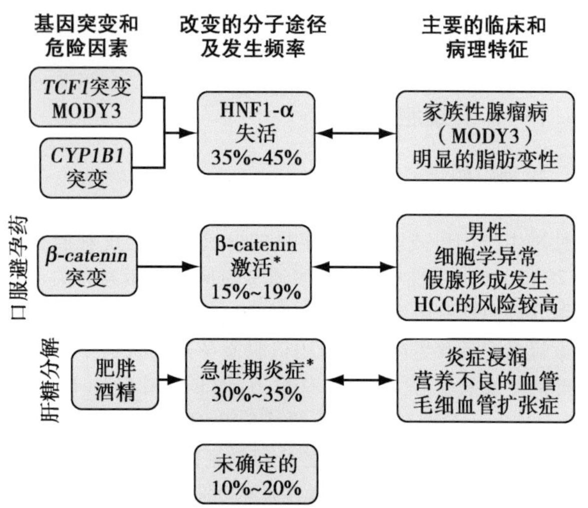

图 96.4 肝细胞腺瘤中主要分子途径改变的示意图。左,主要危险因素和已知的遗传易感因素。中间,改变的分子途径及其频率。右,主要临床和病理特征。箭头表示重要的关系。* 一些肿瘤可能同时是 β-连环蛋白激活和炎症。CYP1B1,细胞色素 P450 1B1;HNF-1α,肝细胞核因子 1α(基因符号 *TCF1*);MODY3,青年人中的成年发病型糖尿病 3 型。(Adapted from Rebouissou S, Bioulac-Sage P, Zucman-Rossi J. Molecular pathogenesis of focal nodular hyperplasia and hepatocellular adenoma. J Hepatol 2008;48:163-70.)

在这一类腺瘤中被证明部分存在音猬因子信号传导通路(sonic hedgehog pathway)的组成性激活,可能导致肿瘤相关出血的风险增加[226]。

3. 临床特征

肝细胞腺瘤有多种临床表现。通常在腹部影像学检查中被偶然发现,不产生任何症状。只有极少数情况下,因为腺瘤很大才可能在常规体检中被发现。有些患者会感到右季肋部或上腹部疼痛。疼痛通常是轻微且不明显,但可由于肿瘤出血或梗死而变得严重。如果肝脏肿大,通常表面光滑,可能会有轻微触痛。最值得警惕的是,腺瘤破裂后急性腹腔积血引起的严重腹痛和低血压[227,228]。该并发症与口服避孕药的使用有关,并具有相当高的病死率。破裂的肿瘤通常较大(>5cm)且孤立,腺瘤破裂最重要的决定因素是位于腹部浅表部位[229]。在女性患者,肿瘤破裂常发生在月经期;妊娠期间也可能发生肝腺瘤破裂。肝腺瘤癌变风险与男性、β-连环蛋白激活和肿瘤直径大于 5cm 密切相关。

4. 诊断

肝腺瘤患者血清 AFP 浓度正常。炎症腺瘤可能伴有血清 c 反应蛋白(CRP)水平和白细胞计数升高。历史上,细针活检很少使用,因为肝细胞腺瘤在显微镜下酷似正常肝细胞。芯针活检的诊断价值也有限,尽管在专业中心通常可以使用免疫组织化学标记进行明确诊断(见后文)[230]。动态 MRI 与肝细胞特异性造影剂,如钆贝葡胺或钆塞酸,是首选的成像诊断技术。因为它是最能有效区分肝细胞腺瘤和其他肝脏良性或恶性肿瘤;动态 CT 检查也有一定诊断价值[231,232]。

由于鉴别诊断的复杂性和肝细胞腺瘤的罕见性,应该在具有肝脏局灶性病变诊断经验的专业中心进行影像学检查。影像上肿瘤边缘清晰,有近乎平行的血管从周围进入其中,呈“辐轮状”外观。或病变也可能被不规则血管穿过。在动脉期,肿瘤不规则增强,合并出血或坏死时可出现局灶增强和局灶无血供。门静脉和延迟期,增强趋于减弱,病变呈现等信号或低信号(“洗脱”)。使用肝细胞特异性造影剂时,晚期成像(通常为 20 分钟),几乎所有肝细胞腺瘤均为低信号,而非肿瘤性结节性肝病(FNH)表现为均匀弥漫性高信号或等信号(见下文)。一些炎性肝细胞腺瘤在肝胆期可能显示斑片状高信号,但其他成像(见下文)和临床特征(肥胖、代谢综合征、大量饮酒)通常有助于提供正确的诊断[233]。HNF-1α 失活型肝细胞腺瘤由于脂肪变性在 T1 加权像呈现弥漫性信号丢失[234]。由于存在肝窦扩张,炎性肝细胞腺瘤(特别是病灶外缘)表现为在 T2 加权序列明显的高信号,和延迟期持续增强。炎症型肝腺瘤中未受累的肝脏通常有脂肪变性的证据[234]。β-连环蛋白激活的肝细胞腺瘤可能有一个轮廓不清的瘢痕。手术切除组织病理学检查仍然是诊断的金标准(见后文)。

5. 病理学

肝细胞腺瘤通常呈单发、质软、浅棕色至黄色。其边界清晰,可压迫周围肝组织形成假包膜,但没有真正的包膜(图 96.5A)[235]。尽管肝脂肪变性常与炎症型腺瘤相关,但肝细胞腺瘤常发生于正常肝脏。大多数肿瘤是单发的,但也可能为多发性。腺瘤的直径范围为 1~30cm。口服避孕药的妇女肝细胞腺瘤平均尺寸较不服用者大;病变通常位于包膜下略突出于肝脏表面。偶尔可见带蒂的变异型。肿瘤切面呈不清晰的分叶状,但绝无结节或纤维化。出血或坏死灶很常见,胆汁染色可能很明显。

在显微镜下,肝细胞腺瘤可与正常肝组织惊人地相似(见图 96.5B)[235]。肿瘤由无恶性特征的片状、条索状或轻度非典型肝细胞组成。门静脉或中央静脉少见或缺失,胆管明显缺失,只有很稀少的纤维或血管间隔穿过病变。在整个腺瘤中可观察到基本正常的网状蛋白模式。HNF 1α-失活型肝腺瘤常伴有瘤内脂肪变性,但无炎症。免疫组织化学染色显示,它们不被肝脏脂肪酸结合蛋白染色,此与周围肝脏和其他类型腺瘤明显不同[220]。炎症型肝腺瘤有散在的炎症浸润,厚壁动脉伴肝窦扩张(紫癜),轻度脂肪变性和出血,过去称之为“毛细血管扩张性局灶性结节性增生”。病变呈血清淀粉样蛋白 A(SAA)和 CRP 染色阳性[220]。β-连环蛋白激活型肝腺瘤无脂肪变性、紫癜或门静脉成分,形成细胞学异常的假腺体。在免疫组化中,首选谷氨酰胺合成酶对肝细胞核染色以进行诊断[221]。对于谷氨酰胺合成酶染色仍不能明确的病例,建议行 β-连环蛋白分子分析[222]。未分类型的肝细胞腺瘤,行 CRP、SAA、β-连环蛋白或谷氨酰胺合成酶染色均为阴性,肝脏脂肪酸结合蛋白染色正常[220,221]。

6. 治疗和预后

由于肝细胞腺瘤具有破裂和出血的危险,建议进行手术

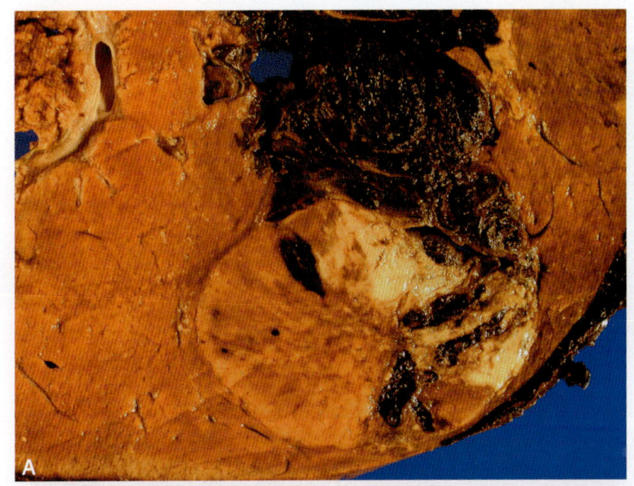

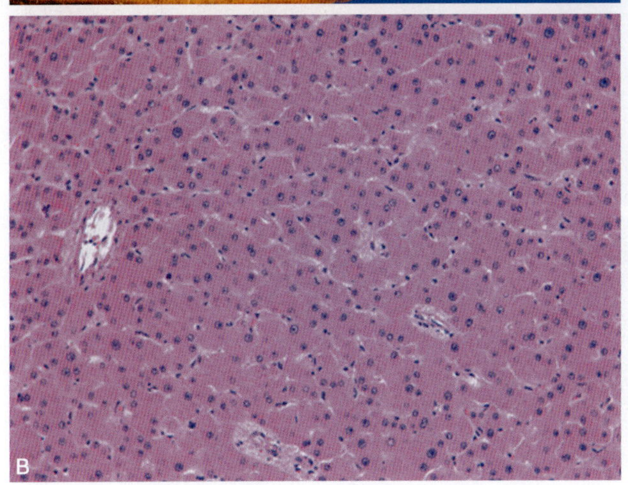

图 96.5 A,大肝细胞腺瘤的手术切除标本。肿瘤呈淡黄色,略呈小叶状,有假包膜,含有坏死出血区。B,肝细胞腺瘤的组织病理学与正常肝组织相似,具有外观正常(尽管通常略大一些)的肝细胞索及肝窦内衬的 Kupffer 细胞(但数量少于正常)。未见胆管和中央静脉,但可见明显异常的血管结构存在。(H&E.)(A,Courtesy Elizabeth Brunt,MD,St. Louis,Mo. B,Courtesy Professor A. C. Paterson,Johannesburg,South Africa.)

切除[235,236]。对于无并发症的病例,切除相对简单易行,但对于合并破裂和出血的病例,通常先采用动脉栓塞控制出血,稍后对残余腺瘤进行切除[237]。最近的病例系列研究表明,肝腺瘤破裂风险与腺瘤大于 5cm 有关,尽管也有报道称较小的病变也会引起出血[238]。因此,对于大于 5cm 的腺瘤或合并出血或出现临床其他症状,建议手术切除。尽管通过仔细监测肿瘤的生长,特别是直径小于 5cm 的肿瘤且没有并发症的患者,可以成功妊娠,但是如果腺瘤没有切除,还是应避免怀孕和使用外源性雌激素。肝细胞腺瘤有转化为 HCC 的潜在风险,发生率估计为 4.4%,主要常见于直径大于 5cm 的腺瘤(96%),常与 β-连环蛋白激活和男性相关[239]。对于无症状性肝细胞腺瘤的女性患者,初始治疗是停用外源性雌激素,肥胖患者减轻体重,并间隔 6~12 个月进行影像学检查[240,241]。如果病灶小于 5cm 且没有增长,建议后续 每年一次复查影像学检查。对于大于 5cm 的腺瘤、有症状、男性和已知 β-连环蛋白突变的患者,建议手术切除。肝细胞腺瘤的 MRI 的发展和针芯穿刺组织活检进行病理分型的进展,可能会改善未来患者的管理,并进一步减少手术切除的需要。

肝腺瘤病的治疗管理存在问题[242]。通常在这些病例中,肿瘤的数量较大,因此不能完全切除。然而,恶变和破裂的大小和性别风险因素似乎也适用于腺瘤病患者。因此,建议进行连续成像检查,并考虑对进行性病变进行活检或切除。肝移植治疗肝腺瘤病最好用于不可手术切除的 HCC,或反复出血危及生命的患者[243]。

(二) 海绵状血管瘤

1. 流行病学

海绵状血管瘤是最常见的肝脏良性肿瘤,在尸检中的发现率高达 7%[187]。目前认为肝血管瘤是先天性畸形或错构瘤,最初其体积会随着肝脏的生长而增大,随后自身会发生扩张。海绵状血管瘤可发生在各个年龄段,最常见发病年龄为 30~50 岁。与男性相比,女性发病率高(4∶1~6∶1),并且通常发病年龄更轻和肿瘤体积更大。海绵状血管瘤可能随着妊娠或雌激素的使用而增大,在经产妇女中更常见。

2. 临床特征

绝大多数海绵状血管瘤较小,且无症状,多在因其他原因行肝脏影像学检查、尸检或剖腹手术时偶然发现。较大或多个病灶时,可出现症状[244]。直径大于 5cm 的血管瘤被称为巨大海绵状血管瘤,最大直径可达 27cm。上腹疼痛是巨大海绵状血管瘤最常见的主诉,其原因是病变部分区域梗死或对邻近组织压迫而导致。早饱感,恶心和呕吐也可能发生。海绵状血管瘤偶见破裂。唯一的体征是肝脏肿大。肿瘤上方偶尔可闻及动脉杂音。已有海绵状血管瘤导致动静脉分流的报道在婴儿血管瘤患者中,偶尔会出现由于血小板的隔离和破坏而引起的血小板减少症(Kasabach-Merritt 综合征),但在成人中罕见[244,245]。目前尚无血管瘤恶变的报道。

3. 诊断

海绵状血管瘤往往最初由超声发现。其典型的超声表现是位于肝右叶后段的直径小于 3cm 等回声肿块[187,246]。几乎所有的海绵状血管瘤都可以通过增强 CT 或 MRI 明确诊断[247]。病变中心仍为低密度,而病变周边厚度不等,内缘呈波状增强。MRI 对此具有高度特异性,在小血管瘤的诊断中发挥重要作用(图 96.6)[248,249]。对于小血管瘤,由于纤维闭塞导致血管瘤中心无血管供应,因此造影剂可能呈环形或 C 形结构。这种表现具有特异性。核标记红细胞检查可能有助于海绵状血管瘤的诊断,但目前基本不再应用。

由于存在严重出血的风险,如果怀疑海绵状血管瘤,则不应进行经皮穿刺活检。此外,针吸活组织检查的诊断价值有限。腹部钝性创伤有时可导致巨大海绵状血管瘤破裂[250]。

4. 病理学

海绵状血管瘤通常为孤立性病变,大约 10% 的患者存在多个病变[235]。在 Glisson 鞘下或肝实质深处可见紫红色或蓝色肿块。较大的病灶可能有蒂。海绵状血管瘤边界清楚,但很少有包膜。肿瘤可呈中央坏死,部分病例肿瘤整体坚实,呈灰白色。显微镜下,血管瘤是由管径不一的多个血管通道组成,由单层扁平上皮内衬,并由纤维间隔支撑[187]。血管空间内可能包含血栓。血管瘤内肥大细胞的存在提示其可能在发病机制中起作用[251]。有时可见硬化性海绵状血管瘤,可能

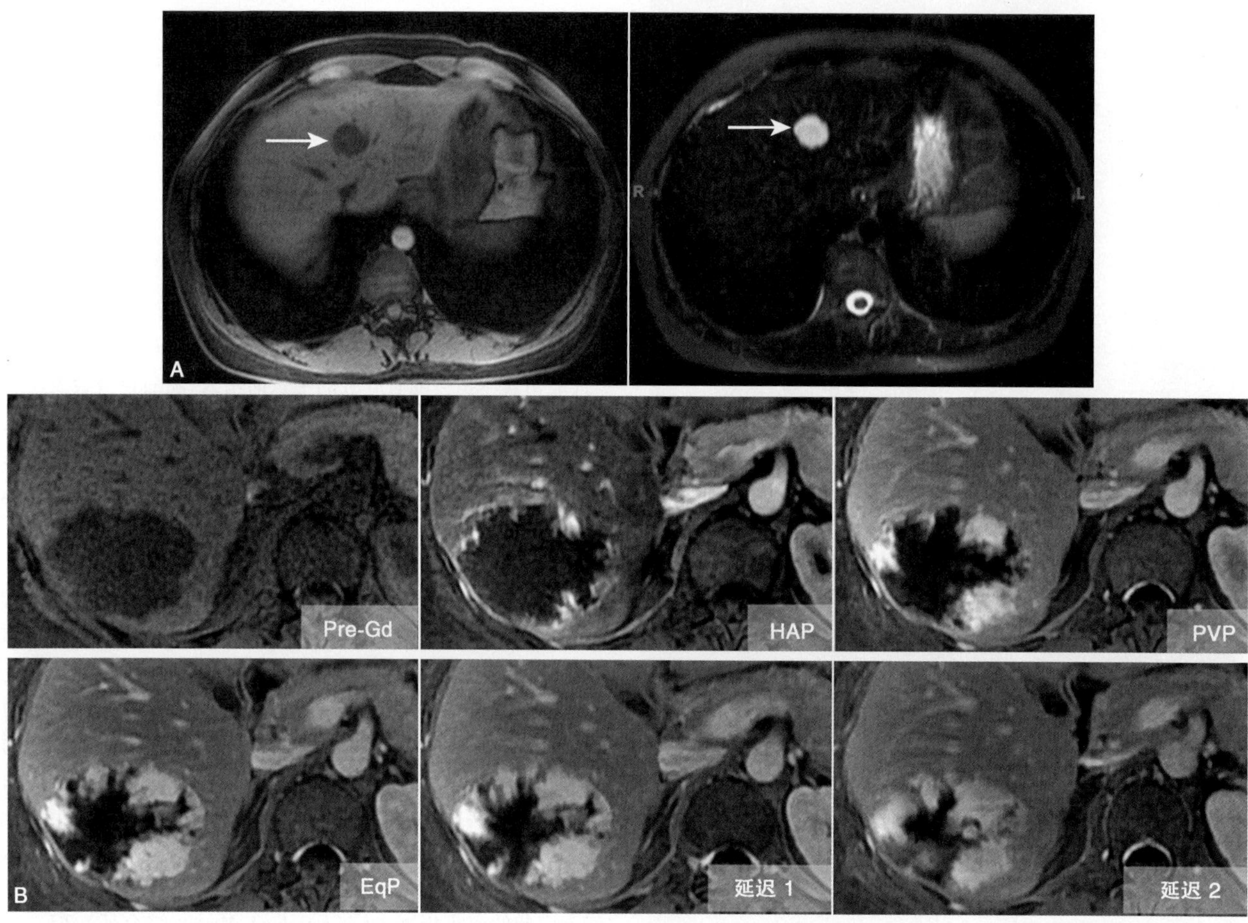

图 96.6 显示肝脏血管瘤的 MRI(箭)。图 A 左侧 T1 加权像图像,低信号区域为血管瘤,右侧的 T2 加权像图像显对应位置病变为高信号。图 B 显示从肝血管瘤的外围到中心逐渐强化过程。从左上角开始,MRI 沿顺时针方向依次为动脉前期(前 Gd)、肝动脉期(HAP)、门静脉期(PVP)和平衡期(EqP),然后是 2 个延迟期(延迟 1 和延迟 2)。(Images courtesy of Jeffrey J. Brown,MD,St. Louis,Mo.)

代表病变的自然退化。

偶尔,海绵状血管瘤伴有其他器官的血管瘤。它们也可能与肝或胰腺囊肿[252]、肝内胆管错构瘤(von Meyenburg)复合体(见后文和第 62 章)[253]或 FNH(见后文)共存[254]。

5. 治疗

绝大多数海绵状血管瘤不需要治疗。对于海绵状血管瘤患者能否怀孕或使用含雌激素的药物仍存争议,但大多数学者认为是安全的[188,255]。位置局限并导致严重症状的巨大海绵状血管瘤,应考虑手术切除[244]。如果不能进行切除,通过放射、动脉结扎、动脉造影栓塞或全身性糖皮质激素治疗偶尔能实现肿瘤体积缩小和症状缓解[256,257]。射频消融在部分病例已取得了成功。肝血管瘤一般很少需要肝移植治疗[258]。尽管破裂极为罕见,但如果海绵状血管瘤破裂,在切除前需要栓塞或夹闭肝动脉以止血。

(三) 婴儿血管内皮瘤

1. 流行病学

婴儿血管内皮瘤虽然罕见,但是婴儿肝脏肿瘤中最常见者。其重要性在于,患有这种肿瘤的婴儿心力衰竭发生率高和由此导致的病死率高。肿瘤几乎都发生在出生后的 6 个月内,女孩的发病率是男孩的两倍[173,259]。肝血管内皮瘤常合并其他器官的血管瘤,特别是皮肤(约有一半的患者)。

2. 临床特征

小的婴儿血管内皮瘤通常无症状。病变较大时,临床上可通过三联征(肝脏肿大、高输出性心力衰竭和多发性皮肤血管瘤)来诊断[259,260]。肝脏增大程度超过心力衰竭严重程度的预期,而且即使在成功治疗心力衰竭后,肝脏仍然肿大。血管内皮瘤通常在整个肝脏弥漫分布,这样它们就形成一个巨大的外周动静脉分流。这种大型动静脉分流是导致心力衰竭的原因。大约三分之一的患者有黄疸。患者可能合并贫血,部分原因是大的外周动静脉瘘引起的循环血浆容量增加所带来的稀释效应。微血管病性溶血性贫血可能会加重病情。此外,可能存在血小板减少症(Kasabach-Merritt 综合征)。婴儿血管内皮瘤恶变罕见。

3. 诊断

超声检查可见肝脏内一个或多个强回声肿块。肝血管造影对诊断非常有帮助,可见肝内动脉被拉伸,但无移位[261]。起源于肝动脉的异常血管迅速使肝脏显影,从而引起动静脉分流的特征性灌注。造影剂通过肝脏的循环时间很短。当肿瘤内出血或坏死时,可以看到局部无血流区。增强 CT 和 MRI 对于血管内皮瘤的诊断,与肝动脉造影一样具有特异性[262]。由于存在出血危险,经皮穿刺活检是禁忌。

4. 病理学

婴儿血管内皮瘤有两种病理类型。Ⅰ型病变通常是钙化的，通道之间有纤维性基质分隔（伴有胆小管）。Ⅱ型病变内皮细胞恶性程度更高，排列紊乱，无基质胆小管[173,263]。婴儿血管内皮瘤通常是多灶性的，并导致整个肝脏呈结节性畸形。结节的大小从几毫米到几厘米不等，分界清楚但无包膜。剖腹探查时可见结节有搏动。其呈红紫色，大的肿瘤可呈灰色至棕褐色。可能出现出血、纤维化或钙化。

显微镜下，婴儿血管内皮瘤由丰满的单层或多层内皮细胞组成。Ⅰ型的特征是单层的，Ⅱ型的特征是多层的。在肿瘤的部分区域，可见早期分化为血管结构的中胚层原始细胞实性团块。纤维间隔可能很突出，髓外造血多发。血栓形成后可能出现瘢痕和钙化。

5. 治疗和预后

婴儿血管内皮瘤的病程特点是，在出生的最初几个月内肿瘤生长，随后逐渐消退[259]。如前所述，在某些情况下，Ⅱ型婴儿血管内皮瘤在外观和生物学行为上，可能与肝血管肉瘤相似[201,202]。该疾病危及生命的是发生顽固性心力衰竭，其次是消耗性凝血疾病或肿瘤破裂。对于心力衰竭，初始应采用常规方法治疗，但如果这些措施失败，应考虑更积极的治疗措施，如栓塞、肝动脉结扎、肿瘤手术切除或肝移植[264,265]。糖皮质激素的使用在许多（但不是所有）患者中取得了成功[266]，而放射治疗很少获益。当肿瘤局限于一叶时，手术切除是治愈性的，即使存在心力衰竭也是如此[259]。

（四）其他

其他罕见的肝脏良性肿瘤包括：血管平滑肌脂肪瘤[267]、胆管腺瘤[268]、胆管囊腺瘤和胆管腺纤维瘤[269,270]。

三、肝肿瘤样病变

（一）局灶性结节性增生（FNH）

FNH 通常是一种局限性、孤立性病变，由良性增生肝细胞结节围绕中央星状瘢痕组成[271,260]。

1. 流行病学

FNH 比肝细胞腺瘤更常见。尽管性别差异远没有肝细胞腺瘤显著，但 FNH 在女性中比在男性中更常见。FNH 好发于各年龄段，但大多数患者发生于 30 岁和 40 岁[225,260]，年龄分布与肝细胞腺瘤相似，FNH 可以和肝细胞腺瘤同时存在。

2. 发病机制

FNH 的原因尚不清楚。中-小型汇管区中的动脉异常，提示血管畸形在发病机制中的作用[225,272]。FNH 可以与其他血管病变一起发生，如海绵状血管瘤、上皮样血管内皮瘤和遗传性出血性毛细血管扩张症（HHT）[273,274]。关于口服避孕类药物（OCP）在病变发展中的作用，但一直存在争议[260]。然而，一些证据表明 FNH 可能具有激素依赖性[275,276]。口服避孕类药物可能加重 FNH 的血管异常，并导致病变扩大、症状加重和罕见破裂。

3. 临床特征

大多数病变不会产生症状，通常在因其他原因行上腹部影像或常规体格检查时发现肝大，或在腹部手术或尸检时被发现。患者可能会出现轻度疼痛，尤其是合并出血或病变坏死时[260,277,278]。与 FNH 相关的疾病和并发症列于框 96.4。

框 96.4　与局灶性结节性增生的相关疾病和并发症

相关疾病

海绵状血管瘤

门静脉海绵状病变

先天性门静脉缺失

上皮样血管内皮瘤

遗传性出血性毛细血管扩张症（HHT）

LT（在移植物观察到）

新生儿肝血管瘤

脊髓和肺动静脉畸形

并发症

布-加综合征（Budd-Chiari 综合征）

下腔静脉受压

4. 诊断

血清 AFP 水平正常。超声和 CT 可发现肿块病变，但通常无特异性[279,280]，除非能看到中央瘢痕和供血动脉（图 96.7）。MRI 对 FNH 的诊断有一定价值，MRI 造影剂应用方面的进展，极大地改善了诊断的精确性。肝脏特异性造影剂钆增强 MRI 显示，在肝胆期成像，FNH 相对于肝实质为等信号至高信号，很少为低信号，这种特征区分 FNH 与肝细胞腺瘤的敏感性大于 90%。钆塞酸被认为是诊断 FNH 的最佳增强剂[281]。

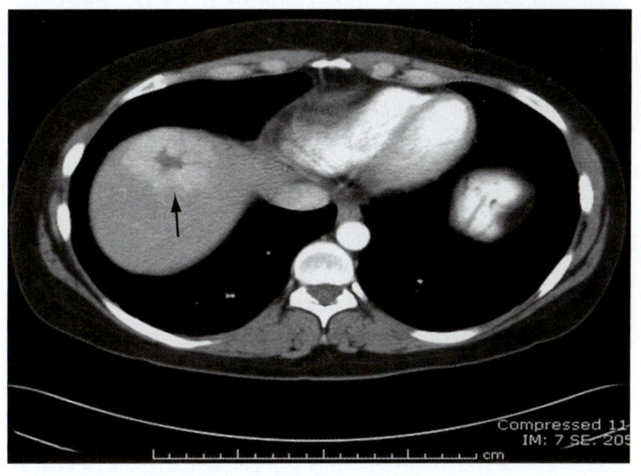

图 96.7　肝脏增强 CT 显示动脉期为典型的局灶性结节增生（箭），肿块病变明显增强，而中央星状瘢痕因缺乏强化而显得明显

5. 病理学

FNH 表现为坚硬、粗糙的结节状，呈浅棕色或黄灰色肿块，大小不一，中央有致密的星状瘢痕，放射状纤维间隔将病灶分成小叶状[282]。结节可能很小，类似于肝硬化结节，或非常大。FNH 的病变通常位于包膜下，并可能有蒂。通常是孤立的。较大的病灶可能伴有局部出血或坏死灶，但比肝细胞

腺瘤少见。有时纤维间隔尚未形成，中央瘢痕可能不存在。病变与周围正常肝组织界限分明，但无真正的包膜。在多达20%的病例中，FNH与肝血管瘤并存。

在显微镜下，FNH与局灶性非活动性肝硬化非常相似。单个肝细胞与正常肝细胞难以区分，但缺乏肝窦、中央静脉和汇管区相关的条索状排列。库普弗细胞可见。典型特征是纤维隔内包含许多胆管和血管。其他特征包括淋巴细胞重度浸润，以及程度较轻的浆细胞和组织细胞浸润。汇管区胆管增生也可能很明显。肝动脉和门静脉的分支有时显示内膜和平滑肌增生、内膜下纤维化、管壁增厚、闭塞性管腔病变和血栓形成。这些血管变化是原发性还是继发性，尚不清楚。肝紫癜可能是一种相关病变（见第85章）。依据组织学特征多可区分FNH和肝细胞腺瘤，但有时可能比较困难，尤其是在比较小的活检标本。

6. 治疗

对FNH自然史的研究表明，大多数病变在长期随访后保持稳定，甚至消退或消失[283]。对于较大的有症状或并发症的病变，应予以切除，通常采用节段性切除或剜除。切除后复发比较罕见。这些病变也可采用射频消融术治疗。除此之外，留下的FNH可暂不予处理。如果病变未切除，建议停用口服避孕类药物，停用后病变可能会消退。如果FNH的诊断不明确，应定期进行超声检查，当病灶明显增大时应切除。目前的证据不支持FNH是一种癌前状态的观点。

（二）其他

结节性再生性增生（NRH）的特征是肝脏出现结节状改变，但没有纤维化[284]。可能与许多疾病有关，例如类风湿性关节炎和Felty综合征（见第37章）。尽管通常呈弥漫性分布，但偶尔为局灶性结节，在这种情况下，病变有可能被误认为肿瘤。结节性再生性增生患者通常临床表现为门静脉高压。而部分结节性转化的特征是结节仅限于肝门周围，这些患者也可表现为门静脉高压。

巨大再生结节可发生于晚期肝硬化或肝组织大片坏死后。在肝硬化背景下，再生结节通常被认为是癌前病变，在肝脏影像检查中也可能会被误诊为肿瘤[285]。

炎性假瘤是一种罕见的疾病，由局灶性感染引起，可能被误诊为是肝脏肿瘤（见第84章）[286]。好发于年轻男性，表现为间歇性发热、腹痛、黄疸、呕吐和腹泻。约50%的患者出现白细胞增多、ESR增快和多克隆高球蛋白血症。病变可单发或多发，呈慢性炎性细胞混合存在，以浆细胞为主。另外，局灶性脂肪浸润，或在弥漫性脂肪浸润背景下的局灶性脂肪保留，也可能被误认为是肝肿瘤（见第87章）[287]。

四、肝囊肿

肝囊肿是肝实质和胆道内充满液体的异常间隙。它们分为3种主要类型：肝纤维囊性疾病、囊腺瘤和囊腺癌以及包虫囊肿。囊腺瘤和囊腺癌将在第69章讨论。包虫囊肿在第84章讨论。

肝纤维囊性疾病起源于胆管板发育和进行性重塑过程中的缺陷，导致充满液体的间隙扩张，形成包括肝和胆总管囊肿、汇管区纤维化和胆管板畸形（见第62章）[288,289]。这里描述的肝脏纤维囊性疾病包括单纯性肝囊肿、多囊肝疾病（PCLD）、与常染色体隐性遗传多囊肾病相关的纤维囊性病、von Meyenburg综合征和Caroli病（Ⅴ型胆总管囊肿）（其他疾病如先天性肝纤维化和Ⅳ型胆总管囊肿；见第62章）。

（一）单纯囊肿

单纯性肝囊肿被认为是先天性疾病，人群发病率约为2.5%[290]。其直径通常小于5cm，其数量最高可达10个，再多则应考虑为PCLD的一部分。肝囊肿通常无症状，偶然在上腹部影像检查时发现。女性比男性更常发生，患病率随年龄增长而增加。当出现症状时，可产生与PCLD相似的并发症，包括囊内出血、感染、破裂或邻近器官压迫。

通常超声、CT或MRI的初始成像可提供准确的诊断，并将单纯囊肿与包虫囊肿和囊腺瘤区别开来。当存在分隔、乳头状突起或钙化时，应考虑怀疑其他诊断[291]。无症状的孤立性肝囊肿不需处理。如果因症状需要干预，可选择经皮穿刺抽吸或酒精、多西环素硬化，基本能消融囊肿，但复发率较高[292]。另一种方法是腹腔镜（罕见的开放性手术）开窗术，很少复发，但发病率更高。

（二）多囊肝疾病

多囊肝疾病（PCLD）是一种罕见的疾病，在肝实质中形成多个囊肿，通常到成年期才引起临床注意（图96.8）。PCLD通常与常染色体显性多囊肾疾病（ADPKD）相关[293,294]，但也可表现为孤立性PCLD[295,296]。

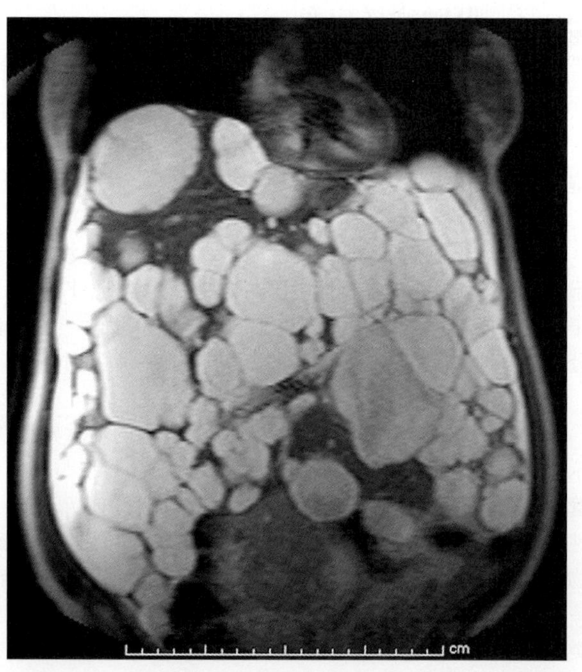

图96.8　严重多囊肝疾病患者的腹部MRI。冠状位T_2-加权像显示了肝脏大量增大，里面有许多明亮的充满液体的囊肿。（Courtesy Dr. N. Cem Balci, St. Louis, Mo.）

囊肿直径范围从几毫米到 10cm 或更大。囊肿内含透明、无色或浅黄色液体,其内壁由单层立方上皮或柱状上皮覆盖,类似于胆管的上皮[293-297]。偶尔,囊肿内衬鳞状上皮,这些囊肿可能并发鳞状细胞癌。除了内层上皮的性质外,肝囊肿起源于胆管上皮的证据,还来源于对囊液成分的分析,因为囊液葡萄糖含量低并含有分泌型免疫球蛋白 A(IgA)和谷氨酰转肽酶(GGT)。囊肿被认为是胆管板发育异常的结果。这一过程产生了胆管微小错构瘤(见下文),在发育和生长过程中与胆道分离,并逐渐扩张形成囊肿。

1. 流行病学

PCLD 在常染色体显性多囊肾病(ADPKD)患者中相对常见。约 24% 的患者在 30 岁前发病,约 80% 的患者在 60 岁前发病,但肾脏囊肿通常主导临床进程[298]。胰腺、脾脏也可存在囊肿,而其他器官相对少见。肝脏症状与年龄增长、肾囊肿严重程度和肾功能不全有关。女性往往有更大和更多的囊肿,并发现与妊娠次数相关[299]。使用外源性女性性激素可加速囊肿的生长速度和大小[293-297]。PCLD 可能与其他纤维囊性肝病共存,如先天性肝纤维化(患者可能出现门静脉高压)、Caroli 病或胆管微小错构瘤。PCLD 还与其他疾病相关,如颅内动脉瘤、二尖瓣脱垂、憩室病及腹股沟疝。

与 ADPKD 无关的孤立性 PCLD 很罕见,仅占尸检发现的 PCLD 的 7%[293,297]。PCLD 通常无症状[300]。与 ADPKD 相关 PCLD 一样,孤立性 PCLD 与妊娠相关,女性比男性更容易出现症状。

2. 病因学和发病机制

ADPKD 是一种常见的遗传疾病,在白人中发病率为 1∶1 000[301]。两个基因与此病有关。ADPKD1 中受影响的是 *PKD-1* 基因[302,303],它位于染色体 16q13q23,表达普遍存在蛋白 polycystin-1。导致 ADPKD2 的是 *PKD-2* 基因,它位于 4 号染色体上,表达 polycystin-2。这两种多囊素是一种跨膜糖蛋白,可以形成复合物并定位在初级纤毛中。初级纤毛是一种基于微管的结构,存在于肾和胆管上皮,被认为是钙离子内流的流量传感器和调节剂[304]。尽管该突变是为常染色体显性遗传,但认为需要第二个体细胞突变才能产生这种单克隆衍生的囊肿[305]。

孤立性 PCLD 已在北美和芬兰家庭被证明与 19 号染色体上 p13. 2-13. 1 的 *PRKCSH* 基因(也称为蛋白激酶 C 底物 80k-h)和 6 号染色体上的 *SEC63* q21 有关[302,306,307]。基因产物肝蛋白酶和 SEC63p,分别参与内质网中糖蛋白的折叠和质量控制及蛋白质易位[308]。这些基因似乎呈常染色体显性遗传,目前认为需要第二个体细胞突变才能引起疾病。另外三个基因——*ALG8*、*GANAB* 和 *SEC61B*——已被鉴定出与孤立性 PCLD 相关联,其产物是多囊素-1 成熟和运输所必需的内质网蛋白[309]。

3. 临床特征

PCLD 中的肝囊肿,无论是否与肾囊肿一起发生,很少引起症状,许多患者无症状[293-297]。症状常发生于囊肿数量较多和较大的患者(10%～15% 的患者,通常为女性),通常表现为明显的肝脏肿大,可能出现腹部不适或疼痛、餐后饱胀、上腹部肿块、腹部隆起、无法弯腰及呼吸短促。囊肿破裂或感染、囊内出血或带蒂囊肿扭转时,可能会出现剧烈疼痛。约 5% 的患者会出现明显黄疸,这是由于肝内或肝外重要胆管受压所致。如果存在腹水,则通常是先天性肝纤维化引起的门静脉高压所致,但偶尔是由囊肿压迫肝静脉引起。胃食管静脉曲张出血偶有报道[310]。

4. 诊断

肝脏生化检查通常正常,肝功能完好,但血清碱性磷酸酶和 GGT 水平可能升高。囊肿含有高水平的肿瘤标志物 CA 19-9,因此血清 CA 19-9 的水平也可能升高。严重 PCLD 患者的胸部平片上可能见右半膈明显抬高。PCLD 可通过 US、CT 或 MRI 明确诊断(见图 96. 8)。

5. 治疗

只有罕见情况下,囊肿才需要治疗,可进行开窗术(去顶术)[293,311]。囊肿开窗术最初在剖腹手术中进行,但现在是腹腔镜下进行,从而降低了并发症发病率[312]。尽管通过开窗术治疗的囊肿通常可以持久缓解,但复发率很高。也可以通过经皮穿刺注射硬化剂(如酒精或多西环素)治疗,但大多数患者有太多的小囊肿,因此经皮注射一般仅用于有临床显性囊肿或手术风险过大的患者。对于囊肿开窗术无效的患者,如果术后有足够的未受累肝脏囊肿,也可以考虑进行部分肝切除。这种方法的并发症发病率很高,对未来的肝移植增加了难度[312]。肝移植(有时与肾移植联合)具有良好的预后和长期生存率,但由于器官供体短缺,通常仅用于有肝衰竭或严重症状已干扰的生活质量的患者[312]。一些随机临床试验已经证明,使用长效生长抑素类似物治疗,囊肿体积可有一定程度的缩小,生活质量改善,但目前研究随访时间尚较短[313]。

(三) 常染色体隐性多囊肾病

纤维囊性肝病作为一种常染色体隐性遗传疾病,可能在儿童期发病,并由于相关的常染色体隐性遗传多囊肾病(ARPKD)而迅速死亡[293,294]。然而,一部分患者在成年后仍保持肾功能,相关肝病的并发症占主导地位。其肝囊肿肉眼不可见,而在显微镜下才能看到,临床表现为与先天性肝纤维化相同。门静脉高压症是该疾病常见的肝脏表现。目前已经确定了该疾致病基因为 *PKHD 1*,位于染色体 6p 21-cen 上,其产物 ARPKD 蛋白纤维囊蛋白是一种整合型受体样蛋白。在 ARPKD 患者中确定了该基因的许多不同突变[314]。一些 ARPKD 携带者可能表现出类似的多囊肝病[309]。

(四) 胆管错构瘤(von Meyenburg 复合体)

von Meyenburg 复合体(也称为胆道小错构瘤)较常见,但通常无症状;它们很小且为多发。每个复合体均由包绕在纤维基质中的呈囊性扩张的小叶内和小叶间胆管组成。囊肿内衬立方或扁平上皮[315,316]。胆管错构瘤几乎可见于所有先天性肝纤维化患者,也可能与 Caroli 病或 ADPKD 并存。在汇管区内或其附近可发现 von Meyenburg 复合体,被并认为是胆管板畸形的结果(见第 62 章);它们可能进展为周围型胆管癌[317]。

（五）先天性肝内胆管扩张症（Caroli 病）

Caroli 病是一种罕见疾病，其特征为肝段水平的肝内胆管先天性非梗阻性粗大扩张[292]。该病已被纳入胆总管囊肿分类，为Ⅴ型[292,293]，Caroli 病可能与髓质海绵肾（60%～80%的患者）或先天性肝纤维化相关（见第 62 章）。本病被认为是由于宫内事件阻止了肝内较大胆管水平的胆管板重塑[288]。由此导致的胆管扩张可呈弥漫性的或局限性。目前提出了常染色体隐性和常染色体显性两种遗传模式。Caroli 病对男性和女性的影响相同，通常在成年早期出现症状，超过 80%的患者在 30 岁之前出现症状。

患者通常表现为胆管炎引起的反复发热和腹痛。肝脏常肿大。胆管扩张易导致胆汁淤积，进而可能出现胆管炎、脓肿形成和败血症[318]。三分之一的患者在扩张的胆管中形成胆结石。这些并发症可导致胆管癌，但其发生率不到 10%。

Caroli 病通常是在疑似胆管炎的检测过程中，通过肝脏影像学检查被发现。影像学检查可见较大肝内胆管不规则扩张。

胆管炎发作时需要抗生素治疗。经内镜逆行插管到胆道系统，可用于清除胆道系统可及部位的胆泥或结石，胆道囊肿可通过内窥镜或经皮途径引流。单叶 Caroli 病可行肝切除术，弥漫性 Caroli 病可行肝移植治疗，均可为患者带来良好的长期生存率，且并发症发生率低[319]。

五、肝肿块病变的诊断方法

诊断肝脏肿块的思路取决于患者年龄、性别及症状（图 96.9）。仅凭临床表现对肝脏肿块作出明确诊断几乎是不可能的。尽管如此，详细采集病史将提供关于病变可能是良性或恶性的重要线索。根据是否存在肝硬化，对肝脏肿块诊断思路不同[320]。在非肝硬化的肝脏中，肿块可能是偶然发现的或由于症状而发现的；要特别关注从其他部位转移的癌症。最初的影像学检查，如 US、CT 或 MRI，将显示病变是否为囊性。囊性病变只有出现症状或怀疑为棘球蚴囊肿或胆管囊腺瘤时，才应进一步检查和治疗，怀疑的依据通常是基于囊壁的复杂性，包括钙化、分隔和子囊（见第 69 和 84 章）。

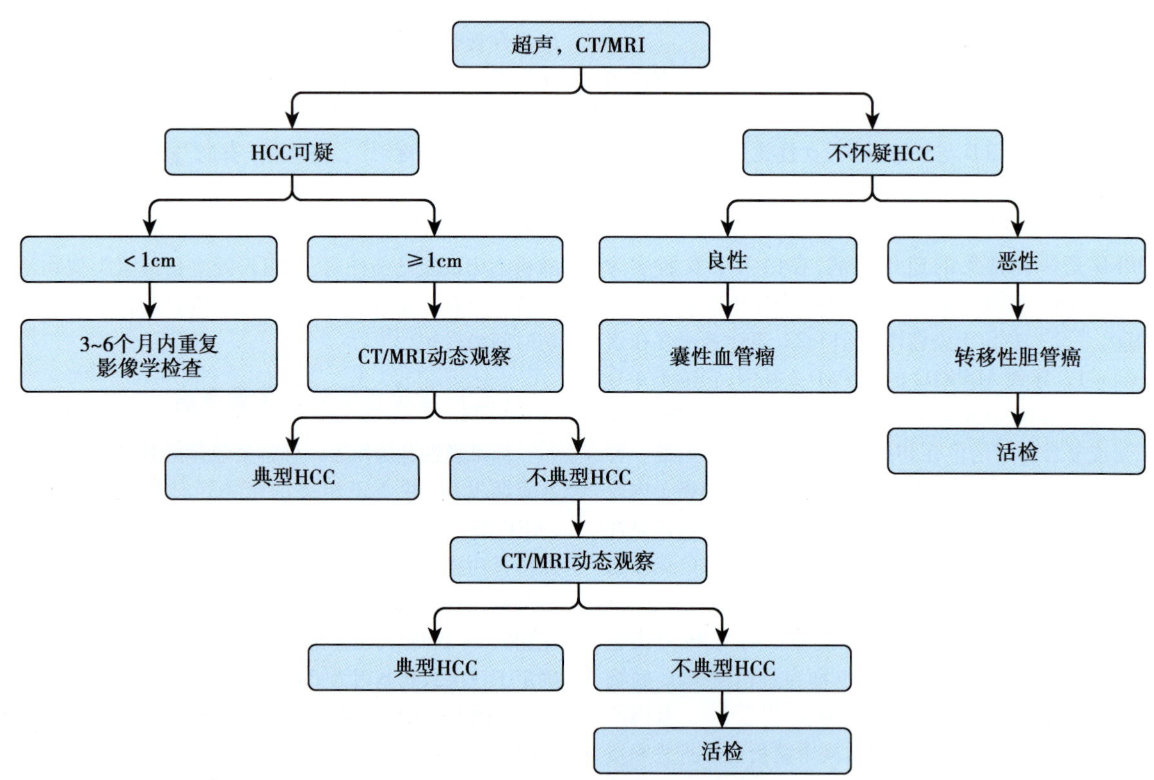

图 96.9　基于 HCC 疑似的肝脏肿块患者的处理流程

非肝硬化肝脏的非囊性病变包括血管瘤，可通过增强 MRI 来诊断。血管瘤通常在动脉期表现为外周结节状强化，在门静脉期和延迟期表现为进行性向心性充盈。FNH 在 CT 或 MRI 动脉期呈均匀强化，延迟期有特征性强化瘢痕。相反，肝细胞腺瘤的动脉期强化较弱，且无中央瘢痕。采用肝细胞特异性对比剂和延迟成像的动态 MRI，有助于区分 FNH 和肝细胞腺瘤，因为腺瘤在延迟相图像上为低信号，而 FNH 为高信号或等信号。如果由于患者存在基础慢性肝病、既往或当前有恶性肿瘤、出现全身症状或体征（如体重减轻）或血清肿瘤标志物（AFP、CA 19-9）水平升高，则应考虑活检（超声或 CT 引导下）。大多数转移瘤的血供比 HCC 少。转移灶和周围型胆管癌，在动脉期常表现为环状强化。如果未进行活检或活检未能明确诊断，除非影像学表现为典型的 FNH 或血管瘤，均应谨慎进行定期影像学检查随访。

在已知有肝硬化的患者中，结节或肿块的存在应被假定为 HCC，直到排除。AASLD 实践指南提供了基于肿瘤血管分布的 HCC 无创诊断标准（见上文）。如果病变直径大于 1cm，在多期 CT 或 MRI 的动脉期增强，随后在门静脉期或延迟期洗脱，被认为是 HCC 的诊断特征。如果血管增强模式不典型，应考虑对病变进行活检。血清 AFP 水平升高强烈提示 HCC，但也少数发生在其他胃肠道恶性肿瘤中，因此其有效性受到质疑。对于小于 1cm 的病变，建议间隔每 3～6 个月进行影像学检查。如果在临床和影像学上不能确定患者是否有潜在的肝硬化，可以对非肿瘤性肝脏进行活检。尽管 HCC、血管瘤和 FNH 的影像学特征具有较高的诊断准确性，并可用于治疗决策，但最终诊断取决于肿瘤典型的组织学特征。

（陈立刚　译，孙明瑜　贾继东　校）

参考文献

第 97 章　肝移植

Andres F. Carrion, Paul Martin 著

章节目录

尽管某些慢性肝病的特殊治疗可通过减少、停止或促使肝纤维化消退来改变其自然病程，但一旦出现腹水或肝性脑病等肝硬化的主要并发症，治疗选择就很有限，通常不会延长或显著改善生活质量。静脉曲张套扎术和放置 TIPS 支架等干预措施可以有效控制危及生命的出血，但不会终止潜在肝硬化的进展（见第 5、74 和 92 章）。除了一些明显的例外，如在失代偿性酒精相关性肝病中戒酒和在 HBV 或 HCV 感染引起的晚期肝病中抗病毒治疗时发生的情况，临床上明显的肝硬化病程几乎总是进行性的。即使是既往代偿良好的肝硬化患者，如果发生了肝病的标志性并发症，也可能发生急剧恶化，出现“慢加急性肝衰竭”导致多器官受累，通常伴有脓毒血症和肾衰竭（见第 74 章）。肝移植的主要适应证包括失代偿性肝硬化、不可切除的原发性肝脏恶性肿瘤和 ALF，这些占成年病例的大多数[1]。

目前的移植后患者和移植物存活率（1 年后分别为 91% 和 89%，5 年后分别为 76% 和 72%）反映了外科技术、术后重症监护和免疫抑制方面的重大进展以及更好地选择理想的候选者。在肝移植受者的长期随访中，疾病复发仍然是一个持续关注的问题，可能会导致其他成功手术后患者和/或移植物存活率降低。使用直接抗病毒治疗（DAA 治疗）HCV 感染的无干扰素抗病毒方案的出现，现在允许治疗肝移植受者的复发性感染，其疗效和安全性与非移植人群相当[2]。同样，口服抗病毒药物与乙型肝炎免疫球蛋白联合，使肝移植在移植后复发 HBV 感染的可能性较低[3]。移植后新发非病毒性肝病，特别是 NAFLD 的复发或发展也得到了认可，并提出了未来的主要挑战。有效的免疫抑制使移植物排斥反应不太可能成为威胁[4,5]。认识到过度免疫抑制是有害的，并且在选定的肝移植受体中可能会产生不同程度的免疫耐受，这导致了更加个体化的免疫抑制方案[6]。

肝移植的最大挑战仍然是供体器官的短缺。等候移植名单上的死亡在很大程度上反映了，需要移植的个体数量与现有供体器官数量之间存在的巨大且持续的差距。通过公共教育项目扩大已故的器官捐献者供应的努力取得了成功，尽管许多潜在的器官捐献者仍未查明。虽然成年受体的活体肝移植（LDLT）可能会增加可用的供体器官库，但对供体的潜在风险限制了其广泛应用[7]。其他的创新，如分割死亡供体移植物在 2 个受体之间共享，以及使用“扩展标准”的移植物，包括来自老年和非心脏跳动供体的移植物，也增加了器官供应，尽管是适度的。然而，这些同种异体移植物引起胆道并发症的频率增加。利用 HCV 感染的移植物来治疗 HCV 感染的候选者，是最近旨在增加供体器官库的策略之一[8]。在获得允许安全有效治疗肝移植受者 HCV 感染的 DAA 之前，由于 HCV 感染的风险，认为这种策略是不可行的[9]。阿片类药物在年轻人中持续流行的一个后果是，由于意外药物摄入过量，已故捐献者的数量增加[9]。尽管供体器官的短缺无疑将持续存在，而且原始疾病的复发仍然是一个威胁，但对于大多数肝移植受者来说，长期生存的前景似乎很好，否则他们将死于其基础的肝病。失代偿性肝硬化患者在没有肝移植的情况下，预测的 1 年生存率低于 10%，相比之下，大多数适应证肝移植后 1 年生存率为 91%，5 年生存率为 76%[10]。

肝移植已经改变了晚期肝病的治疗，但导致了需要精心医疗护理的失代偿性肝硬化的潜在受者的队列扩大[11]。肝移植后的最佳结果是在尚未发生多种肝病并发症的受者中获得[12]，因此，当肝硬化患者出现标志性并发症，如新发腹水时，转诊是恰当的。对于至少一些潜在的受者而言，接受

LDLT 可以避免漫长的等待期,因为可能会出现危及生命的肝病并发症。

随着肝移植的发展,晚期肝病移植候选者和移植受者的护理已成为一个特殊的专业知识领域。移植肝病专家必须结合实践胃肠病学、多学科内科学和重症监护所必需的技能。该技能已得到美国内科委员会移植肝病二级专业的正式认可[13]。

一、适应证

成人肝移植的主要适应证反映了肝硬化的最常见病因(见第 74 章),尤其是酒精相关的肝病、NAFLD、HCV 感染,以及在较小程度上的 PBC、PSC、自身免疫性肝炎、HBV 感染和血色病(图 97.1 和框 97.1;见第 68、75、79、80、86、87、90 和 91 章)。原发性肝癌(HCC)是美国肝移植的主要适应证,反映了肝硬化患者发生这种原发性肝脏恶性肿瘤的风险较高[14]。在美国,酒精相关性肝病仍然是肝移植的另一个主要适应证,时间趋势表明,该适应证的肝移植频率稳步增加,并已成为肝移植的主要非肿瘤性适应证。许多以前被描述为"原因不明的"肝硬化的 LT 候选者,现在被认为为患有 NAFLD(见第 87 章)。NAFLD 目前是继酒精相关性肝病之后,美国 LT 的第二大非肿瘤性适应证[15,16]。在 DAA 获得许可后,在美国被列为肝移植的 HCV 相关慢性肝病患者数量急剧下降[17,18]。急性肝衰竭(ALF)是一种不常见但重要的适应证,在没有 LT 的情况下死亡率很高(见第 95 章)。胆管癌是 HCC 后的另一种主要的成人原发性肝脏恶性肿瘤,由于其快速且几乎不变地复发,导致受者的存活率低下,因此一直被视为是肝移植的禁忌证。然而,据报道,在接受新辅助外照射放疗和化疗增敏的肝门周围肿瘤患者亚群中,有一部分患者的疗效是可以接受的(见第 69 章)[19]。儿童肝移植的主要适应证是 Kasai 手术(门肠吻合术)失败后或诊断延误的胆道闭锁(见第 62 章)。其他主要的儿科适应证包括 α_1-抗胰蛋白酶缺乏症和其他代谢紊乱(见第 77 章)。

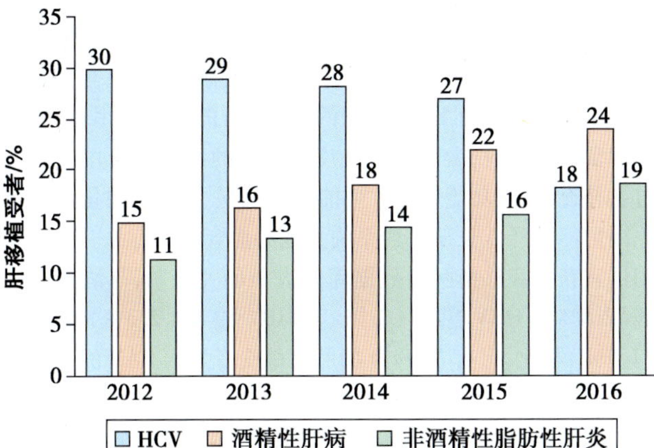

图 97.1 2012—2016 年美国成人肝移植(LT)的主要适应证。HCV,丙型肝炎。(From Cholankeril G, Ahmed A. Alcoholic liver disease replaces hepatitis C virus infection as the leading indication for liver transplantation in the United States. Clin Gastroenterol Hepatol 2018; 16:1356-8).

框 97.1 肝移植的适应证
急性肝衰竭(ALF)
肝硬化并发症
腹水
门静脉高压性胃病导致的慢性胃肠道出血
脑病
肝癌
难治性静脉曲张出血
合成功能障碍
具有全身表现的肝脏代谢疾病
α_1-抗胰蛋白酶缺乏症
家族性淀粉样变性
糖原贮积症
原发性高草酸尿症
酪氨酸血症
尿素循环酶缺乏症
Wilson 病(肝豆状核变性)
慢性肝病的全身并发症
肝肺综合征
门静脉性肺动脉高压

二、器官共享联合网络列出的标准和策略

美国的器官分配由器官共享联合网(UNOS)管理,UNOS 根据疾病的严重程度(而不是像过去一样的等待时间)将移植器官分配给受者。在 2002 年之前,器官分配是基于 Child-Turcotte-Pugh 评分(见第 92 章)。MELD 评分是一个包含血清胆红素水平、肌酐水平和 INR 的公式。它提供了一个数值(基于对数转换方程)来预测没有 LT 的 3 个月死亡率(例如,评分<9 时为 1.9%,评分等于 40 时为 71.3%)[21]。MELD 评分还克服了 Child-Turcotte-Pugh 评分的一些固有局限性,包括有限的辨别能力、对参数的主观解释(如根据体格检查判断是否存在腹水)以及 Child-Turcotte-Pugh 评分的"天花板效应"(即,即使胆红素水平显著升高的患者显然患有晚期肝病,35mg/dL 的血清胆红素水平并不比 3.5mg/dL 的水平更重要)。纳入血清肌酐水平反映了其对晚期肝病患者预后的重要性。2016 年对 MELD 评分的修订,将血清钠浓度纳入公式(MELD-Na),反映了低钠血症对肝硬化患者预后的不良影响。

已经开发了一种类似的预测模型,并对 12 岁以下的慢性肝病儿童[儿童终末期肝病(PELD)评分]进行了验证。MELD 和 PELD 评分之间的主要区别在于,儿科模型不包括血清肌酐,而是使用年龄、生长障碍(低于该年龄平均值≤2 个标准差)和血清白蛋白水平。

三、禁忌证

肝移植的禁忌证在不断演变。有效的口服抗病毒药物治

疗现在可以使肝移植治疗 HBV 相关肝病,复发的可能性较低[22]。类似地,口服 DAA 治疗 HCV 感染的抗病毒治疗,目前在肝移植受者中耐受性良好且高度有效,对于因 HCV 感染复发而导致移植物衰竭的受者,可以考虑再次移植[23]。引入抗逆转录病毒治疗使患有失代偿性肝病(通常由 HCV 或 HBV 感染引起)的 HIV 感染受者能够进行肝移植[24]。尽管如此,绝对和相对禁忌证仍然存在(框 97.2)。肝移植的绝对禁忌证意味着不太可能取得成功,因此不应进行移植。相对禁忌证意味着良好结果的可能性是次优的,尽管在一些患者中仍可能考虑肝移植。肝移植在 HCC 治疗中的作用已得到了更好的界定,因为人们认识到大的肿瘤负荷与术后转移扩散的高概率有关[25]。尽管目前的成像技术很先进,但预测不良结果的肿瘤特征最显著的是血管侵袭,可能只有在外植体可用后才能显现出来。尽管由于肿瘤复发率高,胆管癌的肝移植治疗结果较差,但一部分肝门周围肿瘤患者可能从多模式治疗中获益,包括新辅助化疗联合同步外照射放疗,然后在手术探查确定为Ⅰ期或Ⅱ期疾病的选定候选者中进行肝移植(见第 69 章)[19]。血管肉瘤的 LT 结果仍然很差,这是绝对禁忌证。相比之下,至少一部分上皮样血管内皮瘤患者已成功进行了移植,尽管肿瘤负荷很大,并有文献记录了肝外转移的消退(见第 96 章)。

框 97.2 肝移植的绝对禁忌证
ALF 伴持续 ICP>50mmHg 或 CPP<40mmHg
AIDS
主动酗酒或药物滥用
晚期心脏或肺部疾病
排除 LT 的解剖结构异常
血管肉瘤
胆管癌(除了正文中描述的少数例外)
肝外恶性肿瘤
坚持不遵从医嘱(依从性差)
无法控制的败血症

ICP,颅内压;CPP,脑灌注压(CPP=平均动脉压-ICP)。

对于既往患有肝外恶性肿瘤的移植候选者,恶性肿瘤的治疗必须是治愈性的,即切除的标本评估表明转移扩散的可能性很低。肝移植的前两年无复发间隔期,对于大多数非肝脏恶性肿瘤来说是足够的。但对于乳腺癌、结肠癌和黑色素瘤来说,切除后有更长的无复发时间间隔可能是可取的[26]。骨髓增生性疾病通常是布-加综合征的基础(见第 85 章),但幸运的是,LT 后并没有加速急性白血病的发展[27]。

持续饮酒和使用娱乐性药物仍然是 LT 的绝对禁忌证。如果担心继续滥用是个问题,则适合进行随机毒理学筛查试验。尽管药用大麻可以合法地用于缓解症状,但由于担心使用者对其他疗法的依从性和可能出现的肺部并发症,以及在丙型肝炎病毒诱导的肝病中纤维化加速的证据,大多数移植项目都不主张使用[28]。移植候选者禁止吸烟,因为吸烟具有多种不良影响,包括与术后肝动脉血栓形成和恶性肿瘤有关[29]。滥用处方麻醉药的历史也值得关注,因为它可能会导致术后疼痛管理困难。应鼓励使用非麻醉性替代药物来治疗慢性疼痛。非甾体抗炎药因潜在的肾脏和胃肠道毒性而禁用于肝硬化患者。随着草药化合物和其他补充和替代药物的使用越来越多,讨论其未经证实的疗效和未知的毒性是合适的,因为可能存在药物的相互作用,所以在移植后应谨慎使用(见第 89 和 131 章)[30]。

移植前的评估经常发现重要的合并症——通常是心脏和肺部合并症。失代偿性肝硬化患者以前被认为患冠状动脉疾病(CAD)的风险降低,是因为后负荷降低(反应外周血管扩张)、肝脏胆固醇合成减少和循环雌激素水平升高。然而,随后的研究表明,该人群中 CAD 的患病率至少与年龄匹配的对照人群相同[31]。肝硬化患者 CAD 的风险因素还包括糖尿病,其在肝硬化患者中普遍存在。肝移植术后 CAD 的其他风险因素包括导致系统性高血压、高脂血症和肥胖的免疫抑制药物(见后文)。肝硬化患者,由于体力差、虚弱、容量超负荷、肝性脑病和肺部并发症,通过运动负荷试验对心脏风险的临床评估可能存在困难。多巴酚丁胺静脉给药模拟运动的生理作用并用压力超声心动图,以排除肝移植候选者中具有临床意义的 CAD。在压力超声心动图上显示达到最大预测心率的 85% 而无室壁运动异常的患者,发生围手术期和术后缺血性心脏事件的可能性较低[32]。CT 冠状动脉造影(CTCA)可以提供冠状动脉钙化评分的无创测量,该评分与梗阻性 CAD 密切相关。在肝移植候选者中 CTCA 的研究受到样本量小的限制。尽管在一项小型研究中,CTCA 对排除肝移植候选者中显著 CAD(>50% 梗阻)的阴性预测值为 100%,但其特异性(44%)和阳性预测值(25%)较差[33]。如果通过无创检测不能可靠地排除 CAD,则应进行心导管插入术和冠状动脉造影。然而,这种干预措施与晚期慢性肝病所致的凝血障碍和血小板减少症患者出血风险增加和血液制品输血需求增加有关[34]。冠状动脉狭窄可通过 LT 前血管成形术和支架植入术进行治疗,然而,血管内介入治疗后的抗血小板治疗,可能会带来出血的严重风险。尽管冠状动脉旁路手术通常是禁止的,因为失代偿性肝硬化患者存在围手术期发病和死亡的风险,但成功的旁路手术可能使患者成为可接受的肝移植候选患者[35]。移植前的评估可能会高估了心脏功能,只有在肝移植后全身血管阻力下降(典型的肝硬化)的保护作用丧失后,当后负荷增加时,由于主要免疫抑制剂的高血压作用或容量过量补充,心脏功能受损才可能变得明显[36]。肝硬化的具体原因可能与降低长期存活率的其他心血管事件有关。一项利用器官获取和移植网络数据库的大型研究显示,与酒精性肝病(2.9%)、HCV 感染(2.7%)、HBV 感染(2.3%)和 PBC(1.7%)相比,患有 NAFLD 的肝移植受者发生 CAD 的频率最高(7.4%)[37]。致死性心律失常可能导致接受肝移植的血色病或淀粉样变性患者的生存率较差[38]。肝移植候选者的肺部评估可能显示动脉氧合异常(见第 94 章)。尽管严重的慢性阻塞性肺部疾病或肺纤维化不能进行肝移植,但因慢性疾病引起的腹水或呼吸肌质量和强度降低而导致的呼吸受限是可逆的,不是肝移植的禁忌证。即使是因 α1-抗胰蛋白酶缺乏症接受肝移植的患者，术后肺功能检查也可能有所改善[39]。已确诊门静脉高压症患者的肺动脉高压[血流动力学定义为平均肺动脉压(MPAP)≥25mmHg 和右心导管测定的肺血管阻力≥240dynes·s·cm^{-5}]被称为门静脉性肺动脉高压。重要的是，中度和重度门静脉性肺动脉高压(分别为 MPAP≥35mmHg 和 MPAP≥45mmHg)增加的死亡率超过了 MELD 评分的预测值，如果药物治疗未改善，则是肝移植的禁忌证(见第 94 章)[40,41]。

肝肺综合征(HPS)是以慢性肝病、肺血管扩张(伴右向左分流)和低氧血症三联征为特征[42]。当患者直立坐位时动脉血气的动脉血氧分压(PaO_2)低于 80mmHg 或呼吸环境空气时肺泡-动脉(A-A)氧气梯度≥15mmHg 时可提示诊断。对于 65 岁以上的患者，$Pa\ O_2$≤70mmHg 和 A-A 梯度≥20mmHg 是常用的阈值(见第 94 章)。肝移植候选者应使用脉搏血氧仪筛查 HPS，在海平面使用低于 96% 的外周血氧饱和度($Sp\ O_2$)阈值(相当于 $Pa\ O_2$<70mmHg)。脉搏血氧仪诊断 HPS 的敏感性和特异性分别为 100% 和 88%，因此，应对 $Sp\ O_2$ 水平低的患者进行验证性评估[43]。通过对比增强超声心动图(这是最敏感的技术)、99 mTc 标记的大聚集白蛋白肺灌注扫描或肺动脉造影右心导管插入术，显示肺内血管扩张可做出明确诊断。对比增强超声心动图是诊断 HPS 的首选影像学检查方法。在右心房出现造影剂后的 3~8 次心跳内，检测到心脏左侧的造影剂表明肺内分流。肝移植后 HPS 潜在可逆性的预测因素包括患者年龄较小、术前低氧血症程度较轻以及通过吸入 100% 氧气后可充分纠正低氧血症[44]。在大多数 HPS 患者中，低氧血症在肝移植术后数月内消退，尽管可能需要长期通气支持。由于肝移植有改善的潜力，可能会为 HPS 患者分配额外的 MELD 积分。

HPS 必须与门静脉性肺动脉高压相区别，因为后者与围手术期高死亡率相关，尽管进行了肝移植，但肺血流动力学通常保持不变。具体而言，MPAP 大于 35mmHg，肺血管阻力大于 300dynes·s·cm^{-5} 以及心输出量小于 8L/min，表明围手术期风险较高，因为患者将无法根据术中和术后血流动力学的改变适当地增加心输出量。血管扩张剂治疗可降低肺动脉压，并允许肝移植手术(见第 94 章)[45]。

肝性胸腔积液是漏出液在胸膜腔内的积聚，通常在右侧，腹腔内常有少量腹水残留，这是门静脉高压症的结果(见第 93 章)。治疗可能很困难，通常需要反复胸腔穿刺或在肝移植前置入 TIPS[46]。通常不主张插入留置胸腔引流导管，因为这可能会导致胸腔感染。同样，应避免胸膜固定术或胸膜剥离术等干预措施。

未控制的活动性肝外感染是肝移植的绝对禁忌证。在失代偿性肝硬化患者中，出现不明原因的临床恶化，如在没有胃肠道出血的情况下，出现精神状态改变或系统性低血压，必须考虑败血症，并且根据经验开始抗生素的治疗。然而，对于复发性细菌性胆管炎合并 PSC 的患者，肝移植可能是唯一的选择(见第 68 章)。在肝移植前，需要通过抗生素治疗来控制反复发作的 SBP(见第 93 章)。一个令人不祥的发现是真菌血症，在伴有失代偿性肝硬化的虚弱患者中，通常不可能根除真菌血症并失去肝移植的机会。HIV 感染本身并不是肝移植的禁忌证，然而，在移植时必须检测不到 HIV 病毒载量，对从未发生机会性感染的候选者，$CD4^+$ T 细胞计数应大于 100/μL，对于发生机会性感染的候选者，$CD4^+$T 细胞计数应大于 200/μL[47]。感染艾滋病毒(HIV)的肝移植受者的总生存率与未感染 HIV 的受者相似，但既往曾因 HCV 合并感染、患者无法耐受抗逆转录病毒药物和 $CD4^+$T 细胞计数低，使总生存率恶化[48]。然而，随着高效 DAA 的可用性，复发性同种异体移植物 HCV 感染正在显著下降。

肝移植候选患者的一个重要考虑因素是，存在可能因血管异常增加手术复杂性。随着手术经验的增加，这种异常尤其是门静脉血栓形成，已不太可能成为肝移植的障碍。涉及肠系膜上静脉的广泛血管血栓形成可能需要更广泛的血管重建[49]。既往存在门体静脉分流术，特别是非选择性(侧-侧或端-侧)门腔静脉分流术，增加了肝移植的技术复杂性(因为在手术过程中需要拆除分流器)，但不是禁忌证。用于控制门静脉高压并发症(包括静脉曲张出血、顽固性腹水和胸腔积液)的 TIPS 是目前最常见的分流术，通常不会带来手术挑战，除非支架延伸至下腔静脉或肠系膜上静脉[50]。

肝移植候选患者的年龄限制已经放宽，尽管必须密切关注老年患者的合并症。合并症的存在不仅会增加了围手术期死亡率，还可能降低受者能够恢复积极生活方式的可能性，特别是因为重度肝病可能导致老年患者更加虚弱[51]。但因一部分健壮的老年受者有良好的结果，所以不应事先排除 60 多岁甚至更年长的、健康状况良好的受者进行肝移植。

晚期肝病患者肾功能不全的鉴别诊断包括肝肾综合征，该综合征可能是可逆的(见第 94 章)。肾功能不全对肝硬化患者的生存率有不利影响，并且仍然是肝移植后预后不良结果的重要预测因素[52]。通常，失代偿性肝硬化患者的肾功能不全反映了多种损伤，包括败血症、低血压和使用肾毒性药物。评估肝移植后肾功能改善的可能性至关重要。根据 UNOS 的政策，应批准符合以下任何标准的患者同时进行肝肾移植(SLK)：①慢性肾脏疾病(CKD)；②持续急性肾损伤；③代谢性疾病。CKD 是指在登记前连续 90 天以上，肾小球滤过率(eGFR)估计为≤60mL/min。要获得 SLK 移植的资格，患者还应至少符合以下标准之一：①血液透析已开始作为终末期肾病的标准治疗；②在登记时和患者在肾移植等待名单上期间，eGFR≤30ml/min。持续性急性肾损伤定义为需要血液透析，且 eGFR<25mL/min 至少连续 6 周，SLK 移植候选者还必须符合以下至少一项标准：①候选者至少每 7 天接受一次透析；②eGFR≥25mL/min 至少每 7 天一次。作为 SLK 移植适应证的代谢性疾病包括高草酸盐尿症、补体因子 H 或因子 I 突变引起的非典型溶血性尿毒症综合征、家族性非神经性系统性淀粉样变性和甲基丙二酸尿症。

失代偿性肝硬化患者自由水处理受损的一个重要反映是稀释性低钠血症。明显低钠血症的后果包括精神状态的改变和肝移植后钙调神经磷酸酶抑制剂诱导的神经毒性风险的增加(见后文)。将血清钠水平纳入 MELD 公式(MELD-Na)可以提高 MELD 评分的预测准确性,特别是在 MELD 评分相对较低的患者中,目前用于器官分配[53,54]。

失代偿性肝硬化的另一个后果是营养不良。肌肉质量的损失增加了围手术期发病的可能性,需要更长时间的通气支持,患者生存率更差。外周水肿和腹水会导致体重或 BMI 等人体测量结果的变化,使其无法可靠地评估晚期肝硬化患者的营养状况。更严重的营养缺乏可能反映了肝硬化的具体原因,比如营养不良的酒精使用障碍患者缺乏多种维生素和电解质,或由于吸收不良导致胆汁淤积性肝病患者缺乏脂溶性维生素。营养师的评估是移植前评估的一个组成部分。改善肝移植候选者营养状况的尝试包括肠内和肠外营养支持,这可能会改善临床结果,尽管是有限的[55]。越来越多的肥胖肝移植候选者,引起了人们对肥胖在 NAFLD 发病机制、心血管事件导致的术后死亡率以及伤口感染等术后并发症中的作用的关注[56]。虚弱在肝硬化中越来越常见,尤其是在肝移植患者中(17%)。重要的是,虚弱已被确定为肝移植候选者等待名单死亡率的一个重要而有力的预测因素,即使在调整了肝病的严重程度和其他重要因素后也是如此[57]。

四、肝移植评估和列表

尽管评估过程的细节因中心问题而异,但关键要素包括确认肝移植适用于候选者肝病的管理,排除严重到足以妨碍移植的合并症,以及确认患者足够的情感和社会资源,以便于接受重大手术并在术后继续接受长期免疫抑制治疗(表 97.1)。在进行必要的全面检查之前,应向候选者的保险公司寻求肝移植评估的批准。在移植前评估期间,通常由移植外科医生、肝病学家、精神病学家、营养师和社会工作者对患者进行会诊,并根据临床需要进行额外的咨询。随着对越来越虚弱和年长的候选者的评估,确定围手术期发病率的潜在原因,如肌肉减少症或颈动脉狭窄,是当务之急。进行详细的腹部成像不仅可以筛查 HCC,还可以发现血管异常,如门静脉血栓形成,这可能会使手术在技术上具有挑战性。需要解决疾病特异性问题,例如长期酗酒患者再次复发的可能性,或 HCC 患者巨大肿瘤负荷的处理。然后在患者选择委员会的会议上正式讨论 LT 的适当性。如果认为患者的候选资格是适合的,则与 UNOS 进行正式列表登记,然后根据血型和体重将受者与潜在的死亡捐赠者进行匹配。一旦被列入名单,患者的器官分配优先级由 MELD 评分确定,无论是"生物学"评分,还是在特定情况下授予的额外分数,例如 HCC。由于死亡供体器官的短缺似乎很难解决,因此面临的挑战是制定一个公平的器官分配系统,并确保同种异体肝移植物不会分配给没有肝移植预后良好的接受者。MELD 评分小于 15 分的患者在不进行肝移植的情况下比进行移植的患者生存率更好[58]。如图 97.2 所示,已发现 MELD 评分与 3 个月的生存率相关。MELD 评分小于 10 分的患者没有资格参加 UNOS 的主动列表,除非他们因肝脏疾病的其他并发症(如 HCC 或 HPS)而获得额外的积分(UNOS 政策 3.6.4.4 和 3.5.5.1)。

表 97.1　移植评估流程

步骤	备注
财务筛查	获得评估批准
医学评估	如文中所述
肝病学评估	确认诊断,并优化管理
实验室检查	评估肝脏合成功能、血清电解质、肾功能、病毒血清学、其他肝病原因标志物、肿瘤标志物、ABO-Rh 血型;24 小时尿肌酐清除率;尿液分析和尿液药物筛选
心脏评估	心电图和二维超声心动图;如果存在风险因素和/或患者年龄≥40 岁,应进行负荷测试和心脏病学咨询
肝脏成像	多普勒超声记录门静脉通畅性,使用钆进行三期 CT 或 MRI 进行肿瘤筛查
一般健康评估	胸部 X 线检查、结肠镜检查(如果患者年龄≥50 岁或患有 PSC)、巴氏涂片和乳房 X 线检查(女性),前列腺特异性抗原水平(男性)
移植手术评估	评估技术问题并讨论手术风险
麻醉评估	如果手术风险异常高(即,患者患有门静脉性肺动脉高压、梗阻性肥厚型心肌病、既往麻醉并发症)则需要
精神病学或心理学咨询	如果有物质使用障碍病史、精神疾病或适应困难病史
社会工作评估	解决潜在的心理社会问题,以及移植对患者个人和社会支持的可能影响
财务和保险咨询	逐项列出移植和移植后护理的费用;帮助制定财务管理计划
营养评价	评估患者的营养状况,并提供患者教育

Adapted from O' Leary JG, Lepe R, Davis GL. Indications for liver transplantation. Gastroenterology 2008;134:1764-76, with permission.

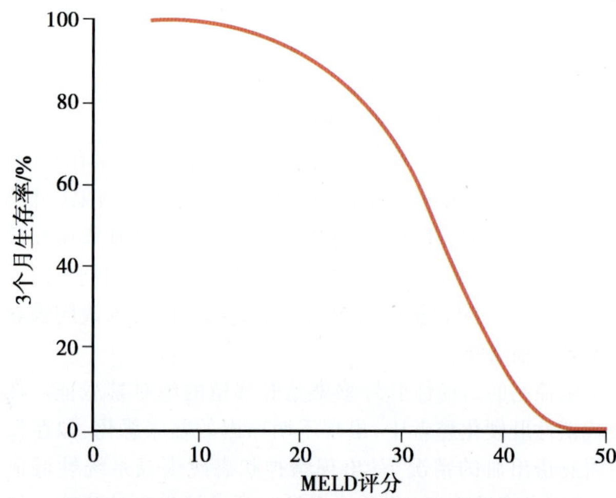

图 97.2　肝硬化患者 3 个月生存率与 MELD 评分的关系

一旦评估过程完成,同意患者接受 LT 手术,则需要向患者的保险公司申请财务许可。不幸的是,LT 保险的标准因保险公司而异。然而在美国,如果主要的联邦支付机构——联邦医疗保险——为某一特定指标提供资金，其他保险公司通常也会效仿。

五、特异性疾病适应证

（一）肝脏恶性肿瘤

肝细胞癌（HCC）是成人中最常见的原发性肝脏恶性肿瘤，目前是美国肝移植的主要适应证[14]。这种肿瘤通常发生在肝硬化的背景下，一个值得注意的例外是慢性 HBV 感染，在没有肝硬化的情况下也可发生 HCC（见第 79 和 96 章）。肿瘤复发的可能性随着肿瘤负荷的增加、血管浸润、多发性病变的存在、甲胎蛋白水平超过 1 000ng/mL 以及某些组织学特征（如高核分级、微卫星细胞增多和存在巨细胞或奇异细胞）而显著增加[59,60]。肝移植仍然是肝硬化患者肝细胞癌的最终治疗选择，事实上，在全球大多数中心进行的成人肝移植中，它约占 20%～40%，这反映了肝硬化患者发生肝细胞癌的频率，并对该肿瘤授予额外的 MELD 评分[61]。

HCC 肝移植治疗结果的改善可归因于更好的患者选择，而不是移植后的辅助治疗[62]。术前检查包括骨扫描、胸部 CT 及腹部成像。HCC 患者的门静脉闭塞通常被认为是转移扩散的证据，这排除了肝移植。基于 PET 的成像对早期 HCC 的分期不准确，HCC 患者肝移植的公认标准包括：肿瘤直径小于 5cm（如果肿瘤是孤立的），或不超过 3 个病灶，最大病灶的直径不超 3cm，即所谓的米兰标准，基于米兰的初步经验。符合米兰标准的患者移植后生存率与接受 LDLT（活体供肝移植）治疗失代偿性肝硬化没有并发 HCC 的患者相当，4 年时生存率为 75%[63]。米兰标准是否过于严格仍然存在争议，排除了可能表现良好且肿瘤复发风险较低的潜在受者[62]。包括加州大学旧金山分校（UCSF）在内的多个研究小组提出了扩展标准，以增加肿瘤大小和数量的限制，同时保持患者的生存率，特别是直径≤6.5cm 或病灶不超过 3 个的孤立性肿瘤，最大病灶≤4.5cm，肿瘤总直径≤8cm[64,65]。然而，一项荟萃分析支持将肝细胞癌的肝移植治疗限制为符合米兰标准的患者，而不是超过米兰标准的患者，尽管纳入研究之间的显著异质性限制了这一结论的优势[66]。LDLT 受者的肝细胞癌超过米兰标准，其生存率与符合米兰标准的受者相当[66]。根据米兰标准接受 LDLT 治疗肝细胞癌的患者与根据扩展标准接受肝移植的患者之间的可比生存率，反映了 LDLT 等待时间的减少。然而，一项国际共识声明得出结论，米兰标准仍然是选择肝细胞癌潜在肝移植候选者的基准[67]。

采用 MELD 评分并给予例外分数，导致更多的肝细胞癌患者进行肝移植[68]。在 MELD 评分的最新修改版中，测量值小于 2cm 的孤立性肝细胞癌患者不会获得额外的 MELD 分数，测量值为 2～5cm 的孤立性肝细胞癌患者或 3 个结节（每个结节的测量值均小于 3cm）的患者，最初被列为肝移植患者，其“生物学”MELD 评分在 6 个月后自动增加至 28 分。并继续每 3 个月增加 10%，直至达到 34 分，该点为异常点的上限[69]。重要的是，当在肝细胞癌患者中使用肝移植的扩展标准（即 UCSF 标准）时，未给予这些患者额外的 MELD 积分。

扩展肝细胞癌肝移植标准的策略包括，使用局部区域治疗降低肿瘤分期以满足米兰标准，这种方法是否最终能改善患者的生存率仍有待确定（见第 96 章）[65]。例如，经常在延迟等待肝移植期间，通常使用经肝动脉化疗栓塞来降低肿瘤负荷。然而，这种干预措施对失代偿性肝硬化患者可能是危险的。射频消融术也越来越多地用于治疗移植候选者中的肝细胞癌。

术前影像学检查经常观察到外植体的肿瘤负荷被显著低估，这混淆了肝移植候选者与肝细胞癌的治疗。肝细胞癌局部治疗的使用降低了等待名单的脱落率。马尔科夫模型（Markov model）表明，当等待名单上的时间超过 6 个月时，这些干预措施可能具有成本效益[70,71]。

一类免疫抑制剂——哺乳动物西罗莫司靶蛋白（mTOR）抑制剂（即西罗莫司和依维莫司）具有抗肿瘤特性。非对照初步研究表明，接受西罗莫司治疗的肝细胞癌肝移植受者的肿瘤复发率更低，生存率更高[72,73]。然而这些结果尚未在随机对照试验中得到证实，因此，目前的建议并不支持常规使用 mTOR 抑制剂来降低肝移植后肝细胞癌复发的风险[67]。索拉非尼联合西罗莫司对肝细胞癌的全身化疗，已被评估为肝移植后复发性肝细胞癌的治疗方法，尽管只在小型且非对照的初步研究中。关于索拉非尼治疗肝移植后复发性肝细胞癌的疗效，目前尚不能确定，然而，在这种情况下使用索拉非尼似乎经常发生副作用[74,75]。一项回顾性研究表明，在移植体中发现具有移植后复发高风险特征的肝移植受者（1 个超过米兰标准的存活肿瘤、微血管或大血管浸润、淋巴结或肝包膜浸润或卫星结节）中，索拉非尼的预防治疗与无复发生存率的增加无关[76]。目前尚无关于瑞戈非尼预防肝移植后复发性肝细胞癌的有效性或安全性的数据。纳武单抗已获批用于治疗非移植人群中的肝细胞癌，来自小系列的少量研究数据表明，当该药用于肝移植受者时，发生不可逆急性移植物排斥反应的风险增加[77]。

肝细胞癌的纤维板层变异型患者（更常见于无基础肝硬化的年轻人中）通常在肿瘤负荷已经很大时出现（见第 96 章）。由于不存在肝硬化，广泛切除是可以耐受的，并且切除后复发的肿瘤患者可以进行肝移植。肝移植后的肿瘤复发可能相对缓慢，尽管不如人们想象的那样罕见，但生存率是可以接受的[78]。

肝母细胞瘤是一种罕见的儿童肿瘤，在没有基础实质性肝病的情况下也会发生。初始治疗包括手术切除。辅助化疗适用于转移性疾病，当肿瘤无法切除时，肝移植是一种选择（见第 96 章）。

胆管癌仍然是唯一的主要原发性肝脏肿瘤，其肝移植的确切作用一直难以确定。术前诊断为胆管癌的肝移植后的预后非常差，以至于被视为是肝移植的禁忌证，即使是仅在外植体中偶然发现的肿瘤也具有很高的复发率。一部分肝门周围肿瘤且无淋巴结受累的患者有可接受的 5 年生存率。然而，肿瘤负荷往往比影像学上怀疑的更广泛。在肝移植的基础上增加胰十二指肠整体切除术并没有提高生存率。新的治疗方法包括术前放疗和化疗，术中仔细进行肿瘤分期，然后进行肝移植（见第 69 章）。一项评价新辅助放化疗后肝移植治疗肝门周围胆管癌疗效的回顾性研究报告显示，5 年无复发生存率为 65%，肿瘤大小是复发的重要决定因素（肿瘤大小≤3cm

以及>3cm 的患者的无复发生存率分别为 32% 和 69%)[79]。

(二) 酒精性肝病

酒精性肝病仍然是慢性肝病失代偿期最常见的原因(见第 86 章)[80]。尽管仍存在争议,失代偿性酒精相关性肝硬化目前已被确定为肝移植的适宜适应证,并已成为美国成年人肝移植的主要非肿瘤适应证[81]。人们关注的问题包括肝移植后的复发以及潜在的患者依从性差,然而,这些担忧尚未得到证实[82]。极佳的移植物和患者生存率是酒精相关性肝病肝移植后的标准。

决定肝移植候选资格的关键因素包括:患者对酒精在肝病发生中起着关键作用的认识,参与某些形式的酒精康复治疗,如参加匿名酗酒者协会,稳定的社会支持,以及肝移植前确定的禁欲期。按惯例,这段禁欲期为 6 个月,尽管严格的研究未能证实这种持续的禁欲会带来持续清醒的可能性,但强调了社会孤立或抑郁等不良因素的重要性。高达 25% 的酒精相关性肝病患者被列为肝移植患者,他们被认为是禁欲者,但仍在继续饮酒,因此,对持续禁欲的监测是谨慎的[83]。然而,尽管采取了这些措施,仍有多达 40% 的移植受者在长期随访期间恢复饮酒[84]。令人惊讶的是,移植后酗酒导致的移植物丢失或早逝并不常见。与直接询问患者相比,使用匿名问卷或毒理学筛查可以获得更高的饮酒回报率。

特别困难的窘境出现在患有严重失代偿性肝病和近期饮酒的个体中,以及对糖皮质激素药物治疗无反应的严重酒精相关性肝炎(定义为 Maddrey 判别函数评分≥32)患者(药物治疗 7 天后,Lille 评分≥0.45 或 MELD 评分持续上升,见第 86 章),如未及时肝移植,其存活的可能性低。根据临床数据,对药物治疗无反应的严重急性酒精相关性肝炎患者,提供或不提供肝移植是一个越来越大的难题,因为临床试验数据表明,与继续药物治疗的患者相比,肝移植后 6 个月的生存率更高(分别为 77% 和 23%)[82]。此外,酒精相关性肝炎患者和酒精相关性肝硬化患者的移植后结果相似[85]。

明确阐述的标准,包括患者对严肃的合同承诺和积极参与酒精康复,确保选择是合理的。肝移植后恢复病理性饮酒的患者会有更多的医学问题,包括肺炎、蜂窝织炎和胰腺炎,这些问题可能导致移植物丢失和死亡[86]。此外,有酗酒的受者容易发生新的口咽和肺部肿瘤,这可能反映了他们生活方式的其他方面——最明显的是吸烟[87]。

(三) 非酒精性脂肪性肝病

非酒精性脂肪性肝病(NAFLD)是肝硬化和肝细胞癌越来越常见的原因(见第 87 章)。事实上,2018 年发表的一份报告将 NAFLD 列为美国成人肝移植的第二大非肿瘤性适应证,仅次于酒精相关性肝病[16]。NAFLD 患者中常见肥胖(BMI≥30kg/m^2)和 2 型糖尿病,无论肝硬化是否存在或导致肝硬化的病因如何,这两种疾病均被认为是 HCC 的风险因素[88]。尽管 BMI 不一定是终末期肝病患者(尤其是液体潴留和腹水患者)肥胖的可靠指标,但在患者选择过程中,许多肝移植中心通常使用 BMI。病态肥胖(BMI≥40kg/m^2,无显著肥胖相关合并症或 BMI≥35kg/m^2,且伴有肥胖相关合并症)通常被视为是肝移植的相对禁忌证。然而,来自器官获取和移植网络(OPTN)的数据表明,2016 年在接受肝移植的患者中,分别有 16.5% 和 5% 的患者 BMI 大于或等于 35kg/m^2 和大于或等于 40kg/m^2[81]。

对 UNOS 登记处数据的分析表明,患有各种原因的终末期肝病的病态肥胖肝移植受者,原发性移植物无功能的风险增加,短期和长期生存率较差[89]。然而,当作为一个整体队列进行分析而不按 BMI 进行分层时,NAFLD 患者的受者和移植物生存率与肝移植的其他适应证的受者生存率相当[90,91]。免疫抑制而加剧了 NAFLD 的许多关键诱发因素(肥胖、高脂血症和胰岛素抵抗)[92]。肝移植后 NAFLD 复发会引起移植物损伤,尽管移植物丢失通常不会发生。还描述了肝移植后新发 NAFLD。在缺乏 NAFLD 特异性治疗的情况下,肝移植后的治疗应以控制体重、最佳糖尿病管理和使用降脂药物(如有指征)为中心。在仔细监测的多学科方案中,在很大一部分(84%)患者中,肝移植前强化无创减重干预似乎是成功的(BMI 降低至<35kg/m^2),然而,60% 的患者在肝移植后 BMI 恢复至≥35kg/m^2[93]。虽然在选定的 NAFLD 患者中进行减重手术是可行的,但这种干预措施通常只适用于早期肝病患者,与许多其他腹部外科手术一样,由于高发病率和死亡率,在失代偿性肝硬化患者中是禁忌的。在同一手术中,肝移植与袖状胃切除术联合的策略仅在小规模前瞻性系列中进行了评价[93,94]。肝移植与 LT/袖状胃切除术联合的平均手术时间无显著差异,联合手术方法的平均 BMI 降低为 20kg/m^2。与肝移植前无创减重的患者相比,接受 LT/袖状胃切除术的患者的代谢并发症,(如移植后糖尿病)以及 US 观察到的移植物脂肪变性的发生率明显较低[93]。这种联合手术方法或与其他微创减重干预组合(如内镜技术)的安全性和有效性,必须通过大型前瞻性研究证实才能推荐。减重干预仍然是肝移植后的一种选择,然而,该手术应由经验丰富的外科医生进行,并且微创内镜技术在肝移植后的作用仍在研究中[95]。

(四) 丙型肝炎

在以前美国和许多其他西方国家,HCV 感染是肝移植的最常见适应证,然而,DAA 许可后的数据显示,每年因 HCV 相关肝病等待和移植的患者数量显著下降[17,18]。在美国,HCV 已成为成人肝移植的第三大非肿瘤性适应证,仅次于酒精相关肝病和 NAFLD。肝移植后 HCV 感染复发一直是一个主要问题,因为如果不及时治疗,会加速纤维化并进展为肝硬化,导致移植物和患者的预后劣于肝移植治疗其他主要原因引起的肝硬化。肝移植受者 HCV 感染复发的治疗随着 DAA 的使用而发生了巨大变化,DAA 允许使用高效、安全且药物相互作用发生率低的无干扰素治疗方案。

移植物的活组织检查,有助于识别 HCV 感染复发的受者其快速进展疾病的风险增加。在肝移植后 1 年组织学轻度复发性 HCV 感染的患者中,不到 10% 的患者在 5 年内发展为移植物肝硬化,而在肝移植后 1 年至少中度严重 HCV 感染的患者中,有 2/3 的患者发展为肝硬化[96]。然而,随着随访时间的延长,一些最初表现为轻度复发的 HCV 感染患者也会进展。这引起人们的关注。一项前瞻性研究,使用系列方案检查肝活检标本,评估 57 例 HCV 基因 1b 型感染的肝移植受者的组织学结果,这些受者最初有轻度组织学复发,定义为肝移植后前 3 年内无或轻微肝纤维化(纤维化 F0 或 F1 期)(见第 80 章),研究发现,基线时一定程度的纤维化似乎预示着 HCV 感染的加速复发[97]。然而,通过 DAA 有效的抗病毒治疗可以产生持续的病毒学应答,从而避免了这种进展。

复发性 HCV 感染的一个特别不好的表现是纤维性胆汁淤积性肝炎(FCH)。在一些系列中,FCH 的发生频率高达 5%~10%。感染 HCV 基因 1 型和受体白细胞介素-28B(干扰素 λ-3)基因型 CT 或 TT(见第 80 章)与 FCH 的发生有关,过度免疫抑制也与 FCH 的发生有关[98,99]。在组织学上,FCH 的特征为广泛的致密性汇管区纤维化伴延伸至窦状隙的未成熟的纤维带、胆小管增生伴细胞过多、明显的胆小管和细胞胆汁淤积,以及单核细胞的中度炎症[100]。然而,这些组织学特征缺乏特异性,也可在急性细胞排斥和慢性移植物排斥反应中观察到。识别 FCH 提示应减少免疫抑制并开始抗病毒治疗[100]。

已报道的严重复发性 HCV 感染的预测因素包括许多病毒和非病毒因素(框 97.3)。肝移植前和肝移植后即刻较高的血清 HCV RNA 水平,以及 HCV 准毒株更快速演变的可能性,都与侵袭性复发性 HCV 感染有关(见第 80 章)[97]。已故捐赠者年龄较大也是一个重要的风险因素。急性细胞排斥反应的发作,特别是多发性排斥反应,会增加 HCV 感染复发的严重程度。一个主要的挑战是区分复发性 HCV 感染和移植物排斥反应,因为急性排斥反应的许多组织学特征,包括胆管损伤,也与复发性 HCV 感染一致。对连续肝活检标本的检查可能有助于澄清这一问题,并有助于避免复发性 HCV 感染的受体出现不适当的额外免疫抑制,而不是移植物排斥反应。尽管如此,用 DAA 替代基于干扰素的治疗方案现在允许早期开始抗病毒治疗,即使排斥反应仍然存在移植物损伤的差异。

框 97.3　肝移植后严重 HCV 复发的相关因素
病毒因素
移植前无 HBV 合并感染
CMV 合并感染
HCV 基因型 1b
移植前和移植后 2 周内血清 HCV RNA 水平高
免疫抑制
多次排斥反应(表明泼尼松累积剂量高)
使用 OKT3 治疗排斥反应
其他因素
移植物中 TNF-α 的高表达
HCV 特异性 $CD4^+$ T 细胞应答受损
缺血性保存性损伤
非白人接受者

一旦移植物的复发性 HCV 感染进展为肝硬化,肝功能失代偿会很常见,直到 DAA 问世,允许治疗 HCV 感染,即使是在肝移植前的失代偿性肝硬化的患者中也是如此[4]。在考虑肝移植的个体中,治疗 HCV 感染的策略通常分为两大类:①肝移植前抗病毒治疗,对失代偿性肝硬化患者使用特定抗病毒药物有一些限制;②肝移植后抗病毒治疗,通常在肝移植后 6 个月内开始抗病毒治疗。模拟模型的结果表明,在 MELD 评分高(≥27)的候选者中,在肝移植前治疗 HCV 感染可能不会提供有意义的获益,事实上,在某些情况下,可能与预期寿命缩短有关[101]。重要的是,应与移植中心共同决定肝移植前后 HCV 的治疗,因为现在许多移植中心考虑将 HCV 阳性移植物移植到 HCV 感染的个体中,并在移植后给予抗病毒治疗。该方法得到了国际肝移植协会的支持,该学会已批准对 MELD 评分小于 20 分(在无难治性门静脉高压或其他需要立即进行肝移植的情况下)的肝移植候选者或预计在 3~6 个月内不会进行肝移植的 HCC 患者,进行肝移植前的抗病毒治疗[2]。

在 DAA 成功抗病毒治疗期间和治疗之后,肝功能通常改善,即使在严重肝功能失代偿的个体中也是如此,主要表现为血清胆红素水平和凝血酶原时间降低,从而导致 MELD 评分降低[102,103]。然而,尽管 MELD 评分降低,但一些患者可能会继续经历较差的生活质量和严重的肝硬化并发症。这种情况被称为"MELD limbo"(终末期肝病之地狱边缘)或"MELD purgatory"(终末期肝病炼狱),在失代偿性肝硬化患者开始抗病毒治疗之前应考虑这种情况,并且 MELD 评分接近肝移植是一个现实选择的范围[104],特别是如果有肝功能失代偿的表现,如存在 MELD 评分未捕获的难治性腹水。DAA 非常有效,目前常用于治疗肝移植后复发性 HCV 感染,具有极好的安全性和较高的抗病毒学疗效。必须预料到药物之间的相互作用,在抗病毒治疗期间和治疗之后,必须进行适当的剂量调整和密切监测免疫抑制(另见第 80 章)。

(五) 乙型肝炎

乙肝疫苗的应用和公共卫生干预措施,以促进新生儿与高危人群的普遍免疫,以及获得低耐药率的强效口服抗病毒药物,在美国和许多其他国家,HBV 感染导致失代偿性肝硬化患者对肝移植的需求稳步下降[105,106]。此外,在肝移植前抑制 HBV 可降低移植物的 HBV 感染率,并改善肝移植后的存活率[107]。有效预防 HBV 感染候选者的移植物再感染是肝移植的一大胜利。在 20 世纪 80 年代,HBV 复发频繁,导致患者和移植物存活率降低。长期给予大剂量乙型肝炎免疫球蛋白(HBIG)是改善移植后结果的第一步。随后,HBIG 与核苷类似物拉米夫定联合给药进一步降低了 HBV 复发率。拉米夫定单药治疗预防肝移植后 HBV 感染复发受限于 HBV 聚合酶基因的频繁突变,导致耐药和移植物再感染(见第 79 章)[108]。一些研究小组根据乙肝表面抗体(抗-HBs)的血清低谷水平滴定 HBIG 剂量。当与拉米夫定联合使用时,已证实 HBIG 肌肉给药是静脉注射 HBIG 方案的一种有效且成本较低的替代方法。此外,正在开发用于皮下给药的 HBIG 新型制剂[109,110]。然而,HBIG 的使用正在被新型口服抗病毒药物所取代[111],其 HBV 耐药的风险较低,进一步降低了肝移植后 HBV 的复发率。新出现的数据支持恩替卡韦和替诺福韦在预防肝移植后乙型肝炎复发方面的疗效,使用这些强效抗病毒药物可避免对 HBIG 的需要[112,113]。评价恩替卡韦、替诺福韦或恩曲他滨和替诺福韦联合用药以预防停用 HBIG 后,

HBV 肝移植后复发疗效的前瞻性研究结果支持了这种方法[114,115]。

(六) 胆汁淤积性肝病

原发性胆汁性肝硬化(PBC)和原发性硬化性胆管炎(PSC)是肝移植较少见的适应证。尽管 PBC 的发病率和患病率稳步增加,但因早期诊断和药物治疗延缓疾病进展的疗效,使终末期肝病需要肝移植患者的绝对数量有所下降[116]。PBC 和 PSC 在预后模型的开发中起关键作用,PBC 是患者和移植物存活的基准。用于预测胆汁淤积性疾病病程的 Mayo 疾病模型(表 97.2),有助于确定肝移植转诊的最佳时机(见第 68 和 91 章)。如果 PBC 或 PSC 患者的 Mayo 风险评分预测 1 年生存率低于 95%,则应转诊接受肝移植评估。然而,该模型未考虑胆汁淤积性肝病的显著和频繁致残的并发症,如瘙痒、疲乏、骨量减少,或在 PSC 中复发性细菌性胆管炎发作,因此目前已被 MELD 评分取代。胆汁淤积性肝病患者肝移植的适应证与其他慢性肝病患者相似。有下列情况之一的 PBS 患者可获得额外的 MELD 积分:①6 个月内出现 2 次或 2 次以上经培养证实的菌血症;②胆管炎的非医源性败血症并发症,没有可识别的可纠正的结构损伤,并且也没有胆道支架[117]。尽管肝移植治疗胆汁淤胆性肝病的效果普遍很好,但移植后 10 年,约 25% 的受者 PBC 和 PSC 复发[118,119]。

表 97.2 PBC 和 PSC 生存期的 Mayo 预测模型的分组

PBC	PSC
血清胆红素水平	血清胆红素水平
血清白蛋白水平	血清白蛋白水平
患者年龄	患者年龄
凝血酶原时间	血清 AST 水平
外周水肿	静脉曲张出血病史

Adapted from Murtaugh PA, Dickson ER, Van Dam GM, et al. Primary biliary cirrhosis: prediction of short-term survival based on repeated patient visits. Hepatology 1994; 20: 126-34; and Kim WR, Therneau TM, Wiesner RH, et al. A revised natural history model for primary sclerosing cholangitis. Mayo Clin Proc 2000; 75: 688-94.

接受肝移植的 PSC 患者的重建胆道吻合类型一直是一个有争议的问题:肝或胆总管空肠 Roux-en-Y 吻合术与胆管-胆管吻合术。肝或胆总管空肠 Roux-en-Y 吻合术已成为许多外科医生的首选重建技术,因为人们担心肝移植后非吻合口胆管狭窄的发展和残余受体胆管中胆管癌的风险。然而,数据表明在大多数情况下,胆管-胆管吻合术是安全的,在技术上是可行的,并且与 Roux-en-Y 肝或胆总管空肠吻合术相比,肝移植后胆管炎和非吻合口狭窄的发生率较低。已发表的系列研究表明,这两种胆道重建技术在 PSC 复发率或生存率方面无差异[120,121]。从治疗的角度来看,胆管-胆管吻合术的主要优点之一是,可以更容易地通过内镜治疗吻合口狭窄或其他移植后的胆道并发症(见第 70 章)。

PSC 肝移植后,在少数受者中可发现胆管狭窄。鉴别复发性疾病与移植物损伤的其他原因(如慢性排斥反应或局部缺血)可能很困难。复发性 PSC 导致肝内胆道非吻合口狭窄。尽管通过球囊扩张和支架置入可以获得一些症状改善,但长期移植物的生存能力会降低。复发性 PBC 引起的移植物丢失似乎比 PSC 少。一个有争议的问题是结肠切除术是否能降低患有 PSC 和 IBD 肝移植受者 PSC 复发的风险(见第 68 章)[122]。

复发性 PBC 的治疗需要排除肝功能不全的其他原因。一些研究者但并非所有研究者均认为他克莫司的初次免疫抑制与 PBC 的复发有关。一项回顾性研究的数据表明,对因 PBC 而接受肝移植的个体预先给予熊去氧胆酸(UDCA)可降低移植后 PBC 复发的风险,然而,在广泛推荐这种干预措施之前,这些结果需要得到前瞻性研究的证实[123]。目前尚无关于奥贝胆酸在预防肝移植后 PBC 复发作用的数据(见第 91 章)。

(七) 自身免疫性肝炎

免疫抑制治疗未能阻止自身免疫性肝炎的进展以及随后明显的肝功能失代偿是肝移植的适应证(见第 90 章)[124]。此外,自身免疫性肝炎的最初表现可能是暴发性的,需要及时进行肝移植。由于患者的失代偿状态,糖皮质激素治疗的试验可能不谨慎。自身免疫性肝炎在肝移植后通常有良好的长期生存率,尽管急性细胞排斥反应的发生频率可能高于其他原因引起肝硬化的受者。此外,复发性自身免疫性肝炎已被越来越多地认识到,可能需要更高的免疫抑制维持剂量。复发性疾病酷似自体肝脏的疾病特征,伴有高丙种球蛋白血症和自身抗体,一般对糖皮质激素治疗有反应。复发性自身免疫性肝炎通常不会降低移植物的存活率[125]。

(八) 急性肝衰竭

急性肝衰竭(ALF)是肝移植的一种不常见但重要的适应证,因为其自发恢复的可能性很低。ALF 是指在最初确诊急性肝病后 26 周内发生肝性脑病(见第 95 章)。尽管发病突然,但不存在前期慢性肝病,肝脏恢复是可能的。在过去,ALF 的肝移植导致患者生存率低于 PBC 等基准适应证患者的生存率。然而,后来的经验表明,如果 ALF 在病程早期被发现,并且在不可逆并发症(特别是神经系统并发症)发生之前进行肝移植,那么患者的存活是可能的[126]。检眼镜检查未见视乳头水肿,CT 检查也未见典型表现,这并不能排除脑水肿并发脑病恶化的可能性,因此,直接颅内压监测可能有助于发现和处理 ALF 这种常见的致死性并发症。然而,只有在当地神经外科专业知识和可用的情况下,才能推荐直接颅内压监测,因为高并发率降低了对其使用的热情。ALF 患者无论病因如何,均应立即转诊进行紧急肝移植评估。框 97.4 显示了识别不可能自行恢复的 ALF 患者的具体标准。管理 ALF 患者面临的挑战是:为了避免对那些会自行恢复或无法通过肝移植恢复的患者进行不必要的肝移植,而对那些只能选择肝移植生存的患者不延迟进行肝移植。肝脏辅助设备在 ALF 管理中的作用,无论是作为最终治疗还是作为“移植桥梁”,仍然是一个积极研究的领域(见第 95 章)。

框 97.4 ALF 中肝移植的标准

伦敦国王学院标准

对乙酰氨基酚病例

药物摄入后 24 小时以上动脉 pH<7.30*

以下所有情况：

凝血酶原时间>100S 或 INR>6.5

血清肌酐水平>3.4mg/dL(300μmol/L)或无尿

3~4 级脑病

非对乙酰氨基酚病例

凝血酶原时间>100 秒或 INR>6.7

符合以下任何 3 项：

不良病因(血清阴性肝炎或药物反应)

年龄<10 岁或>40 岁

急性或亚急性类别(黄疸持续时间>7 天)

血清胆红素水平>17.5mg/dL(300μmol/L)

凝血酶原时间>50 秒或 INR>3.5

VILLEJUIF PAUL-BROUSSE 医院标准

肝性脑病和

年龄<30 岁的患者，凝血因子 V 水平<20% 或

年龄≥30 岁的患者，凝血因子 V 水平<30%

*随后调整为：充分液体复苏后，动脉血 pH<7.30 或血清乳酸盐>3.0mmol/L。

From Keeffe EB. Liver transplantation: current status and novel approaches to liver replacement. Gastroenterology 2001;120:749-62. with permission.

（九）代谢性疾病

符合肝移植的代谢性疾病(见第 75~77 章)分为两大类：临床上以明显肝细胞疾病为主的疾病(如肝豆状核变性、血色病、α_1-抗胰蛋白酶缺乏症)和没有肝病临床证据的疾病(如原发性高草酸尿症、家族性高胆固醇血症)。代谢紊乱一般在儿科患者中更为突出。肝移植的成人指征包括肝豆状核变性(Wilson 病)和血色病。在神经系统受累的肝豆状核变性患者中，肝移植后可发生显著改善。伴有严重溶血的威尔逊危象是紧急肝移植的指征，因为螯合治疗无效。与其他形式的肝硬化相比，血色病以前与肝移植后的生存率较差有关。然而，最近的一项研究分析了 1997—2006 年间进行的移植手术的结果，表明生存率与肝移植的其他适应证相类似[127]。对于因血色病而接受肝移植的患者，其移植物中铁蓄积是一个理论问题，但通常不需要铁消耗[128]。对于原发性高草酸尿症，终末器官损伤仅限于肾脏，但代谢缺陷是肝脏的患者，也可采用肝移植联合肾移植治疗原发性高草酸尿症。肝移植还适用于糖原贮积症相关的多发性肝腺瘤病例，不仅可消除进展为 HCC 的风险，还可纠正潜在的代谢紊乱(见第 77 章)。

（十）血管性疾病

以肝静脉流出道梗阻为特征的布-加综合征(Budd-Chiari 综合征)常酷似失代偿性肝硬化(见第 85 章)[129]。在立即接受 TIPS 或门体静脉分流手术的患者中，描述了良好的长期结果，尽管如果肝活检标本上存在晚期纤维化，通常需要肝移植。尽管潜在的骨髓增生性疾病的发病率较高，但肝移植后似乎不会加速进展为白血病或骨髓衰竭。布-加综合征的移植受者需要长期抗凝治疗。

肝窦阻塞综合征(SOS)是一种血管疾病，表现为 3 区肝细胞坏死和中央小静脉管腔纤维性闭塞。最常见于造血干细胞移植(HSCT)后的 SOS，可能会导致高达 25% 的患者发生肝衰竭和死亡，尽管手术在其他方面是成功的。虽然肝移植治疗 HSCT 肝脏并发症的经验有限，但肝移植似乎是唯一能持续改变晚期 SOS 病程的干预措施[130]。同样，肝移植已被证明可有效治疗主要累及肝脏的严重 HSCT 后移植物抗宿主病(见第 36 章)。患有低凝血性(如甲型和乙型血友病)以及高凝血性(如蛋白 C 和蛋白 S 缺乏症)血液系统疾病的患者，因其他适应证而接受肝移植手术，由于移植物及其血管组织产生了正常的凝血因子，已经治愈了这些疾病。

（十一）其他

其他几种疾病是肝移植的潜在指征(见框 97.1)。伴有明显腹胀的成人多囊性肝病，是由多发性肝囊肿导致的，不适合切除，已经通过肝移植成功治疗(见第 96 章)。如果存在慢性肾衰竭(CKD)，应进行肝肾联合移植。但应进行颅脑成像以排除颅内动脉瘤，这是本病的特征[131]。已行肝移植的多器官受累疾病包括 Alagille 综合征、结节病和淀粉样变性(见第 37 和 62 章)。肝移植成功地阻止了家族性淀粉样多发性神经病变的全身表现。此外，外植体是异常蛋白质的来源，可用于“多米诺骨牌”方式用于寿命不足以发生神经损伤的老年受体[132]。与 CF 相关的胆汁性肝硬化也可通过肝移植成功治疗，尽管患者仍存在全身性疾病的感染和其他并发症的风险(见第 57 和 77 章)。

六、手术

一旦确定了潜在的器官捐献者，当地器官获取组织将会协调采集相关捐献者的医疗信息，并将其提供给具有 UNOS(美国器官资源共享中心)列出的适合潜在接受者的中心。与包括肾移植和 HSCT 在内的其他类型的器官移植相比，人类白细胞抗原(HLA)兼容性的缺失似乎并不影响肝移植的存活率。供体-受体匹配主要基于 ABO 血型兼容性和受体体重。在危重患者中，可以植入 ABO 血型不相容的器官，同时认识到移植物的存活率可能会降低[133]。除了筛查血清学研究和常规肝脏生化测试外，还应特别关注捐赠者的病史，包括心血管不稳定和在确定脑死亡前是否需要血管升压药支持。

典型的已故捐赠者有灾难性损伤或脑出血，伴有脑死亡，但没有多系统器官衰竭。供者的电解质失衡和肝脂肪变性是移植物无功能的预测因素。已经推导出一个“供体风险指数”，以评估良好移植物功能的可能性[134]。主要的不利因素包括：供体年龄较大(尤其是>60 岁)、使用分割或部分移植物，以及非心脏跳动供体(在供体心输出量停止后获取的器官)，与更典型的已故捐献相反，在心血管衰竭之前采集器官。使用非心脏跳动供体与移植物长期存活率降低和胆道并发症

风险增加有关。这与心血管衰竭后和器官取出前的“热缺血”持续时间有关[134a]。由于已故器官捐献者的严重短缺，捐献者库扩大包括接受选定的70岁及以上的捐献者。

在肝切除术前，采集团队对供体器官进行目视和组织学评估（如有必要）。特别要注意肝动脉的解剖变异，这可能会使受体的移植物动脉吻合复杂化。一旦供体循环中断，器官需迅速输注冷保存液（如威斯康星大学的组氨酸-色氨酸-酮戊二酸溶液，或乔治·洛佩兹研究所的溶液）。在需要血管移植的情况下，还可以回收供体髂动脉和静脉。到达接受机构后，在植入前进行进一步的血管解剖，必要时进行动脉重建。

如果移植物的体积和质量足够的话，在采集期间原位或返回移植中心后离体分离已故供体肝脏，可以让2名受体接受部分器官。成人已故供体肝脏可分为2种功能性移植物，左外侧段（Ⅱ和Ⅲ节段）用于儿科受体，Ⅳ～Ⅷ节段（所谓的右侧三节段）用于成人受体。采用分割移植物可以获得可接受的移植物和患者存活率，尽管高危不稳定受体的预后较差。图97.3显示了肝脏的节段性解剖结构，这是分割和LDLT解剖的基础。

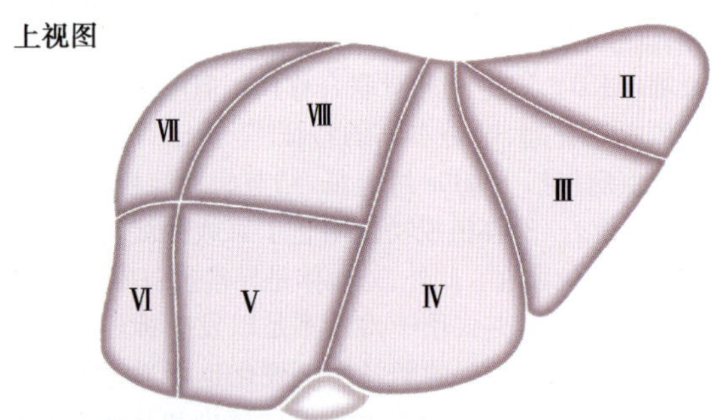

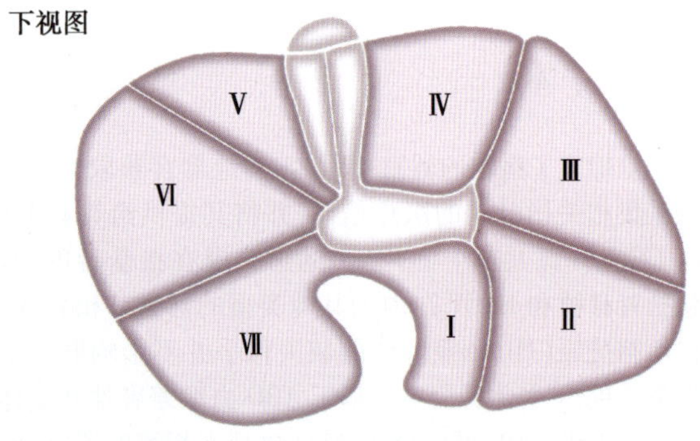

图97.3 肝脏节段解剖结构的上视图和下视图。Ⅷ段仅在上视图中可见，Ⅰ段（尾状叶）仅在下视图中可见。（From Keeffe EB. Liver transplantation：Current status and novel approaches to liver replacement. Gastroenterology 2001；120：749-62，with permission.）

（一）自体肝切除术

切除自体肝脏是已故供体肝移植最具技术挑战性的环节。既往腹部手术和严重的门静脉高压增加了肝切除术的复杂性，在放置TIPS后，肝切除术在技术上比在外科门体分流术后更容易进行。行肝门部剥离，以进入主要的肝血管并对肝脏进行断流。在肝切除术和肝植入过程中夹闭门静脉会导致剥离过程中出血增加、肠系膜充血和乳酸生成，而夹闭下腔静脉则会加重静脉淤滞并导致肾性高血压，减少静脉回心血量。为了避免这些问题，通过股静脉对门静脉和下腔静脉插管，并通过腋静脉将血液回流至右心。从而实现静脉-静脉旁路。这项技术可在成人和年长儿童受者中进行。在一些受者中，只进行了肝-上腔静脉吻合，即“背驮式”技术，而在更常见的情况下，腔静脉吻合是在移植物的上方和下方进行的。如果肝移植期间腔静脉血流不间断特别有益，“背驮式”技术可适用于心脏不稳定的接受者。以前的门体静脉分流术排除了对门静脉旁路术的需要，或者接受者是无法进行静脉旁路术的儿科患者。在门静脉旁路结束后进行门静脉吻合，然后再进行肝动脉吻合。胆管的连续性通常直接形成移植物与受体之间的“导管-导管”吻合。如果存在先天性胆管疾病（如PSC）或供体和受体胆管直径存在较大差异，则肝或胆总管空肠吻合术是首选的吻合方式。然而，如前所述，研究已经表明，在PSC中，胆管-胆管吻合在技术上是可行和安全的[121]。显微外科技术有助于供体-受体胆道和血管吻合。血管解剖结构异常进一步增加了手术的复杂性。在过去，胆管-胆管间的直接吻合通常通过放置T形管来置入支架，其额外优点是易于评估胆汁流量及其质量，并有可能在术后进行胆管造影。然而，在随后取出T形管的过程中，存在胆汁泄漏的风险，导致其被放弃。

活体供体的使用仅涉及一部分供体移植物的植入，在技术上比使用整个尸体器官更具挑战性（见下文）。与切除自体肝脏的原位肝移植不同的是，辅助尸体肝移植是在不切除自体肝脏的情况下植入移植物。这项技术通常用于危重患者，例如患有ALF、病情过于不稳定而无法耐受自体肝切除术的患者。

无论使用哪种类型的移植物，在吻合完成后，对新植入的移植物进行再灌注，以恢复正常血流。然而，从身体下半部分汇集的血流中释放的血管活性物质，可能会导致致命的心血管不稳定和快速心律失常。如果移植物功能良好，应立即产生胆汁。超急性排斥反应是罕见的，但在肝移植后具有破坏性，并导致移植物在数小时内迅速坏死，需要紧急再次移植。

（二）活体供肝移植术

将活体肝移植（LDLT）从儿童受者扩展到成人受者仍存在争议，因为考虑到需要大量的供体供肝，这对供体来说存在风险。来自UNOS的数据显示，2017年，LDLT仅占美国所有肝移植的4.5%。相比之下，LDLT占韩国移植的76.5%，占日本所有肝移植的96%以上，因为这些国家出于文化考虑，死亡捐赠极少[135]。潜在捐赠者是健康的成年人，通常是接受者的家庭成员或密友，他们自愿接受评估。有必要进行一系列的检查和权衡，以确保潜在捐赠者接受充分的医疗评估，并不会受到胁迫。潜在受者不能知道潜在捐赠者评估的详细信息。在大多数移植中心，不参与受者护理的肝病专家会对捐赠者进行评估。通常还会任命一名独立的律师来维护捐赠者的利益。在该过程的每个阶段，潜在捐献者都有机会退出审议[136]。对捐赠者的术前评估最好在1～3个月的时间内，分4个阶段进行，在评估后期进行更具侵入性的检测，如肝活检（框97.5）。在完成全面评估后，只有相对较小比例的潜在捐赠者是可接受的。对许多潜在捐赠者进行评估的一个结果是,认识到胆道和血管系统的解剖异常以及肝活检标本上未经怀疑的异常,在表观健康的人群中很常见。

框 97.5 潜在亲属活体供体评估方案

第一阶段

完整病史和体格检查

肝生化检测水平、血生化、全血细胞计数、凝血功能、尿液分析、AFP、CEA,以及 HAV、HBV、HCV、CMV、EBV 和 HIV 的血清学检测

腹部超声检查、胸部 X 线检查

第二阶段

完整的精神和社会评估

腹部和骨盆 CT

肺功能检查、超声心动图

第三阶段

肝活检

门静脉相位的腹腔和肠系膜上 CTA(CT 血管造影术)

第四阶段

磁共振胆管造影术

知情同意书

Adapted from Ghobrial RM, Amersi F, Busuttil RW. Surgical advances in liver transplantation. Living related and split donors. Clin Liver Dis 2000;4:553-65, with permission.

右肝叶(第Ⅴ~Ⅷ段)、扩展的右移植物(第Ⅳ~Ⅷ段)或左肝移植物(Ⅱ~Ⅳ段)已成功用于成人-成人的 LDLT。成人 LDLT 可减少受者的等待时间和潜在死亡率。由于接受亲属的移植物,移植物排斥反应风险的预期降低尚未得到证实,一项比较已故和活体供体移植物受体的荟萃分析显示,患者和移植物的存活率相似[137]。

对供体的首要担忧是 LDLT 的后果,包括围手术期即刻发病率和死亡率、误工时间、未来可能无法投保,以及缺乏长期随访数据,以确保肝切除和随后的再生不会导致胆道或其他异常。在捐献后早期和长期随访期间,活体肝脏供体的估计死亡率不同。例如,据估计,活体供肝者在捐献后前 90 天内的死亡风险为 1.7/1 000,高于年龄匹配的健康个体的死亡风险,但与活体供肾者的死亡风险无显著差异。然而,肝活供体、肾活供体和健康匹配者,在捐献后长达 11 年的累积长期死亡率估计值无差异[138]。高达 38% 的供体在接下来的前 2 年内,发生了与肝脏捐献相关的并发症,包括胆汁漏、细菌感染、切口疝、胸腔积液、机能性麻痹、手术部位感染和腹腔脓肿[139]。

七、免疫抑制治疗

免疫抑制分为诱导期(初始)和主要维持期(长期)。免疫抑制的目的是预防移植物排斥反应,同时避免因其副作用而导致发病[140]。急性细胞和慢性胆管排斥反应的发作需要额外的免疫抑制(见第 36 章)[141]。

主要的免疫抑制剂、给药途径、监测和常见的不良反应见表 97.3,药物相互作用见框 97.6。钙调磷酸酶抑制剂环孢霉素和他克莫司是常见的诱导和维持免疫抑制方案的基础,但有明显的副作用。对于糖皮质激素或 OKT3 难治性排斥反应(见后文)、晚期排斥反应(LT 后>6 个月发生)、慢性胆管减少性排斥反应、严重胆汁淤积、环孢霉素肠道吸收不良或环孢霉素毒性(多毛症、牙龈炎、严重高血压),患者可从以环孢霉素为基础的方案转换为以他克莫司为基础的方案。在慢性排斥反应中,一旦血清胆红素水平升高至 10mg/dL 以上,他克莫司的疗效就会降低,这强调了早期识别的重要性。抗代谢药物吗替麦考酚酯及其活性代谢产物麦考酚酸已获准用于预防肝移植受者的排斥反应。这两种药物联合钙调神经磷酸酶抑制剂(通常为他克莫司)是肝移植后最常用的维持免疫抑制方案。尽管西罗莫司与肝动脉血栓形成、伤口愈合延迟和感染有关,但它已被用作肝移植受者的钙调神经磷酸酶保留策略[142]。与西罗莫司相似,依维莫司也是一种 mTOR 抑制剂,获批用于肝移植受者的免疫抑制。几项临床试验已经证明,使用依维莫司可以显著减少他克莫司的剂量,从而在肾功能方面产生临床相关获益[143-145]。巴利昔单抗是一种直接针对白细胞介素-2(IL-2)受体(CD25)α 亚基的单克隆抗体,已获批用于预防肾移植受者的排斥反应,但它可以选择性地(超说明书使用)用作糖皮质激素的替代品,作为肝移植[146]中的诱导剂。初步数据支持阿仑单抗(一种抗 CD52 单克隆抗体)作为一种糖皮质激素保留因子的诱导剂,然而,据报道,使用阿仑单抗会增加感染并发症的频率[147]。糖皮质激素也常用于免疫抑制的诱导阶段,逐渐减量,在大多数情况下停止使用以避免药物毒性,除了一些自身免疫性肝炎中心的特异性方案外,肝移植受者可在维持阶段继续使用低剂量治疗[141]。

框 97.6 与免疫抑制药物的临床相关药物相互作用

增加环孢霉素和他克莫司血药浓度的药物:

抗真菌药:氟康唑、酮康唑、伊曲康唑

抗生素:克拉霉素、红霉素

钙通道阻滞剂:地尔硫䓬、维拉帕米

其他:别嘌醇,溴隐亭,甲氧氯普胺(胃复安)

降低环孢霉素和他克莫司血药浓度的药物:

抗惊厥药:苯巴比妥、苯妥英钠

抗生素:萘夫西林(新青霉素Ⅲ)、利福平

增加环孢霉素和他克莫司肾毒性的药物:

庆大霉素、酮康唑、NSAIDs(非甾体抗炎药)

与吗替麦考酚酯相互作用的药物:

阿昔洛韦、更昔洛韦(提高血液水平)

抗酸药:(抑制吸收)

胆盐螯合剂:考来烯胺(消胆胺)、考来替泊、考来维仑(抑制吸收)

与硫唑嘌呤相互作用的药物:

别嘌醇、血管紧张素转换酶(ACE)抑制剂(增加血液毒性)

华法林(抗凝作用降低)

表 97.3 肝移植中使用的免疫抑制剂

药物	作用机制	监测	副作用
环孢霉素	钙调神经磷酸酶抑制剂:抑制 IL-2 依赖性 T 细胞增殖	血液浓度	肾脏、神经系统、高脂血症、高血压、多毛症
他克莫司	与环孢霉素相同	血液浓度	肾脏、神经系统、糖尿病
泼尼松	细胞因子抑制剂(IL-1、IL-2、IL-6、肿瘤坏死因子和 IFN-γ)	无	高血压、糖尿病、肥胖、骨质疏松、感染、抑郁、精神病
硫唑硫嘌呤	通过干扰嘌呤合成抑制 T 细胞和 B 细胞增殖	白细胞计数	骨髓抑制、肝毒性
吗替麦考酚酯	通过干扰嘌呤合成选择性抑制 T 细胞和 B 细胞增殖	白细胞计数	腹泻、骨髓抑制
西罗莫司	晚期 T 细胞功能抑制	血液浓度	中性粒细胞减少症、血小板减少症、水肿、胸腔和心包积液、伤口愈合延迟、高脂血症
依维莫司	通过 mTOR 抑制,抑制 T 细胞和 B 细胞活化和增殖	血液浓度	水肿、胸腔和心包积液、肺炎、伤口愈合延迟、高脂血症
OKT3(Muromonab-CD3)	阻断 T 细胞 CD3 受体,防止抗原刺激	CD3 计数	细胞因子释放综合征、肺水肿、感染风险增加
巴利昔单抗	对活化淋巴细胞上 IL-2 受体的竞争性抑制	无	超敏反应

IFN,干扰素;IL,白细胞介素;mTOR,哺乳动物(或机械的)西罗莫司靶点。

(Adapted from Everson GT, Karn I. Immediate post-operative care. In: Maddrey WC, Schiff ER, Sorrell MF, editors. Transplantation of the liver. 3rd ed. Philadelphia: Lippincott Williams & Wilkins; 2001, P 131.)

八、术后疗程

(一) 从初始阶段到出院

由于肝移植的复杂性和受者通常处于明显的失代偿状态,有创监测(使用动脉或偶尔使用肺静脉导管)在术后前几天是必要的。如果放置了 T 型管,大量深色的胆汁提供了令人满意的移植物功能的证据。患者的整体状态,包括麻醉后的神经功能恢复、尿量和心血管稳定性,也反映了移植物功能。常规抗菌预防包括使用口服不可吸收抗生素、围手术期全身广谱抗生素、抗真菌药物和更昔洛韦进行肠道净化,以预防 CMV 感染。在术后最初 48~72 小时内,肝脏生化测试水平明显异常是典型的,反映了对移植物的几种损伤,包括器官采集后、保存和随后的再灌注损伤期间的缺血。血清转氨酶水平的总体趋势应该是下降的,凝血功能相应改善,血清胆红素水平下降。术后立即出现的血小板减少反映了多种过程,包括残余脾肿大、药物作用和(重要的)移植物功能下降。

令人担忧的临床特征包括,如果使用了 T 型管胆汁稀少、苍白、代谢性酸中毒、精神状态不佳,以及需要持续的血管升压药支持,同时肝脏生化测试水平恶化。肝动脉血栓形成需要及时通过多普勒超声排除,因为它是紧急再次移植的指征。肝动脉血栓形成在儿科受者中更常见,因为儿童血管较小。抗血小板治疗用于预防肝动脉血栓形成[148]。移植物原发性无功能也是紧急再次移植的一个指征,表现为精神状态迟钝、尿量减少、心血管不稳定和凝血功能障碍。与原发性无功能可能性增加相关的供体特征包括;明显的肝脂肪变性和严重的低钠血症。然而,如果移植物功能足够,可以逐渐减少血管升压支持并尝试拔管,尽管因晚期肝硬化而明显衰弱的受体可能需要几天的通气支持。移植物功能差和肾功能不全也会阻碍撤机。

术后第一周,随着缺血和再灌注损伤的消退,肝脏生化和凝血测试水平应稳步改善。急性细胞排斥反应伴移植物功能障碍发生在一周及以后,伴有血清转氨酶、碱性磷酸酶和胆红素水平升高。由于生化特征是非特异性的,因此肝活检可用于评估其他诊断的可能性,如缓慢消退的再灌注损伤、胆道梗阻和与败血症相关的胆汁淤积。急性细胞排斥反应的组织学特征是胆管损伤、伴酸性粒细胞性汇管区炎症以及损伤更严重的血管内皮炎(图 97.4)。一线治疗包括大剂量糖皮质激

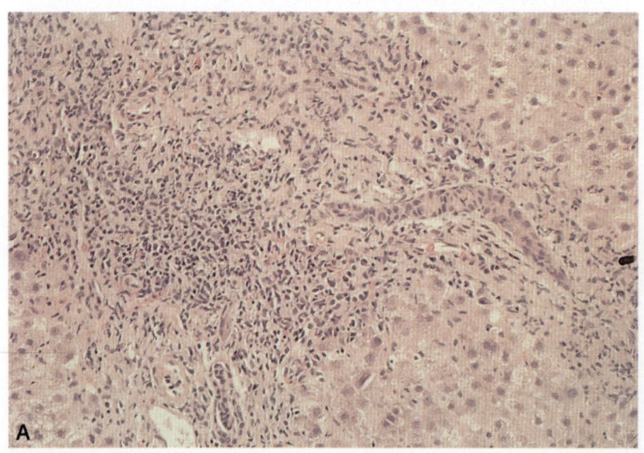

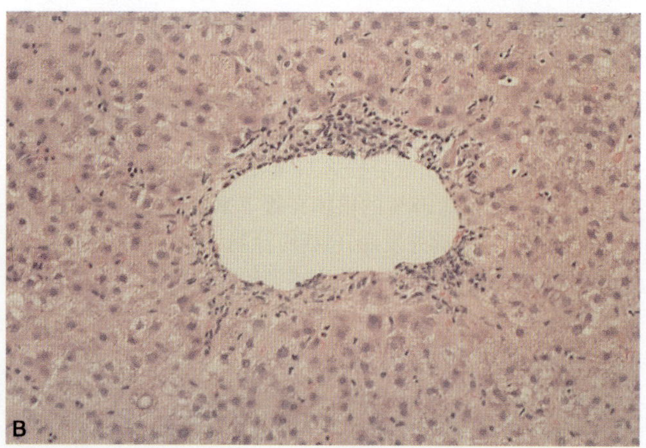

图 97.4 肝移植急性细胞排斥反应的组织病理学。A,门管区显示淋巴细胞和浆细胞浸润,溢出至门管区周围肝细胞和胆管中。B,中央静脉显示淋巴细胞附着于内皮上(内皮炎)。(From Cotran RS, Kumar V, Collins T, editors. Robbins' pathologic basis of disease. 6th ed. CD-ROM. Philadelphia: WB Saunders; 1999, with permission.)

素冲击(每日 500~1 000mg 甲基泼尼松龙或其等效药物,静脉给药,共 3 次),然后逐渐减量(最常用的是口服泼尼松或泼尼松龙)持续数天。肝脏生化测试水平恢复正常表明有反应。

对于对糖皮质激素无效的偶发急性细胞排斥反应的患者,可能需要使用单克隆抗体 OKT3(muromonab-CD3)进行额外的免疫抑制。在开始更强化免疫治疗前,应重复肝活检检查,以确认缺乏组织学反应,并排除移植物功能障碍的其他重要原因,如缺血。复发性 HCV 感染模拟急性细胞排斥反应组织学特征的能力,使人们重新评估在所有情况下积极治疗明显急性细胞排斥反应的必要性。常规(方案)肝活检也不受欢迎,因为在移植物功能未恶化的情况下,可以观察到急性细胞排斥反应的组织学证据,无明显的临床意义。

在肝移植后的前 3~4 周内,感染通常是细菌性的,与手术并发症有关,如腹腔内出血、胆汁漏或伤口感染。一项荟萃分析提示,在肝移植前或当天给予益生菌可降低术后感染并发症,如尿路感染和腹腔内感染发生率(从 35% 降至 7%),但不会影响死亡率[149]。肝移植后各种感染并发症的发生时间见图 97.5。

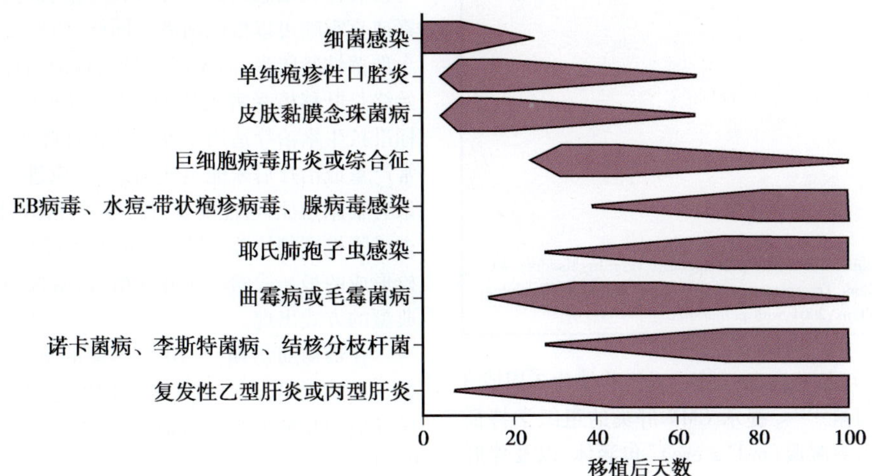

图 97.5　肝移植受者各种感染并发症的时间进程。(Adapted from Everson GT, Kam I. Immediate post-operative care. In: Maddrey WC, Schiff ER, Sorrell MF, editors. Transplantation of the liver. 3rd ed. Philadelphia: Lippincott Williams & Wilkins; 2001. P. 131.)

肝移植后第一周内遇到的其他问题列在框 97.7 中。神经功能障碍可表现为急性意识混乱状态或癫痫发作,其鉴别诊断包括肝性脑病的持续影响、电解质失衡、移植物功能不良、败血症、尿毒症和药物副作用。特别值得关注的是主要免疫抑制剂引起的神经毒性。

治疗包括纠正电解质失衡和减少钙调神经磷酸酶抑制剂的剂量,这可以通过使用吗替麦考酚酯来解决[150]。围手术期低钠血症的过快纠正与脑桥中央髓鞘溶解症的发生有关,MRI 显示渗透性脱髓鞘。糖尿病可在术后首次出现,HCV 感染增加了肝移植受者患糖尿病的风险[151,152]。移植后肾损伤可能反映了许多种损伤,包括缓慢消退的肝移植前肝肾综合征和其他原因引起的肾衰竭、术中低血压导致的急性肾小管坏死以及(重要的)环孢菌素和他克莫司的肾毒性作用,引起肾入球小动脉血管收缩,肾小球滤过减少。吗替麦考酚酯或麦考酚酸辅助治疗可减少环孢菌素和他克莫司的剂量,同时提供充分的免疫抑制。在肾功能改善之前,可能需要短期血液透析,直至肾功能恢复。

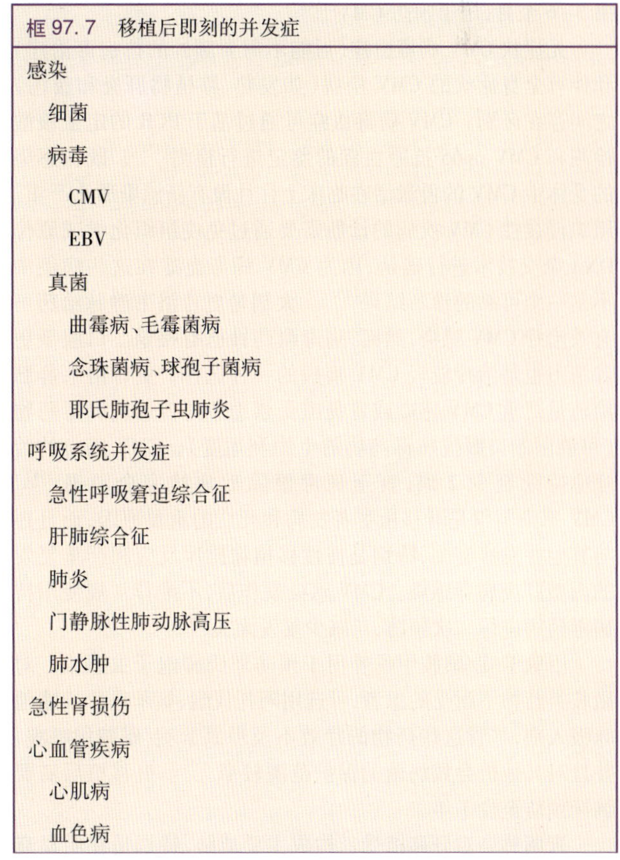

框 97.7　移植后即刻的并发症

感染
- 细菌
- 病毒
  - CMV
  - EBV
- 真菌
  - 曲霉病、毛霉菌病
  - 念珠菌病、球孢子菌病
  - 耶氏肺孢子虫肺炎

呼吸系统并发症
- 急性呼吸窘迫综合征
- 肝肺综合征
- 肺炎
- 门静脉性肺动脉高压
- 肺水肿

急性肾损伤

心血管疾病
- 心肌病
- 血色病

(二) 出院后随访

如果术后初期的过程顺利,在肝移植术后第 0、20、40、60、80、100 天后的第一周或第二周结束时可以计划出院。恢复往往更为持久,特别是在虚弱的受者中。一旦出院,患者在术后第一个月内需要频繁就诊。肝脏生化检测水平应在数周内恢复正常。移植物功能障碍是及时进行肝活检以排除急性细

框 97.7　移植后即刻的并发症(续)

肥厚型心肌病

高血压

心肌缺血

心脏瓣膜病

神经系统并发症

中枢神经系统出血

脑桥中央髓鞘溶解症

缺血性事件

癫痫发作

凝血功能障碍

DIC

血小板减少症

糖尿病

From Everson GT, Karn I. Immediate post-operative care. In: Maddrey WC, Schiff ER, Sorrell MF, editors. Transplantation of the liver. 3rd ed. Philadelphia: Lippincott Williams & Wilkins; 2001, with permission.

胞排斥反应的指征。巨细胞病毒(CMV)成为移植后 3 周或 3 周以上重要的感染因素[153]。提示 CMV 肝炎的组织学特征包括:肝细胞中的"猫头鹰眼(owl's eye)"包涵体,以及伴肝实质局灶性坏死的中性粒细胞脓肿(见第 83 章)。未感染 CMV 的受者发生 CMV 感染的风险增加,特别是如果其接受来自 CMV 血清阳性供体的移植物。这些患者是加强抗病毒预防的候选者。建议在肝移植术后口服伐昔洛韦或缬更昔洛韦 3~6 个月,用于预防 CMV[154]。

无症状 CMV 病毒血症(可能不需要额外的抗病毒治疗)和伴有全身症状的 CMV 疾病(如发热、移植物肝炎和腹泻)之间存在区别。CMV 病毒血症可通过基于 PCR 的定量核酸检测和 CMV pp65 抗原血症的鉴定进行检测[154]。既往感染的受体中 CMV 的再激活在临床上往往没有新感染那么严重。组织侵袭性 CMV 疾病的诊断需要通过免疫组织化学或原位 DNA 杂交技术进行确认,因为 CMV 病毒血症在这些病例中不是一个可靠的诊断结果[154]。大剂量更昔洛韦静脉给药可有效治疗 CMV 感染,然而,病毒耐药性已有报道。口服缬更昔洛韦也是治疗较轻 CMV 疾病的一种选择。更昔洛韦静脉给药是严重 CMV 感染或胃肠道受累患者的首选抗病毒药物(可能限制口服抗病毒药物的生物利用度)。CMV 感染的治疗应持续至少 2 周,直至病毒根除后症状完全消退[154]。CMV 感染不仅是肝移植受者发病和死亡的重要原因,而且还与其他并发症有关,特别是慢性移植物排斥反应和严重复发的丙型肝炎病毒感染。CMV 感染发作后,不推荐常规使用抗病毒药物进行二次预防,与减少复发无关[154]。

甲氧苄啶/磺胺甲噁唑用于预防耶氏肺孢子虫感染。对磺胺类药物不耐受的患者,可选用阿托伐醌、氨苯砜片或喷他咪吸入剂,尽管这些药物的疗效不及甲氧苄啶/磺胺甲噁唑,并且对其他机会致病菌的保护范围较窄[155]。肝移植后需要继续预防至少 1 年。

真菌感染对肝移植受者构成主要威胁,特别是在明显衰弱、排斥反应引起的强化免疫抑制或再次移植的情况下。对于具有 2 种或 2 种以上风险因素的高风险受体(手术时间延长或重复手术、再次移植、肾衰竭、高输血需求、胆总管空肠吻合术、术前念珠菌定植),建议在肝移植后 4 周内使用氟康唑预防侵袭性念珠菌感染,替代药物包括两性霉素 B 脂质体或卡泊芬净[156,157]。感染部位为皮肤黏膜(口腔和食管)、肺部和脑内。尽管两性霉素、伏立康唑或伊曲康唑治疗时间延长,但侵袭性真菌感染通常会导致致死性结局。诊断为曲霉菌引起的脑脓肿意味着预后不佳。浅表皮肤感染和单纯定植必须与侵袭性真菌感染区分开来,因为局部抗真菌药物如制霉菌素或克霉唑可以根除前者。同样,两性霉素膀胱冲洗可治愈念珠菌性膀胱炎,而无需全身抗真菌治疗。尽管机会性感染始终是肝移植受者关注的问题,但非机会性感染也会发生。标准抗生素治疗适用于社区获得性呼吸道感染,但当症状异常严重或治疗后未能迅速消退时,应进行更广泛的检查。如果有临床指征,可能需要进行侵入性诊断检查,如支气管镜检查或腰椎穿刺培养。肠源性菌血症可能是稳定受体肝动脉血栓形成的最初线索。在肝移植后,结核病的再激活可能以非典型的方式出现。

在最初随访期间,HCV 感染的早期复发也可能变得明显。如前所述,认识到复发性 HCV 感染可能模拟急性细胞排斥反应的几种组织学特征至关重要,如胆管炎和内皮炎(表 97.4)。

表 97.4　复发性 HCV 感染与急性细胞排斥反应的组织学特征比较

特征	复发性 HCV 感染	排斥反应
LT 后发病时间	任何时间;通常在第一年内发生	通常在前 2 个月内发生
汇管区炎症	大多数病例	几乎总是
淋巴细胞	单纯、一致	激活
淋巴聚集	经常	偶尔
淋巴滤泡	50% 的病例	很少
嗜酸性粒细胞	不明显	几乎总是
脂肪变性	经常	从未有
嗜酸性小体	常见	不常见
胆小管损伤	约 50% 的病例	常见
非典型特征	胆汁淤积、无明显炎症的气球样变性、类似梗阻的明显导管增生、肉芽肿	显著的门静脉周围和小叶坏死性炎症活动,不伴内皮下小静脉炎症

From Rosen HR, Martin P. Liver transplantation. In: Schiff ER, Sorrell MF, Maddrey WC, editors. Schiff's diseases of the liver. 8th ed. Philadelphia: Lippincott Raven; 1999, p. 1589.

如果肝活检表现为胆道梗阻特征,或者如果移植物功能障碍与胆管炎的临床特征有关,如发热和腹痛,MRCP 是必要的,因为其无创性和高度准确性,与胆道吻合术的类型无关[158]。胆总管吻合口狭窄通常很容易通过内镜球囊扩张和临时内支架处理(见第 70 章)。手术干预保留给对这种方法无效的受者，在这种情况下，通常会改行胆总管或肝管空肠吻合术。

一个关键的问题是区分吻合口和由移植物缺血或其他损伤引起的非吻合口胆道狭窄。移植受者的胆管因其动脉血供相对薄弱，容易发生缺血，发生胆道狭窄（除非明显吻合）可能反映肝动脉血栓形成。缺血性狭窄通常是弥漫性的，但主要发生在肝门部。虽然可以尝试球囊扩张和支架置入术等临时性措施，但如果肝动脉血栓形成或狭窄普遍存在，这些努力通常是徒劳的，需要再次移植。导致非吻合口狭窄的其他原因包括：使用 ABO 不相容的移植物和采集后长时间的冷缺血。胆道狭窄也可能是复发性 PSC 的一个特征。

九、长期管理

（一）一般预防措施

肝移植后的长期生存取决于对常见疾病的良好综合医疗护理，包括高血压、高脂血症和糖尿病[159]。一旦受者移植物和肾功能稳定，就要每隔几个月进行一系列的血液检查，包括血细胞计数、血清肝脏生化检查、肌酐和钙调神经磷酸酶抑制剂水平，以供移植中心审查。

系统性高血压是肝移植受者经常遇到的问题，与钙调神经磷酸酶抑制剂诱导的肾血管收缩以及糖皮质激素等其他药物的作用有关。遗憾的是，减少免疫抑制通常对改善高血压无效。另一个促成因素是轻度肾功能不全，这在肝移植后很常见。最初的降压治疗通常包括钙通道阻滞剂。血管紧张素转换酶抑制剂和保钾利尿药是相对禁忌的，因为它们有加重高钾血症的倾向，高钾血症在肝移植受者中很常见，它们经常因钙调神经磷酸酶抑制剂而引起肾小管性酸中毒。由于维拉帕米和地尔硫䓬可增加环孢霉素和他克莫司水平，因此硝苯地平是首选药物。β-肾上腺素能阻滞剂是二线降压药，通常避免使用噻嗪类和髓袢利尿剂，因为担心会加重肝移植受者的肾功能不全和电解质失衡。然而，如果存在液体超负荷，呋塞米是首选的利尿剂。在少数高血压未得到控制的受者中，可以引入可乐定等中枢作用药物。对于接受以环孢霉素为基础的免疫抑制治疗的偶发顽固性高血压患者，用他克莫司替代环孢霉素可改善血压控制。环孢霉素和他克莫司都具有肾毒性，并加重可能在围手术期间存在的肾功能损害。尽管急性肾毒性可能对中断或减少这些药物的剂量有反应，但慢性肾损害通常是不可逆转的。钙调神经磷酸酶抑制剂的大幅减量可能会促发移植物排斥反应，应避免。肝移植后晚期 CKD 的相关因素包括复发性 HCV 感染伴相关肾小球肾炎、糖尿病和系统性高血压[160]。肝移植成功后依赖透析的肝移植受者可考虑肾移植。

高脂血症在高达一半的肝移植受者中观察到，这反映了许多因素，包括糖尿病、肥胖、肾功能不全和免疫抑制剂，尤其是环孢菌素[161]。如果通过减重和严格控制血糖未能改善高胆固醇血症，则需要药物治疗。普伐他汀是一种 3-羟基-3-甲基戊二酰辅酶 A 还原酶抑制剂（他汀类药物），对肝移植受者具有良好的耐受性和有效性[162]。糖尿病在肝移植受者中很常见，约有 1/3 的患者在肝移植后首次发生糖尿病。其发病机制是多因素的，免疫抑制治疗是一个主要因素，因为泼尼松、环孢霉素、他克莫司、硫唑嘌呤和吗替麦考酚酯具有升高血糖的作用。HCV 感染也与此有关。在大多数糖尿病患者中，需要使用胰岛素治疗。肝移植后糖尿病的高发病率促使开发了糖皮质激素低保疗法的免疫抑制方案（见前文）。

一个相关的问题是肥胖，即使在术前严重营养不良的肝移植受者中也很常见。危险因素包括使用糖皮质激素、热量摄入增加以及手术休养期间体力活动减少。据报道，他克莫司免疫抑制导致的体重增加少于环孢霉素，在很大程度上，这种差异可能反映了他克莫司使用的糖皮质激素剂量较低。该人群肥胖的治疗包括减少糖皮质激素剂量，如果可能甚至完全停药。使用吗替麦考酚酯可允许在不使用糖皮质激素的情况下维持免疫抑制。

过量饮酒（女性>20g/d，男性>30g/d）与肝移植后长期生存率较差有关，与移植的主要指征无关[163]。鉴于缺乏关于肝移植受者适度饮酒的安全性数据，应鼓励将完全戒酒作为一种保守方法。

骨质量减少是肝移植受者发病的常见原因[164]。尽管肝性骨营养不良通常与胆汁淤积性肝病有关，但它在其他病因的肝硬化患者中也很常见。与肝性骨营养不良发病机制有关的因素包括营养状况差、不能活动、多种利尿剂的钙尿效应、性腺功能减退和自身免疫性肝炎患者使用糖皮质激素。在肝移植后的最初几个月，大剂量糖皮质激素治疗以及其他主要免疫抑制剂会进一步加速了骨量减少。椎骨或肋骨等骨小梁可发生无创伤性骨折。免疫抑制剂的剂量减少后，随着活动能力的增加，骨质量增加。骨质量减少患者可补充钙和维生素 D，骨质疏松症患者可使用双膦酸盐药物。

新发恶性肿瘤在肝移植后的发生频率增加[165]，肝移植受者需要对常见肿瘤（如乳腺癌、宫颈癌和结肠癌）进行针对年龄的持续监测[166]。在缺乏具体建议的情况下，对 40 岁以上的男性肝移植受者进行前列腺癌筛查，应每年进行一次直肠指检和/或前列腺特异性抗原检测。肝移植受者的前列腺癌发病率似乎略高于未移植的男性[167]。对于无症状受者，也应在 50 岁后每 5 年通过结肠镜检查进行一次结直肠癌筛查，对于有 PSC 和 UC 病史的患者，建议每年进行结肠镜检查并监测黏膜活检（见第 68 和 116 章）。对一般人群遵守宫颈癌筛查指南，并通过每年一次的乳腺 X 线摄影检查，对 40 岁以上的女性受者进行乳腺癌筛查似乎是必要的[166]。器官移植受者中其他频发的恶性肿瘤包括皮肤、肺、肝脏、女性生殖道和胃肠道的恶性肿瘤。酗酒患者可能特别容易发生口咽部恶性肿瘤（见第 86 章）[168]。应鼓励患者定期使用防晒霜，并定期接受皮肤科医生检查。

移植后淋巴增生性疾病（PTLD）从低度惰性过程到侵袭性肿瘤不等[169]。肝移植后不受控制的 B 细胞增殖，通常是对原发性 EBV 感染的反应，可以是多克隆的，也可以是单克隆的。由于既往无 EBV 感染，儿科受者存在特殊风险。OKT3 对严重排斥反应的强化免疫抑制治疗会增加 PTLD 的风险，PTLD 可表现为单核细胞增多症样综合征、淋巴细胞增多症或恶性淋巴瘤。

提示 PTLD 的临床特征包括淋巴结肿大、不明原因的发热和全身症状（体重减轻）。大多数 PTLD 患者表现为外源性肿块，主要累及胃肠道（胃或肠）、肺、皮肤、中枢神经系统或肝脏同种异体移植物[168]。WHO 根据临床、形态学、免疫表型和遗传学特征将 PTLD 分为 4 大类：良性多克隆淋巴细胞增殖（早期病变）、多形态 PTLD、单形性 PTLD 和经典的霍奇金淋巴瘤样 PTLD。治疗包括使用更昔洛韦减少针对 EB 病毒的免疫抑制和抗病毒治疗（如果存在）。恶性淋巴瘤患者可能需要全身化疗，包括抗 CD20 单克隆抗体利妥昔单抗[168]。PTLD 在儿科受者中的发生频率较高，导致了通过 PCR 方法监测 EB 病毒血症，并降低了在 PTLD 临床特征出现之前结果呈阳性患者的免疫抑制水平。此外，抗病毒预防是为高危受者开的处方，包括那些 EBV 血清阴性并接受血清阳性供体移植物的受者。由于免疫抑制水平降低，慢性移植物排斥反应在 PTLD 幸存者中的发生频率增加，在 PTLD 得到控制后，免疫抑制水平可能会谨慎增加。

（二）免疫接种和抗生素预防

抗 HAV 和 HBV、流感、肺炎球菌、破伤风和白喉的免疫接种是肝移植前标准管理的一部分。由于终末期肝病相关的免疫抑制，相当一部分患者可能无法产生足够的抗体应答。禁止使用基于活微生物或减毒微生物的疫苗（即麻疹、腮腺炎、风疹、口服脊髓灰质炎、卡介苗、牛痘和水痘-带状疱疹）因为存在重新激活的风险。任何牙科操作通常推荐预防性抗生素用药，尽管该建议并非基于证据[170]。

（三）再次肝移植

尽管改进的免疫抑制方案降低了慢性排斥反应引起的移植物丢失率，但基础肝病的复发已越来越被认为是移植物衰竭的原因，如图所示，在肝移植受者可获得根治性抗病毒治疗的直接抗病毒药物（DAA）之前，HCV 感染的受者表现得最为明显[171]。了解复发性疾病，（尤其是非病毒性疾病）对受者和移植物生存的全面影响，将需要进行长期随访的研究。例如，尽管病毒性肝炎的组织学复发率在肝移植后的第一年最高，但到第一年，只有不到 5% 的患者出现复发性 PBC 或 PSC，而超过 20% 的患者在肝移植后 10 年出现组织学复发[172,173]。随着受者在肝移植后进入第 20 和第 30 年时，需要再次移植的患者数量可能会进一步耗尽供体库。与初次肝移植受者相比，接受再次移植患者的生存率总体下降了约 20%，但资源消耗量增加，这一观察结果使问题更加复杂。

肝移植的主要挑战仍然存在，包括供体器官的短缺、疾病复发的威胁以及与终身免疫抑制治疗相关的发病率。然而，肝移植的可用性已将进展期肝病患者及其医疗服务提供者的生活，从最终徒劳的肝硬化并发症的医疗管理，转变为延长生命和增强生命的干预。

（王欣欣　译　刘军　袁农　校）

参考文献

第十部分 小肠和大肠

第 98 章 小肠和大肠的解剖学、组织学、胚胎学和发育异常

Lee M. Barry k. wershil 著

章节目录

一、解剖学

（一）大体（肉眼）特征

1. 小肠

小肠是腹腔内的一种特殊管状结构，近端与胃相连，远端与结肠相连。小肠长度从足月新生儿的约长 250cm 增加到成人的约 600~800cm。小肠的口径从近端到远端逐渐缩小，从十二指肠远端到回肠末端的表面积减少了 75%。

十二指肠是小肠的最近端部分。从十二指肠球部开始，在胰头周围的腹膜后间隙行进，在 Treitz 韧带处返回腹膜腔结束。胆管和胰管通常在距离十二指肠壁外缘 1~2cm 处汇合在一起，并经 Vater 壶腹汇入十二指肠第二部分的内侧壁。在 5%~10% 的个体中，副胰管又称 Santorini 管，分别通过 Vater 壶腹部近端 1~2cm 的小乳头进入。小肠的其余部分通过附着在后腹壁上的薄而宽的肠系膜悬浮在腹膜腔内，这使小肠在腹腔内相对自由但受束缚的运动。可移动小肠的近端 40% 是空肠，占据腹部的左上部分。剩余的 60% 小肠是回肠，正常情况下位于腹部右侧和骨盆上部。空肠和回肠之间没有明显的解剖界限，但空肠往往比回肠更厚，血管更多，直径更大。

小肠的肠腔表面有可见的黏膜皱襞，称为环形皱襞或 Kerckring 皱襞。它们在近端空肠中数量较多，在远端空肠数量减少，在末端回肠中不存在。显微镜下的淋巴细胞聚集分散在整个小肠内襞，组成了胃肠道相关的淋巴组织。肉眼可见的淋巴聚集物或派尔集合淋巴结，更多集中在回肠，可见其延伸至浆膜。派尔集合淋巴结在婴儿期和儿童期更为突出，随着年龄的增长，其大小和数量都会消退。

空肠和回肠在腹腔内自如活动，由肠系膜附着于腹后壁。空肠和回肠的全长均悬浮在该肠系膜中，盲肠处的远端回肠除外，其在腹膜后。肠系膜由后腹膜的扇形前反折形成，从身体左侧向右骶髂关节沿伸。肠系膜包裹着许多重要结构，包括空肠、回肠、肠系膜上动脉（SMA）的空肠和回肠分支以及肠系膜上静脉（SMV）、神经、乳糜管、淋巴结和不同数量的脂肪。

小肠在回盲（IC）瓣处过渡至结肠，该瓣由突入盲肠的 2 个半月唇组成。IC 瓣的功能类似于波动阀，当蠕动波强度足以克服阻力时允许顺行流动，但可防止结肠内容物逆行流入小肠内。回肠和盲肠之间的成角，由上、下 IC 韧带支持，对 IC 瓣的功能很重要。当盲肠过于膨胀时，IC 瓣通常收缩，以防止盲肠-回肠反流。这解释了为什么在结肠镜检查过程中，应避免空气过度膨胀盲肠，因为这可能导致 IC 瓣收缩，进而阻碍回肠的成功插管，也可能引起结肠内高压，从而导致气压伤。

2. 结肠和直肠

结肠是一种管状结构，出生时长约 30~40cm，成人约为 150cm 或约为小肠长度的四分之一。结肠始于回盲瓣，远端止于肛缘（图 98.1），它由 4 段组成：盲肠和阑尾、结肠（升结肠、横结肠和降结肠）、直肠和肛管。结肠在盲肠的直径最大（7.5cm），在乙状结肠的直径最窄（2.5cm），直至它在肛管附近的直肠中膨胀。

结肠与小肠的区别有几个特征：其管径较大，位置多固定，由外纵肌纤维融合成 3 条离散带，称为结肠带：即游离带（独立带）、网膜带、肠系膜带。结肠带位于结肠周围 120° 的间隙，从盲肠延伸至近端直肠。外突的结肠袋在每条带之间，其黏膜表面被半月皱襞分段，使浆膜呈囊状和皱褶状。在结

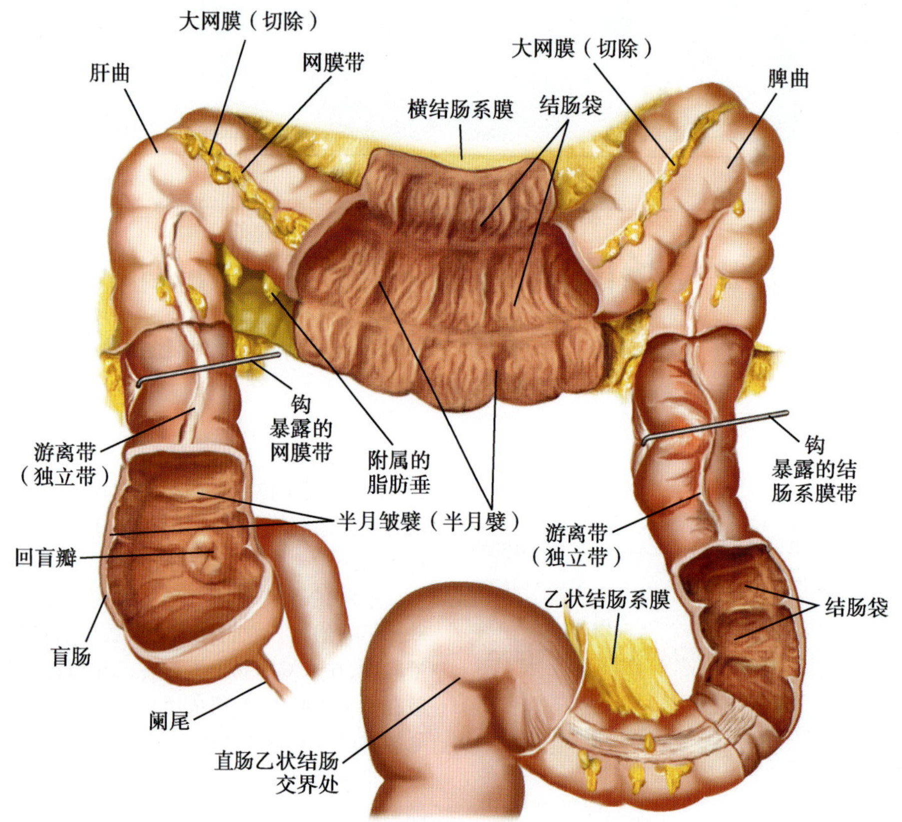

图 98.1 结肠的大体特征。注意可见带状结构的肠段，带状结构之间的结肠袋，半月皱襞和附属的肠脂肪垂。（Netter illustration from www.netterimages.com. © Elsevier Inc. All rights reserved.）

肠外表面可见充满脂肪组织的腹膜小囊，即脂肪垂。肠系膜完全悬吊横结肠和乙状结肠，而结肠的其余部分仅在其游离的前表面有肠系膜。阑尾有一个短的肠系膜，称为阑尾系膜。

盲肠是结肠最近端的部分。长、宽约 6~8cm，位于右髂窝，在回肠入口下方向下突出成为一个盲袋。盲肠的大直径使其易于破裂伴远端梗阻，并允许肿瘤生长至相当大小，然后产生梗阻症状。盲肠通常是不可移动的，因为它由一个小的盲肠系膜固定在原位，然而，有 10%~20% 的人群（主要是女性）发生了异常固定，使他们易患盲肠扭转。

回盲瓣垂直穿过盲肠后壁，由回盲口处呈椭圆形排列的上下皱襞组成。阑尾开口位于回盲瓣下方约 2.5cm 处，蠕虫状阑尾盲端从盲肠向外延伸的方向因人而异。有关阑尾解剖在第 120 章中进一步讨论。

升结肠比盲肠窄，从回盲瓣水平延伸至肝后叶下表面约 12~20cm，在此它向左和向前成角度，形成肝曲。约 75% 的人的升结肠被腹膜覆盖，因此通常认为升结肠位于腹膜后。

在肝曲处，结肠向内侧和前方旋转，作为横结肠出现在腹膜腔内，完全包裹在肠系膜中。横结肠是结肠中最长（40~50cm）和最易活动的部分。它位于肝曲和脾曲之间，横跨前腹部和胃前方。膈结肠韧带将结肠固定在脾曲处，但横结肠是如此的活动，在直立状态下，横结肠实际上可能会向下伸入盆腔。导致粘连形成的腹部或盆腔手术可固定正常活动横结肠的位置。

降结肠长约 25~45cm，在腹膜后腔内向后下行进至盆腔边缘。它从腹膜后以乙状结肠的形式出现在腹膜腔内，乙状结肠是一个 S 形的多余节段，其长度、弯曲度和活动度可变的。乙状结肠的活动性使其易受肠扭转的影响，由于乙状结肠是结肠最狭窄的部分，因此该区域的肿瘤和狭窄通常在病程早期引起梗阻症状。

直肠长 10~12cm，起始于肛周反折处，沿骶骨曲线向下向后行，止于肛管处。直肠在其与乙状结肠交界处变窄，在肛门近端扩张。直肠完全位于腹膜下方，与盆腔结构密切相关。肛门直肠交界处是在尾骨尖端前方 2~3cm。直肠无结肠袋、脂肪垂或肠系膜。直肠外壁向肛门方向下降时，直肠外壁逐渐增厚，形成突出的前肌带。直肠腔面有 3 个横向皱襞，称为 Houston 瓣膜。

3. 肛管

婴儿肛管长 2cm，成人肛管长 4.5~5cm。它占据坐骨直肠窝，向下和向外通过肛门开口。肛管直肠交界处位于盆腔膈内，由肛提肌、尾骨肌和耻骨直肠肌组成，环绕盆膈，这些肌肉的收缩使肛门直肠保留大便，而松弛时排便。肛门内括约肌由肠的环形平滑肌层组成，其包绕肛管的上四分之三。外括约肌由横纹肌组成，它包绕肛管，其纤维与肛提肌的纤维混合，向后附着于尾骨，向前附着于会阴体。远端，肛门边缘代表着肛管膜向真皮的过渡。直肠与肛管远端 3cm 的黏膜含有 6~12 个冗余的纵向皱襞，称为 Morgagni 柱，在肛乳头内终止。这些柱（肛柱）通过称为肛门瓣的黏膜皱襞连在一起，肛门瓣位于齿状线。白色带是一个白色区域，可区分（界定了）向典型鳞状上皮的转变。这些肌肉的解剖和功能在第 129 章中有更详细的描述。

4. 血管

十二指肠近端接受来自胃右动脉、十二指肠上动脉、胃网膜右动脉以及胰十二指肠上、下动脉的动脉血。通过肠系膜上静脉(SMV)、脾静脉和门静脉进行静脉引流。肠系膜上动脉(SMA)将含氧血输送至十二指肠远端、空肠和回肠、升结肠和横结肠近端三分之二处。肠系膜下动脉的分支供应结肠的其余部分。肛门区的动脉供应来自痔上、痔中、痔下动脉，分别是肠系膜下动脉、胃下动脉和阴部内动脉的分支。肛门的静脉引流是由全身和门脉系统共同进行的。内痔静脉丛汇入直肠上静脉，再汇入肠系膜下静脉，与肠系膜上静脉汇入脾静脉形成门静脉。肛门远端的血管分布由外痔丛经直肠中静脉和阴部静脉汇入髂内静脉。(有关肠内血液供应及其障碍的讨论，请参见第 118 章。)

5. 淋巴引流

淋巴引流从绒毛乳管和淋巴滤泡穿过肠系膜，并聚集在肠系膜上动脉和腹腔动脉周围的主动脉前淋巴结。小肠和结肠的淋巴引流遵循其各自的血液供应至腹腔、上主动脉前和下主动脉前区域的淋巴结。淋巴引流进入乳糜池。然后通过胸导管进入左锁骨下静脉。在齿状线近端，淋巴引流到肠系膜下和主动脉周围的淋巴结，而在齿状线远端，淋巴引流到腹股沟淋巴结。因此，下肛管炎性和恶性疾病可表现为腹股沟淋巴结肿大。

6. 外源性神经支配

自主神经系统——交感神经、副交感神经和肠神经——支配胃肠道。交感神经和副交感神经构成了外源性神经供应，并与由肠壁内神经节细胞和神经纤维组成的内源性神经供应相连。小肠和结肠的神经支配分别在第 99 和 100 章中详细讨论。

(二) 微观特征(显微镜下特征)

1. 概述

小肠和大肠具有某些相同的组织学特征。小肠和结肠的管腔由黏膜(或黏膜)、黏膜下层、肌层(或固有肌层)和浆膜 4 层组成(图 98. 2)。

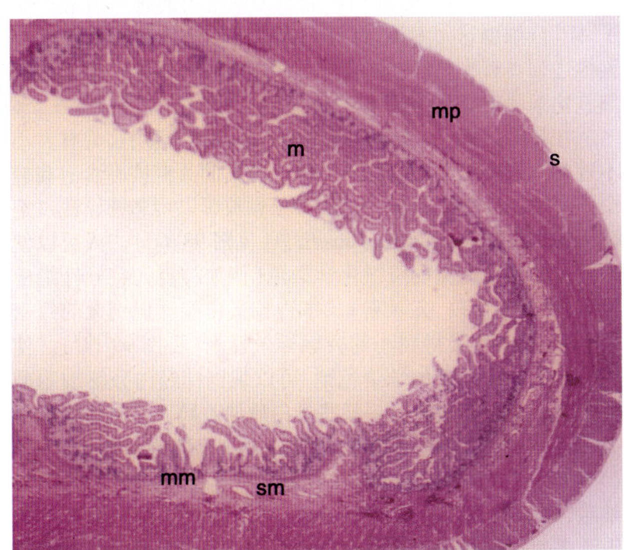

图 98. 2　小肠显微照片，显示其一般微观结构(H&E 染色，×25)。m，黏膜；mm，黏膜肌层；mp，固有肌层；s，浆膜；sm，黏膜下层

(1) 黏膜

黏膜由腺上皮、固有层和黏膜肌层组成(图 98. 3A 和 B)。黏膜较厚，血管丰富，但远端部分较少。它具有同心皱襞(环状皱襞)，也称为 Kerckring 瓣。黏膜皱襞表面有绒毛突起，这些特征结合在一起，使黏膜表面积增加 400~500 倍。肠绒毛通常会向肠腔突出 0. 5~1. 5mm，从小肠近端到远端，绒毛的高度降低。十二指肠球部和十二指肠近端绒毛较宽，呈叶状，十二指肠远端、空肠近端和肠的其余部分呈指状。绒毛被成熟的肠吸收细胞覆盖，散布分泌黏液的杯状细胞。每个绒毛包含动脉、静脉和中央乳突。沿上皮形成毛细血管床，使吸收的营养物质、液体和电解质快速清除进入体循环。为了便于吸收过程，毛细管壁用隔膜盖开窗。绒毛的核心还包含神经纤维、浆细胞、巨噬细胞、嗜酸性粒细胞和成纤维细胞。绒毛被称为 Lieberkuhn 隐窝的圆柱形结构包围，隐窝通过固有层向下沿伸至黏膜肌层。

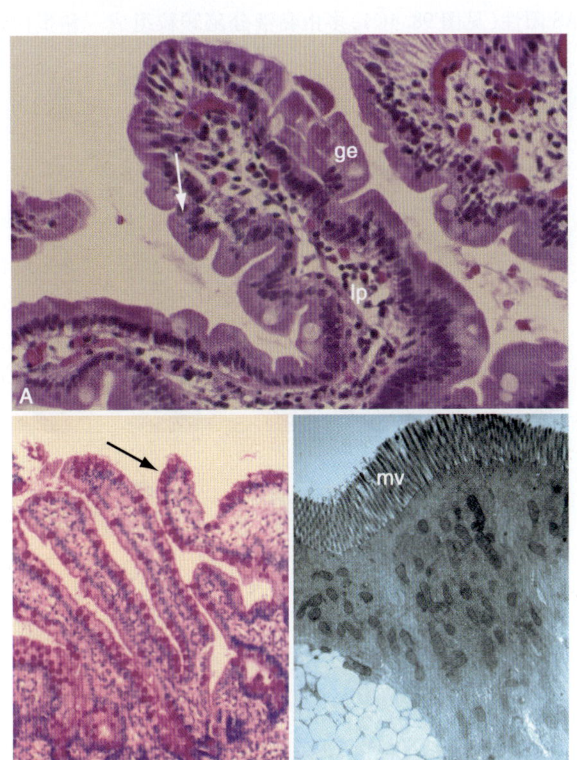

图 98. 3　小肠的组织和电子显微镜照片。A，黏膜的组成：ge，腺上皮；lp，固有层。请注意，吸收细胞表现为具有嗜酸性细胞质的高柱状细胞(箭)(H&E 染色，×250)。B，杯状细胞(箭)和刷状缘染成红色。mm，黏膜肌层(过碘酸希夫染色，×150)。C，电子显微镜检查可见微绒毛(mv)为纤细的指状凸起，×9 000。(C，Courtesy S. Teichberg，PhD，Manhasset，New York)

隐窝内衬更多发育不成熟的上皮，主要作为分泌性而不是吸收性上皮发挥作用。小肠上皮由各种类型细胞组成：吸收细胞(柱状细胞)、分泌细胞(杯状细胞)、未发化细胞、簇状细胞、M 细胞、杯状样细胞和肠内分泌细胞。隐窝含有与绒毛相似的细胞群，并外加帕内特细胞(Paneth cell)和干细胞。

固有层是一层网状结缔组织，为黏膜提供结构支持，但也含有许多对吸收和免疫很重要的细胞成分。固有层富含小动脉、小静脉、乳糜管、神经纤维和成纤维细胞、淋巴细胞、巨噬细

胞、中性粒细胞、嗜酸性粒细胞和肥大细胞。黏膜肌层由薄层平滑肌组成，在黏膜和黏膜下层边界仅有3~10个厚的细胞。

干细胞是位于肠隐窝底部的多能性细胞。干细胞具有强烈的有丝分裂活性，可产生所有类型的成熟肠上皮细胞，同时通过自我更新来补充自己。黏膜上皮细胞每5~7天翻转一次。肠上皮细胞到达绒毛上三分之一时即成熟了。帕内特细胞是唯一不迁移的细胞。与吸收细胞相比，未分化细胞的胞内细胞器和微绒毛较少。吸收细胞（见图98.3A）是高柱状细胞，基底核椭圆形、胞质嗜酸性、具有过碘酸希夫（PAS）染色阳性的游离面，刷状缘（见图98.3B）。电子显微镜检查，可见刷状缘由微绒毛组成（见图98.3C），且α微绒毛在小肠中比在结肠上皮中多。据估计，肠细胞微绒毛可使细胞的管腔表面积增加14~40倍。

杯状细胞是一种黏蛋白生成细胞，散在发布于肠绒毛中，但多见于回肠远端和大肠。杯状细胞呈椭圆形或圆形，基底核扁平（见图98.4A）、其细胞质嗜碱性、深染（见图98.4B）和PAS阳性（见图98.4C），多由黏液分泌颗粒组成。黏蛋白通过2种途径分泌：以中性介导的连续方式，以及由颗粒对细胞外刺激的主动胞吐作用。

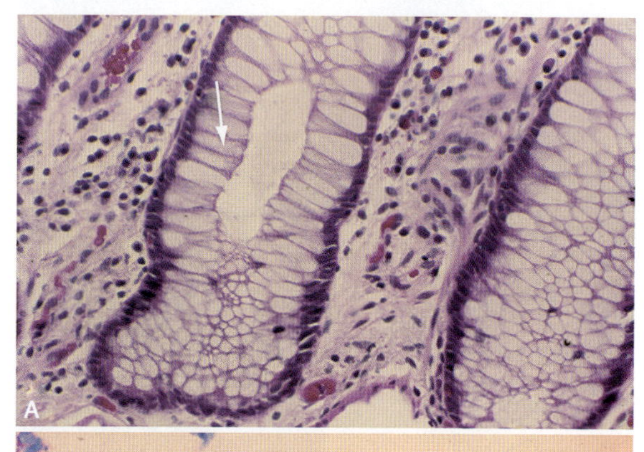

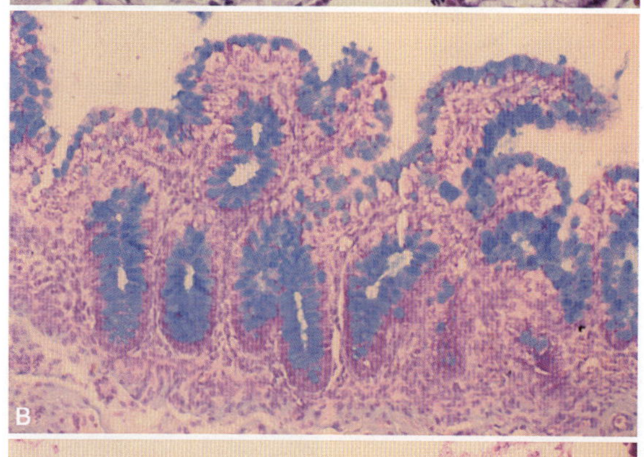

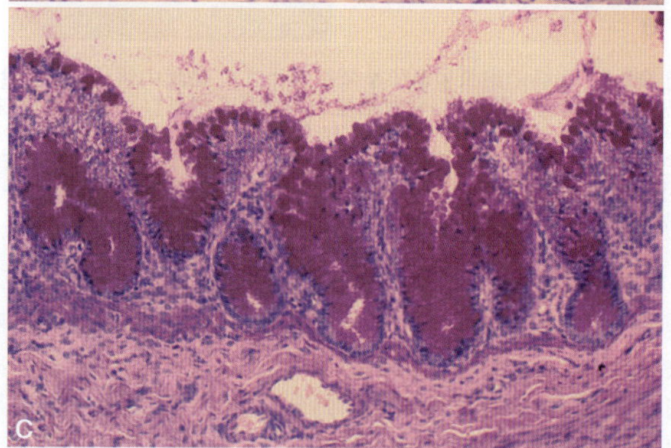

图98.4　大肠和小肠显微照片显示杯状细胞。A，使用H&E染色（×250）观察到透明、外观空虚的细胞质（箭）和基底细胞核。B，细胞质异染性染色结果，使用阿尔辛蓝染色（×50）。C，使用过碘酸希夫染色（×150），细胞呈红色染色

帕内特细胞呈烧瓶状，胞质为嗜酸性颗粒状，基底较宽，位于基底膜上（见图98.5）。在小肠中，帕内特细胞仅位于利Lieberkühn隐窝中，并分泌α-防御素、抗菌蛋白、溶菌酶和磷脂酶A，被认为在预防感染性病原体和维持肠道稳态功能方面很重要[1]。

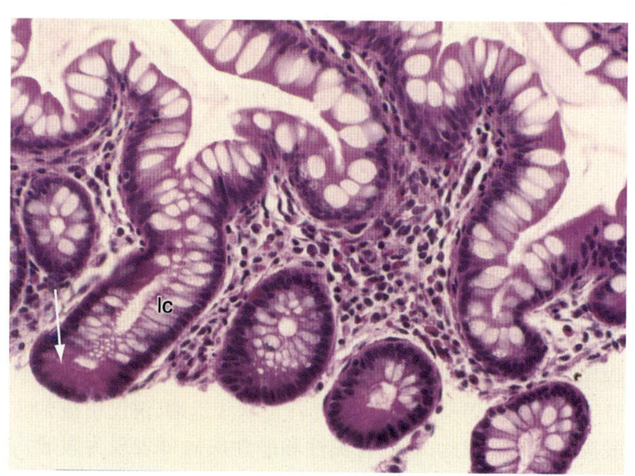

图98.5　显示Lieberkühn隐窝（lc）和帕内特细胞（箭）的小肠黏膜显微照片，其特征为颗粒状嗜酸性细胞质（H&E染色，×250）

杯状细胞和簇状细胞是2种功能不明的肠上皮细胞类型。杯状细胞存在于绒毛和隐窝中，主要限于回肠。簇状细胞以细胞顶端表面突出的一簇长微绒毛为标志。

黏膜还含有特殊的细胞，称为肠内分泌或神经内分泌的细胞（见图98.6A）具有特定的内分泌腺功能。肠内分泌细胞分布稀疏，由11种不同的细胞类型组成（表98.1）。这些是存在于隐窝和绒毛中的高柱状细胞，含有突出的分泌颗粒。神经内分泌细胞在组织学上分为嗜银细胞（即其颗粒能够还原硝酸银）或肠嗜铬细胞和嗜银细胞（即颗粒仅在存在化学还原剂的情况下还原硝酸银）。这些化学性质细分了细胞类型，但从它们的共同起源和功能能力中得出的统一概念产生了APUD细胞这一术语，将具有摄取胺前体和脱羧概念的细胞描述为具有来自胚胎神经嵴的共同起源，并显示出相似的细胞化学和电子显微镜特征[2]。

在超微结构上，肠内分泌细胞含有膜结合颗粒，其有大小不等的电致密核心（见图98.6B）。由大的致密核心囊泡和较小的突触型微囊泡组成。神经分泌颗粒可以用非特异性试剂证明为黑色颗粒[如Grimelius染色（见图98.6C）]，或可以使用更多的特异性免疫组织化学染色（例如神经元特异性烯醇化酶、嗜铬粒蛋白、突触素）。嗜铬粒蛋白能够识别大的致密核心囊泡，突触素得到小的突触样微囊泡（见图98.6D）。使用特异性免疫组织化学染色剂，可以识别神经内分泌细胞的单个化学和蛋白质组分。某些蛋白质的差异表达也使细胞细分神经内分泌细胞群成为可能。例如，囊泡单胺转运体（VMAT）有2种亚型：VMAT1仅限于产生5-羟色胺的肠嗜铬细胞，VMAT2由产生组胺的细胞、肠嗜铬细胞样细胞和胰岛细胞表达。这些细胞的激素产物被排入基底和基底外侧表面的细胞外间隙，对吸收、分泌、运动、黏膜细胞殖、可能的载体控制有旁分泌作用，甚至对全身吸收有一些内分泌作用。

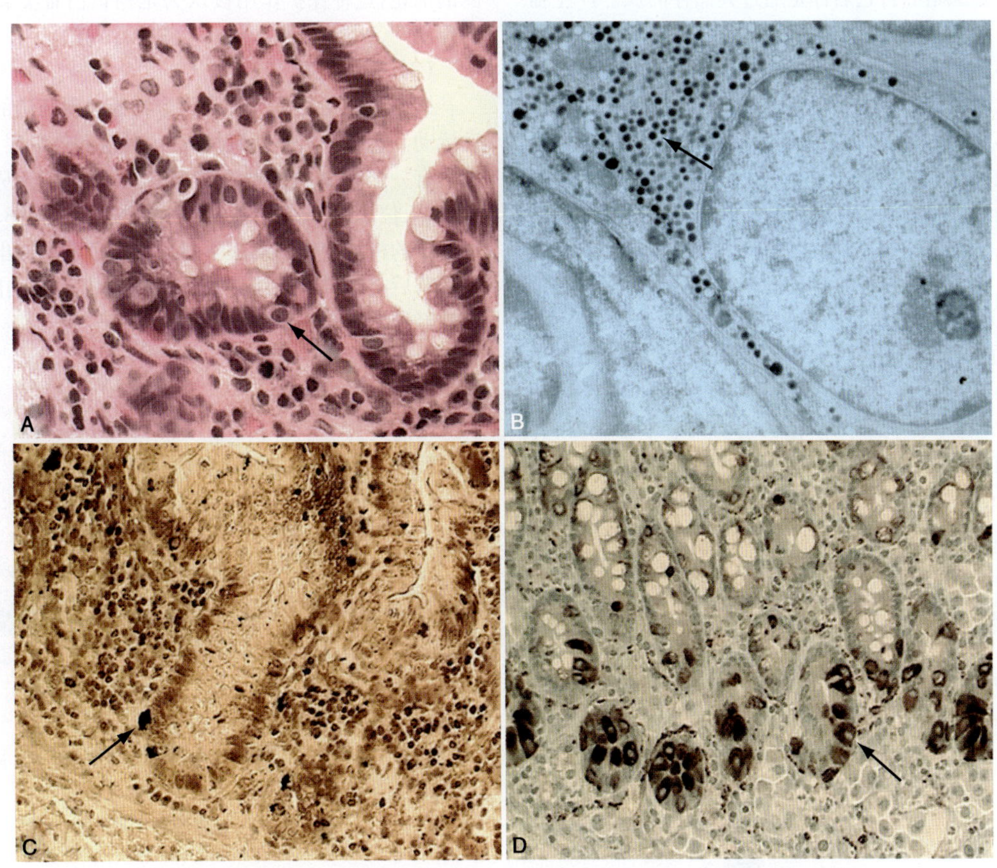

图 98.6 小肠神经内分泌细胞的显微镜下特征。A，特征包括透明细胞质和圆形细胞核（箭）。（H&E 染色，×250）。B，电子显微镜检查可见神经分泌颗粒为电子致密的圆形黑色小体（箭），×20 000。C，神经内分泌细胞中的颗粒用嗜银颗粒染色剂（Grime-lius 染色剂）染成黑色（箭），×150。D，突触素染色的细胞胞浆呈棕色（箭）×250。（B，Courtesy S. Teichberg，PhD，Manhasset，New York.）

表 98.1 肠道的内分泌细胞：细胞类型和产物、囊泡标志物和分布

细胞类型	细胞产物	囊泡标志物		十二指肠	空肠	回肠	阑尾	结肠	直肠
		LDCV	SLMV						
P/D1	Ghrelin	CgA，VMAT2		f	f	f			
EC	5-HT	CgA，VMAT1	Syn	+	+	+	+	+	+
D	Somatostatin	CgA	Syn	+	+	f	f	f	f
L	GLI/PYY	Sgll>CgA	Syn	f	+	+	+	+	+
PP	PP	CgA，Sgll，VMAT2	Syn	e					
G	Gastrin	CgA	Syn	+					
CCK	Cholecystokinin			+	+	f			
S	Secretin，5-HT	CgA		+	+				
GIP	GIP/Xenin	CgA		+	+	f			
M	Motilin			+	+	f			
N	Neurotensin	CgA		f	+	+			

APP，阑尾；CgA，嗜铬粒蛋白；Duod，十二指肠；e，胎儿和新生儿中存在的细胞；EC，肠嗜铬细胞；f，存在少量细胞；GIP，抑胃多肽；GLI，胰高血糖素样免疫反应物[格列汀、胰高血糖素-37、胰高血糖素-29、GLP（胰高血糖素样肽）-1、GLP-2]；5-HT，5-羟色胺（血清素）；Jej，空肠；LDCV，大致密核心囊泡；NESP55，神经内分泌分泌蛋白 55；PP，胰多肽；PYY，含 N-末端酪氨酸酰胺的 PP 样肽；Rec，直肠；Sgll，分泌颗粒蛋白Ⅱ（也称为嗜铬粒蛋白 C）；SLMV，突触样微泡；Syn，突触素；VMAT1，VMAT2，囊泡单胺转运蛋白 1，2；+，存在细胞；>，染色比。

Adapted from Splcia E，Capela C，Fiocca R，et al. Disorders of the endocrine system. ln：Ming SC，Goldman H，editors. Pathology of the gastrointestinal tract. Philadelphia：Williams & Wilkins；1998. P 295.

神经内分泌细胞的首选名称是通过其储存的肽。产生血清素的肠嗜铬细胞、血管活性肠多肽细胞和生长抑素 D 细胞分布于整个小肠和大肠。产生胃泌素、饥饿素、胃抑制肽、分泌素和胆囊收缩素的细胞主要存在于胃和近端小肠中。在回肠中发现分泌肽 YY、胰高血糖素样胃蛋白酶-1、胰高血糖素样肽-2 和神经降压素的细胞[4]。

M 细胞是覆盖小肠和结肠淋巴滤泡和派尔集合淋巴结的特殊上皮细胞。M 细胞是黏膜淋巴系统进行免疫处理的管腔抗原取样的重要部位。这种取样过程在免疫耐受的发展和维持、宿主防御病原体和肠道稳态中起重要作用。

Cajal 间质细胞(卡哈尔间质细胞、ICC)在小肠和结肠中均有发现,位于固有肌层和黏膜下层内的肌间神经丛(图 98.7)(见第 99 和 100 章)。ICC 在肠蠕动调节中很重要,并作为肠道的起搏细胞发挥作用。它们影响平滑肌收缩的频率,放大神经元信号,介导肠运动神经元向平滑肌细胞的神经传递,并设置平滑肌膜电位梯度。ICC 是具有长分枝突起的梭形或星状细胞,表达 c-kit(CD117),是一种对其存活至关重要的酪氨酸激酶受体[5]。

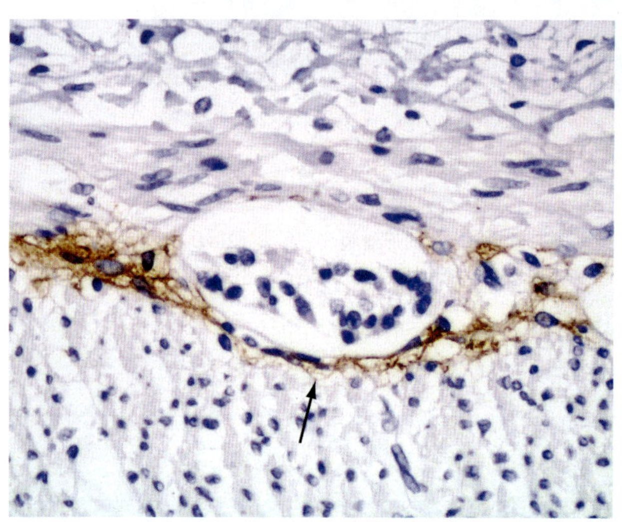

图 98.7　显微照片显示小肠 Cajal 间质细胞。棕色染色,肌间神经丛周围有明显的细长细胞(箭)。(CD117 免疫染色,×250)

(2) 黏膜下层

黏膜下层是位于黏膜肌层和固有肌层之间的纤维结缔组织层。它含有淋巴细胞、成纤维细胞、肥大细胞、血管和淋巴管以及由无髓鞘节后交感神经纤维和副交感神经节细胞组成的神经纤维丛——Meissner 丛。黏膜下层通过输送丰富的血管、淋巴管和神经网络支持黏膜在营养、液体和电解质吸收方面的特殊功能,确保有效处理吸收物。

Brunner 腺为黏膜下腺(见图 98.9B)。主要见于十二指肠的第一部分,在十二指肠远端数量减少,在儿童中,这些腺体也可能存在于近端空肠。

Brunner 腺的功能是分泌碳酸氢盐碱性分泌物(有助于中和胃食糜);黏液分泌物(有助于润滑黏膜);表皮生长因子(EGF);多种三叶肽、杀菌因子、蛋白酶抑制剂和表面活性脂质。引流到十二指肠隐窝底部的分泌物通过促进胰腺分泌和胆囊收缩来增加管腔 pH。黏膜层可保护上皮表面免受消化酶的消化;这种保护作用被认为是糖蛋白Ⅲ类黏蛋白糖蛋白的作用[6]。

(3) 固有肌层

固有肌层主要负责管腔内容物通过胃肠道的收缩力和蠕动运动。它由 2 层平滑肌组成:内环层和外纵层,呈螺旋状排列。有一个突出的神经纤维丛称为肌间神经丛或 Auerbach 神经丛,位于这 2 个肌肉层之间的平面内(图 98.8)。肌间神经丛中的神经节比其黏膜下对应的神经节更突出。副交感神经和节后交感神经纤维终止于副交感神经节细胞,节后副交感神经纤维终止于平滑肌。

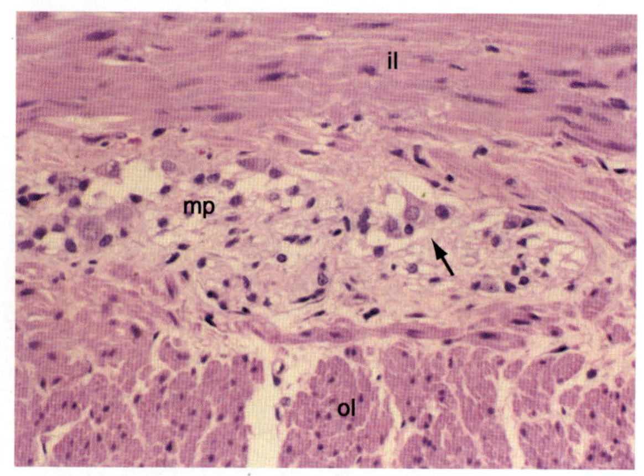

图 98.8　小肠固有肌层显微照片。肌间神经丛(mp)被视为一个苍白区域,在固有肌层的内层和外层(il,ol)之间有神经节细胞(箭)(H&E 染色,×250)

(4) 浆膜

浆膜是肠壁的最外层,由薄层间皮细胞组成,代表脏层腹膜和肠系膜在包裹肠道时的延伸。

2. 显微镜下组织

(1) 小肠

小肠黏膜的特征是皱襞(环状皱襞或 Kerckring 瓣)和绒毛。黏膜皱襞实际上包括黏膜和黏膜下层。绒毛是从小肠近端到远端尺寸减小的黏膜皱襞,在小肠的不同节段有不同的形状。十二指肠可呈宽、短或叶状,空肠可呈舌状,远端可呈指状(图 98.9A)。不同种族的绒毛模式可能不同,与北美人的标本相比,来自非洲人、印度人、南越人和海地人的活检标本绒毛更短、更厚,叶状绒毛数量增加,单核细胞更多。这些变化对症状和亚临床胃肠道感染的影响在第 108 章中讨论。

正常绒毛的高度为 0.5~1.5mm,绒毛高度应超过黏膜总厚度的一半,隐窝长度的 3~5 倍。绒毛内衬肠细胞、杯状细胞和肠内分泌细胞。

肠细胞为高柱状细胞,每个细胞有一个位于基底位置、清晰、椭圆形的细胞核和几个核仁。细胞与基膜紧密黏合,在顶端极通过细胞内紧密连接与相邻的肠细胞相邻。管腔表面有微绒毛,含有营养吸收所必需的酶,中心核心细胞骨架由肌动蛋白、绒毛蛋白、丝束蛋白(fimbrin)、刷状缘肌球蛋白和血影蛋白组成。上皮表面携带刷状缘转运蛋白、Na^+/H^+交换蛋白和阴离子交换蛋白(见第 101 章)。连接复合体由 3 个组成部分组成:近端紧密连接(闭锁小带)、中间连接(粘连小带)、和深连接,包括点状韧带和黄斑粘连区(见第 101 章)。通过连

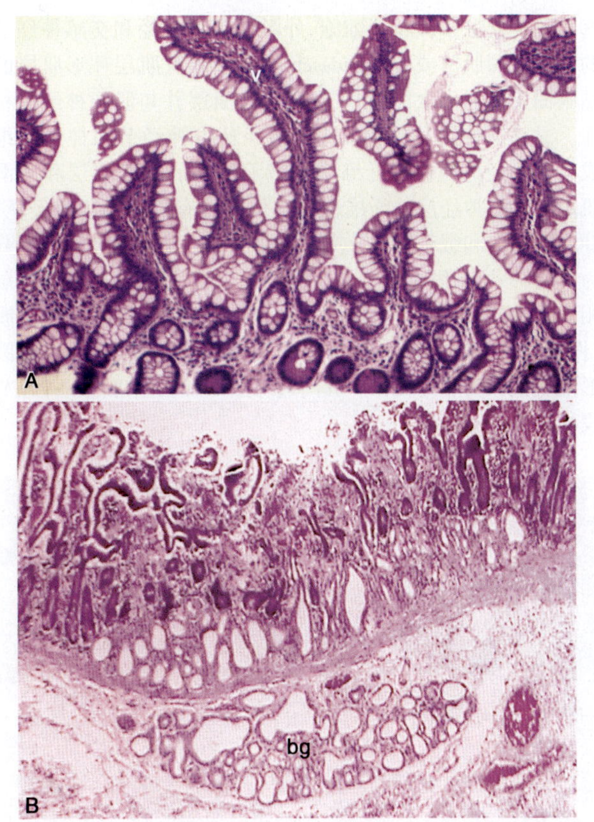

图 98.9　十二指肠黏膜显微照片。A，绒毛可见指状突起（H&E 染色，×250）。B，黏膜下方可见 Brunner 腺（bg）（H&E 染色，×150）

接的运动是通过细胞旁转运，是被动离子和液体流动的主要途径。紧密连接由紧密连接蛋白、封闭小带和连接黏附分子组成，以一种受调节的方式结合并阻止分子在它们之间通过。它们在近端小肠中更容易渗漏且阻力更低，在远端小肠中阻力更紧密。黏附小带黏附性较低，参与细胞信号的传导。斑点桥粒被认为可增强跨越细胞间间隙的跨膜连接，并参与细胞壁传递。基底侧膜负责载体促进不与离子运动偶联的有机溶质扩散。缝隙连接允许离子、低分子量营养物质和细胞内信使（如环腺苷酸）的传递和细胞间通道[6-8]。

小肠中存在两种类型的腺体：Brunner 腺（亦称十二指肠腺）（见前文）和 Lieberkühn 隐窝（肠隐窝）。Lieberkühn 隐窝是延伸到黏膜肌层的管状腺体（见图 98.5）。它们主要由未分化细胞和帕内特细胞占据。细胞在隐窝底部生成，并向上迁移至绒毛。在这种迁移过程中，这些细胞成熟并分化为分泌普系（杯状细胞、肠内分泌细胞）和肠细胞。干细胞分化的承诺是在隐窝的上三分之一获得的，在那里细胞失去分裂的能力。肠细胞的持续更新受人酰基辅酶 A 合成酶的调节[9]。

隐窝底部以潘氏和柱状细胞为主。基底部以上为吸收细胞和寡黏蛋白细胞，后者起源于未分化细胞，分化为杯状细胞。隐窝上半部分以杯状细胞为主。肠内分泌细胞与杯状细胞混合。绒毛中通常存在一定数量的 $CD3^+$ 上皮内 T 淋巴细胞（高达 30/100 个上皮细胞）。平滑肌见于小肠绒毛固有层，从黏膜肌层垂直向上延伸。还存在主要含免疫球蛋白 A 的浆细胞和肥大细胞。淋巴组织在固有层中突出，表现为孤立性结节和融合性肿块（派尔集合淋巴结），见于黏膜下层。派尔集合淋巴结沿小肠系膜游离缘分布，回肠末端数量最多，其数量随年龄增长而减少。

大多数类型的肠内分泌细胞存在于十二指肠中。产生生长激素释放肽（又称胃饥饿素）、胃泌素、CCK、胃动素、神经旋转蛋白、胃抑肽和仅限于小肠的促胰液素[2]。

绒毛和隐窝以及肠道不同节段的细胞比例不同。90% 的绒毛上皮细胞为吸收细胞，与杯状细胞和肠内分泌细胞混杂在一起。回肠中杯状细胞与吸收细胞的比例增加。ICC 在小肠肌间神经丛中的丰度高于结肠[5]。

（2）结肠

结肠与小肠相似。其外层形成结肠带，在整个长度上与结肠长轴平行走行。带的宽度从 6~12mm 延伸，从盲肠到乙状结肠厚度逐渐增加。上皮层光滑，有新月形褶皱，对应于外部成囊状。表面上皮为单层柱状，散布有血管细胞和杯状细胞。上皮表面和隐窝的上 1/3 多衬有高而纤细的吸收柱状细胞，称为主细胞。杯状细胞是结肠上皮表面第二丰富的细胞，它们产生黏蛋白，有助于粪便的排出。结肠上皮细胞由隐窝底部的干细胞生成，并在细胞凋亡开始后 3~5 天向肠腔迁移。大多数上皮细胞在与细胞外基质失接触时发生凋亡，并通过半胱天冬酶（半胱氨酸-天冬氨酸蛋白酶）活化脱落到管腔中。半胱天冬酶活化负责裂解导致细胞凋亡的必需细胞内蛋白，因此锚定丧失[10]。

大肠黏膜以 Lieberkühn 隐窝为特征，该隐窝浸入黏膜肌层，含有杯状细胞、吸收性和肠内分泌细胞以及仅限于隐窝下 1/3 的未分化细胞。胰高血糖素样免疫反应物胰腺多肽样肽（PYY）与 N 末端酪氨酸酰胺生成 L 细胞在大肠中占主导地位。帕内特细胞稀少，通常在近端结肠中观察到。大肠固有层含有孤立的淋巴滤泡，并延伸至黏膜下层。淋巴滤泡在直肠中发育较多，随着年龄的增长数量减少。阑尾中存在融合的淋巴组织。巨噬细胞（黏液噬体）主要存在于固有层的上皮下部分，PAS 呈弱阳性，与可染色的脂质相关。

（3）肛管

显微镜下肛管分为 3 个区域：近端、中间或梳状，远端或肛门皮肤。近端带内衬复层立方上皮，与直肠黏膜相移行，内衬高柱状黏液生成细胞，称为肛门直肠组织学连接（图 98.10A）。中间带或梳状带内衬复层鳞状上皮，但无附属器（如毛发、皮脂腺），也称为肛膜。其近端边缘与近端区域接触，称为齿状线，其远端边缘与肛门皮肤接触，构成梳状线，也称为黏膜上皮交界处（见图 98.10B）。一些作者交替使用术语梳状线和齿状线。肛门皮肤内衬鳞状复层上皮，内含毛发和皮脂腺。

（4）血管

大动脉分支通过浆膜进入固有肌层，并进入黏膜下层，在那里分支形成大的血管丛。在小肠中，2 种类型的分支来自黏膜下血管丛：一些动脉在黏膜肌层的内表面分支，并断裂成围绕 Lieberkühn 隐窝的毛细血管网，其他动脉被注入绒毛，每个绒毛接受 1 或 2 条动脉，以建立允许逆流机制的解剖排列，从而帮助吸收。一条或几条静脉起源于每个绒毛的顶端，从浅表毛细血管丛与腺静脉丛吻合，然后进入黏膜下层与黏膜下静脉丛相连。

在结肠中，来自黏膜下动脉丛的分支延伸到表面，形成供应黏膜下层的毛细血管，并在 Lieberkühn 隐窝周围分支形成

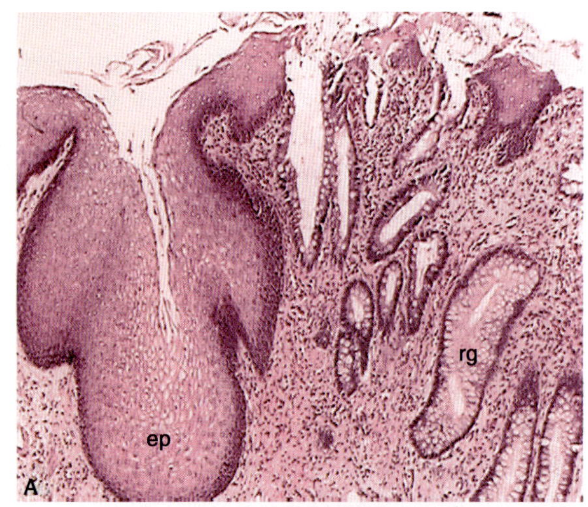

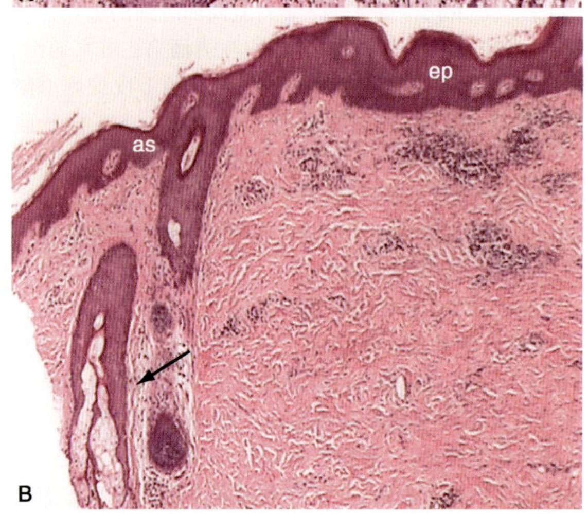

图 98.10　肛管显微照片。A，肛门直肠组织学的交界处。从直肠腺黏膜(rg)到近端肛门黏膜的转变明显，内衬复层鳞状上皮(ep)。B，齿状线以肛门黏膜为特征，有复层鳞状上皮(ep)和肛门皮肤(as)含附件(箭)。(A 和 B，H&E 染色，×150)

毛细血管网状结构。来自腺周毛细血管网静脉在隐窝底部和黏膜肌层之间形成静脉丛。分支从该血管丛延伸到黏膜下层，形成另一个静脉丛，大静脉从该静脉丛跟随动脉的分布，穿过固有肌层进入浆膜。

(5) 淋巴管

小肠的淋巴管称为乳管，进食后充满乳白色淋巴液，称为乳糜。每个绒毛含有 1 个中央乳管，十二指肠除外，每个绒毛可能存在 2 个或 2 个以上乳管。乳管壁由内皮细胞、网织纤维和平滑肌细胞组成。在绒毛底部，中央乳管与 Lieberkühn 隐窝之间的毛细淋巴管吻合。它们还在黏膜肌层的内表面形成淋巴丛。该淋巴丛的分支通过黏膜肌层延伸形成黏膜下淋巴丛。来自黏膜下淋巴丛的分支穿透固有肌层，在那里它们接受来自内层和外层之间淋巴丛的分支。结肠黏膜无淋巴管，但其余结肠层的淋巴管分布与小肠相似。

(6) 神经

内在神经系统(肠神经系统[ENS]由浆膜下、肌肉和黏膜下神经丛组成。浆膜下神经丛含有无神经节的细神经纤维网，连接外源性神经和内源性神经丛。肌间神经丛或 Auerbach 神经丛位于固有肌层的外层和内层之间(见图 98.8)，它由神经节和无髓鞘轴突束组成，与神经节连接形成网状结构。这些轴突起源于神经节细胞、外源性迷走神经和交感神经节的突起。深肌丛或 Schabadasch 丛位于固有肌层环形肌层的黏膜面上。它不含神经节，支配固有肌层并与肌间神经丛相连。黏膜下神经丛或 Meissner 神经丛由神经节和神经束组成。该神经丛的神经纤维支配绒毛核心的黏膜肌层和平滑肌。来自该神经丛的纤维也形成位于固有层的黏膜神经丛，并为肠隐窝和绒毛提供分支。黏膜下神经丛的神经节细胞分为 2 层，一层与固有肌层的环形肌层相邻，另一层与黏膜肌层相连。神经节细胞是大细胞，分离或成群称为神经节的小簇(图 98.11)。神经节细胞有丰富的嗜碱性胞质、大的泡状圆形细胞核和明显的核仁。肛门边缘上 1cm 的生理性下神经节段神经节细胞稀少。

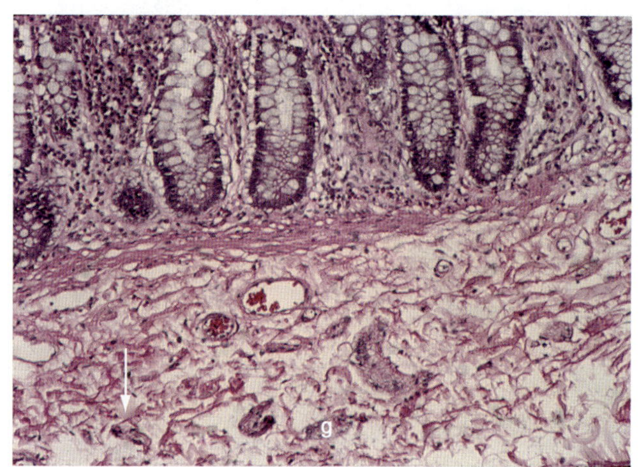

图 98.11　显示结肠黏膜下神经丛正常的显微照片。神经节(g)通过其椭圆形结构识别，神经干很薄(箭)(H&E 染色，×150)

二、胚胎学

(一) 肠道发育

胚胎在妊娠 3 周时是一个双层胚盘。通过一个称为原肠胚形成的过程，该盘变为 3 层，并产生 3 个主要胚层：外胚层、中胚层和内胚层。它还建立了双侧对称、背-腹方向和前后(A-P)轴。

面向卵黄囊的表面成为内胚层，面向羊膜囊的表面成为外胚层，中间层成为中胚层。口腔的开口用颊咽膜标记，未来的泌尿生殖道和消化道的开口可识别为泄殖腔膜。妊娠 4 周时，消化道分为前肠、中肠和后肠三部分，内胚层与卵黄囊相连(图 98.12)。

这些片段通过生长和折叠形成管子。折叠过程将内胚层、中胚层和外胚层与对侧的相应层结合在一起，将平坦的内胚层转化为肠管。最初，前肠和后肠是盲端管，由对卵黄囊开放的中肠分隔。当中肠的外侧缘融合成一个管状时，卵黄囊和内胚层之间的连通变窄，产生卵黄管(见图 98.12)。随着胚胎在发育第 4 周的折叠，中胚层分裂。黏附于内胚层的部分形成脏层腹膜，而黏附于外胚层的部分形成壁层腹膜。这两层之间的空间成为腹膜腔。

原始肠是胚胎头、尾和侧向折叠后，内胚层的卵黄囊腔并入胚胎的结果。内胚层产生胃肠道的上皮内衬、肌肉、结缔组

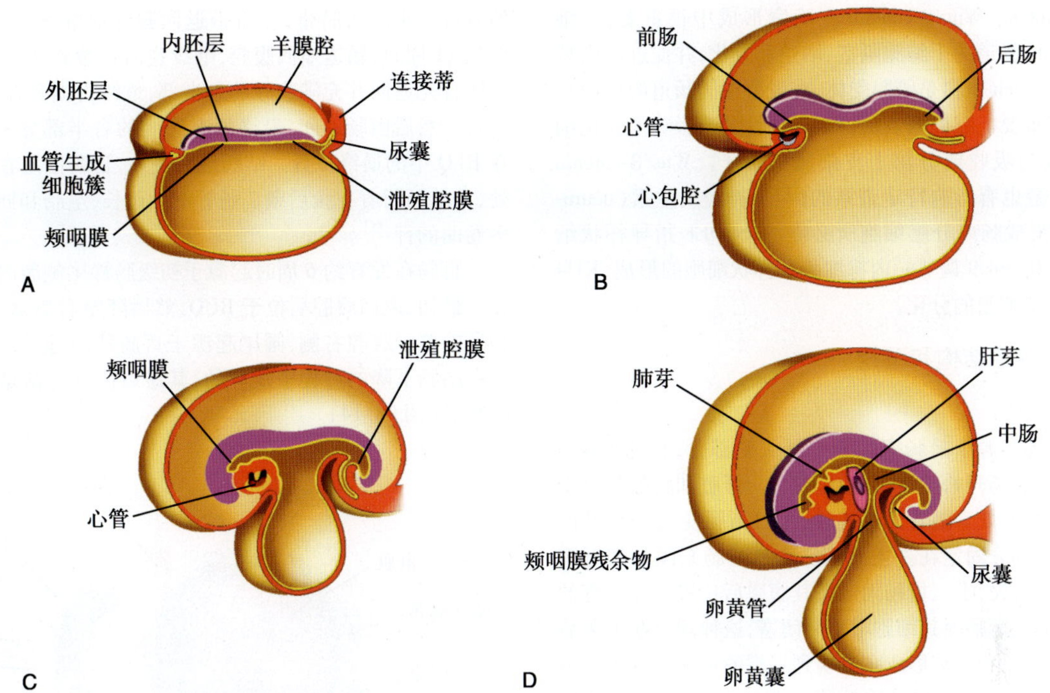

图 98.12　前肠、中肠和后肠的形成（详见正文）。（From Sadler YW, editor. Langman's medical embryology. 10th ed. Philadelphia: Lippincott Williams & Wilkins; 2006.）

织和腹膜起源于内脏中胚层。在发育的第 9 周，上皮开始从内胚层分化而来，伴有绒毛形成和上皮细胞类型的分化。到妊娠 12 周时，器官形成完成。

最初前肠、中肠和后肠与后腹壁的间质广泛接触。胚胎内腔与胚胎外腔呈开放性交通。随后胚胎内腔失去了与胚胎外腔的广泛连接。到胚胎发育第 5 周，内脏中胚层在中线融合，在体腔左右两半之间形成双层膜——即背侧肠系膜。中胚层围绕着肠管，并将其悬吊在身体后壁，使其悬挂在体腔内。前肠、中肠的尾侧部分与大部分后肠由背侧肠系膜从腹壁悬吊，背侧肠系膜从十二指肠延伸至泄殖腔。背侧肠系膜在十二指肠区域形成十二指肠系膜，在结肠区域形成背侧结肠系膜，在空肠和回肠区域形成固有肠系膜[11]。

（二）肠道形态发生的分子调控

肠道形成的分子调控是一个复杂的网络，由精心策划的基因表达、信号传导通路的激活和细胞间的相互共同作用，信号的平衡往往决定了随后的发育通路。此处仅列出了选定的分子元素，但有全面的综述[12-14]。

1. 肠管形成

肠管的发育需要同时进行诱导和模式化步骤。转化生长因子-β 超家族成员 Nodal 是所有脊椎动物中胚层和内胚层质量标准所必需的，并在前后（A-P）模式中发挥次要作用。中胚层和内胚层之间交换的串扰和诱导线索被认为在原肠胚形成中起关键作用。Fox 因子（Fox A2，Fox H1），GATA 因子，Sox 17，Mixl 1，或 Smad 信号的中断将导致管形成的失败，主要是通过改变内胚层的发育和特异性[12-14]。Wnt 信号通路在肠管形成中起着关键性作用。

A-P 模式过程中表达的基因包括前肠中的 Hhex、FoxA2 和 Sox2，而 Cdx 在后肠中表达。Hox 基因在中胚层和外胚层的模式形成中起重要作用，而 Cdx2 是后肠形成和肠道质量标准和模式形成的关键基因，尤其是在盲肠发育中。在内胚层 A-P 模式中起作用的其他基因和因子包括 FGF、Wnt、BMP 和维甲酸信号。肠道伸长也受到许多基因的控制。Wnt5a 的缺失可导致小肠缩短 80%，结肠长度缩短 63%[13]。与 Wnt5a（分泌型卷曲相关蛋白）相互作用的蛋白家族中任何一个的缺失也会对肠道长度产生不利影响[13]。

2. 上皮细胞和绒毛形成

内胚层以口-尾（近-远端）方式从单层上皮转变为柱状上皮，包括结肠，其最初具有绒毛样结构，直至发生重组。间充质内陷形成纵嵴，成为上皮皱襞。这些皱襞演变为绒毛，隐窝状结构形成次级管腔。这种重组是通过内胚层和中胚层之间广泛的串扰发生的，涉及转化生长因子-β、PDGF、FGF、WNT 和 EGF。BMPs 在间充质中的表达也影响内胚层-中胚层的相互作用和上皮的发育。BMPR1a 受体突变导致上皮细胞过度增殖和息肉形成，如幼年息肉综合征[13]。

上皮形成的其他重要因素包括 Hedgehog 信号（刺猬信号）[Sonic（Shh）和 Indian（Ihh）] 和 Gli 转录因子（Gli2、GLi3）。上皮极化所需的蛋白 ezrin 和转录因子 E1f3 与 Crif1 相互作用调节上皮分化和绒毛形成。转录因子 HNF4α 在整个肠上皮中表达，如果缺失，可导致上皮发展为结肠表型。最后，除了基因和转录因子，整体染色质重塑对肠上皮发育也有影响。

3. 上皮的增殖和分化

绒毛的形成是由于上皮细胞增殖并从假复层外观重组为单层柱状上皮。当绒毛形成时，通过形态学和特定标志物的表达可以确定不同的上皮细胞类型。与肠道发育的其他方面不同，上皮的增殖和分化仍然是整个成年生命中必须维持的重要过程。参与这些过程的两个主要信号通路是 Wnt/β-catenin 和 Notch。Wnt/β-catenin 在隐窝形成中很重要，对维持胚胎和成体肠道的干细胞隔室、增殖和分化，并促进帕内特细胞成熟。Notch 蛋白是跨膜受体，在发育中的肠道的增殖和分化中都很重要。有证据表明，Notch 活性调节影响未分化细胞是否会成为吸收或分泌上皮细胞的因子。Wnt/β-catenin 和 Notch 下游也有影响特定谱系的因子：神经发生素(neurogenin)[3]是形成肠内分泌细胞所必需的，SPDEF 指导杯状细胞的终末分化，Sox9 调节帕内特细胞和杯状细胞的形成，K1f4 调节结肠杯状细胞的分化。

(三) 特定结构和系统

1. 十二指肠

十二指肠起源于前肠末端和中肠头侧部分，在妊娠第 4 周早期，尾侧前肠开始扩张，开始形成胃。肝脏和胰腺起自中肠和前肠的交界处。随着胃的旋转，十二指肠变成 C 形并向右旋转，第四部分固定在左上腹腔。十二指肠系膜与邻近腹膜融合，两层消失，十二指肠固定在其腹膜后位置。在发育的第二个月，十二指肠因其细胞增殖而闭塞，这种现象在不久后再通。小肠绒毛和隐窝形成在近端到远端的进展中发生。绒毛出现在妊娠第 8 周，与微绒毛酶一起出现。在妊娠 12 周时，存在隐窝，并在妊娠第 10~14 周之间生长。14 周时，肠酶处于成人活性水平。

由于前肠由腹腔动脉供血，中肠由肠系膜上动脉(SMA)供血，十二指肠由两条动脉供血，因此相对免受缺血性损伤[11]。

2. 中肠

在一个 5 周的胚胎中，中肠通过一个短的肠系膜从背侧腹壁悬吊，并通过卵黄管与卵黄囊相通。中肠在壶腹部远端的十二指肠、整个小肠、盲肠、阑尾、升结肠和横结肠的近端 2/3 处发出。中肠迅速伸长，形成初级肠袢。中肠的快速生长使其伸长、旋转，并开始形成突入脐带的袢。该肠袢的头侧部分通过狭窄的卵黄管与卵黄囊相通，产生十二指肠的远端部分、空肠和回肠的一部分，远端回肠、盲肠、阑尾、升结肠和横结肠的近端三分之二起源于尾侧支。在胚胎发育的第 6 周，初级肠袢进入脐带(生理性脐疝)(图 98.13)。在妊娠 7 周时，小肠开始围绕 SMA 轴逆时针旋转。9 周时，肠道的生长使其进一步疝入脐带，在脐带返回腹腔前继续旋转 90°。在妊娠 11 周时，肠道缩回腹腔，继续逆时针旋转 180°，共 270°。空肠首先返回并充满腹腔的左半部，最终占据其在 LUQ 中的位置。然后回肠返回，最终填充腹腔的右半部分——假设其在 RLQ 中的最终位置。结肠最后进入，盲肠固定在靠近髂嵴处，升结肠附着在腹后壁。肠管继续延长，空肠和回肠形成许多卷曲的袢[11]。

盲肠在发育约 6 周时起源于初级肠袢尾侧肢的小扩张或芽。最初，返回腹腔后位于 RUQ，然后降至右髂窝，将升结肠和肝曲置于腹腔右侧，阑尾起源于盲肠芽的远端。由于阑尾是在结肠下降的过程中发育的，其最终位置通常是盲肠后或结肠后(图 98.14)。

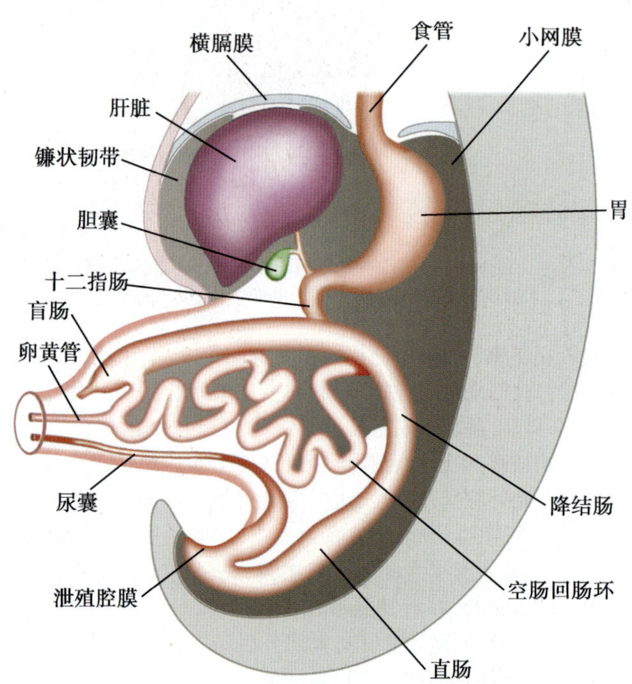

图 98.13 正常发育过程中肠袢的生理性脐疝。疝形成时小肠袢卷曲，形成盲肠。前 90°旋转发生在疝形成过程中，其余 180°发生在肠返回腹腔过程中。(From Sadler YW, editor. Langman's medical embryology. 10th ed. Philadelphia: Lippincott Williams & Wilkins; 2006, Fig. 14. 26. p219.)

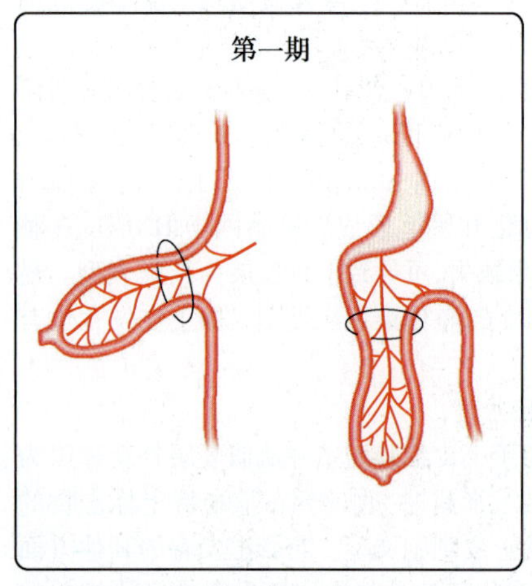

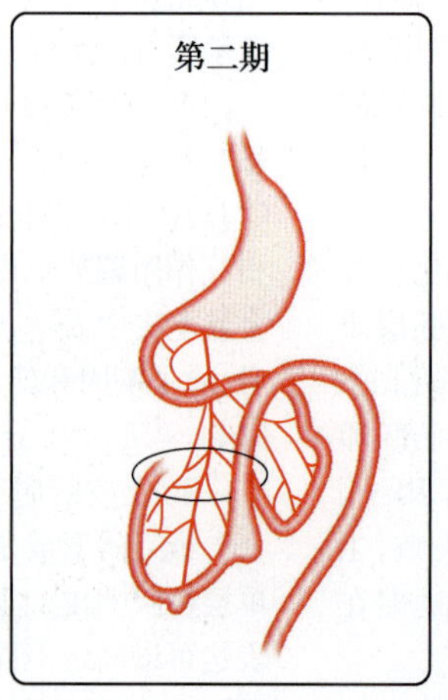

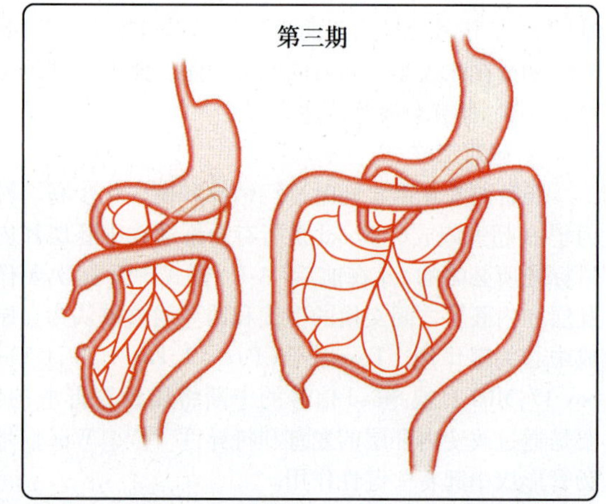

图 98.14 正常肠旋转的 3 个阶段(详见正文)。(From Gosche JR, Touloukian RJ. Congenital anomalies of the midgut. In: Wyllie R, Hyams JS, editors. Pediatric gastrointestinal disease. Pathophysiology, diagnosis, management. 2nd ed. Philadelphia; WB Saunders; 1999.)

3. 肠系膜

随着原始肠的尾侧肢体向腹腔右侧移动，背侧肠系膜围绕肠系膜上动脉(SMA)的起源扭转。结肠的升、降部到达最终目的地后，其肠系膜与后腹壁的腹膜融合，它们成为后腹膜器官。阑尾、盲肠和降结肠保留其游离的肠系膜。横结肠系膜与大网膜后壁融合。空肠和回肠的系膜首先与升结肠系膜相连续，升结肠变为腹膜后之后，肠系膜仅从十二指肠延伸至 IC 交界处[11]。

4. 后肠

横结肠远端 1/3、降结肠和乙状结肠、直肠和肛管上部起源于后肠。胎儿结肠在 30 周内分 3 个阶段发育。与小肠相似的原始复层上皮出现在 8~10 周之间。在 12~14 周时发生绒毛结构转化，并形成隐窝。30 周时发生成人型隐窝上皮重塑伴绒毛丢失。最初，泌尿、生殖道和直肠排空到一个共同的通道，泄殖腔。它们通过尿直肠隔的尾侧下降分离成前尿生殖窦和后肠管。泄殖腔外侧皱襞向中线移动，尿直肠隔向尾侧延伸发育为会阴体。男性的外侧生殖嵴融合形成尿道和阴囊，女性不发生融合，演变为小阴唇和大阴唇。泄殖腔内衬内胚层，前方被外胚层覆盖。后肠的最远端部分进入泄殖腔的后区，即原始肛门直肠管。内胚层和外胚层之间的边界形成泄殖腔膜。到胚胎发育第 7 周，该膜破裂，为后肠创建了肛门开口。肛门膜分隔肛门直肠管的内胚层和外胚层部分。肛门膜标记齿状线。齿状线标记肛管上下部分血管供应的分离。该部分被外胚层闭塞，但在第 9 周时再通。因此，肛管的远端部分起源于外胚层，由直肠下动脉供血，从阴部内动脉发出，离开髂内动脉，肛管的近端部分起源于内胚层，由肠系膜下动脉经直肠上动脉供血。肠系膜下神经节和骨盆内脏神经支配肛管的上部，直肠下神经供应直肠下管。

5. 动脉系统

血管内皮生长因子(VEGF)-A 及其受体 VEGFR-1 和 VEGFR-2 对内皮细胞增殖、迁移和出芽具有重要意义。血管生成素及其受体 Tie1 和 Tie2 在血管发育的重塑和成熟中发挥作用。例如，Tie2 基因突变可见血管畸形发生。血管畸形在第 38 章中简要讨论。

背侧肠系膜的动脉起源于卵黄动脉的融合，产生腹腔动脉、肠系膜上动脉和肠系膜下动脉。它们的分支分别供应前肠、中肠和后肠。

6. 静脉系统

卵黄静脉产生十二指肠周围血管丛，发育为单一血管，即门静脉。SMV 起源于右侧卵黄静脉，它接受来自原始肠袢的血液，左侧卵黄静脉消失。脐静脉与肝血窦汇合，之后右脐静脉消失，左脐静脉与下腔静脉汇合，最终脐静脉闭塞形成圆韧带。主静脉和右卵黄静脉的近端部分参与形成下腔静脉。

7. 淋巴系统

淋巴管起源于静脉的内皮出芽，之后外周淋巴系统通过内皮出芽扩散到周围组织和器官。F1t4(也称为 VEGFR-3)是 VEGF 的受体，在血管和淋巴系统的发育中发挥作用。VEGF-C(F1t4 的配体)过表达导致转基因小鼠淋巴管增生。根据动物研究，同源盒基因 Prox1 对正常的淋巴系统发育是必不可少的。同源盒基因含有 183 个核苷酸的保守序列。含有同源盒的基因编码的蛋白质作为调节分子，控制着其他基因的表达。已知有几个含有同源盒的基因家族，包括鼠 Hox 家族，该家族与胚胎形成期间的模式形成有关。小鼠中该基因的破坏可导致乳糜充满肠道。淋巴系统发育异常可导致淋巴管扩张(见第 31 章)。

8. 肠神经系统

肠神经系统(ENS)起源于迷走神经、躯干和骶神经嵴细胞。ENS 细胞多来源于躯干和迷走神经嵴，进入前肠间质，以头尾方向定植于发育中的肠道。躯干神经嵴产生近端胃的神经节，而迷走神经嵴为整个肠道(包括直肠)提供神经节，这种定植到胚胎发育 13 周时是完全的。ENS 的一小部分起源于骶神经嵴细胞。这些细胞形成肠外盆腔神经节，在迷走神经源性神经嵴细胞到达前定殖于后肠间质[15]。正常的 ENS 发生依赖于来源于神经嵴的细胞的存活及其增殖、运动和分化为神经元及神经胶质细胞。椎前交感神经节紧邻降主动脉的主要分支发育，并支配由各自动脉供血的组织。迷走神经和骨盆内脏神经为嵌入内脏器官壁的神经节提供节前副交感神经支配。微环境、遗传或分子机制可能干预这些过程。

(四) 临床意义

表 98.2 总结了胚胎发育障碍导致的已知先天性临床疾病。当决定左右不对称的基因参与时，畸形可与肠外缺陷有关。CFC1 基因在建立左右轴中起作用。该基因突变在肝外胆道闭锁、多脾综合征(下腔静脉异常、十二指肠前门静脉、肠旋转不良和内脏转位)、右侧胃和先天性心脏疾病中已有报导[16,17]。

表 98.2　正常胚胎发育的异常

定位	缺陷
体壁	
脐疝	生理性疝形成后，肠未能返回腹腔。
腹裂	腹壁薄弱
肠系膜	
移动性盲肠	结肠系膜持续存在
肠扭转	结肠系膜与后腹壁融合失败
卵黄管	
梅克尔憩室(Meckel 憩室)	卵黄管的持续存在(见图 98.17)

表 98.2　正常胚胎发育的异常(续)

定位	缺陷
脐肠系膜囊肿	卵黄管局灶性闭塞失败
脐肠系膜管未闭	卵黄管完全闭塞失败
旋转	
肠旋转不良	近端中肠旋转失败,远端中肠顺时针旋转 90 度
不旋转	2 级旋转失败(见图 98.18)
反向旋转	旋转 90°,而非 270°
增殖	
重复	肠实质异常增生
肠闭锁和狭窄	
“苹果皮”闭锁	肠系膜残端周围闭锁远端的近端空肠卷曲
十二指肠	缺乏再通
小肠和大肠	血管“意外”
肛门直肠	后肠发育障碍
肠神经系统	
先天性巨结肠	神经节细胞迁移失败,微环境改变
肠神经元发育不良	有争议
假性梗阻	多因素(见第 124 章)
混杂性	
肠上皮发育不良	基底膜异常
微绒毛包含体病	蛋白质转运缺陷和细胞骨架和微丝功能异常
其他遗传缺陷	
先天性氯化物腹泻	回肠和结肠中 Cl-碳酸氢盐交换异常(见第 101 章)
先天性葡萄糖或半乳糖吸收不良	不存在葡萄糖和半乳糖的 Na^+-葡萄糖协同转运蛋白(见第 102 章)
先天性乳糖酶缺乏症	乳糖酶-根皮苷水解酶降低(见第 101 章)
先天性钠性腹泻	钠-质子交换缺陷(见第 101 章)
先天性蔗糖酶/异麦芽糖酶缺乏	细胞内转运异常、加工异常和蔗糖酶或异麦芽糖酶功能缺陷(见第 102 章)
囊性纤维化(CF)	CF 跨膜传导调节器存在缺陷(见第 57 章)

三、正常胚胎发育异常

(一) 腹壁

1. 脐膨出(脐疝)

脐膨出又称脐疝,发生率为出生(1.5~3)/10 000。一项评价国家出生缺陷预防网络数据的研究表明,患病率为 1.92/10 000,以男性为主,当母亲年龄小于 20 岁或 35 岁以上,以及多胎妊娠时更常发生[18]。相关异常(如胸骨缺损)是由于头侧皱襞闭合失败所致,尾侧皱襞发育失败导致膀胱外翻,在极端情况下导致泄殖腔外翻。在脐膨出的情况下,其他颅褶异常(即前膈疝、胸骨裂、心包缺损和心脏损)被称为坎特雷尔综合征(Cantrell 五联症)[19]。

脐膨出是一种累及脐部的先天性疝。被羊膜和腹膜融合层组成的无血管囊覆盖(图 98.15)。脐带通过插入囊的顶端,血管在囊壁内放射。尽管皮肤和白线存在中央缺损,但腹壁的其余部分(包括周围肌肉组织)完整。由于出生时可能观察不到小的隐匿性脐膨出,建议在分娩时将脐带系在距腹壁至少 5cm 处。钳夹前应仔细检查脐带,将避免钳夹隐匿性脐膨出。

脐膨出较大,肝脾经常在腹腔外。大约 75% 的脐膨出患儿会出现相关异常,包括染色体异常(如 13 或 18 三体综合征)、非染色体综合征如 Beckwith-Wiedemann 综合征(智力迟钝、肝肿大、身材高大、低血糖)、胎儿丙戊酸盐综合征、膀胱或泄殖腔外翻以及 OEIS(脐膨出、膀胱外翻、肛门闭锁、脊柱缺损)。也可能发生肌肉骨骼、心血管和中枢神经系统畸形[20,21]。

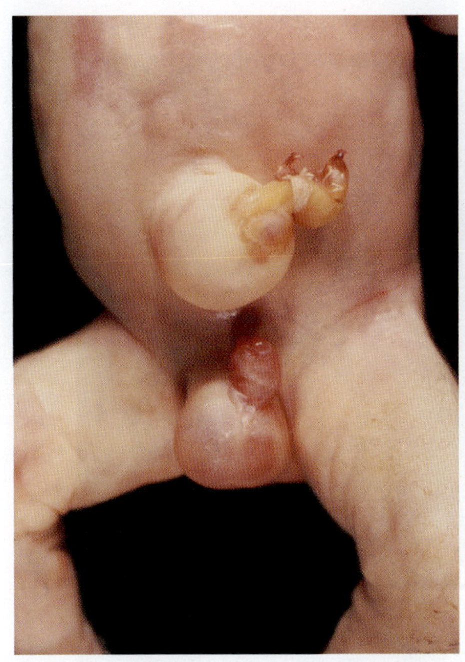

图 98.15 新生儿脐膨出(脐疝)。注意可见半透明囊状结构及其附着的脐带。

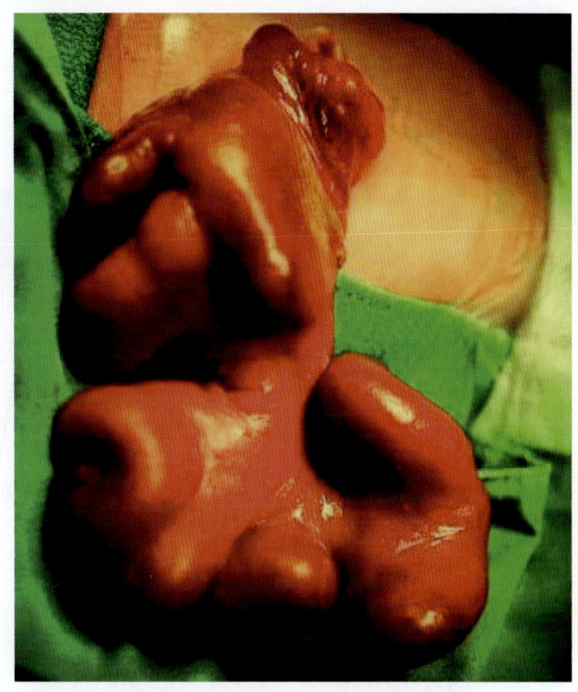

图 98.16 腹裂。在该新生儿中,存在腹壁全层破坏和无伴随腹膜的内脏突出。(From Feldman's Online Gastro Atlas, Current Medicine.)

产前,母体血清甲胎蛋白(AFP)水平升高提示可能存在脐膨出。妊娠期间 US 可诊断大多数婴儿的这种腹壁缺陷,必要时可进行染色体核型分析或羊膜穿刺术[22]。脐膨出胎儿是胎儿宫内生长受限、早产和胎儿死亡的高危人群[23]。已证明最好的生存率是在单独的病例中,最差的是在伴有染色体异常的病例中[18]。

胎儿管理,包括在严重染色体缺陷的情况下可能终止妊娠,由医生与家人协商确定。如果妊娠持续,分娩前应考虑分娩方式和照顾可能同时存在的异常儿童。所有脐膨出的患者均需手术治疗。脐膨出的大小决定了是否选择一期修复或延迟一期闭合。负压伤口治疗并发症少,可能是治疗巨大脐膨出的有效疗法[24]。在高达 25% 的脐膨出病例中,都需要再次手术,治疗造口再闭合或随后的肠梗阻。

2. 腹裂

腹裂是一种腹壁缺损,最常位于完整脐带的右侧(图 98.16)。罕见情况下,缺损位于脐带左侧[25]。腹裂的发生率估计为 3.1/10 000 例妊娠,在年龄小于 20 岁[26]的母亲中,腹裂在白人和西班牙裔婴儿中的发生率高于其他人种或种族。腹裂的原因尚不清楚,尽管已经提出了几种理论,包括体壁折叠异常、右侧卵黄动脉破坏和中胚层形成失败[27]。在腹裂时,无囊,内脏暴露于羊水和血供受损导致肠管水肿、增厚、缩短,并被纤维素性渗出物覆盖[22]。组织学上,肠道通常正常。一些受影响的婴儿可能有炎性肠剥离或浆膜炎,可能使单个的肠袢难以区分。约 10%~20% 的腹裂婴儿伴有异常(如闭锁),几乎所有腹裂的婴儿都会出现旋转不良。在少数患儿中报告了其他先天性异常[20]。早产儿在出生时有腹裂的儿童比脐膨出的儿童更常见,肠外异常在脐疝中比腹裂中更为常见。腹裂患儿的发病率和死亡率在很大程度上与肠闭锁有关。腹裂可并发坏死性小肠结肠炎,其伴随的所有近期和远期并发症。

母体 AFP 水平升高提示有腹裂和脐膨出。经常可观察到宫内生长受限。在产前诊断为腹裂的胎儿中,建议进行连续超声无负荷试验并尽可能接近足月分娩。妊娠期间早期超声标志物可能能够用于预测腹裂患儿的预后[28]。

腹裂需要立即手术覆盖内脏,防止组织干燥。在腹裂病例中,由于与该缺陷相关的肠闭锁,有必要检查整个肠道。在大多数患儿中,腹裂可以一期闭合,但如果不可能,可使用筒仓提供保护和湿润的环境,同时等待内脏复位。对于明显肠闭锁作为腹裂相关并发症的患儿,常首选肠外置术和二次闭合术。大多数婴儿在分娩后不久需要特殊处理和仔细连续检查肠管。使用装有弹簧的筒仓覆盖肠道可能有助于肠道减压,以及连续检查血流[29]。保护这些儿童的肠道长度是至关重要的。粘连性小肠梗阻(SBO)是一种常见的严重并发症,尤其是在出生后第一年[30]。一项多中心队列研究表明,脓毒症患者的存活率为 97.8%,是唯一独立的死亡率预测因子[31]。

(二) 脐肠系膜管(卵黄管)发育异常

在妊娠 5~7 周,脐肠系膜管或卵黄管(连接胚胎和卵黄囊)衰减、退化并与肠分离。在这种分离之前,卵黄囊的上皮出现了与胃黏膜相似的外观。在正常情况下,脐肠系膜管变成一个薄的纤维带,在妊娠的第 5~10 周内被自发吸收。肠和卵黄囊之间的导管交通持续超过胚胎期,这可能导致脐肠系膜管的几种异常(图 98.17):①盲脐肠系膜管,或 Meckel 憩室(MD);②脐肠系膜或卵黄囊肿,其中两端闭合但中央通畅,呈囊性扩张;③脐肠瘘(见图 98.17A),是由于导管全长保持通畅所致;④导管完全闭塞,导致纤维索或韧带从回肠延伸至脐部,成为脐肠系膜带[32]。在婴儿中有 1%~4%,胚胎卵黄囊的一些残余被保留,使得脐肠系膜或卵黄管成为先天性胃肠道异常的最常见部位,同源盒基因 CDX2 的表达缺乏与这些异常的发病机制有关[33]。

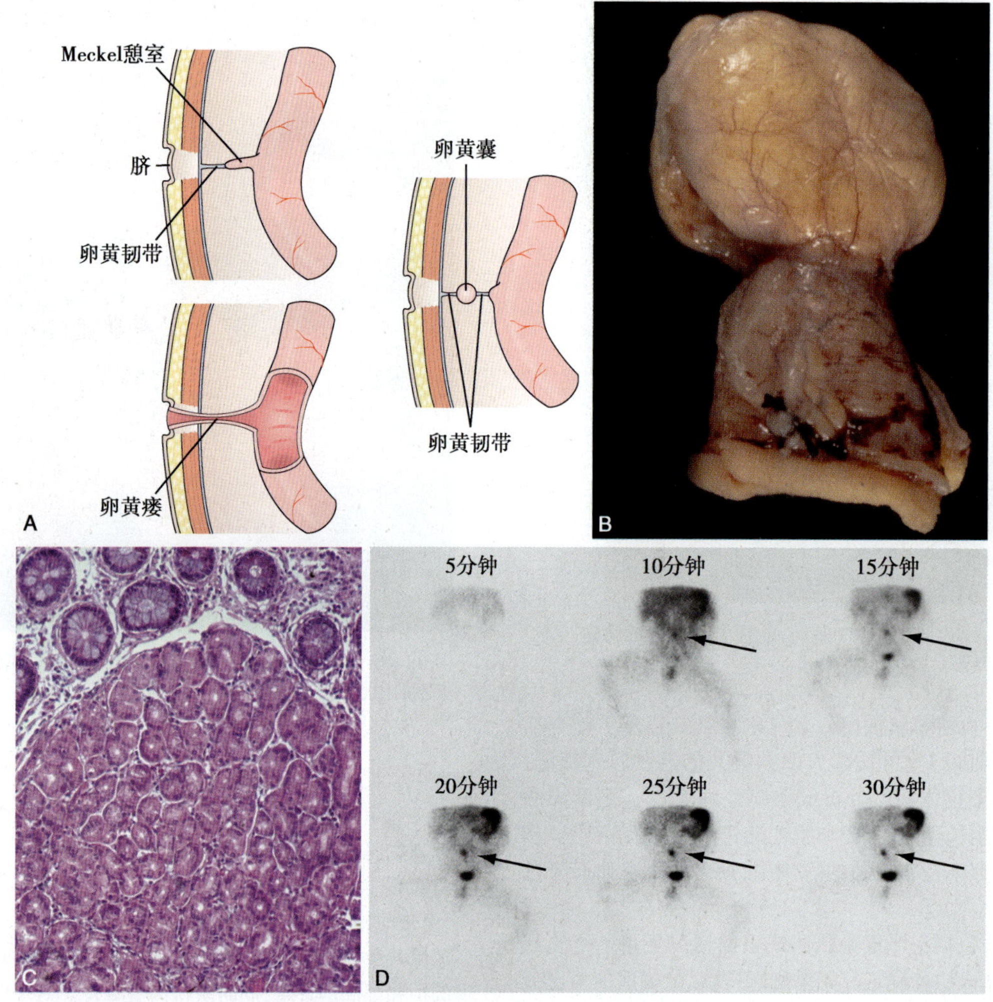

图 98.17 Meckel 憩室的卵黄管异常和特征。A,Meckel 憩室、卵黄囊肿和卵黄瘘的示意图。B,手术标本显示回肠外突(Meckel 憩室)。C,显微照片显示小肠黏膜被内衬 Meckel 憩室的异位胃泌酸黏膜替代(H&E 染色,×150)。D,Meckel 憩室扫描显示 10 分钟时憩室最初摄取^{99m}Tc 高锝酸盐(箭)。(D,Courtesy Dr. l. Zanzi.)

1. Meckel 憩室

Meckel 憩室(MD)是回肠的抗肠系膜外翻,通常在回盲瓣(IC)交界处 0.6m 内发现(见图 98.17B)。发生率为 1.2%~2%,男女之比为 3∶1[34],MD 占所有脐肠系膜管残余的 67%[32]。MD 是一种真正的憩室,包含所有 3 层肠壁:黏膜、肌层和浆膜[35]。MD 变体的长度为 1~10cm。异位胃肠黏膜(十二指肠、胃、胆道、结肠或胰腺组织)存在于约 50% 的 MD 中,但对一系列 MD 的 1 项研究表明,27% 的患者存在异位胰腺或胃肠组织[36]。胃黏膜占所有 MD 相关异位组织的 80%~85%(见图 98.17C)。

经直肠无痛性出血是 MD 最常见的表现。大便带血通常呈褐红色,即使是大量出血和低血容量性休克的患者也是如此。直肠排出的鲜血(BRBPR),可能见于左半结肠出血,几乎从未发生过,但在间歇性、不太严重的出血患者中可见到黑便。出血的原因是继发于 MD 内异位胃黏膜产酸的消化性溃疡,通常在胃和回肠黏膜交界处发生“边缘”溃疡。尽管在 MD 内的胃黏膜中观察到幽门螺杆菌,但 MD 出血与该微生物存在之间的关系不太可能。尽管有大量出血,但儿童很少发生死亡,因为血容量不足导致内脏血管收缩,导致出血减少或停止。此外,儿童很少有损害其补偿能力的共病。

肠梗阻是 MD 的第二种最常见表现,是由于以憩室为先导点的肠套叠或残余卵黄管的持续纤维索残余物周围的疝形成或扭转引起的。在 4 岁以上的儿童中,肠套叠几乎总是继发于 MD,尽管 MD 相关的肠梗阻可能发生在几乎任何年龄,卵黄索周围的肠扭转在新生儿期已有描述,与其他原因引起的梗阻一样,胆汁性呕吐和腹胀通常是最初的体征。

MD 憩室炎是急性炎症的结果。最常见的是,受累患者被诊断为患有急性阑尾炎,Meckel 憩室炎的诊断是在剖腹探查时做出的,约三分之一的 Meckel 憩室炎患者发生穿孔,可能是由于消化性溃疡导致[37]。一种慢性形式的 Meckel 憩室炎(Meckel 回肠炎)可能酷似回肠克罗恩病。在罕见情况下,MD 被报告为小肠恶性肿瘤的易感因素[38,39]。

MD 可能是偶然发现[34]。对于有明显无痛性直肠出血的婴儿或儿童,应始终考虑 MD 的存在,尽管标准腹部平片、钡剂造影检查和超声检查对做出诊断很少有帮助,在这些常规研究中可观察到肠石(通常与阑尾石难以区分)或 MD 内气-液平面的肠袢扩张[40]。在 CT 扫描上,MD 可表现为起源于回肠末端抗肠系膜缘的管状盲端结构,尽管有可能被误认为是正常的小肠袢[40]。CT 小肠造影进一步提高了检测 MD 的能力[41]。由于出血几乎总是来自憩室内的异位胃黏膜，因此，可对胃黏膜进行成像的 Meckel 扫描，应作为初步的诊断研究（见图 98.17D）。^{99m}Tc-高锝酸盐是由胃黏膜分泌黏液的细胞摄取，而不是壁细胞。MD 闪烁显像的敏感性和特异性可以通过给予五肽胃泌素、胰高血糖素或使用 H_2RA 预处理来提高。五肽胃泌素可增加黏液生成细胞的代谢，但这不是首选的增强试验，因为存在诱发穿孔的相关风险。胰高血糖素通过抑制放射性核素的蠕动稀释和洗脱来增强研究。H_2RA 可降低胃蛋白酶的分泌，但不降低放射性核素摄取，从而延缓黏液生成细胞释放^{99m}Tc-高锝酸盐。不幸的是，即使是增强的 Meckel 研究也只有 85% 的敏感性和 95% 的特异性，因此扫描阴性不一定排除 MD。

当诊断为出血性 MD 且 Meckel 扫描为阴性时，可使用内脏血管造影和^{99m}Tc-标记红细胞研究，然而，通常在手术时进行诊断。小肠无线胶囊内镜和在某些情况下应用双气囊小肠镜，在一些患有胃肠道出血的儿童中检测到 Meckel 憩室[42,43]。

2. 脐肠系膜（卵黄）囊肿

脐肠系膜（卵黄）囊肿在男性受试者中更常见，其特征为在纤维索中心有内衬黏膜的肠囊性肿块[32]。囊肿可能表现为脐内可触及的结节，并伴有感染。

3. 脐肠系膜（卵黄）导管未闭

脐肠系膜（卵黄）管通畅代表远端回肠和脐部之间的持续连接。此瘘男女之比为 5∶1，占脐肠系膜管残腔的 6%～15%。通常在出生后最初几周脐带与新生儿脐部分离后作出诊断。脐部有典型的恶臭分泌物[44]。常见的表现症状包括 SBO、急腹症和脐部异常。1/3 的病例可见异位组织[45]。脐部检查发现开放或息肉样肿块，是由通畅的脐肠系膜管有限脱垂所致。通过瘘管造影可做出明确诊断。这些瘘的并发症包括通畅的导管或导管和附着的回肠通过脐部脱垂，可能导致部分 SBO。不应将脱垂误认为脐息肉，因为切除受累组织可能导致穿孔。但有必要进行切除[44]。

4. 脐肠系膜带

当回肠与脐部连接的实性脐带保持完整时，诊断为脐肠系膜带。该带可能导致内疝或肠扭转引起的 SBO。

5. 卵黄血管残留物

卵黄血管残端退化失败导致的并发症与腹膜腔内保留纤维索的并发症相似。当小肠的一部分缠绕在束带上时，就会发生肠梗阻。所有卵黄管异常的治疗均需手术治疗。

（三）旋转不良

旋转缺陷是由于中肠正常胚胎发育过程的错误所致，中肠产生远端十二指肠、空肠、回肠、盲肠和阑尾，以及升结肠和近端 2/3 的横结肠。中肠发育的畸变可能导致多种解剖异常，包括旋转和固定障碍、闭锁和狭窄、重复以及胚胎结构的持续存在。这种先天性异常不仅可能在新生儿或新生儿期引起症状，而且可能在儿童期和成年期引起症状。因此，中肠先天性异常是所有年龄段患者发生肠梗阻和缺血鉴别诊断的适当考虑因素。

由于肠旋转异常可能终生无症状，其真实发生率尚不清楚，已报告活产婴儿的患病率为 0.2%～0.5%[46,47]。症状通常在出生后第一个月内表现为胆汁性呕吐和腹胀，但轻度病例可延迟至 40 岁。老年患者可能有痉挛性腹痛、呕吐、腹泻、腹部压痛和便血，甚至因缺血粪便中有黏膜组织。如果局部缺血进展，可能会发生腹膜炎和低血容量性休克，最终可能导致死亡。缺血性损伤患者的手术延迟可能导致短肠，需要长期 TPN 治疗和最终小肠移植，伴或不伴肝移植。大多数有肠旋转异常的成年患者在诊断前有数月或数年的慢性症状。

1. 分类

旋转的分类异常，通常表现为中肠正常胚胎发育旋转过程阶段发生中断。大多数中肠旋转异常发在旋转的第二阶段，其特征为不旋转、反向旋转和旋转不良（图 98.18）。其中不旋转最常见，反映了第二阶段旋转的完全失败。在这种异常情况下，肠道在腹部的位置与 8 周龄胚胎相同，小肠位于中线的右侧，结肠位于左侧。

旋转第一阶段和第三阶段的缺陷并不常见。第一阶段的异常与泄殖腔外翻有关；第三阶段的异常引起盲肠伸长失败，盲肠留在右上象限。

在成人中，中肠袢反向旋转是中肠最常见的诊断缺陷。然而，中肠袢反向旋转罕见，仅占所有旋转异常的 4%。在反向旋转中，中肠在旋转的第二阶段顺时针旋转 180°，导致顺时针旋转净 90°。这可能产生动脉后结肠型（结肠位于 SMA 后方）或肝脏和整个结肠位于腹部右侧，即所谓的同侧反向旋转型。

中肠袢旋转不良是肠道固定和旋转的发育异常，发生于旋转第二阶段近端中肠未能绕肠系膜血管旋转时。在妊娠约 5 周时，远端中肠在旋转的第一阶段仍以逆时针方向旋转 90°，然而，结果是空肠和回肠保持在肠系肠上动脉（SMA）的右侧，盲肠位于幽门下区域。

在这个位置，小肠和盲肠现在有可能围绕 SMA 扭转并相互扭转[48]。这是成人中最常与缺血性损伤相关的旋转异常，必须进行手术矫正。

2. 相关异常

在 30%～60% 的肠旋转缺陷患者中可观察到相关异常。中肠不旋转是脐膨出、腹裂和膈疝患者的重要发现。旋转缺陷见于约 30%～50% 的十二指肠或空肠闭锁婴儿和 10%～15% 的假性肠梗阻患儿。它们还与多种其他疾病相关，包括先天性巨结肠（HD）、食管闭锁、胆道闭锁、环状胰腺、胎粪性肠梗阻、肠重复畸形、肠系膜囊肿、MD、泌尿系统异常和肛门闭锁[49]。最近的一项研究证明，脐膨出患者发生中肠扭转的风险更大[50]。

旋转异常可因扭转引起急性或慢性间歇性梗阻（见图 98.18D 和 E）。肠扭转继发的静脉和淋巴阻塞可导致吸收不良和肠动力异常。静脉阻塞也可能导致肠道缺血性损伤。患者可能发育停滞，表现为乳糜腹水和慢性淋巴阻塞导致的淋巴管扩张的其他症状和体征。

十二指肠梗阻可由中肠扭转和幽门下区错位盲肠与腹膜之间的腹膜带引起。这些带称为 Ladd 带，穿过十二指肠的第二或第三部分，通过肠压迫或扭结引起梗阻。Ladd 带是腹膜胚胎发生的异常，终生持续存在。

3. 诊断和处理

如果时间允许，可通过上胃肠道（UGI）造影检查和十二

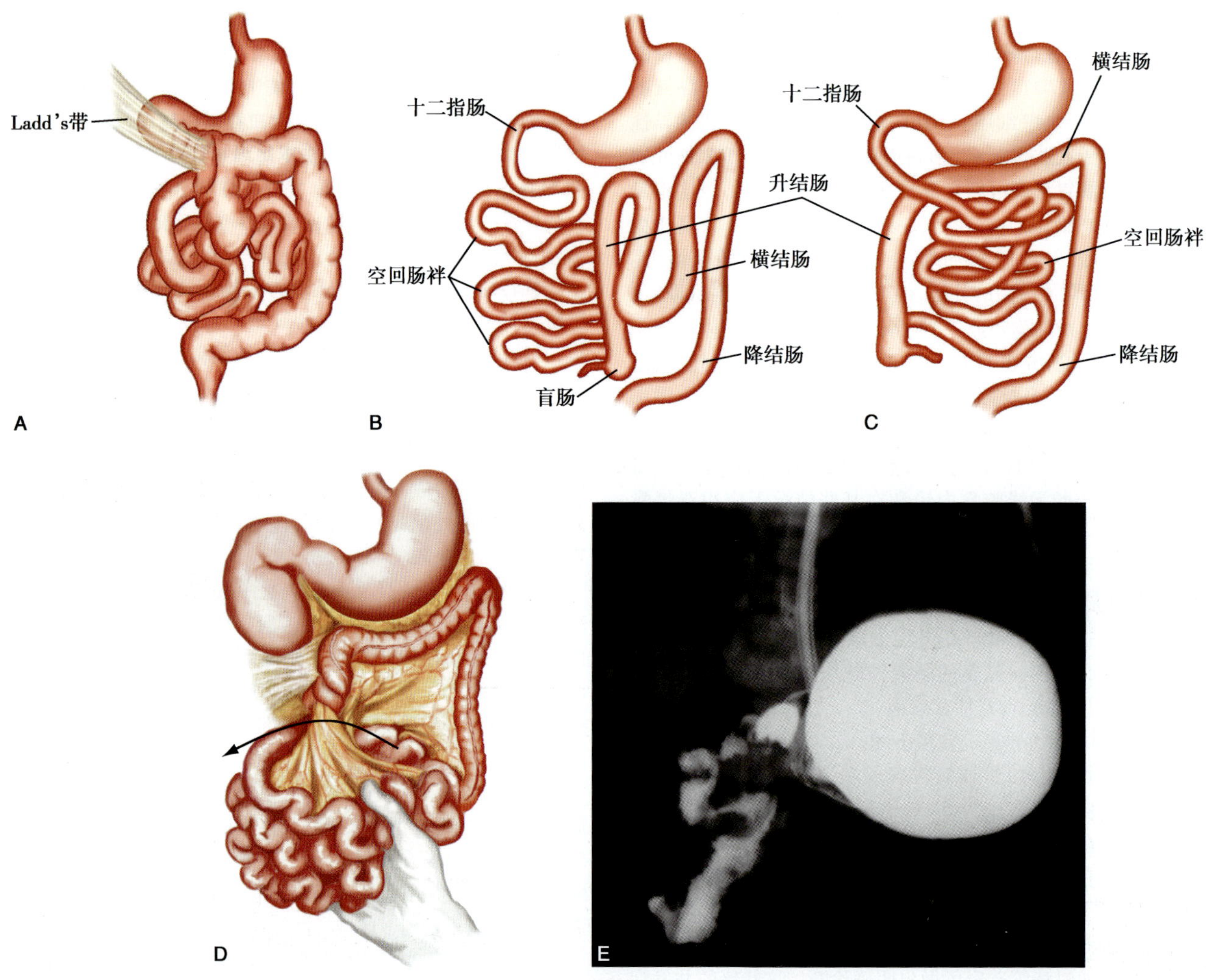

图 98.18　旋转缺陷。A 和 B,两个非旋转示例。A,观察到 Ladd 带穿过十二指肠,一些作者将其称为"混合旋转"。B,在不旋转时,小肠位于中线右侧,结肠位于中线左侧。C,反向旋转。横结肠经过十二指肠后方。D,以肠系膜顺时针扭转和绞窄为特征的旋转不良伴肠扭转。E,影像学表现为旋转不良,描述十二指肠位于脊柱右侧,伴肠扭转。(A~C,From Gosche JR,Touloukian J. Congenital anomalies of the midgut. ln:Wyllie R,Hyams JS,editors. Pediatric gastrointestinal disease. Pathophysiology,diagnosis,management. 2nd ed. Philadelphia:WB Saunders;1999. D,Netter illustration from WWW. netterimages. com. © Elsevier lnc. All rights reserved. E,Courtesy Dr. J. Levenbrown.)

指肠空肠交界处部位的描绘进行诊断。如果 SMV 位于 SMA 左侧,与正常解剖结构相反,超声检查结果可能提示旋转不良。在急性发作胆汁性呕吐和腹膜刺激体征的儿童中,如果延迟手术干预,则不应进行诊断性研究。在足月胆汁性呕吐的婴儿中,应首先考虑旋转异常,以避免与这些病变相关的发病率和死亡率。Ladd 手术包括分离 Ladd 带(如果存在);扩大肠系膜;阑尾切除术;小肠固定在腹部右侧和结肠固定在腹部左侧,是首选手术,可通过腹腔镜或开放式手术完成[51,52]。美国小儿外科协会已经确定,对于无症状患者,应考虑对年龄较小的无症状患者进行手术,而对年龄较大的患者进行观察可能是适当的[53]。

(四) 增殖

肠重复畸形

肠重复畸形罕见,发病率为 1/4 500 出生儿。1937 年 Ladd 引入了"重复"一词。男性个体似乎更常受累,占病例的 60%~80%,约 1/3 伴有先天性异常。最常见的胃肠道重复是小肠,其次是食管、结肠、直肠,最不常见的是胃。在小肠内,重复估计发生在十二指肠为 2%~12%;回肠为 44%;空肠为 50%。结肠重复是一种罕见的异常,占所有胃肠重复的 4%~18%。结肠重复常累及整个结肠,但偶尔有几段结肠受累,留下正常结肠的"跳跃区",它们通常累及盲肠[54,55]。直肠重复畸形是大肠重复畸形中最常见的。

重复畸形的复制体是由胃肠道某些部分的上皮内衬和平滑肌壁组成[35]。肠重复为管状或球形,管状型与正常肠道相通,而球形型不相通。管状重复可在重复的一端或两端连接肠道。大多数重复不会与相邻的肠相通。除十二指肠重复外,重复发生在肠管的肠系膜侧,重复节段和邻近肠管共享共同的血供和肌层。重复囊肿可完全孤立,并有自己的血供。小肠重复常含有异位胰腺组织或胃黏膜,后者可通过 ^{99m}Tc 放射性同位素显像确诊[56]。

重复的病因尚不清楚,但可能涉及肠再通缺陷。重复可出现在任何年龄,60%~80%表现在出生后2年内。小的囊性重复可能是肠套叠的起始点。较大的管状重复可积聚分泌物,扩张并引起梗阻性症状。含有胃上皮的重复可能分泌酸,导致溃疡形成,表现为胃肠道出血[57]或穿孔,罕见异位胃黏膜含有幽门螺杆菌。其他的表现形式包括慢性腹痛、恶心和呕吐、黄疸、胰腺炎和腹部肿块[35,58]。直肠重复畸形可能与便秘或腹泻有关。

高比例的重复儿童有相关畸形。腺癌、神经内分泌癌和鳞状细胞癌已在胃、小肠和结肠重复中得到证实[56,59],类癌已在直肠重复中得到描述。神经肠囊肿向后附着于脊髓,与无症状的半椎体有关,可发生于胃肠道的任何水平。

通过腹部触诊或直肠检查,肠重复畸形患儿可发现腹内肿块。粪便中可能含有来自溃疡的异位胃黏膜或缺血性损伤的潜血。其他症状和体征包括腹胀、便秘、恶吐和呼吸窘迫[60]。广泛性腹膜炎可能是重复囊肿穿孔的首发表现。在成人中,已观察到急腹症、腹内肿块、结肠憩室炎症状和慢性腹痛[61]。超声检查可探及小肠重复,常显示内强回声边缘,外有周围低回声层(双壁征),可出现蠕动[35]。通过放射学评价进行术前诊断是有问题的,但如果异位黏膜的数量足以产生阳性检测结果,则放射性同位素研究可证明诊断。

(五) 肠闭锁和狭窄

在所有中肠先天性异常中,闭锁和狭窄最常发生。肠闭锁是指先天性肠腔完全梗阻,而狭窄则表示部分或不完全梗阻。闭锁的发生率高于狭窄,据报道小肠闭锁的发生率为1/1 500活产婴儿[62]。小肠闭锁多见于黑人婴儿、低出生体重儿和双胎。空回肠闭锁在整个空肠和回肠中均匀分布,在高达20%的患儿中发现多发性闭锁。结肠闭锁很少发生,占所有闭锁的10%以下。

在十二指肠中,闭锁是由于十二指肠发育的实心阶段再通失败所致,而在剩余的小肠和结肠中,闭锁是肠缺血的结果。在30%~40%的闭锁婴儿中观察到血管"意外"的证据,提出的机制包括肠扭转、紧密腹壁缺损的肠系膜收缩,如腹裂、内疝、肠套叠和梗阻伴穿孔。母亲在妊娠期间服用麦角胺或可卡因可引起空肠回肠闭锁,也与先天性风疹有关。闭锁也可能由低血流状态和胎盘功能不全导致[62],在这种情况下,将不存在血管意外的证据。缺乏成纤维细胞生长因子[10]也可能导致肠闭锁[63]。在家族性空回肠闭锁病例中,可能存在正常胚胎途径的破坏,使这种类型的闭锁成为真正的胚胎发育畸形,而不是获得性病变[64]。

十二指肠梗阻可由闭锁(40%~60%)、狭窄(35%~40%)或肠蹼(5%~15%)引起,其中80%的闭锁与Vater壶腹部相连或在其远端,几乎所有的蹼都在壶腹部的几毫米以内。闭锁可能是多发性的。十二指肠梗阻的发生率各不相同,活产婴儿为1/(10 000~20 000)。约25%的十二指肠闭锁患者早产。狭窄最常见的原因是环状胰腺引起的外源性十二指肠梗阻。在旋转不良的儿童中可能引起十二指肠梗阻的其他异常为Ladd带、前面的或十二指肠前门静脉或异常的壁内胰腺组织。

临床上,表现为出生后第一天出现近端肠梗阻伴胆汁性呕吐,通常无腹胀。胃扩张时,通过检查和触诊,上腹部可能显得很饱满。典型的是胃胆汁染色液的潴留过多。腹部X线平片显示典型的"双泡"征,小肠内积气少,易于诊断十二指肠梗阻(图98.19)。十二指肠梗阻婴儿的母亲常有羊水过多,子宫超声甚至可能在未出生的胎儿中显示有双泡。呕吐、腹胀、胎粪排出延迟和黄疸在空回肠比十二指肠闭锁更常见[65]。UGI系列可显示典型的风向袋征(Windsock征),当十二指肠蹼导致管腔内憩室时可见到[35]。

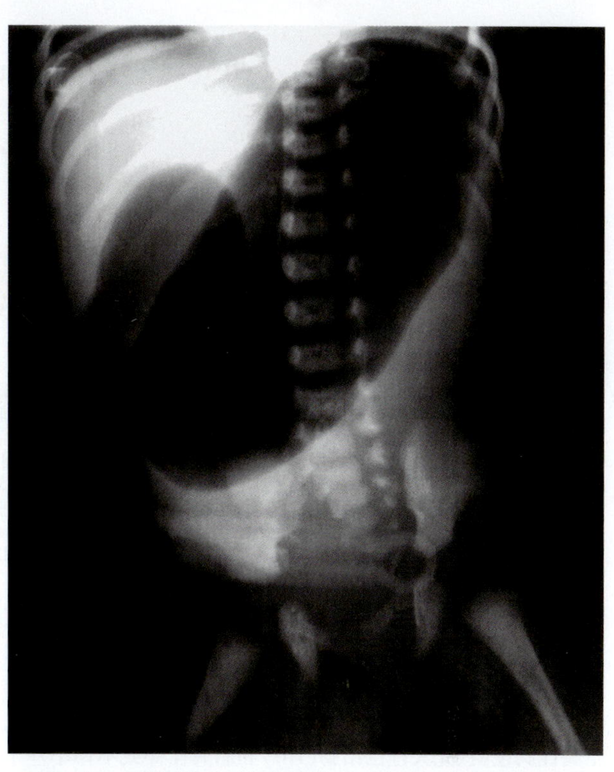

图98.19 腹部平片显示"双泡征",典型的十二指肠闭锁。胃泡越大,十二指肠泡越小。(Courtesy Dr. J. Levenbrown. Manhasset, New York.)

Grosfeld及其同事的分类系统包括5种不同类型的空回肠和结肠闭锁(图98.20)[66]。在"苹果皮"闭锁或"圣诞树"畸形(Ⅲb)中,肠袢广泛分离的近端闭锁与远端SMA缺失相关。远端回肠通过回结肠动脉逆行灌注接受其血供。Ⅲb型闭锁占所有闭锁的5%以下。闭锁远较狭窄多见,频率比为15∶1。除了多发性闭锁和可能的苹果皮闭锁外,遗传在大多情况下似乎没有什么意义。

大约50%的十二指肠闭锁患儿伴有畸形。在这一群体中,30%的人患有唐氏综合征[65]。空回肠闭锁和结肠闭锁的主要异常发生率低于十二指肠闭锁。最常见的异常是旋转不良、肠扭转和腹裂,所有这些均可导致子宫内肠缺血[67]。与闭锁相关的胃肠道外异常包括心血管、肺和肾畸形以及骨骼畸形。早产是很常见的,发生率从回肠闭锁的25%到空肠病变的40%不等,50%的多发性闭锁婴儿早产。如果梗阻发生在Vater壶腹部以外,可见胆汁性或粪便性呕吐伴腹胀。手术时结肠中胎粪的存在并不常见,但可注意到不同的数量。远端梗阻时,腹部X线片可显示多个扩张的充气肠袢。如果已在子宫内发生穿孔,可出现腔外积气和腹膜内钙化或阴囊囊内钙化,提示胎粪性腹膜炎。回肠的"肥皂泡"外观可能提示

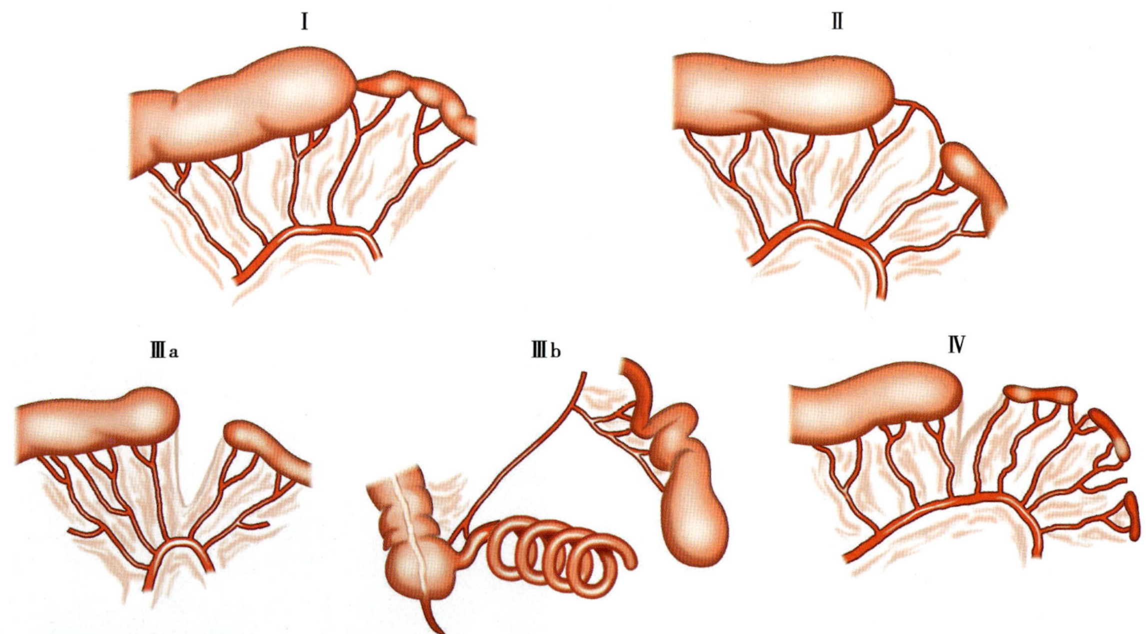

图 98.20 空回肠闭锁的分类。Ⅰ型,黏膜和黏膜下层形成蹼状或腔内膈,导致梗阻。肠系膜无缺损,肠未缩短。Ⅱ型,扩张的近端肠有球状盲端,由短纤维索与远端肠盲端相连。肠系膜完整,小肠全长通常不会缩短。Ⅲa型、Ⅲa型的缺陷与Ⅱ型相似,两种类型均有盲的近端和远端。然而,在Ⅲa型中,存在完全断开。此外,还存在Ⅴ型肠系膜缺损。近端盲肠通常明显扩张,无蠕动。受损的肠道在子宫内被吸收,因此肠道缩短。Ⅲb型,除肠系膜大面积缺损外,肠道明显缩短。这种病变又被称为圣诞树畸形,因为肠管像包裹在圣诞树周围的金属箔丝一样包裹在单个灌注血管周围,也称为苹果皮畸形。回肠远端接受来自单个回结肠动脉或右结肠动脉的血供,因为肠系膜上动脉大部分缺失。Ⅳ型,Ⅰ~Ⅲ型任何组合均存在多发性小肠闭锁。这种缺陷往往因为多发病灶而呈现一串香肠的外观。(From Grosfeld JL, Ballantine TVN, Shoemaker R. Operative management of intestinal atresia and stenosis based on pathologic findings. J Pediatr Surg 1979;14:368-75.)

胎粪性肠梗阻(囊性纤维化)。胎粪性肠梗阻很少见到气液平面。空回肠闭锁的产前超声检查表现包括肠管扩张和羊水过多[68]。

远端肠梗阻鉴别诊断的考虑因素包括小肠和结肠闭锁、胎粪性肠梗阻、先天性巨结肠(HD)和胎粪栓伴或不伴小左半结肠综合征。在小左半结肠综合征中,降结肠和乙状结肠变窄,通常在脾弯曲处或附近有管径转变。通常患有小左半结肠综合征的新生儿是患有妊娠期糖尿病的母亲所生,可能在不进行手术的情况下出现梗阻消退。结肠的对比研究有助于做出正确的诊断。上消化道造影研究可能提供附加的重要信息。

需要手术解除闭锁段或狭窄段的肠梗阻。术后并发症包括液体和电解质紊乱、因短肠和小肠衰竭所致腹泻的营养和喂养问题以及发育停滞。

(六)肛门直肠

肛门直肠畸形包括一系列广泛的疾病,可累及男性和女性的肛门和直肠以及泌尿生殖道[69]。肛门直肠畸形发生率为1/(4 000~5 000)新生儿,常见于男孩和唐氏综合征患儿[70]。

在正常发育过程中,出现尿直肠隔后,原始肛门可能会沿着泄殖腔后壁向下移行。一些专家推测,尿直肠侧嵴的尾侧融合发生在泄殖腔壁。当尿直肠隔到达会阴时,肛门的移行完成。妊娠第4~12周期间的肛门直肠畸形被认为是由于肛门移行失败和过度融合所致。血管意外、母亲糖尿病和母亲摄入沙利度胺、苯妥英钠和三甲双酮都是可能的原因。背侧泄殖腔的发育缺陷也与之有关[71],以及远端6q缺失在骶骨或肛门直肠畸形中已有报道[72]。Shh信号的改变也可能在产生脊索发育异常和骶骨或肛门直肠畸形中发挥作用[73,74]。在体外受精后出生的婴儿中,肛门直肠畸形的发生率可能更高[75]。

不同类型的肛门直肠畸形如图98.21所示,肛门直肠畸形分为低位(下提肌或提肌)、高位(上提肌)和中间型3类。这些畸形的功能和实际分类(Wingspread分类)总结见表98.3A。根据Pena[76]的说法,表98.3B中的分类旨在提高医生对这些病变存在的可能性的认识,并确定其治疗的优先级(例如,需要结肠造口术)。

1. 肛门皮肤瘘

在肛门皮肤(或会阴)瘘中,直肠正常穿过肛门括约肌的大部分,但其下部向前偏斜,最终在肛门外括约肌中心前方形成会阴皮肤瘘。这种异常在男性和女性儿童中相似,是所有肛门直肠缺陷中最不严重的,相关的泌尿系统缺陷是不常见的(10%)。所有患者在接受适当的手术治疗后均能实现肠道控制。会阴检查可能显示会阴瘘的特征,包括突出的中线皮肤脊("桶状手柄"畸形)以及由于胎粪内容物而具有黑色带状外观的上皮下中线中缝瘘。手术包括简单的肛门成形术,通常不进行保护性结肠造口术。

2. 直肠尿道瘘

直肠尿道瘘是迄今为止男性儿童最常见的肛门直肠畸形,直肠通过盆底肌肉组织的一部分下降,但局部向前偏离并与后尿道相通。该瘘管可止于后下(球部)或后上(前列腺)尿道[76]。产前肠内回声钙化(由于胎粪和尿液的混合)应提示肛门直肠畸形伴直肠尿道瘘和膀胱出口梗阻[77]。患有前列腺尿道瘘的儿童(60%)比患有球部前列腺瘘的儿童(30%)更常存在骶骨和泌尿系统缺陷。约85%的直肠尿道球部瘘患儿在修复后达到大便节制,而直肠前列腺瘘患儿为60%。

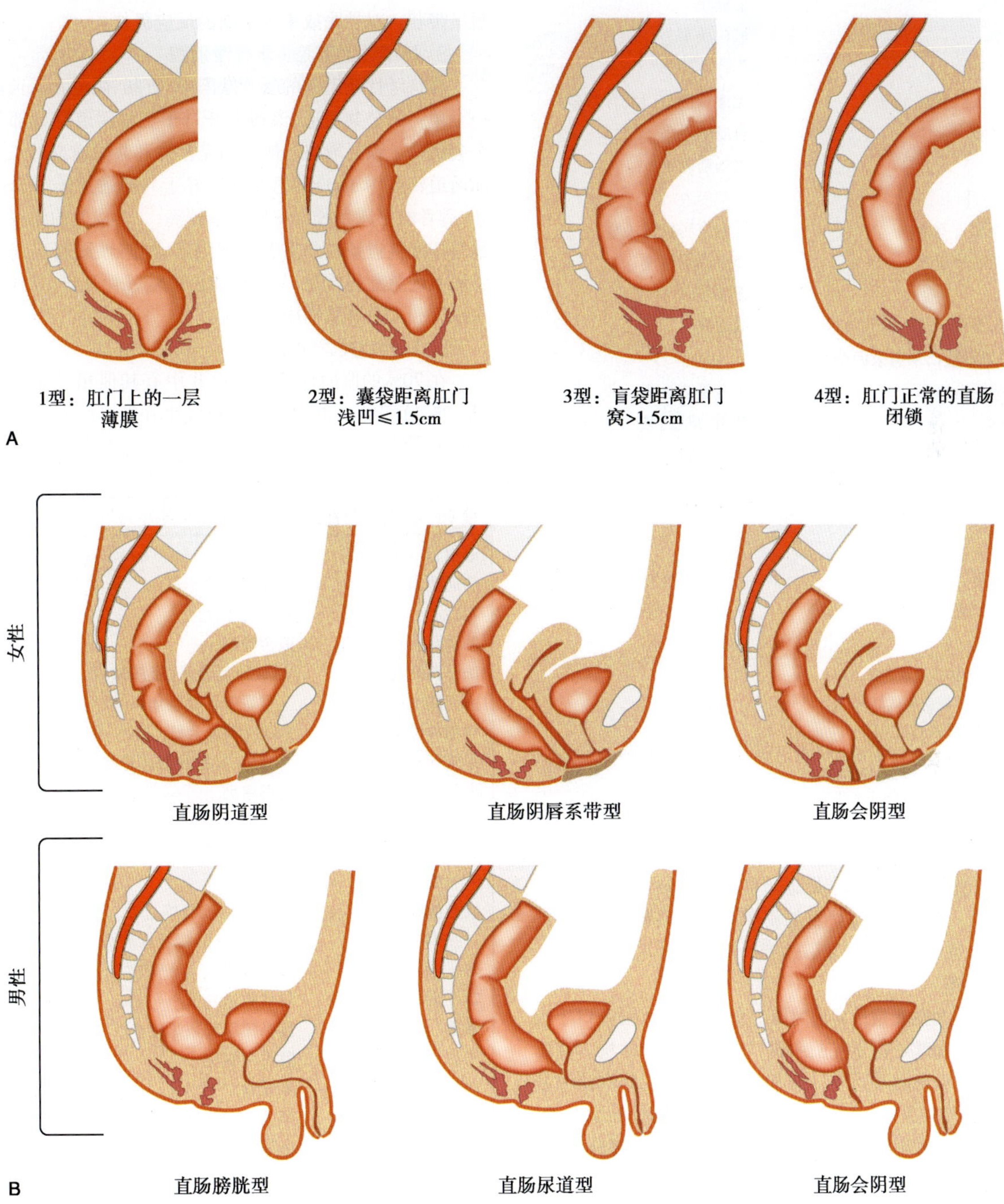

图 98.21　肛门直肠畸形。A，肛门闭锁的类型。B，相关瘘的类型。（Netter illustration from www.netterimages.com. © Elsevier Inc. All rights reserved.）

表 98.3　肛门直肠畸形的分类

男性	女性
A. Wingspread 分类	
低位*	
肛门皮肤瘘	前庭瘘
肛门狭窄	肛门狭窄
中位†	
无瘘管的肛门发育不全	无瘘管的肛门发育不全
直肠尿道瘘	直肠阴道瘘
	直肠前庭瘘
高位§	
肛门直肠发育不全	肛门直肠发育不全
直肠前列腺尿道瘘	伴直肠阴道瘘
无瘘管	无瘘管
直肠发育不全	泄殖腔
B. 基于结肠造口术需求的分类[76]	
不需要结肠造口术	不需要结肠造口术
会阴(皮肤)瘘	会阴(皮肤)瘘
需要结肠造口术	需要结肠造口术
直肠尿道瘘	前庭瘘
尿道球	
前列腺	
直肠膀胱瘘	持续性泄殖腔
肛门闭锁无瘘	肛门闭锁无瘘
直肠闭锁	直肠闭锁

*低位：内转位或横向转位。

†中位：介于高位和低位之间。

§高位：肛提肌上。

B, From Pena A. lmperforate anus. In: Wyllie R, Hyams JS, editors. Pediatric gastrointestinal disease. Pathophysiology, diagnosis, management. 2nd ed. Philadelphia: WB Saunders; 1999. p 499.

3. 直肠膀胱瘘

直肠膀胱瘘是男性儿童最近端肛门直肠缺陷，直肠开口于膀胱颈部。这些畸形与严重的泌尿系统缺陷相关（90%），只有 15% 的患儿在手术修复后达到肠道控制。

4. 前庭瘘

前庭瘘是女性儿童最常见的肛门直肠缺陷，直肠开口于阴蒂前庭球。前庭球是位于外阴阴道口两侧的勃起结构。直肠和阴道共享一个薄的共同壁。约 30% 的受累患儿伴有泌尿系统缺陷，其中 90% 手术后达到肠道控制。在阴道瘘的情况下，直肠开口于阴道的下半部或较少开口于阴道的上半部分。

5. 无瘘管的肛门直肠发育不全（肛门闭锁）

在肛门直肠发育不全时，直肠盲端在会阴上方约 1~2cm 处无瘘管。通常保留括约肌功能，其中 80% 的患者手术后达到肠道控制。约 50% 肛门闭锁患儿合并唐氏综合征。相反，患有肛门直肠畸形的唐氏综合征儿童中，95% 会有这种特定类型的缺陷。

6. 直肠发育不全（闭锁）

直肠发育不全在女性儿童中的发生率高于男性儿童，包括肛管与直肠之间的直肠腔完全（闭锁）或部分（狭窄）中断。检查会阴时，肛门外观正常，但在肛门黏膜皮肤交界处上方 1~2cm 处可发现阻塞。这些患者的括约肌功能正常，与之相关的泌尿系统缺陷罕见。预后极佳，肛门成形术后 100% 达到完全肠道控制。

7. 肛门狭窄

肛门狭窄是一种位于肛缘的纤维环，可引起便秘，粪便外观呈带状。对扩张或手术中断的反应极佳。

8. 持续性泄殖腔（永存泄殖腔）

在持续性泄殖腔的复杂缺陷中，直肠、阴道和尿道融合成一个单一的公共通道，该通道开口于正常尿道开口部位的一个会阴口。预后取决于骶骨的完整性和共同通道的长度。共同通道较短（<3cm）的患儿预后好于共同通道长于 3cm 的患儿，后者的泌尿系统异常发生率较高[78]。相关的泌尿系统问题是持续性泄殖腔的重要考虑因素，梗阻性尿路疾病引起的泌尿系统急症很常见，积水可能压迫输尿管开口，导致双侧巨输尿管和大量膀胱输尿管反流。

9. 其他相关异常

在 70% 的肛门直肠畸形患儿中有其他相关异常的报道（框 98.1）[69,70]。肛门直肠畸形发生在畸形综合征和染色体异常中[70,79]。

框 98.1　与肛门直肠畸形相关的常见异常

心血管	隐睾
房间隔缺损	多囊肾发育不良
右位心	肾发育不全
肺动脉狭窄	**联合畸形**
法洛四联症	VATER 复合体（椎体缺损、肛门闭锁、气管食管瘘伴食管闭锁、放射状和肾脏异常）
室间隔缺损	
中枢神经系统	VATERL 复合体（椎体、肛门、心脏、气管、食管、肾脏和肢体异常）
中脑导水管狭窄	
大脑萎缩	**畸形序列**
小头畸形	尾部退化综合征
脊髓脊膜膨出	**畸形综合征**
畸胎瘤	猫眼综后征
染色体异常	Opitz（奥皮茨）综合征
13-三体	Potter（波特）综合征 1 型
18-三体	**肌肉骨骼**
21-三体	肋骨数量异常
颅面	骶椎畸形或数量减少
腭裂	髋关节脱位
内眦赘皮	半骶骨
低位耳	半椎体
波特面容	小下颌畸形
猿猴皱褶	脐膨出
胃肠道	多指/趾畸形
十二指肠闭锁	**呼吸系统**
食管闭锁	后鼻孔闭锁
旋转不良	膈疝
气管食管瘘	肺发育不良
泌尿生殖系统	声门下狭窄
外生殖器性别不明	

Data adapted from Cho S, Moore SP, Fangman T. One hundred three consecutive Patients with anorectal malformations and their associated anomalies. Arch Pedi atr Adolesc Med 2001; 155: 587-91.

肛门直肠缺陷越高、越复杂,发生严重泌尿系统异常的机会就越大(72%),骶骨异常也很常见。患有持续性泄殖腔或直肠膀胱瘘的儿童有 99% 的机会患有相关的泌尿生殖系统异常,而在患有低位瘘的儿童中只有不到 10% 患有这种异常。总体而言,与孤立性肛门直肠畸形患者相比,存在其他异常的患者更有可能发生高位病变[70]。患有低位和高位肛门直肠畸形的男孩生殖器和胃肠道畸形的发生率较高,而患有高位肛门直肠畸形的女孩泌尿系统畸形的发生率更高[80]。长期肠功能障碍发生在三分之一的会阴瘘男孩中。

在出生 24 小时内,应决定患儿是否需要行结肠造口术或简单肛门成形术。当然,可能危及生命的泌尿系统或心脏相关缺陷需要立即评估。共同通道短于 3cm 的泄殖腔可通过后矢状面介入修复,而共同通道大于 3cm 的需要剖腹手术[78]。

(七) 肠神经系统

1. 先天性巨结肠(Hirschprung 病)

先天性巨结肠病(HD)是由丹麦医生 Harald Hirschprung 于 1888 年首次描述,这是由于黏膜下(Meissner)和肌间(Auerbach)神经丛先天性均无神经节细胞所致。无神经节细胞症持续延伸至内括约肌近端的可变距离。短节段 HD 最常见的是在乙状结肠水平有从无神经节结肠到有神经节结肠的过渡区。在长节段 HD 中,整个结肠甚至小肠可能缺乏神经节。在美国,活产婴儿的发病率为 1/5 000,每年约有 700 例 HD 新发病例[81]。西班牙裔新生儿的发病率最低,亚洲新生儿的发病率最高。约 10% 的唐氏综合征婴儿患有 HD,还报道了 17q21 缺失和其他染色体异常[82]。约 7% 的病例有家族性发生,家族性病例以男性为主,长段无神经节细胞症的发生率增加。受影响的家庭具有家族性长节段 HD 发生的高风险[83]。与 HD 相关的其他遗传综合征包括 Waardenburg-Shah 综合征 Goldberg-Shprintzen 综合征、Mowat-Wilson 综合征和 Bardet-Biedl 综合征[84]。影响家族性复发的已知因素包括遗传综合征中 HD 的发生、1 个或多个家庭成员中 HD 的存在以及先证者的特征,包括受累胃肠段的长度、先证者的性别和高危婴儿的性别。HD 有 4 个亚类:在 80% 的个体中,无神经节细胞症仅限于直肠乙状结肠;在 15%~20% 的个体中,无神经节细胞症延伸至乙状结肠近端;在 5% 的个体中,无神经节细胞症累及整个结肠;在罕见情况下,无神经节细胞症延伸至小肠,有时甚至导致全肠无神经节细胞症[85]。HD 最常见于足月儿,但有时也会发生在早产中。在短节段类型中,观察到 4:1的男性优势,在长节段类型中,比例降低至约 2:1。短节段 HD 占儿童病例的近 90%,长节段 HD 占其余病例。超短节段 HD 在儿科人群中很少出现,但它确实解释了成年期引起注意的某些慢性便秘病例(表 98.4)。

表 98.4 先天性巨结肠中参与的基因

基因	染色体位置	遗传特征	表型	HD 特性的外显率
RET	10q11.2	AD	HD	70%(男性),50%(女性)
GDNF	5p13	AD	HD	低的
NTN	19p13	AD	HD	低的
SOX10	22q19	AD	WS4	80%
EDNRB	13q22	AR/AD	WS4/HD	低的
EDN3	20q13	AD	WS4/HD	5%
ECE1	1p36	AD	HD,CFD,CD	低的
ZFHX1B(SIP1)	2q22	AD	MCA-MR	60%
PHOX2B	4p12	AD	CCHS	20%
TCF4	18q21	AD	Epileptic Encephalopat	低的

AD,常染色体显性遗传;AR,常染色体隐性遗传;CCHS,先天性中枢性通气不足综合征;CD,心脏缺陷;CFD,颅面缺损;HD,先天性巨结肠;MCA-MA,多发性先天异常-智力低下综合征;WS4/HD,Shah-Waardenburg 综合征合并先天性巨结肠(见框 98.2)。

Data from Amiel J,Sproat-Emison E,Garcia-Barcelo M,et al. Hirschsprung disease,syndromes and genetics:a review. J Med Genet 2008;45:1-14.

(1) 发病机制

已提出 HD 的两种发病机制:神经细胞迁移失败和结肠微环境改变。遗传、血管和感染因素,包括肠道微生物菌群被用来解释这些改变。

迁移失败 在妊娠第 5~12 周期间,迷走神经细胞头尾迁移过早停滞导致 HD。最近的工作已证明,神经嵴来源细胞的异常增殖、分化和迁移是 HD 发生的基础[86,87]。

结肠微环境变化 神经节细胞迁移、发育和存活所必需的微环境中的基本缺陷已被提出。各种物质如层粘连蛋白、烟酰胺腺嘌呤二核苷酸磷酸-黄递酶、神经细胞黏附分子以及其他多肽的水平已被证明在无神经节段降低。一些研究者推测,细胞外基质的改变与层粘连蛋白和Ⅳ型胶原浓度的降低构成了神经营养因子 3 的屏障,从而损害神经母细胞的迁移和定殖。神经营养因子 3 在体外促进交感神经和感觉神经元的存活,并支持不同亚群神经元的生长和存活。HD 无神经节段一氧化氮合酶减少,这解释了受累结肠段松弛失败的原因。已发现 HD 中存在钾电压通道缺陷[88]。在 HD 患者的无神经节肠道区域已分离出 ENS 祖细胞[89]。

目前已对 HD 的遗传学进行了表征[15]。该病的遗传特征可以是常染色体显性遗传、常染色体隐性遗传或多基因遗传。突变的穿透力一般较低，这取决于受累家庭成员中无神经节细胞症的程度。*RET*（转染期间 RE-排列）和 *EDNRB*（内皮素受体 B 型）是调节神经嵴源性细胞存活、分化、迁移和增殖的 2 个常见基因，与 HD 的起因密切有关[90]。目前已发现 10 多个基因的突变，但几乎所有患者的 RET 基因均有编码或非编码突变[81]。RET 突变外显率不完全且具有性别依赖性。该突变虽然增加了儿童患 HD 的几率，但似乎并不能预测任何特定的异常。

RET 是编码受体酪氨酸激酶蛋白的原癌基因，是 HD 的主要易感基因，定位于染色体 10q11.2。目前已在 HD 患者中发现该基因的 100 多种突变[82]。目前确定的基因突变仅占所有 HD 病例的一半，但建议对所有 HD 儿童进行 RET 外显子 10 突变分析[15]，生殖系 RET 突变也可引起多发性内分泌腺瘤ⅡA 型（MEN-ⅡA）。尽管在绝大多数情况下检测结果为阴性，确定该个体和家族 MEN-ⅡA 突变携带者状态的意义似乎证明了这种检测的合理性[82]。

先天性出生缺陷见于 5%～33% 的 HD 患者[82]。尽管 HD 通常作为孤立事件发生，但在 30% 的患者中，它可能是综合征的一部分（框 98.2）。

框 98.2　与先天性巨结肠相关的一些先天性异常和综合征

先天异常

心脏（5% 病例）间隔缺损

　中枢神经系统（4% 的病例）

远端肢体

胃肠道（4% 的病例）

　Meckel 憩室

　幽门狭窄

　小肠闭锁

生殖器（2%～3% 的病例）

　尿道下裂

肾脏（4% 的病例）

　发育不良

　发育不全

感觉神经

皮肤

Bardet-Biedl 综合征（向心性肥胖、视杆细胞营养不良、多指畸形、智力低下、性腺功能减退和肾功能障碍）

先天性中枢性通气不足

Goldberg-Shprintzen（独特的面部特征、骨骼和神经系统异常、颅缝骨化）

MEN-Ⅱ（甲状腺髓样癌、嗜铬细胞瘤、甲状旁腺增生）

Movat-Wilson（特征性面容、小头畸形、智力低下）

斑驳病（皮肤和毛发色素减退）

Shah-Waardenburg（局部色素沉着、白额、双色虹膜、感觉神经性耳聋）

Smith-Lemli-Opitz（鼻孔前倾、眼睑下垂、第二和第三足趾并指、男性尿道下裂和隐睾）

伴有肢体异常的综合征（干骺端发育不良，McKusick 型-腿轻度弯曲、干骺端不规则、细稀疏的毛发）

MEN，多发性内分泌肿瘤。

Data from Amiel J, Sproat-Emison E, Garcia-Barcelo M, et al. Hirschsprung disease, associated syndromes and genetics: a review. J Med Genet 2008; 45: 1-14.

（2）临床特征

大多数 HD 患儿应在新生儿时确诊。任何在出生后 48 小时内未排出胎粪的足月儿均应怀疑患有这种疾病。这类婴儿经常会有腹胀和喂养困难。他们也可能因部分性肠梗阻而引起胆汁性呕吐。第一位检查者扩张空直肠时，通常会导致爆发性排出滞留的粪质和近端正常肠管减压。HD 相关性小肠结肠炎多发生于出生后 3 个月内、诊断延误的患者、21-三体综合征患者以及长节段受累的儿童中，有阳性家族史的女孩及儿童也较多受累。无神经节段近端结肠扩张引起的局部缺血可发展为小肠结肠炎，并继发结肠细菌感染，已在患有这种小肠结肠炎的儿童中分离出艰难梭菌。还报告了无神经节段 HD 相关小肠结肠炎的病例。据报道，小肠结肠炎的死亡率高达 30%，小肠结肠炎仍然是 HD 的主要死亡原因。即使在子宫内也可能发生结肠穿孔，最常累及盲肠，罕见累及阑尾。

最常见的是，6 个月以下的 HD 婴儿将持续存在多变但显著的便秘，出现间歇性反复阻塞性危象或粪便嵌塞，通常发育不良。腹部可有粪块，可见蠕动波。常见贫血和低蛋白血症。血斑性腹泻提示存在小肠结肠炎，应立即进行评估。随着 HD 患儿年龄的增长，问题仍持续存在，偶尔可能发生粪便污染。母乳喂养的 HD 婴儿排便异常的可能性较小，因为母乳中高浓度的乳糖会导致水样便，更容易排出。一旦停止母乳喂养，HD 症状可能会恶化。

（3）诊断

有症状的 HD 患儿通常表现出肠梗阻的体征和症状。诊断可由一种或以下检查的组合：

造影剂灌肠、直肠活检和肛门测压。可屈式乙状结肠镜检查在诊断中起着互补的作用。

对未准备好的结肠进行造影剂灌肠将显示远端狭窄的张力亢进的肠段（通常在侧位投影中看得最清楚）。HD 最常见的形式——直肠乙状结肠型将可见狭窄的远端和扩张的近端肠道之间的移行区（图 98.22A）。但在长段或超短段肠道受累时可能看不到。在超短段 HD 中，通常观察到与功能性便秘难以区分的放射学图像，扩张的肠管延伸至肛门。如果患者在研究前接受了清洁灌肠或结肠冲洗，则在直肠乙状结肠 HD 中的过度区可能不明显。尽管有人提出在出生后 6 周内过渡区可能不明显，但它几乎总是在部分性肠梗阻的新生儿中观察到。

可屈式乙状结肠镜检查通常显示正常但空虚的直肠。扩张的近端肠管，如果在内镜可达到的范围内是很容易穿过的，除非管腔内有大量粪便，偶尔可见含粪的溃疡。

肛门测压是胃肠科医生诊断 HD 超短节段最可靠的方法。直肠扩张的正常生理反应是肛门内括约肌（即平滑肌）松弛。然而，在 HD 中，直肠扩张不能诱导内括约肌松弛（图 98.22B）。为了进行可靠的研究，必须使用足够量的空气来刺激直肠扩张。假阳性结果最常见的原因是患有便秘或巨结肠儿童的直肠巨大，其中球囊扩张可能不会刺激反射。高达 20% 的正常儿童有反射假性缺失，尤其是早产或低出生体重的儿童。直肠扩张引起的内括约肌松弛是对抗 HD 的有力证据。

除超短段 HD 患者外，直肠黏膜抽吸活检是最可靠的诊

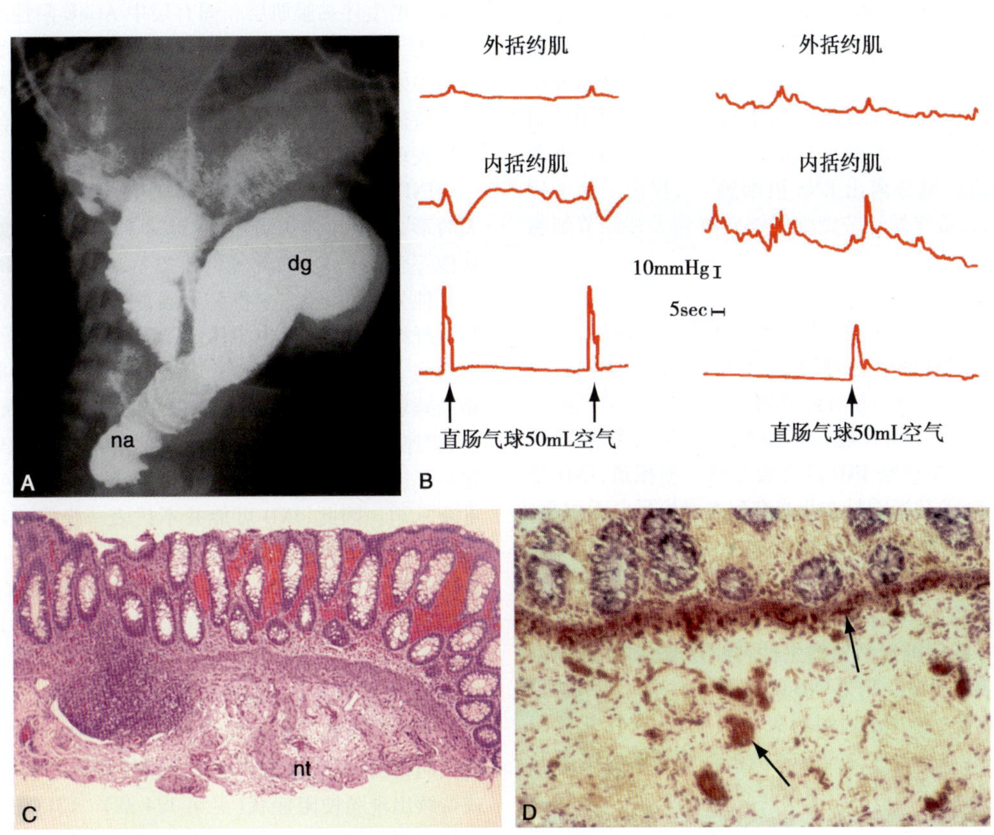

图 98.22　先天性巨结肠。A,钡灌肠检查的胶片显示狭窄的远端无神经节段(na)和近端扩张的神经节段(dg)之间的过渡区。B,肛门测压。左图显示功能正常。在右图中,注意到先天性巨结肠患者直肠扩张时内括约肌缺乏松弛。C,直肠吸引活检标本显微镜片显示无神经节细胞,存在先天性巨结肠特征性的神经干(nt)增粗(H&E 染色,×125)。D,乙酰胆碱酯酶阳性纤维在黏膜肌层和固有层中染成棕色(箭),×250。(A, Courtesy Dr. J. Levenbrown. B, From Markowitz J. Gastrointestinal motility. In: Silverberg M, Daum F, editors. Textbook of pediatric gastroenterology. 2nd ed. Chicago: Year Book Medical Publishers; 1988.)

断方法。活检胶囊应放置在婴儿皮肤黏膜交界处上方至少 2cm 处,而年长儿童应放置在交界处上方 3cm 处,以避免生理性神经节细胞功能减退区。为了确定黏膜下神经丛中神经节细胞的缺失,有经验的病理学家可能需要审阅许多连续切片。增生的交感神经纤维和增生的施万细胞是相关的发现(见图 98.22C),但在完全无神经节细胞症中可不存在。

关于诊断 HD 所需的染色类型仍存在争议。因为无神经节段的黏膜肌层和固有层中乙酰胆碱酯酶(AChE)增高(见图 98.22D),该酶的染色已使用多年。该技术需要新鲜的、非福尔马林固定的组织和技术专业知识,该染色充其量是确定性的。在全结肠无神经节细胞症中有假阳性和假阴性报告的记载[91]。钙视网膜蛋白免疫组织化学显示,黏膜下层和固有层中钙视网膜蛋白免疫反应阳性纤维缺失,正在取代传统的 AChE 组织化学染色[92]。钙视网膜蛋白是一种参与钙信号传导的钙结合蛋白。

在新生儿中,HD 鉴别诊断的考虑因素包括肠梗阻的其他原因,如胎粪性肠梗阻、回肠闭锁、胎粪栓塞综合征和糖尿病母亲婴儿中观察到的小结肠。当存在小肠结肠炎的症状和体征时,新生儿的诊断可能性还包括原发性坏死性小肠结肠炎、HD 相关小肠结肠炎、牛奶蛋白诱导的结肠炎(见第 10 章)和败血症,可能伴有弥散性血管内凝血。

在幼儿或年长儿童中,HD 必须与功能性便秘(大便滞留、粪便潴留)相鉴别。粪便潴留的病史表明,患儿确实在新生儿时排出了胎粪,一般到患儿至少 18 个月大时才出现临床问题。粪便嵌塞几乎总是存在于粪便滞留中,粪便污染是其特征。肛门前移位的患儿可能更容易发生粪便潴留。特发性假性梗阻和肠神经元发育不良(IND)通常可通过直肠活检与 HD 区分。

(4) 管理治疗

HD 的确定性治疗是手术。在所有情况下,手术时都需要对肠道固有肌层进行活检,以评估肌间神经丛中是否存在神经节细胞,并描述无神经节细胞症的近端扩大。所有在新生儿时有胎粪栓的足月婴儿在出院前均应接受 HD 评估,因为大约 15% 的 HD 儿童有此类病史。任何未确诊 HD 的新生儿出院和随后的手术干预延迟,可能会导致小肠结肠炎的发病率增加,甚至死亡。

HD 的治疗仍然是采用经肛门直肠一期结肠拖出术,无论是否使用腹腔镜,这是治疗短节段疾病最常见的方法。进行了 Soave 和 Swenson 两种经肛门手术,未观察到结果有显著差异[93]。

一项经肛门拖出手术的 meta 分析显示,14% 的患者发生了持续性肠功能障碍,包括 53% 的便秘、29% 的 HD 相关小肠结肠炎和 18% 的尿失禁或粪便污染[94]。最近对经肛门直肠拖出术进行的一项长期研究(15 年随访)发现,54% 的患者存在粪便污染，44% 发生了术后 HD 相关小肠结肠炎[95]。长期预后可能取决于无神经节段的长度。这些持续问题的确切原因仍不清楚，但其机制可能涉及被描述为正常结肠或结肠起搏器系统的内在异常。顺行性灌肠手术可能是 HD 和粪便潴留或大便失禁患者的可行治疗选择。已从 HD 患者的无神经节肠道区域分离出 ENS 祖细胞[96]，提出了新治疗靶点的可能性，并希望神经节细胞能够转移到无神经节细胞的组织中[89]。

2. 肠神经元发育不良

肠神经元发育不良（IND）是一种运动障碍性疾病，表现为肠梗阻或重度慢性便秘，据报道发生率为 1/7 500 例新生儿[97]。特征性活检表现包括神经节增大数量增多，神经肥大（图 98.23A）[98]，以及固有层和黏膜肌层 AChE 活性增加。全层手术活检通常是诊断 IND 的必要条件。据报道，IND 是一种孤立的病变，尤其影响早产儿或有配方奶粉蛋白不耐受、回肠狭窄或小左结肠-胎粪栓综合征病史的婴儿。已经定义了 3 种类型的 IND。IND A 型通常在新生儿期急性表现为严重便秘和小肠结肠炎。活检特征包括黏膜炎症（图 98.23B）、溃疡伴仅局限于肌间神经丛的增生性神经改变，固有层和黏膜肌层 AChE 活性增加。此类 IND 的黏膜下神经丛组织学是正常的。IND B 型（占 IND 病例的 95% 以上）通常在儿童期出现慢性便秘，常见于 6 个月至 6 岁的慢性便秘和巨结肠儿童[81]。通过活检显示组织病理学结果进行诊断，包括黏膜下神经节增生伴黏膜肌层和固有层中 AChE 阳性纤维增加[99]。还描述了黏膜肌层和固有层中的异位神经节细胞。在肌间神经丛中未观察到变化。一些报道推测，B 型中描述的一些形态学特征是与年龄相关的正常现象。第三种混合型 IND 具有急性表现，累及黏膜下和肌间神经丛。

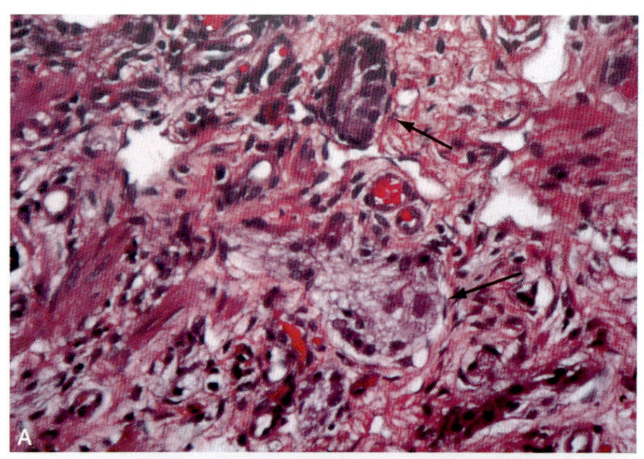

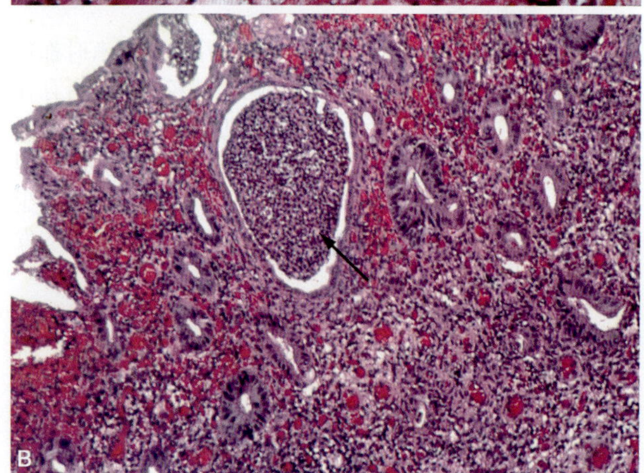

图 98.23　神经元发育不良患者直肠活检标本的显微照片。A，扩大的神经节数量增加（箭）。B，直肠黏膜活动性炎症伴隐窝脓肿（箭）。（A 和 B，H&E 染色，×250）

IND 的发病机制存在争议。在一些患者中，这是一种先天畸形，而在其他患者中，这是一种获得性现象。IND 还与其他综合征相关，如神经纤维瘤病或 MEN-ⅡB、近节段 HD 和其他先天性异常，主要是胃肠道[100]。其他相关疾病包括囊性纤维化、微绒毛包涵体病（MID）、先天性异常、脂肪母细胞瘤病、IBD、肛门直肠畸形、肠旋转不良、巨结肠-微结肠-肠蠕动减弱综合征（MMIHS、Berdon 综合征）、先天性短肠综合征、肥厚性幽门狭窄、坏死性小肠结肠炎和唐氏综合征[98]。在一个患者系列中，在一例患者的第 12 号染色体上检测到重新复制。因此，IND 可能并不代表一个定义明确的实体，而是与年龄、阻塞或炎症相关的继发现象[101]。IND 可以随着年龄的增长而消退。治疗与慢性便秘相似，有些严重的病例需要手术，包括括约肌切开术、分流结肠造口术或结肠切除术[81]。

3. 慢性肠道假性肠梗阻

慢性肠道假性肠梗阻（CIPO）是一种少见的严重运动障碍疾病，其特征是在没有固定梗阻性病变的情况下反复出现或持续出现肠梗阻症状（见第 124 章）。CIPO 占儿童慢性肠功能衰竭病例的 15%。大多数病例是特发性的，尽管是先天性形式但可能代表新的突变，有些病例继发于全身性疾病，包括黏液水肿、杜氏肌营养不良、甲状腺功能减退症、甲状旁腺功能减退症、乳糜泄、恰加斯病和线粒体疾病[81]。

原发性 CIPO 的病理生理学可以是神经病理性的，也可以是肌病性的，这取决于其异常分别位于肠神经元、卡哈尔间质细胞（ICC）还是平滑肌。神经性 CIPO 通常是由于肠神经元退行性丢失或肠神经节和/或神经突起内的炎性神经病变所致。

在任何年龄组中，临床表现倾向于以腹痛和腹胀为主（80%），在假性梗阻急性发作期间尤其严重。CIPO 的诊断检查包括排除肠梗阻的机械原因，识别任何基础疾病，排除药物诱导的 CIPO 样疾病，并了解可能提供预后信息或直接管理的病理生理学特征。肠道测压可用于描述 CIPO 所涉及的病理生理学（神经-肌肉）机制，并区分机械性和功能性原因[102]。

CIPO 患者常因吸收不良和食物摄入不足而营养不良。能耐受口服营养的患者应鼓励少食、多餐（每天 5~6 次），重点是液体卡路里和蛋白质的摄入。在最严重的情况下，TPN 是维持营养支持和充分水化水平所必需的。溴吡斯的明是一种乙酰胆碱酯酶抑制剂，可增加神经肌肉接头处的乙酰胆碱，促进肠道收缩，可能对 CIPO 有益[103]。

（八）其他和遗传缺陷

1. 微绒毛包涵体病

先天性微绒毛萎缩也称为 MID，是一种常染色体隐性遗传病，可能在出生后不久表现为严重腹泻，其特征是肠绒毛萎缩，具有特征性的电镜检查结果（见后文）[104]。尽管其患病率尚不清楚，但据报道 MID 是家族性难治性腹泻的最常见原因[105]。已观察到女性占优势，20%的病例报告了近亲婚配。在纳瓦霍印第安人和中东人群中，MID 的发病率可能更高，在纳瓦霍印第安人中，*MYO5B* 突变已被证实[106]。蛋白质转运缺陷、细胞骨架和微丝功能异常被认为是可能的病因[107]。高尔基体转运途径的阻断导致小囊泡融合和微绒毛包涵体的形成[108]。分泌性腹泻是严重的，不能耐受经口喂养，对大多数治疗方法无反应。MID 的 3 种变体被认识：先天性，最常见和最严重，表现在出生后第一周内；晚发型，从 6~8 周开始；非典型，有早期或晚期发病。MVID 可能发生在临床症状不太严重的情况下[109]。

MID 的小肠壁薄如纸，十二指肠和小肠的黏膜表现为绒毛萎缩，隐窝发育不良或正常，固有层细胞结构正常或减少（图 98.24A）。PSA、CEA、Rab11 和 CD10[110,111]缺乏线性染色，证明刷状缘膜缺失。这些染色体在光学显微镜下也可观察到微绒毛包涵体。胃活检显示胃腺体结构局灶性破坏。结肠活检显示特征性细胞质空泡和 PAS/绒毛蛋白阳性细胞质包涵体[112]。

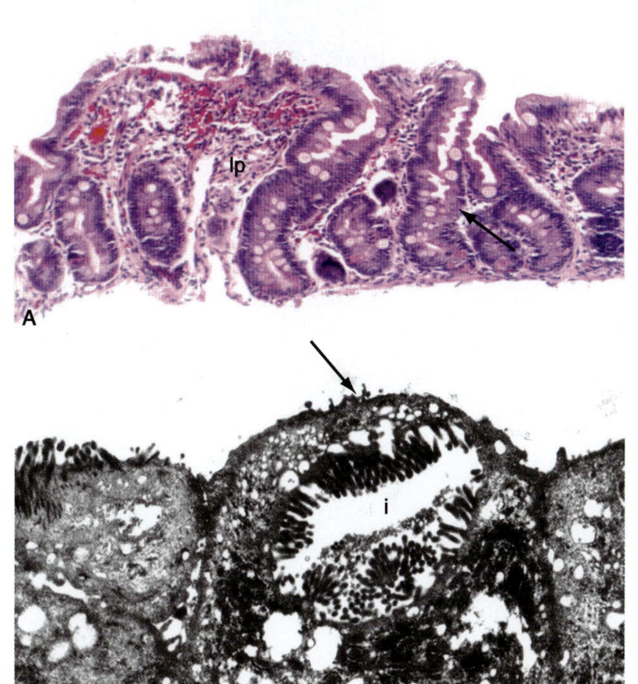

图 98.24 微绒毛包涵体病患者的十二指肠显微照片。A，绒毛萎缩伴隐窝增生（箭头）和固有层细胞减少（Ip）（H&E 染色，×250）。B，电镜下可见微绒毛缺乏或缩短（箭），胞浆内含物（i）由内衬微绒毛的囊泡组成（×15 000）。（Courtesy S. Teichberg，PhD，Manhasset，New York.）

电子显微镜评价显示了微绒毛膜的特征性超微结构异常，包括刷状缘膜破坏或缺失、微绒毛变短和缺失以及微绒毛包涵体（见图 98.24B）。尽管这些病变最常见于小肠活检标本，但在直肠和结肠标本中也可观察到微绒毛包涵体。

必须使用全胃肠外营养（TPN）来延长生存期。分泌性腹泻持续存在，但体积变小。小肠移植是 MID 儿童提高生活质量和长期生存的唯一希望[113,114]。

2. 肠上皮异型增生

肠上皮异型增生（IED）又称为簇状肠病，是一种先天性肠病，发病早，严重的顽固性腹泻，具有特征性的显微镜下表现[115]。在 IED 中，存在不同程度的绒毛萎缩。表面上皮细胞呈簇状排列，顶端呈圆形。结肠黏膜也可见簇状。在基底膜中，硫酸肝素蛋白多糖增加，层粘连蛋白微弱且不规则[115]。簇是由不再与基底膜接触的非凋亡上皮细胞导致。这些上皮细胞有 E-cadherin（E-钙黏蛋白）的异常表达，电镜检查不含包涵体。上皮细胞黏附分子（EpCAM）可稳定 IECs 中的封闭蛋白（claudin-7），HA1-2 可调节细胞表面丝氨酸蛋白酶 Matriptase，一种已知的肠上皮生理学修饰因子[116]。EpCAM 和 SPINT 突变均与 IED 密切相关[117,118]。在 IED 患者的肠活检组织中发现 EpCAM 缺乏染色[119,120]。

腹泻是分泌性的，吸收不良是顽固难治疗的，生长障碍。一些 IED 病例与先天性异常相关[115]。在 60%以上的 IED 患者中观察到非特异性点状角膜炎。小肠移植是 IED 的推荐治疗方法。

3. 先天性葡萄糖和半乳糖吸收不良

家族性葡萄糖和半乳糖吸收不良是常染色体隐性遗传。编码位于肠上皮细胞刷状缘的钠-葡萄糖共转运蛋白的 SLC5A1 基因突变已被证明可引起该病（见第 102 章）。全球报告了超过 300 例不同来源的受试者，其中大多数是近亲结婚的结果[121]。在新生儿期摄入任何含有葡萄糖或半乳糖的配方奶都会导致严重危及生命的水样腹泻。粪便还原糖试验呈强阳性。粪便中不存在血液和白细胞。小肠和结肠的活检标本正常。停用含葡萄糖、半乳糖或乳糖的配方奶（乳糖被代谢为葡萄糖和半乳糖），并制定含果糖的配方奶以及由此产生的治疗获益，通常足以对葡萄糖或半乳糖吸收不良做出临床诊断。当用含果糖的配方奶喂养替代含葡萄糖的配方奶喂养时，腹泻突然停止，新生儿开始茁壮成长。一些报告表明，由于肠道菌群代谢葡萄糖的能力增加，葡萄糖或半乳糖吸收不良引起腹泻的严重程度随年龄增长而降低。

4. 先天性蔗糖酶和异麦芽糖酶缺乏

由于在出生后 6 个月内蔗糖不是常见的膳食碳水化合物，因此在婴儿食物中给予蔗糖之前，患有这种疾病的儿童通常不会发生水样便。这一规则的一个例外是新生儿接受以蔗糖为碳水化合物的配方奶（通常用大豆蛋白或酪蛋白水解物）。通过内镜下获得的十二指肠或空肠黏膜的双糖酶测定进行确认。先天性蔗糖酶或异麦芽糖酶（SI）缺乏症虽然极为罕见，但先天性双糖酶缺乏症却是最常见的。已知该疾病在一些因纽特人人群中高度流行（约 5%~10%）[122]。编码酶活性缺陷或降低的双糖酶的 SI 基因变异易患 IBS[123]。半乳糖苷酶是一种有效且耐受性良好的治疗先天性 SI 缺乏患者的药物。骶糖苷酶的基因检测和临床试验可能成为内镜活检的替代方法[124]。

5. 先天性乳糖酶缺乏

先天性乳糖酶缺乏极为罕见。接受含乳糖配方奶粉的受影响婴儿发生重度水样腹泻，可通过建立不含乳糖配方奶粉解决。小肠活检标本组织学正常，但双糖酶测定显示乳糖酶减少或缺失。严重形式的先天性乳糖酶缺乏症的发病是由乳糖酶基因突变引起的，乳糖酶基因突变以复合杂合子或纯合子遗传模式发生[125]。淋巴细胞性结肠炎已被证实与乳糖酶缺乏症相关[126]。

6. 先天性氯化物腹泻（CL^--CCD）

先天性氯化物（CL^-）腹泻（CCD）是由 *SLC26A3* 基因突变引起的肠道 $Cl^-HCO_3^-$交换的常染色体隐性遗传病[127]。大多数致病突变引起折叠缺陷，导致这些膜糖蛋白从内质网到细胞表面的转运受损，这可能直接影响转运功能[129]。回肠和结肠中的 $Cl^-HCO_3^-$交换机制逆转，Cl^-主动分泌，导致富含 Cl^-的腹泻（即高氯性腹泻）。CCD 婴儿通常早产，可表现为肠梗阻或胎便排出缺如。粪便 Cl^-含量高且粪便 pH 低的水样腹泻是终生的，可能导致脱水，HCO_3^-的吸收增加可能导致低氯性代谢性碱中毒、低钠血症和明显的低钾血症。粪便中不含血液、白细胞和还原性物质。尿 Cl^-低。小肠和结肠活检标本正常。治疗方法是补充液体和电解质。曾尝试使用 PPI 进行抑酸治疗，结果不一。丁酸盐也被认为是 CCD 的一种可能的治疗方法[130]。

7. 先天性钠腹泻（Na^+-CSD）

先天性钠（Na^+）腹泻（CSD）是由 Na^+或质子交换缺陷引起的[131]。患者有酸血症和低钠血症。粪便中碳酸氢盐和 Na^+的浓度升高。CSD 具有临床和遗传异质性[132]。GUCY2C 突变导致细胞内环鸟苷酸水平升高，可以解释慢性腹泻由于肠内 Na^+和水吸收减少以及氯化物分泌增加，表明其在 CSD 的发病机制中起作用[133]。编码丝氨酸蛋白酶抑制剂肝细胞生长因子抑制剂 HAI-2 的 *SPINT2* 基因的突变也与 CSD 相关[128]。

8. 囊性纤维化

囊性纤维化（CF）是一种常染色隐性遗传的环腺苷酸氯化物转运障碍，其是由于囊性纤维化跨膜调节因子缺陷所致（见第 57 章）。

约 10%～15% 的 CF 新生儿表现为新生胎粪性肠梗阻或其并发症。胎粪栓综合征也可能发生，导致结肠梗阻而不是 SBO，如胎粪性肠梗阻所见。产前可能发生小肠缺血和穿孔，导致胎粪囊肿、肠闭锁或胎粪性腹膜炎伴腹腔内或阴囊钙化。

（刘军　译，袁农　校）

参考文献

第 99 章　小肠运动和感觉功能及功能障碍

Christopher K. Rayner, Patrick A. Hughes 著

章节目录

有效吸收营养物质，维持食糜和不消化残留物的有序离口运动是小肠运动和感觉功能的最重要的目标。小肠运动在预防小肠细菌过度生长（SIBO）中也至关重要（见第 105 章）。这是通过在进食和禁食状态下肠腔内容物的净离口流动实现的，很可能是在回盲接合部守门人功能的辅助下实现的，其可防止盲肠内容物的回流。

肠内容物的最佳进程可使消化的食物与肠分泌物混合，并使肠腔内容物与上皮细胞接触。这种接触对于管腔内营养物质的吸收和感知非常重要。营养物质的吸收和黏膜感知都对胃和小肠运动功能产生反馈控制，这是相互作用能优化额外营养物质进入吸收上皮的速率，并最大限度地减少结肠内营养物质的流失。因此，尽管肠腔内容物沿着小肠的净运动是顺行的，但在正常生理情况下，在短距离内也会发生逆行流。小肠内容物的逆行运动也可发生在长距离上，当一种独特的强阶段性小肠收缩区在小肠的大部分区域内朝着口腔方向移动时。这些收缩将肠腔内容物送回胃，以便在呕吐过程中喷射入食管。这种协调的运动模式强调了根据精确的生理需要对小肠运动的多功能调节。

小肠的运动功能直接依赖于肠壁中的平滑肌，其中包括启动收缩和调节收缩频率的基本控制机制。覆盖这些基本控制机制的是肠神经系统（ENS）和自主神经系统（ANS）。此外，许多激素调节小肠收缩的频率和模式。这些因素中的每一个都在健康小肠的运动中发挥作用，而在某些疾病中对这些成分中的每一个特异性损伤都有助于界定它们各自的作用。

一、解剖学

在成年人中，小肠约 3~7m，从幽门的十二指肠侧延伸至回盲瓣。根据结构和功能考虑，它被分为 3 个区域：口端十二指肠，其次为空肠，以回肠结束。这些区域表现出相似的运动特征，尽管存在一些结构和功能差异。生理性括约肌，即幽门和回盲瓣，具有明显不同的运动模式，允许它们分别作为胃窦和十二指肠之间以及回肠和结肠之间的流量控制器。第 50 章讨论了幽门和胃的运动功能，第 100 章讨论了回盲部的运动，第 98 章讨论了小肠的一般解剖。十二指肠是一个固定的腹膜后结构，主要位于上腹部，远端回肠通常通过其与盲肠的附着点锚定在右髂窝中。小肠在这些区域之外的腹膜腔内是可移动的。

二、正常小肠运动和感觉功能

（一）平滑肌

小肠壁包括黏膜（由上皮和固有层组成）、黏膜下层、肌层和浆膜（图 99.1）。肌层由平滑肌的内环和外纵层组成，它们沿小肠的全长连续存在。这些层内的收缩是小肠运动的主要原因。另一个更薄的肌层，即黏膜肌层，位于黏膜和黏膜下层之间，在黏膜或绒毛运动中起作用[1]。黏膜肌层对总的运动没有影响，本章不作进一步讨论。

每一肌层内的平滑肌细胞形成合胞体。肌细胞通过被称为缝隙连接的细胞间接触的物理专门区域相互电通信，这些区域可通过电子显微镜观察到。相邻肌细胞之间的这种紧密接触在它们之间提供了低电阻电接触或耦合，使它们能够作为一个单元被激发。每层肌细胞之间的机械连接使其能够作为一个收缩单位发挥作用。机械连接由细胞水平的中间连接和组织水平的平滑肌细胞束之间胶原纤维的致密细胞外基质提供。平滑肌细胞体在每层内平行排列，使环形肌层环绕管腔，纵向肌层沿小肠轴向延伸。每层胞体可独立控制，因此管腔直径可减小（环形收缩），小肠长度可缩短（纵向收缩），可单独或联合作用。

肌细胞本身是纺锤形细胞，其收缩特性来自特殊的细胞

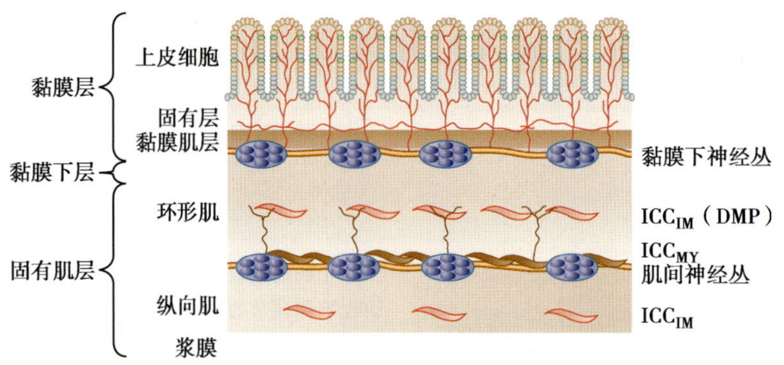

图 99.1　显示小肠壁各层和各组成部分的示意图。DMP，深肌丛；ICC_{IM}，Cajal 肌内间质细胞；ICC_{MY}，Cajal 肌间间质细胞。（Advice from Dr. Elizabeth Beckett is acknowledged.）

质细丝（肌动蛋白和肌球蛋白），并来自这些细丝与细胞骨架成分的连接。电子显微镜显示电子密度的无定形物质在细胞膜内部（致密带）和整个细胞质（致密体）周围凝聚。收缩细丝的排列方式与骨骼肌相似，并与细胞长轴大致平行地插入到致密带和致密体上。因此，当收缩细丝被激活以相互滑动时，会导致细胞缩短。激活收缩装置所需的大部分 Ca^{2+} 通过 L 型 Ca^{2+} 通道进入细胞（图 99.2）。Ca^{2+} 进入也可以通过 IP3 受体控制的 Ca^{2+} 通道从肌浆网膜释放 Ca^{2+} 在不同程度上得到补充。IP_3 由磷酸酯酶 C 生成，磷酸酯酶 C 反过来被与兴奋性转运体受体（G 蛋白偶联受体）偶联的 G 蛋白激活。

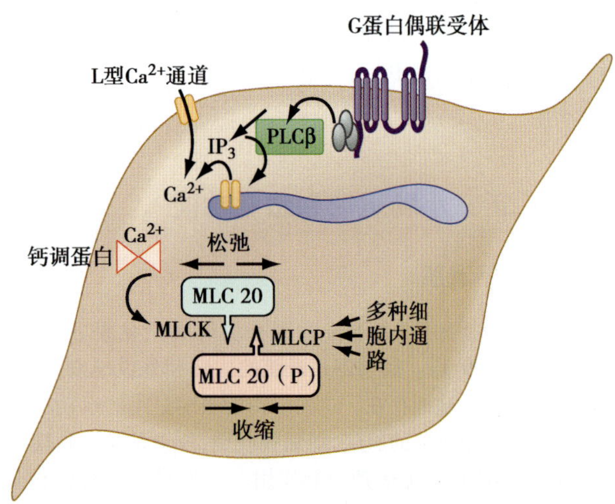

图 99.2　显示导致收缩和舒张的通路的平滑肌细胞图。详见正文。IP_3，三磷酸肌酶；MLC20，20kD 肌球蛋白轻链；MLCK，肌球蛋白轻链激酶；MLCP，肌球蛋白轻链磷酸酶；（P），磷酸化；PLCβ，磷酸酯酶 Cβ。（Modified from Sanders KM. Regulation of smooth muscle excitation and contraction. Neurogastroenterol Motil 2008；20［Suppl 1］：39-53.）

增加的细胞质 Ca^{2+} 与 Ca^{2+} 结合蛋白钙调素结合，使其能够激活肌球蛋白轻链激酶，使肌球蛋白的 20kd 轻链磷酸化（MLC20）。MLC20 的磷酸化促进肌动蛋白与肌球蛋白结合，启动跨桥循环和机械力的发展。MLC 磷酸酶可降低 MLC20 的磷酸化。MLC20 的去磷酸化减少了跨桥循环，并导致肌肉松弛。去磷酸化过程是在一个复杂的分级控制体系下进行的，这在设定平滑肌收缩力的增益方面是很重要的[2]。

（二）Cajal 间质细胞

Cajal 间质细胞（ICC）是平滑肌层内的特殊细胞，对正常小肠运动功能至关重要。ICC 是多形性间充质细胞，通过长的、变细的胞浆突起形成相互连接的网络。ICC 位于神经轴突和肌细胞的附近，与之形成电缝隙连接[3]。ICC 在小肠运动的控制中起两种作用：首先，它们作为起搏器，产生决定小肠收缩基本节律性的电慢波[4]。其次，它们将抑制性和兴奋性神经信号传递到肌细胞[5]，因此可改变肌细胞膜电位，进而改变收缩活动。发生这种转换是因为 ICC 在功能上介于神经末梢和神经供应的平滑肌之间。小肠的神经效应器连接比神经末梢和平滑肌细胞之间的简单接触更复杂，相反，它们是肠神经末梢和 ICC 之间的接触，并从那里通过电缝隙连接与肌细胞接触。因此，有效的神经传递是由于 ICC 上特定受体集的激活，而不是直接作用于平滑肌细胞。

ICC 至少存在 3 个独立的功能组。它们是肌间 ICC（ICC_{MY}）、肌内 ICC（ICC_{IM}）和深肌丛中的 ICC。

ICC_{MY} 是小肠中的起搏细胞，可触发平滑肌中慢波的产生。ICC_{MY} 细胞在环形肌和纵行肌层之间的肌间神经丛水平的肌间隙内形成密集的电耦合网络。这些细胞具有一种特殊的机制，利用其氧化代谢产生向内（起搏器）电流，该电流是由阳离子通过质膜中的非选择性阳离子通道流动产生的。初级起搏器启动慢波。这种从主要事件的去极化随后导致网络中其他 ICC 的自发活动。该序列导致慢波传播的类似传播现象没有递减，经缝隙连接的方式通过 ICC 网络。一种特殊类型的 ICC_{MY} 排列在环状肌束之间的间隔上，这些细胞形成了一条至关重要的传导途径，将兴奋扩散到人体空肠的肌束深处，是构成混合基础运动模式所必需的[6]。

ICC_{IM} 是 ICC 的第二个主要族群，分布在肌肉层内。ICC_{IM} 优先受固有肠运动神经元支配。深肌丛中的 ICC 集中在深肌丛区域的环形肌层的内表面，它们也接受优先的神经支配，并可能是小肠中 ICC_{IM} 的一种特殊类型。

抑制性和兴奋性肠运动神经末梢选择性地靶向 ICC_{IM}。它们的反应又通过缝隙连接转导至平滑肌细胞。肠兴奋性运动神经元的输入由毒蕈碱乙酰胆碱受体（M2 和 M3）和 NK1 物质 P 受体介导，导致内向电流增加，从而引起去极化。当去极化达到平滑肌水平时，在慢波期间增加了 L 型 Ca^{2+} 通道的开放，导致更多的 Ca^{2+} 进入和更有力的时相性收缩。抑制性肠运动神经的输入由神经递质介导，包括一氧化氮（NO）和血管活性肠多肽（VIP），其激活 ICC_{IM} 中的受体和非受体两种机制。这些输入的结果是 K^+ 通道开放增加，进而对膜电位产生稳定作用，减少 Ca^{2+} 通道的开放，并导致平滑肌收缩力没那么有力。因此，小肠肌肉对持续慢波活动的机械反应强烈依赖于 ENS 通过 ICC_{IM} 对其兴奋性的调节。

ICC 在小肠和结肠中的作用大体相似（对于结肠，见第 100 章，图 100.2）[4,5]。ICC 的缺失或不活动与许多表现为肠动力紊乱的临床疾病有关（见第 124 章）。最近的焦点也集中在"成纤维细胞样细胞"的参与上，其具有与 ICC 相似的解剖分布，但代表了离散的细胞群。这些成纤维细胞样细胞可以通过血小板衍生生长因子受体 α（PDGFRα）的抗体染色来鉴定，这证明它们与 ICC 和神经静脉曲张都密切相关。肌间和肌内 PDGFRα 免疫阳性细胞表达小电导 Ca^{2+} 激活的 K+（SK3）通道，这是嘌呤能肠抑制的潜在介质。由于 PDGFRα 免疫阳性细胞也与平滑肌细胞形成缝隙连接，成纤维细胞样细胞也可能参与运动神经传递，因此可能有助于平滑肌的综合运动反应，并可能有助于阶段性活动的频率，例如蠕动和分节段[3]。

（三）神经元

小肠由内在和外在神经元两者丰富支配。固有神经元的胞体位于小肠壁内，构成 ENS。

这些固有神经元大多在肠壁内有其外周末梢。然而，另一类被称为离肠神经元的单独神经元在肌间神经丛内有细胞体，但通过外源性神经干从肠壁投射到椎前神经节（PVG）。离肠神经元感知并接收关于肠道机械性膨胀的信息，并将这些信息传递给 PVG 中的节后交感神经元。总的来说，这些不同类型的内在神经元的数量大大超过了外在供应的神经元，这些神经元的细胞体位于肠壁外，但末端位于肠壁内。外源性神经元可以根据其细胞体的位置（脑神经节或脊神经节）和投射的路径在解剖学上进行分类。外源性运动神经元属于自主神经系统（ANS），并通过 ICC 将中枢神经系统（CNS）与肠神经细胞（ENS）和小肠平滑肌连接。此外，一些外源性运动神经元直接终止于肌肉层。来自小肠的外源性感觉神经元既不属于 ANS，也不属于 ENS，在起源上被归类为迷走神经或脊髓，这取决于它们是沿着迷走神经还是脊髓神经通路到达 CNS（图 99.3）。

供应肠道的神经元被指定为传入或传出神经元，这取决于它们传递信息的方向。信息由传入神经元向中枢传导，由传出神经元向外周传导。因此，对于神经供应，术语"传入"用于描述在肠道中检测到并传递至 CNS 的信息传导途径。需要注意的是，在大多数文本中，传入一词与感觉是可以互换的。然而，大多数来自小肠的感觉信息在意识层面上是无法感知到的。感知到的感觉信息示例包括腹胀、不适和腹痛。关于神经供应的"传出"和"运动"术语用于描述向"效应器"（在这种情况下为小肠平滑肌）传导信号的途径。尽管运动神经支配对运动的重要性是不言而喻的，但传入功能在决定运动反应中的关键作用还没有得到很好的重视。至少 80% 的迷走神经纤维是传入纤维而不是传出纤维，这一观察结果

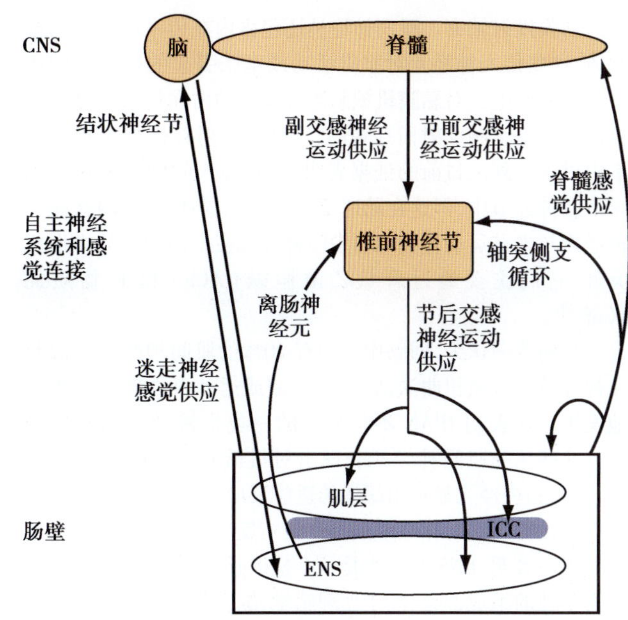

图 99.3　小肠运动控制系统组成之间关系的示意图。更多详情参见正文。CNS，中枢神经系统；ENS，肠神经系统；ICC，Cajal 间质细胞

强调了感觉信号传导中外源性传入神经支配的重要性[7]。

1. 固有神经元（内在神经元）

小肠的 ENS 元件可细分为 3 个主要功能组：初级感觉（传入）神经元、运动（传出）神经元和中间神经元。后两组可分别进一步细分为兴奋性和抑制性运动神经元以及上行和下行中间神经元。这三组共同形成复杂的网络，负责协调肠运动。在这个网络中，特定的上升和下降回路在管腔内容物的作用下同步激活。收缩是由上行通路的激活导致的，上行中间神经元突触到兴奋性运动神经元上，而松弛是由抑制性运动神经元的下行中间神经元激活导致的。其他类型的神经元，包括促分泌运动神经元和血管运动神经元以及内分泌细胞的运动神经元，在本章中得到了承认但没有进一步考虑。肠神经元的其他不同亚群现在在结构和功能上都有很好的特征，并在其他地方进行了详细的综述[8,9]。

ENS 神经元的细胞体位于两个主要壁内神经丛的神经节中，一个位于黏膜下层［黏膜下神经丛（Meissner 丛）］，另一个位于环形肌层和纵行肌层之间［肌间神经丛（Auerbach 丛）］。环肌内存在深丛（Schabadasch 丛），但不含神经节。黏膜下和肌间神经丛中的神经节通过节间束相连。这些束主要由运动神经和中间神经元的轴突组成，因为感觉神经突起通常不会延伸到神经节外的任何距离。

肌间神经丛由规则间隔排列的神经节组成，并由节间束网络连接，该主要网络被称为初级神经丛。在这一主要结构内，神经束的较小分支来自初级神经丛，形成第二级神经丛，还有较小的分支形成第三级神经丛。黏膜下神经丛有两层，一层靠近黏膜，另一层更靠近环形肌层。这两层通过节间束相连。黏膜下神经丛没有从属神经丛的层次结构。

（1）内在传入神经元供应

ENS 的初级传入神经元在形态学上表现为 Dogiel Ⅱ型神经元（具有许多突起的神经元）[10]。对黏膜化学刺激有反应的内在初级传入神经元（IPAN）其细胞体位于肌间神经丛，它

们向黏膜投射轴突。肌间神经丛还包含内在传入神经元的细胞体,这些传入神经元对肌肉活动或牵张引起的肌肉层的机械刺激而放电。对黏膜机械刺激有反应的内在传入神经元也被认为是基于肠反射而存在的,这种肠反射在体外去神经标本中可观察到。目前的证据表明,这些传入的细胞体位于黏膜下层神经节中,但这在肠道中尚未明确描述[10]。内在感觉神经元与内在运动神经元和中间神经元在壁内神经丛中形成突触,它们主要通过释放乙酰胆碱(ACh)和P物质而兴奋[10]。

目前普遍认为,回肠中大约有20%的肌间神经元是由肌间神经节的机械扭曲激活,这在收缩或运动事件期间有规律地发生。这表明IPAN不是唯一的一类机械敏感的肠神经元。这些回肠肌间神经元表现出对机械刺激的快速适应反应,而结肠神经元显示出缓慢的适应反应,这表明这些神经元可以直接编码对时相性或强直性收缩反应力的动态变化。这些发现还表明,ENS的行为是一个整体感觉运动网络,而不是作为单独的组成部分,准予处理感觉、综合和运动功能[11]。

(2) 传出供应

供应小肠平滑肌的内在运动神经元轴突离开壁内神经节,进入环形或纵行肌肉层,在那里它们在肌细胞和ICC附近通过。与骨骼肌不同,小肠平滑肌中不存在特异性神经肌肉接头,尽管沿运动轴突的多种变异系数可能代表神经传递的特殊区域。运动轴突沿其长度放电,可能通过ICC潜在地激活大量肌细胞,但也可能直接激活它们。缺乏专用的特异性神经肌肉连接、肌细胞间的电缝隙连接以及来自一个以上运动轴突的肌细胞的神经支配重叠强烈表明,与骨骼肌相比,肠平滑肌中不存在功能离散的运动单位。ENS运动供应本身既具有抑制性又具有兴奋性,其固有的抑制性和兴奋性运动神经元通常含有快速和慢速神经递质。主要的兴奋性递质是ACh(快)和P物质(慢),主要的抑制性递质是NO(快)、VIP(慢)、ATP(快)和β-烟酰胺腺嘌呤二核苷酸(快)[12]。

(3) 中间神经元

中间神经元将同一类别或不同类别的ENS神经元彼此连接。它们允许在有限长度的肠壁内进行局部通信。根据其口腔或非口腔投射方向,它们分别通过释放乙酰胆碱(ACh)或NO参与简单的局部反应。证据还表明,肠壁内的连接距离较长,但这些神经通路尚未明确界定。这些较长的连接可以由ENS或ENS和ANS之间的连接在解剖学上提供。已经确定了具有额外感觉作用的中间神经元,它们直接对肌肉长度的机械变化而不是肌张力或肌紧张作出反应[13]。

离肠神经元是一种特殊类型的中间神经元,对控制局部反射有重要意义。这些神经元在肌间神经丛内有细胞体,接受来自几个局部肠神经元的输入,并投射到内脏神经节(PVG),在那里它们与交感神经运动神经元突触(见图99.3)[8]。

ENS神经元的各种亚型有可能被肠神经胶质细胞(胃肠道内一类独特的外周神经胶质细胞)调节。直到最近,人们还认为肠神经胶质细胞在肠壁中是“沉默的”。肠神经胶质细胞的主要群体分布在ENS的肌间和黏膜下神经丛以及黏膜和环形肌肉的固有层内。肠神经胶质细胞与中枢神经系统的星形胶质细胞相似,它们检测并整合神经活动。肠神经胶质细胞被突触刺激激活,这表明它们在突触传递中起积极作用,并主动调节生理性肠道过程[14]。最近的研究表明,肠道神经胶质细胞群表现出显著的异质性,这给已经错综复杂的调节系统增加了相当大的复杂性[15,16]。

2. 外源性神经元

(1) 传入供应

小肠由迷走神经和脊髓外源性传入神经共同支配。小肠迷走神经的解剖结构相对简单,其传入末梢位于肠壁,细胞体位于结状神经节和颈静脉神经节内,直接将输入传入脑干。脊髓传入纤维沿着血管周围神经行进至PVG,在那里神经元发出轴突侧支,在节后交感神经运动神经元上形成突触。然而这些纤维进入胸背神经节,并通过背根进入脊髓,主要在脊髓灰质浅层椎板的神经元上突触[17]。这些神经元反过来可以向大脑中参与感觉和疼痛控制的许多区域发送投射。脊髓传入神经元也可以释放更接近肠壁的轴突侧支,在ENS、血管、平滑肌或分泌元件的组成部分上形成突触(图99.4)。一般而言,迷走神经传入纤维具有较低的机械激活阈值,在较高强度下显示饱和反应,而脊髓传入纤维也在较高阈值下被激活。迷走神经和内脏机械感受器的不同刺激反应特征通常被解释为迷走神经传入调节胀满和饱腹感,而脊髓传入调节不适、腹胀和疼痛[17,18]。

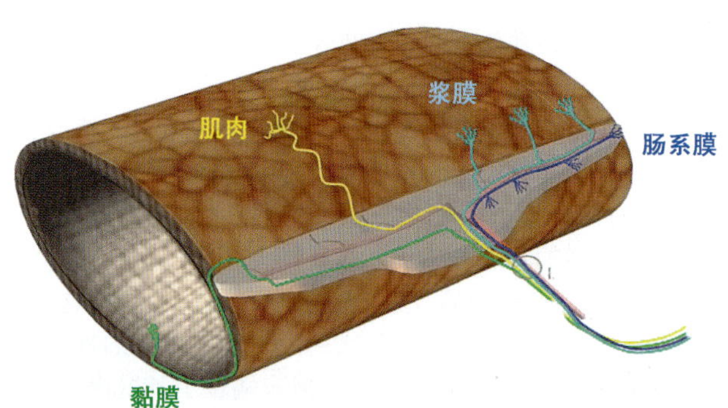

图99.4 通过迷走神经和脊髓神经通路支配小肠的各种外源性感觉传入神经纤维亚型的示意图。更多详情请参阅正文。(Courtesy Associate Professor S. M, Brierley.)

外源性传入的分类在不断发展,目前最好根据机械活动阈值、拟定的解剖位置或解剖和功能的组合来描述[19]。在迷走神经通路和脊髓传入通路中观察到具有较低机械激活阈值的末端[17,19,20]。这些传入通路在对高强度饱和但不脱敏的精细触觉黏膜刺激作出反应时持续活跃[17]。它们对肠道扩张或收缩没有反应。它们可被称为“黏膜”,因为它们被认为位于固有层,在那里它们被定位为检测通过黏膜上皮吸收的物质或从上皮细胞和上皮下细胞(包括肠嗜铬细胞和免疫细胞)释放的物质[21,22]。在正常生理条件下,这些传入的激活不可能达到有意识的感知,但可区分气态和固态物质。具有广泛动态范围的末端也称为“肌肉”或“张力”传入,对环形拉伸而非黏膜刺激有反应[19]。这些传入在肌层或肌间神经丛内形成末梢。广泛动态范围的传入由消化过程中遇到的生理范围内的机械刺激激活。对增加拉伸强度的反应通常不会趋于平稳,表明这些传入可能与冲动和腹胀有关,并可能参与疼痛的调节。肌肉传入对小肠扩张和每次收缩事件的信号传导反应持续存在，从而产生了“串联张力受体”一词[23]。神经示踪研究发现纵行和环形肌肉层中的迷走神经传入末梢，被称为肌内阵列（IMA），它由几个长的（长达几毫米）相当直的轴突组成，这些轴突平行于相应的肌肉层，由倾斜或直角的短连接分支连接[24,25]。IMA 被认为是串联张力受体的末端，可能对肌肉的被动拉伸和主动收缩都有反应，尽管目前缺乏该提议的直接证据。围绕整个胃肠道肌间神经丛的迷走神经传入末梢被称为神经节内层状末梢（IGLE）。它们与围绕在纤维囊周围的结缔组织囊和围绕肌间神经节的肠神经胶质细胞紧密接触。它们被假设为检测垂直肌肉层之间的机械剪切力。通过绘制食管、胃和大肠中迷走神经传入末梢的感受野，阐述了 IGLE 这种机械感觉功能的证据，并从形态学上显示机械敏感性的单个热点与单个 IGLE 相对应。迷走神经和脊髓神经的肌肉传入都有功能证据，但小肠内脊髓扩张敏感传入的解剖学表现仍有待确定。然而，它的结构及其表达的受体和通道很可能与迷走神经传入不同，因为脊髓肌肉传入显示出更高的扩张激活阈值[20]。也有对低强度黏膜刺激和环形拉伸均有反应的传入纤维。这些传入在结肠和胃中分别被称为“肌肉/黏膜”或“张力黏膜”，但它们在小肠中的存在尚未明确显示[19,26,27]。

迷走神经传入纤维已被证明穿透环肌层和黏膜下层，在大鼠十二指肠和空肠的隐窝和绒毛的固有层内形成多分支轴突网络[24]。它们的末梢与基膜紧密接触，但似乎不穿透基膜，因此处于检测物质的理想位置，包括吸收的营养物质和从上皮细胞和固有层内其他结构释放的介质在内的物质。在深部肌肉/浆膜层和肠系膜连接中观察到对机械刺激具有高阈值的传入[28]，也被称为“浆膜”或“肠系膜”传入[27]。这些传入由肠道及其附着物的强烈扭曲激活，对低强度的黏膜抚摸或环形拉伸无反应[27,29]。因此，这些传入在正常生理条件下是不活动的，被认为主要构成疼痛传入类别。重要的是，这些传入类别中的每一类也被化学介质激活，并表达许多痛觉和镇痛通道和受体[17,19,30]。这些类型的反应可能发生在存在或不存在对传入末梢机械敏感性影响的情况下，这表明传入末梢的化学敏感性调节是独立于机械敏感性的[31-33]。这些观察结果暗示了对循环或局部释放因子（如细胞因子、蛋白酶和其他免疫介质，包括组胺和缓激肽）的潜在反应性。

（2）传出供应

小肠的外源性传出通路由 ANS 的副交感神经和交感神经分支供应。小肠的副交感神经供应是脑神经和胆碱能的，而交感神经供应是脊髓（胸）和肾上腺素能的。然而，这两条运动通路并不完全分开，因为有时在迷走神经内发现起源于颈神经节的节后交感神经纤维。

小肠的副交感神经运动神经元在延髓迷走神经的背侧运动核内有细胞体。它们的轴突通过迷走神经延伸到肠壁内神经丛，在那里它们与 ENS 的运动神经元突触。交感神经运动供应更为复杂。胸髓中间外侧角内的初级运动神经元与 PVG 中的二级神经元突触。然后这些神经元与肠壁内神经丛中的 ENS 运动神经元突触，直接与平滑肌突触，或可能与 ICC 突触。

小肠的兴奋性和抑制性外源性运动输出均已被确定。兴奋性输出使平滑肌去极化，抑制性输出使平滑肌超极化，从而分别促进和阻碍收缩的发生。一般而言，交感神经运动供应抑制 ENS，这种 ENS 抑制导致平滑肌活动降低。而在括约肌区域观察到的效应相反。还存在对双侧平滑肌的直接交感神经抑制和兴奋输出。副交感神经运动输出到 ENS 更为弥散，每个初级运动神经元供应一个大的区域。兴奋性副交感神经运动输出发生在抑制性或兴奋性 ENS 运动神经元上，通过这些神经元，副交感神经传出可以选择性地抑制或兴奋平滑肌。有趣的是，传出和传入神经支配也被证明可以调节肠道的免疫和运动反应，尽管这些反应的确切机制仍存在争议[34-36]。

3. 神经控制元件的中心连接

在中枢，小肠的感觉和运动供应密切相关，迷走神经感觉输入和副交感神经运动输出的位置很近，脊髓感觉输入和交感神经运动输出也是如此。迷走神经副交感神经和脊髓交感神经的供应与中枢神经系统的许多其他区域有广泛的联系，涉及摄食、觉醒、情绪和其他反射行为。参与小肠调节的中枢神经系统区域的毗邻及其相互联系，使得迷走神经副交感神经和脊髓交感神经控制机制很可能是相互联系的，其功能可能不如以前所认为的那样独立地发挥作用。

交感神经初级运动神经元位于髓质迷走神经背侧运动核的双侧，靠近孤束核（NTS）神经元并接受其大量输入。NTS 是迷走神经传入纤维的终末部位，通过孤束核进入，在结状神经节中有细胞体。每个 NTS 也与其他 CNS 区域有广泛的联系，其中几个区域输入到迷走神经的背侧运动核，从而影响迷走神经对肠道的运动输出[17]。

脊髓和交感神经供应肠道的中枢连接描述较少。脊髓感觉神经元进入脊髓，在脊髓二级感觉神经元上同侧突触，并通过轴突侧支向交感神经节前运动神经元提供直接反馈。然后二级感觉神经元在对侧或同侧脊髓上行，之后终止于许多区域[37]，包括脑干和丘脑中的中缝核和中脑导水管周围灰质。丘脑在整个中枢神经系统中有广泛的分支。对小肠交感神经运动输出的中枢影响是复杂的，目前还不十分清楚，但应激和觉醒水平起着一定的作用。这些影响通过脑干和下行束输出到脊髓中间外侧角的交感神经节前运动神经元，使其轴突到达 PVG，然后与交感神经节后肾上腺素能神经元形成突触[3]。

（四）胃肠激素

在第 4 章中详细讨论了胃肠激素，但在此强调它们在调节小肠运动和感觉功能中的重要作用是非常重要的。与小肠功能相关的胃肠激素可以体液或旁分泌的方式作用于肠神经元和肌细胞，并且也显示出调节结肠外源性感觉传入功能[28,38]。这些激素通常是在肠内营养存在（或在某些情况下是预期的）的情况下释放的。这些激素中最广为人知的包括 CCK、生长抑素、VIP、胰高血糖素样肽-1（GLP-1）、葡萄糖依赖性促胰岛素多肽、饥饿素（又称胃促生长素）和胃动素[39]。肠腔内存在食物后所释放的大部分激素会导致小肠转运减慢、饱腹感信号以及混合或分段收缩增加（见下文）。

三、运动的综合控制

小肠神经肌肉装置的综合层次水平控制的参与，可以通过两个重要过程很好地说明:蠕动和消化间期运动力复合波(IDMC)。然而必须指出的是,我们对该装置单个组件的结构和功能如何协同产生已知的运动模式的理解仍然存在差距,因为对特定机制提供的证据往往是间接的。

(一) 蠕动

肠蠕动是小肠的基本综合运动模式。它由收缩活动的进展组成,通常是在离口方向,可以完全在 ENS 和环形和纵行肌肉层内协调,并可以在管腔中对许多机械和化学刺激的反应中启动。蠕动有感觉和运动两方面。

前面描述的 IPAN 群体可能负责探测管腔刺激,无论是直接或是随后从肠黏膜内分泌细胞释放介质。它们的激活导致递质释放到邻近的中间神经元和运动神经元上,其活动随后被协调成一个网络,以激活食团一侧(通常是口侧)的环形和纵行肌肉,并同步抑制另一侧(通常是离口侧)的肌肉。这种网络化活动通常以离口方式传播,但传播机制尚不清楚,这可能是由于中间神经元的活动模式,可以投射超过几毫米的距离,从而介导一般的下行兴奋。在正常的蠕动功能中,递质和介质的精确相互作用仍然没有很好的定义。然而,已知几种突触前和突触后机制的外源性激活会影响蠕动,其中一些机制也可能是内源性激活的。特别令人感兴趣的是 5-羟色胺能机制,已证明其参与肠神经元亚类之间的蠕动启动和传递调节[40]。肠蠕动不一定是顺行的,在小肠中确实会发生逆向蠕动产生呕吐,例如在肠腔毒性作用的条件下,尽管这种现象的机制仍然未知。

(二) 消化间期运动复合波

消化间期运动复合波(IDMC)展示了 ENS 非凡的综合能力,IDMC 的其他方面将在本章稍后介绍。IDMC 是一系列复杂的可变收缩活动周期,具有不同的收缩振幅、传播和规律性时相。这种综合模式在空腹状态下缓慢地沿着小肠扫过,然后定期反复出现。已经提出了几种启动 IDNC 的候选激素,包括胃动素、饥饿素和 xenin(八肽 HPKRPWIL)。5-羟色胺和生长抑素可以潜在地抑制胃窦部的 IDMC,同时刺激十二指肠的 IDMC[41]。然而,静止期和活动期之间的转换以及其沿肠道的有序迁移是 ENS 的功能,通过 IDMC 在外部失神经或自体移植肠道中的发生,证明了自主性。因此,ENS 能够独立于外部输入控制小肠的大部分节段,这可能是由于其广泛的神经元间的连接和持续的感觉反馈。

尽管 ENS 具有这种调节能力,但小肠的正常功能受 ANS 传出输出的调节,而 ANS 传出输出又受来自初级脊髓或迷走神经传入的局部或中枢处理的信息的影响。PVG 中 CNS 外的突触能够减弱抑制性肠-肠反射,这在每分钟运动调节中具有潜在的重要作用[42]。许多激素以内分泌或旁分泌的方式发挥作用,也会影响小肠的神经肌肉功能。然而,关于人体小肠运动功能的每种外源性途径的精确控制,目前几乎没有直接的信息。一般认为,迷走神经反射对整合主要的稳态功能如运动、分泌、血流以及控制食物和水的摄入有重要贡献[18,37]。交感神经反射被认为主要与对伤害性刺激的运动和其他功能的抑制有关,而不是与消化性小肠功能有关。

四、运动和感觉功能异常

小肠功能障碍相关机制的许多证据来自黏膜炎症或感染的动物模型,之后评估了运动和感觉成分的生理学、药理学以及解剖学的改变。这些模型为临床观察到的运动异常相关的潜在机制提供了线索。然而,由于许多临床表现的病因尚不清楚,这种方法在将基本发现直接转化为人类疾病的程度上受到限制。最近的研究方法探索了人体组织中的机制,尽管这在很大程度上局限于结肠研究。重要的是,虽然许多基本生理学与动物有重叠,但有几种情况下,不同种属之间的分子细节存在显著差异[43-47]。

使用人体组织和动物模型的方法揭示,肠道的感染和炎症可导致所有神经肌肉成分的长期变化,包括肌细胞、ICC 以及内在和外在神经元。功能性胃肠道疾病(如功能性消化不良和 IBS)的症状可能部分归因于肠道局部发生的特异性感觉运动异常,但也可归因于肠道外在神经控制系统的改变,也可能归因于中枢知觉的改变、传入信息的处理或两者兼而有之(见第 14 和 122 章)。重要的是,在疾病具有原发性炎症基础的患者中也观察到通常与功能性胃肠道疾病相关的症状。例如在 IBD 中,炎症消退后症状可持续存在,这表明导致这些症状的途径和/或机制存在重叠[48]。在这些情况下,也描述了大脑中疼痛控制系统的异常和内脏感觉情感成分的无序处理[49],并且可以通过前面章节中描述的中枢连接产生症状。表 99.1 概述了小肠运动中已确认或假设存在离散异常的一些临床情况。

表 99.1　小肠运动异常的模式

模式	特征
神经性的	• 消化间期运动的异常传播和缺失 • 突发或持续发生高频、高振幅、不协调的压力波 • 餐后未能转换为进食模式,后提前返回第Ⅲ阶段
肌源性疾病	• 低振幅压力波(Ⅲ期期间<20mmHg)
阻塞性的	• 餐后聚集性压力波 • 同时延长的压力波

Data from Malagelada C, Malagelada JR, Small Bowel Motility. Curr Gastroenterol Rep 2017; 19(6): 26. Camilleri M, Bharucha AE, di Lorenzo C, et al. American Neurogastroenterology and Motility Society consensus statement on intraluminal measurement of gastrointestinal and colonic motility in clinical practice. Neurogastroenterol Motil 2008;20(12):1269-82.

(一) 平滑肌功能障碍

通常很难将平滑肌功能的病理变化与神经控制机制的病理变化分开,但许多变化可直接归因于平滑肌的变化,例如胃肠道炎症和感染通常与平滑肌功能异常有关。免疫应答的类型以及主要的浸润免疫细胞和分泌介质取决于疾病的类型。如线虫感染通常表现为 TH2 型反应,肥大细胞和嗜酸性粒细胞浸润,细胞因子白细胞介素(IL)-4 和 IL-13 分泌增加,最终导致平滑肌过度收缩[50]。相比之下,化学诱导的炎症特征是存在中性粒细胞和巨噬细胞以及其他细胞,细胞因子 IL-1β 和 IL-6 的分泌增加。平滑肌高反应性的特征可能表现为对胆碱能和非胆碱能刺激的反应增强,如在 IBD 患者中可观察到[51]。炎症和感染可导致远离受累区域的小肠部位发生变化，炎症对平滑肌的功能效应在急性期恢复后仍可持续存在，如感染后 IBS 所见到的[19]。

（二）内在神经功能障碍

小肠内在控制的一些异常是由于发育功能障碍，在第 98 章中单独讨论。肠道感染或炎症也可引起 ENS 变化。其中许多变化都集中在 IPAN 上，由于启动动作电位产生的离子通道表达的变化和决定动作电位后膜电位恢复的离子通道表达的变化，IPAN 变得更易兴奋。因此，将 IPAN 与其他类别区分开来的长期超极化被缩短，它们可以在更长的时间内发射。射速的这种变化直接影响其他中间神经元和运动神经元的反应，这些中间神经元和运动神经元从受影响的 IPAN 接受输入，因此参与内在的 ENS 反射。在感染或炎症的急性期或之后数周内[53]，至少在大肠中可观察到兴奋性的变化[51,52]。在某些情况下，急性暴露于组胺、腺苷酸环化酶、COX 或白三烯通路阻断剂可抑制过度兴奋[54]。急性炎症还可显著减少离内脏神经元的数量，至少在动物模型中是如此[55]。这种损失在炎症反应开始后 24 小时明显，持续数月，仅发生在炎症区域[55]。这些长期变化被称为可塑性，可能部分解释了在急性期和黏膜病变恢复后对给定刺激发生的过度运动反应。这种变化可能是由于肠神经元基因表达的改变和/或黏膜细胞类型改变后局部释放的介质增加，可能引起持续超过初始损伤的变化[56]。

在 1 型糖尿病动物模型中神经肽水平发生改变，可能导致在这种疾病中经常观察到的运动障碍。唯一报道的 1 例 1 型糖尿病患者的人体神经解剖学研究表明，ICC 在整个空肠厚度上都显著降低。在环状肌层内可见神经元 NO 合成酶、VIP、垂体腺苷酸环化酶激活肽、酪氨酸羟化酶免疫阳性神经纤维减少，P 物质免疫反应增加[57]。虽然长期 1 型糖尿病患者的胃排空通常异常缓慢（见第 50 章），但通过小肠的转运变化很大。在某些患者中，快速转运可能在腹泻的病因学中起作用，尽管转运过程中肠神经递质、测压参数和心脏自主神经病变的程度之间的相关性很差。最近的研究表明，ICC 功能因 Ano1 表达的改变而降低，Ano1 被认为是 Ca^{2+} 激活的 Cl^- 电流的基础，直接导致人类糖尿病性胃轻瘫[58]。其他研究提示，糖尿病性胃病的发病机制可能与 ICC 本身的变性有关，因为超微结构的改变（如 ICC 的凋亡前）伴随着肠肌慢波的电节律紊乱[59]。

（三）外源性传入功能障碍

感染或炎症后导致外源性传入功能障碍的机制与参与 IPAN 和平滑肌功能障碍的机制相似。众所周知，在急性情况下，广泛的化学介质可影响外源性初级传入神经的机械敏感性和/或基础放电率[17,19,22,60]。这些化学介质可在炎症、损伤或缺血的条件下从多种细胞类型中释放，包括血小板、先天性和适应性免疫细胞、神经胶质细胞、成纤维细胞、血管、肌肉和神经元[60]。这些细胞类型中的每一种都可以同时释放几种调节剂，其中一些直接作用于感觉神经末梢，而另一些则通过在一系列级联反应中引起其他细胞释放更多的介质而间接发挥作用。这些作用的结果是，外源性传入的反应特性，如其内在的对应物一样，表现出明显的可塑性。这种可塑性明显表现为基础放电率的持续变化和/或传入末梢敏感性的改变，被描述为外周敏化。证据支持镇痛介质（包括前列腺素、嘌呤、细胞因子、蛋白酶和组胺）参与导致外周致敏的变化，效应通道包括跨受体电位离子通道家族、电压门控钙（Ca^{2+}）通道，和钠（Na^+）通道有助于超敏反应[22,32,43,44,60,61]。其他内源性化学介质（包括生长抑素）[20]可下调小肠传入敏感性，使致敏和抗致敏机制失衡导致感觉信号紊乱。促敏和抗敏机制之间这种平衡的一个具体例子是免疫介质对伤害性传入的调节。例如，TNF-α 使传入末梢对机制刺激敏感，而 k-阿片受体激动剂和免疫分泌的 β-内啡肽抑制健康动物对机械刺激的反应[33,62,63]。当进行器官区域之间的比较时，存在明显的额外复杂性；例如，阿片类药物抑制结肠的传入末梢，但兴奋空肠传入，表明肠区域之间的受体形成和/或偶联不同[30,62,64]。

肠道感染或炎症明显增加传入敏感性和神经元兴奋性，导致痛觉过敏和异常性疼痛[19,22]。很明显，这种过度兴奋、痛觉过敏和异常性疼痛可持续数周或数月，尽管最初的损伤已治愈[19,22,60,65]。例如，在旋毛虫感染后 1 个月和 2 个月，低阈值和高阈值空肠传入纤维都表现出明显的机械超敏反应[66]。这种长期机械超敏反应的发展依赖于免疫细胞 IL-1α 表达和释放的 P2X7 受体依赖性增加。值得注意的是，P2X7R 的缺失导致先天性炎症反应明显减弱，在任何时间点均未观察到感染后的机械超敏反应[23]。总之，这些机制可能在感染后 IBS 和 IBD 缓解期患者中具有临床相关性，这些患者报告了与机械和化学刺激感知增加相关的持续胃肠道症状。由于这些传入神经还有助于触发控制和协调肠道运动功能的反射机制，其敏化可导致慢性动力障碍，从而导致感觉和运动功能紊乱的循环。对于这种复杂性，最近的证据表明，疾病可以改变化学介质传入激活的功能结果。例如急性结肠炎和胰腺癌可能长期改变感觉传入神经上的细胞因子信号，从健康状态下的兴奋性事件转变为疾病状态下的抑制性事件，而在慢性结肠炎中，阿片类药物信号可能从健康状态下对感觉传入神经的抑制作用转变为疾病状态下的兴奋性效应[38,67-69]。功能结果的相似变化是否与小肠外源性传入信号相关尚待揭示。

五、小肠动力测量

基本原则

与食管和胃相比，由于其相对不可及性和其长度，对小肠运动功能的理解受到了限制。小肠运动功能可以在实验室的细胞水平上或使用离体制剂和动物模型进行研究。在人体中，有许多技术可用于评估肠肌收缩（测压、MRI、超声和无线运动胶囊）或肠腔内容物流动（X 线透视、腔内阻抗记录、闪烁照相和呼气试验）。每种都有特定的优势和局限性，它们在临床实践中的适用性各不相同。

1. 单细胞功能的评估

在细胞水平上，可以使用许多技术来深入了解小肠运动生理学。细胞内电位记录可以从小肠及其外源性神经控制系统内的多种细胞类型中获得。这些记录提供了关于单个细胞接收和传输信号的详细信息，具有极好的时间分辨率，但通常它们不能同时应用于相当长度的肠道内，因此，对运动事件的实时空间分辨率有限。

一种功能和神经解剖学相结合的方法，其中特定神经元的成像与细胞内或细胞外记录和化学编码使用免疫组化方法同时进行，从而在结构和功能之间建立了重要的相关性。特别是，这种方法使人们了解了神经节内层末梢（IGLE）和肌肉阵列（IMA）的功能（参见前文“传入供应”）。

尽管电生理学和解剖学方法提供了有关结构、所使用的神经递质和与其他因素的代理信息，但它们不能精确地描述这些与实际产生的运动及其时空组织的关系。尽管这种单细胞技术通常应用于动物组织，但其结果也可能适用于人类，因为在人体组织中观察到类似的控制元件的结构组织。

2. 肌肉收缩的纪录

增加的肌肉张力通常直接用应变仪记录，这些可用于肌肉条、离体肠袢和整个器官的准备，甚至可以长期植入动物体内。应变仪能够对运动事件进行极好的时间分辨率，但空间分辨率受到同时使用的应变仪的大小和数量的限制。在较短的肠道长度上，空间分辨率可能约为 1cm。遗憾的是，应变仪不适合用于人类受试者，尽管它们提供了关于动物运动事件组织的许多有价值的信息[70]。

肌肉收缩也可以通过记录相关现象的替代测量技术来测量。其中一种方法是荧光测量平滑肌中的钙瞬变（细胞内游离钙的快速增加）[71]。在肠道的短节切片（1～2mm）上，这样的测量提供了极好的时间空间分辨率，有助于阐明神经生理控制，而不是描述整个器官功能。

用于详细评估小肠壁运动的体外技术揭示了测压或体内壁运动研究无法检测到的细微运动模式。例如，数字化视频记录可以测量小肠固定节段的直径和长度的变化[72]，并且具有独特的能力来识别纵行和环形肌层的离散变化。

3. 体内技术

小肠运动活动的结果取决于空间不同点收缩的关系，以及这些收缩如何随时间变化见图 99.5。因此，测量方法必须收集小肠运动时空组织的功能相关信息。由于小肠的长度、运动事件的时空复杂性以及小肠运动决定每餐成功转运和吸收的时间框架延长（数小时），这尤其对人类提出了重大挑战。

为了理解个体运动事件和小肠内转运之间的关系，测量技术的时间分辨率必须比每个离散运动事件的持续时间更精细，以便可以将收缩识别为彼此分离。在人体中，十二指肠收缩的固有频率可达每分钟 12 次，每次持续约 1～3 秒。小肠运动功能研究的最佳空间分辨率尚未确定，但已知大多数收缩序列跨越相对较小的距离（<6cm）[73]。由于数据处理的实际限制和小肠中可放置的传感器数量，测量技术通常在短距离内达到高空间分辨率或在较大距离内达到低空间分辨率。实际上，这意味着从不同研究中获得的数据相互解释，以提供更全面的情况。

4. 测压技术

小肠测压可直接测量由于运动功能而对肠腔内容物施加的力，记录的压力波对应于管腔闭塞或接近管腔闭塞的收缩。测压导管可以是水灌注的，在其直径内包含多个通道，并具有沿其长度分布的侧孔，每个通道将压力变化传递给外部传感

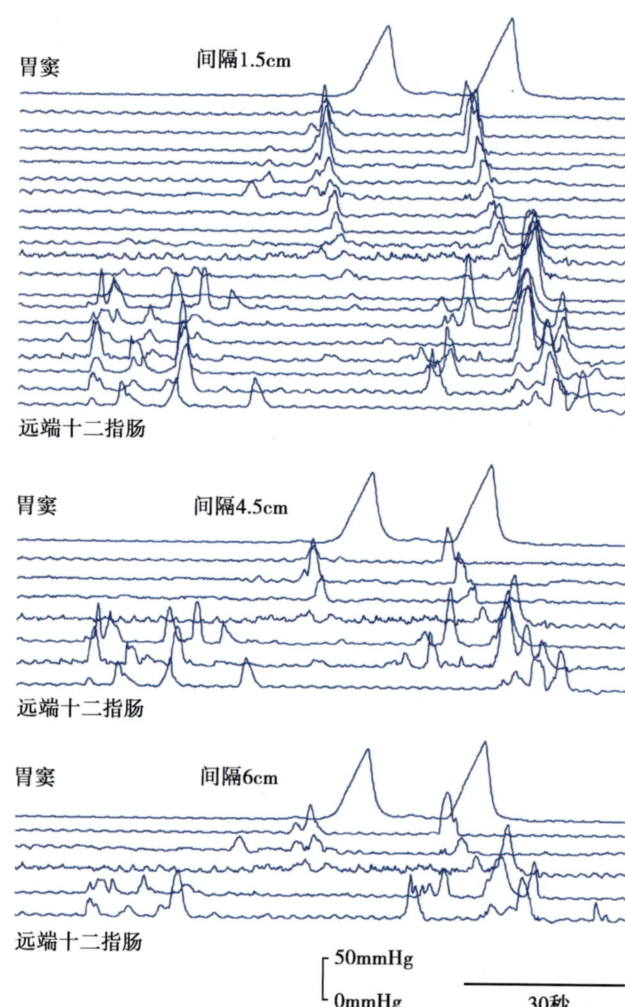

图 99.5　人体胃窦和十二指肠的多通道测压记录，记录点以不同的间隔放置：1.5cm（上图）、4.5cm（中图）和 6cm（下图）。这些数据证明了改变记录点之间间隔的一些局限性：当相位收缩沿一段肠道进行时，仅在每个测量点检测到相关的压力升高。如果记录点之间的间隔太宽，则不相关的压力可能被判断为与传播的压力波有关，或者传播的压力波序列可能被判断为有限的相位事件。随着记录间隔的加宽，空间细节会丢失。（Courtesy of Professor J. M. Andrews.）

器，或者，导管可以采用固态技术，导管本身内置微型压力传感器。可并入导管的通道或压力传感器数量的实际限制要求在较短肠段上的高空间分辨率或较长肠段上的低空间分辨率之间达成折中。已经开发出能够在相对较长的距离内实现高空间分辨率的新型光纤测压导管，但是迄今为止主要应用于结肠内的压力测量[74]。测压组件可放置在人体小肠的任何部位，即使在数小时内也具有适度的良好耐受性，然而即使在健康人中这种放置也要求很高，且对运动功能严重异常的患者来说，这种放置尤其具有挑战性。由于可及性的原因，大多数研究都集中在十二指肠和空肠。有时测压导管与另一种技术相结合（如腔内阻抗、荧光镜检查）以获得对压力波模式如何对应管腔内容物运动的补充见解。

5. MRI

MRI 可用于小肠运动成像，具有无创和无辐射暴露的优点，但其可用性和成本有限，并且不适用于使用金属假体和无法耐受狭窄空间的一些受试者。此外，从 MRI 成像分析小肠

运动功能在技术上具有挑战性,虽然这些方法正在迅速发展,但需要对照其他技术进行标准化和验证[75]。

当用于此目的时,必须以每 5 秒至少 1 张图像的帧速率采集一系列 MRI 图像,以获得足够的时间分辨率。屏气时长达 15 秒的序列是可行的,或者,可以在平静呼吸期间采集图像,但运动伪影使分析变得困难。通常给予甘露醇口服液或类似的渗透液以扩张肠道并提供良好的对照,尽管这会破坏 IDMC 并诱导进食运动模式,因此评估空腹运动能力是有问题的。通常根据 2D 平面图像评估运动,这受限于一些小肠不在平面内的事实,使用 3D 成像可以克服这一限制,但对图像分析提出了重大的挑战。MRI 成像对运动性的最简单评估是对小肠各个节段的视觉评估,尽管这与测压术相比尚未得到很好的验证。正在开发自动分析技术,包括测量肠道直径的变化和"位移图",其中包括显示为彩色图的每个像素变形网络。或者,可将"标记线"应用于小肠段,并随时间推移监测其变形,该技术可有效地克服运动伪影的限制,并允许更长的成像时间,在此时间内可以继续自由呼吸。

6. 超声

超声可用于小肠成像,通常首先识别右髂窝中的末端回肠,然后跟踪近端肠道[76]。超声允许长时间观察肠壁运动并可重复测量,不涉及电离辐射暴露,可在床旁进行。然而,在任何时间只能在短片段中观察到运动,并且空间分辨率相对较差。它还受到肥胖和肠道内气体的限制,技术高度依赖于操作者。

7. 无线动力胶囊

无线动力胶囊包含了 pH、温度和压力传感器。随着摄入标准低脂餐后,通常在 IDMC 的第三阶段,其从胃排空的信号是 pH 突然升高,而到达盲肠的信号则是 pH 下降。因此,它能够测量小肠传输时间,产生与闪烁显像相似的值,尽管它仅被 FDA 批准用于评估气体排空和整个肠道传输[77]。其压力传感器提供了关于运动的信息,尽管在任何给定的时间仅有一个点,因此它不能用于评估压力波的传播。它的优点是一种不需要辐射暴露的门诊技术,但胶囊相对昂贵。

8. 腔内图像分析

通过吞咽胶囊评估运动的替代方法是胶囊式内镜的腔内图像分析[78]。在禁食过夜后摄入含有照相机的胶囊,然后在胶囊离开胃 45 分钟后,给予 300cal 的液体餐。使用自动分析评估小肠壁运动和肠腔内容物的运动。在研究中,该技术在三分之一的功能性胃肠疾病患者中显示出高动力或低动力学模式,但在推荐用于临床常规之前,还需要进一步验证。

9. 小肠转运研究

X 线透视检查(荧光透视检查)

X 线透视检查是研究肠道转运的最早应用的方法之一。它提供了关于体内运动事件的空间和时间模式以及它们如何与管腔内造影剂运动相关的详细信息。当该技术与其他技术(如测压、腔内阻抗、应变计)联合使用时,可在收缩/腔内压力和内容物传输之间建立有用的相关性。在临床上,X 线造影透视的主要作用是检测可诱导运动、转运和吸收的二次继发性变化的肠壁疾病和肠腔的固定狭窄。X 线透视检查对测量通过时间不敏感,并且由于伴随的辐射暴露,仅限于短时间观察。此外,一旦大量的造影剂进入小肠,由于覆盖的肠袢阻碍了对造影剂移动的解释,X 线透视检查的有用性降低。

10. 多通道腔内阻抗

多通道腔内阻抗是一种评估腔内团注传输而非运动的技术。该技术是基于管腔内气体和液体的传导率与肠壁相对部分的传导率不同。将电压施加到包含多对环形电极的纪录组件上,气体团注在一对电极中的每个电极之间的通过与电阻抗的下降有关,而液体团注的通过与阻抗的上升有关,这些事件在连续电极对中的时间关系允许对团注传输进行推断。在小肠的同一节段同时用测压和 X 线透视检查记录管腔内阻抗,已证实了该技术的有效性,并不仅证明了团注传输先于测压记录的管腔闭塞性收缩,而且使用阻抗测量技术记录的事件比测量压力更能预测流量效应[79]。此外,使用阻抗导管记录的药物诱导的流量事件变化与近端小肠葡萄糖吸收的变化相关[80]。然而,腔内阻抗记录仅限于小肠相对较短的部分,目前它代表了一种研究工具,一种不适合临床检查的工具。

11. 闪烁扫描法

与荧光透视检查或阻抗记录相比,闪烁扫描法提供了关于肠腔内容物通过整个小肠的质量转运的信息,而不是关于小肠段内实现内容物转运的机械事件信息。其通常作为全肠道转运研究的一部分进行,该研究还提供了关于胃排空和结肠转运的信息,小肠转运时间代表胃排空放射性标记物与其到达盲肠之间的时间间隔[81]。大多数小肠的位置是不固定的,这一事实限制了对通过任何给定节段的转运的解释,并且使用了各种结肠到达的标准,例如结肠内活动的百分比[78]。闪烁扫描法的临床应用受到健康小肠转运个体间和个体内高度差异的限制,以及对辐射暴露、专业设施和相对较长的成像时间的要求[81]。

12. 呼气试验

氢呼气试验(最常使用乳果糖作为底物),是一种在无辐射暴露的情况下测量小肠转运的替代方法。呼吸氢的升高至少为百万分之五,表明乳果糖到达盲肠,在盲肠由结肠细菌发酵。记录的时间代表胃排空和小肠内转运的总和,前者可以通过同时进行的 ^{13}C-醋酸盐呼气试验来评估,以推断出后者[77]。在 SIBO 中可能会获得误导性结果(见第 105 章),氢的升高实际上可能与回肠末端而非盲肠到达相对应[78]。此外,乳果糖本身会加速小肠内转运,因此该结果与其他转运时间指标不具有直接可比性。

六、正常体内小肠运动模式

(一) 小肠收缩的控制

肌肉收缩引起的平滑肌张力增加可导致管腔内压力升高、管腔内直径减小、小肠缩短或这些效应的组合。平滑肌收缩可以是强直性的,也可以是时相性的,但通常的用法将强直性收缩标记为张力,将时相性运动事件标记为收缩。人体时相性小肠收缩通常持续 0.8 至 6.0 秒。

小肠电记录显示电位的连续周期性振荡,称为慢波、基本电节律或起搏电位。该慢波由 ICC 产生(见上文)。在人体中,慢波频率从十二指肠的峰值 12 次/min 降至远端回肠的约 7 次/min。当电动作电位或尖峰脉冲叠加在慢波上时,会出现小的肠内收缩(图 99.6)。尖峰脉冲可能是由从 ENS 到 ICC 的内在电脉冲信号输出引起的,也可能由外在的电脉冲信号调节。除消化间期运动复合波(IDMC)的第三阶段外,并非每一个慢波都会导致时相性收缩。因此,慢波的区域特定频率通过确定收缩的时间和最大频率来控制小肠节律。作为平滑肌收缩基础的细胞内游离钙或钙瞬变的快速增加可通过荧光技术可视化,并且似乎以协调的方式在平滑肌区域内扩散,并延伸至肠壁的不同距离。这些钙瞬变通过相互碰撞或遇到局部不应期区域而消失[71]。

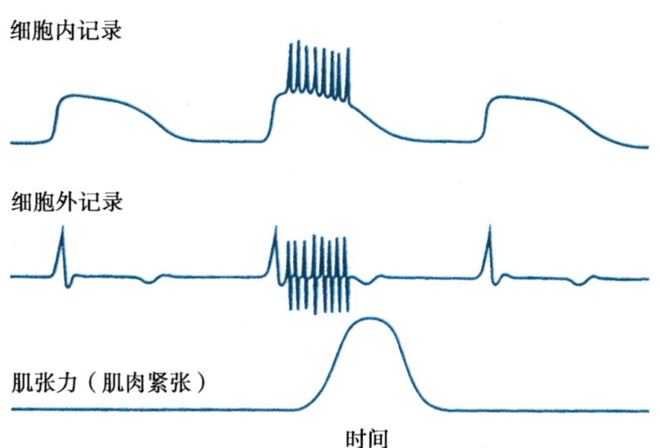

图 99.6　慢波、棘波暴发和肌肉收缩之间关系的示意图。顶部描记来自肌肉中的细胞内电极,中间描记来自细胞外电极,底部描记显示肌肉张力。顶部描记中膜电位的周期性波动是慢波。当棘波暴发叠加在慢波的波峰上时,肌肉去极化,发生收缩。(From Christensen J. Gastrointestinal motility. In: West JB, editor. Best and Taylor's physiologic basis for medical practice. Baltimore: Williams & Wilkins;1990. P 614.)

收缩沿小肠的传播

电慢波沿小肠向离口的方向迁移,从而使随后的每个部位按顺序去极化。当慢波导致收缩时,慢波沿小肠的传播也会导致收缩沿着小肠传播。因此,慢波的传播速度决定了收缩沿小肠传播的最大速率,而肌肉兴奋或抑制扩散的距离似乎是由通过局部抑制和兴奋回路介导的 ENS 影响决定的[71]。

收缩序列朝离口的方向(顺行方向)或向口的方向(逆行方向)移动传播。根据在高空间分辨率下获得的动物数据和人体测压记录,已知大部分收缩沿着小肠移动,而不是保持静态,尽管它们传播的距离通常只有几厘米[82,83]。与低频率的较长序列相比,需要进一步的数据来确定这些短收缩序列对整体转运的影响。

(二) 运动的综合模式

在离体小肠节段中,上行兴奋和下行抑制代表了最公认的运动模式。上行兴奋是指刺激近端(口侧)发生的收缩,而下行抑制是指刺激远端发生的运动活动受到抑制。这些简单的反射可以在没有任何外在神经支配的情况下表现出来,因此完全归因于 ENS,尽管外在影响可以调节它们的发生。当这两种模式沿肠道以协调的方式运动时,被认为是蠕动和逆蠕动的原因。

人体小肠运动的记录显示了孤立的(静止的)时相性收缩,但也显示了更复杂的空间模式。许多记录技术的空间分辨率有限,可能会遗漏许多后者,并导致过度报告静止期收缩的比例。通常时相性运动活动包括一组可识别的沿小肠在空间和时间上相关的收缩,IDMC 的Ⅲ期活动(见后文)是这种相关性的一个很好的例子。已经描述了其他几种类型的成组小肠收缩,包括与呕吐相关的收缩[84]和离散的聚集性收缩,这在 IBS 中很常见(见第 122 章)[85]。然而在健康小肠中最常观察到的运动模式被简单地描述为进食或餐后模式和空腹(消化间期)模式,或 IDMC(图 99.7)。

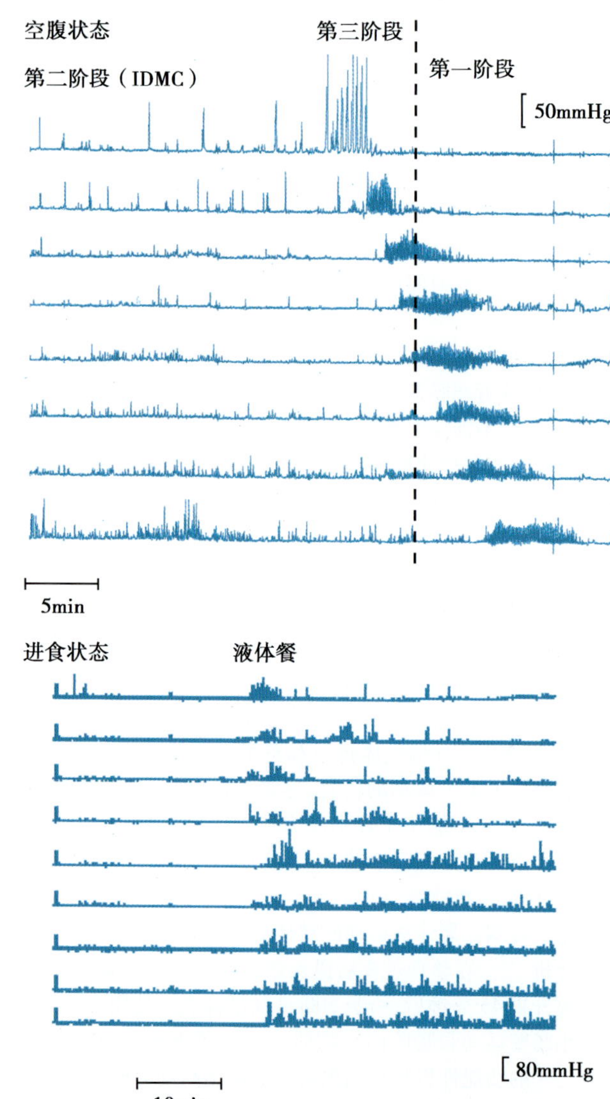

图 99.7　显示空腹(顶部)和进食(底部)状态下小肠运动的压力描记图。图中显示了消化间期运动周期(IDMC)的 3 个阶段,并通过向小肠输注液体营养餐转换为进食运动模式。在顶部轨迹组中,在给定的时间点(垂直虚线),IDMC 的所有 3 个阶段均可在沿小肠的不同点遇到。通过比较顶部(空腹)和底部(进食)轨迹组,可以了解第二阶段和进食运动模式的相似性。(Professor R. J. Fraser provided data for this figure.)

运动模式由小肠内是否存在大量营养物质决定。在禁食期间观察到的周期性活动是相对固定的,易于识别。它被认为在清除上肠段固体残留物(否则固体残留物可能会蓄积并形成结石)以及通过保持小肠排空和防止结肠细菌向口迁移来维持小肠的相对无菌性中发挥着重要作用。

餐后运动模式的分类不如在空腹状态下观察到的令人满意。进食运动模式的功能是确保营养物质与消化酶和胆汁充分混合，并优化与黏膜表面的接触进行吸收。在进餐后 10～20 分内，IDMC 中断[86]，这一过程需要肠腔内营养物质与肠黏膜相互作用，因为其并非通过静脉给予营养物质来实现的[87]。一些神经和体液信号来自黏膜营养物质接触，并与进食运动模式的诱导有关，包括迷走神经传入信号、CCK 和 GLP-1。近年来，人们对肠腔内营养物质的黏膜感知的认识有了实质性的发展，认识到"味觉"受体存在于上皮中的各种细胞类型上，这些细胞类型与舌上的细胞类型相同[88]。包括甜味受体（TAS1R2-TAS1R3 异二聚体）和鲜味受体（TAS1R1-TAS1R3 异二聚体），以及氨基酸受体[钙敏感受体（CaSR）和 GPCR 家族 C 组 6 成员 a（GPRC6A）]、二肽和三肽[溶血磷脂酸受体 5（LPA5R）和脂肪酸[游离脂肪酸受体（FFAR）1～4、嗅觉受体（OLFR）78、G 蛋白偶联受体（GPR）119、脂肪酸转运蛋白（FATP）4 和 CD36][89]。碳水化合物的传感还涉及主要的葡萄糖转运蛋白 SGLT1 和 KATP 通道。其他受体对胆汁酸（G 蛋白偶联胆汁酸受体 GBAR1[也称为 TGR5]和法尼酯-X-受体 FXR）和苦味化合物（人体中 25 种类型的 TAS2R 受体）有反应，后者通常是有毒的，这些受体的作用是通过诱导呕吐来阻止它们的吸收和/或将化合物排出体外。酸和咸物质通过离子通道被检测出来，最后植物化学物质，如存在于草药和香料中的化学物质（如芥末、山葵、肉桂、辣椒素），被瞬时受体电位阳离子通道感知，并可影响饥饿素（ghrelin）、5HT、CCK 和 GLP-1 的释放。

一般而言，未被吸收的小肠营养物质的存在，通过减少时相性收缩的传播频率和长度来减缓小肠的传输，从而限制了营养物质的吸收速度。在缺乏足够的近端小肠营养刺激的情况下，空腹运动模式在餐后 4～6 小时重新出现。在管腔内营养物质未中断的情况下，IDMC 持续重复。

膨胀、管腔内 pH 的变化和高渗浓度能够刺激小肠运动活动，在正常的事件过程中，这些刺激与营养物质的存在同时发生，其对健康受试者的单独影响的意义尚不清楚。

小肠还通过神经和体液方式对胃排空速度施加负反馈控制。这种负反馈是通过释放抑制时相性胃运动活动的神经信号和肠道激素来实现的，松弛胃底，增加小肠内营养物质的黏膜感知之后的紧张性和时相性幽门压力[90]。因此，该过程也有助于通过减缓食糜进入小肠的速度来延长小肠转运。此外，十二指肠可通过充当电容电阻器[91]和由于十二指肠胃反流而重新增加胃内容物，从而对胃排空提供直接的机械阻力[92]。

1. 进食运动模式

（1）放射学观察

动物小肠的早期放射学观察描述了肠壁运动和肠内容物转运的几种不同模式。Walter Cannon[84,93]观察到与内容物来回运动相关的小肠短段的局部收缩，以及由蠕动波引起的内容物在更长距离上的间歇性推进。在进食状态下，最常见的壁运动模式是局部环形收缩，通过管腔在小于 1～2cm 的距离内局部暂时闭塞，局部环形收缩反复分裂并形成短列食糜，形成新的等分试样，这种模式被称为节律性分段[84,93]。这些收缩不会沿着小肠移动，也不会导致太多（如果有的话）内容物的任何净口腔移动[84,93]。

经常还可以观察到与分段相结合的蠕动。在小肠营养负荷期间，观察到蠕动有两种形式：①与分段相关的食糜在短距离内缓慢推进；②食糜在长距离内快速转运，有时是几个肠袢，这种"快速蠕动"常见于猫十二指肠[93]。在其他动物种属中也观察到了类似的结果[70,84]，并与人类临床放射学研究期间观察到的一些运动模式相关，（尽管这些研究通常是在受试者空腹且显示快速蠕动模式多于分段餐后活动时进行的）。

（2）转运时间观察

一顿饭的小肠转运时间差异很大，这取决于所消耗的食物数量和性质，因为食物的热量含量和物理形式都决定了胃排空率和沿肠道转运的速率[83,94-96]。根据使用的试验和参数，餐后口盲肠转运时间通常小于 6 小时。然而，通过乳果糖呼气试验评估，在低营养负荷的情况下，口盲肠转运时间可快至约 70 分钟。

（3）测压观察

餐后小肠运动表现为不规则的相位压力波，无明显的周期性模式。由于小肠的长度，大多数小肠运动数据在空间分辨率上非常有限。然而，大多数相位压力（压力波序列）被认为仅传播了较短的距离[70,73]，可能代表早期放射学研究中观察到的混合和分段收缩[84,93]。在动物研究中，餐后小肠运动比空腹Ⅱ期活动更具分段性，时相性压力发生频率更低，沿肠道行进的距离更短，导致内容物通过更慢[70]。目前在人类十二指肠中发现了压力波序列频率的类似抑制[73]。这种分段运动模式被认为有助于将食物与消化酶混合，并最大限度地将食物暴露于黏膜，以优化吸收。

2. 空腹运动模式

在禁食期间，小肠运动活动采用重复循环运动模式，即 IDMC。IDMC 在许多疾病状态下都不存在，推测可能是由于原发性神经病变过程。这种缺失在临床上与小肠内容物淤滞、吸收不良和 SIBO 相关[85,86]。

（1）放射学观察

造影剂可刺激对 pH、热量含量和渗透压变化敏感的小肠黏膜受体。因此，"空腹"运动的放射学检查可能不能真正代表空腹状态。然而，一般而言，造影剂在空腹状态下通过小肠的速度比餐后状态下更快，并且与 1 个或多个肠袢的蠕动发作更多和分段收缩更少相关。当同时评估 IDMC 的阶段时（见后文），在Ⅰ期观察到小肠内容物几乎无净运动，但在 IDMC 的Ⅱ期和Ⅲ期晚期，残留的肠内容物通过小肠并进入回肠末端。这一发现并不奇怪，因为根据定义，Ⅰ期是没有可测量的相位压力波，这可能是产生足够的腔内压力梯度以引起腔内流动所必需的。

（2）转运时间观察

通过小肠的转运时间观察研究也可能不代表空腹运动功能的真实评估，因为用于测量转运的底物，如乳果糖或标记膳食，本身可以改变通过小肠的转运速率。

（3）测压观察

IDMC 由测压定义，包括 3 个主要阶段。Ⅰ期以运动静止为特征（任何一个部位每 10 分钟的压力波<3 次），Ⅱ期为低于最大速率的随机压力波，Ⅲ期的特征为任何给定区域的最大速率的压力波持续至少 2 分钟，理想情况下延伸节段超过

40cm。一些作者还将第四阶段作为第三阶段和第一阶段之间的过渡期,尽管这种方法并不普遍。Ⅰ期和Ⅲ期非常独特且易于识别,而Ⅱ期只有其在Ⅰ期和Ⅲ期之间发生的情况下才能被可靠地识别,因为它表面上类似于进食模式。IDM 的时相从近端开始,并向远端迁移不同的距离,很少有Ⅲ期相到达回肠[82]。每个 IDMC 的Ⅲ期可在各种位置开始,约三分之一的 IDMC 具有胃十二指肠成分,大多数Ⅲ期发作发生在近端空肠附近[82]。由于小肠的长度和 IDMC 的行进速度,小肠的 1 部分可处于Ⅰ期,而其他部分处于Ⅱ期或Ⅲ期(见图 99.7)。IDMC 的正常周期在受试者内部和受试者之间差异很大,然而,其中位持续时间为 90~120 分钟。

七、临床方法

小肠运动紊乱的后果

大多数情况下,小肠运动的总体效果是在没有意识到的情况下实现的,但是当没有达到最佳效果时,可能会出现一系列症状。幸运的是,与其他器官一样,小肠具有强大的储备能力,能够在临床问题显现之前应对包括感染、外科切除术、炎症和去神经支配在内的许多损伤。肠易激综合征(IBS)是涉及运动能力改变的最常见的临床综合征,即使症状严重,患者的身体健康也很少受到威胁(见第 122 章)。很少有运动障碍严重到足以破坏一个人维持口服营养的能力。

与小肠运动异常相关的最重要的疾病和临床环境包括 IBS、危重病、妊娠、糖尿病、代谢紊乱、药物和吸食毒品、放射性肠炎、肠梗阻和假性梗阻综合征、原发性干燥综合征(PSS)和其他结缔组织疾病、神经系统综合征(例如家族性自主神经异常、帕金森病)和罕见的肌病。因为这些疾病在本书的其他地方都有介绍,所以这里只提到与之相关的小肠运动障碍。

在 IBS 中,记载了许多内脏感觉异常(见第 122 章),这些感觉异常也可能导致运动障碍。然而,尽管在一些 IBS 患者中记录了运动异常,但在其他患者中却不存在。因为 IBS 很可能是一种尚未明确的全身性肠神经疾病或低度神经炎症/免疫性病变[65,97-99]。未能检测到特定的运动异常可能反映了我们目前对正常小肠运动生理学的理解不足,以及对 IBS 患者进行运动评估的相对粗略的测量,或者它可能与归类为 IBS 患者的异质性有关。

在急性病患者中小肠运动受到严重破坏,这越来越认为是手术后和 ICU 患者的重要考虑因素。这种运动障碍可能是由多种因素引起的,包括败血症和破坏慢波节律的药物、腹部创伤和手术,这些刺激反射性运动反应、炎症介质和细胞因子,从而影响 CNS、ANS 和 ENS 内的神经传递[100,101]。

已知妊娠可改变食管下括约肌的功能,延迟胃排空和干扰胃慢波的频率,并常伴有便秘。鉴于这些与肠动力改变相关的广泛发现,小肠运动功能很可能也发生改变。在豚鼠中,已证明妊娠期间 Gαq/11 蛋白(介导收缩)下调和 Gsα 蛋白(介导舒张)上调可损害肠环形平滑肌的收缩强度[102]。令人感兴趣的是,G 蛋白相关性目前在功能性胃肠疾病中也有报道,这表明感觉运动性肠道紊乱的最终共同途径[103]。

糖尿病对胃肠运动有广泛的影响。急性效应是由血糖水平变化引起的,而在长期疾病中,变化不仅与自主神经病变的存在有关,还与 ICCs 或氮能神经元的丧失或功能障碍有关[104]。还应始终考虑药物的不良反应(如二甲双胍、阿卡波糖、GLP-1 受体激动剂)。而 1 型糖尿病患者出现慢性腹泻或吸收不良症状和体征时,应排除乳糜泻[105]。胰腺外分泌功能不全和胆盐吸收不良对糖尿病患者胃肠功能障碍的贡献存在争议。如主要通过对胃的研究所示,高血糖可以改变慢波节律,调节感觉信号,导致时相性收缩的时空模式发生变化,甚至刺激小肠中不适当的Ⅲ期 IDMC 活动。糖尿病患者的小肠转运通常不正常,但可能是缓慢的或快速的,且在糖尿病性胃轻瘫患者中,小肠运动紊乱的患病率特别高。

钾、镁和钙稳态的代谢紊乱很可能损害小肠运动功能,因为这些电解质对正常的神经肌肉功能至关重要。虽然尚未在人体中研究这些电解质水平异常对小肠功能的影响,但器官浴槽实验表明,它们会引起神经和肌肉功能的严重紊乱。此外,由于受累器官的多种稳态输入,肾衰竭和肝衰竭可能会改变小肠运动,这可能潜在影响营养和肠道细菌移位。

许多药物会影响小肠运动(例如,抗抑郁药、钙通道阻滞剂、β 受体阻滞剂)。镇静剂和麻醉性镇痛药也可改变运动能力,但通常不会引起临床重要的小肠运动功能障碍,危重症患者或急性重度疼痛患者除外。

假性梗阻、PSS 和其他结缔组织疾病、家族性自主神经异常、内脏疾病和其他小肠运动功能异常的疾病将在其他地方详细讨论(见第 124 章)。

八、可能存在小肠运动功能障碍患者的诊断治疗方法

全面询问病史是接近可能存在小肠运动异常患者的重要第一步。对药物和毒品暴露、家族史以及年轻患者生长和发育重要阶段的回顾尤为重要。在这种情况下,体格检查结果通常不明显。一线检查通常根据患者的病史、体格检查和年龄进行,可能包括腹部平片(检查扩张的小肠袢、增厚的肠壁或气液平面)、全血细胞计数、测定红细胞指数(寻找吸收不良的证据)、测量血清白蛋白和电解质水平,并随机检测血糖或血红蛋白 A1C 水平。进一步进行检查的程度取决于这些结果和患者病情的严重程度。

可能需要进行特殊检查以回答特定的问题。然而,没有公认的标准方法,当地的利益和专业知识往往决定了哪些检查可用。CT 和 MRI 小肠造影在很大程度上取代了对比荧光透视检查,作为排除可能适合特定医疗或手术治疗的小肠结构异常的首选方法。如果认为可能存在乳糜泻、SIBO 或肠道感染,通过内镜进行小肠活检或抽吸是有用的。可能需要进行粪便分析,以排除小肠腹泻的感染性、吸收不良或分泌性原因。

小肠测压(如果可用)可以帮助区分神经性疾病与肌病模式的运动障碍,尽管在许多情况下,与这两种形式相关的异常是重叠的(见表 99.1)。测压也可以显示机械性肠梗阻的典型特征,尽管前面讨论的放射学技术通常是做出诊断的更好工具。临床测压的另一个适应证是:在考虑结肠切除术治

疗难治性便秘之前评估小肠动力，并在所有其他治疗无效的难治性严重肠动力障碍病例中，帮助确定移植那些器官[81]。应该认识到，观察者之间在区分正常与异常小肠运动模式方面的一致性仅大约为60%，没有评估测压中观察到的异常的“金标准”[106]，尽管如此，一致认为正常小肠运动的定义为：在禁食24小时内至少存在一个IDMC，在摄入400Kcal的膳食后，在Ⅲ期活动恢复前至少2小时，将空腹运动模式转换为进食模式，在第Ⅲ阶段，胃窦的压力波振幅大于40mmHg，十二指肠的压力波振幅大于20mmHg。

在选定的重度病例中，可能需要对小肠进行全层活检，部分原因是为了确定神经节或平滑肌中的炎性变化，其可能代表免疫抑制治疗的适应证。此类活检必须包括固有肌层和肌间神经丛，并且只能在具有肠神经元免疫组织化学专业知识的中心进行，因为标准的组织学方法通常很少提供有用的信息[107]。

遗憾的是，除了支持性措施外，很少有疗法可提供给小肠动力障碍的患者。与对胃排空或结肠功能的影响相比，许多促动力药对小肠的影响尚未得于到充分的证实[105]。胃动素受体激动剂（红霉素、阿奇霉素、卡米西纳）可诱导小肠的Ⅲ期活性，但在餐后状态下红霉素容易抑制小肠运动[78]，且这类药物具有快速抗药反应性。5HT4激动剂（如西沙必利、普卢卡必利）也可模拟小肠运动，但由于存在致死性室性心律失常的风险，西沙必利不再广泛使用。奥曲肽是一种生长抑素类似药物，夜间皮下给药50或100μg时可诱导Ⅲ期活性，可能对慢性假性肠梗阻或PSS有帮助。多巴胺D2受体拮抗剂甲氧氯普胺和多潘立酮，与它们对胃排空的作用相比，对刺激小肠运动的作用较小，尽管它们可能具有止吐作用[105]。

营养状况至关重要，在患者可以自主独立管理的情况下，可能不需要进一步的特定治疗。对症治疗的方法包括调整饮食（少食多餐、低脂肪摄入）、运动锻炼（已证实可改善腹胀症状和排出肠道气体）、止吐药、解痉药和调节感觉功能的药物。应特别考虑是否存在SIBO，并提供适当的治疗。

到目前为止，还没有临床上可用的药物能特异性地改变内脏高敏感性，简单的镇痛药、阿片类药物和抗抑郁药都被使用。除三环类抗抑郁药和选择性5-羟色胺再摄取抑制剂外，几乎没有证据表明这些药物可提供显著的益处，阿片类药物甚至可使症状恶化，导致麻醉品肠综合征。心理合并症的治疗也很重要，因为焦虑和抑郁会增强对肠道症状的感知和由肠道症状造成的痛苦。

小肠运动和感觉功能有助于食糜通过肠道，从而优化营养吸收、清除肠腔内不可消化的残留物和细菌。近几十年来出现了许多辅助工具，以帮助我们理解健康和疾病中的这些过程。然而，在大多数情况下，小肠功能障碍的症状和临床实验室中可检测到的异常模式都是相对非特异性的。对于有严重、难治性症状的患者，转诊至专科中心是合适的，因为检测结果将会影响其管理治疗决策。

（刘军 译，袁农 校）

参考文献

第 100 章　结肠运动和感觉功能及功能障碍

Philip G. Dinning, Marcello Costa, Simon J. H. B rookes 著

章节目录

每天有 1 200~1 500ml 回肠流出液进入结肠，其中 200~400ml 以粪便排出。结肠混合其内容，以促进水、电解质和短链脂肪酸的透壁交换，并在这样做的过程中长期储存粪便。混合过程包括有节奏的来回运动，以及内容物的短暂逐步运动，导致整体净离口流速平均为 1cm/h。当脱水威胁生存时，例如缺水或严重腹泻时，结肠重新吸收液体的能力具有重要的生理意义，适当的运动模式对于实现这一功能很重要。结肠有能力在需要时将其液体吸收量增加 5 倍，但当传输速度加快时，这种能力会受到极大的损害。在正常条件下，黏性内容物偶尔会以较快的速度被强行排出，如果情况合适，会在自愿控制下排空粪便。因此，结肠能够显示出适合特定生理功能的各种运动模式。通用术语“运动”描述了运动模式的范围和控制它们的机制。

常见的感觉运动性肠道症状（如便秘、腹泻、腹胀、腹痛、直肠急迫感）可能是由回结肠输送、结肠推进或粪便排出障碍引起的。很明显这些症状和运动障碍必须联系起来，尽管我们目前对这种联系的了解有限，但主要是因为研究人类结肠所涉及的技术困难。由于种属之间的差异，在将动物研究的数据外推至人类时需要谨慎。多年来，人类的肠腔内运动记录主要是从直肠和乙状结肠获得的，但现在很清楚，这些远端区域的运动活动并不能代表整个结肠。结肠内容物在远端变得越来越黏稠，这种变化使平滑肌的推进与收缩活动之间的关系变得复杂化。结肠运动的频率远低于胃肠道的其他区域，转运速度相当缓慢。与粪便排出相关的高度推进的典型运动模式，通常每日只发生 1~2 次。因此，使用对比放射学无法实现对人体运动模式的研究。必须使用长时间的记录技术来捕获这种不常见的运动模式。

一、记录结肠运动的方法

同时记录多部位结肠腔内压力只能通过测压来实现。高分辨率测压技术的最新进展，使得记录整个结肠大部分区域的详细压力分布成为可能。使用恒压器测量结肠壁张力提供了非闭塞性结肠壁运动的信息，但未提供关于运动时空模式的信息。平滑肌肌电图可深入了解肌肉活动的模式，但通常需要进入结肠的肌壁，出于伦理道德原因，这在人类中是存在问题的。在长时间周期内记录的闪烁扫描，具有适当的高帧速率，可以解决结肠内内容物的离散运动，但它耗时，并且对于测量实际的室壁运动是不理想的。在过去几年中，MRI 已被用于在短时间内（约 20 秒）详细描述结肠离散部分的室壁运动和内容物流动。最近胃肠道视频胶囊成像的成功，以及避免放射学检查的愿望，促使人们转向可摄入的遥测（无线）设备，来评估胃肠道运动和转运，有两种此类设备是无线运动胶囊（SmartPill, Given Imaging, Yokneam, Israel）和 3D-Transit 系列（Motilis Medica, SA, Lausanne, Switzeland）。前者可以提供全结肠通过时间，而后者可以实时追踪，从而提供胶囊在结肠特定区域内的详细运动。使用离体结肠标本进行细胞运动基础的体外研究，面临的技术和伦理道德限制较少，但在细胞水平上获得的数据，通常在非生理条件下，很难推断出体内整

个器官更复杂的综合反应。尽管我们认识到所有这些测量技术的内在局限性,但它们结合在一起使我们能够拼凑出许多概念,这些概念为肌肉活动、室壁运动、腔内压力和流量的相互关系提供了重要见解。

二、结肠和肛门直肠的解剖学和基本控制机制

(一) 结肠的宏观(肉眼可见的)结构

人体结肠的长度只有 1m 多长,在解剖上分为盲肠、升结肠、横结肠、降结肠和乙状结肠及直肠,直肠位于直肠乙状结肠交界处和肛管之间。外层纵行平滑肌层形成 3 个厚的索状结构,称为结肠带,它们均匀分布在结肠周围。在 3 条结肠带之间,纵行平滑肌要薄得多,使管壁明显凸起。

不规则间隔的环状收缩将结肠挤压成一系列称为结肠袋的囊袋,使结肠在大部分长度上呈现囊状外观。一些结肠袋是相对固定的结构,在结肠镜检查时很容易看到。环形肌的局部收缩会导致功能性结肠袋在结肠内容物的混合和推进过程中移动、消失和重新形成。然而,单凭肌源性活动似乎不足以解释结肠袋的形成,神经输入可能有助于它们的形成,特别是在内容物的主动推进过程中。

3 条结肠带代表在直肠乙状结肠交界处融合形成连续的外纵平滑肌层的纵行肌窄带,然后继续向下延伸至肛管的远端边缘,在肛门内括约肌和外括约肌之间潜行。在结肠的整个长度上,环形平滑肌层由结缔组织隔膜分隔的厚细胞束组成。肛门内括约肌由肛管最后 2~4cm 的环形肌层增厚组成。

结肠和肛门直肠的大体解剖分别在第 98 和 129 章中讨论。

(二) 结肠平滑肌的结构和活动

1. 结构

人体结肠中的平滑肌细胞与其他肌肉器官一样,是具有锥形末端的梭形有核细胞。平滑肌细胞膜的表面积因有许多小窝或小凹而大大增加。单个平滑肌细胞通过中间连接与相邻细胞机械连接在一起,并通过缝隙连接进行电连接,使离子和小分子(分子量高达约 1 000kD 的离子和小分子)在细胞之间扩散,从而确保细胞在功能上相互偶联。因此,平滑肌细胞不会作为单个细胞收缩,而是在一个称为合胞体的大的协调组装中一起收缩。

2. 自发性活动

与整个胃肠道的平滑肌一样,即使所有神经活动均被阻断,结肠平滑肌也会表现出自发振荡的机械和电活动。在人结肠的离体制备物中确认有 3 种类型的节律性肌源性活动。其中包括每分钟 3~6 个周期(cpm)、10~12cpm 的节律性运动模式和 0. 3~0. 6cpm 的缓慢模式[1,2]。3~6cpm 活动的相应肌电活动是位于环形肌黏膜下缘的主要起搏区域产生的慢波。该区域在膜电位中产生更大振幅和更慢的肌源性振荡(慢波),通过缝隙连接在环形平滑肌的厚度上递减扩散。当慢波达到收缩阈值时,测压仪通常会记录相位压力波。慢波以 2~4/min 的频率出现于人的整个结肠,并沿结肠上下短距离传播。当来自不同起始位点的波碰撞时,会发生复杂的相互作用,导致混合内容物缓慢地整体推进。

10~12cpm 小节率性收缩的相应肌电活动是肌间电位振荡(MPO)[3]。MPO 是频率为 10~20/min 的小振幅快速振荡,起源于肌间神经丛平面。这些小振荡通过缝隙连接扩散到纵行和环形平滑肌层,在那里它们与慢波相加,通常达到产生平滑肌动作电位的阈值电位。起搏细胞在黏膜下层和肌间边界产生的电流随着其在环形肌层厚度中的扩散而衰减。因此,位于环形平滑肌层中间的细胞表现出复杂的自发电活动,由 MPO 和慢波混合组成,具有叠加的平滑肌动作电位。对应于缓慢肌源性收缩(0. 3~0. 6cpm)的肌电活动尚未确定,但可能涉及肠肌层边缘(ICC_{MY})附近 Cajal(ICC)网络的间质细胞[1,2]。

这些肌源性模式不能单独发挥作用。肠神经活动产生的运动输出叠加在肌源性活动上,为结肠运动模式增加了相当多的多样性。肠神经元输出可以简单地增强时相性肌源性收缩,使其达到阈值水平以驱动简单的节律活动,或者肠神经回路可以产生比慢波产生的持续时间更长的强大的收缩模式。这些收缩可以沿结肠长距离传播,包括高振幅传播收缩等模式(见后文“传播运动模式”),即于放射学观察中描述的集团运动的测压相同[4]。这些被理解为主要是极化肠神经通路激活的结果,因此代表了一种形式的“神经源性蠕动”。

结肠环形平滑肌的功能是非常清楚的,相反,纵行肌层在结肠运动、混合和推进中所起的作用仍是一个有争议的问题。纵行肌可能与环形肌协同作用,防止环形肌收缩时过度延长。它还可能通过牵拉结肠促进肠内容物的推进,使环形肌收缩获得更多的把持力。

(三) Cajal 间质细胞

自 1991 年以来,已证明 Cajal 间质细胞(ICC)在胃肠道运动的控制中至少发挥着两个重要作用:控制肌源性活动和介导或放大运动神经元对平滑肌器官的影响。ICC 起源于非神经元,来源于平滑肌细胞的共同祖细胞。ICC 缺陷的突变小鼠和大鼠肠道运动严重紊乱,这一观察结果为深入了解 ICC 在人类胃肠道中的作用提供了依据。

在人结肠中,可识别 3 种类型的 ICC,一般通过其对 c-Kit(CD117)的免疫反应性识别。根据其位置命名:肌间神经丛平面的 ICC(ICC_{MY})、黏膜下神经丛附近的 ICC(ICC_{SM})及环形肌与纵行肌之间的 ICC(ICC_{IM})。ICC_{MY} 和 ICC_{SM} 沿结肠形成伸展网络,并通过缝隙连接电耦合到彼此和平滑肌层(图 100. 1 和图 100. 2)。ICC_{MY} 可能是纵行和环形平滑肌层的小、快速(12~20/min)MPO 的起搏器。ICC_{SM} 是起源于黏膜下神经丛平面的大振幅慢波(2~4/min)的起搏器,这些慢波对环形肌肉收缩的模式有很大的影响。

虽然 ICC_{MY} 和 ICC_{SM} 中产生 MPO 和慢波的节律性的确切离子基础尚不完全清楚,但膜电位振荡是 ICC_{MY} 和 ICC_{SM} 的内在特性。ICC_{IM} 是兴奋性和抑制性肠运动神经元轴突释放的神经递质的主要靶点。乙酰胆碱和一氧化氮(ACh 和 NO),可能还有其他几种运动神经元递质,可引起 ICC_{IM} 膜电位的变化,然后通过缝隙连接通过平滑肌扩散。ICC_{IM} 也可能参与放大慢波,因为它们通过肌肉层扩散。因此,这些细胞似乎是整合非神经元起搏活动和平滑肌神经元输入的关键因素。

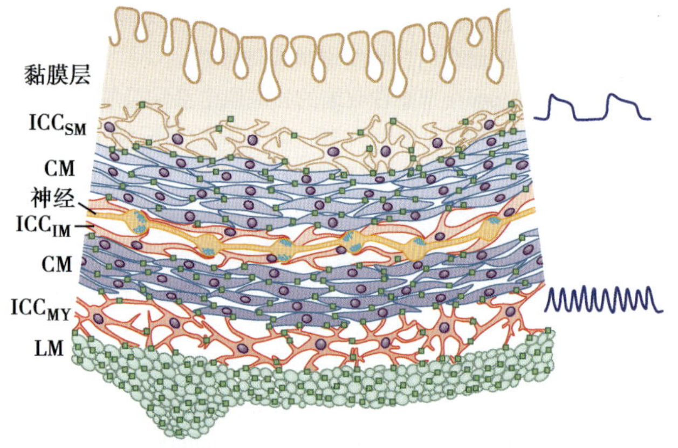

图 100.1　人体结肠横断面的示意图。外纵平滑肌层(LM)在肌腱处增厚。在肌间神经丛平面是 Cajal 间质细胞(ICC)网络,可产生快速的肌间电位振荡[ICC_{MY}(见右下角波型)]。环形肌肉层(CM)由肠运动神经元的轴突支配,具有与特殊肌肉 ICC(ICC_{IM})相关的递质释放位点(透明囊泡簇)。在环形肌肉的内缘是一个产生慢波的黏膜下 ICC 网络[ICC_{SM}(见右上角波型)]。纵行肌肉和 ICC_{IM} 中也存在运动神经元的轴突。微小的绿色方块代表电偶联细胞的缝隙连接。ICC_{SM},黏膜下神经丛附近的 ICC;ICC_{IM},环形肌与纵行肌之间的 ICC;ICC_{MY},肌间神经丛平面的 ICC

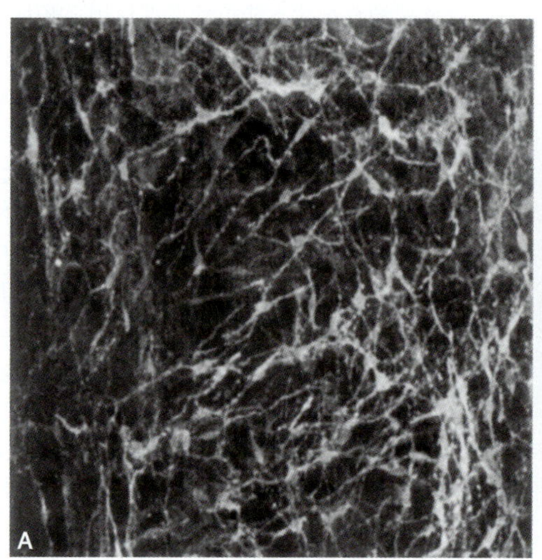

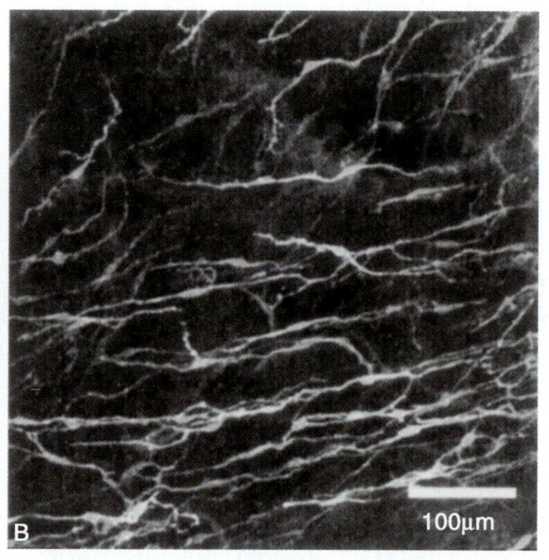

图 100.2　通过 c-Kit 免疫组织化学标记的人结肠 Cajal 间质细胞(ICC)的显微照片。A,肌间神经丛平面(ICC_{MY})的 ICC 形状不规则,形成致密的细胞网络,很可能起到起搏器的作用。B,同一区域的不同焦点平面在被覆的环形肌肉层中显示的梭形肌内 ICC(ICC_{IM})。这些细胞可能参与神经肌肉向平滑肌的传递。(Courtesy Liz Murphy and David Wattchow, Adelaide, South Australia.)

最近,在人类结肠中发现了另一种可能有助于结肠运动控制的细胞类型。这些"成纤维细胞样细胞"的特征是血小板源性生长因子受体 α 的免疫反应性,但不是 ICC 的典型标志物 c-Kit 的免疫反应性。它们纵行在平滑肌层内形成神经丛,并与 ICC 网络紧密交织在一起。与 ICC_{IM} 一样,它们也与肌肉层内肠运动神经元的轴突紧密并列[5]。在动物模型中,这些成纤维细胞样细胞参与抑制性神经传递到平滑肌,似乎介导 ATP 所致的嘌呤能成分。平滑肌、ICC 和成纤维细胞之间的密切关联表明,应考虑这些细胞形成 SIP(平滑肌/ICC/血小板衍生生长因子受体 α)合胞体[6]。

长期以来被认为是平滑肌细胞特性的细胞机制实际上是由 ICC 介导的这一发现,可能具有重要的临床意义。在远端肠道中,ICC 数量减少或 ICC 总体积减小与肛门直肠畸形、恰加斯病的结肠表现、正常衰老和可能的一些慢传输型便秘病例相关[7]。一些报道认为,先天性巨结肠无神经节细胞段的 ICC 密度可能降低,这种缺陷可能导致推进活动减少,然而,这一发现在研究者之间并不一致[7]。

结肠平滑肌不只含有 3 种类型的细胞。除平滑肌细胞、ICC 和成纤维细胞样细胞外,还存在神经元轴突和支持神经胶质细胞、广泛的血管系统、真正的成纤维细胞和一系列免疫细胞,包括大量固有巨噬细胞群。这些巨噬细胞通过释放化学引诱物和前列腺素激活外源性感觉神经末梢,在肠道手术后经常发生的麻痹性肠梗阻中发挥作用。(见第 124 章)[8]。

(四) 结肠平滑肌中的离子通道

结肠平滑肌细胞膜含有多种离子通道,包括多种钾、钙、氯和非选择性阳离子通道。虽然许多离子通道的确切生理作用尚不清楚,但高阈值电压控制的钙通道(Ⅰ型钙通道)在结肠肌肉收缩力中起着至关重要的作用。当平滑肌细胞的膜电位去极化超过电压阈值时,这些通道开放,它们负责平滑肌动作电位的快速上升。在动作电位期间,钙通过Ⅰ型钙通道的流入是激活收缩装置的主要触发因素。因此,通过二氢吡啶类药物如硝苯地平对Ⅰ型钙通道的药物阻断,可显著降低结肠平滑肌的收缩性并不奇怪。由兴奋性神经转换器触发的细胞内钙库释放钙,也可能在肌肉收缩中发挥作用。

三、结肠的神经支配

(一) 肠神经系统

结肠运动的直接神经元控制主要由肠神经系统(ENS)

介导[10]。尽管 ENS 能够自主驱动各种运动模式，但其功能通常由交感神经、副交感神经和外源性传入通路调节（图 100.3）。就神经细胞数量而言，ENS 是自主神经系统中迄今为止最大的组成部分，其神经元数量远多于副交感神经和交感神经分支的总和。ENS 的神经细胞体位于肌间神经节（Auerbach 神经丛）的神经丛中，位于外侧肌层的纵行和环形肌层之间，或位于肌肉和黏膜之间的黏膜下神经节中（图 100.4）。

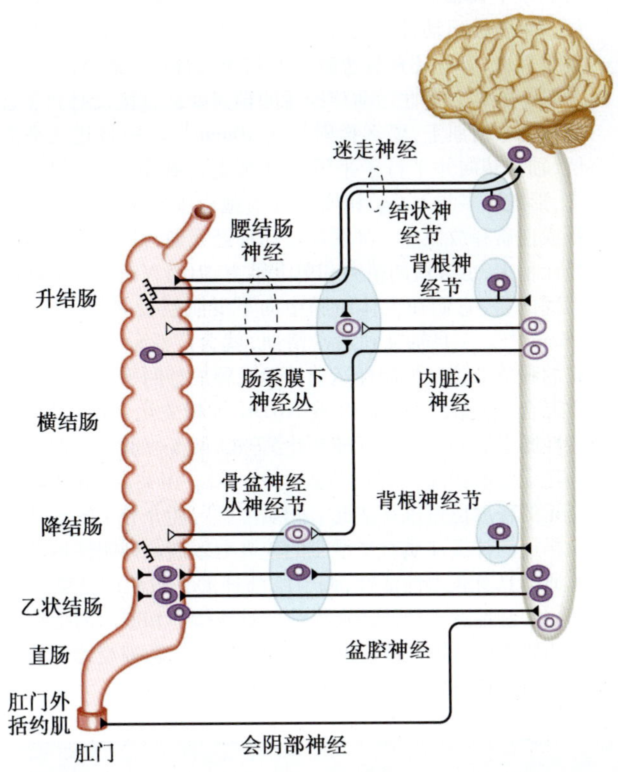

图 100.3　人结肠的外源性神经支配。副交感神经传出通路（充满细胞体）来自脑干的背侧运动核（迷走神经），通过迷走神经和椎前交感神经节，穿过腰结肠神经至近端结肠。副交感神经通路也从骶髓核团延伸，穿过盆腔神经到达盆腔丛神经节的突触或直接进入肠壁。交感神经通路（开放细胞体）由胸髓的节前神经元和肠系膜下丛或盆腔丛的交感神经节后神经元组成。结肠中的肠神经细胞体接受来自副交感神经和交感神经通路的输入。内脏肠神经元从肠道投射到椎前神经节。传入通路由来自近端结肠的迷走神经传入神经元和结状神经节中的胞体组成。此外，在腰背根神经节（DRG）中有胞体的脊髓传入神经穿过内脏小神经和结肠神经到达结肠，介导伤害性感受。在骶 DRG 中有胞体的另一类脊髓传入纤维穿过盆腔神经和盆腔神经节到达直肠，这些包括传递有关直肠扩张的非伤害性信息的感觉神经元。盆底横纹肌（包括肛门外括约肌）由运动神经元供应，运动神经元在脊髓有胞体，轴突走行于阴部神经。三角形代表递质释放位点，梳子代表感觉转导位点

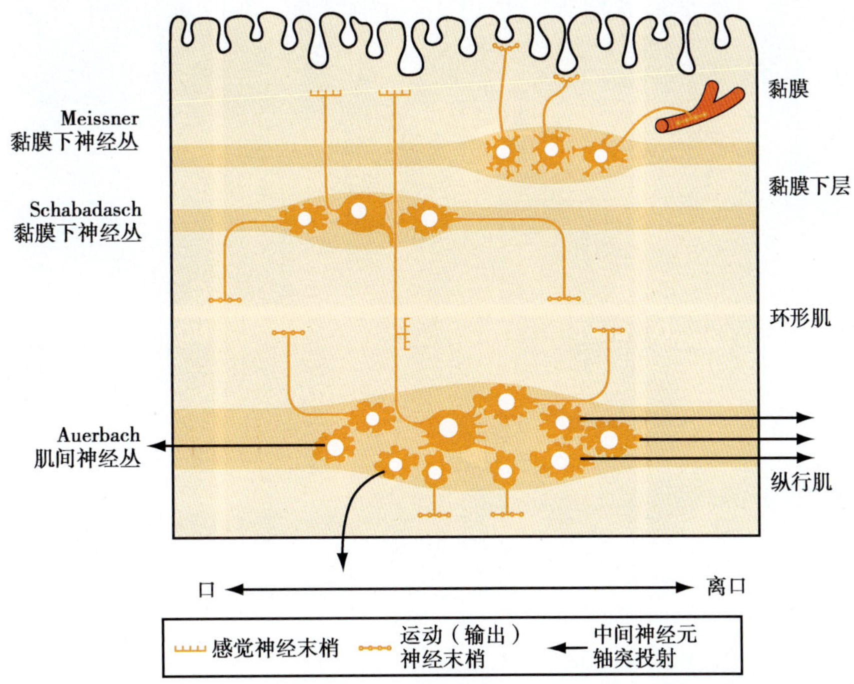

图 100.4　显示肠壁各层和各组成部分的示意图。管腔位于顶部，纵行肌层位于底部。图中显示了 Auerbach 肌间神经丛和黏膜下神经丛（Meissner 和 Schabadasch 神经丛）以及其一些主要类别的肠神经元。间质细胞的网络如图 100.1 所示

黏膜下神经丛至少包括两个网络——靠近黏膜的 Meissner 神经丛和邻近环形肌的 Schabadasch 神经丛，一些作者发现了一个额外的中间神经丛。包含数百个轴突的结间链在不同的神经丛内和神经丛间走行。更精细的神经干支配肠壁的各种靶组织，包括纵行肌层、环形肌层、黏膜肌层、黏膜隐窝和黏膜上皮。在每个神经丛的神经节内，不同功能类别的肠神经细胞体混杂在一起，并观察到神经丛之间细胞类型比例的差异。很明显，精细的组织程度是 ENS 的特征，每一类神经细胞都对其特定靶点做出高度特异性和精确的投射。

ENS 除了使用主要递质（ACh 和 NO）外，还使用了许多递质，包括速激肽、嘌呤、许多其他调节肽和一些胺。从神经细胞和非神经细胞释放的许多其他物质也可调节神经元和肌肉兴奋性，包括气体介质（NO、一氧化碳和硫化氢）以及炎症中的前列腺素、细胞因子、嘌呤、缓激肽、氢离子和神经营养因子。

1. 初级传入神经元

肠道的大部分运动和分泌活动可以被概念化为由机械或化学刺激诱发的一系列反射。这些反射涉及肠初级传入神经元（PAN）的激活、中间神经元的整合和运动神经元执行的适当反应。这些反射回路中的第一个神经元是 PAN（有时称为“感觉”神经元，尽管它们不会产生有意识的感觉）。这些神经元位于肌间神经丛和黏膜下神经丛，具有几个长的轴突突起。一些 PAN 对肠壁拉伸或张力产生动作电位，其他 PAN 被黏膜的化学或机械刺激激活。这些黏膜刺激可能至少部分通过激活黏膜上皮中的特殊肠内分泌细胞（例如，含血清素的肠嗜铬细胞）起作用。然后，PAN 释放突触转运体，如 ACh 或速激肽或其他肽，以兴奋附近神经节中的其他类别的肠神经元。肠内 PAN 还与自身类别的其他神经元进行兴奋性突触接触，从而以协调一致的方式发出信号。

2. 运动神经元

肠运动神经元的胞体通常小于传入神经元，有少数短树突和单个长轴突。单独的运动神经元群支配环形和纵行肌层。兴奋性运动神经元合成 ACh，它们从平滑肌层的曲张轴突中释放，有些还释放速激肽 P 物质和神经激肽 A，也兴奋平滑肌。通常兴奋性运动神经元的轴突要么直接投射到靠近其胞体的平滑肌上，要么投射长达 10mm[11]。一旦进入平滑肌层，轴突转向并平行于平滑肌纤维走行数毫米，它们广泛分支，形成许多与 ICC_{IM} 和成纤维细胞样细胞密切相关的小曲张或递质释放位点。抑制性运动神经元通常比兴奋性运动神经元稍大，也有短的树突和单个轴突，但与兴奋性运动神经元不同的是，它们在人体结肠中向平滑肌层投射的距离为 1~15mm[11]。一旦轴突到达平滑肌，就会广泛分支形成多个曲张的释放部位。抑制性运动神经元释放抑制平滑肌细胞的递质混合物，包括 NO、ATP（或 NADH 等相关化合物）以及血管活性肠多肽和垂体腺苷酸环化酶激活肽等多肽。抑制性运动神经元的曲张递质释放位点也与 ICC_{IM} 相关，兴奋性运动神经元的释放位点也是如此。间质细胞可能介导了肠运动神经元释放的神经递质对平滑肌的较大电效应。抑制性运动神经元通常具有张力性活性，调节结肠环形平滑肌的持续收缩活动。抑制性运动神经元在松弛回盲连接部和肛门内括约肌的括约肌方面尤为重要。兴奋性和抑制性运动神经元对人结肠平滑肌的典型极性如图 100.5 所示。

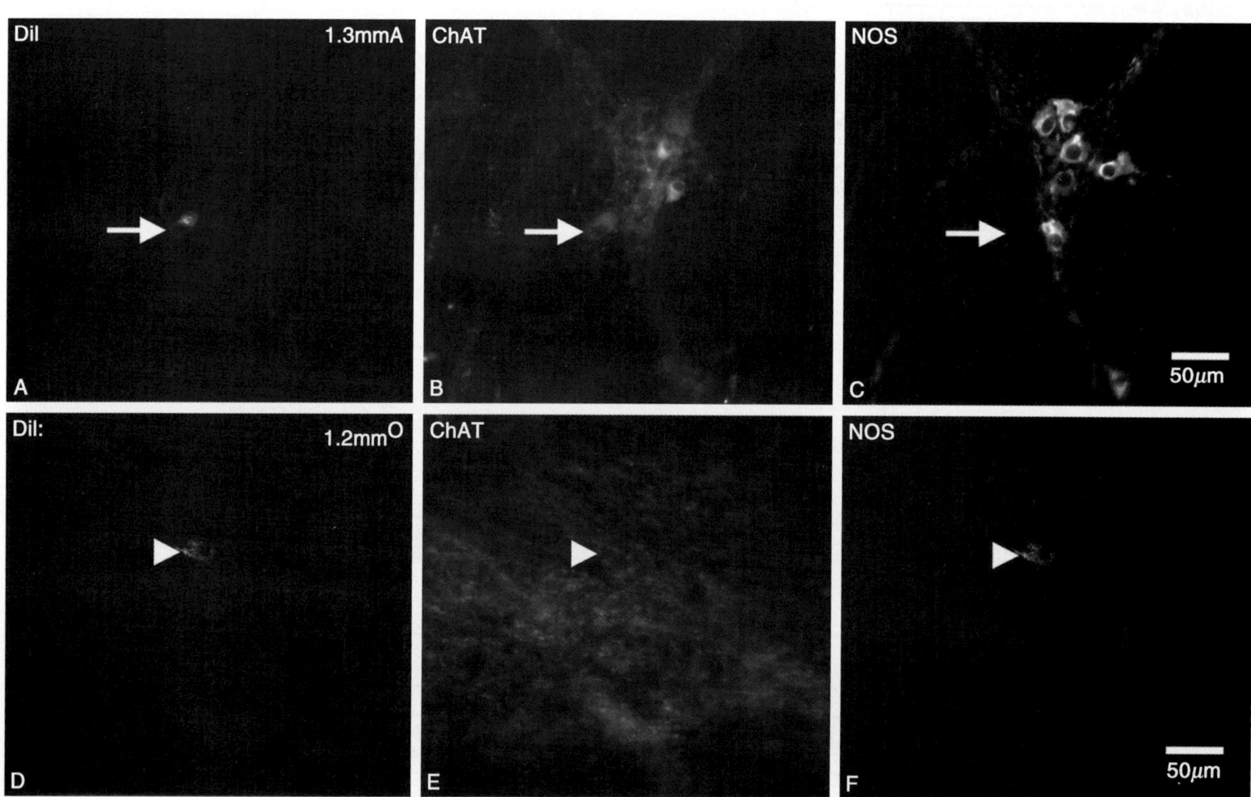

图 100.5　人结肠中肠运动神经元的极化投射。DiI 逆行追踪显示运动神经元向人结肠纵肌（A 和 D）的极化投射。A（箭）中的细胞体与支配胆碱乙酰转移酶（ChAT）（B）而不是一氧化氮合酶（NOS）（C）的肌肉距离 1.3mm，因此是兴奋性运动神经元。其具有长 1.3mm 的上行投影。D（箭头）中的细胞体对 NOS（F）而不是 ChAT（E）呈免疫反应性，因此是一种抑制性运动神经元，具有典型的肌肉下行投射（长 1.2mm）。这些极化投射是抑制性和兴奋性运动神经元对纵行和环形肌层的典型投射

3. 中间神经元

当结肠的一个区域受到刺激时，例如通过使其膨胀的食团，肠内初级传入神经元（PAN）被激活。随后这些神经元激活兴奋性和抑制性运动神经元，由于它们的极化投射，导致食团的向口肌肉收缩，并导致食团的离口舒张。这些效应有助于推动内容物向离口发展。从食团的新位置开始，触发另一组极化反射，并产生蠕动推进。上行兴奋性反射和下行抑制性反射有时被称为"肠道定律"。这些反射的传播比兴奋性和抑制性运动神经元的投射所预测的要远，因为中间神经元也参与了这些神经元通路。人类结肠中的上行胆碱能中间神经元具有投射到 40mm 向口侧的轴突，延伸了上行兴奋性反射通路的传播。此外，人类结肠中存在几类下行中间神经元，轴突突出 70mm 或更远。其中一些中间神经元参与沿结肠传播下行抑制，但另一些则很可能参与迁移性收缩的传播。也有可能一些中间神经元本身对拉伸敏感，从而作为 PAN 发挥作用。除感觉神经元、中间神经元和运动神经元外，内脏神经细胞投射到交感神经椎前神经节，血管运动神经元支配血管，分泌运动神经元刺激结肠上皮分泌。

（二）交感神经支配

近端结肠的主要交感神经支配来自肠系膜下神经节，并通过腰结肠神经投射到升结和横结肠（见图 100.3）。腹腔和肠系膜上神经节、椎旁链神经节和盆腔神经丛神经节（腹下神经节）中的交感神经元数量较少，也投射到结肠（见图 100.3）。这些神经元接收来自胸腰段脊髓内外侧柱（主要是 L2～L5 节段）节前神经细胞体的强大胆碱能驱动。这是 CNS 调节肠道活动的主要途径，例如在运动期间。交感神经传出神经元也接受来自肠内脏神经元和胞体在背根神经节的外源性脊髓感觉神经元的输入，与远端肠道形成几个反射回路。

来自椎前神经节的交感神经纤维引起黏膜和黏膜下血管的血管收缩。其他交感神经元投射到肠神经节，在那里它们引起 ENS 广泛的突触前抑制，从而抑制反射性运动活动。交感神经轴突的另一个目标是参与控制上皮分泌的黏膜下神经丛（主要是 Meissner 神经丛）的回路。因此，这些途径抑制结肠运动活动，减少血流量，并抑制分泌，以限制交感神经激活期间体内水分的损失。此外，一些交感神经轴突直接支配平滑肌，特别是回盲连接部和肛门内括约肌，在那里它们引起收缩，这些作用也与交感神经兴奋期间减少肠道运动活动相一致。

（三）副交感神经支配

结肠接受来自迷走神经和骶脊髓通路的副交感神经支配。迷走神经分支到达椎前神经节（胃上下神经丛），然后与交感神经轴突一起到达盲肠、升结肠和横结肠。远端结肠主要由骶副交感神经轴突通过盆腔神经（盆腔内脏神经）供应。其中一些胆碱能脊髓传出神经元首先与盆丛（腹下神经丛）的神经细胞体形成突触，另一些则直接投射到结肠。虽然腹下神经丛是远端肠功能性副交感神经（胆碱能）供应的主要来源，但最近的研究表明，它在发育上类似于交感神经节[12]。从它们进入结肠的点开始，许多轴突朝向口方向延伸，并形成称为分流束的粗干。副交感神经轴突投射到结肠的肠神经节，在那里它们在肠神经细胞体上形成兴奋性胆碱能突触。骶副交感神经通路在增加排便前远端结肠的推进活动中起着重要作用。它们可能也参与了触发从横结肠和升结肠开始直至排便前 1 小时连续传送复合物的活动。

（四）外源性传入通路

来自结肠的感觉是由细胞体在肠壁外的 PAN 介导的。位于结状神经节的神经细胞体的迷走神经传入神经元投射到近端结肠，并与迷走神经传出副交感神经通路一起走行。目前它们在结肠反射控制和感觉中的确切作用尚不清楚，但它们不太可能参与疼痛的传递。

整个结肠也由脊髓 PAN 支配，脊髓 PAN 在腰背根神经节中有神经细胞体。腰段脊髓传入神经沿腰内脏神经投射，通过椎前肠系膜下神经节，并通过腰结肠神经到达结肠，终止于整个结肠和直肠的肠系膜、肌层和黏膜的感觉末梢。此外，在骶背根神经节中有细胞体的脊髓传入神经群沿盆腔神经延伸到结肠，并在途中穿过盆腔神经丛。有证据表明，许多骶椎/骨盆脊髓传入神经元组成了与腰椎传入神经元功能不同的群体。骶传入神经包括许多低阈值和宽动态范围的机械感受器，这些机械感受器可能负责直肠充盈的分级感觉和排便反射的激活[13]。

与骶椎脊髓传入神经相比，腰椎脊髓传入神经大多具有更高的阈值。这些感觉神经元和一些阈值较高的骶传入神经负责从结肠和直肠的所有区域产生疼痛感。它们对肠壁的明显膨胀、肠系膜上的牵拉、强有力的结肠收缩或胆汁酸、高渗透压和其他刺激对黏膜的化学刺激有反应。众所周知，结肠壁的炎症会大大增加许多脊髓传入神经的敏感性。除了在感觉中的作用外，脊髓传入神经在肠神经节、椎前交感神经节以及黏膜血管中也有轴突分支（侧支），在那里它们在产生对有害刺激的外周反射反应中发挥作用。

总之，骶椎传入和传出（副交感神经）通路并行运行，并通过骨盆和直肠神经将远端肠与骶脊髓中的神经回路连接起来。这些通路在直肠感觉和产生排便所需的增强运动方面的重要作用，通过几个层面上的神经损伤的影响得到明确证实。由此可见，切断周围神经和脊髓远端损伤可导致直肠感觉丧失和排便能力严重受损。

四、肛门直肠的解剖与神经支配

虽然直肠与结肠是直接连续的，但该区域内的纵行肌层没有组织成结肠带，相反，它形成一个连续的外层，均匀地围绕直肠，并在肛门内外括约肌之间延伸至肛管远端。直肠远端变窄或称肛肠连接部，由直肠的纵行肌层形成，由耻骨直肠肌的悬吊纤维、肛提肌的附着点以及肛门内外括约肌的近端边缘联结。

耻骨直肠肌和肛提肌在维持控尿和排便方面具有重要作用。这些横纹肌构成盆底的一部分，并处于恒定的张力状态，用于向前拉动直肠并抬高直肠，从而减小肛门直肠角，这种机械效应倾向于防止粪便进入上肛管。

肛门内括约肌是一条增厚的平滑肌带，具有相对较高自发张力，与直肠环形平滑肌相连续。相比之下，肛门外括约肌是横纹肌，位于内括约肌的远端，但部分覆盖于内括约肌上。外括约肌也具有较高的静息张力，但与内括约肌不同，其张力可受到帮助维持控尿的自控力的影响。

正如预期，肛门内外括约肌的神经支配来源不同。内括约肌直接接受来自内在肠抑制性运动神经元的强大抑制性神经支配,也接受来自由骨盆丛神经节投射的腰交感神经和骶副交感神经的外部输入。肛门外括约肌和其他盆底肌通过阴部神经(S3-S4)由脊髓中具有细胞体的运动神经元支配。外括约肌和周围结缔组织也通过阴部神经接受感觉神经支配。相反,直肠和近端肛管富含盆腔神经来源的感觉感受器,这些感受器对直肠拉伸和腔内容物的组成作出反应。这些受体对于检测直肠充盈、触发紧迫感、促进直肠调节和区分直肠内容物的组成(粪便或气体)非常重要(见第 129 章)。

五、细胞活动、压力和流量之间的关系

包括平滑肌、黏膜和结缔组织在内的肠壁层可以统称为黏弹性体。人体的机械性能包括产生张力或收缩的"收缩元素""系列弹性元素"和一个对应于结缔组织的"平行元素"[14]。在肠神经元和肌源性机制的共同影响下,平滑肌可产生主动收缩和主动舒张。收缩是由于钙离子通过电压依赖性通道(Ⅰ型钙离子通道)进入所致,通常以平滑肌动作电位的形式存在。这些在肌细胞之间的缝隙连接处适度传播,并导致相对局部的非传播性收缩区域。

肠道肌肉的机械状态通过压力(施加在肌肉上的力)与抗应变(肌肉对施加力的反应)的变化曲线图来描述,坡度(斜率)被称为顺应性。当肌肉被兴奋性肠神经元输入或去极化肌源性机制激活时,它倾向于产生张力、缩短或两者兼有。这意味着压力/抗应变关系变得更陡峭,顺应性降低。它能缩短多少取决于内容物的阻力。然而,肠道的被动黏弹性特性使这一分析变得复杂[15]。

顺应性的变化反映了肠壁能够伸展容纳内容物的程度。由于强烈的抑制性运动神经元的活动,一块非常膨胀的肌肉,被认为具有很高的顺应性。在肌肉兴奋过程中,肠壁对伸展的阻力增加,据说在其被激活的时间内顺应性较低。如果肠道内容物是液体,并且没有下游阻力阻碍流动,激活的平滑肌会迅速缩短。然后推进内容物,使管腔内压力略微增加。相比之下,如果对内容物向前流动的阻力较大(例如,通过管腔堵塞远端收缩),激活的平滑肌将不会缩短,也不会发生推进,但壁张力会增加,导致管腔内压力增高。从这个简短的考虑中,应该清楚的是,从前面列出的任何记录技术(见"记录结肠运动的方法")中推断腔内压力、内容物推进和平滑肌兴奋的关系比有时所理解得更为复杂。

六、结肠和肛门直肠运动模式

(一) 非传播运动模式

大多数已发表的详细描述结肠运动模式的文献描述了大量非传播随机相位压力波。设定该活动具有分段或混合功能。体内非传播性结肠收缩的主要频率通常为 2~4 次循环/min(cpm),与 ICCSM 在环肌黏膜下缘产生的自发性肌源性慢波的频率相似[10]。随着高分辨率光纤结肠测压的最新发展,很明显一部分"非传播活动"实际上由短距离(<9cm)传播的相对低振幅收缩组成。这些传播的运动模式在以前的结肠测压研究中经常被错误分类,因为测压导管中的传感器间隔太远(7~12cm),无法识别短传播(图 100.6)[16]。高分辨率测压也证实了整个结肠存在孤立的非传播性收缩,通常振幅相对较低(见图 100.6)。

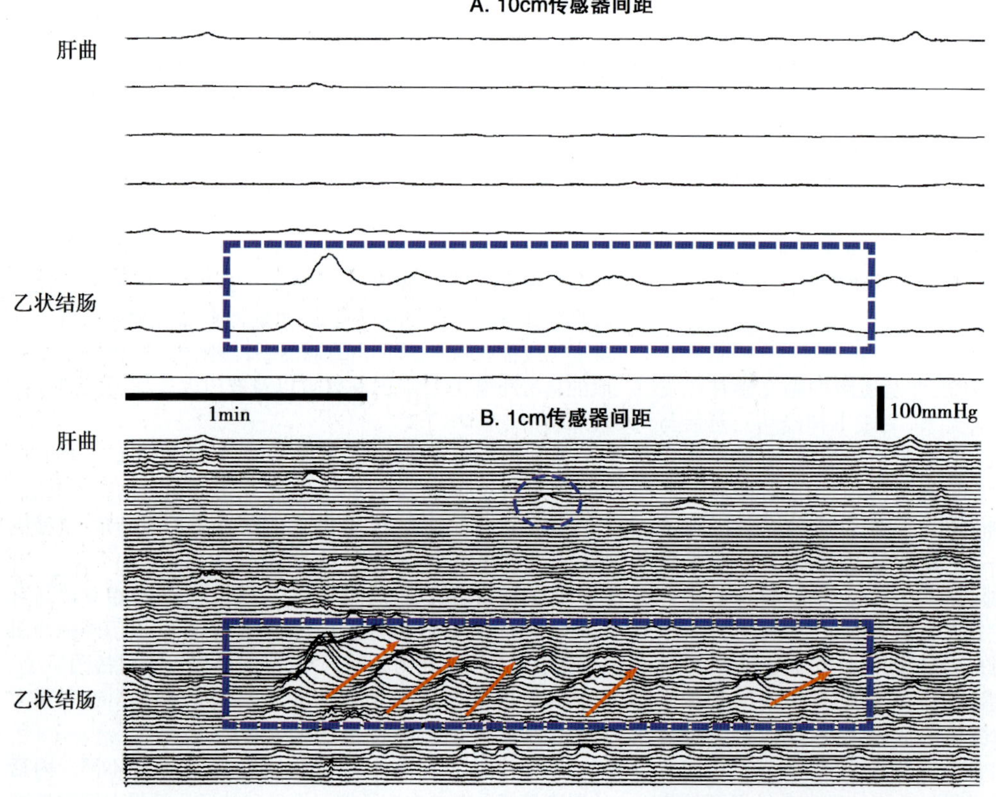

图 100.6 健康对照受试者使用高分辨率光纤测压导管记录的结肠测压描记截面图。数据子集如(A)所示,其中显示了每 10 个传感器的数据。图 A 代表传统的低分辨率测压记录。在蓝色阴影框中可以看到非传播活动。在(B)中,显示了完整的数据集。请注意,(A)中显示的非传播活动实际上包括一系列沿结肠短距离传播的逆行传播收缩(红色箭)。这些运动模式在低分辨率记录中并不明显。很明显,即使使用高分辨率记录,仍存在一些非传播活动发作(蓝色阴影圆圈)

（二）传播运动模式

当肠兴奋性运动神经元被强烈激活时，常导致强烈的管腔闭塞性收缩。这些持续时间可能长于慢波，并且可以沿着结肠传播相当长的距离。这些结肠运动模式很容易识别，通常被称为高振幅传播性收缩（HAPC）（也称为高振幅传播序列、巨大迁移收缩）。HAPC 向肛门传播（图 100.7）。低振幅传播序列也记录在结肠中，并可进一步分类为顺行（离口）或逆行（向口）。根据低分辨率测压记录，据报告，在健康结肠中，顺行传播序列的丰度至少是逆行传播序列的 3 倍[4]。然而高分辨率结肠测压记录显示，事实恰恰相反。逆行方向传播的短程运动模式是降结肠和乙状结肠的主要结肠活动（图 100.8）[17]。

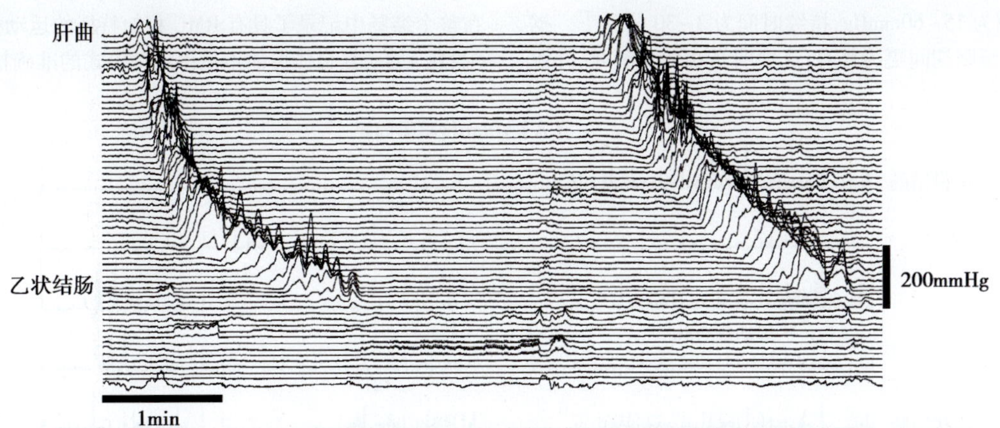

图 100.7　在健康对照受试者中记录的两个高振幅传播序列，这些运动模式沿肛门方向传播，代表结肠团块运动的测压等效值

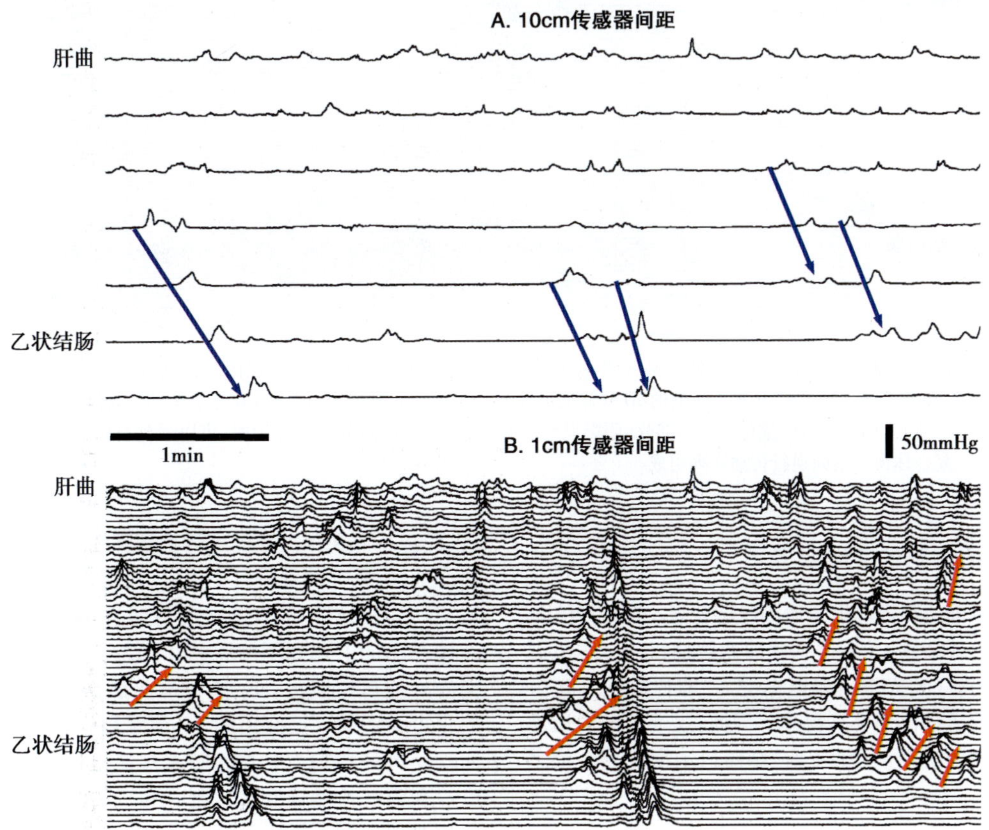

图 100.8　健康对照受试者使用高分辨率光纤测压导管记录的结肠测压描记图。数据显示为（A）低分辨率记录（10cm 间距）和（B）高分辨率记录（1cm 间距）。在（A）中，可以看到一系列明显的向肛门传播运动模式［顺行传播序列（蓝色箭）］。但是，当查看完整数据集时，可以看到这些传播事件向口腔方向移动［逆行传播序列（桔色箭）］。传感器间隔 10cm 的导管不能提供足够的分辨率来记录结肠中存在的一些传播事件

高分辨率测压研究也有助于定义“泛结肠加压”，这些是在所有结肠测压通道中同时记录到的压力增加，与肛门内括约肌松弛存在时间相关性[18]。

（三）直肠运动复合体

乙状结肠和直肠以周期性收缩活动为主。这种活动通常被称为直肠运动复合体（RMC）或周期性直肠运动。RMC 的平均振幅范围为 15~60mmHg，持续时间为 3~30 分钟[4]。据报道，RMC 在睡眠期间更为普遍，这表明当我们清醒时，外源性神经输入（交感神经或副交感神经）可能会部分抑制这种模式。RMC 与流量之间的关系尚不完全清楚。RMC 可由近端结肠传播的压力波和乙状结肠的粪便或气体的到达而触发[3,19]，在人类和动物的排便过程中，RMC 均受到抑制，这表明 RMC 提供了一种制动机制以保持直肠排空。与这一概念一致的是，最近的高分辨率结肠记录显示，RMC 可以由一系列可能延缓流量的短范围逆行传播事件组成（图 100.9）[17]。在整个结肠中记录了具有 RMC 相似特征的运动模式，这表明“直肠”运动复合体可能不是该运动模式的准确描述。

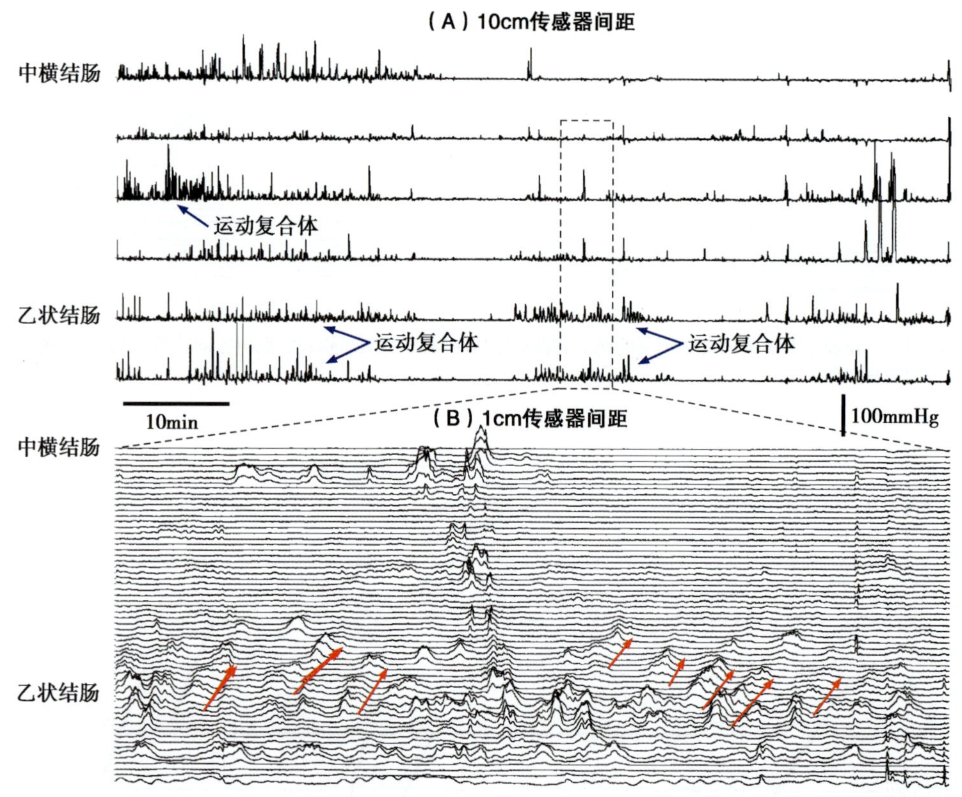

图 100.9　健康对照受试者使用高分辨率光纤测压导管记录的结肠测压描记图。在低分辨率记录（10cm 间距）下，（A）显示了压缩的 90 分钟描记部分。在这部分描记中，可以看到几个运动复合体（蓝色箭）。B，当（A）中描记的一小部分（阴影黑色矩形）被扩展并以高分辨率显示时，可以看到直肠运动复合体由一系列逆行传播序列组成

（四）传播序列的区域变异

人结肠的收缩活动表现出明显的区域差异。例如，HAPC 几乎只起源于近端结肠，并传播到脾曲或脾曲以外。短范围逆行传播的压力波（预先被错误地标记为“非传播压力波”）在远端结肠中的活动比例要高得多。因此，远端结肠的运动可能具有延缓向前流动的功能（见“结肠运动模式与流动之间的关系”）。

七、结肠充盈和转运的调节

（一）回盲交界处的作用

在人类中，回盲部交界处调节结肠充盈并防止结肠-回肠反流，从而在很大程度上防止结肠细菌污染小肠。在禁食状态下，盲肠充盈缓慢且不稳定，食糜在回肠远端长时间保留[20]。回肠末端和盲肠之间由回盲韧带构成的紧密物理连接在功能上起到了瓣膜的作用，在一定程度上形成回盲交界处的自控能力。一条特殊的肌肉带形成了一个低压的张力括约肌[21]，突出的 6cpm 时相性收缩很可能有助于回盲交界处的阻力。在回肠末端流出或回肠扩张期间，相位性和强直性活动受到抑制。相反，盲肠扩张时回盲交界处的张力增加[21]。

消化间期运动周期（或移行性肌电/运动复合体）的第Ⅲ阶段，是在禁食期间上段肠每 90~120 分钟发生一次运动模式（见第 99 章），不会促进回盲部转运，因为它很少到达人体的回肠末端。回肠传播性收缩与回盲部时相性收缩的抑制同步，是回盲部推进的主要原因，回盲部推进以脉动的方式发

生。将同位素推进与腔内压力相关联的长期研究表明,72%的回盲-肠转运事件是由末端回肠传播的压力波引起的[22]。此外,93%的盲肠传播压力波与盲肠充盈存在时间相关性。这表明偶发性盲肠充盈可能是近端结肠 HAPC 的触发因素之一(图 100.10)[22]。

(二) 结肠作为储存器官

1902 年,Cannon[23]提出将近端结肠作为储存和混合的主要部位,而远端结肠则作为排出管道。他的结论是基于使用碱式硝酸铋作为造影剂的放射学观察结果。随后的闪烁扫描

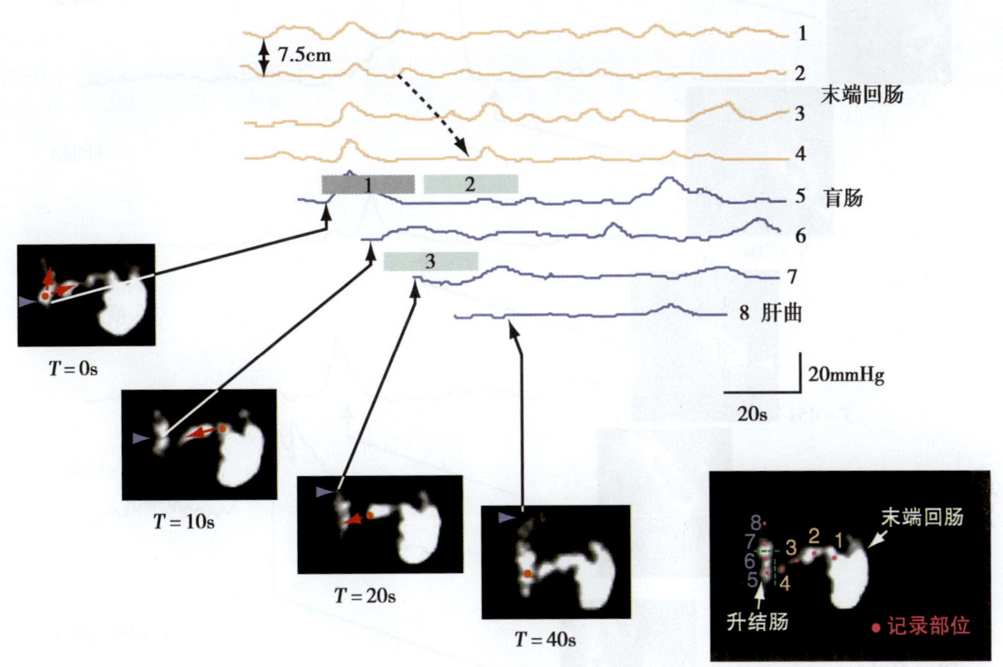

图 100.10 在长时间的闪烁照相和测压联合记录期间,在回肠末端和近端结肠中识别出传播压力波序列。最右框的左下角显示了健康对照受试者回肠末端和升结肠中锝硫胶体的闪烁扫描图像。粉色圆圈表示记录侧孔的位置,每个孔间隔 7.5cm。绿色阴影线表示记录管腔流量的区域。已经选择了 4 张闪烁扫描图像,以指示流经回结肠交界处(实线 1 和 2)和升结肠中段(实线 3)的流量。黑色箭对应于每 10 秒闪烁扫描帧的采集时间(水平轴)。闪烁扫描上的蓝色小箭头表示记录相应压力描记的测压侧孔位置。与 $T=0$ 时的闪烁扫描帧相对应,记录盲肠压力波。该盲肠压力波启动了升结肠传播序列,该序列与结肠-回肠反流(实线 1)和流经升结肠中段(实线 2)暂时相关。在结肠-回肠反流期间,回肠传播序列启动(阴影黑色箭),该回肠传播序列在时间上与横跨回结肠交界处的顺行流动相关(实线 3)。闪烁扫描图像上的红圈 $T=0$ 至 $T=40$ 遵循从盲肠至回肠的逆行流动方向($T=0$ 秒和 $T=10$ 秒),然后从回肠至盲肠的顺行流动方向($T=20$ 秒和 $T=40$ 秒)

和无线胶囊研究证实,升结肠和横结肠似乎是主要的储存部位[24]。饮食的组成可以影响区域转运,并可以解释整个结肠停留时间的差异。使用液体餐后,升结肠在 1~2 小时内迅速排空,而横结肠保留同位素 20~40 小时[25]。固体餐与通过盲肠和升结肠的转运速度较慢有关。使用混合饮食时,颗粒状物质和液体同时储存在升结肠和横结肠中[26]。

(三) 结肠运动模式与流量的关系

与低张力时相比,当壁张力增加时(例如,通过管腔内脂肪酸),近端结肠的排空加速,内容物的体积和稠度也会影响排空速率。灌注到近端结肠的等渗液体刺激近端结肠排空,这表明膨胀本身可以激活推进运动模式。然而,在一些健康成年人中,球囊扩张引起的结肠膨胀会引发收缩活动,而在其他人中则没有影响。相反,刺激近端结肠黏膜受体的刺激性泻药确实可以触发传播性收缩[27],因此,近端结肠排空取决于壁张力的增加和传播性收缩,可能受到化学和机械因素的影响。

首次在放射学检测到的集团运动,是长距离排便的罕见运动。更常见的是,结肠内容物在短距离内以逐步的方式在顺行和逆行方向上移动。结合动物的测压和放射学研究,或在人类中使用高帧率闪烁扫描,表明近端结肠中 93% 的所有传播序列,无论振幅或极性如何,都与在未经准备的结肠中同位素标记的结肠内容物的运动有时间相关性(图 100.11)[28]。

在以前的研究中,显示压力和流量相关联,超过一半的内容物顺行运动可归因于重复的非传播压力波。如前所述,其中许多"非传播"压力波可能会在短距离内传播(见图 100.6),因此他们推动内容物并不为奇。然而,使用当前技术,内容物的一些移动与管腔内压力的可识别变化无关。如前所述,一些无法解释的推进力可能是由不会产生显著管腔内压力的肌肉活动驱动的。这可能包括纵行肌肉缩短、非管腔闭塞性环形肌收缩或肠壁张力的局部改变,尤其是当下游流动阻力较低时。例如,全结肠加压(见"传播运动模式")可能会推动气体通过结肠,因为它们通常在时间上与需要通过气体或实际存在肠胃胀气有关。

逆行运动经常发生。大约一半的逆行收缩在顺行运动后

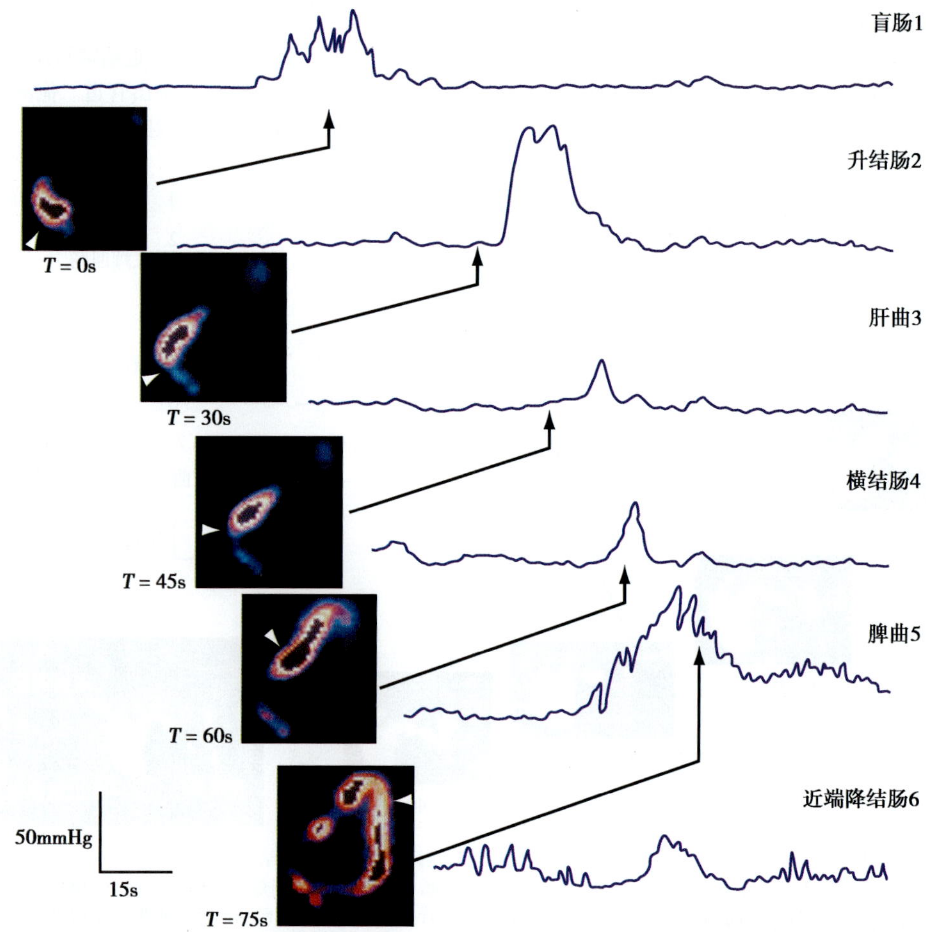

图 100.11　结肠内压力测量和相应的闪烁扫描显示，传播的压力波序列和结肠内容物从盲肠到乙状结肠的离散运动之间存在明确的相关性。这种内容物的特殊运动与排便或感觉无关。以垂直箭结尾的斜线对应于每个 15 秒闪烁扫描帧的采集时间。闪烁扫描上的小箭头表示记录相应压力描记的测压侧孔的位置。在近端结肠和中结肠（从顶部开始的通道 2、3 和 4）中，同位素运动与传播压力波上升开始之间存在密切的时间关系。然而，当压力波到达脾曲时，可观察到近端降结肠扩张以容纳同位素，这与该区域的管腔闭塞丢失一致。通道 5 和 6 中的压力波似乎与管腔闭塞收缩不对应。还应注意，通道 3 和 4 中传播的压力波振幅分别仅为 30mmHg 和 90mmHg，但运动模式明显具有推进性。（From Cook IJ, Furukawa Y, Panagopoulos V, et al. Relationships between spatial patterns of colonic pressure and individual movements of content. Am J Physiol. 2000;278:G329.）

立即发生，这表明内容物经常回流到刚刚移动的区域。一些逆行流动，特别是在远端结肠，可能与短期逆行传播的压力波有关。

对结肠内容物推进的有趣见解来自可摄入的基于胶囊的技术。在健康对照人群中使用 3D 转运系统（见"记录结肠运动的方法"）表明，从横结肠至盲肠的缓慢、逆行移动可能发生在 4~5 小时内，然后可快速向前推进至降结肠［推测可能通过高幅传播性收缩（HAPC）］[29]。

综上所述，除了即刻排便前阶段外，远端结肠有较高发生率的短范围逆行传播压力波。相反，近端结肠显示更多的 HAPC。因此，近端结肠的运动模式将内容物向远端结肠移动。这些推进性的顺行运动模式之后，通常在远端结肠和直肠中出现下游运动复合体（短程逆行传播序列）（见"直肠运动复合体"），这可能会延缓结肠内容物的流动，防止直肠充盈和控制大便失禁的挑战。相对高频率的短程逆行传播事件很可能也会导致一些内容物的混合，这有助于结肠履行其吸收水、盐和电解质的关键功能。

八、排便

如上所述，远端结肠的逆行传播运动活动会限制甚至阻止结肠内容物到达直肠并排出。显然，导致排便的其他机制必须不时发生。传统上，排便被概念化为一种专门的肛门直肠功能，尽管现在很清楚结肠活动广泛地融入了排便顺序中。

不透射线标记物和闪烁扫描记录显示，在某些情况下，整个结肠内容物的大部分被排空。此外，全结肠测压研究表明，排便的准备阶段可能涉及结肠的大部分长度，并且可能在排便前 1 小时内开始[30]。在排便前阶段，HAPC 以特征性顺序发生。第一个序列从近端结肠开始，每个连续序列的起始点都比前一个序列略远。这些首次启动序列不会引起有意识的感觉，而是成功地将内容物推向远端，在排便前的 15 分钟内，这些传播序列的频率急剧增加，从而导致强烈的、有意识的排便冲动。在此晚期阶段，传播的压力波起源于远端结肠，但每个连续的传播序列都起源于前一个序列的近端。每个序列也倾向于运行稍长的距离，并且具有比其前一序列更高的振幅（图 100.12）。这些最终序列产生了用半固体粪便填充和扩张直肠所需的力。由于远端乙状结肠和直肠扩张，特殊的低阈值骶脊髓传入机械感受器被激活。然后这些机械感受器会引起排便冲动，促使肛门直肠进入排出阶段。这是通过激活通往远端肠道的骶副交感神经通路来辅助的。

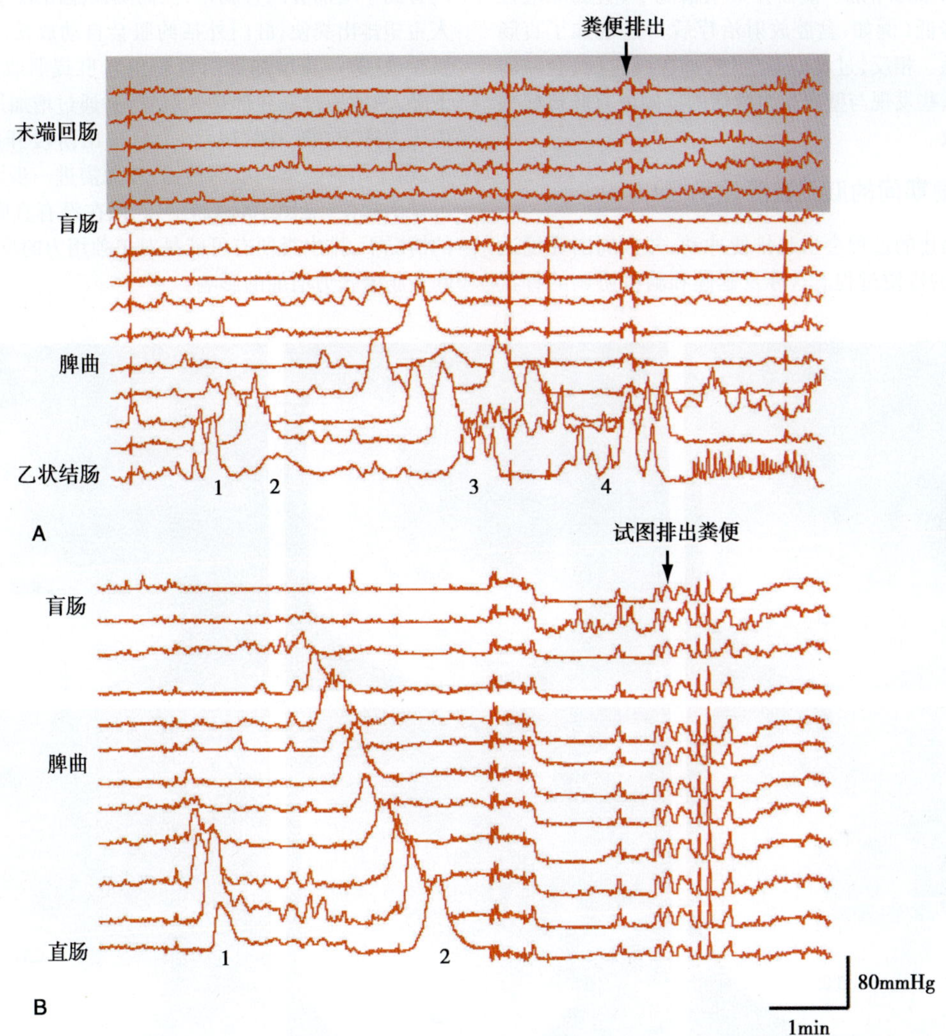

图 100.12　导致健康人结肠自发排便的结肠内压力。使用经鼻通过的灌注硅橡胶导管进行记录，以在 7.5cm 的间隔时间内产生 15 个记录部位。A，大便排出之前有 4 个传播序列（1~4），最后一个实际上与粪便排出有关。每个传播序列来自比前一序列更近的位点。还应注意，随着连续序列的振幅增加和传播速度减慢导致粪便排出。B，排便前有两个传播序列（1~2），然而，试图排出粪便仅与用力有关。（From Bampton PA，Dinning PG，Kennedy ML，et al. Spatial and temporal organization of pressure patterns throughout the unprepared colon during spontaneous defecation. Am J Gastroenterol. 2000；98：1027.）

（一）直肠充盈、容量、调节和运动

当粪便或气体进入直肠时，直肠壁被拉伸，从而激活肠道下行抑制反射，引起肛门内括约肌一过性松弛。同时，外源性反射通路被激活，导致肛门外括约肌短暂收缩，从而保持控便能力。直肠肛门抑制反射可以通过直肠球囊扩张来证明和测试，它的存在反映了肠道神经通路的完整性。因此，在先天性巨结肠中直肠肛门抑制反射缺失，其表现为远端肠道中肠神经节的缺失。在健康状态下，这种反射允许少量内容物进入上肛管，但通过肛门外括约肌的反射性收缩来维持控便能力。然后，通过近端肛管中的感觉感受器采集内容物样本，从而区分固体或液体粪便和气体。这种采样反射每天发生多次，以应对直肠小的膨胀。这些通常不是有意识地登记的，也不会引起排便冲动。

直肠大容量扩张会引起持续时间较长的内括约肌松弛，这是有意识的。当患者决定如何最好地处理管腔内内容物（粪便或气体）时，通常需要额外的肛门外括约肌的主动收缩来保持自控能力，此时排便冲动的抑制，加上直肠的接受性调节（见下文），会导致内容物暂时储存在直肠。通常情况下，随后逐渐逆行推进至乙状结肠。尽管直肠通常是空的，但它有能力暂时储存粪便，直到方便排泄为止。直肠以类似于胃底松弛的方式适应不断增加的体积，而不会相应增加直肠内压力的能力有助于直肠储存[31]。这种由肠道抑制性神经介导的直肠顺应性的适应性增加对于保持控便能力非常重要，因为它可以在没有持续排便冲动的情况下储存粪便。这种直肠扩张对近端肠道也有负反馈作用，抑制胃排空，减慢小肠运输，降低近端结肠传播压力波的频率，并延迟结肠转运[32]。通常进餐后直肠张力增加。然而在某些情况下，直肠顺应性会发生病理性降低（例如，盆腔放射治疗后），这增加了直肠紧迫感的持续性。相反，过度的顺应性，如在巨直肠，会减弱排便的冲动。这些发现与壁内张力激活的低阈值直肠机械感受器的特征一致。

（二）排便期间的肛门直肠运动

如果刚才描述的过程会引起排便冲动，并且周围环境适宜，则激活完整的排便过程。这涉及延髓和脑桥协调的骨盆反射的组合。粪便引起的直肠扩张通过肠道反射刺激肛门内括约肌完全松弛，粪便进入上肛管，增强急迫感。姿势的改变和用力在几个方面促进了这一过程。坐位或下蹲可引起肛门直肠交界处下降，而用力可使直肠进一步下降。这两种活动均有助于增加肛门直肠角，从而降低流出阻力。此时，如果个人希望排出粪便，肛门外括约肌会自动放松。同时耻骨直肠肌松弛（进一步增加肛门直肠角），肛提肌收缩，会阴进一步下降，粪便通过漏斗部进入肛管，并通过增加用力引起的直肠内压力排出（图 100. 13）。一旦排出阶段开始，在某些情况下，由于结肠收缩向肛门传播，在无需进一步用力的情况下也可排出粪便（见图 100. 12）[33]。但在没有直肠乙状结肠收缩的情况下，排出粪便有可能是对单独用力的反应，尽管不能排除直肠壁张力增加的影响。

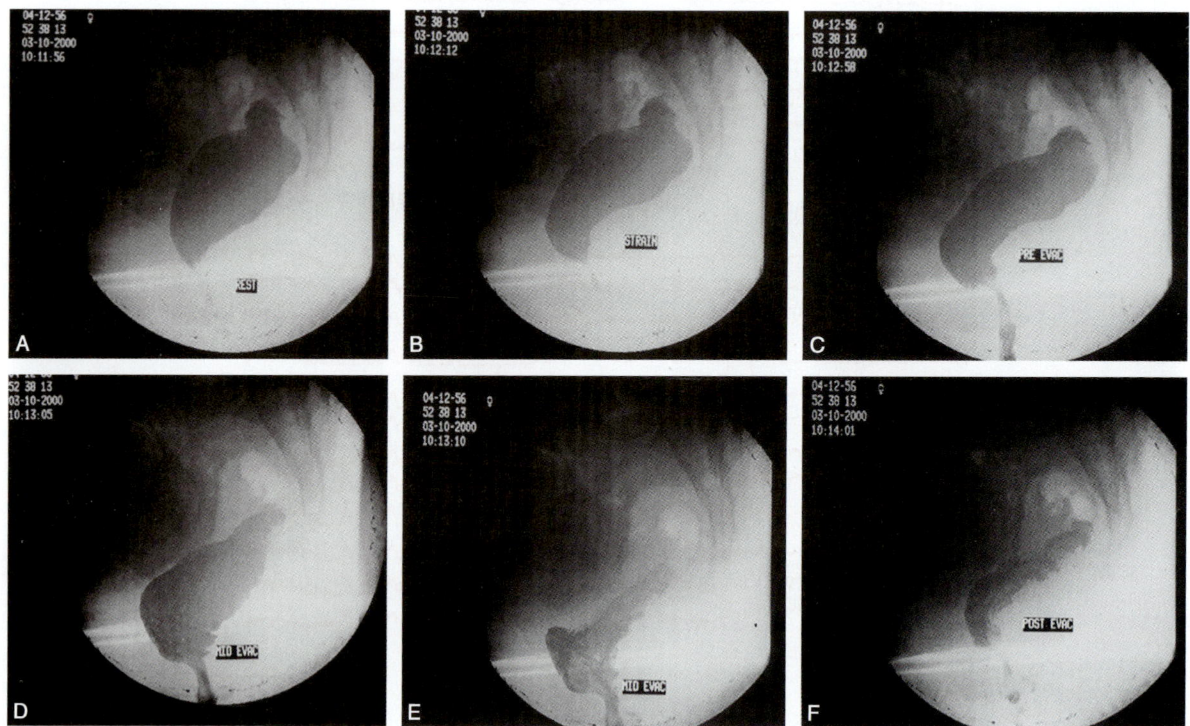

图 100. 13 促进粪便排出的一些机械过程，如排便直肠造影期间使用增厚钡模拟排便的连续 X 线造影胶片所示。A，静息时直肠，正常静息角约为 90°，肛门闭合。B，当用力时，随着直肠前壁开始变平时，近端肛管开始形成漏斗状，因为钡剂造影剂被迫进入其中。C，随着施加更多的压力，直肠前壁进一步变平，造影剂充满肛管，排空开始。此时耻骨直肠肌和肛门外括约肌松弛，导致直肠肛门交界处开始下降。同时肛提肌被激活，有助于控制直肠肛门交界处的下降（注意耻骨尾骨肌收缩导致的后部压痕）。D，耻骨直肠肌完全松弛，这与剧烈用力相结合，导致直肠肛门交界处几乎完全下降。请注意直肠肛门交界处的位置，与前一帧中的位置相比，该位置在该帧中远低于水平的苍白伪影（由于充满水的马桶座），在前一帧，该交界处与该伪影齐平。这种下降现在已经打开了肛门直肠角，从而进一步降低了通过肛管流出的阻力。E，直肠排空持续，直肠前部受压较明显。F，排空后，肛门直肠交界处已上升到原来的位置，肛门直肠角已恢复到较锐利的静息角。（Courtesy Prof. D. Z. Lubowski，Hurstville，New South Wales.）

九、结肠运动的调节

（一）生理学

肌电活动或管腔内压力的 24 小时记录显示，餐后 1～2 小时结肠张力和收缩力增加（进餐“绞痛”反应），夜间明显受到抑制[4]。在稳定的睡眠期间，除直肠运动复合体（RMC）发生率增加外，结肠运动几乎停止。当肛门括约肌张力和感觉意识最小时，这些以逆行方向传播，从而减少了对粪便自控能力的挑战。如果受试者转为较轻的睡眠水平，即使没有真正觉醒，传播和非传播压力波都会立即增加。夜间强迫觉醒和自发清晨觉醒均刺激结肠传播压力波立即增加[34]。这种现象与早晨觉醒后不久的排便习惯明显相关，并证明了 CNS 对结肠运动活动有着显著的调节潜力。

整个结肠对进餐的反应是可以预测的，结肠壁张力增加以及传播和非传播收缩模式。大约需要 300kcal 的热量负荷来产生结肠对膳食的反应，200kcal 的膳食通常仅能增加直肠肌的张力[35]。结肠进餐反应高度依赖于热量负荷中的脂肪含量。例如，600kcal 的脂肪会引起收缩活动的显著增加，而等热量的蛋白质或碳水化合物负荷的影响极小。结肠进餐反应的机制仍不清楚，尽管已知胃和脊髓两者均不完整，从而增加了潜在的体液物质或迷走神经输入的参与。有趣的是，通过球囊或水引起的非营养性胃扩张也可刺激直肠乙状结肠运动，产生与十二指肠内输注脂质类似的反应。这两种反应都因先前静脉注射 5-羟色胺-3（5-HT_3）受体拮抗剂格雷司琼而显著减弱，这表明迷走神经传入纤维上的 5-HT_3 受体可能参与胃结肠反应[36]。胆囊收缩素（CCK）通过十二指肠中的脂肪释放到血流中，可以复制胃结肠反应，但仅在超过餐后剂量时发生。CCK-A 拮抗剂氯谷胺阻断了 CCK 对结肠的作用，但不能消除胃结肠反应，因此 CCK 不太可能是反应的介质。

长期以来，一直认为压力和情绪因素可影响结肠运动，但这方面的实验证据存在冲突，可能是因为依赖于远端结肠的测量，而远端结肠并不能代表整个结肠。根据前面提到的深刻的清醒反应，压力很可能（但未经证实）会引起压力波的传播。

由于同时记录身体活动和结肠运动的技术困难，关于结肠对身体活动的反应数据很少。然而体育锻炼，可能通过增加交感神经张力，可能会降低结肠运动能力[37]。结肠对应激和运动的反应强调了自主神经系统在调节结肠功能中的重要性。同样，盆腔手术、分娩或神经退化导致的自主神经功能障碍与几种结肠疾病有关，包括慢传输性便秘和肠易激综合征[38]。

（二）药理学

泻药通过增加黏膜分泌从而间接刺激结肠推进活动，或通过直接刺激肠道神经回路发挥其腹泻作用。例如，“刺激性”泻药比沙可啶和胆汁酸鹅去氧胆酸均可刺激高振幅传播性收缩（HAPC），从而导致大规模集中运动。比沙可啶通过黏膜神经纤维发挥其运动效应，该反应可通过在黏膜局部涂抹利多卡因来阻断[38]。除局部反应外，这些刺激物经直肠给药时，还可刺激近端结肠的运动，从而表明直肠和近端结肠之间的长反射通路也被激活。

秋水仙碱是一种天然生物碱，众所周知会引起腹泻。秋水仙碱可增加慢性便秘患者自发排便的频率并加速结肠转运。其作用机制尚不清楚，但秋水仙碱可影响神经元轴突的转运机制，增加前列腺素合成，促进肠道分泌，后者是通过环腺苷酸介导的。

鲁比前列酮是一种 2 型氯离子通道（ClC2）激活剂，是一类被称为前列腺素的新化合物的成员。激活 ClC2 可增加肠道氯化物的分泌，并导致管腔内液体蓄积增加，从而加速肠道转运、软化粪便、增加自发性排便频率。在便秘患者中，与安慰剂相比，该药可改善便秘症状，不良反应包括恶心和头痛[39]。

利那洛肽和普利那肽是鸟苷酸环化酶-C 受体激动剂。它们增加肠上皮细胞中的 cGMP，从而触发了囊性纤维化跨膜转导调节因子（CFTR）的激活。导致碳酸氢盐和氯化物分泌到肠腔中，从而增加液体分泌。在随机对照试验中，利那洛肽在增加慢性便秘患者的排便频率、改善粪便硬度、排便用力和整体便秘症状方面比安慰剂更有效。然而，由于促分泌作用，腹泻也是 16% 患者的副作用[40]。同样，与安慰剂相比，普利那肽（plecanatide）改善了便秘症状，虽然一些患者报告了腹泻，但其发生率低于利那洛肽（$<6\%$）[41]。利那洛肽还可减轻痛觉，因为 cGMP 释放到黏膜的脊髓传入神经末梢上[42]。

5-羟色胺（5-HT）是一种重要的内源性物质，存在于肠神经元和肠嗜铬细胞中。虽然其生理作用仍不确定，但 5-HT_3 和 5-HT_4 受体的激动剂和拮抗剂会影响结肠蠕动和转运。5-HT_3 受体拮抗剂格雷司琼和昂丹司琼分别阻断胃结肠反应和延迟结肠转运。阿洛司琼是另一种 5-HT_3 拮抗剂，通过减缓结肠转运发挥显著的便秘作用。相反，5-HT_4 激动剂（如替加色罗、普卢卡必利、恩扎必利）作用于突触前受体，促进肠神经末梢释放 ACh 和其他递质，从而诱导结肠传播性收缩和加速结肠转运。尽管这类药物有望治疗便秘，但由于担心心血管不良事件，替加色罗已退出市场。普卢卡必利是一种高选择性 5-HT_4 激动剂，不与 5-HT_3 或 5-HT_{1B} 受体相互作用。几项随机交叉试验显示，普卢卡必利与安慰剂相比，可改善便秘症状且副作用极小[43]。它增加了便秘患者每周完全自主排便的次数，并增加了推进性 HAPC 的发生[44]。

众所周知，阿片类药物具有止泻作用，但其作用机制尚不清楚。在人类结肠中，吗啡增加了相位性分段活性，降低了结肠张力，减弱了肠道对用餐的反应。阿片类药物可引起肠道神经回路突触前和突触后的抑制。神经依赖性传播性收缩的减少、肌源性混合运动和液体吸收的增强有助于药物的便秘作用。特异性便秘综合征，如阿片类药物引发的便秘或术后肠梗阻，可能对阿片类拮抗剂如甲基纳曲酮和阿维莫班产生反应（见第 19 和 124 章）[45]。

NO 是肠道抑制性运动神经元的主要神经递质之一，也是一些中间神经元的递质。注入 NO 合酶抑制剂 1-NMMA（NG-单甲基 1-精氨酸）可刺激近端结肠传播性收缩[46]，同时使远端结肠对扩张敏感[47]，这表明人类结肠处于内源性 NO 持续释放的紧张性抑制状态。

（三）非药理学

益生菌是一种生物体，当摄入足够的量时，对宿主的健康有益（见第 130 章）。对益生菌进行严格设计的研究相对较少。但一些菌株已被证明对 IBS（见第 122 章）、US（见第 116 章）和腹泻患者有有益作用。在结肠中，益生菌可能通过激活上皮和免疫系统中的信号来调节炎症反应。益生菌很可能影响结肠运动，但这一点尚未得到系统评价。在儿童和成人中，几乎没有证据表明益生菌可以改善便秘症状[48,49]。

骶神经刺激可调节支配盆底和结肠的外源性神经。电刺激 S3 骶根改变了慢传输型便秘患者和大肠失禁患者的运动模式，尽管其精确的作用方式仍不清楚。刺激与盆底或结肠收缩反应之间的实质性潜伏期比多突触传出通路预期的要长，这表明可能涉及外源性感觉通路。然而，目前基于随机对照试验的证据表明，骶神经刺激不是便秘患者的有效治疗方法[50]。

针灸对上消化道疾病（包括恶心和呕吐）有显著疗效（见第 131 章）。针灸被认为可激活神经、阿片类药物、体液和 5-羟色胺能通路，因此在治疗 IBS 等疾病方面具潜在的临床作用。迄今为止，有一些证据表明，针灸可能在治疗便秘和 IBS 患者方面提供治疗益处[51]，然而，关于长期获益的数据仍然很少。

在成人中，生物反馈已被证明可改善盆底协同失调患者的排便频率和直肠排空，并加速便秘患者的结肠转运（见第19章）[52]。然而，在便秘儿童中，未观察到这种益处[53]。生物反馈的作用方式尚不完全清楚，但外源性自主神经传出通路介导了该反应。

十、结肠运动障碍

结肠运动功能紊乱引起的疾病，已在本书的其他地方进行了讨论（第124章）。然而，考虑本章所述的结肠运动机制紊乱，如何与症状或病理生理现象相关是有用的。

（一）便秘

可以预测，便秘和腹泻分别是动力不足和动力过强的表现。有时这是真实的，但至少在远端结肠，相之亦然。据报道，便秘患者直肠乙状结肠区域的非传播性（分段）收缩和肌电短尖峰波暴发增加，直到最近这似乎还是自相矛盾的。然而，如前所述，这种非传播活动中的大部分可能是由短范围逆行传播压力波组成。如果这种运动模式阻碍了流动，那么其发生率的增加可能会导致一些患者发生便秘。相反，腹泻患者可能在该区域运动能力不足，这表明正常的生理制动器（逆行传播序列）已被移除，从而使内容物在不被注意的情况下被推进直肠。

在重度慢传输型便秘中，长期测压研究已证实HAPC的总数减少，但所有级别传播压力波的总数通常是正常的，甚至是增加的[4]。重度慢传输型便秘的潜在发病机制尚不清楚，但肠平滑肌兴奋性运动神经支配的变化可能起作用[54]。有关便秘的详细讨论见第19章。

（二）腹泻

对腹泻患者进行的详细闪烁扫描研究显示，其主要特征是通过升结肠和横结肠的早期快速转运。远端结肠分段活动的相对缺乏，可能与近端结肠传播压力波的增加相结合，可能解释了近端结肠转运的加速，但该假设的证据仍有待证实。有关腹泻的详细讨论见第16章。

（三）肠易激综合征

尽管以便秘为主型的IBS的结肠转运通常较慢，以腹泻为主型的IBS的结肠转运通常较快，但IBS没有特定的结肠运动模式。据报道，对膳食、CCK和机械刺激等刺激的反应过度，但尚未出现持续的紊乱，可能是因为疾病的异质性和用于表征的方法。目前关于IBS病理生理学的令人信服的证据表明，除了结肠运动功能的可变改变外，传入超敏反应也起到了重要作用。IBS在第122章中进行了充分的讨论。

（四）继发于非运动性肠道疾病的结肠运动障碍

继发于潜在炎症或激素紊乱的运动改变，可导致非运动性疾病的结肠症状。例如，IBS的腹泻是由分泌增加、吸收减少和结肠运动功能改变共同作用引起的。在UC患者中，早期低分辨率测压研究报告直肠乙状结肠段非传播压力波减少，而餐后传播压力波增加，然而，支持证据相对较差[55]。健康结肠的运动也会受到回肠疾病的干扰。例如，健康近端结肠暴露于超正常浓度的胆盐（例如，来自末端回肠疾病或切除术）不仅刺激结肠净分泌，还启动HAPC，从而加速结肠传输[26]。

（刘军　译，袁农　校）

参考文献

第 101 章　肠道电解质的吸收和分泌

Mrinalini C. Rao，Jayashree Sarathy 著

章节目录

人胃肠道每天需要处理来自口服和外分泌的 8～9L 液体，这些液体肠道每天会吸收 98%，只有 100～200mL 会从肠道排出。肠道还从摄入的物质中提取营养物质、维生素和矿物质；排除破坏性抗原和微生物；并排泄废物（图片 101.1）。这种多任务处理模式是通过小肠和大肠的细胞和分子结构的独特性以及复杂的调节机制来实现的（图 101.2）。人体通过内分泌和旁分泌激素、神经递质、免疫调节剂和包括微生物组在内的肠腔内因素之间的信号交互来实现调通。值得注意的是，这种协调平常会很顺利，但当平衡被扰乱时，就会出现肠道感染，随后就会出现腹泻。

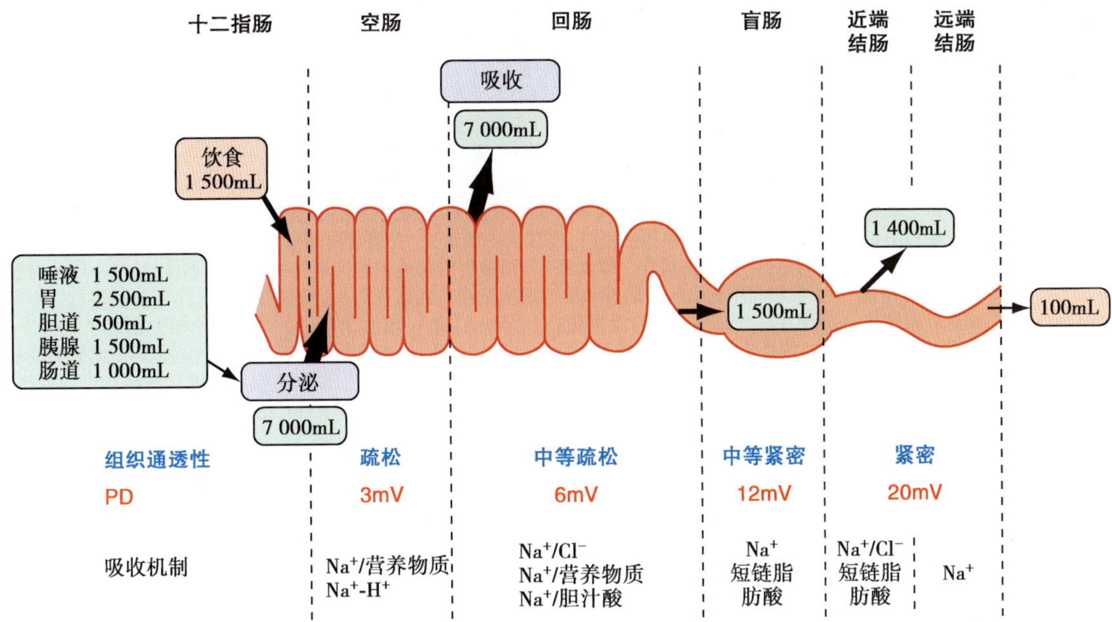

图 101.1　肠道液体平衡概述。每天约有 8～9L 的液体流入肠道，其中以唾液、胃、胆汁、胰腺和肠道分泌物占大多数。这些液体大部分在小肠吸收，大约 1 500mL 通过回盲瓣。结肠有效地重吸收大部分这种液体，每天粪便中仅损失 100～200mL 液体。渗透性可视为电导的替代指标，电导是电阻的倒数。欧姆定律指出，电流等于电位差除以电阻（I=PD/R）。如果 I 是常数，则 PD 随着 R 的增加而增加。肠上皮的通透性沿着头尾轴长度降低，远端结肠上皮相对紧密。因此，自主 PD（电压）显示阻力沿头尾轴相应升高。肠道各段的吸收机制不同；在整个肠道中均发现氯化物分泌

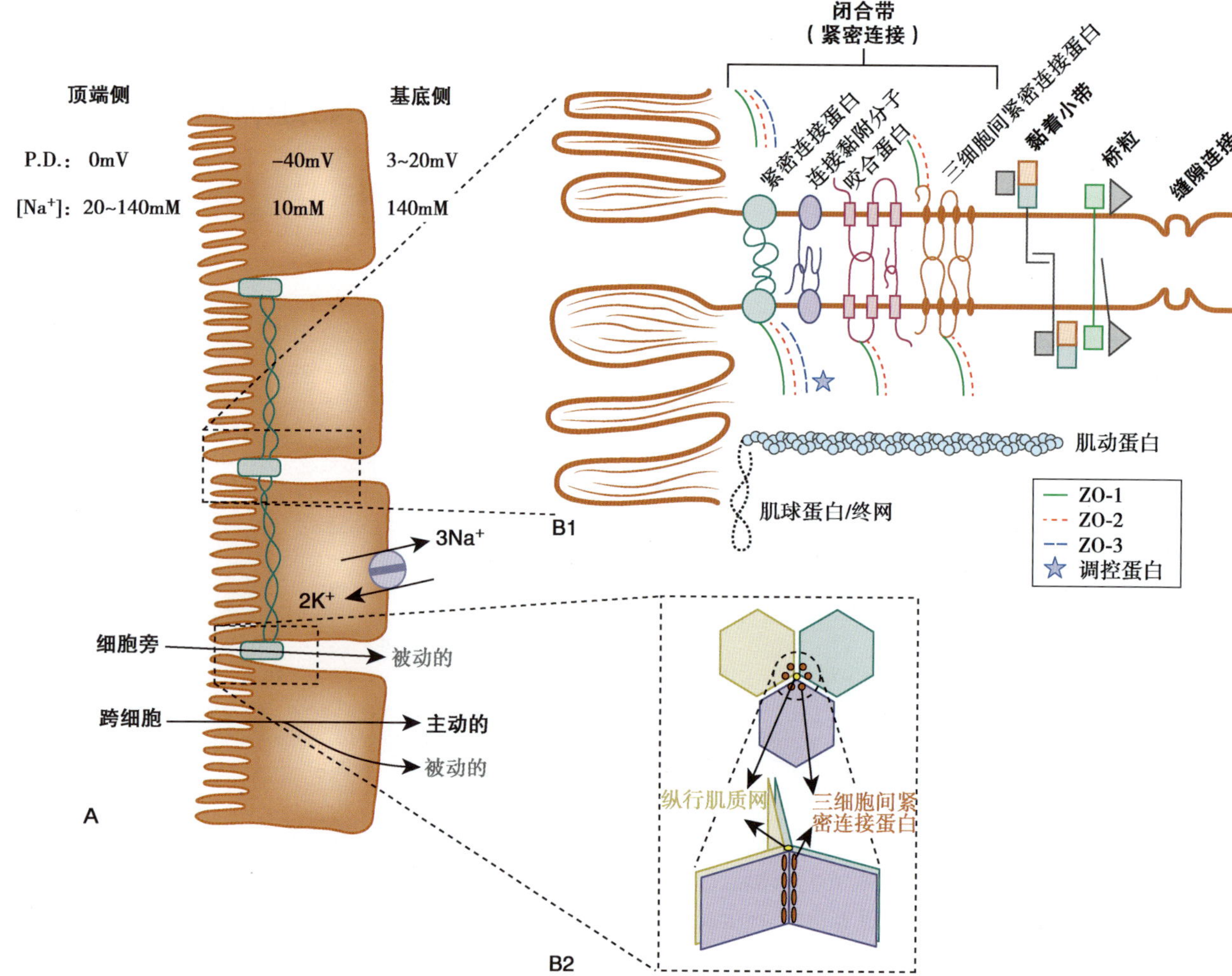

图 101.2　肠道上皮的结构。A,细胞层:肠上皮细胞在结构和功能上都适合载体转运。细胞膜通过紧密连接分为不同的顶端和基底外侧结构域。根据组织的不同,由于存在大量微绒毛,顶端膜可能或多或少具有明显的刷状缘外观。从功能上讲,上皮细胞具有极性,因此转运蛋白在两侧分布不对称;基底外侧膜上的 Na^+/K^+ 泵对于维持电化学分布是不可或缺的。该曲线结构允许钠从顶端或基底外侧顺电化学梯度进入细胞内,水和溶质可以在细胞之间(细胞旁)或通过细胞(跨细胞)穿过上皮。跨膜跨细胞转运可以是被动的,也可以是主动的。细胞旁途径的特征是由相邻细胞的几何形状定义的一系列连接结构;2 个细胞之间的双细胞(B1)和 3 个细胞之间的三细胞结构(B2)。P. D. ,电位差。B1,双细胞连接和顶端膜的放大视图:由肌动蛋白束蛋白交联的平行肌动蛋白丝,如绒毛蛋白和纤维蛋白,来维持微绒毛的完整性。这些肌动蛋白束从微绒毛延伸到细胞内,以丝状结构为根,垂直于微绒毛,由肌球蛋白和肌动蛋白等蛋白连接,称为末端网结构[1]。当收缩时,终末端网可导致微绒毛扩散,从而增加暴露于肠腔的表面积,有助于葡萄糖和水的吸收。双细胞紧密连接(TJ),或闭锁小带蛋白(ZO),是由一系列链和凹槽结构组成,膜蛋白(例如闭锁小带蛋白、紧密连接蛋白、连接黏附分子)与一组支架蛋白[如 ZO 蛋白(ZO-1、ZO-2、ZO-3)、多 PDZ 结构域蛋白-1(Mupp1)和扣带蛋白]连接。一般来说,支架蛋白通过许多调节蛋白与细胞骨架连接。这些蛋白包括激酶、磷酸酶和小 G 蛋白(Ras 超家族的单体鸟苷三磷酸酶)。钙黏蛋白跨越细胞旁通路穿过黏附小带,黏附小带由跨膜钙黏蛋白(显示为蓝色和棕色方框)组成,负责细胞与细胞之间的附着和维持细胞极性。钙黏蛋白与连环蛋白结合,连环蛋白通过一个额外的分子家族与肌动蛋白细胞骨架连接,包括根蛋白(radixin)、黏着斑蛋白(vinculin)和 α-辅肌动蛋白。与锁闭小带黏附相关的分子,包括 rab、src 和 yes,通过第二信使参与细胞内的信号传导。桥粒是钙黏蛋白样分子,与中间丝连接。通过跨膜蛋白连接蛋白的组装形成的缝隙连接,允许相邻细胞之间的小分子交换。B2,三细胞 TJ 的放大视图:三细胞 TJ 组装需要跨膜三细胞蛋白和脂解刺激的脂蛋白受体蛋白。人紧密连接蛋白、MARVEL 蛋白家族 D3 抗体(marvelD3)和双细胞 TJ 蛋白闭锁蛋白,都含有 MARVEL 结构域[MAL(髓鞘和淋巴细胞)和囊泡运输和膜连接的相关蛋白],是 TAMP 家族(TJ 相关 MARVEL 蛋白)的成员。64kDa 三细胞蛋白的胞质尾部也与支架蛋白,如 ZO-1 相关(未显示)

在过去的 50 年里,霍乱和囊肿纤维化这两种破坏性疾病的分子基础的阐明彻底改变了我们对肠道离子转运过程的理解,这两种疾病从两个相反方向影响液体分泌和吸收过程——液体分泌过多和不足。从分子克隆和膜片钳方法开始,到有机物、芯片器官、冰冻电子显微镜和 CRISPR-CAS,日益复杂的工具的发展极大地提高了我们对这些疾病背后的生理、调节和遗传学的了解。不断深入的了解已经对临床产生了很大的影响,最重要的是在腹泻疾病的口服补液疗法(ORT)的发展中,这是 20 世纪的一项重大健康进步,以及针对特定囊性纤维化(CF)相关突变的靶向药物。在本章中,我们回顾了目前对离子和溶质在小肠和大肠不同区域运输的细胞和分子基础的理论,以及在健康和疾病状态下的调节机制。肠道转运蛋白的功能活动早就被认识到了,但直到最近才描述了许多潜在的转运蛋白及其调控的细微差别。这一认识对于评价正常的肠道功能、肠道吸收异常的病理生理学以及制定针对特定疾病的治疗策略至关重要。

一、肠结构和转运功能

肠道结构和功能最适合吸收营养和运输液体。在小肠，Kerckring 皱襞（环状皱褶）、绒毛-隐窝结构和微绒毛使吸收表面放大 600 倍。以圆柱体为模型，估计小肠的表面积约为 3 300cm^2；皱褶、绒毛和微绒毛分别将表面积放大 3、10 和 20 倍，最终表面积可达约 2 000 000cm^2。在大肠中，隐窝和表面细胞的空间分离使液体可以有效地重吸收。虽然肠道通过肌肉组织的运动改变来影响体液流动和转运时间（见第 99 和 100 章），但液体运输的工作发生在上皮细胞。

大多数上皮细胞是半透膜性质的，充当着黏膜（肠腔）和浆膜（血液侧）之间的第一道防线，能够将液体从一侧输送到另一侧。这些上皮细胞，包括肠道上皮，都有共同的特征。上皮的一个基本属性是细胞的极性，细胞间紧密连接（TJ）使得上皮细胞在分子水平划分出顶膜（AM）和基侧膜（BLM）。TJ 的通透性在各个肠段有所不同，小肠的相对疏松，而大肠相对紧密，这些差异决定了单个上皮作为屏障的有效性，紧密连接完整性的丧失则会破坏组织的屏障功能和载体运输能力。

二、基本上皮细胞模型

所有胃肠道上皮细胞有 2 个基本相似的特征：顶端膜和基侧膜具有不同的生化和生物物理特性，由紧密连接分隔，基底侧钠离子泵（毒毛花苷抑制的钠/钾-ATP 酶），这一结构建立了细胞内特殊的电化学环境，即钠离子浓度相对低同时具有负的细胞内电位。

这一基本细胞模型通过顶端膜侧和/或基底膜侧插入的特定的转运蛋白，以及通过特定上皮节段的独特性质紧密连接从而产生不同的特性。蛋白质分选信号、细胞骨架元件和细胞内转运过程的复杂相互作用决定了新合成的蛋白质是针对顶端膜还是针对基侧膜。具有糖基磷脂酰肌醇锚点（如碱性磷酸酶、癌胚抗原）的蛋白质通常与脂筏有关，而糖基磷脂酰肌醇锚点用于将它们导向顶端膜[1]。靶向运输到基侧膜的膜蛋白会在其细胞质侧尾部携带特定的膜分离氨基酸序列。其他蛋白质可以随机插入顶端或基底外侧结构域，但它们可能被特定的成分保留在基底外侧极点，如锚蛋白[2]。

细胞内转运的调节确保了准确的递送，并且对于建立上皮极化和载体运输至关重要。当紧密连接被破坏时，顶端蛋白和基底端蛋白在膜的液体相中的扩散和混合导致上皮细胞极性的丧失。Na^+/K^+-ATP 酶泵的靶向作用是上皮细胞极化的关键。Na^+/K^+-ATP 酶有 3 个亚基，α、β 和 γ，它们是化学计量比为 1∶1∶1的跨膜蛋白。α 亚基与三磷酸腺苷结合，负责阳离子转运，在酶的周转过程中经历磷酸化和去磷酸化。β 亚基对于 α 亚基正确运输和插入基底膜是必需的，β 和 γ 亚基修饰 α 亚基对 ATP、K^+和 Na^+的亲和力[3]。Na^+泵是生电的，泵出 3 个 Na^+离子以换取 2 个 K^+离子，从而与细胞外这些电解质的浓度相比，保持相对较低的细胞内 Na^+和较高的细胞内 K^+浓度（见图 101.2）。K^+比 Na^+有更大的膜通透性，有利于 K^+向细胞内扩散，而不是 Na^+向细胞内扩散。这些特征以及大量具有固定负电荷的细胞内蛋白共同导致了与黏膜或浆膜侧相比细胞内具有特征的负电势差*。低细胞内钠离子浓度和电负性为被动 Na^+进入细胞建立了有利的电化学梯度。在功能上，上皮细胞不仅利用这种 Na^+梯度的能量来运输 Na^+离子，而且还运输各种营养物质、维生素和电解质[1]。这些特性阐述了适用于所有上皮细胞的离子和水运输的基本机制。在肠道中，沿其头尾侧和特定肠段内表面-隐窝轴线的运输存在差异。而这些组织和阶段特有的细微差别源于细胞内和细胞间蛋白质的结构-功能和调控差异[4]。

三、转运节段的异质性

从十二指肠到远端结肠的所有肠段都存在液体的跨上皮流动，这一过程由不同肠段的一系列转运体支持。例如，空肠中的葡萄糖和氨基酸偶联转运体非常适合吸收大量的营养物质和水，而远端结肠生电性吸收钠离子能够完成肠道中最终的液体吸收进而为粪便形成做好准备[5-8]。不同的转运体定位于特定的胃肠道部分，但其背后的决定机制并没有完全明确。例如，整个肠道均会发生阴离子的交换，但小肠和结肠的转运蛋白却并不相同[9,10]（见“碳酸氢盐转运”的讨论部分）。然而，最近的证据表明，这些转运体在基础运输中的细微差别可能解释了它们的不同分布特征[11]。

隐窝-绒毛轴上也存在节段性不同。隐窝底部附近的干细胞分化并向上迁移，在小肠形成绒毛状肠上皮细胞或在大肠形成表面结肠腺细胞，同时经历其运输和屏障特性的重要变化（图 101.3 和图 101.4）[12,13]。在小肠中，随着肠上皮细胞迁出增殖区，其紧密连接的复杂性增加，顶端膜微绒毛结构更加明显，细胞骨架和信号分子发生变化，刷状缘膜 Na^+-营养物质偶联转运体、钠-氢（Na^+/H^+）交换体和水解酶的表达增加。相反，在更成熟的绒毛细胞中，Na^+泵的水平保持相对稳定，其他的转运体［例如，信号分子腺苷环化酶和环腺苷酸（cAMP）刺激的 Cl^-通道 CFTR］减少。

转运体的这种空间分布（见图 101.3 和图 101.4）符合分泌主要发生在隐窝中而吸收发生在绒毛或表面细胞中的模型。尽管隐窝细胞的 Cl^-分泌作用受到过质疑[14]，但这一质疑已被充分的证据驳斥，即隐窝是 Cl^-分泌的主要部位[15]。毫无疑问，柱状隐窝和绒毛肠细胞的细胞结构是不同的，吸收和分泌功能的分离解释了为什么在选择性损害绒毛的疾病（如乳糜泻）中，吸收的损害大于分泌的损害，因此表现为分泌作用占优势。吸收细胞和分泌细胞之间功能上特异性又确实表现出可塑性，其随着生理和病理生理状态的改变而变化。例如，结肠隐窝吸收 Na^+，小肠绒毛细胞通过 CFTR 分泌 Cl^-[16,17]。关键转运体的定位，它们的信号机制，以及它们相互作用的串扰在隐窝-绒毛轴上是不同的，并有助于肠道功能的微调。

---

* 跨上皮有几种潜在的不同：跨顶端膜进入细胞内，从细胞内部跨基底膜，跨上皮细胞，跨黏膜，以及跨整个肠道。传统上，跨上皮、跨黏膜和整个胃肠道的电位差异被认为是相同的。

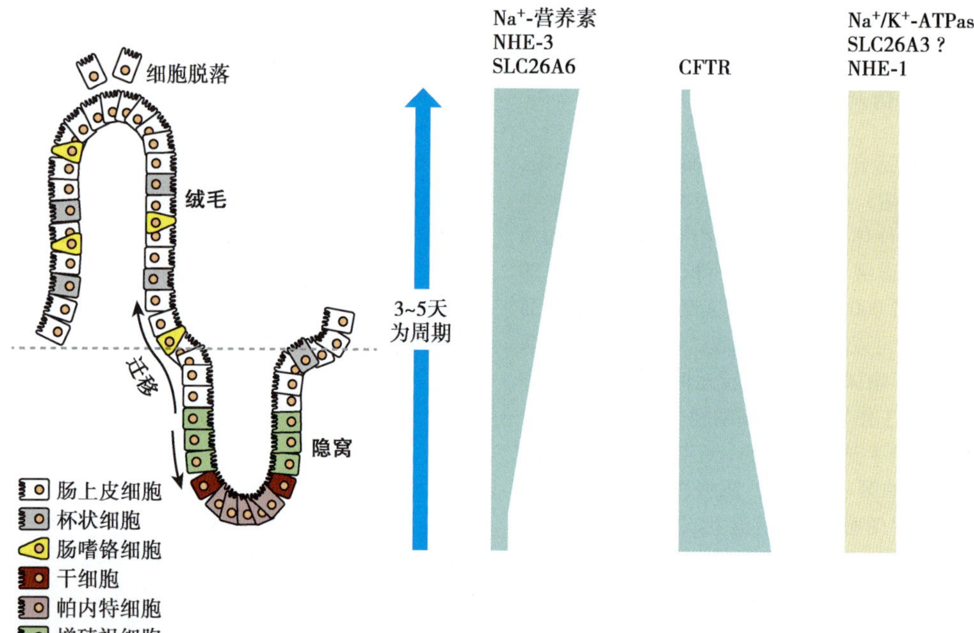

图 101.3 小肠黏膜上皮细胞的类型和转运蛋白的相对分布。4 种主要的小肠细胞类型是肠细胞、内分泌细胞、杯状细胞和帕内特细胞。所有这些都来源于位于隐窝底部附近的干细胞。快速增殖的细胞来自干细胞，沿隐窝向上移动，并在到达隐窝-绒毛交界处时，开始表达 3 种谱系的分化标志物（肠细胞、内分泌细胞和杯状细胞）[226]。分化的细胞作为一条细胞带沿绒毛轴向上迁移，并进一步成熟，最终发生凋亡，在绒毛顶端 3~5 天后脱落。一些干细胞分化成帕内特细胞，然后迁移到隐窝的底部，在那里它们生成防御素，防御素是宿主防御中很重要的抗菌剂。每个隐窝被认为是单克隆的，而多个隐窝形成单个绒毛，使后者成为多克隆的。运输蛋白沿隐窝-绒毛轴的也有明显的空间几何构型。一些转运蛋白在这条轴线上的浓度相对恒定，而一些蛋白在隐窝的底部表现出更高的密度，而另一些蛋白则在绒毛或表面更致密。CFTR，囊性纤维化跨膜电导调节因子；SLC26A3，溶质载体 26A3［也称为 DRA（在腺瘤中表达下调）］；NHE，钠-氢交换体；SLC26A6，溶质载体 26A6［过去称为 PAT-1（可能的阴离子转运体）］；Na^+/K^+-ATPase，Na^+/K^+-三磷酸腺苷酶

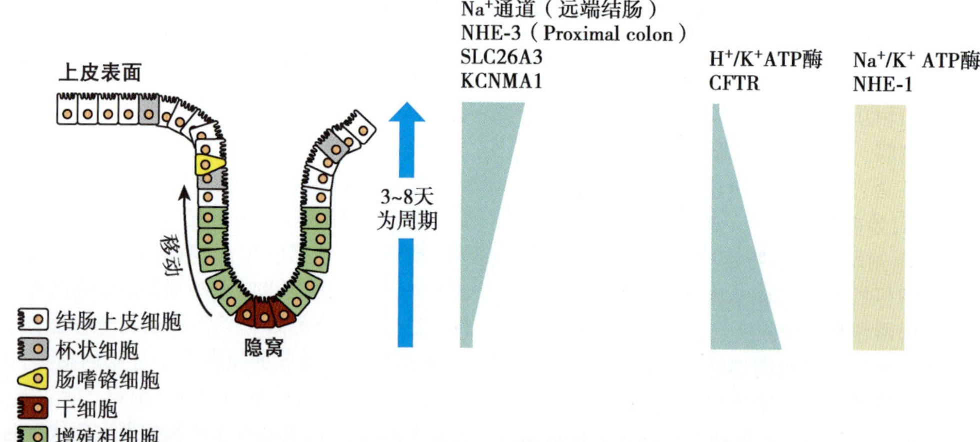

图 101.4 结肠黏膜上皮细胞的类型和转运蛋白的相对分布。结肠黏膜上皮由结肠细胞、内分泌细胞和杯状细胞组成。与小肠不同，帕内特细胞在结肠的分布很稀疏[226,227]。与小肠一样，各种结肠细胞谱系均来自位于隐窝底部的干细胞，可产生增殖祖细胞。当这些细胞到达结肠和直肠隐窝的上三分之一时，它们开始表达不同细胞谱系的分化标志物。当它们沿着隐窝轴向上迁移时，它们会成熟并最终分化为表面细胞。3~8 天后，成熟的表面细胞发生凋亡、脱落。在结肠中沿隐窝表面轴的转运蛋白也具有明显的空间几何形状。一些转运蛋白沿该轴以相对恒定的密度分布，而一些蛋白在隐窝底部表现出更大的密度，而另一些蛋白在表面更密集。CFTR，囊性纤维化跨膜传导调节因子；SLC26A3，溶质载体 26A3［也称为 DRA（在腺瘤中下调）］；NHE，钠-氢交换体；KCNMA1，大电导钙激活钾通道亚家族 M，α 成员 1

四、穿过肠上皮的运输

离子和溶质跨上皮移动是双向的,这一过程可通过跨细胞和旁细胞两种途径。细胞旁途径运动主要是被动的,由包括浓度、电、渗透压和静水压各种梯度驱动;离子和溶质的跨细胞运动可通过主动和被动运输两种机制进行的。如果黏膜面到浆膜面的通量(Jms)大于浆膜面到黏膜面的通量(Jsm),则表现为吸收;反之,则表现为分泌。这其中一个或两者的变化都会改变物质净运动的方向;例如,正常情况下主要表现为吸收通量的回肠,对霍乱毒素的反应,氯离子 Jms 减少,而 Jsm 增加,导致大量液体分泌。与此相反,越来越多的证据表明,与 IBD 相关的主要离子转运异常是 Na^+ 和 Cl^- 吸收障碍。紧密连接的特性(即紧密与疏松)沿肠道变化,并决定了细胞旁通量对整体物质运输的贡献大小。一系列物理屏障会改变跨上皮梯度的有效性,包括由顶端膜上方的糖萼形成的静流层,顶端膜和基底侧膜的脂组成,紧密连接,细胞之间基底外侧空间的几何形状,以及基底膜。一般来说,未带电粒子的运动完全由浓度梯度决定,而离子的转运由跨越被传输表面的电化学梯度而控制。溶剂阻力是一种非特异性的携带溶质的机制,其与水在细胞旁途径中的移动伴行,在小肠、Na^+偶联溶质吸收和 K^+吸收中有可能非常重要。

五、紧密上皮和渗漏上皮

细胞旁间隙和细胞间连接复合体决定了上皮细胞的屏障功能。低跨上皮电压和低阻力的上皮细胞被认为是疏松的,而那些具有高跨上皮电压和高阻力的上皮细胞是紧密的。绒毛中的紧密连接阻力高于隐窝中的紧密连接,跨上皮阻力由头侧向肛测逐渐增加(见图 101.1)[16]。

自 20 世纪 90 年代以来,细胞旁运输和紧密连接的模型很快从静态的刚性屏障结构演变为精细调控的动态复杂结构模型(见图 101.2)。物质在肠道空间中的运动完全是被动的,但它受到其肠腔几何形状、导电性、电荷选择性和调节能力的影响。由膜和细胞内蛋白质组成的一系列互不相连结构决定了细胞旁空间的物理和生物学特性以及相邻细胞之间的通讯结构:2 个细胞之间的双细胞间连接和 3 个细胞之间的三细胞间链接。双细胞紧密连接或闭锁带(ZO)是由 50 个或更多个蛋白质家族组成的链和沟槽网络组成的。这些包括膜蛋白,如紧密连接蛋白、咬合蛋白、连接性黏附分子和三细胞蛋白。紧密连接蛋白是一个由 26 个跨膜蛋白(24~27kD)组成的家族,它形成孔道并通过相邻细胞紧密连接胞外结构域的同型相互作用来决定紧密连接的电荷选择性;它的缺失减轻了跨上皮细胞的阻力[18-20]。三细胞紧密连接组装需要脂解刺激的脂蛋白受体和跨膜三细胞素蛋白;后者与咬合蛋白有关[21,22]。大多数这些跨膜蛋白与膜相关或细胞质支架蛋白相互作用,如 ZO 蛋白(ZO-1,ZO-2,ZO-3),多 PDZ 结构域蛋白-1(MUP-1)和扣带蛋白。例如,三纤维素的细胞质尾区与 ZO-1 有关[22]。

支架蛋白将膜蛋白连接到一系列蛋白激酶、磷酸酶、RAS 超家族的单体鸟苷三磷酸酶蛋白的小 G 蛋白以及末端网中的细胞骨架元件,如微丝骨架和肌球蛋白。这就形成了一个可以在健康和疾病状态下调节细胞旁渗透性的复杂网络机制[23,24]。例如,肠致病性大肠埃希菌通过蛋白激酶 Cζ 作用于紧密连接[25]。

除紧密连接外,有助于细胞旁途径的其他结构包括:黏附小带(ZA)、桥粒和缝隙连接。在上皮细胞中,ZA 主要由跨膜粘连蛋白(MW≈90kD)和 E-钙黏蛋白(MW≈110~130kD)组成。前者是 Ca^{2+}+非依赖性黏附分子,其胞外域具有免疫球蛋白型重复序列,后者是具有胞外基序的糖蛋白,与相邻细胞的钙黏蛋白参与 Ca^{2+}+依赖性同型相互作用。在细胞内,钙黏蛋白与黏附分子家族 α、β 和 p120 连环蛋白结合,或在粘连蛋白的情况下与人丝状肌动蛋白结合蛋白(afadin)结合,进而锚定在致密的肌动蛋白丝网络上[26]。钙黏蛋白-连环蛋白相互作用的功能障碍促进癌症向侵袭和转移发展[27]。桥粒在结构上与 ZA 连接相似,作为"点焊"为上皮提供机械完整性。它们由桥粒蛋白和桥粒蛋白钙黏蛋白组成,与细胞内锚定蛋白、亲血小板蛋白、血小板珠蛋白和桥粒蛋白的致密斑块相关,与中间丝而不是肌动蛋白连接。有趣的是,EPEC 在其毒力装置中使用不同的信号通路来改变 ZO、ZA 和桥粒体功能,从而改变细胞旁通透性[26,28]。缝隙连接独特地允许相邻细胞交换小分子。每个细胞都有一个由 6 个连接蛋白组成的组合,这是一个 4 通道跨膜蛋白,形成一个半通道。当 2 个相邻细胞的半通道对齐时,它们会形成连接 2 个细胞内部的连续孔[1,29]。

六、跨上皮转运

我们目前对离子、溶质和液体跨上皮细胞中转运的理解是通过使用细胞系或分离上皮片的还原论模型的体外研究,以及基因操纵动物模型和体内三腔灌注技术等复杂方法来收集的。在过去的十年里,干细胞生长和分化为类器官的能力[30]也可以作为上皮单层进行研究,这改变了该领域,既可以验证相关人体组织中的关键观察结果,也可以为个体化医疗提供工具。所有这些模型都强调,从黏膜到浆膜的跨上皮离子(主要是 Na^+)运动驱动液体吸收,而相反方向的净离子(主要是 Cl^-)运动驱动液体分泌。不同的模型有助于阐明复杂的机制,但最终必须与人类病理生理学相结合,因为它有其固定的局限性。例如,一些体外研究报告称,在空肠囊性纤维化患者中 Cl^-分泌减少,Na^+吸收增加,这意味着液体过度吸收。然而,体内研究表明,Cl^-分泌和被动 Cl^-吸收都有所减少,这表明疾病的严重程度反映在液体吸收的减少上[31]。

还原论模型使我们能够专注于细胞和旁细胞水平的运输过程。然而,在完整的肠道中,情况更为复杂。肠内壁和未固化层的几何形状影响单个分子到达顶端膜所必须经过的距离。顶端膜蛋白的胞外糖基化结构域构成了糖萼,这有助于增加固定层的厚度和渗透性;该层可以作为主要水环境中大的亲脂分子运动的扩散屏障。肠道蠕动、绒毛运动和微绒毛的精细运动等物理参数会影响这一速率。

七、跨细胞转运

离子和溶质的跨细胞运输可以是被动的,也可以是主动的。由于脂膜的半透性，在细胞中的运动需要特殊的膜蛋白的部署，如通道、载体和泵。负面细胞内电位有利于阳离子进入细胞和阴离子离开细胞。这引起了一种奇特的情况，在这种情况下，离子可以逆其浓度梯度被动移动。例如，尽管细胞内 Cl^- 的化学浓度（≈35mmol）与外界浓度（≈110mmol）相比相对较低，但细胞内的电负性为 Cl^- 退出细胞创造了驱动力。

八、水的运动

肠道暴露在不断变化的外部环境中，这需要细致入微的过程来将水输送到上皮细胞。多种机制有助于肠道水分运动。跨上皮水的运动与溶质的运动密不可分；每个离子或溶质分子可以传输大约175个水分子。有两个过程通过上皮细胞膜传输水：被动的渗透作用，其受到水的化学势和流体静压的微小差异控制[32]，以及“主动”过程，它由溶质运动和溶质/水分子的偶联比提供能量，并与之耦合。水在上皮细胞中的移动有4条途径：①通过脂双层扩散，或通过一系列蛋白，包括②水通道、③单转运体和④共转运体进行扩散。

水通道蛋白（AQP）是一类水通道蛋白家族，在人体中共有13个家族成员蛋白；水通道蛋白0、1、2、4、5、6、8被归类为经典的水转运蛋白；水通道蛋白3、7、9、10被归类为水甘油通道蛋白，因为它们也运输甘油；水通道蛋白11和12被归类为功能不确定的“超水通道蛋白”。胃肠道中至少存在其中6种蛋白，尽管我们对其在肠道中的表达调控和作用机制给予了很多关注[33]，但AQP基因敲除研究并未确定特定的功能性肠道水通道。例如，AQP4存在于结肠隐窝的基底膜上；它的缺乏只会导致粪便含水量的轻微增加[34]。考虑到周围的环境，AQP在正常肠道中缺乏明确的作用并不奇怪。水通道蛋白的优势在于其可以提高水的转运速度，节省代谢成本。然而，在肠道中，肠腔相对于细胞内的高渗环境对水分流失会而不是水的吸收产生有利条件，水通道在肠道的作用并没有其在渗透压波动更小的近端肾小管中的作用显著[35]。最近，存在于结肠表面细胞顶端侧和基底侧的水甘油蛋白AQP3被认为在腹泻和便秘中发挥作用[36]，并在鼠柠檬酸杆菌感染的先天性免疫反应中作为 H_2O_2 的转运体[37]。

水分子也可以通过离子和溶质的膜运输器进行运输[38,39]。这些转运蛋白包括钠-葡萄糖转运蛋白、尿素转运蛋白和钠/钾/氯-共转运蛋白1（NKCC1）。水的转运可以被严格地渗透驱动，就像水通道蛋白（AQP）和单向转运体（如尿素通道）一样，严格耦合到蛋白质的每个功能转换，如 K^+/Cl^- 协同转运蛋白（KCC；1∶500分子的水）在吸收上皮的基底膜上，NKCC1（1∶590分子的水）在分泌上皮的基底膜上；或两者的组合，如顶端SGLT（1∶220~400分子的水）和 Na^+ 非依赖性单向转运蛋白葡萄糖转运蛋白GLUT1和GLUT2。

最终，水分子穿过肠道需要两种条件，一是肠腔内和浆膜面的渗透压均为300mOsm的等渗条件，而是小肠上段受到进食影响后渗透压的升高。在等渗条件下，水通量最大，并随着管腔渗透压的增加而减少；当管腔渗透压比血清渗透压高250~300mOsm时，水通量就停止。水通过细胞旁途径的运动受静水力和渗透梯度以及组织几何形状的控制。水的细胞运输涉及跨越顶膜、胞浆和细胞膜的运动。作为对进食的反应，水最有可能通过与顶端侧SGLT1和氨基酸转运蛋白结合产生的被动渗透而被吸收，并通过GLUT2和KCC离开基底膜。在分泌型肠细胞中，水通过基底外侧NKCC1进入细胞内，尽管 Cl^- 通过顶端通道排出细胞，Na^+ 通过细胞旁途径移动，但尚不清楚水是如何排出肠内的顶端膜的[33]。

九、通道、载体与泵

疏水且不带电的小分子通过扩散作用在细胞的脂质双分子层上移动，其传输速率由浓度梯度和扩散系数决定（图101.5）。氧气、二氧化碳、脂溶性维生素和非共轭胆汁酸都是通过扩散运输的物质。由于大多数离子和溶质不能通过扩散穿过磷脂膜，细胞就使用一系列特殊的内在膜蛋白，包括通道、载体和泵，来协助其穿过细胞膜（见图101.5）[1]。

通道是在电化学梯度的驱动下，允许离子在膜上快速（每秒100~106个离子）和可控（通过通道快速打开和关闭）传输的孔。分子克隆技术、膜片钳法（允许测试单通道功能）、膜蛋白晶体学以及最近的电子冷冻显微镜的出现，极大地提高了我们对这些蛋白质功能的认识。通道往往呈离子选择性，例如，K^+ 无法通过 Na^+ 通道，尽管 K^+ 与 Na^+ 的电荷相同，且尺寸更小。选择性是由离子的水化半径和孔的理化性质决定的；特定离子的运输是由电化学梯度、通道密度和通道的门控（开闭时间）决定的，门控则可以通过电压、离子浓度或细胞内调节。通道蛋白中关键残基的突变可能对细胞部分运输功能产生影响，例如，在囊性纤维化中，囊性纤维化电导调控因子（CFTR）的特定突变会影响细胞转运 Cl^- 和 HCO_3^- 的能力[40,41]。

载体是另一类负责离子和溶质运输的内在膜蛋白，但其运输速率比通道低几个数量级。载体介导的转运呈现出底物特异性、饱和性和抑制动力学特征。载体经历一系列连续的构象变化，以促进底物在膜上的运输。当浓度或电化学梯度驱动载体介导的转运时，这个过程是顺浓度梯度的，称为易化扩散。例如，果糖通过葡萄糖转运蛋白5（GLUT5）进入肠上皮细胞，迅速异构为葡萄糖，由此肠上皮细胞内果糖浓度降低，从而有利于细胞外果糖顺浓度梯度扩散进入细胞内。

相反，其他的载体利用由第二个离子（通常是 Na^+）顺浓度梯度运输所产生的电化学能量，将溶质或另一个离子逆浓度梯度转运，这个过程被称为继发性主动转运，因为特定的浓度梯度是由一个不同的能量利用过程间接产生的。例如，通过顶端膜SGLT介导的葡萄糖摄取是由基底侧 Na^+/K^+-ATP酶产生的 Na^+ 浓度梯度驱动的。载体表现出底物特异性，因此SGLT运输D-葡萄糖而不是L-葡萄糖。同样重要的是，载体可以运输单一或多种底物，并在不同的方向上进行运输。单向转运体，如BLM中的GLUT2，仅转运一种底物，己糖。同向转运体，如NKCC，将 Na^+/K^+ 和 Cl^- 沿相同方向运输，而反向转运体，如 Na^+/H^+ 交换体，则将这2种离子沿相反方向运输。

泵是第三类内在膜蛋白，直接利用能量（通常是ATP水解），逆电化学梯度运输离子。这一过程称为原发性主动转运。除了 Na^+/K^+-ATP酶是典型的泵以外，胃腔和结肠 H^+/K^+-ATP酶和基底侧 Ca^{2+}-ATP酶在GI上皮运输中也很重要。

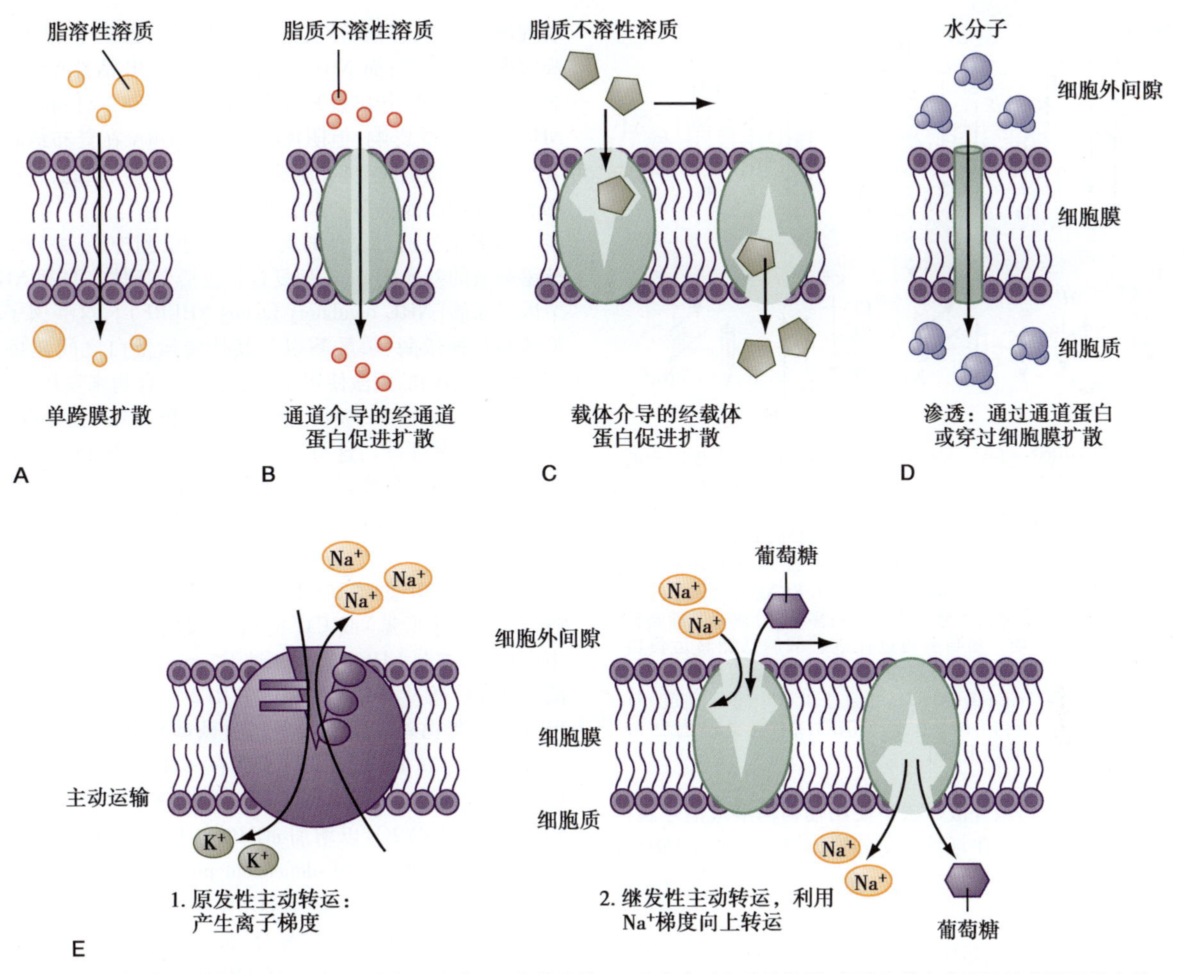

图 101.5 通道、载体和泵。因为只有非极性溶质通过简单扩散(A)自由穿过脂质结构域,离子和带电分子的转移需要特定的跨膜蛋白来调节进入和退出。离子特异性通道通过促进扩散介导膜转运(B)。载体通过经历构象变化,允许特定溶质在膜上扩散和转移(C)。水分子的跨细胞运输是通过通道蛋白或载体蛋白进行的(D)。主动转运发生在电化学梯度上,可由 ATP[原发主动转运(E1)]或离子梯度[继发主动转运(E2)]驱动

十、离子转运

(一) 顶端钠通道

在胃肠道中,远端结肠和直肠的表面上皮细胞在相当大的浓度梯度下表现出生电 Na^+ 吸收。由 Na^+ 泵产生的下坡电化学梯度通过顶端膜 Na^+/特异性离子通道驱动 Na^+ 进入(图 101.6)属于上皮 Na^+ 通道(ENaC)家族[42-44]。ENaC 是由 α、β 和 γ 亚基组成的多聚体蛋白,对利尿剂阿米洛利表现出高度敏感性,并分别通过增加通道的合成和胞吐作用受到盐皮质激素和 cAMP 的刺激。结肠 ENaC 被细胞内 Ca^{2+} 增加所抑制。醛固酮或 cAMP 通过阻断 ENaC 的降解途径进一步增加细胞膜 ENaC 数量。ENaC 功能获得突变引起 Na^+ 不适当增加和液体潴留,如 Liddle 综合征所见,而功能丧失突变导致 Na^+ 吸收减少,在炎症性腹泻中起作用[45]。

(二) 营养耦联钠转运

营养转运体主要存在于小肠中。许多亲水营养物质,包括葡萄糖、氨基酸和一些维生素,通过顶端膜的继发性主动转运,逆浓度梯度上进行运输,并利用易化扩散通过 BLM。

Wright 和同事详细地阐明了葡萄糖的运输过程,为营养物质运输提供了一个很好的例子[46]。葡萄糖通过 SGLT1 的转运是电驱动的(2 个 Na^+ 交换 2 个葡萄糖)、立体特异的(D-异构体),并且运输的是半乳糖而不是果糖[46]。葡萄糖通过一个独立的易化扩散载体家族,即葡萄糖转运蛋白(GLUT2)穿过 BLM(见图 101.6)。果糖通过该家族的另一个成员(GLUT5)进入细胞,并通过 GLUT2 退出细胞。

虽然很明显,黏膜到浆膜的 Na^+ 和葡萄糖运输促进了水分吸收,但有多种潜在的机制。经典的解释是,葡萄糖的基底外侧出口在细胞旁空间产生高渗腔,从而产生一个使液体从肠腔进入的浓度梯度。正如"八、水的运动"一节所讨论的,SGLT 可以以 9 000 分子/秒的速率运输水分子,并且在供给状态下可以承担大约 5L 液体的重吸收[47,229]。通过 SGLT 的跨细胞运输也会触发末端网中肌动球蛋白环的收缩(如图 101.2 所示),导致细胞旁对葡萄糖和水的渗透性增加。此外,SGLT 激活导致 GLUT2 蛋白激酶依赖性募集到顶端膜,然后在进食过程中作为一种高容量,低亲和力的糖摄取途径[49,50]。最近的研究表明,SGLT 活性增加了刷状缘的聚集以及 Na^+/H^+ 交换体-3(NHE3)的活性,从而增加了 Na^+ 和水

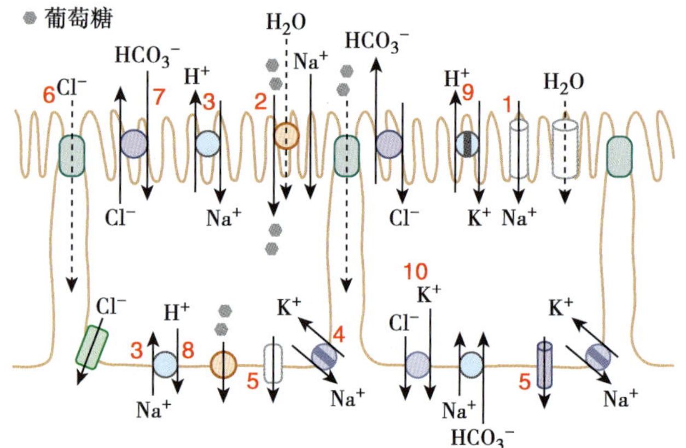

图 101.6　钠和钾的吸收。Na^+沿着电化学梯度穿过上皮细胞的顶端膜。其机制可能是:(1)可被阿米洛利阻断的离子特异性通道;(2)将 Na^+ 的运动与葡萄糖等营养物质偶联的载体(如SGLT1);或(3)允许 Na^+以电中性形式进入以交换细胞内氢的一种载体[例如反向转运载体(如 NHE3)]。穿过 BLM 的常见出口路径是 Na^+泵。(4)K^+通道(KCNN4;KCNQ1/KCNE3)有助于维持电化学梯度。(5)Cl^-通过细胞旁途径被动移动(6)或通过细胞转运蛋白(7)被动移动。葡萄糖通过促进扩散的己糖转运蛋白GLUT2 离开 BLM。(8)K^+通过顶端 H^+/K^+-ATP 酶泵吸收(特别是当管腔内浓度>25mEq/L 时)(9),并通过 BLM 中的 K^+通道(5)或 K^+/Cl^- 共转运蛋白(10)退出。NHE3,钠/氢交换蛋白-3;SGLT1,钠/葡萄糖共转运蛋白-1

分的吸收[229]。在口服补液疗法中使用葡萄糖溶液治疗腹泻疾病的疗效是基于 SGLT 活性不受分泌物第二信使、cAMP 或环鸟苷单磷酸(c-GMP)的影响这一重要发现(见“钠-氢交换体”和“分泌因子”)。

关于我们对氨基酸和维生素运输的理解所取得的类似进展的描述,见第 102 和 103 章。

(三) 钠-氢交换体

胞外 Na^+与胞内 H^+的交换是由 Na^+的电化学梯度和中等酸性胞内环境产生的 pH 梯度驱动的过程,这个过程几乎发生在每个细胞中。在哺乳动物肠道中,钠-氢(Na^+/H^+)交换体(NHE)基因家族成员在电中性 Na^+吸收中起重要作用。这一过程可能在进食时下调,在餐后营养吸收后增加。

在已克隆的 10 种哺乳动物 NHE 亚型中,NHE1-4 和 6-9 在胃肠道中表现出物种和片段特异性分布[51-53],而 NHE5 和 NHE10 则不表达。这些异构体的细胞定位不同,NHE1-5 和 NHE8 主要在质膜上,其余的在细胞内膜上[54]。NHE1 是一种普遍存在的蛋白,在上皮细胞 BLM 上表达,并作为细胞内 pH、细胞体积和生长的调控因子。NHE2、NHE3 和 NHE8 是局限于上皮细胞的顶端膜蛋白,也是小肠和近端结肠吸收电中性 Na^+的主要通道(见图 101.6)。此外,NHE3 仅在绒毛或表面细胞中表达,而不在隐窝中表达[55]。NHE4 位于 BLM 中,主要参与胃壁细胞和主细胞的功能表达;最近的研究报道了 NHE4 在结肠中也发挥作用。NHE4 参与调节人结肠细胞内 pH,并受醛固酮刺激[56,57]。肠腔膜的 NHE8 在肠上皮发育和结肠杯状细胞功能表达中起重要作用[54,58,59]。表皮生长因子(EGF)可以降低 NHE8 的基础转录,可能在肠道发育成熟过程中对 NHE 的表达调控中起关键作用[60]。肠道 NHE6、7 和 9 的作用仍有待确定。基因敲除研究强调了 NHE 各种亚型在肠道 Na^+吸收中的相关性和重要性。例如,$NHE3^{-/-}$ 小鼠表现出严重的腹泻和轻度代谢性碱中毒,强调了 NHE3 在盐吸收中的重要性;而 $NHE2^{-/-}$ 小鼠肠道 NHE 活性正常,NHE3 表达增强,但胃中却表现出异常;在 $NHE8^{-/-}$ 小鼠中,肠道 NHE 活性未受影响,但阴离子交换剂 DRA 在胃和结肠中的表达和活性发生改变(在腺瘤中下调)[61,62]。因此,转运蛋白的表达和功能涉及多个水平的调控。

NHE 活性通过复杂的支架复合物受到神经、旁分泌或内分泌刺激的差异调节,支架复合物包括交换体本身和 NHE 调节因子家族[NHE regulatory factor(NHERF)],这些因子在交换体和各种激酶、磷酸酶以及其他转运蛋白之间起桥梁作用[63,64]。不同的刺激使用不同的支架复合物来发挥其作用。糖皮质激素刺激 Na^+吸收,上调 NHE3 和 NHE8 而非 NHE1、2 和 4 的表达水平[65],这与它们各自在载体运输和调控中的作用一致。糖皮质激素通过血清和糖皮质激素诱导激酶(SGK1)起作用;SGK1 通过直接与 NHERF2 相互作用刺激 NHE3 的活性。

另外,cAMP 的增加(如霍乱中所见)、cGMP 的增加(如旅行者腹泻中所见)或 Ca^{2+} 的增加(如轮状病毒引起的腹泻中所见)可抑制 NHE3 活性。对于 camp 依赖性抑制,蛋白激酶 A(PKA)通过 NHERF1 和 NHERF2 募集到 NHE3 的 C 端,PKA 锚定蛋白——埃滋蛋白通过磷酸化 NHE3 的 Ser^{554} 和 Ser^{607} 来诱导其抑制作用[66]。对于 cGMP 依赖性抑制,大肠杆菌热稳定毒素 A 或鸟苷蛋白等药物激活刷状缘膜鸟苷酸环化酶 C(GUCY2C)以增加 cGMP 水平,从而触发 c-GMP 依赖性蛋白激酶Ⅱ(cGMP-dependent protein kinase Ⅱ,cGKII)、NHERF2 和 cGKII 锚定蛋白(cGKII anchor protein,GKAP)(图 101.7)[63]在刷状缘膜形成复合物,导致 Ser^{554}、Ser^{607} 和 Ser^{663} 的磷酸化[67]。钙激活 Ca^{2+}/CAMKII 并使 Ser693、Ser694 和 Ser^{810} 磷酸化以降低 NHE3 活性。所有这些细胞内信使都使用 NHERF/PK 复合物来减少 NHE3 的流通,而 cAMP 和 cGMP 则减少 NHE3 的表达[68]。

对 NHERF2 缺失小鼠的研究表明,NHERF2 对于维持 NHE3 的基础活性、溶血磷脂酸(LPA)对其的刺激以及 cAMP、cGMP 和细胞内钙($[Ca^{2+}]_i$)对其的抑制是必需的,从而强调了支架蛋白在调节 NHE 中的重要作用[69,70]。

(四) 电中性氯化钠的吸收

钠的吸收与 Cl^-通过 Cl^-/HCO_3^- 阴离子交换体的移动相偶联,该交换体主要位于回肠和近端结肠。这些转运体的速率相似,并受细胞 pH 和 HCO_3^-的调节。NHE 对细胞的碱化作用驱动 HCO_3^-的排出以交换 Cl^-,从而促成 Na^+和 Cl^-的电中性吸收,维持细胞 pH,并在腔内 $H^+HCO_3^-$(水和 CO_2)的释放。这 2 种交换剂的偶联表现出种类和节段的变化,在回肠和近端结肠相当紧密,而在其他肠段,尽管 NHE 依赖于 Cl^-或 HCO_3^-,但 Na^+和 Cl^-转运之间的联系是可变的[71]。

(五) 氯离子(阴离子)的吸收

经上皮管腔负电位差有助于 Cl^-和其他阴离子在空肠通过细胞旁通路的被动运输。细胞 Cl^-吸收途径是节段特异性的,涉及顶端和 BLM 中多种不同的阴离子交换体。如上所述,Cl^-/HCO_3^- 和 Na^+/H^+交换体作用在回肠和近端结肠中偶联,而不依赖钠的 Cl^-/HCO_3^- 则交换发生在远端结肠(见图

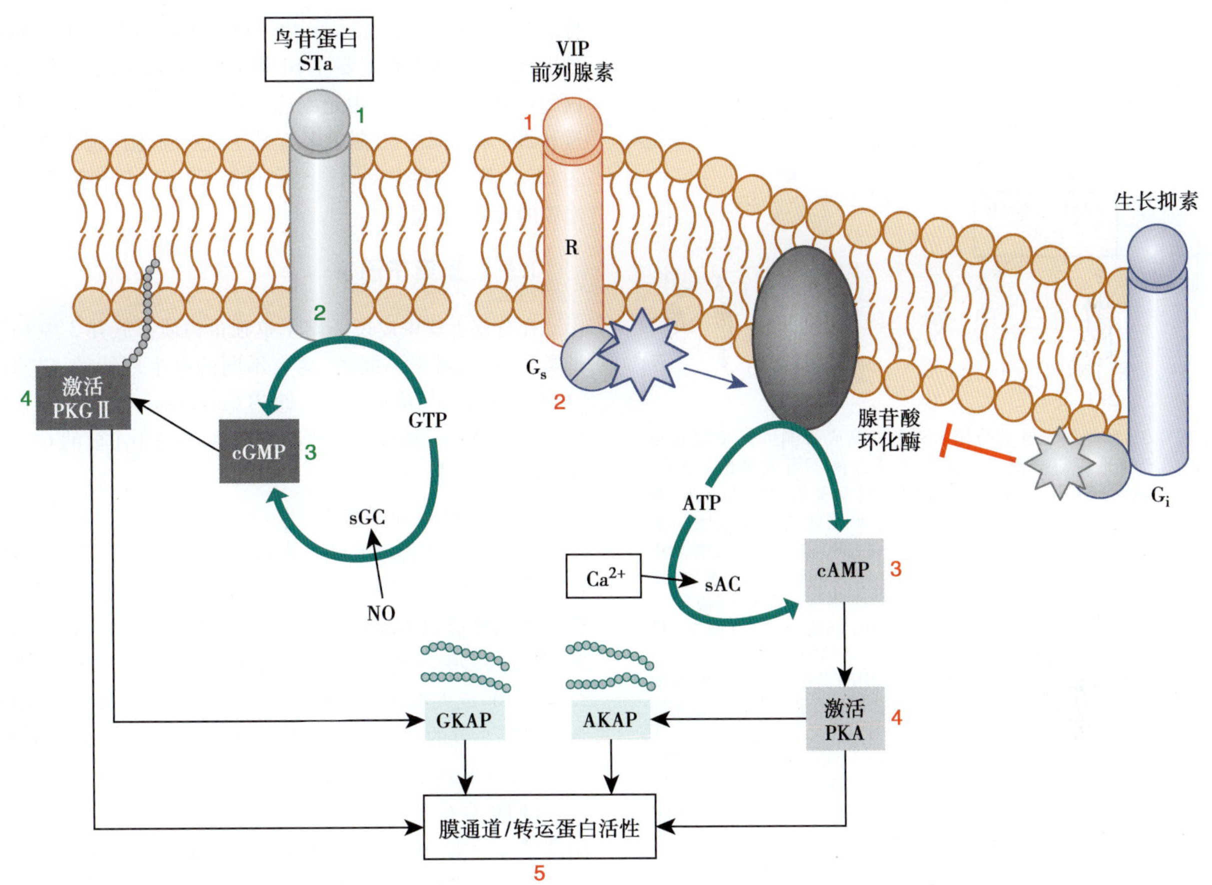

图 101.7　第二信使。cAMP 和 cGMP。外部信号转导涉及细胞功能变化的 5 个步骤:(1)刺激或抑制性激动剂与跨膜腺苷酸环化酶(tmAC)或膜鸟苷酸环化酶(GUCY2C)系统的适当受体结合;(2)配体与受体的结合可调节环化酶活性,在 GUCY2C 的情况下是在同一分子内,在 tmAC 的情况下是通过激活相应的膜结合异源三聚体鸟嘌呤核苷酸调节蛋白(异源三聚体 G 蛋白);环核苷酸也可分别由 Ca^{2+} 和 NO 激活的可溶性 AC(sAC)或 GC(sGC)产生;(3)由 ATP 产生的 cAMP 和由 GTP 产生的 cGMP 产生的细胞内信号;(4)$[cAMP]_i$(细胞内 cAMP 浓度)增加可激活蛋白激酶,如 PKA$[cGMP]_i$ 的增加可激活蛋白激酶,如 PKG Ⅱ,其通过肉豆蔻酰化或可溶性 PKGI 固定在膜上(未显示);激酶锚定蛋白,如 A-激酶锚定蛋白(AKAP)和 G-激酶锚定蛋白(GKAP)的参与,已在信号传导过程中得到证实;(5)特定靶蛋白的蛋白激酶磷酸化导致通道或转运体(如 CFTR 氯离子通道或 Na^+/H^+ 交换体)的活性改变(为了便于解释,将步骤 1~5 分开)。在完整细胞中,步骤 1~5 中描述的分子(受体、环化酶、激酶、锚定蛋白和靶转运蛋白)可能非常接近,从而允许空间和局部调节。在 cAMP 信号传导中,刺激调节因子(如 VIP、前列腺素)与特定膜受体结合引起激活。激活的受体通过 G_S 与 tmAC 偶联,催化 ATP 转化为 cAMP,然后激活特定的 cAMP 激酶。一种固有的 GTP 酶将 G_S 恢复到其新生状态;霍乱毒素通过共价修饰 G_S 来阻止这种情况的发生,使肠细胞更新成为使组织恢复到其基础状态的唯一途径。其他激素,如生长抑素,会触发抑制性 G 蛋白(G_i)的激活,使 cAMP 下降。tmAC 级联反应定位于上皮细胞的 BLM。可溶性腺苷酸环化酶(sAC)不依赖于异源三聚体 G 蛋白,可被 HCO_3^- 和 Ca^{2+} 激活。sAC 存在于细胞质、线粒体和细胞核中。在 cGMP 信号传导中,cGMP 由膜或可溶性鸟苷酸环化酶(GC)的激活产生。与腺苷酸环化酶相反,膜 GC 是单通道跨膜蛋白,其胞外结构域作为受体结合域,胞内结构域催化 GTP 转化为 cGMP。因此,GC 对其配体具有特异性,这些配体包括内源性心房钠尿肽、鸟苷素和尿鸟苷素以及肠毒素,如大肠埃希菌的热稳定性肠毒素。肠道 cGMP 蛋白激酶通过肉豆蔻酰化 N 末端区域连接在膜上。可溶性 GC 是 NO 活化的靶点,在小肠上皮中表达极少,但存在于结肠上皮、上皮下成分和平滑肌中,引起肌肉松弛。ATP,三磷酸腺苷;cAMP,环腺苷酸;cGMP,环磷酸鸟苷;G_i,抑制性 G 蛋白;G_S,刺激性 G 蛋白;GTP,三磷酸鸟苷;NO,一氧化氮;PKA,蛋白激酶 A;PKG,蛋白激酶 G;STa,热稳定毒素;VIP,血管活性肠肽

101.6)。同样,Cl^- 穿出 BLM 的机制同时涉及通道(如 ClC2)和阴离子交换体(SLC4A 家族)。阴离子交换体在“碳酸氢盐转运”一节中有详细的讨论。

(六) 氯离子分泌

液体分泌的主要驱动力是 Cl^- 从浆膜到肠腔的跨细胞运动。Na^+ 和水被动地运动以维持电和浓度梯度(图 101.8)。小肠和大肠的 Cl^- 分泌的基本速率是由细胞体积、$[Cl^-]_i$、旁分泌、自分泌、神经元、内分泌、管腔和免疫调节剂的相互作用维持的。这些调节过程的平衡被破坏可导致分泌性腹泻。

胃肠道中的几种上皮细胞表现出电生 Cl^- 分泌。尽管存在一些组织特异性的调节差异,但这种分泌的潜在机制非常相似。Na^+ 泵提供驱动力,Cl^- 通过电中性协同共转蛋白(NKCC1)通过 BLM 进入细胞。人类基因命名委员会(HGNC)已将 300 多个已鉴定的溶质受体(SLC)分为 60 个家族,每个 SLC 属于其中一个家族。在阳离子转运蛋白超家族中,NKCC[SLC 家族 12A,成员 2(SLC12A2)]协同转运体的特征是其对 Cl^- 和 Br^- 的选择性,以及髓袢利尿剂布美他尼和呋塞米的抑制作用[72-74]。NKCC1 的磷酸化和活性随着细胞体积的减少或 $[Cl^-]_i$ 增加而增加,$[Cl^-]_i$ 也受到许多磷酸酶、肌动蛋白-肌球蛋白相互作用和激酶的调节,包括独特的 STE20/SPS1 相关脯氨酸/丙氨酸的富集激酶(SPAK;STE-20 代表“sterile20”,丝裂原活化蛋白激酶(MAP4K)的超类,SPS1 代表“sporulation specific1”,两者均为丝氨酸/苏氨酸激酶)和氧化应激反应 1 激酶(OSR1)。SPAK 和 OSR1 被无赖氨酸激酶激活,以感知细胞内$[Cl^-]$的下降,并磷酸化以激活共转运蛋白[75]。NKCC1 共转运蛋白有效地偶联了 $2Cl^-$;$1K^+$ 和 590 分子 H_2O 的运动上行,用于消耗单个 Na^+。Cl^- 通过顶膜上的

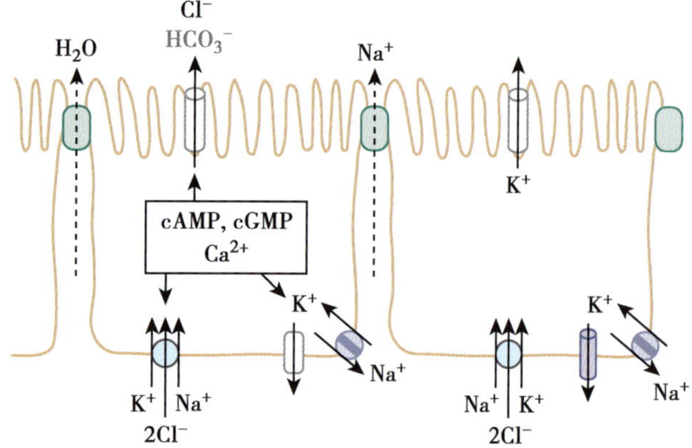

图 101.8　肠道氯和钾的分泌。离散的基底外侧进入步骤和顶端退出步骤是任何分泌上皮进行离子分泌不可或缺的。Na^+/K^+-$2Cl^-$载体(NKCC1)以1∶1∶2的化学计量关系偶联 Na^+、K^+和 Cl^-的运动,并允许 Cl^-以大于其电化学平衡的浓度在细胞中蓄积。然后 Cl^-通过 Cl^-通道穿过顶端膜退出细胞,Na^+和水被动跟随。随 Cl^-进入的 Na^+和 K^+分别由 Na^+泵和基底外侧的 K^+通道再循环,两者对维持驱动力至关重要。这些转运蛋白可被第二信使,如 Ca^{2+}、cAMP(环腺苷酸)和 cGMP(环磷酸鸟苷)调节(见图 101.7)。这些关键转运蛋白的分子性质和同种型可能因组织和种属而异。因此,NKCC1 是分泌上皮中的主要亚型。基底外侧 K^+通道可以是 cAMP 激活的 KCNE3/KCNQ1 通道(钾电压门控通道,lsk 相关家族,成员 3/KQT 样亚家族,成员 1),也可以是或 Ca^{2+}-钙调素激活的 KCNN4 通道(K^+中间/小电导 Ca^{2+}激活通道,亚家族 N,成员 4)。在结肠中,通过位于顶端膜上的 KCNMA1 通道主动跨上皮分泌 K^+。如文中所述,顶端膜 Cl^-通道主要是 CFTR[了解更多详情,见图 101.9]。尽管存在争议,但有一些证据表明,顶端膜也可能具有 ClC-2[57](鲁比前列酮的拟定靶点)和 Ca^{2+}激活的跨膜 Cl^-通道 TMEM16a[60-62]。其他研究者认为 ClC-2 和 TMEM16a 通道位于基底外侧[59]

特定通道离开细胞;通过 NKCC1 进入细胞的 Na^+通过 Na^+泵排出,K^+通过 AM 或主要在 BLM 上的 K^+通道离开。转运蛋白的这种复杂相互作用是细胞组织系统很好的证实。K^+通道和 Na^+泵之间的泵-漏关系有助于维持细胞内部为电负性,为 Cl^-的退出提供驱动力。基底外侧 K^+出口电平衡了穿过顶端膜的大 Cl^-通量。

(七)氯离子通道

在分泌上皮中发现了属于单独蛋白质家族并 3 种 Cl^-通道类型,它们属于不同的,具有不同的电生理特性:Cl^-通道[CLC(n)],Ca^{2+}依赖性 Cl^-通道(anoctamins)和 ABC 转运(CFTR)。然而,越来越多的证据表明,肠道中主要的 Cl^-通道是 CFTR。

1. CFTR 氯离子通道

在囊性纤维化(CF)中,囊性纤维化跨膜传导调节因子(CFTR)由有缺陷的基因编码(见第 57 章)。这一通道的关键作用因外分泌紊乱而被发现,并被作为 CF 的标志。除了肺、汗腺和胰腺的异常外,CF 的婴儿经常出现胎粪性肠梗阻,15% 的 CF 成人会出现远端肠梗阻综合征。有趣的是,CTFR 蛋白缺陷小鼠的主要病理是胎粪性肠梗阻,除非用渗透性泻药治疗,否则会导致早期死亡。

CFTR 存在于肠细胞的顶端膜上,主要局限于小肠和结肠隐窝[76]。它是一种含有 1 480 个氨基酸的膜蛋白,属于 ATP 结合盒蛋白超家族(图 101.9)。CFTR 是一种小电导(8~10 pS)的线性通道,离子选择性为 $Br^->Cl^->I^->F^-$,也可以运输

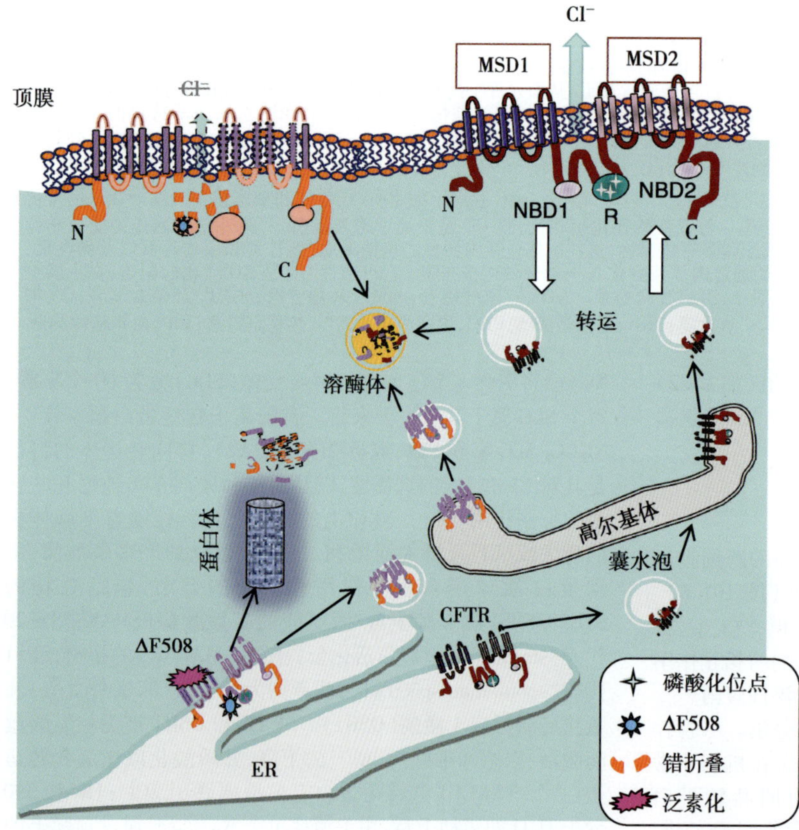

图 101.9　囊性纤维化跨膜电导调节因子的结构与转运。CFTR 存在于肠细胞的顶端膜上,主要存在于小肠和结肠隐窝中。CFTR 是一种由 1 480 个氨基酸组成的膜蛋白,在内质网(ER)中合成,并通过高尔基体和内体隔室转运。它具有 2 个跨膜结构域(MSD1, MSD2),2 个 ATP 结合结构域(NBD1,NBD2)和一个具有许多磷酸化共识序列的调节结构域(R),特别是 PKA。通道的门控是通过 ATP 与 2 个结构域的顺序结合以及 R 结构域的磷酸化和去磷酸化来调节的。PKA 激活 R 结构域以增加通道活性,并刺激携带 CFTR 的核内体向顶端膜募集,以增加通道数量。CFTR 突变有 6 类(详见文本),但 70% 的 CF 患者携带 ΔF508 突变,导致大部分蛋白质折叠不当,并转移至蛋白酶体进行降解,而不是插入顶端膜。到达顶端膜的错误折叠或其他突变蛋白被靶向溶酶体进行降解。ATP,三磷酸腺苷;MSD,跨膜结构域;NBD,核苷酸(ATP)结合结构域;PKA,蛋白激酶 A

HCO_3^-和 ATP[77,78]。人类 CFTR 通道孔的结构和活性结构基础最近经电子冷冻显微镜证实[79]。结果表明,CFTR 具有一个大的细胞质前庭,具有跨膜螺旋 6、8 和 12,形成一个由带正电的氨基酸排列的通道,使其具有阴离子选择性。在诸如霍乱等分泌性腹泻中,cAMP 增加了肠细胞顶端膜的通道活性和通道数量(见图 101.9 和图 101.10)。目前,超过 2 025 个 CFTR 突变可分为 5 类:Ⅰ类,截断蛋白翻译;Ⅱ类,折叠不当;Ⅲ类,门控异常;Ⅳ类,孔隙导电性降低;Ⅴ类,表面表达减少,膜停留时间缩短。然而,大约 86% 的 CF 患者携带相同的突变——单个氨基酸缺失(ΔF508)导致的折叠不当[Ⅱ类突变(见图 101.9)][80]。

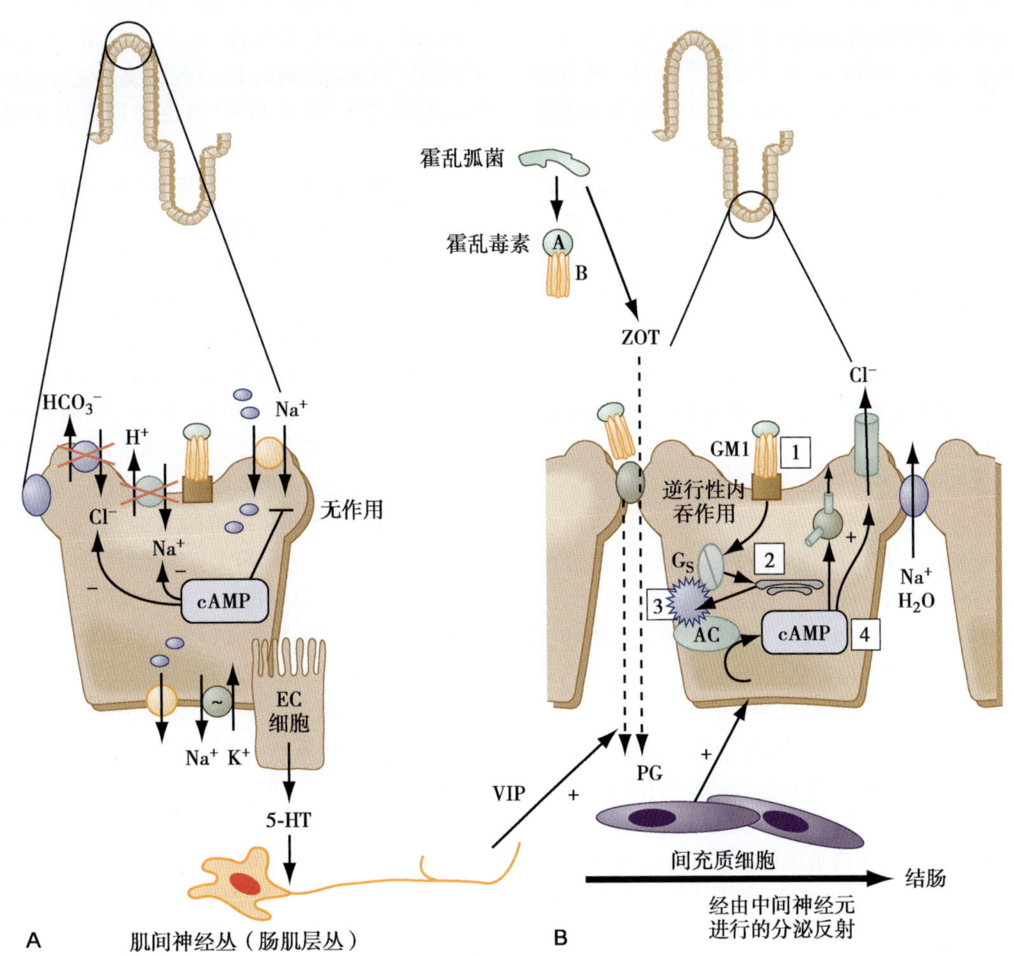

图 101.10 霍乱弧菌肠毒素的作用机制。霍乱弧菌产生肠毒素,这是一种破坏紧密连接通透性的封闭小带毒素(ZOT),其他毒素(此处未显示)尚未完全鉴定。霍乱毒素通过抑制绒毛和表面上皮细胞的吸收过程(A)和刺激隐窝上皮细胞的分泌过程(B)诱导腹泻。如图 A 所示,霍乱毒素介导的环腺苷酸(cAMP)增加导致盐吸收(Na^+/H^+和 Cl^-/HCO_3^-转运蛋白)抑制,但不影响 Na^+/葡萄糖转运。在绒毛细胞和隐窝细胞中,肠毒素结合后导致 cAMP 生成的过程相似。如图 B 所示,肠毒素通过其肠道刷状缘膜上的 B 亚基与普遍存在的 GM1 神经节苷脂结合(1),并通过捕获复杂的细胞过程,包括脂筏逆行内吞作用和胞内质网状蛋白水解(2),将其 A 亚基的 A1 肽传递给 BLM。在 BLM 中,A1 催化 Gas(G_S)的二磷酸腺苷核糖基化。这通过共价抑制新生的 GTP 酶,并阻止活化的 G_S 恢复到其新生状态,从而永久激活 G_S(3)。激活的 G_S 随后刺激腺苷酸环化酶(AC),使 cAMP 不受调节地增加(4)。虽然主要的病理生理学作用归因于肠毒素,但霍乱弧菌还募集了 ALPINES 的多种组分,包括肠神经元、肠嗜铬细胞、前列腺素及 5-羟色胺(如图底部所示),它们共同促进了小肠中大量的液体输出。此外,小肠和大肠之间的中间神经元是小肠霍乱毒素触发结肠反射性分泌反应能力的基础。cAMP,环腺苷酸;EC,肠嗜铬细胞;GM1,单唾液酸四己糖神经节苷脂;G_S,刺激性 G 蛋白;5-HT,5-羟色胺;PG,前列腺素;ALPINES,自分泌、肠腔内、旁分泌、免疫、神经和内分泌系统;VIP,血管活性肠肽

CFTR 是多效性的,并与许多其他蛋白质相互作用,如 ENaC、NKCC、阴离子交换剂[DRA 和假定阴离子转运体-1(PAT-1)]、肌球蛋白马达和小 GTP 酶。其中一些相互作用是通过共享支架蛋白的串扰发生的。最近的研究表明,Ca^{2+}-CAMPKII 对 CFTR 关键位点的磷酸化在这些多效性作用中起重要作用[81,82]。CFTR 可以通过目前正在探索的机制影响其他蛋白质的表达、调控和调节。DRA、PAT-1、CFTR 和 NHE3 的时空偶联性已在转基因小鼠中进行研究。CFTR 刺激胰腺 HCO_3^-分泌需要 PAT-1 通过 PDZ 相互作用与 NHERF1 和 NHERF2 结合。在 $CFTR^{-/-}$ 小鼠中,DRA 和 PAT-1 介导的 HCO_3^-分泌减少,而吸收不变[9]。

利用组合化学的化合物被设计为特异性抑制或刺激 CFTR,从而作为分泌性腹泻或 CF 的治疗策略;许多药物都处于临床试验的不同阶段[80,83]。最令人兴奋的是,2012 年,美

国食品药品管理局批准了一种口服药物囊性纤维化跨膜电导调节器增效剂(Kalydeco),用于6岁以上CFTR G551D(Ⅲ类,非-ΔF508)突变的CF患者。G551D患者的顶端膜CFTR活性低于正常水平,增强剂药物能够增加Cl^-电导,改善肺功能,减缓肺CF的加重。Kalydeco的副作用是轻度腹泻(13%)。2015年,一种联合药物(VX-770⁺ VX-890)Orakambi被批准用于12岁以上携带2拷贝数的ΔF508(Ⅱ类)突变的患者,该药物通过其增强剂和校正剂特性改善肺功能[80]。另一种处于第二阶段试验的药物是Tezacaftor(VX-661),其设计是将有缺陷的蛋白质转移到气道细胞膜上。Lrg5肠道干细胞的鉴定,以及CF患者个体直肠活检的类器官培养和功能性CFTR检测的发展,使我们个性化治疗的能力得到了质的飞跃。值得一提的是,forskolin诱导肠类器官肿胀的应答试验的发展[84,85]使我们能够测试上述CFTR靶向药物的疗效,单独或联合使用以适应患者个体[86]。最近,利用单细胞分析,一种罕见的被标记为"肺离子细胞"的细胞类型已被确定为气道上皮中CFTR活性的主要来源;有关CFTR在肠道定位的类似研究有待进一步研究[87]。

2. ClC家族氯离子通道

ClC氯离子通道家族[88,89],尤其是广泛分布的质膜ClC2,参与上皮运输、细胞内pH、细胞内氯离子和细胞体积的调节。ClC2作为CFTR的潜在替代分泌途径获得临床关注,因为它是鲁比前列酮(lubiprostone)(一种新型前列腺素相关泻药)的靶点[90]。Lubiprostone最初被报道为通过ClC2[90]刺激Cl^-分泌,但其他研究则报道CFTR参与了lubiprostone的作用[91,92]。尽管一些小鼠和猪肠上皮细胞培养的研究[93]表明ClC2可以促进Cl^-分泌,但ClC2在液体分泌中的作用仍有争议。ClC2主要存在于小肠绒毛中,而不在分泌隐窝中。ClC2的膜定位是有争议的,研究人员报道它存在于肠BLM或顶端膜,靠近紧密连接区域(TJ)或细胞质。这种差异归因于研究中物种类型、组织、使用剂量和抗体的差异[93,94]。此外,$ClC2^{-/-}$小鼠表现出电中性NaCl和KCl的吸收受损,但没有Cl^-分泌受损[93]。如果lubiprostone通过ClC2起作用,在CFTR功能缺失的情况下,它应该刺激Cl^-分泌,然而,它并没有挽救CF患者或CFTR缺陷小鼠肠道组织中的Cl^-分泌[91]。此外,ClC2和CFTR的缺失不会改变$CFTR^{-/-}$小鼠的病理特征,然而,$ClC2^{-/-}$小鼠却表现出TJ形态和功能的改变,细胞旁间隙的增大和通透性增加,炎症条件下TJ蛋白破坏的加剧[93]。因此,ClC2在肠道中的主要作用似乎是对屏障功能的影响,尽管其机制仍有待阐明。

3. 钙活化的氯离子通道

钙活化的Cl^-通道(CLCA)可能在杯状细胞功能中发挥作用[95],并与幼年而非成年哺乳动物肠道轮状病毒感染的腹泻有关(见"微生物群和微生物病原体")。该通道的分子性质难以被精确识别,直到3个独立的实验室使用不同的分子方法鉴定出跨膜蛋白16a(TMEM-16A)被HGNC列为钙活化氯离子通道,肛门直肠炎1(ANO1)作为上皮Ca^{2+}活化的Cl^-通道。TMEM-16A在肠平滑肌收缩中发挥作用,并在功能上与CFTR偶联,导致杯状细胞分泌黏液[96]。在肠上皮中,有人报告其在细胞体积调节中[97],具有严格的基底外侧膜作用,而另一些人则将其定位于顶端[98-100]。

(八) 钾离子转运

许多K^+转运过程有助于肠道平衡液体和电解质运动的需要[101-102]。钾的分泌和吸收沿着肠道的长度进行,尽管其具体途径是节段特异性的。在小肠中,K^+通过细胞旁转运被动吸收。而远端结肠的K^+吸收主要是通过腔膜H^+/K^+-ATP酶泵与基底侧KCC和K^+通道协同进行主动运输(见图101.5)。

这些H^+/K^+-ATP酶泵与胃H^+/K^+-ATP酶相关,与Na^+泵一样,是P型ATP酶,在酶的每一次转环过程中催化保守天冬氨酸残基磷酸化(P)的泵。至少发现了2种结肠亚型:隐窝细胞中的毒毛花苷敏感、Na^+不敏感亚型和表面细胞中的毒毛花苷不敏感、Na^+敏感亚型。K^+耗竭和醛固酮增加分别通过增加Cl^-依赖性K^+吸收和上调毒毛花苷不敏感的H^+/K^+-ATP酶来刺激K^+吸收。在Na^+存在的情况下,H^+/K^+-ATP酶已被证明在大鼠结肠中作为Na^+/K^+-ATP酶发挥作用[103]。

钾离子通道是人类基因组中最大的一组离子通道。此处仅提及少数定位于肠道细胞的K^+通道,使用HGNC命名法,将其命名为KCNxx。除跨上皮细胞转运外,多种K^+通道还参与分化、凋亡和致癌作用。K^+通道受膜电压、胞浆钙、pH、细胞肿胀、细胞代谢和共价翻译后蛋白修饰[例如,添加或去除磷酸基团(磷酸化)或添加或分离小泛素样修饰蛋白(sumoylation)]的变化调节。K^+通道主要存在于上皮细胞的BLM上,通过多种机制显著促进肠道电解质稳态。细胞肿胀激活K^+通道,导致调节容量减小,这是生活在渗透压持续波动环境中的肠道细胞的关键功能。K^+通道调节电压驱动的矢量转运过程所需的细胞超极化。在小肠和大肠的BLM中,cAMP激活的KCNE3/KCNQ1通道(钾电压门控通道,LSK相关家族,成员3/KQT样亚家族,成员1,产生缓慢延迟整流钾电流)和钙离子激活的KCNN4通道(钾中/小电导钙激活通道,亚家族N,成员4)使膜超极化,促进Cl^-的分泌。基底侧K^+通道参与跨上皮电位差,从而影响细胞旁运动[104]。此外,基底侧K^+通道蛋白5抗体(KCNMA5)通道是在人和小鼠肠道和小鼠结肠中发现的[104]。顶端KCNMA1(Maxik;钾大电导钙激活通道,亚家族M,α成员1)受钙和盐皮质激素调节的通道主要负责结肠K^+的分泌。虽然肾脏是K^+动态平衡的主要器官,但在慢性肾脏疾病患者中,结肠有助于维持正常的血钾水平,即使在肾衰竭发作后也会高分泌K^+[105]。

(九) 碳酸氢盐转运

碳酸氢盐(HCO_3^-)是一种代谢产物,也是肠道内液体动态平衡的关键阴离子。在临床严重腹泻中,碳酸氢盐是大便中的主要阴离子,由十二指肠、回肠和结肠的电生和电中和过程分泌。作为一种代谢产物,细胞内的HCO_3^-可以来自细胞内的代谢、二氧化碳的扩散或转运体的作用,如底侧Na^+/HCO_3^-共转运体。在小肠和大肠中,HCO_3^-分泌的主要机制是通过顶端Cl^-/HCO_3^-交换体向内移动[106]。另一种类型的偶联作用是通过 CFTR 端阴离子通道产生管腔 Cl^-，然后通过 Cl^-/HCO_3^- 交换体循环到细胞内。另有一条独立的传导通路可能将 HCO_3^- 分泌到十二指肠。结肠表面细胞也可以分泌依赖 SCFA 的 HCO_3^-[107]。

大部分 HCO_3^- 通过各种 SLC，主要是 Cl^-/HCO_3^- 交换体进行转运。阴离子交换体的原型—对红细胞 Cl^-/HCO_3^- 交换体(AE1/SLC4A1)进行了大量研究，最近还发现了其他阴离子交换体。SLC4A1、SLC4A2 和 SLC4A3 交换体不依赖于 Na^+。SLC4A2 位于表面/绒毛和隐窝细胞的 BLM 上，表明其在 Cl^- 的基底外侧出口中的作用，而 SLC4A3 似乎在这两种膜上。相反，Na^+ 依赖性阴离子交换体为电生子[SLC4A4(NBC1，Na^+/HCO_3^- 共转运蛋白 1)，SLC4A5(NBC4)]或电中性[SLC4A7(NBCn1，Na^+/HCO_3^- 电中性共转运蛋白 1)][108]。联合使用药理学和基因敲除方法，已证实 SLC4A4 和 SLC4A7 在基底外侧 HCO3⁻ 进入肠细胞/结肠细胞的过程中发挥作用，其中 SLC4A4 在调节全身 pH 方面具有重要意义。因此，$SLC4A4^{-/-}$ 小鼠表现出全身性代谢性酸中毒，血液 pH 和 HCO_3^- 水平较低。在这些小鼠中，还阻碍了经上皮结肠 HCO_3^- 分泌[109-112]。

SLC26 型多功能阴离子交换家族在结构上不同于 SLC4 HCO_3^- 转运体家族，并且在过去十余年的研究中获得了相当显著的地位。SLC26 型交换体可以输送 Cl^-、HCO_3^-、硫酸盐、甲酸盐、草酸盐、羟基离子和其他具有不同亲和力的阴离子。它们在胃肠道的不同分布为它们提供了处理各种管状阴离子的灵活性。这个家族的两个成员，SLC26A3(也称 DRA)和 SLC26A6(也称为 PAT-1)是特别有趣的[10,113-115]。SLC26A6 在绒毛肠上皮细胞的顶膜上大量表达，在结肠中表达较少[11]。缺乏 SLC26A6 的小鼠没有表现出腹泻的表型，这表明存在其他代偿机制。相反，首次被鉴定为 DRA 的 SLC26A3 突变会导致先天性氯化物腹泻，表现为容量耗竭和代谢性碱中毒。DRA 在结肠细胞的顶膜上大量表达，而在肠上皮细胞上不表达。在非洲爪哇卵母细胞中表达时，SLC26A6 转运大于 $2HCO_3^-$：$1Cl^-$ 离子，而 DRA 转运大于 $2Cl^-$：$1HCO_3^-$ 离子。然而耐人寻味的是，这两种转运蛋白在天然上皮细胞中都表现出电子中和离子的运输[9]。DRA 在电子中和盐的吸收中起着关键作用。缺乏 DRA 的小鼠表现出严重的腹泻，结肠增殖增加，离子吸收代偿性增加。DRA 在不同的疾病状态下都会减少，致病性大肠杆菌和齿状念珠菌降低了 DRA 的表面表达和活性[108]，炎症状态如 IBD 显示了 DRA 的减少。在炎症性肠病模型中，这种炎症诱导的 DRA 表达的减少明确地与 TNF-α-NFκB 途径有关[230]。

许多调节途径强烈地影响 HCO_3^- 的分泌。抑制 NHE3 活性的药物(如 cAMP、cGMP、细胞内钙离子浓度)也会降低 DRA 活性。DRA 不是孤立作用的，它与 NHE3、CFTR 以及支架蛋白如 NHERF3 相互作用，DRA 和 CFTR 相互影响彼此的表达，阴离子交换在 CF 中下调。在小鼠和大鼠的肠道中，DRA 与 NHE3 偶联的节段性差异突出了保持每个节段的适当 pH 以及盐和水吸收的最终目标[11]。促进吸收的药物同样重要，从神经肽 Y 到丁酸盐，LPA 和益生菌，如嗜酸乳杆菌，通过短期(运输)和长期(蛋白质表达)调节增加 DRA 的活性。有趣的是，这种影响是 DRA 特有的，而 SLC26A6 中没有看到类似的变化，使 DRA 成为流行的治疗靶点。

与顶端 NHE 异构体在表面-隐窝轴线上的表达不同，阴离子交换体的表达没有那么清楚，它发生在隐窝和表面细胞上。HCO_3^- 净分泌中不同阴离子转运体的空间分布和必要性的生理学意义尚不清楚，但似乎对维持肠道不同节段正常的 Cl^-/HCO_3^- 转运及其特殊功能是必要的。

(十)短链脂肪酸转运

2~4 碳短链脂肪酸(SCFA)(如乙酸酯、丙酸酯、丁酸酯)由吸收不良的碳水化合物的细菌发酵产生。与小肠中管腔阴离子主要由 Cl^- 和 HCO_3^- 组成不同，结肠中主要的管腔阴离子是 SCFA(60~150mmol/kg)。SCFA 的每日结肠负荷和吸收量与结肠 Na^+ 相当。共生细菌在 SCFA 产生中的关键作用以及对微生物生态位的认识强调了 SCFA 在结肠健康状态和疾病中的重要性。SCFA，尤其是丁酸盐，是结肠细胞代谢燃料的主要来源，调节上皮细胞的生长和分化，并与结肠炎症性疾病的发病机理和治疗有关，如分流性结肠炎(见第 128 章)。

SCFA 在结肠中被迅速吸收，并通过相关的转运机制以及通过上调结肠细胞顶膜上 NHE3 和 DRA 的表达，极大地增强了钠离子和液体的重吸收[108,116]。SCFA 是弱电解质，可被离子化或质子化。离子化的 SCFA 需要特定的载体，而非离子化的质子化物质可以扩散穿过结肠细胞膜；在结肠腔 pH 下，SCFA 电离率为 95%~99%。

SCFA 转运的分子基础目前已有研究[44,117]。首先，顶端 NHE 创造了酸性 pH 微环境，并增强了质子化 SCFA 向细胞内的扩散。单羧酸转运蛋白(MCT)是 SLC16 和 SLC5 家族的成员，是电中性载体介导的 SCFA 转运的基础。SLC16 蛋白，特别是 SLC16A1(MCT1)，运输 $1H^+$：1SCFA，并需要一种辅助蛋白来发挥其功能[118]。炎症和肠致病性大肠杆菌减少 SLC16A1 表达，而饮食因素如果胶和丁酸盐以及生长抑素增加 MCT1 转录物或蛋白表达[119-121]。在结肠和肠道中发现了高亲和力(SLC5A8)和低亲和力(SLC5A12)Na^+ 依赖性 MCT，它们可能是腔内的。此外，Cl/丁酸盐交换剂和 SCFA/碳酸氢盐交换剂(功能上与 NHE 耦合)可能是 SCFA 循环回管腔并促进电中性 Na^+ 和 Cl 吸收的原因[107,122]。最后，正如葡萄糖和 Na^+ 吸收在肠道中相互关联一样，丁酸盐也通过 cAMP 非依赖性机制刺激结肠中盐和水的重吸收。这已被证明是有益的治疗策略，如急性霍乱毒素引起液体丢失[123,57]。

十一、细胞外调节：微生物、自分泌、肠腔内、旁分泌、免疫、神经和内分泌系统

肠道功能复杂的每分钟调节，是通过肠道微生物、自分泌、肠腔内、旁分泌、免疫、神经和内分泌系统(MALPINES)贡献的细胞外因素的复杂协调来实现的。最初仅限于“PINES”，该定义已经扩展，尽管由于健康和疾病状态中潜在途径的相当大的和差异性串扰，个体调节系统之间的区别变得模糊，但该命名法仍然有用(图 101.11)。这些相互作用被具有重叠作用的因素复杂化，其中许多因素通过与不同信号通路相关的细胞特异性多个受体发挥作用。

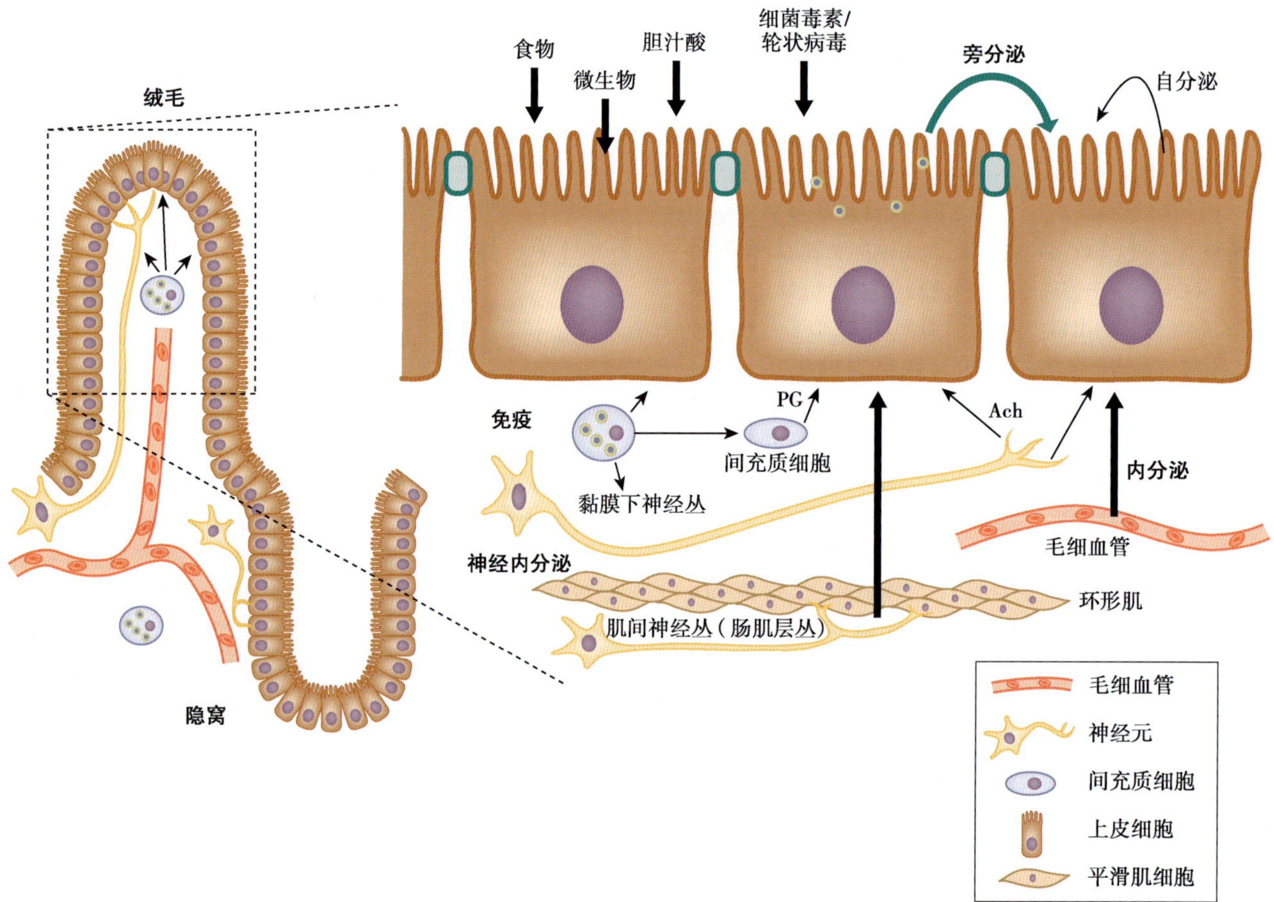

图 101.11　该模型描述了肠道离子转运的复杂 MALPINE（微生物、自分泌、肠腔、旁分泌、免疫、神经和内分泌）系统的组成部分。这些成分包括：①对肠腔内机械和化学刺激［如食物、胆汁酸、微生物（致病性和共生性）、外源性物质］有反应的神经元；②肌间神经丛或黏膜下神经丛的中间神经元；③释放乙酰胆碱（ACh）的分泌神经元，乙酰胆碱作用于上皮细胞；以及④分泌神经元、血管、免疫细胞和旁分泌细胞之间的相互作用。免疫应答来自肠道相关淋巴组织（GALT），这些细胞通常与全身对应细胞不同；非炎症性肠道中的 GALT 组成如下：T 淋巴细胞 60%，B 淋巴细胞和浆细胞 25%～30%，巨噬细胞 8%～10%，肥大细胞和多形核细胞（通常是嗜酸性粒细胞）2%～5%[84]。肠道细胞可释放一系列分泌因子，这些分泌因子直接作用于上皮细胞，或通过刺激间充质细胞或肠神经元释放前列腺素（PG）或乙酰胆碱间接发挥作用。详见正文

在过去的十余年里，关于肠道微生物群对健康和疾病状态的影响的信息呈爆炸式增长（第 3 章），从传统的感染性腹泻，包括艰难梭状芽孢杆菌感染（第 112 章）到肥胖（第 7 和 8 章）和肌萎缩侧索硬化症。此外，管腔机械刺激（冲击和拉伸）或化学刺激（毒素）可以分别激活机械感受器和化学感受器，进而激活 ALPINES 的单臂或多臂。在上皮下层，包括血管在内的 ALPINES 结构元素非常接近（见图 101.11），因此肥大细胞介质的释放很容易靶向神经元，反之亦然；这种相互作用对于肠道每分钟所需的局部调节至关重要。虽然在体外可以确定单个成分的特定作用，但在临床上，调控系统是密不可分的。例如，由于胰岛细胞瘤产生大量的血管活性肠肽（VIP）而导致的 Verner-Morrison 综合征（胰腺霍乱）被归类为内分泌介导的腹泻（见第 34 章）。在健康的成年人中，VIP 不存在于胰腺中，而是肠神经系统（ENS）的一种肽能神经递质，刺激上皮细胞分泌和平滑肌松弛。在另一个例子中，黏膜嗜铬细胞在受到各种机械、微生物和化学刺激的直接或间接作用下释放 5-羟色胺（5-HT），然后通过不同的受体作用，引起从促炎到神经保护的一系列动作[231]：对肠细胞直接刺激分泌；对肌间神经元释放乙酰胆碱（ACh）并引起移行性收缩；对黏膜下神经元释放 ACh 和降钙素基因相关肽以刺激蠕动和分泌反射；它的受体表达和功能受到微生物的影响[124,125]。

液体分泌是产生腹泻和宿主对肠道挑战的防御反应的主要成分；运动、黏液分泌和血液流动——所有这些都受 ALPINES 的调节，是这一过程的重要辅助因素。细菌毒素利用宿主细胞机制进行自身的新陈代谢和繁殖，因此，霍乱毒素直接作用于肠细胞刺激液体分泌（见图 101.10），同时激活黏膜嗜铬细胞释放 5-羟色胺，进而激发神经、旁分泌和免疫反应。ALPINES 参与运动有助于解释快速肠道传输（如胃切除后）、肛门直肠运动改变（如小容量腹泻）或运动减少［如小肠细菌过度生长（SIBO）］相关的腹泻。动力减弱会导致小肠中细菌的增加，从而通过各种机制引起腹泻（参见第 16、99 和 105 章），而在健康的肠道中，消化间期移行性复合运动抑制微生物的生长。炎性介质（如前列腺素、细菌肠毒素）以上皮层和肌层为靶点，以引起协调的分泌反应，而吸收促进剂（如阿片

剂、脑啡肽）抑制运动并促进电解质吸收。

表 101.1~表 101.3 列出了调节肠道液体运输的主要神经体液和毒素。促进净液体分泌的药物一般抑制 Na^+ 的吸收并刺激 Cl^- 的分泌，而促进净液体吸收的药物则增加 Na^+ 的吸收并抑制 Cl^- 的分泌。在健康的人中，净吸收占优势，当这种平衡被打破时，腹泻随之而来。运动模式的紊乱与便秘有关，例如 Cajal 间质细胞或 P 物质数量减少与儿童传输时间缓慢和功能性便秘有关[126]。总而言之，MALPINES 允许对细胞外信号做出协调和综合反应。

表 101.1 肠液和电解质吸收的内源性激动剂

内源性促吸收物质	细胞内机制	来源
α-肾上腺素能激动剂	降低 cAMP	肾上腺髓质
醛固酮	基因组和非基因组，SGKI	肾上腺皮质
血管紧张素 Ⅱ	?	内皮细胞
表皮生长因子	酪氨酸激酶受体	ENS，EC 细胞
内啡肽类	降低 cAMP	ENS，EC 细胞
糖皮质激素	基因组和非基因组，SGKI	肾上腺皮质
生长激素	酪氨酸激酶	垂体腺
神经肽 Y	降低 cAMP	ENS
肽 YY	降低 cAMP	EC 细胞
催乳素	酪氨酸激酶	垂体腺
短链脂肪酸	?	结肠腔
生长抑素	降低 cAMP	ENS 和 EC 细胞
鞘氨醇-1-磷酸盐	G 蛋白偶联受体	全身
药物制剂	**细胞内机制**	
小檗碱	?	
可乐定（α_2-激动剂）	降低 cAMP	
环氧合酶抑制剂	抑制前列腺素产生	
糖皮质激素	见上文	
锂	降低 PIP2 和 Ca^{2+}	
溶血磷脂酸	增加或减少 cAMP、Ca^{2+}、酪氨酸和 MAP 激酶	
盐皮质激素	见上文	
奥曲肽（SST 类似物）	降低 cAMP	
阿片类药物	降低 cAMP	
普萘洛尔（β-受体阻滞剂）	阻断 cAMP 产生	
锌	降低 cAMP	

cAMP，环腺苷酸；EC，肠嗜铬细胞；ENS，肠神经系统；PIP2，磷脂酰肌醇二磷酸；SGKI，血清和糖皮质激素诱导的激酶 I；SST，生长抑素。

表 101.2 肠分泌的内源性激动剂

激动剂	细胞内介质	来源
乙酰胆碱	Ca^{2+}	ENS
腺苷	cAMP	免疫细胞
花生四烯酸	cAMP	免疫细胞，细胞膜
心房钠尿肽	cGMP	心脏
铃蟾肽	Ca^{2+}	??
缓激肽	cAMP	免疫细胞
降钙素基因相关肽	Ca^{2+}，cAMP?	ENS
甘丙肽	Ca^{2+}	??
胃抑制多肽	?	??
胃泌素	Ca^{2+}（PKC/MAPK?）	内分泌细胞
胃泌素释放肽	Ca^{2+}	ENS
鸟苷蛋白	cGMP	杯状细胞，上皮细胞
组胺	Ca^{2+}	免疫细胞
干扰素-γ	Janus 激酶	免疫细胞和上皮细胞
白三烯	?	免疫细胞
胃动素	Ca^{2+}	内分泌 M 细胞
神经加压素	Ca^{2+}	ENS
一氧化氮	cGMP	免疫细胞，间充质细胞
肽组氨酸，异亮氨酸	cAMP	ENS
血小板活化因子	cAMP	免疫细胞
前列腺素	cAMP	免疫细胞，间充质细胞
活性氧簇	cAMP	免疫细胞
分泌素	cAMP	内分泌细胞
血清素	Ca^{2+}	ENS
P 物质	Ca^{2+}	ENS
肿瘤坏死因子-α	核因子-κB，MAP 激酶	免疫细胞
血管活性肠多肽	cAMP	ENS

cAMP，环腺苷酸；cGMP，环磷酸鸟苷；ENS，肠神经系统；PKC/MAPK，蛋白激酶 C/丝裂原活化蛋白激酶。

表 101.3 刺激肠道分泌的肠腔物质

分泌物质	细胞内介质
细菌肠毒素	
气单胞菌属	cAMP
空肠弯曲杆菌	cAMP
艰难梭菌（毒素 A）	Ca^{2+}
产气荚膜梭菌	?
大肠埃希菌（热不稳定毒素）	cAMP

表 101.3　刺激肠道分泌的肠腔物质(续)

分泌物质	细胞内介质
致病性大肠杆菌	Ca^{2+}
肠黏附性大肠杆菌	cAMP
大肠杆菌(热稳定毒素)	cGMP
轮状病毒 NSP4	Ca^{2+}
沙门菌属	cAMP
志贺菌属(志贺毒素)	阻止蛋白质合成
霍乱弧菌	
副霍乱肠毒素	Ca^{2+}
肠毒素	cAMP
NAG 毒素	cGMP
封闭带毒素	PKC
细胞溶血素	阴离子渗透孔
副溶血弧菌	Ca^{2+}
小肠结肠炎耶尔森菌	cGMP
其他替代物质	
胆汁酸	cAMP/Ca^{2+}
泻药	?
长链脂肪酸	cAMP/Ca^{2+}

cAMP,环腺苷酸;cGMP,环磷酸鸟苷;NSP,非结构蛋白。

(一) 微生物群与肠腔内因子

通过焦磷酸测序和宏基因组分析,微生物组被标记为人体中最大的器官系统,更重要的是,强调了宿主-微生物群关系在人类健康和疾病中方方面面的影响(见第 3 章)。成熟的人体肠道微生物群由细菌、病毒、古生菌、原生生物和真菌组成,其代谢产物在肠道代谢、先天免疫和体内平衡中起着至关重要的作用。有大约 2 500 种细菌,其中绝大多数属于拟杆菌门和厚壁菌门,扰乱微生物群往往会对宿主的新陈代谢和免疫反应产生不利影响。如 HCO_3^- 和短链脂肪酸(SCFA)转运所述描述的那样,共生菌产生 SCFA 在促进正常宿主的吸收方面是关键的(也见后文)。相反,微生物病原体可以利用涉及宿主细胞机制的各种巧妙机制改变电解质转运,增加肠道通透性,并触发炎症引起腹泻(见后文)。微生物在肠道中占据和的生态位和形状越来越被认为是宿主功能的重要决定因素;例如,与松散黏附的黏液层相关的共生菌与紧密黏附的黏液层和肠腔内的共生菌不同[127,128]。其他管腔因素,(从食团块产生的机械刺激、渗透梯度、胆汁分泌和外源性物质)也有助于整体肠道转运功能(见“特定的调节因素”)。

(二) 自分泌、腔内分泌、旁分泌和邻分泌调节

肠上皮细胞,包括小肠上皮细胞和结肠上皮细胞,可以通过分泌二十烷基类化合物等分泌因子来自我调节(自分泌),这些因子作用于细胞自身的受体来发挥作用[129]。肠道内分泌细胞散布在上皮细胞之间,起着传感器的作用,它们通过释放含有生物胺和激素的分泌颗粒来快速响应腔内环境的变化。这些介质穿过 BLM,以经典的内分泌方式通过全身循环作用于远处的靶细胞,也可以以局部(旁分泌)的方式影响肠壁中的邻近细胞。邻近分泌介质是从非内分泌细胞(如神经和炎性细胞)释放出来的那些影响邻近细胞的介质。肠道间充质细胞,特别是肌成纤维细胞,是细胞因子、趋化因子、二十烷基类化合物和生长因子的丰富来源,可以改变肠道运输。

1. 神经调节

神经输入是调节液体和电解质运输的关键(见图 101.11),涉及自主神经系统的副交感和交感神经与迷路神经的相互作用(见第 4、99 和第 100 章)。刺激胆碱能神经分泌,主要通过副交感迷走神经输入,以及肾上腺素能刺激通过椎前和交感神经节吸收,长期以来一直被认为是影响肠上皮细胞的基本神经通路。ENS 是肠壁神经活动的终末控制者,整合了上皮细胞、肌肉和血管的调节,并由中枢神经系统输入和修饰。神经元的靶细胞包括自分泌、旁分泌、腔内分泌和邻分泌调节(ALPINES)的成分、血管和上皮细胞,而 ENS 反射具有重要的临床意义。对 ENS 的感觉输入来自管腔内容物(如酸度、饮食内容物、病原体)或体积(如拉伸)的变化。因此,酸或扩张可通过刺激黏膜下神经元释放 VIP,激活辣椒素敏感传入神经上的 TRVP1(瞬时受体电位阳离子通道亚家族 V 成员 1 或香草样受体 1),进而刺激分泌 VIP,并直接刺激黏膜下小动脉扩张血管[130,131]。内分泌、树突状和/或旁分泌细胞释放 5-羟色胺、腺苷(见下文)和其他信号被认为是辅助感受器。中间神经元主要是胆碱能的,被认为是 ENS 介导的结肠上皮对遥远的小肠挑战反应的调节的基础。支配上皮细胞和黏膜下细胞的运动神经元可以是胆碱能或血管活性肠肽能神经(VIPergic),每一种都能释放额外的神经活性物质。

基础胆碱能分泌动力被交感神经张力所缓和;糖尿病神经病变中肾上腺素能交感神经支配的丧失与“糖尿病腹泻”的发展有关,并可被 α_2-肾上腺素能激动剂纠正[132]。神经内分泌系统中的神经活性物质种类激增,增加了阐明潜在机制的复杂性[133]。神经元可以释放特定组合的介质,如血管活性肠肽、胆囊收缩素、胃泌素释放肽和三磷酸腺苷,而不是单一物质;个别神经递质可能具有双相效应,随浓度和受体亚型的不同而异。此外,药物可以作为经典的神经递质,也可以作为神经调节剂,微调突触前部位的神经元电路或作为旁分泌介质(如 5-羟色胺)。

2. 免疫学和炎症调节

肠道是抵御腔内异物侵袭的第一道防线。它配备了高度调节的肠道相关淋巴组织(GALT),具有不同于系统对应组织的特征(见第 2 章)[134]。微生物群强烈影响 GALT 的发育。虽然 GALT 主要位于固有层,但上皮中的上皮内淋巴细胞(IEL)也很重要,它们都能分泌大量的趋化因子、细胞因子、二十烷基类化合物、核苷酸和生物胺,它们的作用与 ALPINES 的其他元素密切相关。健康的肠道通常表现为低级别的炎症,对共生细菌反应低;这种稳态由 GALT 的固有免疫反应和获得性免疫反应产生的抗炎和促炎细胞因子维持,并受微生物群和上皮(包括 IEL)的调节。例如树突状细胞感知周围环

境并促进耐受性,而肠细胞通过促进局部伤口愈合来修复上皮细胞的破裂。体内平衡失调可导致溃疡、屏障功能破坏、蛋白质渗出、运动性改变、吸收表面积的丧失和炎症的液体损失。炎症反应的原因决定了招募的免疫细胞的类型,释放的细胞因子的范围,以及对运输和运动的特定影响。急性细菌感染增加了多形核白细胞,而寄生虫感染显著增加了肥大细胞的数量,乳糜泻的特征是上皮内淋巴细胞(IEL)。在 IBD 中,GALT 的所有成分都被激活,特别是免疫球蛋白 IgG 分泌细胞的增加[135,136]。

许多炎症介质是有效的促分泌物,包括多肽(例如细胞因子、血小板激活因子、P 物质、干扰素 γ、激肽释放酶、缓激肽)、二十烷基类化合物(如花生四烯酸、白三烯和前列腺素),以及氧化剂,如超氧化物。这些介体通过直接与上皮细胞相互作用或通过激活其他 MALPINES 元件间接改变离子转运和屏障功能(见图 101.11)。在解释炎症介质在正常模型系统中的作用时,重要的是要认识到,在体内,被炎症过程破坏的细胞可能无法正常运作。下面举几个例子。

黏膜肥大细胞位于靠近肠神经元、血管和上皮细胞及其介体如组胺、二十烷基类和细胞因子的位置,通过直接作用于上皮细胞和间接通过神经刺激和前列腺素释放来刺激分泌。在对诸如 fMLP(甲酰-甲基亮氨酸-苯丙氨酸)等化学诱导剂的反应中,多形核白细胞离开血管系统,并与上皮细胞相互作用[137]。这些白细胞以复杂的整合素依赖过程穿过结肠上皮的细胞间隙,释放 5-AMP,后者被顶膜酶转化为腺苷。腺苷是一种强大的促分泌剂,随后的分泌可能是一种净化腺腔的机制[138]。在炎症过程中,中性粒细胞释放活性氧(ROS),如超氧化物、氧自由基、过氧化氢和羟自由基,刺激 Cl^- 的分泌;细胞因子,如白介素 1 和 IL-3 也刺激分泌 Cl^-[139]。上述刺激 Cl^- 分泌的过程是许多感染性炎症性腹泻的基础。

相比之下,其他免疫调节剂,如干扰素和肿瘤坏死因子可通过下调特定转运蛋白[140-142]或改变 TJ 的通透性而起到抗吸收作用,从而更多地导致腹泻。现在有来自人类研究的证据表明,与克罗恩病和 UC 相关的腹泻不是由于刺激了 Cl^- 的分泌,而是由于组织通透性增加和 Na^+Cl^- 吸收能力降低所致。后者是由于远端结肠顶端 Na^+ 通道活性受到抑制,近端和横结肠顶端 NHE-3 和 SLC26A3 转运蛋白(DRA)表达减弱,基侧 K^+ 通道和 Na^+/K^+-ATPase 表达的综合作用所致[9,108,136];远端结肠 K^+ 分泌也与 IBD 患者的腹泻有关[105]。各种细胞因子影响 IBD(溃疡性结肠炎多于克罗恩病)转运体表达的分子机制开始被理解,DRA 就是一个很好的例子。简而言之,基因组广泛关联研究表明,DRA 减少可能是 UC 的一个危险因素。UC 患者的炎性结肠组织显示 DRA mRNA 表达减少,蛋白表达很少或不表达,这一效应与肿瘤坏死因子-1 的增加有关。最近提到的研究(见"碳酸氢盐转运")表明,肿瘤坏死因子激活的 NFκB,导致 p65 核因子 B 亚单位与 DRA 启动子结合,从而减少表达。由此导致的 HCO_3^- 分泌减少会影响黏液屏障,这也会导致炎症。因此,复杂的特异性免疫细胞-上皮细胞相互作用是与黏膜炎症相关的电解质运输变化的基础。IBD 中所见的多种转运障碍可能反映了病态细胞综合征,而不是由 1 或 2 种独特的细胞因子调节的特定变化。这种疾病的复杂性决定了多种靶向治疗策略,从皮质类固醇和 5′氨基水杨酸等抗炎药到抗 TNF-α 药物和抗整合素疗法(见第 116 章)。

十二、全身效应

全身效应如酸碱平衡、肠道血流量和容量状态、代谢状态和昼夜节律等全身效应可改变健康状态和疾病中的肠道离子转运。肠道疾病可破坏容积和酸碱平衡[143]。例如,霍乱患者会出现严重的容量衰竭、低钾血症和高氯血症代谢性酸中毒。系统调节的基础是认识到通过副交感神经迷走神经输入的胆碱能刺激促进分泌。相反,交感神经刺激通常促进吸收,减少运动性、血流量和离子分泌,减弱消化以帮助保存水分[133,144]。此外,肠/肾轴包括血管紧张素Ⅱ、抗利尿激素、心房和脑利钠肽、鸟苷蛋白和尿鸟苷素,有助于全身体液平衡,也可以改变转运。例如,出血时血管内体积的减少触发交感神经输入和肠/肾轴增加液体吸收[145,146]。同样,酸碱平衡调节肠道电解质运输过程,代谢性酸中毒是电中性 NaCl 吸收的有力刺激物,代谢性碱中毒则抑制它[147,148]。细胞内碳酸氢盐浓度可调节基底 Cl^- 分泌;细胞内 pH 和二氧化碳分压可通过调节囊泡运输以段特异性方式改变 Na^+/H^+ 和 Cl^-/HCO_3^- 交换[149]。同样,肠道 NHE 对全身酸碱、盐和容量平衡也很重要[124]。饮食、运输时间和微生物组相互影响,最终影响代谢状态[126,150]。即使禁食 16 小时,运输效率也会下降[151]。对代谢燃料存这不同的偏好:整个肠道使用葡萄糖;小肠更有效地利用谷氨酰胺;结肠优先使用 SCFA,尤其是丁酸盐[152,153]。近年来,昼夜节律在控制肠道运动、消化、运输和细胞增殖的变化中的重要性得到了关注[154-156]。生物钟基因存在于包括肝脏在内的神经外部位,尽管其潜在的调节机制尚不清楚,但肠道转运蛋白(包括 NHE)、阴离子交换剂和营养转运蛋白(如 PEPT1、SGLT1、GLUT2 和 GLUT5)均受昼夜节律调节。最后,饮食、生物钟基因和微生物群是相互联系的;例如,高脂肪饮食和肥胖会减弱生物钟基因的节律性,并导致微生物生态失调[157]。

十三、渗透效应

与肾脏不同,肠上皮不能维持渗透梯度。在正常的生理条件下,十二指肠和空肠上部在适应高渗食物和液体的饮食摄入时,会主要发生液体转移。快速平衡通常是通过水进入肠腔来完成的,而吸收过程沿着肠的其余部分稳步减少肠腔容积。然而,在肠腔内持续存在不可吸收的溶质会使远端肠的吸收途径失效。这是渗透性腹泻的基础(见第 16 章)。

碳水化合物(通常为双糖),是不可吸收溶质的常见来源。双糖必须水解成单糖才能穿过小肠的顶端膜(见第 102 章)。消化障碍最常见的临床例子是乳糖不耐受,其中葡萄糖-半乳糖二糖由于缺乏特定的双糖酶——乳糖酶——而无法分解。人的肠道不具有乳糖酶,而双糖乳果糖是治疗便秘的有效药物,因为它会增加腔内高渗透压并进行细菌发酵。肠道对加工食品和饮料中几种糖(如果糖、山梨醇)的有限吸收能力在渗透性腹泻、腹胀、腹痛和肠易激综合征中发挥着重要作用,但往往被忽视(见第 122 章)。例如,遗传性醛缩酶缺乏导致果糖不耐受,而有限的葡萄糖转运蛋白-5转运蛋白导致果糖吸收不良。同样,麸质敏感性的增加和用于治疗肠易激综合征的FODMAP(可发酵的低聚糖、双糖、单糖和多元醇)饮食的广泛流行使人们关注这些碳水化合物作为腹泻的致病因子;FODMAP通常在无谷蛋白饮食中较低,而在含谷蛋白饮食中较高[158]。

由于小肠中不可吸收的溶质可以被结肠细菌转化为可吸收的溶质,因此碳水化合物诱导的渗透性腹泻的生理学变得复杂。几乎所有未被小肠吸收的碳水化合物一旦穿过回盲瓣并遇到结肠细菌,就会迅速转化为短链脂肪酸;这些短链脂肪酸被结肠吸收并作为代谢燃料。因此,根据结肠微生物群将碳水化合物转化为短链脂肪酸的速率和结肠对短链脂肪酸的吸收能力,小肠液的损失可以通过结肠液体吸收来补偿。然而,如果超过这两种结肠功能中的任何一种,结肠中剩余的未代谢的结肠碳水化合物可能加剧渗透性腹泻[159]。

阳离子(如镁)或阴离子(如硫酸盐、磷酸盐)很难被正常肠道吸收,摄入过量容易导致渗透性腹泻,如摄入含镁抗酸剂或补剂所见。结肠镜检查前给予的结肠灌洗制剂通过引起渗透性腹泻来清洁结肠,渗透性腹泻是由不可吸收的分子引起的,包括聚乙二醇和硫酸盐。

在临床状况下,如果存在吸收不良或上皮的全身性破坏,通常容易吸收的溶质可以留在肠腔中,从而为炎症性腹泻或吸收不良状态提供渗透成分。渗透压是接受肠内营养的患者的一个重要因素(见第6和106章)。与单糖相比,复合碳水化合物以最小的渗透压提供了大量的卡路里。吸收二肽和三肽而不是氨基酸会降低肠道渗透压。卡路里和渗透压之间的平衡对于有效设计适当的管饲方案具有临床意义。渗透压在设计第二代口服补液配方时也很重要;通过用大米等复合碳水化合物代替葡萄糖,通过创造低渗的肠道环境进一步刺激肠道吸收,从而增强水分吸收。除了提供大量的每百万摩尔糖分子(mOsm)外,水稻和淀粉酶抗性淀粉等复合碳水化合物在ORT中使用时还有另一个优势:它们在结肠共生菌中的代谢会导致短链脂肪酸的产生和液体吸收(见"短链脂肪酸转运"和"分泌因子")[160]。

十四、特定的调节因子

(一) 吸收因子

表101.1列出了刺激肠道吸收的药物——促吸收剂。盐皮质激素(如醛固酮)主要影响远端结肠的电致Na^+吸收,对小肠的影响很小,小肠表现为电中性Na^+吸收。醛固酮增加根尖膜ENaC的活性和数量,刺激Na^+/K^+泵和SGK1的活性,导致Na^+吸收增加;长期醛固酮也具有基因组转录效应(见前面关于Na^+通道的讨论)。醛固酮增加K^+吸收和K^+分泌[161]。与成年人相比,新生儿表现出结肠Na^+吸收增强,这可能与高循环水平的醛固酮有关[33]。临床上,醛固酮的生理作用可表现在Na^+耗竭(醛固酮刺激)后结肠Na^+吸收增加或阿迪森氏病(Addison)(醛固酮缺乏)相关的Na^+吸收减少和腹泻。

糖皮质激素是小肠和结肠吸收Na^+的有效刺激剂。在低浓度下,糖皮质激素刺激电中性Na^+吸收并抑制电原性Na^+吸收,而在高浓度下,糖皮质激素刺激这两个过程。糖皮质激素的作用是复杂的,具有物种和片段特异性,可能直接作用于顶端Na^+转运体和Na^+泵的水平。糖皮质激素引起涉及酪氨酸激酶基因(SGK1)途径以及基因组转录效应的快速细胞反应。在兔空肠、回肠和结肠中,糖皮质激素刺激下Na^+吸收的增加与NHE3的选择性增加有关,但与NHE2或NHE1 mRNA和蛋白的选择性增加无关。这些作用可能部分解释了糖皮质激素在各种临床环境中有效的抗腹泻作用[52]。

儿茶酚胺、脑啡肽和生长抑素都刺激电中性Na^+吸收,并经常以类似的作用模式减少HCO_3^-的分泌。它们与特定的七螺旋膜受体结合并激活Gαi级联,这反过来又抑制了促生cAMP信号级联。在这些吸收剂中,儿茶酚胺如多巴胺和肾上腺素作用于α-肾上腺素能受体。使用可乐定作为抗腹泻剂的理论基础,特别是在糖尿病腹泻中,是根据这种肾上腺素能吸收途径而产生的[162]。

使用植物阿片类药物作为止泻剂可以追溯到2000年前的早期埃及人,强调了它们的有效性。阐明它们的治疗作用导致了哺乳动物阿片肽——脑啡肽、内啡肽和啡肽的特征化,这是分子模拟的一个经典例子[163]。阿片类药物和阿片类肽通过3种主要阿片受体亚型(μ、δ和κ)中的1种作用,减少分泌,促进非推进性运动模式,从而增加肠道运输时间。它们可以直接作用于上皮细胞和平滑肌细胞,或改变ENS神经元的电和突触行为。与吗啡摄入相关的便秘可能是由于分泌运动神经元的超极化和分泌抑制,或者是由于交感神经去甲肾上腺素能放电的中枢介导刺激,或者两者兼而有之。通过G蛋白介导的机制直接激活K^+通道和抑制Ca^{2+}通道是这些作用的基础。长期使用阿片类药物治疗可导致耐受性,突然停药后会出现腹泻。接受阿片类镇痛药患者的便秘管理可以是一个临床挑战。阿片μ受体拮抗剂如纳洛格尔和甲基纳曲酮已被用于治疗阿片相关性便秘[164]。

生长抑素的长效类似物的发展已经将这种无处不在的激素从生理上引人入胜的调节剂转变为临床相关的药理学药物(见第4章)。在肠道中,肠色素D细胞产生生长抑素,刺激回肠和结肠对盐和水的吸收,并阻断几种促分泌剂的作用[165,166]。生长抑素类似物,如第一代药物奥曲肽(octreotide)和较新的长效药物,如帕西瑞肽[pasireotide(SOM230)][167],可有效治疗几种类型的腹泻疾病,特别是内分泌相关的分泌性腹泻。它们的治疗效果是由于抑制肿瘤激素释放、减缓肠道转运和对上皮细胞的直接作用的结合。矛盾的是,生长抑素水平升高,如生长抑素瘤或大剂量的奥曲肽,可引起脂肪性泄的继发性腹泻[162]。其他肽激素,包括肽NPY、YY、血管紧张素Ⅱ和胰岛素,也被认为是促进吸收的药物,但它们的生理意义尚待充分阐明。

LPA是一种脂质介质,对肠道功能具有多效性作用。通过与G蛋白偶联受体(LPA_{1-6})结合[168],它已被证明可以调节肠的生理功能,包括肠电解质运输。LPA5的激活已被证明通过增加绒毛肠细胞中NHE3活性来刺激Na^+吸收,其机制涉及EGFR、MEK-ERK和RhoAROCK-pyk2途径的反式激活。相反,LPA与LPA2结合,通过NHERF2介导的CFTR抑制[169],减少隐窝细胞分泌;它还能减少霍乱毒素引起的环腺苷酸(cAMP)升高,从而减少分泌[170]。

锌是一种被证明可以减少体液分泌的基本元素。它通过阻断 BLM K^+ 通道,增加 Na^+ 吸收,抑制 camp 介导的 Cl^- 分泌[171,172]。事实上,世界卫生组织已建议在口服补液中添加锌。[173]

(二) 分泌因子

刺激肠道分泌的内源性药物列于表 101.2。许多激素和神经递质已被证明可以刺激肠道分泌,通常抑制电中性 NaCl 的吸收和刺激 Cl^- 的分泌。有趣的是,大多数这些药物也会影响肠道蠕动。它们根据作用机制分类:乙酰胆碱(通过毒蕈碱 M3 受体)、血清素和神经紧张素,它们增加$[Ca^{2+}]_i$;VIP 及相关肽激素(如分泌素、肽组氨酸、亮氨酸)和一些前列腺素增加细胞内 cAMP;和鸟苷蛋白,通过增加细胞 cGMP 起作用。许多药物已被证明通过多种途径起作用;例如,降钙素或胆汁酸通过 PKA-和 Ca^{2+} 信号通路增加 Cl^- 分泌[33,213]。以下是选定的例子。

1. 类二十烷酸

虽然它们的生物学作用有细微的差别,但总的来说,类二十烷酸(如花生四烯酸、前列腺素、白三烯)都是促分泌剂。正如“免疫调节”一节所述,来自黏膜下免疫细胞的前列腺素对上皮细胞和肠神经具有自分泌和近分泌作用,并改变肠道运动和血流。根据前列腺素的类型和受体亚型,它们主要通过 cAMP 起作用,在较小程度上通过$[Ca^{2+}]$i 起作用。前列腺素有助于上皮的基础分泌张力,如环氧化酶抑制剂吲哚美辛或阿司匹林增加基础吸收率。

肠道产生的类二十烷酸增加会导致 IBD 腹泻(见第 115 章)。糖皮质激素可以减少前列腺素的合成。虽然作为 IBD 治疗的主要药物,氨基水杨酸类药物靶向环氧合酶并减少前列腺素的产生,但其临床疗效可能取决于其他炎症途径的其他机制,包括 NF-κB 和活性氧[174,175]。最后,白三烯通过激活上皮下的分泌运动神经元来促进体液失衡。

2. 血清素和腺苷

血清素(即 5-羟色胺)在调节肠道运动、感觉和分泌中起着关键作用,并与类癌肿瘤相关的腹泻有关。人体大约 95% 的 5-羟色胺是由肠嗜铬细胞(EC)产生的,其余的是由血清素能神经元产生的。EC 上的感觉受体被机械刺激、酸度、入侵病原体和饮食内容激活;例如,SGLT 样蛋白激活作为葡萄糖传感器分泌 5-羟色胺的内皮细胞(见图 101.10)[176]。这一信号涉及一系列复杂的自分泌和旁分泌作用:ATP 被释放并在细胞外转化为 ADP,ADP 反过来激活内皮细胞中嘌呤能(P2Y)受体介导的钙信号级联释放 5-羟色胺[176]。5-HT 随后以旁分泌方式刺激上皮细胞、内在初级传入神经元(IPAN)和外源性初级传入神经元(EPAN)。因此,黏膜下 IPAN 上的 $5\text{-}HT_{1P}R$ 和突触前 $5\text{-}HT_4$ 受体的扩增引起乙酰胆碱和降钙素基因相关肽的释放,刺激蠕动和分泌反射。相反,肠肌间 IPAN 上的 $5\text{-}HT_3R$ 可触发乙酰胆碱的释放,从而刺激巨大的迁移性收缩[176-178]。5-HT 刺激 EPAN 可导致中枢神经系统介导的恶心和不适反应。在许多物种中,5-羟色胺已被证明通过一氧化氮(NO)和 cGMP 或通过与 G 蛋白偶联的 $5\text{-}HT_2R$ 受体结合刺激 Cl^- 分泌或通过抑制吸收细胞中 Na^+/H^+ 交换和 Cl^-/HCO_3^- 交换而引起体液流失[33]。5-羟色胺失活的主要机制是通过肠细胞和神经元上的血清素再摄取转运体。有趣的是,在腹泻为主的肠易激综合征(IBS-d)和 UC 患者中,血清素再摄取转运蛋白可能会减少。5-羟色胺的另一个新的肠道作用候选者是微生物群[179]。血清素的合成可能受到宿主体内循环色氨酸和肠道色氨酸可利用性平衡的影响;后者是由肠道微生物对色氨酸的代谢和利用决定的。

一些研究强调了 5-HT 通过与免疫系统相互作用在 IBD 中发挥的重要作用。事实上,克罗恩病和 UC 患者都有 EC 5-HT 含量的变化。据报道,5-羟色胺信号的改变也是肠易激综合征患者转运时间和肠道分泌物改变等症状的原因。这最初是通过使用 5-羟色胺再摄取抑制剂(SSRI)以及 $5\text{-}HT_4$ 受体激动剂[马来酸替加色罗(tegaserod)、治疗便秘]和 $5\text{-}HT_3$ 受体拮抗剂[阿洛司琼(alosetron)、治疗腹泻]来治疗的。严重的副作用最初限制了阿洛司琼的临床使用,马来酸替加色罗已从市场上撤下(见第 122 章)[162,178]。新时代 $5\text{-}HT_4$ 受体激动剂如普芦卡匹利和那诺匹利缓解便秘的疗效正在试验中[164]。

腺苷和相关嘌呤核苷酸在体内调节分泌中起着独特而复杂的作用。它们通过与 P2Y2 和 P2Y4 结合,通过释放 5-HT 直接或间接刺激分泌[176]。然而,腺苷通过 P1 嘌呤受体也被证明可以减弱机械刺激引起的分泌。激活或抑制不同数量的通道能构成这些看似相反效果的基础。

3. 鸟苷蛋白和一氧化氮

在寻找大肠杆菌热稳定型肠毒素受体的内源性激活剂的过程中,发现了多肽鸟苷蛋白和尿鸟苷素。通常在咸食后产生,鸟苷蛋白主要在远端小肠和结肠的杯状细胞中合成,而尿鸟苷素主要在近端肠的内皮细胞中合成。这些肽和它们的分子模拟物耐热肠毒素(STa)一样,体积小,具有抵抗肠道蛋白酶的二级结构,激活膜 GUCY2C 以增加细胞内 cGMP,并引起液体分泌。GUCY2C/PKGII 和支架蛋白 NHERF4 位于顶端膜上,与 CFTR 形成紧密的复合物。在过去的十年中,合成多肽药物利那洛肽和普莱卡纳肽在治疗肠易激综合征相关便秘或慢性便秘方面取得了显著的疗效。这些肽的结构分别类似于 STa 和鸟苷蛋白/尿鸟苷素,并表现出相似的作用机制[180,181]。因此,利那洛肽/普卡那肽通过激活 GUCY2C→cGMP→PKGII(见图 101.7),可能还有 PKA,通过增加 CFTR 到根尖表面的运输和增加 CFTR 磷酸化来增加 Cl^- 分泌[181,182]。利那洛肽和普莱卡那肽的成功在于 3 个特点:①它们通过光刺激分泌,由于它们的口服生物利用度低,无全身不良反应;②刺激运动;③减少内脏疼痛。由于神经末梢和平滑肌细胞不具有 GUCY2C,实验证据表明,cGMP 通过肠细胞上的基底外侧转运蛋白转运到上皮下空间,在那里它阻断伤害性神经末梢(减轻疼痛)并刺激运动神经元(增加肠平滑肌收缩和运动性)[14]。

其他一些临床观察证实了 GUCY2C/鸟苷蛋白轴与肠道内稳态的相关性。挪威家族性腹泻综合征对 IBD 易感性增加归因于 GUCY2C 的增益功能突变。相比之下,贝都因家族中 GUCY2C 突变的功能丧失与胎便性肠梗阻的高发有关。最近在芬兰人群中发现的 GUCY2C 突变与先天性钠性腹泻有关[180,183]。严重腹泻患者获得 GUCY2C 功能性突变,导致 cGMP 水平升高,抑制 Na/H 交换,刺激 Cl 分泌。其中少数患者表现出 IBS 和 IBD 的症状,提示 GUCY2C 可能是 IBD 相关基因[184]。证据还表明,GUCY2C 在肠-脑轴中起着新的作用,其失调导致肥胖和结直肠癌。

相反,神经免疫调节剂 NO 刺激可溶性鸟苷酸环化酶(sGC)增加 cGMP[185]。这种酶在小肠上皮下普遍存在,但在结肠上皮中表达。上皮下 sGC 的激活与免疫调节和平滑肌的松弛有关,包括血管舒张。

4. 微生物群和微生物病原体

微生物病原体(如细菌、病毒、真菌)可改变电解质转运,增加肠道通透性,并触发炎症,所有这些都可以导致腹泻。它们通过多种机制实现,包括附着在上皮细胞上以插入自身产物并改变宿主细胞机制,以及通过形成肠毒素,这些肠毒素可能具有细胞毒性或可以捕获细胞信号机制以引起分泌或破坏 TJ(见表 101.3 和第 110 章)[186-190]。此外,肠道菌群已被证明会影响宿主对感染性结肠炎的易感性[191,192]。这里提供了一些相关的例子。

肠毒素引起的典型腹泻是霍乱。最近的研究进展证明,霍乱弧菌存活中的生物膜[193]和Ⅵ型分泌系统,在将毒素/蛋白质递送到共生细菌或宿主中的作用[194]。霍乱弧菌携带一种毒力盒,可产生至少 3 种不同的分子:一种刺激 CFTR 的肠毒素[霍乱毒素(CT)]、一种破坏 TJ 通透性的闭锁小带毒素和一种刺激 TMEM-16F(ANO6,anota min 6)Cl^-通道的辅助霍乱毒素(ACE)[195]。对 CT 肠毒素的反应并不迅速,而是 cAMP 不受调节、持续增加,从而激活 CFTR,并抑制 NHE3,导致大量液体分泌(见图 101.10 图例详情)。缺乏 CFTR 的小鼠对霍乱毒素没有反应。最近,在小鼠体内的研究已经很好地证明了 ACE 刺激 TMEM-16F Cl^-通道,与$[Ca^{2+}]_i$的升高无关,并涉及 PIP2/RhoA/ROCK/PIP5 激酶通路。它迅速启动分泌,并先于慢作用 CT 肠毒素引起的大量体液丢失[195]。沙门菌、空肠弯曲杆菌和大肠杆菌等细菌阐述了与 CT 相似的肠毒素,同样利用 cAMP 机制引起液体分泌。

尽管大量分泌,但特定的肠道 Na^+偶联营养吸收(Na^+/葡萄糖,Na^+/氨基酸)途径未被毒素改变,形成了口服补液治疗的生理基础。正如"营养耦合 Na^+运输"一文中所讨论的,这是因为 SGLT 运输不受 cAMP 或 cGMP 的影响。在过去的 20 年里,根据几项科学观察,口服补液盐的配方得到了改进。首先,在传统疗法的基础[160]上,是添加抗淀粉酶淀粉,它可以在结肠中转化为丁酸盐等短链脂肪酸。如上所述,丁酸盐通过与 camp 无关的机制增加 Na^+的吸收,并促进液体吸收[123]。其次,锌通过逆转 camp 诱导的 NHE3 抑制和提高 NHE3 活性来刺激 Na^+的吸收;锌也抑制 Cl^-的分泌。在口服补液中补充锌被观察到可以减少腹泻次数和粪便量。因此,世界卫生组织目前的口服补液配方包括淀粉酶抗性淀粉和锌补充剂。

与旅行者腹泻相关的大肠杆菌和小肠结肠炎耶尔森菌菌株产生小分子量、耐热肠毒素(STa),可增加 cGMP 以刺激液体分泌;与 cAMP 和 cGMP 不同的信号级联也激活 CFTR 并抑制 NHE3(参见"细胞内介质"的讨论)。副溶血性弧菌是一种温度稳定的直接溶血素,是肠胃炎的主要原因;其相关的肠液分泌归因于$[Ca^{2+}]_i$的增加和 Ca^{2+}-钙调蛋白和蛋白激酶 C 信号通路的激活[162,190]。因此,与霍乱和旅行者腹泻相关的分泌性腹泻是由非侵入性病原体引起的,这些病原体精心制作肠毒素来捕获并启动上皮的分泌机制。

轮状病毒是婴儿肠胃炎的主要病因,可引起水样腹泻。该病毒主要感染绒毛的成熟肠细胞并产生肠毒素,非结构糖蛋白(NSP4)[194,195]。NSP4 可以抑制刷状膜双糖酶和 SGLT1 活性,从而限制 Na^+/葡萄糖和液体吸收,导致腹泻。NSP4 在体外通过钙磷脂酶 C 途径刺激 Ca^{2+}激活的 Cl^-通道 TMEM16A 诱导 Cl^-分泌;这种短暂的分泌类似于碳醇的作用[196]。与 CT 不同,NSP4 对隐窝细胞的分泌没有影响,但在良好的电化学条件下,它会刺激绒毛细胞的分泌。矛盾的是,NSP4 也可以刺激绒毛细胞对 Cl^-的吸收。由于必须使用非人类动物模型和细胞系,确定 NSP4 在体内的作用的努力受到了阻碍。轮状病毒 NSP4 对液体分泌的作用发生在幼龄(7~14 天)小鼠模型中,但不发生在成年小鼠模型中。NSP4 可以刺激 cftr 缺陷小鼠的离体回肠和结肠隐窝分泌,提示非 CFTR 机制[197]。最近在小鼠和人类肠道中使用类器官肿胀试验的研究表明,野生型 NSP4,而不是不能调动钙的突变片段,诱导类器官肿胀(模仿腹泻效果),类似于体内轮状病毒感染[195,198]。因此,越来越多的证据表明 NSP4 通过 TMEM16a Cl^-通道起作用以增加液体分泌。尽管年龄依赖性的分子基础仍有待阐明,但随着年龄的增长,轮状病毒感染易感性的降低与免疫力的增强有关[199]。

与 CT 和 STa 相反,其他细菌释放毒素,穿透肠细胞影响功能。例如,志贺菌通过释放进入上皮细胞的志贺细胞毒素引起痢疾,抑制蛋白质合成,损害吸收,损害黏膜。

许多细菌病原体使用不同的信号分子(如激酶、磷酸酶)来扰乱 TJ 蛋白和细胞骨架元素的微妙平衡,从而破坏肠道通透性。引起抗生素相关性假膜性结肠炎的厌氧细菌艰难梭菌(见第 112 章)和与食源性疾病相关的产气荚膜梭菌(见第 111 章)通过两个不同的过程改变肠道通透性。艰难梭菌毒素 A 和 B 与细胞蛋白的 Rho 家族相互作用,破坏周结肌动蛋白-肌球蛋白环,而 TJ 连接蛋白作为产气荚膜梭菌肠毒素的受体,结合导致 TJ 原纤维的破坏。其他细菌,包括脆弱拟杆菌和霍乱弧菌,精心制作蛋白酶来攻击连接蛋白[如闭合蛋白(occludins)、密蛋白(claudins)、钙黏蛋白(cadherin)]来破坏 TJ 的完整性[162,90]。

致病性大肠埃希菌(EPEC)菌株使用一个极好的武器库来改变宿主细胞的反应。它们黏附在肠细胞上,并在此过程中招募宿主细胞骨架元件的复杂网络:它们使用一种独特的"Ⅲ型"分泌装置(T3SS)将效应分子插入宿主细胞,然后协同细胞机制引起肌动蛋白-肌球蛋白网络的变化,改变 TJ 蛋白,并减少 DRA 的表面表达,以减少吸收并增加液体积聚[187,189]。EPEC 和肠出血性大肠杆菌(EHEC)通过不同的信号级联降低经上皮耐药。EPEC 效应物(EspF、EspG1/G2、Map 和 NleA)破坏 TJ 并损害上皮屏障功能。EPEC 引起 claudin 1、4 和 5、occludin 1、ZO-1 的重新分布,也引起基底外侧蛋白整合素易位到根尖表面,作为内膜素(EPEC 毒力因子)受体[28,198]。此外,EPEC 效应蛋白 EspH 已被证明可作用于宿主 RhoGEF 以破坏桥粒(一种非 TJ 结构)并改变上皮屏障的完整性在 Caco-2 细胞中沉默桥连蛋白 2 会改变桥连蛋白 1 的表达[28]。因此桥连蛋白 2(一种桥连体蛋白)与 TJ 蛋白之间可能存在联系。桥粒体断裂如何导致 TJ 蛋白的改变仍有待确定[228]。另一项研究表明,EPEC 降低了三胞蛋白,这与单层膜上阻力的下降是平行的。这一过程需要 espG1 介导的微管调控和Ⅲ型分泌系统(T_3SS)[200]。

许多菌株,包括肠出血性大肠杆菌、肠出血性大肠杆菌、

肠出血性大肠杆菌、沙门菌和志贺氏菌，可触发高度特化的细胞级联反应来刺激离子分泌。这些病原体诱导多肽神经激素丙氨酸受体的表达，而未感染的细胞不具有丙氨酸受体。丙氨酸反过来通过 Ca^{2+} 依赖的信号传导过程激活 Cl^- 分泌[201-204]。毒素诱导机制的不断扩大，强调了描述感染性腹泻的内在调节过程和分子病理生理的重要性，既可以更好地治疗腹泻疾病，又可以揭示黏膜防御和分泌的分子基础。

肠道菌群影响宿主对炎症性疾病的易感性。例如，小鼠病原体等效 EPEC，小韦荣氏球菌（*C. rodentium*），是一个非常有用的模型，阐明宿主对感染性结肠炎的易感性[191,192]。保护小鼠免受致命性结肠炎的作用与较高水平的拟杆菌群有关[191]，证明了这些共生微生物群在健康和疾病中的作用。C3H/HeOuJ 小鼠对 *C. rodentium* 感染表现出固有的遗传易感性并导致死亡，而 C57BL/6 小鼠在感染同一生物体后发生自限性急性结肠炎，死亡率很少。*C. rodentium* 类动物促进 AQP2、3 的内化，降低 AQP8，从而减少水分吸收[198]。随着 DRA 和 NHE3 表达的降低，*C. rodentium* 小鼠释放高水平的细胞因子［IL-1 β、IFN-γ 和 CXCL-1（趋化因子 C-X-C motif 配体-1）］，这些炎症细胞因子可能是低表达的原因[205]。因此，EPEC 型感染改变了盐和水的吸收，并可通过宿主-微生物群相互作用进行修饰。

饮食成分可以改变微生物群，足以引起生态失调。例如，给易患结肠炎的小鼠高饱和脂肪的饮食会导致致病菌沃氏嗜胆菌（wadsworthii）的扩张，从而导致炎症增加，可能还会改变潜在的离子运输机制[150]。

此外，如阴离子吸收部分所述，嗜酸乳杆菌等益生菌的止泻特性是由于它们增加了葡萄糖反应性抗体（DRA）和 NHE3 的表达和活性，从而促进了[207,208]肠道电解质的吸收。一些益生菌还具有抗炎作用，通过增加 SMCT1（钠偶联单羧酸转运蛋白 1）的表达，从而刺激丁酸盐的吸收，从而抵消促炎 TNF-α 的作用[209]。

5. 胆汁酸和长链脂肪酸

继发于回肠吸收不良或口服补充剂的结肠胆汁酸增加可引起腹泻（见第 16 和 64 章）[16,17]。只有 α-二羟基胆汁酸（共轭和非共轭），如脱氧胆酸（3α；12α）和鹅去氧胆酸（3α，7α；CDCA），而不是 7β-二羟基胆汁酸，如熊去氧胆酸（3α，7β）与腹泻相关[33]。在高浓度下，胆汁酸可作为洗涤剂发挥作用。在更符合预期的浓度下，胆盐可间接增加 cAMP 并激活肥大细胞，更重要的是，胆盐可通过 cAMP 级联[210]或 Ca^{2+}（和 PKCδ）级联或通过两种级联以种属特异性方式刺激结肠上皮细胞 Cl^- 分泌[211-213]。例如，在生理学相关浓度下，在人结肠细胞系中，其通过多个串扰信号级联增加 CFTR 磷酸化和 Cl^- 分泌，包括 cAMP→PKA 通路[214]，EGF 受体的交叉激活和 EPAC-Rap-Ca^{2+} 通路[211,213]。胆盐刺激 Cl^- 分泌的能力似乎受发育调节，仅在成年动物中发生，在新生兔和断奶兔中不存在胆汁酸[211]。通过 cAMP 也能抑制 NHE3 和 DRA 活性。[9]胆汁酸相关液体流失与 IBD 腹泻，特别是克罗恩病和 IBS 腹泻（IBS-d）有关，可能涉及 IBD 中 NaCl 吸收的抑制和/或 IBS-d 中 CFTR 介导的 Cl^- 分泌的刺激[214]。胆汁酸还通过增加结肠动力而促进腹泻[215]，而且根据胆汁酸的类型和浓度，一些胆汁酸已被证明可以改变肠通透性。因此，在 T84 细胞中，脱氧胆酸[216]和 CDCA[217]增加了上皮传导，CDCA 影响孔隙和泄漏途径，这可以增强促炎细胞因子。CDCA 也可改变闭合蛋白（occludin）的定位，增加口服补液盐（ROS）和 IL-8 的释放[217]。有趣的是，次级胆汁酸，石胆酸，减弱了 CDCA 对泄漏的影响，而不是孔途径。此外，清除活性氧减弱了 CDCA 对泄漏而不是孔隙途径的影响。因此，在治疗胆汁酸性腹泻时应考虑胆汁酸与炎症介质的相互作用及其对上皮屏障的影响。

在乳糜泻等疾病中，长链脂肪酸（LCFA）在结肠内的浓度升高，此时长链甘油三酯被脂肪酶消化，但脂肪酸在小肠内吸收不良（见第 104 和 107 章）。与相应的 LCFA 相比，羟基化脂肪酸是更有效的促分泌剂，产生于结肠细菌代谢。例如，蓖麻油酸是从口服蓖麻油中提取的 LCFA，蓖麻油在被肠道细菌羟基化之前是无毒的。事实上，蓖麻油是一种有效的眼部润滑剂。宿主肠道 LCFA 作为沙门菌等病原体的信号，通过改变其 T3SS 入侵系统的表达，帮助确定入侵宿主的最合适位置。[218]在肠道中已经发现了特异性脂肪酸转运蛋白，包括聚类决定因子 36（CD36）或脂肪酸转位酶、质膜相关脂肪酸结合蛋白（FABPpm）和脂肪酸转运蛋白家族 1-6（FATP1-6）。它们在电解质分泌中的作用机制与胆汁酸相似[219,220]。

十五、细胞内介质

一连串细胞外刺激被翻译成细胞内语言，因此细胞可以调节其转运机制。细胞的第二信使级联包括：环化核苷酸 cAMP 和 cGMP，$[Ca^{2+}]_i$，肌醇磷酸，以及二酰基甘油和酪氨酸激酶。这些信使系统在几个器官中是共同的，并且许多细胞特异性和组织特异性的结构和功能的细微差别有助于净生物反应。信号级联的详细描述可以在其他地方找到，但这里提供了一个概述[221]。

上皮细胞需要快速反应级联来打开和关闭离子转运系统，净反应由增强和减弱过程的相对贡献而控制。例如，环化酶用于合成环化核苷酸，磷酸二酯酶用于降解环核苷酸。信号分子的目录正在迅速增加，其他导致高度细微的净生物反应的变量也在迅速增加。

在信号转导级联的几乎每一步——从激活激素到受体、环化酶、激酶、磷酸酶，最后是转运蛋白本身——分子都以多种异构体和变体的形式存在（见图 101.7）。这些同种异构体在物种、组织、细胞类型和亚细胞分布上表现出差异，并在发育过程中受到调节，以响应常规生理需求。然而，其中一些变异的目的论推理尚不清楚；例如，为什么 ABC 转运蛋白家族中只有 1 个成员是 Cl^- 通道（CFTR），而多个上皮 K^+ 通道参与分泌？

刺激→第二信使→激酶→反应的典型序列过于简化，因为在级联反应中存在紧急串扰和关键前馈和反馈调节步骤。其他翻译后修饰如糖基化、肉豆蔻酰化、硝化和类泛素化（sumoylation）也是重要的调节因子。一般而言，蛋白激酶催化 ATP 末端磷酸盐转移到靶蛋白丝氨酸、苏氨酸或酪氨酸的羟基上，导致构象和功能改变，例如对底物亲和力改变。蛋白激酶在其激活剂和底物中表现出特异性，并且它们的作用在活细胞中基本上是不可逆的。因此，去磷酸化只能通过另一类酶一蛋白磷酸酶来发生，这种酶也可以被调节。转运蛋白可以是磷蛋白本身和/或膜或细胞质调节蛋白。蛋白质磷酸化并不等同于激活；去磷酸化的蛋白可能是活性部分。一般来说，Ca^{2+} 特异性和环核苷酸特异性蛋白激酶是丝氨酸-苏氨酸激酶，而酪氨酸特异性蛋白激酶与细胞因子和激素受体相关，参与生长(例如,EGF)。除了特定的丝氨酸苏氨酸和酪氨酸磷酸酶外,双特异性激酶和磷酸酶增加了串扰的复杂性。

通过细胞骨架转运体、锚定结构域或囊泡隔离作为调节手段的信号传导组分的区隔化,与极化肠细胞中的调节密切相关。支架蛋白可以通过蛋白质-蛋白质相互作用促进各种蛋白质、激酶、磷酸酶相互对接、与细胞骨架对接和/或通过脂质部分与膜对接,从而作为多酶信号复合物。例如,GUCY2C和肠道蛋白激酶 GII 具有细胞骨架和膜相互作用结构域,使其与刷状缘膜中的 CFTR 非常接近(见图 101.7)。富含胆固醇的膜结构域(如脂筏)影响膜液体度并锚定特异性转运蛋白及其调节因子。最后,转运蛋白通过胞内体囊泡进出膜是一种快速改变其最大流速(Vmax)的有效途径。例如,cAMP 增加了 CFTR 向膜的转运以及 NHE3 和 DRA 从膜上的回收,导致 Cl^- 分泌增加,Na^+ Cl^- 吸收减少(见图 101.10)。

除了快速反应外,神经体液刺激还可以影响转录和翻译,改变转运蛋白合成的速度;例如,醛固酮增加远端结肠 ENaC 的合成。除了转录因子外,肠道转运蛋白还受表观遗传修饰和细胞特异性染色质重塑的调控[222]。一类非编码 RNA,包括微 RNA 和长链非编码 RNA,已经成为影响转录后 RNA 稳定性和 mRNA 表达的一组新的调控因子[223]。

CF 等疾病强调了细胞内质量控制的重要性;因此,ΔF508,CFTR 中最常见的突变,导致蛋白质被错误折叠并被降解。所有的信号转导机制都必须根据其在完整肠道中的生理相关性进行评估,因为还原主义模型虽然是必要的,但并不能提供完整的画面。伴随这些警告,出现了一些共同的主题。

通常,升高细胞内 cAMP、cGMP 或 Ca^{2+} 的药物会增加液体分泌(见表 101.2 和表 101.3)。它们可以激活 1 种或多种电子 Cl^- 分泌相关的转运蛋白:顶端 Cl^- 和 K^+ 通道,基底侧 K^+ 电导,以及间接的 NKCC1;它们还抑制顶端 NHE、NHE2 和 NHE3。相反,液体吸收与这些信使的减少或与某些酪氨酸激酶途径的激活有关。一些信号级联也调节携带转运蛋白的囊泡向适当膜的运输并影响 Vmax[160, 195]。

激素,如 VIP,结合七螺旋跨膜受体超家族的特定成员(7TM-VPAC1 和 VPAC2)并触发 cAMP 级联(见图 101.7)[224]。最近,人们发现可溶性腺苷酸环化酶在肠离子转运反应的区隔化过程中可通过 HCO_3^- 和 Ca^{2+} 的改变而激活 105 肽或 NO。[105] 分别激活膜(GUCY2C)或 sGC,产生 cGMP(见图 101.7)。利钠肽鸟苷蛋白和尿鸟苷素与热稳定的肠毒素共享其受体 GUCY2C(见关于鸟苷蛋白的讨论)。激素和神经递质如 P 物质和 ACh 通过调节肌醇磷酸(IP_3)和 IP_3 受体结合蛋白激活分泌,增加$[Ca^{2+}]_i$,此外,IP_3 受体结合蛋白也直接调节选择的离子转运蛋白(图 101.12)。

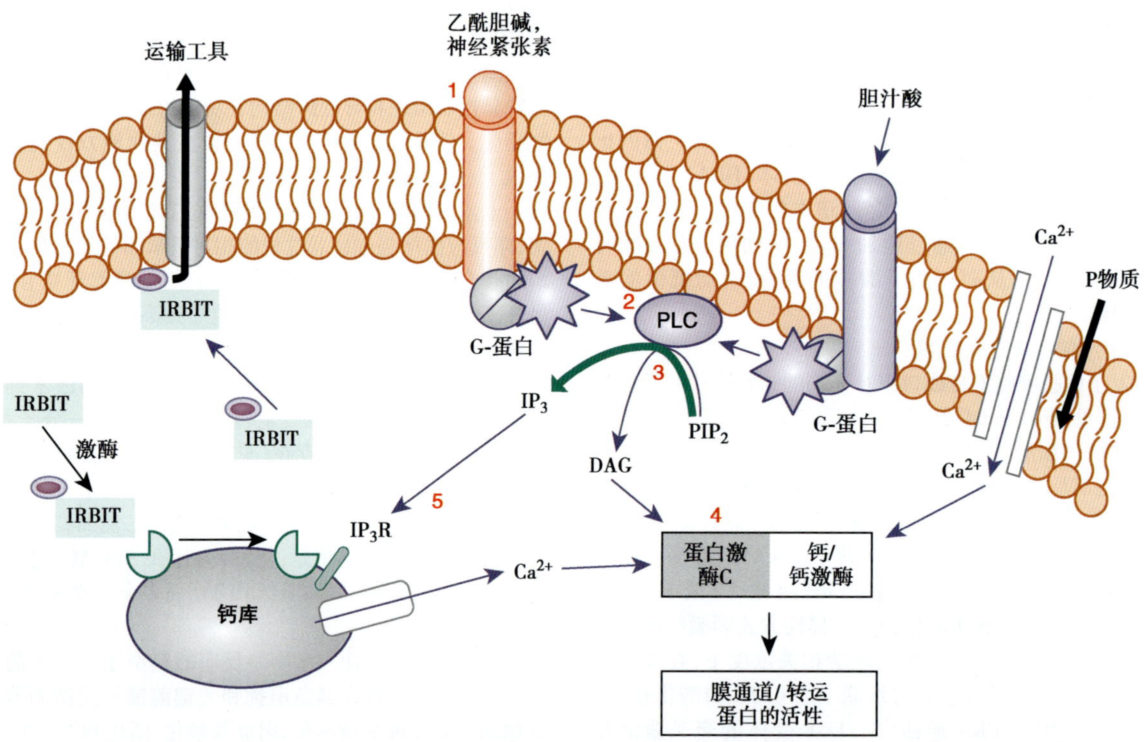

图 101.12　肠上皮细胞中的钙信号传导。某些激素和神经递质(如 P 物质、乙酰胆碱)通过增加$[Ca^{2+}]_i$来激活分泌。P 物质可以刺激 Ca^{2+} 通道活性,乙酰胆碱结合与 Gαq 类 G 蛋白偶联的 M3 毒蕈碱七螺旋跨越受体(1)。活化的 Gαq 刺激磷脂酶 C-β(PLC)(2)水解 PIP_2,释放 DAG 和肌醇 IP_3(3)。DAG 也可由磷脂酸经酪氨酸激酶受体激活磷脂酶 D 产生。DAG 代谢迅速,不增加$[Ca^{2+}]_i$,其主要作用是刺激 PKC,这是磷脂酰丝氨酸依赖性酶家族,具有深远的生物学活性(4)。与 DAG 相反,IP_3 与 IP_3 受体结合,通过取代磷酸化的 IP_3R 结合蛋白(pIRBIT)(5),从细胞内隔室释放 Ca^{2+}(6)。移位的 pIRBIT 继续调节转运蛋白,如 NHE3、CFTR,通过增加其向膜的转运或直接激活转运蛋白(7)。细胞内游离 Ca^{2+} 受到严格调控,维持在微摩尔浓度以下,而血浆中浓度为 1~2mmol/L。$[Ca^{2+}]_i$的一过性升高足以引起一系列生物学反应,包括离子转运。钙直接激活靶蛋白,如 Ca^{2+} 通道,或与普遍存在的 Ca^{2+} 结合蛋白钙调素结合,以激活特异性钙-钙调素蛋白激酶(8)。Ca^{2+} 依赖性促分泌素,可能负责肠道所需的每分钟调节。Ca^{2+} 信号传导的瞬时性质及其对 Ca^{2+} 依赖性促分泌素的脱敏作用突显了这一点。Ca^{2+} 被内质网上的 Ca^{2+} 依赖性三磷酸腺苷酶迅速重新搜索隔离或通过质膜上的 Na^+/Ca^{2+} 交换流出。瞬时受体电位通道允许从细胞外室补充细胞内 Ca^{2+}。PLC 激活可同时释放聚肌醇磷酸盐,如肌醇 3,4,5,6-四磷酸,其功能是回肠制动和抑制 Ca^{2+} 诱导的 Cl^- 分泌。吩噻嗪类和洛哌丁胺可干扰 Ca^{2+} 代谢。CAM,钙调蛋白;DAG 二酰甘油;IP_3,三磷酸肌醇;IP_3R,三磷酸肌醇受体;PIP_2,二磷酸磷脂酰肌醇;PKC,蛋白激酶 C;PLC,磷脂酶 C

许多生长因子、细胞因子和炎症介质使用完全不同的信号通路，包括细胞外调节激酶（ERK）、双特异性激酶、受体激酶、受体相关酪氨酸激酶和酪氨酸磷酸酶的组合。例如，酪氨酸磷酸酶非受体 2 型（PTPN2）参与维持屏障功能，是 IBD. 225 的遗传风险位点[225]。

十六、肠上皮细胞的综合调控

鉴于肠腔内容物、黏膜环境及全身因素的变化，肠上皮细胞必须做好准备，以应对离子和营养物质转运速率的大而快速的变化。从一侧进入细胞的物质必须以相似的速率从另一侧细胞中排出。否则，由于离子含量和渗透压的快速变化，细胞将收缩或爆炸。这一过程如此有效地完成的事实，证明了调节肠道吸收和分泌的多个相互关联的网络的精细整合。

（程芮 译，李鹏　袁农 校）

参考文献

第 102 章　碳水化合物、蛋白质和脂肪的消化和吸收

Yangzom D. Bhutia, Vadivel Ganapathy 著

章节目录

消化和吸收膳食营养素是胃肠道的主要生理功能，这不仅包括碳水化合物、蛋白质和脂肪三种主要营养素，还包括微量营养素[即维生素(水溶性和脂溶性)、电解质、矿物质]。其中一些膳食成分必须依赖消化作为吸收的先决条件，而其他成分则没有这种要求。消化的需要取决于参与吸收转运过程底物的选择性。例如，哺乳动物肠道中不存在吸收二糖和多糖的转运机制，只能吸收单糖。然而，膳食碳水化合物主要由多糖和二糖组成，除非通过消化分解为单糖，否则不会被吸收。蛋白质也是如此。肠道中的转运系统只接受游离氨基酸(AA)或由 2 或 3 种游离氨基酸组成的小肽作为底物，较大的肽被排除在外。这需要在吸收之前将膳食蛋白质消化为游离氨基酸以及二肽和三肽。以类似的方式，主要由甘油三酯组成的膳食脂肪被分解为单甘油酯，作为吸收的先决条件。相比之下，正常饮食中的许多水溶性和脂溶性维生素可在不需要预先消化的情况下直接被吸收，但即使在这里也有例外。饮食中的一些维生素(如生物素、维生素 B_{12})与蛋白质共价结合，除非这些维生素通过消化以游离形式释放，否则不会被吸收。

消化主要是由几类酶(包括碳水化合物酶、蛋白酶和肽酶以及脂肪酶、磷脂酶和酯酶)介导的酶促过程。然而在某些情况下，例如膳食脂肪的消化，物理和机械事件如何促进分解过程，例如强力混合和洗涤剂(胆汁盐)辅助分散，以促进酶进入其底物。唾液和胃液中含有一些消化酶，但其中最重要的酶来自胰腺分泌。胆汁盐通过胆汁从肝脏进入肠道。这些分泌物中存在的酶负责消化膳食中的碳水化合物、蛋白质和脂肪，这些消化发生在胃肠道的管腔内液体中。除了各种分泌物中的这些酶外，还有其他酶与小肠吸收细胞(肠上皮细胞)的顶膜相关，这些酶也参与消化过程。这些是完整的膜蛋白，其催化位点暴露于顶膜的管腔表面，使其能够进入肠腔中的底物以催化消化过程。由于这一过程发生在顶膜的表面，因此被称为“膜消化”，以将其与胃肠道管腔内液中由胃和胰腺分泌物中存在的酶介导的“管腔内消化”区分开来。

在膳食成分进入肠道之前，一些消化发生在口腔和胃中，但大部分消化和几乎全部吸收都发生在小肠中。肠上皮细胞是小肠的吸收细胞，其部分质膜面向肠腔，其余质膜面向门静脉循环。因此，膜面向管腔的部分被称为顶膜或刷状缘膜(BBM)，因为其独特的形态类似于刷子，其余的质膜被称为基底外侧膜(BLM)，由细胞的基底膜和 2 个侧膜组成。尽管 BBM 和 BLM 均组成肠上皮细胞的质膜，但它们在蛋白质组成上存在显著差异。各种酶和转运蛋白被不同地转运和募集到这两种膜上，使消化过程只发生在管腔侧，并使膳食营养物质的吸收从管腔向进入血液或淋巴发生。除了有利于膳食营养物质最佳消化和吸收的肠上皮细胞功能极化外，宏观和微观水平的小肠结构也参与了这一过程。小肠的黏膜表面呈大褶皱排列，这些褶皱为突入肠腔的瓣膜瓣，这些被称为 Kerckring 皱襞或环状皱襞。这些皱襞进一步以绒毛的形式排列，其外表面衬有各种功能类型的分化上皮细胞(肠上皮细胞、肠内分泌细胞、肠嗜铬细胞、帕内特细胞、杯状细胞和干细胞)，肠上皮细胞形成了这些细胞的大多数，并且优先位于绒毛的中部到顶端。帕内特细胞和干细胞仅存在于绒毛的隐窝中，而肠内分泌细胞、肠嗜铬细胞和杯状细胞零星分布于绒毛的上 2/3。肠上皮细胞的顶膜呈刷状结构排列，常称为微绒毛，其目的是增加顶膜的表面积，克尔克林氏皱褶、绒毛和微绒毛共同使表面积增加了数倍。在人类，小肠的表面积大约为 $250m^2$(一个网球场的大小)。这种独特的结构最大限度地增强了小肠消化和吸收膳食营养物质的能力。

每个绒毛的核心都包含有血管、淋巴管和免疫细胞。肠系膜动脉的终末分支将含氧血液带到绒毛，在毛细血管水平提取氧气，引流小静脉最终连接在一起形成门静脉。所有水溶性的营养素(氨基酸、小肽、单糖、水溶性维生素和电解质/

矿物质)均被门脉循环吸收,门静脉循环在进入体循环之前进入肝脏。因此,进入门静脉血液的营养物质首先供肝脏提取,然后剩余的营养物质提供给其他器官。相比之下,脂溶性营养物质(膳食脂肪和脂溶性维生素的成分)被淋巴管自身吸收,从而进入胸导管,然后流入左锁骨下静脉。因此,小肠吸收的脂溶性营养物质不会首先进入肝脏,相反,它们进入体循环时,不会优先暴露于肝脏。

大多数营养物质被有效地吸收。在接受正常饮食的成年人中,只有不到 5% 的膳食碳水化合物、脂肪和蛋白质经粪便排泄。然而,在新生儿和早产儿中,这一过程的效率明显较低[1,2]。未在小肠中消化和吸收的并因此进入结肠的碳水化合物部分,被细菌消化和发酵生成短链脂肪酸(SCFA),然后被吸收用于结肠和其他器官的正常细胞代谢[3-5]。同样,进入结肠的膳食蛋白质也会被细菌消化和代谢,产生的氨基酸以及氨基酸衍生的代谢产物被结肠吸收[6]。结肠细菌产生的短链脂肪酸和其他代谢产物不仅有助于结肠上皮细胞的营养,而且也会影响远离肠道的细胞类型和器官的生理和功能[7-10]。这些细菌产物是肠道微生物群影响肝脏(肠-肝轴)[11]、胰腺(肠-胰腺轴)[12]、和脑(肠-脑轴)功能的主要介质[13,14]。结肠细菌还会修饰肝脏分泌的胆汁酸[15]。尽管进入小肠的约 95% 的胆汁酸,作为肠肝循环的一部分在回肠中吸收,但进入结肠的约 5% 的胆汁酸被细菌化学修饰(见第 64 章)。首先,对结合胆汁酸(即甘氨酸连接的胆汁酸和牛磺酸连接的胆汁酸)进行去结合,其次,除去 7 位的羟基,将胆酸转化为脱氧胆酸,并将鹅去氧胆酸转化为石胆酸。这些经细菌修饰的胆汁酸通过扩散进入门静脉循环,并被肝脏摄取,随后分泌到胆汁中。因此,正常胆汁含有胆酸、鹅去氧胆酸、脱氧胆酸和石胆酸,但只有前 2 种是由肝脏合成的,而另外 2 种是由结肠细菌通过前两种的化学修饰产生的。由肝脏产生的 2 种胆汁酸(胆酸和鹅去氧胆酸)称为初级胆汁酸,而在结肠产生的另外 2 种胆汁酸(脱氧胆酸和石胆酸)被称为次级胆汁酸。因此,尽管我们普遍强调小肠作为膳食碳水化合物、蛋白质和脂肪消化和吸收的主要部位,但结肠和肠道细菌在这一过程中的作用也不容忽视。

一、消化过程概述

膳食碳水化合物、蛋白质和脂肪的消化是一个涉及多个器官的复杂过程,因此必须协调和整合这些器官的活动和功能以优化该过程。当膳食成分以食糜的形式从胃到达肠道时,肠道必须做好准备,这包括用胰腺和肝脏的分泌物启动肠道,这些分泌物不仅提供消化过程所必需的酶和胆盐,还可通过提供碳酸氢盐来中和胃中的酸性食糜。唾液和胃液的分泌是由头期启动的,由视觉、嗅觉甚至想到食物而触发,该期由自主神经系统介导。然后,胃肠道中营养物质的存在为神经内分泌机制提供了额外的信号,以控制消化和食物摄入(饱腹感和食欲)。由迷走神经提供的胃肠道和胰腺的副交感神经支配是该调节过程的主要组成部分,涉及传入(感觉)和传出(运动)通路(见第 99 章)[16]。胃和上肠段具有致密的副交感神经支配,沿肠道向下游逐渐减少。迷走神经传入纤维中存在的机械感受器被胃膨胀激活,向大脑发送有关进餐量的信号。化学敏感性迷走神经传入纤维通过其各自的细胞表面受体对许多胃肠激素(胆囊收缩素、胰高血糖素样多肽-1(GLP-1)、酪酪肽[肽 YY PYY]、饥饿素和 5-羟色胺)做出反应[17]。由于膳食成分和细菌代谢产物影响小肠和结肠的肠内分泌细胞(例如,胰高血糖素样多肽-1 酪酪肽)和肠嗜铬细胞(血清素)分泌其中许多激素,通过迷走神经发出的信号传导为肠-脑轴提供了其中一条途径。

尽管唾液分泌中含有消化酶(如 α-淀粉酶),但由于食物被快速咀嚼和吞咽,食物进入胃中,胃液的酸性 pH 不能为这些唾液酶的活性提供最佳条件,因此它在消化过程中没有显著作用。胃还分泌胃蛋白酶和脂肪酶等酶,然而这些酶的最佳 pH 在 4~5 的范围之间,这适用于胃腔内液体的酸性条件。当食糜进入十二指肠时,它会将部分消化的膳食碳水化合物、蛋白质和脂肪以及高浓度的质子(酸性 pH)引入黏膜表面。十二指肠含有特定的肠内分泌细胞,对食糜中的这些成分做出反应,并分泌影响胃、胰腺、胆管、胆囊和 Oddi 括约肌的分泌和收缩功能的激素。在酸性 pH 条件下,胰泌素从十二指肠和空肠 S 细胞(肠内分泌细胞的一种亚型)中释放。该激素作用于胃壁细胞,以减少酸的产生,并作用于胰腺和胆道中的导管细胞,以刺激碳酸氢盐分泌。通过这些作用,胰泌素减少了胃的酸负荷,并通过胆汁和胰管将碳酸氢盐传递到十二指肠以中和胃酸。最终结果是使十二指肠中的食糜达到中性 pH,使胰腺消化酶(所有这些酶只有在中性 pH 范围内发挥最佳作用),能够在肠腔内完成其任务。胆囊收缩素从 i 细胞(十二指肠中肠内分泌细胞的另一种亚型)中释放,对部分消化的蛋白质和脂肪有反应。该激素具有多种作用。首先,它作用于胰腺腺泡细胞,促进消化酶的释放。胆囊收缩素对胰腺的这种作用不是直接的,因为人类的腺泡细胞不具有胆囊收缩素的细胞表面受体。该机制涉及通过胆囊收缩素受体激活迷走神经,随后释放乙酰胆碱,乙酰胆碱通过毒蕈碱受体信号作用于腺泡细胞。毒蕈碱受体拮抗剂阿托品可阻断胆囊收缩素对胰腺分泌的作用,这一发现支持了上述观点[18],这是胆囊收缩素对从小肠上部投射到胰腺的迷走神经感觉传入纤维的旁分泌作用。此外,胆囊收缩素可能通过激活从大脑高级中枢向下投射到胰腺的迷走神经传出纤维,对胰腺分泌有其他作用方式[19],该机制还涉及阿托品敏感性毒蕈碱受体信号传导。其次,胆囊收缩素启动胆囊收缩以促进胆汁的释放,同时松弛 Oddi 括约肌,使胆汁从胆管进入十二指肠,该功能对脂肪消化至关重要。虽然肝细胞持续分泌胆汁(≈500mL/d),但胆汁并没有持续释放到十二指肠,因为 Oddi 括约肌在两餐之间大多保持关闭状态,因此,胆汁在胆囊中储存和浓缩。当胆囊收缩素因食糜进入十二指肠而释放时,它同时引起胆囊收缩和 Oddi 括约肌松弛,从而将浓缩的胆汁释放到十二指肠中。

由膳食蛋白质和脂肪的消化产物触发释放到循环中的激素,也在饱腹感和食欲控制中发挥作用,激素胆囊收缩素、酪酪肽(PYY)和胰高血糖素样多肽-1(GLP-1)作为大脑抑制食物摄入的饱腹感信号[20,21]。虽然胆囊收缩素由十二指肠 i 细胞产生,但 PYY 和 GLP-1 是由主要存在于回肠和结肠的另一种肠内分泌细胞亚型(L 细胞)产生的。考虑到触发这些激素释放的信号,小肠上段产生胆囊收缩素的 i 细胞与小肠下段和结肠中产生 PYY/GLP-1 的 L 细胞的差异分布背后存在一个逻辑。胆囊收缩素是对部分消化的蛋白质和脂肪的回应而释放的,这些信号仅在小肠上段以高浓度存在。因此,胆囊收缩素阳性 i 细胞主要位于十二指肠和空肠上段。PYY 和 GLP-1 释放的刺激信号是色氨酸、长链脂肪酸(LCFA)及其衍生物、短链脂肪酸和次级胆汁酸。这些信号化合物以消化最终产物或以细菌发酵/代谢产物的形式存在,因此预计主要存在于小肠下部和结肠中。G 蛋白偶联受体介导这些化合物对 L 细胞的作用,以促进 GLP-1 和 PYY 的分泌,G-蛋白偶联受体 142(GPR142)作用于色氨酸[22],GPR40 和 GPR120 作用于 LCFA[23],GPR119 作用于单不饱和脂肪酸油酸衍生物[24],GPR41(也称为游离脂肪酸受体 3 或 FFAR3)和 GPR43(也称为游离脂肪酸受体 2 或 FFAR2)作用于短链脂肪酸[25-27],胆汁酸受体 5(TGR5)作用于次级胆汁酸[28]。脂肪酸转位酶 CD36 是一种 G 蛋白非依赖性细胞表面蛋白,也参与了长链脂肪酸对 L 细胞的作用[23]。结肠含有高密度的 L 细胞,这些细胞的数量朝向结肠方向显著增加[29]。因此,这些细胞的功能受到细菌和细菌代谢产物的高度影响,具有生理学相关性[30,31]。由于 GLP-1 和 PYY 不仅在胰腺上而且在大脑上发挥其功能,这为肠-胰腺和肠-脑轴提供了一种机制性的见解。

所有 3 种激素(胆囊收缩素、GLP-1 和 PYY)均抑制食欲,其分泌受到膳食营养物质消化产物和细菌发酵/代谢的刺激。事实上,已知唯一能诱导食欲和促进摄食的胃肠激素是生长激素释放肽[32]。胃是生长激素释放肽(又称胃饥饿素)的主要来源,饥饿和禁食可诱导胃饥饿素的分泌,进食和肥胖可抑制胃饥饿素的分泌。与参与 CCK、GLP-1 和 PYY 分泌的调节机制相反,生长激素释放肽分泌的刺激信号并非来自胃肠道的管腔,而似乎是来自血液。胃中产生胃饥饿素的细胞形态证明了这一点,这些细胞不向胃腔开放,因此不暴露于胃腔内容物,而是与血液接触。循环中的葡萄糖水平反映了大多数生理条件下的能量平衡,可能是控制胃饥饿素分泌的信号之一。血液中过量的葡萄糖对胃饥饿素的分泌具有抑制作用,从而解释了进食状态与该激素循环水平之间的负相关性。

二、营养物质转运体

肠腔内许多来自饮食的营养物质是水溶性和亲水性的,因此,这些分子不能穿过肠道吸收细胞的刷状缘膜(BBM)和基底外侧膜(BLM)的疏水性脂质双层。BBM 和 BLM 功能中不可或缺的特异性转运蛋白,在肠和结肠上皮细胞吸收这些营养物质中发挥作用。这些转运蛋白及其基因大多已在分子水平上得到鉴定。它们都属于一个被称为溶质载体(SLC)的蛋白质超家族,根据这些蛋白质一级结构的同源性,它们被组织在不同的基因家族中(见第 101 章)。例如,负责葡萄糖吸收第一步的转运蛋白被称为钠偶联葡萄糖转运蛋白 1(SGLT1),根据描述 SLC 的人类基因组组织命名法,该转运蛋白被鉴定为 SLC5A1(即,它是 SLC 基因家族 5A 的第一个成员)。由于该分类是基于蛋白质结构而不是蛋白质功能,因此给定基因家族中成员的可转运底物往往不属于相似的组(例如,氨基酸或糖)或具有相似的理化特征(例如,阴离子或阳离子或两性离子)。例如,基因家族 5A 的成员转运不同的底物,如葡萄糖(SLC5A1)、碘化物(SLC5A5)、胆碱(SLC5A7)或短链脂肪酸(SLC5A8)。

肠道中的营养转运蛋白分为 2 类:主动转运蛋白和被动转运蛋白。主动转运蛋白能够逆向浓度梯度在细胞中蓄积其底物,而被动转运蛋白只能够沿浓度梯度转移其底物。因此,主动转运蛋白需要某种形式的驱动力来支持其上坡转运功能,被动转运蛋白不涉及任何驱动力。5 种不同的驱动力在肠道吸收细胞中起作用,为参与营养吸收的各种主动转运蛋白提供能量,这些是:①向内的 Na^+ 梯度;②向内的 H^+ 梯度;③松散向内的 Cl^- 梯度;④向外的 K^+ 梯度;⑤膜电位。这些驱动力是通过多种机制产生的,都依赖于 Na^+/K^+ 泵(图 102.1)。如前所述,肠道的吸收细胞是极化的。

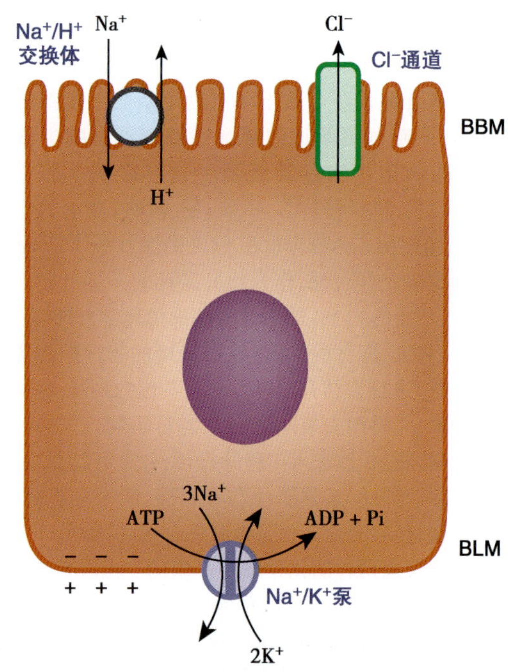

图 102.1 通过肠道吸收细胞的刷状缘膜和基底外侧膜产生驱动力。详见正文。ADP,二磷酸腺苷;ATP,三磷酸腺苷;BBM,刷状缘膜;BLM,基底外侧膜

Na^+/K^+ 泵仅在这些细胞的 BLM 上表达,它将 Na^+ 从细胞中转运出来,K^+ 以 3∶2的 Na^+∶K^+ 化学计量比进入细胞,该泵的能量来自 ATP 水解。Na^+/K^+ 泵在肠和结肠上皮细胞中的作用创造了细胞内 Na^+ 浓度低于细胞外浓度,而细胞内 K^+ 浓度高于细胞外浓度的条件。最终结果是通过 BBM 和 BLM 的向内的 Na^+ 梯度和向外的 K^+ 梯度。此外,Na^+ 和 K^+ 的 3∶2化学计量比也会在这些膜上产生内部负膜电位。位于 BBM 中的 Na^+/H^+ 交换体,然后使用向内的 Na^+ 梯度产生向内直接的 H^+ 梯度,因为 Na^+ 沿其电化学梯度向下的内流与 H^+ 沿其电化学梯度的外流耦合,Na^+∶H^+ 化学计量比为 1∶1。Na^+/H^+ 交换体有几种亚型,BBM 中的亚型主要是 NHE3(SLC9A3)。尽管肠腔内大量液体的 pH 在中性范围内,但 BBM 外表面的 pH 是相对酸性的(pH 在 5.5~6.0 范围内),被称为"微气候酸性 pH",由 Na^+/H^+ 交换体介导的 H^+ 外流是这种酸性 pH 的原因[33-35]。BBM 中存在的氯离子通道在向内负膜电位的作用下,将 Cl^- 从细胞内释放到管腔中,从而产生跨膜的向内 Cl^- 梯

度。这种 Cl^- 通道主要以 CFTR 为代表，主要在绒毛隐窝中存在的肠上皮细胞的 BBM 中表达。然后，营养转运蛋白以不同的方式利用由此产生的各种驱动力，支持其跨 BBM 的主动转运功能，在某些情况下，也支持跨 BLM 的主动转运功能。在刷状缘膜中，葡萄糖和半乳糖的转移与电化学 Na^+ 梯度偶联，Fe^{2+}、叶酸以及二肽和三肽的转移与电化学 H^+ 梯度偶联，谷氨酸和天冬氨酸的转运涉及 Na^+、K^+ 和 H^+ 的跨膜梯度以及膜电位。大多数游离氨基酸是在电化学 Na^+ 或 H^+ 梯度的参与下转运的，尽管也有一些重要的例外。

三、碳水化合物

（一）正常饮食中碳水化合物的种类

正常饮食中碳水化合物总量男性为 220~330g/d，女性为 180~230g/d。膳食碳水化合物以不同的分子形式存在：多糖、二糖和单糖。植物制品中的淀粉和肉类中的糖原都是多糖。尽管两者都是仅由葡萄糖、淀粉和糖原组成的均聚物，但它们的结构不同。淀粉以 2 种形式存在，即直链淀粉和支链淀粉。直链淀粉是一种线性多糖，其中葡萄糖残基仅通过 α-1,4 糖苷键连接。相比之下，支链淀粉是一种分支分子，其分支点由 α-1,6 糖苷键组成，而分支的线性部分由 α-1,4 键组成，与直链淀粉相同（图 102.2）。相比之下，糖原只以类似支链淀粉的分支分子存在，只是它比支链淀粉有更多的分支。在正常饮食中，淀粉和糖原一起约占碳水化合物含量的 50%。其次数量上重要的碳水化合物是二糖蔗糖和乳糖，它们占膳食碳水化合物的 30%~40%。蔗糖是常用的糖，由葡萄糖（α-型）和果糖（β-型）组成，通过其端基碳原子（葡萄糖中的碳 1 和果糖中的碳 2）连接。乳糖是一种乳糖，由半乳糖（β-形式）和葡萄糖（α-或 β-形式）组成，通过半乳糖的碳 1 和葡萄糖的碳 4 连接。单糖果糖构成了膳食碳水化合物的其余部分（10%），存在于果汁、蜂蜜和软饮料（高果糖玉米糖浆）中。蘑菇含有二糖海藻糖，由 2 个 α-葡萄糖残基通过其端基碳原子键合组成。

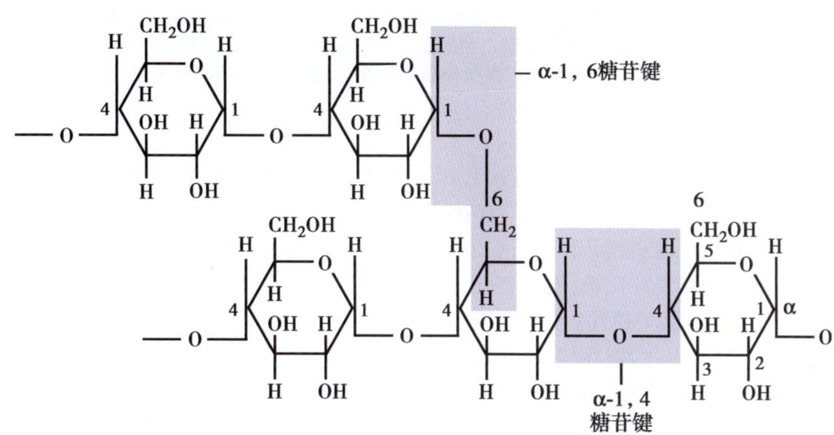

图 102.2　支链淀粉或糖原的部分结构，显示由 α-1,4 糖苷键组成的线性部分和由 α-1,6 糖苷键组成的分支点

除了上述碳水化合物外，饮食中还含有纤维形式的碳水化合物，这些碳水化合物既不能被人体肠道消化，也不能被人体肠道吸收。纤维包括纤维素、半纤维素、树胶、果胶和甲壳素，均来源于植物。纤维素是一种线性多糖，由通过 β-1,4 连接在一起的葡萄糖组成，半纤维素也是一种多糖，但由几种类型的糖和糖衍生物组成，树胶也是由多种糖组成的，果胶是一种杂多糖，富含半乳糖醛酸，甲壳素是一种由葡萄糖衍生物 N-乙酰氨基葡萄糖组成的多糖。然而，这些不消化的碳水化合物仍然通过各种机制提供了显著的健康益处：①它们增加了肠道内容物的体积，从而影响转运时间；②它们影响膳食中其他成分被消化和吸收的速率；③它们以未消化的形式通过小肠，当到达结肠时，细菌能够消化和发酵它们生成短链脂肪酸，然后在结肠细胞中被吸收用于代谢利用，或进入门静脉循环进入肝脏，然后进入其他器官。这些细菌代谢产物还通过不同的机制（包括特异性细胞表面 G 蛋白偶联受体的参与），对结肠上皮细胞、结肠肠内分泌细胞和固有层中的免疫细胞产生多种生物学作用。

血糖指数

血糖指数可根据食物对餐后血液中血糖水平的影响来评估食物的碳水化合物含量[36]。血糖指数是在摄入含有固定量（如 50g）碳水化合物的食物后 2 小时内，与摄入相同量的葡萄糖（参考标准）相比，血糖高于基础水平的曲线下面积。推荐的血糖指数取 100。将血糖指数≤55 的含碳水化合物食物被视为“好的”，血糖指数≥70 的含碳水化合物食物被视为“坏的”。使用低血糖指数的食物可更好地控制碳水化合物餐后的血糖水平，以防止持续性高血糖，从而降低糖尿病潜在并发症的风险。各种内在和外在因素决定了给定食物的血糖指数，这些因素包括碳水化合物的理化性质（例如，直链淀粉与支链淀粉的相对含量）、食物的性质（例如，全谷物与面粉、熟的与生的）、水果的成熟度以及纤维的存在与否。一般而言，低血糖指数食物中的碳水化合物的消化和吸收速度，比高血糖指数食物中的碳水化合物更慢。

（二）碳水化合物的消化

饮食中的碳水化合物主要在小肠上段被消化吸收。除膳食纤维外，极少数碳水化合物逸出小肠进入结肠。唾液中含有 α-淀粉酶，它能够通过水解 α-1,4 糖苷键消化淀粉和糖原，但由于摄入的食物快速进入胃中，酸性 pH 使酶失活，因此几乎没有生理意义。小肠中的碳水化合物消化发生在肠腔内(肠腔消化)和肠上皮细胞的刷状缘膜上(膜消化)。肠腔消化和膜消化的最终结果是通过摄入的多糖和二糖生成单糖(葡萄糖、半乳糖和果糖),然后通过选择性转运蛋白跨肠上皮细胞吸收进入门脉血液。

1. 腔内消化

胰腺 α-淀粉酶是负责肠道内膳食碳水化合物肠腔消化的主要酶。这种酶只作用于淀粉和糖原,对蔗糖和乳糖等膳食二糖没有任何影响。与唾液 α-淀粉酶相似,胰腺 α-淀粉酶也具有中性 pH,以获得最佳活性。由于胃食糜的 pH 被胆汁与胰腺分泌物中存在的碳酸氢盐中和,因此管腔液的 pH 适合胰淀粉酶的活性。同样,与唾液淀粉酶相似,胰淀粉酶也对淀粉和糖原中的 α-1,4 糖苷键具有特异性。这两种酶都是内切糖苷酶,这意味着它们只水解内部的糖苷键,位于直链淀粉末端或支链淀粉和糖原分支末端的 α-1,4 糖苷键不被这些淀粉酶水解(图 102.2 和 102.3)。

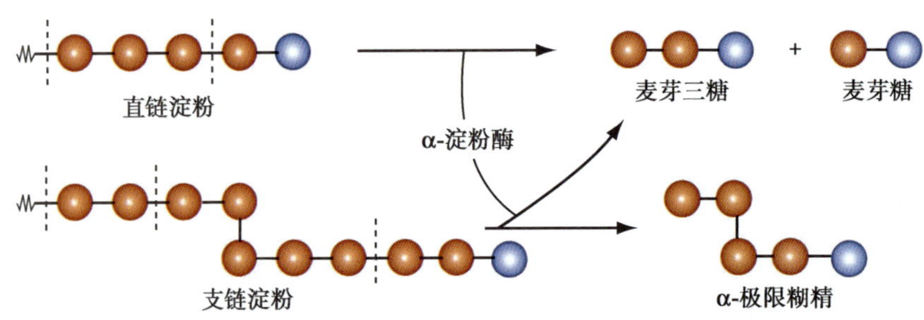

图 102.3　胰 α-淀粉酶对直链淀粉和支链淀粉(和糖原)的作用。α-淀粉酶是一种内切糖苷酶,不作用于末端糖苷键。它对 α-1,4 糖苷键也具有特异性,不作用于 α-1,6 糖苷键。因此,线性葡萄糖-多糖直链淀粉的水解产物为麦芽糖和麦芽三糖,支链葡萄糖-多糖支链淀粉和糖原的水解产物为麦芽糖、麦芽三糖和 α-极限糊精。棕色圆圈,葡萄糖单位;蓝色圆圈,还原葡萄糖单位

因此,直链淀粉产生麦芽糖和麦芽三糖(分别通过 α-1,4 糖苷键结合 2 或 3 个葡萄糖残基)。支链淀粉和糖原具有 α-1,6 糖苷键的分支点,淀粉酶不作用于这些键。因此,这 2 种多糖中分支的线性部分产生麦芽糖和麦芽三糖,而含有分支的区域产生 α-极限糊精(平均 5~8 个葡萄糖残基有 1 个或多个分支点的多聚体)(见图 102.3)。因此,麦芽糖、麦芽三糖和 α-极限糊精是唾液淀粉酶和胰淀粉酶对膳食淀粉和糖原作用的产物。淀粉酶的作用不会释放游离葡萄糖。

唾液淀粉酶和胰淀粉酶在人类中由单独的基因编码,两者均位于第 1 号染色体上。正如人们所期望的那样,两种蛋白具有相同的酶活性,唾液淀粉酶和胰淀粉酶的一级结构显示出高度的相似性,在 AA 序列中同源性为 94%[37]。

2. 膜消化

唾液淀粉酶和胰淀粉酶对淀粉和糖原的腔内消化产物,以及饮食中存在的二糖蔗糖和乳糖一起形成了膜消化的底物,这一过程发生在肠道吸收细胞 BBM 的外表面(图 102.4)。至少有 4 种酶参与膜消化:麦芽糖酶-葡萄糖淀粉酶(即麦芽糖酶/糖化酶)、蔗糖酶-异麦芽糖酶、乳糖酶和海藻糖酶,它们都是 BBM 中不可或缺的蛋白质,其催化位点暴露于膜的管腔表面,因此它们各自的管腔内底物可以进入活性位点。麦芽糖酶-糖化酶水解麦芽糖和低聚麦芽糖,生成游离葡萄糖。蔗糖酶-异麦芽糖酶是一种双功能酶,具有 2 个催化位点(即蔗糖酶和异麦芽糖酶),位于同一蛋白质的不同部分。然而,尽管该酶最初作为插入 BBM 中的单个多肽合成的,但随后被胰蛋白酶切割为 2 个亚基,一个具有蔗糖酶活性,另一个具有异麦芽糖酶活性[38]。该酶的蔗糖酶组分可用于将蔗糖消化为葡萄糖和果糖,也可用于将麦芽糖消化为葡萄糖。该酶的异麦芽糖酶组分对 α-极限糊精中存在的 α-1,6 糖苷键具有选择性。由于 α-1,6 糖苷键仅存在于 α-极限糊精的分支点上,其被异麦芽糖酶水解导致 α-极限糊精去分支,之后麦芽糖酶-糖化酶和蔗糖酶作用于所得麦芽糖和其他线性低聚麦芽糖,生成游离葡萄糖。乳糖酶作用于乳糖释放葡萄糖和半乳糖。海藻糖酶分解海藻糖生成葡萄糖。

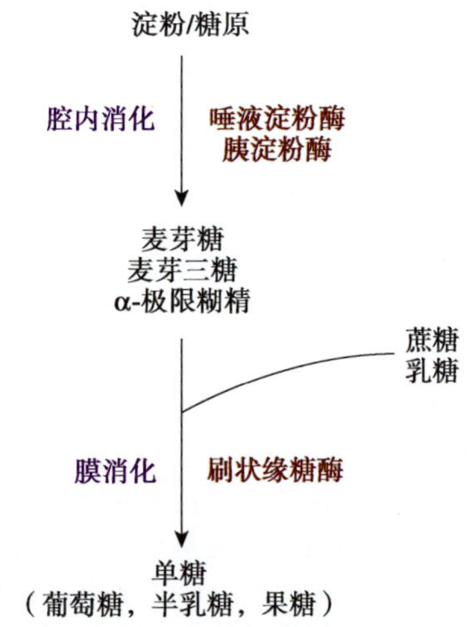

图 102.4　小肠中参与膳食多糖(淀粉和糖原)和多糖(蔗糖和乳糖)肠腔消化和膜消化的连续步骤。详见正文

有趣的是,在隐窝上皮细胞以及绒毛的上部发现了所有这些刷状缘碳水化合物酶的 mRNA,这表明各自基因的转录发生在整个绒毛中,但酶蛋白主要存在于上部绒毛的分化上皮细胞中。由于含有唾液淀粉酶和胰淀粉酶产物的肠腔内容物(麦芽糖、麦芽三糖和 α-极限糊精)和其他膳食二糖只能进入绒毛的上部,一般不会到达隐窝,因此这些酶主要存在于分化的上皮细胞中具有生理学意义。关于这些刷状缘酶的纵向

分布,在空肠中发现水平远高于回肠。总的来说,BBM 相关的碳水化合物酶使膳食中碳水化合物的消化完成,释放膳食中预先存在的多糖和二糖的单体单位(见图 102.4)。所得单糖(即葡萄糖、半乳糖和果糖)随后被吸收到肠细胞中,然后进入门静脉血液。

3. 单糖的吸收

葡萄糖、半乳糖和果糖的吸收主要发生在空肠,这表明这些单糖是由刷状缘碳水化合物酶产生的,因此它们会立即被肠上皮细胞吸收。这解释了刷状缘酶和小肠吸收位点的相似分布模式(空肠>回肠)。这 3 种单糖在跨 BBM 的进入机制与跨 BLM 的排出机制不同(图 102.5A)。葡萄糖和半乳糖通过主动转运过程被肠上皮细胞摄取,而果糖通过被动但易化的机制进入细胞。葡萄糖转运蛋白 1(SGLT1),也称为钠偶联葡萄糖共转运蛋白 1(SLC5A1),负责将葡萄糖以及半乳糖从肠腔主动摄取到细胞中[39]。该转运蛋白接受葡萄糖或半乳糖作为底物,但在给定的转运周期中不会同时转运两种单糖。

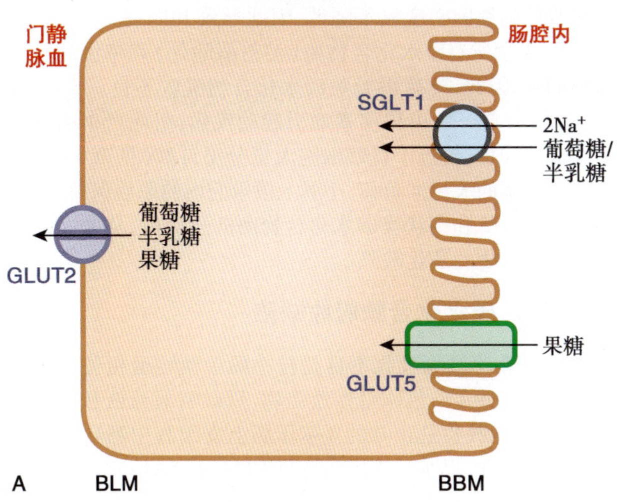

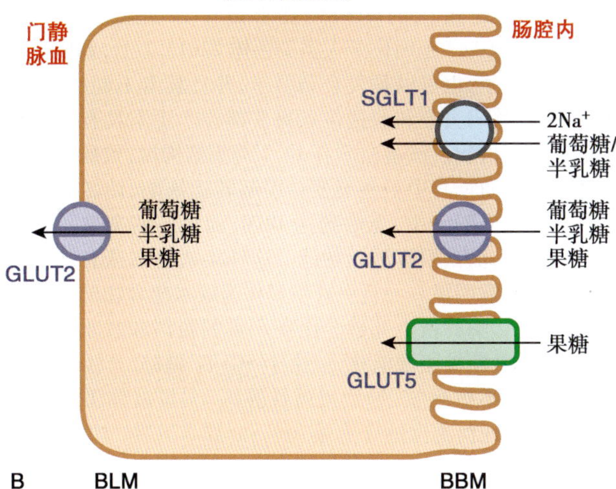

图 102.5 在正常情况下(A)和在高糖负荷条件下(B),单糖通过小肠细胞从肠腔转运到门静脉血。详见正文。BBM,刷状缘膜;BLM,基底外侧膜;GLUT2,易化葡萄糖转运蛋白 2(SLC2A2);GLUT5,易化葡萄糖转运蛋白 5(SLC2A5);SGLT1,钠偶联葡萄糖共转运蛋白 1(SLC5A1)

这种主动转运过程的驱动力,来自 BBM 中存在的电化学 Na^+ 梯度。BLM 中的 Na^+/K^+ 泵将细胞内的 Na^+ 维持在较低水平,而管腔内容物中的 Na^+ 水平较高,这些 Na^+ 来源于胆汁、胰腺和肠道分泌物以及食物。通过 SGLT1 摄取的每种单糖与同时转运的 $2Na^+$ 偶联。由于葡萄糖和半乳糖是中性分子,它们与 $2Na^+$ 的共转运使转运过程产生电,即导致膜去极化,每个转运周期有 2 个正电荷净转移到细胞中。因此,通过 BBM 存在的内向 Na^+ 梯度和内向负膜电位为葡萄糖和半乳糖从管腔主动进入小肠吸收细胞提供了驱动力。

果糖不通过 SGLT1 转运,其通过易化葡萄糖转运蛋白 GLUT5[也称为溶质载体转运蛋白 2A5(SLC2A5)][40]从管腔进入肠吸收细胞中。转运过程不依赖于能量,不涉及 Na^+ 的参与。

一旦 3 种单糖全部进入肠上皮细胞,它们会通过 BLM 从细胞中输出到门静脉循环中。这个过程是通过葡萄糖转运蛋白 2(GLUT2)发生的,也称为溶质载体转运蛋白 2A2(SLC2A2),一种低亲和力的易化糖转运蛋白[39,40]。所有 3 种单糖都是 GLUT2 的底物。这种转运蛋白的低亲和力具有生理学相关性,因为其决定了当这些糖的细胞内浓度超过门静脉血液中的浓度时,细胞净释放的葡萄糖、半乳糖和果糖仅在其浓度梯度下发生。

尽管描述不同糖转运蛋白在 3 种单糖的肠道吸收中作用的一般方案,传统上将 GLUT2 描述为仅在 BLM 中表达的转运蛋白(见图 102.5A),但当肠腔面临高负荷的糖,特别是葡萄糖时,这种转运蛋白确实转运到 BBM(见图 102.5B)[41],SGLT1 介导的葡萄糖进入是 GLUT2 向 BBM 转运的信号,其不仅在葡萄糖/半乳糖吸收方面具有生理学重要性,而且在果糖吸收方面也具有生理学重要性。SGLT1 是葡萄糖和半乳糖的相对高亲和力转运蛋白,因此在高糖负荷条件下不能有效吸收葡萄糖和半乳糖。相比之下,GLUT2 是所有 3 种单糖的低亲和力转运蛋白,因此,只有当这些单糖在肠腔中的浓度较高时,其才会出现在 BBM 中,以确保最大的吸收。这种现象对肠道果糖吸收也很重要。SGLT1 在果糖转运中不发挥作用,而 GLUT2 可以转运果糖,因此,在高糖条件下,GLUT2 向 BBM 的募集表明,当膳食碳水化合物摄入量较高时,通过 BBM 的果糖肠道吸收不仅涉及 GLUT5,还涉及 GLUT2。此外,在小肠腔本身引入高负荷的果糖会增加 BBM 中 GLUT5 的密度[42]。

4. 敲除肠道糖转运蛋白基因的小鼠模型

对所有三种转运蛋白的基因缺失研究,均已证实了其生物学功能。在小鼠中 SGLT1 的缺失导致葡萄糖/半乳糖吸收不良,但不影响果糖的吸收,在 SGLT1 敲除的小鼠中,由于肠道中高葡萄糖负荷,不存在 Glut2 向 BBM 的转运,这突显了 SGLT1 介导的葡萄糖进入作为 Glut2 转运至 BBM 信号的重要作用[43]。Glut5 缺失可导致果糖的肠道吸收缺陷,但不影响葡萄糖/半乳糖的吸收[44]。Glut2 基因敲除小鼠的生化表型有点令人惊讶和意外[45]。由于这种转运蛋白被认为是所有 3 种单糖排出的唯一机制,因此在 Glut2 基因敲除小鼠中预期肠道葡萄糖吸收可能缺陷。然而,与该预期相反,没有观察到葡萄糖的肠道吸收缺陷,这表明存在葡萄糖从细胞中排出的其他可能机制(如胞吐作用)。Glut2 的缺失比 SGLT1 和

Glut5 的缺失致死性要大得多[46]，考虑到这种低亲和力转运蛋白在胰腺中作为循环葡萄糖水平的传感器发挥作用，以促进胰岛素分泌与血糖水平的变化成比例，这是意料之中的。因此，这种转运蛋白的全身缺失具有严重的表型，因为胰腺中的 β 细胞不能响应血糖分泌胰岛素，从而导致低胰岛素血症和高血糖。

（三）碳水化合物消化缺陷

由于小肠只能吸收单糖，所以膳食中的多糖和双糖在吸收之前必须完全消化。如果由于胰腺功能不全（即胰淀粉酶减少）或刷状缘碳水化合物酶缺陷导致消化过程有缺陷，则无法消化膳食碳水化合物。然而，未消化的碳水化合物随后到达结肠，在此它们增加了渗透压，导致水分泌到肠腔中，从而导致腹胀和腹泻（渗透性腹泻）。定植在结肠中的细菌对这些碳水化合物进行水解，并发酵释放出糖。在这个过程中，产生的气体主要以氢的形式存在，导胃肠胀气，并增加肺呼出气体中氢气的含量。这是呼吸氢试验的基础，该试验用于监测肠道中碳水化合物的消化缺陷（见第 105 章）。

乳糖不耐受是膳食碳水化合物消化中最常见的缺陷，是由于刷状缘双糖酶乳糖酶缺乏所致。然而，与一般的假设相反，乳糖不耐受是一种正常现象，乳糖耐受是基因突变引起的[47,48]。在包括人类在内的所有哺乳动物中，牛奶仅在婴儿期被认为是一种最佳的饮食成分。因此，水解牛奶二糖乳糖生成可吸收单糖葡萄糖和半乳糖的肠道乳糖酶在出生时高水平表达，并保持较高水平直到断奶期。随后，该酶的表达显著下降至成人中发现的更低水平。这在目的论上是有意义的，因为如果牛奶不是成年人的正常饮食成分，为什么肠道需要表达这种酶？然而，当数万年前世界某些族群在文明时期，开始驯化反刍动物作为牛奶来源时，牛奶成为当时人们的一种正常的饮食成分，其中也包括成年人。牛奶不仅对婴儿有很高的营养价值，而且对成年人也有很高的营养价值。乳白蛋白是一种营养价值为 100% 的蛋白质，是评估任何其他蛋白质营养价值的金标准。牛奶还富含碳水化合物（乳糖）和钙。然而，成人中乳糖酶表达降低的正常现象，成为食用牛奶者的一个问题，因为他们不能消化乳糖并由此产生一些临床表现（见第 104 章）。然而，一些成年人能够耐受饮食中的牛奶，发现这些个体编码乳糖酶的基因发生突变，从而阻止了与年龄相关的酶表达的下降。在牛奶和其他乳制品是成人饮食正常组成部分的情况下，这些突变提供了生物学和可能的生存优势，最明显的是北欧后裔和某些非洲游牧民族，因此，乳糖不耐受在这些人群中并不常见。由此可见，"野生型"的特征是乳糖不耐受，而"突变型"的特征是能够耐受牛奶而不会出现不良的临床症状。乳糖不耐受受试者的临床表现仅与饮食中存在牛奶和其他乳制品相关，这些个体在消化其他来源的碳水化合物方面没有任何问题。因此，乳糖不耐受受试者只有在摄入含乳糖的食物后，才会观察到肺呼出气体中氢气的含量增加，摄入淀粉、糖原或蔗糖不会增加呼气氢的水平，也不会产生任何与乳糖不耐受相关的症状。有时，非专业公众误解乳糖不耐受是由于对牛奶过敏所致，但事实并非如此。

先天性蔗糖酶-异麦芽糖酶缺乏症是一种罕见的常染色体隐性遗传病，与淀粉、糖原和蔗糖的消化缺陷有关[49,50]。由于该双功能酶具有麦芽糖酶、蔗糖酶和异麦芽糖酶活性，因此它不仅必须对支链淀粉和糖原消化产生的 α-极限糊精进行去分支，而且还必须对蔗糖以及淀粉和糖原消化产生的麦芽糖进行水解。该病的临床表现再次与未消化的碳水化合物到达结肠导致渗透性腹泻、细菌发酵和产生过量气体有关。

先天性海藻糖酶缺乏症是另一种罕见的疾病，与无法消化二糖海藻糖相关，二糖海藻糖存在于蘑菇[50]和某些制备的冷冻食物中，如冰激凌，加入冰激凌是因为其可降低冰点。海藻糖酶缺乏的患者不能消化海藻糖，因此在摄入含有海藻糖的食物后会出现腹胀、肠胃胀气和腹泻。这种疾病在高加索美国人中并不常见，但在格陵兰因纽特原住民中相当普遍，其发生率为 10% 至 15%[51]。除了上述由遗传驱动的刷状缘酶缺乏外，还存在导致肠道内碳水化合物消化缺陷的次要原因，例如乳糜泻和卓-艾综合征（ZES）。乳糜泻是一种遗传性疾病，在摄入含麸质的食物后（如小麦、黑麦和大麦），可导致严重的肠道炎症（见第 107 章）。这种炎症开始于小肠上段，因为这是肠道中首先暴露膳食麸质的部分。由于膳食中碳水化合物的消化和吸收主要发生在小肠上段，乳糜泻不仅导致碳水化合物的消化缺陷，还导致其吸收缺陷。乳糜泻中碳水化合物吸收不良的主要原因是炎症相关的肠绒毛变钝，从而导致吸收性肠细胞密度显著降低，因此导致 BBM 表面积减少。BBM 是表达所有碳水化合物酶（淀粉酶除外）和单糖的转运蛋白的膜，因此，乳糜泻导致碳水化合物吸收不良。卓-艾综合征（ZES）是一种由胃泌素瘤引起的疾病，由此产生的胃泌素生成的增加，促进了胃壁细胞大量分泌胃酸（见第 34 章）。由于胃食糜的大量酸负荷，小肠上段管腔内的原液保持酸性，不利于淀粉酶和刷状缘碳水化合物酶的酶活性，从而引起膳食碳水化合物的消化缺陷。

（四）碳水化合物吸收缺陷

葡萄糖-半乳糖吸收不良是与小肠单糖转运相关的主要缺陷。是一种常染色体隐性遗传病，只影响葡萄糖和半乳糖的吸收，果糖吸收是正常的。基于肠上皮细胞中糖转运蛋白的底物选择性，很明显该疾病与 SGLT1（SLC5A1）功能缺陷有关，SGLT1 是一种 Na^+ 偶联的葡萄糖和半乳糖的活性转运蛋白，但与果糖无关。该转运蛋白在小肠吸收细胞的 BBM 中表达。编码转运蛋白的基因突变形成了该疾病的分子基础[52,53]。*SLC5A1* 基因位于人类染色体 22q13.1 上，致病突变可以是纯合子，也可以是复合杂合子，并且具有不同的类型。无义突变、移码突变和剪接位点突变都会产生不具有转运活性的截短蛋白质。该蛋白质有 14 个跨膜结构域，致病突变遍布整个蛋白质。其中一些突变会引起转运缺陷，使转运蛋白被困在细胞内隔室中，无法到达 BBM，而另一些突变不会干扰蛋白转运，而是损害转运功能。这种疾病的临床表现在生命早期就非常明显。一旦引入牛奶作为碳水化合物的主要膳食来源，受影响的新生儿就会出现严重的腹泻和脱水。在这些患者中，乳糖被正常消化，但由于 SGLT1 缺陷，产生的葡萄糖和半乳糖不被吸收，导致渗透性腹泻、大量液体丢失和脱水。暴露于任何类型的含有葡萄糖和/或半乳糖的膳食碳水化合物（淀粉、糖原、蔗糖甚至部分水解淀粉）均会出现相关症状。如果不及时治疗，受累患者可能因慢性脱水而发生肾结石，并可能死于低血容量性休克。这些患者唯一可用的治疗方法是在饮食中提供果糖，果糖可通过 GLUT5 吸收，不涉及 SGLT1。对于受影响的新生儿，果糖可以通过果汁的形式给予。在饮食中加入果糖以满足能量需求，可以维持正常的生长和神经发育[54]。

人类中没有已知的涉及果糖吸收的遗传缺陷。然而，在人类中已发现了 GLUT2（GLUT2 所有 3 种单糖的肠吸收细胞 BLM 和 BBM 中的转运蛋白）突变[55]。GLUT2 突变患者的显著临床表现包括肾小管肾病、空腹低血糖、佝偻病、生长发育不良和继发于糖原累积的肝肿大[56]。这种由 GLUT2 缺陷引起的疾病称为范可尼-比克尔综合征（Fanconi-Bickel），有趣的是，就碳水化合物吸收而言，它与任何明显的肠道表型无关。Fanconi-Bickel 综合征的许多方面也可以根据转运蛋白在肾脏、肝脏和胰腺中的表达来解释。与肠道一样，转运蛋白在葡萄糖、半乳糖和果糖从肾小管细胞进入血液的过程中起着重要作用。同一转运蛋白也在禁食期间肝脏和肾脏发生的糖异生过程导致的葡萄糖排出中发挥作用，这可能是 GLUT2 功能缺失突变患者的空腹低血糖的原因。转运蛋白也是胰腺 β 细胞中的葡萄糖传感器，在葡萄糖诱导的胰岛素分泌中发挥作用。基于这一功能，人们期望在 GLUT2 缺陷的患者中看到糖尿病，但情况并非总是如此。GLUT2 的一些特定突变确实会导致空腹高血糖，最终转变为 2 型糖尿病。然而，一些突变会导致功能获得，即使在没有葡萄糖的情况下也会刺激胰岛素的分泌。该观察结果表明，突变转运蛋白在 β 细胞中作为葡萄糖受体发挥作用，并且这些突变使突变转运蛋白即使在没有葡萄糖转运和代谢的情况下，也能够引发胰岛素分泌的信号通路[57]。事实上，这类突变体也促进了 β 细胞的分化。Fanconi-Bickel 综合征患者的肠道对糖的吸收没有任何缺陷，这在 Glut2 基因敲除小鼠中也可以见到，这提示存在单糖从肠上皮细胞中排出的其他机制。

（五）膳食纤维和结肠细菌

膳食纤维由纤维素、半纤维素、树胶、果胶和甲壳素等碳水化合物组成，但这些碳水化合物不会被哺乳动物组织中与肠道功能相关的任何酶消化。因此，这些碳水化合物在小肠中保持未消化状态，并到达大肠，在此它们被结肠菌消化和发酵。该过程的最终产物大部分含有 2 到 4 个碳原子（乙酸盐、丙酸盐和丁酸盐）的短链脂肪酸（图 102.6）[5]。这些细菌代谢产物在结肠中通过 H^+ 偶联和 Na^+ 偶联的单羧酸转蛋白有效吸收，主要是 MCT1（SLC16A1）和 SMCT1（SLC5A8）[5]。短链脂肪酸（SCFA）通过免疫细胞和肠内内分泌细胞的介质，在结肠和其他器官局部引起多种生物学功能。短链脂肪酸（尤其是丁酸盐）最受认可的功能是其作为结肠细胞首选能量底物的作用。此外，丁酸盐作为组蛋白去乙酰化酶的抑制剂，从而调节表观遗传特征，从而调节结肠中选择性基因的转录（例如，细胞周期调节因子 p21、GI 选择性转录因子 CDX2、细胞内信号激酶 p38），它还作为结肠细胞生成酮体 β-羟丁酸的碳源（见图 102.6）[58]。这些细菌的代谢产物还通过作为某些细胞表面 G 蛋白偶联受体的激动剂影响结肠功能，这些受体表达于结肠和小肠下段的上皮细胞和肠内分泌细胞的肠腔表面，也表达于固有层中存在的某些特异性免疫细胞上（见图 102.6）[7,9]。烟酸的 G 蛋白偶联受体（GPR109A）被丁酸盐和 β-羟丁酸选择性激活[59,60]，而短链脂肪酸受体（GPR43）则被所有 3 种短链脂肪酸激活[61,62]。这两种受体的细胞内信号传导包括环腺苷酸（cAMP）降低和/或钙升高。丁酸盐还影响肠道相关免疫系统的生物学[8]。丁酸盐和丙酸盐引起的组蛋白去乙酰化酶的抑制会阻断树突状细胞的发育，这可能是下肠道宿主-微生物群共生所必需的免疫耐受机制之一[63]。短链脂肪酸在结肠中起着有效的肿瘤抑制作用，细胞表面受体以及 BBM 中的转运蛋白在该功能中发挥作用，尤其是丁酸受体 GPR109A[59,60] 和 Na^+ 偶联单羧酸转运蛋白 SLC5A8 已被证明可预防结肠癌[64-66]。最近对 *Slc5a8* 基因缺失小鼠的研究揭示了膳食纤维含量和转运蛋白的肿瘤抑制功能之间的有趣联系[67]。由于转运蛋白对短链脂肪酸（尤其是丁酸盐）的高亲和力转运，只有在膳食纤维含量较低的情况下，当细菌发酵产生的丁酸盐显著减少时，转运蛋白预防结肠癌的能力才会变得明显，从而使 SLC5A8 对该 SCFA 的高亲和力和低容量转运具有定量相关性。

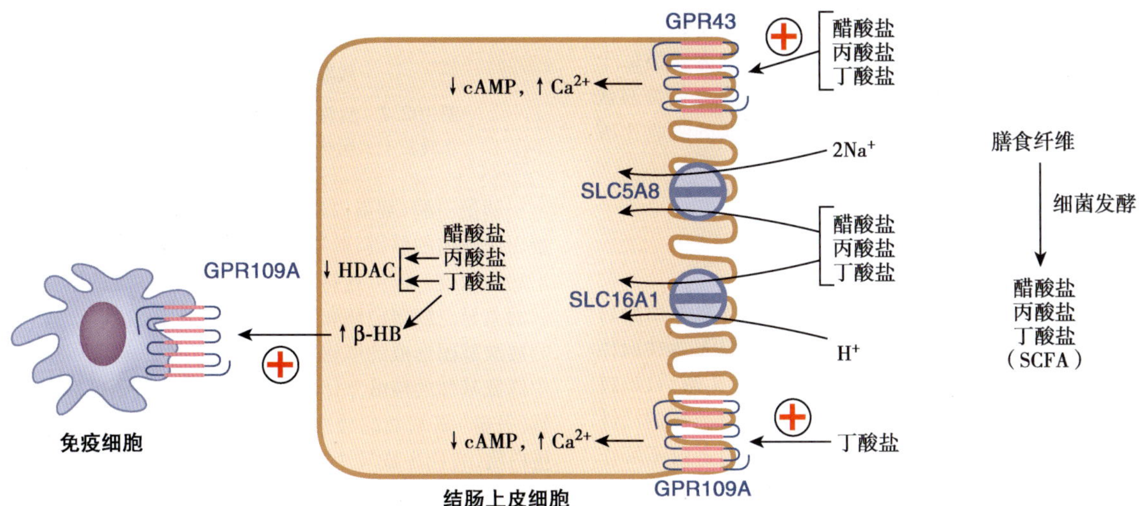

图 102.6　结肠细菌对膳食纤维的发酵，以及发酵产物在结肠细胞和免疫细胞中的转运和生物学功能。详见正文。cAMP，环腺苷酸；GPR43，SCFA 的细胞表面 G 蛋白偶联受体，也称为游离脂肪酸受体 FFAR2；GPR109A，丁酸和 β-羟丁酸（β-HB）的细胞表面 G 蛋白偶联受体；HDAC，组蛋白去乙酰化酶；SCFA，短链脂肪酸；SLC5A8，溶质连接载体，基因家族 5A，成员 8（钠偶联单羧酸转运蛋白 SMCT1）；SLC16A1，（溶质偶联载体，基因家族 16A，成员 1（质子偶联单羧酸转运蛋白 1）

四、蛋白质

（一）膳食摄入量

膳食中的蛋白质作为细胞代谢必需和非必需氨基酸的来源。膳食蛋白质摄入不足将导致负氮平衡，主要是由于无法获得必需氨基酸。蛋白质在西方饮食中平均提供约 10%～15% 的能量摄入，相当于每天约 70～100g 蛋白质。除饮食中存在的外源性蛋白质外，肠道还暴露于内源性蛋白质中，内源性蛋白质来自唾液、胃、肠、胰腺和胆汁分泌物，也来自肠道的脱屑细胞；总的来说，这相当于每天约 30g 蛋白质。在正常情况下，蛋白质主要在小肠中消化和吸收，很少或根本没有蛋白质进入大肠。

膳食蛋白质来源于植物或动物。膳食蛋白质的营养价值主要取决于它们的氨基酸组成，尤其是必需氨基酸。机体需要所有必需氨基酸，即使只有一种必需氨基酸缺乏，也会导致负氮平衡。牛奶蛋白和鸡蛋蛋白被认为是比较膳食蛋白质营养价值的标准，这些标准蛋白质的营养价值取 100。一般而言，动物蛋白比植物蛋白具有更高的营养价值。然而，可以将不同膳食来源的植物蛋白结合起来，以提高其整体的营养价值，并且一种特定植物蛋白中给定的必需氨基酸的缺乏，可以由另一种富含该选择性氨基酸的植物蛋白来补充。膳食蛋白质的质量在一定程度上取决于它们的消化率。例如，脯氨酸的含量高通常会降低蛋白质质量，因为肠道对蛋白酶和肽酶水解的抵抗力增强。

（二）碳水化合物与蛋白质消化吸收的区别

膳食碳水化合物和蛋白质在肠道的消化和吸收方面存在重要的区别。如前所述，膳食碳水化合物在吸收之前，必须完全分解为单体单元（即单糖）。此外，整个消化过程发生在吸收细胞之外（管腔消化和膜消化）。相比之下，膳食蛋白质仅在肠腔中部分被消化，产生小肽和游离氨基酸的混合物，被肠上皮细胞吸收，它们在肠上皮细胞内完成对其单体单元（即游离氨基酸）的消化。就在 15 年前，人们还普遍认为，膳食蛋白质仅以游离氨基酸的形式在小肠中被吸收，其方式类似于以单糖形式吸收膳食碳水化合物[68]。然而，现在人们普遍认为，小肽在肠道中的吸收非常有效，事实上，小肽的吸收比游离氨基酸的吸收具有许多优势[68]。

（三）消化

1. 管腔内消化

膳食蛋白的消化开始于胃，由主细胞分泌的胃蛋白酶启动，位于黏膜隐窝深处。胃蛋白酶以胃蛋白酶原无活性前体（酶原）的形式释放到管腔中。该前体被酸性 pH 激活，该过程涉及蛋白质折叠的变化，而不是共价变化，以暴露酶的活性位点。然后，产生的活性胃蛋白酶原通过有限的蛋白水解作用于非活性胃蛋白酶原，生成活性胃蛋白酶，然后以自催化方式作用于非活性胃蛋白酶原，生成更多的活性胃蛋白酶。胃蛋白酶的最佳 pH 约为 3，这是在酸性胃液中具有活性的理想特性。胃蛋白酶是一种天冬氨酸蛋白酶，其活性位点含有 2 个天冬氨酸残基。胃蛋白酶催化的蛋白水解反应被称为酸碱催化，此过程涉及一个天冬氨酸残基的侧链羧酸基团作为酸（—COOH），而第二个天冬氨酸残基的侧链羧酸基团作为碱（—COO^-）。由于该羧酸基团的 pKa 值约为 pH 3，因此在胃腔条件下，该官能团可非常有效地在酸碱之间交替，从而产生催化作用。胃蛋白酶是一种内切蛋白酶，因此不会产生游离氨基酸，而是产生较小的多肽。容易被胃蛋白酶水解的肽键由芳香族氨基酸苯丙氨酸和酪氨酸的羧酸基团和支链氨基酸亮氨酸形成。由于胃蛋白酶的最大活性需要酸性 pH，因此该酶对膳食蛋白质的活性是有限且短暂的。一旦胃内容物离开胃到达十二指肠，食糜的 pH 被胰腺和胆汁分泌物中存在的碳酸氢盐中和，胃蛋白酶就会失去活性。有趣的是，胃切除术不会引起膳食蛋白质的消化或吸收明显受损，这表明在正常条件下，胃蛋白酶不是消化和吸收膳食蛋白质所必需的。

胰蛋白酶是膳食蛋白质管腔内消化的主要贡献者。胰腺外分泌的腺细胞至少产生 3 种蛋白酶和 2 种肽酶。蛋白酶为胰蛋白酶、糜蛋白酶和弹性蛋白酶，肽酶为羧肽酶 A 和羧肽酶 B。与胃中的胃蛋白酶原一样，胰腺中的蛋白酶和肽酶作为无活性的前体（酶原）释放到胰管中：胰蛋白酶原、糜蛋白酶原、弹性蛋白酶原以及羧肽酶原 A 和 B。这些酶只有在到达肠道后才被激活（图 102.7）。该活化过程的第一步是由肠肽酶介导的，肠肽酶是一种与小肠上段肠细胞 BBM 相关的蛋白水解酶。肠肽酶的主要底物是胰蛋白酶原，其通过肠肽酶进行有限的蛋白水解，以释放具有催化活性的胰蛋白酶。然后胰蛋白酶作用于其他 4 种酶原，通过有限的蛋白水解释放具有催化活性的糜蛋白酶、弹性蛋白酶以及羧肽酶 A 和 B。

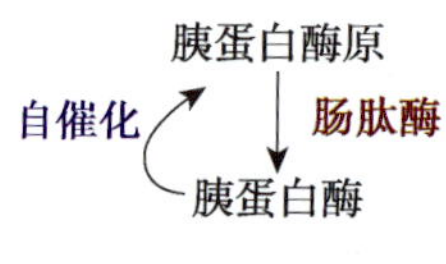

胰蛋白酶
糜蛋白酶原 → 糜蛋白酶
弹性蛋白酶原 → 弹性蛋白酶
羧肽酶原A → 羧肽酶A
羧肽酶原B → 羧肽酶B

图 102.7　胰腺分泌中的蛋白酶和肽酶以及其在肠腔中被刷状缘酶肠肽酶激活。详见正文

胰蛋白酶、糜蛋白酶和弹性蛋白酶是内切蛋白酶，可水解蛋白底物内的肽键，而羧肽酶是外肽酶，可水解蛋白底物羧基末端的肽键。作为这些胰酶水解靶标的肽键的选择性存在显著的差异。胰蛋白酶靶向由阳离子氨基酸、赖氨酸和精氨酸的羧酸基团形成的肽键，对于糜蛋白酶，肽键必须由芳香族或中性氨基酸的羧酸基团形成。弹性蛋白酶则更喜欢由小脂肪族（开链）氨基酸的羧酸基团形成的肽键。由于这些是内切蛋白酶，它们生成较小的肽，但不会产生游离氨基酸。羧肽酶 A 的靶标是位于多肽羧基末端并由芳香族氨基酸形成的肽键，羧肽酶 B 的靶标是位于多肽羧基末端并由碱性（阳离子）氨基酸形成的肽键。这两种外肽酶可生成游离氨基酸。

胰蛋白酶除了能消化饮食中的蛋白质外，它们对于吸收天然来源的维生素 B_{12} 也至关重要，这解释了与胰腺功能不

全相关的维生素 B_{12} 吸收不良的原因(见第 59 和 103 章)。膳食维生素 B_{12} 与蛋白质复合存在,并通过酸性 pH 启动的过程在胃腔中转化为其游离形式。然后,游离的维生素 B_{12} 与结合咕啉蛋白(也称为 R 蛋白)结合,结合咕啉蛋白是一种存在于唾液和胃液中的蛋白。由于胃内容物的酸性 pH,维生素 B_{12} 优先与结合咕啉蛋白结合,而不是与内因子(IF)结合。然后,结合咕啉蛋白-维生素 B_{12} 复合物进入近端小肠,在此 pH 为中性。在这里,胰蛋白酶裂解结合咕啉蛋白释放游离维生素 B_{12},然后与 IF 结合,这一过程在中性 pH 下是更有利的,而胰蛋白酶对 IF 的影响很小。所生成的 IF-B_{12} 复合物随后进入回肠,在那里通过受体介导的内吞作用被吸收。在胰蛋白酶不存在的情况下,维生素 B_{12} 不能从结合咕啉蛋白中裂解与 IF 结合,因此维生素 B_{12} 的肠道吸收受损。

2. 膜消化

通过胃和胰腺蛋白酶以及羧基肽酶的共同作用,膳食蛋白消化的最终产物大多是含游离氨基酸量相对较少的寡肽(图 102.8)。空肠和回肠中肠上皮细胞的 BBM 具有一系列肽酶,其中最重要的是氨基肽酶 N、羧肽酶 P、二肽基肽酶Ⅳ和血管紧张素转化酶。前 2 种酶是外肽酶,氨基肽酶 N 作用于寡肽的氨基末端释放游离氨基酸,羧肽酶 P 以相似的方式作用,但作用于寡肽的羧基末端。氨基肽酶 N 在氨基末端偏好中性氨基酸进行最佳水解,而羧基肽酶 P 在羧基末端偏好脯氨酸进行最佳水解。相反,二肽基肽酶Ⅳ和血管紧张素转化酶 ACE1/ACE2 分别作用于寡肽的氨基末端和羧基末端,从而释放二肽。在管腔消化和膜消化的综合作用下,小肠管腔内蛋白质消化的最终产物主要由小肽(二肽和三肽)组成,在较小程度上由游离氨基酸组成。这些产物通过小肠吸收细胞的 BBM 被有效吸收(见图 102.8)。

3. 细胞内消化

尽管二肽和三肽被肠上皮细胞吸收,但这些小肽很少(如果有的话)出现在门静脉循环中,这表明它们在细胞内进一步水解为游离的氨基酸。一般而言,与 BBM 相关的肽酶更喜欢寡肽作为底物,而细胞质中的肽酶则更喜欢相对较小的肽(二肽和三肽)作为底物。

4. 小分子多肽的吸收

小肠吸收细胞摄取完整二肽和三肽的能力,长期以来都未得到重视。小肠中肽吸收的功能证据最初来自氨基酸吸收遗传缺陷患者的体内研究。对该主题的历史观点进行详细回顾是有用的[69,70]。在氨基酸转运缺陷的患者中,肠道无法吸收受影响的氨基酸:哈特纳普病(Hartnup disease)中的中性氨基酸和胱氨酸尿症中的阳离子氨基酸。然而,当受影响的氨基酸以二肽或三肽的形式口服时,其吸收是正常的。如果肽在吸收之前必须在肠腔中分解为游离氨基酸,则无法解释这一点。于是开始提出了肠肽转运的概念。

早期发表的关于肽转运的研究,大多使用的是从肠黏膜分离的无细胞 BBM 囊泡。在这些囊泡中可以证实完整的二肽和三肽的转运,这表明该膜中存在小肽的转运机制,将它们从肠腔带入吸收细胞。转运过程对二肽和三肽具有选择性,不接受游离氨基酸。这是一个不直接依赖于 Na^+ 的主动过程。相反,该过程的驱动力来自存在于肠道 BBM 中的电化学 H^+ 梯度,从而突出了肠道管腔细胞表面小范围酸性 pH 的营养意义(见图 102.8)[71,72]。该机制涉及肽底物与 H^+ 的共转运,尽管在体内完整的细胞中,转运过程间接依赖于 Na^+,因为跨膜 H^+ 梯度在 BBM 中的发生是由 Na^+/H^+ 交换介导的,而 Na^+/H^+ 交换又依赖于跨膜 Na^+ 梯度(见图 102.1)。此外,ATP 是肠道内肽转运的最终能量来源,因为 Na^+/K^+ 泵在维持跨 BBM 的 Na^+ 梯度方面起着不可或缺的作用。在哺乳动物细胞质膜上发现的 H^+ 偶联转运系统最初是被怀疑的,因为当时的普遍概念认为 H^+ 偶联转运系统只存在于细菌中,并且哺乳动物细胞已经进化为使用 Na^+ 梯度而不是 H^+ 梯度作为主动转运系统的驱动力[33-35]。几十年后的今天,跨膜 H^+ 梯度作为哺乳动物细胞中许多重要营养物质的能量来源的作用是一种公认的生理现象。小肠吸收细胞 BBM 中的 H^+ 偶联肽转运为这种模式转变奠定了基础。随后发现了其他营养物质(铁、叶酸、某些氨基酸)的 H^+ 偶联转运系统,从而毫无疑问地确定了跨膜 H^+ 梯度作为哺乳动物细胞中至少一些重要营养物质主动转运的驱动力的作用。

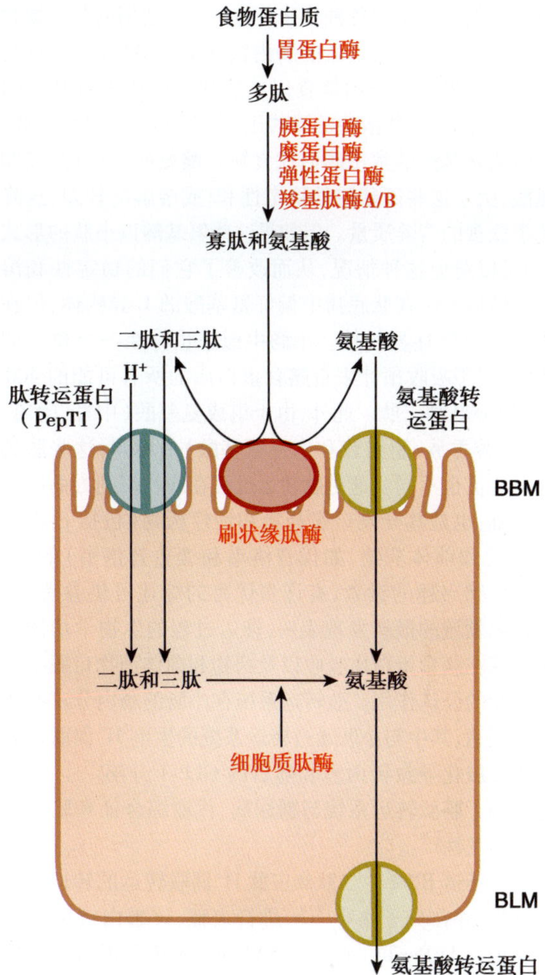

图 102.8　胃和胰腺蛋白酶/肽酶和刷状缘肽酶对膳食中蛋白质的消化以及消化产物通过小肠吸收细胞的转移。详见正文。BBM,刷状缘膜;BLM,基底外侧膜

除了涉及 H^+ 梯度作为肠肽转运的一大特征外,转运过程中还有一些其他值得关注的特征。由于该过程将二肽和三肽跨膜转运,因此明显比游离氨基酸的转运过程更有利(即每

个转运周期可转移 2 或 3 个氨基酸而不是 1 个氨基酸)。另一个显著的优势是在各种临床环境中均可使用的肠内饮食的配方。仅基于游离氨基酸的肠内饮食是高渗性的,往往与腹泻有关。如果这些肠内饮食以二肽和三肽作为氨基酸的来源,它将会降低这些溶液的渗透压并消除临床并发症。此外,基于游离氨基酸的常用肠内饮食缺乏酪氨酸、谷氨酰胺和半胱氨酸,由于这些氨基酸的稳定性和/或溶解度较差,这降低了此类饮食的营养质量。但如果这些氨基酸以小肽的形式添加,则可以避免这种情况,从而改善了它们的稳定性和溶解度。肽转运系统在肽底物中偏好氨基酸的 L-异构体,但在一定程度上耐受 D-异构体。小肠中似乎也存在一个单一的转运系统,用于吸收预计来自膳食蛋白质的所有可能的 400 种二肽和 8 000 种三肽。此外,由于组成氨基酸(中性、阴离子、阳离子、芳香族、脂肪族和支链氨基酸)的不同,这些肽的物理化学特征也不同。这是肽转运过程在底物识别方面明显混杂的基础,也是其开发口服药物和治疗药物(包括 β-内酰胺类抗生素和前体药物,如伐昔洛韦和缬更昔洛韦)的基础。对该主题感兴趣的读者,有许多优秀的综述可供参考[73-76]。肠肽转运领域的最新发现表明,转运过程的生物学功能远远超出了其在膳食蛋白质吸收以及药物和前体药物口服生物利用度方面的公认作用。肽转运系统在小肠的肠内分泌细胞中功能性表达,其中与小肽通过转运系统的生电 H^+ 偶联进入相关的膜去极化导致钙内流和随后的 GLP-1 分泌[77]。这些新发现强调了肠肽转运系统与糖尿病、代谢综合征和脑功能等领域的相关性[78]。

负责肠道 BBM 中二肽和三肽 H^+ 偶联转运的转运蛋白已经被克隆,并在分子水平[79-81]进行表征,该蛋白被称为肠道肽转运蛋白 1(PepT1)或 SLC15A1。克隆转运蛋白的功能特征概括了肠道 BBM 囊泡中肽转运的功能特征。在人类中,该蛋白仅在十二指肠、空肠和回肠吸收细胞的面向管腔的 BBM 中表达和分布。转运蛋白的表达受其底物以及几种激素(包括胰岛素、瘦素、表皮生长因子和甲状腺激素)的调节,所有这些激素均可增加 BBM 中转运蛋白的密度,无论 mRNA 是否发生任何伴随变化[82,83]。参与管腔和膜消化,管腔内生成的最终产物,及其跨肠细胞的转运如图 102.8 所示。

在正常生理条件下,PepT1 也在大肠中表达,但仅在远端结肠中表达,在那里其可能在处理细菌衍生肽中发挥作用,并有助于电解质和水的吸收[84,85]。在某些病理条件下(如炎症),可以诱导 PepT1 的结肠表达,这可能与 PepT1 转运细菌衍生肽甲酰基蛋氨酸-亮氨酸-苯丙氨酸(Met-Leu-Phe)和胞壁酰二肽的能力有关[86-88]。某些致病菌(如致病性大肠杆菌)也可诱导结肠 PepT1 的表达[89]。这些发现表明,炎症可驱动 PepT1 的结肠表达,转运蛋白的功能通过递送细菌来源的衍生肽在结肠细菌和宿主免疫系统之间提供通道,从而在促炎症过程中发挥作用。然而,这种作用仍有争议,因为一些研究表明,在炎症过程中,PepT1 的结肠表达实际上是下调的,其表达不是免疫激活所必需的[90]。显然,还需要进一步的研究来解决这个问题。结肠癌(包括结肠炎相关结肠癌)中肽转运蛋白的结肠表达增加[87,91]。鉴于转运蛋白是由 H^+ 梯度激发且肿瘤微环境呈酸性,因此 PepT1 在癌症中的出现可能具有生物学相关性。

完整肽通过肠上皮细胞 BLM 中的排出没有达到任何显著程度。通过 PepT1 从肠腔进入肠细胞的大部分二肽和三肽在细胞内水解为游离氨基酸,从而消除了 BLM 中存在肽转运系统的任何生物学需求。然而,在肠道 BLM 中已描述了完整肽的转运,尽管该过程不是由 PepT1 介导的,因为该转运蛋白在肠道吸收细胞的 BLM 中不表达。该转运系统的生理学意义和分子特性仍有待确定。

5. 氨基酸的吸收

与小肽吸收的单一转运系统相比,在肠上皮细胞中有多种转运系统用于吸收游离氨基酸。在分子水平上鉴定氨基酸转运蛋白之前,根据特定氨基酸转运缺陷患者的底物选择性和其他生化特征,对肠道氨基酸转运系统进行分类。因此,在小肠中氨基酸吸收至少有 4 种不同的转运系统,每种转运系统都对中性氨基酸、阳离子氨基酸、阴离子氨基酸和亚氨基酸具有特异性。在以下疾病中,这些转运系统的功能分别存在缺陷:哈特纳普病、胱氨酸尿症、二羧酸尿症和亚氨基甘氨酸尿症。随着哺乳动物细胞中大多数氨基酸转运蛋白的分子特性的建立,人们现在对肠道氨基酸转运的细节有了更多的了解。最近的一篇综述详细介绍了与肠道氨基酸转运蛋白相关的分子特性、功能特征和遗传缺陷[92]。

(1) 刷状缘膜中的氨基酸转运体

肠道刷状缘膜(BBM)中表达的氨基酸转运蛋白示意图见图 102.9。说明了底物选择性、离子依赖性以及氨基酸底物和共转运离子的运动方向。

B^0 系统介导刷状缘膜对中性氨基酸在的摄取,其具有广泛的底物特异性,可接受除亚氨基酸脯氨酸和羟脯氨酸以外的所有中性氨基酸。转运过程是生电的,并与跨膜电化学 Na^+ 梯度偶联。负责 B^0 系统的转运蛋白已被克隆,并在分子水平上进行了表征[93,94]。B^0 转运蛋白基因 *SLC6A19* 位于人类染色体 5p15.33 上,编码 SLC6A19 蛋白。SLC6A19 需要分子伴侣才能易位至刷状缘膜,BBM 是血管紧张素转化酶亚型 ACE2。

B^0 系统负责跨 BBM 摄取中性和阳离子氨基酸,但其在小肠远端和大肠中的表达更高。转运过程是高度浓缩的,由 Na^+ 梯度、Cl^- 梯度和膜电位驱动,并且必须依赖 Na^+ 和 Cl^-。$B^{0,+}$ 系统是唯一能在 Na^+/Cl^- 偶联中转运阳离子氨基酸精氨酸的转运蛋白。该转运系统的一个有趣方面是其能转运 D 型氨基酸(D-AAs)以及各种基于氨基酸的药物和药物前体的能力[95],包括一氧化氮合酶抑制剂[96]、阿昔洛韦前体药物伐阿昔洛韦[97]和更昔洛韦前体药物缬更昔洛韦[98]。负责 $B^{0,+}$ 系统的转运体已被克隆[99,100]。该基因为 *SLC6A14*,蛋白质为 SLC6A14。该基因位于人类染色体 Xq23-q24 上。

$b^{0,+}$ 系统是肠道 BBM 中,中性和阳离子氨基酸的 Na^+ 非依赖转运系统。该系统与 $B^{0,+}$ 系统不同,尽管这两种系统的底物特异性相似,Na^+ 依赖性是这两个系统和 $B^{0,+}$ 系统转运胱氨酸之间的显著区别。克隆研究表明,$b^{0,+}$ 系统作为异源二聚体发挥作用,由转运蛋白(称为 $b^{0,+}$AT)和分子伴侣(称为 rBAT,即与 $b^{0,+}$ 氨基酸转运蛋白相关)组成[101]。与 B^0 系统和 $B^{0,+}$ 系统相比,$b^{0,+}$ 系统作为一种强制交换器发挥作用。它将阳离子氨基酸和胱氨酸转运到细胞中,以交换中性氨基酸。在克隆转运系统后,$b^{0,+}$AT 现在表示为 SLC7A9,其基因

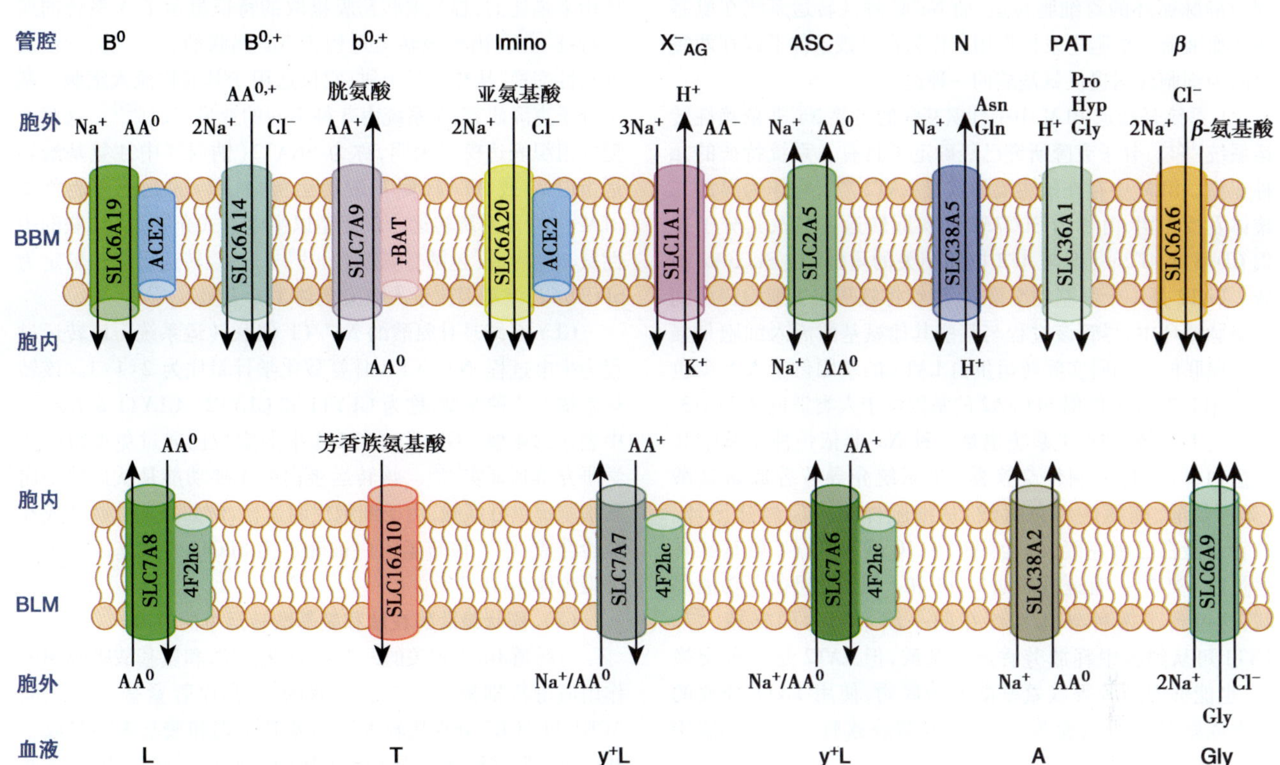

图 102.9　小肠吸收细胞刷状缘膜（BBM）和基底外侧膜（BLM）中的氨基酸转运蛋白及其底物选择性、共转运离子和转运方向。顶行和底行代表脂质双层中代表的每种转运蛋白对应的经典命名及其人类基因组组织命名。详见正文。4F2hc，抗原 4F2 的重链；AA^0，中性氨基酸；AA^+，阳离子氨基酸；AA^-，阴离子氨基酸；$AA^{0,+}$，中性和阳离子氨基酸；ACE2，血管紧张素转换酶 2；AG，天冬氨酸/谷氨酸；Gly，甘氨酸。分子伴侣 rBAT、4F2hc 和 ACE2 及其相应的转运蛋白伴侣也有表现。rBAT，与 $b^{0,+}$ 氨基酸转运体有关

位于人类染色体 19q13.1 上。该分子伴侣为 SLC3A1，其基因位于人类染色体 2q16.3-p21 上。

IMINO 系统仅在亚氨基酸（脯氨酸、羟脯氨酸）跨肠道 BBM 转运中起作用。与 $b^{0,+}$ 系统相似，IMINO 系统必须依赖于 Na^+ 和 Cl^-，该转运过程是生电的，表明 Na^+∶Cl^-∶氨基酸化学计量比为2∶1∶1[102]。负责 IMINO 系统的转运蛋白已被克隆，它被称为 SLC6A20[103]。该基因位于人类染色体 3p21.3 上。SLC6A20 还需要分子伴侣 ACE2 才能易位至肠道 BBM。

X-AG 系统是肠道 BBM 中阴离子氨基酸天冬氨酸和谷氨酸的 NA^+ 偶联转运系统[104-106]。外向的 K^+ 梯度刺激转运过程，表明 Na^+ 和氨基酸底物流入细胞与 K^+ 流出细胞偶联。H^+ 似乎也是转运过程中的额外共转运离子。负责 X-AG 系统的转运蛋白已被克隆，它被称为 SLC1A1（也称为兴奋性氨基酸转运蛋白 3）[107]，其基因位于人类染色体 9q24 上。

ASC 系统是肠道 BBM 中的转运过程，它以 Na^+ 依赖性方式介导氨基酸丙氨酸、丝氨酸和半胱氨酸的转运。在成功克隆转运系统后，现在将其鉴定为 SLC1A5（也称为 ASCT2 或 ASC 系统转运蛋白 2）[108,109]。克隆的转运蛋白曾被认为代表 B^0 系统，因为它能够以 Na^+ 偶联的方式转运中性氨基酸[108]，但现在很明显 B^0 系统是 SLC6A19，而不是 SLC1A5。与介导中性氨基酸和 Na^+ 单向内流的 B^0 系统（SLC6A19 相反，ASC 系统（SLC1A5）是一种强制交换体，涉及 Na^+ 和中性氨基酸进入细胞，与 Na^+ 和另一种中性氨基酸离开细胞偶联[110,111]。编码 SLC1A5 的基因位于人类染色体 19q13.3 上。

N 系统是一种 Na^+ 偶联转运蛋白，可特异性转运谷氨酰胺、天冬酰胺和组氨酸，并在肠隐窝细胞的 BBM 中表达[112]。该转运蛋白已被克隆，称为 N2 系统（SN2）或 SLC38A5[113,114]，其基因位于人类染色体 Xp11.23 上。它将其氨基酸底物和 Na^+ 一起转运到细胞中，有趣的是，转运过程还涉及 H^+ 的同时外排。肠隐窝细胞表现出高增殖能力，通过 SN2 的谷氨酰胺内流通过促进这些细胞中嘌呤和嘧啶的从头合成来支持 DNA/RNA 的合成，而 H^+ 的外流保持了细胞内相对碱性的 pH，已知这可能促进细胞增殖。因此，SLC38A5 可能在隐窝细胞增殖中起重要作用，从而在生理和各种病理条件下，在小肠肠上皮细胞的更新中发挥重要作用。

PAT 系统是小氨基酸（如甘氨酸、丙氨酸、脯氨酸的）的 H^+ 偶联转运系统[115]。负责这种活性的蛋白质被称为 PAT1（质子偶联氨基酸转运蛋白 1）[116,117]。它被鉴定为 SLC36A1，编码转运蛋白的基因位于人染色体 5q33.1 上。该蛋白仅在人类肠道 BBM 中表达[118]。

β 系统是肠道 BBM 中的转运系统，介导 Na^+/Cl^- 偶联摄取非蛋白质氨基酸牛磺酸和 β-丙氨酸[119-121]。负责 β 系统转运功能的蛋白质已经在分子水平上被确认[122,123]。该转运体蛋白被称为 TAUT（牛磺酸转运蛋白），并命名为 SLC6A6。编码转运蛋白的基因位于人类染色体 3p26 至 p24。

（2）基底外侧膜（BLM）的氨基酸转运体

肠道 BLM 中表达的氨基酸转运蛋白示意图见图 102.9，该图说明了氨基酸底物和共转运离子的底物选择性、离子依赖性和运动方向。这些转运系统具有双重目的。Na^+ 非依赖性转运系统参与细胞内氨基酸的外流，从而完成了其从管腔

到门静脉循环的跨细胞转运，而 Na^+ 依赖性转运系统在氨基酸从血液流入细胞中发挥作用。作为在饥饿条件下或在两餐之间为细胞代谢提供氨基酸的一种途径。

L 系统是肠道 BLM 中中性氨基酸的主要 Na^+ 非依赖性转运系统[124]。分子克隆研究已经确定了具有 L 系统特征的几种亚型。BLM 中存在的主要形式是 LAT2[101]，它作为异源二聚体发挥作用，由称为 SLC7A8 的实际转运蛋白及其分子伴侣 CD98 或 4F2hc（即与 4F2 抗原相关的重链）或 SLC3A2 组成。LAT2 是一个强制性交换器，能够将氨基酸从细胞释放到门静脉循环中，尽管该过程与某些其他氨基酸流入细胞是强制性偶联的。编码实际转运蛋白 LAT2 的基因位于人类染色体 14q11.2，分子伴侣 SLC3A2 的基因位于人类染色体 11q13。

与 L 系统一样，T 系统也是一种 Na^+ 非依赖性氨基酸转运蛋白，但不是强制性交换器。T 系统介导芳香族氨基酸（苯丙氨酸、酪氨酸和色氨酸）从细胞外流入门静脉循环。该转运蛋白已被克隆，称为 SLC16A10 或 TAT1（T 氨基酸转运蛋白 1）[125]。有证据表明 TAT1 和 LAT2 之间存在功能偶联，这得到了两种转运系统在同一膜中表达的支持[126]。TAT1 可从细胞中释放芳香族氨基酸，但 LAT2 是一种交换剂，也能够识别芳香族氨基酸作为底物，使用 TAT1 释放的芳香族氨基酸进行交换，以促进非芳香族氨基酸从细胞中释放。

y^+L 系统以 Na^+ 依赖性方式转运中性氨基酸，但以 Na^+ 非依赖性方式转运阳离子氨基酸[127]。这一特征在转运系统介导阳离子氨基酸从肠道细胞外流到进入门静脉血的能力中起重要作用。由于阳离子氨基酸（精氨酸和赖氨酸）携带净正电荷，因此这些细胞中通常存在的内部负膜电位对这些氨基酸的退出带来了问题。y^+L 系统独特的离子依赖性，结合其作为强制性交换器的转运模式，为这个问题提供了一种解决方案。该转运系统以 Na^+ 偶联的方式介导中性氨基酸的内流，该过程与阳离子氨基酸的同时外流相偶联。通过这种作用方式，整个偶联转运过程变为电中性，从而使阳离子氨基酸离开细胞变得可行。y^+L 系统有两种亚型，每种功能均为异源二聚体[101]。实际的转运蛋白被称为 y^+LAT1 和 y^+LAT2，两者都以 CD98/4F2hc/SLC3A2 作为共同的分子伴侣发挥作用。两种亚型均在最终 BLM 中起作用。在成功克隆实际转运蛋白后，y^+LAT1 被称为 SLC7A7，y^+LAT2 被称为 SLC7A6；相应的基因分别位于人类染色体 14q11.2 和 16q22.1 至 q22.2 上。

有 3 种转运系统仅用于氨基酸通过肠道 BLM 流入细胞。它们是 y^+ 系统、A 系统和 GLY 系统。y^+ 系统与 Na^+ 无关，且对阳离子氨基酸具有选择性[124]。它不是一种强制性交换器，这使得其在内部负膜电位的促进下，对精氨酸和赖氨酸流入细胞起作用。从分子克隆研究中发现了 y^+ 系统的几种亚型，它们被称为 CAT 亚型（阳离子氨基酸转运蛋白）[101]。CAT1 主要负责 BLM 中 y^+ 系统的活动。该转运蛋白命名为 SLC7A1，其基因位于人类染色体 13q12 至 q14 上。

A 系统是所有中性氨基酸和亚氨基酸的 Na^+ 偶联转运系统。它在氨基酸转运领域占有特殊的地位，因为它是第一个在哺乳动物细胞中被确定功能的氨基酸转运系统。以谷氨酰胺作为底物，描述了肠道 BLM 中存在该转运系统，都是通过使用来描述的；谷氨酰胺跨膜摄取的特征显示了 A 系统的所有特征[128]。由于该转运过程为 Na^+ 偶联的、生电的、不涉及强制性交换，从热力学上讲，它仅适用于其底物流入细胞。基于分子克隆研究，A 系统由 3 种不同的亚型组成[129]。这些亚型的组织表达模式表明，称为 SNAT2（钠偶联中性氨基酸转运蛋白 2）或 ATA2（氨基酸转运蛋白 A2）的亚型可能负责 BLM 中的 A 系统转运。该亚型以生电方式介导 Na^+ 偶联的中性氨基酸内流（包括谷氨酰胺）[130,131]。该转运蛋白被鉴定为 SLC38A2，该基因位于人类染色体 12q 上。

GLY 系统是甘氨酸的 Na^+/Cl^- 偶联转运系统。该转运过程为生电过程，Na^+ : Cl^- : 甘氨酸化学计量比为 2 : 1 : 1。该转运系统有 2 种亚型，称为 GLYT1 和 GLYT2。GLYT1 是在小肠中表达的亚型。GLYT1 在 BLM 中的定位已通过免疫组织化学研究得到证实[132]。该转运蛋白的主要功能是从血液中向肠细胞提供甘氨酸，用于细胞代谢途径，例如谷胱甘肽合成和嘌呤合成[133]。该转运蛋白被确定为 SLC6A9，该基因位于人类染色体 1p31.3 上。

（3）刷状缘肽酶在肽和氨基酸转运中的作用

与肠道 BBM 相关的两种肽酶，在二肽和氨基酸吸收中的作用值得特别提及。二肽基肽酶 Ⅳ 和血管紧张素转化酶 ACE1 和 ACE2 分别从较大肽的氨基末端和羧基末端释放二肽。由于肽转转运蛋白 PepT1 接受二肽作为底物，因此这两种肽酶的功能与肽转运蛋白的反式转运功能相关。肽酶和肽转运蛋白在肠道吸收细胞的同一层膜上的表达使得这种功能联系成为可能，这在二肽基肽酶Ⅳ中已得到了很好的证明[134]。ACE2 除了作为 PepT1 二肽底物供应商的作用外，它还作为氨基酸转运蛋白 B^0AT1（SLC6A19）和 IMINO（SLC6A20）的分子伴侣发挥作用（见图 102.9）[135,136]。这 2 种转运蛋白在 *Ace2* 缺失小鼠的肠道 BBM 中不存在[136]。已证实 ACE2 和 SLC6A19 之间存在物理相互作用[137]。SLC6A19 还与肠道 BBM 中的氨肽酶 N 相互作用[137]，这种相互作用的功能意义可能与二肽释放肽酶（二肽基肽酶Ⅳ和 ACE1/ACE2）和肽反式转运蛋白 PepT1 之间的相互作用相似。SLC6A19 是 BBM 中中性氨基酸的主要转运蛋白，氨肽酶 N 是一种从寡肽氨基末端释放中性氨基酸的酶，因此，氨基酸转运蛋白 SLC6A19 和氨基酸释放氨肽酶 N 之间的物理相互作用使这两种蛋白质彼此靠近，使转运蛋白在肽酶释放后立即有效转运氨基酸。

（4）结肠中的氨基酸转运蛋白

膳食蛋白质的消化和吸收主要发生在小肠，很少（如果有的话）膳食蛋白质到达大肠。尽管如此，结肠通过细菌代谢产生大量的氨基酸，其中大多数是由这些细菌内源性合成的。两种特异性氨基酸转运蛋白，即 SLC6A14（$ATB^{0,+}$ 或 $B^{0,+}$ 系统）和 SLC36A1（PAT1），在结肠上皮细胞的 BBM 中表达[138,139]。SLC6A14 在结肠中的表达水平高于小肠；相比之下，SLC36A1 在结肠中的表达低于小肠。这些转运蛋白很可能在细菌产生的氨基酸的吸收中发挥作用，但由于结肠细胞 BBM 不像小肠那样表达全部的氨基酸转运蛋白，因此结肠上皮细胞在循环中比在肠腔中更依赖氨基酸来补充氨基酸。此外，结肠对氨基酸的吸收不太可能是循环中氨基酸水平的主要决定因素。最近在小鼠中进行的一项研究表明，无论是否存在结肠中主要氨基酸转运蛋白 Slc6a14 的情况下，氨基酸的血浆中水平相似[140]。

（四）蛋白质消化缺陷

肠道中膳食蛋白质的消化主要发生在小肠。在负责蛋白质管腔消化的蛋白质水解酶减少的条件下，该过程出现缺陷。这可能发生在囊性纤维化（CF）中，CF 是一种与胰腺外分泌功能下降相关的遗传疾病，包括所有蛋白酶在内的胰腺分泌缺陷（见第 57 章）[141]。但是胰腺分泌的缺陷不仅限于蛋白酶，与膳食脂肪和碳水化合物消化有关的所有酶（例如，脂肪酶、磷脂酶、淀粉酶）的分泌也会受到影响[142]。因此，CF 与膳食中所有主要营养素的普遍吸收不良有关。在刷状缘酶肠肽酶基因缺失的患者中，蛋白质消化也受到影响[143]。由于这种酶负责肠腔内胰蛋白酶的无活性酶原形式胰蛋白酶的激活，因此肠肽酶缺乏会导致蛋白质消化缺陷。然而，这种缺陷并不仅仅是由于胰蛋白酶缺乏。胰腺分泌中其他蛋白酶的酶原形式的激活依赖于胰蛋白酶，因此，所有胰蛋白酶的活性在肠腔中均受到影响。因此，肠肽酶缺乏的主要影响见于蛋白质消化。最近的一项研究提出，肠肽酶有可能作为肥胖的药物靶点[144]。这一想法是基于肠肽酶也负责将肠腔中的胰腺前辅脂肪酶转化为辅脂肪酶。胰脂肪酶的最大活性需要活性辅脂肪酶，因此，肠肽酶的药理学阻断可能会干扰膳食脂肪的消化和吸收。乳糜泻（非热带口炎性腹泻）也与蛋白质消化缺陷相关，这是由于麸质诱导的小肠炎症导致 BBM 表面积减少所致（见第 107 章）。

（五）蛋白质吸收缺陷

蛋白质消化产物主要以小肽的形式通过 PepT1 吸收，以游离氨基酸的形式通过几种氨基酸转运蛋白吸收，因此这些转运蛋白的缺陷可干扰膳食蛋白质的吸收。

肽转运蛋白（PepT1）（SLC15A1）多态性

尚无与 PepT1（SLC15A1）相关的已知遗传疾病，然而，在人类中报道了编码影响其转运功能的转运蛋白的基因多态性[145,146]。在基因的蛋白质编码区发现了这些多态性，导致氨基酸的非同步置换。用亮氨酸替代 586 位的脯氨酸会导致转运缺陷，从而降低 BBM 中转运蛋白的密度[145]。这种多态性降低了转运过程的速度，而不影响对底物的亲和力。另一种多态性导致 28 位的苯丙氨酸被酪氨酸取代，从而降低了底物亲和力[146]。尽管有这些数据来自体外表达研究，但这些多态性似乎在体内对蛋白质营养的影响程度不明显。

（六）氨基酸吸收障碍

1. 哈特纳普病

哈特纳普病是一种影响肠道和肾脏对中性氨基酸吸收的遗传性疾病。根据小肠和肾脏的缺陷，可以推测受影响的转运系统在这两种组织中起着相似的作用，即肠上皮细胞吸收和肾上皮细胞重吸收；在这两种组织中，缺陷均位于面向管腔的 BBM[147,148]。最容易观察到的生化表型是受累氨基酸（中性氨基酸尿症）的过度尿液排泄。这是一种隐性遗传疾病。该疾病的临床表现主要与色氨酸缺乏有关，而色氨酸缺乏是由该氨基酸的尿丢失引起的。症状类似于烟酸缺乏症（糙皮病），因为大量的烟酸是以色氨酸为前体内源性合成。补充 B 族复合维生素可有效缓解症状。尽管这种缺陷存在于肠道和肾脏，但这种缺陷的肠道表现很少，特别是居住在发达国家的患者。这是因为与小肽的吸收相比，游离氨基酸的吸收对膳食蛋白质整体吸收的贡献要小得多，并且在发达国家膳食蛋白质摄入量超过了最佳摄入量。值得注意的是，10 种必需氨基酸中有 8 种是中性氨基酸，苯丙氨酸、酪氨酸和色氨酸是大脑中重要神经递质（去甲肾上腺素、多巴胺和 5-羟色胺）的前体。这可能为不发达国家的哈特纳普病患者发生严重的神经系统并发症提供了分子基础，因为这些国家的膳食蛋白质摄入量往往低于最佳营养需求。

结肠细菌代谢中性氨基酸是解释哈特纳普病症状病因的另一个相关因素，尽管对这方面知之甚少。由于这些患者肠道中色氨酸和其他中性氨基酸的反式转运系统存在缺陷，因此预期未被吸收的色氨酸将到达结肠，在结肠中，驻留细菌将代谢氨基酸以生成各种吲哚衍生物。这些衍生物是核受体芳香烃受体（AhR）[9,10]的强效激活剂；这可能对结肠的基因表达和功能产生影响。此外，最近的研究表明，口服色氨酸可显著改变结肠微生物群并降低对真菌感染的易感性；这也涉及色氨酸的细菌代谢产物及其激活 AhR 的能力[149]。色氨酸也是 G 蛋白偶联受体 GPR142 的激动剂，GPR142 在肠内分泌细胞中表达；这些细胞在色氨酸的作用下分泌 GLP-1[22]。这些结果与 哈特纳普病患者的相关性仍然未知，但对哈特纳普病小鼠模型（Slc6a19 缺失小鼠）[150]的研究，为肠道中未吸收的中性氨基酸的深远全身影响提供了强有力的支持[151,152]。

哈特纳普病中的缺陷转运蛋白是 SLC6A19[93,94]。迄今为止在哈特纳普病患者中发现的该基因的所有突变均导致转运蛋白的功能丧失[147,148]。有趣的是，有些患者仅在小肠或仅在肾脏中表现出中性氨基酸转运缺陷。这不能简单地根据 SLC6A19 的功能缺失突变来解释，因为相同的转运蛋白在两种组织中都有表达。然而，这种转运体使用不同的伴侣蛋白在肠道和肾脏中正确转运到 BBM；ACE2 参与肠道，而 collectrin 基因在肾脏中完成这一功能。因此，这些组织特异性伴侣中的功能缺失突变，很可能是哈特纳普病单纯肠道和单纯肾脏亚型的原因[135]。

2. 胱氨酸尿症

胱氨酸尿症是氨基酸转运的另一种遗传性疾病，与哈特纳普病一样，该缺陷影响肠道和肾脏。然而，在胱氨酸尿中受影响的是阳离子氨基酸的转运，而不是中性氨基酸的转运[153,154]。此外，胱氨酸（Cys-S-S-Cys）的转运也存在缺陷。因此，胱氨酸尿症患者表现出特征性氨基酸尿症，所有阳离子氨基酸（赖氨酸、精氨酸以及鸟氨酸）和胱氨酸的排泄增加；因此命名为胱氨酸尿症。值得注意的是，半胱氨酸的转运在本病中不受影响。即使缺陷发生在肠道和肾脏，但临床表现几乎仅与肾脏缺陷的后果有关。胱氨酸在水中的溶解度有限，当其浓度大于 300mg/L 时，胱氨酸结晶。该氨基酸的正常血浆水平为 10~20mg/L。在胱氨酸尿症患者中，胱氨酸与阳离子氨基酸一起不被重吸收，随着肾小球滤液通过肾单位，胱氨酸和阳离子氨基酸在肾小管腔中的浓度升高。在这些条件下，由于阳离子氨基酸在水中的溶解度更好而保留在溶液中，但胱氨酸结晶并形成结石。胱氨酸结石引起的肾病是胱氨酸尿症的主要临床问题，且通常危及生命。中性氨基酸的尿排泄正常，这种生化表型可区分胱氨酸尿症和哈特纳普病。

胱氨酸尿症中有缺陷的转运系统是 $b^{0,+}$ 系统。在分子水平上，系统 $b^{0,+}$ 是由转运蛋白(SLC7A9)和分子伴侣(rBAT 或 SLC3A1)组成的异源二聚体；任何一个基因突变均可导致胱氨酸尿症。对胱氨酸尿症患者的突变分析为两种基因参与该疾病提供了证据[155,156]。Slc7a9 敲除小鼠表型胱氨酸尿症[157]。作为 $b^{0,+}$ 转运阳离子和中性氨基酸，在胱氨酸尿症患者中，仅阳离子氨基酸的尿液排泄增加，而没有中性氨基酸排泄过多的证据是这令人惊讶的，但可以通过 $b^{0,+}$ 作为交换剂转运阳离子和中性氨基酸来解释。胱氨酸和阳离子氨基酸流入细胞，偶联中性氨基酸流出，作为顺应性序列，该转运系统在中性氨基酸从管腔流入细胞的过程中几乎不起作用。此外，还有其他几种转运蛋白用于处理肠道和肾脏 BBM 中的中性氨基酸。

3. 赖氨酸尿蛋白不耐受

赖氨酸尿蛋白不耐受(LPI)是另一种影响肠道和肾脏的阳离子氨基酸转运遗传性疾病[158]。然而，与哈特纳普病和胱氨酸尿症的缺陷位于 BBM 不同，LPI 的缺陷在于 BLM。由于缺陷部位的不同，当受影响的氨基酸以小肽形式呈现时，3 种疾病中受累氨基酸的肠道变化不同。哈特纳普病和胱氨酸尿症患者能够以二肽或三肽的形式吸收受影响的氨基酸，而 LPI 患者则无法吸收[159]。这些小肽通过 PepT1 正常穿过 BBM，然后水解为细胞内的游离氨基酸，通过 BLM 排出。然而，由于 LPI 的缺陷是在 BLM 中，释放的阳离子氨基酸的出口受损。在 LPI 中，阳离子氨基酸作为游离氨基酸或小肽的形式通过 BBM 正常吸收，但阳离子氨基酸的出口受损，从而引起蛋白质营养不良。在哈特纳普病和胱氨酸尿症中，受影响的氨基酸主要以小肽的形式通过 BBM 吸收；仅游离形式通过该膜的吸收受到影响。然而，由于肽吸收是蛋白质消化产物在 BBM 中吸收的主要方式，因此在哈特纳普病和胱氨酸尿症中，这种膜中游离氨基酸的吸收受损不会导致蛋白质营养不良。

LPI 患者不能耐受饮食中的蛋白质。摄入含蛋白质的膳食后，这些患者会出现恶心和呕吐，以及餐后高氨血症。这些症状和蛋白质不耐受的病因涉及尿素循环缺陷和肝脏中氨无法解毒[160]。由于这些患者不能在肠道中吸收阳离子氨基酸，并且尿液中也会丢失这些氨基酸，因此这些氨基酸的血浆水平会显著降低。LPI 实际上是一种多器官疾病，尽管其主要缺陷仅涉及肠道和肾脏。精氨酸和鸟氨酸是尿素循环所必需的；因此，这 2 种氨基酸缺乏可导致尿素循环障碍，从而引发高氨血症，增加智力障碍的风险。脑细胞暴露于过量的氨导致 α-酮戊二酸转化为谷氨酸，并最终转化为谷氨酰胺，从而虹吸柠檬酸循环中间物质 α-酮戊二酸以解毒氨；这抑制了柠檬酸循环并导致 ATP 耗竭，这是智力障碍的基础病因。受影响的儿童倾向于避免饮食中的蛋白质，包括乳制品；这会导致钙的缺乏，从而导致骨质减少。因为赖氨酸是合成肉碱的前体，LPI 也会导致肉碱缺乏。此外，由于无法耐受饮食中的蛋白质，对高脂肪和高碳水化合物膳食的食物偏好的改变，导致高脂血症伴循环中胆固醇和甘油三酯水平升高。

该疾病中存在缺陷的转运系统是 y^+LAT1(SLC7A7)，是 y^+L 系统的一种亚型[161,162]。没有证据表明涉及其他亚型 y^+LAT2(SLC7A6)。尽管第二种亚型在肠和肾的 BLM 中表达，但显然它并不弥补 y^+LAT1 的丢失。

五、脂肪

(一) 膳食脂质

在西方饮食中，膳食脂质约占每日热量摄入的三分之一(约 100g/d)，主要由甘油三酯(约 95%)组成，其余为磷脂和胆固醇。膳食胆固醇来自动物脂肪，且多以游离形式存在。只有 10%～15% 以胆固醇酯与脂肪酸的形式存在。膳食胆固醇仅被部分吸收，而膳食甘油三酯在人体中的吸收非常有效。甘油三酯由甘油及其与脂肪酸酯化的 3 个羟基组成。膳食甘油三酯中的主要脂肪酸是碳链长度大于 14 的长链脂肪酸(如棕榈酸、硬脂酸、油酸、亚油酸)，可能饱和或不饱和。膳食脂质还提供必需脂肪酸亚油酸和亚麻酸，这两种脂肪酸均为多不饱和脂肪酸，属于欧米茄-3(Ω-3)脂肪酸类别(即这些多不饱和脂肪酸中的第一个双键从分子的—CH_3 末端的碳原子 3 开始)(ω 端)，这些脂肪酸来源于植物原生的磷脂。天然存在的多不饱和脂肪酸含有顺式构型的双键。将不饱和脂肪酸商业氢化，作为延长保质期和改变物理稠度的一种手段，不仅会导致一些双键饱和，还会将剩余的双键从顺式构型转变为反式构型，即所谓的反式脂肪。中链甘油三酯(MCT)含有碳链长度为 6～12 的脂肪酸。除了富含 MCT 的乳脂外，来自大多数天然来源的膳食脂肪中 MCT 的形式含量仅为 10%～20%。这些甘油三酯类已发现多种医学用途，因为它们在肠道中的吸收机制与长链甘油三酯不同。

(二) 脂肪消化吸收的独特性

膳食脂肪的消化和吸收具有几个独特的特征，这取决于脂肪不溶于水介质的事实。因此，需要物理力和洗涤剂来分散肠腔内的膳食脂肪，以便酶能够获取用于消化的分子。胆盐用作洗涤剂，没有它膳食脂肪就不能被消化和吸收。大多数膳食脂肪在被小肠吸收细胞摄取之前，会被肠腔中的酶消化。然而，一旦进入细胞，这些消化的成分就被用来重新合成甘油三酯、磷脂和胆固醇酯，然后以大分子形式组装，再从细胞的浆膜侧离开细胞。最后，脂肪消化产物不会像膳食碳水化合物和蛋白质那样进入门脉循环；相反，它们被释放到乳糜管中，并在进入体循环之前通过淋巴系统。脂溶性维生素 A、D、E 和 K 的作用机制相同，需要胆盐进行肠道吸收并进入淋巴管。然而，中链甘油三酯(MCT)并不通过这种复杂的途径，它们不在肠腔中消化，因此不依赖于胆盐进行肠道吸收。它们只是穿过肠道吸收细胞扩散进入门静脉血流。

(三) 胃肠腔内脂肪的消化

参与肠腔内膳食脂肪消化的酶详见表 102.1。脂肪消化始于胃,胃脂肪酶由主要位于胃底的主细胞分泌。这种酶在 pH 3~6 的范围内发挥最佳作用,适合在胃腔内发挥作用。它已被克隆,是一种 379 个氨基酸的蛋白质,与胰脂肪酶无同源性[163]。胃脂肪酶有效地作用于含有中链脂肪酸的甘油三酯,其活性产物是甘油二酯和游离脂肪酸。由于胃脂肪酶对乳脂肪的重要成分中链甘油三酯(MCT)具有亲和力,因此其在人类新生儿的脂肪消化中起关键作用。此外,新生儿的胰腺功能尚未完全发育,因此使胃脂肪酶的作用与生命这一阶段的脂肪消化关系更为密切。还有另一种脂肪酶,称为胆盐刺激脂肪酶,它与胃脂肪酶和胰脂肪酶均不同[164],与新生儿乳脂的消化有关。胆盐刺激脂肪酶起源于乳腺上皮细胞,存在于母乳中,它也存在于起源于腺泡细胞的胰腺分泌物中。

表 102.1 参与肠腔脂肪消化的酶

酶	来源	底物	产物	胰蛋白酶活化
胃脂肪酶	胃	甘油三酯	甘油二酯和脂肪酸	否
胰脂肪酶	胰腺	甘油三酯	2-单甘油酯和脂肪酸	否
辅脂肪酶	胰腺			是
磷脂酶 A2	胰腺	磷脂	溶血磷脂和脂肪酸	是
羧酸酯水解酶	胰腺	胆固醇酯	胆固醇和脂肪酸	否

胃脂肪酶负责膳食脂肪腔内消化的 20%~30%,但对磷脂和胆固醇酯无活性。在正常情况下,一旦食糜进入小肠,胃脂肪酶的活性就会丧失,因为小肠液体的 pH 不适合维持酶的活性。然而,如果小肠中胃内容物的中和作用受损,胃脂肪酶的活性可以延长。这种情况可见于 CF 患者,因为 CF 患者的胰腺碳酸氢盐分泌可能受损,这也解释了 CF 患者即使在完全没有胰脂肪酶,也没有补充任何外源性胰酶的情况下,膳食中脂肪的吸收可以超过 50%(范围为 25% 至 80%)的原因[165]。此外,胃脂肪酶分泌的增加在一定程度上补偿了 CF 患者中胰脂肪酶的缺乏[165]。长期使用 PPI 也是如此,可减少胃酸生成,从而使胃脂肪酶在小肠中的活性时间延长。

胃在膳食脂肪的乳化和胃脂肪酶活性产生的脂肪消化产物中也起着关键作用。胃食糜中脂肪物理性质的这种转变对于胰脂肪酶在小肠中后续消化非常重要。通过研磨在胃窦中促进乳化,然后将内容物强力喷射到十二指肠中。胃脂肪酶作用产生的游离脂肪酸也可增强乳化作用。通过用磷脂包裹,使乳液中所得的脂肪滴稳定。

胰脂肪酶是负责小肠中甘油三酯消化的主要酶。这种酶在肠腔内活性的重要特征包括:它由胰腺外分泌以活性形式分泌;其活性需要一种称为辅脂酶的辅因子;辅脂酶也由胰腺外分泌分泌,但以一种称为辅脂酶前体(辅脂酶原)的无活性形式存在;通过胰蛋白酶介导的蛋白水解在肠腔内激活辅脂酶原;胰脂肪酶的活性也需要胆汁盐;胰脂肪酶作用于甘油部分的碳原子 1 和 3 相关的酯键,从而生成游离脂肪酸和 2-单甘油酯;它是抗肥胖药物(如奥利司他和西替利司他)的分子靶点。

已克隆了人胰脂肪酶,并阐明了其结构[166,167]。它是一个 50kD 的蛋白,具有催化结构域和辅脂酶结合结构域。肠腔中这种酶的甘油三酯底物以来自胃的乳糜液滴形式存在,该酶作用于这些液滴的脂-水界面的底物,因此需要胆汁盐的去垢作用。需要辅脂酶将胰脂肪酶锚定在脂质-水界面上;这是通过辅脂酶与胰脂肪酶结合的能力以及与乳化液滴的脂-水界面结合来完成的[168]。人辅脂肪酶原是一种由 95 个氨基酸组成的蛋白[169];在肠腔中,它被胰蛋白酶激活,从氨基末端去除 5 个氨基酸肽。释放的五肽(Val-Pro-Asp-Pro-Arg)被称为肠抑肽,因为这种肽在肠腔中生成,因此至少在动物研究中可以抑制食欲[170]。

肠腔中的磷脂来自饮食,也来自胆汁。最主要的磷脂是磷脂酰胆碱(也称为卵磷脂)。在胃食糜中,磷脂包裹着乳化液滴,在肠腔中,它们与胆固醇和胆盐一起以混合胶束形式存在。磷脂酶 A2 负责磷酸酯的消化,水解与甘油部分第二碳相关的酯键,释放脂肪酸和溶血磷脂。磷脂酶 A2 由胰腺外分泌,作为无活性前体,并通过胰蛋白酶的有限蛋白水解在肠腔中被激活。胆固醇酯被一种称为羧酸酯水解酶的单独酶消化,该酶具有广泛的底物特异性,并被胆汁盐激活。

将脂肪消化产物组装成微粒

随着胃脂肪酶和胰腺分泌的其他脂解酶对膳食脂肪各种成分的消化,小肠腔现在含有游离脂肪酸、2-单甘油酯、溶血磷脂、胆固醇以及脂溶性维生素。几乎所有这些产物都不溶于水,因此它们从不以游离形式存在于肠腔中。事实上,消化一开始就随着乳化液滴进行,随着消化产物的生成,乳化液滴逐渐转变为多层囊泡、单层囊泡,最后变为混合微胶粒。与脂肪的消化一样,脂肪消化最终产物的物理状态的变化也必须依赖于胆盐。这些混合微胶粒现在必须从肠腔液的本体相移动到肠细胞的 BBM 进行吸收,这涉及扩散穿过 40μm 厚的未搅拌水层和覆盖 BBM 管腔表面的黏液凝胶层。由于肠上皮细胞管腔表面的微环境具有酸性 pH,游离脂肪酸质子化并通过非离子扩散或转运蛋白通过 BBM。同样,胆固醇通过扩散或转运体穿过 BBM。2-单甘油酯、溶血磷脂和脂溶性维生素主要通过扩散进入肠上皮细胞。一旦脂肪消化的所有产物都离开了混合微胶粒,剩下的就是胆盐微胶粒,它们返回到管腔液的本体相(图 102.10)。由于微环境酸性 pH,少量(约 5%)胆汁酸在未搅拌水层中发生质子化,并被吸收到肠细胞中,然后通过非离子扩散进入门静脉血液。然而,大多数胆汁酸并不通过该途径。它们到达回肠,在回肠通过称为顶端钠-胆汁酸转运蛋白(ASBT 或 SLC10A2)的转运蛋白,以去质子化形式被主动吸收[171,172]。该过程是胆盐肝肠循环的几个步骤之一，包括：①通过 BLM[172] 中的二聚体转运蛋白 OSTα/OSTβ（有机溶质和类固醇转运蛋白 α/有机溶质和类固醇转运蛋白 β）从回肠肠上皮细胞中排出胆盐；②经由门静脉血液进入肝脏；③通过肝窦膜中的另一种转运蛋白摄取进入肝细胞；④最后经由肝小管膜中的另一种转运蛋白分泌进入胆汁。

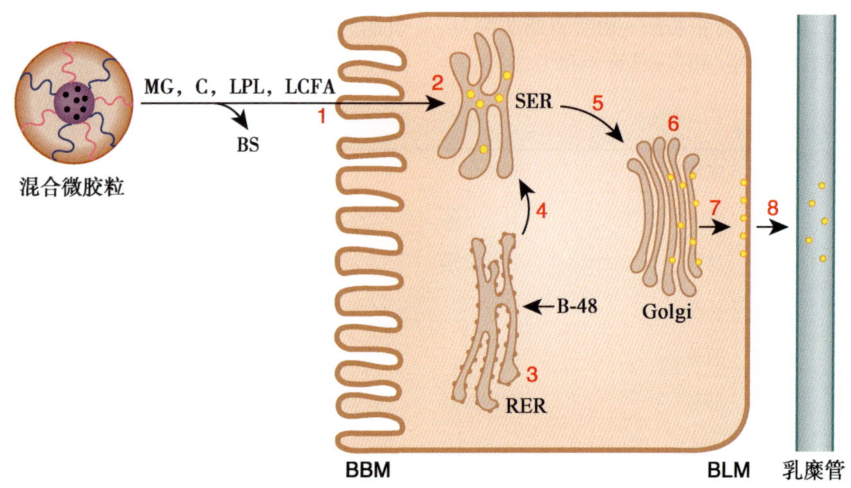

图 102.10　从混合微粒中吸收脂肪消化产物穿过小肠吸收细胞进入淋巴系统的步骤。步骤 1：通过 BBM 将脂肪消化产物转移到肠上皮细胞中。步骤 2：在 SER 中重新合成甘油三酯、磷脂和胆固醇酯，并形成脂滴（黄色点）。步骤 3：RER 中合成载脂蛋白 B-48 的（棕色点）。步骤 4：载脂蛋白 B-48 从 RER 池移动到 SER 池形成乳糜微粒。步骤 5：乳糜微粒移动到高尔基体的顺式侧。步骤 6：在高尔基体的反式侧，出芽乳糜微粒。步骤 7：乳糜微粒与 BLM 融合，释放到浆膜侧的细胞间隙中。步骤 8：乳糜微粒进入乳糜管。B-48，载脂蛋白 B-48；BBM，刷状缘膜；BLM，基底外侧膜；BS，胆盐；C，胆固醇；LCFA，长链脂肪酸；LPL，溶血磷脂；MG，2-单甘油酯；RER，粗面内质网；SER，滑面内质网

（四）脂肪消化产物的转运系统

1. 脂肪酸

有证据表明，至少有 3 种不同的蛋白质参与了肠上皮细胞中脂肪酸的摄取（表 102.2）；它们是 CD36（也称为清道夫受体 B2 或 SR-B2）、脂肪酸转运蛋白 4（FATP4 或 SLC27A4）和清道夫受体 B1（SR-B1）[173,174]。CD36 在近端肠道肠细胞的 BBM 中大量表达，并与游离脂肪酸相互作用。支持该蛋白在肠道脂肪酸摄取中发挥作用的证据来自 CD36 缺失小鼠，与野生型小鼠的肠上皮细胞相比，缺失小鼠近端小肠的肠上皮细胞中脂肪酸的摄取显著减少[175]。然而，CD36 和游离脂肪酸之间的相互作用发生在纳摩尔浓度[175]，这种极高亲和力的相互作用，引起人们对生理条件下 CD36 对肠道脂肪酸摄取作用的怀疑，因为脂肪餐后脂肪酸的肠腔浓度可能为毫摩尔% 范围。尽管如此，仍有大量证据支持 CD36 在肠道膳食脂肪加工中的作用，很可能是通过改变细胞内信号传导和将脂肪消化产物包装为乳糜微粒[176,177]。在人 CD36 缺乏和小鼠 CD36 缺乏与餐后血脂异常相关，包括口服脂肪负荷后甘油三酯、游离脂肪酸、游离甘油和载脂蛋白 B-48 水平升高。尤其是在 CD36 缺陷人和小鼠中发现的脂蛋白大小远小于正常乳糜微粒，且水平较高，表明该蛋白在乳糜微粒组装中发挥作用。此外，在 CD36 缺失小鼠中，膳食脂肪诱导的饱腹感信号消失[176]。在野生型动物中，膳食脂肪中的油酸被转运到肠上皮细胞中，用于合成作为饱腹感信号的油酰乙醇酰胺，该过程在 CD36 缺失小鼠中受损。基于 CD36 能够介导肠上皮细胞摄取脂肪酸的证据，无效小鼠饱腹感信号的丧失，可解释为饮食来源的油酸进入肠上皮细胞受损，以及由此导致的脂质信使合成减少的结果。CD36 不作为经典的转运蛋白发挥作用，通过 CD36 摄取脂肪酸是通过受体介导的内吞作用发生的，很有可能涉及小窝蛋白和脂筏（图 102.11）[178,179]。

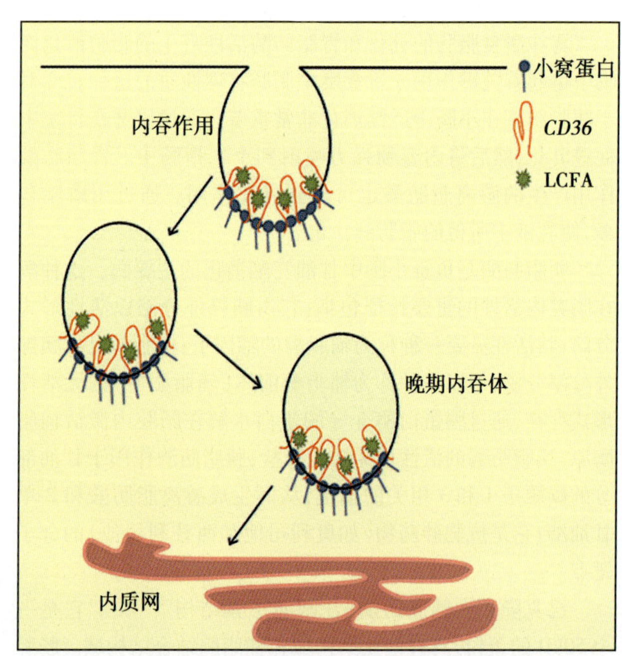

图 102.11　小窝蛋白-1（caveolin-1）在肠细胞 CD36（分化簇 36）介导的脂肪酸摄取中的作用。CD36 和小窝蛋白-1 聚集在被称为脂筏的质膜中的特定位置。这些存在于肠上皮细胞刷状缘膜（BBM）中的特殊结构在长链脂肪酸（LCFA）进入细胞中发挥作用。当 LCFA 与 CD36 结合时，含有小窝蛋白-1 和 CD36 簇的膜内陷，并从 BBM 上被夹断形成内吞体，作为被称为受体介导的内吞过程的组成部分。当内陷结构仍附着在 BBM（质膜）上时，称为小窝

表 102.2　用于吸收脂肪消化产物的小肠刷状缘膜中的转运蛋白

转运体	底物	转运方式	特点
CD36(SR-B2)	LCFA	流入	受体介导的内吞作用
FATP4(SLC27A4)	LCFA	流入	酰基辅酶 A 合成酶活性
ABCG5/ABCG8	胆固醇 植物甾醇	流出	ATP 依赖性; 谷甾醇血症突变
NPCIL1	胆固醇	流入	依折麦布靶点

LCFA,长链脂肪酸。

脂肪酸转运蛋白 FATP4(SLC27A4)在肠上皮细胞中表达,并具有酰基辅酶 A 合成酶活性(见表 102.2)[180]。其在小肠中的表达和血生化特征,提示其在脂肪酸摄取中的潜在作用。据推断,该蛋白可介导脂肪酸穿过 BBM 进入,随后立即通过相同蛋白的组成型酰基辅酶 A 合成酶活性将脂肪酸在细胞内转化为其辅酶 A 衍生物。这一概念可以通过将进入过程与代谢转化偶联,将脂肪酸获在细胞内,为细胞有效摄取脂肪酸提供理想的机制。与游离脂肪酸不同,辅酶 A 衍生物不可能在生物膜上扩散。尽管存在这种逻辑,但 FATP4 缺失小鼠的研究未能支持该蛋白在肠道脂肪酸摄取中的作用[181]。FATP4 中的功能缺失突变可发生在人类中,这些突变会引起一种被称为早发鱼鳞病的皮肤疾病,但在这种疾病中没有与膳食脂肪消化和吸收相关的肠道表型[181]。

2. 胆固醇

胆固醇通过肠道 BBM 的转运有两种主要机制,一种是由蛋白 Niemann Pick C1 样 1(NPC1L1)介导,从肠腔流入细胞,另一种是由异二聚体 ABC 转运系统 ABCG5/ABCG8 介导,从细胞流出进入肠腔(见表 102.2)。NPC1L1 在结构上和功能上与 NPC1 相关,NPC1 是溶酶体贮积病尼曼-皮克 C1 型(Niemann-Pick C1)中有缺陷的胆固醇转运蛋白[182,183],但与位于溶酶体膜中的 NPC1 不同,NPC1L1 在肠上皮细胞的 BBM 中表达,也在肝细胞的小管膜上表达。NPC1L1 缺失小鼠的血脂谱变化,支持 NPC1L1 参与肠道胆固醇的吸收,这些小鼠的循环胆固醇减少,也能抵抗高脂肪饮食引起的肥胖、肝脏脂肪变性和胰岛素抵抗[184]。有趣的是,尽管 NPC1L1 不与脂肪酸相互作用,但无效小鼠也显示长链脂肪酸的肠道吸收减少。这可以通过这些无效小鼠肠道中脂肪酸转运蛋白 FATP4 的表达减少来解释[185]。值得注意的是,NPC1L1 是依折麦布(Zetia)等降胆固醇药物的药理学靶点,这些药物可阻断 NPC1L1 在肠道胆固醇吸收中的功能[186,187]。

ABCG5/ABCG8 是一种专性异二聚体转运蛋白,在肠上皮细胞的 BBM 中表达,也在肝细胞的小管膜中表达,2-蛋白复合物以 ATP 依赖的方式介导胆固醇和植物甾醇从细胞中流出[188-191]。这种转运系统限制了胆固醇和植物甾醇的肠道吸收,并促进胆固醇和植物甾醇从肝脏排泄到胆汁中。这两种蛋白中任何一种的功能缺失突变,都会导致一种称为谷甾醇血症的遗传性疾病,这与植物甾醇谷甾醇和胆固醇的循环水平升高有关,因此,携带这些突变的患者发生动脉粥样硬化的风险增加。转运蛋白复合体功能的丧失,也限制了胆固醇和其他甾醇向胆汁中的排泄,从而降低了胆结石的风险。值得关注的是,转运蛋白复合物发生突变,导致功能获得,由于肠道外排增加,胆固醇和植物甾醇的血浆水平降低,而分泌至胆汁中的胆固醇增加,正如预期的那样,这类突变降低了动脉粥样硬化的风险,但增加了胆结石的风险[192,193]。

(五) 脂肪消化产物在肠上皮细胞中重新组装成乳糜微粒

1. 甘油三酯、胆固醇酯和磷脂的再合成

通过 BBM 摄取进入肠上皮细胞的脂肪消化产物包括:2-单甘油酯、游离脂肪酸、非酯化胆固醇和溶血磷脂。一旦进入细胞,2-单甘油酯、胆固醇和溶血磷脂在滑面内质网中重新酯化,生成甘油三酯、胆固醇酯和磷脂(见图 102.10)。两种不同的脂肪酸结合蛋白(FABP),称为肝型 FABP 和肠型 FABP,存在于近端小肠的肠上皮细胞的细胞质中,其功能是将游离脂肪酸从顶端室转移到滑面内质网,用于再酯化[194,195]。对于甘油三酯的合成,有两条途径:单甘油酯途径和甘油磷酸途径(图 102.12)。在进食状态下以单甘油酯途径为主,而在禁食状态下以甘油磷酸途径为主。通过单甘油酯途径逐步合成甘油三酯:首先将 2-单甘油酯转化为甘油二酯,然后将甘油二酯转化为甘油三酯。这些反应需要脂肪酰基辅酶 A,它主要来源于长链脂肪酸。酰基辅酶 A 合成酶利用从脂肪消化产物吸收进入细胞的脂肪酸生成这些辅酶 A 衍生物。单甘油酯酰基转移酶(MGAT)介导第一个酯化步

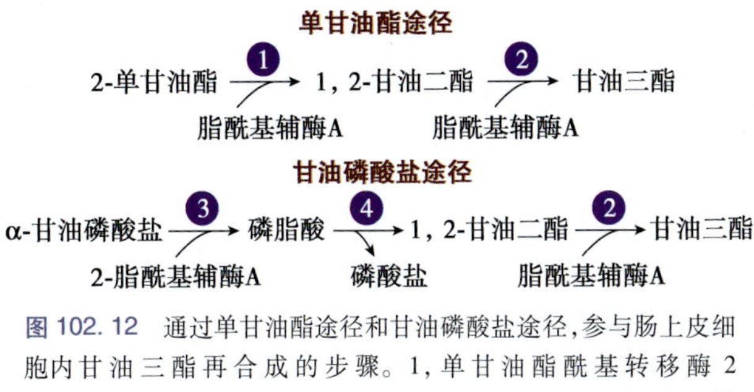

图 102.12　通过单甘油酯途径和甘油磷酸盐途径,参与肠上皮细胞内甘油三酯再合成的步骤。1,单甘油酯酰基转移酶 2(MGAT2);2,二甘油酯酰基转移酶 1(DGAT1);3,甘油磷酸酰基转移酶;4,磷脂酸磷酸酶

骤，甘油二酯酰基转移酶（DGATS）介导第二个酯化步骤。所有这些反应均发生在滑面内质网的细胞质表面。有3种MGAT亚型，在近端肠道中表达的是MGAT2亚型，在此发生脂肪消化产物的吸收。MGAT2缺失小鼠表现出对膳食脂肪的吸收缺陷，并对高脂饮食引起的肥胖具有抵抗力[196]。有2种DGAT亚型，是亚型DGAT1负责近端肠道中甘油三酯合成。DGAT1缺失小鼠表现出对膳食脂肪的吸收有缺陷，并对高脂肪饮食诱导的肥胖具有抵抗力[197,198]。甘油磷酸途径不使用饮食衍生的2-单甘油酯，相反，它使用通过甘油激酶作用从甘油中衍生的α-甘油磷酸盐。将两种脂肪酸以酰基辅酶A的形式添加到α-甘油磷酸盐中，生成磷脂酸，随后进行去磷酸化，生成甘油二酯，最后转化为甘油三酯。

使用酰基辅酶A衍生物也会发生胆固醇酯化。负责该反应的酶是酰基辅酶A胆固醇酰基转移酶（ACAT），其存在ACAT1和ACAT2两种亚型。ACAT2是在小肠中表达的亚型，ACAT2缺失小鼠表现出对膳食中胆固醇的吸收受损[199]。溶血磷脂转化为磷脂发生在碳2的酯化反应中，再次使用酰基辅酶A衍生物。

2. 乳糜微粒的组装——载脂蛋白B-48

在已知的5种脂蛋白颗粒中（乳糜微粒、极低密度脂蛋白、低密度脂蛋白、中密度脂蛋白和高密度脂蛋白），乳糜微粒的大小最大。乳糜微粒由肠上皮细胞组装和分泌，作为将脂肪消化产物（和脂溶性维生素）转移到循环中的机制，进入循环系统并不是直接发生的，而是通过淋巴系统发生的。乳糜微粒主要含有甘油三酯，以及少量胆固醇酯和磷脂。组装需要载脂蛋白B-48，每个乳糜微粒颗粒含有一个载脂蛋白B-48。载脂蛋白B基因实际上编码2种不同形式的蛋白，即载脂蛋白B-100和载脂蛋白B-48，前者主要在肝脏中，后者主要在小肠中[200]。因此，载脂蛋白B-48是乳糜微粒中发现的形式。这2种形式蛋白的产生涉及新机制。在肝脏中，载脂蛋白B基因转录mRNA，然后产生载脂蛋白B-100。在小肠中，该基因产生相同的mRNA，然后对其进行编辑过程，其中一个密码子（CAA）转化为终止密码子（UAA）[201]。因此，肝脏中的mRNA产生全长蛋白（载脂蛋白B-100），而小肠中产生较短形式的蛋白（载脂蛋白B-48）。载脂蛋白B-48是乳糜微粒的必需组分，如果没有该蛋白，乳糜微粒的组装会明显受损。

3. 乳糜微粒的组装——微粒体甘油三酯转移蛋白

甘油三酯、胆固醇酯和磷脂的再合成发生在滑面内质网中，而载脂蛋白B-48的合成发生在粗面内质网中，并存在于池腔中（见图102.10）。然后载脂蛋白移动到滑面内质网中的池腔中，在那里新合成的甘油三酯被转移到蛋白中，开始乳糜微粒组装，以及少量的胆固醇酯和磷脂。这些新生成的脂质（目前与膜结合或以脂滴形式存在），向载脂蛋白转移需要微粒体甘油三酯转移蛋白（MTTP）[202]。这种蛋白对于由载脂蛋白B-48和脂质组成的乳糜微粒的组装是绝对必需的。MTTP的功能缺失突变可导致乳糜微粒组装和肠道分泌受损，这会引起一种称为β-脂蛋白缺乏症的疾病，其特征为血液中载脂蛋白B-48水平显著降低[203]，并在出生后的最初几个月内出现发育停滞、腹泻（脂肪泻）、棘红细胞增多症以及儿童期后期智力发育受损、肌肉不协调、共济失调和色素性视网膜炎。大多数症状是由于脂溶性维生素E的吸收和转运缺陷所致。值得注意的是，β-脂蛋白缺乏症的突变发生在编码MTTP的基因中，而不是编码载脂蛋白B的基因中。MTTP缺失小鼠在胚胎期是致命的[204]。该蛋白在膳食脂肪消化和吸收中的重要作用，可通过肠道特异性基因敲除来证明，这些小鼠显示乳糜微粒肠道分泌受损[205]。

Anderson病（Anderson disease）是另一种与肠上皮细胞乳糜微粒分泌缺陷相关的疾病。乳糜微粒组装不受影响，仅分泌受到影响。在这种疾病中，肠上皮细胞含有乳糜微粒，但在细胞间隙中未发现这些微粒，这是进入乳糜管所必需的步骤[206]；这表明Anderson病的缺陷在于乳糜微粒的分泌。

4. 乳糜微粒与极低密度脂蛋白

脂肪消化产物以乳糜微粒的形式分泌到乳糜管中，而极低密度脂蛋白（VLDL）仅在两餐之间从肠上皮细胞分泌。与含有甘油三酯作为主要脂质成分的乳糜微粒相反，VLDL不富含任何特定的脂质，它含有甘油三酯、胆固醇酯和磷脂。然而，载脂蛋白B-48是这两种形式脂蛋白颗粒的组分。尽管如此，乳糜微粒和VLDL是通过不同的途径在肠上皮细胞中组装的[207,208]。支持这一点的证据来自这样一个事实：即肠腔内棕榈酸酯的存在刺激了肠上皮细胞分泌VLDL，但对乳糜微粒分泌没有任何影响，而油酸酯和亚油酸酯的存在则刺激了乳糜微粒的分泌，而对VLDL分泌没有任何影响。此外，肠腔中磷脂的输注会导致肠上皮细胞中VLDL的组装，而输注甘油三酯会导致乳糜微粒的组装。此外，乳糜微粒中甘油三酯的脂肪酸组成与极低密度脂蛋白中甘油三酯的脂肪酸组成不同，颗粒大小也不同，乳糜微粒远大于VLDL。

5. 乳糜微粒和极低密度脂蛋白分泌至乳糜管中

乳糜微粒以及VLDL分泌到乳糜管中，然后通过淋巴导管转送，之后排入左锁骨下静脉进入体循环。在内质网腔内组装后，这两种脂质颗粒都会行进到高尔基体，并在高尔基体的反侧以囊泡的形式出芽，并行进到BLM（见图102.10）。这些脂质颗粒穿过BLM的转移机制涉及细胞质一侧囊泡的融合，然后在胞外体侧出现。乳糜微粒和VLDL的尺寸太大，无法扩散穿过门静脉血管的内皮细胞屏障，因此，这些颗粒出现在乳糜管中。

6. 中链脂肪酸和中链甘油三酯

中链脂肪酸和中链甘油三酯（MCT）的消化吸收途径与长链脂肪酸和长链甘油三酯不同。首先，中链甘油三酯的消化不需要胆汁盐。其次，也不需要胃脂肪酶和胰脂肪酶，因为这些甘油三酯可以完整的形式进入肠上皮细胞。第三，中链脂肪酸和MCT跨肠上皮细胞刷状缘膜（BBM）的转移不需要形成混合胶束。一旦进入细胞，中链脂肪酸就不会用于再酯化。中链脂肪酸的游离和甘油三酯形式不会出现在乳糜微粒或VLDL中，而是直接转移到门静脉血中。这种吸收方式使中链脂肪酸非常适合用于脂肪消化和吸收缺陷的患者和胰腺功能不全患者的膳食脂肪替代品[209,210]。

饮食中碳水化合物、蛋白质和脂肪的消化和吸收主要发生在小肠中。消化过程始于胃和胰腺分泌物中的酶以及肝胆分泌物中的胆汁盐。十二指肠和空肠中存在的肠内分泌细胞所分泌的激素——胰泌素和胆囊收缩素——在协调消化过程中起着关键作用。碳水化合物以单糖的形式被吸收，而蛋白质则以小肽和游离氨基酸的形式吸收。小肽在细胞内被进一步分解，生成游离氨基酸。这些膳食中碳水化合物和蛋白质消化的最终产物随后进入门静脉循环。相比之下，膳食脂肪在吸收前被消化成更小的单位，但在肠上皮细胞内重新装配，包装成乳糜微粒，并分泌到乳糜管中。大肠在处理膳食纤维方面起着关键作用，细菌发酵产物不仅影响结肠的生物学，而且还影响远处器官的生物学。

（程芮 译，李鹏　袁农 校）

参考文献

第 103 章　微量营养素的消化和吸收

Michelle Pearlman, Jaime Almandoz 著

章节目录

美国卫生与公众服务部和美国农业部每 5 年根据最新的营养科学证据为美国人发布膳食指南。这些建议旨在促进健康、预防慢性病并帮助个人保持健康的体重。这些准则还影响联邦营养政策和产品开发。然而，重要的是要记住，这些摄入建议是针对健康的美国人的，不包括特定的疾病状态，而这些疾病通常需要不同指南。

一、水溶性维生素

（一）抗坏血酸（维生素 C）

1. 代谢作用和缺乏的影响

抗坏血酸以还原［抗坏血酸（AA）］和氧化［脱氢-抗坏血酸（DHAA）］两种形式存在。生理上重要的形式是 AA，它在各种代谢途径中充当辅助因子。AA 使铁和铜等金属离子保持其还原形式，清除自由基，合成胶原蛋白和其他结缔组织蛋白，并在调节上皮细胞中囊性纤维化跨膜转导调节因子（CFTR）介导的氯化物分泌中（见第 101 章）发挥作用。维生素 C 的缺乏会导致各种临床异常，包括坏血病、伤口愈合不良、血管收缩不稳定和一些结缔组织疾病。

2. 来源和推荐的每日摄入量

与大多数哺乳动物不同，包括人类和豚鼠在内的灵长类动物缺乏脱氧葡萄糖酸内酯氧化酶，无法合成维生素 C；因此，他们必须从饮食中获取维生素 C。富含维生素 C 的膳食包括水果（柑橘、哈密瓜、芒果、草莓、西瓜）和蔬菜（卷心菜、西蓝花、花椰菜、土豆、西红柿）。推荐的每日允许量（RDA）因年龄、性别和合并症而异，但对于大多数成年人而言，范围在 90~120mg/d。

3. 消化和吸收

（1）生理学方面

与许多其他水溶性维生素（参见生物素、叶酸、烟酸、泛酸、吡哆醇和核黄素）不同，宿主可以从 两种来源（饮食和正常结肠微生物群产生）获得维生素 C，维生素 C 只能通过饮食摄入[1]。肠道对维生素 C 的吸收是通过一种浓缩的、以载体为媒介的、依赖 Na^+ 的机制进行的，该机制位于极化肠上皮细胞的顶端刷状缘膜（BBM）区域（图 103.1）[2]。一旦被吸收，AA 就会通过另一种载体介导的机制穿过基底膜（BLM）离开吸收细胞[2]。膳食中 DHAA 的肠道吸收是通过一个与 Na^+ 无关的载体介导的过程进行的[3]，由于这些化合物的结构相似，所以会被葡萄糖竞争性地抑制。

（2）分子方面

在人类和其他哺乳动物中已经确定的 2 个 AA 转运系统包括 Na^+ 依赖性维生素 C 转运体-1（SVCT-1；SLC23A1 基因的产物）和 Na^+ 依赖性维生素 C 转运体-2（SVCT-2；SLC23A2 基因的产物），它们都在小肠中表达。SVCT-1 和 SVCT-2 都不能运输 DHAA；然而，这两种转运体在没有 AA 的情况下可以作为 Na^+ 单转运体，允许 Na^+ 进入细胞[4]。DHAA 通过葡萄糖转运体 GLUT1、GLUT3 和 GLUT4 吸收，它们不能运输 AA[2,3]。

4. 肠道吸收

在体外和体内模型中，肠道炎症和长期感染状态都与维生素 C 吸收减少有关。数据表明，血清和肠黏膜 TNF-α 水平升高的促炎症状态会抑制 AA 的运输和肠道吸收[5]。观察性数据表明，在 Roux-en-Y 胃旁路术减肥后，35% 的人可能缺乏维生素 C[6]，但当对吸收不良的减肥手术进行前瞻性评估时，这并不是一个一致的发现[7]。

（1）细胞生物学方面

使用活的人肠上皮细胞和融合到黄色荧光蛋白的人 SVCT-1（hSVCT1-YFP）的共聚焦成像显示，hSVCT-1 蛋白在这

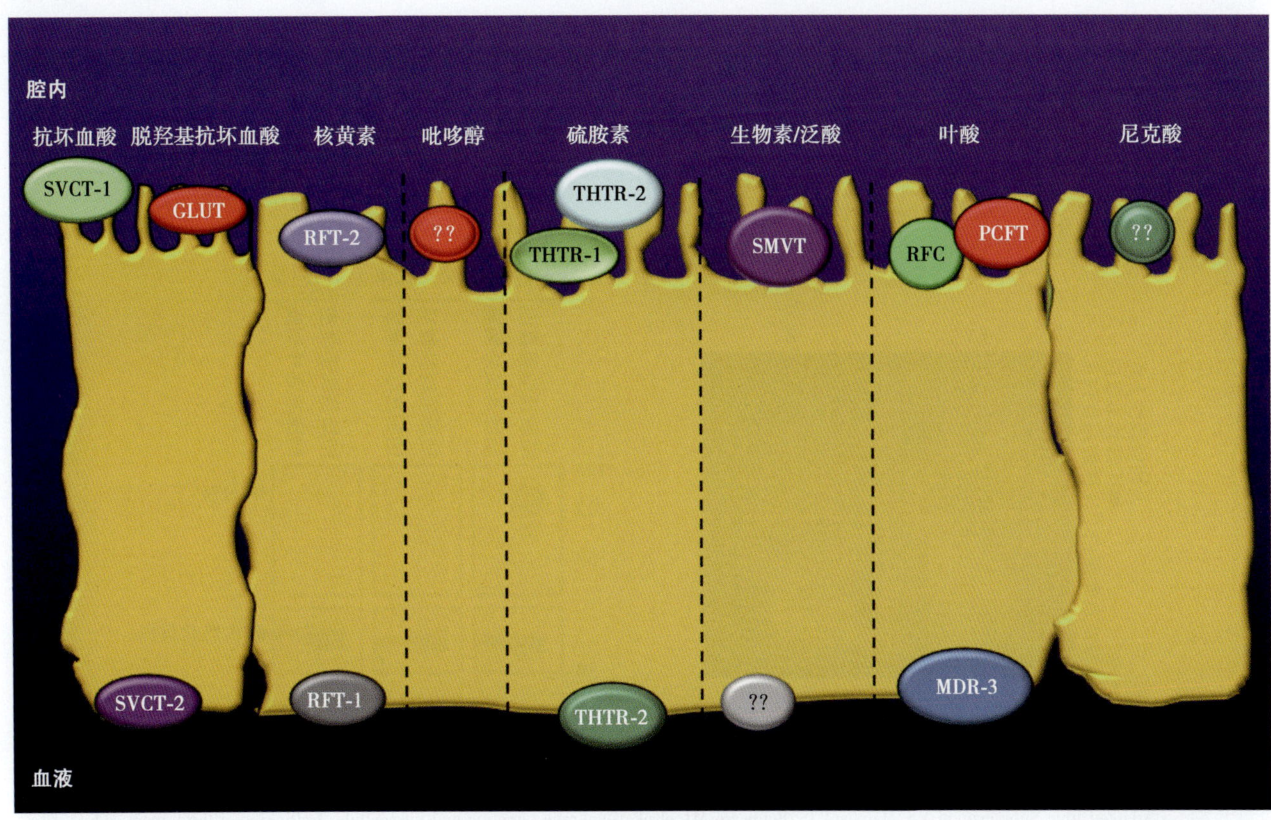

图 103.1　小肠中参与膳食水溶性维生素吸收的膜转运蛋白。该图显示了极化肠上皮细胞 BBM 和 BLM 结构域中水溶性维生素转运蛋白的定位。GLUT，葡萄糖转运蛋白；MDR-3，多药耐药蛋白-3；PCFT，质子偶联叶酸转运蛋白；RFC，还原叶酸载体；RFT-1，核黄素转运蛋白-1；RFT-2，核黄素转运蛋白-2；SMVT，钠依赖性复合维生素转运蛋白；SVCT-1，钠依赖性维生素 C 转运蛋白-1；SVCT-2，钠依赖性维生素 C 转运蛋白-2；THTR-1，硫胺素转运蛋白 1；THTR-2，硫胺素转运蛋白 2

些细胞的顶膜结构域表达。第二种转运蛋白 SVCT-2 似乎在极化肠上皮细胞的 BLM 结构域表达[8]。影响人钠依赖性多种维生素转运蛋白（hSMVT）蛋白靶向肠上皮细胞 BBM 的分子决定因子位于 SMVT 多肽的胞质尾部[9-11]。这些结构的流动性取决于温度和完整细胞内微管网络的存在[11]。涉及共定位、体外敲除和体内敲除（KO）方法的研究也表明，Rab8a（一种小型循环 GTP 酶蛋白）对肠上皮细胞中 hSVCT-1 的生理功能和 BBM 输送很重要[12]。

（2）调节方面

细胞外和细胞内因素和条件调节抗坏血酸的肠道摄取；因此，细胞外抗坏血酸水平的变化导致肠道适应，由此 AA 补充导致与 hSVCT-1 mRNA 表达减少相关的肠道 AA 吸收下调[13,14]。其他研究使用了衰老标记蛋白 30/葡萄糖酸内酯酶 KO 小鼠，它们不能在体内合成 AA，以证明喂养缺乏维生素 C 的饮食会导致肠道中 SVCT-1 mRNA 的表达[15]。

（二）生物素（维生素 B_7）

1. 代谢作用和缺乏的影响

生物素是 5 种羧化酶的羧基载体和辅助因子，参与中间代谢的基本途径（例如脂肪酸合成、β-氧化、糖异生、奇数碳脂肪酸和支链氨基酸的分解代谢）。并在调节基因表达、细胞内环磷酸鸟苷水平、免疫功能、细胞增殖方面发挥作用。生物素缺乏可导致生长迟缓、神经系统疾病和皮肤异常。动物研究表明，妊娠期间生物素缺乏可能导致胎儿生长迟缓、先天性畸形和死亡[16]。在几种情况下报告了生物素缺乏和低水平，包括先天性生物素代谢缺陷、炎症性肠病、长期抗惊厥药物治疗、长期胃肠外营养和慢性酒精使用障碍。

2. 来源和推荐的每日摄入量

（1）生理学方面

生物素从膳食中获得，也可由结肠微生物群产生。生物素存在于许多食物中，尽管比其他水溶性维生素的浓度低。生物素的良好来源包括蛋黄、肝脏、坚果、豆类和蔬菜，如花椰菜。目前还没有关于人类生物素摄入量的精确数据，但建议成人每天安全和充足的生物素口服摄入量估计在 30～35μg/d。

（2）消化和吸收

膳食中的生物素以游离形式和蛋白结合的形式存在，后者不能被吸收，必须首先经过肠内蛋白酶和肽酶消化为生物胞素（生物素-L-赖氨酸）和生物素短肽，然后通过生物素酶转化为游离生物素。人类生物素酶已被克隆，并在生物素酶缺乏的患者中发现了一些临床突变[17,18]。受这种常染色体隐性遗传疾病影响的患者表现出癫痫发作、视力问题、脱发、发育迟缓和听力损失。这些个体不能使用膳食蛋白结合生物素，因为他们不能将生物胞素和生物素短肽转化为可吸收的游离生物素。生物素酶缺乏也会阻碍内源性生物胞素和生物素短肽的回收，这是由细胞蛋白结合生物素分解代谢为游离生物素所致[19]。大剂量游离生物素的药物补充，可改善生物素酶缺乏患者的临床结果[18,19]。

游离生物素在生理 pH 下是带负电的，在肠道中通过载体介导的 Na^+ 依赖性过程被吸收，该过程在近端小肠最为活跃。功能学、免疫学和共聚焦成像研究已将 Na^+ 依赖性载体介导的系统定位在极化肠上皮细胞的顶端 BBM 域（图 103.2）值得注意的是，吸收生物素的 Na^+ 依赖性过程也运输其他两种功能不相关的微量营养素：泛酸和脂酸，后者是一种有效的细胞内和细胞外抗氧化剂。因此，这种吸收系统被称为钠依赖性复合维生素转运蛋白（SMVT）。

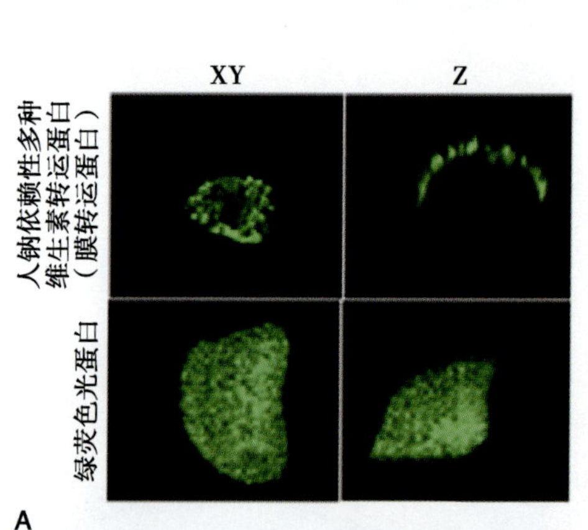

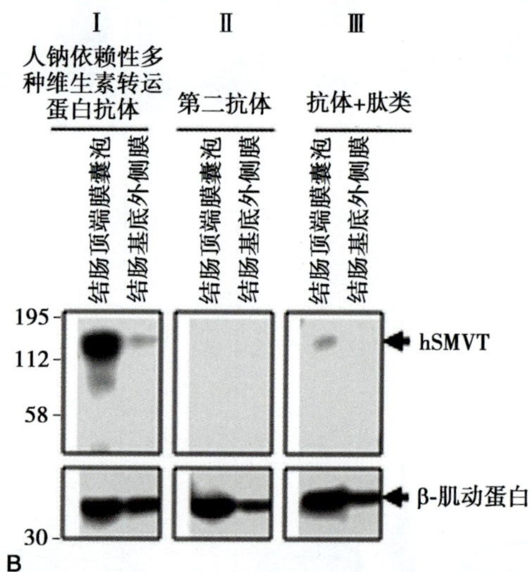

图 103.2　人钠依赖性多种维生素转运蛋白的细胞分布。A，XY 和 Z 共聚焦图像显示，转染后 48 小时表达融合 GFP（hSMVT-GFP）和 dsRed（一种细胞质染料）的 hSMVT 的人肠上皮 Caco-2 细胞。下图显示了 GFP 单独的分布。B，蛋白质免疫印迹分析显示 hSMVT 蛋白在土著人结肠顶端膜上的表达（但不是 BLM），结肠组织取自器官捐献者。hSMVT，人钠依赖性多种维生素转运蛋白。（Adapted from Subramanian VS，Marchant JS，Boulware MJ，et al. Membrane targeting and intracellular trafficking of the human sodium-dependent multivitamin transporter in polarized epithelial cells. Am J Physiol 2009；296：C663-71.）

正常的结肠微生物群主要以游离形式产生生物素，这种生物素很容易通过 SMVT 被结肠上皮吸收[1]。这种有效的载体介导的结肠生物素摄取过程，与管腔内容物在该区域停留的显著时间相结合，表明微生物群产生的生物素有助于宿主生物素，特别是满足结肠细胞的局部需求。

（3）分子方面

SMVT 系统在整个肠道内表达。它已在包括人类在内的几个物种中被克隆，在一些细胞系统中表达后，其功能已被定性[20]。SMVT 编码的蛋白质有 635 个氨基酸，预计有 12 个跨膜结构域（TMD），在 Asn 138 和 Asn 489 位置有 N-糖基化。糖基化似乎对 hSMVT 的功能很重要[21]。此外，预测 SMVT 多肽中有许多潜在的磷酸化位点，其中 Thr286 已被实验证明参与介导蛋白激酶 C（PKC）介导的肠道生物素摄取的调节[21]。

有人推测，在消化道以外的细胞（如外周血单核细胞、角质细胞）中存在另一种生物素摄取系统；然而，在肠道特异性（条件性）SMVT KO 小鼠模型中的实验表明，SMVT 是唯一在肠道中运作的生物素摄取系统。在这些研究中，与性别匹配的野生型小鼠相比，KO 小鼠的肠道生物素和泛酸摄取被完全抑制了[22]。第一，三分之二的动物在 2.5 个月大时因急性腹膜炎而死亡。第二，所有的 KO 小鼠，与同性对照组的小鼠相比，生物素水平下降，显示出严重的生长迟缓，骨密度和长度下降。第三，KO 小鼠有证据表明小肠绒毛缩短和发育不良，以及结肠的慢性活动性炎症和发育不良（图 103.3）。KO 小鼠肠道炎症的介导机制尚不清楚，但可能与生物素在维持正常的先天性和适应性免疫功能方面发挥的作用有关[23]。例如，生物素对肠道自然杀伤细胞[24]的活性至关重要，这些细胞在维持肠道上皮的平衡和促进抗病原体反应方面发挥着重要作用[25]。在克罗恩病患者中，这些细胞的活性和生物素水平都会下降（见第 115 章）[24-27]。

（4）细胞生物学方面

SMVT 系统只在极化肠细胞的顶端结构域表达，决定 hSMVT 蛋白靶向顶端膜的分子决定簇位于 SMVT 多肽的胞质尾部[20,28]。不同的运输囊泡参与了 hSMVT 蛋白的细胞内运动，这一过程需要完整的微管网络[28]。

已经研究鉴定出一种含 PDZ 的蛋白质，即 PDZD11，它在 hSMVT 细胞质尾部的一个序列上与 hSMVT 相互作用（图 103.4）；这种相互作用影响 hSMVT 的功能和细胞生物学。PDZD11 与 hSMVT 的共表达增加生物素的摄取，而敲除 PDZD11 抑制摄取[29]。

（5）调控方面

多种细胞外和细胞内因子调节肠道对生物素的摄取。例如，在人类肠细胞中 SLC5A6 基因编码的 SMVT[20,30]。并且肠道摄取受到细胞外生物素可用性的适应性调节[20,31]。生物素的缺乏可以增加 SLC5A6 基因的转录活性，该基因诱导 hSMVT 蛋白和 mRNA 的表达，从而导致肠道载体介导的生物素摄取的特异且显著的上调[31]。研究已经确定了 SLC5A6 启动子中对生物素缺乏有应答的区域是一个 103bp 的片段，该片段包含顺式作用元件、肠道富集的 Kruppe-l 样因子。突变分析研究确定了肠道富集的 Kruppe-l 样因子位点在介导生物素缺乏的上调反应中的作用[31]。

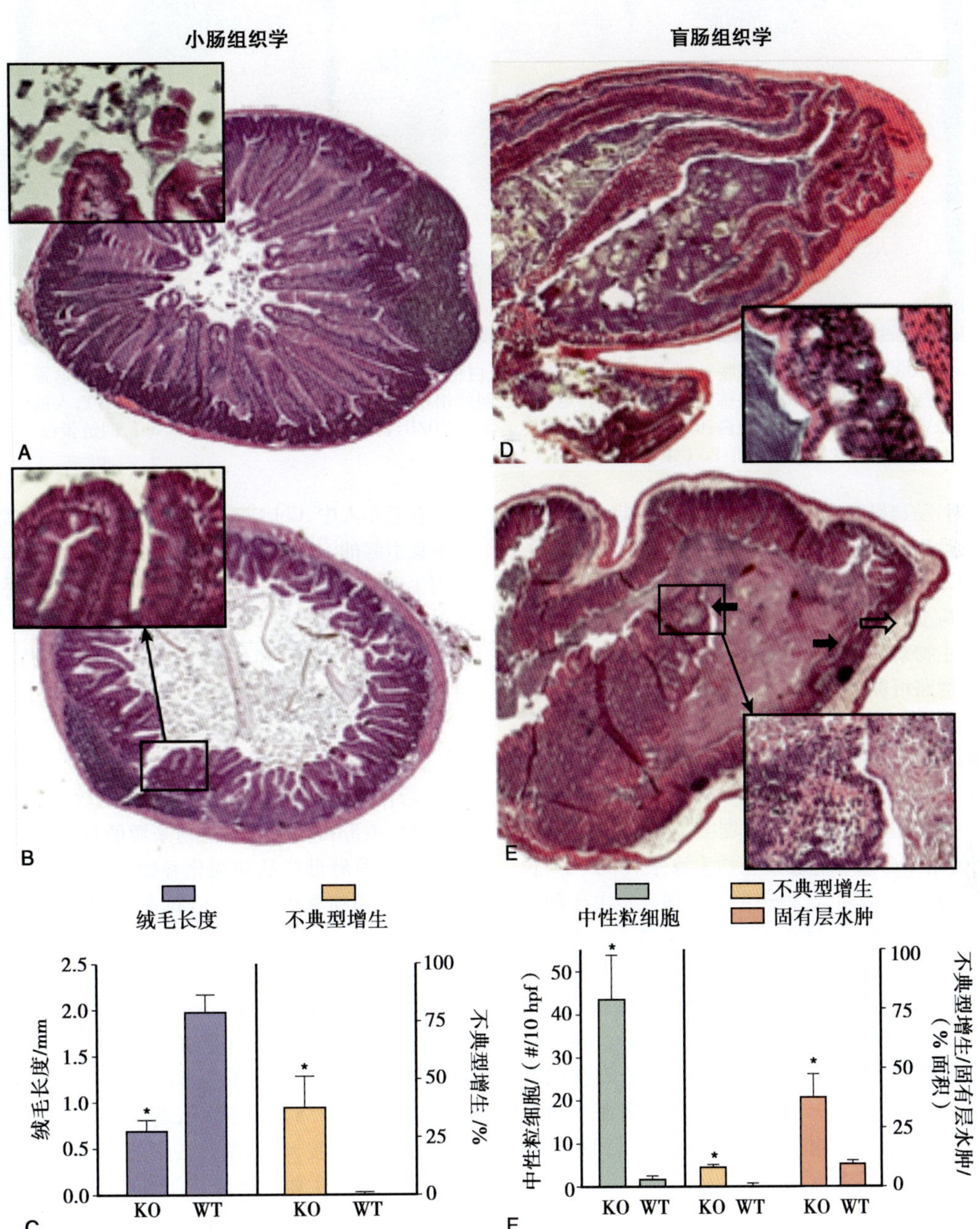

图 103.3　肠道特异性（条件性）钠依赖的多种维生素转运蛋白敲除（KO）小鼠及其性别匹配的野生型（WT）同窝小鼠的小肠（A～C）和盲肠（D～F）的组织学。A，WT 同窝小鼠的正常小肠形态。B，绒毛缩短和局灶性发育不良改变（B 插图）。C，小肠绒毛长度（mm）（左 *Y* 轴）和发育不良总面积的百分比（右 *Y* 轴）。（ * $P<0.01$，$n=5$）。D，WT 盲肠的典型切片。E，KO 小鼠的小肠显示明显的黏膜下水肿（开放箭头）和涉及黏膜表面（封闭箭头）和隐窝的急性炎症。F，10 个高倍视野中的中性粒细胞数量（×400）（左 *Y* 轴），以及不典型增生和黏膜下水肿的总面积百分比（右 *Y* 轴）。（ * $P<0.01$，$n=5$）。（Adapted from Ghosal A，Lambrecht NW，Subramanya SB，et al. Conditional knockout of the Slc5a6 gene in mouse intestine impairs biotin absorption. Am J Physiol Gastrointest Liver Physiol 2013；304：G64-71）。

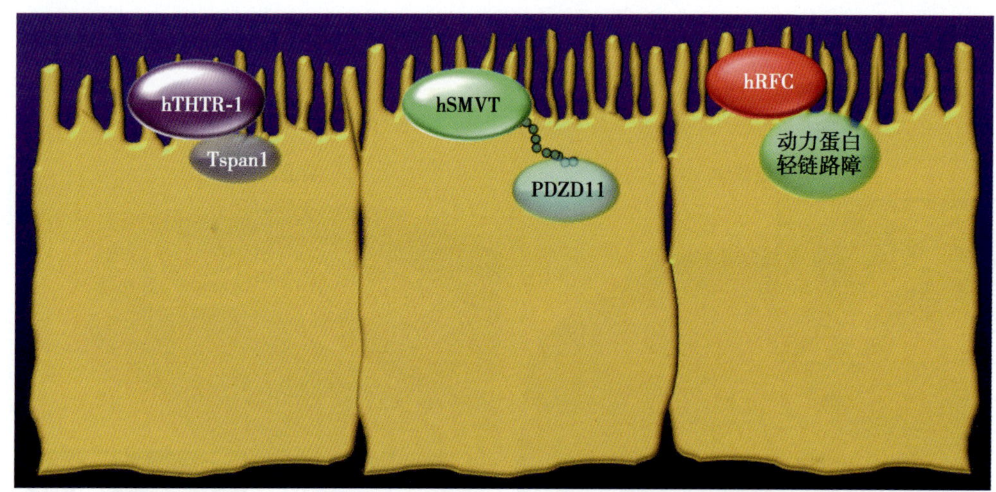

图 103.4 与人类肠道硫胺素、生物素和叶酸膜转运蛋白相互作用的辅助蛋白。描述了最近发现的辅助蛋白与人类肠上皮中水溶性维生素的特异性转运蛋白之间的相互作用。hRFC，人还原叶酸载体；hSMVT，人钠依赖性多种维生素转运蛋白；hTHTR-1，人硫胺素转运体-1；PDZD11，含 PDZ 的蛋白质-11；Tspan1，四链蛋白-1；Tspan1，四次跨膜蛋白质-1。（详见正文）

在生命早期，动物研究表明，哺乳期生物素吸收的首要部位是回肠，随着动物的成熟，主要部位逐渐转变为空肠[20,32]，这种转变与 SLC5A6 基因的转录活性以及 SMVT 蛋白和 mRNA 的表达的相应变化有关[32]。

最后，肠道生物素吸收受细胞内蛋白激酶 C（PKC）介导的通路调节，该通路可能会影响载体的活性和/或数量，从而影响摄取过程的最大速度[33]。蛋白激酶 C 可能通过 hSMVT 多肽的 Thr286 起作用；该磷酸化位点突变显著削弱了 PKC 介导的对 hSMVT 功能的影响。

3. 肠道生物素摄取的临床病理生理学

慢性酒精使用障碍患者的血浆生物素水平较低[34]。长期喂食酒精的动物模型表明，这种现象至少部分是由于肠道生物素吸收受抑制造成的。这种生物素摄取的减少与表达的 SMVT 蛋白、mRNA 和不均一核 RNA 水平的显著降低以及 SLC5A6 活性的降低有关[35]。长期饮酒也会显著抑制结肠中的生物素摄取，从而限制细菌生成的生物素的吸收。在使用长期暴露于酒精的人类肠道上皮细胞的研究中也有类似发现[35]。慢性饮酒通过类似的转录机制也会抑制肾脏生物素重吸收[36]。现已发现其他药物，如抗惊厥药物卡马西平和普瑞米酮，也可以降低肠道生物素摄取。

（三）钴胺素（维生素 B_{12}）

1. 在代谢中的作用及缺乏的影响

钴胺素（Cbl，维生素 B_{12}）是指氰钴胺素和所有其他形式的具有生物活性的维生素 B_{12}。Cbl 以其活性辅酶形式[即 5′-脱氧腺苷-Cbl（腺苷 Cbl，Cbl 最丰富的天然形式）和甲基 Cbl（Met Cbl）]在线粒体中脂肪酸的分解代谢和细胞质中同型半胱氨酸向甲硫氨酸转化（从而产生活性甲基供体 S-腺苷甲硫氨酸）过程中起着重要作用。Cbl 缺乏会导致多种疾病，包括巨幼红细胞性贫血，如果长期缺乏，可能导致不可逆的神经损伤。Cbl 缺乏症很常见，限制性饮食、恶性贫血、萎缩性胃炎、乳糜泻、克罗恩病以及大肠癌切除或手术后的患者中均可发生。在老年人中，Cbl 缺乏和 Cbl 水平不达标通常是由肠道吸收不良引起的[37]。能够吸收维生素的患者的 Cbl 缺乏症可以用生理剂量补充，而不能吸收 Cbl 的患者需要终身治疗性注射或使用高剂量的口服或鼻饲的维生素[38]。巨大剂量的羟基 Cbl 被用于治疗氰化物中毒，因为氰化物置换出 OH-Cbl 的羟基，最终形成 CN Cbl 并通过尿液排出体外[39]。

2. 来源和推荐的每日摄入量

Cbl 存在于动物源性食物中，其中维生素由肠道细菌产生，然后在动物组织中吸收和累积。富含 Cbl 的食物包括肉类、家禽、鸡蛋和乳制品。植物来源的食物几乎不含 Cbl；然而，一些营养酵母产品和强化谷物中含有维生素 B_{12}。成年人、妊娠期和哺乳期推荐的 Cbl 每日摄入量分别为 2.4μg、2.6μg 和 2.8μg。

3. 消化和吸收

（1）生理方面

膳食中的 Cbl 与蛋白质结合，在食物制作、咀嚼过程中，通过胃蛋白酶在低胃酸下的蛋白水解作用，蛋白质被水解为游离 Cbl（图 103.5）。在胃中，游离 Cbl 和其他非活性维生素衍生物，即钴胺，与转氰钴胺素蛋白（快速结合剂，HC）结合，后者是一种主要由唾液腺合成的糖蛋白[40]。HC 可抵抗胃酸和胃蛋白酶的消化，并在 Cbl 分子通过胃时起保护作用。Cbl 在小肠上部被胰蛋白酶和糜蛋白酶从 HC 中释放，之后 Cbl 以高亲和力与内在因子（IF）结合（解离常数>10～12mol/L）。IF 是一种糖蛋白，由胃壁细胞合成，可以抵抗上消化道的消化酶的作用[41,42]。与无活性的钴胺相比较，Cbl 优先与 IF 结合，从而保证生物活性分子的选择性吸收。在回肠末端，IF 结合的 Cbl（IF-Cbl）与 cubam 受体结合，后者是一种位于回肠肠细胞顶端 BBM 结构域的特异性受体，促进整个复合物的内吞作用（图 103.6）[43-45]。内化后，cubam-IF-Cbl 复合物进入核内体，在此处 cubam 被裂解并回收到顶端 BBM。IF-Cbl 复合物移动到溶酶体，在此处 IF 被降解，游离的 Cbl 可能通过溶酶体膜蛋白 LMBRD1 从溶酶体中运输出来[46]。然后,Cbl 通过涉及多药耐药性相关蛋白-1 的过程穿过 BLM 转运出(见图 103.6)[47]。循环转钴蛋白Ⅱ将 Cbl 转运至肝脏储存和使用。细菌产生的钴胺素类似物(钴酰胺)占用了宿主可用的 B_{12},以及这些类似物对 IF-Cbl 与 cubam 结合的竞争性抑制是 SIBO 缺乏维生素 B_{12} 的部分原因(见第 105 章)。

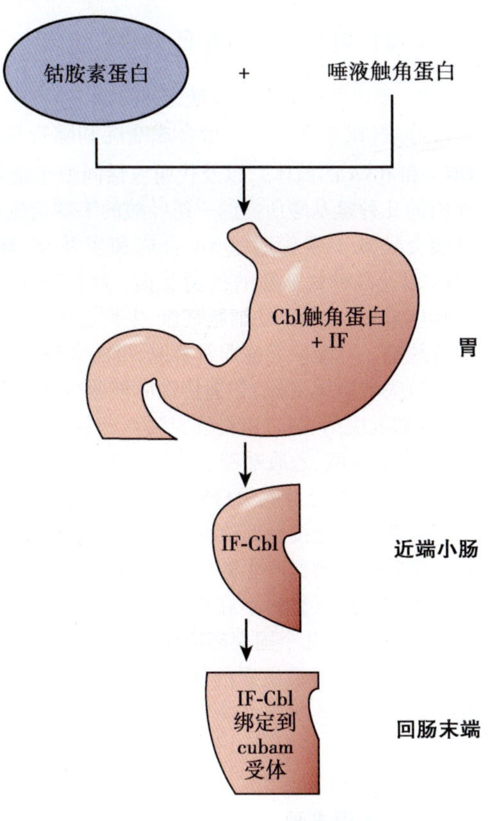

图 103.5 膳食钴胺素的消化和腔内处理。在胃肠道中处理蛋白质结合的膳食钴胺素(Cbl)的步骤。在释放与膳食蛋白质结合的 Cbl 后,维生素与唾液腺分泌的结合咕啉(HC)结合。然后,HC 在小肠上部中被胰腺酶降解,释放的 Cbl 与胃黏膜壁细胞分泌的内因子(IF)结合。之后 IF-Cbl 复合物进入回肠末端,被特定的受体介导的内吞作用吸收。(详见正文)

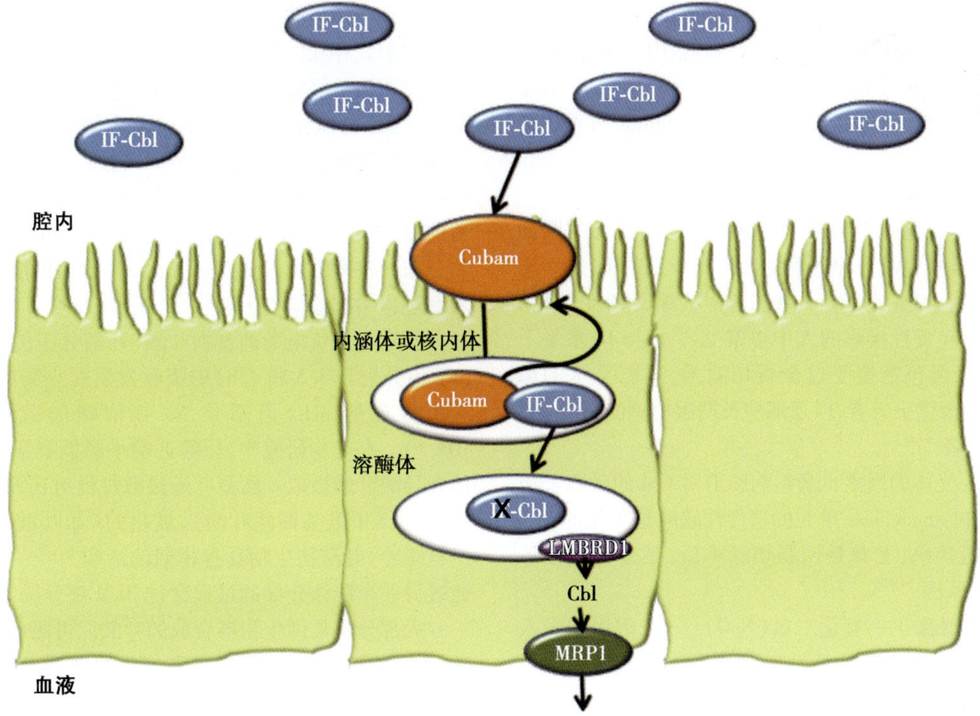

图 103.6 回肠上皮细胞对内因子-钴胺素的摄取。内因子-钴胺素(IF-Cbl)与 cubam 受体结合,然后复合物发生内吞作用。在内涵体中,cubam IF-Cbl 离解为 cubam(其再循环回顶端膜)和 IF-Cbl;后者随后进入溶酶体,在那里 IF 被降解(如 X 所示),Cbl 被溶酶体膜蛋白 1(LMBRD1)从溶酶体中转运出来。Cbl 通过多药耐药相关蛋白-1(MRP1)从回肠上皮细胞跨 BLM 转运出去

(2) 分子方面

人类的 IF 基因位于 11 号染色体上,该蛋白已被克隆并鉴定[45,48]。IF 是一种 417 个氨基酸的蛋白质,可分解为 2 个部分,一个 30kD 的 N 末端部分和一个 20kD 的 C 末端部分。这些部分中的每一个都可以识别 Cbl,但当它们共存于溶液中时,连接部分仅与 1 个 Cbl 分子结合[49]。IF 的 C 末端部分中的 20~50 氨基酸序列似乎对于与 Cbl 的高亲和力结合很重要[50]。此外,该糖蛋白上的碳水化合物部分可以保护 IF 免受酶降解。

IF 受体 cubam 由 2 个单元构成:cubilin 和 amnionless。Cubilin 是识别 IF 的部分,在回肠和肾近端小管上皮细胞中均有表达。Cubulin 由不跨越膜的 N 末端部分组成,其后是 8 个表皮生长因子重复序列和 27 个 CUB 结构域[51]。cubilin 的 N 末端部分负责识别 IF[52]。Amnionless 是一种跨膜蛋白,通过其胞质结构域内的 2 个序列信号(苯丙氨酸 X-天冬酰胺-脯氨酸-X-苯丙氨酸 FXNPXF)提供膜锚定和内吞能力。这些信号通过与网格蛋白相关的分选蛋白残基-2(disabled-2,Dab2)结合来促进整个复合物的内化[53]。在家族性选择性维生素 B_{12} 吸收不良综合征(Imerslund-Gräsbeck 病)患者中发现了 amnionless 基因突变,该病以 Cbl 吸收不良和蛋白尿为特征,受影响的个体群聚分布在挪威和地中海一些地区[54]。Amnionless 基因也被认为在将 cubilin 输送到细胞膜中发挥作用[55,56]。

(3) 调控方面

与其他水溶性维生素相比,Cbl 在肠道中的吸收受到有限的调节。Cbl 的吸收过程可能取决于肠道 IF-Cblcubam 受体的能力。摄入 2~4μg 维生素 B_{12} 后 4~6 小时肠道才能以同样的效率吸收第二剂维生素 B_{12}。在健康成年人中,IF 正常范围内的波动对 Cbl 的吸收几乎没有影响,因为 IF 的日产量(≈20nmol)明显高于吸收摄入的 Cbl 所需的几个纳摩尔[57]。此外,据报道,甲状腺激素通过影响 cubilin 的表达调节 Cbl 吸收[58]。

4. 肠道钴胺素吸收的临床病理生理学

恶性贫血(PA)是一个导致 Cbl 吸收不良和缺乏的明确原因。PA 是由自身免疫介导的萎缩性胃炎所致的 IF 缺乏造成的(见第 52 章)。PA 在老年人和患有甲状腺疾病和 1 型糖尿病等其他自身免疫性疾病的人中更常见[57]。与 IF 水平下降相关的其他原因包括接受过全胃切除术、减肥手术的患者[59],幽门螺杆菌感染患者,以及那些长期服用抑酸药物(通常是 PPIs)的患者[60-62]。

影响 cubam 受体的因素也会影响肠道对 Cbl 的吸收。该受体的 cubilin 和 amnionless 单元的遗传性缺陷是罕见的[63]。克罗恩病等肠道疾病,尤其是回肠切除术后,是公认的导致 Cbl 吸收不良的原因[64,65]。

长期或反复暴露于一氧化二氮(N_2O)(一种常用的吸入麻醉剂)可能使 Cbl 氧化为非活性形式,从而导致与 Cbl 缺乏相关的神经并发症,从多发性神经病到脊髓变性[66]。

多种现象结合成为 SIBO 维生素 B_{12}(钴胺素)缺乏的重要原因(见第 105 章)[67]。其中包括厌氧菌消耗钴胺素,细菌产生钴胺素类似物-钴酰胺(随后亲代维生素输给宿主),由于与钴酰胺竞争性结合导致回肠受体对维生素的吸收不良,以及在严重 SIBO 的情况下,涉及 cubulin 无羊膜受体(cubulin-amnionless)结合位点处的黏膜损伤。

最后,糖尿病患者长期使用二甲双胍会通过吸收不良降低 Cbl 水平,这是由于结合蛋白水平降低所致[68-70]。

(四) 叶酸(维生素 B_9)

1. 在代谢中的作用及缺乏的影响

叶酸(维生素 B_9)是指合成嘧啶和嘌呤核苷酸(分别是 DNA 和 RNA 的前体),以及代谢包括同型半胱氨酸和丝氨酸在内的几种氨基酸所需的一组叶酸的 1-碳衍生物。细胞缺乏叶酸会导致 1-碳代谢、DNA 合成和甲基化、尿嘧啶合并入 DNA 以及几种氨基酸的代谢受损。叶酸水平过低会导致几种临床异常,包括巨幼细胞贫血、生长迟缓和发育中的胚胎神经管缺陷。叶酸缺乏症非常普遍,可由多种原因引起,包括肠道叶酸吸收系统受损(如遗传性叶酸吸收不良综合征)、肠道疾病(如乳糜泻、热带口炎性腹泻)、药物相互作用(如柳氮磺吡啶、甲氧苄啶、乙胺嘧啶、苯妥英)和长期饮酒。

2. 来源和推荐的每日摄入量

人体肠道会接触到饮食中的叶酸和细菌叶酸,后者是由正常结肠微生物群产生的[1]。食物内普遍含有叶酸,其中绿色蔬菜、肝脏、豆类和小扁豆内叶酸含量丰富。自 1998 年以来,美国和其他几个国家都增补了含叶酸的谷物产品,这些谷物产品也成为了维生素的优质来源。叶酸的每日摄入量为 400μg,这与育龄期妇女降低神经管缺陷发生率的推荐剂量相同。

3. 消化和吸收

(1) 生理方面

膳食叶酸以游离形式(即叶酸单谷氨酸)和主要的多聚谷氨酸形式存在。共轭叶酸聚谷氨酸盐由于其大小和多重负电荷而不能被吸收。在吸收之前,它们必须经过多聚-γ-谷氨酸羧肽酶(也称为叶酸水解酶)的水解成为游离的叶酸。这种酶在肠道吸收细胞中有两种形式:第一种在细胞的 BBM 结构域表达,另一种在细胞内(定位于溶酶体)[71,72]。叶酸水解酶的 BBM 亚型主要在小肠的近端表达,细胞内亚型沿小肠均匀分布。该酶的膜形式已被克隆,其活性可能在叶酸缺乏和发育过程中被适应性上调[73-75]。

肠道对带负电荷的食物叶酸(叶酸分子的 α 和 γ 羧基的 pKa 值分别为 3.5 和 4.8)的吸收发生在小肠的近半部,此过程由特定的 pH-(但不是 Na^+-)依赖的载体介导(见图 103.1)。在动物研究中,切除近端小肠能显著诱导回肠中载体介导的叶酸摄取。肠道叶酸摄取过程对还原的(如-甲基四氢叶酸、5-甲酰基四氢叶酸)、氧化的(如叶酸)和取代的(如甲氨蝶呤)叶酸衍生物具有相似的亲和力[76,77]。吸收的叶酸通过另一个载体介导的过程穿过 BLM 离开肠细胞[78]。

大部分正常微生物群合成的叶酸以可吸收的游离形式存在,大肠能够通过高效和特异的载体介导机制吸收游离叶酸[79-81]。干扰该机制可能导致结肠黏膜局部叶酸缺乏和癌前病变的进展[82,83]。

(2) 分子方面

已知在哺乳动物细胞中有 3 种特异性叶酸转运系统:跨膜还原叶酸载体(fRFC,*SLC19A1* 基因的产物);跨膜质子偶联叶酸转运体(PCFT,*SLC46A1* 基因的产物);以及膜锚定的(通过糖基-磷脂酰肌醇连接)叶酸受体[84-87]。前两个系统(RFC 和 PCFT)在肠道中都有表达和运作,但第三个系统在正常生理条件下既没有表达也没有功能[88]。

人还原性叶酸转运体(hRFC)运作的最佳 pH 介于 7.0 至 7.4 之间。hRFC 多肽含 591 个氨基酸,与其他哺乳动物(如啮齿动物、黑猩猩)的 RFC 系统具有高度的序列同源性。RFC 有阴离子交换剂作用,使带负电荷的叶酸分子逆浓度梯度移动,而不是顺浓度梯度移动[89]。RFC mRNA 沿肠道均有表达,RFC 蛋白在极化的小肠和结肠上皮的顶端膜域表达[78,90]。

人质子偶联叶酸转运体(hPCFT)系统运行的最佳环境 pH 为酸性 pH(5.8~6.0)。hPCFT 多肽由 459 个氨基酸组成,约能形成 12 个跨膜结构域(TMD)[86,91]。PCFT 是一个叶酸$^-$:H^+交联体,具有电荷转运功能,可以通过正电荷的净移动来运输叶酸(见第 101 章)[91]。这个系统利用质子顺势运动产生的能量逆其浓度梯度运输叶酸。向内的质子梯度由肠道表面的酸性微环境提供,其中小肠近端的 pH 为 5.8~6.0。hPCFT mRNA 主要在近端小肠表达,在远端小肠和结肠表达较少[86,89,92]。hPCFT 的表达仅限于肠道上皮细胞的顶端膜域[93]。

PCFT 和 RFC 系统都有助于肠道对外源性叶酸的吸收。PCFT 可能是近端小肠中主要的叶酸吸收系统,其管腔表面的 pH 约为 5.8~6.0[94]。这一观点在遗传性叶酸吸收不良综合征的患者中得到支持,该病是一种由 hPCFT 突变引起的疾病[79,86]。hRFC 系统在远端小肠和结肠中运行,其管腔表面的 pH 接近中性[94]。

肠道吸收上皮细胞 BLM 结构域的叶酸转运系统被认为是多药耐药蛋白(MRPs)的成员[91]。

近年来,对 hPCFT 和 hRFC 系统的认识已延伸至其具有重要功能的结构特征方面。位于 hPCFT 多肽第 247 和 281 位的保守氨酸残基似乎对转运体的功能至关重要[95]。此外,在遗传性叶酸吸收不良综合征患者的 hPCFT 中发现的临床突变,暗示了位于多肽第 65、66、113、147、318、376 和 425 位的氨基酸残基的作用[91]。这些突变会导致一系列的后果,包括早期终止密码子和移码(两者都会导致 hPCFT 蛋白的缺失),或者导致蛋白的细胞内运输/膜靶向缺陷和/或蛋白不稳定[91]。

位于 45、46、104、105、127、130、297 和 309 位的氨基酸残基以及多肽的跨膜 6 和 7 之间的细胞内环似乎对 RFC 的功能很重要[89,96]。

(3) 细胞生物学方面

决定 hRFC 蛋白靶向至细胞膜的分子决定簇可能位于多肽的疏水主链内,而不是其 N-或 C-末端结构域内。此外,hRFC 主链的完整性对于将多肽从内质网输出到细胞表面至关重要。RFC 的细胞内运动似乎可能与运输囊泡相关,囊泡的流动性取决于完整的微管网络[97]。驱动蛋白(Dynein)轻链位于肠上皮细胞中,与 hRFC 相互作用,对 hRFC 的功能很重要(见图 103.4)[98]。

hPCFT 的第二个和第三个 TMD 之间的 β-折叠序列似乎对其靶向肠上皮细胞的顶膜至关重要。该序列突变导致 hPCFT 滞留在内质网中。同样,hPCFT 多肽的细胞表面递送似乎涉及微管依赖的运输小泡[93]。

(4) 调控方面

各种细胞外和细胞内的因素参与调节肠道的叶酸吸收。整体来说,*SLC19A1* 基因的转录至少涉及 6 个选择性启动子,可产生多种不同的 5′非翻译区,但有一个共同的 hRFC 可读框。这些启动子受普遍存在的(SP,USF)和组织特异的(如 AP1,C/EBP)核因子以及甲基化的调节[85,91,99]。在肠道中,*SLC19A1* 基因启动子 B 似乎驱动 hRFC 的转录[84,99]。肠道上皮细胞中 hRFC 启动子 B 基础活性所需的最小区域编码在 -1088 和-1043 之间[100]。*SLC46A1* 基础活性所需的最小启动子已被定位到 ATG 上游 157bp 的区域,此区域含有 GC-box 位点以及对功能很重要的增强子元件(YY1 和 AP1)[101]。

肠道叶酸摄取经历了分化依赖性调节;因此,当肠上皮细胞从未分化阶段转移到分化阶段时,载体介导的叶酸摄取显著上调。这种随细胞分化增加的摄取与 hRFC 和 hPCFT 在蛋白质、mRNA 和启动子水平的表达显著增加有关。该项研究也表明,肠道叶酸摄取的这种调节模式至少部分是由转录机制介导的[102]。

肠道叶酸的摄取也受到细胞外叶酸水平的调节;叶酸缺乏通过增加 RFC 和 PCFT mRNA 的表达水平诱导肠道摄取叶酸[74,100,103,104]。对于 hRFC 来说,这种诱导摄取至少部分是由转录介导的,因为叶酸缺乏的反应区被编码在 hRFC 启动子 B-2016 和-1431 之间的序列。

在生命的早期阶段,肠道叶酸的摄取受到发育调节[105]。叶酸摄取随着机体成熟而逐渐减少(即从哺乳期到断奶期再到成年期)。这与 RFC 表达水平和 *SLC19A1* 基因转录率同时下降有关(这些研究中没有检测到 PCFT 水平的变化)。最后,肠道叶酸摄取受到细胞内蛋白酪氨酸激酶和 cAMP 介导的途径的调节,这些途径通过影响叶酸摄取过程的 V_{max} 发挥作用[81,106]。

肠道叶酸消化也受到饮食中底物水平的适应性调节,叶酸缺乏时会显著上调多聚-γ-谷氨酸羧肽酶活性[74]。此外,叶酸的消化过程在生命的早期阶段受发育调节[75]。

4. 肠道叶酸吸收的临床病理生理学

众所周知,长期饮酒与叶酸缺乏有关。多种因素导致了这种缺乏症的发展,包括抑制叶酸的肠道吸收[107,108]。长期饮酒会影响饮食中叶酸多聚谷氨酸盐初步水解为游离叶酸,以及随后游离叶酸的吸收[107-109]。后一种作用是通过抑制叶酸在吸收上皮细胞 BBM 和 BLM 结构域中的转运实现的,这与 RFC 表达水平的显著降低有关[110,111]。其他研究表明,影响肠黏膜的疾病(如乳糜泻、热带口炎性腹泻),以及长期使用柳氮磺吡啶,会导致肠多聚-γ-谷氨酸羧肽酶(叶酸水解酶)的活性受损[112-118]。

(五) 烟酸(维生素 B_3)

1. 在代谢中的作用和缺乏的影响

烟酸,也称尼克酸、烟酰胺或维生素 B_3,是烟酰胺腺嘌呤二核苷酸和烟酰胺腺嘌呤二核苷酸磷酸的前体,这两种辅因子在糖酵解等能量代谢中发挥重要作用。烟酸缺乏会导致糙皮病,该病的特点是黏膜发炎、皮肤病变、结肠炎及相关的腹泻和痴呆[119-121]。有数据表明,补充烟酸可以预防阿尔茨海默病和年龄相关的认知能力减退,药物剂量虽不能降低已经接受他汀类药物治疗的患者的全因死亡率、心肌梗死或卒中风险,但对增加高密度脂蛋白非常有效[119-121,122]。

2. 来源和推荐的每日摄入量

人类通过内源性和外源性途径获得烟酸。内源性烟酸是由色氨酸代谢转化为烟酸提供的(60mg 色氨酸约产生 1mg 烟酸),是结肠正常微生物群的副产品,而外源性烟酸是通过摄入食物获得的。富含烟酸的食物包括肉类、鱼类、面包和酵母[123,124]。由于存在内源性合成的烟酸,建立其准确 RDA 是相当具有挑战性的;而大多数成年人推荐的饮食摄入量在 14~18mg/d。

3. 肠道吸收

烟酸主要在胃和小肠中被吸收。食物似乎不会影响烟酸的吸收,药理学范围内的剂量可以通过被动转运的方式吸收。影响膳食烟酸肠道吸收的具体因素尚不清楚,但似乎与温度和 pH 有关[125]。酒精使用障碍者和 IBD 或遗传性烟酸缺乏症(Hartnup)患者均可发生烟酸不足和缺乏。Hartnup 症患者的氨基酸色氨酸的膜转运蛋白发生突变,其中色氨酸是烟酸的内源性前体(见第 102 章)。

(1) 细胞生物学方面

肠道吸收烟酸的调节机制尚不清楚。利用器官捐献者的空肠和结肠上皮进行的研究有助于阐明烟酸在人体内吸收的机制,包括证明这些部位存在转运蛋白[125]。生理浓度烟酸的肠道摄取涉及一种特定的高亲和力酸性 pH-(非 Na^+-)依赖的、载体介导的机制(见图 103.1)[126]。烟酸摄取系统的分子特性尚未明确,但人类有机阴离子转运蛋白-10(hOAT-10)已被认为发挥了作用[127]。

(2) 调控方面

人类肠上皮细胞摄取烟酸的这种特殊的、酸性 pH 依赖的、载体介导的系统在烟酸生理微摩尔浓度范围内运行,并且受细胞内蛋白酪氨酸激酶介导的途径的调节[125]。

(六) 泛酸(维生素 B_5)

1. 代谢作用和来源

泛酸,也称为维生素 B_5,是辅酶 A 的功能部分,在产生能量的代谢反应中起着关键作用,包括碳水化合物、脂肪以及相对较少的蛋白质代谢。由于泛酸在食品中普遍存在,因此人类患泛酸缺乏症的情况很少见。事实上,它的名字来源于希腊语 *panthen*,意思是“无处不在”,几乎每种食物中都含有少量泛酸。建议的饮食摄入量尚未确定,然而,成年人的适当摄入量约为 5mg/d。

2. 肠道消化和吸收

(1) 细胞生物学方面

游离泛酸在小肠中通过钠依赖性载体介导的过程被吸收,该过程涉及钠依赖性多种维生素转运蛋白(SMVT),SMVT 也允许细胞通过血脑屏障摄取泛酸,并有助于维持正常的大脑功能[20,22,128]。同样的过程也在大肠中起作用,吸收结肠细菌产生的泛酸。虽然人们认为吸收的泛酸涉及另一种 SMVT,但目前还没有关于吸收泛酸是如何通过基底外侧膜(BLM)离开肠上皮细胞的资料。

(2) 调控方面

人类通过外源性和内源性途径获得泛酸,后者由正常结肠菌群产生[1]。膳食泛酸主要以辅酶 A 的形式存在,辅酶 A 在肠腔内水解为可吸收的游离泛酸[129]。在管腔内浓度较低时,泛酸通过 SMVT 主动运输,与上皮刷状缘顶端膜上的质子进行交换。在更高浓度下,泛酸发生被动扩散,似乎醇类形式的泛醇(氧化为泛酸)比酸类形式的泛酸更容易扩散。

(七) 吡哆醇(维生素 B_6)及其衍生物

1. 在代谢中的作用及缺乏的影响

维生素 B_6 是指 3 种化合物吡哆醇、吡哆醛、吡哆胺及其磷酸化形式。维生素 B_6 在氨基酸和碳水化合物代谢中起着至关重要的作用,并参与调节类固醇激素的作用和基因表达调节。5′-磷酸吡哆醇是这种维生素中最具生物活性的形式。维生素 B_6 缺乏会导致各种临床异常,包括但不限于神经系统疾病和贫血。维生素 B_6 缺乏症更常见于酒精使用障碍患者、糖尿病或乳糜泻患者以及长期接受异烟肼或青霉胺治疗的患者。维生素 B_6 依赖性癫痫发作(一种常染色体隐性遗传疾病,被认为是由于维生素 B_6 细胞转运障碍所致)患者的维生素水平也同样低下[130,131]。

2. 来源和推荐的每日摄入量

人类通过饮食摄入获得外源性维生素 B_6,它也是由结肠细菌产生的。维生素 B_6 在食品中含量丰富。富含维生素 B_6 的食物包括肉类、鱼类、土豆等淀粉类蔬菜和非柑橘类水果。成人维生素 B_6 的 RDA 为 1.5~2mg/d。

3. 肠道吸收

(1) 细胞生物学方面

生物体内所利用的维生素 B_6 来自食物以及细菌代谢产生,但是机体如何维持体内维生素 B_6 的体内平衡还没有明确的研究结论。日常饮食中的维生素 B_6 以游离和磷酸化形式存在;后者在吸收前被肠道磷酸酶水解成自由形态的游离维生素 B_6[130],通过载体介导的形式在小肠和大肠中吸收,该途径的亲和力高,表现为酸性 pH 依赖性以及非 Na^+依赖性。有趣的是,利尿剂阿米洛利可抑制肠道和肾脏对这种维生素的吸收,干扰体内维生素 B_6 稳态(见图 103.1)[132-136]。

(2) 调控方面

关于哺乳动物肠道吡哆醇摄取的调节知之甚少,但一些数据表明,肠道上皮具有一种特殊的载体介导机制,该机制是 pH 依赖性的、对阿米洛利敏感的、并受细胞内 PKA 介导途径的调节[132,136]。维生素 B_6 缺乏会通过转录机制导致摄取的特异性和显著上调[133]。

(八) 核黄素(维生素 B_2)

1. 代谢作用及其缺乏的影响

核黄素,也称维生素 B_2,以黄素单核苷酸和黄素腺苷二核苷酸两种具有代谢活性的辅酶形式存在,它们在生物氧化还原反应中作为电子转移的中介发挥着重要作用。这些反应涉及常量营养素代谢,以及叶酸和维生素 B_6 转化为其活性形式。核黄素缺乏症可发生在 IBD、酒精使用障碍、线粒体疾病和进行性桥延麻痹综合征伴耳聋[又称布朗综合征(Brown-

Vialetto-Van Laere 综合征)]患者中。Brown-Vialetto-Van Laere 综合征是一种罕见的神经系统疾病,与感音神经性聋、延髓麻痹和呼吸系统损害有关。被认为是由核黄素转运体-2 突变引起的。核黄素缺乏可导致各种临床异常,包括神经系统的退行性变化、内分泌功能障碍、皮肤病和贫血[137]。一些数据表明,补充核黄素可能会改善多发性硬化症患者的神经运动功能,因为它在髓鞘形成中起着重要的作用[138]。核黄素的神经保护作用也通过几种拟定的机制在帕金森病和偏头痛患者中得到证实,包括同型半胱氨酸代谢、减少氧化应激和神经炎症[139-141]。

2. 来源和建议的每日摄入量

核黄素广泛存在于食品中,在乳制品、鸡蛋、肉类、绿叶蔬菜和豆类中含量较高。健康成人的 RDA 范围为 1.3～1.6mg/d。

3. 肠道消化和吸收

(1) 生理方面

与其他水溶性维生素一样,人体肠道暴露于来自外源性和内源性核黄素。外源性膳食摄入通过高效的摄取系统在小肠中被吸收,而内源性来源是由正常的结肠微生物群产生,据信其数量是饮食中消耗量的数倍[1,142,143]。

膳食中的核黄素以游离和结合形式存在。在肠道吸收前,肠道磷酸酶将结合型核黄素分解为游离型核黄素[144]。核黄素在小肠和大肠中的吸收是通过一种特定的 Na^+ 非依赖载体介导的机制发生的,该机制位于极化上皮细胞的顶层 BBM 结构域,然后通过另一种特定的载体介导机制离开细胞穿过 BLM(见图 103.1)[20]。

(2) 分子生物学方面

两种核黄素转运蛋白(RFT-1 和 RFT-2)均在小肠和大肠中表达[145-147]。人类中 hRFT-2 的表达水平及其作为核黄素转运体的活性显著高于 hRFT-1。这些发现表明,hRFT-2 在人肠道核黄素摄取中具有突出作用,研究发现用特异性 hRFT-2 siRNA 处理的肠上皮细胞后,其对核黄素摄取的显著抑制[147]。

在 Brown-Vialetto-Van Laere 综合征患者的 RFT-2 转运体中发现了 10 多种突变,因此,根据特定的突变存在各种疾病表型。这种疾病以进行性脑桥延髓区麻痹为特征,通常以感音神经性聋为先兆[137,148-150]。

(3) 细胞生物学方面

活细胞共聚焦成像研究表明,hRFT-1 蛋白主要表达于肠吸收细胞的 BLM 结构域,而 hRFT-2 蛋白仅表达于顶膜结构域(见图 103.1)[147,151]。此外,TFT-2 的羧基端序列在决定蛋白质的细胞表面表达方面也发挥了重要作用,其中保守的半胱氨酸残基(C463 和 C467)具有特殊作用[151]。此外,hRFT2 的细胞内运输被发现涉及不同的囊泡结构,其运动依赖于完整的微管网络[151]。

(4) 调控方面

肠道对核黄素摄取过程受多种细胞外和细胞内因素调节,该过程受宿主维生素水平的适应性调节[152-154];因此,核黄素缺乏导致肠道核黄素摄取显著上调,而过量补充导致肠道核黄素吸收下调。肠道核黄素摄取在底物水平上的适应性变化似乎与转录调控机制有关,而转录调控机制在生命早期阶段受到发育调控影响[155]。肠道核黄素摄取过程似乎受到细胞内 PKA-和 Ca^{2+}/钙调素介导的信号通路的调节[156]。有趣的是,在实验室研究中,Na^+/H^+ 交换剂阿米洛利以及三环吩噻嗪类药物(例如氯丙嗪具有与核黄素相似的结构)可明显抑制肠道对核黄素摄取过程[152,157,158]。然而这些药物是否也影响体内肠道核黄素的吸收尚不清楚。

(九) 硫胺素(维生素 B_1)

1. 代谢作用及其缺乏的影响

硫胺素,也被称为维生素 B_1,是第一个被描述的水溶性维生素。4000 多年前,中国医学文献首次提到了硫胺素缺乏症(脚气病)的临床表现。硫胺素的焦磷酸形式——硫胺素焦磷酸(TPP),是在哺乳动物中主要存在形式。TPP 作为多种酶的辅助因子,例如转酮醇酶、丙酮酸脱氢酶、α-酮戊二酸脱氢酶和支链酮酸脱氢酶,对线粒体的氧化能量代谢和 ATP 产生至关重要[159]。硫胺素还通过维持正常的细胞氧化还原状态,在降低细胞氧化应激方面发挥重要作用[159,160];因此,细胞内硫胺素水平低会导致氧化能代谢受损,导致氧化能量代谢受损,线粒体结构和功能改变[159-161]。三磷酸硫胺素是硫胺素的另一种形式,影响膜 Cl^- 通道的调节和功能,并作为蛋白质的磷酸基团供体。人类缺乏硫胺素会导致两种不同的临床症状——脚气病和韦尼克脑病。脚气病有 3 种不同的表型:①干性脚气病是一种对称性上升性周围多发性神经病变,通常影响老年人,可能与心脏受累有关;②湿性(或水肿性)脚气病累及心脏,导致下肢水肿;③急性暴发性脚气病,也称为急性暴发性心脏血管脚气病,主要发生在婴儿身上,与心力衰竭和代谢异常有关。韦尼克脑病和科萨科夫精神病最常见于酒精性疾病,并可同时表现为韦尼克-科萨科夫综合征。韦尼克脑病与神经系统异常(眼球震颤、眼外麻痹、共济失调、虚脱、昏迷)和解剖病变(丘脑、脑桥被盖和乳状体出血性病变,星形胶质细胞、神经元树突和髓鞘严重损伤)有关。科萨科夫精神病通常随着韦尼克症状开始消退而发展,表现为精神错乱和短期记忆丧失,可能导致永久性脑损伤。

硫胺素缺乏症在发展中国家和发达国家都是一个严重的问题,主要是由于饮食摄入不足造成的。在发达国家,酒精使用障碍是主要原因,但糖尿病、IBD、乳糜泻和肾病患者以及使用慢性利尿剂治疗的患者也可能出现缺乏[162-164]。在老年群体中,尽管平均每日摄入量超过了他们的推荐需要量,但也有少量硫胺素缺乏症病例报道,其病因尚不清楚。近年来还认识到,尽管血浆硫胺素水平正常,但仍会发生局部组织特异性硫胺素缺乏;例如常染色体隐性的硫胺素反应性巨幼细胞贫血(TRMA)和硫胺素反应性韦尼克样脑病。TRMA 的特征是巨幼细胞贫血、感音神经性聋和胰岛素需要性高血糖。它是由 *SLC19A2* 基因的产物人类硫胺素转运蛋白-1(hTHTR-1)突变引起的[165-168]。硫胺素反应性韦尼克样脑病以癫痫发作、眼延髓性麻痹、眼球震颤和共济失调为特征,被认为是由 *SLC19A3* 基因产物 hTHTR-2 突变引起[169]。在这两种疾病中,以药理学剂量口服硫胺素可显著改善许多临床症状。

2. 来源和建议的每日摄入量

硫胺素广泛存在于日常饮食中,尤其是干面包酵母、全谷物、米糠、坚果和干豆类。但高度加工的食物中硫胺素含量很少,如精米、油和精制糖。值得注意的是,几种饮食拮抗剂会影响饮食中硫胺素的生物利用。亚硫酸盐是一种食品防腐剂,以及存在于蕨类植物、蓝莓、红菊苣、红甜菜根、黑加仑、球芽甘蓝和红卷心菜中的热稳定性多羟基酚化合物可以分解硫胺素分子。某些食品和微生物也含有硫胺降解酶(硫胺酶Ⅰ和硫胺酶Ⅱ)。硫胺素酶Ⅰ存在于多种微生物(如溶胺素芽孢杆菌)、植物(如蕨类植物)、鱼类(例如鲤鱼)和昆虫(例如非洲家蚕)中,并催化硫胺素分子和各种碱基之间的反应。这样的反应不仅会消耗硫胺素,还会产生作为硫胺素拮抗剂的副产物。硫胺酶Ⅱ是一种相对罕见的酶,存在于肠道溶硫胺B杆菌和溶硫胺梭菌等少数微生物中。

硫胺素的RDA是男性1.4mg/d,女性1.1mg/d,妊娠期间1.5mg/d,哺乳期女性1.6mg/d。

3. 肠道吸收

(1) 生理方面

与其他水溶性维生素一样,硫胺素有两种来源——饮食和细菌,后者由正常的结肠微生物群产生[1]。动物来源的膳食硫胺素主要以磷酸化形式存在,而植物来源的硫胺素则以游离形式和磷酸化形式的混合形式存在。膳食中磷酸化的硫胺素在肠道磷酸酶的作用下水解为游离的硫胺素,这些酶在小肠中大量表达[170]。游离硫胺素主要通过特定的pH依赖性和电中性载体介导的机制在小肠近端吸收(见图103.1)[171,172]。一旦被小肠近端吸收,硫胺素通过一种特定的载体介导机制从肠细胞穿过BLM排出[173]。

正常的结肠微生物群在若干硫胺素焦磷酸(TPP)合成酶的作用下,合成大量游离和磷酸化的硫胺素[174,175]。与小肠上皮细胞相比,结肠细胞具有很少或缺乏碱性磷酸酶活性,但是这些细胞仍可摄取TPP,这种形式的硫胺素对人类也是生物可利用的[176-178]。总的来说,游离和磷酸化硫胺素的有效摄取机制的存在,表明细菌合成的硫胺素对宿主体内硫胺素的总体平衡有重要贡献,并在维持结肠细胞自身的细胞营养方面发挥重要作用。

(2) 分子生物学方面

目前已在人类和其他哺乳动物中发现两种硫胺素转运系统(THTR-1和THTR-2),它们在小肠和大肠上皮中表达[166-169,179]。hTHTR-1在微摩尔范围内起作用,hTHTR-2在纳摩尔范围内起作用[180]。THTR-1蛋白在极化的肠细胞的顶端和BLM结构域均有表达,而THTR-2蛋白的表达仅限于吸收细胞的顶端BBM结构域(见图103.1)[181,182]。

在TRMA患者中发现了16个以上的THTR-1错义和无义突变。这些突变通过影响转运蛋白的稳定性、膜靶向性和运输活性导致蛋白质功能的损害[183,184]。在硫胺素反应性韦尼克样脑病患者中也发现了一些THTR-2突变,导致相关功能受损[169]。在生物素反应性基底神经节疾病患者中也报道过THTR-2的其他突变;然而THTR-2并不是生物素转运体,其特定硫胺素转运体的突变如何导致相应的病理作用,目前尚不清楚[185,186]。

(3) 细胞生物学方面

活体肠上皮细胞的共聚焦成像显示,与绿色荧光蛋白融合的THTR-1蛋白同时靶向极化的肠上皮细胞的顶端和BLM结构域,并且指示该蛋白膜靶向的信号嵌入在其氨基端和主链中[182,187]。此外,THTR-1的细胞内运输涉及许多运输囊泡,这些囊泡的运动依赖于温度,并且需要一个完整的微管网络(实时视频可以在http://www.jcb.org/cg i/content/full/278/6/3976/DC1上观看)。最近的研究也表明,THTR-1与肠上皮细胞中的跨膜四蛋白家族(Tspan-1)相互作用,这种相互作用对硫胺素转运体的稳定性很重要(见图103.4)[188]。

活细胞共聚焦成像显示,THTR-2蛋白仅在极化的肠上皮细胞的顶膜域表达,这种膜靶向性是由该蛋白的跨膜骨干决定的[187]。同样,这种蛋白质的细胞内运输依赖于完整的微管网络的存在[187]。

(4) 调控方面

肠道硫胺素摄取受分化依赖性调节,随着肠上皮细胞分化载体介导的硫胺素摄取上调[189,190]。这种上调与hTHTR-1的蛋白和mRNA、hTHTR-2的蛋白和mRNA的表达水平以及SLC19A2和SLC19A3启动子活性的显著增加有关。

肠道硫胺素摄取受相应底物水平的自适应调节[191,192]。人体硫胺素缺乏通过改变摄取过程的V_{max}和Km增加肠道硫胺素摄取[191]。类似的肠道硫胺素摄取的适应性上调也发生在小鼠身上,并与THTR-2蛋白(但不是THTR-1)、mRNA表达水平和SLC19A3启动子活性的显著增加有关[192]。这些数据证明,在硫胺素缺乏症中肠道硫胺素摄取过程的适应性上调是通过诱导THTR-2的表达水平介导的,而这种诱导至少部分是通过转录机制介导的。

肠道硫胺素摄取在生命的早期阶段经历发育调节。在哺乳期肠道吸收硫胺素比成年期更有效,并且在生命早期THTR-1和THTR-2的表达量更高,其各自的启动子活性更高[193]。因此,肠道硫胺素摄取的发育调节似乎是由转录机制介导的。

最后,肠道硫胺素摄取似乎受到细胞内Ca^{2+}/钙调蛋白(Ca^{2+}/calmodulin,CaM)介导途径的调节[175,194]。在其他细胞类型(如胰腺β细胞、肾上皮细胞、视网膜色素上皮细胞)中,同样的信号通路也在调节硫胺素的摄取中发挥作用,这表明在硫胺素摄取的调节中,这种细胞内信号通路分布广泛[195,196]。

4. 肠道硫胺素吸收的临床病理生理学

长期大量饮酒导致肠道硫胺素吸收受损和硫胺素缺乏[197]。长期喂食酒精的动物在极化的肠上皮细胞的BBM和BLM结构域的载体介导的硫胺素运输中表现出明显的抑制作用,这是通过转录机制介导的[191]。早在酒精接触开始后2周,肠道硫胺素的摄取就被明显抑制[198]。慢性酒精喂养的动物中,也观察到由大肠上皮中载体介导的硫胺素摄取抑制,这表明细菌合成硫胺素的吸收也受到慢性酒精摄入的损害[198]。

感染革兰氏阴性肠致病性大肠杆菌(EPEC),一种食源性病原体(见第111章),会严重抑制肠道对硫胺素的吸收[180]。有趣的是,宿主感染EPEC不会导致微量营养素吸收的普遍抑制,水溶性维生素核黄素或叶酸的吸收也不会受到影响。此外,EPEC对硫胺素摄取的抑制与hTHTR-1、hTHTR-2的膜表达以及*SLC19A2*和*SLC19A3*启动子活性的显著降低有关。这些发现表明,EPEC感染迅速影响肠细胞膜上硫胺素转运蛋白的表达,随后通过抑制*SLC19A2*和*SLC19A3*转录活化介导的更持久的作用。

二、脂溶性维生素

维生素 A、D、E 和 K 是极性、不膨胀、不溶性脂质（图 103.7）。然而，这些维生素之间存在相当大的差异，只有维生素 E 是必需的膳食成分。它们各自的脂肪溶解度影响它们的吸收、代谢、排泄和储存。尽管它们的化学结构是已知的，但保留字母命名系统来区分它们是有用的，因为每一种化合物都是由许多具有相似性质的密切相关的化合物组成的[199]。

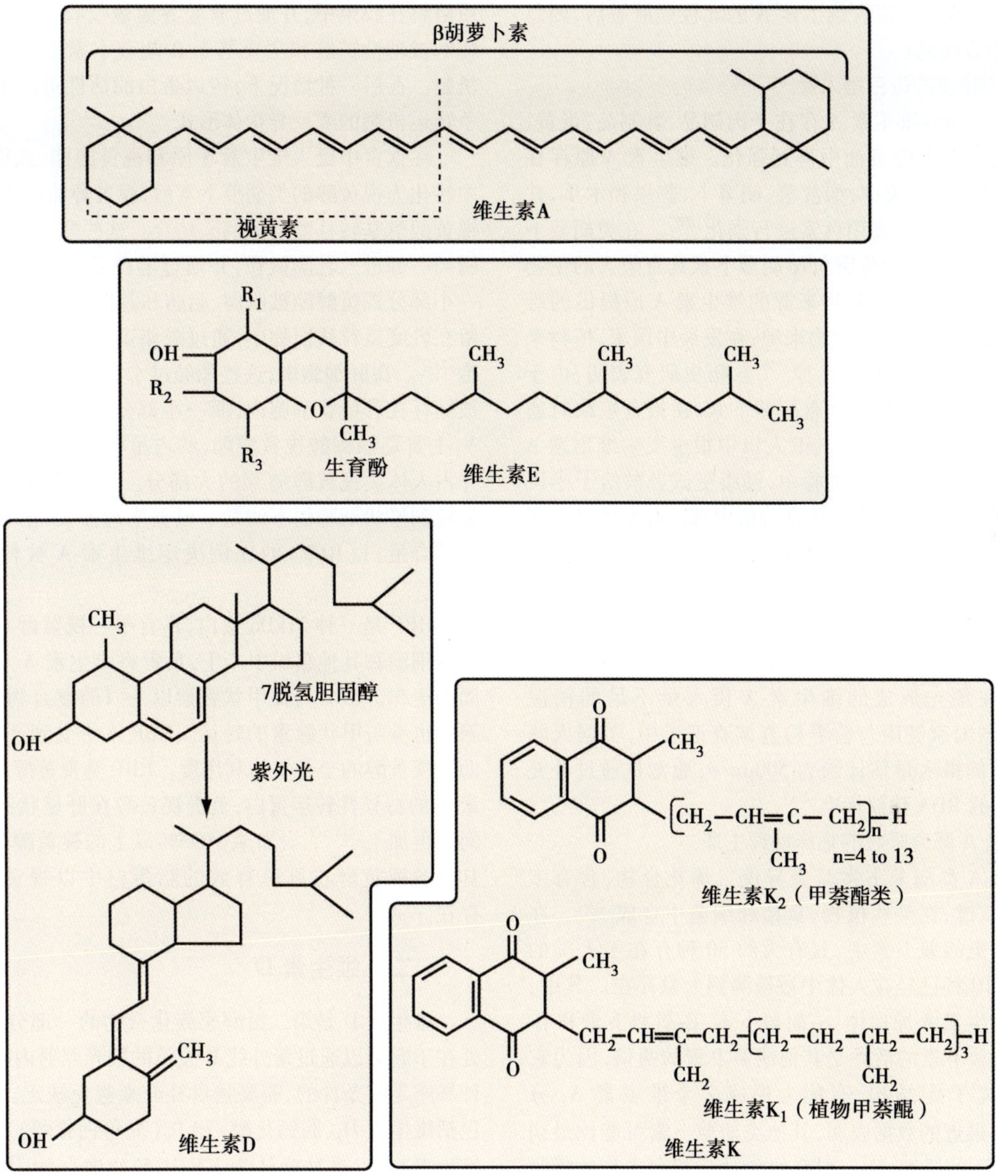

图 103.7　脂溶性维生素 A、D、E、K 的化学结构

（一）维生素 A

希波克拉底（Hippocrates，公元前 466—377）首先提出了肝脏来源的营养物质的功能，但直到 1957 年，摩尔才证实维生素 A 是一种膳食维生素。其饮食来源、需求和可用性的复杂性反映了视黄醇酯（前维生素 A）和类胡萝卜素（维生素 A 原）的存在，两者都需要代谢变化才能具有活性。它们在性质、调节功能和潜在临床应用方面的差异进一步复杂化[200]。

1. 代谢作用及其缺乏的影响

预先形成的维生素 A 以多种形式存在于饮食中，包括视黄醇（维生素 A_1）和视网膜[3-脱氢视黄醇（维生素 A_2）]，主要以棕榈酸视黄醇酯的形式存在。活性的基本单位称为视黄醇当量。

类胡萝卜素在人类中有两个主要作用：黄斑色素和维生素 A 的天然前体。类胡萝卜素包括具有维生素 A 前体能力的类胡萝卜素和其他没有这种能力的物质，如番茄红素、叶黄素和玉米黄质[201,202]。尽管类胡萝卜素的食物来源存在显著的全球差异，但很少有证据表明人群特别缺乏类胡萝卜素。

相反，类维生素 A 在哺乳动物的生命周期中起着至关重要的作用。维生素 A 缺乏可导致视力缺陷，如夜盲症和免疫功能障碍，后者通过调节 T 细胞介导的免疫作用，影响肠黏膜完整性和免疫球蛋白（IgA）的产生，与麻疹和腹泻疾病相关的儿童死亡率显著相关[200,203,204]。发达国家和发展中国家缺乏维生素A的情况各不相同，这凸显了人们对来自均衡饮食的原维生素A和预先形成的维生素A的依赖。

正常发育和胚胎发生需要充足的维生素A；然而，维生素A过量会在妊娠的前3个月导致胚胎畸形[205]。此外，据报道北极地区的猎人在摄入富含维生素A的北极熊肝脏后，因急性维生素A中毒而死亡。

2. 来源和建议的每日摄入量

预先形成的膳食维生素A存在于肉制品、乳制品、蛋黄、肝脏、鱼油中，并在人造黄油中得到强化。维生素A原存在于黄色、橙色和绿色蔬菜中，如菠菜、胡萝卜、芒果和木瓜，并通过含有β-胡萝卜素的食用色素进行强化[206]。在类胡萝卜素中，β-胡萝卜素比β-隐黄质和α-胡萝卜素具有最大的生物活性[207]。在西方饮食中，植物来源的维生素A原提供的维生素A不到30%，其余均为动物来源；在发展中国家，植物来源提供了70%以上的维生素A原[208]。历史研究表明，由于蔬菜、绿色植物、草药和草中含有胡萝卜素，在粮食短缺时通常作为主要食物来源，因此在饥饿人口中很少发生维生素A缺乏症。在Key的明尼苏达实验中，健康受试者被给予半饥饿的蔬菜饮食，在生化、临床或饮食分析中都没有发现维生素A缺乏的证据[209]。维生素A的RDA与年龄有关，在妊娠期、哺乳期和儿童期会发生改变。对于成年人来说，男性相当于900μg，女性相当于700μg类胡萝卜素的必要摄入量[210]。

类胡萝卜素的必要摄入量尚不清楚，但建议每天摄入2~4mg，特别是在预先形成的维生素A摄入量不足的情况下[206]。在美国国家健康与营养检查调查记录中，美国人膳食中维生素A的摄入量估计约为500μg/d；通常是通过补充维生素来达到的RDA建议标准[211]。

3. 维生素A肠道吸收的临床病理生理

维生素原A类胡萝卜素是类异戊二烯化合物，含有多达15个共轭双键，在某些植物、真菌和细菌中合成[200]。在已知的600种类胡萝卜素中，只有大约50种存在于人类的饮食中，其中10种已经在人体中被检测到大量存在。其中，只有3种是维生素A原前体：α-胡萝卜素、β-胡萝卜素和β-隐黄质。β-胡萝卜素的活性是其他胡萝卜素的两倍，因为它含有2个β-离子酮结构，有能力形成2个维生素A_1分子[212]。然而，最近的数据表明，其他类胡萝卜素可能比最初认为的具有更大的活性[213]。混合饮食对β-胡萝卜素的吸收量约为17%。

预先形成的和原形成的维生素A在小肠中的吸收方式不同，在喂食和禁食状态下的吸收也不同。在小肠中，预先形成的维生素A比胡萝卜素更有效地被吸收。除了吸收程度不同外，在调节机制、吸收后活性和代谢方面也存在差异[214,215]。

膳食中的视网膜酯（维生素A醛）在被吸收前首先在肠道内水解成视黄醇[216]。维生素A是一种脂溶性膳食成分，当与脂质胶束结合时，在胰胆道分泌物中能更好地被吸收。视黄醇酯在吸收之前需要水解，但对这一机制的精确理解仍然不确定。已经注意到扩散和转运依赖机制，脂肪的共同消耗导致视黄醇形式的快速摄取和分泌，因为视黄醇酯被溶解到乳糜微粒中。在缺乏膳食脂质的情况下，视黄醇通过非脂蛋白依赖机制吸收，并在肠细胞中分泌；因此维生素A的吸收以视黄醇酯和游离视黄醇的形式发生。

类胡萝卜素的吸收是可变的，并受到食物基质的复杂性、制备、剂量、纤维、脂肪、预制维生素A和其他类胡萝卜素共同消耗的影响[212]。与视黄醇酯一样，类胡萝卜素与其他脂质溶解在胶束中，并通过管腔界面被吸收。似乎存在浓度依赖的被动性扩散和主要基于β-胡萝卜素的可饱和主动转运机制。在后一种情况下，转运蛋白的活性可能取决于可能竞争转运机制的顺反异构体形式[216]。

在饮食中摄入维生素A原和视黄醇酯，或摄入在肠细胞中转化为视黄醇的类胡萝卜素后，视黄醇被卵磷脂重新酯化，视黄醇酰基转移酶与棕榈酸结合。这些酯类随后与其他膳食脂类一起进入乳糜微粒，并通过淋巴系统进入体循环。尽管一小部分视黄醇酯被肌肉、脂肪和其他组织去除，但大部分仍留在乳糜微粒残留物中，通过载脂蛋白E依赖途径进入肝细胞[217]。在肝细胞内，这些酯经过水解，大部分维生素A随后被储存在肝星状细胞内，而一小部分留在肝细胞内。维生素A，主要是棕榈酸视黄醇酯，约占星状细胞脂质含量的40%，并占人体类视黄醇储存的大部分。维生素A如何从肝细胞运输到星状细胞仍不清楚。根据生理需要，由视黄醇与视黄醇结合蛋白（RBP）的比例决定维生素A被释放到体循环的量。

RBP是一种21kDa蛋白，具有单一视黄醇结合位点。它在肝细胞和其他组织中产生，负责将维生素A从肝脏运输到周围组织。RBP与促甲状腺素以1∶1的复合物结合，促甲状腺素也参与甲状腺素的转运。RBP水平受到严格调控，这有助于视黄醇的全身生物利用度。RBP是视黄醇和其他类维生素A的特异性转运蛋白，负责视黄醇在肝星状细胞和外周之间的再加工[218,219]。血浆中95%以上的视黄醇与RBP结合，其余的视黄醇在肝脏释放的脂蛋白中以视黄醇酯的形式存在。

（二）维生素D

维生素D是第二甾醇家族化合物的一部分，它的独特之处在于它可以通过紫外线B波长的阳光照射内源性产生。这种暴露是有条件的，需要膳食补充来避免缺乏。维生素D组包括维生素D_3（胆钙化醇）和D_2（麦角钙化醇）。最初确定的维生素D_1后来被确认为不同固醇的混合物[220]。维生素D的另一个独特之处在于它依赖于结构修饰，通过一系列器官特异性酶依赖的代谢步骤成为其活性形式1,25α-二羟基胆钙化醇[1,25α-$(OH)_2D_3$]并在体内循环[221]。

1. 代谢作用及其缺乏的影响

维生素D的主要功能为维持钙和磷酸盐稳态，尽管越来越多的证据表明它在细胞增殖、糖尿病和免疫调节等其他领域也很重要。

维生素D通过维生素D受体（VDR）发挥作用，它是类固醇激素超家族的一员。可对下游靶基因进行转录调控，例如骨钙素和NF-κB配体受体激活因子的上调和甲状旁腺激素（PTH）的下调[222]。VDR在肠上皮细胞中含量很高，可调节钙的吸收；肾小管上皮细胞和收集管也是人体钙吸收部位；骨组织（例如成骨细胞）、甲状旁腺组织也参与钙吸收。VDR在

胰腺 β 细胞和免疫细胞（包括活化的 T 淋巴细胞和单核/巨噬细胞系）中高表达，可影响其分化。

维生素 D，也称为 1,25α-$(OH)_2D_3$，通过跨细胞和细胞旁运输机制影响钙的吸收[223]。前者可能对 TRPV6 钙受体（一种促进胞质扩散的钙结合蛋白）有调节作用。然而，这些转运机制被认为仅在钙缺乏的情况下发挥关键作用，并且只是肠上皮进行跨细胞钙转运的替代机制之一。

钙的细胞旁转运是通过被动吸收发生的，这取决于肠腔和细胞外环境之间的电化学梯度以及细胞间紧密连接的完整性。这种转运机制受到 1,25α-$(OH)_2D_3$ 诱导的辅助蛋白表达的影响，这些辅助蛋白促进钙转运并抑制钙黏蛋白和水通道蛋白的表达。最后，研究表明 1,25α-$(OH)_2D_3$ 调节紧密连接蛋白在保护黏膜损伤和维持肠黏膜完整性方面发挥作用[224]。部分动物模型表明，通过转录机制对转运蛋白表达的影响也可能延伸到磷酸盐吸收（NaPi-IIb）[225]。

1,25α-$(OH)_2D_3$ 通过多种机制影响肾脏钙吸收，包括增加钙吸收的间接作用，通过上调 PTH 和 PTHrp 受体 mRNA 与 PTH 协同作用，提高钙吸收效率，增强远端小管钙吸收与 VDR 定位一致，以及远端肾小管细胞 BLM 中钙转运的 PMCa 泵表达增加[222,226]。

维生素 D 缺乏与代谢性骨病有关，通过改变钙和磷酸盐的调节，影响甲状旁腺激素的形成和释放，或者可对骨组织产生直接影响。儿童佝偻病和成人骨软化症是由于骨矿化受损以及相关的低钙血症和甲状旁腺激素的生理增加以及随后的骨破坏而发展起来的；这与儿童骨骼畸形和所有年龄组的骨折风险有关。维生素 D 缺乏与一系列其他疾病有关，包括心血管疾病、免疫缺陷、糖尿病、高血压和癌症[227,228]。

2. 来源和建议的每日摄入量

维生素 D 作为天然成分和添加剂存在于食物中。维生素 D 最丰富的来源是鱼类，包括鲑鱼、金枪鱼和鲭鱼，它们从饮食中的浮游生物中摄取维生素 D；以及从富含脂肪的鱼类中提取的油，比如鳕鱼肝油[199,229]。鸡蛋和肝脏中也含有维生素 D。人类母乳中含有足够的维生素 D 来预防佝偻病，但未经强化的牛奶中维生素 D 含量较低。乳制品、橙汁、人造黄油和谷物中经常含有维生素 D[221]。

饮食摄入补充了维生素 D，维生素 D 是通过皮肤暴露在户外紫外线 B（UVB）（290~320nm）光下内源性产生的。研究建议，对于年龄在 4~64 岁的人群，夏季阳光照射足以提供足够的维生素 D。阳光的价值取决于地理位置和中波紫外线的剂量，防晒霜、衣服和其他屏障会减少中波紫外线[230-232]。因此，温带人口的季节性变化明显，血清维生素 D 浓度在冬季和春季下降。皮肤中维生素 D 的生成也受到色素沉着的影响，肤色较白的人在阳光照射下会产生更多的维生素 D。

RDA 因年龄而异，但成年人包括孕妇和哺乳期妇女的 RDA 为 600IU/d。较高的剂量可能对维持骨骼健康有价值[233,234]。

3. 肠道吸收

维生素 D 是通过被动扩散从小肠吸收的，这个过程依赖脂肪和胆汁盐形成胶束[234a]。十二指肠和小肠远端对维生素 D 的吸收起着重要作用，但大部分吸收可能发生在转运时间较长的远端小肠。在肠切除术后、有吸收障碍的减肥手术术后以及上述部位的小肠存在炎症的患者中，维生素 D 的肠道吸收会受到干扰[235]。

（1）生理方面

与维生素 A 一样，维生素 D 的吸收是在小肠中的被动扩散进行的，而这一过程中似乎不需要胆盐参与[236]。腔内 pH 会影响吸收，中性环境下吸收减少，酸性环境下吸收增加[237]。大部分被吸收的维生素 D 以乳糜微粒的形式进入淋巴系统。

（2）代谢方面

维生素 D 的代谢途径已经明确。UVB 照射将 7-脱氢胆固醇（皮肤中的一种类胆固醇化合物）转化为维生素 D_3 前酯，维生素 D_3 前酯再重新排列为维生素 D_3，即胆钙化醇。随后，维生素 D_3 通过血液循环依赖维生素 D 结合蛋白转运至肝脏[238]。

在肝脏中，维生素 D_2 和 D_3 都通过 P450 细胞色素维生素 D 25-羟化酶转化为 25$(OH)_2D_3$[239]。25$(OH)_2D_3$ 在血液中被转运至近端肾小管，通过肾脏 1α-羟化酶 CYP27B1 羟基化为活性 1,25α-$(OH)_2D_3$。1α-羟化酶主要存在于肾脏中，但在一些肾外组织中也有活性[240]。这种 1α-羟基化可能是维生素 D 途径中最重要的一步[241]。

（3）调控方面

活性 1,25α-$(OH)_2D_3$ 的调控包括两个关键过程。首先，24-羟基酶将可利用的前体 25$(OH)_2D_3$ 还原为 24,25$(OH)_2D_3$ 或将 1,25α-$(OH)_2D_3$ 转化为 1,24,25$(OH)_2D_3$ 来产生低竞争活性形式。其次，通过负反馈循环，包括抑制 1α-羟化酶活性、PTH 转录和 24-羟化酶转录这些负反馈机制可以调节 1α, 25$(OH)_2D_3$ 的功能和有效性，从而防止钙的过度活跃和代谢失调[242]。

（三）维生素 E

维生素 E 代表来源于植物叶绿素和酪氨酸的 2 个天然抗氧化剂家族。生育酚有一个带有饱和 15 碳尾的色氨醇环，生育酚三烯醇有一个不饱和的类异戊二烯 16 碳侧链[242]。每种都包括 4 种异构体（α、β、γ、δ），调节生物利用度和生物活性，具体取决于甲基的位置。对维生素 E 的兴趣主要集中在 α-生育酚上，但越来越多的证据表明，临床益处，特别与补充剂相关的益处，与生育三烯酚更为常见（见图 103.7）[243]。

1. 代谢作用和缺乏的影响

维生素 E 的主要作用是一种脂溶性的膜结合的有效的过氧化氢自由基清除剂。维生素 E 限制自由基分解膜脂，特别是多不饱和脂肪酸，否则会导致自由基进一步释放和自我传播性的膜损伤[244]。自由基首先与维生素 E 反应形成生育酚-自由基复合体，该复合体被还原剂（包括维生素 C）“回收利用”，从而恢复其抗氧化特性[245]。动物研究表明，生育三烯醇可能通过诱导抗氧化酶（如超氧化物歧化酶、谷胱甘肽过氧化物酶）表现出抗氧化活性[246,247]。然而，维生素 E 补充的有效性可能取决于原位抗氧化剂的有效性。此外，维生素 E 还可能影响维生素 K 的代谢，并对凝血级联起抑制作用[244]。

除了抗氧化特性外，生育三烯醇还具有转录、翻译和翻译后的作用[248]。这些目标包括转化生长因子-β 等生长因子，进而调节增殖、半胱氨酸蛋白酶-8（caspase-8）和其他参与细胞凋亡的信号通路,以及通过抑制血管内皮生长因子和受体信号传导来抑制血管生成。

维生素 E 在炎症级联反应中的作用的研究结果存在争议。对此的一种假设是由于维生素 E 的各种异构体的不同作用,它们可能对炎症途径有竞争和相反的影响[249]。α-生育酚和 γ-生育酚分别对血管黏附分子 VCAM-1 有激活和抑制作用。具体而言,VCAM-1 依赖的淋巴细胞转运表现出了直接的拮抗作用。此外,生育酚还有免疫调节作用,包括调节蛋白质炎症介质(PKC、蛋白酪氨酸激酶)、类花生酸途径中的调节酶(5-、12-和 15-脂氧合酶、环氧合酶 2、磷脂酶 A_2)和蛋白质-膜相互作用的调节[250]。此外,生育酚异构体已被证明可以在哮喘模型中调节炎症,而不影响细胞因子或其他已知的炎症介质[251,252]。

维生素 E 缺乏可能发生于饮食摄入不良或有遗传代谢疾病的人群。维生素 E 缺乏的神经系统表现包括小脑性共济失调,这被认为是由于不受控制的氧化应激和细胞膜损伤引起的,但目前尚不清楚为什么小脑最有可能受到影响。这些临床表现也可见于先天性代谢缺陷患者,例如乳糜微粒滞留病或由于基因突变导致的 α-生育酚转移蛋白缺陷[253,254]。由于饮食摄入不足而导致维生素 E 缺乏的情况很少见,它可能由脂肪吸收不良和减肥手术引起[255]。在评估心血管风险的研究中,维生素 E 抗氧化和膜保护特性方面的临床益处存在争议。还有一些数据表明,生育三烯酚可能通过对细胞周期和细胞凋亡的抗增殖抑制作用而具有预防癌症的作用[256]。现已证明补充 α-生育酚可降低前列腺癌风险,但也有证据表明补充 α-生育酚会导致结直肠腺瘤增多。

2. 来源和建议每日摄入量

维生素 E 的日推荐摄取量为 15mg/d(22.4 国际单位),建议儿童的摄取量较低,而哺乳期妇女应增加维生素 E 的摄取量[257]。维生素 E 主要以 α-生育酚的形式存在于富含脂质的植物种子、油和蔬菜中,包括小麦胚芽、向日葵、杏仁、榛子、花生、玉米、人造黄油、大豆、西蓝花、番茄和菠菜。另外,母乳中的维生素 E 含量高于牛奶。

3. 肠道吸收

生理方面

维生素 E 通过肠黏膜被动吸收[258]。许多维生素制剂以酯类形式存在,在吸收之前被胰和十二指肠酯酶水解,但酯类可以完整吸收[259]。维生素 E 与胶束结合后,通过肠细胞运输,并与乳糜微粒合并,转移到淋巴管。维生素 E 的吸收受同时摄入的膳食脂肪的影响[260]。在健康受试者中比较补充生育酚和生育三烯醇同种异构体的结果表明,补充后血浆 α-生育酚水平显著增加,而其他同种异构体的增加可以忽略不计。补充超高水平的生育三烯醇(高达 300mg/d)会导致血浆水平显著增加,这表明存在剂量依赖性反应[261]。

4. 肠道维生素 E 吸收的临床病理生理学

α-生育酚的生物活性基于代谢反应,它继发于 α-生育酚转移蛋白介导的肝脏选择性保留过程,该转移蛋白在 α-生育酚返回血液循环之前将 α-生育酚与脂蛋白结合。α-生育酚与脂蛋白的结合会牺牲其他形式的维生素 E,这些维生素 E 结合亲和力较低,然后被降解并排出体外。虽然抗氧化性能相似,α-生育酚的生物学特性是最高的[262]。上述机制中,肝脏在调节 α-生育酚循环水平中发挥着重要作用。放射性标记研究表明,天然 α-生育酚在循环中的半衰期小于 60 小时,肝脏和体循环之间有快速的再循环,维生素 E 池几乎每天都会更新[263,264]。生育酚通过细胞色素 P450 侧链降解/氧化代谢,并由胆道系统排泄。

(四) 维生素 K

与其他脂溶性维生素类似,维生素 K 可以从外源性和内源性两种来源获得。这类化合物的结构类似于叶黄素(叶二酚的衍生来源),但它们的侧链结构不同[220]。叶绿醌(K_1)来源于饮食,甲基萘醌(K_2)来源于内源性的结肠细菌合成。甲基萘醌也可以从饮食中少量吸收,还可以在某些组织中从饮食中的叶绿醌合成。

维生素 K 的作用主要在凝血通路上,但现在也已经发现了甲基萘醌的其他作用。

1. 代谢作用和缺乏的影响

传统上公认的维生素 K 的功能是维生素 K 依赖(VKD)蛋白的羧化作用,使 VKD 蛋白在细胞内被激活。VKD 羧基酶是一种内质网膜双功能酶,可催化维生素 K 对苯二酚氧化为维生素 K 环氧化物,并催化 VKD 蛋白上多个谷氨酸残基羧化为 γ-羧谷氨酸(Gla)。这些步骤在肝脏凝血因子Ⅱ、Ⅶ、Ⅸ和Ⅹ的合成中是必不可少的[265,266]。肝脏外的组织中也发现了 VKD 羧基酶,包括肺、肾、脾、睾丸和骨骼,因此,除了止血外,它还有其他作用[267]。

维生素 K 缺乏症很少见,但可能发生在脂肪吸收不良(粪便中维生素 K 的流失)、抗生素暴露(抗生素对产生维生素 K 的细菌具有杀菌作用)和/或摄入大剂量维生素 E 后。维生素 E 对人体稳态的影响尚未完全阐明,但在大鼠模型中,这似乎是由于补充维生素 E 后肝脏 α-生育酚浓度升高导致维生素 K 代谢和排泄增加的次要原因[268]。骨骼健康需要吸收足够的维生素 K,因为它与基质 Gla 蛋白和骨钙素相关,这两者都与骨钙化有关。长期低水平的维生素 K 与代谢性骨病和骨折风险增加有关[269]。

2. 来源和建议的每日摄入量

维生素 K_1(叶绿醌)来源于叶绿素。叶绿素存在于绿色蔬菜中,包括西蓝花,菠菜,生菜,香草和羽衣甘蓝。它的吸收和生物利用度取决于多种因素,包括食物基质的性质和膳食中的脂肪含量。研究表明,与强化油的吸收相比,生食蔬菜的吸收明显较低(<10%)[270]。同时摄入脂肪有助于维生素 K 的吸收,尤其是多不饱和脂肪。

甲基萘醌(如 MK-4)主要由结肠中的厌氧菌合成,但在肉、蛋和奶制品中也有少量存在[271]。与叶绿醌相比,甲基萘醌的吸收具有明显降低的峰值生物利用度,这可能是由于清除率更高、吸收率更少或两者兼有。甲基萘醌对人体维生素 K 含量的影响并不像之前所描述的那么重要[272,273]。

维生素 K 的推荐摄入量是男性 120μg/d,女性 90μg/d,婴儿和儿童的推荐摄入量较此降低[274]。

3. 肠道维生素 K 吸收的临床病理生理学

叶绿醌通过脂质途径被吸收,并且依赖胆汁和胰酶。肠细胞对维生素 K_1(叶绿醌)的摄取是通过载体介导的过程实现的,而维生素 K_2 的吸收(甲基萘醌)是通过被动过程实现的[275,276]。吸收后，维生素 K_1 和 K_2 通过乳糜微粒转运，并以乳糜微粒残留物的形式输送到肝脏。叶绿醌主要在富含甘油三酯的脂蛋白中运输，而长链甲基萘醌主要在低密度脂蛋白中运输；肝脏摄取维生素 K 的确切机制仍不清楚[270]。

三、矿物质和微量元素

（一）钙

钙在人体中含量丰富，在正常人体的结构和生理上都起着不可或缺的作用。青少年和成人的钙日推荐摄取量为 1 000~1 200mg/d，但也因性别和年龄而异，并且生长期的需要量增加[277]。乳制品是最常见的钙来源，占膳食钙摄入量的 75%。其他食物如谷物、豆类和某些蔬菜，对大多数人的影响较小。膳食纤维、植酸和草酸盐能在肠道内结合钙并降低钙的吸收率。相反，饮食中的乳糖能促进钙的吸收[278]。据估计，只有 20%~30% 的膳食钙被吸收，而其余的钙则随粪便排出体外。

钙在肠黏膜的吸收是通过两个平行的过程实现的。第一个过程是一个活跃的可饱和的跨细胞转运过程，它在钙摄入量较低时占主导地位。第二个过程是一个被动的不饱和的细胞旁扩散过程，在钙摄入水平较高时成为主导过程（图 103.8）[279-281]。在正常饮食条件下，十二指肠和空肠近端是主动钙转运的主要部位，而被动的细胞旁转运则发生在整个小肠。尽管这些活性转运体位于近端，但在数量上，空肠和回肠会比十二指肠吸收更多的钙，因为管腔内容物在这些肠道区域停留的时间更长。人的空肠吸收钙的速度比回肠快。这两个区域的钙吸收率都因钙的摄入量和某些生理状态（包括妊娠和哺乳）而增加[282]。肠道钙吸收受维生素 D 水平的显著影响。在缺乏维生素 D 的动物中，钙的吸收量减少了 75% 以上，因为肠黏膜的细胞转运和细胞捕获受到抑制[283,284]。

补充维生素 D 后，钙通过紧密连接的细胞旁运输增加[285]。糖转运过程中紧密连接通透性增加可能是控制钙的细胞旁转运的另一种机制[286]。

跨细胞途径包括通过顶膜的扩散，通过细胞质的转移，以及通过 BLM 的排出（见图 103.8）。钙进入细胞是由 TRPV6 介导的，TRPV6 是顶膜上的一种特殊的非电压门控钙通道，钙沿着电化学梯度进入细胞。在细胞质中，关键步骤是与钙结合蛋白 calbindin D9K（或 calbindin 3）结合[287,288]。它的最大转运率与钙结合蛋白浓度密切相关，钙结合蛋白浓度可能在钙调节中发挥重要作用，并受钙结合蛋白 D9k 和 D28k 调节[289]。钙结合蛋白 D9K 在进入细胞后迅速与钙结合，因为细胞内游离钙浓度被维持在非常低的值。细胞内钙的瞬时增加是肠细胞分泌反应的关键的第二信使信号。被吸收的钙可能参与细胞信号传导的钙分离，钙结合蛋白 D9K 在将钙送往 BLM 的转运体发挥重要作用[290]。

与结合两个钙离子的钙结合蛋白 D9K 相比，另一种钙结合蛋白 D28K（CALB1）由维生素 D 诱导，并结合 4 个钙离子。这个过程涉及一种应用钙依赖性 ATP 酶的活性机制，它驱动钙逆着电化学梯度上升[288]。钙到达基底外侧极，与跨越 BLM 的钙依赖性 ATP 酶的细胞质侧的一个位点结合。随后

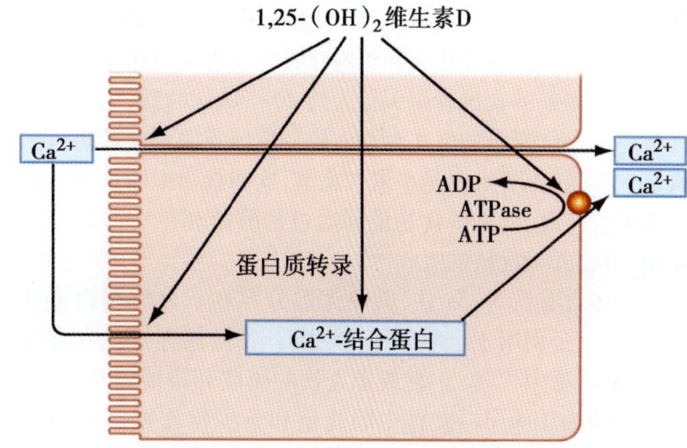

图 103.8 肠道钙吸收机制。旁路允许双向通量。通过电化学梯度下的特定通道进入上皮细胞。一个关键步骤是与钙结合蛋白（Calbindin）结合，然后钙结合蛋白通过 BLM 上的钙依赖性三磷酸腺苷酶（ATPase）提供钙以供输出。这些过程中的每一个似乎都受到 1,25-$(OH)_2$ 维生素 D 的影响，尽管最大的影响是新鲜钙结合蛋白的合成。ADP，二磷酸腺苷；ATP，三磷酸腺苷

钙依赖性 ATP 酶的构象发生磷酸化诱导变化，钙离子通过酶的跨膜元件形成的通道被挤出[291]。

肠道钙吸收的限速步骤是细胞内钙结合蛋白的浓度，它由 1,25-二羟基维生素 D[1,25α-$(OH)_2D_3$]调节[280]。活性维生素 D 对钙进入细胞也有一定的影响，并增强基底外侧钙 ATP 酶的活性。钙结合蛋白基因对维生素 D 的上调主要发生在肠绒毛细胞中[292]。

结肠占总钙吸收量的 7%，维生素 D 可增强钙吸收量，是短肠综合征患者钙吸收的重要途径[293,294]。

在钙缺乏的状态下，十二指肠的活性钙吸收增加，在钙丰富的状态下，活性钙吸收减少。当血浆钙浓度下降时，有活性的 1,25α-$(OH)_2D_3$ 代谢物的产生增加，这是增加钙吸收的原因。这种变化可在饮食钙缺乏的一天内发生，并且是妊娠后期和哺乳期间钙吸收增强的最可能病因[295]。

新生儿出生后，从母乳中摄入钙和乳糖可以确保在此关键阶段有足够的钙吸收，此时人体十二指肠中依赖维生素 D 的吸收机制已经活跃起来。钙的吸收随着年龄的增长而下降，这可能是由于维生素 D 不足或肠道对维生素 D 摄入的反应减弱所致[278]。

（二）镁

标准饮食每天提供 300~500mg 镁，其中大部分来源于植物。镁的吸收机制可能与钙的吸收机制不同，但这些还没有研究证实。与钙相反，回肠对镁的吸收大于十二指肠或空肠[283]。维生素 D 可能会增加空肠对镁的吸收，而回肠则不会。回肠转运包括与钙吸收竞争的细胞旁扩散途径和不与钙吸收竞争的跨细胞载体介导的饱和途径[296,297]。从数量上看，回肠黏膜的镁通量是钙通量的几倍，但在正常饮食摄入量下，镁的总体吸收效率在 21%~27%。

镁缺乏与钙、钾和钠的相关变化有关，体现了镁在整体电解质调节中的重要性。

（三）铁

铁以多种氧化状态存在，通过这些氧化状态执行一系列

基本的代谢功能。铁是血红素、非血红素蛋白和酶的辅助因子，在氧气运输、新陈代谢和细胞呼吸中起着关键作用[103]。

富裕国家的食肉者每天摄入约 20~30mg 的铁，主要以肌红蛋白或血红蛋白的形式存在。较贫穷国家的素食者摄入的铁要少得多，主要来源是小麦和蔬菜，这些食物中的铁不太容易被吸收。此外，某些食物能够通过植酸盐和单宁酸等化合物螯合铁，并干扰铁的吸收[298]。

人体含有约 3~5g 铁，其中大部分存在于血红蛋白或肌红蛋白中，分别用于运氧和肌肉功能。铁的储存形式存在于脾、肝和骨髓中[299]。正常成年人铁的吸收和排泄保持平衡，周转量约为 1mg/d。发育中的儿童和青少年需要多吸收约 0.5mg/d，才能逐渐使体内铁储量达到成人水平。母乳中的铁以乳铁蛋白的形式存在，可被婴儿体内一种特定的 BBM 受体吸收[300,301]。育龄妇女可能需要补偿月经和妊娠造成的铁流失。

膳食摄入量通常超过人体对铁的需求。所以身体只需要吸收摄入的铁总量的一小部分。总体而言，摄入的铁量与吸收的铁量之间存在正向线性关系，但随着铁的消耗，吸收的比例会降低[302]。

人体的铁储备是通过控制从饮食中吸收的铁量来调节的。在正常情况下，只有约 10%（1~2mg/d）的膳食铁被吸收，这主要发生在小肠近端。亚铁（Fe^{2+}）比铁（Fe^{3+}）更容易被吸收，铁（Fe^{3+}）在 pH 大于 3 时不溶。由于在酸性条件下吸收的改变，胃酸、一些糖和氨基酸使膳食铁更容易被吸收。在肠腔内，当铁与某些阴离子如草酸盐、磷酸盐或植酸盐接触时，铁可能从溶液中析出，导致吸收减少。胆汁可促进铁的吸收，但其潜在机制尚不清楚。

膳食铁主要以铁的形式存在，在生理条件下，铁是高度不溶的。膳食铁在细胞膜顶端转化为 Fe^{2+}形式，然后附着在膜上的受体蛋白上吸收。肠黏膜通过十二指肠细胞色素 b 将三价铁还原为二价铁，这是一种膜相关的铁还原酶，与二价金属转运蛋白 1（DMT1）相关[213,297,303]。抗坏血酸与富含铁的食物或补充剂一起食用时，也会减少 Fe^{3+}并促进铁的吸收。铁还原酶活性增加与缺铁和低氧诱导的铁摄取增加相关[304,305]。

铁摄取发生在肠上皮的两个界面：顶端和基底外侧质膜（图 103.9）[306]。分化肠细胞的顶质膜专门用于向细胞内运输血红素和亚铁。铁离子通过顶膜运输有三种主要途径，最具特征的途径是 DMT1（也称为 Nramp2），它位于 BBM 中，主要在绒毛尖端细胞中[307]。DMT1 有两种剪接变体，产生两种信使 RNA（mRNA）：一种含有铁响应元件（IRE），称为 DMT1（IRE）mRNA，另一种不含 IRE 指定的 DMT1（非 IRE）mRNA。DMT1 是一种质子同向转蛋白，可将亚铁和其他二价金属从肠腔转运到肠细胞（见图 103.9）。它在缺铁时上调，在铁过量时下调。

根据底物偏好，DMT1 可以介导 Fe^{2+}、Zn^{2+}、Mn^{2+}、Co^{2+}、Cd^{2+}、Cu^{2+}、Ni^{2+}和 Pb^{2+}的进入。Zn^{2+}、Mn^{2+}、Cd^{2+}和 Cu^{2+}都能抑制这一过程，这一观察结果支持了这种转运体识别其他二价阳离子的观点。DMT1 mRNA 存在于许多组织中，但该蛋白及其 mRNA 在十二指肠近端最为丰富[115]。缺铁导致肠道中 DMT1 mRNA 水平升高，这表明 IRE 在其 3′非翻译区结合并

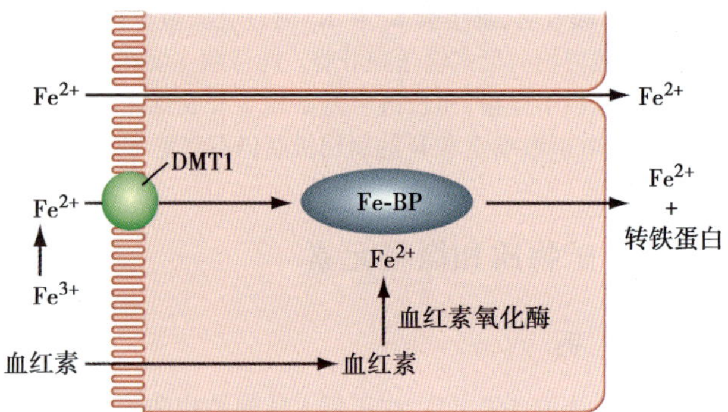

图 103.9　肠道铁吸收机制。少量无机铁可能通过细胞旁途径。无机铁在进入细胞之前，在刷状缘膜处转化为亚铁形式。血红素铁通过单独的机制转运到细胞中。在细胞内，一种或多种铁结合蛋白吸收铁并将其转移至 BLM，通过跨膜递送并随后与转铁蛋白结合。DMT1，二价金属转运蛋白-1；Fe-BP，铁结合蛋白

稳定 DMT1 mRNA[115]。虽然膳食铁吸收的主要途径可能是由 DMT1 介导的，但这种转运蛋白仅存在于肠细胞的顶端表面。因此，必须有其他因素参与铁通过肠上皮细胞的转移。

DMT1 可能参与遗传性血红蛋白沉着病的发病机制（见第 75 章）。HFE 基因与遗传性血红蛋白沉着病有关，HFE 蛋白存在于与 β_2-微球蛋白和转铁蛋白受体相关的十二指肠隐窝细胞中。据推测，HFE 蛋白促进转铁蛋白受体依赖的铁摄取进入隐窝细胞，而突变的 HFE 蛋白可能失去了这种能力，导致十二指肠隐窝细胞相对缺铁。反过来，这增加了 DMT1 的表达，导致遗传性血红蛋白沉着症患者的铁吸收增加。DMT1 表达上调已在 HFE-KO 小鼠和遗传性血红蛋白沉着症患者中得到证实[308]。

铁也可以以血红素铁的形式（在血红蛋白和肌红蛋白中）被吸收，它很容易作为完整的血红素片段通过肠细胞的 BBM 运输。珠蛋白的存在增加了这种形式的铁的吸收。已从小鼠十二指肠中分离到血红素载体蛋白 1，它是一种大型疏水转运蛋白，在缺铁时存在于顶膜中，在铁过载时存在于细胞质中，这使它成为血红素-铁运输的候选物[309]。一旦进入细胞，血红素被血红素加氧酶分解，铁被释放到非血红素池中，与细胞内铁蛋白结合，并从细胞中输出[310,311]。

另一种提出的铁吸收途径涉及肠黏蛋白、一种被称为移动铁蛋白的 56-kd 蛋白、一种整合素和一种铁还原酶。这一途径依赖于代谢能量，似乎由非必需脂肪酸促进[304,312,313]。一小部分铁通过简单的扩散经细胞旁途径穿过黏膜（见图 103.9）。一旦进入肠细胞，铁蛋白的表达就会受到细胞内铁浓度的调节。铁蛋白的合成在铁过量时增加，在铁含量低时减少。

铁在绒毛肠细胞 BLM 中的转运涉及至少两种蛋白：一种与 BLM 相关的称为 hephaestin 的铁氧化酶，以及一种称为铁转运蛋白 1（FPN1）、铁调节蛋白-1 或金属转运蛋白的基底外侧铁转运蛋白-1。这些蛋白质共同作用，将亚铁运输出细胞，并将亚铁氧化成三价铁的形式，这使得它可以被纳入循环的转铁蛋白中[306]。转铁蛋白受体与血红蛋白沉着症蛋白（HFE）结合，允许转铁蛋白结合铁并将其摄取回肠细胞[314]。FPN1 是一种膜结合蛋白，它含有 IRE，在缺铁时上调，在铁过量时下调。铁调素是肝脏产生的一种循环肽激素，被认为通

过与 FPN1 结合影响肠细胞铁转运，导致 FPN1 内化和降解，从而减少铁的吸收[315,316]。

人体对铁的大部分需求是通过红细胞捕获和网状内皮巨噬细胞降解的铁循环来满足的[317]。由于没有有效的系统清除体内多余的铁，人体的铁储存受到铁吸收变化的严格调节。铁的储存至少有 3 种控制方式：①黏膜阻滞，即肠细胞在摄入大量铁后数天内不吸收铁。这可能反映了铁调素对 FPN1 的抑制作用，以响应铁储存的增加，但对 DMT1 的直接影响也是可能的[317]；②储存调节因子，其作用于促进饮食中非血红素铁缓慢积累的途径。储存量调节器具有重要的生理意义，因为它在确保铁储备充足后防止铁超载。储存调节剂的分子机制尚未确定，但可能涉及可溶性因子，如转铁蛋白结合铁、血清铁蛋白、血清转铁蛋白或肝素；③红细胞生成调节剂，根据红细胞生成的需要调节肠道铁吸收，独立于体内铁储存。这个调节器直接在造血骨髓和十二指肠之间发出信号。虽然红细胞生成调节剂被认为是血浆的可溶性成分，但它不同于储存调节剂。这一机制得到了贫血患者铁摄取率比单独使用储存库调节剂更高的研究证实。

储存和红细胞生成调节因子是维持铁稳态的循环因子。在单个细胞内，铁调节蛋白 IRP-1 和 IRP-2 通过翻译控制铁的合成来控制如转铁蛋白和铁蛋白等铁的可利用蛋白质。IRP 是细胞质 RNA 结合蛋白，在含有 IRE 的 mRNA 上发挥作用。功能性 IRE 存在于 mRNA 的 3′非翻译区，用于转移 DMT1 的两种亚型中的一种（DMT1 IRE），以及用于铁蛋白、FPN1、线粒体顺乌头酸酶和红细胞特异性形式的 mRNA 的 5′-非翻译区 δ-氨基乙酰丙酸合成酶。IRP 将细胞内铁与细胞铁的使用联系起来，它们的活性可以被炎症和氧化应激改变。

隐窝肠细胞从血浆中摄取基底外侧铁在感知全身铁储量中起重要作用。有相当多的证据表明，隐窝肠细胞内的铁浓度是铁吸收的重要决定因素。细胞内铁浓度响应人体铁需求的机制尚不清楚。然而，很明显，Lieberkühn 肠腺隐窝中的细胞总是表达转铁蛋白，并且内吞机制根据血浆转铁蛋白饱和度提供了关于体内铁储存的信息。公认的是，身体铁储存的急剧变化，无论是过载还是不足，都不会通过两或三天的铁吸收变化反映出来。这种滞后反应时间可能与隐窝中增殖细胞分化并迁移到绒毛功能成熟肠细胞的迁移时间有关。因此，管腔上皮细胞可能根据人体对铁的需求在隐窝中预先编程。这种预编程反过来又会启动铁转运蛋白的合成，而铁转运蛋白是通过绒毛肠细胞膜摄取膳食铁所必需的。

（四）锌

锌是一种具有基础生物学重要性的营养素，在哺乳动物代谢中普遍存在。它经常被描述为 2 型营养素，反映了它在酶功能中作为催化剂的不同作用，通过金属结合转录因子维持基因表达的结构和调节，以及受调节基因启动子中的金属反应元件[318]。锌的体内储存量约为 2g，广泛分布在各种酶中。人体的内源性锌库很小，这使得我们在摄入不足的几周内很容易缺乏锌，并依赖于定期的饮食补充[319]。

膳食中的锌主要存在于肉类、贝类、谷物和豆类中。成年人的每日摄入量约为 12～15mg/d，在孕期和哺乳期需要量会增加。

从常规饮食中吸收锌的效率为 15%～35%，螯合引起的膳食植酸盐和草酸盐会损害锌的吸收，并且食品加工可能会使锌的吸收减少[320]。饮食中的蛋白质含量与锌的吸收呈正相关，因为氨基酸和小肽有助于肠细胞对锌的摄取。

锌有肠肝循环，远端小肠的重吸收似乎最大[321]。对猪空肠 BBM 囊泡的研究确定了两个摄取过程：①一个主动的可饱和载体介导的过程，在低锌或正常锌摄入时占主导地位；②不稳定的扩散过程，这有助于在较高的摄入量下吸收[322]。

锌转运蛋白 ZNT 家族有九个成员，其中 ZNT1、2 和 4 主要存在于绒毛中[323,324]。ZNT1 是一种普遍表达的蛋白质，存在于近端小肠的绒毛中。大鼠中 ZNT1 的表达随着锌补充而增加，但不会因锌限制而增加[325]。这些与其他观察结果达成了一种共识，即 ZNT1 主要作为锌的转运发挥作用，并可能在锌过量的情况下在锌稳态中发挥作用[323]。ZNT2 和 ZNT4 参与肠细胞对锌的细胞内转运。动力学研究表明，锌的稳态是通过调节可饱和细胞内转运机制的可用性和控制排泄来维持的[326]。

在血浆池中，锌主要与白蛋白结合。在细胞内，锌受 ZNT 转运蛋白机制的调节，存在于细胞器内并与金属硫蛋白（MT）结合[327]。虽然锌依赖性蛋白分布在整个细胞中，但高尔基体和内质网内仍保留有少量锌储备。

MT 是一种细胞内金属结合硫蛋白，它可以结合多达 7 个锌分子，但也与许多其他金属微量营养素有关。MT-2a 是其组织依赖性亚型中最常见的[328]。MT 的生物利用度对锌状态反应迅速，高膳食水平会导致肠道合成、螯合和结合能力的改变[329]。因此，MT 可能在锌的储存和调节中发挥作用[318,330]。

临床缺锌可表现为皮疹，代谢上表现为免疫功能改变和对氧化应激的反应[331]。在缺锌状态下，锌的排泄量显著减少，以维持生物利用度。低锌饮食的个体通过减少尿液中锌的排泄和增加肠道吸收来做出应对[321,332]。妊娠和哺乳也会增加肠道对锌的吸收[333]。已经测定了 ZNT1 的表达，发现其与血清锌水平直接相关，但不受 MT 水平的影响[334]。因此，MT 可以将游离锌浓度限制在一个狭窄的范围内，并起到储存池的作用[323,334]。

二价阳离子转运蛋白-1 是一种跨膜多肽，存在于十二指肠隐窝和下绒毛中。二价阳离子转运体-1 被认为参与锌和其他金属离子的摄取[324]。ZIP（Zrt-，Irt 样蛋白）家族的蛋白质被认为参与了锌的转运[335]。ZIP4 和 ZIP5 可能分别存在于肠细胞的顶端和 BLM，可能负责将锌转运到循环中[336]。

（五）铜

铜是一种必需营养素，其代谢重要性与人体全身可利用性不成比例。铜的全身储存量约为 10μg，肝脏、脑和肾脏中铜的储存量最高[337]。与其他微量营养素一样，铜的生物利用度和全身储存量受到密切调节[338]。

西方饮食平均每天提供 1～3mg 的铜，主要来自蔬菜和鱼类，这超过了每天 1mg 的日需求量。膳食中的铜可以很有效地从胃和小肠吸收。在铜摄入量的标准范围内，推测吸收可能是通过主动运输发生的，然而，摄取的确切机制尚不完全清楚。当这些元素的剂量超过典型的膳食摄入量时，铜和锌或铁之间的吸收竞争就会显现出来[339]。在缺乏状态和妊娠期间铜的吸收似乎会增加[340]。铜的生物利用度取决于饮食来源,饮食水平可预测吸收效率。在高摄入状态下,吸收可低至12%,而排泄可增强,作为维持体内平衡和避免毒性的一种手段[341-343]。

主动转运和被动扩散都是人体吸收铜的途径。已鉴定出一种高亲和力的铜转运蛋白(hCtr1),该基因位于9q31/32[344]。

人Ctr1是一种有190个氨基酸的蛋白质,具有3个TMD,与酵母Ctr1和Ctr3具有显著的同源性,这表明哺乳动物的高亲和力铜转运蛋白可能是由Ctr1和Ctr3进化而来的。RNA印迹分析表明,hCtr1在所有检查的器官和组织中均有表达,肝脏、心脏和胰腺的表达水平最高,肠道表达水平中等,脑和肌肉的表达水平较低。hCtrl1是否在铜摄取到肠黏膜细胞中起重要作用尚未得到确切证实[345,346]。

还鉴定出两种假定的低亲和力哺乳动物铜转运蛋白hCtrl2和Nramp2。目前尚不清楚hCtr2在铜稳态中起什么作用,因为它的mRNA水平在胎盘中最高,而在肝脏、肠道和结肠中非常低[347,348]。Nramp2蛋白也被鉴定为一种质子偶联的金属离子转运蛋白,可以运输多种金属离子[349]。

作为渗透酶或通过内吞作用,Ctr1在细胞内传递Cu^{2+}[350]。铜离子在吸收前被还原的机制尚不清楚。如果不加以控制,亚铜离子可能会导致活性氧的产生,然而,细胞质中很少发现游离铜离子。

铜向靶铜酶的递送取决于一个金属伴侣系统。已经描述了几种细胞质伴侣[Atox1,CCS(铜,锌超氧化物歧化酶的铜伴侣)和Cox17]以及膜相关的铜转运输ATP酶(ATP7A和ATP7B)[350]。铜转运的Menkes ATP酶ATP7A(MNK)负责肠细胞的铜输出,在卷发综合征(Menkes综合征)病患者中可能存在缺陷,其特征是肠细胞中的铜蓄积[351,352]。

然后,铜与门静脉血液中的白蛋白和组氨酸结合,并迅速沉积在肝脏中,肝脏是一个在调节铜稳态中起关键作用的器官。铜蓝蛋白是在Wilson病蛋白(ATP7B蛋白)掺入铜后在肝脏中合成的,该蛋白与MNK具有高度同源性。铜蓝蛋白是血浆中主要的含铜蛋白,在肝豆状核变性(Wilson病)中存在缺陷,其特征是铜在患者的肝脏中积聚(见第76章)。

(六) 碘

碘在多种食物中的含量各不相同,具体取决于饲养动物或种植植物的地区土壤含量。海鲜中的碘含量特别丰富,而强化食盐是另一种丰富的来源。碘主要以无机碘化物的形式被吸收,但也有一些碘以氨基酸复合物的形式运输[353]。Na^+/I^-同向转运蛋白(NIS)表达于肠上皮细胞的顶端表面,是膳食碘吸收的核心成分。调节碘吸收的机制尚不完全清楚,但当饮食中富含碘时,肠上皮细胞中的NIS表达会降低。看来碘通过在转录后水平改变NIS表达,对NIS药物的肠道吸收产生自动调节作用[354]。

(七) 硒

硒主要与氨基酸结合。大约60%的膳食硒被吸收,据信吸收的主要部位在空肠和回肠。中国有硒缺乏的报道(克山病),那里的土壤和水中天然存在的硒很少。由于原因尚不清楚,这种疾病在新西兰并不普遍,尽管那里的硒也很稀少[5,355]。当硒与氨基酸一起摄入时,硒的吸收会迅速发生,例如硒代甲硫氨酸,可能是通过对氨基酸起作用的主动转运机制[6]。无机硒的吸收速度较慢,可能是由于通过简单的扩散吸收的。

(八) 其他微量元素

其他微量元素(包括锰和铬)吸收的机制在很大程度上是未知的[353]。在没有已知疾病的人中,即使在蛋白质和卡路里摄入量低的人中,也很少有微量元素缺乏的情况。而当生活的地区环境可获取的量不理想时,就会出现例外情况,碘和硒也可能出这种情况。

(程芮 译,李鹏　袁农 校)

参考文献

第 104 章　消化不良和吸收不良

Christoph Höegenauer, Heinz F. Hammer 著

章节目录

过去，人们认为大多数吸收不良性疾病主要表现为腹泻、脂肪泻或两者兼而有之。现在人们认识到许多吸收不良性疾病（如乳糜泻），可能有微妙的临床表现或主要的肠外症状（如贫血、骨质流失、月经紊乱），导致诊断延迟和/或错误。人们也越来越意识到，钙或维生素 B_{12} 等单一营养物质的微妙吸收不良，如果始终不被发现，可能会导致难以逆转或甚至不可逆转的并发症。因此，现在的临床上挑战是如何识别和治疗吸收不良性疾病。遗憾的是，吸收不良检测的可用性有限（如 72 小时的粪便脂肪测定），使这一挑战变得更加困难。

传统上，消化不良的定义是营养物质在肠道内的水解功能障碍，而吸收不良的定义是黏膜吸收功能障碍。尽管这种区分方法对于相关疾病的病理生理学很有意义，但两者的临床表现和并发症其实是十分相似的。除此之外，消化和吸收以外的生理活动（如溶解作用、肠道运动、激素分泌）也是营养物质、维生素和矿物质吸收时不可或缺的环节。因此，传统的定义没有涵盖吸收不良性疾病中全部的病理生理学过程。在本章中，“消化”“吸收”“消化不良”“吸收不良”这些术语只在讨论狭义的病理生理学过程时使用。当这些概念在临床上不必区分时，本章只会用“吸收”和“吸收不良”这两个术语进行讲解。

小肠、胰腺、肝脏、胆道和胃的疾病都可以引起吸收不良（框 104.1）。在某些疾病中，吸收不良可能是最主要的临床表现。还有一些情况下，吸收不良可能只是伴随症状，甚至只是因为实验室检查的异常而被发现。

本章将讲述吸收不良疾病及其并发症的临床表现和病理生理机制，同时介绍临床评估消化和吸收功能的检查方法，并提供合理的诊断流程，最后讨论吸收不良疾病和吸收不良综合征的一般诊断治疗措施。

框 104.1　导致营养物质吸收不良的疾病

胃部疾病
萎缩性胃炎
自身免疫性胃炎(伴恶性贫血)
胃切除术后或旁路手术
胰腺疾病
先天性胰酶缺乏
　辅脂酶缺乏
　脂肪酶缺乏
　胰蛋白酶原缺乏
胰腺功能不全
　慢性胰腺炎
　囊性纤维化
　Johanson-Blizzard 综合征
　Pearson 骨髓-胰腺综合征
　Shwachman 综合征
胰腺肿瘤
肝脏疾病
先天性胆汁酸合成转运障碍
肝硬化和其他肝实质疾病
门静脉高压
胆管阻塞性疾病
胆管肿瘤
原发性或继发性硬化性胆管炎
肠道疾病
淀粉样变性
自身免疫性肠病
乳糜泻
胶原性口炎性腹泻
先天性肠道缺陷(见表 104.10)
克罗恩病
肠道内分泌细胞缺陷
　自体免疫多内分泌腺体病-念珠菌病-外胚层营养不良(APECED)
　肠内分泌异常
肠激酶缺乏
嗜酸性粒细胞性胃肠炎
瘘
食物过敏
移植物抗宿主病
低乳糖
回肠胆酸吸收障碍
肠道感染
　获得性免疫缺陷综合征:隐孢子虫病、鸟分枝杆菌感染、病毒感染
　贾第鞭毛虫病
　蠕虫感染
　结核病
　Whipple 病
免疫增生性小肠病
肠道缺血
肠道淋巴瘤
肠道切除或旁路
肥大细胞增多症
非肉芽肿性慢性特发性小肠结肠炎
感染后吸收不良
原发性免疫缺陷病
放射性肠炎
难治性腹泻
结节病
小肠细菌过度生长
难治性热带口炎性腹泻
淋巴系统疾病
原发性肠淋巴管扩张症
继发性肠淋巴管扩张症
　淋巴瘤
　实体肿瘤
　胸导管创伤、损伤或阻塞
神经内分泌肿瘤
类癌综合征
胃泌素瘤(ZES)
胰高血糖素瘤
生长抑素瘤
心血管疾病
缩窄性心包炎
心力衰竭
内分泌疾病
Addison 病
糖尿病
甲状腺功能亢进
系统性疾病
Cronkhite-Canada 综合征
混合型结缔组织病
1 型神经纤维瘤病
蛋白质-能量营养不良
硬皮病
系统性红斑狼疮

一、病因学和病理生理学

从病理生理学上讲,导致吸收不良的机制可以分为黏膜内因素(管腔)、黏膜因素和黏膜外因素(血管和淋巴)。然而对临床实践而言,这种分类方法的价值相对有限,因为吸收不良性疾病引起的临床表现主要由具体的营养物质所决定。因此,本书在介绍吸收不良性疾病时,将根据具体的营养物质来讨论相关的机制。最后,本书将单独介绍吸收不良后的机体代偿机制。

胃肠道对营养物质、维生素和矿物质的正常吸收(见第 102 和 103 章)需要多个步骤,任何一个步骤发生异常都可能造成吸收不良的发生。

溶解作用(solubilization)是吸收某些营养物质(如脂肪、钙)的先决条件。脂肪和脂溶性维生素通过微滴的形成而被溶解,而钙则通过胃肠道腔内的酸化作用而被溶解。当某种特定成分的溶解度增加时,患者亦可出现特定的临床表现,例如在短肠综合征的患者中,草酸盐的吸收增加可导致肾结石的发生(见第 106 章)。

消化作用(digestion)是指大分子化合物被分解为小分子形态,例如多糖变为单糖、甘油三酯变为脂肪酸、蛋白质变为氨基酸,这个过程是通过消化酶来实现的。正常情况下,未经消化或未消化完全的大分子化合物几乎无法吸收。而在某些疾病状态下,大分子的吸收可能会略有增加。这种吸收并不能起到摄取营养物质的作用,但它可能影响免疫系统的功能,也是食物过敏等疾病的发病机制(见第 10 章)。

底物释放是将营养物质(如维生素 B_{12})从食物中的结合位点释放出来,与内在因子(IF)等因子反向结合,才可使其吸收。

吸收可能需要营养物质的化学变化,例如将铁的电荷从 Fe^{3+} 降低为 Fe^{2+} 才可以吸收。

黏膜吸收可以通过主动或被动载体介导的转运或简单或易化扩散发生(见第 101 章)。吸收营养物质的黏膜后转运发生在血管和淋巴管中。

肠道感觉和运动功能允许检测营养物质的存在,促进营养物质与肠道分泌物充分混合并输送到的吸收部位,并提供足够的时间进行营养物质的吸收(见第 99 章)。

神经和激素功能,是刺激和协调消化分泌物、黏膜吸收和肠道动力所必需的(见第 4 和 99 章)。

表 104.1 概述了消化不良和吸收不良的病理生理学机制。该表还显示了主要受个体病理生理机制影响的摄入营养物质,并列出了这些机制的病因疾病示例。

表 104.1　吸收不良的机制,吸收不良的实例和表示的病因

病理生理学机制	吸收不良的物质	病因
消化不良		
结合型胆汁酸缺乏	脂肪	肝实质疾病
	脂溶性维生素	胆道阻塞
	钙	小肠细菌过度生长伴非结合型胆汁酸解离
	镁	回肠胆汁酸吸收障碍
		胆囊收缩素缺乏

表 104.1　吸收不良的机制，吸收不良的实例和表示的病因（续）

病理生理学机制	吸收不良的物质	病因
胰腺功能不全	脂肪	先天性缺陷
	蛋白质	慢性胰腺炎
	碳水化合物	胰腺肿瘤
	脂溶性维生素 维生素 B_{12}（钴胺素）	胰酶激活障碍（如卓-艾综合征）
黏膜消化功能降低	碳水化合物	先天性缺陷（见表 104.10）
		获得性乳糖酶缺乏
	蛋白质	全身性黏膜疾病（如乳糜泻、克罗恩病）
腔内营养物质消耗	维生素 B_{12}（钴胺素）	小肠细菌过度生长
		蠕虫感染（如绦虫感染）
吸收不良		
黏膜吸收功能障碍	脂肪	先天性转运缺陷（见表 104.10）
	蛋白质	肠黏膜疾病（如乳糜泻、克罗恩病）
	碳水化合物	肠切除或肠旁路手术
	维生素	感染
	矿物质	肠淋巴瘤
转运摄取能力下降	脂肪	肠淋巴管扩张症 • 原发性 • 继发性（如实体瘤、Whipple 病、淋巴瘤）
	蛋白质	静脉淤滞（如心力衰竭）
其他机制		
胃酸和/或内因子分泌减少	维生素 B_{12}	恶性贫血 萎缩性胃炎 既往胃切除术
胃内混合减少和/或胃排空过快	脂肪 钙 蛋白质	既往胃切除术 自主神经病变
肠道快速转运	脂肪	自主神经病变 甲状腺功能亢进

二、脂肪

（一）混合不足

为了使脂肪得到充分的消化和吸收，从食物中摄入脂肪必须与消化液充分混合。胃切除术后、胃肠道运动障碍（如糖尿病或淀粉样变性引起的自主神经病变）等状态下，胃排空加快，食物在肠道中停留的时间缩短，都可导致脂肪吸收不良，这就是混合不足造成的[1]。

（二）脂肪溶解度降低

如果消化道内结合型胆汁酸的浓度低于形成微滴所需的最低浓度，就会导致微滴形成减少、脂肪溶解度降低而导致的脂肪吸收不良[2,3]。表 104.2 详细介绍了胃肠道内结合型胆汁酸缺乏的病理生理机制及相应的代表性疾病[1,4]。

表 104.2　导致腔内结合型胆汁酸缺乏的病理生理学机制

病理生理学机制	病因
结合胆汁酸合成和/或分泌减少	肝脏疾病（如肝硬化、原发性胆汁性胆管炎）
	胆管阻塞（如肿瘤）
	胆瘘
	先天性胆汁酸合成异常
	胆囊收缩素缺乏
肠道中结合胆汁酸的丢失	小肠切除
	重度回肠黏膜疾病
	回肠钠-胆汁酸共转运体缺陷
胆汁酸于肠腔内分解	小肠细菌过度生长
肠腔内 pH 过低导致胆汁结合或胆盐溶解度降低	考来烯胺（结合态） 卓-艾综合征（ZES）（pH 降低） 胰腺外分泌功能障碍（pH 降低）

（三）脂肪分解能力减低

如果胰腺外分泌功能严重下降，胰腺脂肪酶缺乏会导致对脂肪的分解能力下降[5]。慢性胰腺炎、囊性纤维化、胰腺和壶腹部肿瘤造成的胰管阻塞以及胰腺切除都是导致胰腺外分泌功能下降的常见原因[1]。即使胰腺脂肪酶分泌功能正常，pH 过低[6]、钙摄入过量、服用特殊药物（如脂肪酶抑制剂奥利司他）[7]，也可导致脂肪的吸收不良，甚至引起脂肪泻。此外，先天性的胰腺脂肪酶缺乏也是脂肪吸收不良的一个罕见原因[8]。

（四）黏膜吸收和乳糜微粒形成减少

黏膜功能异常导致的吸收不良性疾病往往与脂肪吸收不良有关，例如乳糜泻。绒毛减少所致的黏膜表面积减少、黏膜细胞功能障碍、炎症都可以导致游离脂肪酸和单甘油酯吸收的异常[1]。此外，乳糜微粒形成障碍以及脂质在细胞内异常积聚时，脂肪的吸收也会受到影响，例如 β-脂蛋白缺乏症和乳糜微粒潴留病[9]。

（五）乳糜微粒淋巴转运障碍

淋巴系统对乳糜微粒的转运障碍是导致黏膜后脂肪吸收不良的原因之一。各种原因导致的淋巴回流阻塞都会导致乳糜微粒的转运障碍，包括一些先天性疾病（如原发性肠道淋巴管扩张症），以及转移性实体肿瘤、淋巴瘤、Whipple 病、腹膜后纤维化以及某些外伤（详见第 31 章）[10]。在禁食水状态下，黏膜内的淋巴管也会扩张，此时乳糜微粒便会流失到肠腔内[11]，不过，这种情况下的脂肪泻一般都是轻、中度的[1]。

三、蛋白质与氨基酸

蛋白质的吸收不良必须与循环中的蛋白质经消化道的丢

失区分开来,后者有专用的术语:蛋白丢失性肠病(详见第 31 章)。

(一) 腔内蛋白质水解缺陷

首先,既往接受过部分胃切除或全部胃切除手术的患者对蛋白质的吸收可能会受到影响,原因包括与进食的蛋白质与消化液混合不充分,以及胃蛋白酶分泌量的减少。对于服用质子泵抑制剂(PPI)的患者,由于胃酸的分泌受到抑制,胃蛋白酶的激活将会受阻,也能导致蛋白质的消化能力下降,同时这可能导致食物过敏的风险增加,例如某些儿童哮喘(详见第 10 章)[12]。此外,胰腺外分泌功能障碍也会造成蛋白质分解不充分[1,13,14]。一些先天性疾病也会造成蛋白质分解不充分,包括胰蛋白酶原缺乏症所致的胰蛋白酶的合成异常,以及肠激酶缺乏所致的胰蛋白酶原激活障碍[15]。

(二) 黏膜水解缺陷和寡肽及氨基酸吸收减少

肠黏膜疾病,如乳糜泻,会导致多种营养物质的吸收不良,其中包括寡肽和氨基酸的吸收不良[14]。肠道吸收面积的减少也会造成蛋白质和氨基酸吸收不良,如短肠综合征(详见第 106 章)或空肠旁路[14,16]。此外,在一些先天性疾病中,肠细胞中某类特定的转运功能障碍,则可以导致相应特定种类的氨基酸吸收不良,代表性的疾病有 Hartnup 病(色氨酸加氧酶缺乏症)以及赖氨酸尿性蛋白不耐受(详见第 102 章)。

四、碳水化合物

本节将回顾糖类的吸收不良的病理生理学机制及其临床价值[17]。

(一) 碳水化合物的腔内水解功能缺陷

胰腺通常会向肠腔内分泌过量的 α-淀粉酶,所以在轻度胰腺外分泌功能障碍时糖类的吸收功能仍可部分保留[18],但重度胰腺功能不全会导致临床显著的糖类吸收不良,以及由于摄入淀粉在腔内的水解率下降而引起腹泻[19]。

(二) 碳水化合物黏膜消化吸收功能缺陷

糖类吸收不良中最常见的情况是乳糖吸收不良,原因是肠细胞刷状缘乳糖酶的水平下降(如成人型乳糖酶缺乏症、获得性原发性乳糖酶缺乏症)。乳糖酶的缺乏会导致乳糖的吸收不良,而根据人种的不同,乳糖酶在人群中存在的比例也大相径庭(从小于 5% 到大于 90%)。获得性的糖类吸收不良通常发生在大范围的肠切除术后,肠黏膜疾病(如乳糜泻、克罗恩病),以及一些消化道感染性疾病(感染后糖类暂时性吸收不良)[18,19]。糖类吸收不良的病理生理机制包括肠黏膜表面积的减少,肠内寡糖酶、双糖酶及单糖转运蛋白的活性降低和表达减少。先天性双糖酶缺乏(如乳糖酶、蔗糖酶、异麦芽糖酶、海藻糖酶)[20]和先天性糖类转运蛋白缺乏或功能障碍(如先天性葡萄糖-半乳糖吸收不良)[21],早期即可引起糖类吸收不良。另外,果糖不耐受将在下一节讨论。

五、维生素

(一) 脂溶性维生素

导致脂肪吸收不良的疾病通常也会导致脂溶性维生素的吸收不良,因为它们的吸收机制是共通的,例如胆盐缺乏而导致微粒形成障碍的疾病[22]。此外肠黏膜疾病、影响乳糜微粒形成和转运的疾病[23]以及胰腺外分泌功能障碍也会导致脂溶性维生素吸收不良[24]。一些学者认为,造成脂肪泻的病因中,小肠疾病所致的吸收障碍影响要大于胰腺外分泌功能的不足[24]。遗传性胆汁酸代谢缺陷也可能导致脂溶性维生素的吸收不良[25]。

(二) 水溶性维生素

1. 维生素 B_{12}(钴胺素)

在萎缩性胃炎[26]和服用质子泵抑制剂[27]的患者中,由于胃酸分泌受抑制和胃蛋白酶激活减少,维生素 B_{12} 的吸收将会减少,但这种情况通常只会导致轻度的吸收不良,而不会产生严重的临床症状。相反,恶性贫血(PA)或胃切除导致的内因子分泌不足,抑或某些先天性疾病造成的内因子功能异常,这些将会导致严重的维生素 B_{12} 吸收不良,造成明显的临床表现[26]。

自身免疫性胃炎是导致维生素 B_{12} 吸收不良最常见的原因(见第 52 章)[28]。此时维生素 B_{12} 的吸收不良是内因子分泌减少所引起的。具体来讲,产生内因子的壁细胞遭到自身抗体的破坏,维生素 B_{12} 不能再和内因子结合,进而影响了维生素 B_{12} 的吸收[28]。卓-艾综合征的患者(见第 34 章)和胰腺功能不全的患者(见第 59 章)也可能出现轻度的维生素 B_{12} 吸收不良,这是因为胰蛋白酶的分泌减少后,维生素 B_{12} 不易从其与 R 结合蛋白复合物中水解出来(见第 103 章)[26,29]。

在小肠细菌过度生长的患者(见第 105 章)或绦虫病的患者(见第 114 章)中,这些病原体会与宿主竞争吸收维生素 B_{12},使宿主无法获得饮食中的维生素 B_{12},造成维生素 B_{12} 的吸收不良。

当回肠黏膜的吸收功能受到影响时(如克罗恩病、回肠切除),内因子-维生素 B_{12} 复合物因失去了其指定的吸收部位,最终也会造成维生素 B_{12} 的吸收减少[26]。回肠切除的长度超过 30cm 时,患者就会有维生素 B_{12} 吸收不良的风险[30]。维生素 B_{12} 选择性吸收障碍综合征(IGS)是一种常染色体隐性遗传病,其特点是尽管回肠形态正常,但无法吸收内因子-维生素 B_{12} 复合物(见第 103 章)[26,31]。此外,影响钴胺传递蛋白Ⅱ功能的先天性疾病也会导致维生素 B_{12} 的吸收不良[26,32]。

维生素 B_{12} 吸收不良的患者通常要经过几年的发展才会出现维生素 B_{12} 缺乏的临床表现,这是因为肝脏内储存有大量的维生素 B_{12},而每天的生理需求量与储备量相比是较小的。

2. 叶酸

叶酸的吸收不良主要发生在影响近端小肠黏膜的疾病中,如乳糜泻和 Whipple 病[33]。叶酸缺乏在慢性酗酒的患者中很常见,这是由于酗酒导致患者进食减少,以及肠道对叶酸的吸收减少[34]。一些药物也能影响肠道对叶酸的吸收,并且遗传性叶酸吸收不良也已见诸报道。与维生素 B_{12} 不同,相较于每日的生理需要量,叶酸在体内的储存量是很小的。因此,当叶酸吸收不良时,叶酸缺乏所致的临床症状会比维生素 B_{12} 的缺乏出现得更早(可能在几周内就会出现)。据报道,在小肠细菌过度生长的患者中,细菌产生四氢叶酸会导致血清叶酸水平升高[35]。

3. 其他水溶性维生素

其他水溶性维生素,如维生素 C 和其他 B 族维生素,是在小肠中通过简单扩散或载体介导的易化扩散来吸收的(见第 103 章)。因此,广谱的肠道吸收不良也会影响这些维生素的吸收,进而导致上述维生素的缺乏[36,37]。长期酗酒也会出现水溶性维生素的缺乏,可能是由于进食减少和肠道吸收减少[34]。

六、矿物质

(一) 钙元素

严重的钙吸收不良可发生在影响小肠黏膜的疾病(如乳糜泻)和管腔内吸收不良(如胰腺外分泌功能不全)。并且,钙的吸收不良被证明会导致脆性骨折[38]。肠道吸收面积的减少(乳糜泻),吸收不良的长链脂肪酸与钙结合形成不溶性的钙皂(胰腺功能不全),这些原因都能使钙的吸收发生障碍。同理,通过其他机制导致长链脂肪酸吸收不良的疾病,如胆汁酸缺乏症,也可能导致钙吸收不良[23]。在脂肪吸收不良性疾病中,维生素 D 的缺乏还会进一步加重钙的吸收不良[23]。某些肾脏疾病、甲状旁腺功能减退症、1,25-二羟维生素 D 合成障碍以及肠道内维生素 D 受体的先天缺乏,也会导致钙吸收不良(这些情况都不伴有脂肪吸收不良)[23,39]。此外,胃切除术后也常发生钙吸收不良。据报道,PPI 的剂量和胃酸抑制持续时间与髋骨骨折的风险增加有关,这也可能是由于饮食中钙的吸收减少或受损,不过这种风险的大小和确切解释均存在争议[40]。

(二) 镁元素

在广谱的吸收不良性疾病中,镁元素的缺乏是由于黏膜吸收面积的减少和肠腔内镁与脂肪酸的结合减少[41]。也有报道称,先天性的镁吸收不良也是存在的[42]。

(三) 铁元素

铁元素的缺乏在胃切除术后的患者和患有乳糜泻的患者中很常见。另外,胃酸缺乏也可能导致缺铁,因为这些患者对铁的吸收低于生理性铁的消耗,且不能因为缺铁时十二指肠铁吸收的适应性增加而得到代偿[43]。肠黏膜疾病、肠道切除或肠道旁路,小肠黏膜吸收面积减少,也可导致铁吸收受损,进而导致铁缺乏[44]。另外,也有研究报道了先天性的铁吸收不良(见表 104.10)[45]。值得一提的是,慢性消化道出血引起的铁的流失是胃肠道疾病中导致缺铁的最常见的原因[46]。钩虫病则是世界范围内最常见的缺铁原因(见第 114 章)。

(四) 锌元素

锌和其他矿物质一样,在小肠的黏膜疾病中出现吸收不良情况[47]。一种先天性选择性锌吸收缺陷病,即肠病性肢端皮炎,是由锌转运蛋白 hZIP4 的缺陷引起的(见表 104.10)[48]。

(五) 其他元素

广谱的吸收不良可导致铜元素和硒元素的缺乏[49,50]。有一种遗传性的铜转运障碍——Menkes 病(卷发综合征),也会导致肠道铜元素的吸收不良。目前还不能确定吸收不良性疾病是否会导致铬元素和锰元素的缺乏[47]。

七、吸收不良的代偿机制

(一) 结肠的作用

结肠的吸收能力有限,但可吸收多种物质,包括钠元素、氯元素、水、草酸、短链脂肪酸、钙元素、水溶性维生素[生物素、叶酸、泛酸、吡哆醇、核黄素、硫胺素和维生素 K(见第 103 章)]。虽然结肠的营养吸收对维持健康的作用有限,但在严重吸收不良的患者中,结肠的吸收作用是有一定临床意义的[51]。然而,结肠实行代偿功能时,也可能导致一些并发症[52],例如结肠对草酸盐的过度吸收会导致肾结石的形成。目前,结肠在乳糖吸收不良和果糖吸收不良中导致腹胀、腹部痉挛和腹泻等症状的机制尚不清楚。在成人和儿童中,氢气呼气试验检出的吸收不良与这些不耐受症状之间的差异已得到证实[53,54]。

1. 不完全吸收碳水化合物的结肠回收

即使在健康人中,2%~20% 的糖类未能在小肠吸收[55]。当胰腺功能不全或患有严重的肠道疾病时,这一数字比例会进一步增加[19]。到达结肠的糖类不能被结肠黏膜吸收,但可以被结肠的细菌代谢。厌氧菌的代谢能将寡糖和多糖分解为单糖和双糖,进一步代谢为乳酸、短链(C2~C4)脂肪酸(如乙酸、丙盐、丁盐)和无味的气体(如氢气、甲烷、二氧化碳)[56]。

对健康人的研究表明,在结肠中细菌将糖类大分子代谢为小分子是一个快速过程。在多糖向短链脂肪酸的转化过程中,限速步骤似乎是单糖向短链脂肪酸的转化[19]。结肠吸收短链脂肪酸后能降低肠腔内的渗透压,从而减轻渗透性腹泻[57]。在健康人中,到达结肠的糖类超过 45g 即可引起腹泻,而结肠内的细菌每天可将多达 80g 的糖类代谢为短链脂肪酸,并且这些短链脂肪酸中大约 90% 能被结肠黏膜吸收(图 104.1)[58]。慢性的糖类吸收不良会引起细菌代谢活动的变化,导致菌群代谢糖类的效率提高[59],但伴随而来的是产气量的增加。

短链脂肪酸的热值是 3.4~5.95kcal/g[60],因此结肠对短链脂肪酸的吸收也可以对吸收不良状态下的能量平衡起到促进作用。在短肠综合征的患者中,结肠的代偿可以每天多吸收 700~950kcal 的热量,前提是结肠的很大一部分仍然与小肠保持连接(见第 106 章)[61]。并非所有的短链脂肪酸都能被结肠吸收,那些未被吸收的短链脂肪酸会导致渗透性腹泻。

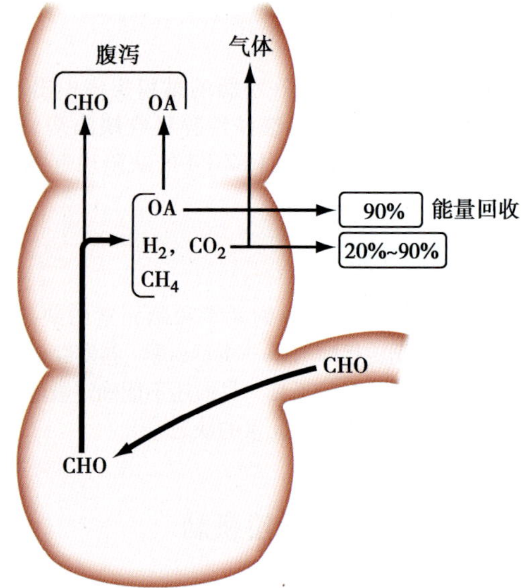

图 104.1　碳水化合物代谢和结肠中代谢产物的吸收。到达结肠的高达 80g 的碳水化合物(CHO)可被结肠细菌代谢为有机酸(OA)(乳酸和短链脂肪酸乙酸盐、丙酸盐和丁酸盐),以及氢、二氧化碳和甲烷。大约 90% 产生的有机酸被结肠黏膜吸收,能量得到回收。当未能被吸收的有机酸和未能被细菌代谢的碳水化合物在结肠中蓄积时,就会导致渗透性腹泻。结肠中产生的气体有 20%~90% 能被结肠黏膜吸收,其余的则以排气的形式排出

结肠细菌能代谢糖类的益处可能会被产气的副作用所抵消(见第 17 章)。在健康人身上观察到,不同个体间结肠产生的气体量有高达 10 倍的差异[62]。结肠也可以吸收气体,如果结肠内气体量少,90% 可以被吸收,但如果气体量大,这一比例会下降到 20%(图 104.2)[62]。因此,对于那些结肠产气较多的人而言,结肠细菌对代谢糖类的缺点就更明显了,即

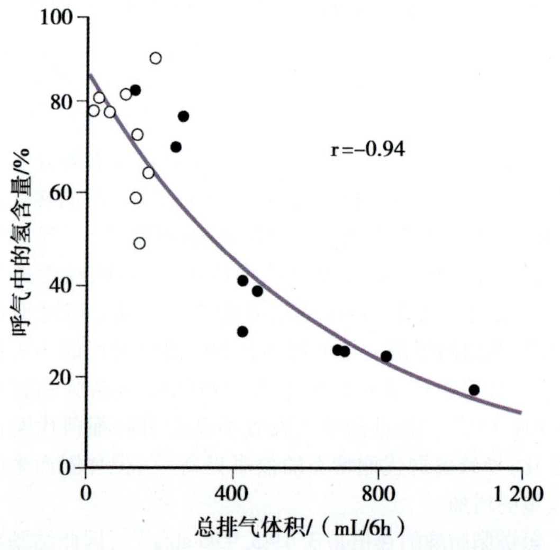

图 104.2　禁食期间(空心圆)和摄入 12.5g 乳糖后(实心圆),结肠氢气吸收与肠胃排气量之间的关系。在高肠胃排气时,呼气中排出的氢气比例降至总氢排泄量的 20% 左右,剩余的 80% 通过肛门排气排出。(From Hammer HF. Colonic hydrogen absorption: Quantification of its effect on hydrogen accumulation caused by bacterial fermentation of carbohydrates. Gut 1993;34:818.)

产生的气体过多而吸收的气体较少。细菌代谢糖类产生的气体是无味的。异味是由于细菌代谢蛋白质时产生了含硫物质[63]。

有研究认为,结肠对糖类的代偿吸收功能受损是导致克罗恩病和溃疡性结肠炎腹泻的原因[64,65]。细菌的代谢能力可能因抗生素治疗而减弱[66]。在一些患者中,抗生素相关的腹泻可能是结肠对糖类的代偿吸收能力受损,并且细菌代谢减少而导致膳食纤维在结肠中堆积的结果[67]。

2. 结肠在脂肪吸收不良中的作用

食物中的脂肪主要为甘油三酯或长链脂肪酸,这些脂肪不能被人的结肠吸收。长链脂肪酸在结肠中能与钙结合,从而增加与钠结合的草酸盐的吸收量[68]。链长超过 12 个碳的脂肪酸会引起腹泻,因为它们会增加渗透压,并且影响结肠对水和电解质的吸收[69]。长链脂肪酸导致的结肠渗透性增加也可能是脂肪泻和高草酸盐尿症的患者结肠草酸吸收增加的因素[70]。

如果短肠综合征患者至少有一部分结肠与剩余的小肠相通,他们可以通过结肠吸收中链甘油三酯获得热量[71]。

3. 结肠对钙的回收利用

尽管大部分未被吸收的钙在到达末端回肠时是不溶的[72],但在进行过广泛小肠切除并保存至少一半结肠的患者中,相比于拥有术后造瘘口的患者,钙吸收率可以提高 40%[73]。钙的吸收需要使钙盐溶解。膳食纤维或未完全吸收的碳水化合物经过细菌代谢后可以使结肠内内容物的 pH 降低来帮助溶解钙。一旦钙被溶解,它就可以接触到盲肠黏膜,在大鼠中,这是肠道表面积中钙吸收率最高的区域[72]。乳糖吸收不良的患者也可发生由细菌发酵引起的结肠钙增溶。在这种情况下,牛奶中的钙的生物利用度高于矿泉水[74]。除了对肠道内容物 pH 的影响之外,细菌代谢产生的短链脂肪酸(SCFA,如醋酸和丙酸)已被证明可以直接增强人类结肠中的钙吸收[75]。

(二) 肠道转运在营养物质吸收不良回收中的作用

下消化道通常不会接触到营养物质,但一旦接触,肠道传输时间会变长[76]。这种传输延迟可能有助于代偿性机制在吸收不良疾病中的作用,不过通过这种机制的营养挽救尚未被量化。SCFA 可以延长结肠的传输时间,并因此增加结肠黏膜与内容物接触的时间[77]。

八、临床特征与评估

通常情况下,根据患者的病史、体征和症状或常规实验室评估结果,可以怀疑吸收不良的存在。所摄入营养物质或基质的吸收不良可以通过测量其在粪便中的浓度增加、血清浓度降低或尿液排泄来确认。找到吸收不良的原因通常需要进行内镜小肠活检等检查;在某些临床情况下,非侵入性测试或放射学成像有助于提供特定的诊断。

（一）怀疑和确定吸收不良的存在

1. 病史及体格检查

表 104.3 是提示吸收不良的症状和体征列表，不过这些症状和体征几乎都可能有除吸收不良以外的原因。例如，油腻的粪便可能表示有吸收不良，但油腻的外观也可能是由于粪便中的黏液导致的。粪便在马桶水中漂浮可能是由于粪便脂肪含量高，但也可能是由于气体含量高导致的。尽管如此，这些症状和体征有助于引起临床医生对吸收不良的怀疑，并指导选择哪些具体的实验室检查、结构评估或功能检查。

表 104.3　吸收不良的症状和体征以及相关的病理生理学

症状和体征	病理生理学解释
皮肤和黏膜	
肢端皮炎、鳞屑性皮肤炎	锌和必需脂肪酸缺乏
容易瘀伤、瘀斑、瘀点	维生素 K、维生素 C 缺乏（坏血病）
水肿	蛋白质丢失或吸收不良
毛囊角化过度	维生素 A 缺乏
舌炎、唇炎、口腔炎	复合维生素 B、维生素 B_{12}、叶酸或铁缺乏
色素沉着性皮炎	烟酸缺乏症（糙皮病）
毛囊周围出血	维生素 C 吸收不良
螺旋状或卷曲状头发	维生素 C 吸收不良
伴有匀形畸形的指甲变薄	铁缺
胃肠道	
腹胀、胀气	结肠中碳水化合物细菌发酵产生的气体，小肠细菌过度生长
腹水	蛋白质丢失或吸收不良
腹泻	碳水化合物或短链脂肪酸的渗透活性 胆汁酸和脂肪酸的分泌作用 吸收表面积减少 结合胆汁酸的肠道丢失： • 回肠切除 • 严重的回肠黏膜疾病 • 先天性回肠钠-胆汁酸共转运蛋白缺陷
胃肠气体或粪便恶臭	蛋白质吸收不良或肠道蛋白丢失
疼痛	肠道气体膨胀
骨骼肌	
骨痛、骨软化、骨折	蛋白质、钙或维生素 D 缺乏；继发性甲状旁腺功能亢进
手足搐搦、肌肉无力、感觉异常	维生素 D、钙、镁和磷酸盐吸收不良
其他	
闭经、阳痿、不孕	多种因素所致（包括蛋白质吸收不良、继发性低垂体功能减退、贫血）
贫血	铁、叶酸或维生素 B_{12} 缺乏
疲劳、虚弱	能量耗尽，铁和叶酸缺乏，贫血
生长和体重迟缓、婴儿期	儿童和青少年时期营养物质吸收不良
肾结石	结肠内草酸吸收增加
夜盲症、干眼症	维生素 A 缺乏
神经系统症状、共济失调	维生素 B_{12}、维生素 E 或叶酸缺乏
周围神经病变	维生素 B_{12} 或硫胺素缺乏
体重减轻和食欲亢进	营养吸收不良

目前的肥胖流行病导致了吸收不良形象的变化。例如，今天诊断为乳糜泻的患者中很少有体重低下的患者，有些人甚至超重。据报道，这些患者不太可能出现腹泻或贫血等典型症状，并且无麸质饮食后进一步体重增加可能是增加吸收不良发病率的原因[78]。

2. 实验室检查

某些血液检查可能会在吸收不良中产生异常结果，但除极少数例外情况，它们对吸收不良疾病无特异性。血液检查也可作为筛查工具，帮助医生决定如何积极评估患者的吸收不良。表 104.4 列出了应怀疑吸收不良的血液检查(异常结果)和应用于证实该怀疑的粪便检查。

定量粪便脂肪测量后测量粪便糜蛋白酶或弹性蛋白酶浓度，可能有助于确认吸收不良和区分胰腺和肠道吸收不良的原因。血清 α-胡萝卜素、胆固醇、甘油三酯和钙水平较低，凝血酶原时间延长均提示脂肪和脂溶性维生素的吸收不良。低水平的维生素 B_{12}、叶酸、铁和白蛋白提示水溶性物质吸收不良，因此提示肠道疾病而不是胰腺或胆道疾病。脂溶性维生素严重缺乏可能提示肠道或胆道疾病。低水平的血浆瓜氨酸与破坏性小肠疾病(如乳糜泻)相关或可能在肠切除手术后发生[79]。尽管空腹血浆精氨酸试验在临床实践中是肠细胞功能障碍不良的预测因子。有人提出一种口服瓜氨酸生成试验来提高其预测价值[80]。

(二) 诊断方法

特定疾病存在的临床线索

表 104.5 列出了临床线索，表 104.6 列出了实验室检查结果，可以指示特定潜在疾病的存在或有助于鉴别诊断[81]。

表 104.4　疑似吸收不良患者和确定可能营养缺乏的有用实验室 T 试验

试验	评论
血细胞计数	
血细胞比容、血红蛋白	吸收不良或出血时铁、维生素 B_{12} 和叶酸降低
平均红细胞血红蛋白浓度或平均红细胞体积	铁吸收不良时降低；叶酸和维生素 B_{12} 吸收不良时升高
白细胞计数，分类	维生素 B_{12} 和叶酸吸收不良时降低；淋巴管扩张时淋巴细胞计数低
生化检测(血清)	
白蛋白	严重营养不良、淋巴管扩张症、蛋白丢失性肠病时减少
碱性磷酸酶	钙和维生素 D 吸收不良(重度脂肪泻)时增加；锌缺乏时减少
钙、磷、镁	在广泛小肠黏膜疾病、广泛肠切除术后或维生素 D 缺乏时降低
胆固醇	胆汁酸吸收不良或严重脂肪吸收不良时降低
铁、铁蛋白	乳糜泻、其他广泛小肠黏膜疾病和慢性失血时减少
甘油三酯	重度脂肪吸收不良时减少
锌	广泛小肠黏膜疾病或肠切除术时减少
其他血清检测	
β-胡萝卜素	肝胆或肠道疾病导致的脂肪吸收不良减少
瓜氨酸	在破坏性小肠黏膜疾病或肠切除术中可能减少
叶酸	在妊娠期间使用抗惊厥药时，广泛性小肠黏膜疾病减少；在 SIBO 和维生素 B_{12} 缺乏时可能增加
同型半胱氨酸	维生素 B_{12} 或叶酸缺乏时显著升高
免疫球蛋白	淋巴管扩张、弥漫性淋巴瘤减少
甲基丙二酸	维生素 B_{12} 缺乏时显著升高
凝血酶原时间	维生素 K 吸收不良时延长
维生素 B_{12}	在胃切除术后、恶性贫血、回肠末端疾病、SIBO 和阔节裂头绦虫感染后降低
粪便测试	
弹性蛋白酶、糜蛋白酶	胰腺外分泌功能不全的患者浓度和排出量减少
脂肪	肠道疾病或胰腺功能不全导致的脂肪吸收不良定性或定量增加
pH	碳水化合物吸收不良时低于 5.5

SIBO，小肠细菌过度生长。

表 104.5 特定吸收不良疾病的主要临床特征

疾病	主要临床特征
肾上腺功能不全	皮肤变黑、低钠血症、高钾血症
淀粉样变性	肾脏疾病、肾病综合征、心肌病、神经病变、腕管综合征、巨舌症、肝脾肿大
胆酸缺乏症	回肠切除术或疾病、肝脏疾病
类癌综合征	潮红,心脏杂音(右侧)
乳糜泻	可变症状;疱疹样皮炎、脱发、阿弗他口腔溃疡、关节病、神经系统症状、营养不良;肝脏生化检测水平升高、轻度缺铁
克罗恩病	关节炎、阿弗他口腔溃疡、巩膜外层炎、葡萄膜炎、坏疽性脓皮病、结节性红斑、腹部肿块、瘘管、肛周瘘管、原发性硬化性胆管炎、实验室炎症征象
囊性纤维化	慢性肺疾病、胎便性肠梗阻、远端肠梗阻综合征、汗液氯化物升高
胱氨酸尿症、Hartnup 病	肾结石、皮肤病
糖尿病	有糖尿病和糖尿病并发症的长期病史
双糖酶缺乏症	腹胀和痉挛、间歇性腹泻
胃肠瘘管	既往肠道手术或创伤、克罗恩病
胰高血糖素瘤	游走性坏死性红斑、胆囊肿大
甲状腺功能亢进或低下	甲状腺疾病的症状和体征
低丙种球蛋白血症	复发性感染
肠缺血	其他缺血性器官表现;进食时腹痛(慢性肠系膜缺血);小肠梗阻和小肠菌群过度生长(局灶节段性缺血)
淋巴瘤	肠系膜或腹膜后淋巴结肿大、腹部肿块、腹痛、发热
肥大细胞病	色素性荨麻疹、消化性溃疡
鸟分枝杆菌复合感染	获得性免疫缺陷综合征
胰腺功能不全	胰腺炎、腹痛或酒精使用障碍病史;大量脂肪、油性粪便;经直肠排出橙色油
寄生虫感染	流行地区旅行史
原发性胆汁性胆管炎	黄疸、瘙痒
硬皮病	吞咽困难,无法广泛张嘴,雷诺现象,皮肤紧绷
小肠细菌过度生长	既往肠道手术、运动障碍(硬皮病、假性梗阻)、小肠憩室、狭窄(局灶节段性缺血)
热带口炎性腹泻	流行地区旅行史
结核病	特定的暴露史、居住在流行区或前往流行区旅行、免疫抑制、腹部肿块或肠梗阻、腹水
Whipple 病	淋巴结病、发热、关节炎、脑部症状、心脏杂音(肺动脉瓣)、眼动性肌节律
卓-艾综合征(ZES)	消化性溃疡、腹泻

表 104.6 营养不良鉴别诊断中有用的实验室检查

测试	备注
血细胞计数	
棘红细胞	无 β-脂蛋白血症
白蛋白	蛋白丢失性肠病、慢性炎症(克罗恩病)
红细胞中的核残留物(Howell-Jolly 小体)	乳糜泻、炎症性肠病和淀粉样变性
血小板	炎症性疾病增加
白细胞计数、分类	嗜酸性粒细胞增多性胃肠炎和寄生虫病中的嗜酸性细胞增多;淋巴管扩张症、结核病、蛋白丢失性肠病中的淋巴细胞计数较低;艾滋病中的 CD4 计数较低
其他测试	
ESR,C 反应蛋白	在克罗恩病、Whipple 病、淋巴瘤中增加
铁蛋白	在炎症性疾病、淋巴瘤中增加;铁缺乏时减少

表 104.6　营养不良鉴别诊断中有用的实验室检查(续)

测试	备注
铁	在乳糜泻、慢性隐匿性肠出血、慢性炎症性疾病中减少
肝脏生化检查	PBC 和其他肝脏疾病、乳糜泻增加
免疫标志物	
过敏原特异性 IgE	IgE 介导的过敏反应
抗线粒体自身抗体	PBC
自身抗体(如 ANA)	结缔组织疾病
HIV-ELISA/免疫印迹	AIDS
HLA-DQ2 或 HLA-DQ8	乳糜泻、难治性口炎性腹泻
免疫球蛋白	IgA 缺乏、免疫缺陷综合征;PBC 中 IgM 升高
神经内分泌标志物	
ACTH,皮质醇	Addison 病中的异常值
嗜铬粒蛋白 A(Chromogranin A)	神经内分泌肿瘤升高
尿液中 5-羟吲哚乙酸	类癌综合征中升高
胃泌素*	在卓-艾综合征(ZES)中升高
胰高血糖素*	高血糖素瘤时升高
血清 TSH	甲状腺功能亢进时降低;甲状腺功能减退时升高
生长抑素*	生长抑素瘤升高(十二指肠生长抑素瘤正常)
组织转谷氨酰胺酶抗体,EMA,脱酰胺醇溶蛋白肽	乳糜泻
粪便检查	
白细胞、钙卫蛋白	存在于一些肠道炎症性疾病中
隐血试验	侵蚀性或溃疡性肠道疾病或肿瘤
寄生虫卵和寄生虫检查	可能需要重复样本来检测蓝氏贾第鞭毛虫感染

*如果强烈怀疑是潜在的神经内分泌肿瘤,则进行该检查[81]。ANA,抗核抗体;EMA,肌内膜抗体;ESR,红细胞沉降率;Ig,免疫球蛋白;TSH,促甲状腺激素。

在进行身体检查之前,以下问题可能有帮助并应作为病史的一部分询问:

- 患者是否曾接受过手术,如胃部或小肠切除术或胃肠旁路手术?
- 是否有乳糜泻的家族或儿童史?
- 是否有前往非发达国家或热带吸收不良流行区的旅行史,如肠道弯曲菌感染等?
- 是否有过度饮酒的习惯?
- 患者是否有慢性胰腺炎或提示胰腺肿瘤的症状?
- 患者是否具有甲亢、亚丹病、Whipple 病、肝胆疾病或糖尿病神经病变的临床特征?
- 患者是否食用富含难以吸收的碳水化合物(如山梨醇或果糖)或脂肪替代品的高能量饮食,或不平衡的饮食导致营养不良?
- 是否有艾滋病毒感染的可能性?
- 患者是否正在接受可能引起吸收不良的药物治疗?
- 是否有干细胞或器官移植或腹部放射治疗的病史?
- 患者是否有炎症性肠病、乳糜泻或 Whipple 病的肠外表现的病史?

要想合理地评估吸收不良的原因可能需要进行若干诊断步骤。根据临床医生的背景、不同检查的可用性和患者的偏好等因素,可以使用不同的诊断方法。如果没有时间限制,可以采用分步方法,可以从指导进一步侵入性程序甚至提供诊断的非侵入性评估开始。在其他情况下,医生可能会选择更具侵入性的测试,以期在最少的测试和最短的时间内达到诊断。诊断方法取决于个体患者的流行病学或族裔背景。例如,如果怀疑存在寄生虫感染,粪便检查可以通过非侵入性测试提供快速诊断。在乳糖不耐症患病率非常低的人群中,继发原因乳糖吸收不良的可能性比获得性原发性乳糖酶缺乏症患病率高的人群更大,因此需要进行额外的检查。

因此,检查的顺序取决于患者的症状和病史,以及以前测试的结果(框 104.2)。应首先进行可以检测最常见的吸收不良原因或是非侵入性或低成本的检查(一线检查)。在某些患者中,可能需要检测更罕见的吸收不良原因并使用更侵入性或更昂贵的检查来确诊(二线检查)。对于非常困难的情况,可能需要进一步的检查,这些检查只能在特殊中心进行(三线检查)。

框 104.2　根据主要症状确定吸收不良原因的试验

体重减轻、骨软化或骨质减少、腹泻、疑似脂肪泻或脂溶性维生素缺乏

一线检测：

腹部和小肠超声

粪便中弹性蛋白酶或糜蛋白酶浓度

食管、胃、十二指肠镜检查[上消化道内镜检查(EGD)]联合小肠活检

肌内膜或组织转谷氨酰胺酶抗体

实验室检查(CBC、白细胞分类、胆固醇、甘油三酯、电解质、钙、镁、血清 ALT、AST、AP、胆红素水平、凝血酶原时间、血清白蛋白水平、ESR 和 C 反应蛋白、TSH)

粪便中虫卵、寄生虫、钙卫蛋白及粪便中的白细胞

二线检测：

腹部 CT、MRI

末端回肠内镜检查，包括回肠活检

肠镜检查，包括活检

ERCP/MRCP

更广泛的实验室检查(免疫球蛋白、HIV ELISA、抗核抗体、铁蛋白、食物过敏原特异性 IgE、ACTH 皮质醇、嗜铬粒蛋白 A、胃泌素、尿 5-HIAA)

粪便脂肪定量

SIBO 的定量小肠培养或呼气试验

小肠系列/小肠 MRI

小肠活检特殊染色(例如，刚果红用于淀粉样蛋白，PAS 用于 Whipple 病)

胆汁酸吸收不良试验

胰酶、抗生素(四环素、甲硝唑)、考来烯胺或无麸质模具的治疗试验

视频胶囊式内镜检查

异常困难病例中的检测(三线检测)：

抗肠细胞抗体

超声内镜(EUS)

肠系膜血管造影

磁共振血管成像(MRA)

正电子发射计算机断层扫描(PET)

血清或血浆胰高血糖素、生长抑素

生长抑素(奥曲肽)扫描

肠活检的特殊检查(例如，淋巴瘤和难治性乳糜泻的上皮内淋巴细胞的流式细胞术，Whipple 滋养体或其他感染微生物的 PCR 检测，肠内分泌细胞的嗜铬粒蛋白 A 染色)

胰腺螺旋 CT

胰腺外分泌的试管试验(胰泌素、CCK 或 Lundh 试验)

腹胀，伴或不伴腹泻

一线检测：

果糖 H_2 呼气试验

乳糖 H_2 呼气试验

乳糖耐受试验

二线检测：

粪便中弹性蛋白酶或糜蛋白酶浓度

食管、胃、十二指肠镜检查(EGD)联合十二指肠活检

肌内膜或组织转谷氨酰胺酶抗体

乳糖酶缺乏症基因检测

SIBO 的定量小肠培养或呼气试验

粪便 pH(腹泻患者)

贫血和疑似吸收不良

小细胞性贫血或低色素性贫血(低 MCV，MCH)

钙卫蛋白

食管、胃、十二指肠镜检查(EGD)联合十二指肠活检

肌内膜和组织转谷氨酰胺酶抗体

FOBT

血清中铁、铁蛋白和转铁蛋白

粪便中虫卵和寄生虫

视频胶囊式内镜检查

大细胞性贫血(高 MCV，MCH)

一线检测：

血清或红细胞中的叶酸

血清中的维生素 B_{12}

维生素 B_{12} 缺乏病例的二线检测：

钙卫蛋白

CT、小肠造影、灌肠、视频胶囊式内镜检查

食管、胃、十二指肠镜检查(EGD)及胃和十二指肠活检

肌内膜和组织转谷氨酰胺酶抗体

回肠评估(例如，结肠镜检查至回肠活检、气囊小肠镜活检)

粪便中虫卵和寄生虫

SIBO 的定量小肠培养或呼气试验

叶酸缺乏病例的二线检测：

食管、胃、十二指肠镜检查联合十二指肠活检

肌内膜和组织转谷氨酰胺酶抗体。

AP，碱性磷酸酶；CBC，全血细胞计数；FOBT，粪便隐血试验；5-HIAA，5-羟吲哚乙酸；IgE，免疫球蛋白 E；MCH，平均红细胞血红蛋白含量；MCV，平均红细胞体积；PAS，过碘酸-希夫反应；SIBO，小肠细菌过度生长；TSH，促甲状腺激素。

对于一些疾病(如胆汁酸吸收不良、乳糖吸收不良、小肠细菌过度生长)，很难建立症状与吸收不良物质之间的因果关系。在这些情况下，观察治疗的反应可能对支持或否定因果关系至关重要。

(三) 解剖学调查研究

解剖学检查通常用于寻找导致吸收不良的病因。内镜检查胃、十二指肠或回肠并对黏膜活检标本进行组织学检查可以诊断一些引起吸收不良的情况。放射学成像检查的作用大多限于检查腹部区域的问题，这些区域不易通过内镜检查得到，例如小肠的某些部位、实质性器官、腹腔、系膜或后腹膜。胶囊内镜、肠道球囊内镜和磁共振成像有助于使这些区域更易诊断。小肠的放射学研究可以显示阻塞、盲袋、憩室、瘘管、快速传递和其他异常情况，有助于诊断。

(四) 内镜、活检和十二指肠引流

1. 内镜检查

十二指肠黏膜的内镜检查可以为一些引起吸收不良的情况提供线索。十二指肠褶皱呈马赛克状的外观(图 104.3A)和十二指肠褶皱数量的减少高度提示乳糜泻中的

绒毛萎缩，尽管这些异常在其他疾病中也可能会出现（见第107章）[82]。使用放大内镜和吲哚蓝染色[83]的色素内镜或虚拟色素内镜（窄带成像和灵活光谱成像的彩色增强）[84]可以增强绒毛萎缩的内镜表现。正常的十二指肠褶皱图案不应阻止内镜医生取多个黏膜活检标本。口疮提示克罗恩病，小而散布的白黄色点状病变可见于原发性或继发性淋巴管扩张（见图104.3B）。内分泌肿瘤引起的吸收不良，如十二指肠胃泌素瘤或生长抑素瘤或阻塞胰管的乳头部肿瘤，也可以在内镜检查中检测到。如果怀疑回肠疾病是吸收不良的原因，可能需要视觉检查和活检回肠黏膜来确诊，可以通过结肠镜下回肠逆行插管或单腔或双腔内镜来完成活检。

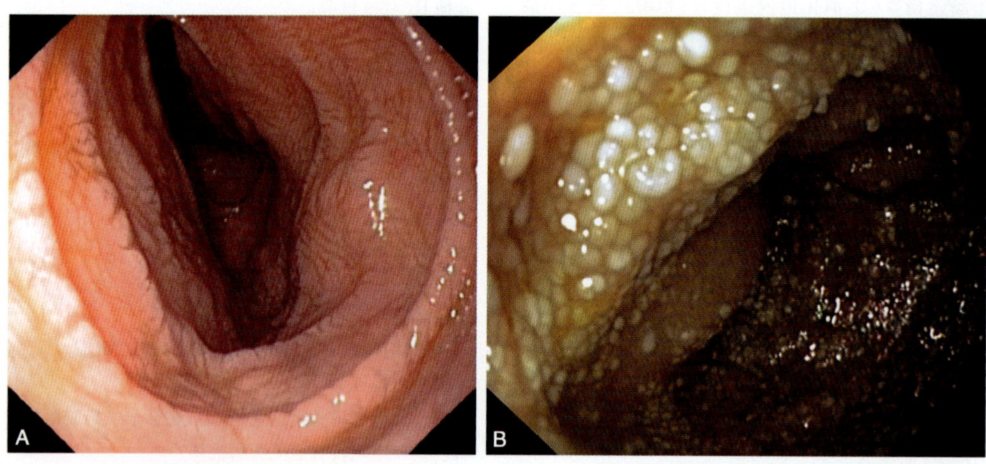

图104.3　A，内镜图像显示乳糜泻患者十二指肠褶皱呈扇形。B，原发性肠淋巴管扩张症患者回肠的内镜下表现；绒毛呈黄白色镶嵌状

2. 活检

十二指肠内镜活检标本检查，可用于诊断或高度提示各种小肠疾病可导致吸收不良（表104.7）；小肠活检随访可用于评估治疗效果。十二指肠活检标本应取自有不典型或非特异性消化道症状（如腹痛、腹胀、贫血和体重减轻）的患者，不应仅限于腹泻患者[85,86]。黏膜活检标本是否充分，需要由活检的大小和数量衡量[87]。如果使用大型活检钳获取大标本，在放入固定溶液之前，可将其置于一张滤纸上，通常需要2或3份大型活检标本，以便足够使组织切片上的绒毛和隐窝相平行[88]。也可以用较小的钳子获得标本，但获得的标本数量必须增加至4~6个。

表104.7　可通过小肠活检诊断的吸收不良原因

原因	主要组织学特征
全身性组织学异常的疾病	
先天性β-脂蛋白缺乏症，低β-脂蛋白血症	肠上皮细胞脂质蓄积和空泡化
胶原性口炎性腹泻（第107章）	萎缩上皮下方的胶原带
鸟分枝杆菌复合感染（第35章）	抗酸杆菌、泡沫细胞
Whipple病（第109章）	泡沫样巨噬细胞伴PAS阳性包涵体
组织学呈局部异常的疾病	
淀粉样变性	偏振光下具有苹果绿双折射刚果红染色沉积物
克罗恩病（第115和116章）	上皮样肉芽肿和特征性局灶性炎症
嗜酸性粒细胞性胃肠炎（第30章）	嗜酸性粒细胞浸润
淋巴管扩张症（第31章）	淋巴管扩张
淋巴瘤（第32章）	淋巴细胞克隆扩增
肥大细胞增多症（第37章）	肥大细胞弥漫性浸润
寄生虫和蠕虫（蓝氏贾第鞭毛虫、粪类圆线虫、球虫）（第113和114章）	组织学检查可见到一些寄生虫

PAS，过碘酸-希夫染色。

Modified from Riddell RH. Small intestinal biopsy; Who? How? What are the findings? In: Barkin JS, Rogers AI, editors. Difficult decisions in digestive disease. Chicago: Year Book; 1989. p 326.

活检的诊断效果受组织学异常分布的影响，某些疾病中的异常分布是弥漫性的，而其他疾病中的异常分布则是斑块状的。热带腹泻和吸收不良综合征（见第108章），无β脂蛋白血症和免疫缺陷通常会导致小肠黏膜弥漫性改变。因此，正常的十二指肠活检标本基本上可以排除这些疾病。相比之下，原发性淋巴管扩张症呈斑块状分布，单一的黏膜活检可能无法排除该疾病（见第31章）。对于一些乳糜泻患者，特别是症状不明显时，也有报道出现斑块状分布的组织学变化，尽管这种疾病通常会弥漫性地影响小肠[83]。其他可能导致错误诊断的原因包括组织标本定向不良以及近端获取的标本，其中可能会出现干扰性的胃黏膜损伤导致的黏膜变化。从胃和十二指肠球部获取附加活检标本可以帮助病理学家确定上消化道的胃黏膜损伤程度，并解释与这些病变相关的十二指肠炎症变化。对十二指肠中常见的Brunner腺或淋巴聚集物的绒毛结构畸变应谨慎解读。

特定的组织学特征可能对一些罕见的吸收不良病因具有诊断价值（见表104.7）[89]，例如Whipple病（图104.4），无β脂蛋白血症或低β脂蛋白血症，肠淋巴管扩张症，贾第鞭毛虫病（图104.5），以及淋巴瘤或胶原性疾病。然而，在大多数小肠疾病患者中，组织学检查并不能做出诊断[89]

(见框 104.3),而是显示了一系列黏膜反应,从淋巴细胞浸润到绒毛萎缩和隐窝增生(图 104.6)。在世界上的许多地区,乳糜泻是迄今为止这种类型组织学改变最常见的原因,但单靠黏膜活检无法明确诊断乳糜泻(见第 107 章)。英国最近的一项研究表明,大多数血清阴性(TTG 阴性)绒毛萎缩患者并非患有乳糜泻[90],这些患者不应该被建议采用无麸质饮食。血清阴性绒毛萎缩患者的死亡率较血清阳性乳糜泻患者更高[90]。

一些疾病状态只能通过特定的组织学染色来识别,如刚果红(肠淀粉样变性)、过碘酸-席夫(Whipple 病)或免疫组化的技术检测难治性乳糜泻、小肠淋巴瘤或肠内分泌功能不全(参见自身免疫性肠病)。对肠道活检标进行 Whipple 养障体的聚合酶链反应分析,可能有助于评估怀疑 Whipple 病的患者(见第 109 章)[91],临床医生特别要求进行这些检测。空肠活检中黏膜酶活性的测量可以用于确认双糖酶缺乏,尽管这在常规临床实践中并不常见。

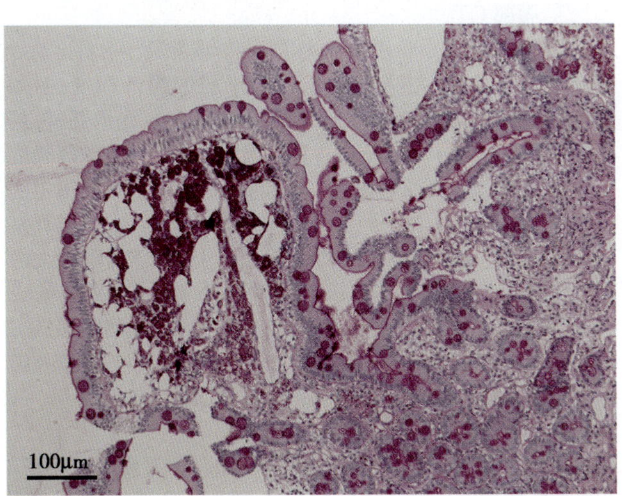

图 104.4　Whipple 病患者十二指肠活检标本中过碘酸-希夫染色的高倍镜视图,显示紫红色的巨噬细胞。(A, courtesy Gregor Gorkiewicz, MD, Graz, Austria.)

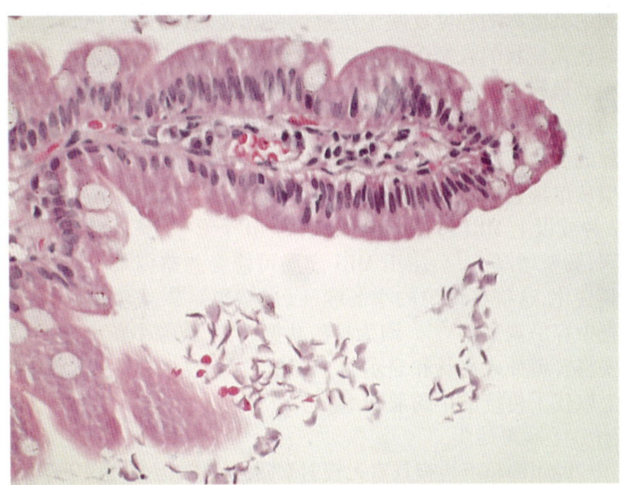

图 104.5　免疫功能正常的贾第鞭毛虫病患者的小肠活检标本。外观正常的绒毛和相邻的梨形微生物,具有明显的红染细胞核。(Courtesy Cord Langner, MD.)

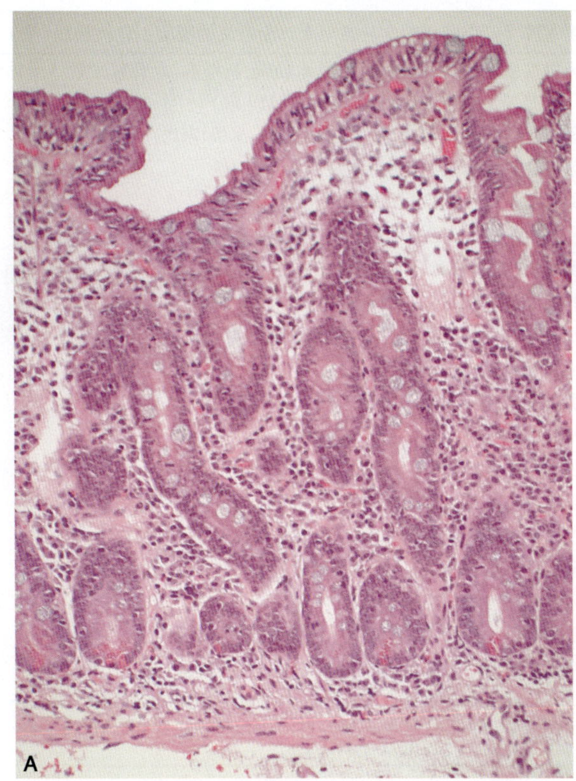

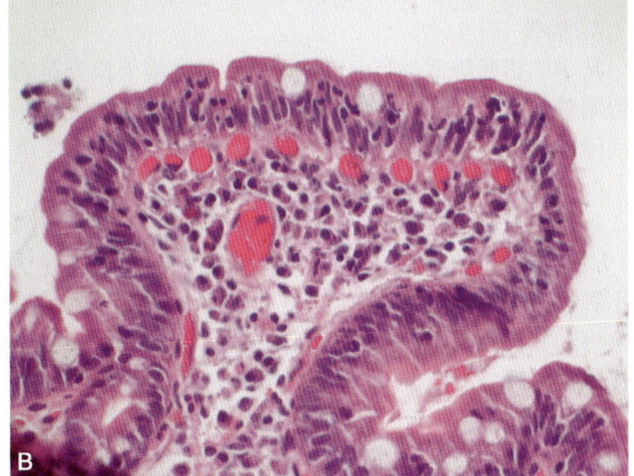

图 104.6　未经治疗的乳糜泻患者的十二指肠活检标本。A,可见绒毛次全萎缩、隐窝延长和固有层淋巴浆细胞浸润。B,高倍视图显示绒毛变钝,上皮内淋巴细胞增加。(H&E 染色)(Courtesy Cord Langner, MD.)

框 104.3　小肠组织学异常但无诊断意义的吸收不良性疾病

淋巴细胞浸润增加,伴或不伴有隐窝增生

艾滋病肠病(第 35 章)

乳糜泻(第 107 章)

感染[由蓝氏贾第鞭毛虫、隐孢子虫引起(第 113 章);病毒性肠炎(第 110 章)]

热带口炎性腹泻(第 108 章)

伴或不伴黏膜炎症的扁平病变

自身免疫性肠病

乳糜泻(第 107 章)

框 104.3　小肠组织学异常但无诊断意义的吸收不良性疾病(续)
药物性肠病(非甾体抗炎药、秋水仙碱、新霉素、血管紧张素 2 受体阻滞剂、免疫检查点抑制剂)(第 119 章)
食物蛋白超敏反应(黑麦、大麦、鸡蛋、鱼、米饭、家禽)(第 10 和 30 章)
免疫缺陷(低丙种球蛋白血症)(第 2 章)
免疫增殖性小肠疾病(IPSID)(第 31 章)
感染(由蓝氏贾第鞭毛虫、隐孢子虫引起)(第 113 章)
肠移植(第 106 章)
淋巴瘤(第 32 章)
非肉芽肿性慢性特发性小肠结肠炎(第 107 章)
长期叶酸或钴胺素缺乏
蛋白-热量营养不良
外伤性损伤
热带口炎性腹泻(第 108 章)
萎缩性病变
慢性辐射损伤(第 41 章)
瘢痕性克罗恩病(第 115 和 116 章)
弥漫性淋巴瘤(第 32 章)
婴儿期特发性腹泻(微绒毛包涵体病)(第 98 章)
无反应的麸质敏感性(淋巴瘤或溃疡性空肠炎)(第 107 章)
Modified from Riddell RH. Small intestinal biopsy: Who? How? What are the findings? In: Barkin JS, Rogers AI, editors. Difficult decisions in digestive diseases. Chicago: Year Book; 1989. p 326.

3. 抽吸

从十二指肠降部抽吸的液体可以在显微镜下检查是否存在贾第鞭毛虫(见第 113 章),或进行培养以检测弥漫性小肠运动障碍患者的小肠细菌过度生长(见第 99、105 和 124 章)。

4. 视频胶囊内镜和气囊小肠镜

视频胶囊内镜(VCE)是一种在诊断小肠疾病(见第 119 章)方面越来越受欢迎的技术。最初引入 VCE 是为了评估疑似小肠出血,但随后被用于诊断更广泛的疾病,如克罗恩病、乳糜泻和其他吸收不良性疾病。在多项研究中,VCE 检测到了提示克罗恩病的病变,而这些病变在常规诊断程序中被忽视了[92]。然而,这些报告必须谨慎解读,因为它们缺乏活检标本,并且没有得到长期评估来确认诊断结果。

VCE 似乎优于传统的小肠放射学成像和 CT 小肠造影,能够检测到小肠黏膜的微小变化,如口疮或溃疡性病变(见第 119 章)[92]。在乳糜泻中,通过 VCE 检测到的绒毛萎缩与十二指肠活检标本中观察到的绒毛萎缩有很好的相关性[93],但是 VCE 能否检测到 Marsh 1 级和 2 级的微小变化还存在疑问。VCE 显示的绒毛萎缩的特征包括边缘呈锯齿状、马赛克状图案和裂隙。在一项对乳糜泻患者进行 VCE 的研究中,59% 的病例在十二指肠和空肠中观察到了绒毛萎缩,32% 的病例仅在十二指肠中观察到,而只有 3% 的病例仅在空肠中观察到绒毛萎缩[93]。

在难治性乳糜泻中,VCE 可以检测到溃疡和狭窄等变化,这些变化提示 T 细胞淋巴瘤,但常规技术可能会漏诊[94]。这项检测可以在已确立吸收不良的患者中使用,尽管经过广泛的诊断工作,仍无法确诊。

在某些吸收不良的情况下,通过对空肠和回肠进行气囊肠镜检查并获取活检标本可以帮助确诊。与 VCE 相比,气囊肠镜具有从异常黏膜区域获取活检标本的优势,但操作时间长且对患者不舒服。在一系列 12 例吸收不良患者中,在十二指肠活检漏诊的多种小肠疾病中,三分之一的患者可通过气囊肠镜确诊[95]。对于难以确诊的患者,会保留气囊肠镜结合空肠活检的方法;对于乳糜泻而言,与十二指肠活检相比,内镜获取的空肠活检标本很少有帮助[96]。

(五) 腹部影像学

1. 小肠随访造影和小肠灌肠造影

小肠系列检查在评估吸收不良中的主要作用是确定易患小肠细菌过生长(SIBO)的黏膜和壁的不规则以及局灶性或弥漫性异常的模式,如憩室、停滞的肠袢、普遍性肠动力不足或扩张、肠瘘和肿瘤[97]。

小肠造影是将导管插入十二指肠或空肠上段,直接注入造影剂和胰高血糖素等药物,以“麻痹”肠动力,这种方法优于小肠随访检查,因为管腔扩张可更好地显示小肠轮廓,并且检测黏膜异常的灵敏度更高[97]。传统小肠造影的缺点是不可能对肠壁和周围结构进行直接成像,因此,将小肠造影与 CT 或 MRI 扫描相结合的使用原理,已在大多数国家取代了传统的小肠造影[98]。

2. 腹部 CT

腹部 CT 用于小肠评估时,在口服和/或静脉注射对比剂后进行[99]。小肠 CT 扫描可用于检测小肠的局部病变,例如 Crohn 病或小肠淋巴瘤中小肠壁增厚、肠瘘和扩张的肠袢;然而,对于 Crohn 病中的口疮或各种原因引起的绒毛萎缩等轻度黏膜变化,该技术无法检测到。Whipple 病和移植物抗宿主病可出现小肠弥漫性增厚[99]。在一些乳糜泻患者中,可以观察到十二指肠空肠襞褶皱模式的逆转[100]。CT 对于检测肿大的腹腔淋巴结十分敏感,其可以提示 Whipple 病、小肠淋巴瘤或 Crohn 病等小肠炎症性疾病。腹部 CT 还可以检测到胰腺疾病的证据,包括胰腺钙化、胰腺导管扩张和胰腺萎缩。阻塞胰腺导管或分泌激素的神经内分泌肿瘤也可以通过 CT 定位。

3. 小肠磁共振成像

MRI 可用于小肠成像,可通过口服造影剂或小肠灌肠。节段性肠壁增厚伴肠系膜炎性受累,鹅卵石和溃疡可见于克罗恩病;该方法对显示克罗恩病的并发症(如肠瘘形成)非常敏感。在乳糜泻时,小肠 MRI 结合对比剂可显示小肠扩张,黏膜增厚,回肠(回肠空肠)皱壁数量增加伴随十二指肠和空肠褶皱平整(空肠回肠褶皱模式反转)[101]。MRI 检查中观察到的乳糜泻的程度反映了疾病的临床表现,在经典症状存在时比无症状的乳糜泻更为广泛。乳糜泻的大多数征象也存在于其他肠道炎症性疾病中,但褶皱模式异常是乳糜泻最特异的特征[101]。MRI 小肠灌肠也可用于检测提示淋巴瘤等并发症的变化或癌[102],并已被证明有助于区分难治性乳糜泻Ⅱ型从单纯乳糜泻(见第 107 章)。难治性乳糜泻Ⅱ型,可存在 2 种或以上 MRI 特征:每 5cm 空肠 10 个皱壁,肠系膜脂肪浸润,肠壁增厚[103]。使用 MRI 灌肠可能会忽略掉某些细微黏膜变化,这些在传统的小肠灌注(肠造影)[104]或胶囊内镜检查中容易观察到[92]。因为核磁共振或 CT 成像小肠可能不需要将管道插入小肠和显示整个肠壁,这些技术都在很大程度上取代了传统的小肠灌肠术。

4. 超声检查

经腹部超声检查具有无辐射暴露的优点,因此可用于孕妇患者。超声检查通常由治疗胃肠病的医生进行,并且在许多国家普遍可得,无需长时间等待。超声常用于胰腺的检查,尽管其对于检测胰腺肿瘤的敏感性低于 ERCP 或 CT。然而,它可以显示胆道梗阻、胰腺钙化、胰腺管扩张或胰腺管内结石。近年来，超声检查在小肠的应用频率增加。在小肠炎症性疾病（如乳糜泻、克罗恩病、分枝杆菌感染、Whipple 病及小肠淋巴瘤）中，超声所见包括小肠壁增厚、小肠层次的丧失和肠系膜淋巴结增大[105]。在乳糜泻中，小肠壁增厚（>3mm）和肠袢扩张（>2.5cm）被认为是最敏感的标志物[106]。肠壁呈高回声可能提示 Whipple 病（图 104.7）、AIDS 肠病或分枝杆菌感染[107]，而回盲部肠腔内脓肿的存在可能提示肠结核[108]。在超声检查中，已经使用静脉和口服造影剂来更好地区分小肠变化[105]。

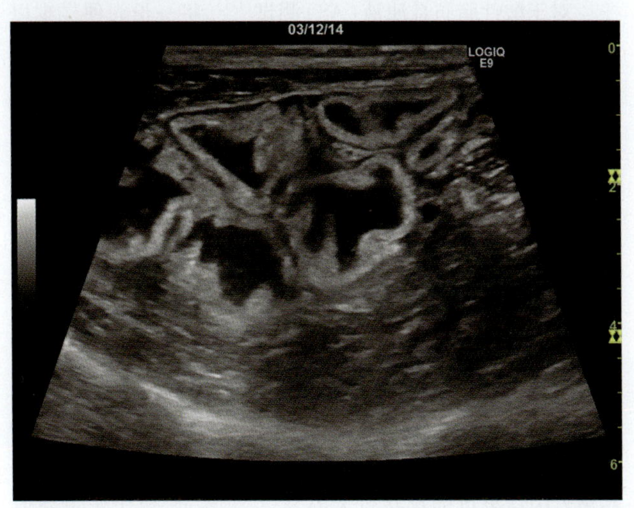

图 104.7　超声检查 1 例 Whipple 病患者，表现为小肠强回声壁增厚、黏膜下淋巴突起，肠袢扩张

5. 其他研究

如果怀疑存在外分泌性胰腺功能不全，腹部平片可能有助于检测胰腺钙化。然而，仅凭慢性胰腺炎的形态学征象并不能证明吸收不良的胰腺原因，因为只有当外分泌功能严重受损时，吸收不良才会显现出来。腹部平片还可显示扩张的肠袢，而肠腔扩张易于诱发小肠细菌过度生长或提示梗阻的存在。

ERCP 可以帮助确定胰腺功能不全的原因（参见第 59 章）。它还可以帮助区分慢性胰腺炎和胰腺肿瘤，并可以显示胰腺导管结石。ERCP 和 EUS 是确定胆道梗阻各种原因的首选方法。MRCP 越来越多地被用于替代诊断性 ERCP。如果怀疑神经内分泌肿瘤（如胃泌素瘤、生长抑素瘤）是吸收不良的疑似原因，那么铟-111 奥曲肽显像、PET 或胰腺的 EUS 检查可能有助于确诊或显示疾病的程度（见第 34 章）。

（六）胃肠消化和吸收功能的非侵入性评估

某些导致吸收不良的疾病可以通过非侵入性检测来诊断，如表 104.8 所示，诊断准确性可能有限，可能需要进一步的测试来确定潜在疾病或区分原发和继发原因。除了提供诊断外，评估胃肠道吸收和消化功能的测试对评估复杂疾病表现可能也是有帮助的。对于下述大部分或全部测试而言，尚未确定在诊断成本或患者接受度方面的潜在益处。由于测试程序和分析方法在实验室之间可能存在差异[109]，每个实验室应该为这些测试建立自己的参考值。

表 104.8　非侵入性检测可以确定吸收不良或提供诊断吸收不良性疾病的情况

疾病或状况	诊断性测试	评论*
胆汁酸吸收不良	血清 C4、FGF19、SeHCAT 试验、^{14}C-TCA 试验水平的测定	不要区分主要和次要原因 应避免进行涉及放射性物质的测试
胰腺外分泌性功能不全	粪便脂肪定量测定 粪便弹性蛋白酶或糜蛋白酶无管的试验（见第 56 和 59 章）	用于确定慢性胰腺炎的吸收不良 灵敏度和特异性不同，取决于检测类型和疾病分期
果糖吸收不完全	果糖氢呼气试验	该试验对于开始治疗既没有用处，也不是必需的；为此，需要在摄入果糖后进行有效的症状评估
乳糖吸收不良	乳糖氢呼气试验 乳糖耐量试验	该测试不能区分原发性和继发性乳糖吸收不良 这些测试既没有用，也不是开始治疗所必要的；为此，需要在摄入乳糖后进行有效的症状评估
SIBO（参见第 105 章）	葡萄糖或乳果糖氢呼气试验 乳果糖甲烷呼气试验	如果测试结果为阳性，应寻找诱发因素
维生素 B_{12} 吸收不良	血清维生素 B_{12} 水平	Schilling 试验在大多数国家已不再使用，但该试验在没有内在因素的情况下进行，并根据有内在因素的结果，使用抗生素或胰酶进行（见正文）。如果怀疑存在小肠细菌过度生长、末端回肠疾病或胰腺疾病，则需要进一步检查

*有关所列不同检测的诊断准确度，请参见正文。

C4，7α 羟基-4-胆甾烯-3-酮；FGF19，成纤维细胞生长因子 19；SeHCAT，硒-75-高牛磺胆酸检测；SIBO，小肠细菌过度生长；TCA，牛磺胆酸。

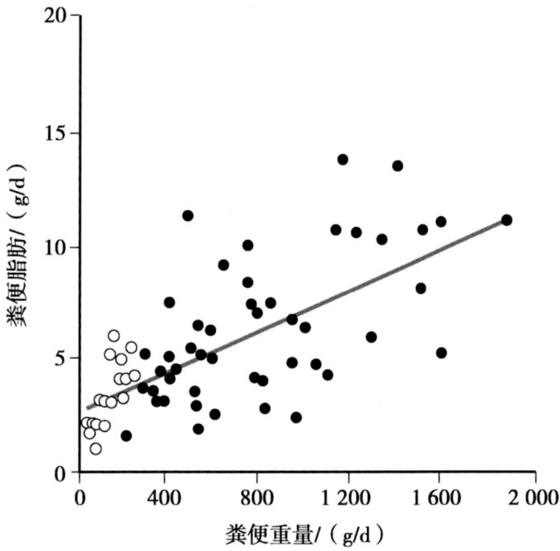

图 104.8 显示正常受试者(空心圆)和诱导腹泻受试者(实心圆)的粪便脂肪排泄量(3天粪便收集的平均值)与粪便重量的函数关系图。腹泻的冲刷效应使粪便中的脂肪排泄量增加到高于正常上限(每天7g)的水平。对于严重腹泻,应以粪便脂肪排泄量14g/d为上限。(From Fine KD, Fordtran JS. The effect of diarrhea on fecal fat excretion. Gastroenterology 1992;12:1936-9.)

1. 脂肪吸收不良

(1) 定量粪便脂肪分析

van de Kamer粪脂定量试验方法是通过对脂肪酸当量进行定量滴定,结果以每24小时粪便中脂肪的克数表示。这种方法被认为是粪便脂肪分析的金标准[110]。对提取的脂肪进行称重而不是滴定的测量方法[111]与原始的van de Kamer方法结果具有良好的相关性。在进行分析之前,粪便必须进行混合以获取样品。

在每天摄入100g脂肪的情况下,小于7g/d的粪便脂肪排泄通常被认为是正常的。然而,仅腹泻本身的体积效应可能将粪便脂肪排泄增加到高达14g/d的水平(继发性脂肪吸收不良)(图104.8)[112]。有明显腹泻的情况下,14g/d的粪便脂肪排泄应被视为正常的上限。饮食对于考虑脂肪泻的原因很重要;例如,在摄入含有脂肪替代品奥利斯特拉(olestra)的富含脂肪的饮食的患者中,可以观察到升高的粪便脂肪值[111]。

定量粪便脂肪分析目前只在少数几个中心进行常规提供。其临床应用受限的原因包括:①如果吸收不良的主要症状是慢性腹泻,测量粪便脂肪可能不会影响随后的评估,因为用于确定腹泻病因的诊断测试与脂肪泻的评估测试类似;②升高的粪便脂肪水平通常不能区分胆汁、胰腺和肠道吸收不良的原因;③在许多严重脂肪泻患者中,大便有很难闻的气味和特征性的稀糊状外观,不需要进行定量研究来确定脂肪吸收不良;④尽管其他营养物质吸收不良,脂肪吸收可能是正常的,因此正常的脂肪平衡并不意味着消化道吸收功能正常;⑤最后,准确性取决于定量采集48~72小时的粪便样本、坚持每天摄入80~100g脂肪的饮食,以及通过饮食日记确定脂肪摄入量。除了科学考虑外,定量粪便脂肪分析在患者、医生或进行测试的实验室人员中未受到欢迎。

尽管定量粪便脂肪分析存在一些限制,但在几种临床情况下仍然有用:当肠道或胰腺疾病的明显特征缺乏之时,用于确定吸收不良并避免营养恶化,例如在骨质疏松症、佝偻病、贫血或体重减轻的某些病例中;用于监测已确诊为吸收不良性疾病(如外分泌性胰腺功能不全或短肠综合征)的患者的治疗情况;用于估计严重吸收不良综合征患者的粪便热量损失;以及用于定量分析腹泻患者的粪便脂肪排泄量,这些患者已经进行了回肠切除手术,从而区分由胆酸缺乏引起的脂肪泄漏与由胆酸丢失引起的分泌性腹泻[113]。

(2) 半定量脂肪分析

对于酸性脂肪悬浊液(AS)测试[114],将一份粪便样本以1:3的比例与蒸馏水稀释在试管中。稀释的粪便样本经过均匀混合,取500μL的一部分移入试管中。然后加入100μL 5mol/L高氯酸($HClO_4$)以促进脂肪的提取和脂质层的分离。将稀释的粪便-$HClO_4$混合物的一部分放入非肝素化的微型毛细管中,并封闭一端。将该样本以13 000转/min的速度离心15分钟,测量脂质层和固体层的大小,并根据以下方程式确定AS值:

$$AS(\%)=[(FL/FL+SL)]\times 100$$

酸性脂肪沉降试验可以用于检测脂肪吸收不良,AS小于31%被认为是正常的。与需要进行72小时粪便收集的van de Kamer方法相比,AS具有较高的敏感性和特异性。尽管AS与van de Kamer方法的结果之间存在线性相关性,但在某些患者中结果可能存在较大差异[114]。然而,由于定量粪便脂肪测量是基于48~72小时的粪便收集(以减少日常变异对粪便脂肪排泄的影响),AS不能替代边缘情况或需要精确测量粪便脂肪损失的情况下的定量测量。AS试验基于将一部分粪便与水稀释,并与5mol/L $HClO_4$混合以促进脂肪提取和脂质层的分离。离心后,测量脂质层和固体层,以确定AS。需要注意的是,AS试验在临床实践中并不常用,定量粪便脂肪分析是诊断脂肪吸收不良的首选方法。

(3) 定性粪便脂肪分析

虽然通过对随机粪便样本进行显微镜检查可能能提供脂肪吸收不良的线索,但不能用于排除脂肪吸收不良;其唯一的优势在于操作简便。将一小部分粪便样本放置在玻璃片上,加入几滴冰醋酸和苏丹Ⅲ染料。粪便样本酸化可以提高脂肪提取和脂质层的分离[114]。将玻璃片放在火焰上,加热至沸腾后,仍然保持温暖时观察是否存在橙色脂肪小球。每个高倍视野中见直径小于4mm的小球数量在100个以内被视为正常[10]。

这种方法的定性脂肪分析结果与定量脂肪分析结果的相关性不太好[115]。在一项小型研究中,对随机粪便样本进行苏丹染色的敏感性为78%,特异性为70%,可用于检测脂肪吸收不良[114]。使用苏丹染色进行计数和测量脂肪小球的定量显微镜方法已被证明与化学测量的粪便脂肪输出具有良好的相关性[116]。

(4) 脂肪吸收不良的呼气试验

^{14}C-三油酸甘油酯呼气试验的原理是在摄入用^{14}C放射性标记的三酰甘油后,测量呼气中的$^{14}CO_2$。脂肪吸收不良会导致$^{14}CO_2$的肺部排泄减少[117]。由于在各种代谢和肺部疾病中会产生错误的结果,在轻度吸收不良方面缺乏敏感性,对

患者进行辐射暴露，底物的成本高以及需要昂贵的设备，这种测试在临床上并没有得到广泛接受。非放射性同位素^{13}C被用于标记甘油三酯。

2. 碳水化合物吸收不良

乳酸氢呼气试验(HBT)是一种非侵入性测试，利用了细菌对碳水化合物的代谢导致氢气积聚的事实，这些氢气被结肠黏膜吸收并在呼气中排出。使用不同的碳水化合物，如乳糖或果糖，HBT 可以用来检测这些碳水化合物的吸收不良。摄入乳果糖后测量呼气中的氢气排泄已被用于评估口肠传输时间，而葡萄糖则被用作检测小肠细菌过度生长，尽管其敏感性和特异性较差(见第 105 章)[118]。然而，遗憾的是，高达 18% 的人不排氢气[119]，因此在这些人中，HBT 的结果可能是假阴性，因为氢气被细菌进一步代谢为甲烷。在解读测试结果时，必须考虑到呼气氢气测试的这些局限性和注意事项[120]。

如果在摄入 20~50g 乳糖后，呼气中的氢气浓度比基线值增加超过 20ppm，则可以确诊乳糖吸收不良。摄入乳糖后 30 分钟内的增加应忽略，因为这可能是口腔中乳糖被细菌降解所致。可能需要经过 4 小时才能观察到呼气中氢气浓度的增加。在摄入 50g 乳糖前以及摄入后 30、60、90、180 和 240 分钟测量的呼气氢气值提供了最佳的诊断效果，并需要尽可能少的测量次数[119]。

乳糖呼气试验仍然是大多数临床医生用于评估乳糖吸收不良的测试，但这种测试可能会漏诊无氢气排泄者。在这些患者中，可以进行呼气中氢气和甲烷排泄的联合测量，或者进行乳糖耐量测试，即在摄入 50g 乳糖前和摄入后 30 分钟测量血糖水平。如果在摄入 50g 乳糖后 30 分钟内血糖浓度增加小于 20mg/dL，则表示存在乳糖吸收不良。与乳糖呼气测试相比，乳糖耐量测试对于诊断乳糖吸收不良敏感性较低[119]。

在获得性原发性乳糖酶缺乏症(成人型乳糖不耐症)中，不是由于肠道乳糖酶[乳糖-葡萄糖苷水解酶(*LPH*)基因]编码的基因突变引起。然而，已经证明，位于 *LPH* 基因上游的单核苷酸多态性(SNP)，即 C 或 T 核苷酸-13910，参与调控肠道乳糖酶的表达[121]。在-13910 C/T 处的 CC 基因型与获得性原发性乳糖酶缺乏症(成人型乳糖不耐症)相关联，而 TC 和 TT 基因型与乳糖酶持续表达相关[121,122]。这个多态性可以用作成人型乳糖不耐症的诊断测试[122,123]。这个 SNP 仅与白人的成人型乳糖不耐症相关；其他 SNP 与非洲人的成人型乳糖不耐症或乳糖酶持续表达相关[124]。

在腹泻患者中，通过粪便 pH 小于 5.5 的测试可以作为鉴定碳水化合物吸收不良的定性指标[125]。在研究环境中，可以使用蒽酮法来确定粪便中的碳水化合物，该方法基于重量测量碳水化合物含量。相比之下，还可以使用还原糖法以摩尔基础提供结果，并提供有关吸收不良碳水化合物渗透活性的信息[19]。粪便中的总体和个体短链脂肪酸(SCFA)和乳酸是细菌碳水化合物代谢的产物，可以通过滴定法、气相色谱-质谱法和高效液相色谱法等多种方法来测量[126]。

检测乳糖吸收不良或乳糖酶缺乏并不能回答临床上重要的问题，即腹部症状(如胀气、肠胃气胀或腹泻)是否由乳糖摄入引起，这时应该使用乳糖不耐症这个术语。只有通过摄入乳糖一段时间后记录症状来证明乳糖不耐症，而不是乳糖吸收不良或乳糖酶缺乏，才足以建议进行饮食限制或口服补充乳糖酶(见下文)。

3. 蛋白质吸收不良

经典的量化蛋白质吸收不良测试，即测定定量收集的粪便标本中的氮含量[13]，现在很少使用。为了研究目的，采用了联合的^{14}C-辛酸-^{13}C-蛋白质呼气试验，同时测量尿液中苯酚和 P-甲酚的输出，以评估胃酸对蛋白质消化的影响[127]。在这种方法中，使用^{14}C-辛酸标记^{13}C-蛋白质试验餐，可以同时测量蛋白质同化和胃排空速度。苯酚和 P-甲酚是粪便和尿液中数量最重要的酚类化合物，是酪氨酸的特异代谢产物，由结肠中的细菌发酵产生。它们是在小肠中逃逸消化和吸收的蛋白质，在结肠中迅速被吸收、解毒并排泄至尿液中。在这项测试的研究中，奥美拉唑治疗后尿液中酚类物质的更高回收量表明结肠中的蛋白质可利用性增加。

4. 维生素 B_{12} 吸收不良

(1) Schilling 试验

在历史上，Schilling 试验一直是用于临床上区分维生素 B_{12} 缺乏症的胃和回肠原因的经典测试；然而，由于 Schilling 试验中使用的内因子(IF)是来自牛的，因此在大多数国家它已不再商业上可获得，因此现在很少进行该测试。由于在人体中，内因子(IF)和盐酸都是由壁细胞产生的，诊断缺乏内因子的其他方法包括通过内镜和活检检测萎缩性胃炎，通过酸分泌分析(如今已很少进行)和血清胃泌素水平升高来证实盐酸缺乏，以及在血清中寻找针对壁细胞或内因子的抗体[28,128]。

(2) 血清维生素 B_{12} 和叶酸缺乏的检测

血清钴胺素(维生素 B_{12})和叶酸浓度的测量常用于检测这些维生素的缺乏状态。这些测试的敏感性和特异性尚不明确，因为尚未建立起金标准测试，并且血清水平并不总是与体内储存相关联[26]。此外，不同商业测试的维生素 B_{12} 水平结果存在差异[129]。

已经确定了几种导致误导性血清钴胺素水平的原因。尽管体内储存耗竭(由于细菌产生的无活性钴胺素类似物)以及肝脏疾病、骨髓增殖性疾患、先天性维生素 B_{12} 转钴胺蛋白Ⅱ缺乏和高水平的内因子(IF)抗体存在，血清维生素 B_{12} 水平可能正常。相反，口服避孕药、妊娠和叶酸缺乏可能导致血清钴胺素水平降低，尽管体内储存正常[128]。因此，如果有高度怀疑，特别是对于钴胺素缺乏，建议采用肠内外补充治疗，并监测临床反应[129]。测量甲基丙二酸、同型半胱氨酸和全钴胺蛋白的临床应用有限，不能用于确诊维生素 B_{12} 缺乏症[129]。

在膳食叶酸限制几天后，血清叶酸浓度会降低，即使组织储存在限制之前是正常的。喂养也会影响血清叶酸水平，因此建议在空腹状态下测定叶酸。一些研究人员认为，红细胞叶酸浓度的测量比血清叶酸水平能更好地估计叶酸组织储备[128]。随着细菌产生叶酸，在 SIBO 中可见到血清叶酸水平升高，但其诊断准确性不足以对 SIBO 的检测有显著价值。

5. 小肠细菌过度生长

小肠细菌过度生长(SIBO)的诊断测试在第 105 章中有更详细的介绍。简单来说，用于诊断 SIBO 的测试包括小肠抽取物的定量培养(被认为是黄金标准诊断测试)、测量去结合

的胆汁酸或维生素 B_{12} 类似物在小肠抽取物中的浓度、血清叶酸测量以及几种呼气测试，包括^{14}C-胆酸呼气测试、^{14}C-木糖呼气测试、乳果糖呼气氢气测试和葡萄糖呼气氢气测试。呼气测试的原理是腔内细菌通过代谢给予的物质产生挥发性代谢物（如$^{14}CO_2$ 或 H_2），这些代谢物可以在呼气中测量到。

6. 胰腺外分泌性功能不全

胰腺功能测试在第 56 和 59 章中详细讨论。侵入性的胰腺功能测试需要经十二指肠插管，并在胰液受到液体试餐（Lundh 试验）或 CCK 或胰泌素注射后测量胰酶、体积和碳酸氢根的输出。非侵入性测试包括测量粪便中胰蛋白酶或弹性蛋白酶浓度、荧光二十四烷酸二酯试验和 N-苯酰-L-酪氨酸对氨基苯甲酸（NBT-PABA）试验。弹性蛋白酶对检测胰外分泌不足的敏感性高于胰蛋白酶[130]，但其特异性较低[131]。

通过内镜取得的十二指肠抽吸物中的胰酶和胰液成分测量，以及静脉注射胰泌素和胆囊收缩素进行刺激，与更经典的分泌功能插管测试有很好的相关性[132]。增强的 MRCP（磁共振胰胆管造影）也可用于评估胰腺外分泌功能；其结果与严重胰腺炎的变化最相关，但该方法对于轻度胰腺功能不足的评估过于不敏感[133]。

7. 胆酸吸收不良

胆酸的肠道吸收通过小肠的被动扩散和终末回肠的主动吸收相结合进行，导致不到 5% 的胆酸进入结肠[3]。当回肠对胆酸的吸收不足时，更多的胆酸进入结肠，其中具有促分泌作用的胆酸如石胆酸和脱氧胆酸诱导水和电解质的分泌[3]。结合结肠收缩的增加，这可能导致腹泻症状。石胆酸和脱氧胆酸在 3、7 或 12 位点具有 2 个 α-羟基团的存在是导致其促分泌作用的原因[134]。

过去，胆酸吸收不良（BAM）导致的腹泻被认为是罕见的，仅限于进行过广泛回肠切除或存在炎症状况的患者。最近的研究表明，BAM 也发生在慢性功能性腹泻或没有回肠形态改变证据的肠易激综合征患者中。在一项系统评价中，32% 的患者报告出现不明原因的慢性腹泻时存在 BAM[135]，这导致作者提出在这些患者中存在一种 BAM 亚型（特发性 BAM），其存在胆酸摄取缺陷或反馈抑制胆酸合成。BAM 还可在其他各种胃肠疾病中发现，包括胆囊切除术后或使用特定药物。因此，根据不同的病因，提出了 BAM 的分类[136]：

- 类型 1：由回肠疾病或切除引起的 BAM
- 类型 2：无回肠形态异常的 BAM（特发性 BAM）
- 类型 3：由药物（例如双胍类药物）或其他疾病（例如胰腺炎、先前的胆囊切除、迷走神经切除术、微观结肠炎）引起的 BAM

在因为回肠疾病或切除而导致脂肪泻的患者中，通常存在胆汁酸吸收不良，但测量胆汁酸吸收不良在临床价值有限。在没有脂肪泻的腹泻患者中，即使没有明显的回肠疾病，也可能存在胆汁酸吸收不良，此时测量胆汁盐吸收是有帮助的。

（1）粪便胆汁酸排量的测定

在过去，BAM 的检测一直很烦琐，包括放射性同位素，重复患者现场测量或粪便收集，这些步骤限制了其在高度专业化的中心以外场合的普遍应用。最广泛使用的诊断方法包括[75]硒-牛磺胆酸试验（SeHCAT）或粪便胆汁酸定量，两者都需要摄取放射性标记的 BA，并在至少 48 小时的过程中重复测量全身放射性[136]或收集粪便。因此，在临床实践中，对 BA 隔离剂（如胆碱胺或考莱韦仑）的治疗反应已被广泛用作 BAM 在腹泻中起致病作用的间接指标。胆碱胺的治疗试验需要高剂量的 BA 黏合剂，患者可能因为适口性差和副作用（烧烤、腹胀和腹痛）而不能服用。因此，这样的治疗试验可能是假阴性的，降低了诊断 BAM 的能力。此外，该治疗试验不是针对 BAM 的，因为 BA 结合剂也可能结合和灭活其他致泻剂，包括艰难梭菌毒素[137]，从而导致假阳性治疗试验。

最近，BAM 的血清检测方式变得便捷而省时，进而提高了 BAM 的检出率；这些检测是基于对回肠 BA 的吸收和肝脏 BA 的产生有了更好的理解。BA 每天通过肝脏循环多达 10 次[135]。在经肠道丢失时，肝脏通过严格调控的反馈机制上调 BA 的合成过程。BA 合成的肝脏中间产物 7-羟基-4-胆固酮-3-酮（7α-hyxy-4-cholesten-3-one，缩写为 C4）的血清浓度反映了人体 BA 合成的速率，在 BAM 时其浓度可升高[138]。血清成纤维细胞生长因子 19（FGF19）浓度测定也可作为 BAM 筛选试验[139]。FGF19 是由肠细胞响应 BA 摄取而释放的，并通过下调胆固醇 7α-羟基酶来反馈抑制 BA 合成[140]。在 258 名患者的研究中，当其血清浓度低于 145pg/mL 时，FGF19 检测 C4 水平大于 60ng/mL（表示高 BA 合成）的敏感性和特异性分别为 74% 和 72%[139]，FGF19 的浓度可以用 ELISA 法测量，而 C4 的测量需要更复杂的高效液相色谱（HPLC）法。

粪便 BA 浓度或输出量的增加可提示肠道 BAM[141]。在稳态条件下，粪便 BA 浓度或排泄量的增加反映了肝脏 BA 合成的增加[142]。在严重的 BAM 中，如果肝脏合成 BA 受到损害，粪便 BA 的输出即会减少。可以通过酶法或气相色谱法对其进行测量。该测试需要定量收集粪便，分析技术耗时且需要相当多的专业知识。酶法在严重脂肪泻的病例中可能并不可靠[143]。

（2）^{14}碳-牛磺胆酸盐胆汁酸吸收试验

^{14}碳-牛磺胆酸盐胆汁酸吸收试验需要在摄入放射性标记 BA 后 72 小时收集粪便。通过^{14}碳标记牛磺胆酸的粪便回收率计算肠道 BA 的吸收速率。试验的参考正常值已经在患有泻药引起的腹泻的正常人中建立，因为腹泻本身可以增加 BA 的排泄量[142]，其机制可能是因肠蠕动加速所致[144]。这项测试的临床限制是它需要大量的分析工作，可以使用伽马相机，并且需要耗时的大便收集。

（3）硒-75 标记同型牛磺胆酸试验

本试验所用的放射性牛磺胆酸类似物对细菌去结节具有抵抗力。口服后，患者接受系列伽马闪烁成像，以测量全身 BA 滞留，或如一些学者所建议的，测量 BA 在胆囊中的滞留[145]。这项试验有几个缺陷。第一，用于比较正常和异常 BA 吸收的 BA 保留正常值仅可以在没有腹泻的健康人中获得[146]；继发性 BA 吸收不良可由腹泻本身引起，并与粪便重量成正比，如^{14}C 标记的牛磺胆酸测试所示[142,144]。为了使该测试在临床上有用，必须为有腹泻的患者建立正常值。第二，此测试非常耗时，因为 BA 保留必须在 BA 管理后 4 天或 7 天（取决于方案）进行测量。

8. D-木糖试验

戊糖 D-木糖的吸收是由被动扩散促进的。大约 50% 的被吸收的 D-木糖被代谢，其余的在尿液中排泄。在隔夜禁食后，摄入 25g 的 D-木糖，并鼓励患者喝足够的液体以保持良好的尿量；在接下来的 5 小时内收集尿液。另一种方法是在摄入 D-木糖后 1 小时取静脉样本[147]。尿样中 D-木糖少于 4g（16%排泄）或血清木糖浓度低于 20mg/dL 表示肠道吸收异常。传统的尿检似乎比 1 小时的血液检测更可靠。

如果尿液收集时间太短，或者患者脱水或肾功能障碍，严重腹水，胃排空延迟，或门静脉高压症，则会出现假阳性结果。仅有轻微黏膜功能损害或以远端小肠疾病为主的患者，D-木糖吸收可能是正常的。由于 D-木糖对细菌代谢敏感，SIBO 患者的吸收减少，尽管该试验对检测 SIBO 的敏感性较差[148]。目前该试验的临床价值有限，大部分已被小肠活检所取代。

9. 肠道通透性试验

肠道通透性测试主要用于肠道疾病的病理生理学研究；它们不能提供特定的诊断[149]。

目前的大多数渗透性测试都是基于对单糖和双糖的不同吸收。对黏膜的损伤会导致双糖和寡糖的通透性增加，这可能会导致单糖的通透性降低，继而导致黏膜表面积的减少。

吸收是通过尿液排泄量来衡量的。将结果表示为单糖吸收与双糖吸收的比率可将胃排空、肠道转运、肾功能和肝功能以及尿液收集时间的变化的影响降至最低[150]。

在乳糜泻中，渗透性显著增加是进展期疾病的敏感标志（见第 107 章）。渗透性测试也被用来判断对无麸质饮食[151]的反应，或者用来筛查一级亲属的乳糜泻。乳糜泻患者血清转氨酶水平升高与肠道通透性增加相关[152]。非类固醇抗炎药使用者、克罗恩病和糖尿病腹泻患者也存在肠道通透性障碍。

10. ^{13}碳呼气试验

随着稳定同位素可用性的增加，人们对用非放射性^{13}碳替代放射性^{14}碳进行呼气测试产生了兴趣[118]。对于吸收不良疾病，^{13}碳标记底物已被用于诊断脂肪泻、SIBO 和胰腺外分泌功能不全[153]，并用于评价鸡蛋蛋白的消化率。由于对诊断准确性、成本和可获得性有限的担忧，这些测试没有得到广泛的接受。

九、特定情况和疾病状态下的吸收不良

（一）乳糖吸收不良

肠道刷状缘酶乳糖酶缺乏可导致乳糖吸收不良。乳糖吸收不良可以通过测量一次刺激试验剂量的乳糖后呼气中的氢和甲烷的排泄量来诊断。基于此，过去已经测试了 25～50g 乳糖对试验的准确性，目前的建议倾向于测试剂量为 25g。建议每 30 分钟采样一次，持续 4 小时，氢气升高超过 20ppm 或甲烷升高超过 10ppm 被认为是阳性[154,155]。乳糖不耐受的发病机制，即腹胀、腹部痉挛和摄入乳糖后腹泻，必须与乳糖吸收不良分开看待，因此，呼气试验的吸收不良测试必须伴随着不耐受测试，即症状评估；在没有同时评估症状的情况下，呼吸测试的结果在临床上是无意义的[156]。将来，不耐受测试可能会取代吸收不良测试。导致乳糖不耐受的病理生理机制目前尚不清楚，可能与乳蛋白过敏或与乳糖一起摄入非乳糖的脂肪不耐受有关，也可能与功能性胃肠道疾病有关[53]。

与其他在胎儿早期发育的肠道二糖酶不同，乳糖酶水平一直很低，直到妊娠第 34 周[157]。早产儿一过性乳糖酶缺乏症会导致乳糖吸收不良的症状，如腹泻，直到肠道乳糖酶活性正常。在极少数情况下，出生时就表现出酵素缺乏症是永久性的，最终诊断为先天性乳糖酶缺乏症（OMIM#223000）。所有年龄段的人都可能发生可逆性乳糖酶缺乏症，其原因是与急性腹泻相关的一过性小肠损伤。

获得性原发乳糖酶缺乏症（成人型乳糖过少，OMIM#223100）是世界范围内最常见的乳糖酶缺乏症。大多数种群在成年后失去相当大的乳糖酶活性，这解释了为什么成年哺乳动物不能消化乳糖，大多数无法耐受饮用牛奶[158]。这种乳糖酶活性的下降是一个多因素的过程，在基因转录水平上受到调节，并导致生物合成减少，细胞内转运迟缓，或乳糖酶-根皮苷水解酶成熟。

在白色人种中，编码 *LPH* 基因上游的 SNP-13910 T/C 已被发现参与该酶的调节[121]。*LPH* 基因上游的 SNP-13910 T/C 的 CC 基因型与成人型乳汁过少有关；TC 和 TT 基因型与乳糖酶持久性有关，因此，无不良反应地消耗乳糖的能力[159]。在其他人群中（例如，一些非洲和撒哈拉以南非洲人群），SNP-13910*T 多态与乳糖酶持续存在无关[124]。因为它存在于大多数成人人群中，这种形式的乳糖酶缺乏症被认为是正常的。

乳糖酶缺乏通常只在成年时出现症状，尽管受影响的人的乳糖酶水平在儿童时期开始下降[160]。在大多数西欧血统的成年人中，乳糖酶活性持续存在（框 104.4）[161]。然而，即使在这一群体中，乳糖酶活性也只有蔗糖酶活性的大约一半，麦芽糖酶活性的不到 20%[160]。因此，在这些人中，乳糖酶活性更容易受到急慢性胃肠道疾病功能下降的影响。

框 104.4 获得性原发性乳糖酶缺乏症（成人型乳酸缺乏症）患病率高和低的种族

乳糖酶缺乏症——主要种族群（60%～100%的人群为乳糖酶缺乏症）

中东和地中海：阿拉伯人，以色列犹太人，希族塞人，意大利南部

亚洲：泰国人、印尼人、中国人、韩国人

非洲：南尼日利亚、豪萨、班图

北美和南美洲：阿拉斯加原住民、加拿大和美国美洲原住民，印度查米人

乳糖酶持久性——主要种族群（2%～30%的人群为乳糖酶缺乏症）

北欧人

非洲：希马人，图西族人，游牧富拉尼人

印度：来自旁遮普省和新德里地区的印度人

Data from Johnson JD. The regional and ethnic distribution of lactose malabsorption. In: Paige DM, Bayless TM, editors. Lactose digestion. Clinical and nutritional implications. Baltimore: Johns Hopkins University Press; 1981. p 11.

在乳糖吸收不良的患者中，可能不清楚这种情况是由获得性初级乳糖酶缺乏，还是另一种小肠疾病引起的后果。因此，对于表现出乳糖吸收不良的患者，特别是如果有与获得性初级乳糖酶缺乏症低患病率相关的种族背景，可能有必要排

除其他吸收不良疾病，如乳糜泻。乳糖不耐受的主要症状是腹胀、腹部痉挛、排气增多和腹泻。腹胀和腹部痉挛的发生可能与胃肠道扩张的感觉增加有关[162]，因为尚未观察到乳糖摄入量与症状严重程度之间的明确关系[163]。摄入少量乳糖可能会引起乳糖吸收不良患者的症状[164]。胃肠道症状，包括腹泻，已被证明在小肠通过时间较短的成年人中更为严重[165]，但在儿童中没有观察到肠道通过与症状之间的这种关系[166]。

孕妇和甲状腺功能亢进症患者也是如此，对于毒性弥漫性甲状腺肿（Graves 病），肠道运动的改变在乳糖吸收不良的临床表现中起着作用[167]。为了诊断乳糖不耐受，鉴于乳糖吸收不良和乳糖不耐受之间的相关性很差，在乳糖 HBT 期间监测症状非常重要，并确认患者在测试过程中经历的任何症状都是患者所抱怨的，并且这些症状与呼气氢水平的显著增加有关（图 104.9）。

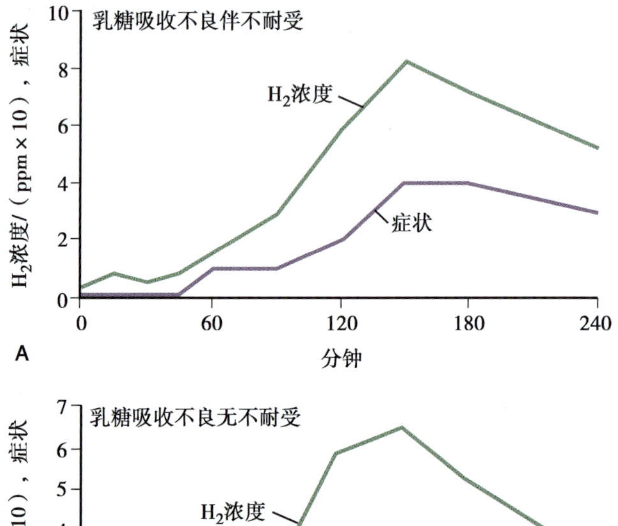

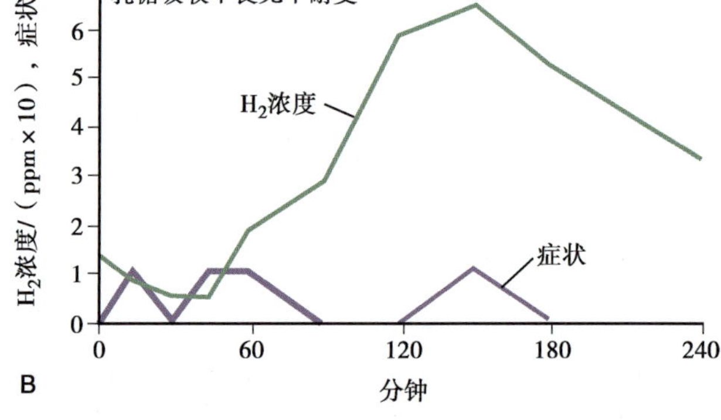

图 104.9　说明症状在确定乳糖吸收不良临床重要性中作用的曲线图。通过监测试验期间的腹部症状（腹胀、痉挛、疼痛）来评估乳糖氢呼气试验异常的临床相关性。在图中绘制了 2 例不同患者使用任意评分系统的呼气氢浓度（ppm）和胃肠道症状。（A）中的患者有与呼吸氢浓度增加相关的症状，因此可认为是乳糖不耐受。（B）中的患者症状没有增加，但呼吸氢浓度显著增加，因此患者有乳糖吸收不良，没有乳糖不耐受

成人型乳酸缺乏症也可能是发生骨质疏松症和骨折的危险因素，原因可能是患者不吃乳制品[168]或钙吸收受到干扰[169]。

对于症状与乳糖摄入（不论有无证实的乳糖吸收不良）之间有明确关联的患者，应接受关于减少乳糖或不含乳糖饮食的教育。应告知患者，通常摄入的乳糖剂量（例如，最多一杯牛奶）在用餐时通常不会引起症状。饮食指南可以帮助大多数乳糖不耐症患者。每天食用含乳糖的食物可能比间歇性食用更容易耐受[170]。这类患者可能耐受酸奶[171]，并且酸奶是钙的良好来源。食用全脂牛奶或巧克力牛奶而不是脱脂牛奶，用餐时喝牛奶可以减轻乳糖不耐症的症状，这可能是胃排空时间延长的结果。或者，可以建议在乳制品中添加微生物来源的乳糖酶[172]。使用乳糖还原产品或乳糖酶胶囊的对照研究结果不一致[170]。此外，由于除乳糖以外的许多碳水化合物不能被正常小肠完全吸收[55,173]，膳食纤维也可能被结肠细菌代谢，因此患者在不含乳糖的饮食中持续出现某些症状并不罕见。还必须记住，摄入乳制品后出现的症状可能是牛奶蛋白过敏或脂肪不耐受，而不是乳糖不耐受。

（二）果糖吸收不良与果糖不耐受

在现代饮食中，果糖要么是作为双糖蔗糖的组成部分，要么是作为单糖的组成部分，这两种糖都被用作各种食物中的甜味剂。在世界范围内，果糖的平均每日摄入量为 11～54g[174]。果糖作为蔗糖的一个组成部分，被一个剂量依赖性的有限容量吸收系统吸收，该吸收系统整合了蔗糖酶对双糖蔗糖的酶解，并通过上皮细胞的顶端膜把生成的 2 种单糖-葡萄糖和果糖转移（见第 102 章）[175]。然而，我们对不完全果糖吸收的不耐受机制的理解仍然不完整[176]。机体对不含葡萄糖的果糖的吸收能力相对较小。健康受试者有能力吸收高达 25g 的果糖，但果糖的正常吸收还取决于摄入的其他营养素，目前尚不清楚；许多人摄入 50 克果糖就会产生吸收不良和不耐受[176]。

摄入含有过量葡萄糖的果糖的食物可导致腹胀或腹泻等症状[176]，尤其是肠易激综合征（IBS）患者的症状[177]。已有研究表明，仅 3g 果糖就可使功能性肠病患者出现症状。与男性相比，女性可能更常抱怨果糖相关症状，并表现出更多的果糖吸收不良。果糖的摄入并无固定推荐规律[178]。

果糖吸收不良通常在摄入 25～30g 果糖后，通过 HBT 阳性结果来确定正如前面讨论的乳糖一样，果糖吸收不良和果糖不耐受之间的关系在成人和儿童中尚不清楚，可能与功能性胃肠道疾病的共同发生有关[53,54]。在一项针对患有功能性腹痛的儿童和青少年的研究中，在果糖呼吸测试之前和期间应用了症状问卷，证实摄入果糖引起的症状与这些患者在测试前出现的腹部症状相关。相比之下，腹部症状与氢呼吸测量结果之间没有关系。这表明与症状相关的是内脏超敏，而不是吸收不良本身。使用 HBT 获取果糖吸收不良的信息并不能提供关于果糖摄入在临床症状严重程度中的作用的任何有价值的临床信息[54]。因此，有关饮食治疗的临床决定应基于对摄入果糖后症状进行结构化和有效评估的结果[54]。

由于水果和软饮料中的果糖含量通常低于每 100 克水果或饮料中 8g，HBT 中使用的果糖量不是生理性的，并且没有数据表明有多少没有症状的人在使用这些大剂量的情况下会有阳性检测结果。在一些巧克力、焦糖和果仁产品中，每 100g 含有 30～40g 果糖[179]。

在一组孤立性果糖吸收不良的患者中，并没有检测到果糖转运蛋白（GLUT5）的基因缺陷[180]。因此，出现胃肠道症

状的患者不太可能存在肠道果糖吸收的缺陷。而更有可能的是,他们属于如果摄入富含果糖的食物将会引起其他疾病(如肠易激综合征)相关症状的人群,或者是由于特殊但不一定异常的结肠细菌活动所引起的。一项针对无症状和有症状的果糖吸收不良患者的研究表明,与无症状组相比,有症状组的粪便培养物中果糖在厌氧细菌存在条件下利用率显著升高,而粪便培养物中果糖在需氧细菌存在条件下的利用率没有升高[181]。

一项针对不完全果糖吸收患者的安慰剂对照研究表明,摄入木糖异构酶(可催化葡萄糖和果糖的可逆异构化)可减轻摄入含水果糖后的疼痛、恶心和呼吸下氢曲线面积[182]。目前尚不清楚这种影响是否也存在于摄入碳水化合物混合物或含有果糖的食物中,也不清楚这种影响是否会持续很长时间。

(三) 其他碳水化合物吸收不良

肥胖患病率的迅速增加,最近建议限制单糖消耗的指导方针导致人们对替代甜味剂的兴趣增加[183]。其中一些是吸收不良的碳水化合物,如山梨醇、木糖醇和海藻糖,可能导致与摄入果糖或乳糖后相似的症状。如果在摄入乳糖或果糖不耐受的饮食治疗后,持续腹胀、腹部痉挛、胀气或腹泻,应考虑这些糖类对表现症状的发生机制的重要影响。

(四) 胆汁酸吸收不良

胆汁酸吸收不良(BAM)通常存在于接受了回肠切除术、搭桥手术或患有严重回肠疾病的患者中,回肠中存在特定的BA 转运蛋白。BAM 的临床后果取决于 BA 的丢失是否可以通过增加肝脏合成来代偿[184]。回肠切除大于 100cm 通常会导致严重的 BAM,并且无法通过肝脏的合成代偿;在这种情况下,脂肪泻是由于结合 BA 的管腔浓度降低而造成的胶束形成障碍[3,184]。如果回肠切除小于 100cm,BAM 通常可以通过增加肝脏合成来代偿,而吸收不良会导致分泌性腹泻,而不是脂肪泻[3,184]。由 BAM 引起的或与 BAM 相关的分泌性腹泻在第 16 章中详细讨论。

了解脂溢和分泌性腹泻的不同病理生理学不仅对理解临床表现很重要,而且对选择适当的治疗也很重要。在代偿性BAM 患者中,胆甾胺与肠腔内的 BA 结合可减少腹泻。相反,在失代偿的 BAM 患者中,胆胺进一步消耗 BA 库,从而加重脂肪泻。在几例广泛回肠切除术后 BAM 失代偿的病例中,口服缀合 BA 可显著改善肠道脂肪吸收[113]。据报道,每餐 2~3g 剂量的胆酰肌氨酸可增强有结肠炎的短肠综合征[113,185]患者的脂肪吸收和营养状况。天然共轭 BA 在较小程度上减轻了此类患者脂肪泻的严重程度。脂肪吸收的改善也与尿草酸排泄的减少有关[185]。

据报道,在出生时出现严重腹泻、严重脂肪泻、发育不良和血浆胆固醇水平降低的儿童中,存在回肠形态正常的原发性 BAM 综合征。在索引病例中,这种类型的 BAM 被证明是由回肠钠双酸共转运体基因(*SLC10A2*)的突变引起的。成人发作的 BAM 不是由 *SLC10A2* 突变[186]引起的,虽然其确切的病理生理尚不清楚,但肠道运输加速可能是一个致病因素[187]。

(五) 淀粉样变性

AL 型淀粉样变性、AA 型淀粉样变性和遗传性淀粉样变性均有吸收不良的报道(见第 37 章)。5%~13% 的 AL 或 AA 型淀粉样变性患者存在吸收不良[188,189]。58% 的瑞典家族性淀粉样变性患者存在吸收不良[190],粪便脂肪排泄量可达 60g/d,胃肠道对 D-木糖和维生素 B_{12} 的吸收会减少[190,191],还会诱发蛋白质丢失性肠病[192]。淀粉样蛋白沉积可发生于肌肉层、固有层和黏膜下层间质、胃肠道黏膜和黏膜下层血管以及肠和肠外神经[193]。

在许多有腹泻和/或吸收不良的淀粉样变性患者中,都会出现自主神经病变相关的症状[144,190]。自主神经病变可引起快速的肠道转运,尽管肠道黏膜的转运能力正常,也会导致严重腹泻和吸收不良[144]。其他被认为是淀粉样变性吸收不良的机制包括慢性肠系膜缺血,淀粉样沉积的物理屏障作用导致吸收减少[193]和 SIBO,这也可能是自主神经病变和胃肠道转运延迟的结果[191]。

在许多与自主神经病变相关的淀粉样变性患者中发现了BAM[194],它是由肠道快速运输而不是末端回肠[144]吸收运输受损引起的。这些患者的腹泻通常对 BA 结合剂无效[144]。

胃肠道黏膜内镜表现为细小颗粒状、息肉样突起、糜烂、溃疡、萎缩改变和黏膜脆性增加,但在许多患者中,肉眼并不能看到明显的变化[193]。组织学检查显示,72% 的食管、75%~95% 的胃、83%~100% 的小肠和 75%~95% 的大肠活检标本中有淀粉样沉积[189,193]。皮下脂肪垫抽吸或活检是另一种诊断方法。常规组织学染色可能看不到淀粉样物沉积,但刚果红染色显示更明显[144]。

淀粉样变患者的腹泻治疗包括尝试用阿片类药物或奥曲肽延长肠道转运时间,通过治疗 AA 淀粉样变相关的潜在疾病、AL 淀粉样变的浆细胞病变、使用秋水仙碱治疗家族性地中海热的患者来避免进一步的淀粉样蛋白沉积。

(六) 药品和食品补充剂

表 104.9 列出了已报道的可导致维生素、矿物质或营养素吸收不良的药物和食品补充剂,以及可能的病理生理机制。

(七) 血管紧张素Ⅱ受体阻滞剂

血管紧张素Ⅱ受体阻滞剂(ARB)的使用与热带口炎性腹泻样肠病的发生有关,可导致绒毛萎缩、腹泻和全身性吸收不良[195,196]。这种形式的肠病最初被发现由奥美沙坦引发,但也可由其他 ARB 引发,尽管概率较低[195,196]。虽然病机制尚未完全确定,但小肠黏膜的免疫学结果与乳糜泻相似[197]。ARB 诱发副作用的风险因素是使用奥美沙坦、年龄较大、药物治疗超过 1 年[195]。停用 ARB 后,肠病会自行消退,所以停用 ARB 是首选的治疗方法[196]。

表 104.9　导致吸收不良的药物和膳食产品

物质	底物吸收不良	推荐机制	参考文献
阿卡波糖	碳水化合物	对 α-葡萄糖苷酶的抑制作用	308
血管紧张素受体Ⅱ阻滞剂(尤其是奥美沙坦)	广义吸收不良	免疫介导的肠病伴绒毛萎缩	195,196
抗酸药	磷酸盐、铁、维生素 A	底物的管腔结合	309
硫唑嘌呤	广义吸收不良	绒毛萎缩	310
双胍(二甲双胍)	钴胺素、叶酸、葡萄糖	减少回肠对内源性因子(IF)-钴胺素复合物的吸收;抑制肠道葡萄糖或叶酸的吸收	309,311,312
卡马西平	叶酸	抑制肠道叶酸吸收	313
考来烯胺	脂肪,脂溶性维生素,胆汁酸	结合胆盐的结合	309
秋水仙素	脂肪、木糖、氮、钴胺素、胡萝卜素	高剂量导致黏膜损伤和绒毛萎缩[IF-钴胺素受体加工受损(cubilin-无羊膜复合体)]	26,309,314
口服避孕药*	叶酸	抑制翼酰基聚谷氨酸水解酶(叶酸偶联酶)	309
乙醇	木糖,脂肪,葡萄糖,氮,硫胺素,钴胺素,叶酸	黏膜损伤;二糖酶活性降低;胰腺外分泌功能和胆汁分泌减少	34,309
纤维、植酸盐	铁、钙、镁、锌	螯合	315
糖皮质激素	钙	抑制钙吸收	23
H_2 受体拮抗剂	钴胺素	由于胃酸和胃蛋白酶分泌减少(以及 IF 分泌减少)导致食结合维生素 B_{12} 释放受损	316
刺激性泻药(酚酞、比沙可啶、蒽醌类)	脂肪,葡萄糖,木糖	冲刷效果;对黏膜的毒性作用	112,309
甲氨蝶呤	叶酸,脂肪,钴胺素,木糖	黏膜损伤;抑制肠道叶酸转运	309,315
甲基多巴†	广义吸收不良	黏膜损伤	317
新霉素	脂肪、氮、脂溶性维生素、钴胺素、单糖和双糖、铁	黏膜损伤;破坏胶束形成	309,315
油酸山梨坦*	脂溶性维生素	脂溶性维生素的结合	318
奥利司他	脂肪、脂溶性维生素	对胰脂肪酶的抑制作用	308
对氨基水杨酸	脂肪、钴胺素、叶酸	未知	26,309
苯妥英钠	叶酸、钙	由于腔内碱化导致叶酸和钙吸收抑制;维生素 D 代谢受损	23,317,319
质子泵抑制剂*	钴胺素、钙? 镁?	由于胃酸分泌减少,胃蛋白酶导致食物结合钴胺素释放受损;SIBO	27,320
乙胺嘧啶	叶酸	竞争性抑制肠道叶酸吸收	321
生长抑素类似物(如奥曲肽)	脂肪	抑制肝胆胆汁酸分泌;抑制胰酶分泌;抑制 CCK 的释放	322,323
磺胺类和柳氮磺吡啶	叶酸	对蝶酰聚谷氨酸水解酶和叶酸转运体的抑制作用	128,315
四环素	钙	管腔内钙沉淀	324
噻嗪类	钙	1,25-二羟维生素 D 合成减少	325
氨苯蝶啶*	叶酸	竞争性抑制肠道叶酸吸收	321,326

*吸收不良通常不会导致缺乏状态。

†病例报告中的结果。

(八) 胃切除术或减重手术

1. 胃切除术

胃全部或部分切除后,严重的脂肪泻作为人们长期观察所发现的并发症。此类手术后的粪便脂肪排泄率通常在 15~20g/d 之间,但也有高达 60g/d 的报道[198]。脂肪泻的机制包括营养物质与消化分泌物混合不良、胃酸和胃脂肪酶分泌不足、小肠运输时间缩短、SIBO 和胰腺功能不全等[1,199]。然而,研究表明,胰酶补充剂[200]和抗生素治疗[199]既不能改善脂肪吸收,也不能缓解胃切除术后的症状。全胃和部分胃切除也会导致严重的蛋白质吸收不良,而碳水化合物的吸收似乎并未受损明显。这些患者营养吸收不良也会导致相应的胃肠道症状,如腹泻以及明显的体重下降[201]。

如果食物不能通过十二指肠,将会导致维生素 E 缺乏。胃切除术后患者神经系统症状的鉴别诊断应包括维生素 E 缺乏症[202]。

胃全切除术后壁细胞的丧失将导致 IF 分泌减少,进而导致维生素 B_{12} 吸收不良,约 30% 的患者术后会出现维生素 B_{12}

缺乏症。SIBO 和继发于胃酸及胃蛋白酶分泌减少所导致的食源性钴胺素释放不足被认为是另外的致病因素。

尽管铁吸收不良的机制尚未完全确定，但胃切除术后的患者常常会发生由于铁吸收不良所导致的缺铁性贫血。人们认为胃酸分泌不足进而导致铁盐的溶解性降低，以及十二指肠旁路可能是导致胃切除术后铁吸收不良的原因。

胃切除后患者的钙吸收会严重受损，从而导致骨密度降低[203]。钙吸收不良的机制可能有几种，包括由于胃酸分泌减少导致钙盐的溶解性降低、肠道运输速度过快、牛奶不耐受导致的钙摄入量降低以及维生素 D 吸收不良。对胃切除术后的大鼠所进行的研究表明[204]，钙吸收减少主要是由于钙的溶解性降低。相比之下，对人体的研究表明，萎缩性胃炎的患者以及使用抑制胃酸分泌药物导致胃酸分泌减少的人群的钙吸收正常[205]。

对胃切除术后的患者的治疗应包括补充吸收不良的维生素和矿物质，以防发生严重的长期并发症[206]。

2. 减重手术

接受减重手术的患者数量正在增加；第 8 章描述了这种手术的适应证和各种手术的细节。这些患者需要监测长期问题，如骨代谢的变化。随着时间的推移，由于补充或摄入不足，吸收不良的风险可能会增加。

Roux-en-Y 胃旁路术后，吸收不良仅对降低平均净肠道能量吸收起次要作用。在一项对 9 名重度肥胖患者的研究中，胃旁路术降低了每位患者的脂肪吸收，尽管吸收不良的程度差异很大，并且此与胆胰肢的长度相关。旁路手术导致部分患者蛋白质吸收不良，但未引起任何患者碳水化合物吸收不良。旁路术前肠道平均吸收可燃能量为 3 505kcal/d，旁路术后 5 个月平均吸收为 1 318kcal/d，旁路术后 14 个月平均吸收为 1 914kcal/d。旁路术后能量吸收减少的绝大部分原因是摄入减少而不是吸收不良（例如，在 5 个月时，吸收不良导致的肠道能量吸收减少为 135kcal/d，而摄入减少则为 2 052kcal/d）[207]。

减肥手术引起的长期胃肠道问题取决于手术的类型。限制性手术和 Roux-en-Y 胃旁路手术与其他手术（如胆管分流术）相比，只有轻微的非热量吸收不良，胆管分流术在过去使用得更加广泛，但可能导致严重的营养不良[208]。Roux-en-Y 胃旁路术会导致蛋白质、铁、钙、叶酸、维生素 B_{12} 和维生素 D 的缺乏。虽然维生素 B_1 的缺乏很少见，但缺乏程度可能更重[209,210]。

胃旁路术后缺铁可由以下几种原因引起，如对红肉不耐受、胃酸分泌减少和十二指肠排泄。处于经期的女性或孕妇在胃旁路手术后可能更易缺铁。术后应口服补铁和维生素 C，因为一旦缺铁，可能难以以口服方式补足[211]。

在 Roux-en-Y 胃旁路术中，已证实需氧和厌氧细菌均在胃内定植，这导致 41% 的受试者 HBT 阳性；细菌的过度生长可能不会导致临床症状，如腹泻，吸收不良，或肺炎[212]。

有人建议，在减肥手术后，患者应每年进行基础代谢、镁、全血细胞计数、铁、维生素 D、甲状旁腺激素和骨密度的测量[208]。常规和终身服用复合维生素是必要的[213]。目前已发布了一份更新的围手术期指南[214]。

（九）衰老

老年人吸收不良不应归咎于衰老，它应该像年轻患者的吸收不良一样被评估。在健康的老年人中，尽管细胞更新减少[215,216]，但小肠组织学特征是正常的。脂肪吸收不良在慢性心力衰竭[217]和慢性肠缺血中很少被描述（见第 118 章），但这并不是由于衰老本身。老年人可能更容易受到胃肠道损伤进而引发胃肠道功能失代偿[218]。胰腺解剖和分泌的变化随着年龄的增长而发生，但很少会导致严重的胰腺功能不全[219]。

然而，一些营养物质的缺乏，可能是由于吸收不良引起的，可能存在于没有严重胃肠道疾病的老年人中。据报道，尽管老年人摄入了足够的叶酸和维生素 B_{12}[220]，但缺乏叶酸和维生素 B_{12} 的风险仍在增加。老年人营养不良可导致发病率和死亡率上升，尽管很难确定体重减轻究竟是由于食欲下降、分解代谢增加还是由于吸收不良所导致的。

萎缩性胃炎引起胃低氯酸血症的老年人 SIBO 或接受 PPI 治疗通常与临床显著的吸收不良[221]无关，但在一些老年人中，抗生素治疗后营养状况有所改善[222]。老年人乳糖吸收不良患病率的增加可能是临床不明显的 SIBO 的结果[223]。

（十）结缔组织疾病

1. 门体静脉分流

大多数门体静脉分流（PSS）患者有不同程度胃肠道疾病的进展。早期病理学改变以血管病为特征，导致缺血和器官功能的进行性恶化。典型的组织学发现包括肌层萎缩，在黏膜下层和浆膜以及平滑肌肌层之间弹性蛋白和胶原蛋白的沉积增加[224]。小肠活检标本可能显示在基质层内有更多浆细胞和在十二指肠黏膜下层 Brunner 腺小叶周围和腺小叶之间有胶原沉积物[225]。

PSS 患者的吸收不良通常是由小肠不良运动导致的小肠菌群过度生长所致，但其他因素（如黏膜血流减少）也可能有参与[224]。吸收不良和小肠菌群过度生长并不限于弥漫性病变患者，也可发生在长期存在的有限性皮肤硬化患者[226]。PSS 患者脂肪吸收不良时血清中胃动素和胆囊收缩素水平升高，但这被认为是肠道或胆囊收缩的肌源性或神经源性干扰所致[227]。除了使用抗生素治疗小肠菌群过度生长外，低剂量的奥曲肽（每晚皮下注射 50μg，持续 3 周）已被证明能诱导肠道移动性复合运动，减少细菌过度生长，缓解腹部症状[224,228]。

2. 系统性红斑狼疮及其他结缔组织疾病

一些系统性红斑狼疮（SLE）患者可能伴随 D-木糖呼吸试验异常的过多粪脂排泄，十二指肠活检标本上可见到变形和扁平化的绒毛以及炎症浸润[229]。此外，SLE 患者中乳糜泻的患病率增加[230]。使用甲泼尼龙治疗后消失的吸收不良也曾在 SLE 的高嗜酸性综合征中被描述[231]。吸收不良在混合性结缔组织病和多发性肌炎中并不常见[232,233]。

（十一）先天性缺陷

表 104.10 列出了导致特定底物吸收不良或全身性吸收不良综合征的先天性肠道疾病。

表 104.10 导致吸收不良的先天性胃肠黏膜疾病[327]

疾病	致病基因	可能的遗传方式	吸收不良的底物	吸收不良的可能机制	临床特征	参考文献
氨基酸吸收不良						
Hartnup 病 OMIM#234500	*SLC6A19*	AR	中性氨基酸（色氨酸、亮氨酸、甲硫氨酸、苯丙氨酸、酪氨酸、缬氨酸、组氨酸？赖氨酸？）	肠道对游离中性氨基酸的吸收减少	大多数患者无症状；部分患者有光敏性皮疹、间歇性共济失调、精神病行为、智力低下、腹泻	234
胱氨酸尿症（A、B、AB 型）OMIM#220100	A 型：*SLC3A1* B 型：*SLC7A9*	AR（A 型）和不完全 AR（B 型）	胱氨酸和/或二碱基氨基酸（赖氨酸、鸟氨酸、精氨酸）	由于刷状缘膜的氨基酸转运蛋白缺陷，肠道对特异性游离氨基酸的吸收减少 A 型：胱氨酸、赖氨酸或精氨酸无转运 B 型：胱氨酸转运减少或正常，赖氨酸和精氨酸转运减少或无转运	氨基酸尿、尿路胱氨酸结石	235
赖氨酸尿蛋白不耐受 OMIM#222700	*SLC7A7*	AR	二碱基氨基酸（赖氨酸、鸟氨酸、精氨酸）	二碱性氨基酸的基底外侧转运蛋白（y+LAT-1）缺陷（也包括二肽和寡肽吸收不良）	头发稀疏、高氨血症、恶心、呕吐、腹泻、蛋白质营养不良、生长迟缓、厌恶富含蛋白质的食物	237
孤立性赖氨酸尿症*	？	？	赖氨酸	赖氨酸的肠道吸收减少	智力迟钝，营养不良，发育不良	237
亚氨基甘氨酸尿症 OMIM#242600	*SLC6A20* *SLC6A19* *SLC36A2*	AR	L-脯氨酸	受试者亚组中的 l-脯氨酸肠道吸收受损	氨基酸尿；良性疾病	236
蓝色尿布综合征* OMIM#211000	？	AR	色氨酸	肠道色氨酸吸收缺陷	尿布变蓝、发育停滞、高钙血症、肾钙质沉着症	328
甲硫氨酸吸收不良综合征*（Oast-house 综合征）OMIM#250900	？	AR	甲硫氨酸	肠道甲硫氨酸吸收缺陷	智力迟钝、惊厥、腹泻、白发、呼吸过度；尿液有典型的芹菜干甜味	329
Lowe 眼脑肾综合征 OMIM#30900	*OCRL1*	XR	赖氨酸、精氨酸	肠道赖氨酸和精氨酸吸收受损	氨基酸尿症、智力低下、白内障、佝偻病、舞蹈手足徐动症、肾脏疾病	330
碳水化合物吸收不良						
先天性乳糖酶缺乏症 OMIM#22300	*LCT*	AR	乳糖	永久性极低乳糖酶活性	出生后最初几天出现腹泻、腹胀和脱水	331
蔗糖酶-异麦芽糖酶缺乏症 OMIM#2229000	*SI*	AR	蔗糖、淀粉	蔗糖酶活性缺失；异麦芽糖酶活性缺失或降低；麦芽糖酶活性降低	摄入淀粉或蔗糖后出现渗透性腹泻；发育停滞	238，331
海藻糖酶缺乏症 OMIM#612119	*TREH*	AR	海藻糖	肠道海藻糖酶活性缺乏	食入蘑菇后腹泻和/或呕吐	331
葡萄糖-半乳糖吸收不良 OMIM#606824	*SLC5A1*	AR	葡萄糖、半乳糖	刷状缘钠-葡萄糖协同转运蛋白（SGLT1）缺陷	新生儿渗透性腹泻、脱水、间歇性或持续性糖尿	239
脂肪吸收不良						
β-脂蛋白血症 OMIM#200100	*MTP*	AR	脂肪、脂溶性维生素	由于缺乏 MTP 导致脂蛋白组装缺陷，导致 TG 在肠上皮细胞中蓄积，且无乳糜微粒形成	脂肪泻、腹泻、神经系统症状、视网膜色素变性、发育停滞、血液中无乳糜微粒和 VLDL、棘红细胞增多症	9

表 104.10　导致吸收不良的先天性胃肠黏膜疾病[327]（续）

疾病	致病基因	可能的遗传方式	吸收不良的底物	吸收不良的可能机制	临床特征	参考文献
家族性低 β-脂蛋白血症 OMIM#615558	*APOB*	不完全 AD	脂质、脂溶性维生素	由于形成截短的载脂蛋白 B，纯合子肠细胞中 TG 蓄积	纯合子：临床表现与无 β-脂蛋白血症相同 杂合子：脂肪吸收可能正常；低血脂，神经系统表现	9
乳糜微粒潴留病（Anderson 病）OMIM#246700	*SAR1B*	AR	脂肪	肠上皮细胞中乳糜微粒形成和蓄积缺陷	脂肪泻、发育停滞、乳糜微粒缺乏和血液中 LDL 水平降低；部分患者出现神经系统症状	9,332
胆固醇酯贮积病（Wolman 病）OMIM#278000	*LIPA*	AR	脂肪	hLAL、胆固醇酯水解酶活性缺乏，导致胆固醇酯和 TG 在身体各种组织蓄积；肠黏膜有泡沫状细胞浸润，肠损伤	脂肪泻、肝脾肿大、腹胀、发育停滞、肾上腺钙化	333,334
维生素吸收不良						
先天性 IF 缺陷（先天性恶性贫血）OMIM#261000	*GIF*	AR	钴胺素（维生素 B_{12}）	IF 合成缺陷或合成异常 IF，与钴胺素或回肠 IF 受体的亲和力降低，或对蛋白质水解的易感性增加	巨幼细胞贫血、神经系统症状、发育迟缓	32
Imerslund-Gräsbeck 综合征（回肠 B_{12} 吸收不良，Ⅰ型巨幼细胞贫血）OMIM#261100	*CUBN* 或 *AMN*	AR	钴胺素（维生素 B_{12}）	由于 cubilin-AMN 复合物（IF-钴胺素受体）缺陷导致的 IF-钴胺素复合物回肠吸收受损	巨幼细胞贫血、神经系统症状、蛋白尿	26,31
转钴胺素Ⅱ缺乏症 OMIM#275350	*TCN2*	AR	钴胺素（维生素 B_{12}）	由于转钴胺素Ⅱ缺失或功能异常，钴胺素从肠上皮细胞转运至门静脉血的缺陷	呕吐、腹泻、发育停滞、贫血、免疫缺陷、神经系统症状	32,240
遗传性叶酸吸收不良 OMIM#229050	*SLC46A1*	AR	叶酸	叶酸跨肠黏膜转运缺陷	巨幼细胞贫血、腹泻、神经系统症状	335
矿物质吸收不良						
肠病性肢端皮炎 OMIM#201100	*SLC39A4*	AR	锌	由于锌转运蛋白（hZIP4）缺陷，导致的小肠锌吸收缺陷	腹泻、鳞屑性红斑性皮炎、脱发、神经精神症状；断奶后发病	48
孤立性镁吸收不良［低镁血症伴继发性低钙血症（HOMG）］OMIM#602014	*TRPM6*	AR	镁	肠镁吸收选择性缺陷	手足抽搐、惊厥、腹泻、低镁血症伴继发性低钙血症	41
Menkes 病 OMIM#309400	*ATP7A*	XR	铜	一般铜转运障碍，由于跨膜铜转运 ATP 酶（MNK）缺陷导致肠铜吸收不良伴肠黏膜铜蓄积	脑变性、腹泻、毛发异常、色素减退、动脉破裂、血栓形成、体温过低、骨骼改变	336
枕角综合征（X 连锁皮肤松弛）OMIM#304150	*ATP7A*	XR	铜	与 Menkes 病相同缺陷的轻度形式；功能性 MNK 水平低	腹股沟疝、膀胱和输尿管憩室、皮肤和关节松弛、慢性腹泻、骨骼变化	336

表 104.10 导致吸收不良的先天性胃肠黏膜疾病[327]（续）

疾病	致病基因	可能的遗传方式	吸收不良的底物	吸收不良的可能机制	临床特征	参考文献
难治性缺铁性贫血 OMIM#206200	*TMPRSS6*	AR	铁	肠道铁转运障碍	对口服补铁无效的缺铁性贫血	45
1α,25(OH)2D 遗传性选择性缺乏（伪维生素 D 缺乏性佝偻病）OMIM#264700	*CYP27B1*	AR	钙	25(OH)D 1α-羟化酶缺陷，导致 1α,25(OH)2D 缺乏，肠道钙吸收减少	骨痛、畸形和骨折、肌无力	337
对 1α,25(OH)2D(维生素 D 抵抗性佝偻病) OMIM#277440 的遗传性普遍抗性	*VDR*	AR	钙	由于激素结合缺陷、受体向细胞核的易位缺陷或与受体与 DNA 结合缺陷，导致维生素 D 受体故障，导致钙吸收不良	骨痛、畸形和骨折、肌无力、脱发	337
其他缺陷						
肠激酶缺乏症 OMIM#226200	*PRSS7*	AR	蛋白质、脂肪	由于肠-肠激酶缺乏，导致胰酶原激活缺陷	腹泻、发育停滞、低蛋白血症、水肿、贫血	15,338
先天性胆汁酸吸收不良 OMIM#613291	*SLC10A2*	AR	胆汁酸、脂肪	回肠 ASBT 缺陷	脂肪泻、腹泻、发育停滞	4
微绒毛包涵体病 OMIM#251850	*MYO5B*	AR	碳水化合物、脂肪、钴胺素、电解质、水	绒毛萎缩伴肠上皮细胞内微绒毛包涵体，刷状缘微绒毛缺失或缩短	重度水样腹泻和脂肪泻，需要全胃肠外营养	339
高胰岛素血症，伴肠病和耳聋 OMIM#606528	*USH1C*、*ABCC8* 或 *KCNJ11*	AR	全身性吸收不良	肠病伴绒毛萎缩和炎症	高胰岛素血症、极重度先天性感音神经性聋、肠病、肾小管功能障碍	340
免疫失调性多内分泌病和肠病，X 连锁(IPEX) OMIM#304790	*FOXP3*	XR	全身性吸收不良	绒毛萎缩	多内分泌疾病、重度腹泻、溶血性贫血	250
肠内分泌缺乏* OMIM#610370	*NEUROG3*	AR	全身性吸收不良	缺乏肠内分泌细胞	重度腹泻、发育不良、1 型糖尿病	281
先天性前蛋白转化酶 1/3 缺乏症 OMIM#600955	*PCSK1*	AR	全身性吸收不良	肠内分泌细胞缺乏功能性激素生成	严重腹泻、多内分泌疾病、发育停滞、晚年超重	282
先天性簇绒性肠病 OMIM#613217	*EpCAM*	AR	全身性吸收不良	肠上皮细胞异型增生和绒毛萎缩	重度腹泻，发育停滞	341
Chaple 综合征 CD55 缺陷伴补体过度活化、血管病变性血栓形成和蛋白丢失性肠病 OMIM#226300	*CD55*	AR	蛋白质丢失性肠病、维生素和微量营养素缺乏	肠淋巴管扩张	贫血、生长迟缓、腹泻、腹痛、低蛋白血症、血栓形成	342

*仅在少数病例中报告。

%符号(代替#)表示在这种情况下导致疾病的基因未知。

AD，常染色体显性；AMN，无羊膜；AR，常染色体隐性；ASBT，钠胆汁酸协同转运蛋白；CUBN，cubilin；hLAL，人溶酶体酸性脂肪酶；IF，内因子；LDL，低密度脂蛋白；MTP，微粒体 TG 转运蛋白；1α,25(OH)2D，1α,25-二羟基维生素 D；25(OH)D，25-羟基维生素 D；VLDL，极低密度脂蛋白；XR，X 连锁隐性遗传。

1. 氨基酸转运缺陷

氨基酸以寡肽、二肽和游离氨基酸的形式被肠道细胞吸收。在几种先天代谢性疾病中，不同类型的氨基酸在肠道和肾脏中的转运缺陷已被发现(见表 104.10)。

在亚氨基甘氨酸尿症、遗传性氨基酸代谢病和胱氨酸尿症中，肠道转运缺陷似乎没有或仅有轻微的临床意义，因为受转运蛋白缺陷影响的氨基酸仍然可以以寡肽和二肽的形式被吸收，并且可以避免蛋白质营养不良[234-236]。因此，这些疾病的表现主要是由于氨基酸在肾脏的转运缺陷。在遗传性氨基酸代谢病中，口服烟酰胺和高蛋白饮食已被证明在一定程度上缓解了症状[234]。然而，在赖氨酸尿蛋白不耐症中，转运缺陷位于肠细胞的基底外侧膜上，并导致单肽和二肽形式的阳离子氨基酸吸收不良。因此，赖氨酸尿蛋白不耐症患者不能耐受高蛋白食物，容易出现蛋白质营养不良。赖氨酸吸收不良和由此导致的这种必需氨基酸的缺乏被认为是这些患者几种疾病表现发展的重要因素[237]，治疗方式包括限制蛋白质摄入和口服瓜氨酸。

2. 双糖酶缺乏症与单糖转运缺陷

在蔗糖酶异麦芽糖酶缺乏症中，当饮食中加入淀粉和蔗糖时，受影响的婴儿通常在断奶后出现症状。症状和体征包括渗透性腹泻、生长迟缓、排气过多和偶尔呕吐。这种疾病可通过口服蔗糖吸收试验或十二指肠活检中蔗糖活性缺失或明显降低来明确诊断。治疗包括避免饮食中的淀粉和蔗糖，以及口服蔗糖消化促进剂(sacroidase)的酶替代疗法[238]。在这种疾病患者中，症状往往随着年龄的增长而自发缓解[238]。

葡萄糖-半乳糖吸收不良患者在出生后的第一天就会出现严重的腹泻，导致脱水。只有当停止进食葡萄糖和半乳糖时，腹泻才会停止。年龄较大的儿童和成年人对有害碳水化合物的耐受性较好，但运输缺陷是终生存在的，医生可以通过口服葡萄糖耐量试验，或对肠道活检标本进行体外葡萄糖吸收试验来确定诊断。治疗方式包括以果糖为基础的饮食，不含葡萄糖和半乳糖。3 个月后，添加含有低量葡萄糖或半乳糖的食物，如蔬菜、水果和奶酪被认为是安全的[239]。

3. 先天性脂质吸收障碍

β-脂蛋白缺乏症是一种常染色体隐性遗传性疾病，其特征是甘油三酯在肠上皮细胞内积聚。这种疾病似乎是由微粒体型甘油三酯转移蛋白(*MTP*)基因突变引起的，导致富含甘油三酯的脂蛋白组装缺陷[9]。

家族性低脂蛋白血症是一种常染色体显性遗传疾病，当处于纯合状态时，其临床表现类似于 β-脂蛋白缺乏症。在大多数情况下，这种疾病似乎是由载脂蛋白 B 基因突变引起的[9]。

乳糜粒滞留症和肝糖储积症Ⅳ型(Anderson 病)是由肠细胞释放乳糜粒缺陷引起的。尽管这两种疾病都是由于同一基因(*SAR1B*)的缺陷所致，但这两种疾病的不同之处在于膜和细胞质之间的脂类分配不同。

对于 β-脂蛋白缺乏症、低脂蛋白血症、乳糜粒滞留症和安德森病的一般治疗措施包括用中链甘油三酸酯取代含有长链脂肪酸的甘油三酯和补充生育酚[9]。

胆固醇水解酶缺乏(Wolman 病)和较轻微的迟发性胆固醇酯沉积病可能是由 LIPA 基因不同部分的突变引起的，导致肠道黏膜泡沫细胞浸润和肠道损伤。

4. 先天性钴胺素吸收障碍

几种先天性疾病会导致维生素 B_{12} 吸收不良。缺乏 IF 合成是先天性钴胺素缺乏的最常见原因；Schilling 吸收试验的异常结果随着 IF 的联合应用而正常化[26]。在一些患者中，异常分泌的 IF(即无功能的 IF)降低了对钴胺素的亲和力以及对回肠的 IF-钴胺素受体(Cubilin-羊膜无膜复合体)的亲和力，或增加了对蛋白分解的易感性[26,31,240]。

Imerslund-Gräsbeck 综合征是一种先天性疾病，其特征是尽管回肠形态正常，但对 IF-钴胺素复合体吸收不良。这种综合征可能是由编码 Cubilin 和 AMN 蛋白的两个基因中的任何一个突变引起的，这两个基因共同位于回肠黏膜中，形成 IF-钴胺素受体[31]。

在转钴胺Ⅱ缺乏症患者中，血清钴胺素水平通常是正常的，尽管在大多数患者的肠道钴胺素吸收是异常的[240]。本病可以通过证明血浆中没有转钴素Ⅱ而明确诊断。所有先天性钴胺素吸收障碍都可以通过静脉注射钴胺素来治疗，同时大剂量的口服或鼻用钴胺素也可能有效。

5. 肠激酶缺乏症

肠激酶是肠黏膜分泌的一种酶，它能激活胰腺前酶。据报道，一些患者先天性缺乏这种酶，导致腹泻、发育不良和主要由蛋白质吸收不良引起的低蛋白血症。这些患者对胰酶替代反应良好，有些患者随着年龄的增长表现出改善的趋势。继发性肠激酶缺乏症也见于绒毛萎缩患者，尽管乳糜泻患者似乎不受影响[15]。

(十二) 原发性免疫缺陷疾病

吸收不良通常发生在以体液或细胞免疫缺陷为特征的实体中(见第 2 章)[241]。与吸收不良相关的最常见的免疫缺陷综合征是选择性免疫球蛋白 A 缺乏症、普通易变型免疫缺陷病(CVID)和严重的联合免疫缺陷。吸收不良的病因在各类综合征中存在差异。

1. 选择性免疫球蛋白 A 缺乏症

选择性 IgA 缺乏症是最常见的原发性免疫缺陷疾病，其特征是分泌型和血清型 IgA 的选择性缺失，使患者易患呼吸道、泌尿生殖系统和胃肠道感染。自身免疫病和过敏性疾病也常见于这种疾病的患者。据报道，在 IgA 缺乏症患者中，麸质敏感性肠病的发病率增加了 10~16 倍[242]，选择性 IgA 缺乏症患者的亚型有口炎性腹泻样小肠病变，可导致严重腹泻和吸收不良，但对无麸质饮食无不良反应[243]。在一个病例报告中描述了免疫抑制治疗对患者症状的改善[244]。PA、贾第鞭毛虫病和继发性双糖酶缺乏症也见于选择性 IgA 缺乏症患者[243,245]。

2. 普通易变型免疫缺陷病

普通易变型免疫缺陷病(CVID)，或称 CVID 获得性低 γ 球蛋白血症，是一种临床和遗传异质性的免疫缺陷疾病，其特征是血清 IgG 水平降低，其他 Ig 亚型血清水平降低，伴有 T 细胞缺陷。大多数病例是散发的，10%~20% 的 CVID 是家族性的。疾病通常在成年期发病，表现为反复呼吸道和胃肠道感染。受累患者发生自身免疫性和肿瘤性疾病的风险也会增加。9%~40% 的 CVID 患者发生吸收不良和腹泻[246]，吸收不良涉及膳食脂肪、碳水化合物、维生素 B_{12} 和叶酸[241]。

小肠活检标本表现为口炎性腹泻样特征，包括绒毛缩短伴上皮和固有层淋巴细胞数量增加，或与移植物抗宿主病相似的模式（见第 36 章）[246,247]。可观察到一些特定的组织学特征，如几乎不存在浆细胞。该疾病对少数患者的无麸质饮食有反应，似乎 CVID 中的口炎性腹泻样综合征是一种独特的疾病[248,249]，有时被称为“低 γ 球蛋白血症口炎性腹泻”。在一些 CVID 患者中，存在泡沫样巨噬细胞，如 Whipple 病，但与 Whipple 病相反，巨噬细胞不含用过碘酸-希夫染色的物质[247]。此外，在高比例的 CVID 患者的胃肠道中可以检测到结节性淋巴样增生，尽管它与吸收不良的存在无关；在最近的一项更大型的横断面研究中，在 CVID 中发现的其他形态学改变与胃肠道症状无关[250]。CVID 中小肠淋巴瘤的发生率增加，这两种疾病必须被认为是这些患者吸收不良的潜在原因。常从 CVID 患者中分离出贾第鞭毛虫微生物，在许多病例中记录到 SIBO。

遗憾的是，只有一些与 CVID 相关的吸收不良患者对抗菌治疗有反应[247]。一些有口炎性腹泻样肠道改变的患者使用糖皮质激素治疗有效[249]，但静脉注射免疫球蛋白的价值是不确定的[249]。病例报告中描述了英夫利昔单抗对肠病的改善作用[251]。CVID 患者伴有钴胺素吸收不良的萎缩性胃炎的患病率较高，尽管没有针对抗壁细胞和 IF 的抗体[246]。

3. X-连锁婴儿无丙种球蛋白血症

X-连锁婴儿无丙种球蛋白血症［Bruton 无丙种球蛋白血症（OMIM#300755）］是一种免疫缺陷病，其特征是缺乏成熟 B 淋巴细胞的和 Ig 重链重排失败；是由 Bruton 酪氨酸激酶基因突变引起[252]。该疾病通常在出生后 6 个月出现，以反复严重的细菌感染为特征。严重的胃肠道问题，如吸收不良和慢性腹泻比 CVID[247] 更少见；在一项大型系列研究中，慢性胃肠炎的患病率为 10%[253]。在受累患者中，必须考虑感染蓝氏贾第鞭毛虫病和 SIBO 的可能性[247,253]。

4. 免疫失调-多内分泌病-肠病-X 连锁综合征

免疫失调-多内分泌病-肠病-X 连锁综合征［IPEX（OMIM#304790）］是一种儿童早期疾病，其特征为迁延性腹泻、皮炎、胰岛素依赖性糖尿病、甲状腺炎、血小板减少症和溶血性贫血。这是一种由 *FOXP3* 基因突变引起的 X 连锁隐性遗传的疾病[254]。腹泻和吸收不良继发于严重的绒毛萎缩伴炎症。通常存在抗肠细胞抗体。这种肠病通常对无麸质饮食无应答，但免疫抑制治疗已被证明有一定益处。IPEX 通常在儿童时期致命。在一些病例中报告了骨髓移植成功并改善了肠病症状[255]。

5. 其他先天性免疫缺陷综合征

在重度联合免疫缺陷（OMIM#300400）中，腹泻和吸收不良很常见。症状与肠绒毛的发育迟缓或完全缺失有关。吸收不良的病理生理学尚不清楚，该综合征通常对抗菌治疗无反应。在 DiGeorge 综合征［先天性无胸腺或胸腺发育不全（OMIM#188400）］和儿童慢性肉芽肿病（OMIM#306400）中也报告了吸收不良[246,256]，但对其在这些疾病的原因，目前还知之甚少[246]。

（十三）Ⅰ型神经纤维瘤病

吸收不良可能是Ⅰ型神经纤维瘤病（von Recklinghausen 病）的肠道并发症（OMIM#162200）。吸收不良的机制包括：壶腹周围十二指肠肿瘤，这些肿瘤主要含有生长抑素的神经内分泌肿瘤和胰腺癌伴胰管阻塞；肿瘤可引起胰腺外分泌功能不全和胆道阻塞[257]。von Recklinghausen 病中的十二指肠生长抑素瘤通常不会增加血浆生长抑素水平，但目前已有一例生长抑素瘤综合征的报道[258]。浸润的肠系膜丛状神经纤维瘤和神经增生引起的血管损伤可引起淋巴管或血管阻塞（或两者兼有）[259,260]，导致腹痛、蛋白丢失性肠病、腹泻或便秘、脂肪泻和肠缺血。在 von Recklinghausen 病患者中，观察到其他部位的神经内分泌肿瘤发生率增加，其中在一些患者中也报告了卓-艾综合征（ZES、胃泌素瘤）[261]。

（十四）自身免疫性肠病和非肉芽肿性慢性特发性小肠结肠炎

非肉芽肿性慢性特发性小肠结肠炎是不同于难治性乳糜泻及 IBD 的独立疾病[262]。虽然其病因可能与慢性感染和自身免疫因素相关，但是尚不清楚。其特点表现为弥漫性的绒毛萎缩引起严重腹泻和营养吸收不良，小肠和大肠都可出现溃疡。小肠和大肠的活检病理可见小肠绒毛萎缩、黏膜中性粒细胞炎症及隐窝脓肿，上皮内的淋巴细胞数量不增加[262,263]。患者对糖皮质激素的治疗反应显著，同时大多数需要长期低剂量维持[262,263]。一个案例曾报道了在激素抵抗患者中应用环孢素和长程抗生素的治疗方案，均有 1 例患者症状改善[264]。尽管如此，这种疾病具有很高的死亡率[262,263]。

非肉芽肿性慢性特发性小肠结肠炎与成人自身免疫性肠病具有一些相似的临床和组织学特征，因此非肉芽肿性慢性特发性小肠结肠炎可能是自身免疫性肠病的一类亚型[263,265]。许多成人自身免疫性肠病的患者抗肠上皮细胞抗体、抗杯状细胞抗体的出现和调节性 T 细胞功能的改变[265,266]。儿童和成人均可患自身免疫性肠病，同时，患者常合并其他自身免疫性疾病。目前我们对自身免疫性肠病的病理生理机制、自身免疫过程知之甚少。其症状表现为慢性重度腹泻和营养吸收不良[265]，常伴有维生素和矿物质缺乏，患者通常需要 TPN 补充营养[267,268]。此病的诊断依赖于临床和病理结果。建议的诊断标准为：存在慢性的腹泻和营养吸收不良；排除其他的小肠疾病，如乳糜泻；肠黏膜活检的组织学特征改变，如绒毛部分或完全萎缩，隐窝深处淋巴细胞增多，隐窝凋亡小体增多，轻度上皮内淋巴细胞增多；出现抗肠上皮细胞和抗杯状细胞抗体。此病具有不同的组织学特征：慢性活动性肠炎，乳糜泻样，移植物抗宿主病样及混合型（图 104.10）[269]。此病的结肠受累较难治性乳糜泻更多见（见图 104.10）[267]。自身抗体的缺乏不能排除此病的诊断[265,267]。目前在全肠道的活检病理学结果特点多样，因此本疾病具有共同的病理生理学过程的结论受到动摇。自身免疫性肠病的治疗是具有挑战性的，糖皮质激素和免疫抑制剂（如环孢素 A、他克莫司）应用在部分患者中取得了疗效。一项最近的病例系列分析表明，在应用全身激素治疗无应答的患者中，开放性胶囊（open-capsule）布地奈德的应答率可达到 85%[267]。也有报道部分患者对 TNF-α 阻滞剂、阿巴西普[270]、输注间充质细胞[271] 具有应答。然而，大部分患者对免疫抑制剂无应答[272]。

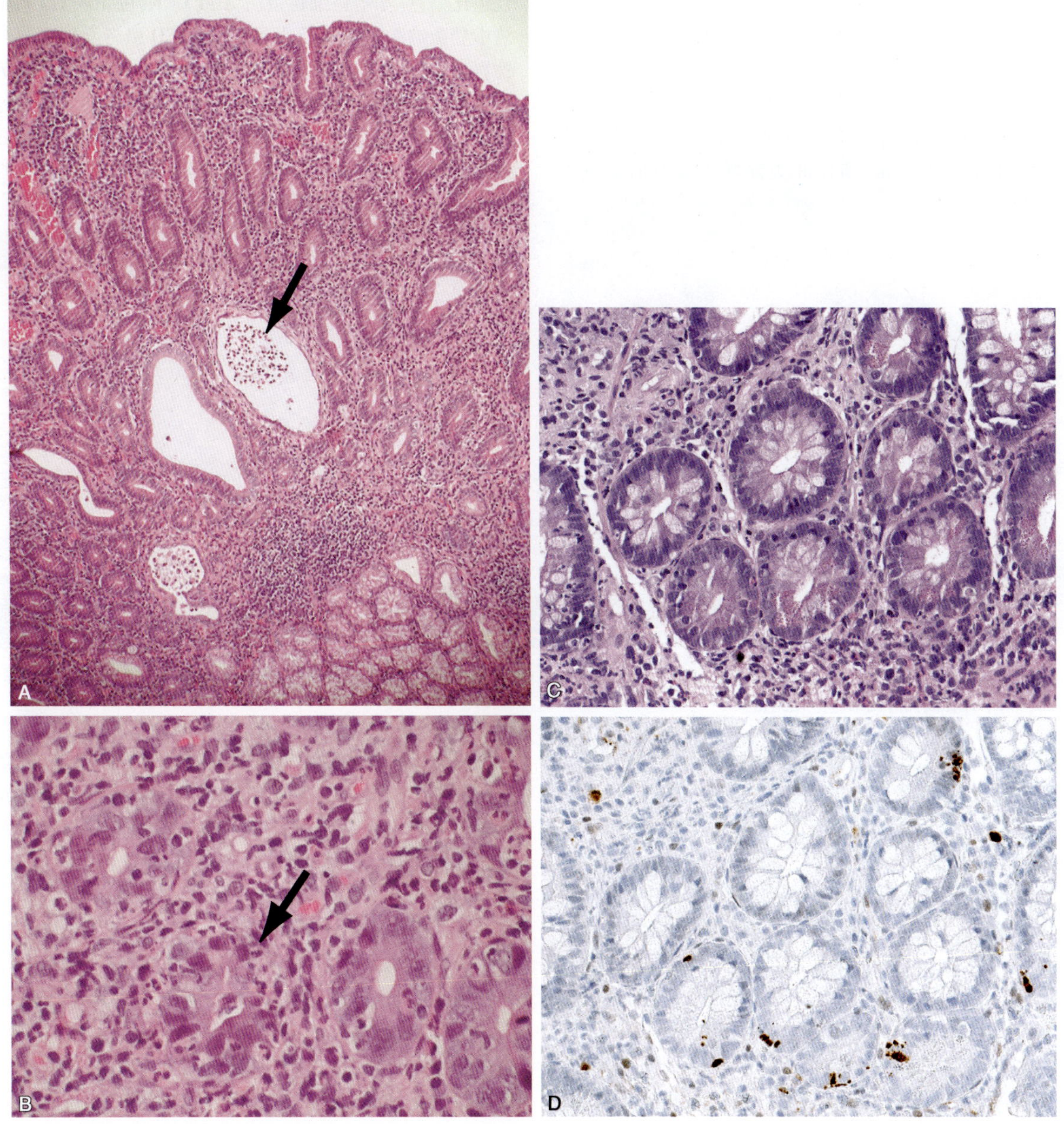

图 104.10　来自伴有慢性肠道炎症模式(非肉芽肿性慢性特发性小肠结肠炎)的自身免疫性肠病患者的十二指肠活检标本(A,B)。A,组织病理学特征包括:绒毛萎缩、固有层弥漫性浸润炎性细胞和隐窝脓肿(箭)。B,高倍镜视图显示隐窝被中性粒细胞浸润(箭),(H&E 染色)。结肠活检(C,D)显示移植物抗宿主病(GVHD)样自身免疫性肠病模式伴混合性炎性浸润、隐窝上皮细胞凋亡增加和轻度隐窝结构变形。C,H&E 染色。D,半胱氨酸-天冬氨酸蛋白水解酶 3(caspase 3)免疫组化染色突出细胞凋亡。(Courtesy Cord Langner,MD.)

(十五) 内分泌及代谢紊乱

1. 肾上腺功能不全(Addison 病)

无论由于任何病因,部分肾上腺功能不全的患者会出现脂肪吸收不良,粪便脂肪可高达 30g/d[273]。在动物实验中,切除肾上腺的小鼠也会出现脂肪吸收不良[274]。目前,其病理生理机制尚不清楚,但是在应用糖皮质激素替代后,脂肪吸收可恢复正常。

孤立性自身免疫性 Addison 病与原发性醛固酮增多症(PA)[275]和乳糜泻相关[276]。在自身免疫性多内分泌腺体综合征Ⅱ型(Schmidt 综合征)中也发现乳糜泻和 PA 的发生率增加,其特征为自身免疫性 Addison 病和其他自身免疫性内分泌疾病(甲状旁腺功能减退症除外)[277]。

2. 肠内分泌缺乏

自身免疫性多内分泌腺病伴念珠菌病和外胚层发育不全(APECED)

也被称为自身免疫性多内分泌腺病综合征Ⅰ型[APS1(OMIM#240300)]。其特征是自身免疫性损害导致的多个内分泌器官功能衰竭(特别是甲状旁腺功能减退和肾上腺功能减退),同时伴有外胚层发育不全及易感染慢性念珠菌病[277]。APECED 是由 *AIRE* 基因突变引起的常染色体隐形遗传病[278]。大约 20% 的 APECED 患者会出现复发性的严重的营养吸收不良。曾有研究发现，一位患者的营养吸收不良是因为小肠内分泌细胞暂时性及选择性破坏，从而导致肠内分泌激素的暂时缺乏而引起的[242]。后续的研究结果也证实了此机制[243,244]。这些患者具有抗色氨酸羟化酶的自身抗体，从而对抗肠内分泌细胞(包括产生 CCK 的细胞)[245]。大多数共同出现的甲状旁腺功能减退、低钙血症和脂肪泻的患者符合 APECED 的诊断标准，所以此类症状可能具有共同的机制[279,280]。

诊断小肠内分泌细胞的选择性缺失可通过：特征成分行免疫组化染色[如嗜铬细粒蛋白 A 或 CCK(图 104.11)]；测量血清中受影响激素的餐后水平。APECED 患者会发生自身免疫性胃炎，因此维生素 B_{12} 吸收不良的发生率更高[277]。另有两种目前已知的基因突变所致疾病也可导致伴有肠内分泌细胞缺乏的先天性营养吸收不良：*NEUROG3* 基因突变[腹泻 4；肠内内分泌病(OMIM#610370)]和 *PCSK1* 基因突变[先天性前蛋白转化酶 1/3 缺乏(OMIM#600995)](见表 104.10)[281,282]。

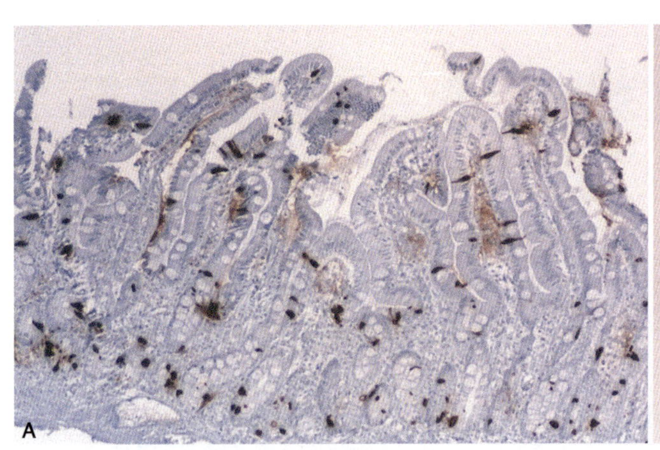

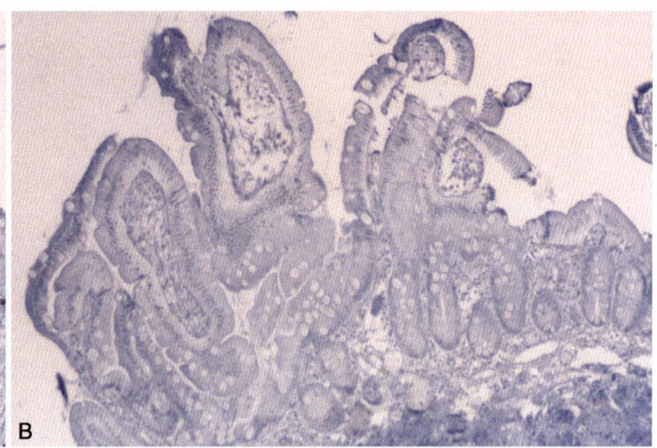

图 104.11　嗜铬粒蛋白 A 从正常受试者(A)和 APECED 相关吸收不良患者(B)获得的十二指肠活检标本中肠内分泌细胞的免疫组化染色。在 B 中，不存在肠内分泌细胞。详见正文。

3. 甲状腺功能亢进和自身免疫性甲状腺疾病

部分证据表明，高达 25% 的甲状腺功能亢进患者伴随脂肪吸收不良的表现，但是目前缺乏大样本数据证实。甲状腺功能亢进患者的粪便脂肪定量可达 35g/d[283]。甲状腺功能亢进患者出现脂肪泻的机制目前仍不明确。关于甲状腺功能亢进患者(包括有无腹泻的患者)的肠道动力研究发现全肠道蠕动增快，但未报道粪便脂肪定量值[284]。因此可以推断，显著的肠道功能异常会导致食物与消化液混合不充分、减少肠道营养吸收。同时，甲状腺功能亢进的患者摄食过量及脂肪摄入过多也可能导致脂肪泻的发生[285]。

在脂肪泻及甲状腺功能亢进患者的小肠活检标本中，淋巴细胞和浆细胞数量增多，组织具有一定程度的水肿，绒毛结构正常[283]。无论有无营养吸收不良，甲状腺功能亢进患者的葡萄糖和右旋木糖吸收功能正常[285]。甲状腺功能亢进患者调节甲状腺功能趋于正常时，脂肪吸收不良也会随之趋于正常[283,285]。

乳糜泻[276]和 PBC[275]在自身免疫性甲状腺疾病的患者中的发生率更高，它们都会导致脂肪吸收不良。在自身免疫性甲状腺疾病的患者中，乳糜泻的患病率约为 2%~4%。部分自身免疫性甲状腺疾病患者会出现因自身免疫性胃炎导致的维生素 B_{12} 吸收不良[28,275]。

4. 糖尿病

慢性腹泻在糖尿病患者中很常见，特别是 1 型糖尿病患者[286]。伴或不伴腹泻的糖尿病患者中，轻度脂肪泻很常见[287]。

糖尿病患者营养吸收不良及腹泻的病理生理机制仍不明确，但是目前已知血糖控制不佳是其重要辅因[288]。伴有慢性腹泻的患者大多会出现自主神经病变的征象如：直立性低血压、阳痿、膀胱功能障碍、尿失禁、异常心率变异性及异常出汗[289]。因此，在一些患者中，腹泻及营养吸收不良归因于快速的胃排空及肠道运输导致的营养物质及消化液混合不全、营养物质与肠道黏膜接触时间减少。

临床医生必须要认识到其中与糖尿病相关联的能够治疗的疾病，如乳糜泻[290]、SIBO[289]和胰腺功能不全[291]。筛查研究报道，1 型糖尿病患者具有较高的乳糜泻患病率(3%~8%)，然而这些患者大多数为无症状性[292]。通过粪便弹性蛋白酶测定，30% 的 1 型糖尿病患者和 17% 的 2 型糖尿病患者的胰腺外分泌功能明显降低，而对照组为 5%。40% 的粪便弹性蛋白酶水平降低的糖尿病患者可伴有粪便脂肪排出大于 10g/d 的脂肪吸收不良[293]。这些患者的胃肠道症状和脂肪泄与粪便弹性蛋白酶水平无关[294]。与非糖尿病人群相比，1 型糖尿病患者中，由自身免疫性萎缩性胃炎引起的维生素 B_{12} 吸收不良的发生率增加了 3~5 倍[295]。

在应用阿卡波糖治疗糖尿病的患者中，阿卡波糖会导致摄入的碳水化合物吸收不良，从而也会引起腹泻和营养吸收不良的症状。同时，糖尿病患者常被推荐低碳水化合物饮食，如果糖或山梨糖醇，这些食物同样也会引起腹胀和腹泻。

5. 代谢性骨病

在营养吸收不良疾病中，骨质疏松症和骨软化症也是需要特别关注。这些代谢性骨病的患者在体格检查或常规实验室检查中通常不表现出提示性症状或异常。在胃切除术后[296]、乳糜泻[297]、乳糖不耐受[298]的患者中多见骨密度降低。骨质疏松症是由钙吸收不良或钙摄入量减少引起的疾病，它会导致继发性甲状旁腺功能亢进，再进一步增加骨转换、导致皮质骨损失。其中，维生素 D 吸收不良的重要性较小。尽管多达一半的无麸质饮食患者患有骨质疏松症[298]，一些研究表明，骨质疏松症患者在开始无麸质饮食 1 年后的骨密度显著改善[299]。在克罗恩病中，除疾病本身会导致吸收不良以外，其他因素如糖皮质激素的应用及睾酮缺乏[300]也可能会导致骨量减少。

在治疗方面，除了治疗导致营养吸收不良的根本原因以外，每日需要补钙，保证 1 500mg/d 的摄入量。同时需要纠正维生素 D 缺乏。如果存在骨质疏松症，则建议应用双膦酸盐治疗[297]。详细的营养管理见于第 5 和 6 章。

十、一般管理方法

如果可能，吸收不良疾病的治疗必须针对基础疾病，并且必须纠正营养素缺乏。读者可以参考本书的相关章节，讨论特定疾病的治疗及其营养管理。低碳水化合物饮食（如果糖、山梨醇、可发酵膳食纤维）是糖吸收不良的患者的一种有效的长程治疗方式[301]。最近，研究者对可发酵低聚糖、双糖、单糖和多元醇在 IBS 患者的症状治疗中的潜在作用产生了兴趣[173]。

中链甘油三酯作为胰腺功能不全、肠道脂肪吸收障碍和短肠综合征患者的饮食热量的来源。结肠具有从碳水化合物中获得热量的回收能力[302]，短肠综合征和残余结肠的患者应食用富含碳水化合物及中链甘油三酯的饮食。替度鲁肽一种是胰高血糖素样肽 2 类似物，其可减少营养吸收不良导致的热量损失，同时减少肠外营养的需求[303]。替度鲁肽的促吸收作用的机制是促进肠黏膜生长，减少胃排空及胃分泌，延长肠道运输时间[303,304]。

在广泛回肠切除术后的 BAM 患者中，口服天然结合型 BA 或合成胆酰肌氨酸可显著改善肠脂肪吸收[113,185]。替代结合型 BA 还可减少尿草酸盐排泄，从而预防肾结石的发生[185]。无法从饮食中吸收维生素 D 的囊性纤维化或短肠综合征的患者，可以从紫外线灯治疗中获益，紫外线灯可发射与阳光相似的紫外线辐射，从而促进维生素 D 的吸收和代谢[305]。

在吸收不良和结肠完整的患者中，必须避免过多的液体消耗[306]，以防止与高尿酸血症相关的肾结石。对于吸收不良综合征患者，应特别注意维生素、铁、钙和微量元素的补充，以避免出现相应的缺乏综合征（见第 5 和 6 章）。

在腹泻的患者中，阿片类药物或洛哌丁胺对症治疗，可增加吸收营养物质的时间。

在接受家庭胃肠外营养的患者中，导管相关血行感染仍然是主要的威胁。使用牛磺罗定（taurolidine，一种强效抗菌药物）的预防策略，已被证明可降低这些感染的风险[307]。

（程芮 译，李鹏　袁农 校）

参考文献

第 105 章　小肠细菌过度生长

Brian E. Lacy, John K. DiBaise 著

章节目录

术语小肠细菌过度生长（SIBO）过于简单地描述了小肠中过量细菌的情况。尽管 SIBO 一词仍然具有临床相关性，但它过于简化了这种同时具有肠道和肠道外表现的疾病快速演变的复杂性。SIBO 于 1939 年首次在巨细胞性贫血和肠道狭窄患者中描述[1]。在 20 世纪 50 年代和 60 年代，对 SIBO 的研究集中于既往肠道手术为其症状原因的患者，尤其是那些孤立肠袢的患者[2]。这些初步研究通过进行小肠抽吸（主要是空肠和十二指肠）和培养液体来定义 SIBO。将 SIBO 定义为：近端小肠中存在的细菌大于 1×10^5 菌落形成单位（cfu）/mL。在 20 世纪 50 年代到 70 年代进行的一系列经典研究中，很好地证明了这种细菌过度生长或“污染”对各种肠道功能和人体营养的影响[3,4]。这种唯一的定义持续了几十年，直到技术的改变（如呼气试验）和对可能与 SIBO 相关的疾病状态（如 IBS）的新认识，迫使研究者及临床医生扩大了 SIBO 的定义，尽管仍存在争议。但随着我们对肠道微生物菌群知识的更新进步，以及对其改变如何影响健康和促进疾病认识的提高，使研究者和临床医生对当前的 SIBO 概念提出了质疑。本章节介绍了目前关于 SIBO 的定义、诊断和治疗。

一、定义

SIBO 是指小肠中存在过量细菌［定量（$>1\times10^5$cfu/mL）或定性（结肠源性过量细菌）］，并伴有认为是由过量细菌引起的肠道和肠道外症状。

因为认识到不存在经验证的定量过量小肠细菌的金标准，并且不是所有临床医生均可轻易获得诊断测试，所以 SIBO 的定义并不强制要求使用特定的测试来进行诊断（如培养或呼气试验，见“五、诊断”一节）。该定义还意味着 SIBO 可能会引起一系列临床症状和功能紊乱。该定义一方面包括认为是“传统”的 SIBO，其中包括细菌过度生长，并存在吸收不良、消化障碍和脂肪泻的症状。在这种情况下，临床表现与微生物过量对宿主肠道形态或功能的影响有关（表 105.1），这反过来又引起通常与 SIBO 相关的临床后果（例如脂肪泻、腹泻、蛋白丢失性肠病和/或特定的缺乏状态）。而定义的另一方面反映了在没有消化不良/吸收不良证据的情况下，与症状或临床疾病相关的 SIBO（例如，SIBO 与 IBS 相关）。在这种情况下，与 SIBO 相关的病理生理学定义尚不清楚。事实证明，这种情况本质上是 SIBO 的“扩展”形式，已证明问题更大。因为用于支持 SIBO 与给定疾病之间关联的大部分证据，都是基于用来定义它的测试的性能特征，更具体地说，是基于该检测区分健康和疾病的能力。然而，正如诊断部分所讨论的，缺乏关于准确诊断 SIBO 的测试标准化的共识。因此，在某些情况下，可能不清楚 SIBO 是与所谓的相关疾病有关的原因、后果还是附带现象。

表 105.1　小肠细菌过度生长的症状及临床结局的病理生理学机制

病理生理学过程	肠道内表现	临床结局
由细菌和/或其毒素/或代谢产物引起的黏膜损伤	刷状缘酶缺失	碳水化合物消化不良和吸收不良
	上皮屏障损伤导致肠道黏膜通透性增高	蛋白丢失性肠病；细菌移位经门静脉致全身内毒素血症
	炎症反应产生炎性细胞因子	肝损伤和炎症，全身炎症反应
与宿主竞争腔内营养	膳食蛋白消耗	低蛋白血症，水肿
	维生素 B_{12} 消耗；钴胺酰胺生成	维生素 B_{12} 缺乏症，巨幼细胞贫血，神经系统症状
	维生素 B_1 消耗	维生素 B_1 缺乏
	烟酰胺消耗	烟酰胺缺乏

表 105.1 小肠细菌过度生长的症状及临床结局的病理生理学机制(续)

病理生理学过程	肠道内表现	临床结局
细菌代谢	未被吸收的碳水化合物的酵解	腹胀满;自动酿酒综合征
	初级胆汁酸解离	因结肠中胆汁酸分解引起的腹泻;胆汁酸消耗导致脂肪和脂溶性维生素吸收不良
	维生素 K 合成	妨碍维生素 K 拮抗剂(如华法林)的剂量
	叶酸合成	高血清叶酸水平
	乳酸合成	乳酸酸中毒
	乙醇合成	肝损伤;自动酿酒综合征
	乙醛合成	肝损伤

二、发病机制

人类胃肠道微生物群是一个复杂生态系统,由大约 500 种不同的细菌组成。这些细菌中的绝大多数存在于结肠中,人体结肠的细菌数量与结肠以外器官的细菌数量相同。小肠的细菌含量大大低于结肠的细菌含量,主要有 3 个方面的原因:①胃酸可以防止胃和近端小肠的细菌过度生长;②正常的空腹肠运动活动(即移行性复合运动)可防止细菌在小肠内蓄积;③回盲瓣可限制结肠细菌回流至小肠。小肠是食物消化吸收的场所,维持小肠内的少量细菌有利于宿主防止营养物质的不必要竞争,最大限度地减少细菌通过通透性更高的小肠上皮异常进入,并减少食品细菌发酵产生的气体。

20 世纪后半叶进行的一系列经典临床及实验室研究(见表 105.1),充分证明了 SIBO 的发生有多种原因(框 105.1),这些因素可引起肠道形态及生理发生显著变化[1-6]。

框 105.1 SIBO 基于病理生理学的相关疾病和功能障碍

肠道运动障碍
肢端肥大症
小肠淀粉样变性和其他浸润性疾病
糖尿病自主性神经病变
胃轻瘫
甲状腺功能减退
特发性假性肠梗阻(如阿片类药物,抗胆碱能药物,部分抗精神病类药物;大剂量三环类抗抑郁药)
抑制肠道运动的药物(如阿片类药物,抗胆碱能药物,部分抗精神病类药物;大剂量三环类抗抑郁药)
肌强直性肌营养不良
系统性硬化/硬皮病
解剖学改变
盲袢
　胃结肠或空肠结肠瘘
　回盲瓣切除术后
　小肠憩室病
　狭窄(克罗恩病,射线,手术)
　术后解剖学改变(毕Ⅱ式胃切除术,端侧吻合术,Roux-en-Y 胃旁路)
梗阻
胃酸过少
长期酸抑制剂(可能在高剂量应用时)
手术因素
免疫缺陷
后天性免疫缺乏(如 AIDS,重度营养不良)
先天性免疫缺陷
其他原因
高龄
乳糜泻
慢性胰腺炎
克罗恩病
囊性纤维变性
终末期肾病
肠衰竭
肝病
放射性肠病
热带口炎性腹泻
与 SIBO 的关系不明确
肠易激综合征(IBS)
间质性膀胱炎
帕金森病
精神疾病(如焦虑、抑郁)
不宁腿综合征
玫瑰痤疮
严重肥胖

(一) 黏膜损伤

在一些 SIBO 的患者中,特别是有吸收不良证据的患者,黏膜损伤(通常为显微镜下的)会因刷状缘酶(例如乳糖酶、麦芽糖酶、蔗糖酶-异麦芽糖酶、海藻糖、肽酶)的损失而导致临床症状。刷状缘双糖酶的损失使得更多的未被吸收的碳水化合物存在于肠道细菌中进行发酵,并可能导致乳糖不耐受[7]。上皮屏障的损伤会增强通透性,在最严重的情况下,可能导致蛋白丢失性肠病(见第 31 章)。一些物种产生的肠毒素可能会进一步加重黏膜损伤,尽管 SIBO 的这种损伤通常不明显,组织学上仅表现为轻微的绒毛非特异性变化伴炎症反应，炎性细胞因子的产生，如 TNF-α，可能导致肝脏和全身并发症。

（二）与宿主竞争腔内营养

肠道蛋白的细菌消化可使受累个体易患营养不良，并增加发生低蛋白血症和水肿的可能性，尽管这种情况在 SIBO 中并不常见。许多因素共同导致 SIBO 成为维生素 B_{12}（钴胺素）缺乏的重要原因（见第 103 章）[8]。这些因素包括厌氧菌消耗钴胺素、细菌产生称为钴胺素的钴胺素类似物、（随后宿主失去母体维生素）、由于与钴胺素竞争性结合导致回肠受体对维生素吸收不良，以及在重度 SIBO 病例中，涉及立方蛋白-无羊膜结合位点的黏膜损伤，SIBO 中细菌对维生素的利用也用来解释硫胺素和烟酰胺的缺乏。

（三）细菌代谢

小肠中过量细菌对胆汁酸的解离和胆汁酸池耗竭，可能导致脂肪消化障碍和脂溶性维生素吸收不良（见第 102 章）。在这里，有一个有趣的现象：细菌产生维生素 K，再加上因肠道通透性增加导致的维生素 K 吸收增加，不仅可维持而且甚至增加维生素 K 水平，达到一定程度，以至于必须调整华法林的剂量来维持治疗性抗凝作用[10]。细菌合成叶酸可能导致血清叶酸水平高和血清维生素 B_{12} 水平低的异常组合，这表明存在 SIBO。

在短肠综合征患者中，细菌过度生长的水平足以产生大量右旋乳酸，因此可引起脑病状态[11]。值得注意的是，一些参与 SIBO 的细胞和真菌已证实可通过摄入的碳水化合物发酵产生酒精[12a]和乙醛。乙醛可能导致酒精相关的肝病。

SIBO 的聚集、肠道通透性增加和免疫受损，可引起细菌或细菌成分移位进入门静脉循环，因此，认为其参与肝病患者全身性败血症和自发性腹膜炎（SBP）的发病机制[5,13,14,15]，以及肠功能衰竭患者与导管相关的血流感染。

多年前，SIBO 对肝脏形态及功能的影响，已在一些因病态肥胖而接受空肠回肠旁路手术，并随后发展为显性非酒精性脂肪性肝病（NASH）[16]（有时会导致终末期肝病）的患者中得到证实[17]。目前普遍引用涉及微生物群的类似机制来解释 NASH 及相关疾病的发病机制[18]。

对细菌污染的免疫反应与 SIBO 中的反应性关节病有关[19]。而其他“免疫介导”疾病，包括免疫介导的肠病（见第 16 章）也与长期存在的 SIBO 有关[20]。

三、病因

在健康个体中，胃酸和肠道运动的活性是预防发生 SIBO 的重要防御机制。在胃中，胃酸可杀死和/或抑制从口咽部进入的大多数微生物的生长。在小肠中，离口侧推进力的清洁作用，特别是消化间期移行性复合运动的第Ⅲ期，限制了细菌定植的能力[21]。其他肠黏膜完整性的保护性因素包括：保护性黏液层和固有的抗菌机制（如防御素，免疫球蛋白）；肠道、胰腺和胆汁分泌物的酶活性及抑菌特性；共生菌群的保护作用和回盲瓣的机械和生理特性[22]。导致一个或多个防御系统改变的疾病，可能与 SIBO 相关（框 105.1）。

（一）肠动力障碍

小肠动力功能异常容易导致小肠内结肠细菌数量增加，导致肠动力功能异常的疾病可能会引起 SIBO 并发症（见框 105.1）。几乎所有与小肠动力障碍相关的疾病均与 SIBO 有关[23-31]。糖尿病自主性神经病变和进行性系统性硬化症（PSS）是动力障碍相关 SIBO 的显著示例。对于患有腹泻的糖尿病患者，尤其是长期患有 1 型糖尿病的患者，应将 SIBO 作为潜在的可治疗原因[23]。在 43%～56% 的 PSS 患者中证实存在 SIBO[30,31]，其中许多患者报告了令人烦恼的消化系统症状的评分较高。根除 SIBO（成功率为 52%～73%）可改善症状[30,31]。假性肠梗阻（见第 124 章）和空肠憩室病（见第 26 章）是 SIBO 的两个较少见的例子，SIBO 是由肌源性或神经源性肠动力障碍引起的。形态学研究表明，PSS、内脏肌病和神经病变等肠动力障碍在小肠憩室的形成中起着重要作用[32]。空肠憩室在人群中的发生率为 0.07%～2%，往往是大的和多发的，而回肠憩室是小的、单发的。这些特征解释了观察到的结果，即症状和并发症（如 SIBO）在空肠憩室中的报告频率高于回肠憩室。男性空肠憩室是回肠憩室的 2 倍，主要发生在 60 岁以后。

（二）解剖改变

各种改变胃肠道解剖结构的外科手术均与 SIBO[9]相关，包括经典的胃切除术[33]和最新的减肥手术[34]。在这些患者中，许多病理生理因素可能导致 SIBO 的发生：胃酸过少，盲袢形成，食糜与胆汁和/或消化酶之间缺乏接触以及肠动力障碍。由于狭窄、瘘管、肠切开术和吻合口导致的肠内容物停滞和/或再循环也容易发生 SIBO，从而解释了 SIBO 与克罗恩病、放射性肠病和外科重建手术之间的密切相关性。事实上，在克罗恩病症状性“复发”的鉴别诊断中应考虑 SIBO[35]。

（三）胃酸缺乏

为减少胃酸分泌而有意设计的手术（如迷走神经切断术）可导致低氯酸。最近，在接受质子泵抑制剂（PPI）长期治疗的个体中，认为低氯酸血症是 SIBO 发生的原因。然而，这种相关性仍然存在争议，因为研究结果之间相互矛盾，研究设计存在局限性[36-38]。两项单独的 meta 分析表明，与非使用者相比，PPI 使用者的 SIBO 风险增加（比值比为 1.71 和 2.82），但这种相关性仅适用于使用肠道培养和葡萄糖呼气试验而不是乳果糖呼气试验诊断 SIBO 的研究[37,39]。虽然胃酸分泌和免疫应答可能在晚年降低，但小肠动力障碍（而非胃酸缺乏或免疫功能缺陷）可能是导致老年人 SIBO 患病率相对较高的主要原因。同时值得强调的是，当与其他易感病因共存时，胃酸缺乏可能是 SIBO 发生的一个重要因素。

（四）免疫缺陷

已描述 SIBO 与遗传性和获得性低丙种球蛋白血症[40]以及细胞免疫性疾病（如 HIV 感染）有关。

（五）多因素病因

1. 慢性胰腺炎

高达三分之一的慢性胰腺炎患者可出现 SIBO。其原因通常是多因素的，包括炎症和阿片类药物作用导致的肠动力降低、长期使用 PPI、肠道手术的不良影响、持续酗酒以及在某些情况下存在肠梗阻[41]。

2. 乳糜泻

长期以来，SIBO 一直被认为是乳糜泻的潜在并发症，也是患者对麸质戒断可能无反应的原因之一[42]。在这种情况下，许多因素可能起作用，包括肠道动力障碍、细菌定植防御受损和胰腺功能不全。总体而言，认为 SIBO 是约 10% 无反应性乳糜泻的原因[43]。与 SIBO 共存的患者可能有更严重的吸收不良的证据，尽管 2011 年的一项研究，在一组接受呼气试验无反应性乳糜泻患者中，未能证明利福昔明疗程有任何获益，其中大约一半为阳性[44]。后者的观察结果与热带口炎性腹泻的观察结果相似，显示利福昔明对症状没有影响，提示 SIBO 可能不是这种疾病发病的主要因素，这与以前的观点相反[45]。据报道，多种病理生理因素也可能导致与囊性纤维化[46,47]、慢性肾病[25]、慢性肠衰竭[48,49]以及慢性肝病[50]相关的 SIBO。

3. 肝脏疾病

SIBO 经常被证实与肝病相关，正是在这种背景下，SIBO 与全身性败血症之间的关系得到了最广泛的探索[13]。肝病患者发生 SIBO 的风险因素，包括存在肝硬化和晚期疾病，表现为门静脉高压[51]、腹水[52,53]和黄疸[52]等特征。SIBO 也与肝病患者的全身内毒素血症有关[14,53]，在一些[13]但并非所有[5]的研究中，发生自发性腹膜炎的风险更大。肠道细菌似乎是显性肝性脑病诱因的基础，SIBO 与轻微肝性脑病有关[54]。SIBO 和肠道通透性改变是肝病中的另一个共同发现，可能通过细菌内毒素的全身性效应，也在非酒精性脂肪性肝病（NAFLD）的发病机制中起作用，NAFLD 目前被认为是全球最常见的肝脏疾病之一[55]。

（六）与小肠细菌过度生长关系不明或未确定的疾病

SIBO 还与多种疾病相关，包括酒渣鼻[56]、间质性膀胱炎[57]、不宁腿综合征[58]、帕金森病[59,60]和重度肥胖[61]。尽管已提出了合理的假设表明 SIBO 在这些疾病各种表现的发病机制中的作用，但其与 SIBO 的关系没有完全明确。

到目前为止，在过去 15 年左右的时间里，与 SIBO 有关的最大争议是，认为 SIBO 参与了部分患者 IBS 的发病机制。Pimentel 及其同事使用乳果糖呼气试验进行诊断的初步报告[62,63]，在 84% 的 IBS 患者中证实了 SIBO。在该组中采用新霉素使乳果糖呼气试验正常化导致 IBS 症状显著改善。尽管在儿童（65%）[64]和成人（34%～84%）[57,58,62,63,65-67] IBS 患者中，乳果糖呼气试验阳性率高的报告继续积累，但使用葡萄糖呼气试验诊断 SIBO 的研究记录的阳性率较低（6%～16%）[67,68]。因此，人们对这种关联的有效性提出了关切[69-73]。在 SIBO 与 IBS 之间联系的重要系统综述和荟萃分析中，Ford 及其同事提请注意检测方式对 SIBO 患病率的影响。使用呼吸试验的 IBS 患者 SIBO 的平均患病率为 54%，与基于空肠抽吸物定量培养诊断的平均患病率仅为 4% 形成鲜明对比[74]。这些作者还提请注意诊断标准对研究结果的影响，不同研究的诊断标准差异很大[74]。使问题进一步复杂化的是，SIBO 和 IBS 之间的明显联系可能反映了在经常遭受胃食管反流和消化不良重叠症状的患者中，经常使用 PPI[75]。只能得出这样的结论，尽管一些 SIBO 患者可能表现为 IBS 型症状，一般而言，SIBO 并不是 IBS 发病的主要因素[76]。此外，据报道，在接受抗生素治疗的 IBS 患者中，IBS 症状的适度改善[77,78]，可能更多的是由于这些药物对结肠微生物群的影响，而不是对 SIBO 的影响。

四、临床特征

虽然传统上认为 SIBO 是一种吸收不良的疾病，是术后淤滞综合征和严重的肠动力障碍的结果，但目前许多人认为 SIBO 是由于肠道解剖和生理上不太严重的紊乱所致，与不同的临床状况有关，并以多种症状为特征。对 SIBO 临床表现认知的这种变化可能与多种因素有关，包括解释了过去许多 SIBO 病例手术程序的减少、对易感疾病早期诊断和更有效的治疗以及 SIBO 的早期识别和治疗。然而，考虑到后面描述的 SIBO 诊断测试中的局限性，该因素特别值得关注，这增加了过度诊断和错误地将非特异性症状归因于 SIBO 的可能性。

目前认为，SIBO 通常会引起轻度、非特异性症状，如胀气、腹胀、腹泻和腹部不适，但也可引起更严重的表现，包括脂肪泻和体重减轻。SIBO 也可能临床无症状，仅表现为维生素 B_{12} 或铁缺乏。此外，尽管腹泻在 SIBO 的背景下更常见，但便秘也有描述，可能与微生物菌群的变化有关[79,80]。营养消化紊乱是 SIBO 许多临床特征的原因（表 105.2）。认为碳水化合物吸收不良（第 102 和 104 章）是 SIBO 的大多数症状（例如腹泻、胀气、腹胀、腹部不适）和可能导致体重减轻的饮食摄入减少的原因。脂肪吸收障碍（第 102 和 104 章），通常仅见于较典型的术后和动力障碍相关的淤滞综合征，可引起脂肪泻、排气恶臭、体重减轻和草酸盐肾结石。当存在脂肪吸收障碍

表 105.2　小肠细菌过度生长导致营养缺乏的机制及其潜在的临床后果

营养物质	机制	潜在临床后果
碳水化合物	细菌对糖的发酵 刷状缘边界双糖酶和水解酶活性受损	腹泻、胀气、腹胀、腹部不适，饮食摄入量减少，体重减轻
脂肪	非结合胆汁酸导致可用于胶束形成的胆汁酸减少 形成可直接抑制吸收的胆酸等次生胆盐	脂肪漏，臭屁，体重减轻，草酸盐肾结石，脂溶性维生素缺乏症
蛋白质	蛋白质丢失性肠病 吸收功能障碍和黏膜损伤 肠激酶水平降低	脱发，指甲易碎，皮肤干燥，肌肉萎缩，水肿
维生素 B_{12}	细菌对 B_{12} 的消耗 细菌产生钴胺素类似物（钴胺）抑制 B_{12} 在回肠末端的吸收	巨幼细胞贫血，亚急性联合变性

时，可引起脂溶性维生素 A、D 和 E 的缺乏（第 103 章）[81-83]，尽管它们并不常见，且通常在临床上没有症状。如前所述，也可能观察到维生素 B_{12}、铁、硫胺素和烟酰胺的缺乏[84]以及叶酸和维生素 K 升高，尽管这些微量营养素变化通常在临床上无症状。然而，建议对微量营养素水平进行高指数的临床怀疑和监测，尤其是那些临床表现更严重的 SIBO 患者。在 SIBO 背景下，非结合胆汁酸的增加可能对结肠有额外的促分泌作用引起腹泻。最后，由于 SIBO 导致营养物质向更远端肠道递送的差异，导致肠道肽分泌的改变，可能引起餐后动力改变（例如，空肠和回肠制动改变）以及腹部不适、饱腹、腹胀和恶心症状[85]。

五、诊断

由于与 SIBO 相关的体征和症状是非特异性的，因此不能单独用于帮助诊断。事实上，它们可能引起诊断混淆，因为这些症状和 SIBO 可能同时存在，但不相关。目前，临床上诊断 SIBO 最常用的检测方法是呼气试验和小肠抽吸物的定量培养。然而，这两种方法都有很大的局限性（框 105.2），排除了 SIBO 真正的诊断"金标准"[86]。因此，诊断 SIBO 的最佳检测方法仍存在争议。

框 105.2　SIBO 诊断测试的局限性

小肠抽吸/培养	呼气试验
侵入性检查、价格高昂	需要患者适当的准备
细菌定植可能是斑片状的或位于小肠的更远端	慢性肺病及吸烟者可能出现假阳性
样本处理不当会影响检测结果	葡萄糖可能无法检测到小肠更远端的细菌过度生长
口咽部菌群可能会污染样本	乳果糖缩短口-盲肠传输时间
关于诊断临界值的争议	解释和诊断标准的差异很大

（一）小肠抽吸/培养

SIBO 的"金标准"测试一般认为是空肠抽吸物的定量培养。然而这是侵入性的，且成本较高，因为它需要内镜检查进行样本采集。尽管如此，由于内镜检查通常在 SIBO 引起症状的患者中进行，因此作为检查的一部分，可以很容易地进行小肠液采样。但还存在样品污染的可能性，以及难以获得通过内镜采集到厌氧标本的问题。但是可以进行内镜检查，同时最大限度地减少空气注入，并使用通过内镜工作通道的市售无菌导管，从而限制潜在的污染[87]。另一个值得关注的问题是，最近基于下一代微生物测序方法的发现，多达 60% 的肠道微生物群没有使用常规培养方法进行鉴定。未来将这些分子技术应用于小肠抽吸的研究，可被证明是定义和诊断 SIBO 的最精确方法[88]。小肠抽吸的另一个潜在局限性是担心 SIBO 可能是片状的或局限于小肠中段或远端，并且可能被从更近端小肠获得的抽吸物遗漏[89]。值得注意的是，一些研究者已证实了从近端空肠不同位置抽吸的可靠性，而"远端"SIBO 的临床意义仍有待验证[90]。

虽然在内镜检查过程中直接抽吸液体是最常用的方法，但也有其他方法可以获得小肠内容物进行培养，包括透视引导下空肠插管的经典技术、使用细胞学刷的黏膜刷检和黏膜活检。然而，重要的是不要在技术之外推断诊断标准。

使用小肠抽吸的关键和未解决的问题，仍然是缺乏明确的定义阳性抽吸物的最佳微生物临界值。SIBO 的传统临界值水平诊断是≥10^5cfu/mL 需氧革兰氏阴性菌或严格厌氧菌（从空肠抽吸物中获得）[90,91]，该水平是基于症状严重的高危患者。在当代临床实践中，选择进行检测的患者通常没有明显的 SIBO 风险因素，并表现出非特异性症状。此外，由于标准上消化道内镜到达的范围有限，目前从十二指肠远端获得抽吸物更为常见，但通常使用相同的 SIBO 临界值水平。考虑到十二指肠更接近胃酸和胰胆管分泌物，预期十二指肠中远端的"正常"细菌计数阈值可能低于空肠近端。在一项系统综述中，Koshini 和他的同事认为无法证实在停滞肠袢综合征（盲袢综合征）以外的其他疾病中≥10^5cfu/mL 的有效性[86]。同样具有潜在重要性的是，Bhat 及其同事将印度南部患者的 SIBO 定义为大于 10^7cfu/mL，可能考虑到热带地区细菌污染的背景水平更高（第 108 章）[92]。该观察结果对不同地理区域的疾病状态和对照受试者之间的比较具有意义，也可能适用于不同的社会经济和饮食背景。

最近，一些人建议从十二指肠远端获得的较低菌落计数阈值（如≥10^3cfu/mL 或≥10^4cfu/mL）应作为诊断 SIBO 的首选标准。北美共识小组建议使用≥10^3cfu/mL 的阈值[93]。临界值下限似乎是基于一项对 IBS 患者的研究，该研究发现，当基于标准为≥10^5 结肠细菌/mL 时，IBS 患者和对照组之间的空肠抽吸物菌落计数无差异，然而，当使用≥5×10^3/mL 的阈值下限（对照组≥第 95 百分位数）时，轻度增加的细菌计数在 IBS 患者中更常见（43% vs 12%；$P=0.002$）[94]。Erdogan 及其同事还在 139 例慢性胀气、腹胀和腹泻患者中，使用≥10^3cfu/mL 的十二指肠阈值水平，尽管进行了广泛的测试，但这些患者腹胀和腹泻的原因仍未得到证实[95]。十二指肠培养物的阳性率为 45%，而使用≥10^5cfu/mL 阈值的患者阳性率为 18%，尽管症状评分与 SIBO 测试结果相关性较差。在一项来自希腊的研究中，320 例接受上消化道内镜检查的患者获得了十二指肠抽吸物，并对一系列菌落计数阈值（≥10^3cfu/mL、≥10^4cfu/mL、≥10^5cfu/mL）进行了分析，比较了患有和未患有 IBS 的患者[96]。在所有阈值下，与非 IBS 患者相比，更多的 IBS 患者患有 SIBO。

当然，使用较低的阈值水平容易因口腔污染而出现假阳性，但如果在空肠抽吸物中分离出的细菌种属（如肠杆菌科、肠球菌属、假单胞菌属、拟杆菌属）通常在大肠中发现而在唾液和胃液中不存在[5]，则会加强使用较低阈值水平。该方法得到了 SIBO 吸收不良和慢性腹泻患者空肠抽吸入物厌氧菌鉴定的支持[6]。

（二）氢-呼气试验

由于直接抽吸肠液的相关缺陷，间接检测已被开发出来，现已广泛用作诊断 SIBO 的替代手段。目前呼气试验是最常用的间接测试，因为其无创、相对便宜且操作简单。然而，呼气试验有其自身的局限性，与小肠抽吸相比，其性能较差，至少在SIBO高风险患者中是如此。

为诊断SIBO而开发的第一个呼气试验是胆汁酸呼吸试验[97]。在本测试中，用^{14}C或^{13}C放射性标记胆汁酸，当被细菌解离时，放射性标记的CO_2被释放、吸收并经呼吸排出。该试验的敏感性和特异性变化较大，分别为30%～70%和33%～90%[98-101]。在回肠末端疾病或切除胆汁酸吸收部位的情况下，也可能出现假阳性的检测结果。当使用^{14}C时，存在进一步的限制，因为该放射性同位素具有辐射风险。

与胆汁酸呼气试验相似的^{14}C或^{13}C-D-木糖呼气试验[102,103]，取决于肠道细菌代谢^{14}C或^{13}C木糖释放放射性标记CO_2的能力，然后被吸收并最终在呼气中消除，在该情况下可以对其进行定量。^{14}C木糖检测的灵敏度和特异性也具有高度变异性，分别为14%～95%和40%～94%[104-108]。该试验与胆汁酸呼气试验相似，并不广泛使用，主要具有历史意义。

目前最常用的SIBO呼气试验是测量摄入糖底物后的呼气氢气和甲烷。健康人会产生由氢气、二氧化碳、甲烷和硫化氢组成的肠道气体。然而，在呼气试验中，高达30%的普通人群不会产生氢气[109]。这一现象主要是由于肠道中存在消耗氢气、产生甲烷的微生物造成的。据估计，36%～50%的健康受试者在摄入乳果糖后会产生甲烷，而乳果糖与肠道中产甲烷古细菌的活性有关[110-112]，在有功能性胃肠道症状的受试者中，甲烷与便秘有关[62,70,113]。因此，应在呼气试验期间同时测量氢气和甲烷。

基于氢气呼气试验的前提是：即肠道细菌，尤其是结肠厌氧菌发酵碳水化合物是人体产生氢气和甲烷的唯一来源。在吸收不良的情况下，摄入的一些糖到达结肠，是过量产氢的来源。当"结肠"细菌定植于小肠时，同样的原理也适用，如在SIBO中，碳水化合物暴露于小肠中的细菌会导致大量氢气过早释放。以这种方式产生的氢气和甲烷扩散到体循环中，并与呼出的空气一起通过肺部排出，然后在肺中收集和定量，总的来说，产生的氢气中大约有五分之一是正常呼出的[114]。

葡萄糖和乳果糖是氢-呼气试验中最常用的糖底物。葡萄糖是一种主要在近端小肠吸收的单糖，而乳果糖是一种在结肠发酵中合成的不可吸收的双糖。在正常生理条件下，葡萄糖几乎完全在近端小肠吸收。然而，当存在过量的小肠细菌时，葡萄糖被发酵释放出气体，然后这些气体被吸收到血液中，并通过肺部排出体外。同样对于乳果糖，在小肠中存在过量细菌的情况下，乳果糖的发酵时间比预期的要更早。

哪种糖底物更适合氢-呼气试验？乳果糖的敏感性和特异性似乎低于葡萄糖[69,115-119]。一项研究使用小肠抽吸物培养作为标准，直接比较了乳果糖和葡萄糖呼气试验的灵敏度、特异性、阳性和阴性预测值以及诊断准确性。与葡萄糖呼气试验（80%）相比，乳果糖呼气试验的特异性更高（86%），但灵敏度（21% vs 44%）和诊断准确性（55% vs 65%）较低[118]。然而，其他研究未发现乳果糖和葡萄糖呼气试验之间敏感性或特异性有任何显著差异[94,120,121]。与小肠抽吸相比，11项研究的系统性回顾发现，乳果糖呼气试验的灵敏度范围为31%～68%之间，特异性范围为44%～100%[122]。

在进行氢-呼气试验之前，建议采取以下预防措施：

1. 在试验前4周避免使用抗生素和清洁结肠，试验前至少1周避免使用泻药和促动力药物。可以继续使用PPI和H2RA。没有足够的证据建议在检测前继续或停用益生元或益生菌。

2. 在试验前一天避免摄入复合的碳水化合物和乳制品。相反，在试验前24小时食用普通烘烤食物或烤鸡、火鸡或鱼（仅用盐和胡椒）、普通或蒸白米饭、鸡蛋或鸡蛋替代品或牛肉或蔬菜肉汤。

3. 在试验前禁食至少8小时。

4. 在试验前30分钟和试验期间避免吸烟、睡觉或运动。

5. 在给予底物前，考虑使用含氯己定的漱口水。

在摄入碳水化合物底物之前和之后，要求患者呼气到连接采样袋和注射器的管中，以获得基线和连续的氢气和甲烷值。罗马共识小组建议在250mL水中加入50g葡萄糖，每15～20分钟采集一次呼吸样本，共120～180分钟[123]。而北美共识小组建议在一杯水中加入75g葡萄糖，总测试时间为120分钟。口服葡萄糖后呼吸氢的增加可诊断为SIBO[93]，尽管SIBO诊断的绝对增加水平仍存在一定的争议。北美共识小组建议氢气含量较基线增加≥20ppm，并在90分钟内至少持续2个时间点，也有人建议较基线增加>10～12ppm[123]。

葡萄糖作为呼气试验中糖底物的潜在局限性是，由于葡萄糖主要在近端小肠吸收，因此可能无法检测发生在小肠更远端部分的SIBO。然而，"远端"SIBO的临床意义仍不明确[124]。此外，已观察到葡萄糖吸收不良与快速肠道转输有关，特别是在既往小肠或胃切除的情况下[125]。Lin和Massey发现，当考虑同时进行口-盲肠^{99m}Tc闪烁成像结果时，几乎一半使用葡萄糖呼气试验出现异常呼吸试验的患者，由于结肠发酵而导致SIBO假阳性，大多数患者既往接受过UGI手术（腹腔镜上消化道手术），这可能会影响转运时间[126]。这反驳了葡萄糖完全在近端小肠吸收，而不能反映更远端SIBO的观点。然而，由于认识到葡萄糖作为底物的限制，一些人认为乳果糖是SIBO呼气试验首选的糖底物[127]。

Bond和levitt首次报道了SIBO患者摄入乳果糖后氢水平升高[128]。结肠微生物发酵乳果糖，产生氢气和/或甲烷。乳果糖呼气试验的试验方案通常包括在200mL水中加入10g乳果糖，每15分钟采集一次呼吸样本，持续120～240分钟[93]。尽管也使用了其他几种标准（例如，在180分钟内≥20ppm，存在双峰），但通常认为90分钟内氢气增加≥20ppm与SIBO一致[93,123]。因为乳果糖是一种渗透性泻药，可以增加口-盲肠转输，使用可能会导致SIBO呼气试验结果呈假阳性，因为它可能在结肠中过早代谢。在Yu等的一项研究中，乳果糖呼气试验与口-盲肠^{99m}Tc闪烁显像相结合，88%的病例中呼吸氢水平增加的时间与盲肠中^{99m}Tc蓄积增加相一致，表明结肠细菌代谢乳果糖的呼气试验结果为阳性，而不是SIBO的结果[129]，其他人也发现了类似的结果[115,130]。尽管如此，总体放射性标记物的一小部分到达结肠是否证明发酵来自结肠而不是小肠细菌，仍是一个有争议的问题[131,132]。由于乳果糖和葡萄糖呼气试验的这种局限性，有人建议首选联合使用呼气试验-口盲肠闪烁显像，以便通过识别餐头何时到达结肠更准确地诊断 SIBO。使用这种技术，Zhao 和同事们发现，抗生素治疗改善了 IBS 患者和健康对照者的症状，他们被诊断为 SIBO，诊断标准为在餐头部到达结肠之前，呼吸氢气增加 5ppm[133]。

乳果糖不被结肠细菌吸收并发酵，这一过程通常通过呼吸氢的晚期峰值（90 分钟后）鉴别，其也用于口-盲肠传输的指标。然而应该认识到，通过乳果糖呼气试验评估的平均口-盲肠通过时间仅比标准钡检测观察到的时间略长[134]。因此，健康个体可能患有 SIBO，而快速通过的情况将混淆解释。事实上，通过乳果糖呼气试验测量口-盲肠通过时间的解释差异很大，重现性较差，不推荐用于临床[123]。在存在 SIBO 的情况下，乳果糖比预期更早发生发酵，这被检测为氢气呼吸含量的早期峰值。通常，使用乳果糖呼气试验，存在“双峰”，第一个峰是由于小肠中细菌菌群产生的氢，第二个峰是由于结肠微生物对乳果糖的作用，被认为代表存在 SIBO。现在普遍认识到，在许多情况下可能很难区分双峰，双峰标准诊断 SIBO 的敏感性和特异性较差。因此，北美共识指南不建议使用双峰诊断 SIBO[93]。

尽管氢-呼气试验成本较低且相对简单，但无论使用何种底物，基于氢的呼气试验均会在解释方面受到其他几个问题的困扰：

1. 假阴性试验：正如前面提到的，在某些情况下，发酵过程中产生的氢可能被封存，这是由于两种微生物（产甲烷和硫化物还原）的活性所致，这两种微生物分别将氢转化为甲烷和硫化氢[110]。如果肠道中含有产甲烷菌，如果仅产生甲烷，则氢-呼气试验可能产生假阴性结果，因此需要测量两种气体。北美共识小组建议，将呼吸甲烷增加≥10ppm 作为诊断 SIBO 的附加指标[93]。

2. 肠动力改变：氢-呼气试验的结果也可因转运改变而被显著破坏，如胃轻瘫或肠快速转运状态。转运时间越短，出现假阳性结果的可能性越大。

3. 碳水化合物吸收不良状态：由于可获得结肠微生物发酵的糖，因此患有慢性胰腺炎或乳糜泻等疾病导致碳水化合物吸收不良的受试者，也会出现假阳性的试验结果[135-137]。可能难以区分吸收不良和 SIBO，因为 SIBO 本身可导致乳糖氢-呼气试验假阳性[137]。因此，当使用呼吸测试方案时，建议在进行糖吸收不良评估之前寻求 SIBO。

4. 口腔微生物污染：口腔微生物可能会导致混淆的早期峰值，在试验前一天摄入高纤维饮食也是如此[138]。

5. 饮食、吸烟和运动：最近摄入的食物，特别是糖类和淀粉，可能会因为发酵而导致高估，而吸烟和运动会抑制（由于呼吸频率增加）氢反应。因此，要求受试者在试验前至少 8 小时内禁食并避免摄入除水以外的所有液体，以及在试验期间避免吸烟和运动[123]。

6. 平线曲线：呼吸试验通常显示氢气和甲烷产量均未增加[139]，这一发现不能简单地根据产甲烷微生物的丰度来解释。因为存在主要产生硫化氢的肠道细菌，这是目前可用的技术无法测量的。目前仍不清楚如何最好地解释平线呼吸测试。

7. 基线水平升高：关于基线/空腹氢或甲烷水平升高的重要性存在争议[93]。有人认为，氢基线升高>20ppm 提示存在 SIBO，然而，基线水平升高往往代表试验准备不足，而不是 SIBO 的变体。在根据基线氢水平升高诊断 SIBO 之前，应考虑临床背景。

（三）其他检测

以下这些间接的、相对无创的且价格低廉的检测方法对临床实践具有吸引力。尽管异常结果可能支持 SIBO 的诊断，但均未被充分验证作为 SIBO 的确诊试验。此外，一些尚未在人体中进行广泛检测，以及在灵敏度和特异性方面都不够理想的检测。

除了确定解剖学上的致病因素（如空肠憩室病、肠扩张、狭窄）外，影像学检查对 SIBO 的直接诊断价值不大，因为 SIBO 的小肠黏膜改变既无特异性也无诊断价值，而黏膜损伤和绒毛萎缩仅在受累最严重的个体中明显。

胆酸-PABA 是一种通过将胆酸与对氨基苯甲酸（PABA）结合而产生的合成化合物，可被细菌水解酶分解，释放游离的 PABA，然后可在尿液中检测到。PABA 为检测 SIBO 提供了一种简单的无创方法，但无法以任何程度的可靠性区分 SIBO 和其他吸收不良的原因，并且从未获得广泛的临床应用[140]。

尿蓝母（硫酸吲哚酚，肠道细菌代谢色氨酸的副产物）水平也被用作 SIBO 的间接检测。尽管在早期研究中，该尿液标志物的总体灵敏度似乎有望达到 80%～90%[141,142]，但最近未进行任何研究来支持该检测的有效性。

许多血清标志物包括胆汁酸、叶酸和钴胺素已被提出作为 SIBO 的指标，但均无足够的诊断准确性对 SIBO 的检测有价值。

Kerckhoffs 及其同事在 11 例健康对照者和 15 例易患 SIBO 的受试者中，进行乳果糖呼气试验和空肠抽吸的研究中，生动地说明了目前可用诊断方法的局限性[143]。呼气试验假阳性率高，令人失望的是，使用分子方法并没有增加抽吸物的产出。

鉴于之前描述的 SIBO 诊断检测相关的问题，临床医生转向抗生素作为替代“诊断”策略的治疗试验也就不足为奇了。尽管这种方法具有明显的吸引力，但目前在抗生素的选择、治疗的剂量和持续时间以及如何最好地定义成功的反应方面缺乏标准化。此外，使用抗生素并非没有风险（例如，严重不良反应、抗生素耐药性、难辨梭菌感染的可能性），当患者无应答或似乎有应答，但在停止治疗试验后症状迅速复发时，这通常会导致抗生素的重复使用和滥用，并增加费用。目前，治疗性试验完全是经验性的方法，建议将这种方法保留给具有典型风险因素和 SIBO 症状的患者。

六、治疗

SIBO 的治疗有 3 个组成部分：①纠正潜在的致病疾病；②解决任何相关的营养缺乏症；③更改被改变的微生物群。

主要目标应是治疗或校正任何可能的潜在致病的基础疾病或缺陷。例如,可以使用胃肠道促动力药物(如甲氧氯普胺、红霉素)增强运动性,这种方法已被证明在肝硬化患者中使呼气试验恢复正常[144],以及在疑似 SIBO-相关 IBS 患者中,延缓抗生素治疗后症状复发方面优于安慰剂[145]。研究发现,在患有 SIBO 的 PSS(进行性系统性硬化症)患者中,夜间使用低剂量奥曲肽 3 周可以刺激空腹肠动力,改善恶心、腹胀和腹痛症状,并使葡萄糖呼气氢检测正常化[146]。同样,与肠道淤滞相关的药物,如已知抑制肠道动力或胃酸分泌的药物,应尽可能停用或被其他药物替代。遗憾的是,许多与 SIBO 相关的临床疾病(如内脏肌病、多发性空肠憩室)并不容易逆转。因此,识别和纠正营养缺乏和改变微生物种群成为治疗的基础。

(一) 营养管理

在已确定的微量营养素缺乏的患者中,建议补充并定期监测其水平(第 103 章)。对于体重减轻和营养不良的个体,应提供口服营养补充剂。罕见情况下,严重营养不良的 SIBO 患者可能需要肠内或肠外营养支持(见第 6 章)。

膳食改变在 SIBO 管理中的作用知之甚少。因为碳水化合物不耐受在 SIBO[147]中很常见,而且碳水化合物可能为细菌生长提供富饶的环境,所以限制碳水化合物(例如限制乳糖)理论上可能对某些个体的 SIBO 有益。然而,这种方法尚未经过严格的研究。同样,更多涉及的低 FODMAP(可发酵寡糖、双糖、单糖类和多元醇)饮食可能在 SIBO 治疗中有价值,特别是在有 IBS 症状的患者中[148]。FODMAP 是短链碳水化合物,容易被小肠细菌代谢。虽然低 FODMAP 饮食在 SIBO 中的作用值得进一步研究,但普遍认为 SIBO 的临床症状(并非 SIBO 所特有)可能随着避免食用可发酵食物而改善。脂肪限制似乎仅对脂肪吸收不良的 SIBO 患者(如短肠综合征、慢性胰腺炎)有益。

据推测,要素饮食可能对 SIBO 有帮助,因为要素饮食中的大量营养素主要在小肠的前几英尺处被吸收,并且可能限制营养素向更远端的小肠中的细菌输送。基于该原理,一项 124 例接受市售要素饮食治疗至少 2 周的 SIBO 患者的回顾性研究显示,80% 的患者在第 3 周时乳果糖呼气试验恢复正常,其中 66% 的患者呼气试验恢复正常与症状改善相关[149]。这些结果尚未得到其他人的证实,要素配方的成本和适口性将可能会妨碍这种饮食策略的广泛使用。然而,在治疗选择有限的 SIBO 患者中,可以考虑使用这种方法,例如患有多种抗菌药物过敏的患者、偏向避免使用抗生素的患者或者病程复发的患者。

(二) 微生物菌群调节

目前,口服抗生素是 SIBO 的主要治疗方法。这种治疗的目标不是根除所有的细菌,而是以导致症状改善的方式改变它们。虽然理想情况下抗生素的选择应反映体外药敏试验,但这通常是不切实际的,因为许多细菌物种通常共存,每种细菌都具有不同的抗生素敏感性,常规培养技术只能识别胃肠道管腔内大约 25% 的细菌群落,16-S 技术尚未应用于 SIBO 或其他临床患者的管理。因此,抗生素治疗仍然主要是经验性治疗,很少有研究来指导治疗。在 10 项使用不同抗生素治疗 SIBO 的随机、安慰剂对照研究的荟萃分析中,抗生素组的总体呼气试验正常化率(测量的主要结果)为 51.1%,而安慰剂组为 9.8%[150]。症状反应倾向于与呼气试验正常化相关。这些研究受到质量一般、样本量小和异质性设计的限制。

通常建议有效的抗生素治疗必须同时覆盖需氧和厌氧肠道细菌[6],建议采用不同的治疗方案(表 105.3)。利福昔明是 SIBO 研究最多的抗生素,由于其吸收和全身作用有限,因此认为是首选抗生素[151]。然而,利福昔明目前尚未获得 FDA 批准用于该适应证,其成本可能对一些患者来说是难以承受的。一般而言,单次 7~10 天疗程的抗生素可改善症状并使呼气试验呈阴性。

表 105.3 用于治疗 SIBO 的口服抗生素方案

抗生素	剂量
阿莫西林克拉维酸	500/125mg/次,每日 2 或 3 次
环丙沙星	250~500mg/次,每日 2 次
多西环素	100mg/次,每日 2 次
甲硝唑	500mg/次,每日 2 次
新霉素	500mg/次,每日 2 或 3 次
诺氟沙星	400mg/次,每日 2 次
利福昔明	400~550mg/次,每日 2 或 3 次
四环素	250~500mg/次,每日 4 次
甲氧苄啶/磺胺甲噁唑	160/800mg/次,每日 2 次

临床反应通常用作成功治疗的指导,然而,改善的持续时间取决于 SIBO 的根本原因。SIBO 被认为是一种复发性疾病,高达 44% 的患者在最初成功抗生素治疗后 9 个月症状复发[152]。这在与 SIBO 相关的典型淤滞综合征患者中尤其成问题。根据症状恢复的速度及其严重程度,推荐由每月轮换使用不同抗生素 1~2 周组成的周期性方案[153]。在罕见情况下,可能需要连续的抗生素治疗方案。目前尚未对此类治疗方案的疗效和安全性进行严格的研究。尽管存在争议,但考虑到与抗生素重复疗程相关的风险和费用以及 SIBO 症状的非特异性,对于接受抗菌药物治疗后症状复发的患者,应考虑在重复抗生素治疗前进行复检,尤其是既往检查结果异常者[154]。

肠道中主要的产甲烷古细菌——史密斯甲烷短杆菌,对许多抗生素具有耐药性。因此,抗生素单药治疗在产甲烷菌中似乎是不够的。利福昔明和新霉素联合用药最近被证明在产甲烷菌中比任何一种抗生素单独使用更有效[155]。在这项回顾性研究中,接受 10 天疗程利福昔明或新霉素治疗的患者的有效率分别为 28% 和 33%(通过治疗后呼气试验恢复正常来确定),而接受利福昔明和新霉素联合治疗 10 天的患者的有效率为 87%。这些结果在随后的甲烷阳性便秘型 IBS 患者的随机对照试验中得到证实,通过治疗后呼吸甲烷减少来预测症状减轻[156]。

最近,研究了 HMG Co-A 还原酶抑制剂(即他汀类药物)

用于治疗甲烷阳性 SIBO[157]。已证明他汀类药物通过影响细胞生物合成和直接干扰甲烷生成来抑制甲烷产生[158]。这是否能转化为临床获益还需要进一步研究。

人们对在 SIBO 治疗管理中使用益生元和益生菌制剂越来越感兴趣。一项研究发现,添加瓜尔豆胶的益生元制剂可增强利福昔明的疗效[152]。尽管在小型研究中提示有益,但其在 SIBO 治疗管理中的应用仍未得到证实,需要进一步研究[159,160]。最后,不可吸收的通便溶液已被建议用于改善短肠综合征和 SIBO 儿童的胃肠道症状。

临床上可用于诊断 SIBO 的检测存在显著的局限性。因此,目前对 SIBO 的诊断还没有真正的金标准。现代基因组学和代谢组学技术有望定义真正的正常状态,然后充分识别肠道疾病状态下微生物菌群的改变。从治疗的角度来看,识别和治疗 SIBO 的根本原因非常重要。抗生素仍然是 SIBO 治疗的基石。应识别营养缺乏,并在存在营养缺乏时予以纠正。

（施海韵 译,李鹏　刘军 校）

参考文献

第 106 章 短肠综合征

Alan L. Buchman 著

章节目录

短肠综合征（SBS）的特征是由于先天性小肠大部分缺失或切除导致的吸收不良，通常给成人留下 150~200cm 的功能性小肠。SBS 患者失去了营养自主性，由于肠道表面积不足无法吸收足够的电解质、矿物质、常量和微量营养素和/或液体。虽然认为这些患者存在肠衰竭，但重要的是要认识到并非所有的 SBS 患者都存在肠衰竭，肠衰竭可能是因 SBS 以外的因素导致的功能性 SBS 所致（框 106.1）。SBS 的范围从具有中度营养损害的有限回肠结肠切除到十二指肠吻合术、近端空肠吻合术或空肠结肠吻合术的广泛小肠和结肠切除以及严重的营养后果。

框 106.1 成人和儿童短肠综合征和肠衰竭的病因

成人

灾难性血管事件：

- 肠系膜上动脉栓塞
- 肠系膜上动脉血栓形成
- 肠系膜上静脉血栓形成

慢性肠假性梗阻

因肿瘤或创伤行肠切除术

中肠扭转

克罗恩病行多次肠切除术

进行性系统性硬化症和混合性结缔组织疾病

放射性肠炎

难治性乳糜泻

儿童

先天性绒毛萎缩

广泛性无神经节细胞症

腹裂

空肠或回肠闭锁

坏死性小肠结肠炎

一、病因学

成人 SBS 的主要原因是：克罗恩病、曾行多次肠切除术、静脉或动脉血栓形成、动脉栓塞或中肠扭转引起的肠系膜梗死、因外伤或肿瘤切除而行大面积肠切除术以及放射性损伤（见框 106.1）。在儿童人群中，SBS 的原因是先天性异常（见第 98 章），包括腹裂、肠闭锁、旋转不良、无神经节细胞症和坏死性小肠结肠炎。目前超过 90% 的婴儿在这些疾病所需的广泛肠切除术中存活下来，但在他们成年后，需要对其 SBS 进行仔细随访。成人和儿童的慢性肠假性梗阻综合征（见第 124 章）、成人的难治性乳糜泻（见 107 章）和儿童的先天性绒毛萎缩也可导致肠衰竭（见第 98 章）。

二、发病率和患病率

在美国很难评估SBS的发生率,因为缺乏受累患者的国家登记研究,也缺乏在接受广泛肠切除术的确定患者人群中进行的前瞻性研究。根据欧洲多国的数据,需要长期胃肠外营养(PN)的重度SBS的发生率估计为(2~4例)/100万人/年[1]。据估计,在美国有1万至2万例患者采用家庭肠外营养方案治疗SBS。大约50%~70%最初需要PN的SBS患者可以停止该治疗,因此,可能无法反映在患病率估计值中[2,3],此类患者通常仍然需要积极的营养监测。与克罗恩病相关的SBS的发病率和患病率认为正在下降,这可能是由于使用了生物疗法和较新的保留肠道的手术技术,如狭窄成形术的结果。

三、病理生理学

广泛的肠切除术的主要后果是吸收表面积的损失,这导致大量营养素、微量营养素、电解质和水的吸收不良[4]。吸收不良的程度取决于残余肠的长度;小肠和大肠的特定部分的切除;以及它们的特定部位的转运过程和内分泌细胞;以及随着时间的推移,剩余肠适应过程的充分性。一般有3种类型的肠切除术:治疗克罗恩病的有限回肠切除术,通常伴有盲肠切除术或右半结肠切除术;广泛回肠切除术伴或不伴部分结肠切除术;以及广泛小肠切除术和全结肠切除术,导致近端空肠吻合术(图106.1)。后两组患者通常患有克罗恩病或有肠系膜梗死。

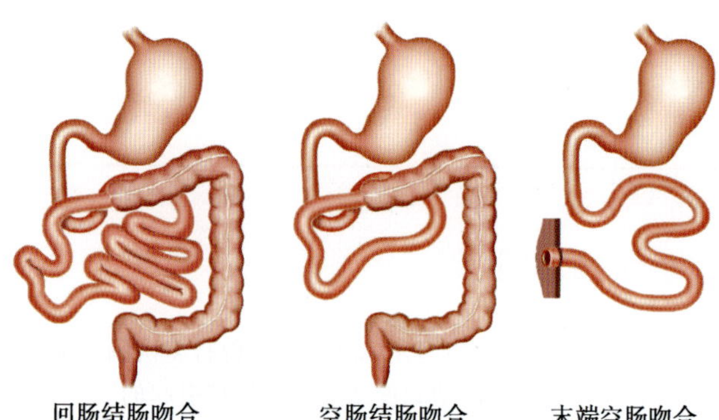

图106.1　在短肠综合征患者中观察到的3种常见肠切除和吻合类型:回肠结肠吻合、空肠结肠吻合、末端空肠吻合

(一) 吸收表面积的损失

1. 营养吸收不良

小肠的长度估计为3~8m,当一半以上的小肠被切除时,营养吸收仍会保留[5-9]。大多数主要营养素(碳水化合物、脂肪和氮)在肠道近端100~150cm处吸收[10]。小肠和结肠吸收营养物质、矿物质、维生素、电解质和微量元素的特定区域在第101~103章中讨论,并在图106.2展示。从十二指肠到回盲瓣,小肠内衬的肠细胞看起来似乎是均匀的,但在形态和功能上均存在明显的近端-远端梯度[11]。空肠绒毛较回肠高,隐窝较回肠深,近端小肠单位长度的微绒毛酶活性和营养吸收能力是远端小肠的数倍,由于这些形态逻辑和功能上的差异,与长度相似的回肠段的损失相比,空肠部分损失最初对营养吸收的影响更大。然而,回肠最终能够补偿空肠的损失,而空肠无法补偿回肠对胆盐和维生素 B_{12} 的吸收。

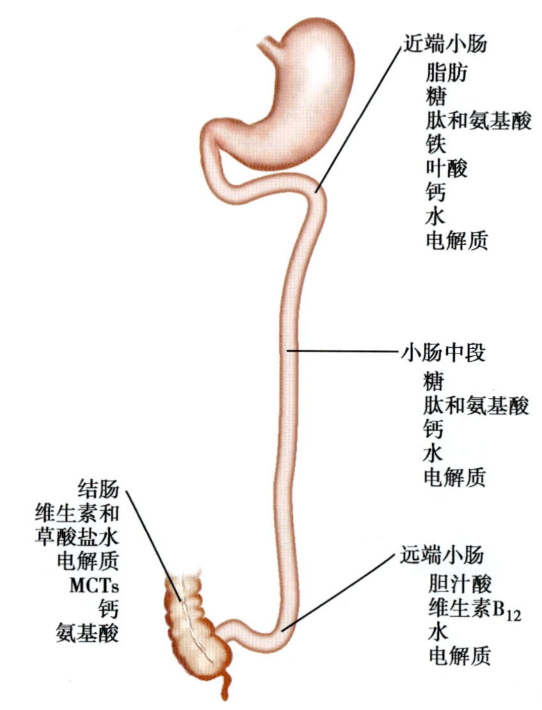

图106.2　小肠和结肠中膳食成分和分泌物的特定吸收区域。大量营养素和微量营养素主要在近端空肠被吸收。胆汁酸和维生素 B_{12}(钴胺素)只在回肠中吸收。电解质和水在小肠和大肠中均被吸收。中链甘油三酯(MCT)、钙、维生素、草酸盐和一些氨基酸可在结肠中吸收

正常的消化和吸收取决于胃逐渐排空部分消化的营养物质,将这些营养物质与十二指肠中的胆汁和胰酶混合,以及消化产物在小肠近端的快速消化和吸收。由于胰高血糖素样肽1(GLP-1)、GLP-2和酪酪肽(PYY)的释放受损,近端空肠吻合术患者的胃内容物排空和肠道转运迅速,从而损害了胃消化阶段,并导致与胆汁和胰腺分泌物混合不充分、酶消化不足和营养物质消化障碍。快速肠道转运缩短了营养物质与肠细胞的接触时间,因此,节段性吸收减少。近端空肠吻合术的患者是盐和液体的净分泌者,因为空肠液的分泌受到经口摄入和随后胃排空营养物质的刺激,这些患者排出的液体比他们摄入和吸收的要更多,因此,他们的液体管理可能具有挑战性[12]。

大多数患者的空肠长度小于100cm,且没有结肠的患者需要长期PN。在手术时保留一些结肠也对营养吸收非常有益。而且,回盲瓣起到"刹车"的作用,减缓肠道转运,从而增加营养-肠细胞的接触时间,增强吸收。此外,结肠中的细菌酶将吸收不良的碳水化合物发酵成为短链脂肪酸(SCFA),SCFA很容易被结肠细胞吸收和利用(图106.3)。据估计,这种结肠内消化过程每天可产生高达1 000kcal(4.2MJ)的能量

供应(图 106.4)(1.0MJ=238.8kcal)[13-15]。因此,一旦患者病情稳定,应将小肠与结肠吻合。

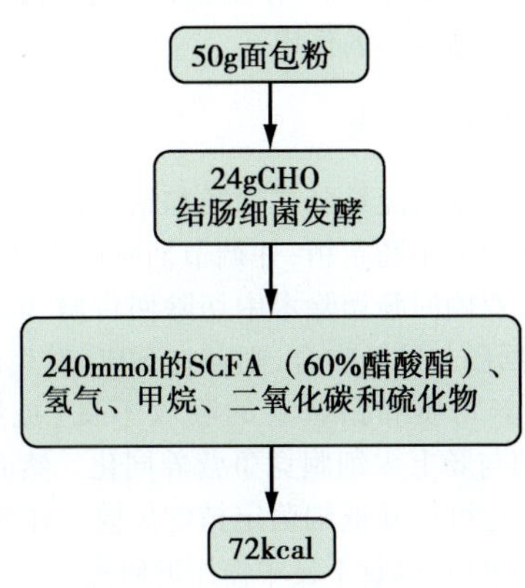

图 106.3 假设短肠综合征患者在摄入 50g 面包后,结肠吸收不良的碳水化合物(CHO)。未被吸收的 CHO(≈24g)、非淀粉多糖和可溶性纤维由结肠菌群发酵成为氢气、甲烷、CO_2 硫化物和约 240mmol 短链脂肪酸(SCFA),包括乙酸、丁酸和丙酸,产生 72kcal。正常人从 30~60g 非淀粉多糖发酵中吸收 220~720mmol 的 SCFA

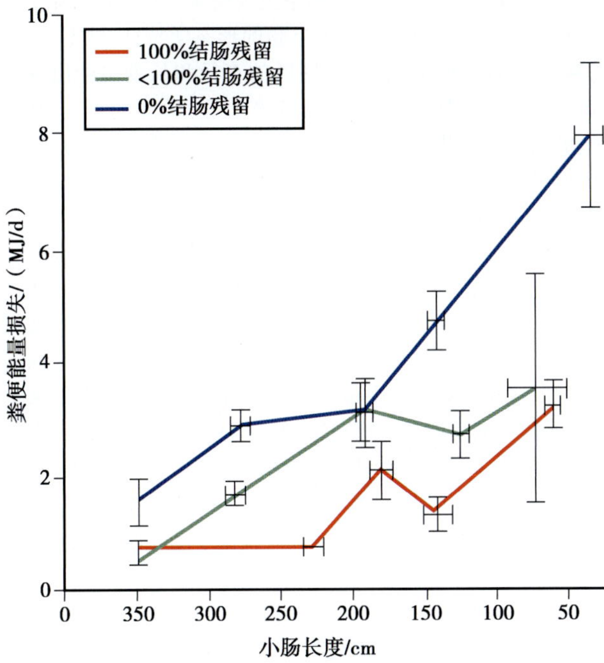

图 106.4 结肠作为短肠综合征患者重要消化器官的作用。通过碳水化合物发酵过程中合成的短链脂肪酸的代谢,可以同化 1 000kcal/d(4.2MJ/d)以上的热量,随着更多的结肠被牺牲,粪便中损失更多的能量。(Ftom Nordgaard I, Hansen BS, Mortensen PB. Colon as a digestive orgam in patients with short bowel. Lancet 1994;343:373-6.)

2. 水和电解质吸收不良

肠道吸收表面积的损失,可导致电解质、水、矿物质和微量元素在造口或粪便中的显著损失(表 106.1)。近端小肠每天从食物和分泌物中接收大约 7~9L 的水和电解质,其中 6~8L 被重吸收(见第 101 章)。在不限制饮食的情况下,接受近端空肠造口术的患者不能重吸收如此大的容量,其结果是经常会出现大量腹泻,并发生低血容量、低钠血症和低钾血症。例如,在一项研究中[12],当允许患者自由进食物和饮水时,6 例平均空肠长度为 50cm 的空肠切除术患者的腹泻量范围为 3.2~8.3L/d。所有 6 例患者均为钠(Na^+)和水负平衡,6 例患者中有 4 例为钾(K^+)负平衡,所有 6 例患者都需要 PN,补充电解质并限制口服摄入食物和水,以避免不可接受的造口丢失。在同一项研究中,平均空肠长度为 120cm 的其他 9 例空肠造口术患者中的 7 例,能够在相同条件下维持水和钠的正平衡,这 15 例空肠造口术患者的水,Na^+ 和 K^+ 吸收与空肠长度相关。至少需要 100cm 的完整空肠来维持水和电解质的正平衡,与营养吸收所需的空肠长度相似。

表 106.1 严重短肠综合征患者每日吻合口或粪便电解质、矿物质和微量元素的丢失*

组分	每日损失量
钠	90~100mmol/L
钾	10~20mmol/L
钙	772(591~950)mg
镁	328(263~419)mg
铁	11(7~15)mg
锌	12(10~4)mg
铜	1.5(0.5~2.3)mg

*对于钠和钾,给出了吻合口每升流出液的平均浓度。矿物和微量元素的值为平均 24 小时的损失。括号中为范围。详见正文。

一般来说,近端空肠造口术患者的每升造口流出液损失 90~100mmol/L Na^+和 10~20mmol/L K^+(见表 106.1)[16]。因此,尿 Na^+损失减少,血浆醛固酮浓度升高。其中一些患者需要长期的肠外电解质和水补充剂,通常整夜间给药,但另一些患者可通过全天饮用葡萄糖-生理盐水口服补液(ORS)来维持正平衡。与回肠和结肠的紧密连接相比,空肠的紧密连接相对渗漏,因此,葡萄糖-盐溶液中需要高浓度(>90mmol/L)的氯化钠(NaCl)浓度才能实现净 Na^+和水的吸收[18,19]。主动吸收的溶质(如葡萄糖、葡萄糖聚合物、半乳糖、寡肽、L-氨基酸)可促进肠道离子转运,尽管一旦发生主动产电 Na^+吸收,溶质也可以通过溶剂拖曳被动吸收(见第 101 章)。

水向肠上皮细胞的转运与 Na^+转运成正比。Na^+也通过与氯(Cl^-)和氢(H^+)交换以及溶剂拖曳偶联的主动产电机制吸收。吸收和分泌过程同时发生。推荐使用 90~120mmol/L 的氯化钠和 50mmol/L 葡萄糖的混合物,但这种溶液可能并不可口。该混合物利用了 Na^+与葡萄糖和氨基酸在空肠中的偶联主动转运(见第 101 章)。电解质和水分在结肠中继续吸收,而在健康人中,每天只有 100~150mL 的水在粪便中丢失。结肠对电解质和水具有很大的储备吸收能力,估计每天为 3~4L 等渗盐溶液。即使保留部分结肠也可显著减少 SBS 患者的粪便电解质和水分丢失。对空肠长度和空肠相似(以空肠造口术结束或与结肠吻合)的两组患者进行比较,结果显示后一组患者不太可能需要口服或静脉输注补充剂[20]。

(二) 特定位点转运过程的丢失

由于微绒毛酶功能活性的近端-远端梯度,营养吸收可发生在小肠的任何水平,尽管速率和转运蛋白不同。一些化合物的吸收仅限于小肠的某些区域(见图 106.2),钙(Ca^{2+})、镁(Mg^{2+})、磷、铁以及水溶性和脂溶性维生素主要在十二指肠和近端空肠吸收(见第 101~103 章)。

大多数 SBS 患者的十二指肠完整,空肠长度可变,因此即使在近端空肠造口术的患者中,发生铁、磷或水溶性维生素缺乏也是相对少见的。在一项对小肠切除术患者的大型研究中,发现 Ca^{2+} 的吸收具有高度变异性[21]。Ca^{2+} 的净吸收(经口摄入减去粪便丢失)范围为+573~-268mg/d,中位数为+65mg/d,然而,64%的患者处于负 Ca^{2+} 平衡(经口摄入减去粪便和尿液丢失)。在一项研究中,25 例平均空肠长度为 128cm 的患者有大量腹泻(2~6L/d)和脂肪泻,在肠内高营养的试验中,尽管补充了 Ca^{2+}、Mg^{2+} 和维生素 D,但仍有 13 例和 18 例患者分别出现了低钙血症和低镁血症。Ca^{2+} 和 Mg^{2+} 吸收不良在很大程度上是脂肪吸收不良的结果,因为这些矿物质是由未被吸收的长链脂肪酸在肠腔内沉淀的。在小肠切除术患者中,低脂饮食可改善 Ca^{2+} 和+Mg^{2+} 的吸收[23]。

维生素 B_{12} 和胆汁酸的主动吸收仅限于回肠。维生素 B_{12}-内因子复合物和胆汁酸被回肠上皮细胞中的特异性转运蛋白摄取(见第 64 和 103 章)。大多数 SBS 患者由于已失去了部分或全部回肠,因此发生了维生素 B_{12} 和胆汁酸吸收不良。吸收不良的程度取决于切除回肠的长度。当回肠切除超过 60cm 时,维生素 B_{12} 吸收不良通常很明显[4]。回肠切除小于 100cm,可引起中度胆汁酸吸收不良,并增加结肠或造口流出液中胆汁酸的丢失[24]。胆汁酸进入结肠的损失增加可诱导电解质和水的分泌,从而加重腹泻,这种情况被称为胆汁性肠病。更广泛的回肠切除术(>100cm)可引起严重的胆汁酸吸收不良,如果胆汁酸丢失超过肝脏胆汁酸合成,可导致胆汁酸池缩小,脂肪分解产物的胶束增溶不足,从而导致脂肪泻,脂肪吸收不良伴随脂溶性维生素缺乏。然而,必需脂肪酸(亚麻油酸、α 亚麻酸)缺乏罕见。如果脂肪酸被结肠细菌羟基化,那么结肠中未被吸收的长链脂肪酸的丢失会加重腹泻,因为羟基化的脂肪酸会刺激结肠电解质和水的分泌[25]。

(三)特定位点特异性肠内分泌细胞和胃肠激素的丢失

肠黏膜中胃肠道激素的合成以特定位点的方式沿胃肠道分布(见第 4 章)。胃泌素、胆囊收缩素(CCK)、胰泌素、胃抑制多肽和胃动素是由近端胃肠道的内分泌细胞产生,并调节分泌过程和运动。SBS 患者合成这些激素的区域通常是完整的,激素谱是正常的。然而,在大约 50%的广泛肠切除患者中,高胃泌素血症和胃酸分泌增加发生在术后早期[26,27]。这种术后高胃泌素血症的原因尚不清楚,但可能是暂时丧失对正常负反馈的抑制,因为它可自行消退。尽管胰泌素和 CCK 可能在抑制胃泌素分泌中发挥作用,但尚不清楚 SBS 发生后,膳食刺激的这些激素释放是否会立即受到抑制,并在适应期恢复正常分泌[28,29]。

胰岛血糖素样肽-1(GLP-1)和 GLP-2、神经降压素和酪酪肽(PYY)在回肠和近端结肠中产生,这些肠段在 SBS 患者中经常丢失[30]。GLP1、GLP-2 和 PYY 由肠腔内脂肪和碳水化合物释放,导致胃排空延迟和肠道转运缓慢(即所谓的“回肠制动”)[31,32]。空肠造口术患者在进餐时表现出这些激素释放受损,从而导致液体的快速胃排空和肠道快速转运[33,34]。保留结肠的 SBS 患者 GLP1 和 GLP-2 浓度增加,胃排空正常[35]。GLP1、GLP-2 和 PYY 在动物模型中也显示出抑制胃酸分泌和促进肠道生长的作用。

(四)回盲瓣缺失

回盲瓣的主要功能是分离回肠和结肠内容物,从而最大限度地减少细菌的小肠定植,并调节回肠内容物向结肠的排空。在广泛或双侧回肠切除术中切除回盲瓣,因此肠传输时间缩短,如果回肠与结肠吻合,则存在 SIBO 发生的风险。SIBO 可加重营养物质和钴胺素的吸收不良(见第 103~105 章),因为细菌与肠上皮细胞竞争营养同化。然而,这些患者的快速肠道转运可以降低细菌定植的风险。在 SBS 患者中,还缺乏证明 SIBO 在吸收不良中作用的研究。

四、肠道对切除的适应

肠切除术后剩余肠道的适应性变化已经在动物模型中进行了广泛的研究,并在人体中进行了有限的研究[36,37]。这种适应性变化在回肠中比在空肠中更为明显。经空肠切除十二指肠回肠吻合后,回肠达到了空肠的形态学特征,绒毛较高,隐窝较深,随着时间的推移,回肠的直径和长度也会出现增加。一项对 7 例进行空肠回肠旁路手术(20cm 空肠与 25cm 回肠吻合)患者进行的前瞻性研究显示,在观察 18 个月后,空肠的长度和直径(分别为 80%和 40%)和回肠(分别为 128%和 50%)增加[39]。在另一项对 41 例 SBS 患者(平均空肠长度为 119cm)的研究中证实了吸收能力的增加,在该研究中,连续口服摄入 3 个月后,平均粪便量从 2.5L/d 下降至 0.9L/d[40],患者体重增加,氮平衡从术后第一个月的+3.2g 增加到术后第二个月的+7.8g。同一项研究还表明,肠道转运时间逐渐增加,这在回肠转运中最为明显。所有这些变化的结果是肠道吸收表面积增加,单位长度肠道的微绒毛酶活性和吸收能力增加[41]。在 30 例 SBS 患者中(平均空肠长度为 81cm)也观察到矿物质吸收随时间的改善,其中钙吸收分数与术后时间相关[42]。对猪的研究表明,大规模小肠切除后结肠细胞的数量也会增加[43]。

在人类中,这些适应性变化可能需要 1~2 年才能完全充分发育,患者年龄越小,适应性反应越好。超过 50%的残留小肠小于 20cm 的婴儿最终可能会脱离 PN[44,45]。适应性变化取决于肠腔中是否存在食物以及胆汁和胰腺分泌物[46],在仅通过胃肠外营养饲喂的空肠切除动物中,未发生回肠适应性增生[47]。为了诱导这些适应过程,应鼓励 SBS 患者在术后阶段尽早开始经口摄入食物。结肠连续的 SBS 患者表现出结肠菌群的定性和定量变化,导致代谢碳水化合物的能力增加和粪便细菌数量增加[48]。最近的调查表明,乳杆菌属的流行率增加,而瘦梭菌、球梭菌和拟杆菌属的流行率降低[49,50]。

适应性增生是隐窝细胞生成率增加的结果,推测是由肠腔内食物和分泌物存在释放的生长因子介导的。血管内皮生长因子、CCK、胃泌素、胰岛素、神经降压素、GLP-2、血小板衍生生长因子(PDGF-α)和 L-谷氨酰胺已被证明可刺激实验动物的肠道生长[51,54]。然而在人体中进行的研究,并没有表明补充谷氨酰胺对增强肠道内适应有任何价值[55,56]。这些细胞外生长因子刺激隐窝细胞合成多胺，进而诱导 DNA 合成和有丝分裂活性的增加[57]。抑制空肠切除动物的多胺合成可以防止回肠的适应性变化[58]。阐明调节肠细胞增殖的介质，如 GLP-2，最终可能导致开发药物干预，以加速 SBS 患者的肠道适应。餐后 GLP-2 浓度最高的患者最有可能成功脱离 PN[59,60]。共病的存在和残余肠道的健康及其血流量，是接受大规模肠切除术患者的重要预后因素。血浆瓜氨酸浓度是肠道质量的指标，可能是营养自主性的有用预测指标。血浆瓜氨酸浓度大于 20μmol/L 的个体，在区分独立于 PN 儿童方面灵敏度为 92%，特异性为 90%[61]。

五、管理

SBS 患者的初始管理主要包括旨在提高生存潜力的支持性管理。该管理包括实现血流动力学稳定和适当的液体和电解质管理。在术后即刻阶段，大多数大范围肠切除患者保持禁食，并接受全胃肠外营养（TPN）支持。仔细监测体重和容量状态，并测量造口、粪便和尿中的水、Na^+ 和 K^+ 丢失，以确保最佳的电解质和水平衡。静脉给药 H2RA 或 PPI 以抑制高胃泌素血症诱导的胃酸分泌过多并限制容量损失[62,63]。在早期阶段，空肠造口术患者每天的造口流出液高达几升，可能会导致 Na^+、K^+ 和 Mg^{2+} 强制性损失。在术后晚期，一旦患者血流动力学稳定，恢复了足够的肠道血流量，术后肠梗阻得到缓解，即开始肠内管饲喂养，随后经口进食。大范围切除的患者可受益于在 24~48 小时内进行的复查手术，以评估肠吻合口的愈合情况。

（一）有限回肠切除术

回肠切除有限<（100cm）的患者，无论是否进行右半结肠切除术，都可在术后晚期恢复摄入固体食物。对固体食物的反应主要取决于切除回肠的长度和是否切除右半结肠，患者可能在摄入常规饮食后发生腹泻或脂肪泻。无脂肪泻的分泌性腹泻是有限回肠切除术的典型表现。如果胆汁酸吸收不良是主要原因，用胆汁酸结合树脂治疗，如考来烯胺（消胆胺）（2~4g，随餐服用）或考来替泊（1~2g，随餐服用）通常可改善腹泻。考来替泊因其无气味，口感较好，通常比考来烯胺耐受性更好。一些有限回肠切除和右半结肠切除患者的腹泻对考来烯胺或考来替泊无反应，尽管证实胆汁酸吸收不良，可能是因为肠道对氯化钠的吸收能力丧失[64]。

在常规饮食中有脂肪吸收不良记录的患者，在低脂（40g）、高碳水化合物饮食时脂肪泻可能不太严重，然而，由于脂肪热量密集（9kcal/g），其口服能量摄入也会减少。维持这种饮食的患者出现腹泻和脂肪泻会减少，并改善其对 Ca^{2+}、Mg^{2+} 和锌的净吸收。如果需要，可以添加不需要胶束增溶的中链甘油三酯（MCT）作为脂肪热量的来源。应该考虑维生素 B_{12} 吸收不良的可能性，尽管席林（Schilling）试验已无法证明这一点。在维生素 B_{12} 缺乏的情况下，血清甲基丙二酸水平将会升高，因为 B_{12} 是甲基丙二酸代谢为琥珀酰辅酶 A 所必需的辅助因子。如果有维生素 B_{12} 吸收不良风险的回肠疾病或回肠切除的患者（回肠末端切除>60cm 者），应终生接受肠外 B_{12} 治疗，通常每月肌内注射 1mg，也可使用鼻内给药制剂。

脂溶性维生素、Ca^{2+} 和 Mg^{2+} 吸收不良是脂肪吸收不良患者的风险因素。27 例回肠切除 50~150cm 且结肠完整的患者中，有 14 例患者在每日固定摄入 800mg 钙并补充每日 400~800IU 维生素 D 的研究中，处于负 Ca^{2+} 平衡状态[22]。应在出现明显的维生素缺乏或低钙血症和低镁血症体征之前，应开始补充维生素、Ca^{2+} 和 Mg^{2+}。通过口服补充 Mg^{2+} 可能是无益的，因为 Mg^{2+} 是一种导泻剂。虽然葡萄糖酸镁是水溶性的，因此可能是最容易吸收的 Mg^{2+} 盐，但一些患者仍需要定期胃肠外替代治疗。尽管血清镁浓度正常，但仍可发生 Mg^{2+} 缺乏，因为大多数 Mg^{2+} 存在于细胞内空间。因此，对于疑似 Mg^{2+} 缺乏但血清 Mg^{2+} 浓度正常的患者，应谨慎测定 24 小时尿液 Mg^{2+} 浓度。Mg^{2+} 缺乏可引起 Ca^{2+} 缺乏，因为在低镁血症存在的情况下，甲状旁腺激素的释放受损[65]。

大多数 SBS 患者已经处于负 Ca^{2+} 平衡状态[66]。因此，建议每日口服补充 800~1 500mg 的钙。第 5 和 103 章讨论了评估维生素和矿物质平衡的试验以及吸收不良患者的推荐剂量。一般而言，在回肠切除有限的患者中，对水溶性维生素、碳水化合物和蛋白质的吸收不会受到影响。

（二）广泛小肠切除术和部分结肠切除术

1. 液体和电解质

大量肠道切除术与术后前 6 个月左右的胃液分泌过多有关。这些患者从静脉注射 H2RA 或口服或静脉注射 PPI 中获益，口服摄入药物的吸收可能受损，可能需要超过这些药物的常用剂量（表 106.2）。快速肠道转移会导致吸收不良和腹泻，通常使用止泻药物（见表 106.2）。这些药物应在餐前 1 小时服用，并建议在长期治疗前应评估其对腹泻量的影响。

表 106.2　用于降低短肠综合征患者肠道转运和腹泻量的治疗药物

药物	剂量
洛哌丁胺*	4~6mg/次，每日 4 次
地芬诺酯-阿托品*	2.5~5mg/次，每日 4 次
磷酸可待因*	15~60mg/次，每日 2~4 次
鸦片酊	0.6mL(2.5mg)/次，每日 2~4 次
雷尼替丁†	300mg/次，每日 2 次
奥美拉唑‡	40mg/次，每日 2 次
奥曲肽	50~100μg SC，每日 2~3 次
可乐定	0.3mg 经皮贴剂，每周一次

*止泻药洛哌丁胺、地芬诺酯-阿托品和磷酸可待因在餐前 1 小时和睡前给药。由于短肠综合征患者吸收不完全，剂量可能会超过推荐剂量。
†西咪替丁、法莫替丁和尼扎替丁是可供选择的替代药物。
‡埃索美拉唑、兰索拉唑、雷贝拉唑和泮托拉唑是替代品。
SC，皮下注射。

使用抗动力性药物对控制液体丢失很重要；这些药物包括盐酸洛哌丁胺（4~6mg，每日 4 次）和地芬诺酯-阿托品（2.5~5mg，每日 4 次），可待因（15~60mg，每日 2~4 次），鸦片酊[0.6mL(2.5mg),每日2~4次],以及生长抑素类似物奥曲肽(50~100μg,每日2~3次)。大多数研究表明,这些药物可以使造口处排出量减少高达50%[67,68],但很少达到水和电解质正平衡。除了一些近端空肠切除术的患者外,通常不需要奥曲肽,奥曲肽可减慢肠道转运,增加 Na^+ 和水的吸收[69-72],但也可降低内脏蛋白质合成,从而抑制切除后的肠适应[71],奥曲肽还可增加患胆石症的风险[72]。α_2-肾上腺素能激动剂可乐定也可能通过其对 Cl^- 吸收的影响而有助于减少腹泻。经皮给药避免了药物吸收不良的可能性[73]。应向患者提供基于葡萄糖聚合物的口服补液盐(ORS),以改善水合作用,从而减少TPN的需求。

葡萄糖和 Na^+ 通过相同的主动转运机制吸收,并刺激彼此相互吸收。此外,葡萄糖还通过溶剂拖曳促进 Na^+ 和水的吸收(见第101章)[74]。因此,由于空肠对 Na^+ 和 Cl^- 均能通透,因此具有高NaCl浓度的被动吸收溶液被显著吸收,Na^+ 不容易从等渗或低渗溶液中吸收。世界卫生组织开发的简单溶液可以通过以下方式配制:将2.5g(1茶匙)食盐(NaCl)、1.5g(1/4茶匙)氯化钾(KCl)(需要处方)、2.5g(1/2茶匙)碳酸氢钠($NaHCO_3$)和1.5g(1/5茶匙)的食糖(蔗糖)溶于1L水中。该溶液的 Na^+ 浓度约为90mmol/L。可根据耐受情况添加额外的盐以增加渗透压,最高可达100~120mmol/L或更高,从而可增加有效性[75]。当消耗的 Na^+ 含量低于小肠流出液(90mmol/L)的溶液时,Na^+ 损失实际上增加。在结肠完整的患者中,由于结肠吸收 Na^+ 和水的能力,如果有足够的膳食 Na^+,口服补液盐的使用并不那么重要。对于接受过大范围空肠切除的患者,在口服补液盐中添加葡萄糖是没有帮助的,因为葡萄糖不会增强回肠水的吸收[76]。除 Na^+ 损失外,粪便中还损失了大量的碳酸氢盐和 Mg^{2+}。

2. 日常饮食

应该鼓励SBS患者比平时进食更多,以补偿吸收不良,他们需要消耗的能量可能是腹部手术前正常摄入能量的2~3倍。这可能是减少PN需求的唯一最重要的饮食干预措施。有人提议,患者可通过恢复相对正常的饮食习惯和减少PN的需求来抵消与粪便量增加相关的不适[22]。还应该鼓励患者全天少食多餐,而不是在规定的用餐时间。将膳食的液体和固体部分分离是不切实际的,并且与减少粪便湿重无关。

应为结肠与剩余小肠相连续的SBS患者,提供包括淀粉、非淀粉多糖和可溶性纤维在内的高复合碳水化合物饮食。无论结肠是否存在,均建议使用剂量为1.0~1.5g/(kg·d)的完整蛋白质。脂肪应占热量摄入的20%~30%。无论结肠是否存在,尽管在前一种情况下MCT或长链甘油三酯(LCT)是可耐受的,而在后一种情况下建议使用LCT。复合碳水化合物通常不被小肠吸收[77]。然而,当它们未经消化进入结肠时,结肠细菌将其发酵为短链脂肪酸(SCFA),如丁酸盐、乙酸盐和丙酸盐。丁酸盐是结肠细胞的首选燃料[78]。大约75mmol的SCFA由10g未吸收的碳水化合物产生(见图106.3)。结肠完整的人在进食60%碳水化合物饮食时,每天可吸收高达310~740kcal(1.3~3.1MJ)的热量[15]。其他研究表明,未被吸收的碳水化合物和可溶性纤维发酵后,完整的结肠从中每日可吸收高达525~1 170kcal(2.2~4.9MJ)的热量[13]。吸收的能量与残留结肠的数量成正比[15,20](见图106.4),并且可作为肠切除术适应性反应的一部分而增加[51,79]。在此适应期间,结肠细菌增加,β-半乳糖苷酶和其他酶的浓度或活性增加[48]。SCFA也刺激 Na^+ 和水的吸收,但临床上尚未记录到粪液量减少和 Na^+ 损失[15]。

当回肠末端切除超过100cm时,由于胆盐吸收不良导致胶束形成减少,从而导致脂肪溶解不良,因此可发生脂肪消化障碍。据报道,仅有少数患者使用牛胆汁或合成结合胆汁酸(胆酰肌氨酸)进行胆盐替代治疗[80,81],大多数患者的粪便脂肪减少,但粪便量保持不变或增加。胆汁酸螯合剂考来烯胺可能有助于减少回肠末端切除小于100cm患者的胆盐相关性腹泻,但在接受更大范围切除术的患者中,由于其与膳食脂质的结合,通过进一步降低已经降低的胆盐浓度,也可发生脂溶性维生素缺乏,从而使脂肪泻加重[82]。此外,考来烯胺还与许多药物结合,包括华法林、抗生素、β-受体阻滞剂、利尿剂、口服降糖药物等其他药物。

支持大范围肠切除术患者使用低脂饮食的数据有限[83],尽管脂肪限制通常会减少末端回肠切除有限患者的脂肪泻。然而,由于脂肪是高能量的,限制饮食中的脂肪会导致能量摄入减少,并会恶化患者的能量平衡,且低脂饮食可能也很难吃。尽管高脂肪饮食比高碳水化合物饮食的能量含量更高,但它与二价阳离子(Ca^{2+}、Mg^{2+} 和 Zn^{2+})损失增加相关,因为这些阳离子与腔内脂肪酸结合[84],胃排空减慢,它会引起早期饱腹感,导致总能量摄入减少。此外,高脂肪饮食可导致结肠分泌水分。

由于MCT[碳(C)8~C10,8.3kcal/g]可在结肠吸收,因此膳食补充中链甘油三酯(MCT)可导致能量吸收增加[85]。补充MCT对空肠末端切除术患者的益处极其有限。MCT也不提供必需脂肪酸,过量摄入MCT会导致恶心、呕吐和酮症酸中毒。

有关长期PN的经验主要来自重度SBS患者(见第6章)。尽管空肠的适应能力有限,但大约50%接受家庭PN方案的患者,可在1~2年后停止PN并恢复经口进食[86]。经口进食的空肠吻合术患者的饮食组成可能更自由,因为低脂、高碳水化合物饮食和高脂、低碳水化合物饮食的能量吸收百分比相似[87,88]。重度SBS患者中电解质、矿物质和微量元素的平均每日吻合口损失见表106.1[23,84,87,89,90]。

除维生素 B_{12} 外,水溶性维生素和大量营养素均在近端空肠吸收(见第102和103章)。除近端空肠吻合术或十二指肠吻合术的患者外,这些维生素缺乏的情况并不常见,这些患者总是需要PN补充维生素。回肠缺失可导致胆汁酸和维生素 B_{12} 吸收不良,但与有限回肠切除的患者相比,回肠缺失的患者以及广泛空肠切除的患者,因吸收表面积损失较大且肠道转运通过迅速,也存在更明显的营养物质、矿物质、维生素、电解质和水吸收不良的风险。脂溶性维生素(A、D、E、K)缺乏最常见的原因是同时发生脂肪吸收不良,而不是因吸收表面积的损失。人体每日所需的大部分维生素K是由结肠微生物群合成的[91],因此与结肠切除的患者相比,有残留结肠的患者发生维生素K缺乏的风险较低(见第103章)。接受广谱抗生素治疗的患者,由于结肠微生物菌群被破坏,也存在维生素K缺乏症的风险。锌和硒在粪便中以显著浓度丢失。小肠流出物中的锌浓度为12mg/L,

粪便中的锌浓度为 16mg/L[92]。对于不需要全胃肠外营养(TPN)的患者,一般需要口服补充维生素、矿物质和微量元素(表 106.3)。

表 106.3 短肠综合征患者的维生素和矿物质需要量

微量营养素	需要量
维生素 A	每日 10 000~50 000IU*。遵循血清维生素 A 浓度
维生素 B_{12}	对于末端回肠切除或疾病患者,每月 1 000μg SC、IM 或鼻内给药随访血清维生素 B_{12}/甲基丙二酸浓度
维生素 C	每日 200mg
维生素 D	1,25(OH_2)-$D_3$50 000U,每周 2 次至每日 2 次。遵循血清维生素 D 25-OH 浓度
维生素 E	每日 30IU
维生素 K	每周 10mg
钙	每日 1 000~1 500mg
镁	见正文
铁	根据需要
硒	每日 60~150μg
锌	每日 220~440mg(硫酸盐或葡萄糖酸盐形式)
碳酸氢盐	根据需要

*胆汁淤积性肝病患者慎用,因为可能产生肝毒性。

该表仅列出了粗略的指南。维生素和矿物质补充剂必须常规监测,并根据患者个体情况量身定制,因为相对吸收和需要量可能不同。除非另有说明,否则补充剂可口服给药。

IM,静脉注射;IU,国际单位;SC,皮下注射。

SBS 患者也会发生药物吸收不良[93,94]。许多药物在空肠吸收,但接受回肠切除的患者仍可能发生药物吸收不良,因为其肠道转运通过时间缩短,回盲瓣的缺失增加了 SIBO 的风险,加重营养吸收障碍并使营养管理更加困难。管理的最终目标是确保患者所有营养需求都能得到满足,最好是口服摄入。在 38 例空肠长度小于 200cm 且与结肠连续的患者系列中,所有空肠长度大于 100cm 的患者,都可以单独经口进食管理[20]。

在术后晚期阶段,用固体食物替代流质饮食,在患者接受已知营养和液体摄入时,通过测量粪便脂肪、体积、重量和电解质再次评估剩余肠道的吸收能力。一般而言,SBS 患者的脂肪吸收比氮或碳水化合物吸收更容易受损。SBS 患者的最佳饮食组成一直存在争议,但已证实低脂、高碳水化合物饮食在结肠与剩余小肠连续的患者中具有优势。

氮是 SBS 中吸收受影响最小的营养素。由于饮食中蛋白质以二肽和三肽形式的吸收发生在最近端的肠道中,因此只有短段残留空肠的患者,可以从使用水解蛋白或基于游离氨基酸的肠内配方中获益。McIntyre 及其同事比较了 7 名患者的能量、氮和脂肪吸收情况,这些患者均接受了末端空肠吻合术,并提供了聚合物配方或基于肽的配方。这些患者的残余空肠长度在 6~150cm 之间,结果并未观察到营养吸收差异[87]。Levy 及其同事报告了类似的非对照观察结果[95]。然而,与这些结果相反的是 Cosnes 及其同事的研究结果,他们报道了 6 例末端空肠吻合患者(平均残留小肠长度,90~150cm)在接受基于肽的饮食时,氮的吸收适度改善,而脂肪和能量的吸收未受影响[96]。这些研究中的患者人群具有一定程度的异质性,而且不同制剂的肽链长度和相对浓度不同,因此难以对 3 项研究进行比较。空肠长度的大量丢失导致的乳糖吸收不良可加重腹泻,尽管一项对 14 例 SBS 患者进行的研究显示,无论是每天接受无乳糖饮食还是每天摄入 20g 乳糖饮食,其排便量无显著差异[97]。结肠连续的 SBS 患者应接受草酸盐限制饮食(见“并发症”下的“草酸钙肾结石”)(表 106.4)。

表 106.4 需要限制草酸盐饮食的患者的饮食建议

按草酸盐含量分类的食品		
很少*或无(每份<2mg):按预进食	中度(每次 2~10mg)限制:每日 2 次 1/2 杯	高(每份>10mg):完全避免
饮料		
苹果汁或菠萝汁	蔓越莓汁(OZ)	可可
瓶装啤酒	葡萄汁(OZ)	生啤酒
咖啡	雀巢咖啡粉	含有浆果的果汁
可乐(12OZ 限值/d)		柠檬汁或酸橙汁
蒸馏酒		茶
牛奶、酸奶		番茄汁
橙汁(4OZ)		
自来水		
葡萄酒(红色、玫瑰色)		
肉类、鱼类		
瘦羊肉、牛肉、猪肉	培根	
家禽	肾脏	
海鲜	肝脏	
	沙丁鱼	
蔬菜		
芦笋	西蓝花	豆子
牛油果	芦笋	甜菜
西蓝花	黄瓜	胡萝卜
卷心菜	茄子	芹菜
菜花	大蒜	香葱
蘑菇	青豆	散叶甘蓝
洋葱	莴苣(生菜)	鲜蒲公英青菜
马铃薯	利马豆	欧洲菊苣
萝卜	南瓜	宽叶莴苣
甜玉米	西红柿	法式炸土豆
	芜菁(大头菜)	羽衣甘蓝
	蔬菜汤	韭菜
		秋葵
		欧洲萝卜
		菠菜
		甘薯
		瑞士甜菜

表 106.4　需要限制草酸盐饮食的患者的饮食建议(续)

按草酸盐含量分类的食品		
很少*或无(每份<2mg):按预进食	中度(每次2~10mg)限制:每日2次1/2杯	高(每份>10mg):完全避免
水果		
香蕉	苹果	浆果类
车厘子	杏子	康克德葡萄
西柚	黑醋栗	红醋栗
白葡萄	车厘子	菠萝蜜
芒果	什锦水果	红柑橘
瓜类	柑橘	
油桃	桃子	
梨	李子	
菠萝	西梅	
李子,绿色/金色		
面包、面食、谷类		
通心粉	百吉饼	麸皮谷物
面条	脆玉米片	粗玉米粉
燕麦片	番茄酱罐装意大利面	大豆饼干
大米	松糕(海绵蛋糕)	小麦胚芽
意大利面条		
精面面包		
混杂食品		
黄油	鸡汤面条	巧克力
奶酪	水果蛋糕	坚果
鸡蛋		花生酱
果冻或蜜饯(使用允许的水果制成)		胡椒粉(>1茶匙/d)
蛋黄酱		马铃薯片
沙拉酱		椒盐卷饼
汤(使用允许的原料制成)		豆腐
糖		
植物油		

*对于低草酸盐饮食,限制草酸盐在每日40~50mg。1OZ=28.25g。

六、家庭肠外营养

对于需要长期家庭肠外营养(PN)的患者,输液通常在医院内进行,直到术后恢复良好并且液体需求和其他代谢问题相对稳定,应鼓励患者采用多餐饮食,同时调整PN量和营养支持,以维持合理的体重、体液状态和营养充足。随着患者体重增加或保留额外的液体,可减少PN液体量和营养成分。重要的是不要抑制下丘脑饥饿中枢。即使患者无法显著增加经口摄入量,仍应鼓励他们进食以刺激正常胆囊收缩(如果胆囊在原位)并预防胆道并发症。

为了让患者做好家庭PN的准备,PN方案应以每天2~4小时的增量逐渐压缩,以便总液量可以在10~12小时内输注完毕(通常是整夜输注)。一些高血糖、肾衰竭或心力衰竭的患者需要更长时间的输注。PN输注通常在30~60分钟内逐渐减量,以避免低血糖。近端空肠吻合术的患者可能在完成家庭PN之前或之后需要额外的液体,在某些情况下白天也需要。PN溶液为高渗溶液,因此必须通过隧道式导管输注到中央静脉(如上腔静脉或下腔静脉)以降低感染和血栓形成的风险[98,99]。经皮插入的中央静脉导管应留作短期(<6个月)使用。对于符合医疗保险福利条件的患者,家庭PN必须至少需要3个月,并且必须记录脂肪吸收不良和失败的肠内营养支持。

应指导患者PN的适应症、正确的导管护理和敷料更换、泵、PN溶液的制备以及PN的急性并发症,包括空气栓塞、低血糖和导管相关感染。如果存在高血糖问题或需要使用胰岛素,应包括血糖自我监测的说明。患者每晚需要在PN溶液中添加多种维生素、胰岛素和可能的其他添加剂,因为这些其他药物不够稳定,无法由家庭PN药房添加。PN溶液通常分1~2周分批提供,因此患者需要PN专用冰箱。

应评估患者的家庭环境。应确定放置PN输注和储存用品、导管清洁和连接装置的适当位置,这不应该是一个被污染的区域,例如浴室或厨房。

在美国,患者通常会发现联系Oley基金会的当地支持小组很有帮助。这个独立的非营利组织包括患者及其家属以及医疗保健提供者,并提供信息、外联服务、情感支持和会议活动。护理接受家庭PN方案患者的医生也应熟悉PN和导管相关并发症及其识别和治疗。这些主题超出了本章的范围,但已在第6章和其他地方进行了回顾(图106.5和图106.6)[100,101]。

PN输注频率可减少至每周5晚以下的患者,应该每年监测2~3次微量营养素状况,以检测是否存在缺乏。在每次临床访视时,应特别注意导管出口部位是否有红斑、脓性分泌物、发热或压痛的迹象。如果维护得当,导管可以持久地保留在原位[102]。

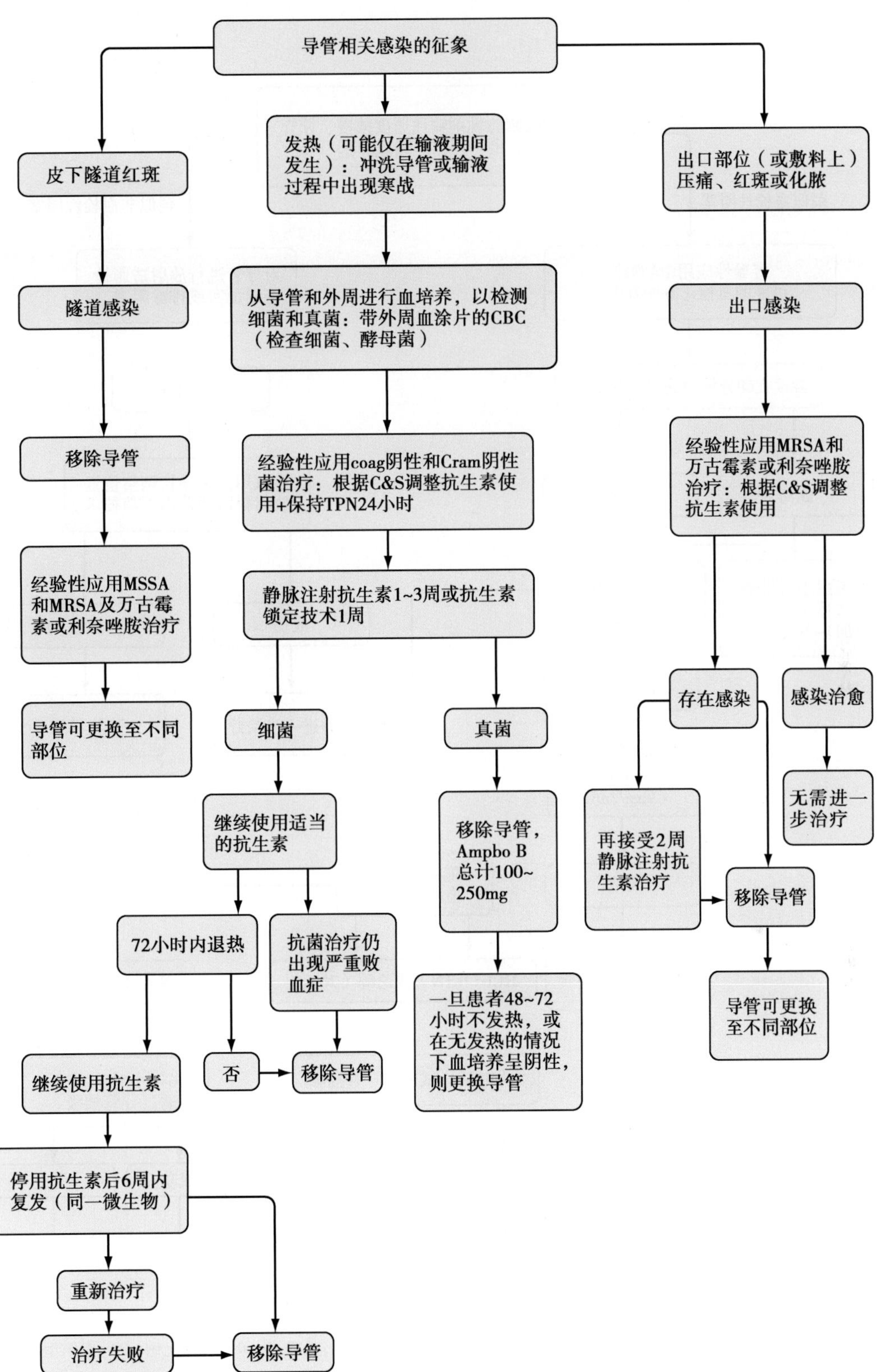

图 106.5　短肠综合征患者导管相关感染的诊断和处理流程图。Ampho B，两性霉素 B；coag，凝固酶；C&S，培养和敏感性试验；MSSA，甲氧西林敏感金黄色葡萄球菌；MRSA，耐甲氧西林金黄色葡萄球菌

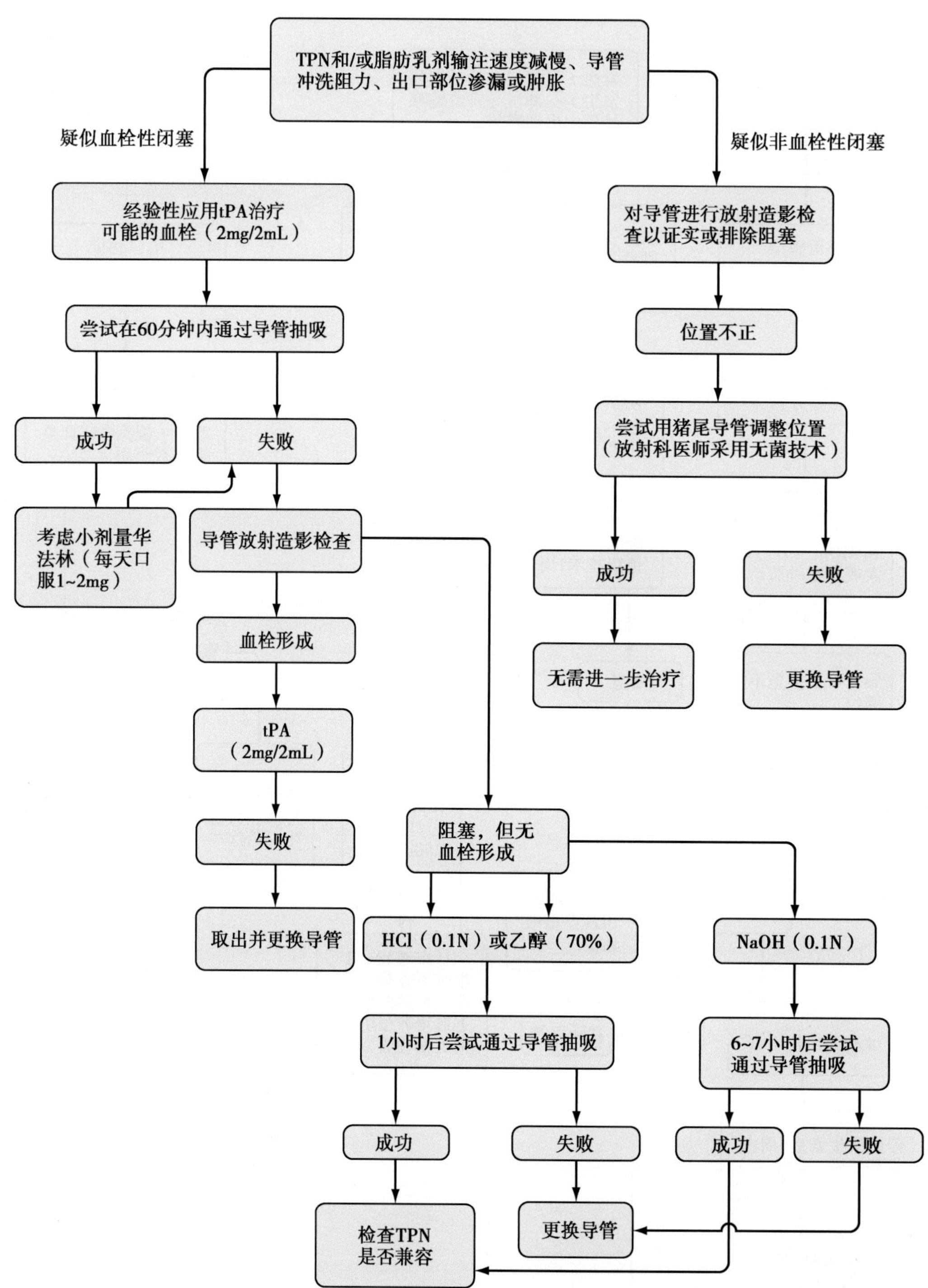

图 106.6　诊断和管理血栓性或非血栓性导管相关闭塞的流程。HCl，盐酸；NaOH，氢氧化钠；tPA，组织型纤溶酶原激活剂

七、并发症

（一）胆囊结石

回肠切除阻断了胆汁酸的肝-肠循环，导致肝脏胆汁酸分泌减少，并改变了肝脏胆汁的有机成分：胆汁酸、胆固醇和磷脂的组成（见第 64 和 72 章）。肝胆汁中的胆固醇过饱和，随后在胆囊胆汁中沉淀出胆固醇结晶，在胆囊中沉淀结石（见第 65 章）。然而，SBS 患者的大多数胆结石是由胆红素钙组成的，其病理生理学机制尚不清楚。在 84 例需要 TPN 的重度 SBS 患者中，44% 发现无症状胆结石[20]。胆泥的形成和胆囊动力不足可能是导致这些结石高发的原因，因为其中许多患者接受了长期 PN[103]。一些 SBS 患者餐后胆囊收缩素（CCK）浓度降低[104]，注射 CCK 已被实验用于诱导胆囊收缩，尽管这种疗法并不总是有效，可能会导致恶心、呕吐和腹痛[105,106]。

（二）肝病

需要长期 PN 的患者常发生肝病。以前称为肠外营养相关性肝病，这种并发症现在被称为肠衰竭相关性肝病。TPN 治疗 5 年后，超过 50% 的患者会出现严重肝脏疾病，定义为 2 级纤维化、肝硬化或以下情况之一：血清总胆红素>3. 5mg/dL 超过 1 个月、腹水、门静脉高压、肝性脑病或凝血因子 V 浓度低于正常值 50% 的肝衰竭[107]。在所有 PN 依赖性患者中，大约 15% 发生肝衰竭[108]。尤其是在婴幼儿中，肝病的发病率、患病率和严重程度都比成年人高得多[109]。尚不清楚需要 PN 的 SBS 患者中肝病和肝衰竭的发病率和患病率。尽管这些疾病被称为"PN 相关肝病"，但其发病机制可能与营养物质（如胆碱）吸收不良[110]以及营养同化途径有关，而与门静脉循环无关[111]。残留肠道量最少的患者发生肝病的风险最大[112,113]。

诊断 SBS 患者肠衰竭相关性肝病，需要排除其他潜在的致病病因。SBS 相关肝病可表现为胆汁淤积、脂肪变性或脂肪性肝炎，胆汁淤积多见于婴儿。研究表明，口服卵磷脂（尽管吸收较差）、静脉注射胆碱（研究用）以及熊去氧胆酸（UDCA）（程度较轻）治疗可获益[114-119]。一项包含 18 例婴儿的非对照病例系列，描述了使用鱼油脂肪乳剂替代传统的长链脂肪乳剂（LCT）。与不同时期的历史对照相比，鱼油补充组胆汁淤积逆转发生的时间更早（9. 4 周 vs 44. 1 周）[120]。应避免过量摄入葡萄糖［>40kcal/（kg · d）］和过量输注脂肪乳［2. 5g/（kg · d），可能仅 1. 0g/（kg · d）］[107]。然而，应以亚油酸的形式（大多数脂肪乳剂的 50%）提供至少 2% ~4% 的总热量，以防止必需脂肪酸缺乏。补充肉碱是无用的[121]。

（三）草酸钙肾结石

如果保留结肠，广泛回肠切除患者因胆汁酸缺乏继发的脂肪吸收不良，与草酸盐肾结石的风险增加有关。食物中的草酸盐通常以草酸钙的形式在肠腔内沉淀，并在粪便中丢失。SBS 和脂肪吸收不良患者的脂肪分解是正常的，未被吸收的长链脂肪酸与草酸盐竞争可用的肠腔钙。因此，大量的草酸（草酸盐的碱结合物）流失到结肠中，在结肠通过被动扩散吸收，并最终经肾脏排泄（图 106.7）。仅表现为高草酸盐尿或草酸钙结石形成，无结肠连续性的 SBS 患者的风险不会增加。在一项研究中，38 例 SBS 和结肠完整患者中有 9 例（24%）在肠切除术后 2 年内出现症状性肾结石[20]。应定期监测这些患者的尿草酸盐排泄情况。高草酸尿症的治疗包括限制含草酸盐的食物的摄入（见表 106.4）。如果高草酸尿持续存在，则应尝试口服枸橼酸钙，额外的钙会沉淀饮食中的草酸盐，枸橼酸盐可防止结石在尿液中生长。一份病例报告描述了使用结合胆汁酸补充剂减少高草酸盐尿[122]。在光照条件下，高草酸尿症也可能与 PN 溶液中维生素 C 的代谢有关[123]。维生素 C 可提供一个电子形式脱氢抗坏血酸时，然后在水中变成不稳定的产物 2,3-二酮-L-古洛糖 I 酸，随后分解为草酸。

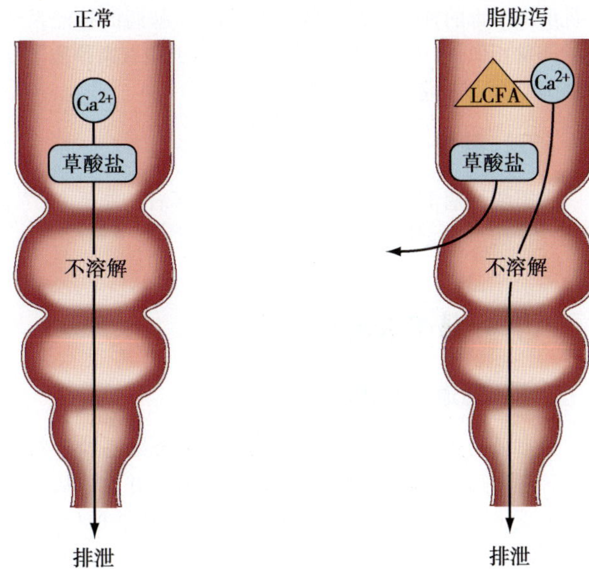

图 106.7　脂肪泻患者草酸盐过度吸收的机制。正常情况下，食物中的草酸盐在肠腔内沉淀为草酸钙，并在粪便中丢失（左）。脂肪吸收不良的短肠综合征患者脂解是正常的（右），未吸收的长链脂肪酸（LCFA）与草酸盐竞争可用的钙。因此，大量游离草酸盐从小肠进入结肠，在结肠中被吸收并最终经肾脏排泄，通常导致高草酸血症。

（四）D-乳酸酸中毒

D-乳酸酸中毒是 SBS 的一种罕见并发症，这种情况仅在保留结肠的患者中观察到。酸中毒发作通常是由于经口摄入精制碳水化合物增加所致，在 SBS 患者中可通过碳水化合物过量摄入诱导[124]。未被吸收的碳水化合物被结肠细菌代谢为短链脂肪酸（SCFA）和乳酸盐，从而降低结肠内 pH。较低的 pH 可抑制优势杆菌属的生长，并促进耐酸的革兰氏阳性厌氧菌（双歧杆菌、乳杆菌和真细菌）具有产生 D-乳酸的能力。D-乳酸从结肠吸收，由于缺乏 D-乳酸脱氢酶，在人体中的代谢程度有限。D-乳酸的主要排泄途径是肾脏[125]。

吸收的 D-乳酸可导致代谢性酸中毒以及眼球震颤、眼肌麻痹、共济失调、意识模糊和行为不当的特征性神经系统体征和症状。类似的体征和症状可见于韦尼克脑病（Wernicke 脑病）和自动酿酒综合征（见第 104 章）。D-乳酸酸中毒患者常被认为是醉酒，尽管他们的血液酒精水平是正常的。在自动酿酒综合征中，即使在没有饮酒史的情况下，血液中的酒精水平会升高。SBS 患者出现典型的神经系统症状和代谢性酸中毒时，应高度怀疑可能存在 D-乳酸酸中毒。血液检测确认代谢性酸中毒和乳酸水平正常，然而如果可能的话，应通知临床试验室定量 D-乳酸，而不是常规测定 L-乳酸浓度，且在 D-乳酸酸中毒时不会改变。通过测量全血 D-乳酸浓度来证实诊断，该浓度将显著升高（至>3mmol/L，与正常水平为<0.5mmol/L 相比）。

治疗包括用碳酸氢钠纠正酸中毒和停止口服摄入，这通常可迅速减轻神经系统症状。抗生素治疗改变结肠微生物群的潜在益处存在争议。用精制碳水化合物替代淀粉，可预防少数患者反复发性 D-乳酸酸中毒[126]。神经系统症状的介质仍不清楚，因为在正常受试者中，输注 D-乳酸以达到 D-乳酸酸中毒患者中常见的血液水平，不会引起任何神经系统症状。D-乳酸酸中毒的神经系统症状与 Wernicke 脑病的神经系统症状非常相似，在 1 例 SBS 患者中，通过补充硫胺素预防了复发性 D-乳酸酸中毒[127]。

（五）其他

在需要长期 TPN 的 SBS 患者中，描述了肾功能不全[128]、代谢性骨病[129]、记忆缺陷[130]、和神经异常[131]。

八、外科手术治疗

（一）肠道延长术

最重要的外科手术是将残余小肠与残余结肠的重新吻合。该程序具有相对较低的死亡率和发病率，并允许从未经吸收的碳水化合物经细菌发酵所产生的短链脂肪酸（SCFA）中增强能量吸收。已进行了许多其他外科手术，如锥形肠成形术、构建肠瓣膜、创建循环回路、逆转短肠段或结肠间置术，以增加肠道转运通过时间。这些手术被认为是实验性的，每种手术的经验都是有限的，结局通常不是最佳的[1]。使用节段性肠逆转术（10cm 逆转段）的最新数据表明，在成人中主要营养素的吸收（≈10%）和 PN 自主性有适度改善[132]。

纵向肠道延长和裁剪术（Bianchi 术）（图 106.8）可能对因动力障碍和 SIBO 导致的节段性扩张和肠道无功能的患者有用。在该手术中，外科医生分离扩张的肠，创建 2 个半环，并以端端方式吻合半环，从而使肠管长度加倍（图 106.9）[133]。虽然表面积并没有真正增加，但肠道功能可有所改善，从而可减少或停止使用 PN。报告的大约 135 例纵向肠道延长和裁剪手术几乎都是在儿童中进行的。这种手术只能作为肠移植前的最后手段，并且只能在该领域有丰富经验的中心进行。迄今为止，尚未进行比较药物与手术治疗的研究。

由 Kim 开发的系列横向肠成形术（STEP）是一种不太复杂的新型技术，在该技术中，直线型手术缝合器沿着肠的肠系膜边缘从交替和相反的方向应用，以不完全缝合和分割扩张的肠（图 106.10）[134]。该手术导致肠道呈“Z”字形逐渐变细，从而使营养物质沿较窄但较长的肠道输送。这项技术被更恰当地描述为肠道锥形手术（逐渐变细），而不是肠道延长术。国际注册中心对来自 50 家临床试验机构的 111 例患者进行了研究（截至 2010 年 1 月），报告的结果表明，该手术可使肠道长度增加了近 50%，并导致营养吸收显著增加，约 50% 的患者在中位 21 个月后实现了肠内自主[135,136]。然而，一些患者的这些改善可能部分是由于节段性吸收增加所致，这是肠切除术后自然适应过程的一部分。然而，扩张的、基本无功能的肠袢锥形化，可能会降低 SIBO 并改善营养吸收。此外，与 Bianchi 手术相比，STEP 可能具有优势，因为它除了技术要求较低外，还可以通过避免肠道横断来更好地保留肠道血液供应。

（二）肠移植

全球越来越多的中心正在进行肠移植。儿童和成人接受移植的主要适应证是 PN 依赖性 SBS 并发进行性肝病。肠-肝联合移植是终末期肝病患者的唯一选择。对于尚未进展为肝硬化的具有临床意义的肝病患者，可以考虑孤立性肠移植[137]。尽管经过适当的药物治疗，但仍有明显的体液损失且频繁出现重度脱水的患者，也可能是孤立性肠移植的候选者。医疗保险已经批准其他适应证，包括 2 次大血管血栓形成、1 次真菌血症发作、1 次细菌性败血症合并休克发作和终生 2 次导管感染败血症发作，但大量证据不支持这些适应证作为肠移植的适当适应证。

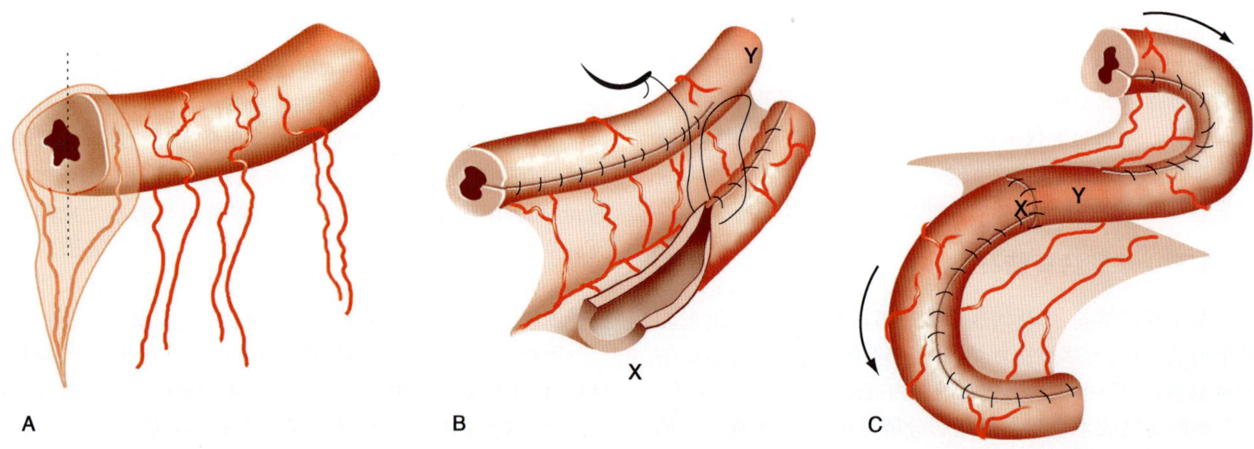

图 106.8 显示 Bianchi 肠延长术的示意图。A，纵向分离肠（虚线）。B，当肠道闭合时，产生两个半环（X 和 Y）。C，半环（X 和 Y）端端吻合

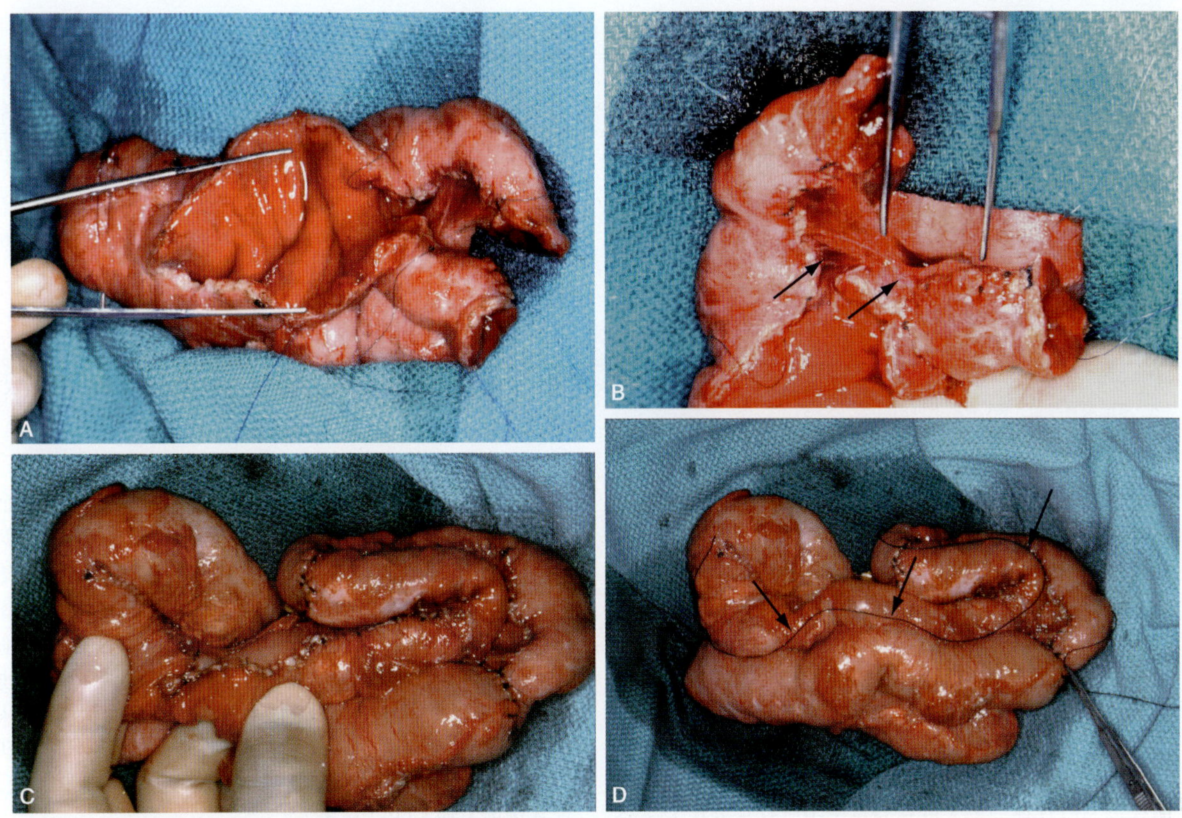

图 106.9 显示的 Bianchi 手术操作的照片。A,镊子尖端在已打开的扩张肠袢内,每个半环的开始都很明显(右侧)。B,可见血管(箭)向左半环走行。C,完成的吻合。D,缝线(箭)显示肠长度增加。第一个半环从活检钳头端延伸到第一个垂直缝合线处。从该点到螺纹末端的距离代表体长增加(该婴儿≈26cm)。(Photographs kindly provided by Kishore R. Iyer, MD, New York, NY.)

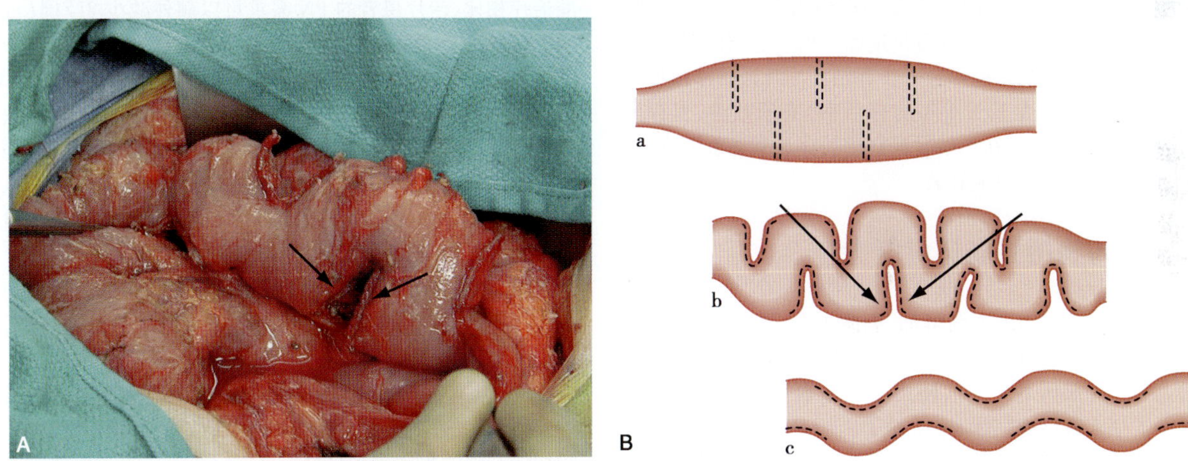

图 106.10 术中照片(A)和线条图(B)所示的连续横向肠成形术(STEP)程序。STEP 是一种使用直线型手术缝合器沿肠系膜边缘从交替和相反方向完成不完全缝合和分割扩张肠的技术。A 和 B(b)中的箭表示吻合钉产生的内陷。恢复后的配置如 B(c)所示。(Photograph kindly provided by Kishore R. Iyer, MD, New York, NY.)

自肠移植开始以来,患者的生存率显著改善,报道的生存期和营养自主性可长达 18 年[138]。从 1985 年 1 月到 2018 年 4 月(国际小肠移植登记研究的最新数据),全球有 3 452 例患者通过 86 个中心(27 个活跃中心)接受了肠移植,其中 46% 的患者在报告时仍然存活[139]。

由于技术的改进和免疫抑制方案的优化,最近接受移植的患者通常具有更好的生存率。来自美国器官共享联合网络(UNOS)数据库的移植物存活数据见表 106.5。

等待肠-肝移植患者的死亡率显著高于等待单独肝脏移植的患者[1]。因此,建议在首次出现肝病体征时应尽早转诊至肠移植中心,即使最终没有必要进行移植。肠和多器官移植费用昂贵,每例病例的费用一般为 25 万~300 万美元。移植后并发症和最常见的死亡原因包括:急性排异反应、慢性排异反应、巨细胞病毒感染、败血症(通常使排异反应复杂化)和移植后淋巴增生性疾病[140]。除因感染和排异反应反复住院外,抗排异药物每年需要花费 10 000 美元。然而,对于表现良好的患者,几乎所有患者均成功脱离了 PN,尽管有少数患者还需要一些维持性静脉输液。相比之下,除了并发症的住院费用外,家庭 PN 每年的费用为 10 万~15 万美元,然而,PN 的实际成本(包括药剂师的时间在内)接近每日 25~30 美元。肠移植已经到了一个阶段,它是 SBS 患者保守治疗可行的但尚未实践的替代方案。

表 106.5 美国 1990 年 1 月 1 日至 2016 年 12 月 31 日期间短肠综合征进行移植的患者和移植物存活率(%)

手术方式	总数	患者 1 年存活率	移植物 1 年存活率	患者 3 年存活率*	移植物 3 年存活率	患者 5 年存活率*	移植物 5 年存活率	患者 10 年存活率*	移植物 10 年存活率	患者 15 年存活率	移植物 15 年存活率
单纯小肠移植	1 070	84.6	76.2	69.6	56.2	61.1	45.3	48.0	28.3	39.6	18.0
肠-肝移植	457	64.2	61.6	54.0	50.9	50.4	46.7	45.0	41.2	43.6	38.9
伴胰腺的多内脏器官移植	1 199	73.4	70.4	60.7	56.9	55.5	50.6	44.0	38.8	36.6	32.0
不伴胰腺的多内脏器官移植	36	77.3	72.1	47.3	41.2	NA	NA	NA	NA	NA	NA

从 1990 年 1 月 1 日至 2016 年 12 月 31 日进行的死亡供体(不包括活体供体)移植。多内脏移植定义为:肠加 1 个或多个器官(胰腺、肾脏或心脏),伴或不伴肝脏。未记录胃移植。NA 表示不可用。

基于器官获取与移植网络数据,截至 2018 年 1 月 26 日。这项工作得到了卫生资源和服务管理合同 234-2005-370011C 的部分支持。

肠移植面临的最大困境之一是避免过早移植和延迟转诊移植之间取得平衡,后者通常需要增加肝移植,并且往往导致不太理想的结局[141]。需要尽早发现家庭 PN 中可能发生并发症的高危患者,必须尽一切努力提高营养和液体吸收,减少对 PN 的需求。MELD 评分和 C-反应蛋白(CRP)都可用来预测需要长期 PN 患者的死亡率。在 Putchakayala 及其同事的一项研究中[142],MELD 评分每增加 1 点(增加至>15),都与死亡风险增加 12%相关,在死亡前 180 天 MELD 评分显著升高,尽管在一组 133 例肠衰竭患者中,在死亡前 90 天或更长时间内获得 MELD 评分不太可靠。对于 MELD 评分在 15~25 分之间的患者,在 328 天时的病死率为 50%。CRP 升高也是死亡前 90 天内死亡的独立预测因素,CRP≥4 是普遍预测的死亡率[142]。CRP 每升高 1 个单位与即刻死亡风险增加 20%相关。然而,在可靠地用于支持早期肠移植之前,有必要对这些不良结果的预测因素进行进一步评估。尽管自肠移植早期以来,受体存活率(尤其是 1 年的存活率)有所改善,但存活率已达到平台期,并且在 5 年后观察到的存活率显著下降,这通常与慢性器官排斥反应有关。

九、药物增强肠适应能力

对生长因子知识的不断增加,刺激了在短肠综合征患者中进行的几项临床研究。在一项针对 PN 依赖性 SBS 患者进行的大型非对照研究中[143],使用生长激素和膳食 L-谷氨酰胺取得了令人鼓舞的结果,这增加了人们对肠黏膜生长可以在适应期后得到增强的希望[6]。然而,两项关于生长激素和 L-谷氨酰胺补充剂的安慰剂对照研究,未能显示对吸收有任何有益的作用[55,56],另外两项单独使用生长激素的研究显示,液体和营养保留仅有略改善[144,145]。

胰高血糖素样肽-2(GLP-2)是一种促肠激素,最初在 8 例 SBS 患者的小型非对照研究中进行了评估,这些患者接受天然 GLP-2 400mg 皮下给药,每日两次,持续 35 天[146]。治疗引起严重吸收参数、体重和黏膜生长增加。使用合成的 GLP-2 类似物[替度鲁肽(teduglutide)]与绒毛高度增加和液体吸收增加相关,能量和氮吸收的适度改善在停药后消退[147]。双盲随机多中心研究表明,这种 GLP-2 类似物给药导致 PN 需求显著降低(通常为 1~2 晚/周),尽管只有少数受试者能够完全戒除[148,149],最有可能成功停用的患者是那些具有相对适度 PN 需求的患者,尽管那些治疗反应最大的患者倾向于具有最低的内源性 GLP-2 生成[150]。替度鲁肽的使用与血浆瓜氨酸浓度增加相关。液体潴留增加与的慢性脱水较少相关[151],这是需要长期 PN 治疗的患者发生肾病的主要因素[152]。GLP-2 也可增加肠系膜血流量[153]。一旦停用替度鲁肽,肠形态学可恢复到基线水平[154],尽管一些患者的临床获益可能持续存在[155]。人们对上皮生长因子知识的快速进步,无疑将会发现其他可以刺激肠上皮生长的生长因子,从而使这些患者受益。例如,在少数患者中进行的初步研究表明,GLP-1 也可能通过延缓胃肠转运来改善液体和能量吸收,尽管其作用不如 GLP-2 显著[156]。

在 41 名 PN 依赖患者中进行的生长激素双盲随机对照试验[0.1mg/(kg·d),连续 4 周]显示,与本章之前描述的标准治疗相比,治疗患者的 PN 需求可以额外减少 2L/周(或每周 1 晚)[157]。尚不清楚这些效应是否与改善吸收或刺激食欲有关。这项研究使 FDA 批准生长激素注射液用于治疗 PN 依赖性 SBS。在完成 3 周的每日生长激素注射后,该疗法的获益持续了近 4 个月,尚不清楚是否需要加强注射。必须权衡这种治疗的益处和潜在的副作用,包括液体潴留、水肿、关节痛和腕管综合征。尚不清楚如果在肠切除术后的适应阶段给药,任何潜在的生长因子治疗是否会更有效。

十、生存和生活质量

SBS 患者的预后主要取决于肠切除的类型和范围以及基础疾病。一般而言,如果仔细处理其特定的吸收不良缺陷,小肠切除有限的患者预后良好。高位空肠造口术和严重吸收不良患者存在管理困难的问题,其长期护理对外科医生、胃肠病学家和营养师提出了挑战。然而,由于长期 PN 经验的不断增加和评估营养需求的更好方法,生存期、预后和生活质量正在稳步改善,即使在该组患者中也是如此。

在 124 例 SBS 患者的前瞻性研究中,评估了生存概率和 PN 依赖性[86]。这些患者中的大多因肠系膜动脉栓塞或放射性肠炎接受了肠切除术。2 年和 5 年的生存概率分别为 86%和 75%。2 年时 PN 依赖率为 49%,5 年时为 45%,表明大多数需要长期 PN 的患者可以使用常规技术在 2 年内成功停用 PN。在多变量分析中,存活率与高位空肠吻合、小肠长度小于 50cm 和肠系膜动脉栓塞作为肠切除原因呈负相关。PN 依赖主要与小肠长度有关。残余肠长度小于 100cm,对于永久性肠衰竭和终身 PN 依赖具有高度的预测性。在来自梅奥诊所的 225 例患者的研究中报告了相似的结果[158]。在皇家希望曼彻斯特医院项目治疗的 545 例患者中[159]，发生肠衰竭时无恶性肿瘤患者的生存率在 1 年时为 93%，在 5 年时为 71%，在 10 年时为 59%，在 20 年时为 28%[159]。SBS 和肠衰竭病因为辐射损伤的患者的生存率仅略微降低[160]。

大多数 SBS 患者生活质量良好，能全职工作。图 106.11

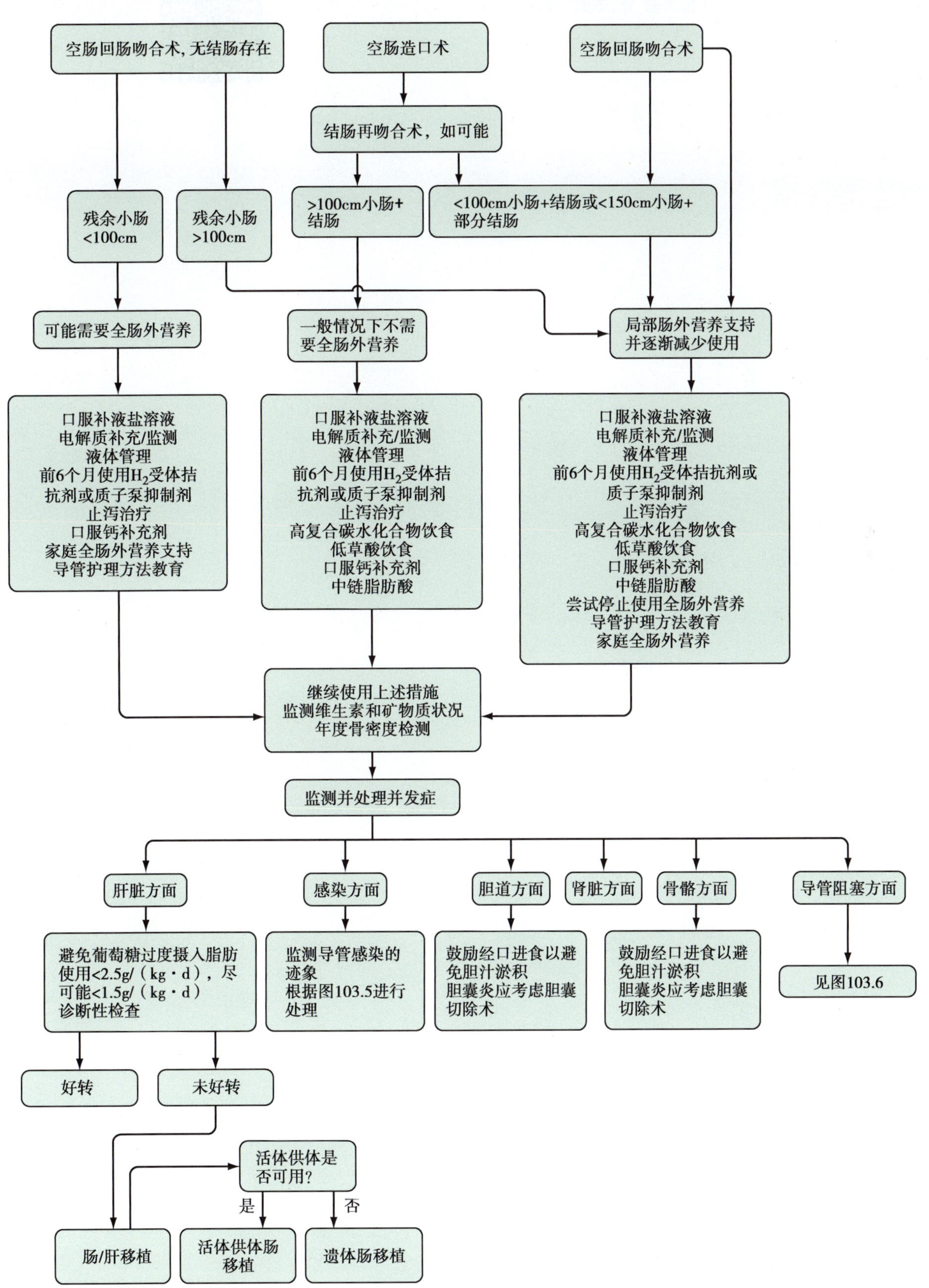

图 106.11　短肠综合征患者的管理程序

描述了管理 SBS 患者的流程。随着我们对 SBS 病理生理学认识的不断加深,预期治疗管理策略、长期结局和患者生活质量也会得到改善。

(施海韵 译,李鹏　刘军 校)

参考文献

第 107 章　乳糜泻

Benjamin Lebwohl, Peter H. R. Green 著

章节目录

一、定义

乳糜泻是一种慢性、免疫介导的肠病，在遗传易感性个体中由膳食麸质促发[1]。麸质是小麦、黑麦和大麦中不溶于水的蛋白质复合物的常用术语，对乳糜泻患者有害。乳糜泻的特征表现为：小肠黏膜绒毛萎缩，与营养物质吸收不良有关，采用无麸质饮食（GFD）后的临床和随后的组织学改善，以及重新摄入麸质时的临床和组织学复发[2]。

乳糜泻具有广泛的临床表现。过去，典型的乳糜泻（现在称为经典乳糜泻）临床表现为吸收不良的体征和症状，如腹泻、脂肪泻、体重减轻和营养缺乏。然而，现在这个术语是值得怀疑的，因为在现代临床实践中，大多数患者并没有出现这些所谓的典型表现。相反，以前描述为非典型乳糜泻，现在称为非经典型乳糜泻的表现（例如贫血、疲乏、腹胀和不适、骨质疏松、不育）现在更为常见。无症状乳糜泻（也称为沉默性乳糜泻）通常通过乳糜泻特异性血清学筛查进行鉴别，其特征为缺乏乳糜泻症状或体征的个体出现十二指肠绒毛萎缩。潜在乳糜泻是指那些小肠组织学正常的患者，他们发生乳糜泻的风险增加（通常通过乳糜泻特异性血清学检测阳性来识别）。无反应性乳糜泻（NRCD）定义为：尽管接受了超过 6 至 12 个月的严格无麸质饮食，但仍存在持续或反复出现的症状或体征，表明存在活动性乳糜泻。难治性乳糜泻（RCD，无反应性乳糜泻的一个子集）定义为尽管接受超过 6～12 个月的严格无麸质饮食，但仍出现症状性、重度小肠绒毛萎缩。难治性乳糜泻是一种排除性诊断，不能用不适当的麸质摄入、绒毛萎缩的其他原因或明显的肠道淋巴瘤来解释。乳糜泻血清学是指专门鉴别未经治疗乳糜泻的血清学检查，包括免疫球蛋白 IgA 或 IgG 组织型谷氨酰胺转移酶（tTG）、IgA 或 IgG 肌内膜抗体（EMA）以及 IgA 或 IgG 脱酰胺醇溶蛋白肽（DGP）抗体（通常排除 IgA 或 IgG 抗醇溶蛋白抗体（AGA，因为它们相对非特异性）。乳糜泻麸质敏感性是指排除乳糜泻诊断的人群，在摄入麸质后出现的症状或体征。乳糜泻的奥斯陆（Oslo）定义和相关术语对目前乳糜泻中使用的定义提供了更全面的解释[1]。

二、历史

乳糜泻在公元 1 世纪被 Cappadocian 的 Aretaeus 公认为是一种临床实体疾病[3]。口炎性腹泻（sprue）这个名字是 18 世纪创造出来的，来源于荷兰语“spruw”，意思是“口疮病”，之所以如此命名，是因为这些患者普遍患有口疮性口腔溃疡。1888 年，Samuel Gee 发表了他的论文《关于腹腔疾病的研究》，描述了乳糜泻的许多临床特征，并得出结论：“如果患者能完全治愈，那一定是通过饮食的方式”。然而，直到 20 世纪中叶，荷兰儿科医师 Willem Karel Dicke 才发现某些谷类食品与乳糜泻之间的联系。他确信，食用小麦面粉是导致这种疾病患者病情恶化的直接原因[5]。在第二次世界大战的荷兰饥

荒期间，荷兰用于制作面包的谷物严重匮乏，在此期间，患有乳糜泻的儿童病情有所改善，但在战争结束后谷物供应恢复后病情又复发。这一观察结果证实了 Dicke 之前的观察结果，即摄入小麦会加剧乳糜泻[6]。Dicke 课题组随后的研究表明，正是小麦中不溶于水的部分或面筋部分，导致了乳糜泻患者的肠道损伤[7]。

1954 年，Paulley 首次准确描述了乳糜泻患者特征性的肠道病变[8]。随着 20 世纪 50 年代末，有效的经口抽吸活检仪器的发展，Rubin 及其同事证实，儿童乳糜泻和成年人特发性或非热带口炎性腹泻是具有相同临床和组织病理学特征的相同疾病[9]。

自 20 世纪 80 年代以来，我们对乳糜泻发病机制的遗传学、免疫学和分子机制的理解取得了实质性进展。1986 年，Howell 及其同事观察到乳糜泻与特异定的 HLA-DQ2 单倍型相关[10]。1993 年，Lundin 和同事证明 HLA-DQ2 优先呈递谷蛋白源性醇溶蛋白肽，以激活乳糜泻患者的肠黏膜 T 细胞[11]。随后，tTG[更具体地说是 tTG2 型(tTG2)]被确定为乳糜泻自身抗原，从而导致了更准确的血清学诊断试验[12]。1998 年，Molberg 及其同事报告称，通过宿主 tTG2 对醇溶蛋白的修饰，增强了醇溶蛋白特异性乳糜泻 T 细胞应答[13]。将特异性 tTG 修饰的 DGP 鉴定为显性 α-醇溶蛋白 T 细胞表位，突显了 tTG2 在乳糜泻发病机制中发挥的关键作用[14]。

使用肌内膜抗体(EMA)和 tTG 血清学的流行病学研究大大增加了对美国乳糜泻患病率的估计值，以及全球乳糜泻患病率的范围[15-17]。这反过来又导致人们重新对潜在的非饮食治疗产生兴趣，包括麸质解毒、麸质酶治疗、小肠紧密连接功能调节剂、tTG2 抑制剂和基于免疫的干预措施，包括尝试逆转对麸质的不耐受[18-20]。

三、流行病学

使用特定乳糜泻血清学检测的流行病学研究表明，乳糜泻具有广泛的地理分布，并影响来自多个不同种族和种族背景的个体。欧洲乳糜泻的总体患病率估计为 1%，芬兰报告的最高患病率为 2.4%[21]。主要的 HLA 单倍型、将麸质引入饮食的时间、婴儿配方奶粉中醇溶蛋白浓度的差异以及解释小肠活检结果的观察者之间的差异等因素，可能解释了患病率的差异[22]。乳糜泻在印度西北部旁遮普邦地区特别流行，在那里，几代人膳食的主食一直是小麦而不是大米[23]。这种情况在黑人、阿拉伯人、西班牙裔、以色列犹太人、阿拉伯人-黑人混血后裔的苏丹人、广东人中都有报道，在非洲西北部的撒哈拉人口中尤为严重[24]。很少受影响的人包括纯粹的撒哈拉非洲人、非裔加勒比人或东南亚人(包括中国人或日本人)后裔。一些作者指出女性与男性的比例为 2∶1，而另一些作者报告称男性与女性的患病率相同。然而，大多数测量已确诊为乳糜泻的研究发现女性占优势，这表明男性更有可能未被确诊。

美国的研究表明，乳糜泻的患病率与欧洲相当。Fasano 及其同事[15]进行的一项大型多中心研究确定，在超过 13 000 例有风险和无风险的美国受试者中，乳糜泻受试者的一级和二级亲属中检测肌内膜抗体(EMA)的患病率分别为 1/22 和 1/39。最重要的是，这些研究者发现在 4 126 例“无风险”受试者中，检测肌内膜抗体的患病率为 1∶133。2009—2010 年对国家健康和营养检查局调查(NHANES)的分析发现，美国乳糜泻(已确诊和未确诊)的患病率为 0.7%[16]。在美国，乳糜泻的患病率因种族而异，旁遮普邦印度种族个体的患病率最高[25]。

乳糜泻的人群患病率似乎在增加。在美国的一项研究中，9 133 例受试者的血液样本储存于 1950 年左右，其中 tTG 血清阳性率为 0.2%，而可比的现代血清中的 tTG 阳性率为 0.9%，这表明随着时间的推移，乳糜泻的患病率显著(4 倍)增加[26]。芬兰乳糜泻的估计患病率也有所上升，从 1980 年的 1%上升到 2000 年的 2%[27]。血清阳性率升高的原因尚未确定，但已经提出了乳糜泻的环境触发因素(见后文环境因素章节)。在美国，诊断率似乎在变化。虽然在 2009—2010 年，超过 80%的病例在 NHANES 调查中未被确诊[16]，但在 2013—2014 年，未被确诊的病例少于 50%[28]。这可能是由于人们对乳糜泻的认识提高和对无麸质饮食的广泛普及。

使用乳糜泻血清学的流行病学研究表明，无症状或症状轻微的乳糜泻比诊断或有症状的疾病更常见[29]。芬兰一项针对 3 654 名 7～16 岁学童的研究，使用 2 种 EMA 和 tTG 抗体的血清学筛查，表明每 99 名儿童中就有 1 名经活检证实患有乳糜泻[30]，尽管 56 名血清学呈阳性的受试者中仅有 10 名(18%)有明显的乳糜泻症状。2 名抗体升高且 HLA-DQ2 单倍型正常的受试者的黏膜与潜在的乳糜泻一致。另一项研究表明，在患有潜在乳糜泻的儿童中，tTG2 血清学阳性率随着时间的推移而波动[31]。在后一项研究中，39 名患有潜在乳糜泻的儿童中有 12 名(31%)在 3 年随访期间发生小肠绒毛萎缩。因此，乳糜泻的自然病史似乎存在个体差异，至少在儿童中是如此，其中 tTG2 血清阳性和乳糜泻肠病可能会随着时间的推移而波动。

四、病理学

乳糜泻影响小肠黏膜。黏膜病变的严重程度和范围可能存在相当大的差异[9]。在放大镜下检查未治疗的严重乳糜泻的小肠黏膜表面，发现黏膜表面平坦，完全没有正常的肠绒毛。组织切片的组织学检查也证实正常绒毛结构的丧失(图 107.1A 和 B)。肠隐窝明显延长，并开口于平坦的吸收表面上。由于隐窝增生补偿了绒毛的缺失或缩短，所以黏膜的总厚度可能仅轻微减少。这些结构变化减少了可用于消化和吸收的上皮表面的数量[9]。

在正常活检标本中呈柱状的肠上皮细胞，在乳糜泻中呈立方状、有时呈鳞状。它们的细胞质更嗜碱性(即富含 RNA)，细胞核的基底极性被破坏，刷状缘明显变薄。当用电子显微镜观察时，吸收细胞的微绒毛变短，常融合。游离核糖体的数量增加，反映了分化受损，导致组织学检查时明显的胞浆嗜碱性粒细胞增多。退行性变化包括细胞质和线粒体空泡化，以及存在许多大溶酶体，也很明显。

受损吸收细胞之间紧密连接的结构异常，为乳糜泻黏膜屏障通透性增加提供了形态学解释[32]。内质网稀疏，解释了消化酶(包括双糖酶和肽酶)合成水平较低的原因。因此，成

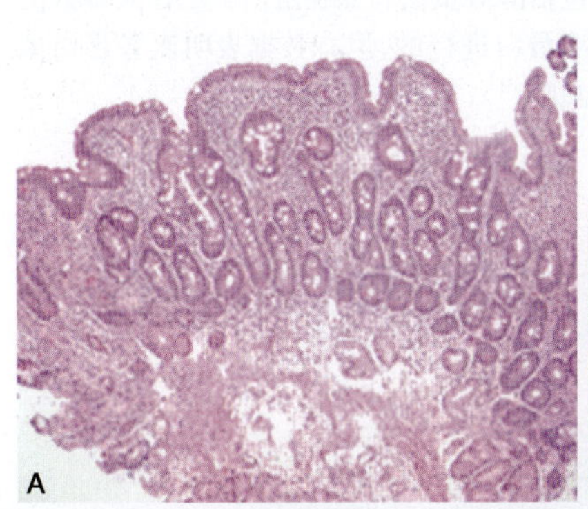

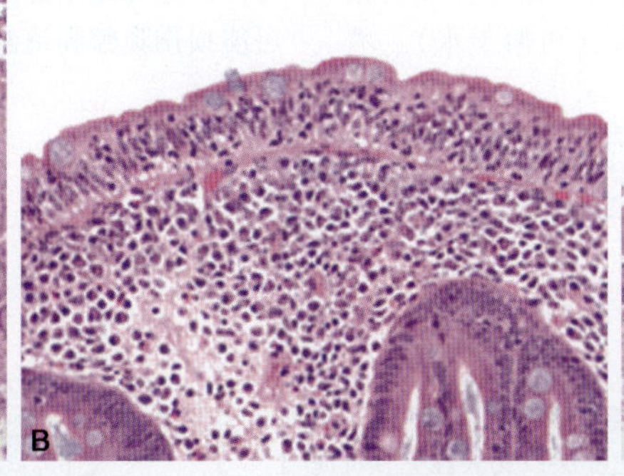

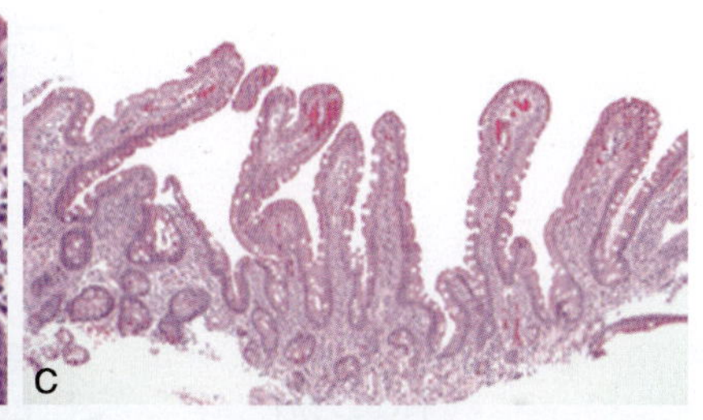

图 107.1 A，十二指肠第二部分活检标本的中倍视野显示完全绒毛萎缩和隐窝肥大（H&E 染色，10×）。B，高倍视野显示明显的上皮内淋巴细胞增多，伴固有层因浆细胞而扩张（H&E 染色，40×）。C，开始无麸质饮食（GFD）2 年后进行的随访活检显示绒毛正常（比隐窝深约高 4 倍）。未发现炎症（H&E 染色，10×）。（Images courtesy Stephen M. Lagana，MD.）

熟的吸收细胞数量减少，功能受损。

与吸收细胞不同，未分化的隐窝细胞在严重未经治疗的乳糜泻患者中数量显著增加，因此隐窝延长。此外，隐窝中有丝分裂的数量显著增加。通过光学和电子显微镜检查，隐窝细胞的细胞学特征和组织化学都是正常的。对未经治疗的乳糜泻中的上皮细胞动力学研究表明，“绒毛萎缩”是一个用词不当的说法，因为有证据表明隐窝中的肠上皮细胞生成实际是增加的。Wright 及其同事[33]估计，乳糜泻患者的肠黏膜每小时每个隐窝产生的细胞是正常小肠的 6 倍，细胞周期时间减半，反映出细胞过早脱落。因此，实验证据表明，乳糜泻绒毛变短的中心机制是对成熟肠上皮细胞的毒性作用，导致其过早地丢失到肠腔中，并导致隐窝肠上皮细胞复制的代偿性增加。这种机制可以解释之前描述的许多组织学异常。

受累小肠固有层的细胞数量增加。细胞浸润主要由浆细胞和淋巴细胞组成。产生 IgA、IgM 和 IgG 的细胞数量增加了 2~6 倍，但与正常黏膜相同，以产生 IgA 的细胞为主[34]。多形核白细胞、嗜酸性粒细胞和肥大细胞的也可显著促进细胞数量的增加。在未经治疗的乳糜泻患者中，通常每 100 个肠上皮细胞中报告的上皮内淋巴细胞（IEL）的计数增加[9]。在正常小肠黏膜中，固有层 T 细胞主要是 $CD4^+$（辅助/诱导）细胞，而 IEL 主要是 $CD8^+$（细胞毒性/抑制）细胞。在未治疗的乳糜泻中，固有层 T 细胞的这种分布得以维持，但两个区域中的细胞密度均有所增加。

Marsh 开创了小肠黏膜乳糜泻病变序贯进展的理论[35]。从正常的浸润前（0 期）黏膜开始，最初观察到的事件是 IEL 增加，随后固有层淋巴细胞浸润（1 期）。隐窝增生（2 期）先于绒毛萎缩（3 期），仅在固有层淋巴细胞增多的情况下观察到，这表明 IEL 不足以诱导乳糜泻的肠道结构变化。最后，出现全黏膜萎缩（4 期），其特征为绒毛完全消失、细胞凋亡增强和隐窝增生。Marsh 分类阶段以前，根据绒毛萎缩的程度进行了细分，评分为 3a、3b 和 3c 分别对应部分、次全和全部绒毛萎缩。然而，由于这些亚阶段的观察者间再现性较低，因此提出了一种报告绒毛高度与隐窝深度比的定量方法[36]。这种分类被称为组织学评分的定量黏膜算法规则（Quantitative-Mucosal Algorithmic Rules for Scoring Histology，Q-MARSH），有可能作为评估乳糜泻治疗干预措施的结果。

乳糜泻病变累及小肠的时长因未经治疗的个体而异，当肠道病变不涉及整个小肠时，通常以近端小肠受累最严重，也可能发生保留近端小肠而累及远端小肠的情况，但并不常见[9]。仅有上皮内淋巴细胞计数（IEL 计数）增加不足以进行乳糜泻的组织学诊断。这一发现是非特异性的，见于许多其他疾病，包括小肠细菌过度生长（SIBO）、消化性十二指肠炎、幽门螺旋杆菌感染、非甾体抗炎药（NSAID）使用和自身免疫性疾病。因此，必须存在一些绒毛缩短、隐窝增生、细胞学异常的表面细胞和固有层细胞增加，才能确定诊断。当十二指肠球部是小肠唯一受累部分时，就可使用术语“超短型乳糜泻”一词[37]。

无麸质饮食（GDF）治疗可显著改善肠道结构（见图 107.1C）。表面吸收细胞的细胞学外观首先得到改善，通常在几天内。具有基底细胞核和发育良好的刷状缘的高柱状吸收细胞取代了异常的、未成熟的立方表面细胞，IEL 与吸收细胞的比值降低。随后，绒毛结构恢复正常，绒毛延长、隐窝缩短、固有层细胞结构减少。远端小肠的黏膜比受累更严重的近端小肠的黏膜改善得更快[35,38]。在一些患者中，在黏膜恢复正常之前，可能需要数月至数年的麸质戒断，事实上一些残余的异常，可能从细微到显著不等通常持续存在，这可能是由于意外摄入麸质所致[39,40]。最后，乳糜泻的黏膜损伤在组织学上与其他多种肠病的典型黏膜损伤的反应相同（见“八、鉴别诊断”）。

五、发病机制

在易感人群中，某些谷物颗粒的水不溶性蛋白部分（麸质）与小肠黏膜的相互作用是乳糜泻发病机制的核心。乳糜泻被认为是一种由环境因素（醇溶蛋白）触发的免疫障碍，发生在遗传易感人群中。多样的临床表现是不同环境、遗传和免疫因素复杂相互作用的结果。这些因素如何控制乳糜泻的不同表达，以及从潜伏性到显性疾病的传代，目前仍不清楚。

（一）麸质蛋白作为抗原

乳糜泻是具有明确环境触发因素的一种自身免疫性疾病模型（图 107.2）。早期的工作涉及用胃蛋白酶和胰蛋白酶进行生理消化，然后根据溶解度特性进行分离，确定了几种小麦蛋白是导致谷物在乳糜泻中毒性的原因。小麦蛋白有多种储存形式，根据溶解度特征可分为四大类：谷醇溶蛋白（prolamins，可溶于乙醇）、麦谷蛋白（glutenins，部分可溶于稀酸或碱溶液）、球蛋白（可溶于 10% NaCl）和白蛋白（可溶于水）。术语谷蛋白一词同时包括醇溶蛋白和麦谷蛋白。尽管大多数的毒性研究都是用醇溶蛋白进行的，但有数据表明麦谷蛋白也可能损伤腹腔肠道黏膜[41]。

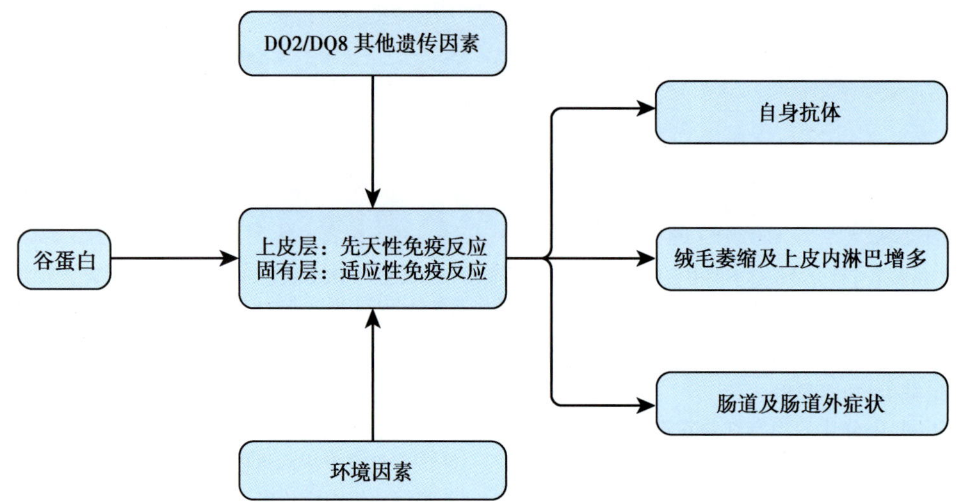

图 107.2　乳糜泻的多因素发病机制。谷蛋白（麸质）联同一种或多种额外的环境触发因素是激活遗传易感宿主的先天性和适应性免疫系统所必需的条件。这些活性的主要部位分别在肠上皮层和固有层。这导致了组织型谷氨酰胺转移酶自身抗体的产生、绒毛萎缩伴上皮内淋巴细胞增多和下游一系列肠道及肠道外临床并发症的发生。（From Green PH，Lebwohl B，Greywoode R. Celiac disease. J Allergy Clin Immunol 2015；135（5）：1099-106.）

小麦的谷醇溶蛋白被称为醇溶蛋白。来自其他谷物中的醇溶蛋白也被认为是谷蛋白，并根据其来源命名（来自黑麦的黑麦醇溶蛋白、来自大麦的大麦醇溶蛋白、来自燕麦的燕麦醇溶蛋白和来自玉米的玉米醇溶蛋白）。主要谷物家族的分类关系，为预测它们在乳糜泻中的毒性提供了一个框架（图 107.3）[42]。小麦、黑麦和大麦属于小麦亚科，燕麦属于相邻的燕麦科。燕麦醇溶蛋白在遗传上与醇溶蛋白的相似性不如醇溶蛋白与黑麦和大麦醇溶蛋白的相似性。然而，尽管来自大麦、小麦和黑麦的醇溶蛋白存在遗传差异，但因为它们具有共同的祖先，它们仍然具有免疫交叉反应性[43]。不会激活疾病的谷物（水稻、玉米、高粱和小米）与小麦、黑麦和大麦分离得更远，因为它们来源于原始的草类。

醇溶蛋白可通过电泳分离为 4 个主要组分，分子量范围为 20~75kD，以单一多肽链形式存在。这些组分被命名为 α-、β-、γ-和 ω-醇溶蛋白，所有 4 种组分似乎对乳糜泻患者均有毒性[44]。小麦以外的谷物中的几种醇溶蛋白和相关醇溶蛋白的完整氨基酸序列是已知的[41]。Anderson 及其同事[14]鉴定出一种部分脱酰胺肽。它由 α-醇溶蛋白的第 56~75 位氨基酸组成，作为显性表位，负责乳糜泻中 T 细胞的激活。然而，乳糜泻患者可以对多种谷蛋白肽产生反应[45]。此外，小麦中的非麸质蛋白似乎有助于乳糜泻患者的免疫激活[46]。细胞内 tTG 的释放导致麸质蛋白脱酰胺作用，并增强 T 细胞对由此产生的抗脱酰氨基麦胶蛋白肽（DGP）的反应[14]。

大多数乳糜泻患者对燕麦耐受的原因并不明显。因为燕麦的醇溶蛋白部分含有与小麦醇溶蛋白相同的氨基酸序列（QQQPF，其中 Q=谷氨酰胺，P=脯氨酸，F=苯丙氨酸），已被证明具有毒性[47]。对这一悖论的一个可能解释是，与含有毒麸质的谷物相比，燕麦中这种有毒的醇溶蛋白部分的比例相

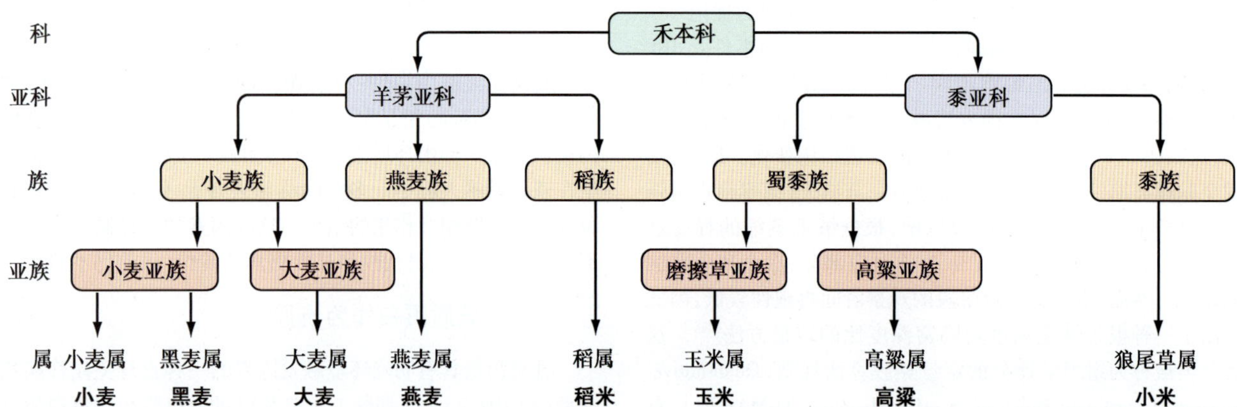

图 107.3　主要谷物的分类学关系。（From Kasarda DD、Okita TW、Bernardin JE，et al. Nucleic acid［cDNA］ and amino acid sequences of α-type gliadin from wheat［Triticum aestivum］. Proc Natl Acad Sci USA 1984；81：4712-5.）

对较小。尽管小麦、黑麦和大麦的醇溶蛋白的一个共同特征是谷氨酰胺（≈30%）和脯氨酸（≈15%）的含量很高，但燕麦的醇溶蛋白中这些氨基酸的含量居中，水稻、玉米和小米的无毒醇溶蛋白中它们的含量更低[48]。综合考虑乳糜泻患者的燕麦激发研究支持了这一假设，这些研究表明，对燕麦的耐受性可能至少部分取决于摄入的总量[49]。一项系统性综述和meta 分析发现，在无麸质膳食（GFD）中添加燕麦不会对乳糜泻患者的症状、组织学或血清学异常产生不良影响[50]。因为大多数商业化生产的燕麦都是以一种容易使含麸质谷物污染的方式收割的，应建议乳糜泻患者限制食用标记为无麸质的未污染的燕麦。

燕麦的相关研究数据还强调了谷蛋白摄入量与疾病表现严重程度之间的重要关系。长期以来，瑞典儿童显性乳糜泻的发病率是丹麦儿童的 5~10 倍（2 个具有相似遗传背景的人群）这被认为是环境因素在乳糜泻发病机制中超过遗传因素重要性的证据。随后的研究发现，瑞典婴儿配方奶粉与丹麦婴儿配方奶粉的醇溶蛋白浓度相差高达 40 倍[22]。这一发现表明，未成熟的免疫系统早期暴露于大量醇溶蛋白，可能是显性乳糜泻发生的相关辅助因素。

婴儿期引入麸质的时间和/或数量可能在促进麸质耐受或不耐受方面发挥重要作用。一项队列研究发现，在婴儿第 4~6 个月期间引入麸质与乳糜泻风险降低相关[51]。这除了担心首次暴露时大量的麸质可能在瑞典流行病中发挥作用外[52]，还形成了两项婴儿喂养策略随机试验的基本原理。一项试验评估了在婴儿 4 个月时引入麸质的干预，另一项试验则评估了在婴儿 12 个月时的麸质引入，这两项试验均使用婴儿 6 个月时的麸质引入作为对照[53,54]。与在婴儿 6 个月时的引入相比，早期或延迟策略均未降低患乳糜泻的风险。因此，引入麸质的最佳时机尚待确定。

（二）其他环境因素

近几十年来乳糜泻患病率的上升，导致人们努力确定触发其发展的环境辅助因素的研究。在一项队列研究中，发现复发性轮状病毒感染与后续乳糜泻风险增加相关[55]，接种轮状病毒疫苗可预防乳糜泻[56]。在小鼠模型中，当与麸质同时引入呼肠孤病毒感染时，可诱导促炎环境和 AGA，与健康对照组相比，乳糜泻患者确实具有更高的呼肠孤病毒抗体滴度[57]。Hp 的胃定植与乳糜泻呈负相关，这提出了 Hp 流行率持续下降导致乳糜泻发病率上升的可能性[58]。其他拟定的环境风险因素包括：北纬地区（美国）[59]、择期剖宫产[60]和抗生素使用[61]。

（三）遗传因素

家族研究证明乳糜泻在家族内频繁发生，反映了遗传因素在其发病机制中的重要性[62]。一级亲属中乳糜泻的一致性范围为 8%~18%，同卵双胞胎的一致性估计范围为 49%~83%[62,63]。我们对这种遗传易感性的性质的理解，始于乳糜泻与特异性 HLA-DQ2 单倍型相关的观察[10]。HLA Ⅱ类分子是糖基化的跨膜异二聚体（α 和 β 链），被分为 3 个相关的亚区（DQ、DR 和 DP），编码在染色体 6p 上的主要组织相容性复合体的 HLA Ⅱ类区域内。通过从乳糜泻患者黏膜中分离醇溶蛋白特异性 HLA-DQ2 限制性 T 细胞克隆，提供了与遗传易感性的重要联系[11,64]。

HLA Ⅱ类分子 DQ2 存在于 90% 以上的乳糜泻患者中，而普通白人人群中这一比例约为 35%。DQ2 是由 α1*0501（DQ2.5）和较少见的 α1*0201（DQ2.2）与 β1*02 组成的异源二聚体。在几乎所有其余乳糜泻患者中均发现 DQ α1*0301、β1*0302 异源二聚体，称为 HLADQ8[65]。在 DQ2 和 DQ8 阴性但仍携带单个 DQ2 等位基因的患者中，报告了偶发乳糜泻病例。因此，在某些情况下，除了确定 DQ2 和 DQ8 状态外，个体乳糜泻相关等位基因的分型可能是有帮助的。还发现了基因剂量效应，即 DQ2 纯合子个体发生乳糜泻的风险高于杂合子。

目前已知，在麸质被吸收后，表达 HLA-DQ2 或 HLA-DQ8 的固有层抗原呈递细胞（可能是树突状细胞）在其 α/β 异源二聚体抗原呈递槽上呈递醇溶蛋白肽，以致敏表达 α/β T 细胞受体（TCR）的 T 淋巴细胞。然后这些淋巴细胞激活 B 淋巴细胞生成免疫球蛋白（Ig）和其他 T 淋巴细胞分泌细胞因子，包括干扰素（IFN）-γ 以及白细胞介素（IL）-4、IL-5、IL-6、IL-10、TNF-α 和转化生长因子（TGF）-β[66]。这些细胞因子不仅可诱导肠细胞损伤，还可诱导肠细胞腔表面异常 HLA Ⅱ类细胞表面抗原的表达，可能促进这些细胞向致敏淋巴细胞提供额外的直接抗原呈递（见图 107.2）。

事实上，只有少数表达 DQ2 的人发展为乳糜泻。大约 35% 的欧洲人及其后代表达 HLA-DQ2，但在其他人群（撒哈拉以南非洲、远东亚洲）中很少见。因此，许多乳糜泻的遗传易感性是由编码 HLA-DQ 分子以外的基因赋予的。寻找赋予乳糜泻易感性的其他基因揭示了几种不同染色体上的许多感兴趣的位点，其中一些也与 1 型糖尿病的易感性相关[67-72]。

（四）免疫因素

有大量证据表明，对醇溶蛋白和相关醇溶蛋白的体液和细胞介导的免疫反应与乳糜泻的发病机制有关。在未经治疗的乳糜泻患者中，小肠固有层中产生抗体的 B 细胞数量增加了 2~6 倍[33]。此外，在大多数未经治疗的乳糜泻患者的血清中可以检测到纯化醇溶蛋白、醇溶蛋白的所有主要组分和 DGP 的 IgA 和 IgG 血清抗体[14,73-76]。许多没有乳糜泻的健康人的 IgA 或 IgG 抗醇溶蛋白水平升高[77]。然而，健康对照人群中 IgA 或 IgG DGP 抗体升高的频率非常低，这可能反映了 DGP 的抗原效力及其在疾病发病机制中拥有更重要的作用[14,74-76]。许多乳糜泻患者的抗其他食物蛋白（如 β-乳球蛋白、酪蛋白和卵清蛋白）血清抗体水平升高[78]。尚不清楚这是否反映了乳糜泻患者对食物抗原的普遍异常免疫反应，或由于小肠通透性增加而增加了对这些蛋白的全身暴露。麸质可通过正常的肠上皮吸收，但尚不清楚这是否会导致无遗传倾向的乳糜泻患者产生免疫耐受。同时，乳糜泻患者对一些但不是所有的非麸质小麦蛋白产生抗体[46]。

更多特异性自身抗体反应的鉴定改变了我们对乳糜泻发病机制的理解。肌内膜（一种围绕平滑肌的结缔组织结构）的 IgA 抗体对乳糜泻具有高度特异性[79]。目前已知肌内膜内所含的靶向自身抗原是酶 tTG-2[12]。醇溶蛋白是这种普遍存在的钙依赖性细胞内酶的首选底物，研究表明，tTG 使醇溶蛋白中的关键中性谷氨酰胺残基脱酰胺，并将其转化为带负电荷的谷氨酸残基，其优选位于 HLA-DQ2 异源二聚体的非肽抗原结合槽的 4、6 和 7 位，从而促进抗原呈递[13,14,80]。因此，tTG 介导的醇溶蛋白修饰产生 DGP 在引起醇溶蛋白特异性 T 细胞更强的增殖反应中起着关键作用。

以醇溶蛋白作为谷氨酰胺供体的情况下，tTG 还可以通过将细胞外基质的分子与醇溶蛋白或与 tTG-醇溶蛋白复合物交联来产生额外的新抗原表位[81]。作为 tTG 在乳糜泻发病机制中的基本作用的证据，负责 T 细胞应答的主要表位之一含有 α-醇溶蛋白的脱酰胺谷氨酰胺残基（Q65E）[14]。

鉴于在活动性疾病中淋巴细胞明显浸润到小肠黏膜上皮和固有层，细胞介导的免疫反应在乳糜泻的发病机制中也很重要也就不足为奇了。许多研究结果支持，以对谷蛋白肽的特异性和记忆性 T 细胞反应为特征的获得性免疫，与涉及不太特异机制的先天性免疫之间的相互作用。未经治疗的乳糜泻患者的小肠黏膜中有许多 T 细胞被激活，并释放 IFN-γ、TNF-α、IL-2、IL-6 和 TGF-β 等强效促炎介质[66]。小肠固有层中富含活化的 T 淋巴细胞，其中大多数为 $CD4^+$ 细胞[82]。相反，在未经治疗的乳糜泻患者中大量存在的上皮内淋巴细胞（IEL）主要是 $CD8^+$ T 细胞[83]。在未经治疗的乳糜泻患者的黏膜中，有以 CD45RO 高表达为标志的启动记忆 T 细胞的流入[84]。在健康人中，超过 90% 的 IEL 表达 α/β TCR，而未经治疗的乳糜泻患者中 IEL 表达 γ/δ TCR 增加高达 6 倍（至 35%），被认为是该疾病的标志[85]。这些原始淋巴细胞可识别细菌非肽类抗原和未加工的应激相关蛋白。它们似乎是黏膜的守护者，可能通过分泌 IL-4 来保护肠黏膜免受麸质耐受者长期暴露于膳食麸质的影响，IL-4 抑制 Th1 有利于 Th2 反应[86]。它们在接受 GFD 患者中的持续存在可能表明意外摄入了麸质。RCD2 型患者也存在异常的 IEL，伴有限制性 γ/δ TCR 基因重排，表明存在寡克隆性（见“十一、难治性乳糜泻”）[87]。

研究表明，在乳糜泻的发病机制中，IL-15 可能在桥接先天性免疫反应和适应性免疫反应中发挥关键作用[88-91]。这种肠细胞和巨噬细胞来源的促炎细胞因子，在活动性乳糜泻和难治性乳糜泻（RCD）患者的黏膜中显著增加。尽管导致其过度产生的机制尚不清楚，但 IL-15 通过促进迁移、防止细胞凋亡和增强树突细胞作为抗原呈递细胞发挥作用的能力来调节 IEL 稳态[88]。在对醇溶蛋白肽的反应中，IL-15 触发固有层中适应性 $CD4^+$ T 细胞反应，并且还能够通过诱导 IEL 分泌 IFN-γ 诱导上皮细胞直接损伤[90]。

六、临床特征

尽管一些患者仍因严重的吸收不良而表现为重度疾病，但许多患者在诊断时症状很少、轻微或无症状。对于无症状患者可以通过筛查乳糜泻患者的亲属或筛查患有相关疾病的患者来识别，如 1 型糖尿病、自身免疫性甲状腺疾病或唐氏综合征。血液系统（如缺铁性贫血）或生化异常（如血清转氨酶水平升高）或神经系统（如周围神经病变）或骨骼系统（骨质疏松）疾病也可提示乳糜泻的诊断（表 107.1）。

表 107.1　乳糜泻的肠外表现

表现	可能原因
皮肤	
瘀斑和瘀点	维生素 K 缺乏；血小板减少症
水肿	低蛋白血症
疱疹样皮炎	表皮（3 型）tTG 自身免疫
毛囊性角化过度和皮炎	维生素 A 吸收障碍，复合维生素 B 吸收障碍
内分泌	
身材矮小，青春期延迟	营养不良，下丘脑-垂体功能障碍
闭经，不孕，阳痿	营养不良，下丘脑-垂体功能障碍，免疫功能障碍
继发性甲状旁腺功能亢进	钙和/或维生素 D 吸收障碍伴低钙血症
血液	
贫血	铁、叶酸或维生素 B_{12} 缺乏
出血	维生素 K 缺乏；叶酸缺乏引起的血小板减少
血小板增多症，Howell-Jolly 小体	脾功能减退
肝	
肝脏生化检测水平升高	淋巴细胞性肝炎
自身免疫性肝炎	自身免疫
肌肉	
萎缩	吸收不良引起的营养不良
无力	全身肌肉萎缩，低钾血症
神经	
周围神经病变	缺乏维生素 B_{12} 和硫胺素；免疫性神经功能障碍
共济失调	小脑和后柱损伤
脱髓鞘性中枢神经系统病变	免疫性神经功能障碍
癫痫发作	原因不明
骨骼	
骨质减少、骨软化和骨质疏松	钙和维生素 D 吸收不良，继发性甲状旁腺功能亢进，慢性炎症
骨关节病	原因不明
病理性骨折	骨质减少和骨质疏松症

tTG，组织型谷氨酰胺转移酶。

（一）儿童期表现

婴儿期乳糜泻的典型表现是腹泻、脂肪泻和偶尔的痉挛性腹痛，可在谷物加入饮食后的任何时间发生，但尤其是在儿童早期。典型表现为儿童发育迟缓、精神萎靡、易激惹、肌肉萎缩、肌张力低下、腹胀等。可能表现为水样腹泻或偶发便秘。当胃肠道特征不太明显时，诊断会更加困难，对于所有表现为身材矮小或发育停滞的儿童，即使没有其他提示肠道疾病的症状，也应考虑乳糜泻的可能性。一旦开始无麸质饮食，患儿会快速追赶同龄人水平[92]。营养缺乏，特别是贫血，是另一种常见的临床表现，尤其是在年长儿童中。随着早期诊断，临床佝偻病现在是一种不常见的并发症，但偶尔也会出现。

（二）成年期表现

过去乳糜泻被认为是一种儿科疾病，但现在在成年人中的诊断越来越多。目前 50 岁是最常见的就诊年龄[93]。乳糜泻在晚年的诊断也越来越多，大约 25% 的病例是在 60 岁以上的患者中诊断的[94]。症状也随着时间的推移而发生变化，目前不到一半的乳糜泻患者出现腹泻的预先症状[95]。通过快速胃排空手术揭示出无症状疾病（例如胃部分切除术、幽门成形术）[96]或在乳糜泻患者的无症状亲属中发现典型病变表明，成年人可能患有多年的无症状乳糜泻。

（三）胃肠道特征

乳糜泻的临床表现因患者而异。因为许多症状是由肠道吸收不良引起的，它们不是乳糜泻所特有的，类似于其他吸收不良疾病的症状。许多成年人出现胃肠道症状，包括腹泻、脂肪泻、腹部胀气、胃肠胀气和体重减轻，与儿童乳糜泻相似。腹泻常为发作性而非持续性。常见夜间、清晨、餐后腹泻。肠道广泛受累的患者每天排便可能超过 10 次。病变仅局限于近端小肠的患者通常不存在脂肪泻。

有几个因素导致了与乳糜泻相关的腹泻。吸收不良可增加输送至结肠的粪便量和渗透负荷[97]。此外，将过多的膳食脂肪输送到结肠会导致细菌产生羟基脂肪酸，这是一种强效的泻药。在有症状的患者中，电解质被分泌到严重受损的小肠上段肠腔中，而不是从肠腔中吸收。这种分泌进一步增加了吸收能力已经受损的肠道中的管腔液体。也有证据表明，乳糜泻患者餐后的胰泌素和胆囊收缩素的释放受损，从而减少胆汁和胰腺分泌物进入肠腔，并可能影响肠腔内的消化[98]。已注意到其他肠肽分泌的改变，并可导致观察到的腹泻。最后如果疾病延伸到回肠并累及回肠，患者可经历吸收不良的胆汁盐对结肠的直接导泻作用[97]。胰腺功能不全在活动性乳糜泻中很常见[99]，显微镜下结肠炎也是如此[100]，两者均可能导致腹泻。乳糜泻患者的体重减轻量取决于肠道病变的严重程度和范围，以及患者通过增加饮食摄入量来补偿吸收不良的能力。一些严重吸收不良的乳糜泻患者食量巨大，体重减轻很少或几乎没有减轻。罕见的是，在严重疾病的患者中，厌食与快速和严重的体重减轻相关。在这种虚弱的患者中，一些体重减轻可能被低蛋白血症引起的液体潴留所掩盖。即使没有贫血，疲劳也很常见。偶尔，由于粪便中钾的丢失导致的严重低钾血症会引起严重的肌肉无力。

模糊的腹部不适，尤其是腹胀极为常见，可能导致肠易激综合征（IBS）的错误诊断。由于难以区分具有轻度胃肠道症状的乳糜泻和有症状的 IBS，因此对于症状提示以腹泻为主的 IBS 患者，应考虑进行 IgA tTG 血清学检测[101,102]。也可发生严重的腹痛，但不是无并发乳糜泻的特征，其发生可提示存在肠套叠、溃疡性空肠炎或肠淋巴瘤等并发症。腹胀伴大量恶臭排气是一种常见症状。相反，恶心、呕吐在无并发症的乳糜泻中并不常见。胃食管反流病（GERD）症状在未经治疗的乳糜泻中可能更为常见，并且在 GFD 治疗后得到改善[103]。复发性、重度阿弗他口腔炎影响许多乳糜泻患者，可能是其唯一的表现症状，且通常在 GFD 治疗后消退[104]。

乳糜泻危象是一种罕见的危及生命的综合征。未经治疗的乳糜泻儿童或成人患者出现大量腹泻，导致重度脱水、代谢紊乱、肾功能障碍，以及在某些情况下会导致血流动力学不稳定[105]。早期诊断很重要，治疗包括静脉补液、糖皮质激素和/或有指征的肠外营养[105]。患者最终对 GFD 治疗反应良好。

（四）肠外特征

随着乳糜泻患者年龄的增长，他们往往会出现与胃肠道无直接关系的症状。这些肠外症状和临床表现通常由营养吸收不良引起，几乎可累及所有器官系统（表 107.1）[106]。

1. 贫血

贫血是儿童和成人乳糜泻的常见表现，通常是由于近端肠的铁或叶酸吸收受损引起。在回肠受累的严重病变中，维生素 B_{12} 的吸收也受损，但这也可能是由于胃酸缺乏、胰腺功能不全、或饮食摄入不足所致。脂溶性维生素 K 肠吸收受损导致的凝血障碍很少发生，在这种情况下，出血会加重原有的贫血。高达 50% 的成人乳糜泻患者，会出现不明原因的脾功能减退症伴血栓形成、红细胞变形和脾脏萎缩，但在儿童中很少见，这可能是导致肺炎球菌感染风险增加的原因[107,108]。而脾功能减退症的证据可能随着饮食中麸质消除而消失[107]。

2. 低骨密度

骨量减少是乳糜泻的常见并发症。超过 70% 的未经治疗的乳糜泻患者有骨量减少[109]，骨质疏松发生在超过四分之一的乳糜泻患者中[110]。骨量减少是由于钙吸收障碍（继发于病变小肠对钙转运缺陷）、维生素 D 缺乏（由于这种脂溶性维生素的吸收障碍引起）以及肠腔内钙和镁与未吸收的膳食脂肪酸结合（形成不溶性皂，然后经粪便排泄）。慢性肠道炎症也会导致骨质丢失。

患者可表现为骨痛，尤其是腰背部、胸腔和骨盆。钙和镁的耗竭可引起感觉异常、肌肉痉挛和罕见的手足搐搦。长期钙吸收不良，患者可能发生继发性甲状旁腺功能亢进，导致钙从骨骼中动员，进一步加重骨量减少。

骨量减少在无症状性乳糜泻患者中不太常见，据报道其患病率为 30%～40%[111]。尽管症状性乳糜泻患者的骨病通常更为严重，但在儿童期诊断为乳糜泻，且在青少年期恢复正常饮食的无症状成人中，高达三分之一报告了骨量减少[112]。

与一般人群相比，乳糜泻患者在乳糜泻诊断前后，骨折风险均增加[113]。

3. 神经精神症状

乳糜泻患者可发生中枢或外周神经系统病变引起的神经系统症状，目前人们对此知之甚少。乳糜泻常见于表现为非遗传性共济失调的患者，一些患者进行性步态和肢体共济失调可能是疾病的唯一表现。这些异常被称为麸质共济失调，被认为是小脑、脊髓后柱和外周神经的免疫损伤所致[114,115]。偶尔也会出现肌肉无力和感觉异常伴感觉丧失，提示韦尼克脑病（Wernicke encephalopathy）的周围神经病变和脊髓斑片状脱髓鞘、小脑萎缩、毛细血管增生的病理证据很少描述。

尽管尚未确定特定维生素缺乏（包括维生素 B_{12}、硫胺素、核黄素和吡哆醇）的潜在致病作用，但据报道，一些接受多种维生素（包括维生素 A、B、E 和钙）治疗的患者神经系统症状有所改善。夜盲症是维生素 A 治疗的明确指征。然而，周围神经病变和共济失调通常与特定的维生素缺乏状态无关，并且可能对麸质戒断无反应[116]。

乳糜泻与癫痫、常见的复杂部分性癫痫发作和双侧顶枕叶脑钙化的相关性，已得到充分认识[117]。在一个系列中，大约 5% 的乳糜泻儿童和年轻人报告了癫痫[118]。病因尚不清楚，且癫痫发作对 GFD 的反应不可预测。

在美国，乳糜泻患者中焦虑或抑郁等精神障碍的患病率似乎并未增加[116-119,119a]。然而，在乳糜泻相关的抑郁症患者中，饮食依从性和胃肠道症状之间的相关性弱于无抑郁症状的患者。事实上，抑郁症状可能会改变 GFD 对乳糜泻症状的影响，因此可能掩盖意外麸质暴露与症状之间的关系[120]。虽然大多数乳糜泻患者在就诊时表现为精神正常，但许多受影响的受试者报告，在开始 GFD 干预后情绪和精力水平都有所改善[121]。

4. 妇科和生育问题

妇科和产科问题在未经治疗的乳糜泻女性患者中很常见[122]。未经治疗的乳糜泻女性患者可能表现为不孕，患有乳糜泻的不孕女性通常在开始 GFD 后不久即可妊娠[123,124]。在反复自然流产、胎儿宫内发育迟缓和不良妊娠结局的女性中，报告了无症状性乳糜泻的高患病率，强调在这些情况下检测乳糜泻十分必要[125]。抗 tTG 抗体与滋养层细胞的结合，被认为是未经治疗的乳糜泻患者着床和妊娠结局受损的机制[126]。

未经治疗的乳糜泻男性患者，可发生继发于阳痿或精子数量异常减少的不育症[127]。尽管营养不良（包括与吸收不良有关的叶酸缺乏）可导致男性不育，但下丘脑-垂体对性腺功能的调节异常和在麸质戒断后消失的性腺雄激素抵抗也被认为是原因之一[127]。睾酮水平低可能解释了一些乳糜泻男性患者持续疲乏的原因[129]。

5. 体格检查

乳糜泻患者的体格检查结果具有较大差异性。轻症患者通常体格检查完全正常，而重症患者的阳性体征主要由吸收障碍引起，并非乳糜泻特有。

生长迟缓通常发生在儿童中，但当他们在青春期前开始无麸质饮食（GFD），会发生代偿性生长突增，因此可能将对成年身高的影响降至最低。乳糜泻患者平均比同龄人矮 3 英寸。然而观察到高大患者，身高超过 1.83m 并不妨碍诊断。

在重度乳糜泻患者中，消瘦伴体重减轻可能很明显，包括皮肤褶皱的松弛和肌肉萎缩。在 GFD 治疗后乳糜泻成年患者通常会出现体重明显增加[128]。

偶见乳糜泻患者出现杵状指，长期缺铁性贫血可导致反甲。在严重吸收不良病例中，可能存在继发于低蛋白血症的下肢凹陷性水肿。在未经治疗的乳糜泻患者中偶尔会发现与贫血相关的低热，该发现可能表明患者同时存在并发症，如感染或恶性肿瘤，尤其是淋巴瘤。重症患者皮肤可能出现明显的色素沉着。除疱疹样皮炎（DH）（见下文）外，其他皮肤病还可包括与低凝血酶原血症有关的自发性瘀斑、维生素 A 缺乏引起的毛囊角化过度和贫血引起的苍白。

口腔检查可能显示阿弗他口炎、口角炎和舌炎伴舌乳头形成减少。常见牙釉质缺损[130]。在严重病例中，由于肠袢扩张伴液体和气体，腹部可能膨隆、叩之为鼓音，并具有特征性的揉面感。肝肿大和腹部压痛不常见，但在有明显低蛋白血症的患者中可检测到腹水。在没有并发淋巴瘤的情况下，乳糜泻患者外周淋巴结病并不常见。

乳糜泻患者四肢可显示各种感觉丧失，包括轻触觉、振动觉和位置觉，通常由周围神经病变和罕见的脱髓鞘脊髓病变所致。如果神经病变严重，深腱反射减弱甚至消失。钙或镁严重缺乏的患者面神经扣击征（Chvostek 征）或特鲁索综合征（Trousseau 征）可呈阳性，他们可能会出现与骨质疏松症相关的骨压痛，尤其是在存在椎骨塌陷或其他骨折的情况时。

七、诊断

乳糜泻的实验室检查结果与症状和体征一样，随肠道病变的范围和严重程度而变化。特异性乳糜泻血清学检测和小肠活检是乳糜泻最可靠的诊断试验。粪便检查、血液学和生化检查以及放射学检查可能存在异常，但它们很少提供具体的诊断，因为在其他吸收不良疾病的患者中，经常出现类似的异常（见第 104 章）。HLA DQ2 和 DQ8 检测可能有助于排除特定临床情况下的乳糜泻[131,132]。

（一）血清学检查

在目前的临床实践中，有许多血清学方法有助于乳糜泻的诊断；诊断和监测乳糜泻最有用的检测方法是 IgA tTG 测定。IgA EMA 和 IgA tTG 均基于靶抗原 tTG。基于 DGP 的试验也显示出良好的诊断准确性[14,74-76]。以天然醇溶蛋白作为靶抗原的 IgA 和 IgG AGA 无特异性，应避免使用[132]。

常用血清抗体检测的近似灵敏度和特异性见表 107.2[132-136]。除实验室误差因素外，这些检测方法的预测值还取决于检测人群中疾病的患病率和疾病的严重程度。EMA 的敏感性主要取决于绒毛萎缩的程度[137]。

表 107.2 对未经治疗的乳糜泻的血清学检测的敏感性、特异性、阳性和阴性预测值

血清学检查	灵敏度（报告的范围）/%	特异性（报告的范围）/%	阳性预测值*/%	阴性预测值*/%
EMA	85（57~100）	90（47~94）	18	99
tTG IgA	98（78~100）	98（90~100）	72	99
tTG IgG	70（45~95）	95（94~100）	42	99
抗胶质蛋白抗体				
AGA IgA	85（57~100）	90（47~94）	18	99
AGA IgG	85（42~100）	80（50~94）	31	99
DGP IgA	88（74~100）	95（90~99）	44	99
DGP IgG	80（63~95）	98（90~99）	68	99

*假设测试前的患病率为 5%。

AGA，抗麦胶蛋白抗体；DGP，脱酰胺麦胶蛋白肽；EMA，肌内抗体；tTG，组织型谷氨酰胺转移酶。

Adapted with permission from Leffler DA, Schuppan D. Update on serologic testing in celiac disease. Am J Gastroenterol 2010;105(12):2520-4.

1. 免疫球蛋白 A 肌内膜抗体(IgA EMA)

血清 IgA EMA 与结缔组织(肌内膜)结合,围绕平滑肌细胞,产生通过间接免疫荧光鉴定的特征性染色模式[79]。靶抗原已被鉴定为 tTG。对 IgA EMA 的早期研究显示,在未经治疗的乳糜泻中,灵敏度≥90%,特异性接近 100%[79,138]。食用无麸质饮食(GFD)患者的抗体水平下降,在接受治疗的患者中该检测结果通常呈阴性[139]。IgA EMA 检测的使用频率低于 IgA tTG,因为间接免疫荧光法更费人力、需要更多的专业知识、更容易出现性能和解释的实验室变化,并且比广泛使用的 IgA tTG 酶免疫测定法更昂贵。

2. 组织型谷氨酰胺转移酶(tTG)

EMA 针对的表位已被确定为 2 型 tTG(tTG-2)[12]。1 型 tTG,具有不同的结构、酶活性和组织分布,与乳糜泻无关。3 型(表皮)tTG 在疱疹样皮炎中发挥独特的作用(见疱疹样皮炎章节)。6 型 tTG 与和 乳糜泻相关的神经系统疾病有关[140]。首选使用人 tTG(重组或来源于红细胞)的酶联免疫吸附测定,因为其具有高特异性[141,142]。IgA 人 tTG 假阳性结果不太可能(尤其是在高滴度时),在活检正常的情况下表明可能患有乳糜泻。尽管 IgG tTG 检测在 IgA 缺乏患者中是有用的,但它们不如首选的 IgG DGP 检测敏感[143]。

3. 脱酰氨基麦醇溶蛋白抗体(DGP-Ab)

已知 tTG-2 催化醇溶蛋白肽的脱酰氨作用,这增加了它们与 DQ2 抗原槽的结合,从而增加了它们的毒性[14]。基于这一知识,DGP 血清学已经使用复制 tTG 修饰的醇溶蛋白抗原结构的合成 DGP 进行了开发。IgA 和 IgG DGP 检测试剂盒的灵敏度接近使用 IgA tTG 获得的灵敏度(见表 107.2)[74-76,132,134-136]。

阳性 DGP 测试结果的特异性在很大程度上高于既往 AGA 检测,推测表明乳糜泻相关 AGA 可识别 DGP,而与乳糜泻不相关的 AGA 可识别疾病特异性较低的其他表位。

尽管 DGP 血清学的主要用途是检测 IgG 类抗体,但一些乳糜泻患者即使在 TTG IgA 阴性的情况下,DGP IgA 也会升高,导致其被纳入乳糜泻检测小组中。DGP 浓度在无麸质饮食中下降的方式与 AGA 或抗 tTG 浓度相似,但 DGP IgG 可能是随访活检时存在持续性绒毛萎缩的最敏感的血清学指标[74,144,145]。孤立性 DGP 水平升高(在抗 tTG 水平正常的情况下)的阳性预测值为 15.5%[146]。因此,孤立性 DGP 水平升高的患者,应在维持含麸质饮食的同时接受上消化道内镜检查(EGD)。

未经治疗的乳糜泻患者血清 IgA 和 IgG AGA 水平通常升高。不幸的是,这些检测仅具有中度敏感性,其特异性显著低于 IgA EMA、IgA tTG、IgA DGP 或 IgG DGP[147]。因此,假阳性结果很常见,因此不再推荐将 AGA 检测作为未经治疗的乳糜泻的主要检测;首选 IgA tTG 检测[132]。

4. 血清学检查的临床应用

血清学检测用于评估疑似乳糜泻患者,监测对无麸质饮食的依从性和反应,并可能对无症状者进行疾病筛查。

当怀疑指数较低时(试验前概率小于 5%),IgA tTG 的阴性结果具有较高的阴性预测值,可以避免小肠活检的需要。IgA tTG 检测结果假阴性更易发生在极年幼的儿童(<2 岁)、轻度乳糜泻肠病患者和 IgA 缺乏患者。

当怀疑指数为中度至高度时(预检概率大于 5%),IgA tTG 的极高特异性引起了关于在适当的临床环境中,阳性结果是否可视为诊断结果,并消除小肠活检必要性的争论[148]。我们建议在开始饮食治疗前进行 IgA tTG 和小肠活检,因为这种方法提供了在一开始就能明确诊断乳糜泻的最佳方法。2012 年发布的欧洲指南,提出了不包括十二指肠活检的儿童诊断途径[148]。根据这些指南,标准包括:①症状的优势;②IgA TTG 水平≥正常值上限的 10 倍;③EMA 水平升高和相容的 HLA 单倍型,在单独的血样上抽取。由于乳糜泻在这种情况下的阳性预测值较高,接近 100%,因此提倡使用这种方法[149]。然而,考虑到在临床实践中这些标准的阳性预测值仍存在不确定性,并且担心“无活检”的诊断途径是否会对根据较宽松标准诊断的患者产生下游影响,所以这种方法尚未在美国儿科指南中采用。

IgA tTG 水平和 IgA/IgG DGP 水平在无麸质饮食后的数月内降低,有助于评估饮食依从性和排除意外摄入麸质[73,74,144,150]。因此,应在诊断时测定治疗前抗体水平。通常在 3~12 个月内达到正常基线值,这取决于治疗前的抗体浓度(IgA tTG 浓度下降,半衰期约为 6~8 周)和避免摄入麸质的成功程度。如果水平未如预期下降,患者可能有意或无意地继续摄入麸质[151]。

高敏感度和特异性血清学检测的出现,通过揭示无症状乳糜泻的高发病率,从根本上改变了乳糜泻的流行病学特点;这种认识反过来又导致了关于大规模筛查优点的争论。迄今为止,通常使用 IgA tTG 或 EMA 筛查无症状乳糜泻的获益仍不确定[152]。无症状乳糜泻筛查的潜在优势是恶性肿瘤的风险降低,包括肠病相关 T 细胞淋巴瘤(EATL);未识别的营养缺乏状态逆转;轻度或被忽略的肠道症状消退;T 细胞活化可能减少和对其他自身抗原的“抗原漂移”,从而减少其他自身免疫性疾病的发生;并改善总体健康状况[153,154]。然而,所有这些假设的获益都取决于对繁重饮食方案的依从性,无症状患者可能没有足够的动力去坚持严格的 GFD[155]。当不对称个体被诊断为慢性、不治之症时,也可能存在不良心理效应。此外,未被发现的乳糜泻的自然病史以及筛查和治疗无症状乳糜泻所产生的后果尚不清楚。尽管芬兰的一项小型家庭筛查研究表明,识别和治疗乳糜泻患者的亲属可以改善整体健康状况,但这种方法在美国的可推广性尚不确定(在美国,获得 GFD 的机会和可接受性可能较低)[156]。由于这些原因,目前一般不主张对无症状者进行大规模筛查[157]。

(二)人类白细胞抗原(HLA)DQ2/DQ 的基因检测

如前所述,几乎所有乳糜泻患者均为 HLA DQ2 或 DQ8 阳性。大约 35% 的欧洲血统人群为 DQ2 或 DQ8 阳性,然而,阳性结果几乎没有什么诊断价值[131,147,158]。因此,HLA 检测不应常规用于乳糜泻的诊断。HLA 检测可能有助于排除特定临床情况下的乳糜泻。HLA DQ2/DQ8 检测最重要的临床适应证之一,是已依从 GFD 且乳糜泻血清学阴性,但既往未进行诊断性血清学或组织病理学检查的患者[132]。在这种情况下,HLA DQ2/DQ8 检测结果为阴性将排除乳糜泻,从而排除了诊断性麸质负荷试验的需要。HLA DQ2/DQ8 检测的其他适应证包括:评估患有乳糜泻样肠病但 IgA tTG、EMA 和

DGP 血清学阴性的患者；尽管 GFD 对乳糜泻的初步诊断不确定，但仍有持续性绒毛萎缩患者；血清学和活检处于临界异常状态的患者；以及可能用于明确排除高危个体的乳糜泻，如近亲患有乳糜泻的儿童或唐氏综合征患者[131,132]。在所有这些情况下，HLA DQ2/DQ8 检测的价值在于其高阴性预测价值。

（三）小肠活检

尽管乳糜泻的诊断可能因临床表现或血清学检查结果异常而受到怀疑，但小肠活检仍然是确诊的标准检查。活检是在上消化道内镜检查期间进行的，该检查可能是由于与乳糜泻相关或无关的原因（例如，检查缺铁性贫血或上腹部不适）[159]。应进行多次活检（例如，从十二指肠第二和第三部分共进行 4~6 次活检），因为组织学异常可能是斑片状的，检测小肠绒毛萎缩的敏感性随着采样的增加而增加[160]。由于担心 Brunnr 腺引起的黏膜结构畸变，以前不鼓励从十二指肠球部进行活检，但在十二指肠远端没有出现组织学异常的乳糜泻患者中，可能存在绒毛萎缩[37,161]。

尽管这种“超短乳糜泻疾病”的发病率尚不确定，关于常规球部活检在乳糜泻试验前概率较低人群中的诊断效用存在争议[162]，当考虑乳糜泻时，纳入十二指肠球部标本是合理的，这在美国和欧洲指南中均有推荐[132,163]。

在一些乳糜泻患者中已注意到十二指肠褶皱襞呈扇形或缺失（图 107.4）[164]。然而，扇形并不是乳糜泻所特有的，可能见于嗜酸性粒细胞性肠炎、兰氏贾第鞭毛虫病、淀粉样变性、热带口炎性腹泻和 HIV 肠病[165]。其他内镜特征包括十二指肠褶皱变平、多个裂隙或马赛克样外观，其中裂隙以类似于马赛克瓷片周围注浆的方式包围黏膜结节区域。然而，乳糜泻的黏膜在内镜检查时往往显示是正常的，如果基于临床依据或血清学检测怀疑乳糜泻，缺乏之前描述的肉眼特征并不能排除进行活检和组织学检查的需要。接受内镜检查的患者通常不进行十二指肠活检，即使表出现与乳糜泻相符的指征，可能是由于错误的观念，看起来外观正常的十二指肠不太可能表现出绒毛萎缩[166]。因此，乳糜泻患者通常会延迟诊断，包括一次或多次既往内镜检查，但没有进行十二指肠活检[167]。

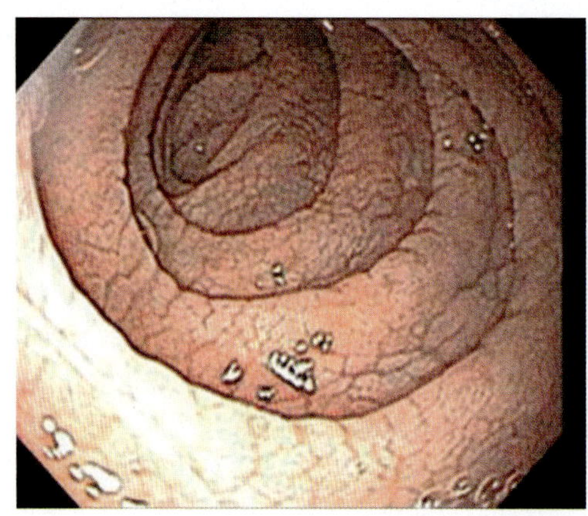
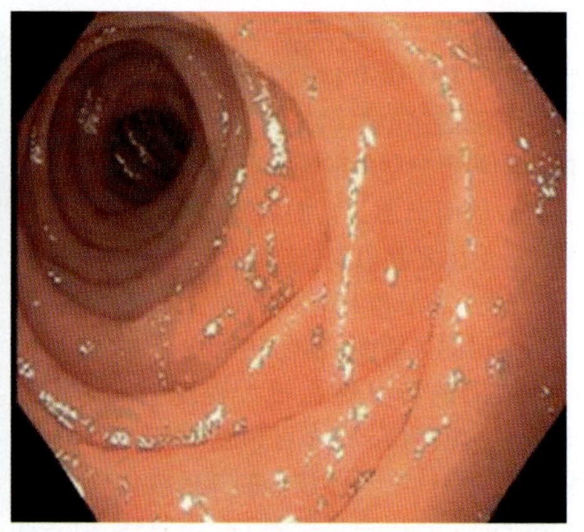

图 107.4　2 例接受含麸质饮食的乳糜泻患者的十二指肠内镜视图。左侧是乳糜泻患者的十二指肠，表现为扇形褶皱。与其他内镜下特征（如十二指肠皱褶变平、结节状和裂隙）一样，并不是绒毛萎缩的敏感标志。右侧是乳糜泻患者的十二指肠，尽管组织学上存在绒毛萎缩，但十二指肠黏膜外观正常

胶囊式内镜和肠镜检查提供了检查更远端小肠的机会，其中刚才描述的肉眼特征也可能很明显。然而，由于这些特征并不具有特异性，胶囊式内镜不能取代活检和组织病理学检查，也不是常规诊断和治疗所必需的。胶囊式内镜检查对可能发现溃疡性空肠炎或肠淋巴瘤的复杂性疾病或 RCD 患者可能有价值。

（四）麸质负荷试验

过去，认为无麸质饮食（GFD）停用后进行麸质负荷试验，然后进行小肠重复活检是乳糜泻诊断的常规确证步骤。然而，在目前的实践中，麸质负荷试验主要用于尚未确诊乳糜泻但已坚持 GFD 的患者。GFD 的症状改善不能可靠地区分乳糜泻和非乳糜泻麸质敏感性。在美国，大多数 GFD 后的患者未确诊乳糜泻[16]。如果在儿童期根据无阳性乳糜泻血清学（EMA、tTG 或 DGP）的小肠活检异常诊断乳糜泻，也应考虑进行麸质负荷试验，因为许多一过性儿童期肠病可酷似乳糜泻病变。对于出现乳糜泻的典型体征或症状，并且在小肠活检中证实了与乳糜泻病变一致的异常的患者，几乎不需要进行麸质负荷试验。EMA、tTG 或 DGP 血清阳性为乳糜泻的诊断提供了进一步的支持，并使以后的麸质负荷试验变得多余。

摄入麸质后出现严重症状的患者不太可能耐受正式的麸质负荷试验，尽管诊断不确定，但他们可能更愿意继续接受无麸质饮食。可在基线时进行血清学研究（IgA tTG、DGP）；阳性血清学结果表明乳糜泻既是既往疾病，也是活动性疾病。HLA DQ2/DQ8 分型通常是有帮助的，因为阴性结果几乎排除了乳糜泻，并排除了正式麸质负荷试验的需要。还可以进行基线小肠活检；如果发现绒毛萎缩，可能无需进行麸质负荷试验。

应该谨慎开始麸质负荷试验，因为偶尔患者对少量的麸质非常敏感[168]。如果能够耐受少量的麸质，如小饼干或四分之一的面包片，可以每 2~3 天加倍量，直到患者每天摄入相当于 1~2 片面包。这种较低剂量（每日 2~4g）的麸质负荷试验在引起组织学和血清学变化方面与较高剂量同样有效，但不太可能引起更明显的症状[169]。最早在 2 周内进行的活

检可能具有诊断价值，尽管将麸质暴露时间延长至 2 周以上将进一步提高灵敏度[169]。相比之下，在 2 周负荷试验结束时，乳糜泻血清检测结果可能仍为阴性，在麸质负荷试验开始后 4 周，其升高可能仅超过正常上限[169]。

（五）其他实验室检查

在未经治疗的乳糜泻患者中可存在各种血液学和生化异常，包括铁、叶酸、维生素 B_{12}、维生素 D 和锌的缺乏。这些异常反映了营养缺乏状态，继发于肠病引起的吸收不良。缺铁性贫血在乳糜泻儿童和成人中均很常见，铁和叶酸联合缺乏是其特征，特别是在儿童中。除妊娠外，严重贫血并不常见，通常伴有范围广泛的疾病发生，应提高对并发症或者其他原因的怀疑。外周血涂片可能显示靶形红细胞、高铁红细胞、亨氏小体、钝锯齿状红细胞和豪杰氏小体（Howell-jolly 小体、又称染色质小体）提示脾萎缩[107]。27% 未经治疗的乳糜泻患者发生血清氨基转移酶水平慢性升高（在正常值的 1.5~2 倍范围内），在大多数患者中，水平升高可在无麸质饮食（GFD）治疗后消除。相反，未检测到的乳糜泻在 3%~4% 的病例中，出现不明原因的血清氨基转移酶水平升高[170]。

虽然这些血液学检测与患者评估和管理治疗相关，但这些血液学检查均没有足够的灵敏度，也没有特异性可作为有用的筛查或诊断工具。同样，虽然口服 D-木糖试验、乳果糖-甘露醇试验或粪便脂肪评价在未治疗的乳糜泻中可能异常，但它们也缺乏灵敏度和特异性，因此作为疑似乳糜泻的常规检查不适用。

（六）放射学检查

在评估疑似乳糜泻患者时，很少需要进行小肠钡剂检查。然而，放射学异常发现包括小肠扩张和空肠类似回肠的所谓“逆转模式”（即空肠的正常纤细羽毛状黏膜模式被黏膜褶皱的明显增厚或完全闭塞以及瓣叶纵裂伸直所替代）。使用现代黏稠度较低的钡制剂，仅在重度病例中偶尔会观察到絮凝、分段和造影剂聚集的典型吸收不良模式。在轻度或中度疾病患者中，变形的黏膜模式通常局限于近端小肠，而重度疾病患者可能在整个小肠中都具有异常的黏膜模式。近端小肠过度分泌液体，加上肠腔内容物吸收缺陷，引起钡剂稀释，导致远端小肠的造影剂密度降低。

小肠成像在提示乳糜泻以外的诊断方面最有用，包括克罗恩病、小肠憩室病或硬皮病。小肠钡剂检查、CT 小肠成像或 MR 小肠成像或胶囊式内镜可能有助于识别乳糜泻的并发症，如淋巴瘤、癌症、溃疡性空肠回肠炎或狭窄。腹部 CT 或 MR 也可发现脾萎缩、腹水、肠系膜淋巴结肿大或空化性肠系膜淋巴结。然而，值得注意的是，肠系膜淋巴结病变在活动性乳糜泻中很常见，其本身并不表明需要进行检查以排除淋巴瘤。

八、鉴别诊断

乳糜泻常常表现为轻度至中度，有时出现间歇性胃肠道症状，包括腹胀、腹部不适和腹泻。因此，在鉴别诊断中，易被误诊为肠易激综合征、乳糖或果糖不耐受。在目前的临床实践中，乳糜泻鉴别诊断中最常见的问题之一是，当患者在避免麸质摄入数周或数个月后报告对 GFD 治疗有反应的症状时，乳糜泻的血清学和组织学特征（如果曾经存在）很可能已经消失。乳糜泻和非乳糜泻麸质过敏，通常不能仅根据病史来鉴别，这种鉴别现在是麸质激发最常见的临床指征[132]。

乳糜泻的鉴别诊断还包括吸收不良的其他原因，和与近端小肠形态变化相关的胃肠道疾病。在儿童和成人中，阳性 EMA、tTG 或 DGP 检测结果的高阳性预测值，意味着乳糜泻诊断从一开始就被确定下来，从而避免了对其他诊断的深入评估和正式的麸质激发测试。吸收不良和脂肪泻可由胰腺功能不全、胆汁淤积性肝病、末端回肠疾病或切除或小肠细菌过度生长引起。在一些患者中，显微镜下结肠炎、小肠细菌过度生长或胰腺功能不全可能与乳糜泻同时存在，在对 GFD 治疗无应答的患者中，排除这些疾病非常重要（详见下文）[171,172]。

在成人中，乳糜泻在组织学上很容易与 Whipple 病和由鸟分枝杆菌复合群浸润黏膜引起的吸收不良区分开来。黏膜形态的改变可见于寄生虫感染，包括类圆线虫病、球虫病和钩虫病，但除贾第鞭毛虫感染外，这些改变很少包括绒毛萎缩。尽管绒毛萎缩是未经治疗的乳糜泻的特征性表现，但它绝不是具有诊断意义的指标，而且在多种其他肠道疾病中也可以以不同程度出现；小肠活检中的绒毛萎缩本身并不足以诊断乳糜泻[173]。

此外，必须检查隐窝细胞活性、肠细胞特征以及炎性浸润的性质，在某些情况下这些因素可能指向其他诊断。例如，低丙种球蛋白血症患者可能有类似于乳糜泻的结构病变，但固有层中浆细胞可能不存在或明显减少，而不是像乳糜泻那样增加，缺乏乳糜泻的其他组织学特征通常提示了其他诊断。在急性病毒性胃肠炎后，导致的形态学异常可能与乳糜泻难以区分。

在婴儿和幼儿中，牛奶或大豆蛋白不耐受也会导致与乳糜泻相同的活检结果[174,175]。大豆蛋白常被用作牛奶蛋白的替代品，用于牛乳蛋白不耐受，但一些儿童在摄入大豆蛋白后，也会出现类似乳糜泻的黏膜异常[175]。

可引起诊断混淆的罕见疾病是胶原性口炎性腹泻。胶原性口炎性腹泻患者最初可能表现出与乳糜泻相一致的症状和活检结果，但他们的症状对麸质戒断无反应，随着时间的推移，胶原在吸收上皮下方的固有层中广泛沉积[176]。乳糜泻与胶原性口炎性腹泻以及显微镜下结肠炎（淋巴细胞性和胶原性结肠炎）之间的关系将在后面讨论。

很明显，除了乳糜泻外，还有几种情况可引起绒毛萎缩。虽然一些患者可能患有乳糜泻且乳糜泻抗体阴性[177]，但常见的各种免疫缺陷、胃肠道感染、自身免疫性肠病和某些药物（尤其是奥美沙坦），可导致血清阴性的绒毛萎缩的临床表现[178,179]。

乳糜泻相关疾病

大量疾病更常见于乳糜泻患者，见框 107.1[180]。除了与自身免疫性疾病相关外，一些相关疾病也具有相似的 HLA 单倍型相关性[178,179]。

框 107.1　报告与乳糜泻相关的疾病

相关情况
Addison 病
自身免疫性溶血性贫血
自身免疫性肝病
饲鸟者肺(bird-fancier's lung)
空洞性肺病
囊性纤维化
疱疹性皮炎
1 型糖尿病
唐氏综合征
伴有脑钙化的癫痫
成纤维性肺泡炎
甲状腺功能减退或功能亢进
特发性肺含铁血黄素沉着症
免疫性血小板减少性紫癜
免疫球蛋白(Ig)A 缺乏
虹膜睫状体炎或脉络膜炎
巨淀粉酶血症
微小结肠炎
反复性心包炎
结节病
Sjögren 综合征
乳糜泻诊断后发病率增加的疾病
心血管:缺血性心脏病、脑血管病、房颤、扩张型心肌病
恶性肿瘤:非霍奇金淋巴瘤、小肠腺癌
呼吸系统:慢性阻塞性肺疾病、哮喘、结核、流感

Modified from Mulder CJ, Tytgat GN. Coeliac disease and related disorders. Neth J Med 1987;31:286-99.

1. 疱疹样皮炎

疱疹样皮炎(DH)是一种以丘疹水疱皮损为特征的皮肤病,对称发生于四肢伸侧面以及臀部、躯干、颈部和头皮(图 107.5)。与乳糜泻不同,DH 在儿童期很少被诊断,通常表现在成年早期或中期。疱疹样皮炎在男性中的患病率略高(3:2),但在 20 岁以下的患者中,女性占主导地位(3:2)[181]。虽然近几十年来乳糜泻的发病率有所增加,但 DH 的发病率正在下降[182]。皮疹引起剧烈瘙痒,搔抓水疱可以缓解瘙痒,因此,除了最早期的病变外,可能不存在完整的水疱。

疱疹样皮炎的诊断需要对病变周围皮肤区域(即靠近病变但未受累的皮肤)的颗粒状或斑点状 IgA 沉积进行免疫荧光证明[181]。疱疹样皮炎被认为是皮肤乳糜泻,尽管只有 80% 的人有绒毛萎缩的证据,并且只有轻微的斑片状肠病可能存在。患者可能仅表现为疱疹样皮炎,或也可能同时出现疱疹样皮炎伴胃肠道症状。这两组患者均有维生素或矿物质缺乏的证据[183]。据报道,乳糜泻患者发生肠道恶性肿瘤的风险增加[184,185],在 DH 患者中,大多数淋巴瘤发生在疱疹样皮炎未通过严格 GFD 控制的患者或接受 GFD 治疗少于 5 年的患者中[185,186]。

大约 5%~15% 的疱疹样皮炎样皮肤病变患者,沿真皮表皮交界处有线状 IgA 沉积。这种情况被称为线性 IgA 病变,并根据其独特的免疫荧光发现与 DH 区分;存在循环 IgA 抗

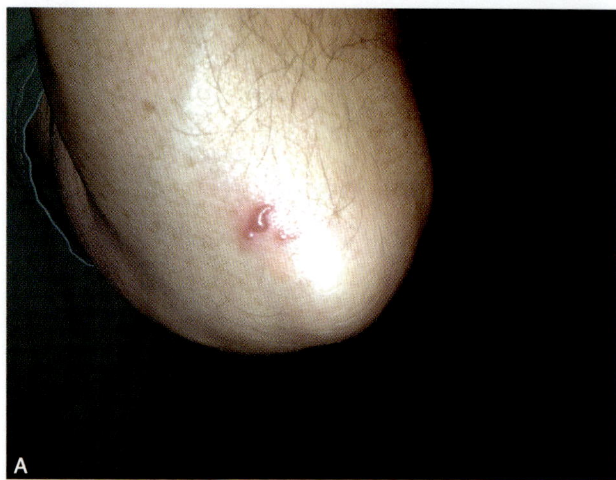

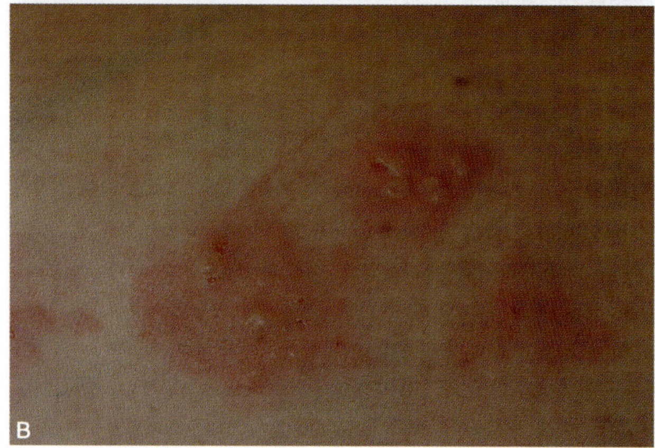

图 107.5　疱疹样皮炎。肘部(A)和肩部(B)可见红斑、水疱性病变,表皮擦伤脱落体征与其剧烈瘙痒有关

基底膜抗体,该抗体与正常人皮肤中发现的 97kD 蛋白结合[187];循环 IgA EMA 或 tTG 的缺失;不同 HLA 易感基因;最重要的是,缺乏任何相关的谷蛋白敏感性肠病[79,188]。

Sardy 及其同事通过证明表皮(3 型)谷氨酰胺转移酶(eTG)是疱疹样皮炎的优势自身抗原(而不是乳糜泻的 2 型 tTG 自身抗原)揭示了疱疹样皮炎的发病机制[189]。这有助于解释为什么 DH 的皮肤病变只出现在少数乳糜泻的患者中。他们还表明,DH 患者真皮乳头层中的 IgA 沉淀物是该疾病的典型表现,含有 eTG,但不含有 tTG 或角质形成细胞谷氨酰胺转移酶。在 DH 中,HLA-DQ2、循环抗醇溶蛋白、抗网织蛋白和 EMA 的患病率与在无 DH 的乳糜泻患者中观察到的患病率相似[181]。尽管许多 DH 患者的 IgA tTG 抗体升高,证实了其与乳糜泻的致病关系,但 DH 中 IgA tTG 抗体的流行率(75%)低于乳糜泻(95%~98%)[190]。

因此,DH 和乳糜泻是两种非常密切相关的麸质敏感性疾病。每日 1~2mg/kg 剂量的氨苯砜治疗是有效的,通常具有诊断价值,因为它能够愈合 DH 的皮疹并迅速缓解瘙痒,但氨苯砜并不能改善与 DH 相关的肠病。然而,停用麸质 6~12 个月通常可逆转大多数 DH 患者的皮肤病变,严格的无麸质饮食可使大多数患者减少或停用氨苯砜[191]。碘也会加剧 DH 应避免使用,尤其是难治性病例。与乳糜泻患者一样,可以在 DH 患者的无麸质饮食中加入适量的燕麦,而不会对其皮肤或肠道产生不良影响[192]。

2. 与其他疾病的关系

自身免疫疾病与乳糜泻密切相关，在成年患者中的患病率约为 20%[119]。乳糜泻与 1 型糖尿病（T1DM）之间的强相关性，在一定程上反映了 T1DM 患者中乳糜泻相关 DQ 等位基因的频率增加。T1DM 患者的乳糜泻发病率约为 5%（3% ~ 8%）[193-195]，而乳糜泻患者的 T1DM 发病率约为 6%[196,197]。大多数患有乳糜泻的 T1DM 患者从其乳糜泻的角度来看是无症状的，但 T1DM 患者出现低血糖或腹泻的意外发作，应提醒临床医生注意有乳糜泻共存的可能性。乳糜泻患者的糖尿病控制可能很困难，因为营养吸收不同。

最近，发现乳糜泻和 2 型糖尿病（T2DM）之间呈负相关，因此已知乳糜泻患者发生 T2DM 的可能性约低 3 倍（乳糜泻组为 3. 1% vs 年龄和性别匹配的对照组为 9. 6%）[198]。与对照组相比，乳糜泻患者的代谢综合征患病率也显著降低（3. 5% vs 12. 7%）。乳糜泻患者的平均 BMI（体质指数）略低于对照组（24. 7 vs 27. 5），然而，这本身并不能解释这种保护作用，因为在控制了 BMI 后，乳糜泻仍与 T2DM 风险显著降低相关。因此，T2DM 患病率较低的基础目前尚不清楚。

在乳糜泻患者中，自身免疫性甲状腺疾病的患病率也很高，其中甲状腺功能减退比甲状腺功能亢进更常见[199]。除此之外，乳糜泻还可能与多种其他自身免疫性结缔组织疾病相关，包括炎症性肠病、慢性肝炎、硬化性胆管炎、原发性胆汁性胆管炎、IgA 肾病、间质性肺病（包括慢性纤维化肺泡炎）、特发性肺含铁血黄素沉着症、系统性红斑狼疮（SLE）、干燥综合征和多发性肌炎等[70,147,158,180,196,198-201]。

尽管乳糜泻和许多自身免疫性疾病之间的关系可以通过共同的遗传因素来解释，但 Ventura 及其同事认为[202]，随着诊断时年龄的增加和缺乏饮食疗法，会导致自身免疫性疾病的发生率增加。然而，无麸质饮食（GFD）在预防随后发生的自身免疫性疾病中的作用，受到其他研究的挑战[203]。

尽管许多乳糜泻患者在诊断时表现出乳糖和果糖不耐受，但在停用麸质后，仍有较小比例的患者持续存在双糖酶缺乏。这些患者在摄入双糖后会出现腹胀、不适或腹泻，通常可以通过病史或适当的氢气呼气试验即可做出诊断。如果同时存在双糖酶缺乏，则应减少相关双糖或将其从饮食中排除。

大约 2% 的乳糜泻患者发生选择性 IgA 缺乏（是人群患病率的 20 倍）。在乳糜泻患者中经常观察到脾功能减退和脾萎缩，其发生率随年龄的增长、暴露于膳食麸质的持续时间和疾病活动而增加[107]。其潜在机制尚不清楚，但受影响的患者发生细菌感染的风险可能增加[204]，包括肺炎球菌感染[108]，并可能从肺炎球菌疫苗接种中获益。

乳糜泻与炎症性肠病（见第 115 和 116 章）和显微镜下结肠炎（见第 128 章）之间存在明确的关系[205-207]。轻度至中度小肠淋巴细胞增多很常见，淋巴细胞性和胶原性结肠炎均可见部分（偶尔）或次全绒毛萎缩[206]。相反，许多未经治疗的乳糜泻患者发生轻度结肠淋巴细胞增多，通常在 GFD 治疗后获得改善[207,208]。已证明乳糜泻患者直肠麸质激发可诱导轻度淋巴细胞性直肠炎[209]。此外，GFD 可能是一些难治性胶原性结肠炎患者的有效治疗方法[210]。乳糜泻和显微镜下结肠炎患者共有一组易感 HLA-DQ 基因[211] 的证据，强调了这两种疾病之间的重叠。

与 RCD 患者也可能出现混淆，其结肠淋巴细胞增多症的患病率高于反应性乳糜泻患者。结肠淋巴细胞增症可能很难与淋巴细胞性结肠炎区分开来，尽管淋巴细胞性结肠炎中的大多数结肠 IEL 是 $CD8^+$，而 RCD 结肠淋巴细胞增多症中的 IEL 很少是 $CD8^+$[172]。

九、治疗

（一）无麸质饮食

从饮食中去除麸质，对于治疗乳糜泻患者是必不可少的（见框 107. 2）。在 20 世纪 50 年代早期，Dicke、van de Kamer 和 Weijers 的研究证实了小麦蛋白对乳糜泻儿童的毒性，从而确定了去除麸质的重要性[5,7]。在 1962 年，Rubin 及其同事[38]发现，将小麦、大麦和黑麦粉注入经治疗的乳糜泻患者的组织学正常的小肠中，可迅速引发乳糜泻样症状，并且这些症状是由于暴露黏膜中出现典型的乳糜泻病变所致。

框 107. 2　乳糜泻患者的营养评估要素

- 膳食历史：所有餐点和小吃所摄入的食品和饮料
- 足够的热量、蛋白质、微量营养素摄入，包括钙、铁、纤维素、维生素 D、叶酸、烟酸、锌和维生素 B_{12}
- 离开家吃的食物：餐厅、快餐、外卖、自助餐、其他人的家、社交和工作活动等所吃的食物
- 旅行：所消费的食品，旅行频率
- 处方药物和补充剂摄入
- 交叉污染预防措施
- 人体测量学：身高、体重、身体质量指数
- 社会支持：家庭、工作、同龄人
- 生活质量：工作、家庭、抑郁倾向风险
- 身体活动水平
- 无麸质饮食（GFD）知识和食品标签解释

From Simpson S, Thompson T. Gastrointest Endosc Clin N Am. 2012; 22（4）: 797-809.

因为无麸质饮食代表对乳糜泻患者一生的承诺，它比正常饮食更昂贵，而且具有社会责任，所以不应该随意进行或作为治疗性试验。事实上，对大多数患者来说，从饮食中完全消除所有含麸质的谷物，要实现并维持这一目标是一项挑战。隐藏的麸质存在于各种各样的加工食品中，因为小麦粉在食品工业中被广泛用作许多商业产品、预煮食品和方便食品的增稠剂和廉价填料，包括冰激凌、面食、香肠、鱼棒、奶酪酱、沙拉酱、汤、酱汁、混合调味料、馅饼馅料，甚至一些药物[212]和维生素制剂。此外，天然无麸质的谷物在收获或运输过程中，或者当工厂使用相同的生产线和设备加工含麸质和无麸质产品时，天然无麸质的谷物可能会在田间被小麦、大麦或黑麦污染。应该避免饮用啤酒、拉格啤酒、麦芽啤酒和黑啤酒（除了那些不含麸质成分的啤酒），但是葡萄酒、许多利口酒、苹果酒以及烈酒，包括白兰地、麦芽和苏格兰威士忌都被认定是无麸质的，可以饮用。

许多国家的乳糜泻协会定期出版更新的手册，列出了可用的无麸质产品。食品清单仅适用于其编汇所在的国家。具有知名品牌的类似食品可能在不同国家使用略有不同的配方特许生产，在一些国家可能不含麸质，而在另一些国家则不然。因此，对患者教育至关重要，建立有效的无麸质饮食需要医生和营养师对患者进行广泛而反复的指导，以及一个积极、警觉、阅读标签的患者。美国国立卫生研究院共识发展会议声明（框 107.3）强调了由多学科医疗保健提供者团队，对患者提供教育和支持的重要性[213]。

框 107.3 乳糜泻管理的关键要素
咨询一位熟练的营养师
对该疾病的教育
终身坚持无麸质饮食（GFD）
识别和治疗营养缺乏
访问倡导组织
多学科团队进行连续长期随访
From the National Institutes of Health Consensus Development Conference Statement on Celiac Disease, June 28-30, 2004. Gastroenterology 2005;128:S1-9.

乳糜泻患者耐受麸质的能力存在相当大的差异。一些患者可摄入少量麸质而不出现症状。还有一些人对摄入即使是极微量的麸质也非常敏感，在摄入极微量麸质的 1 小时或 2 小时内可发生大量水样腹泻。偶尔，腹泻非常严重，可引起急性脱水，这种情况被称为醇溶蛋白休克或乳糜泻危象[105,168]。

未经治疗的乳糜泻患者可能存在刷状缘乳糖酶缺乏症，这是由于表面上皮细胞损伤引起的。因此，牛奶和乳制品可能会加重一部分个体的症状。然而，在疾病对饮食有反应后，通常可以控制这些产品。

无麸质饮食（GFD）可以富含营养，有利于维持良好的身体健康。然而，需要谨慎注意，以避免无麸质饮食的某些缺点。GFD 通常含有不充分的铁、钙、维生素 D 和 B 族维生素[214]。因此，建议进行营养咨询和监测，并每天补充无麸质的多种维生素，以避免出现缺乏状态。避免食用小麦、大麦和黑麦通常会导致纤维摄入不足和便秘，除非采取措施用其他来源的膳食纤维替代这些食物。在开始 GFD 后，随着吸收不良的解决，体重增加一些是很常见的。然而，超重或肥胖很容易随之而来，尤其是摄入过量的富含脂肪和热量的无麸质加工食品和零食[128]。使用包括无麸质谷物在内的新鲜食材制备膳食，尽量减少预制或加工食品的使用，通常是健康 GFD 的关键。

开始 GFD 后，大多数患者会在数周内改善。许多患者在 48 小时内观察到症状显著改善，尽管可能需要数周或数月才能达到完全的临床、血清学和组织学缓解。Pink 和 Creamer[215]报告称，70% 开始 GFD 的乳糜泻患者迅速恢复了正常健康状态，并报告其症状在 2 周内改善。

虽然在麸质撤除后 1 周内，肠上皮细胞高度增加可能很明显，但绒毛结构恢复正常需要相当长的时间，并且在几个月的再活检中可能不明显。在一些患者中，组织学消退可能需要两年或更长时间；这种缓慢或部分恢复的主要原因可能是无意中暴露于麸质。尽管随访时老年个体的愈合率较低这一事实表明，愈合速度可能会在整个生命过程中下降[38,40]。尽管认为恢复正常常见于儿童（几乎没有证据），但在接受 GFD 治疗的约 50% 的成年人中，活检仅显示部分改善；损伤程度较轻的远端肠比损伤程度最严重的近端肠恢复更快[216]。对患有乳糜泻且症状或体征对饮食中避免麸质无反应的患者的调查和管理将在后面讨论。

（二）膳食补充

除无麸质饮食外，新诊断为乳糜泻的患者还应接受适当的补充治疗，以帮助纠正由吸收不良引起的营养缺乏，其中铁缺乏最为常见。还会出现维生素 D、维生素 B_{12} 或叶酸缺乏。紫癜、瘀斑或其他异常出血证据患者的凝血酶原时间可能延长，需要补充维生素 K。对于重度腹泻和脱水患者，特别是存在乳糜泻危象的患者，需要住院接受静脉补液和电解质治疗。

乳糜泻患者骨质减少和骨质疏松的风险增加。有充分证据表明，严格遵守无麸质饮食可防止进一步的骨质丢失，并且最初与骨密度（BMD）增加相关[217,218]。应确保每日总钙摄入量为 1 500mg——一杯脱脂牛奶提供 300mg 钙。如果膳食中钙不足，则应额外补充 500~1 500mg 钙。应寻找并治疗维生素 D 缺乏（尤其是在有明显脂肪泻的患者中），直至吸收不良对麸质戒断有反应，以防止骨骼钙动员。

已证明一年的麸质戒断可逆转大多数患者的骨量减少，包括绝经后妇女和黏膜未完全恢复的患者[219]，但在诊断乳糜泻时患有继发性甲状旁腺功能亢进的患者倾向于发生更难治性的骨量减少，即使在麸质戒断数年后，他们的骨密度也可能无法恢复正常[220]。

临床医生通常依赖血清钙、磷酸盐和碱性磷酸酶测量，但即使这些检测正常，仍可能存在软骨病。如果这些检查结果正常，但仍怀疑有骨软化症，可测定血清 25-羟基维生素 D 水平，以及甲状旁腺激素测定。正常低钙水平和甲状旁腺激素水平升高提示继发性甲状旁腺功能亢进，应给予补钙（每日 500~1 000mg）和维生素 D（每日 400~2 000U）[221]。

所有患有乳糜泻的成人应该在诊断后一年内测量骨密度。最近的指南建议，接受治疗的乳糜泻患者，尽管钙和维生素 D 缺乏得到纠正，但仍出现进行性骨质疏松症，应给予口服双膦酸盐或其他治疗骨质疏松症的药物，并每 1~2 年检查一次骨密度[221]。

药物与营养素一样，可能会被严重乳糜泻患者难以预测地吸收。认为对患者健康有益的药物可能需要胃肠外给药或密切监测，直至无麸质饮食治疗后吸收改善。

（三）糖皮质激素

体外研究表明，添加糖皮质激素可防止麸质对乳糜泻患者活检标本的有害影响[222]。尽管乳糜泻可用糖皮质激素治疗，可迅速改善症状，但一旦停止治疗，疗效很少持续，而且常见明显的不良反应[223]。因此，糖皮质激素不适合用于乳糜泻的常规管理，而只适用于难治性乳糜泻（RCD）或表现为重度腹泻、脱水、体重减轻、酸中毒、低钙血症和低蛋白血症的急性乳糜泻危象的重症患者[224]。这些少数患者通常从短期糖皮质激素治疗中获益，直至无麸质饮食生效。短疗程糖皮质激素治疗也可用于罕见的麦醇溶蛋白休克，这种情况偶尔会发生在接受谷蛋白挑战的治疗患者中[168]。布地奈德也被证实可用于症状严重或难治性乳糜泻患者[225,226]。

（四）治疗患者的监测

一旦开始无麸质饮食治疗，应在治疗的第一年每隔 3~6 个月对患者进行一次随访，以评估其症状反应及其对饮食的依从性；提供额外的咨询、教育和支持；并检测血清 tTG（和/或 DGP）抗体浓度，以确定其是否以预期的速率降低。如果在诊断时有明显的营养缺乏，则应积极治疗并监测直至消退。治疗 1 年后，通常建议进行骨密度（BMD）检查。此后，应提供年度随访以评估症状，继续提供 GFD 教育，并鼓励继续遵守无麸质饮食，确保避免营养缺乏及乳糜泻血清学检测结果保持阴性。

在饮食治疗 2 年后，通常会进行重复活检以评估愈合情况。美国胃肠病学会指南建议，对症状持续或复发的患者采用这种方法，但这些指南也指出，“在开始无麸质饮食治疗 2 年后，对成人进行随访活检以评估黏膜愈合是合理的”[132]。监测的这一部分可能有助于确定哪些患者将从更深入的营养师随访中受益，因为持续性绒毛萎缩可能是由意外的麸质暴露引起的[227]。持续性绒毛萎缩与淋巴增生性恶性肿瘤[228]和骨质疏松性骨折[229]之间的相关性提出了一种可能性，即随访活检可用于对这些并发症的患者进行风险分层。除非发生无反应性乳糜泻，否则在无麸质饮食治疗前 2 年内进行活检为时过早，因为组织学愈合通常显著滞后于症状改善和乳糜泻血清学正常化。

十、无反应性乳糜泻

无反应性乳糜泻（NRCD）是一种临床诊断，定义为尽管依从无麸质饮食治疗至少 6~12 个月，但仍持续存在乳糜泻的典型症状、体征或实验室检查异常[230,231]。大约 10% 的乳糜泻患者在初次诊断后（原发性无反应性乳糜泻）即刻无反应，或在无麸质饮食治疗一段时间后（继发性无反应性乳糜泻）无反应[230]。图 107.6 概述了一种评价无反应性乳糜泻的方法，该方法基于对常见原因的早期识别和纠正，并最终用于难治性乳糜泻（RCD）的诊断[132,171]。

评价无反应性乳糜泻的第一步是仔细审查初级诊断研究，因为如果乳糜泻的诊断错误，则无法预期对 GFD 的持续反应。对于首次就诊时抗 tTG 检测为阴性的患者尤其如此。在这种情况下，需要由胃肠道病理学专家仔细检查活检标本的病理，以寻求可供替代的诊断。白细胞抗原 DQ2（HLA DQ2）和 DQ8 分型、低丙种球蛋白血症检测和去酰胺醇溶蛋白肽抗体（DGP 抗体）检测也可能有帮助。

无反应性乳糜泻最常见的单一原因是持续摄入麸质，这通常是无意的和隐匿性的。抗 tTG 抗体的持续升高与持续的麸质暴露密切相关[230]。对某些单糖和双糖（如果糖、乳糖）的不耐受也很常见，尤其是在原发性无反应性乳糜泻中。因此，下一步必须由专业营养师进行评估，以寻找隐性的麸质摄入以及单糖和双糖的不耐受性是至关重要的[171]。

如果不能确定饮食原因，则应重复进行小肠活检，并将结果与最初治疗前活检进行比较。如果肠病已经愈合或显著改善，对持续症状和体征的诊断考虑包括：肠易激综合征（IBS）、小肠细菌过度生长（SIBO）、其他食物过敏和不耐受以及胰腺功能不全等[230,231]。如果腹泻是主要症状，还应进行结肠活检，并检查是否存在显微镜下结肠炎（6%）。如果重复的小肠活检显示与活动性乳糜泻一致的持续性变化，则难治性乳糜泻的可能性更大。然而，应再次考虑引起乳糜泻样肠病的其他原因，包括小肠细菌过度生长、消化性十二指肠炎、低丙种球蛋白血症、热带口炎性腹泻、肠道感染（例如贾第鞭毛虫病）、克罗恩病、药物（如奥美沙坦）和自身免疫性肠病[177,179,230,231]。体重明显减轻的无反应性乳糜泻患者发生难治性乳糜泻的风险显著增高[230]。

十一、难治性乳糜泻

难治性乳糜泻（RCD）定义为持续或复发性吸收不良症状和小肠绒毛萎缩，对至少 12 个月的严格无麸质饮食治疗无反应[1]。难治性乳糜泻可分为Ⅰ型和Ⅱ型；后一种类型更具攻击性，其特征为异常的、未分化的寡克隆黏膜 T 细胞群（稍后讨论）[233]。由于 RCD Ⅰ型的临床和组织学表型与持续暴露于麸质的患者无法区分，因此通过专业营养师的详细饮食评估来评估麸质暴露至关重要。尽管它们可能存在于 RCD 中，但持续异常的乳糜泻血清学检测增加了持续麸质暴露的可能性[1]。此外，乳糜泻血清学值从未升高的持续性绒毛萎缩患者可能不患有乳糜泻，而是血清学阴性绒毛萎缩的另一种原因[177]。重要的是要注意，由于各种其他原因，经治疗的乳糜泻患者的症状可能持续存在，这些原因远比难治性乳糜泻更常见，如之前在无反应性乳糜泻章节中所述（见图 107.6）[171,230,231,234]。从无反应性乳糜泻到难治性乳糜泻的拟定诊断流程包括：对乳糜泻初始诊断数据的审查、营养师评估、对其他原因的评估（包括伴随的显微镜下结肠炎和胰腺功能不全），以及其他的食物不耐受。只有在排除这些其他疾病后，才能诊断为难治性乳糜泻[235]。难治性乳糜泻在成人中不常见，在儿童中极为罕见，且在很大程度上是一种排他性诊断（见图 107.6）[236]。芬兰的一项基于人群的研究发现，0.3% 的乳糜泻患者是难治性乳糜泻[237]，其他地方报告的患病率较高可能与转诊偏倚有关，因为难治性乳糜泻患者在乳糜泻中心的比例过高[238]。

（一）溃疡性空肠回肠炎

溃疡性空肠回肠炎，也称为慢性非肉芽肿性溃疡性小肠结肠炎或非肉芽肿性空肠炎，是以小肠溃疡和狭窄为特征的乳糜泻的一种罕见但严重的并发症。溃疡性空肠回肠炎是否真正是一个独立的实体一直受到质疑，因为其中许多患者最终被确诊为淋巴瘤[239]。事实上，溃疡性空肠回肠炎合并肠病相关性 T 细胞淋巴瘤（EATL），以前被称为恶性组织细胞增生症。

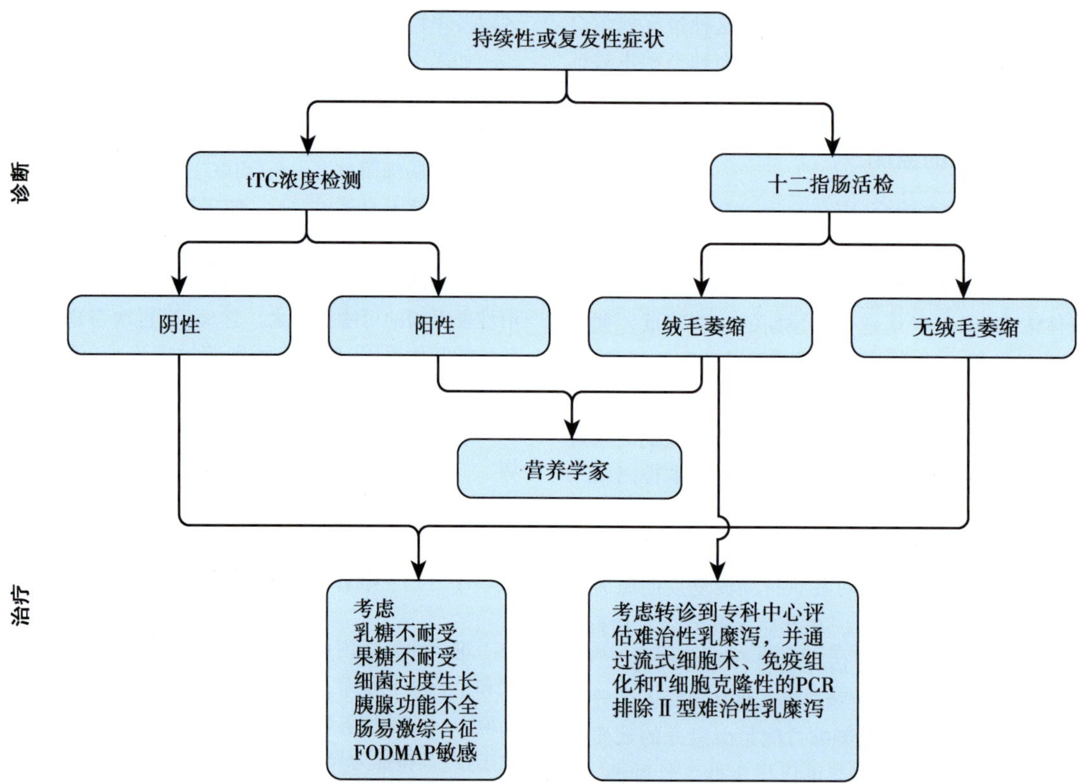

图 107.6　症状持续或复发的乳糜泻患者的诊断方法。分别通过 tTG 抗体检测和十二指肠活检进行血清学和组织学评估，可识别可能持续暴露于麸质的患者；此类患者将从营养师的进一步随访中获益。在绒毛恢复和 tTG 检测阴性的患者中，应寻找导致症状的其他原因。在持续性绒毛萎缩和提示吸收不良症状的患者中，应考虑难治性乳糜泻，并进行克隆性 T 细胞重排的血液病理学检查，以识别难治性乳糜泻Ⅱ型患者。tTG，组织型谷氨酰胺转移酶。FODMAP，FODMAP 食谱。（From Lebwohl B，Sanders DS，Green PHR. Coeliac disease. Lancet. 2018；391（10115）：70-81.）

在出现体重减轻、腹痛和腹泻，但对无麸质饮食治疗无反应的乳糜泻患者中，应怀疑溃疡性空肠回肠炎。肠道溃疡和狭窄形成的区域通常分别引起出血和梗阻，也可能发生穿孔和腹膜炎。可通过肠镜检查、小肠造影检查、腹部 CT、胶囊式内镜检查或剖腹手术进行诊断。

一些患者对无麸质饮食治疗有反应，但迄今为止，手术切除受影响最严重的小肠节段，已被证明是最有效的治疗方法。转变为弥漫性或多灶性肠病相关性 T 细胞淋巴瘤（EATL）的风险很高，但在少数有明确文献记录的乳糜泻和局限性空肠回肠炎的患者中，没有出现恶性疾病的证据，且对手术切除或糖皮质激素和硫唑嘌呤治疗有反应[240]。

（二）胶原性口炎性腹泻

胶原性疾病的特征是在小肠中形成厚度超过 10μm 的上皮下胶原带。尽管胶原性疾病被认为是一种不同于乳糜泻的疾病[176]，但在高达 36% 的典型乳糜泻患者中，观察到胶原蛋白在肠上皮细胞下沉积[241]。此外，有一些关于胶原性疾病患者的 tTG 抗体升高[242]或难治性乳糜泻并发症，尤其是溃疡性空肠回肠炎[243]和淋巴瘤的报告[89]。

尽管胶原性疾病通常难以治疗，但上皮下胶原蛋白的存在并不妨碍对麸质戒断的成功反应[241,244]。在无反应性乳糜泻（NRCD）的鉴别诊断中应考虑胶原性口炎性腹泻，并且必须与胶原性结肠炎（很少伴有乳糜泻）相区别[210]。尽管胶原性口炎性腹泻患者因严重腹泻、电解质紊乱和营养不良而存在严重并发症和死亡的风险，但仍有相当比例的患者对无麸质饮食治疗和/或糖皮质激素治疗有反应[245]。

（三）治疗

在对无麸质饮食治疗无应答的没有明确原因的乳糜泻患者中，已经描述了各种治疗方法（主要基于小型非对照研究），包括糖皮质激素、免疫抑制药物、消除性饮食以及膳食中补充锌和铜[246-251]。

肠溶布地奈德通常可有效治疗难治性乳糜泻患者的持续症状，其优于全身性糖皮质激素治疗。释放一个或多个布地奈德肠溶胶囊，以允许小肠近端递送的策略已经显示出了前景[226]。小肠释放的美沙拉秦具有良好的安全性，适合维持治疗，可能有效，但似乎不如肠溶布地奈德有效[252]。

难治性乳糜泻患者也可能需要全身性糖皮质激素治疗。如果每天需要 10mg 或更大剂量的泼尼松龙来控制病情，则硫唑嘌呤或 6-巯基嘌呤可作为糖皮质激素的节制剂[246]。在一项开放的试点研究中，13 例难治性乳糜泻成年患者接受口服环孢菌素治疗 2 个月，剂量经滴定达到 100～200ng/mL 的血清水平，8 例患者（61%）的小肠组织学得到改善，5 例患者（38%）的绒毛恢复正常[250]。据报道，环孢菌素治疗偶尔可挽救难治性乳糜泻样疾病患者的生命，并可逆转糖皮质激素耐药性，但其疗效仍未得到完全证实[247]。也有关于 TNF-α 嵌合抗体英夫利西单抗（infliximab）治疗难治性乳糜泻疗效的报道[248]。

（四）并发症

长期以来，人们早已认识到，难治性乳糜泻患者发生溃疡性空肠回肠炎和淋巴瘤等致命性并发症的风险很高。直到最近，难治性乳糜泻与这些并发症之间，以及难治性乳糜泻与乳糜泻之间的确切联系仍存在争议。少数成年难治性乳糜泻患者的自身免疫性肠病谱系与抗肠细胞抗体的存在有关[253,254]。然而，现在已经很清楚，难治性乳糜泻、肠病相关性 T 细胞淋巴瘤（EATL）和溃疡性空肠回肠炎，代表了乳糜泻疾病谱最末端的一组异质性但相关的临床状态。此外，现在人们越来越认识到，其中许多患者患有隐匿性肠道 T 细胞淋巴瘤，其特征为具有 TCRγ 基因单克隆重排的表型异常的上皮内淋巴细胞（IEL）[89]。

早期的免疫表型研究表明，肠病相关性 T 细胞淋巴瘤的正常细胞对应物是上皮内淋巴细胞[255]。然而，直到 1995 年，Murray 及其同事[256]才发表了一个值得注意的观察结果，即在显性肠病相关性 T 细胞淋巴瘤患者中，来自邻近非淋巴瘤黏膜的淋巴细胞含有与显性淋巴瘤相同的单克隆 TCR 基因重排，他们为这种排列创造了术语“隐匿性肠道 T 细胞淋巴瘤”。Ashton-Key 及其同事[257]后来证实了这一发现，并表明在溃疡性空肠回肠炎病例中的炎性溃疡和完整的（非淋巴瘤）黏膜均含有单克隆 T 细胞群，并且在这些患者中发生的淋巴瘤由相同的 T 细胞克隆组成。

Cellier 及其同事[87]表明，难治性乳糜泻患者的上皮内淋巴细胞是异常的，因为它们缺乏成熟 T 细胞标志物的表达，如 CD8，这在大多数正常或乳糜泻上皮内淋巴细胞中都有发现。随后的研究证实了这一发现，并表明肠病相关性 T 细胞淋巴瘤中溃疡性空肠回肠炎和非淋巴瘤黏膜的异常上皮内淋巴细胞不仅具有淋巴瘤的基因型，而且具有淋巴瘤的免疫表型[258]。因此，现在的累计证据表明，Ⅱ型难治性乳糜泻是异常克隆上皮内淋巴细胞介导的肿瘤过程的表现。这些细胞具有破坏性，可能与其细胞毒性表型有关[259]，这会导致黏膜溃疡形成和淋巴结空洞形成，有时但不总是，经历进一步的分子和临床过程进展为淋巴瘤。异常克隆性上皮内淋巴细胞的存在意味着Ⅱ型难治性乳糜泻，与不存在克隆的患者（Ⅰ型难治性乳糜泻）相比，存在该结果的患者 5 年生存率显著降低[260]。除了存在异常上皮内淋巴细胞外，年龄增长及血清白蛋白水平降低也与难治性乳糜泻的死亡率相关，并构成了临床预测评分的基础（表 107.3）。

如前所述，促炎细胞因子 IL-15 在难治性乳糜泻患者肠道中大量增加。IL-15 诱导上皮内淋巴细胞分泌 IFN-γ，增加上皮内淋巴细胞对上皮细胞的细胞毒性，从而有利于Ⅱ型难治性乳糜泻的严重肠病特征[90]。越来越多的证据表明，IL-15 通过其在调节上皮内淋巴细胞稳态中的关键作用，最终可能导致淋巴瘤转化，因为 IL-15 为异常克隆上皮内淋巴细胞的存活或扩增提供了所必需的信号。

表 107.3　难治性乳糜泻预后的临床预测评分

变量	分数
难治性乳糜泻诊断年龄	
<40 岁	0
40~59 岁	2
60~79 岁	4
≥80 岁	6
白蛋白水平	
>4.5	0
4.0~4.5	1
3.5~3.99	2
3.0~3.49	3
2.5~2.99	4
2.0~2.49	5
1.5~1.99	6
<1.5	7
异常上皮内淋巴细胞	
是	3
否	0
分数	**中位 5 年生存率**
0~4	97.8%
5~7	83%
8~9	60.5%
≥10	48.5%

From Rubio-Tapia A, Malamut G, Verbeek WH, et al. Creation of a model to predict survival in patients with refractory coeliac disease using a multinational registry. Aliment Pharmacol Ther 2016;44:704-14.

基于这一证据，对疑似难治性乳糜泻患者应进行免疫组织化检测，以寻找小肠上皮内淋巴细胞中 CD8 表达减少和/或评估其小肠活检样本中 TCR 的克隆性。那些存在异常寡克隆小肠黏膜 T 细胞（Ⅱ型）的患者预后较差，通常需要积极管理，包括肠外营养和监测肠病相关性 T 细胞淋巴瘤的转化，并考虑使用克拉屈滨（cladribine）、自体干细胞移植、和包括阻断 IL-15 在内的试验性治疗[20]。相反，那些缺乏这种异常 T 细胞（Ⅰ型）的患者预后更好，可能对之前描述的治疗有反应。

十二、乳糜泻与恶性肿瘤

过去曾报道，患有乳糜泻或疱疹性皮炎（DH）的患者，发生某些胃肠道恶性肿瘤的风险增加了 10 倍，发生非霍奇金淋巴瘤的风险增加了 40~70 倍[184,261]。然而，最近的研究表明，恶性肿瘤，特别是淋巴瘤风险的增加远低于最初认为的。瑞典的一项基于人群的研究，包括 28 989 例具有乳糜泻组织学证据的患者，发现淋巴增生性恶性肿瘤的总体风险增加了 2.82 倍（HR 2.82；95% CI 2.36~3.37）[262]。在意大利的一项前瞻性研究中，乳糜泻患者的非霍奇金淋巴瘤风险增加了

3.1倍[263]。

小肠淋巴瘤通常为多灶性和弥漫性的，典型发生于乳糜泻20~40年后[185,261]。而在一般人群中，大多数小肠淋巴瘤为B细胞来源，而乳糜泻中的肠淋巴瘤通常为T细胞来源，术语肠病相关性T细胞淋巴瘤(EATL)用于描述使乳糜泻复杂化的肠内和肠外淋巴瘤。

肠病相关性T细胞淋巴瘤的临床起病可能是隐匿的，其最初表现和小肠活检表现可酷似未经治疗的乳糜泻。肠病相关性T细胞淋巴瘤通常伴有黏膜溃疡，如溃疡性空肠回肠炎，这些溃疡有时是淋巴瘤的唯一内镜表现。尽管一些肠病相关性T细胞淋巴瘤患者对严格的无麸质饮食有部分或暂时的反应，但大多数患者最终对麸质戒断无反应。在无麸质饮食预先控制疾病的患者中，胃肠道症状的复发(例如腹痛、体重减轻、腹泻)应提高临床对淋巴瘤的怀疑。在一些淋巴瘤患者中，淋巴瘤附近和远离淋巴瘤的黏膜组织学与未经治疗的乳糜泻难以区分，但患者的症状对麸质戒断无反应[255]。关于这类患者是否患有隐性乳糜泻(在淋巴瘤发生后变得明显)、难治性乳糜泻并发淋巴瘤或由原发性肠道T细胞淋巴瘤引起的难治性肠病以及通过组织学标准与乳糜泻难以区分，一直存在争议[89]。分子和免疫组织化学研究促进了我们对乳糜泻、难治性乳糜泻和肠病相关性T细胞淋巴瘤之间关系的理解，在关于难治性乳糜泻的前一章节中进行了讨论。

提示淋巴瘤的其他特征包括肠梗阻、肠出血、发热、低白蛋白血症、淋巴结病和噬红细胞作用，这在骨髓或外周血中很明显。小肠放射学、肠镜检查联合多层面黏膜活检、胶囊式内镜检查以及CT或MRI可能有助于诊断。在伴有[264]和不伴有[265]淋巴瘤的乳糜泻中，已描述了肠系膜淋巴结肿大伴中心空洞的淋巴结病。如果怀疑指数很高而研究又不具有诊断价值，则应在腹腔镜或剖腹手术时获取小肠全层活检标本，仔细检查小肠全长并检查肠系膜淋巴结。即使采用如此积极的方法，肠病相关性T细胞淋巴瘤也可能极难诊断。

肠病相关性T细胞淋巴瘤通常是致命的，长期生存几乎只限于接受化疗的患者[266]。近几十年来，肠病相关性T细胞淋巴瘤的发病率呈上升趋势，与乳糜泻患病率的上升相平行[267]。尽管肠病相关性T细胞淋巴瘤仍然是乳糜泻的罕见结局，但考虑到其预后较差，有必要开发有效的疗法[268]。

其他癌症，特别是消化道癌症，已发现在乳糜泻患者中增加。一项基于人群的瑞典研究报告小肠癌(HR 31.0)、食管癌(HR 6.17)、结肠癌(HR 7.94)和原发性肝癌(6.05)的风险升高[269]。然而，只有小肠癌和肝癌在乳糜泻诊断后1年以上表现出风险增加。尚未发现乳糜泻患者中结直肠腺瘤的患病率增加[270]。一项对疱疹样皮炎(DH)患者的研究也发现，由于淋巴瘤和白血病的过度增加，癌症的总体风险(SIR，1.2)略微增加，但胃肠道癌的风险没有增加[185]。

尚不清楚导致乳糜泻中恶性肿瘤患病率增加的机制。隐窝有丝分裂活性增加、黏膜内淋巴细胞的更新增加、致癌物穿透受损的肠黏膜、致瘤病毒感染以及黏膜免疫系统和表面上皮的潜在异常都是潜在因素。

十三、预后

如果乳糜泻得到早期诊断，并且患者坚持终身无麸质饮食，那么他的预后会很好。相反，如果不能识别和正确治疗，患者可发生明显的营养不良和虚弱，并可死于并发症，如并发感染或恶性肿瘤。在乳糜泻患者中报告了死亡率增加(大型研究的估计值范围为1.39~2.0倍)[271]，但在未依从无麸质饮食的患者以及难治性乳糜泻和肠道淋巴瘤患者中尤其如此。一项在来自芬兰的335例乳糜泻成人患者中开展的研究显示，5年生存率与普通人群相当，其中至少83%的患者严格遵守无麸质饮食[196]。患有乳糜泻的婴儿和儿童在麸质戒断后生长发育正常。在成人中，吸收功能通常会恢复，许多疾病表现在无麸质饮食启动后消失。然而，某些并发症，如周围神经病变、共济失调或继发于重度代谢性骨病的病理性骨折，尤其是在继发性甲状旁腺功能亢的情况下，可能不是完全可逆的。无麸质饮食对其他自身免疫性疾病的发生或对无症状(隐性)乳糜泻临床结果的潜在保护作用尚不清楚。

虽然人们通常认为乳糜泻是一种终身疾病，但有证据表明并不是如此，因为对已证实的乳糜泻儿童的长期随访表明，一小部分儿童在青春期对麸质产生耐受性(根据临床、生物学和组织学定义)。其次，在个体病例中还显示，该疾病的典型黏膜病变可在成年期重新出现[272]。然而，导致麸质敏感性肠病出现或消失的因素尚不清楚。虽然青少年患者可能偏离其无麸质饮食，通常没有明显的不良反应，但其仍无法耐受麸质，并且许多无症状的青少年患者可表现出持续的血清学、血液学、生化和形态学异常[74,273]。如果麸质摄入持续到成年，大多数乳糜泻患者最终会出现乳糜泻的反复临床证据。因此，如果在成年期间避免临床疾病复发，应鼓励在儿童期有明确乳糜泻证据的患者，无限期接受无麸质饮食治疗。

十四、展望

改善对乳糜泻流行病学和发病机制的了解、发生无反应和难治性乳糜泻以及与无麸质饮食相关的治疗负担，均鼓励人们寻找替代或辅助治疗方法[19]。目前正在研究来自细菌或谷物来源的口服麸质酶，在裂解胃和近端小肠内的毒性麦醇溶蛋白肽的潜在治疗用途，从而可能消除麸质毒性[274,275]。一项在494例有持续症状的乳糜泻患者中开展的随机试验，比较了靶向谷蛋白的内切肽酶/内切蛋白酶组合与安慰剂。尽管两组均显示改善，但症状改善或绒毛组织学没有差异，这表明参与试验的行为改善了对无麸质饮食的依从性[276]。事后分析发现，在血清阳性患者中与安慰剂相比，该酶可使症状改善更优[277]。

肠道通透性的增加是乳糜泻的一个有据可查的特征，可以促进麸质穿过上皮层被抗原呈递细胞摄取，从而激活麦醇溶蛋白特异性T细胞。醋酸拉唑肽(larazotide acetate)是一种八肽紧密连接调节剂[278]，在早期临床试验中，显示出在麸质挑战期间预防乳糜泻活动症状和体征的前景[278-280]。

已经提出对小麦进行基因修饰以删除毒性肽，以防止乳糜泻的激活。这种方法由于大量的T细胞表位和小麦遗传学的复杂性而变得复杂。另一种策略可能是开发能够干扰HLA-DQ结合和T细胞活化的肽类似物，以将免疫应答重定向为耐受。在小鼠中，基于鼻腔内给予全麦醇溶蛋白或其一种亚型的疫苗，可部分抑制了全麦醇溶蛋白对胃肠外挑战的全身性 T 细胞应答[281]。这导致了谷蛋白肽胃肠外给药混合物的开发，目的是诱导对谷蛋白的耐受性；目前正在临床试验中[282]。

如前所述，麦醇溶蛋白肽的 tTG 修饰大大地增加了其在乳糜泻中的免疫原性和毒性[283]。因此，也正在评估 tTG 抑制剂其降低麸质毒性的能力。

Maiuri 及其同事[88]提出的另一种策略是阻断细胞因子 IL-15 来源的信号。当患者对无麸质饮食无反应且对常规抗感染治疗无反应时，阻断 IL-15 及其信号可能对难治性乳糜泻有用。

由于在大多情况下，乳糜泻可以通过安全的既定饮食进行有效治疗，因此出现的任何替代治疗必须符合高标准的疗效和安全性。然而，在尝试坚持饮食的患者中，麸质暴露很常见[284,285]，患者认为无麸质饮食的负担相当大[286]。因此，大多数乳糜泻患者都热切期待非饮食疗法[287]。

（施海韵 译，李鹏　刘军 校）

参考文献

第 108 章　热带口炎性腹泻和吸收不良

Balakrishnan S. Ramakrishna 著

章节目录

腹泻病在热带国家很常见，影响所有年龄段的个体，包括土著居民以及前往这些国家的旅行者。在温暖的热带气候中，腹泻病的发生频率与多种因素有关，包括卫生条件差、卫生设施体系差，以及病原体在这种环境条件下在食物和水中存活和繁殖的能力[1-3]。在热带地区的土著居民中，肠道病原体感染通常是无症状的，而短期访客倾向于发生症状性感染，伴有持续时间不同的腹泻[4,5]。使用分子方法进行的横断面研究，已在热带国家 50% ~ 94% 的儿童和成人中确定携带肠道病原体[6,7]。隐匿病原体个体腹泻病的发生，可能与病原体载量和感染的多样性有关，这主要归因于卫生条件差导致食品受到病原微生物的严重污染[8,9]。

亚临床和明显的吸收不良在热带地区的长期居民中很常见，其主要原因随地理位置而变化[10-12]。在许多热带国家，热带口炎性腹泻仍然是成年人吸收不良的主要原因[13,14]，但在可能涉及多种其他病因（包括乳糜泻和一过性感染后吸收不良）的儿童中不太常见，热带肠病（TE）是儿童发病率和长期后果显著的另一个原因。小肠寄生虫感染是热带国家慢性腹泻和吸收不良的第二大常见原因。肠结核和热带胰腺炎伴胰腺功能不全是热带地区吸收不良的其他重要原因。本章重点介绍热带口炎性腹泻和热带肠病，并简要介绍热带地区腹泻和吸收不良的其他具体原因。

一、热带地区的感染性腹泻

热带地区的急性和慢性感染性腹泻是由多种细菌、病毒和寄生虫引起的（见框 108.1）。尽管这些病原体影响热带地

框 108.1　热带地区感染性腹泻的病因

细菌
嗜水气单胞菌
布氏杆菌
脆弱拟杆菌，产肠毒素
空肠弯曲杆菌
大肠埃希菌：产肠毒素性、肠聚集性、肠侵袭性、肠出血性
香港鸥杆菌
单核细胞增多性李斯特菌
类志贺邻单胞菌
沙门菌，非伤寒
志贺菌属：痢疾杆菌，福氏志贺菌，宋氏志贺菌，鲍氏志贺菌
O1 群、O139 群、非 O1 群、非 O139 群霍乱弧菌
副溶血性弧菌
小肠结肠炎耶尔森菌
蠕虫
单纯性异尖线虫
布氏姜片虫
异形吸虫病（台单殖吸虫，横河外后殖吸虫）
微小膜壳绦虫
菲律宾副纤毛虫
曼氏血吸虫
粪类圆虫
旋毛虫
鞭毛虫
不等长鞭毛类
人芽囊原虫
真菌
肠脑炎微孢子虫
贝氏肠孢子虫
原生动物
隐孢子虫
环孢子球虫
贝氏等孢球虫
蓝氏贾第鞭毛虫
利什曼原虫
病毒
星状病毒
杯状病毒：诺如病毒和札幌病毒
肠腺病毒
人类免疫缺陷病毒
小核糖核酸病毒
轮状病毒

区的土著居民，但许多感染的成年人仍然没有症状，很可能是因为早期暴露于相同或相关感染因子而获得的免疫所致。然而，到热带地区的短期游客有患腹泻的重大风险，近 50% 的游客在逗留期间会患上腹泻病[15]。在过去的十年中，前往发展中国家旅行期间腹泻的发病率显著下降，尽管前往南亚、西亚、非洲北部和热带地区以及中美洲旅行时腹泻的发病率仍然很高[15,16]。

霍乱是急性腹泻中最引人注目的一种，如果不治疗会导致脱水和电解质紊乱而死亡。霍乱仍在印度次大陆流行，特别是在南部和东部地区、印度尼西亚群岛、菲律宾和拉丁美洲，它们有可能困扰到这些国家的旅行者[17]。霍乱的流行在热带发展中国家间歇性发生，与雨季期间或雨季后不久环境卫生和个人卫生的破坏有关，在人们的大型集会期间，如发生在有宗教意义的地方，以及在战争或内乱期间[18-20]。在过去的 10 年中，霍乱在撒哈拉以南非洲的主要地区流行，每年影响近 15 万人[21]。在美国 10 032 例与国外旅行相关的疾病患者中，急性腹泻最常见，占病例的 22%[22]。旅行者急性腹泻病的病因常由地理位置决定。因此，产肠毒素大肠埃希菌与前往南美或墨西哥有关，蓝氏贾第鞭毛虫和隐孢子虫与前往中南亚旅行有关，弯曲杆菌与前往南亚和东南亚旅行有关[23]，不适合前往西非或东非旅行，不前往南美和加勒比地区旅行[24]。弯曲杆菌对氟喹诺酮类药物表现出高度的耐药性[23]。当用分子方法诊断哪些感染是引起腹泻时，在近一半的样本中检测到多种病原体[24]。肠致病性大肠埃希菌和肠聚集性大肠埃希菌比产肠毒素大肠埃希菌或弯曲杆菌更多见。弓形杆菌属和产肠毒素的脆弱拟杆菌已被确定为某些地区腹泻的重要原因[25]。感染球虫寄生虫、环孢子虫、隐孢子虫和囊孢子虫以及真菌微孢子虫，可引起免疫功能正常的热带地区居民一过性或无症状腹泻，但可能会引起从热带地区返回的旅行者持续性腹泻[26]。机会致病性异形芽囊原虫和原生动物脆弱双核阿米巴常可在有症状的返回旅行者的粪便中发现，但即使在旅行之前，他们也经常在粪便中携带，这意味着在确定腹泻的因果关系时，必须谨慎看待这些病原体[27]。诺如病毒是与热带国家旅行相关的腹泻的另一个新病因[28]。

二、热带口炎性腹泻

热带口炎性腹泻（TS）仍然是热带国家吸收不良的主要原因[13,14,29-31]。尽管进行了大量的研究，但本病的病因从未得到满意的阐明。最近一段时间，在世界一些地区（例如印度北部的一些州），乳糜泻作为吸收不良主要原因的出现掩盖了 TS[32]。在热带发展中国家长期停留后返回温带气候的个体中仍有 TS 报告[33-36]，TS 需要与其他各种疾病区分开来，这些疾病也会引起热带地区居民吸收不良（框 108.2）。

框 108.2　热带地区吸收不良综合征的病因

感染

细菌

鸟胞内分枝杆菌复合体

结核分枝杆菌

蠕虫

微小膜壳绦虫

菲律宾副纤毛虫

粪类圆线虫

原生动物

微小隐孢子虫

环孢子球虫

贝氏等孢球虫

蓝氏贾第鞭毛虫

杜氏利什曼原虫

真菌

肠内脑炎原虫

贝氏肠孢子虫

淋巴阻塞

肠淋巴管扩张症

黏膜疾病

自身免疫性肠病

乳糜泻

嗜酸性粒细胞性胃肠炎

人类免疫缺陷病毒肠病

免疫增殖性小肠疾病

肠道淋巴瘤

原发性免疫缺陷

热带口炎性腹泻（TS）

新生儿疾病

微绒毛包涵体病

绒毛状肠病

胰腺功能不全

酒精性胰腺炎

囊性纤维化（CF）

热带胰腺炎

小肠细菌过度生长（SIBO）

溃疡手术后

继发于肠道结核和克罗恩病

特定转运疾病

无 β-脂蛋白血症

果糖吸收不良

葡萄糖-半乳糖吸收不良

低乳酸血症

蔗糖不耐受症

(一) 定义

TS 可定义为:生活在热带地区或在热带地区长期停留后返回温带气候的人发生的原发性吸收不良综合征。使用术语"原发性"一词意味着已排除所有其他已知的吸收不良病因。在这些其他原因中,青少年和成年人最常见的需要治疗的是麸质敏感性肠病或乳糜泻、细菌过度生长继发的吸收不良、不明原因的小肠感染和胰腺功能不全。TS 的金标准定义仍然是 Baker 和 Klipstein 的定义[37],他们要求至少 2 种不相关的营养组(例如脂肪、碳水化合物、维生素)的吸收不良、黏膜炎症和绒毛缩短的小肠活检结果,以及排除吸收不良的常见病因,都必须存在才能确定诊断。随着针对特定疾病状况的特异性诊断试验的日益普及,发达国家已放弃了营养素吸收检测的做法[38]。然而,TS 的诊断仍然需要在黏膜活检中证明特征性的组织学异常,以及排除特定疾病的检测,包括乳糜泻、慢性胰腺炎和寄生虫感染。

(二) 病史

热带地区的吸收不良已被认识了两千年。印度古代医学文献,即 Charaka Samhit,可追溯到公元前 100 年至公元前 200 年,记录了由于"消化之火"丧失而导致的格拉哈尼病的描述;格拉哈尼的严重形式与舌炎、营养缺乏、腹泻、腹胀和消瘦有关,可能导致死亡[39]。1759 年,在巴巴多斯(Barbados)工作的 William Hillary 首次用英语描述了 TS[40]。他将这种疾病(慢性口疮)描述为以重度口腔溃疡和舌炎开始,随后出现腹泻、消瘦和死亡。口炎性腹泻一词可能起源于荷兰术语"芽",用于描述一种以严重口疮性溃疡为特征的疾病[41]。荷兰人用"*Indische Sprouw*"一词来描述他们在东南亚殖民地中发生的类似相同的疾病。在印度、印度支那和中国的亚洲殖民地生活过一段时间的欧洲人中,也发现了类似的疾病,在 1880 年[41]被 Manson 命名为"口炎性腹泻"之前有很多名称,包括"热带地区的慢性腹泻"。非 TS(乳糜泻)的历史在第 107 章中讨论。

(三) 流行病学

TS 在南亚和东南亚、中美洲、南美洲、加勒比海岛屿、非洲部分地区和澳大利亚热带地区均有描述。TS 仍继续在西方游客中被报道,他们在返回家园前只在热带地区度过几个月或几年。在返回西方发达国家的外籍人员中,TS 有时可归因于特定的长期肠道感染[42],感染性胃肠炎的发作似乎大大增加了 TS 发生的风险[43]。在热带地区散发 TS 的土著居民中,少数患者的疾病可能以发热性疾病明确发作。与乳糜泻相反,成年人比儿童更容易受累,且与 TS 无特定的饮食关联。

TS 过去曾以流行病的形式发生。这种流行病在第二次世界大战期间的亚洲士兵和战俘中有描述[44,45],在 20 世纪 60 年代和 70 年代在印度南部也描述了这种流行病[46]。流行性 TS 对成年人的影响比对儿童的影响更大,而且在第一波流行期间的暴露往往为第二波流行提供保护,也观察到疾病在家庭内的二次传播。在 20 世纪 60 年代初,仅在印度南部就有 3 万~4 万人死于流行病口炎性腹泻。在波多黎各观察到 TS 的季节性发生,它在一年的前 3 个月很常见[47]。世界上任何地区都不再报告流行性口炎。然而,在南亚,散发性 TS 仍然占成人吸收不良的很大比例,而儿童吸收不良的比例较小[13,14,29-31]。

(四) 病因发病机制

尽管进行了广泛的检索,但从未确定 TS 的单一病因。研究将寄生虫、细菌、病毒、藻类、真菌和有毒物质作为该病的可能原因,并且大部分是否定的。这些研究是在当前使用的分子筛查技术不可用的时代进行的,这可能是缺乏特定病原体鉴定的一个原因。利用培养技术,一些研究者表明流行区 TS 患者小肠上段大肠菌群过度生长。但是,其他研究者使用相似的技术发现,这种小肠污染在 TS 患者和来自相似社会和文化背景的对照受试者中同样常见[48]。由于这些研究中使用的明显正常对照受试者可能存在亚临床吸收不良(肠病),这增加了 TS 是一种冰山病现象的可能性,与乳糜泻一样。在动物模型中,已证实从海地和波多黎各 TS 患者小肠分离出的大肠菌群(克雷伯菌属、阴沟肠杆菌或大肠埃希菌)可分泌损伤肠上皮的肠毒素[49]。然而,在世界其他地区的口炎性腹泻患者中,尚未发现类似的产肠毒素大肠菌群[50]。有人认为,TS 中的小肠细菌过度生长是继发于小肠传输缓慢,这是由于酪酪肽和神经紧张素分泌导致的肠腔未吸收脂肪开启"回肠制动"所致[51]。

在 TS 患者的粪便和空肠上皮细胞中,发现了类似于人肠冠状病毒的病毒颗粒[52],但这在不同人群中并不一致。在密歇根州底特律市附近,有人描述了一种亚急性发作的疾病,其表现类似于 TS,小肠活检显示组织病理学结果与 TS 或乳糜泻非常相似。该病在 9~38 周内自发缓解,并归因于可能的病毒病因[53]。

细菌病原体或寄生虫感染,似乎在热带旅游者 TS 的发病机制中起着重要作用[43]。在这里,该疾病似乎是由多种微生物的胃肠道感染引起的,包括几种形式的肠致病性大肠埃希菌或肠贾第鞭毛虫之一。据估计,在前往低收入国家的旅行者中,约有 6% 在回国后出现持续性或慢性腹泻,其中相当一部分患有贾第鞭毛虫病[54]。这些人在热带地区逗留期间可能会出现间歇性腹泻,但该疾病似乎只有在他们回到温带气候后,才会以更严重的形式出现,在一些个体中,环孢子虫也参与其中。最近一项对驻外美国军人的研究发现,既往感染性胃肠炎发作使 TS 发生率增加了 36.6 倍,发生肠吸收不良的概率增加了 3.93 倍[43]。高加索血统和高中以上教育独立地增加了概率。在热带地区本地居民中不致病的细菌,很可能会导致早期未接触过这些微生物种类的游客患病。在许多情况下,来访者的热带腹泻是短暂的和自限性的,或因使用抗生素而被阻止。然而,有些人出现慢性腹泻，伴有明显的吸收不良，肠黏膜活检标本显示绒毛萎缩和固有层炎症。因此，热带国家来访者的 TS 有时被称为感染后吸收不良。目前尚不清楚是什么决定了一些个体中绒毛萎缩和吸收不良的进展，而另一些个体则顺利恢复。

图 108.1 总结了 TS 和 TE 发生的可能病因病理途径。考虑的病原体包括毒素（细菌或真菌）和病毒。肠上皮干细胞作为主要靶标的参与是基于电子显微镜研究[55]。由微生物或其毒素诱导的肠隐窝底部干细胞的初始损伤，可能导致绒毛中未成熟的上皮细胞，伴有绒毛高度降低和肠黏膜通透性增加。黏膜炎症的发生可能是由于上皮改变导致的大分子的被动渗透，以及对微生物或其他刺激的异常或过度先天性免疫应答驱动的。上皮内淋巴细胞（IEL）包括携带 αβ-T 细胞受体的 αβ-IEL 或携带 γδ-T 细胞受体的 γδ-IEL，在维持肠黏膜界面的稳态方面具有重要意义，并在 TS 中显著增加。αβ-IEL 主要是 CD8 阳性效应 T 细胞，可能有助于上皮细胞的损伤和死亡。许多 IEL 功能是通过 NOD-2 和 TLR-2 介导的先天免疫信号传导，涉及白细胞介素-15 和转录因子 Tbet[56-58]。TS 中 IEL 分布和数量的变化很可能反映了正常稳态机制的

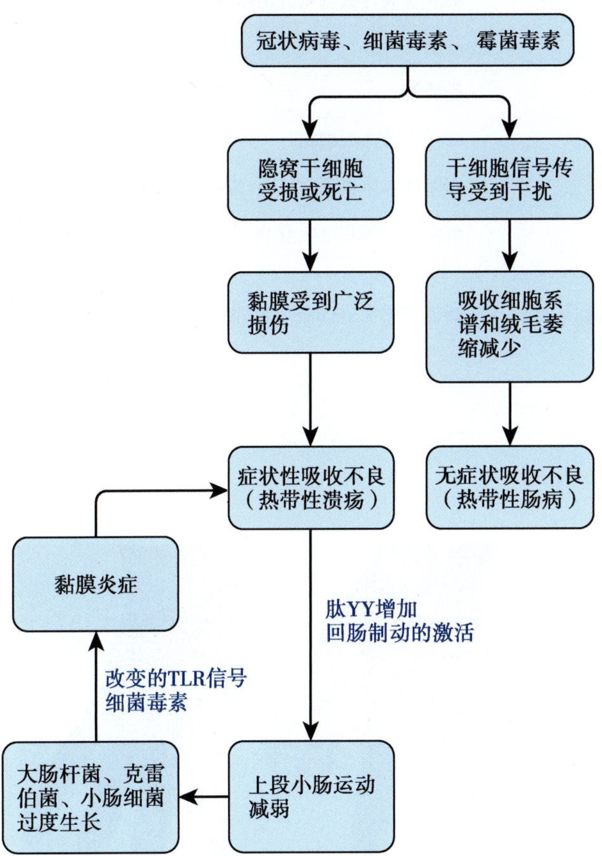

图 108.1　TS 的病因病理机制。此图提供了一个假设性框架，用于理解 TS 和 TE（热带肠病）的病因病理机制（详见正文）。微生物或毒素对肠上皮干细胞的损伤导致绒毛受损和吸收不良，其由小肠细菌过度生长所维持。由于脂肪吸收不良、回肠产生酪酪肽和导致小肠运动障碍，因此 SIBO 会发展。另外，影响小肠干细胞信号传导的有害环境因素可能导致表面上皮谱系分化减少，导致绒毛萎缩和肠病。TLR，Toll 样受体

破坏，并涉及微生物对先天免疫系统的信号传导。继发于小肠传输延迟而引起的小肠细菌过度生长，可能是这些变化持续的原因[59]。可以推测，TS 和 TE 之间的差异是由于对微生物刺激的先天免疫应答差异所致。

（五）临床特征

TS 通常影响成年人，但已知也发生在儿童中。典型表现为慢性腹泻、舌部酸痛和体重减轻（表 108.1）。粪便可能有脂肪泻的证据，粪便色淡、体量较大、泡沫样、有恶臭。腹胀和肠鸣是其突出的特征。在外籍人士和流行病期间，该病常以发热和水样或罕见的血性腹泻开始。这些症状使人联想到感染，通常在 1 周左右消退，然后出现与体重减轻相关的持续性腹泻。

受累患者可能出现的体征（见表 108.1）包括铁和维生素 B 缺乏引起的面色苍白，维生素 B 缺乏引起的口角炎、唇炎和舌炎，以及继发于低蛋白血症的外围水肿以及皮肤和毛发改变。舌炎的特征是舌弥漫性发红伴乳头缺失，与乳糜泻相关的阿弗他口腔溃疡并不常见。颊黏膜、手掌、指关节色素沉着（图 108.2）通常存在于全面综合征的患者中，但偶尔可能是其唯一的表现症状，这种色素沉着归因于继发维生素 B_{12} 缺乏引起的黑色素代谢紊乱。维生素 A 缺乏伴夜盲症、比托斑（Bitot 斑）、角膜干燥症较为罕见。在印度南部，有四分之一的患者在发病时出现发热。尽管某些个体的病情可能在数周或数月后自行缓解，但在许多其他个体中，存在以急性加重和缓解为特征的病程。在未经治疗的疾病后期，患者极度消瘦，伴有肌无力，尤其是近端肌肉。

可能存在周围神经病变，曾经在 TS 中观察到的由维生素 B_{12} 缺乏引起的脊髓亚急性联合变性，可能因为早期诊断和治疗已不再存在。杵状指的存在应提示免疫增生性小肠疾病（IPSID）等其他疾病，其中这一发现具有特征性（图 108.3）。过去曾描述过以精神萎靡和淡漠为表现的昏迷，并将其归因于缺乏二价阳离子，特别是镁的缺乏。罕见情况下发生类似于结肠假性梗阻综合征（Ogilvie 综合征）的综合征（见第 124 章），其表现为腹痛和腹胀伴肠鸣音增强。

（六）组织病理学

尽管 TS 通常是一种小肠疾病，但已报告累及胃和结肠。许多口炎性腹泻患者通过胃液分泌试验检测到胃酸分泌减少。活检标本检查显示更多的超过一半的 TS 患者患有萎缩性胃炎[60]。这些研究是在识别 Hp 之前进行的，因此，其真正的意义尚不清楚。尽管小肠活检最初是使用经口活检胶囊获取的，但现在的标准是在上消化道内镜检查期间从十二指肠或近端空肠获得活检[61]。当在低倍显微镜放大检查时，活检特征性地显示绒毛变钝和融合。该结果在内镜下与十二指肠扇形相似[61]。

表 108.1 热带吸收不良的临床特征、原因及机制

临床特征	原因	机制
腹泻	碳水化合物吸收不良 未吸收的脂肪和胆汁酸	渗透性腹泻 结肠水分分泌
粪便色淡、体量较大	脂肪酸和胆汁吸收不良	黏膜病变 胰腺功能不全
粪便恶臭	脂肪和蛋白质吸收不良	氧化吸收不良的脂肪酸 由色氨酸生成粪臭素
肠鸣、腹胀	碳水化合物吸收不良	未吸收碳水化合物的细菌发酵
夜尿	延迟水分吸收	小肠疾病导致的水分吸收延迟
足部水肿、皮肤改变、白甲、肌肉萎缩	低蛋白血症和蛋白质丢失性肠病	黏膜表面缺失、小肠黏膜溃疡、功能性胰腺功能不全
苍白	维生素 B_{12}、叶酸和/或铁缺乏引起的贫血	十二指肠(叶酸、铁)和回肠(维生素 B_{12})黏膜疾病
匙状甲(反甲)	缺铁	十二指肠黏膜疾病
手掌、手关节、口腔色素沉着	维生素 B_{12} 缺乏	黑色素代谢紊乱、SIBO
口角炎、舌炎	维生素 B 缺乏	小肠黏膜疾病
夜盲症、角膜干燥症、Bitot 斑	维生素 A 缺乏	脂肪泻伴维生素 A 吸收不良
肌肉无力	低磷血症、低钾血症、低镁血症	黏膜疾病伴吸收或分泌障碍
手足抽搐、手足痉挛	低钙血症	脂肪泻
出血倾向	维生素 K 缺乏	脂肪泻
味觉丧失(失味症)	锌缺乏	粪便中锌损失增加
代谢性骨病	维生素 D 缺乏、低蛋白血症	脂溶性维生素吸收障碍、蛋白质吸收障碍
体重下降	热量摄入减少 粪便热量损失增加	继发于叶酸和维生素 B_{12} 缺乏引起的厌食、吸收不良
Ogilvie 综合征(急性结肠假性梗阻综合征)	电解质紊乱(例如低钾血症、低镁血症)	肠神经免疫-内分泌功能障碍

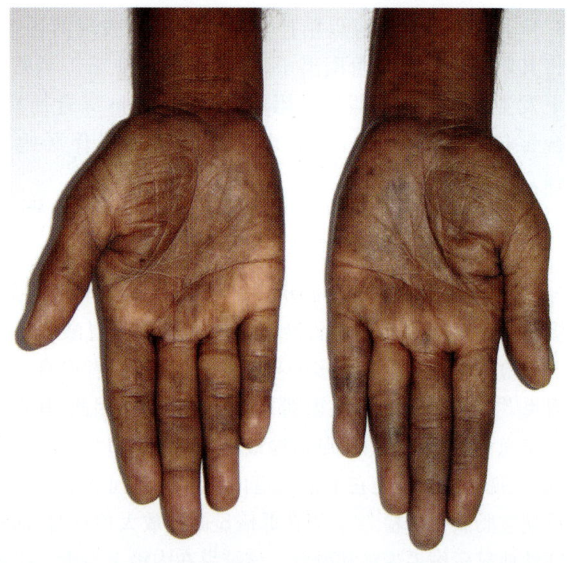

图 108.2 TS 患者手掌色素沉着。这一发现常见于印度南部的 TS 患者,并归因于维生素 B_{12} 缺乏

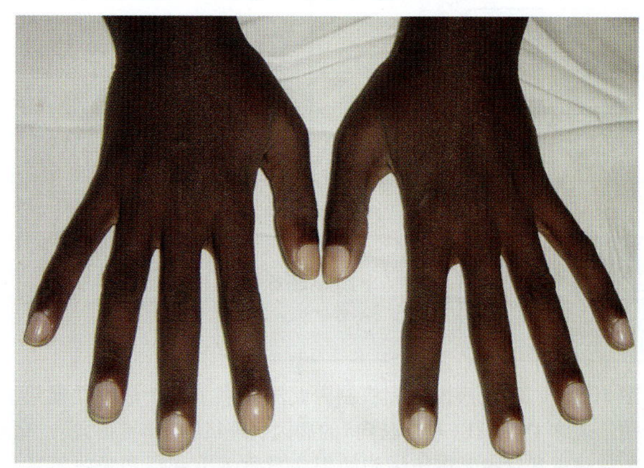

图 108.3 IPSID 患者的杵状指

组织学上,TS 的小肠活检标本显示不同程度的绒毛变钝(萎缩)和隐窝伸长[33,62]。除变钝外,绒毛有时出现融合。空肠黏膜正常的绒毛与隐窝的比例为 4∶1或 5∶1,在 TS 所见的部分绒毛萎缩中,该比例降至 2∶1或 1∶1。在一些乳糜泻患者中观察到的完全绒毛萎缩在 TS 中未观察到。小肠固有层被淋巴细胞浸润,上皮内淋巴细胞(IEL)增加(图 108.4),一些研究报告平均每 100 个上皮细胞有 77.3 个 IEL[33]。Baker 和 Mathan[48]将 TS 的组织学改变分级为 0~Ⅲ级(图 108.5),与广泛用于乳糜泻活检标本评分的改良 Marsh 评分系统有些不同。在十二指肠黏膜中观察到嗜酸性粒细胞浸润。在 TS 中,回肠黏膜通常显示比十二指肠黏膜更严重的绒毛变钝[33]。

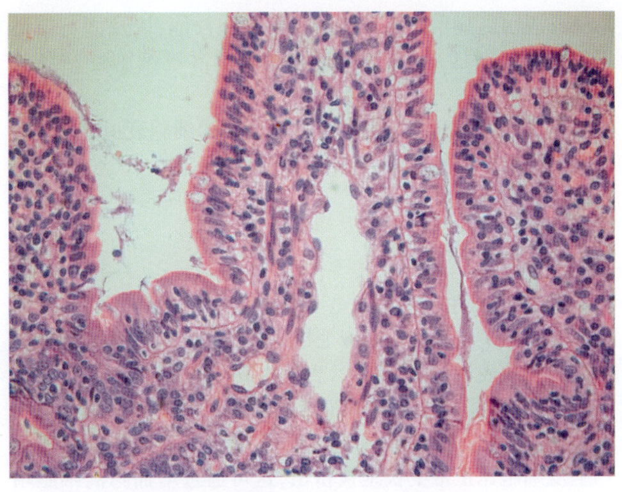

图 108.4　TS 患者的小肠黏膜活检显示上皮内淋巴细胞(IEL)增加

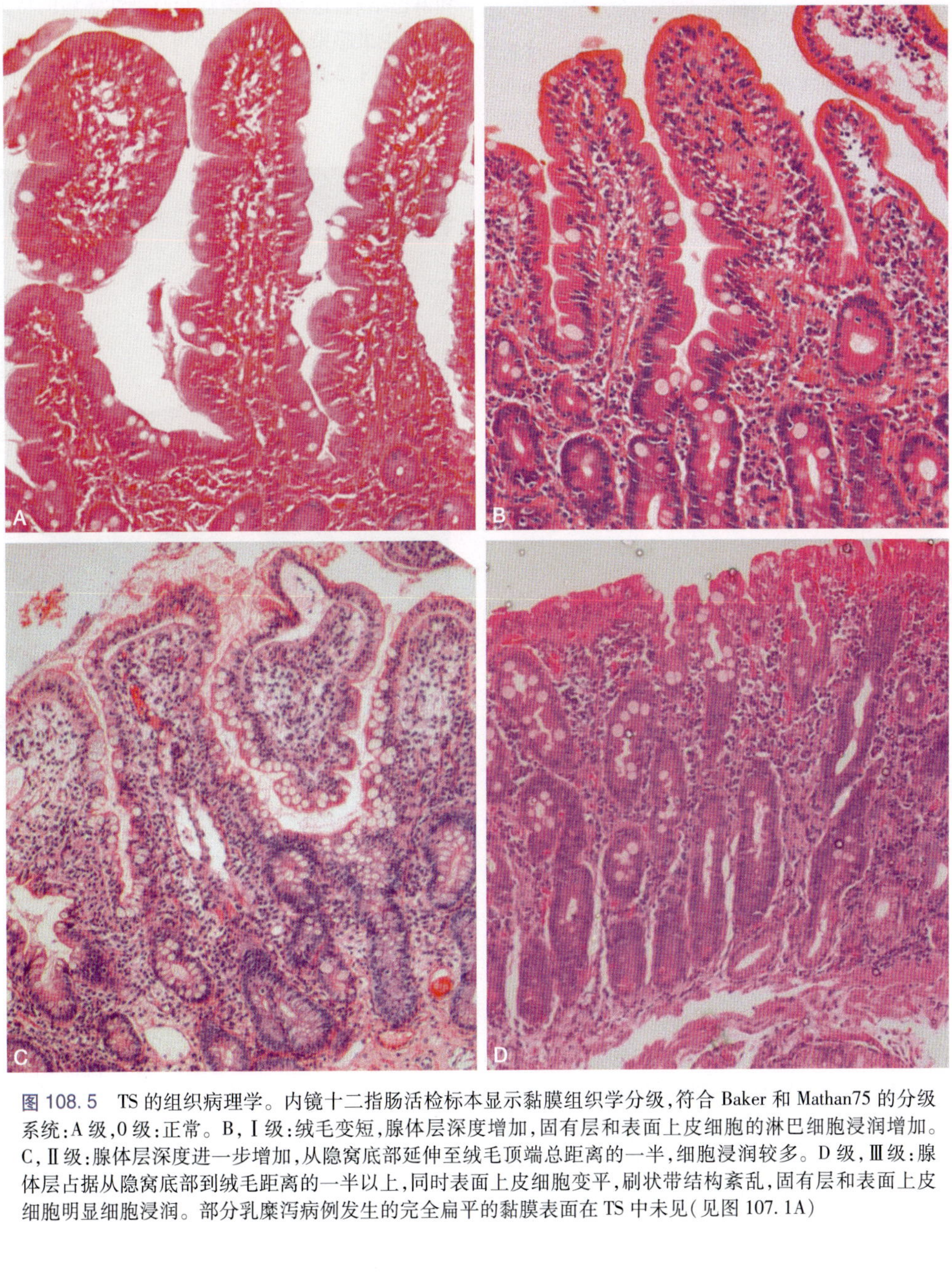

图 108.5　TS 的组织病理学。内镜十二指肠活检标本显示黏膜组织学分级,符合 Baker 和 Mathan75 的分级系统:A 级,0 级:正常。B,Ⅰ级:绒毛变短,腺体层深度增加,固有层和表面上皮细胞的淋巴细胞浸润增加。C,Ⅱ级:腺体层深度进一步增加,从隐窝底部延伸至绒毛顶端总距离的一半,细胞浸润较多。D 级,Ⅲ级:腺体层占据从隐窝底部到绒毛距离的一半以上,同时表面上皮细胞变平,刷状带结构紊乱,固有层和表面上皮细胞明显细胞浸润。部分乳糜泻病例发生的完全扁平的黏膜表面在 TS 中未见(见图 107.1A)

结肠黏膜可能显示 IEL 和嗜酸性粒细胞浸润，以及固有层淋巴细胞浸润增加，可能与乳糜泻相关的淋巴细胞性结肠炎相似。

电子显微镜显示小肠隐窝基底区域的细胞衰退[55]，这一发现与放射性肠炎和继发于化疗的肠炎相似。在这方面，TS 与乳糜泻有显著差异。

（七）病理生理学

TS 的特征性表现是绒毛萎缩并伴有隐窝延长。超微结构研究显示上皮细胞的微绒毛扭曲并聚集。这些变化导致小肠的总吸收表面积显著减少，表现为 D-木糖吸收减少[63]。与乳糜泻相反，TS 的电子显微镜检查显示隐窝基底区域有退化和死亡的细胞，这表明原发性干细胞受累。绒毛基底部的死亡上皮细胞比正常更快地被挤出，这可通过增加隐窝细胞增殖和肠细胞沿绒毛向上迁移来补偿[64]。吸收性肠上皮细胞显著减少和隐窝上皮细胞的增加表明，小肠上皮中的干细胞信号通路可能发生改变，但尚未对此进行正式研究。

TS 中的脂肪吸收不良继发于小肠上皮细胞损伤。尽管胰腺对胰泌素试验的反应是正常的，但对间接试验（如 Lundh 餐）的胰酶反应受损。这种功能性胰腺功能不全，是由于黏膜病变导致的胰腺刺激不足所致，在超过 50% 的 TS 患者中，胰十二酯试验异常反映了这一点[65]。粪便中的脂肪主要以饱和和不饱和的游离脂肪酸形式存在，这取决于摄入的膳食脂肪的性质[66]。

反映近端小肠受累的叶酸和铁缺乏，不如反映末端回肠受累的维生素 B_{12} 吸收不良常见。TS 的 3 阶段 Schilling 试验证明黏膜异常，因为维生素 B_{12} 吸收缺陷，不能通过内在因素或经抗生素治疗纠正，现 Schilling 试验在大多数国家不再使用。胆汁酸吸收不良也是末端回肠受累所致，可导致腹泻。结肠对水和电解质的吸收不良导致 TS 腹泻，可由粪便中未被吸收的胆汁酸和游离不饱和脂肪酸的作用所致[66]。结肠淋巴细胞浸润在引起 TS 腹泻中所起的作用尚未研究。

（八）诊断

目前尚无单一的测试方法来诊断 TS。尽管印度南部 TS 患者空肠黏膜的电子显微镜检查显示隐窝中存在变性细胞，但明显的特异性变化、费用和缺乏广泛可用性，使其无法作为诊断试验。由于吸收试验已不再常用，TS 的诊断目前需要证明多种营养缺乏、小肠活检异常，并排除其他已知的吸收不良原因，包括乳糜泻和寄生虫感染，如 Baker 和 Klipstein 在 1970 年提出的[37]。

今天，是使用苏丹Ⅲ染色对粪便中甘油三酯（TG）油滴进行定性来评估脂肪泻，该检测取代了定量 van de Kamer 分析（见第 104 章）。基于在血细胞比容管中通过离心酸化粪便将脂肪和非脂肪成分分离，由此得到的酸性脂肪，可用于治疗因粪便脂肪以 TGs 形式存在的胰腺功能不全，但尚未验证用于治疗黏膜疾病引起的吸收不良（见第 104 章）[67]。

在印度 TS 中，D-木糖吸收不良、脂肪泻和维生素 B_{12} 吸收不良分别见于约 99%、90% 和 60%～90% 的患者。通过测定摄入后 5 小时内糖的尿排泄或通过测定摄入后 1 小时内的血木糖水平来检测木糖吸收。在热带地区，使用 5g 剂量而不是常规的 25g 剂量的 D-木糖，因为较低的剂量不会引起呕吐或腹泻。木糖吸收是小肠表面积的反映，因为这种戊糖是通过被动扩散吸收的。它是 TS 黏膜表面积减少的良好但非特异性指标。

与乳糜泻相反，乳糜泻主要累及近端小肠，因此，血清叶酸水平低、而维生素 B_{12} 水平正常，TS 影响远端小肠和回肠末端，因此血清叶酸水平正常，而维生素 B_{12} 水平低。通过测定血清中维生素的水平和证明血清甲基丙二酸升高来诊断维生素 B_{12} 缺乏症。

粪便检查潜血和寄生虫是必不可少的。必须使用粪便的特殊染色（包括改良抗酸染色）来寻找引起腹泻的原生动物寄生虫。在 TS 中，在小肠系列上观察到的特征性变化包括：空肠黏膜褶皱增厚，近端空肠羽毛状黏膜模式丧失，以及通过小肠的延迟转运（图 108.6）。目前，腹部 CT 比小肠系列更常用，由于积液过多及口服造影剂逐渐稀释，可能会显示小肠扩张失去特征，无张力。结肠气体过多有时是该病的特征。然而，CT 在实践中的主要作用是排除肠系膜和腹膜后的肠肿块和淋巴结病，这是其他炎症和感染性疾病的特征，如 TB、淋巴瘤、寄生虫感染和嗜酸性肠病[68,69]。视频胶囊内镜和气囊小肠镜在 TS 诊断中的作用有限，主要用于排除小肠溃疡或狭窄性病变[70]。

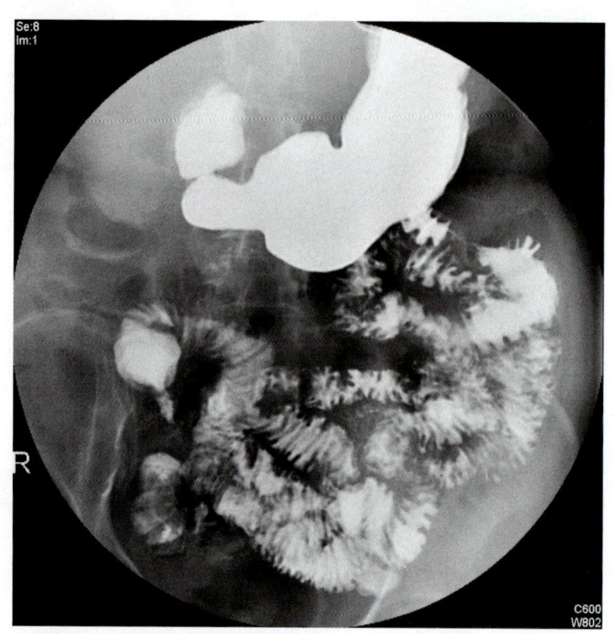

图 108.6　TS 患者小肠钡剂随访研究的影像，显示小肠正常羽毛状黏膜纹理缺失，伴空肠袢扩张和黏膜皱襞增厚

在上消化道内镜检查期间，从十二指肠的第三或第四部分进行小肠黏膜活检，以排除吸收不良的具体原因和诊断 TS。内镜检查可发现类似乳糜泻所见的扇状小肠黏膜，这是由于黏膜萎缩和绒毛模式丧失所致（图 108.7）。放大内镜结合窄带成像可作为当前许多内镜的标准[70a]，比白光成像更可靠地检测片状绒毛萎缩[71,72]。在窄带成像中已描述了几种绒毛萎缩模式，这些模式与手持式解剖透镜中观察到的绒毛形态相关（图 108.8）。SIBO 可通过内镜检查期间或通过空肠插管期间抽吸的小肠内容物的定量需氧和厌氧培养来证实。空腹状态下空肠液中细菌计数超过 105 个/mL，提示细菌过度生长（见第 105 章）。

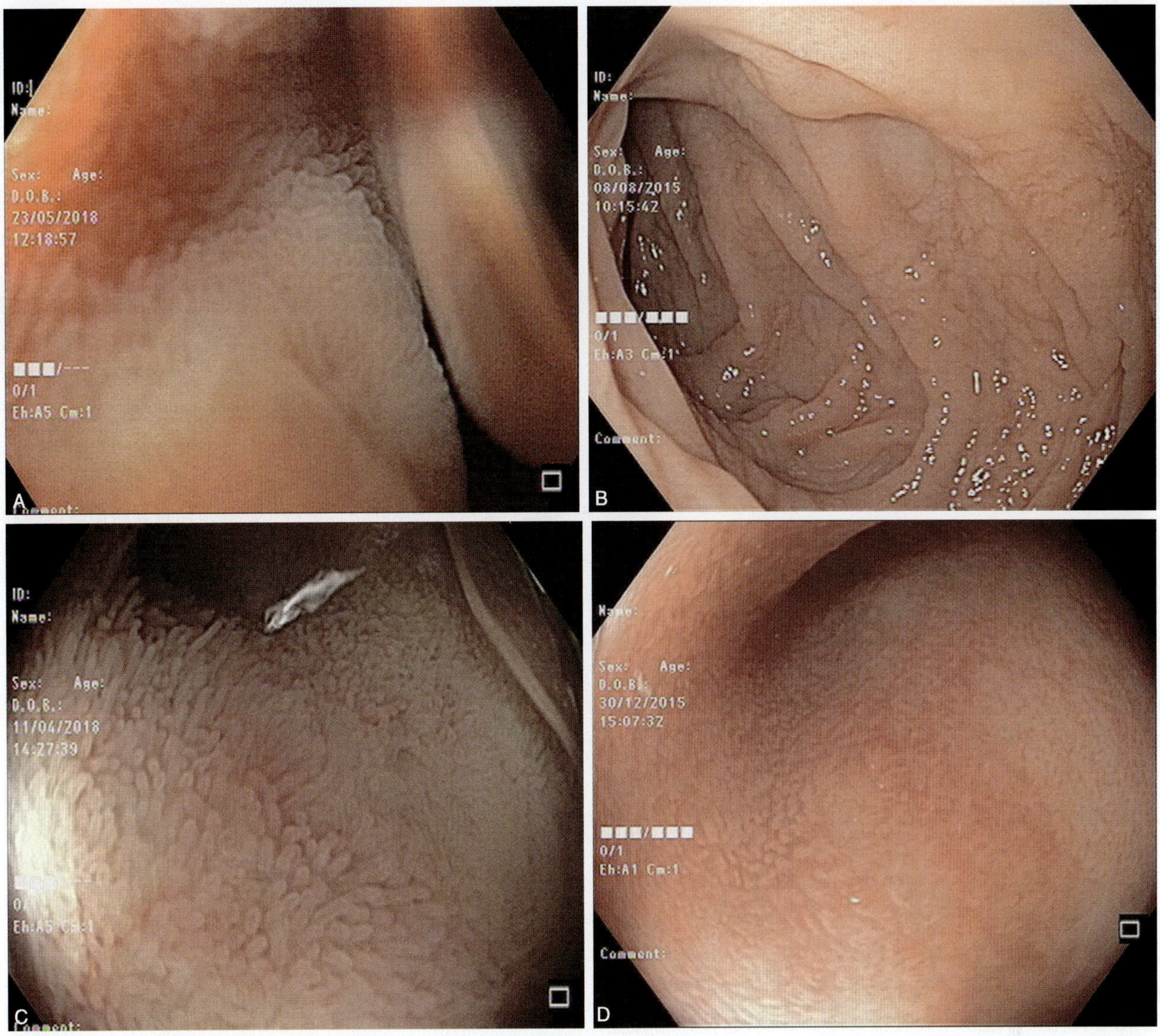

图 108.7 十二指肠第二部分的内镜视图显示：(A)功能性消化不良患者的正常绒毛和(B)TS 患者的十二指肠黏膜呈扇形，这是由于绒毛萎缩所致。回肠末端的内镜视图显示：(C)接受监测性结肠镜检查的个体中的正常绒毛和(D)TS 患者中由于绒毛萎缩导致的黏膜镶嵌样(马赛克样)外观

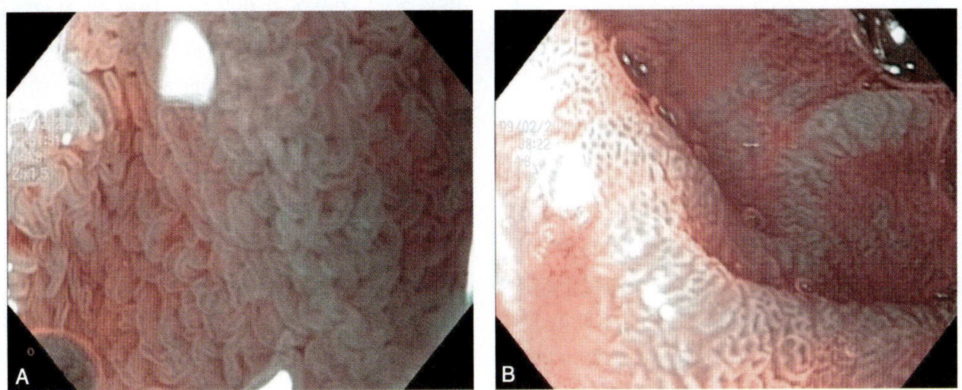

图 108.8 使用窄带成像的十二指肠第二部分的内镜视图。A，显示正常的指状绒毛；B，显示 TS 患者的萎缩绒毛区散布有绒毛缺失区。(Images courtesy Dr. Amit Kumar Dutta, Vellore, Tamil Nadu, India.)

（九）治疗

必须使用适当的静脉液体（如纯浓度乳酸林格液）来纠正脱水和电解质失衡。严重的低钾血症发生在一些严重腹泻的患者中，可能需要在心电图监测下进行纠正。对于长期患病的患者，需要分别通过胃肠外镁和钙的补充来纠正镁和钙的缺乏。

在重度营养不良个体中，在再喂养期间必须慎重，以纠正磷酸盐耗竭并防止在长期营养不良后，快速再喂养引起的再喂养综合征（见第 6 和 9 章）。该综合征包括心脏病（例如心力衰竭、心律失常）和神经系统（如谵妄、癫痫发作、神经病变、共济失调）异常。虽然现在市售配方食料广泛供应，但世界卫生组织[73]推荐用于 14 岁以下儿童的 F-75 和 F-100 配方食料可以使用。应以 10kacl/（kg·d）开始再喂养，并在 4~7 天内增至 40kacl/（kg·d）。硫胺素、复合维生素 B 和多种维生素补充剂应在再喂养时开始。在初始再喂养阶段，铁不予补充。电解质和矿物质需要量范围为：钾 2~4mmol/（kg·d），磷酸盐 0.3~0.6mmol/（kg·d），镁 0.4mmol/（kg·d）。应少量多次进食，以免肠道，肝脏、肾脏负担过重，并可首选通过鼻胃管（NG）开始喂食。应在第一周每天检查电解质（钾、镁、钙和磷酸盐）水平，此后 2~3 天再检查一次。此外，严重营养不良的患者将需要在第一周接受全身抗生素治疗。可能发生低温和低血糖症，需要进行适当处理。重度营养不良的成年人饲喂牛奶，可导致乳糖不耐受引起的腹部胀满和腹泻。在这种情况下，牛奶可以部分或完全被酸奶取代。

维生素 A 应在第一天大剂量肌内注射，如果患者有夜盲症、Bitot 斑或角膜干燥的证据，则在接下来的 2 天内继续注射。如果凝血酶原时间延长，可能需要胃肠外给予维生素 K。维生素 D 和钙缺乏，可口服补充剂治疗。B 族维生素通常缺乏，需要补充。可能发生硫胺素缺乏，从而引起神经精神症状，包括 Korsakoff 综合征和 Wernicke 脑病。在这种情况下，硫胺素的口服给药剂量为 200~300mg/d。胃肠外给予维生素 B_{12} 和口服给予叶酸，可迅速缓解贫血、舌炎和厌食症状，并导致体重增加。补充叶酸可改善大细胞性贫血和绒毛萎缩。在重度 TS 的初始治疗中，这两种维生素每天都以治疗剂量给药。

四环素 250mg、每日 4 次（或多西环素 100mg、每日 1 次）持续治疗 3~6 个月，作为 TS 的特异性治疗，只有其他抗生素的传闻经验。对于不太严重的疾病和初始恢复后，建议采用高蛋白、限制脂肪、不含乳糖的饮食。限制饮食中的长链脂肪酸，用中链 TG 替代长链脂肪酸，对减少腹泻和脂肪痢特别有用。结肠假性梗阻见于罕见的 TS 患者，可能需要内镜下结肠减压，但也可能对静脉输注盐酸甲氧氯普胺有反应（见第 124 章）。治疗结束后 TS 复发并不常见，复发症状需要检查以排除其他原因，特别是肠淋巴瘤。

（十）热带口炎性腹泻与热带肠病的区别

热带地区居民的小肠黏膜在结构上与于温带国家居民不同。这种差异被认为是由热带地区特有的环境因素造成的，被不同地标记为 TE、环境性肠病和亚临床热带吸收不良。

20 世纪 60 年代小肠活检，使用各种活检胶囊进行，面世时 TE 首次受到重视[10]。在典型的 TE 中，肠绒毛比温带气候居民的更短，隐窝更细长，固有层中的淋巴细胞和浆细胞数量增加。这些变化导致肠表面面积显著减少，表现为 D-木糖吸收异常和肠道通透性增加，口服这些糖后，通过改变尿甘露醇/乳果糖的比值可检测到这种情况。与 TS 患者相比，TE 患者无症状。

TE 是否是 TS 的一种轻度形式（亚临床吸收不良）的问题仍存在争议。Baker 和 Mathan[74]强调了 TS 和 TE 之间的明确区别，前者引起症状性吸收不良，后者是一种具有轻度吸收异常的无症状疾病。Menzies 及其同事分别使用乳果糖-鼠李糖对比和 3-O-甲基-D-葡萄糖、D-木糖和 l-鼠李糖的 5 小时回收率，作为肠道通透性、黏膜表面积和吸收能力的指标，对热带和温带地区的居民和访客进行了调查。注意到肠道通透性和吸收能力的差异与居住地区有关，而与原籍地区无关，表明强劲的环境影响[75]。

目前，在热带国家的居民中仍可观察到组织学肠病，在无明显肠道疾病的人群中，黏膜活检标本显示绒毛变钝和固有层细胞增加。据推测，TE 可能代表了肠道对儿童期频繁肠道感染的适应。在长期跟踪的赞比亚成年人中，尿液木糖排泄量呈梯度，与大型公立医院较富裕的工作人员相比，乡镇居民的尿液木糖排泄量最低，与伦敦的健康志愿者相比，大型公立医院的工作人员吸收的木糖更少[76]。木糖排泄量的减少与乡镇居民小肠黏膜活检中绒毛高度降低有关。肠功能也存在季节性变化，在 12 月和 1 月降雨高峰期异常最为明显，与腹泻的发病率高于其他月份相关，肠病的进一步程度与侵蚀性柠檬酸杆菌或钩虫感染相关[76]。全球肠道多中心研究（GEMS）在非洲和亚洲的 7 个研究中心招募了 59 个月以下的儿童，并使用培养、免疫测定和多重 PCR 来鉴定 9 439 例腹泻儿童和 13 129 例在医疗保健机构就诊的匹配对照儿童的肠道感染[77]。在 83% 的儿童和 72% 的对照儿童中鉴定出潜在的病原体（包括轮状病毒、隐孢子虫、志贺菌属和产肠毒素大肠埃希菌）。营养不良和肠道功能障碍（MAL-ED）的研究评估了社区中 2 145 名 24 个月以下的儿童，并使用了类似的诊断方法[78]，在 76.9% 的腹泻标本和 64.9% 的非腹泻标本中鉴定出病原体。总的来说，这 2 项研究再次证实了先前的发现，即在低收入国家居住的儿童中，多种病原体的症状性或无症状性感染极为常见，并为理解 TE 的发病机制提供了基础。无症状感染肠道致病菌的负担与这些儿童粪便中的炎症标志物相关[9,79]。已经提出了许多生物标志物用于评估 TE（表 108.2）[80,81]。与温带国家居民相比，热带国家居民的粪便微生物菌群与温带国家不同（例如，明显富集了变形菌门，而缺乏拟杆菌门）[82]。鉴于最近对定义 脑-肠-微生物组轴的肠道微生物菌群的研究，认知缺陷与出生后第一年反复肠道感染的儿童的相关性特别有趣（见第 3 章）。微生物菌群与肠病之间的关系有待更进一步的研究。

表 108.2　拟用于诊断热带肠病(TE)的生物标志物

黏膜通透性和屏障	木糖吸收
	乳果糖:甘露醇比值
	粪便 α_1-抗胰蛋白酶
	血浆肠脂肪酸结合蛋白
肠细胞团	血浆瓜氨酸
	血浆二胺氧化酶
	乳糖耐量试验
肠损伤和炎症	血浆细胞因子
	血浆犬尿酸:色氨酸比值
	血清淀粉样蛋白 A
	粪便钙卫蛋白
	粪便 S100A12
	粪便乳铁蛋白
	粪便新蝶呤
	粪便髓过氧化物酶
	粪便 Reg1a 和 Reg1B
微生物移位	血浆 LPS 核心抗体
	循环可溶性 CD14

TE 并非没有临床后果。肠道表面积减少和能量吸收减少,可能解释了生活在热带地区的许多人的低 BMI。TE 的绒毛高度和吸收表面的减少也影响了口服补液溶液的组成的设计,导致使用的钠和葡萄糖浓度低于血浆等渗的原始制剂[83]。TE 可改变黏膜依赖性免疫应答[84]。已充分观察到的现象是,口服疫苗(包括口服脊髓灰质炎疫苗和轮状病毒疫苗)在热带国家居民中的免疫原性低于温带国家居民,这与之前存在 TE 有关[85]。作为卫生假说的延伸,有人提出 TE 可能通过肠道内知之甚少的免疫和神经内分泌机制预防自身炎症性疾病,如克罗恩病、多发性硬化和 1 型糖尿病[86]。TE 也会影响生长和晚年的代谢参数。出生后第一年频繁的肠道感染与儿童后期的发育迟缓、认知缺陷和体能受损有关[87,88]。有证据表明,TE 可能会增加晚年心脏代谢风险因素。在这些研究中,婴儿期较低的肠表面积和炎症标志物与儿童后期较高的血压相关。而表面积减少与较低的载脂蛋白-AI 和较低的高密度脂蛋白浓度相关[89]。

有人认为,TE 及其影响可能通过控制肠道微生物菌群来改善[90]。马拉维儿童口服益生菌乳酸杆菌 GG 或给予利福昔明(一种不可吸收的口服抗生素)改善 TE 的尝试未显示益生菌或抗生素治疗对黏膜功能有任何影响[91,92]。最近的一项研究发现,用锌、微量营养素粉和阿苯达唑干预 12~24 周,不能改善马拉维农村 12~35 个月儿童的肠病[93]。

三、可能引起热带地区吸收不良的其他疾病

(一) 贾第鞭毛虫病

原生动物寄生虫蓝氏贾第鞭毛虫的感染,在生活在热带地区的人群中通常无症状[12]。事实上,GEMS 研究的数据表明,贾第鞭毛虫在无症状儿童中的频率高于腹泻儿童[77]。然而,这种原生动物可引起来自西方国家的热带地区游客和免疫功能低下者的腹泻,它可引起儿童自限性疾病。腹泻与粪便中存在的滋养体有关,单独存在包囊应谨慎解释。空肠刷状缘表面积减少导致碳水化合物吸收不良,与结合胆盐降解相关的 SIBO 可引起脂肪泻。

贾第鞭毛虫病的诊断可以通过使用简单的显微镜,对新鲜粪便标本进行显微镜检查或通过直接荧光试验检出。因为包囊和滋养体仅间歇性通过,因此建议至少检查 3 份粪便标本。十二指肠或空肠活检标本的检查,并不会增加腹泻粪便标本检查的诊断率。寄生虫可见于被覆上皮的黏液层,且黏膜可表现为绒毛萎缩、隐窝延长、固有层有单核炎性细胞浸润。诊断贾第鞭毛虫病的敏感和特异性试验是,通过酶联免疫吸附试验或直接免疫荧光抗体显微镜检查粪便中贾第鞭毛虫抗原的试验。在美国,非培养依赖性分子检测方法,现在正成为评价细菌、病毒、真菌和原生动物作为腹泻原因的标准方法。这些技术尚未应用于热带地区腹泻疾病的评估。

症状性贾第鞭毛虫病对甲硝唑、替硝唑或其他咪唑类药物治疗反应迅速。阿苯达唑和硝唑尼特也已成功使用(表 108.3)。

表 108.3　导致热带吸收不良疾病的特异性治疗

疾病	特异性治疗	持续时间
毛细线虫病	噻苯达唑 25mg/(kg · d)或	20~28 天
	甲苯达唑 200mg,每日 2 次或	20~28 天
	阿苯达唑 400mg,每日 2 次	7~28 天
乳糜泻	无麸质饮食	终生
常见变异免疫缺陷	人 γ 球蛋白 IV,每 4 周 1 次	终生
	预防性抗生素	
	干细胞移植	
隐孢子虫病	硝唑尼特 500mg,每日 2 次或	3~7 天
	巴龙霉素 500mg,每日 3 或 4 次	14 天*
环孢子虫病	甲氧苄啶/磺胺甲嘧唑 160mg/800mg,每日 2 次或环丙沙星 500mg,每日 2 次	7 天
	其次为甲氧苄啶/磺胺甲嘧唑 160mg/800mg、隔日或每周 3 次,或环丙沙星 500mg,每周 3 次	10 周
贾第鞭毛虫病	甲硝唑 250~400mg,每日 3 次或	7~14 天
	替硝唑 500mg,每日 2 次或	7~14 天
	阿苯达唑 400mg,每日 2 次	7~14 天
IPSID 阶段 A	四环素 250mg,每日 4 次	6 个月至 2 年

表 108.3 导致热带吸收不良疾病的特异性治疗(续)

疾病	特异性治疗	持续时间
等孢球虫病	甲氧苄啶/磺胺甲噁唑 160mg/800mg,每日 2 次 随后 80/400mg,每天 2 次	10 天 3 周
肠脑炎原虫致微孢子虫病	阿苯达唑 400mg,每日 2 次	2~3 周
贝氏肠孢子虫致微孢子虫病	硝唑尼特 500mg,每日 2 次或 烟曲霉素 20mg,每日 3 次	3~7 天,60 天[†] 2 周
类圆线虫病	噻苯达唑 25mg/kg,每日 2 次或 阿苯达唑 400mg,每日 2 次(最多 3g/d)或 伊维菌素 200μg/kg	3 天 7 天 2 天
TB	异烟肼、利福平、吡嗪酰胺和乙胺丁醇 随后异烟肼和利福平两药治疗	2 个月 4~7 个月
TS	四环素 250mg,每日 4 次	6 个月

[*]对于 HIV 感染的患者,给予抗逆转录病毒治疗。
[†]对于 CD4 计数在正常范围的 HIV 感染患者。

(二) 其他原虫感染

其他与吸收不良有关的原虫包括微小隐孢子虫、贝氏囊孢子虫和卡氏环孢子虫,它们都是球虫肠道寄生虫。球虫寄生虫引起的感染和腹泻在热带国家广泛流行,经常被漏诊[94]。大多数初次感染者无症状,但有些人发生自限性腹泻。内镜检查联合肠活检有助于诊断[95],尽管粪便检查是关键。

由球虫感染引起的吸收不良主要发生在免疫功能低下的宿主中,例如 HIV 感染者、原发性免疫缺陷综合征患者和移植后免疫抑制患者,这是由于上皮细胞感染所致。使用巴龙霉素和硝唑尼特治疗伴有吸收不良的隐孢子虫病。环孢子虫引起吸收不良综合征伴绒毛萎缩和隐窝增生。用复方新诺明治疗环孢子虫感染。猪囊尾蚴病用 10 天疗程的复方新诺明治疗,然后在免疫抑制患者中长期使用低剂量复方新诺明。

(三) 蠕虫感染

在热带地区,蠕虫感染也可引起吸收不良综合征。最常见的蠕虫感染是粪类圆线虫和菲律宾副毛细线虫。粪类圆线虫感染可引起免疫功能正常者的慢性腹泻和吸收不良,尽管免疫抑制,特别是使用糖皮质激素时,易引起这种线虫的过度感染。人类嗜 T 淋巴细胞病毒-1 感染与持续性类圆线虫感染和慢性腹泻有关。腹泻可为间歇性或持续性,常见脂肪泻、贫血和低蛋白血症。小肠系列可显示变化,提示十二指肠和空肠黏膜浸润和溃疡的变化。通常通过检查多份粪便样本中的特征性幼虫进行诊断,尽管偶尔仅在小肠活检时发现感染。使用噻苯达唑、阿苯达唑或伊维菌素治疗有效。

肠毛细线虫可引起吸收不良综合征,常见于东南亚,尤其是泰国和菲律宾,但目前其他地区和国家也有报告,包括中国台湾、韩国、印度、伊朗和埃及。肠毛细线虫病与蛋白质丢失性肠病以及脂肪和 D-木糖吸收不良有关。通常使用噻苯达唑或阿苯达唑治疗。

微小膜壳绦虫(侏儒绦虫)是另一种在热带国家儿童和成人腹泻患者中越来越多发现的蠕虫[96,97]。通过粪便检查进行诊断,但偶尔也通过内镜或肠镜检查进行诊断。用吡喹酮治疗。

(四) 真菌感染

微孢子虫病在亚洲、热带非洲以及中美洲和南美洲的许多国家均有报道,其在有症状人群中的治疗取决于感染种属[98-100]。引起胃肠道疾病和腹泻的常见种属是比氏肠微孢子虫和肠脑炎微孢子虫。

(五) HIV 感染和艾滋病

由于艾滋病已经在许多热带国家传播,因此有必要排除任何吸收不良综合征或慢性腹泻患者的 HIV 感染。持续 1 个月以上的腹泻和吸收不良是艾滋病的典型症状,与 CD4 计数低有关,通常是由于小肠感染了上述原生动物或真菌病原体之一所致。然而研究表明,在热带国家(如印度),慢性腹泻既不是 AIDS 的敏感指标,也不是 AIDS 的特异指标[101]。AIDS 患者发生病原体阴性腹泻和吸收不良归因于可能的直接病毒(HIV)肠病,尽管这一点尚未得到证实。腹泻和吸收不良需要机会性感染的特异性治疗以及抗逆转录病毒治疗。

(六) 肠结核

肠结核包括溃疡型、增生型和混合型,该疾病在热带国家很常见。溃疡型肠结核通常表现为慢性腹泻和吸收不良,而增生型肠结核更易引起腹痛和肠梗阻。在许多肠道结核患者中可以发现吸收不良的生化证据,即使患者没有出现吸收不良综合征的症状。肠结核吸收不良的原因包括细菌在停滞的肠袢中过度生长、胆盐解离以及由于肠溃疡和淋巴阻塞导致的吸收表面减少。大多数情况下,是通过内镜检查和活检结合组织学、细菌培养和 PCR 测试做出诊断。鉴于克罗恩病在热带国家的发病率越来越高,建议在治疗结束后记录初次检查时检测到的异常完全消退(见第 110 章)[102]。

(七) 克罗恩病

克罗恩病在热带国家的发病率正在增加,现在已成为任何可能诊断为 TB 的患者鉴别诊断的重要组成部分[103]。克罗恩病的吸收不良可能是由于多种因素引起的。大约三分之一的患者有小肠受累,导致吸收表面积减少,广泛的小肠切除最终也有相同的后果。回肠末端疾病或切除可导致维生素 B_{12} 缺乏和胆盐吸收不良，而回盲瓣切除可导致 SIBO，从而导致吸收不良。SIBO 也可由结肠与小肠近端之间的内瘘形成引起。

(八) 乳糜泻

乳糜泻(麸质敏感性肠病)，迄今在热带地区并不常见，但在印度北部和撒哈拉以南非洲的部分地区发现越来越多，并可能被肠道感染所掩盖[32]。该病通常在婴儿期断奶前后出现，但在晚年(包括成年期)出现并不少见。乳糜泻与 TS 的鉴别在于黏膜活检中存在完全的绒毛萎缩。是通过存在 IgA 抗肌内膜抗体和抗组织型谷氨酰胺转移酶抗体来确诊，尽管这些检测在选择性 IgA 缺乏患者中可能为阴性。对麸质戒断的临床和组织学反应对确诊很重要。

(九) 原发性免疫缺陷综合征

常见的变异型免疫缺陷(CVI)零星发生于热带地区的居民中，可表现为吸收不良综合征[104]。复发性腹泻、窦性肺感染和脑膜炎是本病的其他表现。当小肠活检显示固有层中浆细胞数量减少或发现结节性淋巴样增生(偶尔与疾病相关)时，可能首先怀疑 CVI。这些患者最常见的肠道感染是贾第鞭毛虫病。其他病原体，如贝氏囊等孢子虫、微小隐孢子虫和微孢子虫也可定植于小肠并引起吸收不良(图 108.9)。选择性 IgA 缺乏也可能与扁平肠黏膜和贾第鞭毛虫病有关。一些原发性免疫缺陷患者的小肠上部，发生细菌定植并引起吸收不良，对四环素或其他抗生素的治疗反应迅速。定期静脉输注丙种球蛋白是 CVI 患者的主要治疗方法。

(十) 免疫增生性小肠疾病和小肠淋巴瘤

免疫增生性小肠疾病(IPSID)和小肠淋巴瘤，也称为地中海淋巴瘤，在热带地区并不少见[105]，通常影响社会经济弱势群体。

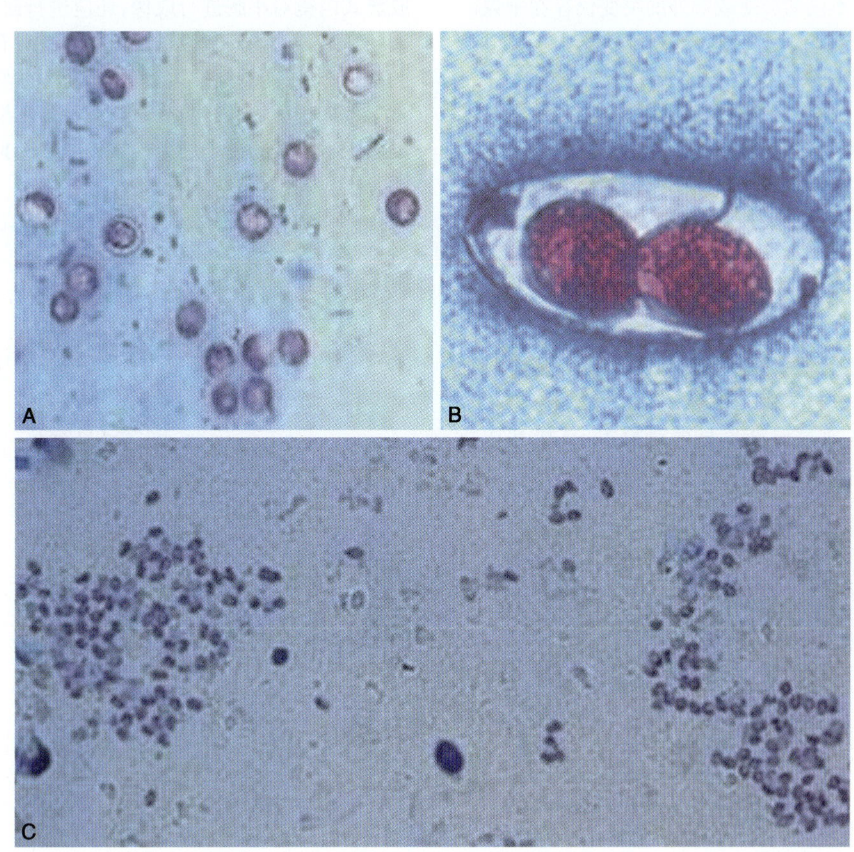

图 108.9　粪便涂片用改良抗酸染色法染色，显示隐孢子虫卵囊(直径 4~6μm)(A)和贝氏囊孢子虫卵囊(长径 30μm)(B)。C，Masson 三色染色，显示直径小得多的(1~2μm)微孢子虫

IPSID 患者在 20~40 岁时表现为慢性腹泻和吸收不良。腹痛通常是一种严重的主诉，伴有体重减轻和营养缺乏。体格检查可发现杵状指，可触及腹部包块(见图 108.3)。

IPSID 是由产生异常 α 重链免疫球蛋白的细胞克隆性增殖引起的，可通过血清中 α 重链的免疫测定进行诊断。这表明克隆扩增是由感染性抗原驱动的，其方式与幽门螺杆菌(Hp)和胃黏膜相关淋巴组织(MALT)淋巴瘤之间的联系相似。事实上，空肠弯曲菌感染与 IPSID 存在因果关系[106]。小肠黏膜活检显示固有层有致密的网状淋巴浆细胞浸润，导致隐窝消失。

该病在数年内从相对良性的整个小肠黏膜浸润(A 期)进展为淋巴浆细胞性和免疫印迹性淋巴瘤(C 期)。通过骨髓检查以及胸部和腹部 CT，将 IPSID 分期为其他淋巴瘤。在通过黏膜活检确诊为 A 期疾病的患者中，建议在开始抗生素治疗之前，进行腹腔镜检查或剖腹手术，对肠进行全层活检以排除透壁性淋巴瘤，从而预防治疗引起的肠穿孔[106]。在化疗前需切除体积较大的肿瘤区域，并对肿大的肠系膜结节进行活检。在癌前 A 期，使用四环素等抗生素进行长期治疗可治愈该疾病。在疾病的晚期阶段(B 期和 C 期),可使用化疗或全腹部照射(见第 41 章)。

(十一) 热带胰腺炎

特发性慢性钙化性胰腺炎或热带胰腺炎在一些热带地区呈地方性流行,包括印度次大陆地区和南部非洲。复发性腹痛症状通常在儿童期或青少年期出现,常持续 8~10 年。25% 以上的患者最终会出现胰腺外分泌功能不全,有粪便排油史,50% 以上的受累者会发展为糖尿病。粪便脂肪明显增多,D-木糖吸收正常。一些患者中观察到维生素 B_{12} 吸收不良,这是由于缺乏对 R 蛋白-维生素 B_{12} 复合物缺乏蛋白水解裂解所致(见第 103 章)。

这种疾病很可能是由基因决定的,并且已经注意到诱导疾病和保护疾病的突变。最常见的突变涉及丝氨酸蛋白酶(SPINK 1)基因,发生率约为 40%[107]。在这些患者中与糖尿病的相关性是否需要不同的突变或额外的突变仍存在争议。

诊断是通过在腹部平片、CT 或腹部超声检查中检测到胰腺钙化来进行的。通过限制饮食中的长链脂肪和替代中链 TG 来治疗吸收不良。脂肪酶含量高的胰酶通常在每餐时给药,并且在餐中途摄入时最有效。

对这种疾病的疼痛治疗包括服用胰酶、腹腔神经丛阻滞、内镜下取出结石和胰腺引流手术等(见第 59 章)[108]。

四、疑似吸收不良患者的处理方法

在热带国家,出现慢性腹泻和吸收不良的患者,应首先通过获得 3 份粪便样本进行显微镜检查,以筛查是否感染了原虫和蠕虫。粪便样本通过湿涂片显微镜检查,直接和浓缩(沉降和浮选)后技术检查虫卵和包囊,并用特殊的染色(三色和/或改良抗酸)检查球虫寄生虫。还要对粪便进行潜血测试,以排除胃肠道溃疡性疾病。粪便钙蛋白在许多溃疡性和炎症性肠道疾病中增加,对 IBD 没有特异性。如果有指征时,在咨询后进行 HIV 感染检测。进行血液学和生物化学评估,以确定是否存在特定的营养素缺乏,包括叶酸、维生素 B_{12} 和铁。在特定人群中,现在越来越有必要评估血清免疫球蛋白水平,并检测 IgA 抗组织转谷氨酰胺酶抗体以排除乳糜泻。

TS 仍然是热带地区吸收不良的主要原因,诊断需要确定营养和维生素的缺乏,证实小肠黏膜活检显示绒毛萎缩和固有层慢性炎症,并排除其他已知的吸收不良原因。内镜检查(如果可能,使用白光和使用窄带成像)从十二指肠的第三或第四部分或从空肠获得的活检标本,可以特异性地诊断球虫或蠕虫感染、IPSID 和其他浸润性疾病,或者可能显示绒毛扁平、隐窝伸长以及与 TS 相关的炎性浸润。如果十二指肠活检不能提供诊断,则需要使用钡剂、CT 或 MR 小肠造影或视频胶囊式内镜对小肠进行成像,还应进行回肠结肠镜检查,并对回肠和结肠的不同节段进行活检。有时有必要进行双气囊小肠镜检查,以便从标准内镜无法触及的空肠或回肠中疑似异常区域进行活检。在极少数情况下,患者需要腹腔镜检查或剖腹手术以及肠镜全层活检来诊断热带地区吸收不良引起的小肠疾病。

(施海韵 译,李鹏 刘军 校)

参考文献

108

第 109 章 惠普尔病

Matthias Maiwald, Axel von Herbay, David A. Relman 著

章节目录

惠普尔病(Whipple disease, WD)是一种由革兰氏阳性杆菌(惠普尔养障体)引起的慢性全身性感染。小肠最常受累,但也可累及其他各种器官,包括关节、中枢神经系统和心脏。临床症状和表现多样,包括体重减轻、腹泻、吸收不良、发热、关节痛、皮肤色素沉着和痴呆。在前抗生素时代,WD 被认为是致命的。但今天,抗生素治疗通常可缓解病情。许多问题仍然围绕着 WD 的发病机制和与该细菌相关的全部临床症状。据推测宿主免疫学因素会影响对这种病原体的易感性。

一、历史

1907 年,病理学家 George Hoyt Whipple 详细报告了一个 36 岁的男性传教士的病例,他在患了 5 年的关节炎、慢性咳嗽、体重减轻和慢性腹泻后死亡[1]。在尸检时,惠普尔发现肠道黏膜以及肠系膜和腹膜后淋巴结有脂质沉积。显微镜检查发现在小肠固有层有大量的巨噬细胞,其细胞质呈泡沫状。Whipple 怀疑是脂肪代谢紊乱,并为这种后来以他的名字命名的疾病提出了肠道脂肪营养不良这一术语。

在随后的几十年里,只有少数 WD 病例被报道,而且诊断都是在尸检时才得以作出。1947 年根据开腹手术时切除的肠系膜淋巴结的发现进行了第一个死前诊断[2],1958 年第一次通过经口肠道活检作出的诊断[3]。1949 年,Black-Schaffer[4]将过碘酸希夫(PAS)染色应用于 WD 的组织病理学诊断,通过巨噬细胞内的内含物是 PAS 阳性(即染成红色),证明细胞内物质是糖蛋白而不是脂质。

1952 年发表了 WD 抗生素治疗(使用氯霉素)成功的第一篇报告[5]。1961 年,2 组通过电子显微镜独立显示受累组织中存在细菌[6,7],随后的报道证实了这些观察结果。微生物呈杆状,大小均匀,经抗生素治疗后取得了一致的良好治疗效果[8]。这些发现和 PAS 染色阳性强烈地表明 WD 病因是细菌感染。已经进行了许多培养这种细菌努力,但在 2000 年之前,均未能产生可重现或一致的结果。

20 世纪 90 年代初获得了有关该细菌性质的第一个线索,当时确定了其 16S 核糖体 RNA 基因(rDNA)序列,经分子进化分析确定是一种放线菌(见“三、微生物学和基因组学”)[9,10]。同时确定了惠普尔养障体(*Tropheryma whippelei*)的命名[10],并且新的 16SrDNA 序列为使用 PCR 进行诊断提供了基础。原位杂交显示,独特的细菌 16SrRNA 序列与病变区域共同定位[11]。进一步的进展是 WD 细菌在与人类成纤维细胞共培养中的成功培养[12]。该细菌被正式描述为一个新物种,其名称被修改为惠普尔菌(*T. whipplei*)[13]。随着从培养物中获得纯化的基因组 DNA,确定了 2 种不同细菌分离株的完整基因组序列,并于 2003 年发表[14,15]。

二、流行病学

典型的惠普尔病(WD)是一种罕见的疾病。1987 年,Dobbins 发表了第一份全面的流行病学调查报告,实际上也是迄今为止唯一一本专门讨论 WD 的教科书[8]。汇编了 696 名患者的信息,其中包括 617 例已发表的病例和 79 例未发表的病例,记录到 1986 年。根据这一分析,WD 是一种散发性疾病,偏向于白人中年男性。有 664 名患者的年龄和性别数据:86% 为男性,诊断时的平均年龄为 49 岁。大多数患者是白人;其中只有 10 名是非洲人,1 名是美国原住民,3 名患者来自印度,1 名是日本人。大多数患者来自欧洲(373 名患者)或美国(246 名患者)。在欧洲,德国(114 名患者)和法国(91 名患者)占很大比例。来自南美(11 名患者)和澳大利亚(13 名患者)的病例相对较少。在 Dobbins 的分析中,一个显著的特点是从事农业和建筑业的患者占很大比例,涉及户外工作或经常与动物或土壤接触[8]。2010 年的一篇综述估计,世界文献中的经典 WD 病例总数约为 2 000 例或更少[16]。

瑞士西部和德国的早期研究估计,WD 的发病率约为每年每百万分之 0.4[17,18]。意大利西北部的一项患病率研究估计,在 2014 年 WD 病例约为每百万分之三[19]。一项对德国 110 名 WD 患者(1965—1995 年期间诊断)的流行病学分析指出,30 年来病例的发生率相对稳定,并且患者居住地的地理

分布是比较均匀的[20]。

近几十年来，多项研究表明患者的确诊年龄显著增加，女性患者的比例也在增加[16,20-24]。目前，患者首次被诊断的平均年龄约为56岁[20,23,24]。据推测，越来越多地使用抗生素治疗其他无关的疾病，可能是推迟WD发病年龄的一个因素。在2002—2015年间调查的191名典型WD患者中，77%是男性[24]。几乎没有儿童和年轻成人的病例。

三、微生物学和基因组学

在多次尝试培养与WD相关的细菌未果后，2000年报道了利用感染的心脏瓣膜组织与人成纤维细胞共培养成功繁殖惠普尔菌[12]。从各种类型的临床标本中分离出惠普尔菌的其他菌株，包括受感染的心脏瓣膜、十二指肠活检标本、眼玻璃体液、脑脊液、关节液、血液、肠系膜淋巴结组织、肌肉组织和粪便[25-31]。当用荧光核酸染色（图109.1）或电子显微镜（图109.2）检查培养物中的惠普尔菌时，它们是小而细的棒状物，通常排列成链状或索状。细菌倍增时间估计在28小时至4天之间，这意味着这些是实验室中任何医学相关细菌记录最慢的细菌之一[27,29,32]。使用来自基因组序列的信息设计了一种无细胞（无菌）培养基[32]；它由补充了额外氨基酸的真核细胞培养基组成。然而，目前只有专业实验室可以培养惠普尔菌，不适合用于常规诊断。

通过通用PCR从感染组织中扩增出的惠普尔菌16SrDNA序列的初步进化树分析表明，该细菌是一种放线菌，放线菌门的一员[9,10]。更详细的分析将该生物体划分为纤维素单胞菌属（具有常见的A组肽聚糖细胞壁）和罕见的B组肽聚糖的放线菌组（即细胞壁成分的不同连接）之间[33]，尽管惠普尔菌明显隶属于放线菌，但与目前已知的任何其他放线菌的关系都相当遥远。目前，惠普尔菌是惠普尔养障体属中唯一公认的物种。一个比利时的研究小组从一个发热和呼吸困难的免疫抑制的肾移植患者的肺活检和支气管肺泡灌洗液（BAL）标本中获得了新的部分16S和23SrDNA序列[34]。这些序列最接近的匹配是惠普尔菌，但16SrDNA片段的相似性仅为98%，23SrDNA片段的相似性仅为91%。作者认为这些序列属于一种新的，但尚未描述的惠普尔养障体属物种。

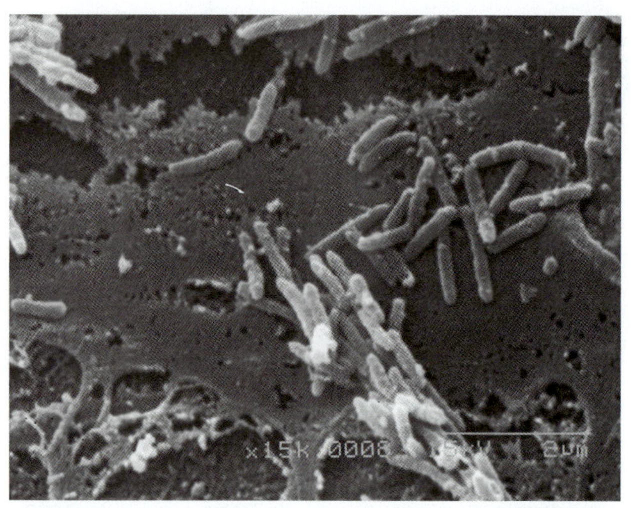

图109.2 来自脑脊液的惠普尔养障体在成纤维细胞培养中的扫描电子显微照片。注意细胞外的小杆状细菌，排列成细绳状（原始放大率×20 000）。（From Maiwald M, von Herbay A, Fredricks DN, et al. Cultivation of Tropheryma whipplei from cerebrospinal fluid. J Infect Dis 2003;188:801-8.）

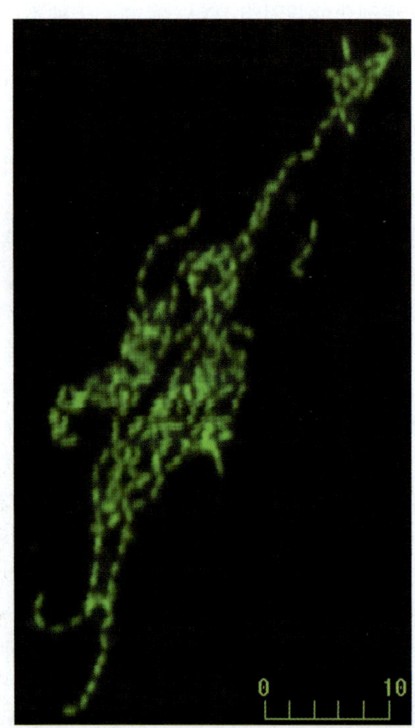

图109.1 WD患者脑脊液培养中的惠普尔养障体的显微照片。细菌用YO-PRO-1核酸染料进行染色。注意小杆状物排列成链状的独特外观（比例尺代表微米）。（From Maiwald M, von Herbay A, Fredricks DN, et al. Cultivation of Tropheryma whipplei from cerebrospinal fluid. J Infect Dis 2003;188:801-8.）

区分惠普尔菌不同菌株的初步努力集中在16S-23SrDNA基因间间隔区（非编码DNA区域）序列的核苷酸差异[35,36]。来自同一患者的不同样本（如肠道、血液、脑脊液[35]）通常显示相同的间隔区类型，这表明在任何特定患者中感染了单一的细菌菌株。最近，基因组序列信息已被用来区分惠普尔菌的菌种。一项研究发现，当比较4个高度可变的基因组序列的PCR扩增子时，惠普尔菌菌株具有相当的异质性[37]。另一项研究基于来自培养分离株DNA的微阵列杂交，发现菌株的基因组差异主要是由新型WiSP（惠普尔菌表面蛋白）家族成员的差异造成的；除了这些差异外，基因组内容相对保守[31]。不同菌株的出现有明显的地理差异，但到目前为止，没有迹象表明不同的菌株类型与不同的临床表现有关[38]。

对于一个细菌来说，惠普尔菌的基因组相当小[14,15]；它由大约92.6万个碱基对组成，是所有已知放线菌基因组中最小的。其鸟嘌呤+胞嘧啶（G+C）含量为46%，对于放线菌来说是异常低的，而放线菌通常是基因组G+C含量高的生物。小的基因组大小被认为是由进化过程中的基因损失造成的，并且是占据宿主依赖性生态位的细菌的一般特征。惠普尔菌缺乏碳水化合物和能量代谢以及氨基酸生物合成方面的各种代谢能力；因此，基因组组成表明，该生物体高度依赖宿主环境中的预先形成的营养物质。在肠道WD患者中，该细菌的细胞外位置位于肠道基底膜下面的绒毛顶端[11]，是营养物质丰富地方，似乎符合这些要求。

惠普尔菌基因组的另外两个特点是引人注目的。它的基因中有相当大的一部分专门用于细胞表面分子的生物合成，而基因组的特点表明有多种涉及WiSP家族的抗原变异的"内在"机制。这些机制被认为涉及可变数量的串联重复序列，在其他生物体中，已知这些序列与抗原性相变异有关。还有2个不寻常的、大的非编码重复DNA的基因组区域，被认为有助于遗传可塑性的形成[14]。这2个基因组测序菌株的区别在于基因组的一个大片段（≈57%）的倒置，该片段两端的WiSP家族蛋白基因作为倒置的锚点[15]。综上所述，这些特征表明，从宿主那里获得必需的营养物质和逃避宿主的免疫反应是该生物体生物学的重要特征。

四、发病机制与免疫学

惠普尔菌的自然宿主和传播途径，以及相关疾病谱和发病机制都正在研究中[38]。似乎只有人类会受到该疾病的影响[8]。在德国、奥地利和法国的污水处理厂，通过PCR检测到了惠普尔菌的DNA[38-40]，最初人们怀疑是环境储库和传播方式。一些研究报告称，在无症状者的唾液、胃液、肠道活检和粪便中检测到了惠普尔菌DNA[40-42]，但不同研究的阳性率有很大差异[43]。一个法国研究小组报告说，健康成人的粪便阳性率为2%至4%，唾液阳性率为0.2%，而污水处理工人的粪便阳性率为8%，唾液阳性率为2%[44,45]。此外，发现惠普尔菌与急性疾病有关，如儿童和成人的发热与咳嗽、儿童的胃肠炎和肺炎[46]。基于这些观察，一些作者提出，惠普尔菌是人类的一种共生细菌，在人类之间传播；它可能引起急性原发疾病，随后获得免疫和细菌清除；在一些人中，它没有被清除，导致健康的无症状携带者状态；它可能继续引起WD，但只在少数缺乏足够免疫反应的人中[38,47,48]。然而，这些都是目前提出假设，有待进一步的研究和观察来确认。

导致疾病发生和肠道病变的顺序性事件仍不清楚。早期的电子显微镜研究表明，惠普尔菌有能力侵入近端小肠的黏膜[49,50]。荧光原位杂交，检测惠普尔菌的16SrRNA，表明肠黏膜中大多数有活力的惠普尔菌位于固有层上皮基底膜下的细胞外空间中[11,51]。细菌被认为从肠黏膜通过淋巴管传播到肠系膜和纵隔淋巴结，然后进入全身循环。

在WD患者中观察到几种免疫功能的异常[8,52,53]，包括短暂的（即在疾病活动期）和持续的（即治疗后）异常；持续的免疫功能异常被认为是疾病发生的易感因素。早期的病例系列[54,55]描述了在WD患者中HLA-B27单倍型的比例过高，但这种关联并没有得到其他研究的支持[56,57]。最近的一项研究发现HLA等位基因DRB1＊13和DQB1＊06在WD患者中比在对照组中更为常见[58]。一个法国家庭报告了涉及干扰素调节因子4（IRF4）的遗传缺陷，其中4名成员出现了有症状的WD，其他5名成员是无症状的惠普尔菌携带者[59]。IRF4是一种参与免疫调节的转录因子。受影响的家庭成员在该基因上有一个非同义的突变（氨基酸变化）。然而，对25名无血缘关系的WD患者进行的额外测序研究，没有发现IRF4基因的编码和非编码外显子以及侧翼内含子区域有任何变异。到目前为止，除了这个单一家族的IRF4突变外，在WD患者中还没有发现精确定义的免疫缺陷。

在疾病活动性期间，观察到CD4/CD8T细胞比率降低（在固有层和外周血中），外周T细胞对刺激剂（如植物凝集素、刀豆蛋白A）的增殖减少，以及在皮肤试验中对常见抗原的延迟型超敏反应减少[52,54,60]。然而，这可能是营养不良的后果，而不是预先存在的免疫学异常。一项研究表明，WD患者的单核细胞表现出降解细菌蛋白和DNA的能力减弱[61]，这与治疗后肠道巨噬细胞中细菌残余物的长期存在是一致的，这在组织学上经常观察到[8,62]。其他免疫学异常在治疗后仍然存在：表达补体受体3的α链（CD11b）的外周血单核细胞数量减少[52]；外周血单核细胞在细菌抗原刺激下产生白细胞介素（IL）-12的能力降低[53]；以及单核细胞功能失调，如Th1型免疫反应的成分减少，Th2型免疫反应的成分增加[63]。后者的观察结果在一项研究中得到了支持，该研究使用了来自培养细菌的特异性惠普尔菌抗原：健康人的十二指肠淋巴细胞和外周血单核细胞表现出强大的Th1型免疫反应性，但WD患者的Th1反应减少或消失[64]。

WD患者的外周单核细胞和十二指肠巨噬细胞似乎具有M2/替代活化表型，对这些患者的研究表明，暴露于惠普尔菌后，十二指肠巨噬细胞产生的亚硝酸盐减少，外周单核细胞的氧化爆发减少[65]。此外，惠普尔菌特异性体液免疫反应似乎受损：已发现无症状携带者对生物体的IgG抗体反应高于WD患者，这是"矛盾的"[66]。IL-16是一种已知在T细胞、肥大细胞、树突状细胞和循环单核细胞中构成表达的细胞因子，并在细胞凋亡时释放，已被证明在感染惠普尔菌时由巨噬细胞高水平表达[67]。在实验模型中加入IL-16后，促进了惠普尔菌在单核细胞和巨噬细胞中的复制[67]。与经治疗的WD患者和对照组相比，还发现活动性WD患者的IL-16和核糖体（细胞凋亡标志物）在循环血液中水平升高[68]。

一些报道描述了WD患者的继发感染或机会性感染[62,69,70]。一个病例系列描述了8%的患者感染了贾第鞭毛虫，另一个病例系列描述了12%的患者感染了贾第鞭毛虫[62,70]。罕见的感染病原体有：肺孢子虫、隐孢子虫、诺卡氏菌、结核分枝杆菌、马氏沙雷氏菌、白念珠菌、皮癣菌和斯特朗耶氏菌。相反，在原发性免疫缺陷或免疫抑制的患者中，WD的发生率似乎没有增加。然而，在有关节痛和关节炎典型WD的前驱症状表现并经免疫抑制治疗的患者中，特别是TNF抑制剂，可能会加速临床上明显的WD的发生并使其过程复杂化[71-73]。一份病例报告描述了在一名艾滋病患者的十二指肠活检中通过PCR检测到惠普尔菌DNA[74]。最近的一项研究表明，在HIV感染者的支气管肺泡灌洗（BAL）标本中，惠普尔菌DNA的流行程度明显高于非HIV感染者的[75]。

综上所述，所有这些临床观察和实验室研究结果表明，惠普尔菌感染和WD的致病性是复杂的，许多问题仍然悬而未解，宿主因素在促进临床表现的疾病发生方面起着重要作用。

五、临床特征

WD以其在肠道中的表现而闻名，这在很大程度上是该病典型临床特征的原因[76,77]。然而，它是一种全身性感染，几乎任何器官系统都会受到影响[8]。在许多患者中，关节痛比肠道症状早几年（1～10年；据报道长达30年），尽管不清楚关节是否在较早的时间点上被感染；在一些病例中，在诊断为 WD 之前，间歇性低热也会发生多年[22,78]。20 世纪 90 年代初 PCR 检测惠普尔菌的出现和 21 世纪初该生物体基因组序列的出现[14,15]，使诊断方法有了很大的改进，现在患者在诊断时往往病情较轻，很可能是由于早期诊断的结果[8,22-24]。此外，该微生物的检测率越来越高，涉及更广泛的临床疾病和疾病状态，最明显的是血培养阴性心内膜炎。一些作者提出存在 3 种不同类型的疾病：(a)典型的(播散性和/或肠道的)WD；(b)慢性局部感染，如心内膜炎、孤立性 CNS 疾病或葡萄膜炎，未检测到肠道受累；以及(c)急性一过性感染，如胃肠炎或肺炎[46,47,79-81]。然而，许多病例系列和病例描述[76,78,82]报道了器官受累的高度可变的"马赛克"病变，包括肠道 WD 病例的心内膜炎发生率高。此外，惠普尔菌在急性感染中的致病作用本质上很难证明。因此，本章未采纳前面提到的建议。

(一) 小肠和淋巴系统

在典型的肠道 WD 中，小肠黏膜细菌和巨噬细胞为主炎症细胞浸润和肠系膜淋巴结阻塞导致吸收不良综合征，体重下降、腹泻和腹痛是主要的体征和症状[16,22,23,76-80,82]。通常至少一年的时间内体重逐渐下降 5~20kg，有时在未治疗的疾病晚期会导致严重的恶病质[8,76,78]。腹泻可以是大量的脂肪泻，也可以是水样便[76]。隐性消化道出血并不少见，在某些情况下会发生严重的消化道出血[8,76]。腹部(肠系膜和腹膜后)和周围淋巴结病是常见的[16,22,23,76,78,82]，在某些情况下，腹部淋巴结肿大引起了对恶性肿瘤的怀疑[82]。

肠道钡餐检查显示非特异性异常(如十二指肠和空肠皱褶突出和水肿以及肠道扩张)，这在其他吸收不良综合征中也可发现[8,78](图 109.3)。CT(图 109.4)或 MRI 可显示腹膜后或主动脉旁淋巴结肿大[78]。增大的淋巴结在 CT 扫描中呈低密度，而在超声检查中则是高回声[69,83]。

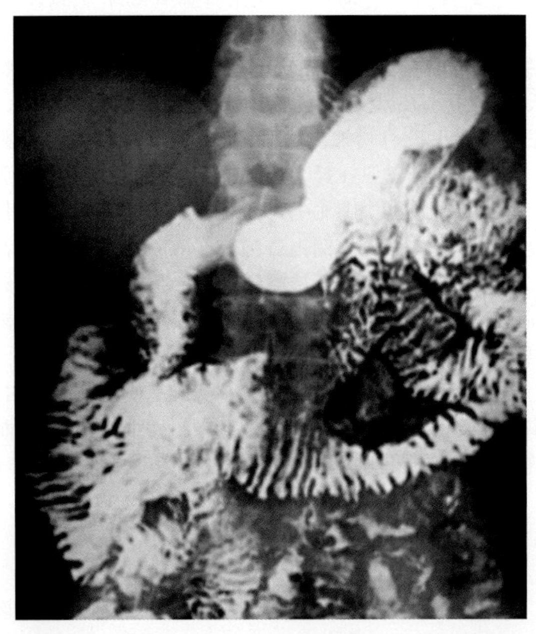

图 109.3　一个 WD 患者的小肠钡餐造影检查的胶片。肠环形皱襞明显增厚，失去了正常黏膜精细的模式。小肠轻微扩张。(Courtesy Elihu Schimmel，MD，Boston，MA.)

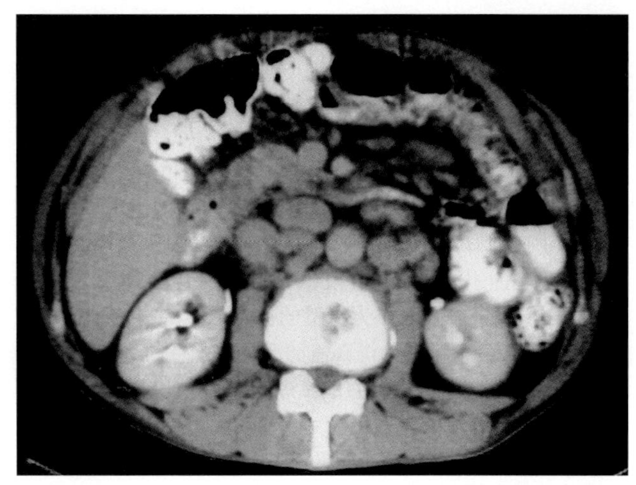

图 109.4　CT 显示 WD 引起的广泛的腹膜后和肠系膜淋巴结病，模拟淋巴瘤。(Courtesy Mark Feldman，MD，Dallas，TX.)

肠道 WD 患者的实验室检查常常显示红细胞沉降率增加，C 反应蛋白增加，血清胡萝卜素水平下降，血清铁浓度下降，贫血，血清蛋白水平下降，蛋白尿，以及粪便脂肪含量升高[8,22,23,78]。

(二) 中枢神经系统

据报道，10%~40% 的肠道 WD 患者出现症状性中枢神经系统(CNS)表现，在最近系列报道中其发生率较低[16,22,23,76,78,82]。神经系统疾病可在诊断时可能与肠道表现同时发生，但作为临床复发的部分患者更为常见，这种临床复发可在治疗期间或治疗后[8,84,85]。人们认为惠普尔菌在病程早期会进入中枢神经系统，而且由于大多数药物不能很好地渗透中枢神经系统，因此在抗生素治疗期间该微生物会持续存在。其结果是肠道或全身性疾病最初进入缓解期，而随后发生神经系统疾病，即使继续给予抗生素治疗也是如此，累及中枢神经系统的复发是不祥之兆，因为它们通常对重复抗生素治疗是很困难的[8,86]。虽然罕见，但在无肠道或任何其他表现的患者中也有孤立的原发性神经源性 WD 的病例报告[81,87]。

两篇综述总结了 84 例和 122 例 WD 的神经系统表现。常见表现为进行性痴呆和认知改变(28%~71%)、核上性眼肌麻痹(32%~51%)和意识水平改变(27%~50%)[88,89]。较少见的表现为精神症状、下丘脑表现(如多饮、食欲亢进、失眠)[90]、脑神经异常、眼球震颤、癫痫发作和共济失调。这些提示中枢神经系统 WD 的两种体征是：眼-咀嚼肌节律性运动和眼-面-骨骼肌节律性运动[88]，均包括由眼、面部或其他肌肉的缓慢节律性和同步性收缩(约 1/秒)组成。其发生率低于 20% 的病例[88,89]，尚未在其他中枢神经系统疾病中记录。

头部 CT 或 MRI 扫描的结果可能是正常的，也可能显示轻度至中度脑萎缩或局灶性病变，但无特定部位倾向[88,89,91]。这些异常并非 WD 的特异性异常，但局灶性病变可用于指导立体定向活检，在大多数情况下，可显示特征性组织学特点[88]，MRI 似乎比 CT 更敏感[89]。标准脑脊液检查的结果通常正常，但有时有轻度的细胞增多[8,88]。然而，CSF 细胞学检查(在使用细胞离心和 PAS 染色后)通常显示 PAS 阳性的含有镰状颗粒的细胞,PCR 通常显示惠普尔菌 DNA 阳性,即使在相当大比例的无神经系统症状患者中也是如此[92]。

(三) 心血管系统

WD 的心血管系统表现包括心内膜炎、心肌炎和心包炎[8,22,23,93]。心内膜炎可能是肠道或全身性 WD 的一部分,可能在血培养阴性且未检出其他器官受累的情况下发生[23,94,95]。20 世纪 60 年代[77]和 70 年代[93]的经典 WD 尸检研究显示,心内膜炎伴赘生物的比例较高(53%)。相比之下,在最近的几个系统性或肠道 WD 系列中,临床上明显的心内膜炎要少见得多(≤6%)[16,22,23]。所有瓣膜都可能受累,但主动脉瓣和二尖瓣最常被报道。主动脉瓣受累会导致最显著的症状[8,96],一些患者需要瓣膜置换术。通过组织学和电镜观察,在自体瓣膜[97]和猪瓣膜组织[98]以及心肌[99]中均可检测到 PAS 阳性的巨噬细胞和惠普尔菌。

借助对切除的心脏瓣膜组织进行广泛且特异的 PCR 检测,在血培养阴性的心内膜炎中越来越多地发现惠普尔菌,甚至在无肠道 WD 的情况下也相当常见[94,95,98,100-102]。关于惠普尔菌在心内膜炎疑似病例中的频率,从 3 个大型研究系列中获得了数据。France[101]的一项系列研究纳入了 819 例疑似血培养阴性心内膜炎患者,确定了 476 例患者的病原体,其中包括惠普尔菌 19 例(占确定病原体的 4%)。另一项来自德国的研究表明[102],1 135 例瓣膜破坏患者中有 102 例发现了 255 例的病因,其中惠普尔菌有 16 例(6%);在这两个系列研究中,惠普尔菌是第四大最常见的微生物。西班牙 3 165 例感染性心内膜炎的大量病例报告,451 例(14. 2%)患者为血培养阴性,其中 16 例(3. 5%)为惠普尔氏心内膜炎[103]、仅 2 例患者有典型的肠道 WD。临床上,惠普尔菌性心内膜炎的特点是病程相对缓慢,频繁出现前驱或伴随的关节症状,经常没有发热[23,94-96,104]。通常不符合诊断心内膜炎的经典 Duke 标准[23,96]。

(四) 肌肉骨骼系统

WD 患者的常见主诉是间歇性、游走性少关节、单关节痛或多关节痛,通常累及膝关节、手腕、踝关节、肘关节或手指[8,22,105,106],通常没有类风湿因子升高。破坏性关节改变或滑液积聚的情况较罕见;当存在滑液聚集时,滑膜组织或关节液中伴有 PAS 阳性巨噬细胞(组织学)、细菌(电子显微镜)或惠普尔菌 DNA 存在(PCR)[8,106]。在一份滑液标本培养出了惠普尔菌[30]。可能会发生骶髂关节炎和脊柱炎,但强直性脊柱炎罕见,而且这些表现似乎与 HLA-B27 并无强相关性[8]。使用免疫抑制剂(尤其是 TNF 抑制剂)治疗关节表现可能促发肠道或其他(全身性)疾病[71-73]。罕见的关节表现包括感染性脊柱炎[107]和假体关节感染[108]。

(五) 其他临床表现

WD 的一个常见特征是皮肤色素沉着,可见于 17% ~ 66% 的患者[16,22,76-80,82]。这一发现往往发生在暴露于阳光的皮肤区域。这种色素沉着的病理生理学尚不清楚,它的显现与肾上腺功能障碍或高胆红素血症无关。即使在肉眼看起来健康的皮肤中也可检出 PAS 阳性细胞或惠普尔菌的 DNA,有报道在 1 份皮肤标本中分离出了惠普尔菌[109]。

WD 的眼部表现多样但罕见,包括葡萄膜炎、玻璃体炎、视网膜炎、球后神经炎和视乳头水肿[8]。它们通常与中枢神经系统疾病相关,大多数报告的患者也有肠道受累的临床或组织学证据。玻璃体切除标本中可检测到 PAS 阳性的巨噬细胞、惠普尔菌的 DNA 和可见细菌(通过电子显微镜)[110-112]。1 例葡萄膜炎患者玻璃体液和肠道活检标本的 PCR 结果呈阳性,但肠道组织学正常[111]、另一例葡萄膜炎的培养结果为阳性[26]。

慢性咳嗽是 Whipple 最初患者的症状,在早期的病例系列中报道相对频繁[77],但从那以后出现减少[22],一些患者有胸膜炎伴积液或类似于结节病的肉芽肿性肺病[8,23]。

(六) 新发的相关疾病

惠普尔菌及其 DNA 越来越多地出现在已知 WD 表现之外的临床背景和环境中。这些发现包括在塞内加尔发热和咳嗽患者的血液样本[113]、法国胃肠炎患儿的粪便样本[114]和肺炎患者的支气管肺泡灌洗(BAL)样本[115]中检出惠普尔菌 DNA。值得注意的是,其中 1 例肺炎患者免疫抑制,表现为社区获得性肺炎,导致脓毒症休克。惠普尔菌 DNA 在 BAL 标本中含量丰富,是该标本中唯一检出的细菌种类[115]。研究者对 82 例 HIV 感染者和 77 例非 HIV 感染者的 BAL 液中的细菌菌群进行了比较,结果报道了一组有趣且相关的发现[75]。在本研究中,惠普尔菌 DNA 在 HIV 感染者的 BAL 样本中比在非 HIV 感染者中更频繁和更丰富:在 11 个 HIV 感染者中,惠普尔菌序列占检测到的所有细菌序列的 50% 以上。抗逆转录病毒治疗导致惠普尔菌序列的相对丰度显著降低。这些人中大多数没有报告任何严重的肺部问题,事实上,随后的一项研究报告[116],在一个类似的 HIV 感染者队列中,肺功能问题和 BAL 中的炎症标志物与惠普尔菌存在并无相关。惠普尔菌在这些情况下的致病作用——是否有因果关系或仅仅有关联——本质上很难确定[115,117],但这些报告确实表明,与惠普尔菌相关的疾病谱可能比以前认识得更广。

六、病理学

(一) 小肠

肉眼观察下,大多数肠型 WD 患者的十二指肠远端和空肠黏膜存在异常。约 3/4 的患者可见白色至黄色斑块样斑块(图 109. 5);另外,黏膜也可以呈淡黄色[62,118]。在放大光学下,异常的绒毛结构和轻度的黏膜扁平变得明显。

肠道 WD 的组织病理学特征非常明显。在光学显微镜下观察,可见的斑块反映了脂质沉积或淋巴管扩张,而绒毛扩张是由固有层内的巨噬细胞浸润引起(图 109. 6)。HE 染色时,巨噬细胞肿胀的细胞质呈泡沫状,但使用 PAS 染色时,可见大量颗粒(图 109. 6)。这些颗粒与充满大量惠普尔菌的吞噬溶酶体相对应,PAS 阳性反应反映了细菌细胞壁的糖蛋白含量。单个细胞外细菌由于体积小,在常规光学显微镜下几乎看不到,但在高分辨率光学显微镜和电子显微镜下,它们在黏膜基

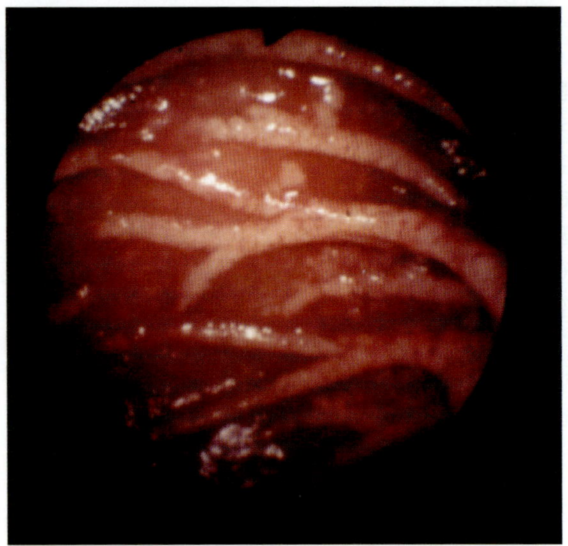

图 109.5　未经治疗的 WD 患者的十二指肠远端内镜视图。环形皱襞肿胀，黏膜表面完好。黏膜内可见大量反映脂质沉积的白斑（见图 109.6）。（Courtesy Hans Jörg Meier-Willersen，MD，Heidelberg，Germany.）

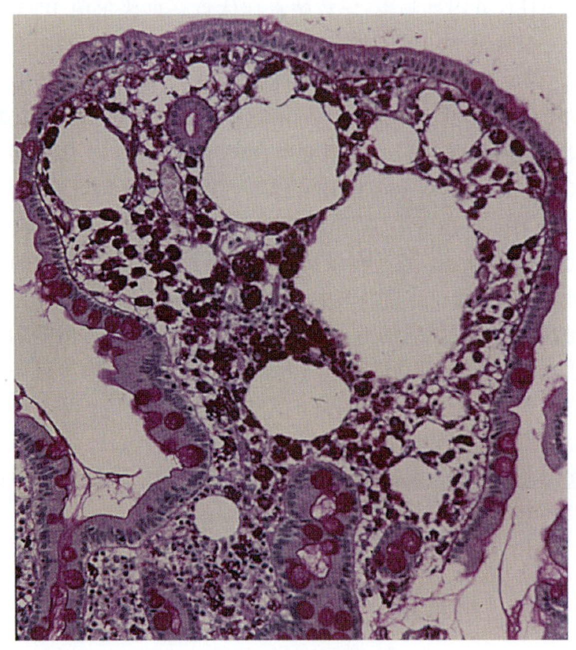

图 109.6　同例患者小肠黏膜组织病理图。含有过碘酸希夫阳性颗粒（1 型细胞）的巨噬细胞浸润和脂滴使绒毛扩张。上皮层完整。（原始放大×84）

质中变得明显（图 109.7）。不同患者的细菌数量差异很大。

电子显微镜显示细菌大小和形状均匀，外径为 0.2～0.25μm，长度可达 2.5μm[50,119]。其有一层电子致密的外层，这是其他细菌所不具备的，一些研究人员推测它可能来自宿主[119]。大多数结构完整的细菌，包括分裂型，都是在固有层的宿主细胞外发现（图 109.7）[8,119]。相反，巨噬细胞内的细菌常处于降解的不同阶段。基于荧光原位杂交和使用特异性惠普尔菌 16Sr DNA 探针的发现支持并扩展了来自电子显微镜的发现[11]；来自代谢活跃细菌的 16Sr RNA 信号存在于肠道基底膜下方的固有层，但在 PAS 阳性的巨噬细胞中不存在（图 109.8）。因此尽管惠普尔菌与真核细胞有关，但它似乎

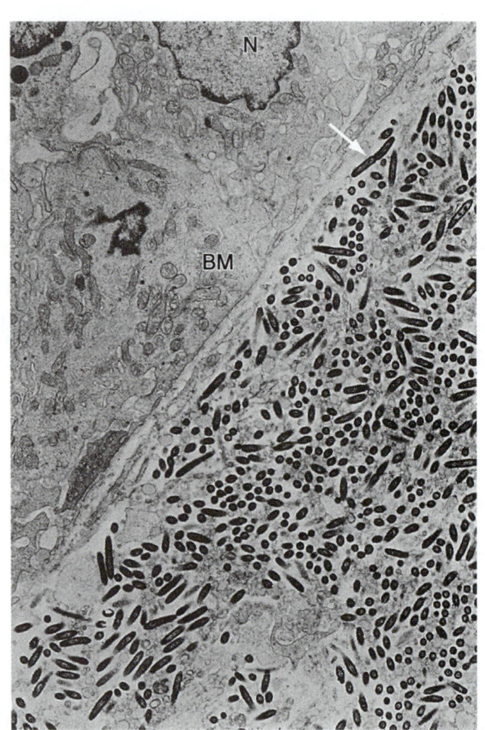

图 109.7　未经治疗的 WD 患者小肠活检标本的电子显微镜检查。在上皮基底膜（BM）下方，固有层被细胞外的杆状细菌密集浸润。细菌在大小和结构上是一致的。有些在分裂（箭）。N 表示邻近肠上皮细胞的细胞核

更喜欢宿主内的细胞外环境。在实验室培养惠普尔菌成功后，人们培养了针对惠普尔菌分离株的抗血清，并已用于检测小肠、淋巴结、心脏和脑组织[12,120,121]；这些抗血清的染色模式与 PAS 染色的模式相似。这些 whipple 特异性抗血清不与对照菌和受其他疾病影响的组织发生反应；然而，免疫组织学仍然不能广泛用于常规诊断目的。

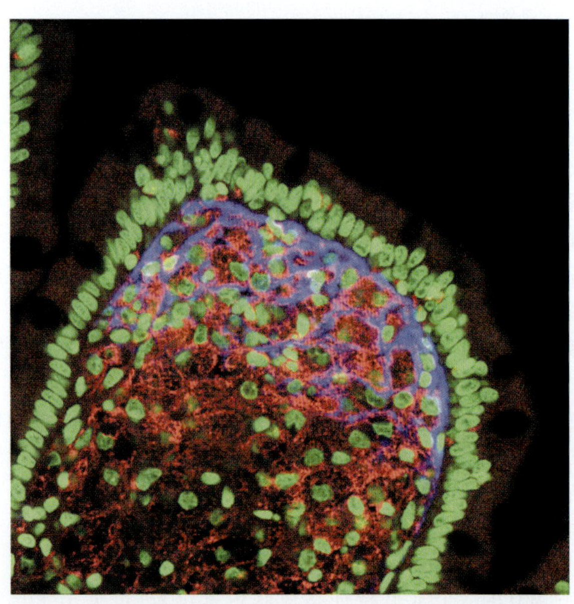

图 109.8　WD 患者小肠黏膜活检标本的荧光原位杂交。在这张单绒毛的共聚焦显微照片中，人类细胞的细胞核是绿色的，细胞内的细胞骨架蛋白波形蛋白是红色的，惠普尔菌滋养体核糖体 RNA（rRNA）是蓝色的。惠普尔菌 rRNA 信号在紧邻基底膜的固有层的细胞外间隙最为强烈。（×200）（Courtesy David N. Fredricks，MD，Seattie，WA.）

PAS 阳性细胞通常是弥漫性黏膜浸润,但也可能存在斑片状病变。细胞反应通常由巨噬细胞主导,而中性粒细胞、嗜酸性粒细胞、淋巴细胞和浆细胞较少[62,122]。这种细胞组成在侵袭性细菌感染中不常见,提示白细胞动员和趋化障碍[62]。

在一些患者中会出现常见的组织学改变。其中包括罕见的 PAS 阳性巨噬细胞仅位于黏膜下层的病例,以及受累黏膜内有上皮样肉芽肿的罕见病例[62]。综上所述,WD 的肠道组织病理学表现出一定的异质性。虽然特征性病变几乎总是出现在近端小肠,但也可能持续延伸至回肠末端[77,123]。偶尔,WD 的诊断首先是在结肠镜检查期间进行回肠活检发现的。

在治疗期间,肠黏膜的组织学表现在数月或更长时间内发生实质性但缓慢的变化[49,62]。除了 PAS 阳性巨噬细胞数量持续减少之外,黏膜的细胞浸润模式从弥漫性变为斑片状,因此需要在后续内镜检查期间进行多次活检。黏膜浸润从黏膜的上部(即绒毛)转移到黏膜的下部(即隐窝周围固有层)和黏膜下层。更重要的是,PAS 阳性巨噬细胞的细胞学方面发生了变化[62]。治疗前,大多数巨噬细胞的细胞质中有大量被 PAS 染色为强红色的颗粒(1 型巨噬细胞;见图 109.6)。在治疗 1~6 个月内,1 型巨噬细胞的百分比逐渐减少,与此同时,只有一些粗颗粒包涵体和弥漫性或细颗粒状背景、PAS 阳性细胞质的细胞(2 型巨噬细胞)数量增加。

6~15 个月后,大多数仍然存在的巨噬细胞胞质内有弥漫性和微弱的 PAS 阳性物质,但缺乏颗粒包涵体(3 型巨噬细胞)。3 型巨噬细胞仅含有细菌的丝状残余物[62]。因此,PAS 阳性反应反映了降解细菌细胞壁糖蛋白残基的存在。4 型巨噬细胞胞质呈泡沫状,但 PAS 染色亲和力极低或无亲和力。即使在治疗充分的患者中,一些 3 型或 4 型巨噬细胞通常持续存在,偶尔超过 10 年;事实上,单独发现 3 型或 4 型巨噬细胞与肠道缓解一致。然而,尽管文献记载了肠道疾病的临床缓解,一些患者仍然携带有存活的惠普尔菌,并且后来可能发展为肠外 WD。因此,在患者随访期间,肠道组织学的预后价值有限[62]。

(二) 肠外

未经治疗的 WD 患者的尸检报告显示,几乎所有器官和组织均受累[77]。与肠道疾病一样,肠外受累的组织学标志是存在巨噬细胞,细胞内有 PAS 阳性颗粒。然而,由于这些 PAS 阳性结果对 WD 并无特异性(见后面"诊断"和"鉴别诊断"部分),因此它们在肠外组织中的诊断意义有限,诊断 WD 需要额外的证据(如电子显微镜或 PCR 的阳性结果)。通过电子显微镜,在许多肠外器官,包括肝、心、肺、脑、眼、淋巴结、骨髓和脾脏中,都发现了具有惠普尔菌典型大小和形态的杆状细菌[8]。这些发现与惠普尔菌直接累及受累组织一致。

WD 中常见两种不同类型的淋巴结病变。腹部淋巴结通常含有脂质沉积,可诱发肉芽肿性异物型反应[1]。外周淋巴结(腹股沟、腋窝、颈部)通常不含有脂质,但有小簇上皮样巨噬细胞,其中一些有 PAS 阳性颗粒,与惠普尔菌包涵体对应。很少,最常见于纵隔处可观察到类似于结节病的第三种淋巴结反应。

WD 可影响大脑的不同区域。最常见的是,血管周围有 PAS 阳性的巨噬细胞浸润,以及大小不等的肉芽肿,肉芽肿由带有强烈 PAS 阳性颗粒的神经胶质细胞组成[8]。偶尔,脑室系统的肉芽肿引起闭塞性脑积水。即使在无神经或精神症状的患者中,也常可在脑脊液中检测到游离的 PAS 阳性巨噬细胞。

七、诊断

无论是否有胃肠道症状,大多数 WD 患者都有肠道受累[22,23,47,78,81]。因此,临床上疑似 WD 患者的主要诊断方法应该是 EGD(见图 109.5)和黏膜活检[47]。为避免患者的斑片状病变采样错误,应从小肠内尽可能远的区域获取多个(约 5 个)活检标本。常规 HE 和 PAS 染色的组织学检查通常足以做出诊断;但在确定 WD 的诊断时,推荐 PAS 阳性的组织学结果与其他方法相补充。传统上,通过电子显微镜显示特征性大小和形状的细菌[8],但目前,PCR 是首选的验证性试验[124,125]。

在对惠普尔菌进行分子鉴定后,我们开发了一系列基于 PCR 的检测方法[10,124-127]。这些检测方法因其目标 DNA 序列和扩增策略以及验证程度而异。较新的 PCR 检测越来越多地使用实时 PCR 平台[98,127,128]。在几乎所有组织学诊断为 WD 的患者中,精心设计的 PCR 检测可在肠黏膜中检测到惠普尔菌的 DNA[124,125]。与作为主要诊断方法相比,来自肠道活检的 PCR 作为确认或补充检查更有用,因为仅在肠道组织学阴性的情况下,PCR 很少能诊断 WD[124,125,129],而且也因为惠普尔菌的 DNA 可在无症状的对照受试者中检出[41,42]。在实践中,如果检查了多个活检标本,在无提示性肠外表现的情况下,正常的肠道组织学检查可以排除 WD 的诊断。

其他器官或身体部位的表现需要对受累部位的标本进行检查。组织学或细胞学 PAS 染色、电子显微镜和 PCR 均可用于此目的。越来越多的病例报告显示,肠外样本 PCR 结果为阳性,肠道组织学结果为 PAS 阳性巨噬细胞阴性。相关表现包括心内膜炎、关节炎、葡萄膜炎、淋巴结肿大或神经系统疾病[23,47,94,95,98,100,111]。

为了区分真正的 WD 和无症状携带者,一项研究使用了不同样本类型的定量实时 PCR[127]。当唾液和粪便均为阳性时,检测肠道表现的敏感性为 65%,阳性预测值为 95%。当细菌载量大于 10^4/g 粪便时,阳性预测值增加至 100%。当粪便和唾液的 PCR 均为阴性时,对肠道疾病的阴性预测值为 96%(23 例肠道 WD 病例中有 1 例粪便和唾液的 PCR 均为阴性)。诊断肠外疾病的敏感性不足。同样,在本研究中,外周血 PCR 缺乏敏感性,其诊断价值受到质疑[130]。

考虑到 WD 疾病的全身系统性性质,当确立 WD 的新诊断时,就必须常规评估常见受累的器官系统。超声检查可能显示由于脂质沉积而具有异常高回声的肠系膜淋巴结肿大[69]。所有新发病例均需要进行神经系统检查,包括脑脊液采样[92]。根据脑脊液细胞学或 PCR 分析,一项研究发现 70% 的肠道 WD 患者有惠普尔菌的中枢神经系统感染,即使他们没有神经或精神症状[92]。在没有神经系统症状的情况下,脑部影像学检查通常没有帮助。在一些 WD 合并贫血的患者中,视频胶囊内镜可发现小肠出血部位。在一份 WD 患者的病例报告中,视频胶囊内镜显示了弥漫性疾病和空肠中段和远端离散的出血区域，但出血的确切原因未明确[123]。

在治疗期间，应定期重复诊断评估。内镜下病变通常在几个月内会消退，但可持续长达一年[118]。肠道组织学在几个月内会改善[62]，肠道活检组织的 PCR 检测在适当治疗后 1~12 个月内转阴[124]。一些 PAS 阳性巨噬细胞可持续数年[62]，甚至在患者仍处于临床缓解期间。腹部肿大的淋巴结可能需要一年以上的时间才能消退，并可能导致纤维化。脑脊液的随访检查应包括 PCR 分析[92]。正如在一个培养阳性病例中记录的那样，尽管长期使用抗生素，但惠普尔菌仍可在中枢神经系统中保持存活状态[29]。

八、鉴别诊断

几乎所有 WD 的症状和表现都是非特异性的。其可能存在的广泛的临床表现产生了诸多鉴别诊断，涉及几个医学亚专科：胃肠病学、传染病、风湿病学、心脏病学、血液学、神经病学、精神病学和眼科。

与 WD 组织学类似的疾病并不常见[18]。在慢性十二指肠炎的情况下，肠活检中 PAS 阳性的细胞可由富含糖原的黏膜平滑肌细胞或含有免疫球蛋白的浆细胞（Russell 小体）产生。其他疾病包括巨球蛋白血症、肠黄斑瘤和十二指肠假性黑色素病。在极少数情况下，PAS 阳性细胞反映鸟分枝杆菌复合群或马红球菌（在 HIV 合并感染的宿主中）或荚膜组织胞浆菌感染。通常可以通过组织化学染色（例如抗酸菌染色和使用淀粉酶）和免疫细胞化学来鉴别 WD[18]。

结节样肉芽肿在 WD 中罕见，但可发生于胃[131]、小肠[62]、肝脏[132]和淋巴结[132]。WD 和结节病之间可能存在的阳性关系仍未得到解决[133]。经 PCR 分析，发现胸部结节病[134]和肠道结节病[135]组织均为惠普尔菌 DNA 阴性。

大多数 WD 患者有腹部淋巴结肿大[136]。WD 的罕见病例与异时性或共时性恶性淋巴瘤相关[136,137]，但惠普尔菌感染与淋巴瘤的关系（如果存在的话）仍尚不清楚。

九、治疗和预后

WD 对抗生素治疗的初始反应通常较为迅速[138]。腹泻常在几天内消退，关节痛也在几周内消退，体重在几个月内会显著增加[78]。在 20 世纪 70 年代和 80 年代初，人们通常给予长期四环素治疗[22,82]，但大多数四环素不能通过血脑屏障，而且越来越清楚的是，采用这种方式治疗的患者经常会复发，其中许多影响到 CNS[84]。CNS 复发的预后不佳，因为它们再次治疗时变得困难[84]。因此，建议治疗 WD 应使用能很好地穿过血脑屏障的抗生素。自 20 世纪 80 年代中期以来，甲氧苄啶/磺胺甲噁唑（TMP/SMX）已被普遍使用[84,139]。

关于抗生素治疗选择的信息来自许多病例报告[8]、几个临床系列[16,22,78,82]对抗生素治疗方案的一些回顾性分析[84,138]、随机临床试验[140]和非随机随访研究[141]，以及惠普尔菌的分离培养和药敏检测[142,143]。在一项对 88 例患者的早期回顾性分析中，四环素单药治疗后复发最常见[84]，其中包括 CNS 复发。使用青霉素加链霉素进行初始胃肠外治疗，然后长期口服四环素（称为“Duke 方案”）后，仅观察到少量复发，且均未累及 CNS。在 30 例患者系列中，四环素与 TMP/SMX 进行了比较[138]，TMP/SMX 在诱导缓解方面优于四环素，并与少数的中枢神经系统复发相关，尽管 TMP/SMX 具有优越的疗效和渗透血脑屏障的能力，但它们仍与治疗失败的病例有关，包括中枢神经系统复发和惠普尔菌获得性耐药的病例[138,144-147]。一些口服抗生素治疗失败的患者从第三代头孢菌素静脉给药的挽救治疗中获益[92]，或者从改用其他口服抗生素（如利福平[145]或口服第三代头孢菌素头孢克肟）中获益[144]。

免疫重建炎症综合征（IRIS）与 HIV 感染治疗中观察到的情况相似，可能使 WD 的治疗复杂化。在治疗开始后数天至数月内表现为不明原因的临床恶化。在一个病例系列中，我们观察到约 10% 的患者有骨髓炎，在因关节表现接受免疫抑制治疗的患者中更为常见，其临床表现从轻度到重度不等[148]。IRIS 通常对皮质类固醇治疗反应良好。此外，一些皮质类固醇治疗失败的 IRIS 病例对沙利度胺的应答良好[149]。

关于 WD 治疗的唯一随机临床试验[140]纳入了 40 例患者，比较了两组患者的 2 周头孢曲松静脉诱导治疗与 2 周美罗培南静脉诱导治疗，之后两组患者均接受 1 年的口服 TMP/SMX 治疗。中位随访 89 个月，两组均未见复发；两组各有 1 例患者死于不相关的原因；1 例患者最初接受头孢曲松治疗，再次接受美罗培南治疗，脑脊液中惠普尔菌 DNA 无症状持续存在 6.5 年，并最终被米诺环素和氯喹联合治疗根除[150]。一项非随机随访研究对另外 40 例患者[141]进行了 2 周的头孢曲松静脉给药，随后口服 TMP/SMX 3 个月，并与先前随机试验[140]的结果进行了比较，该试验的患者接受了 1 年的 TMP/SMX。3 例死亡：1 例与 IRIS 相关，2 例推测与治疗开始时的不良临床状况相关；1 例患者出现复发性惠普尔关节炎。作者得出结论，12 个月的口服治疗并不优于 3 个月。

在培养条件下对惠普尔菌菌株进行的实验中，通过实时 PCR 评估药物存在下的生长情况，获得了抗生素敏感性试验结果[142,143]。在与成纤维细胞的共培养中，该细菌似乎对多西环素、大环内酯类、青霉素类、利福平、替考拉宁和 TMP/SMX 敏感。对亚胺培南不同程度敏感；对头孢菌素类、氟喹诺酮类和万古霉素仅中度敏感或耐药[142]。在无菌培养基中，除惠普尔菌对头孢曲松和万古霉素敏感外，其他结果与细胞培养结果相似。基因组序列分析表明惠普尔菌缺乏二氢叶酸还原酶基因，而二氢叶酸还原酶是 TMP 作用的靶点[151]，因此对 TMP/SMX 的易感性很可能仅基于其 SMX 成分。一致的是，TMP 在实验室实验中被发现是无活性的；因此，有人提出可以用单一的磺胺代替 TMP/SMX 组合，例如磺胺嘧啶，它也具有良好的 CNS 穿透性[96]。

一种新的治疗方案——多西环素联合羟氯喹——最初产生于表明这一联合方案具有杀菌作用的体外实验[96,152]。羟氯喹可提高细胞内空泡的 pH，从而增强多西环素的细胞内活性已有该方案的良好临床经验报道[142]。一项 29 例患者的观察性研究描述了 14 例 TMP/SMX 初始治疗失败患者的临床过程[152]；这与仅用多西环素/羟氯喹治疗的 13 例患者的病程进行了比较。后者无一例治疗失败，TMP/SMX 治疗失败的患者多西环素/羟氯喹复治成功；然而，已报道了一些多西环素/

羟氯喹治疗失败的病例。由于多西环素的 CNS 穿透性有限，有人建议在多西环素/羟氯喹治疗神经系统受累患者的基础上加用磺胺[152,153]。基于米诺环素的 CNS 穿透性优于其他四环素这一事实[96]，另一组作者联合使用米诺环素和氯喹，以根除 1 例患者脑脊液中长期无症状的惠普尔菌持续存在[150]。

总之，WD 的最佳治疗方案目前尚不清楚。基于单一随机治疗试验报告的总体良好结局[140]，德国指南[154]建议先进行 2 周头孢曲松诱导治疗，然后口服 TMP-SMX 至少 1 年。相比之下，法国咨询中心的作者强烈建议将多西环素/羟氯喹口服治疗 1 年作为主要治疗形式[46,152]。同一作者关于后续终身使用多西环素进行预防的建议有争议，因为这主要是基于理论考虑，并且发表的病例很少[153]，而且在发表的病例系列中，有许多患者尽管疗程相对较短，但从未复发[22,78,82,84]。然而，很明显，终生临床随访是必要的[47]。最终，需要进一步的临床试验或观察性病例系列来阐明最佳治疗方案。表 109.1 给出了目前抗生素治疗的概述，包括建议的剂量。

表 109.1 用于治疗惠普尔病的抗生素

药品	剂量	备注	参考文献
头孢曲松	2g/次，静脉注射，1~2 次/d	诱导治疗（前 10~14 天）或补救治疗	92,140
美罗培南	1g/次、静脉注射，3 次/d	诱导治疗（第一次前 10~14 天）	140
青霉素 G 加链霉素	青霉素 600 万~2 400 万 U/d，静脉注射（分次）；链霉素 1g/d，肌内注射，1 次/d	诱导治疗（第一次前 10~14 天）	8,76,84
TMP/SMX	160mg/800mg/次，口服，2 次/d	长期治疗；一线药物；良好的中枢神经系统渗透性，但中枢神经系统症状可复发	83,136
磺胺嘧啶	1~1.5g/次，口服，4 次/d	单用磺胺类药物长期治疗；经验有限	96
多西环素（或四环素）	100mg/次，口服，2 次/d（四环素 500mg/次，口服，4 次/d）	长期治疗、复发；不良的中枢神经系统渗透	76,84,138
多西环素加羟氯喹	100mg/次，口服、2 次/d 加羟氯喹 200mg/次，口服，3 次/d	长期治疗；源于体外实验；有前景的临床结果	46,96,152
米诺环素	100mg/次，口服，2 次/d	可替代多西环素，具有更好的中枢神经系统渗透性；可与羟氯喹合用	150
青霉素 VK	500mg/次，口服，4 次/d	长期治疗的替代方案；经验有限	8,84
头孢克肟	每日 2 次，每次 400mg	长期治疗的替代方案；经验有限	144
利福平	600mg/次，口服，1 次/d	二线药物；良好的中枢神经系统渗透性	81,145
氯霉素	500mg/次，口服，4 次/d	二线药物；令人担忧的副作用	5,8,81

TMP/SMX，磺胺甲基异噁唑/甲氧苄啶。

（王俊雄 译，李鹏 刘军 校）

参考文献

第 110 章　感染性小肠炎和结直肠炎

Joanna M. P. Melia, Cynthia L. Sear 著

章节目录

感染性腹泻是全世界主要的疾病原因。2015 年估计有 23.9 亿次腹泻发生，其中 9.575 亿次发生在 5 岁以下的儿童中[1]。尽管从 2005—2015 年因腹泻死亡的人数下降了 20.8%，但全球每年仍有 130 多万人死于腹泻疾病，对婴儿和儿童的影响最大[2,3]。在全球范围内，死亡率最高的主要病原体是轮状病毒、志贺菌属和沙门菌属。在 5 岁以下儿童中，死亡率最高的主要病原体是轮状病毒、隐孢子虫属和志贺菌属[1]。

尽管与全球腹泻死亡率相比，美国因腹泻导致的死亡总数较低，但最近的一项研究表明，在美国 2000—2014 年期间，感染引起的腹泻疾病是死亡率不断上升的唯一传染性疾病（2.41 例死亡/100 000 人）[4]。美国主要的腹泻病原体是艰难梭状芽孢杆菌、轮状病毒、志贺菌、弯曲杆菌和产肠毒素大肠杆菌（ETEC）[1]。美国疾病预防控制中心监测项目估计，美国每年有 4 780 万起食源性疾病，最常见的是腹泻疾病[5,6]。

本章重点介绍成人细菌性和病毒性腹泻以及感染性直肠结肠炎。所讨论的许多病原体引起的疾病都与摄入受污染的食物或水有关（表 110.1）。肠道传染病的其他关键主题见第 16、35、36 和 111～114 章。

表 110.1　食源性和旅行相关的常见肠道病原体感染的估计比例

病原体	食源性/%	旅行相关/%
非伤寒沙门菌	94～95	11
志贺菌属	58	15
弯曲杆菌属	80	20
STEC	68～85	3.5～18
ETEC	100	55
耶尔森菌属	90	7
非霍乱弧菌属	50～57	7
诺如病毒	26～40	15

ETEC，产肠毒素大肠杆菌；STEC，产志贺毒素大肠杆菌。
Data from Scallan et al. Emerg Infect Dis 2011；17：7-15；Mead. Emerg Infect Dis 1999；5：607-25；Dechet et al. Clin Infect Dis 2008；46：970-6；COVIS 2014；Nygren et al. Epidemol Inf. 2013；141（2）：233-41.

一、肠道感染的易感性

肠道感染的获得是宿主因素（通常保护免受感染）和微生物毒力因素（可克服宿主防御）相互作用的结果。新兴的研究正在探索宿主遗传和饮食如何通过微生物群依赖和非依赖机制发挥作用，改变宿主对感染的易感性。

（一）宿主防御因素

胃液酸度是宿主至关重要的一线防御，摄入的致病菌和其他病原体必须存活才能感染小肠或大肠[8]。一般情况下，细菌病原体对低 pH 高度敏感，pH 低于 4.0 时可迅速杀菌。相反，胃酸缺乏可有利于胃内细菌的存活。与胃酸作为宿主防御的重要性一致，PPI 治疗以及短效和低效 H2RAs（程度较轻）治疗，是细菌性胃肠炎（如沙门菌、弯曲杆菌和艰难梭菌感染）[9]和病毒性胃肠炎（包括诺如病毒）[10]的风险因素。

肠上皮细胞提供了多种成分,有助于宿主抵御潜在的肠道病原体[11]。共生微生物群以及潜在的肠道病原体首先遇到覆盖上皮的黏液层。外部组织松散的肠腔黏液层是结肠中共生微生物群的栖息地,而内部凝胶样黏液层在很大程度上阻止了细菌与上皮细胞的直接接触。确实穿透该层的细菌被认为可被宿主黏膜免疫系统迅速清除[12]。

肠上皮内的多种细胞类型——包括肠上皮细胞、帕内特细胞、杯状细胞和 M 细胞——都有助于保护宿主免受小肠结肠炎的侵袭。保护机制包括:通过肠上皮细胞紧密接连形成屏障和水外流[13]、肠上皮细胞和帕内特细胞分泌抗微生物分子、杯状细胞分泌黏蛋白以及 M 细胞向黏膜免疫系统呈递抗原,在许多情况下启动保护性黏膜免疫应答。肠道上皮细胞上的特定分子也有助于抵抗病原体,其中特别重要的是模式识别受体,它介导对微生物的识别,并导致肠黏膜中先天和适应性免疫应答的激活。随后的炎症反应可以保护宿主,或者相反有助于疾病的发展[14]。一个关键的宿主保护机制是产生分泌型免疫球蛋白 A,它既可以是非特异性的(如通过微生物凝集)也可以是特异性的,作为病原体特异性适应性免疫应答的一部分。共生菌群的成员,以及潜在的肠道病原体,可以启动特异性黏膜免疫应答。对这些黏膜免疫机制的研究,为宿主免疫应答的复杂性提供了丰富和不断发展的见解。最后是参与正常肠动力的肠神经系统(ENS)(见第 99 和 100 章),也是有助于保护宿主。已知在肠道感染情况下的肠动力受损,以及宿主产生的激素和分子,会影响疾病的严重程度[15]。

结肠中的肠腔常驻微生物群在每克粪便中含有 1 013~1 014 个细菌,并且越来越被认为是抵抗肠道病原体定植和疾病发展的有力因素。复发性艰难梭菌结肠炎对肠道菌群移植治疗的显著临床反应最能说明这一点(见第 112 章)。最后,来自人类和小鼠模型的新数据开始揭示宿主遗传和饮食,如何通过微生物群依赖和非依赖机制发挥作用,改变宿主对肠道感染的易感性(例如,Card9,一个关键的先天性免疫基因和炎症性肠病(IBD)相关风险基因,控制小鼠模型中枸橼酸杆菌[16]的毒力,人类 FUT2 遗传变异与某些诸如病毒和轮状病毒株感染风险增加 9~26 倍相关[7])。

(二) 细菌因素

细菌病原体已经进化出各种毒力因子和机制,使其能够克服宿主防御,包括黏附因子、肠毒素和细胞毒素的分泌以及黏膜侵袭等[17-20]。细菌黏附于宿主黏膜细胞的能力,对于每种肠道病原体与肠上皮的初始相互作用至关重要。已经鉴定出许多在形态学特征和受体特异性方面存在差异的黏附素,与动物宿主相比,其介导人类定植的能力各不相同。观察到特定细菌表达并使用一种以上的黏附素,这种冗余可能会增强细菌的毒力,从而增强黏附机制的复杂性。许多细菌黏附素可识别显示在肠上皮细胞黏液或表面的糖蛋白或糖脂的寡糖残基[20]。

肠致病性大肠埃希菌(EPEC)能引起疾病,部分原因是肠上皮紧密黏附,是肠道病原体潜在黏附阶段及其机制复杂性的经典模型。EPEC 最初表现出与肠上皮细胞的非紧密附着。这种初始附着是由与 EPEC 分离株常见的大质粒相关的成束菌毛介导的。接下来,EPEC 在肠上皮细胞中诱导信号转导事件,从而导致肠上皮细胞的细胞骨架变化。最终,EPEC 紧密附着在宿主细胞膜上,是由 EPEC 染色体上 eaeA 基因簇编码的称为紧密黏附素的 EPEC 外膜蛋白介导的[21]。这种经典的超微结构改变,被称为附着-消退病变,导致微绒毛的伸长和破坏,并形成典型的基座[22](图 110.1)。eaeA 基因作为毒力因子在人类 EPEC 感染中引起腹泻的作用,已在志愿者挑战研究中得到证实[23]。

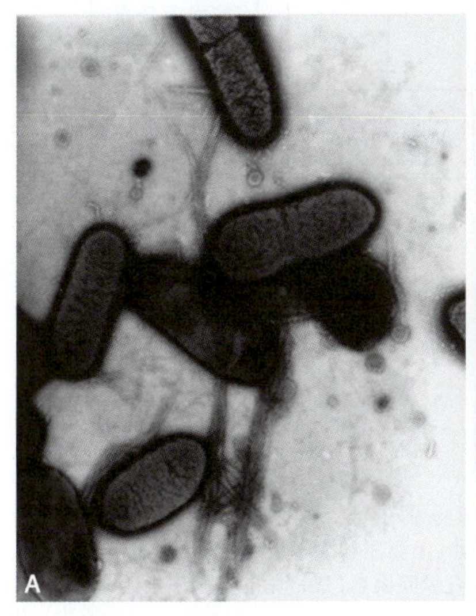

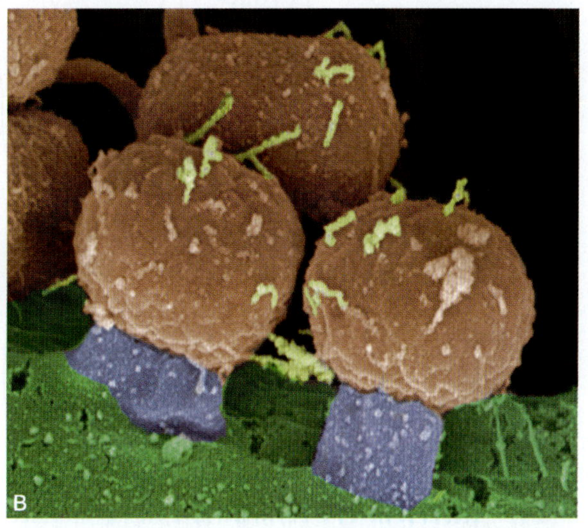

图 110.1 A,EPEC 的电子显微照片和特征性的成束菌毛。B,EPEC 黏附在细胞上并显示附着-消退病变的电子显微图片,也称为基座形成。EPEC(棕色),基座(蓝色),细胞(绿色)。(Micrographs Courtesy of Dr. Jorge A. Giron, Puebla, Mexico.)

使用其他黏附素分子进行非紧密附着是其他非侵入性细菌(如 ETEC)的典型特征,分子研究表明,细菌定植并完全致病需要通过被称为菌毛或纤毛的表面蛋白抗原(也称为黏附或定植因子抗原)进行非紧密附着。这些黏附素通过特定的配体-受体相互作用,与肠细胞表面的特定受体位点结合。Moon 和其同事的经典研究,其中通过遗传操作丢失或获得菌毛,导致肠道黏附和定植能力的丧失或获得,确定这些定植因子(CFs)对动物大肠杆菌腹泻病的发病机制很重要[24]。黏附不仅允许细菌定植,而且可以促进肠毒素向上皮的递送[24,25]。

肠道病原体产生毒素(通常是蛋白质)是导致感染后腹泻表达的关键机制。然而,由已知可产生毒素和其他毒力因子的肠道病原体引起的无症状定植是很常见的。肠毒素可根据其对肠上皮细胞的功能作用或其确切的分子作用机制进行分类[19]。从功能角度来看,肠道细菌毒素有两大类:肠毒素和细胞毒素。经典肠毒素(如霍乱毒素或 ETEC 肠毒素)主要诱导肠道分泌,但不改变肠上皮细胞的形态。认为大多数肠毒素的主要作用部位是小肠。相反细胞毒素,如痢疾杆菌和大肠杆菌的艰难梭菌毒素或志贺毒素(Stx)(例如大肠杆菌 O157:H7 等)通常作用于结肠,在结肠中,肠上皮细胞的形态学变化通过多种机制发生,例如通过诱导上皮细胞损伤或死亡、改变上皮细胞的细胞骨架或诱导炎症反应导致上皮细胞损伤。此外,已知几种肠道细菌毒素(如艰难梭菌毒素)的作用,与它们改变肠神经系统(ENS)活性的能力相辅相成,这也可能有助于疾病的发病机制。

尽管已充分确定了许多潜在的肠道细菌毒素的生物活性,但已确定的确切分子作用机制却相对较少[17,19]。经典的作用机制包括:改变肠上皮细胞环核苷酸水平[如霍乱毒素,大肠杆菌 LT(不耐热)或 STa(耐热)毒素]、抑制蛋白质合成(如 Stx)、肌动蛋白细胞骨架的修饰[如艰难梭菌毒素(见第 112 章)]、孔隙形成[如产气荚膜梭菌肠毒素(见第 111 章)]。其他可能导致肠道细菌毒素诱导疾病的机制包括:上皮细胞钙信号传导的改变和花生四烯酸代谢的变化等。最终通过志愿者研究证明,特定肠道细菌毒素在人类疾病中的作用是不常见的。在人类中研究的肠道细菌及其毒素的例子包括霍乱弧菌、志贺菌属和致病型大肠杆菌等[19]。

一些肠道病原体诱导疾病需要它们侵袭肠道上皮细胞并在其内繁殖的能力,从而导致细胞损伤和可能引起黏膜炎性反应的细胞死亡。志贺菌属、沙门菌属、空肠弯曲菌、小肠结肠炎耶尔森菌和一些(肠侵袭性)大肠埃希菌菌株,是侵袭导致病发病的典型细菌示例。虽然结肠通常是侵袭性肠道细菌的主要病理部位,但非痢疾志贺菌也会产生肠毒素,刺激小肠分泌,导致志贺菌病中感染后第一阶段的水样泻。随后非痢疾杆菌志贺菌属的结肠定植和细胞侵袭,导致结肠炎症伴结肠炎症状,偶尔会出现血性腹泻。

二、感染性小肠炎和结直肠炎的一般原则

(一) 评估

近年来,美国感染病学会[26](2017)和美国胃肠病学会[27](2016)都发布了评估和管理急性腹泻感染的指南[26,27]。只有约 10% 的腹泻病患者接受医学咨询。对急性腹泻患者进行诊断评估的第一步是全面询问病史和体格检查,其目的是识别可能有严重疾病风险或易患并发症的患者,并确定感染的风险因素和可能从特定治疗中获益的患者。大多数患者只需要补液治疗。考虑患者的一般健康状况、疾病的严重程度和持续时间,以及获得疾病的环境,临床医生应能够确定谁需要进一步评估(图 110.2)。

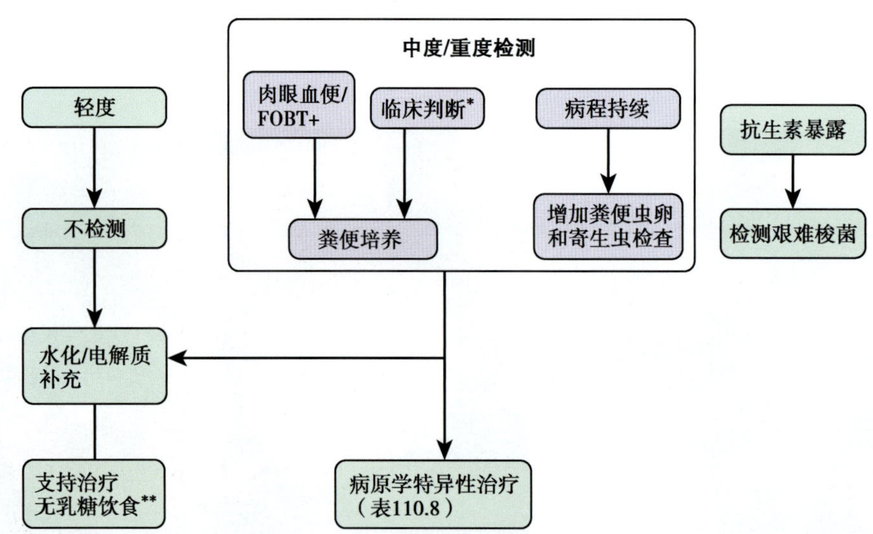

图 110.2 感染性腹泻的诊断和治疗流程。* 在评估腹泻时需要考虑的因素包括:是否与社区有关、患者是否免疫功能低下以及暴露的性质(如海鲜、露营)。** 避免摄入酒精、咖啡因和乳糖。如汤、香蕉、土豆泥和大米饭等柔软、易消化的食物是有帮助的。† 培养和敏感性,Stx(志贺毒素)酶免疫分析法(检测所有 STEC)。当存在风险因素(最常见的是抗生素暴露和/或住院或门诊医疗暴露)时,建议进行艰难梭菌毒素 B 检测。艰难梭菌病的其他风险人群包括产后妇女(因为暴露于定植婴儿)、IBD 患者和幼儿(见第 112 章)。FOBT,粪便潜血试验;STEC,产志贺毒素大肠埃希菌

虚弱、营养不良或免疫功能受损的患者,以及患有严重共病的患者发生腹泻和感染并发症的风险增加。感染性腹泻病的发病率和死亡率在 5 岁以下儿童(尤其是 2 岁以下的儿童)和老年人中最高,这些高危患者人群可能需要住院进行诊断和治疗。其他需要更积极治疗方法的患者包括:有全身症状和炎性腹泻证据、疾病持续时间超过 3~5 天、病史或体格检提示将从特定治疗中获益的特定病原体(表 110.2),以及感染某些特定病原体(如霍乱弧菌、伤寒沙门菌)[29]。血性腹泻

是医学急症，通常需要住院进行诊断和治疗[30]，例如，产志贺毒素(Stx)大肠杆菌(STEC)感染可表现为血性腹泻，早期积极的液体治疗可减少这种感染的并发症(如肾衰竭)[31]。

表 110.2 提示某些炎症性腹泻致病微生物的临床表现

表现	致病微生物
溶血性尿毒症综合征/血栓性血小板减少性紫癜	STEC；在志贺菌属中最常见的是痢疾杆菌，但痢疾杆菌在美国并不流行
反应性关节炎*	沙门菌属、志贺菌属、弯曲杆菌属、耶尔森菌属
骨髓抑制	伤寒和副伤寒沙门菌血清型
吉兰-巴雷综合征	空肠弯曲杆菌
中毒性巨结肠	志贺菌属、艰难梭菌、沙门菌(少见)
主动脉炎/血管内感染	非伤寒沙门菌
肠出血/穿孔	伤寒和副伤寒沙门菌血清型、结核性肠炎
右下腹压痛	耶尔森菌属
蜂窝织炎	创伤弧菌和溶藻弧菌(见正文)
感染后 IBS*	所有，包括病毒性胃肠炎；病毒通常产生不太严重的感染后 IBS
小肠淋巴组织增殖性疾病	空肠弯曲杆菌

*任意肠道病原体均可发生。STEC，产志贺毒素大肠埃希菌。

帮助指导临床诊断的传统方法，是将急性、可能具有感染性的腹泻疾病分为两个概括的临床综合征——水样、非炎性腹泻综合征和炎性腹泻综合征(表 110.3)，后者的一个亚组是直肠炎腹泻综合征。通常非炎性腹泻患者表现为水样便，无可见的血液或脓液，有时主诉剧烈腹痛。这些患者一般很少有全身体征或症状，常无发热，可出现腹部痉挛、恶心和呕吐。这种综合征最常见于感染产肠毒病原体或病毒的个体(见后文)。然而，许多引起炎症性疾病的病原体可以模拟这种综合征，特别是在疾病发展的早期阶段(见后文的志贺菌部分)。

表 110.3 有助于区分炎症性与非炎症性腹泻的特征

特征	炎症性	非炎症性
临床表现	血性、少量腹泻，下腹绞痛，患者可出现发热或中毒症状	大量水样腹泻。患者可能出现恶心、呕吐，全腹绞痛
受累部位	结肠	小肠
诊断评估	需要	如果患者有重度容量减少或显得病态时需要
粪便白细胞	常有	可有少量
病因	志贺菌属、沙门菌属、溶组织内阿米巴、弯曲菌属、耶尔森菌属、侵袭性大肠埃希菌、艰难梭菌	病毒、弧菌属、蓝氏贾第鞭毛虫、肠产毒性大肠埃希菌、其他肠产毒性细菌

Modified from Park SI, Giannella RA. Approach to the adult patient with acute diarrhea. Gastroenterol Clin North Am 1993;22:483-97.

通常炎性腹泻患者表现为大量小容量粪便，可能是明显为黏液样、肉眼血性或黏液血便。这类患者可能出现中毒症状，且常常发热，腹部痉挛可能很严重。由于粪便量少，这类患者发生脱水的可能性低于非炎性腹泻患者。引起炎性腹泻的微生物在临床表现上可能有所不同(表 110.4)，通常是侵袭性的，常影响结肠(见后文的侵袭性病原体)。急性炎症性腹泻综合征也可能有非感染性病因，如溃疡性结肠炎(UC)、克罗恩病、放射性或缺血性结肠炎、憩室炎和药物特异质反应。图 110.3A~C 显示了所选炎性腹泻的内镜外观。

直肠炎综合征的特征是频繁的疼痛性排便，粪便含有血液、脓液和黏液，通常里急后重伴直肠疼痛突出。急性感染时，最有可能的原因是一种或多种感染性病原体(见后文的性传播感染性直肠炎)。当详细的病史显示持续性、间歇性症状时，非感染性病因(如 IBD 等)(见第 115 章)成为诊断考虑因素。

随着我们对感染性腹泻病的病理生理学认识的不断加深，使我们认识到炎症是所有感染性小肠结肠炎的共同特征，一些感染(如 1 型痢疾杆菌)引起了严重的结肠炎症，而其他一些感染(如霍乱弧菌[32]和产肠毒素性大肠杆菌[33])则引起不太严重的小肠或结肠炎症。因此将肠道病原体分为非炎症性或炎症性腹泻的经典划分是不完美的，对肠道病原体的炎症反应是一个连续统一体。然而，对于临床医生来说，至关重要的是识别因感染性腹泻病而具有发病或死亡风险的患者。大多数水样腹泻病例是自限性疾病，只需要建议保持水分和日常饮食，一般不需要对腹泻少于 3~5 天的轻度患者进行评估。相反，需要诊断评估的是那些有风险因素的患者，如极端年龄、一种或多种免疫功能受损疾病、频繁排便、血便或脱水患者。因此，临床医生对疾病程度的评估，结合患者的病史，是指导临床判断腹泻疾病诊断评估的关键因素。急性炎症性腹泻或血性腹泻的临床或粪便证据始终值得诊断评价，并且诊断评价应尽可能先于腹泻病的经验性抗生素治疗。

(二) 风险因素

如前所述，年龄是腹泻性疾病发病率的主要决定因素，尤其是那些处于极端年龄(如<5 岁和>65 岁以上)，特别是那些生活在长期护理机构的人，预后较差的风险更高。胃肠炎发生在高收入国家的养老院中很常见，常见的病原体包括诺如病毒、轮状病毒、产志贺毒素大肠埃希菌和艰难梭菌等[34-37]。老年人腹泻病风险的增加是由于多种因素造成的，如合并症、衰老引起的免疫力改变、肠道运动障碍、接触包括抗生素在内的药物以及药物引起或获得性胃酸过少[9]。

免疫受损情况会影响多种肠道病原体的感染风险和疾病严重程度。典型的免疫功能低下包括：恶性肿瘤及其治疗、造血或实体器官移植、糖皮质激素或其他免疫调节剂等药物以及人类免疫缺陷病毒(HIV)感染。例如，淋巴增生性疾病、糖皮质激素治疗和 HIV 感染显著增加了沙门菌病的风险。然而，许多其他疾病，其免疫作用特征不太清楚，也会增加感染肠道病原体的风险，包括糖尿病或肝病(如创伤弧菌)、溶血(如沙门菌病)和铁过载(如耶尔森菌病)。

食物暴露或摄入受污染的水也是感染肠道病原体的主要风险因素(见表 110.1 和第 111 章)。摄入未煮熟或生食(如

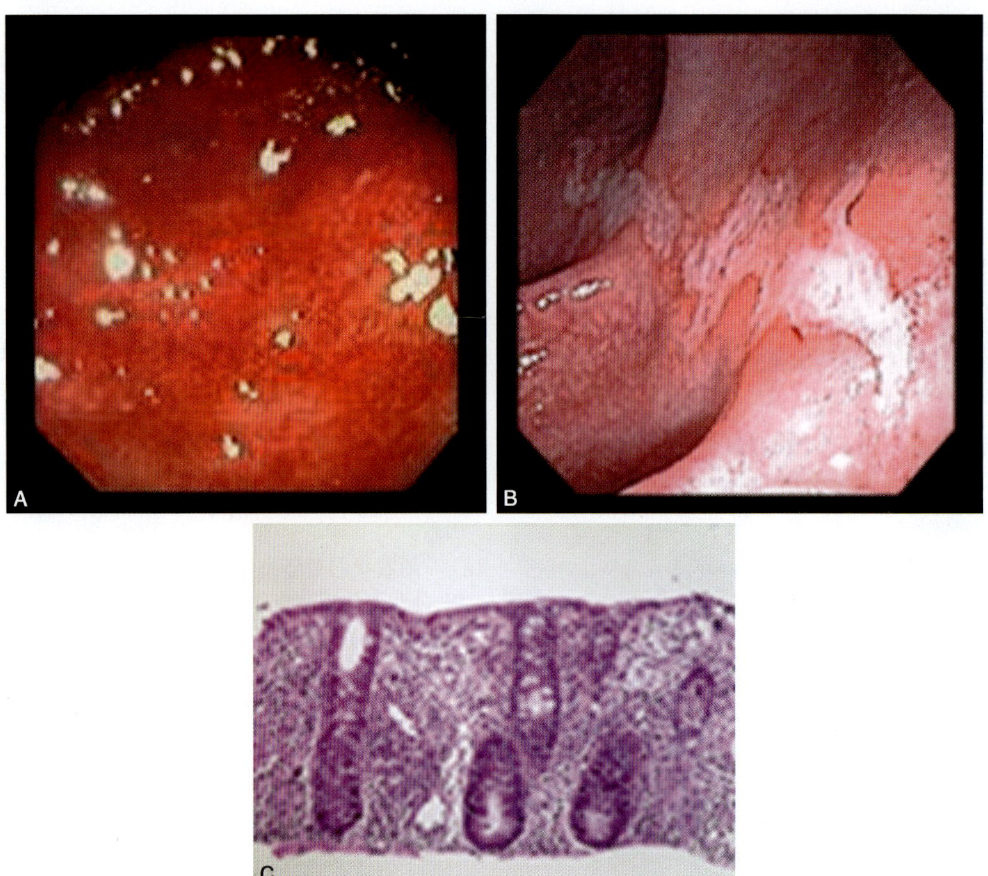

图 110.3　急性自限性感染性结肠炎的乙状结肠镜检查及组织病理学。A，一名 24 岁的血性腹泻患者，乙状结肠镜检查显示黏膜炎症，伴有红斑、水肿、颗粒和正常血管模式的丧失。粪便培养为沙门菌。总体表现与 UC 相似。B，一名 58 岁患有血性腹泻的女性，结肠镜检查再次发现升结肠有大而平坦的溃疡。粪便培养为空肠弯曲杆菌。C，急性自限性结肠炎的组织病理学，其病因可能是弯曲杆菌、沙门菌或其他多种细菌中的任何一种。炎症细胞遍布固有层且腺体垂直，没有结构变形或分支，这是急性结肠炎的典型特征，有助于区分急性和慢性结肠炎

汉堡或鸡肉、牡蛎、蛤蜊、其他海鲜等肉类）和未经巴氏消毒的牛奶或果汁（如苹果汁）尤其令人担忧。旅行是感染传染性腹泻病的典型风险因素，主要是因为接触了受污染的食物或水（见下文"七、旅行者腹泻"）。动物暴露，如在农场或县、州集市的宠物动物园（如弯曲杆菌、沙门菌、产志贺毒素大肠埃希菌）或娱乐性暴露（如露营或探险旅游）也会造成肠道感染的风险。接触医疗设施，包括住院和抗生素治疗会增加艰难梭菌感染的风险（见第 112 章）。胃肠炎或无症状携带肠道病原体在幼儿园的儿童中很常见，这也是照顾儿童的成年人感染的来源。

妊娠和围产期会增加肠道病原体传播的风险。孕妇可能会将无症状携带的肠道病原体传播给新生儿，然后新生儿可能会患上临床疾病。相反，新生儿或婴儿可以将感染，特别是艰难梭菌传播给他们的母亲或看护人，因为艰难梭菌感染在 1 岁以下的儿童中通常是无症状的。孕妇摄入市售熟食可能会导致菌血症、败血症、脑膜脑炎、胎儿流产或单核细胞增生李斯特菌引起的新生儿感染。这些严重疾病可能在接触相关食物后 30 天内发病[38]。老年人和免疫系统受损的人群在摄入受污染的食物后，感染侵袭性单核细胞增生李斯特菌的风险也会增加。相比之下，免疫活性宿主在摄入被单核细胞增生李斯特菌严重污染的食物后，会突然出现短暂的腹泻病，并伴有发热[39]。

（三）炎症性肠病和感染性腹泻的鉴别

感染性痢疾（腹泻伴粪便中带有血液和黏液）和 IBD（尤其是 UC）在临床上很难区分，因为这两种疾病的腹泻，粪便中都含有黏液和血液。将感染性痢疾与 UC 区分开的两个特征是：在诊断研究中检测到病原体，以及对抗生素治疗有反应而不会复发的自限性病程。然而，在诊断研究的成年人中，只有约 50% 的人对腹泻的病原体进行了阳性诊断测试[40,41]。

20 世纪 90 年代的纵向研究为区分急性感染性结肠炎和早发性 IBD 提供了一些指导[42]。大多数感染性结肠炎患者在早期（1 周内）出现，并在就诊时报告发热，感染性结肠炎的结肠组织病理学也不同于 IBD 的慢性结肠炎（见后文）。相比之下，IBD 患者在详细采集病史的基础上，通常会提示有腹部症状，发热较少，且出现时间较晚（症状出现后>1 周）。旅行可能导致患者炎症性肠病的急性加重，因为慢性症状因旅行获得性肠道感染而恶化，或者因叠加在遗传易感性上的肠道微生物组改变而发展为新发炎症性肠病（见第 115 章）。最后，腹泻量或频率更高（特别是每天大便次数>10 次）更常见的原因是感染性病原体，而不是 IBD。

通过内镜活检获得的结肠黏膜组织病理学检查可有助于诊断。微生物型（痢疾）和各种类型的急性结肠炎通常表现为水肿、中性粒细胞遍及固有层和浅表性隐窝炎，同时保留了

正常的管状隐窝模式(见图 110.3D)。然而,特发性 UC 表现出慢性迹象,包括通常累及固有层下三分之一的淋巴浆细胞增多和结构隐窝变形(例如,结肠腺体出现分支等再生迹象)。消退的痢疾可有淋巴细胞浸润固有层,与 UC 相似,但不会出现隐窝变形和再生。最终,没有能够替代相关的临床、内镜和组织病理学特征的疾病,而得出正确的诊断[42,43]。

(四) 实验室诊断

对于临床医生判断为中度至重度腹泻的任何患者(如发热、中毒表现),都应进行急性腹泻病的实验室诊断。有风险因素(见上文)的患者包括:暴露史(例如,高风险食物、旅行、抗生素),症状提示炎症性腹泻或血性腹泻的患者和一些持续腹泻超过 7 天的患者[27]。一般而言,美国大多数急性腹泻病发作都是自限性的,诊断测试可以保持在最低限度,治疗的目的是防止脱水。

最近发表的关于使用微生物实验室诊断感染性疾病的指南,提供了一个全面的粪便检测资源,以识别肠道病原体,包括细菌、病毒和寄生虫[45]。诊断检测的关键点是:①只对腹泻粪便进行检测(即呈容器状的粪便)。②在成人检测中,直肠拭子不如粪便培养(并被许多临床微生物实验室拒绝),但在儿童检查中的表现相似。③与临床微生物实验室的沟通至关重要,因为临床微生物实验室的诊断测试能力各不相同。特别是如果临床医生怀疑特殊的微生物,应将其告知实验室。具体的示例是产志贺毒素大肠埃希菌、弧菌和耶尔森菌检测,这些病原体只有在特殊要求下才能进行,可能还需要公共卫生部门的协助。④随着技术的进步和分子、培养无关检测的使用越来越多,成人的单次粪便样本可检出约 90% 的肠道病原体,儿童可检出约 98% 的肠道病原体。因此,这样一份儿童样本和一份选定的成人患者样本对于诊断是合理的。对于直肠炎综合征的患者,一份样本通常足以进行诊断。

一系列检测用于鉴定肠道病原体,包括细菌和病毒培养、各种病原体特异性核酸扩增试验(NAAT)和免疫测定(例如,基于酶或荧光的,见后文的 STEC 章节)、虫卵和寄生虫检查以及某些特殊的染色。近年来,检测一系列细菌、寄生虫和病毒病原体的多重分子检测越来越多地用于诊断,其特异性大于 97%[3],敏感性大于 98%[47]。与传统方法相比,多重检测[48]降低了大多数病原体的成本和周转时间,但需要选择一组预先聚焦的病原体,并将检测存活和非存活的微生物。值得注意的是,使用定量分子诊断对全球肠道多中心研究(GEMS)样本的重新分析,将 89.3% 的儿童腹泻病例归因于病原体,而使用传统诊断的病例为 51.5%。这些技术改变了疾病发病率的人口水平特征,是在所用检测方法的背景下,如何考虑历史和当代发病率数据的重要例证[49]。

区分炎症性腹泻和非炎症性腹泻的传统生物标志物是不可靠的。粪便白细胞检查受限于大多数肠道病原体诱导某些炎症的能力,并且观察到即使是典型的炎症性病原体(如沙门菌、志贺菌、艰难梭菌)通常也不会诱导明显的粪便白细胞应答(表 110.4),粪便钙卫蛋白可能会越来越有用[50],但并非在所有情况下均升高。血清炎症标志物,包括 ESR 和 CRP,也不适用于所有的病例[51]。

表 110.4　炎症性肠道病原体临床表现的变异性

症状/体征/测试	STEC O157:H7	弯曲菌属	沙门菌属	志贺菌属
	%			
发热	41.4	50.9	69.4	56.6
腹痛	72.0	45.4	28.8	33.5
便血	91.3	37.0	33.8	54.3
全血样外观	63.0	7.8	4.8	14.7
隐血	82.8	52.0	43.4	59.1
粪便白细胞	70.5	42.9	29.4	37.8
外周白细胞计数>10 000/mm^3	70.9	42.0	45.3	58.0

STEC,产志贺毒素大肠埃希菌。

Adapted from Slutsker L, Ries AA, Greene KD, et al. Escherichia coli O157:H7 diarrhea in the United States: Clinical and epidemiologic features. Ann Intern Med 1997;126:505-13.

更具侵入性的检查,包括软式乙状结肠镜活检和上消化道内镜十二指肠穿刺活检,仅适用于一些特殊情况,如免疫功能低下的宿主,粪便检查未得出诊断。软式乙状结肠镜可用于评估直肠炎、里急后重或性传播疾病(STD)患者,或用于鉴定艰难梭菌感染的伪膜。

三、产肠毒素病原体

该组的原型微生物是霍乱弧菌和产志贺毒素大肠埃希菌(ETEC),两者都会产生肠毒素,导致脱水性腹泻。霍乱弧菌和产志贺毒素大肠埃希菌引起的腹泻的显著特征是,疾病主要是由肠液的丢失引起的,这与肠毒素对小肠上皮细胞的作用有关。这些微生物通常不侵入黏膜表面,因此黏膜结构保持完整。粪便排泄物呈水样,量大,并产生脱水的临床特征。菌血症很少是产毒性腹泻的并发症。

(一) 霍乱弧菌

霍乱是典型的产毒性腹泻,可在发病后数小时内引起脱水和死亡[52,53]。粪便排出量可超过 1L/h，如果肠外补液能弥补损失量，每日的粪便排出量为 15~20L。重症患者通常有明显的脱水症状：皮肤弹性很差、"洗衣妇"的手（苍白而皮肤皱缩）、脉搏消失、肾功能减退和低血容量性休克。

人们从霍乱中了解到的病理生理学和正常的肠道功能，比从任何其他肠道疾病中了解到的都多。

1. 微生物学

1854 年，Filippo Pacini 首次在胆汁性粪便中描述了霍乱弧菌（*Vibrio cholerae*）。它是一种革兰氏阴性、短而弯曲的杆状病菌，看起来像逗号。它通过单极鞭毛自主运动。弧菌具有很强的需氧性，更喜好碱性和高盐环境。

基于 O 抗原（一种细胞壁脂多糖），已经描述了 200 多种霍乱弧菌血清群。流行性和大流行性疾病仅由 O1 和 O139 血清群引起。霍乱弧菌 O139 菌株感染的临床特征与霍乱弧菌 O1 引起的感染几乎无法区分[54,55]。迄今为止，霍乱弧菌 O139 仍局限于东南亚[56]，除中国和泰国的一些地区外，大多数地区的发病率都有所下降[57]。在 O1 或 O139 抗血清中不能凝集的霍乱弧菌菌株被称为非 O1 非 O139 霍乱弧菌，除了腹泻外，偶尔还能引起严重的肠外感染，尤其是在感染宿主中[52]。

O1 血清群由两种生物型组成——经典型和埃尔托（El Tor）型，它们根据生化特征、生物型特异性基因或二者进行区分。进一步分为 3 种血清型是基于类型特异性 O 抗原［A，B，C：小川型（A，B）；稻叶型（A，C）；彦岛型（A，B，C）］[58]。与临床疾病相关的主要血清型是稻叶型和小川型，彦岛型很少。

在 O1 抗血清中凝集的产毒性霍乱弧菌是引起流行性霍乱的主要原因。埃尔托生物型霍乱弧菌是 1961 年在印度尼西亚开始的当前疫情的罪魁祸首[59]。埃尔托霍乱弧菌在自然界中比其他弧菌更顽强。与经典生物型相比，埃尔托生物型通常会引起一种较轻的疾病，但其隐性感染的频率更高，尽管越来越多的报道表明埃尔托变种具有高毒力（MS Son 2011 年 O1 E1 Tor 霍乱弧菌生物型的定性）[60]。在海地 2010 年毁灭性地震之后，一种高毒力变种埃尔托菌株导致了海地疫情和持续的地区性疾病[61]。

2. 霍乱毒素

在构成霍乱弧菌物种的 200 多个血清群中，只有 O1 和 O139 血清群通常携带霍乱毒素基因。霍乱毒素（CT）是一种 84kD 的异二聚体，由 5 个 B 亚基组成，包围着一个 A 亚基。B 亚基负责与肠上皮细胞上的单神经节苷脂 GM1 受体结合。A 亚基负责激活位于基底外侧细胞膜上的腺苷酸环化酶。CT 的遗传物质包含在丝状噬菌体 CTXÖ 上，该噬菌体可整合到细菌染色体中或作为质粒复制[62]。霍乱弧菌还会产生可能导致疾病的其他毒素，包括通过作用于肠上皮细胞紧密连接改变肠道通透性的闭锁小带毒素[63]，以及副霍乱肠毒素[64]。

3. 流行病学

在过去的 200 年里发生了 7 次霍乱大流行。由埃尔托生物型引起的第 7 次大流行目前仍在持续中，于 1961 年起源于印度尼西亚，在亚洲、非洲和南美洲传播[65]。霍乱病例多有漏报[56]，但据世界卫生组织（WHO）对全球疾病负担的共同估计为每年 140 万~400 万例，每年有 2.1 万~14.3 万人死亡[66]，主要集中在撒哈拉以南非洲、亚洲和加勒比地区。霍乱弧菌是 5~14 岁儿童腹泻相关死亡的主要原因[1]。目前最大的疫情和人道主义危机发生在也门[67]，由小川埃尔托血清型引起[68]。据估计，在持续的内战之后，迄今为止已有 100 多万人感染了这种疾病。产毒霍乱弧菌感染病例在美国仍然很少，2014 年仅向美国疾病控制与预防中心报告了 7 例，且所有感染均与旅行有关。

霍乱有地方性和流行性两个阶段，流行性霍乱常与现有的地方性霍乱重叠。霍乱传播的主要媒介是受污染的食物和水，感染通常需要高接种剂量（约 10^8~10^{11} 个微生物）。此外，还有一个复杂的水生环境水储存库，包括桡足类动物、浮游动物、水生植被和水禽等，它们维持着较低的霍乱弧菌水平[69]。霍乱具有明显的季节性变化，由于环境水储存库变暖，导致增长速度加快，霍乱可能会成为一个公共卫生问题[52,53]。水生霍乱弧菌计数的峰值与人类疾病有关，胃酸轻度减少的患者可能是高危人群[69]。一旦霍乱进入人群，往往通过接触粪便或直接污染家庭中的食物或水而直接传播（人与人之间的传播）。所谓的米汤样粪便（见下文）含有高浓度的霍乱弧菌，在排便后约 5~24 小时内具有高度传染性。在流行病中，感染的主要原因似乎是直接传播所致[69]。在人口稠密、卫生条件差、卫生基础设施有限和存在后勤问题的地区，例如 2010 年地震后海地或目前也门的情况，都会导致直接传播[53]。

4. 发病机制

霍乱的临床综合征是由毒素作用于肠上皮细胞所致。霍乱毒素增加了腺苷酸环化酶的活性，导致肠上皮细胞中环腺苷酸水平升高，进而引起肠道分泌。霍乱的体液流失起源于小肠，最敏感的区域是肠道上段，特别是十二指肠和空肠上段，回肠受影响较小，结肠对毒素相对不敏感。腹泻的原因是上段肠道产生的大量液体超过了结肠的吸收能力。

霍乱弧菌附着在肠黏膜上是由各种表面成分介导的，包括被称为毒素共调节菌毛的菌毛 CF（定植因子）。毒素协同调节的菌毛附着蛋白可能在产生天然的霍乱弧菌保护性抗体中发挥重要作用[70]。

霍乱粪便的外观类似于米汤，也就是说，粪便已经失去了所有的色素，变成了一种带有小片黏液的透明液体。电解质组成（表 110.5）与血浆等渗，排出物蛋白质浓度低。在霍乱弧菌 O1 感染期间的粪便显微镜检中，通常很少有炎性细胞，只有少量脱落的黏膜细胞。然而，O139 霍乱弧菌会引起更多的肠道炎症。

霍乱弧菌（O139 除外）不会侵入黏膜表面，故这种疾病中几乎不存在菌血症。在急性霍乱期间从黏膜上取出的活检标本大多显示正常的结构，与沙门菌和志贺菌相关的炎症和溃疡病变形成鲜明对比。

5. 临床特征

与许多其他感染性疾病一样，霍乱弧菌有一系列临床表现，从无症状携带者状态到严重脱水的危重患者。值得注意的是，在现场情况下，临床病例率约为 0.26%，也就是说，每出现一例霍乱临床病例，就有大约 400 名无症状的人接触过该病原体，这可以从杀弧菌抗体滴度的升高中得到证明。因此，获得性免疫、遗传决定因素（如血型）和肠道微生物群[71]可调节疾病表达。在临床霍乱中，最初阶段的特征是呕吐和腹胀，随后迅速出现腹泻，在接下来的几个小时内逐渐加速到频繁的大量米汤样便。所有的临床症状和体征都可归因于体液和电解质的丢失。患者出现严重脱水和低血容量性休克，通常导致肾衰竭。粪便与血浆等渗，但钾和碳酸氢盐的过度流失，导致低血钾性酸中毒（见表 110.5）。可有轻度发热，但没有败血症的迹象。

表 110.5　用于治疗感染性腹泻的霍乱性粪便、非特异性粪便和静脉输液中的电解质浓度

液体类型	电解质浓度/(mmol/L)*			
	钠	钾	氯	碳酸氢盐
霍乱性粪便				
成人	124	16	90	48
儿童	101	27	92	32
非特异性腹泻中的粪液(儿童)	56	25	55	14
静脉注射治疗方案				
乳酸林格液	130	4	109	28†
5∶4∶1‡,§	129	11	97	44
2∶1‖	141	—	94	47

*单价离子的 mmol/L=mEq/L

†乳酸转化为碳酸氢盐后的等效浓度。

‡加入葡萄糖，110mmol/L(20g/L)。

§每升含有 5g 氯化钠、4g 碳酸氢钠和 1g 氯化钾的静脉溶液。

‖碳水化合物与钠的比例为 2∶1的溶液。

6. 治疗

急性霍乱的治疗是基于恢复体液和电解质平衡以及维持血容量的生理原理。这些目标是通过含有等渗浓度电解质的静脉注射液或口服液来实现的（见表 110.5）。尤其要注意在霍乱性粪便中过度丢失的碳酸氢盐和钾的补充。已经开发了各种口服补液盐（ORS）来治疗轻度至中度病例（表 110.6）[72]。

补液和使用抗生素的简单治疗原则挽救了许多生命。这一知识自 1970 年以来才有，在此之前，霍乱的死亡率为 50%～75%。应用这些生理原理可以将成人的死亡率降低到 1%以下，1991 年秘鲁疫情的死亡率就是一个例子。由于幼儿的体液储备有限，霍乱儿童的死亡率仍为 3%～5%。

抗菌药物是治疗霍乱的有益辅助措施，因为抗菌药物的使用可以减少粪便排出量、腹泻持续时间、液体需求量和弧菌的排泄。美国疾病控制与预防中心和世界卫生组织建议非妊娠成年人单次口服多西环素 300mg。孕妇建议单次口服阿奇霉素 1g，儿童建议剂量为 20mg/kg，不超过 1g[73]。抗菌药物的使用应根据当地已知的霍乱弧菌的敏感性进行调整。在孟加拉国，通过包括改善免疫应答在内的复杂作用，补充锌已被证明可以减少霍乱儿童腹泻的持续时间和腹泻量，并可能成为标准治疗的有用辅助手段[74]。抗菌药物的耐药性（如对氟喹诺酮类抗生素）日益受到关注，但由于存在直接传播的风险，抗生素适用于中度和重度霍乱[75]。

表 110.6　各种类型的口服补液盐（ORS）和常用饮料的成分

ORS	碳水化合物/(g/L)	钠/(mmol/L)	钾/(mmol/L)	氯/(mmol/L)	碱/(mmol/L)*	渗透压/(mOsm/L)
WHO(2002)†	13.5	75	20	65	30	245
WHO(1975)	20	90	20	80	30	311
Enfalyte‡	30	50	25	45	34	167
Pedialyte§	25	45	20	35	30	250
Naturalyte‖	25	45	20	N/A	48	265
儿童电解质¶	25	45	20	N/A	30	250
CeraLyte**	40	50～90	20	N/A	30	220
常用饮料(不适合治疗腹泻)						
苹果汁††	120	0.4	44	45	N/A	730
可口可乐‡‡	112	1.6	N/A	N/A	13.4	650
佳得乐§§	58.3	20	3.2	11	N/A	299

*实际或潜在的碳酸氢盐（如乳酸盐、枸橼酸盐或醋酸盐），单价离子的 mmol/L=mEq/L。

†欧洲儿科胃肠病学、肝病学和营养学会建议将低渗口服补液盐（ORS）（50～60mmol/Na^+）作为急性胃肠炎儿童的一线治疗方法，因为这可以提高儿童补液的有效性。（Guarino A，Ashkenazi S，Gendrel D，et al. European Society for Pediatric Gastroenterology，Hepatology，and Nutrition/European Society for Pediatric Infectious Diseases evidence-based guidelines for the management of acute gastroenteritis in children in Europe：update 2014. J Pediatr Gastroenterol Nutr. 2014；59(1)：132-52.）

‡ Mead-Johnson Laboratories，Princeton，NJ。

§ Ross Laboratories，Abbott Laboratories，Columbus，OH。

‖ Unico Holdings，Lake Worth，FL。

¶ Nutramax Products，Gloucester，MA。

** Cera Products，L. L. C. ，Jessup，MD。

††符合美国农业部最低要求。

‡‡Coca-Cola Corporation，Atlanta，GA，数字中不包括可能存在用于装瓶的局部水中的电解质。碱=磷酸盐。

§§ Pepsico，Purchase，NY。

N/A，不适用。

Adapted in part with permission from King et al. Managing acute gastroenteritis among children：oral rehydration，maintenance，and nutritional therapy. MMWR Recomm Rep 2003；52：1-16；and from Atia AN，Buchman AL. Oral rehydration solutions in noncholera diarrhea：a review. Am J Gastroenterol 2009；104：2596-604.

7. 疫苗

世界卫生组织已经对 2 剂口服霍乱灭活疫苗进行了资格预审，目前建议在流行地区和有暴发风险的地区使用该疫苗。自 2013 年全球疫苗库存积累以来，已交付近 1 300 万剂疫苗。赞比亚最近的反应性疫苗接种经验支持仅使用第一剂疫苗进行短期保护[76]。世界卫生组织目前的重点是部署疫苗和改善当地的基础设施，以确保清洁供水和卫生，致力于实现到 2030 年在全球范围内消除霍乱疫情的目标[77]。目前，美国还没有预防霍乱的疫苗，美国疾病控制与预防中心也不推荐大多数旅行者接种霍乱疫苗。

（二）其他弧菌种属

1. 非 O1/O139 霍乱弧菌

一般来说，非 O1/O139 血清群不携带霍乱毒素基因，不会引起流行性腹泻病，但通常会引起轻度散发性腹泻病。然而，也有非 O1/O139 血清群确实产生霍乱毒素，并在美国引发霍乱样疾病暴发的例子[78]。同一菌种内的菌株可产生不同的肠毒素、细胞毒素和溶血素。毒素产生的多样性与临床症状的多样性相匹配：腹泻从水样腹泻到明显的痢疾；一些菌株可穿透肠黏膜，引起菌血症或败血症，有时伴有继发性终末器官受累；还有一些人则因接触海水或处理生海鲜后，造成伤口或耳部感染[79]。

最常见的既往病史是在之前的 72 小时内食用了生牡蛎。其他海鲜如蛤蜊、软体动物和螃蟹都与非 O1/O139 弧菌病有关。在疫情暴发时，罹患率很高，潜伏期短至 6 到 12 小时，长则 3 日。90% 以上的非 O1/O139 弧菌产生多糖荚膜，与未包裹荚膜的菌株相比，大量包裹荚膜的菌株与更高的败血症发生率相关[80]。菌血症可发生在肝硬化、糖尿病或其他免疫功能低下的患者。在美国，由于胃肠道疾病通常是自限性的且相对温和，不推荐使用抗生素。然而，败血症、伤口感染和深部器官感染应使用适当的抗生素治疗。

2. 副溶血弧菌

在摄入受副溶血弧菌污染的生鱼或贝类后会引起急性腹泻病。副溶血弧菌菌株产生许多不同的溶血素，其中最重要的溶血素是 Kanagawa 现象的原因（即人红细胞在 Wagatsuma 琼脂培养基中的溶血）。神奈川阳性分离株对人类具有致病性，而神奈川阴性菌株是海洋环境中的非致病性成员。

（1）流行病学

副溶血弧菌胃肠炎是全球海产品源性疾病最常见的原因，也是日本、印度、中国、韩国和马来西亚食源性疾病暴发的主要原因[81]。根据 2014 年美国疾病控制与预防中心的霍乱和其他弧菌疾病（COVIS）年度总结，报告 605 例副溶血弧菌病例，死亡 4 例[82]。自 20 世纪 90 年代中期以来，美国所有弧菌疾病（不包括产毒霍乱弧菌）的病例一直在增加，这主要是由副溶血弧菌病的发病率增加所驱动。病例往往集中在沿海各州，那里贝类消费和海水暴露很常见[83]。有人认为海水温度升高会促进疾病的暴发[84]。

据报道，美国食源性疫情中副溶血弧菌的中位罹患率为 56%，在中位潜伏期为 17 小时（范围为 4~90 小时）的暴露者中，发病率从 3% 到 100% 不等。海鲜或与海鲜的交叉污染，是所有疫情中的食物载体[85]。

（2）临床特征

副溶血弧菌可引起食源性和非食源性疾病，临床表现可因暴露途径不同而异。在美国，非食源性副溶血弧菌感染仅占所有副溶血弧菌感染的 11%，但占所有非食源性弧菌感染的 19%。细菌最常从伤口（79%）、血液（10%）和耳部（6%）中分离。病例常有发热（42%）和蜂窝织炎（67%），并经常与游泳（61%）、散步（49%）和划船（29%）有关。在 216 例副溶血弧菌感染中仅报告 6 例死亡（3%）[86]。

在美国，食源性疾病暴发的特点是腹泻，伴有痉挛、恶心和呕吐。疫情最常见于 4 月至 11 月之间。报告的中位疾病持续时间为 2.4 天（范围为 8 小时至 12 天）。1973—1998 年暴发的 1 064 例病例中报告了 1 例死亡[85]。在 1973—1998 年的美国，5% 的散发副溶血弧菌感染表现为原发性败血症，其中 90% 以上的患者有近期食用牡蛎的病史，这些败血症患者中有 29% 死亡。在亚洲，副溶血弧菌感染表现为痢疾样综合征，但在美国很少有报道[80]。

3. 其他弧菌属

创伤弧菌可能是美国最重要的非霍乱弧菌，因为它是最致命的菌种，特别是在有基础肝病、糖尿病或其他损害性疾病的患者中。2014 年 COVIS 报告了 124 例病例，其中 79% 住院，18% 死亡[87]。创伤弧菌可通过伤口感染获得，通常具有特征性的大疱性，甚至出血性、坏死性皮肤病变；也可通过海水暴露；或通过直接食用海鲜，一般是生牡蛎；导致的败血症死亡率超过 50%。由于这种感染在有基础肝病的患者中可能是致命的，因此应警告这些人避免生食海鲜，尤其是牡蛎[87]。

在美国，溶藻弧菌是伤口感染的第二大原因，也是弧菌属中耳部感染的主要原因。它通常与食源性弧菌病无关[86]。拟态弧菌因其与霍乱弧菌的相似性而得名，即使在产生类似霍乱肠毒素方面也是如此，现在人们认为拟态弧菌与第六次霍乱大流行的弧菌有着共同的祖先[89]。该微生物已从美国腹泻、败血症或伤口感染的患者中分离出来。河流弧菌具有广泛的地理分布，但与其他弧菌属相比不常造成人类疾病[90]。其他致病性弧菌包括霍利斯格里蒙特菌（*Grimontia hollisae*）［以前称为霍利斯弧菌（*V. hollisae*）］、美人鱼发光杆菌亚种（*photobacterium damselae subsp*）［以前称为海鱼弧菌（*V. damsela*）］、哈维氏弧菌（*V. harveyi*）、麦氏弧菌（*V. metschnikovii*）和弗尼斯弧菌（*V. furnissii*）。疾病表现与其他非 O1/O139 弧菌相似，包括水样甚至血性便、腹泻、伤口感染和/或菌血症/败血症。

治疗

对非霍乱弧菌感染的抗菌治疗建议主要是基于动物研究。抗菌治疗在副溶血弧菌胃肠炎中的作用尚不清楚，因为其症状往往较轻且为自限性。治疗的重点是补充体液的损失。根据微生物的药物敏感性，在严重病例中可以考虑使用抗生素。在伤口感染或败血症中，有必要控制局部感染和使用全身性抗生素治疗[80]。最近对 COVIS 数据集的监测数据进行了分析，（包括 1990—2010 年所有弧菌属的感染）得出的结论是:包括喹诺酮类在内的治疗方案与较低的死亡率有关。与单独使用头孢菌素相比,使用喹诺酮或四环素治疗的创伤弧菌感染死亡率更低[91]。

(三) 产气单胞菌属

产气单胞菌是普遍存在的环境微生物,主要存在于淡水和微咸水中,特别是在夏季,其感染的临床表现与弧菌属引起的感染相似。产气单胞菌分为两组:嗜冷型产气单胞菌,在22~25℃之间生长最佳;嗜中温型产气单胞菌,在35~37℃之间生长最佳。嗜冷菌株通常是从环境水源和鱼类中分离出来的,沙门产气单胞菌是该组中最常见的菌株。根据其表型特征,嗜中温产气单胞菌可进一步分为3个复合体:嗜水产气单胞菌、豚鼠产气单胞菌和维氏产气单胞菌。这3种产气单胞菌均与人类感染有关。为了致病,产气单胞菌必须黏附并定植于肠上皮。产气单胞菌菌株产生一系列毒素,包括不耐热肠毒素、溶血素和细胞毒素,上皮细胞也可受到一定程度地侵袭,从而导致痢疾或结肠炎。

1. 流行病学

产气单胞菌感染通常与饮用未经处理的水(如井水或泉水)或食用受污染的食物有关。对疾病负担的估计差异很大,可能因季节分布和主要种属而异。产气单胞菌感染在美国无须上报,因此发病率数据有限。全球环境检测系统(GEMS)发现,绝大多数感染发生在拉丁美洲、东南亚、北非和中东[1]。在美国,病例在7月和8月左右达到高峰[92],而其他国家的研究未能证明存在季节性[93]。尽管产气单胞菌感染与腹泻病有关,但其他研究发现,腹泻病例和无症状对照组的产气单胞菌分离率相似,从而导致一些人质疑产气单胞菌的致病性[93]。

2. 临床特征

产气单胞菌胃肠炎的临床表现各不相同,从水样腹泻到痢疾均可出现。75%~89%的病例出现腹泻,腹泻持续时间一般为3~10天,但已有慢性腹泻超过1年的报道,慢性腹泻的发生频率尚不清楚。发热和腹痛是可变的[92]。与产气单胞菌胃肠炎相关的并发症包括节段性结肠炎、缺血性结肠炎和溶血性尿毒综合征(HUS)。产气单胞菌败血症可能由胃肠道侵入,伴或不伴相关症状,特别是在免疫功能低下的患者中,尽管高达30%的败血症病例没有基础疾病。此外,长期以来产气单胞菌一直被认为是在淡水或微咸水中游泳后伤口感染的原因,也是免疫功能低下宿主菌血症或深部器官感染的原因。

3. 治疗

在许多情况下支持治疗特别是补液疗法是充分的干预措施。腹泻通常具有自限性,不需要抗生素治疗。在慢性腹泻或免疫功能低下的患者中,抗生素可能在缩短症状持续时间方面发挥作用[94]。产气单胞菌可能携带几种不同的β-内酰胺酶,并始终对β-内酰胺类抗生素(如青霉素、氨苄西林、第一代或第二代头孢菌素)耐药。产气单胞菌往往对甲氧苄啶/磺胺甲噁唑(TMP/SMX)、第三代头孢菌素、氟喹诺酮类、四环素、氯霉素和氨基糖苷类药物敏感。鉴于目前的药物敏感情况,氟喹诺酮类或第三代头孢菌素是首选的治疗方法。碳青霉烯类抗生素也有效,但也有报道称,产气单胞菌表达对抗碳青霉烯类有活性的金属β-内酰胺酶[94]。应根据可用的抗菌药物敏感性数据调整治疗方法。

(四) 类志贺邻单胞菌

类志贺邻单胞菌是一种运动的革兰氏阴性杆菌,属于肠杆菌科,普遍存在于淡水中[95]。大多数病例与食用生海鲜有关,据报道,该微生物可引起疾病暴发[95]。类志贺邻单胞菌也会引起旅行者腹泻,在拉丁美洲和非洲占此类病例的1%~3%,在亚洲约占此类病例的5%[96]。类志贺邻单胞菌感染的发病机制知之甚少。有证据表明,潜在的毒力因子包括细胞毒性溶血素、铁获取系统和脂多糖[97]。腹泻范围从轻度的水样便到重度结肠炎,可见肉眼血便。腹痛通常很明显,发热和呕吐也很常见。肠外表现通常是败血症或脑膜炎,很少见;但多见于儿童和免疫抑制患者[95]。

腹泻通常是自限性的,因此抗生素的使用可能有限。抗生素治疗可能对慢性腹泻和肠外疾病有益[95]。类志贺邻单胞菌通常对氨基青霉素类和四环素类耐药,对其他抗生素可出现零星耐药。潜在有效的治疗方案可能与其他微生物引起痢疾的治疗方案相似,在严重或耐药的感染中使用氟喹诺酮类、第三代头孢菌素,甚至碳青霉烯类药物,但关于治疗效果的信息很少[95,98]。

(五) 大肠埃希菌属

大肠埃希菌很常见,但在人类和动物肠道微生物菌群中只占少数。尽管大多数菌株在肠道中相对无害,但其他菌株具有引起腹泻病的毒力因子。已经识别出至少6种类型的大肠埃希菌肠道致病变种(表110.7)。它们的毒力因子包括毒素产生、上皮细胞黏附和侵袭性,每种毒力因子都由决定致病性的特定遗传元件(质粒或染色体基因)编码[99]。

1. 肠致病性大肠埃希菌(EPEC)

肠致病性大肠埃希菌最初被认为可引起严重的新生儿腹泻,并且仍然是全球儿童腹泻病和相关发病率的常见原因[100]。EPEC诱导典型的附着和清除病变,其中细菌附着在肠细胞膜上并引起微绒毛清除(见图110.1B)。一个共同的致病岛(LEE,肠细胞消失位点)是导致这些病变的原因,也是EPEC分子鉴定的基础[101]。从历史上讲,EPEC进一步分为典型(tEPEC)和非典型(aEPEC);tEPEC产生束状菌毛,这会在培养的上皮细胞上产生特征性的黏附模式,而aEPEC缺乏产生束状菌毛的基因,并表现出非典型的黏附模式[102]。一旦黏附,EPEC就会形成一个孔,并将多种效应蛋白直接分泌到肠上皮细胞中,从而导致细胞内复杂的级联变化。多种基因编码效应蛋白,其功能尚不完全清楚[103]。然而,所描述的一些机制包括破坏紧密连接[104]、刺激白介素(IL)-8释放、刺激腺苷释放以及通过破坏NaCl转运机制抑制液体再吸收[105]。tEPEC引起的疾病比aEPEC更严重。在健康志愿者中进行的一项aEPEC感染研究显示没有临床疾病后,aEPEC的致病性引起了争议,然而,文献中存在多个归因于aEPEC的腹泻暴发的例子[106]。

表 110.7　致泻性大肠埃希菌

菌株	致病机制	受影响人群	临床特征
DAEC	对 Hep-2 细胞的弥漫性黏附	发展中国家的儿童	水样腹泻(急性)和持续性腹泻
EAEC	对 Hep-2 细胞的聚集性黏附	发展中国家的儿童	水样泻(急性)和持续性腹泻
STEC O157:H7 非 O157:H7 O104:H4*	STx1 和 2	儿童和成人 摄入受污染食物的人群,特别是汉堡(疫情)	水样腹泻 血性腹泻(典型)
EIEC	侵袭上皮细胞	儿童和成人	水样腹泻 痢疾
EPEC 典型 非典型	黏附和脱落 束状菌毛,黏附和脱落损伤 非典型黏附模式	儿童	水样腹泻(急性) 持续性腹泻
ETEC	热不稳定和/或热稳定性毒素 黏附	发展中国家的儿童;旅行者	水样腹泻

*获得志贺毒素基因的 EAEC。

DAEC,弥散性黏附性大肠埃希菌;EAEC,肠聚集性大肠埃希菌;EIEC,肠侵袭性大肠埃希菌;EPEC,肠致病性大肠埃希菌;ETEC,肠产毒性大肠埃希菌;STEC,产志贺毒素(STx)大肠埃希菌。

据报道,EPEC 是儿童腹泻的主要原因,特别是 1 岁以下儿童[2]和艾滋病毒感染者[107]。总的来说,在最近发表的研究中,EPEC 腹泻病的负担一直在下降,这可能是由于母乳喂养等干预措施对 EPEC 感染特别有效[108]。然而,值得注意的是,GEMS 研究发现感染 tEPEC 的婴儿死亡风险增加了 2.8 倍,这是死亡风险最高的病原体[2]。尽管其他病原体(轮状病毒、隐孢子虫、产热稳定毒素的 ETEC 和志贺菌)更为常见,这些发现支持了对 tEPEC 引起的疾病后果严重性的关注[109]。据报道,EPEC 也是混合感染中检测到的最常见的病原体,但重要的是,它通常可以从无症状的个体中恢复[110]。

临床表现以急性腹泻伴呕吐和脱水为特征,但 EPEC 也与持续性腹泻密切相关[111],与其他腹泻病原体相比,这是一个重要的区别[112]。关于首选抗菌治疗方案的数据很少。大多数感染可自行消退,既不需要明确的诊断,也不需要抗生素治疗[99]。支持性护理特别是补液,在治疗腹泻方面仍然至关重要,特别是在婴儿和儿童中。尚不清楚抗生素在重度或持续性疾病中的作用[101]。

2. 产肠毒素大肠埃希菌(ETEC)

受霍乱发现的启发,研究人员将注意力转向大肠埃希菌作为急性产毒性腹泻病的病因。最初在印度,后来在世界许多地方,都发现了大肠埃希菌菌株,其产生的肠毒素与霍乱弧菌相似[113]。ETEC 是一组不同于 EPEC 血清型的大肠埃希菌。ETEC 感染大多是散发性的,尽管 ETEC 确实会发生暴发。

(1) 致病机制

ETEC 是通过食用受污染的食物和液体获得的。感染首先需要黏附,然后需要产生毒素[114]。黏附主要由质粒上携带的定植因子介导。目前已经鉴定出 25 种以上不同的定植因子[115],分别命名为定植因子抗原(CFA)或大肠埃希菌表面抗原(CS),后面是一个数字[116]。在全球范围内 CFA/I、CFA/Ⅱ和 CFA/Ⅳ是最常见的。在历史上 30% 的 ETEC 临床分离株缺乏已知的定植因子,尽管最近一项使用全基因组测序的研究发现了一种新的定植因子,称为 CS30,是在许多以前未被归类为已知定植因子的分离株中发现的[115]。ETEC 在小肠上皮表面定植而不穿透上皮层,细菌染色体位点 tia 和 tib 被认为在黏附肠上皮细胞方面发挥作用[117],与霍乱一样,既无黏膜损伤也无菌血症。ETEC 产生两种类型的肠毒素[21],热不稳定毒素(LT)是一种约 84kD 的蛋白质,可被热和酸破坏,与霍乱毒素类似,由 1 个 A 亚基和 5 个 B 亚基的五聚体环组成。LT 有两组,LT-Ⅰ和 LT-Ⅱ,它们根据结合 B 亚基的靶膜受体而不同。LT 通过其 A 亚基激活腺苷酸环化酶,在病理生理学上类似于霍乱毒素,从而导致液体和电解质分泌到小肠腔内[117]。第二种 ETEC 毒素是热稳定性毒素(ST),能够耐受加热到 100℃。ST 是一个低分子量毒素家族,有两个主要类别,STa 和 STb。只有 STa 与人类疾病相关,它是一种大约 2kD 的肽[118]。STa 通过激活跨膜鸟苷酸环化酶,由此产生的环磷酸鸟苷的增加,可诱导小肠和大肠的分泌。ETEC 菌株可能仅产生 LT、仅产生 ST 或同时产生 LT 和 ST。

(2) 流行病学

感染的主要媒介似乎是受污染的食物和饮用水。疾病负担,特别是儿童的疾病负担仍然很高,尽管关于儿童腹泻病全球负担的流行病学研究的具体估计值各不相同[119]。产 ST 的 ETEC 与 0~11 月龄婴儿的死亡风险增加有关,而 LT-ETEC 与持续性腹泻有关[120]。在全球腹泻病负担研究(2015 年)中,有 23 649 例 5 岁以下儿童的死亡归因于 ETEC 感染[1]。ETEC 也与成人严重脱水性腹泻有关[121]。在美国,有 39 718 例食源性 ETEC 病例,其中 55% 是在旅行期间感染的。事实上,ETEC 是全球旅行者腹泻的最常见原因(占病例的 30%~60%)[121,122]。菌株因国家而异,自 20 世纪 70 年代中期以来,美国各地报告了多种不同菌株的 ETEC 疫情,大多数与食用受污染的食物或停靠在美国港口的游轮有关[123-126]。

(3) 临床特征

在流行和暴发环境中,ETEC 感染通常是一种分泌性腹泻,其严重程度差别很大,但与霍乱一样会引起严重脱水。常伴呕吐，但发热很少见。成人和儿童的表现相似。在对 17 起 ETEC 暴发的回顾中，与病毒性肠胃炎疫情相比，81% 的暴发表现出腹泻多于呕吐，而呕吐往往是更突出的症状[123]。中位潜伏期通常为 24~50 小时，疾病持续时间超过 3 天[123-126]。

（4）免疫和疫苗

感染 ETEC 的个体可产生肠毒素和定植因子抗体。似乎居住在 ETEC 感染高风险地区的人们，随着时间的推移会获得一些黏膜免疫[21]。因此，例如墨西哥一所大学的学生发生 ETEC 腹泻的风险取决于他们的原籍国，来自南美洲的学生发生 ETEC 腹泻的风险相对较低，而来自北美洲的学生发生 ETEC 腹泻的风险较高[127]。疫苗有可能降低 ETEC 疾病的负担，仍然是世界卫生组织的优先事项，但目前尚无获得许可的疫苗。多种候选疫苗正在研究中，特别关注增加定植因子抗原的覆盖数量和设计黏膜佐剂以提高疫苗的有效性[128]。

（5）诊断和治疗

用于诊断 ETEC 的分子检测试剂盒可用，目前已纳入检测腹泻病的市售多重病原体组合中。ETEC 腹泻的粪便电解质丢失与霍乱相似，这两种疾病的补液应遵循相同的原则。对急性旅行者腹泻患者的研究表明，在疾病早期开始有效的抗菌治疗，可以缩短腹泻的持续时间[129,130]。虽然抗生素通常用于治疗由 ETEC 引起的旅行者腹泻，但在地方性疾病环境中，由于大多数 ETEC 腹泻发作是自限性的且没有专门的诊断，因此通常不需要抗生素治疗。与其他肠道病原体类似，ETEC 菌株的抗菌耐药性也在增加[129,131,132]。

3. 肠侵袭性大肠埃希菌（EIEC）

肠侵袭性大肠埃希菌可以生化鉴定为大肠埃希菌，但其具有志贺菌的毒素和毒力因子。遗传分析表明，传统上被认为属于志贺菌属的微生物应重新归类为大肠埃希菌克隆[133]。志贺菌和 EIEC 均被认为是由非侵袭性大肠埃希菌进化而来，但进化时间不同（EIEC 比志贺菌更近）。获得侵袭质粒可能是 EIEC 和志贺菌与非侵袭性大肠埃希菌分化的主要事件。对这些密切相关菌种的持续进化预测，在未来 EIEC 和志贺菌可能会合并为 EIEC/志贺菌致病型[134]。因此，将在志贺菌章更详细地讨论生物学、流行病学、表现、诊断和治疗。

4. 产志贺毒素大肠埃希菌（STEC）

1982 年，一种新的大肠埃希菌致病型成为密歇根州和俄亥俄州急性出血性结肠炎暴发的原因[135]。这种新的致病型以产生 Stx（志贺样细胞毒素）为特征，被命名为肠出血性大肠埃希菌致病型，尽管它现在使用更广泛的术语产志贺毒素（STEC 或 VTEC）致病型命名。特别是在美国和欧洲，产志贺毒素大肠埃希菌仍然是食源性腹泻疾病的主要原因。STEC 通常分为 O157 和非 O157，其中 O157 通常与溶血性尿毒症综合征（HUS）相关，尽管非 O157 菌株也可引发 HUS。

（1）流行病学

STEC 自 1982 年出现以来，已成为一种全球重要的食源性致病菌。在美国，STEC 感染每年导致超过 265 000 例疾病、3 600 例住院和 30 例死亡[136]。2017 年，美国食源性疾病积极监测网络（FoodNet）显示 STEC 感染与 2014—2016 年相比增加了 28%。这种增加很可能反映了分子检测模式的使用增加，因为传统的实验室方法侧重于鉴定 STEC O157。尽管发生了这一重大变化，STEC 仍不如弯曲杆菌、沙门菌和志贺菌常见。2017 年，28% 的 STEC 分离株为 O157 抗原阳性，与 2014—2016 年相比，这代表 O157 感染率保持稳定，但与 2006—2008 年相比下降了 35%。2016 年，儿童溶血性尿毒综合征的发病率为 0.51/100 000，其中大多数病例发生在 5 岁以下的儿童中[137]。2011 年，德国经历了有记录以来最大规模的 STEC 暴发，有 3 842 例病例。这次疫情不仅规模大，而且来源于获得 Stx 基因 stx2a 的肠聚集性大肠埃希菌（EAEC）菌株感染的溶血性尿毒综合征成年患者的比例也很高[138]。

STEC 感染的主要媒介是汉堡肉，尽管暴发与新鲜压榨苹果汁、农产品和未经巴氏消毒的牛奶有关[139,140]。水源性暴发与受污染的游泳池和其他娱乐水体、井水和市政供水系统有关[21,140]。人与人之间的传播可能在日托中心、家庭和养老院的疫情中发挥了作用[140,141]。感染率呈季节性变化，发病高峰在 6 月至 9 月。

STEC 菌株存在于多种动物的粪便菌群中，包括牛、羊、猪、山羊、鸡、犬和猫。其中许多菌株的血清型不是大肠埃希菌 O157:H7。最重要的感染宿主是牛，因此，通过汉堡肉传播，减少粪便排菌的疫苗策略仍在研究中[142]。

（2）致病机制

为了引起人类感染，STEC 必须首先黏附在肠上皮细胞上。大多数导致人类疾病的菌株都会引起在 EPEC 中所见的附着-清除病变，并且同样携带 LEE 致病岛（见 EPEC 部分）[118,143]。已知缺乏 LEE 的 STEC 菌株也可引起人类疾病，但可能是通过其他机制引起[144,145]一旦附着，STEC 会产生许多其他效应分子和一个称为 Stx 的毒素家族。Stx 家族有 2 个成员，Stx1（与 1 型痢疾杆菌产生的典型 Stx 相差 1 个氨基酸）和 Stx2（与 Stx1 的氨基酸序列同源性为 56%），每个成员都有多个变体。Stx 由负责受体结合的 5 个 B 亚基的同源五聚体环和具有酶活性的 A 亚基组成。Stx 毒素抑制蛋白合成并激活多种肠细胞信号转导机制，将肠细胞转化为促炎状态[146]。Stx 毒素转运至黏膜下层并与内皮细胞结合，导致微血管损伤、血小板聚集、微血管纤维蛋白血栓以及类似缺血性结肠炎的临床和组织学表现（见第 118 章）[147-149]。此外，Stx 毒素与多形核白细胞（PMN）结合，从而循环至其他器官，如肾脏，再次与内皮细胞结合，部分启动级联反应，导致溶血性尿毒症综合征（HUS）伴肾衰竭[17]。

（3）临床表现

经过 1~14 天（平均 3~4 天）的潜伏期后，开始出现水样非血性腹泻，伴有严重的腹部绞痛，并常进展为明显的血便，尤其是感染血清型为 STEC O157:H7 时。其他症状包括恶心、呕吐、低热和寒战。

结肠镜检查显示节段性结肠炎伴易碎炎症黏膜、斑片状红斑、水肿和浅表溃疡，通常在升结肠最明显（见图 110.3）。然而，就像特发性缺血性结肠炎一样，几乎结肠的任何部分都可能受累。通常存在白细胞增多伴核左移，但贫血并不常见，除非感染并发溶血性尿毒症综合征（HUS）或血栓性血小板减少性紫癜[147]。腹泻的中位持续时间为 3 至 8 天，儿童和血性腹泻患者的持续时间更长[147]。

STEC 肠道感染与 HUS 之间存在显著相关性。HUS 以急性肾损伤、非免疫性微血管病性溶血性贫血和血小板减少为特征[150]。HUS 的风险因素包括：年龄小于 5 岁、在大型日托中心照料、存在血性腹泻和白细胞计数升高[151]。在10年期间,在617例HUS患者中,有70.7%感染了引起HUS的病原体,其中92%的患者感染了STEC O157,其他涉及的病原体包括STEC非O157群和肺炎链球菌[152]。在2011年德国STEC暴发中,报告了855例溶血性尿毒症综合征病例(并发症发生率为22%),88%的病例为成人,其中68%为女性,这与既往的报告明显不同[153]。考虑到疫情暴发与受污染的豆芽有关,该流行病学归因于食物偏好[154]。

(4) 诊断

有几种实验室方法可用于诊断STEC感染。目前美国疾病控制与预防中心推荐将O157 STEC培养与非培养Stx检测相结合[155]。由于大多数大肠埃希菌O157:H7的分离株不发酵山梨糖醇,因此通常使用山梨醇-麦康凯琼脂对该病原体进行筛选。然后,可使用市售的O157:H7抗血清对山梨糖醇阴性菌落进行血清分型,这些菌落应送至参考实验室进行确认。如前所述,但随着用于胃肠道病原体市售多重PCR检测板的使用越来越多,非O157 STEC分离株的鉴定也越来越多,尽管美国疾病控制与预防中心继续建议通过培养确认阳性样本[137]。

从粪便中获得阳性培养物的机会取决于症状发作和采集粪便之间的时间。在发病后2天内,几乎所有O157感染患者的粪便标本均为阳性,而7天后,只有三分之一为阳性[156]。相比之下,其他研究发现,STEC的中位排泄持续时间为17至29天,部分患者的排菌时间长达124天[21,157,158]。

Stx检测允许检测非O157 STEC。自1995年以来,Stx酶免疫测定法(EIA)一直在美国使用,建议在孵育过夜的肉汤培养物上进行检测,而不是直接在粪便上进行。还开发出一种直接在粪便上进行的快速免疫测定法[159]。由于报告了假阳性EIA结果,美国疾病控制与预防中心建议由公共卫生实验室进行培养确认和菌株血清分型[155],以确认EIA阳性检测[155],检测范式很可能会在未来进行更新。

(5) 治疗

治疗STEC感染的愿望是可以理解的,因为存在血性腹泻,并希望治疗能减少HUS等并发症。然而,一些报告引起了人们的担忧,即抗生素治疗会增加溶血性尿毒综合征的风险。在小鼠模型中,某些抗生素(尤其是环丙沙星)通过诱导噬菌体编码基因,在体外引起大肠埃希菌O157:H7产生STX增加,这种情况与抗生素治疗小鼠的死亡率增加相关[160]。

人类的抗菌治疗似乎没有多大的益处,甚至可能是有害的,尽管支持不使用抗生素的数据一直存在争议,仍需要进行更多的研究[161]。最近的一项meta分析发现,使用抗生素与发生HUS的风险之间存在显著相关性,但只有在排除了具有高偏倚风险或不可接受的HUS定义的研究之后[162]。

由于抗生素的使用尚未被证明可以降低STEC引起的发病率,并可能增加HUS的风险,因此,如果已知或怀疑大肠埃希菌O157:H7是胃肠炎的原因,则不建议在治疗胃肠炎时常规使用抗生素。在确诊的大肠埃希菌O157:H7感染的病例中,应密切关注患者是否有HUS的表现。一项针对2011年德国STEC暴发中患有HUS的成年人的病例对照研究表明,血浆置换或艾库珠单抗[eculizumab(一种补体5抑制剂)]没有任何获益,尽管HUS诊断后的抗生素治疗与STEC的早期清除和死亡率的改善相关,但不影响HUS病程[163]。尽管这些发现令人鼓舞,但其对其他人群(儿童)和其他STEC菌株的适用性尚不清楚。在建议纳入常规实践之前,需要进行更多的研究。

彻底烹饪碎牛肉,避免未经巴氏消毒的果汁,以及在与农场动物发生接触时(如州或县的集市),保持手卫生是重要的预防措施。

5. 肠聚集性大肠埃希菌(EAEC)

与EPEC观察到的附着和清除细胞黏附不同,一些大肠埃希菌菌株以聚集基序黏附,细菌以堆叠的砖块模式聚集在细胞表面[21]。一些调查表明,EAEC是发展中国家儿童急性和持续性腹泻的原因[21,164],并且EAEC也是从无症状儿童中分离出来的[165]。与EAEC相关的腹泻通常为水样,但也有黏液样和严重血性腹泻的报告。与大多数病原体一样,1岁以下儿童的临床表现尤其严重[166]。EAEC与HIV感染者的腹泻相关[167],EAEC已被证明是旅行者腹泻的原因[168]。

对不同EAEC菌株的志愿者挑战研究得出了好坏参半的结果,表明某些菌株的毒力比其他菌株的毒力更强[168,169]。到目前为止,还没有研究记录治疗EAEC感染的必要性或有效性。EAEC包括许多血清组,这些血清组在很大程度上与EPEC不同。某些血清型,如O44:H18似乎比其他血清型更具致病性。

EAEC的发病机制复杂,大致有4个主要特征:特征性黏附、生物膜形成、产生肠毒素和细胞毒素以及黏膜炎症。EAEC中的黏附结构和基因高度多样化,菌株之间变异较大。EAEC可促进生物膜的形成,使细菌逃避局部免疫应答并靶向释放毒素[166]。一些常见的毒素包括肠聚集性热稳定毒素1、志贺菌肠毒素(ShET)1和溶血素。大多数证据表明EAEC感染可通过IL-8途径引起黏膜炎症。一些EAEC基因已被证明会影响IL-8的释放[170]。2011年,在欧洲,一种获得Stx2a的EAEC菌株(大肠埃希菌O104:H4[另见STEC章节])引起了已知最大的STEC疫情暴发。此次疫情主要集中在成年人中,值得注意的是,导致溶血性尿毒综合征的感染比例很高[153]。

目前尚无治疗儿童EAEC感染的随机对照试验。一项针对由EAEC引起腹泻的HIV阳性患者的研究发现,在使用环丙沙星治疗期间,粪便排出量减少了50%,肠道症状减少,微生物被根除[171]。同样,环丙沙星治疗EAEC可缩短旅行者腹泻患者的腹泻持续时间[168]。

6. 弥散性肠黏附性大肠埃希菌(DAEC)

另一种类型的黏附性大肠埃希菌是DAEC,其以弥散的方式黏附在组织培养细胞上。DAEC是一组异质性微生物。对介导黏附的蛋白质和相关基因的了解正在增加,但腹泻发病机制在很大程度上仍是未知的[172]。这些微生物在腹泻病中的作用尚不清楚,但它们可能是儿童急性或持续性腹泻的原因[143]。

四、侵袭性病原体

该组的主要病原体是沙门菌、志贺菌、EIEC、弯曲杆菌和耶尔森菌。这些微生物之间存在重要差异,但它们都具有黏膜侵袭的特性,作为其引起疾病的起始事件,从而导致内镜和组织学结肠黏膜炎症(见图 110.3A~D)。有 3 种机制被认为是侵袭性病原体引起腹泻的原因:上皮损伤阻止肠腔内液体吸收、微生物侵袭诱导炎症介质以及一些侵袭性细菌产生辅助毒力因子(包括肠毒素)。所有侵袭性病原体均可引起痢疾,该术语是指腹泻粪便中含有由多形核白细胞(PMN)、黏液和血液组成的炎性渗出物。

(一) 志贺菌属

志贺菌可引起细菌性痢疾[173],这是一种自早期有历史记载以来就有描述的疾病[174]。佩罗庞尼西亚战争第二年,痢疾在雅典居民中肆虐。在美国内战中,有 17 万多名士兵患痢疾,死亡 44 500 人。第一次世界大战也造成了痢疾的高发:法国总伤亡人数为 37.1 万人,东非伤亡人数高达 48.6 万人。虽然痢疾是一种在战时变得更加流行的疾病,但在热带国家和温带地区也有稳定的地区性发病。

1. 微生物学

志贺菌属肠杆菌科的革兰氏阴性肠道微生物。遗传学证据将志贺菌列为大肠埃希菌的成员,但由于临床和历史意义的原因,它仍然是一个单独的菌属(见 EIEC 章节)[118]。志贺菌高度适应人类和灵长类动物的胃肠道。志贺菌的 4 个主要亚群是:痢疾杆菌(15 种血清型)、福氏志贺菌(19 种血清型)、宋内志贺菌(1 种血清型)和鲍氏志贺菌(19 种血清型)[175]。与大肠埃希菌不同,志贺菌株是不运动的,不从葡萄糖中产生气体,除宋内志贺菌外,一般为乳糖阴性。A 组(1 型痢疾杆菌)又称志贺杆菌,产生最严重的一种痢疾。

2. 流行病学

志贺菌病是一种主要的腹泻病,估计每年引起 8 000 万至 1.65 亿例腹泻和 60 万人死亡[176]。通过粪-口途径接触传播。仅有 10 种微生物的接种物已被证明能够引起疾病[177]。志贺菌在酸性条件下存活的能力可能是导致疾病的小接种物的原因。一个家庭中大约 20% 的人在接触到首发病例后会感染志贺菌[177]。低感染剂量促进了人与人之间的传播,导致志贺菌在日托中心和生活在卫生条件差的人群中的快速传播。继发性病例可能发生在医院的其他患者和医院工作人员中。通过可能被食品处理人员污染的生食造成食源性传播[178]。志贺菌病也可通过性传播,男-男性行为者(MSM)的风险增加[179]。

志贺菌病的表现因时间和地区而异。自 20 世纪 60 年代末以来,在许多发展中国家 A 组(1 型痢疾杆菌)通常与流行性疾病相关。志贺痢疾杆菌引起的痢疾最严重,死亡率为 5% 至 15%[180]。随后,在许多发展中国家向 B 组(福氏志贺菌)和高地区性志贺菌病转变[181,182]。然而,在工业化国家 D 组(宋内志贺菌)是优势菌种,与最轻微的疾病相关。宋内志贺菌通常与散发性共源疫情暴发有关[174]。造成这些时间和地区差异的原因尚不清楚,然而,随着前发展中国家的工业化进程,福氏志贺菌病例的比例正在下降,而宋内志贺菌的比例正在上升[180,183]。鲍氏志贺菌感染仍相对罕见(约占全球报告病例的 6%),但存在相当大的地理差异[182]。

据估计,美国有 50 万例志贺菌病,每年导致 5 500 例住院和 40 例死亡。在美国志贺菌病主要由宋内志贺菌引起(约 80%),15%~20% 的病例由福氏志贺菌引起,1%~2% 的病例由鲍氏志贺菌引起,不到 1% 的病例由志贺痢疾杆菌引起。鲍氏志贺菌和志贺痢疾杆菌均为输入性病例,志贺痢疾杆菌被认为是一种生物恐怖主义威胁。从 1998 年至 2008 年,报告了 120 起食源性疾病暴发,导致 6 208 人患病,主要由宋内志贺菌引起(占暴发的 72%)。在美国,食源性疾病只占总疾病负担的一小部分[184]。

3. 发病机制

志贺菌最初很少与肠上皮细胞相互作用,而是被 M 细胞摄取,然后从 M 细胞的基底外侧进入黏膜下层。志贺菌通过快速诱导巨噬细胞凋亡来逃避固有巨噬细胞,进而引发强烈的免疫应答。然后,细菌通过巨胞饮作用从基底外侧侵入肠细胞。一旦被吞噬,细菌就会裂解吞噬体并释放到肠细胞的胞浆中,由此发生肠细胞-肠细胞间的侵袭[185]。

致病性志贺菌都拥有一个大的毒力质粒,该质粒有一个 31kb 的保守区域,编码许多毒力因子,其中最重要的是侵袭质粒抗原(IpaA 到 IpaD),这些抗原有助于生物体进入细胞以及逃逸,例如吞噬体。这些毒力因子通过Ⅲ型分泌系统(T3SS)或注射体注射到肠上皮细胞中。通过该系统在一些革兰氏阴性菌(如志贺菌、也包括 EPEC/肠出血性大肠埃希菌、耶尔森氏菌和沙门菌属)中发现的针状蛋白装置,将毒素直接注射到真核细胞中[186]。另一种毒力因子,细胞内扩散蛋白(IcsA),催化肌动蛋白聚合,推动细菌向前直至到达细胞膜。然后细胞膜突出并被邻近细胞内吞[185]。

肠上皮细胞侵袭的过程会引发强烈的炎症反应,释放 IL-8 和募集活化的中性粒细胞,从而影响大部分组织损伤和腹泻。该细菌还可能释放 ShET1 和 ShET2,认为 ShET1 和 ShET2 可增加小肠腔内的液体分泌,导致志贺菌病中常见的典型第一阶段水样腹泻,然而,ShET 毒素的机制尚不完全清楚。Stx 仅由 1 型痢疾杆菌产生,与 STEC 的 Stx1 和 Stx2 有关。Stx 具有细胞毒性,也可影响肾脏和中枢神经系统(见 STEC 章节)[185]。

志贺菌的主要攻击部位是结肠,但在回肠末端也可见散在的溃疡。志贺菌穿透黏膜的阶段及其细胞相互作用最终导致肠上皮细胞死亡、局灶性溃疡和黏膜炎症,伴有水肿、微脓肿形成(例如隐窝脓肿)、杯状细胞损失和组织结构丧失(见图 110.3)。这些事件引起血性、黏液脓性腹泻的特征性临床表现。志贺菌很少穿透肠黏膜,一般不会侵入血液,然而菌血症好发于营养不良的儿童和免疫功能低下的宿主。

4. 临床特征

虽然所有志贺菌菌株均可引起痢疾,但只在少数患者会出现典型的志贺菌痢疾,并且临床表现因志贺菌属不同而有相当大的差异。一项志愿者研究发现,只有 28% 的受试者出现发热(约 48 小时)、腹痛、腹泻(约 72 小时)和痢疾(约 120~144 小时)的典型症状进展[187]。发热和腹痛可在暴露后 24 小时内开始,平均分别为 1.6 天和 3.6 天。腹泻可在 24 小时后开始,并持续至 2 周,但平均发病时间为 4 天。痢疾最早可在第 3 天开始,最迟可在第 17 天开始,平均为 7 天,并可持续 1 个月以上[187]。发热占 30%,腹泻占 30%~60%,黏液便占 50%~99%,血便占 40%~60%,在 80% 以上的志贺痢疾杆菌感染的患者中会出现痢疾[187-189],仅有 22% 的患者出现水样腹泻。相比之下,只有 20% 的宋内志贺菌感染患者出现血便，10% 的患者有严重脱水，大多数人都有水样腹泻[190]。

菌血症并不常见。营养不良，尤其是幼儿营养不良和 1 型痢疾杆菌（即志贺杆菌）感染与更严重的病程有关。幼儿可发生菌血症，特别是存在营养不良时。志贺菌病的肠道并发症包括肠穿孔和严重的蛋白质丢失。

表 110.2 列出了包括细菌性痢疾在内的各种细菌性小肠结肠炎的肠外并发症[191]。许多患者主诉呼吸道症状，如咳嗽和鼻炎等，但肺炎罕见。在幼儿中，即使在腹泻发生之前，也可能发生低血糖，神经系统检查结果可能主导临床表现。脑膜炎和癫痫发作可与志贺菌病同时发生，特别是在儿童中（尽管没有直接累及中枢神经系统），可能与发热、代谢紊乱或志贺痢疾杆菌中循环志贺毒素（Stx）单独或与其他因素联合的作用有关[192]。在疾病急性期可能发生溶血性尿毒综合征（HUS），但很罕见，志贺痢疾杆菌感染的风险很高（约 13%）。如果在出现症状的前 4 天内给予适当的抗生素，志贺痢疾杆菌感染伴 HUS 的风险似乎较低。总的来说，早期适当的抗生素治疗是有益的[193,194]。类白血病反应与年轻、志贺痢疾杆菌感染和死亡率增加有关[195]。在志贺菌病的急性期可出现皮疹（玫瑰疹）。关节炎可在痢疾发作后 2~3 周发生。关节疼痛或积液通常是不对称的，累及大关节。单独发生关节疼痛，不一定伴有反应性关节炎的其他体征，常常发生在人类白细胞分化抗原 B27（HLA-B27）阳性的患者中，该抗原的自身抗体与志贺菌蛋白发生交叉反应，从而形成循环抗体-抗原复合物。

志贺菌病的病程长短不一。至少是非志贺痢疾杆菌感染时，大多数儿童感染程度较轻，持续时间不超过 1~3 天。成人症状的平均持续时间约为 7 天。在更严重的病例中，症状可持续 3~4 周，并常与复发有关。未经治疗的细菌性痢疾，特别是在病程迁延时，可与 UC 混淆。

死亡在健康人群中罕见，特别是成年人细菌性痢疾患者。死亡通常见于年幼、往往是营养不良的儿童[181]。在全球疾病负担研究（2015 年）中，志贺菌属是 5 岁以下儿童腹泻病的第三大常见死因，也是 15~99 岁成人腹泻病的主要死因[1]。如意识水平下降、癫痫发作等神经系统症状，与儿童预后不良有关[192]。

志贺菌的慢性携带者已被确定，可以在其粪便中排菌 1 年甚至更长时间。这些携带者并不常见，一般会自发停止排菌。与沙门菌携带者相比，志贺菌携带者容易间歇性发生该病，而沙门菌携带者很少因其所携带的菌株而反复出现症状。

5. 诊断

诊断需要粪便样本，因为其他微生物也可引起痢疾综合征（如弯曲杆菌、副溶血弧菌、沙门菌），血液和尿液检测很少呈阳性。分子诊断可用于快速诊断，但应通过培养进行证实。由于志贺菌属是苛养菌、很挑剔，因此应将粪便标本或直肠拭子立即接种到适当的培养基中。

亚急性痢疾的表现可能伪装成 UC，特别是当缺乏与慢性炎症性疾病一致的组织学特征时，应予以考虑。

6. 治疗

感染性腹泻管理治疗的一般原则，最重要的是补液，也适用于志贺菌病（见后文的治疗）。不推荐使用抗动力药物。补锌（通过改善免疫应答等复杂作用）和青香蕉（通过促进短链脂肪酸的产生，作为结肠细胞的代谢能量来源）有可能降低志贺菌病的严重程度和相关发病率[197,198]。

抗生素治疗可缩短症状的持续时间、缩短志贺菌在粪便中排泄的持续时间，并可能传播给其他个体和并发症[199,200]。然而，鉴于抗菌药物耐药性的增加[201,202]以及证明抗生素治疗可以限制传播的数据有限，因此不再建议大多数感染患者使用抗生素治疗。对于在志贺菌病培养确认之前腹泻已经消退的个体，可暂停抗生素治疗。但是，如果患者患有中度或重度疾病或住院、免疫功能低下、医护人员。食品加工人员或与日托中心有关的成人或儿童，则应考虑经验性治疗。

没有哪一类抗生素被证明优于另一类抗生素，经验性选择应该基于当地的易感性模式[199,200]。抗生素耐药性是志贺菌治疗中一个日益严重的问题。2000—2010 年美国食品源性疾病积极监测网络（FoodNet）的数据发现，大多数分离株对氨苄西林和 TMP/SMX 耐药。因此，处方阿奇霉素和环丙沙星在美国很常见。值得注意的是，近期的研究显示阿奇霉素[202,203]和环丙沙星的耐药性不断增加[204]，目前美国疾病控制与预防中心的估计表明，美国每年有 27 000 例志贺菌感染对阿奇霉素和/或环丙沙星耐药[201,205]。如果需要经验性治疗，关注旅行地区的仔细病史可能有助于指导抗生素的选择[206]。在美国，氟喹诺酮类药物是成人的合理选择，而阿奇霉素或第三代头孢菌素更适用于儿童。然而，全球抗菌药物耐药性的不断增加，如亚洲的环丙沙星耐药性，强调了在选择抗生素进行疑似志贺菌病/痢疾的经验性治疗时，使用当地耐药模式的重要性[207]。重要的是应意识到，阿莫西林吸收良好，且血清水平高于氨苄西林，即使该微生物对氨苄西林/阿莫西林敏感，也不是志贺菌病的有效治疗方法[208]。氨苄西林是治疗敏感志贺菌菌株的首选药物配方。

志贺菌的慢性携带者少见。感染后带菌一般持续 3 周或 4 周以内，很少超过 3~4 个月。在认为有必要根除携带状态的情况下，应根据抗生素敏感性结果指导抗生素的选择。

在细菌性痢疾治疗后，轻度腹泻和痉挛可持续数天至数周，即使该菌已不存在，急性发作似乎已经过去。这些症状不一定是引起警惕的原因，并且被认为是由于炎症损伤的肠道修复缓慢所致。然而，大约 10% 的志贺菌病患者可能会遗留感染后 IBS 的症状[209]。

志贺菌病具有高度传染性。仔细洗手和大便预防措施对于防止本病传播有十分重要的意义。目前还没有可用的疫苗。

（二）非伤寒沙门菌属

非伤寒沙门菌病是指由除伤寒沙门菌和副伤寒沙门菌以外，由沙门菌属的任何血清型引起的疾病。与伤寒沙门菌和副伤寒沙门菌相比，非伤寒沙门菌通常有动物宿主，与人类接触后引起疾病。大多数非伤寒沙门菌都会引起肠道疾病，但要认识到侵袭性非伤寒沙门菌感染，可引起肠外疾病表现而不伴有腹泻是很重要的。

1. 微生物学

沙门菌是一组主要活动的革兰氏阴性杆菌，包括 2 个菌种，即邦戈里沙门菌（*Salmonella bongori*）和肠道沙门菌（*Salmonella enterica*）。肠道沙门菌分为 6 个亚种，其中只有肠道亚种（subspecies *enterica*）构成人类主要的病原体（引起 99% 的人类沙门菌病）。根据 O（菌体）和 H（鞭毛）抗原模式，采用 Kauffmann-White 方案，沙门菌进一步分为 2 500 多种血清型[210]。为方便起见，沙门菌分类法可以缩写，例如肠道伤寒沙门菌肠道沙门菌亚种（*S. enterica* subspecies *enterica typhi*）可以写成伤寒沙门菌（S. Typhi）。肠道沙门菌核心基因组与大肠埃希菌的差异约为 10%，与其他沙门菌血清型的差异约为 1%。肠道沙门菌和大肠埃希菌之间的差异表明，这些微生物大约在 1 亿年前从一个共同的祖先分化而来[211]。这些微生物主要是肠道病原体，虽然一些血清型具有入侵和传播倾向，它们通常在污水、河水、海水以及某些食物中被分离出来。大多数非伤寒沙门菌的宿主范围很广，而人类是伤寒沙门菌和甲型、乙型、丙型副伤寒沙门菌的唯一宿主。

2. 流行病学

全球非伤寒沙门菌病（包括侵袭性非伤寒沙门菌）的负担估计为 1.537 亿例感染、每年有 12 万人死亡，其中约 50% 为食源性感染[212]。2017 年美国沙门菌感染（包括非伤寒和伤寒沙门菌病）的发生率为 16.0 例/100 000 人，导致约 120 万例感染、23 000 例住院和 450 例死亡。沙门菌是仅次于弯曲杆菌的第二大常见食源性、细菌性病原体。肠炎沙门菌是最常见的血清型[137]。在 21 世纪上半叶，美国的沙门菌肠炎病例不断增加，家庭饲养的鸡和带壳鸡蛋被认为是可能的原因。最近，一些血清型的发病率有所下降，这一成功归功于养禽业实施的预防方案[137]。

从 1998 年到 2016 年，向美国疾病控制与预防中心报告了 3 260 起沙门菌疫情[213,214]。疫情的来源差异很大，家禽（包括活的和加工的）、带壳蛋、两栖类和爬行动物宠物、生蔬菜、生水果、花生酱、碎牛肉、狗粮，甚至宠物刺猬都被报告为多个州沙门菌暴发的来源[215]。

沙门菌的罹患率与年龄密切相关。1 岁以下儿童的罹患率最高，这一易感性可能与免疫不成熟有关，老年人也表现出高罹患率和死亡率增加。

沙门菌有定植家畜的倾向，在动物界广泛分布。爬行动物以单一形式定植沙门菌，是人类感染和暴发的来源。在其他动物中，家禽携带沙门菌的发生率最高，猪和牛也可能受到严重污染。在鸡中可发生经卵巢途径的垂直传播，因此即使是外观正常的鸡蛋也可能被沙门菌污染。其中许多动物可以与沙门菌和平共处，且通常是无症状的。

虽然在发达国家，家畜被认为是非伤寒沙门菌的主要宿主，但一些研究表明，在发展中国家人与人之间的传播可能很重要。在肯尼亚内罗毕的一项研究发现，6.9% 的无症状人群携带非伤寒沙门菌。此外，许多回收的克隆与从菌血症患者中获得的分离株有关。从家畜中未回收到与菌血症患者相关的克隆，这表明至少在这种情况下，人与人之间的传播可能很重要[216]。

3. 发病机制

沙门菌攻击回肠，在较小程度上攻击结肠，引起轻度黏膜溃疡。沙门菌病的关键事件是侵袭肠上皮细胞和巨噬细胞、细胞内复制和逃避宿主防御，以及在一些宿主中通过淋巴通道和网状内皮系统（RES）的全身性播散[217]。

通过与肠杆菌科其他成员 T3SS 相同的机制侵袭宿主肠上皮细胞或巨噬细胞。T3SS 将效应蛋白注射到宿主细胞中。T3SS 和效应蛋白具有多种对宿主细胞侵袭很重要的功能，包括形成含沙门菌氏菌的囊泡（SCV）。SCV 帮助沙门菌逃避宿主细胞防御和复制，例如，效应蛋白 T3SS2 可阻止 NADPH 氧化酶向 SCV 转运，从而抑制氧化爆发。复制后，细菌迁移到淋巴通道和淋巴组织中，在那里被巨噬细胞和树突状细胞摄取，并可能通过 RES 全身扩散[217]。

宿主对非伤寒沙门菌的关键防御是模式识别受体，如 Toll 样受体和 NOD 样受体。这些途径和相关效应 T 细胞的缺陷可导致发病率和死亡率的增加，如艾滋病毒感染、严重的联合免疫缺陷和慢性肉芽肿性疾病[217]。

含有毒力因子的遗传物质主要位于沙门菌致病岛（SPI）上。已经确定了 21 种不同的 SPIs，其中许多是共享的，尽管有些仅在一种血清型中发现。原噬菌体和噬菌体残余物也携带遗传物质[217]。

特定菌株的感染性与其血清型和接种量有关。例如，10^5 株纽波特沙门菌（*S. Newport*）在一些志愿者中造成疾病，而 10^{10} 株鸡白痢沙门菌（*S. Pullorum*）则不能致病。后一种菌株对人类的适应性较差，这从其在临床感染中的罕见性可以看出，这种菌株对鸡的适应性良好，经常从鸡中被分离出来。已经确定了某些沙门菌菌株的剂量-反应曲线：观察到 10^7 种微生物的感染率约为 50%，而 10^{10} 种微生物的感染率上升到 90%。已知某些沙门菌血清型具有侵袭血液的作用（如猪霍乱沙门菌、都柏林沙门菌）。

4. 易感因素

许多情况会增加侵袭性沙门菌病的风险。镰状细胞性贫血与沙门菌骨髓炎之间的关系是众所周知的。事实上，溶血性贫血的几种感染性原因容易引起侵袭性沙门菌感染，包括疟疾和巴尔通体病。这种相关性的确切机制尚不清楚，可能是粒细胞氧化爆发减弱和溶血导致的巨噬细胞杀菌功能缺陷的结合、RES 功能障碍（应激相关障碍），以及在疟疾的情况下，受感染的红细胞直接或间接（通过炎症）隔离在肠道微血管中，损害了肠道屏障并增加了细菌移位[218-220]。镰状细胞性贫血患者由于替代补体途径的激活缺陷，调理沙门菌的能力也有所下降[221]。

HIV 引起的免疫抑制是侵袭性沙门菌病的一个重要因素。有趣的是，在非洲农村的研究中，非伤寒沙门菌菌血症的发生率往往高于伤寒沙门菌，但这种模式在城市环境中却相反。在亚洲，伤寒沙门菌比非伤寒沙门菌更常见。这些差异可能是由于非洲农村地区的艾滋病毒和恶性疟原虫疟疾的发病率高于其他地区[222]。同样，对社区获得性血液感染的 meta 分析发现，99% 的北非肠道沙门菌分离株是伤寒沙门菌，而撒哈拉以南非洲的肠道沙门菌分离株中非伤寒沙门菌的比例在 87% 至 97% 之间。此外，艾滋病毒感染受试者发生非伤寒沙门菌菌血症的可能性是非艾滋病毒感染受试者的 8 倍以上[223]。

干扰素 α 和 IL-12/23 途径的遗传缺陷会增加侵袭性沙门菌病的风险[224]。肿瘤性疾病与沙门菌病的风险增加相关，白血病、淋巴瘤和播散性恶性肿瘤使患者更易受到该微生物的血液侵袭[225]。使用糖皮质激素、化疗或放疗与沙门菌败血症相关，血吸虫病与侵袭性沙门菌感染相关[226]。UC 也容易诱发沙门菌感染和携带状态[227]。与其他肠道病原体一样，胃部手术和胃酸过少可导致沙门菌病风险增加[8]。

5. 临床表现

非伤寒沙门菌的临床表现可从无症状带菌、小肠结肠炎，到伴有远处转移部位感染灶的菌血症。罕见情况下，中毒性巨结肠可并发沙门菌病，类似于其他细菌诱导的炎性结肠炎。从临床医生的角度来看，几乎没有明确的线索表明患者患有沙门菌病。在鉴别诊断中考虑沙门菌病并适当检测非常重要。对临床医生来说，更重要的是要察觉到沙门菌病的许多临床表现。

无症状带菌传统上与伤寒沙门菌有关（见伤寒，带菌状态），但也可能发生在非伤寒沙门菌中，尽管通常持续时间较短。一般认为健康患者感染后排菌持续不会超过1年，但也有慢性粪便携带病例的报道[228]。在免疫功能低下的宿主中，排菌的持续时间尚不明确。考虑到缺乏常见的持续人类携带状态，其他宿主（通常是家畜）在维持发达国家的感染方面十分重要。最近在牛和小鼠中发现了“超散毒动物”，但它们在维持传播周期中的重要性尚不完全清楚[229]。

小肠结肠炎是沙门菌病最常见的临床表现，约占感染的75%，并且与其他肠道病原体引起的感染难以鉴别。潜伏期因宿主和接种量的大小而异，但通常为6~72个小时。临床表现为急性起病的发热、腹泻和痉挛，通常伴有恶心和呕吐[230,231]。沙门菌性小肠结肠炎可表现为痢疾，但水样腹泻是较常见的突出症状，从轻度到霍乱样不等，尤其是在胃酸过少的患者中[8]。

沙门菌病最严重的并发症是菌血症及其后遗症。在发达国家，继发性非伤寒沙门菌菌血症使大约5%的肠炎病例复杂化，可归因的死亡率为1%~5%。在撒哈拉以南非洲，非伤寒沙门菌是社区获得性细菌性血液感染的最常见原因，通常发生在艾滋病毒感染的宿主中[223]。肠炎和腹泻不一定先于沙门菌菌血症。原发性非伤寒沙门菌菌血症最常见于免疫抑制的成人和儿童（见前文“易感因素”）。该患者人群的死亡率也可能更高。非伤寒沙门菌菌血症最可怕的并发症是感染性动脉内膜炎，通常累及主动脉，尽管其他部位也可能发生转移性感染。菌血症患者发生血管内感染的比例报告差异很大，从0.6%到35%不等。感染性主动脉炎的预后很严重，但据报道，使用现代外科手术技术，生存率已接近80%[230]。几乎任何解剖部位都可以发生转移性病灶，骨髓炎、化脓毒性关节炎、局灶性脓肿和脑膜炎均有报道。

在发展中国家，侵袭性非伤寒沙门菌感染的表现各不相同。通常不出现腹泻，患者常表现为发热性全身性疾病，如肠热病。据报道，非洲成年人和儿童的死亡率在22%~47%。如前所述，疟疾、艾滋病毒和营养不良都被认为是导致侵袭性疾病风险增加的原因，以及病原体方面不同的基因组特征[232]。非伤寒沙门菌也是撒哈拉以南非洲脑膜炎的常见原因，特别是在儿童中。在马拉维，15%经培养证实的脑膜炎是由鼠伤寒沙门菌引起的。脑膜炎的死亡率很高，儿童为52%，成人为80%[226]。

6. 治疗

虽然许多抗生素已用于治疗非伤寒沙门菌肠炎，但均未能改变临床痊愈率。一项对12项随机试验的meta分析发现，接受抗生素治疗的患者与接受安慰剂治疗的患者，在疾病和腹泻持续时间方面没有差异[233]。抗生素治疗组在完成抗生素治疗后1个月内，粪便携带相同血清型的风险几乎是安慰剂组或无治疗组的2倍[234]。因此，大多数沙门菌小肠结肠炎病例不应使用抗菌治疗。

尽管有这些一般原则，但抗生素应用于肠道外传播风险较高的疾病，如淋巴增殖性疾病、恶性疾病、免疫抑制状态（艾滋病和先天性或获得性免疫缺陷）、器官移植、已知或疑似心血管系统异常（如人工心脏瓣膜、血管移植物、动脉瘤、风湿性或先天性心脏瓣膜病）、植入骨骼系统的异物、溶血性贫血、高龄和妊娠。此外，沙门菌小肠结肠炎患者出现菌血症/败血症表现（如高热、寒战、低血压、肾功能不全、全身毒性）时，应给予抗生素治疗。

一旦决定开始治疗，由于抗生素的高度耐药性，药物选择可能会出现问题。目前，氟喹诺酮是首选药物，第三代头孢菌素作为替代药物。对于菌株对氨苄西林或TMP/SMX敏感的患者，可以使用这些药物（表110.8）。正如预期的那样，在治疗期间观察到对环丙沙星的耐药性，美国临床实验室标准协会，最近提高了沙门菌属对环丙沙星的拐点，以解释耐药性增加的原因[235]。由于国内和国际上沙门菌耐药水平不断增加，沙门菌感染的经验性抗菌治疗必须仅限于高风险患者，且最终应基于药物敏感性试验。不建议对无症状携带者进行治疗，因为不会更快地消除携带状态，而且更容易产生耐药性[236]。

表110.8　免疫功能正常成人常见肠道致病菌非严重感染的抗生素治疗

微生物	推荐抗生素	替代抗生素
志贺菌		
志贺菌感染（非痢疾杆菌；志贺痢疾1型，见正文）	环丙沙星500mg每日2次（或左氧氟沙星500mg每日1次）×3天或阿奇霉素500mg每日1次×3天	头孢曲松1~2g静脉输注每日1次×5天 TMP/SMX 160mg/800mg每日2次或氨苄西林500mg每日4次；如果敏感，×3天
沙门菌		
小肠结肠炎，无并发症	通常不推荐（见正文）	不适用
伤寒和肠热病*	环丙沙星500mg每日2次（或氧氟沙星400mg每日2次）×7~10天 头孢曲松2g静脉输注，每日1次或2次×10~14天	在氟喹诺酮类高耐药地区可考虑使用阿奇霉素1g/日×5天

表 110.8　免疫功能正常成人常见肠道致病菌非严重感染的抗生素治疗(续)

微生物	推荐抗生素	替代抗生素
弯曲杆菌		
空肠弯曲杆菌	通常不需要 阿奇霉素 500 毫克/每日×3 天	环丙沙星 750mg 每日 2 次×3 天
小肠结肠炎耶尔森菌		
小肠结肠炎,无并发症	通常不需要 TMP/SMX 160mg/800mg 每日 2 次×5 天	环丙沙星 500mg 每日 2 次×5 天
大肠埃希菌[†]		
产肠毒素性	地方性疾病:通常自限;支持治疗(见正文) 旅行者腹泻:环丙沙星 500mg 每日 2 次×3 天(见表 110.9) 利福昔明 200mg 每日 3 次×3 天	阿奇霉素 500mg/每日×3~5 天 TMP/SMX 160mg/800mg 每日 2 次或氨苄西林 500mg 每日 4 次;如果敏感,×3 天
产志贺毒素	尚不清楚抗生素是否有效;可能有害	
弧菌		
霍乱弧菌	多西环素 300mg×1 剂	环丙沙星 1g×1 剂 阿奇霉素 1g×1 剂 四环素 500mg,每 6 小时 1 次×3 天
副溶血性弧菌	通常不需要;无对照试验	参考霍乱弧菌

*对于严重伤寒,考虑在肠外抗菌治疗的基础上加用糖皮质激素(地塞米松 3mg/kg×1 次,然后 1mg/kg 每 6 小时 1 次×48 小时)。需要进行抗菌药物敏感性试验。在亚洲或其他氟喹诺酮类高耐药性地区,不应将氟喹诺酮类药物(如环丙沙星)用作经验性治疗。

†表中省略了提及。肠致病性、肠聚集性和弥散性肠黏附性大肠埃希菌,因为这些类型在研究实验室中定义,在常规临床实践中并未诊断。表现为炎症性腹泻的肠侵袭性大肠埃希菌应与志贺菌属一样进行经验性治疗。

注:除非另有说明,否则所有抗生素均为口服给药。建议仅用于治疗轻度/中度感染。之前没有列出对复杂感染或重症、菌血症或免疫功能低下患者的治疗,可能与轻度疾病的治疗不同。由于抗菌药物耐药性不断增加,应考虑对便培养回收的分离株进行抗生素敏感性试验。关于美国抗生素敏感性模式的信息,请参阅美国国家抗菌药物耐药性监测系统。

TMP/SMX,甲氧苄啶/磺胺甲噁唑。

沙门菌菌血症是一种严重感染,可导致肠外表现和死亡。除了适当的抗生素治疗外,治疗还应包括通过病史和体格检查探索肠外感染病灶,并根据指征进行额外的诊断评估。一些肠外感染需要复杂的治疗。例如,单独使用抗生素可能不足以治疗沙门菌性主动脉炎,可能需要紧急血管手术。同样,心内膜炎、脑膜炎、化脓性关节炎、骨髓炎和其他并发症也需要复杂的治疗策略。在任何情况下,如果担心存在系统性沙门菌病,建议咨询传染病专家。

预防以卫生为中心。接触高危带菌动物时需要充分洗手。公共卫生措施对于减少污染和食源性传播具有重要意义。减少对活禽的抗生素使用有助于限制多重耐药菌株。目前尚无用于非伤寒沙门菌的疫苗。

(三) 伤寒

伤寒是一种持续时间较长的发热性疾病,以高热、谵妄、持续性血液感染、脾肿大、腹痛和各种全身表现为特征。伤寒沙门菌引起的疾病在几个方面不同于非伤寒沙门菌感染。伤寒并不是真正的肠道疾病,其全身症状比肠道症状更严重。伤寒沙门菌和甲型副伤寒沙门菌是仅次于甲型肝炎的第二和第三大引起肠外疾病的病原体[212]。伤寒沙门菌非常适应人类,因为人类是其唯一的自然宿主,其他沙门菌与动物有关。伤寒是人类的一个古老伴侣,几个世纪以来,它一直困扰着文明,杀死的士兵比敌对的军队还多。1914 年,在第一次世界大战爆发前夕,威廉·奥斯勒爵士向热带医学和卫生学会发表了演讲,他讲述了科学知识的最新进展,包括伤寒杆菌的发现、其疾病传播、伤寒带菌状态、疫苗接种以及卫生的重要性,他希望这些知识能减少死亡[237]。1 个世纪后,他的许多科学和公共卫生信息仍然是正确的。虽然卫生设施和可用的疫苗不断进步,但伤寒仍持续存在,并造成新的挑战。

虽然肠道沙门菌血清型伤寒是伤寒的主要病因,但其他沙门菌血清型偶尔也会产生类似的临床表现,被称为伤寒病、肠热病或副伤寒。这些血清型为甲型、乙型、丙型副伤寒沙门菌,以及包括鼠伤寒沙门菌在内的其他血清型。本章节将重点介绍伤寒沙门菌和副伤寒沙门菌肠热病的常见原因。

1. 微生物学

伤寒沙门菌在生化上与其他沙门菌种相似,主要通过其特异性抗原进行区分。通常这种生物体从碳水化合物中产生很少或根本不产生气体,只产生少量的硫化氢,表面带有 Vi 抗原。这些标志物应提醒实验室注意该病原体的可能性。可通过血清分型和现代遗传亚型分型方法确认伤寒沙门菌[238]。

2. 发病机制

经口摄入 1 000~100 万个伤寒杆菌后,伤寒的病理事件在肠道中开始[239]。该微生物穿透小肠黏膜,迅速到达淋巴管、肠系膜淋巴结和血液。但局部缺乏炎症表现,这解释了早期缺乏肠道症状的原因。这一系列事件与其他形式的沙门菌病和志贺菌病形成了鲜明对比。在这些疾病中,肠道症状在发病时尤为突出。

在最初的菌血症之后，微生物被隔离在网织红细胞(RES)的巨噬细胞和单核细胞中。它经历增殖，数天后在反复发作的菌血症波中重新出现，该事件引发了感染的症状期。此时微生物大量传播到整个宿主，并感染许多器官部位。肠道可通过菌血症直接扩散到回肠末端的派尔集合淋巴结，或通过引流胆囊(通常含有大量的微生物)受污染的胆汁接种。

网织红细胞(RES)增生，包括淋巴结、肝脏和脾脏是伤寒的特征。肝脏含有由巨噬细胞和淋巴细胞围绕的离散小结节状坏死区域。胆囊发炎很常见，可导致急性胆囊炎。既往患有胆囊疾病的患者有成为携带者的倾向，因为伤寒杆菌与现有的慢性疾病密切相关，并可能掺入胆结石中。肠道中的淋巴滤泡(如派尔集合淋巴结)过度增生。随后滤泡可发生溃疡，穿透黏膜下层到达肠腔，并排出大量伤寒杆菌。随着肠壁逐渐受累，肠壁变得像纸一样薄(最常见于回肠末端)，容易穿孔。如侵蚀血管可导致严重的肠道出血。

多糖荚膜 Vi 抗原是伤寒沙门菌最重要的毒力因子之一。其他沙门菌血清型不携带 Vi 抗原。ViaA 和 ViaB 两个区域包含 Vi 抗原的基因，位于 SPI-7 上，SPI-7 是伤寒沙门菌特异性 SPI。另外 3 种 SPI 是伤寒沙门菌特有的：SPI-15、17 和 18[217]。Vi 抗原被认为可通过 Toll 样受体阻止先天性免疫应答识别[240]，小肠中的中性粒细胞不被激活，从而有利于全身播散[241]。Vi 抗原阴性伤寒沙门菌菌株仍然可引起伤寒样疾病，但在临床分离株中罕见。Vi 抗原阴性伤寒的低发病率很重要，因为一种疫苗使用纯化的 Vi 抗原来刺激免疫反应[242]。

3. 流行病学

伤寒沙门菌和副伤寒沙门菌专门适应人类宿主。人类作为一个慢性宿主，定期将微生物体排放到环境中，随后通常在受污染的食物或水源中被摄入。世界许多地区的地方性疾病，可能在卫生条件差的地方持续存在，但在发达国家已基本消除。

2010 年，世界卫生组织估计，2010 年全球伤寒的年度负担近 2 100 万例，死亡人数超过 14.4 万人。5 岁以下儿童和老年人的疾病发生率通常最高。2010 年全球副伤寒的负担估计为每年 480 万例，导致 33 325 人死亡[212]。既往认为亚洲是伤寒发病率特别高的地区，但存在很大的地区差异[243-245]。推测可能是由于艾滋病毒和疟疾，撒哈拉以南非洲的非伤寒沙门菌感染率高于伤寒，而伤寒的感染率似乎不受艾滋病毒的影响[223]。最近一项对肯尼亚城市贫民窟的研究发现，伤寒发病率与中亚城市贫民窟相似，但远低于肯尼亚农村地区[246]。目前美国伤寒沙门菌感染负担的估计值为每年 5 700 例，其中高达 75% 的病例是在出国旅行时感染的[247]。与 2006—2008 年相比，2017 年伤寒沙门菌感染的发病率下降了 42%。

因为伤寒沙门菌只与人类共存，出现病例可能表明存在携带者。应由公共卫生机构进行调查，以确定来源和是否存在其他病例。一旦发现慢性携带者，要向卫生机构登记，并对特定微生物进行噬菌体分型，以便在疫情暴发时追踪。携带者的治疗讨论见下文。

4. 临床特征

典型的伤寒在没有治疗的情况下大约持续 4 周，并以与病理事件一致的方式演变。既往这种疾病被描述为一系列持续 1 周的阶段，但也可观察到这种模式的变化[248]。潜伏期一般为 7~14 天，但变化很大。

在第一周，高热、头痛和腹痛很常见。脉搏通常比发热程度预期的要慢，这一发现被称为法盖氏征(Faget、相对缓脉)。在大多数情况下腹痛局限于右下象限，但也可能是弥漫性的。大约 50% 的患者排便习惯没有改变，事实上在伤寒患儿中，便秘比腹泻更常见。在第一周结束时，脾脏明显肿大，并出现短暂的典型皮疹(玫瑰疹)，最常见于胸部。

在第二周，发热变得更加持续，患者看起来呈病态和淡漠。在第三周，患者的病情演变为“斑疹伤寒状态”，精神错乱，在某些情况下甚至出现严重的毒血症。正是由于这种精神状态的改变才衍生出伤寒一词。在此期间肠道经常受累，临床表现为淡绿色豌豆汤样腹泻和肠道穿孔和出血的严重并发症。第四周发热有所下降，患者的临床状况也会有所改善，能够存活并康复。

伤寒在既往体健的成年人中是一种不太严重的疾病，他们因发热、乏力和头痛等早期症状而寻求就医的人与那些治疗延迟的人相比，伤寒的病情较轻。及时的诊断和适当的治疗可中断典型的 4 周病程，在几天的发热和不适后疾病中止。

由于伤寒杆菌通过反复发作的菌血症广泛传播，因此许多器官部位可能受累。伤寒患者可能患有肺炎、肾盂肾炎，以及骨骼、大关节和脑部的转移性感染。胆囊和肝脏与炎症变化有关。急性胆囊炎可在最初的 2~3 周内发生，一些患者出现了由弥漫性肝脏炎症引起的黄疸。

最主要的并发症是肠出血和肠穿孔[249]。这些事件最有可能发生在第 3 周和康复期，与疾病的严重程度无关。它们往往发生在同一患者中，出血是可能穿孔的先兆。出血可能是突然和严重的，也可能是缓慢的渗漏。在抗生素可用之前，出血的发生率高达 20%，由于已经有了专门的治疗方法，它已不太常见。大约 3% 的伤寒患者会出现肠穿孔，最常见于回肠[250]。穿孔可突然发生伴有急腹症的迹象，也可能是腔内内容物泄漏，在下象限或骨盆形成脓肿，而造成更隐匿的过程。

在出现退热并且患者明显经历了急性期之后，复发的可能性仍然存在。复发通常发生在停止药物治疗后 8~10 天，包括主要症状的复发。该生物体与引起原始感染的生物体相同，通常具有相同的抗菌药物敏感性模式。平均死亡率约为 1%，但地理差异很大，在世界某些地区可高达 30% 至 50%。未能使用有效的抗生素是导致不良结局的最重要因素[251]。

5. 携带状态

6 周后，大约 50% 的伤寒患者仍然会在粪便中排出微生物。这一数字随着时间的推移而逐渐下降，3 个月后只有 5%~10% 是排菌者，1 年后这个频率为 1%~6%[252,253]。慢性携带者是通过急性发作后至少 1 年的伤寒沙门菌粪便培养阳性来鉴定的，或是在某些粪便培养阳性而无病史的情况下。在此之后，自发中止携带状态的可能性极低。慢性携带者在老年群体、女性(女性与男性的比例为 3∶1)[254]，和胆道疾病患者中更为常见。该生物体通常藏匿于胆囊中，但偶尔也会在大肠中携带，不涉及胆道。

6. 诊断

伤寒的诊断是通过分离出病原体来确定的。血培养是主要的诊断手段，在 60%～80% 的患者中呈阳性，但在调查研究环境之外，许多患者可能已经接受过抗生素治疗，使一比例下降了近 40%。骨髓培养被认为是金标准，即使在接受治疗的患者中阳性率也超过 90%[119]。粪便培养在第 2 周和第 3 周呈阳性。通过悬线试验对十二指肠内容物进行取样，70% 的患者培养呈阳性。到第 3 周，尿培养显示约 25% 的患者体内存在这种微生物。针对抗菌体（O）抗原的凝集素滴度（肥达氏试验）在疾病的第 2 周和第 3 周会上升。不同国家对阳性结果使用了不同的滴度阈值，但恢复期滴度增加 4 倍被认为是伤寒的更有力证据。肥达氏试验的问题包括与其他沙门菌菌株的交叉反应，导致假阳性，以及在疾病过程中过早收集样本时会出现假阴性。已经开发出用于诊断伤寒沙门菌的 PCR 检测方法，但最近的一项 meta 分析发现，快速诊断检测的诊断准确性适中，需要进一步研究[255]。

由于排菌是间歇性的，传统上很难识别伤寒沙门菌携带者。重复培养对于检测携带者是必要的，但作为公共卫生干预施，成本过高。针对 Vi 抗原的抗体已用于伤寒携带者的血清学检测，但其在低患病率环境中的价值尚不清楚，因此尚未被广泛用作公共卫生措施[256]。

7. 治疗

伤寒沙门菌和副伤寒沙门菌的治疗非常相似，大多数无并发症的肠伤寒病例都会采用适当的抗生素和支持性治疗。最重要的决定是选择一种对特定感染分离物具有活性的抗生素。经验性抗生素决策应基于当地的药物敏感性模式，并在有针对分离物的建议后立即改变。表 110.8 列出了推荐的治疗方案。

多年来，氟喹诺酮类药物一直是首选药物[251]。几项 meta 分析研究了这些药物在治疗伤寒和副伤寒中的作用，所有研究都得出结论，氟喹诺酮类药物至少与其他药物同样有效，甚至在某些情况下更好。然而现有的数据限制了进一步的比较[257,258]。自 20 世纪 80 年代末以来，对氯霉素、氨苄西林和 TMP-SMX 具有耐药性的伤寒沙门菌和副伤寒沙门菌菌株一直在传播，被称为多药耐药菌株。这种耐药性编码在质粒上，并在广泛的地理范围内被发现，因此需要过渡到以氟喹诺酮类药物作为一线治疗[259]。令人非常担忧的是，对氟喹诺酮类药物的耐药性在亚洲出现，这种耐药性正在全球范围内蔓延，包括美国在内[260]。此外令人担忧的是出现了对环丙沙星敏感性降低的菌株（DCS），这些菌株已被证明在使用氟喹诺酮类药物时会增加治疗失败的风险[261]。这些菌株也很普遍，特别是在亚洲和非洲。由于 DCS 和氟喹诺酮耐药菌株的增加，临床实验室标准研究所降低了临界点最低抑菌浓度，将对环丙沙星的耐药性从 $\geq 4\mu g/mL$ 定义为 $\geq 1.0\mu g/mL$，中间范围目前定义为 $0.12 \sim 0.5\mu g/mL$。萘二甲酸检测可以作为 DCS 表型的替代品，但假阴性率为 7%～8%[235]。对环丙沙星中等或更高耐药性的菌株，可能用替代抗生素治疗效果会更好。

阿奇霉素有望成为治疗肠伤寒的替代疗法。一项 meta 分析得出结论，认为阿奇霉素与其他治疗方法相当，可能是 DCS 或氟喹诺酮类药物耐药菌株的有吸引力的替代品[262]。注射用第三代头孢菌素是一种合理的替代疗法，但口服第三代头孢克肟的退热时间较长，临床失败率更高[263]。因此头孢克肟可能不是治疗无并发症伤寒的最佳替代疗法。有趣的是，在某些地区对用于治疗伤寒的传统抗生素（如氯霉素、氨苄西林和 TMP-SMX）的耐药率有所下降，如果感染的微生物是敏感的，这些疗法应该是可行的替代方案[264]。

以精神状态改变、严重败血症或休克为特征的严重疾病需要住院治疗，并使用氟喹诺酮类药物或第三代头孢菌素进行治疗。一项临床试验也证明了大剂量地塞米松的益处，初始剂量为 3mg/kg，然后每 6 小时 1mg/kg，持续 48 小时[265]。

肠穿孔是伤寒的主要并发症之一，需要手术干预。据报道，手术治疗和特定的伤寒沙门菌抗生素治疗的死亡率为 20%～30%。一个大型病例系列发现，极端年龄和多发性穿孔是预后较差的风险因素。改进的手术技术（双层缝合）和添加甲硝唑和庆大霉素已将此类穿孔的死亡率降低至 8%[266]。添加厌氧菌（如甲硝唑或其他）和革兰氏阴性抗生素（如第三代头孢菌素、氟喹诺酮类药物）可提供治疗穿孔引起的细菌性腹膜炎/败血症所需的广谱覆盖。克林霉素可能对脆弱拟杆菌没有活性，如果有更好的代替品，则不应在这种情况下使用。使用适当的抗生素十分重要，但只能作为手术干预的辅助手段。

慢性携带者

患有伤寒沙门菌超过 1 年的慢性携带者，可以用抗菌药物治疗以消除感染。喹诺酮类抗生素（如环丙沙星）已成为根除携带者状态的首选治疗方法[267]。这种治疗后携带者状态的再次出现通常与胆囊疾病有关。胆囊切除术消除了 85% 的胆结石或慢性胆囊炎携带者的带菌状态。并且很明确地建议那些职业与伤寒携带者状态不相容的人，如食品处理人员和医疗保健提供者。关于其他慢性携带者胆囊切除术的决定是根据个人情况做出的。应通知当地卫生部门有关伤寒沙门菌携带者的信息。携带者不应参与食物的制备或分发，也不应直接接触幼儿、患者或老年人，直到携带状态的清除。

8. 疫苗

目前有 3 种可用的伤寒疫苗：①经肠外注射的 Vi-TT（破伤风类毒素）伤寒结合疫苗；②Ty21a，一种口服给药的减毒活伤寒菌株；以及③父母共同接种的 Vi 荚膜多糖疫苗[268,269]。伤寒结合疫苗目前是世界卫生组织推荐的所有年龄段的首选疫苗，因为有证据表明，与其他疫苗相比，该疫苗具有免疫原性增强和持续的保护水平，尽管需要考虑成本、管理和保护持续时间，以确保在特殊情况下使用其他疫苗[270]。

（四）弯曲杆菌属

1906 年，弯曲杆菌首次被培养出来，并被归入弧菌属，后来又被归入弯曲杆菌属。直到 1970 年，弯曲杆菌才被确认为肠道病原体[44]。弯曲杆菌的分类最近发生了迅速的变化，目前有 26 种，但在人类中只检测到 15 种。弯曲杆菌属是一种具有极性鞭毛的运动性、逗号形的革兰氏阴性杆菌。空肠弯曲杆菌是腹泻的主要原因，几乎占弯曲杆菌感染的 90%[271]。胎儿弯曲杆菌（*C. fetus*）通常出现在免疫功能低下的患者中，并引起全身性疾病，结肠弯曲杆菌（*C. coli*）是胃肠炎的罕见病因。其他很少引起腹泻的弯曲杆菌有猪肠弯曲杆菌（*C. hyointestinalis*）、乌普萨拉弯曲杆菌（*C. upsaliensis*）和海鸥弯曲杆菌（*C. laridis*）。本节涉及弯曲杆菌属或空肠弯曲杆菌。对每种弯曲杆菌的详细描述超出了本文的范围。

1. 流行病学

弯曲杆菌属是美国食源性细菌性疾病的最常见的原因，估计每年导致 130 万人患病，13 240 人住院和 119 人死亡[271]。弯曲杆菌也是旅行者腹泻的主要原因。5 岁以下的儿童患弯曲杆菌病的风险最高[272]。

传染给人类似乎最常见于受感染的动物及其食品。弯曲杆菌的宿主十分广泛，因为许多动物都可能被感染，包括牛、羊、猪、鸟类(家禽和其他动物)和犬。大多数人类感染与食用烹饪不当或受污染的食物有关。

所涉及的传播媒介可能因地区、季节和环境而异(即散发性或同源暴发)。在美国，未经巴氏消毒的乳制品和家禽都暴发了弯曲杆菌感染[273,274]。总体而言，家禽是北欧和北美散发性疾病和疫情最常见的媒介[275]。散发性弯曲杆菌病的发病率在夏季增加，但并非所有疫情都有类似的季节性模式。季节性的这些差异可能是由于夏季家禽携带或排菌的增加所致[274]。未经加工的农产品和饮用水污染也与暴发有关[274]。

尽管全球疾病负担研究(2015)[1]和 GEMS 改进了流行病学估计，但发展中国家的弯曲杆菌病负担不如发达国家明确。一般来说，弯曲杆菌是地区性的与腹泻病有关，全年都有无症状的携带者感染[276]。据认为，幼儿的发病率很高，之后会有所下降，这可能是由于反复接触后产生免疫力的结果[277]。

2. 发病机制

弯曲杆菌感染的发病机制似乎主要是通过黏附和侵袭来介导的，不到 500 个病菌的侵入即可发生感染[176]。已经确定了许多根据物种而异的黏附或结合因素。弯曲杆菌的侵袭机制是独特的。黏附因子 CadF 会触发一个信号传导过程，导致 M 细胞(膜性细胞)基底外侧的细菌发生微管依细胞赖性内化，这种侵袭会导致早期黏膜损伤。已知其他细菌因素，特别是细胞致死性膨胀毒素，它会阻止细胞周期并损伤 DNA 导致细胞死亡[278,279]，以及一系列控制短链脂肪酸使用以促进下消化道定植或感染的基因[280]。

3. 临床特征

潜伏期为摄入微生物后 24～72 小时，但也可能长达 10 天。临床疾病范围很广，从明显的痢疾到水样腹泻再到无症状排泄[281]。腹泻几乎是不变的(90%)，65%～90% 的病例出现发热[282]。一般会出现腹痛(70%)，患者还可能会出现血便(50%)。头痛、肌痛、背痛、不适、厌食和呕吐等全身症状很常见。粪便检查根据粪便中白细胞和/或潜血表明存在结肠炎[281]。结肠镜检查可能显示炎症性结肠炎(见图 110.3)。病程通常不到 1 周，尽管症状可能持续 2 周或更长时间，5%～10% 的患者会复发。16% 的患者在发病后报告弯曲杆菌携带时间延长 2～10 周[283]。

弯曲杆菌感染很少合并假性阑尾炎、消化道出血、中毒性巨结肠、胰腺炎、胆囊炎、溶血性尿毒综合征、菌血症、脑膜炎和化脓性关节炎[281]。感染后并发症包括反应性关节炎(0.7%～2.6%)，通常发生在 HLA-B27 表型的患者中，吉兰-巴雷综合征(万分之一)[284]和免疫增殖性小肠疾病[285]。弯曲杆菌病是吉兰-巴雷综合征患者最常见的前驱感染[233,286]。最近发现弯曲杆菌病与感染后 IBS 和 IBD 有关。这种关联的机制尚不清楚，也没有研究表明存在因果关系[287]。

4. 诊断

粪便培养仍然是诊断弯曲杆菌急性胃肠炎的金标准，尽管已有 3 种针对弯曲杆菌表面抗原的免疫测定和基于核酸的分子检测。弯曲杆菌是一种挑剔的生物体，因此，必须使用含有抗生素的选择性分离培养基进行生物体分离，因为弯曲杆菌的生长速度比其他肠道细菌慢。将板在 42℃ 下在 CO_2 和低氧条件下孵育。新鲜腹泻粪便的暗场显微镜或相差显微镜可显示该微生物是一个弯曲的、高度运动的杆状，具有快速的螺旋式运动。弯曲杆菌可引起菌血症，特别是在免疫功能低下的宿主中，这类患者以及患有严重或全身性胃肠炎的患者都需要进行血液培养。

5. 治疗

轻度弯曲杆菌肠炎在支持性治疗下具有自限性，通常不需要抗生素治疗。一项 meta 分析表明，抗生素可将症状持续时间缩短 1.3 天，并且在腹泻的前 3 天获益更大[288]。然而，患者通常在腹泻持续 5 天或更长时间后才就诊。对于严重疾病(即痢疾、肠外感染或病程迁延的患者)和有严重疾病风险的患者(如老年人或免疫功能低下的患者)应使用抗生素。

当需要时，通使用是氟喹诺酮类或大环内酯类药物进行治疗。在氟喹诺酮耐药性高的国家，单剂阿奇霉素对旅行者腹泻的治愈率更高、症状持续时间更短[289]。氟喹诺酮类药物耐药已变得普遍，据报道，北美分离株的耐药率为 19%～47%，欧洲分离株的耐药率为 17%～99%，东南亚分离株的耐药率为 80% 以上。大环内酯类抗生素的耐药模式因特定的弯曲杆菌种类、细菌库和地区而异[290]。

在涉及耐药性或全身性疾病的严重疾病中，可使用其他抗菌药物。空肠弯曲杆菌可产生 β-内酰胺酶，导致对氨苄西林、阿莫西林和替卡西林产生耐药性，与 β-内酰胺酶类抑制剂联合使用可提高敏感性。亚胺培南不受 β-内酰胺酶的影响[291]。其他选择包括氨基糖苷类和四环素类，但不包括头孢菌素类，对这些药物的耐药性很常见[292]。

(五) 耶尔森菌小肠结肠炎

小肠结肠炎耶尔森菌引起一系列临床疾病，从单纯的胃肠炎到侵袭性回肠炎和结肠炎。它是一种非乳糖发酵、尿素酶阳性的革兰氏阴性杆菌。目前已鉴定出 60 多个血清型和 6 种生物型，其致病性和地理分布各不相同[293]。

1. 发病机制

小肠结肠炎耶尔森菌的发病机制与其他肠杆菌科相似，涉及肠上皮的黏附、M 细胞的侵袭和进入黏膜下层。一旦进入黏膜下层，小肠结肠炎耶尔森菌就会被巨噬细胞吞噬，并被输送到派尔集合淋巴结或肠系膜淋巴结，并在那里形成小菌落[294]。

毒力因子位于细菌染色体和 70kb 的毒力质粒 pYV 上。只有携带 pYV 质粒的菌株才具有毒力。侵袭由 3 种蛋白介导，即 Inv、YadA 和 Ail 这。特别是 Ail，与毒力分离株相关，并对细胞内存活具有额外的作用。pYV 质粒编码 T3SS 和相应的效应蛋白(见上文)，其抑制吞噬细胞防御机制和炎症。几个基因的表达受到温度的调节，尤其是鞭毛蛋白转录和几个

pYV 质粒基因。在体温（37℃）时，细菌不再具有运动性，而是表达与侵袭相关的基因。高致病性岛是一个包含多个基因的染色体区域，其中大多数基因参与高亲和力铁载体耶尔菌素的产生。高致病性岛存在于高致病性生物型/血清型 1B/O：8中，其促进细菌在宿主内的复制和全身播散[294,295]。

2. 流行病学

主要通过粪口途径传播，最常见的是通过受污染的食物。虽然在某些情况下可能会发生人与人之间的直接传播，但尚无明确证据。猪被认为是主要的动物储备宿主，在猪肉或猪肉制品加工过程中会导致污染。因为大多数猪肉都是煮熟的，所以传播可能是通过未煮熟的猪肉或处理不当的食物传播的。自制香肠是一种经常被报道的疾病媒介。在德国，散发性小肠结肠炎耶尔森菌感染与食用一种名为"Mett"或"Hackepeter"的香料生肉末传播有关，特别是在幼儿中[296]。小肠结肠炎耶尔森菌已从奶牛、绵羊和山羊中分离出来，犬或猫等宠物是潜在的宿主。牛奶、未经巴氏消毒的乳制品和未经处理的水也被报道为疾病的来源。在日本，野生啮齿动物已被证明携带与人类疾病相同的小肠结肠炎耶尔森菌生物型。

小肠结肠炎耶尔森菌通常在气候较冷的地区发现，但因生物型而异。高致病力生物型 1B 传统上是北美分离的主要菌株，但在其他地区没有。最近，生物型 1B 在北美有所下降，但在欧洲和日本也有发现，尽管欧洲和日本的主要生物型是低致病性生物型 2~5 型[293,297]。在中国，小肠结肠炎耶尔森菌在较冷地区最常见，其主要血清/生物型分布与欧洲和北美不同[298]。

2014 年，欧盟耶尔森菌病的发病率估计为每 10 万人有 1.8 例，几乎是美国发病率的两倍，芬兰、丹麦和立陶宛的感染率最高[299]。耶尔森氏菌病仍然是欧盟第三大常见的人畜共患病，仅次于弯曲杆菌病和非伤寒沙门菌病，自 2008 年以来发病率呈下降趋势[299,300]。2018 年 5 月 10 日在美国，小肠结肠炎耶尔森菌估计每年造成近 11.7 万例感染、640 例住院和 35 例死亡，发病率为每 10 万人有 1.0 例[137]。（见美国疾病控制与预防中心耶尔森菌页，2018 年 5 月 10 日）。根据这些估计，小肠结肠炎耶尔森菌是美国食源性疾病的第六大常见原因。总体而言，自 1996 年以来，美国小肠结肠炎耶尔森菌感染的发病率有所下降，但最近的 FoodNet 数据（2017 年）表明，由于越来越多地使用非培养性诊断方法，发病率有所上升。总体而言，5 岁以下儿童的发病率是平均水平的 5 倍，散发性感染占疾病负担的最大部分[300]。

3. 临床特征

已描述了几种耶尔森菌临床综合征，并且往往随着患者的年龄和潜在的疾病状态而变化。幼儿最常表现为自限性腹泻，已有婴儿坏死性小肠结肠炎的报道。年龄较大的儿童和成年人通常会出现为发热、腹痛、腹泻和呕吐。症状出现发生在接触后 4~6 天（范围为 1~14 天），通常持续 1~3 周。粪便显微镜检查在大多数情况下显示有白细胞和红细胞，也可能出现严重的水样腹泻。腹泻可以持续数周，并可能增加 IBD 的可能性。放射学表现，特别是在迁延不愈的长期病例中，在回肠末端最为明显，可能与克罗恩病相似[302]。然而，大多数患者的内镜检查、肠道活检和钡剂检查结果都正常[303]。在 5 岁以上儿童中，已描述了肠系膜淋巴结炎和相关的回肠炎。伴随症状包括恶心、呕吐和口腔溃疡。受影响的儿童通常会接受剖腹手术，此时会观察到肠系膜淋巴结肿大和回肠溃疡。临床上，这种情况可能会与急性阑尾炎相混淆，超声可用于鉴别这种情况[304]。耶尔森菌不太可能在成人中引起严重疾病，在成年人中，急性腹泻可能会在 1 个月后出现类似反应性关节炎和皮疹（结节性红斑或多形性红斑）的关节炎症状。2% 的耶尔森菌病患者发生反应性多发性关节炎，其中 80% 的患者 HLA-B27 血清呈阳性。研究表明，小肠结肠炎耶尔森菌与 HLA-B27 表达相互作用，影响 T 淋巴细胞功能，这可能导致反应性关节炎[293]。小肠结肠炎耶尔森菌感染也与铁过载状态和输血有关，因为铁可能会促进这种生物体的毒力。

耶尔森菌菌血症是一种相对罕见的疾病，常见于患有恶性肿瘤、糖尿病、贫血、肝病、铁过载（或使用铁螯合剂治疗）和输血等基础疾病的患者。转移灶可能发生在骨骼、关节和肺部[293]。

耶尔森菌病的诊断是通过粪便或体液培养来确定的。由于微生物鉴定可能很困难，临床医生应提醒实验室临床怀疑这种感染。

4. 治疗

小肠结肠炎耶尔森菌对几种抗菌药物敏感，包括四环素、TMP-SMX、氟喹诺酮类、第三代头孢菌素和碳青霉烯类，但对青霉素和第一代头孢菌素有耐药性。对氟喹诺酮类药物的耐药性在一些地区有所增加，但对第三代头孢菌素的耐药性很少有报道[305]。尽管如此，仍有第三代头孢菌素临床治疗失败的报道。氟喹诺酮类药物的组织渗透能力可能更好，被认为是一线选择[294]。

没有实质性证据表明抗生素会改变胃肠道感染的病程[293]，而且诊断通常是在病程后期确定的，此时患者已经在自行好转中。抗生素应用于更为严重的肠道感染，尤其是那些伪装成阑尾炎的肠道感染或免疫功能低下的宿主，他们患全身性疾病的风险很高。虽然有死亡风险，但随着第三代头孢菌素和氟喹诺酮类药物的使用，死亡率有所下降[294]。抗生素治疗见表 110.8。

五、性传播感染性直肠炎

众所周知，许多性传播感染会导致传染性直肠炎，包括淋病奈瑟球菌、衣原体、梅毒和单纯疱疹病毒-1 型（HSV-1）或-2 型。感染通常是通过肛交获得的。高危人群是男性同性恋者，尽管感染性直肠炎也可能发生在其他人群中。美国的 MSM 人群中男同性恋者中，梅毒和淋病的感染率一直在上升，但关于直肠炎趋势的全国性数据很少[306]。在旧金山，男性直肠衣原体和淋病的发病率一直在稳步增加，但也可能与筛查的改变有关[307]。在直肠炎的感染原因中，淋病奈瑟球菌约占 30%、沙眼衣原体占 19%、单纯疱疹病毒（HSV）占 16%、梅毒占 2%[308]。性病淋巴肉芽肿（LGV）感染不太常见（见第 129 章）。

临床表现因生物体而异，从无症状性疾病到里急后重、肛门直肠疼痛、溃疡、腹股沟淋巴结病、经直肠排除黏液和血以及发热。症状可以模拟 IBD，临床怀疑后应快速进行诊断评估[309]。性生活史是诊断性传播疾病(STD)的第一步。对于淋病奈瑟球菌和沙眼衣原体,首选直肠拭子的核酸扩增技术(NAAT)。对于HSV,溃疡处的培养或PCR是首选的诊断方法。梅毒是通过血清学检测来诊断的,通常使用非梅毒螺旋体特异性检测进行筛查,如快速血浆反应素检测或性病研究实验室检测,然后进行梅毒螺旋体特异性检测,如荧光梅毒螺旋体抗体检测,然而,测试算法可能会有所不同[310]。由于与多种性传播疾病合并感染很常见,因此根据美国疾病控制与预防中心的指导方针,诊断方法是多管齐下的[310]。

目前美国疾病控制与预防中心的治疗指南[310]没有区分生殖器感染的部位,因此直肠感染的治疗与尿道、宫颈或其他生殖器感染的治疗相同。特殊考虑因素包括性病淋巴肉芽肿(LGV)的检测,因为治疗LGV所需的抗生素持续时间比不常见的沙眼衣原体感染要长。应进行HIV检测,因为在直肠炎的情况下,其传播会增加。最后,在美国,除HSV以外(HSV不是一种需报告的疾病),应将感染情况通知当地卫生部门。性伴侣也应接受咨询[310]。

人乳头瘤病毒(HPV)是一种常见的疾病,可以感染肛门(见第129章)。虽然HPV不会引起症状性炎症或直肠炎综合征,但其会引起肛门疣,并与肛门癌高度相关。一项meta分析发现,83.6%的肛门癌与HPV相关,最常见的感染类型是HPV16(73.4%)、HPV18(5.2%)和HPV33(4.8%)[311]。接受性肛交被认为是最常见的传播风险因素,但似乎不是肛门感染所必需的。一些研究表明,感染艾滋病毒的男性同性恋者感染HPV的风险特别高,90%以上的人患有肛门HPV感染,通常有多种类型。对健康女性的研究发现,肛门和宫颈HPV感染率几乎相同[312]。

二价、四价和九价的3种疫苗可用于预防HPV感染,目前美国只使用九价疫苗。九价疫苗被推荐为11岁或12岁青少年的常规疫苗,但也可以考虑用于21岁以下的男性、26岁以下的女性以及没有年龄建议的男性同性恋者、双性恋者、男-男性接触者和变性人。在青春期接种疫苗是最好的[313]。进一步讨论有关肛门癌的预防、筛查、诊断和治疗超出了本章的范围。

六、病毒病原体

病毒是美国和全球急性胃肠炎的主要原因,占社区获得性腹泻急性发作的大多数[40,41,314]。人类的主要病原体是轮状病毒、杯状病毒(诺如病毒和札幌病毒)、肠道腺病毒和星状病毒。一些小核糖核酸(RNA)病毒(如爱知病毒)也可能引起胃肠炎,其他病毒是否引起肠胃炎尚未得到证实。新型冠状病毒最近被认为会引起腹泻,偶尔也会出现腹泻。

(一) 轮状病毒

轮状病毒于1963年被发现,是一种分段双链RNA病毒,具有类似于车轮辐条的二十面体结构,因此被称为"轮状(rota)"(图110.4)。目前已经确定了从A到G七组轮状病毒,其中A组引起大多数的人类疾病。轮状病毒感染现在被认为是全球感染性胃肠炎的主要原因,在儿童中极为常见,大多数病例发生在5岁以下的儿童中[315]。

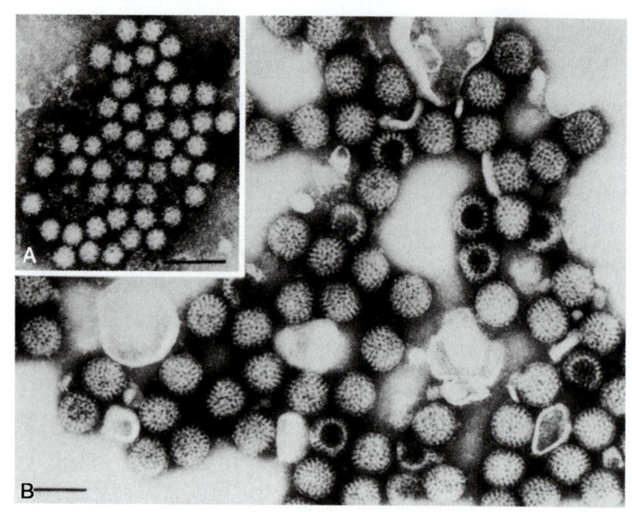

图110.4　A,诺如病毒颗粒的电子显微图片,来自接种了诺沃克因子的志愿者粪便。B,人类轮状病毒颗粒,来自胃肠炎婴儿粪便。这些颗粒似乎有一个双层衣壳。偶可见空颗粒。比例尺=100nm。(A and B courtesy A. Kapikian, MD, Bethesda, MD Previously published in Lennete EH, Schmidt NJ. Diagnostic procedures for viral, rickettsial, and chlamydial infections. 5th ed. New York: American Public Health Association; 1979. p 933.)

1. 病理学与发病机制

轮状病毒腹泻的病理生理学是复杂的。感染轮状病毒幼儿的十二指肠活检标本显示斑片状异常[316]。在严重的情况下,感染会导致绒毛脱落和上皮表面扁平化,可持续数周,从而导致刷状缘水平的双糖酶减少和碳水化合物、脂肪和蛋白质的吸收不良。轮状病毒还产生了一种肠毒素NSP4,它激活钙信号传导和肠神经系统(ENS),这两者都会刺激肠道分泌和腹泻[317]。此外,动物模型表明,轮状病毒通过激活肠肌间神经丛和肠平滑肌细胞上的毒蕈碱信号传导来增加肠道运动能力,从而引起腹泻[318]。

2. 流行病学

轮状病毒在全球5岁以下儿童中几乎普遍存在,发展中国家和发达国家的感染率几乎没有差异。再感染虽然很常见,但通常不太严重。在疫苗开发之前,轮状病毒占所有急性胃肠炎儿童住院病例的30%~70%,因此,轮状病毒对临床和经济的影响是巨大的,从而促进了疫苗的开发,以预防严重的轮状病毒疾病。从2000年到2013年,全球轮状病毒引起的死亡人数从每年约52.8万人下降到21.5万人,目前85%以上发生在非洲和亚洲[319]。

疾病往往在凉爽的月份(1月至5月)达到高峰。继发性传播给成年人并不少见(约20%),并可能有症状。轮状病毒可在老年人群中引起疫情和发病率[34]。自从引入减毒活轮状病毒疫苗以来,发展中国家和发达国家的病例数和死亡率都显著降低。在美国,随着2006年轮状病毒疫苗的引入,诺如病毒已成为儿童急性胃肠炎就诊的主要原因,每年有100万人次就诊(见下文)[320]。

3. 临床特征

轮状病毒感染的传染性接种量很小,估计为1~10个病毒颗粒,潜伏期为1~3天[315]。轮状病毒可引起一系列临床疾病,从无症状携带到严重脱水和死亡[321]。影响轮状病毒感染严重程度的因素包括:初始感染(再感染通常较轻)、营养不良、免疫功能低下、缺乏母体免疫力(通常通过胎盘或母乳传递给婴儿)、循环社区轮状病毒血清型的变化以及接种量大。呕吐通常预示着患病,随后不久会出现水样泻,这常会导致脱水。大约三分之一的儿童发热。轮状病毒与幼儿癫痫发作有关,即使感染与发热无关。轮状病毒(和诺如病毒)是儿童无热惊的重要原因,认为是良性的无生命危险[322]。平均病程为 5~7 天,但也可有慢性腹泻。大约三分之一的感染儿童在感染后数周内出现无症状的病毒排泄物[323]。

4. 诊断

尽管大多数病例都是临床诊断的,但使用几种商业免疫测定法[如酶联免疫分析法(EIA)、乳胶凝集试验]或核酸扩增技术(NAAT),可以快速诊断粪便中的轮状病毒抗原[45]。

5. 治疗和疫苗接种

由于体液和电解质的丢失是轮状病毒感染的主要病理生理结果,因此补液是治疗这种感染的主要方法。营养支持是补液疗法的补充。一项非常小的研究表明,硝唑尼特可以减轻至少 12 岁门诊患者的症状[324]。

两种轮状病毒疫苗在美国和许多其他国家都有商业销售[315,325]。这两种疫苗都是口服的减毒活疫苗。RotaTeq (Merck and Co,Inc,West Point,PA)是一种五价轮状病毒疫苗[5 种人重组人/牛毒株(RV5)],Rotarix(GlaxoSmithKline, Philadelphia,PA)也是一种单价(RV1)疫苗。这两种疫苗都建议从 2 个月大时开始分多次接种[326]。这两种疫苗均已被证明在预防严重胃肠炎方面非常有效,腹泻相关的住院人数减少[327],但由于成本和冷供应链的要求,在全球使用的速度有所放缓。目前正在研究一种新的口服牛轮状病毒五价疫苗(BRV-PV,印度血清研究所),其疗效与目前可用的疫苗相似,但增加了在 37℃ 下稳定长达 24 个月的优势,且成本更低[328,329]。

值得注意的是,由于与疫苗接种相关的肠套叠风险增加,早期的轮状病毒疫苗于 1999 年从市场上撤回。虽然目前的疫苗可能存在轻微的肠套叠过度风险,但根据美国疾病控制与预防中心免疫实践咨询委员会的评估,接种疫苗的益处大于风险[315,330]。在 Cochrane 综述中没有发现肠套叠的过度风险[327]。目前,有肠套叠病史的婴儿禁止接种轮状病毒疫苗。世界卫生组织建议将轮状病毒疫苗接种,纳入 2009 年全球所有国家疫苗接种的计划中。

(二) 杯状病毒(诺如病毒和札幌病毒)

杯状病毒是一种无包膜单链 RNA 病毒,由杯状病毒科、诺如病毒和札幌病毒两个属组成。诺如病毒作为全球病原体占主导地位(见图 110.4),引起无法区分的临床疾病的札幌病毒在儿童和成人中的检测结果各不相同[41,314]。本节将重点介绍诺如病毒感染。

典型的诺如病毒即诺沃克病原体,是 1968 年在俄亥俄州诺沃克市一所小学暴发急性胃肠炎期间发现的。在病毒测序之前,类似的病毒被称为诺沃克样病毒(Norwalk-like),以发现地点命名。这组病毒后来被命名为诺如病毒,它们表现为易错复制,其重组能力产生了 7 个基因组(GI 和 GII 是人类疾病的关键),40 种或更多的衣壳基因型(如 GII. 4、GII. 17)和许多变体(如 GII. 4 Sydney 2012 等)[331,332]。随着新的诺如病毒基因型在社区中出现,令人惊叹的遗传多样性和类似于流感的划时代进化能力,导致疾病反复出现高峰。大多数人一生中都容易反复感染诺如病毒。

1. 流行病学

诺如病毒是美国和全世界社区获得性腹泻、胃肠炎暴发和食源性疾病的最常见原因,大约每 5 例疾病中就有 1 例是由诺如病毒引起的。与这种高发病率相一致,美国最近的发病率估计表明,诺如病毒每年导致多达 800 人死亡、7.1 万人住院,40 万人次急诊,190 万人次门诊和每年 2 100 万的总患病人数[333]。这些估计与其他工业化国家提供的有限估计相似。卫生保健机构,特别是长期照顾机构是美国报告的诺如病毒暴发最常见的场所。此外,轮状病毒疫苗的引入导致诺如病毒成为美国儿童急性胃肠炎的主要原因,最近估计每年有近 100 万人次门诊[320,334]。目前有许多流行病学网络来识别和跟踪全球诺如病毒的影响,包括 NORS(国家疫情报告系统,美国)、CalciNET(美国)、NoroNet(欧洲)和 ViroNet(加拿大)等。2011 年,美国诺如病毒感染的食源性疾病费用估计为 20 亿美元,住院费用估计为 5 亿美元。

诺如病毒可能是完美的传染性病原体,它通过多种方式发挥作用,在全球范围内产生广泛的流行病学影响。这些病毒具有高度传染性(感染接种量中位数为 18~1 000 个病毒颗粒),采用多种传播方式(人与人之间、食物、水、空气、污染物);大量排泄病毒(排泄峰值时为 1 000 亿个颗粒/克粪便);环境稳定(能经受冷冻、加热和多种消毒剂);不断进化,使人类暴露于新的变异中,并诱导有限的、通常是短期的宿主免疫力。诺如病毒具有中等毒性,可维持大量易感宿主。

2. 临床特征

临床上,所有年龄段的大多数人都容易感染诺如病毒,这种感染全年都可发生,但冬季疫情可能更频繁。潜伏期为 12~48 小时,由此产生的疾病通常持续 1~3 天。幼儿、老年人和免疫功能低下的宿主可能会经历迁延长期的病程[331,336]。由于病毒受体和人类血型抗原的变异性,可能会出现一系列的疾病表达,这些抗原在肠上皮细胞表面以寡糖的形式表达。

总体而言,约 10% 的人不易感染诺如病毒,而在约 90% 的诺如病毒感染者中,70% 有症状,30% 无症状。大多数有症状的诺如病毒感染会导致恶心、呕吐和腹泻,少数亚群仅表现为呕吐(儿童)或腹泻(老年人)。低热很常见(约 50%),肌痛和不适等全身症状也很常见。疾病表达与诺如病毒类型无关,而是由宿主对感染的反应驱动的。病毒排泄在发病后 1~3 天达到峰值,但中位排泄可能会持续很长时间。在健康宿主中,粪便中检测到病毒抗原(蛋白质)的时间中位数为 7 天,而病毒核酸检测(PCR)的中位数为 28 天。

免疫受损的宿主可能表现出长时间的排泄病毒或腹泻,尽管这些慢性感染的传播性尚不清楚[336,337]。相比之下,如前所述，急性症状性疾病也容易传播给其他个体[338]。通过适当的液体管理，死亡率很低。与其他腹泻疾病类似，幼儿或老年人的死亡率可能会增加。最近的数据表明，65 岁以上的人患诺如病毒相关死亡的风险最大，5 岁以下的儿童接受诺如病毒相关性医疗护理的比例最高[333]。老年人的死亡发生在脱水性疾病的早期，与医护人员有限的情况有关[35]。最后值得注意的是，严重的慢性诺如病毒感染越来越被认为是移植受者，特别是肾移植患者的一个重要问题。患者可能需要延长使用硝唑尼特、降低免疫抑制和尝试静脉注射免疫球蛋白来控制感染[339]。

3. 诊断

诺如病毒的快速诊断受到病毒多样性的阻碍，因此传统上使用 1982 年建立的 Kaplan 标准来确定诺如病毒流行：如果确定潜伏期短（1~2 天）、病程短（12~60 小时）、超过 50% 的感染者出现呕吐，粪便培养为阴性，则怀疑诺如病毒暴发[340]。这些标准被发现非常敏感（99%），但正如预期那样，不太特异（68%）。检测诺如病毒的分子方法非常敏感，因此，与检测其他肠道病原体一样，应仅用于有症状患者的腹泻粪便。诺如病毒被纳入一组胃肠道病原体的几种基于分子的多重检测中。一种诺如病毒抗原检测试剂盒（RIDASCREEN NV）已获美国食品药品管理局批准用于疫情评估，但需要多个样本和分子检测阴性样本的验证。尽管常规使用诺如病毒诊断的成本/收益存在争议[341]，但确定疾病是由诺如病毒引起的，可能有助于临床医生进行管理治疗，并可减少使用额外的昂贵检测和程序。

4. 治疗和预防

诺如病毒感染没有特效疗法，保持水分是治疗的基石。一般来说，抗肠运动和抗分泌药物用于诺如病毒感染似乎是安全的。有限的数据表明硝唑尼特对诺如病毒和轮状病毒具有活性[324]。减少或改变免疫抑制可通过增强宿主防御来改变免疫功能低下宿主的疾病进程。鉴于诺如病毒的特点及其巨大的传染潜力，预防诺如病毒感染具有挑战性[342]。因为该病毒对含酒精的洗手液具有相对抵抗力，建议使用肥皂和水洗手（洗手 20 秒）。建议进行环境清洁去除可见污物，然后使用 1 000~5 000ppm 含氯漂白溶液进行清洁。患病人员在患病后 48~72 小时内不得工作，建议为医院感染患者提供单独房间或集中共同住宿。目前还没有可以预防诺如病毒感染的疫苗，但一种候选诺如病毒疫苗正在接近 3 期疗效试验[343]。

（三）肠腺病毒和星状病毒

大多数腺病毒会引起上呼吸道感染，但一组被称为血清型 40 和 41 的挑剔菌株，构成 F 亚属，是儿童胃肠炎的罪魁祸首，主要是 2 岁以下的儿童，与日托中心有关[344-346]。医院感染（例如，在免疫功能低下的儿童中）时有发生，这种疾病在成人中并不常见。与轮状病毒或诺如病毒感染不同，肠道腺病毒感染的潜伏期较长，为 8~10 天，这种疾病可能会持续两周。肠腺病毒的感染性比轮状病毒或诺如病毒低，总体而言对医学的影响也较低[347]。诊断通常是采用粪便酶联免疫分析（EIA）或核酸扩增（NAAT）检测。

星状病毒会导致儿童腹泻、日托中心腹泻和医院感染[346,348,349]。与诺如病毒不同，星状病毒似乎是流行性胃肠炎的罕见原因，但可能会在住院的老年人中引起暴发。免疫功能受损的患者，包括艾滋病患者和骨髓移植患者，似乎面临更高的风险。治疗是支持性的，与所有病毒性胃肠炎类似，强调口服补液。

七、旅行者腹泻

旅行者腹泻的定义是在 24 小时内出现 3 次或 3 次以上未成形粪便加上伴随症状[350]。据估计，每年前往发展中国家的 5 000 万至 1 亿旅行者中有 8% 寻求医疗就诊，其中至少 25% 至 50% 有胃肠道症状。腹泻被认为是旅行者最常见的疾病。幸运的是，90% 的病例是短暂的、自限性的，但 5%~10% 的患者会患上痢疾，1%~2% 的旅行者腹泻会持续至少 2 周，一些（3%~17%）[352] 人在感染后出现肠易激综合征，此后即使不是终身的，也会有长期不规律排便习惯。旅行者腹泻后炎症性肠病（IBD）的发展是众所周知的。

在 60%~80% 的病例中，发现的细菌性肠道病原体是旅行者腹泻的主要原因[129,130]。大多数感染来自食物和饮料。虽然已经发现了一系列病原体，但最主要的还是各种类型的大肠埃希菌，特别是 ETEC 和 EAEC，占总病例的 50%~75%（见表 110.1）。旅行者腹泻的疑似病原存在地区差异，例如，在对 51 项研究的综述中[96]，与其他地区相比[96]，ETEC 在东南亚（7.2%）不常见，EAEC 在非洲（1.8%）不常见。侵袭性感染（如弯曲杆菌和沙门菌）在东南亚特别常见，而志贺菌感染在非洲和南亚最为常见。诺如病毒约占旅行者腹泻的 15%。临床医生不应忘记暴露于抗生素的旅行者中，感染艰难梭菌的可能性。随着腹泻持续时间的延长，特别是腹泻持续（>14 天）的情况下，寄生虫引起的腹泻，特别是贾第鞭毛虫、溶组织内阿米巴和隐孢子虫（见第 113 章）成为旅行者腹泻很常见的病因。

旅行者腹泻的风险取决于宿主的易感性、旅行和饮食习惯、停留时间和目的地。疾病风险与卫生条件和水清洁度有关。南亚、撒哈拉以南非洲和南美洲的患病率最高，而北美、日本、澳大利亚和欧洲的旅行者腹泻率最低。旅行的目的和饮食方式也会影响患病的风险。腹泻发生频率最高的是学生或旅行游客，风险最低的是探亲者，商务旅行者存在中等风险。

大多数旅行者腹泻是水样便和自限性的（1~5 天），不需要医生进行评估。需要对病程迁延的，伴有发热、全身症状或血便的，或发生在免疫功能低下的人群进行评估。该疾病不会在旅行者抵达后立即开始，而通常会在 2 或 3 天后发病，这与刺激性肠道病原体的潜伏期一致。如果腹泻持续时间超过 14 天，并且已排除外了感染原因，则应考虑吸收不良或热带口炎性腹泻的可能性，以及可能揭示既往亚临床疾病，如乳糜泻、IBD 或淋巴细胞性结肠炎等。既往胃肠道感染是发生感染后肠易激综合征的风险因素。框 110.1 列出了长期旅行者腹泻的原因。

框 110.1　旅行后长期腹泻的原因

感染性病因

持续性细菌感染

持续性原虫感染

- 蓝氏贾第鞭毛虫
- 溶组织内阿米巴
- 人隐孢子虫和微小隐孢子虫
- 环孢子虫
- 贝氏等孢子虫

抗生素相关性结肠炎

感染后肠易激综合征

非感染性病因

饮食不耐受

双糖酶缺乏症

IBD

乳糜泻

热带口炎性腹泻

淋巴细胞性/胶原性结肠炎

From Chak A, Banwell JG. Traveler's diarrhea. Gastroenterol Clin North Am 1993;22:549

对于所有形式的腹泻,治疗都需要补充液体。一般摄入易消化的食物(如汤、盐、香蕉)就足够了。应避免牛奶和乳制品,因为乳糖不耐受很常见。在轻度病例中,具有抗菌、抗分泌和抗炎特性的次水杨酸铋或单独使用洛哌丁胺作为抗肠动力药可能有效。

由于细菌感染很可能引起旅行者腹泻,因此抗菌治疗非常有效地缓解工作或娱乐中断的痛苦,建议用于中度至重度疾病(表 110.9)。推荐使用三种抗生素:氟喹诺酮类、利福昔明和阿奇霉素[129,130]。环丙沙星通常用于旅行者腹泻的经验性治疗,仅给药一次,如果没有完全缓解,则继续每日给药 2 次,持续 3 天。人们担心使用氟喹诺酮类药物可能会发生肌腱炎和肌腱断裂,以及易患艰难梭菌结肠炎。其他问题是 ETEC 和弯曲杆菌对氟喹诺酮类药物的耐药性增加。在东南亚,弯曲杆菌对氟喹诺酮类药物的耐药性已超过 90%。在尼泊尔,弯曲杆菌是旅行者腹泻中最常见的病原体,对环丙沙星的耐药性约为 70%。由于这些原因,阿奇霉素是前往东南亚、印度或尼泊尔旅行者的首选药物[350]。利福昔明在美国获批用于治疗 12 岁以上非侵袭性、无热型的旅行者腹泻。已证明该药物产生细菌耐药性的可能性极小。阿奇霉素推荐用于发热或痢疾旅行者的腹泻,或在利福昔明或氟喹诺酮类药物治疗失败时作为补救药物。推荐的治疗剂量见表 110.9。阿奇霉素对包括志贺菌和弯曲杆菌在内的侵袭性病原体具有活性。试验表明,抗生素和洛哌丁胺联合治疗是安全有效的,尽管最近的一项 meta 分析表明,其获益仅限于治疗的前 24~48 小时[353]。一种常用的方法是为前往高风险地区的旅行者提供抗生素和抗肠动力药物进行自我治疗[354]。开发益生菌作为旅行者腹泻的预防或治疗目前正在进行中,尽管数据尚不足以明确推荐[129]。一项 Cochrane 综述支持使用益生菌来缩短急性腹泻疾病,但还需要更多的研究来确定合适的患者群和产品[355]。

表 110.9　预防和治疗成人旅行者腹泻的药物

预防	药物	剂量	评价
大多数旅行者不需要进行药物预防。处方药品只在被认为具有肠道感染高风险的旅行期间服用			
非抗生素*	次水杨酸铋(Pepto Bismol)	525mg(1 盎司液体或 2 片常规规格制剂咀嚼片剂)每日 4 次	避免用于服用水杨酸盐或华法林的患者;慢性肾功能不全患者;孕妇。可干扰用于预防疟疾的多西环素的吸收,并可引起舌头和粪便变黑
抗生素†	利福昔明	每日 200~1 100mg,分 1~3 次服用	抗生素预防应留给高度选择的人群。利福昔明对弯曲杆菌无效。利福昔明对沙门菌和志贺菌的疗效不确定。(见正文)
治疗	**药物**	**剂量**	**评价**
当出现血容量不足、严重腹痛、高热、血便或尽管接受治疗而疾病仍持续时,应就医			
补液§	无限量供应特定口服补液盐或饮用水	直至止渴	所有形式的腹泻均应维持补液
对症‖	次水杨酸铋(Pepto Bismol)	525mg(1 盎司液体或 2 片常规规格制剂咀嚼片)每半小时 1 次,共 8 次	减少稀便次数约 50%。对水杨酸盐过敏或正在服用水杨酸盐或华法林的患者不应服用
	洛哌丁胺	4mg 口服,然后每次稀便后 2mg,每日不超过 16mg	与次水杨酸铋相比起效更快。发热(体温>38.5℃)或粪便中有肉眼可见血液时不应使用
抗生素¶	环丙沙星	750mg 口服,每日 1 次或 500mg 口服,每日 2 次	
	左氧氟沙星	500mg 口服,每日 1 次或 500mg 口服,每日 2 次	

表 110.9　预防和治疗成人旅行者腹泻的药物(续)

治疗	药物	剂量	评价
	阿奇霉素	500~1 000mg 口服,每日 1 次或 500mg 每日 1 次×3 天	对氟喹诺酮类耐药的弯曲杆菌(在南亚和东南亚旅行期间风险增加)具有较好的活性。1 000mg 剂量可引起恶心。利福昔明对弯曲杆菌或沙门菌的疗效不确定
	利福昔明	200mg 口服,每日 3 次×3 天	可用于治疗≥12 岁,由非侵袭性大肠埃希菌菌株引起的旅行者腹泻个体

*益生菌制剂预防旅行者腹泻的疗效证据不足。

†预防旅行者腹泻通常不是批准使用的抗生素。

§健康成年人可通过自由饮用饮用水或年轻人、老年人或患有慢性疾病的患者,可通过饮用口服补液盐来完成补水(见正文和表 110.6)。

‖轻度至中度旅行者腹泻患者可单独给予对症治疗:每 24 小时 1~3 次稀便,伴或不伴轻度的肠道症状。

¶中度至重度旅行者腹泻患者可予抗生素:24 小时内 3 次或 3 次以上稀便,加上其他肠道症状或对症治疗无效的腹泻。在无血便的旅行者腹泻患者中,抗生素与洛哌丁胺联合使用可快速缓解症状。

Adapted from Hill DR, Beeching NJ. Travelers' diarrhea. Curr Opin Infect Dis 2010;23:481-7; Diptyanusa A, Ngamprasertchai T, Piyaphanee W. A review of antibiotic prophylaxis for traveler's diarrhea: past to present. Trop Dis Travel Med Vaccines 2018;4:14; Steffen R, Hill DR, DuPont HL. Traveler's Diarrhea. JAMA 2015;313:71-80; Riddle MS, Conner BA, Beeching NJ, et al. Guidelines for the prevention and treatment of travelers' diarrhea: a graded expert panel report. J Travel Med 2017;24(suppl 1): S57-740

预防旅行者腹泻的主要方法是避免不安全的食物和饮料。瓶装饮料一般是安全的,尽管一些流行病与污染的瓶装饮料有关[356]。碳酸饮料比非碳酸饮料更安全,由于其 pH 低(一般为 4.0~5.0),具有抗菌特性。啤酒或葡萄酒通常是安全的,若趁热饮用,用沸水准备的茶或咖啡也是安全的。建议出差人员不要食用街边烤肉食物,建议不要食用未经巴氏消毒的食物和未经剥皮的水果。

细菌病原体作为旅行者腹泻原因的高发病率,使得预防性抗生素的使用具有诱惑力,但安全饮食和安全饮酒习惯是旅行者的最佳预防方法。然而,建议对选定的旅行者群体进行预防包括:患有严重肾脏、肝脏或心脏病的旅行者、1 型糖尿病、IBD、胃切除术、胃酸缺乏症或回肠造口术,以及正在服用糖皮质激素或患有免疫抑制疾病的患者。此外,对于那些重要的商业计划会因疾病而打乱的人,也可以考虑进行预防。水杨酸铋和/或利福昔明是可能的预防药物(见表 110.9)。氟喹诺酮类药物由于潜在的毒性和抗生素耐药性,最近已从预防实践指南中删除[357a,357b]。

八、肠结核

肠道结核病占全球结核病的 1%~3%。在肺外结核性疾病中,肠道受累比淋巴结、泌尿生殖道、骨和关节、粟粒性疾病或脑膜疾病更少见。艾滋病毒感染,尤其是在免疫功能低下的情况下,驱动了全球临床结核疾病的发展,在该人群中高达 50% 的结核病表现为肺外结核病。发生结核性肠炎的其他重要风险因素包括,恶性肿瘤(尤其是淋巴瘤)和糖皮质激素或抗肿瘤坏死因子(TNF)药物治疗[357,358]。

结核分枝杆菌是引起大多数肠道结核病例的病原体。牛分枝杆菌是一种在受污染的乳制品中发现的微生物,是导致一部分病例的原因,尽管在西方国家并不常见。通常的感染途径是通过吞咽的微生物直接穿透肠道黏膜,包括痰液或受污染的牛奶/食物。在过去,肠道结核与活动性肺部感染有关,特别是与活动性喉部受累有关,但现在的事实已不再如此,在诊断结核性肠炎时,胸部 X 线片通常没有原发疾病的迹象或是正常的。另外,结核性肠炎是由邻近受累器官直接扩展或粟粒性结核播散到肠道所致。

结核病可累及胃肠道的任何区域或多个区域,但回肠和盲肠是最常见的肠道受累部位,有 75% 的病例受累。回盲瓣的两侧通常均受累,导致瓣膜功能不全,这一发现有助于区分结核病和克罗恩病。

肠道结核的大体外观分为 3 种情况:①溃疡性病变(60% 的患者),包括主要局限于上皮表面的多发性浅表病变;②肥厚性病变(10% 的患者),表现为瘢痕、纤维化和与癌类似的堆积性肿块病变;③溃疡增生性病变(30% 的患者),其中黏膜溃疡合并愈合和瘢痕形成[359]。溃疡愈合导致纤维化,引起狭窄形成。组织学上,最明显的病变是肉芽肿,可见于 50%~80% 的结核性肠炎病例(图 110.5);干酪样变很常见,但并非普遍。在大约 20% 的黏膜样本中,用抗酸染色法可检测到结核分枝杆菌,PCR 更敏感(约 65%),可在组织或粪便上进行[357]。

结核病具有很大的伪装性,几乎可以模拟任何影响胃肠道的疾病[358]。表现可以是急性、慢性或慢加急性。鉴别结核性肠炎和克罗恩病可能很困难(见后文)。最常见的主诉是非特异性慢性腹痛,80%~90% 的患者有此报告。伴随症状包括体重减轻、发热、腹泻或便秘以及便血。在大约 25%~50% 的患者中发现可触及的右下腹部肿块,因为回肠是最常见的肠道受累部位。还描述了伴有瘘管形成的肛周疾病。实验室检查结果包括轻度贫血,白细胞计数正常。并发症有肠出血、穿孔、梗阻、瘘管形成和吸收不良。穿孔并不常见,但即使在治疗期间也可能发生。肠梗阻很常见,通常是由节段性狭窄疾病引起。尽管进行了适当的药物治疗,但仍可能需要手术干预来缓解梗阻。当梗阻导致近端小肠细菌过度生长时,可能会发生吸收不良。

活动性肺结核患者以及提示肠道受累的放射学和临床表

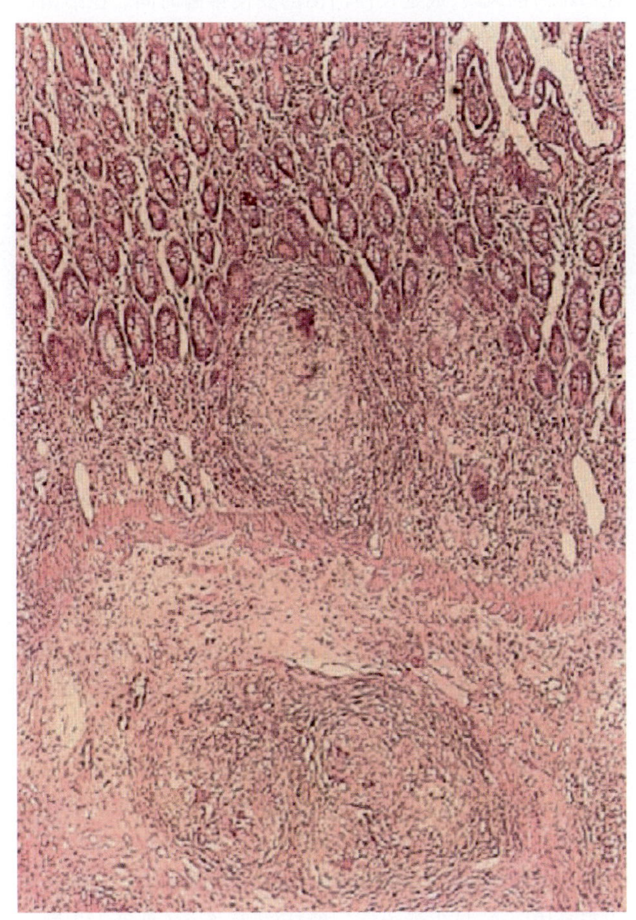

图 110.5　肠道结核患者结肠活检标本的显微照片，显示黏膜和黏膜下层肉芽肿（H&E 染色）

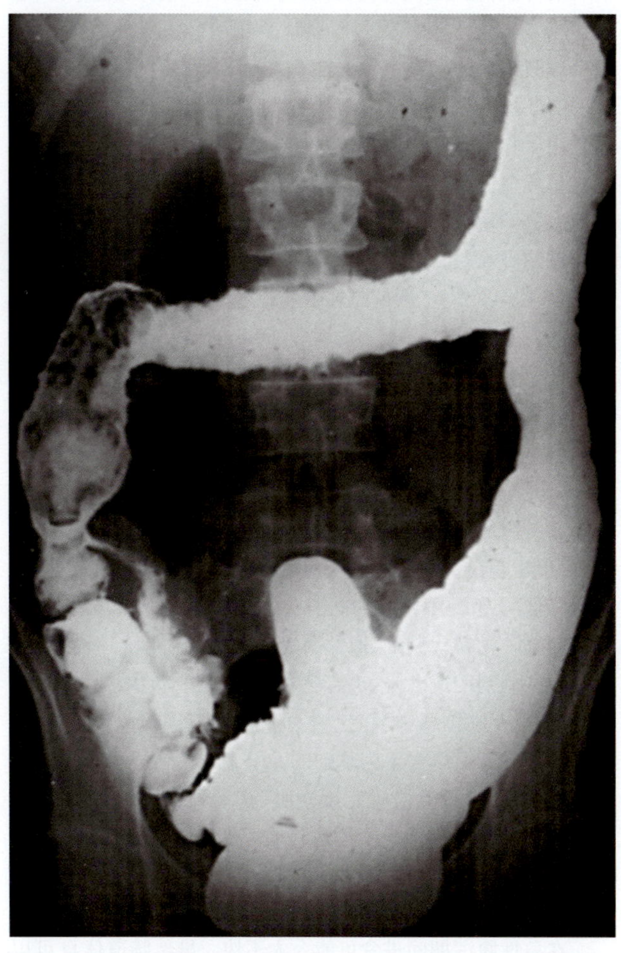

图 110.6　结肠结核患者的钡灌肠平片，显示盲肠、升结肠和横结肠广泛受累。溃疡、狭窄的结肠袋外观是结肠炎的典型表现。（Courtesy H. I. Goldberg, MD, San Francisco, CA）

现，可以确定肠道结核的推定诊断。使用活检标本进行组织病理学检查、抗酸杆菌染色/PCR 和培养（药敏试验）的结肠镜检查是最有用的诊断程序。当怀疑结核病时，要求在内镜检查室佩戴隔离面罩。结核菌素皮肤试验阳性或者作为检测结核分枝杆菌感染的替代试验，γ-干扰素释放试验不是很有帮助，因为阳性试验不一定意味着活动性疾病。此外，许多患者，尤其是老年人和艾滋病毒感染者，在面对活动性肠道结核时，皮肤试验呈阴性。

与临床特征相似，结核性肠炎的放射学表现不同[360,361]，可显示肠壁增厚伴黏膜皱襞扭曲变形、溃疡、不同程度的肠腔狭窄和假息肉形成（图 110.6）。CT 可显示回盲瓣增厚、不对称的肠壁增厚和大量淋巴结肿大伴中心坏死。盲肠因瓣膜两侧病变而收缩，瓣膜本身常扭曲变形、功能不全。钡剂灌肠或小肠造影所见的盲肠锥形变是结核病的特征，称为跳跃征（Stierlin sign）。在肥大型中，肿块可能类似于癌。肠系膜淋巴结钙化和胸片异常是有助于诊断肠道结核的其他表现。

有几种疾病可能类似于肠道结核。除了存在微生物外，克罗恩病几乎可以表现出肠道结核病的所有变化。有助于鉴别结核性肠炎与克罗恩病的特征包括：以回盲部为中心的炎性肿块；沿肠轴的横向、环周性溃疡而非线性溃疡（后者见于克罗恩病）；伴有跳跃征的回盲瓣关闭不全；以及大的（>1cm）、低密度（坏死性/干酪样）肠系膜淋巴结[361]。许多感染可酷似结核性肠炎，包括耶尔森菌病、组织胞浆菌病、放线菌病、血吸虫病、阿米巴病、梅毒和性病性淋巴肉芽肿（LGV）。结核性肠炎的腹部肿块可能提示恶性肿瘤。结肠镜检查和活组织检查在鉴别酷似疾病中至关重要。

结核病是一种应报告的疾病，如果临床怀疑，应报告公共卫生部门。在等待诊断评估结果出来之前（包括培养和药物过敏试验），对高度怀疑的病例需要经验性的抗结核治疗。应聘请结核病管理专家协助治疗管理。结核性肠炎的治疗方法一般与肺结核相似。如果结核病是正确的诊断，对治疗的临床反应通常会在 2 周内发生，但结核性肠炎的明显增生、肿块和狭窄对治疗的反应较慢。梗阻性疾病或发生肠穿孔或出血时，偶尔仍需要手术治疗。

九、治疗概述

（一）液体疗法

补液治疗是所有腹泻疾病治疗的最初目标。口服补液盐（ORS）在发展中国家应用最为广泛，可用于中度血容量不足患者的补液，也可用于初次胃肠外补液后出现严重腹泻的患者[362]。20 世纪 50 年代引入 ORS 被证明是一项医学突破，导致全球腹泻病的发病率和死亡率大幅下降。

ORS 的有效性与其电解质含量有关，其电解质含量的配方是用于弥补粪便中的损失。ORS 含有一种主动转运底物，通常是葡萄糖。ORS 的使用是基于生理学原理，即葡萄糖和其他底物即使在感染引起的分泌损失的情况下，也能增强小肠对钠的吸收（见第 101 章）。有多种 ORS 配方可用且有效（见表 110.6）[362]。即使是在呕吐患者中，也可以有效地给予少量的口服补液盐。大多数关于 ORS 的研究都是在儿童中进行的，但结果可以外推到成人。2002 年，世界卫生组织建议在患有急性非霍乱腹泻的儿童中使用降低渗透压的口服补液盐（见表 110.6）。一般而言，对渗透压降低的 ORS 的研究表明，与标准世界卫生组织口服补液盐（WHO-ORS）相比，这种配方可以显著降低排便量和呕吐发生率。虽然最初存在担忧，但根据超过 5 万名成人或儿童的研究人群的可用数据，渗透压降低的 ORS 不会增加低钠血症的风险[362]。聚合物口服补液盐是一种替代制剂，通常用大米（或其他淀粉）替代葡萄糖。这些制剂的概念是，聚合物在空肠中可产生更多的葡萄糖分子，以及在结肠中可能产生短链脂肪酸，从而增强钠和水的吸收。患者对以大米为基础的 ORS 的接受度较高、排便量减少，成本可能更低。研究还表明，基于聚合物的 ORS 优于标准的 WHO-ORS，但尚不清楚其是否优于低渗透压 ORS。

（二）饮食

在急性腹泻期间进食可能令人不快。虽然肠道休息可以部分缓解症状，但在腹泻发作期间最好适量进食。对于儿童来说，在儿童能够接受口服摄入后立即重新开始喂养尤为重要。对于成年人来说，在急性腹泻期间避免牛奶和乳制品是明智的，因为可能会发生继发性乳糖酶缺乏症。咖啡、茶、可可和可乐饮料中的咖啡因可加重腹部绞痛和腹泻。建议戒酒。急性腹泻患者通常可以接受汤、苏打饼干、香蕉、土豆泥、大米等食物。

（三）抗微生物药物

只有少数急性感染性腹泻病例可从抗菌药物治疗中获益[26,27]（见表 110.8）。即使处方抗生素治疗，对病程的临床影响也不大。较早的数据表明，对症状持续时间的影响主要发生在早期开始治疗时（症状发生后 2 天内）[363,364]，而大多数患者直到急性腹泻疾病的后期才寻求医疗。除了急性轻度或中度旅行者腹泻外，在决定使用抗生素治疗的同时，应采集液体类便样本进行诊断检测。在临床疾病患者中（如发热性痢疾），血培养也是检测全身性沙门菌病的谨慎方法。鉴于肠道病原体对抗生素的耐药率升高、肠道病原体的临床表现重叠以及无法在床旁预测致病病原体，对腹泻患者进行特异性诊断非常重要（见表 110.4）。使用抗生素的其他问题包括：可能促进不良后果，例如增加产志贺毒素大肠埃希菌（STEC）感染（见 STEC）或艰难梭菌感染引起溶血尿毒症综合征（HUS）的风险，或延长沙门菌的粪便排菌时间。在细菌性病原体中，只有艰难梭菌和霍乱弧菌是抗菌治疗免疫功能正常宿主感染性腹泻的明确指征。

经验性治疗适用于旅行者腹泻[129,130,365]和严重感染性腹泻患者，如大量腹泻和明显的临床重度腹泻患者[29,98,366]。随后，可以根据临床病程或诊断评估或二者结合分析，包括微生物实验室分离的细菌性病原体的体外抗生素敏感性试验结果，定制治疗方案。氟喹诺酮类药物或阿奇霉素通常是成人的首选药物。一些作者认为阿奇霉素是首选药物，因为其对氟喹诺酮类耐药的弯曲杆菌（常见于东南亚和尼泊尔/印度）具有活性，以及其安全性特征，包括在儿童和孕妇中的使用。氟喹诺酮类药物一般不建议儿童或孕妇使用。对氟喹诺酮类药物使用的担忧继续扩大，包括胃肠道紊乱、中枢神经系统毒性和心理健康副作用、肌腱炎、肌腱断裂、超敏反应、周围神经病变、重度低血糖（伴昏迷）、主动脉夹层或动脉瘤以及药物相互作用。氟喹诺酮类药物与累及肌腱、肌肉、关节、神经和中枢神经系统的永久性不良反应有关。由于氟喹诺酮类药物的不良反应谱及其严重程度不断增加，美国食品药品监督管理局目前指出，氟喹诺酮类药物不应用于非复杂性感染（描述为急性细菌性鼻窦炎或慢性支气管炎的细菌性加重以及非复杂性尿路感染）[367]。氟喹诺酮类药物和阿奇霉素均存在因 QT 间期延长而引起致死性心律失常的问题，特别是在那些有基础心血管疾病或潜在药物间相互作用的患者中[368]。

抗菌药物治疗的最佳持续时间尚未精确确定。除非诊断出艰难梭菌外，抗生素治疗一般持续 3~5 天（见第 112 章）。治疗 1 型痢疾杆菌时[369]，5 天环丙沙星治疗优于较短的治疗持续时间。在旅行者腹泻和霍乱中，单次给予抗生素可能就足够了。本章关于特定肠道病原体的各个章节中，包含了相关的详细信息。

（四）非特异性治疗

从字面上看，全球范围内的药房和各种医疗机构中都有数百种止泻药。许多产品是多种药物的组合，其中大多数药物在治疗上毫无价值，而另一些药物则可能存在危险。各种非处方和处方制剂可用于缓解腹泻和腹部绞痛的症状。抗胆碱能药物（如双环维林、莨菪碱）可降低肠动力，可能缓解腹部绞痛，但不会显著改善腹泻。如高岭土、果胶、活性炭等吸附剂可降低粪便流动性，但尚无证据表明这些制剂可减少肠液丢失或排便次数。

阿片类衍生物洛哌丁胺和地芬诺酯阿托品在控制中度至重度腹泻方面特别有用。它们的总体效果是增强液体转运、减慢通过时间、减少液体损失、并改善腹部痉挛。洛哌丁胺可以说是治疗急性、非血性、非发热性腹泻的最佳药物，因为它不能穿过血脑屏障，从而降低了成瘾性或其他中枢神经系统副作用的风险。它还具有增加肛门括约肌张力的额外特性。使用洛哌丁胺治疗往往能在治疗的第一天内快速改善症状。临床经验在很大程度上消除了[353]抗动力药物可能加重痢疾病例的担忧[370]。尽管如此，不推荐这些药物用于急性重度结肠炎患者，无论是感染性还是非感染性[365]。

次水杨酸铋可能有助于降低粪便流动性和频率，副作用发生率较低（见“旅行者腹泻”章节）。该药物分别基于其铋和水杨酸基团具有抗菌、抗分泌和抗炎特性。

益生菌的讨论见第 130 章。

（程卓　闫秀娥 译，黄永辉　刘军 校）

参考文献

第 111 章　食物中毒

Jennifer Katz 著

章节目录

食物中毒定义为因食用被细菌、细菌毒素、寄生虫、病毒或化学物质污染的食物引起的疾病。已明确病因的疾病暴发百分比已从 1998 年的 40% 显著增加到 2002 年的 67%，并与目前的情况保持一致。在 2015 年的一份报告中，细菌占突发食源性疫情的 54% 的，而病毒占 38%，其余归因于寄生虫和化学物质。美国疾病预防与控制中心（CDC）根据监测网络的数据估计，每年约有 4 800 万美国人患病，其中 12.8 万人住院，3 000 人死于食源性疾病。只有一半的暴发可确定一种病因，最典型的是诺如病毒（37%）和非伤寒沙门菌（34%）[1]。另外 3 840 万例国内获得性食源性疾病是由不确定的病原体引起的，包括已知可引起急性胃肠炎的细菌、可能未被认为通过食物传播的病原体（如艰难梭状芽孢杆菌）和尚未确定的病原体[2]。

食源性疫情突发的定义有两个标准：2 人或 2 人以上出现相似疾病，通常是胃肠道疾病；流行病学或实验室调查表明食物是疾病的来源。表 111.1 列出了与食源性疾病有关的病原体的全面清单[3]。较新的粪便检测方法，如薄膜阵列胃肠面板，可通过 PCR 同时检测 22 种肠道病原体，可能更容易确定胃肠道疾病的病因，因为该面板快速、灵敏、特异、操作简单。然而，其他新的挑战也出现了。食品贸易的全球化，加上集中加工和广泛分配，为食源性疫情在国家之间随意传播提供了机会，而肉类工业中不加选择地使用抗生素已导致微生物对治疗日益产生耐药性[4]。

表 111.1　2006 年美国食源性疾病的估算发病率和相关死亡率

病原体	估计病例总数	食源性传播/%	死亡数量	死亡率^a/%
细菌				
布氏杆菌	839	50	1	0.9
弯曲杆菌	845 024	80	76	0.1
大肠杆菌				
O157:H7（EHEC）	63 153	68	20	0.5
非 O157:H7（非 EHEC）	112 752	82	0	0.3
单核细胞增生性李斯特菌	1 591	99	255	15.9
伤寒杆菌	1 821	96	0	0
伤寒样沙门菌	1 027 561	94	378	0.5
志贺杆菌	131 254	31	10	0.1
副溶血弧菌	34 664	86	4	0.9
创伤弧菌	96	47	36	34.8
A 组链球菌	97 656	90	29	2
蜡样芽孢杆菌	63 400	100	0	0
肉毒杆菌（食物肉毒中毒）	55	100	9	17.3
产气芽孢杆菌	965 958	100	26	<0.1

表111.1　2006年美国食源性疾病的估算发病率和相关死亡率(续)

病原体	估计病例总数	食源性传播/%	死亡数量	死亡率[a]/%
葡萄球菌所致的	241 148	100	6	<0.1
链球菌所导致的	11 217	100	0	0
寄生虫				
隐孢子虫	57 616	8	4	0.3
环孢子虫	11 407	99	0	0
肠兰伯氏鞭毛虫	76 840	7	2	0.1
刚地弓形虫	86 686	50	327	0.2
旋毛虫	156	100	0	0.2
病毒				
星状病毒	15 433	<1	0	<0.1
诺如病毒和诺瓦克样病毒	5 461 731	26	149	<0.1
轮状病毒	15 433	<1	0	<0.1
甲型肝炎病毒	1 566	7	7	2.4
札幌病毒	15 433	<1	0	<0.1
总数	9 388 075	–	1 351	

[a] 经实验室确诊的疾病。
EHEC,肠出血性大肠杆菌。
From Scallan E, Hoekstra RM, Angulo FJ, et al. Foodboren illness acquired in the United States—major Pathogens. Emerg Infect Dis 2011;17:7-15.

一、接诊患者的方法

所有疑似食源性疾病的患者都应获得详尽的病史。食源性疾病的症状彼此相似,但需要阐明的细节应包括摄入的食物(框111.1);从摄入到出现症状的时间间隔;摄入食物的人数和患病人数;以及制备和储存可疑食物的方法(如野餐、家庭罐装食品、餐厅食品)(表111.2)[5]。

框111.1　与特定食物或饮料相关的微生物和食源性疾病

牛肉和猪肉
沙门菌
金黄色葡萄球菌
产气荚膜菌
肠出血性大肠杆菌
蜡样芽孢杆菌
结肠炎耶尔森杆菌
单核细胞增多性李斯特菌
布鲁菌
旋毛虫

中国食物
蜡样芽孢杆菌(在炒米饭中)
谷氨酸钠中毒

鸡蛋
沙门菌
金黄色葡萄球菌

鱼类
肉毒梭菌中毒
鱼肉毒中毒
鲭鱼毒素中毒
阔节裂头绦虫
海兽胃线虫症

蜂蜜
肉毒梭菌中毒

牛奶和奶酪
沙门菌
弯曲杆菌
EIEC和EHEC
结肠炎耶尔森杆菌
A组链球菌
布鲁菌
单核细胞增多性李斯特菌

家禽
沙门菌
金黄色葡萄球菌
弯曲杆菌
产气芽孢杆菌
单核细胞增多性李斯特菌

甲壳类动物
副溶血弧菌
霍乱弧菌(O1和非O1)
甲型肝炎
诺如病毒和诺瓦克样病毒
麻痹性贝类中毒
毒害神经的贝类中毒

蔬菜
肉毒杆菌
沙门菌
志贺杆菌
蜡样芽孢杆菌
诺如病毒

EHEC,肠出血性大肠杆菌;EIEC,肠侵袭性大肠杆菌。
From Bishai WR, Sears CL. Food poisoning syndromes. Gastroenterol Clin North Am 1993;22:579-608.

表 111.2 细菌性食物中毒的特征

微生物	常见的载体	中位潜伏期/h(范围)	初期毒素	临床表现	中位持续时间、天数(范围)	二次罹患率/%	诊断材料的来源
蜡样芽孢杆菌	炒饭,香草酱,奶油,肉丸,煮牛肉,烤鸡	2(1~16) 9(6~14)	热稳定 热不稳定	V,C,D D,C,V	0.4(0.2~0.5) 1(1~2)	0	呕吐物、大便、相关的食物
空肠弯曲菌	牛奶,鸡肉,牛肉	48(24~240)	未知	D,F,C,B,H,M,N,V	7(2~30)	25	大便,直肠拭子
产气芽孢杆菌	牛肉,火鸡,鸡肉	12(8~22)	热稳定	D,C(N,V,F 少见)	1(0.3~3)	0	大便,直肠拭子,食物,食物表面
大肠杆菌	沙拉,牛肉	24(8~44) 96(24~120)	热稳定 热不稳定	D,C,N,H,F,M F,M,D,C	3(1~4)	0	呕吐物、大便、相关的食物
O157:H7 大肠杆菌			志贺样毒素	B,C,F,溶血尿毒症综合征			
单核细胞增多性李斯特菌	牛奶,生蔬菜,凉拌卷心菜,乳制品,家禽,牛肉	?	未知	D,F,C,N,V,B	?	10	大便,直肠拭子
沙门菌属	鸡蛋,肉类,家禽	24(5~72)	毒素作用未明	D,C,N,V,F,H,B(罕见),肠热病	3(0.5~14)	30~50	来自患者和食物准备者的粪便、直肠拭子;生食
志贺菌	牛奶、沙拉(土豆、金枪鱼、火鸡)	24(7~168)	毒素作用未明	C,F,D,B,H,N,V	3(0.5~14)	40~60	来自患者和食物准备者的粪便、直肠拭子;相关的食品
金黄色葡萄球菌	火腿,猪肉,牛肉罐头,奶油酥皮	3(1~6)	热稳定	V,N,C,D,F(少见)	1(0.3~1.5)	0	粪便、呕吐物;食物或与食物接触的表面;鼻子,手,食品制备者的化脓性病变
副溶血弧菌	海鲜(很少有盐水)或咸菜	12(2~48)	毒素作用未明	D,C,N,V,H,F,B(少见)	0	0	粪便,直肠拭子;食物表面;海水
小肠结肠炎耶尔森杆菌	巧克力牛奶或生牛奶,猪肉	72(2~144)	热稳定	F,C,D,V,关节炎,肠系膜淋巴结炎,皮疹	7(2~30)	20	来自食物准备者的大便

B,血性腹泻;C,腹部绞痛;D,腹泻;F,发热;H,头痛;M,肌痛;N,恶心;V,呕吐。

From Snydman DR. Food poisoning. In:Gorbach SL, Bartlett JG, Blacklow NR, editors. Infectious diseases. Philadelphia:WB Saunders;1992. p 771.

某些食源性疾病在某些季节更为常见[6,7]。例如，在夏季，由沙门菌、志贺菌和金黄色葡萄球菌引起的疾病很容易发生。由空肠弯曲杆菌引起的疾病在春季和秋季更为常见，而产气荚膜梭菌在夏季暴发的频率最低。蜡样芽孢杆菌和诺如病毒引起的感染一年四季都有。

除了考虑致病菌及其载体外，还必须注意宿主的易感性。例如，患有肝病的人每年感染创伤弧菌的比率和死于创伤弧菌的比率分别是没有肝病的成年人的 80 倍和 200 倍[8,9]。由于疾病本身或药物控制而导致免疫系统受损的患者，以及处于幼年、老年或怀孕的患者，r 罹患与食源性疾病相关的感染和死亡的风险增加。例如，47% 的普通变异免疫缺陷患者被发现感染贾第鞭毛虫、弯曲杆菌或沙门菌。胃酸是抵抗感染的一种自然防御机制，这可能由于胃手术或使用 PPI 而削弱。有证据表明，胃酸缺乏者或使用 PPI 或 H2RA 治疗的患者更容易感染弯曲杆菌、大肠杆菌 O157、单核增生李斯特菌、沙门菌。与健康对照组相比，大肠杆菌、志贺菌和霍乱弧菌的感染率较高[10]。

感染后的症候群也可以为病原菌提供线索。症候群可分为恶心呕吐、非炎症性腹泻、炎症性腹泻、神经系统症状和全身或其他症状（见表 111.2）[6]。

二、细菌性食物中毒

以下主题按其报告频率的顺序进行讨论。

（一）产气荚膜梭菌

产气荚膜梭菌是一种主要的食源性病原体，可引起呕吐和腹泻。这种疾病是由产气荚膜梭菌 A 型菌株产生的肠毒素引起的。一种更严重、往往致命的食源性疾病，也被称为坏死性肠炎，是由产气荚膜梭菌 C 型引起的。

1. 微生物学

梭状芽孢杆菌是革兰氏阳性菌，可形成孢子，专性厌氧菌，可以在人和动物的正常肠道菌群和土壤中找到。虽然是厌氧菌，但产气荚膜梭菌具有显著的耐氧性，暴露在氧气中可存活长达 72 小时。产气荚膜梭菌有多种菌株，产生不同的毒素；根据存在的细菌菌株和毒素不同，症状不同。产气荚膜梭菌的食物中毒综合征是由一种不耐热的蛋白质肠毒素引起，其功能更确切地说是一种分泌性细胞毒素，它是孢子外壳的结构成分，在孢子形成过程中形成梭状芽孢杆菌细胞毒素[11]，在回肠中活性最大，抑制葡萄糖转运，破坏肠上皮细胞，导致肠蛋白丢失[12]。

2. 流行病学和发病机制

产气荚膜梭菌流行的特点是发病率高，受影响人数多，通常每次暴发 40~50 人。潜伏期 8~14 小时不等，但最长可达 22 小时。在几乎每一次梭状芽孢杆菌食物中毒的暴发中，家禽或烤、煮、炖或蒸肉是感染的媒介。通常，肉是大块煮的，这样热量和内部压力不足以杀死孢子。所涉及的食物总是会经过一段冷却不充足的时期，在此期间孢子仍然可以发芽。这种生物体在 15~50℃ 的温度下快速繁殖，除非食物被重新加热到非常高的温度，否则食物中会含有许多活的生物体。尽管通过适当的食物处理在很大程度上是可以预防的，但由于产气荚膜梭菌食物中毒引起的大规模疫情，仍然经常有引起致命后果的报道[13]。

3. 临床特征

A 型产气荚膜梭菌食物中毒的特征是水样腹泻，严重的腹部绞痛，通常在餐后 8~24 小时开始呕吐。一般没有发热、发冷、头痛或其他感染症状。这种疾病持续时间短，通常持续不到 24 小时。在虚弱或住院的患者中很少有死亡病例，死亡通常是由脱水引起的。不需要特殊的治疗。

4. 坏死性肠炎

坏死性肠炎是空肠和回肠的一种节段性坏死性感染，是由产气荚膜梭菌 C 型 β-毒素引起，这种疾病最早出现在第二次世界大战后的德国，当时有 400 多人因食用腐臭肉类而感染。β-毒素通常被胰蛋白酶灭活，但当摄入低蛋白饮食时，胰蛋白酶的活性会降低，或烹饪技术不当时，就会出现这种疾病。在巴布亚新几内亚也发生过类似的疫情，与食用未煮熟的猪肉有关，被称为坏死性肠炎（pigbel），指的是烤猪盛宴后的腹痛[14,15]。在营养不良的病人中，特别是像巴布亚新几内亚的儿童，他们的饮食主要由红薯组成，而红薯含有一种不耐热的胰蛋白酶抑制剂，毒素无法被灭活，继而发生透壁性肠坏死。纤维蛋白性血栓堵塞固有层和黏膜下层的浅表动脉和静脉是这种疾病的特征，动物研究表明血管血栓引发肠坏死是产气荚膜梭菌 C 型感染的典型症状[16]。坏死性肠炎在美国可能很少遇到，因为它与食用猪肠有关（加工后的猪肠；美国南部非洲裔美国人的传统节日食物）[15]。因发生肠穿孔、败血症和出血导致 40% 的死亡率。幸运的是，这种疾病罕见。对于不复杂的病例，采取对症和支持治疗。

（二）金黄色葡萄球菌

凝固酶阳性金黄色葡萄球菌是美国食物中毒的常见原因；在 1973 年之前，它是主要原因。引起肠炎的是毒素，而不是细菌本身。

1. 微生物学

已报道 20 多种葡萄球菌肠毒素，所有这些肠毒素都具有超抗原活性，从而引起 T 细胞的非特异性激活，导致大量细胞因子释放。肠毒素由 220~240 个氨基酸组成，大小为 22~28kD。毒素具有显著的序列变异，但折叠后具有相似的三维结构[17]。金黄色葡萄球菌肠毒素对冷冻、加热和低酸度有抵抗力，使毒素能够在标准的食物制备技术中存活，并完好无损地通过胃[18]。除了具有呕吐活性的肠毒素外，金黄色葡萄球菌还产生所谓的金黄色葡萄球菌超抗原样蛋白，这些蛋白在灵长类动物模型中不产生呕吐作用，或尚未进行测试，但具有多种免疫和功能作用。

2. 流行病学

葡萄球菌食物中毒的潜伏期很短，约为 3 小时，潜伏期范围为 1~6 小时。由于该疾病是由摄入预先形成的毒素引起的，这种疾病通常聚集在一个家族或群体中，发病率很高。许多食物都与这种形式的食物中毒有关；然而，葡萄球菌更容易在高盐浓度的食物（如火腿或罐头肉）或高糖含量的食物（如蛋奶沙司和奶油）中生长。毒素的传播主要是在切割、切片、磨丝、研磨或混合食品的制备过程中，由食品操作人员将产毒金黄色葡萄球菌菌株传播到食品。

3. 发病机制

葡萄球菌食物中毒有 3 个条件：产生肠毒素的葡萄球菌污染食物、食物为微生物提供良好的生长环境，以及微生物繁殖的适宜时间和温度。

4. 临床特征

葡萄球菌食物中毒的典型症状是大量呕吐、恶心和腹部痉挛，通常在摄入可疑食物 1~6 小时后出现腹泻。呕吐是主要的初始症状，可导致严重的代谢性碱中毒。发热不常见。低血压和明显的血压下降很少发生。通常在 24~48 小时内恢复。摄入典型食物之后几个小时发生典型症状是疾病诊断的基础。大多数葡萄球菌食物中毒患者不去看医生，但更严重的病例可能需要支持性护理，特别是补液和碱中毒的治疗。目前尚无特殊的治疗方法。

（三）蜡样芽孢杆菌

蜡样芽孢杆菌是一种需氧、形成孢子的革兰氏阳性杆菌，与 2 种临床类型的食物中毒有关：腹泻综合征和呕吐综合征[19]。虽然与同一种微生物有关，但这两种综合征是由不同的毒素引起的，具有不同的流行病学。

1. 腹泻综合征

蜡样芽孢杆菌腹泻是由一种不耐热的肠毒素引起，它通过激活肠上皮细胞中的腺苷酸环化酶引起肠分泌，这一作用类似于霍乱毒素。是否真的摄入或在体内产生引起腹泻的不耐热肠毒素尚未得到证实；然而，腹泻的潜伏期太长，不可能由预先形成的毒素引起，而且需要大量接种物才能致病，观察结果表明肠道定植是必要的。滞留时间中位数为 9 小时，范围为 6~14 小时。临床表现为腹泻（96%）、弥漫性腹部绞痛（75%）和部分呕吐（23%）[19]。发热不常见。疾病持续时间为 20~36 小时不等，中位数为 24 小时。最初关于蜡样芽孢杆菌引起腹泻的报告与食用受污染的肉丸有关，但在许多食物中，包括奶油、布丁、肉类、香料、土豆干、奶粉、香草酱汁和意大利面酱，大约 25% 的食物中发现了蜡样芽孢杆菌的腹泻菌株，所有这些食物在烹饪之前都受到了污染[20]。如果在食物制备过程中长时间保持 30~50℃ 的温度，微生物则会生长。然而，孢子可以在极端温度下存活，当相对缓慢地冷却时，它们就会发芽，大量繁殖并产生复杂的毒素。没有证据表明蜡样芽孢杆菌的人类传播或其他污染方式在传播中起作用。通常由于症状持续时间短，不需要治疗。

2. 呕吐综合征

蜡样芽孢杆菌比腹泻综合征更常见。呕吐综合征是由于摄入了一种预先形成的热稳定性肠毒素而引起。当把从引起呕吐的菌株培养物中提取的无细胞滤液喂给恒河猴时，既不会产生肠道分泌，也不会产生腹泻[21]。呕吐综合征的潜伏期很短，约为 2 小时，因为毒素已预先形成。几乎所有受感染的人都有呕吐和腹部痉挛。只有三分之一的患者出现腹泻，可能是因为实际产生了呕吐和腹泻两种毒素。病程 8~10 小时不等，中位数为 9 小时；这种疾病通常轻微和自限，所以不需要特殊的治疗。几乎所有报告的涉及呕吐毒素的病例都暗示炒饭是载体[19]。这种疾病被归因于中国餐馆的一种常见做法，即让大量煮熟的米饭在没有冷藏的情况下沥干水分，以避免结块。在炒饭的最后准备过程中，快速油炸不会产生足够的热量来破坏预先形成的热稳定性毒素。在英国，发现几乎近 90% 的生米都有蜡样芽孢杆菌定植，尽管其数量相对较少[22]。

（四）弧菌属

弧菌属是革兰氏阴性弯曲杆菌，在海洋、河口和淡水系统中自然存在。十几种弧菌可引起人类疾病；由霍乱弧菌引起的疾病称为霍乱，在第 16 章中对此进行了讨论。弧菌病最常见于副溶血弧菌、创伤弧菌和溶藻弧菌。感染发生在食用生的或未煮熟的贝类，特别是牡蛎，或当开放性伤口暴露在微咸水或海水中时。从 1996 年到 2010 年，弧菌病的发病率增加了两倍，大多数病例发生在 5 月至 10 月的温暖月份。这种增加的原因尚不清楚，但可能是沿海水域变暖的结果，有助于生物体的生长和持续存在[23,24]。

副溶血弧菌的潜伏期为 2~48 小时，之后出现的症状包括腹痛、腹泻和呕吐。创伤弧菌的潜伏期为 1~7 天，症状表现为持续的伤口感染。肝病患者或免疫功能低下的患者特别容易感染弧菌，更有可能出现严重的感染性休克（副溶血弧菌）或水疱性皮肤损伤（创伤弧菌），甚至可能需要截肢。在美国，95% 以上的与海鲜相关的死亡都是由创伤弧菌引起的。然而，大多数患者在大约 3 天后康复，没有长期影响；在严重或迁延性疾病中，可以使用抗生素，但它们不能降低疾病持续期间的严重程度[25]。

（五）单核细胞增生性李斯特菌

李斯特菌是革兰氏阳性高度活动性杆菌，是最致命的食源性病原体之一。单核细胞增生性李斯特菌是与食源性李斯特菌病相关的物种。

李斯特菌病与较高的住院率（估计为 94%）和死亡率（病死率为 16%）有关。事实上，李斯特菌占所有食源性疾病死亡的 19%[3]，在高危人群中，据报告 20%~30% 的食源性李斯特菌病是致命的。李斯特菌是兼性厌氧菌，相对耐热，可以在低至 0℃ 的温度下生长，并在冷藏条件下繁殖。李斯特菌已从人类和动物的肠道以及污水和井水中分离出来。李斯特菌病可作为疫情暴发的一部分或偶尔发生。据报道，传染媒介为生的和未经巴氏消毒的牛奶、软奶酪、凉拌卷心菜、虾、米饭沙拉、猪肉菜肴和生蔬菜[26,27]。可从生家禽、牛肉或猪肉、预包装肉类产品、奶酪和生蔬菜中培养李斯特菌。

李斯特菌病是一种与菌血症相关的全身性疾病，可表现为脑膜炎、脑炎或化脓性肉芽肿或穿过胎盘引起自然流产。腹泻和痉挛等肠道症状通常先于发热和菌血症。在相当比例的中枢神经系统李斯特菌病幸存者中可引起不可逆的神经后遗症。免疫功能正常者偶尔会出现发热性肠胃炎，通常不会并发菌血症[28]。这种微生物易攻击老年人、免疫抑制患者和孕妇，而且感染后症状明显严重。为什么孕妇如此容易感染李斯特菌病还不清楚。因为抗肿瘤坏死因子-α 药物阻断了宿主对许多病原体（特别是细胞内细菌如单核细胞增多杆菌）的反应，从而增加了患病的风险，正在使用这些药物治疗的 IBD 患者应意识到这一风险，并建议避免高风险食物[29]。

(六) 肉毒梭状芽孢杆菌

肉毒杆菌中毒是一种罕见的食源性疾病，是由于暴露于肉毒梭状芽胞杆菌菌株分泌的神经毒素所致。2016 年，美国疾病控制与预防中心报告了 205 例肉毒中毒病例，其中大多数是婴儿（73%），其次是食源性疾病（14%）和伤口感染（12%）。虽然食源性肉毒杆菌中毒相对少见，但它是所有细菌毒素介导的食源性疾病中最致命的，也是唯一可获得特定有效治疗的疾病[30]。

1. 流行病学

食源性肉毒杆菌中毒是由于摄入保存不当的罐装蔬菜、沙拉、肉类和鱼类中预先形成的毒素后发生。在美国，疫情通常与烤土豆、奶酪酱、炖牛肉和大蒜食用油有关，而罐头食品占家庭自制食物事件的大多数。在美国的监狱里，由土豆皮或其他蔬菜水果残渣、糖和水制成的监狱酒或烈酒，也被称为监狱啤酒，已成为肉毒中毒的重要原因。大量的病例发生在阿拉斯加，与用传统方法发酵或保存美洲土著食物，如鲸鱼或海豹有关[31]。

婴儿肉毒杆菌中毒是由于活的肉毒杆菌定植于婴儿胃肠道，然后分泌少量毒素时发生。低浓度的毒素吸收会导致嗜睡、喂养不良、便秘、肌肉张力减弱和微弱的叫声。婴儿肉毒杆菌毒素的来源尚不清楚，但家庭灰尘、土壤和喂养中的蜂蜜被认为是可能的来源。建议不要给婴儿食用蜂蜜。

2. 发病机制

肉毒梭状芽胞杆菌和密切相关梭状芽孢杆菌均是孢子形成的厌氧微生物，这种微生物，而不是毒素，是耐热的，能够在摧毁非孢子生物的食品保鲜技术中存活。有 7 种血清学上不同的肉毒杆菌毒素，用字母 A~G 表示。用特定类型的血清学试剂中和用于区分血清型。A 型、B 型、E 型和 F 型是导致大多数人类肉毒杆菌中毒的病原[32]，产生神经毒素的丁酸梭菌和巴拉蒂梭菌对人类肉毒血症的反应不太常见。毒素产生发生在厌氧、低溶质和低酸条件下。

肉毒梭状芽胞杆菌通常不能在成人肠道中复制，尽管这种毒素是酸稳定的，可以完整地穿过胃。在吸收后，肉毒杆菌毒素与脑神经和周围神经的突触前胆碱能神经末梢不可逆地结合，从而导致乙酰胆碱释放受到抑制，并因阻断自主运动和自主胆碱能连接而出现特征性的临床综合征。

3. 临床特征

摄入肉毒杆菌毒素最初会导致胃肠道症状，包括恶心、呕吐、腹痛和腹泻，通常在摄入毒素后 18~36 小时内出现[33]。一旦出现神经系统症状，便秘就很常见。口干、复视和视力模糊后会出现构音障碍、呼吸困难、吞咽困难和外周肌无力。典型的对称性下行性麻痹从脑神经开始，然后影响上肢、呼吸肌，最后影响下肢。如果不进行机械通气，呼吸肌麻痹可导致呼吸衰竭和死亡，而高级皮质功能不受影响。

4. 诊断

任何急性发作胃肠道、自主神经系统和脑神经功能障碍的患者都应怀疑患有肉毒杆菌中毒，特别是如果患者最近食用了家庭罐装食品。肉毒杆菌中毒患者的脑部 MRI 或 CT 和腰椎穿刺结果均正常，但肌电图可显示特征性异常。如果怀疑是食源性肉毒杆菌中毒，应检测粪便、血清和相关食物中的肉毒杆菌神经毒素。这些测试是在一些州卫生部门实验室和美国疾病控制与预防中心进行的。

5. 治疗

辅助机械通气的支持性治疗有助于大大降低肉毒中毒的死亡率。在任何不明原因的瘫痪病例中，必须尽早考虑肉毒中毒的诊断，如果诊断可信，应使用抗毒素。七价肉毒杆菌抗毒素只能通过美国疾病控制与预防中心获得，包含 7 种血清型的抗体。要获得抗毒素，医生需要直接联系所在州卫生部门的紧急热线或美国疾病控制与预防中心。

速度是成功治疗的关键，因为毒素一旦与突触前神经末梢结合，抗毒素就无法取代毒素，抗毒素只能结合游离的循环毒素。一旦出现症状，抗毒素的有效性就会大大降低。在对 134 例 A 型肉毒毒素介导的疾病病例的回顾性分析中，在病程早期接受抗毒素治疗的患者死亡率为 10%，而在症状出现后 24 小时以上，接受抗毒素治疗的患者死亡率为 15%，在根本没有接受抗毒素治疗的患者死亡率为 46%[34]。接受抗毒素治疗的患者平均住院 10 天，而未接受抗毒素治疗的患者为 56 天。目前建议对每位 17 岁以上的暴露成年人，服用一小瓶静脉注射用抗毒素。该建议是基于这样的计算：即每小瓶都有足够的中和抗体（针对 A 型、B 型和 E 型）其结合的毒素效价是 CDC 迄今为止记录的最高效价的 100 倍。

(七) 炭疽杆菌

虽然大多数炭疽感染是皮肤接触或吸入受感染孢子的结果，但摄入受感染的动物组织也会导致胃肠道疾病。吸入性炭疽的死亡率最高，其次是脑膜脑炎和胃肠道炭疽。

1. 微生物学

炭疽芽孢杆菌是一种在土壤中发现的需氧、革兰氏阳性、孢子形成的不动芽孢杆菌。内生孢子可以在土壤中休眠多年。炭疽孢子在营养丰富的环境中发芽。植物性炭疽杆菌合成了一种抗吞噬细胞聚谷氨酸/胞囊和一种由保护性抗原、水肿因子和致死因子组成的毒素复合物[35]，保护性抗原作为水肿和致死因子的结合位点。水肿因子是一种钙调素依赖性腺苷酸环化酶，可引起细胞内 cAMP 的增加，并导致与炭疽感染相关的严重肿胀。致死因子刺激巨噬细胞释放 TNF-α 和白细胞介素（IL）-1，这有助于炭疽感染毒的血症死亡，其特征是高度菌血症和多系统器官衰竭。

2. 流行病学

食用受感染动物的内生孢子污染的肉类是胃肠道炭疽的主要传播方式，尽管这种情况罕见。炭疽在中美洲和南美洲、撒哈拉以南非洲、中亚和西南亚、南欧和东欧以及加勒比地区的农业地区最为普遍。炭疽在美国很少见，但在野生和家养放牧动物中偶尔会暴发。2005 年，在 3 名伊朗家庭成员中发现了炭疽病，他们食用了一只发现受炭疽芽孢杆菌污染的病羊的半熟肉。其中两例出现胃肠道疾病，表现为发热、腹痛、恶心和呕吐，第三例因发热、喉咙痛和颈部肿痛入院。1 例患者在脑脊液和血液培养中发现了炭疽杆菌，但尽管进行了积极治疗，仍死亡；其余患者对青霉素 G 反应良好，均痊愈[36]。

3. 致病机制

内生孢子通过胃肠道黏膜进入体内后会引发感染。巨噬细胞吞噬内生孢子，然后在肠系膜淋巴结中发芽形成植物性细菌。细菌随后从巨噬细胞中释放出来，在局部淋巴系统中繁殖，并进入血液。外毒素复合物的释放会导致局部组织损伤，出现大量水肿、黏膜溃疡和全身性毒血症。

4. 临床特征

摄入感染动物的生肉或未煮熟的肉约 1~7 天后，会出现恶心、呕吐、腹痛和发热。患者通常会迅速出现恶化的症状，表现为血性腹泻、弥漫性腹痛伴反跳痛，偶尔还可出现血尿。2~4 天后会出现脓性腹水。肠溃疡通常发生在回肠和盲肠区域，是肠炭疽的主要表现。从人类粪便标本中可分离出炭疽杆菌；然而，在粪便培养中不常检测到这种微生物，因此建议对有炭疽临床症状的患者，收集其血液或腹水进行培养或 PCR[37]。50% 以上的发作是致命的，死亡是由于毒血症、肠穿孔或出血和体液丢失引起的休克。

口咽炭疽是一种不太常见的感染形式，当孢子沉积在口咽时会发生。症状包括发热、严重的喉咙痛和吞咽困难，吞咽困难可发展为呼吸窘迫。检查常发现颈部明显肿胀，淋巴结炎和被假膜覆盖的咽部溃疡。尽管症状相对严重，但这种形式的感染往往比胃肠道疾病轻，很少致命。

5. 治疗和预防

由于胃肠道炭疽杆菌感染有发展为败血症或死亡的倾向，因此应作为全身性疾病及时积极治疗[37]。一些炭疽芽孢杆菌菌株表达可诱导 β-内酰胺酶，因此初始治疗应使用环丙沙星。因为严重病例的死亡风险更高，建议在这些情况下添加利福平或克林霉素，或两者兼用。青霉素和多西环素在无耐药性的情况下对炭疽杆菌都有很高的活性。炭疽疫苗由一种减毒菌株的无菌滤液组成，可供美国军方使用，但平民不能使用。

三、鱼类中毒

鱼类海洋毒素引起的食物中毒是一个世界性的问题。其中最常见的是雪卡毒素和鲭鱼毒素[38,39]。

（一）雪卡毒素中毒

雪卡毒素（西班牙语：雪卡，海蜗牛）中毒表现为胃肠道和神经系统症状。尽管雪卡毒素中毒在南太平洋和加勒比地区最为常见，但由于热带渔业海产品的国际贸易不断扩大，雪卡毒素中毒已成为非疫情地区消费者的一种危险[40]。这是全球最常见的与食用鳍鱼有关的食源性疾病，约占美国鱼类相关疫情的一半[41]。

400 多种鱼类与雪卡毒素中毒有关，包括石斑鱼、红鲷鱼、琥珀鱼和海豚。这种疾病是由食用了含有甲藻毒素的鱼肉引起的。当小鱼被大鱼吃掉时，毒素集中在食物链的上游。这些鱼没有受到毒素的影响，它们看起来没有变质，味道也正常。最常见的毒素是雪卡毒素，一种海洋皂苷，但也可能涉及其他许多毒素[42]，毒素既耐热又耐酸，可以在保存（冷冻）和制备（烹饪）过程中存活。

在食用受污染的鱼类后 3~6 小时出现胃肠道症状，通常表现恶心、呕吐、食欲缺乏、腹部绞痛和腹泻等症状。也可出现出汗和头痛。摄入后 3~72 小时会出现各种神经系统症状，包括感觉异常、视力模糊、神经麻痹和与温度相关的感觉障碍（如冷热逆转）。心血管症状包括心动过缓、心脏传导阻滞和低血压。症状及其严重程度的变化，可能取决于所吃鱼类的种类，也可能取决于所摄入的毒素或毒素的类型和数量。

腹泻是细胞内钙离子变化介导的毒素刺激肠道分泌的结果。神经系统症状是电压依赖性神经钠通道改变的结果。疾病可持续 1 个月，但很少会持续 1 年。在 3%~20% 的患者中会出现雪卡毒素中毒的慢性影响，如疲劳、肌痛和头痛，摄入咖啡因或酒精可能会加重或诱发这些影响。死亡罕见，通常是由于心血管衰竭造成的。

诊断是基于临床怀疑和相应的体征和症状。没有可用的验证性试验，也没有特定的治疗方法，治疗是支持性的。在严重情况下，静脉注射甘露醇可能会有所帮助。

（二）鲭鱼毒素中毒

鲭鱼（或金枪鱼）中毒是一种常见但报道不足的疾病，经常被误诊为鱼类“过敏”。它发生在食用冷藏不良或储存不当的鱼类后，导致细菌增殖。细菌使鱼类肌肉中的组氨酸脱羧，产生高水平的组胺。这些鱼看起来没有变质，但尝起来可能有胡椒味，烹饪或冷冻不会破坏组胺。在摄入新鲜或罐装鱼类，或食用金枪鱼沙拉或金枪鱼汉堡等食物后，可发生这种疾病。最常见的鱼类是金枪鱼、鲭鱼和鲣鱼等深色肉鱼类，但鲭鱼类中毒也可发生在摄入鲯鳅鱼、蓝鱼、旗鱼或鲑鱼时。

通常在摄入受污染的鱼类 1 小时后开始出现临床症状。症状和体征包括潮红、发热、红斑皮疹、瘙痒、心悸和心动过速。患者还可出现头痛、视力模糊和呼吸窘迫。偶尔，呼吸窘迫是由面部和舌部肿胀引起的。这种疾病通常在 12 小时内自行消退，没有任何后遗症。诊断是基于典型的体征和症状。如果在急性期检测血浆组胺水平可能会升高。治疗是支持性的，包括服用抗组胺药。

（三）河豚毒素中毒

河豚毒素（TdT）中毒最常见的原因是吃河豚（河豚）的肉，河豚是日本的一种寿司美食，尽管 TdT 也可能存在于许多其他鱼类以及一些软体动物、螃蟹、蝾螈和青蛙中[43]。河豚是由经政府认证的受过专门训练的厨师烹制，以提供不含 tdt 的鱼肉，包括肝脏、性腺和皮肤，大多数中毒发生在食用了未经认证的人烹制的鱼后。TdT 被认为是由与河豚相关的细菌或甲藻合成的。它是一种热稳定的水溶性分子，作用于神经组织中的钠通道，以防止去极化和动作电位在中枢和外周神经细胞中的传播。症状通常发生在摄入后 15 分钟至数小时内，包括舌和口周感觉异常，随后是面部和四肢麻痹和麻木、流涎、恶心、呕吐和伴有腹痛的腹泻。随后出现虚弱、通气不足和说话困难，接着是呼吸肌麻痹、心律失常、低血压、癫痫发作和昏迷。死亡率估计接近 50%，护理是支持性的。在最初的 24 小时中毒中幸存下来的患者通常都能康复。

四、贝类中毒综合征

已经确定了 4 种不同的贝类中毒综合征：麻痹性贝类中毒、神经性贝类中毒、腹泻性贝类中毒和失忆性贝类中毒[44]。这四种综合征都有一些共同的特征，当受污染的贝类，通常是双壳类软体动物(如贻贝、蛤蜊、牡蛎、扇贝)与其所含毒素一起被摄入时就会发生,这些毒素是由甲藻和硅藻产生的。

(一) 麻痹性贝类中毒

麻痹性贝类中毒(PSP)是最严重的贝类中毒。它发生在6月到10月之间,特别是在太平洋和新英格兰较冷的沿海水域,当贻贝、蛤蜊、扇贝、牡蛎和龙虾被导致"赤潮"的甲藻山膝沟藻污染时。这种甲藻产生的神经毒素石房蛤毒素,以首次发现它的黄油蛤命名。石房蛤毒素会阻断神经钠通道,产生弛缓性麻痹,使患者在症状进展过程中保持冷静和清醒,患者可能会有"漂浮"的感觉。这种毒素耐热。症状通常在食用受污染的贝类后2小时内开始出现,包括口周疼痛和四肢刺痛,随后出现恶心、呕吐、腹部绞痛、头痛,然后是肌肉无力。在严重中毒的情况下,会出现肌肉麻痹和呼吸衰竭,在这些情况下,可能会在24小时内死亡。治疗是支持性的,对于幸存者来说,通常可完全康复。

(二) 神经性贝类中毒

神经性贝类中毒(NSP)的症状比PSP轻,在食用受污染的贝类后15分钟至18小时内开始,持续3天。症状包括恶心、呕吐、腹痛和腹泻,直肠烧灼感,面部、躯干和四肢感觉异常,肌痛,头晕和共济失调,以及冷热感觉逆转,震颤和吞咽困难不常见。NSP是由短鞭藻产生的多环醚类裸甲藻毒素引起的,与雪卡毒素一样,它们与神经和肌肉中的电压门控钠通道结合并刺激钠通量。治疗是支持性的。

(三) 腹泻性贝类中毒

腹泻性贝类中毒(DSP)表现为恶心、呕吐、腹痛和腹泻。DSP是由摄入被冈田酸污染的贝类引起的,冈田酸由甲藻门和原甲藻属的甲藻产生,可增加肠上皮通透性。治疗是支持性的。

(四) 失忆性贝类中毒

唯一报告的失忆性贝类中毒(ASP)暴发发生在1987年,当时人们摄入了在加拿大爱德华王子岛附近捕获的贻贝。ASP是由摄入被硅藻 Nitzschia pungens 产生的软骨藻酸污染的贝类引起的。胃肠炎症状在摄入后24小时内出现,可伴有头晕、头痛、定向障碍和永久性短期记忆丧失。严重中毒时,可能出现癫痫发作、局灶性无力或瘫痪,甚至死亡。软骨藻酸会导致神经元去极化,尸检显示与海马和杏仁核坏死有关。治疗是支持性的。

五、汞中毒

汞中毒通常不包括在食物中毒章节中,部分原因是其毒性不会表现为胃肠道症状,尽管如此,汞暴露和中毒在很大程度上是由食用鱼类引起的。汞有几种形式:无机汞,包括汞蒸气和汞(Hg^{2+})或汞(Hg^{2+})盐;以及有机汞,其中汞与含有碳原子的结构结合。毒性因接触形式、剂量和速率而异。大气中的元素汞是由岩石或火山活动释放的气体产生的,并沉积在水中,在水中被微生物转化为有机汞,然后被食物链顶端的大型鱼类(如金枪鱼、旗鱼、鲨鱼)食用的小型鱼类摄入。除了接触牙科汞合金外,人类还通过海鲜接触汞合金(主要是新鲜的或咸水鱼)。鱼类肠道对甲基汞的吸收是有效的,甲基汞集中在大脑、肝脏、肾脏、胎盘、胎儿(特别是胎儿大脑)、周围神经和骨髓中。甲基汞的排泄半衰期约为70天,90%通过粪便排泄。汞会干扰DNA转录和蛋白质合成。大量产前暴露可能会导致神经发育和精神发育迟缓,包括脑瘫,但成人暴露的典型症状是感觉异常、共济失调以及视觉、听觉或锥体外系症状。汞超载的诊断具有挑战性,因为常见的检测来源(即血液、尿液、头毛)与全身负荷无关。2,3-二巯基-1-丙烷磺酸盐是一种可渗透组织的金属螯合剂,可促进尿液中汞的消除,被认为是估算身体汞负荷的更可靠方法。食用低汞饮食是预防汞中毒的主要方法。在无机汞盐急性中毒的情况下,如果在接触后及时给予螯合治疗,可以改善预后。

(郑炜 译,闫秀娥 刘军 校)

参考文献

第 112 章　抗生素相关性腹泻与艰难梭菌感染

Ciarán P. Kelly, Sahil Khanna 著

章节目录

一、抗生素相关性腹泻

（一）病因学

腹泻是抗生素使用的常见不良反应，可能由多种机制引起[1]。最常见的腹泻类型，通常简称为抗生素相关性腹泻（AAD），与任何特定的病原体无关，实际上也不是感染的结果，认为它是由正常结肠微生物菌群的紊乱，导致细菌代谢组的改变引起的。此类代谢变化包括：未吸收碳水化合物降解的变化，导致渗透性腹泻；细菌引起的胆盐解离减少，刺激结肠黏膜分泌液体；细菌对胆盐的降解减少，从而增加肠道通透性，增加磷酸腺苷（AMP），激活肥大细胞，并刺激结肠氯化物的分泌（见第 101 章）；红霉素通过胃动素样作用刺激肠动力；过敏反应；或感染除艰难梭菌以外的微生物，包括 A 型产气荚膜梭菌、金黄色葡萄球菌以及肠道沙门菌[2-4]。

引起 AAD 的产气荚膜梭菌的基因型与诱发食物中毒的产气荚膜梭菌基因型不同[3,5]。从 AAD 患者中分离的 A 型菌株在质粒中携带产气荚膜梭菌肠毒素基因，而引起食物中毒的菌株具有染色体产气荚膜梭菌肠毒素基因。在发现艰难梭菌之前，金黄色葡萄球菌被认为是重度 AAD 和小肠结肠炎的病因[2,6]。然而，自艰难梭菌敏感和特异性检测出现以来，得到证实的金黄色葡萄球导致的 AAD 病例非常少见，该病原体在 AAD 中所起的真正作用尚不清楚。产酸克雷伯菌是另一种释放多种强效毒素并导致右侧出血性结肠炎相关 AAD 的病原体[7]。

AAD 使 2%～25% 的抗生素治疗过程复杂化，但发生率因使用的抗生素而异，例如，在使用氨苄西林（5%～10%）、阿莫西林-克拉维酸（10%～25%）或头孢克肟（15%～20%）治疗期间更常见，而在使用氟喹诺酮类（1%～2%）或甲氧苄啶-磺胺甲噁唑（复方新诺明、<1%）治疗期间则较少见[8]。

大多数 AAD 病例为轻度、自限性且不伴有发热。无假膜性小肠结肠炎，明显的并发症少见。艰难梭菌（CDI）占 AAD 病例的 10% 以下，但它是一种需要识别的重要病原体。因为它通常需要特定的抗菌治疗，并可能导致危及生命的并发症，讨论见后文。艰难梭菌引起的 AAD 与其他原因引起的 AAD 的临床特征比较见表 112.1[9]。

表 112.1　艰难梭菌感染和其他原因引起的抗生素相关性腹泻之间的差异

特征	艰难梭菌感染	其他原因
最常涉及的抗生素	克林霉素、头孢菌素、青霉素类、氟喹诺酮类	克林霉素、头孢菌素、氨苄西林或阿莫西林-克拉维酸
病史	通常无抗生素不耐受史	使用抗生素治疗的腹泻病史很常见
临床特征		
流行病学模式	可能在医院或长期护理机构中流行或地方性流行	散发性
腹泻	水样便，结肠炎伴痉挛、发热、粪便白细胞的证据很常见	通常为轻-中度激惹性腹泻，无结肠炎症状
CT 或结肠镜检查结果	多表现为结肠炎，有伪膜形成	通常正常
并发症	低蛋白血症、全身水肿、中毒性巨结肠；甲硝唑或万古霉素治疗后可能复发	通常无；偶见血容量不足
艰难梭菌毒素检测结果	阳性	阴性
治疗		
停止相关抗生素	病情可缓解，但往往持续存在或加重	病情通常结束
抑制蠕动药物	相对禁忌	常用
口服甲硝唑或万古霉素	反应敏感	不明确

From Bartlett JG. Clinical practice: antibiotic-associated diarrhea. N Engl J Med 2002; 346: 334-93.

(二) 预防与治疗

AAD 的治疗包括尽可能停用刺激性抗生素。如果腹泻为中、重度或耐受性差,可使用抗蠕动药物(如洛哌丁胺)或次水杨酸铋来缓解症状。

由于认为 AAD 是由正常结肠微生物菌群的改变所致,因此已对多种益生菌制剂进行了治疗和预防效果的评价(见第 130 章)。在一项双盲对照临床试验中,将含有活布拉酵母菌(一种非致病性酵母菌)的口服胶囊与抗生素联合给药,该联合治疗将住院患者中 AAD 的发生率从安慰剂组的 22% 降低至布拉酵母菌组的 9.5% ($P=0.04$)[10]。然而,另一项随机安慰剂对照试验,却未能证明布拉酵母菌在抗生素接受者的老年人群中的有益作用[11]。乳杆菌属,特别是鼠李糖乳杆菌 GG(LGG),也在 AAD 的临床试验中进行了研究。在一项关于儿童呼吸道感染治疗的研究中,与安慰剂组 16% 的发生率相比,乳杆菌 GG 可有效地将 AAD 的发生率降低至 5%[12]。其他乳杆菌 GG 的临床试验也得到了阴性结果[13]。一项 meta 分析检查了 1966—2000 年间发表的益生菌治疗 AAD 的随机双盲安慰剂对照试验的结果[14]。对 9 项研究进行了分析,包括 4 项使用布拉酵母菌和 4 项使用乳杆菌 GG。与安慰剂组相比,益生菌治疗组 AAD 的综合优势比(OR)为 0.37 [95% 置信区间(CI) 0.26~0.53, $P<0.001$]。对布拉酵母菌进行积极治疗的 OR 为 0.39(95% CI 0.25~0.62, $P<0.001$),对乳杆菌的 OR 为 0.34(95% CI 0.19~0.61, $P<0.01$)。最近的一项系统综述和 meta 分析还检查了益生菌治疗 AAD 的比较疗效和耐受性。作者发现,鼠李糖乳杆菌(LGG)在预防 AAD 的有效性[OR, 95% CI = 0.28(0.17~0.47)]和耐受性[0.44(0.23~0.84)]方面排名为最佳的概率最高。总之,已发表的证据表明,益生菌制剂(如 LGG 及布拉酵母菌)与抗生素联合预防性使用可降低 AAD 风险。此类治疗可能对有 AAD 易感性病史的患者尤其有利。

二、伪膜性小肠结肠炎

在广泛使用抗生素之前,伪膜性小肠结肠炎在医学文献中是一种罕见疾病。然而,最近几十年来,伪膜性结肠炎已成为抗生素使用的常见并发症,几乎所有病例均由产毒素艰难梭菌菌株感染引起。

Finney 于 1893 年发表的 1 例病例报告,被认为是医学文献中首次描述的伪膜性小肠结肠炎[15,16]。在这种情况下,一例虚弱的年轻女性因消化性溃疡病引起胃出口梗阻,在手术后出现致死性的伪膜性小肠炎症。肠黏膜覆盖的炎性假膜是伪膜性结肠炎(仅累及结肠时)或伪膜性小肠结肠炎(同时累及小肠和结肠)[16]。假膜由炎性及细胞碎片组成,形成独特的黄色或白灰色渗出物斑块,遮蔽其下方的黏膜。早期病变可见到 1~2mm 的点状溃疡区。大体上,假膜由直径 2~10mm 的卵圆形斑块组成,由正常或充血黏膜区域分隔。组织学上,可以看到假膜从上皮溃疡的中心区域散发,并以"火山样"方式从肠/结肠隐窝喷出。在更严重的病例中,溃疡区域和其上覆盖的假膜融合,覆盖了大面积的黏膜。

在没有 CDI 的情况下,发生伪膜性小肠结肠炎的风险因素包括肠道手术、肠缺血及其他肠道感染。在 20 世纪 40—70 年代,大多数报道的伪膜性小肠结肠炎病例发生在腹部或盆腔手术后[17,18]。Bartlett 在医学文献中发现了与多种其他肠道疾病相关的伪膜性小肠结肠炎的描述,包括志贺氏菌感染,克罗恩病,新生儿坏死性小肠结肠炎,肠梗阻,先天性巨结肠和结肠癌[16]。肠道缺血可导致与重度艰难梭菌结肠炎相似的组织学变化,但典型的伪膜并不常见。严重的全身性损伤包括休克、晚期肾衰竭、脊椎骨折、大面积烧伤、重金属中毒和溶血性尿毒症综合征也与伪膜性小肠结肠炎有关。许多此类疾病共同的一个潜在的常见病因是肠黏膜灌注不足,从而导致缺血性坏死和溃疡。

除艰难梭菌以外的其他感染因子已被认为是伪膜性结肠炎的病因,最显著的是金黄色葡萄球菌[2,3,6]。在艰难梭菌被确定为伪膜性结肠炎最常见病因之前,经常在术后伪膜性小肠结肠炎患者的粪便培养中鉴定出金黄色葡萄球菌,并且证明口服万古霉素是有效的治疗方法[6]。然而,回顾过去,很难确定万古霉素的疗效是否反映了其对葡萄球菌感染或对未识别的艰难梭菌感染的活性。艰难梭菌最近被重新归类为梭状芽孢杆菌属,是一种厌氧的、革兰氏阳性、产芽孢、产毒素的杆菌,于 1935 年首次从健康新生儿的粪便菌群中分离出来[19,20]。随后该微生物一直默默无闻,直到 1978 年,艰难梭菌释放的毒素与抗生素诱导的伪膜性结肠炎之间的相关性首次被报道[20,21]。从那时起,CDI 的发病率急剧增加,目前发达国家公认该微生物是医院感染性腹泻的首要原因[23-26]。

据报道,在过去的 20 年中 CDI 的发病率大幅上升。例如,在美国,医疗保健研究和质量机构在 1997 年确定了 127 580 例住院患者 CDI 报告的病例,在 2004 年确定了 246 139 例病例,在 2010 年确定了 346 805 例病例[27,28]。美国 CDI 报告的死亡病例从 1999 年的 793 例上升至 2008 年的 7 483 例[29]。同样,根据英国国家统计局的数据,CDI 作为主要或促成死亡原因,从 2001 年的 13/100 万人上升到 2007 年的 83/100 万人。这些观察结果促使人们做出重大努力来减少医院的 CDI,到 2011 年,英国与艰难梭菌相关的死亡人数估计急剧下降至每百万人口 19 例。

CDI 似乎还伴随着发病率和死亡率的升高,部分原因是毒力越来越强的菌株出现。在 20 世纪 80 年代,通过限制性内切酶分析初步鉴定出 1 株这样的菌株,并命名为 BI,但目前被称为北美脉冲场 1 型(NAP-1)或 PCR 核糖体型 027[30,31]。NAP-1 菌株已导致 CDI 的严重暴发,在北美和欧洲的死亡率都很高[24,25,30,31]。NAP-1 菌株除了产生毒素 A 和 B 外,还产生二元毒素(详见下文"艰难梭菌毒素"),并对氟喹诺酮类表现出高水平的耐药性。使其更加不适用于接受此类抗生素治疗的患者[24,25,30,32]。

(一) 流行病学

健康成年人中艰难梭菌的肠道携带率较低(在美国和欧洲人群中为 0%~3%),可能代表没有真正定植的肠道转运。与之相比,接受抗生素治疗的住院患者报告的定植率为 10%~21%[33-37]。从医院环境中获得是 CDI 的主要来源,不仅来自受感染的粪便,还来自环境表面,包括地面、呼叫按钮、污染的床上用品、床栏杆、坐便器和马桶座等。一项研究表明,在冲洗24次后,孢子依然在厕所中持续存在[38]。医护人员的手和听诊器也是院内CDI的潜在来源[33]。在一项研究中,与感染艰难梭菌的室友同住一个房间的患者,平均在3.2天内获得艰难梭菌,相比之下,单人房间或与粪便培养艰难梭菌阴性的室友同住一个房间的患者,平均在18.9天内获得艰难梭菌[35]。在同一项研究中,从59%护理艰难梭菌培养阳性患者的医院工作人员的手上培养出艰难梭菌。

无症状携带者很少发生艰难梭菌相关性腹泻,但他们却是医院感染的重要来源[33-35,37,39]。在一项研究中,从无症状携带者的住院房间采集的环境培养物中,29%为艰难梭菌阳性,而从艰难梭菌培养物阴性的患者房间采集的培养物中,仅8%为艰难梭菌阳性[35]。在抗生素治疗的动物中,产毒素艰难梭菌的感染剂量可能低至2种微生物[22]。如果人类的易感性相似,那么医院对CDI的控制将继续是一个重大挑战,因为每克粪便中有多达10^9个微生物通过液态粪便排泄[40]。高度耐药的艰难梭菌孢子可在医院环境中持续存在数月,如果一旦被易感宿主摄入,可能会导致感染[40]。

虽然无法从医院环境中根除艰难梭菌及其孢子,但建议采取某些控制措施来降低艰难梭菌相关腹泻的流行(框112.1)[26,41]。感染的住院患者应尽可能安置在单人房间,以减少艰难梭菌在患者之间的传播。应遵守严格的预防措施,包括接触患者时穿隔离衣,戴手套,以及在与患者接触后定期洗手[35,41,42]。在去除艰难梭菌孢子方面,使用酒精手部凝胶可能不如用肥皂和流动水清洗有效,因此,在疫情暴发时,建议用肥皂和流动水清洗作为一种额外的措施[26,43]。一项在接触患者期间使用乙烯基一次性手套的对照试验也证明减少了感染的传播[42]。感染患者出院后,最好使用含有约5 000ppm有效氯(相当于家用漂白剂的1:10稀释液)的清洁剂(例如次氯酸盐溶液)进行表面环境消毒[26,42]。已证明紫外线清洁对CDI孢子也有效,在医院适用于清洁出院后患者的房间[44]。

艰难梭菌相关性腹泻的医院暴发很常见,很可能是由于服用抗生素的易感人群(年长和体弱患者)的密切接近,这些人群随后在医院环境中或通过人与人之间的直接传播暴露于病原体。感染的暴发与强毒株的出现有关,强毒株具有高毒力,对包括氟喹诺酮类在内的多种抗生素耐药[25,30-32]。预访CDI的最佳方法是避免不必要地使用广谱抗生素,尤其是在住院患者中,并仔细注意手部卫生和环境清洁[26]。

CDI可能是医院或社区获得的。医院获得性感染可能在住院期间或出院后出现结肠炎的症状和体征[26,45]。报道的社区获得性CDI发生率[(8~12例)/100 000人/年)显著低于医院获得性CDI,但近年来该数值有所增加[36]。社区获得性CDI通常在缺乏该疾病典型风险因素(例如,近期抗生素暴露)的患者中诊断[45,46]。在最近一项基于人群的研究中,社区获得性CDI占总病例的41%,与医院获得性疾病患者相比,社区获得性疾病患者更可能是年轻女性,其合并症和抗生素暴露的可能性较小[47]。

框112.1 关于降低医疗相关CDI发病率和死亡率的医院干预建议清单

CDI预防检查表

当MD、PA、NP或RN怀疑患者患有CDI时:

医生、助理医生或执业护士:
- 启动接触预防措施
- 安排粪便艰难梭菌毒素检测
- 停用非必需抗菌药物
- 停用所有抗蠕动药物

RN:
- 获取粪便样本进行艰难梭菌毒素检测
- 将患者安置在单人房间
- 在患者门上加贴“接触预防措施”和“标记”
- 确保手套和隔离服易于从患者房间内获取
- 在患者房间内放置专用听诊器
- 提醒工作人员在接触患者后用肥皂和水洗手

微生物实验室工作人员:
- 联系艰难梭菌毒素检测结果呈阳性的相关患者,提供每日阳性感染控制检测结果列表

控制感染的专业人员:
- 每天检查微生物学结果是否为艰难梭菌毒素阳性结果。
- 致电相关楼层,确认艰难梭菌毒素阳性结果的患者在单人房间,且患者门上有“接触预防措施”的标志
- 在医院的临床信息系统或患者的纸质图表中标示患者的艰难梭菌状态
- 提醒内务部,患者正在使用接触预防措施

环卫人员:
- 在清洁工作之前,检查患者门上的“接触预防措施”和“标志”
- 如果门上有“接触预防措施”的标志,请使用漂白清洁剂清洁房间
- 向主管确认,使用漂白清洁剂对门上有“接触预防措施”的每位患者出院时都进行了清洁

MD,医学博士;NP,执业护士;PA,医师助理;RN,注册护士。

Modified from Abbett SK, et al. Proposed checklist of hospital interventions to decrease the incidence of healthcare-associated Clostridium difficile infection. Infect Control Hosp Epidemiol 2009;30:1062-9.

(二) 发病机制

CDI的发病机制通常需要改变正常结肠菌群,经口摄入艰难梭菌孢子,在大肠定植,产生毒素A和B并将其释放到结肠腔内,结肠细胞和固有层炎性细胞结合并内化毒素,以及随后的结肠损伤(结肠炎)。几种宿主因素,特别是对艰难梭菌毒素的免疫反应,决定了患者是否仍然是无症状携带者或发生结肠炎(图112.1)。

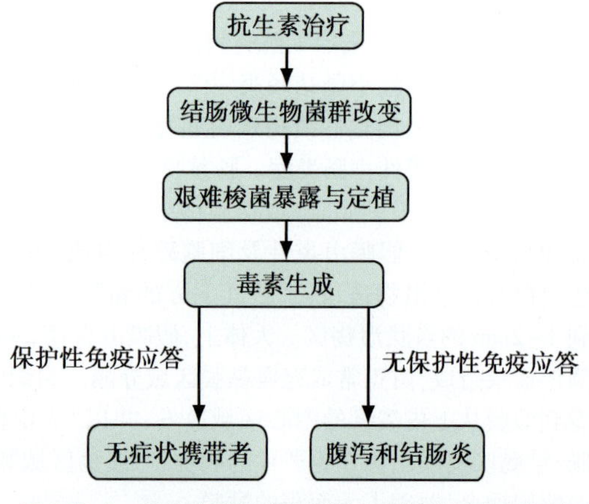

图112.1 艰难梭菌相关性腹泻和结肠炎的发病机制

1. 结肠微生物菌群的变化

CDI 通常发生在抗菌治疗、其他事件（如化疗药物治疗）或与某些疾病（如 IBD）相关之后，所有这些事件均会对结肠微生物菌群产生相关干扰。多样化且系统发育丰富的微生物菌群对 CDI 具有防护作用，尤其是复发性 CDI（见后文）。正常肠道微生物菌群提供的保护屏障通常称为定植抗性，在动物模型中可以证实其受到抗菌剂的损害和随后的艰难梭菌感染[48-50]。艰难梭菌也可在无菌小鼠的肠道中定植，但在这些动物接种正常小鼠的粪便后会被清除，这明确证实了正常共生微生物在预防定植中的重要性，并支持肠道微生物菌群移植治疗（IMT）用于预防和治疗的原理[51]。然而，应该注意的是，许多社区获得性 CDI 患者缺乏任何明确的抗菌药物暴露史[46,47]。

人类新生儿的定植抗性较差，因为他们尚未形成稳定的复杂结肠微生物菌群[19]。据报道，在健康婴儿和≤24 月龄儿童中，艰难梭菌的定植率为 25%～80%，尽管粪便中有大量毒素，但他们很少发生艰难梭菌相关性腹泻。未成熟结肠上皮缺乏毒素受体表达，被认为是解释婴儿和儿童无症状携带状态的机制[52]。

几乎所有抗菌药物均可诱发 CDI，某些类别，特别是第三代和第四代头孢菌素，氟喹诺酮类、碳青霉烯类和克林霉素，目前的风险最高（表 112.2）[25,32,53-57]。癌症化疗药物或肠道准备方案（例如，结肠镜检查或结肠手术前）很少导致肠道微生物菌群受到足够的干扰，从而允许随后的艰难梭菌定植[58]。

2. 艰难梭菌毒素

艰难梭菌的致病菌株产生 2 种结构相似的蛋白外毒素，即毒素 A 和毒素 B，这是已知的主要毒力因子。编码毒素 A 和毒素 B 的基因位于 19.6kb 的染色体区域，即艰难梭菌致病位点，该位点含有编码毒素 A（*tcdA*）和 B（*tcdB*）的基因以及 2 个推定的调控基因（*tcdC* 和 *tcdD*，也称为 *tcdR*）（图 112.2）[59,60]。*tcdD* 基因产物似乎通过与结合到毒素启动子区域的 RNA 多聚核糖核酸酶络合上调毒素转录。*tcdC* 基因的转录方向与 *tcdA*、*tcdB* 和 *tcdD* 相反，其基因产物似乎能减少毒素的产生[59,60]。致病性位点的第 5 个基因 *tcdE* 编码一种与噬菌体孔形成蛋白序列相似的蛋白质，并介导艰难梭菌毒素跨细菌细胞膜的分泌[61,62]。

表 112.2　易引起艰难梭菌的抗菌药物

经常	有时	很少
阿莫西林	大环内酯类	氨基糖苷类
氨苄西林	其他青霉素类	杆菌肽
头孢菌素	磺胺类药物	碳青霉烯类
克林霉素	甲氧苄啶	氯霉素
氟喹诺酮类	±磺胺甲噁唑	达托霉素
		甲硝唑
		利福平
		利福昔明
		替考拉宁
		四环素类
		替加环素

Adapted from Kelly C, Lamont J. Treatment of Clostridium difficile diarrhea and colitis. In: Wolfe MM, editor. Gastrointestinal pharmacotherapy. Philadelphia: WB Saunders; 1993. p 199.

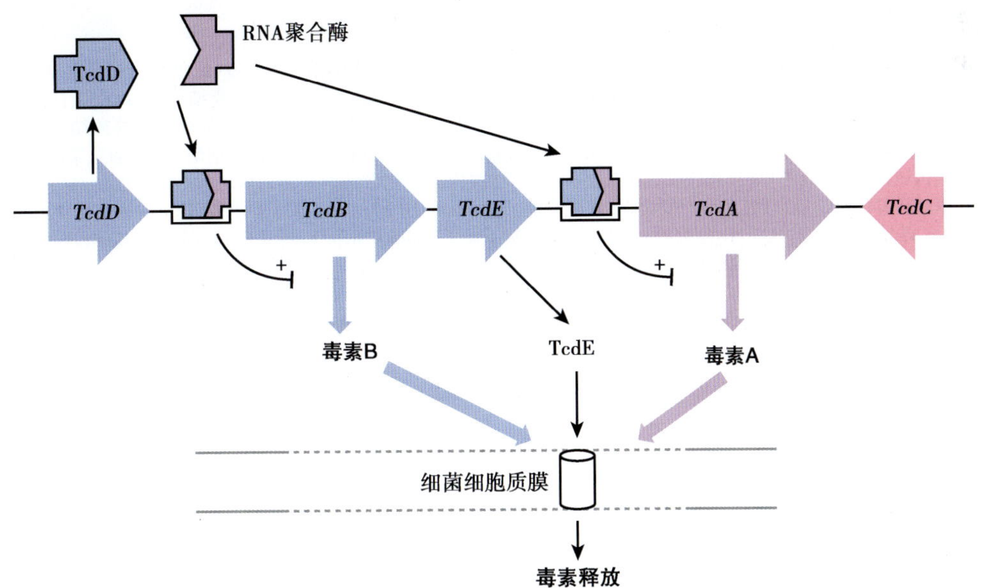

图 112.2　艰难梭菌致病性位点。艰难梭菌的致病位点是一个 19.6kb 的片段，包含 5 个基因（TcdA-E），包括编码毒素 A（*TcdA*）和毒素 B（*TcdB*）的基因。*TcdD*（也称为 *TcdR*）似乎编码毒素 A 和毒素 B 转录的正调控因子。*TcdD* 基因产物与 RNA 聚合酶形成复合物，与 *TcdA* 和 *TcdB* 启动子区域结合。*TcdC* 似乎作为毒素产生的负调控因子。*TcdE* 可能通过其在细菌细胞质膜中形成孔隙的能力介导毒素释放。（Adapted from Warny M, Kelly C. Pathogenicity of Clostridium difficile toxins. In: Hecht G, editor. Microbial pathogenesis and intestinal epithelial cell. Washington, DC: ASM Press; 2003. p 503.）

毒素A(308kD)和毒素B(220kD)是大型梭状芽孢杆菌细胞毒素家族的成员,它们具有许多共同的结构特征,在氨基酸水平上的同源性为49%[63-65]。这两种毒素都携带了一个介导其对哺乳动物细胞毒性作用的N-末端酶结构域,一个可能作为跨膜结构域促进进入细胞质的中心疏水区域,以及一个由一系列介导毒素结合的重复序列组成的C-末端结构域(图112.3)[25]。还鉴定了第四个结构域,其编码一种内在肽酶,该酶将N-末端酶结构域释放到细胞质中[66]。

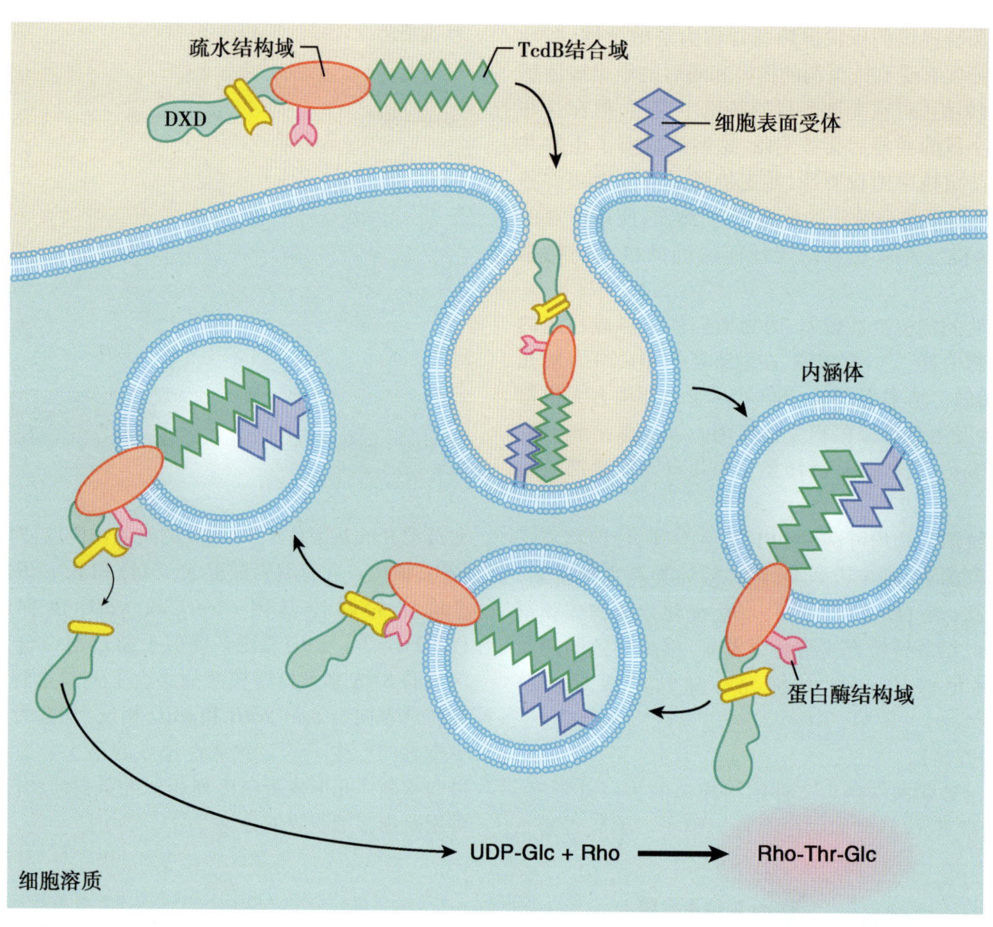

图112.3　艰难梭菌毒素的结构和功能。毒素A和毒素B具有相似的结构域:C末端结合结构域(绿色),由连续重复单位组成,也称为梭状芽孢杆菌重复寡肽;172个氨基酸的中心主要疏水区域(红色椭圆形),高度保守并作为跨膜结构域;内在蛋白酶结构域(粉红色);以及N-末端酶结构域(浅绿色),携带共有的DXD(天冬氨酸-任何中间氨基酸-天冬氨酸)葡萄糖基转移酶结构域,负责细胞毒性。毒素B结合域(绿色)与细胞表面受体(深蓝色)的相互作用诱导受体介导的内吞作用。内体的酸性pH触发第一次构象变化,并通过疏水易位结构域(红色椭圆形)导致孔形成。在细胞质内,第二次构象变化激活内在蛋白酶活性(粉红色)。毒素B的自动裂解将催化性葡萄糖基转移酶结构域(浅蓝色)释放到细胞质中。胞质靶Rho GTP酶在保守苏氨酸残基(Thr)的糖基化导致细胞骨架解聚和细胞死亡(更多详情见正文)。Glc,D-葡萄糖;UDP,二磷酸尿苷。(Modified from Kelly CP, Lamont JT. Clostridium difficile—more difficult than ever. N Engl J Med 2008;359:1932-40.)

这两种毒素都具有尿苷二磷酸葡萄糖水解酶和葡萄糖基转移酶的功能,这是其产生细胞毒性作用的必要条件。在内化进入宿主细胞细胞质后,毒素催化葡萄糖残基从尿苷二磷酸葡萄糖转移并共价连接到小(20~25kD)鸟苷三磷酸结合rho蛋白上保守的苏氨酸氨基酸上。Rho蛋白是Ras超家族的一部分,在所有真核细胞中表达,并作为细胞内信号分子调节细胞骨架的组织化和基因表达。rho蛋白、RhoA、Rac和Cdc42是毒素A和B的底物,而Rap仅是毒素A的底物[67,68]。毒素对rho蛋白的糖基化导致细胞信号传导紊乱、细胞骨架紊乱、蛋白质合成中断、细胞变圆和细胞死亡[60,69]。这两种毒素还激活靶细胞中的核因子-κB、丝裂原活化蛋白激酶和COX-2,导致促炎性细胞因子的释放,包括白细胞介素(IL)-1β、TNF-α和IL-8[69,70]。这些细胞促炎作用有助于艰难梭菌相关性腹泻和伪膜性结肠炎中明显的肠道炎症反应。

根据动物研究,最初认为毒素A是唯一的肠毒素[69,71,72],而毒素B(一种极其强效的细胞毒素)在动物中几乎没有独立的肠毒性活性。这表明毒素B不会导致人类腹泻和结肠炎[71,73]。这一观点受到了对人类结肠研究的挑战,研究表明,事实上毒素B在体外诱导结肠损伤方面的效力是毒素A的10倍[74,75]。此外,毒素A^-/毒素B^+艰难梭菌菌株目前已从腹泻和伪膜性结肠炎患者中分离出来[76],证实毒素B是人类疾病的主要毒力因子。

少数(≈15%)的艰难梭菌临床分离株产生第三种毒素——二元毒素,类似于产气荚膜梭菌的iota毒素,其编码在远离编码毒素A和B的致病性基因座的位点[30,31]。二元毒素由两部分组成:48kD的酶促蛋白和99kD的结合蛋白。尽管二元毒素在动物模型中显示出一定的肠毒性活性,但其在艰难梭菌相关性腹泻和结肠炎发病机制中的作用仍不清楚。

大多数艰难梭菌致病菌株缺乏二元毒素，但仍会引起严重的结肠炎症和损伤。然而，NAP-1 菌株的二元毒素呈阳性，因此人们再次怀疑该毒素可能会增强毒素 A 和 B 的致病作用[26,30]。

3. 对艰难梭菌的免疫应答

在>50% 的健康儿童和成人中发现了抗艰难梭菌毒素的血清 IgG 和 IgA 抗体[77-81]。>50% 的人结肠分泌物中也检测到黏膜 IgA 抗毒素抗体，并可能抑制毒素 A 的受体结合[79,81]。针对艰难梭菌毒素的免疫可保护动物免受艰难梭菌结肠炎的影响，但不能防止其定植，这种情况可能与人类的无症状携带者状态相似[36,82]。

血清中高浓度的抗毒素抗体与抗 CDI 的保护作用有关[83-85]，而复发性 CDI 与儿童和成人中低血清抗毒素抗体水平有关[77,81,86,87]。在一项研究中，与抗毒素浓度高的患者相比，患有艰难梭菌腹泻和血清抗毒素浓度低的成年住院患者，在初始成功治疗后疾病复发的风险高 48 倍(图 112.4)[36,88]。在产毒素艰难梭菌的无症状携带者中，也发现了血清抗毒素的高浓度。在一项针对医院获得性艰难梭菌的前瞻性研究中，51% 的无症状携带者的感染患者血清 IgG 抗毒素 A 的浓度是腹泻患者的 3 倍(见图 112.4)[36]。对毒素 B 的免疫应答也与包括复发风险在内的临床结局相关[84,85,88]。

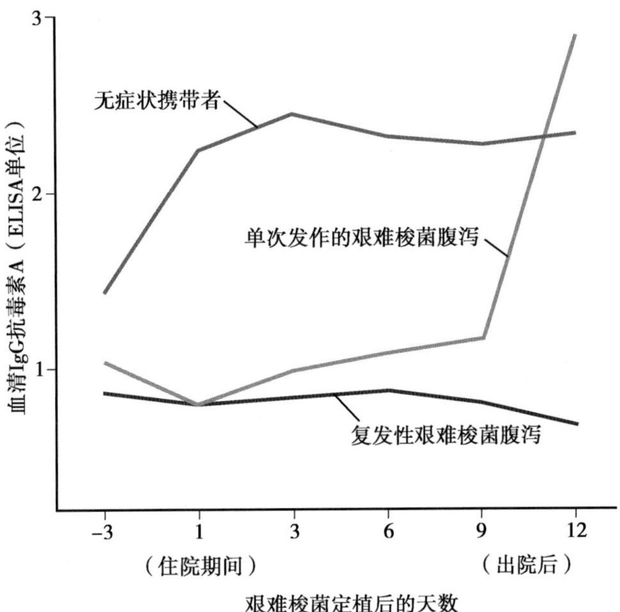

图 112.4 艰难梭菌感染的血清免疫球蛋白 G(IgG)抗毒素 A 抗体应答和临床结果。对院内艰难梭菌腹泻患者进行前瞻性研究，定期采用酶联免疫吸附试验(ELISA)测定血清 IgG 抗毒素 A 抗体浓度。观察到毒素 A 的 IgG 应答与感染的临床结果之间存在相关性。无症状携带者对毒素 A 产生早期记忆免疫反应。相比之下，在发生复发性艰难梭菌腹泻的患者中，未发现血清 IgG 抗毒素 A 显著升高。在单次腹泻发作的患者中，IgG 抗毒素 A 水平通常在首次发作的第 12 天升高。因此，CDI 期间对毒素 A 的血清抗体应答与预防临床症状和复发性腹泻相关[36,88]

4. 艰难梭菌的其他风险因素

除抗菌治疗及住院治疗外，年龄的增长和合并症的增加也是 CDI 的重要风险因素[89]。美国医疗保健研究和质量机构的报告称，住院患者的 CDI 总发病率为 110/100 000 人。年龄是感染的主要风险因素，85 岁及以上人群的发病率为 1 089/1 000 000 人，相比之下，65~84 岁人群的发病率为 486/1 000 000 人，45~64 岁人群的发病率为 101/1 000 000 人，18~44 岁人群的发病率为 28/1 000 000。由于医院内抗生素暴露增加以及先天性和适应性免疫功能降低，老年人特别容易感染艰难梭菌。在一项针对抗生素接受者的研究中，与病情较轻的患者相比，住院时有严重基础疾病的患者发生 CDI 的可能性高出 8 倍[36]。其他报告的 CDI 风险因素包括使用鼻胃管、与肠道清洁相关的胃肠道手术、肠梗阻或两者兼有、ICU 住院时间和住院时间的长短[90]。这些风险因素与艰难梭菌之间的关联强度因研究而异。这些因素通常是疾病严重程度、老年人或两者兼有的标志，在控制了这些混杂变量后，它们与艰难梭菌相关性的重要性可能会下降或消失[36,89,91]。

抑酸治疗与艰难梭菌相关性腹泻风险之间存在剂量依赖性关系[92,93]。尽管许多研究已经证实了这种相关性，但也有研究发现，在校正混杂变量后，最初的明显关联消失。关于 PPI 使用与 CDI 风险之间主要关联的证据强度，以及是否存在因果关系，meta 分析持不同意见[94-96]。艰难梭菌孢子具有耐酸性，因此使用 PPI 对 CDI 风险的潜在影响更可能是由肠微生物菌群的改变引起的。

接受恶性肿瘤细胞毒性化疗的患者，由于频繁使用抗生素、院内暴露于艰难梭菌和重度共病而存在 CDI 的风险[97,98]。即使在没有使用抗生素的情况下，抗肿瘤化疗也容易发生 CDI，反映了这些药物改变结肠微生物菌群和降低艰难梭菌定植抵抗的能力[63]。在实体器官或骨髓移植背景下接受免疫抑制治疗的患者中，也报告了艰难梭菌相关腹泻[99,100]。

感染广泛的肠道病原体，包括艰难梭菌、弯曲杆菌和沙门菌，可以促发或模拟 IBD 的疾病复发。由于多种风险因素，包括频繁预防性和治疗性使用抗生素、住院治疗和免疫缺陷，HIV 感染患者存在艰难梭菌相关腹泻的风险[101]。艰难梭菌结肠炎在 HIV 感染患者中的表现与对照组中的表现相同[102]，并且艰难梭菌检测应该是腹泻和当前或近期有抗生素治疗史的患者诊断评估的常规部分。

炎症性肠病中的艰难梭菌

CDI 的另一个非抗生素风险因素是 IBD。艰难梭菌是北美和欧洲 IBD 患者中最常见的特异性病原体，在某些病例系列中，高达 5% ~ 19% 的结肠炎复发患者中存在艰难梭菌[103-106]。克罗恩病或 UC(溃疡性结肠炎)患者即使未接受抗生素或免疫抑制剂治疗，原发性和复发性 CDI 的风险仍然较高，这可能是由于与结肠炎相关的潜在微生物微生态失调所致[103-107]。出现 IBD 复发的患者应常规进行 CDI 检测。患有 CDI 的 IBD 患者应视为重度 CDI，即使在没有严重程度标志物(如白细胞增多或肌酐升高)的情况下也是如此。因此，应使用万古霉素或非达霉素代替甲硝唑治疗。由于 IBD 患者的 CDI 与多种不良事件的风险增加有关，包括住院、手术、IBD 治疗和死亡率增加，因此应考虑住院监护并积极治疗患有 CDI 的 IBD 患者，这些患者伴有严重腹泻、严重腹痛、明显的白细胞增加或败血症证据[106]。在急性 CDI 期间，应谨慎推迟糖皮质激素和其他免疫抑制剂的剂量递增，直到 CDI 的治疗开始,因为糖皮质激素剂量递增可能会导致更糟糕的结果[109]。对于患有 CDI 的 IBD 患者,应个性化决定是否暂停、继续或递增免疫抑制,因为现有的有力文献不充足,无法提供指导建议。与其他 CDI 患者一样,如果腹泻或结肠炎的其他症状持续存在或在抗生素治疗后复发,则应再次对患者进行 CDI 检测。由于症状的原因可能不止一种,如果使用敏感核酸扩增试验(NAAT),可能很难区分定植和活动性感染,在这种情况下,最好使用包括毒素检测在内的 2 步检测方法。最后,应向复发性 CDI 的 IBD 患者提供 IMT 治疗(肠道菌群移植),因为已证明这种治疗可安全有效地治疗该患者人群的 CDI(见后文)。

(三) 临床特征

CDI 的临床表现从无症状携带者到轻度或中度腹泻,再到伴有中毒性巨结肠的危及生命的伪膜性结肠炎不等。艰难梭菌的无症状携带者在住院患者中很常见。几项大型流行病学研究表明,在高危病房接受抗生素治疗的住院患者中,10%~21% 为携带者[27,35-37,110]。尽管大多数来自携带者的艰难梭菌分离株都产生毒素,但携带者不会发展为症状性疾病,这可能是适应性保护性免疫的结果[27,35-37,110]。

在发生艰难梭菌腹泻的患者中,症状通常在定植后不久开始出现。潜伏期通常不到 1 周,发病的中位时间约为 2 天[27,35,36,111]。定植可能发生在抗生素治疗期间,或治疗后 2 个月甚至 3 个月[112]。

艰难梭菌腹泻通常为频繁的稀便或水样便,部分患者表现为发热、白细胞升高和腹部痉挛性疼痛[113]。患者粪便可能存在黏液或潜血,但黑便和便血并不常见,如果存在,则提示 IBD、结肠癌或其他出血来源。由于艰难梭菌不是一种侵袭性病原体,因此 CDI 的肠外表现(如化脓性关节炎、菌血症或组织脓肿)极为罕见[114-117]。有时可见少关节、不对称、不变形的大关节关节病,类似于其他感染性结肠炎[118]。

疾病更严重的患者可发生结肠梗阻或中毒性肠扩张,表现为轻微腹泻甚至无腹泻[113]。在没有腹泻的情况下,诊断的唯一线索可能是高热、中度或明显(如类白血病)的多形核白细胞增多、下腹部或弥漫性腹痛、压痛和腹胀。

腹部平片可显示结肠扩张、中毒性巨结肠或小肠梗阻,其气液平面酷似肠梗阻或缺血。在这种情况下,腹部 CT 扫描可揭示缺血性、感染性和炎症性结肠炎共同的非特异性特征(图 112.5)[119]。伪膜性结肠炎的影像学特征包括黏膜水肿、结肠壁增厚、全结肠炎和结肠周围炎症,伴或不伴腹水,一般除回肠外不累及其他小肠。一个值得注意的例外是,在成熟回肠造口术或回肠贮袋的患者中,艰难梭菌可以感染结肠样改变的回肠黏膜。当初步评价后诊断仍不清楚时,软式乙状结肠镜或结肠镜检查有时可用于识别伪膜性结肠炎(见下文)。

重症艰难梭菌结肠炎的并发症包括脱水、低蛋白血症、腹水、电解质紊乱、肾衰竭、低血压、中毒性巨结肠、全身炎症反应综合征、肠穿孔甚至死亡[26,113]。

(四) 诊断

CDI 的诊断是基于存在腹泻和其他急性结肠炎的证据,以及在粪便中显示艰难梭菌毒素或产毒素艰难梭菌[23,25,26,120]。

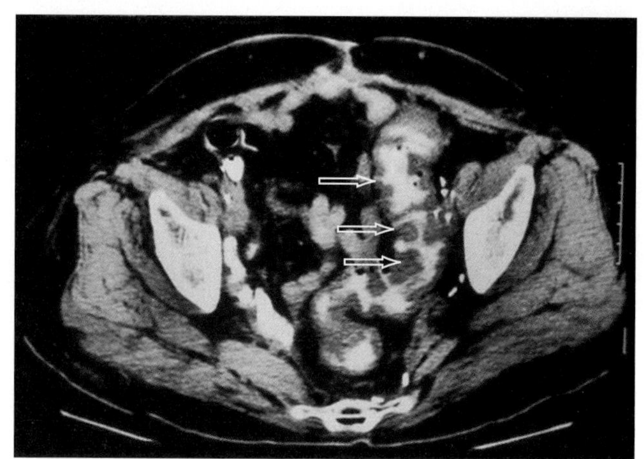

图 112.5 艰难梭菌结肠炎患者的腹部 CT。乙状结肠肠壁明显增厚,由一系列广泛水肿的结肠袋皱襞产生的手风琴样图形是明显的(箭所示)。(From Linevsky JK, Kelly CP. Clostridium difficile colitis. In: Lamont JT, editor. Gastrointestinal infections: Diagnosis and management. New York: Taylor & Francis Group; 1997. p 293)

尽管近期抗生素使用史很常见,但这不是诊断的必要条件,因为 CDI 通常在近期未接触抗生素的情况下出现[4,26,36]。

1. 谁是检测对象?

对于急性腹泻患者,尤其是在过去 2~3 个月内接触抗生素的患者,应需考虑 CDI 的诊断[26]。大多数(并非所有)病例发生在住院期间或住院后,尽管很大一部分病例是社区获得性的。在三级转诊中心,大约 40% 的 CDI 患者在入院时出现症状,大多数患者最近住院治疗[35,36,121]。

最近的 CDI 检测指南建议,如果有预先规定的机构标准,只检测不明原因和新发腹泻患者的粪便(24 小时内 3 次或 3 次以上未成形粪便),那么可以单独使用核酸扩增试验(NAAT)(图 112.6)[57]。如果这些检测标准不适用,则建议进行 2 步检测,从谷氨酸脱氢酶(GDH)酶免疫测定(EIA)或 NAAT 开始,如果结果为阳性,随后进行毒素检测(例如,通过 EIA)(见下文)。

2. 谁不是检测对象?

不建议对固体或成形粪便进行艰难梭菌毒素检测,因为只有腹泻患者需要治疗[26,35,36,110,122]。没有腹泻但艰难梭菌检测呈阳性的患者被认为是无症状携带者。不建议使用抗艰难梭菌的抗菌药物治疗无症状携带者,因为这可能会使携带状态延长超过通常的 2~6 周[122]。无症状患者,即使是出院到长期护理机构的患者,也不需要进行后续粪便检测来确认治愈,因为在这些机构中无症状携带者已非常普遍。此外,在患者症状消失后,艰难梭菌的粪便携带可持续长达 6 周,不需要治疗[123]。由于无症状携带者可能是 CDI 的潜在宿主,尤其是在医院和疗养院,因此应对所有患者采取普遍预防措施,以降低医院感染性疾病在患者之间传播的可能性。

3. 如何检测?

如果怀疑 CDI,应立即将新鲜排出的粪便样本置于清净、防水的容器中,送往实验室。不需要厌氧储存或使用运输培养基,如 Cary Blair 培养基。粪便在环境温度下储存可导致粪便毒素或细菌 DNA 变性,因此,应立即检测样本或重新冷藏或冷冻,以待后续检测[23,26]。

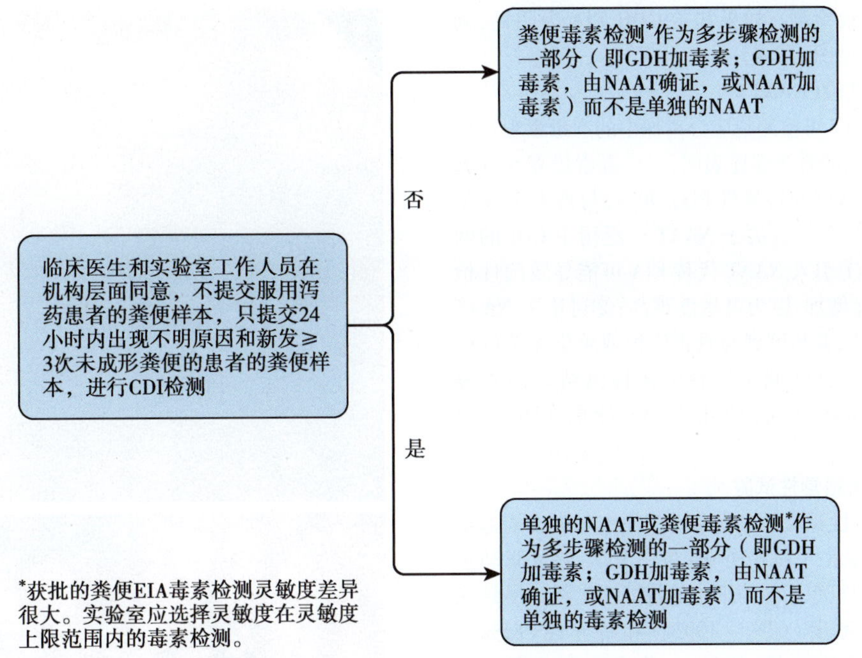

临床医生和实验室工作人员在机构层面同意，不提交服用泻药患者的粪便样本，只提交24小时内出现不明原因和新发≥3次未成形粪便的患者的粪便样本，进行CDI检测
否
粪便毒素检测*作为多步骤检测的一部分（即GDH加毒素；GDH加毒素，由NAAT确证，或NAAT加毒素）而不是单独的NAAT
是
单独的NAAT或粪便毒素检测*作为多步骤检测的一部分（即GDH加毒素；GDH加毒素，由NAAT确证，或NAAT加毒素）而不是单独的毒素检测
*获批的粪便EIA毒素检测灵敏度差异很大。实验室应选择灵敏度在灵敏度上限范围内的毒素检测。

图 112.6　基于预先约定的提交机构标准的患者粪便的 CDI 实验室检查建议。CDI，艰难梭菌感染；EIA，酶联免疫分析法；GDH，谷氨酸脱氢酶；NAAT，核酸扩增试验。（Adapted from McDonald LC，Gerding DN，Johnson S，et al. Clinical Practice Guidelines for Clostridium difficile Infection in Adults and Children：2017 Update by the Infectious Diseases Society of America[IDSA] and Society for Healthcare Epidemiology of America[SHEA]. Clin Infect Dis. 2018；66[7]：987-94.）

有多种实验室检测可用于诊断产毒素艰难梭菌感染（表 112.3）。PCR 等核酸扩增试验（NAAT）因其高灵敏度而越来越多地被使用。检测粪便中毒素抗原的 EIA 也是可用的，其具有相对便宜、操作快捷（2~12 小时）特异性强的优点。然而，它们灵敏度相对较低，可能导致假阴性结果。组织培养细胞毒性试验也很灵敏，具有很高的诊断准确性，但它更耗费财力和时间（24~72 小时）。厌氧菌培养后测定毒素的产生既灵敏又特异，然而，它需要专门的资源和专业知识，并且需要几天的时间才能获得结果，因此被用于流行病学研究，很少用于临床实践。

表 112.3　诊断艰难梭菌的粪便化验

试验	目标	优点	缺点
组织培养细胞毒素	毒素 B（毒素 A 作为细胞毒素的效力低 100~1 000 倍）	传统金标准；高灵敏度和高特异性	需要组织培养设施；需要 24~48 小时
酶联免疫分析	毒素 A 和/或 B	快速（2~6 小时）；易于操作；特异性的	不如细胞毒素或 NAAT 敏感
	谷氨酸脱氢酶（GDH）	快速（2~6 小时）；易于操作；灵敏	非特异性；阳性结果必须通过特异性更高的试验进行确认
培养	产毒素和非产毒素艰难梭菌	敏感（当前的金标准）；允许在流行病中进行菌株分型	需要厌氧培养；必须检测分离株的产毒素性；需要 2~5 天
PCR 和其他 NAAT	产毒素艰难梭菌特异性基因	快速（1~4 小时）；易于操作；灵敏	更昂贵；需要特殊设备；可在无活动性感染和毒素产生的情况下，检测艰难梭菌基因

（1）酶联免疫分析

市售 EIA（酶联免疫法）广泛用于检测粪便样本中艰难梭菌的毒素 A 和 B[23,26,124]。通过与特异性识别毒素表位的单克隆抗体或多克隆抗血清的相互作用来检测毒素。EIA 比细胞毒性试验更容易操作，相对便宜，速度快，1~6 小时出结果。虽然它们具有较高的特异性（83%~98%），但其主要缺点是敏感性（75%~95%）低于细胞毒性试验[124,125]，因此，毒素 EIA 现在很少用作独立检测，而是通常与更灵敏的检测（如 GDH 或 NAAT）结合使用。此外，一些 EIA 试剂盒只检测毒素 A，在这种情况下，由艰难梭菌毒素 A-/B+菌株引起的腹泻将产生假阴性检测结果[76,126]。因此，优选同时检测毒素 A 和毒素 B 的检测方法。

（2）两步测试

免疫分析也被用于检测粪便中的艰难梭菌共同抗原（GDH）[23,26,124]。最初的乳胶凝集测定方法缺乏诊断准确性，不推荐使用。最近粪便 GDH 的 EIA 显示出较高的灵敏度（85%~95%）和特异性（89%~99%），快速，且价格低廉。这些变化导致使用 EIA 检测 GDH 作为初始筛查检测，并使用另一种检测（如 EIA 或 NAAT）确认阳性结果[26,127]。如果在 GDH 阳性后 EIA 为阴性，则粪便样本被认为是不确定性样本，并通过 NAAT 仲裁检测。如果初始 GDH EIA 为阴性，则不需要额外的测试（见图 112.6）。

（3）核酸扩增试验（NAAT）

PCR 和其他 NAAT 可检测临床分离株中的产毒素艰难梭菌。最近对 PCR 检测的系统综述表明，与产毒素培养或细胞毒性检测相比，其灵敏度和特异性超过 90%，与毒素 EIA 相比，其性能更优越[124,128-130]。关于 NAAT 广泛用于 CDI 的两种新出现的现象是：①引入 NAAT 代替 EIA 可能导致阳性检测结果的发生率明显增加，因为灵敏度更高；②讨论了 NAAT 是否可能“过于敏感”，并检测到与真正定植或感染无关的极少量艰难梭菌基因。这强调了解释临床检测结果的重要性[131]。无论这些问题如何，使用 NAAT 诊断 CDI 大幅增加[128]。

（4）组织培养细胞毒性试验

组织培养细胞毒性试验是首先鉴定粪便中艰难梭菌毒素的临床试验[21,22]。毒素 A 和 B 使 rho 蛋白失活，导致肌动蛋白细胞骨架的崩解和组织培养中细胞的特征性变圆。尽管该检测具有较高的灵敏度（67%～100%）和特异性（85%～100%），但由于其完成需要 48～72 小时，价格昂贵，且需要组织培养设施，目前很少使用。

（5）艰难梭菌培养

艰难梭菌的粪便培养是敏感的（89%～100%），但对产毒素细菌菌株无特异性。因此，培养的分离株必须在体外进行毒素产生检测，以提高检测的特异性，但这既昂贵又耗时。培养艰难梭菌的一个优点是可以对单个分离株进行菌株分型，因此，它有助于追踪医院疫情，进行流行病学研究[30,31,40,132]。

（6）乙状结肠镜和结肠镜检查

大多数艰难梭菌腹泻患者的诊断不需要乙状结肠镜或结肠镜检查[26]。然而，当诊断存在疑问或疾病严重程度需要快速诊断时，内镜检查是有帮助的。乙状结肠镜检查在轻度腹泻患者中可能是正常的，在中度腹泻患者中可能表现为非特异性结肠炎。在 AAD（抗生素相关性腹泻）患者中发现结肠伪膜，实际上是艰难梭菌结肠炎的病理特征（图 112.7）[133,134]，然而，伪膜也可见于非 CDI 细菌性、病毒性或寄生虫性结肠炎患者，也可见于缺血性结肠炎患者。伪膜表现为直径 2～5mm 的黄色、灰色或白色斑块，在某些区域可融合并覆盖黏膜表面的大部分。乙状结肠镜检查可能不足以发现所有伪膜性结肠炎患者，因为 15%～20% 的患者仅在结肠近端区域有伪膜[135]。其他非特异性内镜检查结果包括红斑、水肿、脆性、小溃疡和糜烂。

在轻度疾病中，结肠黏膜活检可能是正常的，或者仅表现为中性粒细胞浸润的轻度和非特异性急性炎症变化。在更严重的病例中，结肠组织学显示与覆盖溃疡区域的炎性细胞和坏死碎片暴发相关的黏膜局灶性溃疡，即所谓的顶峰样或火山口样病变（图 112.8）[133,136]。

（7）其他实验检查

许多急性艰难梭菌腹泻的患者会出现多核或单核白细胞增多并伴有核左移。偶尔会出现白细胞计数>50 000 甚至 100 000 个细胞/mm^3 的白细胞样反应。外周血白细胞计数>15 000 个细胞/mm^3 与阴性临床结果相关，而计数>25 000 个细胞/mm^2 与死亡风险增加相关[137,138]。血清白蛋白降低和

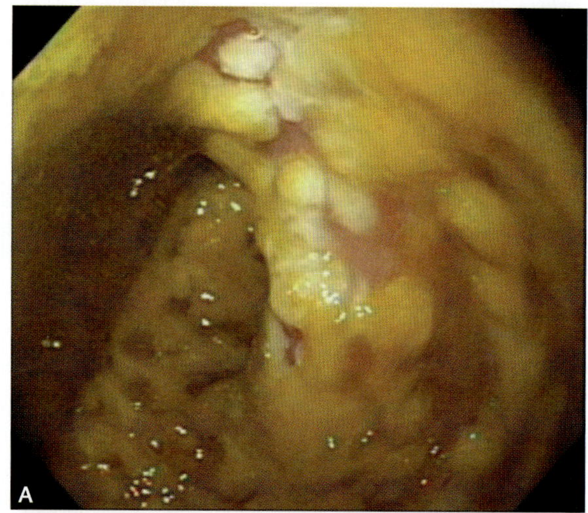

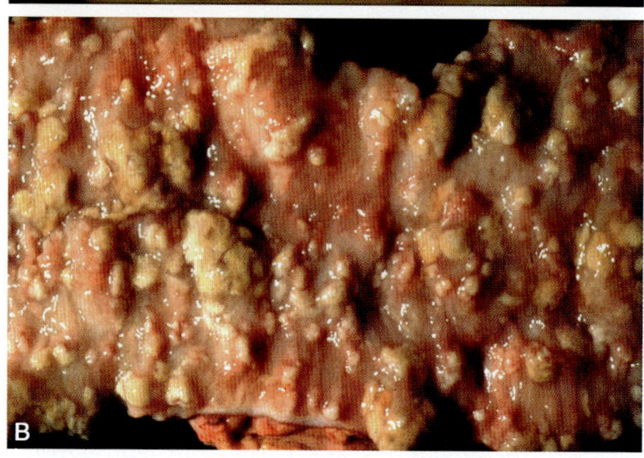

图 112.7　结肠镜下伪膜性结肠炎的表现（A）和一名重度、难治性艰难梭菌腹泻和结肠炎患者的结肠切除标本（B）。结肠黏膜可见特征性隆起的黏附性黄色斑块，大小为 2～5mm。在某些区域融合假膜明显。假膜之间有一些结肠黏膜红斑，但上皮完整。（A, From Kwon JH, Kelly CP. Clostridium difficile and antibiotic-associated diarrhea. In: Bayless RM, Diehl AM, editors Advanced therapy in gastroenterology and liver disease. 5th ed. Hamilton, Ontario: BC Decker; 2005. p 302; B, from Kelly CP, Pothoulakis C, Lamont JT. Clostridium difficile colitis. N Engl J Med 1994;330:257-62.）

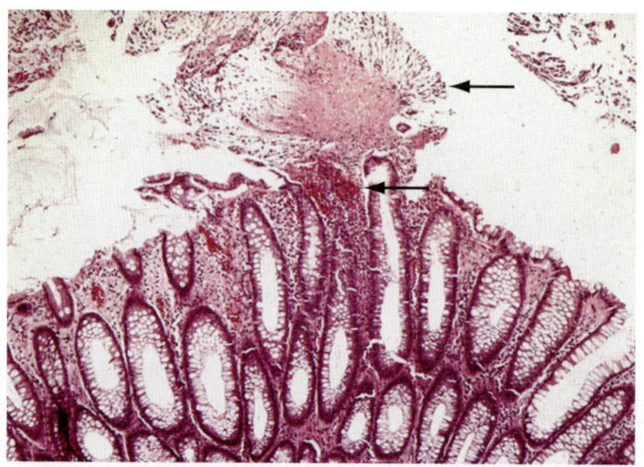

图 112.8　伪膜性结肠炎患者内镜活检标本的组织病理学图像，显示顶峰样或火山样病变。结肠黏膜局灶性溃疡明显（下箭），伴有由炎性细胞、纤维蛋白和坏死碎片组成的假膜渗出（上箭）。邻近黏膜完整。（From Kelly CP, Pothoulakis C, Lamont JT. Clostridium difficile colitis. N Engl J Med 1994;330:257-62.）

肌酐水平升高也是疾病严重的标志。患有蛋白丢失性结肠病和严重低蛋白血症的患者可出现外周水肿、腹水或全身水肿。

（五）治疗

CDI 治疗的第一步是尽可能停用任何促发的抗生素[25,26,139,140]。在一项研究中，除用于治疗 CDI 的药物外，同时使用其他抗菌药物治疗与 CDI 治疗的不良结果相关，其中包括对治疗的初始应答较低且较慢（腹泻缓解的中位时间为 96 小时 vs 52 小时，$P<0.001$），10 天后治疗失败率较高（16% vs 7%，$P<0.0001$），无复发的持续应答率更低（66% vs 75%，$P=0.005$）[139]。

如果停用所有抗生素，约有 15%～25% 的患者在 2～6 周内腹泻消退，无需特异性抗艰难梭菌治疗[112,141]。然而，单独的保守治疗不适用于病情严重或有多种活动性医疗问题的患者，在目前的医院实践中也很少推荐。在其他部位有活动性感染（如肺炎、尿路感染）且必须继续抗生素治疗的患者中，如果合适，应将抗生素方案变更为对加重艰难梭菌腹泻可能性相对较低的药物，如肠外氨基糖苷类、甲氧苄啶或红霉素（见表 112.2）。通常避免使用抗动力药，如地芬诺酯加阿托品、洛哌丁胺或麻醉药，因为担心毒素清除受损或诱发肠梗阻和中毒性肠扩张，但支持这些问题的证据有限且相互矛盾[26,142,143]。

许多抗菌药物在体外均显示出对艰难梭菌的活性，并且对头孢菌素类抗生素的耐药性非常普遍，以至于将头孢西丁添加到用于培养艰难梭菌的选择性培养基中[144,145]。在艰难梭菌的一些临床分离株中观察到克林霉素耐药性，并且与 CDI 的院内暴发有关[146]。越来越多的证据表明，院内艰难梭菌分离株对氟喹诺酮类药物耐药，而且引起几次暴发的 NAP-1 菌株，表现出高水平的氟喹诺酮类耐药[24,25,30-32]。尽管甲硝唑的临床失效率越来越高，但对该药物的耐药性罕见，基本上不存在对万古霉素的耐药性。在一项针对 186 株艰难梭菌临床分离株的研究中，所有分离株均对甲硝唑和万古霉素敏感，最低抑菌浓度为 0.5～4mg/mL[145]。在来自西班牙的另一个系列中，415 株分离株中有 6% 对甲硝唑表现出中度敏感性（最低抑菌浓度>16mg/mL），但这种部分耐药模式不是克隆性的，在连续培养中也没有持续[147]。这些发现表明获得性耐药，而不是遗传决定的甲硝唑耐药。

在临床实践中，许多抗菌药物（如氨苄西林或阿莫西林）在体外具有抗艰难梭菌活性，是艰难梭菌相关性腹泻的常见原因[148,149]。这些观察结果说明了一个事实，即单独进行体外敏感性试验并不能很好地预测该疾病的治疗效果。有严重症状的患者或尽管停止了抗生素治疗但症状仍持续的患者，需要特定的抗生素治疗来根除艰难梭菌。

1. 艰难梭菌初次发作的治疗

治疗 CDI 的一线抗菌药物是口服万古霉素（125mg，每日 4 次，共 10 天）和或口服非达霉素（200mg，每日 2 次，共 10 天）（见框 112.2）[26,57,150,151]。在 2 项随机对照试验中，这两种药物用于治疗 CDI 时显示出相似的高初始临床应答率（分别为 86% 和 88%；$P=0.36$）[145,156]。甲硝唑对 CDI 治疗的疗效似乎较差，尤其是在治疗重度疾病中，目前仅推荐用于非重度疾病患者的初始 CDI 治疗（如果无法获得万古霉素和非达霉素）。

杆菌肽、替考拉宁、硝唑嗪、利福昔明和夫西地酸也用于治疗急性感染，但与甲硝唑、万古霉素或非达霉素相比，几乎没有优势。在以下章节中讨论了特定治疗药物的优点和缺点。

框 112.2　艰难梭菌复发的风险因素
年龄增长
既往 CDI 病史（每次发作风险增加）
药物（抗生素、胃酸抑制剂、免疫抑制剂、化疗药物）
血清抗毒素抗体降低
合并症，如肾功能不全、IBD 或恶性肿瘤
住院时间延长
长期护理机构住所
与活动性感染者或携带者接触

（1）万古霉素

万古霉素于 1978 年被引入用于治疗 CDI，目前已成为治疗该疾病的一线用药[57,152]。其疗效的有效性目前已在临床对照实验中得到了证实[141,151-158]。通常在治疗开始后 72 小时内腹泻症状会得到明显改善，大多数患者在 10 天疗程结束时症状完全消失[57,141,151-158]。

万古霉素的药代动力学特性使其成为治疗 CDI 的理想药物。口服给药时，万古霉素既不被吸收，也不被显著代谢，因此在结肠腔中达到高浓度。由于口服万古霉素吸收不明显，全身副作用罕见。目前建议对轻度、中度或重度 CDI 患者，包括甲硝唑治疗无效、对甲硝唑不耐受、妊娠或年龄小于 10 岁的患者使用万古霉素治疗[26,128,150,159,160]。Fekety 等证实，万古霉素 125mg 每日 4 次与万古霉素 500mg 每日 4 次治疗同样有效。建议大多数患者使用较低剂量，仅建议暴发性疾病患者使用较高剂量（见下文）。万古霉素可通过口服、鼻胃管给药，甚至通过灌肠给药[112,159]，但不应通过静脉给药治疗 CDI，因为胃肠外给药无法获得有效的结肠腔内药物浓度[162,163]。

万古霉素使用的局限性包括万古霉素耐药肠球菌的传播以及高昂的口服万古霉素胶囊价格[160]。用于静脉给药的通用万古霉素制剂价格较低，并且可以口服给药能大幅度节约成本。

（2）非达霉素

目前非达霉素是另一种推荐治疗 CDI 的一线药物，它是一种新型大环内酯类抗生素，在体外实验中对艰难梭菌菌株表现出抗菌活性且经全身吸收较少，因此副作用小，粪便浓度较高，是良好的 CDI 治疗药物[151,157,164]。另外，非达霉素对肠道微生物菌群中的其他种类活性有限，这意味着它对艰难梭菌的治疗更具有选择性，因此治疗后复发概率小[151,165]。

临床试验比较了非达霉素（200mg，每日 2 次）和万古霉素（125mg，每日 4 次）治疗 CDI[151,157]。发现两种药物的初始应答率（即治疗 10 天结束时腹泻消退）相似，通过改良的意向性治疗分析发现，（非达霉素应答率为 88.2%（$n=287$），万古霉素为 85.8%（$n=309$））[151]。非达霉素在随后的 4 周内的复发率低于万古霉素（15.4% vs 25.3%，$P=0.005$）。非达霉素组对治疗的持续反应（即腹泻消退无复发）更常见（74.6% vs 64.1%，$P=0.006$）。这些研究结果促使非达霉素在许多国家获批用于治疗 CDI，使其成为自 25 年前万古霉素获批以来首个新获批的 CDI 治疗药物。

尽管非达霉素总体上比万古霉素更有效，尤其是在达到较低的复发率方面，但在感染 NAP-1 菌株的患者中未观察到这种获益。对于 36% 的 NAP-1 菌株患者，其初始应答率和复发率与万古霉素相同，然而，对于 64% 的其他菌株类型患者，非达霉素组的复发率为 7.8%，万古霉素组为 25.5%（$P<0.001$）。

在两项单独但相似的临床试验中，对首次复发 CDI 的患者进行联合治疗后，也证实了非达霉素相对于万古霉素在降低复发率方面的优势[166]。在完成治疗后 4 周内，接受非达霉素治疗的 66 例患者中有 13 例出现了第二次复发，而在接受万古霉素治疗的 62 例患者中有 22 例也出现了第二次复发（19.7% vs 35.5%，$P=0.045$）。总之，在 CDI 的初始治疗中，非达霉素与万古霉素一样有效，它可以减少感染非 NAP-1 艰难梭菌菌株的患者治疗后的复发。在首次复发 CDI 的患者中，它也与较少的后续复发有关。因此，它现在是 CDI 初次或首次复发的推荐治疗方法。其使用的主要限制是高成本，然而，这可能至少部分被 CDI 复发次数减少所带来的成本节约所抵消[167,168]。

在最近的一项随机、对照、开放标签研究中，CDI 初发或复发的患者接受了延长脉冲的非达霉素（200mg 口服片剂，第 1～5 天每日 2 次，然后第 7～25 天隔天每日 1 次）或万古霉素（125mg 口服胶囊，第 1～10 天每日 4 次）[169]。主要终点是治疗结束后 30 天的持续临床治愈（对治疗的初始临床应答，无后续复发）。扩展脉冲非达霉素组 177 例患者中有 124 例（70%）获得持续的临床治愈，而万古霉素组 179 例患者中有 106 例（59%）获得持续临床治愈（差异 11%，95% CI 1.0～20.7，$P=0.030$；比值比 1.62，95% CI 1.04～2.54）因此，与万古霉素相比，延长脉冲非达霉素似乎是 CDI 的有效治疗方法，且复发率较低。

（3）甲硝唑

甲硝唑（500mg，每日 3 次，持续 10 天）用于治疗 CDI 已有几十年的历史，但目前认为在初始临床应答方面劣于万古霉素和非达霉素，尤其是那些病情更严重的人[154,158]。

甲硝唑以前是治疗轻度至中度 CDI 的首选药物，它价格低廉，且通常有效[26,150]。2000 年以前的几项临床研究表明，甲硝唑治疗可使 95% 以上的患者腹泻和结肠炎缓解[112,141,170,171]。然而，2000 年以后发表的研究报告称，甲硝唑的平均失败率为 19%（范围，7%～38%），而万古霉素的平均失败率仅为 4%（范围，3%～6%）[25,153,154]。

在一项小型试验中，急性 CDI 受试者根据疾病严重程度进行分层，然后随机接受甲硝唑 250mg/每次或万古霉素 125mg/每次，每日 4 次，持续 10 天。在轻度疾病中，两种治疗的有效率相似（90% vs 98%，$P=0.36$）。然而，在严重疾病中，甲硝唑的疗效较差（76% vs 97%，$P=0.02$）[154]。这一发现后来得到了一项大型随机对照试验的结果证实，在该试验中，81% 接受口服万古霉素治疗的患者（$n=259$）对治疗表现出良好的初始反应，而接受甲硝唑治疗的患者为 73%（$n=278$；$P=0.02$；万古霉素高于甲硝唑的临床成功率，OR 1.58，95% CI 1.04，2.40；$P=0.034$）[158]。在重度 CDI 患者中，万古霉素（79%）与甲硝唑（66%）的应答差异在数值上更大。

与万古霉素不同，甲硝唑口服给药后在肠的上段吸收良好。在健康人群或无症状的艰难梭菌携带者中粪便浓度较低或不存在，但在艰难梭菌结肠炎患者中观察到较高的粪便浓度，因为甲硝唑是通过发炎的肠黏膜分泌的[172]。静脉滴注甲硝唑（500mg，每日 3 次）可用于不能耐受口服药物的患者，因为其在发炎的结肠内积聚达到杀菌水平[172]。

口服甲硝唑治疗通常可以耐受，但可能会引起全身副作用，如恶心、金属味以及与酒精的双硫仑样反应。长期治疗可能会发生周围感觉神经病变，尤其是老年人，因此甲硝唑不应长期使用。甲硝唑还可增强华法林的作用，导致凝血酶原时间延长。

令人难以置信的是，甲硝唑已被确定为导致某些艰难梭菌腹泻病例的抗生素，这证明了降低定植耐药性在艰难梭菌相关腹泻的病理生理学中的重要性。

（4）其他抗菌药物

在随机治疗试验中，替考拉宁（100mg/次，每日 2 次，持续 10 天），治疗艰难梭菌腹泻的疗效与万古霉素相同[175,176]。然而，替考拉宁相对昂贵，在美国无口服药物。在一项小型随机试验中，将硝唑尼特与万古霉素用于 CDI 的初级治疗进行了比较。治疗 10 天后，硝唑尼特的有效率为 17/22，万古霉素的有效率为 20/27（77% vs 74%，非劣效性的 95% CI −24%～+28%）[177]。关于使用利福昔明（400mg/次，每日 3 次，持续 10 天）作为 CDI 主要治疗方法的已发表的数据有限[178]。杆菌肽（25 000 单位/次，每日 4 次，疗程 7～10 天）治疗艰难梭菌腹泻的疗效不及甲硝唑或万古霉素，总有效率仅为 80%，复发率为 30%[156,179-181]。夫西地酸已在有限数量的患者中进行了试验，但似乎不如甲硝唑或万古霉素有效，复发率约为 28%[176,182]。

树脂与肠腔中的毒素结合，已被认为是 CDI 抗菌治疗的可能替代品。然而，与使用万古霉素或甲硝唑的标准抗生素治疗相比，使用 3 种不同结合树脂（考来替泊、考来烯胺和托来维姆）的临床研究显示，疗效较低[155,158,171,183]，因此，结合树脂不被用作 CDI 的主要治疗方法。

托来维姆（tolevamer）是一种可溶性阴离子聚合物，专门用于结合艰难梭菌毒素。在一项 2 期人体临床试验中，当托来维姆用作轻度或中度严重感染的主要治疗时，其治疗结果与万古霉素相似[184]。然而，在 2 项更大型的 3 期临床研究中，托来维姆的有效率显著低于万古霉素或甲硝唑[185]。有趣的是，托来维姆治疗成功后的复发率显著低于甲硝唑或万古霉素抗生素治疗后的复发率，这表明它有可能用于一级或二级疾病的预防[186]。目前托来维姆尚未在任何活性药物试验中使用，也不能用于临床。

2. 暴发性艰难梭菌

暴发性 CDI，也称为重度复杂性 CDI，发生率低于 10%，但与高死亡率相关[117,187,188]。由于肠梗阻，腹泻可能很少或不存在，患者可表现为腹痛、腹膜刺激征、结肠扩张、明显的白细胞增多，以及进行性败血症伴低血压（可能需要使用血管升压药）、精神状态变化、血清乳酸水平升高和终末期出现器官衰竭(例如肾、肺)的临床表现[26,72,128,141,189]。

治疗的第一步是停止非艰难梭菌抗生素,在可能的情况下,开始口服大剂量万古霉素(500mg/次,每日 4 次)进行治疗,尽管没有数据证明该大剂量比标准计量更有效(框 112.3)[128,159,190]。除口服万古霉素外,还应静脉给予甲硝唑治疗。出现肠梗阻时,可通过鼻胃管给予万古霉素(500mg/次,每 6 小时一次),并间歇性夹管[112]。万古霉素也可通过灌肠给药(500mg 溶于 100mL 生理盐水中)[112]。已证实非达霉素治疗 CDI 的疗效,但其在暴发性疾病治疗中的作用尚未研究。在对接受万古霉素和甲硝唑联合治疗无应答的患者中,已报道使用静脉替加环素(负荷剂量为 100mg,静脉注射,随后为 50mg 每天 2 次)或联合人免疫球蛋白(400mg/kg 体重)进行挽救治疗;尚未在对照临床试验中评价这些药物的疗效[87,191-195]。万古霉素治疗无效与获得抗生素耐药性无关,(尚未在艰难梭菌临床分离菌株中记录),而是与宿主因素如年龄、免疫缺陷、合并症或缺乏依从性有关。

框 112.3 艰难梭菌感染的治疗

临床状态	临床相关数据	推荐治疗方案[8] *	建议强度/证据质量
初始发作,不严重	白细胞增多,白细胞计数为≤15 000 个细胞/mL,血清肌酐水平<1.5mg/dL	VAN 125mg,每日 4 次,持续 10 天,或	强/高
		FDX 200mg,每日 2 次,持续 10 天	强/高
		如果上述药物不可用,可选择:甲硝唑,500mg,每日 3 次,口服,持续 10 天	弱/高
初始发作,严重†	白细胞增多,白细胞计数为≥15 000 个细胞/mL 或血清肌酐水平>1.5mg/dL	VAN,125mg,每日 4 次,口服,持续 10 天,或	强/高
		FDX 200mg,每日两次,持续 10 天	强/高
初始发作,暴发性	低血压或休克、肠梗阻、巨结肠	VAN,500mg,每日 4 次,口服或 NG 管给药。如果需要,可考虑增加 VAN 直肠灌注。静脉给予甲硝唑(500mg,每 8 小时一次)应与口服或直肠 VAN 同时给药,尤其是在出现肠梗阻的情况下	强/中度(口服 VAN);弱/低(直肠 VAN);强/中度(静脉注射甲硝唑)
首次复发	…	如果最初发作时使用甲硝唑,则 125mg,每日 4 次服用;VAN,持续 10 天,或	弱/低
		如果初始发作使用标准方案,则使用长期逐渐减量和脉冲 VAN 方案(例如,125mg,每日 4 次,持续 10~14 天;每日 2 次,持续 1 周;每日 1 次,持续 1 周。然后每 2 或 3 天一次,持续 2~8 周),或	弱/低
		如果初始发作使用 VAN,则给予 FDX 200mg,每日 2 次,持续 10 天,或	弱/中等
第二次或后续复发	…	VAN 采用逐渐减量和脉冲治疗方案,或	弱/低
		VAN,125mg,每日 4 次,口服,持续 10 天,然后利福昔明 400mg,每日 3 次,持续 20 天,或	弱/低
		FDX 200mg,每日 2 次,持续 10 天,或	弱/低
		IMT‡	强/中度

* 所有随机试验都比较了 10 天疗程,但一些患者(尤其是接受甲硝唑治疗的患者)可能对治疗反应延迟,在这种情况下,临床医生应考虑将治疗持续时间延长至 14 天。

† 提出的定义重度或暴发性 CDI 的标准是基于专家意见。在前瞻性验证的 CDI 患者严重程度评分发表后,可能需要在未来对其进行审查。

‡ 专家小组的意见是,在提供 IMT 之前,应尝试对至少 2 次复发(即 3 次 CDI 发作)进行适当抗生素治疗。

FDX,非达霉素;VAN,万古霉素。

肠道微生物菌群移植治疗(IMT)已成功用作常规治疗无效的重度、复杂性 CDI 患者的补救治疗(见下文)。

手术

对药物治疗无反应的严重结肠炎患者有时需要手术治疗,对于严重或暴发性疾病的患者,应尽早寻求外科会诊[188,189,193,196,197]。重度 CDI 的死亡率通常是由导致器官衰竭的明显全身炎性反应引起的。因此,结肠穿孔或中毒性巨结肠并不是需要手术干预的唯一指标。在一项研究中,认为结肠切除术似乎对未免疫抑制、65 岁及以上、白细胞增多≥20 000 个细胞/mm^3 或乳酸水平在 2.2~4.9mmol/L 之间的患者更有益处[198]。

标准手术方式是结肠次全切除术联合暂时性回肠造口术,但这种情况下的手术干预常与较高的围手术期死亡率相关。Grundfest Broniatowski 等[197]报告,在接受暴发性重度 CDI 手术的一系列患者中,其总死亡率为 42%。一项研究报道了一种不同的手术方法,即在腹腔镜下进行回肠袢造口术,然后使用 8L 加热的聚乙二醇结肠制备溶液进行术中结肠灌洗。术后,通过回肠造口将万古霉素溶液(500mg 溶于 500mL 乳酸林格液中)注入结肠,每 8 小时一次,持续 10 天[199]。采用该方法治疗的 42 例重度复杂性 CDI 患者中,只有 7% 需要结肠切除术,死亡率为 19%(与之相比,接受结肠切除术的历史对照患者为 50%,OR 0.24,$P=0.006$)。这种新方法可能具有几个实质性的优点，显然值得进一步研究。

3. 复发性艰难梭菌

治疗 CDI 患者最困难的临床问题之一是复发率高[25,26,175]。在万古霉素或甲硝唑治疗成功的患者中，约 25% 在完成初始抗生素治疗后复发[26,140,151,200,201]。首次复发的患者后续复发率更高（约 35%），第二次或后续复发的患者可能超过 50%[88,166,202]。

CDI 复发的临床特征与初始发作相似，通常在停止治疗后 2~21 天出现水样腹泻、痉挛性腹痛或发热。晚期复发不常见，但可能在停止 CDI 抗生素治疗后 2 个月以上发生。复发性 CDI 的诊断最好通过粪便毒素检测（如可能）证实。或者在极少数情况下通过结肠镜检查和活检证实。对于有典型复发症状的患者，可在等待粪便检测结果的同时重新开始治疗。对艰难梭菌腹泻初次发作为重度的患者，及时治疗尤其重要，因为他们更有可能患上严重的复发性疾病，这可能是由他们对艰难梭菌毒素的免疫应答不足引起的[88,203]。

一些 CDI 在成功治疗后症状持续的患者因感染后 IBS（肠易激综合征）而发生腹泻[204]。频繁的水样腹泻和痉挛性下腹痛，可能对抗生素治疗有部分反应。患有艰难梭菌感染后 IBS 的患者其结肠镜检查和活检均正常，其粪便艰难梭菌检测通常呈阴性。需要与复发性 CDI 区分的其他腹泻疾病包括 IBD，显微镜下结肠炎、乳糜泻和食物（例如乳糖、果糖）不耐受。

细菌学分型研究表明，症状复发可能是由引起最初发作的同一菌株的感染复发或不同菌株的艰难梭菌的新感染引起的[205,206]。对甲硝唑或万古霉素的耐药性很少（如果有的话）是复发的重要因素。一些患者在万古霉素治疗成功期间，可在其粪便中鉴定出艰难梭菌，这些患者可能比那些在治疗过程中根除病原体的患者更容易复发[205]。然而在未复发的患者中，在抗生素治疗成功期间和之后，粪便中也可能存在艰难梭菌[123]。

症状改善期间的培养阳性可能反映了抗生素耐药性孢子的持续存在。在一项研究中，观察到 22 例复发患者中有 18 例存在结肠憩室，由此推测孢子可能在憩室中存活，在憩室中孢子可逃避腹泻的正常清洁作用，并且也不会暴露于高浓度的腔内抗生素下[207]。然而，细菌孢子通过通常的粪-口途径再次感染可能是复发的机制[205,206]。一项研究将 128 例患有憩室病的 CDI 患者与 137 例无憩室病的 CDI 患者进行了比较，发现两组患者在复发或复发风险方面无显著差异，可能只有一小部分升结肠憩室病患者的复发风险增加[208]。

（1）保守治疗

在发现万古霉素作为有效治疗方法之前，发表的 20 例克林霉素相关伪膜性结肠炎患者的报告中，在停用克林霉素后最终都获得康复[209]。这种形式的一个重要优势在于不会发生腹泻或结肠炎的复发，可能是因为停用所有抗菌药物可以恢复结肠菌群，从而提供抗艰难梭菌的定植耐药性。因此，一些复发症状轻微的患者可以保守治疗，无需特殊抗生素治疗，从而避免后续复发。该方法可能不适用于老年人或体弱患者，不建议用于中度或重度症状的患者。

（2）甲硝唑、万古霉素或非达霉素的标准治疗

首次复发的患者可给予标准的 10 天疗程的万古霉素或非达霉素治疗（尤其是使用甲硝唑治疗初始 CDI 发作时）（见框 112.3）[57]。如前所述，与万古霉素相比，非达霉素治疗 CDI 初始发作的复发率较低（15.4% vs 25.3%，减少 39%；$P=0.005$）[151,157]。在复发性 CDI 患者中，与万古霉素相比，非达霉素在减少后续复发方面的获益也很明显[113,151,166]。在一项对首次复发患者进行治疗的研究中，非达霉素 200mg 每日两次持续 10 天，导致后续复发率为 19.7%，而万古霉素 125mg 每日 4 次持续 10 天的复发率为 35.5%（减少 45%，$P=0.045$）[166]。

（3）首次或后续艰难梭菌复发的长期抗生素治疗方案

Tedesco 及其同事[207]治疗了 22 例艰难梭菌结肠炎多次复发的患者，在 3 周内逐渐减少万古霉素的剂量，随后每隔 1 天治疗一次，持续 1 周；然后每隔 3 天治疗一次，持续 1 周。所有患者症状均有缓解，并在平均 6 个月的随访期间保持良好。

虽然没有随机对照试验的数据，但是检查医生选择的各种抗生素方案治疗复发性 CDI 的一项后续研究发现，采用延长或脉冲剂量口服万古霉素的方案是最有效的[210]。总体而言，163 例接受复发性 CDI 治疗的患者中，有 73 例（45%）随后复发，在所有使用的方案中，只有那些结合了长剂量万古霉素治疗（29 例中有 9 例复发，复发率 31%，$P=0.01$）或脉冲剂量万古霉素（7 例中有 1 例复发，复发率 14%，$P=0.02$）的方案显示复发率显著降低。这种治疗方法有效的机制尚不清楚，可能只是反映了与延长治疗有关。常用的逐渐减量和脉冲剂量口服万古霉素方案见框 112.3。

艰难梭菌产生的毒素通常不发生在细菌指数生长的早期阶段，而是发生在之后的静止期[211,212]。因此，在万古霉素治疗控制了活动性艰难梭菌诱导的腹泻和结肠炎后，细菌重新开始产生和释放毒素需要 24~72 小时。因此，脉冲给药可能阻止毒素的产生和释放，同时也有助于正常结肠菌群的恢复，从而提高艰难梭菌定植耐药性。

（4）万古霉素联合利福昔明的序贯治疗

利福昔明是一种口服抗生素，全身吸收和对大多数艰难梭菌分离株的活性极小[213,214]。在一项随机对照试验中，CDI 患者在完成 10~14 天的甲硝唑或万古霉素标准疗程后，接受利福昔明 400mg 每日 3 次或安慰剂治疗 20 天。安慰剂组 35 例患者中有 11 例（31%）和利福昔明组 33 例患者中有 5 例（15%）发生 CDI 复发（$P=0.11$）。尽管这项小样本研究的结果无统计学意义，但“利福昔明追逐”方案已被纳入作为复发性 CDI 的治疗选择[57]。

（5）肠道微生物菌群移植治疗（IMT）

1958 年，即在发现毒素源性 CDI 的致病作用前 20 年，IMT 首次以英文被描述为暴发性、抗生素相关性、假单胞菌性结肠炎的有效治疗方法[216]。这种治疗是基于认识到抗生素的应用改变结肠菌群是 CDI 的主要易感原因，而恢复正常的微生物群可以消除致病原。已证明复发性 CDI 患者的肠道微生物菌群系统发育丰富度降低，厚壁菌属和拟杆菌属减少，在仅有一次 CDI 发作的患者中未观察到[120]。近年来，IMT 主要用于预防多次复发治疗失败的患者再次发生 CDI。通常从筛选的供体获得新鲜粪便，经过处理，然后通过鼻胃管或鼻肠管、灌肠或结肠镜检查给药，结肠镜检查是目前最常用的途径。非对照研究中报告的总体疗效较高，经胃或小肠途径的有效率为 81%，经直肠或结肠途径的有效率为 92%[217]。在一项来自欧洲的随机对照试验中，81%的患者经鼻十二指肠输注供体粪便后成功地预防了复发性 CDI 的进一步发作，与之相比，接受万古霉素治疗的患者为 31%（$P<0.001$），接受万古霉素联合肠道灌洗的患者为 23%（$P<0.001$）[186]。这些结果（81%的有效性）与采用胃或小肠输注的非对照病例系列的系统综述结果非常一致。来自美国的一项随机双盲临床试验表明，对于复发性 CDI 患者，通过结肠镜检查的供体 IMT 比自体 IMT 更有效（90% vs 62.5%）[31]。新鲜或冻融的粪便对复发性 CDI 的治疗具有相似的成功率。患有重度和复杂性或暴发性 CDI 患者也受益于 IMT。有研究详细说明了当这些患者在继续万古霉素治疗的同时，接受多次 IMT 输注时的死亡率降低。该患者人群的治疗次数取决于重复结肠镜检查时是否存在严重结肠炎和假膜[218]。一项针对 56 例患者的随机对照试验比较了 2 种基于 IMT 的方案（单次 IMT 与多次 IMT）对抗生素无效的重度 CDI 患者的疗效，结果显示，多次 IMT 组的治愈率为 100%，而接受单次 IMT 组的治愈率为 75%，该研究中无严重不良事件发生[219]。对于难治性重度病例，如果在治疗 3~5 天内无改善，可考虑使用 IMT 的治疗。

基于这些数据，人们对 IMT 用于预防和治疗 CDI 的兴趣越来越大。目前正在采取措施，通过粪便库提供预先筛选的供体已经处理过的治疗单位，使这种治疗方法更容易被患者和医生接受，还正在开发一些人为定义的细菌培养混合物，以替代人类粪便作为来源材料[51,186,220-222]。FDA 建议，根据其指导意见，将 IMT 用作 CDI 的研究性治疗方法，但不适用于需要研究新药应用的其他疾病。截至 2016 年 3 月，FDA 已经颁布了 IMT 指南草案，该草案建议，粪便供体和粪便在医疗保健提供者的指导下进行筛查和测试，以提供用于治疗 CDI 患者的 IMT 产品。FDA 并未定义筛查方法，但提供者之间达成了普遍共识，将患有任何传染性疾病或可能与微生物组改变有关或相关的疾病的供体排除在外，如代谢性疾病、神经系统疾病、炎症性肠病、免疫功能低下等。通过全面的病史和全套血液、粪便和尿液检查确定捐赠者是否合格。指南草案还建议需要获得充分的知情同意，并包括一项使用 IMT 治疗艰难梭菌是研究性的声明，以及对其风险和获益的讨论。关于 FDA 对 IMT 和粪便库监管的最终指南声明正在等待中。一个商业非营利性粪便库模式“Openbiome”已经在美国投入使用，该模式具有严格的供体筛查项目，以及一个在美国各地都设有分销网络的大型粪便储存和制备设施，使粪便广泛可供供应商使用。每年运送几千台 IMT 装置。除了用于内镜递送的冷冻粪便形式外，Openbiome 还提供了口服 IMT 递送胶囊，在一项研究中，显示胃释放胶囊和结肠释放胶囊在第 8 周的总体相对治愈率分别为 75%（15/20）和 80.6%（31/25），两种制剂均安全、无严重不良事件。认为结肠释放胶囊在增加肠道微生物菌群多样性方面具有优势。

目前正在开发人类粪便来源产品的标准化胶囊和灌肠疗法，并正在进行临床试验，以预防未来复发性 CDI。一种来源于供体粪便的胶囊治疗（SER-109），用乙醇处理去除植物形态，并以冷冻胶囊形式储存，在一项Ⅰ期研究中显示出前景，一项盲法Ⅱ期研究的结果未公布，该研究显示缺乏有效性[223,224]，一项大型Ⅲ期安慰剂对照研究正在进行中。同样，一种灌肠剂产品 RBX-2660 也来源于人类粪便，通过灌肠给药，无需肠道准备。在一项 1 期开放标记研究和一项 2 期安慰剂对照盲法研究中显示出阳性结果[248]，一项大型 3 期安慰剂对照研究正在进行中。

（6）艰难梭菌毒素的免疫接种

如前所述，有相当多的证据表明，一些人对 CDI 具有保护性免疫，并且该保护作用与血清、肠道分泌物或两者中较高的抗毒素抗体浓度有关[36,81,83,86-88,203]。

Leung 及同事报道了 6 例多次复发的 CDI 患儿，其血清毒素 A IgG 抗体的浓度较低[87]。其中 5 例患儿接受静脉正常免疫球蛋白治疗，剂量为 400mg/kg，其中含有高滴度的 IgG 抗毒素 A 和抗毒素 B，治疗后症状消退。其他研究者也有类似结果的报道，但目前尚无正常免疫球蛋白治疗或预防 CDI 的对照试验报告[192,202]。

（7）贝洛托舒单抗：抗毒素 B IgG 人单克隆抗体

在一项随机对照试验中，对接受抗生素治疗的急性 CDI 患者静脉注射人抗毒素 A［阿克托舒（actoxumab）］和抗毒素 B［贝洛托舒单抗（bezlotoxumab）］IgG 单克隆抗体[225]。与预期相同，完成抗艰难梭菌抗生素治疗后，安慰剂组 25%的患者发生复发性感染。相反，接受抗毒素抗体治疗的患者中仅有 7%复发（$P<0.001$），这明确地证明了 CDI 患者接受被动免疫治疗的临床潜力。

随后的两项Ⅲ期、双盲、随机、安慰剂对照临床试验检查了原发性或复发性 CDI 患者静脉输注阿克托舒、贝洛托舒单抗、两种抗毒素单克隆抗体或安慰剂后的 CDI 复发情况[38]。主要终点为输注后 12 周内复发性感染（初始临床治愈后出现的新发感染）。阿克托不能有效降低 CDI 复发，而贝洛托舒单抗通过结合其推定的受体结合域来中和艰难梭菌毒素 B。在这两项试验中，在 CDI 标准抗生素治疗期间输注贝洛托舒单抗（10mg/kg），在随后的 12 周内 CDI 复发较少（16.5%，与之相比，安慰剂为 26.6%）。贝洛托单抗组和安慰剂组的持续治愈率（12 周内无复发感染的初始临床治愈率）分别为 64%和 54%。贝洛托舒单抗的安全性与安慰剂相似。

至少有一种已知的 CDI 复发风险因素（既往有 CDI 病史、年龄≥65 岁，感染 027/078/244 菌株、免疫力受损或重度 CDI）的患者，显示安慰剂组的复发率更高，贝佐单抗组的复发率降低幅度更大（37.2%~21.2%；-15.9；-21.6，-10.2）[226]。相反，那些缺乏所有这些风险因素的患者没有表现出实质性的益处（20.9%~18.8%；-11.1，6.9）。贝洛托舒单抗已获批用于在高复发风险患者的 CDI 标准抗生素治疗期间输注，可降低复发性 CDI 发作。

（8）艰难梭菌疫苗

目前已生产了几种艰难梭菌毒素疫苗[227]。迄今为止，临床试验中研究最多的一种疫苗含有化学灭活的类毒素 A 和 B。在早期临床试验中，该疫苗具有免疫原性[228,229]。在一个小病例系列中，接种疫苗与 3 例受试者复发性艰难梭菌腹泻的治愈相关[230]。随后的研究确定了一种有效诱导抗毒素抗体应答的疫苗接种方案[231]。启动了一项预防 CDI 的Ⅲ期疫苗试验，但在对研究数据的中期审查表明，该研究不太可能在达到其目的后，于 2017 年结束。第二种使用基因和化学灭活类毒素 A 和 B 的艰难梭菌疫苗正处于临床后期开发阶段[227]。

(9) 益生菌治疗

与可进一步延迟正常结肠菌群再定植的抗菌药物治疗相比，益生菌是复发性 CDI 抗生素治疗的一种有吸引力的补充，因为定植耐药性的恢复，可使艰难梭菌从结肠中永久根除。在一项开放标记研究中，据报道，乳酸杆菌 GG 菌株可有效预防艰难梭菌结肠炎复发患者的腹泻[232]。另一项针对接受抗生素治疗的住院患进行的安慰剂对照研究，使用了含有干酪乳杆菌、保加利亚乳杆菌和嗜热链球菌(DanActive)的益生菌饮料混合物，发现其单纯性 AAD(抗生素相关性腹泻)发生率从 34%降低至 12%(安慰剂组 vs 活性饮料组，$P=0.007$)，CDI 从 17% 降低至 0%(安慰剂组 vs 活性饮料组，$P<0.001$)[223]。还报告了含有嗜酸乳杆菌和干酪乳杆菌的益生菌混合物对 AAD 和 CDI 的保护作用[234]。使用含乳酸杆菌的益生菌混合物的这些阳性结果的可重复性，需要在额外的、多中心的对照试验中得到证实。

布拉酵母菌在欧洲大陆被广泛用作益生菌制剂，在美国也可以获得，不需要处方[10,235]。

在一项双盲对照临床试验中，含布拉酵母菌的口服胶囊与抗生素联合给药显著降低了住院患者的 AAD 发病率(从安慰剂组的 22%降至布拉酵母菌组的 9.5%；$P=0.04$)。然而，在该研究中，很少有患者发生艰难梭菌相关性腹泻。第二项随机安慰剂对照试验检查了布拉酵母菌联合甲硝唑或万古霉素治疗艰难梭菌腹泻患者的疗效[202]。在首次发生艰难梭菌腹泻期间接受治疗的受试者的腹泻复发率相似(布拉酵母菌组 19% vs 安慰剂组 24%；$P=0.86$)。相反，有复发性艰难梭菌腹泻病史的患者，接受布拉酵母菌治疗的复发率低于安慰剂组(分别为 35% 和 65%；$P=0.04$)。然而，在随后的研究中，发现布拉酵母菌对复发率无总体影响(44% vs 安慰剂组 47%)[236]。由于存在真菌血症的风险，布拉酵母菌不应用于免疫功能低下的患者。

另一种用于预防复发性 CDI 的口服活菌疗法是艰难梭菌(NTCD)的非产毒素菌株[237]。在初始安全性研究中，NTCD 菌株 M3 耐受性良好[238]。在随后的Ⅱ期随机、双盲临床试验中，患者在使用甲硝唑或万古霉素进行标准 CDI 治疗后，分别接受 NTCD 菌株 M3 或安慰剂。NTCD 治疗组的 CDI 复发率为 11%，而安慰剂组为 30%(OR 0.28，95% CI 0.11～0.69；$P=0.006$)[239]。尽管发现这些有希望的安全性和有效性，但在撰写本文时，NTCD-M3 菌株尚未进行任何积极的临床试验。

(10) 复发性艰难梭菌的整体治疗方法

复发性艰难梭菌相关性腹泻首次发作的治疗与初始感染的治疗没有太大区别(见框 112.3)[26,128,150]。应获取粪便样本检测，以再次确认产毒素艰难梭菌感染。对有轻度复发症状的患者可以保守治疗，而不需要额外的抗生素治疗，就像初发患者一样。如果症状持续或严重，应给予标准疗程的万古霉素或非达霉素治疗。如果再次复发，应考虑其他治疗方法。

非达霉素具有独特的优势，即在随机对照试验中，无论是初次治疗还是首次复发的治疗，均证明其复发率较低[151,157,166]。逐渐减量和脉冲抗生素方案耐受性良好，通常是成功的[207,209]。已证实 IMT 对既往多次 CDI 复发的患者治疗有效，并迅速成为常规治疗的一部分[5]。已经描述了一系列的其他治疗方法，其中一些方法总结在框 112.3 中。

在某些情况下，CDI 会发生多次复发，在最终根除该生物体之前，必须使用各种不同的治疗方案。在其他病例中，尽管采用了几种不同的治疗方法，但复发仍然持续存在。在这种情况下，长期口服万古霉素(125mg，每日 1 次或 2 次)进行治疗，是预防复发的一种实用有效的方法。该方法适用于其他措施(包括多种抗生素方案)失败的高危患者，尤其是那些患有严重基础疾病、很可能需要额外疗程抗生素治疗和预期寿命较短的患者。

(周明新 译，闫秀娥　刘军 校)

参考文献

第 113 章　肠道原虫

Christopher D. Huston 著

章节目录

在食物和水卫生条件较差的发展中国家，肠道原虫传统上被认为是重要的病原体。由于世界旅行越来越频繁、世界经济全球化以及越来越多的慢性免疫妥协人群，对引起人类疾病的肠道原虫基本知识的了解，对美国、加拿大和欧洲的医生来说越来越重要。例如，在全世界的艾滋病患者和器官移植受者中，微孢子虫(microsporidia)、隐孢子虫(*Cryptosporidium*)、贝氏等孢子虫(*Cytoisospora belli*)和卡氏环孢子虫(*Cyclospora cayetanensis*)是慢性腹泻的主要原因。隐孢子虫、贝氏等孢子虫和卡氏环孢子虫已被公认为是免疫功能正常者的常见病原体，由于诊断方法的改进，美国和加拿大越来越多地报告了食源性和水源性疫情，这引起了人们对日益复杂的食品和供水安全性的质疑。人们对这些生物的生物学的理解通常处于初级阶段，但正在迅速发生变化。例如，认识到溶组织内阿米巴(阿米巴痢疾的病因)和非致病性肠内阿米巴——迪斯帕内阿米巴是不同的物种，2012 年鉴定出其他可感染人类的致病潜力不明确的内阿米巴物种，2002 年对具有医学重要性的隐孢子虫属进行了重新分类，并通过基因组测序阐明肠贾第鞭虫的种群结构，这可能会揭示人类感染后不同的临床结果。

在发达国家，人们认识到这些病原体是导致疾病的主要原因，从而激发了越来越多的寄生虫生物学基础科学和临床上快速采用新的诊断检测、治疗和疫苗接种的尝试。本章总结了我们对肠道原虫认识的最新进展，重点介绍了临床流行病学、疾病特征及准确诊断和治疗的最佳方法。

一、溶组织内阿米巴

(一) 流行病学

1875 年，Lösch 首次将溶组织内阿米巴与阿米巴结肠炎和肝脓肿联系起来。1903 年，Schaudinn 因其能破坏宿主组织而命名。1925 年,Emil Brumpt 提出存在第二种形态相同但无致病性的内阿米巴,即迪斯帕内阿米巴,以解释为什么只有少数人感染了当时称为溶组织内阿米巴发生侵袭性疾病的原因。虽然 Brumpt 的假说在他的一生中没有被人们接受,但现在很明显他是正确的,并且溶组织内阿米巴(Schaudinn,1903)已被正式重新分类为 2 种形态上无法区分的物种:溶组织内阿米巴(侵袭性阿米巴病的病因)和迪斯帕内阿米巴——一种非致病性肠道共生寄生虫(见后面章节)[1]。

溶组织内阿米巴是一种全球分布的寄生虫,但阿米巴病的发病率和死亡率大多发生在中南美洲、非洲和印度次大陆[2]。幸运的是,全球 5 亿人中,大多数人以前被认为是无症状的溶组织内阿米巴包囊的携带者,实际上是感染了迪斯帕内阿米巴。溶组织内阿米巴引起的疾病总负担尚不清楚,然而,在非洲和亚洲进行的一项多中心分子流行病学研究表明,它约占 12~23 月龄儿童危及生命的腹泻的 2%[3],溶组织内阿米巴相关的腹泻与生长和发育迟缓有关[4]。有趣的是,阿米巴病的发病率在一些地区迅速下降,这可能是由于基础设施的适度改善和/或广泛使用甲硝唑以及缺乏溶组织内阿米巴的动物宿主有关。例如,在孟加拉国的达卡,直到 2006 年,大多数儿童在 4 岁时至少感染过一次溶组织内阿米巴,而现在阿米巴病很少发生[5]。

溶组织内阿米巴具有一个简单的、两阶段的生命周期,由一个感染性包囊和一个活动的滋养体组成。包囊直径为 5~20μm,含有 4 个或更少的核。负责组织侵袭的阿米巴滋养体大小为 10~60μm,含有一个核,中心有核仁(图 113.1)。包囊对氯处理和干燥具有相对的抵抗力,它们能在潮湿的环境中存活数周。

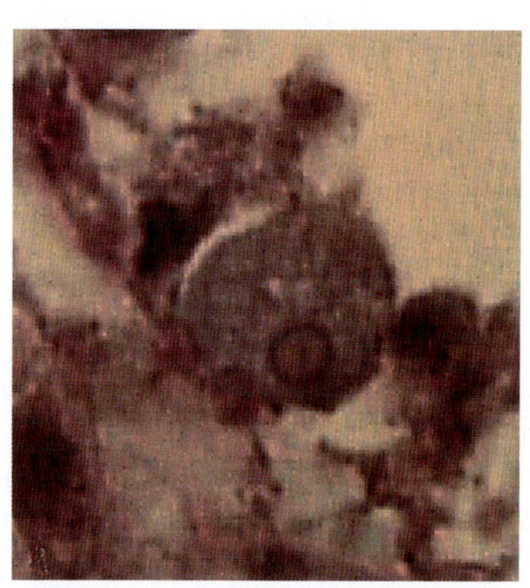

图 113.1　粪便标本中的溶组织内阿米巴滋养体。注意核有明显的中央核小体。(H&E 染色)

在摄入被粪便污染的食物或水中的成熟(四核)包囊后发生感染。在小肠腔内,四核包囊发生核和胞质分裂,产生 8 个滋养体。只有约 10%~20% 的感染者发展为侵袭性疾病,其特征是滋养体侵入结肠上皮[6]。进入血流的滋养体可经血行播散,在远处形成感染(最常见的是肝脓肿,见第 84 章)。为什么有些人会发生侵袭性疾病,而另一些人保持无症状仍然是个谜,但环境、宿主和寄生虫的差异可能都是重要的。

一项分子流行病学研究,使用 PCR 扩增溶组织内阿米巴基因组的多态性区域,并将基因型分配给不同的临床分离株,该研究证明不同的溶组织内阿米巴虫株与感染结果之间存在相关性[7]。然而,导致毒力改变的虫株之间特定的潜在遗传差异尚不清楚。在宿主方面,肠阿米巴病和肝阿米巴病的易感性均与人类白细胞抗原-Ⅱ类(HLA-Ⅱ)等位基因有关,改变上皮细胞信号传导的瘦素受体突变与儿童和结肠炎小鼠模型中的溶组织内阿米巴感染有关[8-10]。

(二) 发病机制、病理学和免疫学

阿米巴因子和宿主的炎症反应,均有助于侵袭性阿米巴病时的组织破坏。显微镜研究已经确定了疾病的逐级进展(图 113.2)[11]。滋养体在小肠肠腔内脱囊后,黏附在结肠黏蛋白和上皮细胞上[12-14],随后通过分泌的半胱氨酸蛋白酶降解结肠黏液[15,16]。阿米巴通过多种机制杀灭结肠上皮细胞,包括接触依赖性诱导细胞凋亡和坏死,以及一种称为胞啃作用的细胞"啃噬"现象[12,17-19]。由此产生的急性炎症反应会

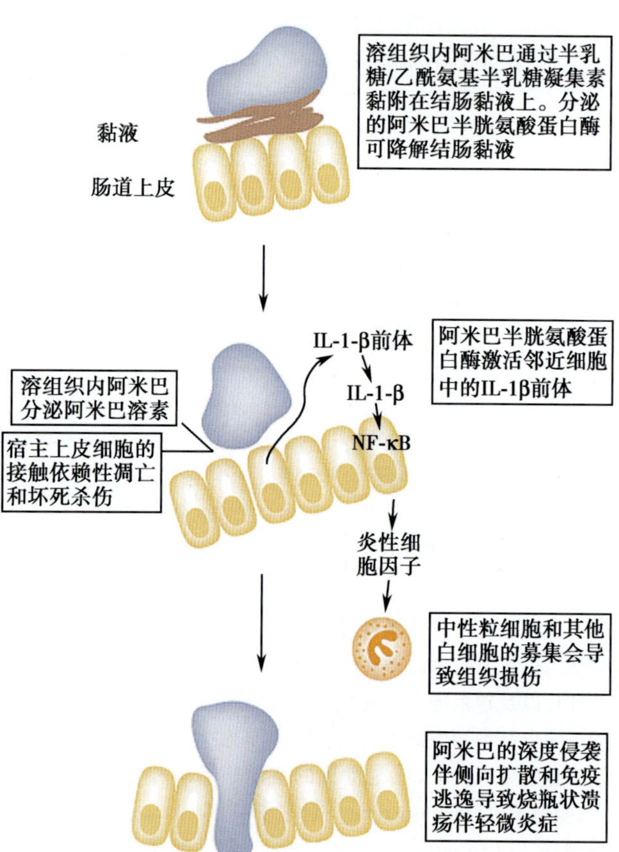

图 113.2　溶组织内阿米巴逐步侵入结肠黏膜的模型。脱囊后,滋养体(蓝色)黏附在结肠黏蛋白上,通过阿米巴蛋白酶对黏液的降解使其能够与上皮细胞接触。随后出现上皮细胞的接触依赖性杀伤和以促炎性细胞因子释放为标志的上皮细胞应答的激活。阿米巴溶素(amebapore)是一种在脂质膜上形成离子通道或孔隙,使靶细胞去极化的蛋白质,从而有助于滋养体的毒力。阿米巴半胱氨酸蛋白酶激活白细胞介素(IL)-1β 前体,导致中性粒细胞募集,进一步导致组织损伤。NF-κB,核因子 κB。(From Huston CD. Parasite and host contributions to the pathogenesis of amebic colitis. Trends Parasitol 2004;20;23-6.)

引起额外的组织损伤[20,21]。在上皮破坏后，细胞外基质降解和组织侵袭发生在阿米巴侵袭足的部位，阿米巴侵袭足的细胞结构是与癌细胞在组织侵袭和转移过程中使用的细胞结构相似[22]。

盲肠和升结肠最常受累，但在严重疾病中可累及整个结肠。大体检查时，病理表现可从仅有黏膜增厚到多发性点状溃疡，溃疡间的组织正常（图 113.3）再到明显坏死。由于未知的原因，阿米巴滋养体的向下侵入通常在黏膜肌层水平停止。随后阿米巴的侧向扩散破坏了被覆的上皮，导致基底洁净的烧瓶样溃疡，这是典型的阿米巴结肠炎的特征[23]。在感染早期，中性粒细胞内流是典型的，但在成熟的溃疡中，很少见到炎症细胞[23]。可见到微生物摄入红细胞（噬红细胞作用）（图 113.4）。在远处的感染部位（如肝脓肿），类似的病理特征还包括组织中央液化，伴周围极少的单核细胞浸润[23]。

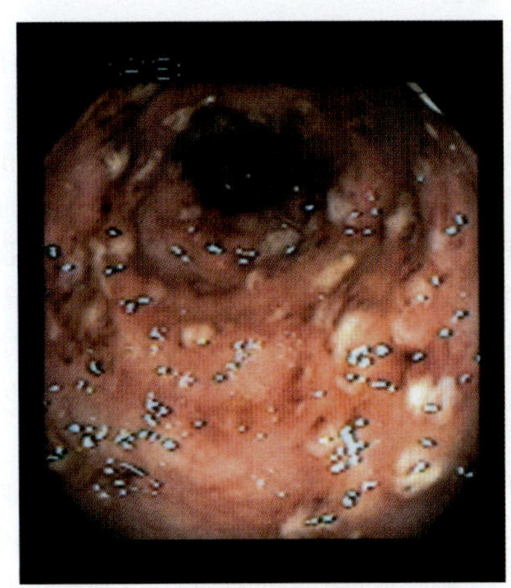

图 113.3　阿米巴结肠炎患者的结肠镜检查结果。可见多处点状溃疡

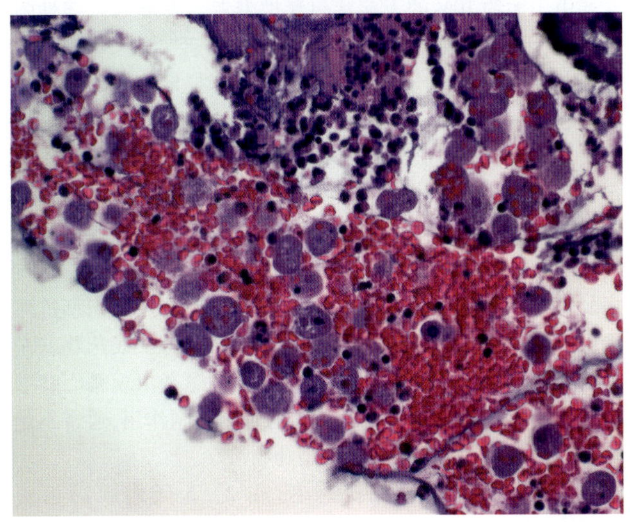

图 113.4　阿米巴结肠炎。结肠活检标本的高倍视图显示急性炎症、出血和多个阿米巴滋养体，其中许多滋养体摄入红细胞（红细胞吞噬作用）（H&E 染色）。非致病性阿米巴没有表现出噬红细胞作用

90% 以上的溶组织内阿米巴定植者，在 1 年内自行清除感染[24]。有粪便抗阿米巴凝集素免疫球蛋白（Ig）A 的儿童对随后的肠道感染具有短暂的保护作用[25-27]，但分泌型 IgA 的保护作用尚不确定。此外，单凭抗体无法清除已确定的感染，因为无症状的包囊携带者在产生抗阿米巴抗体后仍会感染数月[24]。有报道称，接受糖皮质激素治疗的患者发生严重阿米巴结肠炎的风险可能增加，这表明细胞免疫在控制溶组织内阿米巴感染方面也起着重要作用[28]。尽管存在这种担忧，但在 AIDS 患者中没有观察到疾病严重程度增加。事实上，在阿米巴结肠炎小鼠模型中，CD4+T 细胞加重了疾病[29]。

（三）临床特征

感染溶组织内阿米巴可导致 3 种结局之一。大约 80%～90% 的感染者保持无症状。其他 10%～20% 的感染可导致侵袭性阿米巴病，其表现为痢疾（阿米巴结肠炎）或在少数病例中表现为肠外疾病（最常见的是阿米巴肝脓肿（见第 84 章）[1,24]。

在美国，来自流行地区的移民或旅行者、男同性恋者和被收容者患阿米巴病的风险最高。此外，营养不良患者、婴儿、老年人、孕妇和接受糖皮质激素治疗的患者发生暴发性疾病的风险可能增加[2,28]。当存在其中一种或多种流行病学危险因素时，在隐匿性或严重血性腹泻的鉴别诊断中应考虑阿米巴痢疾。

临床医生接诊阿米巴结肠炎患者的主要挑战是，将该疾病与其他原因引起的血性腹泻区分开来。鉴别诊断包括：细菌性痢疾的病因，如痢疾杆菌、沙门氏菌、弯曲菌属和肠侵袭性或肠出血性大肠杆菌，以及包括 IBD 和缺血性结肠炎等非感染性疾病[2,30]。与通常突然起病的细菌性痢疾相反，阿米巴结肠炎在一到几周内逐渐开始（表 113.1）。尽管 90% 以上的阿米巴结肠炎患者表现为腹泻，但腹痛也可在无腹泻的情况下发生，腹痛、里急后重和发热是高度可变的。由于疾病的长期性，体重减轻很常见。大多数阿米巴痢疾患者存在镜下血便[2,30,31]。

表 113.1　阿米巴结肠炎与侵袭性细菌性痢疾的比较

特征	阿米巴结肠炎	细菌性痢疾*
往返流行地区的旅行	有	有时
通常症状持续时间	>7 天	2~7 天
腹泻/%	94~100	100
粪便潜血/%	100	40
腹痛/%	12~80	≈50
体重减轻	常见	异常
发热>38℃	少数	多数

*参见第 108 章和第 110 章

Adapted from Huston CD, Petri WA. Amebiasis. In: Rakel RE, Bope ET, editors. Conn's current therapy, 2001. Philadelphia: WB Saunders; 2001. pp 50-4

阿米巴痢疾最可怕的并发症是急性坏死性结肠炎伴中毒性巨结肠，发生率为 0.5%。这种并发症表现为结肠急性扩张，除非及时发现并进行手术治疗，否则 40% 的患者死于败

血症[32]。不常见的并发症包括肠皮肤瘘、直肠阴道瘘和肠膀胱瘘的形成，以及腔内组织肉芽肿引起的阿米巴瘤（一种"肿瘤样"肿块），阿米巴瘤可引起肠梗阻和类似结肠癌[30]。

尽管阿米巴肝脓肿患者常有痢疾病史，但大多数患者在就诊前痢疾已经消退[33-35]。肠外感染部位通常由肝脓肿直接蔓延（如阿米巴心包炎或肺脓肿）或由原发疾病血行播散（如脑脓肿）引起[2]。

（四）诊断

由于阿米巴病患者被错误地诊断为IBD并使用糖皮质激素治疗，可发生暴发性结肠炎，因此准确的初步诊断至关重要[36]。阿米巴结肠炎诊断的金标准仍然是结肠镜检查和活检。当感染性原因引起的血性腹泻是UC鉴别诊断的主要考虑因素时，应进行结肠镜检查。由于盲肠和升结肠最常受累，因此结肠镜检查比乙状结肠镜检查更适合。典型表现为2～10mm的多发性点状溃疡，其间组织基本正常（见图113.3）。然而，有些结肠上皮可能仅表现为硬结，而没有可见的溃疡；或表现为类似溃疡性结肠炎样伴有多发溃疡和颗粒状、易脆黏膜；或表现为"荷包蛋"样孤立的覆盖黏液的溃疡。在溃疡融合的严重病例中，上皮细胞可能会出现坏死。从溃疡边缘采取的活检标本的组织学检查可发现阿米巴滋养体和不同程度的炎症浸润（见图113.4）。阿米巴的鉴定可以通过活检组织过碘酸希夫染色来辅助，该染色将滋养体染成品红色。

不应依赖粪便检查虫卵和寄生虫的传统方法来诊断阿米巴病。虽然摄入红细胞的阿米巴滋养体的存在与溶组织内阿米巴感染密切相关，但这些滋养体很少存在[37]，并且在没有噬红细胞滋养体的情况下，显微镜无法区分溶组织内阿米巴和迪斯帕内阿米巴（*E. dispar*）。由于难以区分溶组织内阿米巴与非致病性阿米巴（见后文）和白细胞也限制了粪便镜检的特异性[38]。显微镜鉴别阿米巴的灵敏度最高为60%，并可能因粪便样本处理的延迟而进一步降低[36,38]。因此，对腹泻患者显微镜检查粪便虫卵和寄生虫的主要用途，是评估粪便中是否存在引起腹泻的其他寄生虫。

准确鉴定溶组织内阿米巴与迪斯帕内阿米巴的非侵入性方法，包括粪便培养和同工酶分析、血清阿米巴抗体滴度、PCR和检测粪便样本中阿米巴凝集素抗原的酶联免疫吸附试验（ELISA）[39-46]。一种多重PCR试剂盒，可同时检测22种胃肠道病原体，包括贾第鞭毛虫、卡氏环孢子虫、隐孢子虫和溶组织内阿米巴等寄生虫，其对所有靶标的特异性为97.1%，在美国已获批使用，目前已广泛使用[47]。粪便抗原检测ELISA测试，可以准确区分溶组织内阿米巴和迪斯帕内阿米巴，提供了一种技术要求较低的替代方法，在发展中国家可以很容易地使用[38,44]。粪便抗原检测与粪便培养后同工酶分析的金标准相比，当立即分析新鲜粪便样本时，诊断肠道阿米巴病的特异性超过90%，敏感性超过85%[44]。在其他研究中，粪便抗原检测的灵敏度并不那么令人印象深刻，强调需要快速处理粪便样本[48,49]。也可以使用这种抗原检测试验来诊断阿米巴肝脓肿，因为在开始治疗之前，90%以上的阿米巴肝脓肿患者的血清中可检测到阿米巴抗原[50]。

由于感染迪斯帕内阿米巴的患者不产生血清抗阿米巴抗体，阿米巴病的血清学测试可以准确区分溶组织内阿米巴和迪斯帕内阿米巴感染。75%～85%的急性阿米巴结肠炎患者在就诊时可检测到抗阿米巴抗体，90%以上的患者出现恢复期滴度[51-53]。对于阿米巴肝脓肿，70%～80%的患者在就诊时可检测到抗体滴度，90%以上的患者出现恢复期滴度。然而，因为抗阿米巴抗体可以持续数年，因此必须谨慎解释阳性结果[51]。对于具有已知流行病学风险的人（例如，从流行地区移民或既往到流行地区旅行），阳性结果可能只是代表遥远过去的感染。在最近前往流行地区且抗体滴度呈阳性的情况下，通过对抗阿米巴治疗的适当症状反应可支持诊断。

（五）治疗

治疗阿米巴病的药物根据其抗阿米巴活性的位置，分为管腔型或组织型阿米巴药物（表113.2）。

管腔型抗阿米巴药物包括双碘喹啉、二氯尼特糠酸酯和巴龙霉素[54,55]。其中，巴龙霉素是一种不可吸收的氨基糖苷类药物，因其安全性、所需治疗持续的时间短和疗效优越而作为首选，其主要副作用是腹泻。大约85%的无症状患者可通过一个疗程的巴龙霉素治愈，由于巴龙霉素是不可吸收的，并且对侵入结肠黏膜的滋养体具有中等活性，因此它也可用于妊娠期轻度侵袭性疾病的单药治疗[56,57]。

组织型抗阿米巴药物包括甲硝唑、替硝唑、硝唑尼特、红霉素和氯喹[55,58]。其中甲硝唑和替硝唑是首选药物，治愈率超过90%[59]。硝唑尼特似乎也有效，在几项随机安慰剂对照试验中具有相似的治愈率[58,60-62]。红霉素对阿米巴肝病无活性，氯喹对阿米巴肠病无活性[63]。

由于大约10%的无症状包囊携带者会发展为侵袭性阿米巴病，因此应治疗溶组织内阿米巴携带者[1,64]。对于此类非侵袭性疾病，单独使用管腔型药物治疗是足够的（例如，巴龙霉素25～35mg/kg/d，分3次服用，共7日）[55]。阿米巴结肠炎患者应首先口服硝基咪唑类药物［甲硝唑（500～750mg，每日3次，共10日）或替硝唑（2g，每日1次，共3～5日）］，以清除侵袭性滋养体。甲硝唑和替硝唑对结肠腔内微生物的作用较差，建议随后使用肠腔内药物如巴龙霉素治疗，以防止疾病复发[55,57]。也正是因为这个原因，不推荐使用组织型抗阿米巴药物（如甲硝唑）作为治疗无症状感染的一线药物。在甲硝唑和替硝唑的推荐剂量下，约30%的患者出现恶心和呕吐等胃肠道副作用[57]。由于严重的胃肠道副作用，通常不建议同时使用硝基咪唑类和管腔型药物治疗。

大多数阿米巴结肠炎患者，在2～5天内腹泻迅速缓解[2]。

尽管关于硝基咪唑类药物在妊娠期间对发育中胎儿的安全性有相互矛盾的报道，但妊娠期间患有严重疾病的妇女应及时接受治疗。如第84章所讨论的，阿米巴肝脓肿的治疗方法也是先给予甲硝唑（750mg，每日3次，连用10日），然后给予管腔型药物[55,63]。

表 113.2 美国目前可用的抗阿米巴药物

抗阿米巴药物	优点	缺点
用于肠腔内抗阿米巴病		
巴龙霉素	疗程 7 天,妊娠期间可能有用	常见胃肠道副作用,罕见耳毒性和肾毒性
双碘喹啉	廉价有效	疗程 20 天,含碘,长期使用罕见视神经炎和视神经萎缩
二氯尼特糠酸酯	—	经 CDC 许可在美国可用,常见胃肠道副作用,罕见复视
仅用于侵袭性肠病		
四环素类、红霉素	—	对肝脓肿无效,常见胃肠道副作用,四环素类不应用于儿童或孕妇
用于侵袭性肠内和肠外阿米巴病		
甲硝唑	阿米巴结肠炎和肝脓肿的首选药物	近 1/3 的患者出现厌食、恶心、呕吐和金属味,与酒精的双硫仑样反应,罕见癫痫发作
替硝唑	代替甲硝唑,每日 1 次给药	副作用与甲硝唑相似
硝唑尼特	如果患者不耐受甲硝唑或替硝唑,可作为替代治疗	阿米巴病的临床数据有限,罕见且可逆的结膜黄疸
仅用于肠外阿米巴病		
氯喹	仅对阿米巴肝脓肿有用	偶见头痛、瘙痒、恶心、脱发和肌痛,罕见心脏传导阻滞和不可逆的视网膜损伤

CDC,美国疾病预防控制中心。
Adapted from Huston CD,Petri WA. Amebiasis. In:Rakel RE,Bope ET,editors. Conn's current therapy,2001. Philadelphia:WB Saunders;2001. pp 50-4

(六) 控制和预防

预防和控制溶组织内阿米巴感染有赖于阻断粪-口传播。水可以通过煮沸 1 分钟、卤化(用氯或碘)或过滤制成安全的饮用水和食品制剂[65]。在美国和欧洲,现代化的水处理设施有效地清除了溶组织内阿米巴。在格鲁吉亚共和国第比利斯暴发的阿米巴病,突显了安全饮用水的重要性。苏联解体后,由于水处理设施的腐烂,在那里出现了水传播的流行病[66]。然而,在绝大多数发展中国家,没有现代化的水处理设施,在可预见的未来也不太可能建造任何现代化的水处理设施。对肠道阿米巴病的自然获得性免疫,为防止再次感染提供了短暂的保护,这给疫苗可能可行带来了希望。由于人类和一些高等非人类灵长类动物是溶组织内阿米巴的唯一已知宿主,一种成功预防定植的疫苗可能能够根除该病[67]。

二、感染人类肠道的其他阿米巴

其他 10 种阿米巴通常会感染人类胃肠道,包括迪斯帕内阿米巴(E. dispar)、莫氏内阿米巴(Entamoeba moshkovskii)、孟加拉内阿米巴(Entamoeba bangladeshi)、诺氏内阿米巴(Entamoeba nuttalli)、结肠内阿米巴(Entamoeba coli)、哈氏内阿米巴(Entamoeba hartmanni)、齿龈内阿米巴(Entamoeba gingivalis)、波列基内阿米巴(Entamoeba polecki)、微小内蜒阿米巴(Endolimax nana)以及布氏嗜碘阿米巴(Iodamoeba bütschlii)。脆弱双核阿米巴(Dientamoeba fragilis)(在下一节中讨论),以前被认为是一种阿米巴,与有鞭毛的原生动物阴道毛滴虫(Trichomonas vaginalis)的关系比与真正的阿米巴关系更密切[65]。除了齿龈内阿米巴没有已知的包囊阶段外,所有这些真正的阿米巴均有简单的 2 阶段生命周期,包括感染性包囊形式和活动性滋养体形式[65]。在光学显微镜下,迪斯帕内阿米巴、莫氏内阿米巴、孟加拉内阿米巴和诺氏内阿米巴都与溶组织内阿米巴外观相同,必须根据生化、抗原或遗传差异与溶组织内阿米巴进行鉴别[1]。

迪斯帕内阿米巴是一种非致病性原生动物寄生虫,在光学显微镜下与溶组织内阿米巴在形态上难以区分[1]。据估计,全球有 4.5 亿人感染了迪斯帕内阿米巴,迪斯帕内阿米巴感染的流行率约为溶组织内阿米巴感染的 10 倍[1,64,68]。虽然在动物模型中已证实迪斯帕内阿米巴可引起黏膜溃疡,但尚未证实其可引起人类疾病,不需要治疗[1]。莫氏内阿米巴主要被认为是一种自由生活的阿米巴,其包囊和滋养体也与迪斯帕内阿米巴和溶组织内阿米巴难以区分,只是溶组织内阿米巴的滋养体可能表现出噬红细胞作用。在一些研究中已证实人类莫氏内阿米巴感染的高流行率,尽管其与人类疾病的因果关系仍存在争议,但莫氏内阿米巴感染与婴儿腹泻有关[69-72]。孟加拉内阿米巴是最近描述的一种阿米巴,其在形态上也与溶组织内阿米巴相同。根据其小 rRNA 基因序列,孟加拉内阿米巴与迪斯帕内阿米巴和溶组织内阿米巴的亲缘关系比莫氏内阿米巴更密切。其致病潜力仍不清楚[73]。诺氏内阿米巴经常在非人类灵长类动物中引起侵袭性阿米巴病,并且在动物饲养人员中描述了有症状性疾病暴发[74]。目前还没有针对莫氏内阿米巴、孟加拉内阿米巴或诺氏内阿米巴的临床可用检测方法。

除迪斯帕内阿米巴外,结肠内阿米巴是最容易被误认为是溶组织内阿米巴的肠道共生原虫。结肠内阿米巴滋养体含有一个细胞核,细胞核有一个突出的、通常偏心的核仁,这将其与具有位于中心核仁的溶组织内阿米巴和迪斯帕内阿米巴滋养体区分开来。此外,结肠内阿米巴的包囊形式通常含有5~8个细胞核。结肠内阿米巴是非致病性的,不需要特殊治疗,然而,它是粪-口暴露的一个有价值的标志,在流行地区10%~30%的患者中,它可与溶组织内阿米巴同时发现[65]。

多年来,哈氏内阿米巴被归类为"小物种"溶组织内阿米巴。其滋养体除体积小(<10μm)外,与溶组织内阿米巴的滋养体相似[65]。目前哈氏内阿米巴被认为是一种不需要治疗的非致病性病原体。

齿龈内阿米巴是口腔中发现的唯一阿米巴原虫,它生活在牙龈皱褶的厌氧环境中。滋养体大小与溶组织内阿米巴相同,含有一个细胞核,中心核仁明显。目前尚未发现齿龈内阿米巴的包囊形式,认为口腔-口腔接触是其传播方式[65,75]。齿龈内阿米巴与口腔卫生不良和牙周病有关,但尚未证明与牙周炎的因果关系[75]。在这种情况下定植频率的增加可能只是反映了一个适宜的宿主环境。然而在AIDS患者中,齿龈内阿米巴通常与牙周病有关,据报道甲硝唑治疗有效[76]。

以无核包囊为特征的波列基内阿米巴,主要是猪和猴的寄生虫,有时感染人类。有人认为,几种不同的产生无核包囊的内阿米巴可以感染人类,并提出将这些微生物统称为"波列基内阿米巴样"原虫[77]。感染波列基内阿米巴是罕见的,但巴布亚新几内亚除外,在一项研究中发现,在巴布亚新几内亚多达30%的儿童被该微生物定植[78]。目前,不建议常规治疗波列基内阿米巴样感染,但该寄生虫负担较重的患者可出现非特异性胃肠道症状,并可能从治疗中受益。据报道,甲硝唑和二氯尼特糠酸酯有良好的临床治疗效果[79]。

微小内蜒阿米巴是一种经常感染人类的非致病性的肠道阿米巴原虫[65]。微小内蜒阿米巴在世界范围内分布,但最常见于热带地区,那里5%~33%的人被感染[80,81]。感染不需要特殊治疗,但它是粪-口暴露的有用标志。微小内蜒阿米巴滋养体可通过其泡状核,大而不规则的核仁和相对较小的体积(8~12μm)与溶组织内阿米巴相区别[65]。

布氏嗜碘阿米巴是一种通过粪-口途径传播的非致病性肠道阿米巴原虫。布氏嗜碘阿米巴滋养体有一个带有大而明显核仁的细胞核(其与溶组织内阿米巴的点状核仁不同),其包囊仅有一个细胞核和一个大的、偏心的糖原泡,这些糖原泡可用碘染色(因此被称为嗜碘阿米巴)。布氏嗜碘阿米巴感染不需要治疗[65]。

三、肠贾第鞭毛虫

(一)流行病学

肠贾第鞭毛虫(*Giardia intestinalis*)[也称为蓝氏贾第鞭毛虫(*G. lamblia*)和十二指肠贾第鞭毛虫(*G. duodenalis*)]是一种普遍存在的有鞭毛的肠道原生动物。1681年,Van Leeuwenhoek在自己的粪便中准确地描述了其活动滋养体的形式,但直到1915年,Stiles才将其命名为该物种[65]。

贾第鞭毛虫的生活史由感染性包囊阶段和活动性滋养体阶段组成(图113.5)。包囊呈椭圆形(长8~12μm,宽7~10μm),内含4个细胞核,囊壁坚硬,保护其免受脱水、极端温度和氯化作用的影响。贾第鞭毛虫包囊在冷水中可存活数周[65,82]。摄入至少10~25个包囊可导致感染。摄入后,暴露于胃酸和肠道蛋白酶后发生脱囊,每个包囊会产生2个滋养体。贾第鞭毛虫滋养体呈梨状(长10~20μm,宽7~10μm),含有2个细胞核,有8根鞭毛用于运动,并通过二元分裂进行复制。滋养体生活在十二指肠,在此黏附在肠上皮细胞上。最终,它们在暴露于碱性条件或胆汁盐后形成包囊,并通过粪便排出体外,以完成其生命周期[82]。

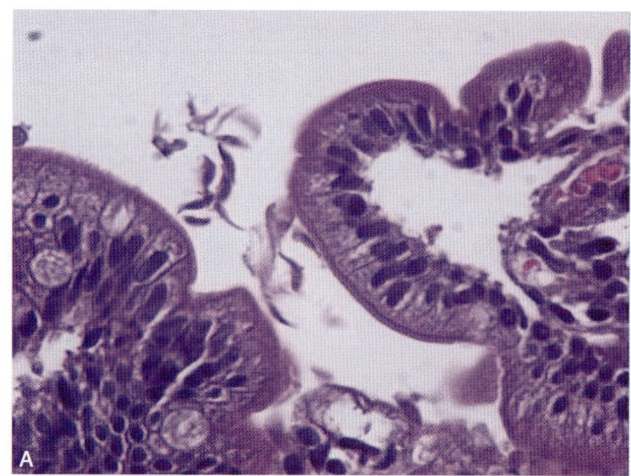

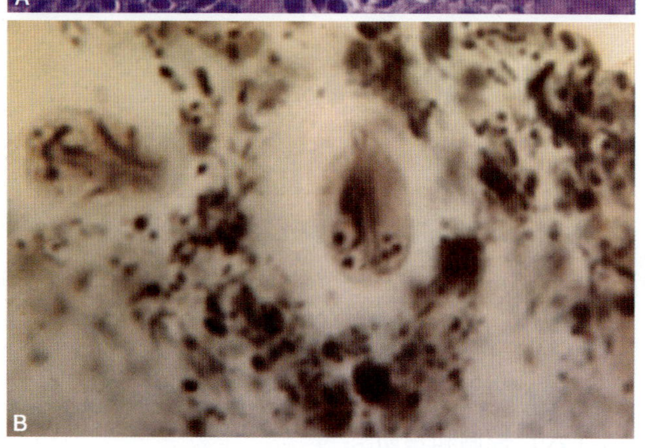

图113.5　贾第鞭毛虫病。A,十二指肠活检标本的高倍视图,显示绒毛间上皮表面附近有许多滋养体(Giemsa染色);B,粪便中存在肠贾第鞭毛虫包囊(原始放大倍数400×,Giemsa染色)。(Courtesy Carlo Denegri Foundation,Turin,Italy.)

肠贾第鞭毛虫最初被形态学定义为一个物种,更准确地定义为至少具有8种主要基因型(组合A~H)的物种复合体[83]。其中,只有组合A和B具有最广泛的宿主范围,并且是唯一明确已知感染人类的组合。这两种基因型通常也会感染猫和狗,强调了这些宠物作为人类疾病宿主的重要性。组合A分离株可能比组合B分离株的毒力更强[84]。

肠贾第鞭毛虫是美国最常见的肠道寄生虫,1987年在州卫生部门检查的7.2%的粪便样本中发现该寄生虫[85]。贾第鞭毛虫病通过水传播、食源性传播和人与人之间传播以地方性或流行性的形式出现[86-92]。在全球范围内,贾第鞭毛虫感染婴儿的频率高于成年人,在高度流行地区,基本上所有儿童都在2~3岁时感染[93,94]。贾第鞭毛虫感染与儿童慢性腹泻有关,但其引起急性腹泻的证据仍存在争议,有些报告甚至认为贾第鞭毛虫可以预防急性腹泻[95-97]。然而,即使是无症状的贾第鞭毛虫感染也与营养不良和生长障碍有关[93,98]。在美国,日托儿童和性活跃的同性恋男性感染的风险最大[88,99]。在美国日托中心进行的一项为期一年的纵向研究中,超过 30% 的儿童在粪便中有时可发现贾第鞭毛虫包囊[92]。感染的其他风险因素包括:饮用未经处理的地表水、浅水井作为住宅水源、在任何天然淡水中游泳以及与贾第鞭毛虫病患者接触或在日托中心与儿童接触[87]。

(二) 发病机制、病理学和免疫学

贾第鞭毛虫通过一种未知的机制引起吸收不良性腹泻。滋养体利用位于其前腹表面的圆盘结构(吸盘)吸附在(可能是通过吸力)小肠上段的上皮上[65,82]。没有证据表明滋养体侵入黏膜[100],但电子显微镜显示它们损伤了黏膜刷状缘[82,101]。在活检中病理改变的范围,从一项大型研究中发现的 96% 以上的活检标本中出现的外观完全正常的十二指肠黏膜(除了黏附的滋养体外),到严重的绒毛萎缩伴有类似于乳糜泻的单核细胞浸润[100,102,103]。腹泻的严重程度似乎与病理改变的严重程度相关[82]。

宿主免疫应答在限制贾第鞭毛虫病的严重程度方面起着关键作用。当感染贾第鞭毛虫时,常见的各种免疫缺陷患者会出现重度、持续性腹泻和吸收不良,并伴有口炎性腹泻样病理改变,这些变化通过治疗可以消退[103]。在贾第鞭毛虫感染后,可持续检测到系统免疫和黏膜体液免疫应答。血清中可检测到高滴度的抗贾第鞭毛虫 IgM、IgG 和 IgA,在受感染母亲的唾液和母乳中也可检测到抗贾第鞭毛虫分泌型 IgA[104-106]。动物研究表明,早期和晚期免疫应答对控制贾第鞭毛虫感染都很重要。IL-6 在小鼠对贾第鞭毛虫的早期免疫应答中很重要,肥大细胞也是如此,肥大细胞可能产生 IL-6 或通过其他机制发挥作用[107-109]。在 B 细胞缺陷的转基因小鼠模型中,贾第鞭毛虫的感染没有消退,证实了体液免疫应答对清除已确定感染的重要性[110]。在培养中,贾第鞭毛虫滋养体改变了一组约 200 个富含半胱氨酸的表面蛋白的表达,称为变异表面蛋白。在实验性人类感染中,已证明贾第鞭毛虫分离株发生抗原变异,大约 2 周后表达的主要变异表面蛋白发生转换,大约是产生初始抗体应答所需的时间[111]。尽管变异表面蛋白的作用仍未确定,但抗原变异可能使贾第鞭毛虫逃避宿主的免疫应答[112]。

从动物实验中也可以清楚地看出细胞免疫应答的重要性。无胸腺裸鼠无法控制鼠贾第鞭毛虫感染,但用免疫脾细胞重建可部分控制。然而,在免疫重建时,肠道发生严重的炎症变化和绒毛萎缩,这表明对感染的免疫应答也可能导致病理学结果[113]。

(三) 临床特征

贾第鞭毛虫感染的临床表现变化很大,可从无症状状态到重度、慢性腹泻伴吸收不良。如前所述,儿童贾第鞭毛虫感染与慢性腹泻有关,但在发展中国家引起儿童急性腹泻的流行病学证据有限[95-97]。在一项活检证实的贾第鞭毛虫病的大型研究中,只有 32% 的患者发生腹泻,大多数患者有非特异性胃肠症状[100]。报告的症状按频率降序排列,包括腹泻、疲乏、腹部痉挛、腹胀、恶臭粪便、胃肠胀气、体重减轻、发热和呕吐(表 113.3)[90,104]。在食源性暴发期间,腹泻的平均持续时间为 16 天,但近一半的感染者在 7~8 天后症状自行缓解[90]。许多临床上明显的贾第鞭毛虫病患者,在感染治愈后数月内出现乳糖不耐、吸收不良或两者兼有之[114]。

表 113.3　贾第鞭毛虫病患者的症状发生频率[89,99,103]

症状	频率(%)
腹泻	32~100
疲劳	22~97
腹痛、痉挛	75~83
胃肠胀气、腹胀	58~79
体重减轻	60
厌食	45
呕吐	17~26
发热	12~21

如前所述,疾病的严重程度取决于宿主和寄生虫因素。不同的贾第鞭毛虫分离株,在实验性人类感染过程中的致病能力存在很大差异[115],并且感染贾第鞭毛虫组合 A 的儿童比感染组合 B 的儿童出现腹泻的比例更大[84]。此外某些人群,包括 2 岁以下儿童和低丙种球蛋白血症患者,更有可能发生严重疾病[93,103]。尽管在动物模型中细胞免疫对控制感染很重要,并且在性活跃的同性恋男性中贾第鞭毛虫感染的风险也会增加,但贾第鞭毛虫病在艾滋病患者中并不更常见、更严重或对治疗有抵抗[116],除非是艾滋病已进展到晚期[117,118]。

(四) 诊断

检查浓集的、碘染色的、湿的粪便样本和改良的三色染色的永久涂片一直是鉴定贾第鞭毛虫感染的常规方法(见图 113.5B)。然而,由于包囊和滋养体仅间歇性地出现在粪便中,即使对多个标本进行检查,这种检测的灵敏度也只有约 50%[102]。通过十二指肠内容物的直接采样,如十二指肠抽吸或吞线试验,可将灵敏度提高至约 80%[102]。在小肠活检标本上,滋养体的鉴定需要仔细检查多个显微镜视野,以确保其准确性(见图 113.5A)[100]。

目前,许多基于 ELISA 或直接免疫荧光抗体显微镜的分子检测,在市场上广泛用于诊断粪便样本中的贾第鞭毛虫病[119-121]。这些检测试剂盒均效果良好,灵敏度>90%,特异性接近 100%[121]。如前所述(见溶组织内阿米巴),现在有一种敏感和特异的多重 PCR 检测方法可用[47]。可用的分子检测均优于传统的显微镜和十二指肠采样,作为评估贾第鞭毛虫感染的初步检测。内镜检查的主要作用是评估其他病理状态。

(五) 治疗

甲硝唑(250mg 口服,每日 3 次,连用 5 日)是贾第鞭毛虫病的首选治疗方法[55]。在这种相对较低的剂量下,甲硝唑通常耐受良好,其根除贾第鞭毛虫的有效率为 80%~95%[122]。甲硝唑最常见的副作用是恶心、金属味和饮酒后的双硫仑样反应。

硝唑尼特可能至少与甲硝唑一样有效，并具有液体制剂可用于儿科患者的优势。儿童的推荐剂量为 100mg（12~47个月）或 200mg（>4 岁），每日两次。成人为 500mg，每日两次，连续 3 天[58,61,123]。

替代方案包括替硝唑（2g 口服，共 1 剂）、奎纳克林（2mg/kg，每日 3 次，共 5 天，最大 300mg/d）、呋喃唑酮（100mg 口服，每日 4 次，疗程 7~10 天）或巴龙霉素（25~35mg/kg/d，分 3 次服用，疗程 7 天）。替硝唑单次给药治疗已在欧洲和发展中国家使用多年，并获得美国 FDA 的批准[55]。由于巴龙霉素不被吸收，而且关于甲硝唑和替硝唑对发育中胎儿的安全性一直有相互矛盾的报道，因此，巴龙霉素可能对治疗妊娠期间的贾第鞭毛虫病特别有用[55]。

如前所述，许多患者在贾第鞭毛虫感染后乳糖不耐受时间延长，这可能酷似持续感染[114]。因此，在重复治疗前应重新确认诊断。对于治疗失败的患者，重复使用相同的药物治疗（例如使用更高剂量的甲硝唑）或甲硝唑与奎纳克林联合治疗可能有效[118,122]。单用硝唑尼特也可能有效[124,125]。治疗反复失败的患者应评估常见变异型免疫缺陷病[103,122]。

（六）控制和预防

控制贾第鞭毛虫病依赖于阻断粪-口传播。水可以通过煮沸（1 分钟）、卤化（用氯或碘制剂）或过滤制成安全的饮用水和食品制剂[65,122]。由于贾第鞭毛虫包囊的低感染量、婴儿和儿童的卫生条件较差，日托中心的人与人之间的传播更难控制，暂时将受感染的儿童从日托中心带走是无效的，可能是因为许多受感染的儿童仍然无症状，感染未被识别出[126]。在发展中国家，地区性贾第鞭毛虫病不太可能得到控制，除非有足够的水过滤和污水处理设施。

由灭活肠贾第鞭毛虫滋养体制成的贾第鞭毛虫疫苗获批用于猫和犬，但可能由于抗原变异，其疗效不佳，不再生产。最近，一种由大量分离的变异表面蛋白库制备的重组疫苗在猫和犬身上显示出高效。此外，在高度流行地区对犬进行免疫接种显著降低了受感染儿童的患病率，这表明有可能阻断人畜共患疾病的传播[127]。

四、脆弱双核阿米巴

脆弱双核阿米巴是一种双核微生物，具有直径为 4~12μm 的阿米巴样滋养体。脆弱双核阿米巴感染在全世界范围内普遍存在。在一项美国大型研究中，在检查的所有粪便样本中，有 0.5% 鉴定出脆弱双核阿米巴，在选定人群中患病率高达 20%~50%[85,128-131]。该微生物最初被归类为阿米巴，但根据小亚基 rRNA 基因序列的形态学研究和系统发育分析，它与鞭毛虫（滴虫）的亲缘关系更为密切。其传播方式仍存在争议[132]。由于滋养体可被胃酸杀死，且没有被证实的包囊形式，这使得直接的粪-口传播不太可能。脆弱双核阿米巴与禽类肠道毛滴虫——黑头组织滴虫（*Histomonas meleagridis*）密切相关，后者被认为是通过线虫虫卵传播的，此外，脆弱双核阿米巴感染与蠕形住肠线虫（蛲虫）有关。根据这一信息，大多数权威机构认为它是由蛲虫卵携带的。最近关于在啮齿类动物研究中发现的一种脆弱双核阿米巴包囊形式，以及在人类样本中存在类似结构的报道，再次引发了人们对其生命周期的质疑，但由于缺乏证据证明观察到的包囊确实是脆弱双核阿米巴，因此这些报道尚无定论[133,134]。

脆弱双核阿米巴作为病原体的作用以前也存在争议，因为脆弱双核阿米巴滋养体不侵入组织，并且许多感染脆弱双核阿米巴的人没有症状。此外，该微生物通常在其他肠道寄生虫存在的情况下被鉴定，从而使得其在疾病中的作用尚不清楚[128,130,131]。然而，几项针对仅感染脆弱双核阿米巴的患者进行的研究发现，其与腹泻、腹痛、恶心、体重减轻、厌食、胃肠胀气和不适有关，这些症状只有在根除后才能消退[128,135,136]。基于这些研究，现在认为脆弱双核阿米巴是具有致病性的，应进行治疗。然而，关于如何最好地根除它的研究是有限的。用甲硝唑（500~750mg，每日 3 次，连用 10 天）、巴龙霉素（25~35mg/kg/d，分 3 次口服，连用 7 天）、双碘喹啉（650mg 口服，每日 3 次，连用 20 天）或四环素（500mg，口服，每日 4 次，连用 10 天）治疗是有效的[129,136-138]。

五、人芽囊原虫

人芽囊原虫是一种肠道原虫，通常感染人类结肠。经过多年对其分类学的困惑，人芽囊原虫现在被认为是一种藻菌，其是真核生物的主要类群之一，包括褐藻、硅藻、水霉菌等[139]。迄今为止，已知只有另外一种藻菌［即腐霉菌（*Pythium*）］会感染人类。直径为 3~30μm。在体外培养中，人芽囊原虫形态多样可见阿米巴型、空泡型、颗粒型[65]和包囊型。人芽囊原虫的分布呈世界性，但感染在热带地区最常见[81]。在美国一项关于肠道寄生虫的大型研究中，在提交给州卫生部门的粪便样本中有 2.6% 鉴定出了人芽囊原虫，超过 70% 的阳性样本来自加利福尼亚州[85]。在美国旅行者和侨民中，患病率常超过 30%[81]。

人芽囊原虫作为病原体的意义仍然存在争议。几项研究表明其与 IBS 有关，但尚未确定因果关系和效应，在大多数系列中，在胃肠道疾病患者中，人芽囊原虫感染并不比无症状对照组受试者更常见[81]。有趣的是，人芽囊原虫分离株之间存在很大的遗传异质性，这可以解释感染临床表现的明显差异[139]。多项研究使用甲硝唑（750mg 口服，每日 3 次，共 10 天）或双碘喹啉（650mg 口服，每日 3 次，共 20 天）治疗有症状的患者，总体改善率约为 50%[80]。一些患者的临床改善可能与治疗了毒力更强的分离株有关，但也可能是治疗了未被识别的其他微生物感染的结果，因为许多人在感染人芽囊原虫的同时感染了其他已知的病原体[128]。在一系列人芽囊原虫感染的患者中，84% 的患者在重复进行粪便检查时发现至少有一种除人芽囊原虫以外的再定植病原体（溶组织内阿米巴、肠贾第鞭毛虫或脆弱双核阿米巴）[128]。

六、隐孢子虫

（一）流行病学

1907 年 Tyzzer 首次确认小鼠隐孢子虫的胃感染。隐孢子虫属是微小的细胞内原生动物寄生虫（2～5μm），属于顶复门。其他医学上重要的顶复门寄生虫包括引起疟疾的疟原虫和引起弓形虫病的弓形虫。隐孢子虫感染多种脊椎动物的胃肠道上皮。人隐孢子虫（*C. hominis*）和微小隐孢子虫（*Cryptosporidium parvum*）两个种属引起大多数人类感染，但许多其他隐孢子虫种属偶尔也会感染人类[140]。美国农场的一项调查显示，微小隐孢子虫也是牛的一种重要病原体，其中超过 50% 的牛在出生后第一个月就感染了微小隐孢子虫，据报道，人畜共患病感染也发生在农村地区[141,142]。

在 20 世纪 80 年代早期，隐孢子虫在晚期 HIV 感染患者中导致灾难性疾病，引起了广泛的医学关注，然而隐孢子虫越来越被认为是免疫功能正常的人自限性腹泻的原因，通常持续 1～4 周[143,144]。在发展中国家，2 岁以下儿童受到的影响尤为严重。据估计，感染性腹泻仍可导致全球 10% 以上的儿童死亡，根据目前可用的最好的流行病学数据，隐孢子虫病是第二或第三大最常见的病因[145-147]。隐孢子虫无法用非分子方法可靠地检测到它，这可能是对其重要性认识延迟的原因。在工业化国家，由于隐孢子虫卵囊体积小且高度耐氯，隐孢子虫病与水源性流行病高度相关，包括许多加氯消毒游泳池的疫情暴发在内，在美国，确定 85% 以上的水源性疫情暴发都是由隐孢子虫引起的[148]。低感染量和迅速的人与人之间的传播也导致了医院和日托中心的流行[149,150]。

（二）发病机制、病理学和免疫学

在摄入可能低至 1～10 个卵囊的感染剂量时，在小肠中存在胆盐的情况下发生子孢子脱囊和释放，然后子孢子附着在肠上皮上，触发附着点两侧上皮细胞微绒毛伸长。细长微绒毛相互融合，将子孢子包裹在位于上皮细胞内刷状缘边界下方的空泡内。然后子孢子发育为裂殖体，裂殖体进行无性繁殖。经过几轮无性繁殖后，裂殖子离开宿主细胞，侵入未受感染的邻近细胞。在具有免疫活性的人中，第二代裂殖子进行减数分裂，分别产生雄性和雌性小配子体和大配子体。雄性小配子体细胞分裂离开细胞，与雌性大配子体细胞受精，形成卵囊随粪便排出。隐孢子虫寄生虫在免疫活性宿主中普遍从无性到有性繁殖阶段的区别，有效地结束了寄生虫的繁殖。相比之下，许多寄生虫被认为会无限期地继续无性繁殖周期，这可能是在这种情况下慢性感染的基础。罕见情况下，在免疫功能受损患者的胆道、呼吸道甚至结膜上皮中可观察到增殖[65]。

动物和人体研究表明，体液和细胞免疫应答均有助于控制隐孢子虫感染。在免疫球蛋白缺乏、淋巴细胞恶性肿瘤或与 HIV 感染相关的 CD4 计数较低的患者中，隐孢子虫性腹泻明显更严重，并且可是慢性的[144,151,152]。

（三）临床特征

经过 1 周（范围：2～14 天）的潜伏期后，在免疫活性正常的宿主中，水样、相对非炎症性腹泻疾病通常持续 10～14 天。也可出现恶心、呕吐、腹痛和低热。很少有呼吸道症状、胰腺炎和胆道受累的报告，后者发生在 HIV 感染患者中（见第 35 章）。病情好转后腹泻可能会短暂复发[153,154]。

在免疫功能低下的患者中，特别是 CD4 淋巴细胞计数非常低的患者，隐孢子虫感染引起的腹泻病可能是霍乱样的、迁延性的（通常在严重的免疫功能受损期间）和致死性的[144]。

（四）诊断

除非有特殊要求，否则通常不会在实验室中发现隐孢子虫感染，因此诊断中最重要的因素是在腹泻持续时间超过 5～7 天的患者中考虑隐孢子虫感染，并要求进行适当的特殊粪便检查。由于隐孢子虫在水中传播，因此当考虑贾第鞭毛虫病的诊断时，应考虑隐孢子虫病是合理的。此外，应将其视为免疫功能受损患者持续腹泻的原因。

传统上，用改良的粪便抗酸染色法检测隐孢子虫卵囊（也可以检测环孢子虫和囊等孢球虫）[155]。与贾第鞭毛虫病一样，粪便的 ELISA 或直接荧光抗体试验，已取代显微镜检查成为首选的诊断试验。已经开发了许多使用这两种方法中任何一种的市售试剂盒，其灵敏度和特异性超过 90%[121]。经美国 FDA 批准的用于溶组织内阿米巴和肠贾第鞭毛虫的多重 PCR 检测也可检测粪便中的隐孢子虫[47]。偶尔隐孢子虫病可通过肠活检确诊。

血清学检测主要有助于流行病学研究，特别是因为它们在初次有临床表现时可能是阴性的，而在感染消退后阳性仍然持续存在。最后，腹部超声、CT 扫描和 ERCP 可能有助于诊断隐孢子虫非结石性胆囊炎和胆管疾病，尤其是免疫功能受损的患者。

（五）治疗

儿童和免疫功能受损者的隐孢子虫病急需更好的治疗方法[156]。硝唑尼特是一种具有广谱抗原虫和抗蠕虫活性的抗寄生虫药物，是唯一被证实对治疗免疫活性的成人隐孢子虫病有效的药物[58,60,157-159]。遗憾的是，治疗失败在幼儿中很常见，大多数研究表明，对于严重免疫功能受损的患者而言，如晚期 HIV 感染患者，它相当于安慰剂[157,159]。儿童推荐剂量为 100mg（12～47 个月）或 200mg（年龄>4 岁），每日 2 次，成人推荐剂量为 500mg，每日 2 次，疗程 3 天。硝唑尼特一般耐受性良好。它转化为活性代谢产物替唑尼特，后者经结合形成替唑尼特葡糖苷酸，经尿液、胆汁和粪便排泄。硝唑尼特和替唑尼特是黄色的，导致尿液呈黄色，在一些长期治疗的患者中，眼球呈黄色停药后会消退。巴龙霉素或巴龙霉素联合阿奇霉素已被建议作为备选的治疗方案，但大多数研究表明这些治疗方案无效[160]。许多团体正在寻求基于细胞和基于靶标的方法，以确定更有效的治疗方法，但仍都处于发展的早期阶段[161-163]。

治疗 HIV 感染的隐孢子虫病患者最重要的是高效抗逆转录病毒治疗（HAART），因为最终隐孢子虫病的改善取决于免疫受损和 CD4 淋巴细胞计数的改善。最后，对于 AIDS 患者隐孢子虫病引起的胆道梗阻伴乳头狭窄，可能需要行乳头切开术（见第 35 章）。

（六）控制和预防

控制和预防这种困难的原生动物寄生虫感染，最重要的是关于煮沸或仔细过滤水的教育，过滤器孔隙的直径必须<1μm。此外，在医院、日托中心或老年人扩展护理中心等机构

中,需要采取严格的肠道疾病预防措施。这些预防措施尤其重要,因为氯对降低卵囊活力方面无效。

经证实用于消毒有效的非化学方法包括紫外线、辐照和加热。在美国 FDA 批准的可用灭菌剂中,≥2.4%的戊二醛和≥6%的过氧化氢均有效,但可能需要长达 10 小时的暴露时间[164,165]。考虑到浓缩的戊二醛和过氧化氢的腐蚀性,当用户在使用它们对内镜等器械进行消毒时,应向设备制造商核对。

最后,由于隐孢子虫感染对儿童生长和发育具有潜在的长期实质性影响,因此控制隐孢子虫病在发展中地区至关重要,必须在全球改善水和卫生设施的项目计划中,给予适当的重视和优先[166,167]。

七、卡耶塔环孢子虫

(一) 流行病学

1979 年 Ashford 首次报告环孢子虫是人类疾病的病因,他描述了新几内亚巴布亚地区的 3 名患者,被当时一种未命名的球虫寄生虫感染[168]。当这种寄生虫在纽约市和加勒比海地区、尼泊尔侨民和芝加哥一所医院的内部工作人员中被记录为 AIDS 患者迁延性腹泻和非免疫功能受损患者持续性腹泻的原因时,这种寄生虫引起了更广泛的关注[169-171]。最后,1993 年秘鲁卡耶塔诺埃雷迪亚大学的 Ortega 及其同事证明了,在体外未成熟卵囊内脱囊形成子孢子(产孢),他们用电子显微镜证明了,含有子孢子的卵囊也含有顶复门球虫所特有的细胞器。他们将该生物体归类为环孢子虫属的成员,现在正式命名为卡耶塔环孢子虫(*C. cayetanensis*)以承认这项工作[172]。对系统发育的核糖体 DNA 分析表明,环孢子虫与艾美耳球虫(*Eimeria*)密切相关[173]。

与隐孢子虫一样,环孢子虫在免疫功能正常和免疫功能低下的人群中越来越被认识。感染通常具有高度季节性(在夏季或潮湿的月份),可能通过粪便污染的水和蔬菜传播[174,175]。在美国和加拿大,环孢子虫与进口水果和蔬菜(例如树莓和预先制备的生菜混合物)相关的大型食源性暴发高度相关[176]。

(二) 发病机制、病理学和免疫学

尽管环孢子虫的发病机制、病理学和免疫学研究不如隐孢子虫那样深入,但两种微生物似乎相似。然而一个重要区别是,与隐孢子虫不同,隐孢子虫卵囊随粪便排出后立即具有感染性,而环孢子虫卵囊在具有感染性之前需要在宿主外部发育。因此,在隐孢子虫感染很常见的继发性人与人之间传播,并没有在环孢子虫感染中描述。此外,与隐孢子虫感染的许多哺乳动物宿主也可以感染人类不同,目前对环孢子虫的动物宿主了解甚少。

环孢子虫感染的组织病理学变化与隐孢子虫病相似,伴有绒毛变钝和固有层轻度炎性浸润,主要发生在小肠[177]。

(三) 临床特征

环孢子虫感染的临床表现与隐孢子虫感染的临床表现难以区分,除了环孢子虫感染可能引起更严重的全身疲乏和不适外,即使在免疫活性患者中也是如此。环孢子虫腹泻通常持续 1~3 周,并可能与显著的体重减轻相关。与隐孢子虫病一样,HIV 感染者感染环孢子虫可发生迁延性腹泻和非结石性胆囊炎。

(四) 诊断

与隐孢子虫一样,在迁延性腹泻患者中必须考虑环孢子虫的诊断。目前最好通过显微镜检查和抗酸染色进行诊断。可能需要几个样本进行检测。环孢子虫卵囊大小为 7~10μm,几乎是隐孢子虫大小(4~5μm)的 2 倍[178]。当在荧光显微镜下检查时,环孢子虫表现出醒目的蓝绿色自发荧光,这一特征可能是导致其最初与蓝藻混淆的原因[179]。已经开发了使用 PCR 的改进诊断方法,但目前尚未用于临床[180]。

(五) 治疗

与隐孢子虫感染相反,环孢子虫感染很容易治疗,即使在免疫功能受损的患者中也是如此。首选药物为甲氧苄啶/磺胺甲噁唑,剂量为 160/800mg,每日 2 次,疗程 1 周。治疗可迅速消除微生物体并缓解症状[181,182]。该治疗对 AIDS 患者同样有效,尽管可能需要单剂量甲氧苄啶/磺胺甲噁唑,每周 3 次,进行维持治疗以预防复发[183]。最近的数据显示,环丙沙星为不能耐受甲氧苄啶/磺胺甲噁唑的患者,提供了一种合理的替代品[184]。硝唑尼特似乎也有效[60]。

(六) 控制和预防

虽然环孢子虫感染容易治疗,但由于我们检测卵囊低感染剂量(对人类)的能力有限,极难控制或预防,卵囊可以污染树莓等产品,因此很难根除。从有限的研究来看,该微生物似乎也相对耐氯,因此对有效的水处理提出了挑战,很像隐孢子虫。阐明环孢子虫的动物宿主无疑将提高我们预防和控制这种寄生虫传播的能力。例如,环孢子虫感染的季节性仍然是未知的,这是否与禽类宿主的迁移有关一直受到质疑,但尚未得到证实[185]。与此一致的是,几项研究报告了从鸡中分离出环孢子虫卵囊[174,175]。

八、贝氏囊等孢球虫

(一) 流行病学

贝氏囊等孢球虫以前称为贝氏等孢子球虫。贝氏囊等孢球虫是环孢子虫和艾美耳球虫的近亲,其体型较大,椭圆形卵囊长 20~30μm,含有 2 个可见的抗酸孢子囊。与环孢子虫一样,贝氏囊等孢球虫卵囊在具有感染性之前似乎需要在人类宿主体外形成孢子。目前贝氏囊等孢球虫还没有已知的非人类宿主,其分布似乎遍及世界各地的热带地区。与隐孢子虫相比,它是生活在发展中地区的儿童腹泻的一种不太常见的原因。在北美,它通常见于年长儿童,收容儿童和免疫功能低下的患者[186,187]。

(二) 发病机制、病理学和免疫学

囊等孢球虫感染的发病机制、病理学和免疫学似乎与隐

孢子虫和环孢子虫感染相似,但研究不太深入。

(三) 临床特征

与隐孢子虫和环孢子虫感染相似,囊等孢球虫的特征是在免疫功能正常的人和前往热带地区的旅行者中引起一种自限性腹泻疾病,水样腹泻和腹痛持续 2~4 周。在免疫功能受损的患者中,囊等孢球虫可引起长期的口炎性腹泻样疾病,伴有吸收不良、体重减轻和长期腹泻[187]。与隐孢子虫和环孢子虫一样,在 AIDS 和囊等孢球虫感染的患者中,也有非结石性胆囊炎的报道。

(四) 诊断

对于免疫功能正常的腹泻持续时间超过 5~7 天的患者,特别是前往热带或发展中地区旅行后的患者,以及免疫功能受损的持续性腹泻的患者,应怀疑囊等孢球虫的感染。与其他原生动物感染不同,囊等孢球虫感染可能与外周嗜酸性粒细胞增多和粪便中的夏科-莱登结晶(Charcot-Leyden 结晶)有关。囊等孢球虫的诊断依赖于抗酸染色法对浓缩粪便标本进行显微镜检查,以识别大的椭圆形卵囊(20~30μm×10~19μm)。在小肠的活检标本中也可以看到卵囊。与隐孢子虫和环孢子虫感染相反,已观察到囊等孢球虫微生物侵入上皮以外的固有层[140,188]。

(五) 治疗

与环孢子虫一样,囊等孢球虫感染很容易用甲氧苄啶/磺胺甲噁唑治疗,剂量为 160/800mg 口服,每日 4 次,共 10 天,然后每日 2 次,共 3 周[55]。如前所述,AIDS 患者可能需要维持抑制性治疗[182]。甲氧苄啶/磺胺甲噁唑的替代药物可能包括环丙沙星[184]。

(六) 控制和预防

预防和控制囊等孢球虫感染可能需要改善热带地区的卫生条件。

九、微孢子虫

微孢子虫感染也在第 35 章讨论。

(一) 流行病学

微孢子虫是毕氏肠微孢子虫(*Enterocytozoon bieneusi*)、肠脑炎微孢子虫(*Encephalitozoon*)[旧称微孢子虫(*Septata*)]和微孢子门的其他几种非肠道成员的非分类学术语,是引起腹泻的重要原因,主要见于 AIDS 或器官移植引起的细胞介导免疫受损的患者[189,190]。虽然历史上被归类为原生动物,但微孢子虫实际上是专性细胞内真菌[191]。大约 90% 的病例由毕氏肠微孢子虫引起[192]。在多达 50% 的 AIDS 慢性腹泻患者中鉴定出微孢子虫,是大多数系列中最常鉴定的病原体[190]。感染率与低 CD4 T 淋巴细胞计数密切相关,尽管在 CD4 细胞计数>200 个细胞/mL 的患者中这种病例并不少见[144,192,193]。微孢子虫病在免疫功能正常者中十分少见。宿主和传播方式尚不确定[194-196]。流行病学数据表明,存在水源性传播、人与人之间传播和性传播的可能。

(二) 发病机制、病理学和免疫学

毕氏肠微孢子虫仅进入肠上皮细胞的细胞质,但肠微孢子虫在肠上皮细胞、内皮细胞、成纤维细胞、巨噬细胞中形成纳虫空泡,并可播散到肾脏、前列腺和上呼吸道。通常肠道病理学的特征是绒毛萎缩、隐窝增生和固有层轻度炎症[189]。细胞免疫在决定肠道微孢子虫感染和疾病中的重要性,表现在器官移植后免疫功能低下者或艾滋病患者中的显著优势。

(三) 临床特征

虽然主要局限于免疫功能受损的患者,但无论免疫状态如何,微孢子虫均可引起慢性水样、非炎症性腹泻和体重减轻,偶尔伴有腹痛、恶心、呕吐、发热和非结石性胆囊炎,甚至硬化性胆管炎[189]。肠微孢子虫也可引起结肠炎,主要扩散到肾脏,或偶尔扩散至鼻窦、支气管、结膜或前列腺[197]。很少见在旅行者或医疗保健专业人员中有自限性腹泻病例的报道[194-196]。

(四) 诊断

大多数实验室采用改良三色染色法来鉴定粪便标本中的微孢子虫[198],该方法需要娴熟的技术,而且由于孢子的大小很小(毕氏肠微孢子虫测量值为 1μm×1.5μm,肠微孢子虫略大),灵敏度有限。可通过以下方法提高敏感度:首先用荧光甲壳素染色(如 Fungi-Fluor 甲壳素染色)或荧光增白剂染色(Uvitex 2B)筛选样本,然后再通过改良三色染色法确认阳性结果[199,200]。此外,革兰氏染色和电子显微镜可以鉴定肠道活检标本中的微生物。已经开发出能够进行物种分化的灵敏的 PCR 方法,但这些方法的使用目前仅限于研究应用[198,201]。

(五) 治疗

肠微孢子虫感染(约 10% 的病例)对阿苯达唑(400mg,每日 2 次,共 3 周)反应良好[55]。毕氏肠微孢子虫对阿苯达唑的反应较差,但最近的数据表明,口服烟曲霉素(20mg,每日 3 次,共 2 周)可有效治疗免疫受损患者的毕氏肠微孢子虫感染[202]。包括中性粒细胞减少症和血小板减少症在内的不良反应很常见,在美国没有烟曲霉素。与 AIDS 患者的所有机会性感染一样,有效的高效抗逆转录病毒治疗(HAART)对于控制微孢子虫感染至关重要。

(六) 控制和预防

由于微孢子虫的宿主和传播仍不清楚,控制措施主要针对适当的卫生预防措施和洗手。

十、恰氏锥虫

(一) 流行病学

尽管症状性恰加斯病(Chagas disease)已局限于南美洲和中美洲,但在美国至少有 4 例本地(原产)病例,以及偶尔在美国发生的实验室获得性和输入性急性恰加斯病病例。此

外，越来越多的移民表现为慢性恰加斯病，并通过献血造成显著的疾病传播风险[203]。在急性感染克氏锥虫存活下来并发展为慢性疾病的患者中，心肌疾病是最常见的表现。巨食管和巨结肠是美洲锥虫病最常见的肠道表现。还可见小肠扩张和肠蠕动停止。尸检时，即使在无症状克氏锥虫累及肠道的患者中，小肠黏膜下和肌间自主神经丛也显著减少。

美国锥虫病可能被证明是美国的一个重大的健康问题，因为在亚利桑那州、加利福尼亚州、新墨西哥州、得克萨斯州、路易斯安那州、佐治亚州、佛罗里达州和马里兰州的动物中检测到克氏锥虫感染的大量宿主。流行病学上重要的昆虫——即锥蝽亚科的锥蝽，也具相同的广泛地理分布。感染是由感染克氏锥虫的锥蝽亚科的锥蝽昆虫叮咬受害者时传播的。在叮咬时，这种节肢动物会排出其粪便，然后在患者抓挠叮咬处时，寄生虫通过皮肤伤口进入人体。

（二）发病机制、病理学和免疫学

循环后期锥鞭毛体是一种在锥蝽肠道内发育的细胞外有鞭毛的寄生虫，在锥蝽吸血期间其与锥蝽的粪便一起沉积。其特征是在黏膜上或黏膜附近发生沉积，特别是在眼外眦或鼻周或嘴唇周围。侵入的生物体被真皮中的组织细胞吞噬，并侵入脂肪和皮下肌肉细胞。然后它们转变为细胞内无鞭毛体形式，通过宿主细胞内的二元分裂增殖。细胞内无鞭毛体以不同的时间间隔分化为锥鞭毛体，锥鞭毛体是一种鞭毛形式，出现在血液和淋巴循环中。然后，锥鞭毛体或侵入身体不同区域的其他组织细胞（在那里它们转变回无鞭毛体并繁殖），或在吸血期间被摄取到另一只锥蝽的中肠内。

恰加斯病的体征和症状是由细胞内无鞭毛体形式引起的。当宿主细胞破裂时，随着锥鞭毛体的形成，大量无鞭毛体逃逸并暂时进入血液循环。在肠道中，组织损伤可急性发生，也可以引发心脏或神经表位的自身免疫性损伤，这些表位与克氏锥虫抗原发生交叉反应，从而破坏黏膜下和肌间神经丛。最终的结果是肠道出现肥大和扩张，有时可能是巨大的。化疗或AIDS引起的免疫抑制可重新激活慢性克氏锥虫感染，引起急性疾病或脑脓肿。

（三）临床特征

急性恰加斯病最常见于儿童。其特点是高热和明显水肿，特别是眶周区域，常累及全身。在急性恰加斯病患者中，单眼或双眼的眶周水肿是惊人的。患者 看起来似乎患有黏液性水肿。通常有肝脾肿大和甲状腺、淋巴结、唾液腺肥大。急性期持续约20~30天。

慢性恰加斯病的表现取决于受累的主要器官系统。最常见的是心脏症状，主要表现为心律失常和心力衰竭。对于巨食管症，病史、食管钡剂造影和食管运动追踪与贲门失弛缓症难以区分。患巨结肠（图113.6）的主要症状是肠道动力明显减弱和慢性便秘。随着小肠的扩张，可能会出现腹泻或便秘。也可能有证据表明，明显扩张的肠道会引起体重减轻和腹胀。

（四）诊断

常规实验室数据没有提供诊断恰加斯病的线索。急性疾病的诊断依赖于在无鞭毛体破裂细胞期间血涂片上可检见锥鞭毛体形式的证明。在发热期间，如果血液涂片结果为阴性，将患者的血液接种到豚鼠体内会导致锥虫的增殖，这种锥虫通常可以被恢复和鉴定。在骨髓、脾脏或肿大的淋巴结中可检测到无鞭毛体。

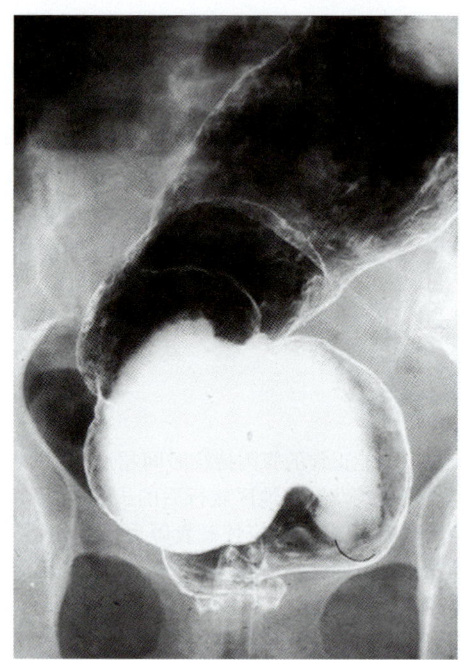

图113.6 钡剂灌肠检查的影像显示，一例恰加斯病患者的巨直肠和巨乙状结肠。这种并发症是由黏膜下和肌间神经丛的自身免疫性破坏引起的，被认为是神经表位与克氏锥虫抗原交叉反应的结果

慢性恰加斯病的诊断，取决于是否存在典型的临床症状和流行病学病史以及血清学检查。因为在血液或受累器官的活检中很难找到锥虫，可通过补体结合试验或ELISA检测克氏锥虫血清抗体，并可向美国疾病控制与预防中心申请抗体检测。异体接种诊断法已被使用，但相对不敏感，只能识别不到50%的慢性恰加斯病患者。在这项技术中，允许未受感染的实验室锥蝽可以叮咬疑似受害者。锥体虫在锥蝽的肠道中迅速繁殖，在10~30天内检查锥蝽肠道会发现锥鞭毛体。已经开发了用于诊断急性和慢性恰加斯病的灵敏和特异性的PCR检测方法，但这些检测方法不适用于临床[204,205]。

（五）治疗

尽管疗效有限且有相当大的毒性，但目前建议对所有急性恰加斯病病例和50岁以下无晚期心肌病的慢性感染患者进行抗锥虫治疗[199]。硝呋替莫（8~10mg/kg/d，分4次给药，持续90~120天）或苄硝唑（5~7mg/kg/d，分2次给药，持续30~90天）可用于治疗急性恰加斯病[55]。在美国，苄尼达唑被美国FDA批准用于2~12岁的儿童并已上市。硝呋替莫目前尚未获得美国FDA批准，可根据美国疾病控制中心的研究方案获得。这两种药物的疗效均有限，并伴有明显的副作用，包括40%~70%的患者出现胃肠道症状（恶心、呕吐、腹痛和厌食）和常见的神经系统后遗症[214]。慢性恰加斯病的胃肠道症状只能对症治疗。硝酸异山梨酯可增加恰加斯病引起的贲门失弛缓症患者的食管排空，并可能改善吞咽困难[215,216]。

大多数恰加斯病贲门失弛缓症患者最好采用食管球囊扩张术或食管肌切开术治疗。偶尔需要切除引起症状的无蠕动的肠段。

（六）控制和预防

控制和预防需要改善住房条件，使用杀虫剂和蚊帐，并在流行地区患者中筛查血液中的抗体。

（程卓　闫秀娥 译，黄永辉　刘军 校）

参考文献

第 114 章　肠道蠕虫

M. Nedim Ince，David E. Elliott 著

章节目录

寄生的蠕虫在世界各地都有发现，但蠕虫的肠道定植在工业化程度较低的发展中国家最为常见。现代旅行、移民和享用“异国情调”美食的消费，使肠道蠕虫广泛出现在任何地区[1,2]。人们即使不离开工业化的温带城市也能感染上热带蠕虫。由于肠道蠕虫感染在发展中国家更常见，完整的旅行史在问诊中就极为重要，但却往往被忽视。蠕虫可能在宿主体内存活数十年，因此即便是很久以前到访过蠕虫流行国家，或从蠕虫流行国家移民的遥远历史也非常重要。新鲜的食物被空运到世界各地，经常会在距原产地千里之外的地方被生吃掉。

医生需要警惕这些微生物感染的可能性，因为有些微生物会导致需要数年才能发生的严重疾病，或仅在特殊情况下发生的疾病。例如，可能患有隐性粪类圆线虫的患者，直到在使用糖皮质激素治疗时才会引起暴发性疾病，隐匿性华支睾吸虫的患者，直到发生胆管癌才被发现，或隐匿性曼氏血吸虫的患者，直至发生门静脉高压和食管静脉曲张出血后才被察觉。

在发达国家，肠道蠕虫往往是偶然发现的，而不是主动进行的诊断评估的结果。蠕虫是一种复杂的生物，能够很好地适应其宿主。就像安静的房客一样，大多数不会引起症状。蠕虫很少引起腹泻，而很多医学实验室并不常规检测成形粪便中的寄生虫卵。医生需要与实验室人员沟通，将可能的蠕虫感染在发送样本前致电当地实验室，这样可显著改善诊断的结果。偶尔，惊恐的患者会带来随粪便排出的蠕虫节片或整条蠕虫。这些标本应固定在 5% 的福尔马林溶液中并送去鉴定[3]。应谨慎处理所有送检的标本，采取充分的预防措施，以避免意外暴露。

有些蠕虫感染很难诊断，特别是当蠕虫负荷较低时。诊断可能需要血清学评价、多次粪便分析、使用粪便浓缩技术或扩增蠕虫 DNA（分子研究）技术，以及高水平的医生意识。例如，粪类圆线虫的虫卵不会出现在粪便中，最好通过血清学作出诊断。犬钩口线虫可以引起嗜酸性粒细胞性肠炎，但感染人时其并不产卵。

有些蠕虫可以引起严重疾病，但这并不常见。大多数定植了蠕虫的人并没有寄生虫引发的症状或疾病。只有严重或长期感染才会导致疾病。适应良好的蠕虫通常更多地地作为共生菌而不是病原体。由于强烈的免疫反应，暴露于蠕虫甚至可能提供一些疾病保护[4]。蠕虫可诱导免疫调节途径[5]。对小鼠和大鼠的研究表明，蠕虫暴露可用于预防或治疗结肠炎[6]、1 型糖尿病[7]和自身免疫性脑炎[8]。人体研究表明，蠕虫暴露可改善溃疡性结肠炎（UC）[9]，可降低克罗恩病的风险[10,11]，根除蠕虫会增加特异反应性[12]，并导致多发性硬化症的病情恶化[13]。尽管发现蠕虫感染时治疗蠕虫感染仍然非常重要，但对这些生物的进一步研究可能有助于发现治疗免疫介导疾病的新方法。

蠕虫对致病性炎症的相关保护作用，至少部分是由微生物群的变化介导的[14]。蠕虫感染改变了微生物群的组成，促进了肠道共生菌的丰富度和菌株多样性。目前已经提出了几种潜在的机制来解释蠕虫如何改变微生物群的组成。鞭虫暴露后细菌附着（结肠炎的关键触发因素）减少[15]。另一项针对缺乏克罗恩病相关 CARD15/Nod2 基因小鼠的研究发现，蠕虫暴露抑制炎症性拟杆菌属的肠道定植，但促进建立了富集梭状芽孢杆菌的保护性微生态群[14]。微生物群可影响宿主的代谢[16]，蠕虫感染也可改变宿主的代谢反应[17,18]。感染粪类圆线虫的澳大利亚土著成年人，可预防 2 型糖尿病[19]。而在印度尼西亚人的横断面研究中发现，土源性蠕虫感染可适度增加胰岛素的敏感性[20]。如前所述，其中一些效应可能是由于蠕虫对微生物群的调节。此外，在代谢综合征动物模型中，蠕虫的产物也可直接影响细胞反应[21]。

本章分为 3 个部分：线虫（蠕虫）、绦虫（绦虫）和吸虫（扁虫）。在大多数情况下，各种蠕虫都是单独讨论的，注意其流行病学、生活周期、临床表现、诊断和治疗。

一、线虫

（一）似蚓蛔线虫

似蚓蛔线虫是人类共生的最大的线虫寄生虫，雌虫可长达 49cm（19 英寸）[22]。“似蚓蛔虫”这一名称暗示了它与蚯蚓的相似之处。该寄生虫是通过摄入其虫卵的方式感染。可引起肠梗阻及胰胆管疾病症状。治疗药物为阿苯达唑。

1. 流行病学

似蚓蛔线虫呈世界性分布，尽管这些蠕虫在欠发达国家和卫生条件差的地区数量最多。约 12 亿人（占世界人口的 25%）携带似蚓蛔线虫[23,24]，52 亿人有感染的风险[25]。儿童通过在被虫卵污染的泥土中玩耍时感染，而成年人最常因耕作或食用未经处理的污水施肥植物的生蔬菜而感染。猪携带猪蛔虫，与似蚓蛔线虫的亲缘关系非常近[26]；人畜共患传染病确有发生[27]，但并不常见[28]。

2. 生活史

人类通过摄入含有第 3 期幼虫的胚胎虫卵而感染该寄生虫。受精卵通过粪便排出，在潮湿、荫蔽的土壤中孵育 10~15 天，在此期间，受精卵内的胚胎细胞分裂并发育为幼虫，幼虫蜕皮 2 次之后成为感染期虫卵。这些虫卵非常稳定，能在冷冻条件下存活，并且能够保持 7~10 年的生存能力。这些虫卵对大多数化学处理（包括腌制）具有抵抗力，但在沸水中会迅速死亡。一旦摄入，虫卵在十二指肠孵化并释放其幼虫，幼虫穿透肠壁进入肠系膜小静脉和淋巴管。随门静脉血液移行的幼虫经过肝脏，经血窦到达肝静脉，再经右心进入肺部。而通过淋巴管迁移的幼虫通过肠系膜淋巴结到达胸导管，之后进入上腔静脉，最终也到达肺部。然后，幼虫寄居在肺毛细血管中，穿破肺毛细血管侵入肺泡，在那里经过第 2 和第 3 次蜕皮后，生长到 1.5mm 长。然后幼虫上行气管支气管树到达咽部，随着吞咽再次被吞食进入消化道，在小肠内经第 4 次蜕皮后变为童虫，并最终发育为成虫。

成熟雄性似蚓蛔线虫（10~30cm）小于雌性（20~49cm）。蠕虫在小肠交配，雌虫每天产下约 20 万个虫卵。成虫存活约 1 年（6~18 个月）。因为它们的虫卵需要在土壤中孵育才具感染性，所以似蚓蛔线虫不会在宿主体内繁殖。持续感染需要重复摄入含胚胎的虫卵。

3. 临床特征及病理生理

似蚓蛔线虫在大多数感染者不会发生任何症状，常常在内镜检查中意外发现蠕虫[29,30]，或在放射学成像中看到蠕虫[31]，或者在症状与蠕虫无直接关联的患者粪便标本中鉴定出虫卵。疾病通常只出现在那些蠕虫负荷严重的人群中，例如：肺、肠道以及肝胆蛔虫病均有明确的描述。肺蛔虫病（蛔蚴性肺炎）在摄入感染性虫卵后 4~16 天发生。幼虫迁移到肺泡中并引起炎症反应，可引起咳嗽和短暂的嗜酸性粒细胞浸润（单纯性肺嗜酸性粒细胞增多症［Löffler 综合征］）。肺炎通常是自限性的，但如果幼虫数量众多，就可能危及生命。

大量成熟的蠕虫可引起严重的肠道症状，包括腹痛、腹胀、恶心、呕吐等。肠蛔虫病最常见的并发症是部分或完全性小肠梗阻（SBO）。这类患者往往有粪便或呕吐物中排出成熟虫体的病史。小肠梗阻患者体内的似蚓蛔线虫通常超过 60 条[32]，罕见的致命性疾病患者体内的蠕虫数量一般超过 600 条。梗阻、肠套叠或肠扭转引起的肠坏死导致患者死亡（图 114.1）[33]。大多数小肠梗阻病例无腹膜炎或穿孔体征，可以保守治疗。

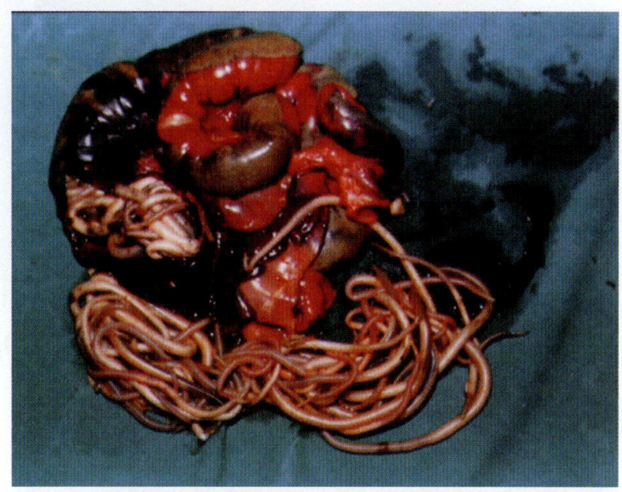

图 114.1　手术标本显示由似蚓蛔线虫引起的小肠梗阻（伴坏疽）。（From Wasadikar PP，Kulkarni AB. Intestinal obstruction due to ascariasis. Br J Surg 1997；84：410-2.）

似蚓蛔线虫具有高度运动性。成熟的虫体可进入 Vater 壶腹（图 114.2），并迁移到胆管或胰腺管，引发胆绞痛、阻塞性黄疸、逆行性胆管炎、非结石性胆囊炎或急性胰腺炎[22]。妊娠可促进胆道移行[34]。似蚓蛔线虫可以反复进出十二指肠乳头，产生间歇性症状，造成实验室检查结果反复波动。在高度发达的西方国家，由似蚓蛔线虫引起的复发性上行性胆管炎或急性胰腺炎罕见，但在最近去过流行区就诊的患者中必须考虑感染的可能[35]，如果不考虑诊断和延误治疗，可能是致命的。

4. 诊断

通常是一个惊恐的患者在排便时排出运动的成虫后发现似蚓蛔线虫。然而，这些蠕虫通常不会引起腹泻。大多数患者无特异性症状或嗜酸性粒细胞增多。粪便的直接涂片中可见蛔虫卵（图 114.3）。在初次感染似蚓蛔线虫后约 2 个月，粪便中开始出现虫卵。受精卵为 35μm×55μm，有较厚的卵壳和外膜，雌虫还可产下较大（90μm×44μm）的未受精卵，卵壳和外膜较薄。失去外膜的似蚓蛔线虫卵近似钩虫卵。成虫可在内镜检查时看到[30,37]，或在上消化道造影检查中确定为小肠内的长的、线性充盈缺损[31]。蠕虫从患者胃肠道清除后保留钡剂，产生孤立的线性阴影。如果虫体在胆管或胰管内，逆行性胰胆管造影（ERCP）也可见类似表现（图 114.4）。似蚓蛔线虫在胆管或胰腺的超声检查中也有特征性表现，表现为长的、线状回声条纹，无声影[31,38]。

5. 治疗

单次口服 400mg 阿苯达唑可以很容易治疗似蚓蛔线虫的无症状定植[39]。阿苯达唑可抑制葡萄糖摄入和微管形成，从而有效麻痹蠕虫。尽管阿苯达唑吸收较差，但仍被认为具有致畸性。如果情况允许，应延迟该药物的治疗直至分娩后。以前，在似蚓蛔线虫流行国家工作的临床医生会避免对孕妇

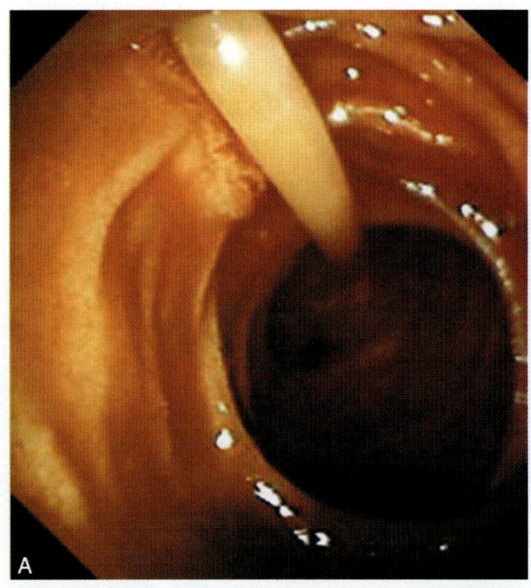

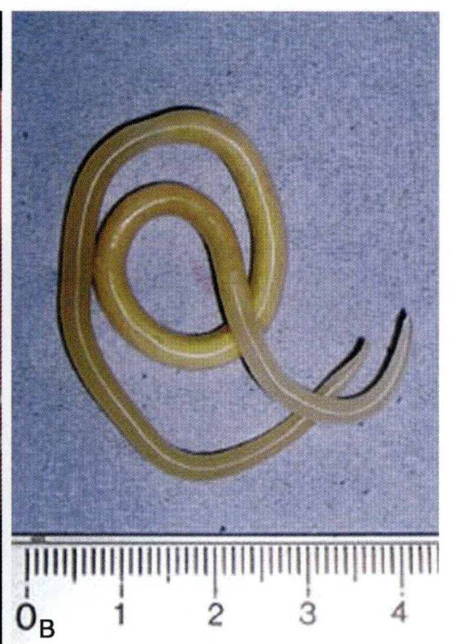

图 114.2　A，Vater 壶腹内，部分似蚓蛔线虫的内镜检查视图。B，取出后的似蚓蛔线虫。（From Esser-Kochling BG，Hirsch FW. Images in clinical medicine. A. lumbricoides blocking the common bile duct. N Engl J Med 2005；352：e4.）

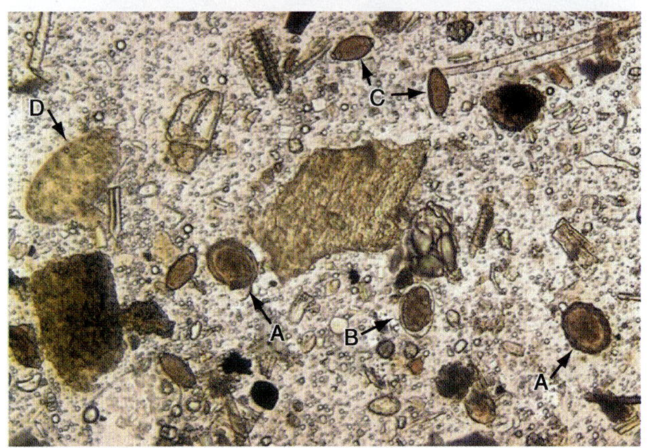

图 114.3　湿法预处理制备的含有各种蠕虫卵的粪便标本，通过标记箭识别。A，似蚓蛔线虫。B，钩虫。C，毛首鞭形线虫。D，布氏姜片吸虫（Courtesy Mae Melvin，MD，Atlanta，GA.）

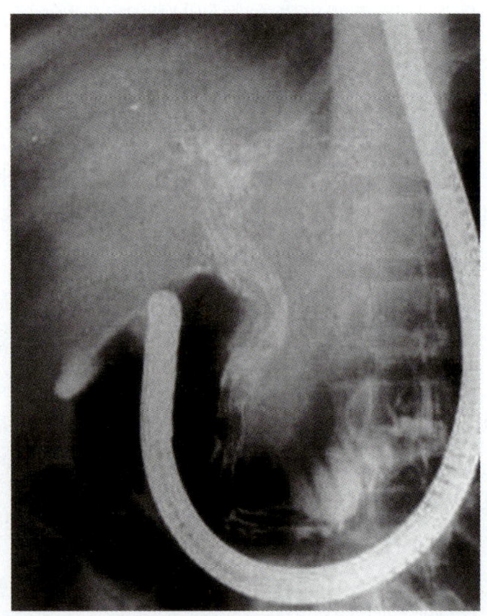

图 114.4　ERCP 的影像显示胆管有数条似蚓蛔线虫。（From van den Bogaerde JB，Jordaan M. Intraductal administration of albendazole for biliary ascariasis. Am J Gastroenterol 1997；92：1531-3.）

使用该药物进行治疗。然而，在重复妊娠很常见的地区，这导致长期避免潜在的挽救生命的治疗。最近一项对 1 257 名接受阿苯达唑治疗的妇女进行的研究显示，与安慰剂相比，阿苯达唑治疗对新生儿出生体重、围产期死亡率或先天性畸形无不良影响[40]。甲苯达唑单次给药对似蚓蛔虫也有效[41]。秘鲁一项对 1 042 名孕妇的研究发现，单次口服 500mg 的甲苯达唑对出生结果无不良影响[42]。

肺蛔虫病患者应使用糖皮质激素治疗，以减少肺炎，并给予 2 次 400mg 剂量的阿苯达唑，间隔一个月。由于阿苯达唑吸收较差，无法达到杀死似蚓蛔线虫的组织浓度。第一次给药可杀死已完成迁移至肠道的成虫，第二次给药可杀死第一次给药时正在转移途中的蛔虫。阿苯达唑耐受性良好，但可能引起恶心、呕吐和腹痛。

肠道蛔虫病伴肠梗阻通常可采用液体复苏、鼻胃管减压、抗生素制剂和单剂阿苯达唑保守治疗。除非患者出现肠扭转、肠套叠或腹膜炎等体征，否则不需手术治疗。如果肠管存活，肠切开术可在术中清除似蚓蛔线虫。停用阿苯达唑直至梗阻消除，然后用于根除所有残留的微生物。

肝胆蛔虫病也可以采用液体复苏、肠道休息、抗生素等保守治疗[43]。胆管内的蛔虫用阿苯达唑治疗效果不佳，因为该药物的吸收差，无法在胆汁中浓缩。阿苯达唑的这一特征是有利的，因为胆管内的麻痹蛔虫无法通过 Oddi 括约肌，它们可能会滞留在胆管中。肝胆蛔虫病患者应每天服用阿苯达唑治疗数天，因为似蚓蛔线虫只有从胆管移出后才会对药物敏感。

似蚓蛔线虫也可能侵入胰管，胰内似蚓蛔线虫可按肝胆蛔虫病治疗[44]。逆行性胆管炎、急性梗阻性黄疸或急性胰腺炎需要紧急 ERCP，通过球囊、网篮或镊子将寄生虫从胰管中取出——最好不进行括约肌切开术。因为壶腹括约肌切开术会使虫体更容易进入管道，可增加复发性胰胆管蛔虫病的风险[45]。

（二）粪类圆线虫

粪类圆线虫是一种自由生活的热带和亚热带土源性蠕虫，其丝状幼虫可穿透完整的皮肤[46]。作为一种寄生虫，粪类圆线虫可在肠道中生活，并在肠道中产卵孵化。其丝状幼虫在肠道中发育，沿特定的路径迁移并成熟，成熟后增加宿主体内成虫的数量，这会导致感染时间延长，在离开流行区后可延长至 75 年[47]。免疫抑制和糖皮质激素治疗会因寄生虫的繁殖增强，而引起暴发性疾病，这可能是致命的。治疗药物是伊维菌素。

1. 流行病学

粪类圆线虫在热带和亚热带地区流行，但也可以在美国南部农村[48]及意大利北部农村地区感染。粪类圆线虫可以作为一种自由生活的生物体存在，不需要宿主即可进行复制。来自流行区的患者、在亚洲服役的退伍军人和战俘是亚临床粪类圆线虫病的高危人群。福氏类圆线虫（*S. fuelleborni fuelleborni*）（在非洲和泰国流行）和福氏类圆线虫（*S. fuelleborni kelleyi*）（在巴布亚新几内亚流行）也可引起人类感染[46,49]。

2. 生活史

成年雄虫和雌虫生活在温暖、潮湿的土壤中，产卵孵化出杆状蚴。杆状蚴在土壤中 4 次蜕皮后发育为成虫，完成这种蠕虫的生命周期。杆状蚴（250μm）也可蜕皮 2 次发育为较长（500μm）的感染性丝状蚴，其可以穿透任何接触土壤的皮肤区域，之后通过真皮迁移进入皮肤血管系统。丝状蚴与静脉血一起循环，直至到达肺部，在肺内断裂进入肺泡并上行至支气管树。然后，虫体与支气管分泌物一起被吞食进入小肠，在小肠其嵌入空肠黏膜蜕皮 2 次后发育为成虫。雌性粪类圆线虫可通过孤雌生殖产下孕卵，因此不需要雄性繁殖。虫卵在小肠内孵化出杆状蚴，杆状蚴移行至肠腔内。杆状蚴而不是虫卵，随粪便排出体外。粪类圆线虫感染的一个关键特征是，一些寄生于肠道的杆状蚴可零星发育为感染性丝状蚴。丝状蚴能够重新感染（自身感染）患者，从而增加了寄生虫负荷并导致长期定植，使得亚临床类圆线虫病，在宿主离开流行区后可以存在数十年。

3. 临床特征和病理生理

大多数感染粪类圆线虫的患者并没有腹部症状。然而，自体感染的患者可能发生由丝状幼虫快速（5~10cm/h）在真皮层移行引起的匐行性荨麻疹［皮肤型游走性幼虫症（larua currens）］，通常在臀部，由幼虫从肛门退出后侵入肛周皮肤所致。一项针对战俘的研究发现，这种“匐行疹”是慢性粪类圆线虫病比胃肠道症状更常见的症状[50]。患者偶尔会出现恶心、腹痛或由粪类圆线虫引起的不明原因的隐性胃肠道失血。该虫体也可引起类似 UC 的结肠炎症，但多位于右侧，且嗜酸性较强[51-53]。

虽然蠕虫的负荷保持平衡，但症状微乎其微甚至不存在。而免疫抑制剂或糖皮质激素的使用破坏了这种平衡，导致既往无症状但长期感染的患者，因大规模自身感染而发生暴发性、潜在致死性类圆线虫病[54]。导致大规模自身感染的机制尚不清楚，但抑制 Th2 导向的免疫反应事件，可释放嗜酸性粒细胞介导的对寄生虫的控制。此外，糖皮质激素可直接作用于虫体，促进感染性丝状幼虫的发育。暴发性播散性粪类圆线虫病很少使人类免疫缺陷病毒（HIV）和获得性免疫缺陷综合征（AIDS）复杂化（参见第 35 章）[55]。

大规模的自身感染发生暴发性播散性粪类圆线虫病。迁移的丝状幼虫会损伤肠道黏膜，并将肠腔内细菌带入血液，导致多种肠道微生物败血症，也可导致解没食子酸链球菌（以前称牛链球菌）心内膜炎或脑膜炎[56]。大量幼虫通过肺迁移会引起肺炎。蠕虫还可到达一些不寻常的位置，例如大脑。暴发性类圆线虫病往往是致命性的。

4. 诊断

一项针对美国正在接受培训的医生的调查显示，在新发喘息的东南亚移民中，识别甚至考虑类圆线虫病的能力非常差[57]。慢性类圆线虫病患者通常无症状。外周血嗜酸性粒细胞水平可能升高，但正常的嗜酸性粒细胞计数与该寄生虫的感染并不冲突。目前，检测既往感染的最佳方法是酶联免疫吸附法（ELISA）检测抗粪类圆线虫的免疫球蛋白（Ig）G 抗体。该检测由美国疾病控制与预防中心进行，敏感度可达 95%[58]。对长期暴露的移民灵敏度最高，而对于近期低水平感染的回国访客灵敏度最低[59]。人类免疫缺陷病毒携带者[60]或免疫抑制性恶性肿瘤患者[61]的血清学检查结果可能为阴性。暴露于其他蠕虫寄生虫的患者可能会出现假阳性[62]，血清学阳性可能表明既往暴露于粪类圆线虫，但不一定是活动性感染。然而，由于慢性类圆线虫病可在几十年内仍处于亚临床状态，难以检测，因此有必要对血清阳性患者进行治疗。事实上，一些人认为，只有疑似类圆线虫病的患者，如来自该蠕虫寄生虫流行国家的且嗜酸性粒细胞计数升高的移民，在接受糖皮质激素治疗之前，应进行经验性治疗[54]。通过在粪便直接涂片中发现横纹肌样幼虫，可以诊断活动性感染，尽管这是一种不敏感的方法。另一种灵敏度高出 10 倍的技术是将粪便涂布在琼脂平板上，寻找幼虫迁移留下的蛇形轨迹[63]。对于本病肠活检是一种不敏感的诊断手段。

5. 治疗

慢性类圆线虫病的最佳治疗为单次口服伊维菌素（200μg/kg）治疗。该剂量适用于成人和儿童。伊维菌素的耐受性优于噻苯达唑。伊维菌素可麻痹肠道成虫，但不能麻痹通过组织迁移的幼虫，因此患者可能会因迁移的幼虫而反复感染，2 周后重复给药有助于预防反复感染。重度感染需要每天服用伊维菌素强化治疗至少 2 周。成功的治疗会使大多数（约 90%）患者的抗体滴度在 6 个月时下降[58]。免疫功能低下的患者需要在首次给药后的第 2、15 和 16 天重复给药[64]。

（三）菲律宾毛细线虫

毛细线虫病是通过食用感染了寄生虫的生鱼而获得[65]。引起毛细线虫病的线虫已从菲律宾毛细线虫更名为菲律宾副毛细线虫[66]。但无论什么名字，它都是致命的。寄生虫在宿主体内增殖，产生越来越多的肠道蠕虫。患者如果得不到治疗，会出现蛋白丢失性、口炎性腹泻，并伴有进行性消瘦和全身水肿，最终导致死亡。治疗药物是阿苯达唑。

1. 流行病学

1964 年发表了首例已知的人类毛细线虫病病例，目前，它仍然是一种罕见但致命的寄生虫感染病。从 1965 年到 1968 年，菲律宾的一次毛细线虫病疫情共涉及 229 例病例，总死亡率为 30%[67]。顾名思义，菲律宾副毛细线虫病是菲律宾的地方病，但它也在泰国流行病，最近在埃及亦有报道[68]。

此外,在日本、中国台湾和伊朗也有相关病例出现。现代旅行将该疾病传播到世界各地[69]。

2. 生活史

菲律宾毛细线虫的天然宿主是鸟类,而不是人类。在鸟类的小肠中,幼虫发育为成虫。成虫非常小,雄虫体长3.9mm,雌虫体长5.3mm。成虫交配产下的虫卵随鸟粪沉积到池塘和河流中,被鱼类吞食,完成生命周期。

人们通过食用生的或未煮熟的含有寄生虫幼虫的淡水鱼或半咸水鱼而被感染。一部分雌性菲律宾毛细线虫成虫是产幼虫的,会产生感染性幼虫来代替虫卵,然后这些幼虫在小肠中发育成熟,并增加虫体负荷。这种自体感染途径使得寄生虫数量大量增加,如恒河猴所示的那样,该恒河猴最初喂食27条幼虫,到感染的162天时,其体内已有超过3万条蠕虫[70]。

3. 临床特征和病理生理

毛细线虫病是一种进行性口炎性腹泻性疾病。初始症状为隐约的腹痛和腹胀。患者在感染后2~3周开始出现腹泻。腹泻最初是间歇性的,后来变为持续性且排便量越来越多。患者迅速从不断加重的脂肪泻和蛋白质丢失性肠病中消耗。最终,表现为消瘦、贫血和低血压,腹泻会引起严重的低钾血症。如果不治疗,患者一般在初次出现症状后约2个月死于心力衰竭或继发性细菌性败血症。普遍认为这种进行性疾病是由于适应不良的肠道寄生虫数量不断增加所致。在尸检研究中,空肠黏膜显示绒毛变平、剥脱,固有层有大量浆细胞、淋巴细胞、巨噬细胞和中性粒细胞浸润[65]。

4. 诊断

本病通过在粪便标本中发现虫卵和幼虫进行诊断[65],但粪便检查不敏感[71]。推进式或球囊式内镜检查显示空肠黏膜呈扇形,受累黏膜活检可发现蠕虫[71]。尽管没毛细线虫病的血清学检测,但患者血清与旋毛虫幼虫提取物有交叉反应[72]。

5. 治疗

毛细线虫病需要长期的抗蠕虫治疗。阿苯达唑200mg口服,每日2次,共10天;或甲苯达唑200mg口服,每日2次,共20天,以防止复发。阿苯达唑的耐受性优于甲苯达唑,尽管两者均可引起头痛、腹泻和腹痛。延长治疗是必要的,因为幼虫对这些药物具有抗药性。

(四) 美洲钩虫、十二指肠钩口线虫、锡兰钩口线虫和犬钩口线虫(钩虫)

全球界估计有4.4亿人感染钩虫[73],人通常感染美洲钩虫、十二指肠钩口线虫或二者混合感染。钩虫是通过皮肤接触污染的土壤而感染。中度感染会导致铁缺乏。因此有嗜酸性粒细胞增多和缺铁性贫血患者应怀疑是否感染了钩虫。锡兰钩口线虫的宿主范围极广,包括家养宠物和人。犬钩口线虫是一种犬猫寄生虫,是人类嗜酸性粒细胞性肠炎的病因。治疗药物为阿苯达唑。

1. 美洲钩虫和十二指肠钩口线虫

(1) 流行病学

美洲钩虫和十二指肠钩口线虫的地理分布区域广泛重叠,但美洲钩虫主要分布在美洲、南太平洋、印度尼西亚、印度南部和中部非洲,而十二指肠钩口线虫在北非、中东、欧洲、巴基斯坦和印度北部更为常见。钩虫是通过接触被人类排泄物污染的土壤而感染,钩虫流行于缺乏足够污水处理设施的热带至暖温带地区。钩虫曾一度被认为在美国几乎绝迹,但在资源匮乏的地区仍然存在持续的暴露区[48]。高灵敏度的定量PCR测定发现,在美国亚拉巴马州农村社区的55份个体粪便标本中,有19份(34.5%)检测出美洲钩虫呈阳性[48]。

(2) 生活史

当人赤脚行走在污染的地面时,具有感染性三期钩虫幼虫会穿透完整的皮肤,通常在足趾之间的皮肤。幼虫通过真皮层迁移到达血管,这种迁移可引起瘙痒性、匐行性皮疹及皮肤幼虫移行症(图114.5)。巴西钩口线虫通常寄生在犬和猫身上,但它在人类感染性皮肤漫游期间会产生类似的皮疹,这是皮肤幼虫移行症的常见原因。美洲钩虫和十二指肠钩口线虫的幼虫进入皮肤中的血管,并随着静脉血流通过右心迁移至肺部。十二指肠钩口线虫的幼虫在进入肺部之前,可以阻止其迁移并休眠数月[74],尽管调节这种发育停滞的机制尚未得到证实。幼虫一旦进入肺部,就会穿透肺泡进入终末支气管腔,之后向上迁移到肺支气管树上,与唾液一起吞咽,并进入小肠,在那里发育成熟。患者还可通过直接摄入被污染的新鲜蔬菜上的幼虫而感染十二指肠钩口线虫。成虫会形成大的口囊,用口囊内的钩齿或板齿咬附在肠黏膜上寄生,并摄入上皮细胞和血液为营养(图114.6和图114.7)。成虫长约1cm,可存活长达14年。成熟的蠕虫交配并产卵。每只雌性美洲钩虫每天可产卵约1万个,每只雌性十二指肠钩口线虫每天可产卵约2万个。卵随粪便一起沉积在湿润、阴暗的土壤中,在那里孵化释放幼虫。幼虫蜕皮两次后移至土壤表面,等待合适的宿主。

(3) 临床特征和病理生理

美洲钩虫和十二指肠钩口线虫轻度感染不会引起任何症状[75]。中度和重度钩虫感染的主要后果为缺铁。因为成虫以肠上皮细胞和血液为食。千密切相关的犬钩口线虫(见下文)分泌抗凝血肽,抑制凝血因子[76]和血小板聚集[77],从而阻止止血,使噬血寄生虫能以宿主血液为食。据估计,每只美洲钩虫成虫造成的肠道失血量为0.01~0.04mL/d,每只十二

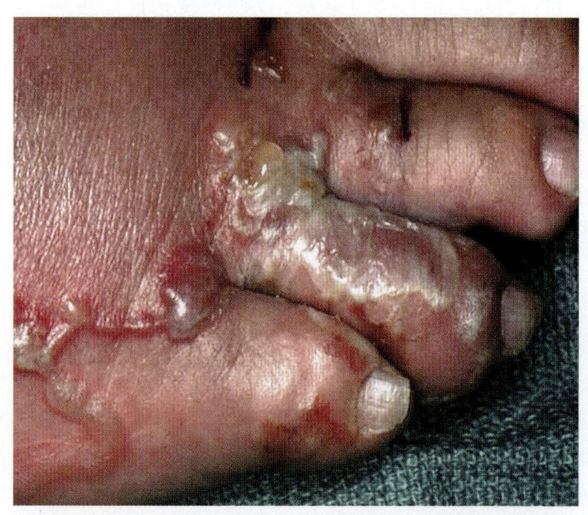

图114.5 钩虫幼虫通过真皮层移行引起的足部匐行性皮疹。(Courtesy University of Iowa Department of Dermatology, Iowa City, IA)

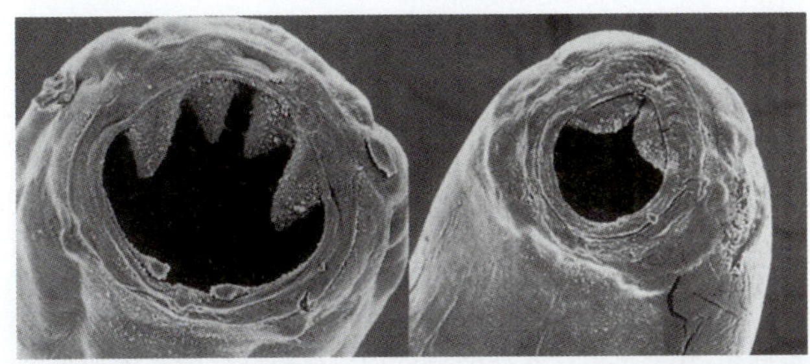

图 114.6 十二指肠钩口线虫(左)和美洲钩虫(右)颊囊的扫描电子显微图。(From Hotez PJ, Pritchard DI. Hookworm infection. Sci Am 1995;272:70-4.)

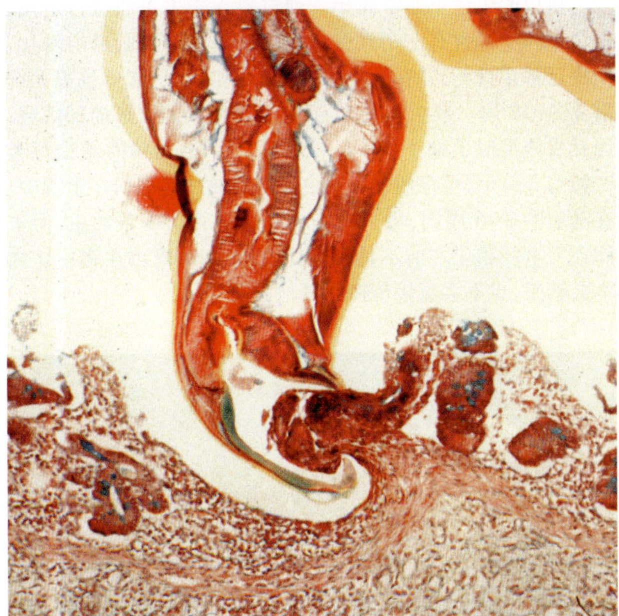

图 114.7 在肠黏膜上寄生的钩虫的纵切面。(Courtesy Wayne M. Meyers, Washington, DC.)

指肠钩口线虫成虫造成的肠道失血量为 0.05~0.3mL/d[78]。随着蠕虫数量的增加,这种失血量变得明显(表 114.1)。当铁损失超过铁吸收时,就会导致铁缺乏。北美平均饮食的铁含量较高,因此可能不会发生贫血。饮食含铁量较高(超过 20mg/d)的男性,可耐受高达 800 条钩虫成虫的负荷,而不会发生贫血。

表 114.1 女性日均生理性铁损失与钩虫感染引起铁损失的对比*

状态	铁损失
生理损失	
月经	0.44mg/d
妊娠	2.14mg/d
哺乳期	0.23mg/d
钩虫感染引起的损失	
美洲钩虫(60~200 条蠕虫)	1.10mg/d
十二指肠钩口线虫(20~100 条蠕虫)	2.30mg/d

*除基础铁损失 0.72mg/d 外,还显示了损失。Adapted from Stoltzfuss RJ, Dreyfuss ML, Chwaya HM, Albonico M. Hookworm control as a strategy to prevent iron deficiency. Nutr Rev 1997;55:223-32.

钩虫感染已被证明可以调节免疫反应[79]。临床试验正在进行或最近已经完成,以确定钩虫亚临床感染是否能抑制免疫介导的疾病,如克罗恩病、哮喘和乳糜泻。在健康志愿者中进行的剂量范围研究表明,低水平(轻度)钩虫感染具有良好的耐受性[80]。对哮喘治疗的耐受性良好,但气道反应性无显著降低[81]。美洲钩虫感染可以抑制黏膜 γ-干扰素(IFN-γ)和白介素(IL)-17A 的产生[82],在一项针对 12 例乳糜泻患者的小型研究中,加剧了对不断升级的麸质挑战的耐受性[83]。

(4) 诊断

钩虫可以在内镜下看到(图 114.8)[84],包括视频胶囊式内镜[85],但诊断是通过在福尔马林固定粪便的直接涂片上识别虫卵来进行的(见图 114.3)。对在不同日期获得的 3 份粪便标本进行评估应可以诊断[86],但轻度感染需要粪便浓缩技术。最近,在粪便标本中扩增蠕虫 DNA 的分子技术已证明有较高的灵敏感度,但如果选择不正确的引物,可能会遗漏感染[87]。虫卵在室温下会迅速成熟,可孵化释放幼虫。但仅凭形态学很难区分美洲钩虫虫卵与十二指肠钩口线虫虫卵。

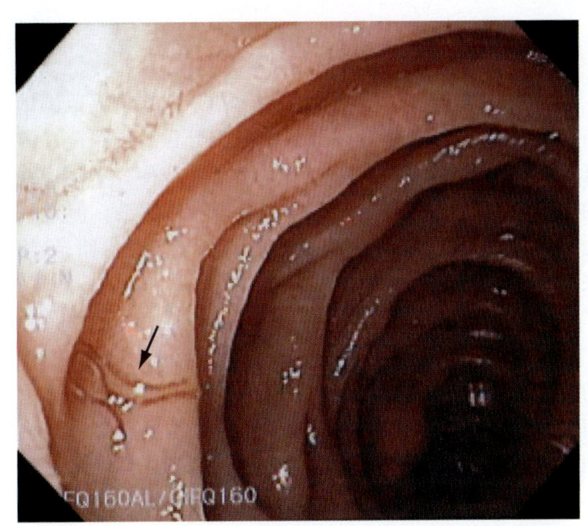

图 114.8 十二指肠中美洲钩虫的内镜视图(箭)。(From Reddy SC, Vega KJ. Endoscopic diagnosis of chronic severe upper GI bleeding due to helminthic infection. Gastrointest Endosc 2008;67:990-2.)

(5) 治疗

阿苯达唑 400mg 单次口服,足以有效治疗钩虫。甲苯达唑 100mg 口服,每日 2 次,共服 3 天同样有效,但耐受性,不佳。十二指肠钩口线虫的幼虫在成熟并引起复发前,可以保持数月的休眠状态。这种情况下,用阿苯达唑或甲苯达唑可重复疗程进行治疗。阿苯达唑是美国 FDA 认定的妊娠 C 类药物,尽管最近的一项研究显示,无治疗相关的胎儿或母体不良反应[40]。但人们一致努力研制开发一种预防钩虫感染的疫苗,以便用于流行地区[88]。

2. 锡兰钩口线虫

(1) 流行病学、生活史和临床特征

锡兰钩口线虫是不寻常的,因为它可以在广泛的宿主中建立繁殖性感染。尽管人钩虫(美洲钩虫和十二指肠钩口线虫)感染仍然很常见,但在新几内亚西部、菲律宾、中国台湾、泰国、印度、老挝和马来西亚都有人感染锡兰钩口线虫的报道[89]。在偏远的马来西亚西部进行的一项研究,利用分子技术鉴定了粪便中排出的钩虫卵。研究发现,9%的村民和92%的宠物感染了钩虫。在村民中,80%的样本可以进行分析,显示23.4%的钩虫患者单独携带锡兰钩口线虫,或与美洲钩虫混合感染。在他们的宠物中,52%携带犬钩口线虫,46%携带锡兰钩口线虫,这表明这些动物可以作为寄生虫的储存库[89]。锡兰钩口线虫轻度感染时可无症状,但重度感染可引起贫血。

(2) 病理生理、诊断和治疗

锡兰钩口线虫在人类宿主体内发育成熟至成年期,可能与美洲钩虫和十二指肠钩口线虫具有相似的病理生理学。与严格意义上的人钩虫一样,可通过内镜观察到锡兰钩口线虫的成虫[90]。正式诊断需通过识别粪便中的虫卵。但在不诉诸分子技术的情况下,锡兰钩口线虫的虫卵与美洲钩虫以及十二指肠钩口线虫的虫卵不易区分。治疗方法为口服阿苯达唑400mg,单次给药。如果患者与宠物有密切接触,应对宠物进行检测。如果检测结果呈阳性,应对其进行治疗。

3. 犬钩口线虫

(1) 流行病学和生活史

犬钩口线虫是犬猫的一种常见钩虫。它在世界范围内分布,主要在北半球流行。该寄生虫存在于卫生条件良好的地区,因为狗和猫随便在庭院、公园和沙箱中排便。犬钩口线虫的生活史与十二指肠钩口线虫相似,可经口感染。但犬钩口线虫在人宿主体内不能完全成熟,因此不能产生虫卵,给诊带来困难。

(2) 临床特征和病理生理

犬钩口线虫是公认的皮肤幼虫移行症的病因之一,皮肤幼虫移行症是一种独特的匐行性皮疹,是由寄生虫在非适应宿主中移行失败引起的[91]。犬钩口线虫也可引起嗜酸性粒细胞性肠炎,但并非所有嗜酸性粒细胞性肠炎都是由这种寄生虫引起的(见第30章)。犬钩口线虫嗜酸性粒细胞性肠炎患者通常是犬主人,其表现为中腹部绞痛和外周血嗜酸性粒细胞增多[92],但他们并不记得有皮肤幼虫移行症。肠活检显示黏膜有大量嗜酸性粒细胞(>45/高倍视野)[93],且嗜酸性粒细胞炎症在小肠远端最常见。与嗜酸性粒细胞性胃肠炎不同,胃中并不存在组织嗜酸性粒细胞增多。在回肠末端内镜检查中,患者可有散在的浅表阿弗他小溃疡和黏膜出血[94]。血清学证据表明,犬钩口线虫也可能是无嗜酸性粒细胞增多或嗜酸性粒细胞增多性肠炎的腹痛原因[92]。

(3) 诊断

犬钩口线虫的诊断很困难。该寄生虫从不完全成熟,所以不产卵,很难被发现。犬钩口线虫血清学检测是一种不常用的研究工具。因此,对犬钩口线虫的治疗是经验性的。

(4) 治疗

非其他原因引起的远端小肠嗜酸性粒细胞性肠炎的患者,可能受益于针对犬钩口线虫的经验性治疗。阿苯达唑400mg单次口服,或甲苯达唑100mg口服,每日2次,共3天,足以治疗犬钩口线虫感染。阿苯达唑是一种美国FDA认定的妊娠分类C类药物,但最近的一项研究显示,阿苯达唑对胎儿或母体无治疗相关不良反应[40]。

(五) 毛首鞭形线虫(鞭虫)

毛首鞭形线虫,通常称为鞭虫,在世界范围内分布。人们通过摄入含胚胎的寄生虫卵而感染。大多数人没有症状,尽管重度感染与痢疾样综合征有关。治疗药物为甲苯达唑。

1. 流行病学

据估计,全球有8亿人携带鞭虫。该虫发生在温带和热带国家,在卫生条件欠佳的地区仍然流行。在喀麦隆赤道的一个省,97%的学龄儿童感染鞭虫[95]。鞭虫卵对干燥非常敏感,因此在沙漠气候条件下患病率较低。

2. 生活史

鞭虫的生活史非常简单。通过摄入寄生虫卵进行定殖。每个虫卵中都含有一个发育中的幼虫。虫卵在肠道内孵化,幼虫迁移至盲肠,并在那里成熟、交配和产卵,这一过程大约需要8~12周。成虫长约3cm,有一个细长的锥形前部区域,因此虫体类似于鞭子(图114.9)[96]。一条成熟的雌虫每天产卵约2万个,可存活3年。虫卵随粪便一起沉积在土壤中。在随后的2~6周内,每个虫卵内都会发育出一条幼虫,但虫卵在完全胚胎化之前不具有感染性。因此,鞭虫在宿主体内不会繁殖,也不会直接传播给其他人。

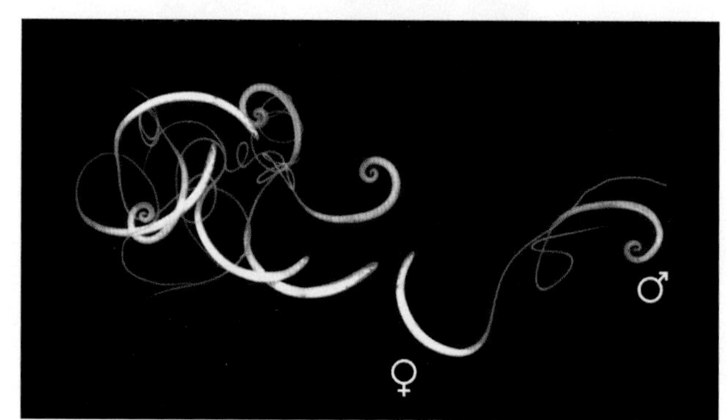

图114.9 鞭虫属:成年雄性(♂)和雌性(♀)鞭虫

3. 临床特征和病理生理

大多数鞭虫感染者没有可归因于该寄生虫的症状。流行区的大多数居民都有少量(<15条)的鞭虫定植,对他们来说,寄生虫是一种共生生物,而不是一种病原体。有些人携带成百上千条鞭虫[97],而他们正是出现症状的人[98]。这种感染的双峰分布在患者接受治疗后持续存在,然后自然地再次感染,这表明独特的宿主因素(遗传或行为)有助于确定个体患者的蠕虫负担。

直肠脱垂可发生在鞭虫数量极高的儿童中[99]。携带大量鞭虫的人有黏液样腹泻及偶尔便血,这是一种称为鞭虫痢疾综合征(TDS)的症状组合。患有TDS的儿童生长发育迟缓[100],但研究鞭虫的这些症状是十分复杂的,因为患有TDS的儿童往往社会经济状况不佳,并可能与其他病原体混合感染。与当地健康的儿童相比,TDS儿童的结肠活检标本显示很少或没有异常[101],肥大细胞和表达TNF-α和钙卫蛋白的细胞数量增加除外[102]。

一种不同但亲缘关系较近的物种鼠鞭毛虫会感染小鼠。对寄生虫有强烈Th2免疫反应的小鼠品系,以产生IL-4、IL-5

和 IL-13 为特征，能够驱逐蠕虫。而对 Th1 免疫反应（IFN-γ）有反应的品系则难以驱逐蠕虫[103]。阻断 IL-4 可使耐药蠕虫品系变得易感，而阻断 IFN-γ 使易感品系对鼠鞭虫的慢性感染具有抗性[104]。近交系小鼠对鼠鞭虫产生的免疫反应类型是决定感染时间长短和强度的重要因素。在人类中的类似反应可以解释为什么一些人会反复感染严重的蠕虫，而另一些人只携带少数蠕虫。猪鞭虫是另一种亲缘关系密切的物种，目前正在进行临床试验评估，以确定其是否可用于治疗慢性炎症疾病[105]。

4. 诊断

通过鉴定粪便样本中的鞭虫卵进行诊断。鞭虫卵为 23μm×50μm，两端均有特征性的栓状（见图 114.3）。

5. 治疗

鞭虫的治疗用甲苯达唑 100mg，每日 2 次口服，连，用 3 天；或者，患者可每天服用阿苯达唑 400mg，连用 3 天。严重感染的患者可能需要 7 天的治疗[106]。阿苯达唑单次给药治疗无效[41]，但阿苯达唑（400mg）和伊维菌素（200μg/kg）联合治疗似乎相当有效，治愈率高达 80%，减卵率为 94%[107,108]。阿苯达唑是美国 FDA 认定的妊娠 C 类药物，尽管最近的一项研究显示，无治疗相关的胎儿或母体不良反应[40]。

（六）蠕形住肠线虫（蛲虫）

蠕形住肠线虫，通常称为蛲虫，是发达国家初级保健提供者最常见的蠕虫寄生虫。它是通过摄入寄生虫卵而感染的，大多数人在定植后仍无症状。通过玻璃纸胶带测试进行诊断。治疗方法是对患者及其所有家庭成员使用甲苯达唑。

1. 流行病学

流行病学蛲虫是一种典型的肠道寄生虫，没有地理条件限制。它可通过与感染者密切接触而传播。人类已经有几千年的蛲虫感染历史。在现代卫生设施出现之前，蛲虫的感染是非常普遍的。在犹他州发现的 1 万年前的人类粪便化石中鉴定出蛲虫卵[109]。格氏蛲虫（*Enterobius gregorii*）最初被认为是蛲虫的一个单独的种类[110,111]，而实际上可能只是蛲虫的一种年轻的成虫形式[112]。

每个社会经济群体的人都会感染蛲虫，它感染仍然相当普遍。学龄儿童最常被感染，从而导致其他家庭成员感染这种寄生虫。拥挤和生活制度化也促进了蛲虫感染。蛲虫卵可在环境中存活约 15~20 天，并且对氯化水（例如游泳池）具有抗性。蛲虫在许多地区仍然很常见，但由于卫生条件的改善，其流行率似乎在下降。一项纽约市对玻璃纸胶带测试阳性的调查表明，阳性率急剧下降，从 1971 年的 248 份测试中的 57 份阳性，下降到 1978 年的 165 份测试中的 17 份阳性，再到 1986 年的 38 份测试中的 0 份阳性[113]。加利福尼亚州也报告了类似的趋势。

2. 生活史

蛲虫的生活史很简单，以“手对口”的方式存在。该蠕虫是通过摄入寄生虫感染期虫卵而感染。在大多数情况下，这些虫卵都在宿主的手上，然而，这些小虫卵也可随尘埃飞扬经空气吸入传播，黏附在咽部随吞咽进入消化道。虫卵在十二指肠内孵化，释放幼虫，成熟时蜕皮 2 次，幼虫移行至盲肠和升结肠发育为成虫（图 114.10）[114]。蛲虫虫体较小：成年雄性测量值为 0.2mm×2~5mm，成年雌性测量值为 0.5mm×8~13mm。雌雄交配后，妊娠雌虫会迁移至直肠。在夜间，富含卵子的雌虫向下移行至肛门外肛周皮肤，每条雌虫会在那里产下多达 17 000 个卵子，这些卵子因温湿度适宜迅速成熟，在 6 小时内卵内幼虫蜕皮一次，发育为感染期虫卵。雌性蛲虫在肛周蠕动刺激通常会引起肛周瘙痒，当瘙痒时会将感染期虫卵聚集在手上，从而促进再感染和传播给他人。

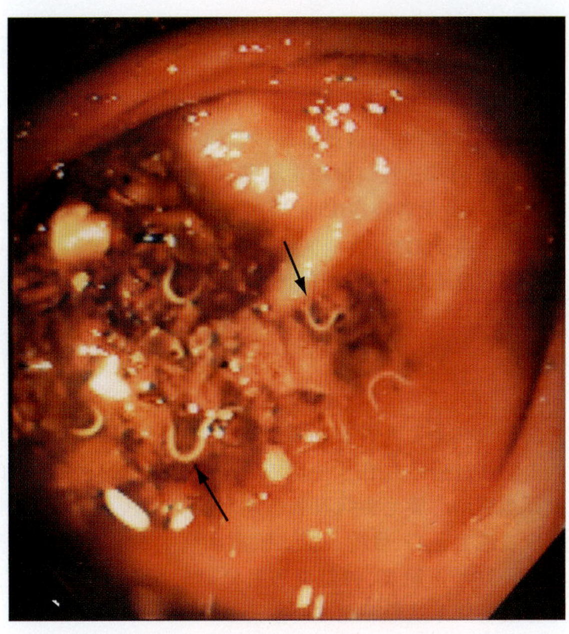

图 114.10　在对一名社会收容机构收容的男性进行结肠镜筛查时发现的蛲虫（蛲虫，箭）

3. 临床特征和病理生理

蛲虫是一种适应能力极强的寄生虫，在绝大多数定植的人群中都不会引起特殊症状。大多数症状轻微，如肛门瘙痒和睡眠不安。蛲虫很少引起嗜酸性粒细胞增多或嗜酸性粒细胞增多性肠炎[115]。有报道称，在腹腔镜阑尾切除术时，蛲虫会逃逸到腹膜[116]。在这种情况下，应迅速处理阑尾，清除可识别的游离蛲虫，并在术后口服甲苯达唑。

异位性蛲虫病在患有蛲虫的女孩中比没有这种感染的女孩更常见。异位性蛲虫病可能是由蛲虫迁移到阴道和生殖道引起的。在子宫颈、子宫内膜、输卵管和腹膜中均发现了肉芽肿包裹的死蠕虫和虫卵，证明了雌虫的迁移努力[117]。异位性蛲虫病是罕见的，不会或很少引起明显的病理改变。

蛲虫感染可影响黏膜免疫应答。一份病例报告描述了一例患有蛲虫和明显潜伏性 UC 的 12 岁女孩，在接受噻嘧啶清除蠕虫治疗后发生了重度 UC[118]。当她被蛲虫定植时，与驱虫治疗后采集的活检标本相比，肠活检结果显示 IL-4、转化生长因子-β、IL-10 和转录调控因子 FOXP3 的 mRNA 表达增加，这些转录物与抑制炎症的免疫调节途径相关。

4. 诊断

粪便中的蛲虫卵并不多，这一观察结果可能解释了为何在仅使用粪便标本进行诊断的研究中发现的患病率较低。美国国立卫生研究院（NIH）的玻璃纸胶带试验是诊断蛲虫的经典试验。早晨清洗前，将一块 2~3 英寸的透明胶带连续贴在几个肛周区域。然后将胶带粘贴到载玻片上。显微镜评价表明，测量值为 30μm×60μm 大小的寄生虫卵具有薄外壳，且一侧扁平。每日需要3~7份样本来排除蛲虫感染。

5. 治疗

蛲虫感染实际上不需要治疗,除非患者有症状。然而,它是具有高度传播性的,因此应加以根除。使用100mg甲苯达唑或400mg阿苯达唑口服单次给药,即可治疗蛲虫。再次感染很常见,因此患者应在15天后接受第二次治疗。所有家庭成员都应该接受治疗,并应清洗衣服和床单。阿苯达唑和甲苯达唑可能具有致畸性。但因为蛲虫的致病性很低,所以对孕妇的驱虫治疗应推迟至分娩后进行。

(七) 旋毛虫

旋毛虫病是由8种密切相关的旋毛虫引起的全身性疾病。人们通过摄入存在于生肉或未煮熟肉类(如猪肉)中的幼虫而被感染。旋毛虫病有肠道期和全身期两个阶段,其特征依次表现为恶心、腹泻、发热、肌痛和眶周水肿。由于强烈暴露可导致严重肌炎、神经炎和血栓形成最终可导致死亡。治疗方法为阿苯达唑和糖皮质激素。

1. 流行病学

旋毛虫病是通过生食或未煮熟的带有旋毛虫属寄生虫幼虫的肉类而感染的。在世界范围内,家猪是最常见的携带者。旋毛虫属分为两组[119]:一组形成有梭形肌腔的囊包,仅感染哺乳动物(旋毛形线虫、布氏旋毛虫、纳氏旋毛虫、乡土旋毛虫、穆氏旋毛虫);另一组不形成有梭形肌腔的囊包,可以感染哺乳动物和鸟类(伪旋毛虫)或哺乳动物和爬行动物(巴布亚旋毛虫、津巴布韦旋毛虫)。迄今为止,只有津巴布韦旋毛虫与人类疾病无关。

旋毛虫种类均密切相关,形态上几乎相同,目前采用分子技术对其进行区分。旋毛虫呈世界性分布,北极及亚北极地区为乡土旋毛虫和穆氏旋毛虫,美洲、欧洲及俄罗斯为旋毛形线虫和伪旋毛虫,北非、中东及亚洲为布氏旋毛虫,赤道非洲为纳氏旋毛虫,津巴布韦、埃塞俄比亚及莫桑比克为津巴布韦旋毛虫,和只在巴布亚新几内亚内分布的巴布亚旋毛虫。过去旋毛虫病在美国比现在普遍得多。20世纪40年代末,每年向各卫生机构报告的症状性旋毛虫病约为400例。而2008年至2012年,23个州共确定了84例病例[120]。这种下降可用两个主要因素来解释:首先是强烈的告诫,需要彻底烹熟所有的猪肉产品,其次是改变养殖方式,现在只喂猪谷物。北美的工业化养猪场已经有50多年的历史没有旋毛虫病。但在东欧,旋毛虫病是一种重新出现的疾病,这与放松监管执法有关[121]。

目前,大多数报告的病例都是散发性的。例如,1991年,威斯康星州爆发的一次疫情涉及40人,因为他们都食用了一家商店的猪肉香肠。1995年,爱达荷州爆发的一次疫情涉及10名食用美洲狮肉干的人[122]。2005年,加拿大爆发的一次疫情涉及至少14人,他们食用了炖煮的冷冻黑熊肉[123]。2008年,在北加利福尼亚州爆发的穆氏旋毛虫疫情涉及30人,他们食用了生的或未煮熟的熊肉[124]。2011年,在艾奥瓦州发生的一起涉及一个家庭的两名成员,他们食用了从一个狩猎农场获得的野猪肉[125]。伊利诺伊州2013年的一次暴发涉及9人(9人均有肌痛,8人有眶周水肿),均食用了野猪香肠[126]。在美国,约3%的野猪为旋毛虫血清阳性[127]。阿拉斯加发生了2起乡土旋毛虫疫情(2016年和2017年),各涉及5名生食海象肉的患者[128]。在法国,由于生食马肉暴发了数起疫情[129]。这些疫情表明,包括食草动物在内的所有哺乳动物都能够传播旋毛虫。

2. 生活史

同一宿主可同时携带旋毛虫成虫和幼虫[130]。人们通过食用含有活幼虫囊包的生的或未煮熟的肉类而感染旋毛虫。每个囊包在消化道酶的作用下,幼虫自囊包内逸出,释放出一条幼虫侵入小肠黏膜,并生活在大约45个绒毛合体细胞的细胞质中(图114.11)。幼虫经4次蜕囊迅速成熟,并在30小时内雌雄交配。成虫微小,雄虫测量值为60μm×1.2mm,雌虫测量值为90μm×2.2mm。雌性虫是胎生的,在首次摄入后约1周开始产出幼虫并释放到上皮细胞中。成虫寿命较短,仅产生幼虫4周,那时它们被宿主排出体外。幼虫的寿命比成虫长得多。幼虫大小为6×100μm,新生的幼虫侵入肠道小静脉和淋巴管,随淋巴和血液循环系统分布到全身各处,但只有到达横纹肌的幼虫才能进一步发育。幼虫进入横纹肌纤维但不会杀死肌细胞。相反,它诱导肌细胞转变为一种新型的营养细胞,用来容纳和营养寄生虫。幼虫在5周左右生长发育到感染期。卷曲的幼虫可以存活多年,等待被另一种动物摄入。

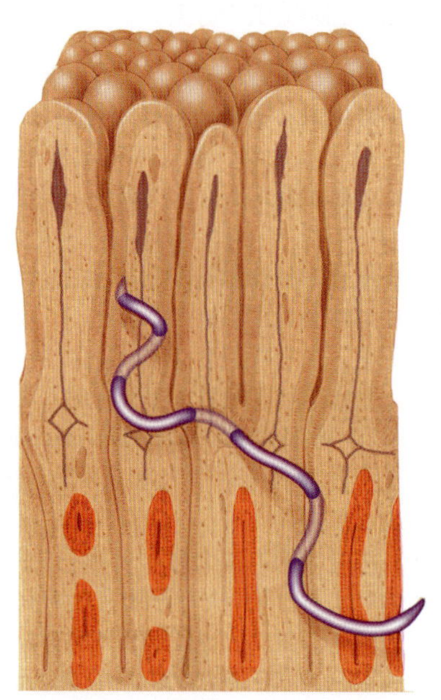

图114.11 盘绕在小肠上皮细胞中的旋毛虫图示。每只旋毛虫幼虫生活在大约45个绒毛细胞的细胞质中

3. 临床特征和病理生理

尽管大多数旋毛虫感染无症状,但重度感染会导致疾病甚至死亡[131]。临床旋毛虫病有两期,由寄生虫的肠型期(成虫)和肠外期(幼虫)引起。肠道症状是由成虫自身嵌入肠上皮细胞引起的肠炎所致,肠炎会引发腹痛、恶心、呕吐、腹泻和低热。肠道症状开始于在摄入受污染的肉类后2天至1周里,并在2周时达到高峰。症状持续的时间和严重程度因感染强度的不同而异。旋毛虫病的肠型期常被误诊为病毒性胃肠炎或食物中毒。

旋毛虫也会感染小鼠和大鼠,从而可对感染的肠型期进行详细研究[132]。小鼠在初次感染后约2周开始排出成虫。

辅助性 T 细胞 2 型(Th2)细胞因子(IL-4 和 IL-5)促进蠕虫排出,这是由局灶性免疫攻击、分泌物增加和肠动力增强所致。T 淋巴细胞、嗜酸性粒细胞和肥大细胞协助该初级应答。先前感染旋毛虫的大鼠在再次激发时迅速排出寄生虫,这种保护作用可能是由 IgE 强化的肥大细胞触发的对寄生虫的速发型超敏反应所致。

旋毛虫病的肠外期开始于在摄入受污染的肉类后约 1 周移行幼虫出生。幼虫迁移到肌肉和其他器官如脑、脊髓和心脏,引起炎症反应,导致高热、肌痛、眶周水肿、吞咽困难、头痛和感觉异常。初次感染后约 4~5 周,症状达到高峰,可能需要数月才能缓解。症状的严重程度和持续时间随感染强度而异。许多患者在没有肠道症状的情况下出现全身症状。移行幼虫沉积的受损细胞和分泌物可诱发肌炎。患者有嗜酸性粒细胞增多和血清肌酸磷酸激酶(CPK)水平升高。重度感染可引起致死性心肌炎、神经炎、血管炎或静脉血栓形成。患者在感染后第 3 至第 6 周的死亡风险最高。由于旋毛虫病罕见,病例最初常被误诊。许多在较短时间内出现与旋毛虫病相符的相似症状的人,应及时考虑该诊断。

4. 诊断

无法通过粪便检查或肠道活检来诊断旋毛虫。旋毛虫不产卵,粪便标本中也不存在幼虫。即使有严重感染,成虫也不常见,无法通过随机活检发现。诊断是通过肌肉活检,证明幼虫在营养细胞内。也可通过血清学进行诊断。急性期和恢复期血清样本证实抗旋毛虫抗体升高。

5. 治疗

虽然成虫寿命很短,但用阿苯达唑 400mg,每日 2 次或甲苯达唑 5mg/kg/d 治疗 10~15 天是必要的[133],可缩短成虫产生幼虫的时间。加用糖皮质激素可减轻炎症和全身症状,然而,在没有阿苯达唑或甲苯达唑的情况下,给予糖皮质激素可延长肠型期,从而增加幼虫释放的数量。

(八) 简单异尖线虫复合体

简单异尖线虫密切相关的派氏异尖线虫和另一种异尖线虫——拟地新线虫,可以短暂感染人,引起腹痛、呕血或肠道炎症。简单异尖线虫也是一种强大过敏原,可以解释某些鱼类过敏的病例。异尖线虫病是通过食用生的或未煮熟的海鱼而感染的。通常不需要治疗。

1. 流行病学和生活史

异尖线虫常侵扰鱼类和海洋哺乳动物[134]。人们通过食用含活异尖线虫幼虫的生的或腌制的海鱼而成为意外宿主。人类感染简单异尖线虫(*A. simplex*)、派氏异尖线虫(*A. pegreffi*)或拟地新线虫(*P. decipiens*),被称为异尖线虫病(anisakidosis),是以这些寄生虫的家族名称(异尖科)命名的。随着生食鱼类(如寿司、生鱼片)的日益流行,异尖线虫病变得越来越常见。许多种类的咸水鱼含有异尖线虫幼虫,包括鲱鱼、鲭鱼、鲑鱼、鲽鱼和乌贼等。寄生虫幼虫最初寄生于甲壳类动物,随后被鱼类食用。幼虫迁移到鱼类肌肉组织,如果被寄生的鱼被另一条鱼吃掉,幼虫再次迁移到其新宿主的肌肉组织。最终,被寄生的鱼被作为终末宿主的海洋哺乳动物吃掉。在海洋哺乳动物的肠道中,寄生虫幼虫发育为成虫,成虫产的虫卵随粪便排出。然后虫卵孵化释放出寄生于甲壳类动物的幼虫,从而生命周期重新开始。

2. 临床特征和病理生理

异尖线虫会在人体中引起短暂的侵扰。但它们在人体中不会达到完全成熟,因此不会产生卵子。在摄入幼虫感染的生鱼后数小时内,大多数患者会发生急性严重胃痛伴恶心和呕血(胃异尖线虫病)。内镜检查可显示 1 个至数个部分穿透胃壁的小幼虫[135,136]。在罕见情况下,异尖线虫进入肠壁并引起强烈的炎症反应,可酷似急性阑尾炎或克罗恩病(肠异尖线虫病)[137]。简单异尖线虫是一种强效过敏原,许多海鲜(鱼)过敏病例实际上可能是对简单异尖线虫的反应[138],包括煮熟的海鱼的过敏反应[139,140]。在西班牙,12%~22% 的人对简单异尖线虫 IgE 呈血清阳性[141,142]。

3. 诊断和治疗

近期(3 天内)有摄入生鱼的病史,且出现恰当相符症状的患者,使人联想到有可能存在异尖线虫病。通过内镜检查或从手术切除的标本中发现幼虫进行诊断。经内镜检查可以诊断胃异尖线虫病,在内镜下清除异尖线虫可以减轻症状。对于表现为急性 SBO 或腹膜炎症状的患者,肠异尖线虫病可促使其进行手术[143],但如果近期有进食生鱼史,且可接受保守治疗的患者,则可避免手术[144]。可通过分子鉴定区分简单异尖线虫、派氏异尖线虫和拟地新线虫[145]。异尖线虫侵扰是短暂的,因为该寄生虫不能在人体中存活。因此,无需使用驱虫剂进行治疗。

(九) 双叉食管口线虫与猩猩结节线虫(结节蠕虫)

尽管双叉食管口线虫受地理条件的限制,但其哺乳动物宿主范围很广泛,其中包括人类。结节线虫是通过摄入污染食物的感染性幼虫而获得的。感染可引起结肠壁炎性肿块(结节)。双叉食管口线虫卵与钩虫卵相似,因此感染可能被误诊。使用阿苯达唑进行治疗。

1. 流行病学

双叉食管口线虫在非洲西部(加纳和多哥)流行。这种蠕虫也感染非人类灵长类动物、猪和反刍动物。在非洲、印度尼西亚、马来西亚和巴西的其他地方均有双叉食管口线虫散发性感染的记录[146]。其他食管口线虫物种,如乌干达的猩猩结节线虫[147]也可以感染生活在非人类灵长类动物附近的人。

2. 生活史

食管口线虫通过摄入含有活的 L3 期幼虫污染的食物而感染。幼虫侵入肠壁,形成小结节,经过蜕皮,或停留在肠壁,或迁移回肠腔,发育成熟、交配、并产卵。雌性虫每天释放约 5 000 个卵子。虫卵随粪便排出,在 4~7 天内孵化释放幼虫,幼虫发育成熟至感染性 L3 期[148]。

3. 临床特征和病理生理

大多数感染无症状,但临床上明显的感染以肠壁炎性结节为典型特征[149]。炎症的范围可从累及肠壁和腹膜的孤立性大结节(4~6cm)(Dapaong 瘤)到远端回肠、回盲部或横结肠壁内形成的大量小结节[146,149,150]。大结节可被误认为恶性肿瘤,较小结节可被认为是克罗恩病或肠道结核。

4. 诊断

食管口线虫的虫卵看起来像钩虫卵。对新鲜粪便培养可释放出幼虫,这些幼虫可能通过显微镜进行区分,但该试验并非常规可用。从粪便中提取 DNA 的分子检测具有较高的灵敏度和特异性[148,151]。

5. 治疗

阿苯达唑 400mg、单次口服给药治疗食管口线虫感染。大脓肿或肿块可能需要额外的抗生素或手术治疗。阿苯达唑是美国 FDA 认定的妊娠 C 类药物，尽管近期的一项研究显示，无治疗相关的胎儿或母体不良反应[40]。

二、绦虫

（一）裂头绦虫

鱼类绦虫（裂头绦虫）是人类最大的寄生虫，长度可达 40 英尺（12m）。人们通过生食或未煮熟的淡水鱼而感染该寄生虫。阔节裂头绦虫利用宿主饮食中的钴胺素，随着时间的推移，可引起宿主维生素 B_{12} 缺乏。治疗采用吡喹酮或阿苯达唑。

1. 流行病学

阔节裂头绦虫最常见，但其他裂头蚴属（如树状裂头绦虫、日本海裂头绦虫、太平洋裂头绦虫）也可定植于人类[152]。阔节裂头绦虫在北欧、俄罗斯和阿拉斯加地区流行，但在非洲、日本、中国台湾、澳大利亚、南美洲、北美洲和加拿大均有鱼类绦虫的报道[153]。全世界约 2 000 万人感染裂头蚴属，俄罗斯、韩国、日本和巴西的流行率似乎在上升[152]。

2. 生活史

一些裂头蚴感染淡水鱼类（如阔节裂头绦虫、树状裂头绦虫），另一些则感染海鱼（如太平洋裂头绦虫、喀麦隆裂头绦虫），还有一些则感染溯河鱼（从海洋迁移到淡水中繁殖）（如日本海裂头绦虫）。鱼类绦虫的生活史复杂，它有两个中间宿主。到达水中的寄生虫卵发育孵化出能自由游动的幼虫，称为钩球蚴。钩球蚴被水蚤（剑水蚤和镖水蚤）吞噬后在其血腔内发育成原尾蚴。鱼类吞食这些小甲壳类动物后，寄生虫就会转变为具有感染性的裂头蚴。裂头蚴移行并嵌入鱼的肌肉和各器官中，长至 2cm 长。如果一条受感染的鱼被另一条鱼食用，那么裂头蚴就会轻松地迁移到第二条鱼的肌肉中。

鳟鱼、鲑鱼、梭鱼、鲈鱼和白鲑鱼都能携带阔节裂头绦虫。人们通过生食或未煮熟的鱼类感染该寄生虫。阔节裂头绦虫可以定植于许多其他哺乳动物，如狗、猫、熊和海豹等。在哺乳动物中，摄入的裂头蚴幼虫附着在小肠壁上，发育为成虫。从头节上发育出一条长链的节片，称为链体（图 114.12）。阔节裂头绦虫是人类最大的寄生虫，长度可达 12m（40 尺）。绦虫的孕节片将虫卵释放到肠腔内，卵随粪便排出。

3. 临床特征和病理生理

鱼绦虫没有侵入性，不会直接引起症状。该蠕虫通过其体表面吸收肠腔内的物质，来获得维生素 B_{12} 等营养物质。阔节裂头绦虫还会产生一种物质，可将维生素 B_{12} 从肠道内因子中分离出来[154]，从而进一步阻止宿主吸收维生素（见第 103 章）。阔节裂头绦虫的寿命很长，随着时间的推移，在饮食钴胺素有限的患者中可引起明显的 B_{12} 缺乏症。罕见情况下维生素 B_{12} 严重缺乏，可导致巨幼红细胞性贫血和神经系统症状。

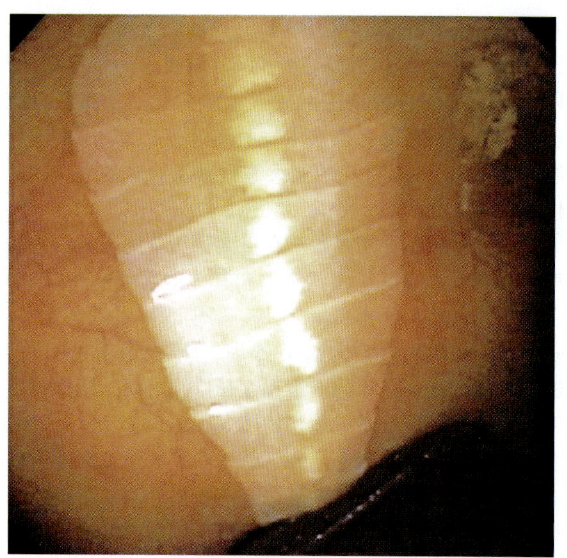

图 114.12　一名中年女性在加拿大北部一次钓鱼旅行后出现水样腹泻，其在钓鱼期间经常食用寿司，这是其盲肠的内镜视图，可见部分鱼绦虫，同时可见有成熟节片的体节。该绦虫长数英尺，寄居于小肠内，通过抽吸处理取出。患者经吡喹酮治疗成功。（Courtesy Dr. Roy Joseph，MD，Denton，TX.）

4. 诊断和治疗

可通过鉴定粪便标本中的阔节裂头绦虫的虫卵来诊断鱼类绦虫。有时，是由于患者排出绦虫体节或在内镜检查时看到了蠕虫而作出诊断[155]。分子检测技术，如 PCR 或焦磷酸测序，目前仅用于流行病学调查[156]。单次口服吡喹酮 10mg/kg 可有效治疗本病。应提醒患者在服药后 2~5 小时可能会排出相当长的绦虫。阿苯达唑每天 400mg，连用 3 天，也可杀死绦虫。阿苯达唑是美国 FDA 认定的妊娠 C 类药物，尽管最近的一项研究显示，无治疗相关的胎儿或母体不良反应[40]。

（二）牛带绦虫、亚洲带绦虫和猪带绦虫

据估计，有 8 000 万人定植牛肉（牛带绦虫）或猪肉（猪带绦虫、亚洲带绦虫）绦虫。通过食用了感染猪囊尾蚴的生肉或未煮熟的肉类发生定植。绦虫通常不会引起任何症状，当内镜医生偶然发现在空肠或结肠中寄生的绦虫时，可能会感到惊讶[157,158]。摄入猪带绦虫卵会引起囊尾蚴病，这是一种潜在的致死性疾病。治疗药物为吡喹酮、氯硝柳胺或阿苯达唑。

1. 流行病学

牛带和猪带绦虫发生在牲畜暴露于未经处理的人类排泄物中，而人类是因食用生的或未煮熟的含囊尾蚴的肉类而感染。尽管起源于美国和欧洲的感染很罕见，但牛带绦虫和猪带绦虫呈世界性分布。牛带绦虫在非洲、中东、东欧、亚洲和拉丁美洲流行。猪带绦虫流行于东欧[159]、非洲、印度、中国、亚洲和拉丁美洲[156]。亚洲带绦虫在韩国、中国和印度尼西亚流行[160]。猪带绦虫在因宗教原因避免食用猪肉的地区很少见。猪带绦虫被认为是一种可以根除的寄生虫[161]，尽管这种根除的进展受到社会经济障碍的限制[162]。对有机条件下饲养的猪的需求增加，可能会增加猪带绦虫在西方和工业化社会的流行[159]。

2. 生活史

绦虫成虫释放孕节片，每个孕节片包含多达 10 万个卵

子,当孕节片退化时会释放出这些虫卵。孕节片和虫卵随粪便一起排出。牛带绦虫的孕节片仍然具有运动性,可以从粪便中爬出,引起患者惊慌。用于田间施肥未经处理的人类排泄物,使牛可以食入蔬菜上的感染性虫卵。自由放养的猪是食粪便的,可直接食用处置不当的人类排泄物。被吞食的虫卵在其小肠内经消化液作用胚膜破裂释放出六钩蚴,其可穿透肠壁进入血管或淋巴管。随血液循环和淋巴系统六钩蚴被携带到皮下组织、肌肉和器官,在那里它们发育成囊尾蚴,囊尾蚴可存活数年,等待人类食用受感染的肉类或内脏。一旦进入人体肠道,囊尾蚴即可外翻出头节,头节是绦虫与近端空肠黏膜的前附着点。这些蠕虫经几个月发育,形成位于头节后面的发育成熟的节片,称为链体。牛带绦虫可长达 4~10m,猪带绦虫可长达 2~4m。成熟的孕卵节片从虫体的末端脱落,随粪便一起排出,并破裂释放出虫卵,完成整个生活史。绦虫成虫可在小肠中存活 25 年。

3. 临床特征和病理生理

大多数感染牛带绦虫成虫或猪带绦虫的人无症状,有症状的人主诉轻度腹部不适、食欲缺乏或大便模式改变。定植通常仅限于一种通过表面吸收肠腔内容物来获得营养的蠕虫。活动性节片可以爬出肛门,或在厕所里“游泳”,从而立即引起人们的关注。罕见情况下,如果节片迁移到胰胆管树中,则可能发生急性胆道或胰管梗阻。

猪带绦虫感染最可怕的并发症是囊尾蚴病[163],当人们无意中食用了猪带绦虫虫卵时就会发生,就像猪感染后一样,虫卵释放出穿透肠壁的六钩蚴,通过身体播散,形成囊尾蚴。囊尾蚴在脑、脊髓、眼睛和心脏等部位引起局限性炎症,后果十分严重。在猪带绦虫流行的国家,脑囊尾蚴病是引发癫痫的常见原因。据估计,全世界每年有 5 万人死于脑囊尾蚴病。在美国,1990 年至 2002 年间有 221 人死于囊尾蚴病[164],它仍然是一个重要的发病原因[165]。1991 年至 2008 年间,加利福尼亚州洛杉矶县,脑囊尾蚴病的平均住院率为 219 人/年[166]。由于该病是在摄入寄生虫卵后发生的,因此对于未从流行国家入境或移民的患者出现脑囊尾蚴病时,应及时努力地确定本地的囊尾蚴携带者。在大规模移民有可能改变本地绦虫感染流行病学的情况下尤其如此。

4. 诊断

牛带和猪带绦虫是通过识别粪便标本中的虫卵或节片来诊断的。显微镜下无法区分这 2 个种属的虫卵。牛带绦虫的孕节片长 2cm,有 12 个以上的子宫分支,猪带绦虫的孕节片长 1.2cm,子宫分支少于 10 个。亚洲带绦虫的孕节片长 1~1.6cm,有 16 个以上的子宫分支[167]。由于虫卵和孕节片的出现可能是不定时发生的,所以需要反复进行粪便检查。通过 ELISA 分析粪便抗原明显比粪便显微镜分析更敏感和更具诊断价值[156]。尽管如此,粪便抗原的 ELISA 分析不能区分绦虫种类,需要使用阶段特异性抗体或 PCR 的试验来鉴定特异性病原体。囊尾蚴病通常通过 CT 或 MRI 进行诊断,并辅以酶联免疫印迹转移印迹试验的血清学检测[168]。

5. 治疗

单次口服吡喹酮 10mg/kg、氯硝柳胺(成人一次口服 2g 或一次口服 50mg/kg)或阿苯达唑 400mg/d,连服 3 天,均可杀死绦虫。在美国,氯硝柳胺不可用于人体。绦虫通常会破裂,以崩解的体节排出。需要治疗囊尾蚴病的患者,应接受阿苯达唑 7.5mg/kg,每日 2 次,持续 8~15 天,以杀灭囊尾蚴。随着囊尾蚴的死亡,局部炎症会短时性加重。在治疗期间加用糖皮质激素可以预防脑囊尾蚴病恶化。

(三) 微小膜壳绦虫和缩小膜壳绦虫

微小膜壳绦虫(也称短膜壳绦虫)是定植于人类的最小但最常见的绦虫。它可以直接在人与人之间传播。自体接种或内部自身感染会导致大量蠕虫聚集,可引起厌食、腹痛和腹泻等症状。缩小膜壳绦虫(啮齿动物绦虫)体型较大,很少定植于人类。它是通过摄入被感染的昆虫而获得,通常不会引起任何症状。治疗方法为吡喹酮。

1. 流行病学

微小膜壳绦虫是人类最常见的绦虫。与其他绦虫不同,它可以在没有中间宿主的情况下在人与人之间传播。该绦虫在世界各地均有分布,在温暖干旱地区的患病率最高。一项对埃及儿童的调查发现,16% 的儿童携带微小膜壳绦虫[169]。在美国,1987 年对各州诊断实验室的一项调查发现,在 21.6 万份送检的粪便标本中有 900 份显示微小膜壳绦虫,其中 34 个州报告了阳性标本[170]。微小膜壳绦虫也可定植于小鼠和大鼠。然而,定植于人类的微小膜壳绦虫似乎与啮齿动物绦虫不同[171]。

人类定植缩小膜壳绦虫是罕见的,但它也具有世界性分布。大鼠和小鼠是这种蠕虫的常见宿主,人们通过摄入被寄生虫幼虫形式感染的跳蚤、谷物甲虫、粉虫或蟑螂而获得啮齿动物绦虫。大多数病例涉及幼儿。在传统的东方药物中使用甲虫有可能传播啮齿动物绦虫。

2. 生活史

微小膜壳绦虫不需要中间昆虫宿主。摄入的虫卵在宿主小肠内孵出释放侵入黏膜的六钩蚴。六钩蚴寄生在肠绒毛的淋巴管内,约 4 天发育为似囊尾蚴。6 天后似囊尾蚴又破肠绒毛回到肠腔,一旦进入肠腔似囊尾蚴就会外翻头节,固着在回肠黏膜上,逐渐发育为成虫。蠕虫成熟后会生长出一个链体或发育中的节片。成虫平均长为 2cm,有大约 200 个节片,每个孕节片含有大约 150 个虫卵。最末端的孕节片崩解,将虫卵释放到肠腔内。初次摄入后约 20~30 天,蠕虫开始在粪便中排出虫卵。微小膜壳绦虫成虫仅能存活 4~6 周,而粪便中排出的虫卵会立即具有感染性。自体接种或自体内重复感染可使共生现象持续数年。无效的卫生设施或糟糕的洗手会传播给他人。与其他膜壳绦虫物种一样,微小膜壳绦虫可以感染昆虫,形成似囊尾蚴样幼虫。食入受感染的跳蚤、甲虫、粉虫或蟑螂可以传播微小膜壳绦虫,然而,通过该途径获得是罕见的,大多数传播是通过直接摄入虫卵。

缩小膜壳绦虫需要昆虫中间宿主。昆虫在食用啮齿动物粪便时同时摄入虫卵。虫卵在中间宿主昆虫肠内孵出释放六钩蚴,六钩蚴渗透到昆虫的内脏中,形成似囊尾蚴幼虫。大鼠和小鼠食入受感染的昆虫后感染绦虫。人们通过食用受感染的昆虫,以同样的方式感染啮齿动物绦虫。一旦进入肠道,似囊尾蚴幼虫就会外翻出头节,附着在回肠黏膜上。蠕虫成熟时长出一由节片组成的链体,长达 90cm。最末端的孕节片崩解,将虫卵释放到肠腔内。

3. 临床特征和病理生理

大多数定植微小膜壳绦虫和缩小膜壳绦虫的人没有任何症状,但自体接种或自体内部感染可引起微小膜壳绦虫严重侵扰,导致厌食、腹痛和腹泻。

由于小鼠携带膜壳绦虫,因此可以相对容易地研究限制蠕虫密度的机制。Th1 介导的 IFN-γ 应答似乎对似囊尾蚴幼虫提供了保护性免疫[172],而涉及 IgE 和肥大细胞的 Th2 应答有助于驱除成虫[173,174]。对绦虫的黏膜免疫应答也可以改变其他药物引起的肠道炎症,例如,缩小膜壳绦虫定植的小鼠可预防二硝基苯磺酸(DNBS)诱导的结肠炎[175],但对恶唑酮诱导的结肠炎更敏感[176]。

4. 诊断和治疗

通过在粪便中找到寄生虫卵来诊断微小膜壳绦虫和啮齿动物绦虫。微小膜壳绦虫卵的直径为 30~47μm。不太常见的缩小膜壳绦虫的虫卵较大,直径为 56~86μm。需要检查不同日期采集的几份粪便标本,以确定低水平的定植。Kato Kat 虫卵计数法用于感染的定量或半定量诊断[156]。两种绦虫的成虫均可被单次口服 25mg/kg 的吡喹酮杀死,尽管虫卵逃避了这种治疗。因此,微小膜壳绦虫感染的患者应在初次治疗 1 周后再次接受治疗。家庭成员也应接受检查并考虑治疗。

(四) 犬复孔绦虫

犬复孔绦虫(犬绦虫)是家庭宠物犬常见的寄生虫,很少定植于儿童。它是通过食用含有寄生虫似囊尾蚴幼虫的跳蚤而获得的。犬绦虫很少在人类身上引起症状,但可以理解的是,当父母发现在孩子的尿布上有爬行的孕节片时,他们会寻求医疗评估。治疗方法为吡喹酮。

棘球绦虫也是犬的绦虫。摄入细粒棘球绦虫、多房棘球绦虫或伏格利棘球绦虫虫卵,会因形成棘球蚴囊肿而引起严重疾病(见第 38 章)。

1. 流行病学

犬绦虫是驯养犬、猫最常见的绦虫,它呈世界性分布。人们通过无意中摄入被寄生虫感染的跳蚤而获得犬绦虫。大多数病例涉及与宠物密切接触的婴儿和幼儿。

2. 生活史

寄生在狗或猫身的中间宿主跳蚤的幼虫会摄入寄生虫卵。虫卵则在其肠内孵出释放六钩蚴,六钩蚴穿透肠壁,在跳蚤幼虫的内脏中发育成似囊尾蚴幼虫,然后跳蚤幼虫经蛹羽化发育为成虫跳蚤,可以将似囊尾蚴幼虫传播给其他动物。犬、猫,和偶尔的儿童食入受感染的成年跳蚤。一旦进入哺乳动物的肠道,似囊尾蚴幼虫就会外翻头节,附着在小肠黏膜上。蠕虫成熟后,在头节后形成一个链体或发育中的节片。成虫长 10~70cm。孕节片从虫体末端脱落,随粪便排出。孕节片看起来像黄瓜种子(12mm×3mm),可活动,偶尔会移出肛门,它们可能被误认为是蛆。当它们变干燥时,会释放出小卵囊,每个小卵囊中含有 5~15 个卵子。

3. 临床特征和病理生理

因为人们不常摄入跳蚤,所以感染是很有限的。少量犬绦虫不会引起任何症状。大约 20% 的感染与较高的寄生虫负荷相关,并出现症状,表现为腹痛、腹泻,罕见肠梗阻。当儿童或其父母发现在纸尿裤、内裤或粪便中爬行的活动孕节片时,就会发现犬绦虫。

4. 诊断和治疗

犬绦虫通过其特征性的孕节片进行鉴定(其看起来像一个移动的黄瓜种子)。通常,犬绦虫的孕节片常被误认为是蛲虫成虫(蠕形住肠线虫),因为后者比前者常见得多。粪便检查卵包通常是徒劳的。犬绦虫一般为自限性定植,可自发清除,因此犬绦虫不需要治疗。然而,大多数患者及其家属倾向于积极清除寄生虫,因此给予单次口服吡喹酮 10mg/kg 治疗即可。

三、吸虫

(一) 肠吸虫

大多数肠吸虫的宿主范围很广泛,有 50 多种不同的物种能够在人类定植[177]。较常见的肠吸虫有布氏姜片吸虫、异形吸虫和棘口吸虫。这些寄生虫是通过摄入寄生在淡水植物(布氏姜片吸虫)或淡水鱼(异形吸虫、棘口吸虫)上的囊尾蚴幼虫而获得。这些寄生虫通常不会引起特殊症状,但严重感染可引起腹泻和腹痛。治疗采用药物吡喹酮。

1. 布氏姜片吸虫

布氏姜片吸虫是定植于人类的最大的肠道吸虫。成虫长 7.5cm,宽 2cm。

(1) 流行病学和生活史

布氏姜片吸虫流行于东南亚和印度尼西亚,是通过摄入附着在淡水植物上的囊尾蚴而获得的[178]。囊尾蚴在十二指肠内脱包囊,并附着在小肠黏膜上。在 3 个月内,它们发育为扁形成虫并开始产卵。虫卵随粪便一起排出,如果虫卵沉积在淡水中,就会产生胚胎。每个虫卵会孵出释放一个有纤毛的毛蚴,毛蚴寻找合适的椎实螺感染。毛蚴侵入椎实螺体内,发育成无性繁殖的胞囊蚴,释放出大量尾蚴。尾蚴游动到淡水植物上,在水生植物表面形成后囊尾蚴,等待哺乳动物摄入。

(2) 临床特征和病理生理

布氏姜片吸虫成虫约存活 1 年,大多数人不会引起任何症状[179]。一项对布氏姜片吸虫患者的研究发现,空肠活检标本的组织学以及碳水化合物、脂肪和蛋白质吸收均正常[180]。然而,1952 年,一名 15 岁的泰国女孩因腹泻和腹痛住院治疗,后死于全身水肿,其小肠中有超过 470 条成虫[181]。目前没有科学证据支持姜片吸虫可治愈癌症或 HIV-AIDS 的自然疗法观点。

(3) 诊断和治疗

通过在粪便中发现寄生虫卵进行诊断(见图 114.3)。在内镜检查中很少发现大的扁形成虫[182,183]。治疗是口服单剂量吡喹酮 15mg/kg。

2. 异形吸虫

异形吸虫和亲缘关系较近的横川后殖吸虫都是小型扁平蠕虫,长约 1.0~1.7mm,宽约 0.3~0.6mm。

(1) 流行病学和生活史

异形吸虫在西非、埃及、以色列、土耳其、中国、日本和菲律宾流行。诺氏异形吸虫则流行于日本和韩国。在韩国,在河流附近捕获的流浪猫中,约 20% 携带诺氏异形吸虫(诺科副前腺吸虫),可能是诺氏异形吸虫的储存宿主[184]。横川后殖吸虫主要流行于西伯利亚、巴尔干地区、中国、韩国和日本。

人们通过食用生的或未煮熟的含有囊尾蚴的淡水鱼或蛙肉而感染这些寄生虫。在埃及北部的农村地区，32% 的罗非鱼感染了异形吸虫囊尾蚴[185]。在美国，一例异形吸虫病例涉及一位宾夕法尼亚州妇女，她食用了用从亚洲空运来的生鱼制作的寿司[186]。食用生鱼的囊尾蚴在肠内脱包囊，附着于小肠黏膜上，并发育成成虫。成虫产出的虫卵随粪便一起排出体外。如果虫卵进入淡水或微咸水中，虫卵会孵出释放毛蚴，毛蚴游动寻找合适的淡水螺类。毛蚴进入螺体内发育成无性繁殖的胞囊蚴，释放出许多尾蚴。尾蚴游离螺体，侵入淡水鱼或蛙体内，发育为囊尾蚴。无论是淡水鱼还是咸水鱼在咸水出口处觅食都可能被感染。

(2) 临床特征和病理生理

这些寄生虫在大多数人中不会发生特定的症状。偶见严重感染会引起轻度的腹痛和腹泻。寄生虫附着在绒毛隐窝处，产生局部嗜酸性粒细胞炎症。罕见情况下，寄生虫卵会进入血管和淋巴管，产生远处肉芽肿反应。

(3) 诊断和治疗

通过在粪便中发现虫卵进行诊断，这可能需要粪便浓缩技术。异形吸虫的卵与横川后殖吸虫的卵相似。吸虫的治疗是单次口服 20mg/kg 剂量的吡喹酮。

3. 棘口吸虫

至少有 16 种棘口吸虫可在人体内定植。成虫长 2~6mm，宽 1~1.5mm，视物种而定。

(1) 流行病学和生活史

棘口吸虫在中国台湾、韩国、泰国、日本、印度尼西亚和菲律宾流行。从肯尼返回的 20 名美国旅行者中，有 18 人可能感染了棘口吸虫病[188]。

人们通过生食或食入未煮熟的含有囊尾蚴的淡水软体动物或淡水鱼、蛙而感染棘口吸虫。食入的囊尾蚴在肠内脱包囊，附着在小肠黏膜上，并发育成成虫。成虫产卵，如果卵与粪便一起沉积在淡水中，就会胚胎化，孵化释放出毛蚴，毛蚴游动寻找合适的淡水螺类。毛蚴侵入螺体后，发育成无性繁殖的胞囊蚴，释放出大量尾蚴。根据物种的不同，棘口吸虫尾蚴会游离螺类，寻找另一种软体动物或鱼类感染。

(2) 临床特征和病理生理

棘口吸虫属在大多数人中不产生任何症状，但可引起上腹部疼痛、腹部痉挛和腹泻[188]。

(3) 诊断和治疗

诊断是通过在粪便中发现虫卵或内镜下发现成虫[189]。棘口吸虫虫卵类似于布氏姜片吸虫，但很小。治疗方法为一次口服 25mg/kg 剂量的吡喹酮。

(二) 肝吸虫

这类吸虫寄生于胆管中，通过摄入包埋在淡水鱼(华支睾吸虫，后睾吸虫)或淡水植物(片形吸虫)上的囊尾蚴幼虫而感染。大多数感染是无症状的，但这些寄生虫可引起复发性胆管炎。慢性感染华支睾吸虫或泰国肝吸虫的人可能会发生胆管癌，世界卫生组织国际癌症研究机构认为这类吸虫是致癌物质[190]。

华支睾吸虫或后睾吸虫感染可用吡喹酮治疗。片形吸虫感染可用三氯苯达唑治疗。

1. 华支睾吸虫、泰国肝吸虫和猫后睾吸虫

华支睾吸虫和后睾吸虫属是亲缘关系密切的寄生虫，具有相似的生活史，并可引发相似的疾病。

(1) 流行病学和生活史

华支睾吸虫流行于中国、韩国和越南北部[191]。泰国肝吸虫流行于泰国、老挝和柬埔寨[192]。猫后睾吸虫主要流行于俄罗斯和乌克兰。感染华支睾吸虫和其他食源性吸虫的流行正在上升，这可能是因为养殖鱼类导致的[193]。人们通过食用生的或未煮熟的存在囊尾蚴的鱼类如草鱼或池沼公鱼而感染这些寄生虫。韩国的研究表明，至少有 80 种淡水鱼可以携带囊尾蚴[194]。

当鱼肉被消化时，囊尾蚴在胃和十二指肠中脱包囊。脱包囊的幼虫沿着黏膜迁移到 Vater 壶腹并进入胆管树，在那里它们发育成成虫。华支睾吸虫成虫呈叶状，宽 5cm×长 2.5cm×厚 1mm。后睾吸虫成虫较小。成虫寄生虫产卵后随胆汁一起进入肠腔排出体外。排出的虫卵被淡水钉螺吞食后，在其内孵出释放出毛蚴，毛蚴在螺体内发育成为胞囊蚴。每个胞囊蚴在钉螺体内进行无性繁殖，最终产生并释放大量尾蚴。成熟的尾蚴游离钉螺寻找适宜的淡水鱼，侵入鱼的肌肉等组织，发育成囊尾蚴，等待哺乳动物终宿主的摄入。

(2) 临床特征和病理生理

大多数华支睾吸虫或后睾吸虫感染是无症状的。大量暴露时，患者会出现发热、不适、肝脏触痛和嗜酸性粒细胞增多[195]，症状和体征随着蠕虫发育成熟并开始在胆管中产卵而减轻[196]。在少数患者中，这些寄生虫可引起复发性胆管炎(见第 68 章)。寄生虫可引起胆管较小分支的纤维化和腺瘤样反应，从而引起局限性梗阻和肝脓肿形成。吸虫也可移行到胰管引起胰腺炎。

慢性感染华支睾吸虫或泰国肝吸虫最重要的并发症是胆管癌(见第 69 章)[197]。感染这些寄生虫大大增加了发生这种罕见癌的风险(表 114.2)[198,199]，在泰国的 Khon Kaen 省，由泰国肝吸虫引起的胆管癌占所有癌的 85% 以上[200]。寄生虫会损害胆管，导致细胞脱落继而增生、腺瘤样增生、胆管周围纤维化、异型增生，最后形成胆管癌。对致癌物的敏感性增加也可导致癌。当用亚致癌剂量的二甲基亚硝胺治疗时，感染泰国肝吸虫的仓鼠发生了胆管癌[201]。

表 114.2　感染华支睾吸虫或泰国肝吸虫患者发生胆管癌的相对风险

参考	相对风险	95% CI
华支睾吸虫		
146	3.1	0.13~8.4
147	6.5	3.7~12
148	6.0	2.8~13
泰国肝吸虫		
149	5.0	2.3~11.0
152*		
轻度感染	1.7	0.2~16.3
中度感染	3.2	0.4~30
重度感染	14.0	1.7~119

*轻度，≤1 500 个虫卵/g 粪便；中度，1 501~6 000 个虫卵/g 粪便；重度，>6 000 个虫卵/g 粪便。

CI，置信区间。

中华支睾吸虫或泰国肝吸虫可使患者对饮食或内源性产生的N-亚硝基化合物敏感,从而增加DNA损伤和胆管癌的风险[202]。肝吸虫相关性胆管癌也是西方国家的一个重要考虑因素[203]。1977年的一项研究发现,在搬迁到纽约的中国移民中,26%的人患有华支睾吸虫[204]。由于与这些寄生虫相关的癌症风险增加,因此建议对来自流行地区的任何患者,均应检测寻找胆管癌[205]。

(3) 诊断和治疗

通过在粪便或十二指肠抽吸物中找到寄生虫卵进行诊断。有症状的患者在ERCP检查时在胆道和胰管中可能出现曲线样透亮区[206]。超声检查结果包括胆管周围回声增强和胆囊内漂浮回声灶[207]。推荐的治疗方法是吡喹酮25mg/kg,每8小时1次,共3次[193]。重度感染可能需要2天的治疗。替代治疗是阿苯达唑10mg/kg,每日2次,共7天。阿苯达唑是美国FDA认定的妊娠C类药物,尽管最近的一项研究显示,并无与治疗相关的胎儿或母体不良反应[40]。

2. 肝片形吸虫和巨片形吸虫

(1) 流行病学和生活史

肝片形吸虫呈世界性分布[208],而巨片形吸虫流行于夏威夷、亚洲、印度、中东和非洲。这两个物种都以感染绵羊、山羊和牛作为其正常宿主。人类通过摄入淡水植物(如水芹)上的囊尾蚴而感染这些寄生虫。食入的囊尾蚴在小肠内脱包囊,尾蚴穿透肠壁,进入腹膜腔,在此它们移行到肝脏,穿透肝包膜,穿过肝实质最终进入胆管(急性期,2~4个月)。之后它们定植在肝胆管内,在3或4个月内达到成熟,之后产卵(慢性期,数月—无期限)。肝片形吸虫成虫为1.3cm×4.0cm,巨片形吸虫长达7.0cm。这两个物种的成虫只有1mm厚,类似叶片。肝片形吸虫是长寿的,一例记录在案的感染持续了16年。成虫产的卵随胆汁流入肠腔,并从肠腔排出体外。虫卵入水后,肝片形吸虫卵胚胎化、孵化并释放出毛蚴。毛蚴游泳寻找适宜的椎实螺。毛蚴侵入椎实螺,在螺体内发育成无性繁殖的胞囊蚴,最终释放出大量尾蚴。尾蚴游离螺体后在淡水植物上形成囊尾蚴,等待哺乳动物的摄入。

(2) 临床特征和病理生理

片形吸虫感染通常是无症状的。在急性期,由于寄生虫穿透肠壁和肝包膜,患者可出现腹痛和肝肿大。腹部CT扫描可显示肝周边低密度区域。患者还会因寄生虫迁移到其他部位(如皮下脂肪)而出现症状[209]。随着寄生虫进入胆管,急性症状减轻。在肝片吸虫的慢性期,患者可出现间歇性胆道梗阻和胆管炎的症状。罕见情况下,患者会发生胰腺炎[210]。

(3) 诊断和治疗

ERCP可显示胆管内曲线状透亮区(图114.13)[210,,211]。通过在粪便中发现虫卵进行诊断。然而,肝片形吸虫释放的虫卵数量很少,使得这种测试不敏感。十二指肠或胆汁抽吸物也可发现虫卵。由于肝片形吸虫在暴露后3~4个月才开始产卵,所以在开始产卵前进行抗片形吸虫抗体的血清学检测可诊断为急性感染。在美国,疾病控制与预防中心提供了一种免疫印迹测定法,用于检测肝片形吸虫病的FhSAP2抗体。血清学检查也可用于零星产卵的慢性感染。由于血清学检查无法区分活动性感染和既往暴露史,因此建议咨询感染性疾病专家或专家来解释结果。与其他吸虫不同,肝片形吸虫对吡喹酮有抗药性。因此,三氯苯达唑是治疗肝片形吸虫的首选药物。在一项研究中,通过粪便虫卵计数和ELISA测定,单次口服三氯苯达唑(10mg/kg)治愈了79%的患者[212]。

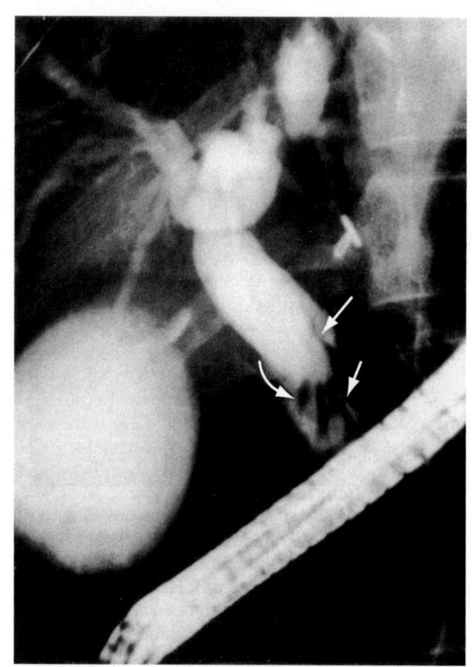

图114.13 ERCP的胶片显示肝片形吸虫,在胆管远端表现为曲线状透亮区(箭)。从胆管中取出一个叶状吸虫。(From Veerappan A, Siegel JH, Podany J, et al. Fasciola hepatica pancreatitis: Endoscopic extraction of live parasites. Gastrointest Endosc 1991;37:473-5.)

(三) 血吸虫

内脏(肝脾和肠)血吸虫病是由曼氏血吸虫、日本血吸虫、湄公河血吸虫和间插血吸虫引起。血吸虫(包括影响泌尿道的埃及血吸虫)感染了全世界超过2.4亿人。人们通过接触被污染的水而感染寄生虫。内脏血吸虫病可引起结肠炎和门静脉系统纤维化,产生门静脉高压症。治疗方法为吡喹酮。

1. 流行病学

血吸虫是一种热带寄生虫,呈世界性分布[213]。曼氏血吸虫流行于非洲、中东、波多黎各、多米尼加、中美洲和南美洲等地区。日本血吸虫在中国、印度尼西亚、菲律宾和泰国流行。湄公河血吸虫流行于老挝和柬埔寨。间插血吸虫在非洲流行。在大多数血吸虫流行的国家,有些地区感染率很高,而在其他地区,这种血吸虫似乎不存在。然而,在后面的这些地区,许多低水平感染被漏诊,而真实的感染率可能远高于报告的[214]。血吸虫生活史的部分阶段生活在热带螺类体内。正是这些螺类的分布有助于界定血吸虫的地理范围。在许多国家,蓄水池和灌溉渠的建造扩大了螺类的栖息地,这种做法增加了感染血吸虫病的风险。小鼠和其他哺乳动物也可携带血吸虫,即使卫生条件得到改善,也可能使血吸虫传播[215],从而使血吸虫病难以根除。尽管如此,日本血吸虫在日本已被成功根除,并在印度尼西亚得到控制[216],曼氏血吸虫也正在从波多黎各地区消失[217]。

2. 生活史

血吸虫是通过接触被寄生虫尾蚴侵扰的淡水而感染的。尾蚴是一种叉尾的显微镜下幼虫,它们在水中游动寻找合适的哺乳动物宿主。一旦找到宿主后,它们可穿透完整的皮肤,脱落尾巴，转变为覆盖有双层脂质双层被膜的童虫，这种被膜可以阻止大多数免疫攻击。童虫迁移到血管中，在血管中它们随着静脉血流通过右心进入肺部。然后通过肺毛细血管移行，流经左心进入体循环，最终到达肝脏，在那里它们发育成熟、交配，并在门静脉系统中逆流迁移。2cm 长的雌性部分被较短的雄性包裹，"夫妇"一起驻留在肠系膜静脉内。曼氏血吸虫和间插血吸虫更喜欢停留在肠系膜下静脉引流的血管中，而日本血吸虫和湄公河血吸虫更喜欢停留在肠系膜上静脉引流的血管中。

蠕虫停留在肠系膜血管中，消耗血液和营养物质并沉积虫卵。曼氏血吸虫每天每对产卵 250 个，日本血吸虫每天每对产卵 3 500 个。许多虫卵穿过肠壁进入肠腔并随粪便排出体外，如果沉积在淡水中，虫卵孵化释放出毛尾蚴。毛尾蚴游动寻找合适的热带钉螺感染。正是感染钉螺的分布决定了地方性血吸虫病的地理疫源地。例如，在巴西，一些螺类[浅滩双脐螺(*Biomphalaria tenagophila*)]很容易感染，而其他螺类则完全具有抵抗力[218]。毛蚴在穿透钉螺的足突后，转变为初级(母)胞囊蚴。次级胞囊蚴从初级胞囊蚴中出芽，迁移到钉螺的肝脏，并发育成熟。尾蚴从次级胞囊蚴中出芽，离开钉螺，游动寻找合适的哺乳动物宿主。

3. 临床特征和病理生理

通常，感染尾蚴的皮肤侵袭和迁移不会产生明显的症状。反复接触的患者可发生轻度丘疹样皮疹，与接触禽类血吸虫(如鸭血吸虫)后发生的剧烈瘙痒性丘疹样皮疹相反。这些禽类血吸虫可以感染水禽，但不能在哺乳动物中存活，因此尾蚴和裂体血吸虫会死于人的皮肤中，引起产生游泳者瘙痒的免疫反应。游泳者瘙痒在五大湖地区很常见，在冰岛北部也有发现[219]。游泳者瘙痒并不危险，但反复搔抓可引起继发性蜂窝组织炎。

在合适的宿主体中，裂体血吸虫在身体内迁移而不会产生症状。幼虫和成虫可以很好地逃避免疫攻击，因为它们的被膜上覆盖着组织相容性和来源于宿主的血型抗原[220]。被膜含有 Ig 受体和蛋白酶，可能有助于裂解任何结合的抗体。此外，血吸虫还产生几种蛋白质，从而阻止补体、中性粒细胞、巨噬细胞或淋巴细胞损伤它们[221]。这种免疫逃避使成虫能够在血液中存活，而不会造成太多的直接损伤。一般认为血吸虫的平均寿命约为是 6~10 年，但有文献记载，成虫在人们离开流行区后存活超过 35 年[222]。尽管血吸虫逃避宿主的免疫反应，但 IL-13 的 2 个特异性功能多态性分别提供了抵御高强度感染的保护，从而证明了一定程度的免疫系统控制[223]。血吸虫在其漫长的一生中每天都会释放虫卵，而导致疾病的正是寄生虫的虫卵。成虫逃避免疫反应，而血吸虫卵会分泌一种抗原，从而引发强烈的细胞介导的 Th2 免疫反应[224]。

钉螺热[片山热(Katayama fever)]是急性血吸虫病的典型表现。它是由于在接触严重感染尾蚴的疫水后的前 2~13 周内，对血吸虫产生强烈的早期免疫反应[225]，症状是由循环免疫复合物引起的，类似血清病。患者有发热、不适、关节痛、肌痛、咳嗽和腹泻，并伴有明显的嗜酸性粒细胞增多[226]。血清氨基转移酶水平正常，粪便中通常没有虫卵。日本血吸虫引起的急性血吸虫病反应最强烈，死亡率接近 25%。大多数人不会发展为急性血吸虫病，但在那些发展为急血吸虫病并存活下来的人中，随着感染进入慢性期后症状消失。

每个血吸虫卵都会分泌抗原，引发局灶性肉芽肿性炎症反应，有助于将虫卵从毛细血管内移出，穿过肠壁进入肠腔[224]。因此，炎症实际上有益于寄生虫。虫卵通过肠壁排出引起肠血吸虫病，并伴有愈创木脂阳性粪便甚至血性腹泻。患者还可能出现里急后重及乙状结肠压痛。曼氏血吸虫患者可发生结肠炎伴炎性假息肉(图 114.14)，炎性假息肉中含有大量嗜酸性粒细胞，偶尔可见虫卵[227]，这张图片可能类似于克罗恩病或 UC。日本血吸虫喜欢停留在肠系膜上静脉引流的静脉中，一次产卵数千枚。日本血吸虫可引起与进食无关的上腹疼痛、胃出血以及因炎症和纤维性变所致的幽门梗阻。

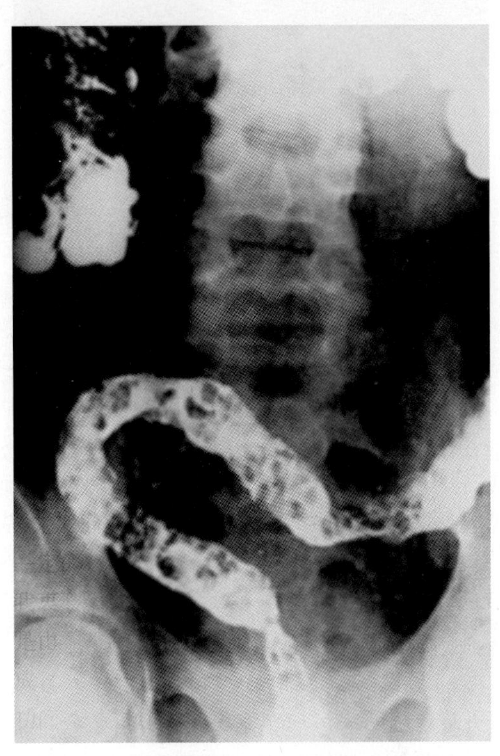

图 114.14　一名 20 岁埃及男子的钡剂灌肠检查胶片，其有血性腹泻和里急后重。整个直肠-乙状结肠可见由曼氏血吸虫引起的多发性息肉样病变，被一个较大的结肠周围脓肿移出盆腔。(From Reeder MM, Hamilton LC. Radiologic diagnosis of tropical diseases of the gastrointestinal tract. Radiol Clin North Am 1969;7:57-81.)

大约有一半的虫卵排出体外，另一半寄居于宿主的组织内，引起慢性血吸虫病的病理学。虫卵由门静脉血流携带，有些寄居于肝脏，其他虫卵寄居在肠系膜和门静脉或停留在肠壁中。在这些位置，虫卵引起有嗜酸性粒细胞、巨噬细胞、淋巴细胞、成纤维细胞和肥大细胞的肉芽肿性炎症(图 114.15)。嗜酸性粒细胞占血吸虫虫卵-肉芽肿细胞群的 50%。当嗜酸性粒细胞脱颗粒时，它们沉积主要的碱性蛋白，在卵子周围产生嗜酸性晕轮，称为 Splendore-Hoeppli 现象。这种现象是非特异性的，可见于细菌、真菌和寄生虫感染。嗜酸性粒细胞可能有助于杀死被坚韧卵壳保护的毛蚴。1 周或 2 周后毛蚴死亡，抗原释放减少，肉芽肿退化，留下纤维化的瘢痕。

多年来，日常产生的虫卵、肉芽肿和瘢痕积累了足够的损伤从而引发疾病。寄居在肝脏和门静脉血管中的虫卵产生一种独特的瘢痕模式，称为 Symmers 管干线纤维化，其中血管变得纤维化，横截面上类似于黏土管茎，这一过程引起肝脾血吸虫病特有的肝窦前静脉阻塞和门静脉高压(见第 84 章)。患

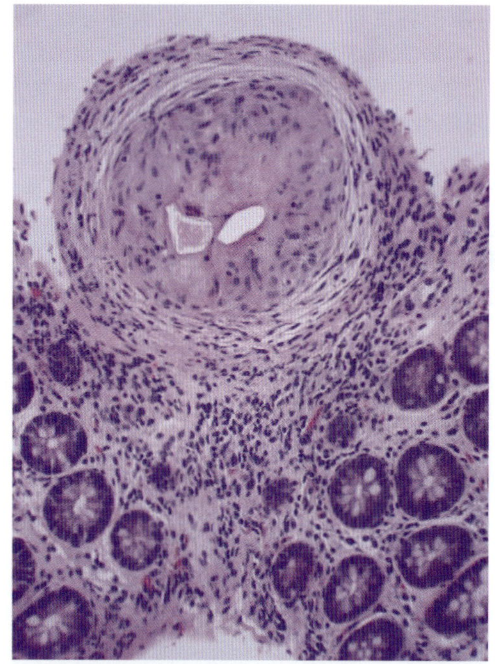

图 114.15　血吸虫病患者结肠活检标本的组织病理学表现。可见血吸虫卵肉芽肿(H&E 染色)

者通常有肝左叶增大、脾肿大以及由于血小板淤积导致的血栓形成。肝细胞功能保持正常,因为肝动脉血流量增加维持了肝脏的血液供应。患者血清转氨酶水平正常,血清碱性磷酸酶和γ-谷氨酰转肽酶水平轻度升高。肝脾血吸虫病患者除非他们合并感染乙型或丙型肝炎,否则不会发展为肝硬化,因此他们缺乏慢性肝病的表现。肝脾血吸虫病失代偿期的典型表现是静脉曲张破裂出血。肝脾血吸虫病是由累积性损伤所致,需要长期、中等强度的感染。肝脾血吸虫病患者的年龄通常从青少年到 20 多岁,患有血吸虫病 5~15 年。通过药物治疗杀死血吸虫后,代偿性疾病将得到改善,门静脉侧枝得以愈合和重塑[228,229]。

除了肠道、肝脏、脾脏和内脏静脉循环之外,血吸虫卵还可寄居在其他部位。虫卵可通过门腔侧枝血管渗出,在肺部毛细血管中滞留,并随着时间的推移引起肺动脉高压和肺心病。虫卵可以进入椎静脉丛,栓塞脊髓或脑。中枢神经系统的肉芽肿性炎症可导致马蹄尾圆锥综合征、横贯性脊髓炎或血吸虫性脑炎。血吸虫病可引起膜增生性肾小球肾炎或局灶性肾小球硬化伴蛋白尿、肾病综合征和终末期肾病。血吸虫性肾病是由寄生虫抗原和抗体的免疫复合物沉积所致,即使药物治疗杀死了寄生虫部位,肾脏疾病也可能进展[230]。

最后,血吸虫病患者可表现为复发性菌血症。血吸虫成虫可摄入短暂存在于门静脉循环中的肠道细菌,携带这些细菌作为感染的储存库。复发性沙门氏菌感染在血吸虫病患者中尤为常见[231]。

4. 诊断

粪便中存在血吸虫卵,但数量不多。检测虫卵的经典方法是改良加藤厚涂片法(Kato-Katz 厚涂片法)[232,233]。该项技术不作为标准虫卵和寄生虫检测的一部分施行,标准涂片评估的灵敏度不足以发现相对罕见的血吸虫卵。即便是 Kato-Katz 厚涂片法也不是高灵敏度的,不太可能在感染水平极低的情况下检测到血吸虫卵[214]。福尔马林-乙酸乙酯沉淀法可用于鉴定血吸虫虫卵,但该技术不如多次 Kato-Katz 涂片敏感[234]。

绝大多数肠道血吸虫病患者无症状,患者在评估轻度贫血、粪便隐血试验阳性或意外静脉曲张出血时就诊,在内镜检查时,患者可能有含有虫卵的炎性息肉,但通常肠黏膜表现正常。血管模式的细微变化可能是由卵栓子引起的,卵栓子可导致小血管末端卷曲[235]。偶尔,结肠黏膜随机活检的组织病理学会显示血吸虫卵(图 114.16),但这是一种不敏感的诊断手段。直肠活检也可显示虫卵,尤其是当标本被压碎在两个载玻片之间时,并在显微镜下观察整个活检标本时。对于曼氏血吸虫,6 次挤压活检的评估比 2 次 Kato-Katz 厚涂片检查更敏感[236]。虫卵虽然寄居于肝脏并引起门静脉高压,但肝活检对于检测血吸虫病来说是一种不敏感的方法。肝活检不应仅用于检测血吸虫病。

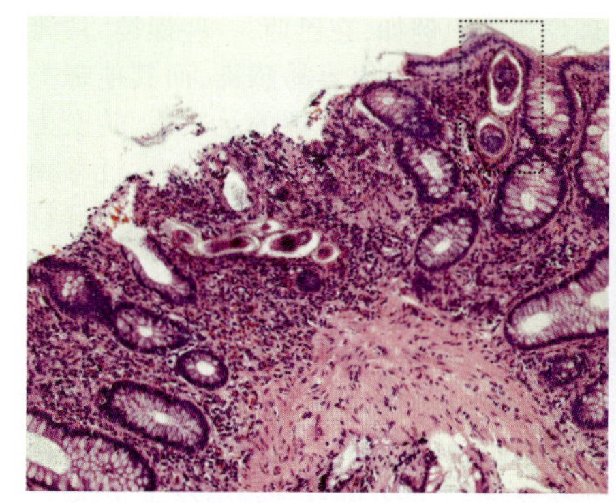

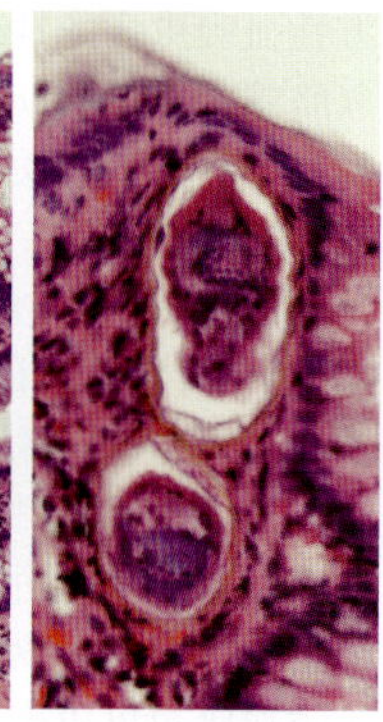

图 114.16　结肠活检标本的组织病理学显示曼氏血吸虫卵。一名 20 岁女性 5 年前从刚果民主共和国移民,被评估为持续性缺铁性贫血。其大便习惯正常,但偶有便血。结肠镜检查除部分区域提示新血管生成外,黏膜正常。随机活检标本显示存在活曼氏血吸虫虫卵(H&E 染色,20×;插图,60×)。患者接受了吡喹酮治疗后,贫血症状消失。(Courtesy P. Kirby and F. Mitros, Iowa City, IA.)

目前或过去暴露于血吸虫可通过血清学方法检测到。使用成虫微粒体抗原通过 ELISA 检测抗血吸虫抗体。其敏感性取决于感染的血吸虫是否与用于制备抗原的血吸虫种属相同。ELISA 采用曼氏血吸虫微粒体抗原,也可采用日本血吸虫和埃及血吸虫抗原进行免疫印迹试验[237]。抗体测定也可用于诊断急性血吸虫病[钉螺热(片山热)],因为在反应高峰期,粪便中虫卵很少甚至没有虫卵。ELISA 不能区分活动性感染和既往感染,因此它对近期旅行者而非外籍人士的诊断最有用。由于血吸虫可以长期存活,对抗体阳性患者的一次治疗是合理的。

通过检测患者血清中的循环血吸虫肠道相关蛋白抗原 CCA(循环阴极抗原)和 CAA(循环阳极抗原)可以证明活动性感染[238]。CCA 和 CAA 血清学检测比 Kato-Katz 厚涂片法具有更高的敏感性[214,233]。循环抗原的测量也可证明有助于记录对治疗的反应[239],但这些检测在美国尚未上市。

腹部超声是肝脾血吸虫病的重要辅助检查。超声评价记录了门静脉周围纤维化、脾肿大、门静脉血流量和侧支血管。门静脉周围纤维化具有特征性表现:有多个回声区,每个回声区都具有中心回声,呈现鱼鳞状[240]。存在一个使用肝实质和图像模式(image pattern, IP)评分、门脉增厚(portal thickening, PT)评分和门静脉高压(portal hypertension, PH)评分进行疾病分期的评分系统(表 114.3)[241,242]。

表 114.3　世界卫生组织肝脾血吸虫病分期标准*

US 和 IP 评分的肝实质形态

模式	超声表现	IP 评分
A	正常结构	0
血吸虫病中观察到的形态模式[†]		
B	“星空现象”(弥漫性回声灶)	1
C	高回声的“环状回声”,对应于垂直于扫描中所见的环状回声的“烟斗柄状”(见图 84.4)	2
D	门静脉分叉处和主干周围的高回声 “褶皱回声”	4
E	从门静脉主干和分支延伸到实质的高回声“斑片”	6
F	从门静脉主干及其分叉延伸至肝表面的高回声“条带”和“条纹”,并在肝表面回缩	8
	提示病理与门静脉周围纤维化的不同形态(如果存在,则不评分)	
X	肝脏纹理弥漫性粗糙,肝脏表面不规则,肝静脉扭曲,肝尾缘边缘圆滑	—
Y	肝脏回声弥漫性增强,外周门静脉分支的高反射边缘消失,可能是远端声音消失,肝尾缘边缘圆滑	—
Z	其他肝脏异常	—

最终评分的解释

IP 评分	PT 评分	门静脉高压(PH)评分	解释
0	0	0	没有门静脉周围纤维化的指征
1	1	0	不排除早期门静脉周围纤维化
2	1	0	可能存在门静脉周围纤维化
4	1	0	可能存在门静脉周围纤维化
2	4,8	0	门静脉周围纤维化
4	4,8	0	门静脉周围纤维化
6	1,4,8	0	门静脉周围纤维化晚期
8	1,4,8	0	门静脉周围纤维化晚期
4~8	1,4,8	3~13	门静脉周围纤维化晚期+ 门静脉高压

PT 评分		
如果肝实质显示门静脉周围纤维化指征		
指定初步 PT 评分为 1		
继续检查		
测量二级门静脉分支的管壁厚度		
计算所测量的 2(或 3)条血管的平均壁厚(双壁)		
根据身高调整结果		
正常范围	较平均值增加≤2SD	评分=0
增加	较平均值增加>2SD,但≤4SD	评分=3
大幅增加	较平均值增加>4SD	评分=7
结果为中等 PT 分数		
计算最终 PT 分数		
将初步 PT 分数添加至中间 PT 分数中		
结果是最终 PT 分数在 1(1+0)至 8(1 + 7)的范围内		
PH 评分		
门静脉直径:根据身高调整		
正常	比平均值从 0 增加至≤2SD	评分=0
扩张	比平均值增加 2 至≤4SD	评分=4
明显扩张	比平均值增加>4SD	评分=6
侧支静脉		
未检测到侧支血管		评分=0
检测到侧支血管		评分=4
腹水		
无		评分=0
有腹水		评分=3
计算最终 PH 值	=PH 评分	0~13
结果为上述 3 项分数之和		

*通过评估实质改变、门静脉周围增厚和门静脉高压的程度确定分期。

[†]可能存在组合模式,并分配对应于 2 或 3 个模式中最高 IP 评分的分数。

SD,标准差。

Adapted from Abdel-Wahab MF, Esmat G, Milad M, et al. Characteristic sonographic pattern of schistosomal hepatic fibrosis. Am J Trop Med Hyg 1989;40:72-6

5. 治疗

吡喹酮是治疗血吸虫病的首选药物。是目前使用最安全的杀血吸虫药物。吡喹酮分 3 次口服给药，每次 20mg/kg，每次间隔 4 小时（总剂量 60mg/kg），治愈率为 60%～98%。药物治疗后虫卵在粪便中持续排出长达 2 周，因为治疗前沉积的虫卵可能需要这么长的时间才能穿过肠壁。使用单疗程吡喹酮治疗无效的患者，其虫卵数量会显著减少，并经第二个疗程治疗有效。蠕虫被杀死后，阻止了每天大量的虫卵涌入，门静脉周围的纤维化得到改善，并使门静脉支流得以愈合和重塑[228]。

（周明新 译，闫秀娥　黄永辉　刘军 校）

参考文献

第 115 章　炎症性肠病的流行病学、发病机制和诊断

115

Gilaad G. Kaplan, Siew C. Ng 著

章节目录

炎症性肠病（inflammatory bowel disease，IBD）是以胃肠道内慢性或复发性免疫激活和炎症为特征的疾病，克罗恩病（Crohn disease，CD）和溃疡性结肠炎（ulcerative colitis，UC）是炎症性肠病的两种主要类型。不太常见但越来越被认识的是显微镜下结肠炎，主要是胶原性结肠炎和淋巴细胞性结肠炎（参见第 128 章）。其他肠道慢性炎症性疾病与 IBD 有一些共同的表现和发病机制特征，但它们的病因可识别，这些疾病包括憩室性结肠炎、感染（如肠结核）、放射性结肠炎和药物性结肠炎（参见第 128 章）。

IBD 的两种主要类型具有许多相同的临床和流行病学特征，表明其基础病因可能相似。在大约 10% 的病例中，根据临床表现无法将 CD 与 UC 区分开来（见后文讨论的“IBD-U”），尽管这两种疾病通常被视为不同的综合征，治疗方法和预后各不相同。

CD 是一种慢性炎症性疾病，可累及从口腔至肛门的消化道的任何部位，但好发于远端小肠和近端结肠。相反，UC 仅累及结肠和直肠。CD 的炎症通常沿着肠的纵轴是不连续、呈跳跃性的 y，可累及从黏膜至浆膜的所有肠层，而 UC 的炎症始于直肠，是连续性的、表浅的，仅累及黏膜的上皮层。CD 患者经常会出现腹泻和腹痛，并伴有体重减轻。UC 患者经常会出现急迫的血性腹泻。与 UC 不同，CD 可能表现出独特的并发症，如狭窄和瘘管，通常需要手术。IBD 患者也可能存在多种肠外表现，无论是 CD 还是 UC。IBD 的病因至今尚不完全清楚，但通常认为与遗传易感个体中受环境暴露影响的肠道微生物群引发的免疫失调有关。IBD 的药物治疗旨在控制炎症和改善症状，但不能治愈。

一、流行病学

IBD 的首次报告主要发生在西方世界的工业革命之后[1,2]。Samuel Wilks 爵士于 1859 年描述了 IBD，当时他写到“特发性结肠炎”，并认为它与当时更常见的细菌性痢疾截然不同，他还报告了结肠扩张变薄伴严重全结肠炎症的病理学结果，今天我们认为这是中毒性巨结肠[3,4]。1875 年，Wilks 博士将术语“UC”一词引入医学用语[5]。一种在上一代人未被识别的疾病现在正以流行病的比例出现。到 1909 年，英国皇家医学会（RSM）在英国伦敦召开了一次研讨会，回顾了数百例 UC 住院病例。William Allchin 爵士在研讨会上说：“UC 是一个临时名称，其未来的保留或取缔将通过清除与疾病自然史相关的某些要点来决定”[1,6]。20 世纪初的前几十年，UC 的发病率在北美和欧洲迅速上升[7]，在 20 世纪初期，回肠炎症对 UC 孤立性结肠受累的概念提出了挑战。1913 年，T. K. Dalziel 发表了一系列小肠炎症患者的病例，这些病例出现在 1932 年 Burrill Crohn、Leon Ginzburg 和 Gordon Oppenheimer 里程碑式的研究之前，描述了末端回肠的肉芽肿性炎症，他们将其命名为“局限性回肠炎”，随后将其称为“克罗恩病”[8,9]。

20 世纪 50 年代后，IBD 的发病率在西方世界部分地区（北美，欧洲和澳大利亚）迅速上升。对 20 世纪开展的 200 多项基于人群的研究进行的系统性综述显示[7]，3/4 的 CD 研究和 2/3 的 UC 研究显示，发病率在统计学上显著增加。最初，UC 的诊断比 CD 更常见，然而，在 20 世纪后半叶 CD 的诊断赶上并在几个地区超过了西方世界对 UC 的诊断[7]。一项最新的系统性综述显示，在 21 世纪之交，西方世界 IBD 发病率发生了巨大的变化：超过 3/4 的研究表明，西方世界 IBD 的发病率已经稳定，在一些地区正在下降[10]。从 1990 年至 2015 年，西方世界的大多数研究报告称，CD 和 UC 的发病率为（5~15）/100 000。尽管一些国家报告的发病率较高，但 CD 和 UC

发病率的上限均为(20~30)/100 000[10]。

20 世纪西方世界 IBD 发病率数十年来不断上升,导致 IBD 患病率稳步增加[11]。这是因为主要在年轻个体中诊断的 IBD 在医学上无法治愈,并且新发病例的发生率超过死亡率。例如,美国明尼苏达州的奥姆斯特德县对 IBD 的患病率追踪了 50 多年,在此期间,CD 的患病率从 1965 年的 28 例/100 000 人上升至 2011 年的 246.7 例/100 000 人[12-16]。在 21 世纪,北美、西欧和澳大利亚 IBD 的患病率超过 0.3%[10]。加拿大和斯堪的纳维亚半岛报告的患病率最高[17,18]。加拿大的一项全国性研究表明,2008 年 IBD 的患病率为 0.5%,预测模型预测 2020 年的患病率为 0.75%,到 2030 年将接近全国人口的 1.0%[19]。IBD 患病率的上升将对西方世界的卫生基础设施构成重大挑战。

IBD 可以在任何年龄被诊断出来,但最常见的诊断年龄是青春期和成年早期[11]。虽然 IBD 的发病率在许多西方地区趋于稳定,但儿童 IBD 的发病率却表现出不同的模式[20]。由于无法解释的原因,在西方世界的某些地区,10 岁以下儿童,特别是 6 岁以下儿童(极早发生 IBD)IBD 的发病率正在增加[21,22]。此外,由于老年人新诊断的 IBD 和成年后早期诊断的 IBD 患者年龄的增长,造成 IBD 的老年人群快速增长[21,23]。未来 10 年,西方世界的胃肠道诊所将面临诊断年轻 IBD 患者和护理老年 IBD 患者的双重挑战[11]。

关于 20 世纪 IBD 发病率或患病率的基于人群的数据,在西方世界以外的地区很少。来自亚洲、非洲和拉丁美洲的有限数据表明,在 20 世纪,IBD 的发生率在西方世界以外的国家较低[7]。尽管 IBD 主要在高加索人中诊断,但所有种族的个体均易患 IBD[1]。移民研究表明,从低流行率地区(例如,东南亚)迁移至高流行率地区的个体患 IBD 的风险增加[24]。这种风险在移民的第一代和第二代后代中尤为明显[25,26]。在 21 世纪之交,IBD 的发生已经在全球范围内明显蔓延,亚洲、非洲和拉丁美洲新兴工业化国家报告的发病率迅速上升[27,28]。例如,韩国首尔 1991 年至 2005 年 CD 和 UC 的发病率分别上升了 14% 和 10%[29]。对西方世界以外的 IBD 发病率急剧上升的解释是多方面的,包括对 IBD 认识的提高、改善医疗保健基础设施、获得医疗保健机会的改善、开发疾病监测系统以跟踪 IBD 的发病率,以及可能暴露于与新兴工业化、社会西方化相关的 IBD 环境风险因素[27]。IBD 是当今一种全球性疾病[11]。

二、病因和发病机制

IBD 的病因目前尚不清楚,但似乎是多种因素所致。目前的假说是:CD 和 UC 是由 T 细胞介导的对遗传易感个体肠道微生物群特定成分的过度攻击性免疫反应所致,而疾病的表达是由其他环境因素触发的。肠道免疫应答的失调或组成性激活导致急性和慢性炎症的发生以及黏膜损伤的病理学特征。炎症过程的特异性激发抗原尚未确定,但已经提出了几种来源,包括致病微生物和共生微生物在内(图 115.1)[30]。

(一) 遗传因素

1. 家族史

19 世纪 30 年代首次报道了 IBD 的家族聚集性[31]。IBD 受试者一级亲属中的相对风险是一般人群的 8~10 倍[32]。大约 1/5 的 CD 患者报告至少有一例受影响的亲属。许多家庭有不止一个受影响的成员,尽管家庭内有 CD 或 UC 单独出现的趋势,但是也会发生混合家庭[33]。

种族也起一定作用。东欧(阿什肯纳兹犹太人)犹太人发生 IBD 的风险比相同地理位置的非犹太白人高 2~4 倍,而且他们有多个受影响家庭成员的风险也更大[34,35]。对单卵和双卵双胞胎的研究表明,基因构成是 CD 比 UC 更有力的决定因素。单卵双胞胎中 CD 的一致性高达 67%,而 UC 的一致性仅为 13%~20%[32]。在另一项研究中,据报道,单卵双胞胎中 CD 的一致性较低[36]。在 3 项大型欧洲双胞胎研究中,约 6%~16% 的单卵双胞胎患有一致的 UC,而双卵双胞胎为 0%~5%[37-39]。大多数研究都描述了疾病位置和疾病行为的一致性,支持了疾病这些特征存在遗传成分的推测。

2. 易感基因

CD 和 UC 的遗传不能用简单的孟德尔遗传学模式来描述。涉及多个基因,不同的基因赋予易感性、疾病特异性和表型。一项具有里程碑意义的研究,结合了 75 000 多例 CD 和 UC 病例的数据、对照组和 15 项全基因组关联(GWA)研究的结果,共报道了 163 个位点,这些位点可能会增加 IBD 的发病风险[40,41]。其中 30 个位点对 CD 具有特异性,23 个位点对 UC 具有特异性。这些基因位点被认为占 CD 疾病方差的 13.6% 和 UC 疾病方差的 7.5%。有趣的是,163 基因位点中有 113 个基因位点与其他免疫性疾病有关,其中与银屑病和强直性脊柱炎最为密切。IBD 的易感基因位点也与原发性免疫缺陷和分枝杆菌感染共享。这些结果表明,UC 和 CD 不是单独的疾病,而是相同疾病谱的一部分。他们还表明,许多种免疫性疾病,甚至对某些感染的易感性,可能是反映对环境诱发因素免疫应答的疾病连续体的一部分。

由于与疾病位置相关的遗传相关性,一项基因型-表型相关性研究提出将 IBD 视为 3 种疾病而不是 2 种:回肠 CD、结肠 CD 和 UC[42]。此外,PSC 和 UC 之间的全基因组遗传相关性显著大于 PSC 和 CD 之间全基因组遗传相关性[43]。

全基因组关联(GWA)研究已经确定了与分枝杆菌感染易感性相关的基因,如麻风病和结核病。结核分枝杆菌易感基因包括编码维生素 D 受体的 VDR,提供了与流行病学数据可能的联系,即 CD 风险与阳光和维生素 D 暴露呈负相关[41]。

GWA 在 CD 和 IBD 中的研究结果,通常支持疾病易感性和宿主与微生物相互作用之间的联系。这在首次描述的 CD 易感基因位点中得到了例证。核苷酸结合寡聚结构域 2(*NOD2*)基因,又称为胱天蛋白酶募集域蛋白 15(*CARD15*)于 2001 年被鉴定[44,45]。在欧洲和美国人群中,最常与 CD 相关的等位基因变体包括:一个导致蛋白质早期截断的移码插入(Leu1007fsinsC)和两个错义突变(Arg702Trp、Gly908Arg)。

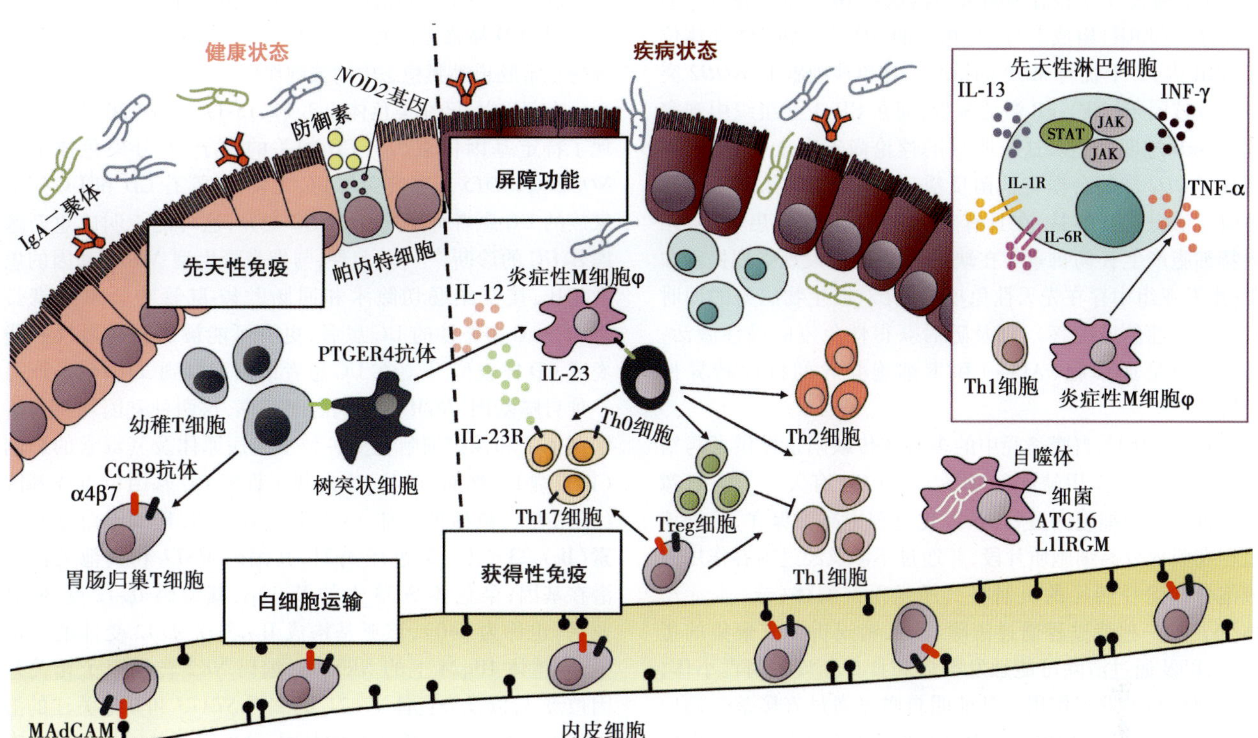

图 115.1　IBD 的动物模型、人类遗传学研究和靶向治疗药物的临床试验表明，IBD 是一种由不同生理途径紊乱驱动的复杂多基因疾病。在健康状态下，屏障功能由黏液层和上皮细胞维持。肠上皮和二聚体 IgA 调节肠腔微生物群并将其与黏膜免疫系统分开。肠上皮还含有特殊细胞，如产生抗菌肽的帕内特细胞和对肠腔抗原进行采样的 M 细胞。M 细胞与包括树突状细胞（DC）在内的抗原呈递细胞密切接触。树突状细胞是维持肠道内免疫耐受的积极参与者，通过延伸穿过上皮的足细胞连续采样肠腔内容物。树突状细胞处理并将抗原呈递给引流淋巴结内的 T 细胞和 B 细胞，以诱导耐受表型。肠道树突状细胞还印迹幼稚 T 和 B 淋巴细胞，以表达肠道归巢分子 α4β7 和 CCR9。表达肠道印迹 α4β7 的淋巴细胞与局部表达的黏膜血管地址素细胞黏附分子（MAdCAM）结合，并逃避循环重新进入肠固有层。肠固有层含有 Th1、Th17 和 Treg 细胞。后者调节 Th1 和 Th17 的活性，并防止不受控制的炎症。通过先天性和获得性免疫细胞的协调活性，在肠黏膜内维持稳态。在 CD 中，*NOD2* 中的等位基因变体对细胞内细菌的感知存在缺陷，以及防御素的产生减少，防御素是帕内特细胞在肠隐窝底部产生的天然抗微生物产物。最终结果是过度激活获得性免疫反应，以补偿先天免疫的缺陷。同样，ATG16L1 和 IRGM 基因的变异位点与缺陷性自噬相关，这一过程参与防御微生物，并且在细胞内病原体的处理和向 T 细胞呈递抗原时处于先天性和获得性免疫的界面。获得性免疫也可能沿着白介素（IL）-12/IL-23 通路紊乱，从而形成辅助性 T 细胞应答向辅助性 T 细胞 Th17 谱的表达。阻断 IL-23 和 IL-12 的 p40 亚基已被证明是 CD 的有效治疗（例如乌司奴单抗[ustekinumab]）。Th1 和 Th17 的炎症活性超越了 Treg 的调节能力。树突状细胞和巨噬细胞的激活导致黏膜内 TNF 的表达。这种多效性细胞因子具有许多下游促炎作用，可导致疾病，抗 TNF 抗体（如英夫利西单抗、阿达木单抗、赛妥珠单抗、戈利木单抗）可有效治疗 CD 和 UC。在 MHC Ⅱ类的背景下，当抗原与共刺激信号一起呈递给 T 细胞时，巨噬细胞和树突状细胞也会导致 T 细胞激活。肠黏膜屏障功能的缺陷（例如，通过变体 PTGER4）可导致黏膜的微生物和抗原渗透增加，也可导致免疫激活。白细胞转运是黏膜免疫应答扩增的必要因素。含有 α4 的整合素，如 α4β1 和 α4β7，分别与全身炎症组织内皮中的细胞间黏附分子 1（ICAM-1）和肠内皮特异性黏膜血管地址素细胞黏附分子 1（MAdCAM-1）结合。使用归巢抑制剂（如维多珠单抗、那他珠单抗和依曲利组单抗）阻断这些相互作用会干扰炎性细胞的黏附和募集，从而破坏炎症。在 UC 中，上皮黏膜屏障的破坏使肠腔微生物群能够触发持续且不受抑制的炎症反应。在炎症细胞中，Th9 细胞使肠细胞凋亡永久化，并抑制黏膜愈合。NK T 细胞产生的 IL-13 进一步导致上皮损伤。此外，固有淋巴细胞（ILC）产生细胞因子并使炎症持续存在。ILC 是慢性肠道炎症的主要介质，其作为疾病发病机制的驱动因素的作用已产生许多潜在的新型治疗靶点，如 JAK 通路抑制剂（如托法替尼）。黏膜损伤与微生态失调相关，微生态失调导致炎症级联反应。对肠道免疫系统认知的提高，造成一系列治疗靶点的扩大。其中 TNFα 拮抗剂、归巢抑制剂（整合素抑制剂）、抗-IL-12/23 抑制剂和 JAK 抑制剂已处于临床实践中，其他药物处于临床研发的早期至晚期阶段[27,30]。ATG16 L1，自噬相关 16 样蛋白 1；IFN-γ，干扰素-γ；TNF-α，肿瘤坏死因子 α；JAK，非受体型酪氨酸蛋白激酶；STAT，信号传导及转录激活蛋白；IRGM，免疫相关鸟苷三磷酸酶 M

携带两条染色体上的与疾病相关的等位基因变体，导致 CD 的比值比为 17.1（95% 置信区间，10.7～27.2），而杂合子导致疾病的比值比为 2.5（95% 置信区间，2.0～2.9）[46]。*NOD2/CARD15* 的基因多态性与发病年龄较小、回肠发病部位和狭窄形成的可能性增加有关。据估计，多达 20%～30% 的 CD 患者 *NOD2/CARD15* 异常。尽管如此，在携带 2 个拷贝疾病相关多态性的个体中，*NOD2/CARD15* 的外显率不超过 5%，在杂合子个体中约为 0.5%[47]，表明在大量未患 CD 的人群中，可能发现该基因的疾病相关等位基因变体。

NOD2/CARD15 与 CD 相关性的发现，为我们理解 CD 的发病机制打开了一扇引人注目的窗口。*NOD2/CARD15* 的基因产物是一种胞质蛋白，作为细菌的胞内感受器发挥作用。具体而言，该蛋白与胞壁酰二肽（MDP、MurNAc-L-Ala-D-isoGln）结合，胞壁酰二肽是细菌肽聚糖的组成部分，存在于革兰氏阳性和革兰氏阴性细菌中。NOD2/CARD15 蛋白在多种细胞中表达，包括巨噬细胞、淋巴细胞、成纤维细胞和肠上皮细胞，特别是帕内特细胞[32]，帕内特细胞位于隐窝内，产生称为防御素的内源性抗菌肽。*NOD2/CARD15* 基因由 2 个

CARD 结构域、1 个核苷酸结合结构域和 10 个富含亮氨酸的重复序列（LRR）组成。与 CD 相关的 *NOD2/CARD15* 变体位于 LRR 内，并干扰与 MDP 的结合。在单核细胞中，*NOD2* 突变导致核因子（NF）-κB 激活减少，而在 CD 炎症组织中观察到 NF-κB 过度表达。这一明显的悖论尚未完全解开，但很明显，*NOD2* 缺陷会损害抗菌反应，特别是经口暴露于病原体时。值得注意的是，在具有变异 *NOD2* 的 CD 患者中，帕内特细胞产生 β-防御素存在缺陷[48]。这些发现强烈提示在 CD 患者亚组中存在先天性免疫缺陷（对微生物感染的即时和非特异性免疫应答），以及随后获得性免疫的慢性激活，即由抗原呈递细胞（APCs）和 T 细胞介导的抗原特异性应答。

除了 *NOD2*，自噬途径中的多种遗传缺陷也提供了与宿主-微生物相互作用缺陷的联系，并与 CD 有关[40,49]。自噬是一种古老的细胞内过程，在进化过程中高度保守，通过该过程在膜内分离细胞质片段，并通过不涉及经过内吞作用或液泡分选途径转运的机制将其递送至溶酶体（或“炎症小体”）。这一独特过程通过清除长寿、错误折叠或聚集的蛋白质，以及通过清除可能触发炎症和自身免疫的凋亡小体，在细胞稳态中发挥作用。已证明自噬可通过直接杀灭病原体、激活 Toll 样和 NOD 样受体（可激活先天性免疫应答的模式识别受体）以及精制免疫调节细胞因子（如干扰素-γ），直接促进先天性免疫。自噬也存在于先天性和获得性免疫应答的界面上，将抗原递送到 APC 中的 HLA Ⅱ 分子进行抗原特异性结合[40]。

GWA 研究已经在至少 2 个自噬相关基因中确定了易患 CD 的变体。第一个是自噬相关 16 样蛋白 1（*ATG16L1*）基因，被认为具有疾病相关的单核苷酸多态性（SNP），其编码外显子 8 中的氨基酸替换，导致从丙氨酸变为苏氨酸[40,49,50]，该次要的等位基因对 CD 具有保护作用。*ATG16L1* 由肠上皮细胞、APCs 和 T 细胞的各种亚群表达。与 CD 相关的第二个自噬基因是染色体 5q33. 1.[51] 上的 IRGM（免疫相关鸟苷三磷酸酶家族成员 M）基因[51]。有人认为该基因的疾病相关变异体不影响其产物的氨基酸序列，但它们更可能改变其表达[51]。IRGM 似乎在抵抗细胞内病原体如分枝杆菌、单核细胞增生性李斯特菌和弓形虫方面很重要[40]。

与 CD 相关的第三个途径是 IL-23 和与该蛋白相关的基因产物[52]。IL-23 是一种异二聚体细胞因子，由 2 个连接亚基（p19 和 p40）组成。IL-23 由多种细胞类型产生，包括树突状细胞和巨噬细胞，以响应不同的微生物信号。当暴露于 IL-6 和转化生长因子（TGF）-β 时，幼稚 $CD4^+$ T 细胞上调 IL-23 受体，在 Th17 T 细胞（产生 IL-17 的效应 T 细胞）产生中完成自分泌环路[53,54]。*IL-23R* 基因的一种罕见变体，导致 381 位的谷氨酰胺而不是精氨酸对 CD 具有很强的保护作用，其他更常见的单核苷酸多态性（SNP）与 CD 和 UC 风险增加相关[55]。在同一途径中，*IL12B* 基因（编码 IL-12 和 IL-23 共有的 p40 亚基）的变体及 *JAK2* 和 *STAT3* 基因（在 IL23R 信号传导中以及在 STAT3 的情况下在 Th17 分化中发挥作用）的变体，也与 CD 易感性相关[56]。总之，这些发现支持了该途径在维持正常肠道黏膜稳态中的关键作用。

在 UC 中，已在染色体 1-7、11、15-17、19 和 20[40,41] 上发现了特定基因位点。与 CD 相关的位于 16 号染色体上的 *NOD2/CARD15* 基因突变与 UC 无关，尽管有 CD 和 UC 病史家族的 UC 患者可能具有 *NOD2* 变异，这可能表明应重新考虑其 UC 的诊断[41,57]。此外，与携带野生型 *NOD2* 基因的患者相比，接受结肠切除术和回肠贮袋-肛管吻合术的携带 NOD2insC 多态性的 UC 患者，更有可能被诊断为慢性贮袋炎或 CD 样表型[58]。在 UC 患者中未观察到 *ATG16L1*，而另一种自噬基因 *IRGM* 在疾病之间共享，这两种基因均参与了细菌加工和保护细胞免受各种细菌病原体及其毒素的影响（即自噬）。然而，在 UC 中发现了许多 CD 基因位点或基因（或两者），包括染色体 1p31 上的 *IL-23R*，其编码白细胞介素（IL）-23 受体；染色体 3p21，其编码 *MST1* 和其他关注的潜在基因；染色体 5q33 上的 IL-12β，其编码 IL-12 受体 β1 亚基（也称为 p40），该亚基构成 IL-23 和 IL-12 受体的一部分；染色体 10q24 上的 NKX2-3，编码 NK2 转录因子相关基因位点 3，以及染色体 17q21，其编码 *STAT3* 和其他关注的潜在基因。关于编码 IL-23R 的基因，已确定该基因的几种多态性，最显著的是 Arg381Gln 多态性[55]。谷氨酰胺等位基因杂合子携带与非犹太人群 CD 风险降低 2/3 和 UC 风险更适度降低相关，在犹太人群的 UC 中未观察到这种降低。IL-23R 很重要，因为它在 Th17 细胞的 T 细胞亚群的分化中起关键作用。

在一项包括 86 640 例欧洲人和 9 846 例东亚、印度或伊朗后裔个体的 IBD 跨血统遗传关联的研究中，确定了 38 个风险基因位点，将已知 IBD 风险基因位点的数量增加至 200 个。这些基因位点中的大多数在不同的血统组中共享，只有少数证明了由等位基因频率（NOD2）或效应量（TNFSF15 和 ATG16L1）的差异或这些因素的组合（IL-23R 和 IRGM）驱动的人群特异性效应（见图 115. 1）[59]。

极早发型 IBD（VEOIBD）是指 6 岁之前诊断为 IBD 的儿童[60,61]。随着发病率的上升，VEOIBD 越来越受到人们的重视[60]。VEOIBD 的遗传力高于诊断为 IBD 的青少年或成人。一些单基因突变归因于 VEOIBD，包括白细胞介素 10（IL10）和 IL10 受体[62,63] 基因和烟酰胺腺嘌呤二核苷酸磷酸（NADPH）氧化酶复合物基因，如中性粒细胞胞质因子 2（NCF2）[64]。表 115. 1 提供了与 IBD 临床表现相关的单基因缺陷列表[65]。当在幼年时（如婴儿期）被确诊 IBD、伴有强的家族史（尤其是近亲血缘关系）、对常规治疗耐药、具有严重临床表现（如肛周瘘）和相关的自身免疫状态时，应怀疑单基因疾病的诊断[65]。诊断 VEOIBD 中的单基因疾病，包括功能筛查和基因确认。一些研究小组建议在 VEOIBD 中使用下一代测序的当代方法进行专门的基因检测，包括靶向基因组或全外显子组测序。单基因诊断的流程方法见图 115. 2[66]。

表 115.1　按机制划分的与 IBD 样临床表现相关的单基因疾病

机制	综合征或功能障碍	基因
免疫抑制机制或免疫调节缺陷	X 连锁多内分泌腺病肠病伴免疫失调综合征(IPEX)综合征	FOXP3
	IPEX 样	IL2RA,STAT1
	IL-10 信号缺陷	IL10RA,IL10RB,IL10
上皮屏障或上皮反应被破坏	营养不良性大疱病	COL7A1
	Kindler 综合征(大疱表皮松解症)	FERMT1
	X-连锁外胚层免疫缺陷	IKBKG
	TTC7A 缺乏(整合素 α7 缺乏)	TTC7A
	ADAM17 缺乏(17a 羟化酶缺乏症)	ADAM17
	家族性腹泻	GUCY2C
T 细胞和 B 细胞选择和激活中断	联合可变免疫缺陷 1 型	ICOS
	联合可变免疫缺陷 8 型	LRBA
	IL-21 缺乏	IL21
	无丙种球蛋白血症	BTK,PIK3R1
	高 IgM 综合征	CD40LG,AICDA
	Wiskott-Aldrich 综合征(湿疹血小板减少伴免疫缺陷综合征)	WAS
	Omenn 综合征(联合免疫缺陷病)	DCLRE1C
	重症联合免疫缺陷	IL2RG,LIG4,ADA,CD3γ
	Hoyeraal-Hreidarsson 综合征	DKC1,RTEL1
	高 IgE 综合征	DOCK8
过度炎症性和自身炎症性疾病	甲羟戊酸激酶缺乏	MVK
	磷脂酶 C-γ2 缺陷	PLCG2
	家族性地中海热	MEFV
	家族性噬血细胞性淋巴组织细胞增生症 5 型	STXBP2
	X 连锁淋巴增生综合征 2(XLP2)	XIAP
	X 连锁淋巴增生综合征 1(XLP1)	SH2D1A
	Hermansky-Pudlak 综合征 1 型(白化病-出血素质综合征)	HPS1
	Hermansky-Pudlak 综合征 4 型(白化病-出血素质综合征)	HPS4
	Hermansky-Pudlak 综合征 6 型(白化病-出血素质综合征)	HPS6
吞噬细胞缺陷导致细菌清除率降低	慢性肉芽肿疾病	CYBB,CYBA,NCF1,NCF2,NCF4
	糖原贮积病 1b 型	SLC37A4
	先天性中性粒细胞减少症	G6PC3
	白细胞黏附缺陷症 1 型	ITGB2
其他	MASP 缺陷	MASP2
	毛-肝-肠综合征	SKIV2L,TTC37

Uhlig HH,Schwerd T,Loletzko S,et al. The diagnostic approach to monogenic very early onset inflammatory bowel disease. Gastroenterology 2014;147(5):990-1007.
MASP,甘露聚糖结合凝集素丝氨酸蛋白酶;IPEX,X 连锁多内分泌腺疾病肠病伴免疫失调综合征。

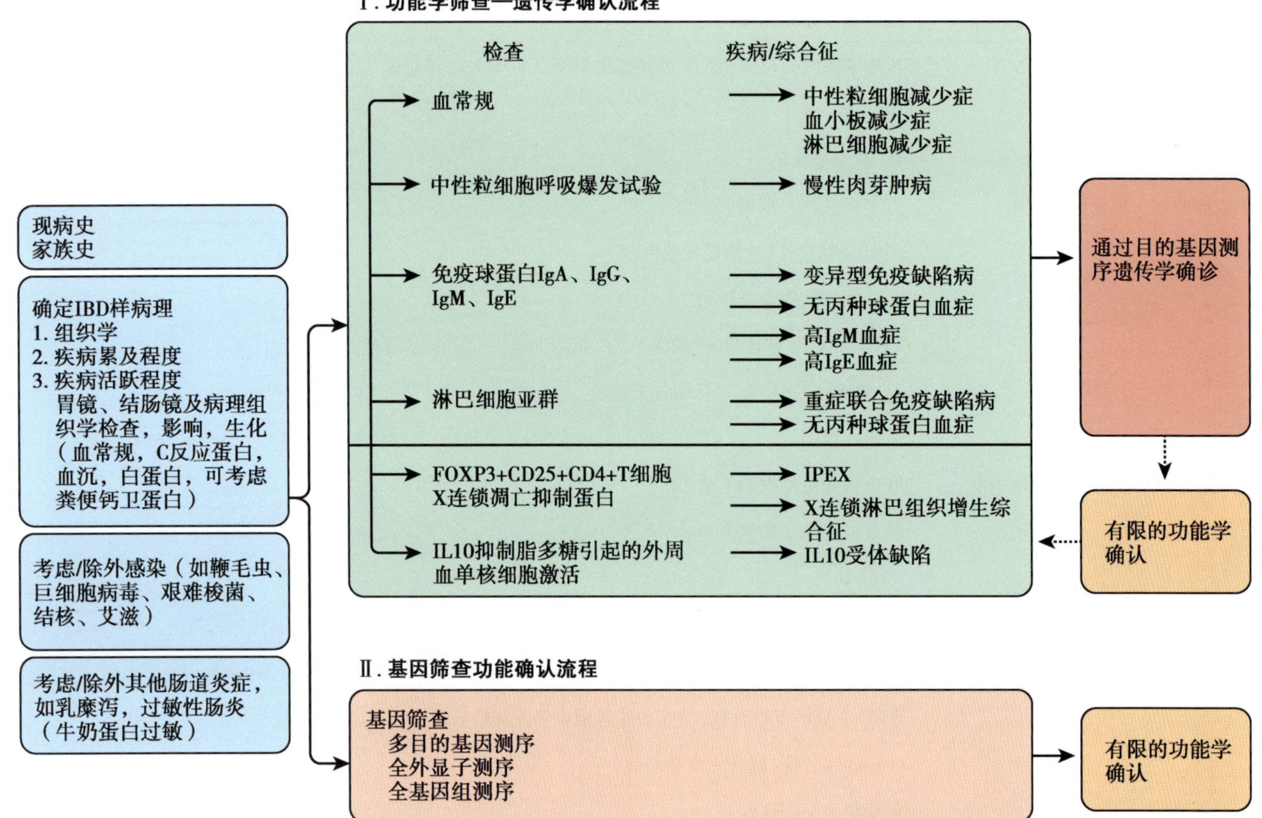

图 115.2 极早发型 IBD(VEOIBD)的诊断。需要患者的家族史、体格检查、内镜检查、影像学以及有限的生化和微生物学/病毒学检查来确定 IBD 的诊断,评估疾病定位和行为以及确定炎症活动性。如果有疑问,这些检查有助于排除最常见的胃肠道感染和对饮食抗原的非 IBD 免疫应答。牛乳蛋白过敏可表现为肠病和结肠炎,乳糜泻可酷似自身免疫性肠病。粪便钙卫蛋白可能对鉴别诊断有帮助,但即使在健康婴儿中也可能升高。目前研究 IBD 样肠道炎症单基因病因的诊断策略主要是基于限制性功能筛查,然后通过基因证实。与单基因疾病一致的其他异常特征包括明显的皮肤表现、频繁感染和畸形。需要一组有限的实验室检测来提出最常见的遗传缺陷的候选基因。用于后续的有限测序。作为一种补充方法,使用下一代测序对 IBD 致病的罕见变异进行基因筛查后,可能会进行有限的功能确证性研究。这些儿童问题的复杂性需要跨学科的支持,包括儿科胃肠病学家、免疫学家、遗传学家和传染病专家。IPEX,X 连锁多内分泌腺病肠病伴免疫失调综合征[66]。

(二) 环境因素

即使 GWA 研究取得了显著进展,但在欧洲血统人群中,已确定的遗传风险因素最多占 IBD 估计遗传力的 25%[41,67-69]。可能尚未发现新的或已确定基因位点的更多罕见的遗传变异。但很明显环境因素也很重要。如前所述,几十年来 CD 和 UC 的发病率在发展中国家不断上升,这有力地表明环境对疾病发生的影响[1,11,27]。

“卫生学假说”可以说明 IBD 兴起的原因[70]。在相对无菌的环境中接触微生物有限的儿童,不能充分启动他们的免疫系统来处理微生物。因此,在以后的生活中,他们的免疫反应在暴露于病原微生物后会不适当地攻击他们的器官。卫生假说得到了间接证据的支持,包括证明 CD 和 UC 不太可能发生于居住在农村地区或农场、在大型家庭饲养中、在儿童期暴露于宠物以及饮用未经高温消毒牛奶的人群中的研究[17,71,72]。此外,经历胃肠道感染的个体更有可能在以后的生活中发生 IBD,在诊断为 IBD 的儿童中尤其如此[73,74]。随着人们对微生物群在 IBD 发病机制中作用的更深入了解,在影响儿童微生物群组成和多样性的生命早期暴露的背景下,正在重新评估卫生假说[27]。支持这一背景的研究表明,在出生后第一年就接受抗生素且主要为非母乳喂养的婴儿中更容易发生 IBD[17,75,76]。在亚洲,自 21 世纪之交以来,IBD 的发病率已经开始加速,母乳喂养对 IBD 的发生具有高度保护作用[77]。总之,这些研究证明了环境暴露、肠道微生物群和 IBD 发病之间错综复杂的关系[27]。

其他一些环境风险因素也与 CD 和 UC 相关,其中研究最广泛的是吸烟。在西方世界进行的大量研究一致表明,吸烟个体更有可能被诊断为 CD,而戒烟者却发生 UC 风险增加[78]。此外,持续吸烟的 CD 成人患者更有可能需要肠切除术[79],戒烟是公认的 CD 治疗干预措施[80]。相反,在亚洲多个国家进行评估时,吸烟并不是 CD 发生的风险因素[77],这一发现强调了全球不同地区环境风险因素的异质性[81]。口服避孕药也与 CD 的发生有关,特别是在吸烟者中[82]。此外,NSAIDs 与 IBD 的发生相关,并可能诱发复发[83-84]。患有阑尾炎的儿童和青少年被诊断为 UC 的可能性较小[85]。IBD 在北纬国家更常见,据推测,这与阳光暴露较少导致的维生素 D 缺乏有关[86]。

西方饮食由低纤维组成,红肉、脂肪和精制糖的摄入量较高[87-89]，膳食纤维的摄入量减少[90-91]，可能是通过影响肠道微生物群的组成和多样性与 IBD 的发生相关。动物研究表明，甜味剂和乳化剂等食品添加剂也可能引起肠道炎症。快餐消费与 IBD 之间的关联，可能是由于暴露于高脂肪食物或食物添加剂，或间接通过食用快餐人群的体力活动水平降低所致（图 115.3）[92,93]。

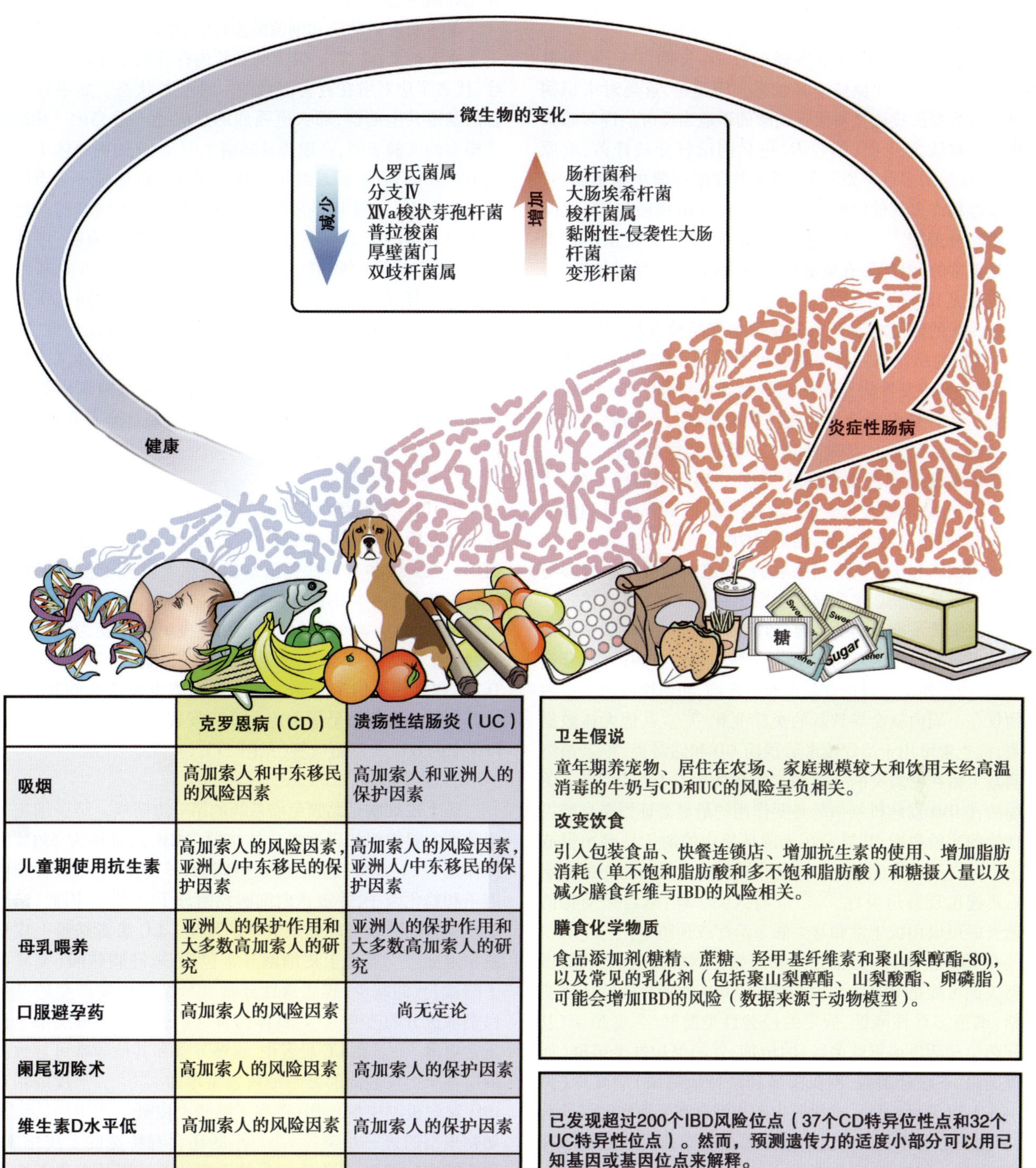

	克罗恩病（CD）	溃疡性结肠炎（UC）
吸烟	高加索人和中东移民的风险因素	高加索人和亚洲人的保护因素
儿童期使用抗生素	高加索人的风险因素，亚洲人/中东移民的保护因素	高加索人的风险因素，亚洲人/中东移民的保护因素
母乳喂养	亚洲人的保护作用和大多数高加索人的研究	亚洲人的保护作用和大多数高加索人的研究
口服避孕药	高加索人的风险因素	尚无定论
阑尾切除术	高加索人的风险因素	高加索人的保护因素
维生素D水平低	高加索人的风险因素	高加索人的保护因素
饮茶或咖啡消费	亚洲人的保护因素	亚洲人的保护因素

卫生假说

童年期养宠物、居住在农场、家庭规模较大和饮用未经高温消毒的牛奶与CD和UC的风险呈负相关。

改变饮食

引入包装食品、快餐连锁店、增加抗生素的使用、增加脂肪消耗（单不饱和脂肪酸和多不饱和脂肪酸）和糖摄入量以及减少膳食纤维与IBD的风险相关。

膳食化学物质

食品添加剂(糖精、蔗糖、羟甲基纤维素和聚山梨醇酯-80)，以及常见的乳化剂（包括聚山梨醇酯、山梨酸酯、卵磷脂）可能会增加IBD的风险（数据来源于动物模型）。

已发现超过200个IBD风险位点（37个CD特异位性点和32个UC特异性位点）。然而，预测遗传力的适度小部分可以用已知基因或基因位点来解释。

图 115.3　IBD 的遗传、环境和微生物决定因素[27]

越来越多的文献评价了精神疾病与 IBD 的发生和预后恶化之间的相关性[94]。一项系统性综述得出结论，与健康对照组相比，IBD 患者更容易患抑郁症和焦虑症[95]。抑郁症是最常见的相关心理状况，尽管队列研究表明与焦虑和双相情感障碍有关[96]。然而，文献中也存在争议，例如护士健康研究观察到抑郁症和 CD 之间的关系，但与 UC 无关[97]。此外，丹麦的一项大型研究也没有观察到失去孩子的父母患 IBD 的风险增加[98]。此外，最近的一项队列研究表明，使用抗抑郁药物治疗抑郁症患者可降低发生 IBD 的风险[99]。在已知 IBD 患者的基于人群的登记研究中，CD 和 UC 患者的感知压力与胃肠道症状之间存在密切关系,但根据粪便钙卫蛋白的测量结果,感知压力与并发肠道炎症无关[100]。

(三) 免疫生物学

1. 肠道微生物群

根据CD和UC病理学发现的性质,长期以来,很明显IBD代表了一种持续免疫应答状态。问题是,这是对未识别病原体的适当反应还是对无害刺激的不适当反应。许多感染性病原体被认为是CD的病因,包括副结核分枝杆菌、衣原体、单核细胞增多性李斯特菌、细胞壁缺陷型假单胞菌属、呼肠孤病毒和许多其他病原体。早期麻疹疫苗接种与CD之间的关联已被否定[101]。另一种观点认为,共生菌群虽然在形态上是正常的,但却具有更潜在的毒力因子,如肠黏附性,可导致或促成IBD的发生[102]。

最持久的假说之一是鸟分枝杆菌副结核亚种(MAP)被认为是CD的病原体。这一观点可追溯到1913年Dalziel的观察,即人类特发性肉芽肿性小肠结肠炎与副结核病(Johne病)相似,后者是由副结核分枝杆菌引起的反刍动物的肉芽肿性肠病。迄今为止,该领域的大多数研究尚无定论,提供的证据不足以证明或否决该假说[104]。一项随机对照试验,将认为针对MAP的联合抗生素(如克拉霉素、利福喷叮和氯法齐明)与安慰剂进行了比较,结果为阴性。

许多临床和实验观察结果表明,肠道细菌微生物群参与了IBD的发病机制。最明显的观察结果是,CD和UC优先发生在肠道细菌浓度最高的区域,即回肠末端和结肠,其中细菌浓度接近每克肠腔内容物有10^{12}个微生物。有趣的是,分流CD患者的粪便流可以治疗甚至预防疾病,而回输回肠造口内容物仅在一周内就会导致新的炎症变化[105]。其他人体数据表明,抗生素可用于治疗或术后预防CD和储袋炎[105]。最终证明益生菌在储袋炎的一级和二级预防中具有疗效[106]。关于细菌在IBD发病机制中起必要作用的最显著证据来自啮齿类动物的实验数据,其显示在无菌环境中的遗传易感小鼠或大鼠不具有肠道炎症,然而,这些相同的啮齿类动物在细菌定植后迅速出现肠道炎症[107-109]。与人类一样,啮齿类动物的肠道炎症可以用抗生素和益生菌来治疗或预防[110,111]。

在IBD患者中一致描述了肠道微生物群微生态失调,微生态失调可能是IBD的原因和结局。IBD的特异性特征改变包括:细菌多样性降低、假定的侵袭性类菌群(如变形菌门,梭杆菌属和活泼瘤胃球菌属)的增加,伴随保护性类菌群(如毛螺菌科、双歧杆菌属、罗氏菌属和萨特氏菌属)的减少(见图115.1和图115.3)。这种微生态失调存在于疾病的早期阶段,甚至在患者接受治疗之前。主要是厚壁菌门数量显著减少,特别是一种细菌,普拉梭菌(*Faecalibacterium prausnitzii*)一种后壁菌门和梭状芽孢杆菌类微生物,已证明在CD患者的回结肠黏膜中被耗尽[112]。黏附侵袭性大肠埃希氏菌(AIEC)可通过黏附蛋白(FimH)和细胞黏附分子黏附于肠上皮细胞,并在巨噬细胞内逃避自噬,也与CD的发病机制有关。最近,变形杆菌属(分类,变形菌门,肠杆菌科)已被确定为肠切除术后CD复发的潜在病原体[113,114]。变形杆菌具有许多可能与胃肠道致病性相关的毒力因子,包括活动性、黏附性,脲酶、溶血素和IgA蛋白酶的产生,以及获得抗生素耐药性的能力。除了肠道细菌微生态失调外,新出现的证据表明,病毒和真菌也可促进CD和UC的发生[115]。IBD患者粪便有尾噬菌体目病毒扩增[116],黏膜病毒生物群的改变与真菌群落中的功能异化和微生态失调[117]。

鉴于肠腔内物质和细菌的多样性,值得注意的是,肠道并不是永久性炎症[116a]。健康肠黏膜内存在低水平的生理性炎症,代表了应对潜在有害因素的一种准备状态。如果针对无害的肠道共生菌群,那么更强烈的反应是不适当的。IBD动物模型的实验表明,在遗传易感宿主中,经典的病原体不是引起IBD所必需的,而是共生的肠道菌群足以诱导不适当的慢性炎症反应。在不同的模型中,在无菌条件下饲养的动物显示IBD表型的表达减少或延迟[118]。这些模型表明,多种基因改变(包括影响肠道屏障功能和黏膜免疫调节的基因改变),均可导致肠道炎症。与IBD的动物模型相同,CD患者中的证据也表明黏膜T细胞对肠道菌群的过度反应性,部分表现为存在抗一系列细菌抗原的抗体。具有*NOD2*基因疾病相关多态性的CD患者及其未受累亲属,抗细菌抗原如大肠杆菌外膜孔蛋白C(OmpC)和鞭毛蛋白的抗体水平升高(见图115.1和图115.3)[119]。

2. 肠道免疫系统

在IBD中,破坏调节良好的黏膜免疫系统导致慢性、不受控制的黏膜炎症。肠腔抗原通过“渗漏”的肠道进入下层肠组织。先天性和获得性免疫细胞表达大量分子模式识别受体。来自共生生物的微生物抗原通过几种不同的途径触发并维持炎症反应,导致其功能状态从免疫耐受转变为活化和炎症,从而将幼稚T细胞分化为效应T细胞(Th1、Th17和Th2),和自然杀伤T细胞。肠上皮细胞也表达共刺激分子,使其能够作为抗原呈递细胞(APC)发挥作用,并进一步促进IBD中的效应T细胞应答(见图115.1)[120]。

3. 上皮屏障

肠上皮细胞是黏膜免疫系统的第一道防线。结肠细胞表达Ⅱ类主要组织相容性复合体抗原(MHC),可作为APCs发挥作用[121]。此外,它们还表达细胞因子受体、分泌各种细胞因子和趋化因子,并表达白细胞黏附分子[122-125]。因此,结肠上皮细胞的异常可能导致IBD的发生。UC患者结肠上皮更新率增加[126],其他上皮细胞异常包括:短链脂肪酸(尤其是丁酸盐)代谢减少、膜通透性异常[127]、结肠上皮产生的糖蛋白黏液成分的改变[128]。具体而言,UC患者的黏液层似乎比正常更薄[129]。在UC患者中,这些异常和其他异常可导致黏液层甚至上皮表面的黏附细菌数量增加[130-132]。上皮细胞在IBD发病机制中的作用,得到了结肠上皮破坏产生的结肠炎动物模型的进一步支持[133]。小肠还含有特殊的上皮细胞,称为帕内特细胞,其作为微生物密度的调节因子在先天性肠道防御中发挥重要作用,并通过产生抗微生物蛋白(如防御素)来保护附近的干细胞。防御素在体外对CD中的革兰氏阳性菌和革兰氏阴性菌具有广泛的活性。乳化剂破坏黏液层,这种乳化剂在西方和现在的全球饮食中普遍存在[134]或通过MUC2基因突变,可能会促进细菌移位,并与IBD有关(见图115.1)[135]。

4. 抗原识别和免疫调节

效应T细胞与APCs之间的相互作用,对IBD的发病机制至关重要(见图 115.1)。使炎症反应持续存在的抗原被 APC 摄取。蛋白酶体内抗原的降解导致在 MHC Ⅱ类背景下出现表位。MHC Ⅱ类和 T 细胞受体(CD3)之间的相互作用,导致巨噬细胞和 $CD4^{+}T$ 细胞之间的抗原特异性相互作用。该事件是必要的,但不足以激活 T 细胞。还需要第二个共刺激信号,因为 CD3 与 MHC Ⅱ类结合而没有共刺激信号,可能导致无反应性或细胞凋亡。重要的共刺激信号包括 TNF 与 TNF 受体、CD40 与 CD40 配体以及 B7 与 CD28 的结合[136,137]。

炎症通常通过一种称为免疫耐受的主动过程进行控制。共刺激信号的性质、APC 的类型和细胞因子环境影响 T 细胞向效应 T 细胞(参与有害免疫应答)和调节性 T 细胞(改善免疫应答)的分化。固有层中的树突状细胞主动采样肠腔内容物,并作为能够形成免疫反应的关键 APCs 发挥特别重要的作用[138]。

如前所述,p40 亚基是 IL-12 和 IL-23 所共有的,而 IL-12 和 IL-23 在形成表征 CD 的 Th1 和 Th17 反应中起关键作用。除 IL-23 之外,TGF-β 和 IL-16 的存在有助于幼稚 T 细胞分化为致病性 Th17 细胞[53]。活化的 APCs 通过产生 T 细胞生长因子 IL-2 和促炎细胞因子 IL-1 和 TNF 进一步塑造和放大免疫反应。在单核细胞中,关键的核转录因子是 NF-κB,它调节 IL-1、IL-6、IL-8、TNF 和其他炎症反应核心肽的转录[139]。

除了对肉芽肿的形成至关重要外,TNF 还可引起中性粒细胞活化,并与 IFN-γ 一起诱导 MHC Ⅱ类在肠上皮细胞上的表达。此外,TNF 和其他促炎细胞因子有助于肠血管系统内皮细胞上黏附分子的表达(见图 115.1)。

5. 免疫细胞向肠黏膜归巢

黏附分子的表达对于增强免疫应答至关重要。白细胞表面的黏附分子及其固有层小静脉内皮上的配体在协调的多步骤过程中相互作用,每一步都会使炎性细胞进入黏膜[140]。第一,白细胞表面的选择素与内皮之间的弱相互作用导致白细胞沿着内皮滚动。第二,在趋化因子(如 IL-8)存在的情况下,白细胞表面发生活化,整合素在白细胞表面表达。第三,白细胞整合素与内皮表面的免疫球蛋白样细胞黏附分子(CAM)之间的相互作用,导致细胞扩散和外溢[141]。组织特异性 CAM 的存在赋予了特异性。整合素 α4β7 和 αEβ7 在 IBD 中具有特殊的重要性,因为相应的配体(黏膜地址素 CAM 和 E-钙黏蛋白)具有肠道特异性。黏膜地址素 CAM 组成性表达于固有层小静脉内皮上,而肠淋巴细胞上的 αEβ7 与肠上皮上的 E-钙黏蛋白结合允许上皮内淋巴细胞的定位。具体来说,淋巴细胞在树突状细胞激活过程中印记着运输程序。位于派尔集合淋巴结或小肠引流淋巴结中的树突状细胞可代谢维生素 A 生成维甲酸,并诱导 T 淋巴细胞和 B 淋巴细胞上 α4β7 整合素和 CCR9 的表达[140]。MAdCAM-1 或其配体 α4β7(如 vedolizumab)和异二聚体整合素 β7 亚基(如 etrolizumab)的抗体可阻止淋巴细胞募集,降低结肠炎症的严重程度,并且在 IBD 临床研究中显示有效(见第 116 章,见图 115.1)[141]。

三、病理特征

(一) 克罗恩病

局限性肠道炎症是克罗恩病(CD)的标志性病理学特征。这种局灶性炎症趋势在局灶性隐窝炎症、明显慢性炎症的局灶区域、在很少或没有慢性炎症背景下存在阿弗他溃疡以及受累肠段与未受累肠段的散在分布明显。即使在单个活检标本中,也可以看到炎症程度的明显可变性[142]。

1. 阿弗他溃疡

CD 最早的特征性病变是阿弗他溃疡。黏膜中的这些浅表破损是非常微小的,大小从几乎看不见到 3mm 不等,周围有红晕。在小肠中,阿弗他溃疡最常见于淋巴聚集处,并破坏其上覆盖的 M 细胞。CD 阿弗他溃疡通常发生在正常黏膜,尽管在周围小肠黏膜中可观察到绒毛变钝。阿弗他溃疡代表免疫激活的局灶区域。M 细胞和低层的淋巴聚集处是抗原取样和呈递的主要位置,人类白细胞 DR 抗原(HLA-DR)在阿弗他溃疡的滤泡相关上皮上强表达[143]。接触肠腔内容物是 CD 发生阿弗他溃疡的关键因素。通过回肠造口术不再与粪流接触的肠内阿弗他溃疡可愈合,而重建肠道连续性会导致其复发[144],这些观察结果为肠腔内因素在 CD 早期发病机制中的作用提供了有力证据。

2. 肉芽肿

具有高度 CD 特征的肉芽肿(图 115.4)的存在,既不是 CD 所特有的,也不是在具有 CD 其他特征的患者中普遍公认的[145]。非干酪样肉芽肿,如阿弗他溃疡被认为是早期发现。CD 中肉芽肿患病率的估计值差异很大,范围从 9%~66% 不等[146,147]。能否发现肉芽肿在一定程度上取决于寻找它的困难程度和有多少组织可供检查的问题,取样的组织越多、标本越大、组织病理学检查的水平越高,就越有可能发现肉芽肿。

肉芽肿可见于受累和未受累的肠、肠的任何层和肠系膜淋巴结。肉芽肿也可见于胃肠道外(如皮肤、眼睛和肝脏),

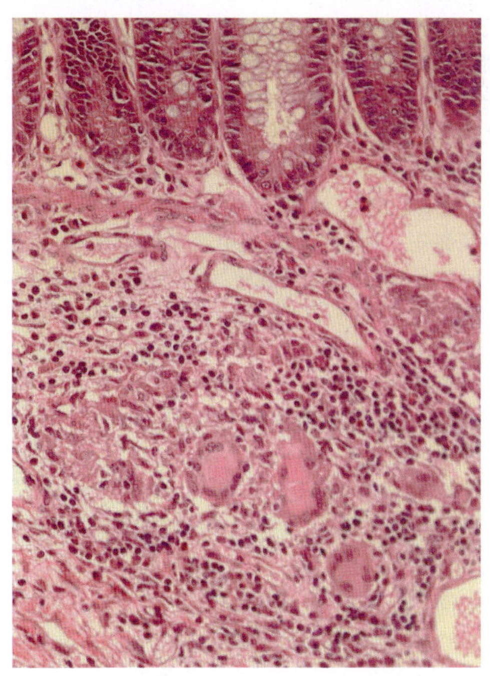

图 115.4　在内镜活检标本中发现的典型 CD 肉芽肿的显微照片。请注意松散形成的细胞集合,包括多核巨细胞(不总能观察到)和单核细胞,包括 T 细胞和上皮样巨噬细胞。未观察到中心干酪样变。(Courtesy Dr. Gregory Lauwers, Boston, MA.)

尽管肠外肉芽肿罕见，但在剖腹手术时，它们偶尔可被认为是肠浆膜表面上的粟粒样结节。CD的肉芽肿呈结节病样，由上皮样组织细胞集合和其他炎性细胞混合物组成，包括淋巴细胞和嗜酸性粒细胞，偶见巨细胞。肉芽肿通常是稀疏的、分散的并且形成不佳。与结核的肉芽肿相反，中心坏死很少或没有，抗酸染色和分枝杆菌培养呈阴性。将CD的肉芽肿与可能和隐窝破裂相关的肉芽肿区分开来也很重要，隐窝破裂通常位于隐窝底部，代表对损伤杯状细胞释放的黏蛋白的反应，这些可能在UC和其他疾病中发现[145]。

3. 后期病理学所见

肠切除标本可能显示局部结构变形的病灶，不伴有慢性炎症，这一观察结果表明早期浅表性病变(如阿弗他溃疡)可能是一过性和可逆性的。然而，当疾病转为慢性时，阿弗他溃疡可融合成较大的呈星状外观的溃疡。当多个溃疡纵向融合时，可形成线状或匍行性溃疡。当线性溃疡和横向溃疡相交，且溃疡网络围绕相对正常的黏膜区域并伴有明显的黏膜下水肿时，CD的典型鹅卵石样外观就会出现。溃疡也可以向下延伸至固有肌层。

普遍的概括是CD的肠道炎症是一种透壁过程，与UC更为表浅的炎症截然不同。然而，在浅表内镜活检标本上不能认识到炎症的透壁性，而在手术切除的标本中，炎症往往是局灶性的。观察到透壁性受累不如黏膜和黏膜下层病变常见，但在观察到透壁性病变的程度上，与CD诊断高度一致。致密的淋巴聚集可使黏膜下层增宽。有时在固有肌层外也可观察到淋巴聚集。即使没有看到肉芽肿，黏膜下层和固有肌层外部存在淋巴聚集也是CD的可靠标志。偶尔可在固有肌层内观察到淋巴聚集，最常见于肌间神经丛附近。

大溃疡、窦道、瘘管和狭窄是CD的晚期特征。窦道和瘘管代表裂隙的延伸，窦道盲端，瘘管进入上皮内衬的脏器，如肠、皮肤、膀胱或阴道。在钡剂检查中很容易识别壁内窦道。随着炎症波及浆膜，可发生浆膜炎，导致受累肠与小肠、结肠或其他邻近器官的肠袢粘连。由于炎症过程和粘连的长期性，游离穿孔远不如有壁或包裹性腹腔内脓肿常见。裂隙和瘘管内衬中性粒细胞，周围有组织细胞和单核细胞浸润，也经常观察到部分上皮化，可能反映了不完全愈合。

纤维化是CD透壁性炎症的另一个体现。纤维化可能表现为肠壁不规则增厚，以及黏膜肌层肥厚，可能导致狭窄发生。TGF-β在炎症存在的情况下局部释放，是一种对恢复和愈合至关重要的细胞因子。然而在CD中，TGF-β可能是一把"双刃剑"。从固有层分离的成纤维细胞在TGF-β1的作用下主要产生Ⅲ型胶原，在CD的炎症组织中，在该细胞因子的作用下产生了大量的Ⅲ型胶原[148]。因此，一种被认为对愈合过程至关重要的细胞因子也与CD的纤维化形成有关。

4. 其他表现

在解剖层面上，CD最具特征性的表现之一是脂肪包裹或爬行脂肪的存在，该术语是指肠系膜脂肪边缘在肠浆膜表面。长期以来，外科医生一直将脂肪包裹作为病变组织存在可靠指标。肠系膜脂肪组织肥大和脂肪包裹在病程早期剖腹手术或腹腔镜检查时被发现。在局部，脂肪包裹与潜在的急性或慢性炎症以及淋巴聚集形式的透壁性炎症存在相关。有趣的是，内脏脂肪与皮下脂肪比值增加的患者，发生复杂疾病行为的风险显著增加[149]。过氧化物酶体增殖物激活受体(PPAR)γ(一种调节脂肪组织稳态的关键介质)在CD患者组织中的表达显著增加[150]。反过来，脂肪细胞可能通过产生TNF和其他炎症介质参与CD的炎症过程。

在显微镜下，在回肠末端发现幽门化生，通常是对十二指肠中发现的消化性溃疡疾病的反应，提示CD的诊断。对幽门化生区域的仔细描述免疫病理学显示存在溃疡相关细胞谱系。芽样腺体结构出现在溃疡区域附近，其区别在于新生腺体的腺泡细胞中产生表皮生长因子(EGF)，以及肠道内衬的浅表细胞中产生三叶蛋白。反过来，EGF和三叶蛋白可促进邻近黏膜溃疡的上皮恢复。

(二) 溃疡性结肠炎

肉眼观察发现，溃疡性结肠炎(UC)患者的黏膜在轻型疾病中表现为充血、水肿和颗粒状。随着疾病的进展，黏膜出血，可见点状溃疡。这些溃疡可扩大并延伸至固有层。它们通常形状不规则、边缘突出，也可沿结肠带呈线状。反复发作的上皮再生导致假息肉形成，这是长期UC的典型特征，但也可能在急性疾病中迅速发展(图115.5)。长期UC的另一个特征是结肠黏膜萎缩和无特征，这与结肠缩短和狭窄相关。重度UC患者可发生结肠急性扩张，其特征还表现为肠壁薄和黏膜严重溃疡，仅残留小碎片状或岛状黏膜。结肠穿孔时，结肠浆膜表面可见纤维蛋白脓性渗出物[151]。

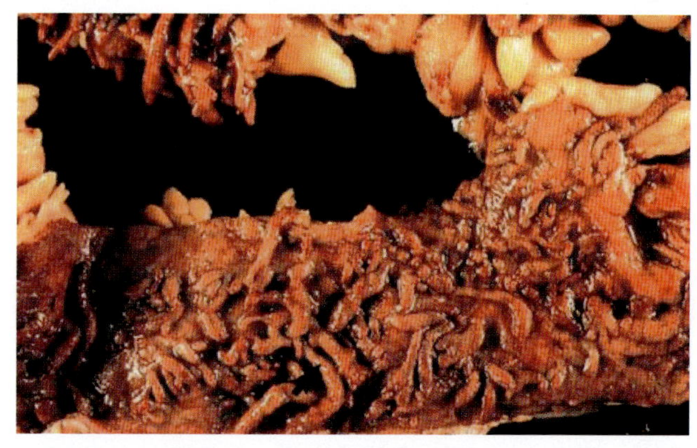

图115.5 一例重度UC患者切除的结肠手术标本，显示大量假息肉。假息肉最常见于UC，但也可见于CD、缺血和其他结肠溃疡性疾病。这些钝性或手指状病变是溃疡的副产物，渗入到黏膜下层，留下邻近再生黏膜的岛状。虽然结肠黏膜的干预区域有溃疡，但即使炎症减轻，黏膜已愈合，假息肉仍可持续存在。(Courtesy Feldman M, Boland CR, editors. Slide atlas of gastroenterology and hepatology. Philadelphia: Current Medicine; 1996.)

显微镜下，UC的早期表现为固有层水肿、毛细血管和小静脉充血，常有红细胞外渗。这些之后是中性粒细胞、淋巴细胞、浆细胞和巨噬细胞的急性炎性细胞浸润，通常伴有嗜酸性粒细胞和肥大细胞数量增加。结肠隐窝的中性粒细胞浸润引起隐窝炎，并最终导致隐窝脓肿，隐窝腔内有中性粒细胞聚集。中性粒细胞从血液循环迁移至固有层是对各种趋化因子的反应，包括结肠细菌的趋化肽、IL-8、活化补体、血小板活化因子和白三烯B4。隐窝炎与杯状细胞分泌黏液和上皮细胞更新增加有关。因此，急性炎性浸润导致杯状细胞黏蛋白耗竭、渗出物形成和上皮细胞坏死的特征性组织病理学结果。然而，这些组织学结果均不是UC所特有的[151]。

UC 的特征性炎症局限于黏膜，与 CD 的透壁性受累截然不同。炎症变化通常结束于黏膜肌层的管腔面。然而，随着炎症的增加，表面上皮细胞变得扁平，最终形成溃疡，如果溃疡较深，则可能逐渐受到破坏。在疾病的这个阶段，黏膜下层可能存在一些炎症和血管充血，溃疡可延伸至黏膜肌层。这种较深的受累可能与 CD 混淆，但通常表现为弥漫性，而不是 CD 特有的透壁性炎症的节段性破裂模式[151]。

在 UC 的愈合阶段，炎性浸润消退，并发生上皮再生。发生再生变化的上皮细胞变为立方形，细胞核大、核仁明显，这些特征可能与异型增生混淆。因此，在存在急性炎症的情况下，应谨慎诊断 UC 中的异型增生。因此，应尽可能在病情缓解期间，进行监测性结肠镜检查[152]。

慢性静止期 UC 的典型组织学特征是隐窝结构变形或腺体实际脱落（图 115.6）。结构变化包括腺体分枝或分叉（分成两半的）、腺体间广泛分离以及不向下延伸至黏膜肌层的缩短的腺体。结构改变是慢性静止期 UC 的一个显著特征，但一旦疾病轻度发作消退，组织学异常可在病程早期恢复正常[153]。慢性静止期 UC 的另一个特征是帕内特细胞化生，帕内特细胞位于肝曲的远端，正常情况下不存在。在 UC 中观察到的其他非特异性慢性变化包括神经元肥大和黏膜肌层纤维增生。慢性静止期疾病可存在不同程度的固有层急性或慢性炎症[151]。

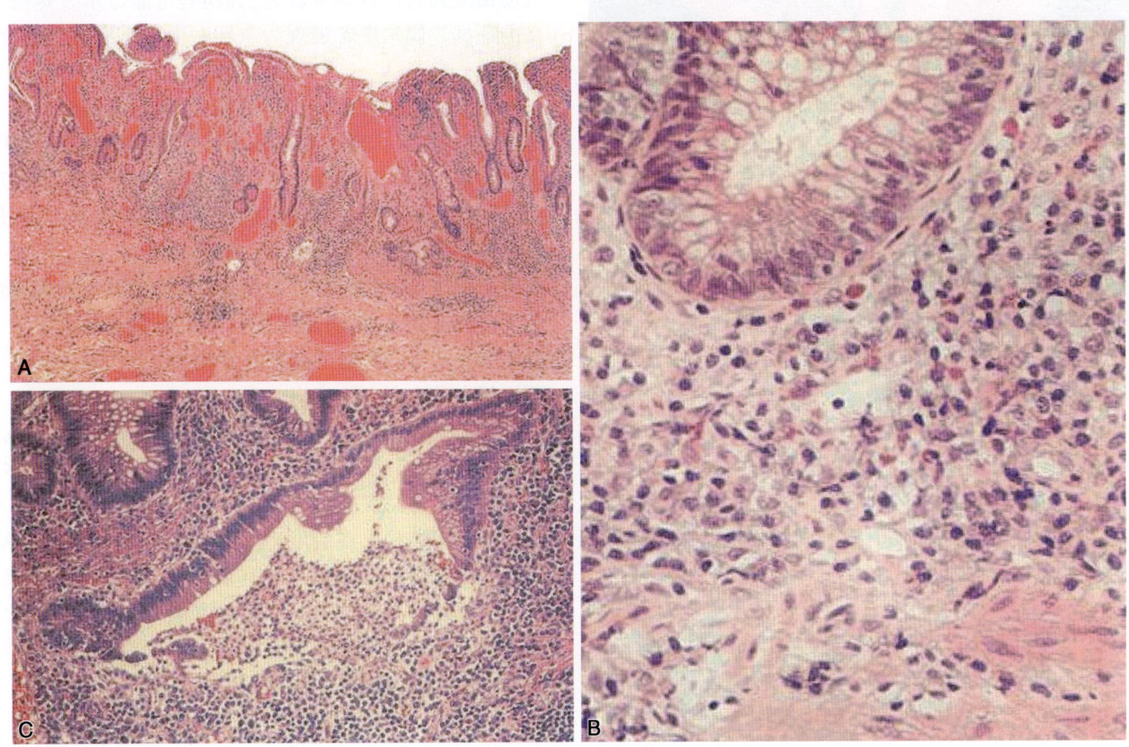

图 115.6　结肠活检标本的显微照片显示 UC 的组织学。A，存在固有层弥漫性慢性炎症和隐窝变形。这些特征对于鉴别 UC 和急性自限性结肠炎非常重要。B，单个变形的结肠隐窝的底部。隐窝和黏膜肌层之间可见大量浆细胞，这是帮助区分急性和慢性结肠炎的另一个重要发现。C，单个隐窝脓肿。这种变形的隐窝底部被多形核中性粒细胞聚集破坏。该结果并非 UC 所特有，可能见于 CD 和其他类型结肠炎。（Courtesy Feldman M，Boland CR，editors. Slide atlas of gastroenterology and hepatology. Philadelphia：Current Medicine；1996.）

上述大多数病理学结果并非 UC 的特征。反映慢性的特征，因此不支持感染性或急性自限性结肠炎的诊断，包括隐窝结构变形、隐窝萎缩、隐窝间间距增加至<6 个隐窝/mm、黏膜表面不规则、基底淋巴聚集和慢性炎性浸润[154]。炎症的组织学严重程度不一定与 UC 患者的临床疾病活动相关，尽管组织学显示有明显的炎症，但患者可能相对无症状。

四、临床特征

（一）疾病部位

在初次就诊时，约 45% 的 UC 患者的病变仅限于直肠乙状结肠，35% 的 UC 患者的病变范围超过乙状结肠但不累及整个结肠，20% 的患者患有全结肠炎[155]。该疾病通常在远端最严重，在近端逐渐减轻。与 CD 相反，连续和对称受累是 UC 的标志（图 115.7），结肠病变段与非病变段之间有急剧转变。这条一般规则也有例外。首先，药物治疗可导致保留区域（例如，局部灌肠治疗可使直肠和乙状结肠远端黏膜几乎完全愈合）。其次，高达 75% 的左侧 UC 患者结肠有阑尾周围炎症和盲肠斑片状炎症[156]，类似于 CD 的跳跃式特征。此外，UC 可能与"倒灌性"回肠炎相关，这可在全结肠炎或原发性硬化性胆管炎（PSC）患者中观察到[157,158]。这些保留直肠的跳跃性病变模式和倒灌性回肠炎可导致 CD 的误诊。

CD 好发于远端小肠和近端结肠。1/3 至 1/2 的 CD 患者患有累及回肠和结肠的疾病。1/3 患者的疾病局限于小肠，主要是回肠末端，孤立性结肠疾病的患者可能会越来越多[159,160]。孤立性空肠受累罕见，食管、胃或十二指肠肉眼可见的受累也很罕见，几乎总是与远端小肠或结肠的疾病有关。

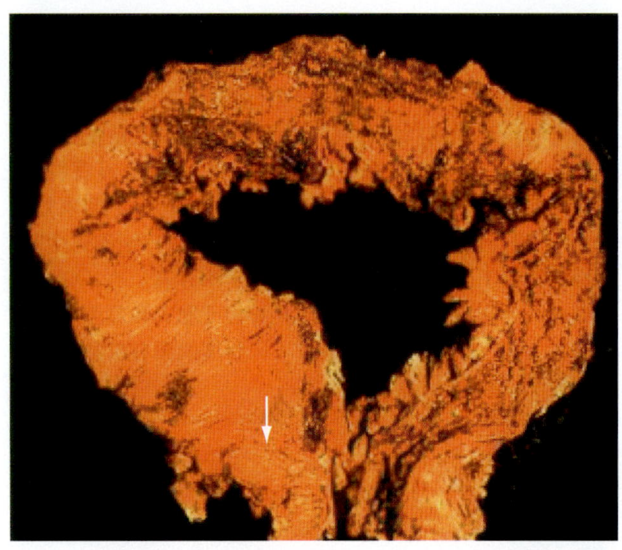

图 115.7 来自 UC 患者的全结肠切除术标本。结肠显示弥漫性黏膜炎症,从直肠向近端延伸未中断至横结肠。回肠末端和盲肠(箭)的黏膜正常。远端黏膜呈红斑且易碎,有许多溃疡、糜烂和假息肉。(Courtesy Feldman M,Boland CR,eds. Slide atlas of gastroenterology and hepatology. Philadelphia:Current Medicine;1996.)

在 CD 患者的胃活检标本中可以看到局灶性增强的急性和慢性炎症,无论伴或不伴胃部严重受累[161]。局灶性增强的胃炎表现为淋巴细胞伴巨噬细胞微聚集,通常在非炎症黏膜和不存在幽门螺杆菌的情况下观察到[162]。疾病的不连续性使疾病部位可能发生许多变化,导致临床表现存在相当大的差异。这种疾病通常局限于发病的部位,但解剖定位可能会随着时间的推移而变化。一般而言,这涉及胃肠道的其他部分,使疾病可能影响任何区域。

(二) 临床特点

CD 和 UC 的表现可能很微妙,并且差异很大。导致这种变异性的因素包括;疾病部位、炎症强度,以及是否存在特定的肠道和肠外并发症。与 UC 患者相比,CD 患者的腹痛更为常见和持久。疼痛可归因于炎症、脓肿或梗阻,可能是间歇性疼痛和绞痛,也可能是持续性和严重的疼痛。UC 患者的常见症状包括排便急迫感、直肠出血、腹泻、黏液便、里急后重和腹痛。在更严重的病例中,发热和体重减轻可能是突出的。症状的复杂程度往往因病变范围而异[163]。直肠炎患者通常有里急后重、排便急迫感,以及经直肠排出黏液和血液的局部症状,而广泛性结肠炎患者通常更多的是腹泻、体重减轻、发热、临床显著失血和腹痛。一般而言,症状的严重程度与疾病的严重程度相关,然而,在无症状患者的结肠镜检查中可能会发现活动性疾病。

一些患者的症状轻微且长期存在或是不典型的。这些患者很有可能经历超过 1 年的诊断延迟。CD 患者的平均诊断时间比 UC 患者长,多达 25% 的患者从症状出现起延迟诊断超过 2 年[164]。由于诊断方法的改进,以及对该疾病认识的提高,最近的系列研究描述了典型的不 1 年到延迟[159]。前驱期在 CD 中很常见,但在 UC 中并不常见。这一时期可能会导致诊断延迟,之前诊断为 IBS 和出现症状时年龄较大也是如[165]。偶尔放射学和内镜检查结果是微妙的,排除了明确的诊断,即使在有典型症状的患者中也是如此。全身症状(尤其是体重减轻和发热)或儿童生长障碍可能是突出症状,偶尔也是 CD 的唯一表现特征。

1. 不同部位克罗恩病(CD)的典型表现

在 CD 中,回肠炎症通常伴有盲肠受累,可能隐匿表现。一些患者出现小肠梗阻(SBO),可能是由于难以消化的食物(如生蔬菜或水果等)的嵌塞所致。多年的亚临床炎症可发展为纤维性狭窄,随后出现间歇性绞痛,有时伴有恶心和呕吐。体格检查可发现右下腹部饱胀或触及压痛性包块,在梗阻发作期间可能更为突出,反映了增厚肠管缠结成环,一般为回肠。疾病中具有活动性炎症成分的患者最常表现为厌食、大便稀或频繁以及体重减轻,其检查可能显示发热或营养不良的证据。偶尔患者表现为急性右下腹疼痛,回肠炎酷似阑尾炎。

结肠病变主要累及右半结肠,也可向远端延伸累及大部分或全部结肠(广泛或全结肠炎)。在克罗恩结肠炎患者中,里急后重比 UC 患者少见,因为直肠不常受累或炎症可能不如其他结肠段严重。结肠疾病最典型的症状是腹泻,偶尔有明显的便血。失血并不像 UC 那样常见,但在克罗恩结肠炎中可能很严重。腹泻的严重程度往往与结肠炎的范围和炎症的严重程度相关,其表现可能从排便习惯的轻微改变到暴发性结肠炎不等。腹痛的程度通常比 UC 更严重。体重减轻和不适等全身表现更为突出。

肛周疾病是 CD 的另一种常见表现。在多达 24% 的 CD 患者中,肛周疾病先于肠道表现,平均前置时间为 4 年[166]。然而最常见的情况是,肛周疾病与肠腔疾病症状同时发生或在肠腔疾病症状出现后发生。肛周疾病可分为皮肤病变、肛管病变和肛周瘘。皮肤病变包括浸渍、表浅溃疡、脓肿和皮赘。皮赘通常有 2 种类型:1 型("象耳")的特征是柔软、无触痛、可能非常大,并且通常与基础肛门病变无关;2 型通常由已愈合的肛裂、溃疡或痔疮引起,通常是水肿的、坚硬的和有触痛的[167]。肛管病变包括肛裂、溃疡和狭窄。CD 肛裂的位置往往比一般的发生在中线的特发性肛裂更偏心(见第 129 章)。在大多数情况下,肛门狭窄是没有症状的,但会出现疼痛和偶尔的梗阻,尤其是在排便过程中粪便黏稠度(硬度)增加的情况下。较深层的脓肿可继发于瘘管,特别是内口位于直肠高位时[168]。

2. 不同部位克罗恩病(CD)的异常表现

上消化道 CD 在无十二指肠悬韧带(Treitz 韧带、十二指肠悬韧带)以外疾病的情况下并不常见。大约 1/3 的近端小肠(即空肠)CD 患者在诊断时没有远端小肠(即回肠末端)CD 的证据,但几乎所有患者最终都会发展为远端疾病。近端 CD 患者在诊断时往往更年轻,更常表现为腹痛和不适,他们接受手术的频率并不比单纯患有下消化道疾病的患者高,但切除的肠道长度往往更长[161]。

胃十二指肠 CD 表现为 Hp 阴性的消化性溃疡(PUD),以消化不良或上腹痛为主要症状。当由于狭窄形成或水肿发生流出道梗阻时,早饱、恶心、呕吐和体重减轻可能占主导地位。

食管 CD 罕见,发生率低于 2%。出现的症状包括吞咽困难、吞咽痛、胸骨后胸痛和胃灼热,这些症状可能是进行性的,可导致严重的体重减轻。食管狭窄甚至食管支气管瘘可使病程复杂化[161]。

仅局限于空肠和回肠的 CD 是不常见的，可能无法与缺血性空肠炎（见第 118 章）或溃疡性空肠炎（一种通常使长期乳糜泻复杂化的独特疾病）相鉴别（见第 107 和 119 章）。经常发生弗兰克吸收不良和脂肪泻。如果该疾病仅局限于短肠段或具有与 CD 一致的特征，则应根据 CD 的推定诊断进行初始治疗。

围绕阑尾 CD 的诊断仍存在争议。当特发性肉芽肿性炎症累及阑尾时，其表现通常与急性阑尾炎相似，偶尔也会出现阑尾周围脓肿。这种情况罕见，如肠道其他部位没有病变则预示预后良好，术后复发率低至 6%[169]。

（三）克罗恩病的疾病表现

临床观察表明，CD 的疾病表现大致可分为 2 类：侵袭性瘘管性疾病和慢性无痛性狭窄性疾病。CD 第 3 个亚型在长期观察中似乎没有出现这两种疾病表现，而且，这些区别并不总是清晰的。瘘管和狭窄均可同时发生在同一患者身上，例如在回肠末端狭窄后出现瘘管的患者，或在不同时间发生的[170]。

遗传因素可能决定疾病表现，*NOD2* 变异与狭窄或瘘管性疾病相关，从而增加了手术风险[171]。此外，对微生物抗原和碳水化合物的血清学抗体反应与某些疾病表型相关[172-174]。具体而言，抗酿酒酵母抗体（ASCA）的存在与小肠疾病相关［ASCA 是一种针对甘露聚糖（面包酵母细胞壁的成分）的抗聚糖抗体］；抗鞭毛蛋白（抗 CBir 1）的鉴定与内部穿透和狭窄病变相关；抗大肠埃希菌外膜孔蛋白 C（抗 Omp C）可预测内部穿孔。当 CD 患者存在核周抗中性粒细胞胞浆抗体（pANCA）时，其表型常为炎症性“UC 样”CD。

1. 瘘管和脓肿

瘘管形成是 CD 透壁性导致的常见表现。免疫激活触发多种蛋白酶和基质金属蛋白酶的释放，这些蛋白酶和基质金属蛋白酶可直接导致组织破坏、窦道形成。并最终穿透进入邻近组织。肛周瘘管很常见，估计有 15%～35% 的患者发生（图 115.8）。当瘘管起源于肛门腺时，最常见的结果是形成低位肛周瘘管。此类瘘管一般症状轻微，仅需局部治疗即可解决。令人惊讶的是，并非所有的肛周瘘管都发生在活动性直肠炎症的情况下。在某些情况下，肛周瘘管形成可能是广泛的，形成一个通道网络并延伸到多个开口，这些开口不仅包括肛周区域，还包括阴唇或阴囊、臀部或大腿[168]。

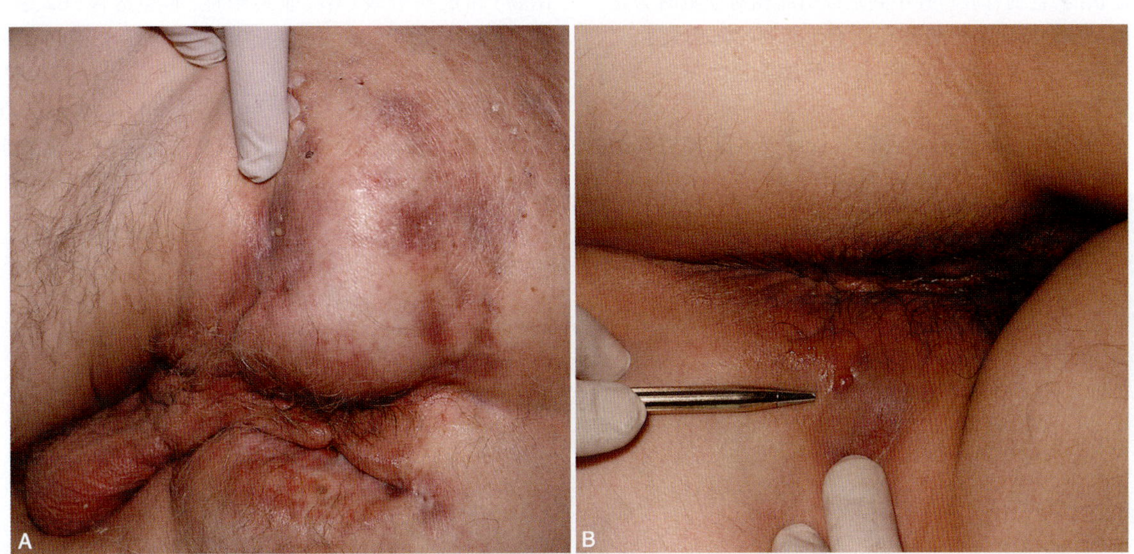

图 115.8　CD 患者的肛周瘘管。A，一例 CD 男性患者的多发性复杂瘘管。有几处活动性瘘管正在引流。阴囊、肛周皮肤和臀部因瘘管和脓肿愈合而变色和变硬。B，CD 女性患者的单纯性瘘管。瘘管周围的紫色变色是由于脓肿通过瘘管自发引流引起的。（Courtesy Dr. Lawrence J. Brandt，Bronx，New York.）

从胃肠道的一段到另一段的瘘管也很常见。小肠-小肠瘘，小肠-结肠瘘和结肠-结肠瘘通常是无症状的。更罕见的是，结肠病变穿透正常的十二指肠或胃，分别形成结肠-十二指肠瘘或结肠-胃瘘。症状可能是双向的，因此受累患者可能会因小肠细菌过度生长（SIBO）而出现不洁的呕吐或腹泻，或者来自胃的未消化食物可能进入结肠的粪便中。如果瘘管从回肠末端向后延伸至腹膜后，随后发生的蜂窝织炎可能会压迫输尿管（通常是右侧输尿管）导致非结石性肾盂积水，此类患者通常表为大腿疼痛或跛行步态。更深的穿透会产生典型的腰大肌脓肿，但幸运的是罕见。受累患者通常表现为右腰部不适、发热和与输尿管受压迫患者相似的步态。在患者仰卧位时，当检查者用手抬起患者右大腿时感觉到疼痛，或者在患者左侧卧位时，当患者将右腿向后向臀部伸展时出现疼痛，则体格检查为腰大肌征阳性。阑尾炎患者也可出现右侧腰大肌阳性体征[175]。

从严重发炎的肛门或直肠穹窿向前（直肠阴道瘘）或从小肠穿透可发生阴道瘘。直肠阴道瘘往往发在子宫切除术后的女性中，可以直接延伸到相邻的阴道穹窿，而不会延伸至子宫。患者会出现污秽恶臭、持续性的阴道分泌物，偶尔经阴道会排出气体或粪便。患者还可能主诉性交困难或会阴疼痛。瘘管的阴道开口可能很难识别，但触诊可能引起阴道后壁压痛[176]。回肠末端病变引起的瘘管通常发生在回肠狭窄的情况下，背压和淤滞可能是造成这一过程的原因。小肠-膀胱瘘或结肠-膀胱瘘可表现为反复发作的多重细菌的尿路感染，或表现为明显的气尿和粪尿。众所周知,这些瘘管很难通过非手术方法治愈,尽管由此产生的膀胱炎可以通过抗生素控制[177]。前腹部的肠-皮瘘常发生在手术后,可能特别麻烦。CD 的一个典型表现是阑尾切除术后发生肠-皮瘘,据推测是阑尾炎。通常瘘管沿着解剖平面延伸到腹部表面[178]。

据估计,多达 1/4 的 CD 患者在其一生中的某个时间会出现腹腔内脓肿[179]。在大多数情况下,发炎的浆膜表面附着在清白的浆膜上,从而包裹了其他的游离穿孔。

另一种常见的情况是手术吻合部位周围出现穿孔并形成脓肿。腹腔内脓肿的典型表现是高烧和局部腹部压痛或局限性腹膜刺激体征。不幸的是,许多穿孔或脓肿风险最高的患者也在使用糖皮质激素,众所周知,糖皮质激素可抑制腹膜刺激体征和发热,并掩盖感染的表现,因此必须保持高度警惕。如发生游离穿孔和腹膜炎时,会危及生命。

2. 狭窄

狭窄是 CD 的另一种特征性并发症。狭窄代表长期炎症,可发生在炎症活跃的胃肠道的任何部位。并非所有炎症性疾病患者都会发生狭窄,但在因狭窄而接受肠切除术的患者中,狭窄很可能复发,最常见的部位是吻合口。这些观察结果表明,其他未识别的因素在狭窄的形成中起作用。狭窄一般是无症状的,直到管腔口径小到足以引起相对梗阻时为止,小肠梗阻(SBO)长狭窄的管腔直径大于短狭窄的管腔直径。症状包括绞痛、餐后腹痛和腹胀,有时可能会很严重,一般最终导致完全梗阻[180]。

然而,并非所有的梗阻表现都是由纤维性狭窄引起的。在宽间隔的肠袢中,明显狭窄肠段的典型放射学"线样征"(图 115.9)是与活动性炎症相关的痉挛和水肿的结果,而不是纤维性狭窄。典型的线样征在给予胰高血糖素后一过性消退,胰高血糖素可缓解平滑肌痉挛。

除了明确的抗炎治疗反应或检查手术标本外,临床医生可能会发现很难区分纤维性狭窄和炎症性狭窄。包括 MR 肠道造影、CT 肠道造影和对比增强 US 在内的影像学检查方法,改善了炎症性狭窄和纤维性狭窄之间的区别[181,182]。然而,所有的狭窄都应受到怀疑,并且需要积极地进行狭窄的活组织检查,因为有些狭窄可能隐藏着癌症。

(四) 疾病分类

IBD 临床研究的一个主要需求是能够定义具有独特(如果不是唯一)特征的亚组患者。定义这些亚组的能力可能为新疗法的研究和遗传学研究增加巨大的力量。然而,鉴于人口统计学、解剖学和疾病行为特征的广泛异质性,将众多可能的表型提炼为更简单定义的类别,是一项艰巨的任务。

CD 的蒙特利尔分类(Montreal classification)是一个拟议方案,其中包括患者诊断时的年龄(A1,16 岁以下;A2,17~40 岁;A3,40 岁以上)、疾病部位(L1,回肠;L2,结肠;L3,回结肠)和疾病表现(B1,非狭窄性,非穿透性;B2,狭窄性;B3,穿透性)[183]。此外,疾病部位可针对上尿路疾病部位(L4)进行调整,疾病表现可针对肛周疾病进行调整(p)。UC 疾病部位的蒙特利尔分类按直肠炎(E1,仅限于直肠)、左侧结肠炎(E2,一直到脾曲)和全结肠炎(E3,延长至脾曲

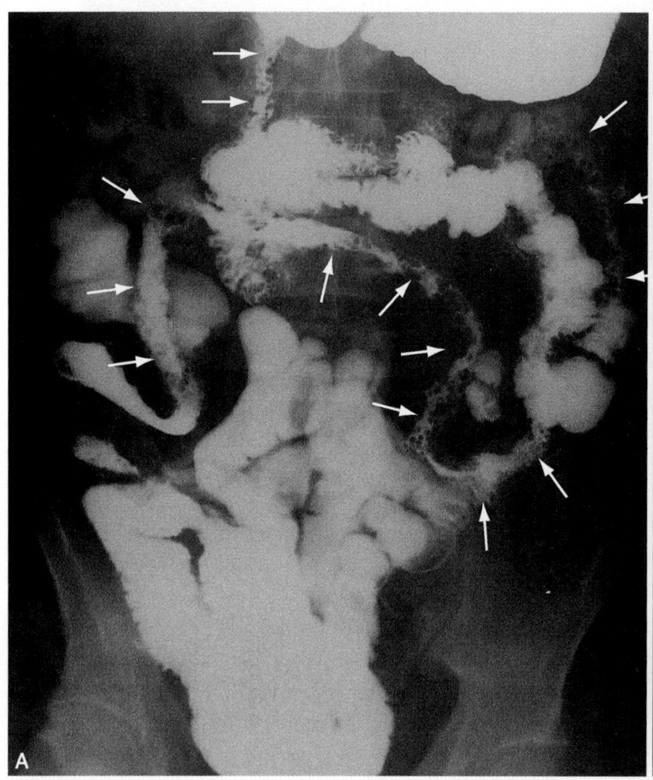

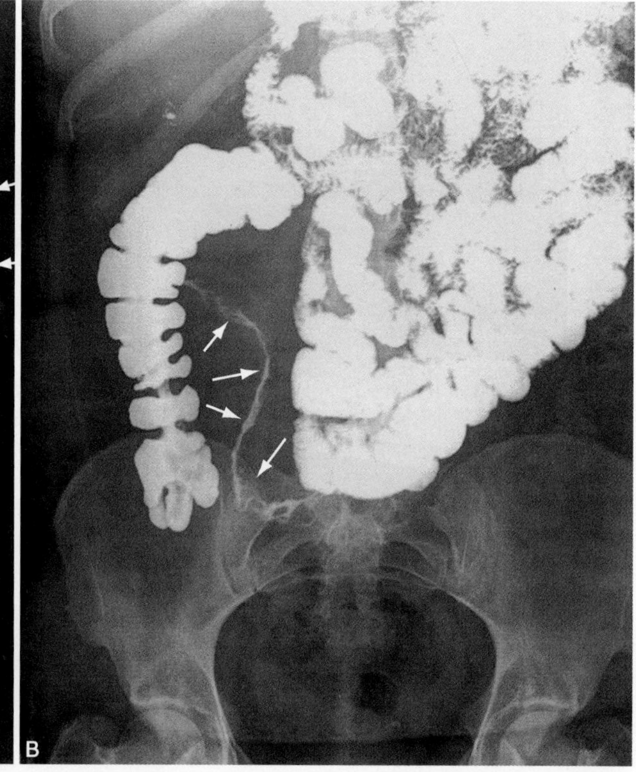

图 115.9　CD 患者的上消化道造影(UGIS)和小肠随访的胶片。A,多个小肠狭窄区域很明显(箭),具有典型的黏膜鹅卵石样外观。还应注意肠袢的分离。B,小肠随访,显示右下腹(RLQ)中的线样征。在肠袢间隔较宽的肠段中,肠段明显狭窄的典型放射学线样征(箭),是与活动性炎症伴痉挛和水肿的结果,而不是纤维性狭窄。因此,给予胰高血糖素后,典型线样征一过性消退,胰高血糖素可缓解平滑肌痉挛。(Courtesy Dr. Jack Wittenberg, Boston, MA)

以外)进行分类[183]。越来越多的其他相关特征,如血清学标志物和遗传学特征,可用于预测这种异质性疾病结局的预后价值[184]。

(五) 常见症状和体征的病理生理学

1. 便血

便血在 UC 中很常见,其特征由疾病的分布决定。溃疡性直肠炎患者通常主诉排出新鲜血液,血液或与粪便分开,或附着于正常或硬粪便表面[185],这种症状常被误认为是痔疮出血。然而与痔疮出血不同的是,溃疡性直肠炎患者经常排出血液和黏液的混合物,甚至可能大便失禁。溃疡性直肠炎患者也常主诉里急后重和紧迫感,频繁而急迫地需要排便,但仅排出少量无粪质的血液和黏液。当病变延伸至直肠近端时,血液通常与粪便混合或可能出现严重的血性腹泻。当疾病活动严重时,患者通常会排出含有血液、脓液和粪便物质的液体粪便。除非患者有严重的疾病,否则排出血凝块是不寻常的,并提示其他诊断,如肿瘤。足以引起腹泻的活动性 UC 几乎总是与肉眼可见的血液相关。如果不存在可见的血液,则需要质疑诊断。与 UC 相比,直肠大出血不太常见,急性出血也很罕见,虽然在 CD 中发生时很严重。

2. 腹泻

腹泻是 IBD 患者最常见的主诉。

大多数活动性疾病患者主诉频繁排稀便或液状便,并可能有夜间腹泻。大便紧迫感、排便不尽感和大便失禁也很常见,尤其是直肠严重发炎时。紧迫感往往导致多次上厕所,即使在没有腹泻的情况下也是如此,在这种情况下,往往也会排出大量黏液、血液和脓液。

在任何特定的 IBD 患者中,多种因素都可能导致腹泻:液体和电解质吸收和分泌的改变可降低粪便硬度;黏膜炎症引起的黏膜通透性增加,可导致蛋白质和液体渗出;前列腺素、生物胺、细胞因子、神经肽和活性氧代谢产物均有助于这些改变;在回肠功能障碍或切除的情况下,相对于膳食脂肪,肠腔内胆盐浓度失衡,可引起胆盐诱导的腹泻和脂肪泻(见第 104 章);小肠细菌过度生长(SIBO)可发生在肠狭窄后,导致吸收不良(见第 105 章);在慢性炎症的背景下,结肠动力紊乱也会导致腹泻。5-氨基水杨酸(5-ASA)制剂可在 3% 的病例中诱导腹泻反常增加,通常是水杨酸盐敏感性的结果;该不良反应常被误解为对 5-ASA 药物无反应。紧迫感和里急后重是直肠发炎时的常见症状,是由于受累直肠顺应性下降和发炎直肠的储存能力丧失所致[186]。如果炎症严重,其紧迫感可能十分严重,导致大便失禁。

UC 患者并不是一定出现腹泻。高达 30% 的直肠炎或直肠乙状结肠炎患者主诉便秘和硬便[185]。结肠动力会因炎症而改变,并迅速通过发炎的结肠。对于左侧结肠病变,远端结肠传输很快,但近端传输实际减慢[187],这可能有助于解释远端结肠炎患者常见的便秘。

3. 腹痛

IBD 患者腹痛的原因可能是多因素的。黏膜炎症可直接引起疼痛,通常表现为痉挛性疼痛,黏膜炎症引起腹痛的病理生理学机制尚不十分清楚。尽管 IBD 中肠神经系统、炎症和免疫激活之间的关系相当复杂,但大量的研究为神经系统和 IBD 之间的联系提供了诱人的线索。当食物团块通过狭窄的肠道时,可刺激肠壁中的牵张感受器引起腹痛甚至呕吐。CD 患者肠内肌间神经丛神经节的大小和数量增加,可能提示神经功能障碍。P 物质结合可参与疼痛的表达,在 CD 的淋巴滤泡周围、微血管系统和肠神经元上,甚至在远离活动性炎症的位置,都发现了 P 物质受体数量增加。在发炎的黏膜中,P 物质与其受体的结合也增加了[188,189]。

腹痛也可能由 IBD 的肠道并发症引起,包括 CD 中的脓肿、梗阻以及 UC 中的结肠扩张。重要的是,腹痛也可由肾结石,胆石症和胰腺炎等肠外表现引起。

4. 体重减轻和营养不良

在 CD 患者中经常观察到体重减轻和营养不良,导致虚弱、易激惹、不适和易疲劳等常见症状。在儿童中,营养不良可表现为生长迟缓。即使在疾病长期缓解的患者中,也可能发现许多特定的营养缺乏,包括铁、叶酸、维生素 B_{12}、钙、镁、锌,尤其是在小肠疾病吸收不良的情况下,引起脂溶性维生素缺乏。造成这些缺陷的潜在促成因素很多,包括广泛性小肠疾病或肠切除患者的肠道吸收不足、炎症肠道渗出导致的蛋白质损失增加以及狭窄形成近端的 SIBO。一些特定药物可引起吸收问题,如糖皮质激素引起的钙吸收减少,考来烯胺引起的脂肪、脂溶性维生素和钙吸收不良,柳氮磺吡啶引起的叶酸吸收不良。

强烈炎症诱导的分解代谢状态可增加能量和蛋白质的需求量。除了疾病本身诱导的分解代谢外,未被识别的感染可能是一个主要的促成因素。通过小肠瘘或肠-结肠瘘旁路绕过小肠也会导致营养不良。然而,体重减轻最重要的因素是经口摄入不足。最常见的是,由于餐后腹痛或腹泻导致的进餐恐惧症(即所谓的畏食)引起的摄入量不足。在社交场合这种担忧可能会加剧,并可能导致患者对外出就餐缺乏兴趣。

摄入量偶尔减少,可能是医生或患者为了控制症状而实施的不必要的限制性饮食的结果。然而,与疾病负担不成比例的体重减轻,应该引起对隐匿性恶性肿瘤的怀疑。厌食、恶心和呕吐也会导致体重减轻和营养不良。与 CD 的其他症状一样,可能有多种机制起作用。TNF 最初被发现是一种能够诱导恶性肿瘤和败血症患者恶病质的细胞因子。事实上,CD 重症患者的血清 TNF 水平可能高到足以导致厌食症。固体食物的胃排空延迟可能是 CD 患者消化不良的一个致病因素,即使疾病处于非活动期[190,191]。最后,用于治疗该疾病的药物也可能引起厌食、恶心或呕吐,包括甲硝唑、柳氮磺吡啶、6-巯基嘌呤(6-MP)、硫唑嘌呤(AZA)和甲氨蝶呤(MTX)。

5. 发热

与活动性 CD 和 UC 相关的发热通常为低热,偶尔是主诉,尤其是在儿童中,促炎性细胞因子(包括 IL-1、IL-6 和 TNF)的产生增加可能起作用。当出现高烧或持续发热时,临床医生应考虑感染性病因,并根据临床表现进行适当的评价,包括评估脓肿的影像学检查、培养和病毒感染(如 CMV)的评估。这种发热模式很少是 CD 或 UC 单独活动的表现,而没有叠加疾病甚至脓肿形成。

6. 贫血

贫血见于 1/3 的 CD 患者,主要是由于失血引起的铁缺乏。大细胞性贫血可由回肠病变或肠切除后引起的维生素 B_{12} 缺乏、SIBO 或较少见的由近端小肠病变或柳氮磺吡啶治疗引起的叶酸缺乏所致。IFN-γ、TNF 或 IL-1 的过度产生可抑制促红细胞生成素的产生，导致对补铁抵抗的贫血[192]。

局限性远端溃疡性直肠炎患者经常在粪便中排出肉眼可见的血液，但失血量一般较少，且贫血（如果存在）为轻度。患有活动性广泛性病变或重度远端 UC 患者通常存在实验室检查异常。血液学变化（包括贫血、白细胞增多和血小板增多）反映了活动性疾病。相比之下，静止期 UC 患者通常没有实验室检查异常。慢性失血可导致缺铁性贫血。贫血也可能继发于慢性炎症或药物（包括 AZA、6-MP 和柳氮磺吡啶）引起的骨髓抑制。

（六）肠外表现

根据定义，据估计 6%～25% 的 IBD 患者存在肠外表现（EIM）[193-195]。其中许多肠外表现是 CD 和 UC 共有的，但也发生在其他慢性炎症性疾病中。在大样本系列研究中，发现肠外表现在 CD 患者中的发生率高于 UC 患者，且在结肠受累患者中的发生率高于无结肠炎症的患者。1/4 的受累患者有一种以上的肠外表现[196]。一些肠外表现是肠道病变的直接结果（例如，草酸盐吸收不良导致的肾结石）。在炎症性皮肤黏膜、关节和眼部 EIM 的情况下，发病机制是肠内激活的单核细胞流入，但异常地返回到相关的受累肠外器官。IBD 中观察到 EIM 概述见表 115.2[197,198]。

1. 肌肉骨骼系统

最常见的肠外表现（EIM）包括骨骼和关节疾病，杵状指（趾）是一种常见且无害的 EIM。最重要的是关节炎表现，在 CD 患者中比 UC 患者更常见。与 IBD 相关的外周关节炎分为 2 种类型：少关节型（1 型），其中关节炎与肠道病变活动相平行，一般累及少于 5 个关节；多关节型（2 型），其中关节炎与肠道病变活动无关，一般累及 5 个以上关节。一项荟萃分析报告，IBD 患者中外周关节炎的患病率为 13%[199]。

1/4 的 IBD 患者发生外周关节痛[194]。患者往往会出现关节疼痛和僵硬，伴有肠道疾病发作。受累关节可为非对称性或游走性的。除极少数例外，本病受累关节是不变形的，常伴有皮肤（例如结节性红斑）和眼睛（例如葡萄膜炎）并发症。类风湿因子一般为阴性。膝关节和踝关节一般首先受累，肘关节、腕关节、近端指间关节、掌指关节和跖趾关节随后可能受累。因疾病接受回盲部切除术的患者，术后关节炎并发症往往较少。

脊柱关节炎的轴向表现包括骶髂关节炎（骶髂关节炎症）和强直性脊柱炎[198]。一项荟萃分析报告称，骶髂关节炎和强直性脊柱炎的患病率分别为 10% 和 3%[199]。与 IBD 相关的脊柱炎（例如，特发性强直性脊柱炎）表现为通过运动可改善的隐匿性腰痛和晨僵。多达 75% 的 CD 和脊柱炎患者人类白细胞抗原-B27（HLA-B27）呈阳性[200]。可发生与该 EIM 相关的虹膜炎。双侧对称性骶髂关节炎未进展为脊柱炎比脊柱炎更常见，据报道发生在 4%～18% 的患者中[201]。在一项研究中，39% 的患者在 MRI 上发现骶髂关节炎，2/3 的患者报告腰痛，11% 扫描阴性的患者报告腰痛[202]。

表 115.2 IBD 最常见的肠外表现概述

肌肉骨骼系统	皮肤黏膜损害
中轴关节病	黏膜
强直性脊柱炎	阿弗他口炎
骶髂关节炎	口腔肉芽肿性炎症
代谢性骨病	
骨质疏松/骨量减少	罕见表现
骨骼肌减少症	白细胞碎裂性血管炎
药物相关	Sweet 综合征（嗜中性皮肤病）
关节痛	皮肤结节性多动脉炎
抗 TNF——关节痛和狼疮	获得性大疱性表皮松解症
糖皮质激素——缺血性坏死	皮肤
外周关节炎	结节性红斑
1 型：少关节型	坏疽性脓皮病
2 型：多关节型	转移性 CD
罕见表现	银屑病（±抗-TNF 诱导）
血管炎	
脓毒性关节炎和骨髓炎	
淀粉样变性	
眼部	肝胆
前葡萄膜炎（或虹膜炎）	自身免疫性肝炎
巩膜外层炎	胆石症
罕见表现	胆固醇和色素性结石
角膜病	肝淀粉样变性
夜盲	NAFLD（非酒精性脂肪性肝病）
巩膜炎	PSC（原发性硬化性胆管炎）
	胰腺炎
	特发性
	自身免疫性
	药物诱导（如巯基嘌呤）
	化脓性肝脓肿
	罕见表现
肾脏	血管和血液系统
罕见表现	动脉血栓形成
间质性肾炎（±三聚氰胺）	贫血
肾小球肾炎	慢性疾病贫血
肾结石	维生素 B_{12} 缺乏
肾淀粉样变性	铁缺乏
呼吸和循环系统	静脉血栓栓塞
哮喘	
慢性阻塞性肺疾病	
支气管扩张症	
慢性支气管炎	
冠状动脉疾病	
罕见表现	
心肌病	
胸膜炎、心包炎和心肌炎	

CD，克罗恩病。

Ott C, Schölmerich J. Extraintestinal manifestations and complications in IBD. Nat Rev Gastroenterol Hepatol 2013;10(10):585-95.

Vavricka SR, Schoepfer A, Scharl M, et al. Extraintestinal manifestations of inflammatory bowel disease. Inflamm Bowel Dis 2015;21(8):1982-92.

较罕见的风湿病并发症包括：肉芽肿性血管炎、骨膜炎和淀粉样变性。此外，应牢记脓毒性关节炎，虽然它是 CD 的罕见并发症。例如，化脓性髋关节炎是腰大肌脓肿直接延伸至髋臼囊的一种显著的、破坏性的、偶然罕见的并发症。

用于治疗 CD 的糖皮质激素可能是关节痛的一个原因。停用糖皮质激素可导致假性关节炎，出现弥漫性关节疼痛并会逐渐缓解，此类患者应考虑肾上腺功能不全。髋关节、肩关节和其他关节的缺血性坏死（或骨坏死）可在使用或不使用糖皮质激素的情况下发生，然而在使用较大剂量和较长时间糖皮质激素的患者中更常见。缺血性坏死被认为是由于骨骼中血管化的突然停止而发生的[203]。骨髓炎可由瘘管直接延伸至骨盆引起，也可能是远离炎症部位的复发性问题，推测可能是通过细菌的血行播散所致。

代谢性骨病常见于 CD 和 UC。发病率是骨折易感性增加的结果，包括使人衰弱和痛苦的脊椎压缩性骨折，甚至在 CD 儿童中也可能发生这种骨折。在一项基于人群的研究中，IBD 患者发生骨折的可能性比年龄和性别相匹配的无 IBD 的对照组患者高 40%[194]。IBD 患者发生骨折的总体风险约为 1/100 患者/年[194]。虽然使用糖皮质激素是 IBD 代谢性骨病的主要风险因素，但骨密度低也是 CD 的一个特征，即使在成人和儿童的诊断中也是如此[204,205]。影响因素包括钙和维生素 D 的吸收不良、吸烟及促炎性细胞因子（如 TNF）的作用[206]。体重指数（BMI）低可能是发生骨质疏松的最重要风险因素[207]。肌肉减少症（肌肉质量下降）与骨密度下降密切相关，见于高达 60% 的 CD 患者[208]。

2. 皮肤黏膜

与 IBD 相关的最常见的皮肤病变是坏疽性脓皮病（PG）和结节性红斑（EN）[198]。这两种情况都不仅见于 IBD，其中一种或另一种病变的发现对任何一种主要形式的 IBD 都不是特异性的。

PG 首先表现为丘疹、脓疱或结节。它几乎可发生在身体的任何部位，但最常发生于腿部或偶尔发生在造口周围，并逐渐进展为边界破损的溃疡。PG 溃疡通常具有紫红色边缘和底部凹陷似火山口样的洞。过敏反应现象或在轻微创伤部位发展为大溃疡是 PG 的特征，但也可见于其他疾病，如白塞综合征。愈合通常形成筛状或麻点状瘢痕。在 CD 中，PG 通常在没有相关肠道症状发作的情况下发生[209]。

结节性红斑（EN）在女性中比在男性中更常见。与 PG 一样，许多其他疾病也与 EN 有关，包括链球菌或耶尔森菌感染、结核病、麻风病、真菌感染、白塞综合征和结节病。包括口服避孕药在内的药物也可引起 EN。EN 的典型表现是一个压痛性皮下结节，呈红色或紫红色，最常见于胫骨前区域。EN 与关节病有紧密的相关性。EN 通常在肠道病变加重期间出现，并随着基础肠道疾病的治疗有改善的趋势。无论如何，对 EN 病变均不应进行活检，因为活检病变往往会形成瘢痕，而自发消退的病变可愈合且不会形成瘢痕[209]。

口腔溃疡在 CD 和 UC 患者中很常见，但在其他方面均健康的人群中也很常见。口腔作为胃肠道的起始部分，CD 肉芽肿性炎症很少直接累及口腔。其特征包括口唇或面部肿胀、口角炎和口腔黏膜鹅卵石症[210]。

罕见的 EIM 是转移性 CD（即远离胃肠道的皮肤肉芽肿性炎症，但在组织学上与原发性肠道病变相同）[211]。所描述的病例包括耳后、会阴或足部、腿部、阴茎和外阴的病变。CD 的其他罕见皮肤表现包括：白细胞碎裂性血管炎、急性发热性嗜中性皮肤病（Sweet 综合征）、皮肤结节性多动脉炎和获得性大疱性表皮松解症。CD 患者中银屑病的发生率增加，与报告的这些疾病之间的基因重叠一致[209,212]。

3. 眼部

与 UC 相比，CD 的巩膜外层炎更常见，包括巩膜和结膜充血，但不影响视力。发作往往与活动性肠道病变有关。巩膜炎累及眼睛的深层，也最常与活动性肠道病变同时发生，如果不治疗可造成永久性损伤。前葡萄膜炎（或虹膜炎）常伴有头痛、眼深部疼痛、流泪、视物模糊和畏光等症状。在一项基于人群的研究中，2.8% 的女性和 1.1% 的男性 IBD 患者发生葡萄膜炎[194]。前葡萄膜炎的体检结果包括瞳孔缩小和睫状体潮红。除非累及眼后段，否则视力是可以保留的。与强直性脊柱炎相关的葡萄膜炎不同，IBD 患者的葡萄膜炎表现往往是隐匿性的，双侧受累并延伸至眼后段。裂隙灯检查显示前房内有炎性闪光。在所有眼部 EIM 中，葡萄膜炎是需要紧急眼科会诊的 EIM。CD 的其他罕见眼部并发症包括一种称为角膜病的特殊角膜损伤，和因维生素 A 吸收不良引起的夜盲症[213]。

4. 肝胆

在 IBD 患者中，胆石症的患病率为 11%～34%[214]。在 CD 患者中，胆结石的发生率是 14.35/1 000 随访患者/年，大约是普通人群的 2 倍[215]。胆石症最常见于伴有回肠炎症或回肠切除的 CD 患者[197]。回肠受累可损害胆盐的吸收，导致胆汁中胆固醇饱和，随后形成胆固醇结石[216]。由于胆红素的重吸收改变，也可形成色素性胆结石[217]。

在普通人群中，原发性硬化性胆管炎（PSC）的发病率为 0.8/100 000 人/年[218]。UC 和 CD 患者的 PSC 患病率分别为 0.8%～5.4% 和 1.2%～3.4%[214]。对 PSC 的全基因组关联研究（GWA）表明，在人类白细胞抗原复合物之外的 12 个显著关联中，有 6 个与 PSC 的关联强于与 IBD 的关联（rs7426056，2q33，CD28；rs5625822，16q15*，BACH2；rs4147359，10p15*，IL2RA；rs7937682，11q23，SIK2；rs3184504，12q24，SH2B3；rs60652743，19q13*，PRKD2），尽管观察到近 3/4 的 PSC 患者共患 IBD[219]。GWA 遗传相关性表明，PSC 与 UC 的遗传相关性高于 CD，然而，从遗传上讲，UC 和 CD 彼此之间的相似性高于 PSC[220]。由于这些研究结果更多地局限于小的胆汁自由基，通常表现为肝脏生化检查异常、胆管造影正常和肝活检显示胆管周围炎。IBD 的其他肝胆并发症包括脂肪肝（约 23%）、自身免疫性肝炎、肝淀粉样变性（小于 1%）和肝脓肿[214]。

5. 肾脏和泌尿生殖系统

除了 CD 穿孔侵犯膀胱和其他泌尿生殖系统结构以及输尿管炎症性包埋的直接并发症外，尿酸和草酸盐结石在 CD 患者中也很常见[221]。在肠切除或广泛性小肠病变引起脂肪吸收不良的情况下，吸收不良的游离脂肪酸与肠腔钙结合，从而减少可与草酸结合并通过肠道排泄清除草酸盐的钙。残留在结肠腔内的草酸盐与钠结合形成草酸钠，与草酸钙相比，草酸钠的吸收增加，其结果是高草酸尿和草酸钙结石形成。尿酸结石被认为是血容量不足和高代谢状态所致。罕见的内在肾脏并发症包括:膜性肾病、肾小球肾炎和肾淀粉样变性。间质性肾炎与使用美沙拉秦有关,但尚不清楚这是药物还是疾病本身的直接结果。阴茎和外阴水肿也有报道,但是其发生的机制尚不清楚。

6. 血管

CD 和 UC 均有血栓形成前的趋势,患者可能表现为静脉血栓栓塞或较少见的动脉血栓形成[222]。静脉血栓栓塞的发生率随年龄的增长而增加,但在年轻患者中观察到较高的相对风险[223]。高凝状态可由许多可能的促成原因引起:血小板增多、纤维蛋白原、纤维蛋白肽 A、凝血因子Ⅴ、凝血因子Ⅷ、抗凝血酶Ⅲ缺乏和游离蛋白 S 缺乏水平升高,都与活动性肠道炎症有关。循环免疫复合物、纤溶酶原激活物抑制剂水平升高、组织纤溶酶原激活物水平降低和自发性血小板聚集可能与肠道炎症无关。亚甲基四氢叶酸还原酶(MTHFR)缺陷,以及叶酸和维生素 B_{12} 缺乏与高同型半胱氨酸血症有关,高同型半胱氨酸血症又可能诱发血栓形成。一些研究者观察到凝血因子Ⅴ莱顿突变(Leiden 突变)和 MTHFR 的患病率增加,但其他研究者并未观察到[224]。静脉血栓栓塞,包括门静脉或脾静脉血栓形成,通常发生在 UC 结肠切除术后。例如,在一项基于人群的研究中,医疗有效的 UC 住院患者的静脉血栓栓塞患病率为 1.3%,而接受择期或急诊结肠切除术的 UC 患者分别增加至 4.9% 和 8.7%[225]。在超过一半发生血栓形成的患者中,无法确定其诱发因素。

7. 其他

与 IBD 相关的具有临床意义的肺部[226]、心脏、胰腺和神经系统疾病[227]不常见,但有报道。即使在无呼吸道症状的 IBD 患者中,肺功能也可能受损。最常见的相关呼吸系统疾病是支气管扩张和慢性支气管炎[226,228]。IBD 患者发生哮喘的风险更高[229],也可能与慢性阻塞性肺疾病有关[212,230]。在明显吸收不良的患者中,多种营养缺乏可引起心肌病。很少发生胸膜炎及心包炎、心肌炎和心内膜炎[231]。急性胰腺炎并不常见,可能是自发性的,也可能是美沙拉秦或硫嘌呤类药物治疗的结果。肉芽肿性胰腺炎和胰腺功能不全罕见[232]。

五、炎症性肠病的鉴别诊断

(一) 克罗恩病与溃疡性结肠炎的鉴别

多种结肠炎症性和非炎症性疾病可酷似 IBD,需要在确立正确诊断时加以考虑。框 115.1 列出了回肠和结肠炎症的鉴别诊断。所有诊断为 UC 的患者均应排除 CD,结肠镜检查联合多次活检在这方面非常重要。存在跳跃性病变或上皮样肉芽肿支持 CD 的诊断。区分 CD 和 UC 的其他内镜检查特征见表 115.3。

回肠 CD 患者直肠受累并不少见,这些患者可能表现为直肠炎症状,而不是小肠受累症状。在直肠炎或弥漫性全结肠炎患者中,可能无法鉴别 CD 和 UC。因此,建议对所有结肠病变患者进行小肠放射学评估,特别是结肠镜检查显示全结肠炎或直肠炎且实验室检查显示炎症标志物升高或低白蛋白血症的患者。在出现小肠疾病或肛周并发症之前,可能无法对 CD 做出明确诊断。大约 5%~10% 的成年患者和高达 30% 的儿童患者被诊断为未分类的 IBD(IBD-U)或以前称为"不确定"结肠炎,该术语用于无法区分 CD 和 UC 时[233]。大多数 IBD-U 患者的临床病程与 UC 相似,在儿童患者中,大约 60% 最终被重新分类为 CD 或 UC,后者更常见[234]。IBD-U 的诊断对手术治疗具有特殊意义。因 IBD-U 接受回肠肛门造袋术的患者发生囊袋 CD 样并发症的可能性相对较高,尽管造袋失败率与 UC 患者无显著差异[235]。当在不注意临床特征的情况下应用组织学时,很可能无法鉴别 CD 和 UC,因此,准确诊断必须考虑整个临床表现,(见表 115.3)。

抗酿酒酵母抗体(ASCA)和核周抗中性粒细胞胞浆抗体(pANCA)是最早确认的与 CD 和 UC 诊断相关的首个标志物。ASCA 的特异性相对较高,在 95% 以上,但敏感性低于 50%[236]。为改进试验特性,预测模型在 pANCA 和 ASCA 中加入了抗-OmpC 和抗-CBirl[174,237]。其他抗聚糖抗体,如抗层粘连蛋白生物苷(ALCA)和抗壳生物苷(ACCA)也与 CD 相关[238]。在长期观察到的不确定结肠炎病例中,可用于确定血清学标志物预测价值的数据有限[239]。因此,目前血清学检测是选定病例诊断的辅助手段。在过去的几年里,基因研究取得了长足的进步,*CARD15/NOD2* 检测已上市销售,但由于其诊断准确性较低,目前不推荐将该检测作为 CD 诊断程序的一部分。初步数据表明,将 *NOD2* 基因分型与血清学生物标志物(如 ASCA、抗-OmpC、抗-CBirl、pANCA 和抗 I2)相结合的模型,具有可接受的受试者操作特征曲线(ROC 曲线),可用于预测复杂的疾病行为,如狭窄或瘘管[237]。

(二) 炎症性肠病与肠道感染性疾病的鉴别

IBD 鉴别诊断的另一大类是感染(见第 110 章)。新诊断的 IBD 可表现为感染性结肠炎的一部分。尚不清楚感染是否会引发 IBD,或者只是暴露了既往仅有亚临床活动的潜在疾病。有记录的 IBD 患者在临床缓解期也可发生急性感染性结肠炎,并表现为 IBD 发作的症状。因此,每次疾病加重时都需要排除感染。

引起感染性结肠炎最常见的微生物是沙门菌、志贺菌和弯曲杆菌(第 110 章)。感染性结肠炎患者的症状通常比 IBD 复发的患者更急,他们有明显的腹痛症状,与其接触的一个或多个接触者也可能出现腹泻疾病。感染性结肠炎的乙状结肠镜检查表现可能与 UC 难以区分,但组织学表现通常有助于区分急性感染性结肠炎与慢性疾病。存在慢性炎性浸润、结构紊乱和基底淋巴细胞聚集有利于 UC 的诊断,这些特征将感染性结肠炎与 UC 区分开的概率为 80%,尽管观察者之间存在相当大的差异。然而,人们无法通过组织学识别慢性 UC 背景下的细菌二重感染,因为其他的变化是非特异性的,只有病毒(尤其是 CMV)或阿米巴二重感染,才能在活检标本上分别通过核内包涵体或实际微生物本身的存在而容易识别。

肠道结核是 CD 的重要鉴别诊断,特别是在流行地区。结核在内镜下可能酷似 CD,最常累及回盲部。结核的典型溃疡与肠的纵轴平行,而 CD 的溃疡倾向于垂直于肠的纵轴。结核的特征为干酪样肉芽肿,而不是上皮样肉芽肿,Ziehl-Neelsen 抗酸染色呈阳性,结核 PCR(聚合酶链反应)阳性。应对来自结核流行地区的移民或免疫功能低下的患者,提高结核病的怀疑。胸部 X 线片可显示 50% 的患者有暗示性病变,CT 可显示肠系膜淋巴结钙化和坏死[240]。

框 115.1　克罗恩病和溃疡性结肠炎的鉴别诊断

回肠炎
UC 倒灌性回肠炎
药物相关
异位妊娠
子宫内膜异位症
妇科疾病
脊柱关节病相关回肠炎
感染
　衣氏放线菌病
　单纯性异尖线虫
　新型隐球菌
　巨细胞病毒(CMV)
　荚膜组织胞浆菌
　鸟分枝杆菌复合体
　结核分枝杆菌
　中性粒细胞减少性小肠结肠炎
　沙门菌属
　小肠结肠炎耶尔森菌
　假结核耶尔森菌
浸润性疾病
　淀粉样变性
　嗜酸细胞性胃肠炎
淋巴结节样增生
肿瘤
　类癌
　盲肠或回肠腺癌
　淋巴瘤
　转移性癌
NSAID 相关溃疡或狭窄
其他炎症性疾病
　阑尾炎/阑尾脓肿
　盲肠憩室炎
卵巢囊肿或肿瘤
卵巢囊肿蒂扭转
盆腔炎性疾病
放射性肠炎
阑尾网膜扭转
输卵管卵巢脓肿
血管疾病
　白塞综合征
　肠缺血:局灶节段性缺血:急性肠炎、慢性肠炎、狭窄;慢性肠系膜缺血;药物诱导(如安非他明、麦角碱、可卡因、去氧肾上腺素)
　血管炎:过敏性紫癜、结节性多动脉炎、嗜酸性肉芽肿伴多血管炎、系统性红斑狼疮(SLE)、大动脉炎、肉芽肿伴多血管炎、淋巴瘤样肉芽肿病、巨细胞动脉炎、类风湿性血管炎,血栓闭塞性脉管炎

结肠炎
急性自限性结肠炎
白塞综合征
慢性肉芽肿病
改道性结肠炎
憩室炎
药物诱导的结肠炎(NSAID、金、青霉胺、检查点抑制剂)
嗜酸性粒细胞性结肠炎
移植物抗宿主病
感染
　气单胞菌属
　弯曲杆菌属
　衣原体属
　艰难梭菌
　巨细胞病毒
　溶组织内阿米巴
　大肠埃希氏菌(肠出血性、肠侵袭性、O157)
　单纯疱疹病毒
　单核细胞增多性李斯特菌
　结核分枝杆菌
　淋病奈瑟菌
　沙门菌属
　曼氏血吸虫
　志贺菌属
　粪类圆线虫
　小肠结肠炎耶尔森菌
缺血性结肠炎
　慢性缺血性结肠炎
　缺血性狭窄
　缺血性结肠炎伴中毒性巨结肠
　可逆性缺血性结肠炎
显微镜下结肠炎
　胶原性结肠炎
　淋巴细胞性结肠炎
放射性结肠炎
结节病
憩室病相关节段性结肠炎(SCAD)
孤立性直肠溃疡综合征
溃疡性结肠炎、克罗恩结肠炎或 IBD-U

From Sands BE. From symptom to diagnosis: clinical distinctions among various forms of intestinal inflammation. Gastroenterology 2004;126:1518-32, with permission.

表 115.3　克罗恩病结肠炎与溃疡性结肠炎的鉴别

特征	克罗恩病结肠炎	溃疡性结肠炎
炎症深度	黏膜,黏膜下和透壁	黏膜,仅在暴发性疾病中透壁
分布	通常是不连续和不对称的,病变呈节段性、跳跃性,特别是在早期疾病中	连续、对称和弥漫性,在整个受累节段中黏膜表面呈颗粒状或溃疡;然而,阑尾周围炎症(盲肠补片)很常见,即使盲肠未受累
瘘管	可出现肛周、肠-皮肤、直肠-阴道、肠-膀胱和其他瘘管	不存在,除了罕见的直肠-阴道瘘或肛周瘘管
组织病理学	15%~60%的患者存在肉芽肿(手术标本中的出现率高于黏膜夹取活检标本)	不存在肉芽肿(微肉芽肿可能与隐窝脓肿破裂有关)
	可能存在隐窝脓肿	隐窝脓肿和溃疡是最典型的病变

表 115.3　克罗恩病结肠炎与溃疡性结肠炎的鉴别(续)

特征	克罗恩病结肠炎	溃疡性结肠炎
	局灶性增强的炎症(通常在正常背景下)是其标志	发炎黏膜背景下的溃疡
回肠	经常累及(约 75%的病例)	不累及,泛 UC 中的倒灌性回肠炎除外
黏膜病变	阿弗他溃疡常见于早期疾病,晚期疾病以星状、靶状、熊爪状、线状或匐行性溃疡和鹅卵石样显著	微溃疡较常见,但较大的溃疡可见假息肉较常见
肛周并发症	通常突出,包括大的肛门皮赘、肛裂、肛周瘘,这些通常是复杂的	不突出(肛裂或瘘管,如果存在,应不复杂)
直肠	完全保留直肠,或更常见的相对直肠保留	通常涉及可变的近端分布,如果患者正在接受局部药物治疗,则可能看起来正常
浆膜发现	明显的红斑和爬行脂肪(后者实际上是病理性的)	除重度结肠炎或中毒性巨结肠外,不存在
狭窄	经常存在	罕见,存在时提示腺癌
血清学	pANCA 为 20%~25%,ASCA 为 41%~76%	pANCA 为 60%~65%,ASCA 为 5%

ASCA,抗酿酒酵母抗体;pANCA,核周抗中性粒细胞胞浆抗体。
From Sands BE. From symptom to diagnosis: clinical distinctions among various forms of intestinal inflammation. Gastroenterology 2004;126:1518-32, with permission.

引起感染性结肠炎的其他细菌包括大肠埃希杆菌 O157:H7 的感染,这种感染可暴发疫情或零星发生。大肠埃希杆菌 O157:H7 感染的患者,特别是儿童和老年人,通常表现为血性腹泻,并可能发生相关的溶血性尿毒症综合征或血栓性血小板减少性紫癜。大肠埃希杆菌 O157:H7 的结肠炎通常是节段性的,累及脾曲/降结肠。组织学为缺血性结肠炎的病理表现,其产生的志贺毒素可导致血管内纤维蛋白聚集。由于诊断需要特殊的培养基,而不能在常规粪便培养基上进行,临床医生需要有较高的怀疑指数,并专门要求进行此项检测。分子探针的发展可能有助于建立这种诊断的能力。

耶尔森菌感染可与 CD 相似,引起肠炎、小肠结肠炎或结肠炎,可持续数月后自行消退。根据粪便培养或血清抗体滴度上升作出诊断。引起结肠炎的其他少见的细菌感染包括嗜水气单胞菌和单核细胞增多性李斯特菌,前者常与饮用未经处理的水有关,后者常与饮用未经巴氏消毒的牛奶有关。

抗生素使用史提示与艰难梭菌(CDI)相关的伪膜性结肠炎(见第 112 章)。这种感染是克罗恩结肠炎和 UC 患者最常见的感染之一,表现为腹泻,可能会叠加或导致 IBD 复发。CDI 也可能发生在没有使用抗生素的情况下,尤其是老年人和正在使用 PPI 或已置入幽门后胃管的患者。在美国一项针对住院患者的全国性调查中,UC 患者的 CDI 患病率比非 IBD 胃肠道患者或所有出院患者高 8 倍[241]。最近使用同一数据库进行的一项调查发现,住院 UC 患者的 CDI 感染率从 1998 年的 2.4%上升至 2007 年的 5.3%[242]。这种感染可引起严重的结肠炎,可能进展为中毒性巨结肠和肠穿孔。事实上,与未患 CDI 的 IBD 患者相比,因 CDI 住院的 IBD 患者的死亡风险增加了 3~4 倍,结肠切除术的风险增加了 2.5 倍[241,242]。因此,有必要进行适当的粪便毒素分析研究,以排除叠加的 CDI 感染,即使是在病情加重的确诊 UC 患者中也是如此。因为暴露于医疗是 IBD 患者中分离艰难梭菌的风险因素,因此区分定植和真正的 CDI 感染也可能具有挑战性[243]。尽管如此,所有出现疾病活动复发的 IBD 患者,均应将艰难梭菌作为病情加重的原因排除在外。

对来自流行地区的患者,需要考虑某些原虫和寄生虫感染(见第 113 和 114 章)。阿米巴结肠炎的病程往往比细菌性结肠炎更长,阿米巴结肠炎的表现可能类似于 CD 或 UC,分别有较大的离散性溃疡或均匀的小溃疡。血吸虫病性结肠炎可能是慢性和弥漫性的,表现为假息肉,并累及直肠。活检标本中出现特征性虫卵可确诊。

血性腹泻的其他感染原因包括免疫抑制患者的结肠机会性感染(见第 35 和第 36 章)。

据报道,巨细胞病毒(CMV)感染发生在 IBD 患者中,通常是那些患有长期疾病并正在接受糖皮质激素或免疫抑制剂治疗的患者。当患有 IBD 并正在服用糖皮质激素的患者未能如预期反应或对治疗失去反应时,应考虑 CMV 感染。还描述了类固醇初治患者的 CMV 结肠炎[244]。CMV 结肠炎患者常表现为腹痛和血性腹泻,结肠镜检查可见离散的深溃疡。然而,CMV 结肠炎也可表现为弥漫性炎症,类似 UC。由于 CMV 结肠炎的临床表现可能与 IBD 发作难以区分,因此需要高怀疑指数进行诊断。内镜活检应取自溃疡床和邻近黏膜,仔细的组织学检查发现核内有包涵体的巨细胞对确诊非常重要。

直肠炎的性传播原因,包括淋病、衣原体和性病淋巴肉芽肿,一般不会引起腹泻,但与大量水样脓液有关,尤其是淋病。这些诊断应在临床上受到怀疑,需通过适当的培养以及直肠活检标本的组织学表现进行确认。

(三) 炎症性肠病与非感染性疾病的鉴别

在 IBD 鉴别诊断中应考虑结肠炎的非感染性病因,包括憩室炎、缺血性、放射性、胶原性结肠炎、淋巴细胞性结肠炎和药物性结肠炎。憩室炎和缺血性结肠炎一般表现为急性(不太常见)或亚急性,但大多数非感染性结肠炎的表现时间延长,可持续数月。急性憩室炎最常累及乙状结肠,不累及直肠(见第 121 章)。当炎症确实延伸至直肠时,炎症往往是斑片状的,只累及近端直肠。这种表现可能与 CD 混淆。而不是与 UC 混淆。仅累及乙状结肠段的局部炎症过程与憩室病(SCAD)相关,也越来越被认为是一种独特的临床和病理学疾病，一般见于存在直肠出血的老年人。

白塞病可酷似 CD，表现为肠道炎症和肠外表现。存在复发性口腔和生殖器溃疡伴葡萄膜炎和皮肤受累的，应高度怀疑白塞病。它通常影响男性，严重的直肠出血并不常见。尽管回盲部区域的单个或少数边界离散的大而深的溃疡，被描述为一种特征性的内镜检查结果，但没有肠道白塞病的病理学实验室检查或内镜检查结果。在 CD 中，典型的内镜检查结果包括：不连续分布的纵向溃疡（定义为≥4cm），鹅卵石样外观和/或以纵向方式分布的小阿弗他溃疡。存在其他血管炎性病变和针刺反应试验（pathergy）阳性支持该诊断[245]。最近，在肠道白塞病的诊断中，提出了新的诊断标准和疾病活动指数[246]。

缺血性结肠炎通常发生于老年人（见第 118 章）。典型的分布是脾曲或乙状结肠周围分水岭区域的节段性受累，但结肠的任何区域均可受累，右半结肠和缺血性直肠炎的孤立受累也有描述。缺血性结肠炎的症状通常在 2 周内消退，而结肠镜检查异常可能需要长达 6 个月的时间才能完全消退。

放射性直肠炎/结肠炎，也称为放射性结肠炎，一般发生在接受放疗治疗子宫癌、宫颈癌或前列腺癌的患者中。疾病的部位取决于照射的部位，但是通常累及直肠乙状结肠。症状的出现通常在时间上与放射治疗相对应，但也可能在数年后出现（见第 41 章）。

显微镜下结肠炎（包括淋巴细胞性结肠炎和胶原性结肠炎）表现为腹泻，由于无直肠出血、结肠镜检查外观正常和特征性组织病理学特征，应很容易与 UC 鉴别（见第 128 章）。

必须采集结肠炎患者的用药史，因为 NSAIDs 和青霉胺等多种药物都可能诱发结肠炎症（见第 128 章）。NSAIDs 一般可引起类似回结肠 CD 的回肠炎和右侧结肠溃疡[247]。用于治疗癌症（如黑色素瘤）的新型免疫检查点抑制剂与免疫相关结肠炎有关。伊匹单抗（ipilimumab）单药治疗结肠炎的发生率为 9.1%，伊匹单抗和纳武单抗（nivolumab）联合治疗的结肠炎发生率高达 13.6%[248]。

IBD 患者可出现与 IBS 相似的症状（见第 122 章），尤其是腹泻、腹痛、疲乏和总体健康状况较差。缺乏直肠出血和实验室炎症标志物以及正常的内镜和组织学表现，有助于鉴别 IBS 和活动性 IBD。静止期 IBD 患者在没有活动性炎症的情况下，可同时伴有症状性 IBS。通常 IBD 患者的 IBS 症状以晨起腹泻为特征，没有实验室检查值表明其患有活动性 IBD。尽管尚未得到治疗性试验的支持，但通过测量粪便样本中钙卫蛋白水平开始对这些患者进行评估似乎是合理的。如果这明显位于与活动性炎症相关的范围内，则应进一步评估 IBD 活性，并开始适当的抗炎治疗。

IBD 患者也可能出现类似于结肠肿瘤（见第 127 章）、孤立性直肠溃疡综合征（见第 128 章）、憩室病（见第 121 章）和人为腹泻（见第 23 章）的症状。这些诊断也不会引起结肠弥漫性炎症，因此，在肠镜检查时应很容易与克罗恩结肠炎或 UC 区分。

六、炎症性肠病诊断的建立

没有仅凭任何单一症状、体征或诊断性检查可以确定 IBD 的诊断。相反，诊断是通过对临床表现的全面评估，以及放射学、内镜检查和大多数情况下的病理学检查结果的确证性证据来确定的。

初步评价包括全面的病史采集、体格检查和基本实验室检查。病史采集重点关注关键症状及其严重程度和持续时间。应涵盖的具体要点包括：近期旅行史、药物（包括抗生素和 NSAIDs）、阑尾切除术史、饮食以及性偏好和性活动。应特别关注已证实的风险因素包括：吸烟、近期感染性胃肠炎以及 IBD 和胃肠道肿瘤家族史。这些因素可以提高对 IBD 的怀疑水平，但不能保证诊断。系统回顾应侧重于夜间症状和体重减轻，以及累及关节、口腔、眼、皮肤、肛周脓肿或肛裂的肠外表现特征。发热可能与基础疾病或化脓性并发症相关。应仔细检查腹部有无梗阻、压痛或肿块的体征。仔细检查会阴和直肠指检可发现高度提示 CD 的结果。

IBD 的实验室数据不太可能完全正常，但也可能完全正常。贫血患者应接受进一步评估，以确定铁、叶酸或维生素 B_{12} 缺乏的影响。白细胞计数可能正常或升高，杆状核粒细胞数量增加提示可能存在化脓性并发症或活动性 IBD。其他炎症标志物包括粪便钙卫蛋白或乳铁蛋白。在症状不典型的 IBS 患者中，C 反应蛋白或红细胞沉降率升高虽然不是 IBD 所特有的，但提示应进一步检查。应在内镜检查之前进行粪便检查，粪便查应包括培养、虫卵和寄生虫检查以及艰难梭菌感染的检测。对前往中南美洲、非洲和亚洲等流行地区的旅行者，应考虑溶组织内阿米巴的血清学检查。血清学检测（即 ASCA 和 ANCA）可作为诊断的辅助手段，但它们对常规诊断无帮助，也不能有效鉴别结肠 CD 和 UC。有一种包括 17 种血清学标志物、非特异性炎症标志物和几种遗传风险标志物（Prometheus Laboratories，San Diego，CA）的市售检测面板，使用专有的随机森林算法生成简单的 IBD 评分。但目前血清学检测面板在 IBD 诊断中的附加价值尚不明确，不推荐常规使用[249]。基因检测目前不建议常规用于诊断，但可能在未来的精准医疗中具有潜力[250]。新的生物标志物［如粪便挥发性有机代谢物（VOM）］可以提供对 IBD 肠道代谢组学变化的了解，这可能在未来发挥作用。粪便中的 VOM 可通过气相色谱质谱法进行分析，有助于鉴别 CD 和 UC[252]。

（一）内镜检查

对于疑似 CD，回肠的结肠镜检查和末端回肠以及每个结肠段的活组织检查，以寻找 CD 的显微镜下证据是确定诊断的第一步。有上消化道症状的患者应进行上消化道内镜检查。CD 内镜下识别的典型黏膜特征包括阿弗他溃疡、星状溃疡及其他离散溃疡、黏膜水肿、鹅卵石样变和管腔狭窄（见图 115.10）。在早期或轻度疾病中，以正常黏膜为背景的边界清晰的病变很容易识别，这是 CD 的典型特征。在治疗开始之前，保留直肠更具特征。该病变的不连续节段性是诊断的重要线索。所有进行结肠镜检查的患者，均应尝试末端回肠插管和活检。一般而言，通过从受累和未受累部位获得的多个活检标本，使结肠镜检查和组织学检查的诊断准确性均显著提高。应考虑使用大型活检钳以改善黏膜下采样的标本[253]。

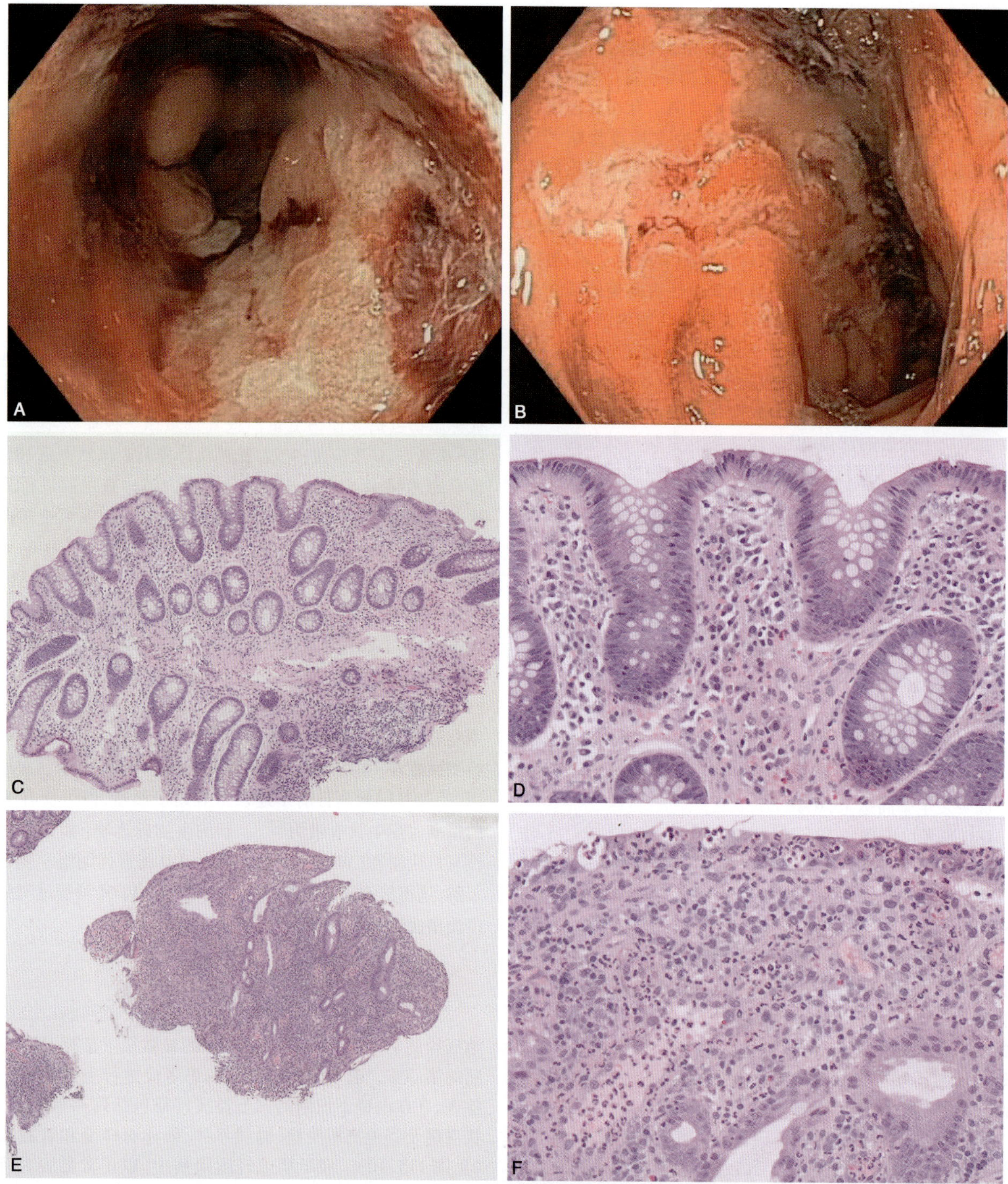

图 115.10　CD 的内镜和组织学表现。内镜检查可显示多种结果，部分取决于炎症的持续时间和严重程度。A，直肠内广泛的溃疡，周围有增生水肿的黏膜，所谓鹅卵石样。B，回肠匐行性溃疡，绒毛消失，有纤维狭窄外观的证据。C～J，组织学标本显示炎性浸润超出黏膜并进入黏膜下层和肌层；在 11H 中观察到隐窝脓肿，在几张图像中观察到邻近的正常黏膜

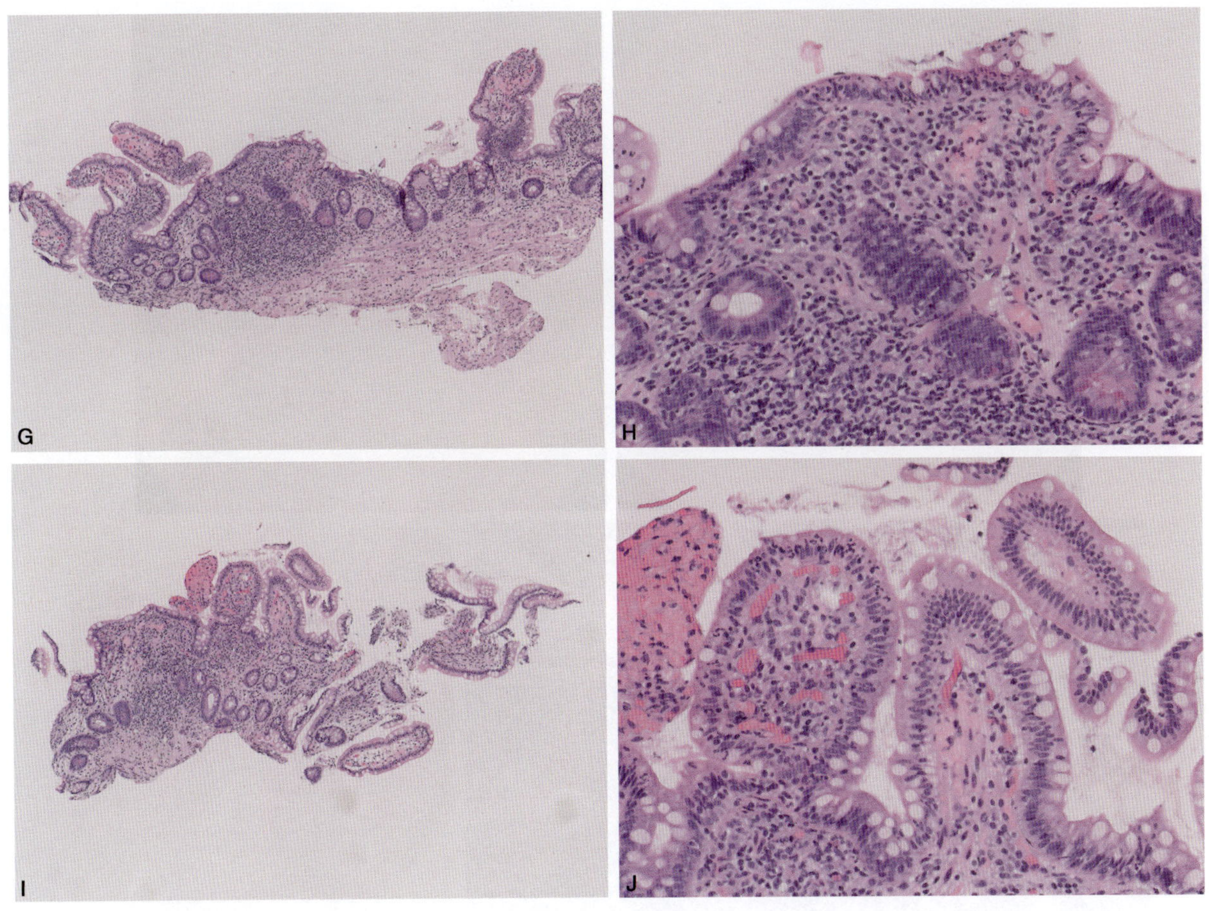

图 115.10(续)

对 UC 首次发作的患者,乙状结肠镜检查加活检通常足以确定诊断,从而可以开始治疗。在活动性疾病发作的患者中,乙状结肠镜检查最好在未准备好的肠道或仅用自来水灌肠的情况下进行,这样可以在没有因准备性灌肠而经常出现充血的情况下,检测到 UC 的最早迹象。在对活动性疾病患者进行结肠镜检查时,必须小心避免过度扩张,以最大限度地降低穿孔风险。在经乙状结肠镜检查确诊的患者中,应进行全结肠镜检查以确定病变的范围,并在活动性疾病得到控制后排除 CD。

应从整个结肠和直肠采集多个活检标本,以绘制病变的组织学范围并确定诊断[254]。黏膜活检标本应取自有明显肉眼可见炎症的区域和看起来没有炎症的区域,理想情况下,应将这些活检标本置于有单独标记的广口瓶内,以便评估是否存在显微镜下病变,并明确组织学范围和诊断。此外,应尝试对回盲瓣和末端回肠的插管和活检进行描述,以排除 CD(回肠炎)或存在其他类似 IBD 的疾病状态。假膜对于诊断 IBD 中的 CDI 既不必需也不充分,仅见于 0%~13% 的病例[255]。乙状结肠镜检查结合组织学评估可能有助于评估疾病的严重程度和排除 CMV 感染,特别是在治疗反应存在问题时。结肠镜检查可能同样有用,尤其是对症状似乎与已知疾病严重程度不成比例的患者。此外,结肠镜检查对于长期疾病或 PSC 患者的结直肠癌(CRC)监测至关重要。

UC 的标志是在肛门直肠交接处开始的对称性和连续性炎症,肛门鳞状黏膜向直肠柱状黏膜转变,炎症向近端延伸,在整个病变范围内没有中断。UC 最早的内镜征象是正常血管模式减少或丧失,伴有黏膜红斑和水肿(图 115.11)。血管纹理扭曲或缺失可能是静止期患者 UC 的唯一内镜证据。随着疾病进展,黏膜变得颗粒状且易碎。炎症较严重时,黏膜可被黄褐色黏液脓性渗出物覆盖伴,有黏膜溃疡。在 UC 中,黏膜溃疡发生在发炎区域,大小从几毫米至几厘米不等,可能是点状、环状、线状或匐行性的。最后,严重 UC 与自发出血的易碎黏膜有关,而弥漫性结肠炎,可能有大片黏膜因严重的黏膜溃疡而脱落(见图 115.11)。明显的水肿有时可导致管腔狭窄。

在长期 UC 患者中,可能存在假息肉。炎性假息肉在活动性疾病中发生,由溃疡之间插入的发炎再生上皮引起。这些炎性假息肉可使结肠黏膜呈鹅卵石样外观,这些假息肉随着反复的炎症而愈合,在疾病的静止期仍然存在,通常不会随着治疗而消退。内镜下,假息肉通常是较小、柔软、苍白、肉质样的和闪亮的,但也可较大、无蒂或有蒂,并且可有表面溃疡。罕见情况下,假息肉甚至可阻塞结肠腔。

伴有长期炎症的正常结肠结构丧失,其特征是肌肉肥大、正常结肠袋皱襞模式丧失、管腔直径变窄和结肠缩短,在慢性 UC 中,结肠的无特征外观导致在钡灌肠中观察到的铅管样外观。在慢性 UC 患者中可发生狭窄,是由与炎症相关的局灶性肌肉肥大所致。UC 患者出现狭窄时必须排除恶性肿瘤,尤其是没有相关炎症的长狭窄和脾曲近端的狭窄。

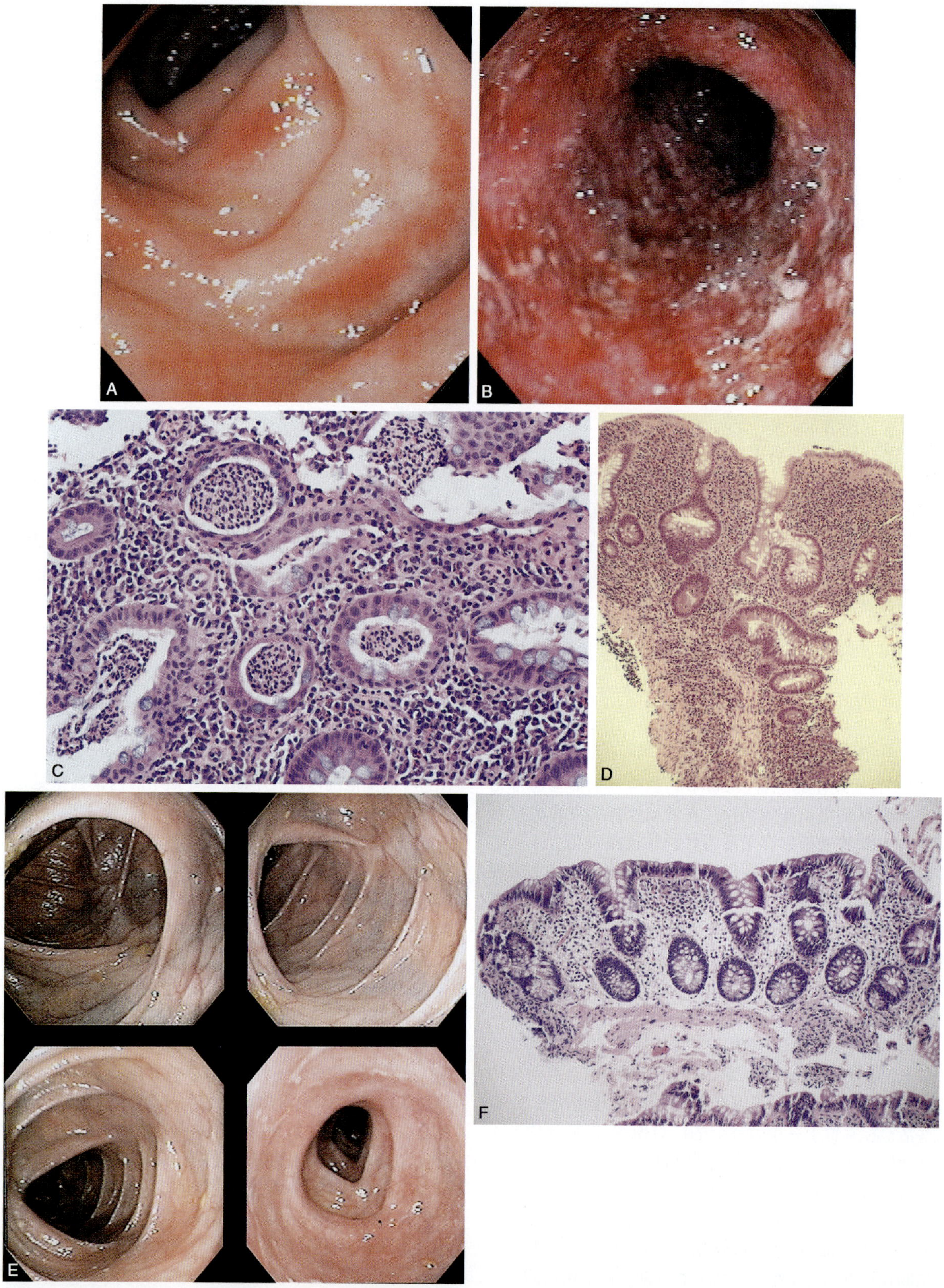

图 115.11　UC 的严重程度图谱。A，轻度 UC 的结肠镜检查结果显示水肿、血管分布受损和片状上皮下出血。B，重度 UC 的结肠镜检查结果显示血管分布缺失、出血和脓性黏液。黏膜质脆，有自发性出血以及内镜触及黏膜后出血。C，组织病理学显示严重的急性和慢性炎症过程，伴有多发隐窝脓肿。D，组织病理学显示结肠结构变形，伴隐窝缺失和隐窝分支异常。识别结构紊乱有助于区分急性和慢性结肠炎。E，一例正在接受 CRC 监测的慢性 UC 患者的结肠镜检查结果。升结肠（左上）、横结肠（右上）和降结肠（左下）正常，但乙状结肠显示活动性炎症（右下）。F，外观正常结肠的活检标本显示结构异常，隐窝缩短，但无活动性结肠炎

（二）影像学

1. 腹部平片

通过腹部平片可以评估重度 UC 患者是否存在巨结肠。然而，在腹部平片上可能会遗漏腹膜内空气的存在，CT 在检测疾病并发症和范围方面，显示出比腹部平片更好的诊断效果。在严重疾病的情况下，结肠的管腔边缘（结肠黏膜与腔内气体之间的界面）变的水肿和不规则。结肠壁增厚通常在腹部平片上很明显，可以检测到预后迹象，如被广泛的深部溃疡包绕的残留黏膜岛、小肠膨胀和结肠扩张等（图 115.12）。

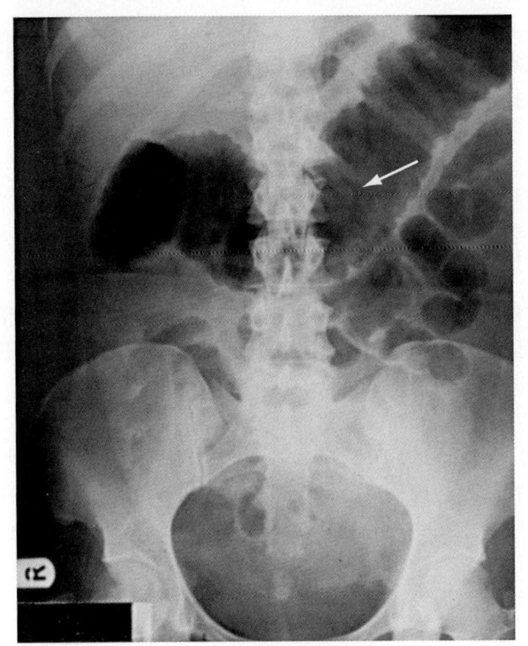

图 115.12　1 例重度 UC 患者的腹部平片。横结肠扩张（箭），结肠壁增厚，可见黏膜岛。此外，小肠袢明显扩张

腹部平片也可用于检测粪便物质的存在。发炎的结肠内很少含有粪便，当全结肠发炎时肠腔内不存在粪便物质。然而，对于左侧病变的患者来说，近端便秘是很常见的（图 115.13）。因此，腹部平片可以提供关于疾病程度的相当多的信息。出现结肠明显扩张提示暴发性结肠炎或中毒性巨结肠。腹部平片也可以检测到提示 CD 和 UC 穿孔意外的游离气体，尽管这一发现在 CD 中非常罕见，但它有助于跟踪接受大剂量糖皮质激素治疗的 UC 患者的日常进展，否则在这些患者中，此类并发症可能会被掩盖。腹部平片检查可以识别小肠梗阻（SBO），但不能描述其原因，因此有必要进行额外的诊断评估，包括超声、MRI 或 CT。这些技术在检测 CD 狭窄病变方面，优于传统的钡剂检查[256]。

2. CT 和 MRI

在 CD 中，MRI 和 CT 肠道造影的横断面成像和经腹超声检查是对内镜检查的补充，可以检查炎症性、梗阻性和造瘘性 CD 的疾病程度和分期。从历史上看，钡剂检查一直是 CD 成像的主要手段，用于定义解剖位置和并发症，包括狭窄或瘘管，但由于钡剂检查的灵敏度较低，因此首选替代技术（如果可用）。CT 和 MRI 均可以根据壁厚和加强静脉造影来确定

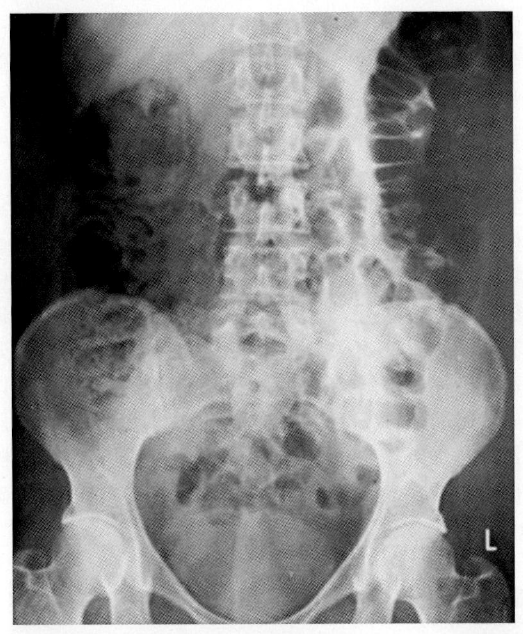

图 115.13　一例轻度左侧结肠 UC 患者的腹部平片，显示近端结肠充满粪便，但受累结肠段无粪便

疾病的扩展范围和活动[257]。CT 比 MRI 应用更广泛，检查耗时更少。

标准 CT 检查不能显示黏膜细节，在疾病早期通常表现正常，但 CT 肠道造影成像可以评估细微的黏膜变化以及管腔外特征（和 CD 并发症）。CT 肠道造影与常规 CT 的不同之处在于，它使用了高分辨率多探测器扫描仪、静脉造影剂和大量口服造影剂（稀释钡剂或阴性水性造影剂），以改善小肠壁的可视化并显示管腔内细节（图 115.14）。与内镜下 CD 活性证据显著相关的放射学表现包括：肠壁增强（全部或部分小肠壁的节段性增强），肠周脂肪密度增加（与相邻非炎症肠环中皮下或肠周脂肪的出现相比，肠周脂肪局灶性增加，不均匀衰减），以及梳状征（累及肠环的直肠血管节段性扩张）[258]。肠壁增强可能是最有用的发现，可以使用专用软件以半自动化方式进行量化[258,259]。与根据临床表现和 4 种不同成像方式的 CD 一致诊断相比，CT 肠道造影的敏感性为 82%，特异性为 89%，准确性为 85%[260]。与常规使用 CT 相关的辐射暴露的安全性是一个备受争议的问题，如果该技术要取代其他

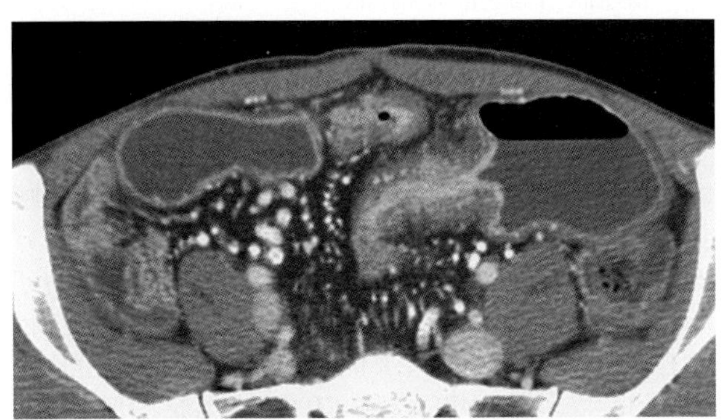

图 115.14　克罗恩病患者的 CT 肠道造影显示肠狭窄伴狭窄前扩张。狭窄部分为炎症性的，伴有增强、壁增厚和肠周围炎症。（Courtesy Dr. Edward Loftus and Dr. Joel Fletcher, Rochester, MN.）

诊断方式时，尤其是在儿童中，需要仔细考虑[261,262]。

作为CT的替代方法，MRI在肠道评估中有接近同等的图像质量。MRI具有提供高软组织对比度、获得静态和动态图像以及避免电离辐射等优点[263]。与CT肠道造影相似，患者在术前需口服造影剂。一些欧洲中心将灌肠剂与鼻十二指肠插管相结合来进行肠道造影，这可能会提高细微黏膜病变的诊断率，但大多数患者可能难以接受[263]。肠壁增厚、黏膜下水肿、直肠血管充血、淋巴结肿大等表现是活动性病变的征象(图115.15)。使用动态FIESTA(使用稳态采集的快速成像)，图像可以添加有关纤维化节段功能状态的信息。开发了一种用于评估小肠CD的评分系统，该系统对诸如壁厚增加和对比度增强、狭窄和黏膜异常、缺乏蠕动和张力以及肠外检查结果等细节给出了更高的评分[264]。使用这些标准，与回结肠镜检查活检的金标准相比，MRI图像的诊断准确率为91%。

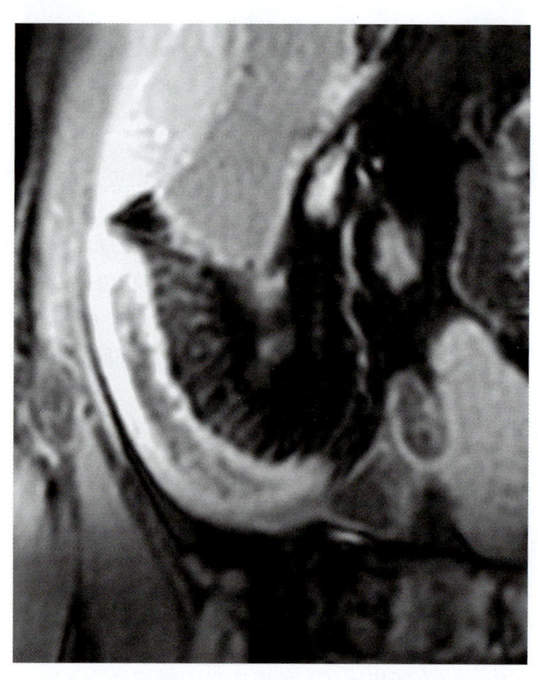

图115.15 一例CD患者使用钆造影剂的MR小肠造影。该冠状位显示壁过度增强，壁增厚和累及回肠末端的梳状征(肠周围血管充血)。在发炎的肠环内侧可见血管，类似于梳子的齿。(Courtesy Dr. Edward Loftus and Dr. Jeffrey Fidler, Rochester, MN.)

其他潜在有用的诊断方式包括超声和闪烁扫描。腹部超声主要用于排除腹痛的其他原因(例如，胆道和妇科疾病)，但也可有效评估管腔CD病变的活性[265]。对比增强多普勒超声提高了检测疾病活性的灵敏度和特异性，并依赖于肠厚度的增加[266,267]。在超声检查中该重要标志的灵敏度为75%~94%[268]。大多数患者的回盲部、升结肠和降结肠均可充分显示。人们对使用超声内镜(EUS)区分CD(透壁性)和UC产生了一些兴趣，但其主要价值仅限于评估和指导肛周疾病的治疗[269]。盆腔MRI是评估CD中疑似盆腔、直肠周围或肛周脓肿或瘘管的首选成像方式。评估CD活性的多普勒血管血流研究结果不一[270]。早期研究结果表明，超声弹性成像可能有助于检测狭窄的肠纤维化[271]。此外，与术中发现的金标准相比，^{99m}Tc白细胞闪烁扫描的准确率为84%[272]，尽管在临床实践中很少用于检测肠道炎症。早期数据表明，PET/CT扫描可能有助于评估CD的活动水平和分布[241,242]。

小肠胶囊式内镜(SBCE)是检测CD小肠病变的敏感工具，在诊断小肠疾病方面，SBCE的诊断率优于其他方法，包括小肠造影、推进式小肠镜CT小肠造影和MRI[273]。虽然SBCE在识别病变方面可能非常敏感(即使标准内镜检查尚未显示)[244]，但其低特异性限制了其作为诊断小肠CD的一线研究的使用[260]。在尝试小肠胶囊式内镜之前，应通过放射学或探路胶囊排除明显的肠狭窄[274,275]。因为2.6%的患者可能会发生胶囊滞留和梗阻[276]。尽管如此，胶囊滞留在临床上可用于术前和术中定位隐匿性狭窄[277]。越来越多的单气囊和双气囊小肠镜用于治疗空肠和近端回肠CD[278]，允许对狭窄进行活检(和球囊扩张)。

七、炎症性肠病活动性的测定

(一)克罗恩病

疾病活动度可分为轻度、中度或重度，取决于对治疗的反应、是否存在全身毒性、腹部压痛、肿块或梗阻以及营养不良、体重减轻和贫血的程度。

在临床试验中使用综合评分系统，最常见的是克罗恩病(CD)活动指数[CDAI(表115.4)]，试图整合该疾病的许多可能特征。缓解被广泛认为是CDAI小于150分，对药物治疗的反应被定义为CDAI降低≥100分[184]。其他疾病活动度指标包括：Cape Town指数[280]、Harvey-Brad shaw指数[282]、国际炎症性肠病组织(或牛津)指数[282]、St. Marks Crohn指数[283]、De Dombal指数[284]和Talstad指数[285]，但这些指数仅限于研究[286]。还开发了用于CD儿童的Spe-cialized指数[287,288]。所有这些指数在评分系统中的特征各不相同，但大多数都包括主观症状和检查以及实验室检测的客观结果的组合。其他方法包括使用关注于特定结局的疾病活动指数，如肛周疾病[289,290]或内镜检查结果[291,292]。这些方法各有优缺点，但都适用于研究而不是用于临床实践。研究表明，症状并不总是与疾病活动度的客观评估相关，例如内镜检查、生物标志物[C反应蛋白(CRP)或粪便钙卫蛋白]或CT/MRI，并且仅凭单独的症状通常不应指导治疗决策。基于内镜检查和生物标志物的黏膜愈合，已成为超越单纯症状消退的治疗靶点[293]。

血细胞沉降率和血清急性期反应蛋白(如CRP)可能有助追踪疾病活动，但缺乏敏感性和特异性。高CRP水平表明存在活动性疾病或感染性并发症。此外，CD的临床和内镜下疾病活动度与CRP水平之间有良好的相关性[294]。已证明粪便钙卫蛋白(在中性粒细胞中发现的一种钙和锌结合蛋白)和乳铁蛋白(大多数黏膜分泌的一种铁结合糖蛋白)的粪便排泄是肠道炎症的敏感标志物[295]，也可能与静止期疾病复发和对生物制剂治疗的应答相关[236]。与内镜下活动性IBD相比，粪便钙卫蛋白的诊断准确性合并灵敏度和特异性分别为88%和73%，尽管粪便钙卫蛋白在UC中的特异性(79%)高于CD(67%)[296,297]。

表 115.4　克罗恩病活动指数(CDAI)

变量	衡量标准	加权因子
水样便或稀便	每日粪便计数总和,连续 7 天	2
腹痛	7 天每日评级之和为:0=无;1=轻度;2=中度;3=重度	5
总体健康状况	7 天每日评级之和为:0=总体良好,1=略低于标准,2=差,3=非常差,4=极差	7
肠外疾病的特征	在 7 天内,每日评定期间出现以下任何情况:	各 20
	a. 关节炎或关节痛	
	b. 皮肤或口腔病变,包括坏疽性脓皮病、结节性红斑、阿弗他口炎	
	c. 虹膜炎或葡萄膜炎	
	d. 肛裂、瘘管或直肠周围脓肿	
	e. 其他外瘘	
	f. 发热超过 37.8℃	
使用阿片类药物治疗腹泻	0=没有,1=有	30
腹部肿块	0=无,2=可疑;5=确定	10
血细胞比容质/%	男性:47-血细胞比容	6
	女性:42-血细胞比容	
体重低于标准/%	100×[1-(患者体重/标准体重)]	1

*为计算 CDAI,将标度乘以每个变量的加权因子,然后将所有 8 个加权变量相加。

From Best WR, Becktel JM, Singleton JW, et al. Development of a Crohn's disease activity index. National Cooperative Crohn's Disease Study. Gastroenterology 1976; 70:439-44, with permission.

最终,希望最好衡量患者的整体健康状况或主观健康状况。与健康相关的生活质量可以使用通用仪器来衡量,这些仪器侧重于许多疾病状态共同的各个健康领域,也可以使用针对特定疾病的仪器来衡量,重点关注与感兴趣疾病相关的特定领域。IBD 问卷是最广泛接受的针对特定疾病的工具,用于衡量肠道、社会、全身和情绪功能的不同领域[298]。

(二) 溃疡性结肠炎

疾病活动性的评估对于预后和治疗决策非常重要。目前有许多仪器可以测量溃疡性结肠炎(UC)疾病的活动性,其中一些是纯粹的临床、内镜或组织学检查,另一些则结合了临床和内镜评估。在评估这些不同的活动指标时,重要的是要认识到这些指标通常是非特异性的,因此患有其他疾病(如 IBS)的患者,即使在没有任何炎症的情况下也可以获得高分。此外,这些指标的得分一般是通过纳入各种没有标准化定义的体征和症状得出的。

虽然这些指标都不是公认的标准,但最常用的是 Truelove 和 Witts 指标[299]。这种纯粹的临床分类是根据临床表现和实验室参数组合的,包括排便频率、直肠出血、发热、心动过速、贫血和 ESR 升高,将疾病分为轻度,中度或重度(框 115.2)。Truelove 和 Witts 分类在临床实践中可靠且易于使用,尽管其最适用于广泛性结肠炎患者,可能无法充分反映局限性结肠炎患者的疾病严重程度。

Mayo 评分是一种在随机对照试验中广泛使用的疾病活动性数字评分工具[275],该指标结合了临床和内镜评估,是 4 个部分评分的总合:大便频率、直肠出血、乙状结肠镜检查结果和医生的总体评估(表 115.5)。该疾病活动指标的范围为 0~12 分,总分越高表示疾病越严重。一般而言,如果 Mayo 评分≤2 分,则认为患者缓解,如果 Mayo 评分>10 分,则认为患者患有重度疾病。当评分比患者初始基线评分下降 3 分时,临床反应通常可接受。

还开发了其他量表,其中许多是对 Truelove 和 Witts 分类以及 Mayo 评分的修改。这些疾病活动工具都没有经过正式验证。还有许多用于结肠炎严重程度分级的内镜和组织学量表[277,278]。内镜检查结果并不总是与临床症状相关,这种相关性在个体内通常更一致。因此,尽管治疗决策主要基于临床状态,但如果对治疗的临床反应不确定,那么跟踪个体患者的乙状结肠镜黏膜外观可能是有用的。

除了将疾病活动性分为轻度、中度和重度的典型分类外,一个重要的亚型是暴发性结肠炎。当重度结肠炎患者出现中毒性症状,发热超过 38.3℃、心动过速、腹胀、局限性或广泛性腹膜炎体征和白细胞增多时,被认为是暴发性结肠炎。当有放射学证据表明,急性患者的横结肠扩张超过 6cm 时,就会发生中毒性巨结肠。暴发性结肠炎和中毒性巨结肠是临床诊断,重度或暴发性结肠炎患者应避免进行全结肠镜检查,因为有诱发巨结肠或穿孔的风险。在该患者群体中,有限的软式乙状结肠镜检查是合适的,以确保症状的病因确实是 UC 本身,而不是其他疾病。

框 115.2 UC 严重程度的 Turelove 和 Witts 分类

轻度	重度
每日少于 4 次大便，无或仅有少量血液	每日 6 次以上大便，带血
无发热	发热超过 37.5℃
无心动过速	心率超过 90 次/min
轻度贫血	血红蛋白水平低于正常水平 75% 的贫血
ESR<30mm/h	ESR>33mm/h
中度	ESR，红细胞沉降率。
介于轻度和重度之间	

Adapted from Truelove SC, Witts LJ. Cortisone in ulcerative colitis: final report on a therapeutic trial. Br Med J 1955; 2: 1041-8.

表 115.5 UC 严重程度的 Mayo 评分

评分	标准	评分	标准
排便频率		**黏膜外观**	
0	正常	0	正常
1	每日排便次数比正常增加 1~2 次	1	轻度病变（红斑、血管纹理减少、轻度易脆）
2	每日排便次数比正常增加 3~4 次	2	中度病变（明显红斑，血管纹理消失，质脆，糜烂）
3	每日排便次数比正常增加 5 次或以上	3	重度病变（自发性出血，溃疡）
直肠出血		**医生整体评估**	
0	无	0	正常
1	粪便带血丝，少于一半时间	1	轻度疾病
2	大多数时间伴有明显的血便	2	中度疾病
3	只有血液	3	重度疾病

Mayo 评分：范围 0~12 分。

From Schroeder K, Tremaine W, Ilstrup D. Coated oral 5-aminosalicylic acid therapy for mildly to moderately active ulcerative colitis: a randomized study. N Engl J Med 1987; 317: 1625-9.

（王迎春 译，闫秀娥 刘军 校）

参考文献

第 116 章　炎症性肠病的管理治疗

Ashwin N. Ananthakrishnan, Miguel D. Regueiro 著

章节目录

从历史上看，克罗恩病（CD）和溃疡性结肠炎（UC）的治疗目标是实现症状缓解，即没有腹痛、腹泻或直肠出血，并使主要基于症状的疾病活动指数［如 CD 活动指数（CDAI）或简单的临床结肠炎活动指数］正常化。在不使用糖皮质激素的情况下达到这些目标（称为“无糖皮质激素缓解”），被认为足以改善患者的生活质量（QOL）和短期结果。然而，人们越来越认识到，在许多患者中，症状与炎症的真实消退之间表现出不完全的相关性，对于确保获得最佳的长期结果，后者可能比前者更重要[1]。挪威一项针对 740 例 IBD 患者进行的大型前瞻性研究表明，在诊断后 1 年内实现黏膜愈合的患者，接受结肠切除术或在诊断后 5 年内需要后续糖皮质激素治疗的可能性显著降低[2]。将黏膜愈合作为临床试验的终点，在结肠镜检查早期真实的内镜下愈合与更好的长期结果之间产生了类似的相关性[3]，事实上，这种方法可能比一种靶向症状消退方案更具成本效益[4]。对内镜下治疗目标的恰当定义，在不同的临床研究中有所不同，并且在不断演变[1]。在 CD 中，内镜下愈合通常定义为无溃疡，当使用 CD 内镜下严重程度指数（CDEIS）对疾病活动性进行平分时，与临界值<3 相符。对于 UC，梅奥（Mayo）内镜评分为 0 分（正常、完整的黏膜）或 1 分（红斑、血管变硬，但无脆性、糜烂或溃疡）称为“内镜下缓解”，尽管最新数据表明，在许多患者中可达到内镜评分为 0 分，与评分为 1.5 分相比，0 分与更好的结果相关[5]。考虑到 CD 炎症的透壁性，横断面成像上炎症的影像学分辨率也很有意义。有几种用于量化小肠或大肠活动性炎症或损伤的评分系统[6,7]。使用横断面成像定义愈合的界限仍需要验证，然而，随着开始生物治疗后，炎症的影像学改善与患者预后的改善相关，并为许多患者提供了一个有吸引力的治疗目标[1]。粪便炎症标志物（如钙卫蛋白）也证明与内镜检查的真实炎症程度密切相关，并且这些粪便标志物的正常化可作为实现内镜下愈合的替代指标。认识到这些疾病的进展性，已经开发了疾病损害评分，如 Lémann 指数，该评分包含了疾病的内镜和影像学严重程度以及既往病史（如切除术）[7]。CD 和 UC 的治疗目标不仅是活动性炎症消退，还要确保患者健康相关的 QOL 正常化。许多 IBD 患者尽管达到内镜下缓解，但仍可能持续出现疼痛、抑郁、焦虑和疲乏等症状，这些症状可能对功能产生负面影响。多学科方法是有益的，新的 IBD 治疗模式正在出现，以帮助患者实现症状缓解、恢复生活质量和减少计划外医疗护理[8-10]。其他治疗目标包括实现瘘管愈合、维持营养、预防与治疗相关不良事件，以及在儿童中实现生长和发育正常化。

一、药物治疗

（一）氨基水杨酸盐

柳氮磺吡啶是 IBD 中使用的所有氨基水杨酸盐（ASA）的母体化合物，由瑞典医生 Nanna Svartz 于 1938 年至 1939 年开发，用于治疗类风湿性关节炎[11]。1941 年至 1942 年，人们偶然发现它可改善正在接受相关关节病治疗的结肠炎患者的肠道症状。柳氮磺吡啶的大多数不良事件是由于其氨基吡啶部分，其用于阻止分子的 5-氨基水杨酸（5-ASA）部分在小肠中的吸收。Azad Khan 及其同事的一项经典实验表明，5-ASA（美沙拉秦）而不是磺胺吡啶是柳氮磺吡啶的治疗部分[12]。大约 90% 的柳氮磺吡啶到达结肠，只有少量在小肠中被吸收。在到达结肠后，由厌氧结肠细菌形成的偶氮还原酶裂解偶氮键，释放活性成分 5-ASA，该药剂被认为可局部发挥其抗炎活性，但也可能通过吸收和通过肠道微循环发挥作用。在从结肠吸收的 5-ASA 中，20% 经肝脏乙酰化，形成 N-乙酰基 5-ASA，并经尿液排泄。

由于磺胺吡啶部分被认为是柳氮磺吡啶治疗的大多数不良事件的原因，所以各种不含磺胺吡啶的制剂和控释系统（图

116.1;表 116.1),已开发用于将 5-ASA 递送至胃肠道的特定部位。奥沙拉嗪(Dipentum)是一种具有偶氮键连接的 5-ASA 二聚体,配制于明胶胶囊中。巴柳氮(Colazal)由连接 4-氨基苯甲酰基-β-丙氨酸的 5-ASA 单体组成,4-氨基苯甲酰基-β-丙氨酸是一种相对较大的无生物活性的载体分子。与柳氮磺吡啶一样,5-ASA 在结肠中通过细菌偶氮还原酶裂解偶氮键后,从奥沙拉嗪和巴柳氮中释放出来。大约 99% 的未裂解的药物以完整形式递送至结肠,其代谢物在粪便和尿液中迅速清除。4 种不同的常用美沙拉秦制剂可在药物到达结肠之前递送 5-ASA:潘他沙(Pentasa)、阿普里索(Apriso)、亚沙可(Asacol)和利尔达(Lialda)。Pentasa 是使用乙基纤维素包裹的微粒,从十二指肠释放美沙拉秦至整个小肠和结肠,大约 50% 的 5-ASA 在小肠中释放,其余在结肠中释放。Apriso 使用的美沙拉秦颗粒配方略有不同,具有缓释肠溶包衣,可以在 pH≥6 时,在回肠末端和整个结肠中逐渐释放美沙拉秦。Asacol 是一种丙烯酸树脂-S-100 包衣的美沙拉秦片剂,在 pH>7 时,通常在回肠末端和结肠释放。使用 Asacol 时,大约 15%~30% 的美沙拉秦在小肠中释放。Lialda(MMX 美沙拉秦)是一种新型美沙拉秦制剂,使用由内部亲脂性基质和外部亲水性基质组成的多基质结构。其包裹有一层 pH 依赖性聚甲基丙烯酸甲酯薄膜,在 pH>7 时美沙拉秦在回肠末端和结肠中延迟缓释。该技术还可在靠近结肠黏膜附近缓慢释放美沙拉秦。其他递送系统还包括美沙拉秦栓剂或灌肠剂,为直肠和远端结肠提供药物。

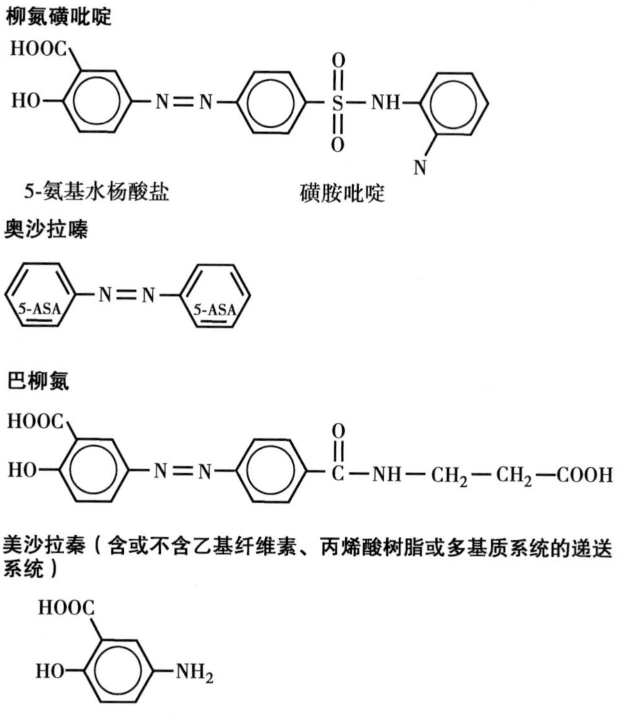

图 116.1　5-氨基水杨酸(5-ASA)制剂的分子结构

表 116.1　口服 5-氨基水杨酸制剂和胃肠道释放部位

药物	制剂	部位
前体药物		
巴柳氮	4-氨基苯甲酰基 β-丙氨酸+5-ASA	结肠
奥沙拉嗪	5-ASA 二聚体	结肠
柳氮磺吡啶	磺胺吡啶+5-ASA	结肠
美沙拉秦制剂		
Asacol(亚沙可)、Claversal 直肠泡沫、Delzicol(地尔齐考)、Salofalk(索洛法克)/Apriso(阿普里索)	pH 依赖,树脂包衣;缓释	末端回肠,结肠
Canasa(卡纳萨)	栓剂	直肠
Lialda(利尔达)	pH 依赖,多基质结构和聚甲基丙烯酸甲酯涂层;延迟和缓慢释放	末端回肠,结肠
Pentasa(潘他沙)	乙基纤维素包裹的微粒;控释	十二指肠至结肠
Rowasa((罗瓦萨)	灌肠剂	远端结肠

5-ASA,5 氨基水杨酸。

1. 氨基水杨酸盐治疗克罗恩病

支持氨基水杨酸盐在克罗恩病(CD)患者管理中发挥作用的数据有限。大多数研究表明,当结肠是主要受累部位时,柳氮磺吡啶在诱导活动性 CD 缓解方面优于安慰剂[13,14]。在国家合作克罗恩病研究(NCCDS)中使用的有效剂量范围为 4~6g/d(1g/15kg 体重)[13]。欧洲克罗恩病合作研究发现,柳氮磺吡啶 3g/d 的剂量对病情缓解没有显著获益[15]。早期使用<2g/d 的控释美沙拉秦(Pentasa)的研究未显示出治疗轻度至中度活动性 CD 的疗效[16,17]。一项包含 466 例轻至中度活动性 CD 患者的大型研究,在 16 周期间,比较了每日 1g、2g 和 4g 剂量美沙拉秦与安慰剂的疗效。4g 美沙拉秦的 43% 缓解率,在统计学上和临床上均优于安慰剂 18% 的应答率[18]。然而,随后类似设计的试验未能显示优于安慰剂的获益。尽管治疗效果的幅度相似,但安慰剂的反应大于最初观察到的 18%。一项荟萃分析未能证明 Pentasa 4g/d 对轻度至中度活动性 CD 患者,具有临床显著获益[19]。使用各种制剂的大量研究也未能证明 5-ASA 化合物可预防 CD 复发[14,20]。因此,尽管 CD 患者通常主要使用美沙拉秦进行维持治疗,但很少有数据证明这种做法带来的费用和不便,而且基于美沙拉秦的产品已被排除在近期循证治疗方案之外[21]。总之,柳氮磺吡啶(4~6g/d)可能有助于诱导轻度至中度活动性结肠 CD 的缓解,而美沙拉秦的作用尚不确定[22]。在个别情况下,小的获益幅度和相对缓慢的起效时间(4~8 周),可以与这些药物的良好安全性进行权衡(表 116.2)。

表 116.2 用于治疗 CD 和 UC 药物的安全性概述

药物	不良反应	妊娠*	哺乳*
5-氨基水杨酸盐(5-ASA)			
柳氮磺吡啶	厌食、消化不良、恶心呕吐、溶血、中性粒细胞减少、粒细胞缺乏症、叶酸缺乏、可逆性男性不育、神经病变;另见不含磺胺的 5-ASA	无致畸性证据;胎儿生长正常,同时给予叶酸	母乳中的含量可忽略不计;对足月新生儿是安全的
不含磺胺基的 5-ASA(美沙拉秦,奥沙拉嗪,巴柳氮)	头痛、药物热、皮疹、反常疾病加重、胰腺炎、肝炎、心包炎、肺炎、肾炎;分泌性腹泻(奥沙拉嗪)	在人类中无致畸性证据,胎儿生长正常品牌 Asacol 和 Asacol HD(涂有邻苯二甲酸二丁酯涂层)与动物致畸性相关	在母乳中发现,浓度较低;母乳喂养的婴儿罕见水样腹泻
抗生素			
甲硝唑	厌食、恶心呕吐、味觉障碍、双硫仑样效应、周神经病变、可逆性中性粒细胞减少	可疑致畸性,胎儿生长正常	存在于母乳中;极少数例外,不应使用
环丙沙星	恶心呕吐、头痛、烦躁、皮疹、伪膜性结肠炎、血转氨酶水平升高、自发性肌腱断裂	理论上有致畸可能;人类数据不足	在母乳中发现,不应使用
糖皮质激素			
传统的	睡眠和情绪障碍、痤疮、紫纹、多毛症、肾上腺抑制、近端肌病、葡萄糖耐受不良、高血压、闭角型青光眼、白内障、假性脑瘤、感染、水肿、伤口愈合不良、生长迟缓、骨质丢失、无菌性坏死	无人类致畸性证据,用于其他疾病时,更常见死产和胎儿出生体重降低;可根据疾病的严重程度使用	哺乳安全
布地奈德[回肠释放,多基质(MMX)]	9mg/d 剂量下可发生肾上腺抑制,但典型糖皮质激素副作用的发生率与安慰剂相似	人类数据有限,但风险可能较低	无可用数据,可能对母乳喂养是安全的
免疫调节剂			
6-巯基嘌呤、硫唑嘌呤	恶心、药物热、皮疹、关节痛、白细胞减少、血小板减少、骨髓抑制、胰腺炎、肝炎、感染;淋巴瘤	在动物中具有致畸性,但在肾移植和其他疾病(包括 IBD)的大型系列研究未显示出生缺陷增加;胎儿生长迟缓和早产的证据;由于疾病严重,可在有指征时在新生儿免疫和骨髓抑制的个别病例中使用	少量经乳汁排泄,不推荐
甲氨蝶呤	厌食、恶心呕吐、白细胞减少、巨幼细胞贫血、脱发、肝纤维化、间质性肺炎、神经病变	高度致畸,特别是在孕早期;可致流产	少量经乳汁排泄,不推荐
环孢菌素/他克莫司	可逆性或不可逆性肾功能下降、高血压、震颤、头痛、感觉异常、癫痫发作、牙龈增生、多毛症、肝毒性、感染、淋巴瘤	胎儿循环中水平显著;似乎无致畸性;宫内生长迟缓和早产增加,特别是在较高剂量时;很少报道 IBD 方面的经验	经乳汁排泄,不推荐
托法替尼	感染,特别是带状疱疹感染、头痛、皮疹、血清胆固醇升高、腹泻、贫血、肌酸磷酸激酶(CPK)升高;在高危类风湿性关节炎患者中,观察到剂量增加后,可能发生肺栓塞和死亡率增加;而在 UC 患者中未观察到这种情况	信息有限	信息有限;避免应用,直至获得更多信息
生物反应调节剂			
抗 TNF 抗体(英夫利西单抗、阿达木单抗、戈利木单抗、赛妥珠单抗)	上呼吸道和其他感染、播散性结核、全身性真菌感染和其他细胞内病原体的风险增加、急性或迟发型超敏反应、抗核抗体、抗双链 DNA 抗体、狼疮样反应、脱髓鞘疾病、淋巴瘤;由于死亡率增加,禁用于心力衰竭患者	支持安全性的证据越来越多,但在人类中的数据仍然相对有限。英夫利西单抗和阿达木单抗可自由穿过胎盘,导致胎儿体内的高水平,而塞妥珠单抗仅极少量穿过胎盘	母乳中含量最低
那他珠单抗	头痛、潮红、感染、进行性多灶性白质脑病、黄疸、肝衰竭	动物致畸;多发性硬化症患者的病例系列,表明其是安全的	哺乳期安全性未知
维多珠单抗	鼻咽炎、上呼吸道感染、头痛	数据有限;可能发生经胎盘转运	未知;可能少量存在于母乳中
乌司奴单抗	上呼吸道和其他全身感染、头痛	数据有限;可能发生经胎盘转运	未知;可能少量存在于母乳中

*From Connell WR. Safety of drug therapy for inflammatory bowel disease in pregnant and nursing women. Inflamm Bowel Dis 1996;2:33-47, with permission. Updated based on Ng S, Mahadevan U. Management of inflammatory bowel disease in pregnancy. Expert Rev Clin Immunol 2013;9:161-73.

Adapted from Sands BE. Therapy of inflammatory bowel disease. Gastroenterology 2000;118(2 Suppl 1):S72, with permission.

2. 氨基水杨酸盐治疗溃疡性结肠炎

(1) 口服制剂

柳氮磺吡啶和各种口服美沙拉秦衍生物,已被证实可对诱导和维持轻度至中度活动性溃疡性结肠炎(UC)的缓解有效(图 116.2)。但尚未在重度活动性 UC 患者中以随机、对照的方式进行评估。在 3~6g/d 的剂量下,柳氮磺吡啶可使 39%~62% 的轻度至中度活动性 UC 患者的病情缓解,约为安慰剂治疗患者病情缓解率的 2 倍[23,24]。荟萃分析证明,美沙拉秦与柳氮磺吡啶一样有效,而且各种美沙拉秦制剂的疗效似乎相当[24,25]。一项关于口服 5-ASA 诱导病情缓解的 Cochrane 系统评价共纳入 53 项研究,包括 8 548 例患者[26]。在诱导研究中,29% 接受 5-ASA 治疗的患者达到临床病情缓解,而接受安慰剂治疗的患者为 17%。接受常规剂量每日 2~4 次分次给药的患者与接受每日 1 次给药的患者相比,疗效无差异[相对风险(RR)0.94,95% 置信区间(CI)0.83~1.07],这表明从患者依从性的角度来看,后者可能更有效,因为便利性增加了。

当 5-ASA 作为活动性 UC 的诱导治疗时,剂量依赖性反应比特定的 5-ASA 制剂更重要[24,25]。对于这种适应证,美沙拉秦在每日剂量小于 2g 时无效,而对于一些患者来说,每日剂量为 4~4.8g 时反应可能会增加。ASCEND Ⅰ 和 Ⅱ 试验表明,2.4g/d 和 4.8g/d 剂量的美沙拉秦对轻度活动性疾病患者具有相似的疗效,但较高剂量(4.8g/d)导致中度活动性疾病患者的应答率显著较高,但缓解率却不高[27,28]。ASCEND Ⅲ 试验报告称,接受 4.8g/d 亚沙可(Asacol)治疗的中度活动性 UC 患者的缓解率明显更高,而接受 2.4g/d 治疗的患者无应答[29]。此外,ASCEND Ⅲ 和利尔达(Lialda)试验的数据显示,对于既往接受美沙拉秦治疗的患者或治疗 8 周后未达到临床缓解的患者,4.8g/d 剂量比 2.4g/d 剂量更有效[29,30]。美沙拉秦 4.8g/d 的剂量与柳氮磺吡啶 12g/d 的剂量相当,但由于药丸负荷高和剂量依赖性不耐受,这在临床实践中是不切实际的。

一旦达到缓解,柳氮磺吡啶和其他 5-ASA 均可有效维持缓解[31-34]。柳氮磺吡啶的这种获益似乎是剂量依赖性的,通常使用 2g/d 的剂量来平衡疗效和不良事件[31]。然而,其他 5-ASA 制剂尚未发现这种剂量依赖性反应,1.5~4.8g/d 的剂量可使 50% 以上的患者维持缓解[25]。对 41 项研究的类似综述表明,5-ASA 在维持临床和内镜缓解方面都优于安慰剂[35]。5-ASA 治疗组复发患者比例(41%)低于安慰剂治疗组(58%,RR 0.69,95% CI 0.62~0.77),且随着美沙拉秦剂

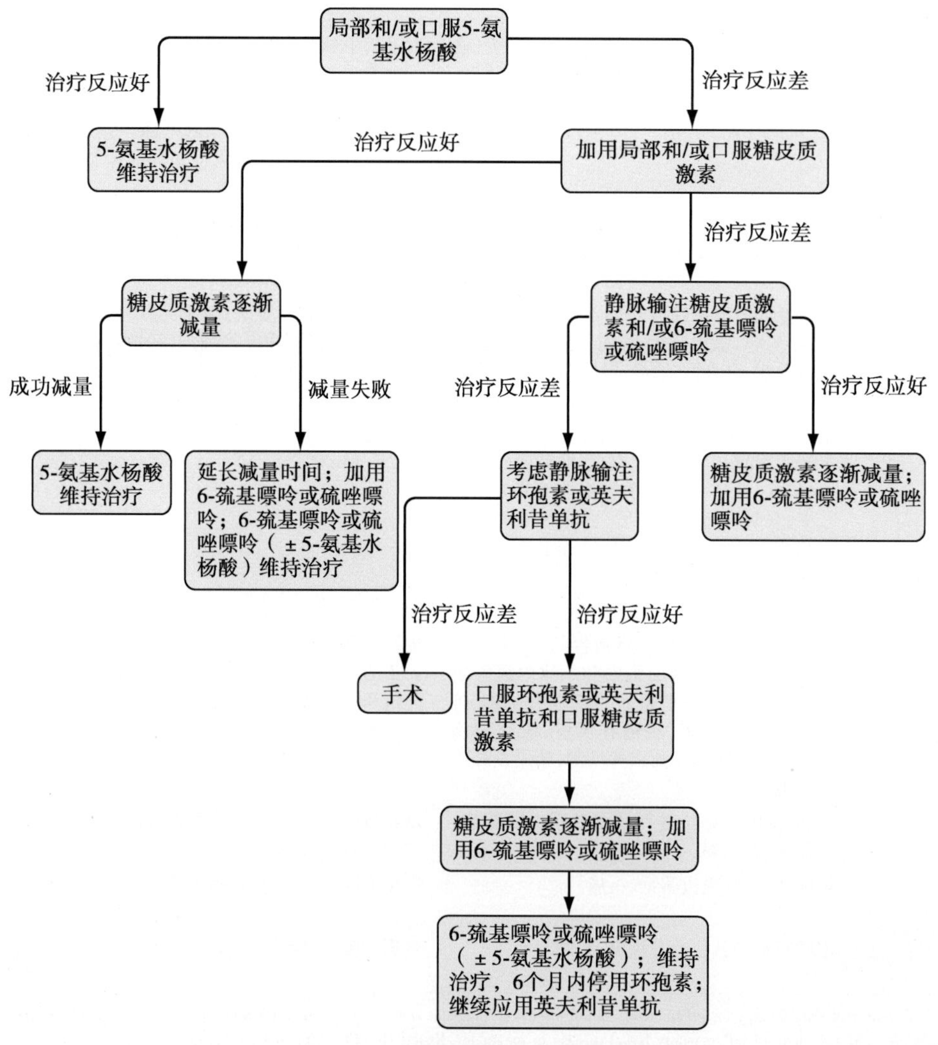

图 116.2 轻度至中度活动性 UC 的管理治疗流程图

量的增加，复发率呈降低趋势。与<1g/d 相比，接受 1g~1.9g/d(RR 0.65,95% CI 0.56~0.76)和>2g/d(RR 0.73,95% CI 0.60~0.89)的患者复发更低。尽管不同药物在诱导缓解方面无差异，但发现柳氮磺吡啶在维持缓解方面略优于其他 5-ASA(RR 1.14,95% CI 1.03~1.27)。其他荟萃分析表明，柳氮磺吡啶的优效性仅持续 6 个月，当试验延长至 12 个月时，这种具有统计学意义的获益就会消失[25]。一项双盲随机对照试验(RCT)比较了 2 种剂量的巴柳氮(1.5g/次,2 次/d 和 3g/次,2 次/d)与美沙拉秦 0.5g/次,3 次/d 持续治疗 6 个月，报告高剂量巴柳氮的缓解率为 77.5%，而美沙拉秦和低剂量巴柳氮的缓解率分别为 56.8% 和 43.8%[36]。目前将诱导缓解的 5-ASA 剂量推荐用于维持治疗，但尚未以随机安慰剂对照方式进行正式检验。在多中心 MOMENTUM 试验(莫洛替尼，是一项国际性、双盲、随机、对照、三期试验)中，与仅获得部分缓解的患者相比，在接受 4.8g/dMMX 美沙拉秦治疗 8 周后获得完全缓解的轻度至中度活动性 UC 患者，在剂量降低至 2.4g/d 并持续治疗 1 年后，仍有可能保持缓解，这提示在考虑轻度至中度活动性 UC 患者剂量减量前，应以完全缓解为目标[37]。

柳氮磺吡啶常见的不良事件包括发热、皮疹、恶心、呕吐和头痛。柳氮磺吡啶的其他不太常见但重要的不良事件包括超敏反应、可逆性精子异常和叶酸吸收受损(通过竞争性抑制空肠酶、叶酸结合酶)，接受柳氮磺吡啶治疗的患者应需同时服用叶酸补充剂(≥1mg/d)。约有 15% 服用柳氮磺吡啶的患者，发生需要停药的显著不良事件。然而，高达 90% 对柳氮磺吡啶不耐受的患者可耐受美沙拉秦[38]。在临床试验中，新型 5-ASA 制剂和巴柳氮的耐受性优于柳氮磺吡啶[25,38-40]。口服美沙拉秦制剂似乎没有明显的剂量依赖性毒性。奥沙拉嗪与高达 10% 的药物性腹泻相关，这通常限制了其使用。口服美沙拉秦治疗很少与间质性肾炎引起的可逆性急性肾损伤相关。建议所有接受美沙拉秦治疗的患者，每 6~12 个月常规进行 1 次血清肌酐水平的检测。高达 5% 接受 5-ASA 治疗的患者可能会出现结肠炎症状的反常恶化，通常发生在开始治疗的最初几天或几周内。这种情况可能会在使用同类其他药物时复发，甚至在局部治疗时也可能复发，需要高度怀疑指数才能诊断并适当停药。

(2) 直肠给药治疗

直肠给药的 5-ASA 可以 5-ASA 灌肠剂、栓剂和泡沫剂的形式给药(目前在美国不可用)。使用灌肠剂可以将药物输送到大约 95% 的患者的脾曲水平，栓剂可用于治疗距肛缘 15cm~20cm 的炎症。美沙拉秦直肠给药可作为溃疡性直肠炎或左侧结肠炎患者的单药治疗，或作为更广泛结肠炎患者口服药物的辅助治疗。它们可有效诱导轻至中度活动性远端 UC 患者缓解，在非难治性患者中无明确的剂量反应效应[41,42]。用于诱导病情缓解的标准给药方案为每晚灌肠 1~4g 5-ASA，或每晚或全天分次给予美沙拉秦栓剂(1~1.5g)。研究显示，美沙拉秦灌肠剂治疗活动性远端 UC 的疗效与口服柳氮磺吡啶相当，且副作用更少[40]。已证实美沙拉秦栓剂和灌肠剂的疗效相似，无论 1g、2g 或 4g 制剂是否用于诱导轻度至中度活动性左侧 UC 患者缓解，无须同时使用糖皮质激素或免疫调节剂。事实上，对于远端结肠炎，美沙拉秦灌肠剂比局部用糖皮质激素灌肠剂更有效，因此是首选[41,42]。在左侧结肠炎或全结肠炎患者中，局部和口服美沙拉秦联合治疗也比单独使用任何一种药物更有效，这表明存在剂量反应效应[43,44]。在直肠炎患者中，美沙拉秦栓剂 500mg/次，每日 2 次或 1 000mg/d，一次给药，已被证明对治疗活动性疾病有益[45]。与美沙拉秦灌肠剂相比，美沙拉秦泡沫在远端结肠中的分布更均匀，持续时间更长。泡沫制剂已被证明比灌肠制剂具有更好的患者接受度[46]，但美沙拉秦泡沫目前在美国不可用。直肠给予美沙拉秦制剂也可有效维持左侧 UC 或直肠炎的缓解[41,42]。有效的维持给药间隔为每晚至每 3 日一次。局部美沙拉秦与口服美沙拉秦一样有效[47]，作为主要治疗方案，局部和口服美沙拉秦联合治疗，可能比单独口服美沙拉秦更有效[48]。

(二) 糖皮质激素

糖皮质激素在 CD 和 UC 的治疗中起着核心但令人烦恼的作用。虽然其疗效和快速诱导临床改善的作用已得到充分证实，但重复使用或长期暴露会导致严重的不良事件(表 116.2)。最常见的不良事件是令人烦恼的神经精神症状，如情绪障碍和失眠，以及影响美观，包括痤疮、库欣(Cushing)综合征、脱发和多毛症。与糖皮质激素相关的更严重的不良事件是代谢异常，例如肾上腺皮质抑制、葡萄糖耐受不良、肌病和骨质丢失。感染性并发症的风险也会增加，尤其是使用较高剂量的泼尼松(>40mg/d)时[49]。在使用免疫调节剂或生物制剂的患者中，与单独使用这些药物相比，同时使用泼尼松似乎会导致更频繁的严重感染和更高的死亡率[50-52]。糖皮质激素缺乏维持获益和不利的风险预测，使其长期使用存在风险[53]，因此，不建议长期使用。如布地奈德等糖皮质激素具有较高的肝脏首关代谢、较低的全身性糖皮质激素暴露和较少的不良事件，使这些药物成为传统糖皮质激素的一种有吸引力的替代药物。然而，长期使用快速代谢的糖皮质激素也会导致全身性不良事件，达到无糖皮质激素缓解仍然是这两种疾病的重要治疗目标。

糖皮质激素在 CD 和 UC 患者中的使用有以下几个原则：

- 使用有效剂量。例如相当于 40~60mg 泼尼松的剂量。治疗开始时剂量不足通常会导致剂量递增和延长给药时间以达到应答。
- 请勿用药过量。未从 40~60mg 泼尼松治疗中获益的患者，不太可能从增加或延长口服给药中获益，并且有可能发生更严重的不良事件。这些患者需要静脉给药或用生物制剂替代(见后文)。
- 请勿长期治疗。糖皮质激素逐渐减量后疾病相关症状复发的患者，应视为糖皮质激素依赖性患者，并转换为不含糖皮质激素的免疫调节剂或生物制剂。如果没有终止药物的策略，就不应开始使用糖皮质激素治疗。
- 预期副作用。即使是短期使用，也可出现骨质丢失(见后文“辅助治疗”)。

1. 糖皮质激素治疗克罗恩病

早期一系列有利的糖皮质激素治疗，验证了糖皮质激素在 NCCDS(非传染性慢性疾病)中显示的短期疗效(泼尼松 0.5~0.75mg/kg/d 用于活动性疾病的初始治疗，根据 CDAI

[克罗恩病活动指数]调整剂量)[13]和欧洲克罗恩病合作研究(第1周6-甲基泼尼松龙48mg/d,在第6周逐渐减量至12mg/d,缓解后保持8mg/d,长达2年)调整剂量[15]。在常规临床实践中,轻度至中度活动性疾病患者对初始治疗无应答。中度症状的克罗恩病(CD)患者,最初接受40~60mg泼尼松治疗,然后在6~12周内逐渐减量。到第一个月结束时,缓解率约为80%[54]。当剂量增加至1mg/kg/d长达7周时,92%的患者可达到临床缓解[55]。糖皮质激素起效迅速,通常在治疗的前3周内。使用糖皮质激素诱导CD缓解的Cochrane系统综述,支持传统糖皮质激素优于5-ASA和安慰剂的疗效[56]。

糖皮质激素不如长期治疗有效。一项关于CD患者糖皮质激素维持治疗的荟萃分析,未能检测到在用药6个月、12个月或24个月时预防复发的获益[57]。相反,一旦引入糖皮质激素,许多患者即使逐渐减量,也不能在没有症状反复的情况下停药,这一问题被称为糖皮质激素依赖。在首次接受糖皮质激素治疗的CD患者中,20%的患者在前30天内无应答(糖皮质激素抵抗)[54]。在80%的完全或部分缓解者中,55%的患者达到长期缓解,45%的患者复发或不能在1年内逐渐停止治疗[54],在明尼苏达州奥姆斯特德县的一个队列中,在成人和儿童人群中都观察到相似的结果[58,59]。与糖皮质激素依赖相关的临床因素包括吸烟、发病年龄较小、结肠定位和非纤维狭窄性病变[60]。可导致糖皮质激素耐药的机制包括:多药耐药(MDR)基因上调[61,62]和血清糖皮质激素结合球蛋白水平升高[63]。此外,在接受糖皮质激素治疗获得临床缓解的患者中,只有29%的患者也获得了内镜下缓解[55]。这一发现表明,当以超过阈值的剂量给药时,糖皮质激素治疗在大多数患者中的作用是抑制症状,而阈值可因患者而异,甚至在同一患者中会随着时间的推移而变化。

为了减少糖皮质激素治疗的非预期全身效应,已经开发出了新型糖皮质激素。布地奈德是一种糖皮质激素制剂,在结构上与泼尼松不同。与泼尼松相比,16α、17α-乙酰基侧链的存在可增强局部抗炎活性和对糖皮质激素受体的亲和力[64]。此外,布地奈德在肝脏和红细胞中约有90%的首关代谢,并转化为几乎没有或根本无生物活性的代谢产物。与传统的糖皮质激素相比,由此产生的低全身性生物利用度意味着毒性显著降低。布地奈德(Entocort)(英国剑桥)是一种回肠控释口服布地奈德制剂,由Eudragit L 100包被微粒组成,内含有乙基纤维素成分,在pH>5.5时释放布地奈德,约50%~80%的布地奈德在回盲部被吸收。研究表明,该制剂9mg/d剂量在达到缓解方面优于安慰剂和美沙拉秦,疗效比泼尼松龙低约15%,但不良事件较少,对肾上腺轴的影响较小[65]。增加剂量可获得更好的疗效,但以牺牲更大的肾上腺皮质抑制和不良事件为代价[64]。为了评估布地奈德维持缓解的疗效,一项随机对照试验(RCT)比较了在12个月时6mg和9mg布地奈德的疗效[66]。两种剂量均与相对较低的复发率相关(分别为24%和19%),无显著差异,但本研究未纳入安慰剂对照组,这限制了从这项研究中得出临床相关结论的能力。这2个剂量组的不良事件无差异,支持9mg剂量给药这1年的安全性。一项荟萃分析回顾了所有评价布地奈德治疗活动性腔型CD的研究,得出结论,布地奈德在诱导病情缓解方面优于安慰剂(RR 0.73;95% CI 0.63~0.84),但在预防复发方面不优于安慰剂(RR 0.93;95% CI,0.82~1.04)[67]。因此,新型和传统糖皮质激素均缺乏维持作用。鉴于布地奈德与美沙拉秦相比具有优越的疗效及其相对安全性,布地奈德可考虑作为活动性回肠、回盲部或右侧结肠疾病患者的一线治疗。此外,一些依赖传统糖皮质激素的患者可以成功地改用布地奈德,并具有减少全身糖皮质激素暴露的潜在益处[68]。总体而言,CD治疗的目标应该是避免使用任何糖皮质激素,如果需要,只将其作为免疫调节剂或生物制剂用于诱导。糖皮质激素的给药时间不应超过12周,理想情况下,最好限制在4~8周的1个疗程内。

2. 糖皮质激素治疗溃疡性结肠炎

(1) 口服治疗

在相当于口服泼尼松40~60mg/d的剂量下,糖皮质激素是中重度活动性溃疡性结肠炎(UC)的有效一线治疗[69-71]。使用高于60mg/d的剂量与不良事件增加有关,且无明显的临床获益,因此应避免使用。尽管尚无研究直接比较口服和胃肠外给药糖皮质激素的疗效,但后者常用于严重活动性疾病[72-74]。可供静脉注射用糖皮质激素制剂的选择包括:氢化可的松(每8小时静脉注射100mg)、泼尼松龙(每日2次静脉注射30mg)或甲泼尼龙(每8小时静脉注射16~20mg)。氢化可的松可引起更多的水钠潴留,但它可能同样有效。在一项UC患者的随机双盲试验中,连续输注的疗效和安全性并不优于分次给药[69,72]。在小型研究中,ACTH(促肾上腺皮质激素)已被建议作为常规糖皮质激素治疗活动性UC的替代方法[75,76]。一项双盲随机对照试验(RCT)表明,仅在糖皮质激素初治患者中,静脉注射ACTH比静脉注射氢化可的松治疗重度活动性UC更有效[76],但该观察结果尚未得到证实。由于大多数重度活动性UC患者既往都接受过糖皮质激素治疗,因此在临床实践中很少使用ACTH。ACTH治疗的一个值得注意的并发症是双侧肾上腺出血。

与CD相同,糖皮质激素对UC患者无维持获益。糖皮质激素依赖患者或无法在未出现疾病加重的情况下逐渐减少糖皮质激素剂量的患者,可从加用糖皮质激素节制药物中获益。迄今为止尚无评估美沙拉秦治疗的疗效及其在维持糖皮质激素诱导缓解的疗效的试验。需要胃肠外糖皮质激素治疗的重度UC患者的长期缓解率约为50%[77]。对于糖皮质激素依赖、1年内需要2个疗程糖皮质激素诱导临床应答或缓解或需要胃肠外糖皮质激素诱导缓解的患者,应考虑使用免疫调节剂或生物制剂。

尽管一项对照研究未显示常规口服布地奈德治疗活动性UC的益处[78],但已证明在整个结肠长度上提供最佳释放特性的MMX布地奈德(Uceris)口服制剂,可有效诱导轻度至中度活动性UC的缓解[79]。本研究中的患者接受MMX布地奈德9mg,1或6mg,每日一次、亚沙可(Asacol)800mg,每日3次或安慰剂治疗8周,作者注意到第8周的缓解率分别为18%、13%、12%和7.4%(MMX布地奈德9mg与安慰剂相比,$P=0.014$)。因此,美国食品药品管理局(FDA)批准使用MMX布地奈德,每日9mg,疗程8周,用于治疗轻、中度活动性UC。与其他糖皮质激素制剂一样,尚无数据支持MMX布地奈德在维持UC缓解中的作用。临床试验的汇总安全性分析表明,接受 MMX 布地奈德治疗的患者发生不良事件(包括糖皮质激素相关不良事件)少于接受全身性糖皮质激素治疗的患者[80]。此外,在临床试验的诱导期内,平均早晨血浆皮质醇与安慰剂相似。

(2) 直肠给药治疗

液体和泡沫制剂中的局部糖皮质激素是脾曲远端活动性 UC 的有效短期治疗[82,83]。患者通常对泡沫制剂的耐受性更好,并且可能比液体制剂更容易保留。研究发现,局部糖皮质激素诱导远端 UC 缓解的疗效低于局部美沙拉秦[46],然而,局部糖皮质激素和局部美沙拉秦联合治疗远端 UC 的短期疗效,优于任何一种单药治疗[84]。尽管局部治疗时糖皮质激素的全身吸收显著低于口服给药,但最好的糖皮质激素长期治疗仍有可能发生与糖皮质激素相关的不良事件,因此应避免使用。在几项对照试验中,布地奈德泡沫剂和灌肠剂已被证明可有效治疗活动性远端 UC。在活动性远端 UC 患者的双盲 RCT 中,布地奈德 2mg/100mL 治疗 6 周的缓解率为 19%,而接受安慰剂治疗的患者为 4% ($P<0.05$)[85]。随后的试验表明,布地奈德灌肠与泼尼松龙灌肠同样有效,甚至优于泼尼松龙灌肠,而不会导致内源性皮质醇水平的抑制[86-88]。布地奈德灌肠的疗效可能劣于美沙拉秦灌肠剂[89],但它显然是治疗远端 UC 的一种替代局部用糖皮质激素。布地奈德灌肠的最佳剂量始终为 2mg/100mL,每日一次[85,87,90]。布地奈德泡沫剂的可用剂量与之相似,可有效诱导 UC 临床缓解和黏膜完全愈合[91,92]。还需要更多的研究确定布地奈德长期局部用药的效果。与其他糖皮质激素一样,布地奈德灌肠对维持 UC 缓解无效[90]。

(三) 免疫调节剂

1. 硫嘌呤类药物

在各种免疫调节剂中,应用最广泛的是硫嘌呤疗法——硫唑嘌呤(AZA)和 6-巯基嘌呤(6-MP)。这两种药物是嘌呤类似物,可干扰核酸代谢和细胞生长,对淋巴细胞产生细胞毒性作用。它们是无活性的前体药物,具有细微的结构差异。AZA 在外周循环中非酶促转化为 6-MP,然后通过一系列酶途径代谢为活性和非活性代谢物(图 116.3)。6-MP 的 2 类主要代谢产物是 6-硫鸟嘌呤核苷酸(6-TGns)和 6-甲基巯基嘌呤核糖核苷酸(6-MMPrs)。6-TGn 代谢产物被认为具有硫唑嘌呤(AZA)和 6-MP 的免疫调节作用及其骨髓抑制特性,而肝毒性被认为与 6-MMP 有关。黄嘌呤氧化酶(XO)与次黄嘌呤磷酸核糖基转移酶竞争,将 6-MP 转化为 6-硫尿酸。前一种酶促途径解释了与 XO 抑制剂别嘌醇的重要药物反应(见后文)。硫嘌呤甲基转移酶(TPMT)在代谢途径中也起关键作用。导致 TPMT 失活的隐性突变纯合子(约 1/300)产生极高水平的 6-TGn 核苷酸,这些人不太可能耐受硫代嘌呤类药物,并倾向于发生严重的白细胞减少和其他限制性不良事件。相反,TPMT 杂合子患者(约 10% 的人群)可能具有中度高水平的 6-TGn 核苷酸[93,94]。它们通常需要较低剂量的药物(约为基于体重的最佳剂量的 50%),但更有可能产生治疗应答。在开始 AZA 或 6-MP 治疗前,应测量所有患者的 TPMT 活性水平。最早在给药后 14 天,红细胞 6-TG 核苷酸的生成即可达到稳定状态[95],但在儿童患者中报告的中位时间为 55 天[96]。硫嘌呤类药物与罕见但严重的不良事件相关,如非黑色素瘤皮肤癌(NMSC)和淋巴瘤(见后文)。

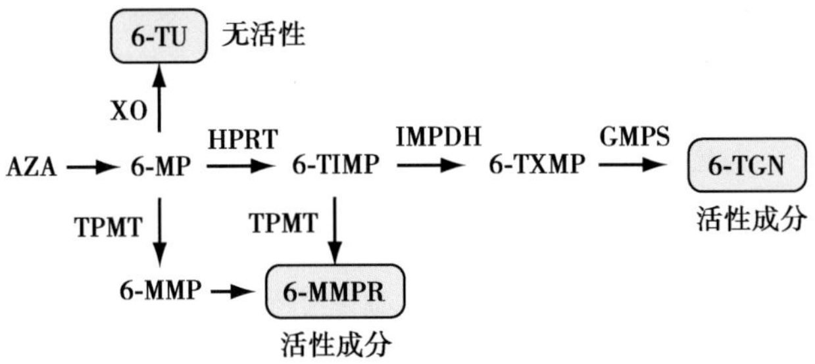

6-TU 无活性

XO

AZA → 6-MP —HPRT→ 6-TIMP —IMPDH→ 6-TXMP —GMPS→ 6-TGN 活性成分

TPMT ↓ 6-MP → 6-MMP；TPMT ↓ 6-TIMP → 6-MMPR

6-MMP → 6-MMPR 活性成分

图 116.3　硫唑嘌呤(AZA)和 6-巯基嘌呤(6-MP)的代谢。6-MMP,6-甲基巯基嘌呤;6-MMPR,6-甲基巯基嘌呤核糖核苷酸;6-TGN,6-硫代鸟嘌呤核苷酸;6-TIMP,6-硫代肌苷 5′-单磷酸;6-TU,6-硫尿酸;6-TXMP,6-硫代黄嘌呤核苷 5′-单磷酸;GMPS,鸟苷单磷酸合成酶;HPRT,次黄嘌呤磷酸核糖基转移酶;IMPDH,肌苷单磷酸脱氢酶;TPMT,硫嘌呤甲基转移酶;XO,黄嘌呤氧化酶

硫嘌呤类药物是一种有效的糖皮质激素节约药物,当与单克隆抗体生物制剂联合使用时可预防免疫原性,然而,不断发展的治疗策略可能在未来取代或限制硫嘌呤类药物的使用。最近,在亚洲血统人群中发现了与硫嘌呤代谢相关的单独遗传多态性(NUDT15),该多态性与早期骨髓抑制相关[96a]。

(1) 硫嘌呤类药物治疗克罗恩病(CD)

自从 Brooke 及其同事描述硫唑嘌呤(AZA)治疗瘘管愈合的首次报告以来,AZA 和 6-MP 已用于治疗 CD[97]。然而,在 Present 及其同事在随机对照试验中(RCT)证实这类药物的疗效之前,又过了 10 年[98]。由于把握能力不足,或对充分给药的不完全理解,以及这些药物的起效缓慢,早期研究受到损害。对 AZA 和 6-MP 治疗 CD 的 Cochrane 荟萃分析提供了这些药物作用的最佳总结[99]。对于活动性 CD,硫嘌呤治疗的缓解率为 47%,而安慰剂组为 37%,但该检验结果相当于 1.23 的非显著性比值比(95% CI 0.97~1.55)。与安慰剂组相比,缓解或临床应答结果同样更高,但无统计学意义(48% vs. 36%;RR 1.26;95% CI,0.98~1.62)。治疗 17 周后缓解的比值比增加,表明 6-MP 或 AZA 试验的持续时间最短。糖皮质激素节制剂的效果显著(RR,1.34;95% CI,1.02~1.77),需要治疗的人数(NNT)约为 6 人。最初的研究中仅纳入了 18 例瘘管患者,但观察到瘘管应答率为 54%,而安慰剂组的愈合率为 29%,但是无统计学意义(RR,2.00;95% CI 0.67~5.93)。有更令人信服的证据表明,硫嘌呤类药物对维持缓解有益。AZA 维持缓解的 OR 值为 2.32(95% CI 1.55~3.49;NNT=6),6-MP 维持缓解的 OR 值为 3.32(95% CI 1.40~7.87;NNT=4)[100]。AZA 维持缓解的 OR 值从 1mg/kg 时的 1.20 增加到 2.5mg/kg 时的 4.13(95% CI 1.59~10.71),证明了适当剂量给药的重要性。

总体而言,大约一半的患者可能对硫嘌呤治疗有反应,一旦病情缓解,大约一半至三分之二的患者将维持这种反应。在早期研究中,大约一半接受硫嘌呤类药物治疗的患者出现黏膜愈合[101],然而,在最近的一项大型研究中,在第 26 周时,仅有 16.5%的患者观察到黏膜愈合[102]。在儿童中,诊断后不久早期给予 6-MP 与糖皮质激素节制剂和维持缓解有关[103]。然而，在最近发表的一项试验中，这并未在成人中重现[104]。在临床实践中，除定量给药外，AZA 和 6-MP 几乎可以互换使用。AZA 的使用剂量一般为 2~2.5mg/kg/d，6-MP 的给药剂量为 1~1.5mg/kg/d。硫嘌呤类药物的引入时间应考虑到其起效缓慢，许多患者需要一个长时间的、逐渐减量的糖皮质激素治疗方案，来缩短硫嘌呤类药物治疗起效的时间。

如果患者在接受治疗 3~4 个月后，对硫代嘌呤治疗无反应时，测量代谢物水平有助于识别不依从、剂量不足或分流的个体（见下文）。尽管 6-TGn 核苷酸水平与治疗反应之间的相关性的结果喜忧参半，但对 6 项研究的荟萃分析确实发现了总体显著的关系[105]。6-TGn 核苷酸浓度以 230~260pmol/8×10^{10} 红细胞的阈值对应 62% 的缓解率，而 6-TGn 水平较低患者（OR。3.27；95% CI 1.71~6.27）的缓解率为 36%。较高水平的 6-TGn 核苷酸与白细胞减少之间的相关性，以及代谢物水平与治疗反应之间的相关性，可以解释临床观察结果，即轻度白细胞减少的患者更有可能对此类治疗有反应[106]。然而，相反，白细胞减少并不是达到治疗效果所必需的。此外，与基于体重的标准剂量方法相比，尚不清楚硫嘌呤代谢物水平的常规测量和定向剂量调整是否有助于改善 CD 的管理治疗[107]。分流是指高 TPMT 活性，导致低 6-TGn 水平和高 6-MMP 水平（图 116.3），6-MMP∶6-TGn 比值>10，被认为是不太可能导致临床获益的代谢特征[94,108]。在这些患者中，可能加用别嘌醇并利用前面提到的药物相互作用。一项检验该假设的研究表明，通过将硫嘌呤剂量降低至原始剂量的 25%~50%，并添加低剂量（每日 100mg）的别嘌醇，6-TGn 水平显著升高，同时 6-MMP 水平降低，临床结果改善[109]。尽管该策略需要仔细随访 WBC 计数，但在一项中位随访期为 19 个月的研究中显示其耐受性良好且安全[110]。

除了其作为 CD 单药治疗的作用外，新出现的证据表明，硫嘌呤类药物可能在与生物制剂联合治疗中具有额外的重要作用。这一假设得到了临床试验数据分析的支持，在临床试验数据中，接受抗 TNF 生物制剂和硫嘌呤联合治疗的个体患者，具有较低的抗药物抗体率和较高的生物制剂血清谷值水平[111]。一项在生物制剂和免疫调节剂初治克罗恩病患者中开展的大型临床试验（SONIC）研究中，将 508 例硫嘌呤和生物制剂初治的中重度活动性 CD 成人患者，随机分配接受 AZA 单药治疗、英夫利西单抗单药治疗或两种药物联合治疗[102]。在第 26 周时，AZA 与英夫利西单抗联合治疗的临床疗效和黏膜愈合优于英夫利西单抗单药治疗或 AZA 单药治疗。在中重度活动性 UC 中也观察到类似的获益[112]。当作为联合治疗使用时，即使使用较低剂量的硫嘌呤也可能观察到获益，尽管尚未对其进行前瞻性研究。在一项回顾性研究中，125pmol/8×10^{8} 个红细胞的 6-TGn 谷底浓度足以达到更高的英夫利西单抗谷值水平[113]。

在接受硫嘌呤类药物治疗的患者中经常观察到不良事件。在 Cochrane 分析中，在 10% 的患者中观察到严重程度足以导致停药的不良事件[99]。导致停药的不良事件通常发生在开始用药后不久，中位时间为 1 个月[114]。据报道，大约 8% 的患者在治疗的前几周内出现恶心，但通常会逐渐消退。1%~2% 的患者可出现过敏反应，包括发热、皮疹或关节痛，通常也在用药后几周内出现。在 3%~4% 的患者中观察到胰腺炎是另一种特异质反应，通常发生在治疗的第一个月。典型表现为放射至背部的上腹痛，但可能是不典型或轻微的，伴恶心和不明确的消化不良。当症状被及时识别时，停药可使胰腺炎消退。一旦发生过胰腺炎，不应再次尝试使用 AZA 或 6-MP 这两种药物，因为复发性胰腺炎肯定会发生。大约 3% 的患者出现血清转氨酶水平升高，并且与极高水平的 6-MMP 存在相关[115]。肝脏生化检查结果轻度升高，通常不需要任何干预或减少剂量即可恢复正常。但罕见的胆汁淤积性肝炎或结节性再生性增生是一个例外，在这种情况下应停止硫嘌呤治疗。骨髓抑制是硫嘌呤类药物的另一个问题。一项在 739 例接受 AZA 治疗的 IBD 患者中开展的为期 27 年回顾性单中心研究发现，28 例患者（3.8%）出现白细胞减少［WBC 计数<3×10^{9} 个细胞/L（<3 000 个细胞/mm^3）］，其中 9 例患者（1.2%）出现重度白细胞减少［WBC 计数<2×10^{9} 个细胞/L（<2 000 个细胞/mm^3）］，其中 3 例患者出现全血细胞减少，2 例患者死于败血症[116]。对纳入超过 8,000 例患者的 66 项研究的综述显示，其骨髓毒性的发生率相似，但可归因于治疗的死亡风险较低（<0.1%）[117]。尽管白细胞减少发生在 TPMT 活性低的患者早期，但它可能不仅仅与 TPMT 基因型有关，而且可在治疗期间的任何时候发生[117]。因此，建议在治疗期间每 1~3 个月继续监测血常规（CBC），并在引入药物或增加剂量后的 8~12 周内更频繁地监测 CBC（如果 TPMT 活性正常，则每 2 周监测 1 次，如果 TPMT 为杂合子，则每周监测 1 次）。暂时停止治疗 1 周或 2 周，并调整剂量通常足以使白细胞计数恢复到正常范围内。在糖皮质激素逐渐减量方案期间，还应仔细监测白细胞计数。同时使用糖皮质激素治疗可升高白细胞计数，但随着糖皮质激素停药，可发生白细胞减少。

硫嘌呤治疗可发生感染。据报道，约 2%~6% 的时间会发生严重感染，并不一定是在白细胞减少的情况下发生[102,114]。当发生严重感染时应中断治疗，尽管药物的作用仍会持续数周。硫嘌呤使用者应特别关注全身性病毒感染。同时接受糖皮质激素治疗的患者发生严重感染（包括巨细胞病毒）的风险也更高。病例系列研究表明，发生原发性 EB 病毒（EBV）感染的硫嘌呤使用者，发生侵袭性淋巴增生性疾病（包括噬血细胞性淋巴组织细胞增生症）的风险较高[114]，因此，少数人建议对 EBV 血清阳性进行常规筛查，特别是在年轻男性中，并避免对血清阴性患者使用硫嘌呤。然而，这种方法的常规获益尚未确定，在 26 岁时，近 100% 的 IBD 患者的 EBV 血清呈阳性[118]。

与硫嘌呤类药物相关的恶性肿瘤一直是患者和提供者长期关注的问题。器官移植后和其他免疫介导疾病患者使用免疫抑制药物与恶性肿瘤风险增加相关，特别是非霍奇金淋巴瘤（NHL）。这些方案包括 AZA，通常给药剂量高于 IBD，并与其他免疫抑制剂联合使用。在 IBD 中，硫嘌呤暴露与淋巴瘤（特别是 NHL）之间似乎确实存在相关性。据报道，NHL 的发病率约为 4-9 例/10 000 患者/年[119,120]。数据表明，一旦停用硫嘌呤类药物，淋巴瘤的风险会恢复至患者的基线风险。非黑素瘤性皮肤癌（NMSC）似乎与硫嘌呤暴露有明确的相关性，但与黑色素瘤无关[121,122]。多项前瞻性队列研究表明，在继续接受硫嘌呤治疗的患者中，NMSC 的风险增加了 4 倍~6

倍,该风险在既往使用者中似乎较低[122-124]。虽然相对风险在年轻个体中最高,但 NMSC 的绝对增加在老年人中是显著的,需要密切的皮肤科随访。在一些队列研究中,使用硫嘌呤也与宫颈肿瘤风险的增加相关[125]。当硫嘌呤用于治疗 IBD 时,未发现其他实体肿瘤与硫嘌呤类药物持续相关[126],并且在既往患有实体器官癌的个体中使用硫嘌呤类药物似乎是安全的[127]。然而,继续使用硫嘌呤类药物与 NMSC 复发风险增加有关。

一旦证明硫嘌呤制剂治疗有效,不可避免地会出现继续此类治疗多长时间的问题。一项 RCT 表明,在接受药物治疗缓解至少 3.5 年的患者中,AZA 停药后 18 个月的临床复发率为 21%[128],而继续 AZA 治疗组的复发率仅为 8%。作者得出结论,并且大多数权威机构都同意 AZA 维持治疗应持续 3.5 年以上。只有在医生和患者讨论了可能的风险和获益后,才能决定停止硫嘌呤治疗。

(2) 硫嘌呤类药物治疗溃疡性结肠炎(UC)

虽然支持 AZA 治疗 UC 疗效的稳健数据较少,但仍广泛用于该适应证。4 项 RCT 评估了 AZA 在活动性 UC 中诱导缓解的作用(表 116.3)[129-132],但所有这些试验样本量均很小,设计各异,对应答结果使用了不同的定义,并得出了不同的结论。在涉及糖皮质激素依赖性患者的研究中[132,133],其中一项研究使用糖皮质激素进行诱导[131],两项研究使用 5-ASA 作为对照组而非安慰剂[130,133]。只有一项研究显示,在糖皮质激素依赖性患者的诱导治疗中,AZA 显著优于 5-ASA[133]。关于使用 AZA 维持 UC 缓解,已进行了 4 项 RCT[131,134-136]。与诱导治疗的研究一样,这 4 项研究的样本量也很小,使用了具有不同反应定义的异质性设计,允许使用各种联合治疗,并再次得出不同的结论。其中一项研究为糖皮质激素依赖性患者,另一项研究允许使用糖皮质激素治疗复发,一项研究使用 5-ASA 作为对照组而非安慰剂,另一项研究纳入了大部分接受 5-ASA 的患者,实际上是一项关于 AZA 停药的研究。只有这项停药研究显示了继续 AZA 治疗的获益[134]。因此,出于 UC 诱导或维持治疗的目的,AZA 的使用在很大程度上是基于其在 CD 中的既定疗效,而不是在 UC 中的任何已证实的获益。然而,有一部分患者已被证明可以通过使用 AZA 获益:即重度活动性 UC 患者,能够通过使用环孢素诱导缓解。据报道,在这些患者中,AZA 维持治疗可降低结肠切除率(见后文)。一项 RCT 也证实了 AZA 与英夫利西单抗联合使用时的获益[112]。在 239 例中重度活动性 UC 患者中,联合治疗组在第 16 周达到无糖皮质激素缓解的频率(40%)高于英夫利西单抗单药治疗组(22%,$P=0.017$)。联合治疗组的黏膜愈合也比每种药物单独治疗更常见,并且联合治疗组未观察到其他安全性问题。

2. 甲氨蝶呤

(1) 甲氨蝶呤治疗克罗恩病(CD)

长期以来,甲氨蝶呤(MTX)一直用于治疗银屑病和类风湿性关节炎。虽然 MTX 的细胞毒性作用归因于通过抑制二氢叶酸还原酶来抑制 DNA 和 RNA 合成,但其在免疫介导性疾病中的疗效,可能是由于抑制其他叶酸依赖性酶、抑制促炎细胞因子和增加调节性细胞因子的产生[137]。在一项 RCT 中,研究了尽管接受了至少 3 个月的泼尼松(至少 12.5mg/d)治疗,但仍有慢性活动性 CD 且至少有一次尝试逐渐减量治疗失败的患者[158]。所有患者均接受 20mg/d 剂量的泼尼松标准化治疗,并对泼尼松剂量增加的患者和入组前剂量已降低至 20mg 的患者进行单独分层。然后,受试者接受每周一次 MTX 25mg 肌内注射或安慰剂注射,同时在 16 周内执行逐渐减量的泼尼松方案。总体而言,接受 MTX 治疗的患者中有 39.4% 在停用泼尼松后病情缓解,而接受安慰剂治疗的患者为 19.1%,大多数患者在治疗的第 8 周时出现缓解。一项随访研究将接受 MTX 25mg 每周一次肌内注射至第 16 周达到缓解的患者随机分组,接受每周一次肌内注射安慰剂或 15mg MTX 治疗。在第 40 周时,65% 接受 MTX 治疗的患者仍处于缓解状态,而安慰剂治疗的患者为 39%($P=0.04$)[139]。因此,已证明 MTX 有利于诱导和维持缓解。

表 116.3 生物制剂治疗腔内克罗恩病的关键Ⅲ期临床试验

药物和试验	试验类型	给药方案	受试者人数	试验持续时间	主要结局
阿达木单抗(Adalimumab,ADA)					
CLASSIC-Ⅰ(16472588)	诱导	第 0 周和第 2 周 ADA 160mg/80mg 或 80mg/40mg 或安慰剂	299	4 周	临床缓解:36% ADA 160/80 vs 安慰剂组 12%
GAIN(17470824)	诱导	第 0 周和第 2 周 ADA 160mg/80mg 或安慰剂	325	4 周	临床缓解:21% ADA vs 安慰剂组 7%
Watanabe(22325170)	诱导	第 0 周和第 2 周 ADA 160mg/80mg 或 80mg/40mg 或安慰剂	90	4 周	临床缓解:33% ADA 160/80 vs 13% 安慰剂
CHARM(17241859)	维持	ADA 40mg SQ EOW,每周一次,或安慰剂	778	56 周	临床缓解 36% ADA EOW vs 安慰剂组 12%
CLASSIC Ⅱ(17299059)	维持	ADA 40mg SQ EOW,每周一次或安慰剂	55	56 周	临床缓解:79% ADA EOW vs 安慰剂组 44%

表 116.3 生物制剂治疗腔内克罗恩病的关键Ⅲ期临床试验(续)

药物和试验	试验类型	给药方案	受试者人数	试验持续时间	主要结局
Watanabe (22325170)	维持	ADA 40mg SQ EOW 或安慰剂	43	52 周	临床缓解:38% ADA vs 安慰剂组 9%
赛妥珠单抗(Certolizumab pegol,CZP)					
Schreiber (16143120)	诱导	第 0、4 和 8 周 CZP 100、200 或 400mg 或安慰剂	292	12 周	临床应答 CZP 400mg 33% vs 15% 安慰剂
PRECISE 1 (17634458)	诱导	第 0、2 和 4 周 CZP 400mg SQ	662	6 周	临床应答:CZP 35% vs 安慰剂组 27%
PRECISE 1 (17634458)	维持	CZP 400mg,第 0、2 和 4 周及以之后 4 周一次	662	26 周	临床应答;23% CZP vs 16% 安慰剂
PRECISE 2 (17634459)	维持	CZP 400mg 每 4 周一次或安慰剂	428	26 周	临床应答(CRP>10mg/L):CZP 组 62% vs 安慰剂组 34%
英夫利西单抗(Infliximab,IFX)					
Targan (9321530)	诱导	IFX 5、10 或 20mg/kg,第 0 周	108	4 周	临床应答:81% IFX 5mg/kg vs 17% 安慰剂
ACCENT 1 (12047962)	维持	IFX 5 或 10mg/kg,每 8 周一次或安慰剂	335	54 周	临床缓解:39% IFX 5mg/kg vs 安慰剂组 21%
Rutgeerts (10500056)	维持	IFX 10mg/kg,每 8 周一次或安慰剂	73	44 周	临床应答:62% IFX vs 37% 安慰剂
那他珠单抗(Natalizumab,NAT)					
ENACT 1 (16267322)	诱导	第 0、4、8 周 NAT 300mg 静脉输注或安慰剂	905	10 周	临床应答:56% NAT vs 安慰剂组 49%
ENACT 2 (16267322)	维持	NAT 300mg 静脉输注每 4 周一次或安慰剂	339	56 周	持续应答;61% NAT vs 安慰剂组 28%
ENCORE (17484865)	诱导	第 0、4 和 8 周 NAT 300mg 静脉输注或安慰剂	509	12 周	至第 12 周的缓解:48% NAT vs 安慰剂组 32%
乌司奴单抗(Ustekinumab,UST)					
UNITI-1(27959607)	诱导	UST 130mg 或 6mg/kg 静脉输注或安慰剂	741	6 周	临床应答:34% UST 6mg/kg vs 安慰剂组 22%
UNITI-2(27959607)	诱导	UST 130mg 或 6mg/kg 静脉输注或安慰剂	628	6 周	临床应答:56% UST 6mg/kg vs 安慰剂组 29%
IM-UNITI (27959607)	维持	UST 90mg SC,每 8 周或每 12 周一次或安慰剂	397	44 周	临床缓解:53% UST,每 8 周一次 vs 36% 安慰剂
维多珠单抗(Vedolizumab,VDZ)					
GEMINI 2 (23964933)	诱导	第 0 和 2 周 VDZ 300mg 静脉输注或安慰剂	368	6 周	临床缓解:VDZ 组 15% vs 安慰剂组 7%
GEMINI 3 (24859203)	诱导	第 0、2 和 6 周 VDZ 300mg 静脉输注或安慰剂	416	6 周	临床缓解;VDZ 15% vs 安慰剂 12%
GEMINI 2 (23964933)	维持	VDZ 300mg 静脉输注,每 4 周或每 8 周一次或安慰剂	461	52 周	临床缓解:39% VDZ 每 8 周一次 vs 22% 安慰剂

EOW,每隔一周;SC,SQ,皮下注射

在接受维持剂量治疗后复发的患者中，超过一半的患者能够通过恢复 25mg 剂量再次获得缓解。如果应用 16 周的诱导治疗，联合治疗持续时间接近 1 年，在特定实践中的一些患者成功治疗超过 4 年。尽管研究了 MTX 15mg 肌肉给药维持治疗，但实际许多患者继续 25mg 治疗，并未减量。类风湿性关节炎(RA)的药代动力学研究表明，皮下和肌给药等效，因此大多数胃肠病学家采用皮下给予 MTX[140,141]。虽然口服给药更便于长期给药，但 Cochrane 系统综述未发现口服给药与安慰剂相比有效的证据[142]。这可以通过 MTX 的可变肠道吸收来解释[143]，尤其是在存在更广泛的小肠疾病的情况下。

除了在单药治疗中的作用外(如硫嘌呤类药物)，MTX 与生物制剂联合治疗的作用，也在其抑制免疫原性的假设下得到了检验。一项为期 50 周的 RCT，将 126 例在研究前 6 周内开始接受泼尼松治疗的患者，进行了 MTX 和英夫利西单抗联合治疗与英夫利西单抗单药治疗的比较。在研究结束时，两组之间的无糖皮质激素缓解没有差异[144]。然而，接受联合治疗的患者英夫利西单抗谷浓度高于接受生物制剂单药治疗的患者。关于 MTX 与抗 TNF 生物制剂联合给药是否影响其获益的研究较少，尤其是在 IBD 中。一项单中心研究审查了接受抗 TNF 联合 MTX 治疗缓解患者的给药情况，发现 MTX 剂量大于每周 12.5mg 与较高的临床缓解率相关[145]。一项对既往 MTX 治疗失败的 RA 患者进行的为期 24 周的前瞻性试验表明，与低剂量 MTX(7.5mg/周)相比，高剂量 MTX(20mg/周)治疗患者的阿达木单抗谷低浓度略高，但抗药物抗体阳性率无统计学显著差异[146]。

甲氨蝶呤(MTX)与叶酸合用(1~2mg/d)以预防叶酸缺乏(通过抑制二氢叶酸还原酶)以及恶心和口腔炎的症状，MTX 也可发生腹泻、脱发和轻度白细胞减少。血清转氨酶水平有时会升高，但与肝纤维化并发症的相关性较差。银屑病患者在累积剂量达到 1.5g、3g 和 5g 后，需常规进行肝活检，但这些指南尚未在 RA 或 IBD 患者中广泛采用，这些患者的肝纤维化风险似乎较低。在接受 MTX 平均累积剂量>2.5g 且进行肝活检的一系列 IBD 患者中，仅观察到轻微的肝毒性[147]，但肥胖、糖尿病和饮酒与肝纤维化相关。在临床实践中，肝活检通常在肝酶持续升高或可能是引起肝脏异常的其他原因的患者中进行。MTX 与磺胺类药物以及 AZA 和 6-MP 相互作用，可引起严重的白细胞减少。罕见但可能危及生命的间质性肺炎，可表现为隐匿性发作的咳嗽和呼吸困难。早期发现、停用 MTX 并及时使用糖皮质激素治疗至关重要。MTX 是一种强效堕胎药，具有很强的致畸性。有生育能力的女性必须仅在高效避孕的措施下使 MTX，并且必须在计划受孕前 3~6 个月停止治疗。在考虑受孕的男性中 MTX 的安全性数据较少，尽管在 RA[148] 和 IBD[149] 患者中新出现的数据表明，受孕前父亲暴露于 MTX 与先天性畸形、死产或早产的风险增加无关。然而，许多医生仍然认为在男性计划受孕前 3 个月应停止治疗。

(2) 甲氨蝶呤治疗溃疡性结肠炎(UC)

长期以来，MTX 缺乏支持其用于治疗 UC 的数据，第一项随机、安慰剂对照试验未能证明其治疗活动性 UC 的疗效[150]。在一项纳入 67 例慢性活动性 UC 患者的研究中，口服 MTX 12.5mg/周治疗 9 个月，在首次缓解率、至首次缓解时间、缓解后复发和糖皮质激素平均剂量方面与安慰剂治疗相当。然而，考虑到 CD 试验中更成功的给药剂量和途径的差异，尚不清楚更大剂量的胃肠外给药是否对 UC 有益。最近的两项 RCT 为这个问题提供了更多的答案[151,152]。METEOR(是一项为期 24 个月的随机、安慰剂对照试验)研究将 111 例激素依赖性 UC 患者，随机分配至接受 MTX 25mg 每周一次肠外给药或安慰剂治疗 24 周[152]。在试验结束时，两组之间的无激素缓解或内镜下愈合无统计学显著差异。然而，与安慰剂相比，MTX 治疗的患者更有可能获得临床缓解(42% vs 24%，$P=0.04$)。随后完成的多中心 MERIT-UC 研究没有显示，MTX 25mg 每周一次胃肠外给药对诱导和维持缓解的获益。研究设计包括为期 16 周的 MTX 开放标签治疗期，之后是为期 32 周的双盲、安慰剂对照维持期。尽管 51% 的患者在研究的开放标签部分有反应，但活性治疗组与安慰剂组在维持治疗方面没有差异，安慰剂组 60% 的患者和 MTX 组 66% 的患者复发($P=0.75$)[151]。

3. 环孢霉素

环孢素 A(CSA)是一种细胞介导免疫的强效抑制剂，通过与他克莫司相似的钙调神经磷酸酶抑制途径发挥作用。其主要用于治疗急性重度、糖皮质激素难治性 UC 患者的 IBD。CSA 的初始 RCT 纳入了 20 例对静脉输注氢化可的松至少 7 日无应答的患者随机分为 CSA 或安慰剂组，11 例接受 4mg/kg/d CSA 连续静脉输注的患者中有 9 例(82%)产生应答，而接受安慰剂治疗的 9 例患者均无应答[153]。CSA 至临床应答的时间迅速，平均为 7 日。在静脉输注治疗途径转换为口服 CSA 后，在 6 个月随访期间，仅有 44% 最初有反应的患者需要结肠切除术。在重度活动性 UC 患者中，CSA 单药静脉输注治疗可能与静脉输注糖皮质激素同样有效，因此，它的使用可能将联合治疗的毒性降至最低[154]。在其他研究中显示，在静脉注 CSA 治疗有效的患者中，加用 AZA 或 6-MP 可降低复发率或结肠切除术率[155,156]。因此，CSA 可以被视为是控制激素难治性 UC 患者活动性疾病，在等待择期手术或 AZA 或 6-MP 起效时的桥梁(图 116.4)。加用 AZA 后，最初对静脉输注 CSA 单药治疗有反应的患者比对静脉输注糖皮质激素有反应的患者更有可能在 1 年时获得长期缓解。一项欧洲回顾性队列研究纳入了 142 例接受 CSA 治疗的患者，其中 118 例最初有效，报告 1 年时避免结肠切除术的概率为 63%，4 年时为 41%，7 年时为 12%，总体而言，54% 的患者在某个时间点需要结肠切除术[157]。在开始 CSA 治疗时已经服用 AZA 或 6-MP 的患者，结肠切除术的发生率(59%)高于这些药物初治的患者(31%，$P<0.05$)。为了最大限度地减少与 CSA 剂量相关的不良事件的可能性，另一项随机分组试验显示，在重度活动性 UC 患者中，CSA 2mg/kg 剂量与 4mg/kg 剂量静脉给药同样有效[158]。在接受 2mg/kg 剂量的患者中，平均血浆 CSA 水平为 237ng/mL，在接受 4mg/kg 剂量的患者中为 332ng/mL。如果患者对静脉输注 CSA 有反应，可以将给药途径改为口服治疗，每 1mg 静脉输注 CSA 给予 2mg 口服药物。可每日分两次服用。在等待手术或替代维持治疗起效期间，应继续口服 CSA。

最近的两项 RCT 比较了 CSA 和英夫利西单抗治疗急性重度 UC 的疗效。CYSIF 试验将 115 例糖皮质激素难治性重

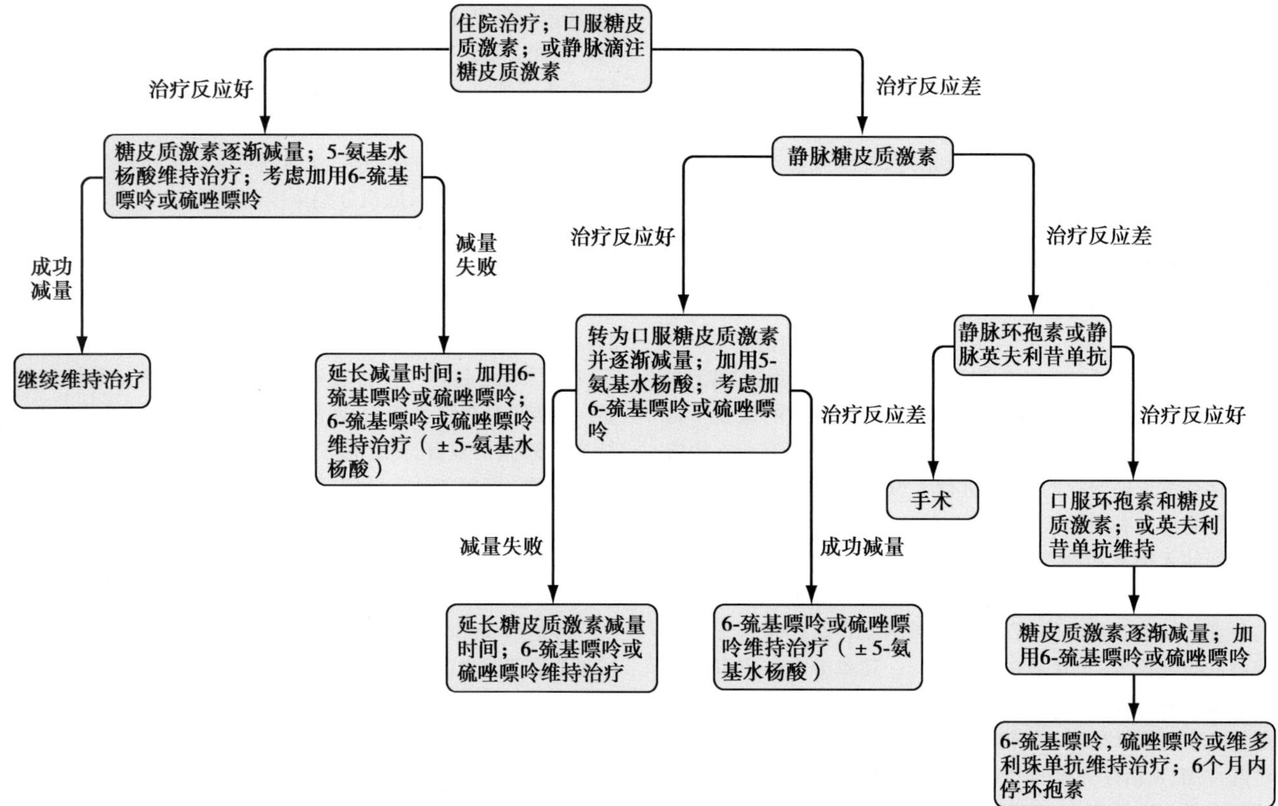

图 116.4 重度活动性 UC 管理治疗流程图。AZA，硫唑嘌呤。（Modified from Gastroenterology 2015；149（1）：238-45 and Am J Gastroenterol. 2019 Mar；114（3）：384-413.）[164a]

度 UC 患者随机分配至 CSA 或安慰剂组[159]。治疗失败定义为第 7 日时无临床应答，两组的失败相似（60% 和 54%，P = 0.52）。两组患者的中位应答时间也相似，接受结肠切除术的患者比例相当（CSA 组为 17%，英夫利西单抗组为 21%，P = 0.60）。CONSTRUCT 试验是一项在英国进行的开放标签实用随机试验，该试验将 270 例静脉输注糖皮质激素治疗难治性重度 UC 患者，在第 5 日随机分配至接受 CSA 或英夫利西单抗治疗[160]。两组的主要结局（质量调整生存率）相似。两组结肠切除术的总体发生率均较高（英夫利西单抗组为 41%，CSA 组为 48%），但两组治疗组的发生率相似。总之，两项试验共同证明英夫利西单抗和 CSA 在急性重度 UC 的抢救治疗中同样有效。CSA 还被用作静脉输注糖皮质激素和英夫利西单抗难治性患者的三线挽救治疗，但该人群仍存在需要结肠切除术或出现严重感染并发症甚至死亡的高风险[161,162,162a]。对于已开始 CSA 治疗的患者来说，应答者维持治疗的替代治疗的可用性非常重要。硫嘌呤类药物传统上发挥了这种作用，尽管早期报告表明，维多丽珠单抗（一种肠道选择性抗整合素药物）也可能是一种安全有效的维持治疗选择[163]。

CSA 与许多不良事件相关，包括感觉异常、震颤、头痛、多毛症和牙龈增生。其他潜在的严重不良事件包括：高血压、癫痫发作、电解质和肝脏生化异常、肾毒性、速发过敏反应和机会性感染。这些并发症大多具有剂量依赖性。据报告，高达 12% 的 UC 患者发生了 CSA 的严重并发症[164]，2 个大型系列报告的 CSA 死亡率为 1.8% 2.8%，其中一半以上是由于服药期间获得性感染所致[157,164]。在 CSA 治疗期间，密切监测不良事件至关重要。应测量基线血清电解质、肌酐、胆固醇和肝脏生化值。肌酐清除率受损的患者应避免 CSA 治疗，以最大限度降低肾毒性的风险。血清胆固醇水平 < 120mg/dL 的患者，应在开始 CSA 治疗前接受营养支持以提高血胆固醇水平，因为低胆固醇水平与癫痫发作风险增加有关。在静脉输注治疗期间，应每日监测 CSA 水平，并调整剂量以达到通过高压液相色谱法测定的 200～400ng/mL 之间的谷浓度（给药前 1 小时测量）。应每日或隔日监测血清电解质和血清肌酐水平，当血清肌酐较基线水平增加 20%～30% 时，应降低 CSA 的剂量。口服 CSA 治疗期间的药物监测包括：每周一次的 CSA 谷水平测定、每周一次至每两周一次的电解质和肌酐水平测定。长期接受 CSA 治疗的患者应使用甲氧苄啶/磺胺甲噁唑预防耶氏肺孢子虫肺炎（卡肺）。

CSA 在 CD 中的作用似乎很小。一系列无对照 RCT 显示，高剂量 CSA 治疗 IBD 和瘘管有效，但不良事件的成本高得令人无法接受[165]。此外，较低剂量虽然稍安全，但并不能有效维持缓解[166]。一项非对照研究表明，对结肠 CD 住院患者有益，其中许多患者既往暴露于抗 TNF 药物，但需要进一步的数据来了解其风险-获益特征[167]。

4. 他克莫司

与 CSA 相比，他克莫司在肠道中的吸收更可靠，并且通过抑制钙调神经磷酸酶具有相似的作用模式，从而减少 T 细胞活化[168]。许多小型非对照研究表明，口服或静脉输注他克莫司治疗难治性 UC 患者有效。他克莫司治疗 UC 的唯一 RCT 涉及 63 例糖皮质激素依赖性或糖皮质激素难治性疾病的日本患者，这些患者随机接受初始口服他克莫司 0.05mg/

kg 或安慰剂每日 2 次治疗[169]。在第 2 周时,高谷浓度(10~15ng/mL)他克莫司组患者的应答率和缓解率显著高于安慰剂组,一些患者在额外 10 周的开放标签治疗后显示应答或缓解(或两者兼有)。另一项 RCT 证实了他克莫司愈合 CD 肛周瘘的疗效[170,171]。该药物作为口腔和肛周溃疡性疾病的外用药物也可能有效[172,173]。0.1% 他克莫司长期应用于破损皮肤和黏膜是安全的,血清水平基本检测不到[174]。最近他克莫司灌肠剂(每日 2~4mg)在治疗难治性远端结肠炎方面发挥了作用[175]。与 CSA 一样,他克莫司可导致多种毒性,包括肾毒性、电解质紊乱、恶心、腹泻、头痛、震颤、感觉异常、失眠、脱发、多毛症和牙龈增生[176,177]。

5. 替代免疫调节剂

已在对上述免疫抑制剂不耐受或无应答的患者中,探索了替代免疫调节剂。吗替麦考酚酯具有与 AZA 和 6-MP 相似的药效学特性,但起效更快。一项针对同时接受泼尼松龙治疗的慢性活动性 UC 患者的初探性研究中发现,在整个 1 年的研究期间,AZA 优于吗替麦考酚酯,1 年时的缓解率分别为 100% 和 88%[178]。非对照研究报告,在糖皮质激素依赖性 UC 患者中,吗替麦考酚酯治疗的缓解率低于 50%,且不耐受率较高[179,180]。大量患者发生了需要停药的不良事件,包括反复上呼吸道感染、细菌性脑膜炎、抑郁和偏头痛[178,179]。

沙利度胺可能通过下调 TNF-α 和抑制 NF-κB 活性的机制对部分 CD 患者发挥作用。它已被证明在生物制剂初治患者以及对硫嘌呤、MTX 和抗 TNF 治疗失败患者的小型研究中显示有效[181]。沙利度胺最常见的长期毒性是周围神经病变,通常是可逆的,但并非在所有情况下都是如此。由于公认的致畸性,尤其是海豹肢畸形(短肢畸形),采取谨慎的避孕措施至关重要。来那度胺是沙利度胺的类似物,具有相似的免疫调节特性,但毒性较小(特别是神经病变),在一项 RCT 中进行了研究,但没有显示出与安慰剂不同的反应[182]。

(四) 生物疗法

1. 抗肿瘤坏死因子疗法

抗肿瘤坏死因子(TNF)是一种关键的促炎性细胞因子,已证明其在多种疾病状态(包括 IBD)中发挥作用。在 CD 和 UC 患者的发炎肠道中发现 TNF 浓度升高,已证明 IBD 患者的粪便和黏膜中 TNF 浓度与临床疾病活动相关。抗 TNF 药物的作用方式可能不仅仅是其与 TNF 名称的结合。该抗体可结合并清除可溶性 TNF,但也与细胞结合的 TNF 结合,通过后一种机制,已证明英夫利西单抗和阿达木单抗可诱导表达膜 TNF 的细胞凋亡。依那西普不会诱导细胞凋亡,这一观察结果被认为是其在 IBD 中缺乏疗效的原因[183-185]。尽管塞妥珠单抗也不会诱导细胞凋亡[186],其疗效与其他药物相似。因此,作用机制很可能是多因素的,所有这些都指向控制黏膜免疫反应的能力。

(1) 克罗恩病(CD)的抗 TNF 治疗

英夫利西单抗是第一个被证明对 CD 有效的生物应答调节剂(图 116.5;表 116.4)。这种嵌合单克隆 TNF 抗体在用于 CD 之前,曾作为试验性防腐剂有过失败的历史。最初的开放标签试验表明,疾病活动性得到了快速和长期的改善,在许多情况下伴随黏膜愈合[187-189]。一项早期为期 12 周的短期 RCT,有力地证实了其疗效的初始效果[190]。该试验将 108 例中重度活动性 CD 患者随机分配至接受安慰剂或单次输注 5mg/kg、10mg/kg 或 20mg/kg 英夫利西单抗(当时称"cA2")4 周时,5mg/kg 组 81% 的患者、10mg/kg 组 50% 的患者和 20mg/kg 组 64% 的患者出现临床应答,而安慰剂组 17% 的患者出现临床应答($P<0.001$)。1/3 接受英夫利西单抗治疗的患者获得缓解,而接受安慰剂治疗的患者仅有 4% 获得缓解($P=0.005$)。在一些患者中,肠外瘘的同时愈合导致英夫利西单抗对该适应证的单独成功 RCT[191,192]。63% 和 56% 接受 5mg/kg 和 10mg/kg 治疗的患者达到了主要终点,即肛周或肠外瘘的引流减少 50%,而克罗恩病患者为 26%。在美国英夫利西单抗首次上市之前,有关重复给药疗效的信息有限。在关键 RCT 中,在 0 周、2 周和 6 周的诱导方案后,每 8 周静脉输注 5mg/kg 的维持剂量被证明可以维持瘘管和非瘘管疾病患者的应答[193,194]。ACCENT Ⅰ 试验将 573 例活动性中重度 CD 患者,随机分配至第 0 周、2 周和 6 周接受英夫利西单抗治疗,随后每 8 周接受一次维持治疗,剂量为 5mg/kg 或 10mg/kg。尽管 58% 的患者对英夫利西单抗初始输注有应答,但与安慰剂组(21%)相比,5mg/kg(39%)或 10mg/kg(45%)维持治疗至第 54 周,可使更多的患者保持缓解[193]。ACCENT Ⅱ 试验将 306 例患有 1 个或多个肛周瘘的成年患者随机分组,在第 0 周、2 周和 6 周初始诱导给药后接受英夫利西单抗(5mg/kg、每 8 周一次)治疗[188]。在 54 周结束时,英夫利西单抗主要维持治疗组 36% 的患者与安慰剂组 19% 的患者完全无引流瘘管(愈合)($P=0.009$)。这些研究的其他重要观察结果包括英夫利西单抗的糖皮质激素节制作用,以及在 54 周试验期间生活质量评分(QOL、也即健康质量)的持续改善。许多观察性队列研究和随后的 RCT,证实了英夫利西单抗维持治疗中重度活动性 CD 的疗效,估计每年疗效丧失 10%~15%。最初临床试验的后续分析证实了英夫利西单抗能够实现内镜下愈合,早期愈合患者的长期结局更优。英夫利西单抗于 2006 年被美国食品药品监督管理局批准用于治疗中重度活动性儿童 CD,其应答率和缓解率甚至高于成人,这可能反映了儿童与成人相比疾病的早期性质以及年青时的不同表型(例如炎症)[195]。

英夫利西单抗获得成功以来,另外两种抗 TNF 药物已获批用于治疗 CD。阿达木单抗是一种皮下给药的人免疫球蛋白 G1(IgG1)单克隆抗体,靶向 TNF。在类风湿性关节炎(RA)治疗成功后,对英夫利西单抗无效或不耐受的 CD 患者进行了一项早期开放标签研究。在这项研究中,59% 的患者对阿达木单抗治疗有应答,29% 的患者在 12 周时缓解[196]。重要的是,没有患者发生阿达木单抗急性或迟发型超敏反应。这为更大规模的 RCT 铺平了道路,这些 RCT 显示了阿达木单抗诱导缓解[197]和 1 年维持治疗的疗效[198]。CLASSIC Ⅰ 试验将 299 例中重度活动性 CD 患者随机分配至 3 个不同的诱导治疗组,(第 0 周和第 2 周分别是 160mg/80mg、80mg/40mg 和 40mg/20mg),接受安慰剂或阿达木单抗皮下给药。第 4 周时,接受 160mg/80mg 阿达木单抗治疗的患者(36%)缓解率高于接受安慰剂治疗的患者(12%)。CLASSIC Ⅱ 和 CHARM 试验证实了阿达木单抗以 40mg 每 2 周 1 次的剂量持续维持至 56 周的获益。在这两项试验中,持续使用阿达木单抗维持

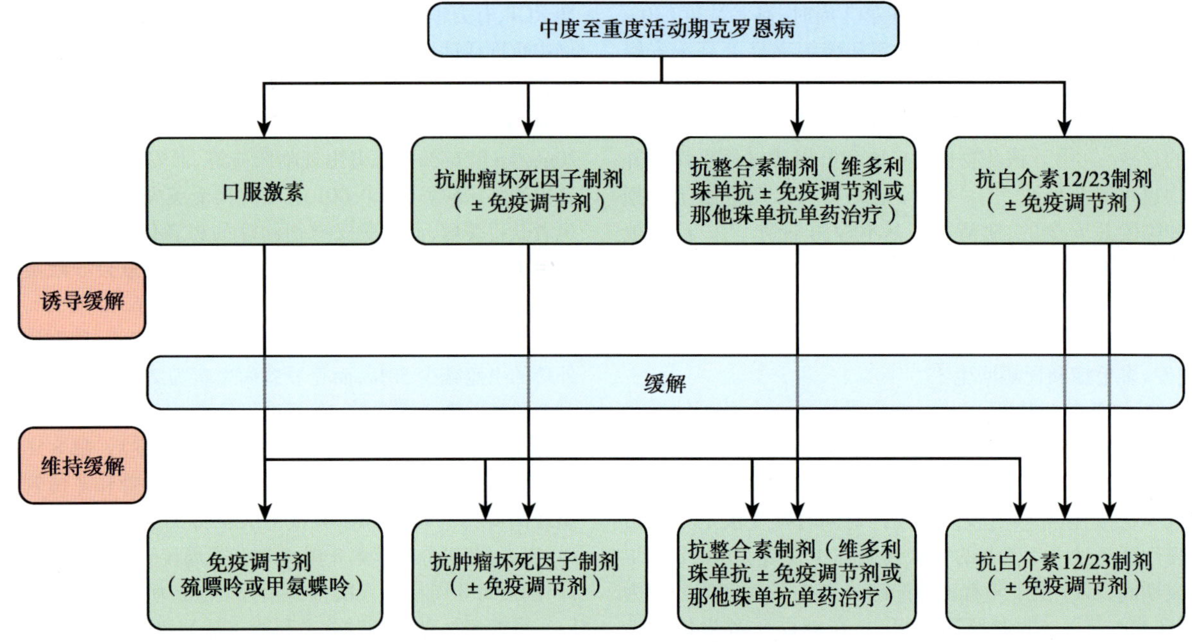

图 116.5　中重度活动性 CD 的管理治疗流程图

治疗比使用安慰剂或随后的开放标签诱导更有效。尽管阿达木单抗尚无以瘘管愈合为主要终点的 RCT，但观察性队列已证实其用于该适应证时的疗效。

赛妥珠单抗（最初称为 CDP870）是人源化抗 TNF 抗体的聚乙二醇化 Fab 片段（抗原结合片段）。一项在 CD 患者中进行的单次给药探索性研究是前瞻性的[186]，并产生了一系列大型 RCT。在第一项 RCT 中，尽管临床获益明显，但主要终点 12 周时的临床应答无统计学意义[199]。事后分析表明，在 C 反应蛋白（CRP）水平较低的受试者中，安慰剂组的发生率较高，随后对 CRP 升高患者进行的重新计算限制性分析显示出显著差异。在 2 项根据 CRP 水平对患者进行分层的随访研究中，赛妥珠单抗 400mg 在第 0、2 和 4 周皮下给药一次，然后每 4 周皮下给药 1 次，证明可有效诱导并维持临床应答和缓解直至 26 周[200,201]。有趣的是，无论 CRP 的水平高低患者的应答相同。

英夫利西单抗、阿达木单抗和塞妥珠单抗均可有效治疗中重度活动性 CD[202]。尽管由于研究设计和患者人群不同，而不可能比较这些药物的应答率和缓解率，但所有药物的初始应答率（~60%）和在 6~12 个月间维持这种应答率（~40% 初始应答者）似乎相似。尽管这 3 种药物相似，但所有抗 TNF 药物均不等效，如依那西普（一种人可溶性 TNF 受体 Fc 融合蛋白）和 CDP571（一种抗 TNF 的人源化单克隆抗体）所示，证明这两种药物均未显示出对 CD 的显著疗效[184,203]。

抗 TNF 药物治疗通常耐受性良好。在最大规模和长期临床试验中，分别有 4% 和 16% 的患者因不良事件退出研究。注射部位和输注反应的发生率各不相同，英夫利西单抗组的发生率高于阿达木单抗或塞妥珠单抗组[204]。英夫利西单抗输注反应通常与英夫利西单抗抗体（ATI）相关，10%~20% 接受英夫利西单抗治疗的 CD 患者会产生 ATI。发生 ATI 的患者更有可能发生急性输液反应，（但并非一定发生），包括胸闷、呼吸困难、皮疹、低血压甚至过敏反应。在同时接受糖皮质激素或免疫调节剂治疗的患者中不太可能发生 ATI。迟发型超敏反应包括：重度多关节痛、肌痛、面部水肿、荨麻疹或皮疹，是输注后 2~12 天发生的罕见并发症[205]。这类患者在发生此类反应后会出现高 ATI 浓度，但不一定是在再次输注之前发现。迟发型超敏反应的主要风险因素似乎是两次输注之间的长时间延迟（很可能≥6 个月），从而引发遗忘性抗体应答。当使用标准诱导方案并同时给予免疫调节剂时，迟发型超敏反应似乎不太常见[206]。抗体形成并非英夫利西单抗所特有，在其他生物制剂中也可观察到。在一项为期 1 年的阿达木单抗维持治疗研究中，仅在 2.6% 的 CD 患者中观察到这种情况[207]，但在 RA 患者中高达 17%[208]。在诱导和维持试验中，约 10% 的患者出现了赛妥珠单抗抗体[200,201]。抗药物抗体存在的临床意义是一个有争议的问题，但数据表明，在 ATI 形式最高的间歇性治疗背景下，英夫利西单抗血清水平较低与之相关[209]。由此产生的低谷水平与应答率降低相关。在抗阿达木单抗抗体和阿达木单抗临床应答中也观察到了相似的模式[210]。抗核抗体（ANAs）很常见，大约 50% 接受英夫利西单抗治疗的患者在 2 年后出现。在发生 ANA 的患者中，约 30% 发生抗双链（ds）DNA[209]。所有的抗 TNF 生物制剂均与反常的免疫介导反应相关，有趣的是，这些反常的免疫介导反应也可以模拟抗 TNF 适用于治疗其他疾病。抗 TNF 诱导的狼疮不常见，在抗 TNF 治疗患者中的发生率低于 2%~3%，但由于其一系列非特异性症状，包括疲乏、关节痛和皮疹，通常难以诊断[211]。与传统药物诱导的狼疮患者相反，抗 TNF 诱导的狼疮患者很少为抗组蛋白抗体阳性，但通常为 ANA 和抗 ds DNA 阳性。经常发生抗 TNF 诱导的狼疮患者需要停用该治疗类别，因为在其他抗 TNF 药物中观察到复发。高达 5% 接受这些药物治疗的患者，可发生抗 TNF 诱导的银屑病样皮肤反应[212]，可发生在身体的任何部位，但常累及头皮、手掌和足底。通常对外用糖皮质激素治疗有效，但偶尔需要加用甲氨蝶呤或停止治疗。

表 116.4　生物制剂和托法替尼治疗 UC 的关键Ⅲ期临床试验

药物和试验	试验类型	给药方案	受试者人数	试验持续时间/周	主要结局
阿达木单抗(ADA)					
ULTRA-1	诱导	ADA 第 0 周 160mg、第 2 周 80mg、第 4 周和 6 周 40mg 或安慰剂	186	8	临床缓解:18% ADA vs 9.2% 安慰剂(P=0.031)
ULTRA-2	诱导	第 0 周 ADA 160mg,第 2 周 80mg,之后 40mg 每 2 周一次或安慰剂	494	8	临床缓解:16.5% ADA vs 9.3% 安慰剂(P=0.019)
ULTRA-2	维持	ADA 40mg 每 2 周 1 次或安慰剂	494	52	临床缓解:17.3% ADA vs 8.5% 安慰剂(P=0.004)
戈利木单抗(GLM)					
PURSUIT-SC	诱导	GLM 400/200mg,200/100mg 或 100/50mg 或安慰剂	1 064	6	临床应答:51% GLM 200/100mg vs 30% 安慰剂
PURSUIT-Maintenance	维持	GLM 50mg 或 100mg,每 4 周 1 次或安慰剂	464	54	临床应答:50% GLM 100mg vs 31% 安慰剂
英夫利西单抗(IFX)					
ACT 1	诱导	第 0、2、6 周 IFX 5 或 10mg/kg,然后每 8 周 1 次或安慰剂	364	8	临床应答:IFX 5mg/kg 组 69% vs 安慰剂组 37%
ACT 1	维持	IFX 5 或 10mg/kg,每 8 周 1 次或安慰剂	364	54	临床应答:IFX 5mg/kg 组 45% vs 安慰剂组 20%
ACT 2	诱导	第 0、2、6 周 IFX 5 或 10mg/kg,然后每 8 周 1 次或安慰剂	364	8	临床应答:IFX 5mg/kg 组或 64% vs 安慰剂组 29%
ACT 2	维持	IFX 5 或 10mg/kg,每 8 周 1 次或安慰剂	364	30	临床应答:IFX 5mg/kg 组或 57% vs 安慰剂组 32%
维多珠单抗(VDZ)					
GEMINI 1	诱导	第 0、2 周静脉输注 VDZ 300mg 或安慰剂	374	6	临床应答:VDZ 组 47% vs 安慰剂组 26%
GEMINI 1	维持	VDZ 300mg 静脉输注每 4 或 8 周 1 次或安慰剂	373	52	临床缓解:VDZ 组 42% vs 安慰剂组 16%
乌司奴单抗(UST)					
UNIF I	诱导	第 0 周 UST 静脉输注 130mg 或 6mg/kg 或安慰剂	961	8	临床缓解:15.5% UST 6mg/kg vs 5.3% 安慰剂
UNIF I	维持	UST 90mg,每 8 或 12 周 1 次或安慰剂	523	52	临床缓解;43.8% UST 每 8 周 1 次 vs 安慰剂组 24.0%
托法替尼(TOFA)					
OCTAVE 1	诱导	托法替尼 10mg 每日 2 次或安慰剂	598	8	临床缓解:19% 托法替尼 vs 8% 安慰剂
OCTAVE 2	诱导	托法替尼 10mg 每日 2 次或安慰剂	541	8	临床缓解:17% 托法替尼 vs 4% 安慰剂
OCTAVE Sustain	维持	托法替尼 5mg 或 10mg 每日 2 次或安慰剂	593	52	临床缓解:41% 托法替尼 10mg 每日 2 次 vs 11% 安慰剂

在临床试验中,高达 57% 的抗 TNF 治疗患者报告了感染,但感染发生率与安慰剂组相似[207]。幸运的是,严重感染并不常见,仅见于 2%~4% 的患者。在肠外瘘患者的治疗过程中,尤其是会阴疾病患者,感染囊袋的浅表愈合和闭合可能导致脓肿形成。任何疑似 CD 化脓性并发症或任何严重感染的患者,在开始或继续抗 TNF 治疗之前,应进行充分引流并接受抗生素治疗。在抗 TNF 治疗中已观察到 TB 的再激活,并导致播散性疾病和死亡。最近对抗 TNF 暴露的 IBD 患者进行的荟萃分析显示,TB 的发生率估计为 0.2%[213]。在开始抗 TNF 治疗之前,应对所有患者进行 TB 筛查。在使用抗 TNF 药物的情况下也可能发生 HBV 的再激活,应筛查患者是否存在 HBV 活动性感染或慢性携带状态。在需要抗 TNF 治疗的 HBV 患者中,应考虑同时进行抗病毒治疗。生物疗法也与机会性感染风险的适度增加相关[214]。脱髓鞘疾病和新发或恶化的心力衰竭是使用抗 TNF 药物的禁忌证。

表 116.5　硫唑嘌呤治疗 UC 的随机对照试验

参考文献	N	AZA 剂量/(mg/kg/d)	治疗持续时间/月	应答(AZA)/%	应答(对照)/%	*P* 值	联合治疗
诱导							
Jewei and Truelove[131]	80	2.5	1	78	68	NS	所有患者均使用糖皮质激素
Caprilli, et al.[130]	20	2.5	3	60	80	NS	无;对照=5-ASA
Kirk and Lennard-Jones[132]	44*	2~2.5	6	NR	NR	NS	无
Ardizonne, et al.[133]	72*	2	6	53	19	0.006	无;对照=5-ASA
维持							
Jewel and Truelove[131]	80	1.5~2.5	11	40	23	NS	糖皮质激素治疗复发
Rosenberg, et al.[135]	30*	1.5	6	NR	NR	NS	无
Hawthorne, et al.[134]	67	NR	12	64	41	0.039	5-ASA 在大多数 AZA 停药中应用
Sood, et al.[136]	25	2.5	18	42	62	NS	糖皮质激素诱导对照=5-ASA

*本研究中的所有患者均为糖皮质激素依赖

5-ASA,5-氨基水杨酸;AZA,硫唑嘌呤;N,患者人数;NR,未报告;NS,不显著。

与治疗相关的恶性肿瘤,特别是淋巴细胞增生性疾病,是使用这些疗法的患者和提供者关注的重要问题。一项对接受抗 TNF 药物治疗 CD 患者的荟萃分析报告称,非霍奇金淋巴瘤(NHL)的发生率是 6.1/10 000 患者/年。与一般人群中(1.9/10 000 患者/年)NHL 的背景发生率相比,标准化发生率比值为 3.23(95% CI 1.5~6.9)[215]。然而,由于大多数抗 TNF 治疗的患者也暴露于免疫调节剂,因此无法确定单独抗 TNF 治疗的风险程度[216]。在接受抗 TNF 药物联合免疫调节剂或单独免疫调节剂(AZA 和 6-MP)治疗的 CD 患者中,描述了肝脾 T 细胞淋巴瘤(HSTCL)[217]。这种几乎普遍致死的 NHL 主要(但不完全)影响年轻男性。其发生率未知,但幸运的是,它似乎很罕见,并且更常发生在抗 TNF 和硫嘌呤免疫调节剂联合治疗的情况下。抗 TNF 生物制剂也与黑色素瘤风险增加相关,仅在既往有此癌症病史的患者中谨慎使用[218]。相反,它们似乎不会独立地增加非黑素瘤皮肤癌(NMSCs)的风险。这些药物在妊娠和哺乳情况下的安全性将在后面讨论。

(2) 溃疡性结肠炎(UC)的抗 TNF 治疗

三种抗 TNF 药物获批用于治疗 UC:英夫利西单抗(Remicade)、阿达木单抗(Humira)和戈利木单抗(Simponi)。2 项大型、多中心、随机、双盲、安慰剂对照试验(ACT1 和 ACT2)的结果显示了英夫利西单抗治疗 UC 的疗效[219]。在这两项设计相似的试验中,728 例常规接受糖皮质激素单药或与硫嘌呤类药物联合治疗(ACT 1);或糖皮质激素单药或与硫嘌呤类药物和 5-ASA 联合治疗(ACT 2)失败的中度至重度活动性 UC 患者,被随机分配至安慰剂组(英夫利西单抗 5mg/kg),或在第 0 周和第 2 周给予英夫利西单抗 10mg/kg,然后每 8 周给药 1 次,直至第 46 周(ACT 1)或第 22 周(ACT 2)(表 116.5)。在第 8 周的 ACT 1 中,接受英夫利西单抗 5mg/kg 和 10mg/kg 治疗的患者分别有 69% 和 61% 出现临床应答,而接受安慰剂治疗的患者为 37%(两组比较 $P<0.001$)。在第 8 周时的 ACT 2 中,接受 5mg/kg 和 10mg/kg 英夫利西单抗治疗的患者分别有 64% 和 69% 出现临床应答,而接受安慰剂治疗的患者为 29%(两组比较 $P<0.001$)。关于临床缓解,在第 8 周 ACT 1 中,接受英夫利西单抗 5mg/kg 和 10mg/kg 的患者分别有 39% 和 32% 获得缓解,接受安慰剂的患者为 15%(两组比较 $P<0.003$)。在第 8 周的 ACT 2 中,接受英夫利西单抗 5mg/kg 和 10mg/kg 治疗的患者分别有 34% 和 28% 获得缓解,而接受安慰剂治疗的患者为 6%(两组比较的 P 值均<0.001)。所有组在第 30 周(ACT 1 和 2)和第 54 周(ACT 1)的临床缓解结果非常相似,英夫利西单抗治疗患者的缓解率显著高于 2 倍以上。英夫利西单抗组出现持续临床应答或缓解的患者比例也显著更高。英夫利西单抗治疗也显示出具有糖皮质激素节制和黏膜愈合的特性。

已在糖皮质激素治疗失败且未接受过 AZA 治疗或在开始治疗前至少 3 个月,已停用 AZA 生物制剂的初治患者的 16 周试验(UC-SUCCESS)中,对英夫利西单抗与 AZA 联合治疗中重度活动性 UC 进行了初步研究[112]。接受联合治疗的患者无糖皮质激素缓解率(40%)高于接受单药治疗的患者(AZA 单药治疗的缓解率为 24%,英夫利西单抗单药治疗的缓解率为 22%)。联合治疗组的黏膜愈合率也显著提高。

英夫利西单抗,是唯一具有可靠数据支持其用作为急性重度 UC 糖皮质激素无应答者挽救治疗的抗 TNF 药物。一项具有里程碑意义的小型临床试验,将 45 例糖皮质激素难治性重度 UC 患者随机分组,接受单次输注英夫利西单抗($n=24$)或安慰剂($n=21$)[73]。在随机分组后 3 个月内,接受安慰剂治疗的结肠切除术患者高于接受英夫利西单抗治疗的患者(OR 4.9,95% CI 1.4~17)。两组均未发生严重不良事件。一项更小规模的初步研究纳入了 11 例重度结肠炎患者,8 例接受英夫利西单抗治疗的患者中有 4 例治疗成功,而 3 例接受安慰剂治疗的患者中无一例治疗成功[220]。在重度 UC 患者中发现英夫利西单抗的粪便损失更多,同时也关注提前使用更高剂量的英夫利西单抗或加速诱导方案,其中前 3 次的给药时间比标准的 6 周更短。尽管一些患者从这种加速方法中获益,结肠切除的短期发生率较低,但这些患者仍存在需要手术的高风险,而且手术的总体发生率与标准诱导治疗相似,表明这种方法可能不会产生持久获益[221]。英夫利西单抗和环孢素(CSA)作为重度结肠炎挽救治疗的相对疗效如前所述,但应在连续给予强效药物的情况下权衡结肠切除术的风险和获益。

阿达木单抗在 UC 患者中也进行了两项大型 RCT(ULTRA 1 和 2),从而获批用于该适应证[222,223]。在 ULTRA 1(纯粹是一项在抗 TNF 治疗初治患者中开展的诱导试验)中,390 例患者随机分配接受阿达木单抗;第 0 周 160mg,第 2 周 80mg,第 4 周和第 6 周 40mg 或安慰剂治疗。欧洲的第二个诱导治疗组,在第 0 周检查了 80mg 剂量,然后在第 2、4 和第 6 周检查了 40mg 剂量与安慰剂相比的疗效[222]。第 8 周时,缓解率分别为 18.5%、10% 和 9.2%(阿达木单抗 160/80mg 组 vs 安慰剂组,$P=0.031$),应答率分别为 55%、52% 和 45%[阿达木单抗组 vs 安慰剂组,$P=$ NS(不显著)]。在 ULTRA 2 中,检查诱导和维持缓解的情况,但也允许纳入既往接受过抗 TNF 治疗的患者。494 例患者(按照既往接受过抗 TNF 治疗分层)随机分配至接受阿达木单抗:第 0 周 160mg,第 2 周 80mg,然后从第 4 周开始,40mg 每 2 周 1 次,或安慰剂治疗,长达 52 周[223]。第 8 周时总缓解率和应答率分别为 16.5% 比 9.3%($P=0.019$)和 50% 比 35%($P<0.005$)。第 52 周时分别为 17.3% 比 8.5%($P=0.004$)和 30% 比 18%($P<0.05$)。然而,在抗 TNF 治疗的初治患者中,差异更大,第 8 周时缓解率和应答率分别为 21% 比 11%($P=0.017$)和 59% 比 39%($P<0.001$),第 52 周时分别为 22% 比 12%($P=0.029$)和 37% 比 24%($P=0.019$)。

PURSUIT 试验检验了戈利木单抗(一种 TNF 的全人源单克隆抗体)治疗中重度活动性 UC 的疗效。在诱导试验中,1 064 例 UC 患者随机接受 3 种不同的戈利木单抗给药方案,主要终点为第 6 周的临床应答[224]。与 30% 接受安慰剂治疗的患者获得临床应答相比,51% 接受 200mg/100mg 诱导剂量戈利木单抗治疗的患者获得应答($P<0.001$)。与安慰剂相比,戈利木单抗组的临床缓解率、黏膜愈合率和 QOL(生存质量评分)改善率显著更高。维持治疗试验将戈利木单抗诱导治疗应答者($n=464$)随机分配至安慰剂组或戈利木单抗 50mg 或 100mg 组,每 4 周给药 1 次。第 54 周结束时,50% 接受戈利木单抗 100mg 治疗的患者和 31% 接受安慰剂治疗的患者维持临床应答。与诱导试验相同,戈利木单抗治疗组中达到临床缓解(28%)和黏膜愈合(42%)的患者高于安慰剂组(分别为 16% 和 27%,P 均$\leqslant 0.002$)。

(3) 优化抗 TNF 应答

自抗 TNF 药物首次获批以来,新出现的证据表明,可以使用 3 个原则进一步优化其疗效:在病程早期给予治疗;联合使用免疫调节剂;以及利用药物和抗体水平来指导"靶向治疗"中的治疗决策,以客观解决炎症。

虽然早期积极治疗的策略在支持类风湿性关节炎方面有很多证据,但直到最近越来越多的证据表明,在病程早期使用抗 TNF 治疗可以获得最佳疗效。这些药物在儿童 IBD 中的应答率通常远高于成人疾病[195]。这可能是由于儿童人群中炎症性疾病的比例较高,而成人疾病中可能已经发生了纤维狭窄并发症和不可逆性损伤。阿达木单抗和塞妥珠单抗试验的事后分析也显示,在病程早期治疗,例如在诊断后 2 年内,治疗应答率远高于诊断后 5 年。在 D'haens 进行的一项开放标签 RCT 中,133 例新发活动性 CD 患者,随机接受 AZA 和英夫利西单抗早期联合免疫抑制治疗(随后接受是 AZA 维持治疗和英夫利西单抗按需治疗),或序贯使用泼尼松、AZA 和英夫利西单抗进行常规治疗[225]。1 年结束时,早期联合治疗组 62% 的患者处于缓解状态,而常规治疗组为 42%。通过研究设计,常规组所有患者均接受糖皮质激素治疗,而早期联合组无患者需要糖皮质激素治疗。最后,在 2 年时,早期联合治疗组 73% 的患者黏膜完全愈合,而常规治疗组为 30%,表明在 CD 病程早期进行更强化的治疗可获得更好的结局。最近的一项试验,克罗恩病治疗流程的随机评估(REACT)试验,采用开放标签整群随机设计,将 41 种实践分配至早期联合免疫抑制治疗或常规治疗[226]。尽管在 12 个月时,两组具有相同的实践水平缓解率(分别为 66% 和 62%),但早期联合免疫抑制组在 24 个月时相关手术、住院或并发症的复合发生率显著降低[风险比(HR) 0.73,95% CI 0.62~0.86],两组之间的严重不良事件无差异。

尽管对于联合使用免疫调节剂(AZA、6-MP 或 MTX)在改善所有患者的抗 TNF 初始应答和维持效果方面的价值仍存在争议,但越来越多的证据支持该策略的获益。如前所述,免疫调节剂似乎可减少抗药抗体的产生,从而提高血清药物水平。对英夫利西单抗、阿达木单抗和塞妥珠单抗关键临床试验汇总数据的事后分析表明,至少对于英夫利西单抗,继续接受联合免疫调节剂治疗的患者的缓解率高于继续接受单药治疗的患者[111]。为了评估 AZA 或英夫利西单抗单药治疗与联合治疗,在既往未接受过这些药物治疗的患者中的效果,进行了 SONIC 研究。随机选择免疫抑制初期的 CD 患者,接受英夫利西单抗、AZA 或两者联合治疗。研究者发现,57% 接受联合治疗的患者在 6 个月时达到无糖皮质激素临床缓解,而接受英夫利西单抗单药治疗组为 44%,接受 AZA 单药治疗组为 30%[102]。此外,在联合治疗组中黏膜愈合的发生频率更高。这项具有里程碑意义的研究推动该领域强烈考虑联合治疗,特别是在免疫调节剂和抗 TNF 的初治患者中。目前尚不清楚这些结果是否可外推至其他抗 TNF 药物。既往硫嘌呤治疗失败似乎不会影响其减少抗药物抗体形成的能力[227]。如前所述,UC-SUCCESS 试验研究了 UC 的相似策略,证明联合治疗在 16 周时优于英夫利西单抗单药治疗。尽管在本试验中未观察到,但在其他地方已充分地描述了联合治疗也与恶性肿瘤[包括淋巴瘤和 NMSC(非黑素瘤性皮肤癌)]的风险增加相关。因此,必须根据个体患者决定使用抗 TNF 单药治疗或联合治疗,同时充分考虑其预期获益和风险[228]。

最优化抗 TNF 治疗的最新工具是测量抗 TNF 药物和抗体水平的能力[229]。之前,根据经验对药物剂量或改用同类其他药物进行变更。现在,药物和抗体水平的可用性可以指导我们的决策。检查药物水平最直观的时间是在失去应答的情况下。在这种情况下,在谷低期检查药物和抗体水平[229,230]。在没有抗体(或有低水平抗体)的情况下,药物水平较低或检测不到时,应增加药物剂量或缩短给药间隔——这种方法与较高恢复治疗应答率相关。相反,生物制剂谷浓度充足的患者,将不会从继续或递增治疗中获益,从治疗类别转换为不同作用机制的治疗中获益最大[231]。具有较高抗体滴度的低或检测到的药物水平,应提示更换为不同的抗 TNF 药物,因为抗体之间的交叉反应性较低。然而,抗体有时可能是短暂存在的,或者在选定的情况下可以通过添加免疫调节剂来克服[232]。尽管在应答消失的情况下,特别是对英夫利西单抗(反应性治疗药物监测)检查药物水平和抗体的获益已经得到了充分的证实。但人们越来越关注在诱导结束时或维持治疗期间,主动监测谷浓度是否有助于优化应答和预防免疫原性。小型回顾性研究表明该方法是有益的[233],然而,一项大型前瞻性 RCT,将患者随机分配至剂量优化后的标准治疗组或主动监测组,显示 1 年时的结局无差异[234]。该试验确实存在一些局限性,包括随机化前的剂量优化,从而通过主动监测降低了预期的获益幅度。研究还表明,在诱导完成时(例如,第 6 周或第 14 周)检查药物水平,将有助于积极优化剂量和提高应答率。常规实践的临床获益尚未得到有力的证实。

除了优化治疗外,治疗的目标已经从症状消除演变为实现客观内镜下愈合,称为达标治疗方法。该假说认为,持续的炎症改变即使不引起症状,也会导致肠道结构的不可逆损伤,并最终导致并发症和更差的远期疗效。如果实现黏膜愈合,来自生物前和生物时代的数据支持更好的长期结局[235]。一项多中心 RCT(即 CALM 研究)通过将 244 例新诊断为 CD(平均病程<1 年)的患者随机分配至标准临床治疗组或严格对照组,检验了该方法的获益[236]。在严密对照组中,治疗递增是基于粪便钙卫蛋白、CRP、CDAI 或泼尼松的使用升高。1 年时,严格对照组 46% 的患者达到了内镜下缓解的主要终点,而传统治疗组为 30%(P=0.010)。这是第一项显示常规使用生物标志物结合临床症状,以早期递增抗 TNF 治疗与 CD 优越结局相关的研究。这种方法在 UC 中的获益仍有待有力地证实。

2. 抗黏附分子

(1) 那他珠单抗

那他珠单抗(Natalizumab)是抗 α4 整合素的人源化单克隆抗体,因此可抑制白细胞黏附和迁移至炎症组织中。那他珠单抗也用于治疗多发性硬化症(MS),静脉输注 300mg,每 4 周 1 次,这是首个获批用于治疗 CD 的抗整合素药物。两项大型 RCT,那他珠单抗作为活动性 CD 治疗(ENACT)-1 和 ENACT-2[237]的疗效证实了其在中重度活动性疾病中诱导和维持缓解方面的疗效。遗憾的是,在 ENACT 研究的开放标签扩展部分,1 例患者死于进行性多灶性白质脑病(PML)[238],这是一种由 John Cunningham(JC)病毒感染引起的进行性退行性神经疾病。这与那他珠单抗治疗 MS 患者中 PML 的其他报告一起,导致那他珠单抗在 2008 年谨慎重新引入之前暂时退出市场。PML 的风险因素包括 JC 病毒阳性、既往使用免疫抑制剂以及治疗持续时间>2 年。在所有 3 种风险因素存在的情况下,PML 的风险可高达 1/100。在 JC 暴露血清未呈阳性的个体中,患 PML 的风险几乎为零。肠道选择性抗黏附分子[如维多利珠单抗(vedolizumab)]的可用性,限制了那他珠单抗在 CD 中的应用。

(2) 维多珠单抗

维多珠单抗是一种针对 B 细胞和 T 细胞表面表达的 α4β7 整合素的人源化 IgG 1 单克隆抗体,可阻止这些淋巴细胞与黏膜地址素细胞黏附分子-1(MAdCAM-1)结合,MAdCAM-1 主要在肠血管内皮上表达[239]。与同时靶向 α4β1 和 α4β7 的那他珠单抗相比,维多珠单抗仅靶向 α4β7。由于大脑中不存在 α4β7 受体,因此认为 PML 与维多珠单抗无关,动物模型和人类的经验支持了这一观点。维多珠单抗的相对肠道选择性提供了较低的全身免疫抑制获益,因此,降低了感染和恶性肿瘤相关不良事件的风险。

- **维多珠单抗治疗** CD。GEMINI 2 研究检查了维多珠单抗诱导和维持中重度活动性 CD 缓解的疗效和安全性[240]。共计 368 例患者于第 0 周和第 2 周随机接受维多珠单抗 300mg 静脉输注或安慰剂治疗,另外 747 例患者于第 0 周和第 2 周接受开放标签维多珠单抗治疗。第 6 周应答者(n=461)随机接受维多珠单抗每 4 周 1 次或每 8 周 1 次治疗,直至第 54 周。在第 6 周时,15% 接受维多珠单抗治疗的患者达到缓解,而接受安慰剂治疗的患者为 7%(P=0.02)。两组之间的临床应答率无统计学显著差异。在第 54 周时,39% 接受每 8 周一次维多珠单抗治疗的患者达到临床缓解,而 21% 接受安慰剂维持输注的患者达到临床缓解(P<0.001)。严重不良事件不常见,但维多珠单抗组的鼻咽炎发生率高于安慰剂组[241]。此后,多个观察性队列证实了维多珠单抗在 CD 中的疗效,尽管该疾病的总体获益仍不如 UC 显著。在既往对抗 TNF 药物治疗无应答的患者中,维多珠单抗在第 6 周时达到临床缓解的效果并不优于安慰剂[242],但到第 10 周时存在显著差异。在第 54 周时,抗 TNF 初治患者的应答率也高于抗 TNF 治疗失败的患者[243]。维多珠单抗注册试验的汇总安全性分析显示,与安慰剂相比,该药物耐受性良好,严重或机会性感染风险未增加[244]。
- **维多珠单抗治疗** UC。GEMINI I 试验评价了维多珠单抗治疗中重度活动性 UC 的疗效[245]。与 CD 研究一样,该研究包括对初始剂量应答者的 6 周诱导期和后续维持期。在诱导阶段,371 例患者在第 0 周和第 2 周时随机接受维多珠单抗或安慰剂治疗,521 例患者接受开放标签的维多珠单抗诱导治疗。在第 6 周,47% 接受维多珠单抗治疗的患者和 26% 接受安慰剂治疗的患者出现临床应答(P<0.001)。在第 52 周,42% 接受维多珠单抗每 8 周 1 次维持治疗的患者达到临床缓解,而接受安慰剂的患者为 16%(P<0.001)。维多珠单抗组的黏膜愈合率也高于安慰剂组。VARSITY 试验将 769 例中度至重度活动性 UC 患者,随机分配至维多珠单抗每 8 周 1 次治疗组或阿达木单抗 40mg 每 2 周 1 次治疗组(标准诱导剂量之后)[245a]。第 52 周时,维多珠单抗组达到临床缓解(VDZ 组 31.3% vs ADA 组 22.5%)和内镜检查改善(VDZ 组 39.7% vs ADA 组 27.7%)的患者比例更高,但是无糖皮质激素治疗条件下的缓解率无差异(VDZ 组 12.6% vs ADA 组 21.8%)。因此,在 UC 患者中,维多珠单抗是一种有吸引力的选择。抗 TNF 药物和维多珠单抗之间缺乏正面比较,这限制了以循证医学方法来评价这两类药物在 UC 治疗中的相对疗效。由于肠道选择性,具有相似的疗效和相对安全性,可能使维多珠单抗成为一种有吸引力的一线生物制剂,但需要进一步提供关于长期耐用性和安全性的更多信息,以支持该选择。

3. 抗白介素-12/白介素-23(抗 IL-12/IL-23)

乌司奴单抗

克罗恩病:乌司奴单抗是一种全人源性 IgG1 单克隆抗

体，靶向作用于白细胞介素（IL）-12 和 IL-23 的 p40 亚基。它最初被批准作为一种皮下注射药物，用于治疗银屑病和银屑病关节炎。多项证据支持该通路在 CD 中的病理生理学作用，包括全基因组关联研究中 IL-23 受体和 IL-12/23 的 p40 亚基的多态性，与 CD 中 IL-12 p35 亚基和 IL-12/23 p40 亚基的过度表达之间的相关性。一项Ⅱ期临床试验（CERTIFI）对克罗恩病患者接受乌司奴单抗抗 IL-12/23 诱导治疗后的应答进行了评价，结果证实乌司奴单抗 6mg/kg 静脉输注诱导给药，在抗 TNF 制剂难治性 CD 患者中有效[246]。乌司奴单抗 6mg/kg 静脉给药与安慰剂的一项大型Ⅲ期临床试验包括 2 项平行试验——即乌司奴单抗诱导治疗在中度至重度活动性 CD 受试者中的试验，这些受试者对抗 TNF 难治性患者的 TNF 拮抗剂治疗（UNITI）-1 失败或不耐受；和对糖皮质激素或免疫调节剂治疗失败患者的 UNITI-2 失败[247]。第 6 周应答者随机接受乌司奴单抗维持治疗 90mg 皮下给药，每 8 周、每 12 周 1 次或安慰剂。第 6 周时，接受乌司奴单抗治疗的患者临床应答率和缓解率（34%）显著高于安慰剂组（22%）（$P \leq 0.003$）。乌司奴单抗组 CRP 和粪便钙卫蛋白恢复正常的频率也高于安慰剂组。在 44 周维持治疗期内，乌司奴单抗 90mg 每 8 周 1 次（53%）或每 12 周 1 次（49%）治疗组患者保持缓解的可能性显著高于安慰剂组（36%）（$P=0.005$）。严重的不良事件不常见，有效治疗组与安慰剂组之间相似。

（五）新型疗法

1. 激酶抑制剂

Janus（JAK）激酶家族（包括 JAK1 和 JAK3）介导多种细胞因子的信号转导，包括 IL-2、4、7、9、15 和 21，这些细胞因子对淋巴细胞增殖、功能和活化至关重要[249]。托法替尼是一种新型 JAK1 和 JAK3（JAK2 较低）口服抑制剂，最初在一项大型Ⅱ期试验中，被证明可安全有效地用于治疗中度至重度活动性 UC[250]。在该研究中，194 例患者随机分配接受托法替尼 0.5mg、3mg、10mg 或 15mg 每日 2 次或安慰剂治疗 8 周，应答率分别为 32%（$P=0.39$）、48%（$P=0.55$）、61%（$P=0.10$）和 78%（$P<0.001$），而安慰剂组为 42%。缓解率分别为 13%（$P=0.76$）、33%（$P=0.01$）、48%（$P<0.001$）和 41%（$P<0.001$），而安慰剂组在第 8 周时的缓解率为 10%。随后的一项大型Ⅲ期试验，证实了托法替尼 10mg 每日 2 次或安慰剂治疗，对中度至重度活动性 UC 患者有疗效[251]。第 8 周，19% 接受托法替尼治疗的患者达到缓解，相比之下，8% 接受安慰剂治疗的患者达到缓解（$P=0.007$）。在维持治疗试验［托法替尼治疗 UC 的口服临床试验（OCTAVE）］中，托法替尼 5mg/次、2 次/d 组和 10mg/次、2 次/d 组，分别有 34% 和 41% 的患者达到缓解，而安慰剂组为 11%（两组比较 $P<0.001$）。托法替尼组严重感染的发生率高于安慰剂组，特别是托法替尼组带状疱疹的发生率更高。托法替尼的其他潜在不良事件包括：高密度脂蛋白（HDL）和低密度脂蛋白（LDL）升高、中性粒细胞减少以及可能的肝脏相关酶和血清肌酐升高以及贫血。一项正在 50 岁以上且预先存在心血管风险的 RA 患者中进行的Ⅳ期研究发现，接受托法替尼 10mg/次、2 次/d 治疗的患者，发生肺栓塞和死亡的风险增加[252]。在托法替尼 5mg/次、2 次/d 剂量治疗时，未观察到这些不良事件，在临床试验或随后的现实世界体验中，也未见 UC 患者报告这些不良事件[252a]。

两项Ⅱb 期 CD 试验未能证明托法替尼具有稳健的临床疗效[252]。托法替尼 10mg/次、2 次/d 与安慰剂在诱导或维持临床应答或缓解方面无差异，但托法替尼组的 CRP 降幅大于安慰剂组。

非戈替尼是一种每日一次、选择性 JAK1 特异性抑制剂，已在 CD 的 2 期临床试验中进行了检验。在接受非戈替尼 200mg、每日 1 次或安慰剂治疗的 174 例活动性 CD 患者中，有效治疗组第 10 周的临床缓解率（47%）高于安慰剂组（23%）（$P=0.0077$）[253]。目前正在进行更大规模的试验，以评估其在 CD 和 UC 中的疗效。

溃疡性结肠炎：UNIFI 试验评估了乌司奴单抗治疗 UC 的疗效。3 期试验纳入了 961 例中重度 UC 患者，他们被随机分配接受两种静脉单次诱导剂量（130mg 或 6mg/kg）中的一种或安慰剂。给药 8 周后达到临床应答的患者，随机接受乌司奴单抗 90mg/次、每 8 周或每 12 周 1 次皮下注射或安慰剂维持治疗，持续 44 周。在第 8 周时，接受 6mg/kg 静脉诱导剂量的患者中有 15.5% 达到临床缓解（定义为 Mayo 总评分<2 分），而安慰剂组为 5.3%（$P<0.001$）。在维持治疗期结束时，乌司奴单抗 90mg、每 8 周 1 次组和安慰剂组分别有 43.8% 和 24% 的患者达到临床缓解（$P<0.001$）。重要的是，与安慰剂相比，乌司奴单抗组的严重不良事件的风险未增加，尤其是严重感染的风险未增加。

2. 鞘氨醇-1-磷酸抑制剂

奥扎莫德是一种口服鞘氨醇-1-磷酸（S1P）受体亚型 1 和 5 拮抗剂，通过诱导外周隔离，减少活化淋巴细胞向肠道迁移。一项在 197 例中度至重度活动性 UC 患者中开展的小型Ⅱ期试验显示，1mg 每日给药 1 次组（16%）第 8 周的临床缓解率高于安慰剂组（6%）（$P=0.048$）[254]。

（六）辅助治疗

许多其他疗法用于控制 IBD 的症状和不良后果。止泻药和抗胆碱能药物有助于缓解腹泻和痉挛，但对于持续存在活动性炎症的患者应谨慎使用。回肠病变或回肠切除的患者，可能需要胃肠外补充维生素 B_{12} 或加用考来烯胺（1～4g/d）或考来维仑（625～3 800mg/d），以控制胆盐性腹泻。可能还需要补充铁剂，口服铁剂的耐受性不如胃肠外途径。此外，口服铁剂可能会加重动物模型中的结肠炎[255]。应大力推广戒烟作为改善 CD 长期结局的一种手段[256]。有趣的是，已证明吸烟对戒烟后发生 UC 的 UC 患者，具有治疗益处[257]。

（七）抗生素、益生菌与肠道微生物菌群移植

抗生素在治疗 CD 化脓性并发症方面具有明确的作用。在相对较少的高质量证据的基础上，抗生素也被用于治疗会阴疾病、瘘管和活动性肠腔 CD。据报道，经验最多的是甲硝唑（MZ），受 MZ 影响的厌氧微生物菌群可能在 CD 的发病机制中特别重要[258]。也许这一原理最明确的证明是对回肠切除术后预防的研究，在该疾病模型中，在某些方面可能会复制 CD 开始时的最早事件，高剂量 MZ（20mg/kg/d，持续 3 个月）在 1 年时对内镜和临床复发具有预防作用，在 2 年和 3 年的

随访中具有数值优势，但无统计学优势[259]。在这项研究中，与临床使用一样，最常见的不良事件包括胃肠道不适、恶心、味觉障碍和周围神经病变，导致大量患者停止治疗。一项使用奥硝唑（也是一种硝基咪唑类抗生素）的研究显示了相似的结果[260]。奥硝唑的副作用可能比 MZ 更少，但毒性仍然是该制剂的一个问题。一项荟萃分析得出结论，硝基咪唑类抗生素可有效预防术后 CD，但其不良事件特征限制了可接受性[261,262]。停用硝基咪唑类药物后，其预防效果丧失。

开放标签经验表明，甲硝唑 20mg/kg/d 可有效愈合会阴瘘[263]。但停止治疗后瘘管容易复发，长期使用会受到不良事件的限制。甲硝唑在活动性肠腔 CD 中的研究通常未显示获益，但在结肠受累患者亚组中的结局较好[264,265]。对于肛周瘘，环丙沙星的疗效可能与甲硝唑相似，不良事件更少[266]，加用环丙沙星还可能改善英夫利西单抗和阿达木单抗的反应[267,268]。在肠腔疾病的治疗中，一项研究发现，环丙沙星 1g/d 与美沙拉秦 4g/d 在第 6 周时达到轻度至中度活动性 CD 缓解方面相当，每组超过一半的患者达到缓解[269]。在一项长期研究中，对中度活动性疾病患者接受环丙沙星 500mg、每日 2 次治疗 6 个月，与安慰剂组相比，接受环丙沙星治疗的患者在 6 个月时的克罗恩病活动指数（CDAI）在统计学上显著降低（$P<0.001$）[270]。另一项研究比较了环丙沙星和甲硝唑联合使用（各 1g）与甲基泼尼松龙治疗活动性 CD。抗生素联合治疗在 12 周内获得缓解方面与糖皮质激素相当[271]。最近的一项研究发现，在回肠控释布地奈德的基础上加用相同的双重抗生素方案与安慰剂相比，没有观察到额外的疗效，然而，在结肠病变患者的亚组中观察到了获益的趋势[272]。初步证据表明，克拉霉素单药治疗可用于治疗活动性疾病[273]，但是一项随访随机试验中并未证实开放标签的经验[274]。一项针对副结核分枝杆菌的三联抗生素治疗（克拉霉素、利福布汀和氯法齐明）联合泼尼松龙的大型研究显示了早期临床获益，但随访 2 年以上，该获益未能持续[275]。利福昔明是一种不可吸收的口服利福霉素类抗生素，已获批用于治疗旅行者腹泻和 IBS。一项在 400 多例中度活动性 CD 患者中使用肠溶缓释制剂（剂量为 800mg，每日 2 次）的 RCT 表明，利福昔明组在第 12 周时缓解的受试者显著高于安慰剂组（62% vs 43%，$P=0.005$）[276]。与 CD 相比，抗生素在 UC 治疗中的作用有限，大多数对照研究未显示其在活动性疾病或维持缓解中的获益[277-279]。

益生菌是食物和膳食补充剂中的活生物体，可能以多种方式有益地影响宿主，包括改善其肠道微生物菌群平衡，阻断结肠细胞上的黏附位点（可改善黏膜屏障功能）和增强局部免疫应答[280]（见第 130 章）。常见益生菌的一个例子是复合益生菌（VSL#3），其含有 4 株乳酸杆菌（嗜酸乳杆菌、德氏乳杆菌保加利亚亚种、植物乳杆菌和干酪乳杆菌）、3 株双歧杆菌（婴儿双歧杆菌、长双歧杆菌、短双歧杆菌）和 1 株链球菌（嗜热唾液链球菌亚种）。益生元是一种不易消化的食物成分，可选择性地刺激一种或多种肠道微生物菌群（如乳酸杆菌或双歧杆菌属）的生长和活性，从而有效地赋予宿主有益的作用[281,282]。大多数益生元是不易消化的低聚糖，其中半乳糖、低聚果糖、乳果糖和菊粉是最常用的药物。关于使用这些药物诱导轻度至中度活动性 UC 缓解，已经使用不同的药物进行了 4 项 RCT[283-286]。在 3 项测量缓解率的研究中，有两项发现益生菌（一项研究中为 VSL#3，另一项研究中为发酵乳）添加到 5-ASA 中无获益，第 3 项研究发现，大肠杆菌 Nissle 1917（EcN）联合糖皮质激素的疗效与美沙拉秦联合糖皮质激素的疗效相似。第 4 项研究使用合生元（益生菌和益生元的组合）的研究报告称，当合生元与标准治疗相结合时，疾病活动性没有显著改善。关于使用这些药物维持轻度至中度活动性 UC 的缓解，已经发表了 6 项 RCT[285,287-291]。其中两项研究报告称，与接受安慰剂的患者相比，接受益生菌（一项研究中为双歧杆菌，另一项研究中为发酵乳）的患者在药物诱导缓解后的复发率显著降低[256,258]，其他 4 项研究（在 3 项研究中使用大肠杆菌 Nissle，在第 4 项研究中使用鼠李糖乳杆菌菌株 GG）发现复发率无差异。已评估的非传统益生菌治疗，包括布拉氏酵母菌和猪鞭虫[292,293]。一项在 24 例轻度至中度活动性 UC 患者中进行的小型非对照研究表明，当与美沙拉秦一起使用时，布拉氏酵母菌具有潜在的获益[291]。Weinstock 及其同事对活动性 UC 中蠕虫的使用进行了研究，他们对 54 例活动性 UC 患者进行了随机分组，这些患者每 2 周口服 2 500 个猪鞭虫卵或安慰剂，持续 12 周，报告称，在第 12 周时治疗组的改善率显著高于安慰剂组（43% vs 17%，$P=0.04$），并早在第 6 时就已观察到显著改善[293]。然而，蠕虫虫卵治疗在 CD 患者中进行的大型临床试验表明无临床获益[294,295]。

几项研究已经检验了肠道微生物菌群移植（IMT）在 CD 和 UC 治疗中的作用，其中 UC 的证据更有力。3 项临床试验检验了 IMT 在 UC 中的疗效，其中 3 项试验有两项具有统计学意义。荷兰一项 50 例轻度至中度活动性 UC 患者的小型研究，在基线和第 3 周，将受试者随机分配至接受 2 次经鼻十二指肠输注供体粪便（或安慰剂）[296]。两组在第 12 周时的临床缓解情况相似，无临床疗效证据。相反，加拿大一项针对 70 例患者每周通过灌肠接受 IMT 治疗 6 周的大型研究表明，IMT 组在第 7 周时的应答率（24%）高于安慰剂组（5%）[297]。有趣的是，这项研究的获益似乎仅限于从 2 名粪便捐赠者中的 1 名制备的粪便，这表明除选择患者外，捐赠者的选择也同样重要。一项针对澳大利亚 85 例患者的多中心试验，将患者随机分为初始结肠镜 IMT 组和每日灌肠组（每周 5 天，持续 8 周）或安慰剂组[298]。IMT 治疗组 24% 的患者达到无糖皮质激素临床缓解，而安慰剂组为 8%（$P=0.021$）。与 UC 的这些数据相比，IMT 对 CD 可能有效的证据仅来自病例系列报道，没有得到有力的证据支持。

（八）营养疗法

长期以来，膳食调整一直被认为是 CD 和 UC 的一种治疗方法。最极端的饮食调整是禁食（NPO）和全胃肠外营养（TPN）。在 UC 中，TPN 似乎不是最主要的治疗方法，肠道休息与静脉输注糖皮质激素联合使用的研究并不比单独使用糖皮质激素更有效。然而，在 CD 中，TPN 通常被证明是短期有效的方法，可用于治疗重度肠腔或肛周疾病，并结合肠道休息，治疗术前严重营养不良患者和短肠综合征患者。

唯一有高质量 RCT 证据支持的饮食调整疗法是采用要素饮食的全肠内营养（EN），在 RCT 中，EN 可有效诱导 CD 缓解，尤其是在儿科人群中。其疗效劣于糖皮质激素治疗，但EN在儿童中是一种有吸引力的选择，可以最大限度地减少全身性糖皮质激素的暴露[299]。在开放标签前瞻性试验中，全EN的短期疗效与抗TNF治疗相当或仅略低[300]。部分EN（其中每日高达50%的热量来自常规饮食）似乎并没有那么有效，这表明完全消除饮食抗原可能比提供单个氨基酸成分更重要。然而，EN的长期耐受性较差，当患者恢复常规饮食时，疾病往往容易复发。

在CD和UC中已经尝试了不同的饮食消除或添加治疗。但是，支持此类疗法客观解决炎症的证据质量较差，仅限于病例系列。特定的碳水化合物饮食包括从饮食中消除复杂的碳水化合物，最初是在非专业媒体上通过疗效的轶事报道进行了推广。在7例CD儿童的小型开放标签系列研究中，在开始饮食的3个月内，观察到症状消退和CRP、白蛋白或钙卫蛋白正常化[301]。一项更大的病例系列表明，UC疾病的活动性也得到了有益的改善[302]，尽管这种饮食并没有导致任何患者的黏膜完全愈合[303]。近期一项纳入74例轻度至中度活动性CD儿童患者的CD试验，将他们随机分配至以下组别：一组接受从配方奶中摄入50%热量的排除饮食6周，然后从第7周至第12周摄入25%配方奶的排除饮食；或者一组接受纯肠内营养6周，然后从第7周至第12周接受25%配方奶的免费饮食。两种饮食在第6周时均可有效诱导缓解，但与单纯肠内营养相比，添加部分配方奶的排除饮食耐受性更好，能更成功地维持持续缓解[304]。

短链脂肪酸尤其是丁酸盐，已被证明是结肠细胞的主要能量底物。丁酸代谢约占结肠细胞耗氧量的70%。UC患者中结肠细胞短链脂肪酸的氧化受损，导致对这种形式的营养疗法的治疗研究。安慰剂对照研究发现，丁酸灌肠剂对治疗轻度活动性左侧结肠炎有益[305-307]。在结肠炎动物模型中发现含二十碳五烯酸的鱼油可减轻结肠炎，其可能是通过保护结肠黏膜的完整性、抑制炎症反应或两者兼而有之[308,309]。在轻度至中度活动性UC患者中进行的一项小型安慰剂对照交叉研究中，鱼油治疗使疾病活动度降低了56%，而对照组降低4%（$P<0.05$）[310]。这一益处尚未在其他研究中得到证实，并且尚未观察到维持缓解的益处[311-313]。一项关于在CD患者中使用ω-3脂肪酸的大型临床试验，未发现其在维持缓解方面的益处[314]。已证实姜黄素作为口服或灌肠疗法在轻度至中度活动性UC患者中具有益处[315]。在一项50例患者的小型试验中，54%接受姜黄素每日口服3g联合美沙拉秦治疗的患者在第4周达到临床缓解，而接受安慰剂治疗的患者均未达到临床缓解（$P=0.01$）。

（九）细胞单采法

活动性UC的特征是结肠黏膜中白细胞的活化和浸润。由于白细胞衍生的炎性细胞因子在启动和维持炎症过程中发挥着重要作用，因此降低外周血白细胞水平已被提议作为治疗UC的一种治疗选择。已经开发了几种清除外周血白细胞的方法，并在小型对照和非对照研究中显示有望治疗重度活动性UC。使用Adacolumn（吸附性血液净化器）单采系统（JIMRO，Ltd，Takasaki，Japan）进行粒细胞/单核细胞单采，在一项针对168例患者的大型多中心随机双盲假对照北美关键性试验和一项针对47例欧洲和日本患者的小型相同设计的配套试验中。对中度至重度活动性UC患者进行了正式评价[316]，在这些研究中，要求患者尽管同时接受了5-ASA、糖皮质激素或6-MP和AZA配套治疗，但患者仍存在活动性疾病。在为期9周的总共进行10次单采治疗后，关键性研究和配套研究均未显示Adacolumn治疗组和假治疗组在第12周的临床缓解或应答率（根据Mayo评分定义）存在差异。因此，目前不推荐在类似患者中进行Adacolumn单采治疗。

二、手术治疗

（一）克罗恩病

手术在克罗恩病（CD）的治疗中起着控制症状和治疗并发症的不可或缺的作用。到症状出现后的第20年，大约75%的患者都接受了一些手术[317]。根据研究国家流行的医学文化，诊断3年内的手术率为25%～45%不等。大约30%的患者在第一次手术后5年内需要进行第二次手术，大约1/3需要第二次手术的患者最终需要第三次手术[318]。对基于人群的研究进行荟萃分析确定，在诊断后1年、5年和10年的手术风险分别为16%、33%和47%[319]。系统综述中的时间趋势分析得到了和单个队列分析的支持，已证明在过去60年里手术率显著下降。有一些因素可能促成了手术率下降，包括医生和患者偏好的变化、可用药物治疗选择的扩展、IBD的更有效治疗以及在病程早期建立有效的治疗机制。由于节段性肠切除术后复发的可能性很高，CD手术的指导原则是保留肠道长度和功能。采用宽切缘并不能降低疾病复发的可能性，重复切除可能导致短肠综合征和肠衰竭。

手术适应证包括并发症，如腹腔内脓肿、药物难治性瘘、纤维化狭窄伴梗阻症状、中毒性巨结肠、出血和癌变。药物治疗无效但有症状患者也应考虑手术，特别是虽然接受了最佳药物治疗，但仍存在糖皮质激素依赖或难治的患者。与免疫调节剂或生物疗法试验相比，一些患者更倾向于考虑有限的小肠切除术[320]。对于生长障碍的儿童，可能需要适时进行肠切除术。腹腔镜回盲部切除术与英夫利西单抗治疗克罗恩病末端回肠炎的比较试验，随机分配143例经糖皮质激素或免疫调节剂治疗3个月无效的回肠CD患者，接受腹腔镜回盲部切除术或英夫利西单抗治疗。在12个月时，两组间的各种健康相关QOL（生活质量评分）指标无差异，包括主要结局IBDQ（炎症性肠病生活质量问卷）无差异[321]。这表明在无相关并发症的局限性（<40cm）回肠病变患者中，初次切除可能是一些患者可以接受的替代方案。CD最常见的肠切除术是一期吻合的回盲部切除术。该手术通常是在腹腔镜下进行的，与通过剖腹手术进行的相同切除术相比，住院时间更短，发病率更低，并且具有相似的长期结局。对于孤立性纤维化病变或近端分散性狭窄的患者，与具有相似长期结局的切除术相比，通常首选保留肠道的方法，如狭窄成形术[322]。对于需要结肠切除术的未定型结肠炎患者，可以考虑回肠贮袋-肛管吻合术（IPAA），但贮袋相关并发症的发生率高于UC患者[323]。在确诊CD的患者中，囊袋失败率较高，通常避免IPAA。然而，在选定的保留直肠且无瘘管性病变的患者中，

可以考虑 IPAA 或回肠直肠吻合术[324,325]。20%～50% 的患者在回肠末端造口术后，会出现回肠 CD 复发，尽管其总体发生率远低于回盲部切除和一期吻合术后。手术治疗以前曾是治疗腹腔内脓肿和 CD 内穿透性并发症的一线治疗方法，然而，除了一个疗程的广谱抗生素外，经皮脓肿引流，然后优化药物治疗的实践已越来越多。通过这种方法，一些患者可以完全避免手术，而在另一些患者中，可稍后在更可控的环境中进行择期切除，并获得类似的结局[326,327]。

免疫抑制剂和生物制剂的使用越来越多，导致更多的患者在使用此类药物的同时接受手术。大量文献研究了此类暴露是否与术后并发症（包括感染和渗漏）发生率的增加有关。尽管个别研究提供了不同的结果，但大多数研究显示，在接受抗 TNF 生物制剂或其他免疫调节剂的患者中，术后并发症或吻合口漏的风险并未增加[328]。

（二）预防手术后复发

由于手术治疗不能治愈 CD，因此预防术后复发的策略非常重要。在未经治疗的患者中，在手术第一年内，内镜或组织学 CD 复发的发生率高达 90%。复发常在吻合口或其近端。在 40%～50% 的患者中可观察到临床复发，通常发生在内镜改变之后。如前所述，高达 1/3 的患者可能需要重复切除，称为“手术复发”。对单个患者复发风险进行分层，对于优化术后管理策略至关重要。持续吸烟、因穿透性病变切除和既往手术切除的需求一直与回盲部切除术后较高的复发率相关[329-331]。在一些研究中与复发有不同联系的其他因素，而在其他研究中没有，包括男性、吻合类型、是否存在肉芽肿以及相关切缘的组织学受累。在一些研究中，遗传学、血清学和微生物组学因素也与疾病复发相关，但需要更有力的证实[332]。

美沙拉秦、益生菌或布地奈德在预防临床和内镜下复发方面无疗效或仅有微弱疗效[330]。两项 RCT 证实，在切除术后给药 3 个月时，硝基咪唑类抗生素［甲硝唑（MZ）和奥硝唑］可有效预防术后复发[259,260]。然而，高达 1/3 的患者对该类抗生素不耐受，主要是因为上消化道不适、金属味或神经病变。最近的一项单中心回顾性研究表明，使用小剂量 MZ（250mg、3 次/d 持续 3 个月）可显著预防复发并具有更好的耐受性[260a]。与安慰剂相比，硫唑嘌呤（AZA）在降低内镜复发（OR 0.40，95% CI 0.17～0.95）和临床复发（OR 0.35，95% CI 0.14～0.85）方面表现出中等疗效。一项比较 6-巯基嘌呤（6-MP）与安慰剂的最新试验发现，两组间的临床或内镜下复发率无差异，但在亚组分析中，6-MP 对吸烟患者有益[333]。

一项在 24 例 CD 术后患者中进行的小型概念验证研究表明，与接受安慰剂治疗的患者（分别为 15% 和 54%）相比，随机接受英夫利西单抗治疗的患者内镜下缓解率（90%）和临床缓解率（67%）显著更高[334]。该试验的长期随访表明，在回盲部切除术后立即给予英夫利西单抗比监测内镜下复发和对此类结果进行治疗更有益。这些观察结果导致对 297 例被认为复发风险较高的患者，进行了一项更大规模的多中心 RCT。在第 76 周，接受英夫利西单抗和接受安慰剂的患者在临床复发率（主要终点）方面无统计学显著差异（13% vs 20%，$P=0.09$）[335]，然而，与安慰剂组相比，英夫利西单抗组内镜下复发的患者数量显著较少（22% vs 51%，$P<0.001$）。

其他研究也同样观察到阿达木单抗可有效预防 CD 术后复发。两项临床试验将阿达木单抗与硫唑嘌呤（AZA）进行了术后预防复发的比较，一项试验证明，与硫唑嘌呤或美沙拉秦相比，阿达木单抗的临床复发率较低[336]，而另一项试验发现，当它们与抗生素联合使用时，两者间无差异[337]。关于维多珠单抗或乌司奴单抗等新型生物疗法的这种获益的大小，数据较少。

预防术后复发流程的一个重要部分，是在切除术后 6～12 个月进行内镜评估，然后根据是否存在明显的内镜下复发［定义为 Rutgeerts 评分≥2 分（是否存在>5 个阿弗他口疮样溃疡或明显的溃疡或狭窄）］调整治疗（图 116.6；表 116.6）。

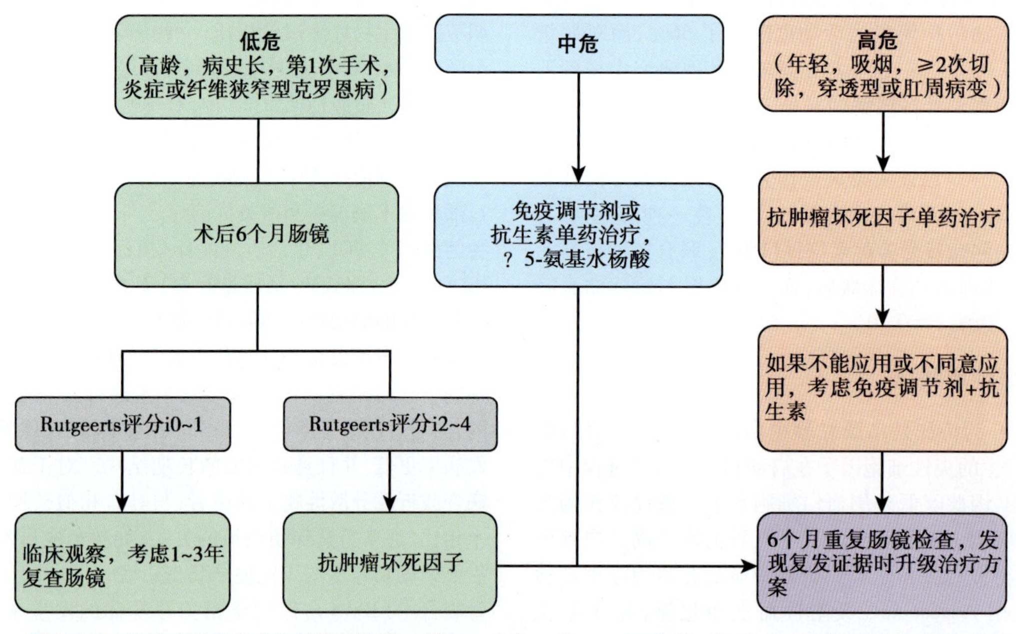

图 116.6　预防克罗恩病术后复发的流程。（Figure 3 from Gastroenterol Clin North Am 2017；46（3）：563-75. https://doi.org/10.1016/j.gtc.2017.05.011.）

表 116.6　克罗恩病术后内镜复发的 Rutgeerts 内镜评分

评分	特征
i0	无病变
i1	≤5 个阿弗他口疮样溃疡病变
i2	>5 个阿弗他口疮样溃疡病变,病变间黏膜正常,或较大病变的跳跃区,或病变局限于回肠-结肠吻合口
i3	弥漫性阿弗他回肠炎
i4	弥漫性炎症伴大溃疡、结节和/或狭窄

该方法在一项 RCT 中对进行了检查,174 例接受切除术的 CD 患者,被随机分配至 6 个月时接受结肠镜检查的主动监测策略组或标准治疗组[338]。两组均遵循类似的治疗升级方案,每 2 周或每周使用 1 次硫嘌呤和阿达木单抗。在 18 个月时,与标准治疗组相比,主动监测组的内镜下复发率较低(49% vs 67%,P=0.03)。与标准方法相比,主动监测能经常地保持黏膜完全正常(22% vs 8%)。

总之,术后预防复发的一般原则是,根据疾病特征和既往治疗史对患者进行风险分层、制定合适的术后药物、并通过结肠镜检查主动监测内镜下复发,然后根据检查结果优化治疗方案。建议后续进行持续随访和调整,但临床试验尚未确定随访间隔时间和治疗方案。

(三) 溃疡性结肠炎

10%~20% 的溃疡性结肠炎(UC)患者需要手术治疗。在一项系统性综述中,诊断后 1 年、5 年和 10 年的手术风险分别为 5%、12% 和 16%,在过去 60 年中,手术需求随时间推移而下降[319]。UC 手术治疗的常见适应证是:药物难治性疾病、生活质量(QOL)受损的难治性疾病和药物治疗不可接受的不良事件(框 116.1)。UC 手术的其他适应证包括:无法控制的出血、中毒性巨结肠、穿孔、异型增生或癌、全身并发症和生长迟缓。手术治疗的目标是切除整个病变结肠,同时保留排便的自控能力和性功能,消除结直肠癌(CRC)风险。UC 有

框 116.1　溃疡性结肠炎患者的手术适应证

结肠发育异常或癌
结肠穿孔
生长迟缓
药物治疗不可耐受或不可接受的副作用
药物难治性疾病
复发性或难以处理的全身并发症
中毒性巨结肠
无法控制的结肠出血

多种手术选择,包括结肠次全切除术伴回肠造口术、Hartman 囊或黏液瘘术、结肠切除伴回肠直肠吻合术、直肠结肠切除术伴 Brooke 回肠造口术、直肠结肠切除术伴可控性回肠造口术、恢复性直肠结肠切除术伴 IPAA、直肠结肠切除术伴回肠袋肛门移行区吻合术(图 116.7)。手术方式的选择基于几个因素,包括手术的适应和紧迫性、患者的年龄和一般健康状况、患者的肛门功能状态以及患者对功能结局和生活方式的偏爱。

结肠次全切除术加回肠造口术是 UC 手术中范围最小的一种。切除大部分结肠,为剩余结肠作 Hartman 囊或黏液瘘,并进行末端回肠造口术。该手术通常在需要紧急手术治疗严重或暴发性结肠炎的患者中进行,其优势是允许在未来进行修复性手术。全直肠结肠切除术联合永久性 Brooke 末端回肠造口术是 UC 最早进行的手术之一。切除整个结肠和直肠可以消除未来的任何疾病和结直肠癌风险。该手术的主要缺点是存在永久性回肠造口,从 QOL 的角度来看,这对一些患者可能是无法接受的。这是老年患者、肛门功能障碍者和不希望进行恢复性直肠结肠切除术的患者的首选手术。已经发表了一项描述异型增生区域节段切除的单中心经验。经过仔细的患者选择和密切随访,这些患者保留了排便的自控能力,可能拥有更好的生活质量[339a]。开发了直肠结肠切除术联合可控性回肠造口术(Koch 贮袋)作为传统末端回肠造口术的

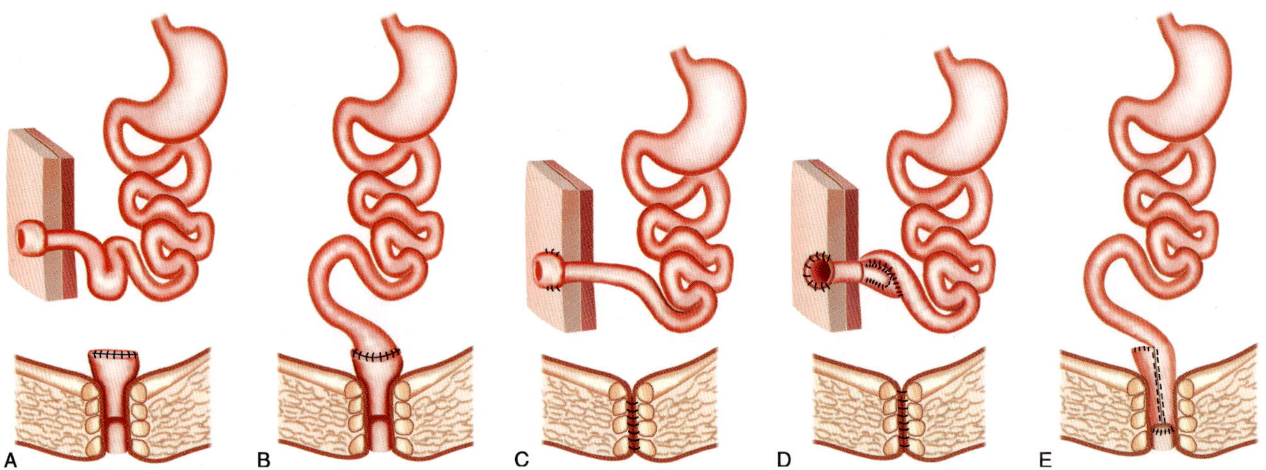

图 116.7　治疗 UC 的各种手术选择示意图。A,传统(Brooke)回肠造口术联合结肠次全切除术和 Hartman 贮袋。B,结肠次全切除回肠直肠吻合术。C,传统(Brooke)回肠造口术联合全直肠结肠切除术。D,可控性回肠造口术(Koch 贮袋)与全直肠结肠切除术。E,恢复性直肠结肠切除术与回肠贮袋-肛管吻合术(见第 117 章)。(A~E,Adapted from Blumberg D,Beck DE. Surgery for ulcerative colitis. Gastroenterol Clin North Am 2002;31:219-35.)

替代方法[339]。在该手术中,小肠袢用于创建一个带有套叠(乳头)瓣膜的腹腔内袋,以储存粪便内容物。通过冲洗造口术开口连接到腹壁,通过造口插入抽吸导管排空袋中的粪便内容物。由于与该手术相关的技术挑战(例如乳头瓣膜滑脱)和恢复性手术的最新发展,如今已很少进行直肠结肠切除术和可控性回肠造口术。

目前,对于大多数需要择期结肠切除术的UC患者,回肠储袋肛管吻合术(IPAA)恢复性直肠结肠切除术是首选手术。在该手术中,切除整个结肠和直肠,保留肛门括约肌,并从远端回肠约20cm处构建贮袋。通过将该贮袋与肛管吻合,来建立肠道的连续性。手术涉及的3个步骤是:切除病变结肠,创建立并吻合回肠贮袋,以及恢复肠道连续性。无粪便改道的一期手术与吻合口瘘发生率较高相关,而且很少进行。该手术更常见的是2期手术,即在结肠切除术的同时用临时性回肠分流造口术创建回肠贮袋,或作为3期手术,其中结肠次全切除术后2~4个月创建回肠贮袋,并在2~4个月后关闭临时性回肠造口。大多数报告显示IPAA手术后的QOL最令人满意[340]。平均排便频率为每天4~9次,包括1次或2次夜间排便。大约20%的患者在术后早期发生夜间渗漏,但在第一年后很少发生。使用IPAA进行直肠结肠切除术的腹腔镜方法是常见的手术方式,其与较低的短期发病率,较短的住院时间以及相似的长期疗效相关。术后第5年、10年、15年和20年的贮袋成功率分别报告为96.3%、93.3%、92.4%和92.1%。然而并发症的发生率也很高,包括贮袋炎(术后第10年为48%,第20年为70%)、小肠梗阻(术后第20年为42%)、吻合口狭窄(术后第20年为39%)、脓肿(术后第20年为16%)和瘘(术后第20年为14%)及盆腔败血症。回肠贮袋手术引起的盆腔功能障碍也与女性自然妊娠率中度降低相关[341]。

回肠贮袋疾病

结肠贮袋炎是结肠切除术联合IPAA最常见的长期并发症,但奇怪的是,在接受相同手术治疗家族性腺瘤性息肉病的患者中却很少见到。在因UC接受恢复性直肠结肠切除术的患者中,7%~51%的患者发生结肠贮袋炎[342,343]。回肠造口术闭合后的前6个月内发生率最高。结肠贮袋炎的病理生理学尚不十分清楚,但可能是多因素的,包括粪便淤积伴细菌过度生长、结肠贮袋回肠上皮细胞结肠化生后UC复发、CD、黏膜缺血和病毒触发因素[344,345]。结肠贮袋炎的特征性症状包括:排便次数增加、腹部绞痛、直肠出血、排便紧迫感、里急后重和大便失禁[346]。其他相关症状为发热、不适、关节痛和结节性红斑。内镜评估对于区分结肠贮袋炎和套囊炎(套囊是未切除的剩余直肠远端的一小段,回肠贮袋缝合在其上)、小肠CD或结肠贮袋易激综合征(症状与结肠贮袋炎相似,但内镜检查显示结肠贮袋正常)至关重要。结肠贮袋炎在内镜下表现为回肠贮袋中的血管模式丧失、黏膜红斑、水肿、颗粒性、质脆、瘀点、糜烂和浅表溃疡。可能存在与CD相似的深溃疡和形态不规则的溃疡。组织学上,除了慢性炎症、绒毛萎缩和隐窝增生外,结肠贮袋炎还表现为伴黏膜溃疡和隐窝脓肿的急性炎性浸润。与UC相似,结肠贮袋炎的诊断是基于一系列临床症状、内镜下表现和组织学特征[346,347]。结肠贮袋患者也可能发生肠道感染,包括可能酷似结肠贮袋炎的艰难梭菌。

急性结肠贮袋炎定义为症状持续时间小于4周,且对抗生素迅速产生应答(也归类为抗生素应答性结肠贮袋炎)。慢性结肠贮袋炎定义为症状持续时间超过4周,需要长期使用抗生素或其他治疗药物(也归类为抗生素依赖性或抗生素难治性结肠贮袋炎)[345,347]。20%以上的患者有慢性持续性症状,但只有不到10%的患者患有需要长期维持治疗的重度慢性结肠贮袋炎[342]。大约5%的患者囊袋内会出现CD表型,这可与狭窄或瘘有关。已确定的结肠贮袋炎的风险因素各不相同,包括存在肠外表现(尤其是PSC)、吸烟、使用NSAIDs、某些血清学标志物(如pANCA或CBir1阳性)和术前血小板增多症。有趣的是,一些研究发现吸烟对慢性结肠贮袋炎的发生有显著的预防作用,这支持急性结肠贮袋炎和慢性结肠贮袋炎可能是不同疾病实体的概念。

结肠贮袋炎的主要治疗方法是抗生素。一项治疗慢性活动性贮袋炎的安慰剂对照试验表明,吡哌酸(MZ)1 200mg/d治疗1周的应答率优于安慰剂(73% vs 9%)[348]。环丙沙星1g/d给药2周,也可有效治疗急性结肠贮袋炎,且疗效和耐受性可能优于MZ[349,350]。替代方案包括外用MZ、阿莫西林/克拉维酸以及环丙沙星与MZ、利福昔明和替硝唑联合用药[351]。对于需要长期治疗的患者,每周循环使用多种抗生素可能有助于克服细菌耐药性。治疗难治性结肠贮袋炎的二线选择,包括外用和口服美沙拉秦[347,352],以及外用或全身使用糖皮质激素(包括布地奈德)[353,354]。免疫抑制和生物疗法,(包括环孢素A灌肠、抗TNF或抗整合素治疗),也对接受常规治疗无效的结肠贮袋炎患者有益[355,356]。关于使用益生菌治疗结肠贮袋炎的大多数数据涉及VSL# 3。在包括76例受试者的2项研究的汇总分析中,VSL# 3在维持慢性结肠贮袋炎缓解方面比安慰剂更有效(85% vs 3%)。一项包括40例患者的小型RCT也表明,VSL# 3在预防结肠贮袋炎的效果可能优于安慰剂,90%接受VSL# 3治疗的患者未发生结肠贮袋炎,相比之下,仅60%接受安慰剂治疗的患者发生结肠贮袋炎[357]。在药物治疗难治性或结肠贮袋炎的频率或长期损害患者QOL的情况下,应考虑手术选择,如回肠贮袋切除或贮袋重建。

三、炎症性肠病相关并发症的管理治疗

(一)腹腔内脓肿

克罗恩病中炎症的透壁性经常导致腹腔内脓肿或其他穿透性/穿孔并发症的发生。在一个小型前瞻性队列中,CD诊断后10年和20年的腹腔内脓肿累积发生率分别为9%和25%,在诊断后的中位持续时间为10年[358]。脓肿可位于腹壁、腹膜腔或腹膜后,右侧较常见。大多数脓肿发生在病变肠段或吻合口附近,有时伴有狭窄和瘘。常见的临床症状为腹痛、发热、压痛和白细胞增多。确定诊断的最佳方式是经口服和静脉造影的腹部-盆腔CT扫描。传统上,腹腔内脓肿的治疗是手术引流,然后切除病变肠段。然而,越来越多的人认为经皮引流和全身性抗生素治疗的结果相似,并避免了一些患者需要手术。一项95例CD患者接受腹腔内脓肿治疗的病

例系列,比较了 55 例接受经皮穿刺引流和 40 例接受手术治疗患者的结果,前期手术治疗的常见原因是技术上无法引流脓肿、梗阻性症状或严重疾病[327]。尽管手术组的脓肿消退时间较短,但非手术治疗组的住院时间较短,两组的脓肿复发率无差异(非手术引流组为 31%,手术引流组为 20%,$P=0.25$)。引流后给予抗 TNF 药物可降低脓肿复发率。最终,在本研究的随访期间,只有 22% 的患者在需要手术,尽管其他一些研究报告的手术率高达 77%[359]。发生与纤维狭窄上方瘘管相关脓肿的患者,不太可能从药物治疗中获益,应接受肠切除术。

(二) 肛周疾病

肛周受累是克罗恩病的常见并发症,经常与显著的发病率相关(图 116.8)。在一项基于人群的队列研究中,20% 的克罗恩病患者最终发生肛周瘘。诊断后 10 年和 20 年发生肛周瘘的累积风险分别为 21% 和 26%[360]。CD 肛周受累并不局限于瘘管形成。在诊断后 10 年,分别有 6%、7%、11% 和 19% 的患者会发生肛门直肠狭窄、肛管深部溃疡、肛裂和肛周皮赘[361]。直肠阴道瘘或其他内瘘较少见,占所有瘘的 9%。肛周瘘通常根据其走行、及与肛门外括约肌和内括约肌的关系进行分类。肛周瘘的类型有:括约肌间瘘、经括约肌瘘、括约肌外瘘、括约肌上瘘或表浅瘘(如果瘘管口位于肛门内括约肌和肛门外括约肌的外部)。术语"复杂性"瘘管是指与脓肿形成或多个开口、与阴道等邻近结构相连或起源于直肠高位的有关的瘘管。

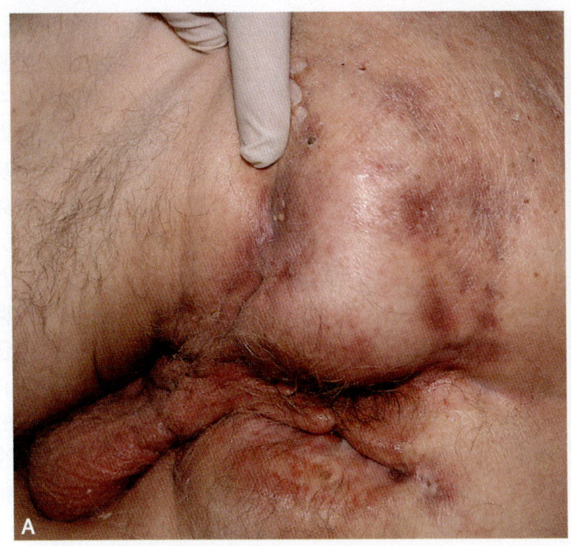

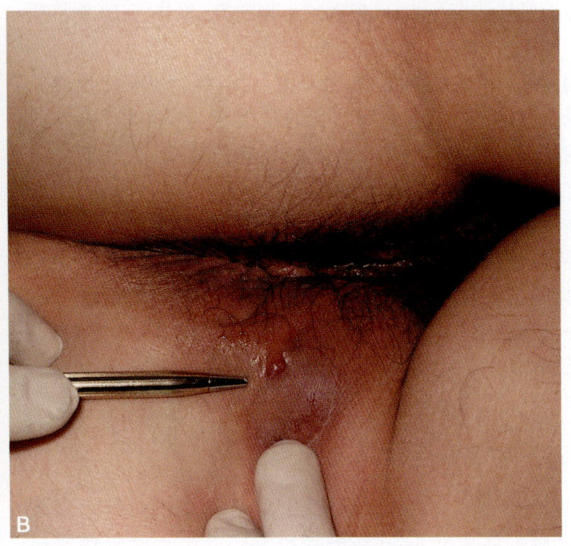

图 116.8　克罗恩病的肛周瘘。A,克罗恩病患者中的多发性复杂瘘管。严重者处于活动及引流状态。阴囊、肛周皮肤和臀部因瘘管和脓肿愈合而变色变硬。B,克罗恩病女性患者的简单肛瘘。围绕瘘管的紫色变色来自通过瘘管自发引流的脓肿。(Courtesy Dr. Lawrence J. Brandt, Bronx, New York.)

肛周克罗恩病的治疗管理是多学科的,需要胃肠病学家和外科医生之间的密切合作。有几种方法可用于全面评估肛周瘘,包括专用 MRI、EUS 或麻醉下检查。这 3 种方式的准确性相当,但需要特定的机构和操作者的专业知识。在评估肛周瘘管性疾病方面 MRI 和 EUS 均优于传统 CT。高达 62% 的肛周 CD 患者会发展为脓肿。这可能是一种可以通过抗生素治疗并将该部位浸泡在温水中的浅表脓肿,也可能是需要经皮或手术引流的较深的会阴或坐骨直肠脓肿。抗生素可有效治疗此类脓肿和相关肛周脓肿,并可减少瘘管引流。最常用的抗生素是环丙沙星、甲硝唑(MZ)或两者联合[266]。充分引流对于脓肿消除至关重要,可能需要在麻醉下进行检查,并在瘘管内放置引流管。除了浅表性瘘管外,很少单独进行瘘管切开术。

单独使用抗 TNF 药物、联合抗生素或手术引流可有效治疗肛周 CD。在一项针对 76 例活动性肛周瘘管疾病患者的试验中,71% 接受阿达木单抗和环丙沙星治疗的患者出现临床应答,相比之下,47% 接受阿达木单抗单药治疗的患者出现临床应答[362]。同样,在接受阿达木单抗和环丙沙星联合治疗的患者中,第 12 周的病情缓解更为常见。在为数不多的以肛周瘘管愈合为终点的试验中,5mg/kg 或 10mg/kg 的英夫利西单抗在瘘管引流减少 50% 方面明显比安慰剂更有效[192]。在接受英夫利西单抗 5mg/kg 治疗的患者中,55% 的患者瘘管完全闭合,而接受安慰剂治疗的患者为 13%($P=0.001$)。英夫利西单抗维持治疗也同样有益,36% 接受英夫利西单抗治疗的患者完全没有引流瘘,而接受安慰剂治疗的患者为 19%[191]。手术引流和英夫利西单抗联合治疗比任何一种单独治疗更有效,支持多学科团队模式对肛周瘘管治疗管理的重要性[363-365]。硫唑嘌呤(AZA)的小型试验也显示了其在愈合肛周瘘管方面的适度获益,尽管其获益程度低于抗 TNF 药物。虽然关键试验的事后分析表明存在获益,但尚无关于维多珠单抗或乌司奴单抗治疗肛周 CD 疗效的可靠数据。

几项研究已经检验了将各种物质局部注射到瘘管中以实现愈合的疗效,结果喜忧参半。一种有前景的方法似乎是注射同种异体脂肪来源的干细胞。一项 3 期 RCT 将 212 例患肛周瘘但有轻度管腔病变的患者,随机分为接受单次注射干细胞组或安慰剂组。在第 24 周时,50% 接受干细胞注射的患者达到临床和放射学联合缓解,而安慰剂组为 34%($P=0.021$)[366]。

(三) 狭窄和纤维狭窄性疾病

18%~25% 的 CD 患者在诊断后 20 年内发生纤维狭窄性肠道狭窄。尽管有些狭窄可能是无症状的,但在完全或接近完全肠梗阻的情况下，通常表现为腹痛或腹胀、排便停止和呕吐。狭窄可能是纤维性狭窄、炎症性狭窄或两者兼有。有症状的纤维狭窄通常对药物治疗的升级无反应，需要内镜下球囊扩张(EBD)或手术治疗。许多观察性队列研究已经报道了内镜下扩张 CD 狭窄的短期和长期疗效。一项汇总分析评估了 1 463 例接受了 3 213 次 EBD 治疗的 CD 患者的结局[367]。几乎所有狭窄均位于回肠，2/3 为吻合口狭窄。89%的患者可以成功进行 EBD，81%的患者观察到，短期临床改善。然而，近 74%的患者至少需要再扩张 1 次，只有不到一半(43%)的患者接受了手术。狭窄长度>5cm 与后续手术需求更大相关。在更长时间的随访中，5 年时的累积手术率为 75%[368]。病灶内注射糖皮质激素和英夫利西单抗未显示持久获益。对于狭窄部位持续存在炎症的患者，药物治疗升级可能有效。一项 18 例症状性短肠段狭窄(<5cm)患者的小型研究，报告了 10 例接受英夫利西单抗治疗的患者完全缓解[369]。

约 5%的患者结肠狭窄使 UC 复杂化，最常见于广泛和长期结肠炎患者[345]。有临床意义的梗阻很少见。UC 并发的结肠狭窄通常较短(2~3cm)，发生在脾曲远端，表现为黏膜肌层肥大和增厚，而不是纤维化[345]。

在 UC 相关结肠狭窄的患者中，尤其是狭窄位于脾曲近端时，需高度怀疑恶性肿瘤[346]。一个系列报告了 UC 患者中，24%的结肠狭窄发生恶性肿瘤[346]。内镜检查不能可靠地区分良性狭窄和恶性狭窄，建议在结肠镜检查时进行多点多次活检。由于黏膜活检可能无法检出癌，因此建议手术切除狭窄部位，尤其是对患有长期疾病的患者。

(四) 中毒性巨结肠

中毒性巨结肠是指：结肠炎严重发作患者的急性结肠扩张，横结肠直径超过 6cm(放射学检查)，并失去结肠袋特征(图 116.9)[370]。它发生在约 5%的 UC 严重发作的患者中，UC 的这种并发症是由于结肠炎症从黏膜扩展至下层组织(包括固有肌层)所致。炎症反应引起的收缩性丧失导致肠腔内气体和液体的积聚，进而造成结肠扩张。据报道，中毒性巨结肠的促发因素包括：电解质失衡(特别是低钾血症)、使用抗动力药物(包括抗胆碱能药物和麻醉剂)[371]。当对这些患者进行结肠镜检查等诊断程序时，必须非常小心，不要使结肠过度膨胀，也不要对变薄的结肠壁施加压力。通常非常有限地插入内镜，就足以观察黏膜外观，如有必要，允许进行活检。中毒性巨结肠的药物治疗旨在治疗潜在的炎症、恢复结肠动力和预防游离结肠穿孔。全身性抗生素通常是经验性给药，因为中毒性巨结肠导致的死亡率与败血症的发生相关[372]。大约 50%的急性扩张可通过药物治疗痊愈[373,374]，然而，因为结肠穿孔的存在是死亡率最重要的预测因素(在穿孔后接受紧急结肠切除术的患者中为 44%，与之相比，在未行穿孔结肠切除术的患者中为 2%)，管理治疗的一个重要方面是确定手术干预的最佳时间。一般而言，药物治疗 48~72 小时后无改善的患者应接受手术[374]。临床密切观察即将发生穿孔的迹象至关重要。一旦出现进行性腹胀、反跳痛或血流动力学不稳定的患者，应立即进行结肠切除术。游离穿孔也可在无结肠扩张的情况下发生。但该并发症很罕见，发生在 1%无中毒性巨结肠的 UC 患者中[373,375]。此类患者可能不存在典型的腹膜炎体格检查结果，主要是由于给予糖皮质激素的掩蔽作用，但大多数患者在穿孔后的整体临床状况明显恶化。乙状结肠是发生游离穿孔风险最高的部位。据报道，在无中毒性巨结肠的 UC 患者中，与游离穿孔相关的死亡率>50%。因此，暴发性 UC 患者必须考虑游离穿孔的可能性，尤其是患者的一般状况恶化时，即使在没有结肠扩张的情况下。

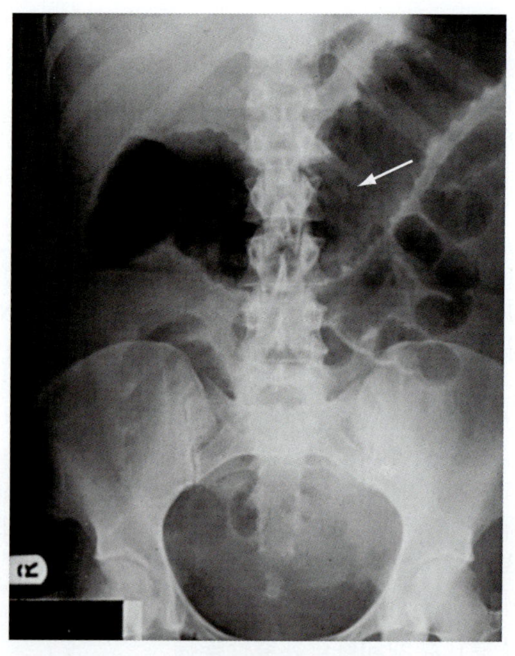

图 116.9 重度 UC 患者的腹平片。横结肠扩张(箭所示)，结肠壁增厚，可见黏膜岛。此外，可见小肠袢明显扩张

(五) 异型增生与结直肠癌

UC 和结肠 CD 患者的结直肠癌(CRC)风险增加。这种风险的增加未扩展至上消化道 CD 患者、小肠孤立性 CD 患者的或孤立性直肠炎患者。UC 患者的结直肠癌发生率，主要取决于疾病的持续时间和程度以及研究的患者人群。在广泛性 UC 患者中，这种风险的初步估计值在患病 20 年时高达 7%~10%，在患病 35 后高达 30%，相当于在患病 8~10 年后每年增加 0.5%~1.0%[376]。基于人群的队列研究的最新荟萃分析表明，风险较低。关于所有 UC 患者(不仅仅是广泛性结肠炎患者)的 CRC 累积风险，最近一项基于人群的队列研究荟萃分析计算出，随访 10 年时的风险<1%，随访 15 年时为 0.4%~2%，随访 20 年时为 1.1%~2.5%，与孤立性直肠炎或左侧结肠炎患者相比，广泛性 UC 患者的 CRC 风险增加了 5 倍[377]。在丹麦的一个大型全国性队列研究中，IBD 患者的 CRC 风险在过去 30 年中有所下降，1979—1988 年的相对风险 1.34 下降至 1999—2008 年的 0.57[378]。IBD 患者发生结直肠癌最重要的风险因素是疾病持续时间。其他风险因素包括：同时存在 PSC、男性、结直肠癌家族史、疾病诊断时的年龄、炎症的严重程度、假息肉的存在和可能的反流性回肠炎[379-381]。

认识到这种风险增加之后，开发了结肠镜监测程序以检测早期癌症，并检测和可能消除癌前异型增生(癌前病变)，因为目前它是同时性或异时性 CRC 的最重要标志物。异型增生是明确的肿瘤性上皮,在组织学和内镜下均有分类。组织学评估分为阴性、不明确、低度异型增生(LGD)和高度异型增生(HGD)(图 116.10)。异型增生的组织学评估有 2 个主要问题[382]。首先,没有关于如何诊断和分级异型增生的金标准(例如,具有某些特征性异常外观所需的细胞或细胞核的数量或比例;需要涉及多少个隐窝)。其次,活检标本上的各种混杂特征可做出异型增生的诊断,包括存在活动性炎症(伴有相关的上皮细胞黏液耗竭和异常/异型增生样细胞核)、锯齿状隐窝、直肠滤泡炎症和标本处理问题(核细节增强固定和染色/切片伪影)。由于这些原因,病理学家对异型增生的诊断和分级本质上是主观的,这导致观察者之间的一致率非常低。对于不确定的异型增生和低度异型增生尤其如此,观察者间的总体一致性 Kappa 系数为 0.18~0.51,成对 Kappa 系数低至 0.06[383-385]。因此,在提供治疗建议之前,需要由第二位病理家独自再次确认异型增生是至关重要的。

在内镜下,异型增生传统上分为不可见型和可见型。不可见型异型增生几乎总是以扁平病变为特征,而可见型异型增生可表现为多种形式,包括隆起性病变(如息肉样病变或肿块)扁平病变(如斑块、不规则黏膜、溃疡或内翻性病变)或狭窄[380,386-388]。历史上,人们一直认为不可见或扁平的异型增生代表 UC 患者中检测到的大多数异型增生,然而,3 个小型回顾性病例系列表明,在标准白光结肠镜检查中可以见到令人惊讶的异型增生或癌性病变倾向(>75%)[380,386-388]。过去 UC 中可见的异型增生病变是根据它们发生在非结肠炎性黏膜(即散发性腺瘤),还是结肠炎性黏膜(即结肠炎相关病变)来区分的,后者被认为是 CRC 的高风险人群。然而,目前关于可见型异型增生的最重要问题是,无论病变的位置(结肠炎与非结肠炎黏膜)或外观(不规则与规则的边缘,隆起与无蒂)如何,是否可以通过内镜完整切除病变。鉴于内镜技术的变化和对异型增生自然史的理解,术语"异型增生相关病变或肿块"或"DALM"已被弃用,取而代之的是更多的描述性术语,如"息肉样异型增生"和改良的巴黎(Paris)分类[389]。传统上,对符合条件的患者的监测始于诊断后 8 年,以及 PSC 患者诊断为结肠炎时。监测间隔在 1~3 年之间变化,PSC 患者每年监测 1 次。监测性结肠镜检查与 IBD 患者较低的 CRC 发生率和死亡率相关[390]。许多研究已经证明,如果可以安全地切除可见病变,随后的 CRC 或 HGD(高度异型增生)的发生率非常低,因此可以在不需要结肠切除术的情况下进行持续的结肠镜监测[391-394]。一项美国对 34 例患者进行的研究报告称,在内镜下切除了 38 处息肉样异型增生病变,无共存的不可见扁平异型增生。在随访 7~156 个月后,没有患者发生不可见扁平异型增生或 CRC[391,392]。一项类似的研究,对 48 例患者的 70 处息肉样异型增生病变进行了内镜下切除,无共存的不可见扁平异型增生,该研究报告称,在随访 0.8~9.6 个月后,没有患者发生不可见扁平异型增生或 CRC[393]。在一项德国的研究中,87 例患者内镜下切除了息肉样异型增生病变,60 例患者在原位留下了相似的病变,观察到病变被切除的患者随后的 LGD 发生率为 5%,CRC 发生率为 2.3%,但在可见病变未被切除的患者中,LGD、HGD 和 CRC 的发生率分别为 23%、13% 和 17%,这表明内镜下切除不仅是安全的、可以避免结肠切除术,而且对于可见病变应尽可能进行切除[394]。来自英国的一项针对 112 例患者(135 处扁平和隆起异型增生病变)的研究显示,如果能够通过内镜切除,则 135 处病变中的 89 处扁平/凹陷病变或大的不规则无蒂病变不需要结肠切除术,因为在 3.6 年~5.1 年的随访后,没有患者发生进一步的异型增生[395]。对于内镜下无法切除的可见异型增生病变,应建议行结肠切除术。

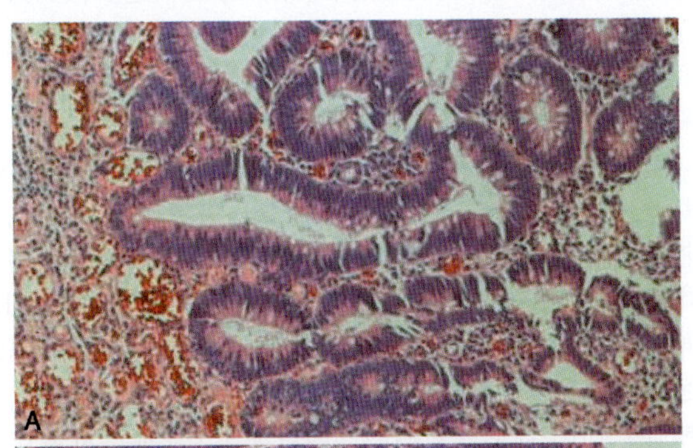

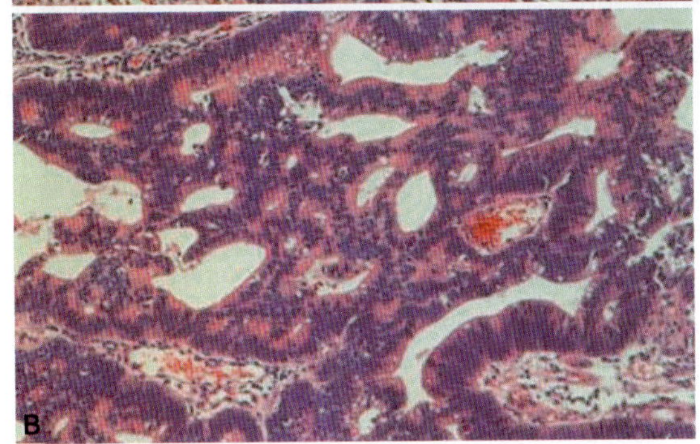

图 116.10 结肠活检标本的显微照片显示异型增生的组织学特征。A,低度异型增生表现为结肠上皮细胞细胞核增大、拥挤和深染。细胞核分层,但仍保留在细胞的基底 1/2 部分。存在一些黏蛋白损耗。B,高度异型增生中,这种变化更为明显。细胞核分层至表面,核多形性明显增加。显示腺体分枝呈筛状,和散在细胞坏死。不存在明显的含黏蛋白的杯状细胞。(Courtesy Feldman M, Boland CR, editors. Slide atlas of gastroenterology and hepatology. Philadelphia: Current Medicine;1996.)

对于"不可见"的扁平异型增生(通过非靶向或随机活检发现),出于预后原因通常将其分为 HGD、多灶性 LGD 和单灶性 LGD。对包含 1 225 例患者的 10 项监测研究进行的系统性综述报告称,在 24 例接受即刻结肠切除术的 HGD 患者中,10 例(42%)患有同时性癌症,在最初结肠镜检查正常后发现 HGD 的 47 例患者中,15 例(32%)患有癌[396]。因此,HGD 的存在似乎对并发或随后的 CRC 具有高度预测性,建议对这些患者进行结肠切除术。对于多灶性 LGD 患者,通常也建议进行结肠切除术,但缺乏支持该建议的数据。最近一项对 42 例 LGD 患者进行内镜随访的前瞻性研究发现,在平均随访 3.9 年后,≥3 次 LGD 活组织检查的存在,与进展为 HGD 或 CRC 的风险显著增加 6 倍有关,即使有 2 次活组织检查显示 LGD,进展的风险也会增加[397]。

对于不可见的扁平单灶性 LGD 的建议不太明确,因为 LGD 对更晚期病变发展的预测价值在不同研究之间差异很大。对 2005 年 7 月以前发表的 20 项研究进行荟萃分析,包括入组 CRC 监测项目的 2 677 例 UC 患者中的 508 例 LGD 患者，计算出 LGD 诊断后 CRC 或任何晚期病变的发病率分别为 1.4%/人/年和 3%/人/年[398]。尽管 LGD 进展的汇总率较低，但研究之间存在相当大的异质性。总体而言，在单灶性扁平型 LGD 患者中进行结肠镜监测是合理的，尽管该监测策略的最佳间隔时间尚未确定。

最佳监测方法也有了发展。传统上监测的标准是，白光结肠镜检查每 10cm 进行一次监测活检（总共至少 32 次活检），此外还对任何隆起或潜在异型增生病变进行靶向活检。最近，包括将亚甲蓝或靛胭脂染色应用于黏膜表面的染料喷雾染色结肠镜检查获得了普及，并被推荐为首选的监测方法，尤其是在使用标准清晰度结肠镜检查时[399]。多项临床试验已经证明，在检测结肠炎的异型增生病变方面，色素内镜优于标准清晰度白光内镜。在一项涉及 165 例长期 UC 患者的 RCT 中，色素内镜（32）检测到的上皮内肿瘤病变显著多于传统结肠镜（10）[400]。增加显微内镜或共聚焦成像可能优于单独使用色素内镜，但不是常规做法，目前也不可行[401]。一项对 5 项研究进行的荟萃分析表明，基于每例患者（OR 2.05，95% CI 1.26～3.35）或每处病变（OR 2.79，95% CI 2.08～3.73），色素内镜检查的准确性是标准清晰度白光内镜检查的两倍[402]。在每个病变分析中，色素内镜也优于高清晰度白光内镜检查（OR 2.48，95% CI 1.55～3.97）。常规采用色素内镜检查的挑战包括：需要操作者和助手熟悉操作程序、检查时间较长以及缺乏关于色素内镜检测病变自然史的长期数据。最近比较色素内镜与高清晰度白光内镜的临床研究，并未证实染料喷雾技术的优势。在一项对 270 例患者进行的随机非劣效性试验中，其中 90 例接受了染料喷雾内镜检查，90 例接受了高清晰度白光内镜检查，研究的两组患者之间的肿瘤检出率没有差异[403]。同样，色素内镜检查与操作时间较短的窄带成像之间无差异[404]。目前还没有研究证实，色素内镜检查能降低癌症发病率或死亡率。

研究人员尝试了使用分子、遗传和免疫组化标记来提高结肠炎相关异型增生诊断的准确性。尽管散发性结直肠癌和 IBD 相关的恶性肿瘤似乎遵循从异型增生到癌症的途径相似[405]，研究表明这两个肿瘤组在某些分子事件的发生率和发生时间上存在差异。结肠炎相关异型增生中的一些差异包括 APC 和 β-连环蛋白（β-catenin）基因的罕见和晚期突变，3p（von Hippel-Lindau）基因位点、p53 和 p16 位点的更频繁和早期异常，以及唾液酸-Tn（Sialyl-Tn）抗原表达的更高患病率[406-409]。

降低 UC、结直肠癌风险的另外一个潜在策略是药物化学预防。目前有 4 种药物可供选择，包括叶酸、5-氨基水杨酸（5-ASA）、硫嘌呤类和熊去氧胆酸（UDCA）。检查叶酸作用的两项研究结果表明，补充叶酸与异型增生或 CRC 风险的非显著性的降低有关[410,411]。在这方面对 5-ASA 进行了更广泛的研究。对 9 项研究（3 项队列研究和 6 项病例对照研究）共计 1 932 例患者（包括 334 例 CRC 和 140 例异型增生）的荟萃分析显示，5-ASA 在预防 CRC（合并 OR，0.51；95% CI 0.37～0.69）和 CRC 或异型增生（合并 OR，0.51；95% CI，0.38～0.69）具有显著的保护作用[412]。然而，其他研究表明 5-ASA 与 CRC 风险之间无相关性，其在这种情况下的疗效仍有待确定[413,414]。这可能是因为这些研究中的大多数没有校正主要混杂因素，即组织学炎症的程度。两项研究表明，小剂量 UDCA 可能对 UC 和 PSC 患者的肿瘤预防有显著获益，然而大剂量 UDCA 与较高的死亡率相关[415,416]。

目前，尚无 IPAA 后内镜监测指南，但考虑到残留的肛管直肠黏膜和结肠贮袋可能发生异型增生和/或癌症，应考虑定期内镜检查和活检，尤其是既往有结肠异型增生或癌症病史的患者。同样，结肠改道或回肠直肠吻合术的患者仍然存在罕见但较高的 CRC 的风险，应接受定期监测[417]。

（六）肠外表现

IBD 患者通常表现出广泛的全身和局部问题，可能增加治疗的复杂性。这些肠外表现可累及任何器官系统，但最常累及皮肤、眼睛、口腔、关节和肝脏。肠外表现一般根据其与肠道疾病活动的相关性进行分类，它们可发生在肠道疾病加重之前、期间或之后。与疾病活动平行的表现，通常在结肠炎成功治疗后改善。

1. 皮肤/口腔疾病

IBD 最常见的皮肤病表现是药物治疗的并发症，包括与柳氮磺吡啶有关的超敏反应、光敏反应和荨麻疹，美沙拉秦较少见。接受糖皮质激素治疗的患者常发生痤疮，这在外观美容上可能令人苦恼。在接受抗 TNF 治疗的患者中，银屑病样皮疹（掌跖脓疱病）的发生率可高达 5%～10%。常累及掌跖或头皮，但也可累及其他任何部位。治疗通常为外用糖皮质激素，很多患者可能需要长期局部治疗才能消退。在少数情况下，需要停用致病药物，在换用另一种抗 TNF 药物的患者中可复发。接受维多珠单抗和乌司奴单抗治疗的患者报告了掌跖脓疱病，如果停药，皮疹会迅速消退[418,419]。

与 UC 相关的两种常见皮肤病表现是结节性红斑（EN）和坏疽性脓皮病（PG）。2%～4% 的 IBD 患者可发生 EN。其活性通常与基础肠病的活性相平行。EN 也可以作为对柳氮磺吡啶成分的药物反应或很少对 AZA 的药物反应发生。EN 典型表现为下肢伸侧面皮肤出现单个或多个压痛性、隆起的红色结节。如果可能，临床上应在不进行活检的情况下进行诊断，因为活检与形成瘢痕的倾向增加相关。应尽可能在不活检的情况下作出临床诊断。EN 通常对发炎肠道的治疗有反应。重度或难治性 EN 病例可能需要全身糖皮质激素或免疫抑制治疗。

PG 较 EN 少见，发生率为 1%～2%。它通常与结肠炎的活动性有关，但尽管没有活动性肠病，仍可以出现或持续存在，甚至在 UC 结肠切除术后发生。病变可单发或多发，通常发生于躯干或四肢，但也可发生于面部、乳房或创伤部位，包括造口和静脉注射部位。典型的损害开始于一组红斑性脓疱或结节，这些脓疱或结节分解、破溃并融合成一个更大的、柔软的、具有不规则紫红色边缘的洞穴状溃疡[420]。溃疡的外观可能令人吃惊。溃疡是无菌的。组织病理学上，PG 具有无菌性脓肿伴明显的中性粒细胞浸润的特征。PG 可通过基础结肠炎的治疗而消退。大多数病例一般对病灶内注射糖皮质激素、美沙拉秦、糖皮质激素或他克莫司或者色甘酸钠局部治疗有反应[420-424]。较严重的病例可能需要全身性糖皮质激素、免疫抑制剂［如环孢素（CSA）、硫唑嘌呤（AZA）、甲氨蝶呤（MTX）和他克莫司］、氨苯砜或抗 TNF 治疗。

与 IBD 相关的不太常见的皮肤表现包括 Sweet 综合征（急性发热性中性粒细胞皮肤病）和增殖性脓皮病（Hallopeau vegetante 脓皮病）。后者累及口腔黏膜和皮肤，表现为脓疱性皮炎同时累及结肠。至少 10% 的 UC 患者和更大比例的 CD 患者发生阿弗他口腔溃疡。这些病变通常在肠道炎症复发时发生，并在肠道病变控制后消退。口角炎和舌头痛可见于铁、维生素 B 或其他微量营养素缺乏的患者。在 IBD 患者中可能观察到一种罕见的口腔病变是增殖性脓性口腔黏膜炎（脓皮病），表现为口腔黏膜脓疱疹，导致鹅卵石样外观[425]。复发性唇面肿胀面瘫综合征（Melkersson-Rosenthal 综合征），是以反复发作的面瘫、面部和嘴唇肿胀以及舌部犁沟为特征，其可能与 CD 有关。

2. 眼部疾病

与 IBD 相关的两种最常见的眼部表现是巩膜外层炎和葡萄膜炎，各发生于 5%~8% 的患者。巩膜外层炎表现为巩膜和结膜无痛性充血，而无视力丧失。它通常与肠病的活动性相平行，通常对抗炎治疗有反应。相反，葡萄膜炎表现为急性或亚急性眼痛伴视物模糊，常伴有畏光和头痛。葡萄膜炎与结肠炎活动的时间相关性不如巩膜外层炎可预测。葡萄膜炎患者应紧急接受眼科会诊和局部糖皮质激素滴眼液治疗，以防止进展为失明。糖皮质激素治疗也可导致后囊下白内障。因此，建议接受糖皮质激素治疗的患者，应每年进行一次眼科检查。

3. 关节病

5%~20% 的 IBD 患者发生外周关节病。关节病的风险随着结肠疾病的严重程度而增加。外周关节病可分为 2 种不同类型（表 116.7）[426,427]。1 型为不对称少关节型，累及关节少于 5 个，通常累及大关节（膝关节、肘关节、踝关节）。常常表现为急性、自限性发作，与基础肠病的活动性相平行。2 型关节病为对称性多关节型，至少累及 5 个关节，通常累及小关节。这种类型表现为独立于肠道炎症活动的持续症状。两种类型均非关节变形和血清学阴性。受累关节肿胀、发红、发热。外周关节病通常对结肠炎的治疗有反应。休息、物理治疗、关节腔内糖皮质激素注射和治疗性关节腔穿刺也有助于控制症状。柳氮磺吡啶、MTX 和抗 TNF 生物制剂均可有效治疗这种关节病。

表 116.7 与 IBD 相关的外周关节病类型

项目	1 型（少关节型）	2 型（多关节型）
特征		
频率	35%	24%
病程	<10 周（中位数 5 周）	月至年（中位数 3 年）
与肠道疾病活动的相关性	平行的	无关
受累关节		
数量	<5	≥5
类型	主要是大型关节	主要是小关节
普遍程度	膝盖>足踝>手腕>肘部>MCP>髋部>肩部	MCP>膝盖>PIP>手腕>足踝>肘部>肩部

MCP，掌指关节；PIP，近端指（趾）间关节。

Adapted from Su C, Judge TA, Lichtenstein GR. Extraintestinal manifestations of inflammatory bowel disease. Gastroenterol Clin North Am 2002;31:307-27.

在 IBD 患者中，中轴性关节病的发生率低于外周性关节病，包括骶髂关节炎和脊椎炎。10%~15% 的患者发生孤立性骶髂关节炎，但根据 MRI 检查，其发病率可能更高，它通常与肠道疾病的活动性不平行。典型症状为腰痛，但也有部分患者无症状。大多数骶髂关节炎患者人类白细胞抗原（HLA-B27）阴性，不会进展为强直性脊柱炎。1%~2% 的 UC 患者发生强直性脊柱炎，这些患者多为 HLA-B27 阳性。中轴性关节病的治疗与外周关节病相似，只是控制基础结肠炎并不会阻止强直性脊柱炎的进展。据报道，抗 TNF 治疗取得了临床成功，在疼痛程度、运动范围、身体功能和整体 QOL 均有显著改善[418]。

4. 代谢性骨病

由于多种因素，包括糖皮质激素治疗、低生理活动性和可能的炎性细胞因子，IBD 患者可能出现低骨密度。对于接受大剂量或长期糖皮质激素治疗的患者，建议每隔 1~2 年进行一次骨密度测定（双能 X 线吸收测定法[DEXA]扫描）。骨坏死，也称为骨缺血性或无菌性坏死或剥脱性骨软骨炎，是 IBD 患者中不太常见但严重的并发症。大多数病例累及双侧髋关节，但膝关节和肩关节也可能受累。骨坏死最重要的危险因素是糖皮质激素治疗，一个系列报道了 IBD 患者在糖皮质激素治疗的 6 个月内骨坏死的发生率为 4%[429]。同时使用全胃肠外营养（TPN）是另一个风险因素。MRI 或骨扫描的早期诊断对于正确治疗至关重要，包括药物治疗、皮质减压术和关节成形术。骨密度降低的最初治疗包括钙（通常为柠檬酸钙，每次 500mg、每日 3 次）和维生素 D 补充（每日 1 000IU）。对于骨量减少或骨质疏松的恶化，应考虑加用双膦酸盐。

5. 肝胆疾病

广泛的肝胆并发症与 IBD 有关。在 IBD 严重发作时常见血清转氨酶和碱性磷酸酶水平轻度升高。在大多数情况下，一旦达到缓解血清酶水平恢复正常。与 IBD 相关的最重要的肝胆并发症是 PSC，发生率大约为 2%~8%。PSC 是一种胆管树慢性炎症性疾病，可引起纤维化，最终导致肝硬化和肝衰竭。可累及肝内或肝外胆道（或两者兼有）。PSC 的放射学特征为胆管呈串珠状、不规则和狭窄。PSC 的诊断是通过内镜逆行胆管造影术（ERC）或 MR 胆管造影术（MRC）做出的。肝活检可能支持诊断，但通常不需要。肝活检 PSC 的典型组织病理学表现为"洋葱皮样改变"，即小胆管周围有同心圆样纤维化，最终导致胆管闭塞。然而，组织学表现可能是可变的，从汇管区慢性炎性浸润到硬化的肝实质不等。伴 PSC 的 UC 患者的全结肠炎和可能保留直肠的回肠炎和倒灌性回肠炎的发生率，往往高于不伴 PSC 的 UC 患者[430-432]。此外，PSC 的存在似乎可以抑制 UC 的炎症，因此 UC 和 PSC 患者往往比没有 PSC 的 UC 患者具有更多的临床静止性结肠炎。最近的一项研究发现，近端结肠的组织学炎症比远端结肠更严重，提示这可能是这些患者症状较少和肿瘤近端位置的原因[433]。事实上，PSC 肝移植术后 UC 病程似乎会加重[434,435]。PSC 和 IBD 患者的结直肠异型增生和癌症风险显著增加[436]。遗憾的是，目前 PSC 尚无有效的药物治疗，UDCA 不能减缓疾病进展。肝外胆管狭窄占优势的患者可从内镜扩张或支架置入中获益。发生终末期肝病的患者需要肝移植。PSC 还使患者患胆管癌的风险增加。

6. 高凝状态

高凝状态的发生是 IBD 公认的并发症。在不同的研究中，IBD 患者的血栓栓塞事件发生率差异很大，但最常见是为深静脉血栓形成或肺栓塞。肾动脉血栓形成、脑血管意外、冠状动脉血栓形成以及肠系膜、门静脉和肝血管的静脉血栓形成均有报道[437-440]。虽然 IBD 患者的特异性凝血异常发生率没有增加，但是 IBD 相关血栓栓塞并发症患者的凝血因子 V 莱顿突变(Leiden 突变)发生率可能增加。与其他患者人群相同，发生这些并发症的 IBD 患者应接受抗凝治疗。尽管可能存在抗凝治疗时胃肠道出血风险增加的问题，但通常是安全的，很少并发结肠出血。事实上，在临床研究中，大剂量结肠缓释低分子量肝素，在治疗轻度至中度活动性 UC 方面比安慰剂更有效[441]。在住院患者中进行药物血栓预防，对降低静脉血栓栓塞(VTE)并发症风险非常重要。

7. 贫血

贫血是另一种常见的血液学并发症。IBD 患者的贫血可能是急性或慢性胃肠道出血、慢性疾病、柳氮磺吡啶治疗引起的叶酸缺乏或自身免疫性溶血的结果。缺铁应通过口服或静脉输注铁剂补充治疗。虽然两种给药途径均可有效治疗贫血，但口服铁剂的耐受性往往不佳，尤其是在活动性炎症的患者中[442,443]。一些患者可能需要定期维持铁剂输入，因为一些患者在停止补充剂后贫血常会复发。自身免疫性溶血性贫血 Coombs 试验一般为阳性，可能与服用柳氮磺吡啶患者的败血症或葡糖-6-磷酸脱氢酶缺乏有关。

8. 其他肠外表现

继发性系统性淀粉样变性是一种罕见的但与 IBD 相关的严重并发症[444]。在这些患者中，淀粉样变性(CD 比 UC 更常见)通常累及肾脏，并伴有大量蛋白尿，随后出现肾病综合征和后续的肾功能不全。通过脂肪垫抽吸或肝脏、直肠、胃或肾脏活检进行诊断。在 IBD 患者中报告了心包炎、胸膜心包炎和缩窄性心包炎病例[445-449]，这也可能与美沙拉秦治疗有关。IBD 患者还可能发生肺功能异常，包括功能储备能力和弥散功能下降[450]。在 IBD 患者中所描述的其他肺部疾病包括：支气管扩张、毛细支气管炎、纤维化肺泡炎、肺纤维化和肺血管炎。

四、特殊情况下炎症性肠病的管理治疗

炎症性肠病(IBD)的管理在整个生命周期中大体相似，但在涉及儿童、生育和妊娠以及老年患者时，有一些具体的考虑因素。

(一) 儿童

约 15% 的 UC 患者和 25% 的 CD 患者将在儿童和青少年期就诊。从表型上看，儿童 IBD 可能更隐匿地表现为生长障碍、体重减轻和成熟延迟，而没有胃肠道症状。据报道，在高达 50% 的儿童 CD 患者中存在生长障碍。儿童 IBD 的医疗管理与成人相似，然而，许多用于成人的药物在儿童中缺乏用药的证据基础，或未被批准用于儿童。尚未在儿童 IBD 患者中研究赛妥珠单抗、戈利木单抗、维多利珠单抗、那他珠单抗和乌司奴单抗。因为糖皮质激素会影响生长骺板和骨骺过早闭合和发育迟缓，所以在 IBD 儿童中应特别谨慎使用糖皮质激素。肠内营养是许多儿童避免使用糖皮质激素的有效选择，但考虑到其口服耐受性较差，可能需要使用鼻胃管进行喂养。监测 IBD 儿童的生长发育至关重要，应成为疾病活动性评估的常规部分。儿童可能特别容易受到 IBD 心理社会方面的影响，并可能经常发生与其疾病相关的抑郁或焦虑。将心理和营养护理作为 IBD 综合管理的一部分，多学科方法可能是有益的。从儿科到成人提供者或从高中到大学的护理过渡，代表了护理连续性中断的特殊时期，最容易导致不依从性和疾病活动的复发。精心组织、系统安排已被证明在减少患者、医生和系统过渡障碍方面是有益的。

(二) 生育与妊娠

由于 IBD 发病的高峰年龄在青春期和青年期，疾病活动以及药物和手术治疗对生育力和妊娠结局的影响是男性和女性的重要的问题[451-455]。总体而言，IBD 患者的生育率和受孕率与一般人群相似，但自愿无子女的比例可能更高。IBD 的药物治疗不影响女性生育力。虽然 CD 手术治疗与生育力损害无关，但接受回肠贮袋创建术(而非回肠末端造口术)与女性不孕风险增加 3 倍相关[341]。这似乎与术后粘连造成的输卵管阻塞有联系，因为此类患者体外受精后的成功率与一般人群相同。药物治疗也不影响男性的生育能力，但柳氮磺吡啶除外，柳氮磺吡啶可能与可逆性无精子症有关。

一般而言，受孕时的疾病活动是妊娠期疾病病程的重要决定因素。在受孕时缓解的患者中，高达 80% 的女性在整个妊娠期间保持缓解状态，复发率与非妊娠女性相似[456]。相反，在受孕时有活动性疾病的患者中，仅 1/3 的患者可能出现症状改善，1/3 的患者报告疾病活动持续或加重。巯嘌呤类药物和生物制剂与胎儿先天性异常风险增加的相关性不一致，且与早产、低出生体重或其他不良妊娠结局无关。然而，MTX 具有致畸性，不应用于考虑妊娠的育龄妇女。大剂量全身性糖皮质激素与唇裂畸形相关，但 IBD 治疗中使用的剂量无关。英夫利西单抗、阿达木单抗、维多珠单抗和乌司奴单抗均为 IgG1 抗体[451]。这些抗体的胎盘转移开始于妊娠中期，并在接近足月时增加，导致脐带血和婴儿浓度升高。相反，聚乙二醇化塞妥珠单抗不会通过胎盘转移，在脐带血中检测不到。这引发了关于在母亲停用生物制剂以尽量减少胎儿暴露的最佳时间的争论。在获得缓解的女性中，研究报告称，在妊娠 28 周左右给予最后一剂生物制剂是安全的，不会导致女性应答丧失率增加。然而，这一决定必须根据具体情况做出，要考虑到母亲疾病的严重程度、既往的治疗及婴儿中未证实的生物暴露的不良事件。母亲暴露于生物制剂不会增加新生儿感染并发症或其他不良事件的风险。阿达木单抗和英夫利西单抗可能分别在婴儿出生后 6 个月和 12 个月内存在[457]。因此，对于接受生物制剂治疗的母亲所生的婴儿，在出生后 6 个月至 1 年内应避免接种活疫苗(如轮状病毒疫苗和卡介苗)。IBD 患者的分娩方式取决于是否存在肛周疾病。在活动性肛周疾病的情况下，剖宫产是首选的分娩方式。然而，在无肛周受累或仅有静止期疾病的患者中，阴道分娩与现有肛周疾病恶化或发生新的肛周疾病的风险无关，因此可能是首选的分娩方式[458-460]。

（三）老年患者

10%～25% 的 IBD 新诊断发生在 60 岁以上的个体中，随着人口老龄化，预计老年人患 IBD 的全球负担只会增加。老年患者比年轻患者住院更频繁，且住院期间的死亡率更高。他们还经常有合并症，影响其耐受活动性疾病的能力以及治疗的潜在不良事件。多重用药可能会进一步对药物依从性和疾病控制产生不利影响。老年 IBD 患者发生静脉血栓栓塞、艰难梭菌和其他机会性和严重性感染的风险也增加。最近的荟萃分析表明，老年 CD 患者的手术率与年轻发病患者相似，而老年 UC 患者在诊断后 1 年和 5 年进行手术的风险更高[461]。由于对治疗相关不良事件的担忧，老年患者接受免疫调节剂或生物治疗的频率远低于年轻患者。在法国 EPIMAD 登记研究中，诊断后 10 年，只有 27% 和 9% 的老年发病的 CD 患者分别接受了免疫调节剂或生物治疗。同样，在老年 UC 患者中，40% 的患者接受了全身性糖皮质激素治疗，而仅有 15% 的患者在 10 年时接受了免疫调节剂处方[462]。在一项单中心研究中，32% 的老年 IBD 患者接受了 6 个月以上的泼尼松维持治疗，而只有 6% 的患者接受硫嘌呤类药物治疗，分别有 1.3% 的患者接受英夫利西单抗和阿达木单抗治疗[463]。鉴于公认的全身糖皮质激素的不良事件特征，以及老年人对情绪、骨骼健康和感染风险的许多影响特别敏感，因此在老年 IBD 患者中，启动糖皮质激素节制策略非常重要。

IBD 前瞻性临床研究中纳入的老年患者的很少，各种治疗在老年人中的疗效和安全性数据多来自观察性研究。一项单中心回顾性研究，评估了抗 TNF 治疗在老年和年轻 IBD 患者中的相对安全性。在开始治疗后 12 个月，25% 的 60 岁以上患者停止了抗 TNF 治疗，主要是由于感染并发症或缺乏疗效，相比之下，年轻抗 TNF 使用者为 7%，老年患者 AZA 使用者为 18%（$P<0.05$）[464]。接受联合治疗的老年患者，需要停止治疗的频率高于接受生物制剂单药治疗的患者。维多珠单抗的相对肠道选择性可能使其成为老年患者的一种有吸引力的选择，尤其是那些存在严重感染风险的患者[465]。

（王迎春 译，闫秀娥　刘军 校）

参考文献

第 117 章　回肠造口术、结肠造口术、贮袋术和吻合术

Ahsan Raza, Farshid Araghizadeh 著

章节目录

全结直肠切除术和末端回肠永久造瘘术可切除溃疡性结肠炎(UC)或家族性腺瘤性息肉病(FAP)患者的结肠黏膜癌前病变,能使大多数患者恢复健康,尤其对 UC 疗效显著。手术技巧的进步、对造瘘口生理学的深入理解、造瘘装置的改进和患者教育的提高,已经减少了回肠造瘘术的许多并发症和弊端[1]。

在 20 世纪 40 年代,随着回肠造瘘术的推广,继发于回肠造瘘口功能障碍的机械并发症(如部分梗阻)以及代谢并发症越来越多[2,3]。在术后液体和电解质管理进步和回肠造瘘新技术发展之前,一般是通过腹壁将肠管外置并将回肠浆膜表面缝合到皮肤上进行回肠造口。这样回肠浆膜长期暴露于碱性流出液,经常会导致浆膜炎和回肠造瘘口功能障碍。解决这一问题的方法是将体外的回肠全部外翻,将肠道黏膜缝合到邻近的真皮层。1952 年,英国的 Bryan Brooke 首先描述了这种回肠外翻造瘘技术,因此称为 Brooke 回肠造瘘术(图 117.1)[1]。由于医生强调了这种手术的益处(例如治愈 UC)以及造瘘新器械的发展带来了很好的远期预后,患者对回肠造瘘术的抗拒已经明显减少[4]。造瘘口管理作为一个附加医疗领域的创新和造瘘口支持协会的发展为相关患者也提供了重要的支持。

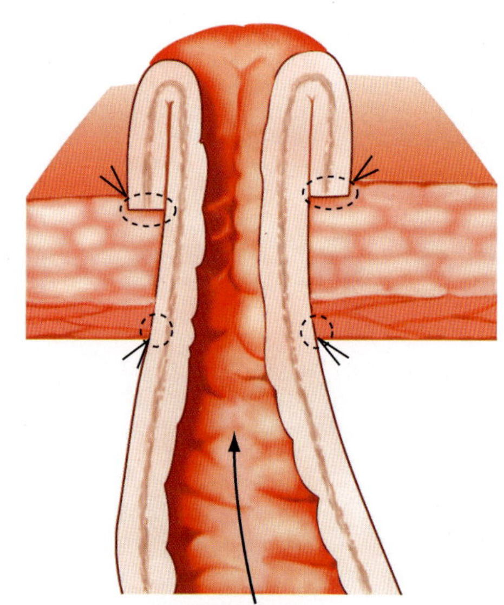

图 117.1　Brooke 回肠造瘘口的解剖结构。肠道黏膜外翻并缝合到皮肤上。因此浆膜不会暴露于肠道内容物中,从而避免了浆膜炎,将回肠造瘘口功能障碍的风险降至最低

Brooke 回肠造瘘术后会出现便失禁,因此瑞典外科医 Nils Kock 在 1969 年 5 月研发了第一个能控制排便的回肠造瘘术[5]。Kock 造瘘术的特点是有回肠袋、乳头阀和回肠导管的皮肤造瘘口(图 117.2)。这是一种能控制排便的造瘘口,

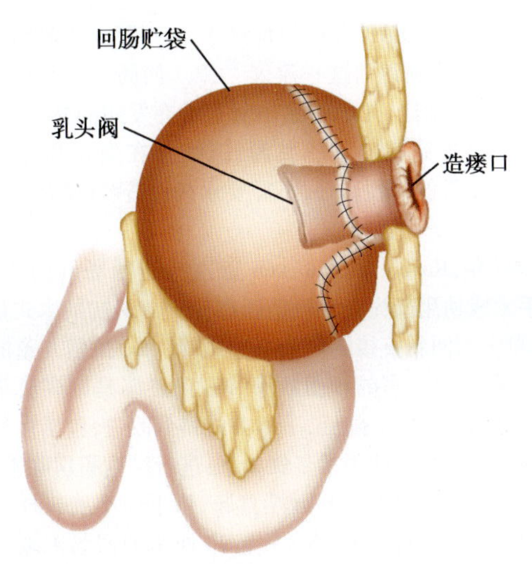

图 117.2　自控性回肠造瘘术。回肠袢折叠成 U 形，沿其对侧肠系膜边缘缝合形成贮袋。之后切开组成贮袋的两端露出黏膜，形成乳头阀。如图所示，贮袋闭合并位于腹壁下。造瘘口与皮肤平齐。（Copyright 1991, Mayo Clinic, Rochester, Minn.）

不需要任何装置就可以与皮肤平齐。在 20 世纪 80 年代，Kock 造瘘术用于特定的 UC 和 FAP 患者。但是由于并发症的频繁出现（如乳头阀滑脱），临床上对这种手术的热情有所减弱[6]。

由于患者对回肠造瘘术和一直存在的体外装置的总体接受度较低，外科医生探索了 Brooke 回肠造瘘术的其他替代方法。主要用于儿童先天性巨结肠手术治疗的回肠肛管吻合术，是需要切除结直肠患者的另一种选择。但是这种手术的问题是术后会有过多的水样便，不适合饱受 UC 困扰的成年患者。因此一项重要的技术改进应运而生，即建立回肠贮袋以减少日常排便的频率[7,8]。虽然排便频率相对增加，但是这种手术保留了肛门括约肌复合体的功能，允许粪便通过肛管正常排出。在过去的 30 年里这种手术的经验越来越多，回肠贮袋-肛管吻合术（IPAA）也已成为多数需要结直肠切除的 UC 或 FAP 患者的首选术式。

本章描述了结肠切除术的病理生理学和临床意义，并回顾了控制肠道输出的不同选择和替代方案。目前有三种手术方案供慢性 UC 和 FAP 患者选择：全结直肠切除术联合末端回肠 Brooke 造瘘术、全结直肠切除术联合 IPAA 以及回肠-直肠吻合术（IRA）。克罗恩病（CD）患者禁用 Kock 贮袋和 IPAA。对这些患者而言，部分结肠切除术仍然是一种可行的选择。

一、回肠造瘘的构造

小肠造瘘能暂时或永久分流粪便。由于存在灵活又牢固的小肠系膜，小肠末端造瘘容易通过腹腔镜手术或者开腹手术实现。一旦取出足够长度的回肠，就要评估其张力、生存力、肠系膜血管和肠系膜的正确方向。然后将其自身折叠并缝合到真皮上，理想情况下突出皮肤表面 2~3cm（见图 117.1）。这个操作的目的在于保护取出的回肠浆膜免受腐蚀性肠液的影响。手术使用“Brooke 缝线”将回肠切除的边缘、近端回肠的肌层和皮肤真皮层结合在一起，这样有助于肠道黏膜外翻，也改善了造瘘装置和皮肤之间的密封性，并减少了并发症。将肠道（小肠或大肠）缝合到真皮层的过程被称为“成形”，或“造瘘口成形”。

二、结肠造瘘的构造

结肠造瘘可用于各种良性和恶性疾病的粪便分流。多余的、非腹膜化的横结肠和乙状结肠适合环形结肠造瘘术。横结肠造瘘术的并发症发生率更高，包括脱垂和贮袋化困难。造瘘口一般突出并外翻约 1~2cm。由于结肠排泄物与回肠分泌物相比没有腐蚀性，造瘘口外翻不是必需，但是在结肠贮袋方面还需要进一步改善。

三、自控性回肠造瘘术（Kock 贮袋）

如果造瘘口可以自我调控，那么回肠造瘘术的一个主要（社交）缺陷就可以消除。Nils Kock 提出由回肠末端构成的贮袋和乳头阀可以在内部储存回肠内容物，患者使用一根粗大而柔软的导管每天多次进入贮袋而实现主动排空，从而避免对外部装置的需求（见图 117.2）。在导管抽吸的间期，患者只需要用创可贴覆盖造瘘口。1969 年出现了第一例 Kock 贮袋手术，结果令人充满希望。但是乳头阀因为容易滑出贮袋，有时会失效，从而导致失禁[5]。随着技术的逐渐改进，近期的手术成功率有所增加，为多数患者提供了便利。在 2 个病例系列研究中，超过 90% 的患者从不需要外部装置辅助，能够自主排气和排便[9,10]。

然而对于多数乳头阀滑脱或贮袋功能障碍、瘘管形成或狭窄的患者来说，Kock 贮袋的高成功率是以附加手术为代价实现的。Wasmuth 报道自控性回肠造瘘术后 14 年有 50% 的再次手术率[11]。此外在 Lepisto 报道的 96 例自控性回肠造瘘患者中，24% 的患者需要转换为常规造瘘，59% 的患者需要再次手术，共进行了 85 次造瘘重建：42 例 1 次重建，9 例 2 次重建，3 例 3 次重建，1 例 4 次重建，2 例 6 次重建[12]。其他研究者也有类似的发现：患者在初次自控性回肠造瘘术后通常情况良好，但是有相当一部分患者需要反复进行手术治疗以恢复贮袋功能或移除贮袋。

虽然需要多次再手术，但是多数 Kock 贮袋患者对功能性贮袋感到满意。在最近一项对标准回肠造瘘术、回肠贮袋造瘘术和 Kock 贮袋造瘘术的患者生活质量（QoL）的比较研究中，Kock 贮袋患者的生活质量和其他两种手术方案的患者相当。然而，56% 的自控性回肠造瘘患者需要再次手术以维持回肠造瘘的功能[15]。

患者对 Kock 贮袋的热情令人惊讶，毕竟这种术式有许多常见的并发症而且需要再次手术干预。Barnett 自控性回肠造瘘装置的设计目的是减少乳头阀滑脱和瘘管形成，但是没有对照数据表明这种改进优于最初的 Kock 贮袋方法[16]。另一种自控性回肠造瘘术，即 T 型贮袋，也是为了解决乳头阀滑脱的问题[17]。在 T 型袋中，阀门机制是通过将一个孤立的远端回肠段固定到由两个相邻回肠段形成的“浆膜槽”中而形成的。围绕这个孤立阀形成高容量/低压力的贮袋。一旦构建完成，阀门远端将作为造瘘口穿过皮肤。不过仅在少数患者中构建了T型袋，虽然结果充满希望，但是缺乏长期随访研究来评估新阀门的结构完整性和临床成功率。鉴于IPAA手术的成功，在现代外科实践中很少采用自控性回肠造瘘术，适用人群包括少数希望自主排便的患者，结直肠切除术后Brooke回肠造瘘失败的患者以及由于直肠癌或肛门括约肌功能障碍而不适合IPAA的患者。如果患者要求自主排便并且由于工作原因不能频繁如厕的话，也是自控性回肠造瘘术的适应证。

在进行自控性回肠造瘘术之前，必须排除克罗恩病（见第115章）。仔细询问病史排除小肠切除史、肛周或直肠周围脓肿史。通过详细的肛门直肠检查排除肛瘘。当怀疑克罗恩病（CD）时，禁止进行自控性回肠造瘘术，因为之后的小肠切除术可能会使患者出现短肠综合征并依赖肠外营养[18,19]。

四、吻合口瘘与代回肠造瘘术

吻合口瘘是结肠直肠手术中最严重的并发症之一，发生率为3%~21%[20]。多种风险因素与吻合口瘘有关，包括疾病因素、患者因素和外科医生因素。越来越多的研究表现患者的肠道微生态和对手术创伤的应激在吻合口瘘的发生中发挥作用。Alverdy认为患者的肠道微生态及其对外科手术的反应可能在吻合口愈合中起着至关重要作用[21]。

一些研究认为，与非结直肠外科医生相比，接受过结直肠外科专业培训的外科医生实施的结直肠外科手术具有更低的吻合口并发症、总体并发症和死亡率[21a]。

吻合口瘘的高危患者可考虑进行粪便分流（通常为环形回肠造瘘术）以避免随后的吻合口瘘和盆腔脓毒症等感染性并发症。在盆腔手术中进行粪便分流的决定具有一定的挑战性和争议性。此外，确定哪些患者会受益于粪便分流并非易事。必须仔细权衡发生吻合口瘘的风险与承受一段时间造瘘的风险以及与回肠造瘘相关的生理和心理不适。此外，闭合造瘘口和恢复肠道的连续性代表了再一次手术，额外一次住院和潜在的其他并发症。

2007年，Sacchi等[22]描述了“实质回肠造瘘术”一词，后来称为“代回肠造瘘术”。当遇到吻合口瘘的风险高于正常但是最终可能没有必要进行回肠造瘘的情况，可以采用代回肠造瘘术。为建立一个几乎实质的回肠造瘘，将血管环（一种柔软的硅材料橡胶带）从距离回盲瓣约20厘米的末端回肠的最后一段下面穿过。如果需要的话，在预计回肠造瘘的部位通过一个小切口将其取出。将血管环缝合到皮肤上，避免小肠的牵拉或扭结。在出现吻合口瘘时，在该部位周围做一个小切口，将肠袢拉起形成回肠造瘘，从而避免更大范围的手术。如果不需要，2周随访时在门诊就可以轻松取出血管环。

需要强调的是，粪便分流并不能降低吻合口瘘的发生率，只能防止盆腔脓毒症的不良临床后果。代回肠造瘘术也不能预防吻合口瘘，但是可以减少不必要的造瘘及其并发症。手术是安全易行的。

五、回肠贮袋-肛管吻合术

回肠袋-肛管吻合术（IPAA）现在是多数需要进行结直肠切除术的UC或FAP患者的首选手术。IPAA不适合CD患者，但是正在重新评估这一建议[23,24]。回肠贮袋有几个主要优点：与IRA相比，几乎切除了所有潜在发病的黏膜（IRA保留了几乎接近完整的直肠黏膜，持续存在炎症和癌变的风险）；维持正常的排便途径，不需要永久性造瘘；没有切除肛门括约肌。

1947年，Ravitch和Sabiston首次报道回肠肛门吻合术，这种手术成功用于先天性巨结肠患儿[7]。最初的术式是直拉式，即将末端回肠直接缝合到肛门边缘[25]。虽然儿童的结果令人鼓舞，但是过多的排便频率和肛门渗漏是许多成年患者不可接受的后遗症。随后，手术方式得到改进，包括多种形式的回肠贮袋。基本的手术步骤如下：进行结直肠切除术，在肛门直肠环的肛管顶部切开远端直肠，留下微小袖口样的直肠黏膜和完整的肛管黏膜，将15至20厘米的回肠末端做成回肠贮袋，然后钉合或缝合到剩余直肠和肛管组织形成的袖口上。如果使用手工缝合，则需要进行黏膜切除术以切除所有（或几乎所有）的直肠黏膜，以便在回贮袋黏膜和齿状线之间进行吻合。回肠造瘘通常需要2~3个月，直到吻合口完全愈合。在8~12周后的第二次手术中闭合回肠造瘘。过去各种外科手术团队提出过不同结构的贮袋，如今常规使用的结构是J形贮袋，因为构造相对容易并且功能可靠稳定（图117.3）[26-28]。

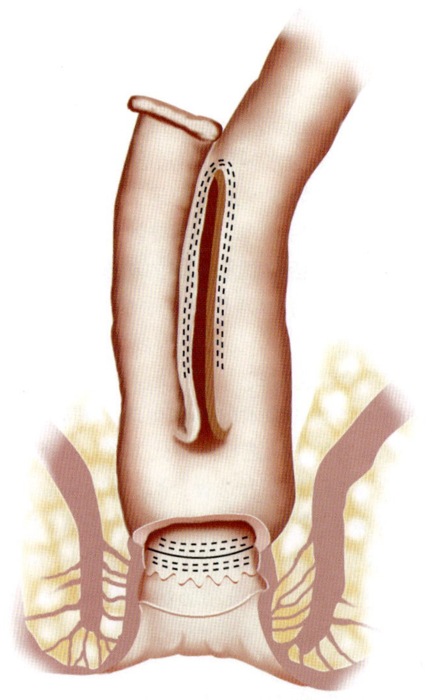

图117.3 最常用的回肠贮袋类型J形贮袋的解剖结构。通过切开由末端回肠形成J形两端肠管的共同肠壁，构建一个长约12~15cm的贮袋，然后将顶端与肛管上端吻合

（一）临床效果

许多研究中心报道IPAA术后患者平均排便次数为白天6次，晚上1次[26-29]。随着时间的推移，白天和夜间的排便频

率以及区分排气和排便的能力保持相对稳定，对止泻药物和胃肠动力药物的需求下降。与术后早期相比，术后 6 个月的排便频率降低，这可能是由于贮袋在盆腔中"安置"、贮袋容量增加、随着时间贮袋对回肠流出物负荷的适应以及黏膜对回肠流出物负荷的适应。

在 Mayo Clinic 的一项病例系列研究中，5% 或更少的患者主要在白天出现排便失禁（每周超过两次），12% 的患者在睡眠期间出现失禁[28]。相比之下，在术后一年多达 30% 的患者会出现轻微的夜间失禁（例如渗漏）。28% 的患者必须使用护垫。2/3 的患者有轻微的肛周皮肤刺激。50 岁以上患者的日间排便频率（8 次/天）高于年轻患者（6 次/天）。男性和女性术后排便频率相似，但是女性的排便次数似乎更多，可能与女性平均肛管长度较短有关。在术后 1 年出现轻度排便失禁的患者中，40% 保持不变，40% 得到改善，20% 在 10 年内恶化[30]。在 10 年内，夜间排便的次数只是轻微增加。这些结果得到了另一项前瞻性观察研究的证实，该研究对 391 名接受 IPAA 手术的患者进行了平均 33 个月的随访。研究者发现多数患者完全自主排便，平均每天排便 6 次，并且能够将排便推迟到方便的时候。在这项研究中观察到的轻度排便失禁也随着时间推移得到改善。

（二）争议

1. 双吻合器技术与手工缝合技术的比较

回肠贮袋与肛管之间的吻合是采用双吻合器技术还是手工缝合技术存在争论，焦点在于保留肛门过渡区（ATZ）黏膜的功能。在非随机试验中，由于能减少对肛门括约肌的牵拉损伤（扩张）并保留 ATZ，从而改善肛门的感觉辨别能力和维持直肠抑制反射和改善夜间排便，使用吻合器具有更好的效果。在一项比较双吻合器 IPAA（17 名患者）和手工缝合技术（15 名患者）的随机前瞻性研究中，Haray 发现两组患者的排便次数以及排便失禁的发生率相似[32]。吻合器组保留了 1.5 至 2.0 厘米的 ATZ，而手工缝合组进行了完全的黏膜切除。两组的总体并发症发生率相同。然而，采用双吻合器技术治疗的患者很少出现夜间排便失禁。

其他研究也有类似的发现[33]。在对 4 000 多名患者进行的 meta 分析中，Silvestri 得出的结论是两种技术的术后早期结果相似，但是吻合器 IPAA 改善了夜间排便，表现为更高的肛门直肠静息压和肛门收缩压[34]。

2. 预防性回肠造瘘的作用

IPAA 最严重的并发症是吻合口瘘和盆腔脓毒症。因此在贮袋成形后需要预防性回肠造瘘，以将回肠内容物从贮袋中移除并促进愈合[35]。IPAA 术后盆腔脓毒症的发生率为 0~25%。在 Mayo Clinic 的病例系列研究中，盆腔脓毒症的发生率相对较低（6%），但是一旦发生，就是造成贮袋失败的重要原因[30,36]。Ogunbiyi 在 27 例接受 IPAA 挽救手术的患者中发现盆腔脓毒症是贮袋失败的主要预测因素，占贮袋切除的 58%[37]。

支持者认为回肠造瘘允许贮袋在使用前完全愈合并且"安置"在盆腔中。回肠造瘘不能完全避免盆腔脓毒症，但是它的存在最大限度地减少了吻合口瘘的临床并发症同时简化了治疗。一期手术（全结直肠切除术和无回肠造瘘的 IPAA）的支持者认为 IPAA 没有增加盆腔脓毒症的风险[38-42]。一期手术避免了回肠造瘘、二次住院和手术，降低了总费用，缩短了住院时间，可能还降低了小肠梗阻的发生率[35]。

在 Sugerman 报道的由固定外科医生主刀的大规模研究中，未行回肠造瘘的患者与行回肠造瘘的患者相比，并发症发生率和功能结局没有差异，与糖皮质激素的使用也无关[38,43]。虽然并发症发生率没有显著差异，但是 Williamson 认为未进行保护性回肠造瘘的患者一旦出现并发症，程度会更为严重[44]。

我们的实践是对所有接受 IPAA 的患者进行回肠造瘘，但是对于经过适当筛选的、由经验丰富的外科医生进行简单手术的患者，一期 IPAA 可能是合适的。然而，随着生物治疗在溃疡性结肠炎中的应用越来越多，一期手术越来越少（见下文"生物医学疗法的影响"）。外科医生和护理团队必须注意盆腔脓毒症的早期症状，积极明确是否存在吻合口瘘的可能性，在必要时及时进行治疗。

3. 生育和妊娠

许多 UC 的女性患者正处于生育期，当需要手术治疗 UC 时，术前知情同意并探讨 IPAA 对生育和妊娠的影响非常重要。多数相关文献表明 IPAA 对生育有负面影响[45-47]，妊娠的成功率比一般人群至少降低 80%。在 Rajaratnam 的一项 meta 分析中，IPAA 术后不孕不育的相对风险显著增加了 3.91 倍[48]。多项研究评估了手术后的生育能力和随后的妊娠过程[49,50]。接受结直肠切除术和回肠末端造瘘或 Kock 贮袋的患者有望正常妊娠和分娩。妊娠期 IPAA 患者的排便频率、排便失禁次数和护垫使用次数均略有增加[49,50]。幸运的地方在于这是暂时的，患者在分娩之后会恢复贮袋的基线功能。IPAA 患者的剖宫产率较高，但是似乎没有阴道分娩的禁忌证，应根据产科因素决定是否进行剖宫产。

之前的研究评估过 IPAA 术后的妊娠过程，但是直到 1999 年才开始关注 IPAA 术后的生育能力问题。当时瑞典一项基于人群的研究表明，IPAA 术后的生育能力显著降低[46]。更值得注意的是，在 IPAA 术后妊娠的患者中，29% 需要体外受精（IVF）辅助，而在研究期间瑞典所有妊娠中预期需要 IVF 辅助的比例为 1%。这种生育能力下降的原因尚不清楚。研究者推测直肠切除导致的盆腔解剖改变和盆腔黏膜剥离后致密粘连导致的卵巢和输卵管瘢痕是主要原因（"卵巢受困"综合征）。研究者已经尝试各种技术来减少手术对卵巢和输卵管功能的影响。网膜移植或放置粘连屏障产品，如防粘连薄膜贴布 Seprafilm（Genzyme Corporation，Cambridge，Mass.）可能有助于减少粘连，使卵巢远离盆腔的同时又靠近输卵管。卵巢固定术是一种将卵巢缝合到盆腔边缘的手术，但是如果随后需要 IVF，可能会使取卵复杂化[51,52]。

一项病例对照研究比较了 IPAA 术后女性和既往经历其他腹部手术女性的情况，发现 IPAA 术后女性接受不孕评估的次数和需要接受不孕治疗的例数明显更多[53]。对 IPAA 术后女性不孕治疗的分析表明，她们是受孕概率降低，而不是完全不孕。这种生育能力的降低并没有出现在因 FAP 而接受 IRA 的女性中，进一步支持了术后粘连或盆腔解剖改变导致这一问题的观点[47]。

鉴于越来越多的证据表明 IPAA 会降低女性的生育能

力,在 IPAA 之前的知情同意过程中需要告知患者这一情况。如果这是难治性 UC 的年轻女性的主要顾虑,可以进行结肠次全切除术和回肠造瘘术以控制病情而不改变盆腔解剖,在生育之后再择期进行直肠切除术和 IPAA。在极少数情况下,在分娩之前可以选择全结肠切除术联合 IRA。

IPAA 术后有生育需求的患者如果尝试正常受孕失败,应该转诊至生殖医学专家。有妊娠需求的 IPAA 术后患者最常见的治疗方法是克罗米芬和 IVF。Olsen 比较了瑞典 UC 女性和年龄匹配之后未患 UC 女性的预期妊娠率和分娩率。从 UC 发病到结直肠切除术期间,女性的预期分娩率没有差异。但是在 IPAA 之后,分娩率却出现明显下降。更重要的是,在 IPAA 术后妊娠的患者中,29% 的妊娠发生在 IVF 后,而在瑞典的总体人群中这个比例仅为 1%[47]。考虑到研究设计和辅助生殖方案之间的差异,很难比较辅助生殖治疗的成功率。需要进一步的研究来确定 IPAA 术后辅助生殖治疗的真正成功率[47,54]。

4. 回肠贮袋-肛门吻合术与未定型结肠炎

在 1981 年 1 月至 1995 年 12 月期间接受 IPAA 的 1 519 例 UC 患者中,82 名患者(5%)具有未定型结肠炎的特征,包括异常的炎症分布、线性深凿溃疡、神经细胞增生、透壁炎症、黏膜裂隙和移行的脂肪细胞[55]。在 Mayo Clinic 的一项研究中,82 例未定型结肠炎患者中有 12 例(15%)在随访期间发展为 CD。相比之下,1 437 名诊断为 UC 的患者中仅有 26 名(2%)发展为 CD。在 UC 患者和未定型结肠炎患者中,10 年仍未发展为 CD 的概率分别为 98% 和 81%。IPAA 术后未发展为 CD 的未定型结肠炎患者的远期预后与 UC 几乎相同(即手术后 10 年近 85% 的患者有功能性贮袋)。在这项研究中,一旦 IPAA 术后诊断 CD,无论既往是否患有溃疡性结肠炎或未定型结肠炎,远期预后均较差[55]。其他研究机构也表明,虽然未定型结肠炎患者的贮袋并发症较高,但是 IPAA 对未定型结肠炎和 UC 的治疗效果相同,除非出现影响预后的 CD。在 2002 年 Delaney 进行的一项大型回顾性研究中,未定型结肠炎出现肛瘘和盆腔脓肿的风险更高,这提示这类疾病的临床表现更符合 CD,但是贮袋的失败率与 UC 相当[56,57]。

5. 生物制剂治疗的影响

在溃疡性结肠炎治疗中纳入的生物制剂对 IPAA 术后的影响引起了研究者们的关注。在 Selvasekar 的一项研究中,47 名 UC 患者在结直肠切除术前接受了英夫利西单抗治疗,254 名患者没有接受[58]。接受英夫利西单抗治疗的患者更可能出现术后感染并发症和盆腔脓肿。在对疾病严重程度和其他药物使用情况进行多变量校正后,英夫利西单抗仍然是回肠贮袋并发症和感染性并发症的独立危险因素。另一项针对 85 名术前接受英夫利西单抗治疗的 UC 患者的研究发现,与未接受英夫利西单抗治疗的患者相比,他们出现术后脓毒症和晚期并发症的风险更高[59]。研究者指出接受英夫利西单抗治疗的患者需要接受三期 IPAA(全结肠切除术+回肠末端造瘘术,随后完成直肠切除术+回肠环形造瘘术+IPAA,之后才是回肠造瘘还纳)的概率更高,这可能是因为外科医生不愿在术前使用英夫利西单抗的情况下进行 IPAA。由于回顾性分析和潜在的选择偏倚,这两项研究都无法就英夫利西单抗在术后感染率升高中的确切作用得出结论。最可能的情况是,需要英夫利西单抗治疗 UC 的患者在手术时病情已经较重因而风险更高。需要进一步的前瞻性研究来阐明这一重要问题。

如前所述,盆腔脓毒症和盆腔脓肿是极其严重的术后并发症,也是回肠贮袋失败的主要危险因素。与英夫利西单抗相比,使用维多利珠单抗没有增加术后并发症的风险。事实上,UC 患者出现并发症的概率还是相对低的[60]。在儿科患者中,接受生物制剂治疗的并发症数量与术前未接受生物制剂治疗的相同,这表明需要结肠切除的患者使用生物制剂可能是安全的[61]。

(三)微创外科技术

1. 腹腔镜手术方法

与前面讨论的所有手术相关的外科操作中最重要的进步是微创技术的发展。微创结直肠手术始于 20 世纪 90 年代初,但是直到近年来影像技术和仪器设备的改进才促进了复杂结直肠手术的微创化。腹腔镜 IPAA 的目的在于减少手术对患者的影响,缩短住院时间,降低并发症和改善腹部外观。然而因为手术时间很长,观察到的术后获益很少,腹腔镜 IPAA 的初步结果反而令人沮丧[62-64]。但是随后的研究确实证明了微创手术在术后住院时间、麻醉药需求、总体并发症和功能恢复方面的作用[65-67]。腹腔镜手术没有改变手术治疗的适应证。

在克利夫兰医疗中心(Cleveland Clinic)的病例对照研究中,40 例接受腹腔镜 IPAA(LAP)的患者和对照组(开腹手术)在疾病、年龄、性别、BMI 和手术时间方面进行了匹配。LAP 组在摄入流食(1 天 vs 3 天)、正常饮食(3 天 vs 4 天)和肠道功能恢复(2 天 vs 3 天)的时间方面具备优势[68]。LAP 组的麻醉用药时间更短,住院时间也更短(4 天 vs 7 天)。LAP 组的手术时间较长(70 分钟 vs 192 分钟),但是手术时间随着经验的增加而缩短,现在平均为 180 到 210 分钟。得克萨斯大学西南分校的后续研究继续证明了这些短期获益[69]。

2. 机器人手术的优势

自 2001 年首次开展以来,机器人辅助腹腔镜手术已经成为新兴的结直肠微创外科技术。与开放手术和其他微创技术相比,该方法具有的优势包括三维可视化和 10 倍放大,可以增强对盆腔关键解剖结构的识别和保护(包括自主神经和穿支血管)[70-72]。此外,机器人器械能有效地消除外科医生的震颤并提供精细运动[73]。目前最常用的机器人技术是达·芬奇机器人平台(Intuitive Surgical, Sunnyvale, CA)。Pedraza 等在 2011 年发表了一个病例系列研究,其中手术中的结肠切除部分是在腹腔镜下进行的[74]。术中采用体外下腹部横切口(Pfannenstiel 切口)制作 J 形贮袋,而 IPAA 是在机器人直肠切除术后采用机器人入路在体内完成。机器人手术在手术时间(330±47.4 分钟)和住院时间(5.6±2.6 天)方面取得了令人满意的结果,这与常规腹腔镜方法的研究结果相当。在 2006 年到 2009 年的 3 个相关的病例系列研究中,共计 179 名患者接受了全直肠结肠切除术和 IPAA,平均手术时间为 298 分钟,并发症发生率约为 30%。这些数据表明机器人手术用于 UC(或 FAP)患者的全结直肠切除术和 IPAA 是安全可行的。但是需要进一步研究来确定这种方法是否能以最经济、最快速的方式使患者恢复正常功能。

六、结直肠切除术后的病理生理学

（一）结直肠术后的排便情况

结肠的生理功能之一是水和电解质的重吸收，而结肠切除术后失去了这种功能[75]。虽然多数患者没有出现严重的病理生理学障碍，但是必须注意一些重要的原则。正常的结肠每天吸收至少 1 000～1 500mL 水和 100mmol 的氯化钠，当回肠排出量增加时，健康的结肠能够将这种吸收增加到至少 5L/d（见第 101 章）[75-77]。在盐摄入缺乏时，结肠比小肠具有更大的电解质保存和重吸收能力。例如，在盐摄入量极低的情况下，正常粪便中的钠离子损失可降至 1 或 2mmol/d，而回肠造瘘患者的钠离子损失为 30～40mmol/d[78-80]。多数患者通过改变盐和水的摄入量以及生理补偿机制来适应这些每日损失[81]。

功能良好的常规回肠造瘘手术（Brooke 手术）每天排出 500～1 200g 物质，其中 90% 是水[79,80]。自控性回肠造瘘和 IPAA 的排出量相似[82]。摄入含有大量不可吸收残留物的食物会增加回肠造瘘口排泄物的固体成分。虽然很多病例报告描述了不同食物对造瘘口排泄物的总量和稠度的影响，但是患者对特定食物的反应各不相同，多数没有显著变化[83]。

（二）功能性后遗症

当口服摄入足够的钠离子、氯离子和液体时，回肠造瘘患者的容量或电解质不会减少。在经口摄入减少、呕吐或过度排汗后，可能会出现钠离子负平衡[84]。此外，即使是已经建立回肠造瘘且功能良好的患者中，也可能会出现慢性少尿。正常粪便含有约 100mL 的水，而回肠造瘘患者每天会流失 500～600mL 的水[81]。因为肾脏代偿性保存 Na^+ 和水，回肠造瘘患者的尿中 Na+/K+比值也较低。尿液成分的这些变化可能导致回肠造瘘患者泌尿系结石的发病率增加（约 5%），主要是由尿酸盐或钙盐组成的结石[85]。这些患者对容量和电解质状态变化的耐受性较差，即使微小的变化也可能导致危及生命的电解质紊乱[86]。

在大部分的回肠末端切除和近端回肠造瘘术后，患者会出现胆汁酸重吸收异常和维生素 B_{12} 吸收不良（见第 64 和 103 章）。此外，这些患者还会有脂肪泻以及每日液体流失过多（1L/d）。这种生理异常通常不会在慢性 UC 或 FAP 的结肠切除术后发生，因为正常的无疾病回肠会得以保留。克罗恩病相关的结肠切除术可能需要额外切除病变的回肠，根据切除小肠的长度和能否保留回盲瓣，部分患者可能会出现吸收不良甚至短肠综合征（见第 102 和 104 章）。

结肠切除术后也减少了粪便微生物群对于胆汁酸的代谢作用，回肠造瘘术后次级胆汁酸从胆汁中大量消失。在这种情况下尚未发现有害的代谢后果[87,88]，不过初级胆盐对艰难梭菌孢子形成和生长的刺激作用以及次级胆盐的抑制作用尚在研究中。回肠造瘘排泄物的菌群定量［10^4～10^7 菌落形成单位（CFU）/100mL］和定型特征介于粪便和正常回肠内容物之间，而 IPAA 或 Kock 贮袋中的菌群更类似于粪便菌群[89-91]。

结肠切除术联合回肠造瘘术的主要病理生理学并发症是失盐状态的潜在后果。建议适当增加盐和液体的摄入量，尤其在应激、炎热的天气和剧烈运动之后。平衡盐溶液如 Gatorade 或 Powerade 运动饮料能提供均衡电解质，糖尿病患者可使用 Gatorade 2 或 Gatorade 0，比普通 Gatorade 的含糖量更低。但是小肠吸收钠和水的能力有限，这意味着当经口摄入量增加时，造瘘口的体积也会增加[80]。

（三）结直肠切除术的临床后果

在成功切除结直肠之后的第一年，造瘘相关并发症或肠梗阻引起的死亡率较低。UC 尤其是 FAP 患者行回肠直肠吻合术后，残留的直肠可能会发生癌变。然而，结直肠切除术和常规回肠造瘘术后患者的远期死亡率与同年龄段的正常人群相同[92]。在接受调查的回肠造瘘患者中，90% 认为他们的手术效果很好，很少有不便之处[4]。这项调查研究表明，接受常规回肠造瘘、自控性回肠造瘘或回肠贮袋的患者的生活质量并无实际差异[15]。几乎所有造瘘或贮袋术后的患者都能够过正常生活和享受正常的性生活，少数患者需要避免某些剧烈的体力活动。

无论是常规回肠造瘘术还是其他替代术式，结直肠切除术的代谢结果都是相同的。替代术式的患者在生活质量的某些方面可能比常规造瘘更好，因为前者不需要佩戴回肠造瘘装置。Pemberton 比较了 Brooke 回肠造瘘和 IPAA，结果表明后者在进行日常活动方面有显著优势，享有更好的生活质量[93]。但是替代术式有一些特有的并发症，包括失禁或梗阻（Kock 贮袋）、盆腔感染、脓毒症和贮袋炎（IPAA），这些将在后面讨论。

七、造瘘并发症及其管理

多数造瘘患者的生存期虽然很长，但是会发生严重或轻微的并发症，包括缺血、脱垂、回缩、狭窄、疝、出血、静脉曲张和罕见的癌变。总体并发症发生率为 15%～40%[94-98]。临时结肠造瘘患者的短期并发症发生率约为 20%[99,100]。根据 Prasad 研究组的结果分析[101,102]，在 20 年的时间里，超过 1 600 例造瘘手术的并发症发生率从 26% 上升到 35%。由于脱垂、回缩和外部装置的问题，环形横结肠造瘘术的远期并发症发生率最高。造瘘口并发症的危险因素包括患者因素（如糖尿病、肥胖症、结缔组织病等）和疾病相关因素（如与克罗恩病相关的坏疽性脓皮病或门静脉高压相关的静脉曲张等）。

（一）缺血性坏死

造瘘口的缺血性坏死是一个严重的问题，这是造瘘术后的急性并发症，原因是肠道远端的血管断流、侧支循环缺乏或肠系膜穿过筋膜时出现压迫而导致血流受损。缺血性坏死的发生率为 2%～17%[102-104]，多见于腹壁肥厚的病态肥胖患者或由于内脏肥胖、潜在的解剖结构异常和炎症而导致肠系膜短缩的患者以及既往肠道切除术后形成粘连的患者。手术后必须每天评估造瘘口情况，要能观察到粉红色、有活性的黏膜。造瘘口水肿通常发生在手术后的第 1 周，一般在 3～4 周内消退。在此期间,造瘘口可能缩小 1/2~2/3。当造瘘口充血或呈紫色时,可能会出现局部缺血,在几天后可能发展为坏疽。局部缺血的程度可以通过观察造瘘口顶端越过筋膜与腹壁相通的黏膜来评估。一种方法是将一根试管轻轻地放入造瘘口中,跨过筋膜进入腹部,在手电筒的帮助下观察黏膜,能可靠地评估黏膜缺血情况。小口径的软式内镜也可用于评估黏膜表面情况。如果缺血局限于筋膜以上的组织,缺血组织会发生脱落,造瘘口会得以保留,但是可能会导致造瘘口狭窄或回缩。如果该过程延伸到筋膜以下,需要进行急诊手术干预,造瘘口可能会穿孔或从腹壁脱落。

(二) 脱垂

1%~16%的造瘘患者会出现脱垂[105]。因为筋膜开口较大和环周固定较差,环形造瘘术比末端造瘘术更容易发生肠黏膜脱垂。环形横结肠造瘘最容易出现脱垂,而且是造瘘口远端的脱垂[16,107]。脱垂分为持续性或间歇性,可能与造瘘口旁疝有关。广泛的造瘘口脱垂会导致肠系膜压迫和缺血。多数造瘘口脱垂可以通过调整装置、床边复位、局部伤口护理和患者安抚来处理。局部缺血且不能复位或者脱垂导致外部装置或皮肤问题是造瘘口翻修术的适应证,处理方式为局部翻修和固定筋膜,同时切除多余的肠管。

(三) 回缩

造瘘口回缩是指隆起的造瘘口变得扁平(通常是回肠造瘘),总发生率约为 3%~4%[103,104,106]。回缩是由于造瘘口与筋膜的固定不充分所致。如前所述,2~3cm 的突出对于保证造瘘口的功能和外部装置的功能是必需的。回肠造瘘回缩可能导致浆膜炎、渗漏和皮肤刺激,不能适当地使用外部装置。回缩可能由缺血坏死、肠壁紧张或腹壁肥厚引起。非手术疗法适用于外部装置安装合适的无症状患者。有症状时需要进行局部或开腹手术翻修,同时进行或不进行造瘘口移位。

(四) 狭窄

作为早期或晚期并发症,造瘘口狭窄的发生率为 4%~10%[102,108]。早期狭窄通常是由于技术问题所致(如筋膜开口对肠袢来说太小),晚期狭窄通常是造瘘口缺血和回缩或疾病复发(CD 或恶性肿瘤)的结果。造瘘口狭窄也可能是由于皮肤黏膜连接处的分离和随后的二次愈合造成的。狭窄可能是浅表的仅局限于皮肤,也可能累及肠道至筋膜水平甚至进入腹腔。虽然有些患者可能没有症状,但是多数患者由于外部装置难以正常使用和渗漏而出现严重的造口旁皮肤炎症刺激,需要频繁更换外部装置。肠梗阻的症状也可能会出现。造瘘口灌洗和低渣饮食有助于暂时控制症状,但是多数还是需要翻修手术。

(五) 造瘘口旁疝

造瘘口旁疝是切口疝或腹壁疝的一种类型,是所有造瘘术最常见的并发症。通常当造瘘口的筋膜开口大于肠管时,就会发生这种情况。由腹膜壁层内衬的疝囊可能包含造瘘口肠管及其肠系膜或其他任何腹部脏器。疝囊中最常见的器官包括大网膜、结肠或小肠,较少见的是胃、肝左叶或脾。随着腹部压力的增加,这些组织突出到皮下(如咳嗽或打喷嚏)。随着患者年龄的增长,筋膜力量变弱也是致病因素之一。有时这些器官可能会出现嵌顿,进而绞窄、坏疽、穿孔、脓毒症和瘘管形成的风险增加。造瘘口旁疝的总发生率为 10%~40%。许多研究者认为造瘘口旁疝是腹壁缺损之后不可避免的结果[109-114],另外一些研究者认为根据定义任何造瘘都是医源性疝[109]。多数造瘘口旁疝发生在术后的最初几年,但是发生率在患者一生中持续上升。应当根据疝的大小和进展、患者的症状、一般情况和合并症制订个体化治疗方案。许多小的疝不会进展,也不需要手术矫正,多数是无症状的,只需要定期随访和观察。肠造瘘口的局部治疗可以解决肿胀、皮肤刺激和装置使用困难的轻微症状。皮肤护理、使用凸面板和其他可替代的装置、预留造瘘口的弹性造瘘带或腹带可能会有帮助。肥胖患者减肥也有助于改善装置功能和缓解症状。如果疝囊正在扩大或引起明显的症状如疼痛、梗阻、令人不适的隆起或无法有效放置造瘘装置,则需要进行手术修复,包括使用或不使用补片加固的局部或微创(腹腔镜或机器人)技术。

(六) 出血和造瘘口周围静脉曲张

偶尔的造瘘口出血很常见,一般无需特殊处理。造瘘口周围静脉曲张出血不常见,但是处理比较困难,有时甚至危及生命,主要见于门静脉高压症患者,造瘘口周围静脉曲张是由于血液从门脉系统分流所致,最常见于 UC 和 PSC。局部按压只是权宜之计,很难完全控制出血。烧灼处理很少有效,实际上可能使问题恶化并导致溃疡。单支出血血管的缝合结扎是主要的治疗方法,但是很容易再出血。在急性期注射硬化剂(如十四醇钠)能有一定效果,但是很难达到良好的长期控制[115-117]。手术断开皮肤和肠道黏膜、放置带锁缝线和造瘘口再成形是一种合理有效的方法。有时候需要重新造瘘,但是随着时间的推移,也可能会出现新的静脉曲张[118]。静脉曲张的血管栓塞治疗对于手术高风险的患者是可取的方法[119]。根治性治疗是通过经颈静脉肝内门体分流术或原位肝移植来减轻门静脉高压。

八、回肠贮袋-肛门吻合术的并发症

IPAA 术后 5%~24%的患者发生盆腔脓毒症,这是一种严重的并发症[27-29,120]。CT 有助于显示盆腔积液或蜂窝织炎。静脉注射广谱抗生素和肠道休息的非手术治疗可用于盆腔蜂窝织炎。如果技术上可行,理想情况下应对盆腔脓肿患者进行 CT 引导下的引流。经皮途径不可行时则需要进行手术引流(图 117.4)。盆腔脓毒症最常见的风险因素是围手术期长期或大量使用糖皮质激素[121]。术后早期吻合口瘘和盆腔脓毒症会导致贮袋切除,所幸这种情况很少发生。与未出现盆腔脓毒症的患者相比,盆腔脓毒症的患者远期功能性预后较差、贮袋失败率较高。

临时回肠造瘘术虽然最大限度地减少了盆腔脓毒症的临床影响,但是也可能会导致其他并发症,包括肠梗阻和造瘘相关并发症,部分可能需要手术治疗[122]。闭合临时回肠造瘘

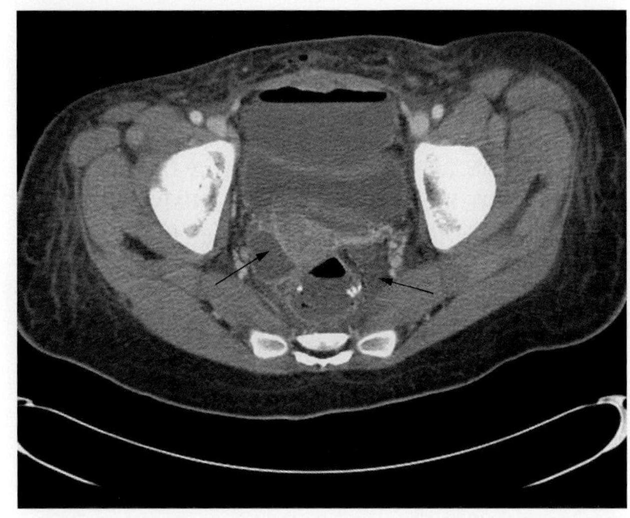

图 117.4　手术后 8 天 CT 显示贮袋周围脓肿(箭)。这种并发症的最佳治疗是 CT 引导下经皮穿刺引流

也可能会出现并发症。腹膜炎和术后肠梗阻的发生率分别为 4% 和 12%。在回肠造瘘还纳中,未识别的肠壁损伤和吻合口瘘是发生腹膜炎的重要原因。在回肠造瘘还纳术中,我们的做法是切除所有腹膜外小肠(输入侧、输出侧以及造瘘本身),以排除无法识别的肠道穿孔。

在回肠造瘘还纳之前,几乎所有患者的回肠肛管吻合口都有网状狭窄(图 117.5)。这种狭窄通常能用手指很容易的进行扩张,但是可能会复发,这是 IPAA 之后最常见的外科治疗适应证[36]。如果在吻合张力作用下贮袋回缩,严重的瘢痕会导致长时间的纤维化狭窄。这种类型的狭窄表现为排空贮袋的压力增加、贮袋排空不完全或排便频率增加(>10 至 12 次/天)。反复的肛门扩张可以防止狭窄进展。有时可能需要通过会阴途径对回肠肛门吻合进行外科手术翻修以治疗狭窄。

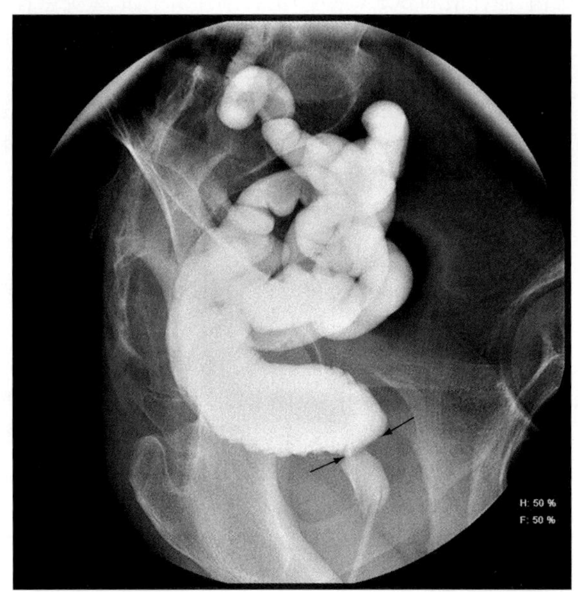

图 117.5　回肠造瘘术闭合前,实行水溶性放射造影剂灌肠对比视图。显示轻度吻合口狭窄(箭),此狭窄在回肠造瘘术关闭前,在手术内扩张

(一) 贮袋炎和袖套炎

虽然贮袋炎的精确定义尚不明确,但是业界普遍认为这是一种自发性、非特异性的回肠贮袋急性炎症。发生率在 16% 至 48% 之间。贮袋炎是 IPAA 术后最常见的并发症之一[123],发生率随着术后时间的推移而增加。约 40% 的患者在 IPAA 术后 10 年内至少发生一次贮袋炎,多达 70% 的患者在术后 20 年内出现贮袋炎[124-126]。

UC 或 FAP 患者均可能会发生贮袋炎,但是 UC 合并硬化性胆管炎的贮袋炎发生率更高[124,127]。早期经验表明,术前有 UC 肠外表现(尤其是硬化性胆管炎)的 IPAA 患者的贮袋炎发生率(39%)明显高于无此类表现的患者(26%)[124]。虽然术后诊断为 CD 的患者有较高的贮袋炎发生率,但是这一风险在未定型结肠炎的患者中尚不明确[123]。Hoda 的一项研究表明肠外表现提示对急性贮袋炎发作的易感性,但并不是慢性贮袋炎的预测因素[126]。术后发生吻合口相关并发症和脓毒症的患者是慢性贮袋炎的高危人群[126]。

一些研究人员提出贮袋炎有生物学易感性,术前使用 IBD 的血清标志物可以更好地进行风险分层[128-130]。在 Hui 的一项研究中,63% 的慢性贮袋炎患者术前核周染色抗中性粒细胞胞浆抗体呈阳性,只有 17% 的患者血清学结果呈阴性[128]。不过这些发现仍有疑问,并非所有的研究都证明了这种关系[131]。虽然这些血清学信息在科研方面很有用,但是尚不清楚是否能提供任何改变术前手术决策的信息,可供选择的手术方案也有限。Huang 的另一个假说表明,通过 UC 贮袋的结肠代谢转录组再编程重述了与 UC 发展相关的致病事件,并且 IPAA 患者的回肠表现出对 UC 的独特反应,这使其易于发生贮袋炎。

与黏膜切除术和手工缝合吻合术相比,现在更多的外科医生喜欢使用双吻合器技术进行 IPAA,因为双吻合器技术有更少的夜间粪便渗漏。然而这种外科技术会在原位留下一段远端直肠黏膜,存在 UC 间歇性或慢性活动的风险("袖套炎")[132]。袖套炎的症状与贮袋炎相似,在一项纳入 61 例有贮袋炎的 IPAA 患者的研究中,7% 合并有袖套炎[133]。

1. 诊断

贮袋炎的诊断通常仅基于临床症状。多数患者有间歇性症状,对治疗反应良好。然而少数患者的症状严重且持续,需要手术切除贮袋。临床症状分为急性(<4 周)或慢性(>4 周),包括下腹绞痛、粪便排出量增加(腹泻)、粪便黏稠度改变、尿急、肛门出血、下腹不适、厌食和与原发疾病相似的一般症状。可能出现不同程度的低热、贫血和腹泻引起的脱水,排便失禁也很常见。偶见肠外皮肤病和风湿病表现,表明持续的全身炎症反应[124]。

贮袋炎的内镜表现有贮袋黏膜红斑和水肿,黏膜脆性增加、散在糜烂或溃疡。炎症性改变通常局限于贮袋,也可见于贮袋前面的回肠。贮袋黏膜组织学检查显示根据严重程度不同,有一系列急性和慢性炎症改变,包括绒毛萎缩、隐窝结构扭曲、溃疡和多形核白细胞浸润。贮袋炎疾病活动指数结合了临床、内镜和组织学特征用于量化和比较这些发现(表 117.1)[125]。在治疗特发性(可能是免疫介导的)贮袋炎之前,必须排除需要特殊治疗的其他病因。有回肠贮袋的患者

表 117.1　贮袋炎疾病活动指数*

标准	得分
临床表现	
术后大便次数	
和平时一样	0
每日比平时多 1 或 2 次	1
每日比平时多 3 次及以上	2
直肠出血	
没有或很少	0
每天都有	1
里急后重或腹部绞痛	
没有	0
偶尔	1
经常	2
发热(>37.8℃)	
没有	0
有	1
内镜表现	
水肿	1
颗粒感	1
黏膜脆性增加	1
血管网消失	1
黏液分泌增加	1
溃疡	1
组织学	
多核白细胞浸润	
没有	0
轻度	1
中度+隐窝脓肿	2
重度+隐窝脓肿	3
低倍镜下黏膜溃疡的占比(平均值)	
<25	1
25~50	2
>50	3

*总分是单项得分的总和。总分≥7 分提示贮袋炎。

Adapted from Sandborn WJ, Tremaine WJ, Batts KP, et al. Pouch it is after ileal pouch-anal anastomosis: a pouchitis disease activity index. Mayo Clin Proc 1994;69:409-15.

不能对叠加的特异性肠道感染免疫,对部位进行定粪便细菌培养、寄生虫镜检和艰难梭菌毒素检测,对于有贮袋炎或袖套炎症状或表现的患者至关重要。

贮袋中未知的 CD 始终是一个需要关注的问题。需要仔细检查导致手术的原发结肠炎症的临床特征,包括术后肠管的大体标本和组织学检查。少部分未定型结肠炎和部分未确诊的 CD 患者出现贮袋炎,实际上是复发性 CD 的表现。吻合口狭窄导致的贮袋流出道梗阻需要再次仔细研究和适当治疗。

2. 发病机制

回肠贮袋的急性非特异性炎症反映了患者有出现 IBD 的倾向。贮袋炎在 IBD 患者中的发生率高于 FAP。但是接受手术治疗的 FAP 患者并不能完全避免贮袋炎。在 Lovegrove 和同事的一项 meta 分析中,慢性 UC 和 FAP 发生贮袋炎的风险分别为 30.1% 和 10%[34]。贮袋炎的病因仍不明确,可能是多种因素造成的。Hoda 及同事发现 IPAA 术后发生贮袋炎的危险因素包括 UC 的病程、术后并发症的发生、UC 的肠外表现、暴发性结肠炎伴二期手术、贮袋成形后回肠造瘘的持续时间、PSC 以及构建 IPAA 的手术次数[126]。慢性 UC 中贮袋炎更常见,而在 FAP 很少发生,这表明潜在的免疫失调在其发展中起了重要作用[123]。

对健康和患病贮袋的组织病理学评估显示无论患者有无症状,慢性炎症普遍存在[134,135]即使没有严重急性炎症,多数贮袋活检标本中都存在绒毛结构扭曲和化生。因此这些变化可能是解剖学改变后的自然后遗症,正如盲袢综合征的组织学变化归因于细菌过度生长。最近对 IPAA 的纵向研究发现,遗传性化生与结肠基因的功能性表达有关[136]。

胆汁酸或细菌代谢物的损伤以及短链脂肪酸(SCFA)的缺乏等其他可能导致贮袋炎的原因在文献中几乎没有支持证据[125]。正常结肠黏膜使用 SCFA(主要是丙酸盐和丁酸盐)作为营养来源。因此有研究者提出结肠缺乏 SCFA 会导致 IBD[137]。验证这一假设的最明确的临床经验是改道性结肠炎。Harig 及同事认为改道性结肠炎是 SCFA 缺乏引起的[138],SCFA 灌肠改善改道性结肠炎的观察性结果为其提供了支持。然而回肠贮袋含有高浓度的短链脂肪酸(≥100 毫摩尔),因此不太可能出现缺乏状态;此外已经有研究证明 SCFA 灌肠会使炎症加重或没有反应[139]。在对肠腔因素(包括细菌、胆汁酸和 SCFA 浓度)的详细评估中,贮袋炎患者队列和无贮袋炎患者队列没有差异[125]。丁酸盐代谢的改变可能与贮袋炎有关[140]。

目前贮袋炎的病因尚不明确,可能涉及患者的遗传背景与以下因素之间的相互作用,包括贮袋的基因表达、微生物群、贮袋微环境以及对该环境的潜在免疫反应。

3. 治疗

如果仅以腹泻为主诉,采取简单的止泻措施即可。对于症状更严重的患者,临床有多种经验性治疗方法。甲硝唑(15~20mg/kg/d 或 500mg,每天两次,持续 14~28 天)用作一线治疗。环丙沙星(1 000mg/d)对治疗急性贮袋炎同样有效[141,142]。最近 Cochrane 数据库报告表明环丙沙星在诱导缓解方面比甲硝唑更有效[143]。多项随机对照试验研究了其他药物治疗贮袋炎的有效性,包括布地奈德[144]、利福昔明[51]和益生菌(乳杆菌 GG56 和 VSL#3)[145]。一篇包含 11 项随机对照试验的 Cochrane 综述显示只有布地奈德和 VSL#3 比安慰剂更有效[143]。这些研究不支持使用乳杆菌 GG、铋灌肠剂或丁酸盐和谷氨酰胺栓剂[143]。

广谱抗生素对贮袋炎疗效显著,但是复发性或慢性贮袋炎患者需要长期维持治疗。初次治疗后复发的贮袋炎可以采用与初次治疗相同的第二个疗程治疗。对于持续复发的贮袋炎，如果患者能够耐受，推荐使用抗生素联合治疗。利福昔明（每日 2 次，每次 1g）和环丙沙星（每日 2 次，每次 500mg）联合用药 15 天改善了 88% 患者的症状，完全缓解率为 33%[146]。Mimura 及同事证实甲硝唑（500mg，2 次/d）和环丙沙星（500mg，2 次/d）联合用药 4 周，缓解率为 82%[147]。对于慢性贮袋炎，建议每周轮换使用 3 种或 3 种以上抗生素（环丙沙星、甲硝唑、阿莫西林/克拉维酸和红霉素），但是支持这一治疗方案的证据有限[148]。几项研究显示使用 VSL#3 治疗慢性贮袋炎的前景良好[145]。

如果抗生素对贮袋炎无效，必须排除艰难梭菌或巨细胞病毒等其他病因。患者可以口服万古霉素、非达霉素或甲硝唑治疗艰难梭菌感染。在 Lan 及同事关于 Cleveland Clinic 的 13 例患者的研究中，这些患者均因 UC 接受了 J 形贮袋治疗，随后发生了难治性艰难梭菌感染并接受了肠道菌群移植治疗（IMT）[149]。所有患者 IMT 之后 PCR 检测艰难梭菌均为阴性，根据改良的贮袋炎疾病活动指数，12 例患者中有 7 例（58.3%）症状改善，11 例患者中有 3 例（27.3%）内镜下改善。

更昔洛韦治疗巨细胞病毒有效。另外还需考虑贮袋易激综合征、NSAID 肠病、缺血性贮袋炎和其他自身免疫性疾病[123]。

当抗生素无效时，治疗方案中应涵盖针对 IBD 的药物：糖皮质激素和/或美沙拉秦灌肠、氨基水杨酸盐甚至全身性糖皮质激素。对于某些抗生素耐药的贮袋炎病例，每日服用 270mg 次水杨酸铋，持续 3 周是一种有效的治疗方法。多数对抗生素无反应的患者会获益于这些方案中的某一个。

慢性活动性贮袋炎的风险约为 10% ~ 12%，是贮袋失败和贮袋移除的主要原因。难治性贮袋炎对免疫抑制剂（如硫唑嘌呤、6-MP 或英夫利西单抗）的挽救治疗可能有应答。在最近一项纳入 31 例慢性难治性贮袋炎患者的回顾性、多中心研究中，英夫利西单抗诱导 21% 的患者达到完全缓解，63% 的患者达到部分临床缓解[150]。虽然这些研究结果和阿达木单抗治疗很有前景，但是首先需要排除 CD 为难治性贮袋炎的罪魁祸首。严重的复发性难治性贮袋炎或肠外症状需要贮袋切除和永久性回肠造瘘。

（二）后遗症

虽然慢性贮袋炎的患病率低，但是需要关注慢性炎症的潜在后果，特别是异型增生和恶变。回肠贮袋黏膜会发生形态学和代谢变化，包括绒毛萎缩和低平、慢性炎症浸润、转变为分泌结肠类型的黏液（硫黏蛋白类）以及细胞增殖活跃[152]。Veress 及同事基于长期随访（平均 6.3 年）的观察显示了 3 种黏膜化生模式：约一半的患者表现为轻度绒毛萎缩和轻微炎症；其次是在恢复期出现一过性中度或重度萎缩和炎症；约 10% 的患者出现永久性次全或全绒毛萎缩伴慢性炎症[134]。在本研究中，8 例患者中有 3 例发展为轻度异型增生，1 例于术后 2 年发病。在接受双钉吻合器的患者中，残余直肠袖口黏膜和肛管移行区（ATZ）有恶变的风险。从 225 例采用吻合器 IPAA 的患者中取得了 238 例残余直肠袖口黏膜和肛管的活检标本，202 例（84.9%）经组织学证实为慢性炎症，11 例（4.6%）为急性炎症，25 例（10.5%）为正常[153]。有趣的是，11 例急性炎症中有 9 例无症状。

（三）贮袋肿瘤

IPAA 术后残端直肠袖口黏膜、ATZ 或贮袋内均可发生异型增生或癌变。目前关于贮袋肿瘤的发病率和自然病程的数据有限，随访时间超过 10 年的研究很少。目前的证据表明，无论是 ATZ 还是贮袋本身出现浸润性癌的概率仍然很低。

UC 有发生结直肠腺癌的风险，这种风险随着疾病的持续时间和结肠受累的范围而增加（见第 116 和 127 章）。从确诊之后 8 ~ 10 年开始，IBD 的结肠癌风险每年增加 0.5% ~ 1.0%[154]。任何留下病变结肠黏膜的手术都会使该残留组织面临发展为异型增生或肿瘤的风险。残留黏膜癌变的风险与残留在原位的黏膜数量直接相关。IPAA 术中完全切除直肠黏膜可显著降低异型增生的风险，但是较为常用的吻合器 IPAA 保留了少量残留的直肠和肛管组织。

Tsunoda 及同事进行的早期研究证明了黏膜切除术标本中存在异型增生，这是支持黏膜切除术和手工缝合吻合的证据[155]。但是黏膜切除术并不能确保切除全部具有风险的直肠和肛管黏膜。在一项评估肛管标本的研究中，即使进行了"完全"的黏膜切除，肛管内仍存有黏膜岛[156]，不过在长期随访中异型增生风险非常低[68]。一项队列研究对 289 例使用吻合器 IPAA 患者进行了随访，并在术后 10 年期间对直肠袖口黏膜和 ATZ 进行了多次活检。8 例患者存在异型增生，其中 4 例为轻度异型增生，4 例为重度异型增生。在研究期间 ATZ 没有发现癌变。研究认为吻合器 IPAA 术后 ATZ 异型增生罕见，通常为自限性。保留 ATZ 并未导致 ATZ 出现癌变（至少随访 10 年），但是建议长期随访监测异型增生。

贮袋内的肿瘤性改变是密切监测 IPAA 的另一个原因。一个亚组患者（约 9%）的盆腔贮袋黏膜出现重度绒毛萎缩[134]，这些患者的异型增生发生率显著高于无绒毛萎缩的患者（71% vs 0）。前者癌变的风险更高，需要更密切地随访，定期进行贮袋内镜检查和活检。即使有这些发现，贮袋内异型增生仍是罕见事件。在中位随访 6 年（1~28 年）的 45 例患者中，只有 4% 的贮袋活检发现异型增生，没有癌变的证据[157]。

迄今为止，只有少数病例报道回肠贮袋或吻合区域发生癌变[158-161]。意外之处是多数癌变发生在接受完全黏膜切除和手工缝合吻合的患者中。在 Chambers 的一项 meta 分析中，有 25 例确定为贮袋或 ATZ 的腺癌。在这 25 例患者中，肿瘤发生在贮袋（11 例）、吻合口（4 例）、残留的直肠袖口黏膜（4 例）、肛管（3 例）和切除贮袋残留的输入袢（1 例）[54,162]。

在最近的一篇综述中，Branco 及同事发现 UC 患者 IPAA 术后发生腺癌比较罕见[163]，由此认为 IPAA 术后癌变可能发生在黏膜切除术后或吻合器吻合术后。此外，他们认为 UC 无论是否合并结直肠癌，IPAA 术后都有可能发生癌变，并且与术前的癌变或异型增生是否累及直肠无关。鉴于贮袋异型增生的出现以及贮袋癌变的可能，IPAA 术后需要每年进行临床和内镜的随访。

（四）贮袋失败

贮袋失败的定义各异，公认的定义是贮袋失败意味着需要永久的预防性回肠造瘘(分流粪便)或者由于贮袋特有的并发症而需要移除贮袋。大规模病例系列报告的失败率为3%~30%[120,142,144,164-166],在Mayo Clinic的病例系列研究中,8%的患者最终需要进行贮袋切除或永久性回肠造瘘[30,167]。贮袋失败的最常见原因(单独或联合)包括吻合口瘘和盆腔脓毒症、严重腹泻、CD和无法控制的排便失禁。只有2%的贮袋失败是以特发性贮袋炎作为唯一原因。在贮袋失败的患者中,75%发生在1年内,12%在2年内,12%在3年内。所幸贮袋失败相对少见。早期贮袋失败几乎均与技术问题或原手术相关的并发症有关,晚期贮袋失败更常见的原因是慢性贮袋炎或贮袋内CD。

当手术治疗贮袋失败时,选择的方案包括从贮袋近端的回肠末端建立回肠造瘘或切除贮袋之后构建Brooke回肠造瘘或自控性造瘘(Kock贮袋)。贮袋切除术是一种主流的手术方式,但是围手术期并发症较多。关于贮袋切除术后结果的数据很少。Karoui及同事的一项小规模回顾性研究报告了68例患者的转归,这些患者接受了贮袋切除联合末端回肠造瘘(61例)或自控性Kock回肠造瘘(7例)。在该研究中,早期并发症(定义为术后30天内)发生率为62.3%,晚期并发症(定义为术后30天以后)发生率为57.3%,另外死亡率为1.3%。中位随访时间为30个月,最常见的晚期并发症为会阴损伤(40.3%)和小肠梗阻(14.9%)。7%的患者出现会阴疼痛和性功能障碍[168]。

鉴于贮袋切除的高风险,另一种手术(如分流性环形回肠造瘘和贮袋原位搁置)是另一种值得的选择。该手术的优势包括避免在技术上具有挑战性的盆腔剥离术,避免对盆腔器官的潜在损伤以及相关的感染并发症(如盆腔脓肿)和会阴伤口未愈合的风险。贮袋原位搁置的缺点包括持续性盆腔疼痛和贮袋引流、贮袋黏膜或ATZ恶变。目前有关这两种方案的研究评估少见。Kiran的研究纳入了136例贮袋失败的患者,他们接受了贮袋切除术($n=105$)或贮袋原位搁置的环形回肠造口术($n=31$)。研究的中位随访时间为9.8年,接受贮袋切除术的生活质量显著优于仅接受分流性回肠造瘘。这些结果也与其他研究的贮袋切除术后的生活质量优于环形回肠造瘘的结果相一致。

(五) 性功能障碍

据Michelassi的研究,男性的阳痿和逆行射精的发生率分别为1.5%和4%。术后7%的女性出现性交疼痛[27,28]。IPAA的早期研究集中于生理评估,最近的研究集中于多领域的生活质量评估。使用经过验证的调查工具(包括男性的勃起功能国际指数和女性的性功能指数)对IPAA患者的性功能进行了前瞻性评估,使用简明IBD问卷评估总体生活质量,比较术前、术后6个月和术后12个月的评分。在完成研究的59名患者中,男性性功能和勃起功能评分在术后12个月仍保持较高水平,女性性功能在术后12个月也有所改善。IPAA术后男性和女性的生活质量均有改善[171]。其他关于IPAA术后的研究也有类似的改善情况[172,173]。

(六) 生活质量

生活质量是UC患者选择何种手术的决定因素。多项分析UC手术疗效的研究表明,无论是结直肠切除术联合永久性回肠末端造瘘术还是重建性结直肠切除术,多数患者都对手术效果满意并且拥有正常的生活方式。在Pemberton及同事的一项生活质量研究中,UC和FAP患者对Brooke回肠造瘘术(93%)或IPAA(95%)均非常满意[93]。与IPAA相比,Brooke回肠造瘘术对日常活动(如性生活、体育活动、社会互动、工作、娱乐、家庭关系和旅行)产生不利影响的可能性更大。

Fazio及同事使用Cleveland全球生活质量量表前瞻性评估了IPAA术后的长期生活质量和功能预后。中位随访时间为5年,结果显示术后2年生活质量有所提高,这种变化可能与完全自控性排便的改善有关(从术前的75.5%增加到术后的82.4%)。虽然随着时间的推移,自控性排便能力有所下降,但是变化并不显著,整体来仍有所提高,75%的患者在术后5至8年内有完全自控性排便能力。根据这项研究,患者的功能、生活质量或满意度没有随着时间而下降,98%的患者在5年后还继续向其他患者推荐此类手术[54,174]。

(七) 远期预后

全结直肠切除联合IPAA手术复杂,并发症发生率高。在多个病例系列研究中,总发病率仍在25%~30%之间[27,28,175]。不过在术后并发症中,贮袋失败相对罕见。根据Mayo Clinic的一项关于1 885例IPAA手术治疗UC的综合研究,在术后超过20年的随访期间(平均11年)内[30],贮袋的总体成功率为92%。术后5年、10年、15年和20年的成功率分别为96.3%、93.3%、92.4%和92.1%。随着时间的推移,平均日间大便频率从1年的5.7次增加至20年的6.4次,夜间大便频率也从1.5次增加至2.0次。日间频繁的大便失禁发生率从5%增加至11%,夜间从12%增加至21%。在长期随访中,发现的大便频率和失禁的增加可能是由于几十年来出现的贮袋体积增大和松弛,老年患者的肛门括约肌复合体功能下降可能是加重的因素。不过本研究认为对于需要结直肠切除术的UC和未定型结肠炎,IPAA是一种可靠的手术方式,它显示了良好且持久的临床结局和功能预后。

(八) 贮袋切除和重建手术

出现并发症(包括吻合口瘘、盆腔脓肿、瘘管形成、狭窄和贮袋功能障碍)的患者,若在多次修复失败之后仍希望保持肠道连续性,IPAA重建是最好的治疗方法,适用于会阴健康、括约肌功能正常、CD患病概率较低的患者。如果可能的话,将贮袋从先前的吻合处断开,修整后再次吻合。如果贮袋不能再充分发挥功能,需要重建一个新的贮袋。

九、结肠切除术和回肠直肠吻合术

结肠切除术联合IRA的目的是切除病变的结肠黏膜,减少出血、恶变和发展为暴发性或中毒性结肠炎的风险,同时保留直肠对粪便和气体的控制能力,避免复杂盆腔手术的并发症。IRA的基本理念是该手术能避免永久性造瘘,减少或避免盆腔内脏神经损伤(从而维持贮袋和性功能),避免会阴伤口及相关并发症,并且手术相对容易实施。如有必要,也不排除其他手术方案[176-179]。反对该手术的理由同样令人信服：近 40% 的患者需要后续直肠切除术，多达 50% 的患者效果不佳，27 年后残留直肠发生癌变的风险接近 17%[179,180]。

Pastore 及同事对 48 例接受 IRA 的 UC 患者和 42 例 CD 患者进行了一项研究，结果显示 84% 的 UC 患者和 91% 的 CD 患者的生活质量有所改善[181]。1 例 UC 患者术后 11.5 年发生直肠残端癌，术后 12 年无癌症的概率为 85.7%。

对于直肠病变轻微或无直肠受累的 CD 患者，IRA 联合病变结肠切除是一种合适的手术方式。作为一种保肛手术，IRA 在不适合 IPAA 的高危或老年 UC 或病情相对较轻 UC 的外科治疗中仍有一席之地。对于拟行 IRA 或 IRA 术后的患者，关键在于知晓对直肠进行密切监测的必要性，因为残留的直肠黏膜可能发生恶变。IRA 术后患者的生活质量很高，患者可以保持积极、丰富的生活方式。

（一）患者选择

IRA 适用的情况是患者的直肠扩张性较好且轻微受累（如 UC、CD），同时患者愿意接受直肠癌的随访筛查。回肠直肠吻合术没有年龄限制，但是对于老年患者（尤其是老年女性），肛门括约肌功能障碍会出现较差的功能结局，这一点必须考虑在内。在拟行结肠切除术联合 IRA 之前，肛门直肠生理测试可用于老年患者以评估术后生理功能。

（二）并发症

择期 IRA 的手术死亡率为 2%～8%。在 Leijonmarck 及同事的 UC 病例系列研究中，接受择期一期手术的 43 例患者中有 7 例（16%）出现并发症。术后死亡 2 例（4%），平均随访 13 年，22 例（43%）在随访期间 IRA 保持功能。术后 10 年 IRA 功能正常的概率为 51%。全直肠切除的原因包括残留直肠的复发性炎症（23 例）、异型增生（3 例）和术后并发症（3 例），未发现直肠癌。

（三）生理学

IRA 的主要优点是保留维持自主排便的关键解剖学机制，包括直肠壶腹、盆底和肛门内外括约肌。但是近端结肠的吸收能力丧失，回肠内容物持续进入直肠残端中。

直肠残端应该体积够大且顺应性好，以适应被动调节。顺应性取决于直肠壁的弹性，在活动性炎性疾病中，顺应性调节会因炎症而受损。直肠顺应性与炎症的严重程度呈负相关。炎症越重，顺应性越差，临床表现为腹泻；反之，炎症越轻，直肠顺应性越好，每天排便就越少。IRA 术后患者的括约肌功能与正常人群相似。在 IRA 术后炎症静止期或轻微炎症的患者中，直肠在 3～6 个月内逐渐适应回肠内容物的流入，开始逐渐吸收钠离子和水。与之相反，直肠黏膜炎症会导致直肠顺应性和容量降低，钠离子和水的吸收受损，从而导致粪便量增加，出现排便频率增加、里急后重和排便失禁。

IRA 术后患者的生活质量很高，患者可以保持丰富的生活方式。然而患者也知道自己不是完全治愈，因此必须经常接受随访检查，总体满意度有所降低。

十、结肠造瘘术在溃疡性结肠炎的治疗管理

对于 UC 患者，择期或急诊进行部分结肠切除术和结肠造瘘术没有治疗作用。部分结肠切除术切除左侧结肠而未受累的近端结肠保持完整，通常会导致疾病复发。不提倡使用直肠乙状结肠切除术、结肠肛管吻合术和盲肠肛管吻合术用于治疗 UC。中毒性或暴发性结肠炎的急诊外科术式最好是结肠切除术、Brooke 回肠造瘘术和直肠残端的锁边缝合。Malecot 导管可在直肠中放置 48～72 小时以对直肠残端进行减压，减少直肠残端破裂和盆腔脓肿的发生。一旦患者康复同时生理和营养异常得到纠正，随后可进行伴有或不伴有 IPAA 的完全性直肠切除术。

十一、风险-收益分析

（一）常规回肠造瘘术

Brooke 回肠造瘘术安全可靠，适用于需要结直肠切除术的 IBD 患者。然而并非完全没有并发症（表 117.2）。多达 30% 的患者会出现脓毒症，20%～25% 需要翻修造瘘口，15% 发生小肠梗阻，多达 30% 可能出现造瘘口功能障碍。

表 117.2　结肠切除术后手术方案的比较

术式	造瘘	自控排便	死亡率/%	总发病率/%	小肠梗阻/%	会阴伤口并发症/%	每天大便次数	失败率/%	是否清除所有的病变?	癌变风险	适应的疾病
Brooke 回肠造瘘术	有	无	<1.0	19～70	15	33	N/A	—	是	0	CD, UC, FAP
自控性回肠造瘘术	有	有	<1.0	15～60	7	35	3～5	50	是	†	UC, FAP
IPAA	无	有	<1.0	30～50	22	N/A	5～7	8	是*	*	UC, FAP
IRA	无	有	2.5～8.0	16～20	15	N/A	1～3	24～60	否	15(30)年	CD, UC

*在超过 12 000 例 IPAA 术后病例中，有 10 例发生直肠袖口黏膜或贮袋的癌变。

†已报告 2 例 Kock 贮袋肿瘤（自控性回肠造口术）。

最长随访时间为 13 年。

CD，克罗恩病；FAP，家族性腺瘤性息肉病；IPAA，回肠贮袋-肛管吻合术；IRA，回肠直肠吻合术；N/A 不适用。

(二) 自控性回肠造瘘术

虽然构建了人工造瘘口,但是不需要外部装置就能控制排便,这是Kock贮袋的一个主要优点。自控性回肠造瘘术的主要问题是并发症的发生率高,多为乳头阀的滑脱导致排便失禁或完全梗阻,而且这些并发症几乎都需要二次手术治疗。IPAA的成功使得自控性回肠造瘘术成为过去式,现在很少进行这种术式了。

(三) 回肠贮袋-肛管吻合术

IPAA的主要优点是能成功恢复多数患者的自主排便能力,主要缺点是并发症相对较高(约30%)。几乎所有患者在术后早期都会出现偶发性排便失禁,尤其是在夜间。约10%的患者遭受日间严重排便失禁的困扰,但是在4年后这种情况减少至几乎为零。其他并发症包括盆腔脓毒症、吻合口狭窄、瘘管形成、窦道、贮袋渗漏和小肠梗阻。随着外科医生手术经验的增加,这些并发症的发生率已经降低。目前最主要的缺点是贮袋的非特异性炎症,但是对大多数患者而言,仅使用抗生素即可有效治疗。当病情严重且反复发作时,贮袋炎会导致手术失败,好在这种情况并不常见。虽然存在这些问题,但是IPAA的益处是显而易见的:切除所有病变肠段、避免造瘘和可以自控性排便。

(四) 回肠直肠吻合术

IRA的主要优点是直肠解剖没有遭到手术破坏,排便的正常途径保持完整,膀胱功能或性功能障碍的发生率低,也没有会阴伤口(见表117.2)。许多患者的总体功能预后非常好。

IRA的主要问题是残留患病或潜在患病的黏膜。少数患者的炎症性改变确实会消退,但是多数患者的疾病状态继续进展。后续问题包括吻合口愈合不良(IRA术后死亡率相对高于自控性回肠造瘘术和IPAA的原因)、需要持续抗炎治疗、反复血便和黏液便、炎症加重时出现排便失禁和腹泻以及恶变的风险。

(刘文正 译,闫秀娥 黄永辉 校)

参考文献

第 118 章　肠道缺血

Paul Feuerstadt, Lawrence J. Brandt 著

章节目录

肠道缺血产生的疾病广泛，取决于损伤发作，持续时间和原因、受累肠道的面积和长度、受累血管以及侧支血流建立的程度。这些因素的变异性不仅影响缺血性事件的表现，还影响其治疗和预后。缺血性损伤可以是急性的，也可以是慢性的，是由肠道的动脉供血或静脉引流紊乱引起的，可累及小肠、结肠或两者兼有（表 118.1）。结肠镜检查、血管造影术、CT 和其他成像方式的开发和广泛应用已经可识别胃肠道的各种类型的缺血性损伤，包括急性肠系膜缺血（AMI）、慢性肠系膜缺血（CMI）、局灶节段性缺血（FSI）、结肠缺血（CI）和肠系膜静脉血栓形成（MVT）。这些疾病有各种可用的治疗方法，包括支持性措施、药物治疗、血管内介入治疗和手术。在本章中，我们讨论并更新了胃肠道缺血性损伤的范围及其管理。

表 118.1　肠缺血的类型和大约发生的频率

类型	频率/%
结肠缺血*	75
急性肠系膜缺血*	25
局灶节段性缺血*	<5
慢性肠系膜缺血	<5

*包括肠系膜静脉血栓形成。肠系膜静脉血栓形成可表现为结肠缺血、急性肠系膜缺血或局灶节段性缺血。

一、内脏循环解剖学

腹腔动脉或腹腔干（CA）、肠系膜上动脉（SMA）和肠系膜下动脉（IMA）几乎为消化道提供了所有的血流[1]。肠系膜循

环接受 20%~25% 的静息心输出量和 35% 的餐后心输出量，70% 的肠道血流被输送到黏膜和黏膜下层，而其余的则被输送到黏膜肌层和浆膜层[2]。不同个体的血管解剖结构存在显著差异，但在局部解剖和腹部血管造影研究中已出现了典型的模式。

（一）腹腔动脉

腹腔动脉（CA）（图 118.1）起自腹主动脉，通常产生 3 个主要分支：胃左动脉、肝总动脉和脾动脉。肝总动脉发出胃十二指肠动脉、胃网膜右动脉和胰十二指肠上动脉前支。脾动脉发出胰腺和胃网膜左动脉分支。腹腔动脉及其分支供应胃、十二指肠、胰腺和肝脏。

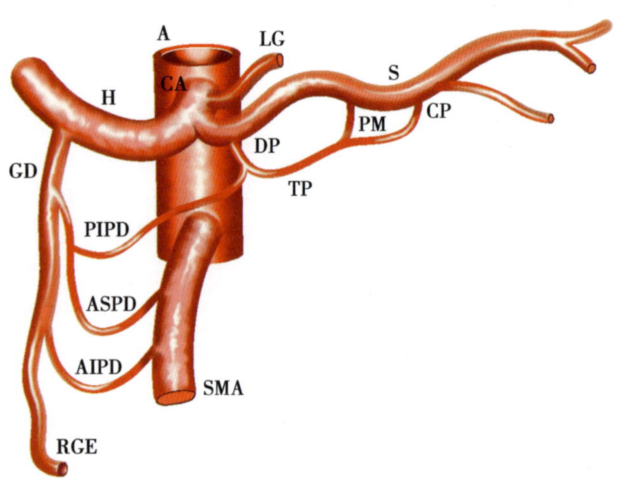

图 118.1 典型的腹腔动脉（CA）解剖结构图及其与肠系膜上动脉（SMA）的吻合。A，主动脉；AIPD，胰十二指肠前下动脉；ASPD，胰十二指肠前上动脉；CP，胰尾动脉；DP，胰背动脉；GD，胃十二指肠动脉；H，肝总动脉；LG，胃左动脉；PIPD，胰十二指肠后下动脉；PM，胰大动脉；RGE，胃网膜右动脉；S，脾动脉；TP，胰横动脉；SMA，肠系膜上动脉。（From Nebesar RA，Kornblith PL，Pollard JJ，Michels NA. Celiac and superior mesenteric arteries：a correlation of angiograms and dissections. Boston：Little，Brown；1969）

（二）肠系膜上动脉

肠系膜上动脉（SMA）（图 118.2）起源于胰腺颈部附近的腹主动脉，它产生 5 条主要血管：胰十二指肠前下动脉和后下动脉、中结肠动脉、右结肠动脉和回结肠动脉，以及一系列空肠和回肠分支，所有这些分支均供应其命名的肠道部分。这些肠分支通常形成一系列拱形网，从拱廊末端开始，发出许多直血管，进入肠壁为其供血。

（三）肠系膜下动脉

肠系膜下动脉（IMA）（图 118.3）起自靠近十二指肠下缘的腹主动脉分叉上方 3~4cm 处。分支进入左结肠动脉，发出多个乙状结肠分支，并作为直肠上动脉终止。肠系膜下动脉及其分支供应从远端横结肠至近端直肠的左半大肠。远端直肠由髂内动脉（腹下动脉）分支供血。

（四）侧支循环与吻合循环

胃、十二指肠和直肠丰富的侧支循环是这些区域缺血性

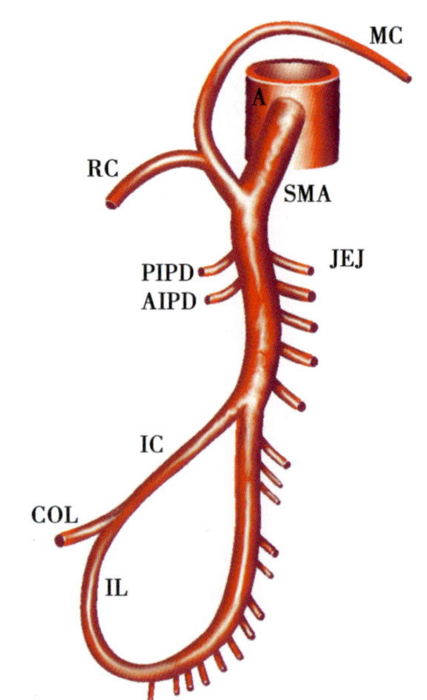

图 118.2 典型肠系膜上动脉解剖结构图。SMA，肠系膜上动脉；PIPD，胰十二指肠后下动脉；AIPD，胰十二指肠前下动脉；COL，结肠支；IL，回肠支；IC，回肠结肠动脉；JEJ，空肠支；MC，结肠中动脉；RC，右结肠动脉。（From Nebesar RA，Kornblith PL，Pollard JJ，Michels NA. Celiac and superior mesenteric arteries：a correlation of angiograms and dissections. Boston：Little，Brown；1969.）

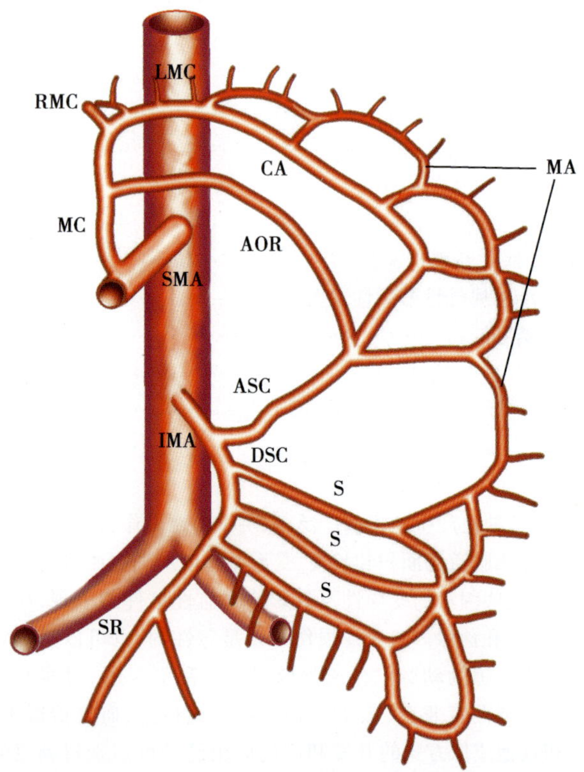

图 118.3 典型 IMA 解剖结构及其与 SMA 吻合的示意图。LMC，结肠中动脉左支；SMA，肠系膜上动脉；IMA，肠系膜下动脉；RMC，结肠中动脉右支；MC，结肠中动脉；CA，中央动脉；AOR，Riolan 动脉弓；ASC，左结肠动脉升支；DSC，左结肠动脉降支；S，乙状结肠支；SR，直肠上动脉；MA，边缘动脉。（From Nebesar RA，Kornblith PL，Pollard JJ，Michels NA. Celiac and superior mesenteric arteries：a correlation of angiograms and dissections. Boston：Little，Brown；1969.）

病变较少的原因。脾曲和乙状结肠的吻合较少，缺血性损伤在这些部位更为常见。CA 和 SMA 之间的主要吻合由 CA 的胰十二指肠上支和 SMA 的胰十二指肠下支形成。这些血管构成胰十二指肠动脉弓，为十二指肠和胰腺提供血液。SMA 和 IMA 之间有 3 条潜在的交通途径：Drummond 边缘动脉，其最接近并平行于结肠壁；中央吻合动脉，一个较大、更居中的血管；Riolan 动脉弓，位于肠系膜底部的动脉。在 SMA 或 IMA 闭塞的情况下，血管造影可确定称为蜿蜒动脉的大侧支循环，它代表扩张的中央吻合动脉或 Riolan 动脉弓（图 118.4）。在结扎 IMA 之前，确定弯曲动脉内的血流方向至关重要，例如在腹主动脉瘤手术期间，以避免 IMA 是由于 SMA 闭塞而成为向小肠供血的主要血管。

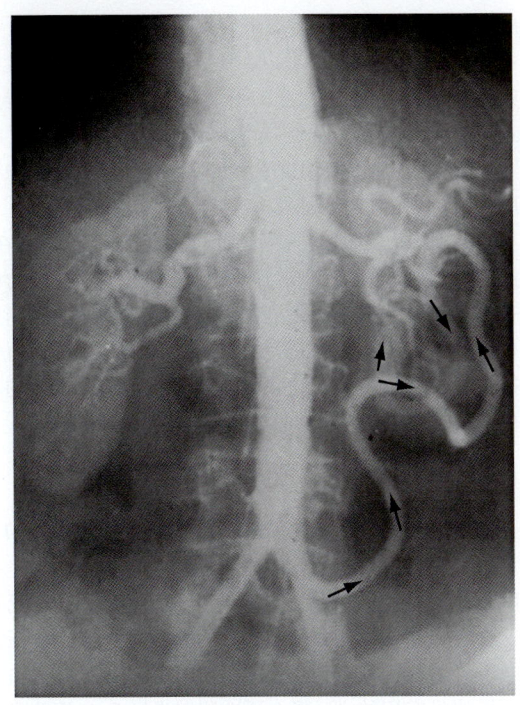

图 118.4 SMA 闭塞患者的腹主动脉造影平片。一条明显的蜿蜒动脉的存在，表明同侧通道已经存在了一段时间，并且闭塞不是急性的。箭显示了从 IMA 到 SMA 的流动方向。如果结扎该 IMA，侧支血流将受阻，并可能导致肠和结肠坏疽。(From Boley SJ, Brandt LJ, Veith FJ. Ischemic disorders of the intestines. Curr Probl Surg 1978;15:29.)

二、病理生理学和病理学

肠道缺血性损伤是由于缺乏维持细胞完整性所必需的氧气和营养物质所致。值得注意的是，肠道可以耐受肠系膜血流量和耗氧量减少 75% 长达 12 小时，而光学显微镜检查没有任何变化，这是因为任何时候只有五分之一的肠系膜毛细血管是持续开放的，当氧气输送减少时，肠道通过增加氧气摄取来适应[3]。然而，在血流量低于临界水平时，这些代偿机制不堪重负，不再有较长的保护作用。

当大血管闭塞时，侧支循环立即开放，以应对阻塞远端的动脉压下降，只要阻塞远端的血管床压力低于体循环压力，侧支血管就会保持开放。然而，在缺血数小时后，阻塞的血管床发生血管收缩，血管内压力增高，侧支血流量减少。如果持续时间过长，血管收缩可能变得不可逆转，即使在缺血性事件原因纠正后仍持续存在。这种持续性血管收缩解释了在心脏功能得到充分纠正后，在 SMA 栓子切除术和切除所有不可逆损伤肠后数小时至数天内，在没有动脉或静脉阻塞的情况下，肠缺血性病变仍进行性加重是发生坏疽的原因。

肠道血流量受全身各个系统、体液、局部和神经的影响。交感神经系统主要通过 α-肾上腺素能受体，在维持静息内脏小动脉张力方面具有重要作用，其他血管活性物质，包括血管紧张素Ⅱ、血管加压素和前列腺素，也与缺血性损伤的发病机制有关。

缺血损伤既源于缺血期间的缺氧，也源于血流恢复时的再灌注损伤。在再灌注过程中出现了更多短暂缺血的再损伤，但随着缺血时间的延长，缺氧变得比再灌注更有害[2]，缺血 3 小时和再灌注 1 小时后的损伤比缺血 4 小时后更严重。再灌注损伤可归因于许多因素，尤其是活性氧和氮衍生的自由基，这些自由基可损伤组织中的一系列分子，包括核酸、膜脂质、酶和受体。这种广泛的损伤可导致黏膜屏障通过细胞裂解、细胞功能受损和缺血组织再灌注坏死而受损[2]。

活性氧在介导胃肠道缺血性损伤中的作用已得到确认，但人们对缺血和再灌注损伤机制的理解仍在不断发展[4]。最近的研究揭示了新机制和关键蛋白的病理生理作用，如缺氧诱导因子（HIF-1）、P-选择素（P-selectin）、黏膜地址素-细胞黏附分子-1（MAdCAM-1）和血小板。最初的缺血损伤会增加 HIF-1，这是一种触发肠道炎症反应的必需蛋白质[2]。再灌注损伤是一种炎症状态，其特征是白细胞的募集是一个限速步骤。P-选择素是活内皮细胞表面的一种细胞黏附分子，它排列在血管的管腔表面，并介导白细胞附着以启动该过程[5]。在肠缺血后，MAdCAM-1 上调，导致 $CD4^+$ 和 $CD8^+$T 细胞的募集增加，并通过中性粒细胞浸润和白蛋白外渗促进炎症[6]。血小板通过黏附于毛细血管内皮，导致微血管灌注和 Toll 样受体减少。该反应将先天性免疫系统和适应性免疫系统联系起来，进一步介导肠道损伤[2]。

消化道特定节段对缺血性损伤的耐受性存在很大的差异。Hundscheid 等前瞻性地对 10 例接受结肠手术的患者和 10 例接受胰腺十二指肠切除术的患者暴露于 60 分钟的缺血发作，随后是不同的再灌注期。比较不同时间点缺血区域的病理样本。结果显示，缺血 60 分钟后，结肠上皮保持完整，而空肠绒毛顶端发生广泛损伤。再灌注后，结肠上皮细胞未受到明显影响，仅表现出有限的细胞凋亡，而空肠在绒毛和隐窝中表现出广泛的细胞凋亡[7]。这些对缺血的不同应答在临床上得到反映，AMI 患者的死亡率和不良预后风险最高，而 CI 患者的风险最低。需要进一步的研究来阐明这些不同反应的微观和病理生理机制。

三、急性肠系膜缺血

肠道缺血可分为急性或慢性以及静脉或动脉源性。在急性类型中，肠道的生命力受到威胁，而在慢性类型中，血流量不足以支持肠道的功能需求。急性肠系膜缺血比慢性肠系膜缺血更常见，动脉疾病比静脉疾病更常见。急性肠系膜缺血（AMI）的动脉类型包括：SMA 栓塞［SMAE（肠系膜上动脉栓塞)]、非闭塞性肠系膜缺血(NOMI)、SMA 血栓形成[SMAT(肠系膜上动脉血栓形成)]和 FSI(局灶节段性缺血)(表 118.2)。

表 118.2　急性肠系膜缺血的原因和大概的发生率

原因	发生率/%
肠系膜上动脉栓塞	45
肠系膜动脉闭塞性疾病	25
非闭塞性肠系膜缺血	20
肠系膜静脉血栓形成	5~10
局灶节段性缺血	5

AMI 是由于小肠全部或部分血流量不足所致,可累及右半结肠,因为其血供来自 SMA。无论缺血性损伤的原因是什么,最终结果都是相似的:一系列肠道损伤,范围从肠功能一过性改变到透壁性坏疽。临床表现随缺血损伤的范围和严重程度而改变,在较小程度上随其原因而改变。

(一) 发病率

在 1 000 例住院病例中,AMI 只占不到 1 例[8]。马里兰州的一项研究回顾了 2009—2013 年间的住院病例,结果显示 AMI 约占所有住院病例的 0.07%[9]。在过去的几十年里,由于人们对这种疾病的认识不断提高、人口老龄化以及 ICU 的普及,这一数字有所上升,ICU 挽救了以前可能死于心血管疾病,但现在由于原发疾病的推迟而存活到发生 AMI 的患者。AMI 的发病率随年龄呈指数增加,在 75 岁以上因急腹症就诊的患者中,AMI 比急性阑尾炎更常见[10]。近期针对 AMI 病因的回顾性研究表明,肠系膜动脉闭塞性疾病(MAOD。以前称为 SMA 血栓)的发生率最高(54%~68%),其次是 SMAE,发生率为(26%~32%)[11-12],其余 10%~20% 为 NOMI。SMAE 和 NOMI 的发生率低于过去几十年,这可能是由于栓塞风险因素管理和 ICU 监测的进展,能够及时纠正低血压和血容量不足;心律失常的有效管理;以及使用保护血管床免受痉挛的全身血管扩张剂[13]。

(二) 临床特征

AMI 的早期识别需要高度的怀疑指数,尤其是年龄大于 50 岁、患有长期且控制不佳的心力衰竭、心律失常、近期心肌梗死或低血压的患者。具有任何这些风险因素的患者,发生突发性腹痛应提示有 AMI 的可能。然而,年轻患者并非没有患 AMI 的风险,尤其是正在使用血管活性药物(如去氧肾上腺素、安非他明、曲坦类)或正在使用可卡因或有潜在血栓形成倾向的患者。因此,不明原因的、持续的严重腹痛应及时考虑 AMI 的可能。严重腹痛急性发作前数周至数月的餐后腹痛史,仅与肠系膜动脉闭塞性疾病(MAOD)和慢性肠系膜缺血(CMI)相关。

AMI 患者多有急性腹痛[11-12]。在病程早期,AMI 的疼痛远比体格检查结果令人印象深刻。起初疼痛很严重,但腹部通常平坦柔软,有时不柔软或柔软明显低于疼痛的严重程度。"与腹部不成比例的疼痛"的典型描述在 AMI 中似乎没有以前认为的那么常见。在 2000—2010 年的 10 年中,估计只有 29% 的患者有这种发现[11]。这种下降可能反映了 AMI 病因的变化,因为肠系膜静脉血栓(MVT)和非闭塞性肠系膜缺血(NOMI)的发病更为缓慢和不明显,急性疾病如低血压、败血症、休克、心力衰竭、低血容量或心律失常可掩盖了对腹痛的认识。肠系膜上动脉栓塞(SMAE),最常见的是突发的剧烈腹痛,伴有快速且通常有力的排便,最初腹部体征轻微或没有腹部体征[13]。

当疼痛消失时,尤其是当 NOMI 引起 AMI 时,不明原因的腹胀或胃肠道出血可能是 AMI 的唯一指征。腹胀虽然在 AMI 早期不存在,但往往是肠梗死的最先征兆,见于约 25% 的 AMI 患者。右侧腹痛和压痛,伴或不伴粪便中排出褐红色或红色血液,是孤立性升结肠病变的特征,可见于 AMI,因为升结肠和小肠的血液供应均来自 SMA[14]。直肠出血见于 13%~16% 的 AMI 患者[11-12]。在心肺复苏后出现复发性菌血症或败血症的患者中,败血症的可能原因是 NOMI。其导致一段肠道出现亚急性缺血性损伤,此刻成为细菌移位的门户[15]。尽管败血症可使用抗生素成功治疗,但必须切除整个受损肠段,以防止败血症复发。

尽管在肠缺血早期的腹部体征可能很轻微或不存在,但腹部压痛、反跳痛和肌紧张的加重,反映了肠道生存能力的进行性丧失。这种腹部表现强烈提示存在肠梗死。从腹痛发作到肠梗死的进展速度并不随缺血的具体原因而变化,而是随缺血损伤的严重程度而变化,MVT 的病程通常比 AMI 的动脉病程更为缓慢。

(三) 实验室特征和诊断

入院时,AMI 患者的 WBC 计数通常 >15 000 个/mm^3[11,12],尽管白细胞计数正常并不能排除早期 AMI。鉴于白细胞和血清乳酸水平的诊断准确性较差,以及早期无创检测对这种破坏性疾病的重要性,已评估了各种血清学标志物的诊断准确性。一项系统性综述显示,缺血修饰白蛋白和降钙素原可能是有用的[16],凝血活性测定指标 D-二聚体和反映黏膜损伤的肠型脂肪酸结合蛋白(I-FABP)也具有良好的诊断准确性[16]。假设红细胞分布宽度(RDW)与坏死程度和死亡率相关,但性能结果不一[17]。在一项研究中,发现中性粒细胞与淋巴细胞比率(NLR)(是急性炎症的指标)在>9.9 时是 AMI 的准确诊断标志物,当与 RDW 结合时,它的诊断准确性进一步提高[18]。在因疑似急性血管疾病而接受外科手术的患者中,NLR 还用于术前区分 AMI 与不伴有坏死的其他肠道疾病[19]。在系统综述和荟萃分析中,谷胱甘肽 S-转移酶、肠型脂肪酸结合蛋白(I-FABP)、缺血修饰白蛋白和瓜氨酸均被确定为有前景的 AMI 血清学诊断标志物[20]。鉴于评估的标志物种类繁多,但没有一种测试方法显示比另一种测试方法更好。一个研究组结合了 WBC、RDW、平均血小板体积和 D-二聚体,创建了一个评分系统,该系统显示出对 AMI 有利的灵敏度和特异性[21]。然而,仍需进一步研究确定最可靠和准确的 AMI 诊断标志物。此外,血清标志物升高时,通常提示疾病晚期。目前还没有证明血清标志物可以可靠地诊断早期缺血性肠损伤。

虽然腹部平片的敏感性差(30%)且无特异性,但腹部平片仍可用于评价疑似 AMI 患者。通常在梗死前 AMI 患者的腹平片是正常的。稍后,可看到结构不清的小肠袢、肠梗阻、小肠或升结肠的拇指印(图 118.5),或更晚些时候,可以看到线状肠壁积气征和门静脉或肠系膜血管壁积气。线状肠壁积气和门静脉血管壁积气是肠坏疽的先兆。在一项研究中,平片检查正常患者的死亡率为 29%,而检查异常患者的死亡率为 78%[22]。腹部平片或 CT 放射成像的主要目的是,为了排除局部缺血以外的腹痛原因,这些原因可能需要不同的治疗方法。

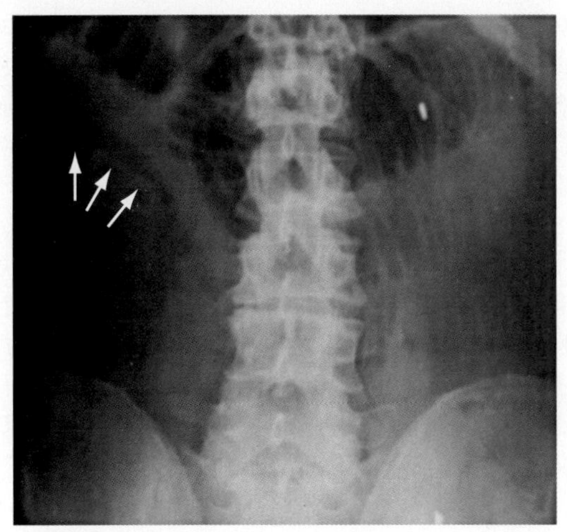

图 118.5 腹部平片显示 1 例 SMAE 所致 AMI 患者的肠梗阻和无形态固定的小肠袢(箭)

多普勒扫描和多普勒血流仪可用于评估疑似 AMI 的患者,但这些技术在临床应用中受到以下因素的限制:只能对内脏大血管的近端部分进行详细的检查,而不能对血管系统的末端部分进行检查;血管闭塞不能诊断为肠缺血,因为在无症状患者中可以观察到完全闭塞;通过 SMA 的血流量变化很大,这可能使解释变得困难;超声不能可靠地诊断 NOMI。

CT 在很大程度上取代了腹部平片用于诊断 AMI,并用于识别动脉和静脉血栓形成以及评估肠损伤[23]。CT 上的表现包括结肠扩张、肠壁增厚、异常肠壁强化、定时静脉注射造影剂后动脉血管缺乏强化、动脉闭塞、静脉血栓形成、肠系膜静脉怒张、肠壁内气体和肠系膜或门静脉壁内气体(图 118.6)、其他器官梗死、腹水,以及可能与肠梗死原因有关的体征,如疝[23]。遗憾的是,CT 上 AMI 的早期征象是非特异性的,晚期征象反映了肠坏死。

在一项对 26 例术前多层螺旋 CT 扫描后行剖腹探查的 AMI 患者的研究中,CT 扫描对闭塞性 AMI 的敏感性和特异性分别为 92% 和 100%[24]。在有腹痛和 CT 表现为肠壁线状积气或门静脉壁积气的患者中,AMI 是最常见的原因。遗憾的是,这些结果也是晚期疾病的征象,并且与高死亡率相关[25]。使用静脉造影剂的 CT(增强 CT)是检测 NOMI 的次优方法,肠壁线状积气和门静脉壁积气是 NOMI 中唯一具有合理特异性的结果[26]。随着放射科医生经验的积累,相对细微的 CT 表现越来越受到重视。肠系膜脂肪滞留和腹腔积水,尽管以前未被认为与 AMI 相关,但似乎提示早期 AMI。实验模型显示肠系膜是对动脉和静脉损伤做出反应的第一个区域[27]。通过在诊断前与放射科医生讨论 AMI 的可能性,更有可能发现这些细微的征象,正确诊断病情[28]。社区医院 CT 扫描的预测价值可能没有这些报告中的那么高,因为这些研究只涉及训练有素的放射科医生,然而,改进的 CT 扫描仪技术可能会产生比过去更高的检出率。

非创伤性血管成像技术(CTA)已被证明是诊断 AMI 的首选影像学检查方法。在一项针对 62 例患者的研究中,认为 19% 的患者通过 CTA 的额外发现改变了临床治疗,而 CT 仅诊断 AMI,并没有改变临床治疗[29]。另一项研究评估了 959 例接受 CTA 检查的疑似 AMI 患者,发现 18.8% 的患者最终诊断为 AMI,其中 47.2% 为闭塞性疾病,47.2% 为 NOMI,5.6% 为 MVT。CTA 诊断 AMI 的准确性高,敏感性和特异性分别为 89.4% 和 99.5%[30]。与年轻队列和急诊科就诊的患者相比,年龄大于 65 岁的患者和接受 CTA 的住院患者更有可能发生 AMI[30]。这些有希望在疑似 AMI 患者中增加 CTA 使用的发现,在一定程度上受到其他研究的影响,其他研究表明,在最初的 CTA 评估中,高达 33% 的 AMI 典型发现(如门静脉壁或

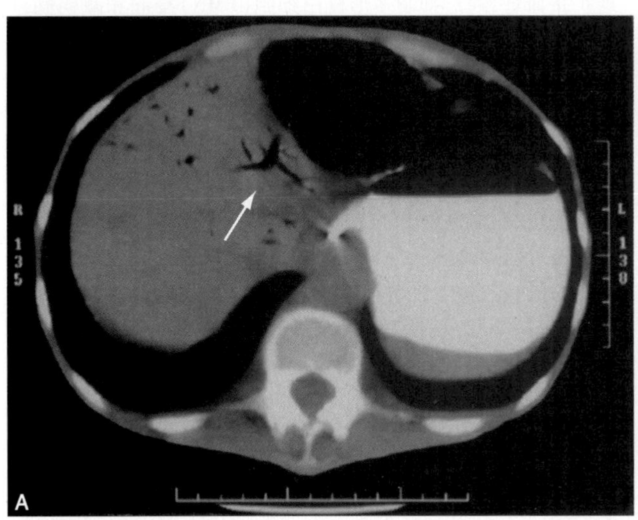

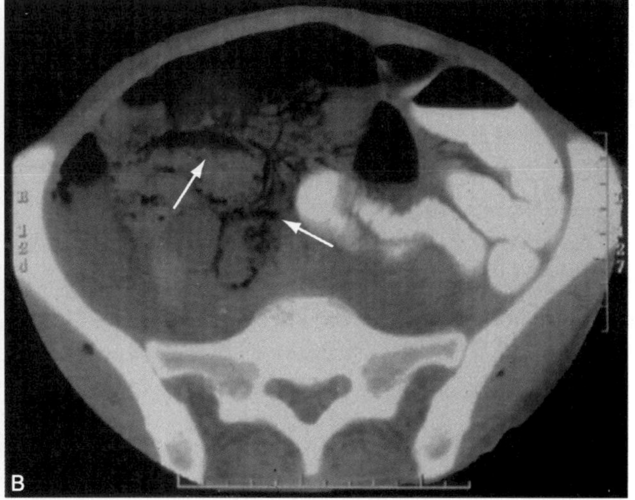

图 118.6 AMI 患者的 CT 扫描显示门静脉壁(A)内有气体(箭),肠壁以及肠系膜及其血管壁(B)内有气体(箭)。肠壁积气,尤其是线状肠壁积气,是缺血性损伤的晚期征象,意味着肠坏死,需要进行探查性剖腹手术

肠壁中的积气)被忽视[31]。尽管如此,CTA 是疑似 AMI 患者的一种高度准确的诊断工具。

选择性肠系膜血管造影联合罂粟碱输注以前是诊断闭塞性和非闭塞性 AMI 的主要方法。在大多数研究中,肠系膜血管造影诊断 AMI 的灵敏度和特异性分别在 90%~100% 和 100% 范围内[32]。尽管血管造影对 SMA 闭塞性疾病的诊断更准确,但如果怀疑 NOMI,仍应坚决地考虑血管造影进行初步诊断[33]。然而,由于获得 CTA 的便利性,使用血管造影作为诊断工具已不再受欢迎[33]。CTA 在检测 SMA 闭塞性疾病方面具有高度准确性,但对于 NOMI 并不可靠。选择性肠系膜血管造影术是一种侵入性手术,伴随着风险,如果不容易获得,可能会延迟手术。相比之下,CTA 无创,应用更广泛。然而,重要的是,在不可逆缺血性损伤发生前早期使用血管造影诊断和治疗 AMI,已被反复证明可以改善 AMI 患者的预后。

磁共振(MR)血管造影和静脉造影也可用于诊断 AMI。MR 可以准确地显示血管,但是,其在 AMI 诊断中的应用受到完成检查所需时间的限制。因此可能导致诊断和治疗延迟。如果血管系统的成像(无论是通过血管造影还是 CTA)不能迅速进行,则建议对疑似 AMI 的患者立即进行剖腹手术。

腹腔镜检查可能在诊断上有用,但也可能产生误导。因为在缺血性损伤早期,血流可能会分流到浆膜,即使黏膜坏死,浆膜也会呈现正常外观。此外,腹腔镜检查可能存在潜在的危险,必须谨慎进行,因为当腹腔内压超过 20mmHg 时,SMA 血流量会减少。

(四) 治疗

我们治疗 AMI 的方法是基于以下几个观察结果。首先,如果在肠梗死之前没有做出诊断,死亡率高的令人无法接受(70%~90%)。其次,大多数患者可通过血管成像检查(CTA 或血管造影)诊断闭塞性和非闭性 AMI(较少)。再次,即使在缺血原因得到纠正后,血管收缩仍可持续存在,是 NOMI 的基础,也是其他形式 AMI 的一个促成因素。最后,通过向 SMA 注入血管扩张剂可以缓解血管收缩。因此,我们治疗方法的基础是早期和更广泛地使用血管成像检查,以及在闭塞性 AMI 和 NOMI 的治疗中,尽可能联合动脉内血管扩张剂。症状持续时间与死亡率平行,因此早期诊断和治疗对于增加生存机会至关重要[34]。

对于 50 岁以上有上述风险因素的患者和年轻患者——尤其那些患有房颤、血管炎、凝血功能障碍和接受血管活性药物治疗的患者——如果突发剧烈腹痛持续数小时以上,应怀疑 AMI。根据图 118.7 所示的流程处理。纳入本方案的绝对适应证较少,包括不明原因的急性腹胀、右侧结肠孤立性缺血的结肠镜检查证据以及无明确原因的酸中毒。

疑似 AMI 患者的初始治疗包括复苏和诊断性影像学检查。复苏包括缓解急性心力衰竭和纠正低血压、低血容量和心律失常。应使用晶体溶液和血液制品进行容量复苏,同时监测电解质水平和酸碱平衡状态,应避免使用血管升压药[33]。血清乳酸水平可用于评估复苏反应[35]。因为 AMI 患者血培养阳性率较高,并且已证明广谱抗菌药物可降低实验动物缺血性肠损伤的范围和严重程度。因此应立即给予广谱抗菌药物(如左氧氟沙星、甲硝唑、哌拉西林-他唑巴坦)治疗[33,35-37]。目前还没有随机对照试验显示抗生素在 AMI 中的益处,而且不太可能进行此类试验。复苏后,应获取腹部平片或 CT 扫描,这不是为了确定 AMI 的诊断,而是为了排除其他原因引起的腹痛。正常放射学成像并不能排除 AMI,理想情况下,是在出现放射学征象之前对患者进行诊断,因为这些征象通常表示不可逆的肠损伤。如果没有明显的替代诊断,应坚决考虑 CTA,选择性 SMA 血管造影的阈值较低。根据血管造影结果和是否存在腹膜炎体征,应按照图 118.7 中的流程对患者进行治疗。

如果非侵入性检测显示肠坏死、穿孔和/或腹膜炎,则需要开放性手术干预[33,35]。当这些不可逆的发现不存在时,是否应该进行血管造影或外科手术干预仍存在争议。该决定最好由各自机构内具有相应设备和临床专业知识的人指导[38]。然而,即使已决定手术,也应考虑术前血管造影,以便在剖腹手术期间和之后对患者进行正确治疗。当单独的手术干预与任何手术之前包括内脏血管造影术的方法进行比较时,血管造影术的使用导致手术频率较低、坏死肠的切除面积缩短、急性肾衰竭和肺衰竭的发生率降低,并且最重要的是,使 AMI 血栓性病因患者的死亡率风险降低 90%[39]。多学科方法对 AMI 患者的治疗至关重要。一项研究组建了一个包括胃肠病学家、血管和腹部外科医生、放射科医生和重症监护专家在内的团队,为所有患者制订了接受包括血管内干预在内的"医疗管理"计划。这种多学科方法在 30 天时的生存率为 95%,在 2 年时的生存率为 89%[40]。另一种看起来很有前景的方法是"混合技术",涉及逆行开放肠系膜血管支架结合坏死肠的手术切除。这可在单次手术中通过手术切除快速再灌注 SMA[41]。在广泛采用该技术之前,还需要进一步的更大规模的试验[42]。

缓解肠系膜血管收缩对于治疗栓塞、血栓形成和非闭塞性低流量状态至关重要。可在术前和术后使用位于 SMA 的血管造影导管,直接输注前列腺素 E_1(PGE_1)或磷酸二酯酶抑制剂罂粟碱来缓解肠系膜血管收缩。前列腺素 E_1 以 20μg 推注给药,随后以 60~80μg/24 小时输注。罂粟碱通过泵以 30~60mg/h 的恒定速率输注。最近,前列腺素 E_1 已成为优于罂粟碱的血管扩张剂,因为小鼠数据显示前列腺素 E_1 可有效地扩张血管,通过抑制多形核白细胞(PMN)浸润和减弱髓过氧化物酶活性,减少缺血/再灌注损伤[43,44]。

血管造影医师也可以尝试直接介入血管闭塞作为一种手术保留措施,急性动脉和静脉肠系膜缺血的血管内介入治疗似乎是安全可行的[45]。这类技术包括抽吸栓子切除术、SMA 溶栓和动脉粥样硬化闭塞的支架植入术。所使用的方法是基于缺血机制、血管闭塞的长度以及低层动脉和远端动脉的外观。血管造影术和长期输注血管扩张剂的并发症包括血管造影术后的一过性急性肾小管坏死、动脉穿刺部位的局部血肿、导管移位和动脉导管上的纤维蛋白凝块。血管扩张剂输注 5 天以上未见明显的全身影响。

抽吸栓子切除术/血栓切除术是 SMA 近端栓塞最常进行的血管造影手术。采用经股动脉顺行入路,在栓子内置入导引导管,并使用注射器在撤出鞘管的同时抽吸栓子,一般需要多次通过才能完全清除栓子[46,47]。该技术的最大风险是血凝块的远端栓塞,但由于近端侧支循环形成,这似乎不会明显影响结局[47]。

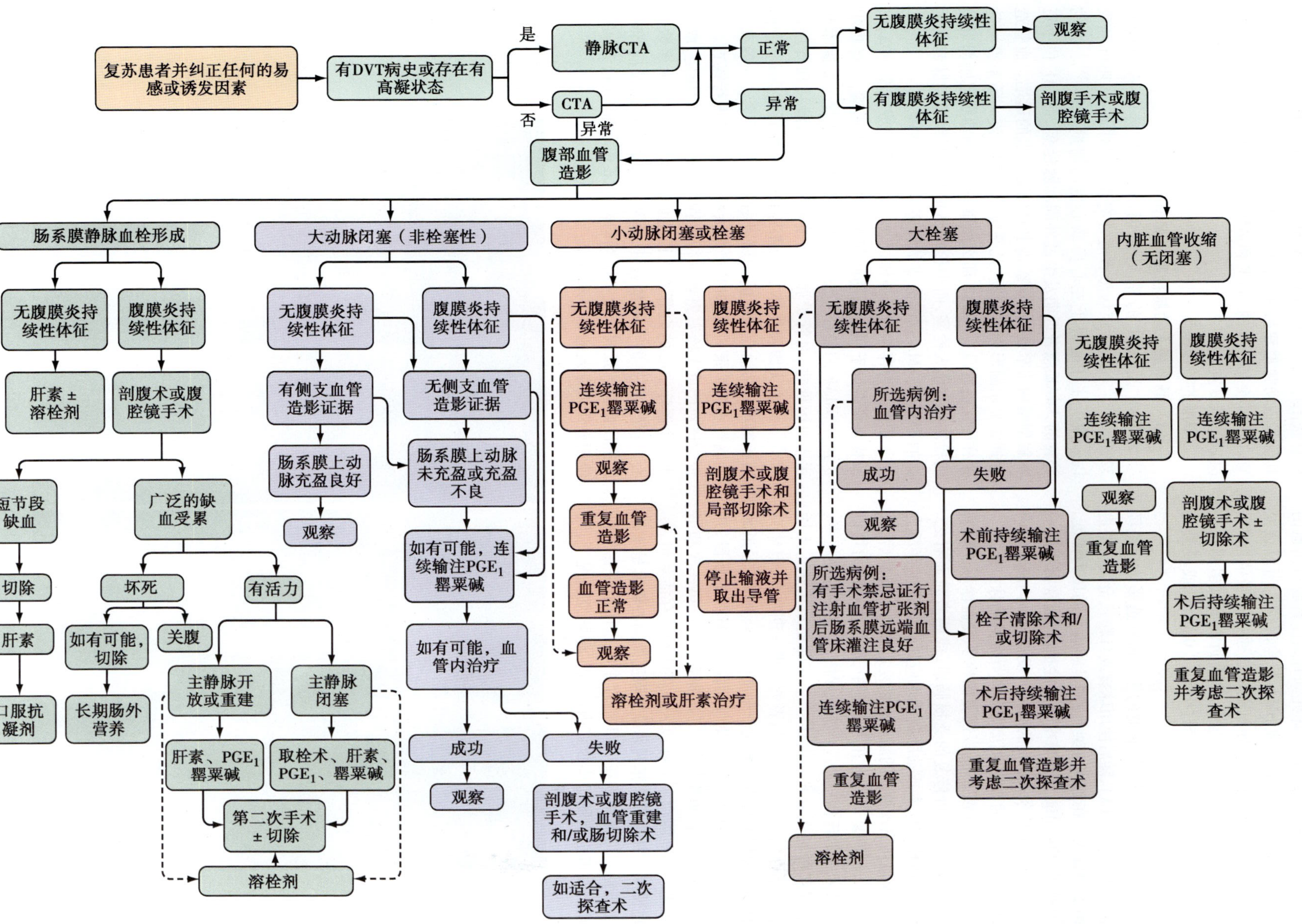

图 118.7　肠缺血的诊断和治疗流程图。CTA，计算机断层扫描血管造影；DVT，深静脉血栓形成。实线表示常规管理计划，虚线表示替代管理计划。（Modified from Brandt LJ, Boley SJ. AGA technical review on intestinal ischemia: American Gastrointestinal Association. Gastroenterology 2000;118:954; corrected version in Gastroenterology 2000;119:281.）

118

SMA 溶栓很少用作单独治疗。因为考虑到血栓传播和肠坏死的风险,以及如果肠已经坏死则有急性胃肠道出血的风险,通常没有足够的时间完成 SMA 溶栓治疗。当对透壁性肠梗死的怀疑较低,且大部分血凝块已通过抽吸清除时,该技术可用作辅助治疗[47]。通过在 SMA 近端放置多侧孔导管并输注组织型纤溶酶原激活剂(0.5~1.0mg/h)或尿激酶(120 000IU/h)进行溶栓治疗[46]。

目前对潜在狭窄或闭塞性病变的主要血管造影治疗是经皮腔内血管成形术(PTA),随后使用球囊或自膨式金属支架进行血管内支架置入。在置入支架后,测量跨病变的压力梯度。如果压力梯度>12mmHg,则再狭窄的风险很高,通常需要进一步的干预[48]。PTA 最令人担忧的两种并发症包括内膜下层内侵入性球囊扩张导致的 SMA 剥离或导丝导致的动脉穿孔[47]。

在 AMI 中进行剖腹手术,以恢复因栓子或血栓形成阻塞的动脉血流或切除不可修复的受损肠道,或两者兼而有之。栓塞切除术、血栓切除术或动脉搭桥术应先于肠道生存活力的评估,因为最初出现梗死的肠道在恢复足够的血流量后,可能显示出惊人的恢复[33,47]。在手术室中,肠道生存活力可以通过几种技术中的任何一种进行临床评估,包括多普勒超声、脉搏血氧仪和可见光分光光度计[49]。切除血运重建后无活性或疑似有活性的肠短段,所有患者均考虑一期吻合,但休克或多器官功能障碍的患者应避免一期吻合[33]。然而,如果大部分肠道的生存活力存在疑问,则仅切除明显坏死的肠段,并计划在 12~24 小时内再次修复(二次探查)[33]。第一次和第二次手术之间的间隔用于更好地区分存活和非存活肠道,并尝试通过使用动脉血管扩张剂和最大限度提高心输出量来改善肠道血流量。抗凝药物在 AMI 治疗中的应用是存在争议的。肝素抗凝可引起肠道或腹腔内出血。在紧急情况下,唯一可接受抗凝治疗的是肠系膜静脉血栓(MVT),抗凝是 MVT 的首选治疗[33]。否则,术后立即不应常规使用抗凝剂,栓子切除术或动脉重建后 48 小时常见血栓形成,以抗凝治疗为宜。在由栓塞导致的 MVT 和 AMI 的患者中,应考虑终生抗凝以降低复发风险[33]。

AMI 的特定类型

(1) 肠系膜上动脉栓塞(SMAE)

SMAE 是 AMI 的常见原因,目前占病例的 26%~32%[11,12]。栓塞性疾病患者通常突发腹痛伴恶心、呕吐和腹泻。栓子往往起源于左心房或心室的附壁血栓[33]。大约 33% 的 SMAE 患者近期发生过外周动脉栓塞。SMAE 位于正常解剖结构狭窄处,一般紧邻主要分支起点的远端。血管造影通常显示圆形充盈缺损,几乎完全阻塞血流。肠系膜动脉粥样硬化通常没有 SMAT 那么严重。回结肠动脉起始部近端的栓塞被称作大栓塞,而小栓塞是指位于回结肠动脉起始远端的 SMA 或 SMA 远端分支的栓塞(图 118.8)。

依据是否存在腹膜炎体征、栓塞是否部分或完全闭塞,以及栓塞是否位于回结肠动脉起始点上方或更远端,已经提出了治疗 SMAE 的各种方法。SMAE 的治疗包括栓子切除术和手术血运重建、血管扩张剂或溶栓剂动脉内灌注和抗凝治疗[32,33]。在无腹膜炎体征的情况下,使用血管扩张剂和/或溶栓剂可成功治疗轻微的 SMA 小栓塞,无需手术。一般在开始输注血管扩张剂后,对有严重大栓塞的患者进行探查。是否尝试对严重大栓塞患者进行血管内介入治疗的决定,取决于每个医疗中心的血管介入医生的技能[33,47]。在大多数中心,当存在明显的手术禁忌证、无腹膜炎刺激征以及向 SMA 内推注血管扩张剂后栓塞远端的血管床充分灌注时,尝试仅使用血管内介入的非手术治疗。

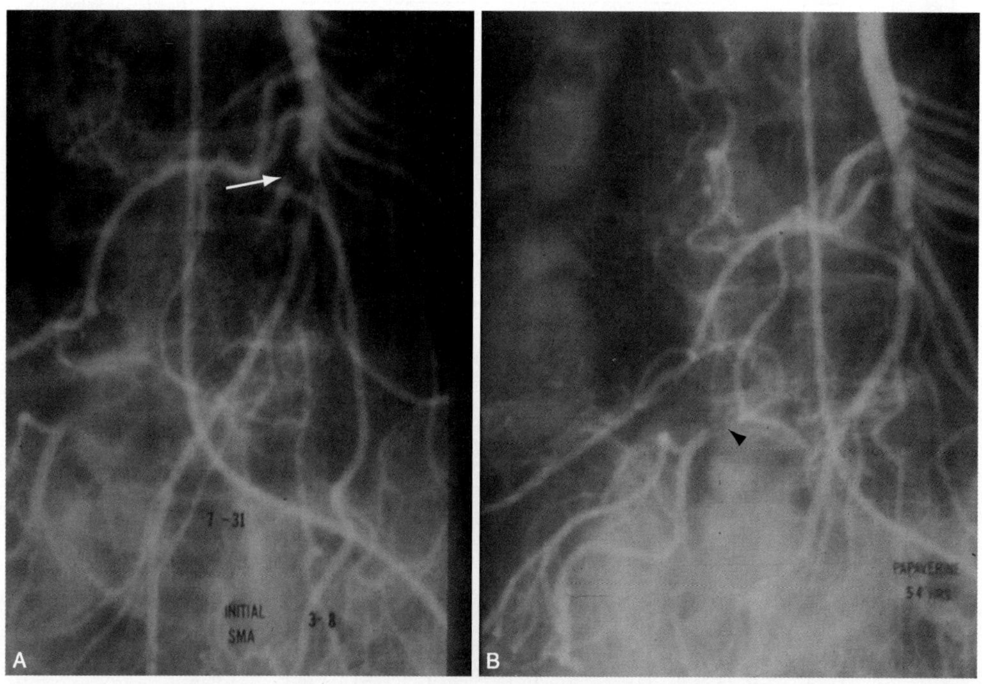

图 118.8　A,一名 71 岁男性腹痛患者的 SMA 血管造影片,显示右侧结肠动脉起始水平有栓子堵塞 SMA(箭)。栓塞远端可见血管收缩。B,在 SMA 栓子切除术以及术前和术后向 SMA 输注罂粟碱后 54 小时进行的重复血管造影。可见血管扩张,除远端空肠分支外,所有血管都是通畅的,远端空肠分支含有一段刺激性栓子(箭头),在血管扩张剂治疗过程中破裂。罂粟碱通过促进血管扩张和维持足够的血流量,保护栓塞血管分布范围内的肠管

当存在腹膜炎时，必须进行腹腔镜检查或剖腹探查，必要时进行栓子切除术和肠切除术。如有可能，术前开始动脉内血管扩张剂治疗，术中继续使用。如果没有计划行“二次探查”手术，术后应继续输注血管扩张剂 12~24 小时，在拔除导管之前，通过血管造影排除持续性血管痉挛（见图 118.8）。如果计划进行第二次手术，则在第二次手术中继续输注血管扩张剂，直到血管造影显示血管痉挛停止。对持续性血管收缩的认识，促使一些权威机构建议所有 SMAE 患者常规使用动脉内血管扩张剂。在接受这种方法治疗的患者中，观察到生存率很高[32]。

如果患者没有腹膜炎体征并且情况适合（例如，无肠坏死的证据），则可在剖腹探查之前单独使用经导管抽吸栓子切除术[50]或与溶栓（例如，组织纤溶酶原激活剂）联合进行治疗[51,45]。当为部分栓塞或栓塞轻微时，且溶栓治疗在症状出现后 12 小时内进行，溶栓治疗最有可能成功[52]。

（2）非闭塞性肠系膜缺血（NOMI）

NOMI 是大约 20% 的 AMI 发生的原因，通常是由于既往心血管事件引起的内脏血管收缩所致[33,53]。NOMI 患者通常病情危重，需要机械通气，因此该疾病在临床上可能会持续遮掩一段时间[33]。腹痛、腹胀及大便带血均可为 NOMI 危重患者的征兆[13]。AMI 可在促发事件后数小时至数天出现。低心输出量和肠系膜血管收缩被认为是关键组成部分，最初是可逆的，但即使在促发事件得到纠正后仍可持续存在。NOMI 的诱发原因包括：急性心肌梗死、心力衰竭、心律失常、休克、肝硬化、药物（如洋地黄、可卡因）、体外循环手术和慢性肾脏病（CKD），尤其是当患者接受血液透析或腹膜透析时。当出现腹痛时，可能认为腹膜透析患者患有腹膜炎，从而延误 NOMI 的诊断，导致预后不良[54]。

NOMI 最好通过血管造影使用以下四个标准进行诊断：SMA 分支起源狭窄、肠支不规则、弓痉挛和壁内血管充盈受损。有这些迹象的患者，既未处于休克状态，也没有接受升压药治疗，并且没有合并胰腺炎，可考虑为 NOMI（图 118.9）。鉴于非侵入性放射学检查（CTA）的进展和某些机构在开展紧急血管造影方面的挑战，对 NOMI 的非侵入性早期诊断标准进行了重新评估。在一项 2 阶段研究中，NOMI 最常见的临床标准为：①肠梗阻症状，包括腹部不适或疼痛缓慢发作；②需要儿茶酚胺给药；③低血压发作；④转氨酶水平缓慢升高。当 NOMI 患者符合 4 项标准中的 3 项时，推荐转诊进行多排螺旋 CT（MDCT）检查，而不是血管内血管造影。如果 MDCT 显示不同的肠壁造影剂摄取、SMA 痉挛或变窄，则认为患者患有早期 NOMI，应接受前列腺素 E1（PGE_1）输注治疗。使用这些标准，88.9% 诊断为 NOMI 并接受 PGE_1 治疗的患者，能够避免更严重的急性期 NOMI，尽管他们的预后没有与对照组进行比较[55]。

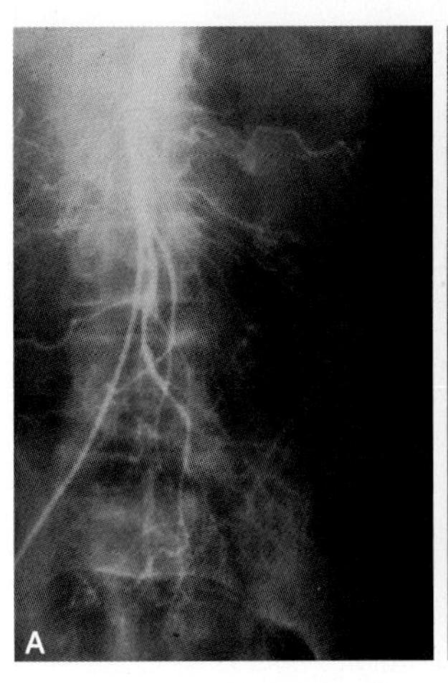
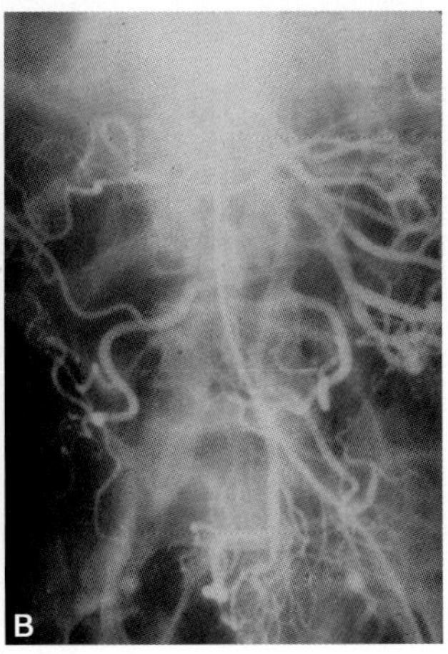

图 118.9　一位 NOMI 患者在胃肠道出血和休克后的 SMA 血管造影。A，预处理前的胶片显示 NOMI 的弥漫性血管收缩。B，在动脉内输注罂粟碱 48 小时后的重复血管造影中，显示明显的血管扩张。（From Brandt LJ, Boley SJ. Ischemic intestinal syndromes. Adv Surg 1981;15:1.）

NOMI 的标准治疗仍然是纠正促使内脏血管收缩的基础疾病，在诊断后立即优化肠系膜灌注和 SMA 输注 PGE1 或罂粟碱的血管造影[33]。如果出现腹膜炎体征则进行手术，并在探查期间和探查后继续输注。切除所有坏死的肠管。与行大量肠切除术相比，最好保留有生存活力的肠管并进行二次探查手术，因为支持性措施通常可改善受损但有活力的肠管。对于栓子切除术后的二次探查手术，需继续进行输注（如前所述）。

当 PGE_1 或罂粟碱输注作为无腹膜炎体征患者 NOMI 的唯一治疗时，持续 24 小时，在将血管扩张剂输注改为生理盐水后 30 分钟重复血管造影。每天输注选定的血管扩张剂并重复血管造影，直至没有血管收缩的 X 线证据，且患者的临床症状消退。通常在 24 小时后停止输注血管扩张剂，最长可给药 5 天。

（3）肠系膜动脉栓塞性疾病（MAOD）

急性 MAOD 约占 AMI 病例的 25%，见于严重动脉粥样硬化狭窄区域，最常见于 SMA 的起始处[56]。MAOD 的新命名从专业上更准确地描述了以前称为 SMA 急性血栓形成（SMAT）的情况。因为旧的术语类别包括急性血栓形成以及伴或不伴血栓形成的 SMA 慢性钙化闭塞[13]。急性缺血性发作可能叠加在 CMI 背景上，20%~50% 的患者在急性事件发生前数周至数月内有餐后腹痛和体重减轻的前驱病史。MAOD 最常见的相关风险因素是动脉粥样硬化疾病和高脂血症[57]。

在存在局灶性血管狭窄伴或不伴周围血管钙化的情况下，CTA 可显示 MAOD，也可在冲洗主动脉造影中显示，冲洗主动脉造影通常显示 SMA 在距其起源 1~2cm 处栓塞。通过侧支循环 SMA 的一些远端充盈是很常见的。栓塞近端和远端分支可表现为局限性或弥漫性血管收缩[23]。在有腹痛、无腹部压痛和主动脉造影显示 SMA 完全栓塞的患者中，尽管难以区分急性血栓形成和长期、巧合的慢性栓塞，但很重要。SMA 和其他主要内脏血管之间的突出侧支循环表明 SMA 为慢性栓塞。如果 SMA 充盈良好，则认为栓塞是慢性的，认为腹痛与肠系膜血管疾病无关（见图 118.4）。无侧支循环血管或存在 SMA 充盈不足的侧支循环表明急性栓塞，需要及时干预。如果可能，在 SMA 近端置入血管造影导管，并在有指征和可行的情况下，尝试进行血栓切除术和经皮腔内血管成形术，然后置入支架[33,47]。如果不成功，在进行手术前开始输注血管扩张剂。在手术中切除坏死的肠管，并对剩余的肠管进行血运重建。在整个手术期间持续输注 PGE_1 或罂粟碱，管理与 SMAE 相同。

四、结局

尽管在20世纪80年代，报告了常规诊断和治疗AMI患者的死亡率为70%~90%，但随着早期诊断和使用之前讨论的当前治疗方法，AMI患者的生存率正在改善。改善生存率的一个关键因素涉及血管内或手术方法的初始治疗选择。手术指征一般是明确的，例如急腹症显示为肠梗死和腹膜炎。在其他情况下，当地机构的资源和技能应决定最初的方法。一项使用血管内介入治疗的研究显示，成功或失败的介入尝试后死亡率为32%，40%的患者需要紧急剖腹探查，34%的患者需要肠切除[61]。使用初始手术方法的另一项回顾性研究显示，30天的总死亡率为29.6%，所有死亡患者均有急性重度表现。法国一项针对ICU重症患者随后发生AMI的研究显示，死亡率为58%[62]。非常重要的是，初次就诊后<12小时、12~24小时和>24小时接受急诊手术患者的死亡率分别为27%、20%和50%[63]。这些数据再次揭示了对AMI患者早期诊断和干预的重要性。这些研究着眼于不同的人群和方法，但显示当前的总体死亡率显著低于20世纪80年代的70%~90%，即使是在发生AMI之前在患有严重疾病的ICU患者中。理想情况是，所有AMI患者应在腹部平片和CT扫描正常且在急腹症体征和实验室梗死证据出现之前进行诊断。在发生肠梗死之前的诊断是提高AMI患者生存率的最重要因素。

随着我们获得更多优化手术和血管造影治疗方法的经验，确定可能指导治疗的因素非常重要。血清乳酸盐水平与肠梗死的存在相关，通常用于识别需要紧急剖腹手术的患者。然而，在一项对75例手术治疗AMI患者的研究中，术前乳酸水平与肠缺血程度无关，如果升高，它们确实与坏死的存在相关[58]。单一血清乳酸盐水平不应用于诊断目的，因为血清乳酸盐阴性并不排除AMI[33]。然而，血清乳酸盐水平呈上升趋势，表明正在发生肠坏死。一项小型研究显示，红细胞分布宽度（RDW）可预测AMI患者的坏死范围和死亡率[59]。在另一项对67例经病理证实的AMI患者的前瞻性单中心试验中，器官衰竭、血清乳酸水平>2mmol/L和CT显示肠袢扩张与不可逆的透壁性肠坏死密切相关[60]。需要进一步的试验来确定这些因素中的哪些（如果有的话）与坏死和不良预后的相关性最密切。在澄清之后，应更清楚的是，谁将紧急送入手术室，谁可能从单独的血管内介入中受益。

五、肠系膜静脉血栓形成

肠系膜静脉血栓形成（MVT）是一种急性、亚急性或慢性疾病。直到最近成像技术的发展，这些各种形式的MVT才被认识。以前只有急性MVT是已知的，而且诊断是在剖腹手术或尸检时做出的。

（一）发病率

在早期研究中，认为MVT是AMI的主要原因，但这些疾病中的大多数可能代表NOMI。如今，只有5%~10%的AMI患者合并MVT，其中24%~40%为慢性[64]。MVT就诊时的平均年龄在60多岁[65]。瑞典的一项研究表明，在70~79岁的人群中，MVT的发病率最高，为11.3/100 000人/年[66]。

（二）易感状态

此前，在不到一半的患者中确定了AMI的病因。然而，原发性和继发性高凝状态（易形成血栓）的发现，以及使用雌激素避孕和激素替代成为更常见的病因。MVT的风险因素可大致分为遗传性和获得性血栓形成（易栓症）、系统性疾病引起的高凝状态和包括创伤在内的局部腹腔内原因（框118.1）。在法国一项探讨急性MVT病因的研究中，24%的患者确定了局部风险因素，29%的患者使用了口服避孕药，44%的患者发现了至少一种或多种系统性血栓形成前疾病[67]，4%~16%的病例存在恶性肿瘤。尽管列出了大量的潜在病因和风险因素，但仍有21%~49%的病例归类为特发性疾病[65]。

框118.1 与肠系膜静脉血栓形成相关的状态

遗传性血栓形成倾向
抗凝血酶Ⅲ缺乏
莱顿第五因子突变（V Leiden因子突变）
遗传性出血性毛细血管扩张症
高纤维蛋白原血症
无明显骨髓增生性疾病的JAK2V16F突变
纤溶酶原缺乏
蛋白C缺乏
蛋白S缺乏
凝血酶原20210突变（PTHR A20210）
镰状细胞病

获得性血栓形成倾向与系统性高凝状态
抗心磷脂抗体
抗磷脂抗体
β-2糖蛋白-1抗体
减压病
弥漫性血管内凝血
原发性血小板减少症
肝素诱导的血小板减少症
高同型半胱氨酸血症
恶性肿瘤
单克隆丙种球蛋白病
骨髓增生性疾病
肾病综合征
口服避孕药和其他药物
阵发性睡眠性血红蛋白尿
真性红细胞增多症
妊娠

腹内原因
肝硬化
先天性静脉异常
炎症性肠病（IBD）
肠扭转
腹腔内感染
胰腺炎
术后状态
创伤

特发性

（三）病理生理学

高凝状态、内皮损伤和淤滞均可导致 MVT。MVT 可影响回肠（64%～83%）、空肠（50%～81%）和十二指肠（4%～8%）[64,65]。肠系膜静脉循环中初始血栓的位置因其原因而异。继发于局部因素（如肝硬化、肿瘤、手术损伤）的 MVT 起始于栓塞部位并向周围延伸，而原发性易栓状态的血栓形成始于较小的分支，并向近端传播至主干。MVT 通常与门静脉和脾静脉血栓形成相关，但很少（即 4%～6%）与肠系膜下静脉（IMV）的血栓形成相关[68]，这可能是由于血液很容易通过直肠静脉丛经髂内系统分流所致。

症状发作和表现的敏锐度取决于血栓事件的性质。肠梗死很少是急性 MVT 的结果，除非从一开始就涉及静脉弓和直行血管[13]。当静脉闭塞足以产生局部缺血时，但侧支血管提供充足的静脉引流可以恢复血供时，就会发生亚急性形式的 MVT[65]。当侧支循环不充足且肠段的静脉引流受损时，受累的肠段充血、水肿、发绀、并因壁内出血而增厚。血清血液性的腹腔液预示着出血性梗死。急性 MVT 时动脉血管收缩明显，动脉搏动在肠壁可见。透壁性梗死时可能无法区分静脉闭塞和动脉闭塞。

（四）临床特征

MVT 可呈急性、亚急性（数周至数月）或慢性发作。如前所述，MVT 的临床特征由肠系膜血管内血栓形成的位置和时间决定。除晚期并发症外，慢性 MVT 无症状。

90% 以上的急性 MVT 患者表现为腹痛，与急性动脉缺血一样，疼痛最初与体格检查结果不成正比[67]。门静脉急性栓塞伴有腹胀、腹水和腹部弥漫性压痛[64]。50% 以上的患者会出现其他症状，包括恶心和呕吐。大约 25% 的患者发生下消化道出血（LGIB）和血性腹泻，通常提示肠梗死[69]。恶性肿瘤（如胰腺癌）、炎症性疾病（如胰腺炎）和术后状态是急性 MVT 最常见的基础原因[70]。腹腔镜减肥手术后的急性腹痛应及时考虑通过 CT 评估 MVA，因为这越来越多地被报道为并发症[71]。不同阶段和不同程度的缺血性损伤的初始体格检查结果不同，但随着肠梗死的进展，腹部会出现肌紧张、压痛和反跳痛。大多数患者的体温>38℃，高达 25% 的患者可能出现感染性休克体征。

亚急性 MVT 描述了腹痛数周至数月但无肠梗死患者的病情。这种情况可能是由于血栓形成的扩展速度快到足以引起疼痛，但可以使侧支循环形成从而预防了梗死，也可能是由于急性血栓形成的静脉引流足以使缺血性损伤恢复。门静脉和脾静脉最常受累，而肠系膜下静脉（IMV）血栓形成罕见[65]。诊断通常是根据影像学检查来评估腹痛未确诊的原因。非特异性腹痛通常是亚急性 MVT 的唯一症状，体格检查和实验室检查均正常。一些表现为亚急性 MVT 的患者可能最终发展为肠梗死，这使得急性和亚急性 MVT 难以区分。尸检时，在近一半的患者中发现了新的和旧的血栓共存。

慢性 MVT 见于血栓形成时无症状，但可因静脉曲张发生胃肠道出血的患者[72]。大多数出血的患者是由于继发于门静脉或脾静脉血栓形成的胃食管静脉曲张所致，他们有门静脉高压的体格检查结果。实验室检查可显示继发性脾功能亢进伴全血细胞减少或血小板减少。

（五）诊断

1. 急性肠系膜静脉血栓形成

既往无特异性症状、体征或实验室检查结果以及疾病过程中的典型变异性，使得诊断急性 MVT 具有挑战性。如今，放射学成像检查取代了急诊手术或尸检来诊断 MVT，并将从就诊到确诊的时间从 1978—1995 年的 1 周缩短到 1995—2003 年的约 1 天[66,73]。

在肠梗死的情况下，腹部平片上 MVT 的征象与其他形式的 AMI 相似。目前很少进行钡剂检查，CT 或 MR 成像最常用于显示 SMV 和门静脉血栓。多普勒超声价格低廉、易于获得且无创，但因其不能对较小的肠系膜血管成像而受到了限制。它具有极佳的特异性（～100%），但只有中等的灵敏度（70% 至 90%）[65]。具有充分的门静脉相位对比度的 CT，具有高度的敏感性和特异性，是诊断 MVT 最容易获得和最可靠的诊断工具[65]。急性 MVT 的特异性表现包括：充分扩张的肠段肠壁增厚（>3mm）和增强、管腔直径增宽、肠系膜增厚或模糊、肠壁边缘不清晰、存在新的或原因不明的腹水，SMV 扩张、静脉腔中央透亮（代表血栓）、静脉壁边界清晰、边缘密度增加、增厚的肠系膜上见侧支血管扩张（图 118.10）[65]。这些结果

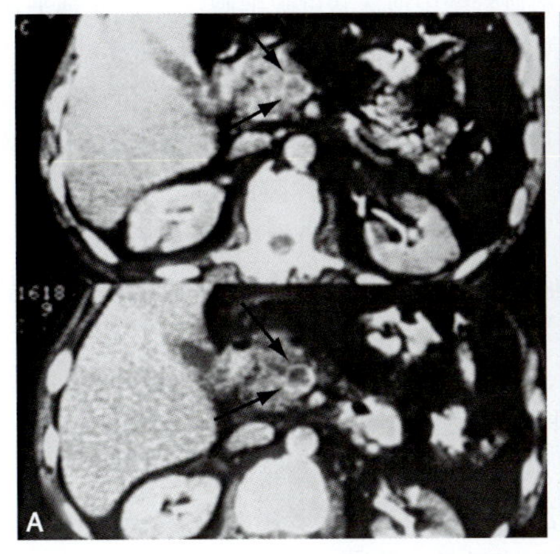

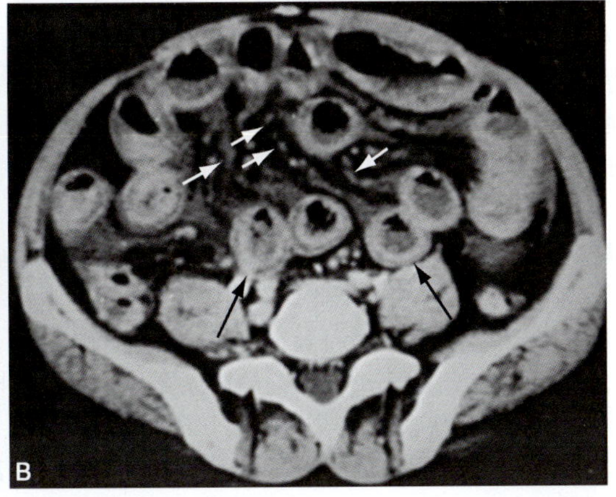

图 118.10　SMV 血栓形成。A，使用静脉造影剂的腹部 CT 显示 SMV 扩张，管腔中央透亮，代表血栓。静脉壁边界清晰，血栓周围有密度增高的边缘（箭）。B，使用静脉造影剂的腹部 CT 显示肠壁增厚和持续增强（黑色箭）和增厚的肠系膜内侧支血管扩张（白色箭）。（From Boley SJ，Brandt LJ. Ischemic disorders of the intestines. Surg Clin North Am 1992;72:194.）

诊断 MVT 的准确性超过 90%[74]。CT 在鉴别透壁性梗死和非透壁性缺血方面也非常准确[75]。磁共振静脉造影(MRV)诊断 MVT 的准确性很高,灵敏度和特异性分别为 100% 和 98%[76]。MRV 仍然是 CT 的诊断替代方法,但受到可用性、成本和完成检查所需大量时间的限制。选择性肠系膜动脉造影是 MVT 诊断的金标准,可在肠梗死前确定诊断,区分静脉血栓形成和动脉型缺血,并为血管扩张剂治疗提供动脉内通路。急性 MVT 的血管造影结果包括:SMV 血栓部分或完全闭塞、SMV 或门静脉不显影、肠系膜静脉充盈缓慢或不充盈、动脉痉挛、动脉弓无法排空、造影剂回流至动脉以及受累节段长时间发红[65]。当 CT 诊断为 MVT 时,可能不需要进行血管造影。但是在选定的有症状的患者中,血管造影术可以更好地显示静脉血栓形成,并为动脉内血管扩张剂治疗提供通路。血管造影的适应证包括:存在持续或新发的腹部症状且 CT 正常/不明确的血栓形成倾向的患者,或可能是血管造影术治疗候选者的患者。

在剖腹手术中,MVT 的标志是浆液性血性腹腔积液,暗红色至蓝黑色水肿的肠管、肠系膜增厚、受累节段动脉搏动良好以及肠系膜静脉切开处的血栓。在此阶段,总是会发生一定程度的肠梗死。

2. 慢性肠系膜静脉血栓形成

由于慢性 MVT 无症状或表现为胃肠道出血,诊断评估旨在确定出血原因(例如,胃食管静脉曲张)。常选择内镜检查和适当的影像学检查,以确定出血的原因和部位,以及血栓形成的程度。

(六) 治疗

1. 急性肠系膜静脉血栓形成

大多数急性 MVT 患者最初被认为患有某种形式的 AMI,并按照前面章节的讨论和图 118.7 中的概述进行治疗。D-二聚体水平可能有助于指导治疗,因为急性 SMVT 患者在入院前 3 天的测量值升高,这些患者的严重结局包括败血症、肠切除术和 30 天的死亡率[77]。D-二聚体显著升高的患者需要更积极的治疗,以将不良结局的风险降至最低。在无症状患者中,在某些情况下,通过 CT 扫描诊断为腹痛以外的适应证(抗凝治疗 3~6 个月或不治疗)是合理的。在有症状的患者中,根据是否存在腹膜炎体征确定治疗。在没有腹膜炎体征的情况下,可能需要立即肝素化,随后进行 3~6 个月的华法林治疗[47]。对于没有腹膜炎体征且全身抗凝治疗在临床上没有改善的患者,应考虑血管内介入治疗,包括溶栓剂、血栓切除术或两者联合治疗。已证明该策略可以减轻症状、降低死亡率和手术干预[78]。对于有腹膜炎体征的患者需要剖腹手术和切除梗死肠管。如果发现大段可疑存活的肠管,则灌注血管扩张剂,如果动脉痉挛缓解,SMV 或门静脉显影,则可尝试血栓切除或二次探查,以确定是否应进行肠切除术。手术后,之前建议立即单独给予肝素 7~10 天。然而,一项针对急性重度 SMVT 患者接受术中开放性血栓切除术的研究显示,与单纯术后全身抗凝治疗相比,术后联合使用尿激酶和罂粟碱进行导管溶栓,与二次剖腹探查、短肠综合征和 30 天死亡率降低相关[79]。包括胃肠病学家、胃肠外科医生和血管外科医生在内的多学科协作方法,以证明可改善急性 MVT 患者的预后[80]。尽管缺乏良好的对照研究指导建议,但在急性 MVT 但无肠梗死的患者中,或不适合手术的患者和有肠梗死的患者,应考虑积极的血管内治疗作为抗凝的辅助治疗。对于不适合单独抗凝治疗的患者,可考虑手术。

目前关于抗凝治疗持续时间的建议没有循证数据支持,而是基于常规实践。如果发现潜在的高凝状态,建议终身使用华法林治疗。如果未记录到潜在的血栓形成状态,则认为 3~6 个月的疗程是足够的。

2. 慢性肠系膜静脉血栓形成

慢性 MVT 的治疗旨在控制出血,通常来自食管静脉曲张出血。内镜(硬化剂治疗、静脉曲张套扎术)、血管造影术(经颈静脉肝内门体静脉分流术)和外科手术(门体静脉分流术、断流术和肠切除术)均可用于治疗选定的患者。发现使用 β 受体阻滞剂和抗凝可以改善这些患者的生存率[81]。对于无症状慢性 MVT 患者无需治疗。

(七) 预后

与急性 MVT 相关的死亡率低于其他形式的 AMI,约为 20%[82]。肠梗死未进行 CT 扫描和非手术治疗均与死亡率增加相关[66]。如果及时开始肝素治疗,复发率从 20%~25% 降至 15% 左右。慢性 MVT 的自然史尚不清楚,但从尸检研究来看,几乎 50% 的 MVT 患者没有肠梗死,许多患者没有症状。

(八) 特殊情况

1. 肠系膜静脉硬化

肠系膜静脉的非血管炎性、非血栓性狭窄很少引起肠缺血,但当有腹痛、腹泻、大便潜血和贫血的患者,记录到肠系膜小静脉及其管腔内分支出现钙化时,他们很可能有肠系膜静脉硬化[83]。肠系膜静脉硬化患者也可表现为复发性缺血性结肠炎。在主要来自日本的病例系列中报道了这种罕见疾病。内镜下表现为深色黏膜水肿伴溃疡,受累区域活检的特征为:静脉壁增厚伴钙化、明显的黏膜下纤维化、黏膜胶原沉积和血管壁中泡沫状巨噬细胞[83]。在腹部平片或 CT 扫描中可见结肠壁及其周围的线状钙化、右半结肠狭窄和结肠袋皱褶消失[84]。肠系膜静脉硬化的病因仍不清楚。通常轻度症状是自限性的,而严重症状可能需要半结肠切除术。

2. 肠系膜静脉肌内膜增生

肠系膜静脉肌内膜增生(MIHMV)于 1991 年由 Genta 和 Haggitt 首次描述,是一种罕见的非血栓形成、以内膜平滑肌增生为特征的非炎症性疾病,导致中小型肠系膜静脉增厚和闭塞,从而导致黏膜缺血[85]。男性比女性更容易受到影响,诊断时的中位年龄为 59 岁[86]。MIHMV 在临床和内镜下可酷似 IBD,但活检显示黏膜缺血的改变[87]。大多数病例涉及直肠乙状结肠,但已有累及降结肠、空肠、回肠和全结肠而保留直肠的报道。临床表现为体重减轻、腹痛和血性腹泻。MIHMV 的病理生理学尚不清楚,但有人提出管腔内压力升高导致静脉“动脉化”[88]。手术切除病变肠段是治愈的方法。

六、小肠局灶性节段性缺血

小肠短段的血管损伤产生了广泛的临床特征，但没有与更广泛缺血相关的危及生命的并发症。小肠局灶性节段性缺血（FSI）的病因包括动脉粥样硬化性栓塞、绞窄性疝、血管炎、腹部钝性创伤、节段性静脉血栓形成、放射治疗和口服避孕药等。

FSI 通常有足够的侧支循环以防止透壁性梗死，最常见的病变是部分肠壁坏死。FSI 可表现为急性肠炎、慢性肠炎或狭窄。在急性类型中，腹痛通常酷似急性阑尾炎。表现为急腹症体征，可触及炎性包块。慢性肠炎类型可类似于克罗恩病，表现为痉挛性腹痛、腹泻、发热和体重减轻。

放射学检查结果也可能类似于克罗恩病，只是 FSI 可发生在小肠的任何部位，而克罗恩病主要累及回肠末端。临床最常见的表现是狭窄引起的慢性小肠梗阻，伴有间歇性腹痛、腹胀和呕吐。梗阻近端扩张袢内的小肠细菌过度生长（SIBO）可引起腹泻和吸收不良。放射学检查通常显示不同长度的光滑锥形狭窄，远端突然变为正常肠管，近端变为扩张肠管。

FSI 的治疗是切除受累的肠段。

七、结肠缺血

结肠缺血（CI）是老年人常见的大肠疾病，是肠缺血性损伤中最常见的一种。它包括可逆性结肠病变（上皮下或壁内出血）、一过性结肠炎、慢性结肠炎、狭窄、坏疽和暴发性全结肠炎一个系列（表 118.3）。这些类型的最初表现通常是相似的，不一定能预测疾病的进程，仅累及升结肠的缺血除外。后一种类型可能同时涉及小肠，通常由非闭塞性肠系膜缺血（NOMI）引起，伴有休克或败血症，也可能由肠系膜上动脉栓塞（SMAE）引起，死亡率超过 50%[14,89,90]。

表 118.3　转诊到三级医院患者结肠缺血的类型和大致频率

类型	频率*/%
可逆性结肠病变和一过性结肠炎	>50
慢性结肠炎	5~10
狭窄	10
坏疽	15
暴发性全结肠炎	<5

*由于频率的近似性质，所有类型结肠缺血的总频率不是 100%。

（一）发病率

CI 的发病率常被低估。因许多患者只遭受轻微或短暂的损害，不就医。此外，CI 常常被误诊，并与其他疾病［尤其是炎症性肠病（IBD）］相混淆。然而，CI 的发病率似乎在增加。一项针对明尼苏达州罗切斯特市患者的回顾性研究显示，CI 发病率从 1976—1980 年间的 6.1 例/100 000 人/年增加到 2005—2009 年间的 22.9 例/100 000 人/年[91]。这种发病率的增加可能是多因素的，包括疾病更易识别、人口老龄化、与 CI 相关的频繁的手术干预，以及易患 CI 药物的多重用药增加。一项使用大型医疗保健机构的医疗索赔数据的研究，计算出普通人群的粗略发病率为 7.2 例/100 000 观察人/年，而 IBS 患者发生 CI 的可能性是普通人群的 3.4 倍[92]。另一项基于斯堪的那维亚人群的研究显示，CI 发病率为 7.3 例/100 000 名居民[93]。大多数评估 CI 发病率的研究都是针对最严重的患者，重点关注需要住院和使用结肠镜检查确诊的患者。一项研究发现，CI 占所有急性下消化道出血（LGIB）病例的 16%[94]。

CI 女性好发[91,93]。最常与 CI 相关的合并症包括：动脉粥样硬化、心房纤颤、心力衰竭、慢性阻塞性肺疾病（COPD）、便秘、糖尿病、腹泻、高血压、肠易激综合征（IBS）、外周血管疾病和风湿性疾病[91,93,95,96]。影响年轻人的 CI 通常是由于血管炎、凝血和血栓形成性疾病、非法使用可卡因、和各种医源性原因，包括各种药物，如雌激素、5-羟色胺能激动剂和拮抗剂、舒马曲坦和甲基苯丙胺等。一项近期研究 788 例经活检证实的 CI 患者，对老年队列（≥65 岁）和年轻队列（18~64 岁）进行比较，发现老年组中与 CI 相关的药物包括利尿剂、便秘诱导药物和 NSAIDS，而精神治疗药物在年轻组中更常见[97]。此外，当考虑医疗风险因素时，心房纤颤和 COPD 在老年患者中更常见，而高凝状态和接受血液透析的慢性肾脏病（CKD）在年轻组中更常见[97]。外科手术也使患者面临 CI 风险，最常见的是腹部、主动脉和心血管手术、回肠造口术、腹腔镜检查或既往结肠癌切除术[91,98,99]。

（二）病理生理学和病因

CI 可由体循环的改变或肠系膜血管的解剖或功能变化引起，常被认为是局部低灌注和再灌注损伤所致。在大多数情况下，没有发现缺血的具体原因，认为这种发作是局部非闭塞性缺血，可能是小血管疾病的结果。已经确定了 CI 的多种病因（框 118.2 和框 118.3）。

血管成像的异常很少与临床表现相关，内脏血管与年龄相关的异常并不少见，包括小血管狭窄和长结肠动脉迂曲，已证明直肠上动脉的纤维肌性发育不良（FMD）可导致 CI。结肠特别容易受到缺血的影响，这可能是由于其血流量相对较低、缺乏稳健的侧支循环灌注、其在功能活动期间独特的血流量减少，以及其对自主神经刺激的敏感性。鉴于这些因素，结肠对缺血性损伤非常敏感。评估缺血性损伤后再灌注的研究表明，与小肠相比，结肠对长时间缺血的耐受性更强[7]。一项研究表明，在缺血发作期间，杯状细胞快速分泌黏液，从而加强了结肠上皮的化学屏障功能，阻止了肠腔微生物群进入上皮细胞，因此有可能加剧炎症反应[100]。尽管人们对结肠防御机制和肠道菌群的了解呈指数级增长，但目前 CI 仍然是令人费解的良性，很难确定 CI 发作的诱发因素。

1. 导致 CI 的药物

应始终将药物视为 CI 的可能病因，尽管很难（如果不是不可能的话）区分相关性和因果关系。许多人服用药物，有些人发生 CI，然而药物的存在并不一定意味着它是 CI 发作的原因（见框 118.3）[101]。

框 118.2　结肠缺血的原因

急性胰腺炎
过敏症
淀粉样变性
心衰或心律失常
血液系统疾病和凝血功能障碍
- 抗活化蛋白 C 症
- 抗凝血酶缺乏症
- 阵发性睡眠性血红蛋白尿
- 红细胞增多症
- 蛋白 C 和 S 缺乏症
- 凝血酶原 G20210A 突变
- 镰状细胞病

感染
- 细菌(大肠埃希菌 O157:H7)
- 寄生虫(管圆线虫)
- 病毒(乙型肝炎和丙型肝炎,巨细胞病毒)

肠系膜下动脉血栓形成
长跑和飞行
药物和毒素(详见框 118.3)
- 抗生素
- 食欲抑制剂
- 化疗
- 便秘诱导药物
- 减充血剂
- 利尿剂
- 麦角生物碱
- 激素疗法
- 非法药物(毒品)
- 免疫调节剂
- 干扰素
- 缓泻药
- 非甾体抗炎药物
- 5-羟色胺药物
- 他汀类药物
- 血管加压药物

嗜铬细胞瘤
异位妊娠破裂
休克
绞窄性疝
手术/操作
- 主动脉瘤切除
- 主髂动脉重建
- 钡剂灌肠
- 结肠切除术伴肠系膜下动脉结扎
- 结肠旁路术
- 结肠镜检查
- 交叉输血
- 妇科手术
- 腰主动脉造影

血栓栓塞
- 胆固醇(动脉粥样硬化栓塞)
- 黏液瘤(左心房)

创伤(钝性或穿透性)
血管炎和血管病变
- Buerger 病(血栓闭塞性脉管炎)
- 纤维肌性发育不良
- 川崎病
- 结节性多动脉炎
- 类风湿性血管炎
- 系统性红斑狼疮
- 多发性大动脉炎

肠扭转

框 118.3　与 CI 相关的药物和毒素

抗生素
喹诺酮类
青霉素和青霉素衍生物
食欲抑制剂
Hydroxycut 减脂产品
芬特明
化疗
铂类药物治疗
紫杉烷类
长春瑞滨
引起便秘的药物
抗精神病药物(如阿洛司琼、喹硫平、氯氮平)
阿片类激动剂(如洛哌丁胺、羟考酮、氢可酮、吗啡、可待因)
毒蕈碱激动剂(如苯海拉明、双环胺)
减充血剂
苯肾上腺素
伪麻黄碱
利尿剂
呋塞米
麦角生物碱
甲磺酸双双氢麦角碱
激素疗法
口服避孕药(如炔雌醇和去氧孕烯、屈螺酮和炔雌醇、左炔诺孕酮-炔雌醇)
阴道环(如含有依托孕烯、炔雌醇)
违禁药物
安非他明
可卡因
免疫调节剂
糖皮质激素
来那度胺
TNF-α 抑制剂
干扰素
泻药
比沙可啶
甘油灌肠剂
柠檬酸镁
聚乙二醇
司维拉姆
磷酸钠
聚苯乙烯磺酸
5-羟色胺制剂
阿洛司琼
氯氮平
奎硫平
舒马普坦
他汀类药物
瑞舒伐他汀
辛伐他汀
血管加压药物
加压素
血管加压素
其他
达那唑
氟他胺
金盐类
毒蛇毒素

(1) 抗生素

抗生素相关性出血性结肠炎(AAHC)被认为是 CI 介导的损伤。青霉素类及其衍生物(包括阿莫西林和氨苄西林)是最常见的相关药物,尽管大环内酯类、头孢菌素类、氯霉素、氟喹诺酮类和四环素类也是已知的相关药物。AAHC 通常在抗生素治疗开始后 2~7 天出现,开始为下腹痛和稀便,数小时后出现便血。病例报告和基础科学研究表明,AAHC 患者的正常共生产酸克雷伯菌过度生长,结肠镜活检与 CI 一致[102,103]。其确切的机制尚不清楚,但如果怀疑 AAHC,建议停止使用抗生素,并开始启动替代方案。

(2) 化疗药物

当与化疗相关时,CI 通常见于烷化剂、紫杉烷和铂类化疗药物,如酒石酸长春瑞滨(生物碱)、紫杉醇、多西他赛(紫杉烷类)或顺铂(铂类)[104]。尽管尚未证实,这些化合物 CI 损伤的机制,认为是对结肠上皮的直接损伤或抗血管生成活性的结果[105]。如果患者在服用这些药物时发生 CI,临床医生必须重新考虑这些药物使用的风险和获益。

(3) 便秘诱导剂

服用已知有便秘不良反应药物的患者发生 CI 的风险可能会增加[91]。来自各种药物类别的超过 250 种不同的药剂符合该类别[101]。从特发性结肠慢传输患者的基线黏膜血流量减少这一观察结果,推断出便秘诱导剂引起 CI 的一种潜在机制,可能是由于传出迷走神经胆碱能活性受损所致。胆碱能神经支配受损是许多便秘诱导药物的副作用,由此产生的无对抗的交感神经输入使结肠易受缺血性损伤。便秘相关

CI 的另一种潜在机制是结肠内管腔压力增加减少了上皮血流量,并导致黏膜-浆膜血液分流[106]。

(4) 减充血剂

伪麻黄碱可用于缓解鼻塞,因为它直接作用于 α_1-肾上腺素能受体,使血管自身收缩而缓解症状。然而,该药物可被吸收,并通过相同的机制引起肠系膜血管收缩,导致 CI[101]。自 2005 年"打击甲基苯丙胺法案"颁布以来,感冒药中的减充血剂伪麻黄碱已大部分被去氧肾上腺素所取代。然而,去氧肾上腺素也作用于 α-肾上腺素能受体,导致全身性血管收缩,使患者面临 CI 的风险[107]。对有 CI 病史、血管炎或已知易栓症状态的患者,应警惕减充血剂的这种潜在并发症[101]。

(5) 利尿剂

利尿剂,如呋塞米,与 NOMI 和 CI 有关。推测这些药物引起 CI 的假定机制是细胞外液量减少和外周阻力降低,这促使血液从肠道"窃血"到肢体[108]。在一项对 72 例经活检证实的 CI 患者的研究中,接受呋塞米治疗的患者预后不佳(例如,死亡和/或结肠切除术)的频率高于未接受该药物治疗的患者(36.8% vs 7.6%,$P<0.01$)[109]。早期纠正液体平衡是首选的治疗方法。

(6) 激素治疗

口服避孕药(OCP)通常是低剂量炔雌醇和孕激素的组合,而激素替代治疗(HRT)通常包括炔雌醇,如果患者的子宫完好无损,则添加孕激素。在其他方面健康的年轻女性中,OCP 通常是其患 CI 的唯一风险因素[110]。对于接受 OCP 治疗后发生 CI 的任何女性,均应评估其与 CI 相关的其他治疗药物清单和作为风险因素的医学合并症[如肥胖、肠易激综合征和凝血因子Ⅴ(Leiden)缺乏症]。依托孕烯和炔雌醇阴道环也显示与 CI 相关[111]。已知 OCP 和 HRT 可导致高凝状态,随后发生微血栓栓塞事件并导致 CI。在任何具有 CI 其他风险因素的患者中,如果临床上适用,应密切监测 OCP 或 HRT 的使用情况。服用这些药物期间发生 CI 的患者应停用这些药物,并考虑其他治疗选择。

(7) 管制或非法药物

安非他明是一种拟交感神经血管收缩药物,是用于医疗和娱乐目的的药物。据报道,由于安非他明的使用,各种缺血性损伤的发病率显著增加,包括心肌缺血和肠坏疽[112]。安非他明诱导的 CI 罕见,通常表现为便血和轻度至中度腹痛。这些药物倾向于影响升结肠,可能是由于 SMA 选择性血管收缩的结果[101]。

已知可卡因可诱发 CI 和 AMI[113]。该药物损伤的主要机制包括肠系膜血管收缩、高凝状态和对血管的直接毒性[114]。患者在鼻内或静脉注射使用可卡因后 12~24 小时出现直肠出血,伴或不伴有腹痛。可卡因诱导的 CI 不存在典型的节段分布,一些患者表现为重度或复发性发作引起的纤维化狭窄[115]。可卡因诱导的 CI 往往发生在年轻的患者中,与其他原因引起的 CI 相比,死亡率显著更高(26% vs 7.7%)。

(8) 干扰素

在以干扰素(IFN)为基础的丙型肝炎(HCV)治疗期间,CI 的患病率为 0.3%~0.7%[117],广泛累及降结肠[118]。在出现疗效更好和不良事件较轻的直接抗病毒药物(例如,雷迪帕韦/索非布韦)后,接受干扰素治疗丙型肝炎的患者将要少得多。如果患者在接受基于 IFN 的治疗时发生 CI,则应停止用药,直至症状得到缓解。之后如果患者积极性较高且无其他治疗方法可用时,可以考虑重新使用 IFN 治疗。

(9) 缓泻药

聚磺苯乙烯(SPS)经常用于治疗高钾血症,据报道可引起 CI。SPS 引起的 CI 通常是自限性的,但对于有或曾经有 CI 的患者,应考虑使用其他药物治疗高钾血症复发[119]。也有报告称,活检证实 SPS 诱导的 CI 在给药 1 个月后延迟出现[120,121]。系列病例研究还表明,尿毒症患者接受 SPS 治疗后发生肠坏死和结肠坏死的风险增加[122]。所提出的机制是液体转移、血清肾素值升高和血管紧张素介导的血管收缩引起的渗透性黏膜损伤和非闭塞性肠系膜缺血(NOMI)。使用 SPS 时,应密切监测肌酐和尿量[101]。

已证实柠檬酸镁和磷酸钠可引起 CI[123,124],其可在服药后 1 小时内迅速表现为腹痛和腹泻。一般认为,液体从肠系膜循环快速转移至结肠腔导致一过性灌注不足和缺血。比沙可啶(Bisacodyl)是一种刺激性泻药,在年轻患者中与 CI 有关[125]。认为该疾病的机制是结肠动力增强导致黏膜灌注减少。患者通常在摄入药物后数小时出现便血和腹痛。在有 CI 病史的患者中,该药物是相对禁忌的。

(10) 非甾体抗炎药

非甾体抗炎药(NSAIDs)诱导的结肠炎常表现为腹痛、腹泻和便血,偶尔伴有发热和体重减轻[126]。它与结肠镜检查和组织学表现类似于 CI 有关。认为 NSADs 诱导的损伤是由于长期使用该药物所致,导致血管舒张的前列腺素减少和血管收缩的白三烯增加。

(11) 精神类药物

第一代和第二代神经抑制剂与胃肠道轻度动力不足和 CI 相关。认为这种机制与便秘诱导剂相似。法国药物警戒数据库对第一代和第二代神经抑制剂进行了评估,发现 1997 年至 2006 年间,有 38 例 CI 病例与精神药物相关。氯氮平、氰美马嗪、左美丙嗪和氟哌啶醇是最常见的相关药物,接受一种以上抗精神病药物治疗的患者发生 CI 的风险增加[127]。奥氮平是美国常用的第二代神经抑制剂,也与保守治疗有效的轻度 CI 发作有关[128]。当喹硫平(一种多巴胺和 5-HT2 拮抗剂)与其他抗胆碱能药物联合使用时,与重度 CI 和死亡相关[129]。如果患者发生 CI,应停用或更换这些药物。

(12) 血清素激动剂和拮抗剂

血清素(5-羟色胺、5-HT)在调节肠神经传递和中枢神经系统(CNS)信号传导中起着关键作用。与血清素激动剂和拮抗剂相关的 CI 机制尚未得到证实,尽管已经提出了几种可能性,包括 5-HT 受体之间的串扰和 5-HT_3 调节的神经递质释放,这可能在动脉粥样硬化中加剧[130]。

舒马普坦是一种 5-HT_1 血清素受体激动剂,用于治疗偏头痛,是 CI 的一种不常见原因。其主要作用机制是颅内血管收缩,在 CI 患者中,也认为其可引起结肠血管床的血管收缩[131,132]。女性比男性更容易受累(尽管女性偏头痛的风险也增加),通常在开始用药后约 2 天突然出现腹痛和便血。如果怀疑 CI,应停止用药。

阿洛司琼是一种用于治疗女性 IBS-D 的 5-HT_3 拮抗剂。由于观察到其与 CI 相关,于 2000 年从美国市场上撤出。2002 年,在低剂量医生处方项目中重新引入了阿洛司琼,用于对常规治疗无应答的 IBS-D 患者。自重新发行以来,阿洛司琼治疗期间 CI 的估计发生率为 1.53 例/1 000 患者/年[133]。值得注意的是,IBS 患者发生 CI 的风险几乎增加了 4

倍,这是一个无法解释的独立因素[99]。阿洛司琼诱导的 CI 通常是可逆的,很少引起狭窄或坏疽。由于血清素能药物与 CI 之间的相关性,这些药物不应用于任何 CI 风险增加的患者或任何血管床有缺血性事件病史的女性。其使用的相对禁忌证包括有过度活动性血管疾病史(如偏头痛)和深静脉血栓(DVT)病史的患者。

(三) 病理学

CI 后的形态学改变随损伤的持续时间和严重程度而变化[90]。最轻的损伤是黏膜和黏膜下出血和水肿,伴有或不伴黏膜部分坏死和溃疡。随着损伤的加重,出现慢性溃疡、隐窝脓肿和假性息肉——这些变化可酷似 IBD 的改变[134](图 118.11)。也可以看到伪膜[135]。一项针对 616 例经病理证实的 CI 患者的研究显示,最常见的病理表现是多形核粒细胞(PMN)增多的炎症、溃疡、纤维化和坏死,分别占病例的 51.1%、38.2%、26.0% 和 20.6%[136]。鬼影细胞是具有 CI 病理特征的细胞,仅见于 0.2% 的标本[136]。严重缺血时,固有肌层被纤维组织取代,形成狭窄。最严重的缺血性损伤会引起透壁性梗死。

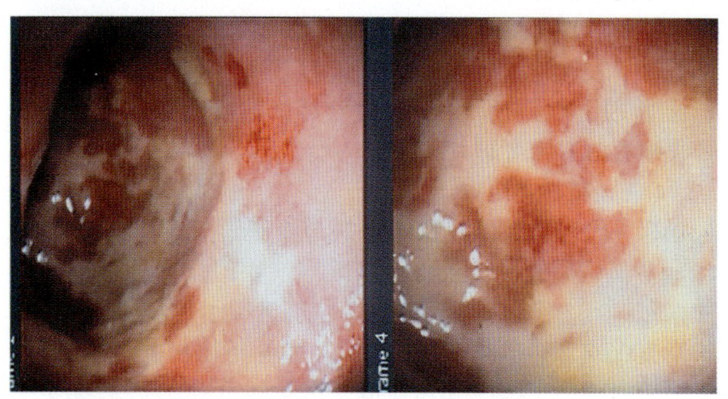

图 118.11　一名误诊为克罗恩病的 CI 患者深部溃疡的结肠镜检查视图。(courtesy of Lawrence J. Brandt, MD, New York.)

(四) 临床特征和诊断

CI 通常表现为突发腹部绞痛和受累结肠段的轻度腹痛,急迫排便欲望,在 24 小时内排出鲜红色或褐红色血液或血性腹泻[137]。出血通常不具有血流动力学意义,也不足以需要输血。但一项前瞻性队列研究显示,11.8% 的重度便血患者发生 CI[138]。严重出血多见于女性、严重肺部疾病患者、肌酐和葡萄糖水平较高以及接受抗凝治疗的患者,与其他原因引起的 LGIB 相比,CI 患者的 30 天再出血结局、手术干预和平均住院天数更差[138]。在西班牙的一项研究中,将孤立性右侧 CI(IRCI)与其他节段性分布 CI 进行了比较,发现 IRCI 与直肠出血较少、腹痛较少、血性腹泻较少、非血性腹泻较常见和无直肠出血的腹痛较常见相关[90]。另一项研究再次证实,与直肠出血或血性腹泻相比,IRCI 患者更常表现为下腹疼痛[139]。一小部分 CI 患者(10%~16%)存在疾病复发风险[137]。有趣的是,这些患者中的大多数 IBD 免疫标志物呈血清阳性[140]。

对活检证实的 CI 患者进行的一项大型回顾性研究显示,结肠的任何区域都不能免于受累。节段型最常见,左半结肠受累最多(32.6%),其次是远端结肠(24.6%)和右半结肠(25.2%)。全结肠和直肠受累的发生率较低,分别为 7.3% 和 4.2%[89]。在其他多项研究中再次证实了 CI 的节段性[90,91]。尽管没有特定病因与任何特定的解剖分布相关,但在败血症患者中经常观察到全结肠炎和 IRCI[141]。在以前的报道中,认为某些原因会影响特定的节段:局部非闭塞性缺血、分界线区域(脾曲和直肠乙状结肠),乙状结肠 IMA 结扎术。受累肠道的长度可能取决于 CI 的原因:动脉粥样硬化性栓塞涉及较短的节段,非闭塞性损伤涉及结肠较长的部分。

如果怀疑 CI,则采用 CT 验证诊断,对疾病进行分期并评估并发症[142]。如果 CT 扫描仅显示非特异性结果(例如,结肠厚壁段),应进行其他检查以确认或排除 CI 的诊断[137]。一项针对 50 岁以上患者的超声研究发现,以结肠镜检查联合活检作为金标准,腹痛、直肠出血和腹部超声显示结肠段增厚 ≥10cm 的三联征,对 CI 的阳性预测值为 87.5%[143]。在一项使用超声预测 CI 严重程度的单独研究中,同一组患者发现,与轻度 CI 患者相比,重度 CI 患者的结肠壁较厚,血流阻力(如阻力指数)较高。通过多变量分析,结肠周围脂肪改变和全结肠炎与重度 CI 相关[144]。需要进一步研究来详细说明超声在 CI 评价中的作用。MRI 作为一种诊断工具也显示出了希望。小鼠模型显示,MRI 可以很好地描述 CI 的早期阶段和不同严重程度[145]。当确定 IRCI 时,与受累结肠的其他节段相比,通常建议对肠系膜血管进行进一步成像,以排除 SMA 的闭塞进程。至少医生应通知放射科医生,审查最初的门静脉期 CT 扫描,仔细重新评估这些血管是否存在任何可能适合干预的血管阻塞性病变。

目前,结肠镜检查是评估 CI 的最佳检查方法。理想情况下应在症状发生后 48 小时内对清洁的结肠进行检查。在结肠镜检查过程中,应注意不要使结肠过度膨胀,因为高腔内压力会减少肠道血流量[106],并可能加重缺血性损伤,尤其是在血管炎患者中[146]。二氧化碳是疑似 CI 患者注气的首选气体,以尽可能降低穿孔风险,在注气过程中增加结肠血流量[147],尽可能减少因注气导致的局部缺血,并确保术后患者舒适[137]。结肠镜检查是首选的诊断模式,因为它应用广泛,并提供了获得活检标本以确诊的方法,可以确定病因(很少)。结肠镜检查时可见的出血性结节代表上皮下组织的出血,相当于钡灌肠检查中所见的拇指印征(图 118.12 和图

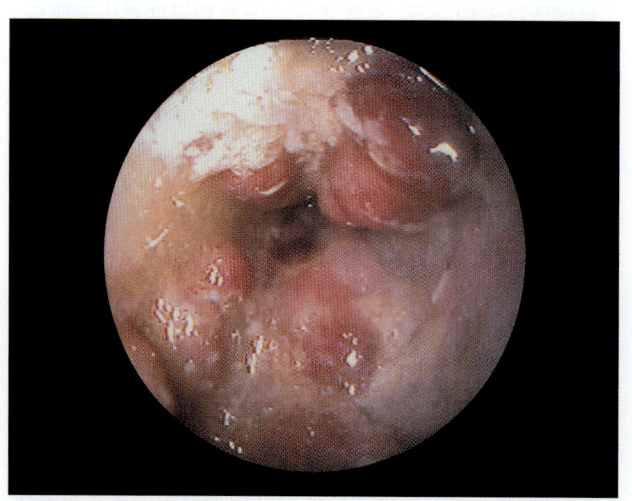

图 118.12　CI 患者的结肠镜检查相当于放射学拇指印征,由上皮下出血和水肿引起的

118.15A)。这些表现的节段性分布,无论伴或不伴溃疡,均高度提示 CI,但除非见到黏膜坏疽,否则不能根据一次检查结果最终诊断 CI(图 118.13)。在 CI 患者中描述了一种称为结肠单条纹征的结肠镜检查结果,它是指沿结肠纵轴方向出现糜烂或溃疡的单线条红斑(图 118.14)。在诊断缺血性损伤方面,其组织病理学诊断率为 75%,表明其病程比环形溃疡更轻[148,149]。节段性疾病、保留直肠和通常导致疾病消退的快速自发演变是 CI 的特征。在一项研究中,对 CI 的结肠镜检查结果进行了回顾性分类,分为轻度(例如发红、糜烂)或重度(例如纵向或环形溃疡),然后进行比较。发现患有严重疾病的患者更常出现腹痛,C 反应蛋白水平更高,平均住院时间更长。缺血性心脏病和结缔组织病是结肠镜检查结果的独立预测因素,与严重疾病一致[150]。除了结肠镜检查结果外,还可以通过血白细胞、尿素氮和乳酸脱氢酶的升高或白蛋白、血红蛋白、钠或碳酸氢盐的降低,来预测疾病的严重程度[137]。降钙素原是降钙素的前体,已证明其与炎症和败血症相关,与严重 CI 患者坏死的存在和范围相关,也与结肠镜检查疾病的严重程度相关[151,152]。降钙素原水平>5μg/L 可用于指导患者进行手术治疗[152]。理想情况下,初次结肠镜检查应在 48 小时内进行,因为随着上皮下出血被吸收和覆盖的黏膜脱落,拇指印征会在数天内消失。初次检查后 1 周进行的结肠镜检查或 CT 成像应反映损伤的演变——结肠正常化或用节段性结肠炎型模式替代拇指印征(图 118.15)。然而,广泛的结肠受累有利于溃疡性结肠炎(UC)的诊断,而瘘管形成则提示克罗恩病。偶尔,大量的炎症反应物在黏膜和黏膜下层堆积,类似肿瘤(图 118.16)。

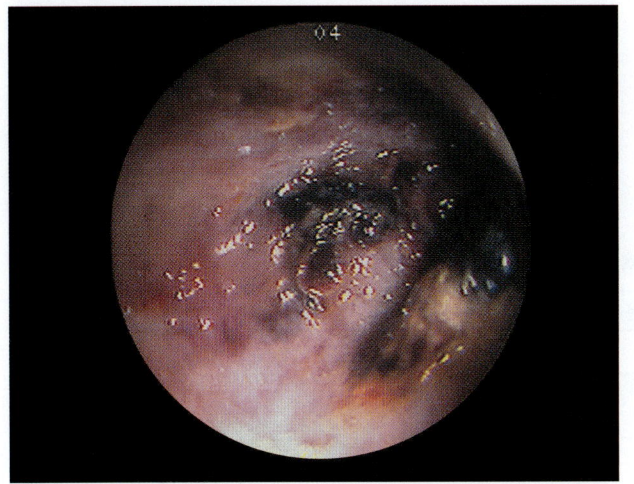

图 118.13 CI 患者黏膜坏疽的结肠镜视图。相对较健康的组织,坏死上皮呈黑色

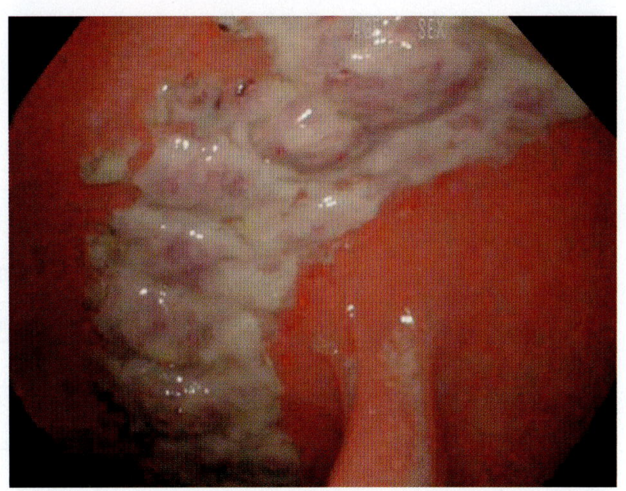

图 118.14 结肠镜下单条纹征象,可见于 CI 患者降结肠,预示预后良好

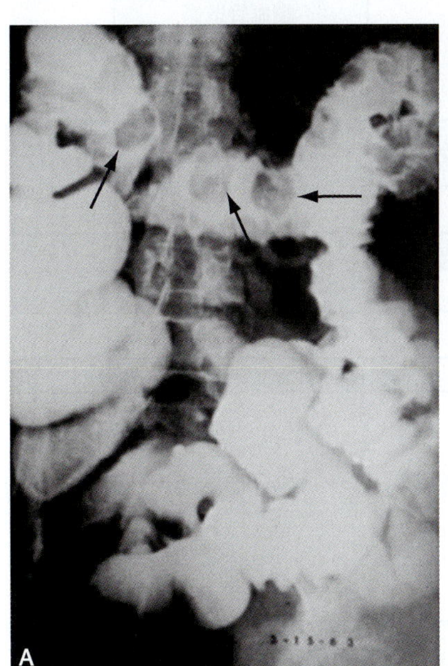

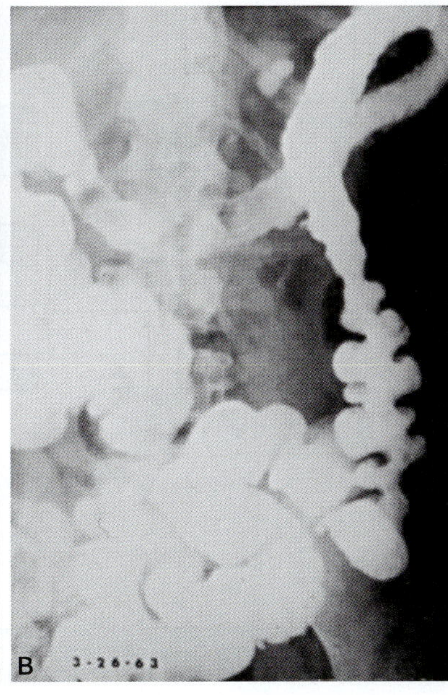

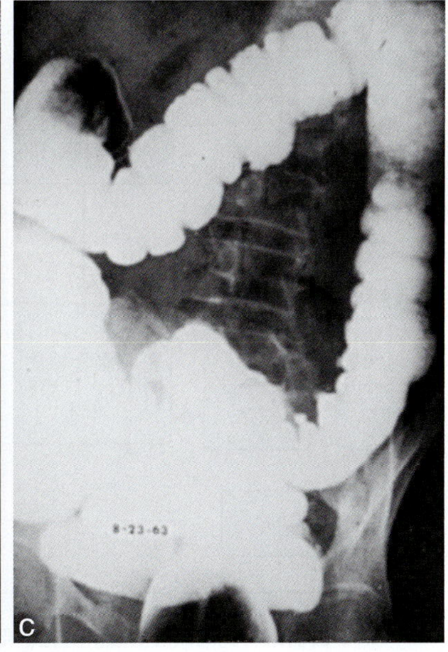

图 118.15 一位横结肠和脾曲可逆性缺血性损伤患者连续钡灌肠检查的胶片。A,初步检查显示整个受累区域有明显的拇指印征(箭)。B,11 天后,拇指印征消失,受累结肠出现节段性结肠炎。C,发病 5 个月后,结肠已恢复正常。患者在发病 3 周后无症状。(From Boley SJ, Schwartz SS. Colonic ischemia: reversible ischemic lesions. In: Boley SJ, Schwartz SS, Williams LF, editors. Vascular disorders of the intestines. New York: Appleton-Century-Crofts; 1971. p 589.)

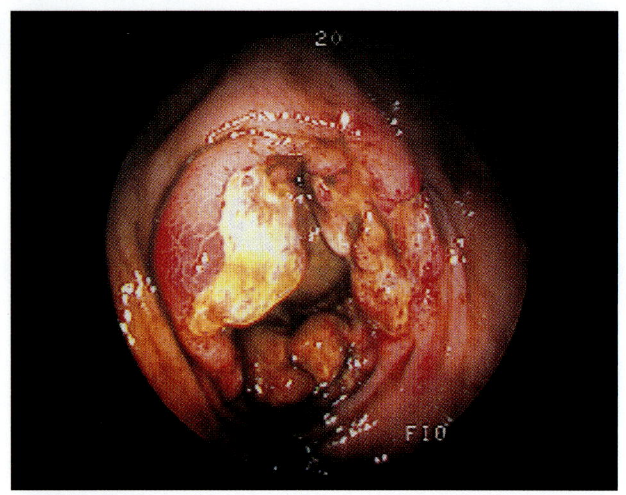

图 118.16 一位接受白细胞介素-2 和干扰素-α 治疗的转移性癌症患者 CI 类似肿瘤的结肠镜视图。炎性水肿肿块被认为是由于盲肠肿瘤所致。仅 5 天后，病变自行消退。（From Sparano JA, Dutcher JP, Kaleya R, et al. Colonic ischemia complicating immunotherapy with interleukin-2 and interferon-α. Cancer 1991;68:1538.）

在症状发作时，结肠血流量通常已恢复正常，因此一般不需要进行肠系膜血管造影。但该规则的一个例外是：当临床表现不能明确区分 CI 和 AMI 时，或者可能仅涉及升结肠时，需进行肠系膜血管造影。在软式乙状结肠镜检查或有限的结肠镜检查期间给予空气或二氧化碳，用于显示在腹部平片上看不到的近端拇指印征，拇指印征是相对于所施用的空气或气体的放射线可透过性，凸显的拇指印征为相对不透射线的结节。左半结肠或整个结肠的结节意味着 CI，而升结肠中分离的结节提示 CI 可能反映了其他无症状的 SMA 疾病，需要评估肠系膜血管系统。

（五）临床过程和治疗（图 118.17）

确定疾病的严重程度可直接管理 CI 患者。在 2015 年美国胃肠病学会 CI 诊断和管理指南中，基于与 30 天结肠切除术或死亡相关的风险因素，建议将患者归类为轻度、中度或重度疾病。轻度疾病定义为具有 CI 的典型症状，伴有未孤立至右半结肠的节段性结肠炎，且不存在中度疾病中观察到的结局较差的常见相关风险因素。中度疾病包括具有多达 3 个与不良结局相关的风险因素的患者，包括男性、无便血的腹痛、低血压、心动过速、WBC > 15×10^3/L、血红蛋白 < 12.0g/dL、BUN>20mg/dL、血清钠<135mmol/L、LDH>350U/L 或经结肠镜检查确定的结肠黏膜溃疡。重度疾病定义为>3 个与中度

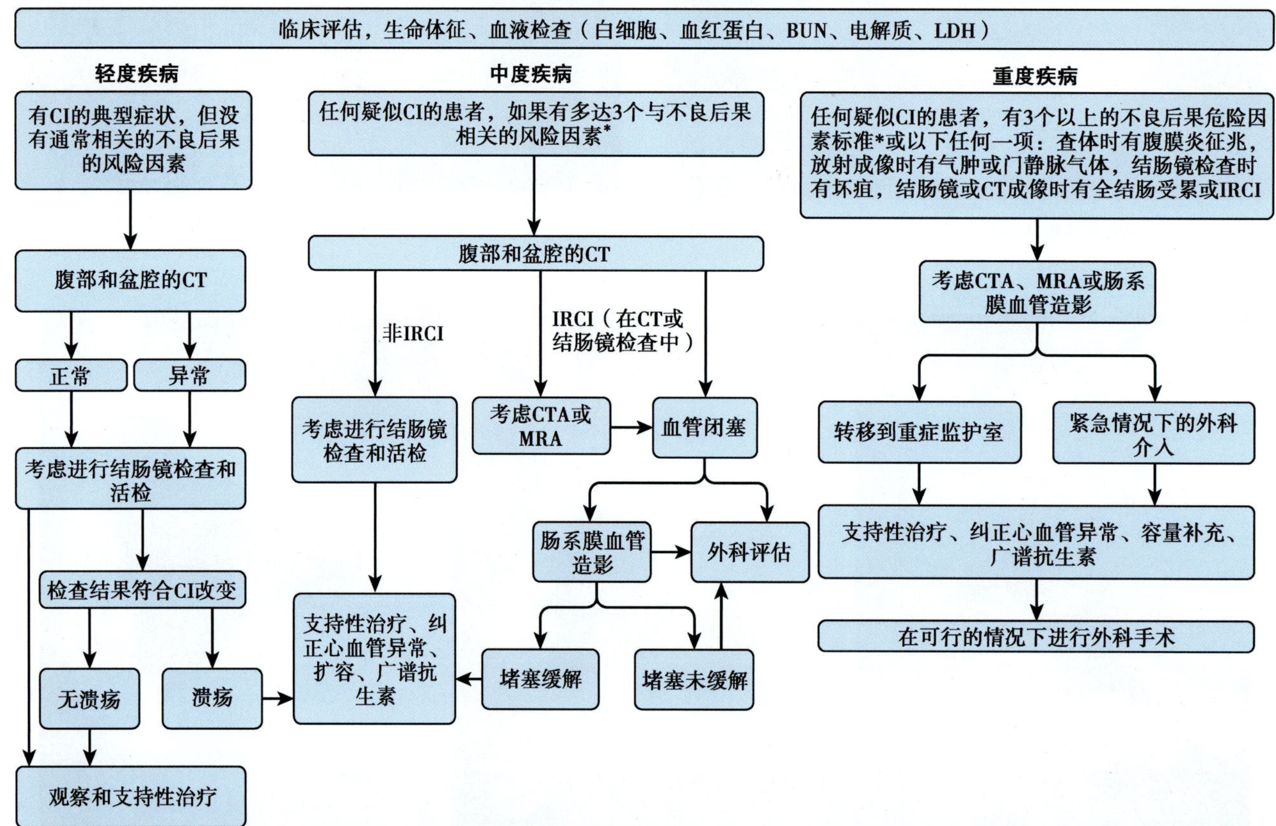
怀疑有结肠缺血的病人的管理流程
临床评估，生命体征、血液检查（白细胞、血红蛋白、BUN、电解质、LDH）
轻度疾病
有CI的典型症状，但没有通常相关的不良后果的风险因素
腹部和盆腔的CT
正常
异常
考虑进行结肠镜检查和活检
检查结果符合CI改变
无溃疡
溃疡
观察和支持性治疗
中度疾病
任何疑似CI的患者，如果有多达3个与不良后果相关的风险因素*
腹部和盆腔的CT
非IRCI
IRCI（在CT或结肠镜检查中）
考虑进行结肠镜检查和活检
考虑CTA或MRA
血管闭塞
肠系膜血管造影
外科评估
支持性治疗、纠正心血管异常、扩容、广谱抗生素
堵塞缓解
堵塞未缓解
重度疾病
任何疑似CI的患者，有3个以上的不良后果危险因素标准*或以下任何一项：查体时有腹膜炎征兆，放射成像时有气肿或门静脉气体，结肠镜检查时有坏疽，结肠镜或CT成像时有全结肠受累或IRCI
考虑CTA、MRA或肠系膜血管造影
转移到重症监护室
紧急情况下的外科介入
支持性治疗、纠正心血管异常、容量补充、广谱抗生素
在可行的情况下进行外科手术
*与不良后果有关的风险因素。男性，低血压（SBP<90mmHg），心动过速（HR>100次/分钟），腹痛但无直肠出血，白细胞>15 × 10⁹/L，BUN>20mg/dL，血清钠<136mmol/L，LDH>350U/L

图 118.17 CI 的管理流程。（From Brandt LJ, et al. ACG Clinical Guideline: epidemiology, risk factors, patterns of presentation, diagnosis, and management of colon ischemia (CI). Am J Gastroenterol 2015;110:18-44.）

疾病相关的风险因素,或体格检查时有腹膜炎体征、CT 扫描显示线状积气或门静脉积气、结肠镜检查显示坏疽以及影像学或结肠镜检查显示全结肠或孤立性右半结肠节段性分布的患者[137]。

对于病情较轻的患者,治疗是值得期待的。给予胃肠外液体,使肠道处于休息状态。由于认为缺血性肠损伤对这些患者的损伤最小,并认为发生菌血症的风险很低,因此不建议进行抗菌治疗。如果在保守治疗后患者未迅速好转,则应考虑进行结肠镜检查。

当患者符合中度疾病标准时,应接受标准的保守疗法和广谱抗生素来"覆盖"粪便菌群,因为在实验模型中,抗生素可减少肠道损伤的范围和严重程度。然而,尚未进行随机、对照、双盲试验来证明该建议的有效性[137]。应进行心电图、24 小时动态心电图监测和经胸超声心动图检查,以排除或确认栓塞的心脏来源。应积极治疗心力衰竭和心律失常,并停用可能引起肠系膜血管收缩的药物。如果结肠出现膨胀,则用直肠管进行减压。需要对结肠进行连续成像检查或内镜评估,并继续监测血红蛋白、白细胞计数和电解质水平,直到患者病情稳定。

重症患者应转至重症监护室(ICU),在加速评估病情的同时,应开始采取包括抗菌药物在内的保守治疗。腹部压痛和腹肌紧张加重、体温升高和麻痹性肠梗阻提示结肠梗死,如有必要,必须立即进行剖腹探查和结肠切除术。在手术中,尽管浆膜外观看起来正常,但黏膜损伤可能是广泛的,切除的范围应根据术前检查中观察到的病变分布情况,而不是以手术时结肠浆膜表面的外观为指导。最常见的手术方式包括全/次全结肠切除术、右半结肠切除术和节段性结肠切除术[153]。只需切除结肠的受累区域。当需要手术干预时,与死亡相关的最常见的临床特征是:低输出量心力衰竭(例如,超声心动图显示心室射血分数<20%)、急性肾损伤、次全/全结肠切除术、血清乳酸水平>2.5mmol/L 以及术前和术中给予儿茶酚胺药物[137]。

在超过一半的 CI 患者中,这种疾病是可逆的。一般在 48~72 小时内症状缓解,在 1~2 周内结肠愈合。对于重度损伤,结肠可能需要 1~6 个月才能愈合,然而,在此期间患者一般没有症状。持续 2 周以上的症状与急性并发症和不可逆疾病的发生率较高相关,例如坏疽和穿孔、节段性结肠炎或狭窄。

1. 坏疽

腹部压痛伴发热和腹膜炎体征提示梗死,需要紧急剖腹手术。

2. 节段性结肠炎

节段性结肠炎可见下列任何一种临床类型:反复发热和败血症;持续或反复血性腹泻;以及持续或慢性腹泻伴蛋白丢失性结肠病。无症状或症状轻微但有持续性疾病内镜证据的患者,应接受结肠镜随访检查,以确定结肠炎是否愈合、是否转为慢性或形成狭窄。反复发热、白细胞增多和败血症提示,一段未愈合的结肠炎为结肠细菌提供了侵入口,如果发现,必须进行选择性切除。持续性腹泻、出血或蛋白丢失的结肠病变持续时间超过 2 周的患者,穿孔或狭窄形成的风险很高,需要进行节段性切除。节段性结肠炎患者经常被误诊为 IBD。口服皮质类固醇治疗的反应通常较差,可能与穿孔发生率增加有关。脂肪酸灌肠剂和皮质类固醇直肠给药已取得成功(L. Brandt 博士的个人观察)。对于药物无法控制症状的患者应进行节段性切除,一般是可以治愈的。

3. 缺血性狭窄

可观察到无症状的缺血性狭窄。部分患者可在 12~24 个月内消退,无需治疗。CT 可提供一种表征这些狭窄的方法。一项研究发现,这些狭窄最常发生在"分界线区域",该区域同心圆壁增厚的狭窄区域长度约为 7cm[154,155]。当然,对引起梗阻的狭窄需要切除。尽管将扩张和支架植入作为一种暂时性措施或视为外科手术桥接的研究和相关小病例系列数量有限,但这些技术在治疗良性缺血性狭窄方面显示出前景。

4. 暴发性全结肠炎

突然发生的中毒性结肠炎伴腹膜炎体征和快速进展的病程是暴发性全结肠炎的典型特征。这是 CI 的一种罕见变体。通常需要进行全腹结肠切除术和回肠造口术。

(六) 结肠缺血的相关预后

了解与 CI 患者不良结局相关的风险因素,将疾病分为轻度、中度或重度,并有助于确定最合适的治疗方案(见图 118.17)[137]。一项对纳入 2 283 例患者的 22 项研究的荟萃分析显示,男性、无直肠出血、心动过速、腹膜炎、休克或动脉性低血压和 IRCI 与不良结局相关[156]。以上描述的中度和重度疾病的标准(见临床过程和治疗),概述了来自多项研究的各种因素,这些研究显示了疾病分布模式、医学合并症、体格检查结果、血清学异常、影像学成像结果表征了 CI 的特征,并需要较低的阈值进行更积极的治疗和干预。ACG 指南中的预后标准是基于过去的研究,并根据专家意见制定的。一项回顾性研究显示,在 183 例 CI 患者中,没有一例具有 2 个或更少这些风险因素的患者死于并发症,但具有 3 个或更多风险因素的短期死亡风险显著增加[157]。综合考虑,这些结局因素似乎很重要,尽管仍需要对其进行进一步研究和修订。

(七) 特殊临床问题

1. 右侧结肠孤立性缺血

已证明约 25% 的病例发生右侧结肠孤立性缺血(IRCI),其发生率是传统公认的 8%~10% 的两倍以上[89-91]。这种模式比任何其他模式更有可能与冠状动脉疾病和需要血液透析的慢性肾脏疾病相关[89,158]。IRCI 患者的表现往往与其他 CI 患者不同,直肠出血和腹痛的频率较低,其次是血性腹泻,但腹膜炎、急性腹痛无直肠出血和非血性腹泻的频率较高[90,159]。IRCI 在临床上酷似不太严重的 AMI。在一个 65 例 IRCI 患者的病例系列中,10 例并发 AMI,其中所有患者均需要手术治疗,死亡率为 90%。在无小肠受累的 IRCI 患者中,40% 需要手术治疗,死亡率为 27.2%;其余患者接受了保守治疗,6.1% 的患者在 30 天内死亡[14]。当考虑 SMA 相关缺血时,结局的严重程度与受累肠道的范围和分布相关,AMI+IRCI 的结局比无 AMI 的 IRCI 队列更差。在 IMA 分布范围内,所有 IRCI 患者的短期结肠切除术或死亡风险均高于 CI 影响结肠的患者[14]。因为 SMA 向右侧结肠和小肠供血,而且 IRCI 患者可能将其作为其他无症状 SMA 阻塞性疾病的先兆表现,我们建议在所有 IRCI 患者中评估内脏血管系统。建议使用 CTA 或 MRA 来识别有 AMI 风险的患者,如果发现 SMA 闭塞,应强烈考虑血运重建。如果放射科医生重新审查原始门静脉期 CT,则可能不需要后续的 MRA。一项研究发现,这种专注于肠系膜血管系统的重新审查,通常可以充分评估 SMA 和 IMA,而专注于第二次内脏血管系统成像的研究几乎没有获得额外信息[160]。但 IRCI 是全科诊所的一个例外,即不评价 CI 患者的内脏血管系统。

2. 结肠癌和其他潜在阻塞性病变患者的 CI

不到 5% 的 CI 患者有结肠远端和潜在的阻塞性病变或疾病,包括癌症、憩室炎、肠扭转、粪便嵌塞、手术后狭窄、既往缺血性狭窄或放射性狭窄。通常情况下,相关病变位于结肠远端,在 CI 远端病变和近端病变之间有一段正常结肠(图 118.18)。这种相关性的机制可能涉及病变近端结肠内压的升高,从而导致结肠血流量减少和黏膜-浆膜的血液分流,但对远端潜在阻塞性病变和 CI 近端段之间的正常结肠区域的解释尚不清楚[106]。然而,重要的是要意识到这种相关性。因为如果结肠切除是为了治疗肿瘤,在结肠切除后进行的吻合,是在 CI 区域创建的吻合,则很可能发生吻合口瘘或缝合线断裂。

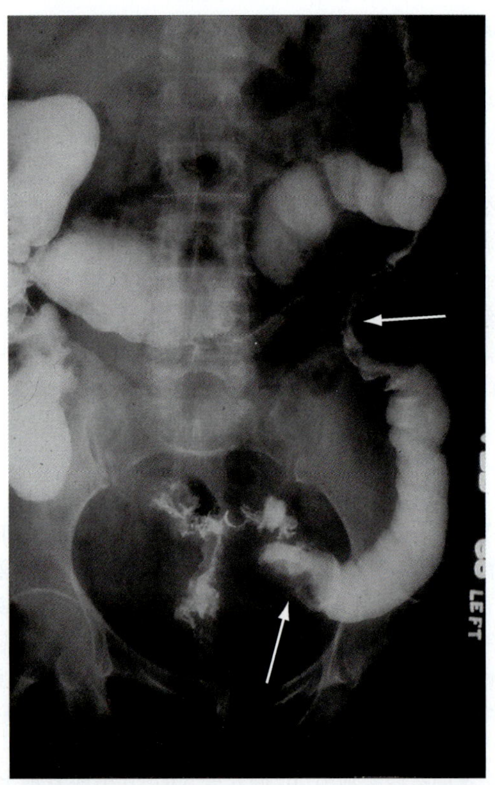

图 118.18 钡剂灌肠的影像显示 CI 段变窄(上箭),位于远端乙状结肠癌的近端(下箭)。癌与缺血段(典型)之间的结肠区域正常。(From Boley SJ Brandt LJ, Veith FJ. Ischemic disorders of the intestines. Curr Probl Surg 1978;15;1.)

3. 肠易激综合征中的结肠缺血

有肠易激综合征(IBS)时 CI 的发生率是无 IBS 时的 2.75~11 倍[161]。尽管一些人认为 IBS 患者比一般人群就医更频率,因此更有可能被诊断为 CI。但另一些人则认为 IBS 患者存在共同的病理生理学,如结肠血管系统的超敏反应、自主神经的高反应性或血清素受体敏感性的差异[162]。临床研究和实验模型表明,用于治疗女性 IBS-D 的血清素受体拮抗剂阿洛司琼会增加 CI 的风险[163,164]。然而,无论使用何种治疗方法,IBS 患者的 CI 发生率均较高[166]。需要更多的研究、更好的数据和更深入地了解血清素能药物的作用机制,来进一步阐明任何这种相关性。

4. 腹主动脉手术合并结肠缺血

在腹主动脉瘤腔内修复术治疗腹主动脉瘤疾病(AAA)的时代,估计 CI 使所有病例的 2.2%~2.9% 复杂化,血管腔内方法的发病率约为 2%,开放式手术为 5%,总死亡率估计为 38.7%~52%[167,168]。一项荟萃分析发现,与开放式手术方法相比,腔内修复术可将 CI 的术后风险降低 78%[169]。一项比较选择性开放式手术干预与腹主动脉瘤腔内修复术的 13 项研究的荟萃分析表明,开放式手术的 CI 风险通常较高,比值比为 2.7[170]。这些患者发生 CI 的风险因素包括:术中或术后输血、术前动脉瘤破裂、需要血液透析的肾衰竭、动脉瘤近端延伸以及女性患者[167]。死亡率与患者年龄和 CI 手术干预的需求密切相关[167]。

由于术后 CI 严重且难以早期诊断,因此对于 AAA 破裂或阻断血流时间延长、术前主动脉造影显示 IMA 通畅、术中下腹动脉无搏动性血流或术后腹泻的患者,应在术后 2~3 天内进行结肠镜检查[171]。如果发现 CI,应停止经口进食和补液,并开始广谱抗生素治疗。临床恶化需要再次手术。手术时,必须切除所有缺血的结肠。

八、慢性肠系膜缺血(肠绞痛)

慢性肠系膜缺血(CMI)并不常见,占肠缺血性疾病的<5%,其最常见的原因是肠系膜动脉粥样硬化(35%~75%),但也有罕见原因,如中位弓状韧带综合征、胶原血管疾病和炎性血管病变[172]。CMI 的一部分患者患有 NOMI,最常见的原因是慢性低流量状态,如心力衰竭或肺部疾病导致的氧气输送减少[173]。在斯堪的纳维亚的一项研究中,CMI 的发病率估计为(5~6)/100 000,患病率为 30/100 000[173]。

肠系膜动脉狭窄(MAS)的存在并不意味着腹痛或其他消化道症状是由 CMI 所致,因为动脉粥样硬化和腹痛在老年人群中很常见,并且有许多侧支循环通路可以维持血流,特别是在慢性血管闭塞的情况下,这使得 CMI 的诊断具有挑战性。一项研究考察了 MAS 在老年无症状人群中的患病率,发现 17.5% 的患者患有内脏多普勒超声确定的 MAS,其中 86% 为孤立性腹腔动脉(CA)狭窄,7% 为腹腔动脉和 SMA 联合狭窄,5% 为孤立性 SMA 狭窄,2% 为 3 条血管均闭塞[174]。在对有症状 CMI 患者的回顾综述中,91% 的患者至少有 2 条血管闭塞,55% 的患者累及所有 3 条血管,7% 和 2% 的患者分别有 SMA 和 CA 孤立性闭塞[175]。因此,不能认为内脏血管闭塞的存在会引起缺血性症状,大多数有症状的 CMI 患者至少有 2 条血管受累。

大多数 CMI 病例是由动脉粥样硬化疾病引起的,但心脑血管疾病的风险因素与CMI不同。来自西欧的一项研究表明，内脏动脉粥样硬化性疾病以女性为主，高血压、高脂血症、糖尿病和肥胖的发病率较低[176]。在来自荷兰一个由436名疑似CMI患者组成的队列中，39%确诊患有CMI，其中女性、体重减轻、伴随心血管疾病、症状持续时间以及CA和SMA狭窄是CMI的最强预测因素[177]。

腹痛是CMI最典型的症状，很可能是由于小肠缺血引起的，因为当食物进入胃时，小肠的血液被“窃取”以满足胃血流量增加的需求[178]。这解释了为什么疼痛发生在进食后不久，此时食物仍留在胃中，比固定且有限的血液供应更可取，因为血液供应不能满足消化过程中小肠增加的代谢需求。从实验上讲，至少在急性情况下，除非通过CA和肠系膜动脉的血流量均受到影响，否则内脏循环中的血管“窃血”是不可能的[179]。

（一）临床特征

CMI的主要临床特征是腹部绞痛或不适，通常最初发生在进食后30分钟内，严重程度逐渐增加，然后在1~3小时内缓慢消退。超过90%的CMI患者报告了腹痛[173,180]。尽管腹痛最初轻微，但腹痛的严重程度在数周至数月内逐渐增加。由于疼痛与进食的相关性引起患者对进食的恐惧（饮食恐惧症），从而导致体重减轻。在7%~35%的患者中出现腹泻，这曾一度被认为是终末期CMI的征象，但在病程早期也观察到腹泻[181]。可发生恶心、腹胀或便秘，但是体重减轻和腹痛与进餐的密切关系是该综合征的特征。在病程早期，如果患者不进食则不会出现疼痛，疼痛仅发生在进食后或进餐时。之后，在进餐时疼痛发生得更早、持续时间更长、更严重并可能为持续性，这种情况预示着肠梗死[173]。这种表现被称为“慢性肠系膜缺血急性发作”的肠系膜缺血。一项研究发现，100%的CMI患者表现为一定程度的腹痛，其中78%为餐后疼痛；68%的患者体重减轻，平均减轻10.5±5.5磅；13%的患者出现恶心和呕吐；13%的患者出现便秘或腹泻；8%的患者出现LGIB。CMI不常见的表现包括：经PPI治疗后无法愈合的胃窦溃疡、胃轻瘫（血运重建后消退）和非结石性胆囊炎。体检结果通常有限，但晚期患者可出现恶病质。即使在疼痛发作期间，腹部通常也保持柔软和无压痛，可观察到腹胀。腹部杂音常见，但无特异性。

（二）诊断

由于主诉模糊，而且缺乏特异性的诊断试验，使CMI的诊断较为困难。腹部平片和CT扫描通常是正常的，尽管可能存在血管钙化。胃肠道内镜检查通常显示正常，随机的胃肠道活检仅显示非特异性异常。罕见情况下，放射性核素排空试验可能显示胃排空延迟。超声、磁共振血管造影（MRA）甚至传统的肠系膜血管造影术也只是显示内脏血流的形态学异常和解剖局限性，这些均不能确定是否存在肠缺血。血管造影仍然是金标准，CTA由于其可用性以及极好的灵敏度和特异性，现在是CMI的首选成像模式[182]。MRA是CMI的准确诊断方法，但一项比较CTA与MRA的研究表明，CTA可获得更高质量的成像，从而实现了更准确的评估[183]。Harki等将单独临床症状的诊断模式，与临床症状联合CTA或MRA相比，显示成像与临床表现相结合的模式对准确诊断CMI至关重要[177]。

双功能多普勒超声可用于识别内脏动脉狭窄，但不能确定CMI的诊断[184]。收缩期峰值流速和舒张末期流速可用于预测CA或SMA是否存在<50%、50%~70%或>70%的狭窄[184]。CA和SMA的收缩期峰值流速分别升高为200和275cm/s，是这些血管至少70%狭窄的可靠标志。CA和SMA的双功能多普勒超声和相位对比摄影MR成像已用于测量进食对肠系膜血流量的影响，均基于以下原理：在正常情况下，进食增加小肠的血流量，而在CMI中，不会发生这种情况。然而，在血管狭窄程度较轻的情况下，餐后检查并不比空腹检查好[185]。

诊断CMI的主要挑战是将疾病通常细微的临床表现，与支持但不能确定诊断的影像学异常相结合。在许多情况下，在腹痛情况下进行高灵敏度成像，可以观察到单支血管闭塞，从而将患者转诊进行可能的干预。单支血管闭塞很少产生症状性疾病，其中一些患者不适当地接受了侵入性手术。为了更准确地诊断CMI，目前正在开发用于确定血流是否充足的功能试验，尽管这些方法尚未广泛使用。有2种这样可用的技术：①可见光光谱分析（VLS）；②胃张力测定运动试验（GTET）。VLS使用内镜光纤探头输送的白光测量黏膜内血氧饱和度。该技术依赖于氧合血红蛋白和去氧血红蛋白之间光谱的显著差异来检测缺血情况[186]。GTET使用专门的张力测量球囊导管和外周动脉导管或针刺，分别从已接受抑酸药物预治疗并随后接受标准运动方案的空腹患者中获得胃液和动脉血。测定运动前、运动中和运动后的胃动脉PCO2梯度。运动后梯度增加是消化道缺血的指标[186]。一项研究着眼于诊断CMI的最常用方法，包括病史、影像学（如CT、MR、血管造影术）和GTET。每例患者均接受了所有3项诊断测试，结果显示，临床特征本身提供的诊断结果有限，而使用张力测定法进行的黏膜灌注分析提供了最好的诊断能力[187]。总体而言，病史、放射成像和测压计的组合是诊断CMI最准确的方法[187]。

尽管VLS和GTET是诊断CMI非常有用的技术，但它们在大多数中心并不可用。白细胞计数、LDH水平和CRP水平不能区分CMI患者和非CMI患者，餐后L-乳酸和D-二聚体轻微升高但在CMI患者中显著升高[188]。当阳性时，这些血清学检测有利于CMI的诊断，但需要进一步评估以确定其诊断CMI的可靠性。

在没有任何广泛可用、特异性和可靠的诊断试验的情况下，CMI的诊断是基于临床症状，结合内脏血管闭塞性进程的放射学证明，以及在很大程度上排除了其他消化道疾病。血管造影应显示2条或2条以上的内脏动脉闭塞，以诊断CMI。然而，这种闭塞，即使是所有3条血管的闭塞本身也不能诊断为CMI，因为它们可能没有相应的临床症状。

（三）治疗

CMI患者不需要紧急治疗，除非餐后腹痛变为持续性的，这种情况意味着有可能发生肠梗死。具有CMI典型疼痛和不明原因体重减轻的患者，其诊断评估已排除其他消化道疾病，且血管造影显示3条主要动脉中至少有2条发生闭塞，应进行血运重建（图118.19）。

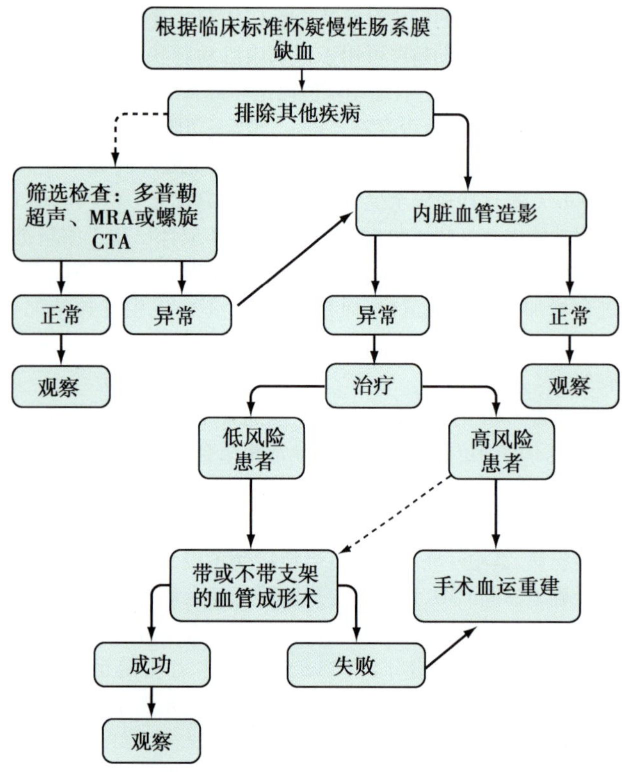

图 118.19 慢性肠系膜缺血的管理流程。实线表示常规管理方案；虚线表示替代管理方案。（Modified from Brandt LJ，Boley SJ. AGA technical review on intestinal ischemia：American Gastrointestinal Association. Gastroenterology 2000；118：954.）

手术血运重建一直是 CMI 患者的传统治疗方法，但单纯经皮腔内肠系膜血管成形术（PTMA）或支架植入目前也作为主要或次要治疗。CMI 手术血运重建的结果各不相同，取决于所用手术的性质、血运重建的血管数量以及是否进行主动脉重建等同期手术。

因为不同的研究者使用不同的标准来定义成功的结果，所以手术血运重建和 PTMA 的真实有效性难以确定。因此，一些作者使用移植物或血管通畅率，而另一些作者则通过症状缓解、复发率或长期生存率来定义成功率。目前正在积极评估血管内和手术干预的临床有效性。在密歇根州的一家学术医学中心，38 例患者接受了血管内介入治疗，77 例患者接受了开放性手术治疗。两组的术后并发症、30 天发病率和死亡率无差异。手术干预组的一期和二期通畅率更好[189]。该单中心研究表明，手术干预似乎与血管内治疗同样安全，但血管通畅性有所提高。对 2000—2014 年美国全国住院患者样本（USNIS）的分析显示，70.6% 的患者接受了血管内治疗，29.4% 的患者接受了手术治疗。在校正各种临床和住院因素后，手术列队的死亡率较高，住院时间较长，住院费用较高[190]。在全国范围内有更多使用血管内介入治疗的趋势，这些微创技术似乎更安全、成本更低。当以症状缓解定义成功时，84%～94% 的患者手术血运重建成功，复发率为 7%～14%。2000—2006 年 USNIS 对 2 128 例患者进行的早期回顾性研究显示，CMI 手术干预的发病率和死亡率分别为 38% 和 13%。手术血运重建的主要并发症包括：急性肾衰竭（11%）、需要切除的肠梗死（8%）、心搏骤停（6%）、呼吸系统并发症（5%）、心肌梗死（5%）和消化道出血（3%）[191]。

PTMA 是一种微创技术，越来越多地用于 CMI 患者。支架置入后，患者通常需要服用氯吡格雷和阿司匹林 1～3 个月，以使血管内支架内皮化。目前尚无很好的对照研究来评估 PTMA 支架置入患者的最佳抗凝持续时间。

在考虑 PTMA 方法时，必须考虑几个因素，包括术后并发症发生率的差异、实现技术成功的能力、可能最重要的是患者在介入术后症状是否缓解。血管内介入治疗的主要并发症发生在血管入路部位，包括血栓形成、夹层和出血。原发性血栓形成的并发症不太常见，夹层和远端栓塞最常见。总体而言，这些并发症的发生率为 2%～13%。急性肾衰竭（6.0%）、需要肠切除的梗死（3.0%）和急性心肌梗死（3.0%）是观察到的最常见的全身并发症[191]。血管内介入术后的并发症发生率低于手术后。Lima 等使用 USNIS 数据来确认 2007 年至 2014 年间的 CMI 患者，显示血管内介入术后观察到的主要心脑血管事件的发生率低于手术后[192]。显然，并非所有接受 PTMA 治疗的患者均有症状改善。Rajaratnam 等报告了他们中心在 2006 年至 2016 年间，对英国 45 例患者进行 CMI 血管内治疗的经验（例如，血管成形术联合或不联合支架置入术），64.4% 的患者症状完全缓解，13.3% 的患者症状部分缓解，22.2% 的患者症状无改善[193]。Thomas 等详细介绍了印度 13 例 CMI 患者队列，所有患者均接受了 PTMA 治疗，13 例患者中有 12 例在技术上取得了成功，在干预成功的患者中，100% 的症状完全缓解[194]。Guo 等回顾性地评估了 32 例接受血管内介入治疗的亚洲 CMI 患者，发现症状完全改善率为 68.8%，部分改善率为 21.9%。3 年时症状复发率为 84.0%[195]。PTMA 显示出在缓解 CMI 症状方面的显著前景，侵入性较小，但与手术治疗相比，在持续症状改善方面的疗效似乎仍然较低。随着 PTMA 经验的积累，这种选择越来越受欢迎，技术成功率更高，并发症更少。

患者是否应该接受手术血运重建或经皮血管内介入治疗，显然是一个重要的决定。一项对 43 篇文献（包括 1 795 例超过 25 年的患者）的综述显示，接受血管内治疗的患者围手术期住院时间、发病率和死亡率较低，尽管与 PTMA 相比，开放手术干预后的通畅率较高，症状复发率较低，但在生存率方面没有差异[180]。以前，接受 PTMA 的患者是那些有高风险医学合并症的患者，或者 PTMA 被用作手术的桥梁，不过随着手术技术的进步和使用的增加，以前只考虑接受 PTMA 治疗的患者，现在将成为手术血运重建的候选者。目前选择手术的患者更有可能存在更高风险的病变和更复杂的疾病，这可能解释了该组死亡率增加的部分原因。迄今为止，尚未发表对随机接受 PTMA 或手术干预的患者进行的头对头前瞻性试验。鉴于再狭窄频率降低和长期通畅率提高，应考虑将年轻和其他方面相对健康的 CMI 患者的手术干预作为一线治疗。初始治疗应基于患者的年龄、医学合并症和提供治疗的当地专业技术知识。

九、血管炎与内脏循环血管病变

炎症和坏死可影响所有大小的内脏血管：动脉、小动脉、直肠血管、静脉和小静脉[196]。症状取决于受累血管的大小，可能与栓塞或血栓形成引起的 AMI 或胆固醇栓塞引起的胆固醇栓塞性肾脏病(FSI)难以区分,相关的全身特征,如肾衰竭、皮肤结节和肺部供血不足提示系统性疾病。

动脉、小动脉和直肠血管均可能受到系统性血管炎的影响。血管炎的缺血性损伤通常累及肠的短段。腹痛、发热、胃肠道出血、腹泻和梗阻是血管炎常见的症状,溃疡和狭窄形成也是如此,小血管受累的穿孔比大血管受累的穿孔更少见。

孤立性胃肠道血管病变是最近文献报道的一种新的疾病。受累患者没有全身性疾病,仅表现为血管炎引起的胃肠道缺血。在一个由 8 名患者组成的病例系列中,这些原发性血管炎包括:小肠结肠淋巴细胞性静脉炎和特发性肌内膜增生(如前所述)[197]。在这方面还需要进一步的研究。通常血管炎是由免疫复合物沉积在血管壁中引起的,从而导致补体系统激活和炎症反应,随后可能发生动脉瘤形成、血管破裂和出血、血管闭塞、血栓形成或纤维化。

一项对 1990 年至 2013 年,在韩国医院就诊的 6 477 例血管炎患者进行的回顾性研究发现,148 例(2.3%)患者有原发性上消化道(UGI)受累,其中大、中和小血管血管炎的发生率分别为 14.2%、11.5% 和 74.3%[198]。在 76.4% 的病例中观察到胃肠道症状,其中最常见的是腹痛(78.8%)。在这些亚洲患者中,IgA 血管炎(过敏性紫癜)是最常见的类型(56.8%),其次是大动脉炎(14.1%)、显微镜下多血管炎(10.1%)和结节性多动脉炎(6.8%)[198]。过敏性紫癜(Henoch-Schonlein 征)估计高达 90% 的受累患者涉及消化道。结节性多动脉炎、过敏性肉芽肿性血管炎[以前称 Churg-Strauss 综合征(嗜酸性肉芽肿性多血管炎)]和系统性红斑狼疮有高达 50% 的患者累及消化道。30% 的白塞综合征患者表现为消化道受累,而大动脉炎、肉芽肿性多血管炎(以前称为韦格纳肉芽肿病)、与风湿性关节炎相关的血管炎、和巨细胞动脉炎通常在不到 15% 的病例中影响消化道[199]。

(一) 过敏性肉芽肿性血管炎(嗜酸性肉芽肿性多血管炎、Churg-Strauss 综合征)

过敏性肉芽肿性血管炎是一种以哮喘、肾小球肾炎、嗜酸性粒细胞增多和与抗中性粒细胞胞浆自身抗体相关的肉芽肿性炎症为典型特征的疾病[200]。这种坏死性血管炎累及中小型血管,几乎一半的患者累及胃肠道。典型症状包括腹痛、腹泻、胃肠道出血和罕见的穿孔,小肠最常受累[200,201]。糖皮质激素治疗通常有效,免疫抑制治疗是一线治疗。对这些治疗无反应的患者,大剂量注射用丙种球蛋白(IVIG)是一种替代药物[200]。

(二) 白塞综合征

白塞综合征是以口腔和生殖器溃疡、复发性虹膜炎或脉络膜视网膜炎以及皮肤损害为特征。白塞综合征最常见于东地中海男性。小血管炎占损伤的大部分,但动脉和静脉的大血管受累并不少见,胃肠道受累罕见。在一个病例系列中报告 8 763 例患者中有 0.7% 发生胃肠道受累[191]。回盲部受累最常见(61%),在结肠镜下表现为大的椭圆形溃疡[202]。腹痛(87%)和腹泻(48%)是最常见的症状,然而,32% 的患者表现为急腹症,42% 的患者表现为大出血,58% 的患者有肠穿孔[202]。年龄小于 25 岁、既往有剖腹手术史,以及火山状溃疡均为这些患者发生肠穿孔的独立风险因素[203]。目前推荐口服 5-氨基水杨酸(5-ASA)衍生物、硫唑嘌呤、英夫利西单抗或阿达木单抗治疗[204]。

(三) 血栓闭塞性血管炎(原称 Buerger 病)

血栓闭塞性血管炎(TAO)累及中、小型外周动脉和静脉,特别是腘下血管,足跛行和皮肤泛红是其最常见的症状。TAO 在很大程度上是一种男性疾病,尤其是那些从幼年时就开始吸烟的男性,通常在 50 岁之前发病。TAO 患者明显不存在其他动脉粥样硬化风险因素。肠道受累不常见,最常见的是小肠供血血管受累[205]。在急性病变中,炎症通过血管壁从血栓-内皮界面向外扩散。随后血栓内出现微脓肿、坏死性肉芽肿和多核巨细胞,之后血栓组织形成并闭塞血管。受累肠段通常需要切除[206]。

(四) Cogan 综合征

Cogan 综合征是一种罕见的年轻人疾病,以结膜、角膜和耳蜗的血管炎为特征[207]。IBD 患者中 Cogan 综合征的发病率似乎较高[208]。尽管这种血管炎通常是局部的,但认为它是对未知病毒因子的超敏反应,并且疾病可能播散,3% ~ 10% 的患者出现胃肠道症状,伴有腹泻和血便。需要大剂量糖皮质激素,偶尔需要细胞毒性药物。炎症得到控制后可能需要进行血管手术。

(五) 纤维肌性发育不良

纤维肌性发育不良(FMD)是一种罕见的血管病变,与动脉粥样硬化和炎症均无关[209]。其原因尚不清楚,遗传因素可能起作用,并与吸烟和高血压有关。根据涉及的动脉层,FMD 可有几种类型:内膜型、中膜型或外膜型。肾动脉最常受累,其次是颈动脉和椎动脉,然后是其他血管系统,包括肠系膜动脉。内脏受累可表现为 AMI 或 CMI 症状[210]。FMD 也被证明可以模拟其他慢性胃肠道疾病,如克罗恩病[211]。诊断是基于与其他血管疾病成像相同的技术。经典的"串珠状"外观仅是 FMD 内膜型的典型特征,而动脉瘤和夹层可能使所有类型的 FMD 复杂化。治疗包括 PTMA、手术血运重建和根据指征切除坏死肠管。

(六) 过敏性紫癜

过敏性紫癜通常影响 4~7 岁的儿童,通常在发病前有上呼吸道感染。其特征是 IgA 免疫复合物沉积在皮肤、胃肠道、关节和肾脏的小血管内。典型的临床三联征包括可触及的皮肤紫癜(通常在腰部以下)、关节炎(膝关节和踝关节)和腹痛,高达 90% 的患者累及胃肠道[199]。最常见的胃肠道症状是由上皮下水肿、出血和由此引起的缺血导致的绞痛性腹痛和胃肠道出血,黏膜下血肿可能是肠套叠的起点。很少发生肠穿孔。可通过内镜或 CT 检查记录胃肠道受累,十二指肠和回肠末端受累最常见[212]。这种疾病通常是自限性的,但在成人中前景可能不太乐观,很大程度是因为发生了肾衰竭。

(七) 过敏性血管炎(超敏反应性血管炎)

过敏性血管炎很少累及内脏血管,与累及动脉的坏死性血管炎不同，过敏性血管炎主要累及毛细血管后小静脉。已知引起这种疾病的原因很多，包括感染（链球菌、葡萄球菌、HBV、流感病毒、巨细胞病毒、分枝杆菌和立克次氏体）、药物和化学品。对潜在疾病过程的治疗是控制这种血管炎的关键。

（八）川崎病

川崎病（Kawasaki disease）也称婴儿发热性皮肤黏膜淋巴结综合征，是一种中等大小动脉的坏死性血管炎[212]。通常在婴儿和儿童中表现为发热、手足硬性肿胀、掌跖及指趾端充血、皮疹及多形红斑、脱屑、结膜充血、草莓舌和颈部淋巴结肿胀。胃肠道受累罕见，最常累及口腔和食管，但临床症状可出现恶心、呕吐、腹痛、腹泻、肠梗阻、和小肠梗阻引起的腹胀、出血和穿孔[213]。冠状动脉瘤和心肌梗死可能导致死亡。标准治疗包括急性期阿司匹林和用于预防冠状动脉瘤的大剂量静脉注射丙种球蛋白。正在评估皮质类固醇和英夫利西单抗等替代治疗方法。

（九）Köhlmeier-Degos 病（恶性萎缩性丘疹病）

Köhlmeier-Degos 病是一种罕见的年轻男性进行性闭塞性血管疾病，累及中小型动脉，主要累及皮肤，较少累及肠道[215]。通常在躯干和上肢发现有红斑边界的瓷白色点状萎缩性瘢痕的皮损，随后在数月至数年内出现腹痛和自发性肠穿孔，这种情况可反复发作[216]。一项 39 例 Köhlmeier-Degos 病患者的病例系列研究显示，29%的患者有内脏外受累，其中73%的患者有自发性肠穿孔[217]。发现受累血管有血栓形成，无炎性细胞浸润。本病目前尚无已知的治疗方法，当消化道受累时，一般是致命的[217]。

（十）结节性多动脉炎

结节性多动脉炎是一种中、小动脉坏死性血管炎，以分支点的动脉瘤为特征。在高达 50% 的患者中可见胃肠道受累[199]。腹痛、恶心、呕吐、腹泻和黑便是良性病程的典型表现，而出血、穿孔、梗死和/或胰腺炎见于严重疾病[218]。小肠受累最常见，其次为结肠、肝脏和胰腺的病变。当显示累及肾脏、肠系膜和肝脏血管的直径达 1cm 的动脉瘤，提示此病的诊断[212]。重度疾病的诱导治疗是采用大剂量糖皮质激素或环磷酰胺，然后采用硫唑嘌呤或甲氨蝶呤进行维持治疗。对于非严重类型的多动脉炎患者，单独使用糖皮质激素通常是足够的[218]。新的免疫抑制治疗提高了生存率，控制了疾病，复发率约为 10%[219]。

（十一）HBV 血管炎（原称乙型肝炎相关性结节性多动脉炎）

类似多动脉炎的血管炎也与乙型肝炎病毒（HBV）感染有关。曾经被归类为结节性多动脉炎的一种亚型，现在命名发生了改变。在一项研究中，约 25% 被诊断为结节性多动脉炎的患者感染了乙型肝炎，因此被重新归类为 HBV 血管炎[220]。患者在病毒感染后出现多动脉炎，推测是由于抗原相关的免疫复合物在血管壁沉积所致。临床表现与结节性多动脉炎相似，但这些患者胃肠道受累的频率较高。HBV 相关性血管炎患者的预后优于结节性多动脉炎患者[220]。治疗的重点是控制基础的传染性肝炎。对于重度的 HBV 血管炎，抗病毒药物应与短期糖皮质激素和血浆置换联合使用[218]。

（十二）类风湿性血管炎

类风湿性血管炎（RV）在类风湿性关节病 10 到 15 年后发生。随着治疗和疾病控制的加强，RV 的发病率下降了约一半[221]。在 RV 患者中，10% ~ 38% 的患者累及胃肠道[218]。与所有胃肠道血管炎一样，缺血表现为腹痛、出血、穿孔和坏疽。RV 通常是灾难性的，可能与缺血性溃疡、肠梗死和全结肠炎相关[222]。在胃肠道受累的 RV 患者中，估计在初次就诊后 5 年内的死亡率为 25%[222]。推荐使用糖皮质激素和环磷酰胺治疗重度 RV[218]。

（十三）系统性红斑狼疮

系统性红斑狼疮约有一半的病例累及消化系统，可累及任何中空或实体的胃肠道器官[223]。最常见的症状是腹痛，但腹泻、假性肠梗阻、便秘、腹膜炎、胰腺炎、蛋白丢失性肠病和腹水并不少见[223]。这种疾病的全身性使鉴别诊断变得复杂，但许多表现的基础是血管炎引起的局部缺血。血管炎通常累及 SMA，引起空肠或回肠局灶性节段性缺血（FSI）和胃肠道出血，如果诊断不及时，这两者均与高死亡率相关。在 SLE 患者中，由于相关的凝血功能障碍，肠系膜血管血栓形成也可以在无血管炎的情况下发生。CT 用于评估肠壁和血管。肠系膜血管炎对糖皮质激素和完全肠道休息治疗反应良好。当其他主要器官系统受累或腹痛对初始糖皮质激素治疗无反应时，可加用环磷酰胺。穿孔或坏死需要紧急手术修复和切除[218]。

（十四）Takayasu 病

Takayasu 病（无脉症）是一种特发性慢性炎症性疾病，最常累及亚裔年轻女性的主动脉及其分支，并导致受累血管的纤维化闭塞。内脏血管受累不常见[212]，但是对有胃肠道症状的患者进行 CT 评估显示，25% 的患者有腹腔干或 SMA 的狭窄或闭塞性病变[218]。Takayasu 病很少与克罗恩病和溃疡性结肠炎相关，在其中一些患者的血清中，已检测到结肠黏膜和主动脉的抗体[224]。IBD 和 Takayasu 病的结合并不意味着其预后比单独的血管炎更差[224]。治疗包括大剂量糖皮质激素与第二种免疫抑制剂（如抗肿瘤坏死因子）。重建手术或 PTMA 适用于有症状的乳糜泻或 MAS 患者。然而，尽管进行了治疗，但在 5~20 年内，约有 15% ~ 30% 的患者将于手术后再狭窄，5% ~ 10% 的患者将在血管成形术后再狭窄[225]。

（张烁　译，王立　刘军　校）

参考文献

第 119 章 肠道溃疡

Blair Lewis, Daniel S. Mishkin 著

章节目录

在胶囊内镜(capsule endoscopy, CE)和小肠镜作为常规内镜检查前,小肠和大肠的散在溃疡被认为是罕见的,但这些溃疡与许多疾病相关。既往文献也强调了有相关症状的这些溃疡所致的疾病不仅只局限于小肠或大肠,而有可能涉及全身性疾病。目前随着小肠成像技术的进展,以及更重要的是可对溃疡病变进行病理活检,开启了肠道溃疡诊疗的新篇章。与上消化道相似,药物导致的小肠损伤,主要由非甾体抗炎药(NSAIDs)引起,但也可因其他药物所致。与肠道溃疡相关的临床症状随着肠道受累的位置和程度而变化,具体表现有贫血、低蛋白血症、腹痛、出血、梗阻和穿孔等。

小肠溃疡的确诊通常不是通过临床症状,而在有症状时行结肠镜、小肠镜和 CE 等内镜检查时,发现肠道有溃疡、糜烂和黏膜损伤明确诊断的。内镜下肠道溃疡的形态可以是纵向,或环周形的,其深度不一。人们曾认为内镜下溃疡形态和数量可用于诊断特定的疾病。例如,环形溃疡曾一度被认为仅见于 NSAID 溃疡,并且是膈肌疾病发展的一部分。如今已认识到环形溃疡可见于许多不同的疾病。小肠不同部位的溃疡也不能诊断任何特定的疾病。尽管越往小肠远端推进,溃疡越多越大,高度提示克罗恩病[1],但 NSAID 溃疡和克罗恩病相关性溃疡均可见于小肠的近端或远端。

此外,小肠溃疡形成缺乏共同的生理途径。随着更多新溃疡被发现,对溃疡形成机制的解释也在不断变化。例如,最初认为 NSAIDs 通过引起微循环血流减少而导致缺血,缺血是溃疡的根本病因。然而[2],近期研究提出 NSAID 对微生物群有影响,可能是主要的致病途径[3]。事实上,这类 NSAID 溃疡已被证明会随着抗生素的使用而改善(见下文)[4]。NSAID 肠病的其他病因可能是由遗传性缺陷,导致溃疡的易感性。一位患有"特发性"小肠溃疡的患者被发现存在遗传性胞浆型磷脂酶 A_2 缺陷,这种酶的缺乏可导致肠道类二十烷酸水平整体降低[5]。正如后文所讨论的,如今前列腺素转运体基因的突变被认为是慢性非特异性溃疡病(CNSU)的病因。可能还有其他罕见的与前列腺素有关的遗传易感性肠道溃疡,以及对维持小肠完整性至关重要的其他营养因子,这可能解释了小肠溃疡的实际病理生理机制。除局部代谢原因外,药物的毒副作用、辐射和感染也可能造成局部组织损伤。最终出现类似于血管炎中所见的小肠小动脉或小静脉的局部缺血现象,或如肠系膜缺血中所见,缺血由大血管闭塞发展而来。

因此,当发现小肠有溃疡、糜烂或黏膜损伤时,医生常需要了解患者完整的病史以明确病因和诊断。肠道溃疡在本教材的其他章节也有探讨(具体见第 32、38、107、115、118 和 128 章)。

一、病因

小肠溃疡可因小肠原发性疾病、影响黏膜的有害化学物质或可以引起肠黏膜缺血和溃疡形成的内脏循环障碍发展而来。肠系膜循环受许多全身性疾病和生理状态影响,但相对而言较少引起小肠缺血和溃疡。代谢性疾病如高血压和糖尿病;血液病如高凝状态和血管炎,抑或是原发性或继发性感染或肿瘤,均会影响内脏血管系统异常,进而引起各种症状。此外,许多内源性或外源性生化物质也会影响肠系膜循环,产生有益或有害的结果。

二、先天性疾病

弹性纤维假黄瘤(PE)是一种由弹性纤维构成的,或其代谢紊乱引起的疾病[6]。PE 有一种典型的黄色丘疹样皮肤病变,其名称也由此而来,通常发生在颈部和腋窝,使这些部位的皮肤呈现典型的"拔掉鸡毛"后的外观。病变部位可见弹性纤维增厚,并被包裹在有钙和矿物质构成的非晶态物质中。纤维钙化会随之发生,并引起大动脉中层硬化和弹性减退。这种情况尽管罕见,但小动脉可发生坏死,进而引起小肠黏膜缺血和溃疡形成。PE 有 4 种类型,可呈常染色体显性遗传或隐性遗传。血管脆性引起的溃疡和胃肠道出血与常染色体隐性遗传 I 型 PE 相关,并发生于 16% 的相关患者中。研究发现,在同时伴有 PE 和胃肠道出血的患者中,70% 是 I 型隐性 PE[7]。

梅克尔憩室是最常见的小肠先天性畸形(参见第 98

章)。存在于约 2% 的人群中,是脐肠系膜管的残留,也称之为卵黄管或卵黄蒂。梅克尔憩室是 5 岁以下儿童消化道出血最常见的原因;憩室内有异位胃上皮,其含有分泌盐酸的壁细胞,可导致小肠(回肠)内溃疡形成,最终引起消化道出血(图 119.1)。这种患者可能在进食时,会抱怨右下腹疼痛,因为憩室中有胃酸,而这些胃酸无法被食物或肠液缓冲,可以导致疼痛发生。

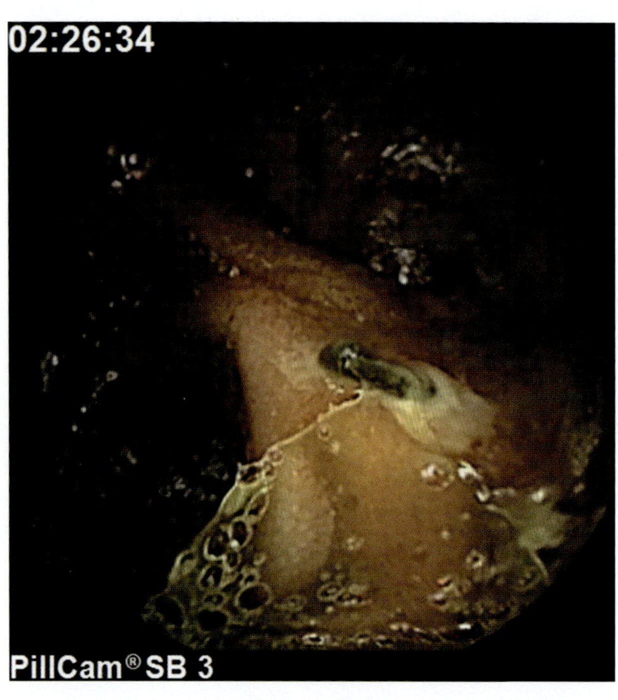

图 119.1 梅克尔憩室伴有溃疡和附着血凝块的胶囊内镜图像。(Courtesy Blair Lewis, MD, New York, N. Y.)

三、凝血功能障碍性疾病

处于高凝状态的患者,发生肠系膜和门静脉血栓的风险增加。肠系膜动脉和静脉闭塞均可引起缺血性肠黏膜损伤,伴上皮下水肿,出血后溃疡,最终出现肠壁梗死(参见第 118 章)。肠系膜上动脉(SMA)血栓形成是最常见的慢性肠系膜血管损伤,形成溃疡的部位在空肠或回肠内;尽管罕见,这种缺血性损伤已经被 CE 所证实[8]。在各种血液病患者中,已有许多关于血栓形成的报道,例如,蛋白 C、蛋白 S 和抗凝血酶Ⅲ(AT)的缺乏,以及镰状细胞病。此外还有一些医源性病因,如激素的使用。AT 是一种强大的天然抗凝因子,通过与丝氨酸蛋白酶结合发挥作用,进而使Ⅻa、Ⅺa、Ⅸa、Ⅹa 和Ⅱa(凝血酶)失活。AT 缺乏症在一般人群中的患病率估计为 1/5 000~1/20 000,而对于存在静脉血栓或肺栓塞病史的患者,患病率则上升到 1/50~1/286。该疾病通常是先天性的,但也可后天获得。大多数先天性 AT 缺乏症患者在 10~35 岁之间出现静脉血栓,通常与已知易形成血栓的情况有关,如手术、怀孕和分娩。蛋白质 C 和蛋白质 S 是另外两种具有抗凝血功能的循环蛋白。蛋白质 S 是蛋白质 C 的辅因子,而蛋白质 C 可以使Ⅴa 和Ⅶa 失活。其中任何一种蛋白质的缺乏都与血栓栓塞的风险增加相关,最好是使用华法林进行终身抗凝治疗。众所周知,口服避孕药的患者会出现高凝状态,有人认为雌激素治疗和 AT 缺乏有关联作用。此外,高凝状态也可见于胰腺炎或肿瘤疾病的患者,特别是胰腺癌。

一项研究发现了一位特发性小肠溃疡患者,该患者被发现存在遗传性胞浆型磷脂酶 A_2 缺陷,这导致了肠道类花生酸水平的整体降低[9]。很可能还存在有其他罕见的与前列腺素和其他营养因子有关的溃疡遗传易感性,这些营养因子对维持小肠完整性至关重要,这可解释所谓的“特发性小肠溃疡”。

四、血管炎性疾病(血管炎)

血管炎、肠黏膜炎症和坏死可影响任何大小的动脉和静脉血管,包括直肠小血管和肠壁内血管(参见第 38 章和第 118 章),症状取决于累及血管的大小和位置。一般而言,当累及肠系膜大动脉时,由于动脉闭塞及随后的肠道坏疽伴穿孔,患者会出现急性症状。这可能难以与内脏动脉硬化性疾病或肠系膜血管栓塞而致的缺血性肠病相辨别,而能够作为鉴别诊断的因素恰好是系统性疾病的证据,如嗜酸性粒细胞增多、肾功能不全或类风湿因子升高等。中型大小动脉疾病可导致动脉瘤形成及随后的破裂和出血。小动脉、直肠小血管和壁内动脉疾病表现为疼痛、发热、肠梗阻和隐匿性胃肠道出血。小肠溃疡均可出现在所有这些疾病中,但以影响中小动脉的疾病最为明显。这种情况下,由血管炎引起的缺血性肠黏膜损伤和溃疡区域呈节段性分布,受累面积比大血管疾病所致病变范围要小(图 119.2A~D)。穿孔在小血管疾病中并不常见,且症状常继发于溃疡或腹膜刺激。静脉炎和静脉回流阻塞可导致黏膜水肿,并伴有吸收不良、溃疡等症状,最终导致静脉梗死。

各种疾病引起的血管炎,其临床表现或明显或不明显。其中最常见的血管炎为小、中动脉的坏死性动脉炎,并伴有血管周围炎症、水肿和纤维蛋白样坏死。此类炎症的进展可导致动脉瘤形成、血管穿孔和出血、血管闭塞、血栓形成或纤维化;这些病理改变通常是由免疫复合物沉积在血管壁内引起的[10]。据推测,血液循环内免疫复合物可沿着动脉基底膜沉积在渗透性增加的部位。补体系统被激活后,多形核白细胞吸附在血管壁上,这些细胞释放溶酶体酶,导致纤维蛋白样坏死。因此,与高水平免疫复合物相关的系统性疾病,如类风湿性关节炎(RA)和系统性红斑狼疮(SLE),均与血管炎相关。细胞介导的免疫反应也可引起血管炎,但相对于免疫复合物沉积血管壁内而言并不常见。在这些情况下,由特定抗原致敏的淋巴细胞,在血管壁周释放淋巴因子,这些物质,如巨噬细胞迁移抑制因子,可以招募巨噬细胞,进而促进溶酶体酶的释放,引起血管炎。

典型的结节性多动脉炎(polyarteritis nodosa, PN)是系统性坏死性脉管炎的一种类型,是一种广泛的疾病类别,包括以往被称为嗜酸性韦格纳肉芽肿(Churg-Strauss 综合征)的过敏性肉芽肿性血管炎,以及这种疾病和 PN 相重叠的综合征,如乙型肝炎血管炎。PN 是一种中、小动脉的坏死性血管炎。受累血管呈典型的节段性,累及动脉分支点,并在这些部位易形成动脉瘤。一旦疾病进展,即可能向远端扩散到小动脉和小

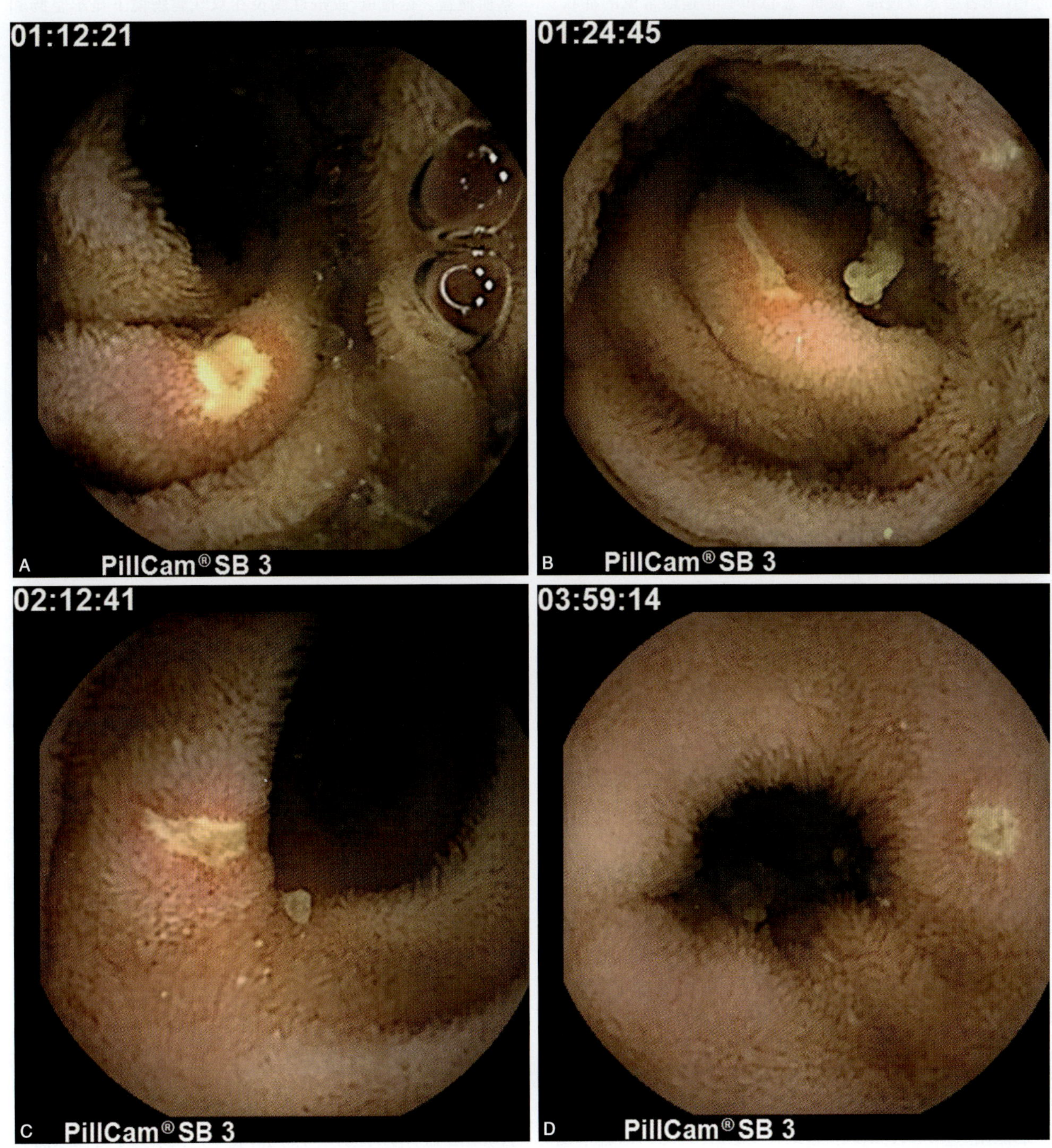

图 119.2 结节性多动脉炎血管炎伴整个小肠溃疡的胶囊内镜检查图像,图像显示空肠(A 和 B)和回肠(C 和 D)受累。(Courtesy Blair Lewis, MD, New York, N. Y.)

静脉。前文描述的有关血管坏死、血栓形成、缺血和梗死等多阶段表现可同时见于不同分支点。这种罕见疾病的发病率尚不清楚,常影响中年人,平均年龄为 45 岁,男女比例为 2.5∶1。在超过 50% 的病例表现为发热、体重减轻和腹部不适。44% 的 PN 患者会累及腹部。腹痛、恶心和呕吐是最常见的症状。实体器官在这种疾病中也不能幸免,研究显示胰腺炎和肝功能异常均有发生。胃肠道的溃疡,尤其是小肠,均有发现(见图 119.2)。在一份尸检系列研究中,37% 的病例累及空肠,27% 累及回肠,24% 累及肠系膜血管,20% 累及结肠[11],而胃溃疡较少见。主要并发症有出血、穿孔和梗死,其发生率分别为 6%、5% 和 1.4%,这些并发症并不常见。肠绞痛可能是 PN 最罕见的表现,但仅报道了 15 例患者[12]。关节痛和肾功能不全分别出现在 64% 和 70% 的患者中,常提示有血管炎。血管造影中发现的肠系膜、肾脏和肝血管内直径达 1cm 的动脉瘤支持这种血管炎的诊断,但这一发现已不再被视为特异性表现[13]。

过敏性肉芽肿性血管炎类似于 PN,但同时还有肺部受累、嗜酸性粒细胞增多和肉芽肿形成。PN 中未见的肺血管炎是过敏性肉芽肿性脉管炎的特异性表现。患者常伴有喘息和严重哮喘。93% 患者的胸片显示肺部有炎症浸润改变。嗜酸性粒细胞增多见于 85% 的病例。受累血管的活检样本可见 PN 中未见的血管内和血管外肉芽肿。该病的治疗和预后与 PN 相似。胃肠道受累见于 50% 的患者。胶囊内镜(CE)已被用于检查过敏性肉芽肿性血管炎的溃疡[14],且此类溃疡往往较深,并可累及空肠和回肠[15]。

重叠综合征是指既不能用 PN 完全解释其临床表现,也不符合过敏性肉芽肿性血管炎的疾病的总称,这是一组与乙型肝炎病毒(HBV)相关的血管炎。此类乙型肝炎表面抗原(HBsAg)阳性的患者可表现为典型的 PN 或仅有部分特征,有别于典型 PN,此类患者仅有小动脉受累。50% 的典型 PN 患者为 HBsAg 阳性,证明了系统性坏死性血管炎的频发或与这种特异性免疫复合物相关[16]。此外,浆液性中耳炎中也可见类似血管炎。

其他几种胶原性血管病也可引起血管炎。类风湿性关节炎(RA)可出现类似于 PN 血管炎和肠道溃疡的表现。发生 PN 的 RA 患者通常存在严重的关节疾病和低血清补体水平,并常出现血液中有冷球蛋白。这些患者体内含有的高滴度循环免疫复合物引起了血管炎。最初,人们认为糖皮质激素治疗引发了血管炎的进展,但现在已认识到此类治疗并不是独立危险因素。相反,糖皮质激素的使用仅仅与关节炎的严重程度相关,而关节炎又与血管炎的发展相关[17]。然而,大多数 RA 患者的小肠溃疡仍是使用 NSAID 后继发的。一项针对 37 名服用 NSAIDs,并出现贫血或大便隐血阳性的 RA 患者的研究报道,68% 的患者存在小肠溃疡或糜烂[18]。

因为循环免疫复合物的高发,血管炎在 SLE 中很常见。20% 的 SLE 患者发生皮肤血管炎。同时存在 SLE 和肠系膜循环血管炎的患者可表现出多种症状,包括腹胀、恶心、腹泻、胃肠道出血或急性腹痛等。肠系膜血管炎是 SLE 最严重的胃肠道并发症[19],胃肠道出血发生在 46% 的小肠或大肠血管炎患者中,其中一半无法存活[20]。肠道缺血或肠壁梗死伴穿孔也会发生,并常表现为急腹症。穿孔病例的预后较差,大多数报道显示死亡率超过 66%。在一项 107 例 SLE 患者的研究中,5 例因肠道穿孔而死亡,这也是该研究中最常见的死亡原因。如恶心、呕吐、腹胀、腹泻、肠梗阻、闭塞或吸收不良等不太严重的症状也会发生,但症状往往被同时使用的糖皮质激素所掩盖。据报道,狼疮性肠炎在双气囊肠镜下显示空肠和回肠均可见多个溃疡狭窄和巨大溃疡[21](图 119.3)。

组织学上,小血管动脉炎和小血管静脉炎均可发生,也可见类似于 PN 样改变。因为狼疮抗凝物、磷脂抗体和心磷脂抗体可以引起血栓形成,SLE 患者可能会发生继发于血栓形成的肠道黏膜缺血[22]。线性积气征(pneumatosis linearis)也是血管炎和缺血性肠损伤的一种并发症。此外,SLE 患者可表现为继发于血管炎的蛋白质丢失性肠病和吸收不良[23]。一般而言,相比动脉疾病,静脉炎更与吸收不良相关。静脉流出梗阻导致小肠皱襞增厚,可以伴或不伴溃疡。还有假设称,免疫复合物沉积可引起肠道毛细血管通透性增加,随之引起蛋白质丢失性肠病。此外,与其他胶原血管疾病相关的血管炎也有报道,包括干燥综合征(Sjögren 综合征)、皮肌炎和系统性硬化病。

另一种血管炎为超敏型。这组疾病涉及小动脉、毛细血管和小静脉,且与 PN 一致,是对抗原的免疫反应。过敏性血管炎和坏死性血管炎最常见的区别在于炎症位置的改变。在过敏性血管炎中,最常累及的是毛细血管后微静脉,而坏死性血管炎的主要受累部位则是中、小动脉。通常,过敏性血管炎与皮肤病表现相关,已知致病因子很多,包括传染性病原体、药物和化学物质。胃肠道受累较少见,仅在 15% 的病例中被描述。出血是最常见的症状,而危及生命的并发症如大出血、穿孔和梗死等未见报道。

过敏性紫癜(HSP)是一种小血管炎,常常累及胃肠道。其特征为非血小板减少性紫癜、肾脏累及和腹痛伴胃肠道出血。HSP 最常见于 4~7 岁的儿童。尽管 HSP 的诱发因素尚不清楚,但在该疾病的血管壁内已经发现了免疫球蛋白 A(IgA)复合物。超过一半的患者存在胃肠道症状,40% 的患者有腹部绞痛。尽管出血很常见(见于 40% 的患者),但大出血较少(不到 5% 的患者)。腹痛可能继发于血管炎相关的肠壁内出血。如果血肿形成或相继的水肿引起肠套叠,可能会出现疼痛、恶心和呕吐。胰腺炎和蛋白质丢失性肠病均有报道。上消化道内镜和胶囊内镜(CE)均可用于诊断 HSP(图 119.4)[24],后者显示小肠多发性溃疡[25]。

白塞病(BD)的特征是口腔和生殖器溃疡,以及复发性虹膜炎或脉络膜视网膜炎和皮肤病变[26]。静脉炎是 BD 的主要表现。其病因尚不清楚,部分学者认为是由病毒引起的。在 BD 中发现了循环免疫复合物,免疫荧光研究显示,免疫球蛋白会沉积在血管壁,特别是小静脉内。BD 在东地中海国家的男性中更为常见,并与白细胞抗原(HLA)B5 相关。50% 的患者存在胃肠道症状,包括腹痛、恶心、呕吐、腹泻和便秘;吸收不良也时有发生。黏膜溃疡继发于静脉炎,并引起疼痛、出血和穿孔。以胃肠道症状为主的患者被称为“肠-白塞综合征”。在对 20 名 BD 患者的一系列研究中,CE 可见小肠糜烂和口疮性溃疡[27]。尽管 BD 的死亡率很低(3%~4%),但肠穿孔是其中三大常见死亡原因之一,其余为中枢神经系统(CNS)受累和主动脉瘤破裂。目前尚无公认的 BD 治疗方法,糖皮质激素,免疫

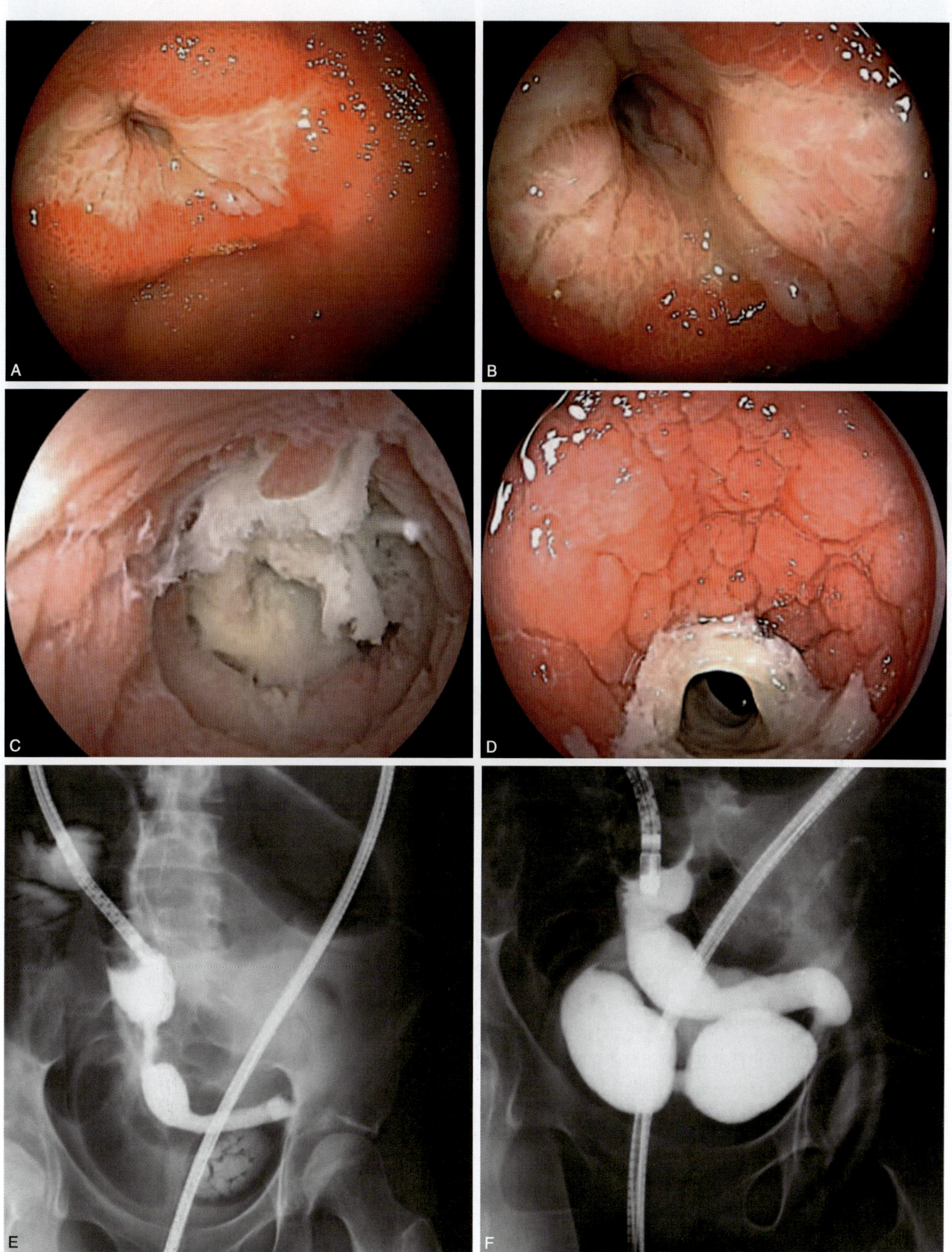

图 119.3　狼疮性血管炎所致回肠溃疡的双气囊小肠镜图像(A~D)和 X 线造影示图(E 和 F)。(From Kazuma I, Morimoto M, T a G, et al. Partial small intestinal resection for successful surgical management of refractory protein-losing gastroenteropathy in systemic lupus erythematosus. Medicine 2018;97:e11357.)

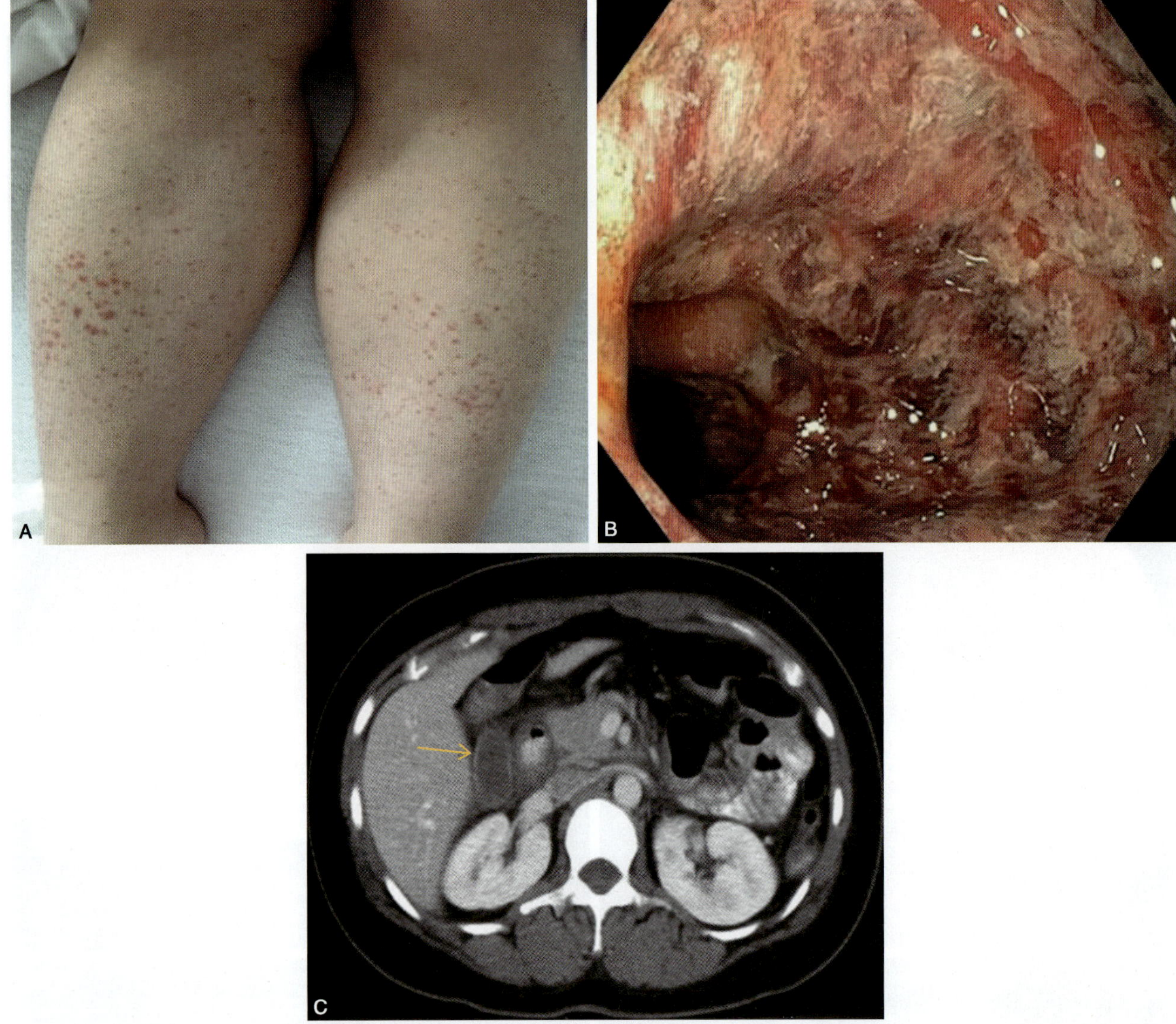

图 119.4　过敏性紫癜(HSP)(A)小腿前侧皮肤可见瘀斑瘀点。(B)内镜图像显示十二指肠溃疡和上皮下出血。(C)CT 扫描显示十二指肠壁增厚(箭)。(From Stancanelli B, Vita A, Vinci M, et al. Bleeding of small bowel in Henoch-Schonlein syndrome: The successful diagnostic role of video capsule endoscopy. Am J Med 2006;119:82-4.)

抑制剂,以及秋水仙碱应用在临床并具有一定的疗效。

五、感染性疾病

巨细胞病毒(CMV)、隐孢子虫和结核(TB)的感染,尤其在免疫力低下的宿主中,已被报道可引起溃疡性肠炎[28]。因 CMV 而致的溃疡可遍布整个小肠,并可见于十二指肠、空肠和回肠;愈合后可见瘢痕[29]。CE 显示肠结核患者存在回肠溃疡[30]。肠系膜循环中,最常见的感染性后遗症是血管炎的发生。如前文所述,系统性坏死性血管炎与 PN 极为相似,可发生在 HBV、浆液性中耳炎和风湿热等疾病中。过敏性血管炎可伴有葡萄球菌或链球菌感染,可能与 HBV、流感、CMV、TB 和立克次体(如落基山斑疹热)感染有关。混合型冷球蛋白血症可由 HBV、球孢子菌病、梅毒、EB 病毒、性病淋巴肉芽肿和麻风病引起。继发于免疫复合物沉积,混合型冷球蛋白血症可引起过敏性血管炎。肠系膜循环血液中寄生虫感染导致血栓形成被称为血吸虫病[31]。坏死性小肠结肠炎同样与肠系膜动脉炎相关。惠普尔病(Whipple disease)一种由惠普尔养障体细菌引起的肠壁感染,可导致小肠黏膜糜烂和匐行性溃疡(参见第 109 章);CE 可以发现这些溃疡[32],并可随访其是否愈合[33]。

六、肿瘤性疾病

肿瘤如肉瘤、转移性肺癌、类癌、孤立性胃肠道间质瘤(GIST)等,可能因组织拉伸和局部缺血而引起上覆黏膜损伤形成溃疡(图 119.5)。胃酸分泌过多是造成卓-艾综合征(ZES)患者十二指肠和空肠溃疡的原因(参见第 34 章),这是由胃泌素瘤引起的。胃泌素瘤是一种神经内分泌肿瘤,分泌胃泌素,进而引起胃酸分泌过多,使胃黏膜生长,壁细胞和肠嗜铬样细胞增生。ZES 可单独出现,也可作为常染色体显性遗传的多发性内分泌肿瘤综合征的一部分,即多发性内分泌肿瘤 1 型(MEN-1)。原发肿瘤通常位于胰腺、十二指肠或腹部淋巴结,但异位胃泌素瘤(如心脏、卵巢、胆囊、肝脏和肾脏)也可发生。

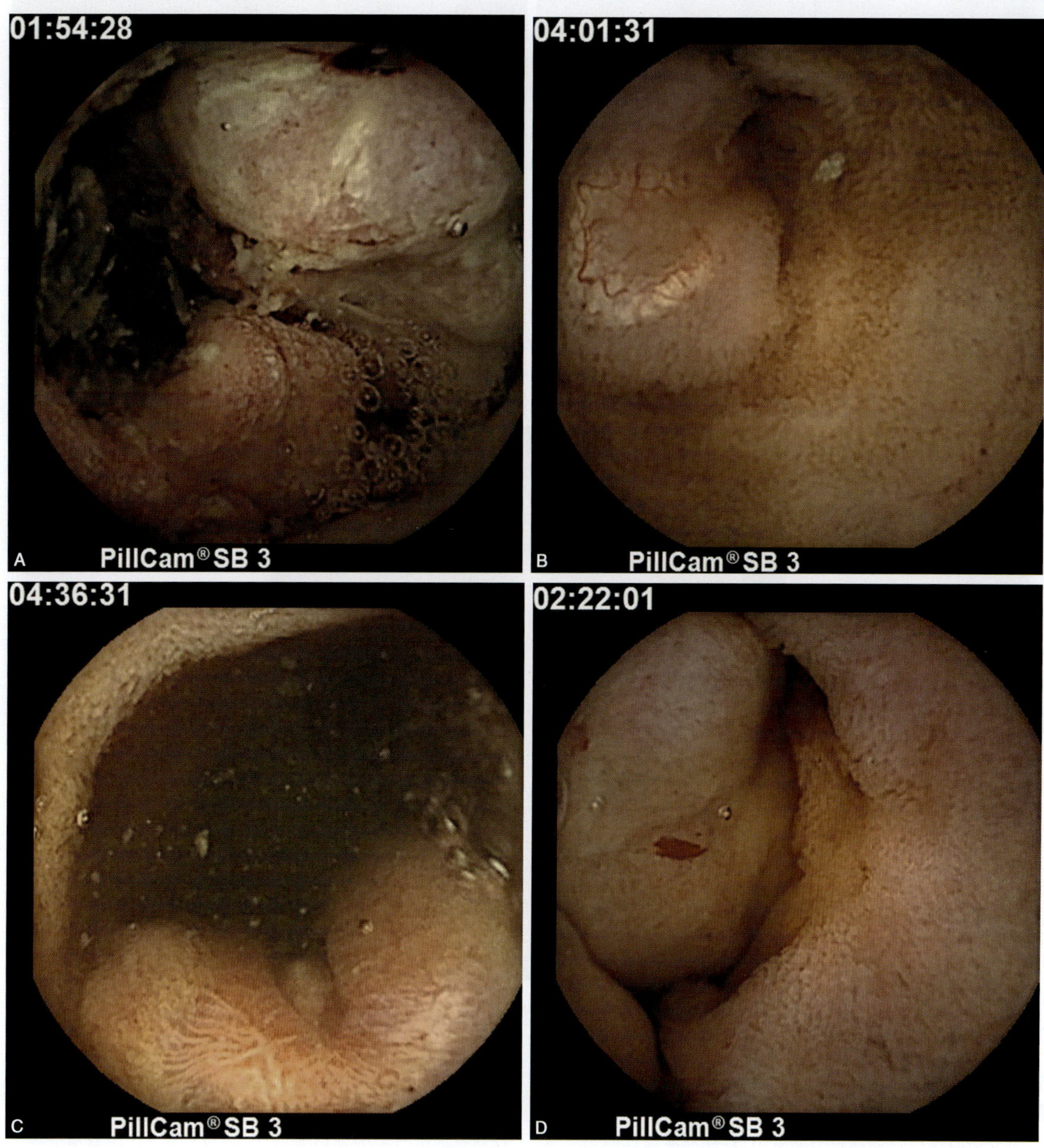

图 119.5　各种小肠恶性肿瘤溃疡的胶囊内镜图像。A,腺癌;B 和 C,类癌;D 和 E,胃肠道间质瘤

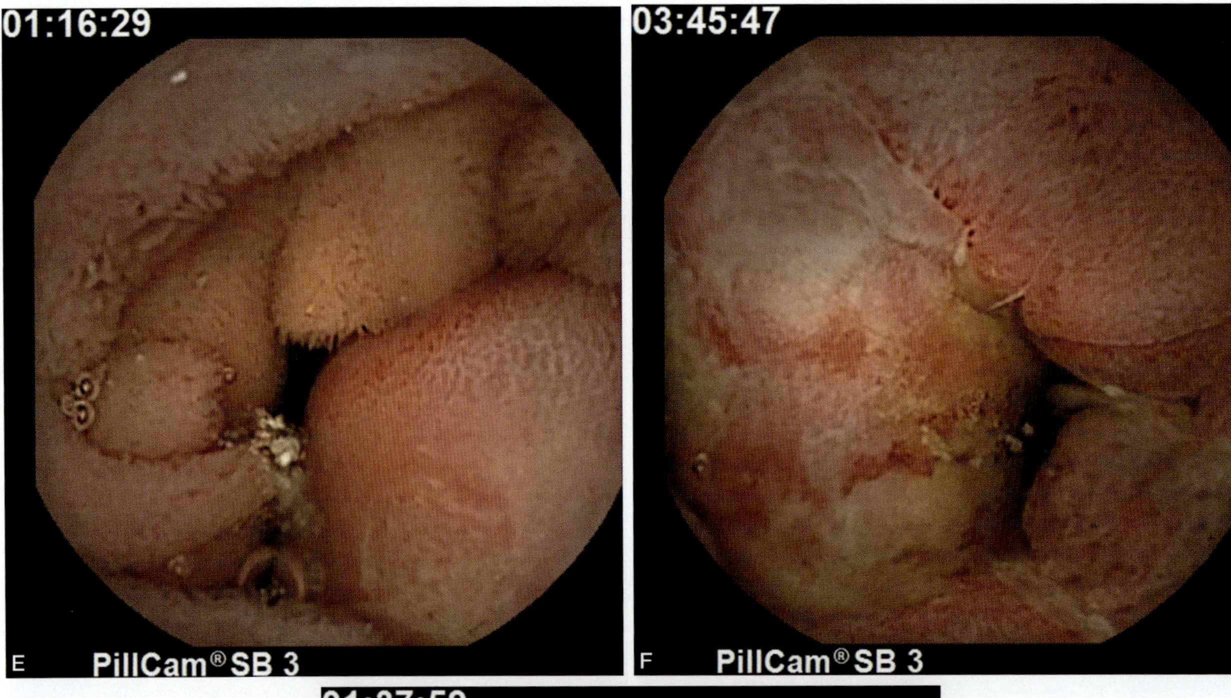

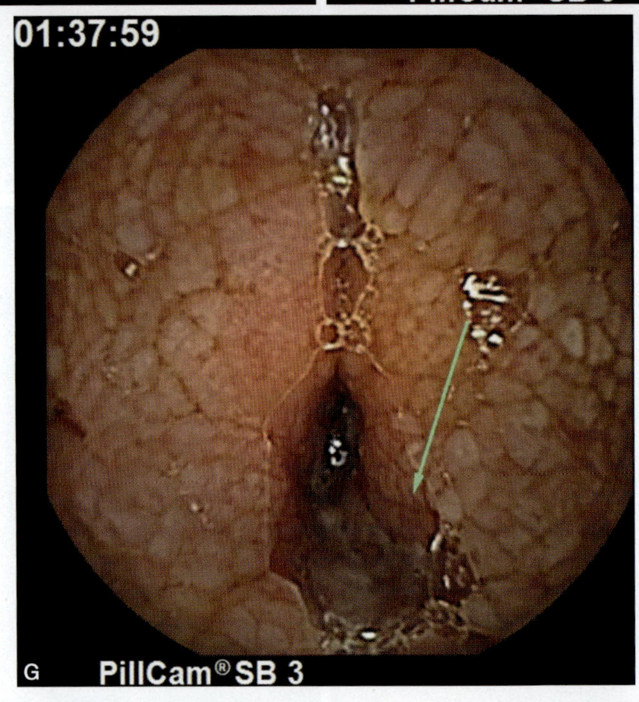

图 119.5(续) F 和 G,淋巴瘤。(Courtesy Blair Lewis,MD,New York,N. Y.)

有些肿瘤会影响肠道的血液供应。嗜铬细胞瘤的高去甲肾上腺素水平可能会引起坏死性闭塞性动脉炎,进而导致黏膜溃疡、梗死、胃肠道出血和穿孔。回肠是典型的受累部位。类癌可以通过两种方式影响血管结构,导致缺血性溃疡[34]。肿瘤可引起肠系膜纤维化,导致肠系膜上动脉或分支动脉受压闭塞[35],使患者出现胃肠道出血或肠梗死。肿瘤释放的 5-羟色胺具有收缩血管的特性,也可引起缺血。

多发性骨髓瘤可因淀粉样蛋白在血管壁内沉积而引起肠系膜缺血。胃肠道内淀粉样沉积在所有类型的淀粉样变中均很常见,但很少产生症状[36]。肠系膜血管受累可导致缺血,伴溃疡、出血或吸收不良。虽然淀粉样蛋白沉积可引起血管脆性增加和出血,但小血管闭塞更常见,会导致缺血性损伤[37]。若淀粉样蛋白沉积在肠道肌肉层内或神经丛中,可引起胃肠道动力障碍和假性肠梗阻。

一些恶性肿瘤与血管炎和缺血性溃疡有关。系统性坏死性血管炎常与毛细胞白血病相关,可产生 PN 型表现。肿瘤相关抗原可刺激循环免疫复合物沉积在血管壁内,导致血管炎,这种情况较罕见,只有不到 5% 的患有此种少见白血病类型的患者出现这种情况。同样,恶性黑色素瘤也与过敏性肉芽肿性血管炎有关。过敏性血管炎也可能与霍奇金病、多发性骨髓瘤和结肠癌有关。

移植物抗宿主病中的溃疡通常发生在小肠,伴有腺体破坏、溃疡和黏膜下纤维化等非特异性组织学表现[38]。在同种异体干细胞移植后,当捐赠的 T 细胞攻击患者的健康组织和器官时,即可发生移植物抗宿主病。

七、医源性损伤和药物制剂

许多药物制剂对肠系膜血流有显著的影响,且其中有些药物可进一步引起小肠溃疡。一个值得注意的例子是钾,其低剂量时可增加流向肠道的血流,高剂量时则减少血流量,这似乎是由于对儿茶酚胺的血管舒缩反应增加的缘故。已发现服用肠溶钾片的患者会出现小肠狭窄性溃疡,这是由于肠系膜静脉的平滑肌瘤增生造成的,其病理特征是缺血性损伤[39]。

小肠的干预性治疗,如外科手术的吻合(图 119.6)及对肠道的放疗,会直接影响肠道黏膜的完整性。放射性肠炎最常受累的部位,取决于因解剖位置相对固定的部位(如回肠末端),或因粘连形成的固定点。迟发性或晚期损伤可能是继发于辐射对内脏血管的影响[40]。晚期损伤通常出现在放疗后 6~24 个月之间,尽管有报道提示无症状期可超过 10 年。随后出现的进行性闭塞性血管炎,引起内皮下增生、管壁增厚和间质胶原沉积,随着小血管的缓慢闭塞,会出现缺血和坏死。组织学上,内膜下可见大量空泡样细胞,小动脉周围出现透明环形结构物。可出现肠壁狭窄和肠梗阻,或黏膜出现溃疡可能会引起疼痛或出血。辐射总剂量低于 4 000 拉德时很少发生肠黏膜的损伤,而更大的辐射量会增加晚期肠炎的风险。可以减少肠系膜血流量的疾病,如心力衰竭等,会进一步增加晚期辐射损伤的风险。

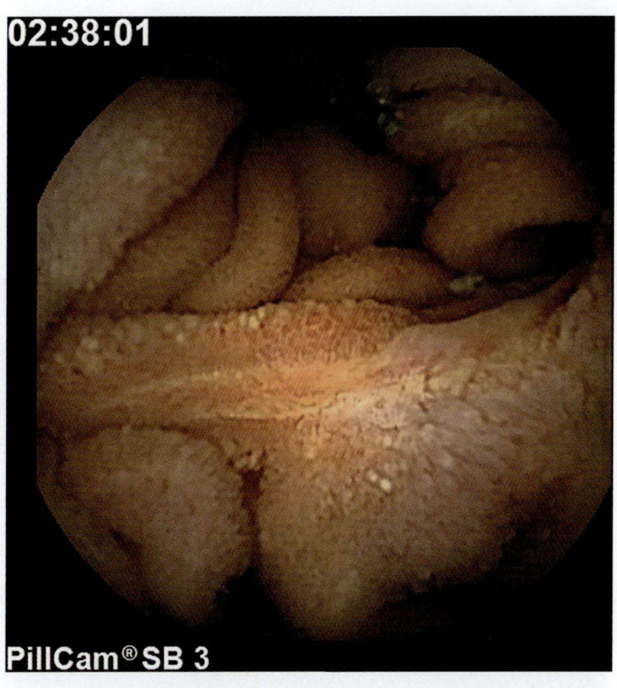

图 119.6 胶囊内镜图像显示,胃旁路手术后患者肠-肠吻合处出现的溃疡。(Courtesy Blair Lewis,MD,New York,N. Y.)

非甾体抗炎药

非甾体抗炎药(NSAIDs)可引起小肠和结肠黏膜损伤,临床表现形式广泛,从无临床症状的黏膜损伤到明显出血、肠梗阻或穿孔的严重溃疡(图 119.7、图 119.8 和图 119.9)[41,42]。继发于 NSAIDs 的损伤可引起肠道细微的变化,包括肠道黏膜通透性增加、炎症和慢性少量失血,即 NSAID 肠病,其宏观损伤可能不明显(见图 119.9)。除非进展为贫血和低蛋白血症,否则临床表现通常不明显和是未诊断的。不太常见的症状可能包括:体重减轻、贫血、腹泻、明显出血和穿孔。也可出现不全小肠梗阻(SBO)的症状,如呕吐和恶心腹痛,这可能继发于膈肌样狭窄的发展(见下文)(见图 119.8)[43]。实验室

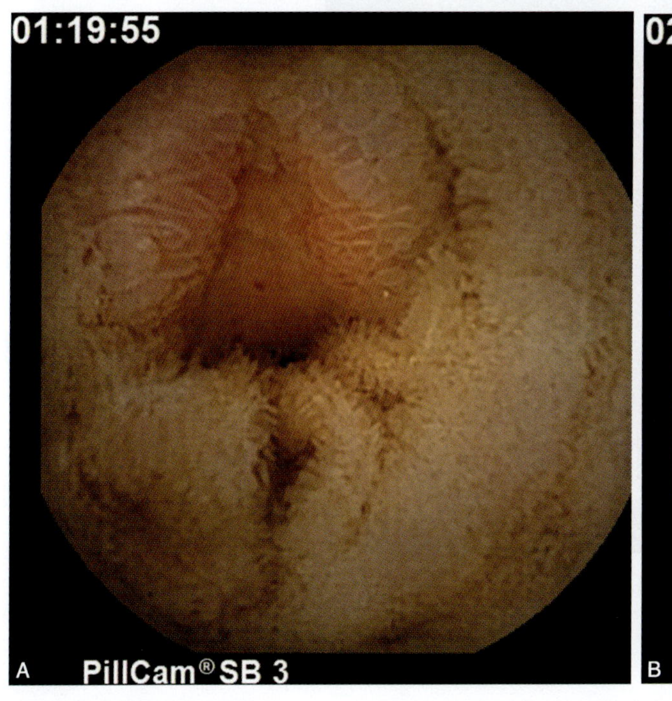

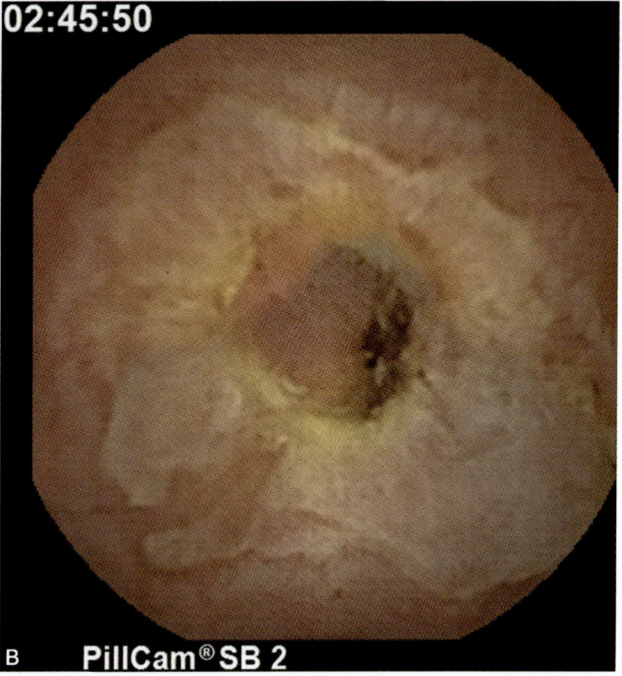

图 119.7 胶囊内镜图像显示(A)一个大的孤立性非甾体抗炎药溃疡和(B)导致狭窄的环形溃疡。(Courtesy Blair Lewis,MD,New York,N. Y.)

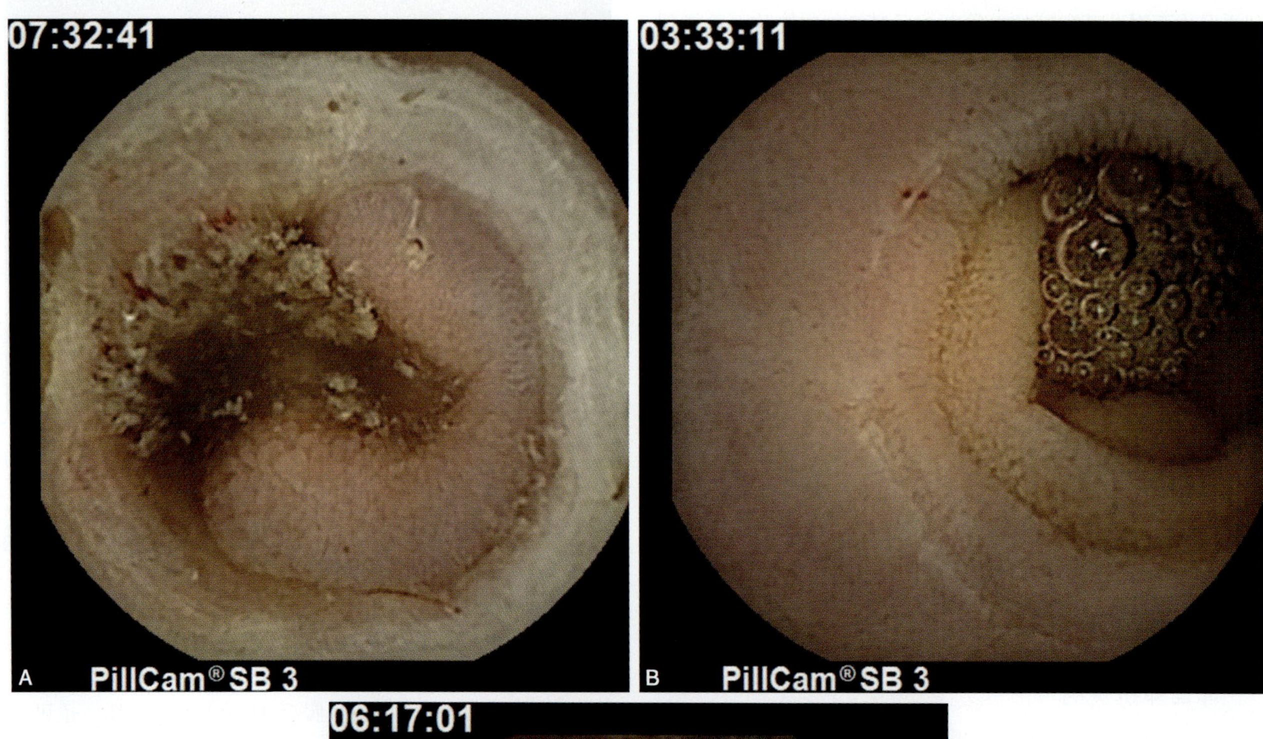

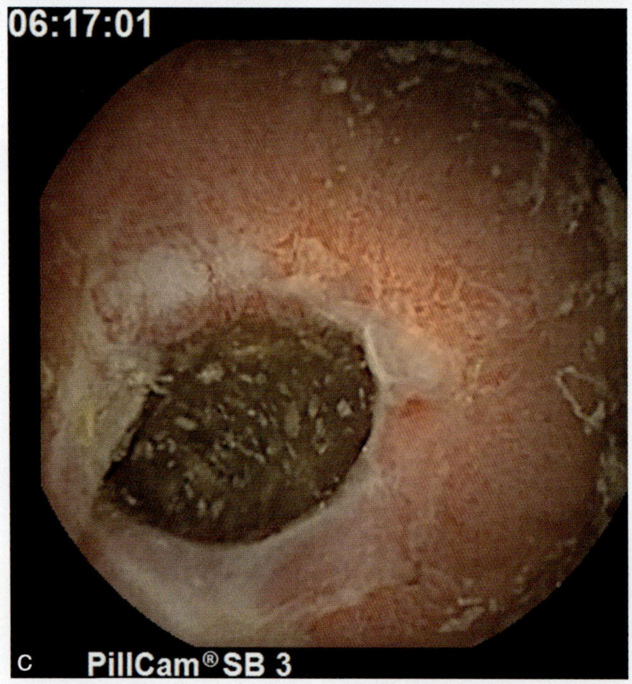

图 119.8 胶囊内镜检查图像显示膈膜样溃疡伴累及空肠的 NSAID 肠病。(Courtesy Blair Lewis, MD.)

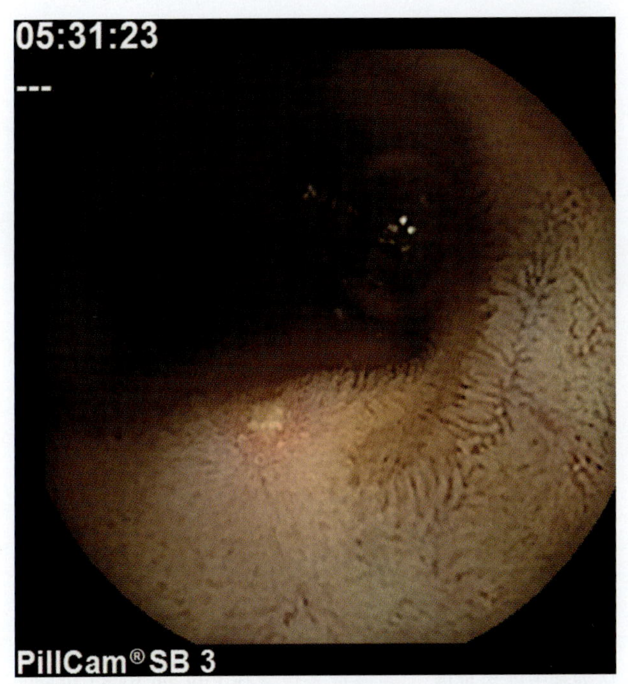

图 119.9 非甾体抗炎药肠病患者的胶囊内镜图像。与非甾体抗炎药摄入有关的小肠中段可见分散的孤立糜烂。(Courtesy Daniel S. Mishkin, MD, Boston, Mass.)

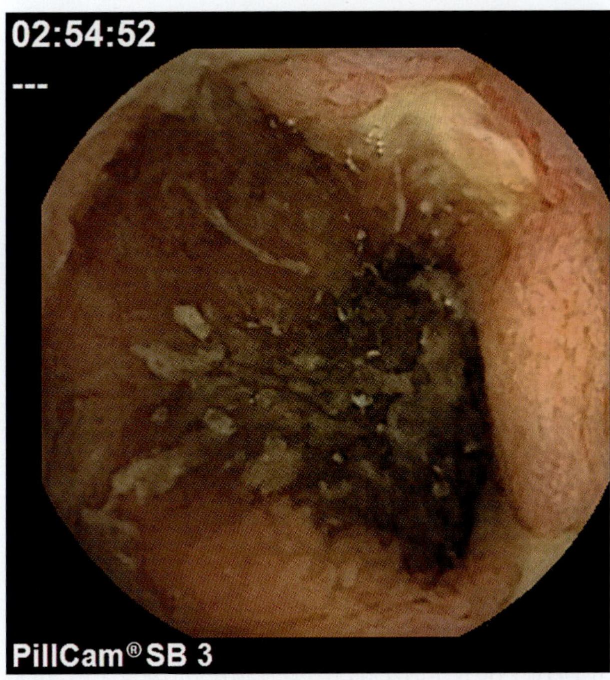

图 119.10 小肠克罗恩病患者的胶囊内镜图像。图像右上角显示溃疡,右下象限出现破坏小肠皱襞的溃疡,以及两溃疡之间的黏膜水肿。(Courtesy Daniel S. Mishkin, MD.)

评估通常以不明原因的低白蛋白血症和缺铁性贫血为特征。CE 检查发现,高达 70% 的 NSAID 使用者存在黏膜损伤的证据,如从瘀点、黏膜皱襞充血到黏膜断裂及管腔狭窄[44,45]。

NSAID 使用者的尸检结果证实十二指肠远端的小肠溃疡普遍存在。针对 713 名在格拉斯哥医院死亡患者的尸检结果显示,249 人在死亡前 6 个月内有使用 NSAIDs 的病史。8.4% 的 NSAID 使用者出现小肠溃疡,而这一比例在非 NSAID 使用者中仅为 0.6%。虽然没有关于 NSAIDs 在患者一生中引起发病率的资料,但该系列研究中有 3 名 NSAID 使用者,均死于小肠穿孔[43]。

NSAID 引起溃疡的总体外观是非特异性的:溃疡可以是单一的或多发性的,其范围大小从微小的穿孔溃疡到伴有狭窄形成的深部溃疡融合均可发生(见图 119.7、图 119.8 和图 119.9),CE 显示肠道黏膜异常情况有充血、糜烂、溃疡和活动性出血等,其间可有正常黏膜[46]。基于宏观或显微镜下的病理表现,NSAID 溃疡可能无法与其他药物性或疾病相关性损伤相区分,不过必须与克罗恩病相区分(图 119.10)。回肠末段无受累,溃疡位于回肠末段的近端,提示为 NSAID 相关性损伤,而非克罗恩病。长期使用 NSAIDs 的患者,溃疡很少与膈膜样狭窄相关,这种相关性被称为膈膜病(见图 119.8)。NSAID 相关的膈膜很薄(2~4mm),是由黏膜和黏膜下层构成的向心性狭窄,伴或不伴黏膜下层纤维化。比克罗恩病所致狭窄更短,且不好发于回肠末端。一般认为这类损伤在经过广泛肠肝循环的药物中更常见,因为这会延长药物在肠道的暴露时间,药物可直接损伤肠道黏膜,导致狭窄区域溃疡形成,可进一步导致狭窄与纤维化。

NSAIDs 所致小肠损伤的机制仍在研究中,但已明确会涉及全身和局部损伤。正如对胃部的损伤一样,NSAIDs 同时抑制环氧化酶-1(COX-1)和 COX-2 在肠道黏膜损伤中发挥重要作用(见第 52 章)。然而,动物研究和 CE 镜下表现均证实,仅抑制 COX-2 即可引起黏膜损伤[47]。COX-2 敲除小鼠在暴露于 NSAIDs 后肠道更易损伤并形成回盲部穿孔,故 COX-2 也是 NSAID 引起肠道损伤的重要因素[48]。

虽然 COX-1 和 COX-2 的抑制在 NSAIDs 诱导小肠损伤中的确切作用尚无定论,但有证据表明,单独使用 COX-2 抑制剂对小肠造成的不利临床影响比双重 COX 抑制剂小。借助 CE,Goldstein 和他的同事发现,与使用布洛芬和奥美拉唑的健康受试者相比,服用选择性 COX-2 抑制剂(塞来昔布)的健康受试者小肠损伤显著减少[49]。多种药物的使用可以协同作用以加重小肠损伤,比如在阿司匹林的基础上添加抗血小板药物会加重小肠损伤。CE 已证实,噻吩吡啶与低剂量阿司匹林的联用也可加剧小肠黏膜损伤,这一证据与临床研究相符,即接受心脏支架手术的患者服用该药物组合,其消化道出血风险增加[50]。

NSAIDs 可引起微循环紊乱,导致上皮细胞的缺失[51,52]。肠道绒毛顶端的毛细血管内血流受阻,内皮细胞空泡化,血管瘀滞加剧,进而覆盖的上皮细胞脱落。

NSAIDs 的局部作用需要黏膜长时间暴露于药物,因此,某些 NSAIDs 的肠肝循环可能加剧肠道黏膜的损伤。Bjarnason 发现使用 NSAIDs,铬-51 标记的蛋白进入肠腔后会丢失,这证明 NSAIDs 会导致肠道通透性增加,由最初的黏膜损伤发展至黏膜屏障功能障碍[53]。在另一项研究中,通过对小肠中铟-111 标记的白细胞累积的荧光评估和粪便中铟-111 的排泄记录,49 例口服 NSAIDs 的患者中有 33 例(67%)发现存在肠道炎症[54]。同时接受 ^{99m}Tc 标记红细胞扫描的 32 例患者中,有 19 例显示肠道炎症的相同部位出现了出血。黏膜完整性的丧失增加了肠腔内容物,如胆汁酸、胰腺分泌物、细菌和食物抗原等,进入黏膜内,进而加剧黏膜的损伤。这一过程导致中性粒细胞趋化，初始损伤后产生非特异性炎症和溃疡。Wallace 等的研究提示，在接受质子泵抑制剂（PPI）联合治疗的动物中，肠道菌群可能会发生变化，这时 NSAIDs 在小肠内毒性加重，这支持了微生物群相关成分参与 NSAID 引起肠道损伤的理论[55]。一项使用利福昔明缓释片剂和安慰剂对照的研究进一步支持了这一假设：与安慰剂组的患者相比，治疗组患者在 2 周时黏膜损伤较轻（20% vs 43%），使用抗生素组没有出现巨大溃疡[56]。在另一项安慰剂对照试验中，PPI 增加了短期 NSAID（塞来昔布）诱导小肠损伤的风险[57]。这些数据表明，尽管 PPI 在减少胃和十二指肠 NSAID 溃疡方面相当有效，但这些药物实际上可能会加重小肠损伤，但具体机制仍待进一步的临床研究。

八、小肠溃疡的确定诊断

（一）介绍

和其他疾病的诊断一样，任何检测结果都需要结合临床。由于目前内镜技术的发展，对小肠溃疡评估的难度下降，相关临床经验增加，评估范围不再局限于胃镜或结肠镜所能达到的水平，胃肠病学专家们对整体消化道进行探索已成为一种普遍的现象。由于小肠溃疡的鉴别诊断涉及全身性疾病，故提前了解患者症状表现有助于小肠溃疡的诊断。

许多对小肠疾病感兴趣的胃肠病学专家，会例行检查回肠末端作为结肠镜筛查的一部分，这样操作有助于避免部分疾病的漏诊。当回肠末端的活检证实为类癌时，绝大多数是非特异性的急性溃疡，不伴任何慢性变化，是特发性的溃疡。实验室筛查手段必须结合临床背景，否则无临床意义。这同样适用于肠道黏膜轻微损伤患者的诊断，比如患者由于体重减轻和腹泻，临床证据认为极可能是克罗恩病，但其他实验室检查却是阴性的情况。医者应积累各种检测手段的经验，了解其相对优势和劣势，这有助于更好地选择疾病评估的最佳方式。

（二）胶囊内镜

CE 提供了通过无创技术观察整个小肠黏膜的能力[58]。尽管多种系统已被开发并获得了食品药品监督管理局（FDA）的批准，但所有这些设备的目标都是在胶囊自然地通过胃肠道时对黏膜进行直接观察，并将图像记录传输到外部数据记录器，以便在工作站进行后续审查。由于这项技术得到了 FDA 的批准，并可用于患者的监护，使我们对小肠在全身性疾病中的作用有了更深入的了解。随着时间的推移，这项技术仍在不断改进：如电池寿命的延长，图像质量分辨率的提高，且使胶囊镜头的视野更广。此外，用于读取这些病例的软件，包括增加图像色彩强度、便捷读取图像等方面，也进行了升级以帮助更精确地诊断[59,60]。

CE 已成为诊断小肠黏膜病变的一线检测手段。随着患者接受程度的提高，CE 提供的小肠成像并结合临床情况，显著提高了医者的诊断能力。将小肠黏膜检查结果、疾病位置和疾病程度合并为评估的一部分，为视觉检查提供了部分诊断流程。在本书出版时，已有多种胶囊内镜系统可供选择，包括小肠胶囊式内镜（SBCE）、EndoCapsule、CapsoCam、MiroCam 和 OMOM，但不同系统的讨论已超出本章的范围[61]。

CE 提供了监测小肠黏膜炎症变化的能力，但往往会因其他小肠成像技术而被忽略[62]。尽管肠道溃疡存在多种病因，但小肠的评估比较技术通常运用于炎症性肠病（IBD）患者（见图 119.10）。在一项综合分析中，与回肠-结肠镜、推进式肠镜和小肠系列检查相比，CE 对溃疡的“漏诊率”仅为 0.5%[63]。一项针对 IBD 的 CE 和其他小肠成像技术比较的 meta 分析表明，与小肠 CT 成像（CTE）、小肠系列检查和回肠-结肠镜相比，CE 的确诊率增加了 25%～40%[64]。遗憾的是，由于缺乏有关 CE 评估的标准，又无法进行活检组织病理学检查，对黏膜损伤的评估存在异质性[65]。一项研究显示，13.8% 没有服用 NSAIDs 的健康无症状受试者存在黏膜损伤病变[66]。这促使了 Lewis 评分的发展，以更好地预测基于 3 个参数检查结果的临床意义：绒毛水肿、溃疡和狭窄。这些变化的严重程度是通过检查结果的数量、大小和程度来评估的。评分低于 135 分表示正常或临床上微不足道的炎症变化，评分介于 135 至 790 分被认为是轻度，而评分高于 790 分则被认为是中度至重度[67]。该量表包含在 PillCam Rapid Reader 软件中，但并未正式用于 CE 成像结果的描述[68]。

（三）小肠镜

小肠镜检查是将内镜送入小肠。尽管标准的上消化道内镜可用于评估近端小肠，但标准上消化道内镜检查的深度仅能到达十二指肠的第二部分。同样，结肠镜检查中的回肠插管通常仅限于回肠末端，尽管在必要时大多数胃肠病学专家可将结肠镜推进约 20cm。随着内镜技术的发展，可使小肠镜插入更深的肠管，使用器械辅助小肠镜可经口或经肛门入路，通常可以观察到整个小肠（即广视野内镜检查）。

双气囊小肠镜（DBE）由 Hironori Yamamoto 于 2001 年在日本开发，开辟了小肠评估的深层肠镜检查领域[69-71]。然而，在 DBE 之前还有其他一些类型的小肠镜检查，可分为推进式、器械辅助式或术中肠镜检查[72]。

使用内镜套件中提供的标准内镜（如结肠镜或小肠镜）进行推进式肠镜检查时，可以单独使用或与外套管一起使用，并推进至空肠近端，深度可超过 Treitz 韧带 45 至 60 厘米。尽管插入深度并未增加许多，但在某些临床情况下却显得非常重要。例如，在 CE 识别出近端小肠的异常后，可利用该附加检查（如取组织送病理检查）进行进一步的评估。

目前器械辅助式肠镜检查技术多样，每一种都有其自身的优缺点，而决定使用哪一种通常取决于现有的设备和医生的经验。DBE 使用一种专用的肠镜，该肠镜上有一个可滑动的外套管，每个外套管的末端都有一个乳胶气囊，这些乳胶气囊用于固定内镜的位置，并将小肠套叠于外套管上，在小肠镜外套管的球囊不断交替缩小或扩张时，试图通过反复推进以获得更远的插入深度[73]。这些操作在顺行或逆行方向上重复多次，以实现深度肠镜检查。单气囊小肠镜（SBE）于 2008 年推出，与 DBE 系统类似，但其外套管远端上仅有一个乳胶气囊。螺旋式小肠镜于 2007 年推出，其带有一个软性凸起螺纹的一次性外套管，该设计用于折叠小肠，其电动系统仍在开发中。器械辅助式肠镜还包括一种被称为推进式球囊肠镜

(NaviAid),它利用一个可以通过仪器的工作通道推进气囊,然后充气将远端固定在内镜前方,之后可进一步将内镜推进至充气的气囊,接着放气并重复上述步骤,以进一步推进通过胃肠道[72]。

由于多样的评估因素,对各种器械辅助式肠镜检查技术进行比较可能很困难。许多文献都将消化道出血作为检查的指征,但各种技术的诊断结果存在很大差异。许多人将能够进行全肠道内镜检查的能力作为成功的标志,但即便如此也存在局限性,比如要进行活检或治疗的病变部位位于幽门附近,则并不需要进行全肠道的内镜检查。一项前瞻性研究对DBE和SBE进行比较,结果表明,全肠镜检查的成功率分别为57%和0%,尽管两组在诊断率和治疗率之间并无显著差异[74]。同样,将SBE与螺旋式小肠镜进行比较,发现SBE的可推进深度更深,尽管两者的诊断率相似[75]。

比较这些类型的肠镜检查技术在小肠溃疡诊断方面的能力,需要解决以下问题:①当地可进行哪些检查手段?②需要到达肠道的哪个区域以获得诊断?③某一诊断的验前概率是多少?由于这些检查技术具有一定的侵入性,许多人仅在CE或影像学检查后才转向小肠镜检查。小肠镜检查可以直接观察小肠,并进行活检或其他操作,以辅助诊断。然而,从CE成像中可知,尽管产生溃疡的病因不同,但溃疡的表现却很相似。在影像学检查中发现,无论何种原因导致的小肠炎症,通常具有相似的影像学表现,故需要把炎症表现、累及部位与临床症状相联系,才有助于明确诊断。而病理结果可能是非特异性的,但仍有助于鉴别诊断。

以往术中肠镜是唯一可达深部小肠的检查方式,但也是最具侵入性的小肠可视化检查技术[76],而目前,前文提及的技术均可用于评估小肠疾病。有两种方法可在术中将内镜送入肠道,第一种是经口,在内镜到达十二指肠后,术者再将小肠套叠在内镜上以便内镜进入小肠深部;第二种方法是进行肠切开术,在手术中将内镜直接推进到小肠。鉴于术中肠镜具有侵入性及术后恢复时间长的缺点,通常是最后的选择方案。

(四) 横断面成像

成像技术不仅在胃肠病学方面,而且在放射学方面也有较多进展。与几十年前相比,现在能够利用CTE和MR小肠成像(MRE)等横断面成像方式更好地评估小肠。这两种技术都是通过口服中性造影剂扩张管腔,并通过静脉注射造影剂来优化增强效果,以评估小肠,能更好地识别小肠黏膜异常。最近的一项meta分析显示,随着成像技术的进步和对MRE结果判读的训练,这两种成像方式(即CTE和MRE)没有显著差异[77]。然而,MRE相对于CTE的一个潜在益处与后者相关的附加辐射风险有关,MRE不存在电离辐射,可以在没有任何顾虑的情况下进行附加的对比后序列。通过扩散加权(这是一种基于水分子运动的技术,由热搅拌驱动,并高度依赖于其细胞环境)可获得额外的益处,因此,可用于区分以健康组织为背景的病理状态,如肿瘤或炎症发生时细胞数量增加等情况[78,79]。

许多医生使用横断面成像来评估小肠是否有狭窄形成,并以此作为胶囊使用前的评估以防止胶囊滞留[80]。尽管已发表的相关研究涉及的病例数较少,但其评估小肠狭窄的能力可以预测胶囊滞留的风险(见下文)[81]。因此,许多人建议,对于那些担心胶囊滞留的患者,探路胶囊或横断面成像技术的使用可以减少胶囊滞留的概率[82],胶囊滞留的发生率为0~13%。研究发现,探路胶囊有助于对存在胶囊滞留风险的患者进行分辨。在一项包含22 840例手术的系统回顾中,总体胶囊滞留率为1.4%,其中不明原因的胃肠道出血患者的滞留率为1.2%,克罗恩病患者为2.6%,肿瘤患者为2.1%[83]。自溶探路胶囊是一种大小与标准视频胶囊相似的胶囊,可识别胶囊滞留高风险的患者。自溶探路胶囊含有一个射频ID标签和钡剂,有助于在腹部平片上可视,并在30小时后开始崩解。此后,其控制塞被侵蚀,肠液进入溶解胶囊内容物,使小块未降解部分可以通过肠道狭窄处。

(五) 其他影像学检查

在某些地方,根据当地的经验,仍然使用灌肠代替小肠造影以更好地扩张小肠。灌肠是通过鼻腔或口腔导管,直接将水溶性造影剂注入小肠,以实现管腔扩张,这相比直接口服造影剂灌注胃肠道,所需的造影剂更少。灌肠后给予胰高血糖素等使小肠“麻痹”的药剂,以减少混杂的重叠肠袢,或减少肌肉收缩区域,因为这些区域可能会误诊为狭窄。该技术可以更直接地输送管腔造影剂,但也更具侵入性,耗时更长,并且需要由技术娴熟的技术人员正确置入导管并监测肠道扩张情况,所以现在很少采用这种方法。

过去,小肠钡剂造影成像一直是小肠形态学研究的主流。尽管这些技术迄今仍在使用,但现在的临床医生普遍依赖横断面成像,因为这不仅能提供小肠的图像,还能观察肠道外的情况。

为了进一步减少辐射暴露,许多机构在研究超声技术是否有助于对小肠炎症变化进行初步诊断。然而,就目前而言超声并不常用,但未来可能会在小肠病变的诊断和随访中发挥作用,更确切地说,是对已经明确诊断和疾病范围的患者,在进行连续随访中发挥作用。利用现有的小肠成像技术,可更好地识别出以往不能发现的异常情况。对于目前检查技术仍旧难以触及的部位,需要全面地了解病史并结合临床表现来评估病情。了解鉴别诊断和各种成像技术的作用,将更好地指导医者对小肠溃疡的临床评估和治疗。

(张烁 译,王立 袁农 校)

参考文献

第 120 章　阑尾炎

Martin Daniel Rosenthal, George S. Sarosi, Jr. 著

章节目录

一、历史回顾

15 世纪初，Leonardo da Vinci 是第一个描述阑尾解剖位置的人，但直到 1711 年，德国外科医生 Lorenz Heister 才记录到第一份清晰可辨的阑尾炎切除术报告[1]。25 年后，安妮女王(Ann Queen)、乔治一世国王(George Ⅰ)和乔治二世国王(George Ⅱ)的外科医生 Claudius Amyand，为一名 11 岁男孩进行了第一次阑尾切除术，该男孩患有阴囊疝内的阑尾炎穿孔，他切除了阑尾并修补了疝[2]。在整个 18 世纪和 19 世纪，普遍的医学观点是：急性腹痛和右下腹炎症是盲肠或其周围组织炎症的结果。关于阑尾炎的病理生理学和阑尾在急腹症综合征中作用的现代医学描述可追溯到 1886 年，也是 Reginald Fitz 向马萨诸塞州医学会提交论文的那一年，他在论文中提出了“阑尾炎”一词，并主张早期手术干预是恰当的治疗方法[1]。

1880 年，Lawson Tait 首次对经典的急性阑尾炎施行了阑尾切除术，但一直未见报道，直到 1889 年 Charles McBurney 发表了他的建议，即在疾病的早期进行剖腹手术是治疗阑尾炎的适当方法[3]。在这篇论文中，同名的 McBurney 点(麦克伯尼点、即麦氏点)被描述为“最大压痛点，是在从脐与右髂前上棘连线内的 1.27~5.08cm 处”[2,4]。大约一个世纪后，Kurt Semm 第一次成功完成了腹腔镜阑尾切除术[3]。后随着经自然腔道内镜手术的发展，Santiago Horgan 和 Mark a. Talamini 很快于 2009 年初报告了首例成功经阴道阑尾切除术[5]。

二、流行病学

阑尾炎是发达国家最常见的急腹症。Addiss 等人报告称，1970—1984 年间，美国阑尾炎的粗略发病率为 11/10 000 人/年[6]，其他发达国家的发病率与之相似。最近，Buckius 等人发现，尽管急性阑尾炎的发病率在 10~19 岁人群中仍然最高，但从 1993—2008 年，该年龄组的发病率下降了 4.6%，而在 30~69 岁人群中，发病率上升至 6.3%[7]。令人费解的是，在许多欠发达的非洲国家，阑尾炎的发病率低了 10 倍之多[8]，来自大多数欧洲国家的数据表明，阑尾炎的发病率正在下降。在 1989—2000 年间，在英国的一项研究中，观察到阑尾炎的总体发病率下降了 15%[9]，在希腊和芬兰也观察到类似的时间趋势[10,11]。男性的风险高于女性，大多数系列的病例比例为 1.4∶1。据估计，男性一生患阑尾炎的风险为 8.6%，女性为 6.7%[6]。

在美国每年大约进行 250 000 例阑尾切除术，然而，来自美国的多项研究表明，自 1995 年以来，因急性阑尾炎进行阑尾切除术的数量不断增加，对这种变化的解释目前尚不清楚，但可能与影像学诊断阑尾炎和腹腔镜阑尾切除术的应用增加有关[12,13]。然而，无论流行病学趋势的方向如何，阑尾炎仍然是急腹症手术最常见的指征。

三、解剖学与胚胎学

阑尾和盲肠最好被认为是一个单一的解剖单元。作为中肠发育的一部分——阑尾和盲肠在妊娠第 8~12 周期间，在升结肠形成之前，形成中肠袢发生的芽(见第 98 章)。先天性阑尾畸形，如发育不全和重复畸形，罕见。阑尾的平均长度为 9cm[14]，其起点各不相同，可以位于时钟指针的任何位置，中心被视为阑尾的起点。

与结肠的其他部分不同，在结肠的其他部分，纵向肌层融合成结肠带，阑尾有一个环形纵向肌层。阑尾的血供位于单独的肠系膜中，即阑尾系膜，由肠系膜上动脉回结肠支的阑尾支组成。阑尾的淋巴管引流到回结肠淋巴结，回肠末端和升结肠的淋巴管也引流到该淋巴结。

虽然升结肠固定在腹膜后，但阑尾和盲肠在腹腔内的位

置变化很大。阑尾的位置取决于许多因素：包括盲肠下降和腹膜固定的程度、盲肠的构型、阑尾的长度、相关的粘连以及人的体型[15]。通常情况下，阑尾的位置被描述为盲肠后、盆腔、盲肠下或回肠旁，这是回肠前和回肠后的缩合（图 120.1）。

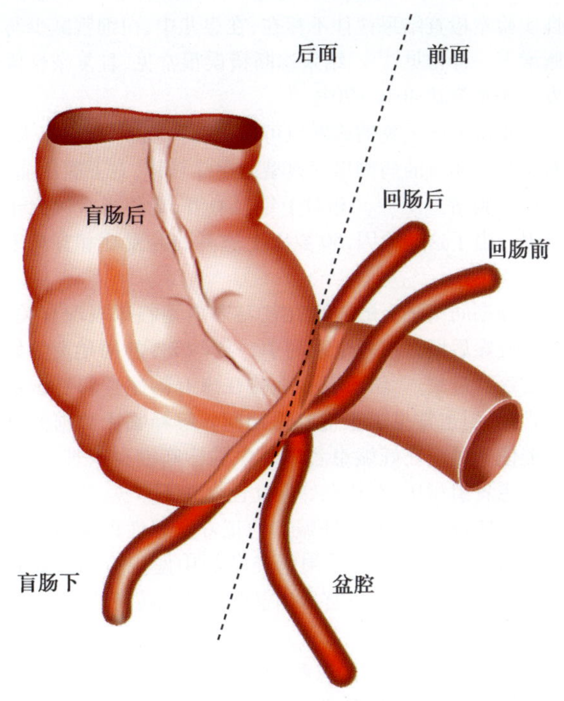

图 120.1 阑尾的位置。图示了阑尾的 5 个不同位置，位置的变化可能会影响阑尾炎的临床表现（见正文）。(Buschard K, Kjaeldgaard A. Investigation and analysis of the position, fixation, length, and embryology of the vermiform appendix. Acta Chir Scand 1973;139:293.)

1889 年，McBurney 描述了阑尾炎经典的表面解剖位置，如前所述，McBurney 点位于从右髂前上棘到脐部连线的中、外 1/3 交界处[3]。通常这种表面标记在急性阑尾炎的诊断和治疗中都十分重要，然而研究人员已证明，在不到 50% 的病例中阑尾位于麦氏点 5cm 以内[16]。这种解剖的可变性，有助于解释为什么并非在所有阑尾炎病例中都能发现 McBurney 点疼痛或压痛。

四、病理学

急性阑尾炎可分为急性、坏疽性或穿孔性。急性阑尾炎最早的大体表现是浆膜充血和阑尾壁水肿。在晚期病例中，浆膜表面呈淡暗至深暗色，并被纤维蛋白脓性渗出物所覆盖。随着时间的推移，出现局灶性坏疽区域，其特征为阑尾壁变绿变黑，因坏死而变薄的阑尾壁完整性变差，极易发生穿孔并形成邻近部位的脓肿[17]。

显微镜下，每一种阑尾炎都有不同的特征。在急性或化脓性阑尾炎中，中性粒细胞浸润累及固有肌层周围，伴有急性炎症和黏膜溃疡及水肿、壁内微脓肿和血管血栓形成。坏疽性阑尾炎的标志是阑尾透壁性炎症伴局灶性壁坏死区。坏疽性阑尾炎的血管血栓形成比化脓性阑尾炎更突出。仅存在黏膜炎症（“卡他性”炎症）更符合感染性肠炎或结肠炎的特征，不认为是急性阑尾炎的证据，对于阑尾炎的显微镜诊断，炎症必须延伸至固有肌层[17]。

五、发病机制

尽管经过一百多年的研究，但对于所有阑尾炎病例的原因仍然没有一个解释。其经典的假设是，粪石或淋巴样增生阻塞阑尾管腔引起腔内压力升高，进而导致静脉高压、阑尾壁缺血以及随后的细菌入侵伴坏死和穿孔。动物模型中的实验证据支持急性阑尾炎病因学的这一假说[18]。然而，这一假设并不能解释所有的阑尾炎病例。仔细回顾病理系列显示，只在少数病例中发现管腔阻塞。只有 3.6%～27% 的急性阑尾炎病例存在粪石，大多数系列位于该范围的下限[17,19]，淋巴样增生在非炎症性阑尾中比在急性阑尾炎中更常见[20]。其他原因引起的管腔阻塞，如异物、肿瘤和纤维束并不常见。最后，在阑尾切除术时直接测量阑尾腔内压力显示，只在少数病例中发现压力升高[21]。

阑尾炎病因学的另一种假设是基于以下概念：细菌或病毒性肠道感染导致阑尾黏膜溃疡和通过正常结肠微生物群随后细菌侵入。高达 75% 的阑尾炎病例表现出明确的浅表黏膜溃疡，该发现支持了这一理论。此外，与阑尾扩张或粪石存在相比，黏膜溃疡是较一致的发现，并且是在阑尾炎病程早期发现的[22]。一份报告发现，64% 的急性阑尾炎病例表达巨细胞病毒（cytomegalovirus，CMV）早期抗原，而正常阑尾没有 CMV 抗原，提示在某些情况下，CMV 感染可能产生黏膜溃疡，导致急性阑尾炎[23]。

在两种流行病学证据中发现感染在阑尾炎病因中作用的附加支持。第一种是基于 20 世纪 80 年代中期 Barker 倡导的阑尾炎保健理论[24]。根据这一假设，与工业革命有关的卫生条件改善导致婴儿肠道感染减少，之后在儿童期和青年期对这些感染的免疫力下降。人们认为，在其后生活中获得这些感染可使人易患阑尾炎，从而解释了 20 世纪上半叶阑尾炎发病率上升的原因。根据该理论，20 世纪下半叶肠道感染率的全面降低解释了阑尾炎的总体下降。支持感染在阑尾炎病因中作用的第二种流行病学证据是，发病率的季节性变化以及阑尾炎的时间和空间集聚性的发生频率，这两者都是感染性疾病的特征[25,26]。然而，重要的是要认识到，所有阑尾炎病例并没有特定的相关感染因子，这表明阑尾炎并不是全部由感染引起的。

膳食纤维摄入量的减少（纤维假说）也被认为是阑尾炎的病因之一。根据这个假设，膳食纤维减少会引起粪便坚硬和肠道传输时间增加，从而造成更多的粪石和引起更多的阑尾炎。人们认为，这一假设既可以解释 20 世纪初阑尾炎发病率的上升，也可以解释西方较发达国家和非洲欠发达国家之间阑尾炎发病率的显著差异。然而，由于几个原因人们对这一假设提出了质疑。首先，尽管非洲城市居民的膳食纤维摄入量一直在下降，但阑尾炎的发病率并没有显著上升[27]。一项来自非洲的前瞻性研究表明，在阑尾炎患者中膳食纤维的摄入量仍很高。其次，西方世界阑尾炎的发病率在膳食纤维摄入量没有改变的情况下有所下降[28]。

几种不同的启动诱发事件（如管腔阻塞、感染、创伤）中的任何一种，都有可能引起阑尾黏膜破坏，导致细菌入侵，最终发生阑尾炎。

六、临床特征

详细的病史和仔细的体格检查仍然是急性阑尾炎诊断的基础。虽然不能仅凭单独一项病史进行诊断，但将症状和症状典型的进展与右下腹压痛相结合，可以获得准确的诊断。在急性阑尾炎的典型表现中，患者首先感受到模糊的、定位不清的上腹部或脐周不适，这种不适通常不严重，常被认为是"胃部不适"。一般患者自诉排便会使疼痛好转，这种感觉被称为向下冲动[29]。

腹泻有时见于阑尾炎早期，但这种情况并不常见。在疼痛发作的4~12小时内，大多数患者会出现恶心、厌食、呕吐或这3种症状的某种组合。恶心一般为轻度至中度，大多数患者只有少数几次呕吐。如果呕吐是主要症状，那么阑尾炎的诊断应该受到质疑。同样，在疼痛发作之前出现的呕吐应提示其他诊断[30]。许多患者自诉有轻度发热或发冷，但高热或显著寒战并不常见。通常患者腹痛的程度会增加，并在12~24小时内疼痛向右下腹特征性地转移，疼痛变得持续且更加局限。右下腹局限性疼痛是一个很有价值的发现，发生在80%以上的阑尾炎患者中[30]。

在体格检查时，大多数患者表现为轻微疾病。心动过速在单纯性阑尾炎中并不常见，但可见于复杂性阑尾炎。大多数单纯性阑尾炎患者的体温低于38.06℃，体温高于38.06℃通常伴有穿孔或坏疽[31]。阑尾炎患者与其他腹膜炎患者一样，倾向于静卧不动。右下腹压痛和肌强直是常见的表现。局限性右下腹压痛是一个重要的体征，但其缺失并不排除阑尾炎。有多种方法可引起局部右下腹腹膜炎体征，包括咳嗽体征（咳嗽时出现压痛点）、局部叩击痛和反跳痛。尽管所有这些技术都很灵敏，但是一项小型研究显示，反跳痛是与阑尾炎相关的局部腹膜炎最准确的预测体征[32]。

可能有助于诊断阑尾炎的其他体征包括：腰大肌征、闭孔征、罗夫辛征（Rovsing征、即结肠充气试验）和直肠压痛。患者取仰卧位，在抵抗阻力的情况下主动屈曲右侧髋关节，或检查者在患者取左侧卧位时屈曲并伸展患者的右侧髋关节，以寻找腰大肌体征。这两种手法引起的疼痛均认为是由腹膜后阑尾发炎刺激下方的腰大肌所致。闭孔征是由屈曲的右髋关节内旋和外旋转引起的，认为疼痛是发炎的盆腔阑尾刺激邻近的闭孔内肌产生的。Rovsing征是在触诊左侧腹部时或引出左侧反跳痛时出现右下腹疼痛。当检查者手指到达发炎阑尾附近的直肠壁时，可引起直肠压痛。所有这些体征出现时都是有价值的，但它们的缺失并不能排除阑尾炎[30]。

当表现典型时阑尾炎很容易诊断，这种情况仅发生在50%~60%的病例中。阑尾炎的非典型表现可能因多种原因发生。当右下腹壁层腹膜被发炎的阑尾刺激时，发生脐周疼痛向右下腹的典型转移。在盲肠后或盆腔阑尾炎的病例中，壁层腹膜可能不会受到刺激。阑尾炎的非典型表现在极端年龄（老年或婴幼儿）、妊娠或免疫抑制的患者中尤其常见，包括艾滋病和CD4细胞计数较低的患者。

由于难以提供准确的病史，婴幼儿阑尾炎的诊断仍然面临挑战。在幼儿中，典型的疼痛史很难引出。右下腹疼痛是一种不太常见的症状，呕吐、嗜睡和易激惹等非特异性表现往往占主导地位[33]。由于患儿配合较差，体格检查难以进行，因此只有不到50%的患儿发现局部右下腹压痛[34]。此外，特征性实验室检查结果往往不存在，在患儿中，白细胞减少与白细胞增多一样常见[35]。结果诊断错误很常见，且复杂性阑尾炎发生频率高达40%~70%[36]。

老年患者阑尾炎的诊断也可能是一种挑战，在老年人中，只有15%~30%的病例出现典型的疼痛转移、右下腹压痛、发热和白细胞增多[35,37]。相对于年轻患者，老年患者倾向于就诊延迟。由于这些原因，50岁以上患者的并发症和穿孔率可高达63%[38]。

妊娠期间阑尾炎的表现往往与非典型临床表现有关，尤其是在妊娠后期。在一个系列中，只有57%的阑尾炎孕妇有典型的疼痛进展[39]。恶心和呕吐在患有阑尾炎的妊娠女性中更常见，但也常见于正常妊娠期间。解释临床数据的复杂性可能使阑尾炎在妊娠患者群体中的诊断变得困难。例如，与其他患者组相比，发热在妊娠女性中并不常见，单独的白细胞增多症的价值，可能被妊娠期的正常生理性白细胞增多所掩盖。尽管在80%以上的阑尾炎孕妇中发现右侧腹痛和压痛，但由于阑尾被妊娠子宫推出盆腔时解剖位置的改变，疼痛仅60%位于右下腹部[40]。

一般免疫功能低下的患者，尤其是AIDS患者，是诊断阑尾炎的一个具有挑战性的群体。据报道，仅有12%~45%的AIDS合并阑尾炎的患者出现腹痛。对这种疼痛有反应的诊断范围，明显大于无人类免疫缺陷病毒（human immunodeficiency virus，HIV）感染的患者，包括机会性感染和恶性肿瘤，尽管在大多数情况下，疼痛与HIV无关的诊断有关[41]。研究提示，HIV感染患者比HIV阴性患者更常发生阑尾炎，其发病率增加了4倍之多。尽管艾滋病患者通常出现典型的阑尾炎症状和体征，但常有慢性腹痛病史。腹泻也是HIV阳性患者阑尾炎较常见的症状，白细胞增多相对少见。CD4计数下降与就诊延迟和穿孔率增加有关[43]。尽管诊断HIV患者阑尾炎存在挑战，但适当手术治疗的结果是非常好的。迄今为止，最大系列的数据没有死亡率和13%的并发症发生率，这与无HIV患者的结果相类似[43]。

七、诊断

阑尾炎的诊断仍然是一个主要的临床挑战，因为急性腹痛有许多不同的表现形式和相对非特异性的疾病初始表现。尽管如此，由于阑尾炎的自然史被认为是穿孔的时间依赖性进展，因此迫切需要做出及时和准确的诊断。然而，并非所有原因引起的急性腹痛都需要手术干预，"阴性阑尾切除术"（切除正常阑尾）会给患者带来一些风险，包括粘连形成、感染和术后并发症。表120.1列出了与急性阑尾炎相似的常见诊断，这构成了对该诊断的挑战，没有任何一种症状、体征或实验室检测对诊断阑尾炎完全敏感或特异[30]。

表 120.1 阑尾炎的鉴别诊断

诊断	有助于鉴别实体疾病与阑尾炎的表现
细菌性或病毒性肠炎	恶心、呕吐和腹泻严重;疼痛通常在呕吐后发生
肠系膜淋巴结炎	症状持续时间较长;发热不常见;右下腹体格检查结果不太明显;白细胞计数通常正常
肾盂肾炎	右侧腰部更易感觉到疼痛;常见高热和寒战;出现明显的脓尿或菌尿和泌尿系统症状;腹肌强直不太明显
肾绞痛	疼痛放射到右腹股沟;血尿显著;疼痛特征明显为绞痛
急性胰腺炎	疼痛和呕吐更严重;压痛定位不太清楚,但可能是上腹部而不是右下腹;血清淀粉酶和脂肪酶水平升高
克罗恩病	有反复、类似的发作病史;腹泻多见;可触及右下腹肿块多见;可有肠外表现
胆囊炎	常有既往发作史;疼痛和压痛较重;疼痛放射至右肩;恶心较明显;肝脏生化检查更可能异常
梅克尔憩室炎	术前与阑尾炎很难区分
盲肠憩室炎	术前难以与阑尾炎区分;症状较轻,持续时间较长;CT 扫描有帮助;患者通常年龄较大
乙状结肠憩室炎	通常发生于老年患者;常见排便习惯改变;疼痛常位于左下腹,可放射到耻骨上区,而不是右下腹部;发热和白细胞计数较高
小肠梗阻(SBO)	有腹部手术史;疼痛呈绞痛;呕吐和腹胀较明显;右下腹疼痛定位不常见
异位妊娠	有月经不调史;无特征性症状进展;晕厥;妊娠试验阳性
卵巢囊肿破裂	发生于月经周期中期;疼痛突然发作;恶心和呕吐较少见;白细胞计数正常
卵巢扭转	呕吐较明显;与疼痛同时发生;症状无进展;常可触及腹部或盆腔包块
急性输卵管炎或输卵管卵巢脓肿	症状持续时间较长;疼痛始于下腹部;常有性病史(STD);常出现阴道分泌物、宫颈压痛明显

STD,性传播疾病。

(一) 实验室检查

急性阑尾炎的实验室检查包括各种急性炎症标志物。大约 80% 的患者白细胞计数升高,在 11 000~17 000/mm^3 范围内,但该结果对急性阑尾炎与其他原因引起的急性腹痛的特异性较差[44]。在绝大多数阑尾炎患者中,中性粒细胞在白细胞总数中的比例升高或中性粒细胞总计数升高("左移"),但对阑尾炎没有特异性[44]。50%~90% 的阑尾炎病例 C-反应蛋白(C-reactive protein,CRP)升高,但当 CRP 为 5~25mg/L 临界值时是非特异性的[45]。急性阑尾炎患者常进行尿常规检查以排除尿路感染,但约 50% 的阑尾炎病例存在轻度异常,如脓尿或血尿[46]。

实验室检查在诊断急性阑尾炎中的价值一直是一个有争议的问题。在病史和体格检查具有典型表现的患者中,许多作者认为从实验室检查中获得的额外信息很少。然而,当考虑所有阑尾炎病例时,增加实验室检查,如白细胞计数、核左移和 CRP,已证明可以提高诊断准确性[47]。当临床表现与炎症标志物进行比较时,炎性标志物比个体病史或体格检查结果更能预测阑尾炎。WBC 和 CRP 的直接比较表明,总 WBC 或总粒细胞计数在检测急性阑尾炎方面比 CRP 更敏感和准确[45,47]。炎症标志物的诊断性能在识别穿孔性阑尾炎患者方面甚至更好。

所有疑似急性阑尾炎的患者都应该做全血细胞计数(complete blood count,CBC)检查。育龄妇女应进行妊娠试验。其他实验室检查,如淀粉酶、肝脏生化检查或尿液分析的价值,在于帮助排除可能酷似急性阑尾炎的其他诊断(见表 120.1)。

(二) 影像学检查

传统上,常规影像学检查在疑似急性阑尾炎患者中的作用很小。正如经典外科教科书 Cope 的《急腹症早期诊断》中所述,"过度依赖实验室检查和影像学检查往往会误导临床医生,尤其是如果病史和体格检查不够认真和仔细时"[30,32]。在 50%~60% 的病例中,阑尾炎的诊断不需要影像学检查,仅凭临床即可做出诊断[48,49]。而当诊断不太确定时,可使用各种影像学检查来帮助确认或排除急性阑尾炎的诊断:如腹部平片、腹部超声、放射性核素扫描以及腹部和盆腔 CT。此外,当临床怀疑患有复杂性阑尾炎时(如脓肿形成或蜂窝织炎),影像学检查具有诊断价值。然而,对于患有急性右下腹疼痛、恶心呕吐、白细胞增多且无 IBD 病史的年轻男性患者,常规 CT 成像在缺乏临床表现提示阑尾炎是复杂性的情况下,很少改变手术治疗。

1. 腹部平片

腹部平片通常是急性腹痛患者的初部影像学检查。腹部平片上符合阑尾炎的表现包括:不透 X 线的右下腹粪石、局灶性右下腹肠梗阻或哨兵攀征、右侧腰大肌阴影消失,以及右下腹软组织肿块,所有这些表现均提示阑尾炎,但不确定。在一项前瞻性研究中,对所有疑似阑尾炎的患者进行腹部平片检查,只有 6% 病例的腹部平片改变了临床治疗[50]。因此,在评估急性阑尾炎时,不鼓励使用腹部平片,除非临床上怀疑可能存在肠梗阻或穿孔。

2. 超声

超声(ultrasound,US)在急性阑尾炎诊断中的作用仍未定论。值得一提的是,超声先进的技术和训练正在引起人们极大的兴趣,因为它价格低廉、可重复且无创。在正确的设置下床旁腹部超声检查(point of care US,POC US)可提供外科医生作出医疗决策所需的所有信息。再加上良好的病史和体格检查,POC US 检查结果可能足以将患者带到手术室进行阑尾切除术。目前,文献对精确的灵敏度和特异性尚无定论,与任何其他技术一样,操作经验可大大提高灵敏度和特异性。在收集的成人患者综述中,报告的超声检查诊断阑尾炎的灵敏度为86%,特异性为81%[51]。然而,在儿童中,超声检查的灵敏度和特异性似乎比成人更高,在大多数系列中灵敏度和特异性均超过90%,在高达90%的病例中检测到正常阑尾[52,53]。在不到50%的成人病例中证实了正常阑尾(稍后讨论)。

阑尾炎的超声特征很明确。使用5MHz 或 7.5MHz 换能器,采用分级压缩技术移位腹部右下腹中的可移动肠袢。如果发现7mm 或更厚的不可压缩盲端肠袢,可以有信心地诊断阑尾炎(图 120.2)。阑尾粪石阴影、盲肠周围炎症或局限性盲肠周围积液的表现,均支持阑尾炎的诊断[54]。最近关于儿童阑尾炎超声检查的研究表明,阑尾周围炎性脂肪的发现,可能是阑尾炎的最佳预测因素,关注炎症的发现而不是阑尾的解剖特征,可能会提高诊断的准确性[55]。在超声检查期间,通过证实阑尾正常可排除阑尾炎。但即使有经验的超声医师,也证实不到50%的成人患者阑尾正常,从而降低了超声检查“阴性”的价值[56]。

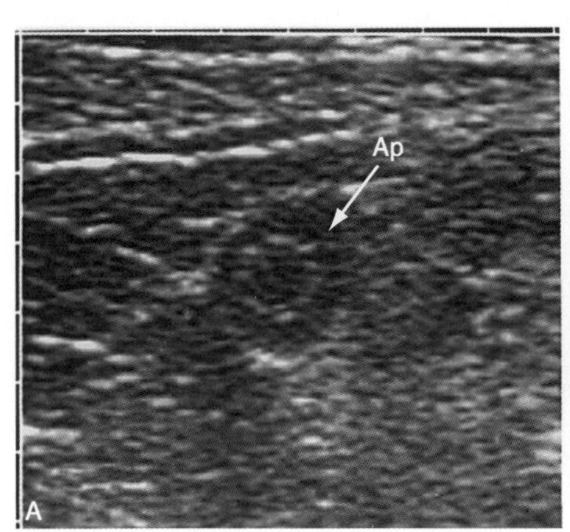

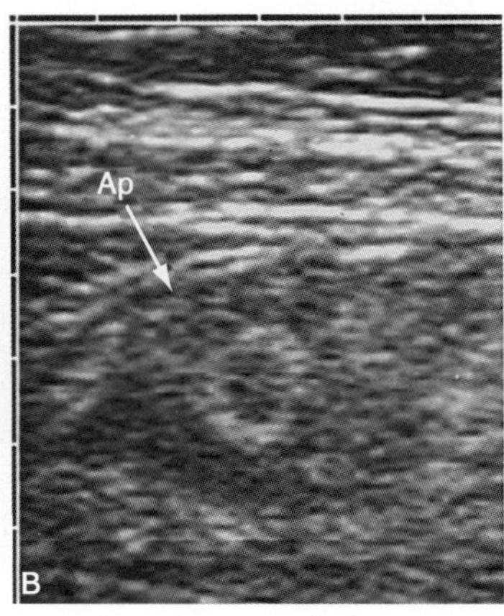

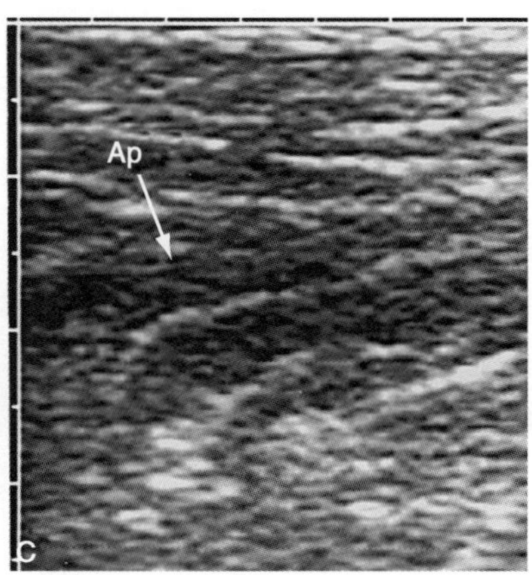

图 120.2　右下腹的横向(A 和 B)和纵向(C)超声显示阑尾(Ap)肿胀、不可按压,手术证实为急性阑尾炎。(Courtesy of Roy A. Filly,MD.)

超声在阑尾炎诊断中有用性存在一些重要的局限性。所有基于超声的技术都取决于操作者,刚才提到的优异结果是在感兴趣和有经验的超声医生进行的专门试验中取得的。在一项关注急腹症诊断的多中心试验中,超声的“现实世界”灵敏度降至55%[57]。最近的工作还集中于外科医生进行的床旁超声检查在阑尾炎诊断中的作用。了解并实施床旁 POC-US 方案可能是诊断急性阑尾炎的未来。Gungor 等人进行了一项评估18岁以上腹痛患者的临床试验,将急诊科医生进行的床旁超声检查结果与放射科医生进行的超声检查结果进行了比较。该研究纳入了264例患者,其中169例(64%)经病理证实确诊为急性阑尾炎。急诊科医生提供的敏感性、特异性阳性似然比和阴性似然比分别为92.3%、95.8%、21.9%和0.08%,放射科医生进行评估的比较值分别为76.9%、97.8%、36.4%和0.24%[58]。这项研究表明,在训练有素者的手上进行实时超声检查作为急诊的筛查工具,可以避免放射科医生进行的确证性检查。最近的一项系统性综述表明,外科医生进行超声检查的准确性可以接近放射科医生进行的超声检查,但该结果存在相当大的异质性[59]。超声检查对体重指数(body mass index,BMI)>25的患者和阑尾炎穿孔的患者敏感性较低[60]。最后,超声检查在确诊阑尾炎方面比排除阑尾炎诊断更有用,降低了其在阑尾炎验前概率较低的患者中的临床实用性。

3. CT

腹部 CT 扫描被认为是非典型阑尾炎病例的首选影像学检查。随着快速螺旋 CT 和多排螺旋 CT 扫描仪的发展,CT 越来越多地用于评估急性腹痛患者。长期以来,一直认为 CT 对阑尾脓肿的诊断很有价值,基于 CT 诊断阑尾脓肿的治疗已经变得很常见[61]。自20世纪90年代以来,许多作者建议扩大 CT 扫描的使用范围,以辅助诊断非典型阑尾炎。阑尾方案 CT 扫描采用了多种技术,这些技术在腹部扫描量、单个扫描的厚度以及使用的造影剂类型方面有所不同。从这些研究中得出了几个结论:薄层(5mm)扫描优于厚层(10mm)扫描[62],使用静脉注射和/或肠道造影剂可提高诊断的准确性。

阑尾炎的 CT 表现包括:阑尾发炎、肿胀(超过6mm),不能充满造影剂或气体(图 120.3),通常伴有阑尾粪石或阑尾壁增厚,阑尾周围炎症、盲肠顶端增厚和盲肠周围积液是阑尾炎的相关表现[63]。识别正常阑尾或发现其他腹腔内病理改变,构成阴性检查结果。

阑尾炎 CT 扫描的性能令人印象深刻,在收集的多项研究综述中,灵敏度为94%,特异性为95%[51]。当通过口服和直肠给予肠内造影剂并出现盲肠造影剂浑浊时,此时 CT 扫描的效果最佳。阑尾炎 CT 扫描的局限性包括:肠道造影剂充盈肠道所需的时间、低体脂患者的敏感性降低、对静脉造影剂的过敏反应、暴露于电离辐射和费用较高。

4. 综合方法

对于临床病史、体格检查和实验室检查结果审查后,仍无法确定阑尾炎诊断的所有患者,最佳的影像学检查组成尚未最终确定。然而,根据目前的证据,在成人中 CT 扫描似乎比超声更敏感、更特异和对操作者的依赖性更低[64]。对孕妇和非常消瘦的患者,尤其是在有经验的超声医师的机构中,腹部

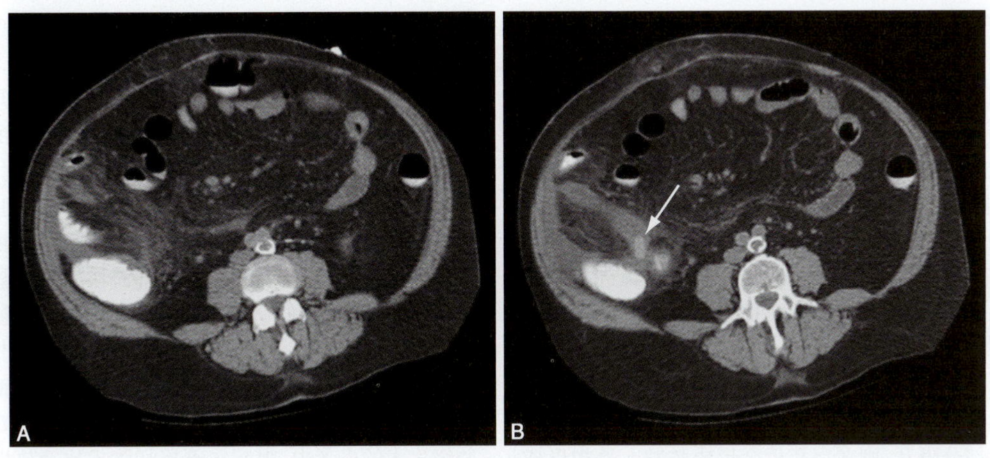

图 120.3 急性阑尾炎的 CT 诊断。A,阑尾炎患者远端回肠和盲肠周围肠系膜弥漫性炎性改变;B,阑尾腔内显示粪石(箭)。(Courtesy of William R. Brugge,MD,Boston,MA.)

超声检查可能是非典型阑尾炎病例的首选影像学检查。在超声检查结果不明确的妊娠患者中,已证明 MRI 随访成像与 CT 扫描一样准确,应作为下一项确定阑尾炎诊断的检查[65]。在儿科患者中,当儿外科医生评估后无法确定阑尾炎的诊断时,应首先选择超声检查。该建议是基于儿童超声检查的敏感性高,以及儿童暴露于电离辐射导致终身癌症风险增加 10 倍的理论[66]。对于任何年龄的患者,评估疑似急性阑尾炎的第一步,应该是由经验丰富的外科医生对患者进行评估,因为这种诊断评估至少与任何影像学检查一样准确[67]。

(三) 临床评分系统和计算机辅助诊断

基于数据表明检查者的经验可提高急性阑尾炎的诊断准确性,自 20 世纪 90 年代以来,已经设计了各种评分系统来帮助诊断阑尾炎。这些评分系统中的大多数将数值权重分配给病史、体格检查和实验室检查值,试图预测阑尾炎的概率。已经发表了 10 多种不同的评分系统,所有这些评分系统旨在减少诊断错误和阴性阑尾切除率。在对一个定义明确的患者数据集已发表的多个评分系统性能进行检查时,所有评分系统预测阑尾炎的能力均令人失望[68]。将评分系统应用于患者人群(而不是所有人群)时,其表现的成熟能力仍然是一个问题,其他研究也报道了类似的个体评分结果[69]。目前还没有普遍适用的评分系统用于诊断急性阑尾炎。

(四) 腹腔镜检查

腹腔镜已被提议用于辅助诊断不明原因的急性阑尾炎。将腹腔镜插入腹部可直接检查阑尾,如果发现阑尾正常,无需切除阑尾。这种方法在育龄妇女中的吸引力最大,在育龄妇女中,因为妇科原因导致的急性腹痛可以掩盖诊断,并且通常适合腹腔镜治疗。两项诊断性腹腔镜检查在可能是阑尾炎病例中的前瞻性研究显示,48% ~ 73% 的阑尾正常女性存在妇科疼痛原因[70,71]。因为有一些证据表明(尽管证据不足),阑尾切除术可能使女性易患输卵管不孕症[72],因此应避免不必要的阑尾切除术是育龄妇女的理想选择。诊断性腹腔镜检查已在两个前瞻性系列中使用,几乎杜绝了育龄妇女的阴性阑尾切除术[70,71]。

尽管取得了这些可喜的结果,但必须发出一些警示。大多数诊断性腹腔镜检查的研究报告是在全身麻醉下进行的检查,与放射学成像相比,这是一项资源密集型检查。虽然诊断性腹腔镜检查可以在局部麻醉下进行,但固有的技术制约降低了其成功率。例如,在局部麻醉下进行的妇科盆腔腹腔镜检查,在高达 15% 的病例中无法获得盆腔的完全可视化[73],这种不完全检查率与 CT 扫描相比较差。目前,不推荐诊断性腹腔镜作为初步检查超过阑尾方案 CT 扫描,但它很可能作为结果模棱两可的 CT 或超声评估的补充(图 120.4)。

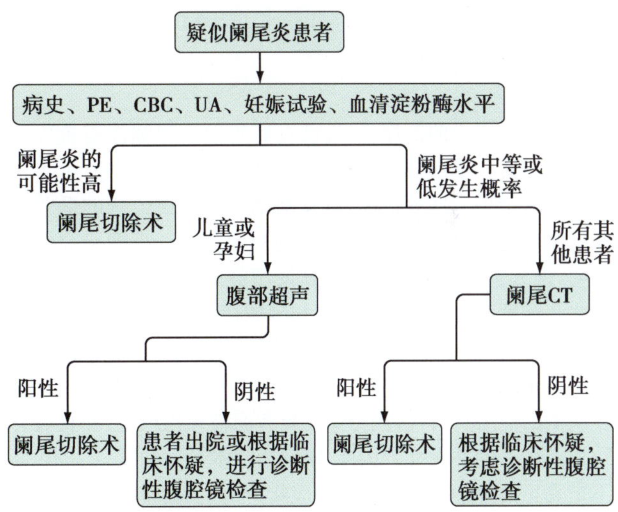

图 120.4 疑似阑尾炎患者的管理流程。PE,体格检查;UA,尿液分析

八、并发症

未经治疗的阑尾炎的主要并发症是穿孔,导致腹膜炎、脓肿和门脉门静脉炎。总体而言,大多数系列的穿孔率为 10% 和 30%,但穿孔率随年龄变化较大,穿孔最常见于极端年龄。据报道,2 岁以下儿童的穿孔率高达 90%[34],而 70 岁以上患者的穿孔率在 50% ~ 70% 之间[38,74]。10 ~ 30 岁患者的穿孔率最低,一般在 10% ~ 20% 之间。

穿孔的风险似乎随着疾病持续时间的增加而增加,尤其是在 24h 后。通常认为阑尾穿孔是诊断延误的结果,几项研究表明，阑尾穿孔患者的症状平均比单纯性阑尾炎患者长30h[75]。这种延迟在很大程度上似乎是由于就医延迟，而不是医疗决策延迟造成的，因穿孔患者的阑尾炎往往表现不典型，故导致诊断时间延长。

与无并发症的阑尾炎患者相比，穿孔患者更容易出现明显的发热、白细胞增多和腹膜炎的体格检查结果。尽管通常可以根据这些结果在术前预测阑尾穿孔，但并非所有具有这些结果的患者都有穿孔[76]。游离性穿孔的内容物进入腹膜腔可导致弥漫性腹膜炎，并可伴有腹部平片上的游离性腹腔内积气。术前很难将阑尾炎引起的弥漫性腹膜炎与其他原因引起的弥漫性腹膜炎患者区别开来。

如果穿孔的阑尾因其位于腹膜后位置或小肠或网膜袢而与腹腔的其他部分隔开，则在穿孔后会形成脓肿。最初形成局部炎性组织（蜂窝织炎），随后形成真正的脓肿。在体格检查时，由阑尾炎形成脓肿的患者，常可触及右下腹部肿块。

阑尾穿孔最严重的并发症是门静脉化脓性血栓性静脉炎，又称门静脉炎。门静脉炎在20世纪早期最常见，如今憩室炎是最常见的原因。阑尾炎患者出现高热和轻度黄疸时，应考虑这种罕见的并发症。门静脉炎的治疗是控制诱发感染的因素和长期（4~6周）抗生素治疗。引起门静脉炎的主要致病菌是革兰氏阴性肠道需氧菌和厌氧菌。但即使采取积极治疗，门静脉炎后肝脓肿的发生率仍为50%，死亡率为30%~50%[77]。门静脉炎的长期并发症是门静脉血栓形成伴门静脉海绵样变性和食管胃静脉曲张。

九、治疗

急性阑尾炎的治疗，最近已发展到包括静脉注射抗生素作为阑尾切除术的替代单一治疗，这在短期随访中显示出模棱两可的结果。这种争议，以及阑尾切除术已公认的低并发症发生率，使手术成为美国的首选初始治疗。小型研究已经证明，绝大多数阑尾炎患者单独使用静脉注射抗生素会改善症状。最近对比较抗生素治疗和阑尾切除术的5项随机对照试验进行的meta分析表明，抗生素治疗的失败率为40%，主要是由于阑尾炎的复发[78]。然而，目前缺乏前瞻性识别自限性病例的能力，等待解决方案使患者面临穿孔风险，并且可导致危及生命的并发症。因此，阑尾切除术是一种紧急手术，而不是真正的急症。阑尾炎患者应给予适当的静脉输液以纠正容量不足和电解质失衡，并给予静脉抗生素以降低伤口感染率，应在病情稳定后送往手术室。手术前可能需要短暂的时间来优化患者的伴随疾病，但长时间延迟会增加穿孔率并影响结果。

阑尾切除术有两种标准的手术方法，即开放性阑尾切除术或腹腔镜阑尾切除术。开放性阑尾切除术是通过右下腹切口进行的，可使用斜切口或横向皮肤切口。即使术中发现阑尾正常，也应识别并切除。如果正常，首先将其取出防止将来的诊断混淆，并进行腹部探查以确定引起患者症状的其他腹腔内原因。如果在探查时发现其他外科病理改变，可以延长初始切口或根据需要进行单独切口以解决问题。在严重炎症的晚期病例中，可能需要进行盲肠切除术[79]。任何脓肿都需要引流，进行冲洗并关闭腹部。

阑尾切除术的另一种常见方法是通过腹腔镜进行手术。1983年Semm首次描述了腹腔镜阑尾切除术[3]，从那时起，腹腔镜阑尾切除术一直是研究的主题。腹腔镜阑尾切除术的技术已经标准化，通常是通过三套管针技术进行的。在进入腹部后，先检查阑尾，然后检查整个腹部。如果阑尾发炎，则进行阑尾切除术。如果发现其他腹腔内外科病理改变，可通过腹腔镜解决，或进行适当的开放性外科手术。目前正在研究一种新的腹腔镜阑尾切除术，即外科医生几乎只通过一个入口点（通常是患者的脐部）进行手术。该手术被称为单切口腹腔镜手术、单孔腹腔镜手术、单孔脐手术和其他的名称。迄今为止，该手术的少数研究显示出与传统腹腔镜阑尾切除术等同的结果[80]。来自已发表文献的普遍共识表明，在可行腹腔镜手术的患者中，腹腔镜阑尾切除术比开放性阑尾切除术具有许多优势。在最近对50多项比较这两种手术的研究进行的Cochrane meta分析中，得出了以下结论[81]：①两种手术均可安全有效地治疗非穿孔性阑尾炎；②腹腔镜阑尾切除术后，患者需要较少的止痛药，并能更早恢复正常活动；③腹腔镜阑尾切除术后浅表伤口感染率降低50%，但腹腔内脓肿形成率增加；④腹腔镜阑尾切除术后的住院时间缩短1.1天，恢复正常饮食的时间与开放性阑尾切除术大致相同；⑤腹腔镜阑尾切除术手术时间较长，并且与较高的住院成本相关，但总的医疗费用相当。

此时此刻，不可能说一种手术对所有患者来说都优于另一种手术，但目前在美国超过75%的阑尾切除术都使用腹腔镜方法[82]。对于一些患者群体，特别是年轻女性、需要尽快重返工作岗位的患者以及诊断不确定的患者，腹腔镜阑尾切除术是更好的选择[81]。此外，许多人认为腹腔镜阑尾切除术是治疗病态肥胖人群急性阑尾炎的首选手术，因为其住院时间更短，发病率更低[83,84]。

所有阑尾炎患者都需要紧急阑尾切除术，但有穿孔和可触及右下腹肿块的患者除外。这些患者通常有广泛的阑尾周围炎症或脓肿形成。对于可触及肿块但没有弥漫性腹膜炎或脓毒血症的患者，初始治疗可以是手术治疗或非手术治疗。尽管数据质量较差，但一项比较早期手术与保守治疗的meta分析显示，早期手术干预可能与较高的并发症发生率相关[85]。在初始非手术治疗中，患者禁食（接受肠道休息），并给予静脉输液和抗生素，进行腹部CT扫描。如果发现单个3cm或更大的脓肿，则在CT引导下进行经皮脓肿引流术。如果发现多发性脓肿或患者在保守治疗24~48小时内仍无改善，则应进行手术引流。据报道，初始非手术治疗的成功率为88%~95%[86,87]。已经提出了可以预测成人患者非手术治疗失败的几个因素：主动吸烟、表现为心动过速和全腹痛、脓肿>50mm和成像时存在阑尾粪石[88-90]。

对不同诊断的盲肠癌穿孔的老年患者进行阑尾炎非手术治疗后，应进行结肠镜、钡灌肠（BE）或虚拟结肠成像检查。年龄>60岁、表现为急性阑尾炎的患者阑尾或盲肠癌的发病率可超过20%[91]。一些作者建议在急性炎症消退后6~12周进行间隔阑尾切除术，因为癌症可以"隐藏"在发炎但在其他方面"正常"的阑尾中，间隔阑尾切除术的作用仍存在争议，因为1年时阑尾炎的复发率低于20%，而手术并发症发生率接近3.5%[92]。最近的一项系统性综述解决了非手术治疗后阑尾炎复发的问题，显示非手术治疗在长达 46 个月随访中的平均复发率为 12.4%，发病率为 13.3%，住院时间为 9.6 天。接受间隔阑尾切除术的患者的平均发病率和住院时间分别为 10.4% 和 5.0 天。间隔阑尾切除术和复发时重复非手术治疗的发病率相似，然而，选择性间隔阑尾切除术意味着额外的手术费用，以防止 8 例患者中有 1 例复发[93]。

十、结局

单纯性急性阑尾炎的现代治疗具有极佳的疗效。这得益于麻醉、抗生素、静脉输液和血液制品的进展。在最近的一个大型系列中，急性阑尾炎的死亡率为 0.09%，并发症发生率为 5.5%[94]。而较早系列报告的死亡率为 0.2%，并发症发生率为 6%。患者通常在开放性阑尾切除术后需住院 24～48h，腹腔镜阑尾切除术后住院时间为 24～36h。患者一般在腹腔镜阑尾切除术后 2 周和开放性阑尾切除术后 3 周恢复正常活动[95]。

归因于阑尾炎的发病率和死亡率随着复杂性阑尾炎的增加而显著增加，尤其是穿孔。据报道，穿孔性阑尾炎的死亡率为 1%～4%，并发症发生率为 12%～25%[86]。在年龄>70 岁的患者中，穿孔和显著的医学共病很常见，据报道其死亡率高达 32%[38]。在这些情况下，死亡通常是由于不受控制的革兰氏阴性败血症或腹膜炎所致，穿孔性阑尾炎患者的术后病程往往很长，伴有腹腔内脓肿，需要手术或经皮脓肿引流。切口感染和裂开在开放性阑尾切除术的患者中也很常见，但这些患者通常对伤口引流和抗生素治疗反应迅速。然而，当选择腹腔镜方法时，这些并发症可降至最低。

十一、专题

（一）阑尾与溃疡性结肠炎

许多流行病学研究表明，阑尾切除术可以预防溃疡性结肠炎（ulcerative colitis，UC）的发生[96]，尤其是患阑尾炎时，在克罗恩病中没有观察到类似的关系。17 项病例对照研究的 meta 分析显示，阑尾切除术后发生 UC 的相对风险约为对照组的 0.3 倍[97]。尽管这些数据来自病例对照研究，并且可以对对照组的适当性提出质疑，但这一结论也得到了两项大型队列研究中的一项支持[98]。一些研究者表示，阑尾切除术也可减轻活动性 UC 的病程[99,100]，据报道，阑尾切除术后 UC 有所改善，尤其是年轻患者[101]。在与 UC 相似的自身免疫性结肠炎小鼠模型中，在生命早期切除阑尾可促使结肠炎症显著减轻，推测是通过改变宿主对肠道微生物菌群的反应[102]。尽管这些发现远没有定论，但它们为 UC 和阑尾潜在的正常功能提供了潜在的见解。

（二）阑尾克罗恩病

虽然回肠或结肠克罗恩病（Crohn disease，CD）患者常累及阑尾，但孤立性阑尾克罗恩病相当罕见[103]。克罗恩阑尾炎术前很难与急性阑尾炎相区别，尽管克罗恩阑尾炎患者通常有较长的疼痛史。阑尾克罗恩病的治疗方法是阑尾切除术，其术后瘘管形成率较低[104]。孤立性阑尾克罗恩病的临床病程似乎比典型的克罗恩病要良性得多。任何发现克罗恩阑尾炎患者应在术后进行小肠和结肠的评估。

（三）复发性和慢性阑尾炎

复发性阑尾炎是指经病理学确诊的急性阑尾炎，既往出现一次或多次症状相同的发作，不需要手术干预即可临床缓解的患者。该诊断仍存在一定的争议，但已在临床系列中记录在案[105]。复发性阑尾炎的诊断前提是，一些阑尾炎病例不需要医疗干预即可消退。影像学文献中存在一系列此类病例，影像学检查结果符合阑尾炎的患者在未经治疗的情况下症状迅速消退。尚不清楚阑尾炎自发消退的病例百分比，但估计为 6%～8%。在阑尾炎自发消退的小系列患者中，复发率约为 40%[106]。尚未发现识别自发消退阑尾炎的前瞻性方法，因此，所有阑尾炎病例均应进行手术治疗。复发性阑尾炎的存在提醒人们，不要仅仅因为既往有过类似的腹痛发作而忽视患者阑尾炎的诊断。

当发现纤维化和慢性炎症的病理结果与阑尾炎临床综合征一致时，诊断为慢性阑尾炎。其中许多患者在阑尾切除术后报告了既往的疼痛发作和症状缓解[107]。这并不是一个常见的问题，对特征不明显的慢性腹痛患者应用这一诊断时应该谨慎，因为许多患者不太可能通过阑尾切除术获得改善。

（四）阑尾憩室炎

阑尾憩室炎并不常见，据报道，在阑尾切除标本中的发生率为 0.004%～2.1%[108]。存在两种形式的阑尾憩室：先天性和获得性。与获得性憩室相比，先天性憩室罕见[109]。虽然获得性阑尾憩室的病因尚不清楚，但认为是内压性憩室，就结肠憩室一样。阑尾憩室通常在钡灌肠或 CT 扫描或手术探查时偶然诊断出[110]。阑尾憩室急性炎症（憩室炎）的临床表现酷似急性阑尾炎，使阑尾憩室炎在术前难以诊断。然而，阑尾憩室炎典型发生在 40 岁，而不是在 10 岁或 20 岁，并且往往倾向于更隐匿的病程，就诊前有数天的疼痛[111]。CT 很容易作出诊断。阑尾憩室炎比一般的阑尾炎病例更易并发穿孔，使手术治疗，而不是非手术治疗成为首选的治疗方法。

（五）阑尾上皮恶性肿瘤

阑尾肿瘤罕见，在送检的病理检查的阑尾标本中约占 1%。绝大多数阑尾肿瘤为类癌，但这种肿瘤是阑尾炎的罕见原因，因为它通常起源于阑尾尖端，而不是基底部（见第 34 章）。阑尾上皮恶性肿瘤的发病率估计为 0.12 例/100 万人/年[112]。

阑尾上皮恶性肿瘤有两种类型：阑尾黏液性腺癌或囊腺癌和阑尾结肠型（非黏液性）腺癌。产生黏液的肿瘤大约是非产生黏液肿瘤的两倍[113]。阑尾非产生黏液肿瘤的临床表现通常与急性阑尾炎难以区分，伴有急性右下腹疼痛和压痛，伴或不伴白细胞增多。在 CT 扫描中，发现软组织肿块或阑尾直径超过 15mm，应该提高对阑尾癌症的怀疑[114]。相反，不到 1/3 的阑尾黏液性腺癌表现为急性阑尾炎。更常见的是，这些病变是在影像学检查中偶然发现的囊性右下腹肿块，或在继发于腹膜假性黏液瘤而腹围增加的患者中发现。

所有阑尾腺癌的最佳治疗方法是右半结肠切除术,无论是作为初次手术,还是在阑尾切除标本的病理检查中发现阑尾腺癌后的二次手术。此外,阑尾腺癌患者发生同时性和异时性肿瘤(这些肿瘤通常起源于胃肠道)的概率为33%[112]。结直肠癌患者中同时发生的阑尾肿瘤和转移性阑尾肿瘤的发生率分别为0.3%和1.0%[115]。阑尾腺癌患者的总生存率在5年时约为60%,并且是就诊时肿瘤分期的函数。

阑尾淋巴瘤极为罕见,阑尾原发性淋巴瘤占所有胃肠道淋巴瘤的1%~3%(见第32章)[116]。阑尾淋巴瘤患者通常表现为急性阑尾炎,阑尾直径超过2.5cm,周围软组织增厚。阑尾淋巴瘤的治疗是阑尾切除术,右半结肠切除术仅适用于肿瘤超出阑尾扩展至肠系膜或盲肠的情况[117]。

阑尾黏液囊肿是一种不常见的肿瘤,起源于各种不同的病理过程,其中只有一小部分与腹膜假性黏液瘤的发生有关。因此,病理诊断决定了进一步的治疗[118]。如果结肠镜检查在阑尾口发现与黏液囊肿相容的囊性病灶,对病灶进行活检是安全的,因为如果是黏液囊肿,其内容物(无论是细胞性或非细胞性的)将引流到结肠腔内,不会对腹膜假性黏液瘤构成威胁,同时能够在检查标本时作出诊断。可以想象,内镜下引流也可以缓解腹膜内病灶突然破裂的任何担忧,然而,没有随机对照试验支持这一概念。黏液囊肿穿孔导致黏液样物质在腹膜内播散,黏液样物质可以是无细胞的,也可以含有不同程度异型增生的细胞,细胞扩散到腹膜表面导致腹膜假性黏液瘤。然而,这些肿瘤的侵袭性通常低于结直肠癌,而且很少表现为淋巴结或肝脏转移[119]。手术和完全细胞减灭术(肿瘤细胞减少疗法)的结合治疗后,应进行腹膜内化疗,而不是静脉化疗,因为治疗的主要目标是预防局部复发,而不是预防疾病的全身播散。

(六) 附带性或预防性阑尾切除术?

出生时患阑尾炎的终生风险约为1/12,到35岁时降至1/35。患阑尾炎的最大风险发生在20岁以上,每年的发病风险约为0.25%[6]。虽然阑尾炎是急诊腹部手术最常见的原因,但鉴于阑尾炎的终生风险较低,所以不建议进行择期预防性阑尾切除术。附带性阑尾切除术,即在其他腹部手术时切除正常的阑尾,曾一度是女性阑尾切除术的主要原因。鉴于阑尾炎发病率的下降,人们对附带性阑尾切除术的热度有所下降。然而,在不会增加发病率的手术中,30岁以下患者可能存在附带性阑尾切除术的情况。在老年患者中,阑尾炎的低残余终生风险,使得附带性阑尾切除术难以预防。

(张烁 译,王立 刘军 校)

参考文献

第 121 章　结肠憩室病

Taft P. Bhuket,Neil H. Stollman 著

章节目录

从历史上看，对结肠憩室病的描述和观察是一种相对现代的现象。1849 年，广泛认为法国病理学家 Jean Cruveilhier 提供了第一个清晰的病理学描述[1]：“……我们经常在乙状结肠的纵向肌肉纤维带之间发现一系列小而深的梨形肿瘤，这种肿瘤是由覆盖在肌层上的黏膜层发生凹陷并穿过肌间隙形成疝的一种表现。”在这之后的 50 年间，很少提及结肠憩室及其临床意义，说明在这一段时间跨度里，未认识到结肠憩室的临床意义。然而，直到 1899 年德国外科医生 Ernst Graser 描述了乙状结肠憩室炎，现在才认识到该病最常见的临床表现[2]。

Graser 的工作拉开了认识结肠憩室病的序幕，并逐步增加了将结肠憩室病作为一种“现代疾病”去理解及认识。20 世纪初，W. J. Mayo 及其同事作出了显著贡献，他们在 1907 年报道了第一例手术切除的憩室炎[3]，以及 J. T. Case 在 1914 年的一个放射学病例系列中引入了憩室病一词[4]。在随后的 100 年里，我们逐渐认识到结肠憩室病是最常见、负担最重，但仍未完全了解的胃肠道疾病之一。

一、流行病学

从 19 世纪到 20 世纪初，憩室病的流行病学发生了显著变化。这一时期的临床报道并不常见，患病率常是尸检研究结果得出来的。从那时起，憩室病已被认为是西方世界最常见、经济负担最重，且与胃肠道疾病并发症最相关的疾病之一[5-8]。

由于大多数憩室患者没有症状，可能永远无法被确诊，因此憩室病的真实发病率和患病率仍不清楚。无论如何，憩室病是一种常见疾病，医学文献显示大约 2/3 的成年人会在 90 岁前患憩室病[9,10]。结肠镜检查的逐渐普及进一步支持了这一概念，并有助于完善我们对其流行趋势的理解。憩室病是结肠镜检查中最常报告的异常情况，在所有结肠镜检查中有 42. 8% 的报告描述了憩室，在 80 岁以上患者有 71. 4% 的憩室[6]。

憩室病的流行病学概况有两个主要特征：年龄和地理。患病率明显随着年龄的增长而增加，40 岁以下患者的患病率低于 10%，80 岁及以上的患病率约为 66%[6,9,11]。就地理而言，憩室病长期以来被认为是西方的一种疾病。常认为这种疾病在西方和工业化国家（如美国、欧洲、澳大利亚）的患病率最高，而在非洲和亚洲的农村地区很罕见[11]。对于这种地理差异的解释，历来认为是西方国家的低纤维饮食可能是主要病因[12]。进一步推断，随着移民对西方饮食文化的适应，憩室病的流行模式可能会发生变化。例如，在一项针对非西方移民（包括来自亚洲、非洲和中东的移民）的研究中发现，在他们移居瑞典 10 年内，憩室相关疾病住院率开始上升[13]。在另一份报告中，出生在日本但移居至夏威夷的人群尸检中有 52% 的病例患有憩室病——远远高于当时日本所报道的憩室病患病率[14]。目前以西方为主的憩室病患病率的观点得到了医学文献的充分支持；然而，全球化和越来越多的结肠影像学检查对该疾病流行病学的未来影响可能很有意思，值得去思考。来自以色列、日本、肯尼亚、韩国、新加坡和乌干达等国的报告显示，憩室病在这些非西方国家的患病率比以前所认为的要高，而且还在不断增加[15-20]。

憩室病的临床影响是显著的，并确定了是胃肠道疾病中“负担最沉重”的疾病之一。憩室疾病在门诊和住院中都占了很高的医疗费用[8,21]。2010 年憩室病在美国门诊最常见的胃肠道诊断中排名第八，每年有 270 多万人次就诊。2012 年，出血性憩室炎的住院人数约为 21. 7 万，费用为 22 亿美元。此外，值得注意的是，消化道出血在 2012 年胃肠道入院诊断中排名第一。考虑到憩室炎的这些统计数据，以及憩室出血是消化道出血的一个常见原因这一事实，憩室疾病显然

是最常见的胃肠道相关疾病住院原因之一。

二、病理学

从专业上讲，我们对憩室这一术语的使用是不正确的。真正的憩室应包含肠壁所有结构层。大多数结肠憩室实际上是假性憩室，由黏膜和黏膜下层穿过结肠肌层疝出形成。本章使用了术语憩室单数（diverticulum）和憩室复数（diverticula），虽然这在专业上是不正确的，但在传统上被接受。

结肠的外纵肌纤维形成3条不同的长条状平滑肌带，称为结肠带（taeniae coli 或 teniae coli）。两条对侧肠系膜结肠带（网膜结肠带和游离结肠带）和一条肠系膜带在憩室两侧形成侧翼。憩室不是随机出现在结肠周围的。而是起源于4个不同的行列，分别对应着结肠血管主要分支穿透肠壁的4个位置：肠系膜带两侧，网膜带和游离带的肠系膜侧（图121.1）。憩室位于肠系膜边缘，对侧肠系膜带间区没有真正的憩室形成。憩室与结肠带保持着这种固定的解剖关系，在2条对侧肠系膜带之间的结肠部分没有明显憩室。

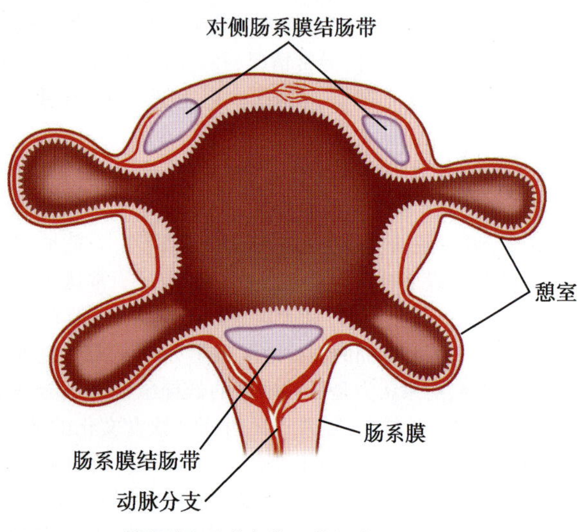

图121.1　结肠憩室及其与结肠带的关系图。对侧肠系膜带包括游离带和网膜带

憩室的数目可从单个到数百个不等（图121.2）。典型的憩室直径为3～10mm，但也可能更大。巨大结肠憩室的定义为直径>4cm，最大可达25cm。这种憩室很罕见，文献中描述的病例不到200例，但它们的并发症发生率接近30%[22]。偶尔憩室也会内翻，憩室底部突向结肠腔内，而不是突向腔外。内镜下，内翻的憩室底部通常类似于息肉，但可通过其正常的上覆黏膜、宽阔的基底、周围的环形褶皱（类似于树的年轮）以及位于憩室好发位置来区分。当用内镜顶部或活检钳探查时，发现突起物是软的（枕状征），且可以通过充气、注水或活检钳挤压而变小[23-25]。当遇到内翻憩室时，应避免切除，因为这样处理增加穿孔的风险。然而值得关注的是，曾有过这种巨大内翻憩室被误诊为息肉并行结肠镜下憩室切除术的报道，据报道该病例经保守治疗后机体恢复平稳状态[26]。

地理因素可能是决定结肠憩室位置的一个解剖学因素。

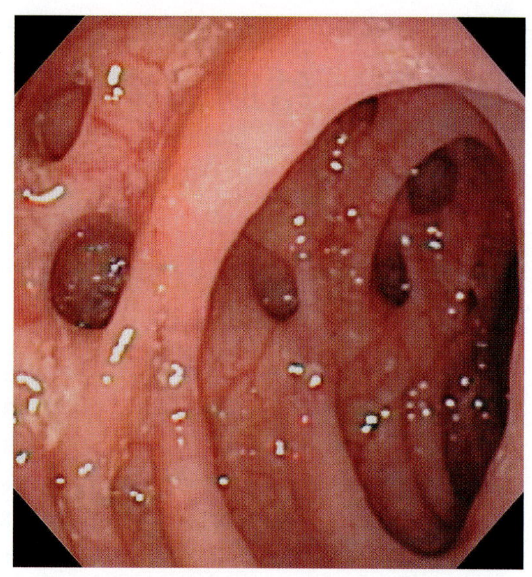

图121.2　结肠镜下观察到的乙状结肠憩室

在西方国家，约90%的患者患有左侧结肠憩室病[27,28]，而亚洲国家的患者往往表现为右侧受累，约占75%～85%[16,29-31]。然而，新出现的数据表明，此前右侧憩室病在西方国家的发病率一直被低估，一些数据显示右侧憩室病的发病率在20%～33%之间[32,33]。尽管造成西方和东方的左结肠和右结肠受累的确切因素尚不清楚，但环境（如饮食）和遗传因素均有一定作用。

三、发病机制

憩室病的发病机制是多因素的，目前尚不完全清楚。目前的研究主要集中在结肠壁固有的解剖学特征、结肠壁随年龄增长的改变、结肠动力异常、环境影响和遗传因素。这些影响因素及其相互关系在憩室病发病机制中的确切作用尚不确定，值得继续研究。

（一）结肠壁结构

在有憩室的结肠中，纵肌层（结肠带）和环形肌层都明显增厚，结肠带缩短，从而形成手风琴状褶皱。这种外观被称为“肌折叠（myochosis）”（希腊语：*myo*，“肌肉”；*chosis*，“堆积”），在结肠镜检查中可见明显增厚和环状的褶皱并伴有肠腔狭窄。然而，在组织学上既未见肌肉细胞增生，也未见肌肉细胞肥大[34]，结肠壁增厚归因于肌肉纤维内的弹性蛋白沉积[35,36]。电子显微镜研究证实，憩室病患者的结肠壁上的肌肉细胞结构正常，但与对照组相比，其结肠带上肌肉细胞间的弹性蛋白沉积增加了200%以上[35]。弹性蛋白以收缩形式排列，导致结肠带缩短和环形肌聚集。据报道，憩室病患者的Ⅲ型胶原蛋白合成增加，这可能与随着年龄增加，其相关胶原蛋白也随之改变相关，增加了其在病因学上起作用的可能性[35]。除了胶原蛋白含量的整体增加外，在憩室病患者结肠中，还发现了一种金属蛋白酶的组织抑制剂的过度表达[37,38]。由于基质金属蛋白酶被认为可以调节细胞外基质蛋白的沉积，其调节分子（即组织抑制剂）的增加，也许可以解释憩室病结肠中过多弹力蛋白和胶原蛋白的沉积。另外，因结缔组织病，如 Ehlers-Danlos 综合征、马方综合征和进行性系统性硬化症患者中，结肠憩室病具有高发率，提示肠壁结缔组织异常在这种疾病的重要性[5]。

（二）结肠动力

早期研究人员使用结肠测压法，发现与正常人相比，憩室病患者的静息、餐后和新斯的明刺激下的管腔压力更高[39,40]。基于同步进行的测压和放射线影像学检查，Painter 提出了一种"分割理论"，即基于结肠在皱襞处的收缩，可以假设结肠被分割成一系列不连续的"小气囊"，而非连续的管道，这导致了每个节段内的压力过高[12,40]。他进一步指出，由于西方饮食中缺乏纤维，可能会导致结肠过度分割，形成更多的节段，从而增加形成憩室的倾向。最近，研究人员使用软式内镜在乙状结肠内准确放置测压导管，也再次证实了憩室病患者的结肠运动异常[41]。此外，据报道，与无症状憩室病患者或正常人相比，有症状的患者其结肠运动指数较高[42]。除了收缩幅度增加外，也有研究人员发现了结肠憩室段逆行传播的收缩波，表明这些患者的结肠运动可能在幅度和方向上均有异常现象[43]。

结肠憩室运动异常和管内压力升高的生理学基础尚不明确。与正常结肠相比，结肠憩室处肠上皮细胞的跨膜离子转运无明显差别[44]。结肠憩室肌层和黏膜下神经丛的数量也是正常的，但 Cajal 间质细胞（肠道"起搏器"细胞）的数量减少[45]。并且，结肠憩室的兴奋性胆碱能神经活动增加，非肾上腺素能、非胆碱能的抑制性神经活动减少[46]。受胆碱能及速激肽神经递质拮抗剂的影响，乙状结肠憩室病用电刺激后，有憩室的乙状结肠段肠壁的收缩幅度显著降低[47]。相反，对速激肽神经递质系统的研究显示，P 物质诱导的憩室结肠环形肌收缩力较正常结肠小[48]。尽管憩室病的肠神经化学失调的细节仍有待明确，但患有憩室病的肠道神经兴奋性和抑制性影响似乎确实存在不平衡，导致患有憩室病的结肠张力增加。患病结肠段异常的压力和张力，可能导致患者憩室形成以及肠道功能障碍。

（三）环境因素

一直以来，膳食纤维在憩室病及其并发症的环境影响理论中都占据主导地位。Painter 和 Burkitt 是低膳食纤维致憩室病理论的早期支持者，他们将憩室病称为纤维"缺乏症"[11]。随后他们论述，与乌干达人（高纤维饮食）相比，英国人（低纤维饮食）的肠道内食物转运时间明显减慢，粪便重量明显减少[49]。他们认为，在"低纤维"饮食中，肠道内食物转运时间较长，排便量较小，导致肠腔内压力增加，因此容易发生憩室疝；相反，在"高纤维"饮食中，排便量较大，结肠收缩较小，导致肠腔内压力较低。他们关于纤维的理论在整个 20 世纪都很有名。

不幸的是，膳食纤维与憩室疾病之间的关系并不像人们最初想象的那么明确。从表面上看，有流行病学证据表明，低膳食纤维与憩室疾病风险增加有关[50-52]。例如，据报道，1909—1975 年，美国的纤维摄入量减少了 28%[51]，许多人认为，这与 20 世纪憩室疾病发病率的上升是一致的。此外，一项英国研究报告称，一组高纤维饮食的素食者患憩室病的患病率低于非素食者（12% 比 33%）[50]。然而，证实这一关系的汇总数据"有限且相互矛盾"，因此这些结果导致了人们对低膳食纤维致憩室病理论的质疑[53]。值得注意的是，Peery 及其同事的一项研究直接挑战了纤维素对憩室病有保护作用的经典观点。这项研究发现，高纤维素饮食与无症状憩室病的发生率有关，而不是降低其发生率[54]。

鉴于解释现有数据的挑战，美国胃肠病协会（American Gastroenterological Association，AGA）以技术评审和指南的形式，解决了有急性憩室炎病史的患者是否需要高纤维（富含纤维）饮食的问题[55,56]。并得出结论，推荐高纤维饮食的证据总体质量"非常低"，纤维的益处"不确定"。尽管如此，该指南还是有条件地推荐这些患者食用富含纤维的饮食，因为这种干预措施不仅有潜在的益处，同时对患者"不太可能构成实质性风险"。

除了纤维以外，许多其他环境因素也会影响憩室病和/或其并发症的出现[57]，包括西方饮食模式（高含量的红肉、精制谷物和高脂肪乳制品）[58-60]、肥胖[57,59,61-64]、吸烟[57,59,65-67]、缺乏运动[57,59,68,69]、酒精[57,59,70,71]、阿司匹林/非甾体抗炎药（nonsteroidal anti-inflammatory drugs，NSAIDs）[72,73]和维生素 D 水平[74,75]。框 121.1 概述了这些内容。

框 121.1 与憩室病及其并发症风险增加相关的可能因素

酒精

阿司匹林和其他非甾体抗炎药（NSAIDs）

红肉含量高的饮食（西方饮食模式）

膳食纤维‡

种族*

性别†

遗传

高龄

肥胖

缺乏运动

居住在西方国家（如美国、西欧、澳大利亚）

吸烟

维生素 D 缺乏症

*白种人憩室炎发病率最高，但非裔美国人接受手术干预的概率更高；非裔美国人的憩室出血风险最高。

†与男性相比，女性憩室炎的发病率更高，但两者憩室出血的风险相当。

‡纤维素（缺乏或更多）在憩室疾病中的作用尚不明确。

最后，饮食对憩室病的影响，可能会因结肠憩室的位置（左右侧）不同而产生不同结果。在亚洲研究中显示右侧结肠憩室疾病与水果和蔬菜的摄入或纤维的补充无关，但与肉类的摄入密切相关[76]。这些规律是否适用于西方人的右侧憩室尚不清楚。

（四）遗传因素

虽然人们过去一直认为憩室病是一种完全获得性疾病，但现在越来越多的证据表明，性别、遗传和种族等遗传因素在憩室疾病中起着一定作用。憩室病在男性和女性中似乎都很常见[77]。数据表明，女性可能有更多的憩室炎发作，但男性和女性的出血率相似[78]。这一发现背后的原因尚不清楚。遗传因素对憩室疾病的影响仍然是一个需要研究的领域。Strate 及其同事在丹麦国家登记处进行的一项调查发现，憩室病及其并发症的家族聚集性很强。具体而言，憩室病患者的兄弟姐妹同患憩室病的概率是普通人群的 3 倍[79]。最近的另一项调查，分析了瑞典住院登记的双胞胎患者数据，报道称如果单卵双胞胎的一方受到影响，另一方发展为憩室疾病的优势比为 7.15，并估计了憩室疾病遗传成分约为 40%[80]。另外，研究证实了 T 细胞受体基因 *TNFSF15* 与需要手术治疗的憩室炎有关，这为遗传因素的理论提供了进一步支持[81]。流行病学研究也揭示了不同种族间憩室疾病的差异。对 347 名急性憩室炎住院患者的研究表明，在至少一次因憩室炎入院接受药物治疗以后，非裔美国人更多的进行憩室炎手术，而西班牙裔美国人则较少进行手术。与其他种族相比，白种人憩室炎复发率更小[63]。在一项全美住院患者样本(Nationwide Inpatient Sample，NIS)(2000—2010 年)的审查中，非裔美国人的憩室出血率最高，但白种人的憩室炎患病率最高[78]。综上所述，这些发现支持了环境和遗传因素在憩室疾病中起作用的观点。

四、无症状憩室病

尽管约 80% 的憩室病患者一生中都没有症状，但是有症状的患者临床表现可以各不相同(见图 121.3)[82,83]。无症状性憩室病患者通常是因其他原因(如消化道隐血或结直肠癌筛查)接受评估，偶然发现了憩室病。随着结肠镜检查和 CT 的广泛使用，可能会发现更多无症状患者。正如前文所述，憩室病是结肠镜检查中最常见的结肠异常[6]。

对于无症状憩室病患者，目前没有明确的治疗或特殊随访的指征。并且，老龄化人群的无症状憩室病的定义存在争议，这究竟是一种疾病，还是一种与衰老相关的生理变异。正如前文所述(参见前面关于环境因素的章节)，支持膳食纤维建议的数据“有限且相互矛盾”。因此，可以认为没有明确数据推荐，无症状憩室病患者仅仅为了预防症状而增加纤维摄入。也就是说，增加纤维摄入可能被视为“健康生活方式”转变的一部分[59]，它可能会带来其他健康益处。

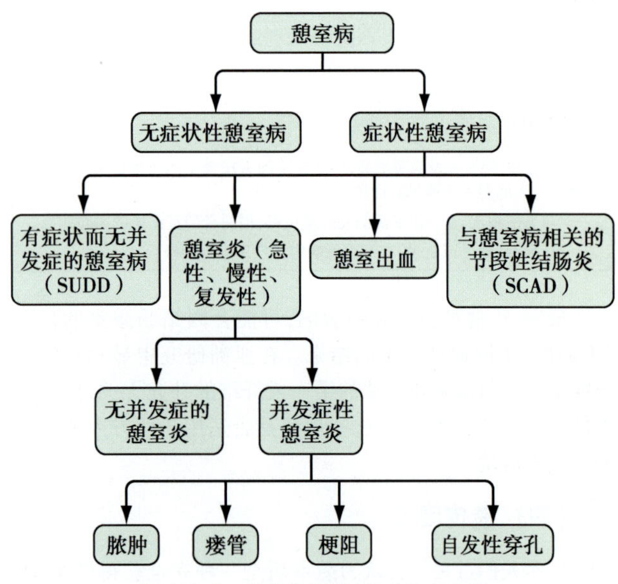

图 121.3　憩室病的概述及其临床表现

憩室病患者应该避免吃坚果和瓜子的“经典民间说法”也受到了挑战。Strate 的研究小组对没有已知憩室疾病的近 47 000 名男性开展了大约 20 年的随访。他们报告说，食用坚果、玉米、爆米花或带籽水果(草莓或蓝莓)既不会增加憩室病的风险，也不会增加其并发症。此外，每周至少吃 2 次坚果或爆米花的男性，实际上发生憩室并发症的风险更低[84]。虽然可能没有足够的证据来积极鼓励憩室病患者食用大量坚果、爆米花或种子，但这些食物也绝不该被避免，该建议现已编入美国胃肠病协会(American Gastroenterological Association，AGA)[56]和美国胃肠病学会(American College of Gastroenterology，ACG)[56,85]的指南中。

五、有症状而无并发症的憩室病

一些患者因非特异性腹部不适主诉而就诊，并被发现患有憩室病。如果临床特征是憩室引起的，并且没有证据表明憩室疾病并发症(即憩室炎及其并发症、憩室出血)的存在，那么该疾病可被定义为有症状而无并发症的憩室病(symptomatic uncomplicated diverticular disease，SUDD)。

SUDD 的真正患病率尚不清楚，这在很大程度上是因为大量文献主要关注憩室炎和憩室出血。此外，SUDD 和 IBS 之间具有临床相似性，使我们很难在流行病学上区分这两种疾病。然而，与 IBS 一样，人们普遍认为 SUDD 通常是一种良性慢性疾病。SUDD 并发症的发生率也很低。Salem 及其同事开展的一项前瞻性研究，在长达 66 个月的中位数随访中，随访了 119 名符合条件的 SUDD 患者，97% 的患者很少或没有症状，1.7%(2 名患者)有急性憩室炎发作，0.8%(1 名患者)因慢性症状做了手术治疗[86]。

(一) 病理生理学

SUDD 的病理生理学尚不明确。一些权威人士认为憩室实际上是 IBS 的一个晚期结果。在丹麦的一批 IBS 患者中，有 1/3 患有憩室病，在 5 年以上的随访中，有憩室和无憩室的患者在症状或预后方面没有明显差异[87]。这一发现让研究人员断言，没有理由将 SUDD 视为独立于 IBS 的疾病。另外，Ritchie 发现 IBS 患者和憩室病患者的直肠球囊扩张疼痛感相似，这进一步强调了以上观点[88]。

然而，越来越多的数据表明，SUDD 和 IBS 之间存在流行病学上的重叠[89]，这提出了一个重要研究方向。两种疾病之间的流行病学方面的潜在联系，很自然地引发了对这两种疾病共同病理生理学的思考，并提出挑战，以提高对憩室疾病的认识[90]。正如 IBS 文献中所述，目前有多种可能促进这类疾病的因素：内脏超敏反应、结肠动力改变、亚临床慢性炎症，以及最近发现的肠道微生物群改变，这些因素的作用都在其他地方进行了综述[90]。对这类病理生理学机制的深入了解，可为治疗提供潜在靶点。

（二）临床特征

憩室病和腹部症状之间的因果关系通常很难确定。SUDD 与 IBS 呈现的症状有很多相似之处。大多数 SUDD 患者表现为左下腹腹痛，常因进食而加重，并因排便或排气而减轻。英国人将其称为疼痛性憩室疾病，有人认为这种不适可能与相关的肌病有关（见上文）。患者还可能会有其他结肠功能障碍症状，包括腹胀、便秘、腹泻或直肠排出黏液。体格检查通常正常，但也可以有腹部饱满和左下腹轻度压痛，无反跳痛或腹部肌紧张。

（三）诊断

结肠镜检查（见图 121.2）在大多数憩室疾病患者的诊断起主要作用，尤其可排除肿瘤；当结肠镜检查不能安全或完全进行时，可采用 CT 或 CT 结肠成像，或现在不常使用的钡剂灌肠。曾经有人认为，憩室病患者进行结肠镜检查是不安全的，因为会增加穿孔的风险。然而，一项测压研究表明，即使内镜紧贴肠壁或有大量空气灌注，常规乙状结肠镜或结肠镜检查时肠道的压力也远远小于憩室的破裂压力[91]。这些数据和多年的临床经验证明，使用结肠镜检查评估有各种腹部症状的憩室病患者是相对安全的。

由于肠痉挛、肌病和管腔狭窄、陈旧性炎症和纤维化导致的粘连，以及管腔开口和憩室开口之间的混淆，密集憩室的结肠对内镜医生来说是一个挑战。目前已经有了一些办法来解决这一问题。对于进境困难的结肠，使用较小直径的儿童结肠镜是可行的。研究表明，当成人结肠镜不能通过乙状结肠时，使用儿童结肠镜的成功率超过 90%，而这些患者中有 44% 患有憩室病[92]。文献显示，一项 100～300mL 水扩张肠腔的技术，即水扩张乙状结肠操作法，帮助了 6 例技术难度大的严重憩室疾病患者的结肠镜检查[93]。一项综述表明，水辅助结肠镜检查可以减少不适感，增加息肉的检出率[94]。在给密集憩室的患者行结肠镜检查时，应尽量减少充气，并避免在推进结肠镜时过度用力。

SUDD 患者的常规实验室检查往往都是正常的。然而，有数据表明，某些生物标志物在憩室疾病中具有潜在作用[95]。例如，Tursi 及其同事进行了一项小型病例对照研究，发现 SUDD 患者的粪便钙卫蛋白比正常对照组和 IBS 患者高[96]。这一有趣的发现为 SUDD 的诊断开拓了一个新的研究领域。但是由于憩室病的隐匿性出血率与健康对照组相似，因此粪便隐血试验阳性不应归因于憩室病[97]。

（四）治疗

SUDD 和 IBS 共同病理生理模式的推测为治疗方案选择提供了基础。两者是否为两种完全不同的疾病尚不清楚，但是这在临床上可能并不重要，因为它们都有着相似的非特异性方式治疗，并拥有良好的预后。几十年来，纤维素膳食一直是治疗 SUDD 的主要手段；然而，这一做法是建立在薄弱的循证医学证据基础上的，这些证据非常陈旧，而且主要是观察性研究，缺乏能控制变量的实验性研究，并且受安慰剂高反应率的限制[85,98,99]。少数的双盲随机对照试验也有其局限性，由于研究规模过小（18～30 名患者）[100,101]、需要较长时间（3 个月）的纤维膳食摄入才可获益[100]，及疼痛评分或一般症状评分无显著差异[102]，故该研究不能很好地证明纤维膳食对 SUDD 有治疗作用。此外，文献没有提供更多关于使用纤维膳食的类型及数量的指导。值得注意的是，麸皮纤维会增加肠胃胀气，进而使一些患者的症状加重。IBS 文献中的数据表明，可溶性纤维（车前草）在改善症状方面优于不溶性纤维（麸皮）[103]。总之，在 SUDD 患者使用纤维膳食时，必须意识到纤维素的使用缺乏具有说服力的数据证据。

1. 5-氨基水杨酸

除了纤维膳食的使用，SUDD 的其他治疗方法也已经研究了十多年，在研究过程中研究者借鉴了很多 IBD 和 IBS 等其他结肠疾病的治疗方法。5-氨基水杨酸（5-aminosalicylic acid，5-ASA）化合物是公认治疗 UC 和克罗恩病的一线治疗方法，已被看作是治疗 SUDD 的潜在方法。虽然根据定义，SUDD 患者缺乏严重或明显的炎症，但在一些患者中，由于其受益于 5-ASA 的抗炎特性，所以他们即使没有明显的憩室炎征象，也应怀疑有轻微的炎症。例如，在梅奥医疗中心（Mayo Clinic）接受手术治疗的 900 多名 SUDD 患者中，76% 有急性或慢性炎症改变的证据[104]。此外，与对照组相比，SUDD 患者有着更高的炎症因子表达，包括 TNF[96,105]、甘丙肽和速激肽[105,106]、和粪便钙卫蛋白[96]。

在 SUDD 患者中 5-ASA 治疗的作用，仍在继续探索中并显示出很好的前景。憩室炎的抗炎治疗与安慰剂的比较（DIVA）研究是一项随机试验，在 CT 确诊急性憩室炎后，比较了 12 周剂量为 2.4g/d 的美沙拉秦与安慰剂的治疗效果，结果表明憩室炎治疗随访 1 年，与安慰剂组相比，使用美沙拉秦后患者胃肠道症状持续缓解，但在复发性憩室炎的症状缓解上两者没有显示出差异[107]。另一项随机试验将 3g/d 美沙拉胺与安慰剂进行比较，它没有达到上一项研究的效果，部分原因可能是动力不足，但它仍旧显示出胃肠道症状持续缓解的趋势[108]。一项系统回顾纳入了 6 项随机临床试验，包括 1 021 名患者，发现美沙拉秦在缓解 SUDD 患者的症状方面比安慰剂或其他疗法更有效。但值得注意的是，这些试验之间存在显著的异质性，其治疗效果、剂量和治疗方式（即持续治疗和周期性治疗）存在差异[109]。急性憩室炎发作后的症状是否可以推断为 SUDD 尚不清楚。关于憩室炎复发的预防，一项大型随机对照试验[110]和最近的荟萃分析报道，美沙拉秦不能防止憩室炎的复发[111]；最开始没有改善症状评分，之后没有解决的憩室炎复发。尽管在推荐 5-ASA 的广泛使用之前需要进一步的高质量安慰剂对照试验支持其疗效，但以上的这些研究结果，加上这类药物本身的相对安全性，使 5-ASA 成为一种非常有前景的 SUDD 治疗方法。此外，在该人群中不建议使用 5-ASA 化合物预防急性憩室炎[112]。

2. 抗生素和益生菌

目前，致病性和非致病性细菌在肠道疾病中的作用越来越受到关注。一些人推测肠道微生物群的紊乱可能会导致憩室炎症的发生[113]。根据这一原理，已经研究了利福昔明（一种具有广谱活性的非吸收性抗生素）在 SUDD 中的作用，发现它可以改善 SUDD 的症状，包括发作频率和严重程度[114,115]。一项荟萃分析纳入了针对 SUDD 患者的 4 项随机对照试验，发现利福昔明与纤维膳食的联合治疗，在 1 年内缓解症状的效果比安慰剂高 29%。要达到这样的治疗效果需要治疗 3 次[116]。这些令人信服的数据推动了将利福昔明作为潜在治疗方法的研究。

根据憩室疾病部分表现出微生物失调的假设,尽管目前还没有关于憩室疾病中微生物群改变的具体数据,但益生菌治疗 SUDD 的研究也越来越多[117-121]。大肠杆菌、干酪乳杆菌等细菌菌株和 VSL#3 等组合产品在治疗 SUDD 的试验中已经显示了一些疗效,但此类试验通常规模较小,缺乏安慰剂组对照。因此,目前仍需要提供更高质量的证据来支持这个观点,但微生物群可能在未来几年成为 SUDD 治疗的重要靶点。

3. 抗胆碱药和解痉药

憩室病存在结肠动力亢进,这表明抗胆碱能或解痉药可能通过减少肌肉收缩来改善症状,如双环维林或东莨菪碱。然而,目前仍未有严格控制变量的治疗试验证明这种益处。据报道,静脉注射胰高血糖素可以短期缓解疼痛,这可能是平滑肌松弛的效果。在无并发症的憩室疾病中使用麻醉性止痛药是不合理的。

4. 手术的作用

一般不考虑对无并发症性憩室病患者进行手术干预,因为在大多数情况下,手术的风险大于其益处。一些亚临床或轻度憩室炎患者虽然表现为憩室炎的疼痛特征,但没有如发热或白细胞增多等全身炎症征象。在前面提到的梅奥医疗中心(Mayo Clinic)900 多名手术治疗的 SUDD 患者中,76.5% 的患者症状完全缓解,88% 的患者在 1 年或多年的随访中未出现疼痛[122]。这一发现强调了临床随访的重要性,以及对保守治疗后没有改善的无并发症憩室病患者进行手术治疗持开发态度。

六、憩室炎

憩室炎被定义为憩室的炎症和/或感染。临床上,它表现为急性或慢性过程;后续并发症的存在与否,有助于我们将憩室炎定义为无并发症或有并发症性憩室炎。有并发症性憩室炎是指憩室炎合并有脓肿、瘘管、梗阻或自发性穿孔相关的病例。憩室炎长期以来被认为是憩室病最常见的并发症,约 10%~25% 的患者发生[27];然而,最近的数据表明,过去基于有限人群的结肠镜检查得出的数据,可能明显高估了憩室炎的实际风险。Shahedi 及其同事报告,在退伍军人管理局中的憩室病(veterans administration,VA)患者在 11 年随访期内,发生急性憩室炎的风险为 4%[82]。

最近的数据也表明,憩室炎的流行病学正在发生变化[7,123,124]。Wheat 和 Strate 分析了 2000—2010 年间美国最大的自费住院患者的护理数据库——全国住院患者样本(NIS),发现因憩室炎住院的患病率在开始的几年增加,然后在 2008 年趋于平稳,这表明该疾病的患病率可能最终趋于稳定。此外,该研究表明,疾病的严重程度也可能趋于稳定,因为在此期间需要手术的患者比例从 25% 降至 15%[78,124]。这些动态趋势肯定会促使我们继续探索对这种疾病流行病学和治疗的不断发展的新认识。

(一) 病理生理学

憩室发炎的发生过程与阑尾炎相似,即憩室或阑尾的颈部被粪便阻塞;粪便擦伤黏膜,引起轻度炎症,进一步发展导致阻塞引流不畅。组织学上,炎症的早期征兆之一是黏膜淋巴组织增生,淋巴组织聚集在受累囊腔的顶端。憩室阻塞易导致正常菌群的增加,局部缺血的静脉流出量减少,黏膜防御机制的改变。其中一个改变是,憩室炎患者的固有层淋巴细胞中 CD2 通路缺陷导致细胞凋亡,这可能会引起这些患者的局部免疫反应上调,产生类似于 IBD 患者的情况[125]。最近的证据还表明,巨细胞病毒(cytomegalovirus,CMV)感染可促使局部炎症活动,因为在超过 2/3 的憩室炎患者中,其受累肠段组织中发现了活跃的 CMV 复制[126]。粪便阻塞引发的连锁反应,以及潜在的先天性或后天性异常可能均会加重这些反应,使细菌破坏黏膜并使其沿壁延伸,最终导致穿孔。穿孔的范围和位置决定了其临床表现。微小穿孔可能局限于结肠周围脂肪和肠系膜,并导致结肠周围小脓肿。较大的穿孔可形成更广泛的脓肿,脓肿可沿肠壁纵向延伸,这一过程可导致大的炎性肿块、纤维化、脓肿延伸至其他器官或瘘管的形成。自发性穿孔至腹腔可直接导致细菌性或粪源性腹膜炎,可能危及生命,但幸运的是,这种情况并不常见,每年仅有 4/100 000 人发生[127]。Hinchey 及其同事描述了一种反映穿孔严重程度的分类系统(表 121.1),有助于对患者进行分层管理[128]。

表 121.1 结肠憩室穿孔的 Hinchey 分类

分类	定义
Ⅰ	局限性结肠周围脓肿
Ⅱ	远处脓肿(腹膜后或盆腔)
Ⅲ	由结肠周或盆腔脓肿破裂引起的全身性腹膜炎(由于憩室颈炎性闭塞而与结肠腔不连通)
Ⅳ	憩室(与结肠腔连通)自发性穿孔引起的粪源性腹膜炎

(二) 无并发症性憩室炎

1. 临床特征

无并发症性憩室炎的特征是存在局限性的结肠炎症,伴有或不伴有局限于结肠壁的小脓肿形成,这是憩室炎最常见的表现,约 80% 首次发作的患者都会出现[129]。

无并发症性憩室炎患者通常表现为左下腹腹痛,这反映了这种疾病在西方国家发生在乙状结肠的倾向。然而,冗长的乙状结肠有可能表现为耻骨上或右侧腹部疼痛。相反,患有憩室炎的亚洲患者主要出现右侧腹部疼痛症状,这与他们的憩室更典型的位置相对应[130]。疼痛可以是间歇性的,也可以是持续性的,并且经常与肠道习惯的改变有关,如腹泻或便秘,也可能伴随厌食、恶心和呕吐。急性憩室炎不会出现经直肠排出鲜血(bright red blood per rectum,BRBPR)。邻近的乙状结肠发炎刺激膀胱可能导致排尿困难和尿频,这种情况通常被称为"交感性膀胱炎"。据研究,急性憩室炎复发的风险在 15%~30% 之间[129,131,132],其中半数第二次发作是发生在 1 年内。

无并发症性憩室炎患者体格检查常常显示局部压痛,通常在左下腹部;然而,正如前文所述,右侧或耻骨上的压痛也不能排除憩室炎的可能性。体格检查可能会出现腹部张力增高和反跳痛，也可能有压痛、触及圆柱形的包块，肠鸣音通常是低沉的，如有梗阻时肠鸣音可能高亢。但在轻症病例中可能无任何体征。直肠指检可发现压痛或包块，特别是有低位盆腔脓肿的情况。大多数患者都会发热，但低血压和休克不常见。

憩室炎的鉴别诊断比较复杂。急性阑尾炎是憩室炎患者最易误诊的，尤其是右侧憩室炎。在中国香港，人们需要更充分地认识右侧憩室炎，因为 35 例右侧憩室病患者中有 34 例最初被认为患有急性阑尾炎[130]。其他常见需要考虑鉴别诊断的疾病，包括有 IBD、其他形式的结肠炎（传染性或缺血性）、结直肠癌和妇科疾病，如盆腔炎、卵巢囊肿破裂和卵巢扭转。

2. 诊断

有人认为，尽管左下腹疼痛、发热和白细胞增加，大多是常见且非特异性的，但憩室炎通常可以仅根据病史和体格检查进行诊断[133]。一项研究表明，46% 的憩室炎患者的白细胞计数正常，没有核左移的表现[134]。即使有“典型的表现”，临床诊断也可能不准确，误诊率高达 34%～68%[135]。因此，许多研究人员致力于开发憩室炎的诊断决策系统，并确定生物标志物在诊断中可能发挥的新作用[95]。具体来说，超过 50mg/L 的 C 反应蛋白（C-reactive protein，CRP）已被用作 2 项独立研究中的关键指标。在一项研究中，24% 的患者具有 3 个特征：左下腹压痛、无呕吐和 CRP 升高（>50mg/L），以作出准确诊断[136]。在另一项研究中[135]，发现了急性左侧憩室炎的 7 个独立预测因素，包括年龄、发作次数、固定的左下腹症状、运动时疼痛、无呕吐、左下腹压痛和 CRP 升高>50mg/L，根据这些预测因子构建的列线图，其诊断的准确率可达 86%。

（1）影像学研究

影像学评估在疾病的诊断、并发症的识别、随访治疗效果，甚至可提供治疗方案选择都发挥着关键作用。

腹部和盆腔的 CT 扫描已成为可疑憩室炎患者的首选放射学检查（图 121.4）。理想情况下使用水溶性造影剂（口服和直肠给药）进行造影，如果没有禁忌证也可使用静脉造影剂。CT 的主要优势包括普遍适用性、高测试性能和识别并发症的能力。其敏感性、特异性、阳性和阴性预测值均>97%[137]。憩室炎的典型 CT 表现包括肠壁增厚、结肠周围脂肪条索、肠周积液、局限于结肠壁的小脓肿以及造影剂外渗（提示壁内窦道和瘘管的形成）。

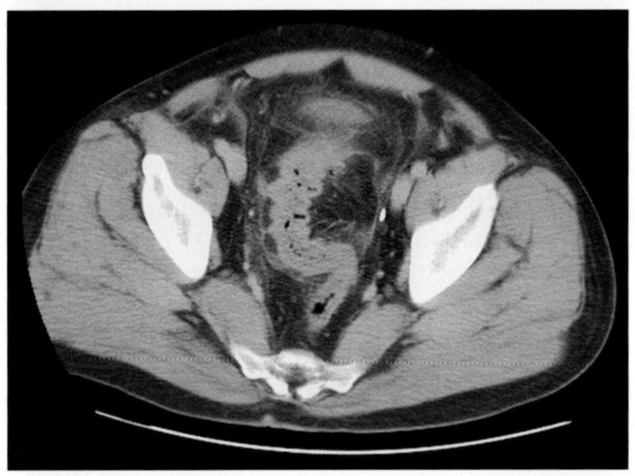

图 121.4 一例急性无并发症性憩室炎患者的 CT 表现：结肠壁增厚和结肠周围脂肪条索影

评估任何出现急性腹痛的患者时，均应考虑行平片检查以排除穿孔或梗阻；然而，由于平片的敏感性和特异性有限，其在憩室炎的诊断中作用不大。

造影剂钡灌肠曾是憩室炎的诊断标准方法，但现在已被 CT、US 和 MRI 所取代，仅在这些检查均不可行的情况下，可以考虑造影剂钡剂灌肠。在可疑憩室炎的病例中，应只使用水溶性造影剂灌肠，因为在穿孔时使用钡剂灌肠会有钡剂腹膜炎的风险。

US 是诊断憩室炎的一种潜在有用的方法，其成本相对低，使用方便，无电离辐射风险，且文献报道敏感性达 84%～98%，特异性达 80%～93%[138,139]。一项荟萃分析表明，US 和 CT 在急性憩室炎的诊断上具有相似的准确性[140]，并且另一项荟萃分析表明，CT 和 US 具有相似的阳性预测值[141]。尽管如此，US 的应用仍然高度依赖于操作者，CT 仍为诊断提供了更高的准确性[140]。因此，US 并没有超越 CT 成为大多数医疗中心首选的诊断方法。

MRI 在急性憩室炎的诊断中可能发挥着新的作用，然而关于这方面的文献较为有限。在一项纳入了 15 名急性憩室炎患者的小型研究中，报道 MRI 的敏感性和特异性高达 100%[142]。这类患者在拍 MRI 片时，躯干晃动（如呼吸引起的膈肌运动）产生的伪影，影响其有限的分辨率，但是 MRI 扫描技术的不断进步，可以克服这些缺点，因此 MRI 作为一项无辐射成像检查在诊断急性憩室炎上具有重要潜力作用。

（2）内镜检查

疑似急性憩室炎的患者，由于存在穿孔风险，通常应避免进行内镜检查。然而，当临床不能明确诊断时，可以考虑用乙状结肠镜检查（尽量少充气）排除其他诊断，如 IBD、癌症或缺血性结肠炎。由于急性憩室炎的 CT 表现与结肠癌非常相似，美国结直肠外科医生协会（American Society of Colon and Rectal Surgeon，ASCRS）和 AGA 建议，有条件的患者在可疑憩室炎急性发作后 4～8 周进行结肠镜检查以排除结直肠癌[55,56,133]。然而，这些建议仅建立在“低质量的证据”基础上。为了研究憩室炎与结肠癌的可能关系，Sai 及其同事搜集了有关发病后 24 周内接受手术、结肠镜检查或钡剂灌肠的急性憩室炎患者的资料，并进行了回顾系统研究[143]。他们发现，这些患者合并结直肠癌的患病率仅“略高于”相似年龄人群的推算患病率（2.1% 比 0.68%）。这些数据使结肠镜检查的临床应用和成本效益受到质疑，需要更多类似的研究来验证或反驳这种做法。

（3）治疗

管理憩室炎患者时，应该先决定初始治疗在门诊还是病房进行。在患者无法耐受口服药物、剧烈呕吐、发热，以及门诊治疗未能改善或出现并发症时，应建议患者住院治疗。若没有以上情况，可以考虑门诊管理，但需要有合理的随访计划。

研究发现，憩室炎的门诊治疗成功率在 94%～97% 之间[144]。除了禁食和补液，过去治疗的主要方法是针对结肠细菌的口服抗生素治疗，尤其是革兰氏阴性杆菌和厌氧菌。先前的研究发现，只要涵盖这两组细菌，单药或多药方案有着同样的疗效[145]。目前研究没有显示一种明确的最有优势的抗生素方案[146]。美国常用的治疗方案包括喹诺酮类或磺胺类药物与甲硝唑的联合应用（若患者对甲硝唑不耐受，则用克林霉素），或阿莫西林克拉维酸盐单药使用，治疗周期通常持续约 10 天。

由于标准抗生素的使用受到质疑，在过去 10 年中，急性无并发症憩室炎的标准治疗方案一直在改变：2012 年的一项 Cochrane 综述显示，与不用抗生素治疗相比，使用抗生素治疗的无并发症憩室炎的相关结果没有明显差异[147]；2 项随机临床试验（AVOD 试验[148] 和 DIABOLO 试验[149]，共 1 100 多名患者）表明，抗生素治疗不会加速急性无并发症憩室炎的恢复，AVOD 实验进一步表明，抗生素不能预防并发症或阻止憩室复发。2015 年，AGA 发表了专业述评和指南，"……建议无并发症性憩室炎患者选择性使用抗生素，而不是常规使用"[55,56]。鉴于这些数据，过去的治疗方法——对所有急性无并发症性憩室炎患者常规使用抗生素，正在被逐渐淘汰。作者建议，无严重合并症或免疫抑制的无并发症疾病患者应该考虑保守（非抗生素）方案（与患者讨论后），但是有并发症性憩室炎仍应考虑抗生素治疗。

住院患者治疗遵循门诊治疗的基本原则，但应使用静脉滴注抗生素和补液，并且需要更频繁的外科随访。一般在 2～4 天内观察到症状改善以及体温下降和白细胞减少，此时可开始饮食。如果病情继续好转，患者可以出院，但他们应该完成至少 7～10 天的口服抗生素疗程（如果抗生素被认为是必要的）。如果保守治疗后未能改善，需要仔细寻找并发症，排除其他可能的诊断，并外科随访。Etzioni 及其同事开展了一项回顾性队列研究，纳入了 639 名因首次憩室炎发生而住院的患者，发现 57.6% 的患者只需住院 3 天或更少，这些患者 30 天内未进行手术，也未因憩室炎再次入院[124]。这项有趣的研究提示，实际上适合门诊治疗的患者数量，可能比目前已纳入门诊治疗的更多。

大多数急性憩室炎住院患者进行保守治疗有效果，且住院时间短，不需要手术。据估计，只有 15%～25% 在入院期间需要手术[78,124]。无并发症性憩室炎手术治疗的指征也在不断变化。2000 年，美国结直肠外科医师协会（ASCRS）建议在 2 次无并发症性憩室炎发作或 1 次并发症性憩室炎发作后考虑手术[150]。随后，梅奥医疗中心（Mayo Clinic）长达 13 年的研究报告称，多次发作的憩室炎患者与仅有 1～2 次发作的患者在发病率和死亡率方面没有显著差异[151]。随后的一项决策分析预测，在憩室炎第 4 次发作后进行结肠切除术，有着更低的死亡率，更少的结肠造口，以及更高的成本效益[152]。认识到这一趋势，ASCRS 在 2014 年更新的指南中，提倡在个案基础上进行评估，而不是仅根据经验建议在第 2 次发作后进行择期手术[133]；AGA 指南也响应了这种个性化处理方法[56]。

自 20 世纪 80 年代以来，两阶段手术方法（结肠切除加结肠造口术，造口回纳术）已成为新的标准[124]；外科界目前正在讨论一期吻合术是否更加有益[124,153]。然而，Etzioni 的团队研究了 1998—2005 年国家住院医疗数据库（national inpatient sample，NIS）的数据，报告称目前没有证据表明一期吻合术正变得越来越普遍[124]。如果选择手术，大多数患者在选择性切除憩室炎后将获得良好的功能恢复及较低的复发率[154]。值得注意的是，尽管目前希望后续的结肠造口可回纳，但这种情况的发生率仅为 50%，在老年人中概率更小，这可能是该人群发病率增加的结果[155]。

（三）并发症性憩室炎

大约 15%～20% 的憩室炎患者会出现严重并发症[151]。并发症性憩室炎可以出现脓肿、瘘管、梗阻或自发性穿孔。

1. 脓肿

大约 15% 的急性憩室炎患者会出现结肠周围或肠系膜内脓肿[156,157]。当结肠憩室穿孔时，结肠周围组织控制炎症过程扩散的能力决定了后续的临床病程及其治疗。局部蜂窝织炎最开始出现的时候表现为局限扩散，进一步扩散可形成更大的局部脓肿（Hinchey Ⅰ期）或远处脓肿（Hinchey Ⅱ期）。如果患者不接受紧急手术干预（见表 121.1），脓肿破裂引起的全腹腹膜炎（Hinchey Ⅲ期）和自发性穿孔可引起的粪源性腹膜炎（Hinchey Ⅳ期）也可能发生，并导致败血症和死亡。提示脓肿形成的临床症状包括：体格检查时的腹部压痛、触痛的包块，以及足够的抗生素静脉注射后仍持续发热、白细胞增多。一旦怀疑脓肿，CT 扫描是确诊及随访的最佳检查方式（图 121.5）。

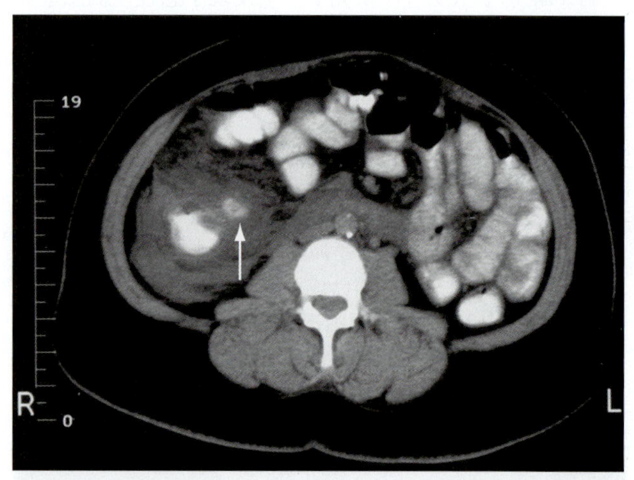

图 121.5　右下腹脓肿（箭）患者的 CT 图。鉴别诊断包括右侧结肠憩室炎和阑尾炎

结肠周围小脓肿（Hinchey Ⅰ期）通常可以使用广谱抗生素和给予肠道休息，以采用保守治疗为主[150]。直径<3～4cm 的脓肿可以单独使用抗生素治疗[135,158]。对于病情稳定的患者，如果腹痛、发热、腹部压痛和白细胞增多等症状在治疗前几天明显改善，可以谨慎考虑持续无创治疗脓肿。

CT 引导下经皮穿刺腹腔脓肿引流术已经成为手术治疗的重要补充（图 121.6）。经皮穿刺导管引流的直接优势是可快速控制脓毒症和稳定病情，而无需全身麻醉。它通常不需要包括结肠造口步骤的多阶段外科手术[159]，而是允许临时姑息性引流和随后的 3～4 周内的单阶段切除。CT 引导下行脓肿引流可稳定病情，并可使后续一期安全手术切除成功率

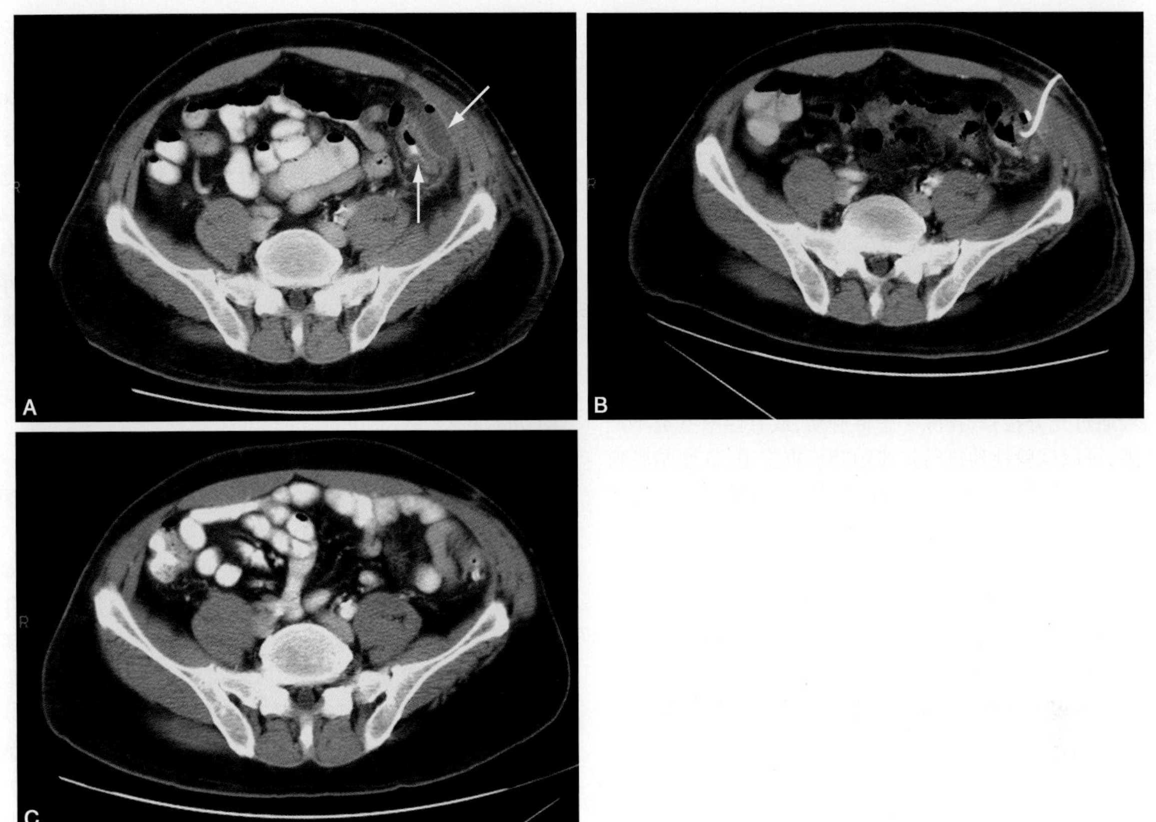

图 121.6 急性憩室炎患者并发腹腔脓肿，CT 引导下经皮穿刺引流图。A，箭指向乙状结肠脓肿。B，引流导管插入脓肿。患者还接受了静脉注射抗生素治疗。C，脓肿消退，导管拔出

达到 74%～80%[160,161]。20%～25% 的脓肿需要紧急手术，这些脓肿大部分是多发的、腹部无法触及或无法经皮引流解决。患者从并发症性憩室炎发作恢复后，"通常应考虑"行择期结肠憩室段切除术[133]。

如前所述，两阶段手术和一期吻合术是目前的手术方法。然而，无论采用何种方法，并发症性憩室炎的手术已发展成为一种相对安全的手术，是常见的胃肠外科手术中成功率最高的一种[162]。腹腔镜是一种相对较新的治疗憩室疾病手术。Gaertner 及其同事的一项系统综述报告，与开腹式结肠切除术相比，选择性腹腔镜结肠切除术具有住院时间短和成本低的优势[163]；也有其他人报道称腹腔镜手术是所有憩室疾病患者的标准治疗方法[164]。

2. 瘘管

当憩室蜂窝织炎或脓肿延伸或破裂累及达邻近器官时，就会形成瘘管。虽然仅有不到 5% 的憩室炎患者会出现瘘管，但其中约 20% 的憩室炎患者需要手术治疗[165]。

可能是由于憩室疾病以左侧为主并且靠近膀胱，结肠膀胱瘘成为了最常见的憩室炎并发瘘管类型。Cleveland 诊所回顾了 26 年来憩室炎相关瘘管的病例，发现 65% 的患者为结肠膀胱瘘[166]。女性患者因为膀胱受到子宫的保护，结肠膀胱瘘发生的概率是男性的一半。膀胱镜检查、膀胱造影和钡灌肠可用于诊断瘘管，但是在实际操作时往往有一定困难；一项研究显示，57% 的患者出现气尿，42% 的患者出现粪尿[167]。粪尿是结肠膀胱瘘的病理学诊断。需要手术治疗，在一项研究中，75% 的患者采用了一期手术切除加瘘管闭合和一期吻合术[166]，患者的死亡率低于 4%。

结肠阴道瘘是第二常见的瘘管类型，见于约 25% 瘘管的病例[166]。从阴道排气及排便就可诊断。发现频繁的阴道感染以及大量或不洁的阴道分泌物均应该立即考虑该并发症。许多发生结肠阴道瘘的患者曾接受过子宫切除术。治疗方法是手术切除病变的结肠段并修复邻近器官，通常可通过一期手术完成[133]。最近一系列结肠膀胱瘘和结肠阴道瘘的一期修复术报告了 8% 的死亡率[168]。

其他瘘管，包括结肠小肠瘘、结肠子宫瘘、结肠输尿管瘘和结肠皮肤瘘，发生率相对较低。尽管憩室疾病是结肠至邻近器官瘘的常见原因，但其他疾病，包括 IBD、胰腺炎、放射性小肠炎、放射性结肠炎、感染性结肠炎以及恶性肿瘤也可能导致瘘，当发现结肠瘘时，必须排除这些诊断。

3. 梗阻

梗阻可使憩室疾病复杂化，或者使其急性或者使其慢性化。在急性憩室炎发作期间，由于结肠周的炎症、脓肿压迫或两者皆有导致管腔狭窄，此时可能会出现部分结肠梗阻。使用增强 CT 扫描可以提供关于憩室梗阻的有用信息，同时也可以评估管腔外疾病。完全梗阻是不常见的。结肠梗阻或假性梗阻也可能发生，当一圈小肠被卷入炎性肿块时可能会发生 SBO。通过有效的药物治疗（包括抗生素、禁食和鼻胃管引流减压），这些情况通常会得到改善。

药物治疗无效的持续性梗阻急性憩室炎患者，可能需要手术干预。理想情况下，术前需进行肠道准备，包括温和灌肠或口服低剂量泻药数天[165]，进而在某些情况下实现一次吻

合。在无法进行肠道准备的情况下，通常需进行 Hartmann 手术。（主译注：切除病灶后，近端肠管造口，肠管远端手术封闭）

憩室炎的反复发作可以是亚临床性的，也可在无持续炎症的情况下引发结肠壁的慢性狭窄。在这种情况下，可能会出现肠道的严重或完全阻塞。结肠镜检查可以起到重要的诊断作用，一项研究报告，行结肠镜检查的患者中有 67% 能够区分良性或恶性狭窄[169]。CT 和水溶性造影剂灌肠也有助于鉴别良性狭窄和肿瘤。尽管进行了结肠镜和放射学检查，但仍然无法完全排除恶性肿瘤引起的狭窄，应通过手术切除来治疗。

已经通过充分检查，排除了恶性肿瘤，或急性憩室炎不严重的患者，可以试验性地进行扩张治疗。据报道，良性结肠狭窄的球囊扩张成功率为 67%～79%[170,171]。结肠自膨胀金属支架（self-expanding metal stent，SEMS）可以在治疗中提供临时减压的作用，以便于允许肠道准备和后续的无需引流的一期切除术[172]。在病例系列分析研究中，Small 及其同事在 23 例良性梗阻性结肠疾病中使用了 SEMS，其中 16 例为憩室性或炎症性疾病。95% 病例 SEMS 植入成功，结肠梗阻缓解，但 38% 的病例出现了严重并发症（如支架移位、再阻塞、穿孔）。作者得出结论，使用 SEMS 可以获得一定时间的缓解，但是并发症发生率极高；他们还建议，如果要进行手术，应在放置支架后 7 天内完成[173]。

4. 自发性穿孔

自发性穿孔（Hinchey Ⅳ期）引起的粪源性腹膜炎是一种外科急症，需要紧急手术干预。幸运的是，这种疾病并不常见，每 10 万人中仅有 4 例[127]。尽管在抗生素时代穿孔后腹膜炎并不常见，但目前研究表明与憩室炎相关的全腹膜炎的死亡率仍在 12%～26% 之间[174]。早期识别自发性穿孔至关重要。CT 扫描可有助于确诊，但腹部平片显示腹腔内游离气体加上临床高度怀疑，就足以证明手术探查的合理性，应立即静脉使用广谱抗生素。

实际上，手术探查中，外科医生主要根据疾病的严重程度、肠道活动的难度、腹膜污染的程度和专业知识，来决定是否进行一期吻合术或两阶段手术。在大多数自发性穿孔的情况下，无论是一次还是二次切除，至少需要两次单独的手术。在许多情况下，再吻合是不可能的，结肠造口将永久保留。部分腹膜炎患者还需要盆腔引流，尽可能清除直肠内的粪便，并移动脾曲部的位置，以进行无张力吻合。随着腹腔镜方法在无并发症憩室疾病应用的增加，一些中心已将这种方法扩展到穿孔疾病，并取得了良好的效果[175,176]。

（四）与憩室炎相关的专题

1. 年轻患者

憩室炎在 40 岁以下的患者中相对少见（占所有憩室炎患者的 10%[78]），但目前年轻患者的发病率可能正在上升[78,124]。然而，由于憩室炎在年轻人中并不常见，因此常常发生漏诊或误诊为其他诊断，如阑尾炎或 IBD。与老年患者的憩室炎相同，年轻患者的憩室炎也主要发生在乙状结肠部位，但不同的是，男性在年轻患者中占主导地位[78,177]。另外，年轻患者发病通常更严重，他们中的 40%～88% 在初次发作期间需要紧急手术，复发和并发症的发生也高于老年患者[177,178]。

当急性憩室炎患者非手术治疗时，较小的年龄是不良预后的独立危险因素[179]，这可能由诊断延误引起。出于这些原因，一些研究者主张在健康的年轻人经历了明确的憩室病发作后，应进行择期节段性结肠切除术[179]；其他人对这种方法提出了质疑[180,181]。迄今为止，在一项最大规模的有关年轻患者憩室炎系列研究中，作者发现，与老年患者相比年轻患者的手术治疗率更高，这并不是因为并发症发生增加，而是由于为了防止预期不良结果而进行的择期手术增多[182]；因此，最新的手术相关指南主张对所有憩室病患者进行多阶段的择期切除手术[133]。

2. 老年患者

由于憩室疾病的发病率随着年龄的增长而增加，因此我们需要特别关注 70 岁以上老年人的憩室炎。在老年人中，憩室炎的症状和体征不易察觉，这使得诊断变得十分困难。因为结直肠癌的发病率也随着年龄的增长而增加，在老年患者中鉴别憩室炎和结直肠癌变得更加重要。尽管老年患者初次发作就表现为严重憩室炎的风险可能比年轻患者低，但当憩室炎导致穿孔时，老年人的死亡风险要高出 3 倍以上[183]。然而，老年人本身基础疾病的数量似乎能比年龄更能预测穿孔性憩室炎的死亡率[184]。因为如果初次发作是轻微的，那么后续并发症也不容易出现[179]，并且由于老年患者在非手术治疗后复发的可能性更小[129]，因此对于老年患者，手术通常被推迟或搁置。老年人的手术风险更高，结肠造口术后回纳的可能性也更小[185]，并且老年患者即使进行了手术，其发病率和死亡率也高于年轻患者[155]。

3. 免疫缺陷患者

与免疫系统正常的患者相比，憩室炎在免疫功能受损的患者中表现得更为隐蔽，使得诊断极富挑战性。尽管憩室炎在这类患者中并不常见，但是似乎会产生更严重的后果。一项研究报告称，24% 的免疫功能正常的憩室炎患者需要手术治疗，而免疫功能受抑制的患者，手术率为 100%[186]。与免疫功能正常的患者相比，免疫功能受损患者有着更高的自发性穿孔率（43% vs 14%）、需要手术率（58% vs 33%）和术后死亡率（39% vs 2%）[187]。在实体器官（如心脏、肺、肾）移植人群中，憩室炎的死亡率极高，从 25%～100% 不等[188-190]。由于这种极高的风险，许多学术权威人士主张在免疫功能受抑制的患者，首次憩室炎发作后应进行择期手术切除[191]。

4. 右侧憩室炎

在西方国家，升结肠或盲肠的憩室炎并不常见，很大程度上是因为这些结肠憩室发生率相对较低。尽管如此，对于有任何右侧腹部症状的患者，右侧憩室炎应该构成鉴别诊断的一部分。

在亚洲，右侧憩室炎是憩室炎的主要形式。尤其是在年轻患者中，右侧憩室炎的诊断比左侧困难，而且在临床上几乎无法与急性阑尾炎鉴别。可能有助于区分亚裔患者的憩室炎和阑尾炎的临床因素是：憩室炎患者往往比阑尾炎患者年龄更大，发生恶心和呕吐的概率更小；也没有阑尾炎特有的症状发展过程（见第 120 章）[192]。

在放射影像学上，右侧憩室炎和阑尾炎也很容易混淆，尤其是当出现局部脓肿时。据估计,右侧结肠炎性疾病的术前误诊率为 40%～92%[192,193]。即使有很好的影像学检查,外科医生也常常在剖腹手术中才能作出右侧憩室炎的诊断。

术前作出正确诊断后,右侧与左侧憩室炎的治疗是相同的。一项研究表明,即使在多次发作后,右侧憩室炎对单独药物治疗的总体反应性更好[194]。与右侧结肠憩室相关的更常见的并发症是出血,本章稍后将讨论。

七、与憩室病相关的节段性结肠炎

目前,越来越多人认为与憩室病相关的节段性结肠炎(segmental colitis associated with diverticulosis,SCAD)是憩室病的一种独特但不为人熟知的表现[167,195,196]。SCAD 最初被认为是一种罕见的克罗恩病,发生在含有憩室的结肠。然而,它现在被认为是一种独立的疾病,只在极少数憩室病患者上发生。憩室病患者中 SCAD 患病率为 0.3%～1.3%,58.7%的 SCAD 患者为男性,平均年龄为 63.6 岁[197]。

SCAD 的临床表现与 IBD 相似,主要影响乙状结肠。通常表现为左下腹痉挛性疼痛、腹泻和直肠出血。内镜下,仅在带有憩室的结肠段,黏膜出现红斑、不同程度的触之易出血和黏膜糜烂。结肠的其余部分,包括直肠,既无肉眼可见的累及,也无组织学上的累及。活检标本表现为慢性淋巴细胞浸润、隐窝炎、隐窝脓肿,甚至肉芽肿;许多病例在组织学上无法与 IBD 或缺血性结肠炎区分[198],临床上患有 SCAD 的患者活检标本的组织学表现有多种多样,可能包括有 UC、克罗恩病、缺血性结肠炎、自限性结肠炎和正常结肠的组织学改变。内镜随访的一组患者,随着时间的推移,似乎演变为类似溃疡性直肠乙状结肠炎或克罗恩结肠炎的病程,如果假定 SCAD 患者出现持续进展或症状加重,这提示应该对该患者重新进行内镜评估。

SCAD 患者一般对 5-ASA 化合物反应良好,一项研究表明,80%以上的患者在 5-ASA 化合物治疗后,临床症状得到缓解[195]。在大多数情况下,临床过程往往表现为良性且自限性[199],但是也有研究报道患者因出血或狭窄需要乙状结肠切除术[200]。SCAD 患者再患憩室炎或结肠癌的风险不高[195]。

八、憩室出血

可以说,憩室出血是成人严重下胃肠道出血(lower gastrointestinal bleeding,LGIB)的最常见原因,约占此类病例的 30%～66%[201-204]。憩室作为病因不常被识别,因此憩室出血通常是一种推定和排除诊断,其依据是憩室病的存在、LGIB 的证据以及排除其他已知病因。这些情况可影响流行病学数据的准确性,因此,Jensen 和他的治疗止血研究小组建议将憩室病和严重便血患者具体分类为:推测为憩室出血(即急诊检查后除憩室病外,未发现其他原因的出血);偶发性憩室病(即,其他一些非憩室性结肠病变、肛肠病灶、非胃肠道或小肠源性出血);或明确是憩室出血[204]。使用这一分类系统,Jensen 的小组在一项针对 340 名 LGIB 患者的前瞻性研究中报告:46%的患者为伴随有憩室病,34%为推测为憩室出血,20%为明确的憩室出血[204]。据估计,约 10%～15%的憩室病患者会发生出血,3%～5%的患者会发生严重出血[205-206]。尽管西方患者的憩室大多位于左结肠,但有研究报道超过一半患者的憩室出血位于近端结肠[207-209]。一项大型的包含 180 名憩室出血的亚洲患者的研究,报道其有更高的出血率,且右侧憩室出血比左侧更需要手术治疗[209]。另外,全结肠憩室患者的出血率似乎高于节段性憩室患者[210]。

(一) 病理生理学

憩室出血的病理生理学尚不清楚。这可能与直肠血管内膜增厚和间质变薄,最终导致血管壁脆弱有关[211]。当发生憩室疝时,供应血管(直肠小血管)覆盖在憩室的穹顶上,只有结肠黏膜层将其与结肠腔分开,血管明显暴露在黏膜层下,再加上血管壁脆弱使血管容易损伤破裂。是什么导致了这种动脉变化和倾向于动脉破裂,目前尚不清楚。然而,在多项研究报道,包括阿司匹林在内的非甾体抗炎药与憩室出血风险增加有关,比值比为 3∶15[72,210,212-214]。

(二) 临床特征

憩室出血通常表现为突发性无痛性自限性便血。由于出血血管是一条小动脉,因此出血量通常是中等或较大的。患者常排出红色或红褐色血凝块,黑便少见。由于憩室出血是明显的,因此憩室出血较少出现大便呈黄色而隐血试验阳性,或者出现缺铁性贫血的表现。自然史研究报告,70%～80%的患者都会自发停止出血;30 天的再出血率高达 53%,急诊手术率高达 35%[206,208,209,215]。

(三) 诊断和治疗

对疑似憩室出血患者的初步评估应包括评估血流动力学稳定性和是否需要液体复苏。同时,临床医生应尝试作出初步诊断并明确出血部位。老年患者的典型临床表现(如前所述)有着较高的初步诊断准确率;然而,在鉴别诊断中还需要排除其他可能的消化道远端的病变所致出血(如血管病变、痔疮、结肠炎、结直肠癌)。当急性上消化道出血量很大时,可表现为便血,在临床上要考虑鼻胃管灌洗或内镜检查。诊断方法包括结肠镜检查、核医学检查和血管造影术。治疗方法包括结肠镜下止血、血管造影栓塞术和手术。LGIB 患者的诊断和治疗已在其他地方进行了全面的回顾(见第 20 章)。图 121.7 中的流程图总结了憩室出血患者的治疗。

1. 结肠镜检查

紧急结肠镜检查(定义为入院后 12～48h 内行结肠镜检查)为胃肠科医生提供了诊断、定位和治疗憩室出血的机会[203]。在对憩室出血患者的结肠镜检查中,约 10%～20%的患者在特定部位(图 121.8)的内镜下可发现明显的活动性出血或近期出血征象(例如,憩室内的可见血管或黏附的血凝块)。确定出血部位后才可以应用内镜治疗:单独黏膜下注射肾上腺素或与其他治疗结合使用,如热探头凝固术、双极电凝术、内镜生物夹止血术(见图 121.8)、纤维蛋白封堵术和橡皮圈套扎术,都已在小型病例研究中应用,以实现憩室出血患者的安全止血[203,204,216-219]。

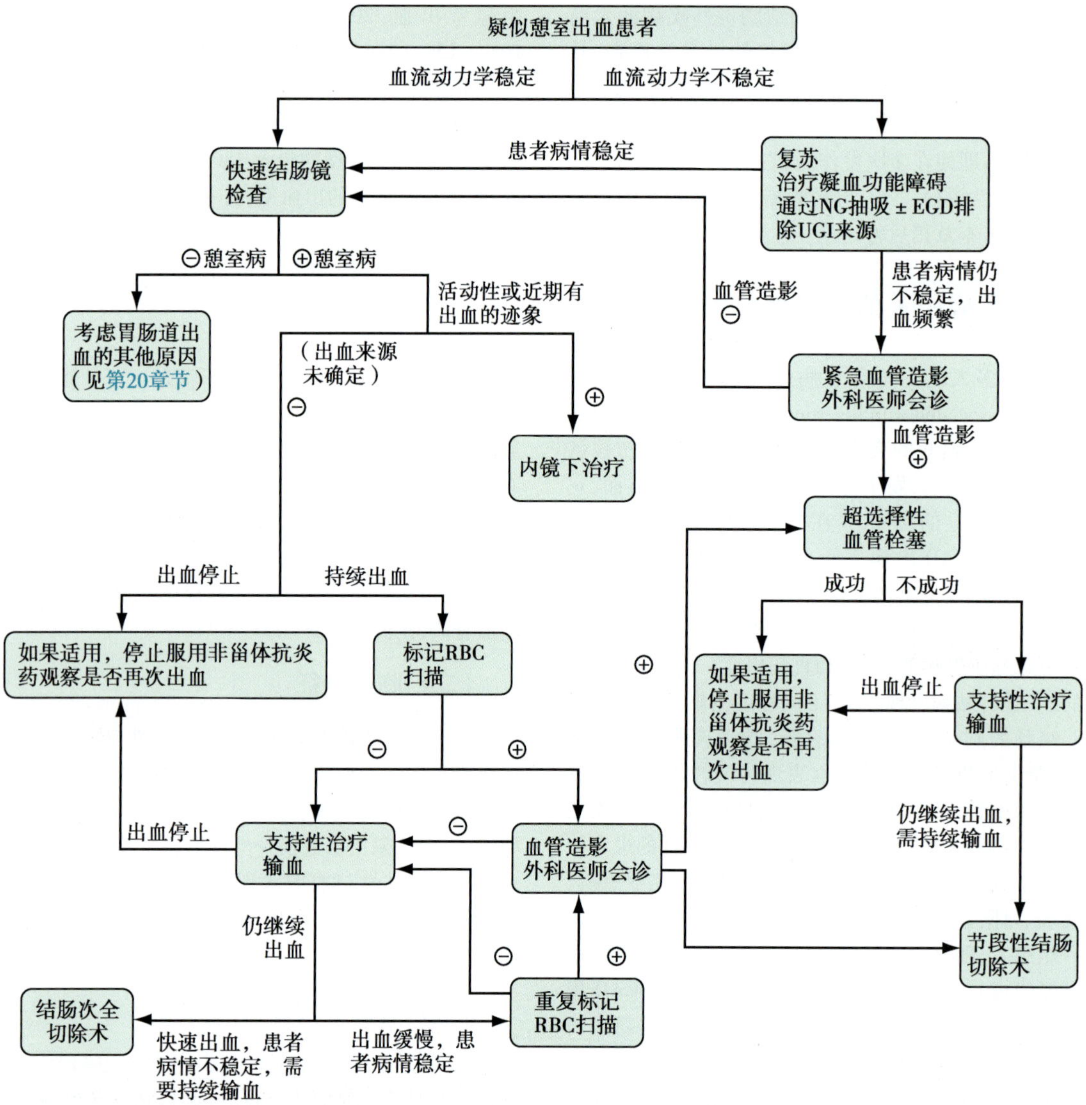

疑似憩室出血患者

血流动力学稳定

血流动力学不稳定

快速结肠镜检查

患者病情稳定

复苏
治疗凝血功能障碍
通过NG抽吸 ± EGD排除UGI来源

⊖憩室病

⊕憩室病

考虑胃肠道出血的其他原因（见第20章节）

活动性或近期有出血的迹象

（出血来源未确定）

⊖

⊕

内镜下治疗

血管造影 ⊖

患者病情仍不稳定，出血频繁

紧急血管造影
外科医师会诊

血管造影 ⊕

超选择性血管栓塞

成功

不成功

出血停止

持续出血

如果适用，停止服用非甾体抗炎药观察是否再次出血

标记RBC扫描

⊕

如果适用，停止服用非甾体抗炎药观察是否再次出血

出血停止

支持性治疗
输血

⊖

⊕

仍继续出血，需持续输血

出血停止

支持性治疗
输血

⊖

血管造影
外科医师会诊

节段性结肠切除术

仍继续出血

⊖

⊕

结肠次全切除术

快速出血，患者病情不稳定，需要持续输血

出血缓慢，患者病情稳定

重复标记RBC扫描

图 121.7　疑似憩室出血患者的治疗管理流程。RBC，红细胞

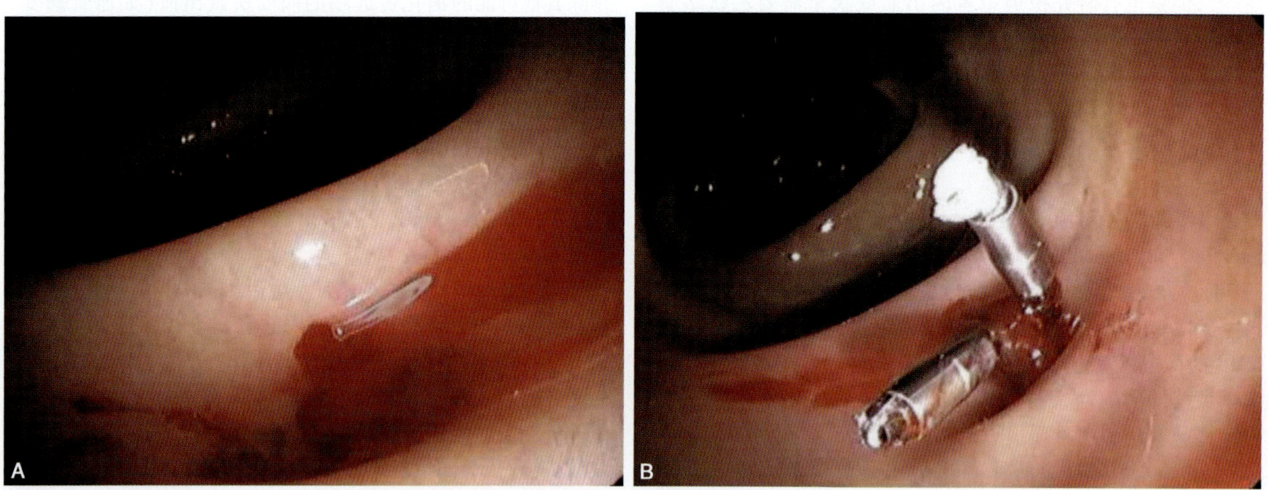

图 121.8　一名憩室所致下消化道出血患者的结肠镜检查，发现了活动性出血灶（A），用 2 枚钛夹成功止血（B）。（Courtesy Janak Shah, MD. San Francisco, CA.）

2. 核医学闪烁扫描、血管造影术和 CT

当存在活动性出血，但结肠镜检查无法定位出血部位或止血时，在考虑当地设备的可用性和技术人员的专业知识的前提下，可以采用核医学检查（标记红细胞扫描）或血管造影进行进一步评估。核医学检查（图 121.9）在评估 LGIB 方面具有许多理论优势[220]：它是无创的，技术简单，相对便宜，可以检测低至 0.1ml/min 的出血率。然而，核医学检查只能确定出血部位，不能确定出血的病因，而且没有治疗的作用。此外，一些研究人员质疑其准确性[221]，并强调目前缺乏在死亡率、输血需求和最终手术需求方面的相关研究，来证实其作用[222]。然而，鉴于其敏感性和相对简单性，许多中心将核医学检查作为血管造影的"门槛"，以尽量减少血管造影阴性的机会，并帮助选择特定动脉注射造影剂[223]。

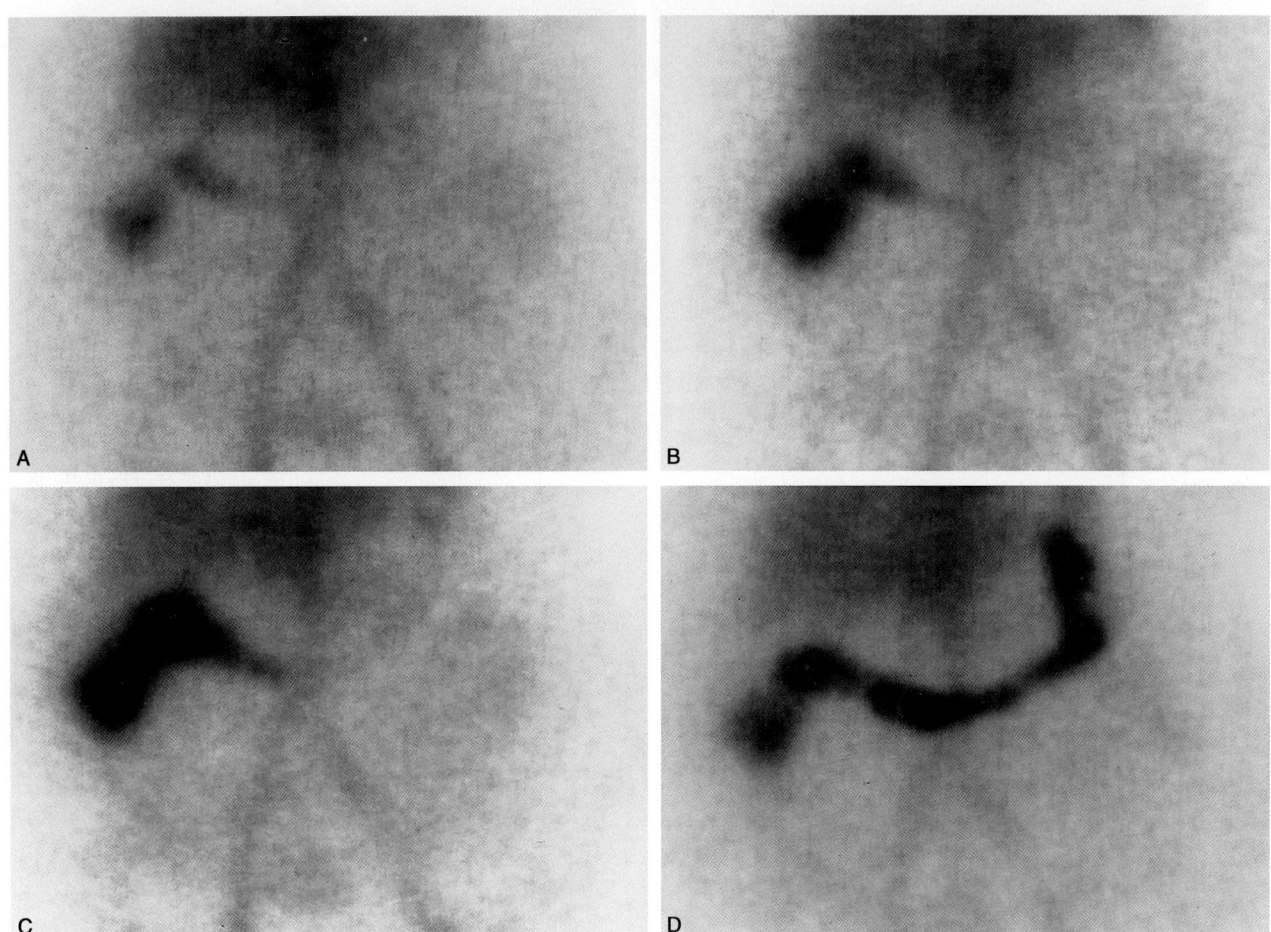

图 121.9　右侧憩室病下消化道出血患者的红细胞标记核素扫描。A，早期扫描（前视图）显示右上腹放射性标记红细胞聚集，对应在肝曲的部位出血；B~D，随后的图像显示放射标记的红细胞随着时间推移，在横结肠内逐渐聚焦

血管造影对 LGIB 的敏感性不如核医学检查，但可检测 0.5ml/min 范围内的出血率。血管造影的主要优势是准确识别出血部位，继而直接节段手术切除，或通过高选择性栓塞术（图 121.10）、远端动脉分支栓塞进行血管造影干预，这两种方法均已被证明有效（67%～100% 的持久止血）且相对安全（结肠缺血率<20%）[224-227]。当内镜无法控制出血时，动脉栓塞日益成为非手术治疗的选择。

第三种放射学选择——增强 CT，也显示了识别活动性 LGIB 来源的前景，尽管其作用尚未确定，也没有治疗潜力[228-229]。

3. 手术

除了不能在内镜止血、血管造影栓塞治疗，或治疗失败，否则通常避免对 LGIB 手术治疗。因为憩室出血在大多数情况下会自发停止，所以很少需要手术治疗。手术治疗的主要适应证是需要大量输血、反复发作或持续出血（难治或不适合内镜及血管造影治疗）或复苏无效的血流动力学不稳定的患者，以及当地缺乏内镜或血管造影专家。当有必要进行手术时，尽可能选择结肠部分切除术，而非结肠次全切除术。如果血管造影或内镜手术治疗不成功但已经明确了出血部位，或者憩室范围局限于结肠的特定部分，则可进行部分切除。对于持续性、危及生命的出血且未确定出血部位的患者，最后可能需要进行次全结肠或"盲"结肠切除术。这些患者的发病率和死亡率极高[230]，其原因可能是多次侵入性检查以及最终治疗的延误。此外，在出血部位位于近端时，"盲"结肠切除术可能无法切除出血部位；一项研究报告，"盲"半结肠切除术的出血复发率为 18%，而全结肠切除术后的出血复发率为 4%[231]。然而，最近的文献表明，当出血部位未确定时，结肠次全切除术的发生率和死亡率与"盲"半结肠切除术没有区别[231,232]。胃肠科医生和外科医生之间的密切合作关系对于治疗管理此类患者至关重要。

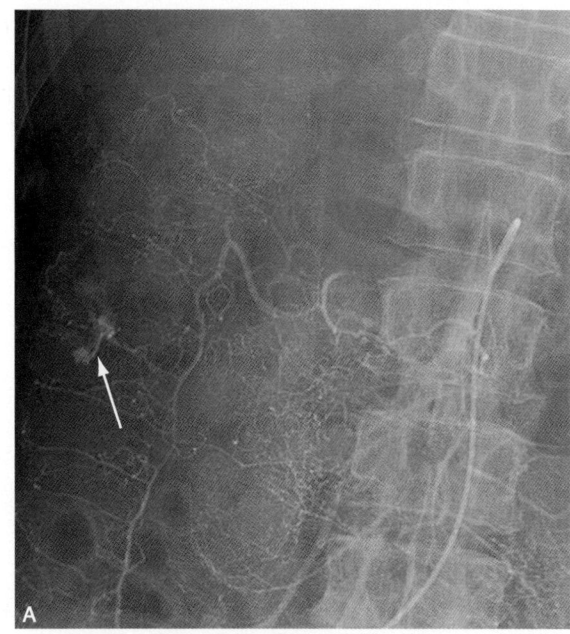

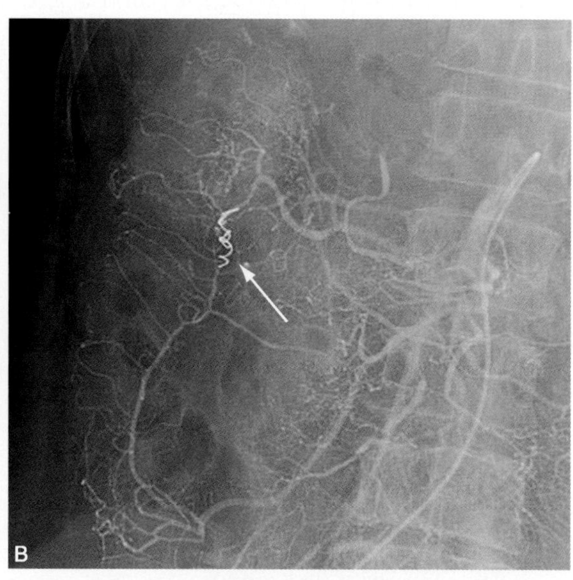

图 121.10　憩室病所致下消化道出血患者肠系膜上动脉选择性血管造影图。A,在升结肠位置上出现造影剂的“云雾状”显影(箭),确定了出血部位;B,在出血血管内可见微弹簧圈栓塞(箭)阻止其出血,并且造影剂外渗已停止

(张烁　译,王立　校)

参考文献

第 122 章　肠易激综合征

Alexander C. Ford, Nicholas J. Talley 著

章节目录

肠易激综合征（irritable bowel syndrome，IBS）因其高患病率、高发病率和巨大成本而成为一种重要的疾病[1]。在美国，7%～16%的成年人中报告了与 IBS 相符的症状[2]，其中高达 50%的人会咨询胃肠科医生[3]。在胃肠病实践中，超过 1/3 的患者患有功能性胃肠道疾病，其中 IBS 是最常见的诊断[4]。由于胃肠病实践的很大一部分包括患有 IBS 或其他功能性胃肠道疾病的患者，因此，临床医生必须培养诊断和治疗这些疾病的专业知识是极其重要的。IBS 的诊断依赖于详细的病史和仔细的体格检查，尽量减少诊断试验的使用[5]。越来越多的证据表明，至少有一部分 IBS 患者的胃肠道有器质性病变的基础[6]。尽管如此，只针对症状的治疗，而不是改变疾病的治疗是可用的。目前治疗的证据是基于来自对旧疗法的 meta 分析和对新型药物的大型随机对照试验（randomized controlled trial，RCT）。本章回顾了目前 IBS 的流行病学和病理生理学知识，为其诊断和治疗提供了合理的依据。

一、定义

IBS 的特征是存在与排便障碍相关的腹痛[7]。经常出现腹胀，但这不被认为是诊断的必要症状[7]。个别症状本身既不敏感，也不具特异性，无法诊断 IBS[8]。

Manning 和他的同事们首次报道有 6 项症状在随后证实为 IBS 的患者中最常见（框 122.1），但只有 4 项症状具有统计

框 122.1　IBS 的 Manning、Kruis 和 Rome Ⅳ标准

Manning 标准*
- 腹胀
- 排便后腹痛缓解
- 排便不尽感
- 腹痛发作时大便较稀
- 腹痛发作时排便次数增加
- 直肠黏液样便

Kruis 标准

患者病史
- 腹痛
- 胃肠胀气
- 排便不规律
- 混合性腹泻和便秘
- 颗粒样便或黏液样便
- 症状超过 2 年

医生评估†
- 体格检查结果异常
- 红细胞沉降率>20mm/2h
- 血红蛋白（女性<12g/dL，男性<14g/dL）
- 有便血病史
- 白细胞增多（>10 000cm³）

Rome Ⅳ标准‡

在过去 3 个月内复发性腹痛至少 1 天/周，与以下 2 项或多项相关：
- 排便
- 排便频率变化
- 粪便形状（外观）变化

Manning criteria adapted from Manning AP, Thompson WG, HeatonKW, et al. Towards positive diagnosis of the irritable bowel. BMJ 1978;2:653-4.

*诊断临界值；列出的 6 种症状中的 3 种或以上。

†如果医生评估的任何体格检查结果或任何实验室参数异常，则排除 IBS。

‡在过去 3 个月符合标准，诊断前症状出现至少 6 个月。

学意义(腹胀、排便后腹痛缓解、腹痛发作时大便更稀及腹痛发作时排便更频繁)[9]。Kruis 评分系统是基于症状的存在和持续时间、体检结果阴性和简单实验室检查正常,具有适度的诊断实用性(见框 122.1)[10]。

为了建立 Manning 和 Kruis 标准的诊断实用性,罗马标准(Ⅰ、Ⅱ、Ⅲ和Ⅳ)是在正式的共识过程后创建的,为临床研究提供了标准(见框 122.1)。最新的迭代罗马标准Ⅳ[7],在临床实践中很有用,可用于对 IBS 作出正确的临床诊断[5]。既往迭代罗马标准Ⅲ的敏感性和特异性分别报道为 69% 和 80%[11]。尽管罗马标准Ⅳ缺乏充分的验证数据,但罗马标准Ⅳ的主要标准与罗马标准Ⅲ非常相似[12],除了从罗马标准Ⅳ的 IBS 定义中去除了腹部不适,以及认识到腹痛可以通过排便加重或缓解[7]。通过纳入临床病史和有限研究小组中的其他项目,罗马标准Ⅲ的特异性可能进一步提高[13]。

二、临床特征

(一) 病史

1. 腹痛

在没有腹痛的情况下不应诊断为 IBS[7]。IBS 的疼痛可因排便而加重或缓解,其发作与排便次数的增加或减少有关,或与粪便较稀或较硬有关。一般疼痛局限性差,时好时坏,可因进食而加重,可发生在腹部的任何部位,最典型的是位于下腹部。生活事件或困难的生活状况会加重疼痛,这是很常见的。持续性腹痛或与排便无关、或由月经、排尿或身体活动引起的腹痛,不太可能用 IBS 来解释。

2. 便秘和腹泻

IBS 患者出现便秘、腹泻或这些症状的混合[7],导致人们试图根据 IBS 患者的主要症状对其进行分类:IBS 伴便秘(IBS with constipation pattern, IBS-C)、腹泻(IBS with diarrhea pattern, IBS-D)或混合排便模式(IBS with mixed stool pattern, IBS-M)。然而,这些症状通常是可变的和间歇性的[14],患者可以从一种粪便模式改变为另一种粪便模式(参见“亚组”章节)。粪便黏稠度不规则(粪便形状异常)是其特征。

术语“便秘”和“腹泻”可以反映不同患者的各种不同的症状体验,因此每当患者使用这些术语时,都需要探究它们的真正含义。粪便形态可由患者或医生客观地测量和分级,Bristol 大便形态量表(图 122.1)现在常规用于临床试验,粪便形态的变化与结肠通过时间(在量表的最末端)大致相关(r 值为 0.07)[15]。

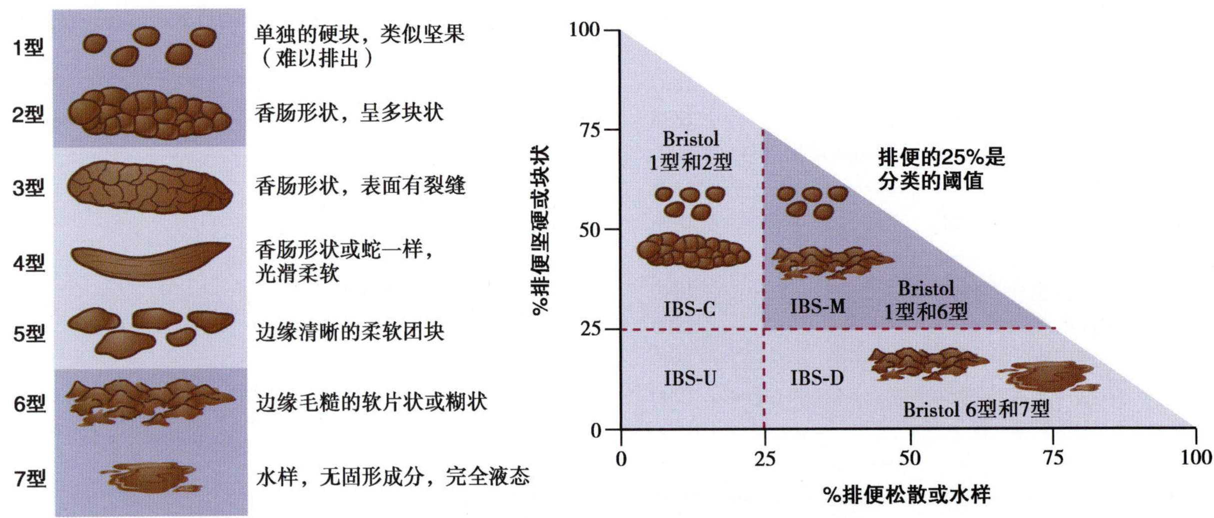

图 122.1　Bristol 大便性状量表和肠易激综合征(IBS)亚型的分类。IBS-C,便秘型肠易激综合征;IBS-D,腹泻型肠易激综合征;IBS-M,混合型肠易激综合征;IBS-U,未分类型肠易激综合征。(Mearin F, Lacy BE, Chang L, et al. Bowel disorders. Gastroenterology 2016;150:1393-407.)

3. 腹胀和可见的膨胀

60% 或更多的 IBS 患者会有腹胀感[16],患者很难定位其部位。这可能是患者经历的最令人烦恼的症状之一,尤其是 IBS-C 型患者[17]。可见的膨胀是 IBS 的一种特征性症状,尤其是在女性中,但不如腹胀常见[18]。膨胀可以客观地测量,而腹胀是主观的感受[19]。腹胀的程度往往在一天结束时加重[19]。膈肌的异常调节、肋间肌的收缩和腹壁肌肉组织的松弛,似乎是作为不自主反射反应的一部分参与其中(图 122.2)[20,21]。腹胀和膨胀两者均与 IBS 患者的躯体化形式障碍报告有关[22]。呼吸靶向生物反馈对一部分患者来说是一种有用的疗法[21,23]。

4. 非结肠症状

其他临床特征有助于支持 IBS 的诊断,但本身并不具有诊断意义。IBS 受试者出现上腹部不适或疼痛(消化不良)的概率是没有 IBS 个体的 8 倍[24]。与胃食管反流病(gastroesophageal reflux disease, GERD)相符的症状也常见于 IBS 患者,与未患 IBS 的个体相比,他们将出现此类症状的概率增加了 4 倍[25]。肠外症状包括头痛、背痛、关节痛、睡眠障碍、慢性疲劳、头晕、心悸以及性交困难,在 IBS 患者中更为常见[22],如果纳入罗马标准Ⅲ,可能会提高其特异性[13]。

5. 慢性长期性

对 IBS 的确定诊断,症状至少应存在 6 个月[7],IBS 可能

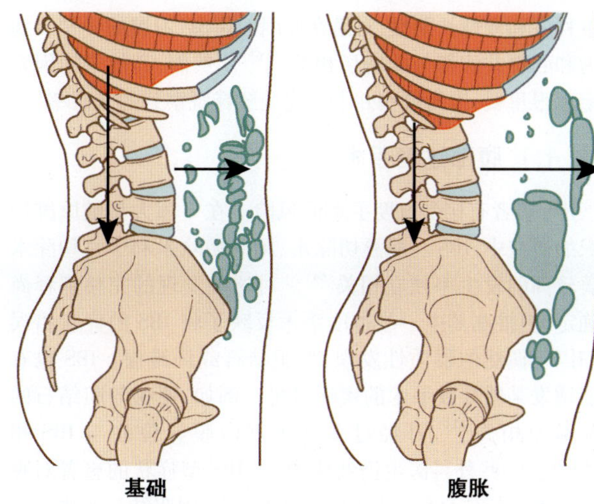

图 122.2 腹部成像显示 IBS 患者腹胀。请注意,在腹胀期间,与基础状态相比,前腹壁突起和膈肌下降增加,气体含量仅略有增加。(Accarino A,Perez F,Azpiroz F,Azpiroz F,et al. Abdominal distention results from caudo-ven-tral redistribution of contents. Gastroenterology 2009;136:1544-51.)

伴有其他慢性疾病。例如,高达 1/3 的乳糜泻患者存在 IBS,即使在建立无麸质饮食后也是如此[26]。高达 40% 的 IBD 患者也可能报告 IBS 样症状[27]。这似乎并没有反映出症状报告时的隐匿性炎症[28,29],也没有导致不良结局,反映了长期随访期间疾病活动的演变,但它与医疗利用率的增加和心理健康状况不佳有关[30]。许多不同的情况会引起健康人群和已有 IBS 的患者出现一过性肠道症状,包括妊娠、饮食不当、食物中毒、旅行者腹泻、卧床休息、体重减轻和急性应激(神经性腹泻),这些必须与 IBS 的慢性、复发性症状区分开来。

(二) 体格检查

IBS 患者的体格检查通常是正常的,尽管深部触诊结肠时可能会有压痛[8]。对局限性腹痛者,应排除腹壁疼痛。通过向胸部屈曲下颏或半坐起来拉紧腹壁,可部分减轻由腹内过程引起的压痛。如果拉紧腹壁肌肉会增加腹部压痛,则应用探测手指寻找局部腹壁压痛点(Carnett 试验),确定这一点可通过注射利多卡因和曲安奈德治疗压痛[31]。任何表现为新发 IBS 样症状的中年或老年女性均需要考虑卵巢癌,尤其是存在腹胀时[32]。然后可能需要进行盆腔检查,以排除不规则、固定的盆腔肿块。

三、流行病学

IBS 是一种常见的疾病,影响全球多达 1/10 的人[2]。流行病学研究确定了 IBS 的患病率和确定的潜在风险因素。

(一) 患病率

IBS 的患病率估计值在全球范围内从 1%~45% 不等[2]。然而,患病率在很大程度上受到所应用的定义的影响。例如,在中国的一项具有代表性的调查中,使用罗马标准Ⅲ的 IBS 患病率为 12%,而当使用罗马标准Ⅳ时,患病率降至 6%[33]。社区 50 岁以下人群 IBS 患病率较高[2]。一般人们认为 IBS 在老年人中并不常见,但以人群为基础的研究表明,IBS 实际上会随着年龄的增长而增加。在一项仅在 65 岁及以上个体进行的研究中,85 岁及以上人群与 IBS 一致症状的患病率高于 65~74 岁和 75~84 岁人群,75~84 岁受试者的患病率也高于 6~74 岁受试者[34]。显然,器质性疾病在老年人中更为普遍,这可能是一些报告 IBS 样症状的原因,但似乎老年人的 IBS 经常被漏诊或误诊[35],例如误诊为憩室病。

(二) 性别和种族

女性 IBS 的性别特异性患病率高于男性,2012 年 meta 分析的比值比为 1.67,然而,在南亚、南美或非洲并没有观察到这种性别患病率差异[36]。在美国,女性 IBS 患者的数量超过男性,部分原因是女性求医行为增加。相反,来自亚洲的数据表明,接受 IBS 治疗的男性多于女性[37]。在 IBS 患者中,男性更容易报告腹泻,女性更容易报告便秘[36]。与男性相比,女性的直肠敏感性更高,结肠转运更慢,排便量减少,这可以解释为什么某些症状,如用力和排出硬便,似乎在女性中更常见[38,39]。IBS 在白人和黑人中的患病率通常相似,一些数据表明,在美国,西班牙裔白人的 IBS 患病率可能低于非西班牙裔白人[40,41]。

(三) 亚组

罗马标准Ⅳ采用粪便形式对 IBS 进行亚分类(见图 122.1)。一项基于社区研究的 meta 分析数据表明,22% 的患者患有 IBS-C,23% 患有 IBS-D,24% 患有 IBS-M,其余患者无法分类(IBS-U)[2]。然而,随着时间的推移,这些亚组缺乏稳定性[42],这可能限制了其实用性。在一项研究中,使用一种名为潜在类别分析的统计技术,根据胃肠道和非结肠症状以及情绪对 IBS 患者进行分类,发现了 6 个不同的亚组[43]。这些症状包括轻度便秘、轻度腹泻或轻度混合性胃肠道症状、但没有躯体化形式症状报告或心理共病的证据,以及更严重的便秘、更严重的腹泻或更严重的混合性胃肠道症状,同时有躯体化形式症状报告和心理共病的证据。作者推测,这些新的亚组可能有助于直接治疗,对有躯体化形式行为和心理共病证据的患者接受集中指导治疗,而那些只有胃肠道症状的患者接受便秘或腹泻治疗。但是,这些亚组的有效性需要他人重复,并在随访期间证实其稳定性。

(四) 发病率和症状消失

IBS 的发病率报道较少。在瑞典进行的一项纵向研究中,3 个月的发病率为 0.2%[44]。一项对明尼苏达州奥姆斯特德县居民随机样本的病历审查报告称,奥姆斯特德县临床诊断为 IBS 的发病率每年为 0.2%,但该数字可能反映了发病率的下限,因为没有寻求咨询而患有 IBS 症状的人群并没有包括在这个计算中[45]。在另一项来自英国基于人群样本的近 4 000 例个体进行的研究中,在 10 年随访期间,发病率为每年 1.5%[46]。在 12 年的随访中,9% 在基线时无症状的社区受试者发生了 IBS[47]。

在奥姆斯特德县的一项随访研究中,38% 入组时符合 IBS 定义的受试者,在 12~20 个月后不符合这些标准[48],他们的症状消失。然而,IBS 的实际患病率并没有逐年变化,因为一些 IBS 患者在基线时消失的症状被其他新发 IBS 患者的症状所平衡。在社区 IBS 症状消失的患者中,高达 50% 的症状演变为另一种功能性胃肠道疾病[49-51],因此,IBS 通常是一种慢性疾病,尽管症状存在波动。

(五) 对生活质量和成本的影响

一项系统性综述得出结论,有充分的证据表明,中重度 IBS 患者的健康相关生活质量(quality of life,QoL)降低[52],其他研究表明,这与慢性器质性疾病患者生活质量下降的程度相类似[53]。IBS 患者报告称,愿意接受 1% 的药物猝死风险,99% 的症状治愈机会[54]。与 IBS 导致 QoL 受损不同,对这种相关性的另一种解释是相反的,即 QoL 较差易患 IBS 的风险较高,并且有一些证据支持这一论点[46]。无论是否存在 QoL 受损,均表明 IBS 值得认真关注和进行治疗干预。

由于误工天数、生产力下降、过度就医、诊断性检测和药物使用[55],IBS 与巨大的成本相关[55]。IBS 是 2010 年美国门诊患者中第 11 位最常见的医生诊断,这可能被低估了,因为腹痛、便秘和腹泻被分别考虑,分别为第 1、第 4 和第 9 位[56]。美国的一项疾病负担研究估计,IBS 每年造成近 10 亿美元的直接成本,和另外 5 000 万美元的间接成本[1]。

(六) 寻求医疗

了解患者就诊接受医疗的原因,在规划适当的管理策略方面很重要。2009 年美国因 IBS 就医的患者超过 150 万人次[57]。求医率在一定程度上受到准入的影响。美国的咨询率从 25% ~46% 不等,但在这个国家,高达 40% 的患者不容易获得医疗服务,而在澳大利亚,医疗服务基本上是普及的。咨询率为 73%[58]。导致人们求医的原因仍不确定,但症状的严重程度和慢性长期性、对潜在原因的焦虑、习惯的异常疾病行为和心理共病都与此密切相关[59-63]。然而,其他未知因素一定也很重要,因为这些并不能完全解释观察到的求医率。

(七) 腹部过度手术

IBS 患者有接受过度手术的风险。在一项大型健康维护组织的研究中,IBS 与胆囊切除术、阑尾切除术和子宫切除术显著较高的发生率独立相关[64]。对这些发现的完整解释尚不确定,但推测其中一些过度手术反映了将 IBS 的症状错误地归因于偶然的器质性发现,如胆结石或纤维瘤。IBS 也有可能诱发某些导致手术的疾病过量。例如,便秘与胆结石的风险增加相关[65],月经过多和子宫内膜异位症与 IBS 相关[22,66]。一些外科医生仍然认为,有 IBS 型症状的患者对腹腔内手术的反应良好,尽管在一项研究中,因胆结石而接受胆囊切除术的 IBS 患者的生活质量改善程度,低于没有 IBS 的患者[67]。

四、风险因素

IBS 最公认的风险因素是感染性胃肠炎,一项观察性研究的 meta 分析报告称,超过 10% 的此类感染个体会发生 IBS,最高的风险是原虫感染后,其次是细菌性胃肠炎,然后是病毒性胃肠炎[68]。女性、预先存在心理问题(如焦虑、抑郁或疑病症)的个体,以及临床特征表现为毒力更强的感染(包括感染持续时间)的个体,其风险更高(图 122.3)[69-71]。对感染队列的纵向随访表明,相当大比例的个体症状变为慢性,超过 40% 的原虫感染者在 10 年时仍报告 IBS 型症状[72],15% 的细菌感染者在 8 年时符合 IBS 标准[73]。

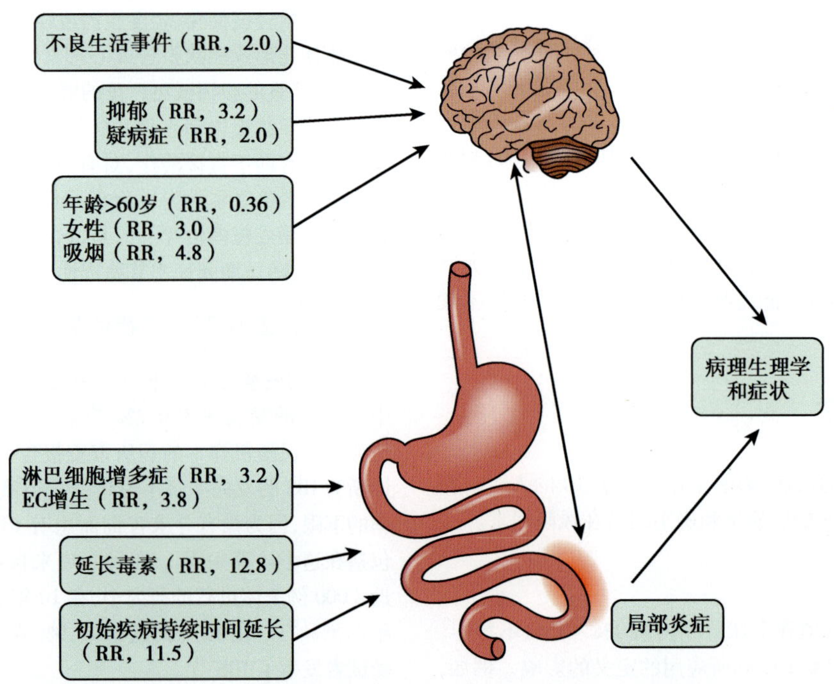

图 122.3 感染后 IBS:已确定的风险因素汇总。EC,肠嗜铬细胞;RR,相对风险。(Spiller R,Lam C. An update on postinfectious irritable bowel syndrome:Role of genetics,immune activation,serotonin and altered microbiome. J Neurogastroenterol Motil 2012;18:258-68.)

发生 IBS 的其他风险因素包括富裕的童年环境[74]、既往使用抗生素[75]、食物不耐受[76]、肠外躯体症状[76]、生活质量差[46]、家族中 IBS 聚集[77]、和围产期因素如产妇年龄小、剖宫产和低出生体重均与 IBS 独立相关。

五、病理生理学

尽管传统上没有已知的结构、解剖和生理异常来解释 IBS 患者所经历的症状,但 IBS 的功能性质正在受到挑战,认为 IBS 没有潜在的器质性解释的概念现在可能已经过时。涉及许多不同的致病机制,包括动力改变、内脏超敏反应、异常气体的处理和腹部调节、低度黏膜炎症、免疫激活和肠道通透性改变、5-羟色胺(5-hydroxytryptamine,5-HT)代谢异常、食物不耐受、肠道菌群异常、胆汁酸代谢异常、心理精神因素、中枢神经系统失调和遗传因素(图 122.4)。假定 IBS 表现出几种异常,可能需要发生多次打击,这似乎是合理的。

(一) 动力改变

在 IBS 中,腹泻可由多种结肠机制引起,包括高振幅传播收缩增加、胃结肠反射增强或直肠超敏反应[79,80]。便秘可能继发于节段性(非推进性)收缩增加、高振幅传播收缩减少或直肠感觉减弱[81,82]。有文献报道,已证明结肠和小肠转运在 IBS-C 患者中延迟,在 IBS-D 患者中加速[81]。在输注 CCK、脂肪餐或回肠扩张后,IBS 患者的小肠运动刺激大于对照组[83]。据报道,IBS 患者也存在自主神经功能障碍,伴有腹泻的交感神经肾上腺素能功能障碍和伴有便秘的迷走神经功能障碍[84]。然而,这些异常并不总是可重复的,不能用于辅助诊断,并且因患者而异。其中的一些变异性可能与患者所经历的主要粪便模式有关,但由于在随访期间这种情况并不稳定[42],因此可以想象,这些紊乱本身会随着时间的推移而变化。

(二) 内脏超敏反应

直肠球囊扩张在低容量时即可引起 IBS 患者疼痛[85],并可作为一种生物标志物[86]。尽管这种内脏超敏反应在 IBS 患者中并不普遍,但影响了高达 60% 的患者(图 122.5)[86]。这可能解释了一个事实,即 IBS 患者似乎比对照组更有可能意识到餐后或应激后存在气体或肠道收缩。乙状结肠反复膨胀可诱发 IBS 患者的直肠超敏反应和正常基线内脏超敏反应[87],提示脊髓背角或中枢神经系统更高部位有异常致敏反应。

与内脏超敏反应相关的假定神经递质包括 5-HT、神经激

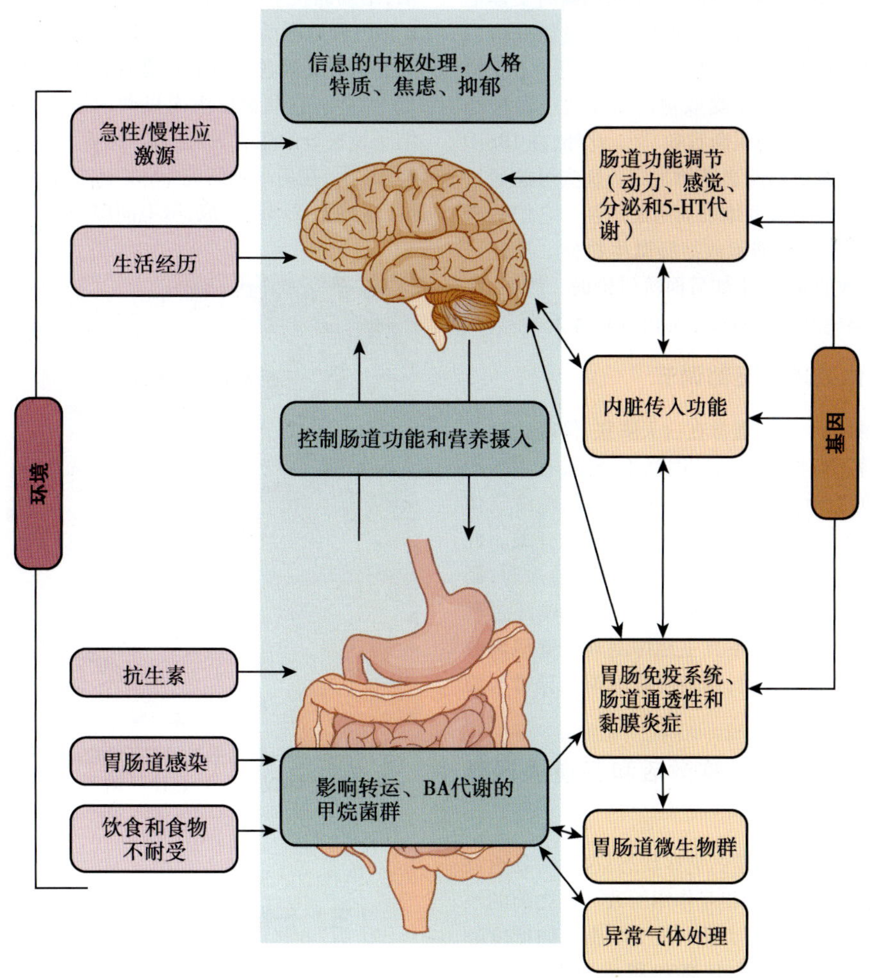

图 122.4　决定 IBS 症状表现的潜在因素。BA,胆汁酸;5-HT,5-羟色胺。(Holtmann GJ, Ford AC, Talley NJ. Pathophysiology of irritable bowel syndrome. Lancet Gastroenterol Hepatol 2016;1:133-46.)

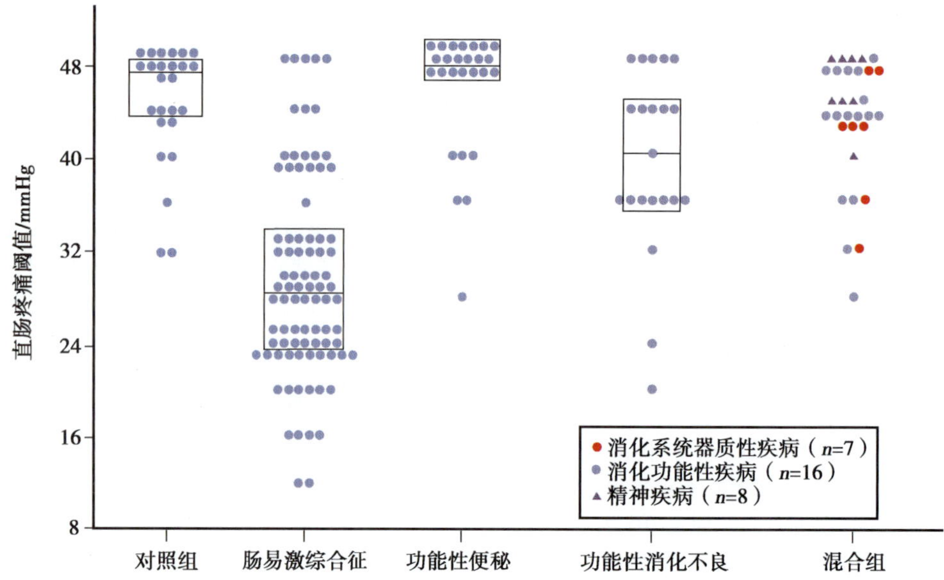

图 122.5　以下各组中每名受试者的直肠疼痛阈值[引起疼痛的膨胀压(mmHg)]的分布:无症状对照组、IBS 患者、功能性便秘患者、功能性消化不良患者和混合组的关键定义。黑条和黑框表示疼痛阈值的中位数±25%和四分位数间距。在 40mmHg 水平上,直肠稳压器将 IBS 患者与非 IBS 患者分离的敏感性为 95%,特异性为 71.8%。(Bouin M, Plourde V, Boivin M, et al. Rectal distention testing in patients with irritable bowel syndrome: sensitivity, specificity, and predictive values of pain sensory thresholds. Gastroenterology 2002;122:1771-7.)

肽和降钙素生成肽[88]。IBS 患者直肠乙状结肠的瞬时受体电位香草素-1 似乎增加,并可能介导内脏疼痛[89]。丝氨酸蛋白酶被认为是通过激活蛋白酶激活受体作为信号分子。IBS 患者(而非对照组)的结肠黏膜活检提取物使培养的小鼠神经致敏,并被丝氨酸蛋白酶抑制剂阻断致敏[90]。此外,在 IBS-D 患者中观察到粪便丝氨酸蛋白酶显著增加[91],这些可能通过蛋白酶激活受体损伤紧密连接并增加肠道通透性。它们的来源尚不确定,可能来源于肥大细胞或结肠微生物群。炎症可能是 IBS 患者亚群致敏的原因,正如后面所讨论的。然而,在一项研究中提示,黏膜免疫细胞的数量与内脏超敏无关[92]。

（三）异常气体处理和腹部调节

腹围的动态监测显示,腹部通常在白天膨胀,傍晚达到高峰,但在平卧时会减轻,这种现象的原因尚不清楚,在 IBS 中往往被夸大[19]。与健康对照组相比,IBS 患者小肠输注气体后气体潴留的更多[93],并与伴随的感觉功能障碍有关。此外,在 IBS 患者中,当受试者被要求自愿抑制气体通过时,肠道气体输注比对照组引起的疼痛更多[94]。在气体输注过程中,与健康对照组相比,IBS 患者不自主地抑制其腹壁肌肉收缩[95],并表现出反常的膈肌收缩,这表明腹部调节异常与腹胀有关(见图 122.2)[96]。

（四）低度黏膜炎症、免疫激活和肠道通透性改变

正常肠道长期处于低度、可控的炎症状态,这是由肠道共生微生物和宿主免疫系统之间的相互作用所致。在之前的系统综述中总结了许多研究[97],证实了一些 IBS 患者的低度黏膜炎症。促炎性细胞因子水平升高和肥大细胞计数增加[98,99],后者靠近肠神经纤维[100],也已在 IBS 患者的胃肠道黏膜中得到证实(见图 122.6)。也可能存在免疫系统的激活,结肠黏膜中的细胞因子水平升高,部分 IBS 患者血液中的 B 淋巴细胞激活[101]。这些免疫功能改变的原因尚不清楚,但一些 IBS 受试者表现出肠道通透性增加和上皮屏障完整性降低[102-104]。在共聚焦激光显微内镜检查中,与其他接受常规结肠镜检查的患者相比,IBS 患者回肠末端的上皮间隙集中增加[105],在另一项研究中,在十二指肠暴露于食物抗原 5min 内,这些上皮间隙形成,绒毛间隙变宽[106]。

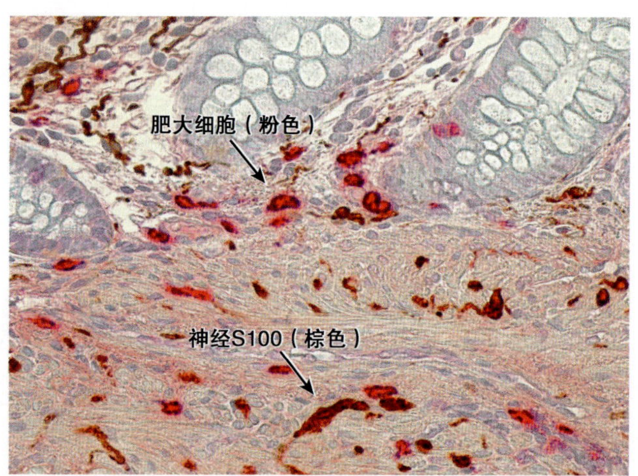

图 122.6　IBS 腹泻患者的直肠黏膜活检标本。请注意,肥大细胞(氯乙酸酯酶反应)位于神经附近(S100 免疫染色)。(Image courtesy Drs. Suresh Ladva and Marjorie Walker, Newcastle, NSW, Australia.)

（五）5-羟色胺代谢异常

超过 95%的 5-HT 位于肠道的肠嗜铬细胞中,这些细胞在抚摸或压力增加后(如餐后),释放 5-HT。一旦释放,5-HT 是胃肠道运动不可或缺的,可激活内源性和外源性初级传入

神经元,并影响信息向中枢神经系统的传递。肠细胞通过 5-羟色胺转运体(serotonin transporter,SERT)对 5-HT 再摄取,一旦进入细胞内,就会被分解成 5-羟基吲哚乙酸,从而限制其作用。资料提示,IBS-D 患者可能 5-HT 再摄取减少,而 IBS-C 患者 5-HT 的释放受损[107]。在 IBS-D 患者中,血小板对 5-HT 的摄取可能减少,十二指肠黏膜 SERT mRNA 的水平降低[108]。然而,未见到 5-HT 代谢的改变与胃肠道症状或情绪相关[109]。

很少有研究检测 5-HT 代谢与免疫激活、黏膜炎症或肠道屏障功能之间的关系。在一项研究中,与健康对照组相比,IBS 患者的结肠活检显示 5-HT 阳性肠嗜铬细胞数量更多,IBS-D 组的这一数量大于 IBS-C 组[110]。在另一项研究中,γ 干扰素(interferon gamma,IFN-γ)基因、其转录因子和 IFN-γ 蛋白表达在 IBS 患者结肠黏膜中均增加,而与主要的粪便模式无关,且 SERT 的表达被 IFN-γ 下调[111]。最后,与健康对照组相比,口服 5-羟基色氨酸导致 IBS 患者黏膜 5-羟基吲哚乙酸水平升高,紧密连接蛋白(occludin)的表达也降低[112]。这些发现的临床意义尚不清楚。

(六) 食物不耐受

许多 IBS 患者将其症状归因于某些食物[113],尽管这在双盲试验中通常不会重现[114]。此外,饮食的变化可以迅速改变微生物群[115]。这种因素的组合可能对 IBS 症状的产生具有重要意义。IBS 的症状可能与乳糖不耐受的症状相混淆,然而,除非乳糖不耐受患者经常摄入大量乳糖,否则乳糖不耐受无法解释 IBS 的症状[116]。据报道,20 多年前,不溶性纤维的水平会加重 IBS 患者的症状[117],近年来,人们对饮食在 IBS 中的作用重新产生了兴趣,主要集中在碳水化合物上。

果糖和山梨醇吸收不良可能导致一些患者出现 IBS 症状。在一项双盲再激发试验中,25 例对果糖戒断有反应的 IBS 患者接受果糖或果聚糖治疗,近 80% 的患者出现症状,而给予葡萄糖的患者<15%[118]。这些和其他可发酵的低聚糖、二糖和单糖以及多元醇(fermentable oligo-, di-, and monosaccharides and polyol,FODMAP),在一些水果(如苹果、樱桃、桃子)、人工甜味剂、豆类和绿色蔬菜(如西蓝花、芽甘蓝、卷心菜、豌豆)中含量很高,具有发酵和渗透作用。MRI 研究证实,FOD-MAPS 导致小肠膨胀,这是小肠含水量增加的结果[119]。

一部分没有乳糜泻遗传、血清学或黏膜标志物的 IBS 患者在从饮食中撤除麸质后症状有所改善,通常被标记为具有非乳糜泻麸质敏感性。然而,MRI 研究显示,无麸质或含麸质面包对健康个体小肠含水量的影响几乎没有差异[120],因此可能是麸质以其他方式诱导 IBS 患者的症状。在一项对照试验中,45 例 IBS-D 患者随机接受无麸质或正常饮食,比随机接受含麸质正常饮食患者的小肠黏膜通透性更高[121]。此外,在接受麸质的个体黏膜活检组织中,编码紧密连接蛋白的 mRNA 水平,如封闭带 1、紧密连接蛋白-1(claudin-1)和封闭蛋白,显著降低,这表明麸质可能损害上皮屏障功能。

(七) 肠道微生物群异常

感染后 IBS 的存在,引起了对肠道菌群改变作为该疾病原因的潜在作用的研究。在一项究中,感染后 IBS 患者的粪便菌群与 IBS 患者和健康对照者均有显著差异,黏膜和粪便微生物群的多样性均降低[122]。在另一项研究中,基于微生物微生态失调的程度,感染后 IBS 患者与健康对照组有明显的分离[123]。其他研究者也报告了肠道菌群的改变,即使在既往无肠道感染的 IBS 受试者中也是如此[124,125]。

另一种解释某些 IBS 患者症状(特别是腹胀)的机制,是小肠细菌过度生长(small intestinal bacterial overgrowth,SIBO)(见第 105 章)。在一项研究中,使用乳果糖氢呼气试验,证实了假定 SIBO 的患病率接近 80%[126],尽管这些结果尚未被其他研究者重复[127]。在另一项使用直接抽吸和培养空肠分泌物(诊断 SIBO 的"金标准"方法)的研究中,与健康对照组相比,IBS 的患病率没有增加[128]。一项 meta 分析表明,通过各种不同的检测研究的 SIBO 发生率,包括作为 SIBO 替代标志物的乳果糖呼气试验阳性,在 IBS 患者和对照组之间没有差异[129]。此外,在 IBS 患者亚组中,呼气试验期间观察到的氢异常升高可能是由于口-盲肠传输加速所致[130]。然而,SIBO 可能是引起 IBS 症状的原因,这一理论导致了对不可吸收抗生素(如利福昔明)随机对照试验(randomized controlled trial,RCT)的开展[131,132]。

在某些情况下,慢性感染可能是 IBS 症状的不常见原因,但其真正作用仍有待确定。结肠螺旋体病[(奥尔堡短螺旋体属(*brachyspira aalborgi*)和结肠菌毛样短螺旋体(*brachyspira pilosicoli*)]与 IBS-D 和结肠嗜酸性粒细胞增多有关[133],应在结肠活检中仔细寻找[134]。其他感染的相关性尚不确定,但在一项 meta 分析中,芽囊原虫感染与 IBS 概率增加 2 倍有关[135]。

(八) 胆汁酸代谢异常

横断面调查表明,一些符合 IBS-D 标准的患者,在 23-硒 25-高牛磺胆酸(23-seleno 25-homotaurocholic acid,SeHCAT)保留扫描后有特发性胆汁酸腹泻的证据[136]。与健康对照组相比,IBS-D 患者的粪便总胆汁酸水平较高,而 IBS-C 患者的粪便总胆汁酸水平较低[137,138]。然而,这是否是 IBS 的原因或结果仍不确定,与 IBS 相关的快速转运可能导致胆汁酸耗竭。

(九) 心理因素

与器质性疾病患者或健康对照者相比,IBS 患者更有可能报告更多的终生和每天应激事件,并且可能更容易受到应激影响改变胃肠道功能[139]。健康志愿者的精神压力应激改变了肠道分泌和通透性反应[140]。因此,持续的精神压力应激可能对 IBS 的发生和持续都很重要。在 IBS 患者中,性虐待、身体虐待或情感虐待史的报告频率高于无 IBS 的患者[141]。虐待尚未显示可改变直肠感觉[142],但它可能会调节中枢对疼痛的反应[143]。IBS 通常同时存在包括抑郁、焦虑和躯体化等精神疾病[144,145]。咨询(转诊)偏倚可以解释 IBS 患者与对照组相比,具有更高的心理和精神共病率[146],其他数据表明这种相关性是真实的[147,148]。这些观察结果使一些人认为 IBS 是一种脑-肠疾病,在患者中观察到由大脑驱动的胃肠道和非结肠症状(见图 122.4)。其机制将在后面讨论。然而,在 IBS 中观察到的心理合并症,而不是主要问题,可能继发于肠功能障碍。有证据表明,在约 50% 的心理障碍患者中,首先出现胃肠道症状,随后出现新发的情绪障碍[149,150],表明在这些患者中有一部分存在肠-脑疾病。支持这一点的证据表明，肠道炎症、细胞因子反应[151]和肠道微生物群[152]促成了这种肠-脑改变。TNF-α 水平升高的肠道免疫激活与焦虑和抑郁有关，阻断 TNF-α 可能会逆转这些脑变化[153]，表明在某些情况下，IBS 的情绪障碍可能继发于肠道炎症。

（十）中枢神经系统调节异常

如前所述，经历过早期不良生活事件（如创伤或虐待）的个体[154]更易发生 IBS，情绪障碍在 IBS 患者中更常见（见图 122.4）[144,145]。这导致了 IBS 是一种由大脑异常驱动的肠道疾病的概念。研究者发现，情绪唤醒网络的抑制性反馈减少[155]，这对于胃肠道功能的自主控制和内脏刺激后活动的增加非常重要[156]。感觉信息的中枢处理在一些个体中是异常的[157]。这些变化的程度与症状的持续时间和严重程度相关[158,159]，表明大脑对这些刺激的反应发生了结构性变化。大脑中与对这些刺激的到达和预期的注意力和行为反应相关区域也可能增加参与[160-162]，对这些刺激的意识或注意力增强，皮层中应该抑制或下调反应的区域的活动减少[156]。

在另一项招募 IBS 患者的研究中，焦虑和抑郁水平与健康对照组相当，IBS 患者在选择任务的行为期间，背外侧前额叶皮质的活动水平受损。这表明即使没有焦虑或抑郁的证据，IBS 患者也存在中枢神经系统功能障碍，这可能使他们容易受到应激源的影响[163]。最后，生命早期的不良事件可以在显著性/执行控制网络中形成成人静息状态连接，该网络与中枢疼痛放大的病理生理密切相关[164]。

（十一）遗传因素

有限但越来越多的证据表明，IBS 至少有一小部分遗传成分。IBS 患者的家庭[77]和亲属中的 IBS 聚集报告与 IBS 相符的症状的可能性几乎是患者配偶亲属的 3 倍[165]。这是否是遗传易感性、共同的儿童期环境还是习得的疾病行为的结果尚不清楚，尽管双胞胎研究表明，单卵双胞胎 IBS 的一致性高于双卵双胞胎[166,167]。

已经对各种候选基因进行了研究[166-171]，但结果相互矛盾，其临床意义存在争议。大多数 IBS 的全基因组关联研究相对较小，最大的研究仅包含 5 500 名受试者[172]，一项 meta 分析无法阐明其中大多数基因的作用[173]。*SCN5A* 基因编码的 Na(v)1.5 Na(+)通道的突变，与先天性 QT 间期延长综合征有关，这可能是一个例外。在一项 IBS 的初步研究中[174]，在一例患者中发现了 *SCN5A* 的错义突变导致无功能通道，而在 1 500 例健康对照的 DNA 中未观察到这种突变。一项全基因组关联研究表明，每 50 例 IBS 患者中仅有一例存在这种突变，尤其是 IBS-C 患者[175]。这是第一个与 IBS 直接相关的突变，证明基因可能是一些个体症状的直接原因。

六、诊断

出现 IBS 样症状并报告警告特征（或“红旗征”）的患者需要及时调查。报警特征包括：任何胃肠道出血史或不明原因的体重减轻、不明原因的呕吐、进行性吞咽困难、IBD、乳糜泻、贫血证据、恶性肿瘤家族史和老年新发症状（框 122.2）。然而，传统的报警特征的诊断实用性较差[176]，并且经常被 IBS 患者报告[177]。将它们的缺失纳入罗马标准Ⅲ导致特异性增加到 95% 以上，但阳性预测值仍然不太高[11]。夜间症状在 IBS 中也很常见，在另一项将其与罗马标准Ⅲ相结合的研究中，鉴别 IBS 与器质性疾病的能力没有改善[13]。然而，大多数医生仍然会对半夜因疼痛醒来的患者或夜间腹泻的患者进行调查。虽然诊断 IBS 不需要阴性结肠镜检查，但如果 50 岁或 50 岁以上的患者，既往未进行结肠镜检查的，则需要进行结肠镜检查，以排除其他疾病，尤其是结肠癌和显微镜下结肠炎[178]。尽管老年人可发生 IBS[34]，但器质性疾病的风险随年龄增长而增加。

框 122.2 支持器质性疾病而非 IBS 的警报特征

病史
便血
慢性腹泻
结肠癌、IBD 或乳糜泻家族史
发热
夜间症状（将患者从睡眠中唤醒）
50 岁以后发病
进行性吞咽困难
反复呕吐
短期症状史
有寄生虫病流行地旅行史
体重下降

体格检查
腹部肿块
关节炎（活动性）
疱疹样皮炎或坏疽性皮肤病
直肠检查可见明显出血或肿块
贫血体征
肠道吸收不良体征
肠梗阻体征
甲状腺功能障碍体征

Olden KW. Diagnosis of imtable bowel syndrome. Gastroenterology 2002；122：1701-14.

系统综述和随机对照试验评估了 IBS 诊断试验的诊断率[179,180]。结果表明，与非 IBS 对照组相比，IBS 患者发生大多数器质性疾病的风险并没有增加。在比较 IBS 阳性诊断策略与标准化检查（包括血清学、粪便分析和软式乙状结肠镜检查）的 RCT 中，未检测到乳糜泻、IBD 或结直肠癌病例，在随机接受调查的患者中，两组试验费用在生活质量（QoL）、症状或患者满意度方面没有差异[180]。随机接受研究的患者的成本更高。因此，常规标准化调查费用昂贵，并存在潜在强化异常疾病行为的危险。也存在发现与诊断无关的结果的风险，但这可能会导致更昂贵、风险更高的调查。

C-反应蛋白升高虽然是非特异性的，但可能提示存在未确诊的克罗恩病，尽管仅在少数病例中出现。在一项 meta 分析中，在 C 反应蛋白水平≤0.5mg/dL 或粪便钙卫蛋白≤40μg/g 的 IBS 症状患者中，发生 IBD 的概率≤1%[181]。在无报警特征的典型 IBS 症状的背景下，通过放射学或胶囊式内镜检查对小肠进行评价的诊断率非常低[182]。由于之前讨论的原因，不能常规支持氢气呼气试验来识别乳糖不耐受或小肠细菌过度生长（small intestine bacterial overgrowth，SIBO）[116,129,130]。通过 SeHCAT 扫描检测到的胆盐吸收不良被认为可以解释一些患者的 IBS-D 症状，尽管直到最近检查该问题的许多研究都是回顾性的[136]。然而，2015 年对 108 例罗马标准Ⅲ的 IBS 患者进行的一项前瞻性研究证明，几乎 25% 的患者存在异常 SeHCAT 滞留[183]。如果腹泻持续存在，应考虑结肠镜检查和活检，因为显微镜下结肠炎可以有酷似 IBS-D 症状[184]，尽管在一项横断面调查中结肠活检的诊断率仅为 1.5%[178]。在另一项研究中，腹泻患者显微镜下结肠炎的强预测因素包括：同时存在自身免疫性疾病、年龄超过 50 岁以及最近采用了新药[185]。在 IBS 和慢性便秘患者中，应考虑梗阻性排便（盆底协同功能障碍），因为这种情况对生物反馈治疗有反应[186]。

乳糜泻管理指南建议，通过血清学检测筛查具有 IBS 型症状的个体[187]。一项 meta 分析表明，与无 IBS 的对照组相比，经活检证实的乳糜泻在所有 IBS 亚型中的患病率均显著较高[188]。然而，来自美国的研究中患病率未增加，在奥姆斯特德县进行的一项基于人群的大型研究中，乳糜泻血清学阳性人群中 IBS 的患病率低于血清学阴性个体[189]。因此，目前尚不清楚在美国 IBS 患者中筛查乳糜泻的实用性。

目前正在使用血清（例如，细菌产物抗体）[190]、粪便或呼吸中的挥发性有机化合物[191,192]积极研究鉴定 IBS 的客观检查，但其诊断实用性尚未确定。在有严重 IBS 症状的患者中，有一种独特的微生物标记已被报道[193]，但需要其他的证实。

综上所述，如果没有任何"红旗征"，可以根据病史（特别注意是否存在罗马标准）作出 IBS 的诊断。在这种情况下，对 IBS 治疗的经验性试验有反应的患者，不需要任何进一步的诊断评估，乳糜泻血清学除外（图 122.7）。根据主要症状，对无效者应进行更广泛的评估。

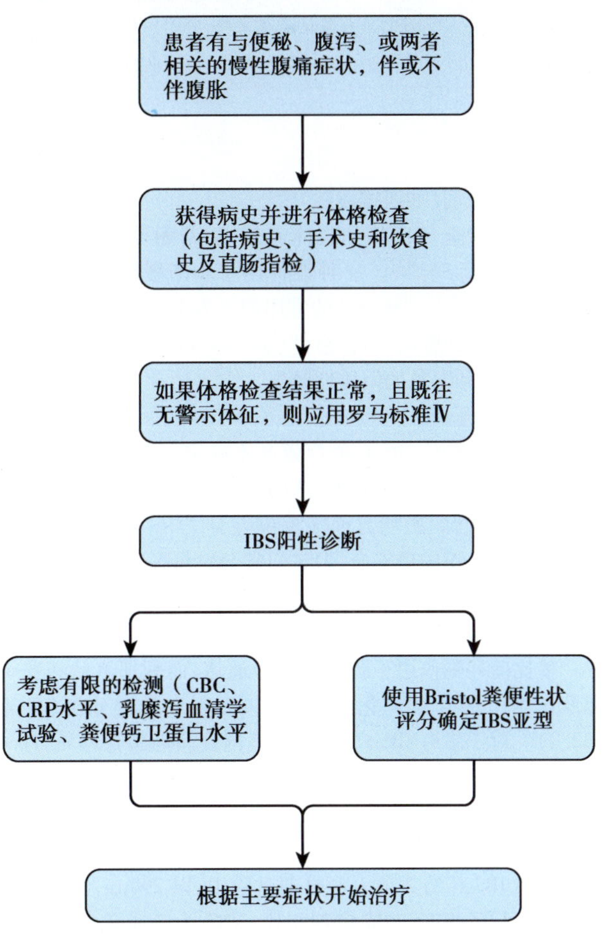

图 122.7　可能患有 IBS 的患者的诊断流程。CRP，C 反应蛋白。（Ford AC，Lacy BE，Talley NJ. Irritable bowel syndrome. N Eng J Med 2017；376：2566-78.）

七、治疗

（一）教育和支持

IBS 倾向于终身疾病，建立牢固的医患关系是提供最佳临床医疗的关键[194]。IBS 患者经常认为他们的医生对该病持高度消极的医学观点，而这种看法本身就阻碍了最佳的医疗护理[195,196]。良好的医患关系与减少医疗服务的使用有关[197]。

重要的是要了解患者为什么决定在就诊时去看医疗保健提供者。原因可能各不相同：新的生活压力源、饮食中的恶化因素或药物变化、对严重疾病的恐惧增加以及发生可治疗的精神病共病。就提供最佳保证而言，重要的是首先教育患者，然后积极安抚他们使其放心。患者通常希望了解其症状发生的原因，还希望得到证实，其症状是真实存在的。特定的教育课程似乎是有用的治疗干预措施[198]，其获益得到了 RCT 的支持[199]。

根据症状的严重程度，采用分级医疗护理方法，为治疗提供了有用的指导（表 122.1）。

（二）饮食和生活方式

IBS 的标准治疗通常是使用高纤维饮食。随机对照试验的 meta 分析数据表明，可溶性纤维，如卵叶车前子（车前子亲水性胶体；卵叶车前草果壳）具有全球效益，需要治疗的数量（number needed to treat，NNT）为 7（表 122.2），但不溶性纤维并不比安慰剂好。NNT 用于评估医疗保健干预的有效性，是获得额外有益效果需要治疗的患者数量。纤维对疼痛没有帮助，但对便秘有益，有时还可使稀便变硬。纤维补充剂应从低剂量开始并缓慢增加，以减少因使用而加重的腹胀、胀气和疼痛。如果目标是总共补充大约 10～15g 纤维，则应每 1～2 周增加 3g，例如，一汤匙大多数粉末纤维补充剂约含 6g 纤维，因此建议在 2～4 周内达到全量。

一般而言，其他饮食疗法的试验受到样本量小、交叉设计和无法对参与者设盲的阻碍，需要对目前可用的干预措施进行更高质量的 RCT[201]。尽管如此，排除性饮食可能对一些患者有用。由于认识到 FODMAP 的发酵和渗透作用而加重一些 IBS 患者的症状[118]，因此使用低 FODMAP 饮食作为治疗策略（见表 122.2）。在一项比较低 FODMAP 饮食与澳大利亚当地正常饮食的交叉 RCT 中[202]，低 FODNAP 饮食组的总体症状、腹胀和疼痛评分均显著降低。虽然比较低 FODMAP 饮食与常规饮食建议（例如，少食、多餐和避免不溶性纤维、脂肪食物和咖啡因）的 RCT 发现，2 个治疗组在症状反应方面无显著差异[203,204]，在一项试验中，与基于改良的美国国家卫生与保健优化研究所指南的饮食相比，低 FODMAP 饮食显著改善了腹痛、腹胀、排便频率和粪便黏稠度以及紧迫感[204]。但长期使用低 FODMAP 饮食存在一些尚未解决的问题。其中包括重新引入含 FODMAP 食物对症状的影响，以及持续限制 FODMAP 对微生物群的潜在有害影响的后果[205]。在一项 RCT 中，后者在伴随益生菌给药时似乎是可逆的[206]。

表 122.1　IBS 治疗的推荐顺序

主要症状	第一步	第二步
腹胀	调整饮食 治疗便秘	益生菌(如含婴儿双歧杆菌)、不可吸收抗生素(如利福昔明)、TCA、SSRI
便秘	纤维补充剂(卵叶车前子)、聚乙二醇	鲁比前列酮、利那洛肽、普卡那肽
腹泻	洛哌丁胺	5-HT_3 拮抗剂(如阿洛斯琼、昂丹司琼)
腹痛	解痉药、薄荷油	TCA、SSRI、普瑞巴林、心理治疗

5-HT,5-羟色胺;SSRI,选择性 5-羟色胺再摄取抑制剂;TCA,三环类抗抑郁药。

表 122.2　选择非药物治疗 IBS 的疗效

非药物治疗	需要治疗的数量	不良反应	备注
催眠疗法	4	已发表的 RCT 中无 AE 报告	在不同环境和人群中进行的几项对照试验支持长期疗效
认知行为治疗	3	已发表的 RCT 中无 AE 报告	可通过互联网有效提供
可溶性纤维	7	74%(任何个体 AE)	未报告严重/危及生命的 AE
低 FODMAP 饮食	4~5	未报告 AE	仅为小型试验,部分为交叉设计;相对于建议标准饮食的获益尚不清楚
运动	6~7	未报告 AE	仅限单一 RCT,结果仅在预防临床重要症状增加方面具有统计学意义
益生菌	7	AE 发生率与安慰剂类似	获益的程度和最有效的种属和剂量仍不确定

AE,不良事件;FODMAP,可发酵的寡糖、双糖和单糖以及多元醇;RCT,随机对照试验。
Halland M,Talley NJ. New treatments for IBS. Nat Rev Gastroenterol Hepatol 2012;10:13-23.

麸质不耐受也可能参与其中,在未确诊乳糜泻的 IBS 患者中进行的一项 RCT 表明,68%的患者通过无麸质饮食症状得到了充分控制,而随机分配至安慰剂组的患者为 40%($P<0.001$)[207]。已证明含麸质的饮食可增加小肠通透性,尤其是在伴有腹泻的 HLA-DQ2/8 阳性 IBS 患者中[121],这可能使肠腔细菌激活胃肠道黏膜的免疫反应。由于小麦含有高水平的果聚糖(一种多糖),IBS 患者无麸质饮食获益的部分解释可能是 FODMAP 摄入量减少。在一项将低 FODMAP 和无麸质饮食的联合方法与单独的低 FODMAP 饮食进行比较的试验中,无麸质饮食没有额外获益[208]。

体育活动可能会增强胃肠道的转运[209],因此应鼓励体育活动。运动已被证明可以改善 IBS 的症状。与基线评分相比,分配到增加体育锻炼组的试验参与者的总体症状严重程度评分有显著改善,而那些仅维持当前活动水平的参与者更有可能出现症状恶化(见表 122.2)[210]。在平均随访 5 年时,症状改善持续存在[211]。

(三) 药物治疗

1. 抗胆碱能药和解痉药

RCT 的 meta 分析得出结论,解痉剂治疗 IBS 优于安慰剂(表 122.3),NNT 为 5[212]。总体而言,在汇总分析中腹痛和全身症状有所改善,但大多数试验的质量较低,结果具有异质性,且不能排除发表偏倚。而且,在美国仅有抗胆碱能解痉药可用。似乎有效的非抗胆碱能解痉药包括奥替龙和某些选择性钙通道阻滞剂(如匹维溴铵)[213]。

薄荷油对全身症状和腹痛有效,通常耐受性良好,NNT 为 3(见表 122.3)[212]。一种设计用于小肠缓释的新型制剂可在美国使用[214]。薄荷油的常用剂量为 180~200mg,每天 3 次,餐前 30 分钟服用,不良事件(adverse event,AE)包括胃灼热、肛周灼热和罕见的间质性肾炎。

2. 通便剂

这类药物治疗 IBS-C 的疗效尚不确定。在 IBS-C 患者中进行的一项 RCT 中,渗透性泻药聚乙二醇显著增加了排便频率,但在对腹痛的影响方面无反应差异[215]。刺激性泻药可能比人们所认识的更安全,但它们常会引起腹部痉挛或疼痛,目前在 IBS 患者中尚无使用刺激性泻药的 RCT。

3. 促分泌剂

鲁比前列酮作用于肠道氯离子通道,而利那洛肽和普卡那肽作用于鸟苷酸环化酶受体,从而刺激肠液分泌(见表 122.3)。对于患有 IBS-C 的女性,美国食品药品管理局(Food and Drug Administration,FDA)目前批准的鲁比前列酮剂量(8μg,每天 2 次)低于用于治疗慢性便秘的剂量(24μg,每天 2 次),然而,与安慰剂相比,IBS-C 的总体获益不大[216]。利那洛肽已在 IBS-C 的 2 项大型Ⅲ期试验中,以 290μg,每天 1 次的剂量进行了研究,与安慰剂相比,NNT 为 7 或 8[217,218]。普卡那肽(plecanatide)已用于 2 项大型 RCT,剂量为 3mg/d 或 6mg/d,NNT 为 8~14[219]。利那洛肽和普卡那肽均获得 FDA 批准用于 IBS-C。

表 122.3　选择药物治疗 IBS 的疗效

药物治疗	需要治疗的人数	危害或 AE 所需的大致数量	评论
IBS-C			
氯离子通道激活剂(鲁比前列酮)	13	N/A	高达 25% 的患者报告恶心,无严重 AE 长期数据报告的恶心少于既往
鸟苷酸环化酶激动剂(利那洛肽和普那肽)	7~14	20	腹泻是最常见的 AE,发生率≈5%
选择性 5-羟色胺再摄取抑制剂	4	N/A	无
IBS-D			
利福昔明	11	8 971	无
$5\text{-}HT_3$ 受体拮抗剂(如阿洛司琼、昂丹司琼)	8	19	罕见报告阿洛司琼引起缺血性结肠炎,目前仅限于风险评估和缓解策略的女性使用
阿片受体药物(如伊卢多啉洛哌丁胺)	7~15	N/A	罕见报告使用伊卢多啉时 Oddi 括约肌功能障碍和胰腺炎,不得用于无胆囊或酒精依赖的患者
三环类抗抑郁药	4	9	最常见的 AE 为口干和嗜睡
解痉药	5	17~18	最常见的 AE 为口干和嗜睡,视物模糊尚未确定抗胆碱能药物的疗效
薄荷油	3	N/A	AE 发生率与安慰剂相当

AE,不良事件;N/A,不适用。
Halland M,Talley NJ. New treatments for IBS. Nat Rev Gastroenterol Hepatol 2012;10:13-23.

4. 作用于阿片受体的药物

阿片受体遍布胃肠道,作用于阿片受体的药物可调节痛觉并改变肠道传输(见表 122.3)。根据 IBS-D 的 RCT,洛哌丁胺(一种 μ-阿片受体激动剂)有效,但不能改善腹痛和腹胀[212]。预防性用药最有效,而不是在发生腹泻后服用,洛哌丁胺的剂量范围为 2~16mg/d,大剂量似乎是安全的。伊卢多啉(eluxadoline)是一种作用于 δ-、κ-和 μ-阿片受体的新型药物。在最近的 2 项Ⅲ期试验中,75mg 或 100mg 每天 2 次治疗 IBS-D 比安慰剂更有效,汇总分析的应答率为 27%,而安慰剂为 17%($P<0.001$),NNT 为 7~15[220],然而,对腹痛无益。尽管该药物已被 FDA 批准用于 IBS-D,但仍有并发胰腺炎和 Oddi 括约肌痉挛的病例,既往接受过胆囊切除术的患者风险增加。因此,不建议酒精依赖或既存胰胆疾病的患者使用伊卢多啉。

5. 5-羟色胺受体拮抗剂

阿洛司琼是一种 $5\text{-}HT_3$ 拮抗剂,对女性重度 IBS-D 有效。NNT 为 8(见表 122.3)[212]。但该药在美国因缺血性结肠炎和严重便秘在内的不良事件而停用。它是通过对“致残性重度 IBS-D 的女性”进行风险评估和缓解策略而重新引入的。0.5mg 每天 2 次的初始剂量低于临床关键性试验中的计量(1.0mg 每天 2 次),且不良事件发生率较低。雷莫司琼和昂丹司琼是用于治疗恶心或呕吐近 30 年的 $5\text{-}HT_3$ 拮抗剂,具有明确的安全性特征。雷莫司琼 RCT 的应答率为 47%~51%,而安慰剂为 27%~32%($P<0.001$)[221,222],在日本已获批用于女性和男性的 IBS-D。昂丹司琼已在 IBS-D 的交叉 RCT 中进行了研究,显著改善排便频率、黏稠度和紧迫性,但未能缓解腹痛[223]。

6. 抗抑郁药

在一项 RCT 的 meta 分析中,三环类抗抑郁药(tricyclic antidepressant,TCA)似乎对 IBS 的全身症状和腹痛均有效,NNT 为 4(见表 122.3)[224]。在 IBS 使用 TCA 时,建议从低剂量开始(如地昔帕明或去甲替林 10~25mg),每周剂量增加 10~25mg,目标初始剂量为 50mg。除非合并抑郁症,许多患者不需要服用抗抑郁药。TCA 倾向于便秘,因此,可能对 IBS-D 最有益,尽管只有一项试验验证了这一假设[225]。TCA 组的不良事件比安慰剂组更常见,伤害 NNT 的数量为 9[224]。最常见的是嗜睡和口干。

选择性 5-羟色胺再摄取抑制剂(selective serotonin reuptake inhibitor,SSRI)在治疗 IBS 中,引起的副作用并不比安慰剂更多,RCT 的 meta 分析报告了 SSRI 的总体获益,NNT 为 4(见表 122.3)[224]。然而个体研究的结果并不一致,在非抑郁型 IBS 患者中进行的一项试验报告无获益[226]。SSRI 可能对 IBS-C 更有益,因为它们可加速小肠传输,但它们只在一项试验中对 IBS-C 进行了研究[227]。

尽管在一个小的病例系列中有一些获益的证据,但目前尚无 5-羟色胺-去甲肾上腺素再摄取抑制剂治疗 IBS 的 RCT[228]。

7. 抗生素

在两项大型短期治疗试验中,不可吸收抗生素利福昔明在非便秘型 IBS 患者发生的全身症状和腹胀方面均优于安慰剂[132],然而,治疗效果不大,NNT 为 11(见表 122.3)。使用剂量为 550mg,每天 3 次,持续 14 天。该获益似乎可持续至治疗后 10 周。在随后的 RCT 中,使用最多 2 个疗程的利福昔明治疗症状复发也比安慰剂更有效[229],该药物目前已被

FAD 批准用于治疗 IBS-D。

8. 益生菌

有研究表明，结肠微生物群异常可能与 IBS 的发病机制有关，这引起人们对使用益生菌试图自然改变共生生物群落产生了极大的兴趣。一项 meta 分析报道，益生菌的 NNT 为 7[230]。尽管各研究之间存在相当大的异质性，并且使用了不同的菌株和物种，因此很难确定哪些（如果有的话）具有特殊的益处（见表 122.2）。

9. 作用于疼痛受体的药物

一项服用普瑞巴林 250mg、每天 2 次治疗 IBS 的试验报告称，与安慰剂相比，12 周时症状的充分缓解无差异（46% vs 35%，$P=0.35$），但疼痛评分显著降低（28.5 vs 42.2，$P=0.008$），该药物对 IBS-D 有效，但对 IBS-C 无效[231]。加巴喷丁治疗的 IBS 患者表现出直肠顺应性显著增加，以及对腹胀和疼痛的感觉阈值更高[232]。因此，在特别麻烦的疼痛或腹胀患者中可以考虑使用这两种药物（表 122.4）。

表 122.4 IBS 新兴药物治疗方法的选择

药物类别	药物示例	评论
作用于疼痛受体的药物		
钙通道抑制剂	加巴喷丁	普瑞巴林和疼痛评分改善，直肠顺应性增加，疼痛、不适和腹胀的阈值升高
针对内脏高过敏的药物		
血清素合成抑制剂	LX1031	Ⅱ期试验数据阳性，包括有利的不良事件概况，尽管该效应随时间的推移而减弱
CCK-1 拮抗剂	右氯谷胺	在 IBS-C 女性患者中，症状的满意缓解率高于安慰剂组
靶向运动药物		
神经激肽-2 受体拮	lbodutant	在 IBS-D 女性患者中，症状和腹部不适的满意缓解率高于安慰剂组
抗剂 5-HT4 受体激动剂	velusetrag（TD-5108）普卢卡必利那洛必利	普卢卡必利对慢性便秘有效，等待 IBS 患者试验的数据
针对炎症的药物		
肥大细胞稳定剂	酮替芬和依巴斯汀	来自 2 项小型 RCT 的有前景的数据
5-氨基水杨酸	美沙拉秦	针对 IBS 患者进行的精心设计的试验显示无获益
作用于离子通道的药物		
钠-氢离子交换抑	替纳帕诺	在排便频率增加和腹痛改善、疼痛缓解、腹制剂胀和痉挛方面的应答率更高，IBS-C 应答率也显著高于安慰剂
胆汁酸调节剂		
胆汁酸螯合剂	考来维仑和考来替泊	疗效和有限试验数据的病例报告
胆汁酸转运蛋白抑制剂	依洛西巴特	来自便秘患者的有希望的数据
胆汁酸	鹅去氧胆酸盐	健康志愿者数据已证实结肠传输加速

RCT，随机对照试验。

Halland M，Talley NJ. New treatments for IBS. Nat Rev Gastroenterol Hepatol 2012；10：13-23.

10. 新兴药物

替那帕诺（tenapanor）是一种作用于钠氢交换剂的药物。在 IBS-C 的Ⅱ期试验中，在 50mg 每天 2 次的剂量下，就其对增加排便频率和改善腹痛的复合效应而言，似乎是有益的，NNT 为 4（表 122.4）[233]。预计将陆续报告Ⅲ期试验。

Lbodutant 是一种神经激肽受体-2 拮抗剂，可能对 IBS-D 的动力具有有益作用，已在一项Ⅱ期 RCT 中进行了试验[234]。在 10mg 每天 1 次的剂量下，该药物在缓解全身症状和改善腹痛方面的满意度优于安慰剂，但仅适用于女性患者中。

靶向肥大细胞也可能是有益的，一项小型试验表明，与安慰剂相比，组胺-1 受体拮抗剂依巴斯汀可显著缓解症状（39% 比 11%，$P=0.02$）[235]。美沙拉秦也可能抑制 IBS 中的肥大细胞，但 2 项 RCT 未能证明获益[236,237]。

其他治疗包括胆汁酸螯合剂，如考来维仑或考来替泊、胆汁酸转运蛋白抑制剂和泛酸酶补充剂，但其 RCT 很少[238]。无味肠道吸收凝胶（enterosgel）是一种有机硅化合物，是一种可吸收肠道内物质的多孔凝胶样结构。其正在 IBS-D 患者中进行试验。

（四）心理治疗

心理治疗、催眠治疗和认知行为治疗已被认为是治疗 IBS 的有效方法。RCT 的 meta 分析得出结论，这些治疗优于常规治疗或等待列表对照（随访相似但未接受治疗的患者）（见表 122.2）[224]。其他心理治疗如精神压力管理、正念冥想（一种关注当前体验和对身体感觉的非评判意识的技术）和瑜伽已在较少的试验中进行了研究，其疗效目前尚不清楚[239-241]。基于现有文献，出现难治性症状和心理困扰的 IBS 患者，最有可能对此类干预措施产生有益的反应。在病程早期进行心理治疗干预是否有益尚不确定。心理治疗的主要优点是，尽管最初的费用很高，但长期的效益可以抵消成本。

（五）替代治疗

IBS 患者使用了许多不同的替代治疗（见第 131 章）[242]。在 2 项 RCT 中，中草药（包括 7 或 20 种草药的组合）优于安慰剂[243,244]，德国纯植物肠胃调理液（lberogast），也称为 STW 5（是由各种植物提取物的组合，包括苦白烛葵、甘菊花、薄荷叶、藏茴香子、甘草根、柠檬香脂叶、屈曲花、当归根和乳蓟）以及圣约翰草也是 IBS 安慰剂对照试验的对象[245,246]。STW 5 优于安慰剂，但圣约翰草没有任何益处。在三级医疗机构对患有 IBS 的女性进行的一项小型 RCT 中，褪黑素导致的症状缓解率明显高于安慰剂[247]。一项 meta 分析报道，在几项中国研究中，针刺优于药物治疗，但在症状改善方面并不比假针刺对照更有效[248]。肠道菌群移植对一些 IBS 患者有意义，但仍处于实验阶段。最近的小型 RCT 证明，3 个月时应答者的比例较高（65.5% vs 安慰剂组 42.9%，$P=0.049$）[249]，相当于 NNT 5，但未持续 12 个月（56.4% vs 35.7%，$P=0.075$）。不良事件罕见，无严重事件。

八、预后

没有证据表明 IBS 的死亡率会小幅增加[250,251]。在临床实践中，一旦诊断为 IBS，尽管随访时间很长，但通常不需要修改。IBS 患者的中位随访时间为 29 年，仅有 9% 的患者在诊断后中位随访时间为 15 年发生器质性疾病[197]。对 75 例临床诊断为 IBS 的患者随访 10～13 年后，没有一例患者对其症状有其他解释，但 92% 的患者症状没有缓解，47% 的患者接受了重复的结构性结肠评估，但无效[252]。一些 IBS 患者随着时间的推移可自发改善，但通常 IBS 是一种复发性疾病。存在过度的心理痛苦或焦虑以及长时间的抱怨，往往提示预后较差。

（刘军　译，袁农　校）

参考文献

第 123 章　肠梗阻

William Conan Mustain, Richard H. Turnage 著

章节目录

肠梗阻是指肠腔严重狭窄或闭塞导致肠管近端的气体和液体积聚至梗阻点，并由此出现一系列相关的临床症状和体征。梗阻部位、狭窄程度以及潜在病因都会影响该疾病的临床表现、病情自然进展以及治疗方案的选择。肠梗阻原因可分为肠腔内、肠壁或肠腔外原因（详见框 123.1）。无论病因如何，梗阻近端肠腔扩张所致腹痛是最常见的症状[1]。不能缓解的肠梗阻，将会进行性出现对经口摄入食物的不耐受和呕吐，进而导致脱水和严重的电解质紊乱。阻塞部位近端持续扩张最终可导致缺血和/或者肠穿孔。然而，肠梗阻的一些肠外因素可能同时限制血液流向受累肠段，导致早期肠缺血和坏死。尽管仅凭临床病史就可以很容易地诊断肠梗阻，但识别是否存在肠缺血风险仍具有挑战性，这需要专家的临床判断，以避免因延迟诊断，从而带来严重并发症。

由于病因、临床表现和治疗方法的不同，小肠梗阻（small bowel obstruction，SBO）和大肠梗阻（large bowel obstruction，LBO）通常被区分为两种不同的疾病。大部分小肠梗阻是由于肠外因素导致的急性肠梗阻，这使得既往无症状患者，突然出现剧烈的疼痛和呕吐。相反，大肠梗阻最常见的原因是进行性的肠内因素，通常会在数周至数月内出现逐渐加重的便秘和腹胀。在小肠梗阻中，绞窄和由此产生的缺血更加常见，而大肠梗阻更易出现近端肠穿孔，尤其是在回盲部。结肠扭转是个例外，它是一种突发的肠腔外因素，可能迅速发展为绞窄和缺血。

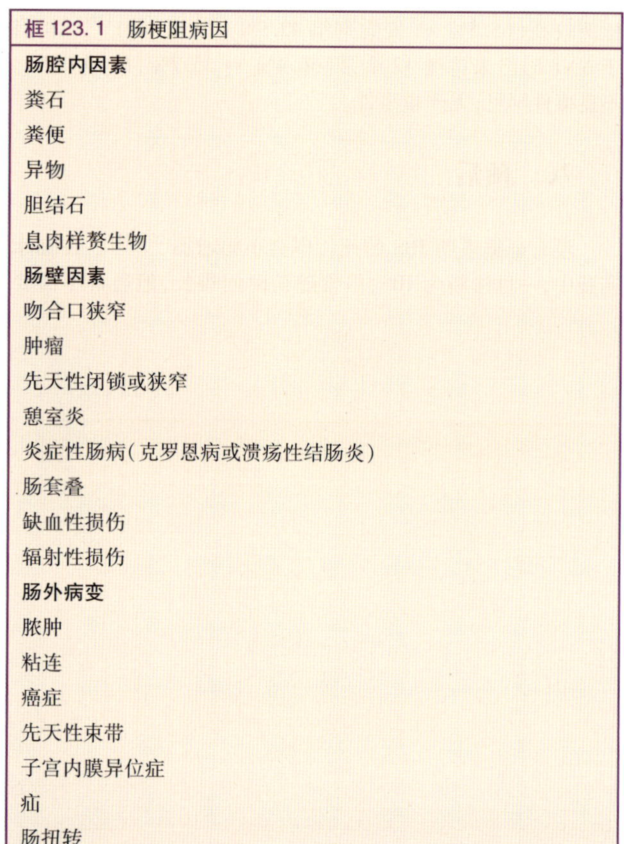

框 123.1　肠梗阻病因

肠腔内因素
粪石
粪便
异物
胆结石
息肉样赘生物
肠壁因素
吻合口狭窄
肿瘤
先天性闭锁或狭窄
憩室炎
炎症性肠病（克罗恩病或溃疡性结肠炎）
肠套叠
缺血性损伤
辐射性损伤
肠外病变
脓肿
粘连
癌症
先天性束带
子宫内膜异位症
疝
肠扭转

肠梗阻的各种分类方案包括急性与慢性、部分性与完全性、低位与高位、单纯与复杂、恶性与良性。但对于患者治疗方案的选择，重要的是肠梗阻“有无缺血”“是否需要手术”。无论梗阻的位置还是病因，按照这两种分类方案对患者进行分类，对选择安全有效的治疗方法是至关重要的。在本章中，仍将使用小肠梗阻和大肠梗阻的传统区别方法，来了解两者最常见的原因，以及在各种情况下对患者的诊断和治疗。

一、急性小肠梗阻

所谓“急性小肠梗阻”，是指因个别事件导致先前正常肠段闭塞，进而导致肠管腔内流动停止并出现突发症状的病例。这需与“慢性小肠梗阻”区别开来，后者存在长期、固定的管腔狭窄，通常在巨大压力下只允许少量以液体为主的内容物通过。当固体物质堵塞先前狭窄的管腔时，慢性小肠梗阻患者可能会出现急性新发症状，但一般通过非手术治疗会得到改善，并且通常比真正的急性小肠梗阻病例更不容易发生局部缺血。急性小肠梗阻的许多原因都涉及肠道血流同时受阻，例如绞窄性疝气或肠系膜带周围的小肠扭转，这些可能会

迅速进展为缺血、坏死和弥漫性腹膜炎。然而，只要能够实现积聚气体和肠液的近端减压，急性肠梗阻本身仍然是一种所谓的“简单”梗阻，没有缺血的风险。

（一）流行病学和病因学

美国每年因小肠梗阻住院的人数为 224 015~344 080 人，虽然急性小肠梗阻成为了重大医疗保健的负担，但在过去 25 年间，其发病率每年保持稳定[2]。大多数患者会前往急诊科就诊，在急诊科以腹痛为主诉的患者中，肠梗阻约占 2%[3-4]。诊断为小肠梗阻的患者有大约 25% 的比率需要在入院期间手术[4]。小肠梗阻的粘连松解术是仅次于阑尾切除术、胆囊切除术和部分结肠切除术的第四大常见急诊手术[5]。在近期回顾性研究中，接受手术治疗的小肠梗阻总死亡率仍然很高，约为 5%[4,6-7]。

成人急性 SBO 最常见的原因是既往手术造成的粘连。其他常见的原因分别是克罗恩病、嵌顿疝和恶性肿瘤[8,9]。先天性闭锁通常出现在新生儿早期。在一般儿童群体中，肠套叠、先天性肠旋转不全引起的中肠扭转和嵌顿疝是无腹部手术病史儿童肠梗阻最常见的原因（详见第 98 章）[10,11]。

（二）病理生理学

急性小肠梗阻的生理结局很大程度上取决于阻塞的位置和持续时间。在十二指肠和空肠近端梗阻中，胃出口梗阻的症状占主导地位，早期表现为顽固性呕吐和钠、钾、氯的迅速丢失。如果不及时治疗，会导致严重的代谢紊乱、脱水，甚至死亡。1912 年，Hartwell 和 Hoguet 证明，充分的液体复苏可以减轻近端小肠梗阻严重并发症的发生。在一系列动物实验中，作者发现在十二指肠远端闭塞而没有肠壁缺血的情况下，狗通常在 2~3 天后死亡。然而，通过皮下注射生理盐水来补充流失的液体，这些狗通常能存活 3 周以上。他们认为生理盐水的作用机理是稀释血液中的有毒物质[12-14]。1925 年，Gamble 和 Ross 提出了近端梗阻伴随有水、钠、氯的严重紊乱，并证明了近端小肠梗阻的死亡原因是脱水而非吸收的毒素[15]。

然而，在远端小肠梗阻中，仅补充液体和电解质，不足以避免并发症的发生。正如 Dr. Owen Wangensteen 所说的那样，通过 20 年的实验工作，他在 1942 年出版的关于肠梗阻的里程碑式的著作中总结到，小肠进行性膨胀导致静脉淤血，黏膜完整性受损，细菌易位，并最终导致肠壁缺血坏死[16]。Wangensteen 证实在远端小肠梗阻中，吞入的空气是肠道扩张的主要来源。在一个经典的实验中，狗接受颈部食管造口术（保留远端缝合的食管），然后闭塞远端回肠。食管完整的狗在回肠闭塞后，尽管已进行液体复苏，但仍在第 10 天死亡。而次全食管造口术在维持盐-葡萄糖溶液情况下，狗存活了 8 周，且没有近端肠管扩张的迹象。这些观察结果使人们认识到排出梗阻近端吞入的空气和体液的重要性，并最终开发出了 Wangensteen 持续鼻胃肠管吸引术，这一措施彻底改变全世界小肠梗阻的治疗策略[17]。

肠梗阻发生后 4~6 小时内，显微镜下出现上皮细胞损伤，8~12 小时内进展为局灶性上皮细胞坏死[18]。上皮细胞损伤是由一系列炎症细胞因子（包括 TNF-α、干扰素-γ 和超氧阴离子[19-22]）介导的，通过破坏上皮细胞之间的紧密连接导致肠黏膜通透性增加。TNF-α 已被证明能上调肌凝蛋白轻链激酶，引起紧密连接的重组，并在许多疾病模型中与细菌易位有关[23-25]。细菌向肠系膜淋巴结和全身器官易位，与上皮屏障减弱和阻塞管腔中的细菌过度生长有关[26]。在 Deitch 的一项研究中，近 60% 因小肠梗阻而进行开腹手术的患者，肠系膜淋巴结中存在肠道细菌，主要是大肠杆菌，而因其他原因行开腹手术的患者中只有 4% 肠系膜淋巴结中存在肠道细菌[27]。实验研究同样证明，在急性小肠梗阻动物模型中，细菌易位率很高[28,29]。总之，这些数据与肠道细菌易位导致小肠梗阻败血症结果的假设一致。

慢性肠梗阻最严重的后果是缺血导致坏死和穿孔。肠壁进行性膨胀导致张力增加，静脉流出量减少。随着时间的推移，静脉流出受损将导致毛细血管流动能力丧失，从而导致肠道黏膜低灌注和缺血[30]。然而，在急性 SBO 的多种原因中，单就持续性肠膨胀就足以引起这种缺血，并可波及大面积的肠黏膜，如果早期就出现静脉回流受阻，其病情进展就更快。绞窄性疝、肠扭转和其他类似“闭袢性”的梗阻可迅速发展为明显的肠缺血、穿孔和弥漫性腹膜炎。关于肠缺血的进一步病理生理学信息见第 118 章。

（三）临床特征

急性 SBO 的临床表现取决于梗阻的程度、位置和病因。典型的四联症状是腹部绞痛、呕吐、腹胀和便秘，进而发展为顽固性便秘[31]。在一项大型单中心研究中，300 例急性 SBO 患者中最常见的症状是腹痛（92%）、呕吐（82%）、腹部压痛（64%）和腹胀（59%）[1]。疼痛通常为全腹弥漫性或肚脐周围，呈阵发性，并逐渐发展为持续性。近端梗阻常伴有大量呕吐和胆汁性呕吐，而腹胀和含有肠内容物的呕吐则提示远端梗阻。急性梗阻，特别是由外源性压迫引起的梗阻，可刺激结肠排空，患者常诉在症状出现前后有稀便排出。不全性梗阻的患者可能继续排气排便。全面的病史和手术史是评估疑似 SBO 患者的必要条件。Scandinavian 的一项纳入 1 300 多名腹痛患者的前瞻性研究证明，既往有腹部手术史是急性 SBO 诊断最重要的预测因素[32]。药物使用、近期疾病、创伤或代谢紊乱都可引起肠梗阻和假性肠梗阻（详见第 124 章）。既往有放疗或已知的克罗恩病病史可将慢性肠狭窄纳入鉴别诊断。

一般来说，急性 SBO 患者会出现躁动和急性发作，通常伴有脱水和全身炎症的症状。心动过速和轻度低血压是常见的症状。代谢性酸中毒可导致代偿性过度通气。发热是一种不祥的征兆，应警惕肠缺血或肠穿孔的发生。腹部听诊可闻及响亮的肠鸣音和气过水声，即在扩张的充满液体的肠道中流动的液体发出的飞溅声。随着肠壁张力的增加，液体撞击肠壁的回响声，听诊时可听到似金属的叮当声[33]。叩诊可显示充满空气的胃和小肠的鼓音。尽管患者通常缺乏其他原因引起的急腹症的典型定位腹膜炎体征，但可能会出现全腹压痛。出现反跳痛、腹肌紧张和其他腹膜炎的迹象时提示绞窄，需要紧急进行剖腹探查或腹腔镜检查。应仔细检查腹部是否有手术瘢痕或可触及的肿块，并需要进行直肠指诊以排除粪便嵌塞或直肠远端肿块。必须仔细检查腹股沟，因为出现 SBO 症状的患者在腹股沟管或腹股沟韧带下方的压痛肿块是斜疝,除非另有证明不是绞窄性疝。

(四) 实验室检查

对疑似 SBO 的患者应进行全血细胞计数和全面的代谢检查,包括血清电解质、血尿素氮、肌酐,以及肝脏生化检查、淀粉酶和脂肪酶,这有助于发现腹痛和呕吐症状的其他可能原因。患者通常会出现轻度白细胞增多,以及伴有肾前性氮质血症的血液浓缩。代谢性酸中毒可能是由于全身血液灌注不足所致。血清乳酸水平升高提示肠缺血(见第 118 章)。降钙素原是一种急性期蛋白,被认为是 SBO 肠缺血和非手术治疗失败的可预测因子,入院血清降钙素原水平≥0.57μg/L 可预测是否需要手术治疗[34-36]。育龄女性患者应做尿妊娠检查。

(五) 影像学检查

对疑似患有急性 SBO 时,行影像学检查的目的是多种多样的。当务之急是识别危及生命的需要急诊手术干预的病症。一旦排除急症,检查目标变成明确阻塞的病因,并且区分可能对非手术治疗有效的病例和需要手术干预的病例。最后,在那些需要干预的患者中,影像学可以预测病变的程度和位置,并影响治疗方案的选择。

1. 腹部平片

在体格检查和血清学检查后,腹部平片是一种有用的、准确的、廉价的诊断检查,可用于评估疑似 SBO 的患者。患者平卧位和直立位拍摄的照片可证实肠梗阻的存在,并提示肠梗阻的位置(小肠或大肠),确定肠梗阻的病因(异物、结肠扭转),以及排除气腹的存在,如果存在气腹,则提示肠穿孔。据报道,腹部平片诊断 SBO 的准确性在 50%~86%[33-39]。Thompson 等最近的一项研究发现,腹部平片的平均敏感性、特异性和准确性分别为 82%、83% 和 83%,与初级工作人员和培训生相比,高级放射科医生检查的准确性显著提高[40]。

SBO 的典型影像学表现包括多处扩张、充满气体或液体的小肠袢,伴有低张结肠(图 123.1)。小肠袢直径>2.5cm 即可认为是扩张的。常可见气液平,可以是小的气液平,也可以出现在多个肠袢内,或在同一肠袢内的不同高度出现阶梯状气液平。当少量空气被存留在充满液体的小肠环形褶皱之间时,可看到似"串珠"或"珍珠串"的低密度影[39-41],这是 SBO 的高度敏感征象。Lappas 和他的同事评估了与 SBO 相关的 12 个影像学征象,发现同一肠袢中不同高度的气液平,和平均气液平直径为 2.5cm 最能预测高位的部分性或完全性 SBO[38]。

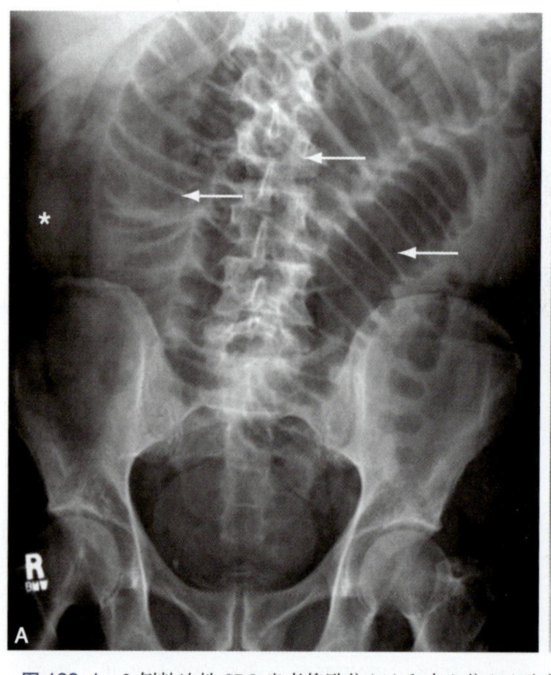

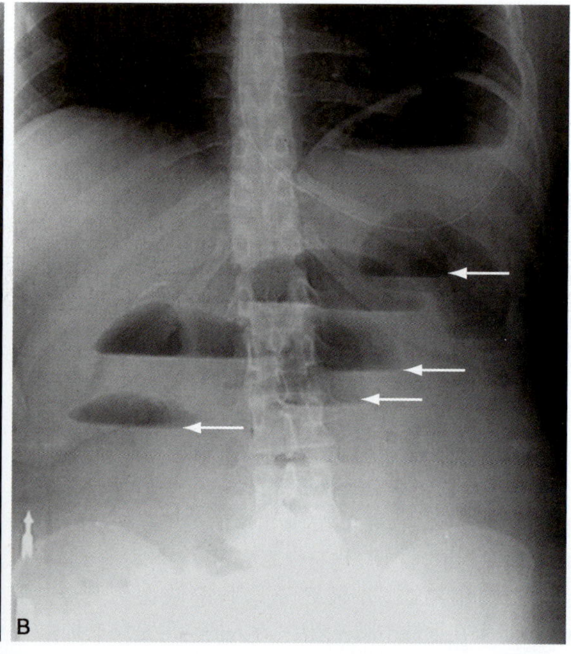

图 123.1　2 例粘连性 SBO 患者仰卧位(A)和直立位(B)腹部平片。A,充气膨胀的小肠袢(箭)和塌陷的结肠(星号标记处)。注意,小肠褶皱(环状襞)通常完全横跨肠袢;B,在结肠非膨胀状态下,扩张的小肠袢(箭所指处)出现多个气液平

2. CT

大量研究证明了 CT 在 SBO 诊断中的有效性,显示出较高的敏感性和特异性[42-45]。CT 技术的进步,使得更薄的断层图像能够在任何平面上重建高分辨率图像,进而提高了图像分辨率和诊断的可信度[46,47]。CT 在诊断重度 SBO 或完全性 SBO 方面是非常准确的,并且能够提供有关梗阻位置和病因的重要信息。除了极少数例外,所有怀疑 SBO 的患者都应该进行 CT 检查[48]。

传统上,腹部 CT 对疑似 SBO 的评估仍然很常用,包括常规使用高衰减的口服造影剂。但这种方法存在许多问题,包括患者无法耐受口服造影剂造成的呕吐,造影剂实际到达梗阻位置的概率低,以及随后扫描操作时间较长,可能会导致医疗决策的严重延误。越来越多的人认识到,在评估腹部和盆腔疼痛(包括疑似 SBO 病例)时,无论有无口服造影剂,多层 CT 准确性仍然非常高[49,50]。在梗阻的肠管中,低密度液体和空气通常与正常强化的肠壁可以形成良好的对比。考虑到

大多数疑似SBO患者的CT检查都是在急诊科进行的，取消这一耗时的口服造影剂步骤，可以缩短检查时间、减少治疗花费，并且避免检查人员过度拥挤[51]。根据美国放射学会的适用性标准，目前不推荐在疑似重度肠梗阻的评估中使用口服造影剂[50]。

在无造影剂过敏或肾功能不全等禁忌证的情况下，应进行静脉造影的增强CT检查，以评估肠系膜血管的通畅性和炎症或缺血的迹象[39,52]。增强CT可提示肠壁是否有强化，对预测肠黏膜有无缺血具有高度特异性，比其他CT征象更能预测缺血（见图123.2）[53]。如果当肠壁有出血性坏死区域时，增强CT会出现低密度影，可以提高其缺血病灶的检出率[54]。而平扫CT诊断价值是有限的，只有大的肿瘤，隐匿性疝，肠道积气和气腹可能被看到并指导医生立即进行处理。如果经腹部平片诊断为急性SBO的患者在就诊时发现有急性肾前性肾损伤，但无血流动力学不稳定或缺血迹象，则CT可推迟数小时，以允许静脉补液治疗，等待静脉补液充分后，再行增强CT，比立即进行平扫CT可能会获得更有意义的信息。

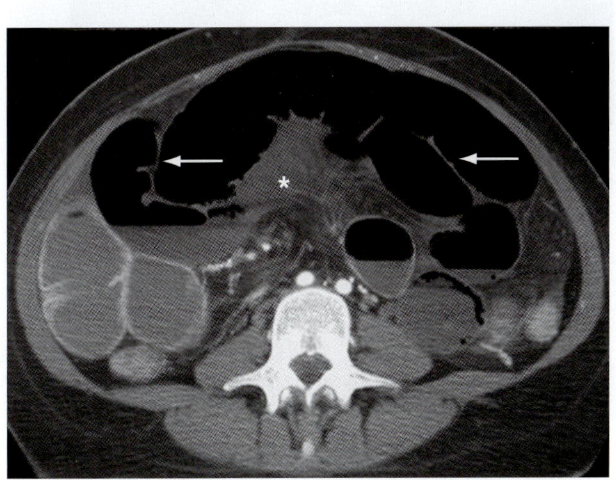

图123.2 CT图像提示小肠绞窄性梗阻。增强CT动脉期见一长段梗阻性肠壁未强化（箭所指处），提示肠壁灌注不良。注意高密度肠系膜影内的液体影（星号处）。在手术时发现小肠扭转和灌注不足

机械性SBO的CT表现见框123.2，如图123.2～图123.4所示。近端肠袢扩张，充满液体或气体，远端肠袢塌陷，这支持肠梗阻的诊断。在不同直径的肠袢之间可以找到一个过渡点（见图123.3A）。过渡点的锥形肠管可形成鸟嘴形（见图123.3A），对该区域的彻底检查可提示梗阻的原因。小肠"粪便征"指的是在低位梗阻近端扩张的肠内或肠缺血的情况下，出现类似大便样颗粒物质和气体的混杂物（见图123.4C）[55,56]。肠袢呈U形或C形扩张，肠系膜血管呈放射状分布，并向扭转点汇聚（见图123.3B）[57]，提示闭袢性肠梗阻或小肠扭转。漩涡征[58]也提示肠扭转，是指肠道在肠系膜旋转时形成一团旋转的软组织和脂肪团块影（见图123.4B）。虽然腹膜粘连在影像学检查中没有特异性征象，但若存在有无法解释的过渡点，则强烈倾向于粘连性梗阻。

框123.2 SBO患者的CT表现

单纯性完全性肠梗阻

近端肠扩张；过渡区不连贯，并且过渡区无口服造影剂通过，伴有远端小肠塌陷；结肠含少量气体或液体；小肠粪便征

闭袢性肠梗阻

肠壁改变

呈U形、充满液体扩张的肠袢；漩涡征：肠系膜紧紧缠绕在塌陷的肠段周围；鸟嘴征：肠梗阻处纵切面呈梭形逐渐变细；在肠梗阻处两个相邻塌陷的肠袢可呈圆形、椭圆形或三角形

肠系膜改变

多个扩张的肠袢呈放射状分布，肠系膜血管扩张和增厚，向梗阻点汇聚

绞窄性肠梗阻

肠壁改变

平扫肠壁增厚，肠壁密度减低；靶征或晕征：密度略有不同的同心环；线状肠气积征；增强CT显示肠壁呈低密度影或无强化改变；梗阻肠袢呈锯齿状鸟嘴形

肠系膜改变

从肠系膜血管模糊，肠系膜血管淤血或出血引起肠系膜脂肪上的血管闭塞；肠系膜血管弥漫性充血；肠系膜血管走行异常

其他改变

大量腹水；CT示高密度影腹水

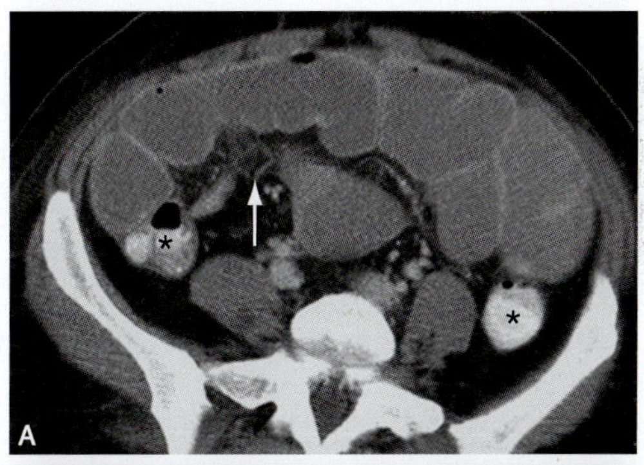

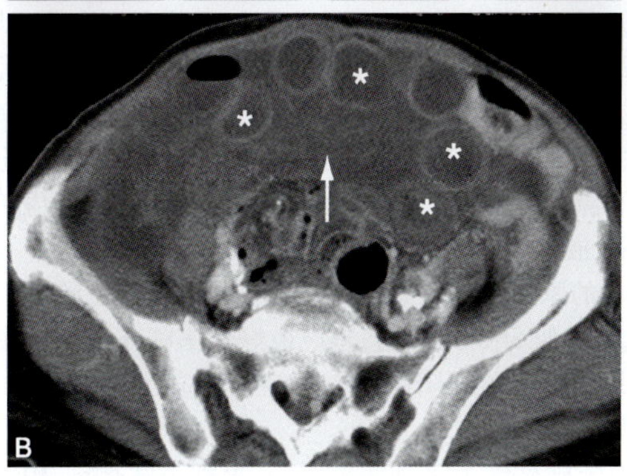

图123.3 单纯性SBO（A）和闭袢性SBO（B）的CT轴向图像。A，小肠在过渡点（箭）近端扩张，远端塌陷。直肠造影显示结肠（星号处）；B，充满液体扩张的小肠袢（星号处）呈放射状排列，有几个呈同心圆形肠壁增厚和黏膜下水肿。肠系膜脂肪完全消失（箭所示）。手术已切除梗死的回肠

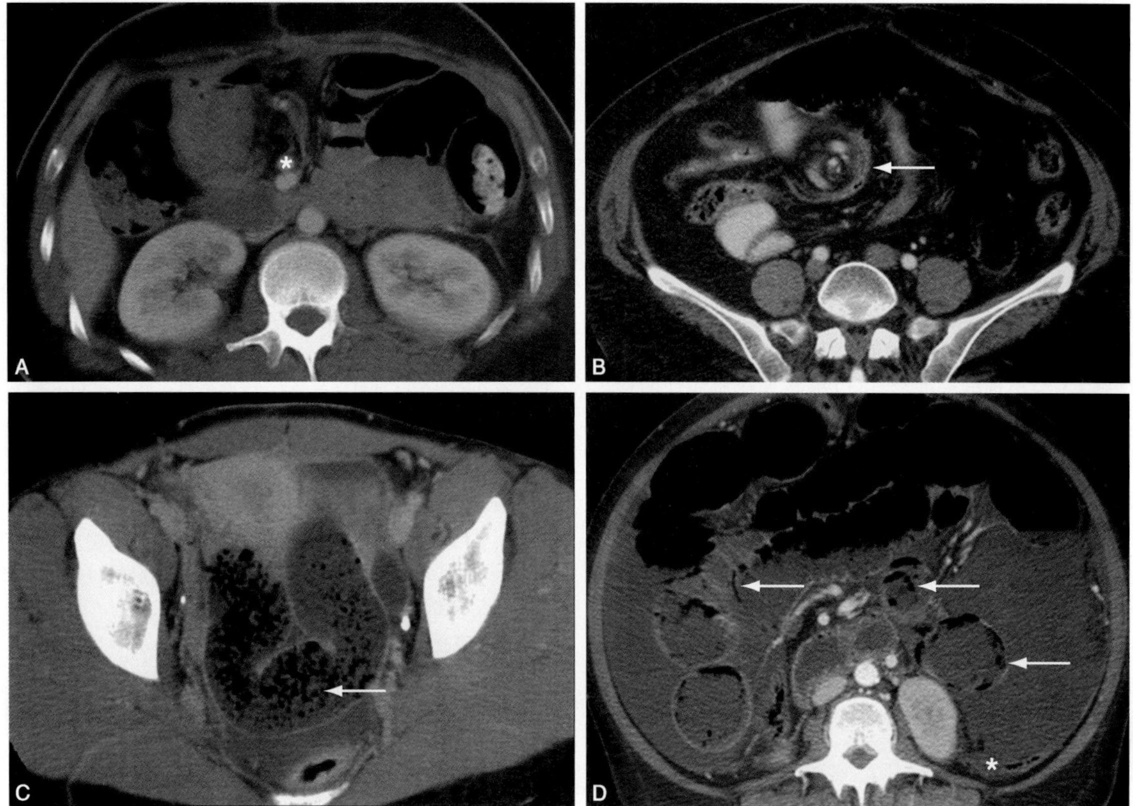

图 123.4　SBO 的 CT 表现。A，肠系膜血管位置异位：肠系膜上动脉（星号处）位于肠系膜上静脉前方；B，漩涡征（箭所示）；C，小肠粪便征（箭所示）；D，线状肠壁积气征（箭所示）和大量腹水。结肠（星号处）塌陷（见表 123.2）

许多经典的 CT 征象可以用于区分单纯性和绞窄性 SBO（见表 123.2）[59-61]；这些表现包括肠壁环周增厚和水肿（见图 123.3B）、腹腔积液（见图 123.4D）、肠系膜充血、内脏血管走向异常（见图 123.4A）、肠壁强化不一致（见图 123.2）和肠道结构改变提示闭袢性肠梗阻或肠扭转（见图 123.3B）。在绞窄性肠梗阻自然史的晚期，可见门静脉与肠系膜静脉汇合处积气、气腹、线状肠壁积气征（见图 123.4D），提示可能出现了广泛肠坏死。

3. 超声

近年来随着美国床旁超声在急诊科的利用率迅速增加，用于指导临床治疗各种疾病成为了可能。由于成本低，使用方便，又缺乏电离辐射，人们对其用于肠梗阻的诊断越来越感兴趣。超声检查发现肠袢扩张的敏感性>90%，发现肠蠕动减弱的特异性>50%[62,63]。在超声检查中可以发现肿瘤、克罗恩病、嵌顿疝和肠套叠，但在大多数情况下超声检查不能明确 SBO 的原因[63]。在设备现成且操作人员有足够经验的情况下，对疑似 SBO 的病例，超声最好用于临床筛查。在大多数病例中，超声提示阳性结果时，应随即进行 CT 检查。

4. 磁共振

由于成本高，检查所需时间长，可利用性有限，MRI 通常不适用于急诊情况下 SBO 的诊断。磁共振小肠造影（MR enterography，MRE）对克罗恩病和辐射相关损伤背景下的慢性狭窄的定性是有用的，并将在接下来的章节中详细讨论。

（六）早期管理

一旦根据病史、体格检查和影像学诊断出急性 SBO 时，早期治疗旨在恢复血容量和降低肠道压力。可以通过静脉滴注等渗液体和放置鼻胃肠管对肠道进行减压来完成。同时应放置导尿管监测尿量，并进行一系列血清学检查，以明确血清电解质及酸中毒是否纠正。鼻胃肠管的放置可有效缓解腹胀和腹痛，并可降低频繁呕吐造成的误吸风险。一些数据表明安置空肠管于小肠内，比标准鼻胃肠管减压效果更有效。

一旦 SBO 明确，即使在明确其梗阻原因之前，就可以开始这些早期治疗。事实上，一旦液体复苏和减压开始，下一个问题就不是“为什么这个患者会有急性 SBO?”，而是“这个急性 SBO 患者是否有肠道黏膜缺血?”如果这个问题的答案是“是”或“可能”，则应进行手术治疗，术中可以明确梗阻的病因。然而，如果答案是“没有”或“还没有”，则应继续进行内科治疗，同时应进一步检查以明确阻塞的原因。SBO 的确定性管理治疗取决于具体病因。

（七）SBO 的具体原因

1. 粘连

既往手术引起的腹腔粘连是西方国家急性 SBO 最常见的原因。据估计，美国每年有近 100 万住院患者和超过 23 亿美元的住院费用是粘连性 SBO 直接导致的[65]。在一项对 10 万多名接受盆腔手术患者的系统回顾和 meta 数据分析显示，术后 SBO 的发生率为 9%，其中 56% 的病例是由粘连引起的[66]。因粘连性 SBO 接受手术的患者中，梗阻复发的风险很高，约 15% 的患者在手术后 5 年内因 SBO 再次入院，10 年后上升到近 20%[67,68]。

粘连是由于损伤或感染刺激了脏层或壁层腹膜。当腹膜受损时，一个复杂的过程随之而来，涉及多种类型细胞、细胞因子、凝血因子和蛋白酶，所有共同作用来恢复组织的完整性。纤维蛋白的沉积和随后的降解是决定正常腹膜愈合和粘连形成的关键步骤。纤维蛋白沉积是由凝血酶将纤维蛋白原转化而形成的，这是凝血级联反应被激活的结果。随后，在各种纤溶酶原激活物的介导下，纤溶酶原裂解为有活性的纤溶酶，降解纤维蛋白。如果损伤 5~7 天纤维蛋白未完全降解，未降解的纤维蛋白就会形成网络支架，以便纤维母细胞附着其上分泌胶原蛋白，及毛细血管在其生长，最终形成腹膜粘连。纤溶酶原激活物抑制剂（plasminogen activator inhibitor，PAI）-1 和 PAI-2 对纤溶酶原激活的抑制被认为是术后粘连发生的原因之一[69]。

粘连形成和后续粘连性 SBO 形成的风险似乎与腹膜损伤的程度和位置有关。仔细处理组织，细致止血，减少手术时间，避免污染是减少腹膜炎和粘连形成的基本手术原则。由于同样的原因，腹腔镜手术比开腹手术产生的粘连更少[66]。最近一项前瞻性全州范围的研究发现，2003—2010 年在纽约接受结直肠手术的患者，腹腔镜术后 3 年 SBO 发生率为 3.5%，开腹手术为 5.8%，开腹手术的风险比为 1.34（95% CI，1.20~1.49）[70]。局限于上腹部的手术，如胃手术和肝胆手术，其粘连并发症比结直肠和妇科手术少[71]。在纽约的同一项研究中，粘连性 SBO 的发生率随切除肠管长度不同而有显著差异，节段性结肠切除术的发生率低至 4.4%，而直肠结肠切除术的发生率高至 15.6%。

粘连可能由一层结缔组织薄薄、含有血管和神经组织的厚纤维带或两个器官表面之间的直接接触形成。粘连造成的梗阻要么是由组织直接压迫肠腔，要么是由固定点周围组织扭转和肠扭转造成的（图 123.5）。绞窄和随后缺血的风险取决于肠管阻塞是否伴有肠系膜血管的阻塞。粘连的不良后果不仅限于 SBO，还可能包括慢性腹痛、不孕不育和后续手术中肠道损伤的风险。近年来由于手术负担重，术后粘连的一级预防越来越成为关注焦点。腹腔镜手术在减少粘连方面的益

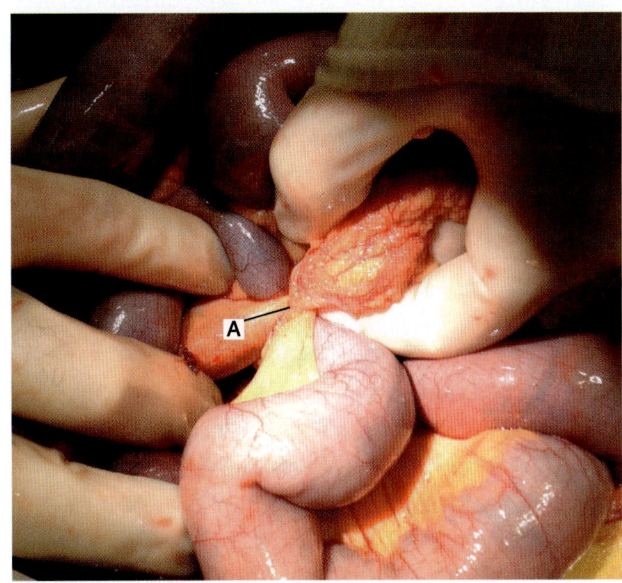

图 123.5　粘连引起的 SBO。注意单束网膜（A）系在小肠上，导致小肠梗阻远端缺血，但仍可存活

处越来越得到认可，前瞻性试验表明，许多市售的抗粘连屏障可以减少粘连和术后粘连性 SBO 的发生率[69,72]。然而，尽管过去 20 年来腹腔镜和抗粘连屏障在腹部和盆腔手术中的应用越来越多，但 SBO 和粘连松解手术的住院率一直保持稳定[2,73]。

（1）管理原则

也许任何其他原因所致 SBO，都不会像粘连性 SBO 那样对手术干预的需要和时机带来如此多的不确定性。高达 80% 的粘连性 SBO 病例通过保守治疗可自行缓解，这一比例远高于其他原因的肠梗阻。然而，一些粘连性 SBO 不能仅靠减压来解决，患者最终需要手术来缓解症状。此外，尽管许多粘连性 SBO 仍然是“单纯性”阻塞，没有血管损害的因素，但有一定比例的病例与绞窄有关，如果不及时治疗，将发展为坏死和腹膜炎。手术中对肠缺血或坏死的延迟认识与肠绞窄的发病率、死亡率的显著增加有关[74]。无法正确识别这部分患者将导致无法挽回的严重后果。自从这种经典教训病例首次被写入外科教材以来，检测肠黏膜缺血的能力已经有所提高，但如果手术中未能及时诊断并进行适当治疗的病例，仍然是与 SBO 相关医疗事故指控诉讼中最常见的原因[75]。

临床医生在评估粘连性 SBO 时所面临的问题与其他肠梗阻相似：首先，“是否存在缺血?”第二，“不做手术能解决问题吗?”在粘连性 SBO 中，回答这些问题可能比其他原因造成的阻塞更具有挑战性，确定谁需要手术以及何时进行手术仍然是一个难题。肠道黏膜缺血没有及时进行手术治疗会有明显的不良后果，但非必要手术治疗的患者却进行了外科处理也有同样不良后果，包括出血、肠道黏膜损伤、吻合口瘘或感染等风险。手术还会造成额外的粘连，并有未来发生阻塞的风险。在没有可疑缺血的情况下，决策甚至会更加困难。一些患者可以通过非手术治疗安全管理超过 10 天[74,76]。然而，如果不及时进行手术，可能会导致住院时间延长，使患者更虚弱，在需要手术时身体条件更不适合进行手术。此外，多项研究表明，在接受非手术治疗的患者中，SBO 复发更快、更频繁。

目前已有多种指南来指导粘连性 SBO 的治疗[76-78]。总的来说，这些指南一致建议立即进行腹部平片以明确 SBO 的诊断并排除穿孔，随后进行早期 CT 扫描以排除 SBO 的其他原因，并寻找绞窄迹象或无法保守治疗的可能因素。临床表现和影像学证据显示肠缺血的患者应立即接受手术治疗；没有这些证据的患者接受液体复苏和鼻胃肠管减压的非手术治疗。越来越多的研究表明，早期手术可以改善临床预后并节省成本，这证明了早期手术决策的益处[6,79]。大多数不做手术的患者在 2~3 天内就能痊愈。世界急诊外科学会关于粘连性 SBO 的指南建议将非手术治疗限制在入院后 72 小时内[76]。对于使用辅助剂如水溶性造影剂（water-soluble contrast，WSC）或降钙素原检测以更快地确定是否需要手术，文献中存在分歧。很可能仅仅拥有一个标准化的方案就能最大限度地减少临床可变性，让需要手术的患者及时进入手术室，这与任何其他检查一样重要。

（2）水溶性造影剂的作用

高渗透性 WSC-泛影酸盐是一种常用钡剂的替代品，用于胃肠道成像。市售的胃肠造影剂（泛影葡胺和泛影葡胺钠溶

液，Bracco Diagnostic Inc.，Monroe Township，NJ）通过鼻胃肠管注入或灌肠，可以在透视或 CT 上看到。WSC 在粘连性 SBO 治疗中有两个方面的潜在益处。首先，它可提供肠道梗阻是否完全的信息。造影剂从胃到结肠的客观证据能够加快鼻胃肠管拔除和恢复饮食的时间，从而缩短住院时间。其次，一些作者指出，WSC 的高渗性液体流经管腔时，可减轻管壁水肿，增加狭窄区域的静水压，有助于缓解部分肠梗阻。因此，WSC 经常被描述为对粘连性 SBO 具有诊断和治疗双重作用。

许多研究分析了在粘连性 SBO 治疗中使用标准化 WSC 方案的潜在益处，结果不一。Ceresoli 和同事[80]对 WSC 在粘连性 SBO 中作用的前瞻性试验，进行了系统回顾和 meta 数据分析。作者总结道，从诊断的角度来看，WSC 在右半结肠的检查结果对成功非手术治疗的敏感性、特异性和阳性预测值分别为 92%、93% 和 98%。此外，关于治疗价值，作者指出给予 WSC 的患者的手术需求、非手术住院时间、总体缓解时间和总住院时间显著减少。相比之下，Scotté 和同事[81]在法国北部的 4 个中心进行的一项前瞻性、多中心、安慰剂对照的随机临床试验[急性肠梗阻（acute bowel obstruction diagnostic，ABOD）诊断研究]，得出了不同的结论。该研究将 121 名患者随机分为两组，分别在鼻胃肠管减压 2 小时后接受 100ml 的 WSC 或生理盐水。随访患者造影剂通过结肠的影像学证据和临床症状。造影剂到达盲肠或肠道动力恢复的患者采用保守治疗。那些担心肠绞窄、造影剂推进失败或症状持续存在的患者在 48 小时后接受手术治疗。作者发现两组患者的手术干预率无差异（WSC 组 24% vs 生理盐水组 20%，$P=0.534$）。他们也发现手术干预时间、恢复饮食时间和出院时间没有差异。将他们的数据与 1994—2015 年发表的 10 个随机临床试验的结果结合起来，作者得出的结论是，WSC 在减少手术干预率和住院时间方面没有益处。

如前所述，在粘连性 SBO 中，延迟决策具有不良后果，即延长了本该进食和出院的非手术患者的住院时间，推迟了实际需要手术治疗的患者，出现不可避免的结局，或恶化的结果。制订一种方案，迫使临床医生在给患者开放饮食和带他们去手术之间作出抉择，可能会有好处。WSC 顺利通过梗阻点到达结肠，对粘连性 SBO 的非手术成功缓解，具有很高的预测价值。如果这一发现能帮助临床医生更自信地拔出鼻胃肠管，并给患者开放饮食，而不是考虑腹胀的程度或鼻胃肠管吸入物的颜色，那么它很可能是这种方案的一个有益的辅助检查手段。没有明确的证据表明，当粘连性 SBO 存在时，WSC 降低了需要手术的风险。

（3）粘连性 SBO 的外科治疗

任何 SBO 手术的目的都是缓解可逆性缺血，切除任何无法存活的肠管，恢复正常的肠运输功能。粘连性 SBO 的主要治疗方法是经腹中线开腹，切开粘连，必要时切除病变肠管，同时行断端肠管吻合。通常梗阻近端肠管扩张和远端肠管呈低张状态，即为梗阻点（见图 123.5）。粘连松解的范围仍然是一个有争议的问题，因为存在有漏诊潜在梗阻点的担心，及肠管切除术过多的风险，在两者之间找到平衡将是比较困难的，尤其是术后仍有可能再次发生粘连。如果没有明显坏死的肠管，应在肠梗阻解除几分钟后评估肠管存活能力。肠管表面血管恢复正常颜色、出现蠕动和动脉搏动提示受累节段是存活的。在静脉注射荧光素后，用多普勒流量计检测肠系膜对侧肠管表面的血流和用 Wood 灯检查肠道，是评估梗阻肠段是否存活的其他有用的技术。

腹腔镜治疗粘连性 SBO 有多个潜在的优势，包括更少的疼痛、更快的肠功能恢复、更短的住院时间、更少的伤口并发症和更少的术后粘连。然而，腹腔镜治疗 SBO 的广泛应用受到了技术上的限制，因为在处理明显膨胀的肠袢时遇到了技术上的困难。腹腔镜安全进入腹膜腔并充分显示腹腔情况，避免腔镜器械对肠管造成损伤，这些都是在梗阻情况下遇到的挑战。目前还没有关于开腹和腹腔镜下粘连松解术的随机对照试验，证明腹腔镜的确切益处或增加肠道损伤的风险。

近期一项基于人群分析研究了 2005—2014 年，在加拿大 Ontario 接受粘连性 SBO 手术的 8 584 例结果显示[82]：只有 7.8% 的患者接受了腹腔镜治疗，但在研究期间腹腔镜手术的比例从 2005 年的 4.3% 增加到 2014 年的 14.2%。接受腹腔镜手术的患者 30 天死亡率显著下降（3.9% 比 7.2%，$P<0.0001$），严重并发症发生率也显著下降（10.8% 比 15.0%，$P=0.003$），住院时间也显著缩短。然而，重要的是腹腔镜方法有着较高的肠修复率（18.4% 比 11.4%，$P<0.001$）和肠切除率（42.6% 比 36.2%，$P<0.0009$），在多变量分析中，腹腔镜被认为是肠管干预的独立风险因素。在亚组分析中，接受腹腔镜手术而不进行肠管切除的患者预后好，但那些接受腹腔镜手术且进行肠管切除的患者，比接受开腹手术但不进行肠管切除的患者，有更高的严重并发症发生率。

对于肠管血流动力学稳定的患者，应采用开放式腹腔镜检查，但应随时准备好行开腹手术。对于首次发作和/或预测为单带粘连（例如阑尾切除术或子宫切除术后的 SBO），腹腔镜下粘连松解术的成功率可能更高[76]。

2. 疝

在西方国家，嵌顿性或绞窄性疝引起的急性 SBO 的百分比一直在下降，这主要归功于常规应用择期疝修补术[8,9]。然而，与粘连相比，疝是导致急性 SBO 较少见的原因，但是绞窄的风险和手术干预率对于疝引起的 SBO 的患者来说是很高的。Foster 和他的同事回顾了加州全国卫生规划和发展办公室的数据，报道 1 年内 7 935 例急性 SBO 手术中，疝修补术包括或不包括小肠切除术，占 44.5%[4]。在所有因 SBO 接受手术的患者中，嵌顿疝有高达 75% 的病例伴有肠缺血，超过 25% 的病例伴有肠坏死[8]。

疝可以是先天性的或后天获得性的，可位于腹壁外或腹壁内，如腹膜、肠系膜或网膜的薄弱处。最常见的腹壁疝有腹股沟疝、切口疝、脐疝和股疝。先天性内疝多为十二指肠旁疝或经 Winslow 孔疝。最常见的内疝是医源性的，手术中有分裂肠系膜时会导致内疝发生，如 Roux-en-Y 胃旁路手术、结肠切除术或胰十二指肠切除术[83,84]。肠道进入闭孔管或坐骨切迹是一种少见但预后良好的 SBO 的潜在原因[85-89]。

当肠袢从疝口进入时，如果能自行或手动回到正常位置，则称为可复性疝；如果不能，则为嵌顿疝。单纯嵌顿并不一定需要急诊手术治疗，宽颈疝可能包含数个不可还原的肠袢，如果只有鼓包外没有其他症状，没有肠管扩张和血液供应未受影响，就不需要急诊手术。当疝颈部的肠袢受到挤压而导致任何程度的缺血或肠梗阻时，就可能会发生肠绞窄现象[90]。嵌顿、梗阻或绞窄的风险取决于疝的大小和位置，较小的疝风险更大。高达 40% 的股疝在初次出现时就发生绞窄[91]，而切口疝只有 2%[92]。脐疝约占急诊疝手术的 15%，其中高达 60% 的病例在手术时显示有绞窄的迹象[93]。

由于嵌顿部位的局灶性疼痛和压痛，通常可以通过体格检查，就可以明确急性 SBO 的原因是腹壁疝。对于肥胖患者，这可能比较困难，可能需要 CT 来确诊（图 123.6）。在没有疑似绞窄的情况下，可以尝试手动复位嵌顿疝治疗急性 SBO。与较大的切口疝或造口旁疝相比，这种处理方法在腹股沟疝和脐疝中更成功，因为触诊可轻易确认是否复位成功。复位成功可减轻绞窄的直接风险，但应紧接着进行迅速的手术修复。严重的压痛，皮肤红斑，或肠绞窄的其他迹象是手工复位的禁忌证，需要紧急手术干预。

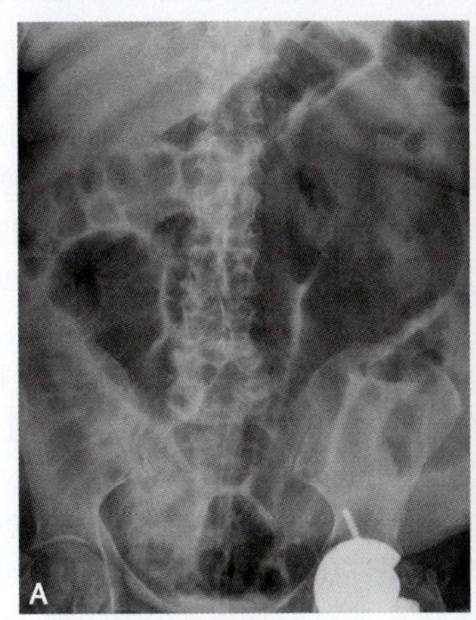

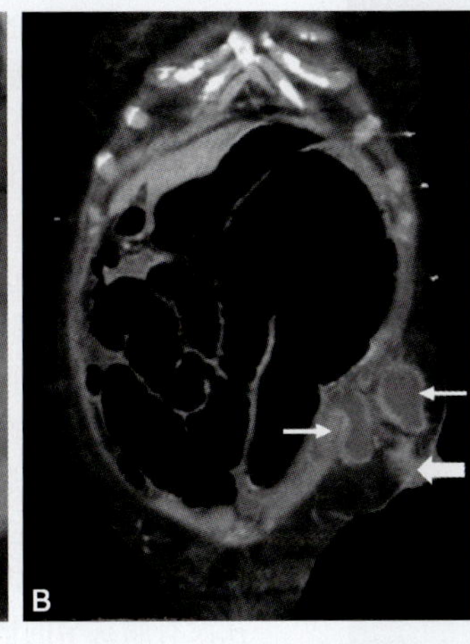

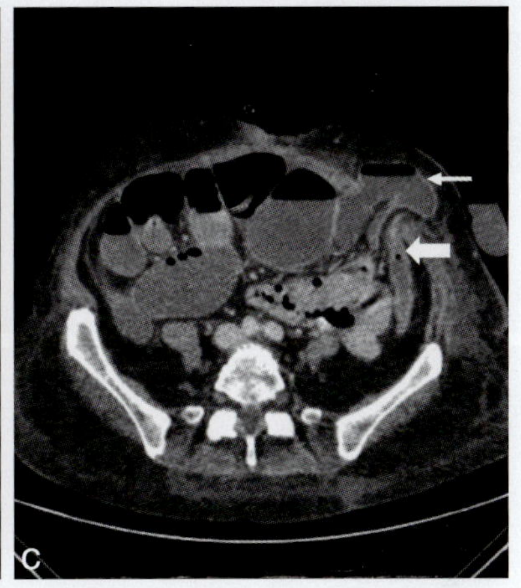

图 123.6　嵌顿、绞窄的造口旁疝引起的部分 SBO。A，直立平片显示患者左上象限处有充满空气的膨胀小肠袢；结肠气体仍然存在。B，CT 显示同一扩张的小肠袢，以及在结肠造口两侧（粗箭），嵌顿的小肠袢（细箭所示）输出和输入端。C，轴向视图显示含气液平的小肠袢（细箭），通过结肠造口孔（粗箭）疝出

内疝有时通过 CT 诊断，但通常是对术前诊断为粘连性 SBO 的患者进行手术时被发现的。小肠袢聚集，肠系膜血管充盈或扭曲，结肠中央移位是内疝最常见的 CT 征象，这是外科手术已证实的表现[84]。内疝引起 SBO 的处理与粘连性 SBO 相似，但非手术治疗的成功率较低。

3. 恶性肿瘤

癌症约占 SBO 所有病例的 5%～10%[94]。其中，超过 90% 是由于非小肠恶性肿瘤的腔外压迫导致肠梗阻，如原发性妇科肿瘤、结直肠肿瘤或任何来源的转移性腹膜癌（图 123.7）。乳腺癌、肾细胞癌、恶性黑色素瘤或卡波西肉瘤可发生小肠壁转移。原发性小肠肿瘤仅占 SBO 病因不到 3%。

在适当的情况下，未治疗过的恶性肿瘤压迫或粘连而导致的 SBO，可以通过整体切除包括原发肿瘤进行治疗。因复发性或转移性疾病造成的肠梗阻，治疗特别困难，需要有经验的临床医生来决定治疗方法。恶性病变所致的 SBO 患者通常身体虚弱，濒临生命的尽头，通常营养缺乏，免疫功能处于抑制状态，或最近接受过细胞毒性化疗。由于恶性肿瘤而接受 SBO 手术的患者，术后 30 天的复发率和死亡率分别为 41%～44% 和 18%～22%[7,95]。非手术治疗与持续或复发症状的高发率相关。大多数接受手术治疗患者的系列研究都是小型、单中心的研究，具有严重的选择偏倚。关于哪些患者可以从手术干预中获益，几乎没有高质量证据来指导决策。外科治疗可能包括粘连的松解、小肠切除、肠旁路、分流肠造口术或姑息性胃造口术。目前仍在进行的 SWOG S1316 试验是一项多中心、前瞻性、相对有益的试验，比较了恶性 SBO 的手术和非手术治疗，可能有助于阐明恶性肠梗阻患者的最适当治疗方法[96]。

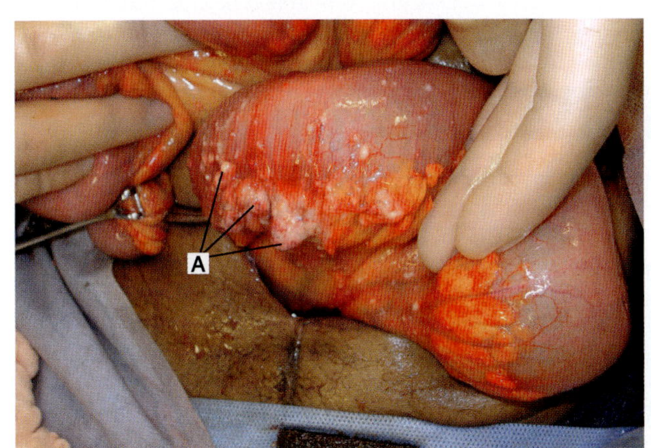

图 123.7　转移性结肠癌的 SBO。注意肠壁外表面呈白色的肿瘤浸润组织（A）

4. 肠套叠

肠套叠是指一段肠管及其肠系膜（套入部）套入与其相邻肠段（肠套叠鞘部）的管腔内（图 123.8）。它是儿童肠梗阻的主要原因，但在成人中发病率要低得多[97]。儿童肠套叠的典型表现是发作性腹绞痛和"果酱"样大便，这是因肠套叠后出现肠黏膜出血坏死引起的。腹部超声检查很容易诊断（见图 123.8A），儿童人群的治疗方法是在透视下充气或液体灌肠复位。在儿童中肠套叠最常见的原因是肠系膜腺病，成功复位后通常不需要手术治疗[98]。

肠套叠在成人中并不常见，仅占所有肠梗阻病例的 1%[99]。它可能发生在小肠或大肠，通常表现为亚急性，症状持续数天至数周。当肠梗阻存在时，可通过 CT 诊断肠套叠

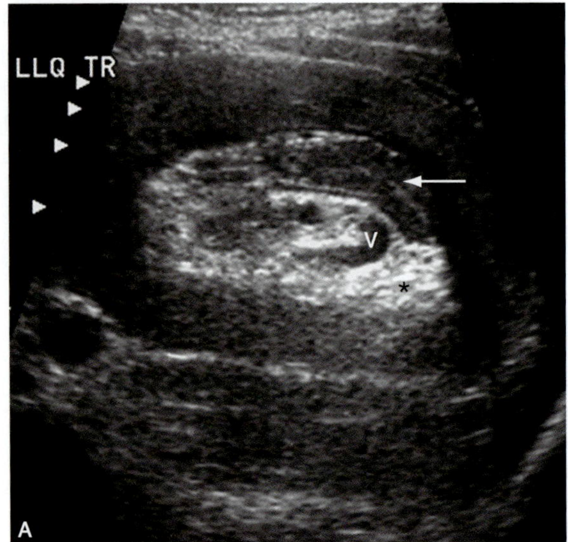

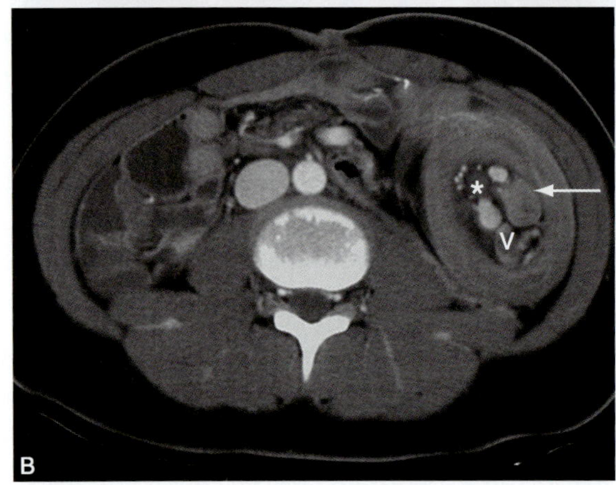

图 123.8 肠套叠患者腹部超声(A)和轴向 CT(B)图像。套叠的肠段或套入部肠管(箭所示)塌陷,肠系膜脂肪(星号所示)和血管带入扩张的肠套叠鞘部。注意肠系膜血管扩张(V)

(见图 123.8B),但通常只有在手术时才被发现。与儿童相比,成人 80%~90% 有症状的肠套叠病例与病理过程相关,通常为恶性过程,因此不需要尝试性充气或灌肠复位,而是直接进行手术探查。结肠肠套叠包括回结肠肠套叠,其首选治疗方法是最基本的切除,而不是进行术中复位。当肠套叠仅累及小肠时,切除仍是首选手术方法,尽管手工复位后仔细检查肠壁,可有助于外科医生确定切除范围。无症状的短节段小肠肠套叠,因其他原因进行薄层腹部 CT 偶然被发现的情况越来越多,这种情况被认为是一种正常的、短暂的生理性现象[100]。

5. 异物

异物摄入是一个常见的问题,尤其是在儿科人群中,占病例的 80%,6 个月~3 岁是发病的高峰[101]。在成人中,异物摄入通常是故意的,常见于精神疾病患者和寻求转移到医疗机构的监禁成人。大多数物体会顺利通过肠道,但较大的或尖锐的物体可能会造成阻塞或穿孔。由于肠道异物引起的 SBO 并不多见,大多数已发表的文献都是个例报道。在过去几年里,来自亚洲的几篇论文,报道了因食用过多柿子而出现的一种特殊类型的难以消化的植物胃石,导致肠梗阻的病例(见第 28 章)[102-104]。尽管一些胃石和小的异物可以通过内镜分解或取出,但引起 SBO 的物体最好通过外科手术处理。

6. 胆石性肠梗阻

胆石性肠梗阻是异物引起肠梗阻的一个非常特殊的原因,在所有 SBO 的历史病例中约占 1%[105]。胆石通过胆囊十二指肠瘘进入小肠,这种情况是胆石症的并发症。当结石在肠道中移动时,它会产生间歇性梗阻,从而导致症状呈间隙性发作,进而影响早期诊断。最常见的梗阻部位是回肠末端。在没有肠狭窄的情况下,胆结石直径至少为 2cm 才能引起肠梗阻(图 123.9B)。

由于临床表现非特异性,且症状不一,胆石性肠梗阻在多达一半的患者被延迟诊断。只有 50%~70% 的患者具有 SBO 的临床特征。胆石性肠梗阻的典型影像学特征包括胆道积气、肠梗阻、胆囊结石位置异常(Rigler 三联征)和既往观察到的结石位置异位。只有大约 10% 的胆结石足够钙化能够在腹部平片上显现,但随着放射成像在急诊科的大量应用,使得 CT、MRI 和 US 诊断胆结石肠梗阻也越来越多。2005 年 Lassandro 和他的同事[106]报道了 40 例经手术证实的胆结石性肠梗阻患者的 CT 检查。胆道积气和胆肠瘘分别在近 90% 和 12% 的病例中被发现。

胆石性肠梗阻的治疗重点是清除梗阻的结石,通常需要手术取石(见图 123.9A),内镜下碎石或不碎石摘除也有报道。一般来说,单纯肠壁切开是最适宜的初始治疗方法。考虑到手术的紧急性质,大多数患者高龄,以及普遍存在的广泛右上腹炎症,尝试胆囊切除术和胆囊肠瘘修复术通常是不明智的。胆囊切除术和瘘管修复术,可在患者从最初的手术恢

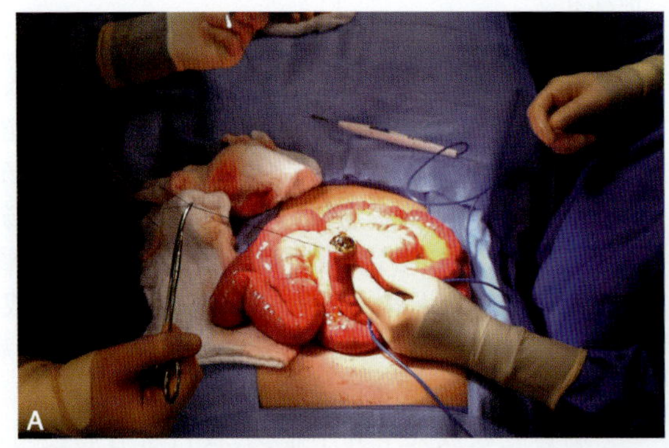

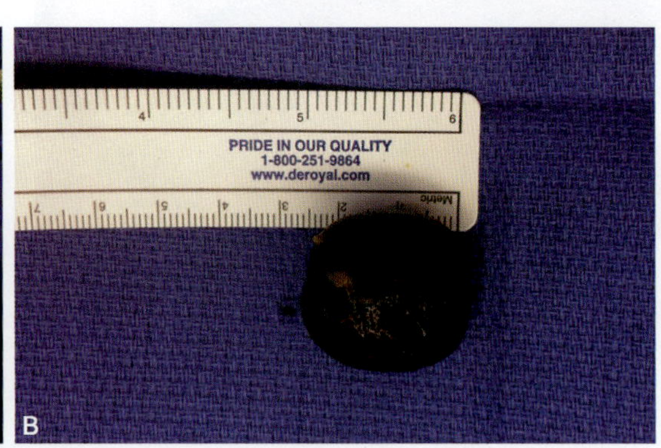

图 123.9 胆石性肠梗阻。A,肠取石术是在梗阻点近端数厘米处进行纵向切开肠壁,将结石从开口处挤出,然后以横向方式闭合切口。B,如果没有肠道狭窄,需要 2cm 以上的胆结石才能引起肠梗阻

复后，择期进行。因为高达 17% 的患者，在单独进行小肠取石术后出现复发性胆石性肠梗阻或其他胆道并发症[107]。然而，Lobo 和同事报道了 11 例出现胆结石性肠梗阻的老年患者，他们接受了单独的肠取石术治疗，在近 4 年的随访中，这些患者均未出现后续胆道症状[105]。

最近一项基于医疗保健成本和国家住院患者样本利用项目数据库的研究调查了胆石性肠梗阻患者接受手术的结果[108]。2004—2009 年间，胆石性肠梗阻占所有机械性 SBO 手术病例不到 0.1%。最常见的手术是单纯肠内取石（62%），其次是肠内取石联合胆囊切除和瘘管闭合（19%）；20% 的患者接受了部分肠切除。住院时间中位数>12 天，术后并发症多见，30% 以上患者发生急性肾功能衰竭，12% 发生腹腔内脓肿。根据手术方法不同，死亡率在 5%～13% 不等。

7. 克罗恩病

在约 5% 的 SBO 病例中，克罗恩病（Crohn disease）确定为其主要原因。SBO 是克罗恩病患者常见的并发症，可由多种原因引起，包括炎症活动性病变和慢性纤维化。肠壁全层炎症可导致肠管严重狭窄，并出现急性发作的典型肠梗阻症状，但这是罕见的情况。更常见的是，活动性炎症患者会表现出克罗恩病的症状（腹痛加重、严重腹泻、腹胀、体重减轻等）和一些提示慢性部分 SBO 的症状。通常出现这种克罗恩病发作的患者，CT 表现为回肠远端增厚，伴有肠系膜血管扩张和阻塞，肠管近端有一定程度的扩张。这些发现常让放射科医生 CT 报告为“部分 SBO 可能”。一个精明的临床医生会认识到这种临床上没有呕吐，每天排便超过 10 次的患者并没有肠梗阻的表现，并且会积极对炎症进行内科治疗，而不是请外科会诊处理 SBO。

然而，必须认识到，被诊断为克罗恩病的患者可能会因与克罗恩病没有直接关系的原因而患上急性 SBO（图 123.10）。高达 75% 的克罗恩病患者一生中至少会接受一次腹部手术，因此有发生粘连、切口疝或腹内疝的风险。长期存在的炎症性肠病也会增加肠道恶性肿瘤的风险，这可能表现为肠梗阻。将急性 SBO 和绞窄性肠梗阻误诊为是克罗恩病的加重，可能会导致严重的发病率，并使因潜在疾病已经有短肠风险的患者失去宝贵的肠管长度。详细记录之前的手术、既往症状、最近的内镜和影像检查结果，以及当前的药物治疗情况，将有助于区分活动性克罗恩病恶化的患者、慢性纤维化狭窄的患者和其他原因引起的急性 SBO 患者。

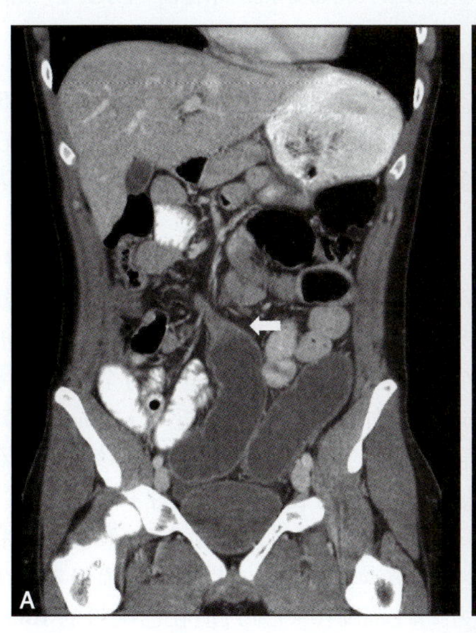

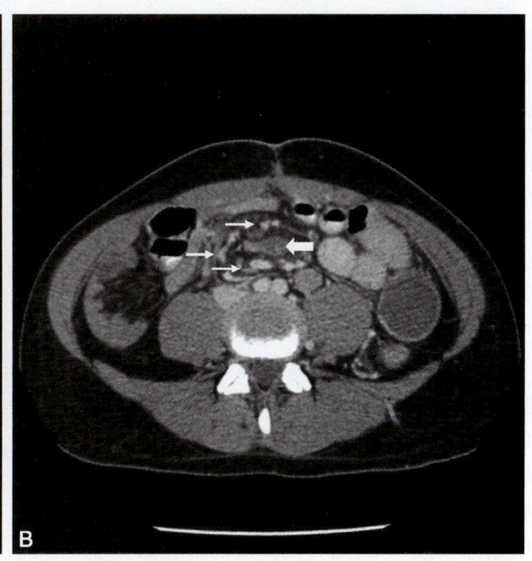

图 123.10　急性粘连性小肠梗阻，20 岁男性，既往因克罗恩病行回结肠切除术。患者自 1 年前手术后完全无症状，这次表现为急性腹痛和呕吐。他住进医疗机构，因“克罗恩病”加重开始静脉注射类固醇治疗，入院 12 小时后进行剖腹探查，发现肠管粘连、绞窄，但仍可存活。A 和 B，肠管扩张及狭窄的过渡点（粗箭所示），肠系膜血管形态异常（细箭所示）

下节将讨论克罗恩病引起的慢性 SBO。关于克罗恩病管理的全面讨论见第 116 章。

8. 放射治疗

放射治疗是多种癌症的重要治疗方式。辐射引起的肠损伤是腹部、骨盆和腹膜后癌症放射治疗的常见副作用（见第 41 章）。辐射对肠道的破坏性影响可以是急性表现，也可以在治疗后几个月至几年内出现，并且在任何情况下都可能出现梗阻症状。急性放射性肠炎通常表现为腹痛和腹泻，这是由于小肠的氧化损伤和黏膜炎症引起的。肠道全层炎症可导致管腔狭窄和由此产生的梗阻症状。症状可能在开始治疗后不久出现，通常在 4～5 周后达到高峰。如果存在 SBO，则支持治疗包括肠道休息、静脉输液、控制疼痛和鼻胃肠管减压[109]。

辐射对肠道的慢性影响可在治疗后 6 个月～30 年期间显现，可表现为慢性腹泻和吸收不良，或因纤维化和狭窄而出现梗阻症状。下一节将进一步详细讨论由于辐射引起的慢性阻塞性症状的临床表现、评估和治疗。

二、慢性小肠梗阻

（一）临床特征

慢性小肠梗阻通常意味着梗阻是部分的而不是完全的。慢性局部 SBO 最常见的原因是与克罗恩病或放射损伤相关的狭窄，尽管一些有广泛粘连或腹部癌症的患者可能发展为长期的部分梗阻。该疾病的特征是持续的轻微症状，不时出现与急性 SBO 一样的急性发作性疼痛和对经口进食的不耐受。那些有长期复发性梗阻病史的人通常会立即意识到急性变化,并带着既往病历就诊。有些患者甚至学会了自己插鼻胃肠管!

慢性部分SBO患者经常改变他们的生活方式,这弱化了急性梗阻之前基线症状的严重程度。许多人坚持认为,在出现急性症状之前,他们完全正常。然而,仔细询问病史可以发现提示慢性SBO的症状。慢性SBO存在的最重要的线索是多次的既往梗阻史。有些患者一生中可能多次发生急性粘连性SBO,在两次发作间期完全无症状,但既往有多次梗阻史应引起怀疑是否存在潜在的固定性狭窄;有克罗恩病病史或曾有辐射暴露史也应引起怀疑。进食行为的改变,如避免进食或改变进食时间,也高度提示慢性SBO。当存在慢性狭窄时进餐后常伴有腹胀、腹痛、暴发性腹泻,可听到肠鸣音。大量食物残留,例如生蔬菜、坚果和种子时,可能特别提示有问题。根据作者的经验,一些患者可能会讲他"想吃什么就吃什么",但在具体问题上,他会承认他永远不吃沙拉、坚果和爆米花,也不会在工作时吃东西,因为他知道这些东西会引起疼痛、不适或尴尬。

(二) 评价

对出现急性阻塞表现的慢性患者的初步评估和治疗,应类似于前面概述的急性SBO的处理。慢性SBO患者的急性加重通常经保守治疗,症状可以缓解,很少伴随绞窄或缺血。肠道功能的恢复、疼痛的减轻和进食的耐受是近期的目标,但不应忽视病因治疗,因为如果不能解决根本原因,症状可能会复发。进一步的评估可在门诊继续进行,但应在出院前就是否需要进行择期手术进行讨论。

对疑似慢性SBO患者的门诊评估应集中于梗阻点的定位、病因的确定、患者是否适合手术,以推荐最有效的治疗方法。在预计需要手术干预时,应评估患者的营养状况和术后并发症发生的危险因素。如果需要进行结直肠癌筛查或担心存在结肠病理学的问题,应考虑进行结肠镜检查。

小肠成像传统方法是依赖于吞入钡剂后的肠道透视。灌肠是一种用空肠管插入结肠,并经空肠管注入钡,加或不加空气以进一步扩张肠道,同时给予抗动力剂如胰高血糖素抑制肠道蠕动,尽量减少肠袢重叠。这种方法是有用的,但耗时、耗力以及造成患者不适。如今,CT或MR小肠造影是首选方法,因为它提高了空间分辨率和肠外结构的可视化。CT和MR小肠造影剂(CTE、MRE)是通过口腔而不是通过管子给予的,其优点是更容易使用并且患者更易接受。管腔扩张和空肠可视性可能与小肠灌肠结果更为一致,回肠疾病(克罗恩病和其他疾病中慢性梗阻的常见部位)在小肠造影中始终可得到很好的显示(图123.11)[110]。因此,小肠造影在慢性SBO中是一种非常有用的检查,可以定位梗阻的原发部位,描述狭窄的性质,以及确定其他疾病区域,这些情况在传统的横断面成像中可能无法发现。

最近一项涉及913名患者的21项研究的meta数据分析,调查了CTE和MRE对小肠克罗恩病的诊断准确性[111]。作者报告了CTE在克罗恩病诊断中的综合敏感性为0.87(95% CI,0.78~0.92)和特异性为0.91(95% CI,0.84~0.95),与MRE的敏感性和特异性相当,分别为0.86(95% CI,0.79~0.91)和0.93(95% CI,0.84~0.97)。CTE与MRE的诊断性能分析无统计学差异。MRE在小肠慢性辐射损伤成像中的应用也已被证实[112]。鉴于MRE无电离辐射,并且许多引起慢性SBO的疾病需要重复成像,从安全的角度来看,MRE可能比CTE更好。

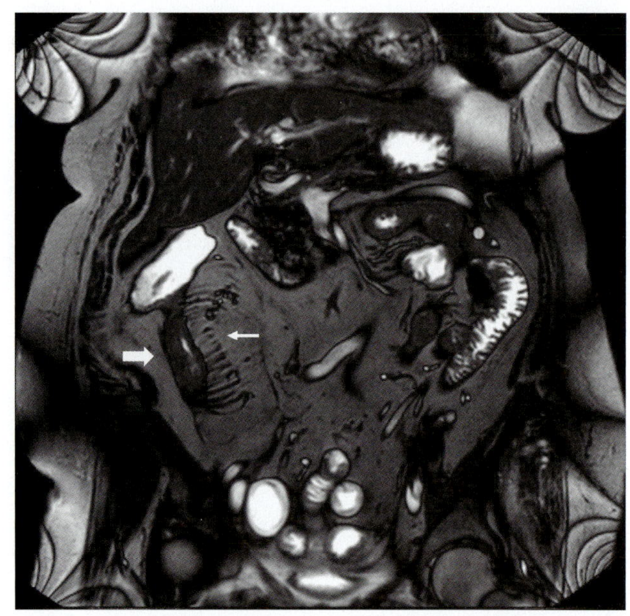

图123.11 既往因克罗恩病进行过回结肠切除术,吻合后的新末端回肠有一长段狭窄的磁共振小肠造影图。末端回肠增厚狭窄(粗箭所示),相邻肠系膜"木梳征"提示炎症(细箭所示)

常规内镜可用于描述合适的靠近回盲瓣(ileocecal valve,ICV)或Treitz韧带的狭窄病变,还能获得组织活检并在适当情况下进行球囊扩张。虽然双气囊小肠镜理论上可以实现对整个小肠的内镜评估,但是小肠全部都能检查相对少见。Treitz韧带外230cm和ICV近端135cm分别可视为口腔和肛门插入路径的平均插入深度[113]。该技术在小肠克罗恩病的评估和治疗具有良好的安全性和有效性[114]。对疑似慢性SBO的患者进行胶囊内镜检查时,胶囊内镜有停滞在狭窄近端,甚至被卡住的风险。胃肠道出血患者发生肠梗阻的风险约为2%(范围:0~7%),但在已确诊的IBD患者中,该风险增加至8%。

(三) 管理

与任何疾病一样,慢性SBO的治疗目标是最大限度地提高生活质量,同时避免并发症。在建议采取干预措施之前,必须评估症状缓解和肠道功能改善的预期可能性,以防止造成严重并发症,如穿孔、吻合口瘘或短肠综合征。这些必须与继续不干预的预期结果相比较,权衡利弊。导致慢性SBO的疾病通常会增加手术并发症的风险。一个有多种合并症、腹部放疗史或多次肠切除病史的患者,少渣饮食和偶尔的急性梗阻可能比冗长的手术有更好的生活质量,而长时间手术有显著的严重并发症风险,如出血、吻合口瘘或慢性肠瘘。然而,症状非常严重或频繁发生梗阻的患者,手术干预是必要的。

无论梗阻原因如何,慢性SBO的主要治疗方法是松解粘连和扩大手术范围或切除闭塞部分。在可能的情况下,应对腹部进行全面检查,以避免遗漏任何以前未发现的狭窄区域。狭窄区域可通过肠壁触诊摸到。如果仍然不确定,可以使用肠切开术通过气囊导管以确保管腔的通畅性。辐射引起的狭窄最好的治疗方法,是尽可能切除相关节段肠道,并吻合正常肠段。当邻近组织损伤导致密集粘连,肠管节段无法安全游离或剥离时,可考虑通过肠造口或近端分流造口进行手术分流。克罗恩病的慢性纤维性狭窄可通过切除和一期吻合进行治疗,或当整体肠道存在问题或同一段存在多个狭窄时,可采用狭窄成形术。

有时慢性 SBO 的症状可以通过非手术方法得到改善。克罗恩病活动期,有炎症成分的狭窄或狭窄附近同时有炎症的狭窄时,可通过合适的药物治疗得到改善[115]。皮质类固醇能有效减少炎症,但有明显的副作用。因此,它们的作用仅限于严重炎症的短期使用,而不用于慢性狭窄。生物制剂如英夫利西单抗已被证明可使回肠克罗恩病的黏膜快速愈合和减轻炎症。然而,早期研究表明英夫利西单抗实际上可能增加肠梗阻的风险[116,117]。因此,大多数关于在克罗恩病中使用生物制剂的大型研究都排除了已知狭窄的患者[118,119]。少数小型研究已显示生物制剂在狭窄性克罗恩病中的有效性[115,120]。然而,对于梗阻症状,这些药物的主要益处可能是预防狭窄的形成,而不是治愈现有的狭窄。

在内镜可及范围内的吻合口狭窄和短的纤维性狭窄可通过内镜治疗,包括内镜球囊扩张(endoscopic balloon dilation, EBD)、针刀式狭窄切开术或内镜支架置入[115]。其中,EBD 是最可靠的,在吻合口性和原发性克罗恩病狭窄的研究中都有相似的疗效[121]。大多数患者(高达 70%)需要重复扩张或手术,但高达 2/3 的患者获得了持久的改善,能够避免手术。EBD 最适合用于短的(<5cm)、直的狭窄,无活动性溃疡或炎症迹象。EBD 的并发症包括出血和穿孔,以及其他由此产生的不良后果(如再入院、器官衰竭、败血症)发生率 2% ~ 15%[115]。双气囊小肠镜也被成功应用于克罗恩病的轻中度狭窄[122]。辐射引起的小肠狭窄通常很长,不适于内镜治疗。关于辐射损伤和克罗恩病的进一步治疗信息分别在第 41 章和第 116 章中提供。

(四) 先天性肠旋转不良

先天性肠旋转不良是成人慢性 SBO 的罕见原因。这种情况是由正常胚胎肠道旋转失败引起的,包括一系列异常,可能影响多达 1/500 的活产婴儿(见第 98 章)。根据解剖结构,先天性肠旋转不良可能在新生儿早期出现,由于整个小肠扭转,可能会出现胆汁性呕吐,和即将发生的肠缺血。也可以在整个成年期保持无症状。然而,值得重申的是,中肠旋转障碍是与慢性阻塞症状以及扭转导致缺血的最大可能性的亚型相关。在中肠旋转不良时,中肠袢无法完成围绕肠系膜血管的旋转,使整个小肠位于中线右侧,盲肠位于上腹部中部,结肠完全位于左腹部(图 123.12)。

成人有症状的肠旋转不良有多种表现,从急性肠梗阻到早期饱腹感、餐后疼痛和呕吐等慢性症状。最常见的症状是腹胀不适,是由于先天性腹膜粘连束带(Ladd's band),它横贯十二指肠的第二和第三部分,将盲肠固定在后腹膜上,导致胃排空延迟。虽然大多数受影响的成年人在确诊前症状持续时间超过 6 个月,但是高达 15% 的人可能出现急性中肠扭转[123]。通常使用 CT 明确诊断,如无急性扭转,可通过上消化道造影明确诊断。有症状的旋转不良应进行手术干预。中肠扭转是一种因血管损害和肠缺血而引起的外科急症。有慢性腹部症状和发现肠道旋转不良的患者,应该被告知其症状在术后可能并不能完全解决。便秘或肠易激综合征的慢性问题可能无法解决,但真正的梗阻症状会随着结构异常的纠正而改善。外科治疗是 Ladd 手术,包括松解所有异常的束带和粘连,拉直十二指肠使其在中线右侧直线下降,在肠系膜上动脉上方拓宽肠系膜,切除阑尾(避免以后出现不典型的阑尾炎症状)。没有证据表明,盲肠固定术可以改善预后或降低后续并发症的发生率[124]。手术可以在开腹或腹腔镜下进行。

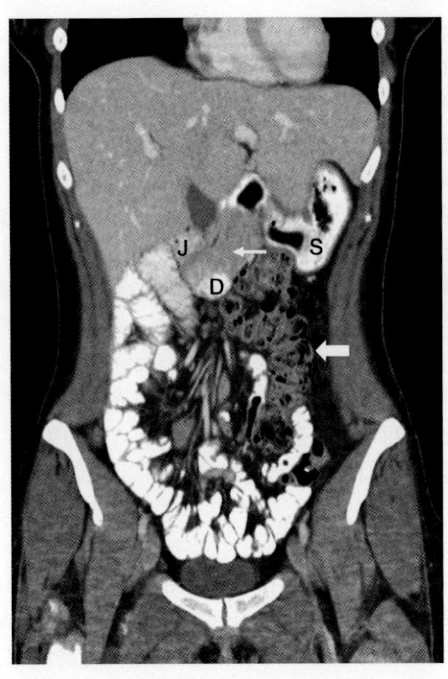

图 123.12 先天性肠旋转不良,28 岁女性,有多年腹痛和餐后呕吐史。结肠(粗箭)完全位于中线左侧。十二指肠(D)和空肠(J)完全在中线的右侧。胃(S)处于正常位置。从盲肠延伸至右上象限的十二指肠旁腹膜束带(Ladd's band)(细箭)压迫十二指肠

三、大肠梗阻

就像在小肠中一样,大肠阻塞(LBO)可能是由肠腔内、肠壁或肠腔外源性原因引起的。然而,与小肠梗阻不同的是,大多数小肠梗阻来自急性肠壁外源性病变,而结肠梗阻最常发生于逐渐进展的腔内或肠壁病变。虽然潜在的原因可能会发展很长一段时间,但完全梗阻的表现通常是急性的,并且表现为急腹症。急性 LBO 患者的发病率和死亡率仍然很高。

在西方国家,大肠梗阻比 SBO 少 4~5 倍,而且影响的人群是老年人。最常见原因是结直肠腺癌、结肠扭转和憩室疾病引起的良性狭窄;这 3 种情况约占病例的 90%。这与世界其他地区不同,在那里,结肠扭转发生在更年轻、更健康的患者中,且占大多数病例。

在美国,大肠梗阻最常见的原因是原发性结直肠癌。尽管筛查方法有所改进,但约 30% 的结直肠癌患者仍存在梗阻。可并发穿孔,通常位于肿瘤部位,是由增生肿大的肿瘤阻

塞肠腔并侵蚀肠壁或邻近组织所致。大多数梗阻性结肠癌发生在脾曲远端，因为那里的肠腔更狭窄，粪便更硬。如果右侧肿瘤大到足以阻塞管腔或成为肠套叠的起始点，也可能引起梗阻。恶性大肠梗阻有约 10% 为非结直肠癌所致。结直肠癌将在第 127 章详细讨论。

当结肠旋转时发生在肠系膜根部，并压迫了肠壁及系膜根部的血管，就会出现结肠扭转。美国肠扭转约占大肠梗阻病因的 5%～10%。乙状结肠和盲肠是结肠扭转最常见的部位，分别约占所有病例的 75% 和 22%。结肠梗阻的罕见原因，包括憩室疾病引起肠壁纤维化导致肠腔内狭窄、炎症性肠病以及外科吻合口狭窄。慢性克罗恩病或多年溃疡性结肠炎病程的患者，可以并发恶性肿瘤，应引起人们的关注。结肠的腔外压迫也可由粘连、盆腔脓肿或嵌顿疝引起。

（一）病理生理学

回盲瓣（ICV）的功能在结肠梗阻的病理生理中具有重要意义。75% 的患者回盲瓣功能良好，可以阻止结肠内容物进入小肠，出现结肠腔内压力增加，发生闭袢性肠阻塞，进而迅速发展为缺血和穿孔。根据 La Place 定律，肠壁张力是由腔内压力乘以结肠半径。由于盲肠在结肠中具有最薄的肠壁，并且任何增加压力情形的发生，都将伸展结肠腔到最大半径。当结肠壁张力增加，血管壁张力超过毛细血管灌注压力时，盲肠最容易发生缺血坏死。盲肠的直径在 10～13cm 之间时，就有可能出现穿孔的风险。盲肠扩张持续的时间和速度，可能比肠管扩张的管径更具有穿孔的风险。当回盲瓣功能不全时，结肠腔内物质易回流至整个小肠，在数周到数月的时间内，可出现明显腹胀和呕吐粪质（图 123.13）。

不管回盲瓣的功能如何，结肠扭转几乎总是一种闭袢性梗阻，它可以直接扭转血管供应，或通过结肠壁渐进式膨胀导致肠壁内静脉淤血，进而肠黏膜缺血。发生结肠扭转的解剖因素包括：在腹腔内有可自由移动的多余肠段、活动度大的结肠肠系膜以及 2 个邻近结肠固定点。乙状结肠扭转常见于有慢性便秘史的患者，这些患者的乙状结肠是冗长的。盲肠扭转是先天性缺乏盲肠固定所致。

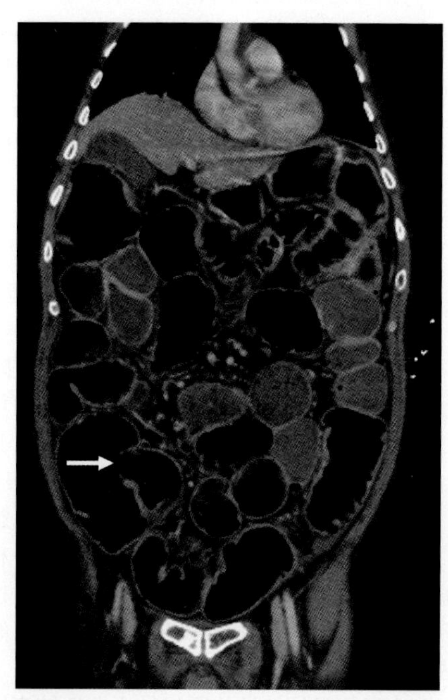

图 123.13 66 岁男性，患乙状结肠远端腺癌伴完全性大肠梗阻。回盲瓣功能不全（箭）引起大量小肠膨胀

（二）临床特征

因 LBO 而出现急性症状的患者平均在出现症状后 5 天就诊，这表明 LBO 所引起的不适和腹胀比急性 SBO 患者所经历的剧烈疼痛和呕吐更能被耐受[125]。不考虑潜在的病因，大肠梗阻最常见的症状是腹痛、腹胀和便秘。呕吐通常很晚才出现。恶性肿瘤的症状通常是隐匿的，包括黑便、贫血、乏力和体重减轻。里急后重感、盆腔疼痛或鲜红色出血提示直肠肿块。当液化的粪便物质通过粪便嵌塞周围时，可能会出现液体粪便失禁。除了典型的病史和手术史外，还应询问患者基本的排便习惯、结肠镜检查史、结直肠癌家族史，以及可能引起腹痛的其他危险因素（如肺炎、尿路感染、阿片类药物使用、近期手术或创伤史）。

与其他 LBO 原因的患者相比，虽然肠扭转患者的症状更为紧急，但仍可能延迟就医。在一项对近 900 例患者的研究中，乙状结肠扭转患者的平均症状持续时间为 38 小时[126]。乙状结肠扭转通常发生在 60～80 岁人群中，常伴有慢性疾病。虽然急性腹胀是结肠扭转最常见的表现，但触诊有压痛的患者不到 1/3。反跳痛和不自主的保护性肌紧张提示腹膜炎和即将或已经发生的坏死和穿孔。

盲肠扭转患者常常比乙状结肠扭转患者更年轻，通常有腹部手术史。大多数研究显示主要发生在女性。1/3～1/2 的患者同时存在结肠远端部分梗阻性病变。慢性便秘和使用泻药的历史在盲肠扭转患者中也很常见。

（三）评价

在详细询问病史之后，对疑似 LBO 患者的初步评估包括基础实验室检查和腹部平片。直立和仰卧位腹部平片检查，诊断 LBO 的灵敏度很高，但因为无法区分真正的梗阻、肠梗阻或结肠假性梗阻，导致其特异性稍低。结肠袢 6cm 或盲肠直径 9cm 被认为是扩张的表现。直立式平片有助于排除门静脉积气或气腹，所有这些都是缺血或穿孔的标志。

在高达 85% 的病例中，腹部平片可以明确诊断结肠扭转（图 123.14）。肠扭转的典型放射学表现被描述为咖啡豆征或弯曲的内管，结肠的锥形远端被描述为鸟嘴，这些可以在盲肠或乙状结肠扭转中看到。在高达 87% 的乙状结肠扭转病例中，可看到乙状结肠一个延伸到横结肠上方的弓形扩张的肠袢，即所谓的“乙状结肠北移征”[127]。在 75% 的病例中，仅凭腹部平片即可明确诊断盲肠扭转。盲肠被移出右下腹部，咖啡豆征再次出现，肠管内侧壁的并置形成了咖啡豆的裂隙，并指向左上象限。

对于血流动力学稳定的患者，CT 扫描是确定 LBO 病因的首选诊断方法。CT 可定位梗阻部位，并检测肠腔内、肠壁内或外部的原因。在癌症背景下，CT 可提供是否存在转移性疾病的信息。静脉注射造影剂的加入，提高了对缺血存在的敏感性。CT 可能会漏过短段环状结肠癌，特别是位于弯曲处且近端扩张程度不严重时（图 123.15）。

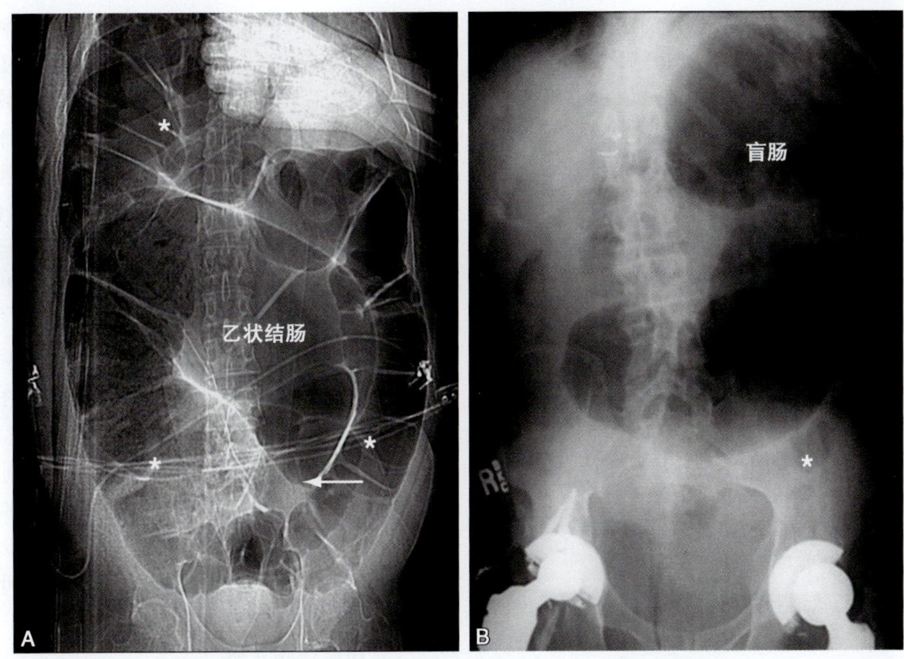

图 123.14　乙状结肠扭转(A)和盲肠扭转(B)的腹部平片。A,乙状结肠扭转。右、横结肠和左结肠在乙状结肠梗阻点(箭)上游扩张(星号)。B,盲肠扭转。注意扩张的扭曲盲肠和塌陷的远端结肠的豆形征和左上象限位置(星号)

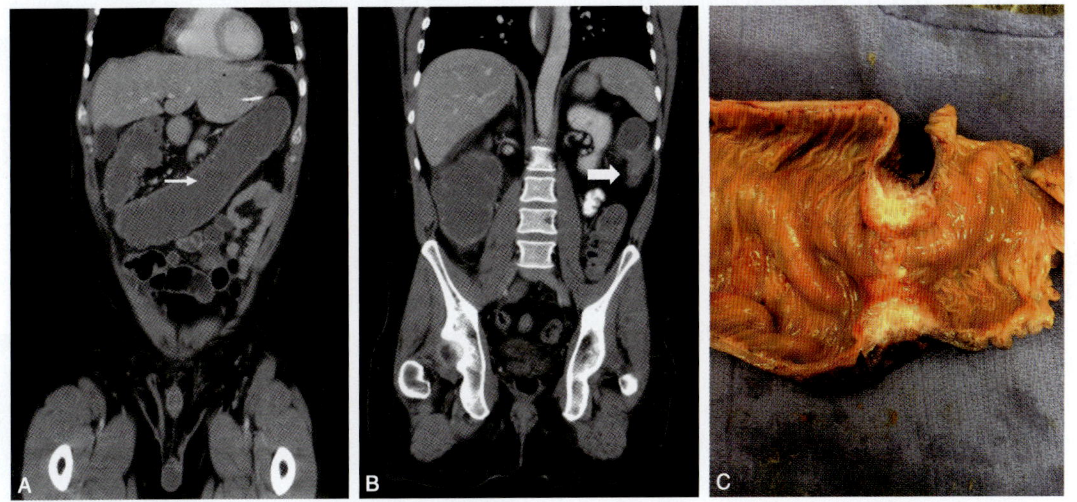

图 123.15　一名有 4 个月腹痛和便秘病史的 47 岁男子,因脾曲处短段的环周结肠癌引起的大肠梗阻。之前的 CT 扫描显示结肠中度扩张,无阻塞性病变。A,CT 显示横结肠明显扩张,充满液体(细箭)。B,脾曲处明显转换点(粗箭)。C,分化良好的浸润性腺癌,pT3N0

当真正的 LBO 与假性梗阻存在不能确定时,水溶性造影剂(WSC)灌肠是识别梗阻性病变是否存在的一种有价值的方法。与作为癌症筛查检查的正式空气造影剂灌肠不同,此项检查的目的不是检测小的黏膜缺陷,而是简单地确定造影剂是否可以从肛门进入扩张的结肠。测试应在低压下进行,不需要气囊充气。

(四) 管理

急性完全性 LBO 是一种紧急情况,初步治疗包括液体复苏和纠正电解质紊乱。建议使用鼻胃肠管减压,防止额外吞咽的空气积聚,但在回盲瓣功能正常的情况下可能无法缓解腹胀。与 SBO 不同,约 75% 的 LBO 患者最终将需要手术干预。因此,长期的非手术治疗不太可能解决梗阻问题。在急性完全性 LBO 病例中,外科医生面临的最困难的决定是切除多少结肠以及是否进行一期吻合。必须考虑多种因素,包括梗阻近端结肠的存活率、患者病情的稳定性和一般情况、他们的预期寿命、预期需要的辅助治疗以及接受后续分期手术的可能性。必须权衡吻合口瘘的风险与造口术的发病率和心理影响。LBO 的手术选择包括节段或次全切除术,带或不带近端分流造口术的一期吻合,单独切除并带造口术(Hartmann 手术),或单独近端造口术而不切除。一般来说,右侧结肠的完全梗阻适合通过肠管切除和基本的回肠结肠吻合术进行处理的,即使在急性梗阻的情况下,这种方法也被证明是安全的[125]。对于左侧结肠梗阻,一期吻合切除是可行的,现代系列报道的吻合口瘘发生率远低于历史认为的水平，尽管这些回顾性报道在很大程度上受到选择偏差的影响[125,136]。目前尚未进行过一期切除与分流加分期切除的高质量随机试验。对于预期寿命有限的患者，明确的近端造口术可能是最好的选择。当出现广泛缺血或近端穿孔时，建议进行经腹全结肠切除术。如果梗阻部位接近乙状结肠中段，可考虑行结肠次全切除术并回肠乙状结肠吻合术，在肠蠕动能力和括约肌功能正常的患者中通常耐受性良好。有腹膜炎迹象的患者应立即进行手术。

1. 肠扭转

结肠扭转的自发复位并不常见，大多数病例需要立即干预，以防止与肠坏死或肠穿孔相关的严重并发症。盲肠扭转的最佳治疗方法是立即切除，对适合手术的患者进行一期回结肠吻合术。缝合盲肠固定术的复位方法，这是切除并发症高危患者的一种选择。内镜下盲肠扭转复位术已有小规模报道，取得不同程度的成功。

内镜扭转复位术是乙状结肠扭转的标准治疗方法。据报道，使用水溶性造影剂或生理盐水进行静水压灌肠复位的成功率高达75%，但在许多中心已经放弃使用。取而代之的是柔性内镜检查，它们可以评估结肠黏膜并放置直肠管进行减压和预防再狭窄。硬性乙状结肠镜是床旁减压的好选择，不需要先进的内镜设备。在没有腹膜炎或败血症的情况下，非手术复位可以将急诊病例转变为择期病例，从而降低并发症的发生率和结肠造口术的需要。内镜复位成功后，由于复发率很高，建议进行选择性切除。

有败血症或腹膜炎症状、内镜下复位失败或结肠黏膜坏死的患者需要紧急剖腹手术，扭转肠段需要切除。如果肠管血流动力学未受影响，可切除乙状结肠后直接行断端吻合，这种情况的发生率和死亡率较低。末端结肠造口术可用于高龄或病情不稳定的患者。

2002—2010年全国住院患者样本数据库的数据，报道了63 749例因结肠扭转导致肠梗阻的患者[128]。其中16.5%的病例仅使用内镜减压，死亡率为6.4%。89.3%病例进行了手术切除。在乙状结肠扭转病例中，16%病例进行了结肠次全切除术或全切除术，总体造口率为50%。在接受肠管切除术后直接吻合的患者中，乙状结肠和盲肠切除术后瘘的发生率均为15%。所有手术患者的死亡率为14.6%。

2. 良性和恶性狭窄

根据管腔狭窄的程度，在门诊评估慢性便秘时可能会遇到大肠狭窄，或者可能会急性表现为即将穿孔的腹部紧急情况。在门诊首选结肠镜检查，可以对狭窄区域进行组织活检，如需要也可以进行内镜治疗，如果是癌症可以临床分期后，患者可以转诊进行择期手术。内镜无法通过的狭窄区域以外的范围，应进行造影剂灌肠或CT检查，直肠造影确定病变性质和范围。

由于管腔狭窄而出现完全LBO的患者在治疗上具有挑战性。结肠缺血和穿孔的风险很高，引起并发症的风险也很高，需要进行全结肠切除术、造瘘或两者兼而有之。结肠梗阻急诊手术的发病率和死亡率明显高于择期切除的患者。此外，大多数LBO患者的年龄较大，有多种并发症，常有营养不良，这些均可加重病情。

内镜下在狭窄区域放置结肠支架以缓解梗阻是一种有吸引力的治疗选择[129]。对于晚期转移性癌症患者，可以作为辅助治疗，完全避免手术切除结肠，并允许恢复全身治疗。或者，对于需要切除的患者，支架置入作为手术过渡是将紧急手术转化为择期手术的一种方式，可能会改善预后。在右半结肠支架置入更具挑战性，成功率较低，人们普遍认为，即使在严重梗阻的情况下，右结肠切除术并一期回结肠吻合术也是安全的。然而，对于左侧LBO，应根据医疗机构和患者因素快速评估支架置入的可行性。

CT显示左侧LBO后的第一项检查是水溶性造影剂灌肠，以评估管腔是否通畅，并确定狭窄的程度和长度（图123.16~图123.18）。如果管腔狭窄致导丝不能通过，患者应直接进行手术。如果狭窄处导丝能通过则可尝试放置支架（见图123.17）。在尝试置入支架之前，特别是需要使用镇静剂时，应与患者及其家属讨论，以制定一个以防支架置入失败或导致并发症时的后续治疗计划，应包括可能需要进行的全结肠切除术或造口术的讨论。

自膨胀结肠支架

结肠支架置入的目的是缓解梗阻，避免紧急手术。用于结肠狭窄的专用支架都是未覆盖膜的裸露金属支架，其在狭窄部位嵌入结肠壁中，而无需将来进行内镜切除。因此，支架置入术可用于晚期癌症患者的姑息治疗，这些患者不符合根治性手术的条件，或作为良好手术候选人选择性切除的桥梁，预计在非紧急情况下可以改善预后[129]。

自膨胀支架一般不适用于良性大肠狭窄，良性大肠梗阻最常见的原因是憩室炎、IBD、吻合口狭窄、缺血和放射。未覆膜结肠支架的寿命（通畅期）尚不清楚，因此，对于预期寿命正常的患者，不应将其作为手术的永久替代品。全覆膜金属支架已用于结肠狭窄，但支架移位率很高[130]。

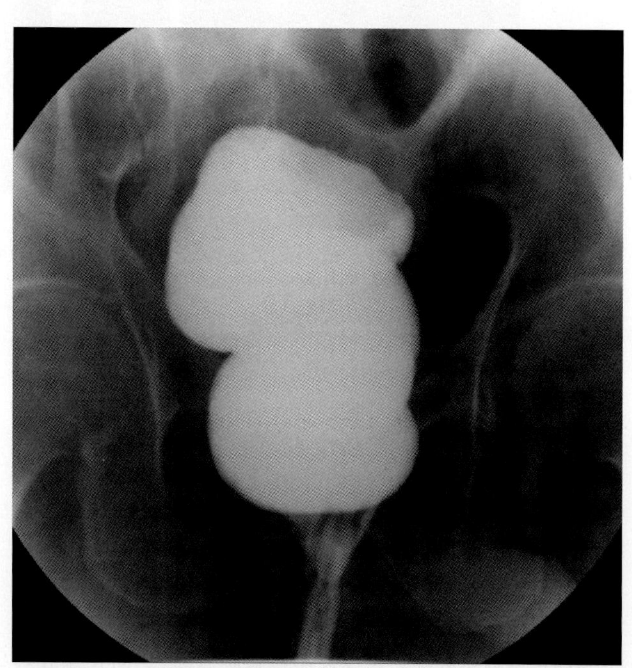

图123.16　直肠乙状结肠交界处腺癌所致完全性大肠梗阻患者的水溶性造影剂对比灌肠图

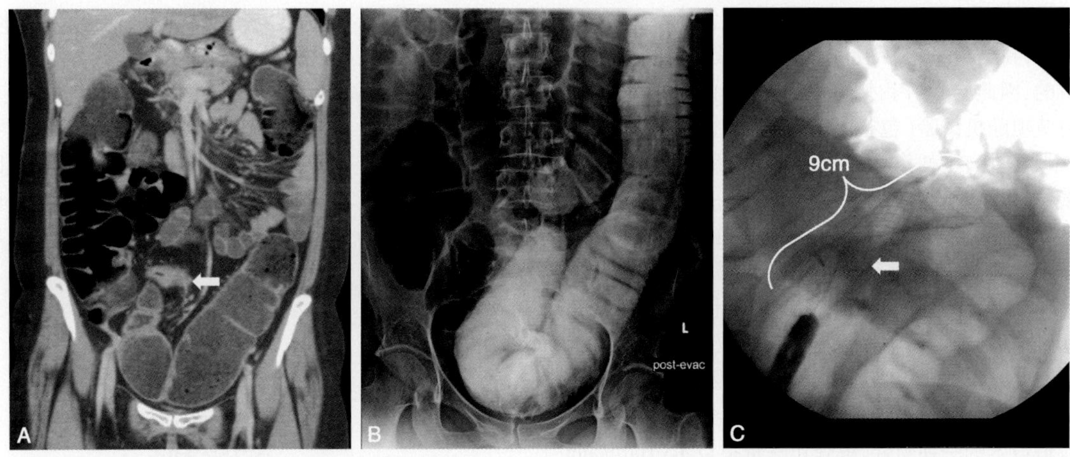

图 123.17 一名 36 岁女性接受新辅助化疗治疗结肠癌Ⅳ期肝转移的急性结肠梗阻。A,CT 显示在已知的乙状结肠远端肿瘤区域有一转换点(粗箭)。B,水溶性对比造影剂灌肠证实了梗阻近端肠腔通畅。C,在狭窄处放置一个 9cm 的裸金属自膨胀式支架(粗箭)。患者完成了另外 2 个周期的新辅助化疗,然后接受了同步结肠切除术和部分肝切除术,未行结肠造口术

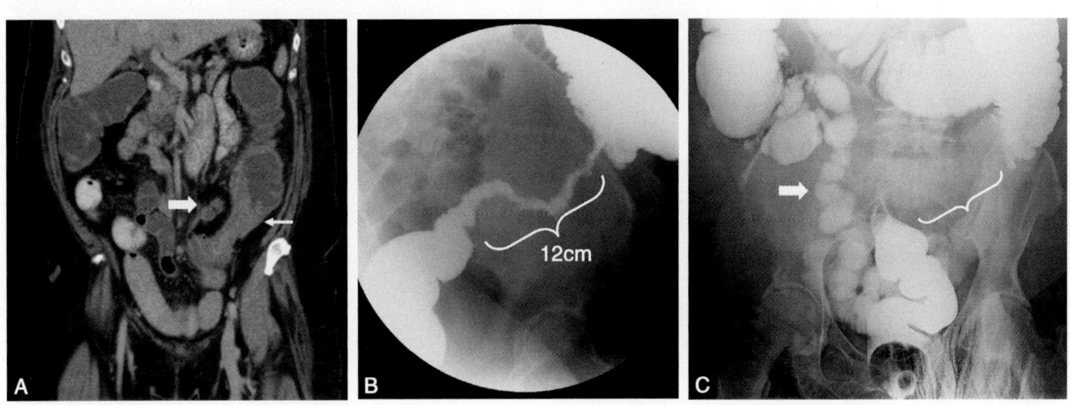

图 123.18 憩室狭窄引起的大肠梗阻。A,CT 扫描显示扩张的降结肠,在增厚的乙状结肠区域有一个转换点(细箭);肠系膜上可见结肠周围蜂窝织炎(粗箭)。B 和 C,水溶性造影剂对比灌肠显示一条长而迂曲的狭窄,且管腔非常狭窄(支架);回盲瓣功能不全导致造影剂回流至回肠腔内(粗箭)

吻合口或炎症性肠病相关的狭窄通常是短的、节段性的,并且适合 EBD,在这种情况下,与支架置入相比,这是避免手术的最好选择。憩室炎、缺血性和放射性诱发的狭窄通常较长且纤维化严重,因此不适合 EBD 或支架置入(见图 123.18)。一项针对 21 名接受结肠支架治疗良性狭窄患者的研究报告称,43% 的病例发生了严重并发症,其中大多数发生在憩室病患者中[131]。在一项对 4 000 多名患者的 meta 分析中,良性狭窄占支架病例的不到 3%,但发现其穿孔率是恶性狭窄的 2 倍多[132]。

为了研究支架置入在姑息性癌症病例中的潜在益处,Abelson 及其同事回顾了 2009—2013 年期间,接受结肠支架置入或造口术治疗的 992 例恶性 LBO 患者的结果[133]。其中,647 名患者在随访的 1 年内进行了结肠切除,因此被排除在分析之外。在剩余的 345 名患者中,最初干预采用的是姑息性治疗。其中 172 例行结肠支架置入,173 例行造口术。对这两种治疗方法进行比较,接受结肠支架治疗的患者住院死亡率较低(6.4% vs 12.7%),住院时间较短(中位数 10 天 vs 13 天),出院频率较低(54% vs 84.8%),90 天或 1 年时的再入院率没有差异,但接受支架治疗的患者更有可能在第 2 年内进行第 2 次手术[133]。由此作者得出结论,支架置入术在缓解恶性 LBO 方面比造口术具有显著的优势。

理论上,支架作为手术桥梁的益处是多方面的。支架置入术可以在术前结肠镜检查时,同时取组织送病理检查;这可有助于腹腔镜下结肠病变切除;并可提高外科医生进行一期吻合和避免结肠造口的信心。在迄今为止最大规模的前瞻性随机对照试验中,Arezzo 及其同事报告了 115 例恶性左侧结肠梗阻患者的短期结果和 3 年生存数据,这些患者随机分为接受结肠支架置入然后进行手术,或者在没有支架置入的情况下进行急诊手术[134]。手术方式和手术入路的选择由手术医生决定。在 56 例支架置入病例中,有 44 例(78.6%)的梗阻症状得到缓解;穿孔发生率为 8.9%(5/56)。从支架置入到手术的中位时间为 5 天。既往使用支架的患者更常进行节段性切除并吻合[41/54(76%)使用支架 vs 24/59(40.1%)进行急诊手术],而接受急诊手术的患者更有可能接受 Hartmann 手术或结肠次全切除术[13/54(24%)支架置入 vs 35/59(59.3%)急诊手术]。在支架置入的患者中,30% 的患者是在腹腔镜下完成切除的,而在紧急手术组中则没有。两组的短期并发症发生率均较高(>50%),两组之间无显著差异。两组患者的 3 年总体生存率和无进展生存率相似。作者得出结论,就短期和中期肿瘤结局方面而言,支架置入与手术

相同，但会导致较低的造口率，因此可能比紧急手术更可取。值得注意的是，在这项研究中，所采取的手术类型和造口的决定不是随机的，因此会受到手术医生选择偏倚的影响。

最近对7项随机试验(包括448名患者)的meta分析发现，与急诊手术相比，支架作为手术的桥梁与术后并发症、伤口感染和造口形成率显著降低有关[135]。

在急性完全性LBO病例中，外科医生面临的最困难决定是切除多少结肠以及是否进行一期吻合。必须考虑多种因素，包括近端结肠的存活率、患者病情的稳定性和一般情况、他们的预期寿命、是否需要辅助治疗以及接受后续分期手术的可能性。吻合口瘘的风险必须与造口术的发生率和心理影响进行权衡。LBO的手术选择包括节段或次全切除，带或不带近端分流造口术的一期吻合，单独切除带造口术(Hartmann手术)，或仅近端造口术而不切除。一般来说，右侧结肠的明显梗阻可以通过直接切除梗阻病灶，并将断端行回肠结肠吻合术进行治疗，即使在急性梗阻的情况下，这种方法也被证明是安全的[125]。对于左侧梗阻，一期切除吻合是可行的，现代系列报道的吻合口瘘发生率远低于历史上认为的水平，尽管这些回顾性报道严重受到选择偏差的影响[125,136]。目前还没有对一期切除与分期切除进行高质量的随机试验。对于预期寿命有限的患者，直接近端造口术可能是最好的选择。当出现广泛缺血或近端穿孔时，建议进行经腹全结肠切除术。如果梗阻部位接近乙状结肠中段，可考虑行结肠次全切除术并回肠乙状结肠吻合术，并且在肠蠕动能力和括约肌功能正常的患者中通常耐受良好。

(韩跃华　译，王立　校)

参考文献

第 124 章　麻痹性肠梗阻和假性肠梗阻综合征

Adil E. Bharucha, David O. Prichard 著

章节目录

麻痹肠梗阻和假性肠梗阻是指肠道动力障碍综合征，有肠梗阻的症状、体征和影像学表现（如扩张的空腔脏器），同时没有机械性梗阻。假性肠梗阻可以表现为急性、慢性或慢性急性发作，常累及小肠，或结肠，偶尔同时影响小肠和大肠。腹部手术后出现的急性小肠动力障碍通常是指肠麻痹，而慢性小肠动力障碍称为慢性假性肠梗阻（chronic intestinal pseudo-obstruction，CIPO）；相应地，在结肠则称为急性结肠假性梗阻或奥格尔维斯综合征（Ogilvie 综合征）和慢性巨结肠或巨直肠。急性假性结肠梗阻的特征性表现是在没有机械性梗阻的情况下，盲肠和右半结肠显著扩张，同时左半结肠和远端小肠扩张不显著。通过早期积极治疗，肠道扩张常常会缓解，肠道功能恢复正常。巨结肠和巨直肠是指影像学或术中发现的慢性结肠或直肠扩张，是由于假性肠梗阻、炎症、感染、脊椎创伤、代谢或者先天性疾病所导致。最常见的先天性巨结肠和巨直肠病例是先天性神经节缺乏病（Hirschsprung 病，Hirschsprung disease，HD）。

一、麻痹性肠梗阻

术后肠麻痹（postoperative ileus，POI）是指在所有接受胃肠外科手术治疗时患者发生的胃肠动力障碍[1]，POI 呈良性和自限性表现。胃和小肠运动功能通常在手术后数小时内恢复，而结肠运动功能在术后第 2 天或第 3 天恢复。

持久性（或病理性）POI 定义为在没有机械性肠梗阻情况下发生的肠功能延迟恢复，表现为排气障碍或口服饮食不耐受。可接受的肠功能恢复时间取决于手术的类型，不同的研究报道不一。一个国际共识小组建议一般将 POI 定义为从手术到排气或排便不超过 4 天，同时可以耐受口服饮食[2]；持久性 POI 定义为在术后第 4 天，或之后出现以下 2 种或以上症状和体征，即恶心或呕吐、24 小时内无法耐受口服饮食、24 小时内无肛门排气、腹胀和肠麻痹的影像学特征。然而，其中一些特征（如腹胀）并不客观，可能会与其他因素所致类似症状而混淆（如与药物有关的恶心或便秘）。POI 表现的严重程度不一，可以从肛门排气延迟恢复到严重麻痹性肠梗阻。

（一）流行病学

在腹部手术后，不可避免的，暂时的或生理性动力肠麻痹较为常见，但持久性或病理性肠麻痹较少见。一般来说，切口小、内脏涉及少的腹部手术（如胆囊切除术）发生 POI 的风险较低，但切口大、涉及肠道的下腹部手术（如结直肠或妇科手术）发生 POI 的风险较高。在一项针对定义为各种手术后出现的持久性 POI 定义的大型研究中发现，经腹子宫切除术后 POI 的发生率约为 3%[3]，根治性膀胱切除术后发生率为 10%[4]，择期结肠切除术后发生率为 13%～24%[5]，肠切除术后发生率为 5%～15%。持久性 POI 延迟患者病情恢复，增加术后并发症的发病率，同时也增加了医疗保健费[6]。腹部手术后 POI 是导致长时间住院的最常见原因，在美国每年为此要花费多达约 15 亿美元的费用。事实上，POI 的治疗费用与处理术后其他主要并发症，如伤口感染、肺栓塞和深静脉血栓产生的费用相似[5]。

（二）风险因素和病理生理学

最初，麻痹性肠梗阻可能仅局限在手术涉及的肠袢。随后，即使手术未涉及的肠道也可能会被累及[1]。导致麻痹性肠梗阻的因素列于框 124.1。术后麻痹性肠梗阻最常见的原因是腹腔或腹膜后手术，且常发生在这些手术后[7,8]。在一组 327 例接受择期结直肠手术的患者中，27% 患者发生了持久性 POI；持久性 POI 的独立预测因素为男性、术后白蛋白较低、伤口较大、手术困难、术中处理过肠道、红细胞输注、静脉

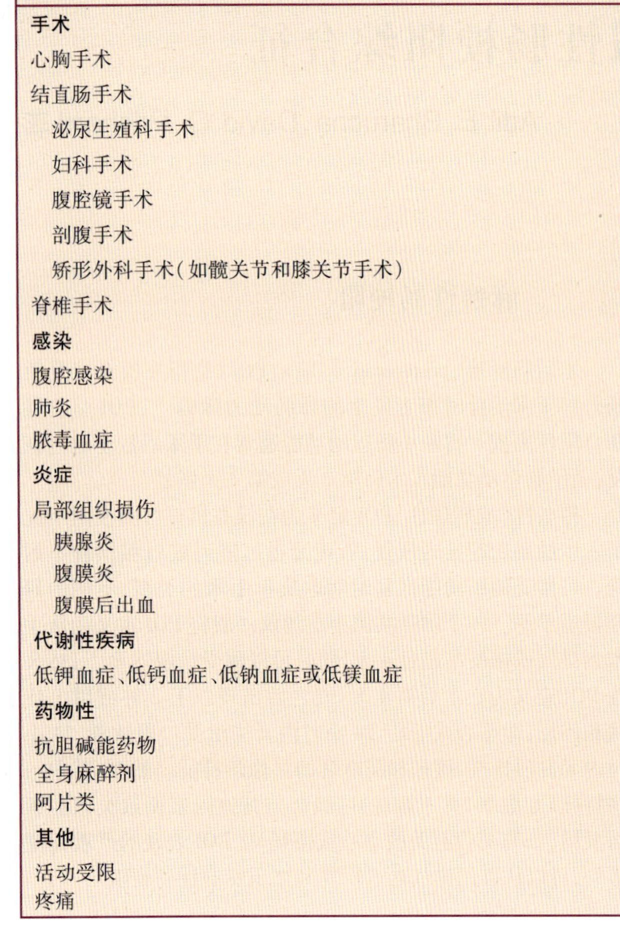

框 124.1 术后麻痹性肠梗阻的常见原因

手术

心胸手术

结直肠手术

- 泌尿生殖科手术
- 妇科手术
- 腹腔镜手术
- 剖腹手术
- 矫形外科手术(如髋关节和膝关节手术)

脊椎手术

感染

腹腔感染

肺炎

脓毒血症

炎症

局部组织损伤

- 胰腺炎
- 腹膜炎
- 腹膜后出血

代谢性疾病

低钾血症、低钙血症、低钠血症或低镁血症

药物性

抗胆碱能药物

全身麻醉剂

阿片类

其他

活动受限

疼痛

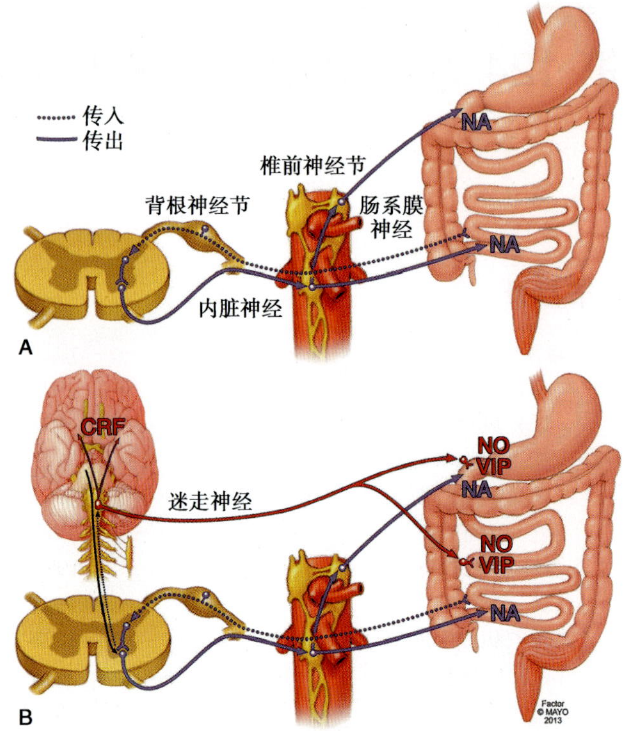

图 124.1 腹部手术触发的两条神经通路示意图。伤害性刺激的强度和性质决定了麻痹性肠梗阻的严重程度和持续时间。简单的剖腹手术激活脊髓传入神经突触,也激活了可以短暂抑制肠道动力的椎前肾上腺素能神经元相关的抑制通路(A)。在处理肠道病变时,可激活其他通路。传入信号输入脑干,在此触发自主神经增加其输出信号至胸脊髓中间外侧柱的神经元,在那里交感神经节前神经元释放去甲肾上腺素(NA)。这些神经的激活会抑制整个胃肠道的功能(B)。除了这种肾上腺素能抑制通路外,对内脏传入神经的强烈刺激还会触发迷走神经介导的通路,该通路与抑制性一氧化氮(NO)和含有 VIP 的神经元形成突触连接。CRF,促肾上腺皮质激素释放因子;VIP,血管活性肠肽。(By permission of Mayo Foundation for Medical Education and Research.)

输注晶体溶液和首次出现动力延迟[9]。相比较而言,非腹腔手术后出现麻痹性肠梗阻少见,例如,在全关节置换术患者中,发生麻痹性肠梗阻的比例不到 1%[10]。除了手术本身外,感染、炎症、剧烈疼痛、药物(特别是阿片类药物)、全身麻醉和电解质异常均会出现麻痹性肠梗阻。μ-阿片受体的激活(例如 μ-阿片受体激动剂吗啡)可抑制肌肠神经元释放乙酰胆碱,并延迟胃肠道蠕动[11]。

首先,手术本身可通过神经源性介导的脊髓反射引起肠麻痹,这种反射的激活从腹部切口一开始,直到手术结束(图 124.1)。通常这个过程相对较短。第二阶段是持续性的,归因于炎症,从手术开始,直到术后持续一段时间(图 124.1)。早期在犬和猫模型中进行的 POI 研究,记录了内脏通路介导的抑制性神经反射[1,12]。然而,此后大多数研究,尤其是那些与炎症相关的研究,采用手术要波及肠道,但没有切除或吻合肠道的小鼠模型,也出现了类似的抑制性神经反射。这些发现与人类 POI 的关联程度尚不清楚。

1. 早期神经源阶段

Bayliss 和 Starling 观察到,触摸肠管可抑制未麻醉犬的整个肠道的运动[13],这可以通过切除内脏神经来预防这种抑制作用。目前认为,较轻的损伤,如皮肤切口和剖腹探查,主要是通过激活介导脊髓反射的肾上腺素能通路来抑制肠管的运动。破坏内脏神经或背根纤维或挤压脊髓可以阻止这种肾上腺素能抑制通路,而不是通过破坏脊髓的上行和下行通路来抑制肠管运动(见图 124.1A)[12]。相比之下,在大鼠实验研究中,对肠道采用更强烈的刺激后,发现肠管运动的抑制是通过激活特定的下丘脑和桥脑髓质神经元(如孤束核、下丘脑室旁核和视上核),而参与脊上通路[1]。对大鼠内脏传入神经的强烈刺激也会触发迷走神经介导的通路,该通路与位于肠壁内的抑制性一氧化氮(nitric oxide,NO)和含有血管活性肠肽(vasoactive intestinal peptide,VIP)的神经元相连[14]。

2. 晚期炎症阶段

外肌层含有独特的常驻巨噬细胞群体(macrophage,MΦ)。在稳定状态下,这些 MΦ 对肠腔内细菌感染会有反应,并与肠壁内神经元相互作用以调节胃肠道运动[15]。在啮齿类动物和人类中,手术激活了这些常驻 MΦ,进而在手术后几小时内趋化白细胞,尤其是单核细胞和中性粒细胞进入外肌层[16-17]。这些事件与肌肉收缩力受损和胃肠道转运延迟有关[18-20]。常驻 MΦ 的失活或减少以及术前内皮表面黏附分子的受阻,均可以阻止白细胞趋化,改善胃肠道转运[19-21]。通过阻断内皮表面的黏附分子以防止白细胞浸润,也获得了类似的有益结果[16]。因此,白细胞浸润可能是引起 POI 的原因。

然而,一些白细胞,特别是单核细胞,也具有消炎作用,抵消促炎作用,防止过度损伤,并促进炎症及时缓解。趋化的白细胞的确可以在外肌层中驻留长达 7 天,甚至可超过 POI 的持续时间[22]。因此,可以想象,被趋化到外肌层的白细胞最初可能具有促炎作用,但随后起着促进炎症消退的作用[22-23]。与正常小鼠相比,单核细胞迁移有缺陷的小鼠[即 C-C 基序趋化因子受体 2($Ccr2^{-/-}$小鼠)]在肠道手术后,具有更加显著的中性粒细胞介导的炎症反应和胃肠道转运恢复延迟,这也证实了这一假设。这些实验表明在 POI 中,要改善肠管动力,其释放细胞因子、前列腺素和 NO 的肠壁内常驻 MΦ 的激活,可能比单核细胞募集具有更为重要的作用[18,20]。常驻 MΦ 的激活机制尚不清楚[23]。相比之下,进入肌层的单核细胞以 CC 趋化因子受体 2(CC chemokine receptor 2,CCR2)依赖性方式分化为成熟的 MΦ,这有利于肠管黏膜的愈合。

对缺乏 Cajal 间质细胞(interstitial cell of Cajal,ICC)且免疫功能低下的肥大细胞缺陷小鼠的早期研究表明,肥大细胞与 POI 有关。然而,随后在选择性肥大细胞缺失小鼠中进行的研究并没有证实这些发现[24,25]。在人类 POI 与肠道和腹膜上肥大细胞激活有关[26]。激活的肥大细胞是否导致了人类的 POI 尚不清楚。一项小型初步研究证实采用肥大细胞稳定剂或组胺 H_1 受体拮抗剂酮替芬可以改善人类术后胃排空[26,27]。

(三)药物学机制

1. 麻醉

胃肠道动力在麻醉后和外科手术后均有不同程度的损伤,尤其是腹部手术后。一些用于诱导或维持全身麻醉的药物,特别是诱导镇痛的药物可以降低胃肠道动力[28]。在用于诱导麻醉药物中,静脉注射药物异丙酚对胃肠道或结肠运动的影响最小[27-29],是目前常用于减少术后恶心的麻醉药之一。有趣的是,将异丙酚与瑞芬太尼等止痛剂联合使用可以促进胃肠道运动[30],但很少用于人类。临床上 NO 似乎对麻痹性肠梗阻没有明显的作用[32]。N-甲基-*D*-天冬氨酸受体拮抗剂氯胺酮外周给药可以降低内脏运动反应和运动反射,但麻醉剂量(1.8~2.4mg/kg/h)时没有此作用[33]。对运动反射的影响可能是由于非 N-甲基-*D*-天冬氨酸受体的作用,可能是对尼古丁受体的作用。氯胺酮还具有止痛作用,这使其成为一个有吸引力的非阿片类麻醉药物。然而,一项 42 例随机双盲对照试验,比较了生理盐水和氯胺酮用于接受肠切除术患者的静脉镇痛作用,显示吗啡的剂量和肠功能的恢复在两组之间无显著差异[34]。

在手术中,神经根麻醉导致的应激反应和膈肌活动的抑制弱于全身麻醉[35]。全身麻醉结合神经根麻醉在骨外科手术,会出现矫形外科手术后更好的围手术期结果[36]。同样,一项系统综述观察到,有高质量证据支持硬膜外局麻药(含或不含阿片类药物),在中胸(T_6~T_8)脊髓段经导管输送麻药,可加速胃肠道动力的恢复[37]。有适度的证据表明,这种联合麻醉方式也能减轻腹部手术后疼痛。有限的证据显示,含有局麻药的硬膜外阻滞并不影响呕吐或吻合口漏的发生率。对于开腹手术,有低质量证据表明使用含有局麻药的硬膜外阻滞可以缩短住院时间。

2. 阿片类

阿片类药物可以减轻疼痛,但容易引起麻痹肠梗阻。在 3 个主要(μ、λ 和 K)阿片类受体中,阿片类药物靶向受体主要是 μ 受体,通过作用于大脑和脊髓而起镇痛作用,并抑制胃肠道的推进运动[38,39]。吗啡通过解除对肠道环形肌的抑制作用,增加静息时环形肌的张力,诱导小肠和大肠环形肌的节律性、偶尔高振幅、非推进性的阶段性收缩[38]。这种活动因为丧失了协调、推进式运动所需要的神经整合,因此是非推进性的。此外,阿片类药物可激活 K 和 ä 受体,以抑制黏膜下促分泌神经元,导致肠黏膜主动分泌氯离子减少,使肠腔内水分减少。

(四)临床特征

麻痹性肠梗阻的临床特征与机械性肠梗阻相似。麻痹性肠梗阻的典型症状包括腹痛(通常是局部的)、腹胀、固体食物不耐受和顽固性便秘,也可出现恶心和呕吐。体格检查显示肠鸣音减弱。症状从轻度到严重不等,一些患者在 1~2 天内恢复日常活动,而另一些患者则需要较长时间、密集的监测、补液和疼痛管理。腹部平片显示充满空气的小肠,常有不同程度的气液面,显示小肠梗阻(small bowel obstruction,SBO)的影像学征象。肠麻痹和 SBO 均可见到不同程度的气平,但后者更常见。腹胀通常向上延伸到胃,向下延伸到结肠。腹部 CT 可确诊非梗阻性腹胀,或鉴别机械性梗阻及各种病因的梗阻。重要的是术后早期的肠麻痹不需要诊断评估。持久性 POI 常常超过 7 天,与围手术期失血量和麻醉总剂量具有独立相关性。术后早期肠梗阻的表现与 POI 类似,但后果可能更严重,它是一种手术并发症,手术患者的发生率为 0.7%~10%[40]。如果在术后 30 天内,POI 消退和肠功能恢复正常后,出现腹痛、呕吐和与 SBO 一致的影像学证据就可以诊断为术后肠梗阻[41]。CT 有助于鉴别 POI 与术后早期 SBO,并识别其他并发症。

(五)治疗

从历史观点上说,POI 的治疗包括肠道休息、胃肠减压和静脉补液治疗。这些干预措施被认为可以降低并发症的发生率和改善预后,缩短术后恢复时间。然而,没有严格的证据来支持这样的结论。肠道休息既不能缩短达到第一次排便的时间,也不减少达到摄入食物的时间[42]。术前补充碳水化合物和术后早期进食可以加速康复。除了手术和腹腔引流外,不再建议常规使用鼻胃管减压;同样,术后 24~48h 内停用导尿管,因为继续使用这些治疗不会加速康复。腹腔镜手术、局麻、阿片类镇痛药和几种加速麻痹性肠梗阻的治疗方法,促进了接受腹部手术患者的康复。ERP[增强康复计划/途径(enhanced recovery program/pathway),也称为术后增强康复计划(enhanced recovery after surgery,ERAS)]在 20 世纪 90 年代首次被提出,结合不同治疗方法,可以个体化以改善大手术后的预后(表 124.1)。加快手术的首要目标是降低器官功能障碍的发生率,从而降低并发症,加速康复,缩短住院时间。ERP 的一些优势列于框 124.2。这一概念已被证明在所有外科专业都是有效的,但大部分数据来自结肠外科。加速康复外科已被证明能促进 POI 的恢复。大多数患者在 48h 内都能开放饮食和排便,在无并发症的开腹结肠手术后住院天数由 5~10 天降到 2~4 天。虽然 ERAS 项目中只有部分可以降低麻痹性肠梗阻的发生率和/或严重程度,但所有建议都将在后面进行详尽讨论。

表 124.1　基于循证医学促进康复的途径

术前	术中	术后
术前评估 提供 ERP 口头解释以及书面材料 出院标准和再入院评估 预设 术前 2~6h，分别予以液体或固体形式摄入碳水化合物 避免仅做结肠清洁准备 预防术后恶心和呕吐 减少术前应激反应	有目的性补液治疗 腹腔镜手术，或者 C_{6-8} 硬膜外麻醉下的中线或横向剖腹手术切口 小剂量阿片类药物麻醉和镇痛	避免使用鼻胃管和引流；24h 内拔除导尿管 早期活动和下床行走 连续低剂量硬膜外局麻和与阿片类药物联合应用，或静脉用药控制患者疼痛；非甾体抗炎药和/或对乙酰氨基酚用作基础镇痛 尽早肠内营养 尽早停止静脉输液 咀嚼口香糖 使用泻剂 早期制订随访计划

ERP，增强康复途径。

框 124.2　结直肠手术后快速康复计划(ERP)的益处

加速康复
可控制成本
提高资源利用率
低发病率
低再入院率
可安全缩短住院时间
可标准化操控医疗

1. 术前

(1) 术前营养

多个随机对照临床研究支持在择期手术前 2 小时内摄入清淡流食[42]。这些研究表明，与术前 4 小时以上摄入清淡流食相比，术前 2~4 小时内摄入清淡流食，在手术时，具有更小的胃容量和较高的胃 pH。相比之下，术前口服碳水化合物的证据质量和推荐强度均较低。虽然这种方法缩短了腹部大手术后的住院时间，但与禁食相比，这种方法在住院时间和并发症发生率上有显著差异，但与饮水或安慰剂组并没有差异。因此，手术前食用清淡流食的效果与摄入碳水化合物相当。

(2) 减少应激

术前和术后早期的营养支持、硬膜外麻醉、充分的镇痛，包括使用非甾体抗炎药和对乙酰氨基酚的非阿片类疼痛管理，以及使用 ERP 可以降低对手术的应激反应。应激反应与持久性 POI、伤口延迟愈合、疲劳、伤口感染和免疫功能长期受抑有关[43]。

(3) 肠道清洁准备

择期结肠手术前单纯行肠道清洁准备不具备优势[42]。然而，常常与肠道清洁准备一起使用的口服抗生素可以降低手术部位感染的风险，并在一些研究中证实可以减少吻合口瘘和腹腔内感染的发生。

(4) 术后恶心呕吐的预防

在麻醉后护理症状中术后恶心和呕吐(postoperative nausea and vomiting，PONV)的总发生率约为 30%。术前筛查能可靠地识别 PONV 高危患者(识别率高达 80%)，建议在所有患者中进行筛查。PONV 的风险范围从 10% 无风险因素患者到有 4 种危险因素患者约 79%，即女性、不抽烟、既往有 PONV 或晕车史，预计术后要用阿片类药物[44]。这些风险因素的评估没有与各种麻醉剂比较。另有研究观察到，使用异丙酚和阿芬太尼(一种短效阿片类药物)静脉麻醉后，PONV 的发生率、止吐药物的使用和术后非计划住院率均低于使用 NO 和安氟醚的吸入性维持麻醉。在吸入性药物中，氟烷、安氟醚、异氟醚和地氟醚之间没有区别[46]，所有这些药物均比阿片类药物更少引起恶心。在肌肉松弛剂中，泮库溴铵的恶心发生率高于维库溴铵、阿曲库铵或铝库溴铵[47]。

来自两个美国专业协会的《2017 年结直肠手术后快速康复临床实践指南》(*The 2017 Clinical Practice Guidelines for Enhanced Recovery after Colon and Rectal Surgery*)建议，所有高危人群应接受 PONV 预防，诱导时使用地塞米松磷酸钠，结束时使用恩丹西酮或另一种 5-羟色胺 3 拮抗剂[42]。地塞米松也有镇痛作用，可以减少疼痛、疲劳和阿片类药物用量，同时可提高疑似急性阑尾炎的腹腔镜手术后第一天患者的康复质量[48]。在手术前或开始麻醉前，静脉给予对乙酰氨基酚可降低恶心和疼痛的风险，前提是需要在疼痛开始前给予药物[49]。一项荟萃分析显示术前接受加巴喷丁的患者发生 PONV 的综合风险相对较低[50]。

2. 术中

(1) 手术性质

在适当情况下，由训练有素人员进行腹腔镜手术比开腹手术能更好地治疗结直肠疾病[42]，其优势包括更好的短期结果(例如肠功能恢复时间更快、出血量更少、术后疼痛更轻、住院时间更短)和更低的围手术期并发症的发病率，包括总发病率、伤口漏的发生率和非手术治疗的发生率。接受腹腔镜手术患者的肺功能恢复时间缩短，麻醉剂用量少，可改善短期生活质量。

(2) 麻醉

区域麻醉通过阻止传入神经传递到中枢神经系统和阻断交感神经系统的传出冲动，在很大程度上阻止了手术引起的神经内分泌应激反应，并可以保护免疫功能，同时减少对阿片类药物用量。硬膜外麻醉和镇痛被推荐用于开腹式结直肠手术，以及有严重呼吸系统疾病患者进行的腹腔镜手术[42,52]。硬膜外麻醉和镇痛可以促进结肠血液流动和有助于胃肠道功能的恢复[52]。在 45 例接受择期腹主动脉手术的患者中，接受胸段硬膜外新斯的明患者的 POI 持续时间短于安慰剂组[53]。

（3）血流动力学管理

在腹腔大手术中，1.5～2mL/kg/h 的平衡晶体溶液维持性输注，足以补充隐性的液体丢失和维持需要。超负荷静脉输液或过度限制输液可损害脏器功能，增加术后并发症的发病率，延长住院时间。首选限氯平衡晶体溶液，因为与生理盐水相比，其具有较低的高氯代谢性酸中毒发生风险。在高危患者中，液体用量应以更客观的容量状态监测方式（如心输出量）为指导。一项双盲临床研究观察发现，小肠或大肠切除和吻合术中及术后，胶体液复苏组患者肠麻痹的平均持续时间（73.4±20.8h）明显短于晶体液复苏组（86.7±23.6h）。胶体液复苏组患者呕吐的发生率也较低[54]。

3. 术后

（1）术后鼻胃导管、引流管和导尿管

对于保守治疗难以控制的 POI 患者应保留鼻胃管。常规使用鼻胃管延迟了口服营养的恢复。导尿管应在手术后 24 小时内拔除。

（2）咀嚼口香糖和使用泻药

一项 Cochrane 综述观察到，在术后咀嚼口香糖（即每天 3～4 次咀嚼无糖口香糖 10 分钟或更长时间）患者中，肠鸣音恢复、排气和排便比不咀嚼口香糖的患者更早出现。咀嚼口香糖和不咀嚼口香糖的患者在住院时间上有细微差异，但在并发症或护理费用上没有差异。

（3）早期进食和营养

对于开腹手术和腹腔镜手术后 24 小时不限制饮食摄入量的患者，可以立即开始经口补充液体[42,55]。早期进食可以加速胃肠道功能的恢复，缩短住院时间，可预防并发症，且其发病率较低。

1）术后疼痛管理

持续微量阿片类镇痛（包括胸段硬膜外镇痛）是术后最好的镇痛方法[42,55]。其他有效的术后镇痛方法包括患者自控镇痛法、鞘内镇痛、局麻药灌注和浸润伤口、静脉输注利多卡因和腹横肌平面（transversus abdominis plane，TAP）阻滞。非甾体抗炎药和对乙酰氨基酚常被用于多种模式镇痛，然而也有报道指出使用环氧合酶 2 拮抗剂会增加吻合口瘘的风险[56]。

2）早期运动

有效的疼痛治疗是早期活动的关键，正如已显示的移动式硬膜外镇痛[42,55]。下床活动可改善肺功能和组织氧合，还能降低胰岛素抵抗、肺栓塞的风险和肌肉损失，同时提高肌肉力量[35]。有一种方案建议患者在术后当天走出房间 5 次，每天在椅子上坐 6 小时[57]。护理和物理支持治疗对肠道功能的恢复是有帮助的。

（4）出院标准

ERP 出院标准包括：患者必须能够连续进食 3 餐固体食物后，无腹部不适；有肛门排气或排便；适当镇痛后，有较低的疼痛评分；并家属有接回家的愿望，就可以出院[58]。

4. 药物治疗

（1）非阿片类镇痛

尽量减少阿片类药物的使用有助于肠功能早期恢复和缩短住院时间[42,55]。止痛剂（如对乙酰氨基酚、非选择性或选择性非甾体抗炎药和 COX-2 拮抗剂）应按计划使用，而不是按需使用。这些药物改善了术后疼痛，减少了全身阿片类药物用量和一些剂量依赖性的不良反应。实验和观察性临床研究，表明非甾体抗炎药可能增加吻合口瘘的风险。然而，最近的一项荟萃分析发现，术后 48h 内服用一剂或多剂非甾体抗炎药的患者，发生吻合口瘘的风险并没有显著增加。这种风险出现在术后 3 天以上非甾体抗炎药治疗的患者和急诊而非择期结直肠手术患者中可能更为明显。用布比卡因脂质体局部浸润伤口和阻滞腹腔干神经麻醉情况下，接受开腹和腹腔镜结直肠手术患者，显示出有很好的镇痛结果。此外，一些有限数据表明腹腔镜结直肠手术中，采用 TAP 阻滞麻醉比使用全身阿片类药物治疗后的住院时间更短。术前行 TAP 阻滞似乎比术后行 TAP 阻滞具有更好的镇痛效果。尽管许多中心在术前开展了多种模式镇痛方案，但最佳镇痛效果仍有争议，主要局限于硬膜外和 TAP 阻滞麻醉。

（2）阿片类拮抗剂

阿维莫泮（alvimopan）是一种作用于外周的 μ-阿片类受体拮抗剂，可改善阿片类药物的肠道动力抑制效应，而不影响其镇痛作用[42,55]。在接受开腹式结肠切除术的患者中，术后给予阿维莫泮（12mg）可使 POI 的持续时间缩短 15～18h，住院时间减少 1 天[59,60]，延迟性住院时间（>7 天）的发生率从 6.8%降低到 2.1%[61]。阿维莫泮被 FDA 批准用于小肠或大肠部分切除一期吻合术后，加速缩短消化道动力的恢复时间。批准的剂量是在手术前 30min 到 5h 内给药 12mg，然后 12mg 每天两次，持续 7 天，最多 15 次。另一项研究评估了 805 例服用阿片类药物治疗慢性非癌性疼痛和阿片类药物诱导的肠功能障碍患者中使用阿维莫泮（0.5mg，每天两次）的长期安全性和耐受性。不良反应在阿维莫泮组（13%）和安慰剂组（11%）相似。更多接受阿维莫泮治疗的患者出现了多种其他病变，如结肠常见的隆起性病变——结肠息肉、皮肤病变（2.8% vs 0.7%）和心肌梗死（1.3% vs 0.0%），但其差异无统计学意义，也未发现有因果关系。因此，阿维莫泮类的新药——entereg 只能在注册并符合要求的医院使用，并获得实验计划支持的医院使用此药[62]。与开腹式结直肠手术相比，腹腔镜手术后使用阿维莫泮的效果如何不太清楚，特别是考虑到药物的成本[42,55]。

甲基纳曲酮（methylnaltrexone）是一种作用于外周的 μ-阿片受体拮抗剂，未被 FDA 批准用于治疗 POI。甲基纳曲酮对健康患者阿片类药物诱导的胃肠道转运时间延迟有不同的影响[63]。在一项小型Ⅱ期临床试验中，与安慰剂相比，甲纳曲酮降低了 65 例接受节段性结肠切除术患者的 POI 发生率，并将住院时间减少了 1 天[64]。然而，在 1 048 例接受开腹式结肠切除术患者的 2 个Ⅲ期安慰剂对照试验中，甲基纳曲酮（12mg 和 24mg）并没有改善 POI 或出院参数[65]。

（3）其他药物

右美托咪啶（dexmedetomidine）是一种高选择性 α_2-肾上腺能受体激动剂，具有催眠、镇静和交感神经的作用，但对呼吸无抑制作用。与另一种 α_2 激动剂可乐定相似，其交感神经作用是减少去甲肾上腺素的释放来维持血流动力学稳定[66]。在 92 例接受腹腔镜手术的患者中，右美托咪啶从腹膜充气至手术结束时给予的剂量低于 FDA 批准的剂量，可促进肠道运动，缩短腹腔镜胃切除术后的住院时间；然而，右美托咪啶未被 FDA 批准用于治疗 POI。

没有足够的证据推荐使用促动力学药物，如多巴胺拮抗剂、红霉素、西沙必利、普萘洛尔、抗利尿激素、新斯的明和胆囊收缩素类药物来治疗 POI[60]。局麻药利多卡因可减轻炎症和疼痛感，并可通过阻断与麻痹性肠梗阻有关的交感神经抑制性脊髓通路,和椎前反射的传入和/或传出神经通路来促进胃肠道动力[68]。利多卡因还可降低交感神经系统活性,对肠道平滑肌有直接兴奋作用。在6个临床试验中,有116例患者术后4小时或24小时静脉给予利多卡因,比输生理盐水的患者,可以将其肠功能恢复时间缩短1天,并缩短了住院时间,不过这还取决于切除和手术方式的类型。在大多数研究中,利多卡因缩短了POI的持续时间和住院时间;在少数试验中(如腹腔镜胆囊切除术)改善并不显著。胃饥饿素(ghrelin)是一种促食欲和促动力激素[68],刺激移行性复合运功(migrating motor complex,MMC)和胃动力以及排空,协调平滑肌推进活动模式[69]。在两项纳入662例患者的Ⅲ期试验中,饥饿素受体激动剂TZP101(乌利莫瑞林)并没有缩短部分小肠切除后POI的持续时间[70]。5-羟色胺受体-4(5-hydroxytryptamine receptor-4,5-HT_4)[71]激动剂是一种有效的促动力学剂,可促进上、下消化道的肠道收缩能力。西沙必利改善了POI,但因心血管不良事件而从市场上撤药[68]。普卢卡必利(prucalopride)是一种高亲和力的5-HT_4分子,在欧洲、墨西哥和加拿大被批准用于治疗慢性便秘,但在美国没有获批。在一项随机临床试验中,110例接受择期胃肠道手术(不包括全结肠或次全结肠切除术)的患者,普卢卡必利将恢复肛门排气和排便的时间和术后住院时间缩短了1天[72]。

二、急性假性结肠梗阻

急性假性结肠梗阻(acute colonic pseudo-obstruction,ACPO)或Ogilvie综合征的特征是无机械性梗阻的急性结肠显著扩张[73],通常发生于老年人或有严重基础内科或外科疾病的住院或收容机构患者(表124.2)。在所有手术患者中估计ACPO的发生率为0.1%[74],患者预后取决于基础疾病的严重程度、年龄、盲肠的最大直径、结肠减压前肠管扩张时间的长短以及有无结肠缺血[71]。

表124.2　与急性假性结肠梗阻相关的情况(400例)

健康状况(最常见)	病例比例数/%
外伤(非手术)	11.3
感染(肺炎,脓毒症)	10.0
心源性(心肌梗死和心力衰竭)	10.0
妇科手术	9.8
腹部或骨盆手术	9.3
神经性(帕金森病、脊髓、多发性硬化症、阿尔茨海默病)	9.3
整形外科手术	7.3
其他疾病(代谢、癌症、呼吸衰竭、肾衰竭)	32.0
其他手术(泌尿外科、胸外科、神经外科)	11.8

一些患者有不止一个危险因素,因此百分比超过100%。

Vanek VW, Al-Salti M. Acute pseudo-obstruction of the colon (Ogilvie's syndrome): an analysis of 400 cases. Dis Colon Rectum 1986; 29: 203-10. Modified from Saunders MD, Kimmey MB. Systematic review: acute colonic pseudo-obstruction. Aliment Pharmacol Ther 2005; 22: 917-25

(一)流行病学

据估计,1%骨科手术住院的外科患者会发生ACPO[75],有0.3%因烧伤而住院的危重患者会出现ACPO[71]。95%以上的ACPO患者有病情加重的趋势[74],其加重的因素包括非手术外伤、感染、心血管疾病或骨盆或髋关节手术[76]。由于多种并发症和未能及时诊断,ACPO有相当高的发病率,总死亡率为25%~31%,其中40%~50%归因于结肠缺血或穿孔[71]。

(二)病理生理学

尽管ACPO的病理生理尚未完全明确,但一般认为其原因是自主神经支配不平衡(即交感神经兴奋或副交感神经过度抑制),导致功能性梗阻和近端结肠扩张。迷走神经支配升结肠到脾曲的副交感传入神经是兴奋性的。骶髓(S2-4节段)支配剩余的结肠。正常情况下,交感神经通过α_2-肾上腺素能受体抑制结肠运动(见图124.1)[77],因此,交感神经兴奋容易引起结肠膨胀。可以想象的是,其他因素[如外源性或内源性阿片类药物、电解质紊乱、药物(如抗胆碱能药)]也可能对结肠动力起抑制作用。除了交感神经过度抑制结肠运动外,结肠被动膨胀(如大便堆积于结肠内)可激活结肠抑制反射,椎前神经节介导的结肠抑制反射也可导致结肠扩张[78]。

(三)临床特征

ACPO通常发生在年龄较大(平均年龄60岁)、有严重基础疾病,或外科疾病(见表124.2)的住院或收容机构(60%)的男性患者中。

1. 症状和体征

ACPO最典型特征是腹胀,可在3~7天内逐渐发展,或在24小时急性发作。80%腹痛往往是轻微和持续的,可能伴有轻度的压痛和腹胀[73]。在一系列研究中,60%患者出现恶心和/或呕吐[73]。检查时可以发现腹部膨隆,肠鸣音存在。发热、明显腹部压痛和白细胞增多提示肠缺血或穿孔。

2. 实验室检查

许多患者有相关的电解质紊乱,特别是低钾血症、低钙血症、低钠血症或低镁血症。通过腹部平片可以诊断,典型的表现是右侧结肠扩张(图124.2)。盲肠的最大直径通常在9~

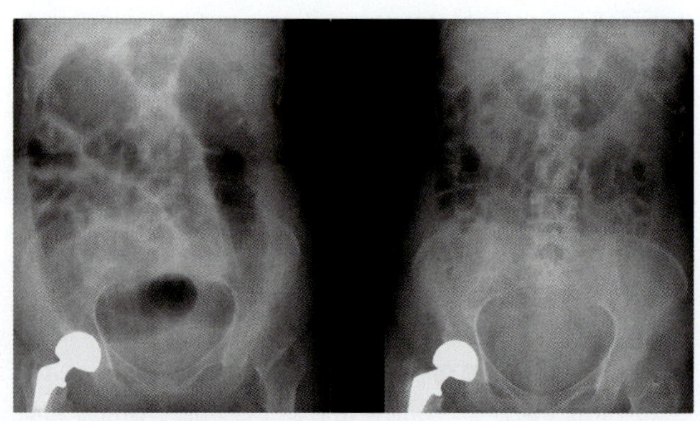

图124.2　急性假性结肠梗阻患者腹部平片。左图:股骨颈骨折后右髋关节置换术患者,腹部直立位平片显示弥漫性结肠扩张(盲肠直径13cm)。右图:静脉注射新斯的明后结肠扩张很快缓解。(Bharucha AE, Camilleri M. Common large intestinal disorders. In: Hazzard WR, Blass JP, Halter JB, et al, editors. Principles of Geriatric Medicine and Gerontology. New York: McGraw-Hill; 2003. p. 652.)

25cm 之间，通常在肝曲或脾曲处有截断征。左半结肠（包括乙状结肠）和小肠也可扩张。小肠内可见气液平面，但结肠内通常看不到气液水平面。尽管结肠有严重扩张，但通常可以看到海斯特尔皱襞（Haustral 皱襞）。气体在结肠腔内穿过提示无机械性梗阻。腹腔内有游离气体通常提示肠穿孔，但肠积气患者可能没有穿孔。水溶性造影剂灌肠对排除机械性梗阻很有帮助。

3. 鉴别诊断

ACPO 的鉴别诊断包括机械性肠梗阻和中毒性巨结肠。与 ACPO 类似，中毒性巨结肠也具有非梗阻性结肠扩张的特征。然而，与 ACPO 相比，中毒性巨结肠是一种危及生命的并发症，常存在潜在的结肠炎症（如溃疡性结肠炎、克罗恩病、感染性或缺血性结肠炎）的患者中。在一项纳入 400 例 ACPO 研究中发现，接受常规新斯的明治疗患者的死亡率约为 15%，而缺血性肠病或肠穿孔患者死亡率约为 36%～44%[74]。在另一项对 50 例接受结肠减压治疗患者的研究中，术后或复杂疾病期间发生的 ACPO 患者，其死亡率分别为 18% 和 53%。盲肠直径>9cm 和结肠穿孔是死亡的危险因素。一些研究表明，盲肠直径在 9～12cm 是即将穿孔的迹象。1956 年，一项针对 100 例患者的研究发现，患者俯卧位时当结肠被钡剂或空气充盈时，盲肠的最大横径为 3～10.5cm。97% 的盲肠直径一般<9cm，因此盲肠直径为 9cm，被认为是即将穿孔的临界直径值。随后，这些研究者检查了 19 例结肠梗阻和盲肠直径在 9.0～16.3cm 之间的患者[81]，显示 7 例盲肠穿孔，12 例手术中出现穿孔，证实 9cm 阈值是穿孔的危险因素。

（四）治疗

早期治疗是支持性的，重点是消除或纠正 ACPO，或改善其病程。这些方法包括避免或尽量减少麻醉药物和抗胆碱能药物的使用、纠正血电解质紊乱、液体复苏、识别和治疗伴随的感染、肠道休息、下床活动、膝卧位或俯卧位以促进排气，以及插入肛管以促进肠道减压[74,82]。缓解腹胀的措施包括清水灌肠，清除左半结肠粪便；用水溶性造影剂灌肠，常用的是泛影葡胺，它也可以排除机械性梗阻的诊断，还可用肛管排气。鼻胃管抽吸的作用较小，因为扩张主要发生在结肠。应避免口服渗透性和刺激性泻药，因为它们可能会促进气体的产生和气体进入已经扩张结肠而加剧肠扩张。在连续检查和腹部平片上没有发现结肠缺血、穿孔或即将穿孔特征的情况下，非手术治疗或保守治疗一般应持续数天，70%～90% 的患者通过这些治疗手段可以缓解病情。当盲肠直径>9cm，并且在确诊后 72 小时内对治疗无反应时，应进行减压以降低肠壁缺血、穿孔和死亡的风险[74]。管理治疗流程如图 124.3 所示。

药物减压

乙酰胆碱酯酶拮抗剂新斯的明增加了乙酰胆碱在肌间丛和神经肌肉连接处的可利用性。新斯的明增加健康人的结肠收缩力和结肠转运。在 2 个随机安慰剂对照试验中，新斯的明（2mg 静脉注射 2～5 分钟）一般在 30 分钟内缓解了大约 90% 患者的结肠扩张[82,84-86]。对于初始治疗无应答或部分应答者，可考虑在药物的正常清除半衰期（80 分钟）后给予第二剂，有效率为 40%～100%。在健康人群中，0.75mg 和 1.5mg 新斯的明静脉给药对结肠张力有相当的影响。因此，对于新斯的明引起的心动过缓风险增加的患者，可以考虑较低剂量（如 1mg 新斯的明，静脉注射）。作为“快速”给药的替代方案，一项单中心随机前瞻性试验观察到，85% 的患者静脉输注新斯的明后 24 小时可解决肠梗阻，但对 ACPO 无效。一项小型随机安慰剂对照试验观察到，在对新斯的明有反应的患者中，每天服用聚乙二醇，1 周后结肠扩张复发的风险（0%）低于安慰剂（33%）[88]。

（五）预防

微创手术、胸段硬膜外麻醉和阿片类镇痛可改善手术患者的术后护理。ERP（见肠麻痹部分）结合个体护理方式，与标准治疗方法相比，可以明显减少并发症的发生[57]。ERP 的组成部分列于框 124.3。研究表明 ERP 可以缩短麻痹性肠梗阻的持续时间、住院时间和减少费用。

框 124.3　慢性假性肠梗阻的病因和分类

原发性

继发性

自身免疫性疾病

乳糜泻

药物

内分泌功能障碍

代谢性疾病

神经肌肉疾病

嗜神经病毒

副肿瘤综合征

放射性肠炎

家族性

常染色体显性遗传

SOX-10[a]

常染色体隐性遗传

　RAD21[a]

　SGOL1[a]

　TYMP[a]

POLG[a]

X 连锁

　FLNA[a]

L1CAM[a]

[a] 提示基因突变。

FLNA，细丝蛋白；L1CAM，L1 细胞黏附因子；POLG，γ-DNA 多聚酶；RAD21，粘连蛋白复合体；SGOL1，SGO1 蛋白多克隆抗体；SOX-10，SRY-BOX 转录因子；TYMP，胸腺嘧啶磷酸化酶。

Di Narcdo G，Di Lorenzo C，Lauro A，et al. Chronic intestinal pseudo-obstruction in children and adults：diagnosis and therapeutic options. Neurogastroenterol Motil 2017；29（1）.

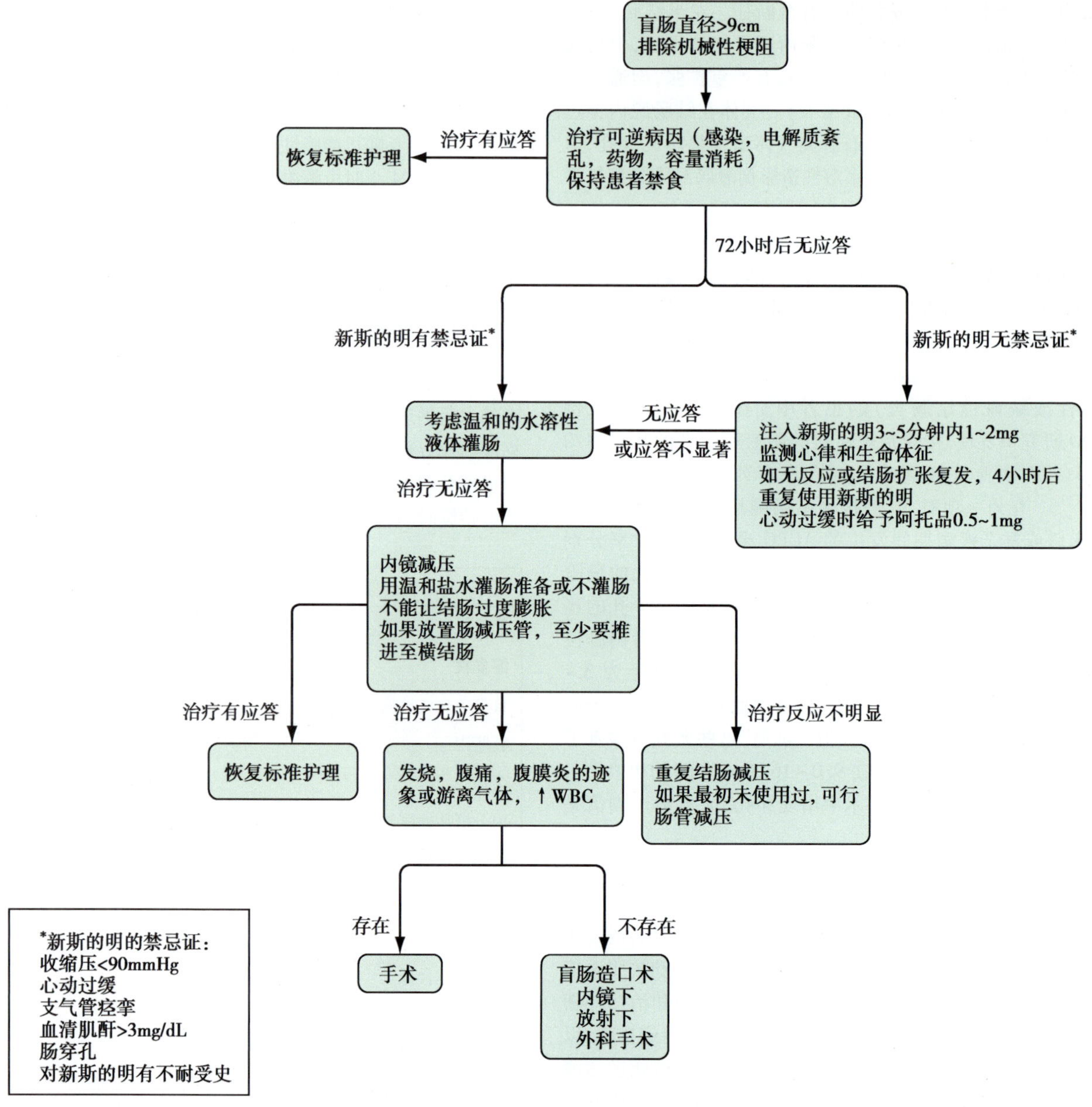
盲肠直径>9cm
排除机械性梗阻
治疗可逆病因（感染，电解质紊乱，药物，容量消耗）
保持患者禁食
治疗有应答
恢复标准护理
72小时后无应答
新斯的明有禁忌证*
新斯的明无禁忌证*
考虑温和的水溶性液体灌肠
无应答
或应答不显著
注入新斯的明3~5分钟内1~2mg
监测心律和生命体征
如无反应或结肠扩张复发，4小时后重复使用新斯的明
心动过缓时给予阿托品0.5~1mg
治疗无应答
内镜减压
用温和盐水灌肠准备或不灌肠
不能让结肠过度膨胀
如果放置肠减压管，至少要推进至横结肠
治疗有应答
治疗无应答
治疗反应不明显
恢复标准护理
发烧，腹痛，腹膜炎的迹象或游离气体，↑WBC
重复结肠减压
如果最初未使用过，可行肠管减压
存在
不存在
手术
盲肠造口术
内镜下
放射下
外科手术
*新斯的明的禁忌证：
收缩压<90mmHg
心动过缓
支气管痉挛
血清肌酐>3mg/dL
肠穿孔
对新斯的明有不耐受史

图 124.3 急性假性结肠梗阻的管理治疗流程

三、慢性假性肠梗阻

慢性假性肠梗阻（chronic intestinal pseudo-obstruction，CIPO）是一种综合征，定义为在没有阻碍肠道内容物通过的解剖结构异常的情况下，反复出现肠梗阻症状和体征[89,90]。这种小肠扩张有别于肠动力障碍，肠动力障碍的发病率较低。CIPO 的发生与全身神经性、代谢性、自主神经、结缔组织和恶性疾病有关。原因不明确时称为慢性特发性假性肠梗阻（chronic idiopathic intestinal pseudo-obstruction，CIIPO）。大多数成人 CIIPO 病例是散发的。尽管该领域取得了一定的进展，但对 CIIPO 的发病机制仍知之甚少。肠神经系统的神经和神经网络、平滑肌细胞、ICC、自主神经系统和中枢神经系统的缺陷或损伤，导致肠道运动方式和液体移动紊乱，进而决定了疾病的严重程度。CIPO 的发病率和死亡率通常很高，患者的生活质量明显受损，常有危及生命的营养不良表现。

（一）流行病学

CIPO 被认为主要是小肠疾病，许多患者在胃肠道的其他部分也有动力障碍。因此，症状和体征各不相同[89,90,92,93,96]。在大多数患者中，症状逐渐恶化并最终持续存在，甚至在亚急性发作之间，将导致营养不良和生活质量受损。高度怀疑有助于早期诊断和适当的处理，从而避免具有潜在危害的手术操作。

（二）病理生理学

CIPO 是一种临床综合征，由多种疾病和药物引起，如自主神经病变、肠神经病变、肌病和间充质病（即 ICC 紊乱）和许多其他疾病（见框 124.3）。原发性 CIPO 局限于胃肠道，比继发性 CIPO 常见。继发性 CIPO 有全身性或外源性原因。家族性 CIPO 罕见。当仔细地诊断评估未能揭示病因时，通过腹腔镜获得全层组织标本，并进行病理检查，包括详细的光学显微镜评估和超微结构分析，有时可以明确原发性 CIPO 的病因[94,95]。然而，需要强调的是，组织病理学难以用于识别可治疗的病因。因此，只有少数患者获得了全层活检[89]。甚至于在获得活组织检查的患者中也未能明确病因，就命名为特发性、非家族性或散发性 CIPO[89]。

1. 肠道神经病变

引起 CIPO 的炎症性神经病变是各种感染性、副肿瘤性和神经系统疾病的原发性或继发性疾病。肠神经疾病及其终生患病率列于表 124.3。胃肠道炎症和免疫活性可明显影响肠神经的形态和功能。炎症性神经病的典型特征是，局限于肌间神经丛有密集淋巴浆细胞浸润[84,96,97]。CD3 阳性淋巴细胞和肌间神经元的同时存在可解释免疫损伤和破坏神经细胞。无神经元损失的嗜酸性神经节炎[99,100]和伴有 NO 合成酶表达减少的肥大细胞神经节炎[100]也有报道。

表 124.3　选择性肠道神经肌肉疾病终生患病率的估计

肠道神经疾病	临床患病率	组织学患病率
原发性		
特发性胃轻瘫	1/4 000	70% 患有神经疾病[289]
先天性巨结肠症	1/5 000	100% 有神经节增多症[290]
特发性贲门失弛缓症	1/10 000	100% 患有神经疾病[291]
继发性		
南美锥虫病（累及胃肠道）	10% 疾病携带者	60% 活检[292]
糖尿病	1/20	1/4 000[289,293]
帕金森病	1/500	70% 基于黏膜下 Lewy body[294] 病理
系统性炎症疾病（如 SLE）	1/1 000	
NF1	1/4 000	<1/100 000[295]
MEN-2B	1/35 000	96% 有胃肠道症状[296]
肠道副肿瘤综合征	<1/50 000	100% 活检

MEN，多发性内分泌瘤；NF，神经纤维瘤。

许多继发于自身免疫（副肿瘤或特发性）的肠道功能障碍患者，在血液循环内可发现抗神经元自身抗体[101]，体内外数据表明这些自身抗体直接导致淋巴细胞浸润和肠神经系统退行性变和功能障碍[98,102,103]。在一些严重神经性肠运动障碍患者的肌神经丛中已分离出疱疹病毒 DNA，这表明病毒可能会引起炎症性神经节炎[104]。在大多数情况下，炎症的病因是未知的。

非炎症性（退行性）神经病可能是家族性或散发性的。散发性病例可能是原发性或继发性的，包括放射、糖尿病（diabetes mellitus，DM）、淀粉样变（amyloidosis，AL）、黏液水肿和药物毒性。两种主要的病理模式出现在退行性散发性内脏神经病变中，一种模式表现为壁内细胞数量减少，这与触突肿胀和神经细胞体有关，胶质细胞增加，轴突碎裂和丢失；第二种模式表现为没有树突状细胞的肿胀或神经胶质细胞的增生，而出现了肠神经元亚群的正常染色体丢失[105,106]。

2. 肠道肌肉病

一些原发性内脏肌病患者表现为小肠环形肌和纵形肌的纤维化和空泡化。在一系列典型的 CIPO 患者中，约 25% 肌病表型患者，缺乏细胞骨架平滑肌肌动蛋白的一种亚型，即 α-肌动蛋白[107]。需要进行对照研究来确定这一观察结果的意义。炎症性肌病在儿童中比成人更常见，可能是免疫受抑制的一种反应[108,109]。

3. 肠道间充质病

Cajal 间质细胞（ICC）来源于表达 c-Kit 的间充质细胞。ICC 产生慢波，通过缝隙连接传播到平滑肌细胞，影响平滑肌膜电位和膜电位梯度[110-111]，并部分介导平滑肌的机械敏感性。也可能介导从肠内运动神经元轴突到平滑肌的神经传递，虽然近年来这一观点受到了质疑（见第 99 和 100 章）[113,114]。ICC 位于肌间神经丛（ICC_{MY}）、环形肌和纵向肌（ICC_{IM}）和黏膜下层（ICC_{SM}）内，少数可见于浆膜层（浆膜 ICC）。在胃肠道肌肉组织的不同层面内，有不同 ICC 形态的划分，提示不同的 ICC 可能在肠道运动中具有不同的生理作用。ICC 与神经末梢紧密相对，并通过缝隙电耦合连接于邻近平滑肌细胞。研究表明，它们在抑制性和兴奋性肠内运动神经传递的接收和传导中起着重要作用[115]。共聚焦电子显微镜显示 CIPO 患者的 ICC 异常，包括细胞表面标志物不规则发布，细胞内细胞器和细胞骨架受损，ICC 密度减少[116]。因此，有人提出 ICC 参与起搏器活动和平滑肌神经传递的异常，可能是 CIPO 患者肠道运动障碍的原因。

（三）原发性病因

1. 家族性假性结肠梗阻

原发性家族性假性结肠梗阻是由家族性内脏肌病（familial visceral myopathies，FVM）或神经疾病引起的，是罕见的遗传性疾病，表现为常染色体显性、常染色体隐性或性染色体遗传性疾病[54]。

（1）家族性内脏肌病（FVM）

FVM 以胃肠道平滑肌变性和纤维化为特征。最初根据临床表现分为不同亚型[117]，分子技术已经确定了这些疾病潜在的许多基因异常[114,118,119]。典型的Ⅰ型 FVM 是常染色体显性遗传，通常在出生后10岁作出诊断，表现为食管扩张、巨十二指肠、巨膀胱和瞳孔散大。这些病例中很大一部分被认为是由于*ACTG2*基因异常引起的[107]。经典的Ⅱ型FVM现在被认为是常染色体隐性遗传病，如线粒体神经胃肠脑肌病（mitochondrial DNA neurogastrointestinal encephalopathy，MNGIE）。FVM和儿童内脏肌病有不同的遗传和临床表现。在两种类型的儿童内脏肌病中均可检测到胃肠道和尿道平滑肌变性和纤维化，并可导致空腔脏器的梗阻性症状，如肠道扩张、输尿管积水或巨膀胱，后者由膀胱肌肉变性引起[120]。

（2）家族性内脏神经病（FVN）

家族性内脏神经病（familial visceral neuropathies，FVN）的特征是肌丛神经结构的变性。FVN至少有2种不同的表型。Ⅰ型FVN是一种常染色体显性疾病，与小肠不同长度的节段性扩张、巨结肠和胃轻瘫有关。胃肠道症状可以发生在任何年龄[121]。75%以上的Ⅰ型FVN患者有胃肠道症状。组织学显示嗜银神经元变性和神经纤维数量减少。Ⅱ型FVN为常染色体隐性遗传，表现包括肥厚性幽门狭窄、小肠旋转不全和短而扩张的小肠。在一些病例中可见中枢神经系统畸形和动脉导管未闭[122]。症状多出现在婴儿期，组织学上嗜银神经元缺乏，神经母细胞数量增加。Ⅱ型FVN尚无有效的药物或手术治疗，预后较差。

（3）线粒体疾病

线粒体功能障碍是一种染色体或线粒体遗传异常性疾病。据估计，20% CIPO患者有潜在的线粒体疾病[123]。相反，尽管大多数线粒体神经胃肠脑肌病（mitochondrial DNA neurogastrointestinal encephalopathy，MNGIE）患者会表现出CIPO，但只有40%的线粒体脑肌病患者伴有乳酸酸中毒和中风样发作（mitochondrial encephalomyopathy with lactic acidosis and stroke-like episode，MELAS），及33%红色纤维不规则肌阵挛性癫痫（myoclonic epilepsy with ragged red fiber，MERRF）患者会有CIPO表现[124-127]。

MNGIE是一种常染色体隐性遗传病，以胃肠道症状、骨骼肌疼痛和痉挛、上睑下垂、眼瘫和周围神经病变为特征[125,127]。影像学检查显示了大脑白质的改变。组织学检查显示骨骼肌中不规则的红色纤维（图124.4），电镜显示超微结构水平的线粒体改变[124,127]。MNGIE预后特别差，大约在40岁时死亡。小肠憩室病并发炎症和穿孔是成年早期死亡的原因[124]。这种情况是由胸苷磷酸化酶基因突变引起的，该基因突变导致胸苷磷酸化酶活性显著降低，进而导致血液和组织中胸苷和脱氧尿苷的积累[128]。高水平的胸苷和脱氧尿苷导致核苷池失衡，引起DNA复制异常，包括耗尽、点突变和多重缺失[128,129]。DNA损伤与固有肌外层肌病具有一定的相关性[124]。MNGIE的筛查试验包括检测血清乳酸、肌酸磷酸激酶（creatine phosphokinase，CPK）、AST和循环白细胞中的醛缩酶和胸苷磷酸化酶水平[130]。

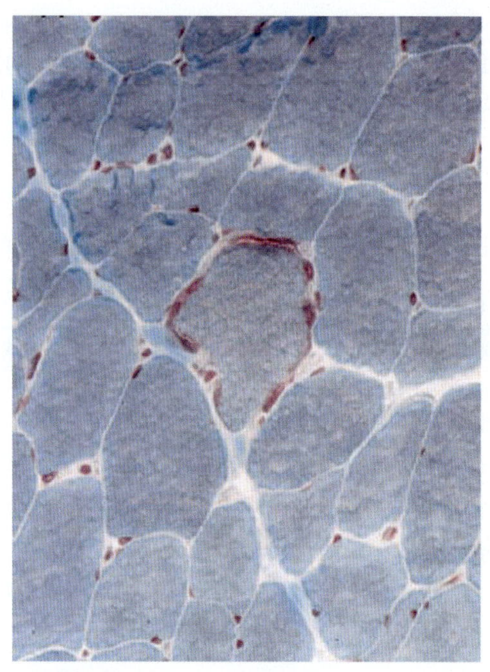

图124.4　线粒体DNA神经胃肠脑肌病（MNGIE）患者的骨骼肌中采集的活检标本的组织学切片，显示不规则的红色纤维（中心），这些纤维中有肌膜下线粒体的堆积。大部分纤维形态正常。（Mueller LA，Camilleri M，Emslie-Smith AM. Mitochondrial neurogastrointestinal encephalopathy：Manometric and diagnostic features. Gastroenterology 1999；116：959-63.）

2. 其他原发性病因

在CIPO患者中发现了阳离子通道编码基因（*SCN5A*、*SCN9A*、*SCN10A*、*SCN11A*、*TRPA1*）的突变。需要进一步的研究来确定这些突变是否会导致CIPO。在CIPO的各种综合征中已经发现了异常基因和位点，包括21号染色体上的DNA聚合酶γ基因（*POLG*）（21q17），22号染色体上的转录因子*SOX10*（22p12），8[8]号染色体上的一个X连锁CIPO隐性位点已被定位到Xq28。至少在一名CIPO患者中发现了细胞骨架蛋白丝蛋白A基因（位于Xq28）的2个碱基对缺失，并伴有相关的异常蛋白表达[131]。该蛋白已被证实对正常的肠内神经元发育至关重要[8]。溶酶体储存障碍也与CIPO有关[132]。

（四）继发性病因

1. 进行性系统性硬化症

进行性系统性硬化症（progressive systemic sclerosis，PSS）是一种全身性微血管和结缔组织疾病，导致胶原蛋白和其他基质成分沉积增加，皮肤增厚和纤维化，并累及滑膜，引起肠道纤维化[133]。尽管弥漫性PSS的患病率高于局限性皮肤型PSS，但几乎所有PSS患者的胃肠道都受到影响。据推测，最初表现为肠内神经病，随后是肌病，然后表现为空腔内脏纤维化。

10%系统性硬化症（systemic sclerosis，SS）患者的症状源于胃肠道。食管和小肠最常受累，但胃肠道的任何部分都可能受累。症状与运动障碍直接相关（如吞咽困难）或间接相关（如小肠细菌过度生长），但胃肠道功能障碍的严重程度与症状之间的相关性有限。免疫抑制治疗不会改变胃肠道疾病的进展[133,134]。

在多达40%的患者中，影像学可以发现肠道和胃受累[135]。造影检查可显示十二指肠和空肠扩张，有固定、狭窄、紧密排列的瓣膜，形成手风琴状外观，或所谓的“皮包骨征（hide-bound）”外观（图124.5）。宽颈憩室发生在小肠内，但在结肠中更常见。肠道运动障碍导致胃或小肠转运延

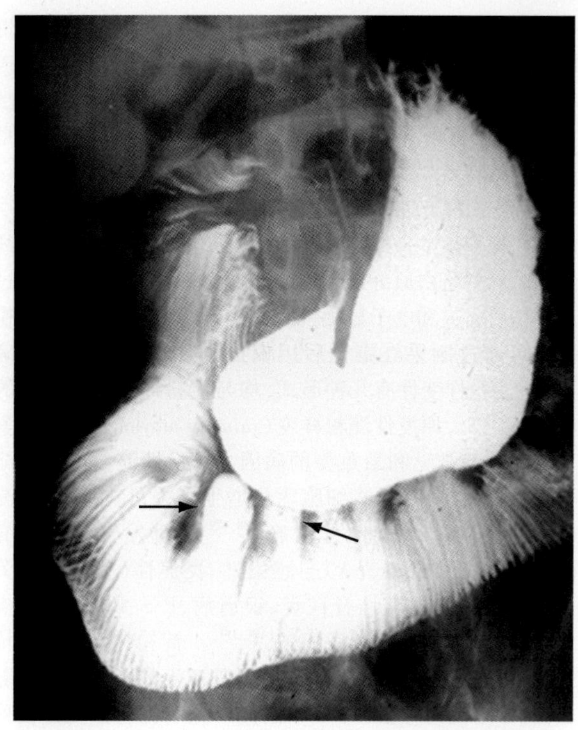

图 124.5　PSS 患者的上消化道钡餐选择视图(UGIS),显示十二指肠和近端空肠明显扩张,小肠皱襞数量增加(尽管肠腔扩张),形成“皮包骨征(hide-bound)”外观。此外,注意不对称纤维化引起的多处外翻(箭),以及对侧肠壁呈囊状。(Levine MS, Rubesin SE, Laufer I. Pattern approach for diseases of mesenteric small bowel on barium studies. Radiology 2008; 249:451-60.)

迟[136,137],这些障碍包括消化间期肌电运动复合波(MMC)的缺失或动力减退、传播性和非传播性收缩的低振幅簇、MMC 周期延长、Ⅲ期活动减弱和窦性动力减退(以低振幅收缩为特征,通常<40mmHg)。肠道受累通常导致空腹和餐后收缩幅度低于 10mmHg[139]。即使胃本身未受影响,胃排空也可能因低动力小肠内的流动阻力而延迟。未累及胃肠道的 SS 患者表现出正常的小肠压力和正常的肠道转运时间。

2. 皮肌炎和多发性肌炎

皮肌炎和多发性肌炎的患者有半数累及胃肠道。患者通常表现为吞咽困难,与食管横纹肌无力和萎缩有关。CIPO 合并巨十二指肠和肠内转运延迟的发生率较低[140-142]。组织病理学显示肠平滑肌萎缩和纤维化,与内脏肌病相符合。皮肌炎和多发性肌炎分别与肿瘤和重叠型结缔组织疾病有关。这些疾病与 CIPO 具有独立相关性。

3. 系统性红斑狼疮

系统性红斑狼疮是一种多系统自身免疫性疾病,以多种自身抗体为特征。50% SLE 患者有胃肠道症状,腹痛最常见。肠道受累通常可归因于狼疮性肠系膜血管炎(急性或慢性)、蛋白质丢失性肠病或假性肠梗阻。在一项来自三级转诊中心的回顾性研究中,2% SLE 患者有 CIPO[144]。50% 以上患者中,假性肠梗阻是主要症状。胃肠道症状通过早期治疗可以逆转,但也可能复发。半数以上患者尿道扩张,7% 患者胆道扩张,提示具有潜在的肌病过程[144,145]。SLE 中的 CIPO 与肌层纤维化、炎症细胞浸润和纤维蛋白沉积有关,提示具有慢性血管炎[146,147]。通常出现 SLE 相关假性肠梗阻时可以有该疾病相关血清学标志物,但没有特异的自身抗体与 SLE 胃肠病相关。

4. 糖尿病

虽然大多数注意力集中在与胃(胃轻瘫)、结肠(腹泻和便秘)和肛门(大便失禁)有关的症状上,但糖尿病可影响整个胃肠道。糖尿病的肠道运动障碍是多因素的,包括高血糖、外源性(即交感神经和副交感神经)神经功能障碍、激素异常和内源性(即肠道)神经功能障碍[148,149]。在小肠内,这些因素导致运动能力下降和食糜通过延迟[137]。肠蠕动减少可增加十二指肠压力,进一步影响胃排空[151]。

5. 帕金森病

帕金森病患者经常出现胃肠道症状。在帕金森病的典型特征变得明显之前,可能会出现吞咽困难、腹胀、便秘和排便困难[152,153]。而胃肠道症状的严重程度与帕金森病的严重程度和持续时间有相关性。影像学检查可显示小肠扩张[154]。测压可发现 MMC 罕见或缺失,进食状态下的胃肠动力低下,以及增加的逆行性和强直性收缩发生率[155]。这些异常的频率及其对症状的影响尚不清楚。

帕金森病中小肠运动障碍的发病机制尚不明确。路易氏小体(Lewy 小体)是神经细胞内含有细胞质透明包涵体,最初发现在帕金森病患者的大脑细胞内,未有报道在小肠壁内有这些改变。但在食管和结肠的肠肌间神经丛中,已发现这些改变以及其主要结构成分为突触核蛋白[156]。帕金森病和便秘患者中,结肠壁中的多巴胺能神经元可能有减少[153]。多系统萎缩也与肠道功能障碍有关[157]。

6. 脊髓损伤

脊髓损伤后可立即出现脊髓休克,其特征是损伤水平以下的所有感觉、运动和反射功能完全丧失[158]。随后可出现麻痹性肠梗阻伴腹胀,这种症状通常几天内就会消退,但有时也会延长[159]。从长期来看,40% 以上患者会出现餐后腹胀和不适。完全性高位脊髓损伤后(即第一胸椎段以上),小肠运动障碍的特征表现是来自于十二指肠Ⅲ期收缩障碍,而非胃窦收缩乏力[160],有些患者可出现胃液排空延迟。相比之下,T_{10} 神经节段以下脊髓损伤不影响小肠运动活动。低节段脊髓损伤通常与结肠运动的多重紊乱有关[161,163],这可解释便秘引起的腹部不适。

7. 神经纤维瘤病(Von Recklinghausen 病)

11%~25% 神经纤维瘤患者可发生胃肠道受累[164]。由神经纤维瘤病引起的小肠运动障碍和 CIPO 是罕见的。主要有 3 种形式影响肠道:①黏膜丛状神经节瘤病伴随有黏膜下神经丛和肌间神经丛增生,可导致肠道运动紊乱和 CIPO;②以不同分化程度的神经或胃肠道平滑肌的间质瘤形式出现,典型表现为出血;③十二指肠壶腹区富含生长抑素的腺状类癌,也与嗜铬细胞瘤有关[165]。

8. 特发性肌肠神经节炎

神经节炎是指一种炎性神经病,其特征是淋巴浆细胞密集浸润肌间神经丛,神经节数量明显减少[166-168]。少数情况下是以嗜酸性粒细胞为主的浸润而无神经节细胞损失[99,166]。神经节炎通常与副肿瘤、感染性或神经系统疾病有关,尽管有些病例仍然是特发性的。肠道神经节炎的诊断是通过检测血液循环中针对抗神经元抗体的某些靶点，如Hu（ANNA-1）和Yo蛋白、神经递质受体和离子通道而明确的。用实验方法，表面这些自身抗体可以引起神经元过度兴奋，诱发突触后通道病变[169]，或通过激活促凋亡酶caspase-3和apaf-1引发神经元凋亡[102]。这些发现与这些抗体易导致肠道神经肌肉功能障碍的假设一致。

9. 副肿瘤内脏神经病

副肿瘤神经综合征是癌症导致神经病变的一种远端效应，由癌症引发的自身免疫反应所致，这些免疫反应攻击的是癌细胞和神经细胞上共同抗原[170,171]。除了兰伯特-伊顿肌无力综合征（Lambert-Eaton myasthenic syndrome）外，副肿瘤神经系统综合征很少见，见于不足0.01%的癌症患者[170,171]。小细胞肺癌（small cell lung cancer，SCLC）、胸腺瘤、妇科和乳腺肿瘤、霍奇金淋巴瘤、多发性骨髓瘤和结肠癌都与副肿瘤神经系统综合征相关。

已有报道胃肠道症状（从贲门失弛缓症到假性肠梗阻）与各种隐匿性和显性肿瘤有关[172]。组织学上，其特征是局限于肠肌间神经丛有大量CD3阴性、CD4和CD8阳性淋巴细胞浸润[101]。抗Hu抗体（ANNA-1抗体）和抗CV2抗体最常与SCLC相关[169,173,174]。在这种情况下，胸片常为阴性，怀疑综合征时应行CT扫描，尤其是近期出现腹部不适、恶心、呕吐或体重减轻的中年吸烟者。针对神经元自主神经节型乙酰胆碱受体的抗体（nAchR抗体）阳性与胸腺瘤和SCLC相关[101,175]，这些抗体具有致病性。在动物实验中，转移性癌症已被证明会导致肠道运动功能障碍[176]。由于这些情况是由免疫系统介导的，抑制免疫系统功能是一种潜在的治疗方法。然而，用免疫抑制剂[171]或对原发癌治疗[177]的临床效果很差。

10. 强直性肌营养不良

强直性肌营养不良症是一种常染色体显性疾病，发病率为1/8 000，通常出现在30岁或40岁。这是一种缓慢进展性疾病，其特征是肌肉强直或肌肉放松困难。多达1/3患者出现腹泻和腹部痉挛，吸收不良和脂肪泻已有报道。一些患者有便秘，或与腹泻交替出现[178,179]，自发性气腹和巨结肠也有报道。影像学表现包括小肠运动、输送减弱和扩张[181]。测压发现包括空腹和进食状态下的低振幅收缩，Ⅲ期波的逆行传播，Ⅲ期波的中断，以及紧张性收缩发生率的增加。在组织学上，小肠平滑肌细胞表现出与营养不良骨骼肌相似的变化，如细胞肿胀、部分破坏、体积缩小或被脂肪取代。在一例巨结肠患者中发现了结肠肌间神经丛的退行性改变，提示肠道动力障碍可能是由肠神经功能障碍[182]以及平滑肌损伤引起的。

11. 肌营养不良

杜氏肌营养不良是最常见的遗传性肌营养不良。这是一种与性别相关的疾病，每3 500名男孩中就有1人患此病，如果没有呼吸支持，可能会在30岁时死亡[183]。Becker肌营养不良是一种较温和的类型，症状开始于青少年或早期成年，退化的速度不同。这两种情况都是由抗肌营养不良蛋白（一种有助于稳定肌肉细胞膜的蛋白质）基因突变引起的。如果没有功能性抗肌营养不良蛋白，肌细胞膜就会渗漏，肌纤维就会坏死，逐渐被纤维化和脂肪所取代。肌无力开始于臀部和骨盆带，但最终发生弥漫性瘫痪。胃肠道症状通常与食管和胃运动障碍有关，但也可累及小肠。吞咽困难是主要的胃肠道症状，其次是呕吐、腹泻和便秘[184]。严重的小肠运动障碍已有报道[185]。胃排空和胃肠功能逐渐减退，导致营养不良，是临床病程的特点[186]。

12. 淀粉样变性

淀粉样变性是一组综合性疾病，其特征是具有β-片状纤维结构的异常蛋白原纤维，沉积在细胞外。异常结构可通过放射学衍射研究和电子显微镜观察确定。但在临床上，淀粉样蛋白可通过刚果红染色后用偏振光观察肠道黏膜来确定[187]。淀粉样变性有几种形式，均与淀粉样蛋白在小肠的沉积有关[188]。原发性淀粉样变（primary amyloidosis，AL）累及胃肠道是最常见和最重要的病因。原发性淀粉样变的淀粉蛋白的广泛沉积，与浆细胞恶化增生有关，15%原发性淀粉样变性患者有多发性骨髓瘤[188,189]。继发性淀粉样变（secondary amyloidosis，AA）与感染性、炎症性（如风湿性关节炎、克罗恩病、强直性脊柱炎、银屑病、PSS、PBC、SLE）疾病相关，很少与肿瘤性疾病相关[190,191]。淀粉样蛋白的遗传形式是罕见的，最常见的类型是由肝脏产生的不同转甲状腺素蛋白（TTR淀粉样蛋白）[190]，由此产生的淀粉样变性被称为家族性淀粉样变性多发性神经病。80岁以上人群中10%~36%有老年性淀粉样变性，主要累及心脏，但也可见于整个胃肠道。

在胃肠道淀粉样变性患者中，腹泻和便秘通常存在数年，并伴随着各种各样的问题，包括胃肠道出血、脂肪泻、蛋白丢失、肠穿孔、肠梗阻、肠套叠、肠缺血、肠积气、假性肠梗阻[190,192]。胃肠道运动障碍的严重程度与沉积淀粉样蛋白的数量和分布有关[190]。

神经肌肉浸润最初影响内在神经系统，导致神经病变[193]，特征性表现为有正常振幅但为不协调收缩[190,194]。随后，淀粉样蛋白沉积在肌纤维之间，引起相邻纤维的压迫性萎缩，肌层被淀粉样蛋白取代[190]，导致肌病发生。黏膜和黏膜下血管经常受累，在内膜下或外胚层组织内有淀粉样蛋白沉积。当血管壁增厚时，血管腔变窄并最终闭合，导致缺血、梗死和穿孔[188]。黏膜结构保持正常，直至大量淀粉样蛋白沉积破坏黏膜结构。

13. 美洲锥虫病（Chagas病）

近1/3克氏锥虫感染晚期患者中，会出现整个胃肠道黏膜下神经丛和肠肌间神经丛的破坏，导致肠管扩张（见第113章）[195]。巨结肠和巨食管是最常见的表现。吞咽困难可能是消化系统紊乱的第一个症状，并可能导致营养不良。巨十二指肠和巨空肠也可发生，但通常无症状。然而，在伴有巨十二指肠的Chagas病患者中，胃内液体早期排空加快，这表明扩增的十二指肠容受性对胃十二指肠液体的转移有显著影响[196]。有些患者虽然有明显的神经元破坏，但可以完全无症状。

14. 甲状腺疾病

胃肠道功能障碍可由于甲状腺功能减退和甲状腺功能亢进引起，是一种相对早期的疾病表现。甲状腺功能减退患者可主诉吞咽困难、消化不良、餐后饱胀、腹部不适、腹胀和腹泻，但便秘是最常见的症状[197]。在病因学上，便秘与结肠运动障碍有关，不仅可以导致CIPO，还可能导致粪便嵌塞和巨结肠。肠道运动障碍与平滑肌电慢波振荡频率的改变有关，这是由甲状腺功能状态的改变所致，并与小肠转运显著减慢有关。严重甲状腺功能减退(黏液性水肿)可发生麻痹性肠梗阻和 CIPO。这些异常可在甲状腺疾病得到纠正后恢复正常。甲亢中的胃肠道异常将在第 37 章讨论。

15. 甲状旁腺功能低下

假性梗阻和吸收不良见于甲状旁腺功能减退患者，但其机制尚不清楚[198]。钙是平滑肌收缩所必需的，低钙血症会损害肠道收缩功能。服用钙剂后症状有所改善。

16. 药物因素

一些药物会显著影响胃肠道运动[199,200]。虽然结肠被认为是药物相关运动障碍的主要靶器官，但小肠也经常受累。三环类抗抑郁药会引起麻痹性肠梗阻和便秘。吩噻嗪类药物和一些抗帕金森药物可降低小肠和结肠动力，并可引起肠麻痹、便秘和假性结肠梗阻。抗胆碱能剂阿托品、东莨菪碱及颠茄生物碱可以降低肠道张力和蠕动收缩的振幅和频率。阿片类镇痛药作用于整个肠道的 μ-阿片类受体以抑制肠道运动，这种影响在结肠中最为明显。洛哌丁胺是一种主要的外周阿片拮抗剂，通过这种抗动力学机制可引起 CIPO。吗啡增强非推进性小肠收缩的幅度，并显著降低推进性收缩。十二指肠和空肠比回肠更容易受到这些影响，总体影响是小肠转运延迟。钙通道拮抗剂，特别是维拉帕米，通过直接刺激平滑肌松弛，可导致高达 20% 的患者发生便秘，也可导致 CIPO。在一项研究中[201]，虽然服用维拉帕米预处理后患者的小肠转运时间没有变化，但结肠转运速度减慢，这可能是该药引起便秘的原因。

17. 乳糜泻

CIPO 已被证明与乳糜泻有关，但其机制尚不清楚[202]。影像学上可观察到扩张的小肠肠袢及延迟的钡剂转运。在一例行剖腹探查及全层空肠活检患者中，光镜和电镜下发现其神经和肌肉细胞均显示正常[203]。

18. 空肠憩室病

憩室可发生在小肠的任何部位(见第 26 章)，但憩室病最常见于空肠。与结肠憩室一样，空肠憩室是位于肠系膜一侧的肠疝，通常是后天获得的。空肠憩室病与许多疾病有关，包括 PSS、乳糜泻、线粒体神经胃肠脑肌病(mitochondrial DNA neurogastrointestinal encephalopathy，MNGIE)和 Cronkhite-Canada 综合征。患者可出现小肠细菌过度生长(SIBO)症状，包括腹泻、脂肪泻、体重减轻和巨幼细胞性贫血。憩室也可以发生局部并发症，如憩室炎、出血和穿孔[204]。空肠憩室也与小肠运动障碍有关，可表现为 CIPO[205,206]。

19. 肠辐射

电离辐射会损害小肠的所有结构，包括黏膜、血管、结缔组织、肠神经和平滑肌(见第 41 章)。急性辐射损伤伴有恶心、呕吐、腹痛和腹泻，这些症状通常在停止辐射后很快消退。黏膜损伤引起的小肠吸收减少可能是引起腹泻的主要原因。有些腹泻患者小肠蠕动加速[207]。在最后一次辐射暴露后，延迟禁食和进食的肠道运动模式可持续 4 周[208,209]。慢性辐射损伤可在初次暴露几十年后才出现胃肠道并发症，因为神经性和肌源性损伤可导致肠道动力障碍，从而导致 SIBO、腹泻和吸收不良。造影检查常显示肠袢扩张和增厚、气液平。平滑肌纤维萎缩和纤维化是一种特征性组织学表现，也可见到黏膜下神经元增殖并延伸至环形肌层[210]。

20. 弥漫性淋巴浸润

弥漫性淋巴样浸润是 CIPO 的一种罕见病因，其特征是小淋巴细胞与成熟多克隆浆细胞在肠壁各层的弥漫性浸润[211]，与黏膜下神经丛和肠肌间神经丛的广泛损伤相关[167]。这可能反映的是假性淋巴瘤，而不是真正的肿瘤[167]。这是 CIPO 的一种形式，在组织学上不同于内脏肌病和神经病，可能与弥漫性免疫增生性疾病有关。虽然 CIPO 症状持续存在，但使用抗生素或环磷酰胺和泼尼松可出现短暂的改善[167]。

21. 神经性厌食症和暴食症

厌食症或暴食症公认原因是固体食物在胃排空时间延迟和口盲肠转运时间延长(见第 9 章)[212]。在某些情况下，电解质异常(如低钾血症)可能是由于营养缺乏或利尿剂滥用所致。通常情况下，使让人衰弱的 CIPO 可能随之而来，患者的潜在心理因素和营养不良表现，往往掩盖了肠动力障碍。

(五) 临床特征

患者会出现间歇性或持续性肠梗阻的症状，包括腹痛、腹胀、腹部膨隆、体重减轻、恶心、呕吐、便秘、腹泻、胃灼热、吞咽困难、早饱[89,90]和泌尿系统症状。发作的频率和严重程度(临床和影像学)可因每次发作情况不同而异，也可因人而异。一般来说，症状随着时间的推移而发展，在临床梗阻发生前可能已经有多年症状。因此，在确诊时，无机械梗阻证据的反复腹部手术史是很常见的[89]。

根据症状的严重程度和相关的病因，体格检查结果有所不同，也可能正常，但症状较严重的患者可能出现脱水、营养不良或恶病质。腹部可有膨隆和压痛。可以听到腹鸣音。在 CIPO 急性加重期间，腹部检查可能与真正的机械性肠梗阻难以区分。

对于诊断尚未确定的患者，肠外症状和检查结果可能提示潜在病因。巨膀胱症和巨输尿管症可提示家族性内脏肌病(familial visceral myopathy，FVM)。进行性眼外肌麻痹、上睑下垂、多发性神经病、脑白质病、听力丧失或 CIPO 家族史可能提示线粒体神经胃肠脑肌病(MNGIE)。多发性肌炎、皮肌炎和肌营养不良的特征是近端肌肉无力。硬皮病通常与皮肤变化有关。心脏问题(如心肌病)在 Chagas 病患者中很常见。副肿瘤综合征的病因包括肺癌、乳腺癌和卵巢癌、霍奇金病和多发性骨髓瘤。

(六) 并发症

1. 营养不良

与 CIPO 相关的营养不良可能由食物摄入不足、呕吐、SIBO、腹泻和吸收不良引起。缺乏铁、叶酸和维生素 B_{12} 会导致贫血。血清胆固醇、钙和白蛋白水平可能较低。大多数 CIPO 患者需要营养支持(TPN、部分肠外营养或长期肠内营养)，以达到足够的营养摄入[90,213]。

2. TPN 相关疾病

有严重胃肠道症状和不可逆肠功能衰竭的患者通常需要全胃肠外营养(total parenteral nutrition，TPN)(见第 6 章)，

TPN 存在发生静脉导管相关并发症的风险,如败血症、静脉血栓形成或静脉通路完全闭塞。长期 TPN 可并发进行性胆汁淤积性肝病,最终可能不可逆[214]。TPN 不耐受(原发性或继发性)、肝功能障碍或 TPN 不能提供足够的营养以维持体重是肠移植手术指征(见第 106 章)[89,215,216]。

3. 小肠细菌过度生长(SIBO)

SIBO 常见于 CIPO,是一种与小肠内结肠型细菌增殖相关的综合征(见第 105 章)。SIBO 的特征是腹泻、脂肪泻、胀气、腹部不适、腹胀和体重减轻。即使无症状,也可能发生营养和维生素吸收不良(例如,维生素 B_{12} 缺乏)。培养空肠内容物并测量其细菌含量是诊断 SIBO 的"金标准"[218]。然而,在临床中,无创氢呼气试验比常规培养更常用。但是使用呼吸试验来诊断 SIBO 存在一些局限性,特别是在肠道运动障碍患者中[219,220]。与培养无关的技术(如基因测序)可能对 SIBO 更具有敏感性和特异性,但尚未广泛使用。

4. 肠道机械性梗阻

CIPO 患者可发生继发于肠扭转或其他原因(如内疝)的急性机械性梗阻。即使在 CIPO 诊断成立的情况下,也必须高度怀疑机械性梗阻的存在。当患者出现非典型症状时,应仔细查找原因,并重新进行临床评估[221,222]。

5. 肠气囊肿

肠气囊肿(pneumatosis cystoides intestinalis,PCI)是一种罕见的疾病,其特征是在结肠黏膜下或浆膜下出现多个充满气体的囊肿,很少出现在小肠(见第 128 章)[223,224]。通过影像学或内镜获得诊断。PCI 的基础病因尚不清楚。目前认为是由于肠腔内气体压力增加和细菌在肠壁内产生气体,已有报道见于慢性肺部疾病、PSS、多发性肌炎、糖尿病、十二指肠和胃溃疡、克罗恩病和胃肠道恶性肿瘤患者。

PCI 可以是无症状的,也可以与 CIPO 急性加重的症状相似。浆膜下肺孢子虫可使肠壁破裂,释放游离气体进入腹腔(气腹),因此将这种情况与肠穿孔加以区分十分重要。肺气囊肿破裂引起的气腹本身不是所有患者都需要手术治疗。对于无症状或症状轻微的个体,保守治疗是必要的。对于有症状的个体,联合治疗(抗生素、高压氧、内镜检查或手术)似乎比单一治疗更有效[224,225]。

6. 心理健康问题

队列研究已经证明慢性假性肠梗阻(CIPO)对患者情绪和精神具有负面影响。据报道,尽管有心理健康服务,CIPO 患者自杀的发生率仍很高[90]。

(七)自然史

CIPO 是一种使人衰弱的进行性疾病。家族性病例通常在出生时或出生后前几年发病。儿童期发病 CIPO 的特点是病程特别严重,死亡率高[227,228]。成年人发病最常见于 30 岁时,通常表现为缓慢起病,症状较轻不易促使患者就诊。由于第一次梗阻发作之前通常有多年的非特异性和进行性消化系统疾病,从最初出现症状到诊断的中位时间为 8.8 年。几乎所有成年人在确诊前都接受了腹部手术(平均 3 次不必要的手术)[89,90]。在成年患者中,大约一半死于 CIPO 相关并发症,包括中央静脉相关的败血症和手术并发症(包括移植)[89,90]。成人与儿童 CIPO 的异同见表 124.4 所示。临床病程可由临床、病理和测压结果预测(表 124.5)[106]。

表 124.4 儿童与成人慢性假性肠梗阻的异同

	儿童	成人
病因	主要是特发性	半数病例继发于获得性疾病
组织病理学	肌病和神经病	主要是神经疾病
症状发生	65%~80%的患者在胎儿期,出生,或婴儿早期;12 个月时出现症状	平均发病年龄 17 岁
临床特征	出生时出现梗阻性症状和/或持续性慢性症状 泌尿系受累很常见,所占比例为 36%~100% 有结肠和小肠扭转的高风险,这些风险是继发于严重肠扩张、肠运动障碍、先天性肌束带或粘连,或肠旋转不全	慢性腹痛和腹胀伴发假性肠梗阻急性发作 泌尿道、膀胱受累不常报道
自然史	肌病性 CIPO、尿路受累、并发肠旋转不全是预后不良因素	具有能恢复口服进食者和 20 岁前出现症状者死亡率低;而 PSS 和严重/弥漫性食管和肠道运动障碍与高死亡率有关
诊断方法	特殊检查(如肠测压)往往难以进行; 非侵入性、无辐射成像检查是必要的	通常采用内镜检查和影像学检查,在此基础上达到更先进的功能测定
营养治疗	为了保证正常的生长发育,经常使用大量水解物和各种元素配方来促进肠道吸收	改善营养状态和预防营养不良
药物治疗	均为小样本对照研究	小数量/样本量对照试验; 对于大多数药物,所得出的结论很少
手术治疗	通气造口术(尽管并发症发生率高)可能有帮助;在严格选择下,这种手术可能是移植的"桥梁"	通气造口术是有帮助的,肠管切除手术可用于精确选择的患者(如已证实有节段性肠道功能障碍的患者)

CIPO,慢性假性结肠梗阻。

Di Nardo,G,Di Lorenzo,C,Lauro,A,et al. Chronic intestinal pseudo-obstruction in children and adults:diagnosis and therapeutic options. Neurogastroenterol Motil 2017;29(1).

表 124.5　慢性假性结肠梗阻预后的预测因素

好转	恶化
无迷走神经功能障碍	病情早期出现 CIPO,或急性发作
西沙必利治疗有临床应答	合并有肠旋转不全
男性	合并有肌病
对奥曲肽治疗有应答	有短肠综合征
肠腔直径正常	小肠测压(无 MMC,无效高振幅波,无有效推进肠内容物收缩波,动力不足)
小肠测压正常(MMC 存在)	需手术治疗
交感神经功能障碍	需要 TPN
	尿道受累
	食管动力异常

MMC,移动性运动复合波;TPN,全肠外营养。

Stranghellini V, Cogliandro RF, De Giorgio R, et al. Natural history of intestinal failure induced by chronic idiopathic intestinal pseudoobstruction. Transplant Proc 2010;42:15-8.

(八) 诊断

CIPO 的诊断是基于影像学、内镜和实验室检查及其所支持的临床症状。测压和组织病理学检查可以提供另外的证据来帮助诊断,但不是强制性的。

1. 影像学检查

根据定义,CIPO 患者具有小肠梗阻的特征(即小肠扩张和气液平面)。扩张可以是弥漫性或节段性、间断性或持续性。少见的相关异常包括肠旋转不全,可能在多达 1/3 CIPO 患儿中被发现。小肠憩室病出现于 53% MNGIE 患者和 42% 硬皮病以及肠气囊肿患者[229]。不同于 PSS 中黏膜环形皱襞的典型"皮包骨征(hide-bound)"表现(见图 124.5),其影像学特征并不是肌病或神经疾病所特有的。

透视时应使用水溶性造影剂,以避免钡剂凝固引起的并发症。在直立状态下更容易看到气液平,横向视图也有用。在 CIPO 患者中,肠蠕动不良导致口服(透视、肠造影)或灌肠(一种侵入性更强、难度更大且耐受性较差的技术,目前很少采用)造影剂的通过延迟。如果回盲瓣缺失,可在 X-透视下行逆行钡剂检查,以实时评估狭窄区域的扩张情况。然而,当肠腔明显扩张时,肠袢之间有相当多的重叠。由于这些原因,使用透视技术检测难以发现细微的狭窄区域。因此,在 CIPO 中,透视在很大程度上已被横断面 CT 成像技术(即 CT 和 MRI)所取代,后者更适合对整个肠道进行成像。CT 和 MRI 检查中,肠道折叠或收缩可能与狭窄图像很相似。MRI 优于 CT,因为可以在多个时间点成像,有助于区分持续狭窄部分(即狭窄)和短暂的收缩。此外,MRI 还可以识别小肠动力降低和对新斯的明的反应[230,231]。相比之下,CT 通常提供更好的空间分辨率。

对于有泌尿系统症状的患者,还应通过排泄尿路造影或 CT 或 MRI 来观察尿路情况[229,232]。

2. 实验室检查

实验室检测对于诊断和监测营养不良是必要的,并明确 CIPO 可能的继发性原因。贫血和巨细胞症可能分别由于包括 SIBO(第 105 章)在内的多种原因(见第 104 章)引起的营养不良或消化吸收不良(见第 102 和 103 章)所引起。生化检测也可反映营养不良和吸收不良,例如,糖尿病患者有高血糖,甲状旁腺功能低下患者可有低钙。结缔组织病患者抗核抗体或 SCL-70 抗体阳性。甲状腺疾病患者血清中三碘甲状腺原氨酸、甲状腺素和促甲状腺激素水平可能有变化。肌肉萎缩症或线粒体细胞病患者 CPK 及其同工酶的水平升高。在中南美洲生活过的 Chagas 病患者中,血细胞凝集和补体结合抗体可能呈阳性。对于近期出现症状的患者,应检测抗神经元核抗体(anti-neuronal nuclear antibody, ANNA-1)和抗 α3 神经节乙酰胆碱受体抗体,以排除自身免疫或副肿瘤引起的假性肠梗阻。血液乳酸、丙酮酸、CPK、AST 和白细胞胸苷磷酸化酶是用于线粒体疾病的筛查试验。

3. 内镜检查

只有在必要时才进行内镜检查,以确定胃石或进行小肠活检以排除乳糜泻。当没有进行适当年龄的结肠癌筛查时,结肠镜检查就有必要了。

4. 测压

在小肠扩张患者中,不用测量小肠压力以诊断 CIPO(图 124.6)。虽然在大多数患者中可以表现测压异常,但小肠测压缺乏特异性,无法准确诊断潜在的病理生理过程(表 124.6)[168,234]。然而,它可以提供有关预后的信息[235]。

(1) 肌病模式

在肌病患者中,测压可显示受影响节段的低振幅收缩,这种模式通常在禁食和进食期间都有。禁食期间,MMC 通常存在,但振幅减小。进食模式也与低收缩频率有关。进食后低频率肠道收缩状态部分是与胃排空延迟相关。Weston 及其同事表明,在肌病中胃窦振幅通常<40mmHg,十二指肠振幅<10mmHg[139]。

(2) 神经性模式

神经系统疾病常常产生持续时间不同、但振幅正常而不协调的剧烈收缩波。在这些患者中,MMC 经常缺失或异常。也可以出现异常的蠕动和逆蠕动传播(第三相)速率。收缩波可在近端表现正常,然后在小肠远端部分停止或消失。在神经性疾病中,正常的餐后("进食")模式可能无法取代禁食模式,MMC 样活动持续到餐后(正常情况下,每摄入 200kcal, MMC 活动应停止 1h),第 1 个小时的胃窦收缩频率通常<1 次/min,而健康对照组平均 2 次/min(范围 1~3 次/min),这些异常反映了肠内或肠外神经系统的失调。

(3) 机械性梗阻

机械性梗阻(与假性梗阻相反)的测压模式特征是持续至少 10s 的巨大推进性或非推进性收缩,或是持续 1~5s 的群集性收缩,继以超过 1min 的静息[237]。应该注意的是,遇到这种测压模式应提醒医生存在机械性梗阻的可能性,并要求详细的影像学检查(如 MR 肠造影)。

重要的是排除先天性巨结肠病,尤其是在顽固性便秘和明显的大肠扩张患者中。在一些 CIPO 患者中,肛门直肠测压可揭示排便障碍。食管测压可识别内在的动力障碍或提示潜在的病因,如 PSS。食管动力障碍与高死亡风险有关,也与是否需要 TPN 治疗相关[238]。

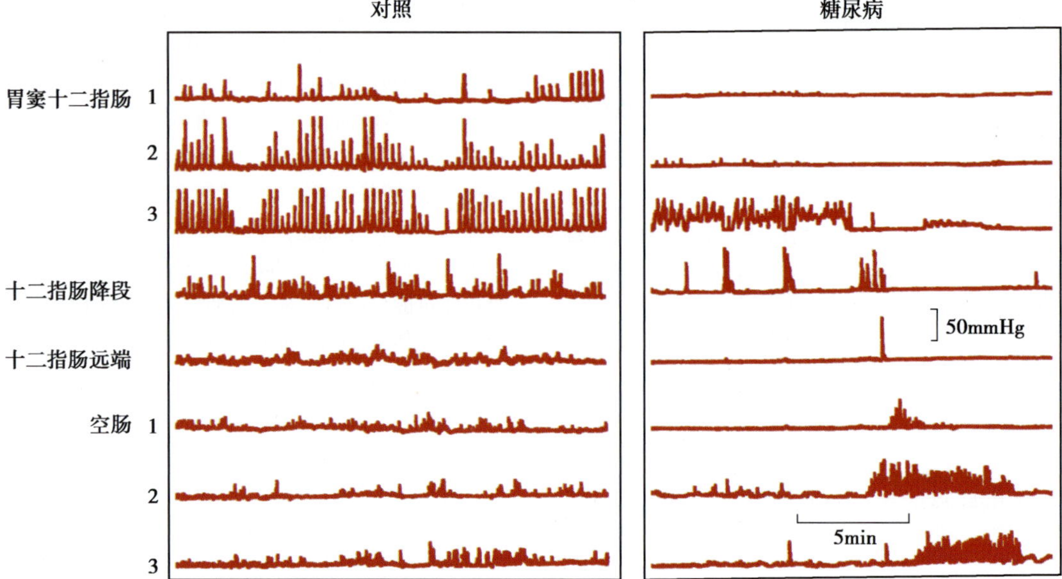

图 124.6　健康对照患者和糖尿病患者的胃十二指肠运动轨迹。这些餐后描迹图显示，健康对照组的收缩振幅正常，且不规则；而糖尿病患者的胃窦收缩、幽门强直性收缩（第三次描记图）较少，小肠内出现类似禁食状态下的移行性运动复合体模式。（Adapted from Camilleri M. Acute and chronic pseudo-obstruction. From Feldman M, Friedman LS, Brandt LJ, editors. Sleisenger and Fordtran's Gastrointestinal and Liver Disease: pathophysiology, diagnosis, management. 8th ed. Philadelphia: Saunders Elsevier; 2006. p 2687.）

5. 外科活检

对于正在接受择期肠道手术（即肠造口术）的 CIPO 患者，和/或急性起病，和/或病情进行性加重、而治疗无反应的快速进展性 CIPO 患者，应考虑进行全层小肠活检。尽管活检显示有炎症（表 124.6），可采用免疫调节治疗，但支持这种处理方法的证据不足。应从扩张和非扩张的肠道获得全层活检，并采用传统的和特异性免疫组织化学染色剂对胶质细胞、免疫细胞和肠内神经元亚类进行检查[94,95]，比较研究后才能得出可信数据，以指导以后治疗。

表 124.6　评估慢性假性肠梗阻患者全层活检的神经肌肉病理研究

研究	临床诊断（n）	组织病理学结果	测压结果	其他结果
Malagelada, 2017[234]	20 例 CIPO, 15 例 SFGID	炎症性神经肌病是最常见的异常（50% CIPO, 40% SFGID） 25% 的患者未发现异常	神经病变模式是 CIPO（50%）和 SFGID（73%）中最常见的异常 肌病模式仅见于 CIPO	两组之的测压模式或组织病理学亚型没有差异 测压检测异常组织病理学的阳性预测值为 73%（66%～79%），而阴性预测值为 40%（12%～77%）
Lindberg, 2009[168]	50 例 CIPO, 65 例 ED	神经病变是最常见的发现（48% 为 CIPO, 83% 为 ED） 所有患者均未出现异常	在 CIPO 和 ED 中，主要是神经性病变发现（MMC 的异常传播/配置、不能维持收缩周期的压力，无效的高振幅波，无法将禁食模式转换为进食模式） 肌病模式（严重动力障碍）仅在肌病或合并神经肌病的患者中发现	所有病理亚型中最常见为无效高振幅波型（71% 的神经病变、89% 的肌病和 95% 的神经肌病） 未发现测压和病理组织学异常之间存在显著关联
Veress, 2009[297]	168 名患者出现肠道动力障碍	119 例（71%）表现为肠道神经病变，26 例（15%）表现为肌病，23 例（14%）表现为肠道神经病变及肌病同时存在	所有 CIPO 或 ED 患者测压均"异常"	不清楚整个队列中有多少比例患有 CIPO、ED、IBS 或 STC 28 名患者（17%；4 名 CIPO、17 名 ED、5 名 IBS 和 2 名 STC）出现为神经节神经炎和上皮内淋巴细胞增多。其中 27 例患者未发现绒毛萎缩、隐窝增生或黏膜炎症。1 名患者表现出严重的绒毛萎缩，并伴有中度慢性炎症

表 124.6　评估慢性假性肠梗阻患者全层活检的神经肌肉病理研究(续)

研究	临床诊断(n)	组织病理学结果	测压结果	其他结果
Stanghellini,2005[89]	59 例 CIPO	11 例患者可用,并表现出无炎症的内脏神经病变	主要是神经性病变的发现(突触前异常活动,无效性高振幅波,对食物缺乏足够的反应或聚集性收缩) 20%的患者发现患有肌病(运动能力低下)	对测压和病理之间的关系没有评论 本文确定了测压特征与较差的临床结果相关
Knowles,2004[107]	CIPO 或 ED (115 例)	70%的患者表现出组织学异常:神经病变 45%,肌病 27%,间质病变 15%(发现部分重叠) 28 例(24%)空肠环平滑肌α-肌动蛋白免疫染色缺失 28 例α-肌动蛋白缺乏症患者中有 9 例(33%)患有神经病变、肌病或间质病变	在 23 例完成测压试验的α-肌动蛋白缺乏患者中,21 例(91%)表现出(主要是神经性)异常 3 例患者(13%)表现出运动力低下,提示肌病	α-肌动蛋白缺乏症在 ED(44%)中比在 CIPO(15%)中更为常见
De Giorgio,2002[241]	巨结肠(3 例);1 例患者也有 CIPO	炎性细胞致密浸润,主要由淋巴细胞和浆细胞组成,局限于肌间神经丛	在 CIPO 患者中,空腹测压显示主要是神经性病变	CIPO 患者对糖皮质激素有反应 在疾病早期获得的结肠标本显示出强烈的炎症浸润和神经退行性变化,但没有明显的神经元损失。相比之下,在晚期获得的组织显示出轻度的炎症浸润,以及肠肌层内神经细胞体损伤和损失
Mann,Gut 1997[298]	20 例 CIPO	13 例(65%)肌病,4 例(20%)神经病变 3 例(15%)无异常	不可用(NA)	
Stanghellini,Gut 1987[236]	42 例 CIPO/ED(有临床神经病变的可能性)	15 例患者可获得 1 例患者肌间神经丛淋巴细胞浸润 2 例患者神经节细胞中出现细胞核聚集,细胞质稀少或退行性改变	主要是神经性病变发现(异常的 MMC 配置或传播、禁食状态下无效高振幅波、进食情况下无效高振幅波、持续不协调的时相位活动以及一顿饭无法将禁食转换为进食模式)	所有患者至少有一次测压异常,86%的患者至少有两个异常特征 迷走神经切断术与任何特定的测压模式之间都没有关系

CIPO,慢性假性肠梗阻;ED,肠运动障碍;MMC,移动性运动复合波;NA,不可用;SFGID,严重的功能性胃肠疾病(即胃肠道症状严重到足以导致体重减轻);STC,慢传输型便秘。

(九) 治疗

治疗的目标是维持水电解质平衡和加强营养,恢复肠道动力,并治疗并发症(例如 SIBO、难治性疼痛、急性加重)。少数因糖尿病、甲状腺功能减退、乳糜泻或药物引起的动力障碍而发生 CIPO 的患者,应处理基础疾病。虽然有病例报告提示,免疫抑制剂可能对某些患者有效,但没有足够的证据加以证实。在肠神经节炎或炎症性神经病患者中,有病例报道显示糖皮质激素,如泼尼松龙或甲基泼尼松龙,单独或联合其他免疫抑制治疗(如硫唑嘌呤、环磷酰胺或甲氨蝶呤)可能是有益的[166,239-244]。利妥昔单抗和环磷酰胺在 1 例副肿瘤患者中显示有益[245]。

1. 维持营养

胃肠动力障碍患者进食后常有腹痛、腹胀、恶心和呕吐,因此需要调整饮食的量、成分和频率。由于大多数 CIPO 患者的黏膜和吸收是完好的,因此首选口服补充营养。一个有用的经验是每天为患者提供 25kcal/kg、小量、均等的多次(每天 4~6 次)饮食[213],补充多种维生素和盐。因为液体比固体的胃内排空和小肠通过更快,营养物质应该尽可能以液体的形式给予,尤其是对胃排空延迟的患者。配方中应补充每天所需的维生素和营养物质,应不含乳糖。使用基础配方获益甚微。可用 1.5~2kcal/mL 的浓缩配方[例如,半要素型营养制剂(peptamen 1.5,2kcal)],但热量含量较低的配方(1kcal/mL)通常更易耐受。

当口服营养不足时,需要通过胃造瘘管或空肠造瘘管进行连续性或夜间的肠内营养。在放置营养管前,患者应该能够耐受 48h 的鼻空肠饲管试验。在儿童,胃十二指肠测压无 MMC 时,提示不耐受肠内营养[246]。奥曲肽可改善这些患者的肠内营养耐受性[247]。

必要时,应考虑 TPN,并在能耐受情况下辅以口服和/或肠内摄入[213,246]。TPN 相关并发症,包括静脉导管相关的败血症或血栓形成、肝功能不全、胰腺炎和肾小球肾炎,这些并发症显著增加了 CIPO 相关的发病率[90,248]。

2. 急性加重

初始治疗类似于急性机械性梗阻。应进行静脉输液、电解质和热量支持。使用促动力药物可缩短急性发作的持续时间[249-252]。外周作用的 μ-阿片类拮抗剂,可在新斯的明禁忌时使用具有临床益处[253]。鼻胃管减压可能有助于恶心呕吐的缓解。对于结肠受累的患者,肛管排气无效。在这些个体中,可以尝试通过结肠镜放置减压管或结肠造口术,用于对药物治疗无效的急性肠扩张。持续性不全肠梗阻发作需要适当的营养支持和抗生素来预防 SIBO。

3. 恢复肠道推动力

一些小型研究评估了 CIPO 的促动力剂。西沙必利,一种 $5HT_4$ 激动剂,可以增加胃和肠道运动,但不能改善慢性肠道运动障碍儿童和成人患者的症状[254-256]。西沙必利可以改善成人胃肠转运,但对儿童无效。西沙必利的优势在于对心血管功能正常的患者更为显著[257]。另一种 $5HT_4$ 激动剂普卢卡必利可减轻恶心、呕吐、腹胀和腹痛[258]。口服吡斯的明可改善成人和儿童的症状[259,260]。红霉素不能改善症状[261]。甲氧氯普胺、多潘立酮和新斯的明的作用尚未被研究。在这些药物中,西沙比利和多潘立酮在美国是无法得到的,甲氧氯普胺有关于迟缓性运动障碍的黑框警告。

生长抑素类似物奥曲肽可诱导小肠 MMC。奥曲肽可改善 PSS 患者的腹部症状,伴有较低的空腹和进食葡萄糖后呼吸氢排泄,这可归因于肠道停滞和细菌过度生长的减少。然而,奥曲肽会延迟健康人的胃和小肠转运[262],因此,建议该药应在晚上使用,至少在每天的最后一餐后 2 小时使用,以诱导 MMC,并将残留物从小肠"扫"向结肠,防止小肠细菌过度生长的发生。奥曲肽加用红霉素可提供附加的益处[263]。

对于继发于 CIPO 或药物引起的恶心,可能需要使用止吐药。尽管抗痉挛药疗效可能短暂,但仍然可改善这些恶心症状。

4. 小肠细菌过度生长(SIBO)

小肠动力障碍易导致 SIBO。对照研究表明,7~10 天阿莫西林-克拉维酸或诺氟沙星治疗有利于通过呼吸试验诊断的 SIBO[264]。环丙沙星、甲硝唑、四环素类药物(如强力霉素)和甲氧苄啶/磺胺甲噁唑也可选择。这些药物都比吸收不良的抗生素利福昔明便宜得多。除了利福昔明,还没有其他药物被严格评估用于治疗 CIPO 患者。一些 CIPO 患者需要定期使用预防性抗生素,如每月 10 天。为了限制耐药菌株的出现,一种选择是在不同的抗生素(如甲硝唑、环丙沙星和强力霉素)之间循环使用。

5. 疼痛

疼痛的治疗应以肠道减压为主。阿片类药物不应使用,因为它们明显抑制胃肠道运动,且易产生耐药性和成瘾。

6. 便秘

便秘易于通过激活结肠-结肠和结肠-肠抑制反射,抑制扩张结肠的近段肠段蠕动而诱发结肠扩张[265,266]。因此,确保患者每 2~3 天有一次满意的排便是很重要的。如有必要,患者应使用渗透性泻药(如聚乙二醇)和刺激性泻药(如比索可迪)。如果患者已经 3 天没有排便,灌肠可能是有用的。普卢卡必利是一种 $5HT_4$ 受体激动剂,可能对 CIPO 患者特别有益(见前文)。有严重小肠运动障碍的患者应避免使用容积性泻药,因为它们可能会加重胃肠道症状。在适当的时候,应该对排便障碍进行物理治疗。

7. 手术治疗

手术治疗 CIPO 的作用有限。手术侧侧吻合术或切除术可能仅对少数 CIPO 患者有益,如局部疾病(孤立性巨十二指肠)[268,269]。需要强调的是,CIPO 往往是一种进行性疾病,最初未受影响的肠段可能随着时间的推移逐渐扩张。最常见的外科手术是肠造瘘术[269]。一项研究显示肠造瘘可以减轻腹胀和改善营养[270];另有研究表明,肠造瘘可以减少住院时间和减少用于可疑梗阻的剖腹手术的数量[271]。回肠造口术与较明显的肠动力障碍与 CIPO 儿童的肠脱垂发生率有关[272]。

当所有其他治疗方案都无效时,可以考虑小肠和多器官移植(见第 106 章)。小肠或多器官移植的适应证包括:TPN 引起的危及生命的并发症、缺乏静脉通路的 TPN、具有高死亡风险的肠衰竭以及尽管 TPN 但与疾病相关的生活质量差[273,274]。单独肠移植在技术上比多器官移植更简单[275]。由于因 TPN 而出现的肝衰竭,可通过成功的小肠移植而逆转,因此优选孤立的肠移植[275]。然而,不可逆的肝病可能需要多器官移植。器官排斥、重复开腹手术、长期 TPN、复发性细菌感染是肠移植的潜在并发症。此外,移植后存在发生术后淋巴增生性疾病的远期风险[215,276]。随着免疫抑制剂治疗方案的进展,包括单克隆抗体诱导治疗(达利珠单抗、阿仑单抗或胸腺球蛋白),免疫抑制剂的用量减少了,肾衰竭的发生率降低和败血症发生风险也降低了[274,277]。外科技术的进步,以及移植后回肠内镜和肠道黏膜活检监测移植器官,已经提高了移植物和患者存活率。因此,肠移植患者 5 年生存率分别为 60% 和 70%,10 年生存率分别为 45% 和 56%[215,276]。

8. 肠道动力障碍

通常将肠动力障碍定义为存在上消化道症状、没有小肠扩张和测压异常的小肠运动障碍模式。当肠道动力障碍患者出现小肠扩张时,诊断为 CIPO。在一项研究中,只有 37% 的肠动力障碍患者出现呕吐,而 CIPO 患者呕吐的发生率为 56%。同样,54% 肠动力障碍患者出现体重减轻(数量不详),而 CIPO 组为 78%。与 CIPO 相比,肠动力障碍的小肠测压异常较轻微;小肠全层活检显示,神经病变在肠动力障碍中更常见,肌病在 CIPO 中更常见[168]。肠道动力障碍和 CIPO 是否具有相同的病理生理机制,目前尚不清楚。

排除潜在的原因后,肠道动力障碍与 CIPO 的管理治疗理是相似的。很少有肠动力障碍患者需要营养支持,几乎没有人需要 TPN。尽管肠动力障碍患者的心理负荷很大,但低于 CIPO 患者的心理负担[226]。

四、巨结肠和巨直肠

巨结肠是指在腹部平片上直乙状结肠区域或降结肠的直径>6.5cm;升结肠直径>8cm;或盲肠直径>12cm。巨结肠可由无神经节细胞症(HD)引起,也可以是特发性的(合并发任何原因的慢性便秘),也可以是广泛的胃肠道动力障碍的表现。

存在几种与巨结肠相关的综合征性先天性神经病(见第98章),可大致分类为:①与 *RET* 基因(酪氨酸激酶基因)和GDNF(胶质细胞源性神经营养因子)异常相关的迁移神经嵴衍性神经元(如先天性巨结肠)定植障碍,或内皮素-3(endothelin-3,ET-3)及其受体ETB(内皮素受体B)的障碍;②与MEN-II B综合征中 *RET* 外显子16密码子918(M918T)或密码子883(A883F)的特定种系点突变相关的肠神经分化障碍(如肠神经节细胞神经瘤病),以及③与配体(如5-羟色胺或神经营养素-3)及其受体(如5-HT_{2B}和酪氨酸激酶C)或转录因子(如SOX10)的几种紊乱之一相关的肠神经存活或维持障碍(例如,神经节细胞减少症,可能是先天性贲门失弛缓症)[278]。这些机制的紊乱会导致综合征性运动障碍,如先天性巨结肠(HD)、耳聋白发眼病综合征(Waardenburg-Shah syndrome,WSS)、多发性内分泌肿瘤综合征ⅡA型或B型(MEN ⅡA型或MEN Ⅱ B型)以及特发性肥厚性幽门狭窄。

HD可能是最常见的先天性神经病变,每5 000例活产婴儿中就有1例发生(见第98章)[278,279]。通常与染色体异常有关,最常见的是21三体综合征(唐氏综合征),影响2%~10%的患者。突变可能涉及编码受体或配体的基因,如 *GDNF-Ret* 或 *ET-3-ETB*,尽管受体更容易受到影响。不同的机制会导致终末结肠无神经节;*GDNF-RET* 的缺乏不太严重,不会导致整个肠道无神经节;*ET-3-ETB* 的缺陷,其中神经嵴衍生的细胞过早分化,前体细胞过早停止分裂,最后一段细胞未被克隆;以及由转录因子突变引起的其他综合征。短节段受累(直肠或直肠乙状结肠)最常见,虽然只有不到20%的患者出现仅累及肛门内括约肌的超短段或长段的无神经节细胞性巨结肠。HD在儿童中比在成人中更常见,但超短段HD可能要到成年后才会被诊断出来[279,280]。

WSS是一种常染色体显性遗传的家族性疾病,影响身体色素,表现为感音神经性听力损失[278,281-283]。其发病率为1例/50 000活产婴儿,占先天性听力损失的2%~5%。该综合征至少有4种类型,已经鉴定出4种基因:*PAX3*、*MITF*、*EDNRB* 和 *EDN3*。HD与WSS的组合定义了WSS 4型。SOX10突变和WSS 4型的患者可出现共济失调、中枢和外周脱髓鞘性神经病和巨结肠[284]。

MENⅡB型综合征是一种严重的先天性家族性神经性疾病,为常染色体显性遗传,以神经内分泌系统的髓样癌和肿瘤为特征(见第34章)。其症状包括严重便秘或巨结肠、腹泻(与小肠结肠炎相关时)或肠梗阻,通常发生在出生后不久[278]。MEN ⅡB的外部特征包括一种特征性面容,这是由于累及嘴唇、舌头、面部和眼睑的黏膜神经瘤引起的,而表现为厚嘴唇、马凡体质、带髓角膜神经纤维、甲状腺髓样癌。活检标本特征性地显示是透过神经节瘤包膜有大量神经组织增生,包括神经细胞和支持细胞的组织结构;在成熟的神经细胞中,神经纤维表现为增厚的神经干。

一些早期检查不明原因的结肠扩张相关的便秘,可能是获得性巨结肠。获得性巨结肠的一个常见表现就是结肠无力,这可能发生在生命的两个极端。在儿童患者中这种获得性巨结肠易与先天性疾病相混淆。克氏锥虫感染(Chagas病,见第113章)是全球获得性巨结肠最常见的病因[195]。

诊断和治疗

与ACPO类似,慢性巨结肠的典型特征是腹胀和疼痛,症状可能相对较轻或缺乏,这种结肠扩张可能只有在影像学上表现明显。如前面对ACPO的详细说明,应寻找是否存在电解质紊乱。最初,应采用水溶性造影剂灌肠(最常用的是泛影葡胺-泛影葡糖酸钠)或未进行过结肠癌筛查的适龄患者进行结肠镜检查以排除结肠梗阻。必要时,可通过评估与稳压器的压力-体积关系来证明结肠顺应性增加,从而确定诊断,然而,很少有中心提供这种检查。

通过造影剂或水灌肠既可排出左半结肠的粪便,也可缓解结肠扩张。可以考虑对慢性巨结肠患者进行一项结肠促动力药物的试验,如5HT_4受体激动剂普芦卡必利或胆碱酯酶拮抗剂溴吡斯的明[286,287],但其疗效就像经皮内镜下盲肠造口术进行结肠冲洗一样,在慢性巨结肠患者中尚未得到评估[288]。直观地说,慢性巨结肠的患者可能需要容量结肠冲洗,但这可能会加重而不是改善结肠扩张,尤其是在结肠动力降低的患者中。对于有烦人症状但可以忍受手术的患者,应该考虑结肠切除术,这是一种有效的治疗选择。

(韩跃华 译,王立　袁农 校)

参考文献

第 125 章　小肠肿瘤

Boris Blechacz, Robert Scott Bresalier 著

章节目录

小肠肿瘤（small intestinal，SI）（十二指肠、空肠和回肠的肿瘤）与胃肠道其他部位的肿瘤相比并不常见。小肠约有 6.1m，占胃肠道长度的 75% 和黏膜表面积的 90%，而小肠肿瘤仅占新诊断的消化道腔内癌症的 5%[1]。小肠肿瘤据有多样性（大约有 40 种不同组织学类型的小肠肿瘤已被描述），因为它们来源于小肠的上皮细胞和间充质细胞（框 125.1）。小肠恶性肿瘤最常见的原发性组织学类型包括腺癌、类癌、淋巴瘤和肉瘤，现在主要分类为胃肠道间质瘤。在美国，小肠肿瘤的发病率和死亡率一直在上升。据估计，2018 年美国将有 10 470 例原发性小肠肿瘤的新病例，将有 1 450 例癌症死于原发性小肠肿瘤[1,2]。小肠肿瘤的多样性使得很难对整个群体进行概括；一些肿瘤代表不同的个体，而一些则有相同的特征。

框 125.1　小肠肿瘤分类*

良性上皮性肿瘤

良性肠上皮息肉

　腺瘤

　错构瘤（Peutz-Jeghers 综合征，Cronkhite-Canada 综合征，幼年性息肉病，Cowden 病，Bannayan-Riley-Ruvalcaba 综合征）

Brunner 腺病变†

恶性上皮病变

类癌（神经内分泌肿瘤）

腺癌

继发性癌（转移）

淋巴增殖性疾病

B 细胞

　弥漫大细胞淋巴瘤

　滤泡性淋巴瘤

　免疫增生性小肠疾病

　套细胞淋巴瘤（多发性淋巴瘤息肉病）

　边缘 B 细胞淋巴瘤（MALT 细胞淋巴瘤）

T 细胞

　肠病相关 T 细胞淋巴瘤

间充质肿瘤‡

脂肪肿瘤（脂肪瘤、脂肪肉瘤）

胃肠道间质瘤（良性及恶性）

神经肿瘤（肠道自主神经瘤、神经鞘瘤、神经纤维瘤、节细胞神经瘤、颗粒细胞瘤）

副神经节瘤

平滑肌肿瘤（平滑肌瘤，平滑肌肉瘤）

血管肿瘤（血管瘤，血管肉瘤，淋巴管瘤，卡波西肉瘤）

MALT，黏膜相关淋巴组织。

*这是小肠肿瘤的一部分。虽然小肠肿瘤的总体发病率较低，但已有许多不同的良恶性病变报道。

†目前尚不清楚这些病变是否应归类为增生性、肿瘤性、错构瘤性或腺瘤性增殖。

‡一些间充质肿瘤代表了明确的诊断实体，而许多细胞则更难归类为任何特定的细胞谱系。后者被称为胃肠道间质瘤。

一、流行病学

小肠肿瘤的组织学和流行病学在地理和种族上都存在差异[2-6]。据报道，美国原发性小肠癌症的平均年龄校正发病率为每 10 万名男性为 1.9% 和每 10 万名女性为 1.4%[6]。所有组织学类型的小肠肿瘤男性发病率高于女性。小肠类癌、腺癌和间质瘤的男女发病率之比为 1.1~1.5∶1，小肠淋巴瘤的男女发病率之比为 1.2~2.0∶1[2,4]。在全球范围内，小肠肿瘤的发病率在洲间和洲内存在差异，北美、北欧和大洋洲的发病率最高[3,4]，而亚洲/太平洋岛民和西班牙裔的发病率最低[3]。在美国，非洲裔美国人所有小肠癌症的发病率高于高加索人[3,4]，并观察到小肠肿瘤组织学亚型的人种差异。非裔美国人中小肠腺癌和恶性类癌的发病率高于白种人，而白种人中间质瘤和淋巴瘤的发病率更高[6]。小肠癌的发病率随着年龄的增长而上升，从 30 岁开始，诊断时的中位年龄为 66 岁[2,4]。不同组织学亚型的小肠肿瘤发病率随年龄的增长而不同：腺癌的发病率在 90 岁之前急剧增长；类癌、间质瘤和淋巴瘤的发病率在大约 60~70 岁时达到顶峰；70 岁以后，类癌的发病率逐渐下降[4]。

腺癌和肉瘤转移到小肠的病例约占所有小肠肿瘤的 50%。在原发性小肠肿瘤中，腺癌（24%~52%）、恶性类癌（17%~41%）、淋巴瘤（12%~29%）和肉瘤（11%~20%）最为常见[2,3,5]。在 2000 年，类癌超过腺癌成为最常见的小肠肿瘤[2]。在既往 30 年中，小肠肿瘤的总发病率在男性和女性中分别以每年 2.1% 和 2.6% 的速度增长。胃肠道间质瘤（gastrointestinal stromal tumor，GIST）的增幅最高，年增幅为 11%。小肠淋巴瘤和神经内分泌肿瘤的年增长率为 4%~5%，而肉瘤和腺癌的年增长率仅为 1%~2%[2,3]。相比之下，平滑肌肉瘤和非特异性小肠癌的发病率随着时间的推移而下降[3]。

肿瘤在腹腔内的位置取决于肿瘤的组织学类型。在小肠腺癌中，49% 发生在十二指肠，21% 发生在空肠，15% 发生在回肠。在合并克罗恩病的情况下，腺癌通常发生在回肠末端。52% 的类癌和 30% 的原发性淋巴瘤位于回肠，而肉瘤更均匀地分布在整个回肠[4]。有趣的是，十二指肠原发性小肠肿瘤相对增加，空肠和回肠小肠肿瘤的相应的减少[2]。

目前已经提出了几种假设来解释为什么小肠肿瘤相对罕见，但大多缺乏客观数据。假设包括如下：①快速的运输时间和腔内液体成分减少了黏膜与假定的致癌物的接触，而黏膜酶，如苯并芘羟化酶，可以解毒；②细菌酶被认为在结肠癌变中起作用。当肠道微生物群发生改变时，如小肠细菌过度生长，小肠癌的发生频率会高于预期。然而，小肠的细菌计数相对较低（小肠的上 2/3 含有低浓度的嗜氧革兰氏阳性细菌，如乳酸杆菌和肠球菌），在正常条件下没有厌氧菌；③位于隐窝基底的干细胞在小肠中的位置比在结肠中的位置更深，这可能减少了与腔内致癌物的接触。干细胞快速分化为成熟的、非增殖的肠细胞和杯状细胞，也可能是防止细胞生长失调和癌症发展的因素；④涉及受损细胞和潜在致瘤克隆的凋亡在小肠和结肠之间不同；⑤回肠固有层和派伊尔斑中的淋巴样组织可能通过富含 IgA 的分泌物提供对肿瘤细胞的免疫监视。有证据表明，小肠和结肠肿瘤发病率之间存在地理相关性，并且有人提出了共同的饮食危险因素[4,7]。人们还注意到，结直肠癌（colorectal cancer，CRC）患者的小肠肿瘤发病率增加，反之亦然[8]虽然这些数据提示了共同的危险因素，但小肠肠道肿瘤发病率的上升和结肠肿瘤发病率的下降提示了小肠原发性恶性肿瘤发病机制中尚未被发现的因素。

二、生物学和生物化学改变

与结直肠癌相比，我们对小肠肿瘤进展相关的分子遗传知之甚少。人类 *RAS* 基因编码调节细胞内信号通路的鸟嘌呤核苷酸结合蛋白。在一项小型但具有代表性的研究中，小肠散发性 *KRAS* 突变常见于克罗恩病相关腺癌[9]。*KRAS* 突变存在于 4 例散发性腺瘤、11 例不伴腺瘤的癌中的 2 例（18%）和 7 例克罗恩病相关癌中的 4 例（43%）[9]。在同一研究中，47% 的散发性小肠腺癌、33% 的连续腺瘤和 71% 的克罗恩病相关癌中存在 *p53* 基因产物改变和 17p 染色体等位基因缺失[9]。17p 染色体缺失包含 *p53* 肿瘤抑制基因，其产物通常阻止 DNA 损伤的细胞在细胞周期中从 G1 期进展到 S 期，并调节凋亡。近年来，样本量更大（28~317 个样本）的二代测序研究以及转基因动物模型的开发，证实了上述基因在小肠致癌中的作用，并为小肠肿瘤的分子谱提供了新的思路。在小肠腺癌中，最常见的突变基因是 *KRAS*（43%~47%）和 *TP53*（41%~48%）；这两个基因的突变是相互排斥的。这些基因的突变率也受位置的影响，从十二指肠到空肠和回肠的 *KRAS* 突变率逐渐增加；*TP53* 突变率则相反。肿瘤抑制因子 Apc 失活和致癌性 kras 活化（$KRAS^{V12G}/Apc^{+/1638N}$）的转基因小鼠模型出现了十二指肠腺瘤和腺癌[10]。小肠腺癌中其他常见的突变基因包括 *APC*（13%~27%）、*SMAD4*（10%~17%）[11,12]、*PIK3CA*（9.6%）以及 *ERBB2* 和 *BRAF*（6%~9%）[12-14]。然而，*BRAFV600E* 突变在小肠腺癌中的发生率低于在结肠癌中的发生率[11,12]。APC 在小肠腺癌分子发病机制中的作用得到了已知使患者处于小肠腺癌发展风险的条件和动物模型的改变的支持。家族性腺瘤性息肉病患者的生殖细胞系中，5 号染色体长臂（5q21）上的 *APC* 基因发生突变，这些患者经常发生小肠和壶腹周围腺瘤和癌。小鼠 *APC* 基因沉默导致小肠腺瘤形成，APC/SMAD4 复合杂合子敲除小鼠会形成大量腺瘤，超过一半的小鼠发现了恶性小肠肿瘤，20% 的小鼠发现了壶腹周围腺癌[15,16]。

微卫星不稳定性见于 5%~35% 的小肠腺癌。这些肿瘤发生在错配修复缺陷的情况下，因此突变负荷高[11,17]。*MMR* 基因的改变是遗传性非息肉病性结直肠癌综合征（Lynch 综合征）患者的特征（见第 126 章）。在一个系列的 42 例 Lynch 综合征相关小肠癌中，15 例（36%）存在 hMLH1 和 hMSH2 的 *MMR* 基因突变[18]。在另一项大型系列研究中，在 MMR 蛋白表达缺失的 Lynch 综合征和小肠患者（89% 的病例）中，81% 发现了包括 *MLH1*、*MSH2* 和 *MSH6* 在内的基因的致病性生殖细胞系突变[19]。据报道，13% 的散发性小肠腺癌存在以微卫星不稳定性为特征的 DNA 复制错误[9]。最近，据报道，在 13%~35% 的原发性小肠腺癌患者中有 MMR 蛋白缺失[20,21]。

小肠神经内分泌瘤现在是小肠中最常见的原发恶性肿瘤，其中 18 号染色体的杂合性缺失较常见（78%），但点突变相对罕见[22]。小肠神经内分泌瘤中最常见的突变基因是细胞周期调节因子 *CDKN1B*，该基因在 10% 的肿瘤中发生突变[22]。最近的两项测序研究检测了 48 个和 55 个肿瘤样本，发现了数个癌症相关和治疗相关基因的突变（即 *SRC*、*SMAD*、*AURKA*、*EGFR*、*HSP90* 和 *PDGFR* 基因），但在研究内部和研究之间的样本中，只有 1%～10% 存在常见突变[22,23]。关于原发肿瘤和转移瘤的基因改变之间的数据无一致性。据报道，在配对的原发性和转移性肿瘤样本中，体细胞拷贝数改变和体细胞单核苷酸变异的一致率为 40%～85%。小肠神经内分泌瘤中基因表达异常的常见机制是表观遗传失调（即甲基化、染色质修饰）。最近，在 85 例患者的 97 个肿瘤样本中，评估了全基因组 DNA 甲基化和基因表达（包括小肠神经内分泌瘤的原发性肿瘤和肝转移）[24]。差异甲基化基因富集于肿瘤相关通路，如表皮生长因子受体、哺乳动物西罗莫司靶蛋白和血管内皮生长因子通路。随后整合甲基化和基因表达分析确定了 21 个表观遗传失调的基因。在 65% 的肿瘤样本中，这 21 个基因中至少有 10 个存在异常甲基化，这表明表观遗传失调是小肠神经内分泌瘤癌变或肿瘤进展中常见的事件。与来自正常组织和其他胃肠道恶性肿瘤的 TCGA 数据相比，这一甲基化标签对小肠神经内分泌瘤具有特异性。最常见的差异甲基化基因包括 *CDX1*、*FBP1*、*TMEM171*、*GDAP1L1* 和 *CELSR3*，82% 的肿瘤显示这 5 个基因中至少 4 个的甲基化改变。在 74% 的样本中观察到胃抑制多肽受体基因的超甲基化，并且其异常甲基化和过表达与肝转移的发生呈正相关[24]。

GIST 具有 2 个受体酪氨酸激酶基因 *KIT* 和 *PDGFRA* 的功能获得性突变。在 63%～85% 的 GIST 中检测到 *KIT* 突变，在 10%～15% 的 GIST 中检测到 *PDGFRA* 突变[25,26]。*KIT* 突变最常见的是外显子 11（70%～75%），其次是外显子 9 和 17，而 *PDGFRA* 突变最常见的是外显子 18，其次是外显子 12，很少发生的是外显子 14。*KIT* 激活是散发性和家族性 GIST 的重要致癌机制。*KIT* 或 *PDGFRA* 突变可预测预后和对酪氨酸激酶抑制剂治疗的应答（见后文和第 33 章）[27]。例如，携带 KIT 外显子 11 突变的 GIST 对靶向治疗的应答优于携带野生型 KIT 和 PDFGRA 的 GIST，而影响酪氨酸激酶结构域的原发性和继发性（获得性）突变通常对伊马替尼无应答。在多因素分析中，*KIT* 外显子 11 突变是独立的预后因素，*KIT* 外显子 11 突变患者的总生存期显著长于 KIT/PDGFRA 野生型患者[28]。*BRAF* 突变在 GIST 肿瘤中罕见，但与伊马替尼耐药相关[29]。野生型 *KIT/PDGFRA* GIST 可根据其琥珀酸脱氢酶水平进行分层。在一项评估 1 078 个 GIST 肿瘤的大型免疫组织化学研究中，89% 的琥珀酸脱氢酶缺陷型 *KIT/PDGFRA* 野生型 GIST 肿瘤被发现过表达 IGF1R[30]。

三、风险因素和相关条件

已有许多与小肠肿瘤相关的危险因素和相关情况（框 125.2），约 12% 的小肠腺癌是在有这些易感因素的情况下发生的[31]。最近一项关于小肠腺癌和恶性类癌（两种最常见的肿瘤类型）危险因素的前瞻性研究表明，年龄≥65 岁是腺癌的唯一显著危险因素，而男性、BMI 和正在更年期激素治疗的使用与恶性类癌呈正相关[32]，种族、教育程度、糖尿病、吸烟史、体力活动和饮酒与两种组织学类型均无相关性。这些发现在一定程度上不同于之前的报道，在一些研究中，吸烟和大量饮酒导致腺癌和类癌的优势比小幅增加[6]。最近的一项荟萃分析进一步支持了这一观点，该分析显示，饮酒和吸烟是小肠腺癌的危险因素，其优势比分别为 1.51 和 1.24[33]。有几项研究报告了肥胖和小肠癌之间的关联，但这种关联并不普遍。一项来自亚洲的荟萃分析（包括 500 000 例患者的数据）发现，BMI>27.6 的患者有小肠癌增加的趋势，但未达到统计学显著性[34]。基于回顾性病历审核的研究通常不考虑暴露量和持续时间以及剂量-反应趋势，也不考虑可能解释这些差异的其他影响因素。在之前的小型研究中，小肠腺癌风险增加与每周或更频繁地食用红肉或盐腌食品、经常摄入富含杂环胺的食物（油炸培根、火腿、烧烤或熏肉和鱼）、高糖摄入、摄入面包、意大利面和大米均相关，而与咖啡、鱼、蔬菜和水果呈负相关。

框 125.2 与原发性小肠肿瘤风险增加相关的条件
腺癌
乳糜泻
克罗恩病
重复囊肿和梅克尔憩室
家族性腺瘤性息肉病
胆囊切除术史
回肠袢导管，回肠贮袋，回肠膀胱成形术
幼年息肉病综合征
长期回肠造口术（尤其是克罗恩病）
Lynch 综合征（遗传性非息肉性结直肠癌）
Peutz-Jeghers 综合征
非霍奇金 B 细胞淋巴瘤
获得性免疫缺陷综合征
克罗恩病
感染原，如空肠弯曲菌（免疫增生性小肠疾病）
结节性淋巴增生
肠病相关 T 细胞淋巴瘤
乳糜泻
胃肠道间质细胞瘤
琥珀酰脱氢酶基因的生殖细胞系突变
1 型神经纤维瘤病（von Recklinghausen 神经纤维瘤病）

FAP 患者发生十二指肠腺瘤的终生风险为 90%～100%[35-37]。据报道，与一般人群相比，FAP 患者发生十二指肠腺癌的相对危险度为 331，发生壶腹癌的相对危险度为 124[36]。十二指肠癌的平均诊断年龄为 53 岁，壶腹癌为 49 岁。在北欧 5 个国家和荷兰开展的一项前瞻性研究表明，65% 的 FAP 患者在首次内镜检查时，中位年龄为 38 岁时有十二指肠腺瘤。70 岁时腺瘤病的累积发病率为 90%。57 岁时癌症的累积发病率为 4.5%[35]。在最近使用胶囊内镜和单气囊小肠镜的研究中，也报道了肠内其他部位的小肠腺瘤和腺癌[38-40]。碱基切除修复基因之一（*MYH* 或 *MUTYH*）失活是常染色体隐性 FAP（MUTYH 相关息肉病或 MAP）的一个原因。十二指肠息肉在 MAP 患者中的发生率高达 18%，并且在 MAP 中也有小肠癌的报道。在这种情况下，建议以与 FAP 类似的方式定期筛查近端小肠（见下文）[41,42]。Lynch 综合征

是一种遗传性疾病，结肠癌起源于离散的腺瘤，但不会发生息肉病（即数百个息肉）。小肠癌是Lynch综合征肿瘤谱的一部分，小肠腺瘤的患病率为1.8%，估计终生发展为小肠腺癌的风险为4%[43,44]。在一份来自瑞典登记系统的报告中，在符合阿姆斯特丹Ⅱ（Amsterdam Ⅱ）和贝塞斯达（Bethesda）分类标准的家庭中，小肠癌症的相对危险度分别为36.1和5.75[45]。来自结肠癌家庭登记系统的764名*MMR*基因突变携带者的数据表明，原发小肠癌的发生率为2.2%，20年累积风险为4%。小肠癌的标准化发病率比为73，这与*MMR*基因突变和既往CRC恶性肿瘤病史的患者发生小肠癌的风险升高一致[46]。Lynch综合征患者通常比一般人群早10~20年出现小肠癌（报道的中位年龄为39~55岁），小肠癌可能是Lynch综合征的首发表现。Lynch综合征的肿瘤可能分布于整个小肠，但最常见于十二指肠（47%~65%）[19,46]。

错构瘤性息肉综合征是一组以在胃肠道内发现多发性错构瘤性息肉为特征的疾病。在错构瘤综合征中，较为知名的是Peutz-Jeghers综合征，这是一种常染色体显性疾病，在大多数家族中，已将其定位于染色体19p13.3和*STK11*（丝氨酸苏氨酸激酶11）基因。结肠外肿瘤在Peutz-Jeghers综合征中常见，发生于50%~90%的患者（小肠、胃、胰腺、食管、卵巢、肺、子宫、乳腺）；与一般人群相比，所有癌症的相对风险度是15.2[47]。小肠代表了癌症发生的最常见部位，与一般人群相比，腺癌发生的相对风险度为520。患者常表现为梗阻性症状，可能发生小肠肠套叠。

幼年性息肉病综合征是一种常染色体显性遗传疾病，其中错构瘤性息肉可能局限于结肠或胃，或者发生于整个胃肠道。混合幼年性和腺瘤性息肉也有报道。小肠癌的相对危险度尚不清楚，但已有十二指肠癌的报道。患者可能出现出血、肠套叠和梗阻。据报告，一些患者发生了危及生命的蛋白质丢失性肠病。在幼年性息肉病综合征中，*SMAD4*（染色体18q21.1）和PTEN（染色体10q23）基因的种系突变已被报道[48]。

克罗恩病患者发生原发性小肠恶性肿瘤的风险增加，总体标准化发病率比为8.3[49]。虽然腺癌是原发性小肠恶性肿瘤中最常见的类型，标准化发病率比高达46，但发生小肠腺癌的总体风险相对较低，克罗恩病10年和20年后的累积风险分别为0.2%和2.2%[50,51]。在克罗恩病患者中报告的其他原发性小肠癌包括淋巴瘤和神经内分泌瘤，尽管这两种癌均罕见[52]。最近一项对23例患者进行的纵向研究（241 620人）报告，小肠神经内分泌瘤的标准化发病率比为6.8[53]。在最近一项对1 420例患者进行的回顾性分析中，在未接受免疫治疗的情况下，小肠淋巴瘤的标准化发病率比为1.37[54]。克罗恩病小肠的不典型增生-癌发展过程与结直肠的不典型增生-癌进展过程相似[53]。克罗恩病相关的小肠癌和不典型增生伴随着*KRAS*和*p53*的频繁基因改变[55]。克罗恩病的小肠腺癌大多位于回肠[56]。

通过手术或喂食考来烯胺将胆汁转流至较低的小肠可增加致癌性动物小肠癌的发生率。因此，胆囊切除术增加了胆汁向近端肠道的输送，理论上可能导致小肠癌和大肠癌的风险增加。事实上，一项对278 460例接受过胆囊切除术的患者进行的大型回顾性分析表明，接受胆囊切除术的患者患小肠腺癌和类癌的风险增加，标准化发病率比分别为1.77和1.16[57]。小肠肿瘤的风险随着与胆总管距离的增加而降低，为胆汁酸参与小肠恶性肿瘤的发展提供了支持。

小肠腺癌和非霍奇金淋巴瘤的风险增加与乳糜泻相关。与一般人群相比，乳糜泻患者淋巴细胞增殖性疾病的标准化发病率比为2.8，持续性绒毛萎缩患者的标准化发病率比为3.8[58]。乳糜泻患者的淋巴瘤通常是T细胞来源（肠病相关T细胞淋巴瘤，EATL）[58]，腺癌可发生于不典型增生的局灶区域。其他疾病也会增加小肠肿瘤形成的相对危险度（见框125.2），但它们相对罕见。将尿路改道至小肠的患者患癌的风险似乎增加。在IBD和FAP患者中，回肠造口和回肠贮袋的黏膜发生腺癌，但这一事件较为罕见。1型神经纤维瘤病与小肠GIST的发生相关。

四、临床特征

小肠肿瘤可能有一些共同的临床特征，但在大多数情况下，体征和症状因肿瘤类型而异（表125.1）。腹痛可由部分或完全性小肠梗阻、肠套叠或缺血引起。肠梗阻可能是肿瘤体积大、肠壁浸润或环状收缩的结果。类癌可引起强烈的促结缔组织增生性反应，而促结缔组织增生性反应又可能导致肠屈曲或扭结。肠套叠可发生于良性息肉样病变，占成人肠套叠的一半，多见于GIST患者。隐匿性消化道出血是良性和恶性小肠肿瘤的另一个常见特征。然而，溃疡性GIST的出血可能是急性和快速的。体重减轻在小肠淋巴瘤患者中尤其常见和明显。

表125.1 小肠肿瘤的临床特征

症状	良性	恶性
腹痛	最常见症状	最常见的症状：1/3的患者出现部分或完全梗阻
肠套叠	成人“处女”腹是肠套叠最常见的原因；脂肪瘤是主要原因	罕见
隐匿性失血	25%~50%的病例	高达50%的病例
显性出血	罕见	罕见；GIST是最有可能以这种方式出现的肿瘤
体重降低	极罕见	罕见，高达50%的病例，最严重的淋巴瘤
腹部可触性包块	罕见	40%病例
穿孔	极罕见	约10%的病例出现，几乎所有的病例都是淋巴瘤或GIST
黄疸	罕见良性壶腹周围肿瘤	80%的恶性壶腹周围肿瘤
面部潮红	类癌转移扩散是类癌综合征必需的	发生在少数转移性类癌肿瘤的病例中
腹泻	极罕见	常见于淋巴瘤，也可发生于类癌综合征

五、腺癌

腺癌是小肠中仅次于神经内分泌恶性肿瘤的第二常见原发性恶性疾病（占小肠恶性肿瘤的 24%~52%），IBD 以外的大多数肿瘤发生在十二指肠[2]。小肠腺癌的流行病学在前面已经讨论过。腺癌起源于小肠的腺瘤或不典型增生改变（见“病理学、自然史和分期”部分）。小肠的腺瘤和腺癌，尤其是十二指肠和 Vater 壶腹的腺瘤和腺癌，在 FAP 中最常见。*APC* 基因突变位点与十二指肠息肉的严重程度无明显相关性。许多分类描述了十二指肠息肉的严重程度；最常用的是考虑息肉数量、大小、组织学和不典型增生严重程度的斯皮格尔曼（Spigelman）分类法[59]。一项对 114 例患者进行的 10 年前瞻性研究发现，Spigelman Ⅱ期、Spigelman Ⅲ期和 Spigelman Ⅳ期与十二指肠癌风险的相关率分别为 2%、2% 和 36%[60]。大多数 FAP 患者表现为 Spigelman Ⅱ期和 Spigelman Ⅲ期疾病。随着分期的进展，患者就诊时的年龄似乎增加了 4~11 岁[35,60,61]。

（一）病理学、自然史和分期

小肠腺癌可发生于离散性腺瘤性息肉、腺瘤性改变累及壶腹或与 IBD 相关的不典型增生[62]。错构瘤性息肉综合征中，癌可由离散性腺瘤或含有性腺瘤成分的混合性息肉引起。不典型增生与家族性幼年性息肉相关，而与单发、散发性幼年性息肉无关。不典型增生息肉含有标志物，提示上皮内的增殖控制丧失和 *APC* 突变。

小肠中的腺瘤显示与结肠中的腺瘤相同的大体和显微镜下特征（图 125.1）。可以有蒂或无蒂。管状腺瘤往往较小，而具有绒毛状结构的腺瘤往往较大。十二指肠多发腺瘤或 Vater 壶腹腺瘤样改变提示 FAP 诊断。管状腺瘤包含高假复层柱状上皮细胞。绒毛状腺瘤含有类似于结肠的指状绒毛状或乳头状突起。小肠腺瘤表现出一系列的非典型增生，从轻度不典型增生到黏膜内癌和浸润癌。腺体拥挤（“背靠背”腺体）、上皮极性丧失、核质比增加和有丝分裂增加是重度非典型增生的特征。这些改变，伴随着对固有层的侵犯，定义为黏膜内癌。

据估计，在 FAP 中，十二指肠息肉发生高度不典型增生的终生风险高达 70%，而发生十二指肠腺癌的风险为 0.9%~6.1%，其中多达一半是在没有识别出高度不典型增生的情况下发生[60,63,64]。腺瘤到癌的顺序似乎也是 Lynch 综合征发生腺癌的特征[44]。小肠的腺瘤性息肉确实发生在家族性癌症之外，但对其自然史的了解更少。

小肠腺癌大体上表现为扁平、狭窄、溃疡性、浸润性或息肉样病变（图 125.2）。大多数为中分化肿瘤，有腺体形成和不同程度的黏蛋白分泌（图 125.2E 和 F）。约 20% 的病例出现低分化肿瘤。出现印戒细胞是其中一些肿瘤的特征，其中黏蛋白的大空泡将细胞核移至一侧。十二指肠腺鳞癌的报道很少。

腺癌根据美国癌症联合委员会（American Joint Committee on Cancer，AJCC）的 TNM 分类进行分期，该分类表示原发肿瘤的范围（T）、区域淋巴结的状态（N）和是否有远处转移（M）。根据肠壁侵犯的范围，病例被分配最高的 TNM 值，并被分为 5 期（0~Ⅳ期）[65]。是否侵犯邻近结构，是否有淋巴

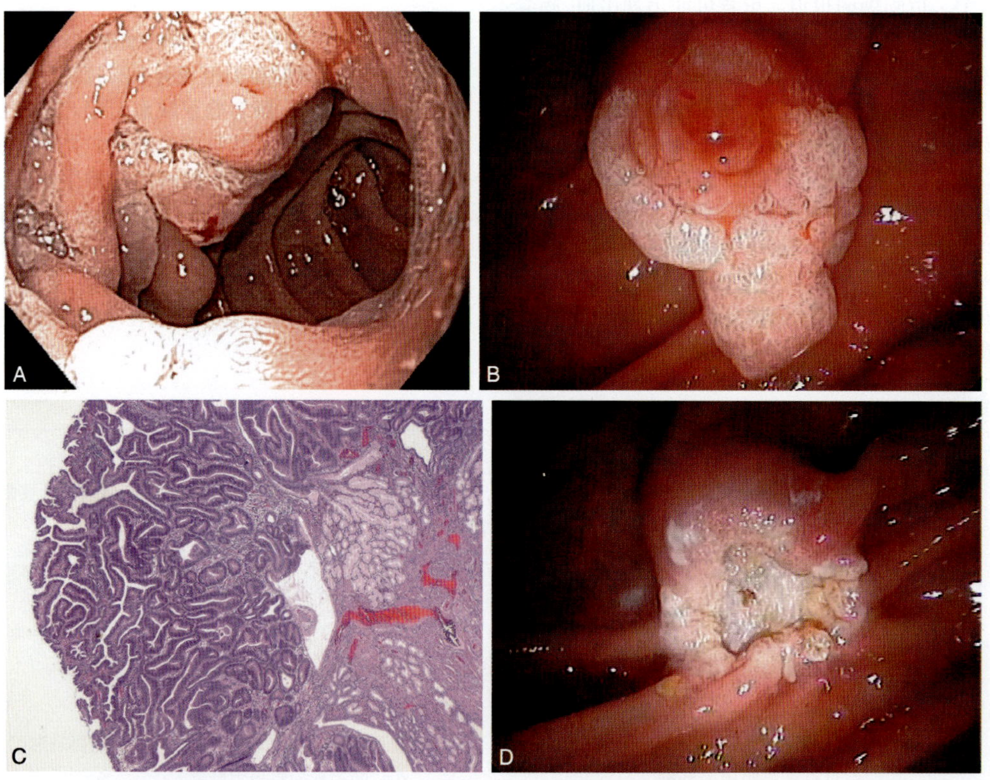

图 125.1　小肠腺瘤。A，内镜视图显示一个大腺瘤累及十二指肠黏膜；B，侧视内镜显示累及 Vater 壶腹的十二指肠腺瘤；C，十二指肠腺瘤的显微照片，显示分支状非典型增生的腺体和深染的细胞核；D，内镜下黏膜切除 B 所见病变的息肉切除部位

125

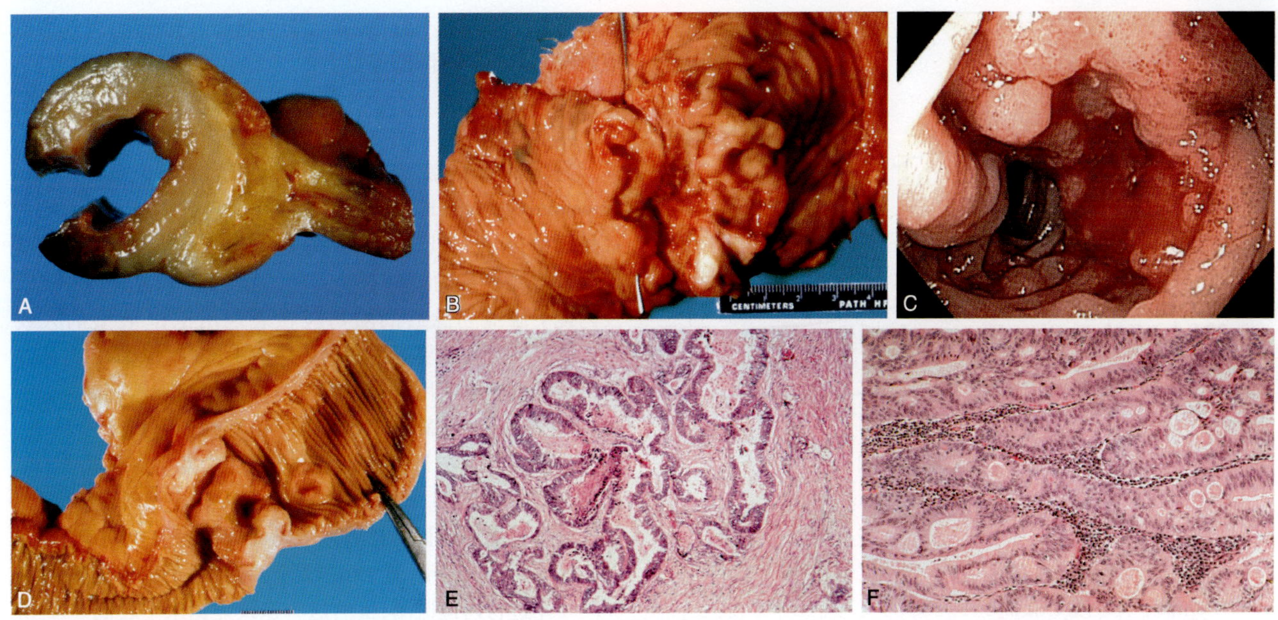

图 125.2　小肠腺癌。A,环状小肠癌的大体标本;B,大体标本十二指肠的开放部分显示狭窄、浸润性病变;C,内镜视图显示有活动性出血的环周病变;D,十二指肠壶腹周围癌的大体标本;E,组织切片显示中度高分化腺癌中典型的腺体形成;F,高分化壶腹周围癌的组织学

结或远处转移(表 125.2)。AJCC 第 8 版癌症分期手册最近进行了修订,包括小肠腺癌的 T 分期和 N 分期的变化。在修订版中,重新定义了 T3 和 T4,将原有的浸润界值 2cm 替换为浆膜浸润。第 8 版区域淋巴结分期系统将 N1 期的区域淋巴结转移数目限制在 2 枚,而非第 7 版的 3 枚,并将 3 枚及以上区域淋巴结转移定义为 N2 期。

小肠腺癌患者预后较差,中位生存期为 20 个月,5 年生存率为 26%[66]。近 1/3 的患者表现为转移性疾病,许多早期患者不适合接受根治性切除术。最近对 3 086 例小肠腺癌患者的分期特异性生存分析(根据新的第 8 版 AJCC 分期系统分层)报告,Ⅰ期肿瘤的 5 年生存率为 55%,Ⅱa 期为 49%,Ⅱb 期为 35%,Ⅲa 期为 31%,Ⅲb 期为 18%,Ⅳ期肿瘤为 5%(图 125.3)[65]。与总生存期显著相关的因素包括肿瘤分期(浸润深度和淋巴结状态)、年龄(>75 岁患者的预后较差)、肿瘤部位(十二指肠比空肠或回肠差)、是否进行了癌症导向手术以及克罗恩病史(预后较差)[67,68]。然而,在多变量分析中,最重要的独立预后因素是根治性(R0)切除、淋巴结状态和阳性与阴性淋巴结的比值[69,70]。男性、年龄≥55 岁、黑色、十二指肠、回肠或弥漫性肿瘤(与空肠肿瘤相比)、T4 病变、淋巴结或远处转移、低分化肿瘤或累及边缘的患者在可能的治愈性切除术后预后不良。Lynch 综合征腺癌的预后优于 FAP 腺癌或一般人群腺癌[18]。肿瘤发生于 Vater 壶腹或壶腹附近的患者可能比肿瘤较远的患者表现更好,这可能是因为它们出现症状的时间较早。

(二)临床特征

虽然小肠腺癌的平均就诊年龄约为 65 岁,但发病年龄范围很广。不到 1% 的肿瘤发生在 30 岁之前,约 85% 发生在 50 岁之后。57% 的十二指肠腺癌患者和 84% 的空肠回肠腺癌患者的症状与肿瘤大小、位置和血供有关[70]。小肿瘤通常无症状,或可表现为继发于慢性失血的贫血,但大多数是惰性

表 125.2　美国癌症联合委员会/国际抗癌联盟对小肠腺癌的 TNM 分期

TNM 分期	标准		
Tx	无法评估原发肿瘤		
T0	无原发肿瘤证据		
Tis	高级别不典型增生/原位病变		
T1a	肿瘤侵犯固有层		
T1b	肿瘤侵犯黏膜下层		
T2	肿瘤侵犯固有肌层		
T3	肿瘤通过固有肌层侵犯至浆膜下层,或延伸到未穿透浆膜的非腹膜的肌肉周围组织(肠系膜或腹膜后)*		
T4	肿瘤穿透内脏腹膜或通过浆膜直接侵犯其他器官或结构(即其他小肠袢、邻近肠袢系膜和腹壁;仅十二指肠侵犯胰腺或胆管)		
Nx	无法评估区域淋巴结		
N0	无区域淋巴结转移		
N1	1~2 个区域淋巴结转移		
N2	≥3 个区域淋巴结转移		
M0	无远处转移		
M1	存在远处转移		
AJCC/UIC 分期	**肿瘤**	**淋巴结**	**转移**
0	Tis	N0	M0
Ⅰ	T1~2	N0	M0
ⅡA	T3	N0	M0
ⅡB	T4	N0	M0
ⅢA	任意 T	N1	M0
ⅢB	任意 T	N2	M0
Ⅳ	任意 T	任意 N	M1

*空肠和回肠的非腹膜肌肉周围组织,是肠系膜的一部分。对于十二指肠,在浆膜缺乏的区域,是腹膜后的一部分。

与第 7 版相比,第 8 版 AJCC 分期手册有一些变化。T3、T4 期以浆膜为切点,取代了 2cm 的切点。N1 定义由 1~3 个淋巴结转移变为 1~2 个淋巴结转移,N2 定义由≥4 个阳性淋巴结变为≥3 个阳性淋巴结。

From Cancer AJCo. AJCC cancer staging manual. New York:Springer;2017.

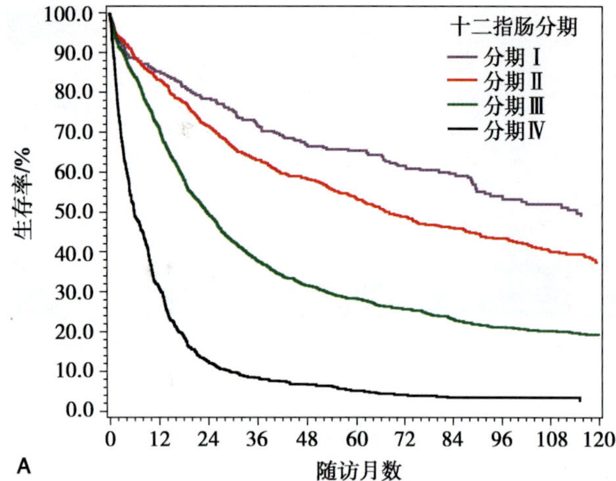

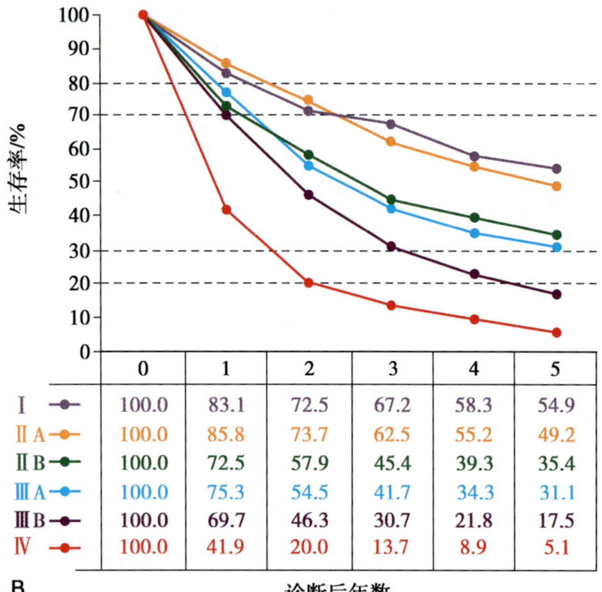

	0	1	2	3	4	5
Ⅰ	100.0	83.1	72.5	67.2	58.3	54.9
ⅡA	100.0	85.8	73.7	62.5	55.2	49.2
ⅡB	100.0	72.5	57.9	45.4	39.3	35.4
ⅢA	100.0	75.3	54.5	41.7	34.3	31.1
ⅢB	100.0	69.7	46.3	30.7	21.8	17.5
Ⅳ	100.0	41.9	20.0	13.7	8.9	5.1

图 125.3 按病理分期显示的小肠腺癌患者的总生存期:诊断年份 1998—2008 年。A,非壶腹十二指肠腺癌;B,非十二指肠腺癌。(Data from American Joint Commission on Cancer. AJCC cancer staging handbook. 8th ed. New York:AJCC;2017.)

的,难以诊断。腹痛、恶心、呕吐、贫血和体重减轻是常见的晚期症状,因为肿瘤因浸润而梗阻,伴有管腔狭窄或占位效应[71]。回肠肿瘤可能表现为肠套叠,但不常见。肿瘤位于十二指肠壶腹周围或 Vater 壶腹可能引起胆总管梗阻,表现为黄疸以及其他胆道梗阻的迹象。

(三)诊断

当怀疑有病变或患有家族性腺瘤息肉病(familial adenomatous polyposis,FAP)时,应使用前向或侧向内镜进行十二指肠检查。目前已经证明,高分辨率内镜和染色内镜可以提高 FAP 中腺瘤的检出率[72]。十二指肠腺瘤、壶腹部肿瘤以及内镜下腺瘤切除后的随访应在表现出 FAP 表型的人或 *APC* 基因突变检测呈阳性的家族成员中进行。个体息肉可以通过活检检查或使用钳夹凝除或内镜黏膜切除术(endoscopic mucosal resection,EMR)进行切除,必要时还可以活检检查。即使内镜下外观正常,乳头腺瘤样改变的发生率也很高(见图 125.1B 和图 125.1C)。十二指肠乳头病变发展缓慢,因此建议需要根据十二指肠息肉的 Spigelman 分期(0=4 年,Ⅰ=2~3 年,Ⅱ=1~3 年,Ⅲ=6~12 个月,Ⅳ=手术评估),每隔 0.5~4 年进行内镜监测,虽然这些建议证据水平较低[73]。对于开始进行监测的年龄尚无定论,由于较早诊断出十二指肠癌的情况罕见,因此有人建议在 25~30 岁进行监测。也有人建议 Lynch 综合征患者每 3~5 年筛查一次小肠癌的形成[73],但没有设计良好的前瞻性研究支持这一建议。推进式小肠镜可用于识别和活检隐匿性消化道出血,评估在影像学检查中发现的小肠病变,以及监测全胃肠道息肉中的色素沉着-息肉综合征(Peutz-Jeghers 综合征)患者。虽然双气囊小肠镜和其他深度小肠镜技术,在小肠疾病评估中具有与视频胶囊内镜(videocapsule endoscopy,VCE)相似的检出率,但由于这些检查的耗时耗力,它们作为初始筛查工具受到了限制。对克罗恩病患者或对放射学检查提示的可疑病变进行活检时,插管回肠末端的结肠镜检查可能有助于检查该区域。EUS 有助于对十二指肠和壶腹病变进行分期(图 125.4)。

视频胶囊内镜已被证明可有效诊断小肠腺癌和引起不明原因消化道出血的其他肿瘤(图 125.5)。对于小肠和回肠息肉的诊断,VCE 优于小肠造影或 MR 小肠成像(MR enterography,MRE)[74,75]。最近,AGA 推荐 VCE 用于息肉病综合征患者的小肠息肉监测[76]。然而,这些指南的作者承认,VCE 用于息肉病综合征监测的疗效和安全性证据质量极低,特别是在评估十二指肠腺瘤方面,VCE 劣于上消化道内镜检查,而且由于通过十二指肠的时间短,在评估 Vater 壶腹方面

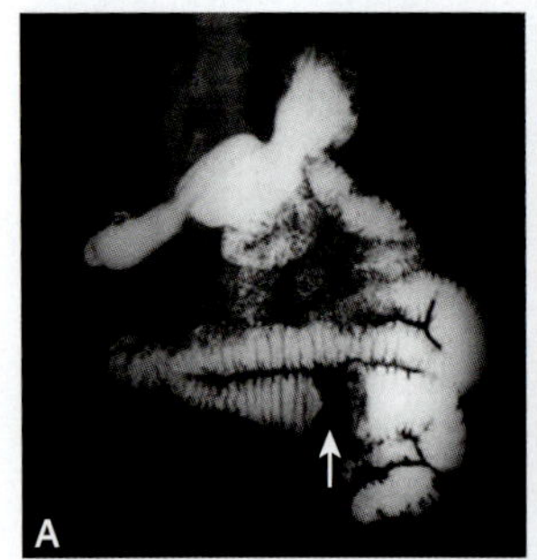

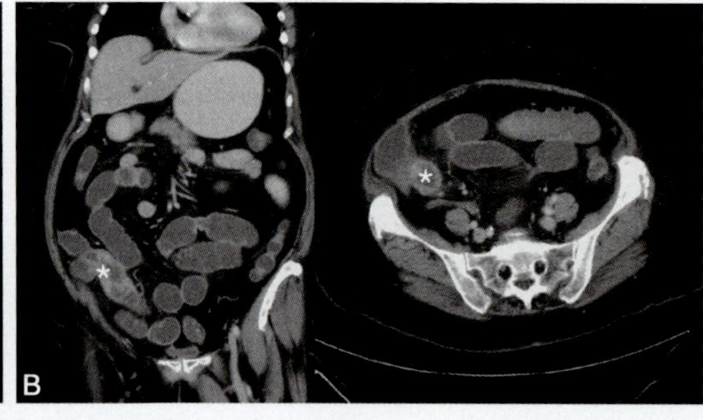

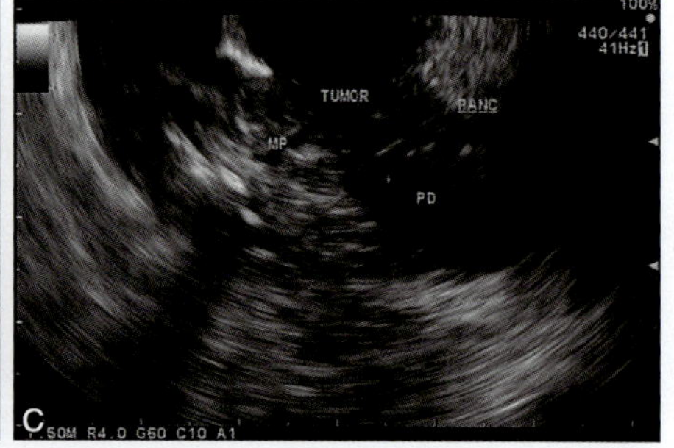

图 125.4 小肠腺癌的影像学。A,上消化道和小肠钡餐检查,显示空肠环形狭窄病变(箭)。B,CT 小肠造影。冠状和轴位重建 CT 图像 IV 和 GI 对比。图像显示近端回肠肿块(原发腺癌)强化(星号)引起小肠梗阻(Courtesy Raghu Vikram,MD Anderson Cancer Center,Houston,TX.)。C,EUS 显示十二指肠腺癌侵犯胰腺(EUS courtesy Manoop Bhutani MD Anderson Cancer Center,Houston,TX.)

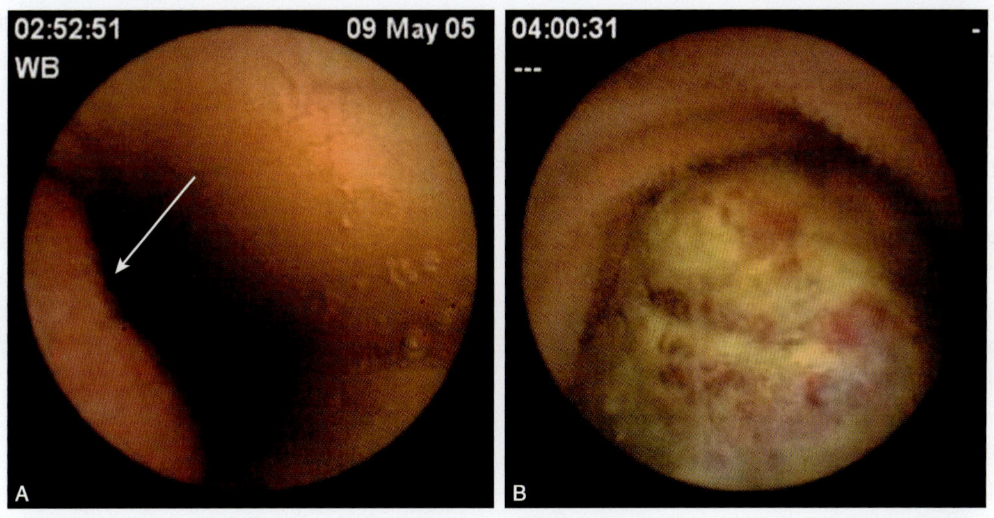

图 125.5　胶囊内镜图像。A，小肠小腺癌（箭），显示黏膜颜色异常，绒毛状结构扭曲，管腔内肿瘤隆起；B，小肠色素病变代表转移性黑色素瘤

也不理想[74,75]。

小肠造影对发现十二指肠病变的准确率为 60%～80%，使用低渗十二指肠造影剂可提高准确率。然而，钡剂检查在检测远端肿瘤方面并没有那么准确，在许多医疗中心，钡剂检查在很大程度上已经被其他技术所取代[74,75]。小肠钡灌检查的肿瘤检出率高于 UGIS 小肠造影，但多用于克罗恩病。小肠腺癌的影像学表现与结肠腺癌相似，包括环状狭窄或狭窄形成（图 125.4A）和可能是息肉样或溃疡性肿块的充盈缺损，70% 的十二指肠肿瘤为息肉样；20% 的十二指肠大病变呈溃疡性；空肠腺癌主要是环形缩窄病变（75%），可能部分呈溃疡或蕈伞样。浸润型腺癌与狭窄型克罗恩病的鉴别可能比较困难。

多排螺旋 CT 的进展和中性密度肠道造影剂的引入使 CT 肠道成像（CT enterography，CTE）成为评估小肠的有效成像方式（图 125.4B）[77,78]。与 X 线钡剂检查相比，小肠的横断面成像更具有优势，包括多平面成像能够充分显示整个小肠。磁共振小肠成像（MRE）可获得与小肠相似的成像。在最近的一项研究中，MRE 比 VCE 具有更高的特异性，但两者在检测小肠病变（包括肿瘤）方面具有相同的灵敏度[78]。CTE 和 MRE 结合静脉增强对检测富血供的小肠肿块具有特别成效。

（四）治疗

1. 化学预防

FAP 的化学预防是自 20 世纪 90 年代以来在临床试验中评估的一种方法，使用的药物包括舒林酸、小剂量阿司匹林、二十碳五烯酸、塞来昔布、二氟甲基鸟氨酸和厄洛替尼。其中很少有研究评估化学预防对十二指肠息肉的影响。早期的一项研究发现，舒林酸单药治疗后，十二指肠息肉有消退趋势，但无统计学显著性[79]。最近的一项临床试验表明舒林酸联合厄洛替尼具有化学预防作用。这项纳入 92 例患者的双盲、随机、安慰剂对照研究发现，在治疗 6 个月后，舒林酸联合厄洛替尼显著降低了家族性腺瘤性息肉病（FAP）患者 71% 的十二指肠息肉负荷[80]。然而，仍需要进一步的研究来证实这些结果。

2. 内镜治疗

多个临床研究表明，EMR 和内镜黏膜下剥离术（endoscopic submucosal dissection，ESD）用于治疗散发性小肠腺瘤和高危患者的腺瘤是可行的。据报道，完全切除的比例为 98%，但散发性腺瘤患者的复发率高达 37%，FAP 患者的复发率为 100%[81-84]。内镜切除术后，壶腹腺瘤的复发率为 18%～36%，对于直径 > 1cm 的壶腹周围腺瘤，复发率可高达 77%[85,86]。EMR 和 ESD 的总体并发症发生率为 5%～10%[84,87,88]。术中和迟发性出血和穿孔是最常见的并发症，发生率分别高达 10% 和 6%[84,87,88]；直径>1～2cm 的病变与较高的并发症发生率相关。多项研究评估了十二指肠腺瘤伴高度不典型增生和早期腺癌的 EMR 和 ESD，结果表明 EMR 和 ESD 的完整切除肿瘤（R0）的切除率分别高达 59% 和 90%[87,89]。一项研究报告了 76 例患者在 EMR 和 ESD 治疗后 1 年没有局部复发[90-92]。在某些情况下，可以对有或无管腔内生长的十二指肠乳头状良性肿瘤进行内镜切除（图 125.1）[93]。然而，大多数小肠恶性肿瘤患者表现为晚期疾病，由于缺乏比较内镜切除和手术切除长期结局的随机对照试验（randomized control trial，RCT），内镜治疗的作用仍不明确。

3. 手术治疗

小肠腺癌的首选治疗是手术切除。手术的类型和范围取决于肿瘤的位置。位于十二指肠第一段和第二段的腺癌通常采用胰十二指肠切除术（Whipple 手术）；十二指肠腺癌根治性切除术与节段性切除术的 5 年生存率和并发症发生率相似，但根治性切除术后住院时间较长[94]。十二指肠第三部分和第四部分、空肠和近端回肠的肿瘤优先采用整块分段切除（肿瘤游离切缘为 5cm），同时行系膜切除和区域淋巴结清扫术。回肠末端腺癌优先采用回肠末端切除联合右半结肠切除。小肠腺癌的 R0（治愈性）切除率为 64%～97%[95,96]。多达 63% 的患者处于一般结局较差的 Ⅲ 期和 Ⅳ 期[66,95,97]。25%～59% 的患者因疾病晚期就诊时不适合手术，16%～23% 接受手术的患者未能达到 R0 切除[71,97]。据报道，肿瘤复发率为 22%～37%，大多数患者在病程中发生远处转移[71,94]。R0 切除的 5 年生存率为 39%～67%，R1 切除的 5 年生存率为

3%～30%[31,66,69,98]。

术后组织学分析显示，高达75%的切除标本中存在T3和T4期肿瘤，相关区域淋巴结转移的比例高达49%[31,95]。有多个或多个远端肿瘤的患者5年生存率较差[31]。远端肿瘤有较高的腹膜后转移率(13.5%比1.8%)，而近端肿瘤的胰腺浸润率较高。最近一项对1 025例小肠腺癌病例的回顾性分析发现，腺癌的十二指肠位置是生存的独立阴性预测因素，5年癌症特异性生存率为48%，而空肠回肠腺癌患者为66%[99]。单变量分析显示，R0切除、T和N分期、血管和神经侵犯是影响预后的因素。T1/T2肿瘤患者的5年生存率为57%～82%，而T3/T4肿瘤患者的5年生存率为32%～58%[31,69,100]。N0期患者的5年生存率为48%～67%，而N1期患者的5年生存率为21%～29%[31,96,100,101]。最一致的独立负面预后因素包括R1切除和淋巴结转移[31,66,69,98]。

4. 化疗

在美国过去30年中，小肠腺癌R0切除术后辅助治疗逐渐增加。尤其是有淋巴结转移的患者通常需要接受辅助化疗，但目前尚无前瞻性RCT研究支持这一诊疗决策。多项研究(主要是回顾性分析)评估了辅助化疗的益处，但这些研究未能证明在无病生存期或总生存期方面，辅助治疗有显著统计学意义的生存获益[66,98,102-104]。辅助放化疗或放疗未显示出或在统计学上显著的生存获益[105,106]。一项纳入15项研究、5 986例患者的荟萃分析进一步证实，辅助化疗和/或放疗对小肠腺癌患者无生存获益[107]。因此，目前没有证据支持小肠腺癌的辅助治疗。

目前尚无RCT评估化疗对不可切除的晚期小肠腺癌的益处。最早的一项研究，在一小部分晚期小肠腺癌患者中评估了使用5-氟尿嘧啶(5-FU)治疗，结果总缓解率为38%，中位生存期为13个月[108]。近年来，多项临床Ⅱ期试验评价了吉西他滨、5-氟尿嘧啶、卡培他滨、多柔比星、丝裂霉素C和伊立替康等药物的联合应用。在接受卡培他滨和奥沙利铂治疗的患者中，壶腹病变的缓解率为50%，小肠腺癌的缓解率为61%，转移性疾病患者的中位总生存期为20个月和15.5个月[109]。一项单组Ⅱ期研究的结果表明，加用贝伐珠单抗并不能增加额外的获益[110]。另一项评估5-FU/l-亚叶酸(l-LV)/奥沙利铂(mFOLFOX6)联合治疗的Ⅱ期研究报告，转移性或残留小肠腺癌患者的总缓解率为45%，中位生存期为17个月。然而，高达38%的患者观察到3～4级血液学毒性[111]。最近的一项Ⅱ期试验将基于UGT1A1基因分型的方法应用于卡培他滨、伊立替康和奥沙利铂联合治疗(gCAPIRINOX)，从而解决了血液学毒性问题[112]有效率为38%，总中位生存期为13个月；尽管给予基于UGT1A1基因型的剂量，但观察到3级或4级血液毒性发生率为30%～52%。这些研究提示5-FU/卡培他滨和奥沙利铂有小幅获益。两项回顾性分析提示晚期患者小肠腺癌可能从双药联合化疗中获益[102,103]；然而，还需要Ⅲ期前瞻随机对照试验来证实并量化化疗对晚期SI腺癌患者的益处。

在过去的10年中，我们对小肠腺癌分子结构的了解在不断增加，为靶向特定分子改变提供了理论基础。VEGF-A和EGFR在96%和71%的小肠腺癌中过表达，一些病例报告和病例研究评估了VEGF-A抑制剂贝伐珠单抗和EGFR抑制剂西妥昔单抗的效果[110]。在最近的一项多中心临床研究试验中，27例晚期或复发性小肠腺癌患者接受了不同的化疗药物治疗，其中8例接受了贝伐珠单抗或西妥昔单抗联合治疗[113]。在单变量分析中，贝伐珠单抗治疗是改善生存的显著预后因素。9例接受贝伐珠单抗联合化疗的患者与单独化疗相比，联合治疗的生存期得到改善(中位总生存期21.9个月 vs 11.4个月)；而，总生存率的改善没有达到统计学显著性差异[114]。虽然这些结果令人鼓舞，但仍需要更大规模的RCT研究来证明贝伐珠单抗对小肠腺癌的益处。其他潜在的“可药物化”分子靶点包括PD-1通路和ErbB2需要进一步研究来确定小肠腺癌的最佳分子靶点[13,115]。

六、其他小肠原发性肿瘤

除了腺癌，小肠最常见的原发性肿瘤包括神经内分泌(类癌)肿瘤(见第34章)、胃肠道间质瘤(GIST)和淋巴瘤。由于这些肿瘤在其他章节进行了讨论，因此本章将重点讨论小肠肿瘤特有的相关问题。

小肠神经内分泌肿瘤(类癌)(见第34章)

类癌(SI neuroendocrine tumor，SI-NET)是目前小肠中最常见的恶性肿瘤，约占小肠肿瘤的41%。1973—2004年，小肠类癌的发病率增加了4倍。事实上，大多数有临床意义的类癌位于小肠，而90%的小肠类癌发现于回肠远端。类癌诊断时的中位年龄为60岁，但类癌患者的年龄范围为22～84岁。在美国，小肠类癌的发病率在男性和非裔美国人中略高。

1. 病理学、自然史和分期

尽管某些类癌病程缓慢，但类癌是恶性的，特别是小肠类癌与局部区域扩散或转移相关。肿瘤通常位于黏膜内，很少延伸至肠腔。小肠类癌在局部扩散，当发生浆膜破裂时，通常可见强烈的局部成纤维细胞反应，这是患者有多种临床表现的原因。小肠类癌的另一个特征是多发，约1/3的患者确诊时在小肠中有1个及以上的肿瘤。肿瘤大小不一，但大多数直径<2cm。在<1cm的小肠类癌中，只有6%与转移相关，而肿瘤>2cm的患者中，80%确诊时已经发生转移。显微镜下见细胞核深染、均匀细胞片排列成特征性团块(图125.6C)，肝脏转移灶使用光学显微镜检查，不能鉴别其是类癌来源还是胰岛细胞瘤来源。

类癌可根据其分泌的物质进行分类，目前已鉴定出40多种类癌。“典型”小肠(中肠)类癌分泌5-羟色胺(5-HT)，并含有多巴脱羧酶，可将前体5-羟色胺(5-HTP)转化为5-HT。5-HT进一步代谢并以代谢物5-羟基吲哚乙酸(5-HIAA)的形式在尿液中排泄。“非典型”类癌(主要是前肠和后肠)缺乏多巴脱羧酶，不分泌5-HT。5-HPT被释放到血液中，并可在血小板和尿液中测定。部分5-HPT在排泄前在肾脏被脱羧，尿液中可检测到5-HT。

虽然第7版AJCC/UICC分期系统是总体上可接受的预后预测指标，但它无法在预后上区分Ⅰ期和Ⅱa期，以及Ⅱb期和Ⅲb期[116]。在更新的第8版AJCC/UICC分期手册中，将十二指肠神经内分泌癌与壶腹神经内分泌肿瘤分组，而将空肠和回肠神经内分泌癌分别分组(表

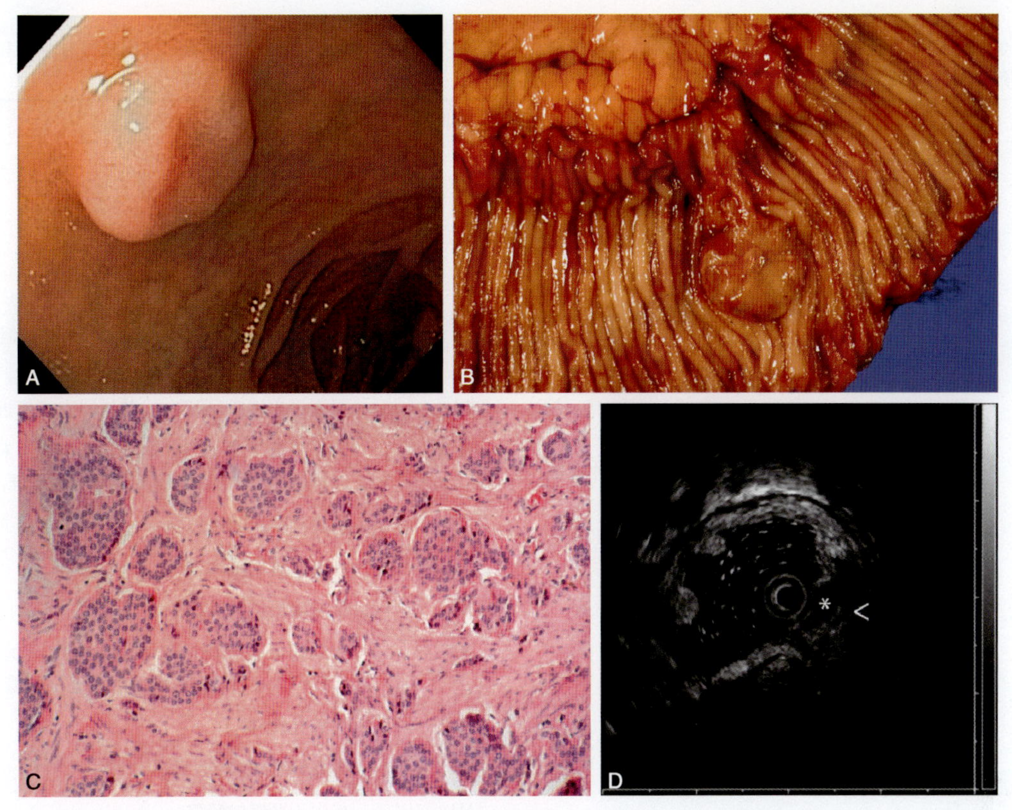

图 125.6 小肠类癌。A,内镜下可见典型的小肠类癌结节样隆起;B,在未固定的切除 回肠标本中看到的一个小结节性类癌的大体标本;C,小肠类癌,组织学表现为紧密排列的类圆形、规则的单形细胞团、发芽和像岛屿样分布;D,EUS 显示类癌(星号)侵犯黏膜下层,但未侵犯固有肌层(T1 病变)。(EUS courtesy Manoop Bhutani MD, Anderson Cancer Center, Houston, TX.)

125.3A 和表 125.3B)[65]。大多数作者根据肿瘤大小、肠壁侵犯程度、有无淋巴结受累以及有无远处转移来描述小肠类癌。一项研究利用监测、流行病学和最终结果数据库中 1977—2004 年 6 380 例患者的数据评估了小肠类癌的特异性预后因素,在多变量分析中发现,肿瘤直径>2cm、浸润深度超过固有肌层和年龄是影响预后的独立因素[117]。利用这些参数,开发了一种改良的分期系统,与 AJCC/UICC 分期系统不同之处在于 T1~3 期的临界点为 2cm 而不是 1cm,没有 T4 期。生存分析显示Ⅰ~Ⅵ期患者的 5 年生存率分别为 96%、86%、68% 和 43%,但该系统有待前瞻性临床试验进一步验证。NET 的其他分类已由世界卫生组织(World Health Organization, WHO)和欧洲神经内分泌肿瘤学会(European Neuroendocrine Tumor Society, ENETS)制定[118,119]。一项包括 1 072 例患者的国际队列研究比较了第 7 版 UICC/AJCC 分期系统与 WHO 和 ENETS TNM 分期,发现第 7 版 UICC/的置信区间较大,AJCC TNM 分期较 ENETS TNM 分期准确性更高[120]。鉴于近期 AJCC 分期系统的更新,这些不同分期系统预后的有效性需要重新评估。

小肠类癌的自然进程优于相似分期的腺癌,据报道 5 年总生存率为 60%~82%[2,5]。在过去 20 年中,NET 患者的生存期显著改善,与 2000—2004 年诊断的患者相比,2009—2012 年诊断的患者的死亡风险降低了 21%[121]。小肠类癌的总生存率受肿瘤位置的显著影响,肿瘤位于小肠越远端,5 年总生存率从 70% 降至 32%[122]。据报道,局部肿瘤扩散患者的 25 年生存率低于 20%。肝转移和类癌综合征患者的预后与无此综合征的转移患者相似,但发生类癌相关瓣膜功能障碍心脏病患者的生存率较低。

2. 临床特征

小肠类癌患者可表现为非特异性胃肠道症状、小肠梗阻、肠缺血、肠套叠、胃肠道出血、肝肿大或类癌综合征症状。

小肠类癌的许多体征和症状是由靠近肿瘤的肠系膜强烈促结缔组织增生性反应引起,从而导致部分 SBO、体重减轻和间歇性腹痛。大约 50% 的转移性类癌患者最初表现为需要手术的肠梗阻。淋巴结受累可压迫肠系膜主要动脉,导致小肠梗死。在类癌中,中等大小的区域性血管增厚可能协同促进肠缺血。胃肠道出血和肠套叠是 SI 类癌的少见表现。在类癌和胰岛细胞瘤中,转移瘤引起的无症状肝肿大比在上皮来源的肿瘤中更常见,尽管肝肿大且肿瘤负荷大,但血清转氨酶水平不一定会升高。

最常见的临床情况是长期的非特异性腹痛病史,但这并没有很大程度上改变患者的生活方式。据报告,从出现症状到确诊的中位时间为 2 年,甚至可能长达 20 年,患者不一定进行检查,或初检是阴性的,这增加了诊断和治疗的间隔时间。

类癌肝转移患者可能表现出类癌综合征的症状和体征,这是由多种因素引起的(见第 34 章)。总体而言,10%~18% 的小肠类癌患者最初表现为类癌综合征。75% 的患者出现腹泻,表现为肠道动力亢进引起的间歇性爆发性水样腹泻,脂肪泻罕见,大约 50% 的时间腹泻可伴有腹部绞痛。呼吸困难可能由晚期类癌心脏病引起,少见由肺纤维化、支气管收缩和哮喘引起。2/3 的类癌综合征患者表现为肝脏肿大或腹部肿块;40% 患者在就诊时可听诊心脏瓣膜异常。其他不太常见的体征包括发绀(25%)、外周水肿、关节炎和糙皮病,后者是因为烟酸作用用于 5-HT 通路(2%~7%)。

表 125.3A　美国癌症联合会/国际抗癌联盟对十二指肠和壶腹神经内分泌癌的 TNM 分期

TNM 分期	标准		
Tx	无法评估原发肿瘤		
T1	肿瘤仅侵犯黏膜或黏膜下层，≤1cm（十二指肠肿瘤） 肿瘤≤1cm 且局限于 Oddi 括约肌内（壶腹肿瘤）		
T2	肿瘤侵犯固有肌层，或>1cm（十二指肠肿瘤） 肿瘤通过 Oddi 括约肌侵入十二指肠黏膜下层或固有肌层，或在壶腹部 1cm		
T3	肿瘤侵犯胰腺或胰周脂肪组织		
T4	肿瘤侵犯腹膜（浆膜）或其他器官		
注释	多个肿瘤（最大的肿瘤应指定为 T 类别：如果肿瘤数量已知，使用 T(#) 如果无法获得肿瘤的数量，则使用后缀“m”，T(m)		
Nx	无法评估区域淋巴结		
N0	无区域淋巴结转移		
N1	区域淋巴结转移		
M0	无远处转移		
M1	存在远处转移		
M1a	局限于肝脏的转移		
M1b	至少一个肝外部位的转移		
M1c	肝转移和肝外转移		
AJCC/UICC 分期	**肿瘤**	**淋巴结**	**转移**
Ⅰ	T1	N0	M0
ⅡA	T2	N0	M0
ⅡB	T3	N0	M0
ⅢA	T4	N0	M0
ⅢB	任意 T	N1	M0
Ⅳ	任意 T	任意 N	M1

TNM，肿瘤、淋巴结、转移。
From Cancer AJCo. AJCC cancer staging manual. New York：Springer；2017.

表 125.3B　美国癌症联合会/国际抗癌联盟对空肠和回肠神经内分泌癌的 TNM 分期

TNM 分期	标准		
Tx	无法评估原发肿瘤		
T0	无原发肿瘤证据		
T1	肿瘤侵犯固有层或黏膜下层，≤1cm		
T2	肿瘤侵犯固有肌层，或>1cm		
T3	肿瘤通过固有肌层侵入浆膜下组织，但未穿透上覆浆膜		
T4	肿瘤侵犯腹膜（浆膜）或其他器官或邻近结构		
注释	对于任意 T，添加“m”表示多个肿瘤。对于不同 T 分期的多发肿瘤，以最高级别 T 为标准		
Nx	无法评估区域淋巴结		
N0	无区域淋巴结转移		
N1	区域淋巴结转移<12 枚		
N2	大的肠系膜肿块（>2cm）和/或广泛的淋巴结沉积（≥12cm），特别是包裹肠系膜上血管的淋巴结		
M0	无远处转移		
M1	存在远处转移		
M1a	局限于肝脏的转移		
M1b	至少一个肝外部位的转移		
M1c	肝转移和肝外转移		
AJCC/UICC 分期	**肿瘤**	**淋巴结**	**转移**
Ⅰ	T1	N0	M0
Ⅱ	T2、T3	N0	M0
Ⅲ	T4	N0	M0
Ⅲ	任意 T	N1、N2	M0
Ⅳ	任意 T	任意 N	M1

TNM，肿瘤、淋巴结、转移。
From Cancer AJCo. AJCC cancer staging manual New York；Springer；2017.

3. 诊断

小肠类癌通常在发生局部扩散或转移性病灶时才出现临床表现。小的、局部的肿瘤通常是在因不相关原因进行的内镜或放射检查中偶然诊断的，或在其他腹部疾病手术时偶然诊断的。

（1）生物标志物

大多数小肠类癌肿瘤分泌 5-HT，进而引起尿 5-羟吲哚乙酸（5-hydroxyindoleacetic acid，5-HIAA）水平升高。尿 5-HIAA、血小板 5-HT 和尿 5-HT 水平在大多数小肠类癌患者中都有升高。嗜铬粒蛋白 A（Chromogranin A，CgA）是另一种有意义的类癌血清学标志物，大多数神经内分泌肿瘤都可分泌，并且对所有类型的神经内分泌肿瘤都具有很高的灵敏度。CgA 对类癌肿瘤的敏感性接近 80%，可用于监测治疗反应和复发，或用于尿 5-HIAA 水平未升高患者的诊断；然而，它的使用受到检测间异质性的限制，在肾衰竭或肝衰竭、PPI 使用和慢性胃炎的情况下均可能出现假阳性试验[123,124]。其他生化标志物，如缓激肽、P 物质、神经紧张素、神经肽 PP、神经肽 K 和 HCG，已经被描述。然而，均不能达到 CgA 或 5-HIAA 的诊断特异性或预测性。代谢组学、肿瘤转录组和 mRNA 研究，以及循环 mRNA 研究，对胃肠道神经内分泌瘤（NET）的诊断和管理具有重要意义，并有未来的应用前景[125]。

（2）影像学

传统的小肠钡剂造影、CT 或 MRI 检查可见的病变特征包括：小肠腔内光滑、半圆形充盈缺损，或更常见管壁增厚、腔成角和非特异性肿块效应。当病变局限在小肠时，小的类癌肿瘤很难使用这些方式进行检测。螺旋 CT-小肠造影和 CTE 通常比传统的小肠钡剂研究更有效[126,127]。这两种技术都可以进行三维成像，这有助于确定相关肠系膜肿块的全部范围及其与血管的关系。影像学表现包括肿块病变、钙化和纤维化。纤维化病变的辐射线和小肠毛刺征是突出特征。91%的病例在 CT 上可见肠系膜淋巴结转移。CT 扫描也有助于检测肝转移,但其敏感性不如 MRI,因为 MRI 对软组织的对比成像更为优越。生长抑素受体成像可以通过伽马相机成像(^{111} 内标记的八肽),或 PET 与^{68}Ga 标记的生长抑素类似物(somatostatin analogue,SSA)联合完成。^{18}F-氟脱氧葡萄糖-PET(^{18}F-FDG-PET)/CT 被认为有助于鉴别高级别肿瘤和低级别肿瘤[125]。PET/CT 与 SSA^{68}Ga-DOTATATE(四氮环十二烷-四乙酸-Dph1,3-奥曲肽)的混合成像也可能有一定价值。

最近,一个国际 NET 专家小组发表了有关胃肠胰 NET 成像和生物标志物的德尔菲共识评估[125]。该专家小组的结论是,CT 或 MRI 应与功能成像结合使用,优先选择^{68}Ga-SSA-PET/CT,而不是^{111}内曲肽闪烁法成像。对于治疗反应的评估,目前认为 RECIST 标准并非最优策略,对于最佳的成像策略没有共识。

(3) 内镜检查

内镜下已在十二指肠、空肠近端和回肠末端发现了小肠类癌。肿瘤一般表现为结节状表面光滑的黏膜下突起,呈淡黄色且富有光泽(见图 125.6A 和 B)。溃疡性病变和带蒂病变也有报道。病变的内镜下活检往往为阴性,因为肿瘤常位于黏膜下。对病变进行钳除或 EMR 术更能成功地明确组织学诊断。小至 2~3mm 的十二指肠类癌也可以通过 EUS 诊断。小的、非浸润性的病变通常发生于黏膜深层或黏膜下层,在 EUS 下,它们在第二或第三回声层表现为中度低回声肿块。EUS 测定肿瘤浸润程度可用于肿瘤分期,并评估内镜下切除指征的适当性(见图 125.6D)。视频胶囊内镜检查(VCE)已被证明在小肠中检测类癌肿瘤中具有实用性,并已取代了小肠镜检查。在最近一项对胃肠道 NET 患者的回顾性研究中,术前评估发现 83% 的患者 VCE 呈阳性,与术中证实病变存在相关性;而 CT 和小肠镜检查的阳性率分别为 63% 和 44%[128]。

4. 治疗

(1) 局部肿瘤

切除病变是治疗小肠类癌的唯一方法。对于非转移性十二指肠类癌肿瘤,美国国家综合癌症网络(National Comprehensive Cancer Network,NCCN)推荐采用 EMR、经十二指肠切除术伴或不伴淋巴结活检,或胰十二指肠切除术,对于回肠和空肠类癌,建议行肠切除术和局部淋巴结清扫术[129]。局灶性小肠肿瘤应被完全切除。十二指肠类癌发生转移的可能性较小,最好是在 EUS 确认无深部肿瘤浸润后,通常可以在内镜下切除。发生淋巴结转移的风险与十二指肠类癌的大小相关:<1.0cm 类癌发生淋巴结转移的风险为 4.5%,1.0~2.0cm 类癌的转移风险为 72%,>2.0cm 类癌的转移风险为 81%[130]。小的黏膜下浸润十二指肠类癌也可经内镜下切除。有研究对不同的内镜切除方法进行了比较,如 EMR、带结扎装置的 EMR(EMR-L)、圆周预切后的 EMR 或 ESD 术[131,132]。据报道,完全切除率高达 95%,其中 ESD 和 EMR 的组织学完全切除率分别为最高和最低。

(2) 局部扩散的肿瘤

浸润超过黏膜下层的十二指肠类癌以及空肠或回肠类癌均应行外科手术切除。对于十二指肠类癌,可采用局部经十二指肠切除加淋巴结活检或胰十二指肠切除术。空回肠类癌的治疗应采用肠切除加局部淋巴结清扫,并与同步原发性肿瘤一起进行彻底评估[129]。手术切除对局部的肿瘤表现(如梗阻和出血)以及和肿瘤分泌引起的相关症状均有效。

对于接受手术切除的患者,小肠腺癌的 R0(治愈性)切除率为 50%~65%[96,100]。术后组织学分析显示,高达 55% 的患者表现为 T3 和 T4 期肿瘤,38%~67% 的患者有相关区域淋巴结转移;肿瘤肝转移率高达 30%[96,100]。R0 手术切除后,5 年总体和癌症特异性生存率分别为 90% 和 95%[133,134]。R1(镜下存肿瘤残留)切除后,5 年生存率为 46%~59.5%,而不可切除患者的 5 年生存率为 50%[96,100]。在治愈性切除术后,患者需要进行长达 10 年的密切监测随访,并定期复查嗜铬粒蛋白(CgA)、5-羟吲哚乙酸(5-HIAA)、CT 或 MRI 成像和 EGD[129]。

考虑到现代治疗方法提高了长期生存率,建议对伴有转移性的小肠肿瘤患者进行原发小肠肿瘤及转移灶的切除,也可通过射频消融技术实现转移病灶的清除。此外,当原发肿瘤引起局部症状时,建议对转移性小肠类癌患者进行手术切除[129]。手术切除的目标应是尽可能多地保留健康小肠段以及回盲瓣的结构完整性,以减少腹泻相关并发症的发生率[135]。高达 35% 的晚期类癌患者表现为肠梗阻和/或肠缺血。在这种情况下,紧急手术切除是可以接受的。对于由大量肠系膜疾病引起的部分 SBO 和/或肠系膜缺血的患者,建议行肠系膜血管切除和减压术,尽管在技术上具有挑战性,但在多达 80% 的病例中均报道了成功的减瘤率及随后的症状改善[135]。在手术过程中,需要对剩余的肠管进行彻底的检查,因为同步病变的发生率为 15%~30%[129]。对于预期接受奥曲肽治疗的患者,建议进行预防性胆囊切除术,因为奥曲肽会增加胆结石的发生风险。

在计划手术切除类癌的患者中,旨在预防类癌危象的围手术期管理是极其重要的。即使在轻微的手术过程中,患者也可能发生类癌危象,包括低血压/高血压、潮红、心动过缓/心动过速、支气管痉挛和完全血管舒缩性塌陷等表现,在持续潮红和手术操作中产生大量血清素的肿瘤患者中,类癌危象的风险特别高。11% 未接受预防性药物治疗的患者会出现类癌危象。建议在术前行皮下注射奥曲肽,尽管目前的前瞻性试验中尚未确定最佳剂量:小手术患者在手术期间的奥曲肽用药剂量建议为每天 2~3 次,每次 100~200μg;而对于择期的腹腔内手术或其他主要手术,术前连续 2 周使用奥曲肽,每天 3 次,每次 100μg[136]。

(3) 远处转移

对于病灶无法切除但肿瘤负荷低或无症状的患者可每 3~12 个月进行监测。对于患有不可切除的疾病、肿瘤负荷大和/或类癌综合征的患者,药物治疗为首选。这些患者的主要治疗药物为 SSA,例如奥曲肽和兰瑞肽,因为它们的半衰期明显长于半衰期<2min 的生长抑素。一般来说,这些药物以长效配方(long acting formulation,LAR)给药,采用每月用药一次的方案。SSA 作为抑制性生长抑素受体激动剂,从而阻止激素的释放。SSA 也具有抗增殖作用。奥曲肽能显著减轻类癌综合征的症状,42% 的患者减少了排便频率,84% 的患者减少了潮红,66% 的患者得到了完全或部分症状控制。然而,在最近的前瞻性、随机安慰剂对照Ⅲ期试验 PROMID 中报道,与使

用安慰剂相比,使用奥曲肽 LAR(30mg/月)最并未显著改善患者的生存期[137]。奥曲肽也用于治疗术中、化疗或药物治疗后的类癌危象。帕西瑞肽是一种对生长抑素受体具有高亲和力的新型类似物,目前正在临床开发中。在最近的一项随机、双盲Ⅲ期临床试验中,将帕西瑞肽 LAR 与奥曲肽 LAR 进行了比较[138]。两种药物的症状控制相似,但帕西瑞肽 LAR 的无进展中位生存期(11.8 个月)高于奥曲肽 LAR(6.8 个月),帕西瑞肽 LAR 的不良反应(如高血糖、疲劳和恶心)明显更高。

一旦患者出现肿瘤进展,应继续使用奥曲肽或兰曲肽,并与其他治疗方案联合使用。对于表达生长抑素受体的中肠肿瘤患者,使用放射性标记的 SSA 进行受体靶向治疗是一种推荐的选择。镥-177 是一种中等能量的 β 发射体,通常用于肽受体放射治疗。最常用的肽-同位素化合物是^{177}Lu-DOTA-Tyr3-octreotate(^{177}Lu-DOTATATE)[139]。最近发表的 NETTER-Ⅲ期试验比较了奥曲肽 LAR 和^{177}Lu-DOTATATE/奥曲肽 LAR 在晚期、进展期、生长抑素受体阳性中肠 NET 患者中的作用[140]。研究表明,治疗组与对照组的反应率分别为 18% 和 3%,死亡患者数分别为 14 例和 26 例,也因此 NCCN 将^{77}Lu-DOTATATE/奥曲肽作为了Ⅰ类推荐[129]。进展期转移性胃肠道 NET 患者的另一个选择是 mTOR 抑制剂——依维莫司。依维莫司对进展期 NET 的疗效在Ⅱ期和Ⅲ期 RADIANT-2 和 RADIANT-4 试验中均得到了证实[141,142]。与安慰剂相比,依维莫司的预期进展或死亡风险降低了 52%,是目前 NCCN 推荐的胃肠道进展期 NET 的治疗方案。对于有肝转移的患者,可采用肝脏靶向治疗来缓解激素症状并带来可能的生存益处。如果能够安全并完整地切除肝转移病灶,建议采用手术切除、射频消融或冷冻消融进行治疗。在最近的一项回顾性分析中,对 542 例接受肝转移减瘤手术的小肠 NET 患者的报道,中位总生存期为 161 个月,术后 5 年、10 年和 20 年的总生存率分别为 84%、67% 和 31%[143]。对于不可切除的肝转移瘤,推荐进行区域治疗,如动脉栓塞、化疗栓塞或放射性栓塞。神经内分泌肿瘤(NET)丰富的血管分布使它们对栓塞治疗特别敏感。各种颗粒和封闭材料,如聚乙烯醇、明胶泡沫塑料和三丙烯酸明胶微球已被用于这一目的。

干扰素(interferon,IFN)-α2a 已被评估成为类癌患者的治疗药物。尽管它已被证实可以改善类癌综合征的相关症状,特别是潮红,并使高达 35% 的患者的肿瘤进展得到稳定,但关于其与奥曲肽联合使用的数据并不一致,需要进一步的研究。最近的一项大型 3 期试验表明,其抗肿瘤活性类似于贝伐单抗,但还需要进一步的研究,目前该药只推荐给对无蒂巨齿状腺瘤(SSA)无应答的患者[139,144]。

全身细胞毒性化疗对胃肠道 NET 的治疗效果较差,反应率最高为 18%,只有在上述所有化疗方案均无效的情况下,才推荐使用。如果没有其他治疗方案,可以考虑使用 5-FU、卡培他滨、达卡巴嗪、奥沙利铂、链脲菌素和替莫唑胺[139]。

七、间充质肿瘤

部分间叶性肿瘤有明确的病理分型,例如脂肪瘤和神经节瘤,但大多数都很难分类为任何特定的细胞谱系。间叶性肿瘤还可能具有多种组织学诊断的重叠特征,或者它们可能具有组织学上的异质性,所以创造了 GIST 这一通用的术语来描述该组肿瘤(见第 33 章)。显微镜下表现和免疫染色结果表明,大多数胃肠道间充质瘤不是真正的平滑肌肿瘤,在较早的文献中有高达 94% 的所谓"平滑肌"肿瘤实际上不是肌层来源的;如今它们被统一归类为胃肠道间充质瘤。大约有 20%~30% 的胃肠道间充质瘤发生在小肠,其余肿瘤散发于食管、胃、结肠和肠系膜。胃肠道间充质瘤的良性发生率是恶性发生率的 3~4 倍。胃肠道间充质瘤是肠道特异性肿瘤,占所有小肠恶性肿瘤的 11%~20%[2]。恶性胃肠道间充质瘤在男性中更为常见;各年龄段均可发病,确诊的高峰年龄段为 50~60 岁。尽管胃肠道间充质瘤和Ⅰ型神经纤维瘤病之间存在关联,大多数胃肠道间充质瘤是散发存在的;这类胃肠道间充质瘤在小肠中最常见且极少转移。

卡波西肉瘤被认为是由疱疹型病毒引起的。小肠神经鞘瘤见于神经纤维瘤病患者,小肠神经节瘤已被报道与多发性内分泌瘤 2 型综合征相关。

(一) 病理学

小肠间质瘤最常发生在空肠,其次是回肠和十二指肠。胃肠道间充质瘤主要起源于固有肌层,通常生长在壁外,尽管"良性"十二指肠间充质瘤更有可能在腔内或壁内生长。胃肠道间充质瘤与真正的平滑肌瘤、平滑肌肉瘤和神经鞘瘤有不同的组织学表现,其细胞结构更多、而胞质的嗜酸性染色更少。小肠 GIST 通常呈梭形细胞样外观,但很少出现上皮样外观(图 125.7)。GIST 可根据超微结构特征分为肌样、神经或神经节表型,但几种不同的超微结构表型的频繁存在表明所有亚型都有共同的起源。95% 的胃肠道间充质瘤表达 KIT 蛋白和 CD117 细胞因子受体,这是 KIT 原癌基因的产物,是干细胞生长因子的跨膜受体;60%~70% 的胃肠道间充质瘤表达人类原始细胞抗原 CD34。DOG1(发现于 GIST1)是一种典型的与 KIT 共表达的标志物,可能用于诊断 KIT 阴性的 GIST 病例。少量 GIST 的肌动蛋白和结蛋白染色呈阳性(意味着肌原性的分化),而且很少出现 S100 阳性(在神经元分化细胞中发现的一种蛋白)。真性平滑肌瘤和平滑肌肉瘤的肌动蛋白和结蛋白染色呈阳性,但不表达 CD117 或 CD34;神经鞘瘤表达 S100,但不表达 CD117 或 CD34。手术切除后的梭形细胞肿瘤应使用免疫组化标志物来确定该肿瘤是否为 GIST。

(二) 自然史和预后

小肠的胃 GIST 倾向于局部浸润且发生频率较高,常表现为腹膜播散或直接侵犯邻近器官。小肠 GIST 的淋巴结转移并不常见,但 31%~41% 的小肠 GIST 患者会表现为肝转移。小肠 GIST 患者的中位生存期为 9.4 年,与胃 GIST 患者的生存期没有差异[145]。对于无腔外浸润或转移、肿瘤体积<2~5cm(术后复发风险极低)的患者,生存预后很好[2]。许多因素被建议作为胃肠道间充质瘤的预后指标(见表 125.4)。遗憾的是,除了肿瘤大小和有丝分裂象数量外,对于大多数因素的结论并不一致。预测肿瘤生存和转移风险最有效的指标是肿瘤大小,有丝分裂指数(每 50 个高倍视野的有丝分裂图的

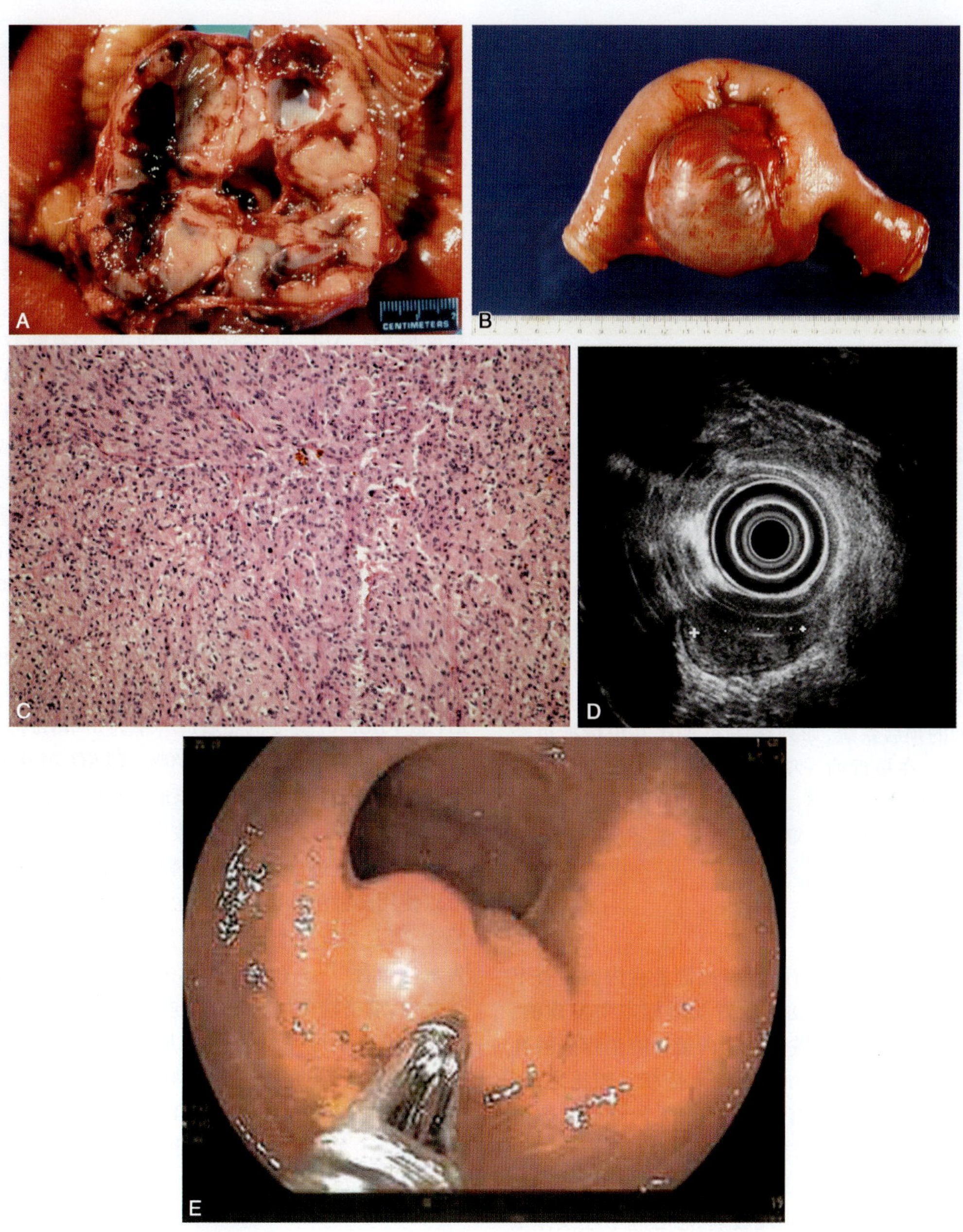

图 125.7　小肠间质瘤（GIST）。A，肿瘤的切面显示有出血和坏死的区域；B，从小肠壁突出的坚硬橡胶样肿块；C，组织学切片显示梭形细胞的外观和几个有丝分裂；D，超声内镜，GIST 起源于十二指肠的第四回声层（固有肌层）；E，小肠镜检查见回肠 GIST

表 125.4 影响 GIST 预后的因素*

影响因素	恶性风险	
	低风险	高风险
肿瘤大小	<2cm	>5cm
有丝分裂	0~1,每 30~50/hpf	>5,每 10~50/hpf
细胞结构	低级	高级
细胞核	无	有
KIT 外显子 11 缺失	无	有
解剖部位	直肠	空肠
是否浸润至固有层†	否	是
囊性空间†	无	有
边界不规则†	无	有

*肿瘤大小和有丝分裂是始终一致报道的影响因素。与胃肠道间充质瘤预后呈负相关的临床变量包括肿瘤破裂和表现状态。与 *KIT* 第 9 外显子突变或野生型 *KIT* 的肿瘤患者相比,存在 *KIT* 外显子 11 突变的肿瘤患者更有可能对伊马替尼有反应。

†超声内镜标准。

hpf,高倍视野。

数量)以及肿瘤侵犯固有层的组织学证据。肿瘤破裂与预后差有关。GIST 不按"良性"或"恶性"分类,而应按恶性行为的风险进行划分。

第 8 版胃肠道间质瘤的 AJCC/UICC 分期分类是基于肿瘤大小、区域淋巴结、远处转移和有丝分裂速度[65]。更新后的第 8 版分期的预后价值尚未得到验证。在最近一项对 300 例非胃 GIST 患者的分析中,Ⅰ期肿瘤的 5 年无病生存期为 92%,Ⅱ期肿瘤为 66%,ⅢA 肿瘤为 28%,ⅢB 肿瘤为 16%[146]。其他的预后系统,如列线图和 NIH 共识标准也经常被应用[147,148]。在最近的一项回顾性分析中,比较了第 7 版与 NIH 的胃 GIST 肿瘤分类,AJCC/UICC 分期分类在预测无复发生存期方面略优于 NIH 共识标准,但无统计学意义[149]。

(三) 临床特征和诊断

大多数直径<5cm 的胃肠道间质瘤通常是在内镜检查下偶然发现的,或在因其他原因切除的胃肠道标本中发现的。GIST 也可能在接受 VCE 或器械辅助的内镜检查治疗隐匿性出血的个体中被发现[150]。小肿瘤通常无症状。相比之下,至少 80% 的较大肿瘤患者会有与 GIST 相关的症状。超过 50% 的肿瘤>5cm 的患者腹部可触及肿块或胃肠道出血。溃疡性胃肠道间质瘤的出血通常是急性的,也可能是活跃的。30%~40% 的小肠 GIST 患者会出现腹痛、恶心和呕吐或体重减轻,40% 的回肠肿瘤患者可能出现肠套叠。

CTE 和 MRE 可能用于小 GIST 的诊断,因为中性密度肠造影剂联合静脉增强有助于检测血管增生性小肠肿块。放射学检查的特征如肿瘤大小>3cm、内部坏死、有空气或肠造影剂充盈、溃疡、不规则或侵袭性肿瘤边界均与小肠 GIST 肿瘤的侵袭性生物学特点有关[151,152]。内镜下诊断胃肠道间质瘤是困难的,因为大多数肿瘤是在黏膜下的,但这些病变在小肠镜下可能表现为黏膜下病变(见图 125.7E)。如果存在溃疡,可以通过活检明确 GIST 诊断。胃肠道间质瘤 EUS 下表现为由第四回声层(固有肌层)产生的低回声肿块。鉴别良恶性间充质瘤的 EUS 标准包括肿瘤>4cm、腔外边缘不规则和囊性间隙[153]。当上述两种结果存在时,恶性肿瘤的阳性预测值接近 100%。

切除后怀疑为 GIST 的梭形细胞肿瘤应进行免疫组化染色。CD117 阳性证实,在大多数病例中该肿瘤是 GIST,必要时可行 DOG1 补充染色。对靶向治疗的反应可以通过 CT 或氟脱氧葡萄糖-PET 进行监测。

(四) 治疗

如果预计不会出现显著的手术相关发病率,节段性肠切除并完全切除肉眼肿瘤且明确切缘阴性是原发性可切除小肠 GIST 的标准治疗方法[129]。由于局部淋巴结转移率较低,通常不建议行淋巴结清扫[154]。积极切除肿瘤浸润器官和肝转移病灶似乎可以提高生存率。然而在切除彻底且切缘阴性的患者中,有 44%~80% 的患者会出现局部或腹膜复发;一般发生在术后 2 年内,但也有术后 10 年复发的报道。甲磺酸伊马替尼是 KIT、ABL、BCR-ABL 和 PDGFR 酪氨酸激酶的抑制剂。伊马替尼通过结合受体磷酸化和激活所需的 ATP 结合袋来阻断 KIT/PDGFRA 信号通路。对于可切除疾病的患者,不建议进行新辅助治疗;但对于边缘可切除的肿瘤或预期手术相关并发症极大的患者,可以考虑进行新辅助治疗[129]。对于完全切除的直径>3cm 的 GIST 患者,使用伊马替尼辅助治疗可改善无复发生存期。NCCN 建议对于有中或高复发风险、接受伊马替尼新辅助治疗、以及 R2(肉眼残留肿瘤)切除的患者进行伊马替尼辅助治疗[129]。

无手术指正的晚期 GIST 患者应进行 *KIT* 和 *PDGFRA* 突变分析,以预测应答率,并确定伊马替尼的最佳剂量[129]。无 *KIT* 或 *PDGFRA* 突变的患者应答率为 0~48%,而有 *KIT* 第 11 外显子突变的患者应答率为 70%,有 *KIT* 第 9 外显子突变的患者应答率为 50%[25,28];可以通过将伊马替尼的剂量从每天 400mg 增加到每天 800mg 来改善后者的应答率[129]。对伊马替尼治疗出现进展或对伊马替尼产生显著不良反应的患者,可以使用多种激酶抑制剂舒尼替尼治疗,其整体反应率可达 53%[156]。瑞戈拉非尼被推荐用于伊马替尼和舒尼替尼治疗失败的患者[129]。在一项国际多中心的随机安慰剂对照 3 期试验中,瑞格拉非尼的中位无进展生存期为 4.8 个月,而安慰剂组为 0.9 个月[157]。帕唑帕尼是一种用于治疗肉瘤的多激酶抑制剂;最近的一项 2 期试验也显示,尽管还需要进一步证实,与最佳支持治疗相比,GIST 治疗是有效的[158]。

对无手术指征的转移瘤和复发的晚期胃肠道间质瘤患者,化疗和放疗的疗效较差。

八、淋巴瘤(见第 32 章)

原发性小肠淋巴瘤(primary SI lymphoma,PSIL)的特征是:①无可触及的周围性淋巴结病变;②外周血白细胞计数和差异正常;③胸片上未见纵隔淋巴结肿大;④仅累及胃肠道器官和邻近区域淋巴结;⑤除胃肠道肿瘤直接浸润外,不累及肝脏或脾脏。

小肠的结外淋巴瘤可根据细胞谱系或临床特征进行分类

(表 125.5)。除肠病相关 T 细胞淋巴瘤(EATL)外,大多数 PSIL 都是 B 细胞来源的。这些疾病包括黏膜相关淋巴组织(mucosaassociated lymphoid tissue,MALT)型的边缘区 B 细胞淋巴瘤、弥漫大 B 细胞淋巴瘤、套细胞淋巴瘤(多发性淋巴瘤性息肉病)、滤泡性淋巴瘤和伯基特淋巴瘤;54% 的 PSIL 为弥漫性大 B 细胞淋巴瘤。小肠淋巴瘤在临床上通常可分为局灶性的 PSIL 和播散性的免疫增生性小肠疾病(immunoproliferative small intestinal disease,IPSID)。

表 125.5 主要小肠淋巴瘤的特征

种类	病理特征	免疫组化	基因型
伯基特淋巴瘤	中等大小细胞伴大量有丝分裂,组织细胞呈"满天星"状	B 细胞标记,$^+$sIG,CD10$^+$	涉及 c-myc 的染色体易位
弥漫大 B 细胞淋巴瘤	大的淋巴瘤细胞的弥漫性生长,常伴有坏死	B 细胞标记(B1),$^+$sIG,	Ig 基因重排
滤泡性边缘 B 细胞(MALT)淋巴瘤	小的被裂解的淋巴细胞或中心细胞与大细胞的混合物	B 细胞标记,sIG$^+$,CD10$^+$,bcl2$^+$,CD5$^-$,cyclin D1$^-$	t(14:18)
	中心细胞样细胞,形成淋巴上皮病变	B 细胞标记,CD5$^-$,CD10$^-$,CD23$^-$,cyclin D1$^-$	t(11:18),t(14:18),t(1:14),t(3:14)可能
IPSID(α 链病)	早期:浅表浆细胞;晚期:非典型大淋巴瘤细胞伴肠壁侵犯	B 细胞标记,KB61$^+$,α 重链副蛋白	-
套细胞淋巴瘤(多发性淋巴样息肉病)	细胞核不规则的单一小细胞;上皮侵犯并不常见	B 细胞标记,CD5$^+$,CD23$^-$,cyclin D1$^+$,通常 IgM$^+$IgD$^+$	t(11:114)与 *bcl-1* 致癌基因融合
T 细胞淋巴瘤(主要是与肠病相关的 T 细胞淋巴瘤)	大细胞,周围有强烈的炎症;邻近黏膜萎缩	T 细胞标记,CD103$^+$,HML-1,CD4$^-$,CD8$^-$	T 细胞受体基因重排

IPSID,免疫增殖性小肠疾病;MALT,黏膜相关淋巴组织;sIG,分泌性免疫球蛋白。

小肠淋巴瘤占所有小肠肿瘤的 12%~29%[2,3,5]。PSIL 最常发生于回肠,其次是空肠,然后是十二指肠[159]。除套细胞淋巴瘤(又被称为多发性淋巴性息肉病)外,PSIL 多局限于小肠部分节段。这些肿瘤外观多样(见图 125.8):大的外生性肿块,息肉性,溃疡性,或结节性肿块。肿瘤的生长和扩张通常会在壁内进展相当长一段时间。大约 50% 的大多数类型的 PSIL 患者会累及区域淋巴结,而只有 30% 的低级别 MALT 淋巴瘤患者会累积区域淋巴结。IPSID 是 MALT B 细胞淋巴瘤的一种变体,主要累及近端小肠[160]。大体标本中可见病变由增厚的褶皱过渡到散在的肿块。这一特征可能解释了 IPSID 和 PSIL 的不同临床表现,PSIL 通常在未受影响的肠段有正常的体腔壁结构。

临床特征和诊断

PSIL 的症状通常是非特异性的,平均确诊周期可长达 4~18 个月。PSIL 患者中腹痛(常为绞痛)和体重减轻的比例分别为 59%~87% 和约 50%[159]。其他症状在不到 30% 的患者中出现,包括胃肠道出血、不适、盗汗、疲劳和由穿孔引起的急腹症。约 5%~12% 的患者表现为 SBO 症状。腹泻和吸收不良在 EATL 中很常见。事实上,对无谷蛋白饮食无反应的乳糜泻患者应该积极鉴别是否为小肠淋巴瘤(见第 107 章)。有 30%~50% 的患者腹部可触及肿块,也是该病最常见的临床体征。

IPSID 的症状与 PSIL 的症状不同。几乎所有的 IPSID 患者都有腹泻(70%~100%)、体重减轻(90%~100%)和腹痛(80%~100%)。10%~30% 的患者出现呕吐,30%~50% 的患者出现发热。IPSID 的体格检查显示,高达 60% 的晚期疾病患者存在腹部肿块,20%~75% 的患者出现杵状指。在 IPSID 晚期,可能会出现腹水和/或肝肿大。40%~100% 的患者血清中存在 α-重链副蛋白[160]。

由于小肠淋巴瘤的外观具有异质性(息肉性、浸润性、结节性、溃疡性、外生性),且因类型的不同而不同,对比研究的结果是非特异性的。小肠造影、CTE 和 MRE 均有报道可检测

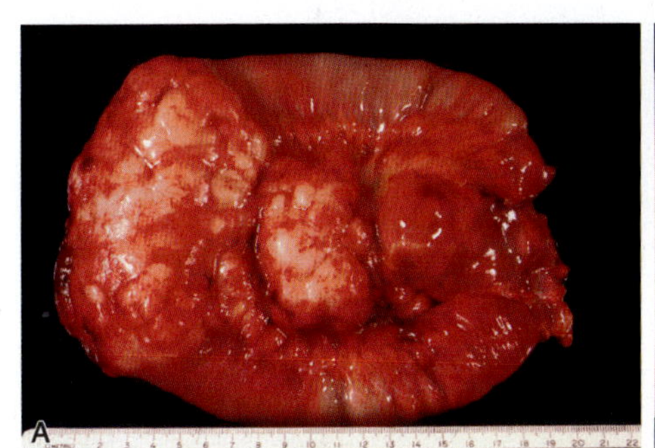

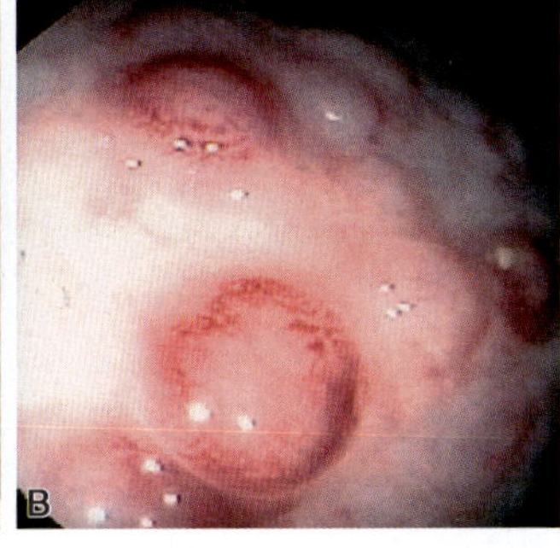

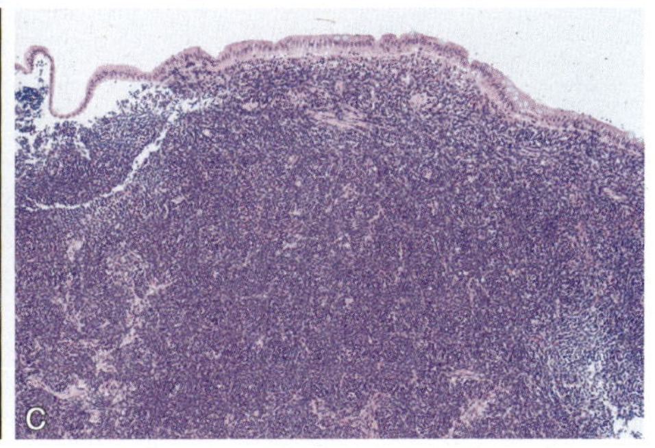

图 125.8 原发性小肠淋巴瘤。A,小肠广泛累及的原发性淋巴瘤的大体标本;B,以肠套细胞为特征的淋巴瘤性息肉病;C,低倍显微镜观察的 B 中所见的肿瘤视图

小肠淋巴瘤,但缺乏全面的数据证实最佳的诊断方法。当在VCE上怀疑有小肠肿块时,横断面成像有助于疾病分期[161-163]。在小型研究中,VCE和小肠镜检查有相似的检出率[164,165]。外套管辅助深肠镜检查可协助于获取组织进行诊断,应将这些组织置于甲醛溶液中进行标准研究,并置于生理盐水中进行流式细胞术分析。尽管黏膜活检正常,如果EUS上不规则的低回声肿块破坏了正常回声结构的特征,可能提示仍然存在免疫增生性小肠病(immuno-proliferative small intestine disease,PSILD)。与原发性胃淋巴瘤(特别是MALT淋巴瘤)不同,EUS在十二指肠淋巴瘤分期中的作用尚不清楚。如果尽管内镜活检正常,但对IPSID的怀疑仍较高,应考虑剖腹手术诊断淋巴瘤。

九、继发性肿瘤

小肠肿瘤中,转移性肿瘤是最常见的。大体上继发性肿瘤常表现为黏膜下结节或斑块,并可生长形成壁内肿块,引起梗阻、肠套叠或穿孔。肿瘤通常表现为类似克罗恩病的狭窄性或浸润性病变。黑色素瘤和来自肺、睾丸、肾上腺、卵巢、胃、大肠、子宫、子宫颈、肝脏和肾脏的癌转移至小肠的肿瘤均有充分的报道。转移性黑色素瘤占小肠转移瘤的1/3。病变通常为多发性的,表现为息肉样病变,可引起梗阻或肠套叠(图125.9)。胰腺、胃、结肠或肠系膜的肿瘤也可通过连续扩散累积小肠。

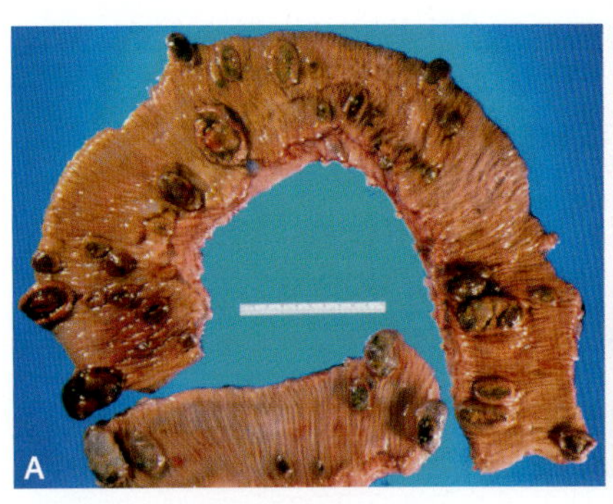

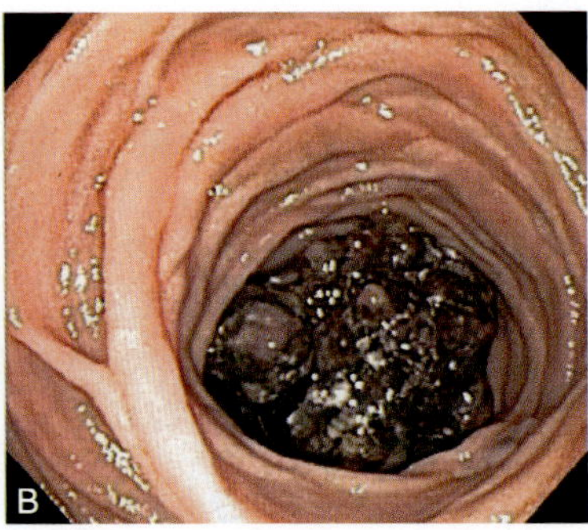

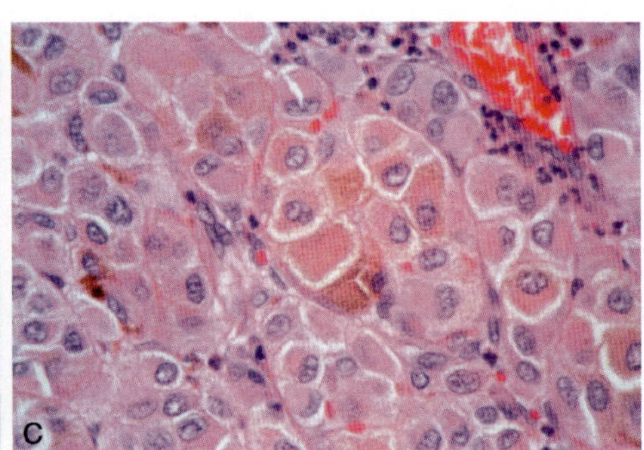

图125.9 转移至小肠的黑色素瘤。A,多发性转移表现为斑块和结节,由中央坏死引起的靶样外观;B,肠镜下空肠转移性黑色素瘤;C,多形性色素转移性肿瘤细胞呈黑色的大体外观,见A、B和图125.5B

(王俊雄 译,李鹏 刘军 校)

参考文献

第 126 章　结肠息肉和息肉病综合征

John J. Garber, Daniel C. Chung 著

章节目录

结直肠癌(colorectal cancer, CRC)是美国的第三大常见癌症。据估计,在 2020 年,将有 147 951 个新发结直肠癌被诊断出来,并有大约 53 200 人因位结直肠癌死亡[1]。腺瘤性息肉,包括传统腺瘤和无蒂锯齿状腺瘤(sessile serrated adenomas, SSA),被认为是大多数结直肠癌的重要前身。据估计,在 50 岁以上的人群中,有 20% ~ 53% 的人患有腺瘤[2-7]。无蒂锯齿状腺瘤(SSA)和无蒂锯齿状息肉(sessile serrated polyp, SSP)这两个术语被认为是同义的,有时无蒂锯齿状息肉/腺瘤(SSP/A)或无蒂锯齿状腺瘤/息肉(SSA/P)这两个术语会混合使用。虽然世界卫生组织(The World Health Organization, WHO)建议将这些病变称为 SSA/P(而不是 SSP/A),但在本章中将把这种病变统称为无蒂锯齿状腺瘤。自 2000 年以来,结直肠癌的总体发病率和死亡率一直在稳步下降,这主要归功于腺瘤的早期发现和切除。需要注意的是息肉和结直肠癌的发病率在年龄和种族方面存在明显的差异,而且近些年来 50 岁以下人群的发病率也在增加。更好地了解腺瘤的生物学和流行病学变化,进行腺瘤的筛查和随访,对于进一步降低结直肠癌的死亡率至关重要。

息肉是突出到肠腔内不连续的组织块。结肠息肉有许多分类方法:黏膜内或黏膜下息肉,肿瘤性或非肿瘤性息肉,以及根据其组织学特征分类。在本章节中,我们将息肉分为黏膜内和黏膜下息肉两大类。黏膜内息肉包括传统的腺瘤、无蒂锯齿状病变、错构瘤性息肉和其他病变,它们是良性和肿瘤性病变的异质组合(框 126.1)。腺瘤和癌有一个共同的组织学特征——细胞异型增生,但它们可以根据某些病理学特征的相对突出程度进行细分。现在认识到无蒂锯齿状息肉也可

框 126.1　结直肠息肉的分类

黏膜内病变
- **传统腺瘤**
  - 管状腺瘤
  - 管状绒毛状腺瘤
  - 绒毛状腺瘤
- **锯齿状病变**
  - 增生性息肉
    - 杯状细胞
    - 微泡状细胞
    - 黏蛋白缺失细胞
  - 无蒂锯齿状腺瘤/息肉
  - 传统锯齿状腺瘤
- **错构瘤性病变**
  - 幼年性息肉
  - Peutz-Jeghers 息肉
- **其他病变**
  - 帽状息肉
  - 炎性息肉
  - 黏膜脱垂型息肉

黏膜下病变
- 类癌
- 深部囊性结肠炎
- 纤维瘤
- 胃肠道间质瘤
- 血管瘤
- 脂肪瘤
- 淋巴样聚合
- 转移性肿瘤
- 结肠气囊肿

以通过独特的途径产生癌，因此可以将它们归类为肿瘤性息肉，但增生性息肉(hyperplastic polyp，HP)(被认为处于这一谱系的早期阶段)仍被认为是非肿瘤性的。其他息肉被分为几个不同的类别：幼年息肉、Peutz-Jeghers息肉、炎性息肉、息肉状病变和其他。黏膜下病变也可以给覆盖的黏膜带来息肉样的外观，因此它们不是真正的息肉，但也会被简单提及。

一、腺瘤性息肉

(一) 流行病学

1. 患病率

腺瘤性息肉的患病率与同一人群中结直肠癌的患病率一致，并随患者年龄、性别和家族史的不同而变化。结肠腺瘤在患结肠癌风险更高的人群中发生的概率更高[8]。在结肠癌低风险人群中，尸检显示腺瘤发病率低于12%，而在中、高风险人群中，腺瘤的患病率为30%~40%[9-10]。在高风险地区，65岁以上的人中有多达2/3的人患有结肠腺瘤[9-10]。

年龄是决定腺瘤发病的最重要的一个独立因素[9-14]。无症状人群中腺瘤性息肉的患病率已经通过对没有消化道症状的一般风险的健康成年人进行结肠镜筛查的研究得到阐明。大约20%~53%的50岁以上的人至少有一个腺瘤，3.4%~7.6%的人有一个进展期腺瘤样息肉(adenoma with advanced pathology，AAP)(详见后文关于腺瘤的恶性潜能)[2-7]。相比之下，对40~49岁无症状者的类似研究显示，管状腺瘤(tubular adenoma，TA)的患病率仅为8.7%，进展期腺瘤或癌症的患病率为3.5%[13]。年龄的增长与息肉的数目、腺瘤的病理类型以及腺瘤的大小相关。腺瘤性息肉在有结直肠癌和腺瘤家族史的人中也更普遍[15]，特别是如果有超过一位患有结直肠癌的亲属，且患病亲属年龄较小。

性别和种族也影响腺瘤的患病率。研究显示，与同年龄的女性相比，男性患腺瘤的相对风险(relative risk，RR)增加了1.5倍[13-14]，这与尸检中的观察结果一致[11,16]。男性的进展期腺瘤的发病率也比女性高，RR约为1.5[17]。美国的67个胃肠镜诊所的大型数据库研究发现，与同年龄的白人相比，接受结肠镜筛查的非裔美国人中>9mm的息肉比率较高[18]。并且其他研究表明，与白人相比，非裔美国人和西班牙裔人群中的腺瘤总体发生率以及近端病变的发生率尤其高[19]。

2. 发病率

估算新发腺瘤的发病率需要在不同时间对患者进行结肠镜检查。腺瘤发生率的数据来自息肉切除术后(或结直肠癌切除术后)的结肠镜随访，或对最初结肠镜检查阴性的人进行的定期结肠镜随访。这两类随访方法中对腺瘤发生率的估计都有可能受到漏诊的影响。

第一次出现腺瘤的发生率在24%~41%之间不等[14]。在一项研究中，患者在同一天接受了两次结肠镜检查，以除外结肠中可能遗漏的腺瘤，2年后在结肠镜检查中发现38%的人有新发腺瘤[20]。在前列腺癌、肺癌、结直肠癌和卵巢癌(prostate，lung，colorectal，and ovarian，PLCO)的筛查试验中，第一次乙状结肠镜检查阴性的受试者在进行3年后乙状结肠镜随访中有3.1%的受试者发现了腺瘤[21]。PLCO研究的最新数据将3年和5年的乙状结肠镜随访结果合并，发现腺瘤发病率为4.6%，其中1.6%被认为是进展期腺瘤(>10mm，或呈现绒毛状形态，或高级别异型增生)[22]。对于中等风险、无症状、基线结肠镜检查无腺瘤的人，5年内重复结肠镜检查可发现约16%~27%的新发腺瘤[23,24]和大约1%~2.4%的新发进展期腺瘤[23-25]。另一项研究中，在3年内接受了3次结肠镜检查的患者中，第3次结肠镜检查中有10.3%的患者出现高风险结果(≥3个腺瘤或≥1个晚期腺瘤)[26]。

在切除明确病变(指已知存在的肿瘤或腺瘤)3~5年后，新腺瘤的发生率估计为20%~50%[27-29]。在结肠镜检查中切除了一个或多个腺瘤的患者，以后发生腺瘤的风险受最初切除的腺瘤数量(≥3个)、腺瘤大小(>10mm)和病理类型(高级别病变、呈绒毛状结构)的影响很大。在一项针对8 472名曾患有一个或多个腺瘤病史的受试者的研究中，34.1%的受试者在后续结肠镜检查时发现有新的腺瘤。如果最初的结肠镜检查切除了3个以上的腺瘤，后续结肠镜检查中出现腺瘤的OR值为1.8[95%置信区间(confidence interval，CI)，1.2~2.2]，而若初始病变存在高级别病理特征，此时OR值的范围为2.7~3.9[30]。

3. 解剖学分布特点

在尸检中，腺瘤均匀地分布在整个结直肠中，这种均匀的分布与最近无症状受试者的结肠镜检查系列研究相一致[10,31]。

解剖学上，如果息肉位于结肠近端至结肠脾曲和降结肠交界处之间，则被认为是近端息肉[32,33]。常将位于脾曲之上的息肉描述为右侧病变，而位于脾曲之下的息肉则为左侧病变[34]。大的腺瘤在结肠癌最容易发生的区域好发于左侧部位，即有明显的左侧优势，这同时也印证了结直肠癌发生的假说(腺瘤-癌)。在对有症状的患者进行的手术和结肠镜检查中发现的腺瘤也显示出左侧居多，这可能由于远端腺瘤更有可能因为出血或结肠梗阻而引起临床症状。对内镜和病理数据库的研究表明，年龄的增长和位于近端结肠的腺瘤比例增加有一致的趋势[35-39]。一些研究表明，与白人相比，非裔美国人和西班牙裔人的近端腺瘤比例更高，尤其是在60岁以上的人群中这一特点更加显著[18,19]。

4. 多发性腺瘤和癌

多发性腺瘤(或癌)仅指存在2个或2个以上的肿瘤。与指数增长的结直肠肿瘤同时诊断的腺瘤或癌被称为同步性病变，而至少在6个月后(任意时限)诊断的腺瘤或癌被认为是异时性病变。

腺瘤性息肉本身通常被认为是结肠易发肿瘤的一个标志。事实上，存在一个腺瘤的结肠中30%~50%含有至少一个同步性腺瘤，尤其是在老年人群中更为常见[12,44,216]。随着腺瘤数量的增加，发生结肠癌和高度异型性腺瘤的风险也会增加(表126.1)，在患有家族性腺瘤性息肉病(familial adenomatous polyposis，FAP)的人中这一风险接近100%。

表 126.1　两项研究中每个患者息肉的数量与对应的癌症或高级别异型增生之间的相关性

每个患者腺瘤数目	St. Mark 医院研究[44]		美国国家息肉研究会研究[41]	
	患者数目	癌症患者占比	患者数目	高级别异型增生患者占比
1	1 331	30	1 093	7
2	296	52	430	10
3	83	57	166	19
4	40	50	83	17
5	13	77	40	20
≥6	25	80	55	20

在患有结肠癌的结肠中，30% 的患者可以发现同步性腺瘤[44,217-219]，而在携带 2 个或更多同步癌症的结肠中，发现同步性腺瘤的比例为 50%～85%[44,217]。如果同步性腺瘤在术前被诊断出来，并且与癌细胞相距甚远，那么手术方法可能需要根据具体情况进行调整[217]。因此，在对任何结肠癌进行手术切除之前，强烈建议通过术前结肠镜或 CT 结肠成像（CT colonography，CTC）对结肠进行彻底检查。此外，携带结肠腺瘤或结肠癌症的患者中出现同时性腺瘤会增加发生异时性息肉[220]和癌症的风险[220,221]。

（二）病理学

1. 组织学特征

组织病理学上，传统腺瘤的上皮细胞的特点是异常的细胞增殖和再生，导致结肠隐窝的细胞过度增生，细胞外观呈现出过度染色和黏液减少，细胞核变长且呈篱笆状排列。这些细胞学上的改变使腺瘤上皮细胞在常规的 HE 染色中出现嗜碱性增加。腺瘤的主要的细胞类型是未成熟的柱状细胞或杯状细胞，但腺瘤可以包含其他细胞类型，如神经内分泌细胞、帕内特细胞、鳞状细胞，以及罕见的黑色素细胞。在横断面上，腺瘤腺腔的内部轮廓通常是光滑的，与锯齿状息肉（serrated polyp，SP）的锯齿状外观相反。

管状腺瘤（tubular adenoma，TA）是最常见的腺瘤亚群，其特点是由复杂的管状腺体网络组成，这些腺体可能成束或广泛分支，但不会向肌层以下延伸（图 126.1A）。在绒毛状腺瘤中，腺瘤腺体呈直线状向上延伸，从息肉的基质延伸到表面，呈长而指状突起的外观（图 126.1B）。管状绒毛状（绒毛腺）腺瘤表现出这两种组织学类型的结合（图 126.1C）。根据其主导腺体类型，决定息肉的组织学类型，但实际上纯绒毛结构的息肉是很少见的。如果至少 80% 的腺体是分支管状型，则将腺瘤分类为管状腺瘤；如果至少 80% 的腺体是绒毛状，则将其分类为绒毛状腺瘤。在所有的腺瘤性息肉中，管状腺瘤占 80%～86%，管状绒毛状腺瘤占 8%～16%，而绒毛状腺瘤占 3%～16%[41,42]。管状腺瘤通常较小，并表现出轻度异型性，而绒毛状结构更常见于大的腺瘤，并与高度异型性的发生频率增加相关（表 126.2）。

根据定义，所有传统腺瘤都是异型增生的，而异型增生可分为低级别和高级别两类。在低级别异型增生（low-grade dysplasia，LGD）中，包括旧分类中的轻度和中度异型增生，细胞核保持极性，但是呈现出高染色性、略微肿大和延长，但大

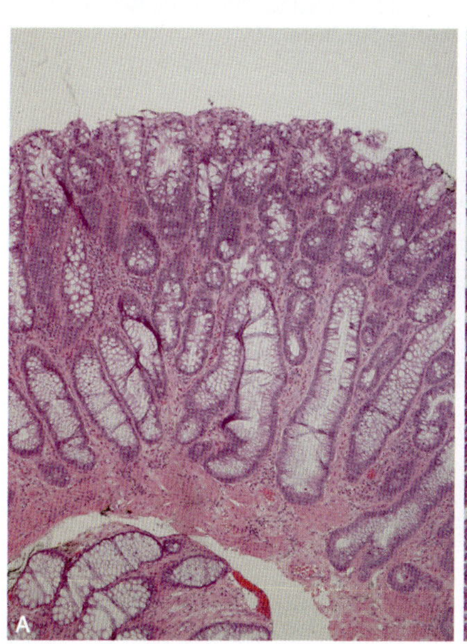

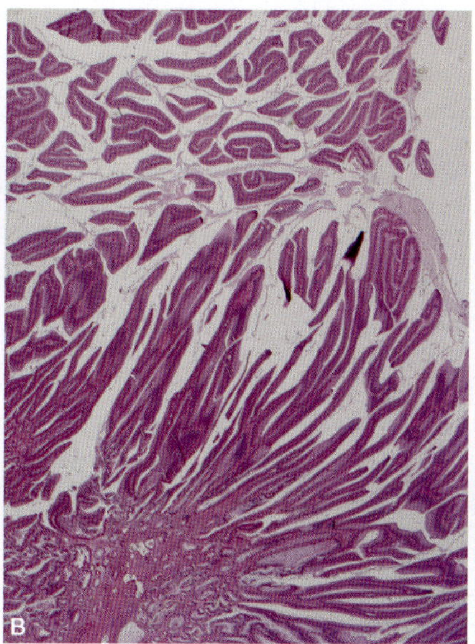

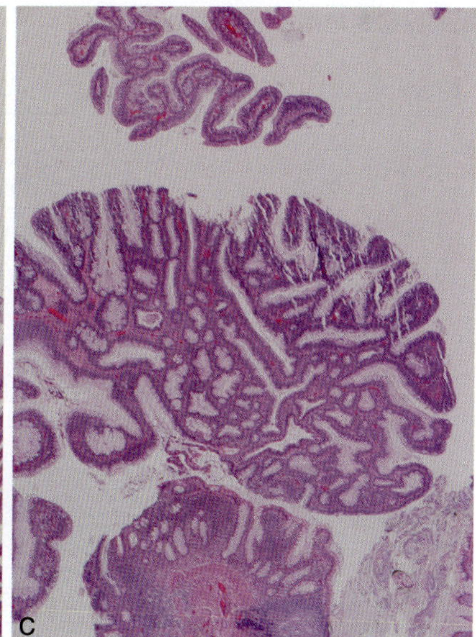

图 126.1　将腺瘤性息肉的管状、绒毛状和管状绒毛状组织进行比较。A，管状腺瘤由分支、拥挤的腺体组成，呈复杂的脑回状排列；B，绒毛状腺瘤由长而呈指状叶的腺体组成，通常从息肉间质突出到表面，无太多分支；C，管状绒毛状腺瘤表现为管状和绒毛状特征的混合。（Courtesy Lawrence Zuckerberg，MD，Boston，MA.）

小均匀，没有显著的核仁（图 126.2A）。腺泡细胞的黏液蛋白常常丢失。在结构上，腺体分支出芽，变得更加拥挤。随着异型增生的进展，细胞核变得分层和多形性，核仁突出，腺泡细胞黏液进一步减少，腺体更加拥挤。高级别异型增生（high-grade dysplasia，HGD），包括旧分类中高度异型增生和原位癌[41]，其特点是核的进一步分层和多形性，核仁数目增多和更突出，核质比增加，腺体极度拥挤。息肉可以表现出低级别和高级别异型增生的混合，但在所有情况下，腺瘤都是根据其所含组织的最高异型性来归类。随着腺体内细胞的进一步增殖，细胞堆积，失去极性，并形成无序的筛状"腺体内腺体"的外观。如果肿瘤细胞的病灶超出基底膜生长到固有层，病变被称为黏膜内癌（图 126.2B）。高级别异型增生和黏膜内癌都是没有远处转移潜力的非侵袭性病变，因为淋巴管不在黏膜肌层以上的结肠黏膜内[43]。只有当肿瘤细胞的病灶侵及黏膜肌层时，病变才被视为侵袭性癌。含有侵袭性癌的腺瘤通常被称为恶性息肉（稍后讨论）。

在所有腺瘤性息肉中，高级别异型增生的发生率为 5%～10%，侵袭性癌症的发生率为 5%～7%[42,44,45]。高级别异型增生在体积更大、绒毛结构更丰富的腺瘤中更常见[41]。同时，含有高级别异型增生的腺瘤更可能出现侵袭性癌症的病灶（表 126.3）。

息肉大小是与恶性风险相关的最重要因素之一[46,47]。按照大小，腺瘤通常被分为 3 组：微小腺瘤（1～5mm）、小腺瘤（6～9mm）和大腺瘤（≥10mm）。总的来说，大多数腺瘤的直径<1cm，但是腺瘤的大小分布在不同的研究中会有很大的不同，这取决于研究设计、研究人群的年龄以及腺瘤在结肠中的位置。因此，在尸检系列研究中，描述了一组无症状的人群，其中只有 13%～16% 的腺瘤直径>1cm[13,16]，而包括有症状或高风险患者的研究报告了>1cm 的腺瘤较高的患病率（26%～40%）[41,42,44]。与低结直肠癌患病率国家相比，腺瘤在高结直肠癌患病率国家中的直径更大[8,11]。腺瘤的大小随着年龄的增长而增加[12,16,48]，即使在低结直肠癌患病率国家[11]，较大的腺瘤在远端结肠段更常见[16,41,44]。

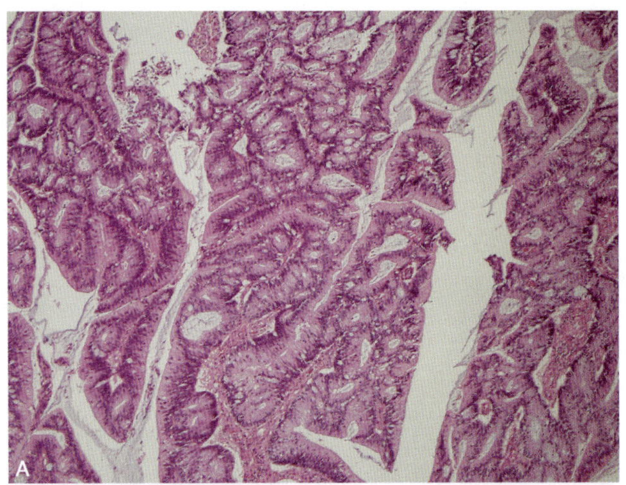

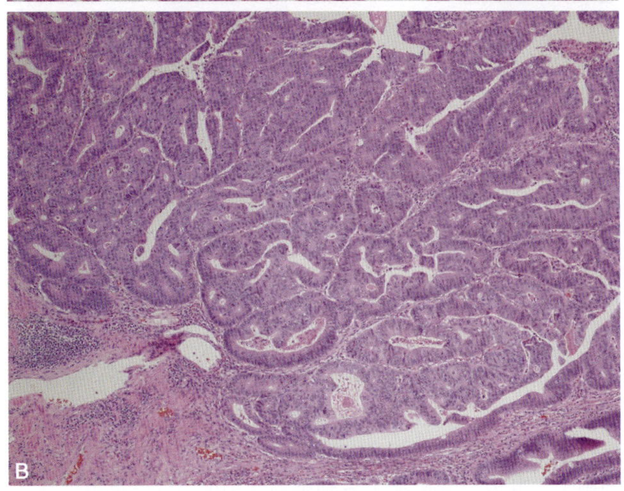

图 126.2　腺瘤性息肉的高级别异型增生（HGD）和黏膜内癌的组织病理学比较。A，高级别异型增生的特征是复层和多形性细胞核、杯状细胞黏蛋白缺失、核仁增多且突出、核质比增加，以及极度的腺体拥挤；B，具有高级别异型增生和黏膜内癌的腺瘤表现出核的多形性和细胞极性异常，呈筛状外观（即腺管内腺体）。在中央区域可以看到一处黏膜内癌灶，表现为位于固有层细胞核呈多形性且腺体发育不良。（Courtesy Lawrence Zuckerberg，MD，Boston，MA.）

表 126.2　不同大小的腺瘤的病理类型

类型	大小/mm			
	1～5	6～9	10～19	20～50
	%占所有腺瘤	%占所有腺瘤	%占所有腺瘤	%占所有腺瘤
TA	99.1	97	86.8	62.5
TVA	0.8	2.7	11.3	29.4
TA 伴 HGD	0.1	0.3	2.0	8.1

HGD，高级别异型增生；TA，管状腺瘤；TVA，管状绒毛状腺瘤。
Turner KO，Genta RM，Sonnenberg A. Lesions of all types exist in colon polyps of all sizes. Am J Gastroenterol 2018；113：303-6.

表 126.3　腺瘤大小、组织学和异型程度与侵袭性癌发生率的关系

大小/cm	病理学/%伴侵袭性癌			异型性程度/%伴侵袭性癌		
	管状	管状绒毛状	绒毛状	轻度	中度	重度
<1	1	4	10	0.3	2	27
1～2	10	7	10	3	14	24
>2	35	46	53	42	50	48

Muto T，Bussey HJR，Morson BC. The evolution of cancer of the colon and rectum. Cancer 1975；36：2251-70.

2. 腺瘤性息肉的恶性潜能

与腺瘤性息肉的恶性潜能相关的 3 个主要特征是大小、组织学类型和异型程度(见表 126.3)。虽然外科手术切除组织的病理标本所发现的恶性转化率较肠镜下息肉切除病理标本高[44,45],但腺瘤性息肉的恶变潜能与更大的息肉、更多的绒毛组织和更高的异型程度直接相关。这 3 个组织病理学标准通常是相互依赖的。例如,虽然<1cm 的所有腺瘤状息肉中仅有 1.3% 含有癌细胞,但如果这些小病变中有明显的绒毛成分或含有严重的异型性病变,癌变率将分别上升至 10% 或 27%。一个小的(<1cm)、管状的、轻度异型性的腺瘤是不大可能含有浸润性癌变的病灶。然而,虽然这种类型的病变一旦切除就是无害的,但它经常被认为是发生复发性腺瘤的危险因素(稍后讨论)。如果腺瘤的直径超过 1cm,或<1cm 但含有至少 25% 的绒毛结构,或任何高级别异型增生或癌变的证据,那么它们被认为是进展性的。

3. 微小息肉

微小息肉指的是大小在 1~5mm 之间的息肉。在一项针对 451 个结直肠息肉的前瞻性研究中,报告称常规结肠镜检查中遇到的 90% 的息肉在 1cm 以下,其中 90% 的息肉直径<5mm[49]。因此,微小息肉在结肠镜检中占据了绝大多数,更好地了解这些小息肉的自然史和组织学进展对治疗和后续随访具有重要的临床意义。

一项包括 13 992 名接受结肠镜检查的被试者的研究中,3 744 名患者有<5mm 的息肉,其中大约一半是传统的腺瘤(48.5% 是管状腺瘤,1.2% 是管状腺瘤-绒毛状混合型),1.7% 的患者为组织学进展期,包括 1 个高级别异型增生和 1 个癌症[51]。在这项研究中,微小息肉中的腺瘤性转化率与早期研究类似[52,53]。虽然微小息肉中高级别异型增生的患病率不同,大约在 0.5%~10% 之间[54-59],但研究表明微小息肉的高级别异型增生和癌变的风险很低。一项包含 4 项研究总计超过 20 000 名进行结肠镜筛查的患者的系统性回顾发现,大多数息肉是微小息肉(多达 64%),在这些微小息肉中,发现的进展期腺瘤和癌症的频率非常低,分别为 0.9% 和 0.04%。

除了进展期腺瘤和癌症的低发病率外,随着时间改变微小腺瘤几乎不生长[31]。一项涉及小型息肉(即使是长达 1cm 的)的研究表明小息肉患者罹患大肠癌风险和总体生存率并不比普通人群高[60]。这些结果表明,即使微小息肉被证明是腺瘤,它们的生物学或临床意义也很小。基于对微小腺瘤的这种看法,越来越多的人支持“切除并丢弃”的策略来处理微小腺瘤,以此来减少与息肉切除相关的病理学成本[61,62]。然而,这不是目前的标准做法。在切除和丢弃范例中正在进行的研究领域中,包括先进成像技术,如狭带成像(narrow band imaging,NBI)[63],对特定患者人群的适用性,以及患者和提供者是否接受该策略。对微小腺瘤的无害性认识的一个重要例外是 Lynch 综合征,其中即使是微小腺瘤也可能显示出进展期的病理学特征,如绒毛组织学或高级别异型增生(HGD)(稍后讨论)。

4. 扁平腺瘤

扁平腺瘤是腺瘤的一个亚类,由 Muto 及其同事所命名[68],其作为潜在的重要病变引起了越来越多的关注。肉眼下,扁平腺瘤要么完全扁平,要么略有隆起,其中可能存在一个中央凹陷。根据日本结肠和直肠癌协会的定义,这种息肉的直径是其厚度的两倍以上。通常情况下,这些病变的直径<1cm,在结肠镜检查中很容易被遗漏。这种潜在风险促使研究者,尤其是在日本,采用更好的检测方法去发现扁平息肉,检测方法包括染色喷洒(染色内镜)以产生黏膜的对比图像,或放大内镜以增强可视化效果[69]。在没有这些专业内镜技术的研究中,扁平腺瘤占所有腺瘤的 8.5%~12%[70],多达 50% 的患者存在多个扁平腺瘤。

通过染色内镜的帮助,对西方人群进行的前瞻性研究发现,检测到 6.8%~36% 的腺瘤是扁平的。与呈息肉状的病变相比,这些扁平息肉往往更小,高级别异型增生和早期癌症的发生率也更高[71-73]。一项涉及超过 1 800 名退伍军人进行结肠镜检查的大型研究发现,扁平或非息肉状肿瘤的患病率为 9.4%。尽管癌症的发生率相当低,但这些病变患有癌症的风险高达 10 倍[74]。事实上,有人认为扁平腺瘤可以有不同的生物和染色体特征[72,75]。然而,对国家息肉研究中切除的腺瘤的重新评估发现,根据组织学特征,被归类为扁平息肉的发生高级别异型增生的风险并没有增加[76]。最近的一项奥地利数据库研究发现,高级别异型增生的存在与息肉大小而不是形态更密切相关[77]。未来的研究可能有助于西方国家内镜医师更广泛地接受染色内镜或 NBI 等先进内镜技术,以提高扁平腺瘤的检出率、低结直肠癌发病率或两者兼有之[78]。

目前尚不清楚扁平腺瘤的自然史,有可能它们会发展成典型的息肉状腺瘤。另一方面,残留的平坦腺瘤组织可在扁平癌旁找到,有些研究观察到这些小病变中存在相当高的高级别异型增生的发生率,而且与息肉状腺瘤相比,平坦腺瘤的 *K-ras* 突变发生率较低,这些事实表明,从平坦腺瘤向癌症的发展可能不一定涉及息肉阶段[79]。事实上,最近的一项研究表明,扁平腺瘤的 APC 突变率比息肉状腺瘤低[80]。

(三) 发病机制

1. 细胞生长

结肠上皮由单层上皮细胞组成,这些细胞不断进行分裂、增殖、分化,最终脱落到肠腔中。这个过程需要 5 天左右,完成一次结肠上皮完全更新。这个过程需要多个增殖检查点来保持细胞完整性,但这种有序的进展可被基因组自身的突变或与多种致突变环境因素的复杂相互作用而干扰。

最初的突变出现在个别结肠隐窝内,当增殖区扩展到隐窝外时,形成单隐窝腺瘤。由于结肠细胞增殖最终超过了上皮细胞脱落的速度,隐窝以向下折叠的方式在相邻的正常隐窝之间穿插,然后通过进一步弯曲或分支形成新的腺瘤腺体。因此,单隐窝腺瘤被认为是由异常细胞的单克隆扩增而起始的,随着腺瘤生长,腺瘤细胞群通过获取额外的突变而变成多克隆。这个概念来自一个患有家族性腺瘤性息肉病(familial adenomatous polyposis,FAP)的 XO/XY 嵌合体患者的肠道组织研究。对这位患者肠道黏膜中 Y 染色体的分析显示,小肠和结肠的正常隐窝甚至单隐窝腺瘤都是单克隆的(XO 或 XY),而至少 76% 的非常小的微小腺瘤是多克隆的[81]。

2. 分子学发病机制

传统的腺瘤和部分无蒂锯齿状腺瘤(sessile serrated

adenomas,SSA)(稍后讨论)有两个发病机制:染色体不稳定性(chromosomal instability, CIN)或微卫星不稳定性(microsatellite instability,MSI)。这两种途径中的主要驱动因素是核心基因组中约30个基因的体细胞突变,最常见的是抑癌基因 *APC* 和 *TP53*,以及癌基因 *K-RAS*、*PI3KCA*、*BRAF* 和 *NRAS*[82]。约85%的散发性结肠癌是通过经典的腺瘤-癌途径从传统腺瘤发展而来的,该过程除了涉及CIN途径的核心驱动基因突变外,还涉及了CIN途径外的60个额外突变(参见第127章)。

腺瘤向癌的进展是由于基因变异的累积,包括癌基因的激活和抑癌基因的失活等变化(图126.3)。在结直肠肿瘤中,常常由于突变或等位基因缺失使抑癌基因失活导致肿瘤形成。5号染色体长臂上的 *APC* 基因被认为是结肠癌发生过程的"守门人"。大多数腺瘤发生的第一步是由 *APC* 基因的失活引起的,而要做到这一点,一个上皮细胞必须失去两个 *APC* 等位基因的功能("二次打击")。在FAP患者中,一个 *APC* 等位基因是以突变形式(生殖系突变)从受影响的父母那里遗传的。当来自未受影响的父母的第二个正常的 *APC* 基因拷贝丢失或发生突变(体细胞突变)时,就会出现腺瘤。由于FAP患者在出生时就有第一个基因突变,所以他们在更小的年龄就会出现息肉,而且数量比一般人群多得多。在普通人群中,散发性腺瘤是由于同一细胞内APC基因的2个体细胞突变所致。由于2个获得性打击的发生概率<1个获得性打击,因此散发性腺瘤往往发生在年龄较大的人群,并且数量比FAP患者少。

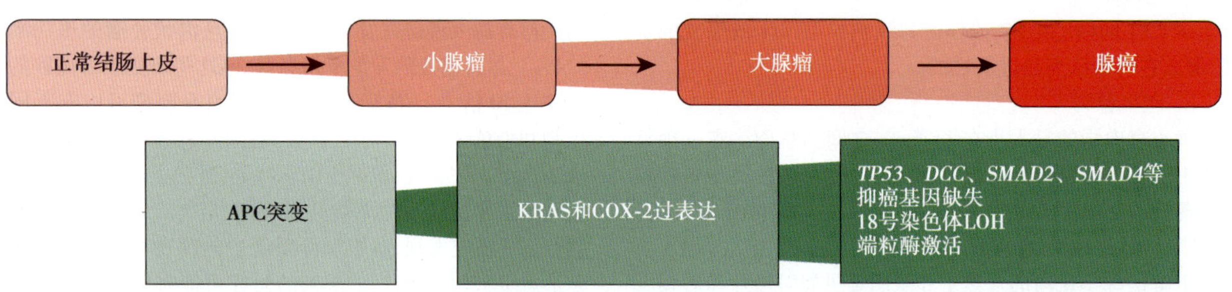

图126.3 "染色体不稳定"途径中的腺瘤-癌序列。从腺瘤到癌症的进展是由分子遗传改变的积累引起的,这些改变涉及肿瘤抑制基因(*APC*、*TP53*、*DCC*、*SMAD2*、*SMAD4*)的内源性激活(*K-RAS*)和失活。Lynch综合征(遗传性非息肉病性结直肠癌综合征)患者的腺瘤进展期加速,这是腺瘤通过"微卫星不稳定"途径迅速发展为癌症的原因(详见正文)。LOH,杂合性缺失

除了APC失活外,*K-RAS* 癌基因内特定位点的点突变的激活会进一步引发"染色体不稳定(CIN)"途径。*K-RAS* 激活似乎对于腺瘤生长和肿瘤发生的中间阶段非常重要。小腺瘤中不到10%表现出 *K-RAS* 基因突变,这一比例在>1cm的腺瘤是58%,在结肠癌中是47%[83]。在 *APC* 突变缺失的情况下,*K-RAS* 激活通常不会导致腺瘤和恶性肿瘤。而大量的腺瘤和癌症并没有 *K-RAS* 基因突变,这突显了 *APC* 基因突变在结肠癌发生的过程中的重要性以及其他基因的作用。

DCC 和 *TP53* 等肿瘤抑制基因缺失对传统腺瘤-癌途径的中间和后期阶段有作用。*DCC* 基因座的等位基因缺失发生在11%~13%的管状小腺瘤或管状绒毛状腺瘤中,但在有癌灶的腺瘤中增加到47%,在结直肠癌中增加到73%[84]。17号染色体短臂等位基因缺失,在包含 *TP53* 基因的基因座上最常见,是结直肠癌中等位基因丧失的最常见区域。由于腺瘤很少表现出17p缺失[84],所以这种改变可能是腺瘤-癌进程的晚期阶段发生的。

结肠癌发生的第二个主要分子途径的特征是 *BRAF* 基因突变和与错配修复(mismatch repair,MMR)有关的基因甲基化,导致高频率的微卫星不稳定性(MSI)。MSI途径是Lynch综合征中形成"高MSI"肿瘤的主要途径。MMR蛋白MLH1、MSH2、MSH6和PMS2的主要功能是纠正微卫星序列复制过程中发生的DNA错配。通过种系突变或启动子甲基化使MMR基因失活,导致具有微卫星DNA的靶基因突变积累,包括转化生长因子-p受体2[85]和胰岛素样生长因子2受体[86,87]。大约15%的散发性结肠癌和85%的林奇综合征结肠癌与MSI有关[88-90]。林奇综合征患者发生的腺瘤数量与普通人群相似,但林奇综合征的特点是肿瘤进展加快,息肉在发育早期即使体积较小,也常常表现出进展期病理特征(绒毛、高级别异型增生)[91]和MSI[92]。

对腺瘤发展很重要的第三个主要途径涉及CpG异常高甲基化["p"表示"C"(胞嘧啶)和"G"(鸟嘌呤)通过磷酸二酯酶键连接]富集二核苷酸的DNA岛(CpG岛甲基化表型,CIMP)。CIMP相关的表观遗传变化可能会影响大量基因,包括肿瘤抑制基因(*CDKN2A*[93])和DNA修复基因(*MGMT*[94,95]),在多达一半的散发性结肠癌中均有发现。由于可能受到影响的基因数量很大,CIMP途径在一定程度上与CIN和MSI途径重叠,并对MSI和非MSI肿瘤均有促成作用。它还被认为在SSA的发生和发展中起关键作用(稍后讨论)。

(四)腺瘤性息肉危险因素

1. 遗传易感性

流行病学研究表明,患有结肠癌或腺瘤影响一级亲属患腺瘤和结肠癌的风险增加2~3倍[96]。来自国家息肉研究的数据表明,腺瘤性息肉患者的兄弟姐妹和父母患结肠癌的风险增加,特别是当腺瘤确诊时年龄<60岁时[97]。甚至有迹象表明,有结直肠癌家族病史的患者的腺瘤有更快的生长速度[98]。

目前估计多达10%~30%的结肠癌具有家族性,这意味着易感基因可能引起与常染色体显性综合征(如FAP和Lynch综合征)无关的常见结肠癌。尽管流行病学数据表明家族成员中有结肠癌或腺瘤的患者风险增加,但很难完全阐明致病的遗传基础。

已发现有几个基因可能导致常见的家族风险:*APC* 基因第1307密码子(I1307K)的胚系突变使德系犹太人易患结肠

癌、DNA MMR 基因 *hMSH6* 的突变、Ⅰ型转化生长因子-β 受体等位基因 Tbr-I(6A),以及参与营养物质和环境因子代谢的某些基因(如亚甲基四氢叶酸还原酶、N-乙酰转移酶-1 和 N-乙酰转移酶-2)的多态性[96,99]。亚甲基四氢叶酸还原酶基因的特定突变也被发现可以预防结肠癌的风险[100]。鉴定这种常见对结肠腺瘤和癌症易感的低外显性基因是一个重要研究领域。

2. 饮食和生活方式

饮食和生活方式在结直肠癌的发生中也起着重要作用。据估计,多达 1/3~1/2 的结肠癌风险和 1/4~1/3 的远端结肠腺瘤风险可以通过改变饮食和生活方式来避免[101]。与结肠癌易感性相关的饮食因素也与结肠腺瘤的风险相关[101],包括吸烟、过量饮酒、过量饮食脂肪和肥胖[102]。大多数队列和病例对照研究表明酒精摄入与晚期腺瘤风险之间存在关联。

对 8 项队列研究的综合分析显示,每天饮酒 3 次或以上的受试者患腺瘤的相对危险度为 1.41(95% CI,1.16~1.72)[103],并且酒精摄入量与烟草的作用似乎有协同作用,从而增加腺瘤的风险[104]。饮食脂肪摄入量和肥胖是腺瘤的其他重要危险因素。在一项大型队列研究中,与控制总卡路里摄入量后脂肪摄入量最低的男性相比,饱和脂肪摄入量最高 1/5 的男性患结直肠腺瘤的相对危险度(RR)为 2.0(95% CI,1.2~3.2)[105]。几项高质量研究也证实了 BMI 与腺瘤风险之间的线性关联,包括对 36 篇论文的综述,这些研究描述了肥胖患者 BMI 每增加 5 个单位,腺瘤风险增加 19%。在肥胖患者中,肥胖集中分布和内脏脂肪增加会增加患结直肠腺瘤的风险[108]。胰岛素和 C 肽水平较高的患者中腺瘤的风险同样增加[109]。在流行病学研究中,表现出对腺瘤最具有一致保护作用的因素为膳食纤维和植物性食品。在前瞻性 PLCO 筛查试验中,纤维摄入量最高的患者患腺瘤的风险比纤维摄入量最低的患者低 27%[110]。其他保护措施包括增加体力活动、增加钙摄入量和高叶酸摄入量。一项研究对无症状、以男性为主的退伍军人人群进行结肠镜检查的分析发现,吸烟和中度至重度饮酒可增加风险,而谷类纤维摄入、维生素 D 摄入和非甾体抗炎药的使用可降低晚期结肠肿瘤(腺瘤样息肉和结肠癌)的风险[111]。

尽管有证据表明饮食与息肉形成风险有关,但前瞻干预性研究结果是阴性的[112]。在几项研究中,维持 2~4 年的饮食改善未能显著减少腺瘤的复发或发病,这些饮食改善包括脂肪的减少与纤维、水果和蔬菜的增加、补充低脂肪与麦皮和/或 β-胡萝卜素补充剂的组合、补充小麦麸皮纤维和维生素 C 和维生素 E,以及复合补充钙、维生素 C、维生素 E 和硒。

与这些无效研究不同的是,4 类化学预防化合物:非类固醇抗炎药、钙、激素替代疗法(hormone replacement therapy,HRT)和硒显示出对结肠腺瘤或癌症的保护作用,其中,非类固醇抗炎药如阿司匹林,是最可靠的。在对各种动物模型的 110 多项研究和 35 项流行病学研究中,超过 90% 的研究证实使用阿司匹林或非类固醇抗炎药的人中结直肠腺瘤、癌症和癌症相关死亡率显著降低[112]。例如,一项护士健康研究对 27 077 名护士进行前瞻性队列研究发现,定期使用阿司匹林使结直肠腺瘤的风险降低 25%[113]。

三项前瞻性随机试验使用阿司匹林预防结直肠腺瘤。研究表明,与安慰剂组相比,研究组的腺瘤复发率降低。在一项因显著结果而提前终止的试验中,635 名有结直肠癌根治性切除病史的患者随机服用的阿司匹林(325mg/d)或安慰剂,12.8 个月后,腺瘤发病率显著降低 35%[114]。在另一项试验中,将既往结直肠腺瘤患者服用 81mg/d 或 325mg/d 的阿司匹林与安慰剂进行比较,发现 81mg 剂量分别将发展中的腺瘤和进展期腺瘤的 RR 分别降低 19% 和 41%,较高剂量具有相似结果,但差异不显著[115]。一项为期 1 年的试验比较两种剂量的赖氨酸乙酰水杨酸盐与安慰剂,在两个治疗组中,>5mm 的腺瘤复发率显著降低,但高剂量的效果更好[116]。相比之下,一项医生健康研究显示,在 5 年时间里,每隔 1 天服用 325mg 阿司匹林的晚期腺瘤或结肠癌患者发生率没有比与安慰剂少[117]。一项 meta 分析包括来自 4 个随机试验的 2 900 多名腺瘤病史患者以比较每天 81~325mg 阿司匹林与安慰剂的疗效。平均随访 33 个月中,安慰剂组和阿司匹林组的腺瘤复发率分别为 37% 和 33%。使用阿司匹林绝对风险降低 6.7%[118]。

非甾体抗炎药通过抑制 COX-1 和 COX-2 酶减少细胞增殖,促进细胞凋亡,减少血管生成。观察和研究显示选择性 COX-2 抑制剂减少了 FAP 患者的腺瘤数量(稍后讨论),已经开展了 3 项关于 COX-2 抑制剂(塞来昔布和罗非昔布)的大规模前瞻性研究[119]。Approve、APC 和 PreSap 试验随机选择了 5 000 多名有腺瘤病史的患者接受塞来昔布、罗非昔布或安慰剂治疗。在所有 3 项研究中,塞来昔布或罗非昔布可以预防复发性腺瘤,特别是 AAPS。然而,对这些药物的研究受到了 COX-2 导致心血管不良反应(adverse effect,AE)增加的影响。APPROVe 研究提前终止,罗非昔布退出市场,但这些研究证明了 COX-2 抑制可以使息肉减少[120]。

在 2 个随机安慰剂对照的Ⅲ期研究中,钙补充剂可将腺瘤复发率降低约 19%~34%,即使在补充 1 年后也能观察到效果[121,122]。已有研究表明,钙补充剂可能对 AAP 有更明显的影响[123]。这种保护作用的机制可能是多因素的,因为已有研究表明钙可减少结肠上皮细胞的增殖,并抑制由胆汁酸和粪便中的致癌物引起的黏膜损伤。然而,在一项跟进的钙和/或维生素 D 补充剂的随机试验未能证明上述药物对腺瘤复发的保护作用[124]。

在一项皮肤癌的化学预防的研究中,作为次要终点,补硒与结肠癌发病率降低 58% 相关[112]。这一结果促使更多的试验来评估硒对腺瘤复发的影响。在许多研究中,HRT 与结肠癌及结肠腺瘤风险降低约 20% 的保护作用有关[112]。然而,与非类固醇抗炎药一样,HRT 带来的 AE 往往超过这些药物有益的化学预防效果。在有腺瘤病史的患者中进行的一项随机安慰剂对照试验发现,连续 3 年使用 8~10mg/kg 的熊去氧胆酸并没有导致腺瘤复发显著减少;然而,HGD 患者腺瘤的复发率在统计上显著下降 39%[125]。来自包括护士健康研究和加拿大国家乳腺癌筛查研究在内的多个队列研究的初步证据表明,叶酸摄入量最高的女性患直肠癌的风险降低 40%。然而,一项单独使用叶酸或与阿司匹林联合使用的随机对照试验并未显示出降低息肉或晚期肿瘤的风险[120]。目前,尚不清楚叶酸在减轻息肉负担方面是否具有真正的益处。

其他继续被视为化学预防药物的药物包括二氟甲基鸟氨

酸、3-羟基-3-甲基戊二酰辅酶A还原酶抑制剂、维生素E、二甲双胍和美沙拉明化合物。总体而言，考虑到长期治疗的需要以及与许多此类药物相关的潜在不良反应，它们可能最适合于结直肠肿瘤高危患者进行研究。

饮食和膳食补充剂会影响肠道微生物种系。微生物组分析的最新进展开始表明微生物区系和腺瘤之间存在联系。腺瘤患者肠道内出现较高浓度的消歧义杆菌属和粪杆菌属[126]。其他研究指出，即使在控制了其他腺瘤危险因素后，腺瘤患者正常直肠黏膜中的微生物丰富度[127]和梭菌[128]的丰度也增加了。微生物种系的改变在结肠炎和肿瘤的发生中起着重要作用，尽管目前还没有明确的机制。目前尚不清楚益生菌或抗生素改变肠道微生物群是否会影响腺瘤发展或复发的风险。

3. 易感因素

许多临床情况都与腺瘤性息肉相关。在本文讨论的疾病中，输尿管乙状结肠吻合术、肢端肥大症和溶血性链球菌（以前称为牛链球菌）菌血症最容易发生腺瘤[128a]。有这3种情况之一的患者都应接受全面的结直肠检查，在前两种情况下，应该考虑定期监测（尽管这种检查的频率尚不明确）。至于其他情况是数据相互冲突或是风险不够大，不足以推荐采取监督策略。

（1）输尿管乙状结肠吻合术

接受尿路改道手术，并将输尿管植入乙状结肠的患者，在输尿管乙状结肠吻合口发生肿瘤的风险特别高[129]。至少29%的此类患者在该手术后发生结肠癌，通常靠近吻合口。腺瘤性息肉和癌分别在平均潜伏期20年和26年后被发现。类似幼年性息肉和炎性息肉的病变在输尿管乙状结肠吻合口也有报道。有人认为，这些损害是由于在粪便微生物菌群存在的情况下，尿胺产生N-亚硝胺而产生的。这些患者应该接受终生定期结肠镜检查，认识到从植入输尿管到随后发展为结肠肿瘤之间的漫长潜伏期。

（2）肢端肥大症

患有肢端肥大症患者患结肠癌和腺瘤的趋势增加[130,131]。尽管研究涉及的对象很少，但肢端肥大症患者的结肠癌和腺瘤性息肉的患病率一直很高，分别为5%～25%和14%～35%。一项meta分析发现，与对照组相比，肢端肥大症患者合并腺瘤的比值比（OR）为2.4，合并癌组织的OR为4.3[132]。年轻的肢端肥大症[130]和有结肠癌家族史的患者[133]，多个皮肤标签（皮赘）[133]，或既往结直肠腺瘤，患结肠肿瘤的风险可能更高[134]。这种疾病的结肠肿瘤增强的机制尚不清楚，但可能与生长激素和/或胰岛素样生长因子（insulin-like growth factor，IGF）-1水平升高有关。在肢端肥大症患者中，血清IGF-1水平升高与上皮细胞增殖增加[135]和结直肠腺瘤复发率增加相关[134]。然而，其他关于肢端肥大症的研究没有发现血液中生长激素或IGF-1水平与肿瘤的存在相关[131]，而且治愈的肢端肥大症患者发生肿瘤的风险实际上比那些活动疾病的患者更大[133]。

（3）细菌和病毒感染

在过去的几十年里，人们对了解感染因素和癌症之间的联系越来越感兴趣。肝癌、胃癌和宫颈癌已经确立了感染性病因，几种细菌与结直肠癌有关。也许与结直肠癌有关的最著名的细菌是胆溶沙门菌（前身为牛链球菌），它存在于大约15%的成年人的正常结肠菌群中[136]，当它进入血流时，约占感染性心内膜炎病例的12%[137,138]。许多研究已将胆溶血性链球菌菌血症和心内膜炎与结肠息肉和结直肠癌联系起来，估计多达71%的胆溶血性链球菌菌血症患者患有结肠肿瘤[139]。基于这一观察，建议患有胆溶血性链球菌菌血症的患者进行结肠镜检查，以检查隐匿性癌症和癌前病变[140]。其他几种细菌感染与结直肠癌、结肠癌和癌前病变有关。包括肺炎克雷伯氏菌（伴有化脓性肝脓肿）[141,142]、梭杆菌[143,144]、败血梭菌[145]和幽门螺杆菌[146]。

多瘤病毒（JC virus，JCV）和人乳头瘤病毒（human papilloma virus，HPV）均与结肠腺瘤和癌症有关。JCV通常被认为是在儿童早期获得的，影响高达80%的成年人，其中绝大多数没有症状。JCV通过表达大T抗原蛋白发挥致癌潜力，该蛋白与P53和Rb蛋白结合，从而抑制它们的肿瘤抑制活性[148,149]。几项研究检测了JCV DNA在结直肠肿瘤中的存在，但结果相互矛盾。最大研究之一利用PCR在61%的结肠癌和60%的腺瘤中检测到*JCV*基因组，在30%的对照组正常组织样本中同样检测到*JCV*基因组；与正常结直肠组织相比，肿瘤组织中的*JCV*拷贝数显著增加[150]。然而，另外两项基于PCR的研究发现JCV DNA和CRC[151,152]。其中一项只在一个正常结肠组织样本中检测到JCV的研究，在以前从未检测过JCV或其他病毒的实验室中进行，并表明先前在结肠组织中检测到JCV的研究可能受到病毒污染的影响[153]。

大约有15种类型的HPV与肿瘤基因感染有关。尽管人们最广泛地认识到HPV感染与宫颈癌和肛门癌之间的关系，但几项使用聚合酶链式反应和免疫组织化学的研究表明，HPV感染和结直肠癌之间存在正相关[154-157]，OR在2.7（1.1～6.2）～9.1（3.7～22.3）之间[158,159]。

（4）结肠微生物群

人类结肠中含有多种微生物，其数量接近宿主细胞的数量[160]。总体而言，肠道微生物群在免疫系统发育、上皮细胞动态平衡、抵御机会性感染、饮食营养和能量的提取中发挥重要作用[161]。微生物群的改变已被确定为感染和慢性炎症状态的关键驱动因素，如艰难梭菌[162]和IBD[163]，并且越来越多的注意力转向了解微生物群在结直肠肿瘤中的作用。许多研究描述了结肠腺瘤和癌症患者胃肠道微生物群系的改变。在多项研究中，息肉和结直肠癌患者表现出时间稳定性降低和微生物群多样性增加[164,165]，以及致病性细菌增加[166]。与对照组相比，息肉和癌症患者的粪便微生物菌群也表现出柔弱梭状芽孢杆菌和球形梭状芽孢杆菌亚群的多样性增加[164]。对黏膜黏附细菌进行更具体评估的研究进一步发现，腺瘤患者的拟杆菌门相对丰度较低，而变形杆菌门相对丰度较高[165]，共生菌放线菌门（*coriobacteridae*）、罗氏菌门（*roseburia*）、梭杆菌门（*fusobacterium*）和普拉梭菌与邻近的非肿瘤组织相比，在肿瘤组织样本中似乎均过度表达[167]。然而，没有单一的微生物种类或分布状态成为结肠息肉和结直肠癌的致病因素，这表明肠道微生物群的组成和功能特性的整体改变，通过与环境因素和宿主遗传学的复杂相互作用，导致炎症、异型增生和结直肠癌的发生。

（5）胆囊切除术

在一些研究中，胆囊切除术与结肠癌风险增加有关，尽管这种增加并不明显，并且主要适用于女性和近端结肠病变[168]。据推测，在没有胆囊的情况下，胆汁酸向结肠的输送增加，并且可能从初级胆汁酸向次级胆汁酸转化，从而增强结肠黏膜的增殖活性。然而，一般而言，病例对照研究未发现接受胆囊切除术的患者发生腺瘤性息肉的风险增加[169]，也不是无症状男性退伍军人发生进展腺瘤性息肉（AAP）或结肠癌的风险因素[111]。

（五）临床特征

大多数结肠息肉患者或没有胃肠道相关症状，或有非特异性肠道症状，尽管有些患者可能出现隐性或显性直肠出血。与表现为大面积表层侵蚀的结肠癌相比，腺瘤通常保持其表面上皮的完整性，但可在息肉基质中发生出血[170]。这些发现有助于解释息肉出血是间歇性的，通常不会引起粪便隐匿性失血或贫血的临床现象。远端结肠中的大息肉可导致便秘或大便口径减小，并可能与间歇性肠套叠引起的下腹部绞痛有关。消耗综合征（McKittrick-Wheelock 综合征）是伴有分泌性腹泻、电解质缺乏、脱水和肾前急性肾损伤的一种罕见原因，可在结肠或直肠远端高分泌性腹泻的绒毛腺瘤中观察到[171]。

（六）检测方法

结肠直肠息肉在临床上通常是无症状的。它们最常见于筛查结直肠肿瘤的无症状人群中，或在非特异性症状调查中偶然发现，或作为缺铁性贫血评估的一部分。关于 CRC 筛查更完整的讨论可以在第 127 章找到。

1. 粪便潜血试验

腺瘤出血的实际频率很难确定。在不到 10% 的报告直肠出血的患者中，显著大腺瘤（即>1cm 或 HGD）是其原因[172]。通常<1cm 的息肉不会引起出血。这一论断得到了已知腺瘤患者粪便失血量的定量测量的支持；这些测量结果表明，只有腺瘤>1.5~2cm 患者的失血量超过 0.5~1.5mL/d 的正常胃肠道失血量[173-175]。

使用结肠镜检查作为检测息肉的"金标准"，几项研究已证实通过粪便潜血试验（fecal occult blood testing，FOBT）检测腺瘤的能力有限[176,177]。在接受结肠镜检查和 FOBT 的 21 805 名患者的一项大型队列中，FOBT 对<9mm 腺瘤的灵敏度为 7.0%[178]。

FOBT 阳性结果的预测值估计值，也因阳性检测结果后检测到的腺瘤可能是巧合，以及 FOBT 结果不能直接归因于腺瘤出血的可能性而变得复杂。当 40 岁以上的无症状者接受以愈创木脂为基础的 FOBT 的结肠癌筛查时，约 1%~3% 的人会出现阳性结果[179]。在结肠镜检查评估中，不到一半的人会出现结肠直肠肿瘤，并且在发现的病变中，腺瘤比癌多 3∶1。因此，结肠肿瘤的所有基于愈创木脂的阳性检测（即阳性预测值）的比例为：腺瘤为 30%~35%，癌为 8%~12%[180]。尽管在检测到的病变中，腺瘤占优势，但 75% 的腺瘤仍可能被愈创木脂检测遗漏（即假阴性值），除非它们较大或位于结肠的远端部分。

基于愈创木脂的测试依赖于化学过氧化物酶反应，如果患者最近摄入了蔬菜过氧化物酶（在芜菁、萝卜、甜瓜、花椰菜、胡萝卜、花椰菜、黄瓜、葡萄柚、蘑菇和辣根中）或罕见的红色肉类（含有肌红蛋白），就会出现假阳性，并且在存在高剂量抗氧化剂如维生素 C 的情况下会出现假阴性。

2. 粪便免疫化学检测

为了避免 FOBT 的一些缺点，粪便免疫化学检测（fecal immunochemical testing，FIT）使用基于抗体的粪便中人血红蛋白检测，与基于愈创木脂的检测相比，赋予人血液更高的特异性。FIT 也不需要饮食限制，且可以定量。已经进行了两种类型的 FIT 研究：①与 FOBT 的比较研究，其中所有患者都接受了结肠镜检查；②体外研究，以确定可以检测到不同样本中血液的 FIT 水平。对于给定特定的病变（即腺瘤或癌症），FIT 和 FOBT 一样，检测到的癌症多于腺瘤，因为癌症更容易出血。在 19 项研究的 meta 分析中，FIT 检测 CRC 的敏感性和特异性分别为 79%（95% CI，69%~86%）和 94%（95% CI，92%~95%）[181]。然而，很少有研究关注 FIT 对腺瘤的敏感度。一项前瞻性研究比较了 1 319 名接受结肠镜检查的中等风险患者中 6 种不同质量的 FIT。在这项研究中，检测腺瘤的总体敏感性为 11.4%~58.0%，晚期腺瘤的敏感性为 25.4%~71.5%。两种最好的 FIT 检测方法对特异度>90% 的晚期腺瘤的敏感性为 25%~27%，可以检测出 25.4%~26.9% 的晚期腺瘤[182]。本研究中所有免疫化学检测方法都优于基于愈创木酚的 FOBT，后者对任何腺瘤和晚期腺瘤的敏感性分别为 5.4% 和 9.4%。目前，尽管 FIT 比基于愈创木酚的 FOBT 有所改进，但它仍不足以进行腺瘤筛查，最好用于 CRC 筛查。

3. 钡灌肠

钡灌肠（barium enema，BE）腺瘤检出率取决于腺瘤的大小。在全国息肉研究中，<6mm、6~10mm 和>10mm 的腺瘤的检测率分别为 32%、53% 和 48%[183]。常见的差错来源包括结肠清洁不充分（导致 5%~10% 假阳性率）和憩室病、冗长肠道或黏膜覆盖层不良造成的诊断困难（导致 10% 假阴性率）。由于这些问题，BE 从未被正式测试作为肠癌筛查的工具，BE 用于结肠癌筛查已经被放弃，取而代之的是结肠镜检查或 CT 结肠造影术（CT colonography，CTC）（最后讨论）。

4. 乙状结肠镜检查

几十年来，硬性乙状结肠镜检查是结直肠癌筛查的主要手段。在 40 岁以上无症状者中，10%~15% 的人被检测到各种组织学类型息肉。在几项大型前瞻性研究中，乙状结肠镜筛查与远端 CRC 死亡率降低 21%~38% 相关[186-188]。在美国，越来越多的使用结肠镜检查以确保全结肠的可视化，这导致乙状结肠镜检查作为主要的息肉筛查方式显著减少。

5. 结肠镜检查

结肠镜检查优于乙状结肠镜检查，因为它可检查整个结肠。它还优于双重对比钡剂灌肠检查，因为它具有更高的诊断准确率和治疗能力。这种诊断优势已在已知息肉患者[183]和在直肠乙状结肠镜和钡剂灌肠检查阴性的有症状的患者中得到证实[189]。尽管结肠镜被认为是检测腺瘤的"金标准"，但它有一些局限性[190]。结肠镜检查通常需要镇静，在高达 10% 的病例中无法到达盲肠，而且比 FOBT、FIT 或乙状结肠镜检查更贵。结肠镜检查也会漏掉肿瘤，特别是那些位于弯曲处或褶皱后面的肿瘤。一般来说，漏诊的腺瘤往往很小。

使用串联式结肠镜检查的研究表明,对于>1cm 的腺瘤漏检率为 0~6%,对于 6~9mm 的腺瘤漏检率为 12%~13%,对于<6mm 的腺瘤漏检率为 15%~27%[190]。鉴于对息肉漏检率的担忧,人们越来越关注结肠镜检查的质量指标。高质量结肠镜检查的关键措施包括:准备工作的充分性、盲肠插管率、停药时间和腺瘤检出率(adenoma detection rate,ADR)。准备工作不足导致手术时间延长,病变检测减少以及在推荐的监测间隔之前需要重复结肠镜检查[191]。结肠镜检查只有在完成盲肠插管后才算完成,现行指南建议所有结肠镜检查的盲肠插管率应超过 90%,筛查性结肠镜检查的盲肠插管率应超过 95%[191]。大多数筛查性结肠镜检查研究报告的 ADR 为 25%~40%,并且一致发现男性的腺瘤负担高于女性。现行指南建议的 ADR 目标女性为 20%,男性为 30%。在一项大型结肠镜筛查研究中,较高的 ADR 与较低的间隔期结肠癌发病率相关[192]。ADR 已被采纳为结肠镜检查的质量指标。ADR 的一个重要因素是结肠镜的退出时间。一项大型研究考察了 12 名内镜医生进行的 7 800 多次结肠镜检查中退镜时间的影响。退镜时间在 6 min 或以上的患者不良反应发生率为 28.3%,在 6min 以下的患者不良反应发生率为 11.8%。AAPS 的检出率分别为 6.4% 和 2.6%[193]。在一项 2 300 多例结肠镜检查的随访研究中,退镜时间超过 8min 也与较高的 ADR 相关[194]。目前建议,至少 6min 的退镜时间是必要的,以使 ADR 最大化。

为通过结肠镜检查发现小息肉,已开发了几种先进的成像方式。许多研究表明,色素内镜与传统的结肠镜检查相比,ADR 增加很少。染色内镜进行结肠镜检查的操作时间较长,且可以发现更多非肿瘤性息肉。一项 meta 分析显示,NBI 没有比高清晰度白光内镜带来 ADR 改善[195]。其他形式的“数字”染色内镜(即没有染料喷雾)与传统结肠镜相比没有优势。

6. CT 结肠造影

CT 结肠造影(CT colonography,CTC)也称为虚拟结肠镜检查,用螺旋 CT 扫描仪扫描结肠,以产生结肠和直肠的二维和三维图像(图 126.4)。患者通常接受标准的肠道准备,用空气或二氧化碳充气,在没有镇静的情况下,患者以仰卧和俯卧姿势拍摄图像。

许多研究比较了 CTC 和标准光学结肠镜检测息肉的性能特点[198]。影响检测率的因素包括被研究人群中的息肉患病率、放射科医生的经验和技术(肠道准备技术、软件和单排或多排扫描仪的使用)。在包括有症状患者的高发人群中,检测小息肉的灵敏度为 29%~59%,中息肉为 47%~82%,大息肉为 63%~92%。在息肉发病率较低的队列中 CTC 表现较差,对直径>6mm 的息肉敏感度为 32%~58%,特异度为 90%。

在第一项涉及无症状筛查人群的大型研究中,CTC 在高水平影像医师处理下,对 5~9mm 息肉的灵敏度为 86%,对>10mm 息肉的灵敏度为 92%,且患者在研究前摄入了口服对比剂(粪便标记)以方便区分粪便和黏膜异常。随后的一项 meta 分析发现相似结果[200]。一项大型多中心研究描述对>10mm 息肉的敏感性为 90%,对 6~9mm 息肉的敏感性为 78%。来自全国 2 600 多名患者的 CTC 试验的最新数据显示,对 1cm 或更大的息肉,65 岁以下的患者的敏感性为 92%,

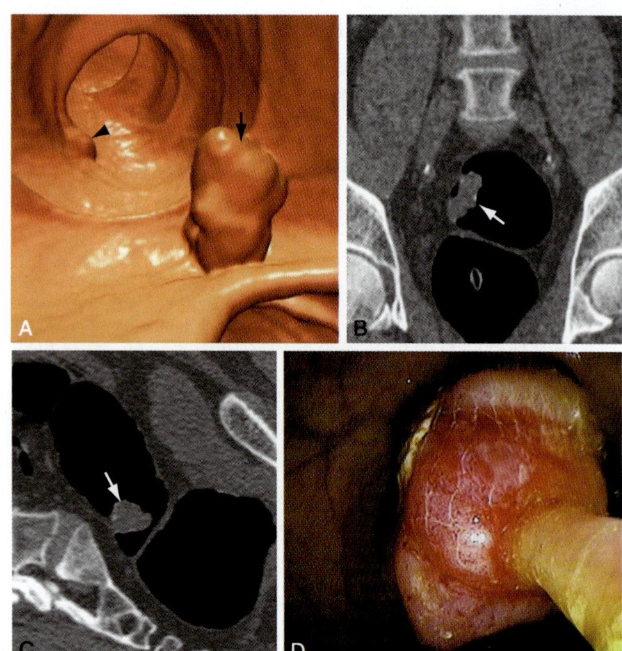

图 126.4 一名 CRC 平均风险男性的 CT 结肠成像(CTC)结果。A,腔内三维 CTC 和结肠镜图像,显示在直肠乙状结肠交界处附近有一个 33mm 的息肉(箭头)和一个 13mm 的息肉(箭);B 和 C,二维冠状(B)和矢状(C)CTC 图像证实了存在由软组织构成的较大息肉(箭);D,同一天光学结肠镜检查的数码照片显示,切除前即刻内镜下捕获息肉的照片。病理评价显示:大的良性管状绒毛状腺瘤伴高度异型增生。第二处病变也具有良性管状绒毛状组织学特征,但无高度异型增生。(From Kim DH,Pickhardt PJ,Taylor AJ,et al. CT colonography versus colonoscopy for the detection of advanced neoplasia. N Engl J Med 2007;357:1403-12.)

65 岁以上的患者为 82%。

CTC 的一个进展是数字减影软件,可以“电子清洗”结肠。这使得 CTC 可以在不使用肠道净化剂的情况下进行。一项针对 605 名患者的研究报告指出,对>1cm 和 8mm 的腺瘤的敏感性分别为 91% 和 70%[203]。需要再进行研究以证实非净化 CTC 的功效。

关于 CTC 的几个重要问题仍未得到解答。对直径<10mm 的息肉的管理是有争议的。CTC 对<5mm 的息肉的敏感性相当低,而且即使检测到这种大小的息肉,也往往没有相关报告。对于 6~9mm 的息肉已经提出了各种策略,包括转诊进行息肉切除和 CTC 监测。对 6~9mm 的息肉发生晚期肿瘤的风险估计各不相同,但最近一项包括 141 668 个 6~9mm 息肉的大型病理数据库研究表明,这些息肉中 67.3% 是传统腺瘤、非增生性无蒂锯齿状腺瘤(SSA)或癌症,2.2% 有进展期特征,如绒毛状形态、HGD 或腺癌[204]。

有人对健康筛查人群的辐射暴露表示担忧。据估计,50 岁时接受 CT 筛查的任何器官发生癌症的终生风险为 0.14%[205]。鉴于 CT 对整个腹部进行成像,70% 的情况下会有结肠外意外发现,其中高达 11% 具有临床意义[205]。这些意外发现会导致额外测试、费用和焦虑。最后,关于 CTC 监测间隔的最佳频率问题仍然存在。

7. 粪便 DNA 检测

基于 DNA 的 CRC 筛查方法的前提是,基于肿瘤细胞脱落到管腔中,并且在粪便中可以检测到来自这些肿瘤病变中的少量但可测量的异常 DNA。第一个多靶点 DNA 检测(Cologuard 产品)于 2014 年获得 FDA 批准,并评估了一组 7 个 DNA 突变、2 个 DNA 甲基化标志物和血红蛋白的 FIT。一项针对 9 989 名成人的前瞻性研究,将 FIT 与粪便 DNA 检测的迭代进行了比较,证明对 CRC 的敏感性和特异性分别为 92% 和 87%[206]。虽然其表现优于单纯的 FIT,但粪便 DNA 检测仅检出 42% 的晚期腺瘤性息肉。

(七) 治疗

对腺瘤性息肉患者的正确管理需要了解未经治疗腺瘤的自然发展史,多发性腺瘤和癌的关系,以及治疗(息肉切除)后患者的病程。

1. 未经治疗的自然史

人们对腺瘤的增长率知之甚少,因为息肉在内镜检查中可被轻易切除从而阻断了其生长自然史。因此,我们对息肉生长速度的有限了解来自两种主要研究:对未切除(即未治疗)息肉的患者进行的较早的纵向随访研究,以及比较患有腺瘤的人与患有癌症的人的年龄分布的研究。

对未经治疗的腺瘤患者的纵向研究提供了关于腺瘤自然史的最直接描述。然而,一般这类研究是回顾性的,涉及的患者很少,或缺乏对典型息肉的组织学证实。尽管存在这些缺点,腺瘤进展为腺癌的过程似乎是缓慢的,需要数年的时间才能确认。Muto 等报告,在 14 名未切除息肉的患者中,经组织学证实的腺瘤进展为癌症至少需要 5 年,在某些情况下需要 10 年以上时间[44]。息肉的大小会影响癌变的时间,因为较大的腺瘤比较小的腺瘤更有可能发展成或已经包含癌症病灶。但是连续的 BE 测量表明,即使从一个组织学不明的 1cm 息肉开始检测,癌症的发生可能需要 2~5 年[207],息肉部位的累积癌症风险在诊断后 5 年为 2.5%,10 年为 8%,20 年为 24%[208]。其他放射学证据表明,在腺瘤的生长速度与癌症一样快的情况下,倍增时间仍然超过 4~6 个月[209]。

较小的息肉很可能需要更长的时间才能进展成癌症,而且即使经过几年,许多腺瘤也不会增大。在一项涉及 213 名无症状直肠息肉患者的研究中,其组织学范围为 0.2~1.5cm 不等,在 3~5 年中连续硬性乙状结肠镜检查只发现了 2 例癌症,而且只有 4% 的息肉生长,其余 96% 的息肉或保持不变,或体积缩小,或消失。在另一项内镜研究中,将经组织学证明的缩小型腺瘤留在原位 2 年,随访发现只有一半腺瘤增大,没有一个腺瘤增长到>0.5cm 或发展成严重的不典型增生或癌症[31]。相比之下,其他报告对 30 个直肠乙状结肠息肉(3~9mm)每 6 个月测量一次,持续 2 年,发现没有一个息肉变小,只有 3 个快速增长(每年 2~4mm)。

最近的一项 CTC 研究对 306 名息肉<9mm 的患者进行了平均 2.3 年的跟踪调查,发现 22% 的息肉体积增大,50% 保持稳定,28% 退缩,其中 10% 的息肉完全退缩[212]。尽管有息肉消退或生长缓慢的证据,但在临床角度,任何大小的息肉都应该被切除。

年龄分布研究

腺瘤通常生长缓慢的间接证据来自于比较腺瘤患者和腺癌患者平均年龄的研究。例如,来自伦敦圣马克医院和美国国家息肉研究的研究表明,单个腺瘤患者的平均年龄比腺癌患者年轻 4~5 岁[44,213]。

对 FAP 患者的类似分析表明,腺瘤患者比结肠癌患者年轻 12 岁左右[44]。Kozuka 及其同事估计,轻度异型增生的腺瘤向癌症过渡的时间为 8 年,而重度异型增生的腺瘤向恶症进展的时间为 3.6 年[214]。最后,Eide 计算出,在 10 年内腺瘤患者只有 2.5% 的风险会发展成结肠癌,但如腺瘤较大或呈绒毛状,这一风险会更大[215]。

2. 初始治疗

如果通过 BE 或 CTC 检测到息肉,建议进行结肠镜检查将其切除并排除同步肿瘤。对于在乙状结肠镜检查中发现的直肠乙状结肠腺瘤是否存在近端结肠新生物的标志,从而需要进行全结肠镜检查,存在一些争议。然而,结肠镜筛查研究表明,在只有一个远端小管状腺瘤(TA)的患者中,发现近端晚期肿瘤的几率是没有远端病变的 2.6~4 倍(表 126.4)[36,222]。

表 126.4　与远端结肠发现相关的近端晚期肿瘤发生率

远端结肠的发现	近端晚期肿瘤发生率					
	参考文献 37*		参考文献 46*		参考文献 222†	
	%	OR(95% CI)	%	OR(95% CI)	%	OR(95% CI)
无远端息肉	1.5	1.0	2.7	1.0	5.3	1.0
远端增生性息肉	4.0	2.6(1.1~5.9)	2.8	1.1(0.6~2.1)	-	-
远端腺瘤	7.1	4.0(1.9~8.3)	6.8	2.6(1.7~4.1)	5.0	1.26(0.81~1.98)
远端晚期肿瘤	11.5	6.7(3.2~16.6)	-	-	-	-
TA>1cm	-	-	8.6	3.2(1.5~6.8)	4.5	1.66(1.10~2.52)
绒毛特征	-	-	12.5	4.7(2.1~10.4)	12.1	2.46(1.60~3.77)
HGD	-	-	11.4	4.5(1.5~13.4)	-	-
侵袭性癌症	-	-	25.0	9.8(3.6~26.4)	-	-

*结肠镜筛查检查研究。

†乙状结肠镜筛查,然后进行结肠镜检查研究。

CI,置信区间;HGD,高度不典型增生;TA,管状腺瘤。

据估计,如果不对非晚期远端腺瘤进行全结肠镜检查,有可能漏掉36%的晚期近端肿瘤[223]。然而,超过一半的晚期近端新生物患者和70%的近端结肠癌患者没有远端腺瘤[36,224]。如果乙状结肠镜检查发现一个以上的腺瘤或远端腺瘤样息肉(AAP),即应该进行全结肠镜检查,因为发现同步的近端晚期肿瘤的可能性较大,这一点几乎没有争议(见表126.4)。综上所述,这些观察结果支持将结肠镜检查作为一种主要的筛查方式。

完全切除息肉是提供彻底和准确组织学诊断的唯一方法。对于较大的息肉,这可能需要分块切除,对于无蒂生长的息肉,向息肉底部注射生理盐水以抬高病变,可以帮助完全和安全地进行内镜切除。在切除大腺瘤后,建议在3~6个月重复结肠镜检查以检查切除的完整性。如果一个息肉在2次或3次内镜检查后不能被完全切除,建议进行手术治疗。

恶性息肉的治疗

恶性息肉是指癌灶已侵犯至黏膜下层的腺瘤(图126.5)。这一术语不适用于含有HGD或黏膜内癌的腺瘤,因为这些病变不具侵袭性的,也没有转移的可能性。息肉很少完全由癌构成。这些"息肉样癌"通常被认为是恶性息肉的一种,它们很可能曾经是腺瘤,但已完全被癌取代。需要注意的是,有时良性腺瘤上皮孤岛出现在黏膜肌层下,不要将这种假性癌侵袭误认为真正的浸润性癌;当异位良性上皮表现为高度异型增生(HGD)的特征时,可能更加难以鉴别。由于HGD和浸润性癌之间的鉴别影响治疗和预后,因此正确定位组织进行病理检查以及内镜医师、外科医师和病理医师之间的密切沟通是至关重要的。

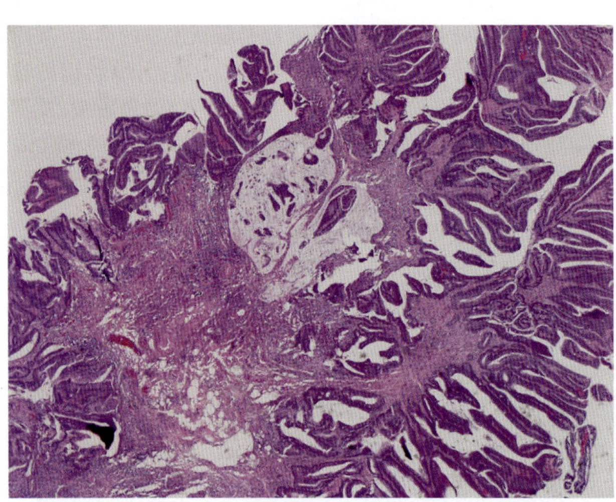

图126.5 恶性息肉的组织病理学。该腺瘤表面有绒毛状的组织结构。息肉的整个蒂部含有许多代表高分化腺癌的恶性腺体。与表面的腺瘤样腺体不同,许多侵袭性腺体的边缘呈锐角。(Courtesy Lawrence Zuckerberg, MD, Boston, MA.)

内镜下切除伴有HGD的腺瘤或边缘清晰的黏膜内腺癌是有效的,但目前尚不清楚仅行内镜下息肉切除术是否足以治疗恶性息肉,可以预测恶性息肉的残留或复发的临床特征也尚不明确。虽然这些病变大多可以通过内镜下息肉切除术进行充分的治疗,但有多达10%的患者在切除息肉时或在后续检查时会发现肠壁或淋巴结内的残余癌[225]。综合经验,根据结肠镜下切除的恶性息肉的有利和不利的组织病理学特征,可将患者归入不良预后的低风险组或高风险组(表126.5)。如果没有发现这些不利的危险因素,则认为患者已经通过内镜切除治愈。这一原则甚至适用于内镜下切除的息肉样癌,如果没有任何不利的组织病理学特征,其预后会出人意料得好。如果在恶性息肉中发现一个或多个不利特征,不良预后的可能性会升至大约10%~25%,若存在较多不利特征,这一几率可高达45%~50%[225]。在这种情况下,通常应该进行外科手术切除,但应考虑到合并基础疾病的老年患者手术死亡的风险。

表126.5 恶性息肉的有利和不利预后特征

特点	有利	不利
分化程度	高级别或中级别	低级别
侵犯静脉或淋巴管	无	有
息肉切除切缘	干净或>2mm边缘	边缘不净
肠壁黏膜下层侵犯	无	有

定义这些危险因素需要内镜医师和病理医师了解彼此的相关专业知识。首先,有些恶性息肉只包含一小块低分化癌,因此必须进行细致的病理分析。其次,恶性息肉中癌细胞的血管侵袭可能很难识别,可以使用特殊的血管内皮染色来明确。再次,有研究表明,虽然在显微镜下可以发现息肉切除的边缘含有癌细胞,但如果内镜医师认为已经完全切除,可能无需追加外科手术,因为电凝可能已经有效地破坏了肠壁中的残余肿瘤。最后,在判断内镜下息肉切除是否充分时,黏膜下是否受侵犯的问题非常重要。当癌性成分的前缘侵入到无蒂恶性息肉黏膜下的上1/3(SM1)、中1/3(SM2)或下1/3(SM3)时,淋巴结转移的风险从SM1病变的0增加到SM3病变的14%[225]。

一旦肠壁黏膜下层被癌症累及(这种情况在无蒂息肉中更常发生),肠壁或淋巴结中残留癌症的风险通常超过手术风险,因此需要外科手术切除。然而,与无蒂息肉不同的是,带蒂息肉的黏膜下层向上突出到蒂中(图126.6)。如果带蒂息肉的黏膜下侵袭程度很低,并且所有其他特征都是有利的,则没有手术指征。

确定息肉切除术后的最佳治疗计划,涉及权衡潜在残留或复发癌症的发病和死亡风险,与手术尝试治愈任何此类残留病灶或淋巴结转移的发病或死亡风险。然而,可以提供一些一般性的建议。如果腺瘤在内镜下完全被切除,那么对于包含HGD的腺瘤和藏有高度或中度分化的浸润性癌的带蒂息肉,仅内镜下息肉切除术就足以治疗。对于恶性息肉,如果浸润性癌症分化程度差,涉及内皮衬里的通道(淋巴管、血管),扩展到离息肉切缘2mm内或涉及肠壁的黏膜下(包括所有无蒂腺瘤)时,则需进行手术治疗。研究发现黏膜下层浸润的深度可作为淋巴结转移的预测指标。两项研究发现,当黏膜下浸润深度<1mm和2mm时,淋巴结转移率为0[226]。

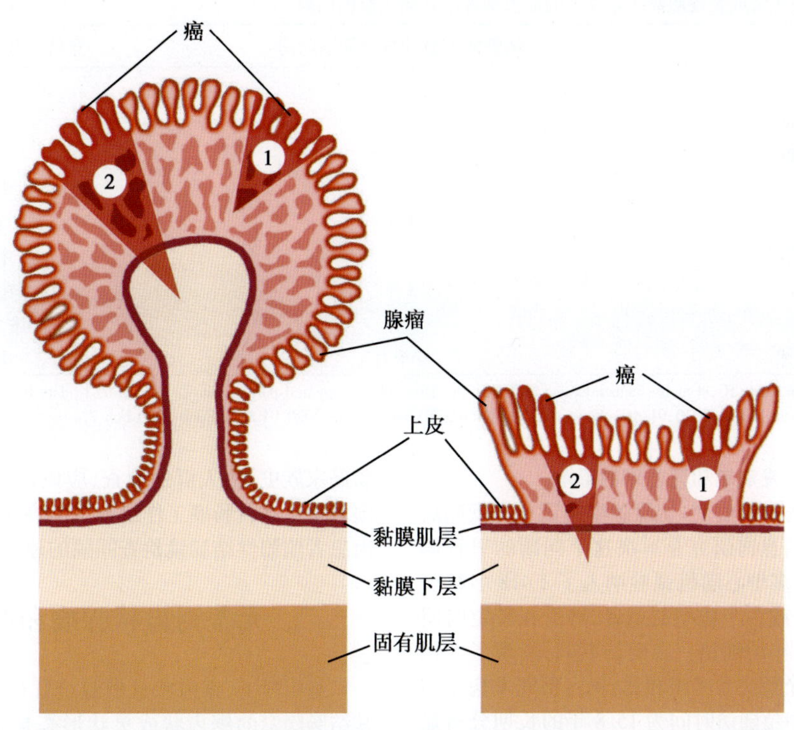

图 126.6　高度异型增生(HGD)与侵袭性癌的比较。如图中标记为“1”的区域所示,无论是在带蒂腺瘤(左)还是在无蒂腺瘤(右)中,黏膜肌层都没有被侵犯。这种病变被认为是黏膜内癌或原位癌(即 HGD),通常这种病变不会转移。当病变破坏黏膜肌层时,被认为是侵袭性的,如标记为“2”的区域所示。有蒂息肉(左)的侵袭性癌不太可能转移,其处理方式与无蒂息肉(右)的侵袭性癌不同,后者通常需手术切除

3. 息肉复发率

虽然结直肠腺瘤已被完全切除的患者发生后续(异时性)肿瘤的风险较高,但这些发生的频率和时间进程尚不清楚。在长期回顾性研究中,腺瘤再发的累积风险几乎呈线性上升,息肉切除术后 5 年的复发率为 20%,15 年后上升到 50%(图 126.7)[227]。数据令人印象深刻,因为早期的研究主要是回顾性的,涉及较短的随访期,并且在内镜适应证上有所不同。此外,复发率往往有所夸大,因为在初始结肠镜检查中漏诊的病灶可能被认为是复发。考虑到这些因素,估计 1/3 接受息肉切除术的患者会出现复发的腺瘤[228-230]。根据前瞻性结肠镜研究,1 年的复发率可低至 5%~15%[227,230],也可高达 30%~45%[228,231,232]。在全国息肉研究中,接受息肉切除术的患者 3 年后的总腺瘤再发率为 32%[223]。

在息肉切除时,某些组织病理学特征可以预测腺瘤复发。多发性腺瘤的存在是腺瘤(和癌)复发的重要预测因素[227,228,230,234,235]。研究还表明,息肉 > 1cm[229,230,235],存在 HGD[236],绒毛状腺瘤[230,234]和年龄较大[228,230]也是息肉复发的危险因素,但每个因素的独立贡献尚不确定。

AAP 的复发率备受关注。有研究报道,AAP 的 4 年复发率为 6.3%~7.0%[231]。在全国息肉研究中,AAP 的复发率为 3.3%,无论患者在息肉切除术后 1 年和 3 年进行结肠镜检查,还是只在 3 年后进行检查。在 3 年和 6 年的随访中,AAP 的累积发生率分别为 4% 和 8%。AAP 的独立预测因素包括:在基线结肠镜检查中有 3 个以上的腺瘤,诊断腺瘤时年龄>60 岁,以及父母患有 CRC[237]。在存在上述两个危险因素的情况下,累积 AAP 复发率在 3 年时上升至 10%,在 6 年时上升至 20%。患 AAP 的风险最低的是在 60 岁之前被诊断为单一腺瘤的患者。另一项结肠镜随访研究还发现,腺瘤>1cm 和位于近端是额外的危险因素[235]。对包含超过 9 000 名患者的 8 项前瞻性试验的汇总分析发现,5 个以上的腺瘤、腺瘤尺寸>20mm、位于近端和有绒毛特征是复发 AAP 的最强预测因素[238]。

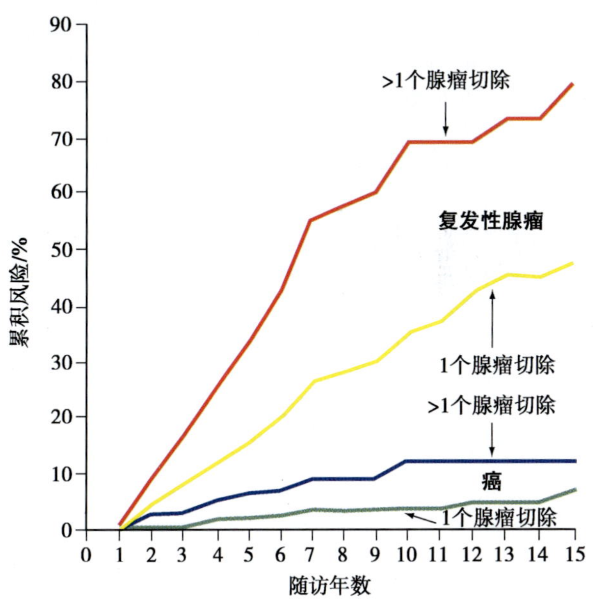

图 126.7　腺瘤切除后复发和结肠癌的风险。在最初切除多个(>1 个)腺瘤(红色、蓝色)的患者中,发生复发的腺瘤(红色、黄色)或癌症(蓝色、绿色)的风险高于切除单个腺瘤(黄色、绿色)的患者

表 126.6 为结肠镜检查正常或发现腺瘤一般风险的成人推荐的结肠镜监测间隔

基线结肠镜检查结果	结肠镜检查的推荐间隔时间	支持推荐的证据质量
正常	10 年	高
1~2 个<10mm 的管状腺瘤	7~10 年	中等
3~4 个<10mm 的管状腺瘤	3~5 年	非常低
5~10 个<10mm 的管状腺瘤	3 年	中等
≥10mm 的管状腺瘤	3 年	高
腺瘤伴管状绒毛或绒毛组织学	3 年	中等
腺瘤伴高度异型增生	3 年	中等
单次检查>10 个腺瘤	1 年	非常低
≥20mm 腺瘤的分段切除术	6 个月	中等

Gupta S, Lieberman D, Anderson JC, et al Recommendations for follow-up After colonoscopy and polypectomy: a consensus Update by the US Multi-Society Task Force on Colorectal Cancer. Gastrointest Endosc 2020;91:463-85, e5. https://doi.org/10.1016/j.gie.2020.01.014. Epub 2020 Feb 7.

息肉切除术对 CRC 发病率和死亡率的影响

由于腺瘤是 CRC 的癌前病变，切除腺瘤应该会降低随后发生 CRC 的概率。全国息肉研究是解决这个问题的里程碑式的研究。这项前瞻性多中心随机试验纳入了 1 418 名接受结肠镜检查以切除 1 个或多个腺瘤的患者，然后在特定时间间隔内进行了平均 5.9 年的随访。在随访期间，发现了 5 例早期无症状癌症，与 3 个历史参考组相比，仅占预期发病率的 10%~24%[233]。一项中位随访时间为 15.8 年的长期分析显示，结肠镜切除息肉也与 CRC 死亡率降低 53% 相关[239]。挪威和意大利的另外两项研究证实，结肠镜切除息肉与随后 CRC 发生率降低 75%~80% 相关[240,241]。在一项规模较小的意大利多中心研究中，切除息肉并未降低随后结肠癌的发生率，但降低了死亡率[242]。综上所述，这些研究表明，腺瘤是结肠易发生肿瘤的标志，结肠镜检查时清除所有发现的腺瘤是有益的。然而，数据在描述结肠镜检查清除后的保护水平和持续时间以及息肉数量、大小和位置，在确定结肠镜检查清除提供的保护水平中所起的作用方面存在异质性。

4. 结肠镜检查的监测频率

监测性结肠镜检查是指对有腺瘤或癌症病史的患者进行的结肠镜检查，与筛查检查相对应，后者是针对没有腺瘤或癌症病史的无症状患者进行的检查。完整的结肠镜检查应该在息肉切除时进行，清除所有现存的腺瘤；对于大息肉或多发性息肉，可能需要进行多次结肠镜检查。下一次监测性结肠镜检查的时间间隔取决于患者复发腺瘤的风险类别和切除的腺瘤特征。对于结肠镜检查正常或没有其他危险因素（如结直肠癌家族史）的人群的筛查，应该每 10 年进行一次检查。美国多学会结直肠癌工作组和美国癌症协会已经制定了关于息肉患者监测性结肠镜检查间隔的建议（表 126.6）。

二、无蒂锯齿状腺瘤和增生性息肉

组织学上，锯齿状息肉综合征（SP）是一组异质性病变，其结肠隐窝的锯齿状或星状形态是其与常规腺瘤的主要区别。在过去的 30 年里，临床、流行病学和分子遗传学证据汇集在一起，支持了经由锯齿状途径到结直肠癌这一独特的观念[243,244]，而无蒂锯齿状腺瘤（SSA）则被认为是锯齿状癌的主要癌前病变，占到散发性结直肠癌的 30%[245,246]。

SP 分为 3 类——增生性息肉（HP）、SSA 和传统锯齿状腺瘤（TSA），它们的特点都是腺上皮呈锯齿状（表 126.1）。术语“无蒂锯齿状息肉”和“无蒂锯齿状腺瘤”被认为是同义词，有时也被称为 SSP/P 或 SSA/A。世界卫生组织建议将这些病变称为 SSA/P（而不是 SSP/A），尽管存在争议，本章将称其为 SSA。HP 约占所有 SP 的 80%，通常被认为没有恶性潜力。SSA 和 TSA 是更具临床意义的病变，分别占齿状病变的约 20% 和 1%[247-250]。

SSA 现在被认为是用于描述在具有增生性息肉病（现在被称为锯齿状息肉病）的患者的近端结肠中发现的大型 HP 的正确的名称。在散发病例中，SSA 也更常见于近端结肠。相比之下，TSA 的外观和行为与传统的腺瘤相似：它们通常是带蒂的，有明确的腺瘤性不典型增生伴分支和萌芽的隐窝（尽管有隐窝锯齿），更常见于远端结肠（表 126.7）。

表 126.7 锯齿状息肉的特征

特征	增生性息肉	无蒂锯齿状腺瘤	传统锯齿状腺瘤
内镜下外观	小的，苍白的	黏液帽遮掩黏膜下血管	有小叶的
常见的结肠部位	远端结肠	近端结肠	远端结肠
形状	无蒂	无蒂	带蒂
平均大小/mm	<5	>5	>5
不规则的隐窝基底	–	+	–
基因突变			
BRAF 突变	±	+	±
K-ras 突变	±	–	±
恶性潜能	–	+（当存在异型增生时）	+

Limketkai BN, Lam-Himlin D, Arnold MA, Arnold CA. The cutting edge of serrated polyps: a practical guide to approaching and managing serrated colon polyps. Gastrointest Endosc 2013;77:360-75.

（一）流行病学

与传统腺瘤相比，SSA 的流行病学特征不太明确，大多数 SP 患病率的研究都是在认识到明确的锯齿状途径之前进行的，或者主要是关于增生性息肉（HP）的研究，其中一些 HP 也包括了 SSA。然而，在过去的 10 年中，许多研究开始专门关注 SSA 和 TSA 的流行病学。

总体而言，估计高达 40% 的成年人至少有一个 SP，其中大多数是 HP。SSA 占所有锯齿状病变的 3%～22%，占腺瘤的 1%～11%[251]。SSA 的检测和分类可能会因内镜医师和病理医师而有显著差异[252,253]，在进行结肠镜筛查的一般风险人群中，SSA 的患病率估计为 2.2%～7%[254]。在一项对连续 190 名接受结肠镜检查的非选择性患者进行放大色素内镜检查的研究中，SSA 的患病率报告为 9%，TSA 总体上的发现率为 0.7%，尽管该研究包括一些有个人或家族 CRC 病史的高危患者[255]。几项研究回顾了既往切除的息肉标本并尝试通过对其应用现代组织病理学标准来更好地定义 SSA 的患病率。这些研究估计，SSA 占结肠镜检查切除的所有息肉的 1.7%～9%[256-258]。SSA 主要发生在近端结肠（>75%），并且常常是多发性的。在一项对 5 059 名 50～69 岁的无症状成年人的研究中，1 054 名（20.8%）患者发现了 SP，其中 44% 有 2 个或更多 SP[260]。

（二）组织病理学

在显微镜下，SP 的定义是上皮隐窝内折叠呈锯齿状。占所有锯齿状病变约 80% 的 HP，其特点是锯齿状结构局限于隐窝的上半部分，而底部的增殖是规则的、非锯齿状的，没有拥挤或细胞学异型性（图 126.8）[260]。认为 HP 没有恶性潜能，将在后面进行讨论。

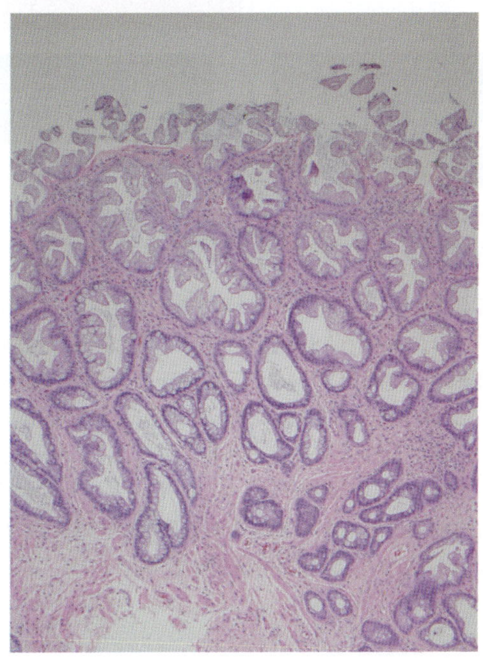

图 126.8　增生性息肉的组织病理学。该高倍显微镜照片显示了增生性息肉的隐窝，由细长上皮细胞组成，细胞核保持其基底方位，未显示异型性。隐窝表面呈锯齿状。（Courtesy Lawrence Zukerberg，MD，Boston，MA.）

SSA 是第二种最常见的锯齿状病变（15%～20%），与 TSA 一起被认为是通过锯齿状途径引起 CRC 的重要癌前病变。SSA 的病理特征是锯齿结构和扩张延伸到隐窝的下 1/3 或基底部，有时在隐窝基底出现柱状隐窝扩张和 T 形或 L 形分支（图 126.9）。一些 SSA 会在变薄的黏膜肌层下面显示反向的隐窝，称为假性浸润。隐窝底部有成熟的杯状细胞和带有核仁的增大的空泡状核也支持这一诊断（框 126.2）[261]。

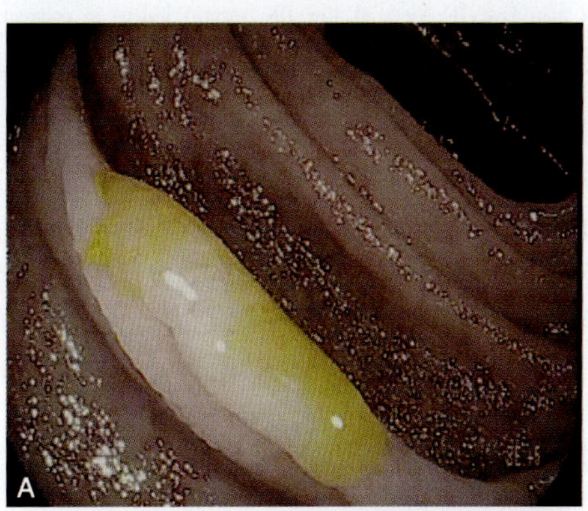

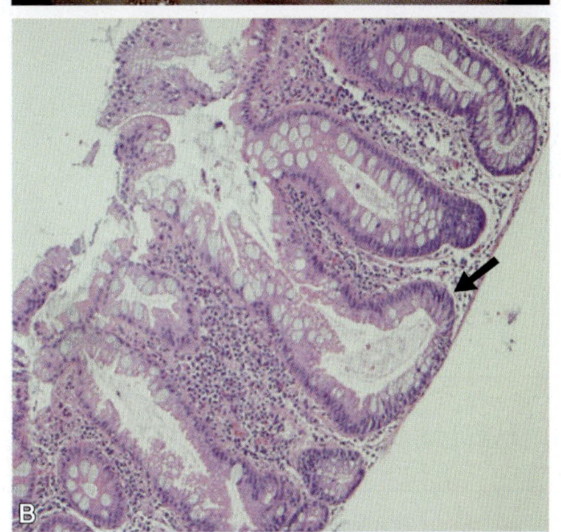

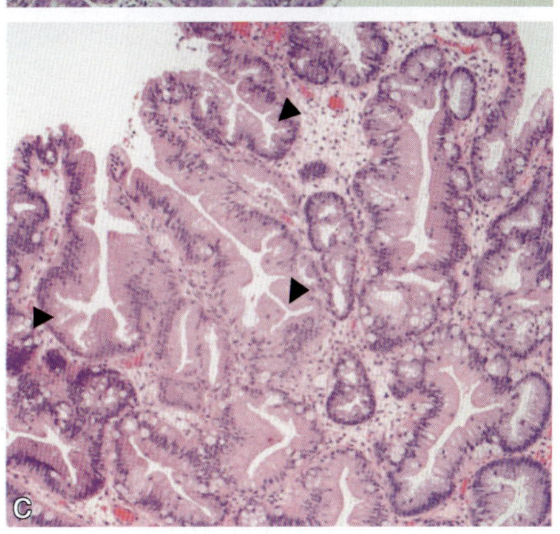

图 126.9　A，无蒂锯齿状腺瘤的内镜图像。这些病变呈典型扁平状，多位于近端结肠，可类似突出的皱襞，边界不清晰，有黏液帽；B，无蒂锯齿状腺瘤的组织病理学。息肉基底部的隐窝宽大、扁平，呈靴状（箭），核多形性，核仁明显。相同隐窝的中部和上部显示向外观更正常的细胞核成熟，但管腔表面呈锯齿状外观，杯状细胞营养不良；C，传统的锯齿状腺瘤表现为内衬异型增生上皮细胞的长叶，其特征为核多形性以及异位隐窝形成，其特征为小的发芽异常隐窝（箭头）。（Courtesy Lawrence Zukerberg，MD，Boston，MA.）

框 126.2 无蒂锯齿状腺瘤的主要组织学诊断标准

4 项中至少满足 2 项

1. 隐窝±隐窝分支的下 1/3 处存在过多的锯齿状结构
2. 黏膜肌层上方的 T 形或 L 形隐窝
3. 黏膜肌层下方的隐窝倒置(假性侵袭)
4. 隐窝下 1/3 柱状扩张

Data from East JE, Vieth M, Rex DK. Serrated lesions in colorectal cancer screening: detection, resection, pathology and surveillance. Gut 2015;64:991-1000.

病理学家在区分 HP 和 SSA 时,观察者之间可能存在明显的差异,尤其是 SSA 的诊断特征较轻或仅影响少量隐窝时,诊断标准缺乏验证和命名的统一性增加了临床医生的工作难度。一项多中心研究报告称,一些病理医师将所有锯齿状病变称为 HP[262],并且有人提出,在确定适当的监测间隔时,病理医师认为的所有>1cm 的近端结肠病变(称为 HP)均应视为 SSA。

与 HP 和 SSA 相比,TSA 是罕见的,代表结肠镜检查期间遇到的 1% 锯齿状病变。TSA 的外观类似于传统腺瘤,常为息肉样,有蒂,且多见于左半结肠。与 SSA(通常的非异型增生)相比[263],TSA 具有典型的细胞异型增生,并显示出几个明显的特征,包括明显的锯齿状、细胞质嗜酸性粒细胞增多、泡状和复层细胞核以及异位隐窝形成,其特征是小的、发芽异常隐窝,其基部不位于黏膜肌层附近(图 126.9)。异位隐窝形成的存在似乎对 TSA 具有高度特异性,并被认为解释了与 TSA 而非 SSA 或 HP 相关的旺盛突起生长[264]。

(三) 分子遗传学和表观遗传学

转化为 SSA 的途径与 TSA 具有一些共同特征,但也表现出不同的分子特征(图 126.10)。大多数 SSA(75% ~ 90%)[265]具有 *BRAF* 癌基因突变,导致第 600 位氨基酸从缬氨酸(V)替换为谷氨酸(E)(V600E),从而通过激活丝裂原活化蛋白激酶通路促进上皮细胞的增殖和存活。随后,导致 SSA 产生的分子改变遵循一条独特的高突变通路,其特点是数百个基因的微小突变和 CpG 岛的高甲基化,这通常发生在重要管家基因的转录起始点或附近。

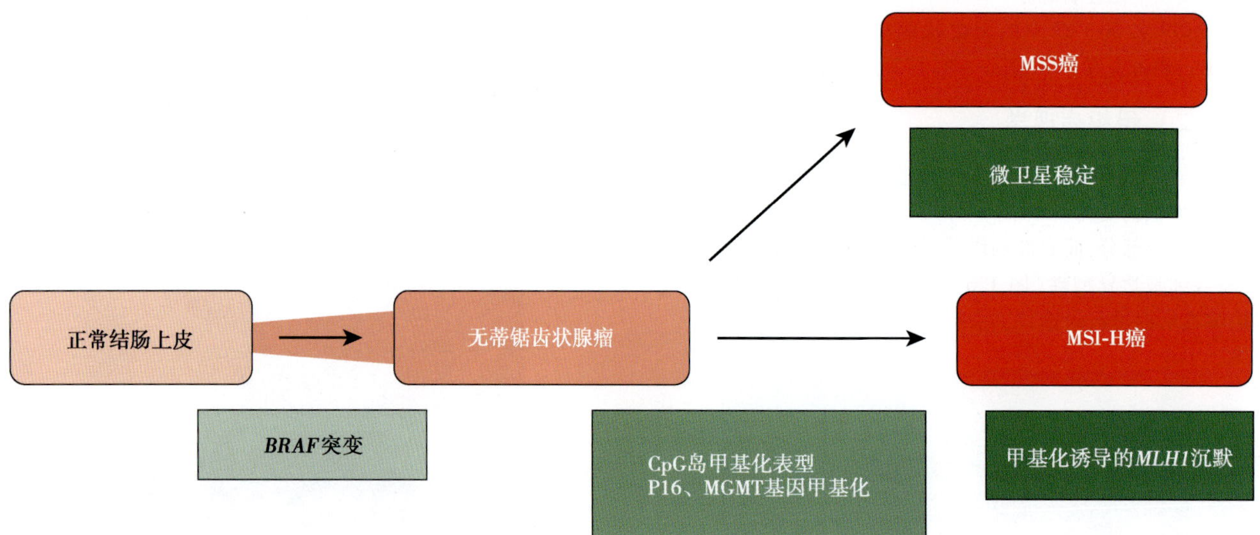

图 126.10 锯齿状肿瘤形成途径:无蒂锯齿状腺瘤的分子改变,遵循一种独特的高突变途径,其特征是数百个基因的突变和富含 CpG 岛的高甲基化,从而改变了基本 DNA 修复和基因组稳定基因的功能。MSI-H,高频微卫星不稳定性;MSS,微卫星稳定性

甲基化涉及在 CpG 二核苷酸的附近将甲基(—CH_3)加到半胱氨酸核苷酸上。基因启动子的甲基化是表观遗传控制基因沉默的主要机制,当重要的抑癌基因被沉默时,会导致细胞异常增殖和肿瘤发生。BRAF 突变与 CpG 岛高甲基化密切相关,CIMP 改变了必要的 DNA 修复和基因组稳定基因的功能,包括 *MGMT*、*MLH1*、*p16*、*MINT1*、*MINT2* 和 *MINT31*。结肠肿瘤的 CIMP 状态可以通过筛选一组已知特别容易启动子甲基化的基因来评估[266],SSA 中 CIMP 的频率估计在 70% ~ 76%之间[267,268],尽管 CIMP 标记组没有标准化,并且在不同研究之间存在差异。

DNAmmR 基因 *MLH1* 的甲基化诱导沉默导致高频微卫星不稳定性(MSI-H),这被认为是 SP 进展为癌症的最重要因素之一[269]。MMR 基因的遗传突变最初报告于 Lynch 综合征的肿瘤[270],但是在一些散发性 CRC 中也观察到高甲基化,特别是在 *MLH1* 中[271];MSI-H 肿瘤与微卫星稳定(microsatellite stable,MSS)肿瘤相比,具有更好的分期调整预后,并且可能对靶向 PD/L-1 和 CLTA-4 的新型检查点抑制剂有更好的反应[272,273]。沿着这些思路,以 *BRAF*(V600E)突变、CIMP+和高 MSI 状态为特征的高度可变的 CRC 在最近的一项全面的全基因组分析中占 276 例肿瘤的 16%,并与更好的总体预后相关[274];然而,还有一类没有 MSI 的锯齿状癌,被指定为 MSS。

与 SSA 相比,TSA 通常有 *K-ras* 而不是 *BRAF* 突变,*APC*、*TP53* 和 *MSI* 突变很少见。

(四) 危险因素

许多研究已经对 HP 的风险因素进行了一般性的探讨,但这些因素对 SSA 的适用性可能有限。虽然 SSA 的风险因素可能在一定程度上与 HP 和传统腺瘤重叠,但了解 SSA 发生的特定风险因素是非常重要的。

吸烟已被确定为 SSA 的一致性风险因素。在一项纳入 90 例任何大小 SSA 患者的研究中,多变量分析显示,暴露至少 20 包/年的吸烟者任何 SSA 的校正 OR 为 7.31(95% CI, 3.92~13.63),OR 为 10.20(95% CI,3.31~31.41),与对照组 200 例不吸烟者相比,大的(≥1cm)SSA[275]。这项研究还纳入了 90 例 TA 受试者的对照组,经多变量分析后,吸烟似乎与任何大小的 SSA 风险独立相关。在另一项仅有 SP 的 594 例受试者的研究中,特别观察到吸烟与 SSA 之间的相关性相似,其中当前吸烟者的校正 OR 为 3.00(95% CI, 1.93~4.66)[276]。这些观察结果与研究结果一致,表明吸烟与 MSI[277]、以及 *V600E BRAF* 突变和 CIMP 状态相关的 MMR 突变频率增加[278],和锯齿状异常隐窝病灶数量增加的风险增加相关[279],所有这些均被认为是锯齿状瘤形成途径中的关键分子和细胞事件。

其他与 SSA 相关的风险因素包括年龄、性别、BMI、糖尿病、阿司匹林/NSAIDs 的使用和有关锯齿状病变的个人史。尽管如前所述,这些因素中的数个已被证明总体上与 SP 一致相关,但这些研究通常也包括小的远端 HP,关于 SSA 特定风险因素的数据一直相互矛盾或缺乏。

关于 SSA 和年龄,已发布的数据有限,结果也是不一致的。在一项研究中,Anderson 等报告了随着年龄增长,SSA 的风险增加,每年增加的 OR 为 1.05(95% CI,1.02~1.08)[276]。然而,其他研究报道了年龄与 SSA 或晚期锯齿状病变的风险无关[280,281],并且一个超过 2 000 名 SSA 患者的大型病理队列报告了年龄中位数为 62 岁,与管状腺瘤(TA)患者的年龄中位数相同[282]。

女性可能更容易患上 SSA[283-286]。在一项大规模研究中,2 416 个 SSA 在结肠镜检查中被发现,其中 54% 来自女性(OR 1.21,95% CI,1.11~1.32)。这项研究中值得注意的是,随着 SSA 病变的进展,女性:男性比例增加,女性在无异型增生 SSA 患者中占 53%,在有 HGD 和癌症的 SSA 患者中,女性分别占 69% 和 76%[286]。因此,女性 SSA 的发病率似乎略高于男性,而且有意义的锯齿状病变的性别分布与腺瘤不同,有更大比例的女性患有更晚期的 SSA。

几项研究对肥胖与 SSA 的潜在联系进行了检验,结果不一。在一项研究中,与那些 BMI 在 30 以下的人相比,BMI≥30 的人患任何 SSA 的 OR 为 2.57(95% CI,1.44~4.62),患大型 SSA(≥1cm)的 OR 为 3.96(95% CI,1.27~12.36)[287]。然而,在 Burnett-Hartman 等报告的另一个更大的队列中,并未观察到类似的关联,BMI≥30 的受试者相对于 BMI<25 的受试者,任何 SSA 的 OR 为 1.13(95% CI,0.66~1.94)[277]。

糖尿病也可能与 SSA 的风险增加有关,但是研究结果并不一致。Anderson 等发现,与非糖尿病患者相比,糖尿病的存在似乎会增加 SSA 的风险,单因素 OR 为 4.57(95% CI, 2.36~8.82)[286],Bouwens 等则未发现任何关联[287]。

一些流行病学研究评估了阿司匹林的使用与 SP(包括小的 HP)之间的关系,并且普遍报告在定期服用 NSAIDs 的人中总体风险降低[281,289,290]。几项较新的研究发现,定期使用阿司匹林与降低近端病变的风险相关,尽管 NSAIDs 使用与 SSA 或晚期 SP 之间的负相关趋势没有达到统计学意义[276]。尽管这些数据表明阿司匹林和 NSAIDs 可能降低 SSA 的风险,但仍需要进一步的研究。

已经确定患有常规腺瘤的个人会增加腺瘤复发的风险[290-292]。然而,SP 患者出现异时性锯齿状肿瘤的风险尚未得到很好的确认。Benson 等报告称,SP 的病史与未来 SP 的风险增加相关(OR,3.67,95% CI,2.54~5.31)[292]。最近的两项研究也直接回答了这个问题。Bouwens 等发现,SP 的个人病史增加了在结肠镜随访检查中发现大的、结肠近端或异型增生的 SP 的风险(OR 为 2.6,95% CI 1.3~4.9)[287],Teriaky 等报告称,在 22 名首次结肠镜检查中发现 SSA 的患者中,有一半在 5 年的随访中发展为异时性 SSA[293]。

(五) 自然史

与传统的腺瘤不同,细胞学上的异型增生不是 SSA 的定义或共同特征,尽管它们确实有可能通过锯齿状途径引起癌症。异型增生发生的频率和速度尚未得到很好的描述,但对 2 139 例患者的 2 416 例 SSA 的横断面研究显示,85% 的 SSA 为非异型增生,12% 为 LGD,2% 为 HGD,1% 为腺癌[282]。与传统的腺瘤相似,息肉大小与组织学变化严重程度的增加相关,20mm 或更大的 SSA 中,32.4% 显示出异型增生,3.9% 具有黏膜下浸润性癌[295]。据估计,SSA 患者发生结直肠癌的 10 年风险为 3.2%,SSA 合并异型增生的患者为 4.4%。与之形成鲜明对比的是,传统腺瘤患者的发病率为 2.3%[296]。

一些患者同时患有传统腺瘤和 SSA。这些患者往往具有更大、更晚期的腺瘤和 SSA[297]。在近端 SSA 的患者中,CRC 的风险可能高达 1/17。SSA 与同时性和异时性癌症以及微卫星不稳定性(MSI)癌有关[298,299]。

(六) 管理(诊疗策略)

1. 内镜下外观

SSA 通常是扁平的,常见于近端结肠(75%)[300,301],并可能有突出的褶皱(37%)[302],其边界不明显(73%)[303],并带有黏液帽(64%~100%)[304,305](图 126.8)。这些特征使得即使是较大的 SSA 也具有微妙的内镜下外观,在常规白光结肠镜检查时,如果不仔细观察,可能会被忽略掉。SSA 检出率的估计范围广泛,从 0~23% 不等[306-308],这取决于操作者的经验,并且随着时间的推移,检出率似乎在增加[309],表明内镜医师和病理医师的识别存在不一致。

2. 检出和切除

建议在发现所有 SP 时都将其切除。可能无法区分 SSA 或 TSA 与 HP,而 SSA 和 TSA 有明显的转变为浸润性癌症的风险。较小的 SSA 可以通过活检钳钳除,但更大的息肉应通过圈套切除术摘除。切除传统腺瘤的一般原则也适用于 SSA 和 TSA。

2020 年,美国多学会工作组更新了腺瘤(表 126.6)和锯齿状息肉(表 126.8)息肉切除术后监测的建议[243]。

表 126.8　一般风险成人锯齿状息肉推荐的结肠镜监测间隔时间

基线结肠镜检查结果	结肠镜监测的推荐间隔时间	支持推荐的证据质量
直肠或乙状结肠内<20 个，HP<10mm	10 年	中等
乙状结肠近端<20 个，HP<10mm	10 年	非常低
1~2 个 SSP<10mm	5~10 年	非常低
3~4 个 SSP<10mm	3~5 年	非常低
5~10 个 SSP<10mm	3 年	非常低
SSP≥10mm	3 年	非常低
SSP 伴异型增生	3 年	非常低
HP≥10mm	3~5 年	非常低
TSA	3 年	非常低
≥20mm 的 SSP 分段切除术	6 个月	中等

Recommendations for Follow-Up After Colonoscopy and Polypectomy: A Consensus Update by the US Multi-Society Task Force on Colorectal Cancer. Gupta S, Lieberman D, Anderson JC, Burke CA, Dominitz JA, Kaltenbach T, Robertson DJ, Shaukat A, Syngal S, Rex DK. Gastrointest Endosc. 2020 Mar;91(3):463-485. e5. https://doi. org/10. 1016/j. gie. 2020. 01. 014. Epub 2020 Feb.

虽然 HP 被认为是非肿瘤性息肉，但由于它们与 SSA 相关，因此在下一节中不会与其他非肿瘤性息肉一起讨论。HP 通常是小的无蒂息肉，被广泛地认为与 SSA 和 TSA 相关；它们在外观上可能与小的腺瘤性息肉无法区分。在显微镜下，结肠隐窝变长，上皮细胞呈特征性乳头状构造（图 126.8），由分化良好的杯状细胞和吸收细胞组成，没有腺瘤性息肉所特有的细胞学异型性。有丝分裂和 DNA 合成仅限于隐窝的底部，细胞的有序成熟得以保存。上皮细胞和隐窝周围的成纤维细胞组成一个上皮-间充质单位，向结肠隐窝上移。与腺瘤性息肉不同，腺瘤性息肉中的上皮和成纤维细胞看起来不成熟，HP 组织分化程度更高，在基底膜中合成丰富的胶原[311]。一般认为，上皮细胞在结肠隐窝上移缓慢，HP 是由于成熟细胞未能正常分离而发展起来的。

根据组织学，HP 可以进一步分类为微泡型、杯状细胞型和黏蛋白贫乏型[243]。微泡型 HP 表面锯齿状，散在杯状细胞，胞浆内有大量黏蛋白小滴。杯状细胞型 HP 几乎完全由富含黏蛋白的杯状细胞组成，倾向于呈较不明显的锯齿状。黏蛋白贫乏型 HP 类似于微泡型 HP，但缺乏黏蛋白并显示更多的核异型性[312]。

虽然散发性 HP 被认为几乎没有潜在恶性倾向，但是 HP 和腺瘤可以在同一结肠中出现[313,314]，并且有证据表明微泡型 HP 和杯状细胞型 HP 分别可能是 SSA[315] 和 TSA[316,317] 的前驱病变。

HP 的患病率尚不清楚，但这种病变很常见。在 50 岁以上的无症状患者的结肠镜检查中，HP 的检出率为 9%~10%[318]。然而，这一频率在男性退伍军人中更高（30%~31%）[319]。对腺瘤易发家族的无症状亲属进行乙状结肠镜筛查，发现 26% 患有 HP，这一患病率与无症状配偶对照组的患病率（28%）基本相同[320]。尸检数据报告患病率为 20%~35%[12,16]。

HP 的发生率很大程度上取决于结肠检查的部位和患者的年龄。尸检研究反复观察到 HP 在远端结肠的优势[11,12,16]。乙状结肠镜检查集中在远端结肠和直肠，发现许多 HP，但即使是筛查结肠镜检查也发现远端结肠 HP 多于近端结肠[25]。在所有通过结肠镜检查切除的微小息肉（<5mm）中，HP 在直肠和乙状结肠中比腺瘤状息肉更多，在结肠的其余部位中则以腺瘤状息肉为主[321]。HP 的患病率随年龄增加而增加[8,91]。HP 的患病率与结肠癌的患病率也有关联。虽然这种相关性没有腺瘤和结肠癌之间的关联紧密，但并不一定意味着 HP 本身具有癌变潜力。数据表明，当前吸烟是 HP 的危险因素[111]。

HP 一般很小，通常是无蒂的，很少引起症状。由于它们不太可能癌变，切除它们几乎没有什么好处，但因为它们往往不能仅通过肉眼检查与肿瘤或 SP 区分开来，所以它们通常被切除。鉴于它们常见于结肠的远端，在这一部位发现 HP 并不令人震惊，特别是在老年人中。因为乙状结肠镜检查的结果有时被用来决定是否需要进行全结肠镜检查，因此将远端 HP 作为近端肿瘤的标志的重要性受到了质疑。一项系统综述发现，在无症状个体中，远端 HP 与任何近端肿瘤相关的风险为 21%~25%，与近端晚期肿瘤相关的风险为 4%~5%，因此有必要进行全结肠镜检查[322]。虽然大多数患有远端 HP 的患者可能会接受结肠镜检查，但目前的指南建议，如果未发现腺瘤，则患有不多于 20 个<10mm 的 HP 的患者可以按类似于没有息肉的间隔进行随访（即，建议重复结肠镜检查的间隔为 10 年）。患有≥10mm 的 HP 的患者应在 3~5 年内进行重复结肠镜检查，但支持此建议的证据质量非常低。结肠镜检查和息肉切除术后的随访建议：美国结直肠癌多学会特别工作组的共识更新[310]。

三、非肿瘤性息肉和息肉样病变

非肿瘤性息肉分为几个不同且不相关的群体：错构瘤性息肉，包括幼年性息肉、Peutz-Jeghers 息肉、炎性息肉和许多其他类型的息肉（见框 126.1）。

（一）幼年性息肉

幼年性息肉（图 126.11）是黏膜肿瘤，主要由过多的固有

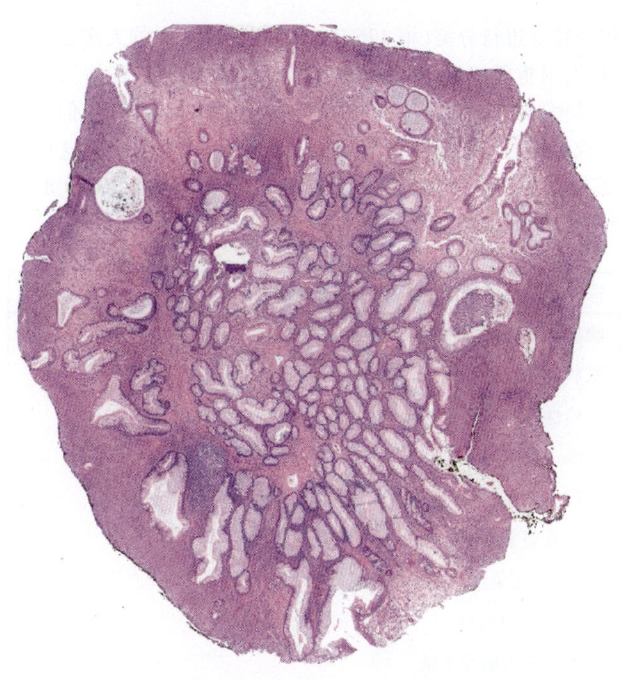

图 126.11　幼年性息肉的组织学显示了该病变特征性的大囊性间隙。(Courtesy Lawrence Zuckerberg, MD, Boston, MA.)

层和扩张的囊性腺体组成,而不是像腺瘤性息肉和 HP 中看到的过多的上皮细胞;因此,它们被归为错构瘤。肿胀、充满黏液的腺体、炎症细胞和水肿的固有层的出现促使一些观察者称这些病变为保留性息肉。

幼年性息肉似乎是获得性病变,很少在出生后的第一年看到,在 1~7 岁时最常见;偶尔会在成人中发现。幼年性息肉多为单发而非多发,通常是有蒂的,大小往往在 3mm~2cm 之间。由于这些息肉通常发生在直肠,并经常形成一个柄,它们在排便时可以脱出,甚至脱落。此外,它们的基质含有丰富的血管供应,这解释了一些幼年性息肉患者遭受的大量失血。由于出血和脱垂的可能性很大,建议切除幼年性息肉。

孤立的幼年性息肉基本上没有恶变的可能[323],并且在切除或自发脱落后往往不会复发。尽管直肠中大约 20% 的孤立幼年性息肉可能与近端息肉有关,但近端腺瘤很罕见,即使没有特定的监测,随后死于或发展为 CRC 的比率也不高于普通人群的这些比率。然而,当幼年性息肉为多发性时(见后面关于“幼年息肉病综合征”的讨论),患癌症的风险就会增加。然而,由于一些幼年性息肉中可能存在腺瘤性上皮,或由于同时存在腺瘤,因此发生癌症的风险增加。

(二) Peutz-Jeghers 息肉(黑斑-肠息肉综合征)

Peutz-Jeghers 息肉是一种独特的错构瘤性病变,以腺体上皮为特征,由发育良好的平滑肌与黏膜肌层相连的树枝状框架支持(图 126.12)。平滑肌带向息肉头部呈扇形延伸,并随着向息肉表面突出而逐渐变薄。Peutz-Jeghers 息肉与幼年性息肉的不同之处在于其固有层正常,病变的特征性表现主要来源于其异常的平滑肌组织。当发现多发性息肉伴有特殊的肠外表现,如口唇有黑雀斑、小斑点时,必须考虑 Peutz-Jeghers 综合征。这种类型的息肉在没有广泛性息肉病的情况下并不常见(稍后讨论)。

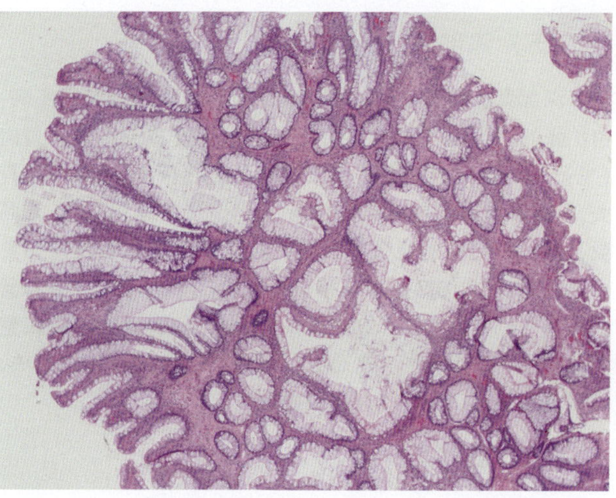

图 126.12　Peutz-Jeghers 息肉的组织病理学。在这种类型的息肉中,腺上皮由与黏膜肌层相连的发育良好的平滑肌的分树枝状框架支持。(Courtesy Lawrence Zuckerberg, MD, Boston, MA.)

(三) 炎性息肉(假性息肉)

炎性息肉见于炎症的再生和愈合阶段。它们通常由上皮全层溃疡形成,然后是一个再生过程,使黏膜呈奇异的息肉样结构。较少见的炎症性息肉代表相对正常的黏膜,位于重新上皮化的溃疡中。炎症性息肉可能是直径较大并且单发,可类似肿瘤性肿块,或手指一样,或可以形成黏膜桥,横跨管腔。多发病变可模拟息肉病综合征形态。假性息肉一词被用来与肿瘤性病变相区别,但实际上这些是真正的息肉状突起。在组织学上,在炎症后的早期可以看到炎症和旺盛的肉芽组织,但后来息肉的表面可以类似于正常黏膜。

任何形式的严重结肠炎,包括慢性 IBD(UC 和 Crohn 病)[324]、阿米巴性结肠炎[325]、缺血性结肠炎或细菌性痢疾,都可能引起炎症性息肉。在慢性血吸虫病中,通常可见含有肉芽组织、虫卵或成虫的多发性炎症息肉[326]。虽然它们不具有内在的肿瘤潜力,但假性息肉经常出现在患病的结肠中,作为结肠癌风险增加的标志(UC、血吸虫病)。巨大的或成群的假性息肉可导致结肠梗阻。

罕见的多发性和复发性炎症性胃肠道息肉会产生疼痛和梗阻,有散发报道甚至家族性发病[327]。这些病变主要发生在回肠,可能非常大,甚至会导致肠套叠。帽状息肉病是另一种罕见的疾病,其特征是炎性息肉,隐窝细长,固有层内见混合性炎性浸润,表面有纤维蛋白脓性渗出物[328]。帽状息肉症主要发生在直肠乙状结肠,但可发生在结肠的任何地方,在内镜下可能与 IBD 的假息肉混淆。黏膜脱垂被认为是一种可能的潜在病因(见第 128 章)[488]。

(四) 黏膜脱垂性息肉

结肠内通常见一些赘生物或乳头状组织,从组织学上看是正常的黏膜。在这种情况下,黏膜下正常组织抬高叠加其上,这些病变可称为黏膜息肉或黏膜脱垂性息肉,其存在没有临床意义。虽然黏膜息肉的大小不一,通常较小,但直肠脱垂有时可表现为大的病变,可能类似于息肉甚至 CRC,但在活检时仅表现为典型的脱垂特征,类似于单发的直肠溃疡。

（五）深部囊性结肠炎

深部囊性结肠炎是一种具有罕见的黏膜下病变的疾病，由扩张的、充满黏液的腺体组成，可以形成单发或多发的息肉（见第 128 章）。深部囊性结肠炎与儿童的 Peutz-Jeghers 病有关，但更常见的是与黏膜损伤（手术创伤）、溃疡和炎症（结肠炎）有关，也与腺癌有关。该病变可能是由于在黏膜损伤愈合过程中，正常的结肠腺体移位到上皮之下造成的。结肠囊肿是另一种类型的结肠黏液腺的囊性扩张，表现为分布在整个黏膜上的微小囊肿。这通常与烟酸缺乏症（糙皮病）有关，也可见于热带口炎性腹泻和白血病[329]。

（六）肠气囊肿症

结肠（和小肠）黏膜、黏膜下层和浆膜下层偶见多个充满气体的囊肿，可产生息肉样外观（见第 128 章）。肠气囊肿症可能由许多胃肠道和非胃肠道疾病以及结肠镜检查引起，囊肿的放射学和内镜检查具有特征性的外观。如果在使用硬化治疗针穿刺/抽吸后囊肿塌陷，或用活检钳去除囊肿上的覆盖物时，则可在内镜下证实其诊断。这些情况可引起各种症状，包括腹腔积液或腹腔积气引起的腹胀、出血甚至腹水（损伤浆膜），但也可能无症状[330]。

氧疗可使囊肿消退[331]，但疾病可复发并持续数月[330-332]。

（七）其他

结肠黏膜下的任何病变都可以使过度增生的上皮隆起，产生息肉样外观。整个结肠都存在淋巴组织，肥大的滤泡可能被误认为是病理性的黏膜过程。良性淋巴样息肉可以生长到足以产生症状（疼痛、出血）或也可变为有蒂的息肉。多发性良性淋巴样息肉可能作为正常变异被发现，特别是在儿童中。良性淋巴样息肉的主要重要性在于与恶性淋巴病变的区别。恶性淋巴瘤[333]和慢性淋巴细胞性白血病[334]也可表现为多发性结肠息肉。

结肠是脂肪瘤最常见的胃肠道部位，脂肪瘤往往是孤立的，但可能表现为多发性黏膜下病变。脂肪瘤通常是无症状的，偶然发现。低密度的脂肪可以使病变具有特征性的放射学外观，其柔软、可变形的性质和黄色有助于结肠镜医生进行粗略诊断。结肠脂肪瘤最常见于右结肠，往往发生在回盲瓣或其附近[335]，通常不需要切除这些病变。

肿瘤如类癌、转移性肿瘤（尤其是黑色素瘤）和其他罕见的癌症可以产生无明显识别特征的黏膜下病变。其他黏膜下病变可能会被偶然发现，包括纤维瘤、神经纤维瘤、白肌瘤、颗粒细胞瘤、血管瘤和子宫内膜异位。

四、胃肠道息肉病综合征

尽管大多数结肠息肉是孤立出现的，但也有在整个结肠观察到弥漫性息肉病。息肉病综合征主要根据息肉的基本组织学特征进行分类（框 126.3）。这些综合征中的大多是遗传性的，最重要的是，它们通常与 CRC 或胃肠道和实体胃肠器官其他部位癌症的风险增加相关。遗传学的进步使人们对这些综合征的基础和生物学有了更准确的认识，许多与这些疾病有关的基因，已被证明在零星发生的结肠息肉和癌症的发病机制中起着同样重要的作用。

框 126.3　胃肠道息肉病综合征的分类

腺瘤性息肉病综合征
- 家族性腺瘤性息肉病
- 家族性腺瘤样息肉病变体
  - Gardner 综合征
  - 胶质瘤息肉病综合征（Turcot 综合征）
  - 衰减型家族性腺瘤性息肉病
- MUTYH 相关息肉病（MYH 息肉病）
- NTHL1 型息肉病

锯齿状息肉病综合征

错构瘤性息肉病综合征
- 黑斑-肠息肉综合征（Peutz-Jegers 综合征）
- 幼年性息肉
- PTEN 错构瘤综合征
  - 多发性错构瘤综合征（Cowden 病）
  - Bannayan-Ruvalcaba-Riley 综合征

罕见错构瘤性息肉病综合征
- 遗传性混合性息肉病综合征
- 肠神经节细胞瘤病和神经纤维瘤病
- Devon 家族性综合征
- 基底细胞痣综合征

非遗传性息肉病综合征
- Cronkhite-Canada 综合征
- 淋巴瘤性息肉病
- 结节性淋巴增生

（一）遗传性息肉病综合征

1. 腺瘤性息肉病综合征

FAP 综合征是第一个在遗传学上被描述的息肉病综合征，将 *APC* 基因鉴定为 FAP 中潜在的遗传变异是一个里程碑式的事件，有助于结肠息肉病综合征的正确分类和管理。例如，Gardner 综合征和衰减型家族性腺瘤性息肉病（attenuated familial adenomatous polyposis，AFAP）最初被认为是不同的实体疾病，但两者都是由 *APC* 基因的潜在突变引起的，而 *APC* 基因也是典型 FAP 的原因。因此，这些综合征现在被认为是经典 FAP 的变体（表 126.9）。FAP 在临床表现、基因检测和治疗管理方面的经验教训，为治疗所有其他结肠息肉病综合征提供了指导。

表 126.9 腺瘤性息肉病综合征

综合征	基因突变	遗传类型	息肉	肠外表现
典型 FAP	*APC*(通常为截短蛋白)	常染色体显性遗传	结肠腺瘤(数千) 十二指肠、壶腹周围腺瘤 胃底腺息肉 空肠和回肠腺瘤	骨肉瘤(下颌骨、颅骨、长骨) CHRPE 硬纤维瘤 表皮样囊肿和皮脂腺囊肿 甲状腺、肾上腺肿瘤 髓母细胞瘤*
衰减型 FAP	*APC*(5′和 3′区域)	常染色体显性遗传	结肠腺瘤(<100;近端结肠)十二指肠、壶腹周围腺瘤胃底腺息肉	下颌骨骨瘤(罕见)
MUTYH 相关性息肉病(MAP)	*MUTYH*(*MYH*)	常染色体隐性遗传	结肠腺瘤(5~100s) 十二指肠息肉病	CHRPE 骨肉瘤
聚合酶校对相关性息肉病(PPAP)	*POLD1*,*POLE*	常染色体显性遗传	结肠腺瘤 十二指肠腺瘤	子宫内膜癌
家族性牙齿发育不全	*AXIN2*	常染色体显性遗传	结肠腺瘤 增生性息肉	牙齿发育不全
NTHL1 息肉病	*NTHL1*	常染色体隐性遗传	结肠腺瘤	—

*结肠息肉病和髓母细胞瘤的组合被称为 Turcot 综合征。
APC,腺瘤性结肠息肉病;CHRPE,先天性视网膜色素上皮肥大;FAP,家族性腺瘤性息肉病;MUTYH,mutY 同源物(大肠杆菌)。

(1) 家族性腺瘤性息肉病

遗传学

家族性腺瘤性息肉病(FAP)是最常见和最具特征的腺瘤性息肉病综合征。它是一种常染色体显性遗传疾病,外显率为 80%~100%,估计患病率为 1/5 000~1/7 500[336]。突变的 *APC* 等位基因作为受感染父母的种系突变遗传,当第二个等位基因(来自未受感染的父母)突变或缺失时,腺瘤就会发生。*FAP* 基因的鉴定始于 1986 年,当时对一名患有多发性先天畸形和 5 号染色体长臂缺失部分的患者进行了细胞遗传学鉴定[337]。1987 年的遗传作图研究和限制性片段长度多态性分析,将 *FAP* 的基因定位在 5q21-q22 区域[338,339]。同时,限制性片段长度多态性分析表明,该基因的 2 个等位基因中的一个在偶发性 CRC 中经常丢失。基因缺失可能导致肿瘤进展的事实表明,*FAP* 位点编码肿瘤抑制基因[340]。

1991 年,负责 FAP 的 *APC* 基因被克隆为首批人类肿瘤抑制基因之一[341-343]。FAP 和 Gardner 综合征患者中存在种系突变,在大多数情况下,这些突变会产生一个过早的终止密码子,导致蛋白截短。种系突变分散在基因的 5′半部分,而 *APC* 的体细胞突变倾向于在基因中心附近的突变簇区域聚集(图 126.13)[344]。

APC 蛋白是结肠上皮细胞稳态的多方面调节因子,调节细胞增殖、迁移、分化、凋亡和染色体分离[345]。APC 蛋白的近端部分包含能够寡聚化以及与调节肌动蛋白细胞骨架的蛋白结合的区域,从而影响细胞形态、极性,以及迁移。APC 蛋白通过其中心部分与 β-连环蛋白相互作用来调节 Wnt 信号通路,β-连环蛋白是一种通常通过锚定细胞表面黏附分子 E-钙黏蛋白来维持细胞-细胞间连接的蛋白质。在正常细胞中,APC 与其他蛋白质[轴蛋白(axin)]、传导素(conductin)和 GSK3b 丝氨酸-苏氨酸激酶]形成复合物,以结合 β-连环蛋白。这种结合导致 β-连环蛋白磷酸化,随后在细胞质中进行下调。然而,如果 β-连环蛋白结合区发生突变,则 β-连环蛋白不再下调,使其能够进入细胞核,在细胞核中它与转录因子-4(TCF-4)等其他转录因子相互作用,上调靶基因,从而促进腺瘤的形成。axin 的种系突变被发现会导致多发性结肠腺瘤表型(见下文)。APC 的羧基末端部分包含一个有助于正确染色体分离和细胞骨架调节的结构域。由于绝大多数 APC 突变截断了蛋白质,这具有破坏 β-连环蛋白组成性分解的双重作用,导致癌症相关基因的激活,并产生异常染色体分离,从而导致 CIN。

(2) 临床特征

临床表现

如果息肉负荷高或已发展为癌,FAP 患者可出现便血、腹泻和腹痛等非特异性症状。诊断的最佳窗口是在症状前期,这是通过对受累患者亲属进行诊断来实现的。考虑到息肉的弥漫性分布,乙状结肠镜很容易作出临床诊断,但最好是结肠镜检查,这样可以了解完整的肠道改变,同时排除结肠其他部位存在的癌症。100 多个息肉的存在以及这些息肉是腺瘤的组织学证实将提示 FAP 的表型诊断。*APC* 基因检测呈阳性,可明确诊断 FAP 与其他腺瘤性息肉病综合征。

伦敦 Mark 医院对 FAP 自然史的研究表明,从出现息肉到发展成癌症大约需要 10 年的时间[346];然而,一旦诊断出来,就不建议推迟手术,即使是有症状前的患者,但尚未完成青春期的患者除外。在 10~12 岁左右对高危人群进行基因检测有助于简化临床评估。在已知突变的家庭中,检测呈阳性的儿童可以接受乙状结肠镜检查,以确定其疾病状况。如果基因检测结果为阴性,孩子可以不做乙状结肠镜检查,尽管

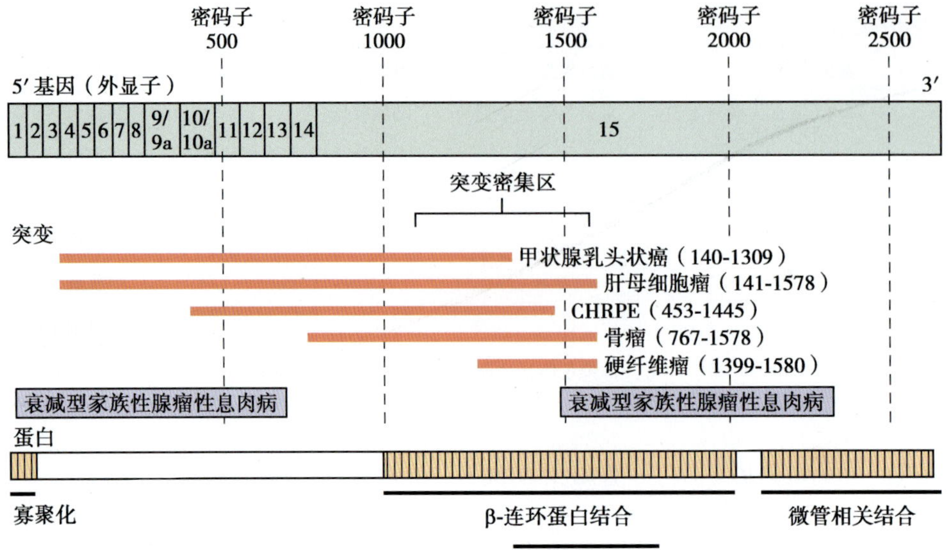

图 126.13　*APC* 基因、其突变及蛋白功能域的示意图。该基因由 15 个外显子组成。与衰减型家族性腺瘤性息肉病（AFAP）相关的突变发生在该基因的 5′和 3′区域。先天性视网膜色素上皮肥大（congenital hypertrophy of the retinal pigment epithelium，CHRPE）的病变，仅见外显子 9 下游的突变。突变簇区位于基因的中心，大多数突变引起息肉病。甲状腺乳头状癌、肝母细胞瘤、骨瘤和硬纤维瘤均与所示密码子区相关。APC 蛋白负责寡聚化、β-连环蛋白结合和微管结合的结构域沿底部显示。（Modified from Goss KH，Groden J. Biology of the adenomatous polyposis coli tumor suppressor. J Clin Oncol 2000；18：1967-79；Groen EJ，Roos A，Muntinghe FL，et al. Extra-intestinal manifestations of familial adenomatous polyposis. Ann Surg Oncol 2008；15：2439-50.）

在青春期后进行乙状结肠镜检查仍然是谨慎的，只是为了抵消罕见的实验室错误的可能性。

结肠发现。典型的 FAP 的特点是在大肠内逐渐形成数百至数千个腺瘤性息肉（图 126.14）。遗传 *APC* 突变的个体通常大约在 10~12 岁时才发现腺瘤；然而，很少在 10 岁前出现。在一个早期的 FAP 病例系列中，息肉发病的平均年龄为 25 岁，但症状通常在 33 岁时才出现。腺瘤诊断的平均年龄为 36 岁，癌症诊断的平均年龄为 39 岁，癌症死亡的平均年龄为 42 岁；90% 的 FAP 病例在患者 50 岁时被确诊[346]。一项以早期筛查为重点的研究报道，50% 的 *FAP* 基因携带者在 15 岁左右时乙状结肠镜检查发现息肉[347]。

FAP 始于少量息肉，数量逐渐增加，直到结肠布满腺瘤。所有种类的腺瘤性息肉均可见到，包括管状腺瘤、管状绒毛状腺瘤。结肠切除术标本中肉眼可见的息肉数量平均为 1 000 个，但可能有数万个。APC 基因在 1 250 和 1 464 密码子之间的种系突变与结肠的更多覆盖有关，而该基因其他地方的突变导致结肠息肉减少[348]。结肠的组织学检查也显示出大量的显微镜下腺瘤，其中最小的可能涉及单个结肠隐窝（“异常隐窝病灶”）。息肉的大小和数量对应于从临床疾病发作到检测时间之间的潜伏期；有症状的先证者的肿瘤数量往往比筛查发现的无症状的年轻亲属多。大多数息肉都很小（<1cm），单独来看，这些息肉与普通人群中发现的腺瘤性息肉相同。

CRC 应被认为是 FAP 自然史中不可避免的后果，如果结肠完好无损，则在息肉病发作约 10~15 年后出现。CRC 在青春期是罕见的，但也会早在 9 岁时被诊断出来了[349]。这些癌症具有与一般人群相同的恶性肿瘤病理分级和相同的结肠内分布，除了多种同时发生的癌症更常见（占 48% 的病例）[346]。

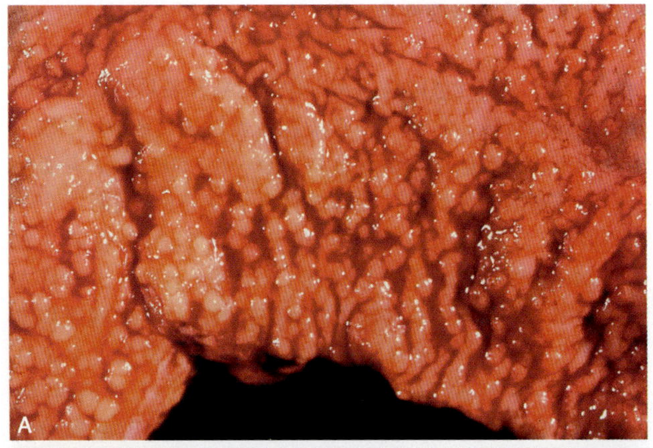

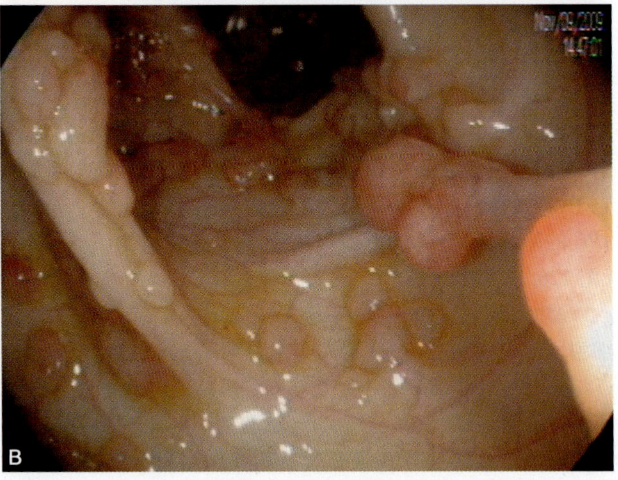

图 126.14　A，家族性腺瘤性息肉病（FAP）患者的预防性结肠切除标本。FAP 患者有多发性腺瘤性息肉覆盖于全结肠。在该病例中，息肉的尺寸很小；B，FAP 患者的结肠镜检查视图

尽管关注筛查和监测，但多达 25% 的 FAP 患者在结肠切除术时患有 CRC[350]。

上消化道发现。因为 FAP 患者在出生时身体所有细胞都有 *APC* 种系突变，因此肿瘤可以在结肠以外的其他器官发生。例如，几乎所有的 FAP 患者都存在胃和小肠息肉（图 126.15）[351]。

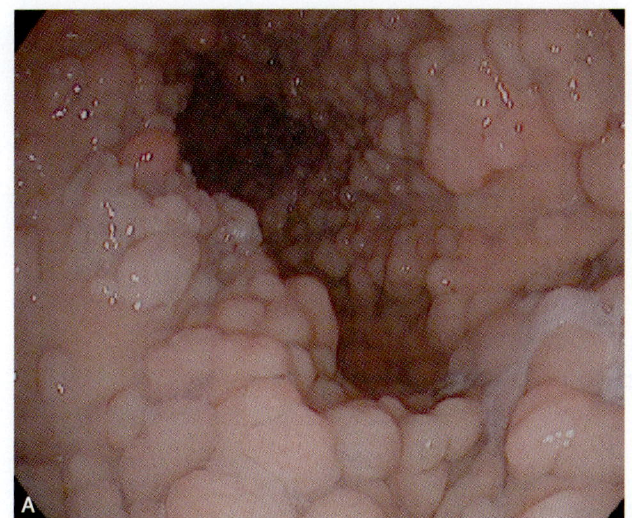

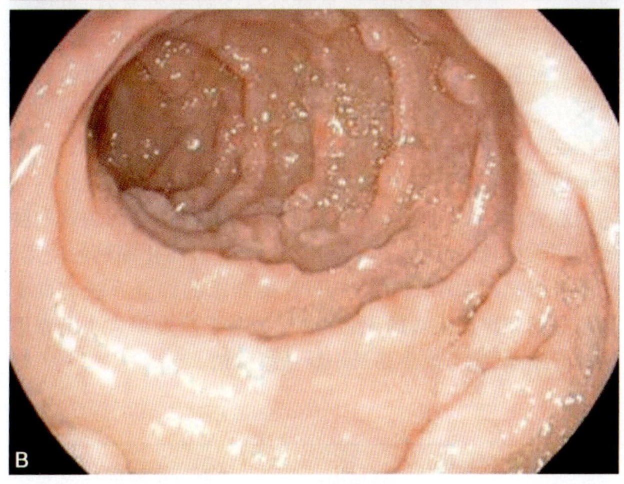

图 126.15　家族性腺瘤性息肉病患者上消化道息肉的内镜表现。A，胃底腺息肉病，其中大量小息肉弥漫性分布于整个胃；B，十二指肠息肉病，十二指肠第二部分遍及多发小扁平腺瘤

30%～100% 的患者发生胃息肉，且多为非肿瘤性胃底腺息肉。这些息肉通常为 1～5mm 无蒂生长，显微镜下表现为胃底腺增生和微囊。它们可能出现在 10 岁前，甚至在其他胃肠道腺瘤发生之前。在无 FAP 的人群中也可发现胃底腺息肉，尤其是那些长期接受 PPI 治疗的人群，但这种生长很少有异型增生，这与 FAP 患者的胃底腺息肉相反，在大约 25%～41% 的病例中，观察到上皮异型增生，这是由 *APC* 基因突变引起的[352,353]。FAP 相关胃底腺息肉中的异型增生与息肉大小、十二指肠息肉病严重程度增加和胃窦炎直接相关，并且与使用抑酸治疗和存在幽门螺杆菌呈负相关[353]。

胃腺瘤并不常见，在 FAP 患者中的发生率约 5%，通常发生在胃窦。在美国 FAP 患者中发生胃腺癌的情况仍然罕见[352,354]，但在日本很常见，日本一般人群中的胃癌发生率也较高[355]。在 FAP 登记研究中，预防性直肠结肠切除术后 FAP 患者的预期寿命延长与胃癌发生率增加相关（0.6%～4.2%）[356,357]。在 FAP 患者的胃中也可能发现微类癌[358]。

一种新描述的常染色体显性综合征，称为胃腺癌伴近端胃息肉病（gastric adenocarcinoma with proximal polyposis of the stomach，GAPPS），可能与胃中的 FAP 表型相似，因为近端胃中有许多胃底腺息肉，通常伴有异型增生[359]。与 FAP 不同，GAPPS 患者发生胃腺癌的风险非常高，通常没有十二指肠息肉，很少有结肠腺瘤。导致 GAPPS 的突变独特地位于 APC 的启动子区，以调节基因的表达[360]。

FAP 患者中有 60%～90% 发生十二指肠腺瘤，其发病率随着年龄增长而增加[361]。腺瘤有累及壶腹周围，甚至阻塞胰腺或胆管系统的倾向，很少导致急性胰腺炎。多达 50%～85% 的 FAP 患者表现为 Vater 乳头腺瘤样改变[351,361]。因此据报道，十二指肠癌（通常为壶腹周围）的终生发病率为 4%～12%[357]，RR 为 124～331[361,362]。总的来说，这些腺癌是 FAP 患者预防性结肠切除术后癌症死亡的主要原因。较早的患病率研究可能在一定程度上夸大了十二指肠腺瘤的风险估计，因为在内镜监测下，观察到十二指肠和壶腹腺瘤进展为癌的发生率相当低[363]。无论如何，建议每 1～3 年进行一次胃和十二指肠的筛查和监测[364]。30 岁前发生十二指肠癌极为罕见。

Spigelman 分类根据息肉的数量、大小、组织学和异型增生的严重程度最终将息肉病患者分为不同的阶段（表 126.10）[365]。Ⅲ期和Ⅳ期十二指肠息肉病患者比早期患者更易进展为十二指肠腺癌。尽管尚未制定明确的筛查指南，但Ⅳ期息肉病可能适合手术治疗。

表 126.10　十二指肠息肉病的 Spigelman 分级

积分	得分		
	1 分	2 分	3 分
息肉数量	1～4	5～20	>20
息肉大小/mm	1～4	5～10	>10
息肉组织学	管状的	管状绒毛的	绒毛状的
异型增生	轻度	中度	重度

Spigelman 分级：
0＝0 分
Ⅰ＝1～4 分
Ⅱ＝5～6 分
Ⅲ＝7～8 分
Ⅳ＝9～12 分
（Spigelman AD，Williams CB，Talbot IC，et al. Upper gastrointestinal cancer in patients with familial adenomatous polyposis. Lancet 1989；2：783-5.）

在 FAP 患者中，空肠腺瘤和回肠腺瘤的检出率分别为 40% 和 20%。幸运的是，这些部位的恶性转化是罕见的[351]，但临床上需要保持警惕，应考虑使用小肠系列成像、视频胶囊式内镜（video capsule endoscopy，VCE）或气囊肠镜检查整个小肠[362,364]。结肠次全切除术或全直肠结肠切除术加回肠贮袋-肛门吻合术后，应注意监测残留直肠或贮袋是否发生肿瘤。FAP 患者回肠可出现淋巴样增生，可通过活检将其与腺瘤性息肉区别开。

肠外检查结果。最初将 Gardner 综合征描述为一种家族性疾病,包括胃肠道息肉病和骨瘤,与 FAP 不同的各种良性软组织肿瘤和其他肠外表现(见表 126.9)已经重新评价,认识到 FAP 和 Gardner 综合征都是由 *APC* 基因突变引起的相同疾病的不同表现。骨骼异常包括下颌骨、颅骨和长骨的骨瘤;外生骨疣;以及各种牙齿异常包括下颌骨囊肿、阻生牙和多生牙。当仔细寻找时,高达 90% 的 FAP 患者可见到下颌骨骨瘤,而没有其他 Gardner 综合征柱头[366]。FAP 中的下颌骨骨瘤往往是多发性的,而非特异性硬化性骨病变通常是单发的,位于病变牙附近。骨瘤可发生于儿童发生结肠息肉病之前。由于骨瘤没有恶性潜能,所以只有因出现症状或美容的原因才被切除。

据报道,在一些患有 FAP 或 Gardner 综合征的家庭中,先天性视网膜色素上皮肥大(CHRPE)[367,368]。超过 90% 的 FAP 或 Gardner 综合征患者有眼底色素病变。CHRPE 病变可能是多发性的(63% 的病变≥4 个),87% 的患者是双侧的[367]。存在多个双侧病变似乎是 *FAP* 基因携带的可靠标志,如果受累亲属表现出 CHRPE,其缺失预示着缺乏诊断[368]。CHRPE 病变是无症状的好奇心,在确诊为 FAP 的患者中不需要寻找。CHRPE 可能反映了 FAP 患者最准确的基因型-表型相关性;这些病变发生在外显子 9 远端至外显子 15 近端的 *APC* 基因突变患者中(见图 126.13)[369]。

腺瘤性息肉病综合征的一个特别严重的并发症是发生弥漫性肠系膜纤维瘤病,也称为硬纤维瘤。在 4%~32% 的患者中报告了硬纤维瘤,在该疾病的致死性并发症中仅次于转移癌,位居第二位[370]。FAP 患者患硬纤维瘤的绝对风险估计为 2.56/1 000 人/年,是一般人群风险的 825 倍[371]。当 FAP 患者是 FAP 伴硬纤维瘤患者的一级亲属时,其患硬纤维瘤的风险是一般 FAP 患者的 2.5 倍[370]。由于家族病史会增加硬纤维瘤的风险[371],在该亚组患者中,应谨慎将腹部影像学检查纳入其整体监测方案中,即使尚未确立硬纤维瘤监测的明确指南。

当致病突变位于 *APC* 基因密码子 1444(或在一些研究中,密码子 1399)的远端时,通常会发生硬纤维瘤(见图 126.13)。奇怪的是,复发性硬纤维瘤可以表现出不同于初始肿瘤的 *APC* 基因体细胞突变[344]。通常,硬纤维瘤是由剖腹手术后(例如预防性直肠结肠切除术后)发生的肠系膜成纤维细胞的进行性生长所致,但偶尔会自发出现。与恢复性直肠结肠切除术(即全直肠结肠切除术联合回肠-肛门吻合术)后发生的硬纤维瘤相关的发病率似乎与回肠-直肠吻合术(ileorectal anastomosis,IRA)后形成的发病率相似[372]。一项大型国际队列研究表明,发生硬纤维瘤的明显风险因素包括:硬纤维瘤阳性家族史、腹部手术和 *APC* 突变位点(密码子 1444 的远端)[373]。

观察到硬纤维瘤似乎最常见于女性而不是男性,最常发生于早期结肠切除术后(<18 岁),这一观察结果促使一些专家建议对年轻女性 FAP 患者推迟结肠切除术[374]。硬纤维瘤可引起胃肠道梗阻;动脉、静脉和输尿管缩窄;其死亡率为 10%~50%。在这种情况下,额外的手术通常无济于事。硬纤维瘤在局部和可接近时,对放射治疗可能有反应[375]。遗憾的是,大多数肿瘤累及这些患者的肠系膜,使得放射治疗不切实际。药物治疗的尝试取得了适度令人鼓舞的结果。非甾体抗炎药舒林酸通常可引起 FAP 结肠腺瘤消退(见后文),在一些患者中导致肿瘤部分缩小,但在其他患者中没有反应[376,377]。抗雌激素药物他莫昔芬对少数患者有效,黄体酮也有效[378,379];常用舒林酸和他莫昔芬联合治疗[370]。

已经提出了 FAP 相关硬纤维瘤的分期系统,这可能有助于医疗决策(表 126.11)[380]。早期硬纤维瘤患者的结肠切除术至硬纤维瘤的间隔时间似乎更长,息肉负荷有所降低,硬纤维瘤保持稳定或消失的可能性更高,预后更好。包括化疗在内的综合治疗[381],似乎适用于Ⅲ期和Ⅳ期疾病,因为这些肿瘤的病程更具侵袭性。一项研究显示,一种将止痛药的使用、的硬纤维瘤的大小>10cm 和 TPN 的需求的评分系统有助于预测Ⅲ期和Ⅳ期疾病的死亡率[382]。对于严重损害小肠系膜的硬纤维瘤,应考虑小肠及小肠系膜移植。

表 126.11 家族性腺瘤性息肉中硬纤维瘤的分期和预后

阶段	定义	患者人数	从结肠切除至硬纤维瘤的时间/年	快速增长/%	硬纤维瘤死亡/%
Ⅰ	无症状最大直径<10cm,且不生长	21	7.5	0	0
Ⅱ	轻度症状最大直径<10cm,且不生长	36	5.8	3(8)	0
Ⅲ	中度症状或伴肠梗阻或输尿管梗阻;或 10~20cm,或生长缓慢	26	2.4	3(12)	4(15)
Ⅳ	症状严重;或>20cm,或生长迅速	16	1.4	6(33)	8(44)

Church J,Lynch C,Neary P,et al. A desmoid tumor-staging system separates patients with intra-abdominal,familial adenomatous polyposis-associ-ated desmoid disease by behavior and prognosis. Dis Colon Rectum 2008;51:897-901.

除硬纤维瘤外,其他软组织肿瘤在 FAP 和 Gardner 综合征中也有很好的描述,包括表皮样囊肿、纤维瘤和脂肪瘤。表皮样囊肿也称为包涵体囊肿,过去曾被错误地称为皮脂腺囊肿。表皮样囊肿内衬正常上皮,不含皮脂腺。当这些家族中的多发性表皮样囊肿在青春期前出现时,这是息肉病的预兆。在这些综合征中还可出现胆管树、肝脏和肾上腺肿瘤,在 FAP 患者中,甲状腺乳头状癌的发病率可高达 12%,主要见于女性患者[383]。肝母细胞瘤罕见,可累及 FAP 家系中非常年幼的儿童。FAP 的肠外表现已在其他地方进行了详细综述[384]。

基因型-表型相关性。在 FAP 中绘制精确的基因型-表型相关性通常是困难的,因为相同的 *APC* 基因突变可以引起孤立的结肠息肉病或结肠外表现[345]。而且,一个相同的 *APC* 基因突变,可以在不相关的家族中表现出完全不同的结肠和结肠外表型特征[385]。即使在一个家庭内,这种疾病也可以在不同的人中表现不同[386],其他遗传或环境疾病修饰因素可能是产生表型变异的原因。

尽管基因型-表型相关性存在差异,但已经出现了一些一般模式(见图126.13)。大量息肉病与基因中间部分(密码子1250和1464之间,尤其是密码子1300附近)的突变有关,然而,在影响*APC*基因近端(5′)和远端(3′)的突变中观察到轻度结肠表型,这些突变导致FAP减弱(见后文)。硬纤维瘤通常(但并不总是)在融合前息肉区域远端观察到突变。CHRPE病变存在外显子9远端的突变。甲状腺乳头状癌与突变簇区近端的突变有关。

基因检测和咨询。基因检测是患有遗传性遗传疾病(如FAP)患者整体护理的重要组成部分,对受累患者的管理并非如此,但可识别症状前的亲属(也可能是基因携带者)[387]。然而,大约20%的FAP患者没有家族史,代表*APC*位点的新突变[346]。通过提取外周血或口腔拭子中白细胞的DNA进行基因检测,基因重排分析的全DNA测序是鉴定*APC*基因种系突变的标准方法。基因检测的选项包括单独分析*APC*基因或在与结肠息肉和癌症风险相关的广泛基因组背景下分析*APC*基因。如果FAP的临床诊断不确定,并且正在考虑其他诊断因素,则可首选后一种策略。下一代测序技术使这种多基因测序更加可行和实惠。

最佳的检测策略是首先向受影响者提供基因检测。受影响者没有突变表明,对高危亲属进行基因检测不太可能产生临床有用的信息,所有家庭成员均应被视为有风险。阳性基因检测可以更集中地检测高危亲属。建议将高危儿童的检测推迟到10~12岁,此时通常会开始临床筛查。对其他家庭成员的基因检测最好在综合遗传咨询计划的背景下进行,因为这会引起一些复杂的问题,如心理否认、幸存者内疚、过早担心检测是否在年龄太小时进行、家庭内部冲突、就业歧视和医疗保险[388]。此外,基因检测结果的解释可能很复杂,尤其是当识别出意义不确定的变异时。

2. 治疗

(1) 手术

手术是FAP结肠息肉病的最终治疗选择。手术的时机和范围是临床主要的考虑因素。手术前应每年进行结肠镜检查。最佳方法是采用传统的回肠造口术或是回肠袋肛门吻合术,进行全直肠结肠切除术,后一种手术由熟练的医生进行,发病率很低,患者更喜欢这种手术,但必须告知女性患者生殖能力下降的风险[389]。回肠袋确实需要监测未来是否会发生腺瘤,极少会发生癌症[390]。在10年内,回肠袋中发生任何腺瘤的风险为45%,癌症的风险为1%[391]。此外,重要的是要认识到,大多数直肠切除术后通常会残留一小段直肠黏膜("直肠套囊"),建议对回肠袋和直肠套囊进行监测。对于一些患者来说,生活质量的考虑对这两种选择都很重要。在这种情况下,可以考虑使用IRA(全结肠切除术加回直肠吻合术)进行结肠次全切除术,但要记住直肠段仍有罹患癌症的风险,患者必须遵守定期的监测检查。一项meta分析得出结论:与全结肠直肠切除术相比,IAR与排便频率降低、夜间排便和使用失禁垫有关,但与排便更为紧急有关[392]。这两种手术的性功能障碍、饮食限制需求(即低残渣饮食)和术后并发症的发生率相当。

根据梅奥医疗中心的经验,在20年内保留直肠段发生癌症的累积风险估计为23%[393]。据报道,5年无病生存率为25%,在这种情况下发生直肠癌的患者预后相当差。在IRA患者中,*APC*密码子在1250~1464之间发生突变的患者,患后续直肠癌的风险更高,这一发现有待其他研究证实[394]。这些数据为FAP患者的全结肠直肠切除术提供了强有力的证据。

尽管存在这些担忧,但其他人主张保留直肠手术,并取得了良好的效果。一些人认为,如果直肠没有息肉或者直肠息肉负担有限,那么结肠次全切除术对患者是安全的[395]。另一些人报告称,他们对所有FAP患者的保留直肠手术,以及对直径>5mm的腺瘤进行随访电灼术感到满意,随访间隔为3~6个月。173例患者中有11例发展为直肠癌,但11例患者中只有3例死于直肠癌[396]。另一独立小组也提倡使用IRA结肠切除术,并报告了133例患者在20年后的实际存活率为80%,尽管存在直肠息肉[397]。美国和欧洲的其他团体也进行了结肠次全切除术和IRA,但大约1/4的患者需要日后进行全直肠切除术,以治疗癌症或顽固性良性息肉病[398]。请注意有报道称,在结肠次全切除术和FAP的IRA后,直肠息肉会自发消退,但这不是常规观察到的现象[399]。

如果患者愿意接受严格的随访(每6~12个月进行一次乙状结肠镜检查)并且接受每年大约1%的直肠恶性肿瘤的风险,他们可能会选择更保守的手术。由于与修复性直肠结肠切除术相关的生育率下降,患有FAP的年轻女性可能会选择接受IRA进行一期结肠次全切除术。然而,他们应该意识到,在首次手术后出现的硬纤维瘤,可能会阻止其中少数患者进行二次修复性直肠结肠切除术[400]。

(2) 药物治疗

由于其抗氧化特性,在接受IRA结肠次全切除术的FAP患者中检测了抗坏血酸(维生素C,3g/d)。观察到有一定的效果,但其既不一致,也不足以提倡普遍使用[401]。补充膳食钙对息肉病患者也无效[402]。据报道,在一项更为宏大的试验中,58例FAP患者接受抗坏血酸(4g/d)、α-生育酚(维生素E,400mg/d)和补充纤维素(22.5g/d)治疗,治疗2年后观察到了较好的效果[403]。

在FAP中,使用NSAIDs治疗结直肠息肉的热情增加[404]。非对照组和对照组试验均表明,舒林酸(sulindac)可减少结肠完整的FAP患者,以及结肠次全切除术和IRA患者的结直肠腺瘤数量和大小[404]。遗憾的是,这些患者持续服用舒林酸并不能保护他们免于发生直肠癌,而且停药后这种药物减少腺瘤的作用是可逆的。舒林酸单药使用在控制上消化道肿瘤方面不是很成功,似乎不能预防FAP儿童腺瘤的发生[405]。

舒林酸引起FAP患者结肠直肠腺瘤消退的机制,可能部分与其抑制COX活性从而干扰花生四烯酸代谢的能力有关。由于结肠直肠肿瘤(而不是正常结肠细胞)具有高水平的COX-2表达,因此舒林酸对COX-2抑制可能至少部分导致腺瘤消退[406]。舒林酸还能够恢复FAP患者结肠细胞中观察到的缺陷性凋亡,即使不影响结肠细胞的增殖[407]。舒林酸的磺酮衍生物对COX-1或COX-2酶均无抑制作用,但也显示可引起 FAP 患者直肠腺瘤消退[407]。在 FAP 患者中，塞来昔布(celecoxib)以选择性 COX-2 抑制剂治疗 FAP 患者显示直肠腺瘤数量和大小显著减少[408]。同样，给予儿童塞来昔布剂量高达 16mg/kg/d，可使结肠息肉数量减少 44%[409]。塞来昔布在一项研究中适度减少十二指肠腺瘤数量[410]，但仍需进一步确认其效果。CAPP1 研究(结肠腺瘤/癌预防计划)中[411]，600mg/d 的阿司匹林剂量显示出降低息肉数量和大小的趋势，但低剂量阿司匹林是否有帮助尚不清楚。表皮生长因子受体通路在结肠息肉和癌症中被激活，以表皮生长因子受体抑制剂埃罗替尼(erlotinib)与舒林酸联合治疗 FAP 患者的随机对照试验结果，在结肠和十二指肠中多发息肉数量显著减少[412,413]。然而，毒性显著可能限制其作为化学预防剂的使用。

(3) **结直肠外消化道筛查**

在诊断结肠腺瘤时或至少在 25 岁时应进行上消化道筛查(表 126.12)。应对整个小肠进行全面评估，这可以通过视频胶囊内镜-CT(VCE CT)或 MR 肠道造影或气囊肠镜完成。在结肠疾病发病前上消化道息肉很少见，但侧视上消化道镜应附加前视内镜一起进行检查，因为它们能更好地显示十二指肠壶腹部。

表 126.12 遗传性息肉病综合征的癌症风险和筛查建议

综合征	终身风险/%	筛查建议
家族性腺瘤性息肉病		
结肠癌	接近 100	每年进行乙状结肠镜检查;从 10~12 岁开始;如果发现息肉,通常会进行结肠镜检查以排除近端肿瘤。从 25 岁开始每年对 FAP 进行结肠镜检查
十二指肠或壶腹周围癌症	5~12	使用侧视内镜进行胃镜检查;从 25~30 岁开始。Spigelman 0 和第 1 阶段:每 5 年 1 次;第 2 阶段:每 3 年 1 次;第 3 阶段:每 1~2 年 1 次;第 4 阶段(见正文):考虑手术
胃癌	≈0.5	如果有大量胃底腺息肉(FGP),则每 1~2 年进行 1 次 EGD 检查;如有 HGD(高度异型增生),则每 6~9 个月进行 1 次 EGD 检查
甲状腺癌	≈2	甲状腺检查或甲状腺超声检查;从 10~12 岁开始
肝细胞癌	1.6	病程最初 10 年的年度体检、肝脏超声、血清 AFP
MUTYH 相关息肉病		
结肠癌	43~100	从 25 岁开始,每 1~2 年进行 1 次结肠镜检查
十二指肠癌	5	从 30 岁开始,上消化道内镜检查壶腹
Peutz-JegHers 综合征		
结肠癌	39	每 2~3 年进行 1 次结肠镜检查
胃癌	29	每 2~3 年进行 1 次上消化道内镜检查
小肠	13	从 10 岁开始,每 2 年进行 1 次 CT 或 MR 肠道造影或 VCE 检查
胰腺癌	11~36	从 30 岁开始,每 1~2 年进行 1 次 MRI/MRCP 或超声内镜检查
乳腺癌	45~50	每年进行乳房检查;每年进行乳腺 X 线摄影和 MRI 检查
子宫癌,卵巢癌	9;18~21	从 20 岁开始,每年进行盆腔检查、子宫颈抹片检查和盆腔超声检查
支持细胞瘤(睾丸)	不常见	从 10 岁开始每年进行睾丸检查;如果出现女性化特征,则进行睾丸超声检查
幼年性息肉病		
结肠癌	40~50	每 2~3 年进行 1 次结肠镜检查,如果发现多个息肉,则每年进行 1 次
胃癌	如果为多发息肉:21%	每 2~3 年进行一次上消化道内镜检查,如果发现多个息肉,则从青少年早期开始更频繁的检查
Cowden 综合征		
结肠癌	9	从 35 岁开始,每 5 年进行 1 次结肠镜检查
甲状腺癌	35	从青少年时期开始,每年进行甲状腺超声检查
乳腺癌	85	25 岁时进行年度乳房检查;30 岁时进行年度乳腺 X 线摄影检查
子宫癌	28	考虑子宫内膜活检或盆腔超声检查
锯齿性息肉病		
结肠癌	SIR=18.72	每 1~2 年进行 1 次结肠镜检查

FAP,家族性腺瘤性息肉病;FGP,胃底腺息肉病;HGD,高度异型增生;MUTYH,mutY 同源物(大肠杆菌)基因;SIR,标准化发病率。

*乙状结肠镜检查用于识别具有 FAP 表型(即息肉)的儿童。

Burt RW. Colon cancer screening. Gastroenterology 2000;119;837-53;and Vasen HF, MÖslein G, Alonso A, et al. Guidelines for the clinical management of familial adenomatous polyposis(FAP). Gut 2008;57;704-13.

对上消化道息肉的总体处理方法是保守治疗。应对胃息肉进行取样检查，以确定它们是否为腺瘤或带有异型增生的胃底腺息肉。在十二指肠中，无论组织学如何，都应尽可能切除有绒毛腺瘤、有高度异型增生的腺瘤、大腺瘤和有症状的腺瘤。擅长此项手术的高年资内镜医师可以相对安全地进行壶腹周围腺瘤的内镜切除，但腺瘤组织再生很常见[414]。如果十二指肠息肉很小或很少，可以每 1~3 年进行监测。有令人担忧的十二指肠腺瘤或十二指肠乳头腺瘤的内镜检查间隔时间应该更短。对于选择的患者，特别是那些有高度异型增生、癌症或 Spigelman Ⅳ期的患者，可能需要通过局部切除或胰十二指肠切除术切除十二指肠。其他有癌症风险的器官的筛查总结见表 126.12。

（4）变异性腺瘤性息肉病综合征

1）衰减型家族性腺瘤性息肉病（AFAP）

经典 FAP 综合征患者，通常有数百到数千个结肠腺瘤，然而，已经发现了一种衰减形式的 FAP（attenuated form of FAP，AFAP），其中表现出较少的腺瘤，这些腺瘤通常具有扁平而非息肉样生长模式，并且在成年后往往聚集中在近端结肠[415]，而不是青少年时期。AFAP 与 *APC* 基因近端或远端部分的种系突变有关[416]。与经典 FAP 一样，AFAP 患者容易发生多发性胃底腺息肉，十二指肠和胃腺瘤，甚至是壶腹周围癌症[417]。然而，与经典 FAP 患者相比，AFAP 患者的 CRC 发病年龄较晚（≈55 岁）。对于 AFAP 患者，建议从 25 岁开始每 1~2 年进行 1 次结肠镜检查[418]。

很明显，不仅在 *APC* 基因中，而且在 Wnt 通路的其他基因中，如 β-连环蛋白和 axin 中的种系突变都会导致类似的腺瘤样息肉表型。在一个芬兰家族中，由于 *Axin2* 的种系突变，出现了家族性牙齿发育不全的多发性结肠腺瘤、CRC 甚至 HP[419]。

2）胶质瘤-息肉综合征［Turcot 综合征（Glioma 息肉病）］

胶质瘤-息肉病综合征（Turcot 综合征）是指伴有中枢神经系统原发肿瘤的家族性结肠癌综合征（见表 126.9）[420,421]。表型谱广泛，结肠表现从单个腺瘤到大量的大肠腺瘤和不同组织病理学类型的脑肿瘤。

一项对 14 个 Turcot 综合征家族进行的全面分子诊断研究表明，根据其脑肿瘤的类型和特定的遗传变异，Turcot 综合征家族可分为两个不同的组[422]。最常见的一组有 *APC* 基因的种系突变，这些患者往往患有髓母细胞瘤。在一些病例中，脑肿瘤先于息肉病的诊断。*APC* 突变是异质的，特定突变与脑肿瘤的发展之间没有关联。在脑肿瘤组织中两个 *APC* 等位基因的失活表明 *APC* 基因参与这些肿瘤的发病机制。FAP 患者发生宫颈髓母细胞瘤的风险是普通人群的 92 倍。相比之下，第二组患者，包括最初由 Turcot 描述的家族，患有多形性胶质母细胞瘤。发现这些人在与 Lynch 综合征相关的 *DNAmmR* 基因中存在种系突变。

Turcot 综合征代表了 2 种不同的遗传状况。由于潜在的 *APC* 基因与 DNA *MMR* 基因对结肠癌风险的管理存在显著差异，因此有必要确定发生了哪种类型的突变。一旦确定了患有 Turcot 综合征的个体，即使缺乏证据表明这种筛查的结果和有效性有所改善，但可以考虑对突变阳性家庭成员进行脑肿瘤筛查。

3）MUTYH 相关息肉病（MAP）

MUTYH（也称为 MYH）基因的突变也是多发性结肠腺瘤表型的常见原因之一[423]。在 15~100 例没有 *APC* 突变的腺瘤患者中，高达 30% 的人存在双等位基因 *MUTYH* 突变[418]。*MUTYH* 是一种碱基切除修复基因。通常，当 DNA 因氧化受损时，*MUTYH* 与其他 DNA 碱基切除修复酶协同作用，通过切除受损的核苷酸以防止突变发生。当 *MUTYH* 有缺陷时，鸟嘌呤（G）：胞嘧啶（C）→胸腺嘧啶（T）：腺嘌呤（A）会发生颠换。由于 *APC* 基因是 MUTYH 诱导的突变的主要靶点，因此 APC 的功能丧失，会导致多发性腺瘤，并模拟 FAP 综合征。结肠癌通常是微卫星稳定型（MSS）。

MUTYH 多发性息肉的临床特征包括多发性腺瘤（通常为 5~100 个，但可以观察到多发性息肉）、频繁发生 CRC，甚至一些 HP。该表型的发病年龄比 FAP 要晚。已在 MUTYH 突变患者中报道了胃癌、十二指肠腺瘤、骨瘤和 CHRPE 病变，但与 FAP 不同，MUTYH 息肉是一种常染色体隐性遗传疾病[424]。因此，基因检测和咨询更多地针对兄弟姐妹和配偶，而不是父母或孩子。建议对于超过 10 个以上腺瘤的患者进行双等位基因突变的检测[418]。最常见的突变是 Y179 C 和 G396 D（以前称为 Y165C 和 G382D）。大约 1% 的普通人群是 *MUTYH* 突变的杂合子。单等位基因 *MUTYH* 携带者的癌症风险尚不完全确定，但似乎充其量只是最低限度的提高[426,427]。建议从 25 岁开始，每 1~2 年对双等位基因 *MUTYH* 突变的患者进行结肠镜监测[418]，当息肉负荷变得无法通过内镜处理时，应考虑预防性全结肠切除术。

最近人们认识到，*MLH1* 和 *K-RAS* 也可能是 *MUTYH* 基因功能缺陷的靶标，导致息肉的形成，这些息肉可能类似林奇综合征或锯齿状息肉病。因此，有人建议“MYH 相关肿瘤”一词可以取代“MYH 相关性息肉”（MAP）一词[428]。

4）聚合酶校对相关息肉病

最近发现的一种腺瘤性息肉病综合征是由 DNA 聚合酶复合物的一个亚基突变引起的。统称为聚合酶校对相关息肉病，这种罕见的综合征由于 Pol ε 或 Pol δ 酶亚基的种系突变导致的 DNA 修复缺陷引起的[429]。除了在 DNA 合成中的作用外，这些酶还表现出固有的核酸外切酶活性，并确保高保真度的 DNA 复制。相应基因（*POLE*，*POLD1*）的突变导致“超突变”表型。由于这种情况的罕见性，其临床特征没有得到充分描述。一般来说，其特征为数量不等的结肠腺瘤，通常少于 100 个。组织学上，息肉是典型的腺瘤。结肠癌和其他结肠外肿瘤（包括子宫内膜癌）的风险很高，尤其是 POLD1 携带者、胃十二指肠息肉和乳腺癌[430]。建议从 20 岁开始，与其他息肉综合征一样，每 1~2 年进行一次结肠镜筛查受累患者是合理的，并根据特定的息肉负荷考虑预防性结肠切除术。

5）NTHL1 相关性息肉病

NTHL1 是一种类似于 MUTYH 的碱基切除修复基因。最近发现了一种由 *NTHL1* 双等位基因突变引起的寡头垄断性常染色体隐性综合征[431,432]。该综合征很少见，在人群中似乎比 MAP 综合征少得多。受影响的个体在成年后通常会出现大约 50 个结肠腺瘤，并且患 CRC 的风险很高。有趣的是，与 MAP 综合征相比，结肠外恶性肿瘤的范围似乎更广泛。据报道，特别是子宫内膜癌、乳腺癌和皮肤癌的发病率很高[433]。结肠息肉的治疗应与 MAP 的指导方针相似。

3. 错构瘤息肉病综合征

已经描述了几种以胃肠道多发性错构瘤息肉为特征的家族性综合征。这些包括 Peutz-Jeghers 综合征、幼年性息肉病、*PTEN*（磷酸酶和张力蛋白同源物基因）错构瘤肿瘤综合征

(Cowden 综合征和 Bannayan-Riley-Ruvalcaba 综合征)以及其他罕见综合征(表 126.13)。这些综合征大多与结肠直肠癌风险增加有关。这些息肉进展为癌症尚不完全清楚,但其发生的机制与腺瘤性息肉不同。

表 126.13　错构瘤性息肉病综合征

综合征	突变基因	息肉	胃肠道息肉位置	其他特征
Peutz-Jeghers 综合征	*STK11/LKB1*	固有层平滑肌带错构瘤	小肠 胃 结肠	色素性病变(口、手、脚) 卵巢性索肿瘤 睾丸支持性肿瘤 气道息肉 胰腺癌 乳腺癌 结肠癌、胃癌、小肠和食管癌
幼年性息肉病	*MADH4*,*BMPR1A*,*ENG*	幼年息肉;还有腺瘤和增生性息肉	结肠 小肠 胃	家族性结肠癌 先天性畸形 选定 MADH4 携带者的 HHT 表型
Cowden 病	*PTEN*	伴有黏膜肌层紊乱的错构瘤	胃 结肠	毛发鞘瘤和乳头状瘤 其他错构瘤 乳腺良性和恶性疾病 甲状腺良性和恶性疾病
Bannayan-Ruvalcaba-Riley 综合征	*PTEN*	幼年性息肉	结肠	大头畸形;发育迟缓;阴茎色素斑
神经纤维瘤病	*NF1* *RET*	神经纤维瘤	小肠 胃 结肠	多发性神经纤维瘤病(Von-Recklinghausen) 多发性内分泌肿瘤综合征ⅡB 型(MEN ⅡB)

PTEN,磷酸酶和张力蛋白同源物基因。

(1) 黑斑息肉综合征(Peutz-Jeghers 综合征)

Peutz 于 1921 年和 Jeghers 于 1949 年描述了一种家族性综合征,由黏膜皮肤色素沉着和胃肠息肉组成,现在以他们的名字命名。黑斑息肉综合征(Peutz-Jeghers 综合征)似乎是一种具有可变和不完全外显率的单多效常染色体显性基因遗传[434,435]。*STK11/LKB1* 是位于 19p 染色体上的丝氨酸/苏氨酸激酶基因,其种系突变是这种综合征的基础[436,437],并且 80% 的疑似 Peutz-Jeghers 综合征家族都有可识别的 *STK11* 突变。

在婴儿早期,可能会注意到 Peutz-Jeghers 综合征的特征性黏膜皮肤色素沉着。这些黑色素沉积在 95% 的受影响个体中,最常见于口腔、鼻子、嘴唇、口腔黏膜、手和脚周围,也可以发生在肛门和生殖器区域(图 126.16)。这些斑状病变呈棕色到绿黑色,光滑无毛,除口腔色素沉着外,通常在青春期后会消退。临床医生必须将这些黑色素沉积物与普通雀斑区分开来。雀斑在鼻孔和口腔附近很稀少,出生时不存在(但可能发生在婴儿期),但从不出现在口腔黏膜上。这种色素沉着的存在应该引起临床医生对这种综合征的警惕,但皮肤病变和肠道病变有时是单独分开遗传的。

Peutz-Jeghers 息肉的大小可逐渐增大,并引起小肠梗阻或肠套叠,这可能早在婴儿期就会发生。这些息肉可见于胃、小肠或结肠,但以小肠最为突出。急性上消化道出血和慢性肠道失血可使疾病复杂化。诊断时平均年龄为 23~26 岁。结肠癌、十二指肠癌、空肠癌和回肠癌已有报道,虽然有人认为这些癌起是由 Peutz-Jeghers 息肉内罕见的腺瘤样上皮病灶引起的,即使没有异型增生的上皮细胞,Peutz-Jeghers 息肉中 *STK11/LKB1* 表达缺失的证据,也提出了 *STK11/LKB1* 基因本身可能是该综合征癌变的守门人的可能性,就像 *APC* 是 FAP 的守门人一样[438,439]。

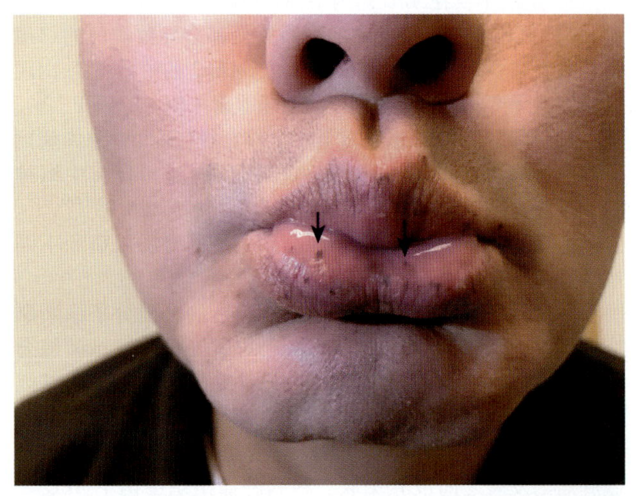

图 126.16　黑斑息肉综合征(Peutz-Jeghers 综合征)的皮肤黏膜色素沉着。注意色素斑不仅存在于外唇,而且也存在于口唇内侧黏膜(箭)

整个胃肠道和其他器官的癌症在家族性 Peutz-Jeghers 综合征中很常见(见表 126.12)[440]。癌症的平均诊断年龄约为 40~50 岁,15~64 岁之间发生任何癌症的总累积风险为 93%。最常见的癌症包括乳腺(54%)、结肠(39%)、胰腺(36%)、胃(29%)、口腔癌(29%)、卵巢(21%)和小肠(13%)。5%~12% 的患有这种综合征的女性患者,会出现卵巢囊肿和独特的卵巢性索瘤[441]。卵巢肿瘤在组织学上是独特的,可以发生在年轻患者身上。具有女性化特征的激素活性 Sertoli 细胞睾丸肿瘤,可发生在患有 Peutz-Jeghers 综合征的男孩身上[442]。乳腺癌可在年轻女性中发生,可能是双侧的[443]，该综合征的乳腺癌风险与 *BRCA1* 和 *BRCA2* 种系突变引起的其他遗传形式的癌症风险相似。该综合征可能发生的其他肿瘤包括：年轻患者的胰腺癌、息肉，或胆道和胆囊癌[444]。因此，Peutz-Jeghers 综合征增加了许多胃肠道和非肠道器官的癌症风险。无论是息肉的严重程度还是色素沉着，都与癌症的风险无关[428]。

筛查的指南是经验性的，但应针对那些早期发现和治疗合理的高危器官，例如整个胃肠道，性腺（男女均包括）和乳房（女性）（见表 126.12）。关于管腔胃肠道，建议在 8 岁时考虑结肠镜检查和小肠成像（通过 VCE 或肠镜检查），每 2 年重复一次。内镜下息肉切除是主要的治疗方法。

小肠的可视化检查更具挑战性，VCE 常常比钡餐检查可显示更多的息肉。在 VCE 检查异常后，应考虑进行气囊小肠镜检查[366,445]。手术仅适用于大型、难以切除或复发性息肉；注意力应放在息肉切除上，尽可能避免肠切除。由于风险高，即使缺乏正式的疗效证据，但也建议对癌症进行监测。COX-2 抑制剂可减轻 Peutz-Jeghers 综合征患者的息肉负担[446]，西罗莫司在 Peutz-Jeghers 综合征动物模型中已经减轻了息肉负担[447]，而这些药物在临床实践中的作用尚未确定。

（2）幼年性息肉病综合征

幼年性息肉病是一种独特的错构瘤，通常是孤立的，主要位于儿童的直肠，偶尔在成人中可见到。它们表面光滑，被正常的结肠上皮覆盖。幼年性息肉病综合征可以通过以下标准中的任何一个来定义：结肠和直肠中有 5 个或更多的幼年性息肉；胃肠道中遍布幼年性息肉；或有幼年息肉病家族史，而且在胃肠道中有任何数量的幼年性息肉[448]。结肠外表现并不罕见，可以涉及中枢神经系统（大头畸形，脑积水），胸部（主动脉缩窄，心房间隔缺损，法洛氏四联症），泌尿生殖系统（隐睾、子宫和阴道畸形，单侧肾发育不全）和胃肠道（梅克尔憩室，肠旋转不良）[448]。

幼年性息肉病通常表现为胃肠道出血、肠套叠和梗阻。幼年息肉病综合征和 FAP 的临床表现有所不同。幼年性息肉病可以在儿童期扩大并产生症状，而腺瘤性息肉病综合征很少在儿童期出现，通常在成年后早期才显现。非家族性幼年性息肉病的平均诊断年龄为 4.5 岁，家族性幼年性息肉病的平均诊断年龄为 9.5 岁[449]。家族性幼年性息肉病患者患结肠癌和上消化道癌的风险增加。在爱荷华州的一个大家族中，38% 的受影响者患了结肠癌，21% 患上消化道癌[450]；其他人报告称胃肠恶性肿瘤的发病率稍低为 17%[451]。虽然幼年性息肉病本身不被认为是肿瘤性的，但它们可以获得被认为是癌前病变的腺瘤性特征[452,453]。因此，病理学家必须仔细检查这些息肉，以寻找混合性腺瘤外观的证据，必须排除共存的腺瘤，并且应特别注意患有 CRC 的家族。

幼年性息肉病表现为常染色体显性遗传。大约 20%～25% 的病例携带参与 TGF-β 信号转导的抑癌基因 *MADH4*（SMAD4）的种系突变[454]。另外 20% 的病例是由骨形态发生蛋白受体 1A（*BMPR1A*）的种系突变引起的，BMPR1A 是 TGF-β 超家族的另一个成员，依赖于 MADH4 进行信号转导。ENG（内皮糖蛋白）突变与极早发生幼年性息肉病有关[428]，但在遗传性出血性毛细血管扩张症（hereditary hemorrhagic telangiectasia，HHT）中更常见（见第 38 章）。有趣的是，在高达 20% 的 *MADH4* 突变以及 ENG 突变个体中，观察到 HHT 和幼年性息肉病组和的综合征。在 33% 的病例中观察到幼年性息肉病综合征的家族史，其余病例被认为是新发病例。

幼年性息肉病的诊断通常是通过内镜进行的。如果尚未出现症状，从 15 岁开始，应进行结肠镜和上消化道镜筛查。患 CRC 的终身风险高达 50%，患胃癌的终身风险为 21%。无症状的亲属也应接受筛查。在受累的家庭成员中鉴定 *MADH4*、*BMPR1A* 或 *ENG* 突变有助于指导筛查，只有那些需要筛查的有风险的亲属才需要接受筛查。

总的来说，应该切除幼年息肉，因为它们有出血和阻塞风险。当息肉数量较少时，定期内镜切除术可能足够。应每年进行上下消化道检查和息肉切除，直到患者无息肉，然后每 2～3 年进行一次检查[448]。对于多个或大型青少年结肠息肉的患者，应考虑结肠切除术。如果选择进行亚全结肠切除术，则直肠段必须接受监测。胃息肉可以相当广泛，并引起贫血，造成难以处理的管理问题。胃癌风险高达 21%[448]。

（3）PTEN 错构瘤病综合征

PTEN（一种作为肿瘤抑制因子的酪氨酸磷酸酶蛋白）的种系突变是一组独特的错构瘤性息肉病综合征的基础。其中最常见的 2 种是 Cowden 病和 Bannayan-Ruvalcaba-Riley 综合征，在这些病例中分别有 81% 和 57% 观察到 *PTEN* 突变[448]。

1）Cowden 病

虽然只有极少数家族报道，Cowden 病或多发性错构瘤综合征包括：胃、小肠和结肠的错构瘤性息肉以及肠外表现，包括口腔皮肤错构瘤、纤维囊性疾病和乳腺癌、非毒性甲状腺肿和甲状腺癌[448]。这种常染色体显性遗传病的标志是存在多发性面部外毛根鞘瘤，起源的毛囊上皮，通常发生在眼、鼻和口周围。胃肠道症状不常见。Cowden 病的结直肠息肉具有相当的异质性，包括神经节细胞瘤、错构瘤性息肉、胃底腺瘤（HP）和腺瘤性息肉的混合。错构瘤是一种独特的病变，其特征为肌黏膜紊乱和增生，上覆盖几乎正常结肠上皮[455]。

在食管中糖原棘皮病常见[456]。存在原发性癌症风险的器官包括：乳腺、甲状腺、子宫、结直肠、肾脏和皮肤（黑色素瘤），其累积终身风险估计分别为 85%、35%、28%、9%、34% 和 9%[457]。传统上认为结肠癌的风险很低，但最近的证据表明终身风险高达 9%[457]。因此，建议定期进行结肠癌监测（见表 126.12）。

2）Bannayan-Ruvalcaba-Riley 综合征

Bannayan-Ruvalcaba-Riley 综合征一种罕见的常染色体显性遗传综合征，包括错构瘤性胃肠道息肉病伴大头畸形、发育迟缓和其他发育异以及阴茎色素沉着[458,459]。还描述了甲状腺炎。*PTEN* 的种系突变是该综合征的基础。

（4）锯齿状息肉综合征（SPS）

SPS 的特征是整个结肠有多个 SP。当 HP 是结肠中唯一已知的组织学诊断的 SP 时，SPS 以前被命名为增生性息肉病综合征（HP）。SPS 患者通常表现出全谱的 SPS（HP、伴或不伴异型性的 SSA，TSA），甚至传统腺瘤。目前 WHO 对 SPS 的定义是：①在乙状结肠近端至少有 5 个组织学诊断的 SP，其中至少有 2 个>10mm；②一级亲属为 SPS 的人，在乙状结肠近端发生的任何数量的 SP，或③分布在整个结肠中的任何大小的 SP 超过 20 个[460]。

SPS 的潜在遗传学仍不完全明确，可能具有异质性。在少数病例中，发现了 *RNF43* 基因的种系突变，似乎以常染色体显性方式遗传[461-463]。许多 SPS 的病例可能是散发的，但提示遗传性综合征的标志包括：多发病灶、发病年龄较小、有

SPS 和 CRC 家族史。事实上，近一半的 SPS 患者有 CRC 家族史，并且 SPS 的风险也升高[243]。诊断时的中位年龄为 44~62 岁，性别分布几乎相等。在该综合征中未观察到胃十二指肠息肉[464]。CRC 的风险尚未完全确定。诊断时同步 CRC 的报告率为 16%~50%，但在 2 个系列中，监测患者 5 年时 CRC 的累积风险估计仅为 2%~7%[243,465]。在 SPS 中，CRC 终身风险的标准发生率比值估计为 18.72[466]。当诊断出 CRC 或息肉的大小和/或数量内镜无法处理时，建议进行手术。建议切除癌症结肠段和息肉较大的结肠段，通常可以保留直肠。大多数保留直肠的患者将在随后的内镜检查中会发现息肉，其中至少一半息肉为 SSA 或腺瘤。建议每年对任何残留结肠或直肠进行结肠镜监测[464]，尝试清除所有息肉或至少清除>5mm 的息肉。还建议 SPS 患者的一级亲属在 40 岁或比最小受累亲属年轻 10 岁时开始结肠镜筛查[243]。

（5）其他遗传性息肉病综合征

1）遗传性混合性息肉病综合征

1997 年首次在一个大型家族中描述了遗传性混合性息肉病综合征，其具有发生混合性组织学类型结肠息肉的倾向[467]。该疾病似乎以常染色体显性方式遗传。息肉最早的发病年龄为 23 岁，出现症状的中位年龄为 40 岁，诊断结肠癌的中位年龄为 47 岁。特征性息肉是一种非典型的幼年性息肉，尽管有些人有混合组织学的息肉，而另一些人有多种组织学类型的息肉，包括锯齿状腺瘤、Peutz-Jeghers 息肉或传统腺瘤。与染色体 15q14-q22 的连锁[468,469]被描述为导致 *GREM1* 表达增加和异位的基因复制与该综合征相关[470]。该综合征罕见，限制了准确描述全谱临床特征的能力。然而，人们认识到，息肉的数量可能变化很大，有些个体表现出相对较少的息肉和不存在"息肉病"表型[471]。结肠癌风险增加，支持每 1~2 年进行一次监测性结肠镜检查的建议。

2）肠神经节神经瘤病和神经纤维瘤病

大约 25% 的 von Recklinghausen 综合征患者（由 *NF1* 基因突变引起）患有累及上消化道的神经纤维瘤病，伴有多发性黏膜下神经纤维瘤或较少见的神经节细胞瘤，可引起消化不良、腹痛或出血[472]。弥漫性丛状神经节细胞瘤病可合并便秘。严重的、难以控制的症状在少数情况下需要手术治疗。NF-1 综合征中也观察到壶腹周围生长抑素瘤和胃肠间质瘤（gastrointestinal stromal tumor，GIST）的高风险。在与 Von Recklinghausen 病无关的家系和个体病例中，也观察到多发性肠神经节细胞瘤[473]。胃肠道的神经节细胞瘤也可发生于 MENIIB 型患者，与 *RET* 基因突变有关[474]。

3）Dovon 家族综合征（德文家族综合征）

在一个家族中报告了胃和肠的多发性和复发性炎性纤维样息肉[475]，这些病变在组织学上与幼年性息肉不同，可引起胃肠道梗阻，症状从成年后开始。

4）基底细胞痣综合征

基底细胞痣综合征是另一种与多发性胃错构瘤性息肉相关的综合征[476]，然而，已报道了几个家族，未提及胃肠道病变。

（二）非遗传性息肉病综合征

1. Cronkhite-Canada 综合征

1955 年，Cronkhite 和 Canada 报道了第一例获得性非家族性综合征，现在以他们的名字命名[477]。其特征是弥漫性胃肠道息肉病、指甲营养不良性变化、脱发、皮肤色素沉着、腹泻、体重减轻、腹痛和营养不良并发症[478]。患者通常为中年或老年人（平均 62 岁），病情相当严重，进展迅速，表现为慢性腹泻和蛋白质丢失性肠病，伴有相关的皮肤异常。腹泻主要归因于弥漫性小肠黏膜损伤，但小肠细菌过度生长可能是起作用的一个因素。在 52%~96% 的患者中发现胃肠道息肉，位置范围从胃到直肠不等[478]。这些息肉是与幼年型（潴留型）相似的错构瘤，但与幼年性息肉病不同，息肉之间的黏膜在组织学上是异常的，有水肿、充血和炎症。与幼年性息肉病的情况一样，可能存在腺瘤性上皮病灶，可能存在癌症风险。据估计，结肠癌的风险大约为 9%，腺瘤或腺瘤样变的风险为 40%[448]。胃癌风险也增加。因此，应考虑进行结肠和胃的筛查。

大多数患者的吸收不良综合征是进行性的，由于没有特效疗法预后很差。有人认为，支持治疗偶尔可以达到症状完全缓解。在某些情况下，使用了各种药物和手术措施，因此很难确定基本的治疗方式。糖皮质激素、合成代谢类固醇、抗生素和手术切除已在许多报告缓解的患者中试用过。尽管存在这种治疗困境，但积极的营养支持似乎是获得有利结局的最重要因素。除适当的液体、电解质、维生素和矿物质外，还可通过肠内营养（如可能）或肠外营养（如必要）获得热量、氮和脂肪来源，可使症状完全缓解，所有外胚层异常消退。当小肠细菌过度生长导致吸收不良时，抗生素可能有益。虽然糖皮质激素已用于一些症状缓解的病例，但支持其使用的证据很薄弱。手术治疗对于这些营养不良的患者，几乎没有风险。

在仅通过给予肠内营养维持营养平衡的完全流质饮食管理的患者中，报告了一例完全缓解的病例[479]。在弥漫性小肠疾病患者中，应注意存在继发性乳糖或其他二糖不耐受或蛋白丢失性肠病的可能性。具体的处理有待更好地理解这种令人困惑的综合征。

2. 淋巴瘤性息肉病

霍奇金和非霍奇金淋巴瘤的多种病理变异，包括免疫增殖性小肠疾病，可表现为胃肠道的多发性淋巴瘤息肉[480]。值得一提的一种变异是边缘区淋巴瘤（mantle zone lymphoma，MZL），其可在良性生发中心周围的宽覆盖层中产生结节状的增殖性淋巴细胞集合[481]。MZL 具有特征性的组织学表现，可以具有缓慢的临床过程。这些病变很重要，因为它们需要足够的活检来将其与真正的上皮息肉区分开来，并且因为 MZL 可能会延长的临床病程。

3. 结节性淋巴组织样增生

结节性淋巴组织增生是一种罕见的淋巴组织增生性疾病，与特定疾病无关。可见于健康儿童，也可见于一些 Gardner 综合征和一些免疫缺陷综合征患者的末端回肠，特别是可变免疫缺陷和 IgA 缺乏的组合。这些息肉在小肠中更为常见，测量值约为 3~6mm，通常不会引起症状。

（王俊雄 译，李鹏 袁农 校）

参考文献

第 127 章　结直肠癌

Robert Scott Bresalier 著

章节目录

在北美、欧洲与生活方式和饮食习惯相似的其他地区，结肠和直肠癌（colorectal cancer，CRC）是癌症相关发病和死亡的主要原因。在美国，CRC 是继乳腺癌、肺癌和前列腺癌之后第四大常见的新诊断的内科癌症，目前占男性新发癌症的 9% 和女性新发癌症的 8%。据估计，2020 年美国将新增 147 951 例 CRC 病例。与 CRC 相关的死亡有 53 200 例[1]。在美国，CRC 占所有胃肠道癌症的一半以上，是胃肠道相关死亡的主要原因[2]。在美国，男性和女性的 CRC 发病率相似，而在世界大部分地区，男性 CRC 的发病率高于女性。大约 5% 的美国人最终会患上侵袭性结肠或直肠癌，今天存活的 600 多万美国人将死于这种疾病。目前在美国，1/21 的男性和 1/23 的女性在其一生中会发生 CRC，死于 CRC 的终生风险为 2. 5%[3]。在全球范围内，CRC 是男性第三大常见癌症，女性第二大常见癌症，死亡率与发病率平行。据估计，2021 年全球有 140 万新发 CRC 病例和近 70 万相关死亡病例[4-8]。尽管有证据表明，在早期诊断为 CRC 时，5 年生存率为 90%，但在癌症仍处于局限状态时，只有不到 40% 的病例得到诊断。

有关 CRC 分子和生物学特性知识的快速增长，为这些肿瘤和一般癌症的发病机制提供了有用的见解。在初级预防方面也获得了深入见解。由于遗传易感性和环境损害之间的相互作用导致 CRC 的发生时间较长，因此有可能更好地识别癌前病变和早期肿瘤病变，并提高生存率。对快速发展的 CRC 发病机制的认识，特别是在高危人群中，正在开发新的工具来确定那些将从癌症监测和潜在治愈性手术后的辅助治疗中受益最大的患者。几十年来，治疗晚期疾病的选择有限，现在有了许多新的化疗选择。基于分子图谱分析的个性化治疗已经成为现实。

一、流行病学

CRC 的发病率在不同人群中差异显著（图 127. 1）[4-9]。在澳大利亚/新西兰、欧洲和北美发达国家的发病率最高，在中南亚和西非最低。世界各地的发病率相差 10 倍。各个国家的 CRC 发病率也因地区和人口而异（图 127. 2）。这些差异很可能解释为环境因素的差异，包括饮食模式（在“病因学”一节中讨论）。

尽管结肠癌和直肠癌的总体发生率是平行的，但结肠癌的地理差异比直肠癌更明显。在高风险地区（如北美），结肠癌与直肠癌的比值较高（≥2∶1），而在低风险的亚洲和非洲人群中，比值通常低于 1。与男性相比，女性直肠癌发病率每增加一个单位，结肠癌的发病率就会急剧上升，这表明结肠癌与直肠癌有相关，但原因不完全相同。

在美国，CRC 的发病率也存在地区差异。一般而言，美国

男性

日本，宫城县 62.4
捷克共和国 57.5
德国，萨尔兰 52.1
意大利，帕尔马省 47.3
澳大利亚，新南威尔士 46.7
斯洛文尼亚 46.4
新西兰 46.2
美国，SEER 18（黑种人）44.8
西班牙，纳瓦拉 44.4
克罗地亚 44.4
荷兰 43.4
挪威 43.0
法国，下莱茵省 42.8
加拿大 42.7
丹麦 42.6
以色列 41.6
大韩民国 41.0
中国，香港 40.4
新加坡 40.3
奥地利 39.2
巴西，圣保罗 36.5
俄罗斯，圣彼得堡 36.4
英国，英格兰 36.1
波兰，克拉科夫 35.6
美国，SEER 18（白种人）35.4
乌拉圭 35.2
阿根廷，布兰卡 34.6
冰岛 33.8
立陶宛 31.5
美国，SEER 18（西班牙裔）29.9
乌克兰 29.1
美国，SEER 18（API）29.1
中国，上海市 27.8
芬兰 27.5
菲律宾，里扎尔 24.5
土耳其，伊兹密尔 21.6
哥伦比亚，卡拉 16.7
古巴，维拉克拉拉省 15.8
哥斯达黎加 15.1
伊朗，格里斯坦省 13.6
津巴布韦，哈拉雷：非洲 13.3
泰国，清迈 12.6
厄瓜多尔，基多 11.4
利威特 10.6
阿尔及利亚，赛提夫 8.4
乌干达，基亚东多县 8.2
印度，孟买 6.7
埃及，加比亚 6.1
马拉维，布兰太尔 3.3
南非，PROMEC 2.4

0 10 20 30 40 50 60 70 80
A
发病率（/100 000）

女性

日本，宫城县 37.2
德国，萨尔兰 35.6
意大利，帕尔马省 35.2
挪威 34.4
丹麦 32.9
新西兰 32.0
荷兰 31.9
俄罗斯，圣彼得堡 31.8
捷克共和国 30.9
澳大利亚，新南威尔士 29.2
美国，SEER 18（白人）29.0
加拿大 28.8
西班牙，纳瓦拉 28.4
斯洛文尼亚 27.9
克罗地亚 27.3
奥地利 26.7
英国，英格兰 26.4
中国，上海市 25.6
法国，下莱茵省 25.4
乌拉圭 24.6
以色列 24.4
芬兰 24.3
中国，香港 24.2
美国，SEER 18（黑人）23.6
波兰，克拉科夫 23.3
立陶宛 23.0
冰岛 22.8
乌克兰 21.7
新加坡 21.6
阿根廷，布兰卡 20.5
美国，SEER 18（API）19.9
大韩民国 19.8
巴西，圣保罗 19.4
古巴，维拉克拉拉省 19.4
美国（西班牙裔）18.1
哥伦比亚，卡利 16.1
土耳其，伊兹密尔 16.1
哥斯达黎加 14.1
泰国，清迈 12.9
菲律宾，里扎尔 12.4
厄瓜多尔，基多 11.4
伊朗，格里斯坦省 11.3
阿尔及利亚，塞提夫 10.4
科威特 10.0
埃及，加比亚 9.9
印度，孟买 8.7
津巴布韦，哈拉雷：非洲 5.9
乌干达，基亚东多县 4.7
马拉维，布兰太尔 3.4
南非，PROMEC 1.2

0 10 20 30 40 50 60 70 80
B
发病率（/100 000）

北美洲　拉丁美洲和加勒比地区　大洋洲
亚洲　欧洲　非洲

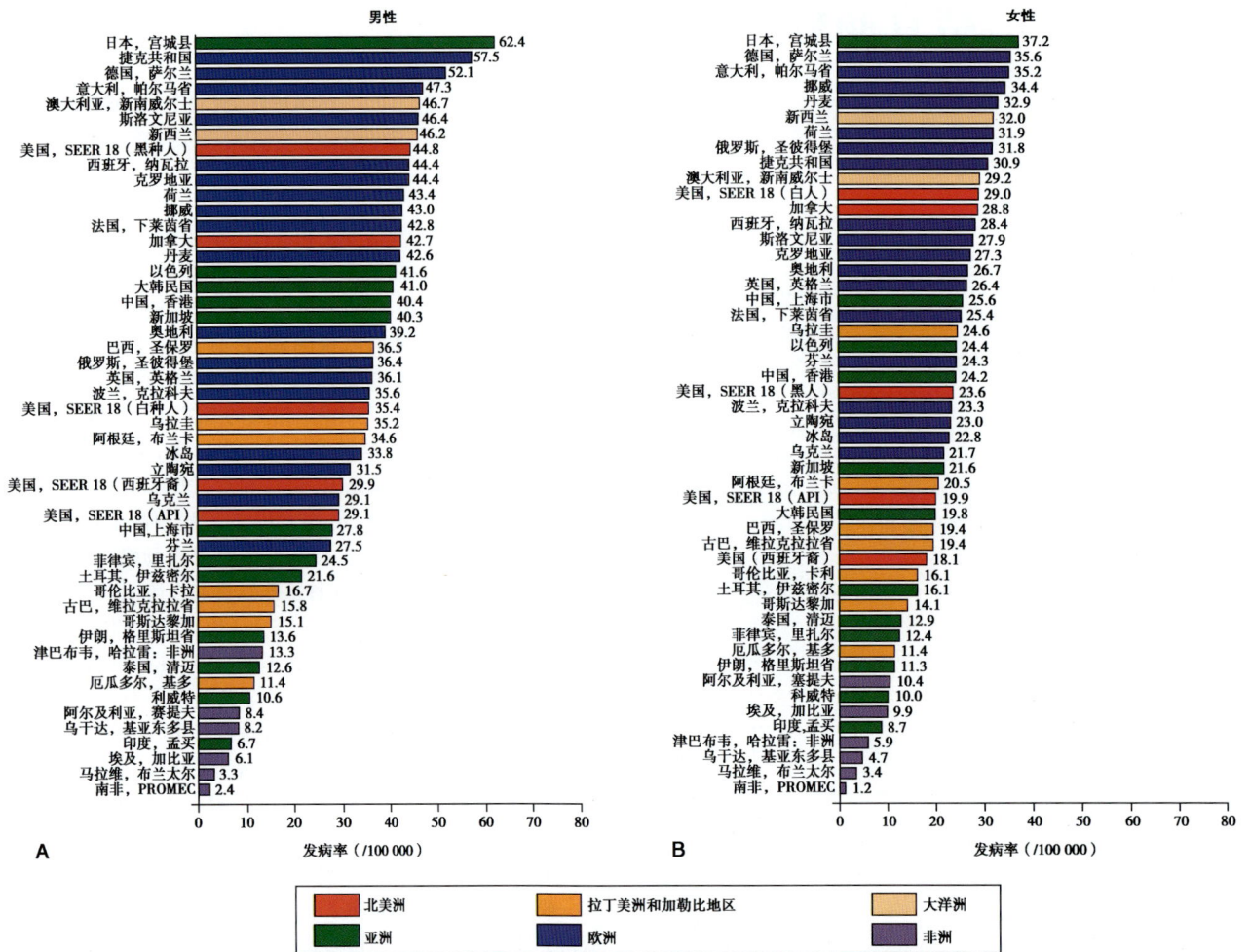

图 127.1　2003—2007 年，男性（A）和女性（B）人群中登记的每 100 000 人中结肠癌的年龄标准化发病率。（Data from Bray F, Colombet M, Mery L, et al., editors. Cancer incidence in five continents, Vol. XI (electronic version). Lyon: International Agency for Research on Cancer; 2017. Available at http://ci5.iarc.fr. Accessed July 2, 2018.）

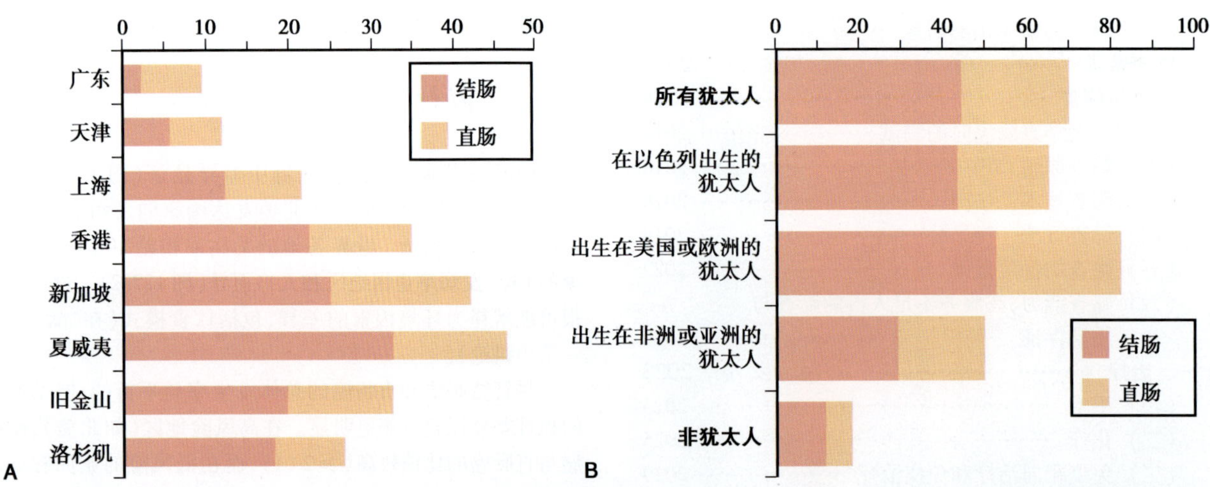

图 127.2　中国（A）和以色列（B）人群中结肠癌和直肠癌的年龄标准化发病率/100 000（1988—1992）。不同国家的结直肠癌发病率差异很大，这取决于地区和人群，也取决于迁移至不同饮食和生活方式地区的种族。[Data from Parkin DM, Whelen SL, Ferlay J, et al. Cancer incidence in five continents. (IARC Sci. Publ. No. 143.) Lyon: International Agency for Research on Cancer; 1997.]

南部和西部（旧金山湾区、夏威夷和内华达州除外）的发病率低于美国平均水平，而东北部和中北部各州的发病率最高。城市居民的 CRC 发病率也略高，尽管在对美国人口的研究中，社会经济地位不是 CRC 的一致风险因素。美国的这些地区差异现在似乎正在消失，可能是因为全国各地饮食模式的同质性越来越高。

1950 年—20 世纪 80 年代中期，美国白人结肠癌的发病率上升，而直肠癌的发病率保持相对稳定。白人男性的 CRC 死亡率稳定，但白人女性的 CRC 死亡率下降。在此期间，非裔美国人 CRC 的发病率和死亡率均显著增加。自 1985 年以来，美国成年人 CRC 的发病率和死亡率分别以 1.6% 和 1.8% 的年均增长率下降，这些趋势在白人中比黑人中更明显。最近（2005—2014 年），发病率每年下降约 2% ~ 3%。1990—2004 年间，CRC 的总体死亡率下降，男性几乎下降 30%，女性下降 25%，1970—2015 年死亡率总体下降 52%。尽管 55 岁及以上成人的发病率一直在下降，但最近年轻人中 CRC 的发病率有所增加[2]。自 20 世纪 80 年代中期以来，20~39 岁成人的结肠癌发病率每年增加 1.0% ~ 2.4%，20 世纪 90 年代中期以来，40~54 岁成人的结肠癌发病率每年增加 0.5% ~ 1.3%，直肠癌发病率上升速度更快（1974—2013 年，20~29 岁成人每年增加 3.2%）。这对美国癌症协会（American Cancer Society，ACS）最近修改的筛查建议有意义（在“筛查方法”章节中讨论）。年轻患者被诊断为转移性与局部疾病的可能性比老年患者要高 58%，这可能是由于年轻患者对癌症的怀疑度较低，获得医疗服务的机会较少有关。目前，非西班牙裔黑人的 CRC 发病率和死亡率高于非西班牙裔白人[10-12]。对国家癌症数据库的分析表明，保险覆盖范围的差异和肿瘤特征分别约占 18 岁 ~ 64 岁黑人与白人患者生存率差异的 1/2 和 1/4[11]。黑人 CRC 发病率的间隔也高于白人[13]。在过去 40 年（1973—2014 年），美国白人所有年龄段的 CRC 发病率下降了 33.9%，而美国黑人仅下降了 6.6%。在美国拉丁美洲人群中，发病率和死亡率略低。在从低风险地区迁移至高风险地区的人群中，CRC 的风险迅速升高，这一模式在 20 世纪 50 年代和 20 世纪 60 年代日本移民至夏威夷和美国大陆的人群中得到了明确证实。第一代移居北美的日本人（Issei）的癌症发病率在短期内上升，超过了居住在日本的日本原住民，Nissei（他们在美国出生的后代）的发病率则迅速上升，接近原住民白人人群的发病率。在第二次世界大战后移民到澳大利亚的欧洲人以及从也门和北非低风险地区移民到以色列的犹太人中，CRC 风险也出现了类似的上升趋势。纵向研究显示，在 1950 年之前 CRC 发病率和死亡率较低的许多国家，发病率急剧增加，而在发病率中等或较高的国家，发病率降低、稳定或略有增加。在全球范围内，预计 2035 年 CRC 的发病率将增加 80%，在西太平洋地区的病例和死亡人数分别达到约 240 万和 130 万，增幅不成比例。该地区的“西方化”、肥胖、吸烟、高热量和高肉类饮食的增加，以及体育活动的减少，可能是造成这一趋势的原因。美国是唯一一个 CRC 发病率显著降低的国家，这在一定程度上反映了通过筛查发现并清除早期肿瘤病变的重要性（在“筛查方法”章节中讨论）。

按大肠癌亚位点位置的时间趋势研究表明，无论男女，盲肠、升结肠和乙状结肠癌的总体发病率都有所增加，而直肠癌的总体发病率则有所下降，这种变化可能反映了近端和远端结肠对肿瘤转化的不同易感性。然而，在年轻个体中直肠癌的发病率急剧上升。目前，近三分之一的直肠癌见于 55 岁以下的个体。目前在美国，CRC 的患病率在直肠中最高，其次是盲肠和升结肠、乙状结肠、横结肠，最后是降结肠（图 127.3）[8,9]。

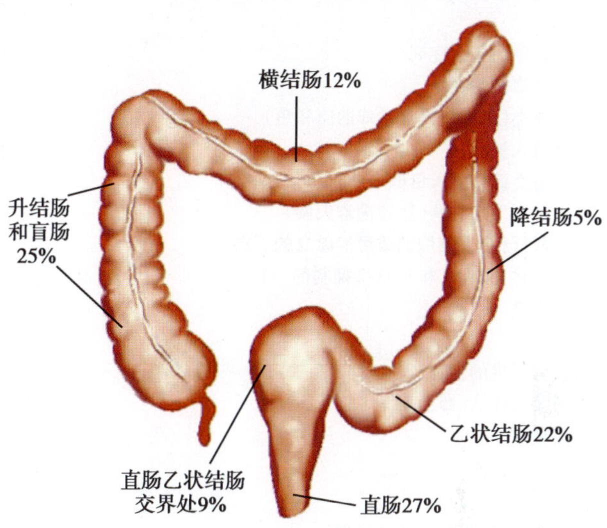

图 127.3　美国男性结肠内结直肠癌的分布。[Based on data from Bray F, Colombet M, Mery L, et al., editors. Cancer incidence in five continents, Vol. XI (electronic version). Lyon: International Agency for Research on Cancer; 2017. Available at http://ci5.iarc.fr. Accessed July 2, 2018.]

二、病因学

CRC 发病率的区域间差异，包括生活在地理相近但生活方式不同的人口群体之间的差异，强烈表明环境在这种疾病的发展中起着一定的作用。移民研究和吸收西方做法的国家，发病率的快速变化支持了这一概念。有强有力的流行病学和临床前证据表明饮食、生活方式与 CRC 之间存在联系。人口研究和动物研究试图阐明各种脂肪和蛋白质、碳水化合物、蔬菜和纤维成分、微量营养素和生活方式对大肠癌发生的影响（框 127.1）。在美国，高达一半的 CRC 可能归因于可变的风险因素[14]。然而，考虑到饮食中多种食物和营养素的复杂相互作用，很难估计单个饮食因素的影响。一般而言，以大量摄入水果和蔬菜、全谷物、坚果和豆类、海鲜、牛奶和乳制品为特征的“健康”饮食模式与较低的 CRC 风险相关，而以大量摄入红肉和加工肉类、精制谷物和精制糖为特征的饮食模式与较高的 CRC 风险相关[15]。环境风险特征也可能因 CRC 前驱病变的类型（传统腺癌与锯齿状息肉）和癌症的分子亚型而异[16,17]。最近将生活方式和环境因素与性别和家族史相结合，制定风险评分，以指导何时以及如何筛查 CRC[18]。

（一）脂肪、胆汁酸和细菌

几项证据表明，含有大量脂肪的饮食易患 CRC，尤其是降结肠和乙状结肠。总脂肪摄入量高的人群结肠癌发病率较

框 127.1　可能影响结肠和直肠致癌作用的因素

风险增加(令人信服的或可能成立的证据)
酒类*
体脂†
导致线性增长更快的发育因素(成年身高)
加工肉类‡
食用红肉
风险增加(有限的提示性证据)
吸烟
环境致癌物和诱变剂
含血红素铁的食物
杂环胺类(来自烧烤和油炸的肉和鱼)
水果摄入量低
非淀粉类蔬菜摄入量低
微生物微生态失调(肠道菌群失调)
风险降低(令人信服的或可能成立的证据)
阿司匹林、NSAID 和 COX-2 抑制剂
钙补充剂
乳制品
含膳食纤维的食物
激素替代疗法(雌激素)
低体重
剧烈的体育活动§
全谷物
风险降低(有限的提示性证据)
鱼类食品
含维生素 C 的食物§
多种维生素补充剂
维生素 D
有限的证据没有得出结论(风险增加):动物脂肪、含有添加蔗糖的食物、总脂肪、血糖负荷
有限的证据没有得出结论(风险降低):谷类食物(谷物粒)、来自鱼、豆类、大蒜的膳食 n-3 脂肪酸、叶酸、维生素 A、维生素 B_6、维生素 E、β-胡萝卜素

*每天摄入约 30g 以上的酒精
†基于 BMI、腰围或腰臀比的体脂
‡通过吸烟、腌制、盐渍或添加化学防腐剂保存的肉类
§结肠肿瘤的最佳证据

高,脂肪摄入量少的人群结肠癌发病率较低。平均而言,在 CRC 高发病率的西方国家,脂肪占总卡路里摄入量的 40%～45%,而在低风险人群中,脂肪仅占饮食卡路里的 10%～15%。病例对照和队列研究的结果,支持膳食脂肪与结肠癌和程度较轻的直肠癌发病率和死亡率相关。

一项前瞻性研究评估了 88 751 名 34～59 岁女性的肉类、脂肪和纤维摄入量的关系。调整总能量摄入后,动物脂肪摄入量与结肠癌风险显著相关,红肉与鸡肉和鱼类的摄入量比例与结肠癌发病率的增加密切相关。类似的研究结果也有报道,饱和脂肪的摄入量和红肉与鸡肉和鱼类摄入量的比例,与女性结直肠腺瘤的发病率和复发率之间也存在类似的相关性。值得注意的是,队列研究和对 13 项病例(校正了总能量摄入)对照研究的综合分析,未能为早期研究中观察到的膳食脂肪与 CRC 之间的相关性提供明确的证据。专门检测饱和脂肪或动物脂肪摄入与 CRC 之间关系的研究表明,这些脂肪的相关性比总脂肪的相关性更强。

动物研究进一步支持了膳食脂肪在结肠癌发生中的作用。这些研究通常涉及向喂食各种饲料的啮齿类动物注射致癌物,如 1,2-二甲基肼或氧化偶氮甲烷。与喂食低脂饮食的动物相比,喂食各种多不饱和及饱和脂肪饲料的动物会患上更多致癌物诱发的结肠腺癌。在此类研究中,膳食脂肪的量和来源可能会影响肿瘤的发展,来源于多不饱和鱼油[ω-3 多不饱和脂肪酸(polyunsaturated fatty acid,PUFA)]和单饱和橄榄油的脂肪酸可能不会像其他多不饱和脂肪那样促发肿瘤,甚至可能降低 CRC 的风险。在流行病学和临床前期研究中,摄入 ω-3 多 PUFA[二十碳五烯酸(eicosapentaenoic acid,EPA)和二十二碳六烯酸]与降低 CRC 风险有关,并影响与黏膜上皮增殖和炎症相关的分子途径(稍后讨论)。

有人提出膳食脂肪可增强肝脏胆固醇和胆汁酸的合成,从而增加结肠中这些固醇类的含量。结肠细菌将这些化合物转化为次级胆汁酸、胆固醇代谢产物和其他潜在的毒性代谢化合物。人群研究证明,与其他组相比,摄入高脂肪、低纤维西方饮食组的固醇代谢产物和粪便胆汁酸排泄增加,并且在一些 CRC 患者中发现粪便胆汁酸水平较高。在致癌物处理的大鼠中,膳食脂肪也被证明可以增加次级胆汁酸的排泄,在此类动物模型中,次级胆汁酸不是主要致癌物,而是结肠癌发生的强效促进剂。至今人们对脂质和固醇代谢产物如何促进肿瘤知之甚少,但胆汁酸和游离脂肪酸已被证明可损伤结肠黏膜,并增加其上皮的增殖活性。饮食中大量食用玉米油和牛肉脂肪会增加结肠鸟氨酸脱羧酶水平,这与黏膜快速增殖有关。胆汁酸激活结肠黏膜中的蛋白激酶 C,也可能是胆汁酸引起增殖反应的一个重要细胞内事件。黏蛋白改变是结肠肿瘤的共同特征,而 MUC2 黏蛋白的改变与结肠肿瘤的进展有关。胆汁酸通过丝裂原活化蛋白(mitogen-activated protein,MAP)激酶非依赖性、蛋白激酶 C 依赖性转录因子 AP-1 活化过程增加 MUC2 的转录,从而诱导人结肠癌细胞中黏蛋白的表达。此外,胆汁酸可诱导花生四烯酸的释放和花生四烯酸在黏膜中转化为前列腺素,从而增强细胞增殖。临床前和临床证据表明,能减少前列腺素合成的非甾体抗炎药(NSAIDs)可降低大肠癌的发生率(在"花生四烯酸、类花生酸和 COX-2"章节中讨论),抑制诱导型酶 COX-2 在这方面可能特别重要。

某些脂肪酸在掺入细胞膜后,可通过改变膜的流动性来促进癌变。细菌酶,如 7α-羟化酶(可将胆汁酸转化为脱氧胆酸)、β-葡糖醛酸酶、硝基还原酶和偶氮还原酶可能由高脂饮食诱导,也可能将摄入的膳食化合物转化为活性致癌物(见后文)。

据报道,体力活动与结肠腺瘤和 CRC 的风险之间呈负相关,尤其是在男性中。尽管定期进行适度的活动可以降低 CRC 的风险,但剧烈的活动可能有更大的获益。肥胖与男性和女性 CRC 风险升高相关。对体脂分布和 CRC 的研究一致表明,腰围较大或腰臀围较高与 CRC 风险相关[19,20]。血清胆固醇和 β-脂蛋白水平与结直肠腺瘤和 CRC 的发生呈正相关,但这种相关性尚未得到一致的证实,血清胆固醇水平可在结肠癌发生之前有所下降。脂联素是脂肪组织分泌的一种激素,其血清水平与肥胖和高胰岛素血症呈负相关。脂联素和

脂联素受体基因的变异与 CRC 风险的差异相关[21]。

现在人们已认识到,人类的微生物群是有益于宿主整体生理、发育、新陈代谢和免疫稳态的基本伙伴(见第 3 章)。越来越多的文献表明,微生物"微生态失调"可能是 CRC 的病因[22-27]。抗生素的使用、膳食纤维摄入和改变腔内微生物环境的其他宿主因素可能导致细菌微生态失调。给予 CRC 患者粪便样本进行灌胃可促进无菌和常规小鼠的肠道致癌作用[26]。某些细菌可能具有直接突变能力或干扰宿主 DNA 修复机制。许多与结直肠癌发生有关的细菌具有增强 Wnt 介导的信号通路或在 CRC 中常见突变或表达的其他促炎通路的共同能力。肠道菌群的选定细菌群对膳食底物的代谢可能导致产生促进 DNA 损伤的诱变剂(如粪便五烯、二酰基甘油、硫化物、次级胆汁酸和活性氧)。有大量证据表明,微生物群可以调节宿主免疫细胞功能,促进肠道的低度慢性炎症。微生物状态可调节易感小鼠结肠炎相关 CRC 的发展。反过来,炎症可能通过其对微生物群的影响创造一个支持致癌作用的环境[27]。尽管在粪便中可以检测到近 1 000 种细菌,但在黏附于结肠细胞的被称为生物膜的复杂群落结构中仅能检测到大约 100 种细菌。一个新出现的概念是,细菌生物膜可以显著改变 CRC 中的宿主和微生物功能。在健康个体中偶尔观察到的结肠生物膜,与 IBD 和 CRC 患者中观察到的厚的连续生物膜相比,结肠生物膜更薄,更不连贯。单一的细菌种属不太可能导致 CRC 的发生。然而,具核梭杆菌是人类 CRC 组织中最常见的一种,并且在小鼠模型中与结肠癌细胞的转移病灶有关[23]。描述了 CRC 与细菌[包括解没食子酸链球菌(以前称牛链球菌)以及败血梭状芽胞杆菌和幽门螺旋杆菌],以及病毒[包括人类乳头状瘤病毒和 JC 病毒(多瘤病毒)]的相关性[24]。

(二) 纤维

流行病学、病例对照和动物研究表明,膳食纤维可预防结肠癌的发生。膳食纤维是一种抗消化的植物材料,由碳水化合物(如纤维素、半纤维素、果胶)和非碳水化合物(如富含植物种皮的木质部分和谷物的麸皮层)的异质混合物组成。尽管纤维的保护作用尚不完全清楚,但流行病学研究将高纤维摄入与结直肠肿瘤发生率较低相关联[28]。含有膳食纤维的全谷物和植物性食物的证据最有力,而谷类食物的证据更为有限,在人类中,尚不清楚膳食纤维本身、高纤维食物中的植物化学物质或这些食物中细菌成分的产物是否具有最高的生物活性。大多数观察性、流行病学和病例对照研究支持富含纤维饮食的保护作用,但没有明确富含纤维的食物与水果和蔬菜中的非纤维蔬菜成分、营养素和微量营养素之间的关系。纤维成分对大肠不同部位的影响也可能不同,这可能在一些程度上解释了几项随机对照试验(randomized controlled trial, RCT)中补充纤维剂无法预防腺瘤复发的原因[29,30]。

总体而言,富含蔬菜、水果和全谷物的饮食与 CRC 风险降低相关。研究人员推测,谷糠等纤维通过增加粪便量发挥其保护作用,从而稀释致癌物和致癌促进剂,增强其消除能力,并通过减少肠道运输时间来最大限度地缩短其与黏膜接触的时间。全麦和黑麦面包形式的纤维摄入量增加也会降低健康受试者粪便中次级胆汁酸和粪便诱变剂的浓度。此外,动物研究表明,在喂食富含纤维和纤维成分(如麦麸、纤维素、半纤维素)饲料的 1,2-二甲基肼处理的大鼠中,结肠肿瘤的发生率降低。纤维素和半纤维素可降低实验动物体内细菌代谢酶(如 β-葡糖醛酸酶)的水平,并可减少致癌物或辅致癌物质的活化。此外,一些纤维成分可与有毒或致癌物质结合,从而可能减少它们与结肠黏膜的接触。纤维成分也被粪便菌群发酵为短链脂肪酸和其他生物活性产物,有可能抑制致癌作用。

(三) 致癌物和粪便诱变剂、维生素和微量营养素

当人们注意到某些人的粪便在体外试验时显示出对细菌致突变活性,就提出了特定遗传基因毒性致癌物可能在 CRC 的发生中发挥作用的可能性。致突变活性通常存在于结肠癌高风险人群的粪便中,而在低风险人群中致突变活性较低或不存在。许多病例对照和队列研究提供的证据表明,食用红肉(未加工的哺乳动物肌肉)与 CRC 风险相关。2015 年,一个由 10 个国家的科学家组成的国际工作组根据大量证据确定,食用红肉应被归类为"可能对人类致癌[31]。这是基于强有力的机制证据和大量的流行病学数据,显示食用红肉与 CRC 呈正相关。一项队列研究的 meta 分析估计,每天食用约 100g 红肉或 50g 加工肉类(通过盐腌、腌制、发酵和烟熏而转变的肉类)可使 CRC 的风险增加 15%~20%[32]。人们还认识到,"烧烤"和油炸食物含有杂环胺和多环芬烃等致突变化合物。此外,红肉中的血红素可能是亚硝胺形成的催化剂,产生可能损伤 DNA 的自由基。有令人信服的证据表明,随着酒精摄入量的增加,CRC 风险增加,尤其是在男性中。每天饮用 2~3 杯以上(摄入量超过约 30 g)的酒精饮料与 1.4 倍的 CRC 风险相关。

可能作用于人结肠的遗传基因毒性致癌物的确切性质仍是推测性的,但这些化合物的鉴定可以为 CRC 的干预和初级预防提供基础。有限的数据表明,富含胡萝卜素(维生素 A)和维生素 C 的食物可作为抗氧化剂用于结肠癌的化学预防,但前瞻性试验未能证明这种效果。在预防 CRC 方面,值得进一步探索的其他领域包括黄绿色十字花科蔬菜的作用和包括硒盐、维生素 E、叶酸和钙在内的微量营养素的作用(见后文)。

(四) 钙和维生素 D

流行病学、临床和实验室证据表明,钙的摄入可能对结肠的癌变具有保护作用[28,33]。钙具有许多生物学效应,可以减少结肠癌的发生,包括对细胞周期、环腺苷酸、钙调蛋白、酪氨酸激酶、鸟氨酸脱羧酶和 E-钙黏蛋白的作用。在肠道中表达的钙敏感受体可感知细胞外钙,从而对分化和增殖产生影响。低脂乳制品形式的膳食钙补充剂会影响多种被认为与结肠肿瘤进展有关的中间生物标志物,补充钙和维生素 D 可以改变结直肠腺瘤的肿瘤前特征。虽然钙摄入量增加与结肠腺瘤和癌发病率降低之间的关系尚未得到一致证实,但总体而言,观察性研究表明其具有保护作用。一项由 10 项队列研究组成的联合项目强烈表明,钙摄入量与 CRC 风险呈负相关[28]。

许多动物研究进一步支持了钙在预防结肠癌方面的有益作用。实验动物经口补充钙,可改善直肠内滴注脱氧胆酸盐和游离脂肪酸或通过饮食补充胆酸刺激的结肠细胞增殖的增

加。喂食高脂饲料的啮齿类动物也证明，当其饲料中添加钙时，致癌物诱导的肿瘤数量减少，尤其是显示 *K-ras* 突变的肿瘤。鸟氨酸脱羧酶是一种参与多胺生物合成并在肿瘤前状态升高的酶，在体外与钙孵育的大鼠结肠黏膜中该酶减少，补充钙可抑制老年腺瘤性息肉患者黏膜中该酶水平的升高。有人提出，饮食中的钙与肠道中的离子脂肪酸和胆汁酸结合，将它们转变为不能刺激上皮细胞增殖的不溶性钙化合物。钙可增加粪便中磷酸盐和胆汁酸的排泄，并改变胆汁中胆汁酸的含量。此外，乳制品中的钙能够沉淀管腔细胞毒性表面活性剂，从而抑制其对结肠黏膜的作用。然而，钙的这些潜在有益作用尚未得到一致的观察，对钙对直肠黏膜影响的研究也并不总是证实增殖率降低。在其他研究中，补充钙使结肠隐窝中增殖细胞的分布正常化，而不影响结直肠黏膜的增殖率。

维生素 D_3 代谢产物和类似物已被证明除了在矿物质稳态中的作用外，还在许多重要细胞过程的调节中发挥重要作用，包括增殖、分化和凋亡。这些甾体化合物具有不涉及基因转录或蛋白合成的快速效应，以及涉及维生素 D 受体和其他转录因子的基因组效应。维生素 D 可调节 200 多个基因，这些基因涉及细胞周期调节、生长因子信号转导、抗氧化保护、胆汁酸和异生物质代谢、细胞黏附、DNA 修复、血管生成、炎症和免疫功能。维生素 D 及其代谢产物在正常和恶性结肠细胞中的作用已得到证实，并提出了这些化合物可能预防结肠癌发生的几种潜在机制。有几个因素影响补充维生素 D 后血清维生素 D 浓度的变化，包括性别、基线血清水平、摄入依从性、覆盖皮肤的衣服、体育活动和季节。最近由 17 个队列组成的国际汇总项目表明，循环中较高的 25(OH)D_3 与女性 CRC 风险降低(具有统计学显著性)和男性 CRC 风险降低(不具有统计学显著性)相关[34]。在喂食诱导结肠肿瘤的西方饮食的啮齿动物中，膳食中补充钙和维生素 D，可显著降低肿瘤的发生率和多样性，此外还可改变与结肠肿瘤起始形成相关的多种基因的表达。然而，在最近的一项随机人体试验中，结直肠腺瘤切除后，每天补充维生素 D_3、钙或两者并不能显著降低腺瘤复发的总体风险[35]。不过补充维生素 D_3 降低晚期腺瘤风险的能力，因维生素 D 受体基因型而异[36]。

（五）花生四烯酸、类花生酸和环氧化酶-2

临床病例对照和队列研究表明，与不服用阿司匹林和其他 NSAIDs 的人相比，定期服用阿司匹林和 NSAIDs 的患者 CRC 相关死亡率降低了 40%～50%。尚不清楚这些药物保护癌症的确切机制，但可能与花生四烯酸代谢物(类花生酸)的合成改变有关，包括前列腺素、血栓素、白三烯和羟基-二十碳四烯酸。这些化合物调节许多影响细胞黏附、生长和分化的信号转导通路。COX(或前列腺素内过氧化物合成酶)将花生四烯酸氧化为前列腺素 G2，将前列腺素 G2 还原为前列腺素 H2，是产生前列腺素和其他类花生酸的关键酶。

COX 存在两种亚型：COX-1 和 COX-2。COX-1 是这种酶的组成形式，存在于大多数组织中，参与前列腺素类的生理生成，以维持正常的体内平衡。COX-2 由细胞因子、有丝分裂原和生长因子诱导，其水平在小鼠和人 CRC 中均升高[37-39]。在 85%～95% 的 CRC 和 CRC 实验模型中，COX-2 的表达显著增加。抑制 COX-2 可防止癌症在致癌性的启动、促进和进展阶段的发生。在家族性腺瘤性息肉病(familial adenomatous polyposis，FAP)动物模型中，敲除 *COX-2* 可抑制肠息肉病。15-羟基前列腺素脱氢酶是一种在人结肠癌中丢失的前列腺素降解酶，并且已被证明是 COX-2 前列腺素合成活性的生理拮抗剂[39]。据推测，NSAIDs 可能通过抑制前列腺素介导的增殖来减少结肠肿瘤的形成。但其他证据表明，其部分效应可能是由诱导细胞凋亡引起的。已证实 COX-2 的过表达可降低细胞凋亡，而抑制 COX-2 可导致细胞凋亡增加。NSAIDs 可能通过升高前列腺素前体花生四烯酸诱导细胞凋亡，花生四烯酸可刺激鞘磷脂转化为神经酰胺(一种细胞凋亡介质)。COX-2 通路也与 PI3 激酶(PI3K)通路具有重要的功能窜扰(交叉作用)。COX-2 在 CRC 中过表达，部分原因是致癌 PI3CA 驱动 PI3K 信号转导的激活突变。NSAIDs 还通过破坏核激素受体过氧化物酶体增殖物激活受体 δ 结合 DNA 的能力来抑制基因的激活。抑制 COX-2 可能影响肿瘤形成的其他潜在机制，包括改变细胞与细胞外基质蛋白的黏附、抑制肿瘤新生血管形成(血管生成)和减少致癌物活化。使用 FAP 动物模型的研究证明，COX-2 特异性抑制剂的治疗与息肉大小和数量的显著剂量依赖性减少以及息肉形态的改变相关。COX-2 抑制与血管内皮生长因子(vascular endothelial growth factor，VEGF)水平降低和 DNA 复制率降低相关。

环境和饮食影响 CRC 的发生，但其确切作用仍不清楚。它们的复杂性使得很难定义单个环境和饮食成分的影响。然而许多国家和国际机构就营养和体力活动对预防癌症，包括预防 CRC 的影响提出了建议[14,15,19,28]。

（六）化学预防

化学预防是指使用天然或合成药物逆转、抑制或预防癌症的进展或复发，这是初级预防的基石。CRC 化学预防的数据来自实验动物研究、观察性流行病学研究、病例对照研究和随机对照试验(RCT)。由于 CRC 的自然史是长期的，临床 RCT 通常集中在预防结直肠腺瘤上，其代表了上皮内瘤变的一种形式，是癌症的前兆。研究的持续时间和所需的样本量、成本和伦理道德考虑使癌症的使用成为不切实际的终点。这一困难导致越来越多地使用替代生物标志物来研究 CRC 的化学预防。为了有效，这些生物标志物必须准确地代表参与癌变的事件，并且化学预防剂、生物标志物的调节和癌症的发生之间应该有一个明确的关系。

人们对使用放大内镜研究结肠异常隐窝病灶(aberrant crypt foci，ACF)作为化学预防试验的可能标志物一直很感兴趣[40]。ACF 由具有异型增生特征的大而厚的隐窝组成，可使用亚甲蓝或靛蓝胭脂红等染色试剂通过色素内镜检测到(图 127.4)，和至少有一个异型增生的 ACF 亚群被认为是结肠腺瘤的前兆。然而，目前尚不清楚这些病变在动物模型中似乎是肿瘤形成的前兆，但是否在人类结肠中发挥类似的作用。研究表明，人类结肠中的大多数 ACF 可能是增生性的，而不是异型增生的(见第 126 章)。异型增生性 ACF 似乎更常见于右半结肠，与结肠中的肿瘤性病变具有相同的分子特征，并与同时发生的腺瘤有关[40]。

基于描述性流行病学和病例对照研究，已经讨论了低脂、高纤维饮食的潜在益处，但迄今为止，来自前瞻性人体化学预

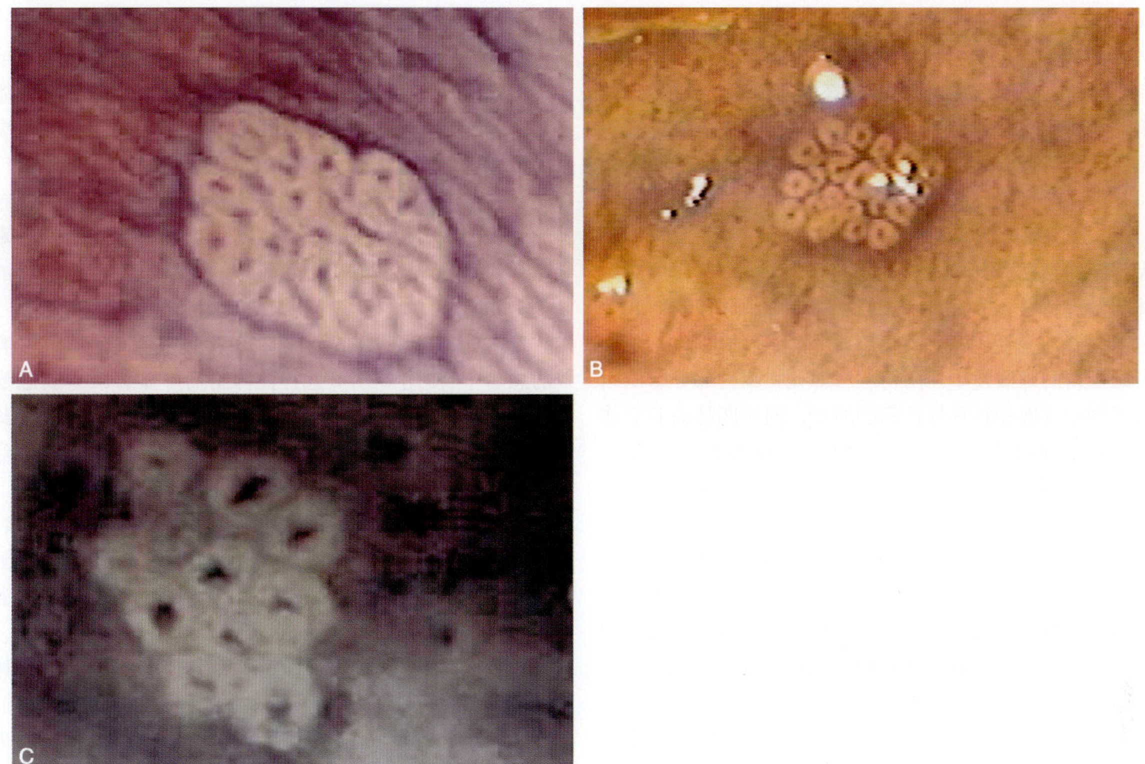

图 127.4 A~C,不同放大倍数下异常隐窝病灶的 3 个视图。异常隐窝病灶由大的厚隐窝组成,被认为是结肠腺瘤的前兆

防试验的当前数据尚不明确或是否定的。两项大型 RCT 研究了补充纤维对腺瘤复发的影响。息肉预防试验[29]将 2 079 例有结直肠腺瘤病史的受试者随机分为两组,一组接受咨询,另一组接受富含水果和蔬菜的低脂、高纤维饮食,或仅接受常规饮食。结肠镜检查显示,两组患者在 1 年和 4 年时复发性腺瘤的发生率相似。在菲尼克斯(Phoenix)结肠癌症预防医生网络进行的一项研究中[30],1 429 例有结直肠腺瘤病史的患者被随机接受每天 2g 或 13.5g 补充麦麸。中位随访 34~36 个月,结肠镜检查未能显示复发腺瘤发生率的差异。

大量观察性和实验室研究表明膳食补钙在化学预防中的作用。一项前瞻性、双盲、安慰剂对照试验表明,补充钙(每天 3 000mg 碳酸钙,相当于 1 200mg 元素钙)可降低近期有此类病变史的受试者复发腺瘤的发生率和数量[41]。钙的作用是适度的:3 年内腺瘤复发率降低 19%,腺瘤数量减少 24%,与年龄、性别或饮食中钙、脂肪或纤维的摄入无关。即使在没有继续补钙的情况下,补钙对结直肠腺瘤复发风险的保护作用也会在停止积极治疗后延长至 5 年[42]。对受试者血清维生素 D 状态的分析表明,补钙和维生素 D 似乎可以共同作用降低腺瘤复发的风险[43]。日本福冈结直肠癌研究的结果支持钙和维生素 D 在预防 CRC 中的共同作用[44]。然而,一项旨在描述补充碳酸钙(1 200mg)和维生素 D_3(1 000IU),对易感者腺瘤发生的个体联合作用的大型前瞻性随机试验(维生素 D/钙息肉预防研剂究),都不能证明使用钙、维生素 D 或两者联合治疗,在 3~5 年内显著减少腺瘤复发[35]。进一步的分析表明,维生素 D 降低了某些维生素 D 受体基因型个体患晚期腺瘤的风险[36]。使用抗氧化剂维生素 A、C 和 E 的人体试验提供了模棱两可的结果。目前的数据不支持其常规用于平均风险人群的 CRC 预防[28]。

叶酸及其代谢产物在 DNA 合成、链完整性和甲基化中起着重要作用。流行病学研究发现,与低膳食叶酸摄入量相比,高膳食叶酸人群的 CRC 发病率较低。护理健康研究也提示了这种保护作用。其中多年给予高剂量叶酸(作为多种维生素补充剂的一部分)对 CRC 有保护作用。然而,一项大型前瞻性 RCT[45,46]未能证明每天补充 1mg 的叶酸与安慰剂相比对腺瘤复发的保护作用,并提示既往患有腺瘤的人补充叶酸实际上可能会增加腺瘤的风险。对这些受试者的基线膳食和血清叶酸水平的分析支持这样一种观点,即与叶酸缺乏相比,中等剂量的叶酸可能具有保护作用,但在某些充足的情况下,补充叶酸不会带来额外的益处[46]。在另一项 RCT 中也显示补充叶酸(0.5mg/d)不能预防腺瘤复发[47]。

流行病学、病例对照和前瞻性队列试验表明,在接受激素(雌激素)替代治疗的女性中,对 CRC 的发生具有保护作用。据推测,雌激素可能通过减少次级胆汁酸的生成、降低胰岛素样生长因子(insulin-like growth factor,IGF)-1 的水平或通过对结肠黏膜上皮细胞尚未确定的直接作用来预防结肠癌症。在观察性研究中,吸烟与 CRC 的发病率和死亡率相关,但尚未研究戒烟对 CRC 的长期影响。

CRC 化学预防最有希望的结果来自使用阿司匹林和 NSAIDs 的试验[48]。病例对照和队列研究表明,与对照组相比,阿司匹林和 NSAIDs 使用者患腺瘤和癌症风险可降低高达 40%~50%,但这可能需要长期使用阿司匹林。护理健康研究表明,阿司匹林的益处可能要到(经常服用)至少 10 年后才能显现出来。一项分析评估了阿司匹林对 CRC 长期发病率和死亡率的影响,与治疗剂量、治疗持续时间和肿瘤部位相关[4]。本研究通过分析阿司匹林用于心血管疾病一级和二级预防的 4 项随机试验的汇总数据,确定了阿司匹林在 20 年内对 CRC 风险的影响。使用阿司匹林可降低结肠癌的 20 年风险(24%)和死亡率(35%),但不能降低直肠癌。获益随着计划治疗时间的延长而增加,阿司匹林至少使用 5 年,可使近端癌风险降低约 70%,直肠癌风险降低 42%。几项前瞻性安慰剂对照腺瘤预防试验现在提供了令人信服的证据,证明使用阿司匹林可降低有腺瘤病史患者的结直肠腺瘤的风险(降低 12%~21%),其程度取决于阿司匹林的剂量,对晚期腺瘤具有更大程度的预防作用(约减少 40%)[48,50-52]。在 2 项对阿司匹林剂量进行分层的试验中,较低剂量的阿司匹林(81~160mg)比较高剂量更有效。在 CRC 切除术后的患者中,阿司匹林可减少新的腺瘤发生。阿司匹林对死亡率的部分影响可能是由于肿瘤进展和转移性疾病的减少。阿司匹林的有益作用可能是由多种相关机制引起的,包括对 COX-1 和 COX-2、15-前列腺素脱氢酶、WNT-β-catenin(β-连环蛋白)信号转导、炎症和免疫反应的作用以及血小板介导的作用。事实上,这些途径可能为谁将从阿司匹林的使用中受益最大的风险分层提供标志。阿司匹林可显著降低 COX-2 过度表达的癌症风险,但在阴性或低表达的癌症中并非如此。阿司匹林的使用还与 *BRAF*(MAPK 信号转导级联中的原癌基因)-野生型 CRC 的风险较低有关,而与 *BRAF* 突变型 CRC 无关,并且与已建立的肿瘤具有 *PI3CA*[编码 P13K(磷脂酰肌醇-3-激酶)催化亚单位-α]突变的个体的生存率提高有关,但与野生型 *PI3CA* 癌症患者的生存率无关。根据大量数据,美国预防服务工作组(U. S. Preventive Services Taskforce, USPSTF)建议 50~59 岁的成年人使用低剂量阿司匹林进行心血管疾病和 CRC 的初级预防,这些成年人的 10 年心血管风险为 10% 或以上,且出血风险未增加,预期寿命至少为 10 年,并且愿意每天服用阿司匹林至少 10 年[53]。

关于其他非选择性 NSAIDs 和 COX-2 特异性抑制剂作为化学预防剂预防散发性腺瘤的作用,目前已有数据。鉴于生物学合理性、临床前体外和动物数据以及 FAP 患者腺瘤消退的数据,进行了几项随机试验,以检查 COX-2 选择性抑制剂在有散发性腺瘤病史的患者中对新腺瘤形成的影响。塞来昔布预防腺瘤(the adenoma prevention with celecoxib, APC)试验[54]将 2 035 例受试者随机分配至塞来昔布组,剂量为 200mg 或 400mg,每天 2 次。塞来昔布的使用与 3 年时新腺瘤的发生减少 33%~45% 的剂量依赖性相关,发生晚期腺瘤的患者数量减少 57%~66%。散发性腺瘤性息肉预防(the prevention of sporadic adenomatous polyp, PreSAP)试验[55],将 1 561 例患者随机分为接收 400mg 塞来昔布、每天 1 次或安慰剂治疗组。使用塞来昔布者与 3 年内新腺瘤形成总体减少 36% 和晚期腺瘤减少 51% 相关。最后,Vioxx 预防腺瘤性息肉试验[56]是一项双盲 RCT,在 2 587 例受试者中评价口服罗非昔布 25mg/d 预防结直肠腺瘤的疗效。接受罗非昔布治疗的受试者 3 年内腺瘤复发的风险低于安慰剂组,总体降低 24%,晚期腺瘤降低 30%。药物的效果第 1 年比随后的 2 年更为明显。

因此,开展良好的前瞻性 RCT 证实,在有结直腺瘤病史的患者中,使用 COX-2 选择性抑制剂可显著减少新腺瘤的形成。遗憾的是,在这些试验中,不良血栓性心血管事件与 COX-2 抑制相关[57],目前的数据表明,心血管事件风险的增加与大多数 NSAIDs 相关,而不仅仅是 COX-2 抑制剂。

"必需"脂肪酸是生物过程所必需的,但人类不能合成,必须从饮食来源获得。认为主要的多不饱和脂肪酸(PUFA)、二十二碳六烯酸($22:6^{\Delta4,7,10,13,16,19}$)和二十碳五烯酸[EPA($20:5^{\Delta5,8,11,14,17}$)]是必需的,主要从冷水油性鱼类(如鲭鱼和鲑鱼)中获得。越来越多的实验、流行病学和临床前证据表明,富含 n-3 PUFA(ω-3 多不饱和脂肪酸)的含鱼油饮食可预防结肠肿瘤发生,尤其是在男性中。此外,已证明来源于鱼油的 n-3 PUFA,不仅在动物模型和人类受试者中影响与结直肠癌发生相关的途径,而且在人类中是安全和耐受的。在家族性腺瘤性息肉病(FAP)受试者中进行的一项随机试验表明,二十碳五烯酸(EPA)肠溶制剂在降低直肠息肉负荷方面具有化学预防疗效,其程度与之前在选择性 COX-2 抑制剂中观察到的结果相似[58]。n-3 PUFA 在"散发性"结直肠腺瘤预防中的作用目前正在单独评价或与阿司匹林联合评价[59]。

目前正在研究的用于预防结直肠肿瘤的其他药物包括:鸟氨酸脱羧酶抑制剂二氟甲基鸟氨酸、胆汁酸熊去氧胆酸、3-羟基-3-甲基戊二酰辅酶 A 还原酶抑制剂(他汀类药物,如普伐他汀和洛伐他汀)、人表皮生长因子受体(EGF receptor, EGFR)抑制剂和硒。他汀类药物可调节细胞生长、凋亡和炎症等许多过程。他汀类药物对预防 CRC 有益的证据仍不明确。姜黄素是姜黄的主要成分,可降低腺瘤组织中的炎症和 COX-2 的表达以及内源性 DNA 损伤,并已证明在 FAP 小鼠模型中口服给药时具有化学预防活性。表 127.1 和图 127.5 总结了目前检查化学预防药物对结直肠肿瘤作用的研究。

表 127.1 化学防护制剂对结直肠肿瘤的疗效

制剂	结肠癌发病率的观察性研究			随机人体试验		
	动物研究	病例对照研究	队列研究	黏膜增殖减少	FAP 患者的息肉数量减少	散发性腺瘤数量减少
阿司匹林	+	+	+	N/A	+	+
COX-2 抑制剂	+	N/A	N/A	+	+	+
维生素 A、维生素 C、维生素 E	+	+	+	+	~	~
叶酸	~	+	+	+	N/A	–
钙剂	+	+	+	~*	N/A	+
维生素 D	+	+	+	+	N/A	–†
纤维	+	+	+	+	~	–

表 127.1　化学防护制剂对结直肠肿瘤的疗效(续)

制剂	结肠癌发病率的观察性研究			随机人体试验		
	动物研究	病例对照研究	队列研究	黏膜增殖减少	FAP 患者的息肉数量减少	散发性腺瘤数量减少
硒	+	+	~	N/A	-	N/A
鱼油(ω-3 多不饱和脂肪酸)	+	+	N/A	+	+	N/A
有机硫化物	+	N/A	N/A	N/A	N/A	N/A
二氟甲基鸟氨酸	+	N/A	N/A	+	+	+,‡
他汀类药物	+	+	~	+	N/A	N/A

*可能对隐窝中的增殖分布有影响。

†可根据维生素 D 受体基因型的不同,减少晚期腺瘤的复发。

‡与舒林酸合用。

+,大多数研究的疗效为阳性;-,大多数研究的疗效为阴性;~,研究的疗效模棱两可。

FAP,家族性腺瘤性息肉病;N/A,不可用。

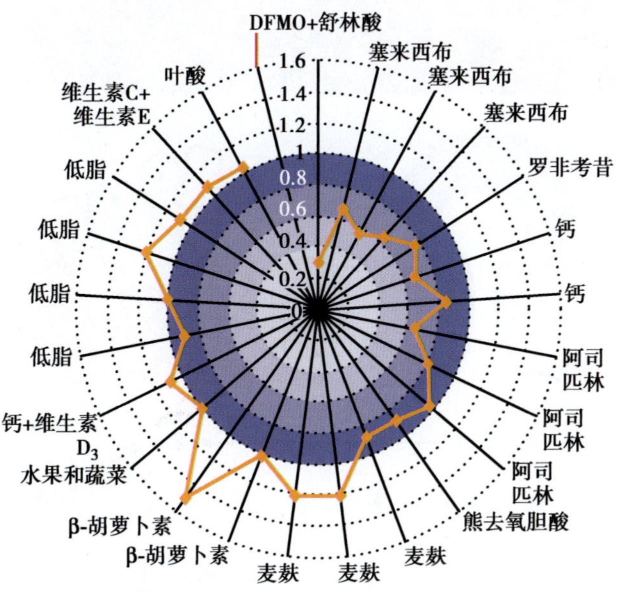

图 127.5　描述使用各种潜在化学预防剂的结直肠腺瘤预防研究中,结肠镜检查后结直肠腺瘤复发的相对风险的图表。DFMO,二氟甲基鸟氨酸。(Courtesy Asad Umar,DVM,PhD,Bethesda,MD.)

三、生物学

有人认为,引入肠道的致癌物与其他管腔因素协调作用(如胆汁酸和其他肿瘤启动子和微生物群)影响结肠上皮细胞。然而,致癌性是一个多阶段的过程,细胞必须经过基因启动(通过遗传性处置或基因毒性事件)并诱导增殖,之后细胞必须经过一系列阶段才能永生和不受控制的生长。散发性 CRC 是一种受局部结肠环境和个体遗传背景影响的体细胞遗传疾病[60,61]。

(一) 异常细胞增殖

异常细胞增殖是肿瘤形成的标志(见第 1 章)。与静息细胞相比,活跃增殖的细胞更容易受到致癌作用(原发性致癌物)和基因改变的启动因子的影响。在正常结肠中,发生 DNA 合成,细胞仅在隐窝的下部和中部区域分裂和增殖。在正常情况下,随着细胞从隐窝深处向上迁移,继续增殖的细胞数量减少,并且在到达隐窝上部区域时,细胞终末分化,不再分裂。在肿瘤病变的演变过程中,这一系列事件是无序的。增殖活性的增加和结肠隐窝内增殖细胞分布的特征性差异可区分家族性腺瘤性息肉病和非息肉病遗传性结肠癌的高危和受累亲属与低危人群。直肠黏膜增殖与非家族性结直肠肿瘤的临床和病理特征之间的相关性也得到证实。相反,结肠癌低风险人群的结肠黏膜具有相对静止的增殖活性。在用多种化学致癌物处理的啮齿类动物的结肠黏膜中可以发现无序的增殖活性,在结肠或直肠黏膜暴露于肿瘤促进剂(如次级胆汁酸)的动物中可以观察到增殖活性增加。在溃疡性结肠炎上皮更新过程中,结肠上皮细胞也不能抑制 DNA 合成,这是一种与 CRC 风险增加相关的疾病。

分子遗传学知识的激增证明了基因改变(原癌基因和肿瘤抑制基因的基因突变和扩增)和表观遗传学改变(异常 DNA 甲基化,染色质修饰)导致调节正常细胞周期和细胞增殖的机制被破坏。在某种情况下,如 FAP,由于种系突变,细胞易发生异常增殖,而在其他情况下,体细胞突变是由于与环境因素的复杂相互作用所致,详见前文。

(二) 分子遗传学和生化异常

1. 分子遗传学

与其他部位一样,结肠中的肿瘤细胞特征是可遗传的表型变化,这是基因表达数量或质量变化的结果(见第 1 和 126 章)。大量证据表明,CRC 与这类基因改变的积累有关(图 127.6,表 127.2)。关于 CRC 相关基因改变的知识激增,部分原因是因现代新一代测序和全基因组关联研究进展的推动[60-62]。这使得分类系统得以发展,可以将这些发现转化为临床实践。例如,共识的分子亚型分类将 CRC 分为 4 种分子亚型[微卫星不稳定性(microsatellite instability,MSI)、免疫、经典、代谢和间充质],这可能构成临床分层和基于亚型的靶向干预的基础[62-64]。

腺瘤和癌发生在克隆的体细胞和表观遗传事件的背景下。这些导致癌症高度变异(突变率>12/106 个碱基,15% 的散发性癌症)或非高度变异(突变率<8.24/106 个碱基,85% 的散发性癌症)。基因组不稳定是肿瘤形成的常见先决条件,最常见的是染色体不稳定(chromosomal instability,CIN),这在

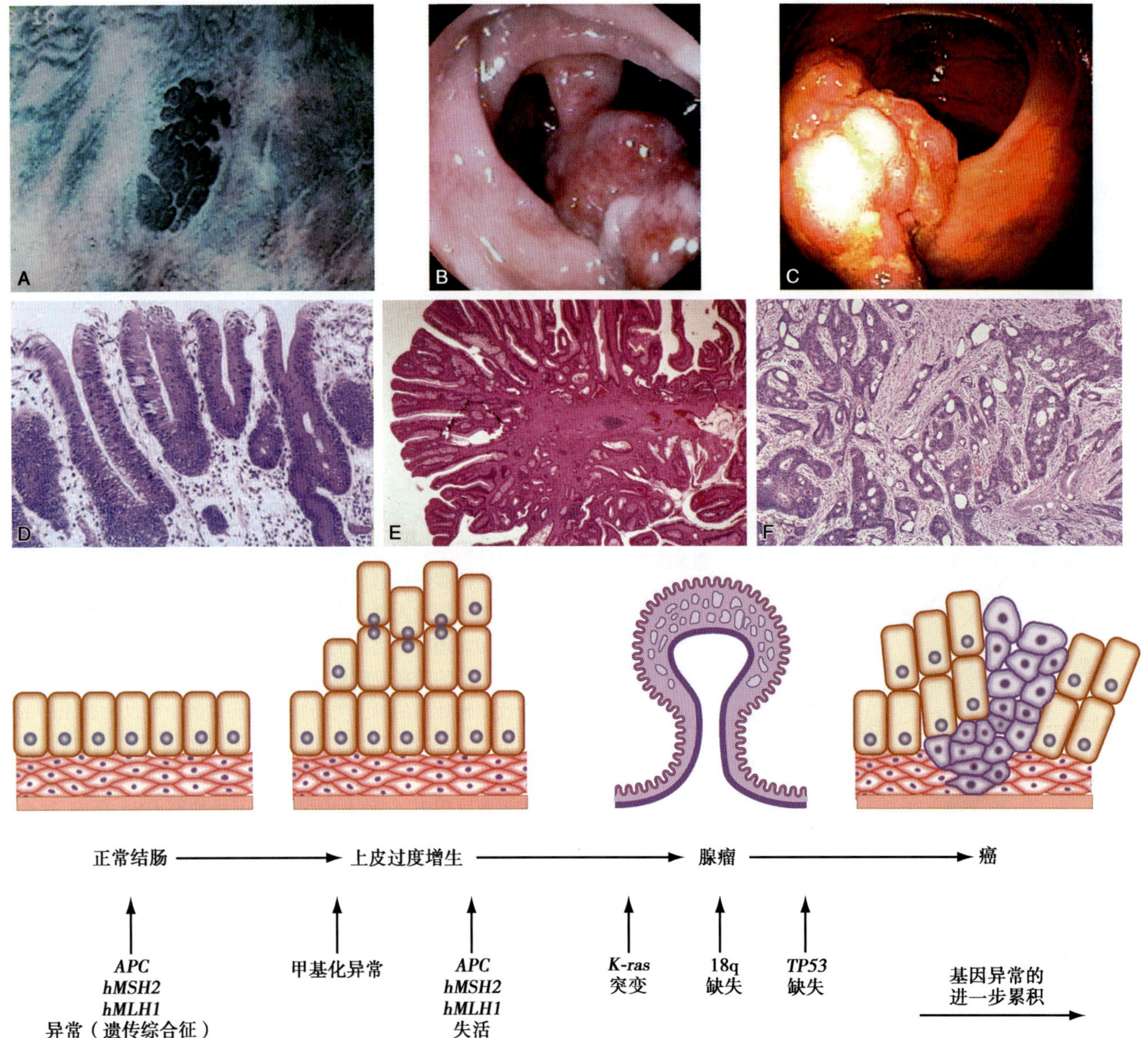

图 127.6 结肠癌进化过程中分子遗传事件的传统序列。癌症是由一系列事件累积引起的,其中许多事件已被定义。APC 或 DNA 错配修复基因的改变可能是种系遗传(分别为家族性腺瘤性息肉病或 Lynch 综合征),也可能在出生后获得(体细胞突变)。结直肠癌也可能是涉及基因组和表观遗传不稳定性的不同途径的结果。包括染色体不稳定、微卫星不稳定性、CpG 岛甲基化表型和整体低甲基化。这些是 CRC 产生的不同途径,与独特的分子特征相关(另见图 127.8)。该图中的图像描绘了腺瘤到癌的传统序列。另外一种"锯齿状途径"涉及通过表观基因组基因沉默和基因突变相结合的基因沉默。顶行(A~C)显示结肠镜照检查照片,底行(D~F)显示相关组织学。从左到右,异型增生异常隐窝病灶(A 和 D)、腺瘤性息肉(B 和 E)和浸润性癌(C 和 F)。(A,亚甲蓝染色;D、E 和 F,H&E 染色)

表 127.2 散发性结直肠癌中常见改变的基因*

基因	染色体	发生基因改变的肿瘤频率/%	基因类别	基因产物的功能
K-ras	12	50	原癌基因	编码调节细胞内信号转导的鸟嘌呤核苷酸结合蛋白
APC	5	70	抑癌基因	参与 WnT/TcF 信号激活的 β-catenin 调节(激活 c-myc、细胞周期蛋白 D1)[†];增殖和凋亡调节;与 E-cadherin 相互作用(细胞黏附?)
DCC	18	70	抑癌基因?	Netrin-1 受体;凋亡中的半胱天冬酶底物;细胞黏附
SMAD4 (DPC4,MADH4)	18	66	抑癌基因	转化生长因子(TGF)-β1 信号中的核转录酶因子;血管生成调节;WAF1 启动子调节因子;SMAD2 下游介质
TP53	17	56~75	抑癌基因	转录因子;调节细胞应激后的细胞周期进程;调节细胞凋亡、基因表达和 DNA 修复

表 127.2 散发性结直肠癌中常见改变的基因*(续)

基因	染色体	发生基因改变的肿瘤频率/%	基因类别	基因产物的功能
hMSH2	2	‡	DNA 错配修复	保持 DNA 复制的保真度
hMLH1	3	‡	DNA 错配修复	保持 DNA 复制的保真度
hMSH6	2	‡	DNA 错配修复	保持 DNA 复制的保真度
TGF-β1 RⅡ	3	§	抑癌基因	TGF-β1 通路中的信号转导受体;结肠上皮增殖抑制剂,在 MSI 肿瘤中经常发生突变
PI3CA	3	18	原癌基因	控制磷脂酰肌醇三磷酸的水平,上调下游 AKT-MTOR 信号通路,促进癌细胞生长和增殖。突变 P13CA 的存在是阿司匹林化学预防易感性的标志物
BRAF	7	5~10	原癌基因	丝氨酸-苏氨酸激酶,将细胞生长和增殖信号从 KRAS 或 NRAS 传递到其他酶,导致细胞增殖和生长。患者 *BRAF V600E* 突变则预后不良

*快速进化的分子通路特征数据,以及全基因组关联研究已经确定了许多与 CRC 和 CRC 风险相关的基因改变。读者可参考参考文献 61,对本主题进行精彩回顾。

†在 16%~25% 的 MSI 结肠癌中发现 β-连环蛋白突变(APC 下游),但在 MSS 癌症中未发现。

‡大约 15% 的散发性 CRC 显示 MSI 与错配修复基因(主要是 hMSH2 和 hMLH1,但也包括 hMSH3、hMSH6、hPMS1 和 hPMS2)的改变相关。

§在 73%~90% 的 MSI 结肠癌中发生突变。高达 55% 的 MSS 结肠癌细胞系显视 TGF-β1 RII 远端存在 TGF-β 信号阻断。

MSI,微卫星不稳定性;MSS,微卫星稳定;RⅡ,Ⅱ型受体。

80%~85% 的 CRC 中发现,随后出现等位基因丢失或染色体扩增和易位,这些癌症是非高度变异的。被称为微卫星(MSI)的串联重复 DNA 序列的基因内突变率增加,是约 15% 散发性癌症的特征。这些高度变异的 MSI-CRC 的特征是在由单核苷酸和二核苷酸束组成的基因座组中存在至少 30% 的不稳定基因位座。高度变异的散发性癌症也可能通过复制真核生物 DNA 的酶的突变产生(编码 DNA 聚合酶 $\in$ 的 POLE 突变)。

细胞原癌基因是进化上保守的人类基因,含有与急性转化逆转录病毒同源的 DNA 序列。其中许多基因在信号转导和细胞生长的正常调节中发挥作用。这些基因的不适当激活会导致调节信息从细胞表面异常传递到细胞核,从而引起异常增殖,最终导致肿瘤形成。三个人类 *ras* 基因——*K-ras*、*N-ras* 和 *H-ras*——编码调节细胞内信号通路的鸟嘌呤核苷酸结合蛋白。大约 65% 的散发性 CRC 在 *ras* 基因中有激活点突变,大多数在 *K-ras* 中。大多数 *ras* 突变似乎发生在腺瘤生长的中间阶段(见第 126 章)。约 47% 的癌症发生 *Ras* 基因突变(58% 的腺瘤>1cm,但只有 10% 的腺瘤<1cm),这表明早期事件一定有助于肿瘤的形成。信号转导的改变可能导致细胞生长异常,从而参与肿瘤转化,但单独激活 *ras* 不足以进展为癌症。

大量证据表明等位基因缺失,特别是染色体 5q、17p 和 18q 位置的等位基因丢失,在结肠肿瘤的发展中起主要的病因作用[60-62]。FAP 患者 5 号染色体内的缺失导致该染色体长臂上 *APC* 基因的鉴定(5q21)。定位克隆确定了单个肿瘤抑制基因,该基因在 FAP 患者的种系和散发性结直肠肿瘤中都发生了突变。APC 编码的蛋白由 2 843 个氨基酸组成,位于结直肠上皮细胞的基底外侧膜,随着细胞通过结肠隐窝向上迁移,表达越来越明显。*APC* 的改变是高突变和非高突变肿瘤的"守门人"改变。

60%~80% 的散发性 CRC 和腺瘤发生 *APC* 基因的体细胞突变,包括最小的异型增生病变。这些突变导致 98% 以上的病例中 APC 蛋白被截断,这一发现导致开发出临床上实用的 FAP 家族基因筛查的检测方法。*APC* 基因的两个拷贝的失活是结直肠肿瘤发生的把关事件。APC 基因产物与至少 6 种其他蛋白相互作用,包括细胞质糖原合成酶 3β 和 axin(轴蛋白)。该基因的失活是净细胞增殖和结肠肿瘤形成启动所必需的。

APC 的功能是调节细胞外信号,这些信号通过细胞骨架蛋白 β-catenin(β-连环蛋白)转递到细胞核,作为 Wnt 信号通路的一部分(图 127.7)。核 β-连环蛋白与细胞核中的转录因子结合,这些转录因子是淋巴增强子因子/T 细胞因子家族的成员,包括 Tcf-4,Tcf-4 进而激活影响细胞周期和生长的各种靶基因[如 c-myc、细胞周期蛋白 D1(cyclin D1)]。APC 是一种与 β-连环蛋白结合,并通过磷酸化引起其降解的抑癌基因。因此 APC 功能的丧失,导致 β-连环蛋白的积累和通过 Wnt-Tcf 信号通路的无对抗刺激,进而导致增殖增加和不受调控,并减少程序性细胞死亡(凋亡)。*APC* 基因异常也通过改变与细胞黏附分子 E-钙黏蛋白的结合,导致正常细胞-细胞间黏附的破坏。APC 介导的转录激活调控的破坏是结直肠肿瘤发生的关键,最常见的是通过两个 *APC* 等位基因的失活突变来实现的,β-连环蛋白基因的显性突变也可发生破坏,使 β-catenin-Tcf 调节的转录对正常野生型 APC 的调节作用不敏感。

其他的基因改变发生在以后的腺瘤到癌的序列中,在 75% 以上的病例中,肿瘤的逐步进展与位于染色体 18q 上的抑癌基因活性的丧失有关。在该染色体上存在几个候选基因,18 号染色体的缺失与预后不良有关。

DPC4(*SMAD4*)是另一种肿瘤抑制基因,其失活在 CRC 的发生发展中起作用。包括 *SMAD4* 在内的 18p 和 q 缺失发生在 66% 的肿瘤中。*DPC4* 属于 SMAD 基因家族,参与通过转化生长因子(transforming growth factor,TGF)-β 家族受体激活的信号转导途径。在腺瘤性结肠息肉病小鼠模型中同源物 DPC4 的实验性失活导致 *Apc* 基因(Apc 的小鼠同源物)缺失

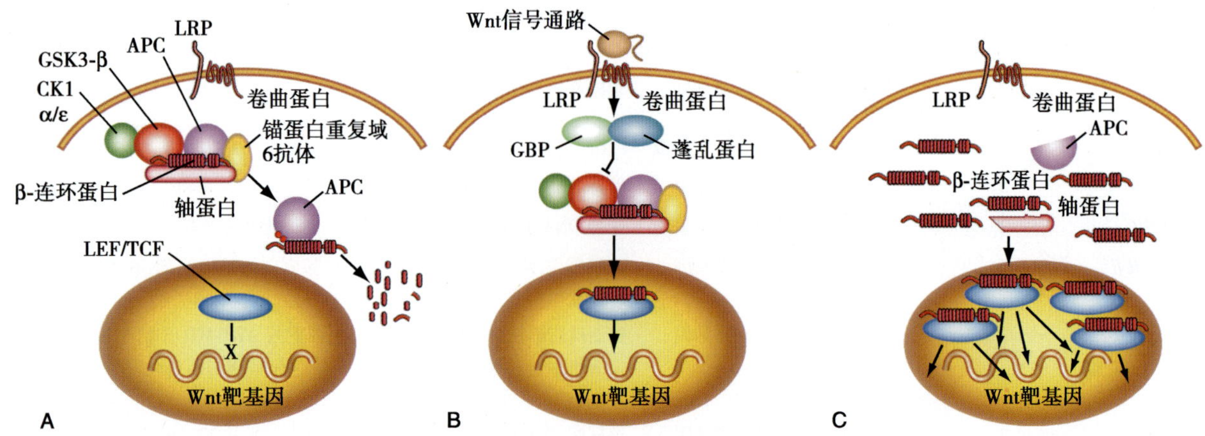

图 127.7　正常(A 和 B)和癌症(C)细胞中 Wnt 信号的模型。A,在缺乏 Wnt 信号转导的情况下,APC、axin 和 GSK3-β 形成复合物,通过泛素依赖机制导致 β-连环蛋白磷酸化和降解;B,Wnt 与其细胞表面受体结合导致 β-连环蛋白的稳定。未磷酸化的 β-连环蛋白能够转位到细胞核,与 LEF/TCF(淋巴增强因子/T 细胞因子)家族成员形成复合物,激活 Wnt 靶基因。Frizzled(卷曲蛋白)和 Dishevelled(蓬乱蛋白)是指参与该途径的基因产物;C,*APC* 的缺失或突变导致细胞质和细胞核中缺乏 β-连环蛋白降解和高水平的这种蛋白。有强有力的证据表明,Wnt 靶基因表达的误调节对结肠细胞的肿瘤性转化至关重要。许多因素影响 Wnt 信号转导,但证据支持其在大多数形式的结直肠癌的演变中的重要性。APC,结肠腺瘤样息肉基因;CK1(α/ε),酪蛋白激酶 1;GSK3-β,糖原合成酶激酶-3β;GBP,糖原合成酶激酶-3 结合蛋白;LRP,低密度脂蛋白受体相关蛋白

引发的肠和结肠息肉的恶性进展。*SMAD4* 和一个相关基因 *SMAD2* 的突变在一些散发性 CRC 中已有报道。染色体 17p 的缺失涉及 *p53* 肿瘤抑制基因,其产物通常可阻止 DNA 受损的细胞在细胞周期中从 G1 期进展至 S 期。据报道,在 56%～75% 的 CRC 中存在染色体内 17p 和 17q 的缺失。

TP53 的缺失也可能与受损细胞凋亡减少有关。*TP53* 基因的失活介导了腺瘤向癌的转化,这是结肠癌发生中的一个晚期重要事件。CRC 的远处转移与高分数等位基因丢失和 17p 和 18q 的缺失有关。还假设了一组不同的转移抑制基因[63]。

基因组的不稳定性造成了一种允许的状态,在这种状态下,细胞获得足够的突变转化为癌症细胞,这是大多数(如果不是全部的话)结肠癌发生的共同机制。几种形式的基因组不稳定性在结肠癌中很常见,包括染色体不稳定性(CIN)和染色体易位,以及 MSI,其中细微的序列变化,包括碱基替换、缺失或插入,会导致高突变状态(图 127.8)。CIN 可能由人类有丝分裂纺锤体检查点的基因(*hBUB1* 和 *hBUBR1*)、参与 DNA 损伤检查点的基因(*ATM*、*BRCA1* 和 *BRCA2*、*TP53* 和 *hRad17*)以及控制中心体数量的基因产生。CIN 途径的特征为:经典的管状腺瘤组织学、早期获得 *APC* 突变、早期频繁激活 *K-RAS* 突变、晚期腺瘤杂合性的缺失和促进恶性转化的 *TP53* 突变。在 CRC 的一个亚组中发现了参与氧化损伤导致的碱基切除修复的基因失活。其中一个碱基切除修复基因(*MYH*)失活是常染色体隐性遗传型 FAP 的原因。尽管 MYH 种系突变导致的肿瘤表现出 CIN,但与散发性 CRC 相比,它们似乎具有独特的发病机制。

随着 MSI 在与遗传性非息肉病性 CRC 相关结肠癌[HNPCC(Lynch 综合征)]中的发现,基因组不稳定的致病意义变得明显。在复制过程中帮助维持 DNA 保真度的基因的改变是 Lynch 综合征的特征[64]。命名为 *hMLH1*、*hPMS1*、*hPMS2*、*hMSH2*、*hMSH3* 和 *hMSH6* 的错配修复(*MMR*)基因的改变导致无法修复碱基对错配,并导致 DNA 复制错误或 MSI。MMR 系统的失活通过增加聚合酶产生的复制错误率和降低 DNA 复制的保真度(特别是在微卫星重复序列上)引起基因组不稳定性。MSI 涉及短的、串联重复的 DNA 序列如(A)n、(CA)n 和(GATA)n 的突变或不稳定。这些 DNA 序列

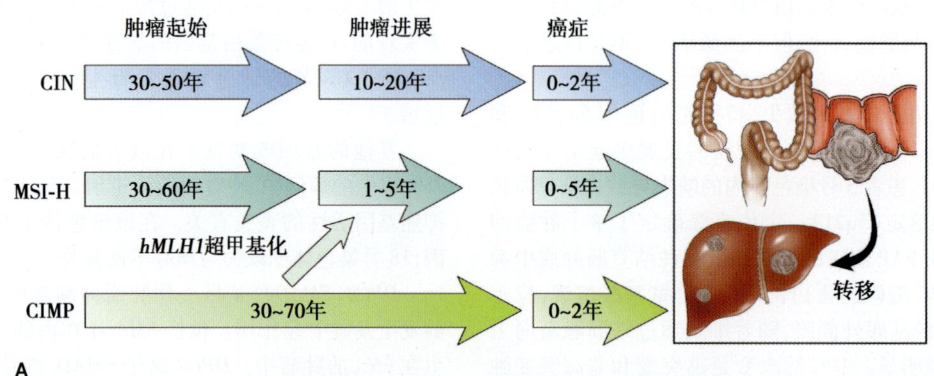

图 127.8　结肠癌形成的模型。包括沿染色体不稳定性(CIN)、微卫星不稳定性(MSI-H)或 CPG 岛甲基化表型(CIMP)标记的通路通过腺瘤-癌序列进展的散发性 CRC 的时间轴。Wnt 信号是所有 3 条通路的“守门人”。CIMP 通路有助于 MSI-H(通过 hMLH1 的超甲基化)和 CIN 通路,并专门描述锯齿状通路特征(详情见正文)

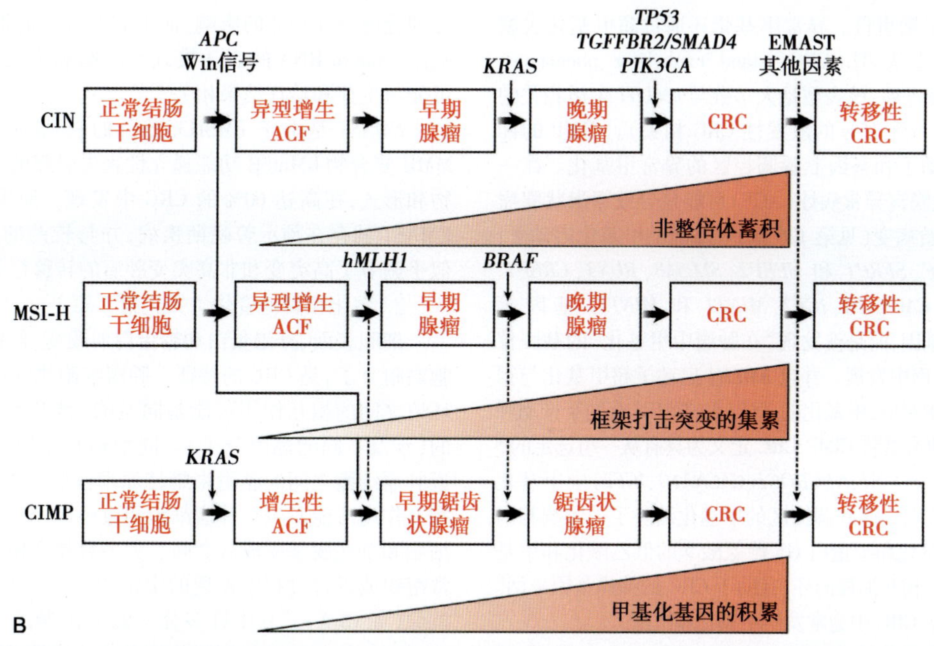

图 127.8(续)　ACF,异常隐窝病灶;CIMP,CpG 岛甲基化表型;CIN,染色体不稳定性;CRC,结肠直肠癌;MSI,微卫星不稳定性;KRAS,鼠类肉瘤病毒癌基因;TGF,转化生长因子;TGFFBR2/SMAD4,转化生长因子 β 受体Ⅱ/SMAD4 基因。(Carethers JM,Jung BH. Genetic and genetic biomarkers in sporadic colorectal cancer. Gastroenterology 2015;149:1177-90.)

存在于对维持正常细胞功能很重要的几个关键基因中(表 127.3)。TGF-β 受体(TGF-βRII)经常由于 MSI 而发生突变。具有 MSI 的肿瘤经常获得 *BRAF* 突变,与 18qLOH 或 *TP53* 突变无关。散发性 MSI 癌症通常通过锯齿状肿瘤形成途径发生。

多项证据表明,TGF-β 通路是结肠中重要的肿瘤抑制通路,该通路的改变会导致肿瘤的发生。不太常见的靶向基因包括 *IGF-2* 受体、Bax(凋亡蛋白)和 caspase 5(半胱天冬酶 5)(调节细胞凋亡的蛋白)、E2F4(一种转录因子),以及 MSH3 和 MSH6[DNAmmR 蛋白(错配修复蛋白)]。高达 25% 的 MSI 结肠癌中存在 β-连环蛋白突变。因此,MSI 引起脆弱基因突变的积累,最终导致恶性表型的获得。尽管 MSI 的高频率(微卫星位点的不稳定性>30%)是 Lynch 综合征的特征,但在约 15% 的散发性 CRC 和癌前病变中也可发现类似的改变。MSI 肿瘤仍为二倍体。肿瘤显示为 MSI 的患者似乎比肿瘤显示为 CIN 的患者预后更好,对化疗的反应也不同[59,60,64]。大多数 MSI 结肠癌患者在已知的错配修复基因(*MMR* 基因)中没有突变,有证据表明,在许多情况下,这些肿瘤中的 MSI 是通过表观遗传学机制产生的(即基因表达的克隆变化而不伴随 DNA 编码序列的变化)。

调节细胞生长和分化的表皮生长因子受体(EGFR)在高达 82% 的 CRC 中过表达。Ras/Raf/MAPK 和 PI3K 通路受到 EGFR 的刺激。靶向 EGFR 的单克隆抗体疗法(例如西妥昔单抗、帕尼单抗)用于治疗晚期 CRC,但似乎仅对肿瘤含有野生型 *K-RAS*(密码子 12 和 13)的个体有效。

表观遗传沉默现在被认为是 CRC 亚组进化的一个重要机制[59,60]。启动子内的 DNA 甲基化和组蛋白修饰的改变似乎是癌细胞表观遗传的主要介质,据报道,高达 70% 的散发性 MSI 肿瘤中存在 *hMLH1* 启动子的超甲基化。在结肠中,异常甲基化可能是散发性结直肠肿瘤中观察到的年龄相关区域

表 127.3　微卫星不稳定性结肠癌中一些靶基因突变的频率

靶基因	基因产物的正常功能	MSI 结肠癌的突变频率/%
TGF-βR2	TGF-β 信号转导	90
ACVR2	激活素信号转导	86
IGFIIR	IGF 和 TGF-β 信号转导	10
BAX	细胞凋亡	50
hMSH 3	DNA 错配修复	50
hMSH 6	DNA 错配修复	33
E2F-4	细胞周期调控	65
PTEN	生长调节	19~34
MBD4(MED1)	DNA 修复和与甲基化 DNA 的结合	40
TCF4	生长调节	39
CHK1	G2 细胞周期检查点	10
STK11(LKB1)	信号转导	<2
BLM	染色体稳定性,DNA 修复;解旋酶	<18
Caspase 5(ICErel-III)	细胞凋亡	62
CDX2	同源盒蛋白	<2
TBP	TATA 结合蛋白	83
RIZ	与 RB 的相互作用	26
hRAD50	DNA 修复	31
SEC63	ER 伴侣蛋白	49
AIM2	干扰素诱导蛋白	48

注:大多数突变导致框架移位,过早截断蛋白,导致受影响的等位基因失活。ER,内质网;IGF,胰岛素样生长因子;MSI,微卫星不稳定性;RB,视网膜母细胞瘤蛋白;TGF,转化生长因子;Caspase 5,半胱天冬酶 5。Modified from Grady WM, Carethers J. Genomic and epigenetic instability in colorectal cancer progression. Gastroenterology 2008;135:1079-99.

缺陷的一个重要早期事件。异常甲基化还通过超甲基化表型［(CpG 岛甲基化表型(CPG island methylator phenotype, CIMP)］促进肿瘤进展,该表型是大多数与 *hMLH1* 失活相关的 MSI 病例的原因(与约 15% 的散发性 CRC 相关)。CIMP 的标志是几种肿瘤启动子和基因上游调控区的异常甲基化。在一个模型中,增生性隐窝异常病灶(ACF)可能是导致锯齿状腺瘤发展途径中的初始病变(见第 126 章)。基因的甲基化启动子:*MGMT*、*EVL*、*HLTF*、*SFRP1* 和 *SFRP2*、*SLC5A8*、*RUX3*、*CRBP1*、*SOS1*、*NEUROG1*、*CACNA1G*、*IGF2*、*MINT1* 和 *MINT31* 基因等(MINT 本身不是基因,而是被发现"在肿瘤中甲基化"的基因位点)在肿瘤发生过程中发展。并且 *hMLH1* 启动子超甲基化与锯齿状腺瘤的发展相对应,甲基化的 *TSP1* 和 *TIMP3* 有助于推动肿瘤的进展。许多研究者将 CIMP CRC 定义为具有从一组选定的 5 个标志物(*RUNX3*、*SOCS1*、*NEUROG1*、*CACNA1G*、*IGF2*)中甲基化的至少 3 个基因位点。这些调控区的甲基化消除了受影响基因的转录。DNA 甲基化和组蛋白 H3 赖氨酸 9 的低乙酰化和甲基化似乎形成了一个相互加强的环,有助于 CRC 的抑癌基因失活。大量额外的基因在 CRC 中通常发生甲基化和沉默。

BRAF 基因编码 RAS/RAF/MAPK 通路的下游成分,在散发性 MSI 肿瘤中经常发生突变,但在 Lynch 综合征患者的肿瘤中没有发生突变(见后文)。散发性 MSI 肿瘤经常携带 *BRAF V600E* 突变。MSI 肿瘤中 BRAF 突变的存在有效地消除了其在 Lynch 综合征背景下出现的可能性。

micro RNA(微小 RNA)是 18~25 个核苷酸的非编码 RNA 分子,调节许多基因的翻译。在大多数情况下,micro RNA 通过促进其降解或阻止其翻译成蛋白质来抑制特定信使(mRNA)分子的活性。在这种情况下,CRC 发病机制受到改变细胞通路和功能的影响,而不需要直接的遗传或表观遗传缺陷。micro RNA 的表达模式在结肠癌中发生了改变,它们可能与生存和治疗结果相关[65,66]。

EMAST 是由于 hMSH3 蛋白的核-胞质移位导致 DNA MMR 复合物 hMutSβ 功能孤立性丧失引起的 MSI 的生物标志物和形式,在高达 60% 的 CRC 中发现。原发性结直肠癌中 EMAST 的存在预示着晚期疾病,并与较差的生存结果相关,似乎调节了高突变和非高突变肿瘤的转移行为[59]。

2. 生化和其他变化(另见第 1 章)

细胞表面、分泌蛋白和糖蛋白的改变,包括许多重要的细胞黏附分子,是 CRC 的特征。肿瘤细胞之间或肿瘤细胞与其环境之间的相互作用可能是同型的(涉及类似分子)或异型的(涉及不同的黏附分子)。同型相互作用通常通过促进邻近肿瘤细胞之间的黏附来维持原发性肿瘤的完整性,而异型相互作用可能发生在肿瘤细胞和血小板、淋巴细胞、血管内皮细胞和基底膜基质成分之间。大多数肿瘤相关分子代表在正常组织或发育过程中发现的定量或定性改变的分子,如癌胚抗原(如 CEA)。其中许多分子似乎在维持正常组织稳态或将血源性细胞靶向作用于特定位点方面发挥作用。因此,表达的改变可能有助于肿瘤的侵袭和转移。

基质金属蛋白酶(matrix metalloproteinase,MMP)是一个降解细胞外基质的酶家族。MMP-1、MMP-2、MMP-3、MMP-7、MMP-9 和 MMP-13 以及 MT1-MMP 的过表达已在人 CRC 中得到证实。一些 MMP 的过度表达程度与疾病分期、预后或两者都有关。

转移是肿瘤细胞逃逸原发灶,在远处建立继发灶的多阶段过程(图 127.9)。原发性肿瘤必须首先进行血管化(通过 VEGF 生成血管)。然后,细胞必须通过克服黏附相互作用

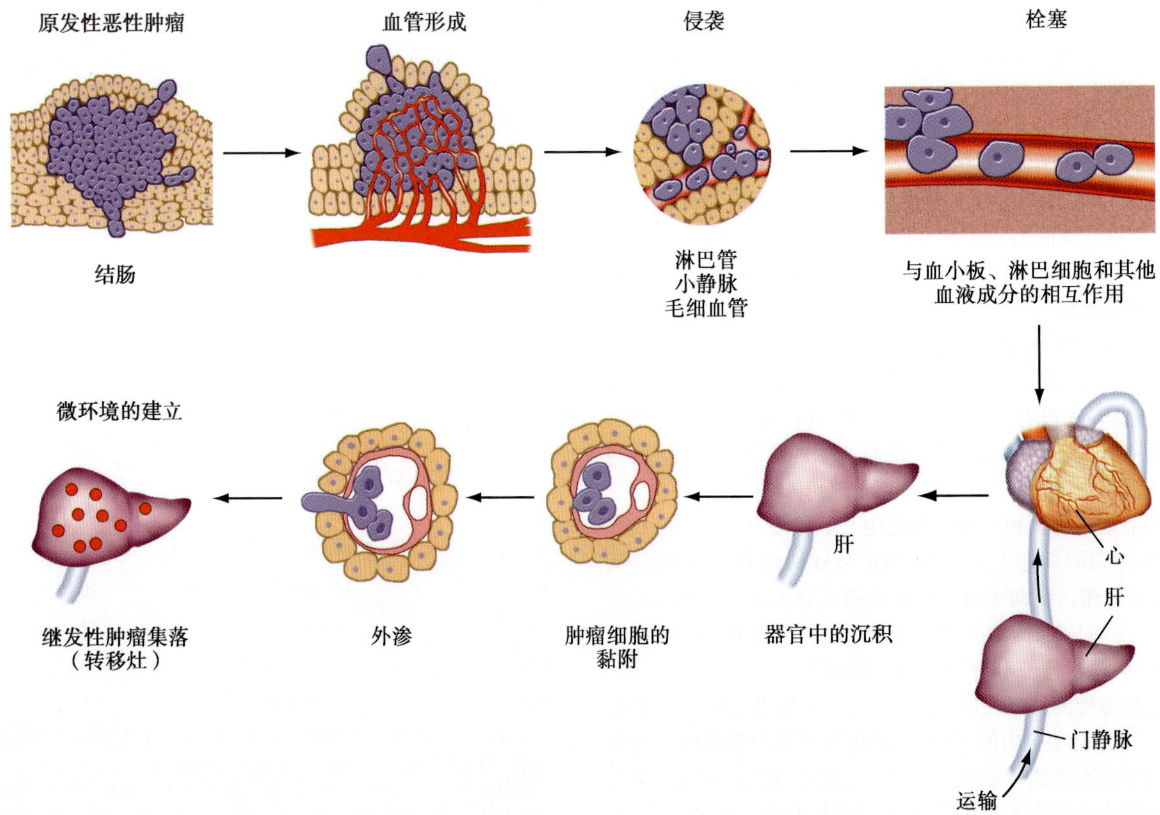

图 127.9　结肠癌转移的多阶段流程。癌细胞通过一个复杂的多阶段过程转移。肿瘤细胞要在远处形成转移灶,它们必须完成这一过程的所有阶段

(例如,E-钙黏蛋白的丢失)和破坏基底膜(金属蛋白酶,如Ⅳ型胶原酶、基质溶解素、胶原酶组织抑制剂丢失)来逃避原发肿瘤。最后,它们必须进入淋巴管、血液循环或两者兼有。在血流中,它们必须在与血液成分和免疫系统相互作用后存活下来,并被转运至远处器官部位(主要是肝脏)。在远处,肿瘤细胞通过特定的相互作用(如肿瘤相关唾液酸糖蛋白、内皮选择素)黏附于靶内皮上(图127.10),外渗,与微循环(如生长因子)相互作用,并建立继发性肿瘤病灶。

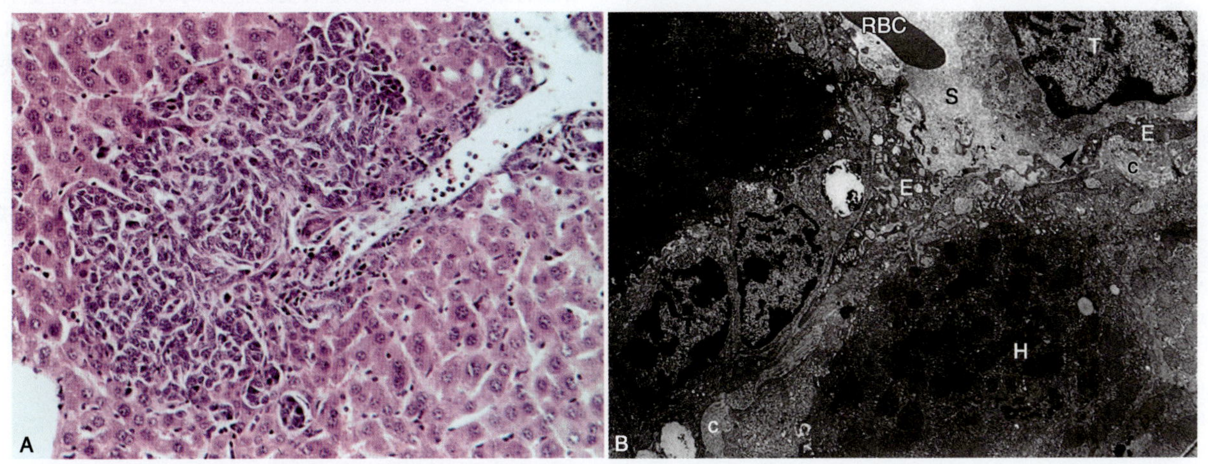

图127.10 结肠癌转移。到达肝脏后,结肠癌细胞通过特定的相互作用黏附在肝窦上皮上,然后侵入肝实质。A,显微照片显示肿瘤细胞从血管外渗后侵入肝脏(H&E染色);B,电子显微照片显示胶原束(c)和肿瘤细胞(T)黏附于肝窦内皮(E)并侵入肝细胞之间(H);箭头表示肿瘤细胞与肝窦内皮的黏附点。RBC,红细胞;S,血窦

具有不同转移潜能的肿瘤细胞亚群存在于同一原发肿瘤内,转移是由具有参与这一复杂过程所有阶段能力的肿瘤细胞的选择性播散引起的。已研究了几种碳水化合物抗原作为转移潜能标志物的潜在用途及其在决定预后中的可能作用[67]。

四、家族性结直肠癌

遗传倾向在大量的CRC中起着一定作用。尽管将CRC分为遗传性(或家族性)和非遗传性(或散发性)类型比较方便,但更适合的假设是,所有癌症都具有不同程度的遗传或获得的遗传成分[68]。因此,家族性CRC患者出生时基因组发生了改变,环境可能导致额外的基因毒性事件,从而导致恶性表型。在散发性癌症的情况下,多种体细胞突变是由环境造成的(见第1章)。从历史上看遗传性癌症综合征占CRC总数的3%~5%。

遗传在结肠癌发生中的作用在具有遗传性息肉病综合征的患者中最为明显,如FAP(见第126章)和非腺瘤性肠非息肉综合征[Peutz-Jeghers综合征(黑斑息肉综合征)、幼年性息肉病等]。FAP以常染色体显性遗传方式遗传,其特征是存在数百至数千个结肠腺瘤,伴有或不伴有结肠外肿瘤。腺瘤大约发生在癌症出现前10年,如果不切除结肠,几乎所有受影响的人最终都会发展为结肠癌。然而,这些引人注目的综合征占所有CRC病例的不到1%。

Lynch综合征[以前称为HNPCC(遗传性非息肉病性结直肠癌)]是一种遗传性疾病,其中结肠癌发生在离散的腺瘤中,但息肉病(数百个息肉)是不会发生的[64,69]。Lynch综合征约占结肠腺癌的2%~3%。这是一种常染色体显性遗传病,由负责修复DNA复制过程中发生的DNA错误(即错配)的基因种系突变引起,此时DNA聚合酶产生单个碱基对错配时,导致涉及未配对碱基的结构异常(环出序列)。这些错误发生在被称为微卫星的重复DNA序列上,它们被MMR基因编码的酶修复。在这些肿瘤中几乎普遍存在MSI。大多数报道的与Lynch综合征相关的DNA *MMR*基因的种系突变与2号染色体上的*hMSH2*基因(40%~50%)和3号染色体上的*hMLH1*基因(20%~30%)相关。在少数Lynch综合征癌症患者中也有*hMSH6*、*hPMS1*、*hPMS2*和*EPCAM*突变的报道。然而,最近的流行病学数据表明,与*MLH1*和*MSH2*变异体相比,*MSH6*和*PMS2*的改变可能在人群中更常见,但穿透性较低,导致患癌症的风险较低。来自大量CRC患者和通过基于人群登记招募的一级亲属(进行了种系检测)的临床数据表明,对于任何*MMR*(错配修复基因)基因突变,4个*MMR*基因(*MLH1*、*MSH2*、*MSH6*和*PMS2*)变异的总人群携带频率为1∶279。然而,根据临床病史,许多被认为患有Lynch综合征的家庭尚未确定基因位点。更多使用新一代测序多基因面板来评估癌症风险表明,一些有Lynch综合征临床病史的个体,将在其他癌症易感基因中发生种系突变。

根据阿姆斯特丹标准,先天性(遗传性)非息肉病性结直肠癌国际协作组最初在临床上对Lynch综合进行了最严格的定义(框127.2)。由于这些标准不能解释这些家族或亲属中结肠外癌的频繁发生,因此制定了更广泛的临床标准,如国家癌症研究所资助的研讨会发布的Bethesda指南和修订版Bethesda指南(框127.3)。Lynch综合征家族包括可遗传的癌症仅限于结肠的成员,以及也容易患女性生殖道癌症(子宫内膜癌和卵巢癌)和其他部位癌症的家族成员(图127.11)。基因突变预测模型(最近是PREMM 5)是一种临床预测模型,它可分析个体的性别、年龄以及个人和家族的癌症史,以估计Lynch综合征的可能性[70,71]。PREMM 5估计了所有5个Lynch综合征基因中携带种系突变的个体的累积概率,评分≥2.5%支持Lynch综合征的基因检测[美国国家综合癌症网络(National Comprehensive cancer Network,NCCN)指南建议阈值评分≥5%][70,72]。

框 127.2　阿姆斯特丹Ⅱ遗传性非息肉性结直肠癌(Lynch 综合征)标准

至少 3 名 CRC 亲属(其中一名必须是其他 2 名的一级亲属)或 Lynch 综合征相关癌症*
CRC 至少连续两代。
1 例或多例 50 岁之前的癌症病例。
应排除家族性腺瘤性息肉病。
应通过组织学检查验证肿瘤。

*Muir-Torre 变异 Lynch 综合征中的子宫内膜、卵巢、胃、输尿管/肾盂、胰腺、脑、肝胆道、小肠和多发性皮脂腺腺瘤、癌和角化棘皮瘤。
国际遗传性非息肉病性结直肠癌协作组定义的标准。
CRC,结直肠癌。

框 127.3　修订版 Lynch 综合征 Bethesda 指南

<50 岁个体中诊断为 CRC
存在同时性或异时性 CRC 或其他 Lynch 综合征相关结肠外肿瘤*,不考虑年龄。
<60 岁个体诊断为 MSI-H 表型的 CRC。
CRC 患者和 Lynch 综合征相关肿瘤的一级亲属,其中一种癌症在<50 岁时诊断。
有 2 个或更多一级或二级亲属患有 Lynch 综合征相关肿瘤的 CRC 患者,不考虑年龄。

*Lynch 综合征 Muir-Torre 变体中的子宫内膜、卵巢、胃、输尿管/肾盂、胰腺、脑、肝胆道、小肠和多发性皮脂腺腺瘤、癌和角化棘皮瘤。
CRC,结肠直肠癌;MSI-H,微卫星高度不稳定性。
Modified from Umar A, Boland CR, Terdiman JP, et al, Revised Bethesda guidelines for hereditary nonpolyposis colorectal cancer (Lynch syndrome) and microsatellite instability. J Natl Cancer Inst 2004;96:261-8

与 Lynch 综合征相关的腺瘤通常位于近端结肠,常为扁平或轻微隆起的病变,可能是多发性的,黏液癌的发病率较高(表 127.4)。这些 CRC 通常在 40~50 岁时出现,比普通人群中的 CRC 早 20 年。一般认为,与散发性癌症相比,Lynch 综合征背景下的肿瘤从腺瘤转变为癌症的时间更短,但这种观点的证据是间接的。Lynch 综合征肿瘤发生过程中 MMR 活性丧失的时间尚不清楚,因为存在 MMR 早期和晚期丢失的数据。

表 127.4　Lynch 综合征与散发性结直肠癌临床特征的比较

临床特征	Lynch 综合征	散发性结直肠癌
诊断时的平均年龄	45 岁	67 岁
多发性结肠癌	35%	4%~11%
同时性结肠癌	18%	3%~6%
异时性结肠癌	24%	1%~5%
初始癌症的近端位置*	72%	35%
其他部位恶性肿瘤风险增加	是	否
黏液性和低分化结肠癌	常见	不常见
预后	有利†	多变

*脾曲近端。
†肿瘤表现出微卫星不稳定性的患者比微卫星稳定性肿瘤患者预后更有利。

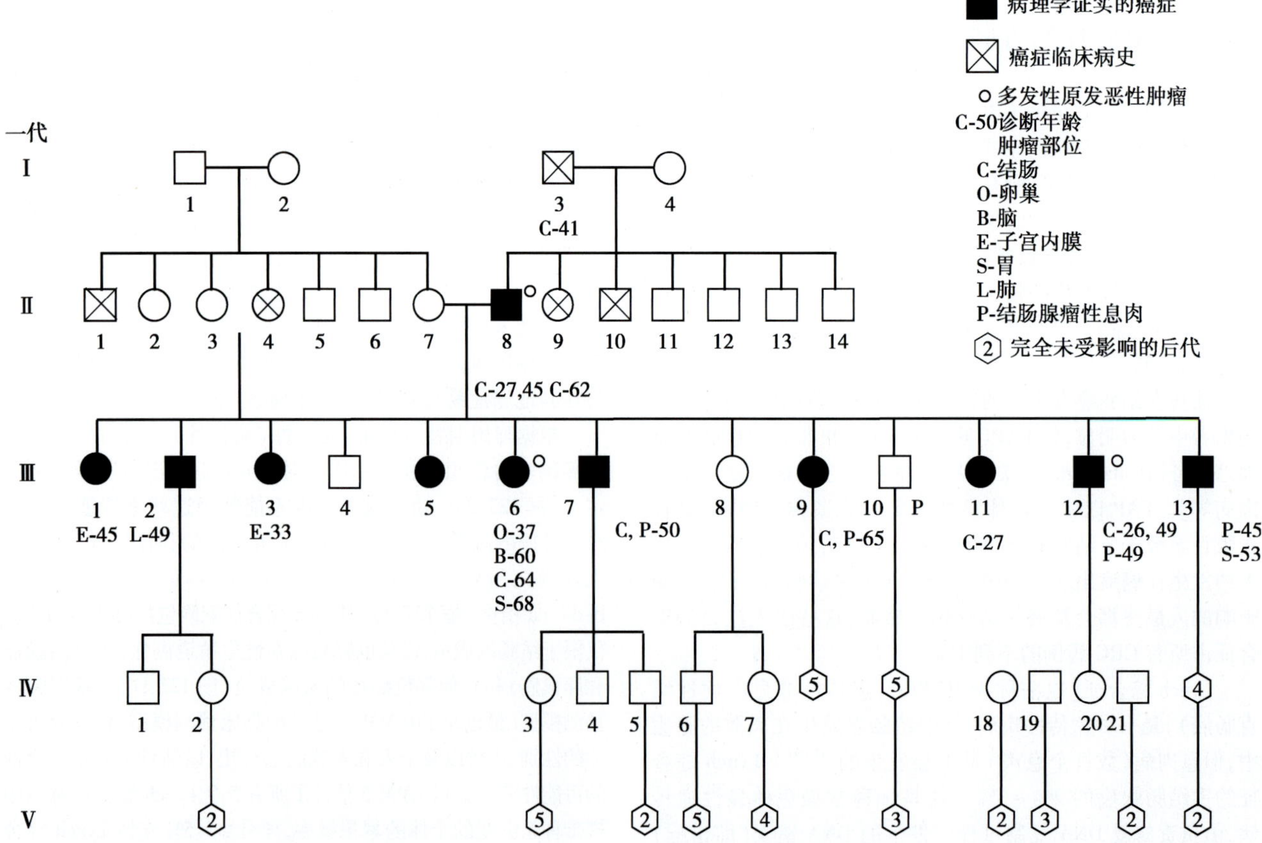

图 127.11　Lynch 综合征家族聚集性早期描述中癌症的遗传模式。受累成员出现在第Ⅰ、Ⅱ和Ⅲ代中。当获得该谱系时,第Ⅳ、Ⅴ代的成员仍然年轻,有发生癌症的风险。(Boland CR. Familial colonic cancer syndromes. West J Med 1983;139:351.)

双等位基因错配修复缺陷综合征[(biallelic mismatch repair deficiency syndrome,BMMRD),也称为体质性 MMR 缺陷]发生在双等位基因 *MMR* 基因突变的情况下,其特征是从出生起就缺乏 DNA-MMR 活性。BMMRD 可导致结肠息肉病、结直肠癌和小肠癌、脑肿瘤、白血病和淋巴瘤。BMMRD(包括早发性 CRC)中胃肠道癌症的终生风险是所有胃肠道癌症易感综合征中报告最高的,作为年龄的函数,肿瘤通常在10 岁前被诊断出。BMMRD 肿瘤在聚合酶校对基因 *POLE* 和 *POLED1* 中获得早期体细胞突变,并发生超高突变。BMMRD 中腺瘤向癌症进展的速度是所有遗传性 CRC 综合征中最快的。

尽管具有明显遗传模式的 CRC 综合征目前仅占总结肠癌病例的一小部分,但遗传因素可能存在于更大比例的病例中。大约 15%~20%的 CRC 发生在至少有一个一级亲属患病的个体中。散发性腺瘤和 CRC 患者一级亲属的 CRC 增加 2~3 倍,表明普通人群对 CRC 的遗传易感性。当癌症发生在年龄<50 岁的家庭成员中时,相对风险甚至更大。遗传因素在该群体中的确切作用及其与环境的相互作用在 CRC 演变中仍有待确定。在这一群体中鉴定易感基因是非常有意义的,并得到了全基因组关联研究和下一代测序多基因面板的帮助[73,74]。

五、易患因素

发生 CRC 的风险取决于许多人口统计学因素(框 127.4),包括饮食和其他环境因素(见框 127.1 和图 127.5)、年龄、腺瘤或癌症的个人病史、易患疾病(特别是 IBD)的存在和家族史。有人提出,可以制订风险评分来帮助识别和治疗易患人群[18,75,76]。

框 127.4　发生结直肠癌的风险类别

平均风险

年龄≥50 岁且符合以下条件的个体:

- 无结直肠肿瘤(腺瘤、癌症)家族史
- 无腺瘤或 CRC 个人史
- 无 IBD 个人史

风险增加

CRC 个人史

腺瘤个人史*

散发性 CRC 家族史†

散发性腺瘤家族史†

高风险

遗传性非息肉病性 CRC(Lynch 综合征)

家族性结肠癌综合征 X

双等位基因错配修复缺陷综合征(BMMRD)

息肉综合征:

- 家族性腺瘤性息肉病(FAP)
- 衰减 FAP
- MYH 相关息肉病
- Peutz-Jeghers 综合征
- Turcot 综合征(胶质瘤息肉病综合征)
- Muir-Torre 综合征(缪尔-托雷皮脂腺腺瘤综合征)
- 幼年型息肉病综合征
- 增生性息肉病综合征
- IBD(UC、克罗恩病)‡

*有腺瘤个人史的个体发生 CRC 的风险因大小、组织学和指数病变的多样性而异。

†有散发性腺瘤或 CRC 家族史者发生 CRC 的风险取决于受累亲属的数量和程度(一级、二级等)以及这些个体发生肿瘤的年龄。

‡根据不同指南,IBD 患者被归类为"风险增加"或"高风险"。高度异型增生或异型增生相关占位病变个体的风险较高。

(一) 年龄

在普遍人群中 40 岁之后发生 CRC 的风险急剧上升,90%的癌症发生在 50 岁及其以上的人群中(图 127.12)。如果一个 50 岁的人存活到 80 岁,他或她发生 CRC 的概率约为 5%,死于该病的风险约为 2.5%。然而,散发性 CRC 可发生在其他年龄组,对于具有典型体征和症状的年轻人必须考虑该诊断,特别是如果他们有结直肠肿瘤家族史。正如已经讨论过的,最近在年轻个体中 CRC 有所增加,直肠癌的发病率急剧上升[2]。与老年患者相比,年轻个体更有可能被诊断为转移性而非局部疾病,这可能是由于对癌症的怀疑较低和该年龄段获得医疗服务的机会较少。这些观察结果对美国外科医师学会(ACS)最近修改的筛查建议有意义。现在建议从 45 岁开始对有平均风险的个体进行 CRC 筛查[77-79]。

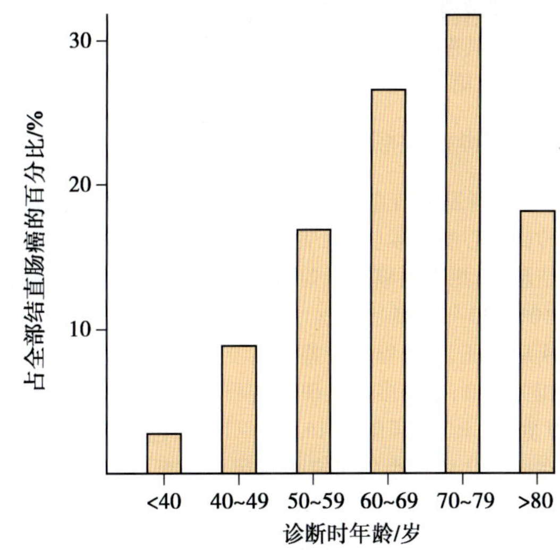

图 127.12　美国按诊断时年龄划发的结直肠癌(CRC)发生率。尽管 55 岁及以上成人的发病率一直在下降,但 CRC 在年轻个体中的发病率有所增加。尽管如此,90%的 CRC 仍然发生在 50 岁以后

(二) 既往腺瘤与癌症

1. 腺瘤

目前的证据有力地表明,大多数 CRC 是由先前存在的腺瘤引起的(见第 126 章)。CRC 的风险随着腺瘤数量的增加而增加,最极端的例子是家族性息肉病综合征。临床和形态学证据表明,随着腺瘤的增大,它们会逐渐去分化,变为异型增生,然后变为恶性。随着体积的增大或绒毛结构的增加,核异型性、异型增生和原位癌或浸润性癌增加。然而,尽管腺瘤有可能演变为癌症,但进展的实际风险似乎取决于许多因素,其中一些因素仍然未知。

腺瘤性息肉在食用西方饮食的人群中很常见,尤其是50岁以后,与癌症的发病率相比,腺瘤的发病率很高。据估计,挪威35岁以上的生活人口中有29%患有结直肠腺瘤,腺瘤转化为癌症的年转化率为0.25。晚期腺瘤(即大腺瘤、绒毛状结构腺瘤和细胞核异型性或不典型增生的腺瘤)的恶性率较高。据报道,腺瘤>1cm、绒毛状成分或重度异型增生患者转化为浸润性癌症的估计年转化率分别为3%、17%和37%。来自德国国家结肠镜检查数据库的数据表明,从晚期腺瘤到癌症的年转化率也随着年龄的增长而增加[80]。

2. 癌症

CRC患者患第二种癌症(同时性癌症)或随后患上另一种癌症(异时性癌症)的风险增加。患有一种以上癌症的频率在同时性癌症为0.7%~7.6%,异时性癌症为1.1%~4.7%。同时患有癌症的患者通常一个癌位于近端结肠,而另一个癌位于远端结肠。在少数同时性癌症患者中,这两种癌位于同一结肠段。每一种同时性癌症的侵袭程度往往不同,预后取决于最坏的病变阶段。癌症已切除的同时性癌症患者的5年生存率与相似分期的单个病灶患者相似。初始癌症和异时性癌症之间的间隔时间可能相当长(据报道,病变间隔长达23年),但一些研究指出,50%的异时性癌症发生在指数性病变的5~7年内。第二种癌症通常发生在远离初始病变的部位。

(三) 家族史

癌症家族史是CRC的一个重要独立危险因素。大约15%~20%的CRC发生在至少有一名一级亲属患病的个体中。散发性CRC患者的一级亲属患CRC的风险增加了2~3倍。当一位亲属在幼年时发生了腺瘤或癌症,或者不止一位亲属患有癌时,风险更高。在根据潜在癌症风险对患者进行分层的筛选指南中已考虑了这些因素[76,77,81-85]。遗传性息肉病综合征及其癌症风险,包括FAP及其变体和错构瘤性息肉病综合征,在第126章中进行讨论。

(四) 炎症性肠病

IBD患者发生结直肠癌的风险增加(见第115章)[86-90]。三级转诊中心的实际(生命表)累积癌症发病率赞同UC(溃疡性结肠炎)患者的癌症风险在病程7年后开始,每10年增加约10%,30年时高达34%。尽管如此,与转诊来源、采样、识别疾病特征、随访程序的差异以及用于检测肿瘤性疾病方法的相关困难,使许多此类研究变得令人忧虑。其他研究表明,30岁时CRC的风险为15.8%~18%,包括初级保健机构研究在内的几项较小的研究表明风险较低[86,87,89,91]。此外,最近基于人群的研究表明,IBD患者的CRC风险降低[88]。

UC患者的CRC风险与疾病持续时间和程度密切相关。在前瞻性随访的一大组患有广泛性病变的患者中,10年前每名患者每年患癌症的风险为0,20年后每86名患者中就有1名患癌症,广泛性结肠炎的风险最大。据报道,左侧病变(即脾曲远端)的癌症风险比广泛性结肠炎晚约10年发生。但至少一项监测研究发现,这两组患者在肿瘤前异型增生的时间发展方面没有差异。与一般人群相比,溃疡性直肠炎患者的风险仅略微增加。

慢性炎症是上皮癌变的常见主题。UC中疾病活动本身与癌症风险的关系是基于间接证据的,但来自多个来源的最新数据表明,炎症程度与癌症风险相关[92]。一个悬而未决的问题是积极的抗炎治疗是否也能降低癌症风险,不推荐常规使用氨基水杨酸盐进行"化学预防"。UC患者的CRC是其无结肠炎亲属CRC的风险因素,而无UC相关患者的CRC是结肠炎患者的风险因素。UC背景下发生的癌症通常被认为是一种预后不良的高度恶性病变,但使用来自无结肠炎的结肠癌人群的匹配对照的研究,未能显示两组之间的生存率有显著差异。

据报道,克罗恩病或回肠结肠炎患者的CRC风险增加是普通人群的4~20倍,尽管一项队列研究未能证实这些患者的结肠癌发病率增加。与一般人群相比,这些患者的癌症发生年龄更早。其中许多癌症是黏液性癌,经常发生于手术旁路或狭窄的结肠段。

癌不是从正常黏膜重新发展而来的,而是从经历了一系列形态学变化最终导致浸润性癌的黏膜发展而来。与癌前腺瘤一样,异型增生是IBD癌症的前兆。异型增生包括隐窝结构和细胞学细节的异常(图127.13和图127.14)。上皮隐窝数量减少,不规则分枝,拥挤在一起形成所谓的"背靠背"腺体模式。细胞核可能增大和深染,有丝分裂次数可能增加,并且可能位于细胞中的不同水平,产生尖桩状栅栏外观(假分层)。异型增生按级别分为轻度(或低度)至重度(或高度)。

既往回顾性分析报道,90%的UC和癌症患者在切除的结肠的某个部位含有异型增生的黏膜,30%切除或活检标本显示重度直肠或结肠异型增生的患者同时有共存癌。结肠镜检查研究表明,活检显示高度异型增生的结肠中25%有癌。异型增生通常呈斑片状,可出现在结肠中,但直肠中没有。

由于异型增生的定义缺乏统一性,可能使此类数据的解释变得困难,1983年,多学科炎症性肠病异型增生形态学研究组为IBD背景下的异型增生制定了标准化分类,尽管尝试了替代分类系统,但该分类至今仍被广泛使用。活检标本分为异型增生阴性、不确定或异型增生阳性(低级别和高级别)。几项大型前瞻性研究试图确定结肠异型增生和UC患者患癌症的真实风险以及异型增生筛查项目的影响。

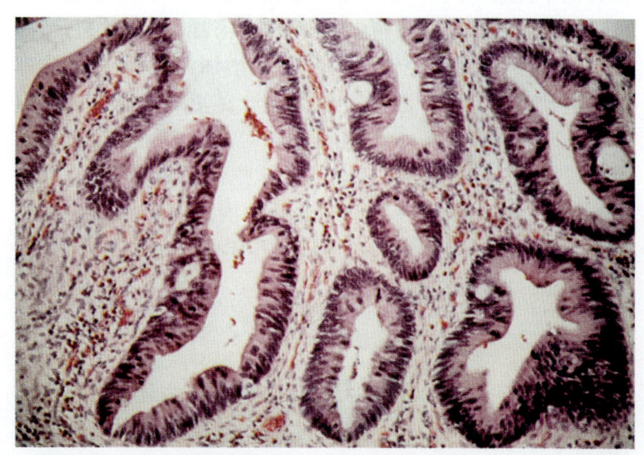

图127.13 UC背景下异型增生的组织病理学。杯状细胞数量减少。腺体分枝、不规则,并拥挤在一起。细胞核深染,出现在不同的水平,产生假栅栏状或尖桩栅栏状的外观(H&E染色)

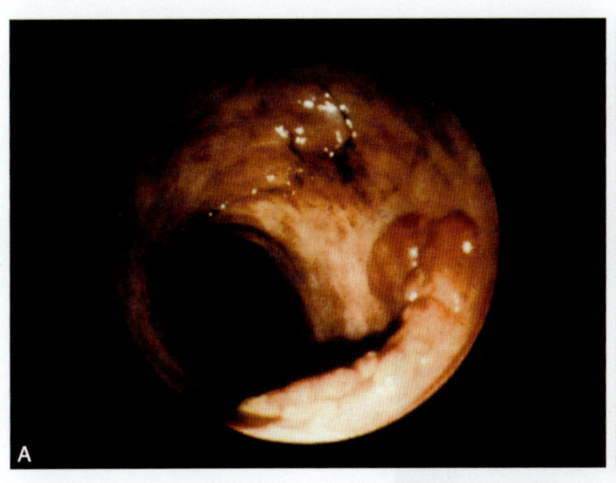

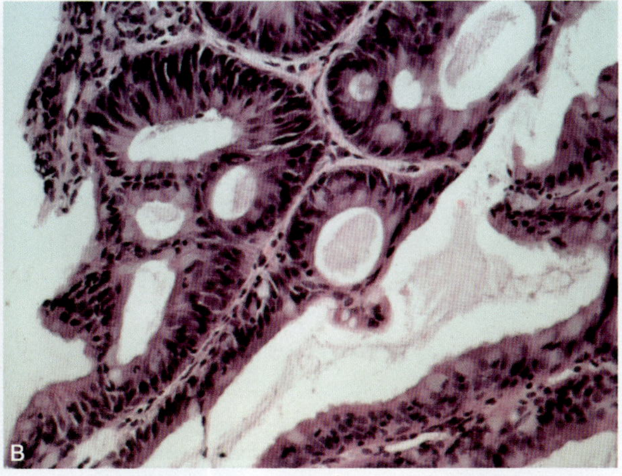

图 127.14 一例长期 UC 患者的斑块样病变伴高度异型增生。A，病变的结肠镜视图。B，活检标本的组织病理学显示高度异型增生（H&E 染色）

结果表明，活检监测项目可有效地帮助控制长期 UC 患者的癌症风险，并且随着技术的进步，内镜方法、随访和检查结果管理的建议也在不断发展。异型增生可以是显微镜下或肉眼可见的，内镜下是可见（息肉样和非息肉样）或不可见的。以前认为，在可见斑块或肿块［所谓的异型增生相关病变或肿块（dysplasia-associated lesion or mass，DALM）］中发生高度异型增生的患者，患癌症的风险最高（如图 127.14 所示），但国际共识是，诸如 DALM 和腺瘤样、非腺瘤样和扁平样等术语常易混淆，应放弃[91]。大多数研究者认为，UC 病程超过 7~8 年的患者应定期接受染色结肠镜辅助检查（染色内镜），并针对可见病变进行多次活检识别异型增生区域。对表面正常黏膜随机活检的额外诊断率最近一直存在争议，但有助于评估疾病程度和活动性，这是一种常见的做法。结肠切除术通常被推荐用于重度异型增生或 DALM，但现在许多人认为，如果标本边缘无异型增生，那么在受结肠炎影响的结肠段发生的息肉样异型增生，可以通过息肉切除术或内镜黏膜下切除术和持续监测进行彻底治疗。接受内镜下息肉样病变切除术的患者，未来发展为异型增生的风险是其他患者的 10 倍，因此需要密切监测。与可见黏膜变化相关的非息肉样异型增生的进展风险很高，通常建议对不可切除的非息肉样异型增生患者应接受结肠切除术治疗。随机活检对内镜下可见异型增生的治疗取决于异型增生的程度。对有文献记录的高度异型增生建议进行结肠切除术。由于低度异型增生的临床意义尚不太明确，在没有可见病变的情况下，对低度异型增生患者的即刻切除是有争议的，建议在短时间内间隔进行染色内镜检查和重复随机活检。

染色体和分子改变，如 *p53* 的过度表达和 18q 的相对缺失以及高 MSI 的发现，可以发生在 UC 相关肿瘤进展的早期，并且似乎先于异型增生的组织学发展。一项分析显示，UC 和异型增生或 CRC 患者直肠黏膜中的特异性 miRNA 发生甲基化[66]。据报道，克罗恩病患者的异型增生和结肠癌风险增加。与 UC 一样，异型增生出现在病变的结肠段，其存在与疾病的持续时间相关。

（五）其他相关因素

通过手术或给予考来烯胺将胆汁和胆汁酸转移至小肠下部，可增加致癌物处理动物中近端结肠肿瘤的发生率。然而，在人体中没有证据表明长期使用考来烯胺与结肠癌风险增加相关。胆囊切除术后结肠癌的发病率增加已被提出，但至今尚未得到证实。糖尿病与 CRC 有关，有人认为胰岛素抵抗和高胰岛素血症有助于结直肠癌的发生。尽管在动物模型中，高胃泌素血症与 CRC 风险有关，但尚无令人信服的证据表明这在人类中具有临床意义。

六、病理学

（一）大体（肉眼）病理学

近端结肠的癌，特别是盲肠和升结肠的癌，往往体积大，通常会超过其血供而发生坏死（图 127.15）。然而，这种息肉样结构也可见于结肠和直肠的其他部位。在更远端的结肠和直肠中，肿瘤通常累及较大的肠围，并产生环形收缩或餐巾环外观（图 127.16）。这些肿瘤的纤维间质是结肠管腔收缩和变窄的原因，而结肠淋巴管的环形排列是其环形生长的原因。这些远端肿瘤也可以形成溃疡，偶尔其外观较平坦，以壁内扩散为主（图 127.17），后者在 IBD 背景下最常见。CRC 的形态学特征具有临床、诊断和预后意义。

（二）组织病理学

结肠癌的特征是腺癌，形成中分化至高分化的腺体，分泌不等量的黏蛋白（图 127.18）。黏蛋白为一种高分子量糖蛋白，是结肠正常腺体和肿瘤腺体分泌的主要产物，组织化学染色（如过碘酸-雪夫染色）可观察到其最佳结果。在低分化肿瘤中（见图 127.18），存在腺体形成和黏蛋白产生，但不太明显。印戒细胞是一些肿瘤的特征（图 127.19A），其内有一个大的黏蛋白液泡将细胞核推移到细胞的一侧。在大约 15% 的肿瘤中，大黏蛋白湖含有分散的肿瘤细胞聚集（图 127.19B）。这种黏液癌或胶质癌最常见于 Lynch 综合征或 UC 患者以及在幼年发生癌症的患者。硬癌并不常见，其特征是腺体形成稀疏，腺体结构周围有明显的结缔组织增生和纤维组织。有时肿瘤表现为混合的组织学图像，腺体有不同程度的分化。

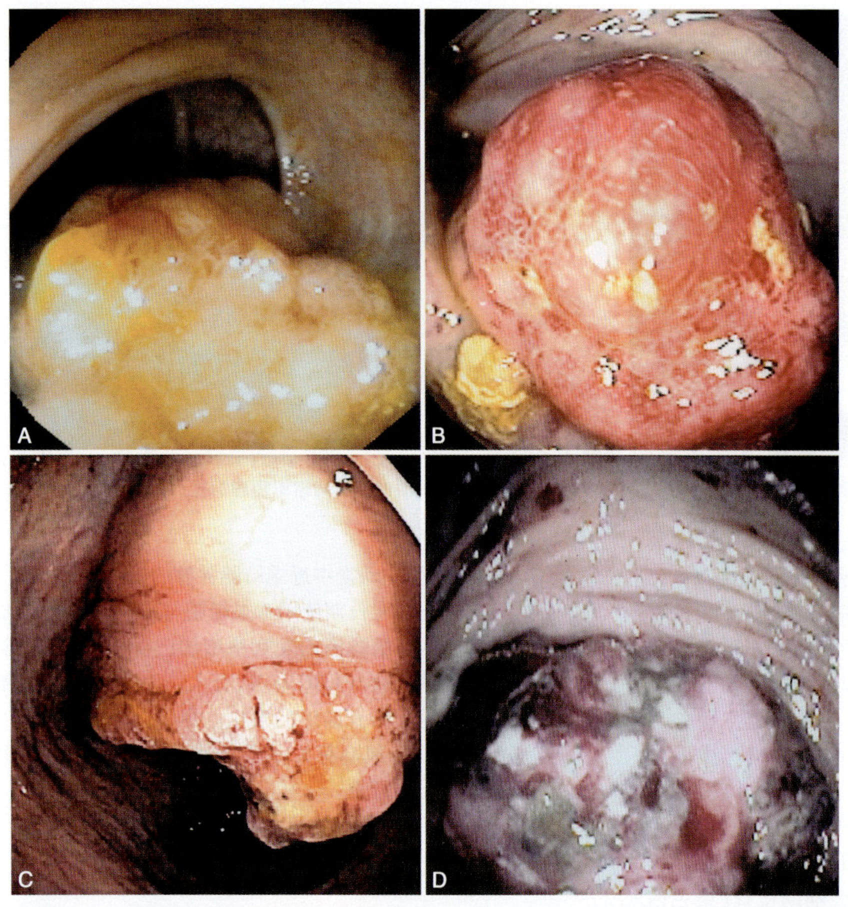

图 127.15　结肠镜检查时观察到的盲肠癌。近端结肠的癌通常为大块息肉样病变(A 和 B),可能累及回盲瓣(C),且可超过其血供而发生坏死(D)

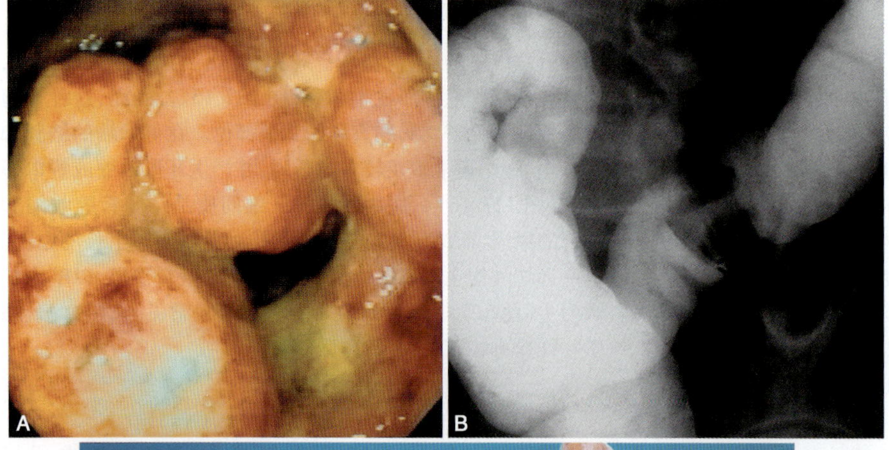

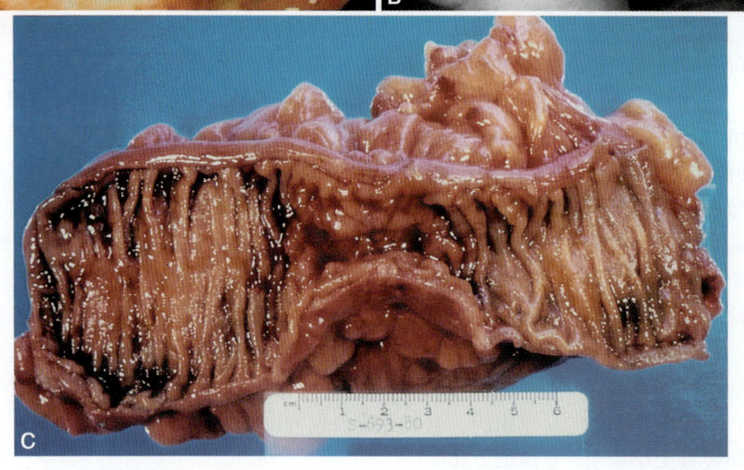

图 127.16　乙状结肠梗阻性癌。A,结肠镜视图;B,钡灌肠检查可见 Apple-core 病变(苹果核病变);C,手术标本证明了环状收缩或餐巾纸环的外观

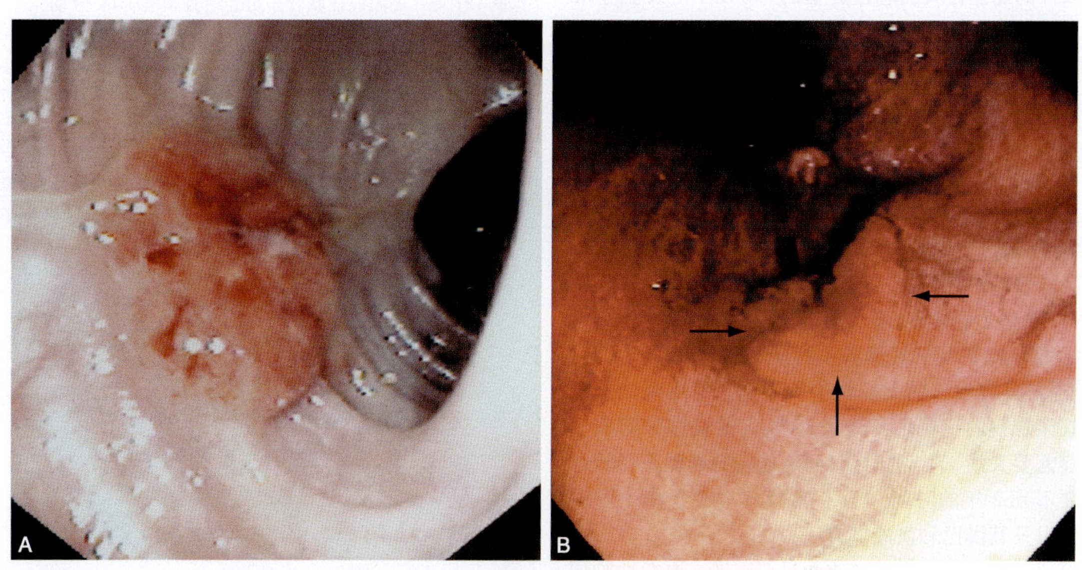

图 127.17　IBD 患者结肠(A)和直肠(B,箭)扁平斑块状癌的结肠镜视图

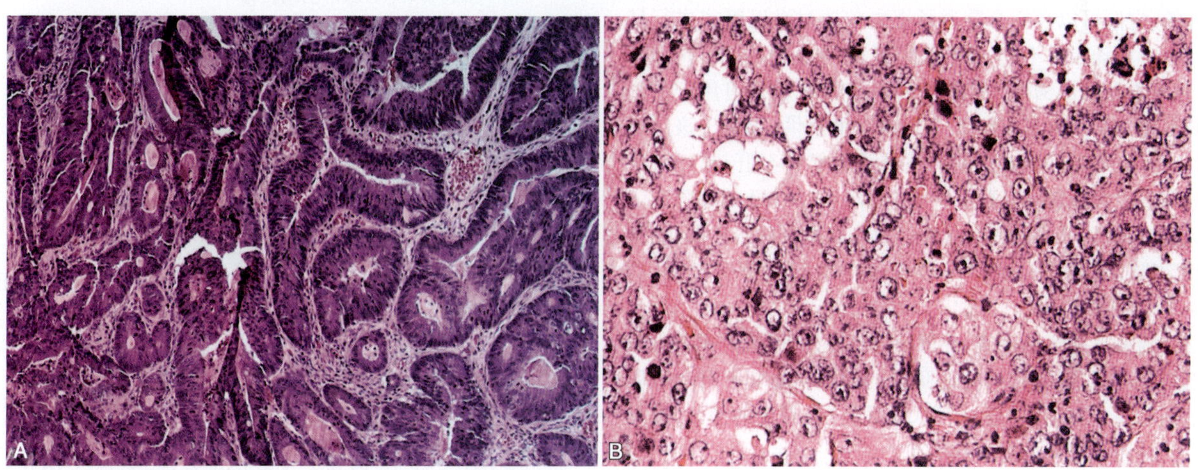

图 127.18　结肠腺癌的组织病理学。A,高分化腺癌。H&E 染色的切片显示肿瘤腺体拥挤,含有不同量的黏蛋白。B,低分化腺癌

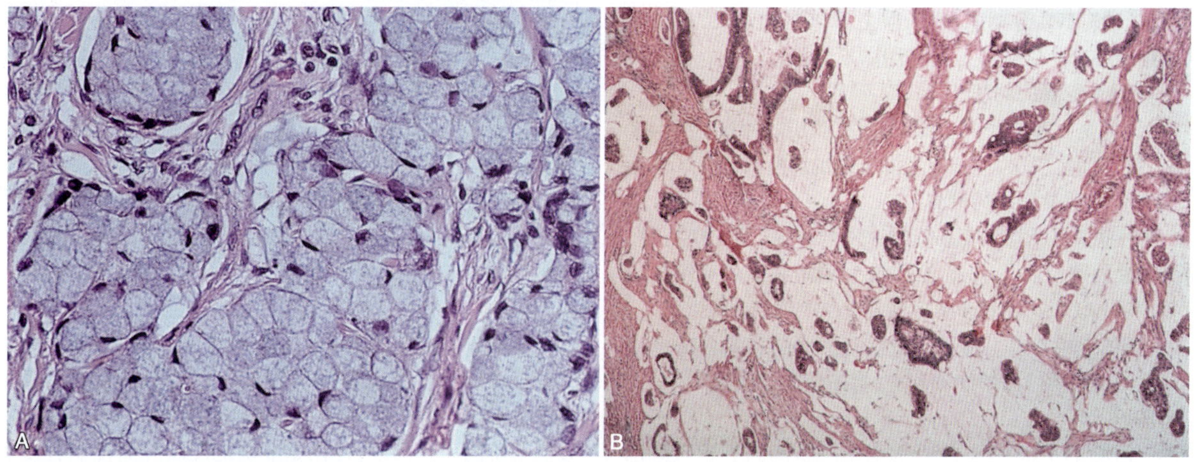

图 127.19　结肠黏液癌的组织病理学。组织学类型包括印戒细胞癌,其中黏蛋白的大空泡取代细胞核(A)和胶体癌,分散的肿瘤细胞巢漂浮在黏蛋白湖中(B)(H&E 染色)

腺癌以外的癌症占大肠恶性肿瘤的 5% 以下。发生于肛门直肠交界处的肿瘤包括鳞状细胞癌、泄殖腔源性或移行细胞癌和黑色素瘤(见第 129 章)。原发性大肠淋巴瘤和类癌占所有结肠肿瘤的 0.1% 以下(见第 32 和 34 章)。

七、自然史和分期

CRC 开始为黏膜内上皮病变,通常发生于腺瘤性息肉或腺体中。随着癌的生长,它们变得具有侵袭性,穿透肠黏膜肌层,并侵入淋巴和血管通道,累及局部淋巴结、邻近结构和远处部位。尽管 CRC 的生长速度各不相同,但在出现肠道症状之前,它们通常具有较长的无症状生长周期。使用现代分子技术结合临床观察的比较病变测序表明,大的良性肿瘤演变为晚期癌症需要大约 17 年的时间,而癌症内的细胞获得转移能力只需要不到 2 年的时间[93]。扩散模式取决于单个肠段的解剖结构以及其淋巴和血液供应。

直肠癌通过肠壁的渐进性穿透而局部进展。原发性肿瘤在壁内和平行于肠管长轴的延伸通常是有限的,在穿透黏膜肌层之前,淋巴和血行扩散是不常见的。低分化肿瘤似乎是例外的,它们可以在完全穿透肠道之前通过淋巴管或血行转移。由于直肠相对不动,缺乏浆膜覆盖,直肠癌往往会持续扩散,逐渐累及局部结构。经直肠超声或 MRI 检查可用于直肠癌的深度分期。由于直肠下 1/3 为双重血供,起源于该区域的肿瘤可经痔上静脉和门静脉系统血行转移至肝,或经痔中静脉和下腔静脉转移至肺。直肠上 1/3 和中 1/3 的静脉流入门脉系统,这些节段的肿瘤首先经血行播散到肝脏。偶尔,腰椎和胸椎的转移瘤是通过门-椎交通的血行播散引起的(即 Batson 椎内静脉丛)。

结肠癌可以跨壁侵袭,并累及局部淋巴管,然后累及远处淋巴结,淋巴引流通常与特定肠段的动脉供血相平行。肝脏是结肠肿瘤血行播散(通过门静脉系统)最常见的部位,而结肠癌的肺转移通常由肝转移引起。

1929 年,Cuthbert Dukes 提出了直肠和结肠癌的分期分类。此后,它经过多次修改,以增加其预后价值,Dukes 系统最常用的修改是 Astler 和 Coller 的修改。而 Dukes 分类在很大程度上已被 TNM 分期所取代,但之所以在此纳入,是因为其偶尔用于临床实践。该分类使用以下名称:

A:局限于黏膜的肿瘤

B1:延伸至固有肌层,但未穿过固有肌层的肿瘤

B2:穿透固有肌层,但未累及淋巴结的肿瘤

C:累及局部淋巴结的肿瘤

C 期肿瘤又分为局限于肠壁的原发性肿瘤(C1)和穿透肠壁的原发性肿瘤(C2)。相比之下,在胃肠道肿瘤研究组提出的系统中,C1 病灶是指 1~4 个区域淋巴结中含有肿瘤的病变,而 C2 病灶是指 4 个以上淋巴结中含有肿瘤的病变。Turnbull 及其同事的另一项修改增加了 D 类,指的是远处转移。

美国癌症联合委员会(American Joint Committee on Cancer, AJCC)将 CRC 的 TNM 分类,按原发肿瘤的范围(T)、区域淋巴结的状态(N)和是否存在远处转移(M)进行了分类[94]。病例被指定为描述疾病全面程度的 TNM 的最高值,并分为 5 个阶段(0~Ⅳ)(见表 127.5)。在大多数情况下,TNM 分期已经取

表 127.5　美国癌症联合委员会结直肠癌 TNM 分期

分期*	标准†
0	原位癌:上皮内肿瘤或固有层浸润‡(Tis N0 M0)
Ⅰ	肿瘤侵犯黏膜下层(T1 N0 M0)(Dukes A 期)
	肿瘤侵犯固有肌层(T2 N0 M0)(Dukes A 期)
Ⅱ	肿瘤穿过固有肌层侵入结肠直肠周围组织(T3 N0 M0)(Dukes B 期)
	肿瘤穿透脏层腹膜表面(T4a N0 M0)(Dukes B 期)
	肿瘤直接侵袭或与其他器官和结构粘连(T4b N0 M0)(Dukes B 期)
Ⅲ	任何程度的肠壁穿透伴区域淋巴结转移
	N1:1~3 个区域淋巴结转移
	N1a:1 个区域淋巴结转移
	N1b:2~3 个区域淋巴结转移
	N1c:肿瘤沉积在浆膜下、肠系膜或非腹膜化结肠周围或直肠周围组织中,无区域淋巴转移
	N2:≥4 个区域淋巴结转移
	N2a:4~6 个区域淋巴结转移
	N2b:≥7 个区域淋巴结转移
	任何 T N1 M0(Dukes C 期)
	任何 T N2 M0(Dukes C 期)
Ⅳ	任何肠壁侵犯,伴或不伴淋巴结转移,但有远处转移证据
	任何 T 任何 N M1a:转移局限于 1 个器官或部位(肝、肺、卵巢、非区域性淋巴结)
	任何 T 任何 N M1b:1 个以上器官/部位或腹膜转移

* Ⅱ期又分为ⅡA 期(T3 期肿瘤)、ⅡB 期(T4a 期肿瘤)和ⅡC 期(T4b 期肿瘤)。Ⅲ期又分为ⅢA(T1-T2 N1/N1c 或 N2a M0)、ⅢB(T3-T4a N1/N1c M0)或(T2-T3 N2a M0)或(T4b N1-N2 M0)和ⅢC(T4a N2a M0)或(T3-T4a N2a M0)或(T4b N1-N2 M0)。Ⅳ期分为ⅣA(任何 T 任何 N M1a)、IVB(任何 T 任何 N M1b)和 IVC(任何 T 任何 N M1c);N0,无区域淋巴结转移。N1 病灶有 1~3 个阳性淋巴结,细分为 N1a(1 个阳性区域淋巴结、N1b(2~3 个阳性区域淋巴结)和 N1c(肿瘤沉积在浆膜下、肠系膜或非腹膜化结肠周围或直肠周围组织,无区域淋巴结转移);N2 肿瘤有≥4 个阳性淋巴结,分为 N2a(4~6 个区域淋巴结转移)和 N2b(7 个或 7 个以上区域淋巴结转移)。这反映了淋巴结数量对预后的影响,以及卫星肿瘤沉积物的重要性,现在由描述其质地和数量的特定部位因素来定义。M0,无远处转移;M1,远处转移包括 M1a,转移至一个部位或器官而无腹膜转移;M1b,转移至 2 个或更多部位或器官而无腹膜转移;M1c,腹膜表面单独转移或伴其他部位或器官转移。

†Dukes B 期对应Ⅱ期,是预后较好(T3 N0 M0)和较差(T4 N0 M0)组的复合,Dukes C 期对应Ⅲ期(任何 T N1 M0 和任何 T N2 M0)也是如此。

‡Tis 包括局限于腺体基底膜(上皮内)或固有层(黏膜内)内的癌细胞,未通过黏膜肌层延伸至黏膜下层。

Based on the American Joint Committee on Cancer. AJCC cancer staging manual: colon and rectum. 8th ed. New York: Springer-Verlag; 2017.

代了 CRC 的 Dukes 分类,并且在 CRC 患者分类、统一随机分配患者进行治疗性试验和确定预后方面变得重要。第七版 AJCC《癌症分期手册》(*Cancer Staging Manual*)包括对结肠癌分期系统的一些修改,旨在更准确地反映肿瘤浸润程度和受影响淋巴结数量之间的关系,在第八版中增加了一些额外的小修改。Ⅱ期肿瘤现在根据侵袭模式进行细分(进入结肠直肠周围组织或脏层腹膜,或黏附到其他器官或结构),因为这

会影响预后。Ⅲ期淋巴结疾病也根据受累淋巴结的数量进一步细分，包括 N1a（1 个阳性区域淋巴结）、N1b（2~3 个阳性淋巴结）、N2a（4~6 个阳性淋巴结）和 N2b（7 个或以上阳性淋巴结）。没有区域淋巴结转移的卫星结节被归类为 N1c。转移性疾病被细分为具有一个转移部位（M1a）或多个转移部位（M1b）的疾病。腹膜表面转移现在在第八版中被确定为 M1c，这认为是一个不良的预后因素。第八版还重新介绍了要素 L 和 V，以便更好地识别淋巴和血管浸润。

八、预后

可能影响 CRC 患者预后的临床和病理学变量见表 127.6，这些变量不仅在预测临床结局方面很重要，而且在设计最佳治疗和随访策略方面也很重要。他们的鉴定导致了 CRC 分期分类的逐步修改。组织分化的作用；肿瘤大小、位置、形态和浸润程度；淋巴结状态必须根据对接受 CRC 根治性切除患者的前瞻性分析进行评估。

表 127.6　可能影响结直肠癌患者预后的病理学、分子学和临床特征

特征或标志物	对预后的影响
病理性	
手术-病理分期	
结肠壁穿透深度	穿透性增加会降低预后
肿瘤累及区域淋巴结个数	更多的受累淋巴结会降低预后
环周切缘阳性	降低预后
切除后肿瘤残留	降低预后
区域淋巴结中孤立的显微镜下肿瘤细胞	可能降低预后
肿瘤形态学和组织学	
分化程度	高分化肿瘤的预后比低分化病变好
黏液性（胶体）或印戒细胞组织学	降低预后
硬化性组织学	降低预后
侵袭性	
静脉	降低预后
淋巴	降低预后
围神经的	降低预后
其他特征	
局部炎症和免疫反应	改善预后
肿瘤形态学	息肉样或外生性肿瘤预后优于溃疡型或浸润型病变
肿瘤 DNA 含量	DNA 含量增加（非整倍体）可降低预后
肿瘤大小	在大多数研究中无影响
分子学	
染色体 18q 杂合性缺失（*DCC*，*DPC4*）	降低预后
染色体 17p 杂合性缺失（*TP53*）	降低预后
8p 染色体杂合性缺失	降低预后
p21WAF/CIP1 蛋白标记指数增加	改善预后
微卫星不稳定性	改善预后
BAX 基因突变	降低预后
K-ras 密码子 12 或 13 或 *NRAS* 突变	抗 EGFR 治疗无效
BRAF 突变（*BRAF V600E*）	降低预后
PI3K 突变（*PIK3CA*）	改善对阿司匹林化学预防的反应
临床	
无症状患者的诊断	可改善预后
症状持续时间	无明显影响
症状为直肠出血	改善预后
结肠梗阻	降低预后
结肠穿孔	降低预后
肿瘤部位	结肠肿瘤的预后可能优于直肠肿瘤，左半结肠肿瘤的预后可能优于右半结肠肿瘤
年龄<30 岁	降低预后
术前 CEA 水平高	降低预后
远处转移	显著降低预后
肿瘤消退分级	术前治疗后完全根除肿瘤，可改善预后

EGFR，表皮生长因子受体。

（一）手术-病理分期

透壁性肿瘤穿透的深度和区域淋巴结扩散的范围是 CRC 预后的最重要决定因素（图 127.20）。肠壁穿透的程度影响预后，与淋巴结状态无关，与受累淋巴结的数量以及手术切除后局部复发的发生率相关。受累区域淋巴结的数量也与结果独立相关。

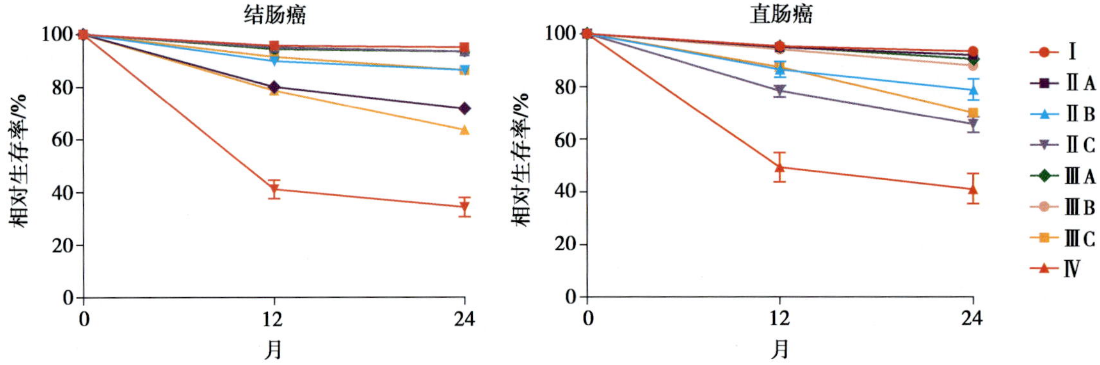

图 127.20　自 2010 年 1 月 TNM 第 7 版问世以来，SEER 数据库中 42 435 例结肠癌和 18 540 例直肠癌患者的相对生存率。图显示了 T 和 N 分类与阳性淋巴结数量之间的相互作用。（From American Joint Committee on Cancer. AJCC cancer staging handbook. 8th ed. New York；AJCC；2017.）

（二）肿瘤形态学和组织学

TNM 分类（见表 127.5）部分基于以下观察结果，对于大多数癌症，肿瘤大小与局部和远处扩散相关，因此与预后间接相关。然而，许多研究表明 CRC 是一个例外，原发肿瘤的大小本身与预后无关。事实上，外生型或息肉样肿瘤患者似乎比溃疡型或浸润型肿瘤患者预后更好。

肿瘤预后与组织学分级相关：低分化比高分化预后更差。黏液癌和硬癌在生物学上似乎更具侵袭性，这些肿瘤患者的生存期不如其他类型腺癌患者。黏蛋白相关抗原可能在结肠癌症细胞的肿瘤进展和转移中起作用。印戒细胞癌存在于晚期，通常是高度侵袭性肿瘤。

CRC 侵袭小血管或大血管（淋巴血管侵袭）（图 127.21A 和图 127.21B）是一个预后不良因素，与切除后局部复发、内脏转移和生存率降低相关。小血管浸润与淋巴结转移有关。神经周围浸润（perineural invasion，PNI）也与局部复发增加和生存率降低有关，可能存在于多达 20% 的原发性 CRC 中。肿瘤沉积物是原发肿瘤淋巴引流区域内结肠周围/直肠周围脂肪或邻近肠系膜中存在的癌症离散结节，但没有可识别的淋巴结组织或血管结构，大多数此类沉积物被认为是由于淋巴血管或 PNI 所致，预后不良。炎症反应和免疫（淋巴细胞）反应增加似乎预后更好。正在开发一种检查该特征的组织学和预测性评分系统（“immunoscore，免疫评分”）进行验证。环周围切缘（circumferential resection margin，CRM）是指原发肿瘤中肿瘤浸润最深点与腹膜后或肠系膜切缘之间的距离（其单位为毫米）。该距离越长，直肠癌和发生于部分缺乏腹膜内衬

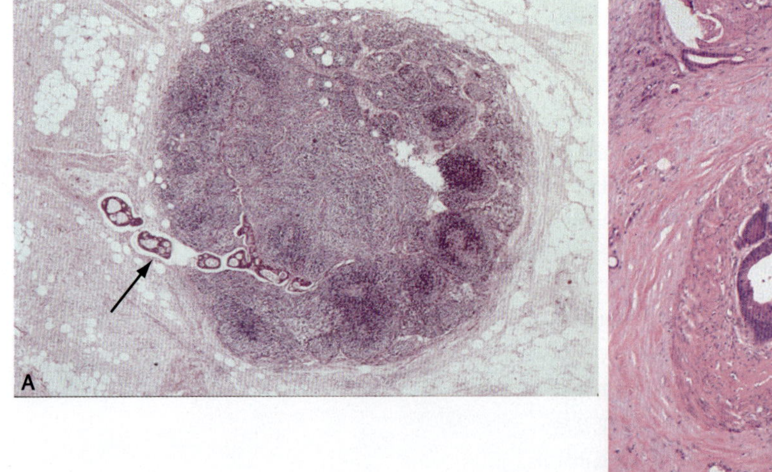

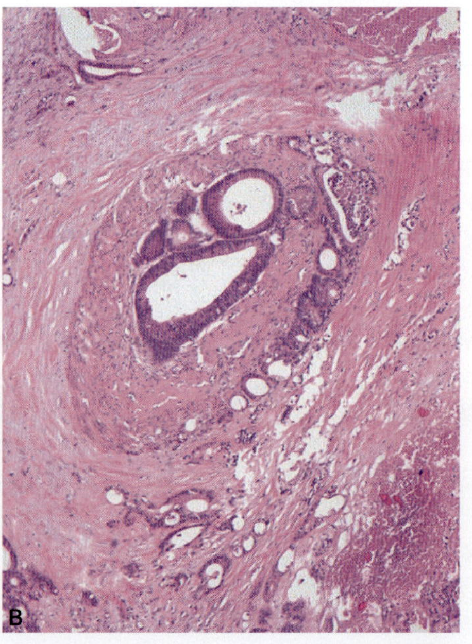

图 127.21　可能对预后产生不利影响的病理特征包括淋巴结浸润（A）和血管浸润（B）。A 中的箭指向含有肿瘤细胞的淋巴管。在 B 中，高倍显微镜显示动脉中含有腺癌细胞（H&E 染色）

区域的结肠癌的预后越好。如表 127.6 所示,越来越多的其他分子标志物也可以预测预后或对治疗的反应。高水平的 MSI(high level of MSI,MSI-H)是一个良好的预后因素,但预示着对 5-氟尿嘧啶(5-flurouracil,5-FU)化疗的反应较差(加用奥沙利铂无效;见后文)。*KRAS* 和 *NRAS* 的激活突变是Ⅱ期和Ⅳ期疾病的中度预后不良因素,可预测抗 EGFR 治疗的不良反应。*BRAF V600E* 突变与Ⅲ期和Ⅳ期 CRC 患者肿瘤复发后的低生存率有关,并阻断了抗 EGFR 对Ⅳ期疾病病变进展的影响。

(三) 预后的临床预测因素

最近的 CRC 病例对照和前瞻性筛查项目的数据表明,在无症状患者中诊断出的肿瘤很少是晚期,与有症状的肿瘤相比预后更好。症状的持续时间可能与预后没有直接关系,一些表现出的症状,如直肠出血,可能与较好的生存率有关。肠梗阻或穿孔与不良预后有关。出现阻塞性病变的患者可能不是根治性手术的候选者,并且手术并发症和死亡率较高。在出现梗阻和穿孔的患者中,"治愈性"手术后的复发率也更高。

原发性肿瘤的位置可影响结局。左半结肠肿瘤术后 3 年的无病生存率似乎比右半结肠肿瘤高 2%~14%。一些研究也表明,与直肠癌相比,结肠癌患者具有生存优势。

30 岁之前发生的年轻 CRC 患者的预后比老年患者差,在儿科年龄段的预后尤其差。预后不良可能与这些年轻患者在诊断时晚期癌症和黏液腺癌的百分比较高有关。另外,无论年龄如何,表现为 MSI 的肿瘤患者似乎具有更好的预后。因此,尽管 Lynch 综合征患者的 CRC 发生的年龄较小,但这些患者的预后优于微卫星稳定型癌症患者。

结果还与术前血清 CEA(癌胚抗原)相关的细胞黏附分子 5 水平有关。术前 CEA 水平高的Ⅱ期和Ⅲ期癌症患者的肿瘤复发率较高,估计平均复发时间较短。

大约 1/4 的 CRC 患者在最初就诊时表现出血行播散的临床证据,一半的 CRC 患者最终发展为癌转移到不同部位,通常是肝脏,这种转移的预后一直很差。出现肝转移的患者生存时间最重要的决定因素是肿瘤累及肝脏的范围。

对术前放疗(直肠癌)或化疗(结肠癌或直肠癌)的病理反应(通过肿瘤消退评分确定)是另一个重要的预后因素。通过检查切除的标本确定肿瘤完全根除与更好的预后有关。

九、临床特征

CRC 生长缓慢,可能在症状出现前已存在数年。无症状的癌症患者其肿瘤常有隐匿性失血,出血率随肿瘤大小和溃疡程度的增加而增加(图 127.22)。症状在一定程度上取决于原发肿瘤的部位。近端结肠癌在出现症状之前,通常比左半结肠和直肠的癌生长得更大。小细胞低色素性贫血引起的全身症状(如疲乏、呼吸急促、心绞痛)可能是右半结肠肿瘤的主要表现。很少见右半结肠癌的血液与粪便混合,呈现为红褐色粪便。随着肿瘤的生长,可能会产生模糊的腹部不适或表现为可触及的肿块。梗阻在右侧肿瘤中并不常见,因为盲肠和升结肠的直径较大,尽管盲肠癌可阻塞回盲瓣并引起 SBO(小肠梗阻)。

左半结肠的肠腔比近端结肠窄,降结肠和乙状结肠癌通常累及肠管周围并引起梗阻症状。患者可表现为腹痛绞痛,特别是餐后,以及排便习惯的改变。便秘可与排便频率增加交替出现,因为少量滞留粪便超出阻塞病变。便血常见于远端病变而非近端病变,BRBPR(经直肠排出的鲜血)或覆盖粪便表面常见于左半结肠癌和直肠癌。直肠癌还会引起梗阻和排便习惯的改变,包括便秘、腹泻和里急后重。直肠癌可以侵犯膀胱、阴道壁或周围神经,引起会阴或骶部疼痛,但这种情况多发生在晚期。

CRC 在有症状的患者中常被误诊。症状可归因于良性疾病,如憩室病(腹痛、出血、粪便口径改变)、IBS(腹痛、排便

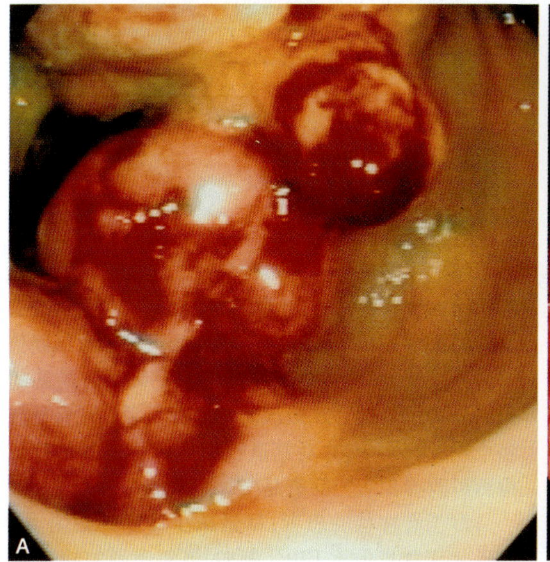

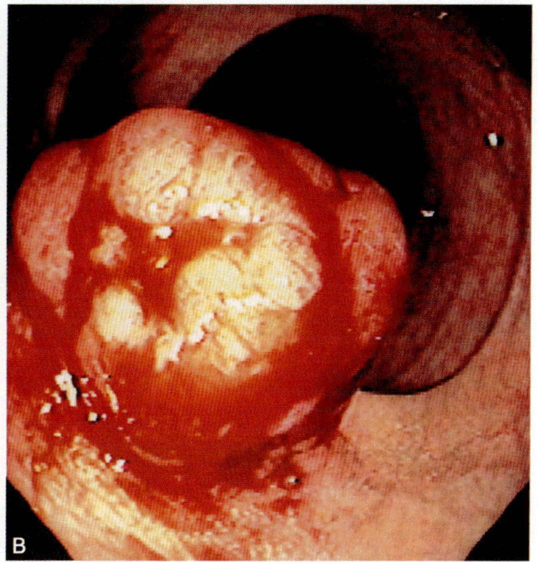

图 127.22 乙状结肠(A)和盲肠(B)出血性癌的结肠镜视图。结肠癌常呈间歇性出血。患者可表现为小细胞性贫血、便血或两者兼有,取决于肿瘤发生的部位和出血方式

习惯改变）或痔疮（直肠出血）（框 127.5）。当患者尤其是 40 岁以上的患者，出现低色素性小细胞性贫血或直肠出血时，应考虑 CRC。任何类型的腹痛和出血也值得在该年龄组中进行癌症评估。CRC 可影响年轻患者，尤其是 IBD 患者或有 CRC 和其他癌症家族史的患者。当病史和临床表现提示 CRC 时，虽然年轻，但仍需进行评估。

框 127.5　结直肠癌的鉴别诊断*

肿块病变
良性肿瘤（黏膜和黏膜下）
子宫内膜异位症
炎症肿块
　肠憩室炎
　感染（结核、阿米巴病、真菌）
　IBD
　缺血性结肠炎
　孤立性直肠溃疡
狭窄
克罗恩结肠炎
局部缺血
放射治疗（晚期后遗症）
直肠出血
血管扩张
憩室病
痔疮
IBD
感染性结肠炎
缺血性结肠炎
孤立性直肠溃疡
腹痛
憩室炎
IBD
IBS（肠易激综合征）
缺血性结肠炎
排便习惯改变
感染性腹泻
IBD
IBS
药物治疗

*该列表包括最初可能与结直肠癌症状或体征相混淆的常见临床情况，但并不意味着包括所有情况。

十、诊断与筛查

（一）怀疑结直肠癌时的测试

当因临床体征、症状或筛查试验阳性而怀疑 CRC 时，应立即进行内镜或放射学评价（图 127.23）。气钡灌肠双重造影（air contrast barium enema，ACBE）传统上与（软式）乙状结肠镜检查（flexible sigmoidoscopy，FS）联合进行，但鉴于 ACBE 检查的灵敏度较低，在大多数美国医学中心，CT 结肠成像（CT colonography，CTC）（“虚拟结肠镜检查”）已经取代了其用于无法接受结肠镜检查的患者。

如果通过放射学或乙状结肠镜检查发现癌症，则应进行全结肠镜检查，因为同步病变的发生率很高，并且结肠镜检查结果可能对手术治疗计划产生影响。已证实多达一半的 CRC 患者存在附加病变，近 10% 的患者由于术前结肠镜检查而不得不修改手术计划。

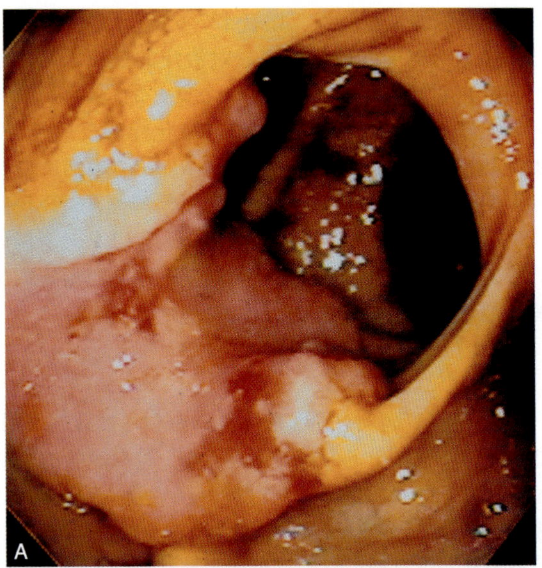

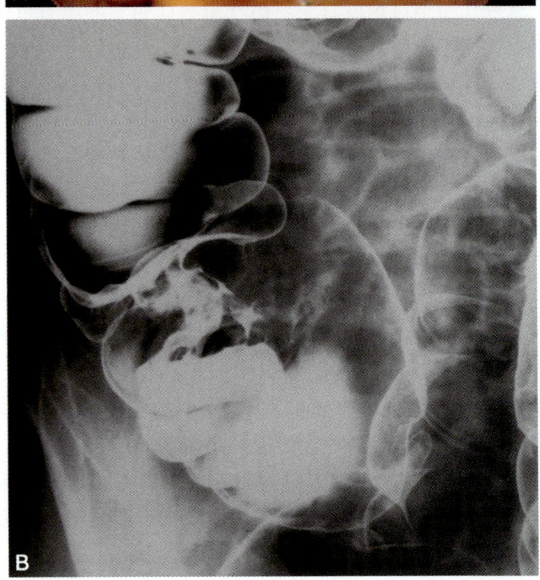

图 127.23　盲肠癌。结肠镜检查（A）和气钡灌肠双重造影检查（B）可见肿瘤浸润盲肠皱襞

（二）筛查原则

癌症预防可分为一级预防或二级预防。一级预防是指确定病因或致病的遗传、生物和环境因素，并随后改变其对肿瘤发展的影响。尽管已经确定了几个可以导致结肠癌一级预防的研究领域，但现有数据还不能为一级预防措施的实际应用提供坚实的基础。二级预防的目标是识别现有的肿瘤前病变和早期肿瘤病变，并对其进行彻底和迅速的治疗。假设早期检测可改善预后。筛查是二级预防的一个例子。

对于有症状的患者，尽量减少诊断延迟是非常重要的。如果临床背景提示 CRC（例如，老年患者的缺铁性贫血），应立即进行诊断评估，这种方法被称为“病例发现”。适用于日常实践中看到的个别患者和小群体患者。筛查适用于大量人群。如果疾病是一个主要的健康问题，可提供有效的治疗方法，可提供患者和医生都可以接受的敏感和特异性的筛查测试，并且筛查测试具有成本效益，那么对无症状人群进行任何疾病的筛查都是值得的，CRC 符合所有这些条件。此外，CRC 的长期自然病史，为在早期肿瘤病达到晚期不可治愈阶段之前发现并消除这些病变提供了时间。仍然存在的挑战是开发有效的、易于管理和具有成本效益的疾病筛查测试。目前的证据有力地表明，CRC 筛查可降低相关死亡率。这一发现导致了美国疾病预防服务工作组（the U. S. Preventive Services Taskforce, USPSTF）的建议，即应在所有 50~75 岁的人群中进行 CRC 筛查[84]。几乎所有与健康有关的主要机构都支持对 CRC 进行筛查（表 127.7），但对谁筛查、如何筛查以及多久进行一次筛查等关键问题仍然是争议的焦点。

表 127.7 结直肠癌平均风险人群的筛查指南

筛选工具	美国预防服务工作组*	美国癌症协会†	美国多学会工作组‡
高灵敏度 FOBT（基于愈创木脂）	推荐每年 1 次作为选项	推荐每年 1 次作为选项	未特别推荐
粪便免疫化学检测（FIT）	推荐每年 1 次作为选项	推荐每年 1 次作为选项	建议每年 1 次作为选项（1 级建议）
可屈性乙状结肠镜检查	建议每 5 年或每 10 年加上每年 FIT 作为一种选项	建议选择每 5 年 1 次	建议选择每 5~10 年 1 次（2 级建议）
结肠镜检查	建议选择每 10 年 1 次	建议选择每 10 年 1 次	建议每 10 年 1 次，作为 1 级选项
双重对比钡剂灌肠检查	不推荐	不推荐	不推荐
CT 结肠成像	建议选择每 5 年 1 次	建议选择每 5 年 1 次	建议每 5 年 1 次，作为 2 级选项
FIT 粪便 DNA 检测	建议选择每 3 年 1 次	建议选择每 3 年 1 次	推荐每 3 年 1 次，作为 2 级选项
胶囊式内镜检查	不推荐	不推荐	建议每 5 年 1 次，作为第 3 级选项
Septin 9 基因检测	不推荐	不推荐	不推荐

*美国预防服务工作组（USPSTF）建议对 50~75 岁的成年人进行筛查。考虑到患者的整体健康状况和既往筛查史，对 76~85 岁成人筛查的决定应是个体化的。该年龄组从未接受过 CRC 筛查的成年人更有可能获益。这些指南讨论了每种模式的证据强度，并建议对特定患者或情况做出个体化决策。USPSTF 未考虑成本。

†美国癌症协会建议从 45 岁开始进行平均风险筛查，这是一项合格的建议。应根据患者偏好、预期寿命、健康状况和既往筛查史，对 76~85 岁的成年人进行个体化筛查。讨论了 2018 年 MISCAN 建模分析，并比较了每种筛查情况下获得的潜在生命年（life year gained, LYG）。

‡代表 ACG、AGA 和 ASGE 的美国结直肠癌多学会工作组建议，除非洲裔美国人外，平均风险人群的平均风险筛查从 50 岁开始，有限的证据支持从 45 岁开始筛查。当筛选时最新的个体以及既往筛选阴性的个体达到 75 岁或预期寿命小于 10 年时，应考虑终止筛查。根据年龄和合并症，既往未接受过筛查的人员应考虑在 85 岁之前进行筛查，USPSTF 按推荐的等级（1~3）对筛查测试进行排序。

FOBT，粪便隐血试验。

Sung JJY, Ng SC, Chan FKL. An updated Asia Pacific consensus recommendation on colorectal cancer screening. Gut 2015; 64: 121-32; 84.

Rex DK, Johnson DA, Anderson HC, et al. American College of Gastroenterology guidelines for colorectal cancer screening 2008. Am J Gastroenterol 2009; 104: 739-50; and segnan N, Patrick J, von Karsa L, editors. European guidelines for quality assurance in colorectal cancer screening and diagnosis. Luxembourg: International Agency for Research on Cancer; 2010. pp 1-386.

许多专业协会已经发布了 CRC 筛查指南的连续更新，这些指南已演变为提供基于证据的建议，其中包括旨在最大限度地提高筛查依从性的选项[76,77,82-84]。尽管并非所有的选择都被证明具有同等的疗效，并提供了不同的优势和局限性，但所有学会都得出结论，在风险平均的无症状成年人中进行 CRC 筛查具有很大的净获益，是非常确定的。提供了一套针对不同 CRC 风险水平的广泛筛查选择，从而在实现筛查目标方面具有更大的灵活性。美国结直肠癌多学会工作组（The U. S. Multi-Society Task Force on Colorectal Cancer, MSTF）于 2017 年更新了其指南，并根据性能特征、成本和实际考虑因素将 CRC 筛查测试分为 3 级（见表 127.7）[82]。建议平均风险人群在 50 岁时开始筛查，但非洲裔美国人除外，有限的证据支持他们在 45 岁时开始筛查。第一级检测是每 10 年进行一次结肠镜检查和每年进行一次粪便免疫化学检查（fecal immunochemical test, FIT；首先进行结肠镜检查）。第二级检测包括每 5 年进行 1 次 CT 结肠成像，每 3 年进行 1 次异硫氰酸荧光素（FITC）粪便 DNA 检测，每 5~10 年进行 1 次 FS 检测。每 5 年进行 1 次胶囊式结肠镜检查是第三级检查。建议不要使用 Septing 9 血清测定法（Septing 基因甲基化检测）进行筛选。强调了改善结肠镜检查质量的工具。美国癌症协会（ACS）于 2018 年更新了其指南，建议平均风险个体从 45 岁开始接受定期筛查，包括高敏粪便检测[每年 FIT 或高敏愈创木脂粪便隐血试验（guaiac-based fecal occult blood test, gFOBT），每 3 年进行 1 次多靶点粪便 DNA 检测]或结构检查[每 10 年进行结肠镜检查，每 5 年进行 CTC 检查，每 5 年进行纤维乙状结肠镜检查（FS）][77]。所有非结肠镜筛查检测阳性结果的均应及时进行结肠镜检查。2016 年 USPSTF 更新得出的结论是“高度确定”，从 50 岁开始，应在平均风险无症状个体中进行 CRC 筛查，多种策略可供选择，有不同程度的证据支持其有效性以及独特的优势和局限性，但没有经验数据表明任何一种已审查的策略都能提供更大的净获益[84]。7 种筛查策略得到了“A”建议，该建议在很大程度上与 ACS 建议相重叠。USPSTF 建议每 10 年进行一次 FS，并将年度粪便免疫化学试验（FIT）作为一种选择，而美 ACS 指南则建议只进行 FS。所有 3 个指南均建议对 75 岁以下预期寿命为 10 年的个体进行筛查，并根据临床判断，考虑患者的整体健康状况和筛查史，在 76~85 岁之间继续进行筛查。MSTF 指南建议，根据年龄和合并症，既往未经筛查的人应考虑在 85 岁之前进行筛查。《欧洲结直肠癌筛查和诊断质量保证指南》(*European Guidelines for Quality Assurance in Colorectal*)是一份386页的文件,由来自32个国家的90位作者撰写,对CRC筛查的现有数据进行了循证审查,强调了质量指标和成本效益[83]。随着CRC筛查对死亡率影响的证据越来越多。已经启动了许多国际CRC筛选项目[85]。

患者和医生遵守筛查计划建议的意愿对CRC筛查的有效性有重大影响。从历史上看,潜在的筛查对象和医生的依从性一直很差,提高筛查依从性的干预措施也令人失望。在最初的FOBT阳性结果后,在社区环境中对建议的随访检测的依从性也可能低于大型筛查试验。高达1/3的检测结果呈阳性的患者对随访请求无回应。对医疗保险受益人FOBT结果呈阳性后的诊断检测的分析表明,不仅依从性差,而且随访诊断测试往往不充分或不适当。不幸的是,在CRC风险最高的老年人和死亡率较高的服务不足人群中,依从性通常较差。尽管结肠镜检查等筛查测试广泛可用,但由于费用、不适和恐惧,大多数老年人不愿意进行这些检查。

尽管大多数医生原则上同意筛查指南,但许多医生并不是对所有患者都遵循这些指南。不愿意在无症状的人群中进行被认为是不舒服和侵入性的操作,对培训的要求以及时间和资源的限制,导致初级保健医生不情愿。在确定成本效益时,依从性也极其重要。与其他测试相比,FOBT对依从性的影响尤其敏感。

在缺乏确切的临床数据表明哪种筛查策略能在灵敏度、特异性、逻辑可行性和成本之间取得最佳平衡的情况下,已经使用了各种数学模型来研究该问题[78,79]。由USPSTF委托的决策分析使用来自癌症干预和监测建模网络的微观模拟模型,来评估通过筛查策略获得的生命年数(校正因筛查并发症而损失的生命年)以及与特定策略所需结肠镜检查次数表示的负担和危害。在这些模型中,成本不是一个因素。该小组得出的结论是,他们的研究结果支持对50~75岁的患者每10年进行1次结肠镜检查,每年进行1次敏感FOBT筛查,或每5年进行1次FS筛查并进行中期FOBT筛查CRC。这是修改USPSTF指南的部分依据。最近,进行了类似的建模,以告之ACS CRC筛查指南的更新。根据最新信息,ACS提出了“合格”的建议,即所有平均风险个体在45岁而不是50岁时开始筛查。它还得出结论,与单独的任何一项检测相比,在FS中增加年度FIT的任何增量获益都很小。

使用筛查方法检测腺瘤性息肉的讨论见第126章。表127.8列出了用于筛查结直肠肿瘤的一些测试特征。

表127.8 结直肠息肉和癌症筛查程序的最佳案例价值*

测试	涉及范围	特异性/%	灵敏度				致命性并发症风险†
			腺瘤(≤5mm)/%	腺瘤(6~9mm)/%	腺瘤(≥10mm)/%	癌/%	
高灵敏度愈创木脂FOBT(每人)	全结直肠	92.5	7.5	12.4	23.9	70	0
粪便免疫化学检测(FIT)	全结直肠	96.4	7.6		23.8	73.8	0
FIT-DNA	全结直肠	89.8	17.2		42.4	92.3	
可屈式乙状结肠镜检查(触手可及)	至脾曲	87.0‡	75.0	85.0	95.0	95.0	0
结肠镜检查	至盲肠(可触及每个病灶)	86.0‡	75.0	85.0	95.0	95.0	1/10 000
CT结肠成像	每个病灶	88	—	57	84	84	0

*最佳病例值假定100%坚持筛查测试、对阳性结果进行随访,并对发现患有腺瘤的人进行监测。假设100%的HSgFOBT、FIT、FIT-DNA和CTC完成,95%的结肠镜检查和76%的FS完成。

†试验本身产生致命性并发症的风险。

‡内镜检查缺乏特异性,反映了非腺瘤性息肉的检测。

Data from Meester RGS, Peterse EFP, Knudsen AB, et al. Optimizing colorectal cancer screening by race and sex: microsimulation analysis ll to inform the American Cancer Society screening guideline. Cancer 2018;124(4):2974-85.

(三) 筛查技术

1. 粪便隐血试验

定性显色剂检测(如Hemoccult Ⅱ、Hemoccult Ⅱ Sensa),在Hgb(血红蛋白)假过氧化物酶活性存在的情况下,依赖于无色化合物(愈创木脂)氧化转化为有色化合物。已被广泛研究,并可在市场上获得,使用方便,且价格低廉。大量文献,包括粪便隐血试验(fecal occult blood test,FOBT)的随机试验,已证实CRC发病率和死亡率的短期和长期降低与以愈创木脂为基础的FOBT筛查有关。然而,它们在检测粪便隐血方面的有效性取决于许多因素,这些因素可以增强(导致假阳性测试)或抑制(导致假阴性测试)指示剂染料的氧化,例如粪便水合程度(增加灵敏度)、储存过程中或局灶菌群对血红蛋白的降解量(降低敏感性),以及是否存在干扰物质或含有具有过氧化物酶或假过氧化物酶活性的化合物的食品(红肉、西蓝花、芜菁、花椰菜、萝卜、哈密瓜)。由于这些原因,在许多情况下,FIT正在取代基于愈创木脂的FOBT。基于愈创木脂的FOBT需要3次连续(每天)粪便中的每次大便各取2份样本,而FIT通常使用一次样本。ACS和USPSTF选项包括年度FIT或基于愈创木脂的高灵敏度FOBT(HSgFOBT;例如

Hemoccult Ⅱ Sensa、Beckman Coulter Inc、Bream CA），而 MSTF 指南中包含年度 FIT 选项。在 FIT 可能负担不起的低资源环境中，HSgFOBT 可能是一个有吸引力的选择。最近发表了关于从 MSTF 筛查结直肠肿瘤的 FIT 测试的建议[95]。

美国[96,97]、英国[98]、斯堪的纳维亚和法国报道了在一般人群中对无症状患者进行基于愈创木脂的隐血试验的大型对照研究[99]。这些研究引用了首次筛查非水合载玻片的检测阳性率为 1%～2.6%，对结肠肿瘤（腺瘤加癌）的预测值为 22%～58%。单独对癌症的阳性预测值显著较低（非水合载玻片为 5.6%～18%）。死亡率数据可从明尼苏达研究中获得，明尼苏达研究是一项随机对照试验（RCT），为 FOBT 筛查的有效性提供了最佳证据。18 年随访结果报告，每年筛查组的 18 年 CRC 累积死亡率比对照组低 33%。每 2 年 1 次筛查组的 CRC 死亡率比对照组低 21%，其他 RCT 报告了相似的结果。来自丹麦 Funen 的数据表明，在 10 年的研究期间，CRC 死亡率下降了 18%，来自英国诺丁汉的数据表明，在 7.8 年的随访中，死亡率下降了 15%[98]。来自纽约的数据表明，10 年时筛查组的死亡率降低了 43%。一项随机的法国试验[99]也证实，在 11 年随访时，与对照人群相比，两年一次 FOBT 筛查的 CRC 死亡率降低（死亡率比，0.84；95% CI，0.71～0.99），依从性患者的死亡率降低更明显（死亡率比，0.67；95% CI，0.56～0.81）。

使用不同设计的各种研究比较了愈创木脂粪便潜血试验（gFOBT）与 FIT。目前全球范围内有多种 FITs 可用，FIT 很可能最终取代 gFOBT。然而，研究中所使用的 gFOBT 和 FIT 的具体品牌存在显著差异。在美国食品药品监督管理局批准的 FITs 中，FIT-CHEK 家族的 FITs（Poly-medco）似乎具有最佳的性能特征。总体而言，研究表明，FIT 在检测 CRC 和晚期肿瘤的敏感性方面优于 gFOBT，特异性相当或仅略微降低。gFOBT 对 CRC 的敏感性为 62%～79%，特异性为 87%～96%。单样本 FIT 的灵敏度范围为 73%～92%，特异性范围为 91%～97%。在 2018 年平均风险筛查的 MISCAN 建模分析中，与基准结肠镜检查（每 10 年 1 次）相比，45～75 岁的年度 FIT 获得了 94% 的生命年数（LYG）[78]。关于 FIT 仍有待解决的问题包括：待测样本的最佳数量、储存和运输要求（例如，温度的影响），以及定量（阳性或阴性）报告与定性报告的相对优势，包括阳性检测的最佳"临界值"。MSTF 建议一个样本的年度 FIT，定量而非定性 FIT，使用低阈值（20μg/g 或更低）临界值定义阳性检测，并使用自发通过的而非诊室 DRE（直肠指检）的粪便样本。

2. 直肠乙状结肠镜检查

四项前瞻性随机试验表明，使用 FS 进行程序化筛查可对 CRC 相关的发病率和死亡率产生影响[100-104]。英国可屈式乙状结肠镜筛查试验是一项随机试验，测试了在大约 60 岁时进行一次 FS 筛查检查可以降低 CRC 发病率和死亡率的可能性[101]。根据方案分析显示，CRC 发病率和死亡率分别降低了 33% 和 43%［基于意向治疗（intention-to-treat，ITT）］分析，分别降低了 23% 和 31%），直肠和乙状结肠癌症的发病率降低了 50%。前列腺癌、肺癌、结直肠癌和卵巢癌筛查试验，在一项前瞻性随机试验中招募了 154 900 名年龄在 55～74 岁之间的受试者，该试验将 3 年或 5 年时重复筛查的 FS 与常规治疗对照组进行了比较[102]。FS 将 CRC 的发病率降低了 21%，在远端和近端结肠中均观察到了效果（由于远端病变的修复），并将总死亡率降低了 26%（ITT 分析）。远端 CRC（脾曲远端）的死亡率降低了 50%，而近端 CRC 的死亡率不受影响。意大利随机对照试验（Italian randomized controlled trial，SCORE）表明，在 ITT 分析中，仅一次乙状结肠镜检查可显著降低 18% 的 CRC 发病率，死亡率降低 22%，无显著性，在符合方案分析中，发病率和死亡率分别降低了 31% 和 38%，两者均具有显著性[103]。挪威结直肠癌预防试验是一项基于人群的试验，该试验将 100 210 例 50～64 岁的个体随机分配至仅一次 FS 组或一次 FS 加 FOBT 组与无干预组。在中位随访 11 年期间，与未筛查相比，与 FS 相关的 CRC 发病率降低了 20%，死亡率降低了 27%（ITT 分析）[104]。这些数据导致终生一次的 FS 被纳入英国国家卫生服务肠道癌症筛查计划中（FOBT 是另一个选项）。

3. 结肠镜检查、钡灌肠、CT 结肠成像和结肠胶囊式内镜检查

结肠镜检查很可能是 CRC 筛查的最有效工具，也是 MSTF 推荐的一级 CRC 筛查检查，尽管目前缺乏前瞻性试验的数据。美国退伍军人管理局正在进行一项大型前瞻性多中心筛查试验，在 50 000 例平均风险个体中比较结肠镜筛查与年度 FIT（CONFIRM），以 CRC 死亡率作为主要终点[105]，以及正在欧洲进行的其他 7 项试验（西班牙的 COLONPREV、波兰、挪威、荷兰和瑞典的 NordICC 试验）[106,107]来解决这个问题。结肠镜检查是美国最常用的 CRC 筛查方式，可实现整个结肠的可视化，并可同时清除前期病变。然而，在许多其他国家，结肠镜检查是 2 阶段方法的一部分，在这种方法中，最初的阳性筛查测试（如 FIT）会产生后续的结肠镜检查。美国国家息肉研究会关于息肉切除和监测的强烈建议，与历史参考人群相比，切除腺瘤性息肉可降低 CRC 的死亡率。该试验的更新（中位随访时间为 15.8 年）表明，与一般人群中基于预期发病率的 CRC 死亡率相比，结肠镜息肉切除术可使 CRC 死亡率降低 53%[108]。美国、加拿大和欧洲的其他几项基于人群的分析和个体筛查项目的分析也表明，结肠镜检查使用的增加与 CRC 死亡率的降低有关，但这种降低因癌症部位而异，对远端癌症的影响大于近端癌症[109-115]。

USPSTF 委托的三个癌症干预和监测建模网络模型估计，平均风险个体每 10 年进行一次结肠镜检查，将使 CRC 发病率降低 62%～88%，死亡率降低 79%～90%[84]。对 ACS 进行的 MISCAN 建模表明，与其他筛查方式相比，从 45～75 岁每 10 年进行一次结肠镜检查，可以更大程度地降低 CRC 和 LYG（淋巴瘤样肉芽肿病）的终身风险，但所需的结肠镜检查次数是粪便检查的两倍多[77]。

使用染料或染色溶液结合结肠镜检查（彩色内镜）或高分辨率光学方法的高对比度内镜检查［例如，窄带成像虚拟彩色内镜、iScan（iScan 芯片系统）、光谱成像彩色增强、蓝色激光成像、自发荧光成像、激光共聚焦内镜］已被建议作为识别病变的一种手段。尤其是在 IBD 或 Lynch 综合征等高危人群中，或在怀疑扁平型病变（扁平型腺瘤）时作为结肠镜检查的辅助手段。这些方法可能比使用白光强化检查的结肠镜检查可检测出更多的腺瘤，但其在常规实践中的有用性尚未确

定。其他表面暴露辅助方法，如帽式辅助结肠镜检查、透明帽辅助结肠镜检查（endocuff）或圈套辅助结肠镜检查、全视野光学器械以及计算机辅助视频检测等均需进一步评价。ACBE不再是筛选指南中的一个选项，并已被循环肿瘤细胞检测（circulating tumor cell，CTC）取代。

循环肿瘤细胞检测（CTC）或虚拟结肠镜检查，使用螺旋CT生成腹部和骨盆的高分辨率二维图像。结肠的三维成像可以通过计算机离线生成重建（图127.24和图127.25），并且具有快速安全提供整个结肠完整结构评估方法的潜在优势。对CRC筛查重要性的认识引起了人们对现有资源适应结肠镜检查等预期手术量的能力的担忧。使用CT或MRI进行结肠造影，可能是一种有前途的替代方法。

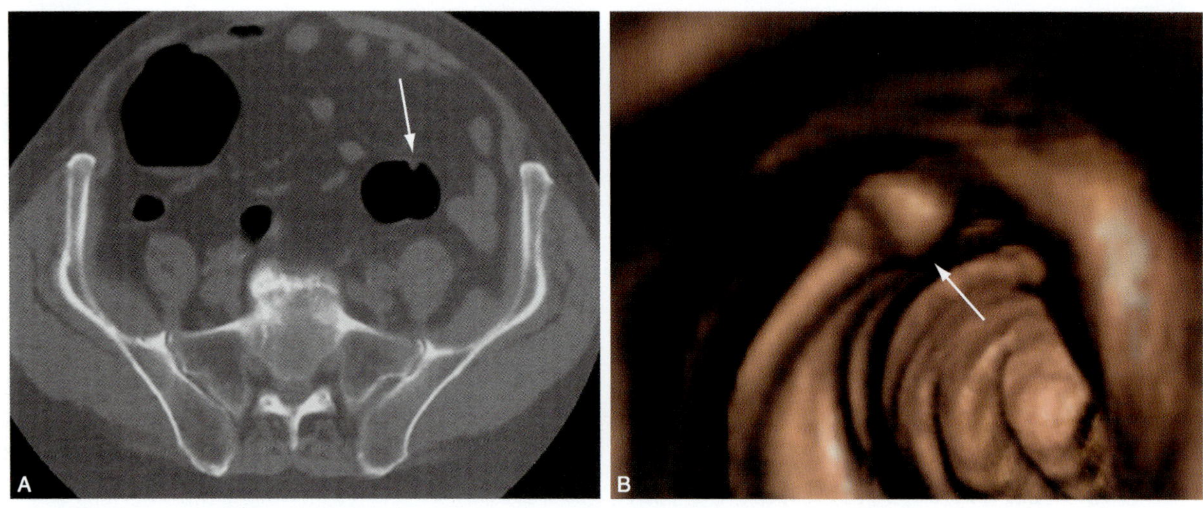

图127.24　CT结肠成像（虚拟结肠镜检查）。在结肠轴向二维CT图像（A，箭）和腔内三维重建图像（B，箭）上识别出一个8mm乙状结肠息肉

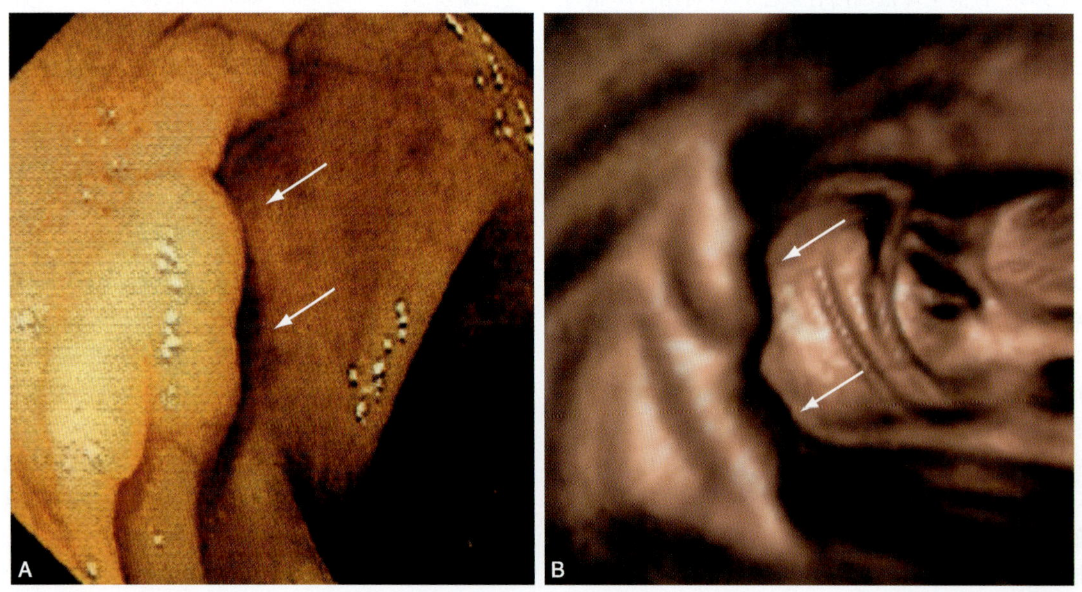

图127.25　结肠黏膜褶皱上观察到2cm无蒂结肠病变（箭）的典型视图。结肠镜检查（A）和三维重建CT结肠成像（B）发现的病变

大型多中心试验表明，CTC的CRC检出率与光学结肠镜检查相似，腺瘤的检测取决于腺瘤的大小[116,117]。由美国放射学会成像网络指导的国家CTC试验，是一项在2 600例无症状者中采用标准匹配方案对CTC和当天结肠镜检查进行的多中心研究。CTC对腺瘤>10mm的每位患者敏感性为90%，阴性预测值为99%。另一项试验在平行筛查队列中比较了CTC和光学结肠镜检查，结果显示两组晚期肿瘤的检出率相似。以光学结肠检查镜为参照的49项研究的系统回顾和meta分析估计，CTC检测癌症的敏感性为96.1%，检测>6mm腺瘤的敏感性为73%～98%，特异性为89%～91%[118]。每5年一次的CTC现在被ACS和MSTF作为一种选择。

随着CTC的使用越来越广泛，需要解决几个关键问题，其中主要是确定检测到的病变的大小界限。这将需要进行后续的结肠镜检查。其他问题包括肠道准备的必要性、当天结肠镜检查的准备工作、检测扁平病变的能力、CTC检测到的结肠外病变的重要性以及CTC作为筛查工具时对依从性、成本效益和保险覆盖范围的影响。使用 CTC 而不需要进行泻药制备和粪便标记的方法，可能会使其成为更具吸引力的筛查选择。

结肠胶囊式内窥镜检查（“胶囊式结肠镜”）使用吞咽的胶囊，可以在不需要镇静或注气的情况下对结肠进行成像（类似于视频胶囊式内窥镜），但需要肠道准备。肠道准备的充分性和肠道通过时间会影响性能。有一项研究证明了检测>6mm 的腺瘤的敏感性和特异性分别为 88% 和 82%。检测>10mm 的腺瘤的敏感性和特异性分别为 92% 和 95%，尽管近 9% 的受试者因肠道准备不足或通过时间短而被排除在外[119]。FDA 批准胶囊式结肠镜检查用于结肠镜检查不完整者以及不适合进行结肠镜检查者的近端结肠成像，但不适合用于一般风险筛查。它是 MSTF 指南中的第三级选择。

磁共振成像（magneticresonance，MR）结肠成像是一种无辐射、高分辨率的腹部静脉造影检查。迄今为止，对这种方式进行 CRC 筛查的研究有限，但最近的数据表明，这种方式可以检测 6mm 或更大的结直肠腺瘤和晚期肿瘤，具有较高的敏感性和特异性，尽管其敏感性低于结肠镜检查。

4. 基于血浆和血清的肿瘤标志物

已经研究了多种蛋白质、糖蛋白以及细胞和体液物质（如无细胞 DNA），作为潜在的肿瘤标志物，但尚未发现对 CRC 具有特异性的标志物[120-122]。潜在的肿瘤标志物可以通过多种机制进入血液。一些分子可以通过蛋白水解裂解从肿瘤细胞表面释放。例如，癌胚抗原（carcinoembryonic antigen，CEA）可以通过磷脂酰肌醇特异性磷脂酶 C 的作用释放。膜结合黏蛋白也可以通过蛋白水解裂解或与特异性配体结合后释放，而其他分子可以主动分泌。肿瘤相关分子也可能在质膜向外出芽后，以外泌体的形式到达脱落囊泡中的血液，并释放到细胞外空间。外泌体可能含有肿瘤衍生的蛋白质，并可能转运癌基因和肿瘤微小 RNA（miRNA）。其他膜囊泡包括凋亡小体，凋亡小体是通过濒死细胞膜的滤过泡形成而产生的。

癌胚抗原（CEA）可用于在结肠癌患者的术前分期和术后随访，但对无症状患者的诊断预测价值较低。例如，单独使用 CEA 和 CEA 相关细胞黏附分子的敏感度在 32%～69% 之间，并且高度依赖于肿瘤分期。CEA 相对较低的敏感性和特异性，使其不适合筛查大量无症状人群。一些新的蛋白质和碳水化合物抗原正在被检测，并在结肠肿瘤前期和早期肿瘤病变的特异性方面具有一些希望，然而，它们对筛查的有效性仍有待确定。Mi RNA 是一种短的非编码 RNA，在各种生理和发育过程中发挥重要作用。循环 micro RNA 代表了消化道癌症诊断和预后的新的潜在生物标志物。循环甲基化的 septin［DNA（mSept 9）］是一种脱落到循环中的分子 CRC 生物标志物，被 FDA 批准用于反复拒绝其他形式 CRC 筛查的一般风险个体的 CRC 筛查（但不适用于常规筛查中的无限制使用）。尽管该检测经过了改进以提高性能，但仍存在 CRC 特异性较差和腺瘤敏感性较低的问题。MSTF 不推荐该检测用于 CRC 筛查。开发可用于癌症早期检测的敏感和特异性标志物，是国家癌症研究所赞助的早期检测研究网络的重点。正在寻求利用基因组或蛋白质组学技术应用于生物标志物发现的有前景的方法，这些方法可能会导致实际的临床测试。将循环蛋白或糖蛋白水平与无细胞 DNA 或其他标志物的评估相结合的多重检测是最有前景的方法。

5. 粪便 DNA 与基因检测

关于结肠癌发生过程中的基因改变，已经积累了大量的知识，但对于大多数有散发性 CRC 风险的患者来说，还没有特定的基因测试。CRC 筛查的分子方法很有吸引力，因为它针对的是对肿瘤发展过程至关重要的生物学变化。使用分子标志物的多靶点试验组已经证明了检测粪便中 DNA 改变的可行性。一项前瞻性、盲法、横断面、多中心的研究（DeeP-C）对近 10 000 名一般风险个体进行了粪便 DNA 检测 CRC 的研究表明，包括几种 DNA 标志物和 FIT 的小组检测 CRC 的敏感性为 92.3%，而单独使用 FIT（以结肠镜检查为标准）的敏感性为 73.8%。组合检测晚期癌前病变（晚期腺瘤或无蒂锯齿状腺瘤≥1cm）的敏感性为 42.4%，而单独 FIT 的敏感性为 23.8%。在结肠镜检查结果为非晚期或阴性的受试者中，DNA 和 FIT 的特异性分别为 86.6% 和 94.9%[123]。FDA 批准多靶点粪便 FIT-DNA 检测（Cologuard，Exact Sciences，Madison，WI）作为 CRC 筛查检测，并作为 USMSTF 指南的一部分（每 3 年一次，二级建议）。对 ACS 进行的建模分析没有将其归类为模型推荐的测试，因为每个 LYG 需要进行大量的结肠镜检查。

对于患有 FAP、Lynch 综合征的家庭以及越来越多具有 CRC 遗传易感性的家族来说，基因检测现在已经成为现实（见第 126 章）[64,74,124,125]。将适当的遗传咨询纳入筛查过程非常重要。

（四）筛查方法

对于一般风险组和高风险组患者的筛查和病例发现的方法不同。后者包括长期患有 UC、既往有 CRC、既往有腺瘤、女性生殖器癌、家族性息肉病、Lynch 综合征和家族性结肠癌的患者。

1. 一般风险组

在医疗保健系统中注册的患者应根据风险进行分类，以便在其适当的医学评估中增加适当的 CRC 筛查。相对风险应根据家族史和个人史进行评估。有多种选择可用于筛查一般风险患者（≈50 岁，无结直肠腺瘤或 CRC 个人史或家族史，无 IBD 个人史）。之前已经讨论过这些问题，包括来自不同医疗保健机构的指南（见表 127.7）。

每 10 年进行一次结肠镜检查具有检查整个结肠和直肠的优点，并在发现病变时，可提供活检或切除病变的机会。几项研究证实了结肠镜检查阴性后发生 CRC 和晚期腺瘤的风险很低，并支持该间期在一般风险个体中的适当性。在推荐的筛查周期之间确实会发生间期癌症，可能是由于遗漏的病灶、已确定的腺瘤切除不充分以及遗传和生物因素所致。越来越多的证据表明，结肠镜检查是一种具有成本效益和可接受风险特征的选择。几项试验正在进行中，以检验结肠镜检查的平均风险筛查。诊断评估适用于粪便检测阳性（gFOBT、FIT、FIT-DNA）或乙状结肠镜检查发现远端肿瘤（腺瘤、癌）的人。结肠镜检查是首选的诊断方式。如果结肠镜检查不可用、不可行或患者不希望，CTC 是评估阳性 FOBT 结果的可接受替代方案。

筛查应伴随教育患者和提高医生对筛查、诊断、治疗和随访相关概念和技术的认识项目。人们普遍认为 CRC 是一种不可治愈的疾病,而手术干预会因结肠造口术而导致生活方式受损,这种错误认识是不足以相信的。

2. 高风险人群

(1) 非息肉综合征和家族性癌症

FAP 和其他息肉病综合征[衰减的 FAP(家族性腺瘤性息肉病)、MYH 相关性息肉病、POLE 和 POLD1 以及聚合酶校对相关息肉病、锯齿状息肉病综合征、错构瘤性息肉病综合征]家系成员的筛查在第 126 章中讨论,并提供了指南。

筛查和监测 Lynch 综合征家族或疑似 Lynch 综合征家族的流程,已被专业协会采用,并为患者和家庭制定了基因检测和风险评估的临床实践指南[64,72,125,126]。基因检测和咨询,是已知 *MMR* 基因突变或符合改良 Bethesda 标准的家庭优质护理的重要组成部分(见框 127.3)。

由于 Lynch 综合征 70%~80% 的 CRC 位于脾曲附近,结肠镜检查是检查结肠的强制性筛查方式。大多数指南建议筛查从 20~25 岁时开始,如果诊断发生在 25 岁之前,则在直系亲属中最年轻的病例之前 2~5 年开始筛查,并且在高危个体中每 1~2 年重复一次筛查。每年进行一次结肠镜检查是已知 MMR 突变携带者的一个考虑的因素。一些指南建议 MSH6 家族从 30 岁时开始,PMS2 家族从 35 岁时开始。

Lynch 综合征背景下发生的 CRC 通常为右侧,前驱腺瘤通常是"扁平"的,这导致了"红旗(red-flag)"技术的普遍使用,例如色素内镜检查,试图更好地检测这些病变。使用靛蓝胭脂红或亚甲蓝进行高倍结肠镜检查和色素内镜检查,可以提高 Lynch 综合征患者结肠肿瘤病变的检出率。

符合 Lynch 综合征阿姆斯特丹标准的 CRC 家族中,大约 40%~50% 患有 DNA *MMR* 缺陷的肿瘤,并且家族缺乏已知与 Lynch 综合征相关的种系突变。该亚组被称为家族性 CRC X 型,可能是一个异质性群体。这些个体可能不需要与 Lynch 综合征患者相同程度的癌症监测。建议在最年轻的受累亲属确诊年龄前 10 年开始,每 3~5 年进行一次结肠镜检查[82]。

李-佛美尼综合征(Li-Fraumen,LFS)是一种罕见的常染色体显性遗传癌症综合征,与 *TP53* 抑癌基因的种系突变相关。目前的指南建议从 25 岁开始,每 2~5 年进行一次 CRC 筛查和结肠镜检查。

对有提示家族史的患者(例如,1 名一级亲属患有结肠癌)的治疗方法尚不明确,但现有数据表明,与一般风险人群相比,应对这些患者进行更严格的监测。USMSTF 建议,如果 CRC 或晚期腺瘤发生在任何年龄诊断的 2 名一级亲属中,或者 CRC 或晚期腺瘤发生在年龄<60 岁的 1 名一级亲属中,则应每 5 年进行一次结肠镜检查,从 40 岁开始或从直系亲属中最年轻病例前 10 年开始。如果 CRC 或晚期腺瘤发生在 60 岁或以上的一级亲属中,则应从 40 岁时开始筛查,采用推荐给一般风险人群的筛查方案。

由于认识到家族性结肠癌是一个异质性群体,并且多基因检测面板的可用性,导致了多基因癌症检测面板的种系检测,尤其是在年轻 CRC 患者中[74]。在快速变化的环境下,这导致了临床护理的复杂性。在缺乏明确指导方针的情况下,此类检测和随访建议应与经验丰富的遗传咨询师一起进行。

(2) 既往腺瘤或结肠癌症

表 127.9 列出了 MSTF 指南,用于筛查、监测和早期检测疾病风险增加或高风险人群的结直肠腺瘤和 CRC[131]。这些指南建议,那些指数病变由一个或两个伴有低度异型增生的小管状腺瘤组成的患者,应在初次息肉切除术后 7~10 年接受结肠镜随访检查。在此间隔内的确切时间应基于临床因素,如既往发现、家族史以及患者和医师的偏爱。对于患有大型腺瘤(>1cm)、多发性腺瘤(5~10 个)或伴有高度异型增生或绒毛状改变的腺瘤患者,应在初次息肉切除术后 3 年内重复进行结肠镜检查。尽管高危腺瘤患者在该随访间期内晚期腺瘤复发的风险高于低危腺瘤患者,但增加的风险较小。如果重复检查正常或仅显示 1 个或 2 个小管状腺瘤伴低度异型增生,则后续检查的间隔时间应为 5 年。一次检查中腺瘤超过 10 个的患者,应在初次息肉切除术后 1 年进行随访结肠镜检查,并应考虑是否存在潜在家族综合征。

零碎分块切除的无蒂腺瘤患者,应在 6 个月内进行随访结肠镜检查,以验证是否完全切除。英国胃肠病学会和大不列颠及爱尔兰结直肠协会的指南,根据腺瘤的数量和大小将患者分为危险组,而不考虑组织学特征。美国和英国指南之间的一个关键区别是,对于归类为高风险的个体(患有≥5 个小腺瘤或≥3 个腺瘤,其中至少一个≥1cm),英国标准建议在 1 年时进行一次清洁结肠镜检查[128,129]。这些指南也用于对患者进行风险分层随访,并评估监测对"中等"风险患者的价值(1~2 个腺瘤≥10mm 或 3~4 个腺瘤<10mm)[129]。

结肠癌或直肠癌患者应进行高质量的围手术期清除。结肠镜检查应在术前、术中或癌肿切除后 3~6 个月内进行。对于无法完成术前结肠镜检查的 CRC 患者,应进行 CTC 检查(CT 结肠成像)以排除同步肿瘤。那些已切除结肠癌的患者应在术后一年进行结肠镜检查或最初的清洁结肠镜检查。如果 1 年时的检查结果正常,那么下一次结肠镜检查之前的间隔时间应为 3 年(即术后或围手术期结肠镜检查后 4 年),如果该检查结果正常,下一次结肠镜检查应该在 5 年后(即术后或围手术期结肠镜检查后 9 年)(见表 127.9)。

在直肠癌低位前切除术后的前 2 或 3 年内,通常每隔 3~6 个月定期检查直肠以确定局部复发。应定期测量血清 CEA 水平,因为术后 CEA 测定对于检测癌症复发可能具有成本效益。目前尚不清楚一名多次检查呈阴性的无症状患者应通过各种方式进行多久的检测。应该指出的是,这些建议在某种程度上是有根据的猜测,并非所有的建议都是基于前瞻性随机试验。

(3) 炎症性肠病(IBD)

第 116 章讨论了 UC 和克罗恩结肠炎患者的结肠镜监测。IBD 患者的筛查和监测流程可以在相应的参考文献中找到[91,94]。

表 127.9 结直肠癌高风险人群监测指南

风险类别	开始监测的时间或年龄	推荐的检查	注释
结肠镜检查发现腺瘤的患者			
1 或 2 个管状腺瘤<10mm 的患者	首次息肉切除术后 7~10 年	结肠镜检查	精确的时间安排是基于临床因素以及患者和医生的偏好
3~4 个管状腺瘤<10mm 的患者	首次息肉切除术后 3~5 年	结肠镜检查	—
5~10 个腺瘤或 1 个腺瘤≥10mm 或任何具有绒毛特征的腺瘤或高度异型增生的患者	首次息肉切除术后 3 年	结肠镜检查	如果随访检查正常或显示 1 或 2 个小管状腺瘤，则在 5 年时进行随访检查
单次检查腺瘤>10 个的患者	首次息肉切除术后 1 年	结肠镜检查	考虑家族性综合征
分块切除的无蒂腺瘤或≥20mm 无蒂锯齿状息肉患者	初次结肠镜检查后 6 个月	结肠镜检查	根据内镜医师的判断进行个体化监测
有 1~2 个无蒂锯齿状息肉/病变<10mm 且无异型增生的患者	首次息肉切除术后 5~10 年	结肠镜检查	—
有 3~4 个无蒂锯齿状息肉/病变<10mm 且无异型增生的患者	首次息肉切除术后 3~5 年	结肠镜检查	—
有 5~10 个无蒂锯齿状息肉/病变、>10mm 无蒂锯齿状息肉或异型增生或传统锯齿状腺瘤患者	首次息肉切除术后 3 年	结肠镜检查	—
增生性息肉>10mm	初始息肉切除术后 3~5 年	结肠镜检查	—
CRC 患者			
接受 CRC 根治性切除术的患者	对于梗阻性 CRC，术前或术后 3~6 个月，然后在术后 1 年（或清除围手术期结肠镜检查后 1 年）	结肠镜检查	CRC 患者应接受高质量的围手术期结肠清除。对于非梗阻性肿瘤，术前可做检查。对于梗阻性癌，CTC 可用于发现近端新生物
		结肠镜检查	如果 1 年时的检查结果正常，则在 3 年时（即术后 4 年或围手术期结肠镜检查后 4 年）。进行下一次检查如果该检查正常，则在 5 年时进行下一次检查（即手术或围手术期结肠镜检查后 9 年），然后每隔 5 年进行一次检查。 对于复发风险高的直肠癌切除术后患者，可考虑使用 FS 或 EUS 定期检查直肠（前 2~3 年每 3~6 个月检查一次）（除结肠镜监测异时性肿瘤外）
有 CRC 家族史患者			
2 位任何年龄的直系亲属患有 CRC 或晚期腺瘤，或 1 位<60 岁的直系亲属患有 CRC 或晚期腺瘤	年龄 40 岁，或比直系亲属中最年轻的病例早 10 岁	每 5 年进行一次结肠镜检查	对于那些在 60 岁之前没有出现明显肿瘤的患者，可以考虑延长结肠镜检查的间隔时间
1 位≥60 岁的直系亲属患有 CRC 或晚期腺瘤	年龄 40 岁	建议对平均风险人群进行间隔筛查	筛查应该在较早的年龄开始，可以通过任何推荐的检测形式进行筛查
高风险人群[†]			
Lynch 综合征	年龄为 20~25 岁或直系亲属中最年轻病例之前 2~5 岁，以先发生者为准	每 1~2 年进行一次结肠镜检查	对于 *MSH6* 突变携带者，考虑结肠镜检查的发病年龄较晚
家族性结肠癌综合征 X	最年轻患病亲属诊断年龄前 10 岁	每 5 年进行一次结肠镜检查	
BMMRD 综合征（体质错配修复缺陷综合征）	年龄 6 岁	每年结肠镜检查	

表 127.9 结直肠癌高风险人群监测指南(续)

风险类别	开始监测的时间或年龄	推荐的检查	注释
IBD(UC 和克罗恩结肠炎)	全结肠炎发作后 8 年	每 1~3 年进行一次结肠镜(色素内镜)和靶向活检(见第 116 章)	监测间隔取决于临床病史和结镜检查结果‡

† 第 126 章讨论了 FAP 和其他息肉综合征的处理。有关结直肠癌症遗传/家族高风险评估的综合讨论,请参阅美国国立综合癌症网络。NCCN 肿瘤临床实践指南遗传/家族性高风险评估结直肠版本 1. 2018, NCCN. Org。

‡IBD 患者的监测间隔取决于临床病史和结肠镜检查结果。2017 年欧洲 UC 管理共识会议提倡的一种方法表明,具有高风险特征(过去 5 年内检测到狭窄或异型增生、硬化性胆管炎、广泛性结肠炎伴重度炎症)的患者,在 1 年时进行下一次监测性结肠镜检查。具有中间特征(广泛结肠炎伴有轻度至中度活动性炎症、炎症后息肉)的患者,在 2~3 年时接受下一次监测性结肠镜检查。

BMMRD,双等位基因错配缺陷综合征;CRC,结直肠癌;CTC,CT 结肠成像;FS,可屈式乙状结肠镜检查。

Data from Rex DK, Boland CR, Dominitz JA, et al. Colorectal cancer screening: recommendations for physicians and patients from the U. S. MultiSociety Taskforce on Colorectal Cancer. Gastroenterology 2017; 153: 307-23; Gupta S, Lieberman DA, Anderson JC, et al. Guidelines or colonoscopy surveillance after screening and polypectomy: Recommendations for follow-up after colonoscopy and polypectomy: a consensus update by the US Multi-Society Task Force only colorectai cancer. Gastroenterology 2020; epub ahead of print February 5; Lieberman DA. Colon polyp surveillance: clinical decision tool. Gastroenterology 2014; 46: 305-6; Kahi CJ, Boland CR, Dominitz JA, et al. Colonoscopy surveillance after colorectal cancer resection: recommendations of the US Multisociety Taskforce on Colorectal Cancer. Gastroenterology 2016; 150: 758-68; Giardello FM, Allen JI, Axilbund JE, et al. Guidelines on genetic evaluation and management of Lynch syndrome: a consensus statement by the US Multisociety Taskforce on colorectal Cancer. Gastroenterology 2014; 147: 502-26).

(五) 筛查的保险范围

根据几项随机试验的证据,卫生保健财政管理局决定为医疗保险受益人提供 CRC 筛查程序的保险。该法案于 2000 年 12 月 21 日签署,并于 2001 年 7 月 1 日开始实施。《平价医疗法案》要求私人医疗保险公司提供推荐的预防服务,包括 CRC 筛查[130]。在付款人对筛查的实际构成感到困惑和缺乏统一的定义后,卫生与公众服务部确定"息肉切除是结肠镜检查的一个组成部分",应被视为筛查的一部分。随后的数据表明,扩大医疗保险报销范围以覆盖 CRC 筛查,与医疗保险受益人和被诊断为结肠癌的患者结肠镜检查的使用增加相关,并且与早期诊断的可能性增加相关。国家和地区 CRC 筛查计划已被加拿大、新西兰、英国和欧盟其他国家采用[85]。筛查的主要方式因国家而异,但通常需要两步方法,以 gFOBT 或 FIT 作为初始检测,当该检测为阳性时,随后进行结肠镜检查。这些项目通常强调,它们包括有组织的(而不是"机会性的")筛查,具有特定的年龄类别、检测方法和间隔、确定的目标人群、用于决策和护理的医疗保健团队以及质量保证结构。

(六) 筛查能力,在服务不足人群的筛查与质量保证

据估计,只有 60% 符合条件的美国人群按照推荐指南进行了 CEC 筛查。努力提高依从性和筛查的建议,应考虑到使用各种检测进行筛查和监测的能力。《健康人民 2020》制定了使用推荐筛查检测的国家目标,并将《国民健康访问调查》确定为衡量这一进展的一种手段。2010 年《国民健康访问调查》的数据显示,美国 CRC 的总体筛查率为 58. 6%(2020 年目标为 70. 5%),黑人或亚洲人的筛查率显著低于白人。与非西班牙裔相比,西班牙裔报告筛查最新信息的可能性较低。自从引入 CRC 筛查以来,结肠镜检查率每年都在增加,而其他检查方式(FOBT、FS、钡灌肠)的检查率则稳步下降。

使用美国人口普查局和美国疾病控制与预防中心(CDC)先前调查数据的预测模型表明,目前有能力采用 FOBT 进行广泛筛查。使用微模拟模型用于模拟美国使用 FIT 或结肠镜检查进行 CRC 筛查的情况,估计结肠镜检查能力,足以实现使用 FIT、结肠镜检查或混合测试筛查 80% 符合条件的美国人群的目标[131]。筛查采用纤维乙状结肠镜(FS)或结肠镜检查的能力取决于 CRC 筛查可用能力的比例,随着内窥镜资源的可用性降低,需要适当使用监测性结肠镜检查。一项关于息肉切除术后结肠直肠监测的全国性调查和其他报告表明,不符合现行指南的不当监测做法正在对资源征税。随着资源的有限,风险分层将变得越来越必要了。当用于筛查低风险人群时,改变原有的筛查模式(如 CTC),可能会减少对内镜手术的需求,但这将导致对接受过这些技术培训人员的需求增加。非侵入性检测模式的发展可以提高依从性,并可减少筛查对结肠镜检查的需要,如果这些检测是敏感和特异的。

与非西班牙裔白人人群相比,美国的非洲裔美国人的 CRC 发病率和死亡率更高。与白人相比,接受结肠镜检查的黑人男性和女性患较大息肉的风险更高,并且在间隔期 CRC 发生率方面存在种族差异。与患有结肠癌的白人亲属相比,有一级亲属患结肠癌的非洲裔美国人不太可能接受结肠镜检查。对这些发现提出了多种解释,包括缺乏获得医疗服务的机会、成本、患者偏好、医生建议(所有这些都会影响筛查率)、行为和环境影响以及生物和遗传倾向[11-13]。城市少数人群对筛查指南的依从性,可能需要通过医疗保健系统通道和导航项目的帮助[132]。最近 MSTF 指南的更新建议,非洲裔美国人从 45 岁时开始 CRC 筛查。

结肠镜检查目前是美国最常见的内镜手术。尽管结肠镜息肉切除术被认为对预防 CRC 有效,但癌症可以在计划的筛查或监测检查之间的间隔期内发现。这种结肠镜检查后的 CRC 或"间隔期"癌症,可能是由遗漏或不完全切除的病变导致的,或是在高风险人群中新发的。尽管不同研究对间隔期癌症的确切定义不同,但大约 7%~9% 的 CRC 发生在结肠镜筛查后的 6~36 个月内,被视为间隔期癌症。最近,一个由 20 名成员组成的国际团队提供了结肠镜检查后 CRC 分析的标准化方法,并将其定义为质量指标[133]。随着结肠镜检查(和结肠镜医生)数量的增加,需要采取质量保证措施,并将其纳入最新的 CRC 筛查指南中[82,134]。腺瘤检出率(adenoma detection rate, ADR)是指筛查结肠镜检查至少有一个腺瘤的平均风险百分比,是实践中最常用的质量指标。适当 ADR 的更新基准建议女性至少为 20%,男性至少为 30%(总体≥30%)。ASGE/ACG 内镜质量工作组和 MSTF 认为 ADR 是结肠镜筛查质量表现的最佳肿瘤相关指标。已证明 ADR 是结肠镜筛查后间隔期 CRC 风险的独立预测因素,ADR 的增加与 CRC 相关死亡风险的降低相关[135]。来自管理数据的内镜医生特征(数量、息肉切除术和完成率、专业化和设置)与结肠镜检查后 CRC 的发生相关,并有可能作为质量指标。其他质量指标包括肠道准备的质量和息肉切除的完整性。在最近发表的完全腺瘤切除研究中,不完全切除率总体为 10.1%,并且在内镜医生之间存在广泛差异[136]。美国消化内镜学会(American Society for Gastrointestinal Endoscopy, ASGE)、美国胃肠病学协会(American Gastroenterology Association, AGA)、医师绩效改进联合会和国家质量保证委员会,在一份联合文件中提出了一套用于内镜检查和监督的医师绩效测量系统。而欧洲质量控制程序也强调了质量测量措施。

十一、治疗

(一)手术

手术切除是侵袭性非转移性 CRC 患者的首选治疗方法[137,138]。如果可能,应在术前进行结肠镜检查以排除同时性病变,并测量血清 CEA 进行分期和告知术后随访。术前胸部和腹部 CT 或 MRI 检查对于评估局灶性肝转移和肺转移很有价值,尤其是在计划进行部分肝切除术、肺切除术或化疗时。PET/CT 不常规推荐用于基线评估或随访。在切除原发病灶之前,对肝转移患者进行全身化疗试验已成为标准做法,因为如果无反应,结肠切除将不能治愈。经直肠 EUS 或 MRI 检查对直肠癌患者的术前评估有价值。高分辨率盆腔 MRI 检查能够提供直肠系膜软组织结构的准确成像,并为根治性手术前明确 CRM 的预测提供有用的信息,可区分低风险和高风险疾病患者。EUS 和 MRI 在评估淋巴结的敏感性和特异性方面相似,两者在评估肿瘤穿透至固有肌层的深度方面均具有较高的敏感性(≈94%)。美国国家综合癌症网络(NCCN)临床实践指南建议选择带造影剂的盆腔 MRI 作为成像方式,仅在 MRI 禁忌的情况下才使用 EUS[138]。

可切除的非转移性 CRC 的首选手术治疗是完整切除区域淋巴结的结肠切除术(图 127.26)。切除范围由区域淋巴结的血供和分布决定。切除应包括肿瘤两侧至少 5cm 的一段结肠,由于必须结扎供血动脉血管,因此通常会包括更宽的边缘。结肠癌手术中恢复常态的淋巴结数量已被确定为衡量癌症护理质量的重要指标。对 17 项研究的分析表明,手术切除后评估的淋巴结数量与Ⅱ期和Ⅲ期结肠癌患者的生存期呈正相关[139]。AJCC、美国病理学家学会和 NCCN 建议至少检查 12 个淋巴结,以准确识别Ⅱ期疾病(即不存在淋巴结受累)。在手术过程中通过注射染料进行哨兵淋巴结定位,并没有显示出可以提高结肠癌分期的准确性。微创腹腔镜辅助手术可能是选定患者结肠癌症开放手术的一个可接受的替代方案。

直肠癌的治疗方法取决于病变的部位[138]。对选定的 T1, NO 早期癌症,如果癌症位于肛门边缘 8cm 以内,较小(<3cm),限于在直肠周长的 30% 以内,中度至高度分化,并且没有淋巴结受累,则可进行经肛门切除。其他患者应采用经腹全直肠系膜切除术治疗。对于直肠乙状结肠和直肠上部的病变,可经腹部切口延伸至肿瘤远端边缘以下 4~5cm 的低位前切除,并可完成一期吻合(见图 127.26F)。直肠癌的手术治疗应采用全直肠系膜切除术。该技术涉及锐性分离,以在直肠、直肠系膜(包含淋巴管和血管结构的直肠周围组织)和盆腔侧壁之间创建一个无血管平面。通过锐性分离,直肠和直肠系膜可以作为一个单元"输送"。与钝性分离周围结构相比,直肠系膜切除术的局部复发率较低。

即使对于低位直肠病变,如果能够在病变下方切除至少 2cm 的正常肠道远端边缘,也可以安全地进行保肛切除。这一目标现在可通过使用端到端吻合器实现。直肠癌保肛切除术和腹会阴联合切除术后的肿瘤复发率和生存率是相似的,如果前者能够保留 2cm 的远侧端边缘。无法获得足够的远端边缘、盆腔深部存在较大体积的肿瘤、直肠癌局部广泛扩散或肛门括约肌或肛提肌受累,均需要进行腹会阴联合切除术,通过腹部和会阴联合入路切除远端乙状结肠、直肠和肛门,并建立永久性乙状结肠造口术。

建议在切除转移性疾病患者之前进行化疗试验,以确定缓解情况并消除潜在的不必要手术。对于晚期病变和有多种医学问题的患者,反复对直肠肿瘤进行姑息性电灼治疗可能比手术更可取,激光消融、内镜下氩离子束凝固术(APC)或内镜下置入可扩张支架是姑息的替代方法。息肉样癌可通过圈套器息肉切除技术(腔内切除术)进行内镜下切除。分块切除和无蒂形态是 T1 期 CRC 内镜下不完全切除的独立危险因素[140]。

几项研究表明,尽管患者的年龄和生理状态会影响手术死亡率,但高龄本身并不影响手术后肿瘤相关的死亡率。因此,不应仅根据年龄限制或否定癌症切除术。

1. 随访

在肿瘤浸润浆膜或累及淋巴结的患者中,手术切除后结肠癌复发的发生率较高,异时性 CRC 的发生率为 1.1%~4.7%。结肠镜检查有利于发现和切除高危人群中的同时性和异时性腺瘤性息肉。CRC 切除后结肠镜检查的建议在高危群体筛查中已有介绍。病史和体格检查,结合定期 CEA 测定,可以提供一种具有成本效益高的方法来检测复发性癌症。CEA 推荐在基线时进行,每 3~6 个月 1 次,共 2 年,然后每 6 个月 1 次,共 5 年。建议每 6~12 个月进行一次胸部、腹部和盆腔 CT 扫描,最长 5 年。

许多机构已经制定了以治愈为目的的初次手术后 CRC 监测指南。均强调了术前、围手术期和后续间隔期进行结肠镜检查监测肠道的重要性[137,138,141]。

2. 肝转移灶切除术

肝是 CRC 远处转移最常见的部位。20%~34% 的结肠癌患者初次就诊时即有明显的肝脏同步转移,40%~70% 结肠癌患者存在肝脏受累,70%~80% 的肝转移出现在初次切除后 2 年内。对未经治疗的肝转移癌患者的预后普遍较差,这是采取积极治疗方法的基础。对于已经根治性切除原发性肿瘤并出于治疗目的且无肝外疾病证据的患者,建议进行肝切

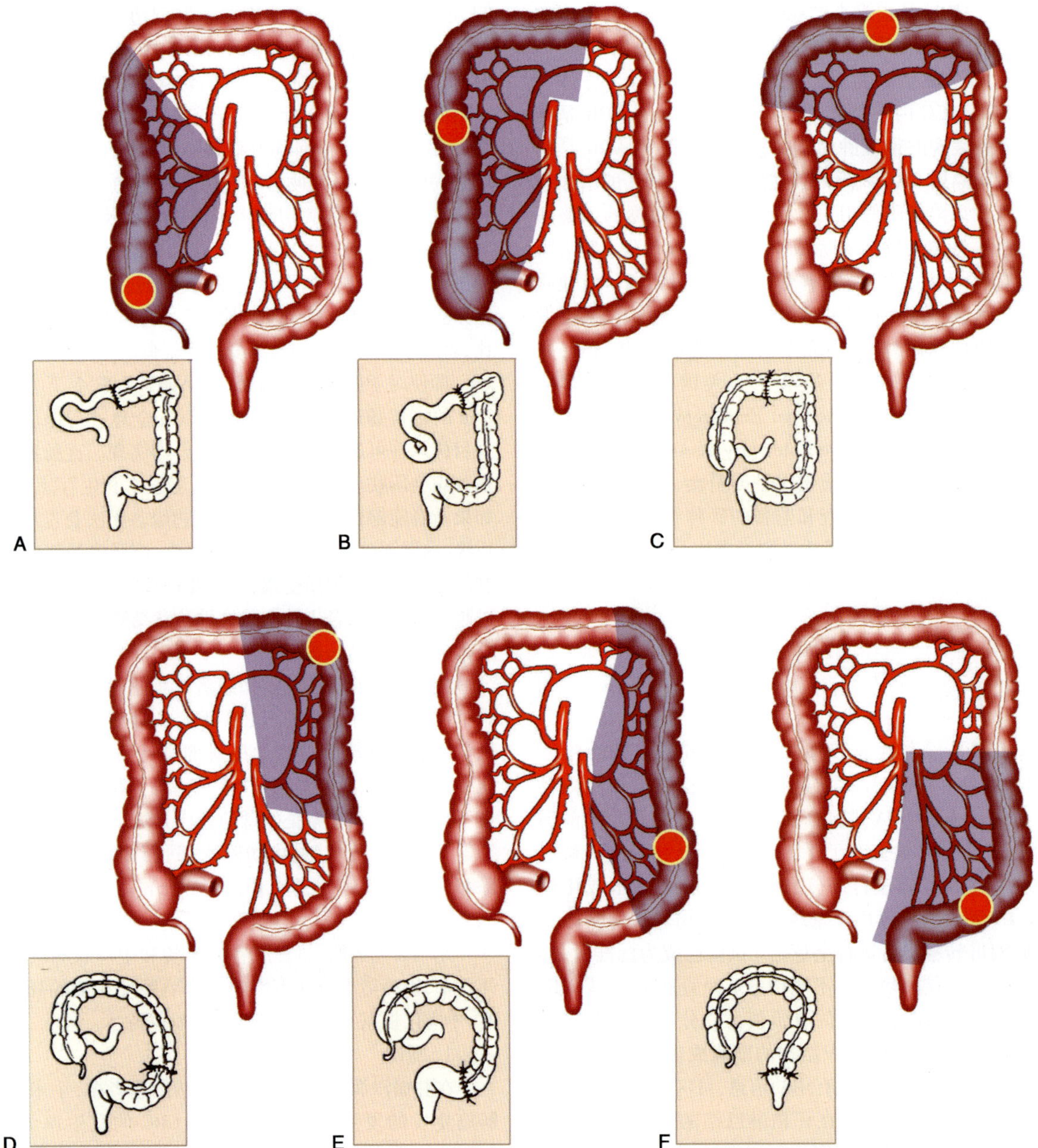

图 127.26　A~F,根据原发肿瘤的位置(圆形)、血供和淋巴引流进行的结直肠癌手术切除(紫色楔形)。插图显示了肿瘤切除和吻合后的解剖结构

除术。被认为可切除的肝脏受累程度,从涉及一个肝叶的肿瘤到多个肝叶中的局灶性病变各不相同。因此可切除肝转移的百分比在不同系列中有所不同,从 4.5%~11% 不等(在大多数系列中为 5%~6%),并且随着治疗方法的发展,这一比例也在增加。

现代解剖分离和止血技术使得训练有素的外科医生的手术后患者死亡率低于 2%。沿着非解剖线的解剖允许切除以前可能被认为不可切除的多个病变。术前成像的改进、术中超声的常规使用、新手术技术的应用以及围手术期护理的改善,都增加了成功切除孤立性肝转移瘤的患者数量。在选定的患者中,总体 5 年生存率在 20%~45% 之间。然而,文献很难解释,因为分期往往不统一,而且缺乏前瞻性对照。此外,报告的 2 年和 3 年生存率可能无效,因为数据表明,未切除的孤立性肝脏病变患者可能至少存活 3 年。根据最近的文献,所有肝转移患者的中位 5 年生存率为 38%,孤立性肝转移患者的中位 5 年生存率则增加至 71%[137,142]。

接受肝转移灶手术切除患者的长期生存取决于无肝外疾病和达到足够手术切缘的能力。未来肝残余的体积和功能是围手术期计划和决定可切除性的重要因素。当肝转移性病变基于肝残余体积不足而不能最佳切除时,可考虑采用术前门静脉栓塞或分期肝切除的方法。在一些系列中,原发病变的分期也是一个重要的预后变量。目前尚不清楚孤立性转移灶患者在切除后的生存期是否长于同一肝叶多发性转移灶切除的患者。然而很明显,双叶转移患者在切除后复发肝脏转移的风险增加。在肝切除术后肿瘤复发的患者中,约 35% 的患者是肝脏复发的初始部位。对孤立转移灶进行重复肝切除术可使选定的患者获得长期生存。

CRC 肺转移切除后生存期的改善也有报道。另一方面,原发性肿瘤必须切除才能治愈，并且需要保留足够的功能。作为手术候选人的患者应考虑再次手术。转移性病灶的肺和肝联合切除是可能的。

冷冻疗法是一种快速冷冻导致晶体形成并导致细胞严重损伤和死亡的技术。通过术中超声引导下的探针快速冷冻肿瘤，以便在保留剩余肝组织的同时消融恶性病变。射频（radio frequency，RF）消融使用射频能量破坏组织，通常在开放手术期间使用插入肿瘤的超声引导针电极进行，冷冻治疗和射频消融是不适合手术切除的肝转移患者的替代治疗方法。

在肝实质正常的患者中，认为保留占肝总体积 25% 的灌注肝段足以预防术后肝功能不全。术前门静脉栓塞已被提议作为引发肝段肥大的一种手段，而肝段肥大将在大面积肝切除后保留，目前正在研究中。

（二）化疗

1. 辅助化疗

辅助治疗是指除手术外还使用化疗或放疗，而新辅助治疗一词是指晚期但局限的恶性肿瘤患者，在手术前使用化疗药物或放疗。接受潜在的根治性手术的 CRC 患者的预后与手术时原发肿瘤的分期密切相关。尽管切除了所有肉眼可见的肿瘤，但手术时原发肿瘤已穿透浆膜或伴有局部淋巴结转移的患者具有较高的复发率（见表 127.5 和表 127.6）。手术后复发风险Ⅱ期为 20%～30%，Ⅲ期为 50%～80%。接受孤立性肝或肺转移灶积极手术切除的患者，其肝、肺和其他部位的肿瘤复发率也较高。对于这类高风险患者，需要一个有效的根除显微镜下肿瘤病灶的辅助方案，美国每年有 35 000～40 000 例，全球每年有 200 000 例。这种辅助治疗的原理是，当肿瘤负荷极小且细胞动力学最佳时，治疗最有效。来自大量研究的数据现已证明，在手术后 8 周内接受辅助治疗的特定 CRC 患者群体的肿瘤复发延迟，生存期延长[143-152]。

目前对Ⅲ期 CRC 患者手术治疗后辅助治疗的建议包括卡培他滨/奥沙利铂（capeOx）或 5-FU/亚叶酸（leucovorin，LV）/奥沙利铂（FOLFOX）作为首选方案，单剂卡培他滨或 5-FU/LV 用于不适合奥沙利铂治疗的患者。IDEA 合作研究了在接受奥沙利铂方案治疗Ⅲ期结肠癌的患者中，缩短辅助治疗持续时间是否是避免或减轻奥沙利铂相关毒性的一种可行方法。根据该试验，将需要辅助化疗的淋巴结病变患者分为低风险（T3，N1-2）和高风险（T4，N1-2；任何 N2）组。建议低风险患者接受 CAPEOX（3 个月）或 FOLFOX（3～6 个月）治疗，高风险患者接受 CAPEOX（3～6 个月）或 FOLFOX（6 个月）治疗[144,148]。一项系统性综述和 meta 分析表明，启动辅助化疗每延迟 4 周，总生存率就会降低 14%，这表明在患者具备医疗能力的情况下，应在手术后尽快启动辅助治疗。

目前尚不清楚Ⅱ期结肠癌淋巴结阴性的患者是否应该接受辅助化疗，因为尚未确定在这种情况下的风险-获益比率。大多数分析表明，辅助治疗的大多数获益见于Ⅲ期疾病患者。目前，治疗标准是对所有Ⅲ期疾病患者和Ⅱ期疾病的高危患者（组织学分化低、淋巴结和淋巴血管受浸润、PNI（预后营养指数）、肠梗阻、局部穿孔、切缘阳性、术后分析的淋巴结很少）进行辅助治疗。具有高风险特征的 T3、N0、M0 疾病或 T4、N0、M0 疾病的Ⅱ期患者可以接受辅助化疗或观察。其他解剖学或生物学特征可能在未来定义Ⅱ期结肠癌患者的亚群，这些患者将受益于辅助治疗或复发风险较低。一项分析表明，在微卫星稳定癌症中 18q 等位基因的保留和 MSI 水平高的癌症中 *TGF-β1* 基因的突变表明，在Ⅲ期结肠癌患者中使用基于 5-FU 的方案进行辅助治疗后，效果良好。肿瘤 MSI 状态也可以预测基于 5-FU 的结肠癌症辅助治疗的益处。Ⅱ期 MSI-H 或错配修复缺陷（dMMR）患者预后良好，似乎没有从 5-FU 辅助治疗中获益。

接受孤立性肝或肺转移瘤切除的患者还应接受新辅助治疗（FOLFOX 或 CAPEOX 治疗 2～3 个月）和辅助化疗（总围手术期治疗 6 个月）。

直肠癌是指位于肛门边缘 12cm 以内的癌症（最初由硬式直肠镜定义）。Ⅱ期（T3-4 淋巴结阴性疾病，肿瘤穿透肌肉壁）或Ⅲ期（无远处转移的淋巴结阳性疾病）直肠癌症患者的辅助治疗应与结肠癌症的辅助治疗分开考虑。因为失败模式不同，局部复发风险高[138]。Ⅱ期直肠癌初次切除术后的局部复发率接近 25%～30%，Ⅲ期肿瘤患者的局部复发率≥50%。局部复发与显著的发病率相关，局部侵袭性直肠癌患者的全身复发风险较高。直肠癌手术通常包括完全盆腔根除术加全肠系膜切除术。自 20 世纪 80 年代以来的研究表明，接受中至高剂量术前和/或术后放疗（40～50Gy，分为 25～28 部分，给予盆腔）的患者，直肠癌症的局部复发率明显降低，但对全身复发和存活率影响不大。

联合辅助放疗和化疗已被用于解决局部和全身复发的可能性，许多随机对照试验（RCT）已证实，术后加用以 5-FU 为基础的治疗（首选 6 个月围手术期治疗）可改善总生存期或无病生存期。因此，包括新辅助术前放化疗、手术和术后辅助化疗的联合治疗方式，目前被推荐用于大多数Ⅱ期或Ⅲ期直肠癌患者。目前的指南建议术前（首选输注 5-FU/RT 或卡培他滨/RT）和术后化疗，同时进行以氟尿嘧啶为基础的化疗与盆腔电离辐射。首选围手术期（术前和术后）化疗共 6 个月。在直肠癌患者的围手术期化疗中，口服卡培他滨似乎等同于输注 5-FU。目前的指南推荐使用 FOLFOX 或 CAPEOX 作为直肠癌的术后辅助化疗，并且在大多数情况下是基于结肠癌可用的数据。准确的直肠内超声和 MRI 分期允许适当使用术前治疗，从而能够排除早期疾病患者（T1-2、N0、M0）。新辅助治疗允许在未手术的腹部进行放射治疗，从而降低术后并发症（如粘连、肠损伤）的几率，同时允许进行更高剂量的术前（与术后）放射治疗。大约 50%～60% 的患者在新辅助治疗后分期降低，20% 的患者显示病理学完全缓解。MRI 显示 T3 期疾病和淋巴结受累且涉及环周切缘（CRM）、T4 疾病伴淋巴结受累和/或局部不可切除疾病的患者，接受术前输注 5-FU/长疗程 RT（首选）或卡培他滨/长疗程 RT（首选）治疗，或推注 5-FU 联合 LV/长程 RT，试图将其转化为可切除的肿瘤。也可以选择先化疗，然后再进行放化疗的循序渐进方法[138]。

2. 晚期疾病的化疗

可手术的 CRC 患者受益于手术技术的改进和辅助化疗的进步。然而，大约 30%～40% 的 CRC 患者在就诊时已有局部晚期或转移性疾病（20%～34% 出现同步肝转移）。总体而言，约 50%～60% 诊断为 CRC 的个体最终会发生转移，其中 80%～90% 的个体有无法切除的肝转移。此外，Ⅱ期和Ⅲ期

CRC 患者 5 年生存率(分别为 82% 和 57%)表明,这些患者中有很大一部分将会发生术后复发和相关死亡率。因此,大量晚期 CRC 患者需要全身化疗(图 127.27 和图 127.28)。

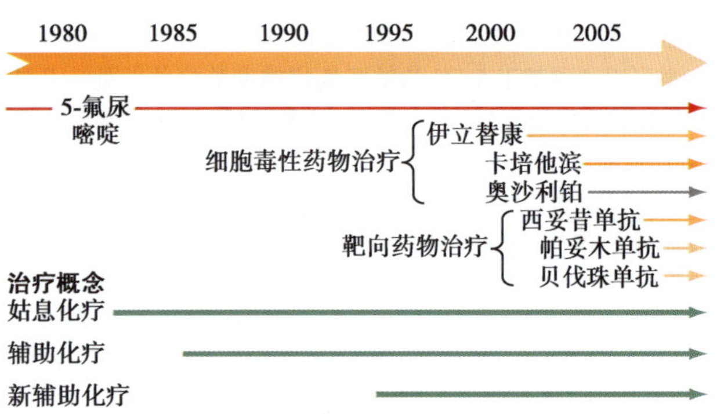

图 127.27　结直肠癌化疗进展的历史时间表

5-FU 是一种氟尿嘧啶,自 20 世纪 70 年代以来,一直是晚期 CRC 全身化疗的主要药物。5-FU 与胸苷酸合成酶相互作用抑制甲基化的脱氧尿苷酸转化为胸苷酸,从而抑制 DNA 合成。在大多数研究中,其可口服、静脉推注或连续输注给药,当作为单一药物使用时,其缓解率为 15%~20%。然而,缓解通常是短暂的(4~5 个月),与长期生存无关。5-FU 的毒性包括骨髓抑制、呕吐、腹泻和口腔炎,并因给药剂量和给药方式而异。

尽管许多治疗转移性 CRC 的新药获批,但 5-FU 仍然是大多数治疗方案的组成部分。因为 LV 增强了 5-FU 与胸苷酸合成酶的结合,并且联合用药比 5-FU 单独用药更有效,所以各种方案将 5-FU 与大剂量 LV(甲酰四氢叶酸、亚叶酸)联合使用。多项试验的综合数据表明,与单独使用 5-FU 治疗相比,5-FU 联合 LV 的肿瘤缓解率增加了 2 倍(23% vs 12%),生存期也小幅延长。5-FU 和 LV 的最佳剂量和最佳给药方式(推注与输注)尚不清楚,但连续输注 5-FU 在缓解率、毒性和生存期方面似乎优于推注方案。在美国 LV 短缺,这可能暂时导致调整欧洲常用的左旋 LV(Levi LV)化合物的剂量或使用,卡培他滨是一种口服氟胞嘧啶,在肿瘤组织中转化为 5-FU。两项大型Ⅲ期试验将卡培他滨与 5-FU 推注进行了比较,结果表明口服药物的疗效相似,但副作用较少。

除 5-FU 外的多种药物的出现,无论联合使用或作为单一药物使用,均使 CRC 的全身治疗快速进展(见图 127.28)[137,144]。活性药物包括伊立替康(camptosar)、奥沙利铂(eloxatin)和卡培他滨;分子靶向药物/小分子抑制剂,如西妥昔单抗(erbitux)、帕尼妥单抗、瑞戈非尼和维莫非尼(vemurafenib);曲氟尿苷-替匹嘧啶(一种细胞毒性胸苷类似物加胸苷磷酸化酶抑制剂);抗血管生成药物,如贝伐珠单抗-阿柏西普(Ziv-aflibercept)和雷莫芦单抗(ramucirumab);以及治疗 MSI-H(dMMR)癌症的免疫检查点抑制剂[pembrolizumab(帕博利珠单抗)和 nivolumab(纳武单抗)]。二线和三线化疗也已成为一线治疗失败后的适宜患者的标准治疗。根据体能状态、既往治疗的类型和时间、不同治疗方案中使用的药物的不同毒性特征以及在某种情况下肿瘤的分子特征,选择个性化治疗。例如,西妥昔单抗或帕尼单抗应仅用于 *K-ras* 野生型肿瘤患者。大约 8% 的肿瘤 *BRAF* 基因(*V600E*)发生突变,导致预后不良,可能是非一线背景下抗 EGFR 治疗耐药性的标志[144]。维莫非尼(vemurafenib)选择性抑制 *V600E* 突变形式的 BRAF 激酶,从而减少 MAPK 信号转导,目前正在研究与西妥昔单抗和伊立替康联合用药[153]。

奥沙利铂是一种环己烷二胺铂,与其他铂类化合物不同,它不会引起肾毒性,并具有抗 CRC 的活性。每两周一次推注和输注 5-FU、LV 和奥沙利铂(统称为 FOLFOX)的几种不同组合,已被证明可有效治疗晚期 CRC。各种 FOLFOX 方案不断发展,例如改良的(m)FOLFOX 6,为一线选择。输注 5-FU 方案似乎比推注方案毒性更小,推注 5-FU 不应与奥沙利铂或伊立替康一起使用。与单纯手术相比,FOLFOX 联合手术化疗可改善无进展生存期。奥沙利铂的使用与外周感觉神经病变的发生率增加有关,这可能需要调整剂量。

立替伊康(CPT-11)是拓扑异构酶 1 的强效抑制剂,拓扑异构酶 1 是一种在重复应用过程中参与 DNA 解旋的核酶,也是双月一线治疗选择的一部分,该方案联合 LV、5-FU 和大剂量输注伊立替康(FOLFIRI)作为晚期或转移性疾病的一线治疗选择。以前的 IFL 方案,包括 5-FU 推注,与严重腹泻和其他毒性有关,不再推荐。FOLFOX 和 FOLFIRI 似乎与转移性结直肠癌的一线治疗同样有效。一项旨在确定在疾病首次进展后使用替代方案的影响的随机研究显示,FOLFIRI 和 FOLFOX6 在无进展生存期和总生存期方面的结果相似。

贝伐珠单抗是一种重组人源化单克隆免疫球蛋白(Ig)G1 抗体,通过结合循环中 VEGF-A 的所有亚型发挥作用,从而降低 VEGF-A 介导的血管生成和血管通透性。一项Ⅲ期试验将 IFL 与 IFL 联合贝伐珠单抗进行了比较,结果显示含有贝伐珠单抗的治疗方案,将总缓解率从 35% 提高至 45%,中位生存期从 15.6 个月延长至 20.3 个月。贝伐珠单抗目前被批准与静脉输注 5-FU 为基础的化疗联合使用,作为转移性 CRC 患者的一线治疗。贝伐珠单抗的使用与卒中、胃肠道穿孔和伤口愈合减缓的风险增加有关。建议贝伐珠单抗末次给药与择期手术之间至少间隔 6 周。阿柏西普是一种重组蛋白,具有与人 IgG1 的 Fc 部分融合的部分人 VEGF 受体 1 和 2。研究已表明,在未接受 FOLFIRI 治疗的患者中,当阿柏西普与 FOLFIRI 联合用药时,与临床上显著而适度地提高总生存率相关,并已获得 FDA 批准用于此目的。与阿柏西普治疗相关的不良事件包括虚弱无力/疲乏、感染、腹泻、高血压和静脉血栓栓塞事件。雷莫芦单抗(ramucirumab)是一种人源单克隆抗体,可靶向 VEGF 受体 2 的细胞外结构域,从而阻断 VEGF 信号转导。在不含伊立替康的治疗期间发生进展后,建议将本品与 FOLFIRI 或伊立替康联用作为二线治疗选择。

西妥昔单抗是一种针对 EGFR 的嵌合抗体,EGFR 是参与细胞周期循环、存活、侵袭和转移的重要分子。它主要与伊立替康联合用于伊立替康难治性患者。在对随机接受西妥昔单抗加最佳支持治疗或单独接受最佳支持治疗的晚期 CRC 患者的肿瘤样本进行分析时,发现西妥昔单抗对肿瘤表达野生型 *K-ras* 的患者有益,但对肿瘤表达突变 *K-ras* 的患者无效(图 127.29)。结果表明,EGFR 抑制仅能有效治疗含野生型 *K-ras* 的 CRC,在使用帕尼单抗(一种直接针对 EGFR 的人源化单克隆抗体)的研究中也有报告。建议所有转移性 CRC 患者进行肿瘤组织 *K-ras* 基因分型。

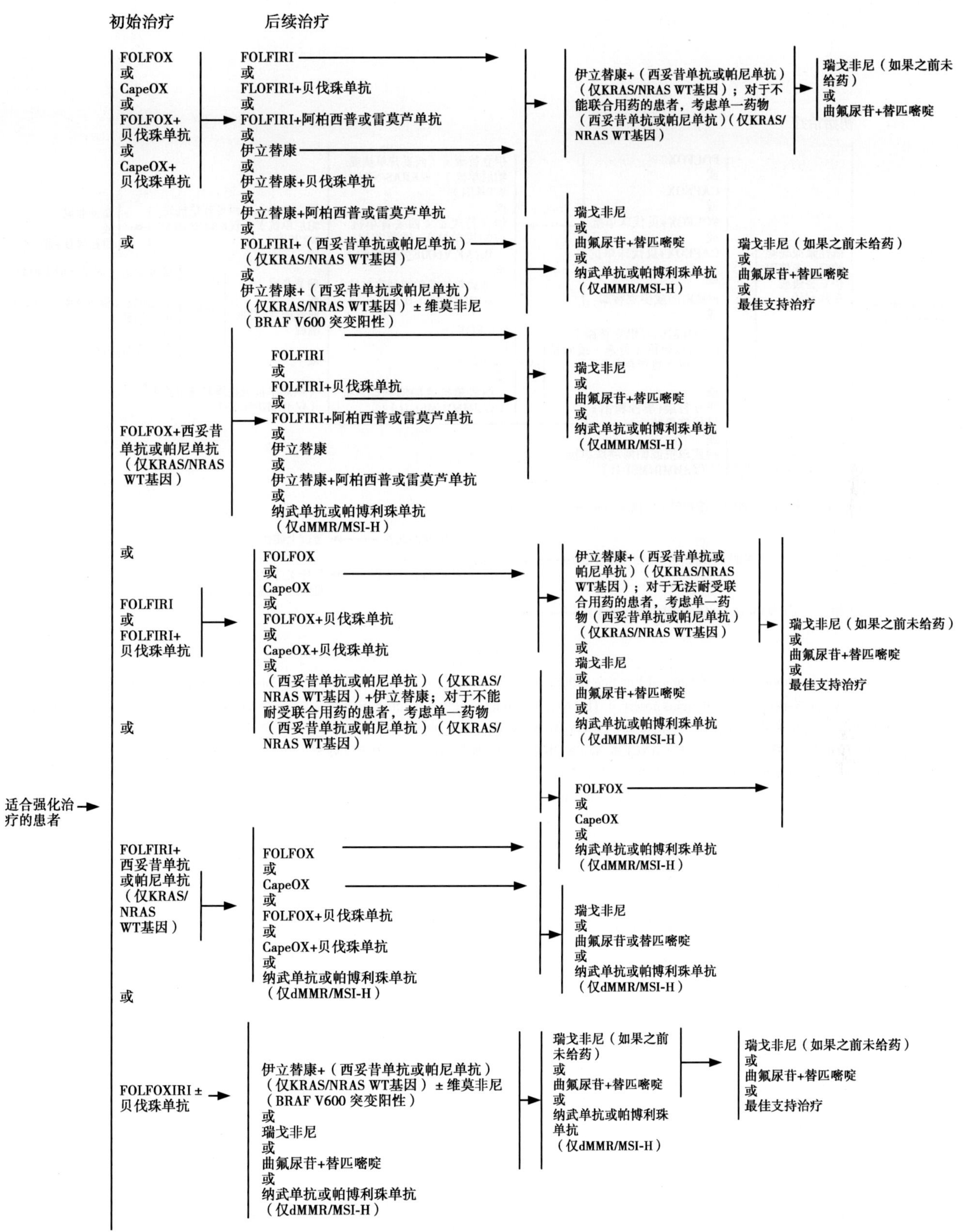

图 127.28　晚期或转移性结肠癌的化疗选择

注：含西妥昔单抗或帕尼妥单抗的治疗方案应仅用于肿瘤表达野生型 *K-ras* 的个体。图上端，强化治疗适用患者的治疗选择。图下端，不适合强化治疗患者的选择。Capeox，卡培他滨、奥沙利铂；FOLFOX，亚叶酸（亚叶酸钙）、氟尿嘧啶（5-FU）、奥沙利铂；FOLFIRI，亚叶酸（亚叶酸钙）、氟尿嘧啶（5-FU）、伊立替康；FOLFOXIRI，亚叶酸（亚叶酸钙）、氟尿嘧啶（5-FU）、奥沙利铂、伊立替康。

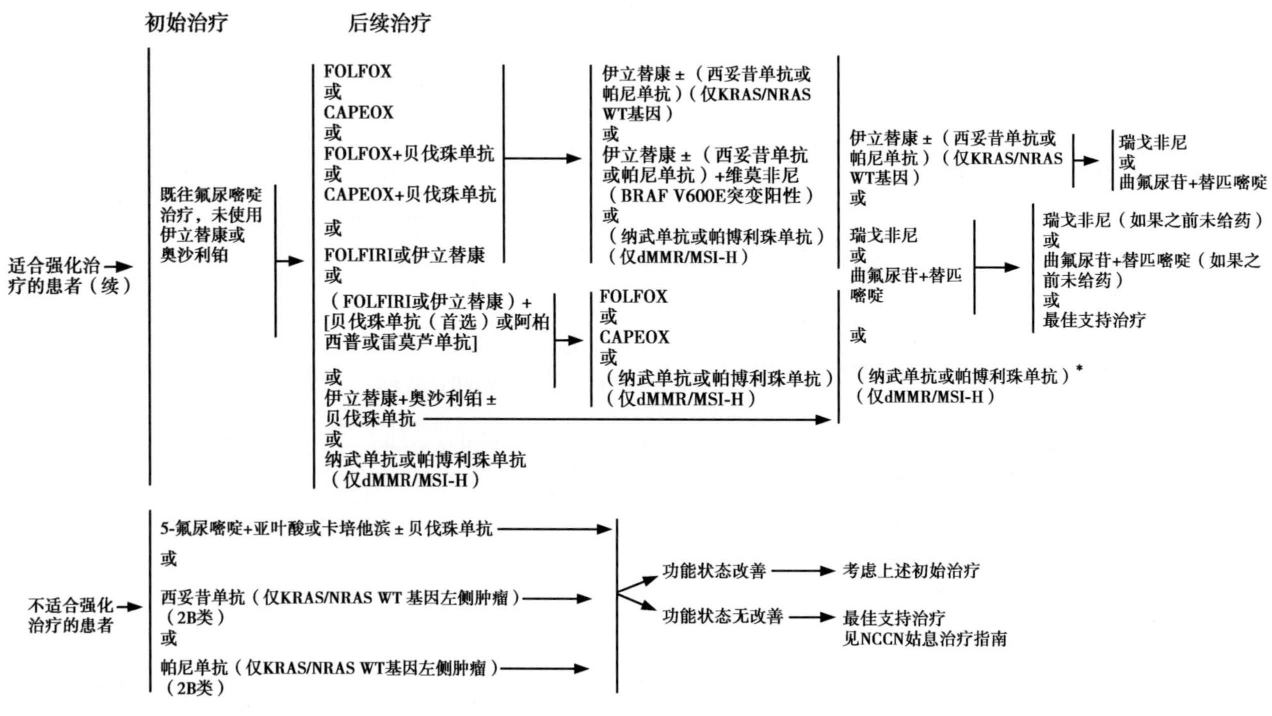

127.28（续）

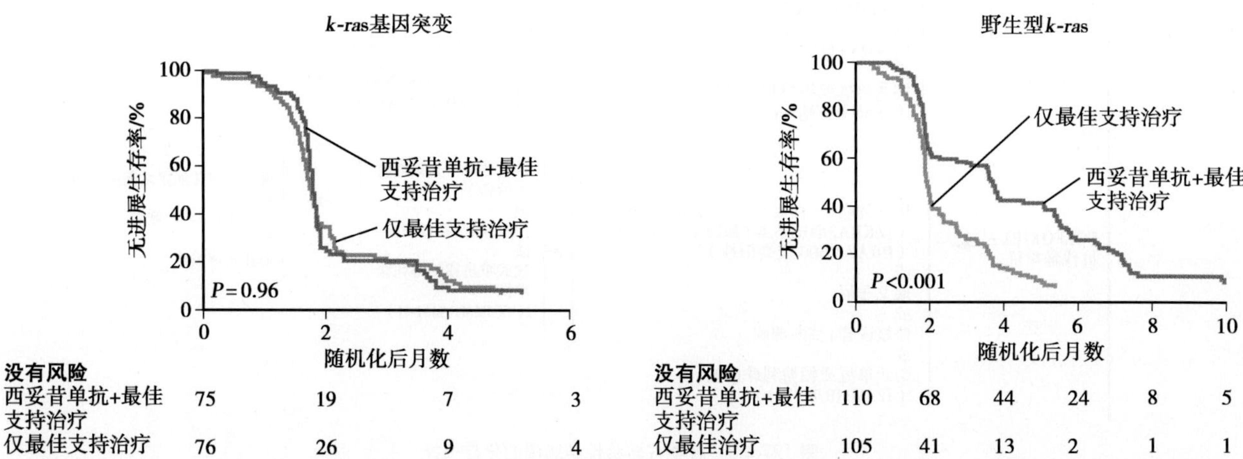

没有风险						
西妥昔单抗+最佳支持治疗	75	19	7	3		
仅最佳支持治疗	76	26	9	4		

没有风险						
西妥昔单抗+最佳支持治疗	110	68	44	24	8	5
仅最佳治疗	105	41	13	2	1	1

图 127.29 根据 *K-ras* 基因突变状态分层接受西妥昔单抗+最佳支持治疗或仅接受最佳支持治疗的转移性结肠癌患者的无进展生存率 Kaplan-Meier 曲线。（From Karpetis CS, Khambata-Ford S, Jonker DJ, et al. K-ras mutations and benefit of cetuximab in advanced colorectal cancer. N Engl J Med 2008;359:1757-65.）

NCCN 结肠癌小组目前建议，对能够耐受强化治疗的患者可选择 8 种化疗方案：FOLFOX（mFOLFOX6）±贝伐珠单抗；CapeOx±贝伐珠单抗；FOLFOX+西妥昔单抗或帕尼单抗（仅 KRKS/NRAS 野生型和左侧肿瘤）；FOLFIRI±贝伐珠单抗；FOLFIRI+西妥昔单抗或帕尼单抗（仅 KRAS/NRAS 野生型和左侧肿瘤）；FOLFOXIRI（输注 5FU/LV、奥沙利铂和伊立替康）±贝伐珠单抗；输注 5FU/LV±贝伐珠单抗；或卡培他滨±贝伐珠单抗。

瑞戈非尼是多种激酶（包括 VEGF 受体、成纤维细胞生长因子受体、血小板衍生生长因子受体、BRAF、KIT 和 RET）的小分子抑制剂，这些激酶参与各种过程，包括肿瘤生长和血管生成。在 CORRECT 试验中[154]，760 例在标准治疗中取得进展的患者被随机分配到安慰剂或瑞戈非尼的最佳支持性治疗。该试验达到了总生存期的主要终点（瑞戈非尼组为 6.4 个月，安慰剂组为 5.0 个月）。无进展生存期也有显著但适度的改善（1.9 个月 vs 1.7 个月）[150]。瑞戈非尼仅在所有标准治疗后发生进展的患者中显示出活性，并获得 FDA 的批准用于此目的。与瑞戈非尼相关的不良事件包括手足皮肤反应、疲乏、高血压、腹泻和皮疹/脱屑。在所有试验中，接受瑞戈非尼治疗的 1 100 例患者中有 0.3% 发生重度和致死性肝毒性。

临床试验中 3.5%～6.5% 的Ⅳ期 CRC 特征为 MSH-H（dMMR）。这些肿瘤含有许多可能被免疫系统识别和靶向突变。帕博利珠单抗（pembrolizumab）和纳武单抗（nivolumab）是免疫检查点（PD-1）抑制剂，已被 FDA 批准用于治疗高 MSI 的 CRC，并在二线或三线治疗中用作转移性 MMR 缺陷 CRC 患者的治疗选择（见后文）。毒性是多方面的，包括对胃肠道（腹泻和结肠炎）、肝脏、皮肤、肺、肾脏和内分泌系统等多个器官的影响。

选择性地将化疗药物输注到肝动脉系统中可用于治疗肝转移。与传统给药方法相比，该方法可将更高浓度的药物递送至肿瘤毛细血管床。在剖腹手术时，通常将灌注导管植入肝总动脉（通过胃十二指肠动脉）。植入式输液泵的开发导致此类治疗在主要中心的使用增加。氟化嘧啶，加 5-FU 和氟尿苷（FUDR）具有较高的肝提取率（80%～95%），目前认为这些药物的高浓度可通过直接肝动脉输注给药，全身毒性较低。FUDR 最受关注，其持续肝动脉灌注治疗既往未接受过治疗的 CRC 肝转移患者的有效率为 54%～83%。然而，缓解标准各不相同，尚不清楚生存期是否会增加。

在肝转移患者中比较全身与肝内输注 FUDR 的随机对照试验显示，肝内治疗的缓解率明显更高，但对生存期的影响仍不清楚。在少数患者中发生手术并发症，包括动脉闭塞、局部感染和导管泄漏。治疗的发病率包括胃肠道炎症和溃疡、血清胆红素和转氨酶升高的肝损伤以及胆管硬化，所有这些都可能是严重的。一些研究者将肝动脉闭塞或栓塞术与化疗药物（化疗栓塞）相结合，试图在广泛肝肿瘤患者中获得更好的缓解率。肝动脉化疗栓塞术（transcatheter arterial chemoembolization，TACE）包括肝动脉导管插入术，并通过局部给药的化疗（局部化疗）导致血管闭塞。还使用了含有化疗的药物洗脱微球（药物洗脱微球），但仅推荐在临床试验的背景下使用。

（三）免疫靶向治疗和免疫治疗

已经讨论了设计用于调节肿瘤生长和行为关键生物学过程的单克隆抗体的使用。例如贝伐珠单抗（直接针对循环 VEGF）和西妥昔单抗（直接针对 EGFR）。两种药物均已获批用于治疗晚期 CRC。

免疫学、分子生物学和影像学的进展导致开发了用于检测 CRC 转移的放射性标记单克隆抗体（放射性免疫检测）。这些相同的抗体可以与细胞毒药物如植物毒素蓖麻毒素的 A 亚基、白喉的毒素 A 链、淋巴因子激活的杀伤细胞和免疫靶向治疗的化疗药物连接。含有化疗药物的脂质体可与单克隆抗体连接，并以相似的方式递送。迄今为止，大多数接受此类治疗的患者已处于疾病晚期，需要进一步研究将这些药物用于辅助治疗。

免疫检查点抑制剂不是靶向肿瘤细胞，而是靶向参与调节 T 细胞的分子（免疫系统的"哨兵"）[155]。帕博利珠单抗（pembrolizumab）和纳武单抗（nivolumab）是程序性死亡受体-1（PD-1）抑制剂，已被 FDA 批准用于治疗高 MSI 的 CRC，并在二线或三线治疗中用作转移性 MMR 缺陷型 CRC 患者的治疗选择。

还报告了设计用于调节转移性疾病患者免疫系统的其他方法。大量临床前和临床证据表明，可以通过积极的特异性免疫治疗策略刺激免疫系统对抗恶性肿瘤细胞。这些方法，包括实验性癌症疫苗策略，目前仅限于临床试验，但为未来带来了希望。

（四）放射治疗

之前已经讨论了直肠癌术前使用新辅助放射治疗，以及在透壁肿瘤扩展或淋巴结转移的高危患者中，使用放射治疗可能将不可切除的直肠癌转化为可切除的直肠癌。对于严格筛选的 T4 CRC 穿透到固定结构的患者或复发性疾病的患者，可以考虑在 5-FU 化疗的同时进行新辅助或辅助放射治疗。对于这些患者，术中放射治疗应被视为一种附加的促进措施。对局部不可切除或不能接受手术的患者也可给予放化疗。

（五）内镜治疗

使用 Nd:YAG 激光（钇铝石榴石晶体）或 APC[氩离子凝固术（argon plasma coagulation）]的内镜治疗可使直肠再通，作为手术风险低或恶性疾病晚期的梗阻性直肠癌患者的姑息治疗，这种姑息治疗通常是令人满意的。报告的并发症有出血和穿孔，但这些高风险患者术后的并发症少于预期。在类似的状况下报告了使用加热器探针装置进行电灼疗法。内镜下圈套器烧灼术也可用于切除息肉样病变（图 127.30），通常是以零碎的方式切除。

光动力疗法（photodynamic therapy，PDT）已被用于治疗手术风险较低的患者。PDT 涉及一种光敏剂给药，该光敏剂被肿瘤摄取，并在使用通过柔性光纤输送的可调谐染色激光进行光辐射之前给药。光敏剂卟吩姆钠（photofrin）已被 FDA 批准用于缓解食管癌治疗，但考虑到其他可用的选择，其在直肠癌中的应用更加有限。PDT 应用的局限性包括成本和皮肤光敏作用，与较短光敏期相关的新型卟啉衍生物的可用性，可能会导致该方式的更多使用。尽管在食管病变 PDT 后常发生狭窄，但尚不清楚直肠病变治疗后狭窄的发生频率。

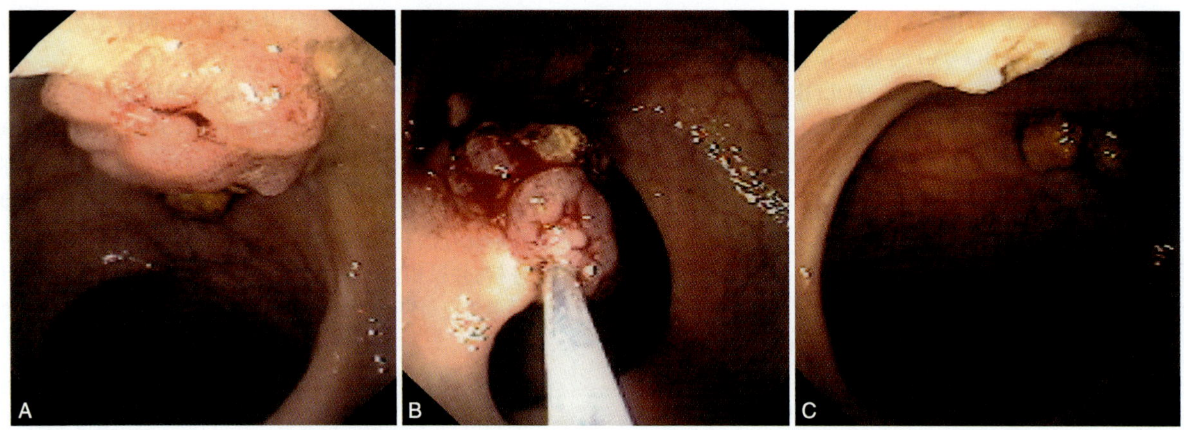

图 127.30　结肠镜下息肉样癌切除视图，由于并发疾病，手术风险较高的患者可通过圈套器烧灼切除息肉样癌。A，息肉样癌；B，通过圈套器烧灼分节段切除；C，切除后的病变部位

还可以通过使用可扩张金属支架来缓解结直肠病变引起的梗阻(图 127.31)。腔内支架植入术越来越频繁地用于姑息治疗和术前缓解结直肠梗阻，因为避免了使用 APC 和 PDT 等消融治疗的重复治疗。

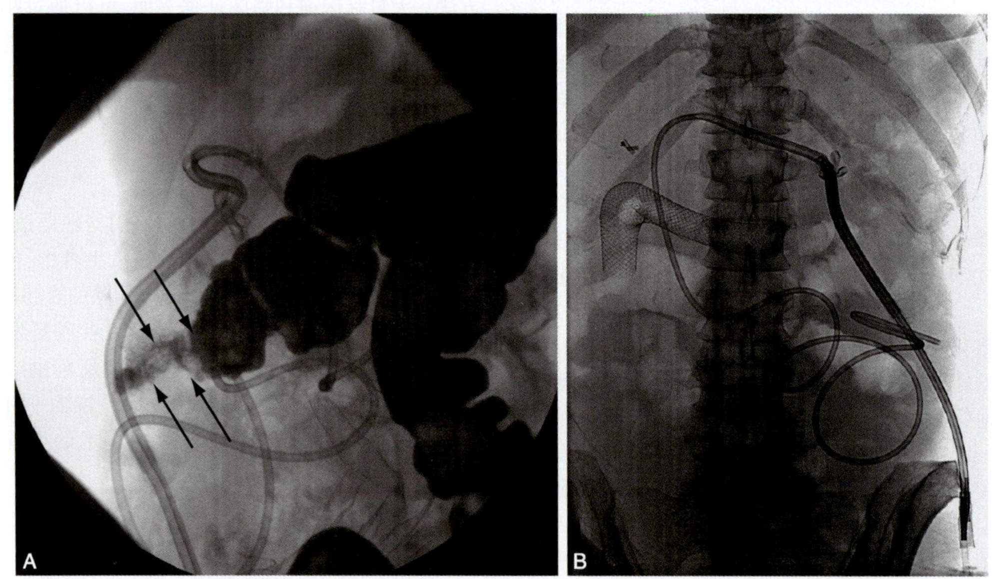

图 127.31　对结肠肝曲附近有病变的患者，置入可扩张金属支架的姑息治疗图。A，造影检查可见肝曲附近的梗阻性病变(箭头)；B，对阻塞病变置入可扩张金属支架。在该位置还可见到一根长的减压管

十二、其他结肠恶性肿瘤

腺癌以外的恶性肿瘤很少起源于大肠，它包括淋巴瘤、类癌、胃肠道间质瘤(CIST)和平滑肌肉瘤。此外，淋巴瘤、平滑肌瘤、恶性黑色素瘤以及乳腺癌、卵巢癌、前列腺癌、肺癌、胃癌和其他器官的癌也可以转移至结肠。淋巴瘤、GIST 和类癌分别在第 32~34 章中讨论，肛管癌在第 129 章中讨论。

(刘军　译，袁农　校)

参考文献

第 128 章　结肠的其他疾病

Darrell S. Pardi, Thomas G. Cotter 著

章节目录

一、导泻与泻药对结肠的影响

最初认为刺激性泻药,主要是蒽醌类(苁蓉、芦荟、番泻叶)会损害结肠,是基于对动物实验和泻药滥用者结肠切除的研究[1]。尽管在称为"泻药相关性结肠病"的患者中已发现有肠黏膜萎缩和肠神经系统异常,但关于这种长期使用泻药之前的黏膜情况的描述几乎没有,文献报道的病例数相当有限。泻药相关性结肠病是一项困扰人们已久的研究,在目前的临床实践中不易识别。

长期使用蒽醌类泻药的患者中,可出现结肠黑变病,这是一种结肠黏膜的褐色变,由黏膜固有层内巨噬细胞色素沉积所致(图 128.1A)。其命名是 1857 年由 Virchow 提出的,由于最初认为黏膜上的这些色素是黑色素或类似黑色素的物质,但随后的分析研究证明它是脂褐素及含有由溶酶体消化的脂残基复合物[2-4]。因此,假性黑病变性肠病这个命名更准确,但没有被广泛采用。结肠黑变病并不常见,在结肠镜检查中有大约 1.5% 的检出率[5]。常发现在长期使用蒽醌类泻药的患者中,也有报道可发现在未滥用泻药者[6]。结肠黑变病常是良性可逆性病变。

有关结肠黑变病与结肠肿瘤发展之间是否有关联尚未得到证实[8,9]。然而,结肠黑变病的黏膜腺瘤上皮缺乏含有色素的巨噬细胞,结肠镜检查时黏膜腺瘤很容易被识别,这可解释此类患者结肠腺瘤检出率高的原因(图 128.1B)[10,11]。因此,在结肠黑变病患者结肠的任何非色素区域都应进行活组织检查。最近一项病例对照研究显示,结肠黑变病患者的回肠溃疡发生率较高[12],这使研究人员推测也许黑变病是"结肠和肠黏膜慢性损伤的标志"。然而,在这项研究中,除了定期使用阿司匹林外,没有任何关于实验组和对照组使用非甾体抗炎药的信息。

(一) 临床特征

长期使用慢性泻药,或滥用泻药者常有腹部不适、腹胀、饱胀等症状,或者在不使用泻药的情况下出现排便困难,而这些症状似乎更有可能是长期使用泻药而导致的便秘,而不是

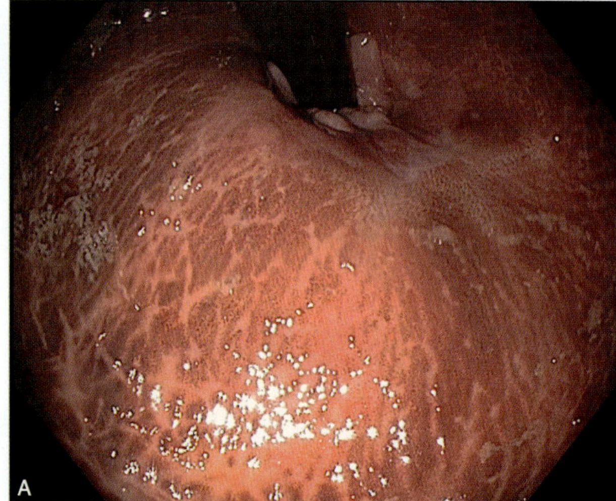

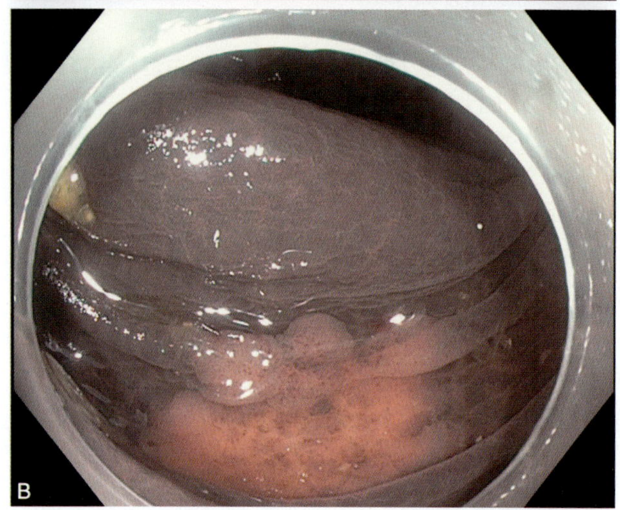

图 128.1　A，结肠镜反转法见褐色直肠黏膜与结肠黑变病黏膜色泽一致的图像；B，结肠镜下颜色较浅的扁平腺瘤，在结肠黑变病的深色背景下很容易发现。腺瘤因缺乏含有色素的巨噬细胞而呈较浅颜色。（Courtesy Wong Kee Song，MD，Division of Gastroenterology and Hepatology，Mayo Clinic，Rochester，MN.）

药物对结肠的直接损伤。在滥用泻药较为严重的病例中，可能会出现电解质和液体平衡异常，导致极度口渴和虚弱。

（二）治疗

使用慢性泻药后出现的症状治疗，重点在于纠正液体和电解质失衡，减少或停止使用刺激性泻药，取而代之的可用蓬松及软化粪质的泻剂或渗透性泻药。并且需要对盆底功能障碍进行评估，这是导致重度慢性便秘的一个经常被忽视的原因。关于慢性便秘的评估和管理的详细信息见第 19 章。

二、化学性结肠炎

据报道，使用一些灌肠药物（框 128.1）后会对结肠黏膜造成损伤，包括用于灌肠的肥皂水和洗涤剂[13]、过氧化氢[14]、水溶性造影剂（如泛影酸钠、、泛影葡胺）、草药、酒精[15]，甚至热咖啡[16]。反应的严重程度取决于物质的类型和浓度，其与黏膜接触的时间和程度，以及是否存在潜在的结肠疾病[18]。

框 128.1　与结肠炎相关的化学试剂
乙酸
酒精
氨
烧碱（氢氧化钠）
氯二甲苯酚（地特尔）
麦角胺
甲醛溶液
戊二醛
草药
氢氟酸
过氧化氢
碱液
高锰酸钾
放射造影剂（泛影酸钠，泛影葡胺-76）
肥皂
硫酸
醋

在几十年前，人们就开始在结肠切除术前给患者进行皂液灌肠以“清洁”肠道。这种做法现已少用，因为皂液可能会引起轻度至重度的炎症和结肠液化坏死。急性组织学变化包括坏死，甚至导致溃疡或穿孔。急性结肠炎可痊愈而无残留，不伴纤维化或瘢痕，但也可能出现溃烂和瘢痕。内镜下，黏膜表象有多种情况出现，从正常黏膜下血管影模糊，到黏膜脱落和溃疡形成均有可能发生。

现已有使用高渗水溶性造影剂后出现结肠炎的报道，这些造影剂通常用于部分肠梗阻的结肠显影和粪便嵌塞的治疗。这些高渗性药物本身可损伤肠黏膜，同时添加的具有清洁效果的对比剂也有可能会导致黏膜损伤。大多数损伤发生在梗阻近端的结肠黏膜，提示长期接触这些药剂容易造成黏膜损伤。

过氧化氢灌肠已不再常用，但它曾一度被用来缓解胎粪性肠梗阻和清除粪便嵌塞。有报告称，使用过氧化氢灌肠会造成严重的损害，包括严重的结肠炎、肠壁囊样积气、穿孔、败血症，甚至死亡[19]。过氧化氢液接触结肠的最初几分钟，会出现弥漫性黏膜气肿，大约 1 小时后，结肠可能会缺血并最终溃烂。所谓的“白雪征”（“snow white sign”）是指与过氧化氢接触后受伤的黏膜立即变白，是一种特征性现象[20]（图 128.2）。也有报道提示，使用戊二醛消毒后的结肠镜，在重新使用前没有充分清洗器械，可能会导致急性结肠炎[21]（图 128.3）。

预防与治疗

除市售灌肠剂外，不主张在医疗、社交或仪式活动中，使用肥皂水灌肠剂和直肠灌注物质。化学性结肠炎主要是营养支持治疗，使用静脉补液和广谱抗生素。出现了肠道黏膜坏死或穿孔的严重情况，可能需要手术治疗。损伤较轻的患者大多数在受伤后 4~6 周就会完全康复。

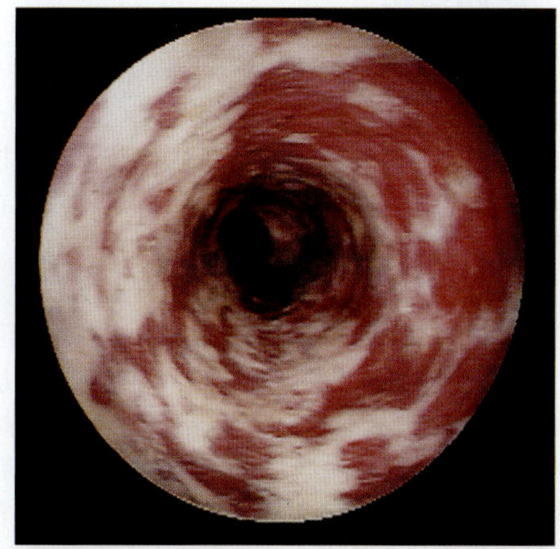

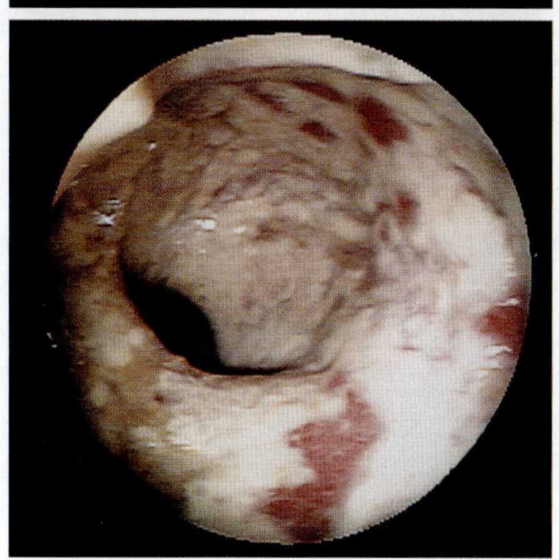

图 128. 2　过氧化氢结肠炎的结肠镜视图，用过氧化氢给患者灌肠，以帮助清除粪便嵌塞物。两幅图都显示了所谓的“白雪征”，即明显的白色坏死黏膜的外观。（Courtesy Lawrence J. Brandt，MD，Bronx，NY.）

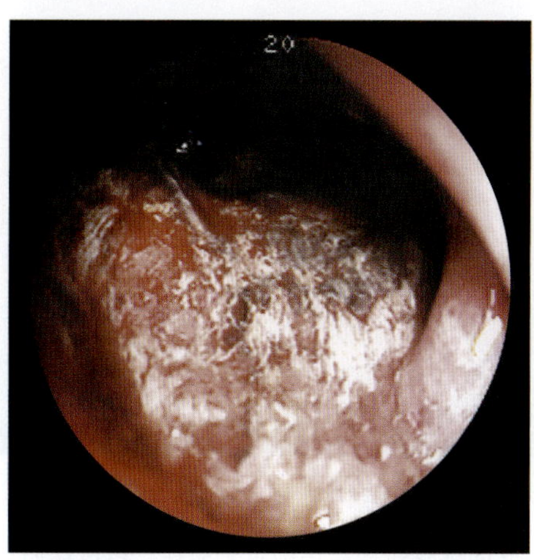

图 128. 3　戊二醛结肠炎的乙状结肠镜视图。这位年轻男子在拍摄此照片前 3h，接受了常规乙状结肠镜检查。内镜在上一次检查完后用戊二醛消毒，但没有将戊二醛完全冲洗干净，结肠炎就是由这种消毒剂引起的。患者在接受乙状结肠镜检查时诉“疼痛难忍”，2h 后开始排出鲜红色血液。（Courtesy Lawrence J. Brandt，MD，Bronx，NY.）

三、浅层与深层囊性结肠炎

深层囊性结肠炎（colitis cystica profunda，CCP）是一种罕见的疾病，其特征是位于结肠黏膜下的黏液囊肿（图 128.4 和图 128.5）。CCP 有 3 种表现形式：①局部型，单息肉样变性；②多息肉样病型；③弥漫型，囊肿片状汇合。相比之下，浅层囊性结肠炎（colitis cystica superffcialis）是一种更罕见的疾病，其特征是只涉及结肠黏膜层的黏液囊肿。它通常被认为与糙皮病有关，但在晚期乳糜泻、甲状腺功能亢进、尿毒症和汞中毒患者中也有被描述。由于它的罕见性，我们将不再进一步讨论。

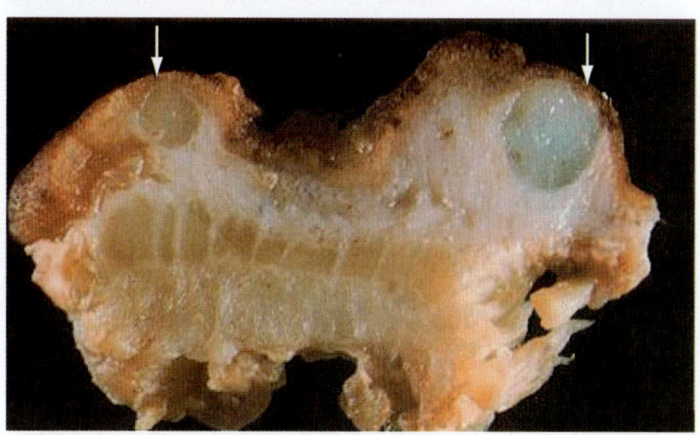

图 128. 4　深层囊性结肠炎的切除标本。几个黏膜下囊肿充满黏液性物质（箭所示）。在炎症性肠病（IBD）和孤立性直肠溃疡综合征等许多其他疾病中都会出现这种情况。这些病变常与黏液性癌易混淆，后者也可能出现在慢性 IBD 中。（Feldman M，Boland CR，editors. Slide atlas of gastroenterology and hepatology. Philadelphia：Current Medicine；1996）

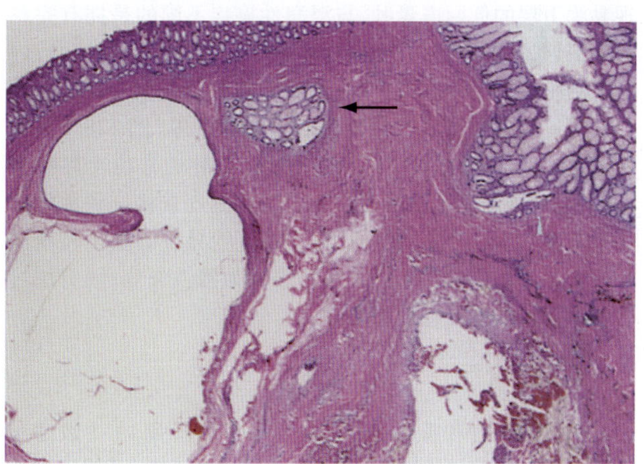

图 128. 5　深层囊性结肠炎的组织病理学显示，黏膜肌层下有充满黏液的囊肿和错位上皮细胞（箭头所示）。（Mitros FA，editor. Atlas of gastrointestinal pathology. New York：Gower Medical Publishers；1988.）

（一）病因

CCP 的病因不明，但现已提出几种理论。先天性因素在这些患者中被发现。在胚胎学检查中，消化道多个位置发现黏膜下囊肿。当儿童出现的 CCP 时，往往发现有其他先天性疾病（如 P-J 综合征）伴随，这就支持 CCP 是先天性起源。然而，在大量的婴儿和儿童尸检中并没有发现黏膜下囊肿，这降低了这种病因的可信度。

CCP 与一些容易引起黏膜溃疡和炎症的后天疾病有关,包括溃疡性结肠炎(ulcerative colitis,UC)、克罗恩病[22]和憩室炎[23]等。有报道黏膜下囊肿曾在局部创伤,特别是外科手术,如肠吻合术或结肠造口术之后遗留的黏膜暴露区域。经放射治疗的大鼠也被发现有深层囊性结肠炎[24]。已发现 CCP 与结肠腺癌相关,并且有几个胃腺癌病例报告伴有深层囊性胃炎,提示 CCP 与肿瘤有关[25]。在一些报道中,强有力的证据表明癌症和 CCP 之间存在因果关系,因为黏膜下囊肿与腺癌相邻,而良性黏膜则没有黏膜下囊肿相伴。

局部型 CCP 与直肠脱垂和孤立性直肠溃疡综合征(solitary rectal ulcer syndrome,SRUS,见后文)有关[26]。在本病的局部型患者中,有超过 50% 的患者出现黏膜脱垂,所以慢性牵拉黏膜和壁内血管,引起的创伤或缺血可能在黏膜下囊肿形成起一定作用。显微镜下发现有固有肌层纤维化和黏膜肌层的平滑肌增厚,这些变化也是 SRUS 的特征。

(二)临床特征与诊断

CCP 对男性和女性的影响相同。最常见的症状是直肠出血、黏液便和腹泻[27];较为少见有里急后重、腹痛和直肠疼痛。在极少的情况下,患者可能出现由囊肿引起的肠道梗阻。在内镜检查中,大多数病变位于距肛门边缘 6~7cm 的直肠前壁。病变表现为息肉,其上覆盖的黏膜可能是正常的,或炎性的,或有溃疡的表现,并可能与其他各种病,包括腺癌、腺瘤性息肉、黏膜下脂肪瘤、神经纤维瘤、炎性假性息肉、肠气囊肿症和子宫内膜异位症等难以区分[27]。在某些病例的检查中可发现直肠脱垂,钡剂灌肠可显示充盈缺损。直肠超声可以发现黏膜下层的低回声囊肿,与浸润性癌症不同的是拥有完整黏膜下层,这有助于区分该疾病和癌症[28]。这种疾病,行内镜下活检可有助于区分炎症、肿瘤和各种感染性疾病。病理切片可见黏膜下层因黏液填充的囊肿而增厚(图 128.5),囊肿通常经黏膜上的小口与腔道相通。囊肿通常位于黏膜下层,但也可涉及固有肌层和浆膜。腺体上皮常移位到黏膜下层(图 128.5)。但必须注意,不能将这些异位的腺体与浸润性癌混淆。周围的结缔组织常常表现为慢性炎症,固有层可能被大面积的成纤维细胞取代。

(三)治疗

高纤维饮食和肠道功能再训练以避免紧张,在少数情况下可使这种疾病消退[27]。如果高纤维饮食无效,可使用聚乙二醇溶液[29]和糖皮质激素灌肠[27]。大多数有症状的患者都接受了手术治疗。对于伴有直肠脱垂的患者,仅通过修复脱垂就可以治疗 CCP;而在没有脱垂的情况下,经肛门的方法进行切除是可行有效的[29]。当疾病定位在直肠呈环状时,可以通过黏膜袖状切除和结肠肛管拉通术来完成全部切除。更弥漫性病变可以通过分段切除来治疗[26](图 128.4),对于较严重的梗阻性病变和伴有低钾血症、低白蛋白血症和慢性失血导致严重贫血的病变,也可能需要采取这种方式。结肠造瘘术有一定的治疗效果,对于有严重合并症的患者来说,这可能是最佳选择。

四、结肠溃疡

(一)Dieulafoy 病

Dieulafoy 病是以胃黏膜下动脉扩张("恒径")引起的大量胃肠道出血为典型特征的溃疡[30]。虽然最常发生在胃底,但整个消化道包括结肠和直肠都可有相同的病变[31]。结肠 Dieulafoy 病以男性为主,且所有年龄组均有报道。

在组织学上,黏膜下动脉迂回而曲张,血管口径不变向黏膜弯曲。无炎症表现,局部的黏膜破裂不超过黏膜下层。

临床表现为急性、大量出血,有时呈复发性。在某些情况下,结肠镜检查可以发现病灶[31],但在出血持续的情况下难以发现病灶。这时选择性肠系膜血管造影是诊断的首选,治疗方法包括血管内线圈栓塞[32],以及对止血失败或穿孔进行手术。结肠镜检查找到病灶后可以行硬化剂注射术、电灼法或血凝法处理可以避免手术治疗[33]。

(二)非特异性溃疡

良性结肠非特异性溃疡并不常见,其原因仍然不明。一项纳入了 127 名患者的大型文献综述指出,结肠溃疡可发生于任何年龄段,以 40~50 岁发病率最高,女性略多。这样的溃疡大多数发生在近端结肠,几乎都是单发的,常位于肠系膜对侧,大多为圆形,与周围相对正常黏膜有明显界限[34](图 128.6)。组织学上呈现非特异性急性和慢性炎症。

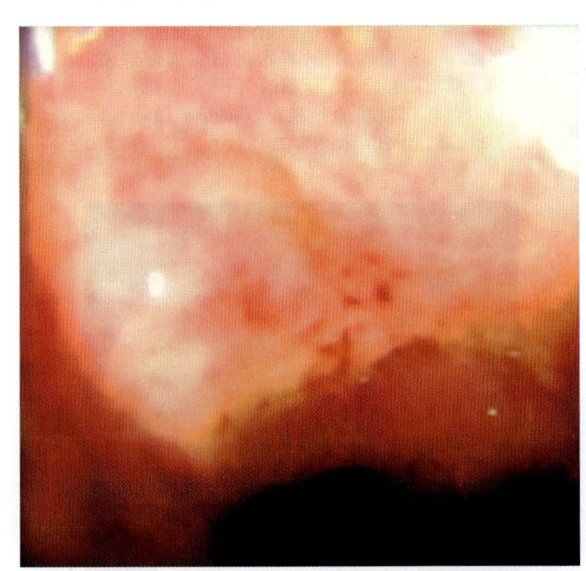

图 128.6 结肠非特异性溃疡的内镜表现

非特异性结肠溃疡的病因尚不清楚。提出的假说有缺血和盲肠憩室,但几乎没有支持的证据。有人认为它与一些药物如糖皮质激素、非甾体抗炎药[35,36]和口服避孕药有关,但在大多数报告的病例中没有涉及这些药物。此外,有报道称非特异性结肠溃疡与慢性肾脏病和肾移植、变态反应性肉芽肿性血管炎[又称丘斯综合征(Churg-Strauss syndrome,CSS)]、肉芽肿病伴多发性血管炎[即韦格纳病(Wegener disease)]、贝赫切特病、原发性混合性冷球蛋白血症和系统性红斑狼疮(systemic lupus erythematosus,SLE)有关。有可能存在一种所有疾病的共同机制,但目前还没有发现。其中一些病例可能演变成更典型的克罗恩病。

1. 临床特征

最常见的临床症状是腹痛和出血。超过一半的非特异性结肠溃疡患者表现为腹痛,通常在右下腹,症状类似阑尾炎。1/3 的患者有下消化道出血并伴有便血,16% 的患者有腹部肿块,特别当溃疡位于左侧或乙状结肠时。

2. 诊断

确诊方法主要是结肠镜[34]。由于大多数结肠溃疡在脾曲近端,软式乙状结肠镜无法达到病灶部位。放射性检查不具有特异性,对诊断的帮助不如结肠镜检查。CT 扫描可了解是否有穿孔或脓肿。最终诊断需要排除与溃疡有关的疾病,如克罗恩病、感染(如结核、痢疾阿米巴、巨细胞病毒、组织胞浆菌病、伤寒沙门菌)、粪性溃疡(直肠多见)和孤立性直肠溃疡综合征(SRUS)。淀粉样变和肿瘤性病变(如癌、淋巴瘤)可通过组织学鉴别。

3. 治疗

仅表现为轻微溃疡者,建议采用随访观察或内科治疗,并定期进行结肠镜检查以监测愈合情况。对于伴有并发症如穿孔、严重出血,或有持续明显症状者,可采用手术治疗。

(三) 孤立性直肠溃疡综合征

孤立性直肠溃疡综合征(SRUS)是一种影响各年龄段的、罕见的排便障碍。在 1969 年 Madigan 和 Morson 发表了一系列病例后,这种疾病得到了更广泛的认可[37]。这个术语其实是不太恰当的,因为其表现为多样性的,不仅可见黏膜充血,也可是孤立性溃疡,或多个溃疡,甚至可以在直肠近端出现类似癌的息肉样病变。然而,无论外观如何,SRUS 有鲜明的组织学特点,即:固有层肌纤维消失,平滑肌纤维从增厚的黏膜肌层向腔内延伸[38]。SRUS 常因内镜表现多样和缺乏对该病认识而延迟诊断。

1. 发病机制

SRUS 通常被认为是由排便障碍引起的,但其发病机制仍不明确。有很大一部分 SRUS 患者在排便时过度用力,有些人有相关的行为障碍。很大一部分患者有隐性或显性直肠脱垂病史[39],其排便障碍的发生率高,球囊排出试验异常和括约肌松弛可证明这一点[40]。有人认为,直肠黏膜可因肛管脱垂而受损伤,但手术减轻脱垂后反而会导致黏膜额外损害[41]。另外,排便时用力产生的高压会使局部血流减少,从而导致缺血和溃疡。肛缘上方 7~10cm 的直肠前壁黏膜是这种脱垂进入肛管的最常见区域,这与 SRUS 中溃疡的通常位置相一致。然而,SRUS 和直肠脱垂的关联并不普遍,其发生率从 13%~94% 不等。SRUS 还与使用麦角胺栓剂和放疗有关,这进一步支持缺血的致病作用[42,43]。利用生物反馈法成功治疗 SRUS 与局部血流的增加有关[44]。

2. 诊断与病理学

SRUS 的诊断基于临床症状、体格检查、内镜检查和组织学结果。大多数 SRUS 患者诉说排便时伴有黏液和血液[38]。一部分患者诉说有里急后重、排便困难、排便习惯改变或排便不尽感。尽管男女发病率相似,但通常男性发病时间要早十年。诊断前的症状持续时间从 3 个月到 30 年不等。

直肠指检可发现肛门括约肌张力降低,并可触摸到一个压痕区或增厚的褶皱。让患者做用力排便的动作,可以触及明显的直肠脱垂。乙状结肠镜检查可显示单个(图 128.7A)或多个溃疡,或直肠前壁上的片状红斑黏膜,这些表现通常局限在距肛门边缘 10cm 内[38]。25%~44% 有息肉状病变[45]。需要排除的诊断有:IBD、恶性肿瘤、缺血性结肠炎、粪性溃疡、药物引起的溃疡、外伤和感染包括巨细胞病毒感染、组织胞浆菌病、结核、阿米巴病和继发性梅毒。

活检应取自溃疡边缘和任何其他出现异常的黏膜。1969 年 Madigan 和 Morson[37]最先描述了 SRUS 的组织学特征。固有层纤维细胞中的胶原取代了肌纤维,以及黏膜肌层衍生出平滑肌纤维,使其黏膜肌层异常肥厚。黏膜肌层与固有肌连成一体,而并无明显炎症表现。息肉多态性与溃疡多形性相

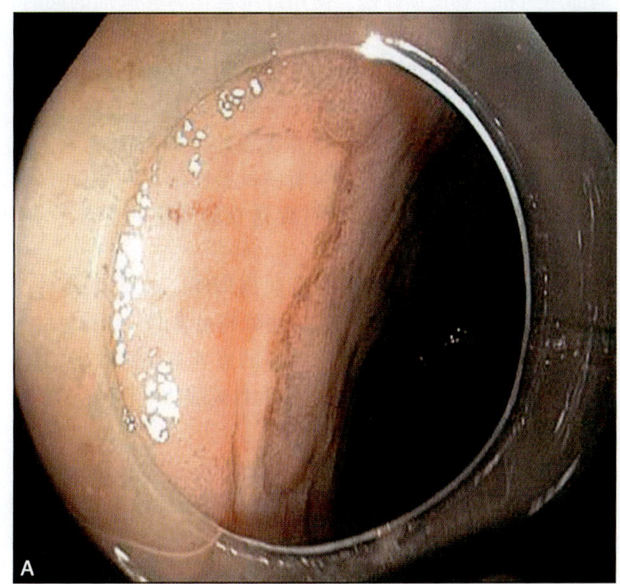

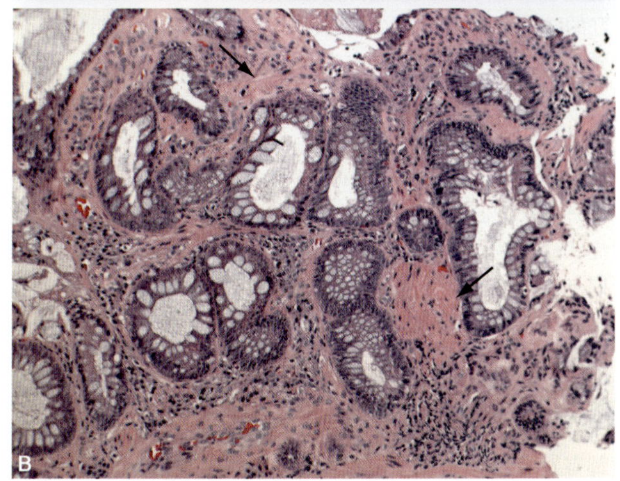

图 128.7 A,孤立性直肠溃疡综合征(SRUS)。戴帽辅助式结肠镜下,直肠远端距肛缘上 5cm 处有一大片溃疡(Courtesy Wong Kee Song, MD, Division of Gastroenterology and Hepatology, Mayo Clinic, Rochester, MN.);B,SRUS 的组织病理学检查。发现改变有:反应性上皮隐窝结构紊乱、固有层轻度炎症和异常存在于黏膜层中的平滑肌纤维(箭)。平滑肌纤维代表黏膜肌层增生,这是此病常见的组织学发现(H&E)(Courtesy Marie E. Robert, MD, New Haven, CT.)

似，就如同再生或增生的囊肿和黏液分泌一样。上皮细胞和固有层可移位于黏膜下层(图 128.7B)。由于黏液滞留，异位的组织可以发生囊性扩张。异位和发育不良的腺体有可能被误诊为腺癌，特别是当 SRUS 的组织学和宏观特征不被识别时。有时，SRUS 与癌症同时存在，使诊断更加困难[46]。

尽管大多数患者不需要做排便造影检查，但排便造影术可能有助于了解 SRUS 的病理生理改变，尤其是在考虑手术时。排便造影可用于显示黏膜脱垂、肠梗阻、直肠脱垂、耻骨直肠肌是否存在松弛，以及排便是否不完全或延迟[38]。直肠内超声检查可能有助于将 SRUS 与其他疾病(如浸润性癌症)区分开来[47]。

3. 治疗

无症状患者无需治疗，有些患者的 SRUS 会自行缓解。治疗方法包括改变排便习惯、高纤维饮食。有时可使用泻药、局部用药和生物反馈疗法。使用纤维素作为膨胀剂的同时，进行排便习惯训练以减少用力，可以改善轻度患者的症状。当以上方法均不可行时，可考虑手术。在小规模的研究中，局部用药如蔗糖酸盐灌肠剂和人纤维蛋白黏合剂是有效的治疗方法[48]，但其他药物治疗可能是无效的，如糖皮质激素和氨基水杨酸盐。最近的一项随机对照试验显示，复方阿司匹林片可控制 SRUS 患者的出血，并促进直肠溃疡的愈合[49]，在其他研究中也有被证实[49,50]。

生物反馈疗法或器械辅助的肌肉训练已被提倡，可作为那些有潜在的盆底功能障碍或排便障碍患者的一线疗法[44]。一项研究表明，在接受治疗后 75% 的患者有临床改善，31% 的患者溃疡愈合，在生物反馈疗法后自觉症状好转的患者中，直肠黏膜血流有明显改善[44]。

许多手术方法可在 SRUS 患者中使用，并已有相关报道，但最合适的手术方法应是个性化的、并基于潜在的解剖病理[38]。手术方法包括溃疡切除、前切除伴直肠固定[51]、结肠造口术和腹腔镜下腹侧补片直肠固定术。然而，由于缺乏良好的随机对照研究、较少的病例数量，以及 SRUS 解剖病理的异质性，很难对各种手术方式进行比较。

(四) 粪性溃疡

粪性溃疡(stercoral ulcer)并不罕见，随机尸检发现 1.3%~5.7% 的老年住院患者均有此疾病[52,53]。患者通常无症状，除非病情发展至下消化道出血或结肠穿孔。粪便嵌顿偶尔会引发直肠出血，因为黏膜下小动脉会随黏附的粪便从黏膜/黏膜下层撕裂。在一组结肠穿孔患者中，3.2% 是由粪性溃疡引起的[54]。

1. 发病机制

粪性溃疡的发病机制多样。尽管在所有年龄段的患者中都有发现，但在老年人中更常见。容易引起粪便嵌塞的慢性便秘是主要的危险因素[55]。导致便秘的因素，如含有氢氧化铝的抗酸剂、阿片类镇痛剂、镇静栓剂和精神类药物以及慢性肾脏疾病，都已在粪性溃疡患者中被发现[56]。随着时间的推移，硬性粪块的压力导致局部缺血性坏死和溃疡，最严重的情况下可出现穿孔。

2. 诊断与病理学

溃疡穿孔的患者常伴腹膜炎[56]，有时可摸到充满粪便的结肠。腹部平片可显示腹腔积气、粪便堆积，或钙化的粪块(图 128.8)。非穿孔性溃疡可表现为下消化道出血。由于突然去除粪块可能导致严重出血，对直肠有硬粪块的患者进行通便处理时必须谨慎。

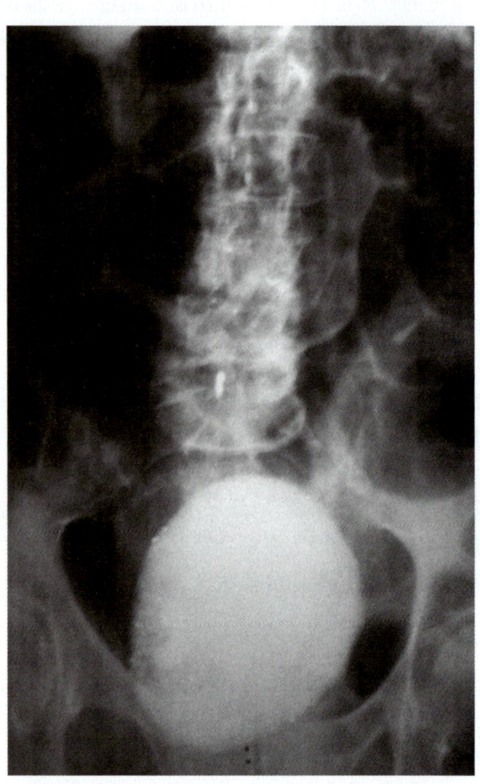

图 128.8 一名长期卧床的老年男性腹部平片示钙化的球状硬粪块。患者有腹胀，最终通过手术切除。(Courtesy Lawrence J. Brandt, MD, Bronx, NY.)

肠系膜对侧的结肠壁最常受累，通常在乙状结肠或直肠近端。溃疡通常较大，形状不规则，界限分明，单发多发均有可能。由于硬性粪便的压力导致黏膜缺血坏死，形成溃疡，其溃疡形状与硬粪块的轮廓相契合，其整个形状被称为“地理”形。溃疡中央可见圆形或卵圆形的穿孔[54]。需要鉴别的诊断有自发性结肠穿孔、恶性肿瘤、缺血和感染。

3. 治疗

穿孔的粪性溃疡需要紧急开腹手术并切除受累结肠段。Hartmann 术加广泛腹腔灌洗是首选手术方式，死亡率低于其他手术方式。对便秘的积极治疗可能对非穿孔粪性溃疡有效，但手术切除仍然是唯一确定的治疗方法。

五、分流性结肠炎

(一) 流行病学

分流性结肠炎(diversion colitis)是因粪便分流手术而导致的旷置结直肠段发生炎症改变[57]。值得注意的是，分流性结肠炎在炎症性肠病患者中比非炎症性疾病，如家族性大肠息肉病患者中更常发生，这可能具有重要的病理生理意义[58]。由于许多患者没有症状，分流性结肠炎的发病率远远被低估,但在手术后几个月内,结肠分流节段的确发生了组织学改变。

(二) 病理学

分流性结肠炎的组织学特征呈多样性,从淋巴滤泡增生、单核和中性粒细胞混合浸润到严重的炎症,包括隐窝脓肿、黏蛋白肉芽肿和帕内特细胞化生均可出现[59,60];无巨大溃疡,或透壁损伤,隐窝结构一般正常,但也有类似炎症性肠病结构变化的报道。内镜检查结果严重程度不一,可模仿 IBD。延长改道后,可能出现炎性假息肉和狭窄。

(三) 发病机制

分流性结肠炎被认为是因黏膜营养物质缺乏引起的。结肠上皮细胞的主要营养物,是由厌氧菌发酵碳水化合物和多肽代谢而来的腔内短链脂肪酸(short-chain fatty acid,SCFA)(见第 101 章)[61,62]。与近端结肠相比,远端结肠更依赖肠内代谢的 SCFA 需求[63]。分流性结肠中,固有厌氧菌的数量减少,导致 SCFA 生成减少。一项研究表明,分流性结肠炎组和对照组之间的结肠微生物群有明显差异,双歧杆菌与分流性结肠炎的严重程度呈负相关[64]。在另一项研究中,SCFA 灌肠在 4~6 周内,可使内镜下炎症情况得到逆转,但组织学好转的速度较慢且不能完全恢复[65]。

SCFA 缺乏已被广泛认为是分流性结肠炎的原因,但其他观察表明,SCFA 缺乏可能不是唯一的病因[66]。首先,SCFA 灌肠治疗并非普遍成功[66]。其次,在无菌啮齿动物的手术分流和接受长期全胃肠外营养(total parenteral nutrition,TPN)或禁食的患者中(肠腔内 SCFA 浓度低的情况),发生的是黏膜萎缩而不是炎症[67]。最后,在粪便流被转移的泌尿结肠导管中不会发生炎症,且尿液中也不含可测的 SCFA[68]。

(四) 诊断

分流性结肠炎的诊断依靠内镜和组织学检查结果。无炎症性肠病病史的患者诊断相对简单,但在适当的临床环境下,应排除放射性结肠炎和缺血性病变。

在克罗恩病患者中,分流性结肠炎可能难以与复发性炎症性肠病区分。结肠镜检查发现有裂隙样溃疡、瘘管、透壁性炎症、明显的隐窝结构异常和上皮样肉芽肿等更加提示克罗恩病。淋巴组织增生在两种疾病中都存在,但在分流性结肠炎中往往更为突出[69]。如果术前无克罗恩病史,直肠炎症更可能是由分流引起的。

(五) 治疗

分流性结肠炎的首选治疗方法是手术治疗,这能迅速逆转症状和组织学变化。如果症状是中度到重度且再次吻合不可行,可以考虑 SCFA 灌肠[70,71]。这种治疗方法在 1989 年就有相关记载[65],但随后的前瞻性随机双盲研究显示内镜或组织学没有改善[66]。最近一项来自意大利的随机试验发现,丁酸盐灌肠可以防止分流的结直肠黏膜萎缩[72]。但这类制剂在市场上无法买到,且必须由药房配制,价格昂贵且难以获得,限制了这种疗法的使用。有少量的病例报告描述了用 5-氨基水杨酸和氢化可的松保留灌肠成功治疗分流性结肠炎[73-75]。这两种药物都可以在市场上买到,所以被认为是大多数患者的一线治疗方法。另一份报告表明,用可溶性和不可溶性纤维溶液进行腔内灌洗可以改善内镜和组织学异常,并可能有助于在手术恢复肠道连续性之前减轻炎症[76]。最新的病例报告提示用内镜下喷洒高渗葡萄糖[77]和自体肠道微生物群移植(intestinal microbiota transplantation,IMT)也可治疗这一疾病[78]。

六、子宫内膜异位症

子宫内膜异位症(endometriosis)指子宫内膜组织存在于子宫腔和肌肉组织之外,由 von Rokitansky 在 1860 年首次描述。大多数情况下,这些异位组织位于子宫附近。子宫内膜异位症发生在高达 15% 的月经期妇女和 30% 的不孕妇女中。1986 年对无色素子宫内膜异位症的初步描述使人们对这一疾病的认知度提高了,其发病率比以前认识到的要高得多[79]。与女性附件周围的子宫内膜异位相比,消化道受累不太常见,而且通常没有症状。最常受累的消化道器官是直肠乙状结肠(96%)、盲肠(7%)和小肠(5%),其他器官受累较少见[80]。肠道子宫内膜异位症的临床表现,与各种炎症性、感染性和肿瘤性的消化道疾病类似。

(一) 病因学与发病机制

人们提出了几种假设来解释子宫内膜组织的异位。最普遍接受的解释是子宫内膜组织的逆行,然后植入于盆腔器官和腹膜。从这些部位,内膜组织通过血源性或淋巴传播产生更远的植入;同时,手术干预过程中也可能发生进一步传播。一旦植入,子宫内膜组织仍会受激素周期分泌的影响,雌激素会促进其生长,而孕激素则起抑制作用。这些周期性的组织生长和脱落,浆膜可受刺激,肠道肌肉过度生长和肌肉逐渐纤维化。

(二) 临床特征

子宫内膜异位症几乎只在育龄妇女中发现,临床上通常发生在 20~45 岁之间。尽管大多数肠道壁上子宫内膜异位症的女性患者没有任何症状,但浆膜内子宫内膜异位症的女性患者,可有局部触痛、腰痛,或因神经受压、浆膜炎症而出现腹痛。子宫内膜组织穿透肠壁可能导致便秘、腹泻和消化道出血。肠梗阻可能是由于管腔狭窄,或炎症、壁内出血,或纤维化引起的肠腔狭窄。与常见观点相反,症状并不总是周期性的,也可能不随激素水平波动;消化道症状也不一定与妇科症状相关。少见的是,当子宫内膜异位物穿过黏膜,或严重的结肠纤维化导致肠壁缺血时,会出现便血。当近端结肠或小肠受累时,会产生一些更罕见的情况,如肠套叠、肠扭转、由子宫内膜瘤压迫阻塞阑尾,引起急性阑尾炎[81,82]。

(三) 诊断

肠道子宫内膜异位症的临床诊断可能比较困难,因为症状往往是非特异性的,而且症状与月经周期之间可能没有密切关系。对于有反复腹痛和肠道症状,特别是处于生育期并有妇科疾病的妇女,应考虑子宫内膜异位症。肠易激综合征

(irritable bowel syndrome,IBS)在女性中非常常见,而且可能与子宫内膜异位症有一些类似的症状,这导致本病的诊断尤其困难。

重要的诊断方法是仔细检查盆腔,包括联合直肠阴道触诊。当发现有触痛或不规则结节时,高度提示有子宫内膜异位症。在月经周期中检查结果可能会有很大的变化,所以如果最初没有发现异常,应在经前进行盆腔检查,并在经后再次检查。

除有便血的情况外,在结肠黏膜上很少看到子宫内膜植入物(图 128.9A),因此,除非有外在的压迫或有完整黏膜的狭窄区域,结肠镜检查通常是正常的[83]。CT 扫描(图 128.9B)或 MRI 的横截面成像会对诊断有帮助。高分辨率的经阴道和经直肠超声检查也可能有助于检测小的子宫内膜植入物,特别是在腹膜后盆腔,超声检查前应进行肠道准备以提高其敏感性[84]。

子宫内膜异位症的确切诊断,通常是通过腹腔镜或剖腹手术进行活检,尤其适用于没有盆腔受累的肠道植入物患者。由于子宫内膜组织是非色素组织,因此手术切除的范围可能会增加[79]。

肠道子宫内膜异位症的鉴别诊断包括:克罗恩病和憩室炎等炎症性疾病、血吸虫病和回结肠结核等传染病、良性和恶性肿瘤性疾病以及结肠缺血等。重要的是要强调,没有任何放射学或影像学检查发现是子宫内膜异位症的特征性表现,通过活检进行诊断的黏膜异常很少见,通常只能在剖腹手术时获得明确诊断的组织(图 128.9C)。

(四) 治疗

对于没有梗阻症状的患者,通常激素治疗是首选方案,与盆腔子宫内膜异位症的治疗方法类似[85,86]。关于激素治疗对有症状的肠道子宫内膜异位症的效果,相关证据的质量尚不理想。大多数已发表的研究是非比较性的,使用不同的治疗方法和不同的治疗时间,并使用不同的调查问卷和量表来测量结果,因此难以进行比较。在现有的研究中,大约 2/3 的妇女对所接受的治疗感到满意,而满意程度与所使用的药物无关[86]。口服黄体酮的疗效得到了大量证据的支持,并且与雌激素-孕激素化合物相比,不良反应更少。这点很

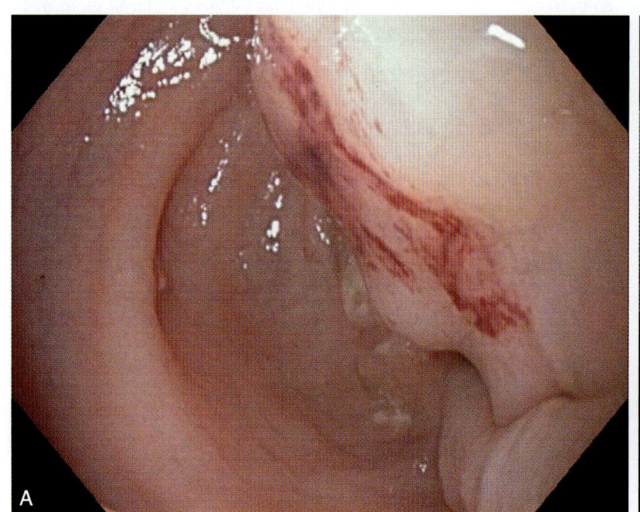

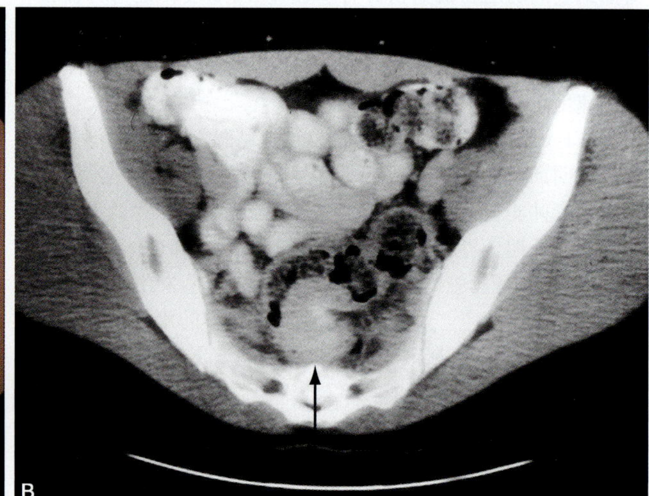

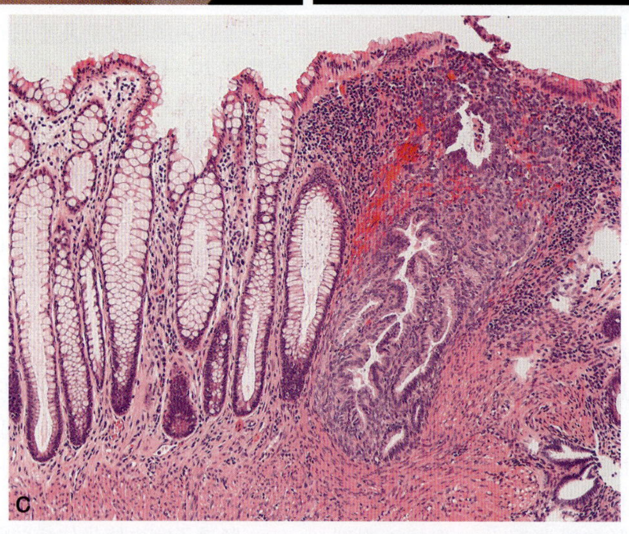

图 128.9　A,一名女性患者,发生直肠间歇性出血和梗阻症状,行直肠乙状结肠镜检查诊断为子宫内膜异位症的视图(Courtesy Wong Kee Song, MD, Division of Gastroenterology and Hepatology, Mayo Clinic, Rochester, MN.);B,CT 扫描显示子宫内膜肿块在陷窝内(箭所示)延伸至结肠(Courtesy Mark Peterson, MD, Pittsburgh, PA.);C,子宫内膜异位症的组织病理学。一名出现梗阻症状的女性患者,其子宫内膜腺体的子宫内膜基质细胞包埋在结肠固有肌层内(H&E,×100)(Courtesy of Thomas C. Smyrk, MD, Department of Anatomic Pathology, Mayo Clinic, Rochester, MN.)

重要,因为这些药物可能要长期使用。加用芳香化酶抑制剂,或选用合成雄性激素达那唑,或促性腺激素释放激素(gonadotropin-releasing hormone,GnRH)激动剂不会增加其疗效[86]。后一种药物可导致纤维化加重,且症状不能充分缓解[87]。另外,有时可以通过腹腔镜去除浆膜表面的子宫内膜植入物。

对于引起潜伏症状或明显肠梗阻的子宫内膜异位症,节段性切除不仅可提供最佳效果,还可用于排除潜在的癌变[80,88,89]。最近的一项研究表明,术前使用基于 CT 的虚拟结肠镜检查(与 MRI 结合)可以提高术前评估和选择手术的准确性[90]。最近的研究还强调,在需要广泛切除和重新建立解剖结构的高度复杂手术中,机器人辅助具有潜在的作用[91]。如果患者已绝经或不希望将来妊娠,可以在切除手术时进行子宫切除术和双侧输卵管切除术,以减少将来出现症状的风险。类似的手术也可以在接受了药物治疗,但仍有难治性症状的绝经前女性中进行。

七、软斑病

软斑病(malakoplakia)是一种罕见的慢性肉芽肿性疾病[4]。Malakoplakia 一词来源于希腊语中的"*malakos*"(软)和"*plakos*"(斑块),反映了其通常的外观。在显微镜下,大型巨噬细胞(von Hansemann 组织细胞)的细胞质中可发现大肠杆菌,具有层压的胞质内包含体[即磷酸钙结晶体(Michaelis-Gutmann 体)],这些包涵体合在一起被认为是此病的诊断特征(图 128.10)[92]。

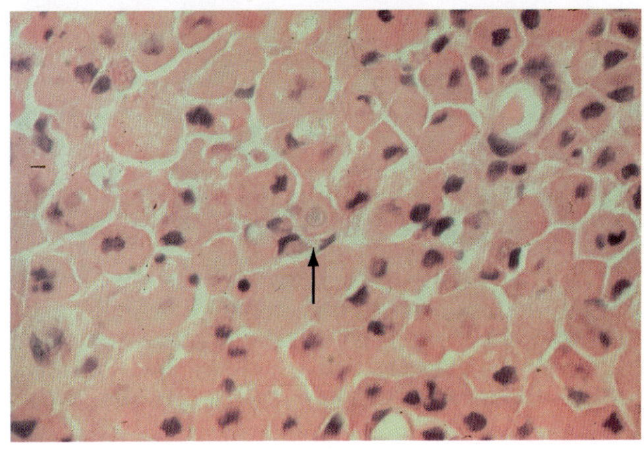

图 128.10 软斑病的组织病理学。大片苍白的细胞是软斑病组织学改变的特点。其中一个组织细胞显示典型的环状 Michaelis-Gutmann 小体(箭所示),核中央是未消化完的细菌,表面覆盖有铁和磷酸钙(H&E)。(Courtesy Lawrence J. Brandt, MD, Bronx, NY.)

软斑病可影响许多器官,包括肺部、大脑、肾上腺、胰腺、骨骼和泌尿生殖道。消化道是第二常见的受累部位(仅次于泌尿道)。结肠受累的最常见部位按发生率从高到低排序为是直肠、乙状结肠和右结肠[93]。

(一) 病因学

软斑病的发病机制尚不清楚,尽管它可以被视为是巨噬细胞功能的获得性缺陷,导致杀菌活性受损。可能的病因是感染、免疫抑制、系统性疾病、肿瘤和遗传性疾病。感染病因的证据是基于以下发现:一些软斑病患者患有相关的慢性感染[94],这首次在泌尿系统软斑病患者中被描述,其中 75% 以上的患者感染了大肠杆菌。这一发现使人们相信大肠杆菌可能是软斑病的主要原因。然而,此后分离出了其他病原微生物,包括克雷伯氏菌、变形杆菌、分枝杆菌、葡萄球菌和真菌[95]。

其他证据表明,巨噬细胞杀伤缺陷是软斑病的原因。在患者的巨噬细胞溶酶体中发现未消化的微生物,其巨噬细胞和外周单核细胞的杀菌活性受损[96]。巨噬细胞功能的缺陷可以通过补充胆碱能激动剂而得到逆转[97]。

据报道,在接受化疗和免疫抑制治疗的患者中出现了软斑病。并且在停用糖皮质激素和硫唑嘌呤后,巨噬细胞功能异常和临床症状都得到缓解[98]。据报道,软斑病还会使各种免疫缺陷状态复杂化(如原发性低丙种球蛋白血症、艾滋病),并与慢性系统性疾病(如 SLE、UC、结节病)有关。

已经有大量病例支持一种形式的软斑病的新塑性病因[99,100]。Bates 及其同事鉴定出 19 例与软斑病相关的结直肠腺癌病例[99],软斑病仅存在于肿瘤附近的局部区域。这与可能影响多个器官的非肿瘤相关的病例形成鲜明对比。一篇关于结肠软斑病的报告提出了一种可能的遗传病因。该病集中在一个家族中。值得注意的是,最近有更多的病例报告强调了软斑病是肿瘤的模仿者[101,102]。

(二) 临床特征与诊断

软斑病患者通常表现为腹痛、腹泻、便血和发热[93]。体格检查结果包括可触及的直肠肿块、腹部肿块和体重减轻。诊断主要依靠结肠镜检查和活检,结肠镜检查通常会显示以下 3 种疾病模式:

1. 单独的直肠乙状结肠受累[103],有黄色斑块,可能是无蒂、息肉状或溃疡;结肠腔可能狭窄,可能发生肠瘘,这些提示癌症或克罗恩病的可能。
2. 结肠广泛受累,这是免疫抑制患者的特征。
3. 局灶性病变,可能与腺瘤性息肉或癌症有关[104]。

活检对于确诊和排除结肠恶性肿瘤至关重要(图 128.10)。组织学显示,具有大量细胞质的特征性大巨噬细胞(Von Hansemann 细胞),显示出许多含有部分消化微生物的次级溶酶体。这些溶酶体的融合和钙化导致称为软斑病小体的层状胞质内小体的形成,被认为是软斑病的特征。这种组织细胞(也称为 von Hansemann 细胞)必须与真菌病、麻风病、肠源性脂肪代谢障碍症[惠普尔病(Whipple 病)]、网状细胞肉瘤和携带鸟分枝杆菌复合物的巨噬细胞中的组织细胞区分开来。

(三) 治疗

新诊断的软斑病患者,应接受全面的病史和体格检查,以确定他们是否正在服用免疫抑制药物,或同时患有内科疾病或营养不良。有必要可进行免疫功能的测试,并应谨慎筛查相关的膀胱软斑病和结肠直肠癌。接受免疫抑制药物治疗的患者,在停用这些药物后可能会有所改善。甲氧苄啶/磺胺甲噁唑和环丙沙星等抗生素已成功治疗了软斑病[105]。这两种抗生素似乎都能杀死与软斑病相关的细菌，并能穿透有缺陷的宿主巨噬细胞。胆碱能药物也可用于治疗儿童软斑病[97]。对于与癌症或严重出血有关的病例，建议对受累结肠进行手术切除。

八、显微镜下结肠炎（淋巴细胞型和胶原蛋白型）

显微镜下结肠炎（microscopic colitis，MC）是一个总称，用来包括淋巴细胞型结肠炎（lymphocytic colitis，LC）和胶原蛋白型结肠炎（collagenous colitis，CC），普遍认为 LC 和 CC 是同一疾病的变体，它们具有相似的临床表现、评估和治疗。MC 是慢性水样腹泻的常见原因，在结肠没有内镜或放射学异常的情况下，具有典型的组织学特征。

（一）流行病学

在因慢性水样泻而接受结肠镜检查的患者中，MC 是一种相对常见的发现，占此类患者的 9%～16%[106,107]。MC 的发病率随着时间的推移一直在增加，尽管最近的基于人群的研究显示，MC 发病率稳定在 21.0～24.7 例/10 万人/年[108]。LC 和 CC 的发病率相似[109,110]，随着时间的流逝，这种发病率的增加，可能部分是由于对 MC 认识提高和诊断检测偏倚造成的。

LC 和 CC 最常见于老年人，确诊的平均年龄一般在 50～70 岁之间，但也有儿童和青少年病例的报道，他们的临床表现与成年人相似[111]。女性中患 CC 的概率高于 LC[109,112]。MC 患者的死亡率或结肠癌风险并没有增加[113]。事实上，MC 可能与腺瘤和结肠癌症风险降低有关[114,115]。

（二）病理学

在 LC 和 CC 中，固有层中存在由淋巴细胞和浆细胞以及一些中性粒细胞和巨噬细胞组成的混合炎性浸润[116]。LC 的特征性发现是上皮内淋巴细胞增多，定义为每 100 个表面上皮细胞中有 20 个或更多的上皮内淋巴细胞（intraepithelial lymphocyte，IEL）（图 128.11）。表面上皮细胞也可能出现扁平化、杯状细胞数量轻度减少，以及帕内特细胞增生的情况。中性粒细胞增多不明显，隐窝炎和隐窝变形不常见。值得注意的是，治愈感染和药物反应可能会引起类似的变化[117]。尽管结肠感染通常会导致中性粒细胞在固有层中明显浸润并伴有隐窝脓肿，但治愈感染可能具有与 LC 相似的更微妙的炎症模式，因此，在适当的临床特征背景下进行 LC 诊断是非常重要的。

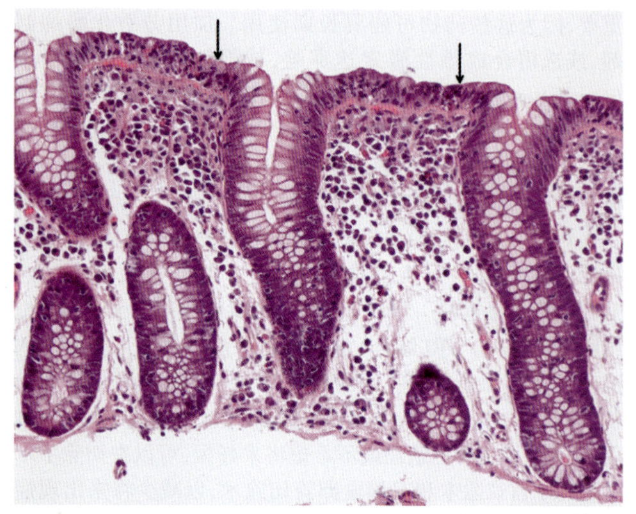

图 128.11 淋巴细胞性结肠炎的组织病理学。箭所示，表面上皮细胞损伤，上皮内淋巴细胞数量增加。此外，没有隐窝变形。虽然上皮内可见少量中性粒细胞，但广泛的隐窝炎不是淋巴细胞性结肠炎的特征（H&E，×200）。（Courtesy Thomas C. Smyrk，MD，Department of Anatomic Pathology，Mayo Clinic，Rochester，MN.）

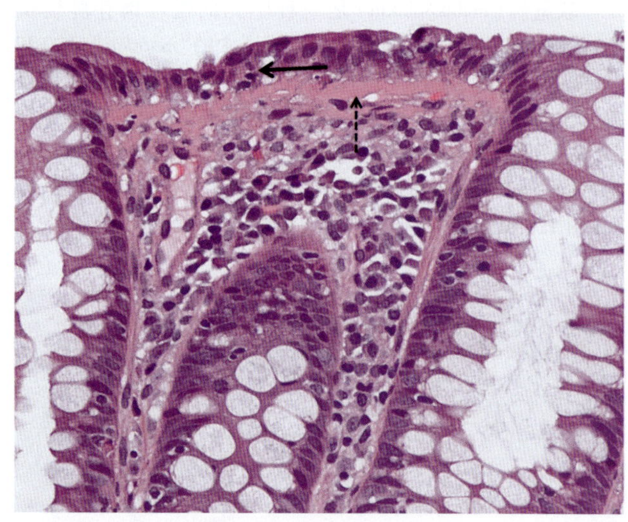

图 128.12 胶原蛋白性结肠炎的组织病理学。图中显示增厚的不规则上皮下胶原蛋白带（虚线箭），表面有斑片状上皮损伤。表面上皮还含有数量增加的上皮内淋巴细胞（实心箭）。隐窝变形和隐窝脓肿一般不常见（H&E，×400）。（Courtesy Thomas C. Smyrk，MD，Department of Anatomic Pathology，Mayo Clinic，Rochester，MN.）

CC 的炎症表现与 LC 相似，尽管 IEL 浸润往往不太明显[117]。其显著特征是增厚的上皮下胶原带（>10μm，与正常的 5μm 相比），这些改变可能是连续的或斑块状的（图 128.12）。必须强调的是，结肠活检位置不当导致的伪影，可能会使人误以为基底膜增厚。除了这些被广泛接受的组织学标准外，一些研究者还提出了对异常不太明显的 MC 的更广泛的组织学定义，即称为“不完全显微镜下结肠炎”或“非特异性显微镜下结肠炎”。一些符合这些标准的患者对 MC 的治疗有反应，表明这些定义是合适的，但需要更多的研究来确定是否应该接受这些拓宽的定义。

结肠中获取 MC 活检的最佳位置尚不清楚。尽管炎症变化在整个结肠中呈弥漫性发生，但远端结肠的炎症浸润和胶原带增厚似乎不太严重，仅限于直肠和直肠乙状结肠的活检，分别漏诊了 73% 和 29% 的病例[118]。然而，据报道，左侧结肠活检足以在绝大多数病例中作出诊断[119]。在后一项研究中，右侧结肠（近脾曲端）和左侧结肠（乙状结肠或降结肠）活检的诊断率均为 98.2%。然而，如果只进行左侧结肠活检，1% 的患者会错过 MC 的诊断。最近的一项研究再次证实了左侧和右侧结肠活检对 MC 的诊断敏感性均很高，且没有差异的说法[120]。一项较早的研究发现，横结肠活检的检出率最高（83%），而右半结肠和直肠乙状结肠的检出率分别为

70% 和 66%[121]。

因此，对于在完整结肠镜检查肉眼所见结果正常的慢性水样腹泻患者，应进行活组织检查，应在直肠上方，最好是在乙状结肠上方取活检样本，进行 MC 评估。虽然没有关于理想活检数量的指导意见，但如果进行结肠镜检查，一般建议在整个结肠中进行 8 处活检（包括右侧和左侧结肠的样本），这样可以确保最佳灵敏度，包括捕捉仅通过右侧结肠活检诊断的一小部分患者。将这些活检样本分装在不同的瓶中并无临床益处。

（三）病因学与发病机制

MC 的确切病因尚不清楚，尽管已经提出了许多理论，所涉及的范围从管腔抗原反应到免疫失调[122]。

研究表明，饮食因素、药物或未指明作用的某些制剂导致肠腔抗原反应，可能与 MC 有关。例如，麸质灌肠可以在乳糜泻患者中诱导 LC 样变化[123]，而 MC 常见于乳糜泻患者中，提示麸质可能是 MC 的原因[124]。此外，MC 的症状和组织学变化可能会随着粪流的改道而消失，并在肠道连续性恢复后复发[125]。另一项研究注意到，MC 患者的粪便微生物群发生了变化，Akkermansia 菌种减少[126]，这可能是由于保护性黏蛋白层减少，随后上皮细胞暴露于粪流中的有害成分。然而，尽管有证据支持对管腔抗原反应的假说，但最近一项基于人群的大型研究，未能确定任何特定的饮食与 MC 的发生相关[127]。

最近的研究强调了药物在诱导 MC 中的潜在作用，特别是 PPI 和 NSAIDs，同时使用会进一步增加这种风险[128,129]。NSAIDs 损害结肠的一种可能假设机制，是通过增加结肠的通透性，从而使管腔抗原进入固有层并促进炎症。酸抑制相关的生态失调（引起菌群失调），可能介导 PPI 效应[128]。其他几种药物也与此有关，包括他汀类药物和选择性血清素再摄取抑制剂[130]。一项研究评估了个别药物引起 MC 的证据强度，并得出结论，其中几种药物有强有力的证据（表 128.1）[131]。然而，很少有确定性药物再次检测的报告，任何特定药物的病例数都很少，这意味着不能排除偶然的联系。值得注意的是，一些被认为能引起 MC 的药物可能只是加重了腹泻，使亚临床病例得到诊断[132]。

尽管人类白细胞抗原（human leukocyte antigen，HLA）的研究得出了相互矛盾的结果[134,135]，但 MC 与乳糜泻或 IBD 的家族关联表明了遗传易感性[133]。最近的研究发现了其他潜在的遗传相关性。一项全基因组关联研究发现了几个与 CC 相关的基因位点，包括一些与 IBD 相关的位点[136]。已有家族性 MC 病例的报道[137]，然而，这一观察的罕见性表明，遗传易感性不是 MC 的主要病因。

CC 中胶原带增厚的发病机制尚不清楚。胶原分型的研究发现 CC 患者存在多种异常，一些研究表明增厚的胶原层代表了对慢性炎症的正常修复反应，而另一研究则认为这主要是胶原合成的异常[138-141]。然而，一项研究显示，没有证据表明通过 mRNA 水平测量的胶原蛋白合成增加[138]。成纤维细胞鞘的任何异常都可能是次要现象，因为它不能解释炎症细胞浸润。此外，CC 腹泻的严重程度与炎症程度的关系比与胶原带厚度的关系更密切[142]。

表 128.1 引起显微镜下结肠炎的药物

药物（类别）	可能性*
阿卡波糖	高
阿司匹林	高
质子泵抑制剂（PPI）	高
非甾体抗炎药（NSAIDs）	高
H_2 受体拮抗剂（H_2Ras）	高
SSRI	高
噻氯匹定	高
卡马西平	中
氟他胺	中
赖诺普利	中
左旋多巴/苄丝肼	中
他汀类药物	中

SSRI，选择性 5-羟色胺再摄取抑制剂。

*可能性是指数据的可信强度。

Beaugerie L，Pardi DS. Review article：drug-induced microscopic colitis—proposal for a scoring system and review of the literature. Aliment Pharmacol Ther 2005；22：277-84.

其他假设包括液体和电解质平衡异常，因为灌注研究表明，结肠中钠和氯化物的主动和被动吸收有缺陷，氯-碳酸氢盐交换减少[143,144]，胆汁酸吸收不良[145]，某些病例的感染对抗生素有反应[146]。最近的两项研究驳斥了早期的激素影响理论[147,148]。尽管对 MC 的病理生理学进行了大量的研究，但确切的病因仍有待阐明。

（四）临床与实验室特征

MC 临床病理有 3 个特征：包括慢性腹泻，宏观上正常或几乎正常的结肠黏膜，和以前提到的特征性组织学模式[117]。典型症状为慢性、水样、非血性腹泻，常伴有其他症状，包括腹痛、恶心、体重减轻、关节痛和疲劳。这些症状是非特异性的，许多患者符合 IBS 的诊断标准[149-151]。因此随机结肠活检是进行区分所必需的。值得注意的是，某些临床因素的存在与否，如女性性别、年龄较大、使用某些药物（如非甾体抗炎药或质子泵抑制剂）、体重减轻、排便次数和腹泻持续时间等，可能会识别出患 MC 风险较高或较低的患者[152-154]，也有人提出了临床评分系统，旨在识别可以避免结肠活检的低风险患者[152,153]。

常规的实验室检查对 MC 的诊断没有帮助。粪便中可存在白细胞[155]，但它们既不敏感也无特异性。一项针对 23 名 MC 患者的小型研究发现，粪便钙卫蛋白可能有助于区分 IBS 患者。然而，目前在这种情况下不常使用粪便钙卫蛋白。结肠镜检查时，结肠黏膜看起来非常正常，但最近的一项研究报告称，16.5% 的 MC 患者在结肠镜检查中有肉眼可见的异常，并且 CC 的溃疡或线性瘢痕形成的频率有增加趋势[119]。

（五）鉴别诊断

根据临床特征和流行病学风险因素，可能需要通过检测粪便中的肠道病原体、虫卵和寄生虫和/或艰难梭状芽孢杆菌感染来排除感染源。其他原因的结肠炎应从组织学角度与 MC 区分开来。急性感染性结肠炎的特征是上皮内无淋巴细胞(IEL)的中性粒细胞炎症。嗜酸性小肠结肠炎的特征是嗜酸性粒细胞浸润和 IEL 缺失。淀粉样变常被误认为CC,但其分布包括隐窝和血管的基底膜以及上皮细胞内,可以通过组织化学染色进行确认(见第 37 章)。UC 和克罗恩病的轻型病例也应在临床和病理上加以区分。根据临床、生化和组织学原因,可以排除产生激素的肿瘤、私下滥用泻药和甲状腺功能亢进症。值得注意的是,许多患者被误诊为IBS,然而,如发现粪便体量增加和结肠活检异常,应得出 MC 的诊断。

(六) 治疗

一旦确诊为 MC,首先要评估可能加剧腹泻的因素,包括乳糖不耐受患者过量摄入人工甜味剂或乳制品。还需要进行彻底的药物检查,包括非处方药物,以确定可能引起 MC 或加重腹泻的药物(表 128.1)[156]。消除可能的加重因素,可以改善甚至缓解腹泻[156]。然而,大多数患者需要积极治疗。

治疗的目标是实现和维持缓解(图 128.13)。有多种治疗方案可供选择,但布地奈德是唯一一种在对照试验中得到充分研究的方案,目前被推荐为一线治疗[157]。尽管如此,替代疗法仍然可以发挥作用,特别是在症状较轻的患者和对布地奈德不耐受或没有反应的患者中。从历史上看,没有有效的方法来评估 MC 的疾病活动性,因此很难比较临床试验之间的治疗效果。最近提出了 MC 疾病活动指数,目的是在临床试验中对疾病的严重程度进行一致评分,从而在未来对不同治疗方法进行更有意义的比较(表 128.2)[158]。

止泻药如地芬诺酯或洛哌丁胺可能有效[146,155,159],可用于轻度腹泻患者。如果症状对止泻药物无效,或者患者有中度症状,可以使用水杨酸铋[160]。一项回顾性研究报告称,大多数接受水杨酸铋治疗的患者均有反应(53%完全反应,28%部分反应)[161],每天 3 次,每次 3 片(每片 262mg)的剂量比低剂量更有效。该研究中的亚组分析表明,水杨酸铋对轻度腹泻(每天排便≤5 次)更有效。但不建议长期使水杨酸铋,特别是大剂量使用,因为它会引起包括神经毒性在内的不良反应[162]。美沙拉秦是另一种用于治疗 MC 的治疗方法,然而,在一项大型针对 CC 患者的大型对照试验中,证明它是无效的[163]。考来烯胺或其他胆盐结合剂可能是有效的,回顾性研究显示有效率为 59% ~65%[146,155]。

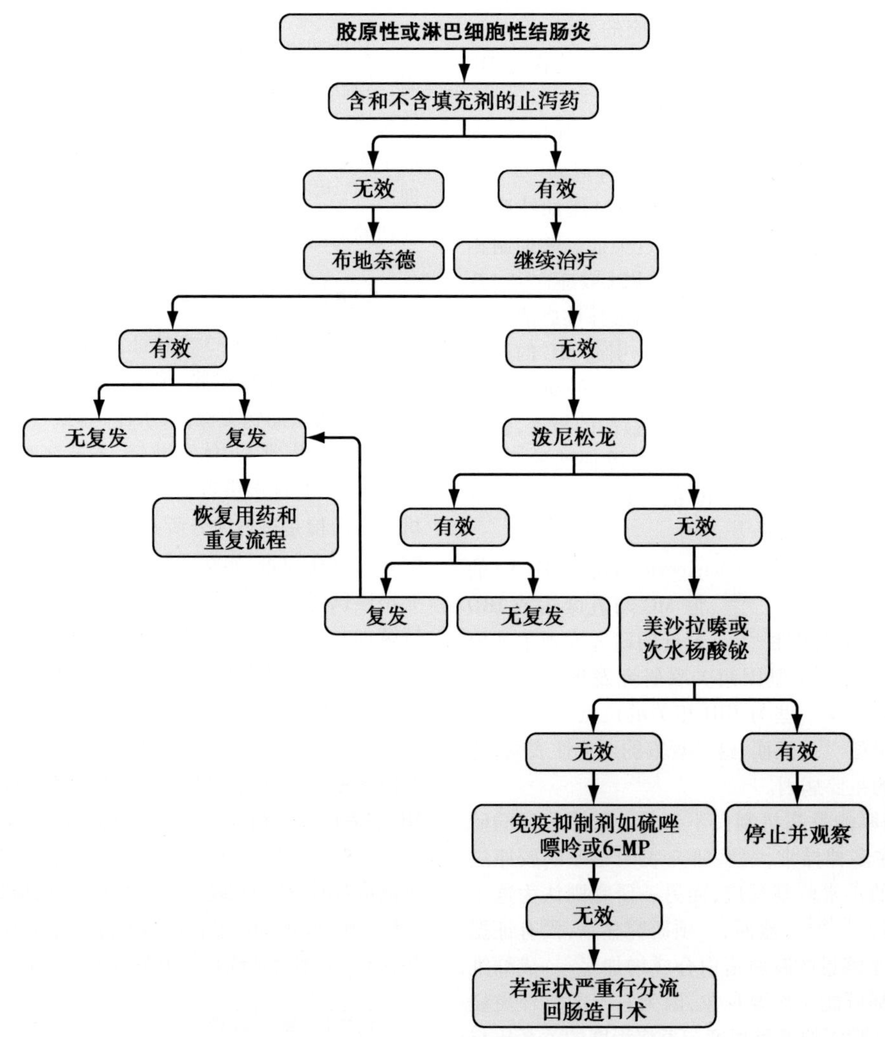

图 128.13　治疗胶原型或淋巴细胞型结肠炎的流程

表 128.2　显微镜下结肠炎疾病活动指数记分卡

项目	分数	加权系数	总得分
过去 1 周每天不成形粪便的平均次数	次数	×0.31	计算值
过去 1 周的夜间排便次数	0=无,1=有	×0.78	计算值
过去 1 周最严重腹痛	评分 1~10	×0.22	计算值
每月平均体重减轻(磅*)	磅	×0.11	计算值
过去 1 周排便的急迫性	0=无,1=有	×0.93	计算值
过去 1 个月大便失禁次数	次数	×0.01	计算值
		6 项评分	计算值
			+1.1
* 千克×2.2=磅		MCDAI 评分	计算值

MCDAI,显微镜下结肠炎疾病活动指数。

Data from Cotter TG, Binder M, Loftus EV, Jr., et al. Development of a Microscopic Colitis Disease Activity Index: a prospective cohort study. Gut 2018 Mar;67(3):441-446.

对于难治或症状严重的患者,通常开始会使用糖皮质激素[146,155,164]。布地奈德是一种作用于局部的合成糖皮质激素,在黏膜中具有高受体结合亲和力,在肝脏中具有首关效应,可最大限度地减少类固醇相关的不良反应。多项随机临床试验表明,布地奈德 9mg/d,是治疗 CC 和 LC 的有效诱导疗法[165-169]。对这些研究的荟萃分析报告称,布地奈德的平均反应率为 80%,而安慰剂为 26%(反应风险比=3.07;治疗所需要数量=2)[170]。布地奈德的不良反应比泼尼松少[171],而且在一项非对照研究中似乎更有效[172]。因此,在决定使用糖皮质激素治疗时,建议使用布地奈德,除非成本过高。在实践中,临床医生通常以 9mg/d 的剂量进行治疗,这通常会使大多数患者迅速反应。通常在治疗 8 周后考虑停用布地奈德。停药后 60%~80% 的患者会对类固醇产生依赖[161,173]。布地奈德停药后复发的预测因素,包括治疗开始前症状持续时间较长,基线时腹泻较严重[174]。

如果患者在诱导后复发,则应考虑维持治疗。如甲氨蝶呤或硫唑嘌呤等免疫调节疗法已被使用[155,175-177],低剂量布地奈德更常用于维持缓解。在 3 项随机对照试验中,布地奈德(4.5~6mg/d)在 6~12 个月的治疗期间,其维持缓解效果优于安慰剂[19,21,178]。在实践中,许多临床医生从 6mg/d 开始重新诱导缓解,然后逐渐减少到布地奈德的最低有效剂量,以维持对症状的控制。许多患者可以每天服用 3mg 的布地奈德,有些患者可每隔 1 天服用 3mg。然而,即使在维持治疗 6~12 个月后,布地奈德停药后的复发率仍然很高。因此,建议在治疗 1 年后尝试停药,以确定哪些患者将继续需要长期治疗。

应评估持续服用布地奈德的患者是否存在类固醇相关副作用,如高血压、糖尿病、电解质紊乱,以及可能的代谢性骨病[179],尽管这些不良事件的风险似乎很低[21,170]。这些患者应避免摄入西柚和任何其他细胞色素 P450 抑制剂,因为它们可以降低布地奈德的代谢,并可能增加全身暴露。

患者通常对布地奈德有反应[172],如果无反应,应考虑替代或伴随的诊断。如果没有其他诊断,则需要排除乳糜泻和持续接触违规药物的药物诱导 MC。还应考虑小肠细菌过度生长和胆汁酸性腹泻。对于确实患有真正类固醇难治性 MC 的患者,治疗选择包括胆汁酸结合剂或免疫调节剂,尽管除了一些少量描述性病例报告和小规模病例系列外,关于这些治疗的数据相对较少。最近的研究表明,大约有 30%~40% 的患者会对硫代嘌呤产生长期完全反应,但许多患者的耐受性仍然是一问题[180,181]。关于甲氨蝶呤[181,182]和抗 TNF 疗法的数据是有限的[181,183-187]。很少用手术治疗此病,只有药物治疗无效的难治性 MC 才考虑手术治疗。手术范围从回肠造口术(包括或不包括结肠切除术)[125,155]到回肠袋肛门吻合术[188,189]。

九、中性粒细胞减少性肠炎(盲肠炎)

中性粒细胞减少性肠炎(盲肠炎),是一种潜在的危及生命的疾病,通常与化疗相关的中性粒细胞缺乏症有关,但在器官移植和艾滋病后也有描述[190,191]。该病首次在接受白血病化疗的儿童中被描述[192]。该病通常影响回肠和盲肠,并可导致肠穿孔。据报道,中性粒细胞减少性肠炎的发生率为 5.3%[193]。其发生率可能被低估了。

(一) 病因学

中性粒细胞减少性肠炎的病因可能是多因素的。最初的黏膜损伤可能是由白血病的浸润、肠内容物淤滞或败血症引起的黏膜缺血所致[194]。某些药物也可导致黏膜损伤。阿糖胞苷可引起肠腺体上皮的坏死和延迟再生。长春花生物碱也可能通过破坏肠的肌间神经丛导致盲肠扩张。在宿主防御功能受损的情况下,随着黏膜损伤,随后会发生感染性结肠炎。感染往往是多菌感染;致病细菌包括大肠杆菌、金黄色葡萄球菌、败血症梭菌和克雷伯氏菌[195],还分离出曲霉菌和念珠菌等真菌[195]。该过程可能仅累及回肠或同时累及回肠和盲肠。除了肠的透壁性感染外,盲肠也可能因扩张和缺血而发生坏疽和穿孔[195]。

(二) 临床特征与诊断

中性粒细胞减少性肠炎最常见的表现是,接受抗肿瘤药物治疗的患者出现发热、腹泻、恶心、呕吐和腹痛。腹部压痛通常局限于右下腹部，但也可能不存在或被泼尼松等药物的使用而掩盖。局限性疼痛可因感染性肠穿孔而迅速发展为弥漫性腹膜炎，休克可因肠穿孔或菌血症而发生。手术时，乙状结肠可能会受到影响，使诊断更加复杂化。中性粒细胞减少症是普遍存在的，高达50%的病例血培养呈阳性[195]。鉴别诊断包括阑尾炎、伪膜性结肠炎、缺血性结肠炎、肠扭转、憩室炎和药物性腹泻。

诊断检查应包括腹部和盆腔的CT扫描。CT是确定诊断和帮助排除其他疾病（如阑尾炎、憩室炎）的最敏感方法。CT也可用于确定疾病的严重程度，包括评估并发症，如穿孔。CT扫描可能显示肠壁增厚、肠积气、腹水和游离气体（图128.14）。腹部平片可显示小肠扩张，右下腹部内空气减少，如果发生肠穿孔，则腹腔内有游离气体。应避免钡剂灌肠，因为存在穿孔的潜在风险。应常规进行粪便艰难梭菌毒素的测定。

（三）治疗

治疗中性粒细胞减少性肠炎的方法包括：单独的支持治疗、早期积极手术切除以及药物和手术的联合治疗。所有的方法都有成功和失败的记录。显然，对中性粒细胞减少性肠炎患者的成功治疗需要个体化，以优化结果。

一般来说，治疗管理包括广谱抗生素、鼻胃管抽吸减压和禁食肠道休息。出现全身血管扩张和腹腔积液，液体复苏对于维持肾脏灌注至关重要。密切观察和连续的腹部和放射学检查对于监测治疗反应是必要的。一项研究表明，根据美国病理学检查发现，强有力的抗生素治疗可提高30天的生存率[195]，突显了早期识别的重要性，以及对高危患者进行积极监测的作用。对于抗菌药物无效的患者，应考虑使用两性霉素，因为共存的真菌血症很常见[195]。由于腹泻常常是血性的，可能需要输血。使用粒细胞-巨噬细胞集落刺激因子纠正中性粒细胞减少症，是药物治疗的有效辅助手段[197]。建议对于接受了最大限度的药物治疗，但病情仍迅速恶化的患者，进行早期手术干预。药物及手术治疗的两个系列的研究表明，与接受药物治疗的患者相比，接受手术治疗的重症患者的死亡率降低了[198]。对于有坏疽、肠穿孔和休克等并发症的患者，尽管有血管升压药物的支持，手术干预是必要的。

围绕手术选择存在争议。当然，坏疽或穿孔的肠道应该切除。当肠道水肿，且没有血管受损和穿孔迹象时，成功的治疗包括肠道改道分流，切除或不切除受累肠道[191]。如果进行切除，回肠造口术和黏液瘘的构建可能是最安全的选择，因为肠吻合术在中性粒细胞减少症的情况下可能容易破裂。由于重新开始化疗时，中性粒细胞减少性肠炎的复发很常见，建议在恢复化疗前进行右半结肠切除[191]。

十、肠气囊肿症（肠壁囊样积气症）

肠气囊肿症一词（pneumatosis coli）与肠壁囊样积气症（PCI）同义，当疾病仅限于结肠时使用。这是罕见的疾病的特征是位于肠黏膜下层和浆膜下层有多个充气囊肿。必须将PCI与肠坏死相关的积气（即线性积气）区分开来，后者意味着肠活力丧失，通常需要手术。然而，在艾滋病患者中，线性积气可能与结肠的机会性感染有关，如果感染得到成功治疗，

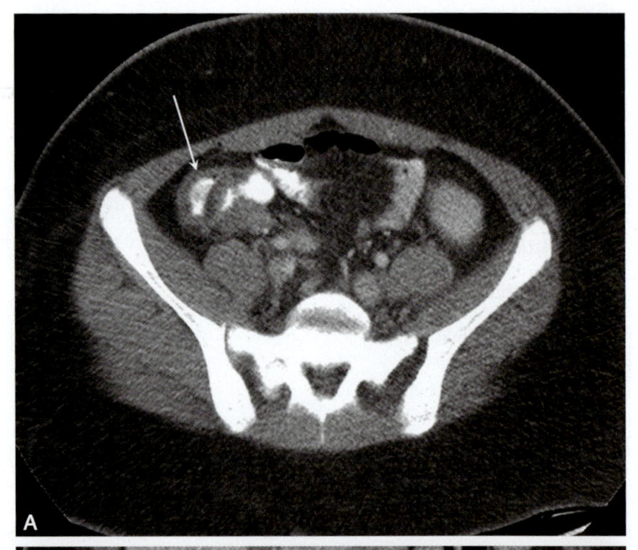

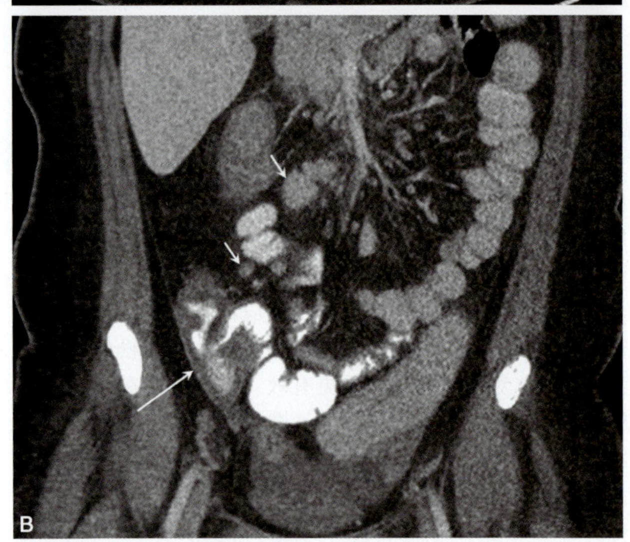

图128.14 显示中性粒细胞减少性结肠炎的CT扫描结果。一名19岁患有急性髓系白血病和中性粒细胞减少症的女性轴位（A）和冠状位（B）CT图像显示盲肠壁增厚（长箭），证实了盲肠炎的诊断。注意右下腹反应性肠系膜淋巴结病（短箭，B）。（Courtesy Victoria Chernyak，MD，Department of Radiology，Montefiore Medical Center，Bronx，NY.）

可能无需手术即可解决[199]。

PCI主要发生在空肠和回肠，只有6%的病例累及结肠。许多疾病都与肠气囊肿症有关，包括阑尾炎、克罗恩病、UC[200]、憩室病、坏死性小肠结肠炎、伪膜性结肠炎、肠梗阻[201]和乙状结肠扭转[202]。也有报道PCI是诊断性结肠镜检查的并发症[203]。此外，PCI与一些非胃肠道因素有关，如肺气肿、胶原性血管疾病[201,202]、器官移植后、艾滋病[199]，某些药物，如糖皮质激素，以及化疗[204]和肠道α-葡萄糖苷酶抑制剂，停药后PCI可能会完全消退[205]。在20%或更多的病例中没有相关的医疗情况，认为PCI是原发性的[206]。

（一）病因学

鉴于与PCI相关的大量不同疾病，已经提出了几种假说，其中最常见的是机械损伤假说和细菌感染假说。

机械损伤假说，是指肠腔内气体在压力下通过肠黏膜缺陷进入肠壁，这种缺陷可能是由直接创伤或肠腔内压力增加

引起的。这一假说可以解释结肠炎、十二指肠溃疡穿孔、空肠憩室和肠吻合术后结肠镜和乙状结肠镜检查后未进行活检而出现 PCI 的报告。然而,由于黏膜和囊肿之间没有联系,这种解释的合理性降低了[207]。

细菌感染假说认为,囊肿是由产氢细菌引起的,要么是由局部侵入肠壁,要么是因为摄入的碳水化合物发酵导致结肠腔内产生过多的氢气,然后扩散到肠壁内形成气泡[48]。事实上,囊肿中的高氢气含量已记录在案[208]。在喂食元素饮食以减少结肠细菌的碳水化合物底物的患者中,囊肿会消退。然而,细菌不是从囊肿中培养出来的,而且随着囊肿破裂和随后的腹腔积气并没有发生腹膜炎,这至少反对 PCI 的直接细菌感染机制。

(二) 临床特征与诊断

肠壁囊样积气症的发病率在 60 岁左右最高,男性和女性的发病率相同。在大多数情况下,积气是腹部影像学上的意外发现。最常见的症状是腹泻(68%)、黏液便(68%)、直肠出血(60%)和便秘(48%),尽管并不总是清楚观察到的肠气囊肿症是否是导致这些症状的原因[206]。大约 3% 的患者出现肠气囊肿症的并发症,包括腹腔积气和肠穿孔,或导致更严重的情况,如肠扭转、肠梗阻或肠套叠。体检可能会发现腹部肿块或腹胀。如果囊肿破裂,腹部平片可以识别有或没有腹腔积气的放射线透亮簇。然而,大多数病例是在横断面成像上发现的,即 CT 或 CT 血管造影(图 128.15A 和图 128.15B)。内镜下可见多个囊肿,其大小从几毫米到几厘米不等。EUS 也被用来诊断。

(三) 病理学

囊肿通常是薄壁的,可以单独或成簇出现。它们与肠腔或彼此之间不相通,似海绵状。在横断面上,它们看起来闪闪发光,呈蜂窝状,大小从几毫米到几厘米不等。显微镜下,囊肿有内皮衬里。在囊肿塌陷后,会出现多核巨细胞和纤维化的炎症(图 128.16)。浆膜下囊肿被纤维结缔组织所包围,可在"相邻肠管"之间产生粘连。PCI 的黏膜可能正常或变薄,在囊肿上可有或无溃疡或炎症。黏膜变化从轻度局灶性异常到广泛的改变,包括肉芽肿、有分支的异常隐窝、变短、隐匿和脓肿、扩张和破裂。

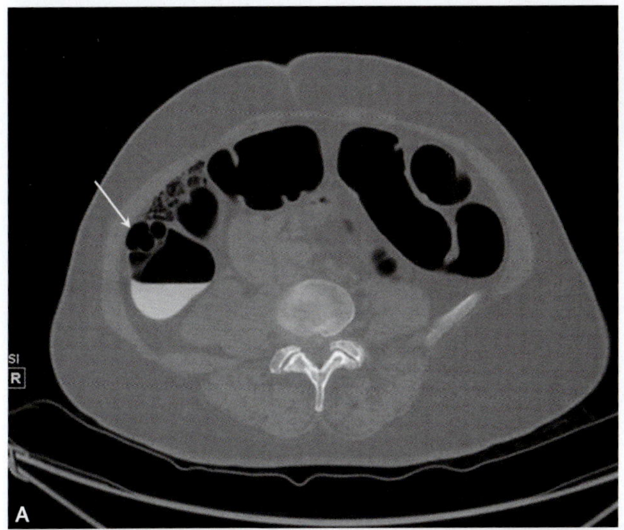

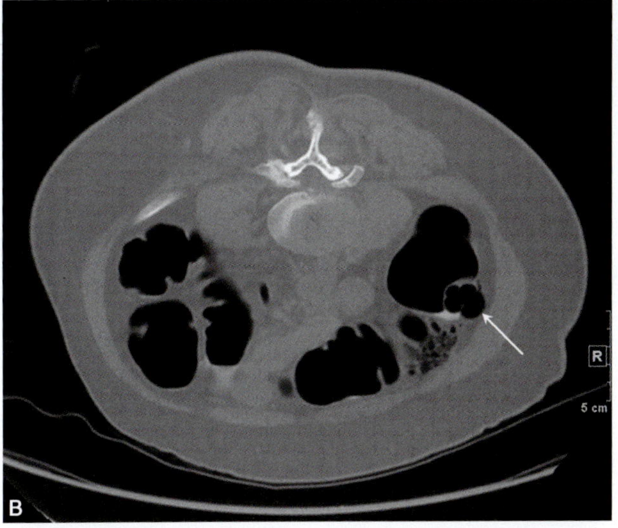

图 128.15 对一例 65 岁女性进行的 CT 结肠造影显示,在仰卧位(A)和俯卧位(B)上发现一簇黏膜下囊肿(箭)的位置保持不变,这是典型的肠气囊肿症。(Courtesy Victoria Chernyak, MD, Department of Radiology, Montefiore Medical Center, Bronx, NY.)

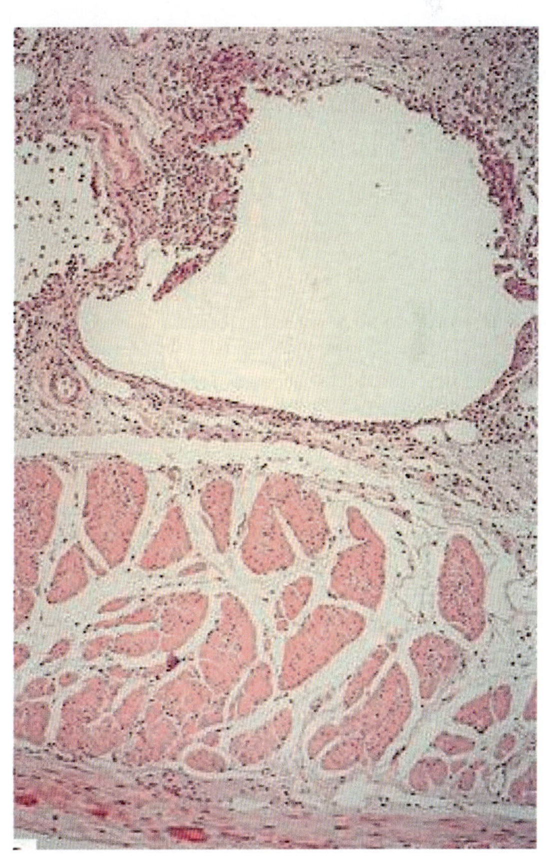

图 128.16 肠气囊肿患者结肠黏膜下层一个充满气体的大囊肿的组织病理图。这些囊肿壁通常衬有组织细胞和多核巨细胞。黏膜中也可发现囊肿(H&E)。(Feldman M, Boland CR, editors. Slide atlas of gastroenterology and hepatology. Philadelphia: Current Medicine; 1996.)

（四）治疗

有高达 50% 的 PCI 病例可自发消退，由于囊肿可能在手术后复发，因此不建议对无症状个体进行特定治疗。对有症状的患者可通过呼吸高流量氧气或使用高压氧成功治疗，特别是在耐药病例中[209]。高氧水平可导致囊肿内的氢气被氧气替代，并相应地减小了囊肿的大小。甲硝唑也被用于治疗肠气囊肿，这支持细菌致病理论。结肠切除术仅适用于有肠梗阻或大量出血等并发症的患者。

（韩跃华　译，王立　校）

参考文献

第 129 章　肛门疾病

J. Marcus Downs, Benjamin Kulow 著

章节目录

一、解剖学

成人的肛管长约 4cm，是大肠的末端部分。它始于直肠壶腹部远端，因耻骨直肠肌形成的 U 形吊带水平以下变窄，终于肛门外缘，是消化道的外部出口。除外排便时，肛门通常是紧闭的，形成一个前后狭长的缝隙。肛管由内、外括约肌所包围，在肛门韧带和会阴之间向后下走行，被肛提肌所包围，后者是构成盆腔膈膜的主要部分。由于肛管向后下方倾斜，检查的手指或仪器在进入肛管时应指向脐部[1]。

肛管的内壁由近端黏膜（内胚层）段和远端皮肤（外胚层）部分组成。齿状（梳状）线是这两个节段之间的“锯齿状”连接线，两个节段在静脉、淋巴引流、神经支配和上皮层都有所不同（图 129.1）。在齿状线以上，神经支配是通过交感神经和副交感神经系统进行的。动脉供血和静脉引流与髂内血管以及直肠及肛门的动脉和静脉有关。淋巴管与这些血管伴行，淋巴引流入髂内淋巴结。在齿状线远端，肛管由躯体神经系统支配，供血和回流来自直肠下支血管。齿状线以下的淋巴引流进入腹股沟淋巴结（见本节后面部分）。这些差异对于痔疮的分类和治疗很重要。

在胚胎学上，齿状线是内胚层和外胚层的交界处。在齿状线近段，痛觉可以忽略不计，活检可以在没有或少量麻醉的情况下进行。然而，在齿状线以下属于外胚层，痛觉是高度敏感，故在行肛管检查，或外痔治疗时，需要注意这些差异，是很重要的。

在齿状线上方有 6~14 个褶皱组织，称为肛柱［也称为 Morgagni 柱（column of Morgagni）］，这是由于直肠进入肛管时形成漏斗状变窄区域的结果。位于肛柱基部之间的肛窦，通向小而退化的肛门腺，当肛门腺被通过的粪便压迫时，肛门腺会分泌黏液，这有助于粪便的排泄[2]。这些腺体延伸到肛门内括约肌，如果它们被堵塞，就会形成肛周脓肿或肛瘘。

肛管的皮肤部分是由改良过的鳞状上皮组成，薄而光滑细腻，没有毛囊或腺体。在肛门边缘，上皮开始变厚，皮肤附属物开始出现。

肛门和直肠的动脉血液供应来自上、中、下支直肠动脉，它们分别是肠系膜下动脉、下腹动脉和阴部内动脉的分支。Klosterhalfen 和他的同事，通过对尸体进行血管造影，并进行病理及组织学评估，结果显示 85% 的人群，其肛管远端后壁灌注比肛门其他部位差[3]。在原发性肛裂的病理模型中，这种血供减少可能会导致远端后壁联合处的相对缺血[4]。这不仅解释了为什么这个位置的肛裂可能会变成慢性的，也解释了为什么通过使用平滑肌松弛剂（如硝酸甘油、地尔硫䓬）增加血供，可以治愈此部位的肛裂。肛管的静脉引流由外周体循环和门静脉系统共同完成。直肠内静脉丛流入直肠上静脉，直肠上静脉进入肠系膜下静脉，然后汇入门静脉。肛管远端通过直肠外静脉丛引流，经直肠中静脉和阴部静脉进入髂内静脉（即体循环）[4]。

直肠上段 2/3 的淋巴液向上引流至肠系膜下淋巴结，然

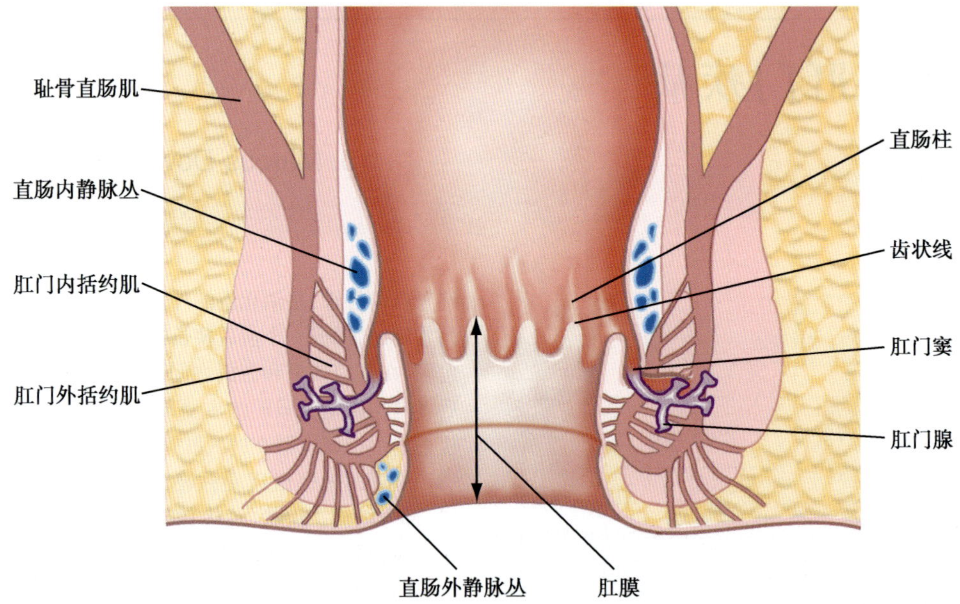

图 129.1　肛门区域解剖示意图。从肛门边缘至齿状线大约 1~1.5cm，即箭头垂直线所指范围为过渡区域

后引流至主动脉旁淋巴结。直肠下 1/3 的淋巴液不仅可沿着直肠上动脉和肠系膜下动脉，向头颈部淋巴结引流，而且还可沿着直肠中动脉向旁边引流到髂内淋巴结。在肛管内，齿状线是淋巴引流的分水岭：齿状线以上淋巴液可以引流至全身各淋巴系统里。齿状线以下是主要引流到腹股沟淋巴结。因此，在齿状线以下的恶性疾病，可以出现腹股沟淋巴结肿大，而在近端的病变中，淋巴结引流进入盆腔。

肛门内括约肌是围绕着肛管的上 2/3 的不自主括约肌。它是由肠道环形平滑肌层增厚形成的，由盆腔内脏神经（副交感神经）支配。该括约肌对直肠壶腹内粪便的压力可作出反应（松弛），是肛管静息张力和被动自制的主要决定因素。

肛门外括约肌是围绕肛管下 2/3 的，相对较大的自主性肌肉。它在肛管两侧形成一条宽阔带，由皮下、浅层和深层肌肉组成。肛门外括约肌部分是由骨骼肌组成，与肛门内括约肌的下半部分重叠，有助于有意识地控制排便。肛门外括约肌协助自主地关闭肛门。部分深层肛门外括约肌组成了耻骨直肠肌，其收缩可将肛门上端向前牵引，在肛门轴线和直肠轴线之间形成一个角度。耻骨直肠肌放松使这个角度变直，有利于排空。肛门外括约肌的神经支配是直肠下神经和 S4 会阴支。

二、肛门和直肠的检查

成人所有常规查体，应包括肛门指诊检查。当患者出现与肛门直肠或结肠部位有关的问题时，需要进行更全面的检查。检查前应详细询问病史，耐心倾听患者诉说的症状，同时也可与患者建立融洽的关系，并缓解患者的焦虑情绪。需询问症状持续时间、影响症状加重或缓解的因素，以及使用过的内、外科治疗方法等问题。还应询问患者通常排便的方式、最近排便习惯的改变、性生活史以及与结直肠癌、息肉和 IBD 的家族史。根据患者的病史，医生通常可以得出初步诊断，或大大缩小诊断疾病的范围。

通常情况下，出现肛肠问题的患者，会因为恐惧和尴尬而耽误就医。因此需要在进行肛门直肠检查之前，解释每一步都是很重要的。医生要在接触患者敏感部位之前，让患者感觉到检查者在触摸他们，任何接触性检查都应以减轻其焦虑感为目的。同样重要的是避免在检查中引起疼痛，平稳的声音和温柔的触摸是必不可少的。即便如此，有时患者还是会非常容易感到疼痛以致无法进行指检，必须在麻醉下进行检查。

在诊疗室检查时，患者可以采用几种姿势中的一种进行检查，包括左侧卧位、膝胸卧位或倒置位。在倒置位中，患者面朝下，跪在地上，双臂屈曲，肩膀和头部放在检查台上。一般使用一种特殊的液压台，能使床升高并使头朝下倾斜。膝胸位是患者跪在一个平坦的检查台上，上身前倾，暴露肛门部位，这种体位是最不常用的。侧卧位可以在检查时最小程度扭曲患者的身体，不过需要一个助手协助暴露肛门。没有哪个姿势是最好的，而适当的照明也很关键。

（一）视诊

首先从皮肤开始。在某些情况下，查看患者的内裤可以了解到是否有肛门排泄物，及其性状，或者是否有大便失禁的线索。当臀部轻轻收缩时，瘢痕、皮肤异常、大便、肛门出血或脓液、肛门赘肉、疣、痔疮、外部开口的瘘管，以及肛管附近或肛门脱出的病变都会被注意到。并检查肛门是否不对称、有无裂口或瘢痕。如果有大便失禁症状，可以轻轻抚摸肛周皮肤，以评估是否存在肛门反射。完整的肛门反射表示有括约肌神经支配，而没有肛门收缩则可能是缺乏感觉或运动神经支配所致。

然后要求患者收缩肛门，以评估肛门括约肌的运动，并评估臀部肌肉的纠集情况。肛门和肛周皮肤应该有同心运动。接下来要求患者用力，以便评估会阴部的下降情况，在静止水平以下，有<4cm 的下降幅度。在用力的过程中，应注意阴道或肛门的脱垂、痔疮的隆起或尿液或粪便的泄漏。如果患者诉有脱垂，但在检查过程中没有看到，可以要求患者坐在马桶

上用力后观察。

用纱布垫在肛门两侧进行牵引,可以使肛门末端外翻,以便进一步检查。这对展示肛裂特别有用,而不会引起不必要的疼痛(图 129.2A 和图 129.2B)。还应检查附近的臀部皮肤、阴道旁区域、阴囊底部和臀裂。如果怀疑有感染或肿瘤,应检查腹股沟淋巴结。

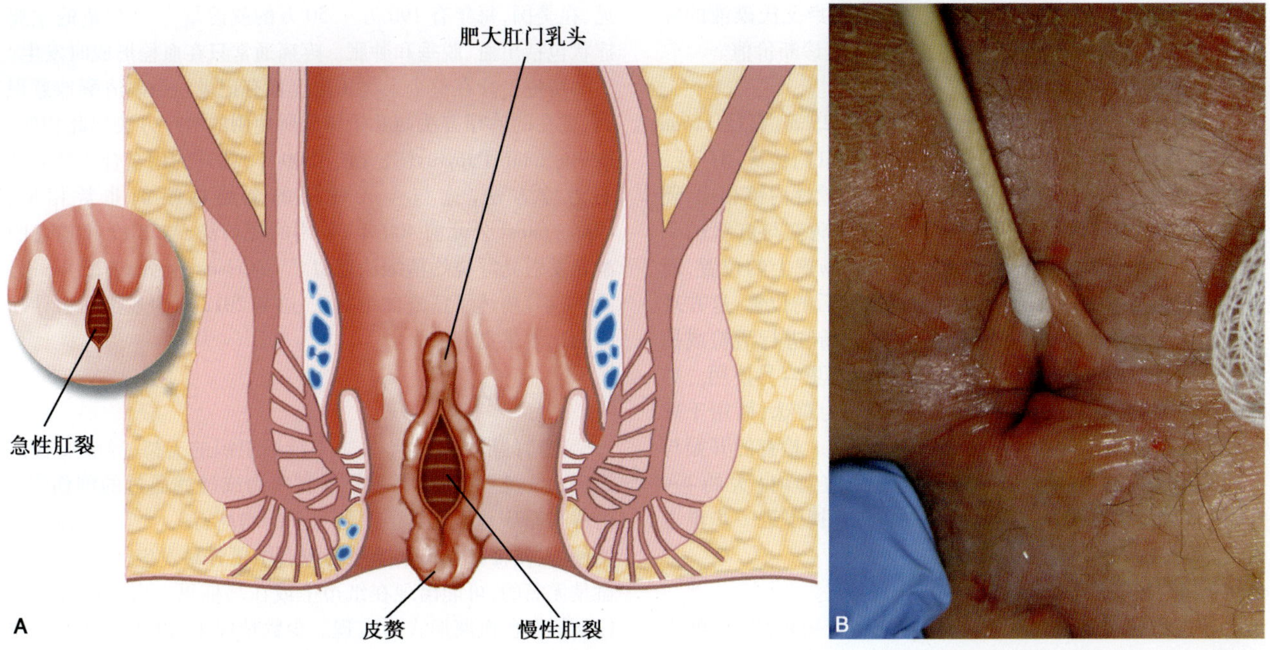

图 129.2　A,急性和慢性肛裂示意图。在左侧插图中,急性肛裂被简单地描述为肛膜中的裂缝。慢性肛裂通常表现为慢性体征,边缘卷曲、纤维化、近段肛乳头肥大、远端皮肤赘生,以及肛门内部组织暴露;B,用棉签检查急性裂隙。一旦确定为急性肛裂,在肛裂愈合之前不需要进行内部检查

(二) 触诊

检查者应戴手套、润滑过的示指触摸肛管和肛周皮肤,缓慢插入并轻柔按压。此时要注意评估肛管静息压和肛管长度。可要求患者收缩其肛门,以评估肛门括约肌的力量和受损范围[5]。然后用示指环绕肛管周围触摸,以了解有无瘢痕、肿块或触痛。内痔一般是触摸不到的,除非内痔有血栓形成。最后,将手指伸入肛门内以评估前列腺和直肠阴道隔,并检查是否有肿块。如有肛门疼痛时,检查的手指在插入时应远离疼痛区域。如果疼痛难忍无法进行检查,可使用镇静剂或麻醉剂。肛管静息压力约有 80% 是由肛门内括约肌提供的,外括约肌提供了约 20%。评估外括约肌的方法是让患者自主收缩肛门,以包裹检查的手指。

肛管内经常可以发现异常情况,包括:瘘管,像条索状结构,或线状硬结;瘘管的内部开口,像一个小块硬结;癌可能是坚硬的;以及溃疡,可能感觉凹凸不平。在女性的前部触诊可能会发现脱肛或括约肌复合体的前部缺陷。

对直肠远端进行触诊可以发现肿块病变,包括息肉和癌。应注意病变的确切位置(前部、后部、右侧、左侧,以及与肛门边缘的距离)及其大小、活动度和特征(软、溃疡、硬或有蒂)。直肠壁外的病变也可以被观察到。女性的子宫颈和男性的前列腺可以分别通过直肠前壁感觉到。应注意前列腺的特征,以及任何可能代表癌的硬结节[6]。应评估直肠黏膜的质地,例如,直肠炎患者的黏膜可能有粗糙摩擦感;低白蛋白血症患者的黏膜可能有潮湿黏腻感。

接下来应触诊肛提肌。功能性肛门疼痛的患者在检查时可能表现出肛提肌压痛。同样,应在检查时,示指进入肛门内触摸尾骨,另一只手的示指在体外按压尾骨。这个检查手法是为了寻找由动作引起的疼痛点(尾椎痛),这可能是尾椎骨骨折的表现。

最后,应评估肠内容物,包括粪便的性状和数量。当移开示指时,应注意手套上的所有粪便、血液、脓液或黏液。

(三) 内镜检查

进行内镜检查应根据病史和体格检查结果,对大便失禁、便秘、不明原因的肛门疼痛[7]、贫血、腹泻和直肠出血的患者,内镜镜检查通常是评估和排除器质性疾病的必要条件。结肠镜检查在其他章节有详细讨论,本章不再赘述。

1. 肛门镜检查

肛门镜可以检查肛管、齿状线、内痔和直肠远端,这是检查肛管的最佳方法。肛门镜是一种短的金属或塑料管状装置,通常有一个斜面;大多数直径<2cm,有内部照明或有外部照明源配合使用。

肛门镜检查前通常先进行肛门指检。然后,当检查者在闭孔器上轻轻施压时,润滑的肛门镜被缓慢地插入,直到仪器被完全推进。在没有闭孔器的情况下,切勿插入肛门镜。然后取出闭孔器,对整个肛管进行检查。这包括检查远端直肠黏膜、肛门过渡区和肛管到肛门边缘。某些型号的窥镜有一个斜面,或者凹槽,为了更好地看到肛门组织,这些可能需要多次重新插入以查看整个肛管。内痔可见在齿状线上方隆起或向远端脱垂。通常可在齿状线处看到肛瘘内口,按压外口或许可以看到内口的脓液溢出。

一种称为高分辨率肛门镜(high-resolution anoscopy, HRA)的检查,用于检测肛门上皮内瘤变(anal intraepithelial neoplasia,AIN),适用于肛门人乳头瘤病毒(human papilloma virus,HPV)感染的高危人群和肛门巴氏试验异常的人群。HRA可以放大肛门黏膜上皮,再加上醋酸和卢戈氏碘液的染色,可显示异常区域的病变[8],对早期病变有诊断价值。

2. 硬性直肠镜检查

硬性直肠乙状结肠镜检查使用一个长25cm、直径11mm的硬镜,需要一个光源配合观察。尽管软性肛门镜应用广泛,但在某些情况下,硬镜仍有其优越之处。与软性内镜相比,硬性直肠乙状结肠镜可以更精确地测量直肠病变与肛缘的距离。硬性仪器还可以准确地确定病变在直肠壁上的位置,而软镜不易确定解剖学上的左与右,以及前与后的位置,这在规划手术时也可能是至关重要的。在评估直肠、进行活检或抽吸粪便时,硬性直肠镜有时比软性器械更快、更容易使用。尽管通过硬性直肠镜所用的活检钳以鳄齿钳为首选,而用于软性内镜的活检钳也可以在硬性直肠镜中使用。检查的开始与肛门镜检查完全一样。一旦内镜推进到直肠内(大约4~5cm),即取出闭孔器并关闭窥镜窗口。在直视下进一步推进镜身,必要时充气以扩大直肠腔。

3. 软性乙状结肠镜检查

软性乙状结肠镜只是结肠镜的一种较短模式,长度为60cm。当不需要对结肠进行全面评估时,目前常用胃镜取代软性乙状结肠镜检查(flexible sigmoidoscopy,FS)。在检查前应为患者进行1次或2次灌肠,一般不使用镇静剂,这就是为什么接受过结肠镜检查和FS检查的患者普遍觉得前者不那么令人不快的原因[9]。FS的目标是检查左半结肠,至少80%以上的患者可以达到此目标[10]。息肉的存在需要进行全结肠镜检后才能做切除术,可以对病变部位进行活检。如要内镜下切除息肉,需要行充分的肠道准备,否则应避免使用电切和氩气刀切除,因为肠内气体点燃后会导致结肠内爆炸[11]。

在钡剂灌肠时,由于需要扩张结肠的气囊会遮盖部分远端直肠,不能很好地显示直肠远端,FS就可用于提高钡剂灌肠的诊断能力。直肠和乙状结肠的病变在放射学检查中也可以通过FS评估。FS允许对位于直肠乙状结肠和左结肠的疾病进行连续检查和治疗,如直肠乙状结肠炎和放射性直肠炎。FS对于跟踪癌症也很有用,可以在结肠镜检查之间看到直肠乙状结肠结合部。

三、痔疮

当医生面临主诉为痔疮的患者时,应考虑有几种特殊情况。首先,患者通常将肛门处的任何不适都归因于痔疮[12]。在临床工作中,大多数主诉为"痔疮"的患者,其症状可能有其他一些解释(例如,肛裂、肛门瘙痒、肉赘);第二,痔疮是我们人体解剖结构中正常的一部分[13,14],其存在不一定意味着疾病状态;与此相呼应的是,痔疮可以与其他肛门疾病并存;第三,治疗痔疮的方法很多,没有一种治疗方法适合所有患者;最后,患者往往对痔疮手术感到恐惧,这种恐惧可能导致患者耽误就医。

痔疮是肛门黏膜和底层肛门内括约肌之间的血管扩张。它们通常发生在左外侧、右后侧和右前侧的位置。其他部位的"痔疮"应引起对其他疾病的关注(如癌、淋巴瘤、尖锐湿疣)。内痔起源于齿状线以上,由柱状黏膜或过渡性黏膜覆盖。外痔位于齿状线以下,由鳞状上皮覆盖。痔疮疾病很常见,在美国,每年有190万~350万的就诊量[15]。痔疮的主要症状包括出血、脱垂和肿胀。疼痛通常只在血栓形成时发生。

痔疮治疗在整个人类历史上都有记录。令人清醒地意识到,现在的治疗方法与几千年来所使用的治疗方法如此相似:Edwin Smith Papyrus(公元前1700年)描述的用金合欢叶灌输的治疗方法,这与今天使用的金缕梅酊剂非常相似;Hippocrates(公元前400年)采用的烧灼法,与2017年描述的激光发射光纤烧灼精细法近似[16]。Celsus(公元前25年—公元14年)描述了痔疮的结扎法,这与2012年的多普勒引导疗法相比效果更好[17]

(一) 内痔

内痔的形成是由于失去了结缔组织的支持,导致血管组织突出或脱垂,使其更容易受到用力或硬粪通过的创伤[18]。内痔与循环基质金属蛋白酶水平的增高有关[19,20],而且在有便秘、大便稀溏或长期坐便的患者中更容易发生[21]。内痔出血是无痛的,可能出现在纸巾上或在马桶里。出血也可以是以滴鲜红色血液形式为表现。少数情况下,内痔出血可以积聚在直肠内,以暗红色血或血块的形式排出[14]。内痔也可能脱出,其分级如下:Ⅰ级痔疮出血,可肿大,但不脱垂;Ⅱ级痔疮在排便时突出,并可自行缩小;Ⅲ级痔疮脱垂,需要人工复位;Ⅳ级痔疮持续脱垂。脱垂的痔疮可能导致患者的内裤上有血或黏液。脱垂导致的肛周潮湿可引起瘙痒[13]。尽管痔疮疾病的确切发病率不详,但我们认为有10%~25%的成年人会出现这种疾病。

1. 评估

通过病史和体格检查可以诊断内痔,再加上使用斜面或有槽的肛门镜检查可明确诊断。轻轻外翻肛门边缘可显示出脱垂的痔疮组织。内痔也可通过软性乙状结肠镜(FS)逆行观察看到,肛门镜检查可以观察到脱出的程度。在症状间歇期的检查可能完全正常。

2. 治疗

有症状的内痔,其初步治疗是药物治疗,包括充足的液体摄入(每天6~8杯不含酒精、不含咖啡因的饮料)、充足的膳食纤维(每天20~30g),以及避免用力排便和长时间蹲便[22,23]。患者可以记录饮食日记,评估他们的纤维素食物的摄入量,必要的话可调整其饮食结构,或添加补充纤维素食物。如果大便仍然坚硬,可以添加粪便软化剂,如多库酯钠,泻药和灌肠剂很少使用[24],这些措施对预防痔疮复发也很有用。当单用纤维素治疗不足时,可使用聚乙二醇3350或多库酯治疗硬粪或便秘症状。外用药膏,如去氧肾上腺素/矿物油/凡士林或糖皮质激素类药膏,可暂时改善疼痛或瘙痒。使用基于糖皮质激素的局部制剂时要注意容易发生感染,例如念珠菌。甘油栓剂在治疗痔疮方面几乎没有作用。

静脉素(phlebotonics)是一组包括植物提取物或类黄酮的异质化合物,在治疗急性痔疮症状方面优于安慰剂[25]。它们改善静脉张力,稳定毛细血管的渗透性,对缓解痔疮出血很有帮助，且有很好的安全性[26]。地奥霉素（vasculera，Ferndale 实验室）就是这样一种产品，有时会添加在使用纤维素食物疗法和无法解决的Ⅱ级和Ⅲ级痔疮的治疗中。

持续性出血或对药物治疗无反应的痔疮脱垂或Ⅳ级脱垂是手术治疗的适应证。手术治疗分为切除性或非切除性。非切除性治疗的目的是将血管壁固定在底层内括约肌上。实现这种固定的方法包括橡皮筋结扎（rubber band ligation，RBL）、硬化剂疗法、冷冻疗法、红外线光凝术、缝合结扎术等方法。

（1）橡皮筋结扎术

橡皮筋结扎术（RBL）是治疗痔疮最常见的方法[27]。它通常适用于对药物治疗无反应的Ⅱ级和Ⅲ级痔疮。除了形成瘢痕并将黏膜固定在底层组织上外，当 RBL 包裹的组织变性坏死和脱落时，实际上会去除少量的痔疮组织。Ⅰ级痔疮因太小，无法直接使用皮筋，尽管橡皮筋放在近端，靠近痔疮组织可以达到相同的纤维化效果，但Ⅰ级痔疮不适合用这种方法治疗。Ⅳ级痔疮更需要手术切除[28]。

橡皮筋通常由外科医生通过带槽的内镜使用，而胃肠病学家使用倒置位置的胃镜或一种较新的技术，包括一个小型的塑料抽吸装置（CRH-O′ Regan 套扎系统或 ConMed SpaceBander）预装一个橡皮筋。对于是否需要进行肠道准备尚有争议，但对于糖尿病患者或免疫功能低下的患者，建议进行肠道准备，因为他们更容易受到感染。如果由于粪便滞留而使痔疮的视野被遮挡，可以使用单次二磷酸钠和磷酸钠灌肠。常规不使用抗生素。橡皮筋仅放置在肛门内痔的近端，齿状线以上。放置在远端会夹住鳞状黏膜，导致疼痛，必须立即移除橡皮筋；橡皮筋不应放置在齿状线的远端，也不适用于外痔。每次放置橡皮筋的数量是有争议的。尽管研究表明，在一次治疗过程中可以安全地放置多个橡皮筋[27,29]，但为了尽量减少疼痛和减少并发症，通常每次就诊治疗时，只放置一个部位的橡皮筋。如果需要一次有多个部位行结扎，局部麻醉是有帮助的[30]。4~6 周后对患者进行重新评估，并在需要时进行再一次套扎。大多数患者可以通过 3 次或 3 次以下套扎，就可以处理好。通常情况下，有问题的部位很容易被发现，用单条橡皮筋就能解决问题。

在 RBL 术后，患者有时会感到疼痛。建议他们在温水中浸泡，并使用对乙酰氨基酚，有时需要使用麻醉剂。急性剧痛预示着橡皮筋放置过远，应将橡皮筋取出或重新放置，症状因人而异。大多数患者会有直肠胀满不适感或排便冲动，这可能持续 1~2 天；有些患者根本没有症状。纤维素食物和饮水应如上所述继续进行。RBL 在 75% 的Ⅰ级和Ⅱ级痔疮患者和 65% 的Ⅲ级痔疮患者中是成功的。经过这种治疗的痔疮复发率约为 20%。

RBL 的主要并发症包括出血、败血症、蜂窝组织炎和死亡[31]。少量出血通常发生在术后 4~7 天，这时橡皮筋通常会脱落。少量出血不需要干预就会停止，约有 1% 的患者出现严重出血，需要治疗[29]，可以通过注射肾上腺素、缝合结扎术或在直肠内放置大口径 Foley 导管球囊来进行控制。严重的出血需要密切观察，因为直肠失血量的估计是有一定困难的。患者可能会出现低血压，或发生再出血。理想情况下，抗凝剂应在 RBL 之前停用，并在治疗后 7~10 天内不恢复使用，但坚持这一建议必须考虑到抗凝剂的医学指征。正在服用抗凝血剂的患者不选择行 RBL 治疗。如果不能停用抗凝药，应使用缝合结扎来代替 RBL。

败血症是 RBL 的一个严重并发症，可能会危及生命[31]。败血症通常发生在结扎后 2~8 天，如果患者出现疼痛加重、排尿困难和发烧，应考虑有败血症的可能。当患者在 RBL 术后电话随访时，应询问这些症状。最易感染败血症是那些免疫缺陷或肝脏恶性肿瘤患者。由于免疫力缺陷患者发生败血症的风险增加，因此这类患者应首选缝合结扎而不是 RBL。在这种手术中，预防性使用抗生素的效果还没有得到证实。治疗方法是手术清创和静脉用抗生素。

（2）硬化剂

注射治疗痔疮已经有 100 多年的历史。目的是在将硬化剂注射到肛门环上内痔下方的黏膜下层（此区域无体神经支配）。形成的纤维化导致痔疮收缩，并将痔疮固定在底层内括约肌上，从而防止脱垂[32]。通常在痔柱的顶端注射 3~5ml 的硬化剂[4]。这种治疗在Ⅰ级和Ⅱ级痔疮患者中最为成功。

硬化剂注射后可产生长达 2 天的钝痛。很少会发生败血症，通常在治疗后 3~5 天出现，症状包括肛周疼痛或肿胀、肛门水样分泌物和发热，通常存在白细胞增多症。必须立即进行手术干预和静脉注射抗生素[31,32]。由于艾滋病患者出现 RBL 并发症的风险增加，所以经常为他们提供硬化剂治疗[33]。

（3）冷冻疗法

冷冻疗法使用液氮来冷冻组织，从而破坏痔疮组织。由于难以控制被破坏的组织数量、进行手术所需的时间，以及组织坏死导致的恶臭分泌物，这种方法已经不再受欢迎[34]。

（4）红外线光凝术

红外线光凝术是使用红外线辐射来凝固组织，导致组织纤维化。在痔疮丛的近端 2 或 3 个部位进行 1.5s 的照射，在同一次就诊时，可以治疗多个部位。Ⅰ级和Ⅱ级痔疮使用此治疗最有用。据报道，其效果与 RBL 或硬化疗法的效果一样[28]。较大的痔疮采用这种治疗方法效果较差。疼痛和其他并发症在这种手术中是较罕见的。

（5）外科治疗

痔疮可以导致患者的肛管压力增加[35]。过去曾采用肛门扩张术和括约肌切开术以降低肛管压力，但目前不采用这些方法治疗痔疮[36]。伴有肛裂的患者在行痔切除术时，有时会进行括约肌切开术。

痔疮切除术是对其他治疗方法无效的Ⅲ级痔疮患者、大多数Ⅳ级患者以及对保守治疗无效的外痔患者的首选治疗方法。这可以在局麻或全身麻醉下进行，通常作为日间手术进行。伤口可以保持开放或闭合，用手术刀、烧灼器或其他能源设备进行切除[22,37,38]。长期随访显示，痔疮切除术的复发率为 26%，中位数为 17 年，其中 11% 需要进行某种附加手术[36]。

手术治疗痔疮的最主要缺点是术后疼痛。基本上每一种被提及的手术替代方法，以及所讨论的每一种技术改进，都是为了在减轻困扰患者症状的同时，尽量减少疼痛。许多辅助药物已被证明可以减少痔疮切除术后的疼痛，包括局部用药，如硝酸甘油[39,40]，麻醉膏[41]，硫糖铝[42]，外用 2% 阿托伐他汀[43]，局部用胆碱酯酶[44]，以及长效的局部麻醉剂脂质体丁哌卡因[45]。

值得一提的是另外两种手术治疗方法，且已被广泛应用，其症状缓解的情况类似于痔疮切除术，且术后疼痛更轻。一个是吻合器痔上黏膜环切术（prolapsing hemorrhoid，PPH），也被称为吻合器痔切除术或痔脱垂术，另一个是多普勒引导的痔动脉结扎术。PPH 是由 Longo 于 1998 年提出的[46]，使用圆形吻合器，在肛门直肠环上方行黏膜环周切除，中断肛门垫的血管供应，使其恢复到正确位置（图 129.3）。适用于Ⅱ级、Ⅲ级和Ⅳ级痔疮，但对Ⅱ级和Ⅲ级效果最好。美国一项随机多中心试验的结果将 PPH 与痔切除术进行了比较，结果表明 PPH 治疗的患者疼痛明显减轻[47]。英国的一项类比试验表明，痔切除术除疼痛外，其他效果也有改善[48]。另一项将 PPH 和 RBL 进行比较的研究发现，PPH 有更多的患者报告疼痛和术后出血的风险增加。然而，RBL 组有更多患者由于持续的症状，需要随后进行痔疮切除术[49]。

PPH 有显著的术后并发症，其中出血和尿潴留是最常见的[47]。1/3 的患者在术后出现严重的持续疼痛，这可能与缝合线离齿状线太近有关。这些并发症的发生频率减少了这种技术的使用。此外，多达 28% 的患者会出现持续的排便紧迫感。也许 PPH 最令人担心的并发症大概是导致死亡的盆腔败血症[50]。痔疮切除术和 PPH 比较的前瞻性随机研究的长期结果表明，PPH 组的症状复发率较高[51,52]。

在 1995 年报道了多普勒引导下的痔疮动脉结扎术[53]，允许用多普勒探头引导直肠下部的缝合位置，以阻断流向肛管的血流。据报道，1 年内脱垂的复发率为 9.0%，出血的复发率为 7.8%[54]。最近的一项研究显示，使用和不使用多普勒引导的结扎术结果相似，表明该手术的有效性与广泛结扎有关[17]。

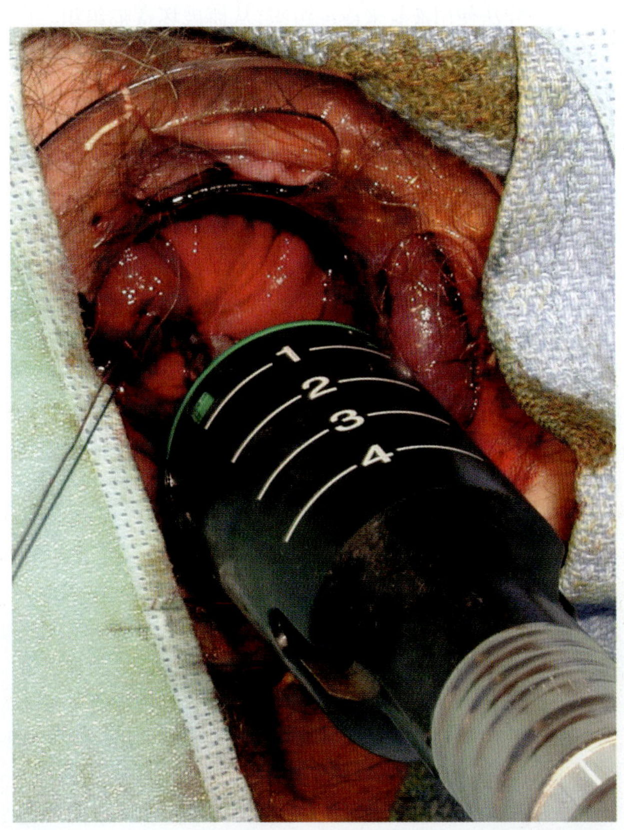

图 129.3　吻合器痔切除术。在痔柱顶部放置荷包缝合线，在其周围应用环形吻合器，切除上部痔组织，中断痔血供，并将脱垂的远端痔组织退入肛管内

PPH 和结扎都能控制与内痔相关的症状。两者的比较表明，PPH 的症状解决得更好，但代价是疼痛和出血量增加[55,56]。两者都没有具体涉及外痔，如果有症状，应在手术中切除。表 129.1 概述了内痔的治疗方案。

没有医生能够掌握所有类型的痔疮手术。每个治疗痔疮的医生都会制订自己的方案，平衡风险、疼痛和疗效。总有一些患者，其治疗方案有必要进行个体调整。对于Ⅰ级、Ⅱ级和Ⅲ级痔疮患者首先进行膳食纤维补充、饮水和提供专业咨询。尽量采用药物治疗，但持续的出血或脱垂需要进行手术干预。对于大多数这样的患者，RBL 是首先手术方式。有持续出血的Ⅰ级痔疮患者，可采用红外线凝固法。大多数有明显症状的外痔患者，应行痔疮切除手术。对于Ⅱ级或Ⅲ级痔疮且无明显外痔的患者，通常进行多普勒结扎术或痔疮切除术，不过也可使用 PPH。

（二）外痔和肛门皮赘

1. 症状和体征

外痔在肛门边缘可见，实际上是之前外痔炎症、水肿和血栓形成时残留的多余的皮肤。皮赘通常发生在年轻人和中年人身上，检查时很容易看到。通常不引起症状，也不出血。一些患者抱怨由于组织的褶皱过多而导致清洁困难，以及瘙痒和不适。

外痔可以表现为与血栓形成有关的急性症状[18]。疼痛的程度可以轻重不一，从完全没有疼痛到疼痛难忍。血栓形成的痔疮在体检中很容易被诊断出来。覆盖的皮肤是紧绷的，通常可以看到与皮下血凝块有关的淤青。皮肤可能溃烂和出血，这种出血通常持续 1 或 2 天，并可与疼痛缓解同时发生。

2. 治疗

外痔的治疗一般有安慰患者，消除紧张焦虑情绪，保持肛门的卫生，包括细致地清洗肛门区域，避免用粗糙的纸巾用力擦拭。如果患者需要寻求缓解症状，尽管这一区域的伤口愈合往往受到伴随着皮赘形成的影响，仍然可以进行切除手术治疗。如前所述，切除内痔手术时，任何重要的外部组织也要同时切除。小的皮赘可以手术切除，或用冷冻疗法治疗。

血栓性外痔的治疗取决于相关症状，尤其是疼痛。当无疼痛时，可以告诉患者肿胀将在未来几周内消退。当有疼痛时，切除术可能会有帮助。对于有明显疼痛的患者，如果症状发生在 3 天以内，可以进行切除手术。如果不治疗，疼痛通常在 4~7 天内消退，所以此时切除是没有帮助的。无论是否进行切除，2 个月后的结果都是一样的。对于剧烈疼痛，可以在局部麻醉下清除血栓。由于是简单的切开，其复发率很高，大多数外科医生建议，在切除椭圆形大小覆盖皮肤的同时摘除整个血栓。该手术是在办公室用剪刀和局部麻醉完成的（图 129.4）[57]。如果不进行手术，患者将接受坐浴、镇痛药和局部收敛剂（如金缕梅）治疗。

表 129.1 内痔的治疗方案

治疗类型	痔疮等级	成功率	评论
常规			
饮食(增加膳食纤维和液体)和改变排便习惯	Ⅰ~Ⅳ	未知	所有级别的痔疮患者都应该使用这些措施(见正文) 高等级痔疮患者需要加用其他治疗方法
内镜			
硬化剂	Ⅰ~Ⅳ	75%	可能是艾滋病患者的首选治疗方法(即使是Ⅲ级和Ⅳ级痔疮也能取得成功) 罕见出现危及生命的败血症
橡皮筋结扎术	Ⅱ和Ⅲ	65%~75%	对于这个手术来说,Ⅰ级痔疮太小,Ⅳ级痔疮通常太大 这是治疗痔疮最常用的手术 罕见出现危及生命的败血症;橡皮筋脱落时有发生严重出血的风险率为 1%
红外线光凝术	Ⅰ和Ⅱ	成功率低于橡皮筋结扎术	手术设备昂贵 并发症极少
外科			
切除 痔疮切除术	Ⅲ和Ⅳ	随访 10 年以上的患者中,成功率>85%	外痔可在手术过程中摘除 术后疼痛明显
脱垂性痔疮手术*	Ⅲ和Ⅳ	>75%;一些研究表明比痔疮切除术有更高的长期复发率	更新的手术 总体而言,术后疼痛明显低于痔切除术,但有些患者术后疼痛严重且持续,或排尿急迫感术后盆腔脓毒症和死亡时有报告

*也称为吻合器痔切除术。

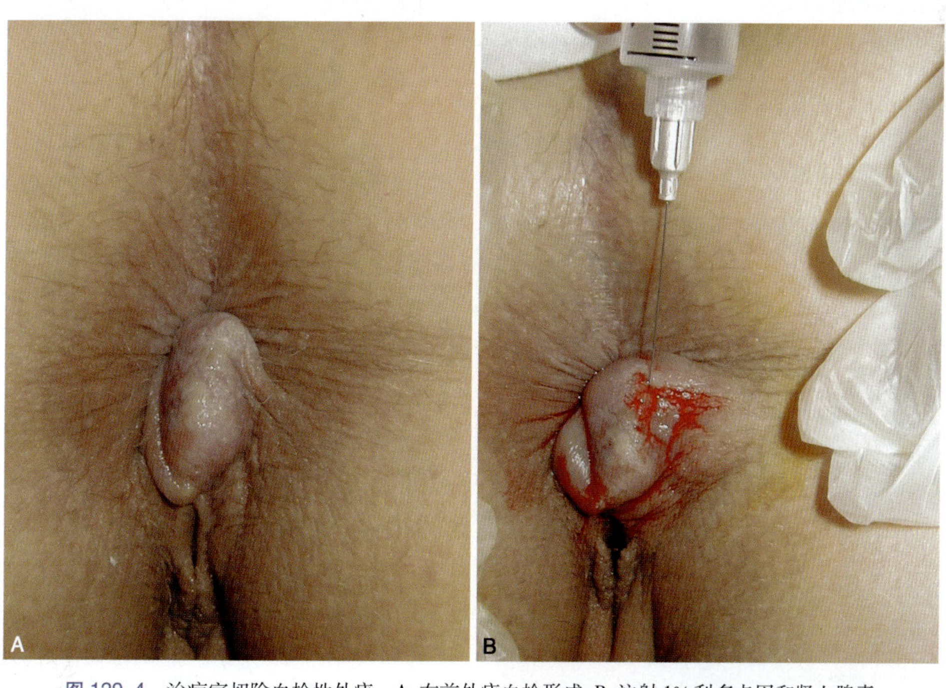

图 129.4 治疗室切除血栓性外痔。A,右前外痔血栓形成;B,注射 1% 利多卡因和肾上腺素

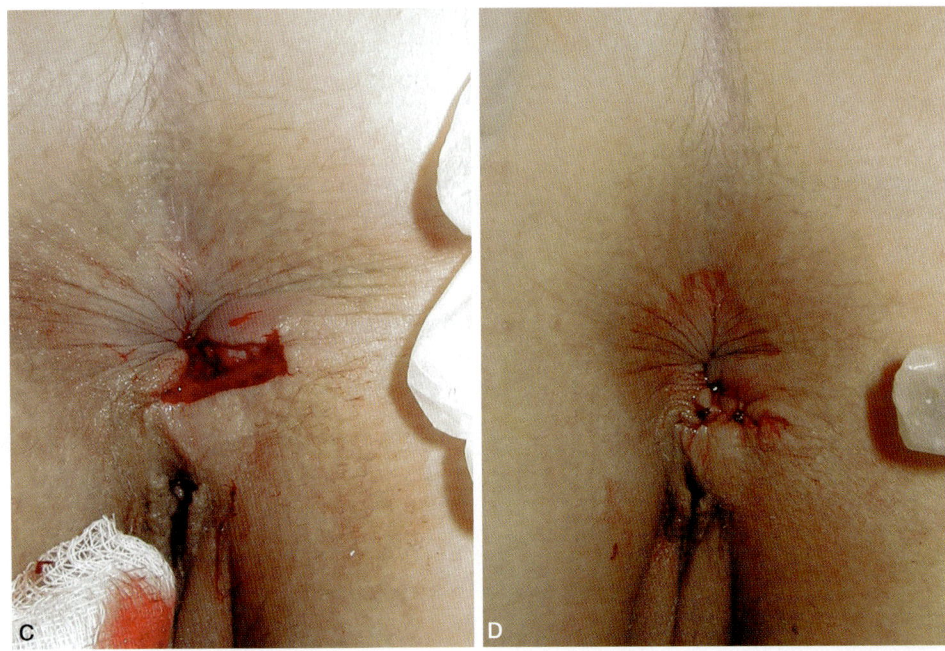

图 129.4(续)　C,外部组织切除;D,用 2 或 3 根可吸收缝线间断缝合

3. 特殊病例的注意事项

克罗恩病通常有肛门表现(第 115 章),其中表现之一可能是大的、水肿的、发亮的肛周皮赘(图 129.5)。看起来像蜡状、淤青的外观,可能被描述为"看起来很滑稽"或"大象的耳朵"。另外,克罗恩病的类痔疮病变通常出现在非典型的位置,而不是痔疮通常的左侧、右后和右前的位置。仔细询问病史以了解有无克罗恩病的症状。如果怀疑,应进行回肠末端的结肠镜检查。由于存在溃疡、复发和伤口不愈合的风险,应避免切除克罗恩病患者的肛门皮赘。

感染了 HIV 的患者,只要他们的免疫状态没有明显的变化,就可以像其他患者一样治疗。曾提到过,这群患者治疗内痔的首选方法是硬化剂治疗。CD4 计数>420/mm^3 的患者用 RBL 治疗能取得很好的效果[58]。CD4 计数<200 的患者可能伤口愈合不佳,应谨慎进行手术。

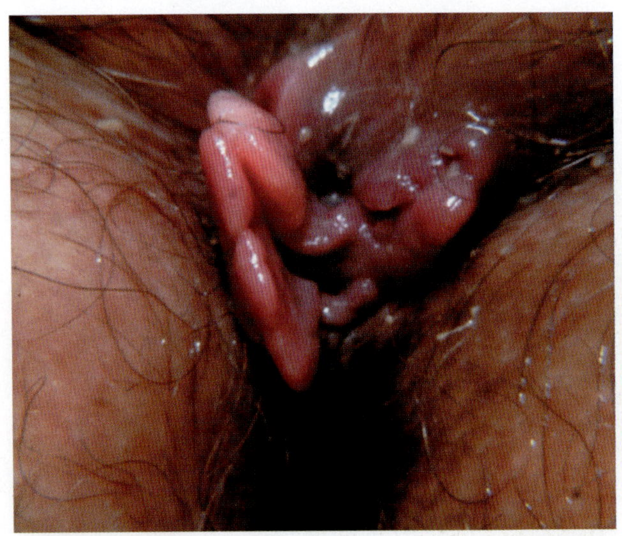

图 129.5　肛周克罗恩病相关的肛门皮赘。注意皮赘的蜡状蓝色的标签外观。这些通常被称为"大象耳朵"

孕妇经常有无症状的痔疮。这些应通过补充纤维素、液体和粪便软化剂进行药物治疗。可以使用局部药物涂抹处理。只有当出现了严重并发症,如急性脱垂的痔疮和绞痛,才考虑手术治疗。

使用抗凝血剂的患者是一种特别的挑战,因为他们更有可能因其手术治疗后出现出血不止。对这些患者没有标准的治疗方法。对于选择性切除术患者,抗凝剂的管理与其他外科手术一样。对于急性痔疮出血的抗凝剂患者应通过缝合结扎来控制出血。

四、肛裂

肛裂是肛门皮层的线性撕裂(见图 129.2)。肛裂通常发生在大而坚硬的排便后,但也可能发生在腹泻、IBD 或不明原因的情况下。阴道分娩后以及术后由于肠功能的改变经常会出现肛裂。患者在排便时出现剧烈疼痛,可能是一过性的,也可能在排便后持续几分钟或几小时。疼痛也可能与鲜血的排出有关。早晨醒来时,在排大便之前,不会出现疼痛。超过 90% 的肛裂位于肛门后部中线,10% 位于前部[4]。任何不位于前部或后部位置的肛裂,或不愈合的肛裂,应考虑是否有其他的可能性(如克罗恩病、结核、梅毒、肛门鳞状细胞癌、白血病溃疡、HIV 相关溃疡)[4]。

(一) 病因学

肛裂的确切病因尚不清楚;可能与伴随有生理障碍的肛门内括约肌增厚,其张力过高导致肛膜血流量减少有关[59]。尸体和人体测压研究分别显示,肛裂患者的后中线血液供应是减少的,肛管静息压力是升高的。

(二) 症状、体征和诊断

肛裂通常有触痛。据患者诉说,排便时感觉像通过"刀片”或“切割玻璃”的感觉。典型的病史是排便时的剧烈疼痛，然而疼痛可能在排便后持续数小时。检查时，在裂口的远端可以看到一个柔软的水肿性皮赘，简单地张开臀部并轻轻地外翻肛膜，往往可以看到裂口，但检查过程中可能会产生疼痛。检查时应缓慢而轻柔地进行，以免使患者遭受不必要的剧烈疼痛。如果肛裂不是很明显，可以进行肛门镜检查，这样通常很容易看到。慢性肛裂可能伴随着伤口近端和远端组织的增大，近端表现为增生性肥大的肛乳头，远端表现为前哨痔（见图 129.2）。

肛裂分为急性和慢性，超过 6 周为慢性肛裂。急性肛裂通常看起来像剪纸，而慢性肛裂可能表现为纤维化增厚的边缘，其底部可见内括约肌纤维。

（三）治疗（见表 129.2）

大多数急性肛裂会在增加膳食纤维素食物和水的摄入量后，以及卫生条件的改善和舒适的护理措施，其状况会得到好转。最早的处理从改变大便性质开始，纤维素补充剂，最好是粉末状的，加上适量的液体，能够比饮食措施更迅速地恢复大便稠度，用 20~35g/d 组成的高纤维方案治疗后，可以使 87% 的急性肛裂痊愈。此外，在饮食中添加未加工的麸皮可以防止肛裂在愈合后的复发，故应长期保持这类饮食结构[1,60,61]

表 129.2 急性和慢性肛裂的治疗

治疗方法	评论
急性	
如果需要，增加口服液、高纤维饮食、纤维补充剂、坐浴和大便软化剂	除非诊断有疑问，否则应避免进行直肠指诊直到裂缝愈合（然后在手术室麻醉下进行检查），因在急性期行此检查会出现疼痛
慢性	
对于急性发作时，通常加上以下一种：	除非诊断有疑问，否则避免肛指检
0.2% ~ 0.4% 硝酸甘油软膏涂抹在肛门区域	头痛是一种常见的副作用 长期疗效有质疑
将钙通道阻滞剂（外用 0.3% 硝苯地平或外用 2% 地尔硫䓬乳膏）涂抹在肛门区域	有前景，但长期成效存在质疑 副作用（尤其是头痛）可能比硝酸甘油软膏更常见
A 型肉毒毒素注入肛门肌肉	剂量和最佳注射部位尚不明确 昂贵长期成效未知
外侧内括约肌切开术	标准处理 最佳效果，长期治愈率>90% 持久 可能导致大便失禁

1. 内科治疗

内科在治疗肛裂，特别是急性肛裂方面非常成功。急性肛裂传统的一线疗法是温水坐浴和栓剂，如车前子壳[3]。改善患者的饮食和排便习惯，是可以治愈急性肛裂的，同时也是好的长期策略，可以降低其复发率。

慢性肛裂患者一开始使用急性肛裂的治疗方法，但通常也会同步接受其他的药物疗法。最常用的是硝酸甘油外用和钙通道阻断剂。在 20 世纪 90 年代初，一氧化氮被报道为一种能调节肛门内括约肌松弛的神经递质。从那时起，局部使用 0.2% 的硝酸甘油软膏（glyceryl trinitrate ointment，GTN）已被发现可以松弛肛门括约肌，形成了一种“可逆性化学肛门括约肌切开术”，并能增加括约肌和肛裂区域的血流量。在使用 GTN 时，其副作用主要有头痛和过敏性休克。可以通过指导患者在涂抹药膏时，或之后一段时间躺下休息来缓解头痛。建议患者在使用药膏后不要立即开车，直到出现了其对药物的耐受性为止。可通过使用指套或手套涂抹，从而减少 GTN 通过手指皮肤吸收来减少头痛。外用地尔硫䓬（2%）的愈合率与 GTN 相似，但副作用较少[62]。使用 GTN 或地尔硫䓬时，大约 70% 的慢性肛裂患者可望痊愈[3]。

可逆性化学性括约肌切开术的概念也已被应用，如局部注射肉毒杆菌毒素（botox），这种技术可以暂时性地使横纹肌去神经支配，导致肌肉麻痹和放松。在治疗慢性肛裂时，这种对肛门内括约肌的松弛被认为可以促进患处的血流增加，使裂口得以愈合[3]。然而循证医学（cochrane）关于肛裂非手术疗法的文献评论提示，没有令人信服的证据表明肉毒杆菌注射比安慰剂更有效[63]。美国结肠和直肠外科医生协会仍然建议使用肉毒杆菌毒素来治疗肛裂[64]，并且它被广泛用于治疗中[65]。除头痛外，与肉毒杆菌毒素注射有关的最常见不良反应是暂时性尿失禁，其发生率高达 10%。注射肉毒杆菌毒素的剂量没有唯一的标准，其效果与剂量无关，但剂量越大，失禁问题就越普遍[66]。

2. 外科治疗

慢性肛裂的标准手术治疗是外侧内括约肌切开术（lateral internal sphincterotomy，LIS），它仍然是衡量所有其他治疗方法的标准，其愈合率为 92% ~ 95%。LIS 可以在局麻或全身麻醉下进行。标准切口或半闭合切口都有类似的效果，在这种情况下，内括约肌不会完全暴露。开放式技术的并发症似乎更常见[67]。LIS 的早期并发症包括出血、尿潴留和瘘管形成。排泄问题如漏尿或尿失禁等问题很少发生[68]。有时可用其他手术治疗慢性肛裂，如皮瓣手术，伴或不伴括约肌切开术[69]和胫骨神经刺激术[70,71]。

总之，有关治疗肛裂患者的方法，早期采用药物治疗，包括 GTN 或地尔硫䓬，可在某些患者中采用注射肉毒杆菌毒素治疗。LIS 用于治疗久治不愈性肛裂，或偶尔也用于出现顽固性疼痛肛裂的对症治疗。不应在已存在括约肌功能障碍的患者身上进行 LIS 治疗，并且应尽量避免对女性患者进行 LIS 治疗，因为女性的肛门括约肌较短。产科损伤是导致尿失禁的一个常见原因，因此，LIS 可以造成二次伤害；以及盆底松弛在女性中更常见，并可能和 LIS 共同导致尿失禁，再次造成一种附加的伤害。

五、脓肿和瘘管

肛门直肠的脓肿可能有几种原因，但到目前为止，最常见的是隐匿腺非特异性感染，其他原因还有克罗恩病、结核、放线菌病、外伤、异物、肛门手术、藏毛窦病、化脓性汗腺炎、巴氏腺脓肿、癌症和淋巴瘤等。感染起源于括约肌间索的表面，常发生在一个肛门腺处。广为认可的原因是隐匿腺理论，该理论认为肛门腺管被较多上皮碎屑阻塞导致感染[72]，这些腺管不同程度穿透肛门括约肌索，而化脓往往沿着阻力最小路径成形，故常在括约肌间索表面成形脓肿。

（一）脓肿

脓肿聚集在受累腺体的任何一个解剖空间，或在阻力最小的地方。肛门直肠脓肿是根据其位置来分类的（图129.6）。肛门直肠脓肿通常有四种类型：肛周皮下脓肿、坐骨直肠周脓肿、括约肌间脓肿和骨盆直肠窝脓肿。肛周皮下脓肿是最常见的类型，治疗上也最简单，位于肛周浅表组织并且通常是靠近肛门边缘的地方。坐骨直肠周脓肿位于更深层的坐骨直肠窝，并可能通过肛门后深部空间延伸到对侧，这是一个典型的“马蹄形”脓肿。括约肌间脓肿通常难以诊断，因为往往位于肛门内的内括约肌和外括约肌之间的括约肌间隙中。当患者出现剧烈疼痛，并且在没有麻醉的情况下无法忍受检查，这时就要高度怀疑是括约肌间脓肿，可以在治疗室中，通过直肠指检发现波动的脓肿，或肛门镜检查可以发现，诊断的“金标准”是通过CT或MRI的影像学图像。骨盆直肠窝脓肿很少见，也是通过影像学检查诊断的[72]，出现这种情况的患者可能会诉说盆腔和直肠的疼痛，并伴有里急后重，由于脓肿可能向腹部延伸，因此也可能有腹痛或尿路感染的症状。对于有经验的检查者来说，括约肌间脓肿和骨盆直肠窝脓肿常常可以触摸得到的。骨盆直肠窝脓肿可能起源于隐性腺，但也可能是由憩室疾病、IBD或罕见的盆腔内肿瘤性疾病引起的，脓肿的存在通常可以通过病史和体格检查得到证实，而影像学检查往往不易发现。如果出现不明原因急性肛门疼痛，CT检查有助于诊断。如果怀疑是脓肿，并且不适合在治疗室引流，可在麻醉状态下进行检查并引流。

脓肿的治疗是切开引流，单靠抗生素是不够的。没有及时引流会导致脓肿扩散到邻近组织，出现组织坏死甚至脓毒血症。脓肿所造成的伤害，不仅可以致残，有时会威胁到生命。小的脓肿可以在治疗室内引流，切口应尽可能靠近肛门括约肌附件，尽量不伤及括约肌，这样所产生的瘘管不会太长。切口应足够大，以避免在炎性反应结束前，切口就愈合了，可采用十字形切口[72]，是否要加压填料由外科医生决定；大的或部位高的脓肿需要在手术室进行引流。免疫力低下、有糖尿病的或有全身感染症状的患者，需要住院和静脉用抗生素。应密切随访患者，以了解治疗是否有效。

（二）肛瘘

肛瘘是一条连接内部和外部开口的管道，内口通常是位于直肠柱底部的肛隐窝，外口通常在肛周皮肤上。肛瘘是肛周脓肿的后遗症，大约有一半的患者是由于肛周脓肿的切开和引流引起的[35]。瘘管根据其与肛门括约肌的关系分为括约肌内瘘、括约肌肌间瘘和括约肌外瘘（见图129.7）。括约肌内瘘是黏膜下的瘘管，瘘管不穿过括约肌索或括约肌上层，从肛门皮肤延伸到直肠，打开黏膜下的瘘管不需要担心大便失禁的问题；括约肌肌间瘘管可穿达内括约肌，从内括约肌间出来，不涉及外括约肌，并且可以在肛门失禁风险最小的情况下打开瘘管；括约肌肌间瘘管也可以有不同程度穿过内、外括约肌，可被描述为低位或高位肛瘘，尽管没有基于解剖学的公认来进行这种分类。然而，这种分类很重要，因为病变波及到外括约肌，在手术治疗时，可以导致其损伤，术后可出现肛门失禁，故需要专业医师的判断以尽量减少对括约肌功能的损害。括约肌上端瘘管通常始于直肠黏膜齿状线处，穿过耻骨直肠肌下的外括约肌上方，通过坐骨直肠窝出口到肛周皮肤；括约肌外瘘是罕见的，不涉及括约肌索。它们不起源于肛隐窝，而通常起源于齿状线上方的骨盆或直肠，穿过坐骨直肠窝外侧的括约肌索，常与IBD、盆腔炎性疾病及肿瘤有关[72]。

有瘘管的患者通常有一个可识别的外口。瘘管通常可以在治疗室内使用内镜和弯曲的探针轻轻地穿过外口来检查。复杂的或复发的瘘管可以通过核磁共振[73,74]或三维超声[75]进行评估。

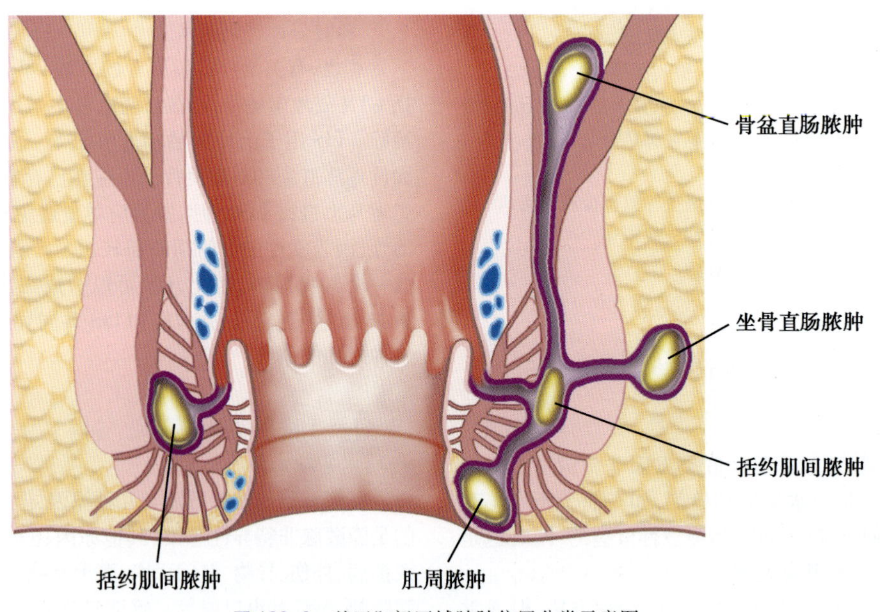

图129.6　基于肛门区域脓肿位置分类示意图

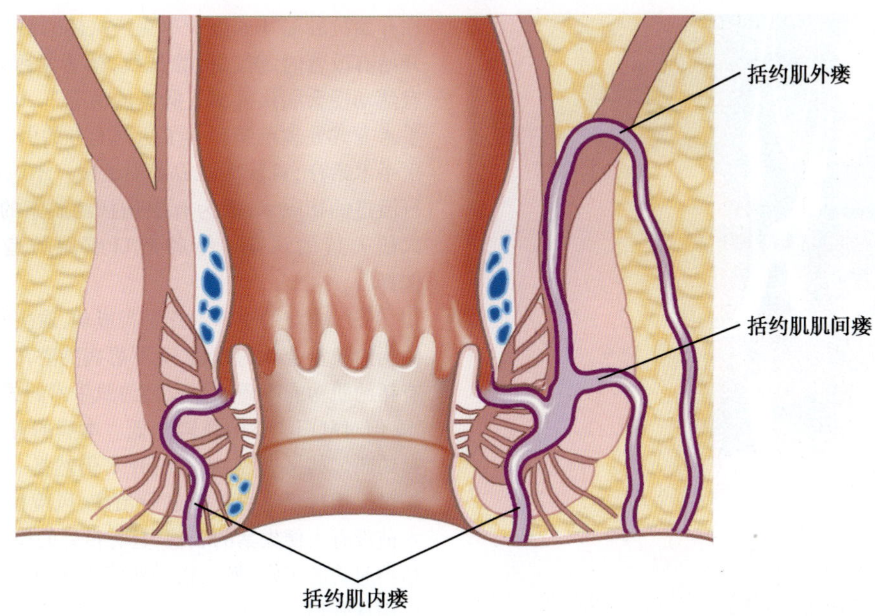

图 129.7　肛瘘分类示意图。瘘管切开术不适用于外括约肌瘘，因为这会使患者出现大便失禁

1. 治疗

肛瘘的治疗是进行外科手术，瘘管的走向决定了手术的方式(图 129.7)。最常见的治疗方法是瘘管切开术，即简单地切除瘘管。如果瘘管穿过外括约肌的大部分，则不应进行瘘管切开术，因为外括约肌切开后可导致大便失禁。适当位置的瘘管可以切开并刮除底部的组织，并让伤口以二期愈合的方式愈合。此类瘘管的治愈率接近 100%。

涉及肛门括约肌大部分的瘘管需要特殊的治疗以减少肛门失禁。保留括约肌术包括黏膜皮瓣推进术、皮肤皮瓣推进术、纤维蛋白胶注射术、胶原蛋白栓插入术和结扎瘘管术。这些方法对括约肌的伤害都比瘘管切开术小，但成功率较低。经肛皮瓣推移术通常用于治疗复杂性瘘管，成功率在 65%～75%之间，有 9%～35%的患者会出现不同程度的大便失禁，更经常发生于 50 岁以上的患者[76]。

由于传统的瘘管修复方法可能导致大便失禁，因此正在研究伤害性更小的手术。由商业纤维蛋白黏合剂制备的纤维蛋白胶已用于封闭肛门瘘管。在手术室里，首先对瘘管尽力刮除，然后将纤维蛋白胶通过外口注入，直到看到它从肛管溢出。其原理是纤维蛋白胶在瘘管内形成凝集块，从而闭塞瘘管。要具体了解凝结块的级联过程，才能知道其作用方式。纤维蛋白胶是纤维蛋白原、凝血酶和钙的混合物，当它们结合在一起时，纤维蛋白原被水解成纤维蛋白，从而形成可溶性凝结块，当凝血酶和钙激活凝血因子Ⅷ时，这种可溶性血凝块被转化为不溶性的、稳定的血凝块，这一反应将在 30～60 秒内随着胶的凝固，瘘管即被密封。该纤维蛋白胶也刺激了成纤维细胞和多功能内皮细胞的迁移和增殖以愈合瘘管。在第 7～14 天之间，管道被新合成的胶原蛋白所取代的，周围组织中存在的纤维蛋白溶解酶会水解纤维蛋白凝结块。据报道，关闭瘘管的初始成功率从 59%～92%不等，但大多数小组报告的长期成功率为<33%[72]。这种方法很少有并发症的报道，而且对肛门失禁的影响也很小。

由胶原蛋白制成的肛瘘栓是治疗复杂性肛瘘的另一种保留括约肌的方法(图 129.8)。这种生物塞是采用冻干猪小肠黏膜下层制成的，具有天然抗感染能力，不会产生异物或巨细胞反应，并在 3 个月内被宿主组织取代。当肛门内的高压力使塞子保持在适当的位置，其圆锥形的形状可以增加机械的稳定性，避免在拉扯过程中移位。在 Armstrong 的最初报告中，显示 12 个月后随访，发现 83%的患者痊愈，然而，其他小组报告的短期成功率为 30%～60%[72]。

挂线是一种类似橡皮圈的材料，可以穿过瘘管，然后将其两端绑在一起，使之完全穿过瘘管(图 129.9)。挂线可以用于引流或切割。用作引流时，可使瘘管保持通畅，阻止脓液积聚使瘘管愈合。挂线是引流的辅助工具，使脓肿在手术治疗之前得到解决。通常在计划黏膜推进皮瓣术或括约肌间瘘管结扎术(ligation of internal fistula tract，LIFT)时，会使用这种挂线(见本节后面)。在临床上可以用于挂线切割，在几周内逐渐收紧挂线，直到中间的肌肉被分割，挂线脱落出来。这种技术可以使瘘管在肌肉的切口处逐渐解开，从而降低发生肛门失禁的风险[1]。挂线引流也经常用于患有肛门克罗恩病、多发性瘘管和那些多次手术失败的患者以及不适合手术的人。虽然外部引流可能持续存在，但复发脓肿的风险可降至最低。

另一种治疗瘘管的手术方法是 LIFT。这种手术旨在通过在括约肌间平面内的结扎来切除或中断瘘管，管道的外口被打开或切除，并将内口缝合。LIFT 手术是引人注目的，因为它不涉及分割任何括约肌。在瘘管下方的括约肌间沟做一个切口，然后在内外括约肌之间进行剥离，直至找到瘘管，瘘管被结扎和分割。据报道其手术成功率为 57%～83%[72]。

2. 特殊的瘘管

克罗恩病导致的瘘管可能治疗起来有点困难。正如克罗恩病的病因是多因素的一样，治疗也是多学科的。涉及肛门瘘管的患者可能克罗恩病占了 1/3(见第 115 章)，并可能有不同的表现，如脓肿、瘘管、裂口、溃疡、狭窄和大片皮肤红斑。不同于隐性腺瘘，克罗恩瘘管的手术很少是治愈性的。克罗恩脓肿的治疗原则与其他脓肿相同，即需要进行引流。

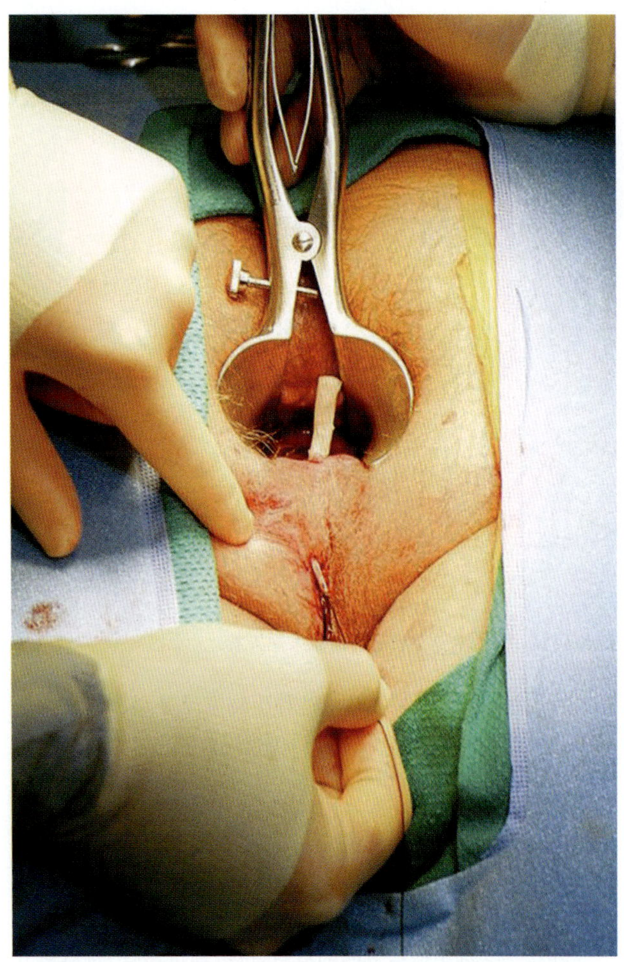

图 129.8 通过肛门前瘘管放置肛门瘘管塞。一旦塞子被紧贴地拉过整个瘘管腔后，就将塞子固定在内部，并关闭内部开口。突出于外部多余的塞子也要修剪

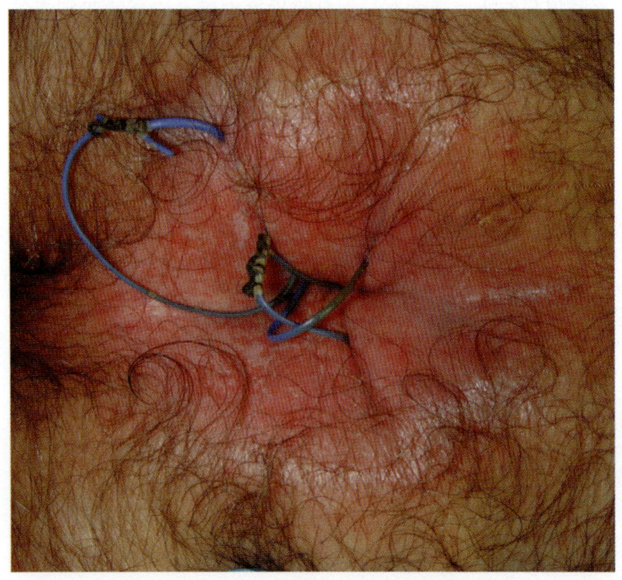

图 129.9 肛门克罗恩病患者瘘管内放置的蓝色引流线

一旦活动性感染得到控制，免疫抑制剂或生物制剂会被用来控制基础疾病。此外，长期使用抗生素，如甲硝唑（1 000~1 500mg）和环丙沙星（500~1 000mg/d），可能会有帮助[76a]。在开始抗肿瘤坏死因子单克隆抗体的治疗后，会阴部的炎症开始有改善时，可以拆除挂线，瘘管紧跟着也会愈合。在没有活动性会阴疾病或直肠炎的情况下，可以用保留括约肌的手术方式处理瘘管。为了达到充分的引流效果，需要重复多次手术治疗，可能需要放置引流线。不应该对复杂性瘘管进行激进的切除术，因为有损伤括约肌索的可能性，导致出现大便失禁的风险。结肠造口或回肠造口可能是另一种选择[1]。

肛门内瘘的手术治疗是否成功，取决于以下因素：所涉及的括约肌复合体的数量，克罗恩病的潜在共存，以及是否存在有括约肌功能障碍。保留括约肌手术的成功率低于瘘管切除术，但对肛门失禁的风险降低。本病的首要治疗应该是保留括约肌。如果失败，瘘管切开术仍然是一种选择。浅表的瘘管可以通过瘘管切开术进行治疗，风险很小。如果患者在手术前没有大便失禁的表现，且有良好的控制排便的能力，说明括约肌功能正常，那么括约肌间内瘘管和括约肌肌间瘘管可以用瘘管切开术作为一线治疗[72]。

必须谨慎对待妇女的前位肛瘘。通常会有相关的括约肌缺损，而 LIFT 通常在技术上是不可行的。如果可能的话，应该采用黏膜皮瓣推进术。合并有括约肌缺损的前部瘘管可通过括约肌重建和切除瘘管来治疗。这些都是具有挑战性的治疗。

六、肛门恶性肿瘤

肛门癌是罕见的，在美国占胃肠道癌症的 2.7%。2016 年有 8 080 个新的肛门癌病例，大约 60% 发生在女性身上[77]。自 20 世纪 80 年代初以来，肛门癌的发病率每年增加 2%~3%，主要是因为人免疫缺陷病毒（human immunodeficiency virus，HIV）感染者的肛门癌发病率增加，其发病率从每年 19/100 000（1992—1995 年）上升到 78.2/100 000（2000—2003 年）[78]。积极的抗逆转录病毒治疗似乎并没有减轻发病率。尽管 HIV 现在很大程度上是一种可以通过积极的抗逆转录病毒治疗加以控制的慢性疾病，但感染 HIV 超过 15 年的患者患肛门癌的风险比感染艾滋病毒 5 年或不到 5 年的人高 12 倍[77]。其他危险因素，包括器官移植后出现的慢性免疫功能受抑、性伴侣超过 10 名的人、有性传播疾病史者、宫颈癌或吸烟史者[77,79,80]。

鳞状细胞癌占肛门癌的 80%，其余的是腺癌（5%~19%）、黑色素瘤（1%）和 Paget 病（1%）[81]。肛管腺癌的表现与直肠腺癌相似，治疗方法也类似。当肿瘤较大、侵入其他器官或有淋巴转移时，患者接受新辅助化疗和放疗，然后进行腹会阴联合切除术。

肛管鳞状细胞癌，通常是在肛门移行区，也就是结直肠黏膜和肛门鳞状上皮之间的交界处。这个交界被称为齿状线，可以通过直接检查或用肛门镜检查发现。86% 的鳞状细胞癌的 HPV 检测呈阳性[82]。HPV-16 和 HPV-18 是最危险的 HPV 亚型，仅 HPV-16 就造成了 70% 的肛门癌[83]。最常见的表现症状是出血（45%），其次是感觉到肿块（30%），20% 没有症状[84]。

（一）肛周癌

发生在肛门边缘远端（肛门边缘）的癌症被认为是皮肤癌，并按此处理。未侵入深层组织的小病变（$<4cm^2$）可广泛切除，然后对治疗过的患者进行为期 5 年的密切随访，一旦疾病复发，就开始进行放化疗。深度侵犯的肛门边缘鳞状细胞癌采用放化疗。

（二）肛管癌

腹会阴联合切除手术曾是治疗肛门癌的标准方法，直到 1974 年，Nigro 和他的同事报道了肛门癌联合放化疗的结果表明，无需永久性结肠造口就可以将肛门癌治愈[85]。从而提出了外照射放疗方案，并将 5-氟尿嘧啶和丝裂霉素 C 作为标准治疗。随着时间的推移，顺铂已经取代了丝裂霉素，以减少毒性反应，同时又有类似的成功率。在主要的前瞻性研究中，单纯放化疗的患者 5 年生存率为 78%[86]。手术适用于顽固或复发的癌症患者，这种挽救性的腹会阴联合切除术可使 50% 的患者得到治愈[84]。

（三）黑色素瘤

肛管是继皮肤和眼睛之后最常见的黑色素瘤发生部位。这种肿瘤很罕见，没有标准的治疗指南。腹会阴联合切除术与广泛的局部切除术相比，没有生存优势。虽然前者已被证明对控制局部疾病更为有效[87]。广泛的局部病灶切除术能达到完整切除（R0 切除）者，其 5 年生存率为 19%，而手术边缘有癌细胞时，其生存率仅为 6%[88]。鉴于这些研究结果，如果能获得切缘阴性，可以进行局部切除，如果不能获得切缘阴性，则应进行根治性切除术。

（四）Paget 病

Paget 病（Paget disease）是一种罕见的上皮内黏液腺癌，表现为红斑、湿疹性斑块，多发生于顶泌汗腺区域。这种疾病在女性中比男性更常见，表现为顽固性瘙痒。肛门 Paget 病可能是由表皮恶性 Paget 细胞引起的原发性疾病，也可以是继发性疾病，从另一种潜在癌的恶性细胞扩散而来，最常见的原发部位是附件、泌尿生殖系统和胃肠道，尽管进行了彻底的评估，但只有 25% 的病例发现了原发性肿瘤。每当诊断为肛门 Paget 病时，都建议进行结肠镜检查[89]。诊断是通过活检进行的，如果没有发现浸润，则采用广泛的局部切除至显微镜下阴性边缘的方法进行治疗。对于浸润性癌症，腹会阴联合切除术是首选的治疗方法。

（五）癌前病变

鳞状上皮内病变与人乳头瘤病毒（HPV）相关。它们有各种称谓：肛管上皮内瘤变（anal intraepithelial neoplasia，AIN）、鲍恩病（Bowen disease）、鳞状细胞原位癌或肛门鳞状上皮内病变。这些术语都涉及由 HPV 感染引起肛门黏膜的一系列变化，在发展为浸润性肛门癌的过程中，会出现越来越多的发育异常的外观。美国结肠和直肠外科医生协会建议使用低级别或高级别鳞状上皮内瘤变（low-grade or high-grade squamous intraepithelial lesion，LSIL 或 HSIL）这一术语。低级别鳞状上皮内瘤变（LSIL）包括 AIN1 和尖锐湿疣。LSIL 很少发展为癌症。高级别鳞状上皮内瘤变（HSIL）包括 AIN Ⅱ、AIN Ⅲ、高度不典型增生和鳞状细胞原位癌[90]。在一项对 2 074 名 HSIL 患者进行的研究中，有 171 人（8.2%）发展为肛门癌，从 AIN Ⅲ 到肛门癌的中位诊断时间为 2.7 年。5 年进展到癌症的概率为 9.5%，或每年进展概率为 1.9%[91]。

关于 HSIL 的治疗仍然存在分歧[92]，目前有两种方法。一种方法是积极的干预，即通过破坏组织（如烧灼或红外线凝固；参考后面的高分辨率肛门镜检查）来防止 HSIL 发展为浸润性癌症。支持这种方法治疗的人认为，其组织病理学结构与宫颈癌是类似的，所以可以采取类似的治疗方法[93]。另一种方法是密切观察，每 6 个月检查一次，并对可疑部位进行活检，以排除浸润性恶性肿瘤[94,95]。

高分辨率肛门镜

高危患者可以通过肛门巴氏涂片检查和肛门指诊进行筛查，然后用高分辨率肛门镜（HRA）进行评估。该技术使用阴道镜、5% 醋酸和卢戈氏碘溶液来评估肛管和肛周皮肤。如果发现可疑病变，则对其进行活检，一旦诊断是 HSIL，则将其破坏，最常见的方法是电灼或红外线凝固。然而，这些治疗方法，治疗的病灶易复发，所以需要长期随访。在高危患者中广泛开展 HSIL 筛查有几个挑战，包括 HSIL 的治疗还没有被证明可以预防肛门癌，HRA 和有经验的 HRA 操作者仍然是有限的，而且肛门 HSIL 的最佳治疗方法尚未确定。幸运的是，一项由美国国立卫生研究院支持的随机对照研究（randomized controlled trial，RCT），由肛门癌/高级别鳞状上皮内瘤变结果研究机构（Anal Cancer/HSIL Outcomes Research，ANCHOR）在进行研究，有超过 5 000 名 HIV 阳性参与者，尽管这项研究的结果预计在 8 年后才会出来，但这对该病的定义及建立随访标准有肯定的帮助。该领域的专家建议，无法进行高分辨率肛门镜筛查的高危患者，应每年进行一次直肠指诊，以发现可疑的病变。早期发现、早期治疗，可以有更好的预后和生存[96]。

最后，人们越来越关注二价、四价和无价 HPV 疫苗来预防肛门鳞状细胞癌。在接种了四价疫苗的男同性恋者（sex with men，MSM）中，肛门 HSIL 的发生率降低了 54%，在意向治疗人群中则降低了 75%[97]。

七、肛门疣

肛门疣（尖锐湿疣）是由 HPV 引起的。在美国，每年大约有 1 400 万人感染[98]。通常是性传播，但也有非性传播的[99]。有超过 100 种的 HPV 亚型，其中约 35 种通常发生在肛门部位。许多患者都感染了一种以上的亚型。HPV 第 6 亚型和第 11 亚型占肛门疣的 90%[100]。它们更多地发生在男性同性恋（MSM）和免疫力低下的患者身上。发病率与性伴侣的数量、烟草的使用和其他性传播疾病有相关性[101]。大多数 HPV 感染的表现呈亚临床样，及时病变好转或痊愈仍然可以发现有病毒存在。治疗的目的是消除可见的病变，提高生活质量[102]，降低肛门癌的发病率[103]。目前有多种治疗方式（表 129.3）。

表 129.3　肛门疣治疗的选择

治疗	成功率	评价
鬼臼毒素	20%~50%	可能需要重复使用 可发生皮肤刺激 不能用于肛管 角质化病变吸收不佳(大多数慢性疣是角质化的)
三氯乙酸或二氯乙酸	75%	可用于肛管 需要控制腐蚀面积的大小
冷冻疗法	75%	可用于肛管 需要注意限制伤口的大小 疗法产生的烟雾可能含有活性 HPV*
局部使用 5-氟尿嘧啶	50%~75%	最好在手术切除后使用,以减少复发的频率
咪喹莫特	女性 75% 男性 33%	不能用于肛管;女性比男性更有效
手术切除(通常结合烧灼术)	60%~90%	烧灼产生的烟雾可能含有 HPV* 如果病变处较厚,可能需要进行 1 次以上的治疗,以避免切除或烧伤过多的肛门皮肤
局部干扰素-α	>70%	每周注射 3 次,至最多 5 个疣的底部,持续 3~8 周 经美国食品药品管理局批准用于治疗难治性尖锐湿疣
HspE7	实验性	有希望的治疗方法,包括皮下注射 具有免疫刺激特性和 HPV 靶抗原的融合蛋白
局部放射治疗	可变性	适用于巨大尖锐湿疣(Buschke-Löwenstein 病变) 通常是在出血或组织侵犯无法控制时,作为最后的手段
免疫疗法	高达 50%	需要每 2 周在治疗室注射一次,持续 16 周
儿茶素	52%	患者可在家中使用

*这种烟雾传播 HPV 的风险尚不清楚。

鬼臼毒素酊(podophyllin)是一种抑制细胞有丝分裂的外用药,具有抗痒作用。需要在治疗室内反复使用[104],有效率可达 50%[105]。在使用后 4~6h 内必须洗掉,因其有刺激皮肤作用。鬼臼毒素酊对动物有致畸作用,因此不能在怀孕期间使用;可以引起一些类似癌症的组织学变化。鬼臼毒素酊不能在肛管中应用,因为它对局部有刺激性以及可被吸收至全身,这有可能引起致命的毒性反应。

三氯乙酸和二氯乙酸会导致组织的剥落,而且毒性比鬼臼毒素酊小。由于这些药物可以使组织凝固性坏死,故在使用这些药物时,必须小心谨慎,以便能控制伤口的深度和大小。与鬼臼毒素酊不同的是,其作用是立竿见影的,因此可以在肛管内使用;联合鬼臼毒素酊使用可提高疗效[106]。加入光动力疗法也可以减少复发[107]。

外用 5-氟尿嘧啶可渗透到皮肤中,可以制成浓度为 5% 的药膏使用。成功率在 50%~75%之间。它可以在手术切除后每 2 周使用一次,以减少复发[108]。

咪喹莫特乳膏是一种免疫调节剂,可刺激单核细胞和巨噬细胞产生细胞因子,影响细胞生长并具有抗病毒作用[109]。5%咪喹莫特乳膏每周 3 次,持续 16 周,或用 3.75%咪喹莫特乳膏每天使用,持续 8 周。较低浓度可以保持疗效,并降低皮肤刺激和瘙痒等副作用的风险[110]。咪喹莫特和冷冻疗法的疗效相似[111]。

儿茶素是绿茶提取物,可有效对抗 HPV。它们的作用机制尚不清楚。每天使用 3 次,持续 16 周,多达 52% 的患者实现了病变的清除,它的优点是患者可以在家里使用[112]。

免疫疗法治疗尖锐湿疣已经有报道,在病灶内注射多种抗原,包括白念珠菌、麻疹、流行性腮腺炎、风疹(measles, mumps, rubella, MMR)、结核菌素(PPD)、W 型分枝杆菌疫苗(mycobacterium w vaccine, MWV)、卡介苗和干扰素注射[113]。IF-α 已被 FDA 批准用于难治性病变的注射治疗。每次最多可以治疗 5 个病灶,每周 3 次,每次 106 单位,持续 3~8 周。复发率为 20%~40%[114]。IF-α 也可作为手术的辅助治疗,外用干扰素是无效的[115]。有关这个前景广阔的领域还需要做更多的研究。

中国传统治疗尖锐湿疣的方法也有描述并提供了一系列的治疗方法,包括砒霜、半夏提取物、去氢木香内酯和二黄粉[116]。

接种 HPV 疫苗对预防尖锐湿疣非常有效[117]。四价 HPV 疫苗于 2006 年 6 月开始在美国上市。该疫苗主要针对的是 HPV 6 型和 HPV 11 型,约 90% 尖锐湿疣的病因是由这两型 HPV 引起的。同时 HPV 疫苗对其 16 型和 18 型也有效,这两型存在于大多数肛门癌和宫颈癌中。接种疫苗后,尖锐湿疣的发病率降低了 90%,宫颈细胞异常减少 45%,高度宫颈异常减少 85%[118]。其他疫苗包括有针对 16 型和 18 型的二价疫苗,以及除了针对上述亚型外,还增加了 31、33、45、52 和 58 型的无价疫苗。关于不包括在疫苗中的亚型感染的交叉保护的报告有好[117]有坏[119]。给十几岁的女孩接种这类疫苗最有效,但对男孩也是有效的。接种对象是 26 岁以下及高风险的患者。

与尖锐湿疣和免疫预防密切相关的主题是 HPV 相关的

癌症，以及希望预防 HPV 可以降低宫颈癌、肛门癌和口咽癌的发病率。肛门和宫颈的鳞状细胞癌似乎是同一种疾病。两者都与 HPV16 型和 HPV18 型有关，两者都显示出类似的演变模式，即从正常外观，到不典型增生，再到浸润性癌症。接种 HPV 疫苗可以预防这两个地方的大多数尖锐湿疣，并可能降低与这种病毒有关的癌症在宫颈和肛门的发生率。

八、肛门瘙痒症

肛门瘙痒症是指肛周区域和肛门的瘙痒或灼痛。症状的程度随着衣物的摩擦和就坐引起的潮湿程度、压力而增加。在最糟糕的情况下，肛门瘙痒导致难以忍受的不适，常常伴有灼热和疼痛。据估计，美国有高达 5% 的人每天都有这种不适感。这种病分为原发性或继发性的。原发性是指典型的特发性肛门瘙痒综合征，而继发类性则意味着有可识别的原因或特定的诱发因素。由于癌前病变或恶性肿瘤也可以有肛门瘙痒症，所以肛门瘙痒症患者必须接受全面的病史询问和体格检查。

（一）症状

症状往往在不知不觉中开始，其特征是偶尔意识到肛周有不舒服的感觉。肛门皮肤有丰富的感觉神经，但每个患者的感觉是不同的。有些患者感到瘙痒，而另一些人则感觉到灼热。通常情况下，患者在夜间或在炎热、潮湿的天气里更敏感。瘙痒也可能因衣服摩擦而加剧，特别是羊毛衣服或者出汗的情况下；反之，冷敷可以减轻刺激，避免过热，分散注意力，以及润滑皮肤表面可暂时缓解瘙痒。随着时间的推移，这种情况可能会发展成一种难以忍受的折磨，灼热的疼痛，再加上想抓挠的冲动。然而一切刺激该区域以试图获得缓解的努力都是徒劳无功的。

（二）诊断

原发性肛门瘙痒症的诊断是排除性的，引起继发性瘙痒症的原因很多[120]。详细的病史是很重要的，要注意糖尿病、银屑病、湿疹的家族史、使用外用药物（如糖皮质激素）、皮脂溢出、使用抗生素、阴道分泌物或感染、无胆色粪、深色尿液，或肛门性交史。症状如排便疼痛、出血或黏膜脱垂需要特别注意，因为瘙痒通常伴随着其他的肛门病变。压力和焦虑可能会使症状加重。在询问病史时，医生应善解人意地表现出关切，并鼓励患者详尽地说出导致自己不舒服的因素[121]。

在肛门瘙痒症的早期阶段，检查可能只会发现极少的红斑或皮损，随着症状的发展，肛周皮肤变得薄、脆弱、柔软、溃烂和渗出。在晚期，皮肤发硬、发红、苔藓样变，并且可能表现出过度的肛门皮肤呈放射状褶皱。通常情况下，可继发性念珠菌感染。仔细的肛门直肠检查可以发现诱发因素。如果怀疑是银屑病，全身皮肤检查可能有帮助。辅助性的实验室检查可能是有用的，包括皮肤刮片和细菌培养[122]。如果怀疑有肿瘤，则需要进行活检，这需要在治疗室里，在局部麻醉下用 3mm 的活检针轻松完成。同样重要的是，要注意与痔疮有关的黏膜脱垂，或其他病变，如肛裂或肛瘘引起的分泌物也可以导致瘙痒。由于大便失禁导致的粪便溢漏和黏液渗出是瘙痒的常见来源。治疗应针对相关的原发病以及瘙痒症。

（三）治疗

特发性肛门瘙痒症的治疗主要是对症治疗，旨在减少肛周区域的水分，以恢复肛周皮肤的清洁、干燥和完整的肛周皮肤。确保没有潜在的病变，特别是癌症，在疗效方面往往和其他物理或药物方式一样[121]。指导患者如何保护好肛周卫生也是非常重要的。患者要及时清洗弄脏的肛门和会阴部，特别是在排便后。清洁动作应轻柔，以免擦伤肛门组织。应避免使用肥皂、软膏和带香味的纸巾。因为接触性皮炎可以导致肛门瘙痒，因此避免任何潜在的刺激物。同时应该避免服用已知会导致瘙痒的物质，包括咖啡、茶、可乐、酒精、柑橘类水果、乳制品、西红柿或西红柿酱，以及辛辣食物或胡椒。一旦症状改善，这些东西可以逐步恢复使用；有时可以找到 1 或 2 种触发物质，并加以避免。

其他非特异性疗法，包括对多毛患者进行剃毛。穿宽松的衣服和棉质的内衣。雌激素对绝经后的这类女性患者可能是有用的。部分患者用氧化锌或糖皮质激素药膏性局部涂抹可能有效。值得注意的是，不鼓励长期使用糖皮质激素药膏，因为可能会导致皮肤变薄和念珠菌感染，这有可能会在将来出现更多问题。外用他克莫司显示出了它的治疗前景[123]，如同外用 0.006% 的辣椒碱也是如此[120,124]。

顽固性瘙痒可以用亚甲蓝溶液注射到肛周皮肤中来治疗。Eusebio 和他的同事报道了在 23 名患者中使用这种方式的情况，其中 13 人完全缓解；8 人不完全缓解，但有很大改善，以及两人没有任何改善[125]；有 3 例皮肤坏死的患者修改了治疗方案，另外 11 个患者的治疗没有出现并发症，而且效果良好。这种治疗方法会引起皮肤感觉的相对性减退，一些患者对这种皮肤感觉异常难以接受。在所有病例中，严重瘙痒的皮肤变化都能迅速而显著地消退和解决[14,126]。用亚甲蓝治疗肛门瘙痒，对医生来说是一个很好的选择[125]。

九、肛门狭窄

肛门狭窄是指肛管异常狭窄。这是一种罕见的情况，最见于肛门直肠手术后，特别是痔疮切除术后，约有 5% ~ 10% 的痔疮手术后患者会出现肛门狭窄。狭窄是因肛管内肛膜形成了纤维瘢痕[127]，也可由慢性腹泻特别是滥用泻药所致。

（一）病因学

90% 的肛门狭窄是由过度的痔疮切除术引起的，切除了过多的肛膜，又未能在切口之间保留足够的黏膜皮肤交汇区，导致瘢痕的形成，出现慢性进行性狭窄。随着手术技术的改进，以及越来越多的非手术切除治疗痔疮方法的引入，痔疮治疗后出现肛门狭窄的患者已经很少了。狭窄也可以由吻合器痔切除术、外伤、炎症性肠病（IBD）及其手术治疗（如回肠肛门吻合术）、放射治疗、性传播疾病和结核病引起。

（二）诊断

患者常诉排便困难或疼痛、出血或大便变细等症状。如果有痔疮、克罗恩病或过度使用泻药的病史，则更容易怀疑肛门狭窄。确诊需要通过查体,肛门边缘和肛周皮肤的外观检查以及直肠指诊通常足以支持诊断。肛门狭窄也可能是恶性肿瘤和 IBD 引起的,需要排除这些疾病。

(三) 治疗

是否治疗取决于狭窄的严重程度和存在的症状。非手术治疗适用于轻度及中度狭窄的初始治疗。轻度狭窄可以可使用大便软化剂、纤维素补充剂或两者同时使用,以及足够的液体摄入。机械扩张可以达到扩张狭窄肛门的目的,可采用手指、蜡烛,以及器械式肛门扩张器,器械式肛门扩张器既可以是商业医用性扩肛器,也可以是一般塑料试管。机械扩肛过程应该每天使用有分级的扩肛器进行扩张。嘱咐患者坐在坐便器上,轻轻地施加压力,并逐渐插入最小的、润滑良好的扩肛器,然后逐级地调整扩肛器的大小,逐渐增加到可以忍受的程度。狭窄切开术可用于轻度狭窄,尤其对吻合器痔固定术后的狭窄特别有用[128]。严重的狭窄需要进行正式的肛门成形术,以增加肛管的环周长度。各种类型的皮瓣放入肛管,这些软软的皮肤可以替代缺失的或瘢痕的肛膜,而这些缺失的或瘢痕的肛膜就是导致肛门狭窄的原因。

十、不明原因的肛门疼痛

不明原因的肛门疼痛是指肛门直肠区域的疼痛,但没有潜在的解剖异常。诊断基于症状和体格检查,可分为尾骨和直肠的病因。

(一) 尾椎骨疼痛

尾椎痛是指尾椎骨的疼痛或酸痛,通常由外伤或关节炎造成的。直肠指诊时移动尾骨会加剧疼痛。治疗方法包括坐浴、非甾体抗炎药和粪便软化剂[129]。症状可能持续数周或数月。支撑性的枕头或垫子可能对症状的缓解有帮助。如果症状持续,可以使用局部麻醉剂或糖皮质激素注射[130]。可以行尾骨切除术治疗尾骨疼痛,但尽量应避免这种手术[131]。

(二) 功能性直肠疼痛

功能性直肠疼痛是指没有局部组织结构异常,或特定病理表现的疼痛,如 IBD、脓肿、肛裂、痔疮、血栓、前列腺炎或盆底结构问题。罗马基金会将功能性肛门直肠疼痛分为两种类型:痉挛性肛门直肠疼痛和肛提肌综合征。

1. 痉挛性肛部疼痛

痉挛性肛部疼痛是指转瞬即逝的直肠疼痛。罗马Ⅳ标准中的痉挛性肛部疼痛的标准是:①肛门或直肠下部局部疼痛的反复发作;②发作持续数秒至数分钟;③两次发作之间没有肛门直肠疼痛。疼痛可能将患者从睡眠中惊醒[129,132]。患者可通过行走、浸泡在浴盆中或排便时得到缓解。痉挛性肛部疼痛通常出现在成年早期,到了中年就会消退。认为肛门平滑肌功能紊乱是引起这种疼痛的原因,也可由任何增加盆腹腔压力事件诱发[133]。在发病时,局部使用 0.2% 的硝酸甘油可缓解症状[135],但往往在任何治疗开始之前症状可能会消失[134]。对于那些定期出现痉挛性肛痛者,建议使用沙丁胺醇来缩短疼痛持续时间[136,137]。严重痉挛性肛痛者可采用肉毒杆菌毒素注射和阴部神经阻滞。

2. 肛提肌综合征

罗马Ⅳ标准中的肛提肌综合征是指:①慢性或复发性疼痛或酸痛;②发作持续 20 分钟或以上。肛提肌综合征通常影响 45 岁以下的妇女。疼痛常被描述为一种模糊的触痛,或在直肠上部的局部疼痛。它也可能被描述为感觉像有一根棒子被插入直肠。这种感觉通常不会把患者从睡眠中唤醒,而且在排便或坐着时可能更严重;走路或躺下可能有帮助[133]。直肠指诊可以发现肛提肌有触痛。肛提肌综合征的罗马Ⅳ标准分类有两个级别:如果符合症状标准并有肛提肌触痛,则诊断为"高度可能";如果肛提肌没有触痛,则诊断为疑诊。

无论诊断的可能性大小,肛提肌综合征都可以用沙丁胺醇气雾剂来治疗[136,137]。地尔硫䓬的有效剂量为 80mg,每天 2 次[138],以及可乐定(150mg,每天 2 次连续 3 天,然后每天改为 75μg 连续 2 天)治疗[139,140]。阿米替林也可以使用,开始时每晚 25mg,如有必要可 2 周后增加至 50mg。其他用于治疗肛提肌综合征的方法包括(按成功率递减顺序排列):生物反馈疗法、电流刺激法和肛提肌按摩[137,141]。也可采用肛管内注射肉毒杆菌素治疗[142]。功能性直肠疼痛的治疗很少能治愈。常采用多学科治疗慢性疼痛,但应避免使用麻醉剂和苯二氮䓬类药物治疗。

十一、化脓性汗腺炎

汗腺炎是一种急性或慢性的皮肤分泌腺感染(图 129.10A 和图 129.10C),可发生在任何有汗腺的地方(如腋窝、乳房褶皱、腹股沟、生殖器部位、肛周、脐周)。属于毛囊性疾病,汗腺炎通常被认为是角质碎屑堵塞顶泌汗腺管道感染的结果。堵塞后腺管会出现细菌增生、化脓性感染、腺体破裂和炎症扩散到周围的皮下组织。皮肤因持续的炎症反应而增厚,皮下组织纤维化,出现表皮凹凸不平。腋窝是最常见的受累部位,其次是肛门部位。临床特征包括反复发作的脓肿、慢性引流窦道和变硬的瘢痕皮肤及皮下组织。轻度疾病会自发消退,严重疾病会涉及多个部位。导致汗腺炎的发生及持续与许多因素有关,包括使用脱毛剂、密集的剃须、个人卫生不良、紧身和合成化纤服装以及止汗剂的使用有关。

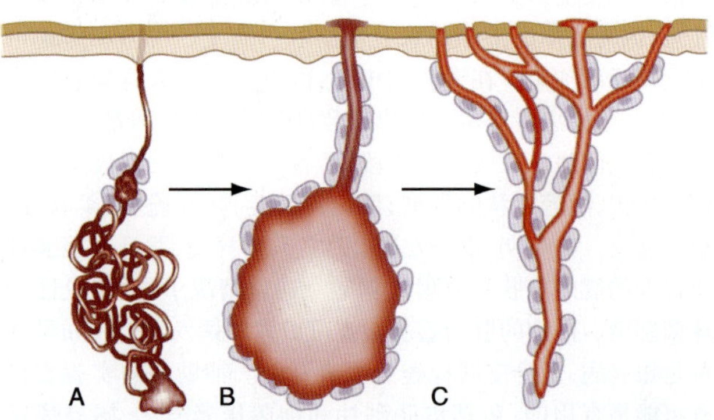

图 129.10　化脓性汗腺炎的发病机制。这是一种顶泌汗腺和邻近结缔组织的炎症性疾病。A,起因于角质堵塞了顶泌汗腺管;B,细菌被限制在角质栓塞下并繁殖形成脓肿,可蔓延到邻近组织;C,最终结局是复发性脓肿、慢性引流窦道以及形成皮肤和皮下组织硬化瘢痕。通常情况下,多条引流管道相通与皮肤形成瘘管

化脓性汗腺炎的诊断是根据临床表现得出来的。患者也许会诉有烧灼感、瘙痒和多汗。往往有复发的皮肤脓肿病史。患处有紫红色的外观,伴有水样脓液流出。在晚期,很容易发现大量的瘘管。随着时间的推移,皮下区域的多个脓肿和窦道的发展形成了类似于蜂窝状的外观。

治疗

对于急性感染,应该对脓肿进行引流。改变生活方式包括有皮肤卫生、减轻体重、戒烟和穿宽松的衣服。较轻的病例可以外用克林霉素和洗必泰,或过氧化苯甲酰,以及初诊可口服四环素 500mg,每天 2 次,持续 12 周,或同等剂量的多西环素和米诺环素。如果治疗失败,或出现病情加重,可使用为期 10 周的克林霉素和利福平。利福平可以穿过生物膜、影响中性粒细胞的迁徙和肉芽肿的形成,因此其对汗腺炎的治疗可能通过多方面的影响起作用[143]。

对严重顽固性汗腺炎的治疗可以药物或手术治疗。阿达木单抗或英夫利西单抗的生物疗法已被成功应用于严重汗腺炎。也有人支持使用 氨苯砜或异维 A 酸,以及抗雄激素疗法[144,145]。

手术治疗汗腺炎的方法,包括打开窦道及广泛切除,取决于疾病的范围和严重程度。伤口是否愈合可以根据患者的具体状况而定,包括从保持伤口开放、皮瓣闭合或皮肤移植。术后需要密切随访,因为该病的手术治疗易复发。

十二、藏毛窦病

藏毛窦病是一种影响骶尾部区域的常见疾病,可导致疼痛、渗出和不适。它是一种后天性疾病,是由毛发根钻入皮下组织引起的,皮下的毛发根可引起异物反应、炎症和感染。骶尾部藏毛窦病主要发生在年轻男性中,男女比例为 3∶1[1]。与藏毛窦病发展相关的因素有:肥胖、出汗增多和局部创伤。其发病机制是臀间裂(臀缝)中的毛发与脱落的上皮一起被推入臀间裂底部,毛发根部的倒钩阻止其被排出(图 129.11A 和图 129.11B),这会引起肉芽肿反应,导致窦道形成。藏毛窦病本质上是一种异物反应,在窦道和相关脓肿腔内可见慢性肉芽组织,组织病理学显示,异物巨细胞与毛发根相关。主要开口位于中线,内衬鳞状上皮,在真皮层以下它们主要由肉芽组织排列。至少 50% 的患者在腔内发现了以断毛发根形式存在的毛发[1]。

藏毛窦病可以表现为无症状的体征、急性脓肿或是一种涉及复发性脓肿和分支窦道的复杂疾病。大约 50% 患者以急性脓肿为主要症状。通过辨认与中线区域的原发性凹陷相关的肛门头侧硬结区域来进行诊断。这些凹陷很小,通常 <2mm,感染往往从这些开口向头侧延伸,并偏离中线。

藏毛窦病是否需要手术治疗是基于患者的症状。在轻度病例中,治疗可能涉及定期剃除毛发,以防止毛发嵌入臀间裂中。如果可能的话,应该用止血钳或镊子从窦中去除毛发。如果有脓肿,应将其引流并填塞伤口。所有伤口都应该偏离中线,以促进愈合。

复发性或复杂性藏毛窦病可以通过多种技术进行治疗,但治疗应以疾病的严重程度随时间推移而减轻为指导。确诊

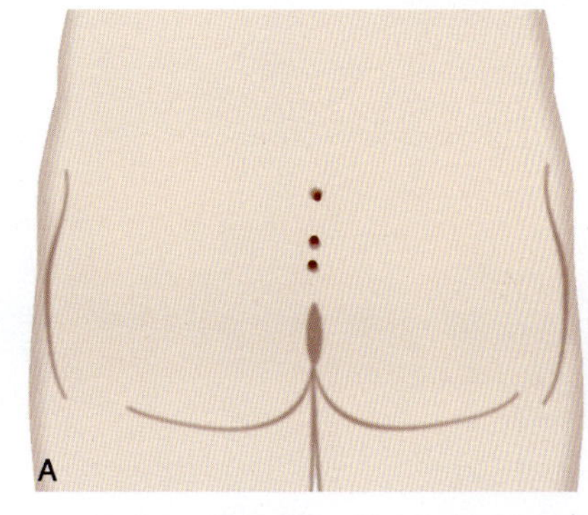

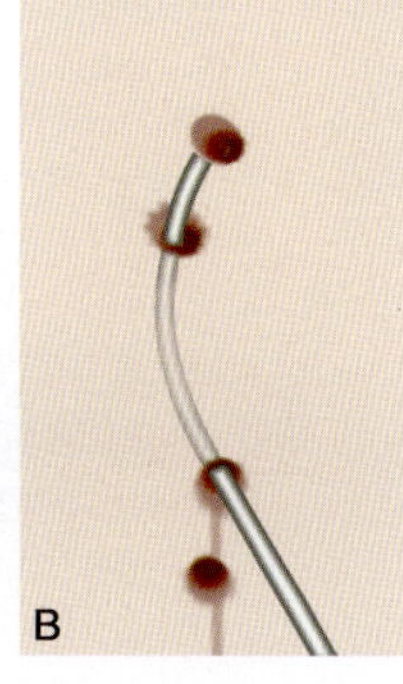

图 129.11　藏毛窦病。经检查肛门近端的臀间裂中可有多个凹陷或外部开口(A)。这些开口常常相互连通(B)。探针可以在相互连通的管道之间通过。在这些区域中,通常会发现嵌入其中的松散毛发。一种成功的治疗选择是打开所有的管道

时最常见的年龄范围是十几岁到二十出头,30 岁以后发病率下降。了解这一自然史后,除了最复杂的病例外,其他情况都应避免进行根治性手术。复杂或复发性疾病的治疗选择,包括从简单的开放式切口到切除和皮瓣闭合。皮瓣闭合有利于切除全部疾病,但以增加并发症为代价,对长期疗效没有益处[146,147]。已经证明使用苯酚注射有良好的效果,复发率约为 20%[148]。一般来说,小范围的手术和大范围的手术效果一样好。通过二期闭合愈合的伤口复发率低于一期闭合,偏离中线的伤口比中线的伤口愈合得更好[149]。

延迟愈合和疾病复发是藏毛窦病手术后最麻烦的两个问题。如果保持开放状态,手术伤口需要 40~50 天的时间才能愈合,在此期间经常到医院就诊是有益的[150]。目前尚不清楚是否需要伤口护理的辅助药物。很明显的是,慢性伤口的治疗可受益于硝酸银烧灼、局部外用甲硝唑或苯酚滴注等辅助药物。但目前尚不清楚这些措施在临床上是否有必要,是否具有成本效益。加压敷料已被广泛用于藏毛窦病的伤口[151,152],虽然伤口在早期会缩小,但完全愈合的时间并没有明显变化,细心的伤口护理可能比应用任何特定的技术更重要。

慢性藏毛窦病的伤口恶变是一种罕见的并发症。此类肿瘤大多数是鳞状细胞癌,具有局部浸润性和侵袭性。14% 的患者在确诊时可能存在腹股沟淋巴结转移。藏毛窦伤口中存在的癌细胞是广泛整块切除肿块(包括骶骨筋膜在内)的指征。闭合需要复杂的皮瓣。局部复发率似乎随着放疗的增加而降低。

(叶蔚　译,王立　校)

参考文献

第十一部分 胃肠和肝脏疾病患者的附加治疗

第 130 章 益生菌

Eamonn M. M. Quigley 著

章节目录

鉴于已知胃肠道(gastrointestinal,GI)腔内发生的情况与肠道局部和整个生物体内的各种稳态现象之间存在着密切关系,人们对调节肠道微环境的一个关键组成部分——肠道菌群产生了极大的兴趣也就不足为奇了(见第 3 章)[1]。它可能有益地影响肠道的免疫、运动、感觉、分泌和神经内分泌反应,以及更多的全身性生理活动,如代谢和脑功能(通过微生物-肠-脑轴)[2-6],推动了一项能够积极改变肠道细菌群的发展性研究,包括高通量测序、鸟枪法测序和代谢组学在内的许多分子技术的出现[7],为研究健康和疾病中的微生物-肠道-躯体相互作用,提供了相当大的动力,该研究为微生物群的定向治疗认定了假定的临床靶点[8-15]。

近几十年来,基础科学研究不仅揭示了肠道菌群、上皮细胞和肠上皮屏障[16,17],与黏膜免疫系统[2,3]之间相互作用的密切关系和复杂性,还揭示了肠腔共生菌与肠神经系统和肠平滑肌之间的相互作用[4,5,18,19]。因此菌群可能在诸如乳糜泻[17]、炎症性肠病(inflammatory bowel disease,IBD)[16]以及肠道功能性和运动性障碍[11,20]等 GI 疾病中发挥作用并不奇怪。事实上,通过其对神经内分泌[5]、免疫[2]和代谢功能[21]的影响,已经提出肠道菌群在关节炎[22]和肝脏疾病[21]等多种疾病中的作用。微生物菌群和肠道之间的相互作用可以通过微生物-肠-脑轴[6]的方式向中枢神经系统(central nervous system,CNS)扩展,这一观点提示肠道菌群可能与某些神经系统疾病(如帕金森病)[13]有关系。在这种背景下,是否可以考虑通过干预肠道微生态来处理这类疾病,例如寻求调节微生物菌群的益生菌。

具有益生菌特性的食品和补充剂可能已经存在了几个世纪(而非千年),并经验性用于健康维护以及 GI 症状和疾病的管理。现在这种受监管较轻(与药物相比)、声称包含"益生菌"的产品的非处方市场已经开始引起科学界和监管部门关注。这些物质的生物学效应正在研究中,其用于健康和/或疾病的可信性假设已经提出,尽管进展缓慢,但已经开始出现其对人类影响的严格临床研究。

一、定义和含义

虽然益生菌很可能存在几个世纪,然而,1965 年 Lily 和 Stillwell 才首次将其定义为"一种微生物分泌的物质,可刺激(与抗生素相反)另一种微生物的生长"[23]。益生菌的这一定义随后扩展为"一种制剂或一种含有足够数量活性的确定微生物的产品,这些微生物会改变宿主体内的微生物菌群(通过植入或定植),从而对宿主产生有益的健康影响"[24]。联合国粮农组织[FAO/世界卫生组织(World Health Organization,WHO)]食品添加剂联合专家委员会(Joint FAO/WHO Expert Committee on Food Additives,JECFA)提供了一个广泛应用和更简明的定义,该国际专家科学委员会是由联合国粮农组织和世界卫生组织联合管理的。JECFA 将益生菌定义为"当给予足量益生菌时,会给宿主带来健康益处的活的微生物"[25]。益生菌和益生元国际科学协会最近重新审查并认可了 JECFA 的定义;他们列出了 4 类含有活性微生物且拟用于人类的复合物或产物,并阐述了其监管意义[26]:

1. 活的或活性培养菌。这些产品,如酸奶,只是声称它们含有活的和活性培养菌,但除非有证据表明它们对健康益处(有些确实具有健康益处),否则不应将此描述用于暗示它们具有益生菌活性。

2. 食用无健康声明的食品或补充剂中的益生菌。这些产品称其"含有益生菌"。这些产品应该是安全的,并提供证据证明其对人类的一般健康有益。在一些司法管辖区,使用"益生菌"一词被认为是隐含的健康声明(基于上述益生菌的定义),因此,在缺乏可接受的对健康有益证据的情况下禁止使用[27]。

3. 含有益生菌的食物或具有特定健康声明的补充剂。这一类别要求产品必须提供具有说服力的具体健康要求的证据,如"提高人体的自然防御能力"。例如,在欧洲,欧洲食品安全局要求提供以下证据来支持健康声明[28,29]:在益生菌混合物或组合中菌株或各菌株的特性;确认其对目标人群(即一般人群或特定人群）具有有益的生理效应的健康关系；在正常健康人群中证明其健康影响。很少有益生菌能够满足这些要求。

4. 益生菌类药物。此处益生菌用于治疗或预防特定疾病。在美国和其他国家，该药品目前被列为药物（定义为用于诊断、治疗、缓解、治愈或预防疾病的药物），并且必须满足所有监管要求才能获得批准。

将益生菌和益生元结合在一起的产品被称为合生元。益生元是指宿主微生物选择性利用的有利于健康的底物。益生元的例子包括菊粉和人乳寡糖碳化物。

如果益生菌旨在作为膳食补充剂（即上述1~3类），且未被提议作为药物，则根据美国《1994年膳食补充剂健康和教育法案》对其进行监管，并将其视为一种食品。膳食补充剂在上市前无需美国食品药品管理局（Food and Drug Administration，FAD）批准，但根据《膳食补充剂健康和教育法案》，必须提供安全性证据，并遵循现行的膳食补充剂药品生产质量管理规范要求。此外，必须向FAD报告在使用时发生的严重不良事件。

目前益生菌的定义具有很大分歧。两个问题值得特别强调：关注"活性"生物体和坚持赋予"对宿主的健康益处"。首先，尽管公认在许多动物模型中的研究已经证明杀灭细菌，甚至细菌产物或成分，在产生许多抗炎和抗感染作用方面的疗效[30,31]，但这种策略尚未在人类中广泛使用[32]。因为根据现有的实验和人体数据，益生菌在人体中的作用似乎不太可能局限于活的生物体[30-32]，未来可能需要完善这方面的定义。事实上，已经提出了药物生物学一词，它包含所有源于微生物菌群的生物活性部分[30,31]。其次，从定义的后半部分可以明显看出，有关人类的临床声明，无论是在增进健康或预防或治疗疾病方面，都必须得到可信的临床试验数据的支持。

在美国，这种不严格监管的一个后果是，消费者面临声称（或含有）益生菌产品和制剂的范围，似乎只受到生产商想象的限制。其声称巧妙地围绕"预防或治疗疾病"的模糊术语，如"免疫增强"或"恢复消化系统平衡"，但很少得到任何临床数据的支持。在这种"不严格"监管的环境下，消费者如何区分具有支持性数据的高质量产品和那些没有支持性数据的产品？监管者监督必须增加似乎是不可避免的。当患者要求临床医生对一种或多种益生菌产品的效用进行评论时，医生同样也会感到困惑。

监管环境的变化可能要求对临床试验采取更严格方法。这会对研究者提出挑战；具体而言，谁将为满足监管机构新要求（欧洲已经开始出现的要求）所需的试验提供资金[27-29,33]？如果决定将某一益生菌产品视为一种食品，根据定义，其目标人群将是健康人群，那么盈利空间是有限的。此类试验需要非常多的参与者，且要达到漫长的试验终点，所需成本是非常高昂的。在食品类别中，一个可接受的终点是要证明某一特定群体在一般人群中的风险性较低。这将需要经过验证的低风险的生物标志物（如心脏病的胆固醇），而不是早期疾病的生物标志物（这些标志物应归入药物类别）。这两个问题——研究人群的规模和对经过验证的低风险生物标志物的需求——对传统的资助此类试验的食品产业都构成了挑战。换而言之，除非出现新的风险微生物标志物，否则研究益生菌作为制药领域内，针对狭隘适应证的药物可能更具成本效益（矛盾的是，许可产品的成本更低，利润率更高）。

（一）质量控制

对于益生菌，2002年提出的食品中益生菌评价指南仍形成了合理的质量控制依据[34]：

1. "通过将表型和基因型检测组合作为临床证据，来鉴定益生菌菌株的属性和种类，表明益生菌的健康益处可能具有菌株特异性。"虽然这是在20年前提出的，但事实证明，这非常具有预见性。现在已经对几种益生菌菌株的完整基因组进行了测序；不可避免的是，一些菌株甚至已经被重新分类[35,36]。对基因组的了解也有助于产品的逐批检测，以确保一致性。

2. "旨在描述益生菌效应机制的体外试验。"自这些指南发布以来的数10年里，已对假定益生菌菌株的体内外特性及生物学效应进行了广泛研究。此类研究已经确定了胃肠道健康和疾病相关的许多影响，包括对胃肠蠕动、内脏感觉、肠屏障成分、免疫应答和微生物-肠-脑轴的影响[30,31,37-41]。

3. "通过人体试验证实益生菌制剂的临床健康获益。"这仍然是一项绝对的基本原则。

4. "此外，对益生菌的安全性评估应至少包括有以下几点：①抗微生物药物耐药性模式；②代谢活性；③试验期间和上市后在患者中观察到的不良反应；④如果已知益生菌菌株具有这些特性，则可能产生毒素和潜在溶血；⑤在动物模型中缺乏感染性。"

益生菌开发的基础还包括证明其在GI的存活能力，以及产品在整个有效期内的存活率。虽然这种费尽心思探索益生菌的方法已被研究者[42-44]和知名制药公司采用，但市场上的许多产品甚至尚未进行最基本的质量控制。益生菌在其他许多方面的用法很少被关注到，如最佳剂量和理想配方。菌株的选择是至关重要的。尽管某些细菌的特性，在其特定菌群的亚株或所有菌株中可能是相同的，但其他菌种（包括与特定GI疾病相关的菌种）也可能仅具有菌株自身的特异性，甚至其特性取决于基因组中非常特定片段的存在[45]。

（二）安全性

虽然益生菌在普通人群以及患有各种胃肠道疾病和全身性疾病的个体中，已广泛使用了数10年，似乎益生菌安全性记录非常好[46,47]，即使在潜在风险人群中也是如此[48-51]。但菌血症、真菌血症和脓肿的罕见病例已有报道[46-51]。一项研究发现，一组重症急性胰腺炎患者，益生菌的使用与肠缺血死亡率的增加有关[52]。由于所有这些原因，益生菌"通常被认为是安全的"[53]。虽然使用益生菌令人放心，但必须强调的是，由于缺乏益生菌安全性文献报道与严谨的药物安全性监测，故需要有更好的前瞻性数据[54]。这些对安全性的乐观看法，也要求在质量控制方面采取高标准，然而这些高标准可能总是得不到满足。

（三）作用机制

许多益生菌来源于健康人体肠道中的共生菌群，其性质可以理解为模拟了完整菌群的体内平衡效应。大量文献证明了益生菌的抗炎作用[55-57]。益生菌通过 Toll 样受体[58]与黏膜免疫系统结合,促进分化调节性 T 细胞[59,60]。益生菌抑制病原体生成的活化 B 细胞通路的核因子 κ-轻链增强子,并下调促炎细胞因子,如 TNF-α、干扰素-γ 和白细胞介素(interleukin,IL)-8,上调抗炎细胞因子,例如 IL-10 和转化生长因子-β[41,55-60]。通过这种方式,益生菌模拟了共生微生物诱导的耐受性,并与病原体的炎症反应形成对抗[61,62]。普拉梭菌(*faecalibacterium prausnitzii*)已被确认为人类 IBD 的保护性致病菌[63],并已证实可诱导人类和鼠科植物的树突状细胞中产生抗炎性 IL-10[64],且在鼠科模型中抑制慢性炎症[65]。这项研究引起了人们对该微生物作为益生菌治疗的潜力浓厚兴趣[66]。

益生菌在肠道感染中的潜在作用至关重要,研究显示益生菌通过创建对促炎性细菌有害的酸性环境,与病原体竞争黏附,抑制致病细菌(潜在致病菌)的生长,从而有效调节菌群的组成。产生细菌素(内在的"抗菌剂")和抗毒素,同时促进乳酸杆菌和双歧杆菌等有益菌种的生长[67-69]。

益生菌对肠屏障功能的积极作用与许多疾病有关,包括肠易激综合征(irritable bowel syndrome,IBS)到炎症性肠病(IBD)。这些疾病中已证实肠道屏障的完整性被破坏,以及与"肠道渗漏"和细菌易位相关的宿主疾病(无论正确或错误)。有关肠道菌群的这一假说,在一系列肝脏疾病以及各种肝脏疾病并发症的发病机制中起着重要的作用[70]。在动物模型中已经证明了各种益生菌成分的结构、生理和分子效应对肠道防御功能有明显作用[71-74],并且有一些证据表明在人类中可能存在明显的相似效应[75]。

益生菌对动力障碍和功能性紊乱相关过程的影响也在动物模型中得到证实。包括降低内脏超敏反应[31,76-78]和调节平滑肌功能[79-81]。事实上,有证据表明,在健康人群和便秘受试者中,后者的效应可加速肠道的运转[82,83]。

益生菌对肠道功能的有益作用也可以通过微生物-肠-脑轴体现,近期许多研究(主要在动物模型中进行的)证实了肠道微生物具有调节大脑发育、结构和功能的能力,从而影响情绪和行为[84-89]。虽然在研究人类大脑功能方面存在巨大挑战,但开始出现一些证据表明,益生菌能够影响人类大脑的活动和情绪[88]。

益生菌对代谢过程的影响可能与肥胖、代谢综合征、非酒精性脂肪性肝病(non-alcoholic fatty liver disease,NAFLD)的治疗相关[21]。与共生生物一样,益生菌可以调节诸如短链脂肪酸生成和胆汁酸解离等重要的代谢途径;其他生物活性代谢物包括维生素和神经调节分子[90-94]。证据再次表明,这些研究结果可能转化为控制体重和血糖水平方面的临床获益[95,96]。嗜黏蛋白-阿克曼菌(*akkermansia muciniphila*,Akk 菌)是一种特殊微生物,因其在治疗肥胖、糖尿病、代谢综合征和心脏疾病方面的潜力而引起关注[97]。

尽管上述结果表明,益生菌在实验室到临床应用都具有益处,但必须承认的是,虽然益生菌似乎在许多动物模型中普遍有益,但在证明对人体有益的免疫、生理和代谢作用方面却不那么一致,通常难以证实。这并不奇怪,首先,动物模型很少模拟复杂的表型,即人类疾病;其次,当以单位体重剂量考虑时,给予小鼠或大鼠的益生菌剂量比常规给予人类受试者的剂量高许多数量级;最后,在动物模型中剖析益生菌的精确作用要容易得多。

对粪便菌群组成的管理研究表明,益生菌给药最多仅有中度影响[98,99]。然而,口服益生菌对全身免疫系统[100,101]以及脑反应[102]的影响分别在健康志愿者和 IBS 患者中的得到了证实。这些发现表明了益生菌的作用是微弱的,并且不容易被更广泛使用的高通量测序平台识别。此外,其中一些效应可能发生在黏膜表面而并非肠腔内,甚至可能在小肠或胃[103],而非结肠中产生,这可能无法通过粪便样本分析所检出。应注意的是,广泛用于胃肠病和肝病吸收较差的抗生素利福昔明,不易引起肠道菌群变化[104]。

二、临床疗效证据

益生菌的临床研究仍存在较大的不足。常存在有异质性,即不同的研究,在研究方案、研究群体的选择、样本量、所用微生物的菌株或种属、益生菌剂量和剂型、治疗持续时间和结局衡量指标方面均存在很大差异,即使是对于相同的适应证[105,106]。替代治疗或其他益生菌的头对头研究比较罕见,剂量范围的研究也很少[107]。对益生菌临床试验的关键性综述,得出了由 Ford 及其同事最近进行的 meta 分析和系统综述相同的结论[108]。在分析 43 组益生菌治疗 IBS 的随机对照试验数据时,作者发现,虽然益生菌总体上能够有效缓解 IBS 的主要症状,但由于缺乏充分的对照数据[108],他们无法确定哪些个体菌株或种属对治疗 IBS 是最有益的。该结果对临床医生而言并无太大帮助,临床医生可能需要在个体研究中寻找最适合患者的方法。

最近在印度进行的一项关于合生素对高危婴儿感染影响的研究,充分说明了可以完成高质量试验,并能产生积极的和有临床意义的结果[109]。为了证明在印度农村出生的婴儿中,合生素对其主要结局(出生后前 60 天内的败血症或死亡)是否具有显著影响,研究者随机分配 4 556 名婴儿接受乳杆菌(*lactobacillus*)ATCC-202195 联合低聚果糖或安慰剂对照进行治疗。作者发现,治疗组的主要结局显著下降(风险比 0.60;95% CI 0.48~0.74),死亡很少(安慰剂组 4 例,合生元组 6 例)。这种运筹上复杂且非常昂贵的方法是必不可少的,这对于提供足够的证据来证明,通过干预可以显著减少败血症和死亡具有重要的临床意义。

(一) 在健康成人中的作用

作为临床医生,我们经常被家人、朋友和同事询问服用益生菌是否对原本健康的个体有益。Khalesi 及其同事完成了一篇关于益生菌对健康成人影响的文献综述,并得出以下结论:首先,益生菌对粪便菌群的影响轻微和短暂;其次,益生菌可降低普通感冒(但不是流感)的发生率、持续时间和症状;第三,益生菌对血脂、体重指数、血糖或胰岛素水平有轻微或不确定的影响[110]。

(二) 对胃肠道疾病的作用

尽管大量证据表明,肠道菌群在多种胃肠道疾病的发病机制中发挥作用,且实验室资料证明益生菌对这些疾病有益,但临床有效性证据仍然是零星的。虽然研究数量不少，但遗憾的是上述所有在研究设计、产品质量控制和安全性评价方面的局限性，极大地限制了我们在许多情况下得出明确临床结论的能力。对益生菌在胃肠道适应证范围内的所有研究，进行全面的批判性综述超出了本文的范围。为了总结益生菌可能有助于治疗胃肠道和肝脏疾病的适应证，笔者研究采取了2种策略：首先，笔者参考了2017年世界胃肠病学组织(World Gastroenterology Organization，WGO)发布的益生菌和益生元的全球指南，该指南提供了最新同行评议的信息，以及对成人和儿童中益生菌临床价值进行了循证评估[111]。根据牛津循证医学中心开发的系统分级，最高等级为1级，表明获益是基于随机试验或单病例随机对照试验(*n*-of-1)的系统综述结果，最低等级为5级，仅基于专家意见或基于机制的推理[112]。只有少数产品得到成人适应证1级证据的支持。给予益生菌或益生菌复方制剂达到1级证据的适应证包括[111]：

在各种临床环境中预防抗生素相关性腹泻：酸奶与干酪乳杆菌(L)DN114、保加利亚乳杆菌和嗜热链球菌联合嗜酸乳杆菌CL1285和干酪乳杆菌(Bio-K + CL1285)、鼠李糖乳杆菌GG、布拉酵母菌cncm i-745减少幽门螺杆菌根除治疗的相关不良反应，布拉酵母菌cncm i-745在接受择期胃肠道手术的患者中预防术后败血症，嗜酸乳杆菌、植物乳杆菌、双歧杆菌(B.)、长双歧杆菌88(longum 88)维持隐窝炎的缓解，VSL#3减少与乳糖消化障碍相关的症状，含德氏乳杆菌亚种活培养物。保加利亚乳杆和嗜热链球菌的酸奶。

其次，笔者研究检索了自2012年以来的系统综述和meta分析。按适应证总结的结果见表130.1。通常，不同meta分析的结论是相当一致的，并随时间推移一直如此。有些观察结果不同是难免的，首先，其中一些系统综述的方法学受到质疑[113]；其次，评估时，在给予的观察指标支持有效证据评判的质量至多为中等级，通常较弱；第三，最令临床医生和患者沮丧的是，推荐益生菌的应用是作为一种治疗指征。除少数情况外，由于缺乏证据，无法区分各菌株和制剂，考虑到可用产品很多，这没有太大帮助。

试图在社区"非患者"中证明益生菌对轻微和罕见症状的疗效，面临着明显而艰巨的挑战。因此很少有此类的研究会被尝试，而那些已经完成的研究得出了相互矛盾的数据[114-117]。许多GI疾病与心理压力有关，并且微生物-肠-大脑轴的概念引发了人们对使用益生菌来改善情绪的兴趣[6]。虽然人类研究的数据仍然有限，但仍有足够的证据支持进一步的研究[118,119]。

三、结论

随着时间的推移，肠道菌群在健康稳态和疾病发病机制中的重要性越来越明显，动物模型研究继续提供明确的信号。人类是复杂而矛盾的个体，在人类中进行肠道菌群研究，和解读微生物群调节干预的临床试验，所面临的挑战继续困扰着医学界。至于菌群在疾病发病机制中的研究，以及益生菌在健康和疾病中的临床试验，均获得令人沮丧的结果——在小鼠和大鼠的结果令人印象深刻且明确，而人类研究的数据相互矛盾且尚无定论。这种失败在很大程度上归因于质量控制和临床试验方法的不足。希望实验室能够开发出特异性好和适当配置的产品，并希望通过明确的依据和随机对照试验的可靠数据，证实其在给定临床适应证中的使用(无论健康或疾病)。令人遗憾的是，质量控制和试验设计方面的进展，很可能只能来自于对该行业更加严格的监管。只有这样，医疗保健提供者才能引导消费者走出益生菌目前存在的困惑。益生菌的其他使用途径也在探索中：非活性微生物、细菌组分和产物(称为后生元)具有潜在的疗效，细菌也被用作疫苗接种的佐剂，并经过基因改造，将治疗剂直接输送到肠道[120-123]。

表130.1　益生菌用于胃肠道和肝脏疾病研究的系统综述和meta分析总结(自2012年以来发表的)

适应证	临床终点——结果	优选菌株	评论	参考文献
抗生素相关性腹泻(AAD)	预防——有效	鼠李糖乳杆菌(GG)和布拉酵母菌(儿童)	65岁以上重症患者的一些不良反应无效	124-132
放化疗相关性腹泻	预防——可能有效 治疗——可能获益		一些研究仅限于腹部和盆腔放射治疗，有些则包括化疗	133-137
艰难梭菌相关性腹泻(CDAD)	预防——有效	益生菌之间的疗效无差异	如果感染背景风险>5%，证据质量为中度至高度有效，如果接近抗生素 首次给药，则益生菌最有效。不良事件无增加	138-143
胶原性结肠炎	治疗——无证据支持获益		—	144
克罗恩病(CD)	任何结果——无获益		包括预防术后复发、维持缓解	145-149
儿童腹泻	缩短腹泻持续时间——有效	罗伊乳杆菌DSM17938和鼠李糖乳杆菌GG	在发达国家，可能对胃肠炎治疗无效 对持续性腹泻治疗的效果证据有限	149-155
憩室炎	预防复发——无效		对症状有一定作用	157

表 130.1 益生菌用于胃肠道和肝脏疾病研究的系统综述和 meta 分析总结(自 2012 年以来发表的)(续)

适应证	临床终点——结果	优选菌株	评论	参考文献
儿童食物过敏	降低发生率——观察到一些效果		只有在产前和产后给予母亲服用才有效。数据不一致	158,159
功能性便秘	治疗——可能获益		弱数据 在儿童中无效	160-162
幽门螺旋杆菌(HP)	1. 作为辅助治疗增加根除率——疗效数据相互矛盾 2. 减少抗生素相关不良事件——更一致的数据支持疗效	含乳杆菌和双歧杆菌的益生菌布拉酵母菌 含乳杆菌的益生菌布拉酵母菌	亚洲人群的获益可能更大,尚不清楚对根除方案依从性的影响	163-173
肝性脑病	1. 症状改善——一定疗效 2. 降低轻微肝性脑病(MHE)进展为明显肝性脑病(HE)的发生率——观察到一些效果		对死亡率无影响 与乳果糖一样有效证据质量低	174-178
婴儿肠痉挛	减少哭闹时间——有效	罗伊乳杆菌特别有效	网络 meta 分析和 meta 分析	179-183
肠易激综合征(IBS)	1. 总体症状缓解——有效 2. 单独缓解主要症状——有效	一项分析显示,低剂量下的单一菌株效果最佳 其他产品之间无差别	整体证据质量较低	108,160 184-186
非酒精性脂肪性肝病(NAFLD)	治疗——无确定结论		弱数据	187-189
新生儿坏死性小肠结肠炎(NEC)	降低发病率、死亡率、败血症和拟住院时间——有效	在一些分析中发现多菌株益生菌更有效	尚未充分确定最佳菌株、剂量和给药时间	190-200
口腔念珠菌病	预防——有效		仅来自老年人的数据	201
胰腺炎(重度急性)	预防败血症及并发症——无益		meta 分析中无不良反应,但可见 Besselink 等的研究[52]	202,203
术后脓毒症	降低术后感染的发生率——有效	大多数分析涉及益生菌联合益生元应用有效	各种分析查看各种手术操作	204-212
隐窝炎	一级预防和复发预防	VSL#3 益生菌	—	146-149,213
儿童期复发性腹痛	降低疼痛频率和严重程度——一些有效证据		中低质量证据	214
小肠细菌过度生长(SIBO)	预防复发——无获益		腹痛评分降低、净化率增加	215
旅行者腹泻	预防——有效		证据质量差	216
溃疡性结肠炎	诱导活动期 UC 病情缓解——部分有效 预防 UC 缓解期复发——部分有效	VSL#3 益生菌 VSL#3 益生菌和大肠埃希杆菌	对轻度、中度、重度 UC 患者的作用最大 与 5-氨基水杨酸类(5-ASA)制剂一样有效	146-149 217,218

AAD,抗生素相关性腹泻;CDAD,艰难梭菌相关性腹泻。

(叶蔚 译,王立 袁农 校)

参考文献

第 131 章　补充、替代和整合医学

Jill K. Deutsch, David J. Hass 著

章节目录

一、定义和流行病学

补充与替代医学(complementary and alternative medicine, CAM)是指通常既未广泛地在美国医学院教授的医学知识，也未在医院内普遍应用的医疗方法或产品[1]。补充医学经常作为常规医学的补充，替代医学常替代常规医学，整合医学是把常规医学与补充替代医学结合运用[2]。在国内外，CAM疗法已经呈指数级增长。根据2012年美国国民健康调查显示，在13 505名调查者中，42%的被访者表示在过去1年内使用过CAM疗法[3]。在美国，CAM疗法年度支出费用超过302亿美元[4]。

据报道，不管是在社区诊所还是大学附属医院的消化科门诊，CAM疗法使用率已从44%上升到50%[5-6]。2012年美国国民健康调查显示，在过去1年内曾接受过CAM疗法的人中，至少3%的人为了解决胃肠道问题而使用过一种以上CAM疗法，其中超过80%的人觉得是有效的[3]。鉴于这些疗法的广泛使用及其应用率的持续增加，消化科医师有必要全面了解CAM疗法的潜在风险和获益，有助于医生为患者提供更全面的医疗服务，并有助于改善医患关系。

二、治疗类型

CAM疗法类型很多，胃肠道疾病和肝病的常用治疗类型见框131.1。不管使用哪种治疗，CAM疗法总体的哲学思想都是采用统一的整体观念即疾病是由身体、心理、社会和精神层面的紊乱结合所致的。因此，CAM疗法利用身体自身的愈合反应，恢复机体平衡，从而改善不适症状[7]。

框 131.1　胃肠道疾病和肝病常用的补充替代医学疗法的治疗类型

针灸

基于中医理论，气是能量，它沿着经络在脏器之间循环。通过针刺特定的穴位，气的流动恢复至适当水平，从而恢复器官的健康。

阿育吠陀

来自印度的医学体系，通过干预饮食和生活方式来改善整体健康状况。

生物反馈

通过监测人体自身的功能信息，训练人们，使人们能够有意识地控制自己的心理活动，以达到调整机体功能。

整脊疗法

整脊用于治疗肌肉骨骼系统的机械性障碍疾病。整脊疗法是以修复错位，恢复到“与生俱来”状态为理念支撑的。

草药

摄入各种草药或补充剂来改善生理功能。

顺势疗法

基于“以喜为补”的原则，为了治疗某种疾病，需要使用一种稀释的药剂，如果未稀释的药剂用在健康人中能产生与患者相同的症状。

催眠

诱导患者进入一种深度放松的状态，在催眠中采用治疗以帮助患者改变行为或者缓解症状。

冥想和放松

一种反思和沉思的过程，使人能够集中精力缓解症状。

普拉提

一种运动健身体系，看起来和感觉像“一种健身锻炼”，通过训练，将提高身体的灵活性、增加力量、控制力和耐力。

反射区按摩

脚上的反射区对应着身体的某些器官，按摩和按压这些部位可以改善全身症状。

美国国家补充与替代医学中心把CAM疗法分为两大类。一类是天然产品，它们存在于自然界中，用来增强和治愈人体，例如草药、维生素、矿物质和益生菌等。另一类是心身医学，包括催眠、冥想、生物反馈和放松练习。基于身体的手法操作和运动也属于这一类，包括通过推拿手法和运动治疗身体的一个或多个部位从而治愈，如整脊(脊椎按摩疗法)、针灸、太极、瑜伽、气功和普拉提。

传统上不属于这两大类的其他替代疗法，即灵气疗法、阿育吠陀疗法、中医、顺势疗法和自然疗法也被广泛应用。灵气疗法是通过接触将能量导入患者体内，激活其自愈和恢复健康的过程。阿育吠陀医学是一种传统的印度医学，也是一种基于平衡的疗法，旨在以整合灵魂、身体、精神系统平衡而达到保持健康、预防疾病和保健作用的一门综合性的医学学科。治疗师使用天然产品如药油、草药，以及各种治疗方法，包括禁食、瑜伽、冥想，以使患者恢复平衡。中医已有 2000 多年的历史，通过阴阳协调而使患者达到平衡状态。顺势疗法是通过给予剂量的稀释药物来治疗疾病，否则以未稀释的药物给药会引起疾病症状。自然疗法强调通过提高人体的"自我修复"能力来预防和治疗疾病，包括但不限于饮食调整、运动、减压和由治疗师指导的排毒。

三、补充替代医学使用者的人口学特征

某些患者比其他人更有可能应用 CAM 疗法。女性和白人往往比男性和非裔美国人更经常使用 CAM 疗法[6]。高学历、高收入、有合并症的患者更倾向于 CAM 疗法[1,5]。尽管这些人口学统计信息有助于消化科医生确定哪些患者可能需要 CAM 疗法，但是了解每个患者选择特定疗法的理由和动机也很重要。

四、使用的理由

CAM 疗法的吸引力是有多方面原因的。首先，可以使没有医学背景的患者有种可以自己控制自己身体和健康的感觉。其次，当常规医学疗法无法缓解症状或治愈如晚期癌症等疾病时，CAM 疗法还能为患者提供治疗选择。最后，有些患者的主诉和症状不被医生理解，因此 CAM 疗法对这些患者很有吸引力。

五、适用补充替代医学疗法的胃肠道疾病

尽管有关补充替代医学疗法（CAM 疗法）对炎症性肠病（inflammatory bowel disease，IBD）作用的研究不断增加，但有关 CAM 疗法和胃肠疾病的大多数研究都涉及肠易激综合征（irritable bowel syndrome，IBS）、功能性消化不良和肝病。补充剂和草药是消化系统疾病最常见的治疗。本章节主要介绍了 CAM 疗法用于治疗胃肠道疾病和肝脏疾病中最常见的七种症状和疾病：恶心和呕吐、功能性消化不良、IBS、IBD、腹泻和便秘、肝脏疾病和胃肠道肿瘤。每种疾病都介绍了最常用的有循证医学的 CAM 疗法，及其风险（不良反应）与获益。

（一）恶心和呕吐

恶心和呕吐有多种病因，从病毒性胃肠炎到妊娠都可以引起。这些症状令人痛苦，为此这些患者经常寻求 CAM 疗法改善症状。一项研究显示，有恶心呕吐症状的妊娠妇女中，61% 使用过 CAM 疗法缓解症状[8]。有些补充疗法已经用于缓解恶心和呕吐，从草药到放松疗法（表 131.1）。

表 131.1　恶心和呕吐的补充替代医学疗法

疗法	作用机制	证据	不良反应
生姜	提高胃肠道动力，$5\text{-}HT_3$ 受体拮抗剂[9-10]	RCT 研究显示，对术后和化疗后的恶心、晨吐和晕船，比安慰剂有效[14]	抑制血栓素合酶，当与抗栓或抗血小板药同用时增加出血风险
吡哆醇（维生素 B_6）	未知	RCT 研究显示对晨吐的疗效研究结果参差不齐[19]	减少左旋多巴、苯巴比妥和苯妥英的血清水平[20] 过敏反应 超量服用（>250mg/d）引起周围神经病变、皮肤病、光过敏、眩晕[21]
榅桲（俗称木瓜）	与植物化学物质和酚类化合物有关	RCT 研究显示疗效优于维生素 B_6[23]	无
针灸	针刺特定穴位，以恢复气的流动从而改善特定脏器的功能	RCT 研究显示对化疗、手术后的症状缓解和晨吐有效[25-27]	并发症包括感染、内脏穿孔和脊髓损伤[28-36]
放松疗法	反思和沉思的过程使人能够集中思想帮助缓解症状	作为化疗后常规止吐药的辅助疗法是有效的	未报道过

5-HT，5-羟色胺；RCT，随机对照试验。

1. 天然产品

生姜是缓解恶心和呕吐最常用的草药，它的名字来源于梵语中的"号角"，因为它的根长、扭曲、粗糙。几个机制可能解释了生姜止吐作用。动物实验发现生姜的成分 6-姜醇可以增加胃肠道动力[9]；另一种成分高良姜萜内酯，是一种 5-羟色胺拮抗剂[10]，就像昂丹司琼用于治疗化疗导致的恶心和呕吐。

生姜的止吐作用在临床上对多种疾病有效，包括晨吐、晕船、化疗后的恶心和术后的恶心。与安慰剂相比，实验证明生姜对运动病没有预防作用，但可以减少由内耳前庭器热刺激诱发的眩晕[11-13]。随机对照试验（RCT）的 meta 分析证实了生姜对恶心和呕吐的疗效；Ernst 和 Pittler 的研究表明，与安慰剂相比，生姜对术后的恶心和呕吐是有效的，且与灭吐灵等效。此外，与安慰剂相比，生姜能减轻晕船、妊娠晨吐、化疗后的恶心呕吐症状[14]。这些研究中生姜的剂量大多为 0.5~1g/d，相当于 1/4 茶匙的姜粉。

虽然生姜是一种具有治疗作用的天然补充剂，但在倡导

把它用来缓解症状之前必须考虑到它潜在的不良反应。首先，生姜已被证实能通过抑制血栓素合酶抑制血小板聚集。因此，如果患者正在服用华法林、阿司匹林、非甾体抗炎药或氯吡格雷这类药物，那么同时服用生姜会增加出血的风险[15]。其次，虽然动物实验没有证实其致畸作用，但已有实验数据表明其存在潜在的致畸作用，因此妊娠期使用生姜的安全性存疑[16-17]。

维生素 B_6 是一种水溶性的维生素，是另一种常在妊娠期间用来止吐的 CAM 疗法[18]。在加拿大，有调查显示，维生素 B_6 也是妊娠妇女最常用的止吐药之一，其中 29% 的妇女使用过[8]。在一项随机对照试验中，Vutyavanich 等发现 30mg/d 的维生素 B_6 有效减少恶心，但在呕吐方面差异没有统计学意义[19]。虽然维生素 B_6 的作用机制还不清楚，但有报道药物间的作用和不良反应。当与维生素 B_6 同服时，维生素 B_6 能降低左旋多巴、苯巴比妥、苯妥英的血浆浓度[20]。维生素 B_6 也有过敏反应的报道，当摄入超量（超过 250mg/d），可导致周围神经病变、皮肤病、光过敏和眩晕[21-22]。

伊朗近期发布了一项研究，榅桲（俗称木瓜）比维生素 B_6 更能有效缓解妊娠导致的恶心和呕吐[23]。据推测，这种水果的滋补特性具有治疗作用，但对其作用机制还不清楚。目前尚无妊娠期的不良反应报道。

2. 心身医疗

针灸是另一种常用来治疗恶心和呕吐的 CAM 疗法。在中国受试者中，针刺 P6 穴位缓解恶心和呕吐的症状，P6 穴位又称内关，意思是"内侧通道"。这个穴位位于手掌近侧腕横纹上三指与中线的交点。截至目前，已有 30 项研究证实刺激 P6 穴位能缓解恶心和呕吐[24]。与安慰剂相比，针灸有效改善恶心和呕吐；尽管是不同的研究者、不同的受试者和不同的穴位刺激，结果还是一样[22]。针灸对化疗后[25]、术后[26]和妊娠期间[27]的恶心和呕吐同样有效。有大量的研究支持使用针灸和指压；然而，消化科医生必须认识到，用安慰剂对照的随机试验证实针灸的疗效是有难度的。这种补充疗法的特点是，因为每个患者的症状不一样，每个患者的治疗方案都是个性化的，从而阻碍了治疗方法的标准化，并使研究的有效性受质疑。

针灸也有一些不良反应，主要是感染，由针头处理不当或未经消毒而重复使用导致[28]。这些感染包括乙型肝炎病毒、丙型肝炎病毒和人类免疫缺陷病毒感染[29-31]，痤疮丙酸杆菌感染导致的细菌性心内膜炎[32]，金黄色葡萄球菌和铜绿假单胞菌感染的腰大肌脓肿导致的菌血症[33]。有 2 例死亡病例报道，是针灸导致的葡萄球菌菌血症[34]。尽管未经正确消毒的针头是上述感染的唯一危险因素，但很难证明这些感染是针刺直接导致的，因为患者可能没有透露其他个人潜在的风险因素，例如性取向或静脉注射毒品[35]。其他报道的不良反应还有针刺部位的脏器穿孔、继发性气胸、心包积血并填塞以及脊髓损伤[28,35,36]。

放松疗法已被用于治疗化疗后的恶心呕吐。化疗相关的不良反应是有条件性的，并发展成为一种联想学习的形式[37]，化疗期间的焦虑可作为导致生理反应的条件性暗示。通过渐进性的肌肉放松疗法，可以减轻患者焦虑，从而避免出现焦虑导致的身体不适。放松疗法通常被用作常规止吐药的辅助疗法[35]。

（二）功能性消化不良

功能性消化不良是指在没有明显器质或生理功能异常的情况下，上腹部疼痛或不适。由于症状往往持续时间短且相对温和，消化不良通常是自主管理的[38]；因此，CAM 疗法显然很有吸引力。一直以来，草药是治疗功能性消化不良的主要 CAM 疗法。表 131.2 列出了功能性消化不良最常见的补充疗法，包括这些草药的活性成分、作用机制和不良反应。

表 131.2　功能性消化不良常用的草药补充剂

草药补充剂	拟定的作用机制	证据	不良反应
香蕉（芽焦）	抗溃疡，促进胃液分泌[39-40]	开放性试验显示有效[40]	瘙痒症
辣椒素（辣椒属）	选择性损伤中枢神经系统的 C 型疼痛纤维的活性[41]	RCT 显示比安慰剂有效[41]	腹痛、腹泻
白屈菜（雪莲花）	含有生物碱，对平滑肌有解痉作用[43]	RCT 显示比安慰剂有效[42]	口干、失眠、腹泻、乏力、肝毒性[44]
六君子汤	促进胃排空、血浆生长抑素和胃泌素水平，促进胃舒张[38,45]	RCT 显示比安慰剂有效[45]	间质性肺炎[46]
逍遥散（MXS）	未知	meta 分析显示症状改善[47]	未报道
薄荷和香菜	抑制胃平滑肌收缩[50-51]	RCT 显示比安慰剂有效[38,52]	腹泻、恶心、呕吐、过敏性接触性皮炎、荨麻疹、哮喘、房颤[52-55]
参夏和胃宁	未知	RCT 显示比对照药有效[38]	未报道
STW5（Iberogast）	改善胃动力，平滑肌松弛剂[50]	RCT 研究显示比安慰剂有效[56-58,191]	肝毒性、出血风险增加、镇静剂和抗焦虑药增效，经 CYP3A4 和尿苷二磷酸葡萄糖醛酸转移酶代谢的药物代谢改变[44,80,81]
姜黄	增加胆汁分泌，促进胆囊收缩，解痉[59]	RCT 研究显示比安慰剂有效[38]	恶心、呕吐、乏力、头痛
Chios 乳香胶	未知	随机、平行、安慰剂对照研究显示症状评分改善[48]	未报道
欣胃汤	未知	平行研究显示改善症状[49]	未报道

CYP3A4，细胞色素 P450 3A4；RCT，随机对照试验。

Data from Coon JT, Ernst E. Systematic review; herbal medicinal products for non-ulcer dyspepsia. Aliment Pharmacol Ther 2002; 16: 1689-99.

天然产品

已有前瞻性、开放的试验评估了香蕉(芽焦)用于治疗功能性消化不良的作用。香蕉作为补充剂可以促进胃液分泌,并经动物实验证实具有抗溃疡作用[39]。Arora 和 Sharma 研究发现[40]香蕉治疗组有 75%的患者症状减轻,而安慰剂组为 25%($P<0.05$)。该项研究纳入的患者均经内镜检查和实验室检查排除了器质性消化不良。治疗组报道的不良事件仅有瘙痒症[40]。

辣椒素,是一种草药补充剂,来源于辣椒(红辣椒)的干果。作用机制是选择性损伤疼痛(C 型)纤维阻止将疼痛感觉从腹部脏器传递到中枢神经系统[41]。有研究显示,与安慰剂比,每天服用 2.5mg 的红辣椒粉可以改善上腹部疼痛、恶心和腹胀[41]。虽然服用辣椒素初期有腹痛和腹泻,但这些不良反应是自限性的,没有导致严重的后果。

Ritter 等针对白屈菜(雪莲花)治疗功能性消化不良进行了一项随机、对照、双盲的试验[42]。与安慰剂比,白屈菜组症状缓解率高达 34%($P=0.003$)[42]。这种药物被认为含有多种生物碱,对平滑肌也有解痉作用[43]。尽管白屈菜疗效明显,但它有许多不良反应,包括口干、失眠、腹泻和乏力。白屈菜也有特异性肝毒性的报道,但在大多数情况下,停药后可以缓解[44]。

六君子汤(又称 TJ-43),是一种中草药,用来缓解功能性消化不良的中草药,由白术、人参、半夏、茯苓、大枣、陈皮、甘草、生姜等草药煎熬而成[38]。其作用机制包括促进胃排空、增加血清胃泌素和生长抑素水平[45]及松弛胃平滑肌[46]。有一项 RCT 研究,功能性消化不良的患者每次服用六君子汤 2.5g,每天 3 次,连用 7 天。与安慰剂组比,六君子汤治疗组患者的上腹部饱胀感、反流和恶心症状明显减轻($P<0.05$)[45]。六君子汤唯一的不良事件是一例药物引起的间质性肺炎,但在停药后症状消失[38]。

加味逍遥散(MXS)由柴胡、当归、白芍、白术、茯苓、生姜、甘草、薄荷等八种中药组成。Meta 分析显示,加味逍遥散改善症状优于促动力药(OR 3.26)[47]。有研究显示加味逍遥散对胃动力和胃排空的改善率达到 82.6%,而在另一项研究中改善率高达 93.7%。此外,与单用促动力药比,加味逍遥散联用促动力药的疗效更好[47]。与安慰剂相比,来源于乳香黄连木树干的 Chios 乳香胶可有效改善功能性消化不良引起的症状[48];与多潘立酮和安慰剂相比,欣胃汤可有效改善功能性消化不良引起的症状[49]。然而,大多数这些草药补充剂的作用机制尚不明确。

薄荷和香菜是用来治疗功能性消化不良最多的补充剂。其作用机制是通过直接阻断平滑肌钙离子通道来抑制平滑肌收缩[50-51]。几项安慰剂对照的试验比较了这些药物不同剂量的作用,薄荷每天服用 180~270mg,香菜每天服用 100~150mg,与安慰剂比,治疗组的症状(如腹胀和上腹部疼痛)显著改善[38,52]。FDgard 是一种现成的非处方配方,含有固定剂量的香菜油(25mg)和左旋薄荷醇(20.75mg),用于治疗功能性消化不良。含薄荷油的补充剂的不良反应包括腹泻、恶心、呕吐、过敏性接触性皮炎、荨麻疹[53]、哮喘和房颤[54-55]。

参夏和胃宁是由人参、半夏、黄连、干姜和甘草等中草药以 3∶9∶3∶3∶3的比例混合而成[38]。在中国进行的一项随机对照试验显示,参夏和胃宁组患者症状改善率 92%,而对照组仅有 20%。没有重要不良事件发生[38]。

另一种用于治疗功能性消化不良的药物是 STW5,又称 Iberogast。该药是一种草药制剂,由苦屈花、洋甘菊、薄荷、香菜果、甘草根、柠檬香叶、白屈菜、当归根和水飞蓟组成。Melzer 和同事的 meta 分析评估了 3 项随机双盲对照试验[56],与安慰剂组比,STW5 组(1ml,每天 3 次,持续 4 周)有效改善消化不良症状。安慰剂组 26%的患者报告说,他们的症状在治疗后仍然"严重"或"非常严重",而 STW5 组仅有 7%。也就是说,STW 5 缓解患者上腹部疼痛和反流性食管炎的症状更有效[56]。

Von Arnim 等的大型随机双盲对照试验显示,与安慰剂比,服用 STW 5 的患者其功能性消化不良症状缓解率高[57]。Pillichiewicz 和同事证实 STW 5 以区域依赖的方式影响胃动力,诱导胃底舒张和胃窦收缩[58]。尽管 STW 5 尚无不良事件报道,但其成分具有潜在毒性,具体将在后面的章节中作介绍。

姜黄也被证明在缓解功能性消化不良方面具有疗效。它可以增加胆汁分泌、促进胆囊收缩,并起到解痉的作用[59]。在泰国,一项安慰剂对照试验显示,每天摄入 2g 姜黄能显著改善消化不良症状($P=0.003$)[38]。

上述补充疗法的研究表明,其中一些研究可能对功能性消化不良患者有用。薄荷、香菜、STW 5 是迄今为止研究最多的,鉴于其令人鼓舞的安全性,值得进一步研究[38]。

(三)肠易激综合征

肠易激综合征的定义是:反复出现的腹痛、伴有排便习惯改变(详见 122 章)[60]。其症状包括;腹痛、腹胀、痉挛、便秘、腹泻或便秘与腹泻交替。在对涉及 260 960 名受试者的 80 项研究的 meta 分析中[61],IBS 的全球患病率为 11.2%,女性多于男性。IBS 患者因其实验室检查、影像学检查、内镜检查未见异常而被排除"器质性"问题,因此,他们经常寻求 CAM 疗法来缓解症状。已有很多 CAM 疗法用于 IBS 治疗(表 131.3),草药替代疗法和益生菌最被广泛使用。

1. 天然产品

车前草是 IBS 患者最常处方的膳食补充剂。这种富含纤维的产品能作为高渗剂,提高排便速度。有 3 项关于车前草治疗 IBS 患者的安慰剂对照试验[62-64],不过其中只有一项研究符合标准的临床研究(前瞻性、随机、双盲、安慰剂对照)。虽然另外两项是阳性药物对照的临床研究,但质量也不高[65-66]。总的来说,与安慰剂比,服用车前草后大便频次、粪便黏稠度和便秘有所缓解。车前草、乳果糖和安慰剂的不良反应差异没有统计学意义。

虽然服用车前草看似相当安全,但也有过敏反应的报道,当同时服用锂和卡马西平等药物时,会影响药物的吸收[67-69]。有报道服用含有车前草的药物会引起急性食管梗阻,故禁用于吞咽困难患者,并在使用前需问询患者既往是否有吞咽困难史[70]。

表 131.3 肠易激综合征的补充和替代疗法

治疗	拟定的作用机制	证据	不良反应
车前草	高渗剂,促进排便速度	RCT 研究显示有效缓解便秘[191]	过敏反应,影响药物吸收(锂、卡马西平),急性食管梗阻[64-71]
薄荷油	抑制平滑肌收缩[50-51]	RCT 研究显示比安慰剂有效,但这些研究存在缺陷[78]	腹泻、恶心、呕吐、过敏性接触性皮炎、荨麻疹、哮喘恶化、房颤[52-55]
益生菌	改变或与肠道微生物群相互作用	RCT 研究显示比安慰剂有效[74-75]	未报道
STW 5(Iberogast)	改善胃肠道动力,舒张平滑肌[51]	RCT 研究显示比安慰剂有效[78]	潜在肝毒性、增加出血风险、增强镇静剂和抗焦虑剂作用、影响经细胞色素 P450 3A4(CYP3A4)和鸟苷二磷酸葡糖醛酸转移酶代谢的药物代谢
姜黄	促炎因子调节剂	初步研究显示缓解肠易激综合征症状[82]	恶心、呕吐、乏力、头痛
中医药	未知	RCT 研究显示比安慰剂有效[95-96]	未报道
含有白坚木、七叶树和薄荷的提取物	氢和甲烷的分子库、抗菌剂	RCT 研究显示改善便秘和腹胀[85]	未报道
针灸	在特定位置(点)放置针头,已恢复气的流动并改善对应器官的功能	RCT 研究显示针刺组疗效优于假针刺组[88] RCT 研究显示与假针刺组等效,但优于药物治疗[89]	感染、内脏穿孔、脊髓损伤
认知行为疗法	促进压力源、认知和症状的关联,然后纠正不合理认知或消极情绪来缓解症状	多项研究和 meta 分析显示有效[90-92]	未报道
催眠疗法	臆想的肠道相关症状,患者注意力集中抑制胃酸分泌[95-96]	RCT 研究显示比安慰剂有效[95-96]	未报道
正念训练	通过减少中枢兴奋和激活皮质边缘网络来调节内脏感觉阈值	RCT 研究显示症状缓解或减轻	未报道
瑜伽	加强肌肉组织和神经系统以达到身心平衡	综述研究显示症状改善[98]	骨骼肌损伤
阿育吠陀医学	印度医学体系,提供饮食和生活方式建议,以改善健康	RCT 研究显示比安慰剂有效,但该项研究退出率高[99]	未报道

CYP3A4,细胞色素 P450 3A4;RCT,随机对照试验。

还有其他补充疗法用于 IBS 患者。前面提到的薄荷油,具有舒张平滑肌作用。Pittler 和 Ernst 的 meta 分析[71]显示,与安慰剂比,薄荷油有效改善 IBS 患者症状。尽管本研究显示其差异有统计学意义,但试验方法的缺陷导致该研究不能作为薄荷油治疗 IBS 疗效的循证医学证据。Ford 等对 4 项研究进行综述发现,与安慰剂比,薄荷油对 IBS 症状改善显著且持续[72],这是薄荷油改善 IBS 患者症状的有利证据。IBGard,是一种非处方的产品,含有 90mg 超纯的薄荷油,方便患者购买。

益生菌是通过改善肠道菌群或与肠道菌群相互作用,从而改善肠道功能的微生物(详见第 3 和 131 章)[73]。当患者被感染或处于炎症状态时服用益生菌也是有益的,如假膜性结肠炎、炎症性肠病、肠易激综合征等。RCT 研究显示肠易激综合征患者服用植物乳杆菌能有效缓解腹痛和腹胀[74-73]。含有双歧杆菌的发酵乳能改善肠易激综合征患者的腹胀,尤其是以便秘为主要症状的肠易激综合征患者[76]。此外,婴儿双歧杆菌 35624(Align)能改善腹痛、腹胀和排便不尽感[77]。

STW 5 除了治疗功能性消化不良,还能治疗肠易激综合征。与安慰剂比,STW 5 能有效改善肠易激综合征患者症状,减少腹痛[78]。STW 5 可能有多种作用机制,有些成分能改善胃肠道动力,有些能舒张平滑肌[68]。目前尚无 STW 5 相关的不良事件报道,但其中个别成分有潜在毒性:白屈菜每天摄入超过 10mg 时有肝毒性[44];洋甘菊含有香豆素衍生物,当肠易激综合征患者合用华法林、阿司匹林或非甾体抗炎药时,会增加出血风险;与苯二氮䓬类和巴比妥类药物合用时,增加其对中枢神经系统的抑制作用[79-80];水飞蓟可以抑制细胞色素 P450 3A4(CYP3A4)和鸟苷二磷酸葡糖醛酸转移酶,从而改变药物代谢[81]。

姜黄可以有效改善肠易激综合征患者症状,但相关的 RCT 研究很少。其作用机制是增加肠动力,激活结肠产氢菌群[82]。

中草药也常用于肠易激综合征患者缓解症状,RCT 研究显示，与安慰剂比，疗效显著。这些患者表示他们的症状明显改善，生活质量（quality of life，QoL）评分明显提高[83]。Bensoussan 和同事进行了一项前瞻性临床研究，与安慰剂比，中草药治疗能减轻便秘型肠易激综合征患者症状，可以软化大便而提高患者排便满意度。不良事件主要是稀便和腹胀或肠痉挛[84]。有研究显示含有白坚木、七叶树和薄荷提取物的中草药可以改善便秘型肠易激综合征患者的便秘和腹胀症状[85]。

2. 心身医疗

认知行为治疗（cognitive behavioral therapy，CBT）是一种非药物性的、作用中枢的疗法，如放松、催眠疗法和正念训练，都是基于循证医学的补充疗法，可以改善肠易激综合征患者的症状[86]。这些疗法都是基于减少对压力源的过度反应和适应不良的应对行为作用起效的。

早期的研究显示，与假针刺联合纤维素替代治疗组比[87-88]，针灸有效改善肠易激综合征患者症状。最近 Manheimer 和同事的 meta 分析显示，与假针刺相比，针灸对肠易激症状患者症状的严重程度或 QoL 评分均没有差异[89]。然而，针灸比抗痉挛药物有效，但这项研究没有设对照组，且疗效也是有限的[89]。这些研究中使用的对照药物并不是指南推荐的治疗肠易激综合征的主要药物，因此，这些研究结果也不能说明针灸对肠易激综合征有效。

有关肠易激综合征的认知行为治疗研究至少有 18 项 RCT 研究[90]。这些研究主要针对提高患者对压力源、认知和症状之间的关联，然后纠正不合理认知或消极情绪来缓解症状。放松疗法属于认知行为治疗中的一种。一直以来，与常规医疗护理、抗抑郁药或解痉剂、安慰剂或支持疗法相比，大家都认为认知行为治疗可以有效改善肠易激综合征症状[90]。Zia 等进行了一项小样本的队列研究，招募了 81 例患者，进行放松疗法和饮食疗法相结合的综合自我管理[91]。观察 12 个月，94% 的受试者达到研究终点（坚持执行饮食疗法和放松疗法）[91]。最近的 meta 分析显示，认知行为治疗的需求排名第 3[92]。

已有研究表明催眠疗法有效缓解肠易激综合征患者症状。通过使用隐喻意象暗示，让患者想象胃肠功能是正常的，从而改善症状。其症状缓解率达 50%～80%[93]。肠道定向的催眠疗法可以让患者专注于自己的躯体症状，减少其内脏感觉异常带来的影响。经过 3 个月的催眠治疗，IBS 患者临床症状缓解。有 11 项研究显示催眠疗法有效改善 IBS 患者症状，包括 QoL 评分和总体健康状况[94]。虽然已有研究显示肠道定向催眠疗法的疗效，但因为这些研究不是在专业的研究中心完成的，故其可信度低[95]。女性和 50 岁以下的人群似乎对这种方式的治疗反应最好。催眠疗法对儿童 IBS 患者同样有效，有研究表明治疗组 85% 的儿童功能性腹痛或 IBS 缓解，而安慰剂组仅有 25% 儿童缓解[96]。最近的 meta 分析显示，催眠疗法的需求排名第 4[92]。

正念减压法训练（mindfulness training，MT），是指一种关注当下的感觉、知觉、情绪和其他形式的精神活动，但不对其进行评判的精神训练，有研究表明其对 IBS 患者亦有效[97]。Gaylord 团队的一项前瞻性随机对照研究显示，与功能性肠病支持疗法比，中重度 IBS 患者参加 MT 治疗后，其症状明显减轻，并且随访 3 个月仍有效。这个研究表明 MT 疗法能有效缓解严重的肠道症状且持续，QoL 评分量表改善和缓解压力[97]。从生理学角度，MT 疗法通过减少中枢神经系统兴奋和皮质网状内皮系统的激活而有助于调节内脏感觉。MT 疗法对 IBS 患者是一种有治疗前景且安全的疗法；然而，还需要更多的前瞻性研究来评估这个疗效的持久性。

一项 meta 分析纳入了 273 名患者，与常规治疗比，瑜伽有效缓解 IBS 患者的肠道症状，改善 IBS 的严重程度和焦虑[98]。所有瑜伽课程均包括姿势（体式），其中 3 项有关呼吸控制调息法，一项包括冥想或正念疗法减压[98]。

最后，有研究表明阿育吠陀（见框 131.1）有效缓解 IBS 患者症状。然而，这项大型阿育吠陀医学试验研究脱落率高，因此其结果应该谨慎解读[99]。

（四）炎症性肠病

目前认为炎症性肠病是由肠黏膜免疫系统过度活跃与肠道菌群相互作用引起的[100]，同时对潜在饮食因素和环境毒素没有起到黏膜屏障的作用（详见第 115 和 116 章）。由于 IBD 表现慢性且持续性的特征，因此，当常规治疗不能完全改善症状时，许多患者求助于 CAM 疗法。截至目前，超过 1/3 的 IBD 患者寻求 CAM 疗法缓解症状。IBD 患者中最常用的 CAM 疗法是补充，其次是顺势疗法和推拿。目前美国联邦政府资助的研究项目包括：IBD 突发与精神应激之间与 IBD 发病的调查研究、饮食在 IBD 自然史中的作用、绿茶提取物对溃疡性结肠炎（ulcerative colitis，UC）临床过程的影响。

1. 天然产品

医用大麻，由植物大麻的花中提取，近年来被用于首选治疗 IBD。大麻素通过下调 TNF-α、干扰素 γ、白介素-1 等细胞因子的产生而抑制炎症[101]。一项对 30 名克罗恩病患者进行的回顾性研究表明，吸食大麻与 Harvey-Bradshaw 评分指数下降相关[102]。一项小样本的随机对照研究，纳入对激素、免疫调节剂或抗 TNF-α 剂无效的患者，大麻治疗组患者 45% 完全缓解，而安慰剂组仅有 10% 患者病情缓解[101]。一项纳入 21 名克罗恩病患者的随机对照研究，评估那些吸食大麻患者的临床缓解[定义为克罗恩病活动指数（Crohn disease activity index，CDAI）评分<150]情况；遗憾的是，研究没有达到终点指标，但大部分吸食大麻的患者 CDAI 评分有下降[102]。吸食大麻的不良反应包括头晕、恶心、乏力、困窘。有必要进行大型的随机对照研究验证 IBD 从主观和客观上的症状改善。

益生菌常用于某些 IBD 患者。通常，对那些进行了直肠切除术和回肠袋-肛管吻合术的患者最有效。益生菌通过多种机制发挥作用。有研究表明益生菌能产生丁酸，这是一种短链脂肪酸，有益于结肠，尤其是直肠和降结肠的上皮细胞，同时益生菌具有重要的免疫调节活性，激活 T 细胞下调促炎细胞因子[103]。虽然慢性肠炎的病因不清楚，但肠道微生物的改变似乎起着重要作用[104]。

VSL#3 是一种益生菌制剂，由 4 种乳酸杆菌、3 种双歧杆菌和 1 种链球菌组成。其通过增加组织中 IL-10、降低 IL-1、TNF 等促炎因子的水平而发挥作用[105]。有 RCT 研究显示，IBD 患者结直肠切除、回肠储袋肛管吻合术后服用 VSL#3，可以降低慢性储袋炎发生率，并减少慢性储袋炎的复发率[89,106]。有

RCT 研究显示，与安慰剂比，VSL#3 有效减少 IBD 患者组织学病变的复发率[107]。近年来，有研究显示 VSL#3 能有效缓解轻、中度活动性溃疡性结肠炎患者症状。Sood 及同事进行的一项多中心、双盲、随机、对照研究显示，与安慰剂比，活动性结肠炎患者服用 VSL#3 6 周，其活动评分明显改善。此外，VSL# 3 组缓解率 42.9%，安慰剂组缓解率 15.%（$P<0.001$）[108]。没有 VSL#3 的不良反应报道。

布拉酵母菌，是一种非致病性酵母，最初从荔枝中分离得到，它是另一种可以降低克罗恩病复发率的益生菌[109]。布拉酵母菌是肠黏膜营养剂，通过激活 IgA 释放而起效[110]。有研究表明，克罗恩病患者单用美沙拉秦组 6 个月内临床复发率 37%，而美沙拉秦联合布拉酵母菌组仅 6%[100]。

姜黄是一种香料，来源于姜科植物姜黄根，在印度医学和中医中常用。也是一种对 IBD 治疗有效的补充剂。一项针对溃疡性直肠炎和克罗恩病患者使用纯姜黄制剂的开放性研究显示，所有患者症状缓解，4 例患者合并用药减少，5 例克罗恩病患者中有 4 例患者 CDAI 评分降低和红细胞沉降率下降[110]。Hanai 及同事的一项 RCT 研究，43 例溃疡性结肠炎患者服用姜黄素（每天 2 g，持续 6 个月）治疗，安慰剂组 1∶1 对照；姜黄素组复发率 4.65%，而安慰剂组复发率 20.5%，其差异有统计学意义[111]。有一项针对轻中度活动性溃疡性结肠炎患者的 RCT 研究，50 例患者每天服用姜黄素 3 g，53.8% 患者临床症状缓解、组织学愈合[112]。这些研究都显示姜黄素潜在的治疗价值，然而，还需大型的、前瞻性的研究验证其疗效。

姜黄素有多种作用机制：它可以避免脂质过氧化而减少自由基形成；抑制脂多糖诱导的一氧化氮合酶基因表达，从而减少 TNF-α 和 IL-1β 的生成；它能抑制 NF-κB 激活、抑制 IBD 病理生理过程不可或缺的细胞因子；它还通过抑制巨噬细胞中的花生四烯酸代谢来减少促炎因子前列腺素和白三烯的合成[113]。大多数的研究证实姜黄素是安全的，甚至在大剂量使用时，动物实验也没有致畸作用[114]。然而，姜黄有剂量依赖性的血小板聚集抑制效应，因此，正在服用非甾体抗炎药或抗血小板药物的患者需慎用[114]。

穿心莲，是一种凤仙花科植物，在中国、印度和整个亚洲地区都用作补充疗法。体外实验证明穿心莲提取物对 TNF-α、IL-1β 和 NF-κB 具有抑制作用[115]。一项研究初步结果提示穿心莲提取物治疗溃疡性结肠炎患者与美沙拉秦等效[116]。一项随机双盲 RCT 研究表明，与安慰剂比，117 例患者每天服用 1 200~1 800mg 穿心莲提取物，可以促进黏膜愈合、缓解趋势更明显。穿心莲提取物耐受性好，对于溃疡性结肠炎患者而言，似乎是一种可以作为替代糖皮质激素、免疫调节剂和生物制剂的新型口服药。

维生素 D 已被证实对克罗恩病患者有潜在的抗炎作用。Boothe 及同事的研究表明，与标准剂量组患者比，高剂量维生素 D（10 000 IU/d）治疗组的患者 Harvey-Bradshaw 计分指数明显下降（$P<0.04$）[118]。整个研究期间患者的治疗方案维持不变，因此该研究证实维生素 D 对克罗恩病临床疗效显著且没有毒性。众所周知，维生素 D 可以降低 TNF-α 浓度，这可能是其疗效的作用机制之一[118]。

另一种用于治疗 IBD 的补充疗法是鱼油。鱼油含有大量的 omega-3 脂肪酸，与食物中常见的其他脂肪酸相比，它是少部分促炎细胞因子的前体。与食用其他类脂肪酸比，重度溃疡性结肠炎患者食用鱼油后疾病活动评分明显改善[119]；然而，RCT 研究没能证实鱼油的疗效[120]。目前没有研究表明鱼油对克罗恩病有效或降低患者 CDAI 评分[119]。

2. 心身医疗

针刺疗法可以单独使用，也可以和灸法联合使用，艾灸是将艾柱放在患者针刺的特定穴位上[102]。艾灸意思是“燃烧的草药”，来源于一种植物艾蒿或艾叶。Meta 分析显示，与美沙拉秦比，针刺法和灸法都有效，不管是单用还是联用[121]。不幸的是，为数不多的研究却受到多重混杂因素影响，限制了对这些疾病的疗效判定。

催眠疗法对 UC 患者亦有潜在的疗效。在 Mawdsley 及其同事进行的一项研究中，催眠疗法对全身和直肠黏膜炎症反应的影响，是由于可降低血清 IL-6 中位数水平以及直肠黏膜释放的 P 物质、IL-13 水平。这些促炎介质的减少为催眠疗法治疗 IBD 的随机对照试验提供了理论依据[122]。

（五）腹泻和便秘

CAM 疗法常用于改善肠排便习惯。按照 CAM 疗法的分类，腹泻和便秘都属于“结肠健康”问题。虽然已有研究表明有些 CAM 疗法有助于改善和提高肠道功能，草药通常是 CAM 治疗的主要手段；这些补充剂包括基于蒽醌类的刺激性泻药（芦荟）、渗透性泻药（柠檬酸镁）、木瓜提取物（番木瓜）和覆盆子提取物（覆盆子）。最常用的补充剂、作用机制、不良反应罗列在表 131.4。由于补充剂没有受到监管（具体讨论见“七、补充替代医学的安全性和监管”），许多此类药物的含量、功效没有标准化，医生不应该处方这些药物。

1. 天然产品

益生菌常用来预防腹泻（详见第 130 章）。D'Souza 及其同事的 meta 分析显示各种乳杆菌的（保加利亚乳杆菌、嗜酸乳杆菌、干酪乳杆菌和 GG 乳杆菌）临床疗效，布拉氏酵母菌在抗生素相关性腹泻中的预防作用（详见第 112 章）[123]。Castagliuolo 及其同事研究发现布拉氏酵母菌对人艰难梭菌腹泻有预防作用，作用机制是布拉氏酵母菌分泌的蛋白酶对毒素 A 和 B 分子的蛋白水解作用[124]。当艰难梭菌感染时，布拉氏酵母菌刺激肠道 IgA 分泌[125]。布拉氏菌还被证明可以预防假膜性肠炎复发，并保持肠黏膜屏障功能，对抗肠致病性大肠杆菌有作用[126-127]。已有 RCT 研究证实 VSL#3 对放疗诱发的腹泻有预防作用。

2. 心身医疗

Ernst 及其同事综述了治疗便秘的各种 CAM 疗法[129]。生物反馈是一种治疗技术，通过训练患者使用自己身体发出的信号来帮助识别放松状态，这项技术已被证实治疗便秘有效[129]。慢性便秘常被忽略的一个原因就是盆底功能失调，是排便过程中耻骨直肠肌和肛门外括约肌不恰当的收缩或舒张导致的便秘（详见第 19 章）。盆底功能失调被认为是一种适应不良[130]，生物反馈有助于重新训练身体以缓解这种状况。

表131.4 可以促进“结肠健康”的草药补充剂

补充剂	拟定的作用机制	相互作用	不良反应
琼脂(胶石花菜)	容积性泻药、刺激肠蠕动	延迟其他药物的吸收	肠梗阻和食管梗阻
巴巴多芦荟	蒽醌类刺激性泻药,增加肠蠕动	强心苷增效、糖皮质激素作用减弱	胃肠痉挛、腹胀、低钾血症、心律失常、结肠黑变病
苹果胶(通常与高岭土结合)	膳食纤维,结合胆汁酸(机制不详)	未报道	未报道
沙棘(药鼠李)	蒽醌类刺激性泻药	强心苷增效、糖皮质激素作用减弱	震颤、恶心、呕吐、肝毒性
珀希鼠李(鼠李科植物)	蒽醌类刺激性泻药,增加肠蠕动	强心苷增效、糖皮质激素作用减弱	胃肠痉挛、腹胀、低钾血症、心律失常、结肠黑变病
甘菊(洋甘菊)	未知	与华法林、阿司匹林和其他非甾体抗炎药合用会增加出血风险,中枢神经系统抑制剂的增强作用	增加出血风险,中枢神经系统抑制剂增强而导致的嗜睡
丁香	解痉、局部麻醉	未报道	未报道
咖啡	黄嘌呤类,促进蠕动	增加茶碱作用、降低锂浓度	头痛、高血压、心悸、胃食管反流
紫雏菊	通过增加细胞因子活性促进免疫功能,T辅助细胞数量增加	对乙酰氨基酚(继发于谷胱甘肽耗竭)	过敏反应,与对乙酰氨基酚合用时有潜在的肝毒性
茴香	增加肠蠕动	未报道	过敏反应
葫芦巴	未知	与华法林、阿司匹林和其他非甾体抗炎药合用增加出血风险	出血风险增加、溢乳(继发于多巴胺受体作用)
藤黄果	未知	未报道	腹痛
生姜	增加胃肠蠕动、5-HT_3受体拮抗剂、通过抑制血栓素合酶抑制血小板聚集	与华法林、阿司匹林和其他非甾体抗炎药、氯吡格雷等合用增加出血风险	增加出血风险
葡甘聚糖(魔芋根提取物)	容积性泻药,就像瓜尔胶	延缓其他药物的吸收	低血糖
匙羹藤	阿育吠陀	增加糖尿病药物作用	低血糖、过敏反应
玫瑰茄(洛神花)	渗透性泻药	未报道	高镁血症,延长QT间期,低血压,反射减弱
蜀葵提取物	免疫刺激剂,抗炎	延缓其他药物的吸收	未报道
燕麦麸(燕麦提取物)	降低胆固醇和前列腺素的合成	未报道	未报道
俄勒冈州葡萄(欧洲小檗)	维生素C的吸收,刺激免疫系统,刺激肠蠕动	未报道	未报道
番木瓜	促进胃溃疡愈合、改善胰腺功能	与华法林、阿司匹林和其他非甾体抗炎药合用增加出血风险	小鼠中出血风险增加、睾丸重量降低、发情周期中断
车前草	渗透性泻药,减少肠道转运时间、产生短链脂肪酸	减少药物吸收	过敏反应,影响维生素B_{12}、锂、卡马西平吸收,食管梗阻
榅桲	未知	影响药物吸收	过敏反应
树莓(悬钩子)	未知	未报道	未报道
大黄	蒽醌类刺激性泻药,增加肠蠕动	强心苷作用,减少糖皮质激素作用	胃肠道痉挛,腹胀,低钾血症,心律失常,大肠假黑变病
番泻叶(小决明子)	蒽醌类刺激性泻药,增加肠蠕动	强心苷作用,减少糖皮质激素作用	胃肠道痉挛,腹胀,低钾血症,心律失常,大肠假黑变病
螺旋藻	绿藻,含有镁	未报道	未报道
缬草	解痉药	GABA受体的相互作用,中枢神经系统抑制剂的增强作用	昏昏欲睡,类似于苯二氮䓬类的戒断症状
皱叶酸模(皱叶酸模根提取物)	泻药(机制不详)	未报道	未报道

5-HT_3,5-羟色胺;GABA,γ-氨基丁酸。

Hass DJ, Lewis JD. Quality of manufacturer provided information on safety and efficacy claims for dietary supplements. Pharmacoepidemiol Drug Saf 2006;15:1-9.

感官训练包括使用充水气球模拟排便，气球放入直肠，然后缓慢抽出，让患者集中精力放松紧张的肌肉[130]。肛门直肠测压和肌电图分别记录来自管腔内探头或肛周表面电极采集到的肌肉活动，这种生物反馈可用来治疗盆底功能失调。盆底功能失调患者中超过 70% 的成人患者通过生物反馈训练后好转[130]。然而，还需进一步研究评估生物反馈的长期疗效。

与假针刺或不治疗相比，电针刺有效缩短腹腔镜手术后的排便时间和住院时间[131]。Ng 与同事提出一个问题，即胃肠道功能恢复时间缩短是电针刺的直接作用，还是电针刺缓解疼痛导致的间接作用。

顺势疗法在治疗术后肠梗阻方面亦有疗效（详见第 124 章）。Meta 分析表明，与安慰剂相比，腹部手术或妇科手术后肠梗阻的患者使用顺势疗法（罂粟、萝卜之类的补充剂）明显缩短了肠功能恢复时间[132]。顺势疗法的基本理论是“以毒攻毒”，这些稀释了的补充剂，本身可以引起便秘，但被认为可以恢复胃肠动力。然而，这项 meta 分析并不能得出肯定的结论，因为其中有些研究未发表在同行评审的杂志上，因此对其中的数据存疑。

结肠灌注疗法在对辅助疗法感兴趣的患者中越来越受欢迎。这种治疗不同于“灌肠”，因为是由经过培训的治疗师通过控制流速、温度和压力的装置给药，不是自行给药的[133]。这种治疗源于“自体中毒”的理论，这是由 19 世纪末和 20 世纪初 Arbuthnot Lane 先生推广的一个概念，即源自肠道的毒素可以进入体循环，使得我们自身中毒。目前还没有大规模的 RCT 研究全面评估结肠灌洗疗法的疗效。灌肠疗法的不良反应包括感染阿米巴病和直肠穿孔[134-135]。

最后，腹部按摩疗法在治疗便秘方面的效果喜忧参半。Ernst 综述了腹部按摩作为便秘治疗的随机对照试验的数据，发现尽管一些数据表明排便天数显著增加，大便失禁发作次数和灌肠次数减少，但这些试验的质量较差，在方法学上存在缺陷。这些试验不是盲法的，并且受到观察者偏见的影响，只有一项研究是随机的。因此，需要进一步的 RCT 来确定腹部按摩对慢性便秘患者是否有效。

（六）肝脏疾病

CAM 疗法常用于治疗非酒精性脂肪性肝病、非酒精性脂肪性肝炎（nonalcoholic steatohepatitis，NASH）、乙型肝炎、丙型肝炎、酒精性肝病等疾病。在美国，慢性肝病门诊患者中 41% 的患者在 4 周内使用过某种 CAM 疗法[137]。Seef 及其同事的综述表明，在西方国家销售的一千多种药用植物中，156 次临床试验提供了支持这些治疗的证据，其中只有 9 种植物在治疗肝病中使用[138]。正如讨论过的其他胃肠道疾病一样，大多数治疗慢性肝病的是草药补充剂。表 131.5 介绍了常用的补充剂、作用机制、循证医学证据和不良反应。

与 CAM 疗法有关的肝毒性风险已受到越来越多的关注。美国药物相关性肝损协助组收集了处方药、非处方药和补充剂的严重肝损病例。遗憾的是，没有特定于补充疗法使用的肝损伤模式，这使得很难找到因果关系。Rous-sel-Uclaf（RUCAM）因果关系评估方法已被证实是一种敏感且相对特异的方法，可以支持药物性肝损伤的诊断。Estes 和同事在一项单中心的研究报告称，20 例暴发性肝衰竭患者中有 10 例一直在使用通常被认为与肝毒性相关的草药或补充剂[139]。Hillman 的另一项研究表明，253 例特质性药物引起肝损伤的患者中，有 41 例与 CAM 疗法有关[140]。减肥和健美补充剂是最常见的具有肝损伤的药物，见表 131.6。

表 131.5 慢性肝病的补充替代医学

治疗	拟定的作用机制	相关研究（证据）	不良反应
欧亚甘草	激活 CYP450 肝脏解毒第一阶段，刺激内源性干扰素分泌，抑制 TNF-α[141-142]	RCT 研究显示有生化作用，不能改善发病率或死亡率[143]	假性醛固酮增多症，低血钾，水钠潴留，高血压，同用时会有洋地黄中毒
S-腺苷甲硫氨酸（SAMe）	参与谷胱甘肽合成，抗氧化剂[147]	评估安全性的研究存在方法学缺陷，没有有效数据支持用于治疗酒精性肝炎	口干、恶心、静坐不能，有报道可以抑制体内血小板聚集
水飞蓟	抗氧化、抗炎、可能有抗纤维化作用[149-151]	研究显示，与安慰剂比，能降低谷丙转氨酶，没有研究显示改善发病率或死亡率[141,152,153,155,156,158]	恶心、腹泻、消化不良、头痛、关节痛、皮肤反应、阳痿、过敏反应，抑制 CYP3A4 和尿苷二磷酸葡糖苷酸转移酶[141,155]
麝香草	未知	研究显示与干扰素单用或与安慰剂相比，麝香草与干扰素联合应用，可增加病毒应答率[159]	恶心、呕吐，血小板减少罕见[160]
胡黄连	抗氧化、抗炎、抗病毒作用[141]	只有一项研究证明对急性乙型肝炎病毒感染有效；没有太多的研究推荐使用[164]	未报道

CYP450，细胞色素 P450；RCT，随机对照试验。

表 131.6　补充替代疗法导致肝毒性的作用机制

疗法	拟定的作用机制
乐脂	含有麻黄的减肥产品
黑升麻	未知，可能与乐脂中草药补充剂的组合有关，表现为自身免疫性肝病，可能具有遗传易感性
Chaparral（石炭酸灌木）	通过 CYP3A 将吡咯里嗪生物碱转化为有毒的代谢物
绿茶	通过抗氧化产物[192]，表明没食子儿茶素没食子酸酯（EGCG）[138]起到细胞保护作用
卡瓦胡椒（Kava）	未知
吡咯里西啶生物碱（聚合草）	通过 CYP3A 代谢产生的代谢物，影响肝细胞蛋白的结构和功能，能导致静脉闭塞性疾病[192]
松萝酸	地衣的代谢产物，膜结构完整性的破坏导致脂肪代谢增加、伴随氧化应激和细胞损伤增加[192]

1. 天然产品

（1）甘草

甘草已被用于治疗慢性丙型肝炎病毒感染。甘草酸苷是甘草的活性成分，可以激活细胞色素 P450 进行第一阶段的解毒反应，刺激内源性干扰素、并抑制 TNF-α[141-142]。Suzuki 及其同事的 RCT 研究显示，与安慰剂相比，每天注射美能注射液（一种由甘草酸苷、甘氨酸和半胱氨酸组成的复方），可以降低血清氨基转氨酶。对降低发病率和死亡率有获益尚未被证实。此外，这项研究随访期只有 1 个月，很难评价甘草的远期不良反应。由于这项研究发表于 1983 年，该研究人群中不确定有 HCV 患者，纳入标准只需提供组织学上有慢性肝炎的表现。实际上，也不清楚该研究人群是否有丙型肝炎病毒感染。

另一项 RCT 研究评估了甘草治疗慢性丙型肝炎病毒感染的疗效[144]，并比较了熊去氧胆酸与甘草酸苷联用、甘草酸苷单用的疗效。治疗组生化指标改善，其差异有统计学意义，但这项研究没有安慰剂对照，因此安慰剂效应以外的作用是否与临床疗效相关尚不能作出定论。

甘草治疗的不良事件是来源于甘草根的活性代谢物，甘草酸苷的作用，其抑制 11-β-羟基类固醇脱氢酶，导致假性醛固酮症，表现为低血钾、水钠潴留、高血压[145]；低血钾会增加一些药物（如洋地黄）的毒性。

（2）S-腺苷甲硫氨酸

S-腺苷甲硫氨酸（S-adenosyl-l-methionine，SAMe）作为甲基供体参与许多生化反应，并参与谷胱甘肽的合成，谷胱甘肽是生化反应中主要的抗氧化剂[146]。这种化合物在治疗酒精性肝病方面的研究最多。一项酒精性肝病治疗相关的综述显示，在 8 个安慰剂对照的研究中，SAMe 治疗对死亡率、肝脏相关的死亡率或肝移植没有显著性差异[146]，这些试验的方法学质量很差。SAMEe 的疗效还需更多有效设计的研究进行评估。SAMe 已用于治疗妊娠期胆汁淤积。在几项对照试验中，SAMe 降低了妊娠期瘙痒率和血清胆红素水平，从而表明可能有疗效[147]。RCT 研究显示该药用于妊娠期是安全的[148]。

（3）水飞蓟素

水飞蓟，常被用来治疗肝病的 CAM 药物，也经常用来治疗酒精性肝病、慢性病毒性肝炎、药物相关性肝损等，也是欧洲毒伞菌导致的急性蘑菇中毒的指南推荐药品[138]。活性成分水飞蓟素提取自水飞蓟植物。其作用机制可能是作为抗氧化剂预防谷胱甘肽消耗[149]，抗炎作用，动物实验发现有减少白三烯、前列腺素、TNF-α[150]的作用，阻断肝星状细胞增生和前胶原Ⅲ的产生，对慢性肝炎有延缓肝纤维化的作用[151]。

已经有水飞蓟素治疗酒精性肝病的相关研究。Ferenci 和其同事的 RCT 研究显示，与安慰剂比，肝硬化患者采用 140mg 水飞蓟素治疗的生存率提高了 4 年。有研究显示，酒精性肝病、早期肝硬化患者（Child-Turcotte-Pugh 分级 A）比 Child-Turcotte-Pugh 分级 B 和 C 的患者获益更多。然而，这项研究并没有证实水飞蓟素的疗效，因为患者没有被随机分组，安慰剂组晚期肝硬化（Child-Turcotte-Pugh 分级 C）患者多于治疗组。此外，没有随访受试者的戒酒程度，失访率很高。Pares 等进行了一项更大规模的、更严格的、安慰剂对照研究，也未能证明每天 3 次，每次 150mg 的水飞蓟素可以提高酒精性肝硬化患者的生存率[153]。

丙肝长期抗病毒治疗防止进展至肝硬化的临床试验，纳入先前干扰素治疗未能根治的患者，旨在确定维持性干扰素治疗能否减缓疾病的进展。Seeff 和同事验证了水飞蓟素对此类患者的疗效。其中 67% 的患者未曾使用过水飞蓟素，16% 的患者曾经用过，17% 患者在此项研究开始的时候使用。水飞蓟素的使用因性别和种族而异，男性使用率高于女性，非西班牙裔白人比黑人和西班牙裔白人使用率高。水飞蓟素的使用率与高学历密切相关。水飞蓟素不能降低血清谷丙转氨酶和 HCV RNA 水平。单变量分析显示，与未用水飞蓟素治疗的患者相比，水飞蓟素治疗后肝脏相关症状明显减轻，生活质量参数（QoL）也有所改善。

对水飞蓟素治疗各种肝脏疾病（乙型肝炎、丙型肝炎和酒精性肝病）的 RCT 进行系统回顾分析，也没有得出关于其治疗效果的确切结论。接近一半的研究显示水飞蓟素显著改善生化指标，尤其是血清氨基转氨酶降低，然而，这个结果没有进一步显示其对发病率和死亡率的改善。这些研究表明，肝性脑病和胃肠道出血的发生率呈下降趋势，但水飞蓟素治疗组和安慰剂组之间差异没有统计学意义[141,155]。

Reddy 与同事评估了水飞蓟素在非酒精性脂肪性肝炎和丙型肝炎中的治疗作用，这是一项由美国国家补充与替代医学中心进行的多中心、随机、双盲、安慰剂对照研究。这是一项Ⅰ/Ⅱ期的临床试验，评估水飞蓟素对常规抗病毒药无效的非肝硬化的丙肝患者、常规治疗无效的 NASH 患者的疗效。这项研究希望能明确水飞蓟素对这些常规治疗无效的难治性的患者的临床疗效[156]，水飞蓟素治疗没有明显改善丙肝患者的发病率和死亡率。水飞蓟素治疗 NASH 的相关数据没有发表；然而近期有个小样本量的随机研究也未能证明水飞蓟素治疗 NASH 的疗效[157]。

迄今为止最严格的试验中，Fried 与同事进行了一项多中心、双盲、安慰剂对照的研究，纳入水飞蓟素治疗干扰素治疗失败的慢性丙肝患者,患者接受水飞蓟素420mg、700mg或安慰剂治疗,每天3次,持续24周。治疗组和安慰剂组差异没有统计学意义,这明确表明即使是通常剂量的3~5倍的水飞蓟素对丙肝患者依然是无效的[158]。

水飞蓟素有关的不良事件包括恶心、腹泻、消化不良、头痛、关节痛、皮肤反应、阳痿、过敏。重要的是,水飞蓟被证明可以抑制CYP3A4和尿苷二磷酸葡糖苷酸转移酶从而导致奎宁、利多卡因、钙离子通道阻滞剂和环孢霉素等这些常用处方药相互影响,这些药物都是由CYP3A4部分代谢的[141,155]。

(4) 胸腺提取物

有5项研究评估了胸腺提取物治疗丙型肝炎病毒感染的疗效与安全性。与单用干扰素或安慰剂相比,接受胸腺素-1(一种合成多肽)联合干扰素治疗的患者更有可能获得完全的病毒学应答[159]。报道的不良反应有恶心、呕吐,发生1例血小板减少症[160]。

(5) 阿育吠陀疗法

胡黄连是一种阿育吠陀常用的印度草药,常用来治疗胃肠疾病和肝病。胡黄连苦苷和胡黄连苷是其活性成分,具有抗氧化、抗炎、抑制促炎细胞因子的作用[141]。较多的研究显示其具有抗肿瘤、抗病毒作用[162,163]。有研究表明胡黄连可以降低急性乙型肝炎病毒感染患者的氨基转氨酶[164]。显然,还需要更多的研究去证实。

Liv 52是一种阿育吠陀常用于治疗肝病的印度草药。它由刺山柑、菊苣、阿江榄仁、龙葵、高山蓍、长穗柽柳组成[165]。实验表明该药可以预防四氯化碳和酒精导致的大鼠肝损伤,改善急性病毒性肝炎患者的肝功能。然而,RCT研究显示,与安慰剂治疗患者相比,使用Liv52治疗酒精性肝炎患者可降低其生存率,该药目前已退出美国市场[165]。

(6) 中草药疗法

中草药是用于治疗乙型肝炎病毒感染最常用的CAM疗法,也是经过最严格评估的疗法。乙型肝炎病毒感染是一个重要的全球健康问题(详见第79章)[167]。乙型肝炎病毒感染率存在地区差异性,亚洲是高发地区,CAM疗法常用于治疗与乙型肝炎病毒相关的疾病也就不足为奇了。

各种中药复方用于治疗乙型肝炎病毒感染。例如,TJ-9(俗称的小柴胡汤),由柴胡、半夏、黄芩、大枣、生姜、人参、甘草等七种草药组成,具有抗氧化、抑制肝星状细胞活化、和抗纤维化作用[168-169]。另一个常用的中草药是苦味叶下珠,其具有抑制HBV DNA聚合酶的作用[170]。

9项安慰剂对照的RCT研究显示,扶正解毒汤显著增加乙型肝炎病毒表面抗原(hepatitis B surface antigen,HBsAg)、乙型肝炎病毒e抗原(hepatitis B e antigen,HBeAg)和乙型肝炎病毒脱氧核糖核酸(HBV DNA)的清除率。苦参素在清除这些病毒血清学标志物方面,与干扰素疗效相当[171]。然而,以上这些研究质量较差,因此,目前还不能就这些药物对慢性乙型肝炎病毒感染的疗效得出确切的结论。有3项RCT研究评估了中药对转氨酶正常的HBsAg携带者的疗效,但这些研究质量不佳。温肾健脾方有助于HBsAg、HBeAg的清除和乙型肝炎病毒e抗体产生[172]。然而,鉴于这些研究方法学的缺陷,如果没有进一步的研究,还不足以推广使用。

27项RCT研究的meta分析评估了单用中草药、中草药联合干扰素、单用干扰素治疗慢性乙型肝炎病毒感染的疗效。但这些研究都没有设安慰剂对照。在中国,乙型肝炎病毒感染患者常用中草药治疗,并与干扰素联用或辅助治疗。因此,这些研究旨在评估中草药的临床疗效[169]。与单用干扰素相比,单用中草药的患者血清HBsAg清除率更高。中草药组的血清HBeAg、HBV DNA阴转率与干扰素相同。与单用干扰素相比,中草药联合干扰素更有可能实现HBsAg、HBeAg、HBV DNA的血清学转换[169]。

尽管这些试验似乎支持使用中草药作为干扰素的补充治疗,但大多数试验设计有缺陷。此外,大多研究终点指标只随访了3个月。这些回顾性研究发表在中国期刊,并未提及试验中受试者盲法和随机化分组等细节,这引起对方法学质量的额外担忧[169]。

也有丙型肝炎病毒感染采用中草药治疗的研究。一项对10项随机试验的系统综述评估了慢性丙型肝炎病毒感染用中草药治疗的疗效。试验结果令人失望,中草药不能提高HCV RNA的清除率。此外,10项研究中有9项显示血清转氨酶没有改善[174]。

中草药的不良反应包括肝毒性,然而,由于这些中草药的含量和配方在制作上缺乏统一性,因此其因果关系尚不能确定[175]。其引发间质性肺炎、自身免疫性肝炎和急性血小板减少性紫癜的病例亦有报道[141]。

2. 心身医疗

Li和其同事的研究表明,针灸在慢性肝炎患者中越来越受欢迎,大约9%的患者使用过针灸治疗。但并没有令人信服的数据详细说明针灸治疗慢性乙型肝炎或丙型肝炎的有效性。Li和其同事的研究显示,针灸可以作为辅助治疗缓解肝癌患者术后疼痛和肝包膜炎引起的疼痛[176]。

(七) 胃肠道恶性肿瘤

据估计,64%以上的成人肿瘤患者在治疗过程中曾使用过CAM疗法[177]。肿瘤患者接受CAM疗法的想法和其他疾病的患者相似,CAM疗法之所以具有吸引力,是因为常规治疗无法控制或治愈疾病,而CAM疗法为患者提供了一种机制,使他们能够有个可控的治疗计划。教科书上相关章节也逐渐增多,下面我们只讨论最常用的CAM疗法。

1. 天然产品

自1987年以来,姜黄素已经作为肠癌和胰腺癌的辅助治疗。姜黄素与槲皮素联用不仅可以作为家族性腺瘤性息肉病患者的化学预防剂[82],而且还可以促进肠癌患者的综合健康状况。这些被认为与体重增加、血清TNF-α降低、凋亡细胞增加和p53表达增加有关[82]。也有报道姜黄素与常规化疗联合治疗胰腺癌,没有显示出疗效[82]。

与不喝咖啡的人比,喝咖啡可以降低40%的肝细胞癌发生风险[178]。也有许多病例对照和队列研究表明,喝咖啡将肝细胞癌发生风险降低了50%以上。此外,喝咖啡与肝硬化的进展呈负相关,即使存在病毒性肝炎等混杂因素时也是如此[178]。

一项系统性综述表明,绿茶可以降低胃肠道恶性肿瘤的发病率,绿茶确实有助于预防结肠腺瘤性息肉的形成和慢性萎缩性胃炎。然而,没有确切证据支持绿茶可以降低胃肠道恶性肿瘤的发病率。

大蒜通过多种作用机制抑制胃癌的进展。大蒜中的大蒜素对幽门螺杆菌有抗菌作用[180]。山柰酚,大蒜中的一种高浓度的黄酮醇,亦有抗癌作用[181]。已有研究证实,大蒜可以预防胃癌和肠癌。然而,大多数文献都是观察性研究,不能用来证实大蒜的疗效。还需要更多的干预性研究来证实大蒜的化学预防作用[182]。

维生素 C 和维生素 E 是抗氧化剂,可能降低肠癌的发病率。一项肠癌的流行病学调查显示,长期服用维生素 C 和维生素 E 并不能降低肠癌死亡率。然而,在一项亚组分析中,服用维生素 C10 年以上可以降低 65 岁以下结直肠癌患者的死亡风险和任何年龄直肠癌的死亡风险[183]。

其他饮食因素在预防肿瘤中亦起重要作用。与其他西方国家相比,地中海地区乳腺癌、子宫内膜癌、肠癌和前列腺癌的发生率低。这些癌症被认为与饮食有关,因为少食水果和蔬菜、多吃红肉与癌症的发病率相关。传统的地中海饮食为少食红肉、多吃水果、蔬菜和橄榄油。流行病学专家根据统计模型预估,如果改成地中海饮食,西方国家可以预防高达 25% 的肠癌[184]。

2. 心身医疗

已经有几种 CAM 疗法用来缓解转移性肿瘤患者的疼痛。针灸在治疗胃癌疼痛方面具有良好的前景[185]。据报道,石松(一种蕨类苔藓)是治疗肠癌癌性疼痛有效的顺势疗法[186]。许多癌症患者普遍采用冥想和放松疗法,不仅可以缓解身体上的疼痛,还可以治疗伴随癌症的最常见的抑郁症。

六、医用大麻

人们对大麻的兴趣主要集中在 Δ9-四氢大麻酚的精神作用上,然而,大麻还含有大约 70 种其他植物大麻素,如几乎没有精神作用的大麻二酚[187]。大麻素受体在胃肠道的肌间神经丛和黏膜下神经丛的胆碱能神经元中表达,大麻抑制其运动和分泌功能[187]。因此,目前正有研究在确定大麻对恶心呕吐、胃酸生成、胃肠动力、内脏感觉、肠道炎症、肝纤维化等的作用,这不足为奇。

围绕医用大麻使用的法律法规,使从业人员难以安全地将其纳入实践。与此同时,美国许多州医用大麻的合法化,使其成为对患者有吸引力的补充疗法。美国联邦政府规定,大麻仍是一级管制药物,这意味着它有很高的滥用潜力,在美国还没有可接受的药用价值。由于这项规定,从业者不能开处方,但可以对其使用提出“建议”。2013 年,美国司法部根据美国联邦政府《特殊药物管制法》向检察官发布了一份备忘录,明确表示起诉州合法医用大麻案不是优先选项。然而,在目前的管理下,这些建议可能会发生变化。

七、补充替代医学疗法的安全性和监管

在美国,草药补充剂的年总销售额约为 139 亿美元,并在稳步增长。据估计,有 1 500 万成年人同时服用处方药和草药补充剂[1]。因此,同时服用草药补充剂和传统治疗药物的安全性,是许多医生关注的问题。1994 年,美国国会施行《膳食补充剂健康教育法》,该法案旨在防止美国食品药品监督局(Food and Drug Administration,FDA)过度监管膳食补充剂,并确保那些希望使用膳食补充剂的人可以获得安全且有适当标签的补充剂。《膳食补充剂健康教育法》正式将“膳食补充剂”定义为:一种旨在补充膳食的产品(烟草除外),含有以下一种或多种膳食成分:维生素、矿物质、草药或其他植物、氨基酸、用以增加每天总摄入量来补充饮食的膳食物质,或这些成分的浓缩物、代谢产物、成分、提取物或这些成分的复方[188]。

FDA 的其他指南规定,补充剂制造商自己负责确定其产品的安全性,并在要求时提供相关证据。除非该补充剂被认为是“新的”,否则大多数补充剂在上市前不需要获得 FDA 的批准,新补充剂定义为 1994 年 10 月 15 日之前未上市的制剂;然而,在此日期之前上市的产品没有明确的清单。因此,制造商有责任确定其产品是否是一种新的补充剂。这个规定造成了明显的利益冲突,因为新的补充剂需要临床研究和资金支出来证实其疗效,而制造商更希望他的补充剂被认为是此日期以前上市的。

此外,补充剂制造商不需报告使用其产品时发生的不良事件。因为在限制其使用之前,FDA 有责任证明该产品是不安全的[189]。FDA 依靠医生和其他医疗保健人员报告的疑似不良事件,然后对其进行调查。因此,至关重要的是,所有医护人员都要了解患者对补充剂的使用情况,以提供安全的护理,并要知道何时怀疑不良事件或药物相互作用。

医护人员很容易获得 CAM 疗法相关的信息。为了全面照顾患者,所有医护人员都应该了解这些信息,以便有效、安全的处方,并了解其作用机制以及支持其疗效的研究。尽管越来越多的医学院校开设 CAM 疗法相关课程,但课程应规定包含这些信息,以便医学专业人员在职业生涯早期熟悉这些疗法的临床应用。Mikail 及同事的一项研究显示,受访医生中只有 16% 的住院医生定期询问患者草药的使用情况。同样重要的是,医护人员也应了解这些疗法缺乏监管机制,以便使用有效的安全措施来维护患者利益。

2012 年发表的一项研究,评估并比较了胃肠规培医生和主治医师对 CAM 疗法基础知识的了解情况[189]。任何差异都将有助于确定如何针对这个差异制定相关课程,从而最大限度地提高教育水平。主治医师掌握的基础知识全面,然而,超过 90% 的医生认为他们对 CAM 疗法的认知度是“不知道”或“很少”。大多数医生表示有兴趣接受 CAM 疗法方面的正式学习,补充疗法是他们最希望学习的。通过将补充疗法纳入胃肠病学研究生课程,对个人而言,将更全面地学习 CAM 疗法,这将使他们给患者提供更全面的医疗服务。

希望通过各级医学培训持续教育的努力,人们将越来越了解 CAM 疗法的疗效及其潜在的益处和风险。医护人员及其患者将能够保持健康的治疗计划,同时以安全有效的方式将 CAM 疗法(如果在临床上合适的话)纳入其中。

(黄燕萍 译,孙明瑜 袁农 校)

参考文献

第 132 章　晚期胃肠道和肝病患者的姑息治疗

Vyjeyanthi S. Periyakoil，Nielsen Fernandez-Becker，Sarah E. Streett 著

章节目录

本章的目的是回顾有进展性慢性严重性疾病患者的身心护理，其中许多患者有胃肠道功能不良的症状。对胃肠道功能不良症状的常见管理方法、如何设定适当的生活目标以及医患沟通技巧进行了回顾。

一、什么是姑息治疗？

姑息治疗是一种跨学科的护理治疗，旨在通过预防和减轻痛苦来改善重症患者及其家属的生活质量（quality of life，QoL）（框 132.1）。早期识别、准确评估和治疗疼痛及其他症状，包括患者的生理、心理和精神需求，是姑息治疗不可或缺的组成部分[1]。早期纳入姑息护理，同时针对性治疗疾病，使患者及其家人能在尽可能长的时间内维持其既往生活质量[2]。与姑息治疗相比，临终关怀是为预期寿命为 6 个月或更短的患者提供的心理护理。并且临终关怀不同时提供专门用于延长生命的疾病治疗。

临终关怀与姑息治疗

当认识到死亡是一种正常生命周期事件时，临终关怀力求既无必要加速死亡，也不推迟死亡过程。而是在死亡临近时将护理重点放在减轻患者身心痛苦上[2]。大多数患者都希望在舒适和有尊严的情况下死去，临终前都会明确表达以下部分或全部的愿望[3]：免于疼痛和其他令人痛苦的症状；能自我掌控临终决定权；避免不恰当地延长死亡过程；找到活着的意义及目的；并能与朋友和家人道别。

框 132.1　什么是姑息治疗？

姑息治疗

- 提供缓解疼痛和其他令人烦恼症状的处理方案
- 确认生命并将死亡视为正常过程
- 既不加速也不延迟死亡
- 给予患者心理和精神方面的综合护理
- 提供支持帮助患者尽可能积极地活着直至死亡
- 提供支持帮助患者家属应对患者的疾病，缓解他们的丧亲之痛
- 采用团队协作的方式给患者及其家属提供需求，包括丧亲咨询（如果需要的话）
- 提高生活质量，也可能对疾病产生积极影响
- 应在病程早期开始，与旨在延长生命的治疗方法（如化疗或放疗）相结合，并包括那些为更好地了解和处理令人痛苦的临床并发症所需要的检查

世界卫生组织，2008 年。

在美国，针对终末期患者的临终关怀也纳入了财务报销系统，主要由医疗保险临终关怀福利（Medicare Hospice Benefit，MHB）界定。因此，临终关怀有明确的规定和入院标准。根据 MHB 的规定，需符合以下两个条件：①如果疾病遵循其正常病程，医生评估患者的生存时间为 6 个月或更短，则患者有资格享受特定的服务；②治疗的目的是缓解症状而不是治愈疾病[4]。需要注意的是，MHB 并不是要求患者放弃延长生命、进行住院治疗或参与研究。此外，预后是基于主治医师对个案病例正常过程的临床判断，如果患者的寿命超过预期的 6 个月，则可以通过 MHB 对患者进行重新认证来继续提供临终关怀。虽然临终关怀可以在有特殊设施的居住地或具有长期护理条件的机构中提供，但目前，美国的大多数临终关怀都还是在患者家中提供的。

在美国，与临终关怀相比，姑息治疗因没有明确的报销机制，也就没有具体的纳入标准。姑息治疗的报销方式与其他专科护理类似，是通过医疗保险、医疗补助及其他私人和公共保险机制进行的。美国姑息治疗的开展主要是在急症护理医院发展起来的，近期又在长期护理院和门诊诊所兴起。所有临终关怀都属于姑息治疗，但并非所有姑息治疗都是临终关怀。要真正为濒临死亡的患者提供无缝护理，社区既需要提供上游的姑息照顾，也需要针对性治疗疾病，以及为患者提供临终关怀服务。

对于患者复杂的身心问题，单学科临床医生无法提供临终前的优质照顾[4,5]。在美国，理想的照顾是由一个跨学科团队提供，其中包括医生、护士、社会工作者、牧师和丧亲顾问[5]。需要注意的是，跨学科姑息治疗团队与基层医疗团队需要协同工作，而不是寻求替代。无论疾病处于何种阶段、治

疗是否有效或是否需要姑息治疗，姑息照顾的最终目标是预防和减轻痛苦，并优化患者及其家人的生活质量[5]。

二、探索监护目标

对具有特殊疾病或症状的患者，进行最合适的治疗干预的第一步，就是找到一种针对照顾这种患者的方法。一个良好组织的目标设定方法，可以帮助临床医生和患者实现明确的目标，这最好通过与患者和家属或代理决策人会面沟通来实现（框 132.2 和框 132.3）。在召开目标设定会议之前，临床医生应回顾病程、患者对先前治疗的反应，以及如何进一步改善疾病治疗的效果，然后为未来的临床治疗过程制订一个现实的短期和长期规划，包括对预后的总体估计。考虑到这一点，临床医生可以开始审查治疗方案，并帮助患者决定哪些治疗最有可能帮助实现他的具体目标。所有的治疗方案都应根据以下问题进行审查：治疗干预是否符合或有助于患者的治疗目标[6]？随着生命终末期的临近，方案选择的负担增加，医生必须认识到他们在帮助患者做决定方面的核心作用。由医生提供指导和建议的共同决策模式，通常比家长式方法更可取，或另一种相反情况下，比在没有指导的情况下给出选项更可取[7]。

框 132.2　目标设定家庭会议的流程步骤

1. 确定召开家庭会议的原因
   a. 明确护理目标，并审查患者的医疗状况
   b. 决定未来的护理和治疗水平，并妥善解决冲突
2. 决定谁应该或谁将出席会议
   a. 排除适当的医疗保健提供者（例如护士、牧师、社会工作者、医生顾问、初级保健医生）
   b. 询问患者或医疗保健机构授权委托人的意见，他或她希望谁参加会议（例如指定的医疗授权委托人、适当的家庭成员、神职人员、律师、朋友）
3. 确定患者是否具有决策能力
   a. 能够理解有关诊断和治疗的信息吗？
   b. 能够评估替代方案，并比较风险及获益吗？
   c. 能够通过口头、书面、点头或手势来表达选择吗？
4. 选择患者恰当的身体状况
5. 自我介绍，解释你与患者的关系，并邀请所有参与者也这样做
6. 确定法律决策者（如果有）*
7. 审查会议的目标和宗旨
8. 制订基本规则
   a. 每个人都有机会发言
   b. 不允许打断
9. 检查患者当前的医疗状况
   a.“你对他的现状有什么了解？”或“你听说过他的状况吗？”
   b. 与患者/家属一起审查当前的医疗状况，例如预期的预后和未来的治疗计划，避免使用医学术语
   c. 邀请提问
   d. 推迟治疗决策，直到尽可能地询问了有关于患者医疗状况的所有问题
10. 家庭讨论准则包括以下内容：
   a. 当患者能够为自己说话时
      （1）询问患者正在考虑什么？
      （2）询问患者希望从家人和医疗团队获得什么类型的支持
      （3）邀请其他家庭成员讨论
   b. 当患者不能为自己说话时
      （1）描述替代决策的目标，即通过作出我们认为患者会作出的选择来代表患者发言
      （2）询问每位家庭成员，如果患者能够代表自己发言，他或她认为患者会选择什么
      （3）询问每个家庭成员，他或她对患者的愿望是什么
      （4）如果患者和家属希望在作出决定之前进行交谈，请给予他们独处的时间
      （5）如果达成明确的共识，会议可以结束。如果没有达成共识（见第 11 条）
11. 在没有达成共识的情况下遵循以下准则：
   a. 让家属自己讨论该问题，并安排一次后续会议（需强调时间的紧迫性）
   b. 询问每个家庭成员，他或她的决定是基于何种想法，以及该决定将对患者和其他家庭成员产生什么样的影响
   c. 再次回顾你试图实现的目标：如果患者能够说话，他或她会说什么？
   d. 讨论支持决策的其他资源
12. 结束会议
   a. 总结家庭会议内容，包括共识和分歧的地方
   b. 确定家属在场时应解决相关问题的决定（例如“不抢救”、继续或停止治疗、出院计划等）
   c. 提供后续计划，并主动提议安排与家属的进一步会面
   d. 将会议纪要记录在病历中
   e. 与所有医疗团队成员讨论相关问题

*请注意，美国各州关于代理决策的法律各不相同。

Adapted from Weissman DE, Ambuel B. Establishing treatment goals, withdrawing treatments. In: Weissman DE, Ambuel B, Hallenback J, editors. Improving end-oflife care. 3rd ed. Milwaukee: Medical College of Wisconsin; 2000. p101.

框 132.3　REMAP：指导关于如何达成护理目标的对话技巧

REMAP	医生的表述
重新定义（Reframe）	“这些年来，你在所有的治疗中都非常努力配合，我听说现在你感觉更累了，做自己喜欢的事情也更难了。我认为你现在处于一个特殊的阶段。进一步的治疗对你来说可能太难了。”
情感（Emotion）	“你最担心的是什么？”“想到这些事情，你会感到悲伤，这是可以理解的。”“难以启齿吧。”“可以谈谈这一切对未来意味着什么吗？”
绘制目标（Map）	“告诉我一些你喜欢做的事情。”“在时间有限的情况下，对你来说最重要的是什么？”
共情（Align）	“我听你说过，对你来说，最重要的是有时间待在家里，和家人一起坐在门廊上，而不想回到医院了。此时此刻，如果你的生命只能延长几天或几周，你会觉得在医院待得太久了。”
制订计划（Propose a plan）	“鉴于你告诉我的内容，我建议我们尽一切努力帮助你与家人在一起共度时光。我认为更多有关癌症治疗可能并不会对你的病情有所帮助。我认为让临终关怀参与进来会帮助你在有限的时间里做你想做的事情。你觉得呢？”

From Childers JW, Back AL, Tulsky JA, et al. REMAP: a framework for goals of care conversations. J Oncol Pract 2017; 13: e844-e850. DOI: 10.1200/JOP.2016.018796

三、预后

在患者生命的各个阶段，医生对患者生存或预后的估计，对患者及其家属来说都很重要，因为它可以为医疗和非医疗决策提供帮助。这在生命的最后阶段尤其如此，因为患者和家属不得不在即将到来的死亡前做出许多个人事务、财务和社会工作的安排。尽管非常需要准确地知道生命的终点，但对其估计仍然是难以捉摸的临床事件。大量经验性研究均显示对其生命终点的评估一贯抱乐观的看法[8]，大多数医生将预期寿命高估了3倍，当医生与患者的联系更紧密时，这种估计会进一步倾斜。因此，那些非常需要优质姑息照顾的患者转诊到姑息治疗服务机构的时间就会太晚，将无法获得良好的症状管理。在评估预后方面有两个关键因素：

1. 根据患者自身疾病特定的情况及这类疾病生存率的记载，来构建患者的预后。

2. 向患者和家属传达预后情况，并提供后续的支持。

鉴于对生命终点的评估具有一定的不确定性，许多医生对这项任务感到棘手，可能会回避提供真实的预后状况，或继续提供无效而繁重的治疗方案，这可能会给患者和家属一种虚假的希望，使其产生不现实的期盼。当有来自患者的压力时，医生通常会高估预期生存率。因此，如果对疾病预后提出过于乐观的估计，患者将更有可能接受昂贵、繁重和徒劳的治疗[9]。

与患者和家属讨论疾病的生存期是一项重要技能，可帮助重症患者了解其活着的目标及时间，并有助于他们作出一些该作的决策（见框132.2和框132.3）。建议医生首先询问患者是否曾得到过相关的预后信息，他们是否知道病情进展，以及他们是否愿意讨论生存期。如果患者表示他们确实希望讨论有关生存时间的信息，则应提供一个概括性的估计，例如，几天到几周，或几周到几个月，而不是说，琼斯先生，你只剩3周的生命期了[4]。一旦提出了时间框架，就可以通过询问“在剩下的时间里，你想/需要做什么？”来确定重要的未来目标（例如，重要事件的处理和向所爱的人的道别）。这使得临床医生可以“关注”患者和家属层面的信息[10]。

有关癌症的生存时间，相关指南都有很完善的记录[10,11]。癌症中最佳的生存时间变量是患者的体能状况[10,11]。例如，Kamofsky评分为40（失能者，需要特殊护理和帮助）的患者平均生存时间不超过50天，而Kamofsky评分为20的患者平均生存时间为10~20天[11]（表132.1）。换言之，每天有50%以上的时间都在休息或卧床的患者，其预后通常为3个月或更短。具体的症状可以提供进一步的信息，对预后不良具有独立预测价值的症状主要包括呼吸短促、厌食、吞咽困难和体重减轻[11]。

非癌症患者预后标准的公布，有助于医生判断何时将患者转诊到临终关怀服务机构去[12]。例如，针对胃肠病学，已经建立了慢性肝病的一般标准（框132.4）。除了指南之外，一些临床医生还提倡通过简单的测试，来确定何时适合提供临终关怀服务，例如会问：“如果这名患者在接下来的6个月内死亡，我是否会感到惊讶？”[13,14]

表132.1　Karnofsky体能状态量表

Kamofsky 评分表	
%	描述——功能状态
100	正常，无症状和体征
90	能进行正常活动，有轻微症状和体征
80	勉强进行正常活动，有一些症状或体征
70	生活尚能自理，但不能正常活动和积极工作
60	生活能大部分自理，但偶尔需要别人帮助
50	常需要人照料
40	生活不能自理，需要特别照顾和帮助
30	生活严重不能自理
20	病重，需要住院和积极的支持治疗
10	重危，临近死亡
0	死亡

From Karnofsky DA, Burchenal JH. The clinical evaluation of chemotherapeutic agents in cancer. In: MacLeodcm, editor. Evaluation of chemotherapeutic agents. Columbia University Press; 1949. p 196.

框132.4　符合临终关怀的标准：终末期肝病

不能肝移植候选者，自愿选择舒适照顾且患者有以下情况者：
- 凝血酶时间超过正常值5s或INR>1.5
- 血清白蛋白<2.5g/dL或者符合以下一种或多种情况者：
  - 难治性腹水，或患者依从性差
    - 自发性腹膜炎
    - 肝肾综合征，血清肌酐和BUN升高、少尿（<400mL/d）、尿钠浓度<10g/dL、肝硬化、腹水
    - 难治性肝性脑病，或患者依从性差
    - 积极治疗后仍反复静脉曲张出血

有其他支持记录（也适用）：
- 进行性营养不良
- 肌肉萎缩伴力量和耐力下降
- 慢性酒精中毒（乙醇量>80g/d）
- 肝癌
- HBsAg阳性

BUN，血尿素氮；HBsAg，乙型肝炎表面抗原。
Standards and Accreditation Committee. Medical guidelines for determining prognosis in selected noncancer diseases. 2nd ed. Arlington, VA; National Hospice Organization; 1996.

无论一个人患有何种类型的癌症或非恶性致命疾病，大多数患者都会出现“共同的临终途径”[11]。预测生命终点为“数小时到数天”的体征和症状，有意识水平下降或波动，或两者兼而有之；生命体征急剧下降；经口摄入减少；无法在床上翻身[10]。濒临死亡的患者通常会表现为呼吸暂停、口咽分泌物残留（“死亡之声”）、发热直至四肢发凉或出现斑点[10]。

四、胃肠道和肝病关键的预后变量和评估工具[15-19]

在某些情况下，原发性胃肠道疾病可能会导致患者的临床症状恶化。在这种情况下，预测可能很困难，因为大多数胃肠道疾病没有正式的评估工具来指导预测。慢性肝病是一个例外，因为它是一种进行性疾病，可以通过肝移植治疗，这需

要谨慎分配有限的肝源供应。目前已经开发了预测工具来帮助预测生存率,以便优先考虑肝移植。代偿期肝硬化患者的中位生存期为 6~12 年。若每年发生 5%~7% 的失代偿,中位生存期则下降至 2 年。MELD 评分是为了确定肝移植患者的优先次序,也可用于帮助指导哪些慢性肝病患者适合行姑息照顾。此外,已经评估了 MELD 与终末期肝病(end-stage liver disease,ESLD)或消化道恶性肿瘤相关的其他几种综合征和患者生存率有相关性。

(一) MELD 评分

终末期肝病模型评分(MELD 评分)是一个数字量表,范围从 6(病情较轻)到 40(病情严重),用于评估 12 岁及以上的肝移植候选者(见第 97 章)。该评分通过使用胆红素、凝血酶原国际标准化比值(international normalized ratio,INR)和肌酐,用公式计算得出来的。MELD 评分有助于分配肝源,已被证实可用于评估肝硬化、终末期肝病(ESLD)、酒精性肝炎以及急性静脉曲张破裂出血患者的短期和中期死亡率。在确定评分后的第 1 年,MELD 评分的预测和判别能力最高。对于长期死亡率(3~5 年),MELD 评分的预测能力明显较弱。这表明在临床实践中,不应使用单一的 MELD 评分来预测超过 1 年随访者的生存时间。通过定期测定 MELD 评分,可以更准确地预测出长期生存时间。腹水、肝性脑病和肝肾综合征(hepatorenal syndrome,HRS)等并发症的存在与预后不良有关。MELD 评分可在网站上进行计算。

(二) 肝肾综合征

肝肾综合征是一种功能性肾衰竭,其特征是终末期肝病患者出现强烈的肾血管痉挛,与预后不良相关(见第 94 章)。Ⅰ型肝肾综合征是一种快速进行性的肾功能减退,两周内血清肌酐翻倍至>2.5mg/dL(226μmol/L)的水平。在临床上表现为急性肾衰竭,Ⅰ型肝肾综合征患者的中位生存期为 2 周。Ⅱ型肝肾综合征定义为中度肾衰竭(血清肌酐范围为 1.25~2.5mg/dL 或 113~226μmol/L),表现为稳定或缓慢进展的肾衰竭。这些患者多伴有难治性腹水,中位生存期为 4~6 个月。

(三) 腹水

大约 80% 的腹水是非恶性的,仅约 10% 的腹水患者以恶性肿瘤为主要病因,其中 80% 的恶性腹水由恶性上皮肿瘤(结肠、胃、胰腺、卵巢、乳腺和子宫内膜)引起。腹水是预后不良的指标,非恶性腹水患者的中位生存期为 2 年,恶性腹水患者的中位生存期为 4 个月。如果恶性腹水和潜在的恶性肿瘤是对化疗有反应的,则可能延长生存期。腹水对患者来说是非常痛苦的,应积极处理以提高患者的生活质量。

(四) 肝性脑病

肝性脑病也与预后不良有关,随访 1 年的累积生存率为 20%~40%,随访 3 年为 15%(见下文和第 94 章)。

五、缓解胃肠道和肝脏病的常见症状

全面了解由姑息治疗医生照顾患者出现的所有症状,超出了本章的范围。下文将简要阐述一些重症患者最常有的症状。与其他所有干预措施一样,必须根据每位患者治疗目的,来评估每种治疗方式的优缺点。如果干预措施无助于推进个人的治疗目标,则应暂停或撤销这些干预措施[14]。

(一) 腹痛

减轻疼痛是姑息治疗的核心目标之一。腹痛可分为疾病本身伤害性疼痛、神经病理性疼痛及混合性疼痛(见第 11 章和第 12 章)。伤害感受性疼痛又可分为躯体神经痛和内脏神经痛。躯体神经可以感受来自皮肤、骨骼和肌肉的疼痛。躯体神经痛通常定位准确,表现为锐痛、钝痛或刺痛;常见症状如腹水产生的腹膜牵拉痛。内脏神经痛则通过自主神经系统介导,涉及支配内脏器官包括胃肠道的神经。内脏神经性疼痛定位不准确,通常表现为弥漫性痛,如腹膜炎引起的腹痛;牵涉痛,如由肝脏疾病引起的肩部疼痛;以及绞痛,如肠道或胆道梗阻引起的腹部疼痛[19];神经性腹痛是由该神经节段的直接损伤或功能障碍引起的,其中包括脊髓附近的周围或自主神经,腹腔丛或腰丛,或更多的周围神经。神经性疼痛通常被描述为刺痛、灼痛、跳痛、锐痛或刀割样疼痛。如胰腺癌侵犯腹腔神经丛引起的腹痛[19]。尽可能区分疼痛类型十分关键,因为治疗方式可能会因此不同。对腹痛的评估需要了解腹痛的部位、持续时间、是间隙性还是持续性,以及疼痛缓解的方式[20]。应要求患者用数字评分或直观模拟量表对疼痛进行评分,或从“轻度”到“严重”进行评分(图 132.1),以了解疼痛程度。同时也需要了解其他重要情况,如已使用的药物和非药物治疗,包括其疗效和毒性作用。最后,临床医生应评估疼痛对患者日常生活活动的影响;患者对疼痛原因的了解;以及缓解疼痛的具体目标(例如,改善睡眠)[21]。

非药物疗法(如放松训练、引导意想、冥想、正确使用冷热交替疗法)和非处方药(如非甾体抗炎药、对乙酰氨基酚)通常足以治疗躯体和内脏的轻度疼痛。在重症患者中,阿片类药物是治疗中度至重度疼痛的首选药物[19]。口服短效阿片类药物(硫酸吗啡控释片、氢可酮、氢吗啡酮和羟考酮)在

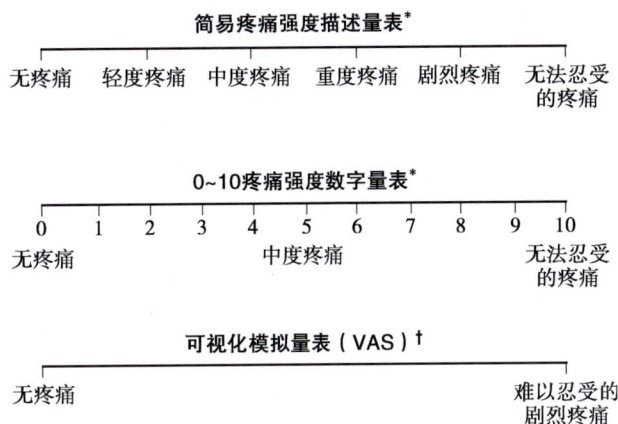

简易疼痛强度描述量表*

无疼痛　轻度疼痛　中度疼痛　重度疼痛　剧烈疼痛　无法忍受的疼痛

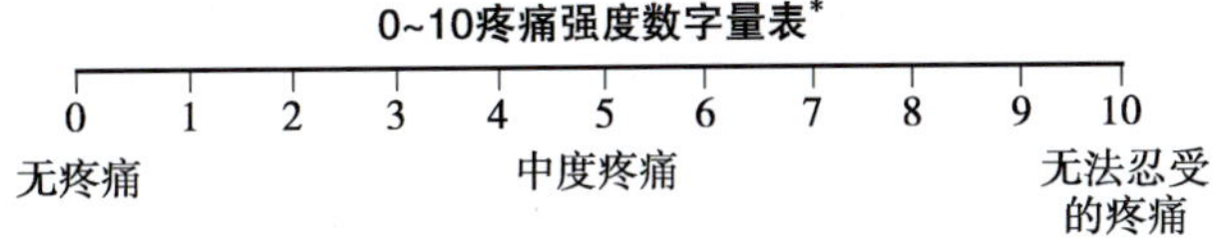

可视化模拟量表(VAS)†

无疼痛　难以忍受的剧烈疼痛

图 132.1　疼痛强度量表。* 作图形刻度表时,建议长度为 10cm。†VAS 量表推荐使用 10cm。(From Agency for Health Care Policy and Research. Management of cancer pain: adults. Rockville, MD: N. S. Department of Health and Human Services, Public Health Services; 1994.)

60~90分钟内达到其血药浓度峰值，可获得2~4小时的镇痛效果（图132.2，表132.2）[19]。阿片类药物没有上限剂量，但含有对乙酰氨基酚、阿司匹林或其他非甾体抗炎药的复方制剂，由于非阿片类药物的毒性特征，这类药物有治疗剂量上限[19]。

口服长效阿片类药物制剂（吗啡或羟考酮缓释剂）可提供8~12小时的镇痛作用[19]。芬太尼透皮贴剂可以持续72小时缓解疼痛，这对于需要稳定阿片类药物但又不能口服药物的患者来说，芬太尼透皮贴是一个很好的选择[21]。芬太尼透皮贴剂需要12~24小时才能达到峰值效果，同时，在去除贴剂后，镇痛效果和不良反应也可持续长达24小时[21]。小部分患者需要在72小时前更换贴片，据报道有在48~72小时内出现失效的病例[18]。所有正在使用长效阿片类药物且持续疼痛的重症患者，也可以用短效阿片类药物来缓解突发性疼痛。计算突发性疼痛的药物剂量方法，是以24小时内阿片类药物使用剂量的10%~20%，根据需要每1~4小时给药1次[19]。例如，如果患者每天使用120mg长效吗啡，突发性疼痛时可以选择短效的硫酸吗啡控释片，根据需要每1~4小时口服15mg。

口服	止痛药的服用方式中经口途径总是比其他途径，如经皮、静脉或皮下途径更为推荐
按时	慢性基础持续性疼痛通常最好定期使用长效止痛药治疗，并根据需要使用短效止痛药治疗偶发性疼痛或爆发痛
阶梯用药	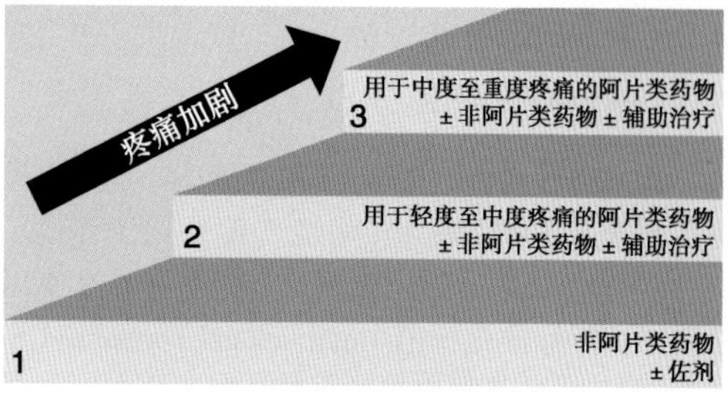 疼痛加剧 3 用于中度至重度疼痛的阿片类药物 ± 非阿片类药物 ± 辅助治疗 2 用于轻度至中度疼痛的阿片类药物 ± 非阿片类药物 ± 辅助治疗 1 非阿片类药物 ± 佐剂 WHO疼痛阶梯

图132.2 对慢性严重疼痛患者进行阿片类药物治疗的推荐方法。（From Periyakoil VS. Opioid conversion. Stanford palliative care online curriculum 2019. Available at: http://palliative.stanford.edu.）

表132.2 常用阿片类药物和等效药物

药物	口服/直肠途径	肠外途径	与口服吗啡的转换比	等效药物的口服吗啡剂量
硫酸吗啡	口服吗啡30mg	肠外给予吗啡10mg	静脉注射吗啡的效力是口服吗啡的3倍	口服吗啡30mg
羟考酮	口服羟考酮20mg	NA	口服羟考酮的效力大约是口服吗啡的1~1.5倍	口服吗啡30mg
氢可酮	口服氢可酮20mg	NA	口服氢可酮的效力大约是口服吗啡的1~1.5倍	口服吗啡30mg
氢吗啡酮	口服氢吗啡酮7mg	肠外给予氢吗啡酮1.5mg	口服氢吗啡酮的效力大约是口服吗啡的4~7倍 肠外给予氢吗啡酮的效力大约是口服吗啡的20倍	口服吗啡30mg
盐酸阿芬太尼	NA。芬太尼的口服生物利用度很差。有跨黏膜形式的用药方法	15μg/h	芬太尼经皮吸收后的效力大约是吗啡的80倍（这是基于吗啡转换为芬太尼研究的结果。目前还没有关于将芬太尼转换为吗啡的经验性研究）	口服吗啡30mg
哌替啶 在姑息治疗中不推荐使用哌替啶，应避免使用。如果慢性疼痛患者需要服用哌替啶镇痛，应改用本表所列其他阿片类药物的等效镇痛剂量的一种	口服哌替啶300mg	肠外给予哌替啶75mg	口服吗啡的效力大约是口服哌替啶的10倍，大约是肠外给予哌替啶的2倍	口服吗啡30mg

NA，不适用。
Periyakoil VS. Opioid conversion. Stanford palliative care online curriculum. Available at: http://palliative.stanford.edu. 2018.

基于考虑阿片类药物的可用性、易用性以及成本因素，口服是给药的首选途径[19]。对于吞咽困难者，可用短效阿片类药物浓缩液口服[19]。芬太尼也有多种形式：含有糖果基质涂抹棒，放在口腔里旋转，口腔黏膜可以吸收药物；口腔含片、口腔片剂和鼻腔内喷雾剂。芬太尼起效快，是治疗突发性疼痛的一种有效方式[19,20]。当需要时，吗啡和氢吗啡酮可以直肠给药，剂量与口服给药相同，镇痛效果与口服给药相似[19]。值得注意的是，大多数长效口服吗啡和羟考酮制剂太大，无法放入鼻胃管或口胃管中，压碎会破坏其长效特性。胃造口管患者的长效阿片类镇痛可使用美沙酮（以液体制剂给药或压碎固体药丸），或一种特殊的吗啡制剂，其胶囊中的微小颗粒涂有使其具有延长释放的聚合物，或使用芬太尼透皮贴剂。

无法通过口服、舌下、透皮或直肠途径给药的患者，或需要快速控制疼痛的患者可以选择静脉注射或皮下输注[19]。经皮下途径的剂量与静脉途径的剂量相同[19]。吗啡或氢吗啡酮可以通过皮下途径给予，可以定期注射，也可以持续输注[19]。不建议肌内注射，这将承受不必要的痛苦，并且可能吸收不稳定[19]。

阿片类药物的副作用是可预测的，通常不经治疗就能缓解。阿片类药物在开始使用时或剂量增加时会引起恶心，但通常在几天内能够缓解。当患者长期服用稳定剂量的阿片类药物时（超过 1 周），出现的恶心很少与阿片类药物有关，但可能发生在服用非常大剂量的患者身上[23]。对于阿片类药物引起的恶心，目前还没有最佳的治疗方法；止吐的第一步从多巴胺拮抗剂开始是合理的（例如，丙氯哌嗪、低剂量氟哌啶醇）。阿片类药物的使用还会导致便秘，这将在后面讨论。

疼痛可减轻阿片类药物的镇静作用，而呼吸抑制则是阿片类药物诱导镇静作用所造成的最严重的不良后果。由于患者对阿片类药物诱导的镇静效果耐受程度增加迅速，严重疼痛患者很易耐受每天口服一定克数的吗啡，而不会出现明显的镇静作用或呼吸抑制。呼吸抑制的危险因素包括快速静脉给药、高剂量应用于未使用阿片类药物的患者，同时使用其他镇静药物，或肝肾功能较差。肝或肾功能不全的患者可能应给予较低剂量的阿片类药物，且间隔时间较长；在这些患者中，短效阿片类药物优于长效药物。医生对于阿片类药物可能引起终末期患者呼吸抑制的顾虑，不应成为其不使用阿片类药物的正当理由；而应咨询疼痛或姑息治疗专家以协助临终患者的治疗。在某些情况下，阿片类药物诱导的镇静作用可以通过低剂量哌甲酯来改善。

对阿片类药物引起的瘙痒和便秘的严重程度不会有进展的。预防阿片类药物引起的便秘应从阿片类药物治疗之初便开始；便秘的首选治疗药物是番泻叶制剂。吗啡可通过从肥大细胞中释放组胺而引起瘙痒。阿片类药物也可以通过中枢吗啡样受体效应引起瘙痒。阿片类药物引起的瘙痒的最佳治疗方法是调整药物类型，从而找到一种较少产生瘙痒的药物，并使用润肤剂保护、滋润和润滑皮肤。对阿片类药物的真正过敏反应罕见，其早期表现为支气管痉挛。

对阿片类药物镇痛作用不敏感的患者并不常见；在大多数患者中，疼痛加重意味着疾病的进展[24]。身体依赖是普遍存在的——如果停用阿片类药物或使用拮抗剂，所有服用阿片类药物超过数周的患者，都可能会出现一些阿片类药物戒断症状[25]。由于痉挛性腹痛是阿片类药物戒断的症状之一，对于疾病本身就有腹痛患者，停用这类药物后，要诊断出现腹痛的原因很难。心理依赖（即成瘾）在没有成瘾史的慢性疼痛患者中罕见；成瘾的特征：即使知道该药有害仍应用，并无法控制药物使用[25]。因此医生对于终末期患者应用阿片类药物上瘾的顾虑不足以成为拒绝提供阿片类药物的合理理由[25]。

许多患者受益于辅助镇痛药，其定义为用于提高阿片类药物或专门治疗神经性疼痛药物药效的非阿片类药物[19]。例如，用于躯体疼痛的非甾体抗炎药[22]或糖皮质激素，用于神经性疼痛的三环类抗抑郁药和抗癫痫药物[26]。以及可用于帮助控制与肠梗阻相关腹痛的抗胆碱能药物，如东莨菪碱或莨菪碱（见后文“（六）肠梗阻”）[10]。

当口服和静脉注射药物不能提供足够的镇痛作用时，应尝试麻醉途径，包括自主神经阻滞（例如，腹腔神经丛阻滞[27,28]）或硬膜外麻醉或椎管内麻醉[29]。所有患者都可以从非药物治疗中获益，包括放松练习、静坐和正确使用冷热交替疗法[29,30]。表 132.3 简单列举了神经性疼痛辅助镇痛药。

（二）恶心和呕吐

恶心是一种在重症患者中发生率很高[23,31]且治疗管理具有挑战性的症状。恶心和呕吐的病因在这一人群中通常是多因素的，可能由胃肠道功能障碍（胃轻瘫、胃压迫、动力障碍、便秘和肠梗阻）、中枢神经系统（脑转移、焦虑和前庭功能障碍）、肝脏或肾脏疾病引起以及止痛药的作用引起（见第 15 章）。此外，癌症化疗和放疗也经常会导致恶心。许多姑息护理专家倾向于从发病的机理着手[32]，根据恶心和呕吐的原因，及所涉及的特定神经递质进行靶向治疗（表 132.4），而另一些人则推荐经验性的处理方法。有关晚期癌症恶心和呕吐治疗的共识或指南很少。目前很需要精心设计研究，形成“标准”治疗方法和研制对重症患者恶心和呕吐的新药物。

胃轻瘫可出现在恶性肿瘤患者中，并引起恶心；因此需要十分重视（见第 50 章）。胃轻瘫的定义是在没有机械性梗阻的情况下，有客观证据胃排空延迟，胃内容物潴留[33]。有人认为，在各种癌症中，例如胰腺癌和卵巢癌，胃轻瘫可能是肿瘤附近的肠神经系统受到累及的结果[34-38]。虽然确切的机制尚未阐明，可能是因为胃肠黏膜下的 Cajal 神经间质细胞遭受到免疫破坏，通过分子模拟机制产生肠神经元抗体[39]。需要注意的是，之前详细介绍的一些药物也可以延迟胃排空，并可能混淆临床表现。恶心是胃轻瘫最常见的症状，但患者也可出现呕吐、早饱和腹痛。在排除机械性梗阻后，可以通过进食固体食物看其胃排空时间的试验来确定诊断。如果临床高度怀疑胃轻瘫而无法完成胃排空试验时，则可接受相应的经验性治疗。

特发性胃轻瘫标准的诊断方法是观察使用止吐药是否可以控制症状（见表 132.4）。甲氧氯普胺（5～10mg，每天 3～4 次）和红霉素（50～250mg，每天 3 次）均常用于促进胃动力；在开始使用甲氧氯普胺之前，应考虑其不可逆迟发生运动障碍的风险尤为重要。同时由于红霉素的快速耐药性，其治疗效果持续的时间较短。

建议胃轻瘫的饮食为低脂肪、低残留物、重点是少量多次的进餐。丁螺环酮作为一种 5-HT 1A 受体激动剂，已被证实可以通过每天 3 次每次 10mg 的剂量调节胃底容受性来治疗早饱[40,41]。

表 132.3 神经性疼痛的辅助治疗

药物类别	起始剂量	逐步增加剂量	最大剂量	充分耐受时间
三环抗抑郁药				
去甲替林(老年人耐受性更好)	睡前 25mg	耐受后每 3~7 天增加 25mg 的单日剂量	150mg/d(血清有效药浓度范围为 50~150ng/ml)	6~8 周,最大耐受剂量至少 2 周
去甲丙米嗪	75mg/d,分次服用(老年人 25mg/d)	按单次或分次服用增加到 100mg/d	成人 300mg/d,老年人 100~150mg/d(血清有效药浓度范围为 50~300ng/ml,但在有效血药浓度范围高限,老年人可出现药物毒性)	6~8 周,最大耐受剂量至少 2 周
5-羟色胺/去甲肾上腺素再摄取抑制剂				
度洛西汀	30mg/d	1 周后增加到 60mg/d	60mg,每天 2 次	4 周
文拉法辛	每次 37.5mg,每天 1 次或 2 次	每周增加 75mg	225mg/d	4~6 周
钙通道的 α2δ 亚基				
加巴喷丁	睡前 100~300mg,或 100~300mg 每天 3 次	耐受的情况下每 1~7 天增加 100~300mg(每天 3 次)	3 600mg(1 200mg,每天 3 次);肾功能受损时应当降低	3~8 周(+2 周)逐步增至最大剂量
普瑞巴林	50mg,每天 3 次或 75mg,每天 2 次	3~7 天后增加到 300mg/d,如果能耐受,然后每 3~7 天单天增加剂量 150mg	600mg/d(200mg,每天 3 次或 300mg,每天两次);肾功能受损时应当降低	4 周
曲马多	50mg,每天 1 或 2 次	能耐受时,每 3~7 天增加 50~100mg,分次服	400mg(100mg,每天 4 次);>75 岁的患者,每日 300mg	4 周
外用制剂				
利多卡因贴片(5%)	每天最多 3 个贴片,最多持续 12h	不需要	每天最多 3 张贴片,最多持续 12~18h	3 周

老年患者避免用阿米替林,因为此药可引起不良副作用。

表 132.4 恶心的靶向治疗

介质	诱发因素	作用部位	止吐药
神经激肽 1(NK1)(P 物质)	化疗	化学受体触发区	阿瑞吡坦
多巴胺(dopamine2,D2)	阿片类药物	化学受体触发区	普鲁氯嗪、氟哌啶醇、氯丙嗪、多潘立酮
5-HT_3	放疗	化学受体触发区	昂丹司琼、格雷司琼、多拉司琼、帕洛诺司琼 大剂量甲氧氯普胺 米氮平
5-HT_4	肠梗阻、放射性肠炎、化疗	肠嗜铬细胞	甲氧氯普胺、普鲁卡罗啶
大麻素 中枢神经系统中的 CB1,PNS 中的 CB2	焦虑	皮质	屈大麻酚、大麻隆
组胺	平衡失调	前庭系统	赛克力嗪、异丙嗪、茶苯海明
毒蕈碱型(乙酰胆碱)	潴留	肠	甲氧氯普胺、多潘立酮
IL-1,IL-2,TNF-α	肿瘤、感染、炎症	免疫系统	甲地孕酮、类固醇
TNF-α	肿瘤、感染、炎症	免疫系统	沙利度胺、来那度胺

5-HT,5-羟色胺;CB,大麻素;IL,白细胞介素;PNS,周围神经系统。

(三) 吞咽困难

恶性食管梗阻可发生在多种恶性肿瘤患者中,包括食管癌、胃癌和肺癌的患者[42]。梗阻可能由原发腔内闭塞性病变或外在压迫造成。吞咽困难非常不舒服,并容易导致并发症的发生,如吸入性肺炎和由于无法进食导致的营养不良(见第 13 章)。内镜治疗可提供给不符合手术姑息或放化疗条件的患者,或那些尽管最大限度的医疗管理仍有难治性症状的患者[43]。治疗方法包括食管扩张、食管金属支架植入和胃管肠内营养[44]。然而,食管扩张有很高的穿孔风险,而且治疗效果维持时间短暂,梗阻常在 12~28 天内复发[45]。食管金属支架植入术已经成为无法手术的食管癌患者的一线治疗方法。食管金属支架由镍钛记忆合金制成的，可制成不同长度和直径。它们通常由经验丰富的高级内镜医生放置，并有95%的概率成功缓解阻塞[44]。食管支架的并发症发生率约为30%[46]。早期的并发症包括胸痛、食管穿孔、误吸、气道受损和安置的支架位置不正确。支架移位、肿瘤生长导致支架阻塞、气管-食管瘘和出血通常是发生在放置支架1周以上的并发症。此外，如果支架的放置跨越了胃食管交界处，则会增加食管反流和误吸的风险[47]。食管支架植入患者推荐流质或低渣饮食、软食。这些手段都可以减轻重症患者的痛苦和改善QoL。而每个医生选择这种治疗手段都应该与患者仔细讨论，在患者预期的预后和期望的目标范围内权衡其利弊。

（四）厌食症和恶病质

厌食症的定义是食欲缺乏，特别是由疾病引起的；恶病质被定义为体重减轻和消瘦，特别是肌肉量的减少，以及慢性疾病可能出现的一般虚弱状态[34]。这些实体通常合并为厌食-恶病质综合征，这个术语通常指癌症相关的厌食症和恶病质[35]，尽管这种复杂的症状可能发生在任何原因引起的严重疾病患者中。据报道，厌食-恶病质综合征在高达80%的癌症患者中出现，是一种尚不清楚的神经内分泌和代谢紊乱[48,49]。

无法控制的体重减轻与机体功能状态下降、对化疗反应降低和低生存率相关。虽然厌食-恶病质综合征本身并不痛苦，但考虑到进食本身的重要性，患者体重减轻和无能力进食，让患者和家属每天都经历情感上的痛苦，时刻都在提醒疾病的存在和死亡的迫近[49,50]。该综合征可导致疲劳、抗肿瘤治疗并发症的增加和生存率下降。而体重减轻本身也是死亡的一个独立危险因素[49]。

在晚期恶性肿瘤患者中积极地补充营养，既不能改善生存，也不能促进肿瘤缩小，只能轻微降低抗肿瘤治疗的毒性反应。患者和家属通常希望继续保持肠内或肠外营养和补液，维持“提供安慰”性治疗，并防止他们所爱的人“饿死”[51]。然而，这种人工提供的水合作用和营养，可能会使临终患者更难实现舒适的目标。在生命终末期里鼻胃管（nasogastric，NG）和肠管会带来不适；静脉注射营养支持则需要建立静脉通道；患者通常需要约束限制；这种营养和水合作用会增加患者的液体量，在接近死亡的患者中，可能会加重腹水、胸腔积液和外周水肿[52]。

刺激食欲治疗对重症患者的作用是有限。其适应证包括超过4周的生存期以及患者有意愿要求主动恢复饮食。在基于人群的研究中，没有药物显示出延长生存期或改善QoL的疗效，尽管个别患者可能获得体重增加并有更大的幸福感。对孕激素醋酸甲地孕酮的研究显示[10]，在160～800mg/d剂量范围时，甲地孕酮引起20%～30%的晚期癌症患者体重增加5%以上，而其体重增加来源是脂肪组织增多，而不是肌肉增加[53]；如果2～4周内症状没有改善，则应停药。众所周知，糖皮质激素可能增加体重，但其毒性作用，只能短期使用[38]。目前正在研究的其他药物包括二十碳五烯酸、屈大麻素、睾酮、沙利度胺、三磷酸腺苷和非甾体抗炎药[54]。

（五）便秘和腹泻

1. 便秘

便秘在大多数老年人和患严重疾病的患者中非常常见（见第19章）[55]。在重症和濒死患者中，便秘最常见的诱因是液体摄入不足、活动限制、阿片类和抗胆碱能药物的使用以及自主神经功能紊乱。大多数服用阿片类药物的患者都会出现便秘。因为阿片类药物与肠平滑肌上的吗啡样受体（MU-受体）结合，抑制肠道蠕动同时提高肛门括约肌张力。在一项研究中，与口服吗啡患者相比，使用经皮吸收的芬太尼治疗患者，其使用泻药更少，这提示芬太尼透皮贴剂，可能比其他阿片类药物致便秘的概率小[56]。虽然粪便软化剂可能有助于润滑硬质大便，但是通常还需要应用番泻叶这类肠道兴奋剂，既可以用于预防阿片类药物引起的便秘，也可以作为既往存在便秘的初始治疗。临床推荐使用传统泻药方案作为一线治疗[56]。通常推荐方案是从番泻叶开始，必要时增加药物剂量；如果在3天内未能促进肠道运动，建议使用比沙可啶或灌肠（磷酸钠）。更难处理的便秘可以应用柠檬酸镁，山梨醇产品，或使用小剂量聚乙烯乙二醇。纤维补充剂可能会导致顽固性便秘或梗阻，除非患者能够摄入大量水，否则不建议用于姑息治疗。在这些治疗无效时，口服阿片类拮抗剂可能会有效地逆转患者因服用阿片类药物相关的便秘。不通过血脑屏障仅有外周作用的μ-阿片受体拮抗剂（peripherally acting mu-opioid receptor antagonist，PAMORA）能够最有效地减少阿片类药物对肠道的影响[86]。甲基纳曲酮[57,58]、莫文替克（纳洛酮的聚乙二醇化形式）、阿维莫泮和纳地美定是不通过血脑屏障的PAMORA，对阿片类药物引起的慢性便秘有效。纳曲酮的甲基化使其无法通过血脑屏障，从而避免逆转阿片类药物的中枢镇痛作用。最后，当患者濒临死亡时，即死亡预计在1～2周内，并且他们没有腹部症状，则没有必要在常规治疗的基础上激进地使用药物致泻。事实上，使用导致痉挛的泻药或任何栓剂以及灌肠，通常都会增加患者的不适感，并被拒绝使用（表132.5）。

2. 腹泻

腹泻不如便秘常见，在临终关怀患者报告比例为10%（见第16章）[59,60]。虽然腹泻的原因很多，但在姑息照顾的患者腹泻中，常见原因有两个，分别是过度使用泻药和粪便滞留导致继发性腹泻。腹泻治疗往往针对原因。奥曲肽用于难治性腹泻（特别是神经内分泌肿瘤，如VIP瘤和胃泌素瘤），尽管它非常昂贵。在胰腺癌术后吸收不良导致腹泻时可用胰酶替代疗法。考来烯胺和阿司匹林可能对放射性结肠炎引起分泌性腹泻有益。阿片类药物或类阿片药物（例如洛哌丁胺）可达到最佳缓解腹泻效果。当然，在临终关怀或医院住院期间，慢性腹泻的原因还应考虑艰难梭杆菌感染所致（见第112章）。

（六）肠梗阻

恶性肠梗阻通常是结肠癌、胰腺癌、胃癌和卵巢癌的并发症[50]。梗阻常是由肠腔内外病灶阻塞肠腔所致。良性原因也可能导致梗阻，如粘连、放射性肠损伤、IBD、阿片类药物引起的粪便嵌顿（见第123章）[59-61]。肠梗阻可以发生在小肠或大肠，或两者同时发生；多部位的梗阻也十分常见[60,61]。

肠梗阻的症状是恶心、呕吐、腹胀、便秘或顽固性便秘，以及腹部绞痛[60]。在许多情况下，鼻胃管减压是一种非手术治疗，用于暂时缓解症状，特别是粘连引起的梗阻。对于持续性或复发性肠梗阻首选手术治疗，可采用直接吻合术、减压造口术（例如，结肠造口术，回肠造口术）或腔内支架置入术。梗阻性癌症患者行腹部大手术的发生率是高的[59]。

表 132.5　姑息治疗中的通便药

类型	通便药	副作用	与姑息治疗相关性
块状成型剂	麸皮、车前、聚卡波菲钙、甲基纤维素	嵌塞在狭窄处，腹胀	患有严重疾病的患者通常无法服用大量纤维，因为这时患者常吃得少，喝得也很少，纤维补充剂会加剧便秘
润滑剂，软化剂	多库酯钠	皮疹	姑息治疗中的便秘病因往往是多因素的，单用润滑剂通常难以治疗这种多因素所致便秘
渗透性泻剂	山梨(糖)醇，乳果糖	腹胀，胀气	许多患者不喜欢这种令人作呕的甜味，这会加剧他们的恶心
	聚乙二醇	恶心，肿胀，痉挛	也许无法喝大量的合成溶液
	柠檬酸镁，硫酸镁	镁毒性(肾功能不全)	不愉快的味道会加剧恶心
肠道蠕动兴奋剂	比沙可啶，番泻叶	绞痛	该类药是所有服用阿片类药物患者的一线泻药
氯化物通道激活剂	鲁比前列酮	恶心	易于吞咽，胶囊小，耐受性好
阿片类拮抗剂	阿维莫泮 甲基纳曲酮 莫文替克 纳地美定	可能导致肠痉挛	有效治疗阿片类药物引起的便秘而不降低镇痛效果或导致戒断反应
鸟苷酸环化酶 C 激动剂	利那洛肽 普卡那肽	腹泻	刺激肠道液体分泌和转运。FDA 批准应用于 IBS-C 和慢性特发性便秘

From Periyakoil VS. Opioid conversion. Stanford palliative care online curriculum 2018. Available at：http：//palliative. stanford. edu.

鼻胃管会带来不适，因此不适合长期使用。虽然胃造口术插管减压不能解决梗阻病灶，不是理想的选择，但可以使腹胀症状明显改善，避免长时间的鼻胃管插管，特别是对于至少有几周生存期，又不影响其开心进食。虽然部分消化的食物可能会从鼻胃管里出来，但患者仍然可以享受食物的味道，并体验饮食带来的心理满足和大众一样的生活。

尽管外科手术取得了进展，腔内支架的使用也越来越多，但这种手术不适合许多严重疾病的晚期患者[60]。对这种终末期而又无法手术的恶性梗阻患者，药物治疗也许能有效地缓解梗阻症状带来的痛苦，减少了静脉输液及胃肠引流液的量。针对有症状的恶性肠梗阻的药物治疗包括：抑制胃肠蠕动、减少胃肠道黏膜的分泌和止吐。治疗可能还包括：使用阿片类药物组合治疗腹痛；多巴胺拮抗剂止吐，如吩噻嗪类药物或丁苯酮类药物用于治疗恶心；以及抗分泌药物(抗胆碱能药，奥曲肽或两者同时使用)以减少绞痛和肠道分泌物[59-68]。促动力的药物如甲氧氯普胺，应谨慎使用，对不完全或非机械性肠梗阻可能有效，但完全肠梗阻应避免使用。

(七) 黄疸、腹水和肝性脑病

1. 黄疸

尽管黄疸常提示癌症和其他严重疾病患者的预后不佳，但仍存在可纠正性原因。当癌症存在于机体内，要想治疗黄疸，首先要确定黄疸能否治疗，以及治疗的利弊。在疾病早期，当患者状态良好时，可行胆道梗阻的介入治疗，例如外科胆道分流术或内镜下安置胆道支架术。随着患者临床状态的下降，上述治疗的可能性逐渐减少。患者能否承受安置胆管支架需加以斟酌考虑，且可能各种并发症带来的不利影响往往超过了患者的生活质量。

瘙痒通常与黄疸有关。凉爽的温度，较低的湿度，外用药如收敛药、保湿剂和类固醇乳膏可以缓解瘙痒症状。H_1 和 H_2 抗组胺药，吩噻嗪类和胆酸树脂都具有一定的止痒效果。阿片类拮抗剂也已用于治疗瘙痒，但它们的全身作用会逆转阿片类药物镇痛作用。加巴喷丁和布托啡诺通常可有效缓解对抗组胺药没有反应的尿毒症性瘙痒。还有其他治疗瘙痒和经验性的药物，如利福平，但易引起肝功能受损，其使用受到限制[69]。

2. 腹水

15%～50%的癌症患者会发生腹水，最常见的是结肠癌、胃癌、胰腺癌、卵巢癌、子宫内膜癌和乳腺癌患者[75-78]。恶性腹水的预后较差，1 年生存率为 40%，3 年生存率低于 10%[78-81]。在诊断腹水病因为恶性之前，应排除常见的非恶性病因，包括肝硬化伴门静脉高压、门静脉血栓形成、心力衰竭、肾病综合征和胰腺炎等。腹水的症状包括腹围增加、腹胀、腹壁疼痛、恶心、厌食和呼吸困难。如果行腹腔穿刺能够指导治疗，或者改善症状，则应通过腹腔穿刺来了解腹水的性质。重复治疗性腹腔穿刺，留置或不留置腹腔引流管，是最常用的恶性腹水侵入性治疗。腹膜静脉分流术在非恶性腹水患者中具有更高的成功率，但对脑病更不利。据报道，奥曲肽在恶性腹水中应用能够改善症状，但应考虑到其成本。

3. 肝性脑病

肝性脑病往往预后很差[82]。两项研究[83,84]显示这些患者的累积生存率非常短：随访 1 年生存率约为 20%～40%，3 年约为 15%。转移性肝癌引起的肝性脑病并不常见，除非肝脏被广泛性肿瘤浸润，且处于终末期，易出现肝性脑病。短期改善肝性脑病症状的治疗药物包括乳果糖和利福昔明。积极的干预通常是徒劳的，应该避免，除非有非常短期的好处，例如患者需要帮助实现家庭解脱。当死亡临近时，临床医生应该自由地使用阿片类镇痛药和其他镇静药来控制患者痛苦的症状，即使这种治疗会使脑病情恶化。此时的家庭成员和工作人员的交流沟通甚为重要，以确保各方都知道最终的结局是什么，在临终之前该做什么。

（八）消化道出血

对于照顾亲人的家属来说，几乎没有什么比看到亲人严重的消化道出血更令人痛苦[85]。如果消化道出血被认为是未来可能发生的事件，关键是要讨论护理方案，并制订一项计划，为患者和家属提供一种对可能出现的失控情况的控制感。如果患者患有晚期疾病并即将死亡，那么重点应放在舒适度上，而不是诊断和治疗干预上。提供深色的毛巾和床单来掩盖出血是有帮助的，同时提供一种快速起效的镇静药物以备紧急使用，家庭的教育和支持非常重要，特别是当患者在家中死亡时。

总之，姑息治疗团队提供的跨学科服务，有助于为严重或危及生命的疾病患者及其家人提供基础服务和特殊专业服务。胃肠病学家应考虑让姑息治疗专家参与进来，以改善重症患者的生命质量，解决与危及生命或顽固性疾病相关的问题。与临终关怀不同，姑息治疗患者不需要 6 个月或更短的预后来接受服务。姑息医学咨询常见目的包括协助管理症状，探索与患者和家属的护理目标，以尽可能长时间地提高生命质量。这种评估和生命末期支持性干预的好处不容低估。许多医疗中心已经或正在开发姑息治疗服务。美国临终关怀和姑息医学学会在其网站上提供了一份姑息医学和临终关怀医生的名单。

（叶蔚　译，王立　校）

参考文献

索 引

A

B

C

D

E

F

G

H

N

O

P

Q

R

S

Y

Z